Innere Medizin

Die überdurchschnittliche Ausstattung dieses Buches wurde durch die großzügige Unterstützung von drei Unternehmen ermöglicht, die sich seit langem als Partner der Mediziner verstehen.

Wir danken der

MLP Marschollek, Lautenschläger & Partner AG,
Alte Leipziger Lebensversicherungsgesellschaft aG,
Hallesche Nationale Krankenversicherung aG

Nähere Informationen hierzu siehe am Ende des Buches.

Duale Reihe

Innere Medizin

H.-W. Baenkler
D. Fritze
H. S. Füeßl
G. Goeckenjan
C. Hamm
J. Harenberg
J. Hebe
J. H. Hengstmann
W. H. Hörl
D. Klingmüller
R. Köster
J. Küchenhoff
K.-H. Kuck
M. M. Ludwig
A. Matzdorff
C. Nienaber
U.-N. Riede
W. Rösch
G. Rudolf
H.-E. Schaefer
A. Schuchert
H.-U. Schweikert
J. Siebels
W. Terres
P. Wahl
R. Ziegler

Unter Mitarbeit von
U. Clement, S. Eckert, T. Grande, C. Henningsen,
P. Henningsen, M. Hoffmann, T. Hofmann, T. Hug,
J. Kähler, D. Koschyk, B. Linge-Gentner, G. Lund,
S. Rath, H. Schmidt, G. Schneider, H. Stern, C. Weber

404 Abbildungen in 518 Einzeldarstellungen,
299 Synopsen, 611 Tabellen

2001
Georg Thieme Verlag Stuttgart

Die Deutsche Bibliothek – CIP-Einheitsaufnahme

Innere Medizin : 299 Synopsen, 611 Tabellen / H.-W. Baenkler . . . – Sonderausg.,
– Stuttgart : Thieme, 2001
(Duale Reihe)
ISBN 3-13-128751-9

Anschrift der Reihenherausgeber:

Dr. med. Alexander Bob
Weschnitzstraße 4
69469 Weinheim

Dr. med. Konstantin Bob
Weschnitzstraße 4
69469 Weinheim

Redaktion: Dr. med. Jutta Debus, Isabelle Doll, Dr. med. Irene Reinisch, Dr. med. Thomas Wolffgram

Studentische Mitarbeiter dieser Ausgabe: Holger Baatz, Stefan Dunker, Alexander Hallwachs, Achim Jockwig

Zeichner: Dr. med. Katja Dalkowski, Buckenhof; Kitty Hormann, Stuttgart; Gerhard Kohnle, Schömberg

Künstlerische Gestaltung der »Kapitelaufmacher«: Gudrun Rossmann, Bensheim

Wichtiger Hinweis: Wie jede Wissenschaft ist die Medizin ständigen Entwicklungen unterworfen. Forschung und klinische Erfahrung erweitern unsere Erkenntnisse, insbesondere was Behandlung und medikamentöse Therapie anbelangt. Soweit in diesem Werk eine Dosierung oder eine Applikation erwähnt wird, darf der Leser zwar darauf vertrauen, daß Autoren, Herausgeber und Verlag große Sorgfalt darauf verwandt haben, daß diese Angabe **dem Wissensstand bei Fertigstellung des Werkes** entspricht.
Für Angaben über Dosierungsanweisungen und Applikationsformen kann vom Verlag jedoch keine Gewähr übernommen werden. **Jeder Benutzer ist angehalten,** durch sorgfältige Prüfung der Beipackzettel der verwendeten Präparate und gegebenenfalls nach Konsultation eines Spezialisten festzustellen, ob die dort gegebene Empfehlung für Dosierungen oder die Beachtung von Kontraindikationen gegenüber der Angabe in diesem Buch abweicht. Eine solche Prüfung ist besonders wichtig bei selten verwendeten Präparaten oder solchen, die neu auf den Markt gebracht worden sind. **Jede Dosierung oder Applikation erfolgt auf eigene Gefahr des Benutzers.** Autoren und Verlag appellieren an jeden Benutzer, ihm etwa auffallende Ungenauigkeiten dem Verlag mitzuteilen.
Geschützte Warennamen (Warenzeichen) werden **nicht** besonders kenntlich gemacht. Aus dem Fehlen eines solchen Hinweises kann also nicht geschlossen werden, daß es sich um einen freien Warennamen handele.

ISBN 3-13-128751-9

Printed in Germany
Satz und Reproduktion: Fotosatz Sauter, 73072 Donzdorf
Druck: Druckerei Kohlhammer, 70329 Stuttgart

Inhalt

Kardiologie

Teil A · 1

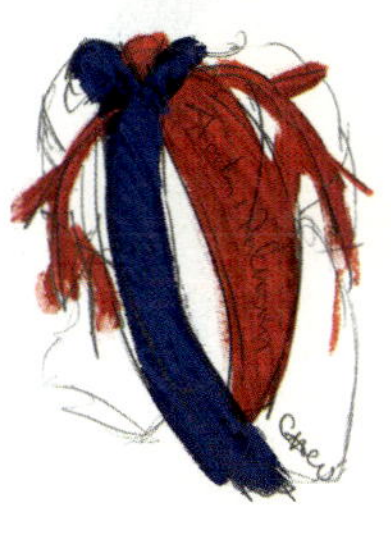

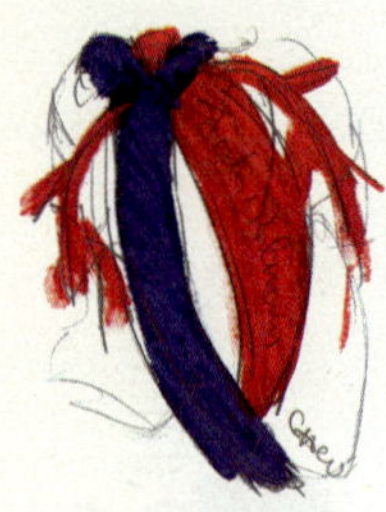

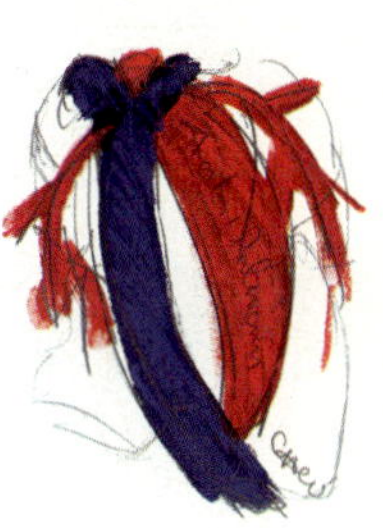

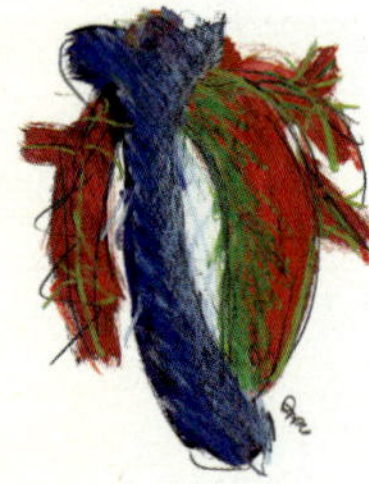

Angiologie — Teil B · 257

Erkrankungen der Atmungsorgane

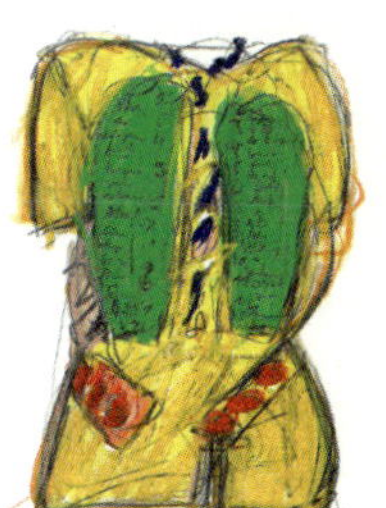

Säure-Basen-Haushalt

Teil D · 577

Nephrologie

Teil E · 591

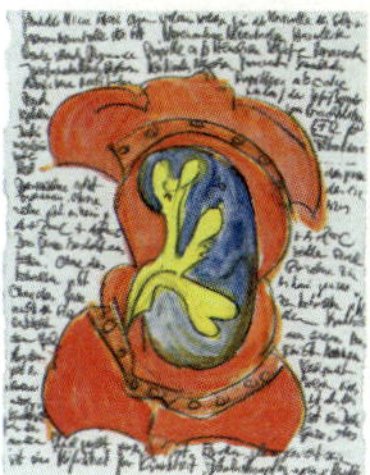

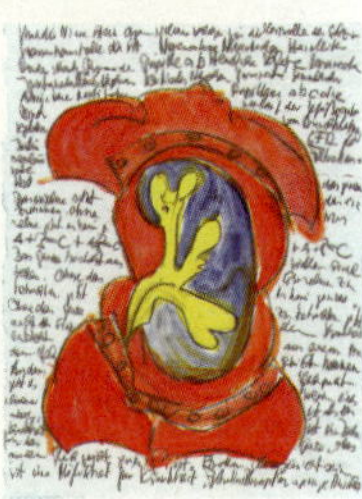

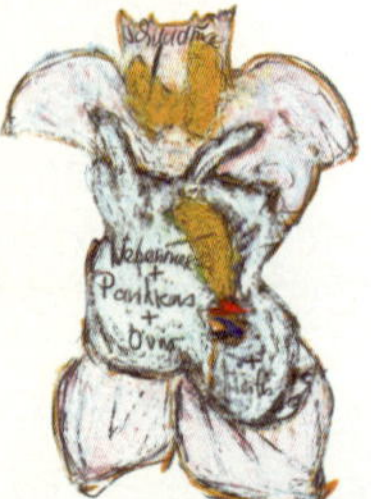

Endokrinologie

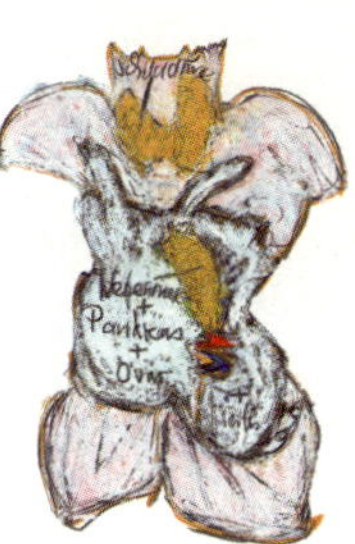

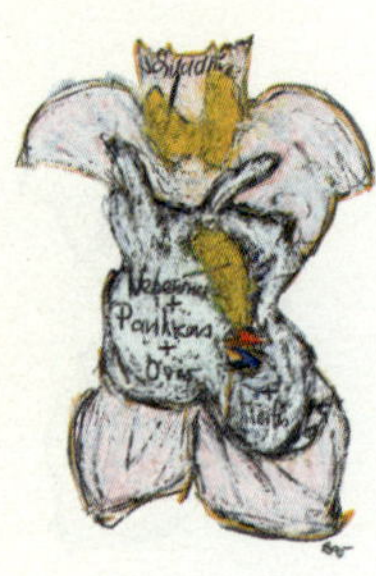

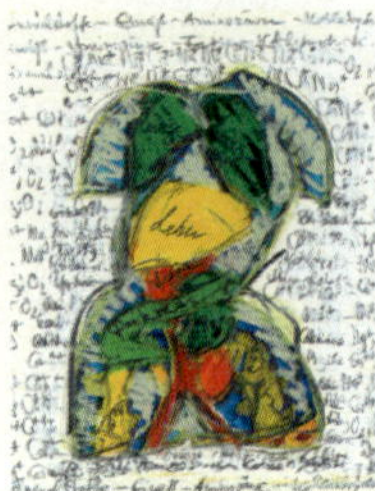

Stoffwechsel

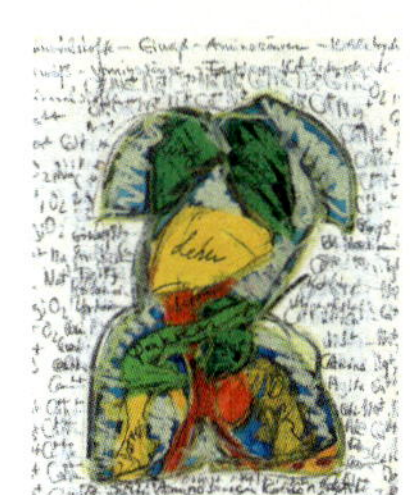

Gastroenterologie

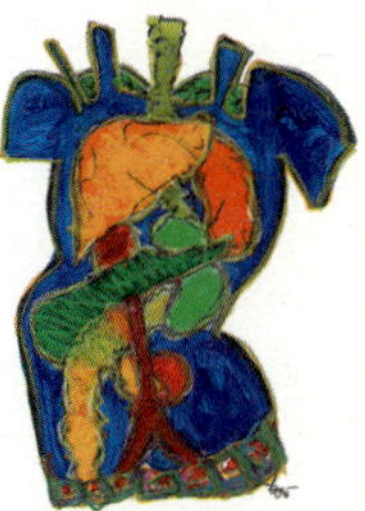

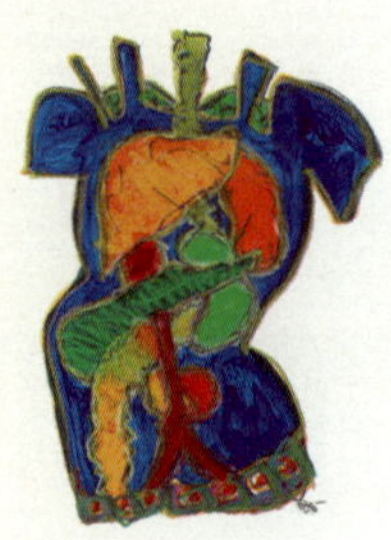

Infektionskrankheiten

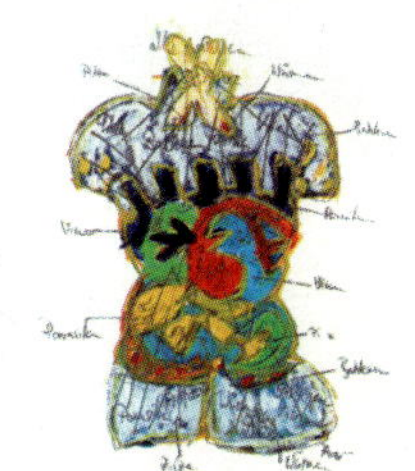

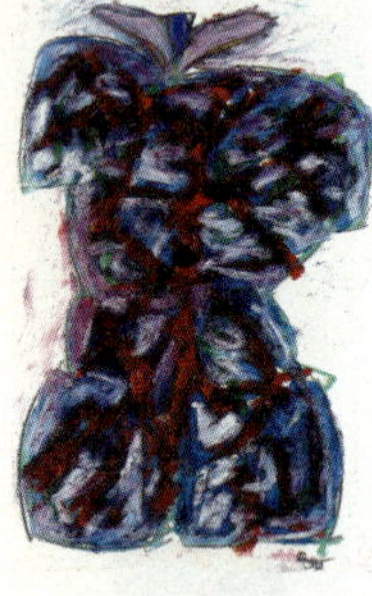

Hämatologie — Teil J · 1311

Hämostaseologie

Teil K · 1471

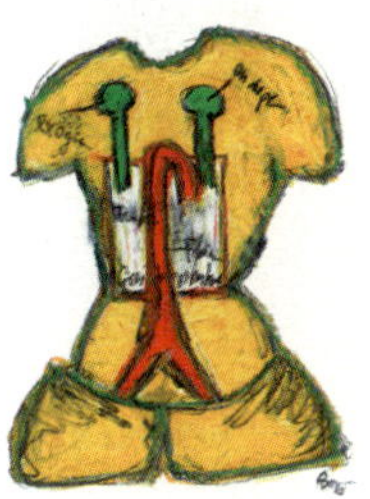

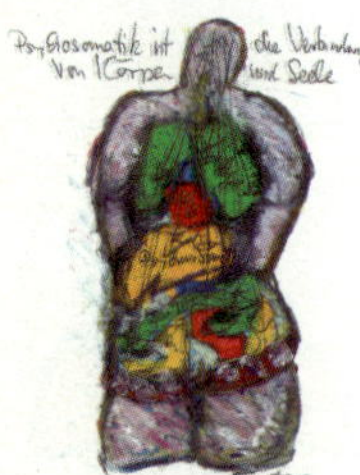

Psychosomatische Medizin

Teil L · 1523

Immunologie innerer Erkrankungen

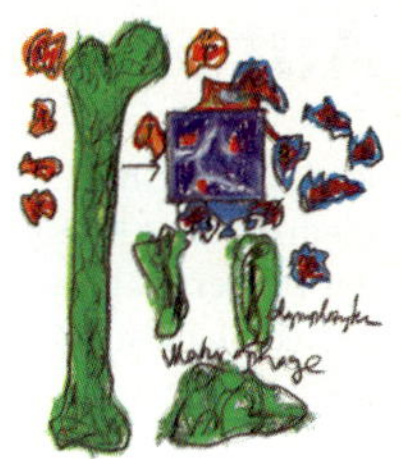

Bewegungsapparat

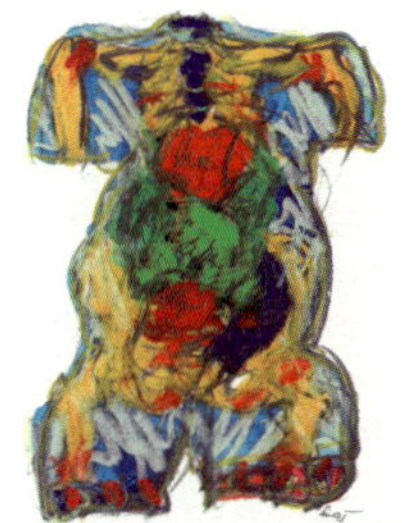

Autorenverzeichnis

Professor Dr. med. Hanns-Wolf Baenkler
Medizinische Klinik III mit Poliklinik
der Universität Erlangen-Nürnberg
Krankenhausstraße 12
91054 Erlangen

Professor Dr. phil. Ulrich Clement
Heidelberger Institut für
Systemische Forschung
Kußmaulstraße 10
69120 Heidelberg

Dr. med. Silvia Eckert
Psychotherapeutische Praxis
Häusserstraße 9
69115 Heidelberg

Professor Dr. med. Dieter Fritze
Medizinische Klinik V
der Städtischen Kliniken Darmstadt
Grafenstraße 9
64283 Darmstadt

Professor Dr. med. Hermann S. Füeßl
Bezirkskrankenhaus Haar
Postfach 11 11
85529 Haar

Professor Dr. med. Gerd Goeckenjan
Fachklinik für Lungenerkrankungen
Philippsstiftung e. V.
Robert-Koch-Straße 3
34376 Immenhausen

Dr. phil., Dipl.-Psych. Tilman Grande
Universitätsklinikum Heidelberg
Psychosomatische Klinik
Thibautstraße 2
69115 Heidelberg

Professor Dr. med. Christian Hamm
Universitäts-Krankenhaus Eppendorf
Medizinische Klinik und Poliklinik
Abteilung Kardiologie
Martinistraße 52
20246 Hamburg

Professor Dr. med. Job Harenberg
Klinikum der Stadt Mannheim
I. Medizinische Klinik
Theodor-Kutzer-Ufer
68167 Mannheim

Dr. med. Joachim Hebe
Allgemeines Krankenhaus St. Georg
II. Medizinische Abteilung/Kardiologie/
Klinische Elektrophysiologie
Lohmühlenstraße 5
20099 Hamburg

Professor Dr. med. Jürgen H. Hengstmann
Krankenhaus Am Urban
Allgemeine Innere Medizin
Dieffenbachstraße 1
10967 Berlin

Dipl.-Psych. Christina Henningsen
Psychotherapeutische Praxis
Gaisbergstraße 27
69115 Heidelberg

Dr. med. Peter Henningsen
Klinikum der Universität Heidelberg
Psychosomatische Klinik
Thibautstraße 2
69115 Heidelberg

o. Univ.-Prof. DDr. Walter H. Hörl, F.R.C.P.
Allgemeines Krankenhaus der Stadt Wien
Universitätsklinik für Innere Medizin III
Klinische Abteilung Nephrologie und Dialyse
Währinger Gürtel 18–20
A-1090 Wien

Dr. med. Matthias Hoffmann
Universitäts-Krankenhaus Eppendorf
Medizinische Klinik und Poliklinik
Abteilung Kardiologie
Martinistraße 52
20246 Hamburg

Dr. med. Thomas Hofmann
Universitäts-Krankenhaus Eppendorf
Medizinische Klinik und Poliklinik
Abteilung Kardiologie
Martinistraße 52
20246 Hamburg

Dr. med. Thomas Hug
Bergheimer Straße 33
69115 Heidelberg

Dr. med. Jan Kähler
Universitäts-Krankenhaus Eppendorf
Medizinische Klinik und Poliklinik
Abteilung Kardiologie
Martinistraße 52
20246 Hamburg

Professor Dr. med. Dietrich Klingmüller
Institut Klinische Biochemie
der Universität Bonn
Abteilung Endokrinologie
Sigmund-Freud-Straße 25
53127 Bonn

Dr. med. Ralf Köster
Universitäts-Krankenhaus Eppendorf
Medizinische Klinik und Poliklinik
Abteilung Kardiologie
Martinistraße 52
20246 Hamburg

Dr. Dietmar Koschyk
Universitäts-Krankenhaus Eppendorf
Medizinische Klinik und Poliklinik
Abteilung Kardiologie
Martinistraße 52
20246 Hamburg

Professor Dr. med. Joachim Küchenhoff
Psychiatrische Universitätsklinik Basel
Abteilung Psychotherapie
und Psychohygiene
Socinstraße 55 a
CH-4051 Basel

Professor Dr. med. Karl-Heinz Kuck
Allgemeines Krankenhaus St. Georg
II. Medizinische Klinik
Lohmühlenstraße 5
20099 Hamburg

Dr. med. Birgit Linge-Gentner
Bismarckstraße 6
76133 Karlsruhe

Privatdozent Dr. med. Malte M. Ludwig
Medizinische Poliklinik
der Universität Bonn
Wilhelmstraße 35–37
53111 Bonn

Dr. med. Gunnar Lund
Universitäts-Krankenhaus Eppendorf
Medizinische Klinik und Poliklinik
Abteilung Kardiologie
Martinistraße 52
20246 Hamburg

Dr. med. Axel Matzdorff
Klinikum der Universität Gießen
Medizinisches Zentrum
für Innere Medizin
Abteilung Hämatologie/Onkologie
Klinikstraße 36
35385 Gießen

Professor Dr. med. Christoph Nienaber
Universitäts-Krankenhaus Eppendorf
Medizinische Klinik und Poliklinik
Abteilung Kardiologie
Martinistraße 52
20246 Hamburg

Dipl.-Psych. Stefanie Rath
Hauptstraße 87
69117 Heidelberg

Professor Dr. med. Ursus-Nikolaus Riede
Pathologisches Institut
der Universität Freiburg
Abteilung Allgemeine Pathologie
Albertstraße 19
79104 Freiburg

Professor Dr. med. Wolfgang Rösch
Krankenhaus Nordwest
Medizinische Klinik
Steinbacher Hohl 2–26
60488 Frankfurt

Professor Dr. med. Gerd Rudolf
Universitätsklinikum Heidelberg
Psychosomatische Klinik
Thibautstraße 2
69115 Heidelberg

Professor Dr. med. Hans-Eckart Schaefer
Pathologisches Institut der
Universität Freiburg
Abteilung Allgemeine Pathologie
Albertstraße 19
79104 Freiburg

Dipl.-Psych. Hartmut Schmidt
Universitätsklinikum Heidelberg
Psychosomatische Klinik
Thibautstraße 2
69115 Heidelberg

Dipl.-Psych. Gerhard Schneider
Psychotherapie/Psychoanalyse
Beethovenstraße 18
68165 Mannheim

Privatdozent Dr. med. Andreas Schuchert
Universitäts-Krankenhaus Eppendorf
Medizinische Klinik und Poliklinik
Abteilung Kardiologie
Martinistraße 52
20246 Hamburg

Professor Dr. med. Hans-Udo Schweikert
Medizinische Poliklinik der
Universität Bonn
Abteilung Endokrinologie
Wilhelmstraße 35–37
53111 Bonn

Dr. med. Jürgen Siebels
Kardiologie/Elektrophysiologie
Siebels & Langes Partnerschaft
Senator-Weßling-Straße 1
28277 Bremen

Dr. med. Heiko Stern
Universitäts-Krankenhaus Eppendorf
Medizinische Klinik und Poliklinik
Abteilung Kinderkardiologie
Martinistraße 52
20246 Hamburg

Professor Dr. med. Wolfram Terres
Allgemeines Krankenhaus Celle
Klinik für Kardiologie
Siemensplatz 4
29223 Celle

Professor Dr. med. Peter Wahl
Universitätsklinikum Heidelberg
Medizinische Klinik und Poliklinik
Abteilung Innere Medizin I
Bergheimer Straße 58
69115 Heidelberg

Dr. med. Christoph Weber
Universitäts-Krankenhaus Eppendorf
Medizinische Klinik und Poliklinik
Abteilung Radiologie
Martinistraße 52
20246 Hamburg

Professor Dr. med. Reinhard Ziegler
Universitätsklinikum Heidelberg
Medizinische Klinik und Poliklinik
Abteilung Innere Medizin I
Bergheimer Straße 58
69115 Heidelberg

Vorwort der Reihenherausgeber

Das vorliegende Lehrbuch mit Repetitorium der Inneren Medizin ist beinahe eine bibliografisch eierlegende Wollmilchsau geworden. Es ist dem Wunsch der Studenten und Ärzte Rechnung getragen worden, die im Grunde kaum noch überschaubare Informations- und Wissensfülle im Bereich der Inneren Medizin mit ihren vielen Teilgebieten durch eine einheitliche Struktur und komprimierte Darstellung bewältigbar erscheinen zu lassen.
Insbesondere die dem Dualen Konzept zugrundeliegende dichte Darstellung des Textes im Repetitorium erlaubt das konzentrierte Lernen vor den Prüfungen, ohne auf die das Verständnis fördernden Abbildungen und didaktisch sehr guten Zeichnungen von Frau Dr. Dalkowski, Frau Hormann und Herrn Kohnle verzichten zu müssen.
Wir haben uns häufig gefragt, ob nicht eine noch ausführlichere Darstellung der Erkrankungen besser für das Verständnis gewesen wäre. Der vom Zeitgeist beeinflußte Leser möchte Wissen übersichtlich angeordnet und auf wenigen Seiten das Relevante schnell erfaßbar dargestellt haben. Dieser verständliche Wunsch erlaubt es den Verlagen häufig kaum noch, die Informationsfülle so darzustellen, daß ein notwendig tiefes Verständnis resultiert. Solange junge Mediziner es vorziehen, sich auf Prüfungen ausschließlich mit Repetitorien vorzubereiten, die in kaum lesbarer Schreibmaschinenschrift gedruckt sind (sog. Augenpulver), bei denen zudem wichtige Erkenntnisse unerwähnt bleiben und die keinerlei Abbildungen aufweisen, ist es für die Verlage schwer, sich dem eigentlich fachlich notwendigen Diktat einer ausführlichen Inneren Medizin zu unterwerfen und Fachbücher so umfassend wie es notwendig wäre zu publizieren.
Aufgrund eines intensiven mehrstufigen Arbeitsablaufes zwischen den Autoren, den Reihenherausgebern und dem Verlag ist es gelungen, den Lesern ein multifunktionales, gut verständliches »Innere-Lehrbuch« vorzulegen.
Was muß betont werden? Die unerschütterliche Geduld der Autoren, verbunden mit dem Glauben daran, daß dieser Band wirklich noch erscheint. An der Genese dieses Buches zeigte sich die häufig festzustellende Verlangsamung durch ein Vielmänner-Konzept der Autoren. Auch im Print-Bereich gilt: Man kann nur so schnell sein wie der langsamste. Trotzdem ist der Band dank des immensen Einsatzes der Autoren zu einem sehr gelungenen »Inneren-Lehrbuch« mit Repetitorium geworden.
Dank dem finanziellen Engagement der Firma MLP war es auch bei dem vorliegenden Band möglich, den Verkaufspreis für das Gebotene attraktiv zu gestalten. Erst die Kooperation mit MLP ermöglichte eine ungeschmälerte Realisation in dem Duale-Reihe-Konzept.
Herrn Albrecht Hauff gilt der Dank für seinen verlegerischen Weitblick, der es ermöglichte, ein inhaltlich wie optisch rundes Werk zu realisieren. Frau Isabelle Doll, Frau Dr. Irene Reinisch, Frau Dr. Jutta Debus, Herr Dr. Thomas Wolffgram und Herr Bruno Feuerbacher vom Hippokrates Verlag sei für ihre sehr gute Arbeit gedankt.
In unseren Dank einschließen möchten wir auch Frau Gudrun Rossmann, die mit ihrem künstlerischen Blick die einzelnen Teilgebiete der »Inneren Medizin« öffnet.
Zuletzt ein Dankeschön den studentischen Mitarbeitern des »Inneren-Bandes«, Herrn Holger Baatz, Herrn Alexander Hallwachs, Herrn Stefan Dunker und Herrn Achim Jockwig für ihre sehr guten Anregungen und ihre kritische Durchsicht der Texte.

Weinheim, Mai 1999

Dr. med. Alexander Bob
Dr. med. Konstantin Bob

Vorwort der Autoren

Das Lernverhalten ändert sich von Generation zu Generation. Das Jahrhundert der bildorientierten Wissensvermittlung hat viele Jahrhunderte der textorientierten Wissensvermittlung abgelöst. Die Bücher der Dualen Reihe haben sich zum Ziel gesetzt, den Lehrstoff möglichst anschaulich darzustellen.
Das Verständnis für das geschriebene Wort darf nicht verlorengehen, deshalb gibt es in der Dualen Reihe den ausführlichen und detaillierten Lehrbuchtext. Eine Hilfestellung für das Einprägen der wichtigsten Fakten bietet das Repetitorium. Anschauliche Abbildungen, Tabellen und Synopsen tragen den veränderten Lesegewohnheiten Rechnung, veranschaulichen Sachverhalte und erleichtern das Lernen.
Das Erlernen von Fakten ist allerdings durch neue Systeme nur begrenzt verbesserungsfähig – es bleibt Aufgabe des Medizinstudenten und des Arztes, sein Gedächtnis zu trainieren und logisches Denken zu erlernen.

Was macht die Innere Medizin aus? Nach sinnvoller Abgabe ganzer Gebiete wie der Neurologie oder der Pädiatrie vor vielen Jahrzehnten ist die Frage berechtigt, ob der Internist des nächsten Jahrtausends so aussehen wird und muß wie der Internist des ausgehenden Jahrhunderts.
Was macht den Internisten aus? Untersuchungstechniken allein können es wohl nicht sein, sonst wäre die invasive Mikrochirurgie mittels Kathetern die Basis für die Zuordnung zu chirurgischen Fächern. Bildgebende Verfahren sind auch den Internisten jenseits des Röntgens mit der Sonographie eine Selbstverständlichkeit geworden. Unabhängig von der Technik muß es also eher die Denkweise sein: Das internistische Denken kann man guten Gewissens als den Brennpunkt unserer Teilgebiete bzw. Schwerpunkte definieren. Die internistische ärztliche Denkweise sollte den kranken Menschen ganzheitlich betrachten. Der Internist versucht die Erkrankung aufzuspüren, sie konservativen Behandlungsmöglichkeiten zuzuführen oder den Patient an den chirurgischen Partner zu verweisen. Hierfür benötigt der Arzt pathophysiologisches Verständnis, Wissen um den Verlauf und um die Langzeitfolgen von Krankheiten sowie Wissen um die Leib-Seele-Beziehung. Der Internist benötigt diese Kenntnisse in hohem Maße. Ein stetiger Blick für das Ganze, eine besondere Geduld für das konservative Vorgehen, soweit es Erfolg verspricht, auch ein besonderes biochemisches, in Zukunft auch molekularbiologisches und -genetisches Verständnis sowie besondere Erfahrungen in den internistischen diagnostischen und therapeutischen Möglichkeiten sind von uns gefragt.

Voraussetzung für eine gute internistische Leistung des »Medizinbetriebs« sind ausreichende Möglichkeiten zum Betreiben, zur Forschung und zur Lehre aller Schwerpunkte. In der Zeit limitierter finanzieller Ressourcen besteht die Gefahr, daß »leisere« Fächer beschnitten werden – dies wird der Qualität der Inneren Medizin nicht dienlich sein. In diesem Sinne ist darum zu kämpfen, daß an den Universitäten insgesamt für alle Teilgebiete ausreichend viele selbständige Abteilungen mit einem Status erhalten bleiben, die alle Fächer für einen intelligenten Nachwuchs attraktiv machen. Sonst droht nach zunehmender Fehlbehandlung infolge beschnittener Arbeitsmöglichkeiten für den einen oder anderen Schwerpunkt ein teures und mühseliges Aufforstungsprogramm, das bei vernünftiger Planung vermeidbar wäre:
Die Innere Medizin mit ihren Schwerpunkten kann nicht in beschränkte Systeme mit nur zwei bis drei Schwerpunkten gepfercht werden, ohne Schaden zu leiden. Und: Alle Schwerpunkte müssen Anteil an der allgemein-internistischen Versorgung in sich überschneidenden Kreisen haben.

Der ideale Internist erkennt – aufgrund seiner erworbenen Fähigkeiten, dem Patienten zuzuhören, ihn sorgfältig zu untersuchen, pathophysiologisch zu denken und mit den reichhaltigen Techniken verständig und wirtschaftlich

umzugehen – auch nie gesehene Krankheiten. Ich wünsche den lesenden und lernenden Studenten (und dem einen oder anderen fertigen Kollegen) bei der Lektüre der Dualen Reihe Innere Medizin den von deren Autoren erhofften Gewinn.
Verbesserungsvorschläge für die nächste Auflage sind uns sehr willkommen, nur durch den Kontakt mit unseren Lesern können wir das Buch kontinuierlich optimieren.

Für die Autoren:
Heidelberg, Mai 1999 *Reinhard Ziegler*

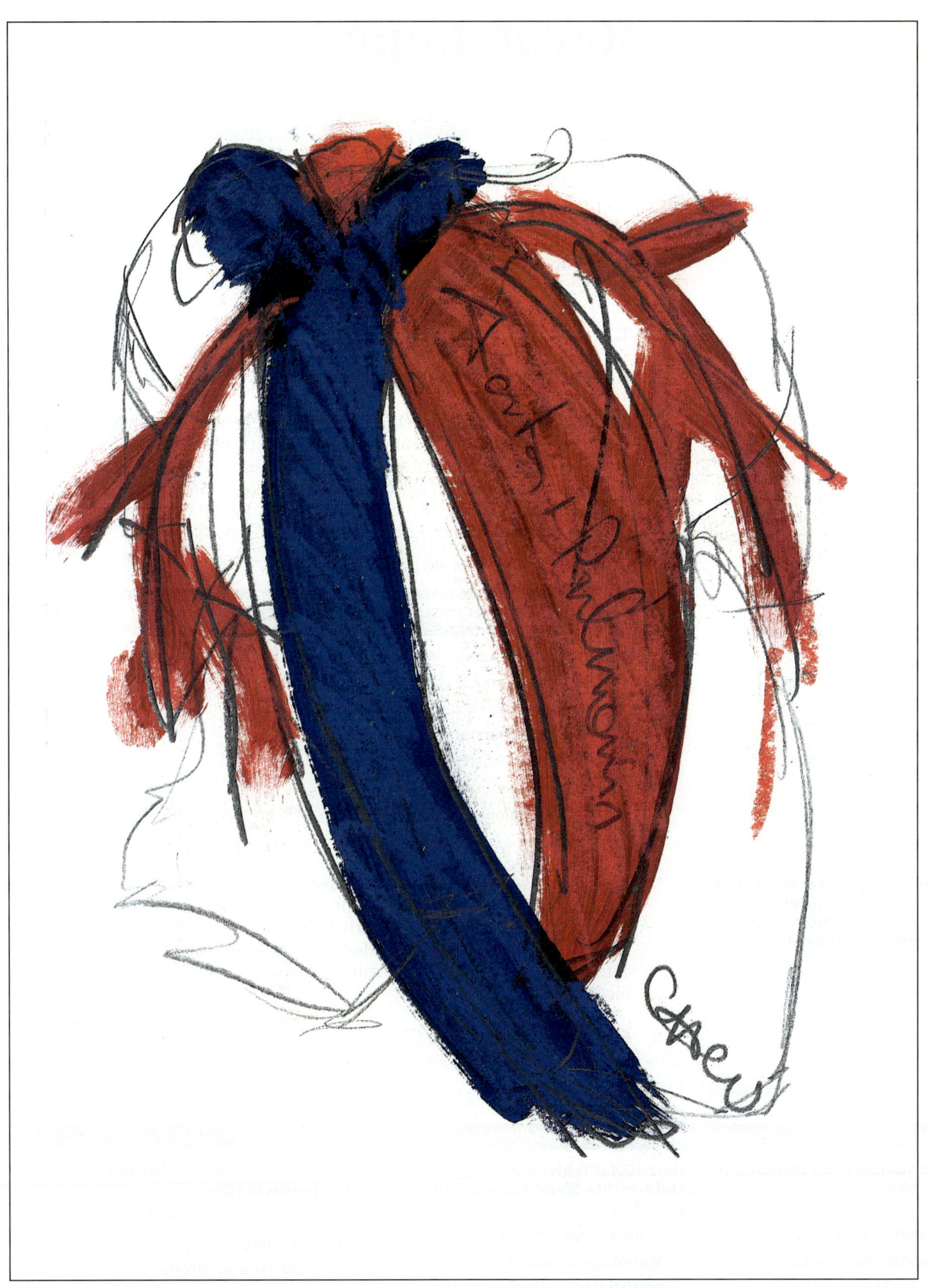

Kardiologie

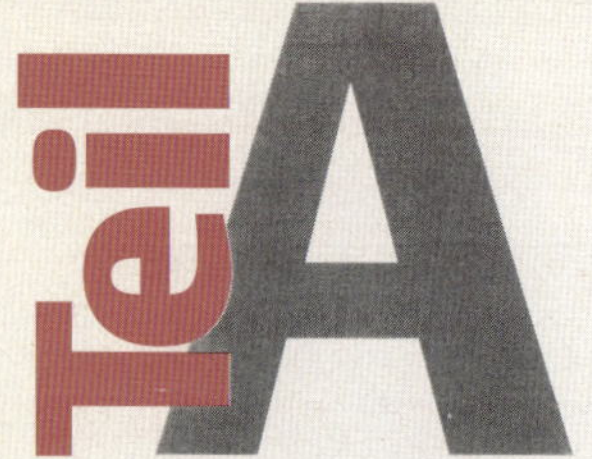

Kardiologie

1 Angeborene Herz- und Gefäßfehlbildungen

1 Angeborene Herz- und Gefäßfehlbildungen

R. Köster, H. Stern, C. Hamm

1.1 Übersicht

1.1 Übersicht

Anamnese/Beschwerden

Epidemiologie Etwa 0,8–1,0% aller Kinder haben eine Herz- oder Gefäßfehlbildung. Ursache ist meist eine embryonale Entwicklungsstörung. Die Vielfalt der Fehlbildungen ist groß. Die Häufigkeiten der wichtigsten Herz- und Gefäßfehlbildungen im **Kindesalter** sind unterschiedlich (▤ A-1).

Anamnese/Beschwerden

Epidemiologie. Etwa 0,8–1,0% aller lebend geborenen Kinder weisen eine Herz- oder Gefäßfehlbildung auf, die meist aufgrund einer embryonalen Entwicklungsstörung zustande gekommen ist. Die Vielfalt der Fehlbildungen ist außerordentlich groß, so daß es an dieser Stelle nur möglich ist, auf die wichtigsten Formen einzugehen. Die Häufigkeit der wichtigsten Fehlbildungen im **Kindesalter** ist unterschiedlich (▤ A-**1**).

A-1: Häufigkeit wichtiger angeborener Herz- und Gefäßfehlbildungen im Kindesalter

- ▷ Ventrikelseptumdefekt 23–30%
- ▷ Vorhofseptumdefekt 7–10%
- ▷ Persistierender Ductus arteriosus 9–11%
- ▷ Aortenisthmusstenose 7%
- ▷ Aortenklappenstenose 4–7%
- ▷ Pulmonalstenose 7%
- ▷ Fallot-Tetralogie 4–10%

Im **Erwachsenenalter** fallen oft die symptomarmen kongenitalen Fehlbildungen auf. Dabei überwiegen Vorhof- und Ventrikelseptumdefekte.

Im **Erwachsenenalter** werden meist die symptomarmen kongenitalen Vitien und Gefäßfehler festgestellt. Dabei überwiegt der Vorhofseptumdefekt mit 30–50% vor dem Ventrikelseptumdefekt (25%), der Pulmonalstenose (15%), dem persistierenden Ductus arteriosus (6%) und der Fallot-Tetralogie (2–3%). Patienten mit komplexen Herzfehlern erreichen häufig nicht das Erwachsenenalter.

Einteilung (▤ A-2).

Einteilung. Hierzu *siehe* ▤ A-**2.**

A-2: Einteilung der angeborenen Herz- und Gefäßfehlbildungen

Herz-/Gefäßfehler ohne Shunt (20–30%)	Herz-/Gefäßfehler mit Links-rechts-Shunt (azyanotisch) (ca. 50%)	Herz-/Gefäßfehler mit Rechts-links-Shunt (oft zyanotisch) (20–30%)
		mit verminderter Lungendurchblutung:
▷ Pulmonalklappenvitien	▷ Ventrikelseptumdefekt	▷ Fallot-Tetralogie
▷ Aortenklappenvitien	▷ Vorhofseptumdefekt	▷ Pulmonalstenose/-atresie
▷ Mitralklappenvitien	▷ persistierender Ductus arteriosus Botalli	mit vermehrter Lungendurchblutung:
▷ Aortenisthmusstenose	▷ aortopulmonales Fenster	▷ Truncus arteriosus communis
▷ Ebstein-Anomalie		▷ weitere komplexe Fehlbildungen mit ASD oder VSD

Ätiologie und Pathogenese. Kardiovaskuläre Entwicklungsstörungen sind gehäuft mit **chromosomalen Veränderungen mit einzelnen oder multiplen Gendefekten** assoziiert. Trisomien gehen gehäuft mit einem AV-Septumdefekt einher, das Turner-Syndrom ist häufig mit einer Aortenisthmusstenose assoziiert. Im Rahmen von Bindegewebsveränderungen, wie z. B. beim Marfan-Syndrom, werden gehäuft Vitien beobachtet.
Die häufigste Mikrodeletion des Menschen 22q11 ist in 80 % mit Herzfehlern assoziiert.

Ätiologie und Pathogenese Kardiovaskuläre Entwicklungsstörungen sind oft mit **chromosomalen Defekten oder Gendefekten** assoziiert (z. B. bei Trisomien oder Turner-Syndrom).

Exogene Faktoren wie ionisierende Strahlen, teratogene Medikamente wie Zytostatika und Immunsuppressiva, Alkohol und Virusinfekte können die Entwicklung des kardiovaskulären Systems insbesondere im ersten Drittel der Schwangerschaft beeinflussen. Bei einer Rötelnembryopathie im ersten Trimenon kommt es in etwa 50 % der Fälle zu angeborenen Herzfehlern.

Exogene Faktoren, die die kardiovaskuläre Entwicklung beeinflussen können sind: ionisierende Strahlen, teratogene Medikamente, Alkohol, Viren (z. B. bei Röteln).

Pathophysiologie bei vermehrter Durchblutung des Lungenkreislaufs: Bei verschiedenen angeborenen Herzfehlern liegt ein Links-rechts-Shunt vor (z. B. bei Vorhofseptumdefekt, Ventrikelseptumdefekt), durch den der Lungenkreislauf vermehrt durchblutet wird. Dadurch entsteht eine oft irreversible pulmonale Hypertonie, in deren Folge der pulmonale Gefäßwiderstand steigt. Wenn der pulmonale Gefäßwiderstand denjenigen des Systemkreislaufs übersteigt, kommt es bei Vorhof- oder Ventrikelseptumdefekt zu einer Shuntumkehr **(Eisenmenger-Reaktion)**. Dabei tritt durch den Zufluß von venösem, nicht arterialisiertem Blut in den großen Kreislauf eine **zentrale Zyanose** auf. Durch die Sauerstoffuntersättigung entsteht eine **Poly-**

Pathophysiologie bei vermehrter Durchblutung des Lungenkreislaufs: Bei einem Links-rechts-Shunt entsteht eine pulmonale Hypertonie. In deren Folge erhöht sich irreversibel der pulmonale Gefäßwiderstand. Übersteigt dieser den systemischen Gefäßwiderstand, tritt eine Shuntumkehr auf **(Eisenmenger-Reaktion).** Charakteristisch sind eine **zentrale Zyanose, Polyglobulie, Trommelschlegelfinger und -zehen.**

S Synopsis A-**1: Schematische Darstellung der verschiedenen Herzkonfigurationen bei verschiedenen angeborenen Vitien**

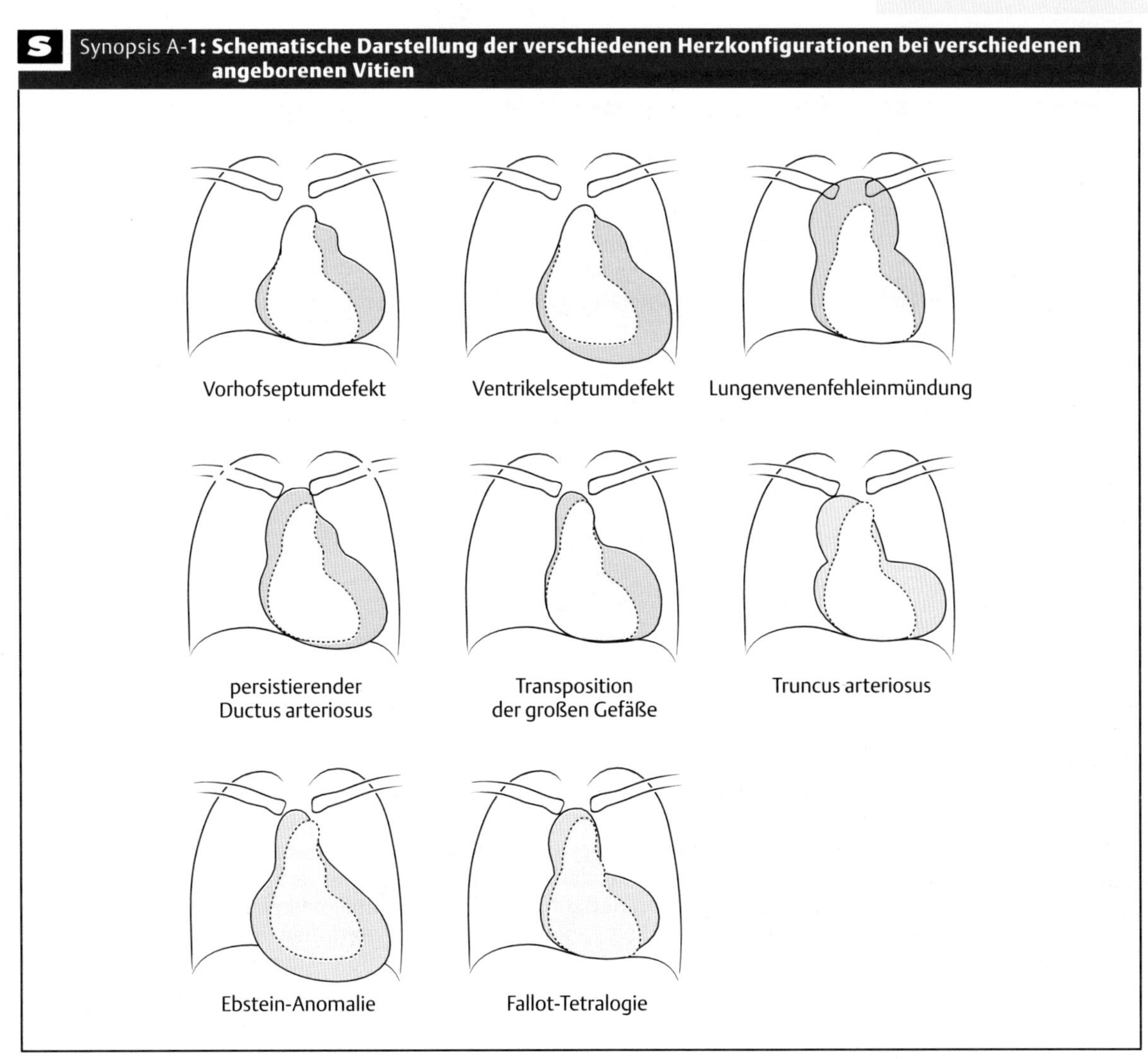

globulie. Mit der arteriellen Untersättigung geht auch die Entwicklung von **Trommelschlegelfingern und -zehen** einher.

Klinik Bei Säuglingen treten Trinkschwäche, Gedeihstörung, Tachy-/Dyspnoe auf. Bei Links-rechts-Shunt besteht eine zentrale Zyanose. Bei starker Rechtsherzbelastung kann sich ein Herzbuckel (Voussure) bilden. Schwirren ist bei verschiedenen Vitien palpabel.

Klinik. Bei Säuglingen sind charakteristisch Trinkschwäche und Gedeihstörung sowie Tachy-/Dyspnoe. Ältere Patienten klagen häufig über eine zunehmende Leistungsminderung. Patienten mit Rechts-links-Shunt haben meist eine zentrale Zyanose. Bei Links-rechts-Shunt liegt nie eine Zyanose vor. Bei starker Rechtsherzbelastung kann es zu rechtsparasternal tastbaren Pulsationen und, bei noch nicht verkalktem Thoraxskelett, zu einem Herzbuckel (Voussure) kommen. Durch Linksherzbelastung wird der Herzspitzenstoß nach links verschoben. Ein systolisches Schwirren kann bei Aortenstenose, Pulmonalstenose und kleinem VSD tastbar sein. Kinder mit Fallot-Tetralogie nehmen häufig eine Hockstellung ein, da hierdurch eine Widerstandserhöhung im großen Kreislauf resultiert und die Lungenperfusion dabei verbessert ist.

Diagnose Zur Diagnostik dienen die **klinische Untersuchung**, das **EKG**, die **Röntgenaufnahme des Thorax** (S A-1), die **Echokardiographie** und die **Herzkatheteruntersuchung** (Bestimmung hämodynamischer Meßgrößen, Analyse anatomischer Besonderheiten).

Diagnose. Hinweise auf angeborene Herzfehler ergeben sich neben der **klinischen Untersuchung** aus dem **EKG** (Nachweis z. B. einer Rechtsherzbelastung). Mit Hilfe der **Röntgenaufnahme des Thorax** kann die Blutfülle im Lungenkreislauf abgeschätzt, und anhand charakteristischer Herzkonfigurationen können sich Hinweise auf einen angeborenen Herzfehler ergeben (S **A-1**).
Einen sehr großen diagnostischen Stellenwert hat die **Echokardiographie,** mit der neben morphologischen Untersuchungen auch Shuntdarstellungen möglich sind. Mittels **Herzkatheter** können Shuntvolumina und Kreislaufwiderstände sowie anatomische Besonderheiten genau analysiert werden.

Differentialdiagnose *Siehe* A-3.

Differentialdiagnose. Hierzu *siehe* A-3.

A-3: Differentialdiagnose angeborener Herz- und Gefäßfehlbildungen

Fehlbildungen ohne Zyanose	Auskultations-/Palpationsbefund
▷ Ventrikelseptumdefekt	▷ systolisches Preßstrahlgeräusch p. m. 4. ICR linksparasternal, häufig präkordiales Schwirren bei kleinem VSD (»viel Lärm um nichts«). Bei großem VSD kann ein Geräusch fehlen. Bei pulmonaler Hypertonie ist der 2. Herzton betont.
▷ Vorhofseptumdefekt	▷ Systolikum 2./3. ICR linksparasternal, fixiert gespaltener II. Herzton
▷ Pulmonalstenose	▷ Systolikum 2./3. ICR linksparasternal, gespaltener II. Herzton
▷ persistierender Ductus arteriosus	▷ systolisch-diastolisches »Maschinengeräusch«, p. m. im 2. ICR linksparasternal
▷ Aortenstenose	▷ Systolikum im 2. ICR rechtsparasternal, Schwirren im Jugularbereich
▷ Aortenisthmusstenose	▷ Blutdruck an der oberen Körperhälfte erhöht, an den unteren Extremitäten erniedrigt
Fehlbildungen mit Zyanose in den ersten Lebenstagen	
▷ Transposition der großen Arterien	
▷ Trikuspidalatresie mit Reduktion der Lungenperfusion	
▷ Pulmonalatresie	
▷ hypoplastisches Linksherzsyndrom	
Fehlbildungen mit Entwicklung einer Zyanose im ersten Lebensjahr	
▷ Fallot-Tetralogie	
▷ beginnende Shuntumkehr (Eisenmenger-Reaktion)	
▷ Ebstein-Anomalie bei ASD	

Therapie Konservative Therapie: Bei den meisten Vitien ist eine Behandlung der entstehenden Herzinsuffizienz nötig. Wichtig ist die Endokarditisprophylaxe. Bei einigen Herzfehlern kann über eine Katheterintervention eine hämodynamische Verbesserung geschaffen werden (z. B. durch Ballon-Valvuloplastie).

Therapie. Die konservative Therapie ist abhängig vom jeweils vorliegenden Herzfehler. Bei den meisten Vitien ist eine Behandlung der entstehenden Herzinsuffizienz erforderlich. Wichtig ist eine konsequente Endokarditisprophylaxe. Neben der konservativen Therapie besteht bei einigen Herzfehlern die Möglichkeit, über Katheterinterventionen eine hämodynamische Verbesserung zu verschaffen (z. B. durch Ballon-Valvuloplastie einer valvulären Pulmonal- oder Aortenklappenstenose oder Ballon-Atrio-Septostomie bei der Transposition der großen Gefäße, durch die ein Shunt auf Vorhofebene hergestellt werden kann).

Die meisten angeborenen Vitien bedürfen einer **chirurgischen Korrektur.** Sofern aufgrund eines erhöhten Operationsrisikos primär keine völlige Korrektur möglich ist, erfolgt ein Palliativeingriff (z. B. mit Anlegen eines Bändchens um die A. pulmonalis = Banding, das durch Drosselung des Lungendurchflusses die pulmonale Hypertonie reduziert und deren Fixierung entgegenwirkt). Die definitive Korrektur wird dann zweizeitig oder mehrzeitig durchgeführt. Bei stärkerer hämodynamischer Relevanz des Vitiums mit Gefahr einer raschen Entwicklung einer Herzinsuffizienz oder einer pulmonalen Hypertonie sollte die operative Korrektur so früh wie möglich erfolgen. **Bei Links-rechts-Shunt mit mehr als 40% des Kleinkreislaufvolumens ist eine operative Korrektur indiziert.** Bei einer fixierten pulmonalen Hypertonie mit $R_{pulmonalis}/R_{systemisch} > 0{,}8$ ist eine operative Korrektur mit Herz- und Lungentransplantation die einzige verbleibende Möglichkeit.

Viele kongenitale Vitien müssen **operativ korrigiert** werden. Bei hohem Operationsrisiko erfolgt ein Palliativeingriff und eine zweizeitige definitive Korrektur. **Bei Links-rechts-Shunt mit mehr als 40 % des Kleinkreislaufvolumens sollte eine operative Korrektur durchgeführt werden.** Bei einer fixierten pulmonalen Hypertonie mit hohem pulmonalem Widerstand ist eine Korrektur nicht möglich. Eine Herz-/Lungentransplantation ist die einzige Therapiemöglichkeit.

Verlauf und Prognose. Bei vielen angeborenen Herzfehlern besteht ein erhöhter Entleerungswiderstand im linken oder rechten Herzen (z.B. Aortenstenose, Pulmonalstenose), der zur Druckbelastung und dadurch zur Entwicklung einer Herzinsuffizienz führt. Auch eine längerfristige Volumenbelastung (wie z.B. bei Vorhof- oder Ventrikelseptumdefekten) verursacht eine Herzinsuffizienz.
Bei vermehrter Lungenperfusion und pulmonaler Hypertonie kann eine **Eisenmenger-Reaktion** auftreten. Etwa die Hälfte der angeborenen Herzfehler sind ohne adäquate Therapie bereits im Säuglingsalter letal. Nach operativer Korrektur kann bei den meisten Patienten eine deutliche Verbesserung der Hämodynamik erreicht werden. In vielen Fällen ist die Lebenserwartung dann annähernd normal.

Verlauf und Prognose Bei erhöhtem Entleerungswiderstand in der ventrikulären Ausflußbahn entsteht eine Druckbelastung, die ebenso wie eine Volumenbelastung (z. B. bei Shunts) zu einer Herzinsuffizienz führt. Bei pulmonaler Hypertonie besteht die Gefahr der **Eisenmenger-Reaktion.**

Nach operativer Korrektur wird die Hämodynamik oft deutlich verbessert, häufig ist die Lebenserwartung dann normal.

1.2 Kurzschlüsse zwischen linkem und rechtem Herzen

1.2 Kurzschlüsse zwischen linkem und rechtem Herzen

1.2.1 Vorhofseptumdefekt (ASD)

1.2.1 Vorhofseptumdefekt (ASD)

Definition. Angeborene offene Verbindung zwischen linkem und rechtem Vorhof.

◄ **Definition**

Einteilung
1. **Sinus-venosus-Defekt:** seltener »hoher« Vorhofseptumdefekt an der Grenze zur V. cava superior, welcher fast immer mit partieller Fehleinmündung der rechten oberen Lungenvene einhergeht.
2. **Ostium-secundum-Defekt (ASD II):** häufigste Form des Vorhofseptumdefektes, der durch eine Entwicklungsstörung des Septum secundum bedingt ist und gelegentlich mit fehleinmündenden Lungenvenen kombiniert sein kann. Der ASD II liegt im mittleren Teil des Vorhofseptums.
3. **Ostium-primum-Defekt (ASD I):** seltener, tiefsitzender, bis zur AV-Klappenebene reichender Vorhofseptumdefekt, der durch eine Hemmungsmißbildung der Endokardkissen bedingt ist. Der Ostium-primum-Defekt ist identisch mit dem partiellen AV-Kanal. Beim **totalen AV-Kanal** bestehen ein ASD I, ein VSD und eine AV-Klappenanomalie. Die Endokardkissendefekte werden auch als **atrioventrikuläre Septumdefekte** bezeichnet.
4. **Offenes Foramen ovale:** offene Verbindung im Bereich der Fossa ovalis.
5. **Lutembacher-Syndrom:** Kombination eines Vorhofseptumdefekts mit angeborener oder erworbener Mitralstenose. Extrem seltene Fehlbildung.

Einteilung
1. Sinus-venosus-Defekt: hoher Vorhofseptumdefekt an der Grenze zur V. cava sup.
2. Ostium-secundum-Defekt (ASD II): häufigster ASD, der im mittleren Teil des Septums liegt.
3. Ostium-primum-Defekt (ASD I): Der ASD I reicht bis zur AV-Klappenebene. Zu den Endokardkissendefekten (atrioventrikulären Septumdefekten) zählen:
- **partieller AV-Kanal** (ASD I plus AV-Klappenanomalie)
- **totaler AV-Kanal** (ASD I plus VSD plus AV-Klappenanomalie)

4. Offenes Foramen ovale: offene Verbindung in der Fossa ovalis.
5. Lutembacher-Syndrom: Vorhofseptumdefekt plus Mitralstenose.

Epidemiologie. 10% aller angeborenen Herzfehler sind Vorhofseptumdefekte. 70% davon sind vom Typ ASD II, welcher bei Frauen doppelt so häufig vorkommt wie bei Männern.

Epidemiologie 10 % aller kongenitalen Herzfehler sind ASD (70 % Typ II).

Pathogenese. Das Auftreten der klinischen Symptomatik ist abhängig von der Shuntgröße. Meist entwickeln sich Symptome erst nach dem 2. Lebensjahr, oft erst nach dem 20. Lebensjahr. Durch die Volumenbelastung der Lun-

Pathogenese Symptome treten meist nach dem 2.-20. Lebensjahr auf. Es entstehen pulmonale Hypertonie und

Rechtsherzbelastung. Bei hohem pulmonalem Widerstand kommt es selten zur Shuntumkehr mit **zentraler Zyanose (Eisenmenger-Reaktion)** (4 %).

gengefäße entsteht selten eine pulmonale Hypertonie und nachfolgend eine rechtsventrikuläre Hypertrophie (4 % der Fälle). Übersteigt der Widerstand im Lungenkreislauf den Widerstand im Körperkreislauf, kommt es zur Shuntumkehr **(Eisenmenger-Reaktion). Das klassische klinische Zeichen dafür ist eine zentrale Zyanose.**

Klinik Kleine ASD II verursachen selten Beschwerden im Kindesalter. Bei größeren ASD II treten Belastungsdyspnoe, Palpitationen und Leistungsminderung auf.

Klinik. Bei kleinem ASD II mit Links-rechts-Shunt unter 30 % des Kleinkörperkreislaufvolumens bestehen meist bis ins Erwachsenenalter keine Beschwerden. Häufig fallen bei den Patienten Herzrhythmusstörungen, wie z. B. Vorhofflimmern, in der 4.–5. Lebensdekade auf. Herzinsuffizienzzeichen treten ebenfalls meist erst im höheren Erwachsenenalter auf. Die Patienten haben häufig ein blasses Hautkolorit und eine leichte periphere Zyanose. Bei größerem ASD II kommt es im Kleinkindesalter oder später zu **Palpitationen, Belastungsdyspnoe** und Leistungsminderung.

Diagnose Der volumenbelastete rechte Ventrikel wird häufig linksparasternal durch Pulsationen sicht- und tastbar.
Der 2. Herzton ist fixiert gespalten. Häufig ist ein **rauhes Systolikum mit p. m. im 2. ICR linksparasternal** auskultierbar (relative Pulmonalstenose) (A-1).

Diagnose. Der volumenbelastete rechte Ventrikel wird häufig im 3. und 4. ICR linksparasternal durch Pulsationen sicht- und tastbar und führt gelegentlich zu einer präkordialen Vorwölbung. Auskultatorisch fällt eine atmungsunabhängige **fixierte Spaltung des 2. Herztons** auf, welche durch die ständige atemunabhängige verlängerte Systolendauer des volumenbelasteten rechten Ventrikels bedingt ist (A-**1**). Zusätzlich besteht häufig ein **rauhes spindelförmiges Systolikum mit p.m. im 2. ICR linksparasternal** als Ausdruck einer relativen Pulmonalstenose. Bei großem Links-rechts-Shunt kommt es bei einer relativen Trikuspidalstenose zu einem mesodiastolischen Geräusch im 4. ICR linksparasternal.

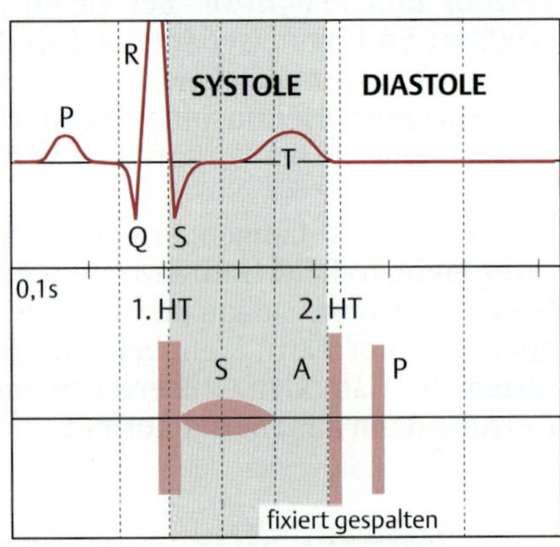

A-**1: Auskultationsbefund beim Vorhofseptumdefekt.** 1. HT = 1. Herzton, S = spindelförmiges Systolikum (p. m. 2. ICR linksparasternal, Folge relativer Pulmonalstenose), 2. HT = 2. Herzton, fixiert gespalten in aortales (A) und pulmonales (P) Segment.

EKG Typisch sind bei ASD II ein Steil-Rechtstyp und bei ASD I ein links-überdrehter Linkstyp (A-**2**). Häufig besteht ein inkompletter Rechtsschenkelblock.

Radiologische Befunde: Das Pulmonalissegment ist betont, die **Hilusgefäße sind erweitert und pulsieren bei Durchleuchtung (»tanzende Hili«). Die Lungengefäßzeichnung ist vermehrt** (A-**2**).

EKG. Beim **ASD II liegt in der Regel ein Steil- bis Rechtstyp** bis ins Erwachsenenalter vor (A-**2**). Für den **ASD I ist ein Links- bis überdrehter Linkstyp** typisch. In 80 % der Fälle ist ein inkompletter, in 10 % der Fälle ein kompletter Rechtsschenkelblock nachweisbar. Gelegentlich sind beim ASD I auch ein P-Pulmonale und Rechtsherzhypertrophiezeichen nachweisbar. Bei der **Thoraxaufnahme** kann der vergrößerte rechte Ventrikel selten links randbildend werden (A-**2**). Im Seitenbild ist der Retrosternalraum eingeengt. Das Pulmonalissegment ist betont, die **Hilusgefäße sind erweitert und die Lungengefäßzeichnung bis in die Peripherie vermehrt.** Bei Durchleuchtung zeigen sich Weitenveränderungen der Pulmonalarterien infolge des großen Schlagvolumens **(»tanzende Hili«)**.

Mit Hilfe der **Echokardiographie** kann die ASD-Morphologie dargestellt werden. Die Shuntdarstellung erfolgt durch die Farbdoppleruntersuchung (A-**3**).

Durch **Herzkatheteruntersuchung** werden Größe und Lage des Defektes festgestellt und das Shuntvolumen bestimmt.

Im **Echokardiogramm** ist der rechte Vorhof und Ventrikel vergrößert, das interventrikuläre Septum weist eine paradoxe Bewegung auf. Für die Darstellung des Defektes ist die transösophageale Echokardiographie besonders geeignet. Die Shuntdarstellung erfolgt direkt durch Farbdoppler-Echokardiographie (A-**3**).
In der **Herzkatheteruntersuchung** können die Größe und Lage (Sondierung) des Defektes festgestellt werden und fehleinmündende Lungenvenen nachgewiesen werden. Über stufenweise Sauerstoffsättigungsmessungen kann das Shuntvolumen bestimmt werden, ferner werden Druckmessungen vorgenommen und das Herzzeitvolumen bestimmt.

Differentialdiagnose Pulmonalstenose (2. Herzton nicht fixiert gespalten).

Differentialdiagnose. Bei der Pulmonalstenose kommt es zu einem vergleichsweise lauteren systolischen Austreibungsgeräusch über der Pulmonalklappe mit **nicht fixiert** gespaltenem 2. Herzton.

Synopsis A-2: EKG eines 17jährigen Patienten mit ASD II

Charakteristisch sind der Steiltyp und der inkomplette Rechtsschenkelblock.

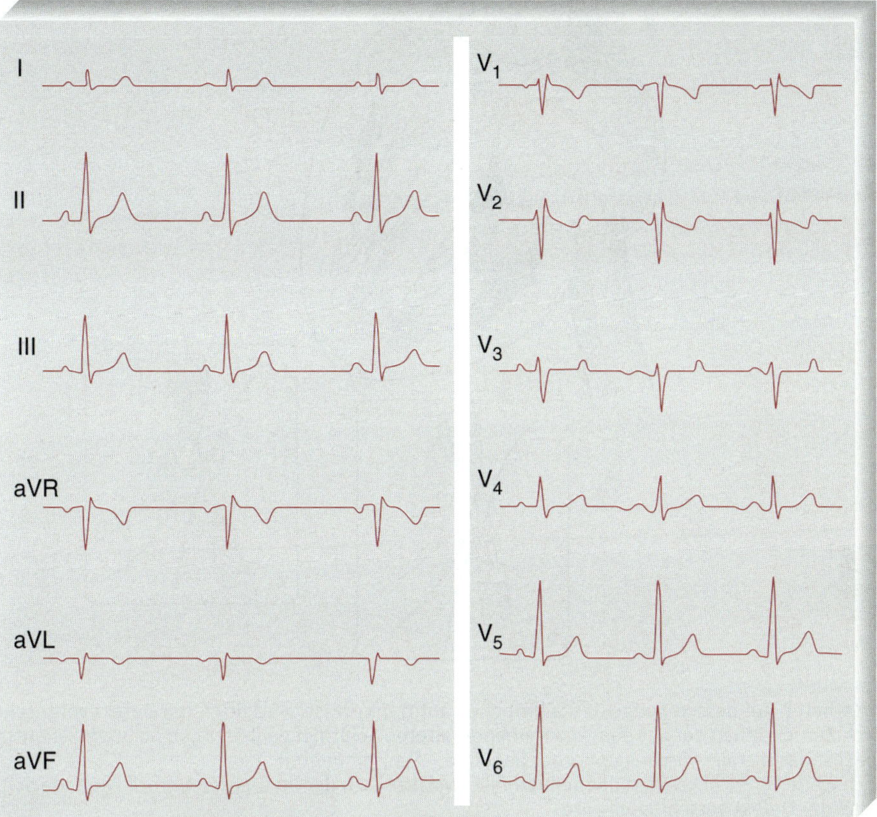

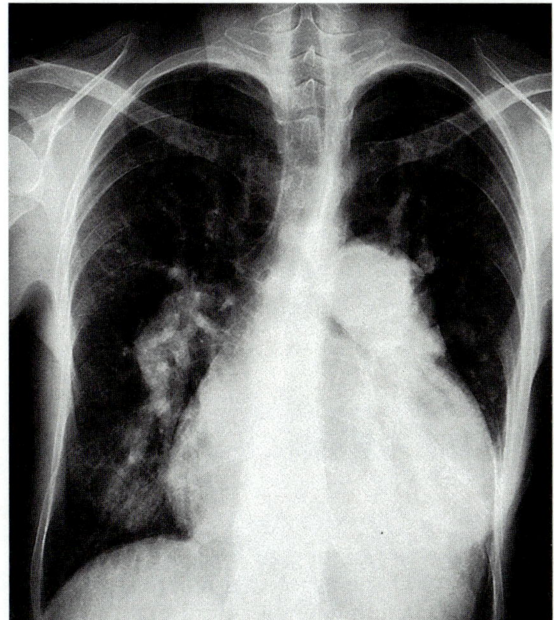

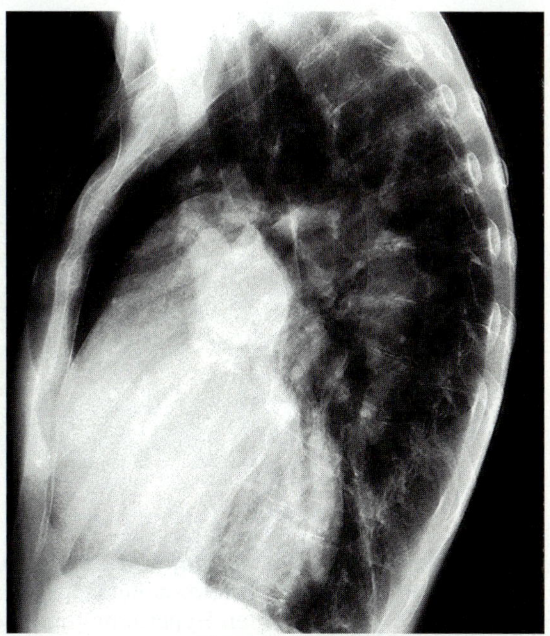

a Posterioanteriorer Strahlengang: Das Herz ist nach links durch den vergrößerten rechten Ventrikel verbreitert. Der dilatierte rechte Vorhof führt zu einer Verbreiterung nach rechts. Der Truncus pulmonalis und die zentralen Lungenarterien sind aufgrund des zusätzlichen Shuntvolumens erweitert.

b Auffällig ist die **Vorwölbung des rechtsventrikulären Ausflußtraktes und des Truncus pulmonalis** nach vorn oben. Die linken Pulmonalarterien (in Projektion auf den Hilus) sind deutlich dilatiert.

A-**2 a, b: Thorax-Röntgenbild einer Patientin mit ASD.**

S Synopsis A-**3: Schematische Darstellung eines ASD-Verschlusses mittels perkutan eingeführtem Okkluder**

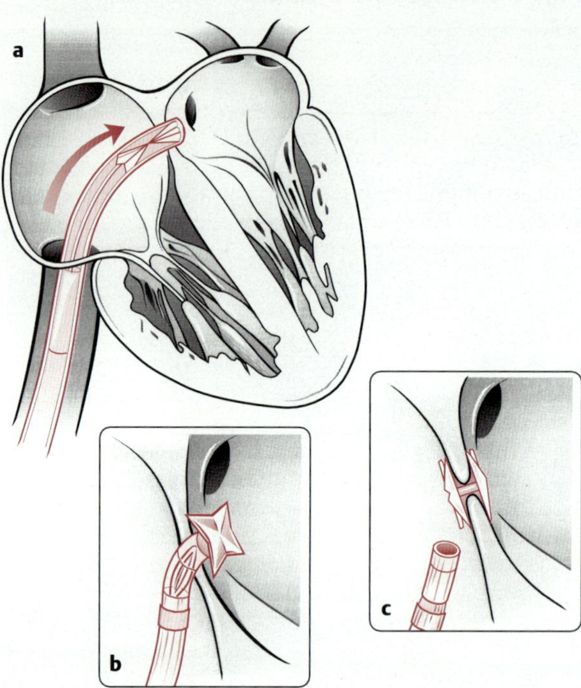

a Ein Katheter, auf dessen Spitze das Schirmchen aufmontiert ist, wird über den Defekt vorgeschoben.
b Durch Zurückziehen der auf dem zusammengefalteten Schirmchen liegenden Schutzhülle entfaltet sich zunächst das distale – im linken Vorhof liegende – Schirmchenteil.
c Durch weiteres Zurückziehen der Schutzhülle entfaltet sich der im rechten Vorhof liegende Schirmchenteil, so daß der Defekt verschlossen wird.

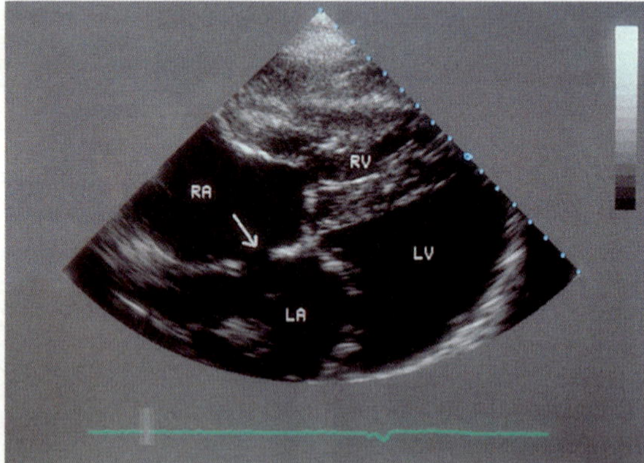

A-**3: Subkostale echokardiographische Darstellung eines Vorhofseptumdefektes vom Sekundum-Typ** (Pfeil). RA = rechter Vorhof, RV = rechter Ventrikel, LA = linker Vorhof, LV = linker Ventrikel.

Verlauf und Prognose Zu den Komplikationen zählen **bronchopulmonale Infekte, Eisenmenger-Reaktion** und **Herzrhythmusstörungen** sowie die Entwicklung einer Herzinsuffizienz im Erwachsenenalter (4%). Bei großem Shunt besteht ohne Operation die Gefahr der Eisenmenger-Reaktion.

Verlauf und Prognose. Es besteht eine **Neigung zu bronchopulmonalen Infekten.** Bei länger bestehendem ASD kann es zu einer fixierten pulmonalen Hypertonie mit **Eisenmenger-Reaktion** oder zu einer Herzinsuffizienz im Erwachsenenalter kommen (4% der Fälle). Häufig treten **Herzrhythmusstörungen** wie Vorhofflimmern, -flattern und supraventrikuläre Tachykardien auf (50%).

Bei Patienten mit geringem Shuntvolumen bestehen eine normale Leistungsfähigkeit und Lebenserwartung. Bei operationsbedürftigem Befund entwickelt sich ohne Operation in seltenen Fällen eine Eisenmenger-Reaktion nach dem 40. Lebensjahr.

Therapie. Asymptomatische Patienten mit einem Shuntvolumen unter 40% bedürfen keiner Therapie. Eine Endokarditisprophylaxe ist nur bei gleichzeitig vorliegender Mitralinsuffizienz notwendig. Bei Herzinsuffizienzzeichen erfolgt eine entsprechende Therapie.

Operativ wird der Defekt durch Naht oder Patch verschlossen. **Die Indikation zur Operation ist bei einem Links-rechts-Shunt von mehr als 40% des Minutenvolumens im kleinen Kreislauf oder beim Auftreten von Symptomen gegeben.** Die Operation sollte vor dem 5. Lebensjahr durchgeführt werden. Die Operationsletalität liegt bei < 1% bei ASD-II- und bei weniger als 5% bei ASD-I-Verschluß. Postoperativ ist eine Endokarditisprophylaxe nur während der ersten 6 Monate erforderlich. Der nichtoperative Verschluß des ASD mit über Kathetertechnik eingebrachten Schirmen wird zunehmend bei kleineren und mittelgroßen Defekten (≤ 30 mm) durchgeführt. Bei Verschluß im Erwachsenenalter wird die späte Rhythmusstörung **nicht** mehr verhindert (S A-**3**).

Therapie Asymptomatische Patienten mit einem Shuntvolumen < 40% des Kleinkreislaufvolumens bedürfen keiner Therapie. Eine Endokarditisprophylaxe ist nur bei gleichzeitiger Mitralinsuffizienz notwendig.
Bei einem Links-rechts-Shunt > 40% oder bei Symptomen sollte der ASD verschlossen werden.

▶ ***Merke.*** Bei eingetretener Eisenmenger-Reaktion kann nur noch mit einer kombinierten Herz- und Lungentransplantation operativ behandelt werden.

◀ **Merke**

Klinischer Fall

Während des Auskultationskurses fielen bei einem 22jährigen Medizinstudenten ein Systolikum über der Pulmonalregion sowie eine atmungsunabhängige fixierte Spaltung des 2. Herztones auf. Der Student, der gelegentliche Palpitationen und geringgradige Dyspnoe bei starken Belastungen auf Bewegungsmangel und Nikotinkonsum zurückgeführt hatte, fühlte sich körperlich bislang normal belastbar. Aufgrund der Befunde wurde ein EKG geschrieben, das einen Steiltyp sowie einen inkompletten Rechtsschenkelblock zeigte. Im Röntgenbild des Thorax waren der rechte Vorhof und das Pulmonalsegment erweitert. Echokardiographisch war der rechte Vorhof vergrößert. Farbdoppler-echokardiographisch und nach Kontrastmittelinjektion wurde ein Shunt zwischen linkem und rechtem Vorhof nachgewiesen. Bei der Rechtsherzkatheteruntersuchung wurde ein Sauerstoffsättigungssprung auf Vorhofebene festgestellt und ein zentral liegender Defekt durch Sondierung dargestellt. Das Shuntvolumen betrug 40% des Kleinkreislaufminutenvolumens. Dem Patienten wurde daher ein Verschluß des ASD II empfohlen.

1.2.2 Ventrikelseptumdefekt (VSD)

1.2.2 Ventrikelseptumdefekt (VSD)

▶ ***Definition.*** Offene Verbindung zwischen linker und rechter Herzkammer mit überwiegender Lokalisation im Septum membranaceum.

◀ **Definition**

Epidemiologie. Der Ventrikelseptumdefekt (VSD) ist ein häufiger angeborener Herzfehler. Bei der Hälfte der Patienten kommt er in Kombination mit anderen Herzfehlern vor.

Epidemiologie Häufigster angeborener Herzfehler (25–30% der Fälle).

Einteilung. Nach der Lage in den vier Anteilen des interventrikulären Septums unterscheidet man 4 Ventrikelseptumdefekte (*s.* S A-**1**, *S.* 3):
- (peri-)membranöser VSD (70%)
- infundibulärer VSD (8%)
- muskulärer VSD (12%)
- VSD vom AV-Kanaltyp mit Fehlbildung der linken AV-Klappe oder kleinem Inlet-VSD sowie die Kombination verschiedener Defekte (10%).

Die genaue Kenntnis der Lage ist wichtig für die Wahl des Zugangs bei einer Verschlußoperation.

Einteilung Nach der Lage im Septum werden 4 Formen des VSD unterschieden (s. S A-**1**).
- perimembranöser VSD
- infundibulärer VSD
- muskulärer VSD (Morbus Roger bei Durchmesser < 0,5 cm^2)
- VSD vom AV-Kanaltyp (Inlet-VSD).

sowie die Kombination verschiedener Defekte.

Ätiologie und Pathogenese. Die überwiegende Mehrzahl ist angeboren. Zum erworbenen VSD kommt es am häufigsten nach Myokardinfarkten mit Beteiligung des interventrikulären Septums, selten nach Trauma.
Beim kleinen und mittleren VSD findet sich eine Volumenbelastung hauptsächlich des linken Ventrikels. Beim großen VSD kommen eine Druckbelastung des rechten Ventrikels und eine pulmonale Hypertonie dazu. Anhand

Ätiologie und Pathogenese Der VSD ist meist angeboren oder erworben durch Infarkt.
Bei mittleren VSD tritt eine Links- und bei großen eine Rechtsherzbelastung auf.

Die VSD werden unterteilt in (▤ A-4):

- **kleiner drucktrennender VSD**
- **mittelgroßer druckreduzierender VSD**
- **großer druckangleichender VSD.**

der Defektgröße und der Druckverhältnisse werden die VSD unterteilt in (▤ A-4):

- **Kleiner drucktrennender VSD:** Der Defekt ist kleiner als 0,5 cm²/m² Körperoberfläche. Das Shuntvolumen liegt unter 30 % des Lungendurchflusses, die Druckdifferenz zwischen rechtem und linkem Ventrikel ist weitgehend erhalten, der Druck im Lungenkreislauf ist normal.
- **Mittelgroßer druckreduzierender VSD:** Die Defektgröße liegt bei mehr als 1,0 cm²/m² Körperoberfläche. Der Links-rechts-Shunt liegt über 30 % des Lungendurchflusses und hat somit hämodynamische Relevanz. Das Verhältnis der systolischen Drücke der A. pulmonalis zur Aorta ist unter 0,5. Der Druck im Lungenkreislauf ist gering erhöht. Der Patient wird klinisch symptomatisch.
- **Großer druckangleichender VSD:** Die Defektgröße liegt bei mehr als 1,0 cm²/m² Körperoberfläche. Der Links-rechts-Shunt beträgt mehr als 50 %. Es besteht eine pulmonale Hypertonie. Das Verhältnis der systolischen Drücke in der A. pulmonalis und der Aorta ist größer als 0,8. Schon im 2. Lebensjahr können Herzinsuffizienz, Pulmonalsklerose und Eisenmenger-Reaktion auftreten.

A-4: Pathophysiologie des VSD

	Kleiner drucktrennender VSD	Mittelgroßer druckreduzierender VSD	Großer druckangleichender VSD
Defektgröße in cm²/m² Körperoberfläche	< 0,5	>1,0	>> 1,0
Shuntvolumen in % des Lungendurchflusses	< 30 %	> 30 %	> 50 %
Druckdifferenz zwischen rechtem und linkem Ventrikel	weitgehend erhalten	reduziert	angeglichen
Verhältnis der systolischen Drücke zwischen A. pulmonalis und Aorta	weitgehend normal (ca. 0,2)	< 0,5	> 0,8
Druck im Lungenkreislauf	normal	gering erhöht	deutliche pulmonale Hypertonie
Klinische Symptome	selten	Belastungsdyspnoe	Dyspnoe, Zyanose
Komplikationen	Endokarditis, bronchopulmonale Infekte (selten)	Endokarditis, bronchopulmonale Infekte	Endokarditis, bronchopulmonale Infekte, Eisenmenger-Reaktion

Klinik Bei großem VSD treten Herzinsuffizienzzeichen (Dyspnoe) und Zyanose auf.

Klinik. Bei kleinem VSD treten keine Symptome auf, bei mittelgroßem VSD kommt es zu Belastungsdyspnoe und Neigung zu bronchopulmonalen Infekten. Bei großem VSD treten bereits im Säuglingsalter Herzinsuffizienzzeichen und Zyanose auf.

Diagnose

Kleiner VSD: Es besteht ein lautes Preßstrahlgeräusch mit p. m. im 3./4. ICR rechtsparasternal (»viel Lärm um nichts«) (◙ A-4).

Mittelgroßer VSD: Zusätzlich tritt ein diastolisches Mitralströmungsgeräusch (relative Mitralstenose) auf.

Großer VSD: Das Systolikum wird leiser, es treten ein pulmonaler Ejektionsklick und ein frühdiastolisches Dekrescendogeräusch (relative Pulmonalinsuffizienz) auf. Bei zunehmendem

Diagnose

Bei **kleinem VSD** fühlt man ein systolisches **Schwirren** am linken unteren Sternalrand. Auskultatorisch hört man ein **lautes** bandförmiges holosystolisches **Preßstrahlgeräusch** mit p. m. im 3./4. ICR linksparasternal (»viel Lärm um nichts«) und Fortleitung über das gesamte Präkordium bis zum Rücken (◙ A-4).

Bei **mittelgroßem VSD** ist zusätzlich ein tieffrequentes diastolisches Mitral-Strömungsgeräusch (aufgrund einer relativen Mitralstenose) zu hören. Bei pulmonaler Hypertonie ist der 2. Herzton eng gespalten bis singulär, der Pulmonalisanteil ist betont.

Bei **großem VSD** ist der Herzspitzenstoß nach links verlagert. Es treten häufig präkordiale Pulsationen auf, in deren Folge es gelegentlich zur Ausbildung eines Herzbuckels (Voussure) kommt. Bei großem VSD mit pulmonaler Hypertonie wird das Systolikum wieder leiser oder kann ganz fehlen. Es tritt ein pulmonaler Ejektionsklick mit p. m. am linken Sternalrand im 2.-3. ICR

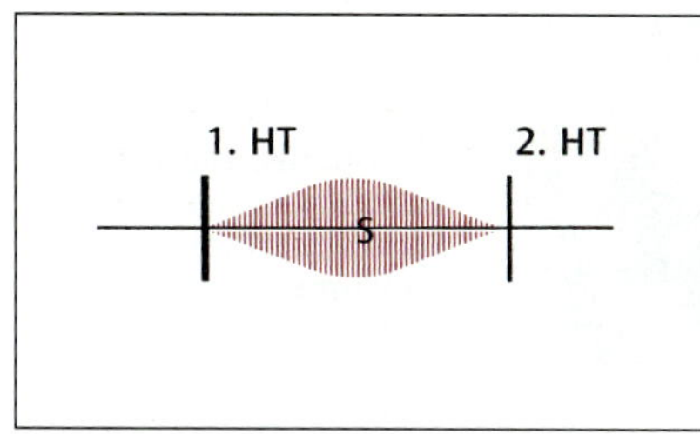

A-4: **Auskultationsbefunde bei Ventrikelseptumdefekt.** 1. HT= 1. Herzton, S = Systolikum (bei kleinem Defekt besteht ein lautes bandförmiges Preßstrahlgeräusch mit p. m. im 3./4. ICR linksparasternal, bei großem Defekt wird das Geräusch leiser und spindelförmig). 2. HT = 2. Herzton (bei pulmonaler Hypertonie ist der Pulmonalisanteil betont).

auf. Zusätzlich kommt es zu einem frühdiastolischen Dekrescendogeräusch über der Pulmonalklappe infolge einer Pulmonalinsuffizienz. Mit zunehmendem Rechts-links-Shunt tritt eine Zyanose auf. Das Mitralströmungsgeräusch wird wieder leiser und verschwindet. Bei großem VSD können sich Trommelschlegelfinger und Uhrglasnägel entwickeln, sofern ein Rechts-links-Shunt besteht.

Rechts-links-Shunt kommt es zu einer Zyanose. Es entwickeln sich Trommelschlegelfinger und Uhrglasnägel.

Das **EKG** ist bei kleinem VSD normal. Bei mittelgroßem Defekt bestehen Zeichen der **Linksherzhypertrophie**, bei pulmonaler Hypertonie kommt es zu Zeichen der **Rechtsherzhypertrophie**. Bei großem Defekt bestehen oft Zeichen der biventrikulären Hypertrophie.

Im **EKG** treten Zeichen der **Linksherzhypertrophie** und bei pulmonaler Hypertonie auch **Rechtsherzhypertrophiezeichen** auf.

Bei kleinem VSD ist der **Röntgenbefund** unauffällig. Bei mittelgroßem VSD kommt es zur Vergrößerung des linken Vorhofs und Ventrikels (A-**5**). Das Pulmonalarteriensegment ist prominent, die Lungengefäße sind bis in die Peripherie hin deutlich verbreitert, und bei der Durchleuchtung sind »tanzende Hili« sichtbar. In der seitlichen Aufnahme ist der Retrokardialraum durch den vergrößerten linken Vorhof und Ventrikel eingeengt. Bei pulmonaler Hypertonie ist das Pulmonalissegment unverändert weit, das Kaliber der Gefäße verringert sich jedoch zur Peripherie hin deutlich (sogenannter »Kalibersprung«).

Radiologische Befunde: Der linke Vorhof und Ventrikel sind vergrößert, das Pulmonalissegment prominent, die Lungengefäße verbreitert und erst bei ausgeprägter Hypertonie verkleinert (A-**5**). Bei Durchleuchtung sind »tanzende Hili« sichtbar.

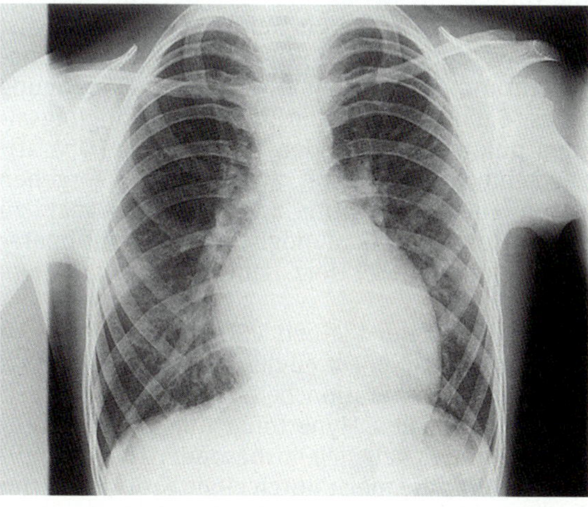

A-**5**: **Thorax-Röntgenbild eines Patienten mit Ventrikelseptumdefekt.** Das Herz ist bei vergrößertem rechten und linken Ventrikel im Transversaldurchmesser verbreitert. Der Lungendurchfluß ist erhöht und der Truncus pulmonalis ist erweitert.

Echokardiographie. Bei mittelgroßem VSD sind der linke Vorhof und der linke Ventrikel vergrößert, bei großem VSD ist zusätzlich der rechte Ventrikel vergrößert. Mittels 2-D-Echokardiographie kann der VSD meist dargestellt werden (A-**6**). Durch **(Farb-)Doppler-Echokardiographie** können die Shuntströmung und -größe sowie der Druck in der Pulmonalarterie abgeschätzt werden.

Durch **Echokardiographie/Farbdoppler-Echokardiographie** lassen sich der VSD, die Größe der Herzhöhlen, die Shuntströmung/-größe und der Pulmonalarteriendruck erfassen (A-**6**).

Durch **Herzkatheter** und **Angiokardiographie** können die Größe und Lage des Defektes dargestellt und begleitende Fehlbildungen erfaßt werden. Zudem werden die Herzzeit- und Shuntvolumina sowie die Drücke und Widerstände im großen und kleinen Kreislauf bestimmt.

Durch **Herzkatheter** können VSD-Größe und Lage, Herzzeit- und Shuntvolumina sowie Kreislaufwiderstände und A.-pulmonalis-Druck beurteilt werden.

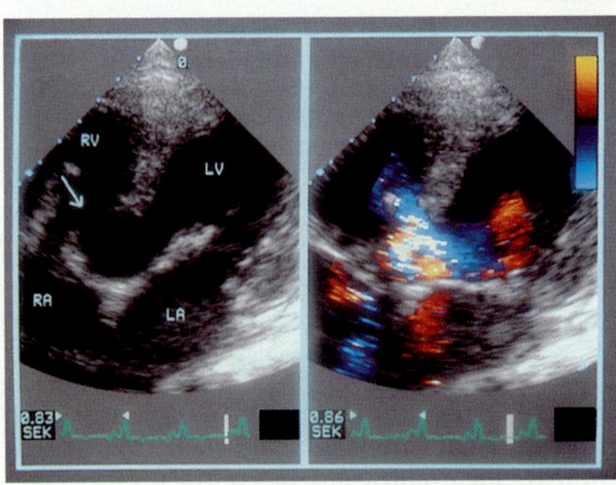

A-6: Großer VSD im membranösen Teil des interventrikulären Septums. Links: Der Pfeil deutet auf den Defekt. Rechts: Im Farbdoppler erkennt man eine turbulente Blutströmung zwischen den beiden Ventrikeln. RA = rechter Vorhof, LA = linker Vorhof, RV = rechter Ventrikel, LV = linker Ventrikel.

Differentialdiagnose Die Differentialdiagnose umfaßt Aortenstenose, Mitralinsuffizienz, Trikuspidalinsuffizienz, hypertrophische obstruktive Kardiomyopathie, Pulmonalstenose, Fallot-Tetralogie und den persistierenden Ductus Botalli.

Differentialdiagnose. Die Aortenstenose und die Mitralinsuffizienz können aufgrund der typischen Geräuschmaxima leicht differenziert werden. Das Trikuspidalinsuffizienzgeräusch nimmt bei Inspiration zu, das Geräusch bei hypertrophischer obstruktiver Kardiomyopathie (HOCM) ändert sich typischerweise bei Lagewechsel oder Valsalva-Manöver. Die Abgrenzung der infundibulären Pulmonalstenose ist auskultatorisch schwierig und erfolgt daher primär durch Echokardiographie. Bei mittelgroßem Links-rechts-Shunt ist die azyanotische Form der Fallot-Tetralogie sowie ein persistierender Ductus Botalli auszuschließen.

Therapie Wichtig ist eine **Endokarditisprophylaxe.**

Bei einem Links-rechts-Shunt > 40 % des Minutenvolumens ist ein Verschluß des VSD indiziert. Bei sehr großen VSD mit pulmonaler Hypertonie muß früh ein Verschluß oder eine palliative Verengung des Pulmonalarterienstammes erfolgen, um Schäden zu begegnen. Bei Shuntumkehr und hohem Pulmonalwiderstand ist die kombinierte Herz-/Lungentransplantation die einzige operative Therapieoption.

Therapie. Wichtig ist eine **Endokarditisprophylaxe** auch bei kleinen Defekten. Bei Herzinsuffizienz wird eine entsprechende medikamentöse Therapie durchgeführt.
Der Verschluß des Defektes durch Naht oder Flicken ist bei einem Links-rechts-Shunt von über 40 % des Minutenvolumens indiziert und kann, sofern keine pulmonale Hypertonie vorliegt, elektiv im Vorschulalter durchgeführt werden (Operationsletalität < 2 %). Bei kleineren Defekten kann zunächst der Spontanverlauf abgewartet werden. Bei sehr großen VSD mit pulmonaler Hypertonie muß eine Korrekturoperation oder eine palliative Verengung des Pulmonalarterienstammes (Banding-Operation) bereits im Säuglingsalter erfolgen, um irreversiblen pulmonalen Schäden zu begegnen (Operationsrisiko bei primärem Verschluß < 10 %, bei zweizeitigem Vorgehen > 15 %). Bei Shuntumkehr mit einem Verhältnis zwischen Pulmonal- zu Systemwiderstand > 0,7 ist eine Korrektur nicht möglich. Die einzige operative Therapiemöglichkeit ist eine kombinierte Herz-/Lungentransplantation.

Verlauf und Prognose VSD verschließen oder verkleinern sich sehr oft spontan. 10 % sind operationsbedürftig.

Zu den **Komplikationen** zählen:
- Eisenmenger-Reaktion
- Aorteninsuffizienz
- subvalvuläre Ausflußbahnstenose des rechten Ventrikels
- Endokarditis.

Bei kleinem VSD ist die Prognose gut. Bei großem VSD liegt die Lebenserwartung ohne Operation bei durchschnittlich 30–40 Jahren und ist bei rechtzeitiger Operation normal.

Verlauf und Prognose. Mehr als 50 % der kleinen VSD verschließen sich spontan bis zum Adoleszenzalter, ein großer Anteil der VSD verkleinert sich deutlich spontan. Es verbleiben ca. 10 % operationsbedürftige Defekte.
Bei großem VSD kann es zur pulmonalen Hypertonie mit Shuntumkehr kommen. Bei ca. 5 % der Patienten entwickelt sich, insbesondere bei infundibulärem VSD, eine Aorteninsuffizienz, die meist durch einen Prolaps des am Infundibulum ansetzenden Aortenklappensegels in den Defekt bedingt ist. Bei ca. 10 % der Patienten entwickelt sich eine subvalvuläre Ausflußbahnstenose des rechten Ventrikels. Das Risiko einer Endokarditis ist bei VSD erhöht und besteht auch bei kleinen Defekten. Nach operativem Verschluß tritt häufig ein Rechtsschenkelblock auf.
Die Prognose bei kleinem VSD ist gut. Bei großem VSD liegt die natürliche Lebenserwartung bei durchschnittlich 30–40 Jahren. 25 % aller Patienten ohne Operation entwickeln eine fixierte pulmonale Hypertonie nach dem 1. Lebensjahr; die Lebenserwartung liegt dann im Mittel bei 24 Jahren. Die Neigung zur bakteriellen Endokarditis beeinflußt die Prognose ungünstig. Bei rechtzeitiger Operation ist die Korrektur meist kurativ und die Lebenserwartung normal.

1.2.3 Totaler AV-Kanal (kompletter AV-Septumdefekt)

Definition. Beim totalen AV-Kanal bestehen ein ASD I, ein VSD und eine AV-Klappenanomalie.

Epidemiologie. Etwa 35% der Patienten haben weitere Herzfehler. Der totale AV-Kanal wird gehäuft bei Patienten mit Trisomie 21 (Down-Syndrom) festgestellt.

Pathogenese und Klinik. Die Patienten fallen meist im 1. Lebensjahr durch gehäufte pulmonale Infektionen und langsame Gewichtszunahme auf.

Diagnose. Die körperlichen Befunde entsprechen denen eines Ostium-primum-Defektes. Zusätzlich kann am unteren linken Sternalrand infolge des VSD ein Holosystolikum auskultierbar sein und/oder an der Herzspitze infolge einer Mitralklappeninsuffizienz ein dekrescendoförmiges Holosystolikum hörbar sein.

- **EKG:** Das EKG entspricht meist dem des ASD I.
- **Röntgen:** Das Herz ist allseits vergrößert. Es zeigt sich eine vermehrte pulmonale Gefäßfüllung.
- **Echokardiographie:** Die Echokardiographie ist das diagnostische Verfahren der Wahl. Hiermit können die Defekte morphologisch dargestellt und vermessen sowie Shuntvolumina und der Grad der Klappeninsuffizienz abgeschätzt werden.
- **Herzkatheter:** Mit der Herzkatheteruntersuchung können die hämodynamischen Verhältnisse mit den Shuntvolumina analysiert werden.

Differentialdiagnose. Differentialdiagnostisch müssen ASD und VSD berücksichtigt werden.

Therapie. Eine operative Korrektur sollte in den ersten 6 Lebensmonaten durchgeführt werden.

Verlauf und Prognose. Sofern keine frühe Korrektur erfolgt, steigt das Risiko einer pulmonalen Hypertonie und pulmonal-vaskulären Obstruktion.

1.2.3 Totaler AV-Kanal (kompletter AV-Septum-Defekt)

◄ **Definition**

Epidemiologie Circa 35 % der Patienten haben weitere Herzfehler.

Pathogenese und Klinik Pulmonale Infektionen und langsame Gewichtszunahme meist schon im 1. Lebensjahr.

Diagnose Die körperlichen Befunde entsprechen einer Kombination aus Ostium-primum-Defekt, VSD und (Mitral-)Klappeninsuffizienz.

- **EKG:** Das EKG entspricht meist dem des ASD I.
- **Röntgen:** Herz ist allseits vergrößert, pulmonale Gefäßfüllung ist vermehrt.
- **Echokardiographie:** Die Echokardiographie ist das diagnostische Verfahren der Wahl.
- **Herzkatheter:** Mit der Herzkatheteruntersuchung können die hämodynamischen Verhältnisse mit den Shuntvolumina analysiert werden.

Differentialdiagnose Differentialdiagnostisch müssen ASD und VSD beachtet werden.

Therapie Eine operative Korrektur sollte in den ersten 6 Lebensmonaten erfolgen.

Verlauf und Prognose Ohne frühe Korrektur steigt das Risiko einer pulmonalen Hypertonie.

1.2.4 Singulärer Ventrikel

Beim seltenen singulären Ventrikel drainieren beide AV-Klappen in einen großen Ventrikel, während der andere hypoplastisch ist. Ist die Lunge durch eine gleichzeitig bestehende Pulmonalstenose »geschützt«, resultiert klinisch eine Zyanose. Bei normalem Widerstand im Lungenkreislauf und fehlender Pulmonalstenose ist der Links-rechts-Shunt und dementsprechend die Gefahr einer Eisenmenger-Reaktion groß. Der Defekt sollte frühzeitig palliativ operiert werden. Eine operative Korrektur ist nicht möglich.

1.2.4 Singulärer Ventrikel

Beim singulären Ventrikel drainieren beide AV-Klappen in einen Ventrikel (Double inlet ventricle). Die Gefahr der Eisenmenger-Reaktion ist groß. Der Defekt muß früh operiert werden.

1.3 Kurzschlüsse zwischen den großen Gefäßen

1.3.1 Persistierender Ductus arteriosus Botalli (PDA)

Synonym: offener Ductus Botalli

Definition. Beim persistierenden Ductus arteriosus (PDA) hat sich die fetale Gefäßverbindung zwischen dem linken Pulmonalarterienstamm und der Aorta nach der Geburt nicht verschlossen.

Einteilung.

1. isolierter PDA
2. PDA in Kombination mit anderen Vitien:
   - nicht kompensierend
   - kompensierend.

1.3 Kurzschlüsse zwischen den großen Gefäßen

1.3.1 Persistierender Ductus arteriosus Botalli (PDA)

Synonym: offener Ductus Botalli

◄ **Definition**

Einteilung

1. Isolierter PDA
2. PDA in Kombination mit anderen Vitien:
   - nicht kompensierend
   - kompensierend.

Der kompensierende PDA kann bei Verminderung der Lungendurchblutung oder des Aortendurchflusses lebenswichtig sein.

Der kompensierende PDA kann lebenswichtig sein bei Herzfehlern mit verminderter Lungendurchblutung (z. B. bei Pulmonalatresie oder Pulmonalstenose) oder mit vermindertem Aortendurchfluß (z. B. Aortenisthmusstenose).

Epidemiologie Ein isolierter PDA besteht nach der Neugeborenenperiode bei ca. 10 % aller Patienten mit kongenitalen Herzfehlern. In 15 % ist der PDA mit anderen Herzfehlern assoziiert.

Epidemiologie. Nach der Neugeborenenperiode wird ein isolierter PDA bei ca. 10 % aller Patienten mit angeborenem Herzfehler gefunden. Er tritt beim weiblichen Geschlecht doppelt so häufig auf wie beim männlichen. In ca. 15 % der Fälle ist der PDA mit anderen Herzfehlern (z. B. mit bikuspidaler Aortenklappe) assoziiert. Eine Häufung findet sich bei vorausgegangener Rötelnembryopathie. Aufgrund der hohen spontanen Verschlußrate ist der PDA beim Erwachsenen selten.

Pathogenese Der Ductus arteriosus ist die fetale Verbindung zwischen A. pulmonalis und Aorta. Postnatal kommt es normal zu einem Verschluß des Ductus. Beim PDA verursacht der Shunt eine Volumenbelastung des Lungenkreislaufs und des **linken** Herzens. Es entwickelt sich eine pulmonale Hypertonie mit Rechtsherzbelastung und später eine Eisenmenger-Reaktion

Pathogenese. Der Ductus arteriosus Botalli ist eine fetale Verbindung zwischen der A. pulmonalis und der Aorta descendens. Etwa 60% des rechtsventrikulären Auswurfvolumens werden darüber unter Umgehung des Lungenkreislaufs in die Aorta und von dort über die A. umbilicalis zurück zur Plazenta befördert. Postnatal kommt es normalerweise in den ersten Stunden zu einem kontraktionsbedingten funktionellen Verschluß des Ductus, der später obliteriert. Nach der Geburt sinkt der pulmonale Lungengefäßwiderstand. Daraus resultiert eine Umkehr der fetalen Shuntrichtung in einen Links-rechts-Shunt. Beim PDA verursacht der Shunt eine Volumenbelastung des Lungenkreislaufs und des **linken** Herzens. Die pulmonale Hypertonie führt zu einer Rechtsherzbelastung. Herzinsuffizienzzeichen zeigen sich selten vor dem 3. Monat. Nach Entwicklung einer fixierten pulmonalen Hypertonie mit Pulmonalsklerose kommt es zu einer Eisenmenger-Reaktion.

Klinik Ein kleiner PDA verursacht keine Beschwerden. Bei größerem PDA treten **Belastungsdyspnoe, herabgesetzte Leistungsfähigkeit** und **Palpitationen** auf.

Klinik. Nur bei sehr großem Ductus treten im Säuglingsalter manifeste Herzinsuffizienzzeichen mit Dyspnoe, Trinkschwäche und Gedeihstörung auf. Bei kleinem PDA sind die Patienten beschwerdefrei und körperlich voll leistungsfähig. Bei größerem Ductus kommt es zu **Belastungsdyspnoe, herabgesetzter körperlicher Leistungsfähigkeit** und zu **Palpitationen.**

Diagnose Bei großem Shunt bestehen ein **Pulsus celer et altus,** eine hohe Blutdruckamplitude und ein systolisches Schwirren im 2. ICR links. Charakteristisch sind ein **mittel- bis hochfrequentes kontinuierliches systolisch-diastolisches Krescendo-Dekrescendo-Geräusch (»Maschinengeräusch«)** mit p. m. im 2. ICR links medioklavikulär (A-**7**) sowie ein Mitralströmungsgeräusch bei großem Shunt.
Bei pulmonaler Hypertonie verschwinden das Mitralgeräusch, der diastolische und dann der systolische Teil des Maschinengeräusches.

Diagnose. Eine zentrale Zyanose tritt nur bei Eisenmenger-Reaktion auf. Bei großem Shunt kommt es zum **Pulsus celer et altus** mit hoher Blutdruckamplitude. Häufig tritt ein systolisches Schwirren im 2. ICR links infraklavikulär auf. Bei großem PDA ist der Herzspitzenstoß hebend und nach links verlagert. Bei pulmonaler Hypertonie ist der Pulmonalklappenschlußton betont. Charakteristisch ist ein **mittel- bis hochfrequentes kontinuierliches systolisch-diastolisches Krescendo-Dekrescendo-Geräusch (»Maschinengeräusch«)** mit p. m. im 2. ICR links medioklavikulär und Fortleitung zur linken Schulter und in den Rücken, welches erst mit Absinken des pulmonalen Gefäßwiderstandes auftritt (A-**7**).
Bei großem Shunt kann ein **mesodiastolisches Mitralströmungsgeräusch** hörbar sein. Bei pulmonaler Hypertonie verschwindet dieses Geräusch sowie der diastolische Anteil des Maschinengeräusches. Bei weiterem Druckangleich verschwindet auch der systolische Teil des Maschinengeräusches. Bei fixierter pulmonaler Hypertonie wird ein hochfrequentes frühdiastolisches Dekrescendogeräusch **(Graham-Steell-Geräusch)** als Ausdruck einer Pulmonalinsuffizienz auskultierbar.

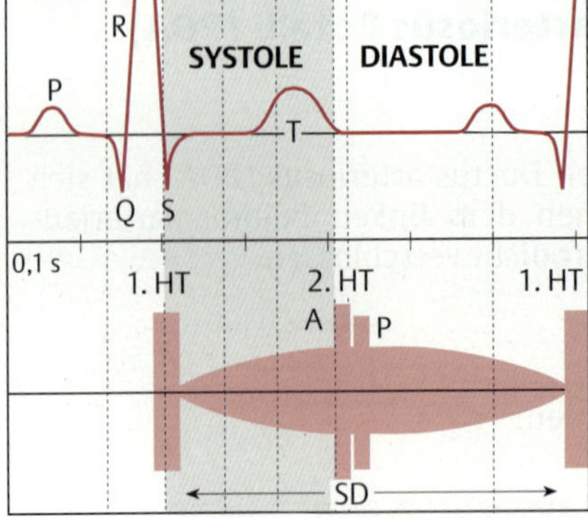

A-7: Auskultationsbefund bei persistierendem Ductus arteriosus. 1. HT = 1. Herzton, 2. HT = 2. Herzton mit aortalem (A) und pulmonalem (P) Segment, SD = systolisch-diastolisches Krescendo-Dekrescendo-Geräusch (»Maschinengeräusch«, p. m. 2. ICR links medioklavikulär, Fortleitung zur linken Schulter und in den Rücken).

Nur bei großem Shunt zeigen sich im **EKG** Zeichen der linksventrikulären Hypertrophie mit Volumenbelastung (große R-Zacken und Q-Zacken in V_5, V_6). Bei pulmonaler Hypertonie kommen Zeichen der Rechtsherzbelastung hinzu.

Im **EKG** können Zeichen der Linksherzhypertrophie und der Rechtsherzbelastung sichtbar sein.

Bei kleinem Shunt ist das Herz **röntgenologisch** normal groß. Bei großem Shuntvolumen vergrößert sich der Herzschatten nach links infolge der Vergrößerung des linken Vorhofs und Ventrikels, die A. pulmonalis wird prominent und die Lungengefäßzeichnung stellt sich vermehrt dar. Im Seitenbild zeigt sich eine Einengung des Retrokardialraumes durch den linken Vorhof. Bei pulmonaler Hypertonie ist das Pulmonalissegment weit, die peripheren Lungengefäße sind jedoch eng.

Radiologische Befunde: Bei großem Shunt vergrößern sich linker Vorhof und Ventrikel, die Pulmonalgefäße sind zentral und peripher weit. Bei pulmonaler Hypertonie sind die peripheren Gefäße eng.

Mit der **2-D-Echokardiographie** ist eine Darstellung des PDA sowie eine zuverlässige Messung seines Durchmessers möglich. Doppler-echokardiographisch kann das Shuntvolumen abgeschätzt werden. Der linke Vorhof und der linke Ventrikel sind vergrößert.

Mit Hilfe der **2-D-Echokardiographie** lassen sich die Größe des PDA und der Herzhöhlen sowie das Shuntvolumen bestimmen.

In der Regel kann die Diagnose eines PDA allein klinisch und mittels Echokardiographie gestellt werden. Per **Herzkatheter** kann eine Sondierung von der A. pulmonalis aus erfolgen (A-**8**). Oxymetrisch ist ein Sättigungssprung in Höhe der linken A. pulmonalis nachweisbar (S A-**4**). Die Druck- und Widerstandsverhältnisse im Lungenkreislauf sowie die Shuntgröße werden bestimmt. Angiographisch können der PDA durch Aortographie dargestellt und weitere Fehlbildungen (z.B. häufig eine Aorteninsuffizienz) nachgewiesen werden.

Die Diagnose PDA kann allein klinisch und durch Echokardiographie gestellt werden. Durch **Herzkatheteruntersuchung** können der PDA direkt dargestellt, die Druck- und Widerstandsverhältnisse bestimmt und weitere Herzfehler erfaßt werden (S A-**4**).

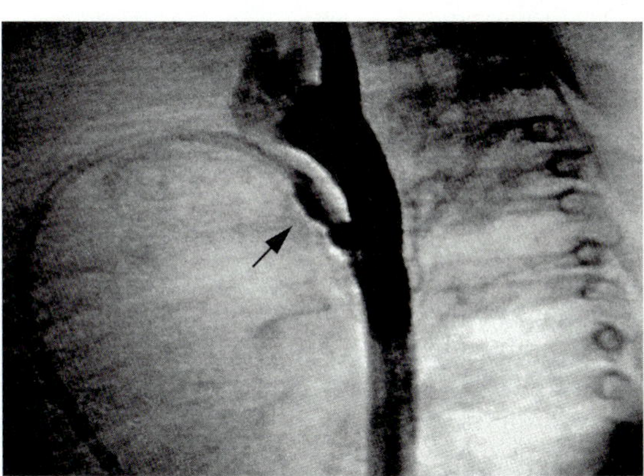

A-**8: Angiographische Darstellung der Sondierung eines persistierenden Ductus arteriosus (→) von der A. pulmonalis aus.**

S Synopsis A-**4: PDA: Drücke und Sauerstoffsättigungen**

120/60
96%
86%
40/30
6
96%
5
75%
120/6
96%
40/5
75%

Durch den PDA erfolgt eine Volumenbelastung des Lungenkreislaufs mit Anstieg des Pulmonalarteriendrucks. Zudem steigt durch den Zufluß arteriellen Blutes die Sauerstoffsättigung des Blutes in der Pulmonalarterie.

Differentialdiagnose »Maschinengeräusch«-artige Auskultationsbefunde treten auf bei aortopulmonalem Fenster, Koronarfistel und perforierendem Sinus-Valsalvae-Aneurysma.

Differentialdiagnose. Ein »maschinengeräusch«-artiger Auskultationsbefund tritt auf bei aortopulmonalem Fenster, Koronarfistel, perforierendem Sinus-Valsalvae-Aneurysma und Nonnensausen (kontinuierliches zervikales Venengeräusch, verschwindet nach Kompression der Halsvene). Beim kombinierten Aortenvitium sind die Geräusche voneinander abgesetzt.

Therapie Durch Prostaglandinhemmer kann der PDA verschlossen werden.
Ein kompensierender PDA kann durch Prostaglandin E_1 bis zur Operation offen gehalten werden.

Therapie. Durch Gabe von Prostaglandinhemmern, z. B. Indometacin, kann bei Neugeborenen ein medikamentöser Verschluß des PDA versucht werden. Bei kompensierendem PDA muß durch Gabe von Prostaglandin E_1 versucht werden, den PDA bis zur Operation offen zu halten. Wichtig ist eine Endokarditisprophylaxe.
Aufgrund der hohen Endokarditisgefahr sollte jeder PDA verschlossen werden. Dabei erfolgt eine Ligatur oder Durchtrennung des Ductus. Neuerdings werden auch zunehmend Verschlüsse nichtoperativ durch perkutanes Einbringen spezieller Okkluder durchgeführt.

Verlauf und Prognose Spontanverschlüsse sind häufig. Ein kleiner PDA beeinträchtigt die Entwicklung selten. Hauptkomplikationen sind **Endokarditis,** Linksherzinsuffizienz und eine Eisenmenger-Reaktion.
Bei mittelgroßem PDA liegt die durchschnittliche Lebenserwartung ohne Operation bei ca. 3 Jahrzehnten. Bei rechtzeitiger Operation ist die Lebenserwartung normal.

Verlauf und Prognose. Bei Frühgeborenen kommt es bei einem großen Anteil zu Spontanverschlüssen innerhalb der ersten Lebenswoche. Kinder mit kleinem PDA und geringem Shuntvolumen können asymptomatisch sein und sich normal entwickeln. Kinder mit großem PDA werden schon bald nach der Geburt symptomatisch und sterben ohne Behandlung früh.
Patienten mit PDA haben ein erhöhtes Risiko einer **bakteriellen Endokarditis.** Bei Linksherzinsuffizienz infolge der Volumenbelastung kann es zum Pumpversagen kommen. Bei sehr großem PDA mit pulmonaler Hypertonie kann eine Eisenmenger-Reaktion auftreten.
Die mittlere Lebenserwartung bei mittelgroßem PDA beträgt ohne operative Therapie 3 Jahrzehnte. Die Gefahr der bakteriellen Endokarditis verschlechtert die Prognose. Vor dem Eintritt von Komplikationen ist die Operationssterblichkeit gering und die Lebenserwartung normal.

Klinischer Fall

Bei einem dreijährigen Mädchen fiel bei einer kinderärztlichen Routineuntersuchung ein mittel- bis hochfrequentes kontinuierliches systolisch-diastolisches Kreszendo-Dekreszendo-Geräusch (»Maschinengeräusch«) mit Punctum maximum im 2. ICR links medioklavikulär auf. Das Geräusch wurde sowohl zur linken Schulter als auch in den Rücken fortgeleitet. Das Kind war normal entwickelt, altersentsprechend leistungsfähig und beschwerdefrei. Das EKG und das Röntgenbild der Lunge waren unauffällig. Mittels Echokardiographie konnte ein persistierender Ductus arteriosus Botalli (PDA) nachgewiesen werden. Das Shuntvolumen des PDA war gering. Dementsprechend waren der linke Vorhof und der linke Ventrikel lediglich grenzwertig vergrößert. Weitere Fehlbildungen fielen nicht auf. Zur ergänzenden Diagnostik wurde eine Herzkatheteruntersuchung mit Aortographie durchgeführt. Hierbei waren neben dem PDA mit kleinem Shuntvolumen keine weiteren Fehlbildungen nachweisbar. Obwohl das Kind völlig asymptomatisch war, wurde aufgrund der erhöhten Endokarditisgefahr der Verschluß des PDA empfohlen. Mittels Herzkatheter wurde ein Schirmchen implantiert, das den PDA verschloß. Mit diesem Verfahren, das sich insbesondere für kurze PDA eignet, konnte eine Operation umgangen werden.

1.3.2 Aortopulmonales Fenster

Synonym: aortopulmonaler Septumdefekt

Definition ▶

Epidemiologie Die Fehlbildung ist selten.

Pathogenese Es besteht ein großer Links-rechts-Shunt mit pulmonaler Hypertonie und Herzinsuffizienz.

1.3.2 Aortopulmonales Fenster

Synonym: aortopulmonaler Septumdefekt

▶ ***Definition.*** Verbindung zwischen Aorta und A. pulmonalis durch fehlerhafte Entwicklung des Septum aorticopulmonale.

Epidemiologie. Seltene Fehlbildung, die in 10–15 % mit einem persistierenden Ductus arteriosus (PDA) einhergeht.

Pathogenese. Die Verbindung liegt meist unmittelbar oberhalb der Taschenklappen. Pathophysiologisch entspricht das aortopulmonale Fenster einem großen Ductus Botalli. Es besteht meist ein großer Links-rechts-Shunt mit pulmonaler Hypertonie und frühzeitig einsetzender Herzinsuffizienz.

Klinik. Das klinische Bild entspricht dem eines großen PDA. Auskultatorisch hört man häufig jedoch nur ein uncharakteristisches Systolikum mit p. m. über dem 3. ICR linksparasternal.

Klinik Das klinische Bild ähnelt dem eines großen PDA.

Diagnose. Das diagnostische Vorgehen entspricht demjenigen beim PDA.

Diagnose Entspricht der beim PDA.

Differentialdiagnose. PDA, Koronarfistel und perforierendes Sinus-Valsalvae-Aneurysma, bei denen »Maschinengeräusch«-artige Auskultationsbefunde zu erheben sind.

Differentialdiagnose PDA, Koronarfistel, Sinus-Valsalvae-Aneurysma.

Therapie. Nach Sicherung der Diagnose sollte frühzeitig der operative Verschluß des Fensters durchgeführt werden.

Therapie Früher Verschluß des Fensters.

Verlauf und Prognose. Bei großem Defekt sterben die Patienten unbehandelt im Säuglingsalter. Bei kleinem Defekt beträgt die Lebenserwartung ca. 20 Jahre. Bei rechtzeitiger Operation ist die Lebenserwartung normal.

Verlauf und Prognose Die Prognose ist schlecht, bei rechtzeitiger Operation jedoch sehr gut.

1.3.3 Truncus arteriosus communis

1.3.3 Truncus arteriosus communis

Definition. Bei Persistenz des embryonalen Truncus arteriosus communis werden Aorta und A. pulmonalis nicht getrennt, sondern bilden eine gemeinsame Ausflußbahn für beide Ventrikel, die über einem Ventrikelseptumdefekt sitzt.

◀ **Definition**

Epidemiologie. Der Truncus arteriosus communis tritt sehr selten auf (< 0,5 % aller angeborenen Herzfehler).

Epidemiologie 1 % aller angeborenen Herzfehler.

Pathogenese. Man unterscheidet nach Morphologie der Pulmonalarterien und der Aorta 4 Typen des Truncus arteriosus, die in der Regel mit einem VSD verbunden sind und zu einer **vermehrten Lungendurchblutung** führen. Meistens entwickeln sich sehr früh im ersten Lebensjahr eine pulmonale Hypertonie, eine Volumenbelastung des linken Ventrikels und eine Druckbelastung des rechten Ventrikels.

Pathogenese Es werden je nach Lungenperfusion 4 Typen des Truncus arteriosus unterschieden. Oft kommt es früh zu Belastung der Ventrikel und der pulmonalen Strombahn.

Klinik. Bei fast allen Patienten treten innerhalb der ersten 3 Monate Zeichen einer Herzinsuffizienz mit Dyspnoe, Tachykardie und Trinkschwierigkeiten auf.

Klinik Meist treten schnell Herzinsuffizienzzeichen auf.

Diagnose. Über dem Präkordium sind hebende Pulsationen tastbar. Auskultatorisch fallen ein **Ejektionsklick** über dem 2. ICR rechtsparasternal und ein **singulärer 2. Herzton** auf. Meist ist ein rauhes **spindelförmiges Holosystolikum** mit p.m. über dem 3.-4. ICR links parasternal nachweisbar.
Je nach morphologischem Typ sind im **EKG** Zeichen der rechts- und/oder linksventrikulären Hypertrophie nachweisbar.
Radiologische Befunde. Der Herzschatten ist in der Regel vergrößert. Die Herzform ist variabel.
Echokardiographisch können der VSD und die Trunkusklappe dargestellt und die Klappenfunktion beurteilt werden.
Eine **Herzkatheteruntersuchung** sollte zur Analyse der Widerstands- und Druckverhältnisse sowie der anatomischen Verhältnisse durchgeführt werden.

Diagnose Auskultatorisch bestehen ein **Ejektionsklick,** ein **singulärer 2. Herzton** und ein **Systolikum** mit p.m. im 3./4. ICR linksparasternal.
Technische Untersuchungen zur Sicherung der Diagnose:
- EKG
- Röntgen des Thorax
- Echokardiographie
- Herzkatheteruntersuchung.

Differentialdiagnose. Bei **vermehrter** Lungendurchblutung ist u.a. an einen persistierenden Ductus Botalli, einen großen VSD und an ein aortopulmonales Fenster zu denken.

Differentialdiagnose Persistierender Ductus Botalli, großer VSD, aortopulmonales Fenster.

Therapie. Eine rasche operative Korrektur ist trotz hoher Operationsletalität (bei Primärkorrektur um 18 %) anzustreben.

Therapie Frühzeitige operative Korrektur.

Verlauf und Prognose. Die mittlere Lebenserwartung liegt ohne Operation bei 5 Wochen.

Verlauf und Prognose Die Prognose ist ohne Operation schlecht.

1.3.4 Kongenitales Aneurysma des Sinus Valsalvae

Das seltene Sinus-Valsalvae-Aneurysma rupturiert häufig in den rechten Ventrikel oder Vorhof, wodurch eine Herzinsuffizienz entstehen kann (S A-5). Das Aneurysma wird operativ beseitigt.

1.3.4 Kongenitales Aneurysma des Sinus Valsalvae

Das Aneurysma des Sinus Valsalvae ist selten und kann bei Fehlen der Aortenmedia entstehen. Eine häufige Komplikation ist die Ruptur des Aneurysmas mit Ausbildung eines Links-rechts-Shunts in den rechten Ventrikel oder rechten Vorhof (S A-**5**). Die hämodynamische Belastung und somit die Gefahr der Entwicklung einer Herzinsuffizienz variiert mit dem Ausmaß des Shunts. Therapeutisch erfolgt eine operative Raffung mit Fistelverschluß.

Synopsis A-**5: Sinus-Vasalvae-Aneurysma mit Angabe der Rupturhäufigkeiten und -lokalisationen**

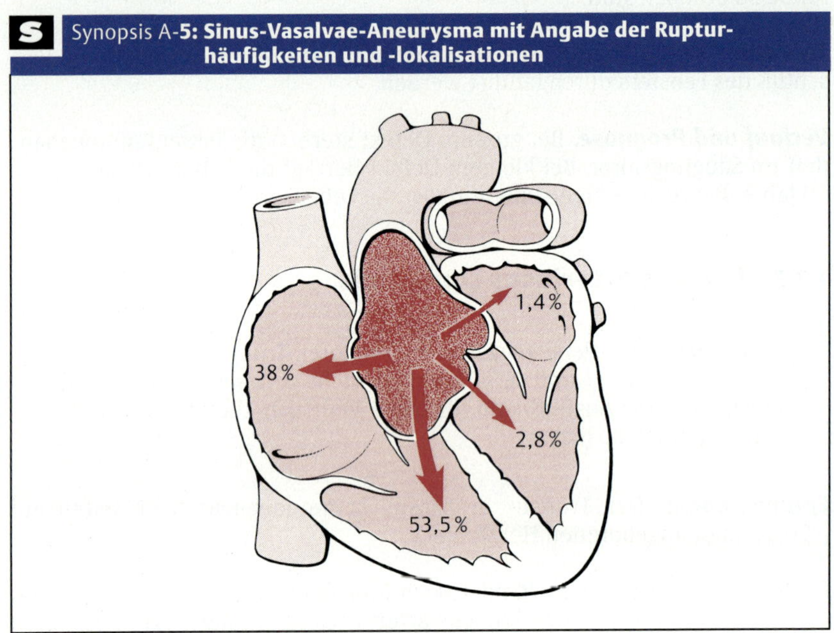

1.3.5 Anomalien des Koronargefäßsystems

Eine Koronargefäßanomalie ist der Abgang der linken Koronararterie aus der A. pulmonalis. Dadurch entsteht meist eine Myokardischämie oder -infarzierung.

Die **Koronararterienfistel** zum rechten oder linken Herzen oder der Pulmonalarterie kann ebenfalls zur Myokardischämie führen. Beide Anomalien können operativ behandelt werden.

1.3.5 Anomalien des Koronargefäßsystems

Eine bei einem von 100 000 Geborenen vorhandene Fehlbildung des Koronargefäßsystems ist der Fehlabgang meist der linken Koronararterie aus der Pulmonalarterie (**Bland-White-Garland-Syndrom**). Damit verbunden ist sehr oft eine Ischämie und Infarzierung des linken Ventrikels, die zur frühen Entwicklung einer Herzinsuffizienz führen können.
Bei der seltenen **Koronararterienfistel** besteht eine Verbindung zwischen einer Koronararterie und meist dem rechten Ventrikel, dem rechten Vorhof, dem Koronarvenensinus oder der Pulmonalarterie. Aufgrund der dadurch verminderten Koronardurchblutung kann eine Ischämie und Herzinsuffizienz entstehen.
Beide Anomalien sind operativ korrigierbar.

1.4 Klappen- und Gefäßfehlbildungen mit und ohne Kurzschluß: rechtes Herz und Truncus pulmonalis

1.4 Klappen- und Gefäßfehlbildungen mit und ohne Kurzschluß: rechtes Herz und Truncus pulmonalis

1.4.1 Pulmonalstenose

1.4.1 Pulmonalstenose

Definition ▶

Definition. Bei einer Pulmonalstenose liegt eine Verengung der pulmonalen Strombahn vor. Die Stenose kann **valvulär, subvalvulär (infundibulär)** oder **supravalvulär** lokalisiert sein.

Epidemiologie 7 % der kongenitalen Herzfehler.

Epidemiologie. Bei etwa 7 % aller angeborenen Herzklappenfehler liegt eine Pulmonalstenose vor; am häufigsten ist der valvuläre Typ.

Ätiologie und Pathogenese. Die Pulmonalstenose ist meist angeboren und oft mit anderen Herzfehlern kombiniert (z.B. bei Fallot-Tetralogie). Selten tritt sie erworben als Folge einer Endokarditis oder eines Karzinoidsyndroms auf.
Durch die Druckbelastung des rechten Ventrikels entsteht eine konzentrische Hypertrophie und nachfolgend eine Rechtsherzinsuffizienz. Eine dadurch bedingte Herabsetzung des Herzzeitvolumens schränkt die Leistungsfähigkeit ein. Bei kritischer Stenose kommt es bei offenem Foramen ovale zum Rechts-links-Shunt sowie zur Ausbildung einer zentralen Zyanose.

Ätiologie und Pathogenese Die Pulmonalstenose ist meist angeboren. Erworben tritt sie am häufigsten nach Endokarditis auf.

Durch Druckbelastung entsteht eine rechtsventrikuläre Hypertrophie und nachfolgend eine Rechtsherzinsuffizienz.

Klinik. Patienten mit leichter Pulmonalstenose sind häufig asymptomatisch. Bei schweren Fällen tritt eine Einschränkung der körperlichen Belastbarkeit sowie eine periphere Zyanose auf. Bei höchstgradiger Zyanose mit Rechts-links-Shunt kann eine zentrale Zyanose auftreten.

Klinik Bei schwerer Stenose treten Leistungsabfall und periphere Zyanose und bei schwerster Stenose ein Rechts-links-Shunt mit zentraler Zyanose auf.

Diagnose. Palpatorisch ist im 2./3. ICR linksparasternal ein systolisches Schwirren tastbar. Auskultatorisch ist ein **rauhes, spindelförmiges Systolikum mit p. m. im 2./3. ICR linksparasternal** und ein systolischer »Klick« hörbar (A-**9**). Der 2. Herzton ist gespalten. Der Pulmonalanteil des 2. Herztons ist verspätet und abgeschwächt. Bei hochgradiger Stenose wird das Intervall zwischen dem Aorten- und Pulmonalissegment des 2. Herztones größer.

Diagnose Es besteht ein **rauhes, spindelförmiges Systolikum mit p. m. im 2./3. ICR linksparasternal** (A-**9**).

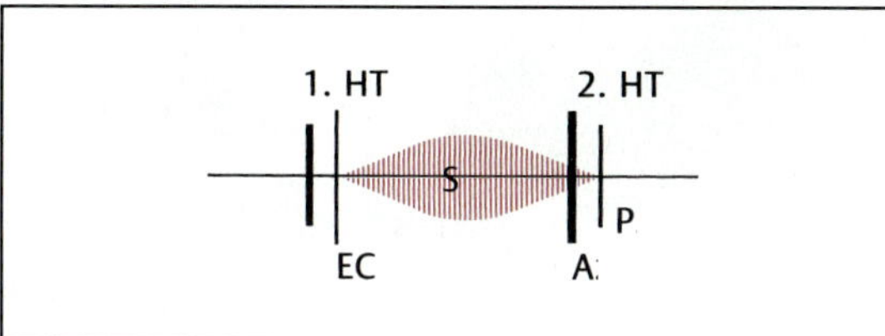

A-**9: Auskultationsbefund bei Pulmonalstenose.** 1. HT = 1. Herzton, S = rauhes, spindelförmiges Systolikum (p. m. 2./3. ICR linksparasternal), A, P = aortale und pulmonale Komponente des gespaltenen 2. Herztones (2.HT).

Bei hochgradiger Stenose sind im EKG häufig Rechtstyp, inkompletter Rechtsschenkelblock, p-dextrokardiale und Rechtsherzhypertrophiezeichen nachweisbar.
Im **p.a. Röntgenbild** des Thorax ist als **Zeichen der rechtsventrikulären Hypertrophie** eine abgerundete und angehobene Herzspitze sichtbar. Im Seitenbild ist der Retrokardialraum eingeengt. Das Pulmonalissegment stellt sich durch eine **poststenotische Dilatation der A. pulmonalis** prominent dar. Bei kritischer Pulmonalstenose ist die Lungengefäßzeichnung vermindert.
Echokardiographisch sind die unvollständige Öffnung der Pulmonalklappe sowie eine poststenotische Dilatation der A. pulmonalis nachweisbar. Der rechte Ventrikel ist häufig hypertrophiert. Doppler-echokardiographisch kann der Druckgradient über der Stenose bestimmt werden (A-**10**).
Mittels **Einschwemmherzkatheteruntersuchung** werden die Druckwerte im rechten Ventrikel und in der A. pulmonalis bestimmt und ein Druckgradient zwischen rechtem Ventrikel und der A. pulmonalis berechnet. Zudem erfolgt eine Beurteilung der rechtsventrikulären Pumpfunktion. Der Schweregrad der Pulmonalstenose kann anhand des Druckgradienten über der Stenose eingestuft werden (A-**5**).

Im **EKG** zeigen sich Zeichen der Rechtsherzbelastung.

Im **p. a. Röntgenbild** sind **Zeichen der rechtsventrikulären Hypertrophie und eine poststenotische A.-pulmonalis-Dilatation** zu sehen.

Mit Hilfe der **Echokardiographie** werden die Klappenbeweglichkeit, die rechtsventrikuläre Hypertrophie und der transvalvuläre Druckgradient beurteilt.
Durch **Rechtsherzkatheter** werden die Druckwerte im kleinen Kreislauf bestimmt. Anhand des Druckgradienten über der Pulmonalklappe erfolgt die Beurteilung des Schweregrades der Stenose (A-**5**).

A-5: Schweregrad der Pulmonalstenose

	Schweregrad	Druckgradient in mmHg
I	unbedeutend	<25
II	leicht	25–49
III	mäßig	50–79
IV	schwer	>80

Differentialdiagnose
- Vorhofseptumdefekt
- Ventrikelseptumdefekt
- Aortenstenose
- Mitralinsuffizienz

Differentialdiagnose. Ein systolisches Geräusch in der Pulmonalisregion kann bei Jugendlichen auch bei hyperzirkulatorischer Kreislaufregulation entstehen. Beim Vorhofseptumdefekt ist die Spaltung des zweiten Herztones fixiert, bei der Pulmonalstenose wird sie bei Inspiration weiter. Das Geräuschmaximum beim Ventrikelseptumdefekt liegt im 3.-5. ICR, während das der Pulmonalstenose im 2. ICR liegt. Die Aortenstenose und die Mitralinsuffizienz unterscheiden sich ebenfalls durch ihre Geräuschmaxima.

Therapie Medikamentöse Behandlung der Rechtsherzinsuffizienz. Ab einem transvalvulären Druckgradienten über 50 mmHg ist die Indikation zurTherapie durch invasive Verfahren gegeben (Katheterinterventin, Resektion hypertrophischen Gewebes, Erweiterungsplastik).

Therapie. Die konservative Therapie umfaßt neben der medikamentösen Behandlung der Rechtsherzinsuffizienz eine Endokarditisprophylaxe. Ab dem Stadium III ist bei einem Druckgradienten über der Stenose von > 50 mmHg die Indikation zur operativen Behandlung gegeben. Bei valvulärer Stenose kann mittels Ballonkatheter eine Valvuloplastie mit Kommissureneröffnung erfolgen. Bei infundibulärer Stenose erfolgt eine Resektion der hypertrophischen Muskulatur. Die supravalvuläre Stenose wird durch eine Erweiterungsplastik beseitigt. Die Operationsletalität liegt bei < 5 % bei elektiven Operationen.

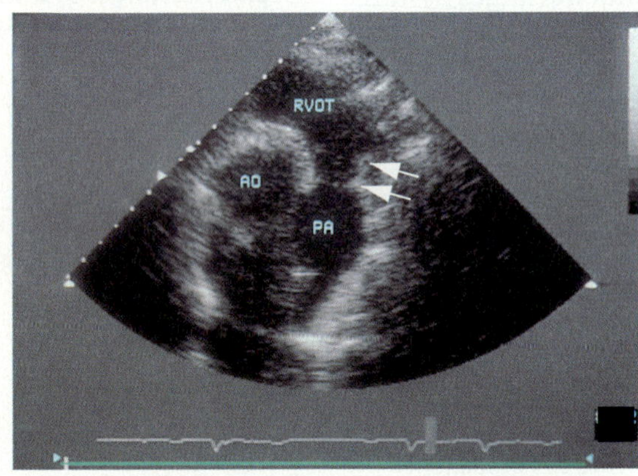

a Supravalvuläre membranöse Pulmonalstenose. Teil A. Der obere Pfeil zeigt auf die Pulmonalklappe, der untere Pfeil auf die Membran im Pulmonalarterienhauptstamm. RVOT = rechtsventrikulärer Ausflußtrakt, Ao = Aorta, PA = Pulmonalarterie.

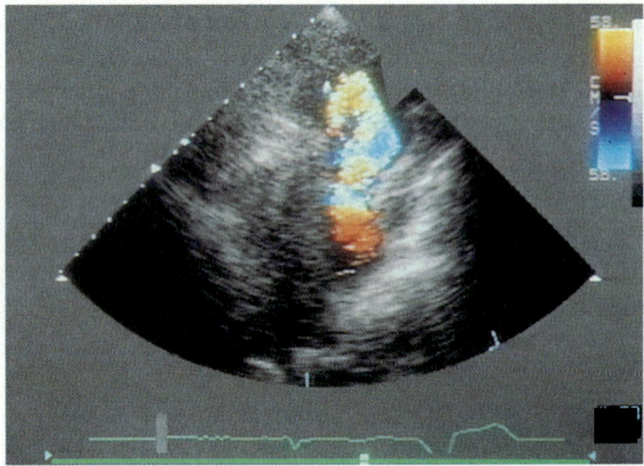

b In der Farbdopplerdarstellung erkennt man eine turbulente Flußbeschleunigung (Mosaikmuster) im Bereich der Stenose.

A-**10 a, b: Echokardiographische Darstellung einer Pulmonalstenose.**

1.4.2 Fallotsche Tetralogie

Definition ▶

Definition. Als Fallotsche Tetralogie bezeichnet man die Kombination aus einem großen **Ventrikelseptumdefekt,** einer meist **infundibulären Pulmonalstenose**, einer **rechtsventrikulären Hypertrophie** und einer das Ventrikelseptum **überreitenden Aorta** (*vgl.* A-**1**, *S. 3*). Bei zusätzlichem **Vorhofseptumdefekt** besteht eine Fallotsche Pentalogie.

Epidemiologie In ca. 10 % der angeborenen Herzfehler liegt eine Fallotsche Fehlbildung vor. Davon sind 17% Pentalogien.

Epidemiologie. Bei 10% aller angeborenen Herzfehler liegt eine Fallotsche Fehlbildung vor. Das weibliche Geschlecht ist häufiger betroffen. In 17 % der Fälle besteht eine Pentalogie.

Pathogenese Es kommt zu verminderter Lungendurchblutung und zum Rechts-links-Shunt.

Pathogenese. Durch die Pulmonalstenose kommt es zur verminderten Lungenperfusion, zu einer rechtsventrikulären Hypertrophie und zu einem Rechts-links-Shunt über den meist großen und hochsitzenden VSD.

Klinik Klinische Zeichen sind Dyspnoe, Tachypnoe, hypoxämische Anfälle, Krampfanfälle, Synkopen, zentrale Zyanose, Trommelschlegelfinger/-zehen, Uhrglasnägel. Die Kinder nehmen häufig eine Hockstellung ein (verbesserte Lungenperfusion).

Klinik. Das Beschwerdebild wird durch den Grad der Lungendurchblutung geprägt. Da sich die infundibuläre Pulmonalstenose erst im Säuglingsalter entwickeln oder verstärken kann, treten häufig erst im Laufe des ersten Lebensjahres Dyspnoe, Tachypnoe, hypoxämische Anfälle, Krampfanfälle und Synkopen auf. Neben einer ausgeprägten zentralen Zyanose bestehen häufig Trommelschlegelfinger und -zehen sowie Uhrglasnägel. Die Kinder nehmen häufig eine Hockstellung ein, in der eine verbesserte Lungendurchblutung durch Widerstandserhöhung im großen Kreislauf eintritt.

Diagnose. Auskultatorisch hört man ein rauhes spindelförmiges Systolikum mit p. m. über dem 3.-4. ICR links parasternal als Ausdruck der Pulmonalstenose (A-**11**). Der Pulmonalklappenschlußton ist abgeschwächt.
Bei ausgeprägter Zyanose besteht häufig eine Polyglobulie mit Hämoglobin-, Hämatokrit- und Erythrozytenanstieg.
Charakteristisch für das **EKG** sind ein Rechtstyp, P-pulmonale sowie **Rechtsherzhypertrophiezeichen** (hohe R-Zacken in V_1, tiefe S-Zacken in V_5).
Radiologische Befunde: Im Kindesalter entwickelt sich bei normal großem Herz eine typische **»Holzschuh«-Form des Herzens** (»cœur en sabot«) mit ausgeprägter Herztaille infolge der Pulmonalishypoplasie und angehobener Herzspitze infolge der rechtsventrikulären Hypertrophie (A-**12**). Die **Lungengefäßzeichnung ist vermindert.**

A-**11: Auskultationsbefund bei Fallotscher Tetralogie.** 1. HT = 1. Herzton, S = rauhes Systolikum (entsteht an der Pulmonalklappe), A, P = aortale und pulmonale Komponenten des gespaltenen 2. Herztons (2. HT).

Diagnose Auskultatorisch besteht ein rauhes Systolikum mit p. m. im 3./4. ICR links parasternal (Pulmonalstenose) (A-**11**).

Bei Zyanose treten meist Zeichen der Polyglobulie auf.
Im **EKG** bestehen oft Zeichen der Rechtsherzbelastung. (Hohe R-Zacken V_1, tiefe S-Zacken V_5).

Radiologische Befunde: Das Herz weist eine **»Holzschuhform«** auf (»cœur en sabot«) (A-**12**).

Die **Lungengefäßzeichnung ist vermindert.**

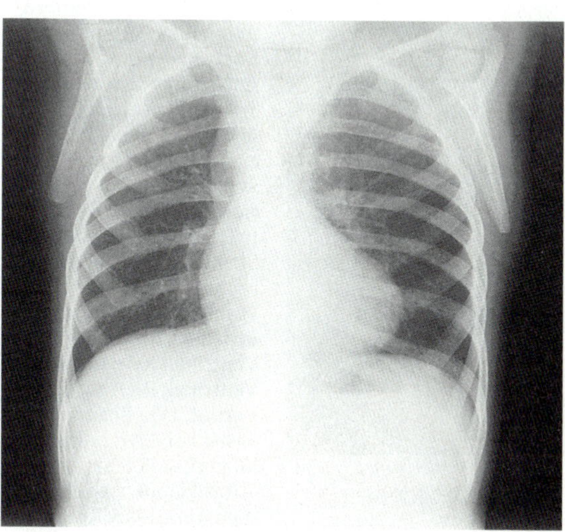

A-**12: Thorax-Röntgenbild bei Fallotscher Tetralogie.** Das Herz ist durch den vergrößerten rechten Ventrikel nach links verbreitert und weist eine typische »Holzschuh«-Form auf. Die Lungengefäßzeichnung ist vermindert.

Im **Echokardiogramm** können die meist infundibuläre Pulmonalstenose, der VSD, die »reitende Aorta« und das Ausmaß der rechtsventrikulären Hypertrophie dargestellt werden. Neben dem Druckgradienten über der Pulmonalklappe werden die Shuntgröße und -richtung beurteilt.
Durch **Herzkatheteruntersuchung** und **Angiokardiographie** werden die Druckverhältnisse und das Shuntvolumen bestimmt sowie weitere Fehlbildungen ausgeschlossen.

Echokardiographisch werden Morphologie der Herzfehler, der Druckgradient über der Stenose und das Shuntvolumen beurteilt.
Durch die **Katheteruntersuchung** erfolgt eine morphologische und hämodynamische Beurteilung.

Differentialdiagnose. Differentialdiagnostisch sind alle zyanotischen Herzfehler mit verminderter Lungenperfusion zu berücksichtigen.

Differentialdiagnose Alle zyanotischen Herzfehler mit verminderter Lungenperfusion.

Therapie. Im hypoxischen Anfall sollte das Kind in Hockstellung gebracht werden. Hierdurch erhöht sich der Widerstand im großen Kreislauf, wodurch die Lungenperfusion verbessert wird. Zusätzlich sollte 0,1 mg Morphium/kg Körpergewicht subkutan oder intramuskulär gegeben werden. Es

Therapie Ziel ist eine **frühe operative Korrektur.** Falls dies nicht möglich ist, erfolgt eine palliative Erweiterung des rechtsventrikulären Ausflußtraktes oder eine Shuntanlage zwischen Aorta oder A. subclavia und A. pulmonalis (Blalock-Taussig-Operation oder ähnliches Verfahren).

wird eine primäre Korrekturoperation im Alter von 1 Jahr mit Verschluß des VSD durch einen Kunststoffpatch sowie mit Beseitigung der rechtsventrikulären Obstruktion angestrebt. Wenn eine **frühzeitige primäre Korrektur** z.B. wegen hypoplastischer Lungengefäße nicht möglich ist, wird palliativ der rechtsventrikuläre Ausflußtrakt erweitert oder ein Shunt zwischen Aorta oder A. subclavia und der A. pulmonalis angelegt (klassische Blalock-Taussig-Anastomose oder entsprechende Modifikationen).

Verlauf und Prognose Es treten Rechtsherzinsuffizienz, Hypoxien, Thromboembolien und Endokarditiden auf.
Ohne Operation ist die Prognose schlecht, mit Operation sehr gut.

Verlauf und Prognose. Bei Rechtsherzbelastung kann sich eine Rechtsherzinsuffizienz entwickeln. Die hypoxischen Anfälle können zum Tode führen. Häufig treten bei Polyglobulie thromboembolische Ereignisse auf. Das Endokarditisrisiko ist erhöht.
Die mittlere Lebenserwartung ohne Operation beträgt ca. 12 Jahre. Bei rechtzeitiger Operation ist die Lebenserwartung normal.

1.4.3 Ebstein-Anomalie

Charakteristika
- Trikuspidalklappenansatz in den rechten Ventrikel verlagert (s. A-**1**),rechter Vorhof vergrößert (A-**13**).
- Meist bestehen Trikuspidalinsuffizienz und ASD.
- Symptome treten oft erst durch Herzrhythmusstörungen auf.
- Bei schweren Formen operative Therapie.

1.4.3 Ebstein-Anomalie

Bei der Ebstein-Anomalie ist der Ansatz des septalen und posterioren Trikuspidalklappensegels in den rechten Ventrikel verlagert (*s.* A-**1**, *S.3*). Meist bestehen eine Trikuspidalinsuffizienz und ein ASD, so daß ein Rechts-links-Shunt resultieren kann. Der rechte Vorhof ist dilatiert (A-**13**). Oft besteht bei Ebstein-Anomalie gleichzeitig ein WPW-Syndrom (*Wolff-Parkinson-White*). Häufig werden die Patienten erst durch Auftreten von Herzrhythmusstörungen symptomatisch. Therapeutisch ist bei schweren Formen der Anomalie eine operative Korrektur indiziert.

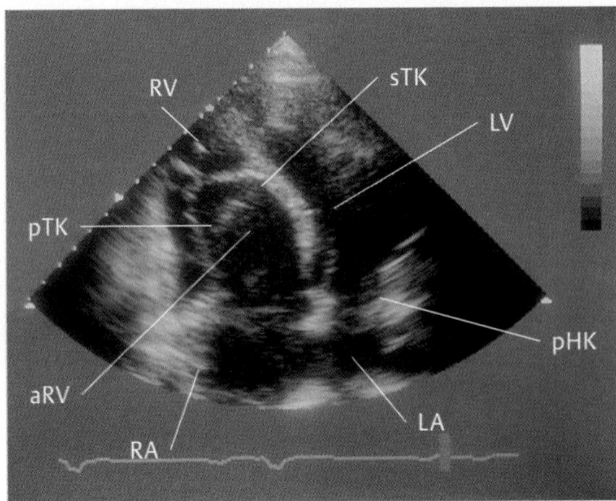

A-**13:** Echokardiographie eines Patienten mit **Ebstein-Anomalie**. Der Ansatz des septalen Trikuspidalsegels (sTK) ist um etwa 4,5 cm in Richtung zur Herzspitze verschoben. Das posteriore Trikuspidalsegel (pTK) ist über trabekuläre Strukturen mit der freien rechtsventrikulären Wand verbunden. aRV = atrialisierter rechter Ventrikel, RV = rechter Ventrikel, RA = rechter Vorhof, LV = linker Ventrikel, LA = linker Vorhof, sMK = septales Mitralklappensegel, pMK = posteriores Mitralklappensegel.

1.4.4 Tikuspidalklappenatresie

Charakteristika
- Lebensfähigkeit besteht nur bei gleichzeitigem Vorhof- und Ventrikelseptumdefekt.
- Palliation durch Fontan-Operation.

1.4.4 Trikuspidalklappenatresie

Patienten mit Trikuspidalklappenatresie sind nur dann lebensfähig, wenn gleichzeitig ein Vorhof- und Ventrikelseptumdefekt besteht. Es treten früh Herzinsuffizienzzeichen auf. Bei Patienten **ohne** Pulmonalstenose erfolgt palliativ ein Banding der A. pulmonalis zur Reduktion des Pulmonalarteriendrucks. Bei Patienten **mit** Pulmonalstenose kann ein Blalock-Taussig-Shunt mit Anastomose zwischen A. subclavia und A. pulmonalis notwendig werden. Die definitive Palliation erfolgt mittels Fontan-Operation, bei welcher der ASD verschlossen wird und der rechte Vorhof mit der Bifurkation der A. pulmonalis verbunden wird.

1.5 Klappen- und Gefäßfehlbildungen mit und ohne Kurzschluß: linkes Herz und Aorta

1.5 Klappen- und Gefäßfehlbildungen mit und ohne Kurzschluß: linkes Herz und Aorta

1.5.1 Aortenisthmusstenose

1.5.1 Aortenisthmusstenose

Synonym: Coarctatio aortae

Synonym: Coarctatio aortae

Definition. Bei der Aortenisthmusstenose besteht eine Verengung der thorakalen Aorta am Übergang vom Aortenbogen zur Aorta descendens. Man unterschied früher prinzipiell je nach Lage der Stenose zum Ductus arteriosus zwischen einer **präduktalen** (sogenannten infantilen) und einer **postduktalen** (sogenannten Erwachsenen-)Form. Diese Unterscheidung ist heute aus embryologischer Sicht nicht mehr haltbar, da eine Form in die andere übergehen kann. Die bisherige Einteilung wird in diesem Kapitel übersichtshalber beibehalten.

◄ **Definition**

Epidemiologie. Eine Aortenisthmusstenose besteht in ca. 7% aller angeborenen Herzfehler. Das männliche Geschlecht ist doppelt so häufig betroffen wie das weibliche. Die **präduktale** Form liegt in 25%, die **postduktale** Form in 75% der Fälle vor. Die Aortenisthmusstenose ist häufig mit einer bikuspidalen Aortenklappe assoziiert.

Epidemiologie In 7% der angeborenen Herzfehler besteht eine Aortenisthmusstenose (25% prä-/75% postduktal).

Präduktale Aortenisthmusstenose

Präduktale Aortenisthmusstenose

Pathogenese. Mit der präduktalen Stenose ist in der Regel ein persistierender Ductus arteriosus und häufig ein Ventrikelseptumdefekt sowie eine Aortenbogenhypoplasie assoziiert.
Bei schwerer Stenose kommt es über den Ductus arteriosus zu einem Rechts-links-Shunt mit Beimischung venösen Blutes in die Aorta. Bei großem Rechts-links-Shunt hält der **rechte** Ventrikel den normalen Druck in den unteren Extremitäten aufrecht. Dabei besteht in der Regel eine **pulmonale Hypertonie,** die zu einer raschen Rechtsherzinsuffizienz bereits im Säuglingsalter führen kann.

Pathogenese Neben der präduktalen Stenose besteht häufig ein PDA.

Bei schwerer Stenose kommt es zu einem Rechts-links-Shunt über den Ductus arteriosus zur **pulmonalen Hypertonie** und zur Rechtsherzinsuffizienz.

Klinik. Bei höhergradiger Stenose treten im Säuglingsalter Dyspnoe, Tachypnoe und Trinkschwäche auf. An der unteren Körperpartie fällt manchmal eine Zyanose auf.

Klinik Dyspnoe, Trinkschwäche, Zyanose der unteren Körperhälfte.

Merke. Eine deutliche Blutdruckdifferenz zwischen Armen und Beinen besteht bei der präduktalen Stenose nicht immer.

◄ **Merke**

Diagnose. Auskultatorisch hört man ein uncharakteristisches Herzgeräusch. Häufig sind im **EKG** ein Rechtslagetyp, Zeichen der rechtsventrikulären Hypertrophie und ein inkompletter Rechtsschenkelblock nachweisbar.
Im **Röntgenbild** fällt eine Kardiomegalie mit pulmonaler Stauung auf.
Mittels **Echokardiographie** können die Stenose und begleitende Herzfehler dargestellt werden.
Durch die **Herzkatheteruntersuchung** können die morphologischen Veränderungen dargestellt werden und die Druck- und Widerstandsverhältnisse sowie das Shuntvolumen bestimmt werden.

Diagnose Im **EKG** bestehen oft Zeichen der Rechtsherzbelastung.
Radiologische Befunde: oft ist das Herz vergrößert.
Die Stenose wird **echokardiographisch** dargestellt.
Beurteilung der Morphologie und Hämodynamik durch Herzkatheteruntersuchung.

Differentialdiagnose. Differentialdiagnostisch muß die totale Lungenvenenfehleinmündung berücksichtigt werden.

Differentialdiagnose Totale Lungenvenenfehleinmündung.

Therapie. Aufgrund der schnellen Entwicklung einer Herzinsuffizienz und des fixierten pulmonalen Hypertonus ist die Korrektur bereits im Säuglingsalter notwendig.

Therapie Komplexere Fehlbildungen sollten bereits früh operiert werden.

Verlauf und Prognose. Bei komplexen Formen liegt die Letalität im Säuglingsalter ohne Operation bei 60–90%.

Verlauf und Prognose Die Prognose ist ohne Operation oft schlecht.

Postduktale Aortenisthmusstenose

Pathogenese Die Druckdifferenz zwischen prä- und poststenotischer Aorta wird meist durch ein **Kollateralsystem** über die Aa. intercostales und mammariae reduziert.

Klinik Es kommt zu Kopfschmerzen, Schwindel, Nasenbluten und Kältegefühl an den Füßen.

Diagnose Bei prästenotischem Abgang der A. subclavia ist die **gesamte obere Körperhälfte hyperton und die untere hypoton.** Bei poststenotischem Abgang der A. subclavia besteht eine **Blutdruckdifferenz zwischen rechtem und linken Arm.**

Merke ▶

Auskultatorisch hört man einen systolischen Klick und ein Systolikum im 3./4. ICR linksparasternal, das zum Rücken fortgeleitet wird (A-**14**).

Im Jugendalter treten Linksherzhypertrophiezeichen im **EKG** auf. **Röntgenologisch** charakteristisch sind **Rippenusuren** und eine **prominente Aorta ascendens.**

Echokardiographie: Meist besteht eine linksventrikuläre Hypertrophie. Die Stenose kann bei einigen Patienten dargestellt werden.

Kernspintomographie und **digitale Subtraktionsangiographie** ermöglichen eine gute Darstellung der Stenose, die **Katheteruntersuchung** und **Angiographie** erlauben die morphologische und hämodynamische Beurteilung der Stenose (A-**15**).
Differentialdiagnose Bei Hypertonie anderer Genese fehlt die Druckdifferenz zwischen den Extremitäten.

Postduktale Aortenisthmusstenose

Pathogenese. Der Ductus arteriosus ist bei der postduktalen Form meist verschlossen. Häufig besteht eine bikuspide Aortenklappe. Die Druckdifferenz zwischen prä- und poststenotischem Gefäßabschnitt wird häufig durch ein deutlich ausgeprägtes **Kollateralsystem** über die Aa. intercostales und mammariae herabgesetzt.

Klinik. Bei wenig ausgeprägter Stenose besteht häufig Beschwerdefreiheit bis zum Schulalter. Dann kommt es zu Kopfschmerzen, Schwindel, Nasenbluten und Kältegefühl an den Füßen.

Diagnose. Palpatorisch fallen häufig ein Schwirren und verstärkte Pulsationen im Jugulum sowie über den Halsgefäßen auf. Die interkostalen Kollateralgefäße sind gelegentlich tastbar. Die Pulse an den Armen sind kräftig und an den unteren Extremitäten schwach. Bei prästenotischem Abgang der A. subclavia besteht eine **Hypertonie der gesamten oberen Körperhälfte bei Hypotonie der unteren Körperhälfte**. Wenn die linke A. subclavia jenseits der Stenose abgeht, ist der Blutdruck am linken Arm ebenfalls niedrig; es besteht also eine **Blutdruckdifferenz zwischen rechtem und linkem Arm.**

> ▶ ***Merke.*** Daher muß der Blutdruck immer beidseits gemessen werden.

Auskultatorisch hört man einen frühsystolischen Klick infolge der Aortendehnung und ein Mesosystolikum mit p. m. über dem 3.-4. ICR linksparasternal mit Fortleitung in den Rücken (A-**14**).

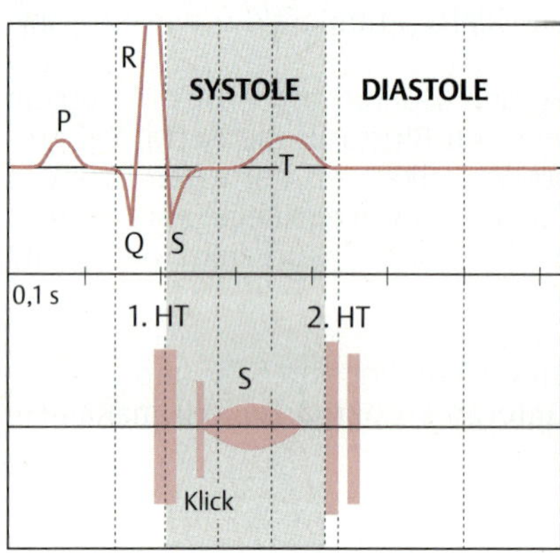

A-**14: Auskultationsbefund bei Aortenisthmusstenose.** 1. HT = 1. Herzton, frühsystolischer »Klick«, S = mittel- bis spätsystolisches Geräusch (p. m. 3./4. ICR links parasternal mit Fortleitung in den Rücken, das gelegentlich bis in die Diastole hineinreicht).

Das **EKG** zeigt im Kindesalter häufig Zeichen der rechtsventrikulären Hypertrophie, später kommt es zu Zeichen der linksventrikulären Hypertrophie. Ab dem 6.-8. Lebensjahr lassen sich im **Röntgenbild Rippenusuren** infolge des Kollateralkreislaufes nachweisen. Die **Aorta ascendens ist prominent.** Gelegentlich ist eine Kerbe in Höhe des Übergangs vom Aortenbogen in die Aorta descendens sichtbar.
Echokardiographisch ist meist eine linksventrikuläre Hypertrophie nachweisbar. Mit Hilfe der zweidimensionalen Technik kann die Stenose bei einem Teil der Patienten dargestellt werden. Durch Doppler-Untersuchung kann der Druckgradient bestimmt werden.
Mit Hilfe der **Kernspintomographie** bzw. **digitalen Subtraktionsangiographie** ist die Stenose in der Regel gut darstellbar.
Durch **Herzkatheteruntersuchung** und **Aortographie** können die Stenose und gegebenenfalls begleitende Fehlbildungen dargestellt (A-**15**) und der Druckgradient über der Stenose gemessen werden.

Differentialdiagnose. Arterielle Hypertonie anderer Genese. Dabei fehlt jedoch in der Regel die Druckdifferenz zwischen oberer und unterer Extremität.

Therapie. Bei bikuspider Aortenklappe und/oder Aortenisthmusstenose ist eine **Endokarditisprophylaxe** indiziert. Ein systolischer Druckgradient zwischen oberer und unterer Körperhälfte von 30 mmHg oder eine konstante arterielle Hypertonie sind Operationsindikationen. Die Behandlung mit End-zu-End-Anastomose oder Erweiterungsplastik sollte spätestens bis zum 6. Lebensjahr erfolgen. Die Operationssterblichkeit liegt unter 1%. Vereinzelt wird heute eine Ballondilatation der Stenose mit gutem Erfolg durchgeführt. Spätfolgen können Aneurysmen und Restenosen (bis zu 50%) sein.

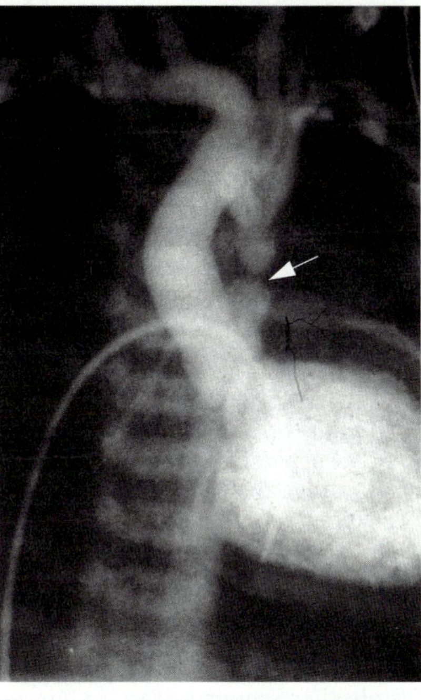

A-**15: Herzkatheteruntersuchung einer Aortenisthmusstenose.** Typische Einengung des Aortenrohres im Isthmusbereich.

Therapie Eine **Endokarditisprophylaxe** ist erforderlich. Ein Druckgradient zwischen oberer und unterer Körperhälfte ist eine Indikation zur Operation.

Verlauf und Prognose. **Komplikationen** sind Apoplex, Ruptur zerebraler und aortaler Aneurysmen, frühe Arteriosklerose, Herzinfarkt und Linksherzinsuffizienz. Das Endokarditisrisiko ist erhöht. Die mittlere Lebenserwartung liegt bei mittelgradiger Aortenisthmusstenose **ohne** Operation bei 30–35 Jahren. Bei rechtzeitiger Operation besteht eine normale Lebenserwartung. Erfolgt die operative Therapie nach dem Kleinkindesalter, bleibt die Hypertonie bei einigen Patienten lebenslang bestehen.

Verlauf und Prognose **Komplikationen** sind Apoplex, Aneurysmaruptur, Arteriosklerose, Herzinsuffizienz. Die mittlere Lebenserwartung bei mittelgradiger Stenose beträgt 30–35 Jahre, mit Operation kann sie normal sein.

Merke. Der Blutdruck sollte **beidseits** gemessen werden, um eine eventuell vorliegende Aortenisthmusstenose nicht zu übersehen.

◄ **Merke**

Klinischer Fall

Bei der Musterungsuntersuchung berichtete ein 18jähriger über gelegentliches Nasenbluten sowie über häufige Kopfschmerzen und Schwindel. Der Blutdruck betrug 160/90 mmHg beidseits. Die Pulse der Aa. femorales waren deutlich abgeschwächt. Der Blutdruckgradient zwischen oberer und unterer Körperhälfte betrug etwa 40 mmHg und vergrößerte sich deutlich bei körperlicher Belastung. Auskultatorisch fielen ein frühsystolischer Klick und ein Systolikum (p. m. 3.-4. ICR linksparasternal) mit Fortleitung in den Rücken auf. Im Thorax-Röntgenbild war die Aorta ascendens dilatiert, ferner fielen leichte Rippenusuren auf. Im Ruhe-EKG waren Zeichen der beginnenden linksventrikulären Hypertrophie sichtbar. Echokardiographisch wurde der aufgrund der vorliegenden Befunde erhobene Verdacht auf eine Aortenisthmusstenose bestätigt. Der dopplerechokardiographisch ermittelte Druckgradient über der Stenose lag bei 35 mmHg. Dem Patienten wurde eine operative Beseitigung der Stenose empfohlen.

1.5.2 Aortenbogenanomalien

Der Aortenbogen kann verschiedene Verlaufsanomalien aufweisen, die nicht immer Symptome verursachen. Eine häufige Anomalie ist die Rechtslage der Aorta, kombiniert mit einer hinter dem Ösophagus verlaufenden A. subclavia sinistra (A. lusoria). Seltener ist ein doppelter Aortenbogen, der zur Kompression der Trachea (mit Stridor und rezidivierenden Bronchitiden) führen kann. Die Aortenbogenunterbrechung erfordert immer eine operative Revision in den ersten Lebenswochen.

1.5.2 Aortenbogenanomalien

Die verschiedenen Aortenbogen anomalien sind nicht immer symptomatisch. Die häufigste Anomalie ist die Rechtslage der Aorta mit einer hinter dem Ösophagus verlaufenden A. subclavia sinistra. Symptomatische Aortenbogenanomalien können operativ behandelt werden.

1.5.3 Angeborene Aortenklappenstenose

Definition ▶

Epidemiologie Eine kongenitale valvuläre Aortenstenose kommt bei 3–6 % der Patienten mit kongenitalen Herzfehlern vor.

Pathogenese und Klinik Die Aortenklappe kann unikuspidal, bikuspidal oder trikuspidal angelegt sein. Durch Stenosierung des Ausflußtraktes entsteht eine linksventrikuläre Hypertrophie und eine Herzinsuffizienz. Klinische Symptome sind leichte Ermüdbarkeit, Belastungsdyspnoe, pektanginöse Beschwerden und Synkopen.

Diagnose Im Jugulum ist häufig ein systolisches Schwirren tastbar. Auskultatorisch entwickelt sich ein systolisches Austreibungsgeräusch mit p.m. im 2. ICR rechtsparasternal.

- **EKG:** Das EKG weist oft Zeichen linksventrikulärer Hypertrophie und linkspräkordiale Erregungsbildungsstörungen auf.
- **Röntgen:** Das Herz ist oft aortal konfiguriert.
- **Echokardiographie:** Methode der Wahl zur Beurteilung der Klappenmorphologie, des Ausmaßes und der Form der ventrikulären Hypertrophie sowie der Pumpfunktion. Mit der Echokardiographie werden die Klappenöffnungsfläche und der Druckgradient über der Stenose bestimmt.
- **Herzkatheter:** Die Herzkatheteruntersuchung dient der hämodynamischen Untersuchung.

Differentialdiagnose Hypoplastisches Linksherzsyndrom, Aortenisthmusstenose, Ventrikelseptumdefekt.

Therapie Konservative Therapie bei niedriggradigen Stenosen. Bei höher- und hochgradigen symptomatischen Stenosen werden Aortenklappenvalvuloplastie und operative Verfahren durchgeführt.

1.5.3 Angeborene Aortenklappenstenose

▶ ***Definition.*** Bei der angeborenen **valvulären** Aortenklappenstenose besteht eine Einengung der Aortenklappe. Davon abzugrenzen ist die **supravalvuläre** Stenose, die oberhalb der Klappe zu einer Einengung führt. Die **subvalvuläre** Stenose ist entweder durch eine hypertrophische obstruktive Kardiomyopathie (*s. S. 60ff.*) oder durch eine membranöse Verdickung der Ausflußbahn des linken Ventrikels bedingt.

Epidemiologie. Eine kongenitale valvuläre Aortenstenose kommt bei 3–6% der Patienten mit kongenitalen Herzfehlern vor und ist beim männlichen Geschlecht häufiger.

Pathogenese und Klinik. Die Aortenklappe kann unikuspidal, bikuspidal oder trikuspidal angelegt sein. Durch die Einengung des Ausflußtraktes entsteht infolge der Druckbelastung des linken Ventrikels eine linksventrikuläre Hypertrophie und später eine linksventrikuläre Dilatation mit Zeichen der Herzinsuffizienz. Erste klinische Symptome sind leichte Ermüdbarkeit und Belastungsdyspnoe sowie pektanginöse Beschwerden. Bei höhergradiger Stenose treten Synkopen unter Belastung auf.

Diagnose. Oft ist der Herzspitzenstoß verbreitert. Im Jugulum ist häufig ein systolisches Schwirren tastbar. Auskultatorisch entwickelt sich meist erst im Laufe der Jahre ein typisches systolisches Austreibungsgeräusch mit p.m. im 2. ICR rechtsparasternal, welches in die Karotiden fortgeleitet wird.

- **EKG:** Die häufig im EKG vorhandenen Zeichen linksventrikulärer Hypertrophie korrelieren nicht immer mit dem Schweregrad der Stenose. Linkspräkordiale Erregungsbildungsstörungen sprechen für eine höhergradige Stenose.
- **Röntgen:** Das Herz ist oft normal groß oder nur geringfügig vergrößert und aortal konfiguriert. Meist ist eine poststenotische Erweiterung der Aorta ascendens nachweisbar.
- **Echokardiographie:** Methode der Wahl zur Beurteilung der Klappenmorphologie, des Ausmaßes und der Form der ventrikulären Hypertrophie sowie der Pumpfunktion. Mittels Echokardiographie werden die Klappenöffnungsfläche und der Druckgradient über der Stenose bestimmt. Diese beiden Meßgrößen geben wesentliche Informationen über den Schweregrad der Stenose. Bei normaler Herzauswurfleistung liegt eine leichte Stenose bei einem Druckgradienten unter 50 mmHg vor, eine mittelgradige bei einem Gradienten zwischen 50 und 80 mmHg und eine hochgradige Stenose ab einem Gradienten von 80 mmHg. Eine kritische Einengung der Aortenklappenöffnungsfläche besteht unter 0,5 cm^2/m^2 Körperoberfläche.
- **Herzkatheter:** Die Herzkatheteruntersuchung dient der hämodynamischen Untersuchung mit Bestimmung des Druckgradienten über der Stenose sowie der Beurteilung der Koronargefäße.

Differentialdiagnose. Hypoplastisches Linksherzsyndrom und Aortenisthmusstenose sind zu berücksichtigen. Bei kleinen subvalvulären Stenosen ist differentialdiagnostisch an einen kleinen Ventrikelseptumdefekt zu denken.

Therapie. Niedriggradige asymptomatische Stenosen werden konservativ behandelt. Bei höher- und hochgradigen valvulären Stenosen wird häufig eine Aortenklappenvalvuloplastie durchgeführt, bei der die Klappe durch einen Ballonkatheter gedehnt wird. Eine Indikation zur Operation (Kommissurotomie, Klappenersatz, Resektion des stenosierenden Gewebes) ist bei symptomatischen Patienten bei einem Druckgradienten über 50 mmHg gegeben. Eine Endokarditisprophylaxe ist erforderlich.

Verlauf und Prognose. Unikuspidale Klappen verursachen häufig schon früh im ersten Lebensjahr Zeichen der Ausflußtraktobstruktion. Biskuspidale und trikuspidale Klappen werden nicht immer symptomatisch. Bei Kindern und Jugendlichen kompensiert ein hypertrophierter Ventrikel häufig die Stenose. Symptome treten meist nicht im Kindesalter, sondern erst nach Kalzifikation der Klappe im Erwachsenenalter auf.

- **Komplikationen:** Bei höhergradiger Stenose können insbesondere bei Belastung Synkopen auftreten. Ein plötzlicher Herztod tritt fast ausschließlich bei vorher symptomatischen Patienten auf.

Verlauf und Prognose Unikuspidale Klappen verursachen häufig schon früh klinische Symptome. Bei bikuspidalen und trikuspidalen Klappen treten Symptome meist nicht im Kindesalter, sondern erst im Erwachsenenalter auf.

- **Komplikationen:** Synkopen bei Belastung sowie plötzlicher Herztod.

Merke. Bei einer Aortenklappenstenose sollten körperliche Anstrengungen wegen der Gefahr der Synkope vermieden werden.

◄ **Merke**

1.5.4 Hypoplastisches Linksherzsyndrom

Bei diesem Syndrom liegt eine Hypoplasie des linken Ventrikels vor, die mit einer Stenose oder Atresie der Aorten- und/oder Mitralklappe sowie mit einer Hypoplasie der Aorta assoziiert sein kann. Lebensfähigkeit besteht nur für kurze Zeit durch einen Links-rechts-Shunt auf Vorhofebene und bei offenem Ductus Botalli, über den der rechte Ventrikel Blut in den Körperkreislauf pumpt. Diagnostisch entscheidend ist der echokardiographische Befund. Es entwickelt sich rasch eine Herzinsuffizienz. Die Prognose ist bei einer Mortalität von 30% bei der schweren Form sehr schlecht. Die operativen Korrekturen sind palliativ, oder es erfolgt eine Herztransplantation im Neugeborenenalter.

1.5.4 Hypoplastisches Linksherzsyndrom

Der linke Ventrikel ist hypoplastisch. Lebensfähigkeit besteht nur für kurze Zeit, sofern ein Vorhofseptumdefekt und offener Ductus Botalli besteht. Die Prognose ist sehr schlecht, die Therapie palliativ, oder es erfolgt eine Herztransplantation im Neugeborenenalter.

1.5.5 Angeborene Mitralklappenfehler

Die angeborenen Mitralklappenfehler sind im Gegensatz zu den erworbenen Mitralvitien fast immer subvalvulär. Isolierte angeborene Mitralklappenfehler sind selten. Die Symptomatik gleicht der der erworbenen Vitien. Daher sei auf die entsprechenden Kapitel verwiesen. Die Therapie ist operativ.

1.5.5 Angeborene Mitralklappenfehler

Symptomatik und Therapie gleichen denen der erworbenen Vitien (s. entsprechende Kapitel).

1.5.6 Cor triatriatum

Beim seltenen Cor triatriatum wird der linke (selten der rechte) Vorhof durch eine Membran unterteilt. Der Blutfluß erfolgt über eine Öffnung in der Membran oder über einen ASD. Funktionell entsprechen die Wirkungen der Membran denen einer Mitralstenose. Diagnostisch wegweisend ist die Echokardiographie. Therapeutisch erfolgt bei hämodynamischer Relevanz eine Resektion der Membran.

1.5.6 Cor triatriatum

Der Vorhof (meist links) wird durch eine Membran unterteilt, die funktionell einer Klappenstenose entspricht. Bei hämodynamischer Bedeutung wird die Membran reseziert.

1.6 Fehlbildungen des Ursprungs und der Einmündung der großen Gefäße

1.6.1 Transposition der großen Gefäße

Bei der Transposition der großen Gefäße entspringt die **Aorta aus dem rechten Ventrikel** und die **A. pulmonalis aus dem linken Ventrikel.** Somit sind System- und Lungenkreislauf getrennt. Diese Entwicklungsstörung ist nur dann mit dem Leben vereinbar, wenn gleichzeitig ein ASD, VSD oder persistierender Ductus arteriosus besteht. Die Transposition der großen Gefäße ist der zweithäufigste zyanotische Herzfehler und liegt bei ca. 4% aller angeborenen Herzfehler vor. Bei den Patienten tritt innerhalb der ersten Lebenstage eine **zentrale Zyanose** auf. Zudem zeigen sich rasch

1.6 Fehlbildungen des Ursprungs und der Einmündung der großen Gefäße

1.6.1 Transposition der großen Gefäße

Die **Aorta entspringt aus dem rechten Ventrikel,** die **A. pulmonalis aus dem linken Ventrikel.** Lebensfähigkeit besteht nur bei einem weiteren Herzfehler mit Shunt.
Die Transposition liegt in 4% aller angeborenen Herzfehler vor. Meist besteht eine **zentrale Zyanose.**

Es entwickelt sich rasch eine **Herzinsuffizienz.** Diagnostisch wesentlich sind die Echokardiographie und Herzkatheteruntersuchung. Die Therapie der Wahl ist die arterielle Switch-Operation.

Zeichen der Herzinsuffizienz. Wesentliche diagnostische Hinweise ergeben sich aus dem echokardiographischen Befund und aus der Herzkatheteruntersuchung. Therapeutisch wird Prostaglandin E appliziert, um den Verschluß des Ductus arteriosus zu verhindern. Mittels Herzkatheter kann eine Ballonatrioseptostomie nach *Rashkind* erfolgen. Dabei wird durch den Ballonkatheter ein Shunt auf Vorhofebene hergestellt. Die Therapie der Wahl ist die Korrektur durch eine arterielle Switch-Operation, bei der die großen Gefäße auf die dazugehörigen Ventrikel gesetzt werden. Die Koronararterien müssen hierbei transferiert werden.

1.6.2 Angeborene korrigierte Transposition der großen Gefäße

Blut aus dem rechten Vorhof fließt über eine **Bikuspidalklappe** in einen rechtsseitigen Ventrikel, der funktionell wie ein linker Ventrikel aufgebaut ist. Zwischen linkem Vorhof und linkem Ventrikel, der funktionell wie ein rechter Ventrikel aufgebaut ist, liegt eine **Trikuspidalklappe.** Die Fehlbildung kann asymptomatisch bleiben. Diagnostisch wegweisend ist die Echokardiographie. Entscheidend für die Behandlung und Prognose sind meist begleitende Anomalien.

1.6.2 Angeborene korrigierte Transposition der großen Gefäße

Bei der angeborenen korrigierten Transposition fließt das Blut aus dem rechten Vorhof durch die Mitralklappe in einen rechtsseitigen morphologisch linken Ventrikel. Die aus diesem Ventrikel entspringende Pulmonalarterie ist nach hinten verlagert. Der linksseitige morphologisch rechte Ventrikel nimmt das Blut aus den Pulmonalvenen und linken Vorhof nach der Passage über eine **Trikuspidalklappe** auf. Die aus dem rechten Ventrikel entspringende Aorta ist nach vorn verlagert. Klinisch können die Patienten beschwerdefrei bleiben. Elektrokardiographisch fallen oft gehäuft Reizleitungsstörungen im AV-Knoten (AV-Blockierungen) auf. Im Röntgenbild fehlt die Pulmonalisprominenz. Diagnostisch entscheidend ist die Echokardiographie. Ein operativer Eingriff erfolgt, wenn behandlungsbedürftige Begleitanomalien vorliegen. Von diesen wird die Prognose bestimmt.

1.6.3 Ursprung beider großen Arterien aus dem rechten Ventrikel

Bei der seltenen Fehlbildung besteht nur Lebensfähigkeit, wenn gleichzeitig ein Ventrikelseptumdefekt besteht. Therapeutisch erfolgt eine operative Korrektur.

1.6.3 Ursprung beider großen Arterien aus dem rechten Ventrikel

Bei dieser seltenen Anomalie entspringen beide großen Gefäße aus dem rechten Ventrikel. Von der Fehlbildung sind mehrere Variationen bekannt, von denen nur solche mit Ventrikelseptumdefekt mit dem Leben vereinbar sind. Meistens bestehen eine Zyanose, eine verstärkte Lungengefäßzeichnung und eine rechtsventrikuläre Hypertrophie. Therapeutisch ist eine operative Korrektur indiziert.

1.6.4 Totale Lungenvenenfehleinmündung

Die Lungenvenen münden in den rechten Vorhof. Lebensfähigkeit besteht nur bei gleichzeitigem ASD. Nach Einmündung der Venen werden verschiedene Typen unterschieden:
- suprakardialer Typ
- kardialer Typ
- infrakardialer Typ.

Meist treten Dyspnoe und Rechtsherzbelastungszeichen auf. Als palliative Therapie wird die Ballonatrioseptostomie und als Therapie der Wahl die korrigierende Operation durchgeführt.

1.6.4 Totale Lungenvenenfehleinmündung

Bei der totalen Lungenvenenfehleinmündung münden die Lungenvenen direkt, oder indirekt über die V. cava, in den **rechten** Vorhof. Lebensfähigkeit besteht nur bei Vorliegen eines Vorhofseptumdefekts. Je nach Lage der Einmündung in das venöse System können verschiedene Typen unterschieden werden. Beim **suprakardialen Typ** münden die Venen in die V. cava superior, beim **kardialen Typ** in den Koronarsinus oder den rechten Vorhof. Beim **infrakardialen Typ** erfolgt die Einmündung in die V. cava inferior oder in die Pfortader. Klinisch steht Dyspnoe im Vordergrund. Eine Zyanose tritt nur in geringem Ausmaß auf. Echokardiographisch und bei der Herzkatheteruntersuchung fallen Zeichen der Rechtsherzbelastung auf. Häufig ist die Fehleinmündung auch direkt nachweisbar. Röntgenologisch ist die Pulmonalgefäßzeichnung vermehrt. Die Therapie der Wahl ist eine korrigierende Operation. Liegt eine Lungenvenenobstruktion vor, kann das Vitium inoperabel sein.

1.6.5 Fehleinmündung einer oder mehrerer Lungenvenen

Bei einigen Vorhofseptumdefekten und selten isoliert findet sich eine Transposition einer oder mehrerer Lungenvenen. Am häufigsten ist die Einmündung der rechten Oberlappenvene in die V. cava superior oder in den rechten Vorhof. Die klinische Symptomatik hängt von der Zahl und Einmündung der transponierten Venen ab und gleicht oft derjenigen des ASD. Die Diagnose wird durch Tomographie und Herzkatheteruntersuchung gestellt. Bei hämodynamischer Relevanz der Fehleinmündung erfolgt eine operative Korrektur.

1.6.5 Fehleinmündung einer oder mehrerer Lungenvenen
Eine partielle Transposition der Lungenvenen tritt gehäuft mit einem ASD auf. Die Symptomatik und Therapie hängen von der Zahl und Einmündung der Venen ab. Bei hämodynamischer Relevanz sollte eine operative Korrektur erfolgen.

1.7 Lageanomalien des Herzens

Lageanomalien wie der **Situs inversus partialis (thoracalis)** oder der **Situs inversus totalis** (mit Inversion der Bauchorgane) haben keine hämodynamische Bedeutung. Die klinische Symptomatik erworbener Erkrankungen kann jedoch unterschiedlich sein (z. B. strahlt der Angina-pectoris-Schmerz bei Situs inversus meist in die rechte Schulter und in den rechten Arm aus). Der Situs inversus ist gehäuft mit komplexen Herzfehlern assoziiert.

1.7 Lageanomalien des Herzens

Die meisten Lageanomalien des Herzens (z. B. **Situs inversus**) haben keine hämodynamische Bedeutung. Die Symptomatik (z. B. Angina pectoris) kardialer Erkrankungen kann jedoch unterschiedlich sein.

2 Erkrankungen des Perikards

R. Köster, T. Hoffmann, C. Hamm

2 Erkrankungen des Perikards

2.1 Perikarditis

2.1 Perikarditis

Definition. Bei der Perikarditis liegt eine Entzündung des parietalen und des viszeralen Blattes des Herzbeutels vor. Man unterscheidet eine akute, eine chronische und eine chronisch konstriktive Form.

◀ **Definition**

2.1.1 Akute Perikarditis

2.1.1 Akute Perikarditis

Epidemiologie. Entzündliche Perikardveränderungen liegen bei 2–6 % aller obduzierten Patienten vor. Klinisch wird eine Perikarditis in einem geringeren Prozentsatz diagnostiziert, da die Perikarditis von der Grunderkrankung häufig überlagert wird, wie z. B. beim Myokardinfarkt.

Epidemiologie Bei 2–6 % der obduzierten Patienten liegen entzündliche Perikardveränderungen vor. Klinisch wird eine Perikarditis seltener diagnostiziert.

Ätiologie und Pathogenese. Eine Perikarditis kann durch unterschiedliche Ursachen ausgelöst werden (▤ A-**6**). Der Anteil der viral bedingten Perikarditiden ist relativ hoch.
Die Perikarditis kann in eine **trockene fibrinöse** und in eine **feuchte exsudative Form** unterschieden werden. Neben der Fibrinabsonderung kann sich ein Erguß mit seröser, sanguinolenter, hämorrhagischer, purulenter oder chylöser Flüssigkeit bilden. Bei Übergang in eine chronische Form entstehen Granulationsgewebe und eine fibrotische Umwandlung der Perikardblätter.
Beim Vorliegen eines Perikardergusses resultiert aus der Kompression des Herzens ein Anstieg der Drücke im Ventrikel und im Vorhof. Bei rascher Entwicklung eines Ergusses kann es bereits bei 250 ml Ergußvolumen zu einer **Perikardtamponade** mit kardiogenem Schock kommen. Bei langsamer Ergußentwicklung können größere Flüssigkeitsvolumina toleriert werden.

Ätiologie und Pathogenese Die Ursachen der Perikarditis sind sehr unterschiedlich (▤ A-**6**).

Es wird eine **trockene fibrinöse** von einer **feuchten exsudativen Form** unterschieden. Häufig bildet sich ein Perikarderguß. Bei chronischen Formen kann das Perikard fibrosieren.

Ein Perikarderguß kann zu intrakardialer Drucksteigerung und zur **Perikardtamponade** mit kardiogenem Schock führen.

A-6: Ursachen der Perikarditis

Idiopathisch	Als Begleiterkrankung benachbarter Organe
Bei infektiösen Erkrankungen ▷ viral (Coxsackie, Influenza u. a.) ▷ bakteriell ▷ tuberkulös ▷ mykotisch ▷ sonstige Erreger	▷ Myokardinfarkt (Dressler-Syndrom) ▷ Myokarditis ▷ Aortenaneurysma
Bei entzündlichen, nichtinfektiösen Erkrankungen ▷ Sarkoidose ▷ Amyloidose	**Bei Stoffwechselerkrankungen** ▷ Urämie ▷ Myxödem
Bei Autoimmunprozessen und Überempfindlichkeitsreaktionen ▷ rheumatisches Fieber ▷ systemischer Lupus erythematodes ▷ rheumatoide Arthritis ▷ Myokardinfarkt (Dressler-Syndrom) ▷ Postkardiotomiesyndrom ▷ medikamentös induziert (Hydralazin, Procainamid)	**Bei Neoplasien** ▷ Lymphome, Leukämien, Bronchialkarzinom u. a. ▷ sekundär durch Metastasen ▷ nach Chemotherapie (Doxorubicin) ▷ nach Radiatio **Nach Trauma** ▷ penetrierende Thoraxtraumen ▷ nichtpenetrierende Traumata

Klinik Es kommt zu **retrosternalen Schmerzen**, körperlicher Schwäche, Dyspnoe, Tachypnoe und bei Einflußstauung zu Oberbauchbeschwerden. Eine Perikardtamponade führt oft zum Schock.

Klinik. Häufig treten **retrosternale Schmerzen** mit Ausstrahlung in den Hals und in den linken Arm auf. Die Schmerzen nehmen meist bei Inspiration zu und beim Aufsitzen und Vornüberbeugen leicht ab. Entwickelt sich ein Perikarderguß, kommt es zu körperlicher Schwäche, Dyspnoe und Tachypnoe sowie zu Oberbauchbeschwerden infolge einer Stauung. Eine Perikardtamponade bietet das Bild eines kardiogenen Schocks mit erniedrigtem Blutdruck und Tachykardie.

Diagnose Charakteristisch ist ein systolisches ohrnahes Reibegeräusch oder systolisch-diastolisches. Bei Übergang zur exsudativen Perikarditis verschwindet das Geräusch, und die Herztöne werden leiser.

Diagnose. Das Leitsymptom der Perikarditis ist ein systolisches oder systolisch-diastolisches ohrnahes **Reibegeräusch** von schabendem Charakter. Fibrinbeläge der Pleura, die mit dem Perikard in Kontakt kommen, lösen zusätzlich ein Reibegeräusch aus. Rein pleurale Geräusche verschwinden beim Atemanhalten. Beim Übergang von trockener zu exsudativer Perikarditis werden die Herztöne leiser und das Geräusch verschwindet häufig.

Merke ▶

Merke. Ein Perikardreiben schließt einen Perikarderguß nicht aus.

Bei großem Perikarderguß kommt es zu einer venösen Einflußstauung mit paradoxem Jugularvenendruckanstieg **(Kußmaul-Zeichen)** und **Pulsus paradoxus.**

Bei einem hämodynamisch wirksamen Perikarderguß kommt es zur Tachykardie und zum Rückstau des Blutes vor dem rechten Herzen sowie zu prall gefüllten Zungengrund- und Jugularvenen. Der Druck in den Jugularvenen steigt systolisch paradox an **(Kußmaul-Zeichen)**. Ein tamponierender Erguß geht meist mit einem **Pulsus paradoxus** einher, bei dem der Blutdruck inspiratorisch um mehr als 15 mmHg abfällt.

Je nach Ätiologie der Perikarditis sind die **Laborwerte** unterschiedlich verändert. In der Regel bestehen jedoch Entzündungszeichen (Leukozytose, BSG-Erhöhung). Die CK-MB kann leicht erhöht sein.

Die **Laborwerte** sind der Ätiologie der Perikarditis entsprechend verändert. In der Regel bestehen Entzündungszeichen mit Leukozytose und BSG-Erhöhung. Die CK-MB kann infolge Mitbeteiligung epikardialer Myokardanteile leicht erhöht sein. Serologische Standardtests zum Nachweis einer viralen Genese der Entzündung werden häufig erst nach 2 Wochen positiv. Beim Postmyokardinfarktsyndrom sind gelegentlich antimyokardiale Antikörper nachweisbar.

EKG: Im akuten Stadium treten in den meisten Ableitungen **konkav nach oben gerichtete ST-Strecken-Hebungen** auf (S A-**6**). Bei großem Perikarderguß besteht oft eine **Niedervoltage**.

Im akuten Stadium der Perikarditis tritt im **EKG** häufig in allen Ableitungen eine **konkav nach oben gerichtete ST-Strecken-Hebung** auf (S A-**6**) (beim Myokardinfarkt ist die Hebung in der Regel **konvexbogig** nach oben gerichtet). Im Verlauf wird die ST-Strecke wieder isoelektrisch, danach können terminal negative T-Wellen auftreten, die gelegentlich chronisch persistieren. Bei großem **Perikarderguß** liegt meist eine **Niedervoltage** vor.

Synopsis A-6: EKG eines Patienten mit akuter Perikarditis

Charakteristisch sind ST-Strecken-Elevationen in allen Ableitungen (mit Ausnahme von aVR) und der konkave ST-Streckenverlauf.

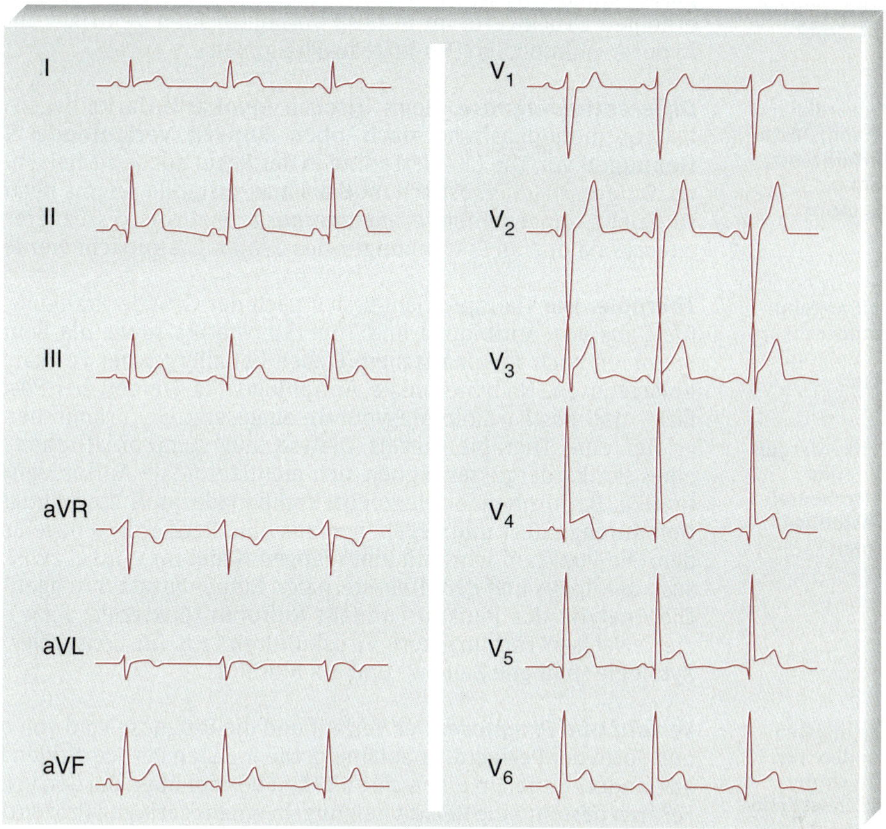

Radiologische Befunde. Bei einer Ergußmenge von 500 ml vergrößert sich in der Regel der Herzschatten. Typischerweise tritt dann eine **Zeltform oder Bocksbeutelform** des Herzens auf.
Mit der **Echokardiographie** ist der Nachweis auch kleiner Perikardergüsse sowie die Abschätzung der Ergußmenge sehr gut möglich. Zudem kann eine ergußbedingte Kompression des rechten Ventrikels und Vorhofs erfaßt werden.

Radiologische Befunde: Bei großem Perikarderguß tritt eine Herzschattenvergrößerung mit auf.

Die **Echokardiographie** ist die Methode der Wahl zur Erfassung eines Perikardergusses und der Ergußmenge.

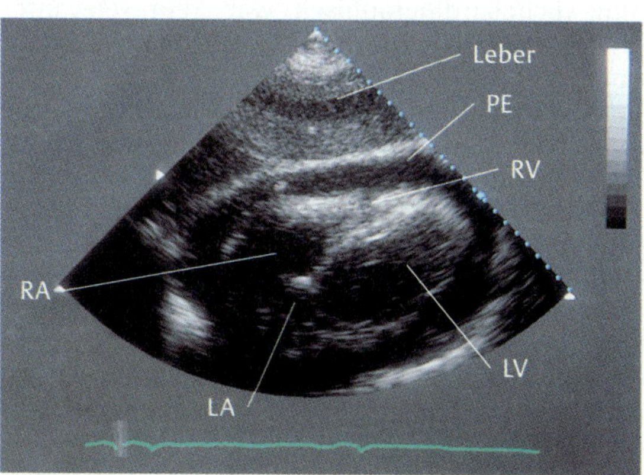

A-16: Zirkulärer Perikarderguß (= PE) bei einem Patienten mit Bronchialkarzinom. Der rechte Ventrikel (RV) wird durch den Erguß komprimiert (Perikardtamponade). RA = rechter Vorhof, RV = rechter Ventrikel, LA = linker Vorhof, LV = linker Ventrikel.

Der Einsatz der **Computertomographie/Kernspintomographie** erfolgt bei schlechter Schallbarkeit und zur Erfassung der Ergußqualität.
Bei der **Rechtsherzkatheteruntersuchung** wird bei einem großen Perikarderguß eine charakteristische Druckkurve abgeleitet.

Computertomographie und **Kernspintomographie** werden eingesetzt bei schlechter Schallbarkeit des Patienten, zur Erfassung von Blutungen, oder bei Vorliegen einer malignen Erkrankung mit Perikardbeteiligung.
Die **Rechtsherzkatheteruntersuchung** zeigt bei Vorliegen eines Perikardergusses einen erhöhten Druck im rechten Vorhof sowie eine Angleichung der erhöhten Druckwerte im rechten Vorhof, rechten Ventrikel und diastolisch in der A. pulmonalis (Dip-Plateau-Phänomen).

Differentialdiagnose Myokardinfarkt (nach oben konvexe ST-Hebung), instabile Angina pectoris, Herzinsuffizienz, Lungenembolie, Pneumothorax, Aortenaneurysma, Ösophagusprozesse.

Differentialdiagnose. Beim frischen **Myokardinfarkt** liegen meist lokalisierte monophasische **nach oben konvex verlaufende ST-Strecken-Hebungen** vor. Die CK-Werte sind in der Regel höher als bei einer Perikarditis. Differentialdiagnostisch muß auch an instabile Angina pectoris, Herzinsuffizienz, Lungenembolie, Pneumothorax, Pleuritis, disseziierendes Aortenaneurysma und an Erkrankungen des Ösophagus gedacht werden.

Therapie Je nach Grunderkrankung werden Antibiotika, Tuberkulostatika, Steroide, nichtsteroidale Antiphlogistika oder Dialyse eingesetzt.

Symptomatisch wird bei Perikarderguß mit Antiphlogistika und Diuretika behandelt. Bei drohender Herzbeuteltamponade sollte eine Entlastungspunktion durchgeführt werden.

Therapie. Die Therapie richtet sich nach der Grunderkrankung. Sie umfaßt die Gabe von Antibiotika und Tuberkulostatika sowie die Behandlung mit Steroiden nach rheumatischem Fieber, bei allergischer Perikarditis und bei Kollagenosen. Nichtsteroidale Antiphlogistika werden bei Postmyokardinfarkt- und Postkardiotomiesyndrom eingesetzt. Bei urämischer Perikarditis erfolgt eine Therapie mittels Dialyse. Zur symptomatischen Behandlung eines Perikardergusses eignen sich nichtsteroidale Antiphlogistika und Diuretika. Bei drohender Herzbeuteltamponade muß eine Entlastungspunktion durchgeführt und gegebenenfalls eine Perikarddrainage angelegt werden. Die Punktion wird mit einer langen Nadel im Winkel zwischen Processus xiphoideus und dem linkssternalen Rippenansatz durchgeführt.
Die Analytik des Punktats umfaßt Kulturen (Bakterien, Pilze), Gram- und Ziehl-Neelsen-Färbung, evtl. Viruskulturen (z. B. für Coxsackie-, EBV-Viren), Zytologie (maligne Zellen?) und ein Blutbild.

Verlauf und Prognose Die meisten Perikarditiden heilen aus, andere rezidivieren oder gehen in einen chronischen Verlauf über (z. T. mit Constrictio pericardii).

Eine **Herzbeuteltamponade** (▤ A-7) bei großem Perikarderguß kann zum Schock führen.

Verlauf und Prognose. Der Verlauf und die Prognose sind von der Ätiologie und Form der Perikarditis abhängig. Die meisten Perikarditiden heilen völlig aus, andere gehen in einen chronischen Verlauf über. Bei den viral bedingten Formen besteht eine Rezidivneigung. In einem geringen Prozentsatz geht die akute Perikarditis in die chronische Form mit Ausbildung einer Constrictio pericardii über.
Bei großem Erguß droht eine **Herzbeuteltamponade** (▤ A-7), die zum kardiogenen Schock führen kann. Unter Antikoagulanzientherapie oder Thrombopenie treten gehäuft Einblutungen in den Perikarderguß auf. Bei akut auftretendem Perikarderguß können schon kleine Ergußmengen (ab ca. 150 ml) hämodynamisch relevant sein, da der Herzbeutel wenig dehnbar ist.

Klinischer Fall

Bei einem 36jährigen Patienten treten 5 Tage nach einem grippalen Infekt retrosternale Druckschmerzen mit Ausstrahlung in den linken Arm und in die Halsregion sowie intermittierende Herzstiche auf. Der nach mehreren Stunden hinzugerufene Hausarzt überwies den Patienten zum Ausschluß eines Myokardinfarktes in die Klinik.
Bis auf einen Nikotinkonsum mit 15 Zigaretten/Tag lagen keine kardialen Risikofaktoren vor. Bei der körperlichen Untersuchung fiel ein systolisch-diastolisches ohrnahes und schabendes Reibegeräusch auf. Unter den Laborwerten waren die CK und CK-MB (95/9 U/l) minimal erhöht. Die Werte blieben bei verschiedenen Kontrollen in den folgenden 8 Stunden konstant. Ferner finden sich eine erhöhte Blutsenkungsgeschwindigkeit und eine Leukozytose (12700/mm^3) mit Lymphozytose. Im EKG zeigten sich in allen Ableitungen (mit Ausnahme von aVR) konkav nach oben gerichtete ST-Streckenhebungen bis maximal 0,20 mV. Das Thorax-Röntgenbild war unauffällig. Echokardiographisch war kein relevanter Perikarderguß sichtbar. Die myokardiale Pumpfunktion war normal.
Unter dem Verdacht auf eine akute Perikarditis wurde der Patient zur stationären Überwachung aufgenommen. Das EKG und die CK-Werte wurden zur Erfassung einer myokardialen Mitbeteiligung engmaschig kontrolliert. Zudem erfolgten mehrere echokardiographische Kontrolluntersuchungen, um die Entwicklung eines Perikardergusses nicht zu übersehen. Die Behandlung der Schmerzen erfolgte mit Indometacin. Nach wenigen Tagen war der Patient wieder kardial beschwerdefrei und konnte in die ambulante Behandlung entlassen werden.

A-7: Kardialer Notfall: Herzbeuteltamponade

Definition

Einschränkung der diastolischen Füllung der Ventrikel infolge einer Flüssigkeitsansammlung (z. B. Blut, Exsudat) im Perikard

Ursachen

- ▷ Perikarditis, insbesondere unter Antikoagulanzienbehandlung
- ▷ Myokardruptur bei Infarkt
- ▷ Trauma (Stichverletzung, stumpfes Trauma, nach medizinischen Eingriffen wie z. B. diagnostischer Punktion, Schrittmacherelektrodenimplantation, Koronarinterventionen
- ▷ nach herzchirurgischen Eingriffen
- ▷ disseziierendes Aortenaneurysma
- ▷ Neoplasien

Pathophysiologie

- ▷ Reduktion des enddiastolischen Kammervolumens
- ▷ Rückstau des Blutes vor dem rechten Herzen
- ▷ Reduktion des Schlag- und Minutenvolumens mit anfänglicher Kompensation durch Schlagfrequenzerhöhung
- ▷ späte Reduktion des Herzminutenvolumens mit Blutdruckabfall
- ▷ die hämodynamische Wirkung der Tamponade wird durch die Flüssigkeitsmenge, deren Akkumulationsgeschwindigkeit und durch die Perikardelastizität bestimmt

Symptomatik

- ▷ akut auftretende Atemnot
- ▷ dumpfe retrosternale Schmerzen
- ▷ Schwindel
- ▷ Synkopen bei Anstrengungen
- ▷ Oppressionsgefühl

Anamnese

- ▷ Grunderkrankungen (z. B. Perikarditis)
- ▷ Antikoagulanzientherapie
- ▷ Interventionen

Untersuchungen

- ▷ auffällig ist die Trias
  - Paradoxie des arteriellen und venösen Druckes
  - periphere venöse Hypertension
  - arterielle Hypotension
- ▷ Pulsus paradoxus: abnormer Abfall des systolischen Druckes bei Inspiration (>10 mmHg). Dieser ist an der A. femoralis meistens leichter diagnostizierbar als an der A. radialis. Durch Blutdruckmessung mit Manschette und Stethoskop ist die Paradoxie am besten feststellbar
- ▷ Erhöhung des Venendruckes: Die Beurteilung erfolgt am besten an den prall gefüllten Halsvenen. Bei Paradoxie des venösen Pulses steigt der Venendruck inspiratorisch anstatt abzufallen (*Kußmaul-Zeichen*)
- ▷ erniedrigter arterieller Druck
- ▷ Verbreiterung der Herzdämpfung bei großem Erguß
- ▷ Tachykardie (kann bei Sinusknotenkompression fehlen)
- ▷ Perikardreiben kann vorkommen
- ▷ Herztöne meistens leise (insbesondere bei großer Flüssigkeitsansammlung)
- ▷ Blutbild, Gerinnungsstatus: insbesondere bei hämorrhagischem Erguß
- ▷ Thorax-Röntgenbild: oft vergrößerter kugeliger Herzschatten, bei akuten Fällen auch normal groß, Fehlen einer Lungenstauung
- ▷ Echokardiographie: Methode der Wahl zur Darstellung auch kleiner Ergüsse ab 40 ml
- ▷ Computertomographie: bei Unklarheiten in der Echokardiographie
- ▷ EKG: ermöglicht Hinweise auf die Grundkrankheit, bei großem Erguß oft Niedervoltage, gelegentlich elektrischer Alterans, keine tamponadenspezifischen Veränderungen
- ▷ Rechtsherzkatheter: zur Bestätigung der Diagnose bei unklaren und hämodynamisch nicht akut bedrohlichen Befunden
- ▷ diagnostische Probepunktion: bei unklarer Ergußursache

Komplikationen

- ▷ kardiogener Schock

Differentialdiagnose

- ▷ Volumenmangelschock (dabei kollabierte Halsvenen)
- ▷ Pulsus paradoxus tritt auch bei Panzerherz, Spannungspneumothorax und schwerem Asthmaanfall auf
- ▷ fortgeschrittene myokardial bedingte Herzinsuffizienz (dabei Lungenstauung)

Therapie

- ▷ Perikardpunktion (Maßnahme der Wahl bei akut lebensbedrohlicher Tamponade)
- ▷ Anlage einer Perikarddrainage
- ▷ antihypotensive Therapie durch Infusion oder Transfusion (Bluttransfusion insbesondere bei Patienten mit Blutverlust) kann als Sofortmaßnahme vorübergehend den Blutdruck verbessern.
- ▷ chirurgische Therapie bei
  - erfolglosem Aspirationsversuch
  - rezidiverender und rascher Ergußbildung
  - traumatisch verursachter Tamponade
  - postoperativ aufgetretener Tamponade
- ▷ engmaschige Kontrollen
  - Blutdruck
  - Herzfrequenz
  - zentraler Venendruck
  - Echokardiographie
- ▷ Abklärung der Ätiologie des zugrundeliegenden Perikardergusses
  - Untersuchung des Aspirates
  - Perikardbiopsie

Rezidivprophylaxe

- ▷ Behandlung der Grundkrankheit
- ▷ gegebenenfalls Beendigung der Antikoagulation

2.1.2 Chronische Perikarditis

Definition ▶

2.1.2 Chronische Perikarditis

▶ ***Definition.*** Eine über 6 Monate anhaltende Perikarditis wird als chronische Perikarditis bezeichnet. Häufig tritt eine chronische Perikarditis auch ohne vorausgegangene akute Perikarditis auf.

Ätiologie und Pathogenese Chronische Verläufe treten u. a. auf bei Tuberkulose, Autoimmunerkrankungen und Urämie.
Man unterscheidet 3 Gruppen:
- persistierende oder rezidivierende fibrinöse Perikarditis
- Perikarditis mit chronischem entzündlichem Erguß
- chronisch konstriktive Perikarditis.

Bei der **Concretio** besteht eine Verklebung der Perikardblätter, bei der **Accretio** eine Verbindung mit den Nachbarorganen.
Die Pathophysiologie der chronischen Perikarditis gleicht der der akuten Perikarditis.

Ätiologie und Pathogenese. Zu einem chronischen und chronisch rezidivierenden Verlauf der Perikarditis kommt es insbesondere bei Tuberkulose, Kollagenosen, Autoimmunprozessen, Urämie, Neoplasien, Bestrahlung und Chyloperikard.
Die chronischen Perikarditiden können anhand pathoanatomischer Kriterien in 3 Gruppen unterschieden werden:
- persistierende oder rezidivierende fibrinöse Perikarditis
- Perikarditis mit chronisch entzündlichem Erguß
- chronisch konstriktive Perikarditis.

Beide erstgenannten Formen können in eine konstriktive Perikarditis übergehen. Bei einer **Concretio** liegt eine Verklebung beider Perikardblätter vor, bei einer **Accretio** besteht eine bindegewebige Verbindung des Perikards mit den Nachbarorganen.
Die Pathophysiologie der chronischen Perikarditis gleicht der der akuten Perikarditis. Zu hämodynamischen Beeinträchtigungen kommt es bei langsamer Entwicklung eines Perikardergusses jedoch erst später.

Klinik Die Symptome und der Befund sind ähnlich wie bei akuter Perikarditis. Häufig sind die Patienten auch asymptomatisch.

Klinik. Die chronische Perikarditis kann mit Symptomen wie bei akuter Perikarditis einhergehen, verläuft jedoch in vielen Fällen asymptomatisch oder mit nur geringen Beschwerden. Chronische Ergüsse führen in der Regel erst bei einem Volumen von etwa 300 ml zu Symptomen. Der körperliche Untersuchungsbefund entspricht demjenigen bei akuter Perikarditis.

Diagnose Die Diagnostik erfolgt wie bei akuter Perikarditis.

Diagnose. Das diagnostische Vorgehen erfolgt wie bei akuter Perikarditis. Bei chronischer exsudativer Perikarditis unklarer Genese sollte eine diagnostische Punktion des Ergusses angestrebt werden. Bei Verdacht auf Tuberkulose sollte nach Möglichkeit erst nach tuberkulostatischer Anbehandlung punktiert werden, um eine hämatogene Aussaat der Bakterien zu verhindern.

Therapie Siehe akute Perikarditis. Bei chronisch rezidivierendem Erguß **Perikardfensterung** oder **Perikardektomie.**

Therapie. Für die Behandlung der chronischen Perikarditis gelten die gleichen Grundsätze wie bei der akuten Perikarditis. Bei chronisch rezidivierendem Perikarderguß sollte eine **Perikardfensterung** oder eine **Perikardektomie** durchgeführt werden.

Verlauf und Prognose Je nach Grunderkrankung ist der Verlauf unterschiedlich.

Verlauf und Prognose. Sowohl der Verlauf als auch die Prognose werden von der Grunderkrankung bestimmt und sind dementsprechend unterschiedlich.

Chronisch konstriktive Perikarditis

Definition ▶

Chronisch konstriktive Perikarditis

▶ ***Definition.*** Bei der chronisch konstriktiven Perikarditis verursacht eine Fibrose des Herzbeutels mit oder ohne Verkalkung eine Behinderung der diastolischen Ventrikelfüllung.

Ätiologie und Pathogenese 30 % der Fälle sind tuberkulöser und 50 % unklarer Genese. Eine Constrictio tritt gehäuft nach bakteriellen und parasitären Infekten und nach Strahleneinwirkung auf. Durch fibrotische Verdikkung und Verkalkung kann ein »Panzerherz« entstehen. Die **diastolische Füllung ist behindert.** Dadurch entsteht eine Einflußstauung.

Ätiologie und Pathogenese. In etwa 30 % der Fälle liegt eine tuberkulöse Genese der Pericarditis constrictiva vor, in 50 % bleibt die Ursache unklar. In die konstriktive Form gehen gehäuft Perikarditiden über, die bakteriell, parasitär, durch Strahleneinwirkung oder durch Hämoperikard verursacht wurden. Auch nach herzchirurgischen Operationen kann es zu einer Constrictio kommen.
Das Perikard ist **fibrotisch verdickt** und oft **verkalkt**. Bei hochgradigen Verkalkungen liegt ein sogenanntes **Panzerherz** vor. Das Myokard ist häufig atrophisch. Hämodynamisch steht die **Behinderung der diastolischen Fül-**

lung, insbesondere des rechten Ventrikels, im Vordergrund. Daraus resultiert eine Drucksteigerung im rechten Vorhof und im venösen System.

Klinik. Die Patienten klagen über Müdigkeit, Leistungsminderung, Atemnot und Oberbauchbeschwerden. Die **venöse Stauung** ist sehr ausgeprägt an den Halsvenen sichtbar und verursacht eine Lebervergrößerung, Aszitesbildung, periphere Ödeme und Stauungsproteinurie. Bei tiefer Inspiration kommt es zu einem paradoxen Anstieg des Jugularvenendrucks (**Kußmaul-Zeichen**).

Klinik Es treten Leistungsminderung, Atemnot und eine venöse Stauung auf. Bei Inspiration steigt der Jugularvenendruck paradox an (**Kußmaul-Zeichen**).

Diagnose. Auskultatorisch findet sich häufig ein **Galopprhythmus** mit zusätzlichem protodiastolischem Ton infolge der plötzlichen Füllungsbegrenzung durch das Perikard. Die Herzfrequenz ist oft erhöht, in 30% der Fälle liegt ein **Pulsus paradoxus vor.**

Diagnose Oft besteht ein Galopprhythmus mit diastolischem Zusatzton sowie ein **Pulsus paradoxus.**

Im **EKG** sind häufig eine Niedervoltage sowie unspezifische T-Wellen-Negativierungen nachweisbar. Bei etwa 40% der Patienten liegt Vorhofflimmern vor.

EKG: Häufig sind Niedervoltage, T-Negativierungen und Vorhofflimmern.

Radiologische Befunde: In den meisten Fällen ist das Herz normal groß, die obere Hohlvene jedoch erweitert. Häufig können **Verkalkungen** auf der Übersichtsaufnahme nachgewiesen werden (◙ A-**17**).

Radiologische Befunde: Oft fallen eine V.-cava-Dilatation und Perikardverkalkungen auf (◙ A-**17**).

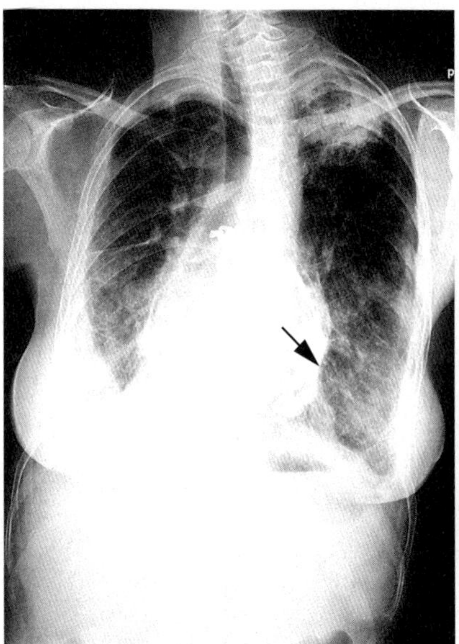

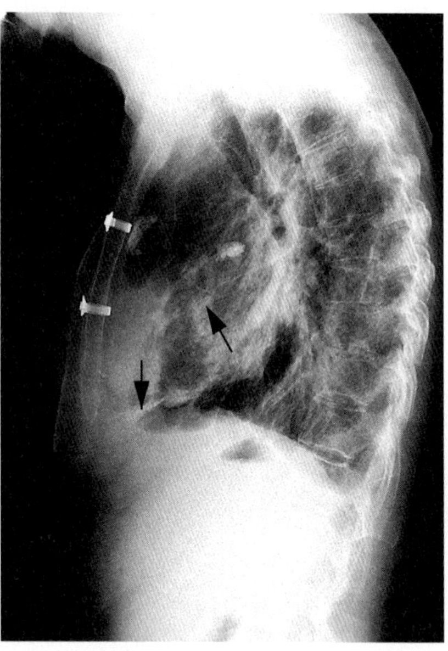

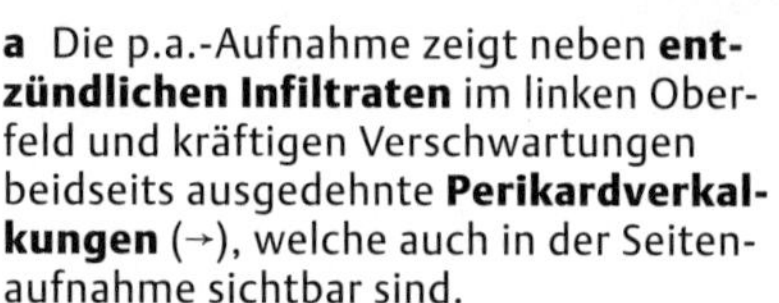

a Die p.a.-Aufnahme zeigt neben **entzündlichen Infiltraten** im linken Oberfeld und kräftigen Verschwartungen beidseits ausgedehnte **Perikardverkalkungen** (→), welche auch in der Seitenaufnahme sichtbar sind.

b Seitenaufnahme. Ein Teil der perikardialen Verkalkungen wurde bereits operativ entfernt.

◙ **17 a, b: Röntgen-Thoraxbild einer 42jährigen Patientin** mit operativ versorgter Pericarditis constrictiva, früher durchgemachter Tuberkulose und neu aufgetretener Aspergillose.

Mittels **Echokardiographie** können die Perikardfibrose und -verkalkung nachgewiesen werden. Zudem zeigt sich die Behinderung der Relaxation der Ventrikel.

Echokardiographie: Die Perikardfibrose und -verkalkungen sind oft darstellbar.

CT und **NMR** sind zum Nachweis diffuser Perikardveränderungen am besten geeignet.

CT und **NMR** stellen diffuse Perikardveränderungen gut dar.

Bei der **Herzkatheteruntersuchung** ist ein erhöhter Druck im rechten Vorhof und im rechten Ventrikel nachweisbar. Es zeigt sich ein diastolischer Druckangleich zwischen rechtem Vorhof, rechtem Ventrikel und A. pulmonalis. Charakteristisch ist eine doppelgipfelige Jugularvenen- und Vorhofdruckkurve sowie das Auftreten eines frühdiastolischen Druckabfalls,

Bei der **Rechtsherzkatheteruntersuchung** fallen pathologisch erhöhte Druckwerte und ein charakteristisches Druckprofil auf.

gefolgt von einem überhöhten spätdiastolischen Druckniveau (**Dip-Plateau**).

Differentialdiagnose Umfaßt u. a. die restriktive Kardiomyopathie und die Hämochromatose.

Differentialdiagnose. Die Differentialdiagnose umfaßt die restriktive Kardiomyopathie, die Hämochromatose, Speichererkrankungen, die Amyloidose und das V.-cava-Syndrom mit Tumorbefall des oberen Mediastinums.

Therapie Dekortikation oder Perikardektomie.

Therapie. Die Therapie der Wahl ist eine Entlastung mittels Dekortikation oder Perikardektomie.

Merke ▶

> ***Merke.*** Die Operation sollte durchgeführt werden, bevor es zu einer Myokardatrophie kommt.

Verlauf Mögliche Komplikationen sind Stauungsleberzirrhose, nephrotisches Syndrom.

Verlauf. Bei länger bestehender Stauung kann es zu einer **Stauungsleberzirrhose** sowie zu einem nephrotischen Syndrom kommen.

Cave!

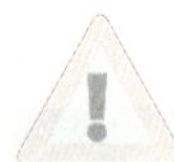

Zu langes Abwarten bis zur Operation.

2.2 Sonstige Perikarderkrankungen

2.2 Sonstige Perikarderkrankungen

Sonstige nichtentzündliche Perikarderkrankungen, wie z. B. das Chyloperikard, Perikardzysten und **Teratome,** sind selten.

Nichtentzündliche Perikarderkrankungen sind selten. Ein **Chyloperikard kann nach Obstruktion des Ductus thoracicus (z. B. infolge von Neoplasmen) oder nach Trauma oder operativer Intervention entstehen.** Perikardzysten sind selten, meist angeboren und in der Regel asymptomatisch. Sie werden meist als Zufallsbefund diagnostiziert. Intraperikardiale Teratome sind ebenfalls selten.

3 Erkrankungen des Endokards

C. Hamm, T. Hofmann, R. Köster

3.1 Rheumatisches Fieber

3 Erkrankungen des Endokards

3.1 Rheumatisches Fieber

◀ **Definition**

Definition. Das rheumatische Fieber entsteht aufgrund einer Autoimmunreaktion nach einer Infektion mit β-hämolysierenden Streptokokken. Es handelt sich um eine entzündliche Systemerkrankung, die sich hauptsächlich am Herz, den Gelenken, dem ZNS und an der Haut manifestiert.

Epidemiologie Die Erkrankung tritt meist zwischen dem 5. und 15. Lebensjahr auf. In den Industrienationen hat die Häufigkeit abgenommen.

Epidemiologie. Das rheumatische Fieber tritt am häufigsten zwischen dem 5. und dem 15. Lebensjahr auf. In den Industrienationen hat die Erkrankung in den letzten Jahrzehnten aufgrund verbesserter Hygienebedingungen und früher Antibiotikatherapie der Streptokokkenangina deutlich abgenommen. In den Entwicklungsländern ist sie noch häufig.

Ätiologie und Pathogenese Die meisten streptokokkenbedingten Erkrankungen werden durch **beta-hämolysierende A-Streptokokken** verursacht. Deren M-Protein induziert die Bildung von Antikörpern, die mit Myokardantigenen kreuzreagieren. Ferner werden kreuzreagierende Antikörper gegen Antigene des Nucleus caudatus und subthalamicus gebildet, die bei Patienten mit Chorea nachweisbar sein können. Am Herzen entsteht eine **Pankarditis.** Im Myokard sind **Aschoffsche Knötchen** nachweisbar. Im Rahmen einer verrukösen Endokarditis entstehen fibrotische Klappenverdickungen, Adhäsionen und Schrumpfungen der Segel und eine Verkürzung der Chordae tendineae. Daher entstehen **Klappenstenosen und -insuffizienzen**, insbesondere an der Mitral- und Aortenklappe (A-**18**). Am Perikard tritt eine serofibrinöse und an den Gelenken eine exsudative Entzündung auf. In der Subkutis entstehen **Rheumaknötchen.**

Ätiologie und Pathogenese. **β-hämolysierende Streptokokken** der Lancefield-Gruppe A (Streptococcus pyogenis) lösen mehr als 95 % der streptokokkenbedingten Erkrankungen aus. Dazu zählen u. a. die Angina tonsillaris, Scharlach und die Pharyngitis. Das spezifische M-Protein der A-Streptokokken induziert bei einer Infektion eine Immunantwort mit Bildung von Antikörpern, welche mit sarkolemmalem Myosin und Tropomyosin kreuzreagieren. Daher kommt es zu einer Ankopplung von Antikörpern an das Myo- und Endokard. Zudem siedeln sich Immunkomplexe (Typ-III-Reaktion) an den Kapillaren und am Myokard sowie auf den Herzklappen ab. Bei einigen Patienten sind kreuzreagierende Antikörper gegen Antigene des Nucleus caudatus und subthalamicus nachweisbar. In diesen Fällen tritt gehäuft eine Chorea minor auf. Am Herzen kommt es zu einer rheumatischen **Pankarditis** mit Beteiligung von Endo-, Myo- und Perikard. Im Myokard können charakteristischerweise Rundzellenansammlungen und Riesenzellen um nekrotisches Material (**Aschoffsche Knötchen**) und nekrotische Myokardfibrillen nachgewiesen werden. Im Rahmen der rheumatischen Endokarditis entsteht eine verruköse Klappenentzündung, die zur fibrotischen Verdickung, Adhäsion und Schrumpfung der Segel sowie zur Verkürzung der Chordae tendineae führt. Aufgrund der postentzündlichen Deformierungen kommt es zu **Klappenstenosen und -insuffizienzen** (A-**18**). Am häufigsten sind die Mitral- und Aortenklappe betroffen. Die rheumatoide Perikarditis ist serofibrinös und geht nur selten in eine Pericarditis constrictiva über. An den Gelenken treten exsudative und weniger proliferative oder deformierende Veränderungen auf. In der Subkutis finden sich sogenannte **Rheumaknötchen,** die hauptsächlich aus Fibrinoid bestehen.

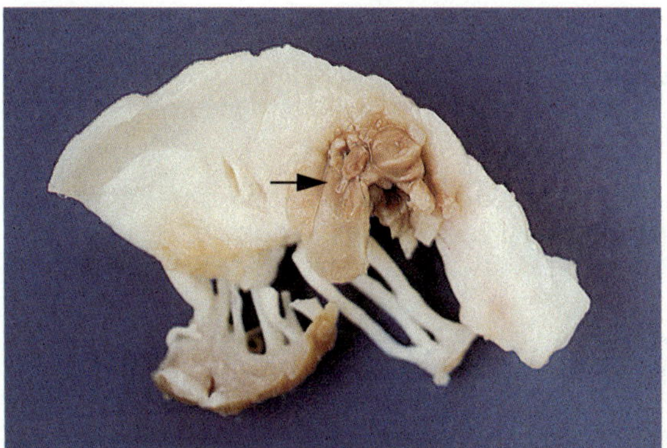

A-**18: Mitralklappe mit Deformierungen** (→) **nach rheumatischem Fieber.**

Klinik 2–3 Wochen nach einer Streptokokkeninfektion treten Fieber, Abgeschlagenheit und **wandernde Gelenkbeschwerden** auf. Die Karditis ist häufig asymptomatisch, andernfalls treten Dyspnoe, Tachykardie, Ödeme oder retrosternale Schmerzen auf. Häufig ist über der Herzspitze ein Systolikum (relative Mitralinsuffizienz) und basal ein Diastolikum (relative Aorteninsuffizienz) auskultierbar.
An der Haut fallen **subkutane Knötchen** und ein **Erythema anulare** auf. Die **Chorea minor (Sydenham)** ist eine Spätmanifestation, die auch nach mehreren Monaten auftreten kann. Dabei kommt es zu unkontrollierten Bewegungen der Hände.

Klinik. Nach einem Intervall von 2–3 Wochen im Anschluß an eine Infektion mit Streptokokken der Gruppe A, meist im oberen Respirationstrakt, treten Fieber, Abgeschlagenheit und **wandernde Gelenkbeschwerden** auf. Betroffen sind meist die großen Gelenke, die sehr geschwollen, überwärmt und schmerzhaft sind. Das klinische Bild der Karditis ist sehr unterschiedlich und reicht von asymptomatischen Formen, die sehr häufig sind, bis zum Auftreten einer Herzinsuffizienz mit Orthopnoe, Tachykardie, Ödemen und retrosternalen Schmerzen. Auskultatorisch ist über der Herzspitze häufig ein mittelfrequentes Systolikum als Ausdruck einer relativen Mitralinsuffizienz und basal ein Diastolikum infolge einer relativen Aorteninsuffizienz zu hören. Gelegentlich tritt Perikardreiben als Zeichen einer Perikarditis auf. An der Haut fallen **subkutane Knötchen** und ein **Erythema anulare** (marginatum) auf. Das Erythem tritt meist am Stamm mit flüchtigen, scharf begrenzten, ringförmigen, rosarot gefärbten, nicht juckenden Effloreszenzen auf.
Gelegentlich kommt es zu einer Pleuritis, bei der ein Reibegeräusch auskultierbar ist. Die **Chorea minor (Sydenham)** ist eine Spätmanifestation, die sich auch noch nach mehreren Monaten nach der Streptokokkeninfektion manifestieren kann. Charakteristisch sind dabei plötzliche unkontrollierte Bewegungen der Hände mit begleitender Muskelschwäche und emotionale Labilität.

Diagnose

- **Laborbefunde:** In der Regel ist die BSG stark beschleunigt und der Titer der gegen Streptokokkenantigene gerichteten Antikörper (Antistreptolysin O/L) erhöht oder steigend. Der Anti-Desoxyribonukleotidase-Titer steigt bei Streptokokkeninfekten der Haut an.
- Im **EKG** treten PQ-Verlängerungen und ST-Streckenelevationen auf.
- **Echokardiographie:** Bei Karditis können Klappenveränderungen, Ventrikeldilatation und Perikarderguß sichtbar sein.
- **Diagnostische Kriterien:** Nach den Jones-Kriterien (▤ A-**8**) ist ein rheumatisches Fieber wahrscheinlich, wenn 2 Haupt- oder ein Haupt- und 2 Nebenkriterien erfüllt sind.

Diagnose

- **Laborbefunde:** In nahezu allen Fällen ist eine starke BSG-Erhöhung nachweisbar. Der Titer der gegen Streptokokkenantigene gerichteten Antikörper, wie z.B. Streptolysin O oder L, ist pathologisch (über 300 IE) erhöht oder ansteigend. Nach der Streptokokkeninfektion fällt der Titer nicht ab. Der **Antistreptolysin-O-Test** ist der am weitesten verbreitete diagnostische Test. Der Anti-Desoxyribonukleotidase-B-(antiDNAse B oder ADB-)Titer steigt besonders nach Streptokokkeninfekten der Haut an. Bei einigen Patienten sind kreuzreagierende antisarkolemmnale Antikörper nachweisbar.
- Im **EKG** finden sich häufig ein verlängertes PQ-Intervall sowie Zeichen einer Perikarditis mit ST-Streckenelevationen.
- **Echokardiographie:** Bei der rheumatischen Karditis kann es zu einer Dilatation der Herzhöhlen, zu morphologischen Veränderungen (wie z.B. Verdickungen) der Klappen sowie zur Ausbildung eines Perikardergusses kommen.
- **Diagnostische Kriterien:** Nach den von *Jones* vorgeschlagenen Kriterien ist ein rheumatisches Fieber dann anzunehmen, wenn 2 Hauptkriterien oder ein Hauptkriterium und 2 Nebenkriterien erfüllt sind (▤ A-**8**). Laborchemisch besteht in der Regel ein persistierend erhöhter ASO-Titer sowie eine erhöhte BSG.

A-8: Jones-Kriterien der American Heart Association

Hauptkriterien	Nebenkriterien
▷ Karditis	▷ Fieber
▷ Polyarthritis	▷ Arthralgie
▷ Chorea	▷ BSG- und/oder CRP-Erhöhung
▷ subkutane Knötchen	▷ verlängerte PQ-Zeit
▷ Erythema anulare (marginatum)	▷ rheumatisches Fieber oder rheumatische Karditis in der Anamnese

Differentialdiagnose Die Differentialdiagnose umfaßt Arthritiden unterschiedlicher Genese sowie Kollagenosen.

Differentialdiagnose. Die Differentialdiagnose umfaßt postinfektiöse reaktive Polyarthritiden, Polyarthritis bei bakterieller Endokarditis, rheumatische Arthritis, juvenile chronische Arthritis, ankylosierende Spondylitis und Kollagenosen.

Therapie Penicillin ist das Mittel der Wahl. Zur antiinflammatorischen Behandlung werden nichtsteroidale Antirheumatika und bei schweren

Therapie. Bei vorliegender Streptokokkeninfektion ist Penicillin das Mittel der Wahl und wird mit 3,5 Mio IE/d i.v. dosiert. Bei Penicillinallergie sollten Cephalosporine oder Erythromycin verabreicht werden. Zur antiinflammatorischen Behandlung werden nichtsteroidale Antirheumatika (ASS, Indometacin, Diclofenac) eingesetzt. Kortikoide werden nur bei schweren, fieberhaften Verläufen mit Vorliegen einer Karditis benötigt. Die antiinflammatorische Behandlung erfolgt bis zu einigen Wochen nach Normalisierung der BSG. Kortikoide und Salicylate haben wenig Wirkung bei Chorea: zur symptomatischen Therapie werden Sedativa und Tranquilizer empfohlen.

Verläufen mit Karditis auch Steroide eingesetzt. Bei Chorea werden Sedativa und Tranquilizer empfohlen.

Rezidivprophylaxe. Nach völligem Verschwinden der Entzündungszeichen sollte bei Notwendigkeit eine Sanierung potentieller Entzündungsfoci (z. B. Tonsillektomie, Zahnsanierung) erfolgen. Die langfristige medikamentöse Rezidivprophylaxe erfolgt durch intramuskuläre Gabe von 1,2 Mio IE Benzathin-Penicillin G pro Monat über mehrere Jahre; in der Regel bis mindestens zum 25. Lebensjahr. Alternativ kann die Rezidivprophylaxe auch durch orale Einnahme von Penicillin (oder Erythromycin bei Penicillinallergie) erfolgen. Bei der i.m. Gabe ist die Compliance der Patienten jedoch besser.

Rezidivprophylaxe Eine Sanierung potentieller Entzündungsfoci sollte nach Verschwinden der Entzündungszeichen durchgeführt werden. Zudem sollten pro Monat 1,2 Mio IE Benzathin-Penicillin G über mehrere Jahre gegeben werden(bei Penicillinallergie Erythromycin).

Verlauf und Prognose. Der klinische Verlauf ist variabel. In 90% der Fälle geht die Symptomatik nach spätestens 3 Monaten deutlich zurück. Bei etwa 85% der Patienten mit Karditis treten entsprechende Zeichen innerhalb der ersten 3 Monate auf. Zu narbigen Veränderungen am Klappenapparat kommt es meist erst nach 1–3 Jahren. Die Prognose wird im wesentlichen durch die Endokarditis und die resultierenden Klappenfehler bestimmt (»das rheumatische Fieber beleckt die Gelenke und beißt das Herz«). Sie wird durch eine rechtzeitige Penicillintherapie verbessert. Bei Herzbeteiligung besteht eine erhöhte Rezidivneigung.

Verlauf und Prognose Oft geht die Symptomatik nach 3 Monaten zurück. Zeichen der Karditis treten in den ersten Monaten auf. Nach 1–3 Jahren kommt es zu Klappenveränderungen, die meist die Prognose bestimmen. Bei Herzbeteiligung besteht eine erhöhte Rezidivneigung.

Klinischer Fall

Bei einer 16jährigen Patientin traten etwa 3 Wochen nach einer akuten Tonsillitis Fieber und äußerst schmerzhafte Kniegelenkschwellungen auf. Wenige Tage vorher hatte die Patientin eine girlandenförmige flüchtige Hautrötung und kleine Knötchen unter der Haut im Ellenbogenbereich bemerkt. Mit dem Fieber waren retrosternales Druckgefühl, Herzstiche und wiederholtes Herzrasen einhergegangen. Bei der körperlichen Untersuchung fiel eine weiterbestehende Tonsillitis auf. Die Beweglichkeit der überwärmten und geschwollenen Kniegelenke war eingeschränkt. Auskultatorisch war über der Herzspitze ein leises Systolikum zu hören. Unter den Laborwerten waren die BSG, die Leukozytenzahl und der Antistreptolysintiter erhöht. Im EKG zeigte sich eine verlängerte PQ-Zeit (210 ms), ferner traten gehäuft supraventrikuläre und ventrikuläre Extrasystolen auf. Echokardiographisch bestanden eine leichte Verdickung der Mitralklappe und eine geringgradige Mitralklappeninsuffizienz.

Nach der Diagnose des rheumatischen Fiebers wurde der Patientin Bettruhe empfohlen. Es wurde umgehend eine Therapie mit Penicillin und Acetylsalicylsäure eingeleitet.

3.2 Infektiöse Endokarditis

3.2 Infektiöse Endokarditis

▶ ***Definition.*** Bei der infektiösen Endokarditis liegt eine meist bakterielle Entzündung des Endokards vor. In der Regel sind die Herzklappen beteiligt. Man unterscheidet nach dem Verlauf eine **akute** von einer **subakuten** Form (**Endocarditis lenta**).

◀ **Definition**

Epidemiologie. Die Häufigkeit der infektiösen Endokarditis variiert je nach dem zugrundeliegenden Erreger. Etwa 60–80% der Fälle werden durch **alpha-hämolysierende Streptokokken** (davon > 50% S. viridans), 20–35% durch **Staphylokokken**, ca. 10% durch Enterokokken, gramnegative Bakterien und seltene Erreger sowie Pilze verursacht. Die Häufigkeit der durch Streptokokken bedingten Endokarditiden ist rückläufig, während die Endokarditis durch Staphylokokken und andere Erreger zunimmt. 10–20% der Endokarditisfälle kommen bei Patienten mit Klappenprothesen vor. Auch an Schrittmacherkabeln und Teflonprothesen treten vermehrt Infektionen auf. Eine gehäufte Inzidenz von Endokarditiden wird bei i. v. Drogenabhängigen nach Benutzung verunreinigter Spritzen beobachtet (> 50% durch Staphylococcus aureus bedingt).

Epidemiologie Die häufigsten Erreger einer infektiösen Endokarditis sind **alpha-hämolysierende Streptokokken, Staphylokokken** und **Enterokokken.** Endokarditiden treten gehäuft bei Patienten mit Klappenprothesen, Schrittmacherkabeln und Teflonprothesen sowie bei i. v. Drogenabhängigen auf.

Pathogenese Oft besteht eine prädisponierende kardiale Läsion, ein Klappenvitium oder ein kongenitaler Herzfehler.

Charakteristisch sind **Destruktionen und Vegetationen an den Klappen**. Initial entstehen an einem Endotheldefekt sterile Vegetationen aus Thrombozyten, die nach einer Bakteriämie mit Erregern besiedelt werden. Zu Bakteriämien kommt es oft bei Infektionen und bei invasiven Eingriffen.

Von den Klappenvegetationen gehen **Embolien** aus, die u. a. Gehirn, Milz, Niere und die Gefäßperipherie betreffen (A-**19**, A-**20**). Häufig besteht eine glomeruläre Herdnephritis (**Löhlein-Herdnephritis**).

Pathogenese. Zwischen 60% und 80% der Patienten haben eine prädisponierende kardiale Vorschädigung. 30% der Fälle stehen im Zusammenhang mit einer rheumatischen Klappenerkrankung. Am häufigsten ist die Mitralklappe betroffen, am zweithäufigsten die Aortenklappe. Die Trikuspidalklappe ist bei Drogenabhängigen häufig befallen. Bei 10–20% der Patienten liegt ein kongenitaler Herzfehler vor (wie z.B. ein persistierender Ductus arteriosus, VSD, ASD oder eine Aortenisthmusstenose). Charakteristisch sind **Destruktionen** und **Vegetationen an den Klappen** (A-**21**). Primär entstehen an einem Endotheldefekt unterschiedlicher Genese sterile Vegetationen aus Thrombozyten und Fibrin, welche während einer Bakteriämie mit Erregern besiedelt werden. Auf den Bakterien kommt es erneut zu Thrombozyten- und Fibrinablagerungen, durch die immunkompetente Zellen schlecht einwandern können. Transiente Bakteriämien werden regelhaft z.B. durch Infektionen oder kleine Eingriffe im Rachenraum verursacht. Sehr pathogene Keime befallen die Klappen auch ohne Prädispositionsstelle.
Von den Klappenvegetationen ausgehende **embolische Ereignisse** betreffen das Gehirn, die Milz, die Niere, die Lunge (A-**19**) und die Gefäßperipherie (A-**20**). Seltener sind Embolien in die Koronararterien oder die Retinazentralarterie. Fast regelmäßig ist bei der Endokarditis eine glomeruläre Herdnephritis (**Löhlein-Herdnephritis**) und seltener eine diffuse Glomerulonephritis nachweisbar.

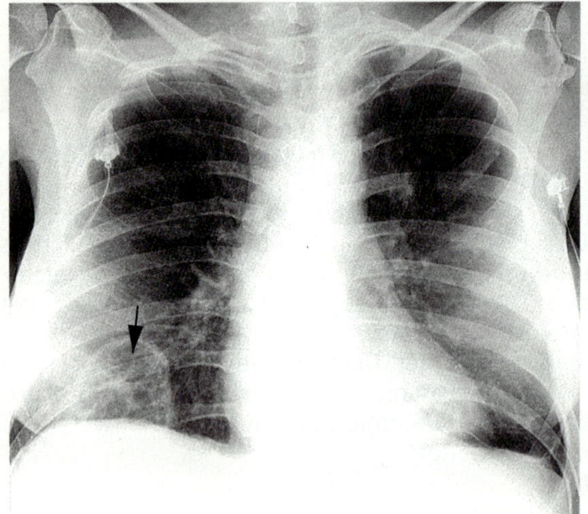

A-**19: A.-p.-Röntgen-Thoraxaufnahme einer 31jährigen i.v.-drogenabhängigen Patientin mit akuter staphylokokkeninduzierter Trikuspidalklappenprothesenendokarditis.** Als Folge embolischer Ereignisse entstand eine abszedierende Pneumonie mit einer Abszeßhöhle (→).

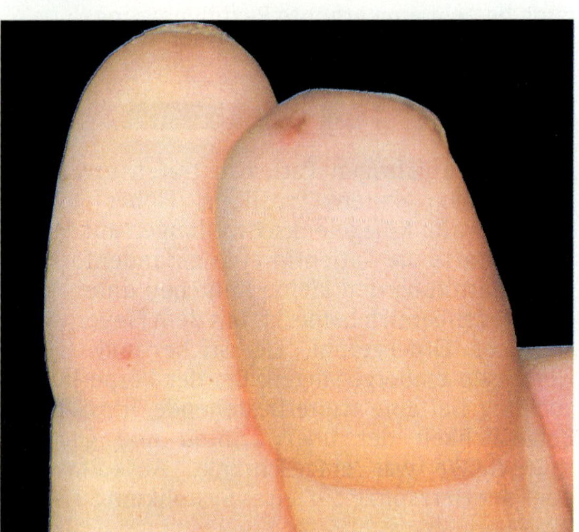

A-**20: Periphere Mikroembolien bei Staphylokokkenendokarditis.**

Klinik Bei der Endokarditis tritt meist **Fieber** auf. Es kommt zu **Krankheitsgefühl, Abgeschlagenheit, Schweißausbrüchen, Tachykardie, Schüttelfrost, Arthralgien und Gewichtsverlust**. Häufig ist ein **neues Herzgeräusch** auskultierbar. Weitere Zeichen sind Splenomegalie, **Petechien, Osler-Knötchen** und **Splinterhämorrhagien. Mikroembolien** können zu neurologischen Defiziten führen. **Hämaturie** und **Proteinurie** treten bei Nierenbeteiligung auf.

Klinik. Bei akuter Endokarditis tritt häufig **Fieber** mit Temperaturen zwischen 39 und 40°C auf. Bei der subakuten Form liegt die Temperatur gewöhnlich unter 39°C. Meist kommt es zu **allgemeinem Krankheitsgefühl, Abgeschlagenheit, nächtlichen Schweißausbrüchen, Tachykardie, Schüttelfrost, Arthralgien und Gewichtsverlust.** Häufig besteht bereits ein Herzgeräusch, welches seinen Charakter ändern kann. In vielen Fällen treten während der Endokarditis ein **neues Herzgeräusch** sowie Herzinsuffizienzzeichen auf. In ca. 30% der subakuten Fälle ist eine Splenomegalie nachweisbar. Bei 25% der Patienten kommt es zu **Petechien.** Insbesondere bei der subakuten Endokarditis entstehen schmerzhafte stecknadelkopfgroße rötliche Knötchen **(Osler-Knötchen)** als Ausdruck einer infektallergischen Kapillarentzündung sowie subunguale **Splinterhämorrhagien**. Bei Auftreten von zerebralen **Mikroembolien** kann es zu neurologischen Ausfällen kommen. Bei Nierenbeteiligung treten häufig eine **Hämaturie** und **Proteinurie** auf.

Merke. Bei multiplen zerebralen Embolien oder unklarem Fieber stets an Endokarditis denken!

◀ **Merke**

Diagnose. In der Regel liegen eine deutliche **BSG- und CRP-Erhöhung** sowie meist eine Leukozytose mit Linksverschiebung vor. Bei etwa 80% der Patienten findet sich eine normozytäre normochrome **Anämie**. Häufig bestehen Proteinurie und Hämaturie sowie ein erhöhtes Serumkreatinin. In ca. 90% der Fälle sind zirkulierende Immunkomplexe und in etwa 50% sind Rheumafaktoren nachweisbar. Entscheidend für die Diagnosesicherung ist der **Erregernachweis mittels Blutkultur.** Die Bakteriämiequelle sollte gesucht und saniert werden.

Diagnose
- **Laborbefunde:** Charakteristisch sind: BSG-/CRP-Erhöhungen, Leukozytose, normochrome Anämie, Proteine, Blut im Urin sowie zirkulierende Immunkomplexe nachweisbar. Der Erregernachweis in der Blutkultur muß versucht werden.

Merke. Keine Entnahme von Blutkulturen aus liegenden Kathetern, da eine Verunreinigung falsch positive Befunde verursachen kann.

◀ **Merke**

- Die **EKG-Veränderungen** fehlen oder sind unspezifisch.
- **Radiologische Befunde:** Bei Entwicklung einer Herzinsuffizienz kann es zur Zunahme der Herzgröße kommen. Bei Rechtsherzendokarditis können infolge septischer Emboli multiple Lungenherde sichtbar sein.
- **Echokardiographie:** Vegetationen können ab einer Größe von etwa 2 mm nachgewiesen werden; zu deren Nachweis eignet sich besonders die transösophageale Echokardiographie. Bei den meisten Patienten mit Endokarditis sind morphologische Klappenveränderungen nachweisbar (A-**21**).
- **Sonographie des Abdomens:** Bei ca. 30% der Patienten liegt eine Splenomegalie vor.

- **EKG:** Keine spezifischen Zeichen.
- **Radiologische Befunde:** Bei Herzinsuffizienz kann die Herzgröße zunehmen.
- **Echokardiographie:** Häufig werden Klappenveränderungen mit Vegetationen nachgewiesen (A-**21**).

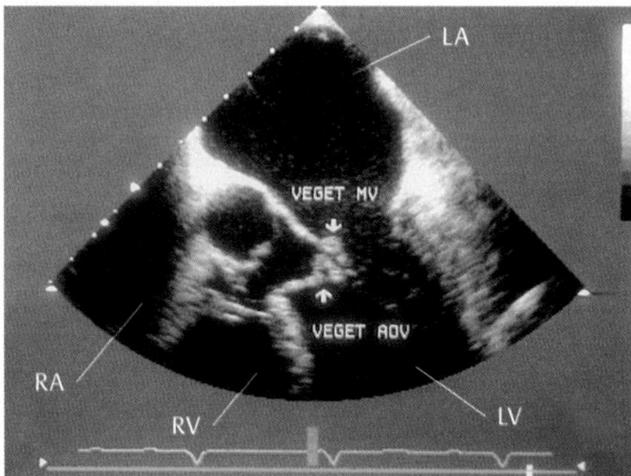

A-**21:** Bakterielle Endokarditis der Aorten- und Mitralklappe. Nachweis von Vegetationen auf der Aorten- (AOV) und Mitralklappe (MV). RA = rechter Vorhof, RV = rechter Ventrikel, LA = linker Vorhof, LV = linker Ventrikel.

Differentialdiagnose. Bei der Kombination aus **Fieber, BSG-Erhöhung, Anämie, Herzgeräusch und Klappenvegetation** muß an die Diagnose Endokarditis gedacht werden und ein Erregernachweis mittels Blutkulturen angestrebt werden. Differentialdiagnostisch müssen ein weites Spektrum infektiöser sowie immunologisch bedingter Erkrankungen, wie z. B. rheumatisches Fieber, systemischer Lupus erythematodes, andere Bindegewebserkrankungen und Neoplasien berücksichtigt werden.

Differentialdiagnose Die Differentialdiagnose umfaßt ein weites Spektrum an infektiösen und immunologisch bedingten Erkrankungen (z. B. rheumatisches Fieber, systemischer Lupus erythematodes) und Neoplasien.

Therapie. Bei gesichertem Erreger erfolgt eine **antibiotische Therapie** nach Resistenzbestimmung im Antibiogramm. Bei klinischem Verdacht erfolgt auch ohne positive Blutkultur eine Antibiotikatherapie, die bei subakuter Endokarditis primär gegen Streptokokken und bei der akuten Form gegen Staphylokokken gerichtet ist. Bei Nachweis von Streptokokken ist die Therapie der Wahl Penicillin (20–40 Mio IE/d) plus Gentamicin, bei Enterokokken Ampicillin oder Mezlocillin plus Gentamicin.
Die Staphylokokken-Endokarditis wird mit einer Kombination aus Isoxazolyl-Penicillin (Oxacillin, Flucloxacillin) oder einem Cephalosporin oder Van-

Therapie Eine **antibiotische Therapie** erfolgt nach Möglichkeit nach Antibiogramm. Bei fehlendem Erregernachweis richtet sich die Therapie primär gegen Streptokokken und Staphylokokken. Bei Streptokokkennachweis wird primär mit Penicillin und Gentamicin und bei Staphylokokkennachweis mit Isoxazolyl-Penicillin und einem Aminoglykosid behandelt.

Die antibiotische Therapie sollte mindestens 4–6 Wochen durchgeführt werden.
Ein **Klappenersatz** erfolgt, wenn die Infektion unter antibiotischer Therapie persistiert, rezidivierende Thromboembolien auftreten oder sich eine vitiumbedingte Herzinsuffizienz entwickelt.

comycin, kombiniert mit einem Aminoglykosid, behandelt. Die meisten selteneren Erreger werden durch Penicilline, Cephalosporine, Aminoglykoside oder Ciprofloxacin erfaßt. Die antibiotische Therapie sollte mindestens 4–6 Wochen fortgesetzt werden. Bei Candidabefall besteht die Therapie der Wahl in der Gabe von Amphotericin B und 5-Fluorocytosin. Ein **Klappenersatz** ist durchzuführen bei persistierender Infektion unter antibiotischer Therapie, bei wiederholten Thromboembolien und bei progredienter Herzinsuffizienz infolge einer Klappeninsuffizienz. Pilzinfektionen sind unter konservativer Therapie in der Regel nicht zu sanieren.

Verlauf und Prognose Die akute Endokarditis kann rasch eine Sepsis mit Multiorganversagen verursachen. Bei der subakuten **Endocarditis lenta** steht die Herzinsuffizienz im Vordergrund. Septische Embolien sind häufig.

Eine schlechte Prognose besteht bei Infektionen mit Staphylokokken, gramnegativen Keimen und Pilzen.

Verlauf und Prognose. Bei akuter Endokarditis kann sich rasch eine akute Sepsis mit Multiorganversagen entwickeln, bei dem ohne adäquate Therapie eine infauste Prognose besteht. Bei der subakuten **Endocarditis lenta,** die meist durch Streptococcus viridans verursacht wird, ist der Verlauf langsam, und die Entwicklung einer Herzinsuffizienz steht im Vordergrund. Auch hier treten septische Embolien in verschiedene Organe mit entsprechenden Folgesymptomen und eine Niereninsuffizienz auf.
Die Gesamtüberlebensrate beträgt unter Therapie mehr als 70%. Eine ungünstige Prognose haben Patienten mit Infektionen durch Staphylokokken, gramnegative Keime oder Pilze. Bei 10% aller Patienten rezidiviert die Endokarditis.

Cave!

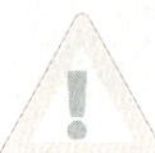

Zu kurze Dauer der antibiotischen Therapie.

Zu zögerliche Entscheidung zur Operation bei nicht beherrschbarer Infektion mit Klappenzerstörung.

Klinischer Fall

Bei einer 40jährigen Patientin mit bekannter leichter Mitralstenose bestehen nach einer Zahnwurzelentzündung über mehrere Wochen allgemeines Krankheitsgefühl, Abgeschlagenheit, Inappetenz und Gewichtsverlust. Zudem treten rezidivierend subfebrile Temperaturen und Schweißausbrüche auf. Wegen eines sich plötzlich entwickelnden und ca. 30 Minuten anhaltenden Gesichtsfeldausfalles sucht die Patientin die Klinik auf.
Bei der allgemeinen Untersuchung sieht die Patientin blaß aus und befindet sich in leicht reduziertem Allgemeinzustand. Neurologische Defizite sind nicht nachweisbar. An der Haut fallen vereinzelte stecknadelkopfgroße rötliche Knötchen auf. Palpatorisch zeigt sich ein Pulsus celer et altus. Der Blutdruck beträgt 160/60 mmHg. Auskultatorisch fällt ein bislang nicht bekanntes hochfrequentes hauchendes Sofortdiastolikum mit p.m. im 3.-4. ICR am linken Sternalrand auf.
Die Blutsenkungsgeschwindigkeit der Patientin ist mit 90/150 mm n.W. massiv erhöht. Es bestehen eine Leukozytose (14000 Leukozyten/mcl) und eine Anämie (Hb 9,6 g/dl). Bei der Patientin wird eine Farbdopplerechokardiographie durchgeführt, bei der eine bislang nicht bekannte Aortenklappeninsuffizienz mit flottierenden Vegetationen an den Klappenrändern festgestellt wird. Unter dem hochgradigen Verdacht auf eine Endokarditis werden mehrfach Blutkulturen abgenommen und eine stationäre Antibiotikatherapie eingeleitet.

A-9: Kardialer Notfall: akute Endokarditis mit Herzinsuffizienz

Leitsymptome

- ▷ Fieber unklarer Genese
- ▷ neu aufgetretenes Herzgeräusch
- ▷ körperliche Abgeschlagenheit
- ▷ Dyspnoe

Anamnese

- ▷ Fieberverlauf
- ▷ Herzklappenfehler, angeborene Herzfehler, Aortenisthmusstenose, offener Ductus Botalli
- ▷ Zustand nach Herzklappenoperation
- ▷ Schrittmacher, entzündete venöse Zugänge
- ▷ entzündliche Vorerkrankungen, ggf. mit Antibiotikatherapie
- ▷ zahnmedizinische und medizinische Interventionen
- ▷ Embolien
- ▷ i. v. Drogen

Untersuchungen

- ▷ Blässe
- ▷ Vitalfunktionen (Veränderung der Blutdruckhöhe und -amplitude infolge Klappeninsuffizienz, Tachykardie?)
- ▷ Auskultation des Herzens (Insuffizienzgeräusch?)
- ▷ Herzinsuffizienzzeichen (Rasselgeräusche über der Lunge?)
- ▷ Zeichen septischer Embolien (Hemiparese, Nierenklopfschmerz, subunguale Läsionen?)
- ▷ Körpertemperatur
- ▷ BSG, Blutbild (Leukozytose, Anämie?)
- ▷ Gerinnungswerte, Serumelektrolyte, Kreatinin, Transaminasen, Urinstatus
- ▷ Blutkulturen, mindestens 3–6/d, beginnend vor der antibiotischen Therapie, auch außerhalb der Fieberschübe
- ▷ EKG (oft unauffällig)
- ▷ Röntgen-Thorax (Lungenstauung, septische Embolien?)
- ▷ Echokardiographie/transösophageale Echokardiographie (Klappeninsuffizienz, Vegetationen?)
- ▷ Abdomen-Sonographie (Milz vergrößert?)

Therapie

Nach der Blutentnahme (Blutkultur) erfolgt die i. v. Therapie je nach Verlauf und Erreger:

- ▷ primär schleichender Verlauf bei unbekanntem Erreger (meist durch **Streptokokken** verursacht): Penicillin G 20–40 Mio IE in 3–4 Einzeldosen plus Gentamicin 3 mg/kg KG/d in 3 Einzeldosen
- ▷ primär akuter Verlauf mit unbekanntem Erreger (oft durch **Staphylokokken** bedingt): Flucloxacillin 4 × 3 g plus Gentamicin 3 mg/kg KG in 3 Einzeldosen
- ▷ **Enterokokken:** Ampicillin 3 × 4 g plus Gentamicin 3 mg/kg KG/d in 3 Einzeldosen
- ▷ **Gramnegative Erreger:** Cefotaxim bis 4 g plus Gentamicin 3–5 mg/kg KG/d in 3 Einzeldosen
- ▷ **Pilze:** Amphotericin B 0,6–1,0 mg/kg KG als Einzeldosis plus 5-Flucytosin 150 mg/kg KG/d in 3 Einzeldosen

Bei **Komplikationen** (hämodynamische Verschlechterung, rezidivierende Embolien, Pilzendokarditis) besteht in der Regel die Indikation zur operativen Therapie.

- ▷ bei Herzinsuffizienzzeichen durch Klappeninsuffizienz Gabe eines ACE-Hemmers (z. B. Captopril, Anfangsdosis 2 × 6,25 mg)
- ▷ bei Lungenstauung Furosemid 20–40 mg i. v.
- ▷ bei Tachyarrhythmie rasche Aufdigitalisierung mit Anfangsdosis Acetyldigoxin 0,4 mg i. v.
- ▷ Antikoagulation nur bei Patienten mit Kunstklappenprothesen

Cave:

- ▷ Übersehen der Diagnose Endokarditis bei der Abklärung des Fiebers unklarer Genese
- ▷ Überhören von Herzgeräuschen auf Aufnahmestationen
- ▷ Anlage von zu wenigen Blutkulturen zur Identifikation des Erregers
- ▷ zu späte operative Intervention

3.3 Endokarditisprophylaxe

Patienten mit Herzfehlern oder nach Herzoperationen haben potentiell ein erhöhtes Risiko einer Endokarditis, die durch eine transiente Bakteriämie bei medizinischen oder zahnmedizinischen Eingriffen verursacht werden kann. Daher wird bei Risikopatienten (▤ A-**10**) bei einigen invasiven Maßnahmen eine Endokarditisprophylaxe durch Antibiotikagabe empfohlen.

Die Empfehlung zur Endokarditisprophylaxe bei verschiedenen Eingriffen ist abhängig von der Bakteriämieinzidenz nach der entsprechenden Intervention (▤ A-**11**, ▤ A-**12**).
Bei Eingriffen im Oropharynx und Respirationstrakt ist eine Bakteriämie vorwiegend mit grampositiven Erregern wie z. B. Streptokokken, im Gastrointestinal- und Urogenitaltrakt mit Enterokokken und an der Haut mit Staphylokokken zu erwarten. Dementsprechend erfolgt die Antibiotikaprophylaxe (▤ A-**13** und ▤ A-**14**), die bei hohem Risiko und fortdauernder Bakteriämie bis zu 2 Tagen fortgesetzt werden sollte.

3.3 Endokarditisprophylaxe

Patienten mit Herzfehlern oder nach Herzoperationen haben oft ein erhöhtes Endokarditisrisiko. Bei einigen invasiven Maßnahmen wird dann eine Antibiotikagabe als Endokarditisprophylaxe empfohlen (▤ A-10).

Die Endokarditisprophylaxe hängt von der Art der Intervention und der Bakteriämieinzidenz ab (▤ A-11, ▤ A-12).

Der Typ der ins Blut gestreuten Bakterien ist bei Eingriffen an verschiedenen Körperregionen unterschiedlich. Dementsprechend wird das Antibiotikum ausgewählt (▤ A-13, A-14).

A-10: Endokarditisprophylaxe (nach *American Heart Association* 1997)

Eine Endokarditisprophylaxe ist erforderlich bei:

- ▷ Zustand nach Herzklappenersatz (mit Kunstklappen, biologischen Klappen, »Homografts«)**
- ▷ Zustand nach früherer infektiöser Endokarditis**
- ▷ komplexen zyanotischen kongenitalen Herzerkrankungen (z. B. Fallotsche Tetralogie, Transposition der großen Gefäße, Single ventricle)**
- ▷ Zustand nach chirurgisch hergestellten systemisch-pulmonalen Shunts oder Conduits**
- ▷ Andere kongenitale Herzfehler wie z. B.:*
  - persistierender Ductus arteriosus
  - Ventrikelseptumdefekt
  - Vorhofseptumdefekt vom Primum-Typ
  - Aortenisthmusstenose
  - bikuspidale Aortenklappe (auch ohne Stenose)
- ▷ erworbenen Herzklappenfehlern (z. B. nach rheumatischem Fieber)*
- ▷ hypertropher Kardiomyopathie*
- ▷ Mitralklappenprolaps mit Mitralklappeninsuffizienz(geräusch) und/oder verdickten Segeln*
- ▷ weniger als 6 Monate zurückliegendem herzchirurgischem Eingriff*

Eine Endokarditisprophylaxe ist nicht erforderlich bei:

- ▷ isoliertem Vorhofseptumdefekt vom Sekundum-Typ
- ▷ Zustand nach chirurgischem Verschluß eines Vorhofseptumdefektes (nach 6 Monaten)
- ▷ Zustand nach chirurgischem Verschluß eines Ventrikelseptumdefektes (nach 6 Monaten)
- ▷ Zustand nach chirurgischem Verschluß eines persistierenden Ductus arteriosus (nach 6 Monaten)
- ▷ Zustand nach aortokoronarer Bypass-Operation
- ▷ Mitralklappenprolaps ohne Mitralklappeninsuffizienz
- ▷ physiologischen, funktionellen Herzgeräuschen
- ▷ Zustand nach Kawasaki-Syndrom ohne Klappendysfunktion
- ▷ Zustand nach rheumatischem Fieber ohne valvuläre Dysfunktion
- ▷ Herzschrittmachern und implantierten Defibrillatoren

* = mittleres Risiko, ** = hohes Risiko

A-11: Indikationen für Endokarditisprophylaxe vor Eingriffen bei Risikopatienten

Oropharynx

- ▷ zahnärztliche, oral- und kieferchirurgische Eingriffe mit Bakteriämie-Risiko
- ▷ HNO-ärztliche invasive Eingriffe (z. B. Tonsillektomie)

Respirationstrakt

- ▷ chirurgische Eingriffe mit Einbezug der Mukosa
- ▷ nasotracheale Intubation
- ▷ Bronchoskopie mit einem starren und flexiblen** (mit oder ohne Biopsie) Bronchoskop

Gastrointestinaltrakt

- ▷ Endoskopie mit oder ohne Biopsie*
- ▷ transösophageale Echokardiographie*
- ▷ Sklerotherapie von Ösophagusvarizen**
- ▷ Dilatation von Ösophagusstrikturen**
- ▷ endoskopische retrograde Cholangiographie mit biliärer Obstruktion**
- ▷ chirurgische Eingriffe am Gallengangssystem**
- ▷ chirurgische Eingriffe an der intestinalen Mukosa**

Urogenitaltrakt

- ▷ chirurgische Eingriffe an der Prostata
- ▷ Zystoskopie
- ▷ Lithotripsie
- ▷ Urethra-Dilatation
- ▷ vaginale Hysterektomie*
- ▷ vaginale Entbindung*

Haut

- ▷ operative Eingriffe bei Infektionen der Haut und ihrer Anhangsgebilde

* = optional für Patienten mit hohem Risiko
** = empfohlen für Patienten mit hohem Risiko, optional für Patienten mit mittlerem Risiko

A-12: Eingriffe, bei denen keine Endokarditisprophylaxe erforderlich ist

Zahn-/Hals-/Nasen-/Ohrenbereich

- zahnärztliche Maßnahmen ohne Gefahr relevanter Bakteriämie
- Paukenröhrcheneinlage

Respirationstrakt

- endotracheale Intubation

Gastrointestinaltrakt

- Endoskopie bei Patienten mit mittlerem oder niedrigem Risiko (s. **10**)

Urogenitaltrakt

- Sectio caesarea
- Urethra-Katheterisierung
- Urethra-Dilatation oder Kürettage
- Schwangerschaftsabbruch
- Sterilisation
- Einbringen oder Entfernen intrauteriner Einlagen

Andere

- Herzkatheteruntersuchung
- perkutane transluminale (koronare) Ballonkatheterdilatation mit oder ohne Stent-Implantation
- Herzschrittmacherimplantation
- Defibrillatorimplantation
- Inzision oder Biopsie chirurgisch gereinigter Haut
- Zirkumzision

A-13: Prophylaxe bei Eingriffen im Zahn-, Hals- und Ösophagusbereich sowie im Respirationstrakt (nach *American Heart Association* 1997)

Klinische Situation	Medikament	Dosierung für Erwachsene
allgemeine Standardprophylaxe	▷ Amoxicillin	▷ 2,0 g p.o. 1 h vor dem Eingriff
orale Medikation nicht möglich	▷ Ampicillin	▷ 2,0 g i.m. oder i.v. 30 min vor dem Eingriff
Penicillinallergie	▷ Clindamycin oder ▷ Cefalexin oder Cefadroxil* oder ▷ Azithromycin oder Clarithromycin	▷ 600 mg p.o. 1 h vor dem Eingriff ▷ 2,0 g p.o. 1 h vor dem Eingriff ▷ 500 mg p.o. 1 h vor dem Eingriff
Penicillinallergie und orale Medikation nicht möglich	▷ Clindamycin oder ▷ Cefazolin*	▷ 600 mg i.v. 30 min vor dem Eingriff ▷ 1,0 g i.m. oder i.v. 30 min vor dem Eingriff

* Cephalosporine sollten nicht bei Patienten mit Überempfindlichkeit vom Soforttyp gegen Penicillin benutzt werden.
p.o. = orale Applikation; i.m. = intramuskuläre Applikation, i.v. = intravenöse Applikation.
Individuelle Vorerkrankungen, wie z. B. bestehende Infektionen am Ort des Eingriffs, oder bereits vorher begonnene antibiotische Vorbehandlungen können im Einzelfall Abweichungen vom oben empfohlenen Therapieschema erforderlich machen!

A-14: Prophylaxe bei Eingriffen im Gastrointestinal- und Urogenitaltrakt (nach *American Heart Association* 1997)

Klinische Situation	Medikament	Dosierung für Erwachsene
Patienten mit hohem Risiko	▷ Ampicillin plus Gentamicin	▷ Ampicillin 2,0 g i.m. oder i.v. plus Gentamicin 1,5 mg/kg* bei Beginn des Eingriffs ▷ 6 h später Ampicillin 1 g i.m./i.v. oder Amoxicillin 1 g p.o.
Patienten mit hohem Risiko sowie Allergie gegen Ampicillin/Amoxicillin	▷ Vancomycin plus Gentamicin	▷ Vancomycin 1,0 g i.v. über 1–2 h plus Gentamicin 1,5 mg/kg* i.v./i.m. Vollständige Infusion bis maximal 30 min nach Beginn des Eingriffs
Patienten mit moderatem Risiko	▷ Amoxicillin oder Ampicillin	▷ Amoxicillin 2,0 g p.o. 1 h vor dem Eingriff oder ▷ Ampicillin 2,0 g i.m./i.v. bei Beginn des Eingriffs
Patienten mit moderatem Risiko sowie Allergie gegen Ampicillin/Amoxicillin	▷ Vancomycin	▷ Vancomycin 1,0 mg i.v. über 1–2 h. Vollständige Infusion bis maximal 30 min nach Beginn des Eingriffs

p.o. = orale Applikation; i.m. = intramuskuläre Applikation, i.v. = intravenöse Applikation
* = nicht > 120 mg.
Individuelle Vorerkrankungen, wie z. B. bestehende Infektionen am Ort des Eingriffs oder bereits vorher begonnene antibiotische Vorbehandlungen, können im Einzelfall Abweichungen vom oben empfohlenen Therapieschema erforderlich machen!

Merke ▶

Merke. Patienten über die Notwendigkeit der Endokarditisprophylaxe informieren und Endokarditis-Paß ausstellen.

3.4 Sonstige Endokarderkrankungen

Im folgenden werden seltene Endokarderkrankungen kurz dargestellt.

3.4 Sonstige Endokarderkrankungen

Nichtinfektiöse und nicht durch rheumatisches Fieber bedingte Endokarditiden und Endokarderkrankungen sind selten und werden im folgenden kurz zusammengefaßt.

Abakterielle thrombotische Endokarditis

Abakterielle thrombotische Vegetationen entstehen bei verschiedenen Erkrankungen.

Abakterielle thrombotische Endokarditis

Abakterielle thrombotische Vegetationen finden sich außer bei Endokardschädigungen auch bei Hyperkoagulabilität bei Malignomen sowie bei Sepsis mit disseminierter intravasaler Koagulation und bei immunologischen Erkrankungen.

Endokardfibroelastose

Charakteristisch sind **fibröse Verdikkungen** des linksventrikulären Myokards und – bei der primären Form – auch der Mitral- und Aortenklappe.

Endokardfibroelastose

Bei der Endokardfibroelastose liegen **fibröse Verdickungen** hauptsächlich des linksventrikulären Endokards vor. Die **primäre dilatative Form** betrifft auch die Mitral- und Aortenklappe, auf denen es meist zu kleinen abakteriellen Vegetationen kommt. Die **sekundäre Endokardfibroelastose** tritt insbesondere bei Patienten mit druckbelastetem linkem Ventrikel und Myokardhypertrophie auf.

Endomyokardfibrose

Es entsteht eine Fibrosierung der Einflußtrakte der Ventrikel, in denen sich Thromben anlagern. Die kardiale Pumpfunktion wird deutlich eingeschränkt. Ohne Operation ist die Prognose schlecht.

Endomyokardfibrose

Die Endomyokardfibrose kommt hauptsächlich in tropischen Gebieten vor. Charakteristisch sind eine Fibrosierung des Einflußtraktes des rechten oder linken Ventrikels sowie die Anlagerung von Thromben an die betroffenen Bereiche. Klinisch entsteht bei linksventrikulärer Beteiligung eine pulmonale Stauung und bei rechtsventrikulärer Fibrose das Bild einer restriktiven Kardiomyopathie. Ohne operative Therapie ist die Prognose schlecht.

Löffler-Endokarditis

Die auch als **Endocarditis parietalis fibroplastica** bezeichnete Erkrankung kommt **im Rahmen des hypereosinophilen Syndroms** vor. Die Ursachen der Eosinophilie sind bei ca. 25% der Patienten eine Eosinophilenleukämie und bei weiteren 25% Asthma bronchiale, Panarteriitis nodosa, Parasitosen, Morbus Hodgkin, sonstige Neoplasien oder Medikamente. Bei etwa der Hälfte der Fälle ist die Genese der Eosinophilie unklar. Es finden sich eine Endokardverdickung, häufig mit verruköser Endokarditis der AV-Klappen, und Thrombenauflagerungen. Im Verlauf kommt es zur Kardiomegalie mit Herzinsuffizienzzeichen sowie zu gehäuften thromboembolischen Komplikationen. Therapeutisch wird die Senkung der Eosinophilen, z.B. durch Kortikoide, angestrebt. Die Herzinsuffizienz wird mit Diuretika und ACE-Hemmern behandelt. Häufig ist eine Endokardresektion notwendig.

Löffler-Endokarditis

Synonym: **Endocarditis parietalis fibroplastica.** Diese tritt beim **hypereosinophilen Syndrom** auf, dessen Ursache oft unklar ist. Es besteht eine verruköse Endokarditis, häufig mit Beteiligung der AV-Klappen und Thrombenanlagerungen, welche zu Thromboembolien führen können. Im Verlauf tritt eine Herzinsuffizienz auf. Therapie: Senkung der Eosinophilen und der Behandlung der Herzinsuffizienz. Oft ist eine Endokardresektion nötig.

Endokardbeteiligung bei systemischem Lupus erythematodes

In etwa 50% der obduzierten Fälle geht der systemische Lupus erythematodes (SLE) mit einer abakteriellen verrukösen Endokarditis einher **(Libman-Sacks-Endokarditis)**. Durch Ablagerung zirkulierender Immunkomplexe kommt es zur Endothelzellalteration mit nachfolgender Schädigung der tieferen Endokardschichten sowie zur Entwicklung einer Valvulitis mit Vegetationen, so daß das Bild einer verrukösen Endokarditis entsteht. Die Klappenfunktion ist nur selten hämodynamisch bedeutsam eingeschränkt. Für die Prognose des SLE ist die Endokardbeteiligung in der Regel unbedeutend.

Endokardbeteiligung bei systemischem Lupus erythematodes

Der systemische Lupus erythematodes (SLE) geht häufig mit einer abakteriellen verrukösen Endokarditis einher (**Libman-Sacks-Endokarditis**). Pathogenetisch bedeutsam sind zirkulierende Immunkomplexe. Die Endokarditis beeinflußt die Prognose der Erkrankung nicht wesentlich.

Endokarditis beim Karzinoidsyndrom

Eine kardiale Beteiligung ist bei etwa der Hälfte der Patienten mit Karzinoidsyndrom nachweisbar. Durch die freigesetzten endokrin aktiven Substanzen kommt es wahrscheinlich zur Schädigung des Endothels und zu einer Proliferation von Myozyten, Myofibroblasten und zu überschießender Kollagensynthese. Häufig bestehen eine **flächige Verdickung des Endokards** und eine **Trikuspidalklappeninsuffizienz**. Therapeutisch steht die Beseitigung der Grunderkrankung im Vordergrund.

Endokarditis beim Karzinoidsyndrom

Bei der Hälfte der Patienten mit Karzinoidsyndrom bestehen eine **flächige Verdickung des Endokards** und eine **Trikuspidalklappeninsuffizienz.** Therapeutisch wird primär die Grunderkrankung behandelt.

Endokardbeteiligung bei verschiedenen Grunderkrankungen

Bei malignen Erkrankungen (A-**22**), rheumatoider Arthritis, ankylosierender Spondylitis, Sklerodermie, Takayasu-Aortitis sowie nach Radiatio kann es in seltenen Fällen zu einer Endokardbeteiligung kommen, die jedoch in der Regel die Prognose der Erkrankung nicht entscheidend beeinflußt.

Endokardbeteiligung bei verschiedenen Grunderkrankungen

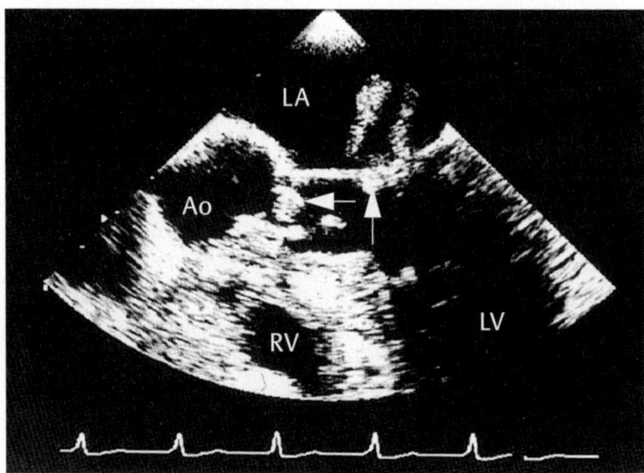

A-**22: Abakterielle Endokarditis bei einer Patientin mit Endokarditis bei metastasiertem Mammakarzinom.** Man erkennt multiple flottierende Auflagerungen auf der Aorten- und Mitralklappe (→). RV = rechter Ventrikel, LA = linker Vorhof, LV = linker Ventrikel, Ao = Aorta.

Epidemiologie Die Inzidenz wird mit 2/1000–2/100 000 angegeben.
Da viele Herztumoren asymptomatisch sind oder wegen unspezifischer Symptome nicht erkannt werden, wurde die Diagnose früher erst postmortal gestellt.
Seit Nutzung der Echokardiographie wird die Diagnose intravital gestellt. Durch die verbesserten **Operationsmöglichkeiten** können die gutartigen Tumoren erfolgreich angegangen werden.

Klassifikation
- **Primäre Tumoren:** sie sind sehr selten (▤ A-**15**).
- **Sekundäre Tumoren:** metastatisch bedingte Herztumoren. Sie werden durch das venöse Blut eingeschwemmt (Nieren-, Hodenkarzinom) oder metastasieren per continuitatem (Bronchial-, Mammakarzinom). Sie kommen häufiger im rechten Herzen vor.

4 Herztumoren

C. Nienaber

Epidemiologie. Herztumoren sind selten. Die Inzidenz wird im Sektionsgut mit 2/1000 bis 2/100 000 angegeben. Bis vor 20 Jahren wurde die Diagnose eines Herztumors überwiegend erst postmortal gestellt, da viele Herztumoren asymptomatisch sind oder wegen unspezifischer Symptome nicht erkannt wurden. Weiterhin fehlten die diagnostischen und therapeutischen Möglichkeiten, um einen Herztumor zu entdecken und behandeln zu können. Seit Nutzung der Echokardiographie wird zunehmend intravital die Diagnose eines Herztumors gestellt. Gleichzeitig verbesserten sich die **operativen Behandlungsmöglichkeiten**, so daß heute fast alle Herztumoren erkannt werden und zumindest die gutartigen Herztumoren operativ angegangen werden können.

Klassifikation. Die Herztumoren werden in primäre, sekundäre, gutartige und maligne Tumoren eingeteilt. Die sekundären, metastatisch bedingten Herztumoren treten ca. 30–40mal häufiger auf als die primären Herztumoren. Die meisten sekundären Herztumoren metastasieren per continuitatem in das Herz oder es werden Metastasen des Primärtumors durch das venöse Blut ins Herz eingeschwemmt. Die sekundären Herztumoren kommen häufiger im rechten als im linken Herz vor. Die betroffenen Herzabschnitte sind in abnehmender Häufigkeit Perikard, Myokard und Endokard.
In absteigender Reihenfolge verursachen folgende Primärtumoren einen sekundären Herzbefall: Bronchial-, Mammakarzinom (Infiltration per continuitatem) und Nieren-, Hodenkarzinom (venöse Einschwemmung). Primäre Herztumoren sind selten, in großen Sektionsstatistiken wird ihre Häufigkeit mit 0,0017–0,08 % angegeben. Die häufigsten primären Herztumoren sind in ▤ A-**15** aufgeführt. Unter den primären Herztumoren treten die benignen mit 72 % weitaus häufiger auf, als die malignen Herztumoren (28 %).

▤ A-15: Häufigkeit der benignen und malignen Herztumoren

Herztumor	Häufigkeit	Herztumor	Häufigkeit
Benigne	72 %	**Maligne**	28 %
▷ Myxom	30 %	▷ Angiosarkom	9 %
▷ papilläres Fibroelastom	10 %	▷ Rhabdomyosarkom	8 %
▷ Lipom	10 %	▷ Mesotheliom	4 %
▷ Rhabdomyom	7 %	▷ Fibrosarkom	3 %
▷ Fibrom	4 %	▷ malignes Lymphom, Teratom, Thymom, Osteosarkom	4 %
▷ Hämangiom	3 %		
▷ Mesotheliom des AV-Knotens	3 %		
▷ Granulosazelltumor, Neurofibrom, Lymphangiom	2 %		

Klinik Große intrakavitäre Tumoren behindern die Füllung der betroffenen Kammer und führen zu einer **Rechts- oder Linksherzinsuffizienz.** Klappennahe Herztumoren können eine **Insuffizienz oder Stenose** verursachen. Gestielte Tumoren können mit dem Blutstrom ihre Lage im Herzen verändern. Hierdurch tritt intermittierend entweder eine Klappeninsuffizienz oder -stenose auf. **Periphere Embolien** können durch Embolisation von Tumormaterial oder von aufgelagerten Thromben bedingt sein.

Klinik. Die Herztumoren zeichnen sich durch unspezifische Symptome aus, die sich durch die Lokalisation, Größe und Mobilität des Tumors im Herzen erklären. Große intrakavitäre Herztumoren behindern die Füllung der betroffenen Herzkammer und führen zu einer **Rechts- oder Linksherzinsuffizienz.** Klappennahe Herztumoren können eine **Insuffizienz oder Stenose der betroffenen Herzklappe** verursachen. Einige Herztumoren treten gestielt auf und können mit dem Blutstrom ihre Lage in den Herzhöhlen verändern. Damit treten in manchen Fällen Symptome der Klappeninsuffizienz oder Stenose intermittierend auf, wenn der Tumor in die Klappenfläche prolabiert und die Klappenfunktion behindert. In seltenen Fällen kann ein Herztumor die Öffnungsfläche einer Herzklappe oder das Ostium eines Koronargefäßes komplett verschließen und durch die akute Blockierung der Zirkulation zu Synkope, Myokardinfarkt oder plötzlichen Herztod führen. Häufiger verursachen Herztumoren **periphere Embolien**, die durch eine Embolisation von Tumormaterial oder von aufgelagerten Thromben bedingt sein kann. Herztumoren können durch supra- oder ventrikuläre Herzrhythmusstörungen auffallen.

Diagnose. Die **Echokardiographie** ist die wichtigste Untersuchungsmethode zum Nachweis eines intrakardialen Herztumors. Durch die zweidimensionale Echokardiographie können Lokalisation und Ausdehnung des Herztumors bestimmt werden. Alle perikardialen und epikardialen intrakavitären Herztumoren können wegen der guten sonographischen Trennung zwischen Flüssigkeit und solidem Gewebe klar dargestellt werden. Im echokardiographisch bewegten Bild kann die Mobilität des Herztumors verfolgt werden, und vielmals gelingt es, die Insertion des Tumor zu lokalisieren. Die Computertomographie (CT) und die Magnetresonanztomographie (MRT) liefern zusätzlich wertvolle Informationen, besonders bei intramuralen Herztumoren.

Diagnose Durch die **Echokardiographie** können Lokalisation und Ausdehnung des Tumors erfaßt werden.
Im echokardiographisch bewegten Bild kann die Mobilität des Herztumors verfolgt werden, und vielmals gelingt es, die Insertion des Tumors zu lokalisieren. Die Computertomographie (CT) und die Magnetresonanztomographie (MRT) liefern zusätzlich wertvolle Informationen.

Merke. Die angiographische Darstellung eines Herztumors gelingt nur selten und sollte wegen des erhöhten Risikos der Tumorembolisation oder von aufgelagerten Thromben nicht durchgeführt werden.

◀ **Merke**

Therapie. Alle **primären malignen Herztumoren** haben eine extrem schlechte Prognose und limitieren damit die therapeutischen Möglichkeiten.
Alle **benignen intrakavitären Herztumoren** sollten wegen der potentiellen Komplikationen operativ entfernt werden.
Die **Therapie der sekundären Herztumoren** richtet sich nach der Prognose des Primärtumors. In vielen Fällen ist bei metastatischem Befall des Herzens eine operative Entfernung des Tumors nicht mehr möglich.

Therapie Alle **primären malignen Herztumoren** haben eine extrem schlechte Prognose.
Alle **benignen intrakavitären Herztumoren** sollten wegen der potentiellen Komplikationen operativ entfernt werden. Die Therapie der sekundären Herztumoren richtet sich nach der Prognose des Primärtumors.

4.1 Benigne primäre Herztumoren

4.1.1 Myxom

Epidemiologie. Das Myxom ist mit 30% der **häufigste kardiale Tumor.** Es kann in jedem Alter auftreten (2.-88. Lebensjahr); der Altersgipfel liegt im 56. Lebensjahr. Es liegt keine Prädilektion des Geschlechts vor. Das Myxom kommt mit 93% überwiegend in den Vorhöfen vor (75% linker und 18%

Epidemiologie Das Myxom ist mit 30% der **häufigste kardiale Tumor.** Es kommt überwiegend in den Vorhöfen vor. Die typische Lokalisation ist das Vorhofseptum (**A-23**).

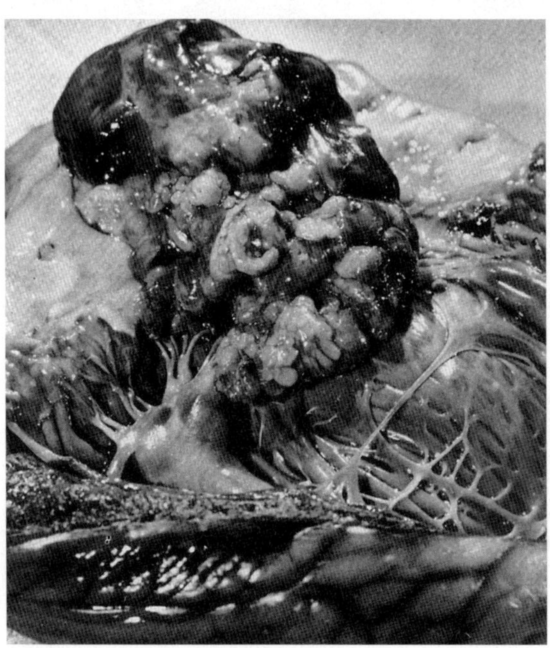

A-**23: Makroskopischer Aspekt eines Myxoms im trabekulären Anteil des linken Vorhofes.** Das Myxom ist blumenkohlartig gestaltet und zeigt an seiner Oberfläche teilweise thrombotische Auflagerungen.

rechter Vorhof) und hat seine typische Lokalisation am Vorhofseptum. 90% aller Vorhofmyxome inserieren gestielt in der Gegend der Fossa ovalis des Vorhofseptums. Die restlichen 10% gehen in absteigender Häufigkeit von der posterioren oder anterioren Vorhofwand und dem Vorhofohr aus (A-**23**). Nur 7% der Myxome treten jeweils zu 3,5% in beiden Ventrikeln auf.

Pathogenese Zwei Typen sind zu unterscheiden:
- mit polypöser, bröckliger und gallertiger Oberfläche
- mit glatter Oberfläche (selten).

Beide Formen treten meist gestielt auf.

Pathogenese. Myxome sind echte Neoplasien, die von embryonalen, pluripotenten Mesenchymzellen abstammen. Makroskopisch kann man die Myxome in zwei Typen unterscheiden: Häufiger findet man eine polypöse, bröcklige und gallertige Oberfläche, die mit Thromben besetzt sein kann. Seltener haben Myxome eine glatte Oberfläche und feste Struktur.
Beide Formen treten überwiegend gestielt auf und variieren in ihrer Größe zwischen 1 und 15 cm, wobei die meisten um 5 cm messen.

Klinik Patienten mit Myxom weisen (häufig) die Symptomentrias:
- intrakardiale Obstruktion
- Embolisation und
- Herzinsuffizienz

auf.

Klinik. Patienten mit einem Myxom sind häufig symptomatisch, äußern aber uncharakteristische Beschwerden. Die Symptomentrias – **intrakardiale Obstruktion, Embolisation** und **Zeichen der Herzinsuffizienz** – steht im Vordergrund. Am häufigsten verursachen Myxome bei entsprechender Größe Symptome einer links- oder rechtsseitigen Einflußstauung mit Dyspnoe und rezidivierender Herzdekompensation und imitieren dadurch das klinische Bild einer Mitral- oder Trikuspidalklappenstenose.

Therapie Die Resektion des Tumors sollte wegen dessen Komplikationsmöglichkeiten angestrebt werden. Die Prognose ist nach operativer Entfernung des Myxoms gut.

Therapie. Die **operative Resektion** des Tumors sollte wegen dessen Komplikationsmöglichkeiten angestrebt werden. Eine großzügige Entfernung der Tumorbasis – meist des gesamten Vorhofseptums – ist zu empfehlen, da das Myxom rezidivierend nachwachsen kann. Der Defekt wird durch direkte Naht oder einen perikardialen Patch verschlossen. Die Prognose ist nach operativer Entfernung des Myxoms gut.

4.1.2 Papilläres Fibroelastom

4.1.2 Papilläres Fibroelastom

Epidemiologie Es ist der **häufigste Tumor der Herzklappen und des**

Epidemiologie. Das papilläre Fibroelastom macht nur 10% aller primären Herztumoren aus, ist aber der **häufigste Tumor der Herzklappen und des**

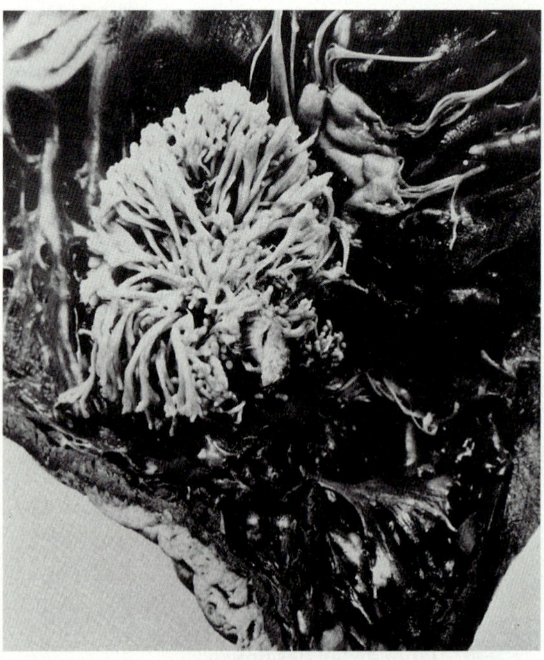

a Makropathologischer Aspekt eines papillären Fibroelastoms, das im Bereich der Mitralklappe aufsitzt. Der makroskopische Aspekt gleicht dem Bild einer Seeanemone.

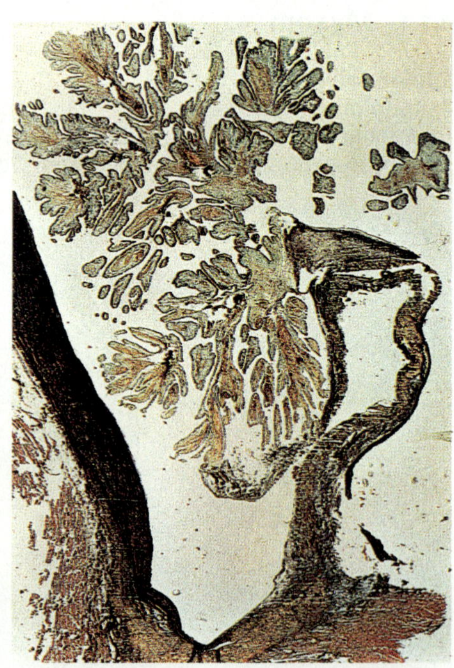

b Histologischer Befund dieses papillären Fibroelastoms. Gestielte Verankerung im Myokard und seeanemonenartige papilläre Struktur.

A-**24 a, b: Papilläres Fibroelastom.**

Klappenapparates, wobei alle 4 Herzklappen etwa gleich häufig betroffen sind. Papilläre Fibroelastome im Bereich des Endokards der Ventrikel oder der Vorhöfe stellen eine Rarität dar. Der Altersgipfel dieses Tumors liegt jenseits des 60. Lebensjahres ohne Geschlechtspräferenz. Er wird als echte **benigne Neoplasie** eingestuft. Der makroskopische Aspekt der papillären Fibroelastome ist auffallend. Sie sind gestielt und erinnern mit ihren multiplen, fingerartigen Auswüchsen an eine Seeanemone (◘ A-**24**). Im Zentrum der Papillen finden sich mikroskopisch ein kollagenreiches Fasergerüst und lockeres Bindegewebe, das von einem einreihigen Endothel umgeben ist.

Klappenapparates. Diese benignen Neoplasien sind gestielt und erinnern durch ihre multiplen, fingerartigen Auswüchse an Seeanemonen (◘ A-**24**).

Klinik. Die meisten papillären Fibroelastome sind klinisch nicht symptomatisch und werden als Zufallsbefund bei der Autopsie entdeckt. Manche Patienten fallen klinisch erst durch zentrale oder periphere Embolien auf, die sich auf den fingerartigen Fortsätzen bilden können. Kasuistisch wurde beschrieben, daß papilläre Fibroelastome der Aortenklappe durch Verlegung der Koronarostien zum Myokardinfarkt und plötzlichen Herztod geführt haben (◘ A-**25**).

Klinik Die meisten papillären Fibroelastome sind klinisch nicht symptomatisch und werden als Zufallsbefund bei der Autopsie entdeckt.
Manche Patienten fallen klinisch erst durch zentrale oder periphere Embolien auf (◘ A-**25**).

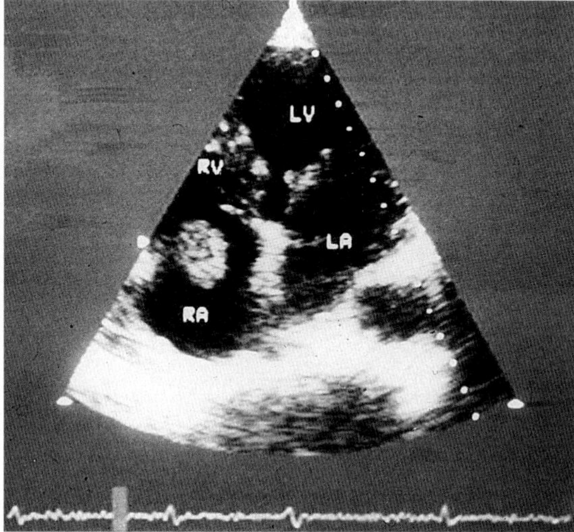

◘ A-**25: Typisches intravitales Bild eines papillären Fibroelastoms im zweidimensionalen Echokardiogramm.** Im Bereich des rechten Vorhofes erkennt man deutlich die kugelige Struktur als Ausdruck eines intrakavitären Tumors. LV = linker Ventrikel, RV = rechter Ventrikel, LA = linker Vorhof, RA = rechter Vorhof.

Therapie. Eine operative Entfernung des Tumors sollte wegen der möglichen Komplikationen angestrebt werden. Meist kann der Tumor unter Erhaltung der Klappe oder des Klappenapparates abgetragen werden. Nur in seltenen Fällen muß bei ausgedehntem Tumorbefall die Herzklappe ersetzt werden.

Therapie Wegen der möglichen Komplikationen sollte eine operative Entfernung des Tumors angestrebt werden.

4.1.3 Rhabdomyom

4.1.3 Rhabdomyom

Epidemiologie. Das Rhabdomyom ist selten, ist aber mit 43 % der häufigste kardiale Tumor im Kindesalter. **30–50 % der Patienten mit Rhabdomyom haben auch eine tuberöse Sklerose** (autosomal dominante neurokutane Dysgenesie mit Hirnrindenknoten, Naevi albi und Verkalkungsneigung). Rhabdomyome sind zu 90 % in den Ventrikeln lokalisiert (rechts und links gleich häufig) und treten in 90 % multipel auf.

Epidemiologie Das Rhabdomyom ist selten, ist aber mit 43 % der häufigste kardiale Tumor im Kindesalter. **30–50 % der Patienten mit Rhabdomyom haben auch eine tuberöse Sklerose.** Rhabdomyome sind zu 90 % in den Ventrikeln lokalisiert und multipel.

Pathogenese. Ein Rhabdomyom stellt keine echte Neoplasie dar, sondern ist ein **Hamartom**, das von den Myozyten ausgeht. Familiäres Auftreten dieses Tumors ist beschrieben.

Pathogenese Ein Rhabdomyom stellt keine echte Neoplasie dar, sondern ist ein **Hamartom.**

Klinik. Rhabdomyome wachsen intramural und können sich in das Cavum der jeweiligen Herzkammer vorwölben. Weniger der Ersatz von Herzmuskelgewebe durch den Tumor als die **mechanische Behinderung der Ventrikelfüllung und/oder der Verlegung der Ausflußbahn** sind für das häufigste Symptom der **Herzinsuffizienz** verantwortlich. Weiterhin finden sich **supraventrikuläre und ventrikuläre tachykarde Rhythmusstörungen** sowie **Reizleitungsstörungen** bis zum kompletten AV-Block. Die Lebenserwartung der

Klinik Rhabdomyome wachsen intramural und können sich in die Herzkammer vorwölben. Die **mechanische Behinderung der Ventrikelfüllung und/oder der Verlegung der Ausflußbahn** sind für das häufigste Symptom der **Herzinsuffizienz** verantwortlich.

Es finden sich **Rhythmusstörungen** sowie **Reizleitungsstörungen**. Die Lebenserwartung der Kinder mit Rhabdomyom ist gering.

Therapie Eine operative Entfernung ist meist wegen der Größe und des multiplen Vorkommens des Tumors im Myokard nicht möglich.

Kinder mit Rhabdomyom ist gering. Unbehandelt sind bereits nach dem 1. Lebensjahr 60–80% der Patienten verstorben. Weiterhin ist die Prognose durch die tuberöse Sklerose reduziert.

Therapie. Eine operative Entfernung ist meist wegen der Größe und des multiplen Vorkommens des Tumors im Myokard nicht möglich. Eine Operation ist nur bei den Patienten sinnvoll, die keine tuberöse Sklerose haben. Chirurgisches Ziel sollte sein, den intrakavitären Anteil des Tumors zu entfernen, der für die Obstruktion verantwortlich ist.

4.1.4 Lipom

Epidemiologie In 70% der Fälle findet sich eine tumoröse Hypertrophie des Vorhofseptums, in 30% sind die übrigen Herzräume befallen (A-**26**).

4.1.4 Lipom

Epidemiologie. Lipome treten in jedem Alter ohne Geschlechtspräferenz auf. In 70% der Fälle findet sich eine **lipomatöse Hypertrophie des Vorhofseptums** und in 30% sind die übrigen Herzräume befallen, wobei hier der linke Ventrikel als Prädilektionsort angegeben wird. Die meisten Lipome finden sich im subendo- und subperikardialen Raum. Nur 25% sind intramural gelegen (A-**26**).

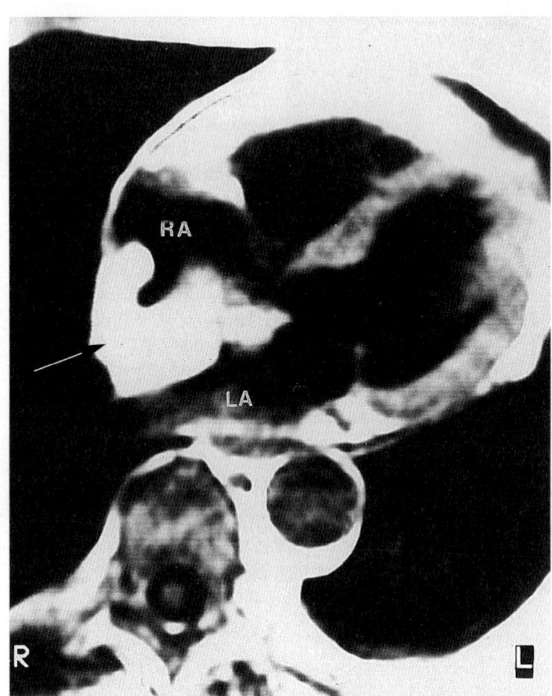

A-**26: Intramural gelegenes Lipom des Herzens** im MRT-Bild. Im Detail liegt eine lipomatöse Hypertrophie des Vorhofseptums mit fettiger Degeneration des Vorhofseptumgewebes vor (→). LA = linker Vorhof, RA = rechter Vorhof.

Pathogenese Unklar: Hamartom, Neoplasie.

Klinik Häufig mit supraventrikulären Rhythmusstörungen und Reizleitungsstörungen.

Therapie Meist symptomatische Therapie der Rhythmusstörung. Nur bei sehr großen Tumoren mit Kompression Operation.

Pathogenese. Die Pathogenese ist unklar: Hamartom, Neoplasie.

Klinik. Die lipomatöse Hypertrophie des Vorhofseptums ist häufig mit supraventrikulären Rhythmusstörungen und Reizleitungsstörungen verbunden. Es kann zur Einflußstauung kommen.

Therapie. Meist symptomatische Therapie der Rhythmusstörung. Nur bei sehr großen Tumoren mit Kompression ist eine operative Entfernung notwendig.

4.2 Maligne primäre Herztumoren

Epidemiologie. Alle primär malignen Herztumoren sind **Sarkome**, das heißt, sie stammen von den Mesenchymzellen ab. Sie können in jedem Alter auftreten, meist aber zwischen dem 30. und 50. Lebensjahr. Maligne Herztumoren haben als Prädilektionsort das rechte Herz, wobei der rechte Vorhof und der rechte Ventrikel gleich häufig betroffen sind.

Pathogenese. Maligne Herztumoren sind echte Neoplasien der Mesenchymzellen, die sich in Angiosarkome, Rhabdomyosarkome, Fibrosarkome und Lymphosarkome differenzieren können.

Klinik. Die klinische Entwicklung ist durch einen rapiden Verlauf gekennzeichnet. Die meisten Patienten versterben wenige Wochen bis 2 Jahre nach Auftreten der ersten Symptome. 75 % der Verstorbenen haben metastasiert. Durch das schnelle Wachstum der malignen Herztumoren steht die Kompression der betroffenen Herzhöhle im Vordergrund mit Rechtsherzinsuffizienz, Obstruktion der Vena cava und der Trikuspidal- oder Pulmonalklappe.

Therapie. Therapeutische Möglichkeiten ergeben sich wegen des schnellen Wachstums und der frühen Metastasierung nicht. Die Operation kann zur Sicherung der Diagnose genutzt werden und dient höchstens als palliativer Eingriff. Einzelberichte liegen über eine erfolgreiche Chemo- oder Strahlentherapie beim Lymphosarkom vor.

4.2 Maligne primäre Herztumoren

Epidemiologie Alle primär malignen Herztumoren sind **Sarkome**, das heißt, sie stammen von den Mesenchymzellen ab. Maligne Herztumoren haben als Prädilektionsort das rechte Herz, wobei der rechte Vorhof und rechte Ventrikel gleich häufig betroffen sind.

Pathogenese Die malignen Herztumoren sind echte Neoplasien der Mesenchymzellen.

Klinik Durch das schnelle Wachstum der malignen Herztumoren steht die Kompression der betroffenen Herzhöhle im Vordergrund.
Die meisten Patienten versterben wenige Wochen bis 2 Jahre den ersten Symptomen. 75 % der Verstorbenen haben metastasiert.

Therapie Therapeutische Möglichkeiten ergeben sich wegen des schnellen Wachstums und der frühen Metastasierung nicht.

5 Kardiomyopathien und Myokarditis

C. Nienaber und G. Lund

Definition. Unter Kardiomyopathien versteht man eigenständige Erkrankungen des Herzmuskels, die nicht auf Ischämie, Klappenfehler, arteriellen Hypertonus, angeborene Vitien oder Perikarderkrankungen zurückgeführt werden können.

Einteilung. Nach funktionellen Gesichtspunkten wird zwischen **dilatativer, hypertropher** und **restriktiver Kardiomyopathie** unterschieden (S A-**7**). Es handelt sich dabei um unterschiedliche Krankheitseinheiten, bei denen systolische und diastolische Funktionsstörung in unterschiedlichem Ausmaß isoliert oder auch kombiniert vorliegen.
Eine weitere Unterteilung erfolgt gemäß der Ätiologie in primäre oder idiopathische und sekundäre Formen. Danach sind **primäre Kardiomyopathien** Erkrankungen unbekannter Ätiologie, bei denen der pathologische Prozeß ausschließlich das Myokard und nicht die Herzklappen, die Herzkranzgefäße oder andere Strukturen betrifft.
Sekundäre Kardiomyopathien stellen eine myokardiale Manifestation einer anderweitigen Grunderkrankung dar, so z. B. einer koronaren Herzkrankheit, einer chronischen Herzklappenerkrankung, chronischer metabolischer oder toxischer Störungen (Cb) oder Systemerkrankungen (A-**16**).

5 Kardiomyopathien und Myokarditis

◀ Definition

Einteilung Es wird zwischen **dilatativer, hypertropher** und **restriktiver Kardiomyopathie** unterschieden (S A-**7**). Systolische und diastolische Funktionsstörungen können isoliert oder kombiniert vorliegen.
Eine weitere Unterteilung erfolgt nach der Ätiologie:
Primäre oder idiopathische Kardiomyopathien: Erkrankung unbekannter Ätiologie, bei der das Myokard betroffen ist.
Sekundäre Kardiomyopathien: myokardiale Manifestation einer anderen Grunderkrankung (z. B. KHK, Vitien, chronisch metabolische Störungen etc.) (A-**16**).

Synopsis A-7: Die verschiedenen Typen der Kardiomyopathien in Systole und Diastole

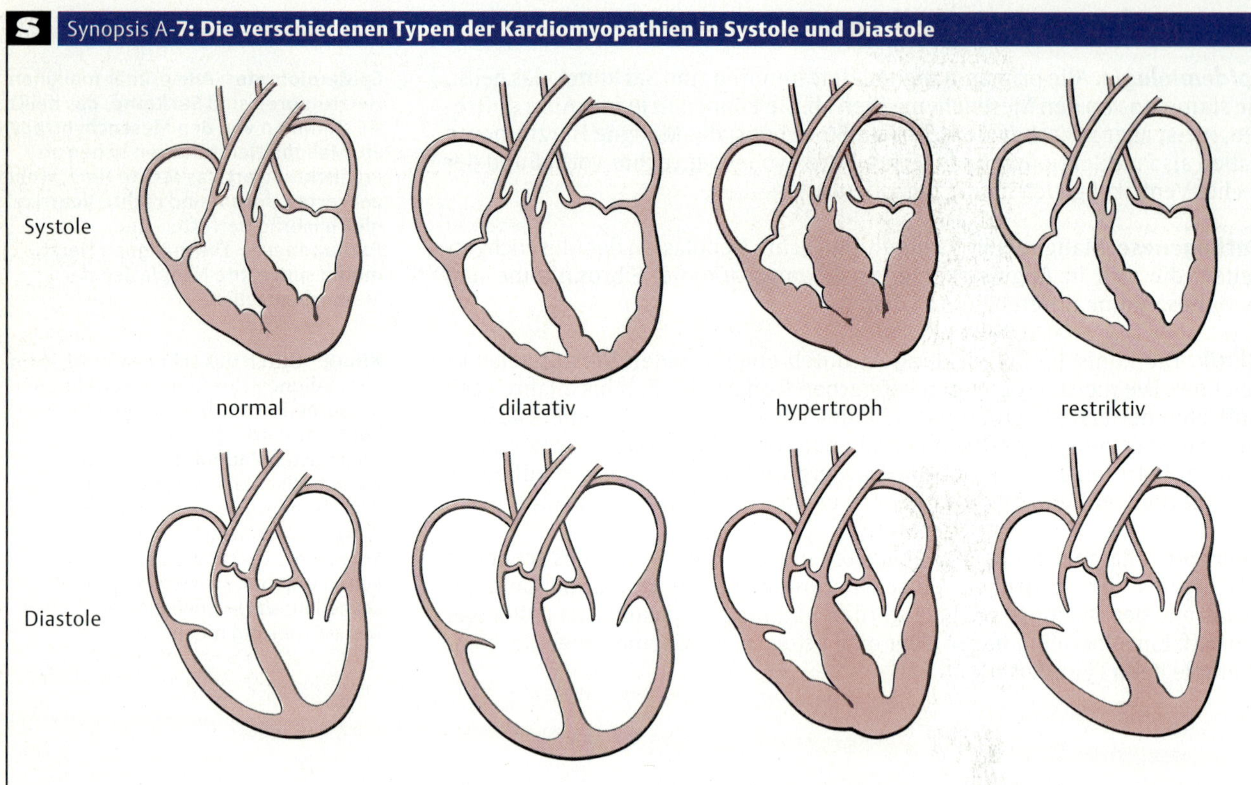

A-16: Ursachen der dilatativen Kardiomyopathie und Myokarditis

Entzündlich

infektiös:

- Viren: Coxsackie-, Influenza- oder Adenoviren
- Bakterien: septische Prozesse, Typhus, Scharlach, Diphtherie, Streptokokkenkarditis
- Protozoen: Toxoplasmose, Chagas-Krankheit (südamerikanische Raubwanze, Trypanosoma cruzi)
- Parasiten: Trichinen, Echinokokken u. a.

nicht infektiös:

- Kollagenosen
- Morbus Boeck
- Kawasaki-Syndrom

Metabolisch

- Mangel an Vitaminen oder Spurenelementen (Vitamin A, B, C, Selen, Karnitin)
- endokrinologisch: Thyreotoxikose, Myxödem, Phäochromozytom, Urämie
- Diabetes mellitus

Toxisch

- Alkohol
- Chemotherapeutika (Adriamycin, Bleomycin)
- Kobalt, Blei
- Chloroquin, Ergotamin
- Kokain

Infiltrativ

- Amyloidose, Hämochromatose
- Glykogen- und Lipidspeicherkrankheiten
- Endomyokardfibrose
- Löfflersche Endokarditis
- Karzinoid-Syndrom
- Herztumoren

Genetisch

- hypertrophe Kardiomyopathie (HCM)
- neuromuskuläre Erkrankungen (Duchennesche Muskeldystrophie, Myasthenie, Friedreichsche Ataxie, Kearns-Syndrome)

Idiopathisch

- idiopathische dilatative Kardiomyopathie (DCM)
- postpartale Kardiomyopathie
- Fettsucht

Sonstiges

- Strahlenschaden
- lang andauernde Tachykardie (chronisches Vorhofflimmern, Reentry–Tachykardie)

5.1 Dilatative Kardiomyopathie (DCM)

5.1 Dilatative Kardiomyopathie (DCM)

Definition. Die dilatative Kardiomyopathie ist durch eine Vergrößerung und systolische Funktionsstörung der linken oder beider Herzkammern charakterisiert und stellt die häufigste Form der Kardiomyopathie dar. Die Prognose ist ohne moderne Therapie ungünstig (S A-**8**).

◀ Definition

Synopsis A-8: Dilatative Kardiomyopathie

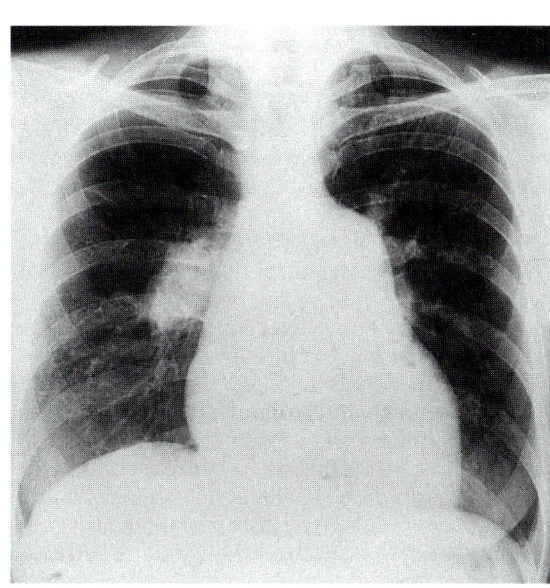

Global vergrößertes Herz bei dilatativer Kardiomyopathie. Im Röntgenbild in anterio-posteriorer Projektion.

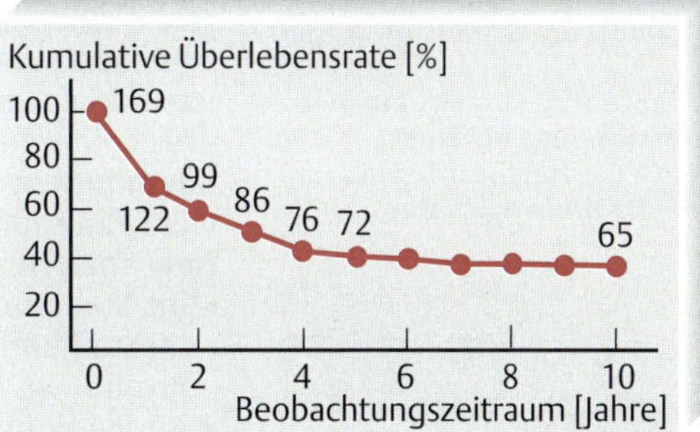

Verhältnis zwischen der kumulativen Überlebensrate und der Zeit nach Diagnose der dilatativen Kardiomyopathie. Der Spontanverlauf der Erkrankung ist dadurch gekennzeichnet, daß nach etwa 4 Jahren 50% der Patienten ohne Therapie verstorben sind.

Ätiologie. Die Ätiologie der **primären oder idiopathischen dilatativen Kardiomyopathie** ist definitionsgemäß unbekannt. Da viele Patienten histologisch inflammatorische Infiltrate im Herzmuskel zeigen, wird eine virale Genese diskutiert. Außerdem sind in Einzelfällen ohne Virusantikörper- und Antigentiter sowie virenspezifische RNA-Sequenzen nachgewiesen worden. Es fehlt allerdings der schlüssige Nachweis der ätiologischen Verkettung, d.h. der Progression der viralen Myokarditis mit normaler Herzgröße bis zum Stadium der dilatativen Kardiomyopathie. Die Inzidenz einer Myokarditis bei Patienten mit dilatativer Kardiomyopathie wird zwischen 1 und 67% angegeben, was durch teilweise unklare histologische Kriterien bedingt ist. Mit der »Dallas-Klassifikation« wurde hier mehr Klarheit geschaffen (A-**17**).

Ätiologie Die Ätiologie der **primären Form** ist unbekannt. Eine virale Genese wird diskutiert. Es fehlt jedoch der schlüssige Nachweis der Progression einer viralen Myokarditis mit normaler Herzgröße bis zum Stadium der DCM.

Zur Klassifikation *siehe* A-**17**.

A-17: Dallas-Klassifikation der dilatativen Kardiomyopathie

I. **Biopsie**
   - Myokarditis mit/ohne Fibrose
   - grenzwertige Myokarditis (erneute Biopsie indiziert)
   - keine Myokarditis

II. **Folgebiopsien**
   - persistierende Myokarditis mit/ohne Fibrose
   - ausheilende Myokarditis mit/ohne Fibrose
   - abgeheilte Myokarditis mit/ohne Fibrose

III. **Histopathologie**
   - inflammatorisches Infiltrat, klassifiziert als: lymphozytär, eosinophil, neutrophil, Riesenzell-Infiltrat, granulomatöses gemischtes Infiltrat

Die möglichen Ursachen der **sekundären DCM** sind in ▤ A-**16** zusammengefaßt.

Mögliche Ursachen der **sekundären dilatativen Kardiomyopathie** sind in ▤ A-**16** zusammengefaßt. In den Industrieländern steht der Alkohol als Auslöser im Vordergrund.

Klinik Eine Häufung der Erkrankung besteht bei Männern mittleren Alters.

Klinische Symptome entwickeln sich langsam, bei einigen Patienten liegen trotz eines deutlich dilatierten linken Ventrikels keine Symptome vor. Bei weiterer Progression kann es jedoch sehr schnell zu Symptomen oder zum Herztod kommen.

Das Initialsymptom ist zumeist **Luftnot (Linksherzinsuffizienz bis zum Lungenödem)**. Die Herzinsuffizienz wird nach der **NYHA in 4 Stadien** eingeteilt.

Klinik. Die Erkrankung kann in jeder Altersgruppe auftreten, eine Häufung besteht jedoch bei Männern mittleren Alters.
Klinische Symptome entwickeln sich langsam und graduell; bei einigen Patienten liegen trotz eines deutlich dilatierten linken Ventrikels keinerlei Symptome vor. Eine Röntgen-Thoraxuntersuchung oder Ultraschalluntersuchung des Herzens zeigt dann einen deutlich vergrößerten linken Ventrikel bei fehlenden Symptomen. Dennoch kann es bei Progression der Erkrankung sehr schnell zur Entwicklung von Symptomen und bei weiterer Progression zum fatalen Ausgang kommen.
Das Initialsymptom ist bei den meisten Patienten **Luftnot** (75–95 %) als Ausdruck einer führenden **Linksherzinsuffizienz**, die bis zum **akuten Lungenödem** führen kann. Eine semiquantitative Einteilung der Herzinsuffizienz in vier Grade aufgrund der Schwere der Dyspnoe erlaubt die **Klassifikation der New York Heart Association (NYHA)**:

- Im Stadium I besteht keine Beeinträchtigung der täglichen Aktivitäten.
- Im Stadium II kommt es bei normaler körperlicher Tätigkeit zu Luftnot und Ermüdung.
- Im Stadium III ist dies schon bei geringer körperlicher Aktivität der Fall.
- Im Stadium IV bestehen selbst in Ruhe Beschwerden.

In fortgeschrittenen Stadien mit biventrikulärer Beteiligung bestehen Zeichen der **Rechtsherzinsuffizienz. Thoraxschmerzen** aufgrund von Lungenembolien und **abdominelle Beschwerden** (Kapseldehnungsschmerz bei Leberstauung) sind häufig. **Allgemeine Ermüdung,** Schwindel und Präsynkope sind Zeichen mangelhafter Organperfusion.
Kardiale Arrhythmien führen zu Palpitationen, Bewußtseinsstörungen und Synkopen.
Angina pectoris kann durch die hohen enddiastolischen Drücke zu einer subendokardialen Ischämie führen.
Neben den Zeichen der Links- und Rechtsherzinsuffizienz besteht eine **Ruhetachykardie**. Oft bestehen **Brustwandpulsationen.** Der systolische Blutdruck ist eher niedrig bei verringertem Schlagvolumen. Eine **Klappenringdilatation** bedingt eine **Mitral- und Trikuspidalinsuffizienz** (systolische Geräusche).
Eine **Halsvenenstauung** als Zeichen einer Trikuspidalinsuffizienz ist häufig. Ein 3. und 4. Herzton sind zumeist hörbar. Ein Spätsymptom sind **systemische und pulmonale Embolien aufgrund kardiogener Thromben** (erweiterte Herzhöhlen).

In fortgeschrittenen Stadien mit biventrikulärer Beteiligung kommt es zu Zeichen der **Rechtsherzinsuffizienz** wie Beinödemen bis hin zu Anasarka, Hepatosplenomegalie und Aszites. Weiterhin sind **Thoraxschmerzen** aufgrund von Lungenembolien und abdominelle Schmerzen bei Leberstauung häufig. **Allgemeine Ermüdung** bzw. reduzierte Leistungsfähigkeit ist ein weiteres wichtiges Symptom und erklärt sich durch die mangelhafte Perfusion der Skelettmuskulatur. Schwindel, Präsynkope, Bewußtseinsstörungen lassen auf eine mangelhafte zerebrale Durchblutung schließen.
In bis zu 50 % der Fälle treten **kardiale Arrhythmien** auf, die ihrerseits zu Palpitationen, Bewußtseinsstörungen oder Synkopen führen können.
Manche Patienten geben **Angina pectoris** an; nuklearmedizinisch kann in solchen Fällen zum Teil eine diffuse Reduktion der myokardialen Perfusion nachgewiesen werden, deren Korrelat vermutlich eine durch hohe enddiastolische Drücke bedingte subendokardiale Ischämie ist.
Der klinische Befund ergibt zusätzlich zu den Zeichen der Links- und Rechtsherzinsuffizienz (*vgl. a. S. 104ff.*) und einer **Ruhetachykardie** Zeichen der **Herzvergrößerung:** Der Herzspitzenstoß ist nach lateral verlagert, oft bestehen präkordiale **Brustwandpulsationen.** Der systolische Blutdruck ist normal oder eher niedrig, die Amplitude kann entsprechend dem verringerten Schlagvolumen erniedrigt sein. Eine **Halsvenenstauung** mit prominenter a- und v-Welle als Zeichen einer Trikuspidalinsuffizienz ist häufig. Ein 4. Herzton geht oft der Dekompensation voran; ist diese ausgeprägt, so ist zumeist ein 3. Herzton hörbar. Systolische Geräusche aufgrund einer durch Klappenringdilatation bedingten **Mitral- und Trikuspidalinsuffizienz** sind ebenfalls häufig.
Ein häufiges Spätsymptom sind **systemische und pulmonale Embolien aufgrund von Thrombenbildung in den erweiterten Herzhöhlen.**

Diagnostik

- **EKG:** Der häufig anzutreffende **Linksschenkelblock** ist als prognostisch ungünstig zu bewerten.
In vielen Fällen liegt eine **Sinustachykardie** vor, in bis zu 30 % **Vorhofflimmern.**

Diagnostik

- **Elektrokardiogramm:** In etwa 90 % liegt ein pathologisches EKG vor, häufig finden sich Leitungsstörungen im Sinne eines **Linksschenkelblocks**: diese Leitungsstörung ist prognostisch ungünstig bewertet worden. In vielen Fällen liegt eine **Sinustachykardie** vor. Im Endstadium einer ischämischen Herzerkrankung (Einschränkung der systolischen Ventrikelfunktion nach Myokardinfarkten) läßt sich häufig der Nachweis von alten Infarktzeichen führen. Die Sensitivität des EKGs ist gering für den Nachweis einer linksventrikulären Hypertrophie. Häufig finden sich pathologische P-Wellen; dennoch korreliert die P-Wellenmorphologie nicht mit der Größe des linken Vorhofes. In 20–30 % der Fälle liegt **Vorhofflimmern** vor.

• **Röntgen-Thorax:** Überschreitet der Herzdurchmesser 50% des Thoraxquerdurchmessers, spricht man von einer Kardiomegalie; diese Beobachtung wird bei Patienten mit DCM häufig gemacht. Bei rechtsventrikulärer Beteiligung fällt eine Verkleinerung des Retrosternalraumes im seitlichen Bild auf. Häufig bestehen sekundäre Zeichen der Herzinsuffizienz mit pulmonaler Stauung und interstitiellem Lungenödem. Bei chronischem Verlauf lassen sich häufig dichte, horizontale Streifen im rechten Unterfeld (Kerley-B-Linien) oder Interlobärlinien in den oberen Lungenfeldern (Kerley-A-Linien) nachweisen. Zu einem alveolären Lungenödem kann es kommen, wenn der Pulmonalkapillardruck 25 mmHg für längere Zeit überschreitet.

Röntgenologische Zeichen sind:
- Kardiomegalie
- Verkleinerung des Retrosternalraumes bei rechtsventrikulärer Beteiligung
- pulmonale Stauung und interstitielles Lungenödem
- Kerley-A- und -B-Linien
- alveoläres Lungenödem.

• **Echokardiographie:** Die Echokardiographie stellt die wesentliche Säule in der Diagnostik und vor allem der Verlaufsbeurteilung der DCM dar. Charakteristisch ist die Dilatation des linken Ventrikels, aber auch der übrigen Herzhöhlen mit der **global eingeschränkten systolischen Funktion** (A-27). Typischerweise sind die Herzklappen morphologisch intakt und weisen in der **dopplerechokardiographischen Untersuchung** allenfalls eine durch Dilatation bedingte Insuffizienz auf. Die diastolische Ventrikelfunktion wird ebenfalls anhand dopplerechokardiographischer Parameter beurteilt und ist typischerweise gestört.

Die **Echokardiographie** ist die wesentliche Säule der Diagnostik der DCM. Charakteristisch sind:
- die Dilatation des linken Ventrikels, aber auch der übrigen Herzkammern
- global eingeschränkte systolische Funktion (A-27).

Dopplerechokardiographisch fällt eine durch Dilatation bedingte Insuffizienz auf. Auch die diastolische Ventrikelfunktion ist typischerweise gestört.

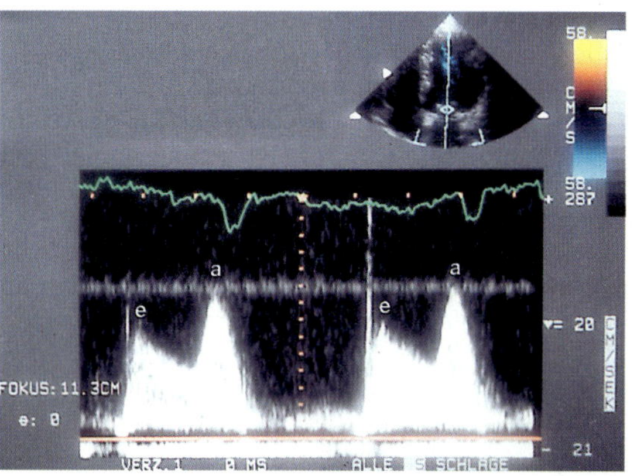

A-**27: Typischer dopplersonographischer Befund bei Linksherzinsuffizienz** mit gesteigerter später Füllungsgeschwindigkeit (pathologisch hohe a-Welle). Die e-Welle kennzeichnet die frühdiastolische Füllung, während die a-Welle im wesentlichen den Anteil der Vorhofkontraktion an der Füllung des linken Ventrikels reflektiert.

• **Herzkatheteruntersuchung:** Die Koronararterien sind bei DCM typischerweise unverändert. Die linksventrikuläre Angiographie zeigt das **Ausmaß der systolischen bzw. diastolischen Funktionsstörung** ähnlich wie bei der Echokardiographie, wobei ein Vorteil in der Tatsache besteht, daß es sich hierbei nicht um eine Schnittbildtechnik, sondern um ein Summationsbild handelt, das alle Wandabschnitte zuverlässig erfaßt. Bei DCM sind gewöhnlich der **enddiastolische linksventrikuläre Druck** und konsekutiv der **Pulmonalkapillardruck** und der **pulmonalarterielle Druck** erhöht. Die Messung dieser Drücke hat eine gewisse Bedeutung zur Überprüfung des Therapieerfolges.

Herzkatheteruntersuchung: Die Koronararterien sind unverändert. Die Ventrikulographie zeigt das **Ausmaß der systolischen und diastolischen Funktionsstörung.**
Bei der DCM sind der **enddiastolische linksventrikuläre Druck**, konsekutiv der **Pulmonalkapillardruck** und der **pulmonalarterielle Druck erhöht.**

• **Myokardbiopsie:** Im Rahmen einer Herzkatheteruntersuchung kann auch eine Biopsie des rechtsventrikulären Myokards zum Nachweis oder Ausschluß einer Myokarditis durchgeführt werden.
Typischerweise werden **unspezifische Veränderungen** nachgewiesen: die Herzmuskelzellen zeigen im Frühstadium Zeichen der Hypertrophie, später dann vermehrt degenerierte Herzmuskelzellen und interstitielle Fibrose. Im Endstadium liegt eine deutliche Abnahme der Dichte der kontraktilen Elemente vor, was mit einer Gefügedilatation des gesamten Herzmuskels einhergeht. Zelluläre Infiltrate sind in diesem Stadium häufig nicht vorhanden, gelegentlich treten jedoch multinukleäre Zellen auf. Die Mitochondrien der Myozyten sind häufig geschwollen und zeigen einen Verlust an Cristae. Alle übrigen ultrastrukturellen Veränderungen sind ebenfalls unspezifisch. Im Rahmen von biochemischen Analysen konnte eine Abnahme des myofibrillären Proteingehaltes sowie des myofibrillären ATPs nachgewiesen werden. Die Abnahme dieser Parameter korreliert mit dem Schweregrad der Erkrankung. Die Rolle der endomyokardialen Biopsie ist jedoch in der Diagnostik der DCM nicht unumstritten aufgrund der unspezifischen Veränderungen, aus denen sich selten konkrete Therapiestrategien ableiten lassen.

Die **Myokardbiopsie** kann im Rahmen der Herzkatheteruntersuchung durchgeführt werden.
Typischerweise werden **unspezifische Veränderungen** nachgewiesen.

Im Endstadium liegt eine deutliche Abnahme der Dichte der kontraktilen Elemente vor (Gefügedilatation des Muskels).

Belastungsuntersuchungen sind am besten geeignet, die Belastungskapazität bei Patienten mit DCM zu ermitteln. Mit dem **Laufbandtest** können Herzfrequenz, Blutdruck und Arrhythmien bei unterschiedlicher Belastung erfaßt werden. Ebenfalls erfaßt wird das Einsetzen von Luftnot und Ermüdung während der Belastungsstufen. Die Messung der **maximalen O_2-Aufnahme** und die Ermittlung der **anaeroben Belastungsschwelle** dienen der Quantifizierung der Herzinsuffizienz.

Die Belastungsuntersuchungen sind am besten geeignet, die funktionelle Belastungskapazität bei Patienten mit DCM zu ermitteln. Es besteht eine gute Korrelation zwischen den Symptomen und der Dauer des Belastungstests. Ein **Laufbandtest** nach dem Naughton- oder Blake-Protokoll empfiehlt sich zur Kontrolle der Herzfrequenz und des Blutdrucks sowie des Auftretens von Arrhythmien bei unterschiedlichen Graden von Belastung. Darüber hinaus kann das Ausmaß der Belastung bis zum Einsetzen von Symptomen wie Luftnot oder Ermüdung ermittelt werden. Neuerdings zeichnet sich ab, daß die **Messung der maximalen Sauerstoffaufnahme** während des Belastungs-Tests und die Ermittlung der sogenannten **anaeroben Belastungsschwelle geeignete Parameter zur Quantifizierung der Herzinsuffizienz darstellen.**

Therapie Diuretika, Digitalis und Vasodilatatoren, insbesondere ACE-Hemmer, stellen die wichtigsten Medikamentengruppen dar. Der frühzeitige Einsatz von ACE-Hemmern, selbst bei asymptomatischen Patienten, hat sich als prognostisch günstig erwiesen.

Therapie. Die Therapie der dilatativen Kardiomyopathie stützt sich auf die allgemeinen Prinzipien der medikamentösen Herzinsuffizienztherapie, die auf *S. 110ff.* dargestellt sind. Zusammenfassend stellen demnach heute **Diuretika, Digitalisglykoside** sowie **Vasodilatatoren**, insbesondere die ACE-Hemmer, die wichtigsten Medikamentengruppen dar. Diese Therapieansätze sind einzeln oder in Kombination weitgehend akzeptiert für alle Formen und Schweregrade der Herzinsuffizienz. Insbesondere der frühzeitige Einsatz von ACE-Hemmern in jedem Stadium der Herzinsuffizienz und selbst bei asymptomatischen Patienten hat sich als prognostisch günstig erwiesen.

Ein neues vielversprechendes Konzept stellt die **Betablocker-Therapie** dar. Zur Therapie der DCM gehört auch die **orale Antikoagulation** wegen des Risikos von kardiogenen Embolien (A-**28**).

Ein neues, jedoch in Einzelfällen vielversprechendes Konzept der Herzinsuffizienztherapie stellt die Gabe von **Betablockern** dar (*s. dazu S. 111*).
Zur umfassenden Therapie der DCM gehört auch die **orale Antikoagulation**, um das Risiko von systemischen und pulmonalen Embolien zu reduzieren. Ohne Antikoagulation kommt es in ca. 18 % der Patienten mit DCM zu peripheren Embolien. Als Antikoagulanzien kommen Cumarin-Derivate in Frage; ihr therapeutischer Einsatz muß jedoch angesichts der erhöhten Blutungs-Inzidenz, vor allem bei Rechtsherzinsuffizienz, im Einzelfall abgewogen werden (A-**28**).

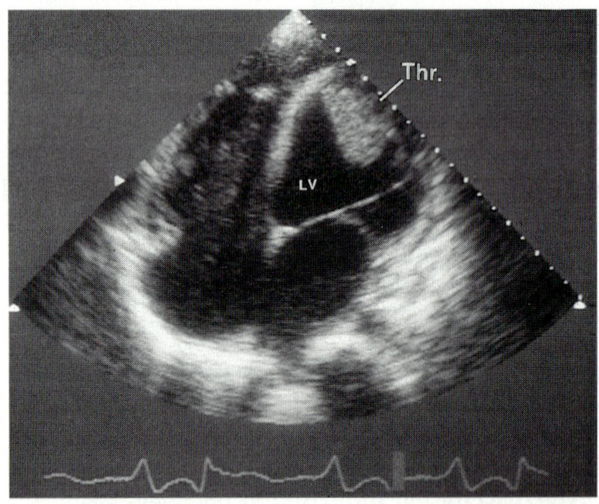

A-**28:** Dieses Echokardiogramm zeigt einen Befund bei **dilatativer Kardiomyopathie mit Thrombenbildung im linken Ventrikel**. In diesem Fall ist eine Langzeittherapie mit oralen Antikoagulanzien angezeigt.

Merke ▶

Merke. Wegen der hohen Inzidenz von ventrikulären Arrhythmien und Fällen von plötzlichem Herztod spielt die Therapie der Herzrhythmusstörungen bei Patienten mit DCM eine wichtige Rolle.

Patienten mit **anhaltenden ventrikulären Tachykardien** oder **nach Reanimation** sollten **antiarrhythmisch** oder durch einen **implantierbaren Defibrillator** geschützt werden.

Es besteht Einigkeit darüber, **daß Patienten mit dokumentierten anhaltenden ventrikulären Tachykardien oder nach Reanimation medikamentös antiarrhythmisch behandelt oder durch einen implantierbaren Defibrillator geschützt werden sollten.** Nachdem die Antiarrhythmika der Klasse I in verschiedenen Untersuchungen zu enttäuschenden Ergebnissen geführt haben, die mit proarrhythmischen Effekten erklärt werden, stellt das Klasse-III-Antiarrhythmikum **Amiodaron** das derzeit wirksamste medikamentösantiarrhythmische Konzept bei DCM dar. Mindestens genauso effektiv scheinen automatische implantierbare Defibrillatoren zu sein, die auf immer weniger traumatische Weise implantiert werden können und möglicherweise in Zukunft das Mittel der ersten Wahl sein werden. Ob eine prophylaktische rhythmuswirksame Therapie ohne Anamnese von anhaltenden Kammertachykardien oder Kammerflimmern sinnvoll ist, wird derzeit untersucht. In allen Fällen sollte vor allem angesichts der dauerhaften diuretischen Therapie auf einen ausgeglichenen Elektrolythaushalt geachtet werden, um Hypokaliämie und Hypomagnesiämie zu verhindern.

Amiodaron stellt das derzeit wirksamste Medikament bei DCM dar. Genauso effektiv scheinen automatische Defibrillatoren zu sein.
Wegen der dauerhaften diuretischen Therapie müssen die Elektrolyte kontrolliert werden (Kalzium, Magnesium).

- **Spontanverlauf und Prognose:** Zur Zeit existieren noch keine detaillierten Langzeitstudien zur Prognose der DCM. Im Rahmen der Framingham-Studie, bei der über 5000 Erwachsene über 16 Jahre beobachtet wurden, fand sich eine Inzidenz von 2,3 pro 1000 pro Jahr bei Männern und 1,4 pro 1000 pro Jahr bei Frauen. In etwa 39 % der Fälle ließ sich die Herzinsuffizienz auf eine koronare Herzkrankheit zurückführen.

Spontanverlauf und Prognose

Die Mortalität der **symptomatischen ischämischen Kardiomyopathie** ist schlecht und wird mit bis zu 35 % pro Jahr angegeben. Die prognostisch relevanten Faktoren sind eine intraventrikuläre Reizleitungsstörung, das Auftreten von ventrikulären Arrhythmien und ein erhöhter rechtsatrialer Blutdruck. Die prognostische Bedeutung der linksventrikulären Auswurffraktion ist nicht einhellig geklärt, obwohl eine deutliche Zunahme des ventrikulären Volumens als prognostisch ungünstiges Zeichen gilt.

Die Mortalität der **symptomatischen ischämischen CM** ist schlecht (bis 35 % pro Jahr).
Prognostisch relevante Faktoren sind:
- intraventrikuläre Reizleitungsstörung
- Auftreten von ventrikulären Arrhythmien
- erhöhter rechtsatrialer Druck
- deutliche Zunahme des ventrikulären Volumens.

Bei der **idiopathischen, primären DCM** sind im Prinzip ein chronisch mehr oder weniger stabiler Verlauf oder eine mehr oder weniger rasch progrediente Verschlechterung bekannt. Man schätzt eine Mortalität von ca. 30 % im ersten Jahr und eine von 45 % innerhalb von 2 Jahren. Als prognostisch ungünstige Faktoren bei der primären DCM gelten:
- ein Herz-Thorax-Quotient von mehr als 0,55
- ein Herzindex von weniger als 2,5 l/min/m² und
- ein deutlich vergrößertes linksventrikuläres diastolisches Volumen.

Bei der **idiopathischen, primären DCM** sind ein chronisch mehr oder weniger stabiler Verlauf oder eine mehr oder weniger rasch progrediente Verschlechterung bekannt. Die prognostisch ungünstigen Faktoren sind in A-**18** aufgeführt.

> ***Merke.*** Der Schweregrad der Herzinsuffizienz wird darüber hinaus durch die Konzentration des Noradrenalins im Plasma widergespiegelt. Hohe Spiegel von Noradrenalin (> 500 pg/ml) sind mit einer geringen Überlebensrate assoziiert.

◀ **Merke**

Die Bedeutung der histologischen Beurteilung von Myokardgewebe für die Prognose der DCM ist weiterhin kontrovers. Hinsichtlich der morphologischen Veränderungen wie Myozytenzahl, Zustand der Mitochondrien und Myofibrillen sowie Anteile der Fibrose besteht hinsichtlich der Prognose keine Übereinkunft. Biochemische Veränderungen sind bisher unter dem Aspekt ihrer prognostischen Bedeutung nicht untersucht worden. A-**18** faßt die prognostisch relevanten Faktoren bei DCM zusammen.

A-18: Prognostisch relevante Faktoren bei dilatativer Kardiomyopathie

Klinische Prognostikatoren	Echokardiogramm
▷ NYHA Klasse III und IV ▷ Tachykardie, 3. Herzton	▷ linksventrikulärer enddiastolischer Durchmesser > 70 ▷ endsystolisches Volumen > 130 ml ▷ Herzindex < 2,5 l/min/m² ▷ mittlerer rechtsatrialer Druck > 10 mmHg ▷ linksventrikulärer enddiastolischer Druck > 20 mmHg
Röntgen-Thorax	**Lävokardiographie**
▷ Herzthoraxquotient > 0,5	▷ linksventrikuläre Ejektionsfraktion < 35 %
EKG	**Labor**
▷ Linksschenkelblock, Vorhofflimmern	▷ Noradrenalinplasmaspiegel > 500 pg/ml ▷ Natriumgehalt im Plasma < 130 meq/l
Langzeit-EKG	
▷ ventrikuläre Arrythmien, ventrikuläre Tachykardien	

5.2 Hypertrophe Kardiomyopathie (HCM)

Definition ▶

5.2 Hypertrophe Kardiomyopathie (HCM)

Definition. Die hypertrophe Kardiomyopathie (HCM) ist als ventrikuläre Hypertrophie ohne adäquate hämodynamische Belastung definiert, die vorwiegend den linken Ventrikel betrifft und histologisch durch eine irreguläre Anordnung der Myozyten gekennzeichnet ist.
Die synonyme Bezeichnung idiopathische hypertrophe Subaortenstenose (IHSS) bezieht sich auf die bei einem Teil der Patienten vorkommende funktionelle Stenosierung des linksventrikulären Ausflußtraktes, ist aber mittlerweile verlassen worden.

Epidemiologie Die HCM tritt in 44% sporadisch, in 56% gehäuft auf.

Epidemiologie. Die HCM tritt sporadisch (44% der Fälle) oder familiär gehäuft (56% der Fälle) mit autosomal dominantem Erbgang auf. Die genetische Störung ist auf dem Chromosom 15 lokalisiert.

Merke ▶

Merke. Klinisch ist die Erkrankung durch eine Störung der systolischen und diastolischen Funktion sowie durch atriale und ventrikuläre Rhythmusstörungen mit erhöhtem Risiko für den plötzlichen Herztod gekennzeichnet.

Trotz der vielschichtigen symptomatischen Ausprägung der Erkrankung hat sich aufgrund der oben beschriebenen Charakteristika (irreguläre Myozytenstruktur und Hypertrophie) die Erkrankung als eine pathophysiologische Entität herausgestellt.
Die hypertrophe Kardiomyopathie wird gewöhnlich bei Kindern und Jugendlichen diagnostiziert, die durch klinische Symptome wie abnehmende Belastbarkeit, Luftnot oder Angina pectoris sowie Leistungsintoleranz oder ein systolisches Geräusch auffallen. Die HCM stellt eine angeborene Störung dar, die sich entweder in der Fetalzeit oder kurz nach der Geburt entwickelt. Serielle echokardiographische Untersuchungen haben jedoch gezeigt, daß die Hypertrophie des Myokards nicht immer bereits unmittelbar nach der Geburt voll ausgebildet ist, sondern häufig unterschiedliche Formen der Progression zeigt. Eine auffällige Zunahme der Wanddicke kann spontan während der Kindheit oder im Jugendalter entstehen mit einer besonderen Häufung während bzw. kurz nach der Pubertät.

Die HCM wird gewöhnlich bei Kindern oder Jugendlichen diagnostiziert. **Klinische Symptome** sind:
- abnehmende Belastbarkeit
- Leistungsintoleranz
- Luftnot
- systolische Geräusche.

Ätiologie Sie ist unbekannt. Der Erbgang ist autosomal bei häufig auftretenden sporadischen Fällen.

Ätiologie. Die Ätiologie der Erkrankung ist noch unbekannt, obgleich die Lokalisierung des erkrankten Gens in den letzten Jahren gelungen ist. Der Erbgang der Erkrankung ist autosomal bei allerdings häufig auftretenden sporadischen Fällen. Trotz unterschiedlicher klinischer Ausprägung sind die histologischen Charakteristika der segmentalen Herzmuskelhypertrophie relativ einheitlich und bestehen in Desorganisation der Muskelzellanordnung, fokalen Narben im Herzmuskelgewebe sowie Veränderungen und Verengungen der kleinen intramuralen Koronargefäße. Die Anordnung der Herzmuskelzellen ist teilweise, vor allem in den hypertrophierten Segmenten, bizarr und ohne geregelte Ausrichtung. Dieses Merkmal ist bei der histologischen Untersuchung in 95% der Fälle mit HCM nachweisbar und umfaßt mindestens 5% des linksventrikulären Myokards. Andererseits kann die Zelldesorganisation auch umfangreich sein und große Teile des nichthypertrophierten linksventrikulären Myokards einbeziehen. Im Durchschnitt sind 25% des Herzmuskelgewebes betroffen. Die gestörte diastolische und systolische Funktion wird z. T. auf diese ungeordnete Zellanordnung zurückgeführt. Weitere typische histologische Befunde sind Verbände von Fibrozyten und fokale Narben, die z. T. auf kleine Infarkte zurückzuführen sind. In diesem Zusammenhang ist das Vorkommen von veränderten intramuralen Koronargefäßen von Bedeutung, die ihrerseits durch eine regionale bzw. fokale Ischämie auf Dauer zu Infarkten führen können.

Histologische Charakteristika sind bei der segmentalen Herzmuskelhypertrophie einheitlich:
- Desorganisation der Muskelzellanordnung
- fokale Narben im Herzmuskel
- Veränderungen (Einengungen) der intramuralen Koronargefäße.

Die gestörte diastolische und systolische Funktion wird z. T. auf die ungeordnete Zellanordnung zurückgeführt. Die veränderten intramuralen Koronargefäße können durch regionale Ischämie auf Dauer zu Infarkten führen.

Neben diesen histologischen Charakteristika haben sich makroskopisch unterscheidbare Formen der Hypertrophie herauskristallisiert. Nach *Maron* unterscheidet man je nach Ausprägung und Lokalisation der Hypertrophie 4 Typen (S A-**9**):

Neben den histologischen Charakteristika gibt es makroskopisch unterscheidbare Formen der Hypertrophie (S A-**9**).

- **Typ I** ist die isolierte Hypertrophie des ventrikulären Septums.
- **Typ II** umfaßt das gesamte Septum und Teile der angrenzenden Vorder- bzw. Hinterwand.
- **Typ III** umfaßt das gesamte linksventrikuläre Myokard unter Einbeziehung sämtlicher Wandanteile.
- **Typ IV** stellt eine Hypertrophie der anterioren, bzw. posterioren Wandsegmente unter Ausschluß des Septums dar.

S Synopsis A-**9: Hypertrophietypen**

Septum (hypertrophiert)
RV
LV
I II II IV

Die 4 typischen Hypertrophiemuster bei hypertropher Kardiomyopathie (Maron-Typ I–IV). Die verschiedenen Typen unterscheiden sich nach der Verteilung der Hypertrophie im linksventrikulären Myokard.

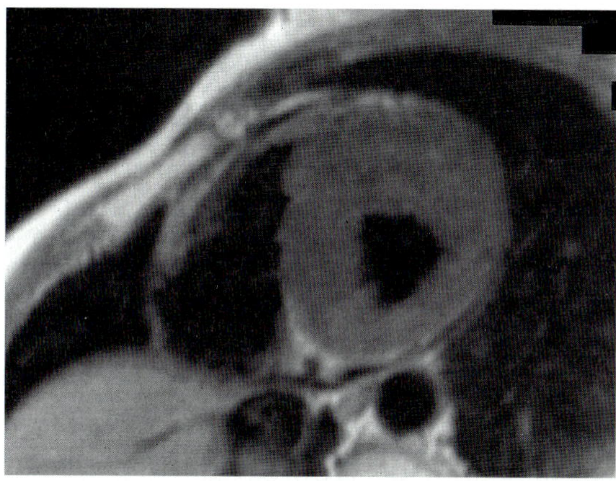

Kernspintomogramm eines Patienten mit hypertropher Kardiomyopathie, bei dem ein Typ-III-Muster nach *Maron* vorliegt, d. h., insbesondere das Septum und die Vorderwandanteile pathologisch verdickt sind.

Zusätzlich existiert ein sogenannter apikaler Hypertrophietyp, der vor allem in Japan häufig vorkommt (Giant T-Wave-Syndrome, Yamaguchi-Typ).
Von diesen verschiedenen Hypertrophieformen der HCM ist die **homogene Hypertrophie des Sportlerherzens** abzugrenzen. Das Sportlerherz kann unter Dauerbelastung, vor allem durch ergometrisches Training, im Laufe der Jahre zu einer Gewichtszunahme mit homogener Hypertrophie führen. Im Unterschied zur HCM hat hier ein äußerer Anlaß zur Hypertrophie geführt (extensives Training), und es besteht eine homogene Hypertrophie mit einem in der Regel erhöhten enddiastolischen und endsystolischen Volumen im Gegensatz zur inhomogenen Hypertrophie bei HCM mit teilweiser Obliteration des linksventrikulären Cavums und geringen endsystolischen und enddiastolischen Volumina.

Von diesen verschiedenen Hypertrophieformen der HCM ist die **homogene Hypertrophie des Sportlerherzens** abzugrenzen.
Sie ist durch extensives Training entstanden und mit einem erhöhten enddiastolischen und endsystolischen Volumen ausgezeichnet. Im Gegensatz hierzu besitzt die inhomogene Hypertrophie bei HCM geringe endsystolische und enddiastolische Volumina.

Klinik. Typische Symptome der hypertrophen Kardiomyopathie sind **belastungsabhängige Angina, Luftnot** und **Ermüdungserscheinungen** sowie **Schwindel, Präsynkope** oder **Synkope**. Der Schweregrad der Symptomatik scheint mit dem Hypertrophiegrad zu korrelieren, obwohl es auch Fälle von schwerer Symptomatik bei nur isolierter, geringgradiger Hypertrophie gibt. Die Höhe des intraventrikulären Gradienten, d. h. des Druckunterschiedes im linksventrikulären Cavum, scheint das Ausmaß der Symptome nicht widerzuspiegeln.
Die Ursachen für die beschriebenen Symptome sind vielschichtig: Neben der **dynamischen Obstruktion des linksventrikulären Ausflußtraktes** mit

Klinik Symptomatik der HCM:
- belastungsabhängige Angina
- Luftnot
- Ermüdungserscheinungen
- Schwindel, Präsynkope, Synkope.

Ursachen für die Symptomatik:
- Obstruktion des linksventrikulären Ausflußtraktes mit systolischer Funktionseinschränkung
- gestörte diastolische Relaxation
- gestörte Füllung bzw. reduziertes Auswurfvolumen
- regionale Ischämie
- Mißverhältnis zwischen Gefäßdichte und Herzmuskelgewebe.

Der intraventrikuläre Druckgradient scheint eine geringe Rolle für die Erklärung der Symptome zu spielen (A-**29**).

systolischer Funktionseinschränkung spielt die **gestörte diastolische Relaxation** und damit gestörte Füllung des linken Ventrikels eine wichtige Rolle für das begrenzte Auswurfvolumen und die fehlende Steigerbarkeit unter Belastung. Das Auftreten von regionaler Ischämie, bedingt durch Verengung der kleinen, intramuralen Koronargefäße, und das Mißverhältnis zwischen Gefäßdichte und Herzmuskelgewebe erklärt die Symptome der Angina pectoris. Die Bedeutung des intraventrikulären Druckgradienten für die Koronarperfusion, d.h. der relativ geringe, poststenotische Perfusionsdruck im Vergleich zum prästenotischen, intrakavitären Druck, scheint eher eine geringe Rolle als Erklärung für die Symptome zu spielen (A-**29**).

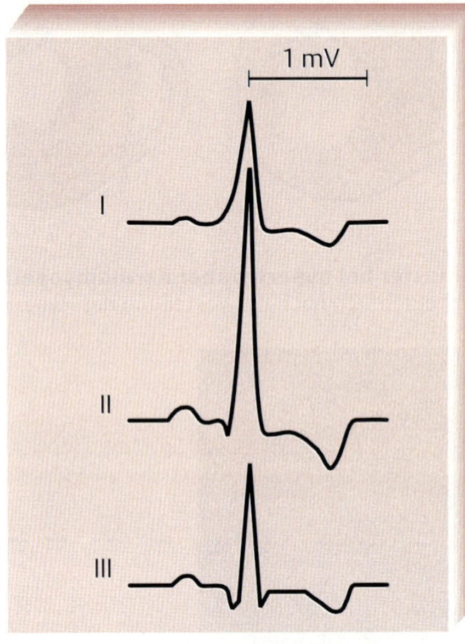

A-**29: 12-Kanal-EKG bei einem Patienten mit hypertropher Kardiomyopathie.** Besonders auffällig ist die ausgeprägte septale Hypertrophie; sie ist erkennbar an dem positiven Sokolow-Lyon-Index und der ausgeprägten R-Zacken-Amplitude in den Ableitungen V_2 bis V_6. Auch die Repolarisationsstörungen in V_4 bis V_6 sowie II, III und aVF sprechen für eine ausgeprägte linksventrikuläre Hypertrophie.

Die **erhöhte Rate an plötzlichem Herztod** betrifft vor allem Patienten zwischen 10 und 30 Jahren.
Einzig das Symptom der Synkope und eine extrem ausgeprägte Hypertrophie deuten auf eine höhere Inzidenz und Gefahr des plötzlichen Herztodes hin.
Die Ursache der Rhythmusstörungen kann z.T. in der irregulären Anordnung der Myokardzellverbände und der interponierten Mikroinfarkte gesehen werden.
Mit dem Auftreten von regionalen Ischämien kann so ein Fokus für die Entstehung von ventrikulären Ektopien entstehen.

Neben den genannten Symptomen stellt die mit 6–7% pro Jahr **erhöhte Rate des plötzlichen Herztodes** das größte Problem bei Patienten mit HCM dar. Der plötzliche Herztod betrifft vor allem jüngere Patienten zwischen 10 und 30 Jahren. Der Mechanismus ist offenbar komplex und unterschiedlich bei verschiedenen Patientengruppen. Einzig das Symptom der Synkope und eine extrem ausgeprägte Hypertrophie deuten auf eine höhere Inzidenz und Gefahr des plötzlichen Herztodes hin. Weder ein intraventrikulärer Gradient noch das Auftreten von ventrikulären Rhythmusstörungen sind Prädiktoren für den plötzlichen Herztod. Die Rolle der Rhythmusstörungen bei HCM ist jedoch nicht abschließend geklärt, es wird eine Vielzahl verschiedener, supraventrikulärer und ventrikulärer Rhythmusstörungen von anhaltender oder nichtanhaltender Natur gefunden. Ihre Beziehung zur Symptomatik ist jedoch weitestgehend unklar. Die Ursache der Rhythmusstörungen kann z.T. in der irregulären Anordnung der Myokardzellverbände und interponierten Mikroinfarkte gesehen werden, die ihrerseits zu einer gestörten elektrischen Depolarisation und Repolarisation führen kann und die Ursache für eine fraktionierte Leitung der Erregung ist. Mit dem Auftreten von regionalen Ischämien kann so ein Fokus für die Entstehung von ventrikulären Ektopien entstehen.

Diagnostik

Diagnostik. Die Diagnose der Erkrankung wird durch die oben genannten typischen Symptome erleichtert.

Merke ▶

Merke. Besonders bei jungen Menschen sollte Luftnot oder Angina pectoris Anlaß zur Abklärung einer HCM sein.

Typisch ist ein **systolisches Preßstrahlgeräusch über dem Aortenareal** (2. ICR rechts bzw. über Erb),

Typisch sind bei der körperlichen Untersuchung ein **systolisches Preßstrahlgeräusch über dem Aortenareal** (2. ICR rechts bzw. über Erb), typisch ist weiterhin, daß dieses systolische Preß-Strahlgeräusch unter Valsalva-

Manöver an Intensität zunimmt. Durch diesen zusätzlichen Versuch kann das Systolikum bei HCM von anderen Ursachen systolischer Geräusche abgegrenzt werden (VSD, Pulmonalstenose etc.). Die **definitive Diagnose wird in der Regel echokardiographisch** durch Nachweis der regionalen Hypertrophie des linksventrikulären Myokards unter Betonung des Septums gestellt (A-**30**).

Im Elektrokardiogramm zeigt sich häufig eine globale oder septal betonte Hypertrophie mit erhöhtem Sokolow-Lyon-Index, häufig liegen, wie oben bereits angedeutet, auch asymptomatische Rhythmusstörungen supraventrikulärer oder ventrikulärer Natur vor, die überwiegend passagerer Natur sind. Auch Phasen von Vorhofflimmern sind nicht selten. Diese Herzrhythmusstörungen sind jedoch alle unspezifisch und können allenfalls die Diagnose erhärten.

welches unter Valsalva-Manöver an Intensität zunimmt. Durch diesen zusätzlichen Versuch kann das Systolikum bei HCM von anderen Ursachen systolischer Geräusche abgegrenzt werden.

Die **definitive Diagnose wird in der Regel echokardiographisch** durch Nachweis der regionalen Hypertrophie des linksventrikulären Myokards unter Betonung des Septums gestellt (A-**30**).

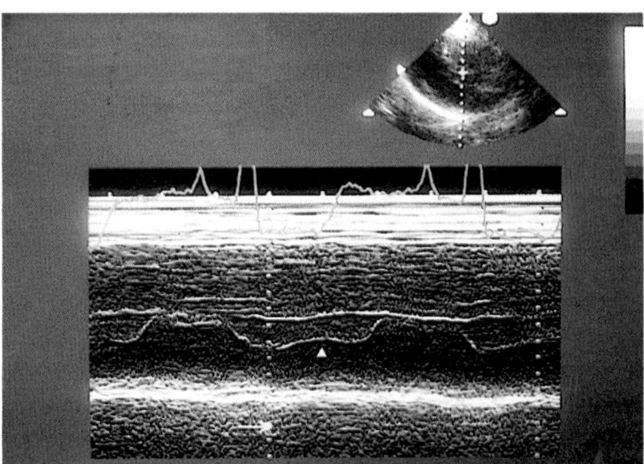

A-**30: Echokardiographische Dokumentation (M-Mode) eines SAM (systolic anterior movement) des anterioren Mitralsegels** (Pfeil).
Bei erhöhter Flußgeschwindigkeit im linksventrikulären Ausflußtrakt kann das anteriore Mitralsegel durch den Venturi-Effekt an das Septum angesaugt werden, wodurch ein dynamischer Gradient im linken Ventrikel entsteht.

Neben der linksventrikulären Hypertrophie (regional oder global) fällt echokardiographisch ein besonderes Verhalten des anterioren Mitralsegels auf, welches als **SAM** (Systolic Anterior Movement) bezeichnet wird (A-**30**): Dabei bewegt sich das anteriore Mitralsegel aufgrund eines Venturi-Effektes bei erhöhter Flußgeschwindigkeit im Ausflußtrakt des linken Ventrikels zum Septum, was eine Verengung des linksventrikulären Ausflußtraktes bewirkt und einen spätsystolischen Druckgradienten verursachen kann. Die Gradientenmessung im Ausflußtrakt des linken Ventrikels kann sowohl dopplersonographisch als auch im Rahmen einer invasiven Untersuchung durch Herzkathetermessung erfolgen. Die Herzkatheteruntersuchung stellt jedoch keine primäre diagnostische Maßnahme dar, sondern ist heute hinter die Echokardiographie und Dopplerechokardiographie als diagnostische Maßnahme zurückgetreten.

Im **EKG** zeigt sich häufig eine globale oder septal betonte Hypertrophie. Häufig liegen auch asymptomatische Rhythmusstörungen vor.

Medikamentöse Therapie. Die medikamentöse Therapie der hypertrophen Kardiomyopathie beruht auf dem Einsatz von negativ inotropen bzw. bradykardisierenden Medikamenten, die eine verbesserte Füllung und verlängerte Füllungsphase des linken Ventrikels erlauben. **Betablocker** (Metoprolol, Propranolol) können die Hauptsymptome Angina, Dyspnoe, Schwindel und Synkope in vielen Fällen bessern. Die Dosierung muß im einzelnen angepaßt werden, um eine Hypotonie zu vermeiden. Die Standard-Dosen liegen zwischen 160 und 320 mg/Tag. Ähnlich gute, wenn nicht bessere Erfahrung wurde mit der oralen Gabe von **Verapamil** gemacht, das vor allem eine verbesserte Relaxation des steifen linken Ventrikels ermöglicht und damit eine verbesserte Füllung und ein höheres Auswurfvolumen gestattet. Eine Reihe von Untersuchungen hat gezeigt, daß die orale, individuell angepaßte Gabe von Verapamil nicht nur die kardialen Symptome verbessert, sondern auch die Belastungskapazität steigert. Mehr als 50% der Patienten reagieren positiv auf eine oral angepaßte Verapamil-Medikation, die Dosen bis zu 720 mg/d umfaßt. Die günstige Wirkung von Verapamil läßt sich zum einen auf den negativ inotropen Effekt, zum anderen auf die verbesserte diastolische linksventrikuläre Funktion zurückführen.

Medikamentöse Therapie Durch Einsatz von negativ inotropen bzw. bradykardisierenden Medikamenten (**Betablocker, Verapamil**) können die Hauptsymptome Angina, Dyspnoe, Schwindel und Synkope in vielen Fällen gebessert werden. Eine Hypotonie sollte vermieden werden.

Verapamil hat im Vergleich zu den Betablockern eine bessere Wirkung auf die Relaxation des steifen linken Ventrikels. Dadurch werden eine verbesserte Füllung und ein höheres Auswurfvolumen erreicht.

Merke ▶

Merke. Patienten mit gleichzeitig bestehender, linksventrikulärer Dysfunktion im Spätstadium der HCM, mit Sinusknotendysfunktion oder AV-Block sollten nicht mit Betablockern oder Verapamil behandelt werden.

Diese Gruppe umfaßt etwa 5% aller Patienten. Durch die prophylaktische Implantation eines Schrittmachers läßt sich bei einigen Patienten diese Kontraindikation aufheben.
Andere Kalziumantagonisten vom Nifedipin-Typ haben sich bisher in der Therapie der HCM als ungünstig erwiesen, da sie durch Senkung des peripheren Widerstandes zu einem beschleunigten Blutstrom im linksventrikulären Ausflußtrakt und damit zu einer Steigerung des Gradienten oder zur Provokation eines Gradienten geführt haben.
Unter Berücksichtigung der o.g. Rhythmusstörungen wird in letzter Zeit die Gabe von Amiodaron in geringer Dosierung diskutiert, die zwar keine klinisch günstige Wirkung hinsichtlich der Symptome, aber möglicherweise einen prognostisch günstigen Effekt haben soll und die Rate des plötzlichen Herztodes möglicherweise senken kann.

Operative Therapie Durch **Myotomie** wird (Myotomie-Myektomie) ein Teil des hypertrophierten linksventrikulären Systems entfernt und der Ausflußtrakt vergrößert. Andere Möglichkeiten sind die **Entfernung der Papillarmuskeln** und der **Mitralklappenersatz**, mit dem Ziel, das linksventrikuläre Füllungsvolumen zu steigern.

Operative Therapie. Unter den operativen Therapieformen sind die klassische **Myotomie** bzw. **Myotomie-Myektomie** zu nennen, mit der ein Teil des hypertrophierten linksventrikulären Septums entfernt und der Ausflußtrakt vergrößert wird. Dadurch ist es in erster Linie möglich, den Gradienten in der Ausflußbahn zu reduzieren bzw. zu beseitigen. Andere operative Formen sind die **Entfernung der Papillarmuskeln** und der **Mitralklappenersatz** mit dem Ziel, das linksventrikuläre Füllungsvolumen zu steigern.
Neben dieser klassischen operativen Therapie ist neuerdings auch eine Implantation eines Zweikammer-Schrittmachersystems diskutiert worden, um die Vorhof- und Ventrikelfüllung besser zu synchronisieren mit dem Effekt, das Herzzeitvolumen zu steigern und auch das Auftreten von ventrikulären Rhythmusstörungen zu verhindern. Abschließende Berichte über den Erfolg dieser therapeutischen Strategie liegen jedoch noch nicht vor.

5.3 Restriktive Kardiomyopathie

5.3 Restriktive Kardiomyopathie

Definition ▶

Definition. Die restriktiven Kardiomyopathien sind funktionell durch eine verminderte Compliance beider Ventrikel bei normaler systolischer Funktion charakterisiert. Insofern sind sie mit der Pericarditis constrictiva vergleichbar, die jedoch als Perikarderkrankung und wegen der anderen Therapie (Perikardektomie) abgegrenzt werden muß. In den westlichen Industrieländern ist die restriktive Form die seltenste Kardiomyopathie.

Ätiologie und Klassifikation
Die vorwiegend in den Tropen vorkommende **Endomyokardfibrose** und die in gemäßigten Zonen anzutreffende **Löfflersche Endokarditis** sind verschiedene Manifestationen derselben Erkrankung.
Die mit der Löfflerschen Endokarditis assoziierte (initiale) **Hypereosinophilie** scheint die Ursache der Veränderungen zu sein.
3 Phasen treten auf:
- eosinophile Myokarditis
- unspezifische Myokardverdickung und endokardiale Thrombenbildung mit partieller Obliteration
- endomyokardiale Fibrose.

Ätiologie und Klassifikation. Zwei Formen dieser Erkrankung wurden beschrieben: die **Endomyokardfibrose**, die vorwiegend in tropischen Ländern vorkommt und die sogenannte **Löfflersche Endokarditis**, die in den gemäßigten Zonen anzutreffen ist. Aufgrund der Tatsache, daß die histologischen Befunde in fortgeschrittenen Fällen identisch sind, besteht mittlerweile weitgehende Einigkeit darüber, daß es sich um verschiedene Manifestationen derselben Erkrankung handelt. Die Löfflersche Endokarditis ist assoziiert mit einer **initialen Hypereosinophilie** unterschiedlicher Ursache. Die Eosinophilie scheint die Ursache der typischen Veränderungen zu sein:
- Die erste Phase ist geprägt von einer ausgeprägten **eosinophilen Myokarditis.**
- Nach ca. einem Jahr (zweite Phase) kommt es zu einer zunehmenden **unspezifischen Myokardverdickung** und mehr oder weniger ausgeprägter **endokardialer Thrombenbildung mit partieller Obliteration des linksventrikulären Cavums.**
- Das letzte Stadium zeigt dann die ausgeprägte **endomyokardiale Fibrose**, wie sie auch von der tropischen Form der Endomyokardfibrose bekannt ist

und die die typischen pathophysiologischen Eigenschaften der restriktiven Kardiomyopathie verursacht.

Pathophysiologie. Die hämodynamischen Auswirkungen der endokardialen Vernarbung bestehen in einer erhöhten Steifigkeit und verschlechterten diastolischen Füllung beider Ventrikel.

Pathophysiologie Auswirkungen sind eine erhöhte Steifigkeit und schlechtere diastolische Füllung beider Ventrikel.

Klinik. Die Klinik der restriktiven Kardiomyopathie ist davon abhängig, welcher Ventrikel überwiegend betroffen ist. Entsprechend können die Symptome der Links- oder Rechtsherzinsuffizienz einzeln oder in Kombination vorliegen.

Klinik Sie ist abhängig davon, welcher Ventrikel überwiegend betroffen ist, d. h., ob Symptome der Links- oder Rechtsherzinsuffizienz überwiegen.

Diagnostik

- Bei der **körperlichen Untersuchung** können eine Halsvenenstauung sowie ein 3. und 4. Herzton auffallen. Ein paradoxer Anstieg des Venendruckes bei Inspiration wird Kußmaulsches Zeichen genannt.
- In der zweidimensionalen **Echokardiographie** erkennt man kleine, möglicherweise verdickt erscheinende Herzkammern bei stark dilatierten Vorhöfen. Bei Fällen von Endomyokardfibrose läßt sich die bindegewebige Verdickung des Endokards direkt darstellen, die aber differentialdiagnostisch von wandständigen Thromben abgegrenzt werden muß.
- **Dopplerechokardiographisch** läßt sich das pathologische Füllungsverhalten der Ventrikel anhand der Mitralflußkurve erfassen, die unter anderem eine charakteristische Erniedrigung der frühdiastolischen e-Welle im Vergleich zur spätdiastolischen a-Welle aufweist.

In den ventrikulären Druckkurven kommt es zu einem charakteristischen Verlauf mit tiefem Abfall am Beginn der Diastole und kurz darauf schnellem Anstieg auf ein Plateau, der auch als »Square-Root-Phänomen« bezeichnet wird. Dieser Kurvenverlauf spiegelt das abnorme Füllungsverhalten der Ventrikel wider, deren maximales Füllungsvolumen deutlich reduziert ist und schon frühdiastolisch erreicht wird.

Diagnostik

- **Körperliche Untersuchung:** Halsvenenstauung, 3. und 4. Herzton, Kußmaulsches Zeichen.
- **Echokardiographie:** kleine, evtl. verdickte Herzkammern bei stark dilatierten Vorhöfen. Bei Endomyokardfibrose bindegewebige Verdickung des Endokards.
- **Dopplerechokardiographie:** pathologisches Füllungsverhalten des Ventrikels.

Die ventrikulären Druckkurven zeigen einen charakteristischen Verlauf (Square-Root-Phänomen).

Therapie. Die medikamentöse Therapie ist symptomatisch und beinhaltet **Digitalis, Diuretika** und **nachlastsenkende Substanzen**. Bei Löfflerscher Endokarditis wird zusätzlich mit **Cortison** therapiert. Letztlich kann aber das anatomische Korrelat, die fibrotisch bedingte Einengung des Ventrikelcavums, auf diese Weise nicht beseitigt werden. Die **operative Exzision des verdickten Endokards** bewirkt oft eine deutliche Verbesserung der Symptomatik und ist daher die Therapie der Wahl.

Therapie **Digitalis, Diuretika und nachlastsenkende Substanzen.** Bei Löfflerscher Endokarditis zusätzlich **Cortison**. Durch Medikamente kann jedoch die Einengung des Ventrikels nicht beseitigt werden. Deshalb ist die **operative Exzision des verdickten Endokards** die Therapie der Wahl.

Verlauf. Es liegen relativ wenig Daten über den Spontanverlauf der unterschiedlichen Formen der restriktiven Kardiomyopathien vor. Als Faustregel kann jedoch gelten, daß das Ausmaß der systolischen und diastolischen Funktionsstörung mit der Prognose korreliert. Die Lebenserwartung ist eingeschränkt und abhängig vom Schweregrad der Funktionsstörung.

Verlauf Als Faustregel kann gelten: Das Ausmaß der systolischen und diastolischen Funktionsstörung korreliert mit der Prognose.
Die Lebenserwartung ist eingeschränkt.

5.4 Myokardbeteiligung bei infiltrativen Erkrankungen

5.4 Myokardbeteiligung bei infiltrativen Erkrankungen

5.4.1 Amyloidose

5.4.1 Amyloidose

Eine Herzbeteiligung bei systemischer Amyloidose ist nicht selten und zählt neben der Niereninsuffizienz zu den typischen Todesursachen. Histologisch findet man ausgedehnte extrazelluläre Amyloidablagerungen zwischen den Myozyten der Ventrikel und der Vorhöfe unter Beteiligung des spezifischen Reizleitungssystems. Auch die intramuralen Koronararterien können beteiligt sein und durch Lumeneinengung Anlaß zu fokalen Nekrosen geben. Makropathologisch erscheint das Ventrikelmyokard abnorm steif und verdickt; die inneren Ventrikeldiameter sind normal, die Vorhöfe dilatiert.
Echokardiographisch läßt sich neben den veränderten Herzdiametern als charakteristischer Befund eine **erhöhte Echogenität des Myokards** nachweisen.

Eine Herzbeteiligung bei systemischer Amyloidose ist nicht selten und zählt neben der Niereninsuffizienz zu den typischen Todesursachen. Auch die intramuralen Koronararterien können beteiligt sein. Makropathologisch erscheint das Ventrikelmyokard abnorm steif und verdickt.

Echokardiographisch imponiert eine **erhöhte Echogenität des Myokardes.**

5.4.2 Sarkoidose

Bei 5 % der Patienten mit Sarkoidose kommt es zu Rhythmusstörungen und zu systolischer und diastolischer Funktionsstörung beider Ventrikel. Ursache ist eine Infiltration mit nichtverkäsenden Granulomen und folgender Vernarbung.

Obwohl bei der Sarkoidose eine Herzbeteiligung histologisch in 20–30 % der Fälle nachgewiesen werden kann, führt sie nur bei ca. 5 % der Patienten zu klinisch faßbaren Symptomen. Neben Rhythmusstörungen kann die kardiale Sarkoidose eine systolische sowie eine diastolische Funktionsstörung beider Ventrikel verursachen. Ursache ist die Infiltration mit den typischen nichtverkäsenden Granulomen und die folgende Vernarbung, welche alle Abschnitte des Herzens betreffen kann.

5.4.3 Hämosiderose

Auch die Eisenablagerung bei Hämosiderose kann neben einer systolischen eine diastolische Funktionsstörung der Ventrikel verursachen.

Auch die Eisenablagerung bei Hämosiderose kann neben einer systolischen eine diastolische Funktionsstörung der Ventrikel verursachen. In schweren Fällen ist die Eisenüberladung makroskopisch als braune Verfärbung des Myokards erkennbar.

5.4.4 Lipid- und Polysaccharid-Speicherkrankheiten

Eine Herzbeteiligung geschieht durch Infiltration des jeweiligen pathologischen Substrats.

Eine Herzbeteiligung durch Infiltration mit dem pathologischen Substrat findet sich besonders beim α-1,4-Glukosidasemangel (Typ II, Pompesche Erkrankung), beim α-L-Iduronidasemangel (Hurlersche Erkrankung), beim Ceramid-Trihexosidasemangel (Fabrysche Erkrankung) und beim β-Glukosidasemangel (Gauchersche Erkrankung).

Therapie Es existiert keine spezifische Therapie. Bei Sarkoidose kann der Verlauf mit Cortison günstig beeinflußt werden. Bei der Hämochromatose muß eine weitere Eiseneinlagerung vermieden werden.
Zeichen der Herzinsuffizienz werden in klassischer Weise behandelt.
Evtl. kann ein permanenter Schrittmacher indiziert sein.

Therapie. Für die kardiale Amyloidose wie für andere Formen der restriktiven Kardiomyopathie existiert keine spezifische Therapie. Selbstverständlich gilt in jedem Fall, die Noxen für sekundäre restriktive Kardiomyopathien zu vermeiden. Dies betrifft die Hämochromatose mit vermehrter Eiseneinlagerung und unter Umständen die restriktive Kardiomyopathie bei Sarkoidose, die günstig durch eine Behandlung mit Cortison beeinflußt wird. Im übrigen werden den Zeichen der Herzinsuffizienz in klassischer Weise mit Diuretika und vorsichtig mit ACE-Hemmern behandelt.

Merke ▶

Merke. Die Gabe von Digitalis (Digoxin, Digitoxin) bei Amyloidose ist äußerst umstritten, da die konventionelle Dosierung zu schweren Arrhythmien führen kann, die ihrerseits möglicherweise durch Bindung des Digoxins an Amyloidfibrillen im Myokard hervorgerufen werden.

In Einzelfällen kann ein permanenter Schrittmacher bei Patienten mit symptomatischen Erregungsleitungsstörungen indiziert sein.

5.5 Myokardiale Dysplasien

Sie sind durch den Ersatz von Myokard durch Fett und Bindegewebe gekennzeichnet.

Die **rechtsventrikuläre Dysplasie** ist eine umschriebene Störung im Wandaufbau des rechten Ventrikels durch Fett und Bindegewebe (**Pseudoaneurysmen**). Diese sind Ursache für rezidivierende ventrikuläre Tachykardien. Der **Morbus Uhl** ist eine Sonderform mit Einbeziehung des gesamten rechten Ventrikels.

Myokardiale Dysplasien sind durch den fokalen oder auch generalisierten Ersatz von ventrikulärem Myokard durch Fett und Bindegewebe gekennzeichnet.
Bei der **rechtsventrikulären Dysplasie** handelt es sich um umschriebene Störungen im Wandaufbau des rechten Ventrikels, der an diesen Stellen überwiegend aus Fett und Bindegewebe besteht und **Pseudoaneurysmen** bildet. Diese sind Ursache rezidivierender ventrikulärer Tachykardien, die üblicherweise das zur Diagnose führende Symptom darstellen. Eine Sonderform mit Einbeziehung des gesamten rechten Ventrikels wird als **Uhlsche Erkrankung** bezeichnet.
Mittlerweile wurden im Zusammenhang mit der rechtsventrikulären Dysplasie auch Fälle mit linksventrikulärer Beteiligung beschrieben.

5.6 Myokarditis

5.6 Myokarditis

Definition. Myokarditis ist eine durch infektiöse, immunologische, chemisch-toxische oder physikalische Ursachen hervorgerufene Entzündung des Myokards. Der inflammatorische Prozeß kann sowohl die Myozyten, das Interstitium und die vaskulären Anteile erfassen. Ist auch das Perikard betroffen, so spricht man von einer Perimyokarditis.

◀ **Definition**

Ätiologie. In den westlichen Industrieländern sind Viren die häufigsten Auslöser der Myokarditis, am häufigsten Coxsackie-Viren vom Typ B.
Darüber hinaus kann eine Myokardbeteiligung bei einer Fülle anderer infektiöser und nichtinfektiöser Erkrankungen nachgewiesen werden. ▤ A-**16**, *S. 54* gibt einige Ursachen der Myokarditis wieder.

Ätiologie Coxsackie-Viren, Typ B, sind häufige Auslöser der Myokarditis. ▤ A-**16** faßt infektiöse und nichtinfektiöse Ursachen der Myokarditis zusammen.

Epidemiologie. Die Häufigkeit der aktiven Myokarditis kann nicht genau angegeben werden, da es viele asymptomatische Verläufe gibt. In Autopsiestudien wurde eine akute Myokarditis mit einer Häufigkeit von 1,2% nachgewiesen. Die Häufigkeit der Myokarditis bei Patienten mit dilatativer Kardiomyopathie wird mit zwischen 1 und 67% sehr verschieden angegeben. Diese Schwankungen beruhen zum Teil darauf, daß standardisierte histologische Kriterien bislang fehlten.

Epidemiologie Die Häufigkeit der aktiven Myokarditis kann nicht genau angegeben werden, da es viele asymptomatische Verläufe gibt.

Klinik. Um die diagnostischen Kriterien einer Myokarditis zu standardisieren, wurde die sogenannte »Dallas-Klassifikation« entwickelt (*vgl.* ▤ A-**17**, *S. 55*).

Klinik Die Dallas-Klassifikation (*vgl.* ▤ A-**17**) standardisiert die diagnostischen Kriterien einer Myokarditis.

Merke. Ein lymphozytäres Infiltrat und geschädigte Myozyten sind Voraussetzung für den zweifelsfreien Nachweis einer Myokarditis.

◀ **Merke**

Wenn die zellulären Infiltrate nur spärlich ausgeprägt sind oder eine Myozytennekrose nicht nachweisbar ist, kann die Biopsie als sogenannte »borderline myocarditis« interpretiert werden. Bei klinischem Verdacht ist dann eine erneute Biopsie gerechtfertigt. Häufig findet man eine lymphozytäre Infiltration bei der idiopathischen (wahrscheinlich postviralen) Form der Myokarditis.
Das klinische Bild der Myokarditis ist von **Herzinsuffizienzsymptomen, perikarditischen Reizerscheinungen** und **Herzrhythmusstörungen** geprägt. Entsprechend klagen die Patienten über Luftnot, thorakale Schmerzen oder Druckgefühl und Palpitationen. Die Ausprägung kann allerdings sehr variabel sein: Manche Patienten bleiben vollständig asymptomatisch, andere bemerken einen Leistungsknick, wieder andere entwickeln Symptome einer schweren progredienten Herzinsuffizienz.
Erster objektiver Hinweis kann eine Sinustachykardie sein. Stauungszeichen in den basalen Lungenabschnitten und Beinödeme sprechen für eine Herzinsuffizienz. Bei stärkerer Ventrikeldilatation kann ein systolisches Geräusch als Zeichen der Mitral- oder Trikuspidalinsuffizienz, bei Perikardbeteiligung ein Perikardreiben auskultierbar sein.
Ventrikuläre Rhythmusstörungen oder höhergradige AV-Blockierungen können zu Synkopen oder auch zum plötzlichen Herztod führen.

Klinisches Bild der Myokarditis:
- Herzinsuffizienzsymptome
- perikarditische Reizerscheinungen
- Herzrhythmusstörungen.

Die Ausprägung ist sehr variabel. Manche Patienten sind asymptomatisch, andere bemerken einen Leistungsknick oder entwickeln eine schwere Herzinsuffizienz.
Erster Hinweis kann eine Sinustachykardie sein. Pulmonale Stauungszeichen und Beinödeme sind Zeichen einer Herzinsuffizienz. Ein systolisches Geräusch kann Zeichen einer Mitral- oder Trikuspidalinsuffizienz sein. Herzrhythmusstörungen können zu Synkopen oder zum Herztod führen.

Diagnostik. Im **EKG** finden sich passagere Veränderungen des ST-Segmentes und der T-Welle, vorübergehend auftretende Q-Zacken, atriale und ventrikuläre Arrhythmien sowie Leitungsstörungen. Keine dieser Veränderungen ist jedoch spezifisch für Myokarditis.
Echokardiographisch findet sich häufig (in 36%) eine linksventrikuläre Dysfunktion und bei ca. 23% auch eine rechtsventrikuläre Beteiligung. Die echokardiographischen Zeichen der Myokarditis sind ebenfalls unspezifisch und polymorph; sie erinnern an das Bild einer dilatativen, restriktiven oder ischämischen Kardiomyopathie.
Die Diagnose einer viralen Myokarditis wird durch den Nachweis von **Virusantikörpern** im Blut, Stuhl, Rachenabstrich, aus der **Myokardbiopsie** oder

Diagnostik
- **EKG:** Es gibt keine spezifischen Veränderungen bei Myokarditis.

- **Echokardiographie:** Die echokardiographischen Zeichen der Myokarditis sind ebenfalls unspezifisch und polymorph.

Die Diagnose wird durch den Nachweis von **Virusantikörpern**, aus der

Myokardbiopsie oder im **Perikardpunktat** gestellt.
Virale Antigene können auch direkt nachgewiesen werden (IFT).
Der vierfache Titeranstieg wird als sicherer Hinweis gewertet.
Durch eine **Szintigraphie** mit Gallium oder Indium können wegen der hohen Sensitivität für eine aktive Myokarditis die Patienten für eine diagnostische Biopsie vorselektiert werden (A-**31**).

im **Perikardpunktat** gestellt. Neuerdings können virale Antigene auch durch Immunfluoreszenztechniken direkt nachgewiesen werden. Der vierfache Anstieg eines spezifischen Antikörpertiters in Serumproben von Patienten mit akuter und abgeheilter Myokarditis wird als sicherer Hinweis auf eine akute bzw. subakute Infektion gewertet.
Eine weitere, nichtinvasive diagnostische Methode zum Nachweis einer aktiven Myokarditis stellt die **Szintigraphie** nach Injektion von ^{67}Galliumcitrat dar, das bei einer aktiven Myokarditis von den entzündeten Myokardzellen etwa 72 Stunden nach der Injektion aufgenommen wird. Auf einem ähnlichen Ansatz beruht die Szintigraphie nach Injektion von ^{111}Indium-markierten monoklonalen Myosinantikörpern, die von nekrotischen Zellen im Rahmen einer aktiven Myokarditis selektiv aufgenommen werden. Diese Methode ist sehr sensitiv und kann daher Patienten für eine diagnostische Biopsie vorselektieren (A-**31**).

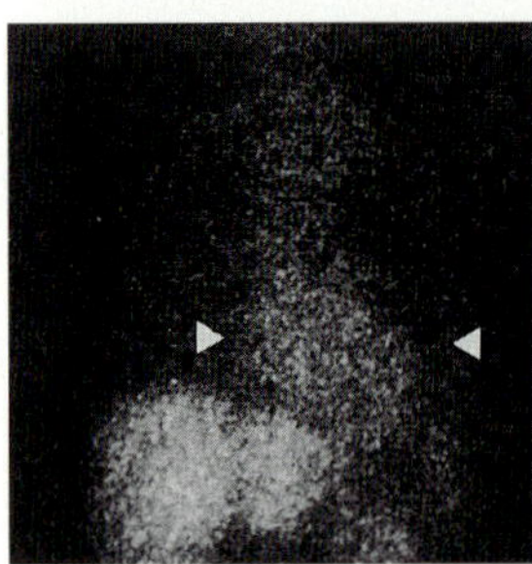
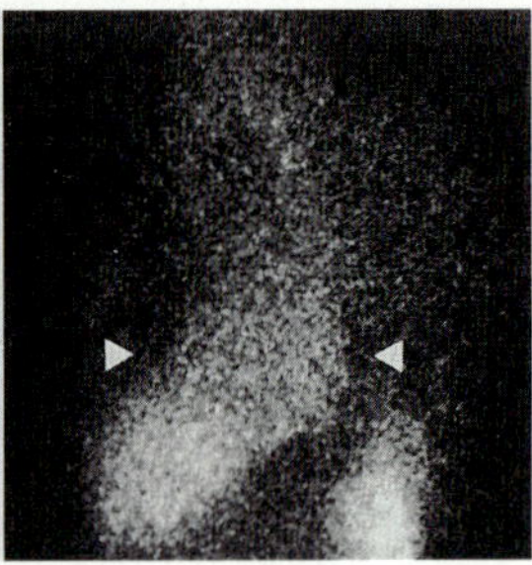

A-**31: Typischer nuklearmedizinischer Befund bei Myokarditis.** Nach Injektion von ^{111}Indium-markierten monoklonalen Myosinantikörpern zeigt sich bei Myokarditis eine Anreicherung dieser markierten Antikörper im entzündlich veränderten Myokard (s. Markierung durch Pfeile).

Mit der **Biopsie** können Myozytennekrosen nachgewiesen werden.

Mit der **Biopsie** kann der direkte Nachweis einer Myokarditis geführt werden. Nach den »Dallas-Kriterien« erfordert der histopathologische Nachweis einer Myokarditis ein entzündliches Infiltrat und Myozytennekrosen.

Therapie Sie ist supportiv.
Akute Phase: Bettruhe und Sauerstoffzufuhr, Digitalis, Diuretika und ACE-Hemmer.

Therapie. Die Therapie bei Myokarditis ist symptomatisch und supportiv. In der **akuten Phase** sind Bettruhe und ausreichende Sauerstoffzufuhr indiziert. Symptome der Herzinsuffizienz werden in typischer Weise mit Digoxin und Diuretika sowie ACE-Hemmern behandelt.

Merke ▶

Merke. Patienten mit Myokarditis haben eine höhere Sensitivität gegenüber Digitalis, was bei der Dosierung beachtet werden muß.

Für eine Gabe von Steroiden bei viraler Myokarditis liegen keine gesicherten Daten vor. In der akuten Phase können Steroide eine Virusreplikation verstärken!

Die prophylaktische oder therapeutische Gabe von Steroiden wird weiterhin kontrovers diskutiert. Steroide wurden bei nachgewiesener viraler Myokarditis häufig eingesetzt; Grundlage dafür waren Berichte über eine deutliche Verbesserung der eingeschränkten linksventrikulären Funktion unter dieser Therapie. Dennoch liegen keine gesicherten Daten über dieses Konzept vor; im Gegenteil, in der akuten Phase der Virusmyokarditis können Steroide zu einer verstärkten Virusreplikation führen und so einen ungünstigen Effekt haben. In einer Studie mit allerdings geringer Anzahl von Patienten konnte für die Kombinationstherapie von Prednison und Azathioprin ein günstiger Effekt nachgewiesen werden.

Wegen der Variabilität in der Prognose der viralen Myokarditis kann nicht vorausgesagt werden, welche Patienten von einer **immunsuppressiven Kombinationstherapie profitieren.** Der Einsatz antiviraler Substanzen ist nicht gesichert.

Angesichts der bekannten Variabilität in der Prognose der viralen Myokarditis ist es schwierig und bisher nicht gelungen, die Patienten zu identifizieren, die von einer **immunsuppressiven Kombinationstherapie** profitieren, oder die Patienten mit einem günstigen Spontanverlauf zu selektieren. Der Einsatz antiviraler Medikamente für die Behandlung einer aktiven Virusmyokarditis ist ebenfalls bisher nicht gesichert. Zur Zeit werden im Rahmen von randomisierten Untersuchungen verschiedene medikamentöse Strategien mit Blick auf die Prognose von Patienten mit akuter Myokarditis untersucht. Abschließende Daten liegen bisher nicht vor.

Verlauf Ein Drittel der Patienten zeigt einen günstigen Spontanverlauf. Ein Drittel geht in ein chronisches Stadium ohne Besserung über und ein Drittel zeigt einen rasch progredienten Verlauf.

Verlauf. Als Anhalt kann gelten, daß ein Drittel der Patienten einen günstigen Spontanverlauf mit Verbesserung der linksventrikulären Funktion zeigt, ein weiteres Drittel in ein chronisches Stadium ohne wesentliche Verbesserung übergeht und ein Drittel der Patienten einen rasch progredienten Verlauf bis zur schweren Herzinsuffizienz nimmt.

6 Erworbene Herzklappenfehler

C. Hamm, C. Weber, R. Köster

6.1 Einleitung

Ätiologie. Die **häufigste Ursache** von erworbenen Herzklappenfehlern ist die **rheumatische Karditis** als Folge eines rheumatischen Fiebers (▤ A-**19**). In mehr als 50% der Fälle ist isoliert die Mitralklappe und in 15% der Fälle die Aortenklappe betroffen. Bei 30% der Patienten sind die Mitral- und die Aortenklappe verändert. Eine Beteiligung der rechtsventrikulären Klappen ist bei rheumatischer Genese selten. Während die Zahl der rheumatisch bedingten Herzklappenfehler rückläufig ist, nehmen bei zunehmendem Lebensalter der Menschen die degenerativ bedingten Klappenerkrankungen (wie z.B. Aortenklappensklerosen) zu. Erworbene Veränderungen der rechtsventrikulären Klappen treten am häufigsten bei i.v. Drogenabhängigen mit Endokarditis auf. Relative Klappeninsuffizienzen entstehen bei Dilatation des Klappenringes als Folge einer Dilatation des Ventrikels, die unterschiedliche Ursachen haben kann.

A-19: Häufigste Ursachen erworbener Herzklappenerkrankungen

- ▷ Rheumatische Karditis
- ▷ Bakterielle Endokarditis
- ▷ Kardiomyopathien
- ▷ Koronare Herzkrankheit mit eingeschränkter linksventrikulärer Pumpfunktion
- ▷ Papillarmuskelabriß nach Myokardinfarkt
- ▷ Maligne Erkrankungen
- ▷ Trauma

Erworbene Klappenstenosen oder -insuffizienzen entstehen meist chronisch und selten akut. Bei **chronischen Herzklappenfehlern** liegen oft Vernarbungen an den Klappen vor. Verwachsungen an den Kommissuren können zu einer Stenose führen, narbige Retraktionen verursachen meist eine Insuffizienz. Häufig liegt eine Kombination von Stenose und Insuffizienz vor. Bei den **akut entstandenen Herzfehlern** handelt es sich in der Regel um Insuffizienzen, die meist durch Klappenperforation (z.B. bei Endokarditis) oder Papillarmuskelabriß (meist bei Myokardinfarkt) bedingt sind. Eine aus einem Klappenfehler resultierende Volumenbelastung wird längerfristig meist besser toleriert als eine Druckbelastung.

Klassifikation. Die subjektive Leistungseinschränkung kann nach der **Klassifikation der New York Heart Association (NYHA)** in 4 Schweregrade eingeteilt werden (▤ A-**20**).

A-20: Einteilung der Leistungseinschränkung durch Herzkrankheiten nach der *New York Heart Association (NYHA)*

Grad I:	es besteht keine Einschränkung der körperlichen Leistungsfähigkeit in Ruhe und bei Belastung
Grad II:	Beschwerden treten bei stärkerer körperlicher Belastung auf
Grad III:	Beschwerden treten bei leichter körperlicher Belastung auf
Grad IV:	Beschwerden treten in Ruhe auf

Diagnose. Herzklappenfehler werden meistens durch **klinische Untersuchung mit Auskultation** diagnostiziert. Durch das **Thorax-Röntgenbild** kann eine Beteiligung der Herzhöhlen (S A-**10**), der Aorta und eine Belastung des Pulmonalkreislaufes beurteilt werden. Die **ein- und zweidimen-**

6 Erworbene Herzklappenfehler

6.1 Einleitung

Ätiologie Häufigste Ursache erworbener Klappenfehler ist die rheumatische Karditis (▤ A-**19**). Meist ist die Mitralklappe isoliert oder in Kombination mit der Aortenklappe betroffen. Zu erworbenen Veränderungen der rechtsventrikulären Klappen kommt es am häufigsten nach Endokarditis. Relative Klappeninsuffizienzen entstehen bei Dilatation des Klappenringes bei verschiedenen Herzerkrankungen.

Erworbene Vitien entstehen meist chronisch. Dabei liegen oft Vernarbungen und Verwachsungen an den Klappen vor. Häufig sind Stenose und Insuffizienz kombiniert. Die akut entstehenden Vitien (z.B. durch Perforation nach Endokarditis oder durch Papillarmuskelabriß nach Myokardinfarkt) sind in der Regel Insuffizienzen.

Klassifikation Die Leistungseinschränkung wird nach der Klassifikation der *New York Heart Association* eingeteilt (▤ A-**20**).

Diagnose Zur Diagnostik der Herzklappenfehler dienen die **Auskulatation**, das **Thorax-Röntgenbild** (Herzkonfiguration, pulmonale Stauung)

(S A-10), die **Echokardiographie** (Beurteilung der Klappenmorphologie, Klappenöffnungsfläche und des transvalvulären Druckgradienten), die **Karotispulskurve** und die **Herzkatheteruntersuchung** (Bestimmung des Schweregrades des Vitiums, präoperative Koronarangiographie).

sionale Echokardiographie ermöglicht die morphologische Beurteilung der Klappen, die Berechnung der Klappenöffnungsfläche sowie die Messung der Herzhöhlendiameter. Mittels **Doppler-Echokardiographie** können Druckgradienten sehr gut abgeschätzt und Insuffizienzen erfaßt werden. Die heute nur noch sehr selten aufgezeichnete **Karotispulskurve** eignet sich zur Abschätzung des Schweregrades einer Aortenstenose. Die **Herzkatheteruntersuchung** wird nur noch zur genauen Bestimmung des Schweregrades des Vitiums und zum präoperativen Ausschluß einer zusätzlich vorliegenden koronaren Herzkrankheit eingesetzt.

S Synopsis A-**10: Charakteristische Veränderungen der Herzkonfiguration bei erworbenen Herzklappenfehlern**

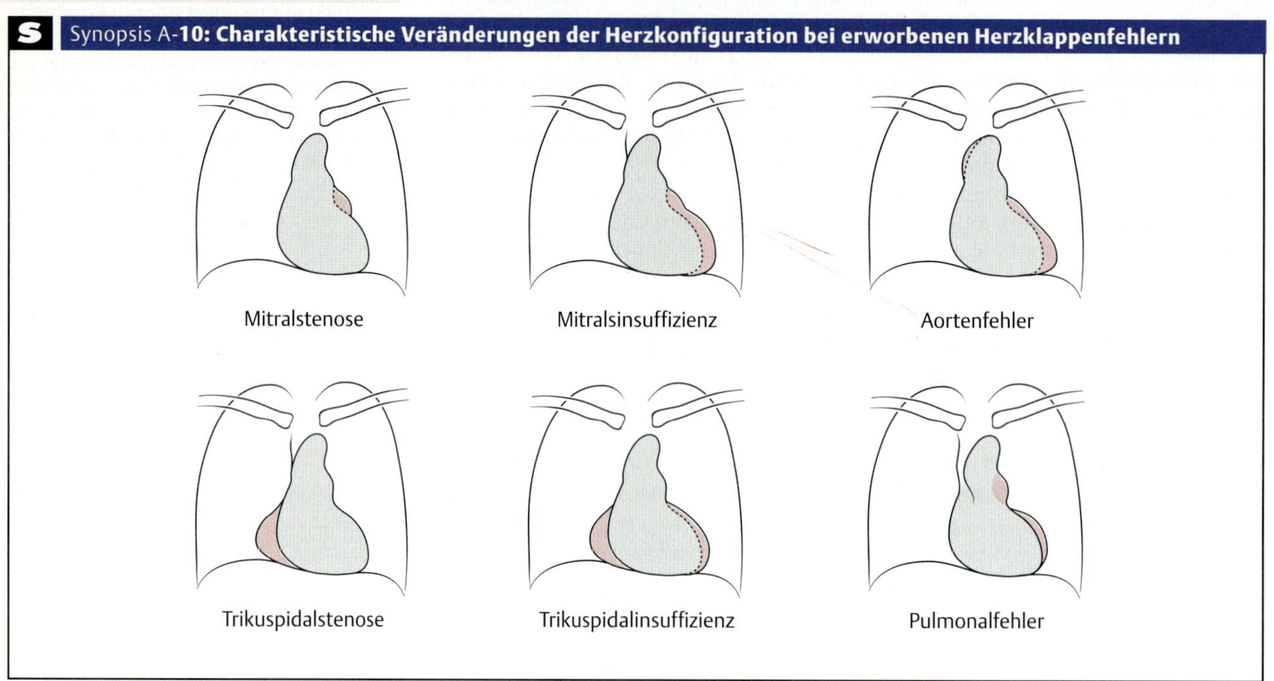

Therapie Körperliche Schonung. Die Medikation (z. B. mit Vorlastsenkern) ist vom jeweiligen Vitium abhängig. Bei vielen Mitralvitien und obligat nach Kunstklappenersatz sollte eine Antikoagulation durchgeführt werden. Wichtig ist die Endokarditisprophylaxe.

Therapie. Die **konservative Therapie** besteht bei allen erworbenen Herzfehlern in körperlicher Schonung. Die medikamentöse Therapie variiert je nach Vitium; bei den meisten Vitien werden jedoch Vorlastsenker wie Diuretika und Nitrate eingesetzt. Die Gabe von Antikoagulanzien zur Emboliephylaxe ist bei Patienten mit Mitralvitien und Vorhofflimmern indiziert. Nach Klappenersatz mit einer Kunstklappenprothese ist eine Antikoagulation obligat. Wichtig ist eine konsequente Endokarditisprophylaxe.

Bei der **Valvuloplastie** wird eine Klappenstenose mit einem Ballonkatheter aufgedehnt.

Bei der **Valvuloplastie** wird eine Klappenstenose mittels Ballonkatheter aufgedehnt. Die Rezidivquote der Valvuloplastie der Mitralklappe ist deutlich niedriger als nach Aortenklappenvalvuloplastie. Klappenverkalkungen verringern die Erfolgsrate.

Es sollte eine **klappenerhaltende Operation** angestrebt werden (bessere Hämodynamik als beim Klappenersatz). Dazu zählen Klappenrekonstruktionen, Kommissurotomien und Anuloraphien.

- **Operative Therapie:** Sofern die anatomischen Verhältnisse eine **klappenerhaltende Operation** zulassen, sollte diese bevorzugt werden, da durch eine klappenerhaltende Operation meist eine bessere Hämodynamik erreicht werden kann als beim Klappenersatz. **Klappenrekonstruktionen** werden überwiegend bei nicht verkalkten Klappen und bei jungen Patienten durchgeführt. Bei der **Kommissurotomie** erfolgt eine Trennung verwachsener Klappensegel. Das Verfahren wird bevorzugt bei Stenosen ohne höhergradige Verkalkung angewendet. Bei relativen Insuffizienzen kann eine **Anuloraphie** erfolgen, bei welcher der Klappenring gerafft wird. Insbesondere bei Trikuspidalklappeninsuffizienzen wird neben der Anulorhaphie häufig ein Klappenring implantiert (z. B. Duran-Ring).

Der **Klappenersatz** wird mit **künstlichen** oder **biologischen** Prothesen durchgeführt (S A-**11**).

Beim **Klappenersatz** werden **künstliche** oder **biologische Klappenprothesen** implantiert (S A-**11**). Die bisher am häufigsten verwendeten **mechanischen Prothesen** sind Kippscheibenprothesen (Björk-Shiley, Medtronic-Hall) oder Doppelflügelklappenprothesen (St.-Jude-Medical, Duromedics), welche gegenüber den Kippscheibenprothesen etwas verbesserte hämodynamische Eigenschaften besitzen. Der Vorteil mechanischer Klappenprothesen ist eine sehr lange Lebensdauer. Nachteilig ist die Notwendigkeit einer lebenslangen Antikoagulanzientherapie, die mit Risiken versehen ist. Dazu zählen die Klappenthrombose (insbesondere bei Mitralklappenprothesen) und Embolien bei Unterdosierung sowie erhöhte Blutungsgefahr bei adäquater und insbesondere bei zu hoher Dosierung.

Die **biologischen Klappenprothesen** werden aus Klappen oder Perikard vom Schwein (Heterograft) oder aus Klappen von humanen Spendern (Homograft) hergestellt. Nach Implantation einer Bioklappenprothese ist keine langfristige Antikoagulation notwendig, die **Haltbarkeit der Prothese ist durch degenerative Veränderungen jedoch auf ca. 10 Jahre beschränkt**. Bioprothesen werden bevorzugt implantiert, wenn eine konsequente Antikoagulation nicht durchführbar erscheint (z. B. bei Patienten jenseits des 70. Lebensjahres, bei denen eine Antikoagulation mit hohem Risiko behaftet ist). Sowohl bei biologischen als auch bei künstlichen Klappenprothesen treten gelegentlich **paravalvuläre Lecks** auf, welche eine Reoperation erforderlich machen können. Zu intravasaler Hämolyse mit LDH-Anstieg, Haptoglobinabfall und Retikulozytenanstieg kommt es hauptsächlich an mechanischen Klappen und bei Prothesen in Aortenklappenposition. Bei ausgeprägter Hämolyse fällt der Hämoglobinwert ab. Bei Patienten mit Klappenersatz sollte daher mindestens einmal jährlich neben der echokardiographischen Kontrolluntersuchung auch das Blutbild kontrolliert werden.

Mechanische Klappen haben eine **lange Lebensdauer**; der Nachteil ist die Notwendigkeit einer dauerhaften Antikoagulation. Insbesondere bei Kunstklappen besteht bei inadäquater Antikoagulation ein hohes Thrombose-/Embolierisiko. Blutungsrisiko. Die **biologischen Klappenprothesen** werden aus Klappen vom Schwein (Heterograft) oder vom humanen Spender (Homograft) hergestellt. Die **Lebensdauer der Prothese ist auf ca. 10 Jahre begrenzt**. Eine langfristige Antikoagulation ist jedoch nicht erforderlich.

Bei beiden Klappentypen können Defekte auftreten, die eine Reoperation erforderlich machen. Die Klappen verursachen häufig eine geringe Hämolyse.

Merke. Nach Implantation aller Klappentypen ist das Endokarditisrisiko **deutlich** erhöht und eine Endokarditisprophylaxe erforderlich. Den Patienten sollte ein »Endokarditis-Prophylaxe-Paß« ausgehändigt werden.

◀ **Merke**

S Synopsis A-**11: Häufig verwendete Herzklappenprothesen**

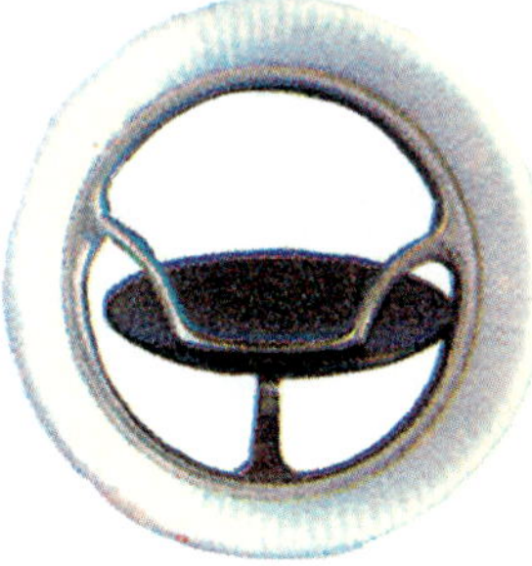

Kunststoffklappe (einflügelig)

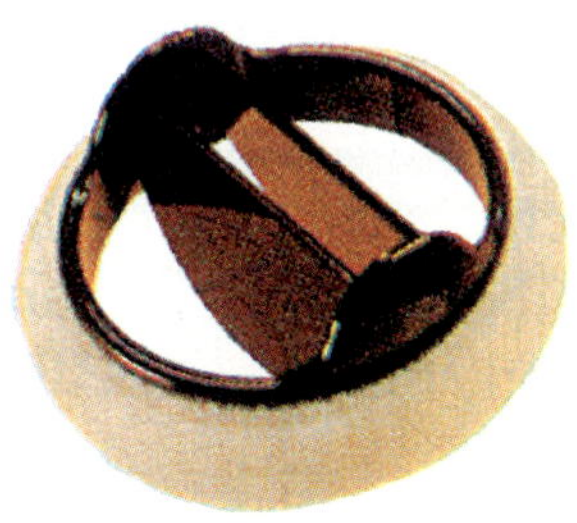

Kunststoffklappe (zweiflügelig)

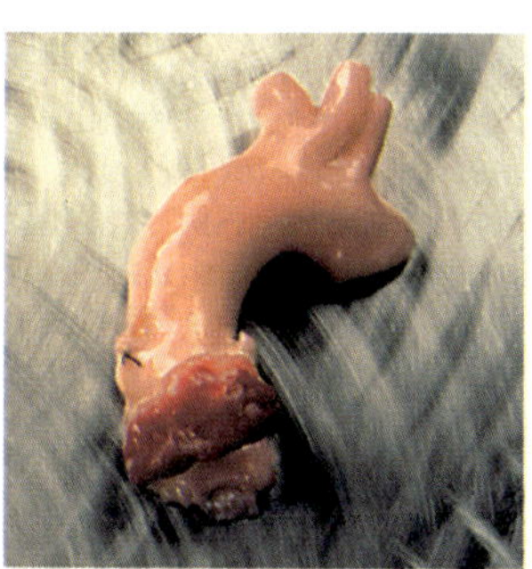

biologische Klappe (Homograft)

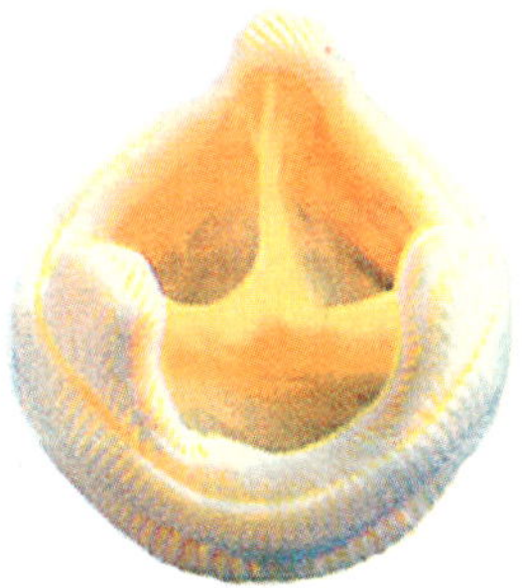

biologische Klappe (Blick von oben)

6.2 Mitralklappenfehler

6.2.1 Mitralstenose

Definition ▶

Epidemiologie Zählt zu den häufigsten erworbenen Klappenfehlern. Zwei Drittel der Patienten sind weiblich.

Ätiologie und Pathogenese Häufigste Ursache ist die rheumatische Endokarditis. Seltenere Ursachen sind die bakterielle Endokarditis und systemischer Lupus erythematodes.

Infolge postentzündlicher Prozesse kommt es zur Fusion, Fibrosierung und Verkalkung der Klappensegel. Klinisch bemerkbar wird die Mitralstenose erst nach 10–20 Jahren.

Die normale Klappenöffnungsfläche beträgt 4–6 cm². Eine wirksame Stenose liegt bei Reduktion der Öffnungsfläche um > 50 % vor. **Wesentlich zur Beurteilung des Schweregrades der Stenose sind die Mitralklappenöffnungsfläche und der Druckgradient über der Klappe** (▤ A-**21**).

Infolge der Stenose kommt es zu zunehmender Druckerhöhung im linken Vorhof, pulmonaler Hypertonie und Stauung, sowie zu **Rechtsherzinsuffzienz mit relativer Trikuspidalklappeninsuffizienz und Rückstau in den Körperkreislauf** (S A-12).

Bei Vergrößerung des linken Vorhofs kommt es häufig zu **Vorhofflimmern,** das die Bildung von Thromben begünstigt.

Bei pulmonaler Hypertonie kommt es gehäuft zu Hämoptysen.
Bei Rechtsherzinsuffizienz entwickeln sich Hepatomegalie, Aszites und Beinödeme.

6.2 Mitralklappenfehler

6.2.1 Mitralstenose

Definition. Einengung der Mitralklappe mit Verkleinerung der Mitralklappenöffnungsfläche und Behinderung der diastolischen Füllung des linken Ventrikels.

Epidemiologie. Die Mitralstenose zählt zu den häufigsten erworbenen Klappenfehlern. Zwei Drittel aller Patienten mit Mitralstenose sind weiblich.

Ätiologie und Pathogenese. Die weitaus häufigste Ursache ist die rheumatische Endokarditis. In 25 % der Fälle postrheumatischer Genese liegt eine reine Mitralstenose vor. In 45 % der Fälle ist die Mitralstenose mit einer Mitralinsuffizienz oder einem Aortenvitium kombiniert. Als weitere Ursache kommt eine bakterielle Endokarditis in Frage. Sehr selten ist die Mitralstenose angeboren, mit systemischem Lupus erythematodes oder mit malignem Karzinoid assoziiert. Durch postentzündliche Prozesse verwachsen die Segel der Klappe. Verdickungen und Schrumpfungen der Chordae führen häufig zu kombinierten Veränderungen am Klappenapparat. Postentzündliche Kalkablagerungen in den Segeln tragen zur Bewegungseinschränkung des Klappenapparates bei. Zu einer hämodynamisch wirksamen Mitralstenose kommt es frühestens nach 2 Jahren, in der Regel jedoch erst 12–20 Jahre nach Ablauf des rheumatischen Fiebers.
Die normale Mitralklappenöffnungsfläche beträgt 4–6 cm². Eine Einengung der Öffnungsfläche um mehr als 50 % führt zu einer Drucksteigerung im linken Vorhof und zu einer Vergrößerung des linken Vorhofs. Es entsteht ein diastolischer Druckgradient über der Mitralklappe. Der funktionelle **Schweregrad** (▤ A-**21**) **der Mitralstenose ist abhängig von der Mitralklappenöffnungsfläche und dem Druckgradienten** über der Klappe, welcher wiederum von der Blutflußgeschwindigkeit, dem Herzzeitvolumen und der Herzfrequenz abhängig ist.

▤ A-**21: Schweregrade der Mitralstenose**

Schweregrad	Druckgradient (mmHg)	Klappenöffnungsfläche (cm²)
I	gering	> 2,5
II	> 5	1,5–2,5
III	> 10	1,0–1,5
IV	> 20	< 1,0

Bei kritischer Einengung der Mitralklappenöffnungsfläche erhöht sich der Druck im linken Vorhof und nachfolgend auch in den Lungenvenen und Lungenkapillaren (S A-**12**). Infolge der pulmonalen Hypertonie kommt es zu einer **Druckbelastung des rechten Ventrikels mit rechtsventrikulärer Hypertrophie, Dilatation und relativer Trikuspidalklappeninsuffizienz.** Die Folge ist eine Rechtsherzinsuffizienz mit Rückstau in den großen Kreislauf mit Jugularvenen- und Lebervenenstauung.
Die Druckbelastung und Dilatation des linken Vorhofes begünstigt die Entstehung von **Vorhofflimmern.** Im fortgeschrittenen Stadium findet sich regelhaft Vorhofflimmern. Im linken Vorhof wird dabei die Bildung von Thromben begünstigt. Bei Thromben im linken Vorhof/Herzohr besteht die **Gefahr arterieller Embolien.**
Bei Druckerhöhung im Lungenkreislauf kommt es zu (Belastungs-)Dyspnoe, Husten und bei akutem Druckanstieg zum Lungenödem. Typisch sind Hämoptysen verschiedener Ausprägung von rostig braunem Sputum mit »Herzfehlerzellen« (hämosiderinhaltige Makrophagen) bis zu Blutungen aus Lungenvenen. Bei Rechtsherzinsuffizienz entwickeln sich stauungsbedingt eine Hepatomegalie, Aszites und Beinödeme.

Synopsis A-12: Pathophysiologie der Mitralstenose

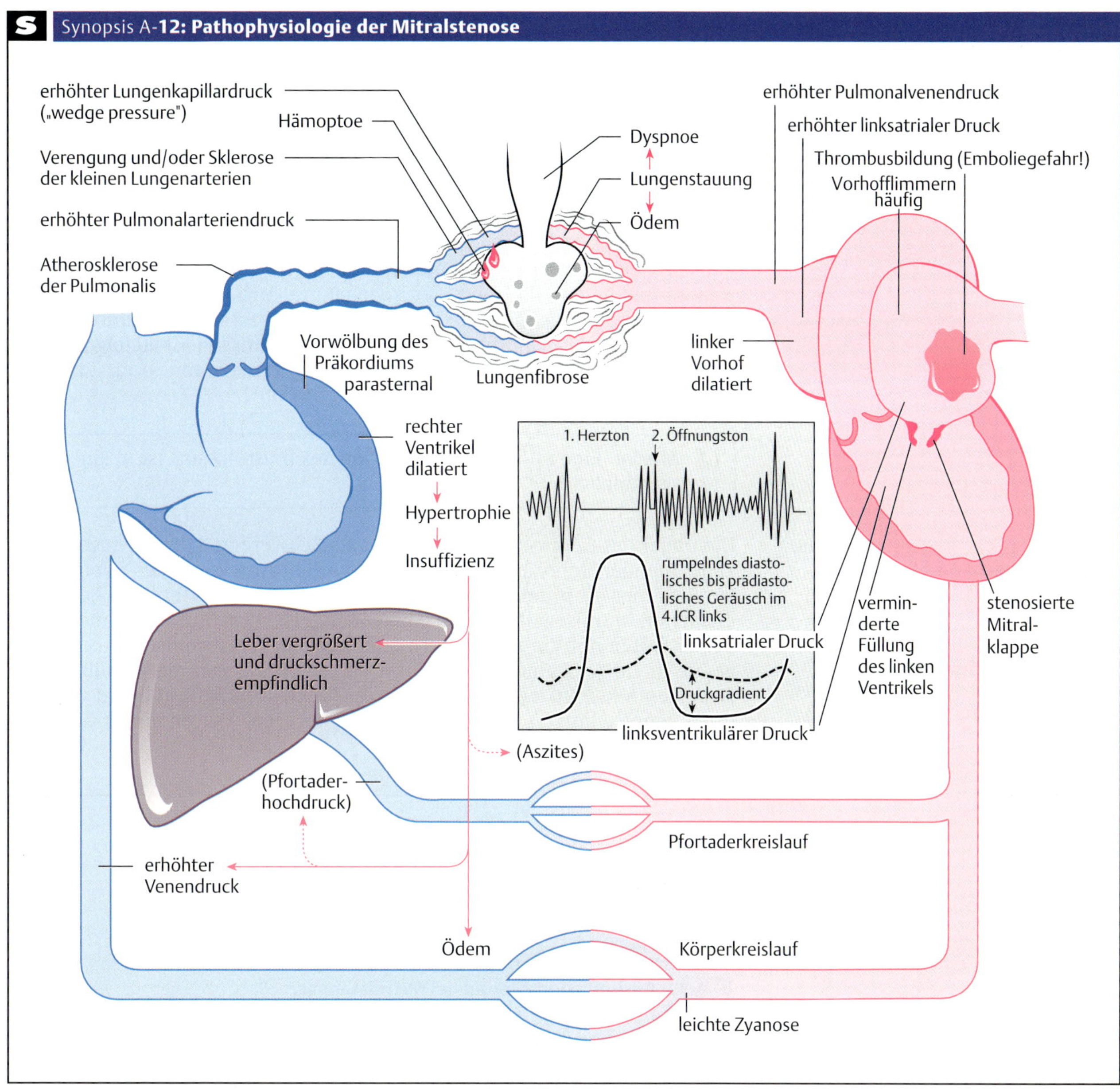

Klinik Im Vordergrund steht Dyspnoe zunächst bei Belastung. Später kann es zu Ruhedyspnoe und Orthopnoe kommen. Die körperliche Leistungsfähigkeit nimmt ab. Es treten pektanginöse Beschwerden, Palpitationen, Herzstolpern sowie Hämoptoe auf.

Thromboembolische Komplikationen treten in 20–30% der Fälle ohne medikamentöse Prophylaxe auf. Sie manifestieren sich häufig als zerebrales Insult oder als arterieller Verschluß im Bereich der unteren Extremitäten.

Klinik. Klinische Symptome sind erst zu erwarten, wenn die Klappenöffnungsfläche auf die Hälfte reduziert ist. **Hauptsymptom der Mitralstenose ist die Dyspnoe infolge der pulmonalen Stauung.** Dyspnoe tritt zunächst bei körperlicher Belastung und bei stärkerem Stenosegrad auch in Ruhe auf. Bei schwerer Mitralstenose kommt es zu Orthopnoe. **Hämoptysen** treten am häufigsten während nächtlicher Dyspnoeattacken auf. Die körperliche Leistungsfähigkeit nimmt bei vermindertem Herzzeitvolumen ab. Die Patienten bemerken oft Palpitationen und Herzstolpern als Folge einer absoluten Arrhythmie bei Vorhofflimmern. Von erheblicher klinischer Relevanz sind **thromboembolische Komplikationen,** die bei Patienten ohne entsprechende Prophylaxe in 20–30% der Fälle auftreten. Thromboembolien treten gehäuft bei Patienten mit Vorhofflimmern und großem Vorhof auf. Folgen thromboembolischer Komplikationen manifestieren sich am häufigsten als zerebraler Insult oder als arterieller Verschluß im Bereich der unteren Extremitäten und führen häufig zur Erstvorstellung des Patienten beim Arzt.

Diagnose Charakteristisch ist die **Facies mitralis** mit rötlich-zyanotischen Wangen. Es zeigen sich pulmonale Stauungszeichen und Zeichen der Rechtsherzinsuffizienz.

Auskultatorisch charakteristisch sind:
- paukender 1. Herzton
- Mitralklappenöffnungston
- niederfrequentes daran anschließendes Diastolikum
- präsystolisches Krescendogeräusch (bei Sinusrhythmus) (◘ A-**32**).

Diagnose. Patienten mit hochgradiger Mitralstenose und langjährigem klinischem Verlauf zeigen häufig eine **Facies mitralis** mit rötlich-zyanotischen Wangen, eine periphere Zyanose, pulmonale Stauungszeichen und Zeichen der Rechtsherzinsuffizienz. Der rechte Ventrikel ist bei schwerer Stenose gelegentlich linksparasternal tastbar.
Auskultatorisch und phonokardiographisch fällt ein **paukender 1. Herzton** auf, dessen Verstärkung durch lautes Umschlagen der Mitralsegel bedingt ist (◘ A-**32**). Bei Sinusrhythmus geht dem 1. Herzton nach der Vorhofkontraktion ein kurzes **präsystolisches Krescendogeräusch** (p. m. 4. ICR linksparasternal) voraus, welches nach der Vorhofkontraktion entsteht. Der Pulmonalklappenschlußton als Komponente des 2. Herztones ist bei pulmonaler Hypertonie betont. Es folgt der sogenannte **Mitralklappenöffnungston** (MÖT) auskultierbar (p. m. über dem Erbschen Punkt), welcher durch Behinderung der Mitralsegelöffnung zustande kommt. Anschließend folgt ein **niederfrequentes diastolisches Dekrescendogeräusch** mit p. m. über der Herzspitze (am besten in Linksseitenlage zu hören).

Merke ▶

▶ ***Merke.*** Eine optimale Auskultation des Diastolikums ist in Linksseitenlage möglich!

Die Dauer des Diastolikums nimmt mit dem Schweregrad der Stenose zu.

Die Dauer des Geräusches nimmt mit dem Schweregrad der Stenose zu. Mit zunehmender Stenosierung und hohem Vorhofdruck kommt es zu einer Verkürzung des Abstandes zwischen MÖT und dem 2. Herzton. Bei völlig erstarrten Mitralsegeln können paukender 1. Herzton und MÖT ganz fehlen. Bei Patienten mit Vorhofflimmern fehlt auch das präsystolische Krescendogeräusch im Anschluß an das Diastolikum. Bei ausgeprägter pulmonaler Hypertonie kommt es zu einem kurzen Dekrescendodiastolikum als Ausdruck einer relativen Pulmonalklappeninsuffizienz (sogenanntes **Graham-Steell-Geräusch**).

Bei pulmonaler Hypertonie: Dekrescendodiastolikum (**Graham-Steell-Geräusch**) als Ausdruck einer relativen Pulmonalklappeninsuffizienz.

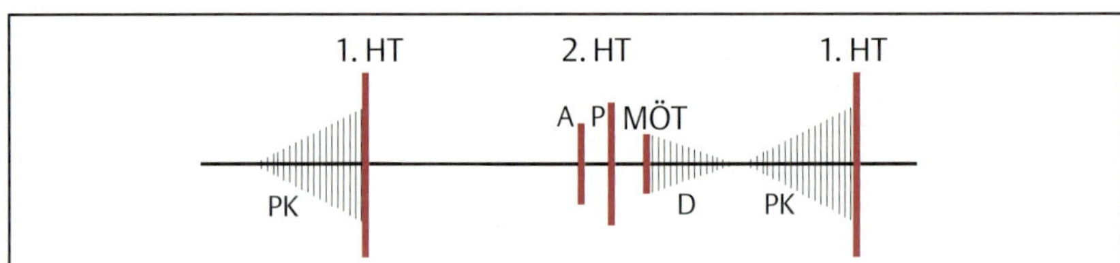

◘ A-**32: Auskultationsbefund bei Mitralstenose.**
PK = präsystolisches Krescendogeräusch (nur bei Sinusrhythmus, tritt infolge der Vorhofkontraktion auf), 1. HT = 1. Herzton (paukend), A,P = aortale, pulmonale Komponente des 2. Herztons (2. HT), MÖT = Mitralklappenöffnungston (mit zunehmender Stenosierung verkürzt sich der Abstand zwischen MÖT und 2. Herzton), D = niederfrequentes diastolisches Dekrescendogeräusch.

Im **EKG** Zeichen der Belastung des linken Vorhofs (P-mitrale, später **Vorhofflimmern, Vorhofflattern**) und der Rechtsherzbelastung.

Im **EKG** fallen Zeichen der Belastung des linken Vorhofs (**P-mitrale**, doppelgipfeliges, oft verbreitertes P) auf. **Vorhofflimmern** oder **Vorhofflattern** sprechen für einen fortgeschrittenen hämodynamischen Schweregrad. Erst in späteren Stadien wird das EKG von Zeichen der Rechtsherzbelastung und -hypertrophie bestimmt (Entwicklung des Lagetyps zum Steil- bis zum Rechtstyp, Sokolow-Lyon-Index RV1 + SV5 >1,05 mV).

Im Thorax-Röntgenbild Mitralkonfiguration des Herzens mit **vergrößertem linkem Vorhof** und der pulmonalen Hypertonie mit erweiterter A. pulmonalis und vermehrter Lungengefäßzeichnung.

Im **Röntgenbild** des Thorax (◘ A-**33**) zeigt sich die charakteristische **Mitralkonfiguration** des Herzens. Im p.a.-Bild ist die Herztaille zwischen Pulmonalissegment und linkem Ventrikel durch den **vergrößerten linken Vorhof** mit prominentem linkem Herzohr verstrichen. Im links anliegenden Seitenbild zeigt sich eine Impression des Ösophagus (nach Breischluck) durch den vergrößerten Vorhof. Bei höhergradiger Drucksteigerung kommt es zu **Zeichen der pulmonalen Hypertonie** mit vermehrter Lungengefäßzeichnung. In den basalen Lungenfeldern können Kerley-B-Linien als Zeichen der chronischen Lungenstauung mit interstitiellem Ödem nachgewiesen werden. Bei rechtsventrikulärer Hypertrophie kann im Seitenbild eine Einengung des retrosternalen Herzvorderraumes nachweisbar sein. Bei

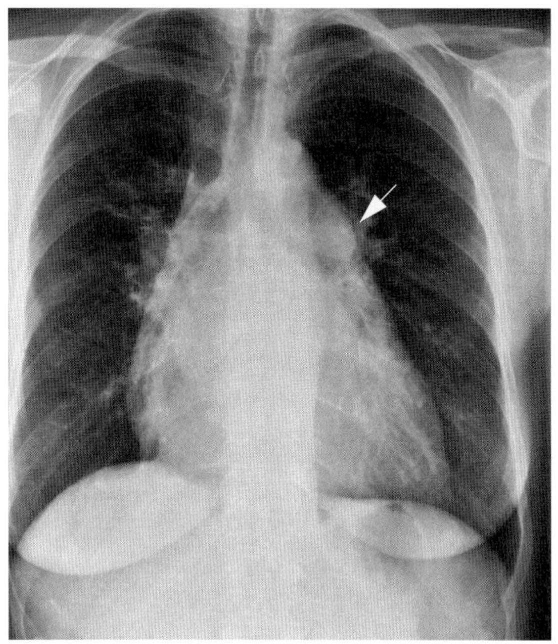

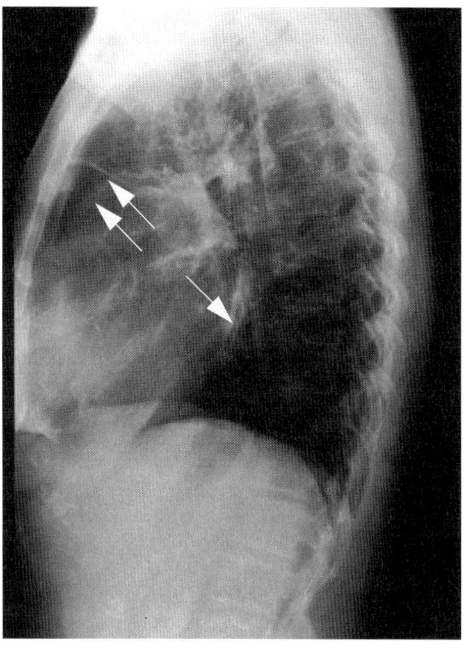

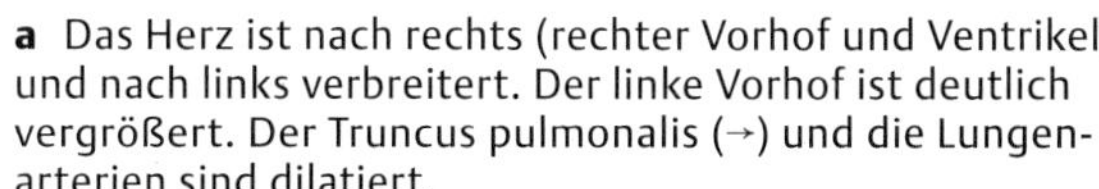

a Das Herz ist nach rechts (rechter Vorhof und Ventrikel) und nach links verbreitert. Der linke Vorhof ist deutlich vergrößert. Der Truncus pulmonalis (→) und die Lungenarterien sind dilatiert.

b Im linken Seitenbild zeigt sich eine Dilatation des linken Vorhofs (→) und des rechten Ventrikels (⇉).

A-33 a, b: Röntgen-Thoraxaufnahme einer Patientin mit hochgradiger Mitralstenose und pulmonaler Hypertonie.

höhergradigen Verkalkungen an der Klappe ist gelegentlich Kalk in der Thoraxübersichtsaufnahme und bei der Durchleuchtung nachweisbar.

Die **Echokardiographie** ist eine zuverlässige Methode zur nichtinvasiven Diagnostik und Quantifizierung von Mitralstenosen (S A-**13**). Fibrotische Verdickungen und Verkalkungen der Klappen können hiermit festgestellt werden. Bei der Mitralstenose kommt es zu einer Abnahme der frühdiastolischen Klappenschlußgeschwindigkeit (EF-Slope) bei Verdickung und unvollständiger Öffnung der Klappensegel (mit kuppelförmiger Domstellung). Normalerweise zeigt das vordere Mitralsegel diastolisch ein M-förmiges Bewegungsmuster, das hintere Segel bewegt sich dazu spiegelbildlich. Bei der Mitralstenose geht dagegen das hintere Segel häufig parallel mit dem vorderen Segel nach vorne. Die **Berechnung der Klappenöffnungsfläche** dient der Quantifizierung der Mitralstenose.

Die **Echokardiographie** ermöglicht den Nachweis morphologischer Veränderungen der Klappen und die Beurteilung des Bewegungsmusters der Klappensegel.

Es können die **Mitralklappenöffnungsfläche** und der **Druckgradient über der Klappe** berechnet werden.

Durch **Doppler-Echokardiographie** kann die Flußgeschwindigkeit über der Klappe und damit der **Druckgradient über der Klappe** berechnet werden. Bei Vorliegen einer pulmonalen Hypertonie mit Trikuspidalklappeninsuffizienz kann aus der Flußgeschwindigkeit des Regurgitationsjets der systolische rechtsventrikuläre Druck abgeschätzt werden. Durch Farbdoppler-Echokardiographie kann eine evtl. begleitende Mitralinsuffizienz nachgewiesen werden. Echokardiographisch stellt sich der Vorhof vergrößert dar. Vorhofthromben können mittels Echokardiographie häufig nachgewiesen werden (S A-**13**). Zum Nachweis von Thromben im linken Vorhof bzw. im Vorhofohr ist die **transösophageale Echokardiographie** besser geeignet als die transthorakale Echokardiographie.

Farbdopplerechokardiographisch kann eine begleitende Mitralinsuffizienz quantifiziert werden. Der Vorhof stellt sich vergrößert dar. Vorhofthromben werden am sichersten durch transösophageale Echokardiographie erfaßt.

Thromben im linken Vorhof bzw. im Vorhofohr lassen sich am besten mit der transösophagealen Echokardiographie nachweisen.

Bei der **Rechtsherzkatheteruntersuchung** werden bei leichten Mitralstenosen in Ruhe normale Drücke in den Pulmonalarterien und im rechten Ventrikel gemessen, welche unter ergometrischer Belastung abnorm ansteigen. Bei hochgradiger Stenose sind bereits die Ruhedrücke erhöht, ferner ist das Herzzeitvolumen herabgesetzt. Die **Linksherzkatheteruntersuchung** dient der Bestimmung des diastolischen Druckgradienten zwischen linkem Vorhof und linker Kammer und der Berechnung der Klappenöffnungsfläche. Dazu werden der Druck im linken Ventrikel und der Verschluß-

Die **Rechtsherzkatheteruntersuchung** zeigt oft erhöhte pulmonalarterielle Drücke.

Mittels **Linksherzkatheteruntersuchung** wird der Druckgradient über der Klappe sowie die Klappenöffnungsfläche bestimmt.

S Synopsis A-**13: Mitralklappenstenose bei Zustand nach rheumatischem Fieber**

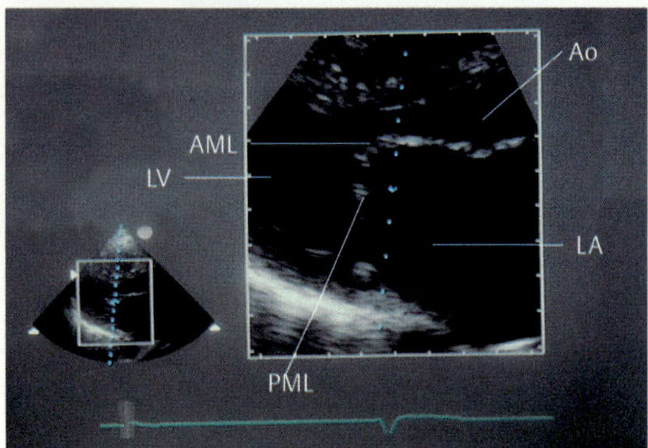

Im zweidimensionalen Schnittbild erkennt man die **reduzierte diastolische Separation von vorderem und hinterem Mitralklappensegel** (AML und PML). Die Segelfläche des AML wölbt sich diastolisch in den linksventrikulären Ausflußtrakt (Doming). LA = linker Vorhof, LV = linker Ventrikel, Ao = Aorta.

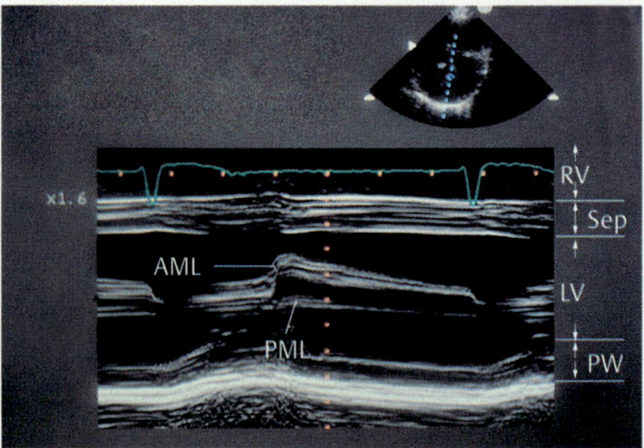

M-mode-echokardiographische Darstellung der Mitralklappe. Man erkennt die reduzierte Separation des vorderen (AML) vom hinteren Mitralsegel (PML). Das PML wird in der Diastole parallel mit dem AML bewegt. RV = rechter Ventrikel, Sep = interventrikuläres Septum, LV = linker Ventrikel, PW = Hinterwand.

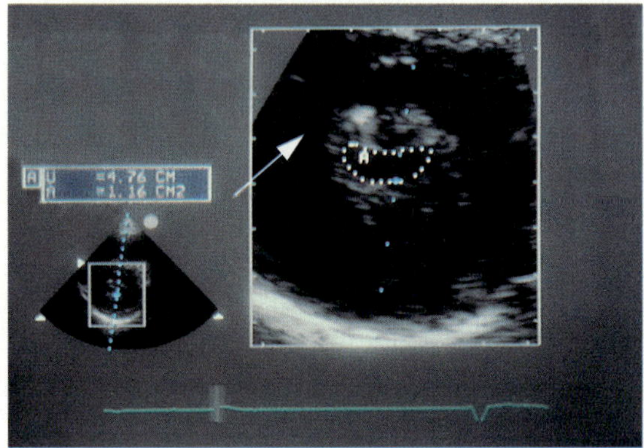

Querschnitt durch die geöffnete Mitralklappe. Die Mitralklappenöffnungsfläche ist mit 1,16 cm^2 deutlich eingeschränkt. .

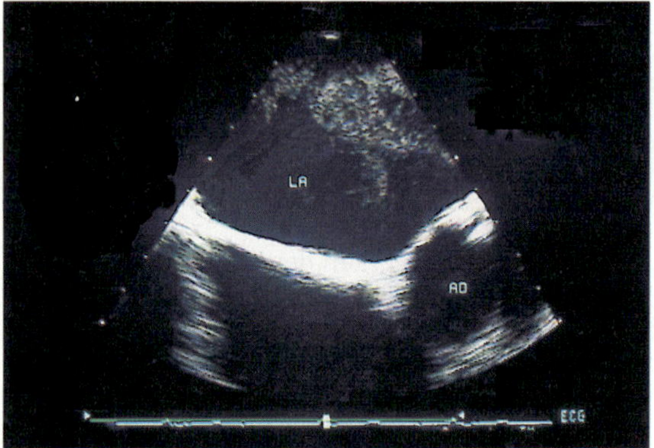

Transösophageale Echokardiographie bei einem Patienten mit hochgradiger Mitralklappenstenose. Im linken Vorhof sind infolge eines Thrombus deutliche Spontanechos (→) zu sehen. LA = linker Vorhof, Ao = Aorta.

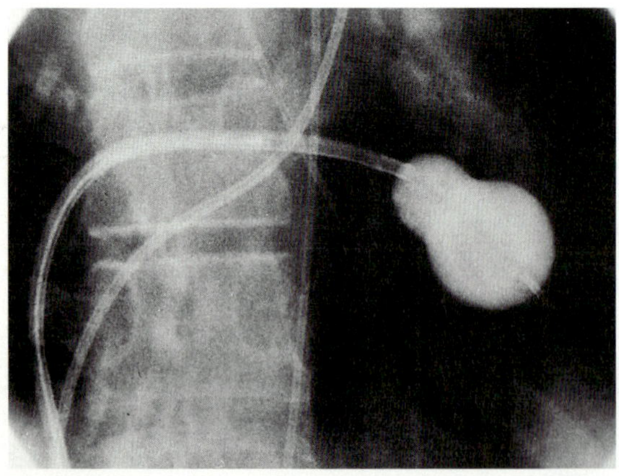

Mitralklappenvalvuloplastie bei einem Patienten mit hochgradiger Mitralklappenstenose.

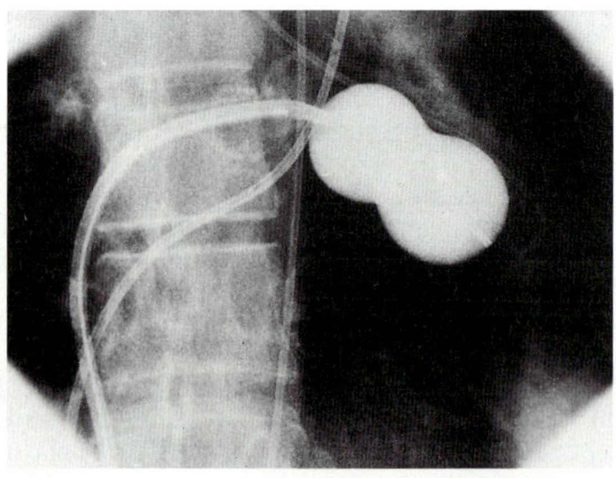

Der Ballonkatheter wird in die stenosierte Mitralklappe gebracht und dort entfaltet.

druck im Pulmonalkapillarbereich mit einem Ballonkatheter simultan gemessen.

Durch die Koronarangiographie erfolgt die Beurteilung der Koronargefäße.

Differentialdiagnose. Die Differentialdiagnose ist einfach, da der Auskultationsbefund typisch ist. Bei der Aorteninsuffizienz mit spätdiastolischem Austin-Flint-Geräusch fehlt der paukende 1. Herzton, und es besteht eine große Blutdruckamplitude. Das Myxom des linken Vorhofs ist nur echokardiographisch zu differenzieren. Bei der pulmonalen Hypertonie anderer Genese fehlt der typische Auskultationsbefund.

Differentialdiagnose In Frage kommen Mitralinsuffizienz, Aorteninsuffizienz, Vorhofmyxom und pulmonale Hypertonie anderer Genese.

Therapie. Die konservative Therapie besteht in körperlicher Schonung. Bei symptomatischen Patienten erfolgt eine Therapie mit Diuretika. Bei Vorhofflimmern mit schneller Überleitung Gabe von Herzglykosiden. Bei deutlicher pulmonalvenöser Stauung ist der zusätzliche Einsatz von Nitraten und/oder Vasodilatanzien zur Vorlastsenkung indiziert. Bei Tachyarrhythmie und unzureichender Senkung der Kammerfrequenz durch Digitalis zusätzliche Gabe von Kalziumantagonisten (z.B. Verapamil, Diltiazem). Bei neu aufgetretenem Vorhofflimmern Versuch der Kardioversion nach 2–3 Wochen therapeutischer Antikoagulation.

Therapie Körperliche Schonung. Bei symptomatischen Patienten Diuretika und Vorlastsenker. Bei Tachyarrhythmie Frequenzkontrolle durch Digitalis oder Kalziumantagonisten. Bei neu aufgetretenem Vorhofflimmern Versuch der Kardioversion. Bei rezidivierendem Vorhofflimmern oder nach Embolisierung Antikoagulation. Endokarditisprophylaxe!

Merke. Eine Dauerbehandlung mit Antikoagulanzien ist dann erforderlich, wenn Vorhofflimmern rezidivierend auftritt oder wenn eine oder mehrere Embolisierungen vorangegangen sind.

◀ **Merke**

Merke. Wichtig ist die Endokarditisprophylaxe bei fieberhaften Infekten oder bei medizinischen Eingriffen, bei denen das Risiko einer Bakteriämie besteht (*s. a. Kap. Endokarditisprophylaxe, S. 43ff.*).

◀ **Merke**

Die **Mitralklappenvalvuloplastie,** d.h. die Aufweitung der Mitralklappe mittels Ballonkatheter (S A-**13**), ist insbesondere bei reinen Stenosen oder geringer Mitralinsuffizienz indiziert. Kalzifikationen gelten generell nicht als Kontraindikation. Eine Kontraindikation sind linksatriale Thromben als potentielle Emboliequelle. Diese müssen mittels transösophagealer Echokardiographie vorher ausgeschlossen werden. Aufgrund des geringen Risikos (Letalität < 1 %) und der vergleichsweise einfachen Durchführbarkeit ist die Valvuloplastie heute die Methode der Wahl. Die Langzeituntersuchungen (> 10 Jahre) zur Restenosierung sind noch nicht abgeschlossen.
Die **operative Therapie** ist indiziert, wenn der Patient deutliche Beschwerden mit Funktionsbeeinträchtigung (Schweregrad III und IV) durch das Vitium hat und eine schwere Mitralinsuffizienz vorliegt.
Zu den **klappenerhaltenden Operationen** zählen Klappenrekonstruktionen und die Mitralklappenkommissurotomie, welche eingesetzt wird, wenn wenig Verkalkungen vorliegen. Das Operationsrisiko (2%) ist geringer als beim Klappenersatz. Die Rezidivrate liegt bei 2%/Jahr.
Ein **Mitralklappenersatz** wird durchgeführt, wenn eine Mitralklappenrekonstruktion nicht möglich ist, insbesondere bei verkalkten und kombinierten Vitien. Der Mitralklappenersatz erfolgt mit Kunstklappenprothesen, Heterograft (Klappe vom Schwein) oder Homograft (Transplantat von humanem Spender).

Die **Mitralklappenvalvuloplastie** (Aufweitung der Mitralklappe durch Ballonkatheter) ist insbesondere bei reinen Stenosen mit wenigen Kalzifizierungen indiziert. Eine Kontraindikation sind linksatriale Thromben. Deshalb sollte vorher zum Ausschluß eine transösophageale Echokardiographie durchgeführt werden.

Operative Therapie: Bei Schweregrad III/IV und Mitralinsuffizienz und/oder klinischen Symptomen.

Klappenerhaltende Operationen: Mitralklappenkommissurotomie bei wenig verkalkter Klappe. Die Restenoserate liegt bei ca. 2%/Jahr.

Der **Mitralklappenersatz** erfolgt bei verkalkten und kombinierten Vitien mit einer Bioprothese oder Kunstklappenprothese.

Verlauf und Prognose. Bei Schweregrad III beträgt die 5-Jahres-Überlebensrate etwa 60%, wenn die Stenose nicht beseitigt wird. Entscheidend für die Langzeitprognose nach Operation ist der präoperative Funktionszustand des Myokards. Die sekundäre pulmonale Hypertonie kann fixiert sein und ist dann auch nach einer Operation nicht mehr reversibel.

Verlauf und Prognose Ab Stadium III ist die Prognose ohne Beseitigung der Stenose schlecht.

Klinischer Fall

Eine 52jährige Patientin klagt über starke Schmerzen und Empfindungsstörungen im Bereich des linken Unterschenkels. Die Beschwerden seien plötzlich beim Fahrradfahren aufgetreten. Zudem fiele ihr das Radfahren in den letzten Monaten immer schwerer, da bei Belastung Luftnot, Husten und Engegefühl in der Brust aufträte. Ferner schlage das Herz bisweilen sehr unregelmäßig.
Bei der körperlichen Untersuchung fällt ein unregelmäßiger Puls auf. Linksseitig sind keine Fußpulse palpabel, der Unterschenkel ist blaß. Auskultatorisch hört man einen lauten 1. Herzton, kurz danach einen Klappenöffnungston sowie ein rumpelndes Diastolikum mit Punctum maximum über der Herzspitze und Verstärkung in Linksseitenlage.
Das EKG zeigt eine absolute Arrhythmie bei Vorhofflimmern. Im Thorax-Röntgenbild fällt ein mitralkonfiguriertes Herz mit vergrößertem linkem Vorhof auf. Echokardiographisch liegt eine deutliche Bewegungseinschränkung der stenosierten Mitralklappe vor. Der linke Vorhof stellt sich vergrößert dar, im linken Herzohr ist ein Thrombus mit frischen und älteren Anteilen nachweisbar. Unter dem Verdacht auf eine kardiogene Embolie bei Vorhofflimmern wird die Patientin zur weiteren Behandlung stationär aufgenommen.

6.2.2 Mitralklappeninsuffizienz

Definition ▶

Ätiologie und Pathogenese Die Mitralinsuffizienz ist am häufigsten **durch postrheumatische Veränderungen** oder **durch Endokarditis bedingt**. Bei starker Dilatation des linken Ventrikels entsteht durch Dehnung des Klappenrings eine **relative Mitralinsuffizienz.**
Postentzündlich entsteht eine Verkürzung, Versteifung und Retraktion der Mitralsegel. Eine Ruptur der Chordae tendineae kommt durch verschiedene Ursachen zustande.

Durch die Mitralinsuffizienz kommt es zum Reflux von Blut in den linken Vorhof, zur Vorhofdilatation und zur Ventrikelhypertrophie. Mit Beginn der linksventrikulären Dekompensation entwickelt sich eine pulmonale Stauung (mit Dyspnoe) und danach eine Rechtsherzinsuffizienz (mit Jugularvenenstauung, Aszites, Ödemen).

Klinik Klinische Symptome können lange Zeit fehlen. Im fortgeschrittenen Stadium treten Herzinsuffizienzzeichen (Belastungsdyspnoe, Leistungsminderung, Palpitationen, Husten, Orthopnoe) auf.

Diagnose Der Herzspitzenstoß ist abgeschwächt, häufig hebend, verbreitert und nach außen verlagert (◘ A-**34**).

6.2.2 Mitralklappeninsuffizienz

▶ ***Definition.*** Schlußunfähigkeit der Mitralklappe mit der Folge, daß während der Systole Blut in den linken Vorhof zurückströmt.

Ätiologie und Pathogenese. Am häufigsten ist die Mitralinsuffizienz durch **postrheumatische Veränderungen** oder durch **bakterielle Endokarditis** bedingt. Zu den selteneren Ursachen zählen der Papillarmuskelabriß infolge eines Myokardinfarktes und der traumatische Sehnenfadenabriß. Die Mitralinsuffizienz tritt häufig in Verbindung mit einem Mitralklappenprolaps auf. Sehr selten ist sie angeboren. Eine **relative Mitralinsuffizienz** entsteht durch Dehnung des Klappenringes bei starker Dilatation des linken Ventrikels.
Bei rheumatischem Fieber entwickelt sich nach mehr als 10 Jahren Verkürzung, Versteifung und Retraktion der Mitralsegel sowie eine Verkürzung der Papillarmuskeln. Eine Ruptur der Chordae tendineae kann nach rheumatischem Fieber, infektiöser Endokarditis, Trauma oder myxomatöser Degeneration eintreten. Bei Ischämie oder Infarzierung eines Papillarmuskels entsteht eine Mitralinsuffizienz akut.
Bei Patienten mit Mitralklappeninsuffizienz kommt es zum Reflux eines Teils des linksventrikulären Blutvolumens in den linken Vorhof. Trotz der systolischen Regurgitation ist wegen der elastischen Eigenschaft der Vorhofwand zunächst nur eine geringe Drucksteigerung im linken Vorhof und im Lungenkreislauf zu finden. Infolge des Pendelvolumens entwickeln sich jedoch frühzeitig eine Dilatation des linken Vorhofs sowie eine exzentrische linksventrikuläre Hypertrophie. Die Volumenüberlastung des linken Vorhofs und Ventrikels können längere Zeit gut toleriert werden. Erst mit Beginn der linksventrikulären Dekompensation wird der Patient symptomatisch und entwickelt die Zeichen der pulmonalen Stauung und später schließlich der Rechtsherzinsuffizienz (Jugularvenenstauung, Aszites, Ödeme).

Klinik. Klinische Symptome können wegen der guten Anpassungsfähigkeit des Vorhofs und Ventrikels an die veränderte Hämodynamik über lange Zeit fehlen. Erst in fortgeschrittenen Stadien entwickeln sich zunehmend Zeichen der Herzinsuffizienz mit **Atemnot bei Belastung und Leistungsminderung.** Weitere Symptome sind Palpitationen, Husten und paroxysmale nächtliche Dyspnoe sowie Orthopnoe. Bei der akuten Mitralinsuffizienz stehen die Zeichen des Linksherzversagens von Anfang an im Vordergrund.

Diagnose. Der Herzspitzenstoß ist häufig hebend, verbreitert und nach außen verlagert. Gelegentlich ist apikal ein systolisches Schwirren palpabel, welches in Linksseitenlage verstärkt ist. Auskultatorisch ist der 1. Herzton abgeschwächt oder nicht hörbar (◘ A-**34**).

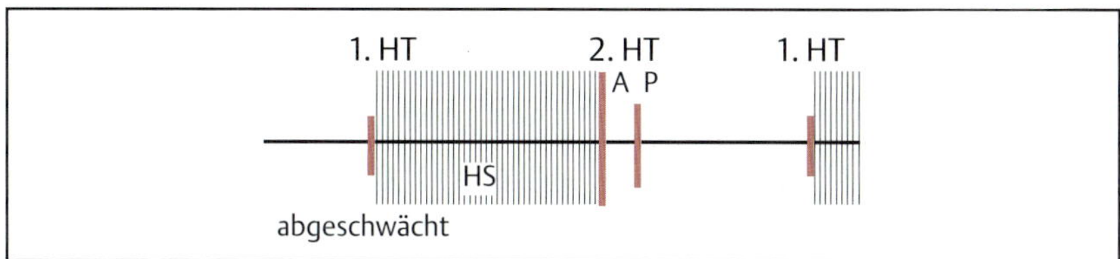

A-**34: Auskultationsbefund bei mittelschwerer Mitralinsuffizienz.** 1. HT = 1. Herzton (abgeschwächt), HS = mittel- bis hochfrequentes holosystolisches bandförmiges Systolikum mit p.m. über der Herzspitze, 2. HT = gespaltener 2. Herzton, A = aortale, P = pulmonale Komponente.

Merke. Charakteristisch ist ein mittel- bis hochfrequentes holosystolisches, band- bis dekrescendoförmiges Geräusch mit p.m. über der Herzspitze, Fortleitung in die Axilla und Verstärkung in Linksseitenlage.

◀ **Merke**

Häufig ist der 2. Herzton gespalten. Bei starker Mitralinsuffizienz mit großem Pendelvolumen findet sich häufig ein 3. Herzton mit daran anschließendem kurzem diastolischem Geräusch als Ausdruck einer relativen Mitralstenose.

Im **EKG** ist häufig ein P-mitrale oder bei chronischer Mitralinsuffizienz Vorhofflimmern nachweisbar. Erst bei schwereren Formen treten auch Zeichen der Linksherzhypertrophie auf.

Im **EKG** besteht häufig ein P-mitrale oder Vorhofflimmern.

Röntgenologisch stellen sich der linke Vorhof und der linke Ventrikel oft vergrößert dar. Im p.a.-Bild ist das Herz **mitralkonfiguriert** und weist eine **verstrichene Herztaille** auf. Im seitlichen Bild zeigt sich eine Einengung des Retrokardialraumes in Vorhof- und Ventrikelhöhe (nach Ösophagusbreischluck). Bei hochgradiger Mitralinsuffizienz sind häufig Zeichen der Lungenstauung sichtbar.

Mittels **Echokardiographie** können die Vergrößerungen des linken Vorhofes und des Ventrikels quantifiziert werden. Zudem ermöglicht die Methode den Nachweis eines Mitralklappenprolapses, der Ruptur von Sehnenfäden, narbiger Verdickungen nach entzündlichen Prozessen, akuter entzündlicher Veränderungen mit Klappenvegetationen, verminderter Mobilität und zusätzlicher Stenosierung der Klappe. Doppler- und farbdopplerechokardiographisch kann der Regurgitationsstrom in den linken Vorhof quantifiziert werden und damit das Ausmaß der Insuffizienz abgeschätzt werden (A-**35**).

Röntgenologische Befunde: Der linke Vorhof und Ventrikel sind vergrößert. Das Herz ist mitralkonfiguriert und weist eine **verstrichene Herztaille** auf. Bei hochgradiger Insuffizienz sind meist Zeichen der Lungenstauung vorhanden.

Mit der **Echokardiographie** wird die Vergrößerung der Herzhöhlen quantifiziert. Morphologische Veränderungen an den Klappen werden nachgewiesen. **Farbdopplerechokardiographisch** erfolgt die Quantifizierung des Refluxes in den linken Vorhof (A-**35**). Anhand des Refluxes kann das Ausmaß der Insuffizienz abgeschätzt werden.

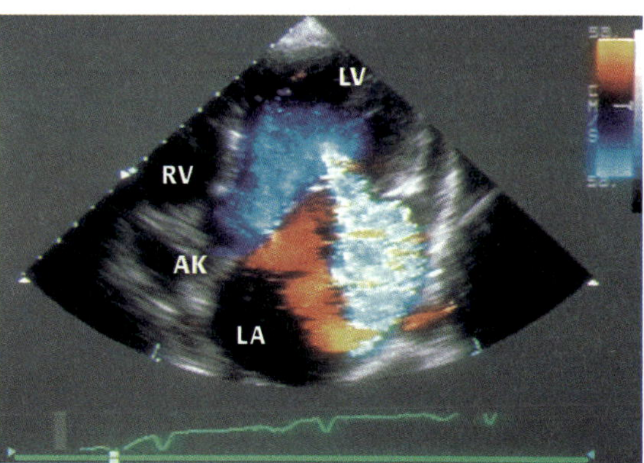

A-**35: Farbdopplerechokardiographische Darstellung einer Mitralklappeninsuffizienz** bei dilatativer Kardiomyopathie. Man erkennt einen blauen mosaikartigen Regurgitationsjet, der bis zum Dach des linken Vorhofs reicht. AK = Aortenklappe, RV = rechter Ventrikel, LA = linker Vorhof, LV = linker Ventrikel.

Die **transösophageale Echokardiographie** ermöglicht im Vergleich zur transthorakalen Echokardiographie eine bessere Abgrenzung von Klappenvegetationen und anderen morphologischen Veränderungen an den Klappen und Sehnenfäden sowie eine bessere Beurteilung von Klappenprotheseninsuffizienzen.

Die **transösophageale Echokardiographie** ermöglicht eine gute Abgrenzung von Klappenvegetationen.

Die **Herzkatheteruntersuchung** zeigt eine veränderte Pulmonalkapillardruckkurve. Mit dem linksventrikulären Angiogramm kann der Reflux in den linken Vorhof beurteilt werden (A-**22** und A-**36**).

Bei der **Herzkatheteruntersuchung** zeigt sich eine charakteristische Druckkurve im Pulmonalkapillarbereich mit Nachweis einer hohen V-Welle als Zeichen der starken Regurgitation. Anhand des linksventrikulären Angiogramms kann, unter Berücksichtigung des Herzzeitvolumens, die Abschätzung des Refluxes in den linken Vorhof erfolgen (A-**22** und A-**36**).

A-22: Schweregrade der Mitralinsuffizienz nach Ausmaß des Kontrastmittelrefluxes im linksventrikulären Angiogramm

Grad I:	minimaler Reflux im Bereich der Klappenebene
Grad II:	systolischer Reflux mit fast völliger Kontrastierung des linken Vorhofs nach mehreren Herzaktionen (bei geringerer Kontrastmitteldichte als im linken Ventrikel)
Grad III:	völlige schnelle Kontrastierung des linken Vorhofs (bei gleicher Kontrastmitteldichte wie im linken Ventrikel)
Grad IV:	völlige Kontrastierung des linken Vorhofs und teilweise der Pulmonalvenen mit der ersten Systole. Zunahme der Kontrastierung nach den folgenden Herzaktionen

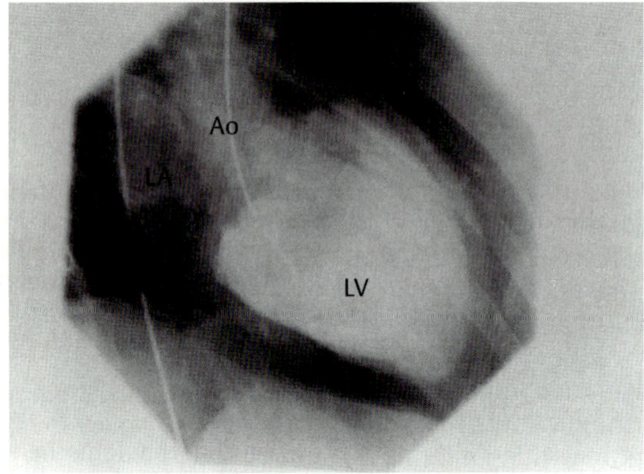

a Ventrikeldiastole: Der linke Ventrikel (LV) ist dilatiert, im Vorhof ist retrograd geflossenes Kontrastmittel nachweisbar, Ao = Aorta.

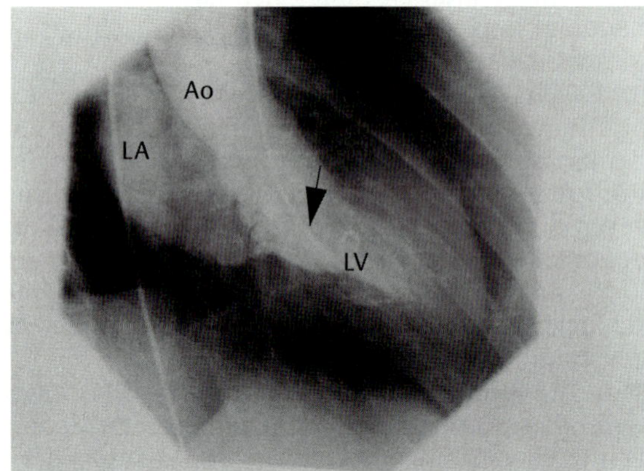

b Ventrikelsystole: Der linke Vorhof wird infolge der hochgradigen Mitralklappeninsuffizienz rasch mit Kontrastmittel gefüllt. LA = linker Vorhof, LV = linker Venrikel, Ao = Aorta. Der Pfeil deutet auf den über die Aorta in den LV gelegten Pigtail-Herzkatheter, über dem das Kontrastmittel in den Ventrikel gespritzt wird.

A-**36 a, b: Linksventrikuläres Angiogramm bei Mitralklappeninsuffizienz III.**

Differentialdiagnose Die Differentialdiagnose umfaßt den Ventrikelseptumdefekt, die Trikuspidalinsuffizienz (Geräusch wird in Inspiration lauter) und die Aortenstenose.

Differentialdiagnose. Beim Ventrikelseptumdefekt liegt das Punctum maximum des Geräusches am linken unteren Sternalrand. Bei der Trikuspidalklappeninsuffizienz liegt das Punctum maximum am linken Sternalrand, wird bei Inspiration lauter und wird in der Regel nicht in die Axilla fortgeleitet. Bei der Aortenstenose liegt das Punctum maximum im 2. ICR rechtsparasternal und wird in die Karotiden fortgeleitet.

Therapie Konservativ: Körperliche Belastungen sollen vermieden werden. Bei Zeichen der Herzinsuffizienz erfolgt eine medikamentöse Therapie mit Vor- und Nachlastsenkern. Bei großem Vorhof und Vorhofflimmern sollte antikoaguliert werden.

Therapie. Bei Schweregrad I genügt körperliche Schonung. Ab Stadium II erfolgt medikamentöse Behandlung. Die Kontraktilität wird durch Digitalisierung verbessert. Zur Vorlastsenkung werden Diuretika und Nitrate eingesetzt. Die Verminderung der Nachlast und dadurch die Verringerung des Regurgitationsvolumens erfolgt durch Vasodilatatoren wie z.B. ACE-Hemmer. Bei fortgeschrittener Mitralinsuffizienz mit großem Vorhof und Vorhofflimmern ist eine Antikoagulation indiziert. Bei Sinusrhythmus und aufgetretener Embolie sollte ebenfalls antikoaguliert werden. Eine konsequente Endokarditisprophylaxe ist notwendig.

Der **Mitralklappenersatz** ist bei Beschwerden unter medikamentöser Therapie entsprechend dem Stadium NYHA III und IV indiziert. Bei Beschwerden entsprechend NYHA II sollte der Klappenersatz durchgeführt werden, wenn der linke Ventrikel bereits vergrößert ist. Eine operative Korrektur muß möglichst vorgenommen werden, bevor eine linksventrikuläre Funktionsschädigung eingetreten ist. Alternativ zum Klappenersatz ist in Abhängigkeit von den anatomischen Bedingungen eine Klappenrekonstruktion möglich (▤ A-**23**).

Operativ: Bei Beschwerden entsprechend dem Stadium NYHA III und IV unter medikamentöser Therapie sollte ein Mitralklappenersatz durchgeführt werden.
Eine operative Therapie muß erfolgen, bevor eine linksventrikuläre Schädigung eingetreten ist (▤ A-**23**).

A-23: Therapie der Mitralklappeninsuffizienz

Körperliche Schonung	▷ Schweregrade I-IV
Medikamentöse Therapie (Digitalis, Diuretika, Nitrate, ACE-Hemmer)	▷ Schweregrade II-IV
Antikoagulation	▷ bei fortgeschrittener Mitralinsuffizienz mit großem Vorhof und Vorhofflimmern
Endokarditisprophylaxe	▷ Schweregrade I-IV
Operation (Klappenrekonstruktion, -ersatz)	▷ bei Beschwerden entsprechend dem Stadium NYHA III-IV; auch im Stadium NYHA II bei Zeichen der linksventrikulären Vergrößerung

Verlauf und Prognose. Die leichtgradige Mitralinsuffizienz hat eine gute Prognose. Bei nichtoperativ behandelter mittelschwerer Mitralinsuffizienz liegt die 5-Jahres-Überlebensrate bei ca. 80% und bei höhergradigem Stadium bei ca. 45%. Die Prognose der akuten unbehandelten Mitralklappeninsuffizienz ist schlecht. Bei der relativen Mitralinsuffizienz hängt die Prognose entscheidend von der Primärerkrankung ab.

Verlauf und Prognose Die leichte Mitralinsuffizienz hat eine gute Prognose. Bei hochgradiger nicht operativ behandelter Mitralinsuffizienz ist die Prognose wesentlich schlechter.

Klinischer Fall

Eine 59jährige Patientin klagte über seit zwei Jahren zunehmende Luftnot bei körperlicher Belastung sowie über Einschränkung der körperlichen Belastbarkeit. Die Beschwerden träten bei geringen körperlichen Belastungen, wie z.B. nach einer Etage Treppensteigen, auf. Bei der Auskultation fiel ein mittelfrequentes holosystolisches band-deskrescendoförmiges Geräusch mit p.m. über der Herzspitze auf, welches in die Axilla fortgeleitet wurde und sich in Linksseitenlage verstärkte. Im EKG fiel eine doppelgipflige verbreiterte P-Welle auf. Im Röntgenbild des Thorax waren der linke Vorhof und Ventrikel vergrößert. Echokardiographisch zeigte sich eine Mitralklappeninsuffizienz Grad III-IV. Die Rechtsherzkatheteruntersuchung ergab erhöhte Druckwerte im Lungenkreislauf in Ruhe und insbesondere bei gleichzeitiger ergometrischer Belastung der Patientin. Bei der Linksherzkatheteruntersuchung fiel ein deutlicher systolischer Reflux des Kontrastmittels durch die Mitralklappe in den Vorhof und in die Lungenvenen auf. Um differentialdiagnostisch eine stenosierende koronare Herzkrankheit als Ursache der Beschwerden auszuschließen, wurde im Rahmen der Linksherzkatheteruntersuchung eine Koronarangiographie durchgeführt. Diese zeigte einen unauffälligen Befund. Eine Woche später wurde bei der Patientin ein Mitralklappenersatz durchgeführt. Wenige Wochen nach dieser Operation war die Patientin wieder voll leistungsfähig.

6.2.3 Mitralsegelprolaps

Definition ▶

Epidemiologie Der Mitralklappenprolaps ist die häufigste Klappenveränderung bei Erwachsenen und liegt bei 7,5 % der Frauen und 2,5 % der Männer vor.

Ätiologie Beim **primären** Mitralklappenprolaps liegt im Gegensatz zum **sekundären** ursächlich eine myxomatöse Proliferation des Klappenstromas vor.

Klinik Der Mitralklappenprolaps ist meist asymptomatisch. Klinische Symptome sind Palpitationen, Herzstechen, Dyspnoe, Schwindel, Synkopen, Ermüdbarkeit und unspezifische Brustschmerzen.

Diagnose Auskultatorisch besteht ein **meso- oder spätsystolischer Klick** und bei zusätzlicher Mitralinsuffizienz ein dementsprechendes Geräusch.

Merke ▶

- **EKG:** Bei den meisten Mitralklappenprolapsträgern sind supraventrikuläre und ventrikuläre Arrhythmien nachweisbar.

- **Radiologische Zeichen:** Der Herzbefund ist in der Regel unauffällig.

- Die **Echokardiographie** ist die Methode der Wahl zur Diagnose des Syndroms (A-**37**). Charakteristisch ist die systolische Posteriorbewegung des vorderen oder hinteren Segels.

Differentialdiagnose Koronare Herzkrankheit bei pektanginösen Beschwerden.

Therapie Nur bei Symptomen erfolgt eine Therapie, z. B. mit Betablockern bei arrhythmiebedingten oder pektanginösen Beschwerden.

6.2.3 Mitralsegelprolaps

Definition. Verstärkte systolische Vorwölbung eines oder beider Klappensegel in den linken Vorhof. In manchen Fällen geht der Prolaps mit einer Mitralinsuffizienz einher.

Epidemiologie. Der Mitralklappenprolaps ist die häufigste Klappenveränderung im Erwachsenenalter und ist familiär gehäuft nachweisbar. Die Prävalenz liegt bei Frauen bei ca. 7,5 % und bei Männern bei ca. 2,5 %. Häufig wird der Mitralklappenprolaps echokardiographisch als Zufallsbefund nachgewiesen. Bei Marfan-Syndrom liegt die Prävalenz bei 90 %.

Ätiologie. Ursache des **primären Mitralklappenprolaps** ist eine myxomatöse Proliferation des Klappenstromas. Der Prolaps normaler, nicht myxomatös degenerierter Klappen, wird als **sekundärer Mitralklappenprolaps** bezeichnet und entsteht z. B. beim Vorhofseptumdefekt oder bei der hypertrophen Kardiomyopathie, bei welcher der Ansatz des vorderen Mitralsegels verlagert ist.

Klinik. Die Mehrzahl der Patienten mit Mitralklappenprolaps ist asymptomatisch, andere klagen über Palpitationen, Herzstechen, Dyspnoe, Schwindel, Synkopen, Ermüdbarkeit, unspezifische Brustschmerzen und Angstgefühle. Bei Patienten mit Mitralklappenprolaps kommt es gehäuft zu ventrikulären und supraventrikulären Rhythmusstörungen, die jedoch in der Regel asymptomatisch sind. Belastungsdyspnoe kann bei gleichzeitig bestehender Mitralklappeninsuffizienz auftreten.

Diagnose. Mitralklappenprolaps-Träger sind häufig von grazilem Körperbau und untergewichtig. Auskultatorisch findet man meist einen **meso- oder spätsystolischen Klick** (p. m. Herzspitze, unterer Sternalrand). Bei einer zusätzlichen Mitralklappeninsuffizienz findet sich ein spätsystolisches hochfrequentes Mitralklappeninsuffizienzgeräusch (deshalb auch die englische Bezeichnung »click murmur syndrome«).

Merke. Der Auskultationsbefund ist intraindividuell sehr variabel und wird meist durch Änderung der Körperposition, Belastung oder Valsalva-Manöver verändert. Manche Mitralklappenprolaps-Träger haben einen stets normalen Herzschallbefund (stummer Mitralklappenprolaps).

- Bei einigen Patienten kommt es im **EKG** zu unspezifischen ST-Streckenveränderungen in II, III, aVF und V_5, V_6. Im Belastungs-EKG treten gehäuft falsch positive Ischämiezeichen auf. Im LZ-EKG sind bei ca. 80 % der Mitralklappenprolapsträger supraventrikuläre und ventrikuläre Arrhythmien nachweisbar.
- **Radiologische Zeichen:** Der Herzbefund ist in der Regel unauffällig, sofern nicht eine begleitende hämodynamisch relevante Mitralinsuffizienz besteht.

Die **Echokardiographie** ist die Methode der Wahl zur Diagnose des Syndroms (A-**37**). Das Zurückschlagen der Segel in den Vorhof kann als **systolische Posteriorbewegung des vorderen oder hinteren Segels** nachgewiesen werden. Mittels Farbdoppler-Echokardiographie kann eine eventuell bestehende Mitralklappeninsuffizienz quantifiziert werden.

Differentialdiagnose. Wenn retrosternale Schmerzen im Vordergrund stehen, muß differentialdiagnostisch an eine koronare Herzkrankheit gedacht werden.

Therapie. Asymptomatische Patienten bedürfen keiner Behandlung. Bei klinischer Symptomatik mit arrhythmiebedingten Beschwerden oder pektanginösen Beschwerden hat sich eine Behandlung mit Betablockern bewährt.

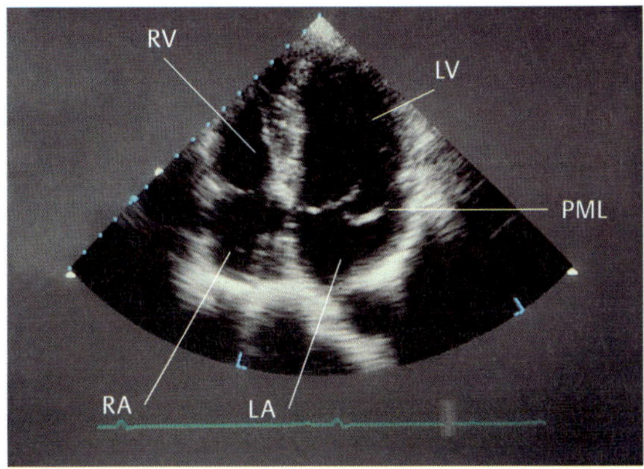

a Prolaps des hinteren Mitralklappensegels (PML) in den linken Vorhof. RA = rechter Vorhof, RV = rechter Ventrikel, LA = linker Vorhof, LV = linker Ventrikel.

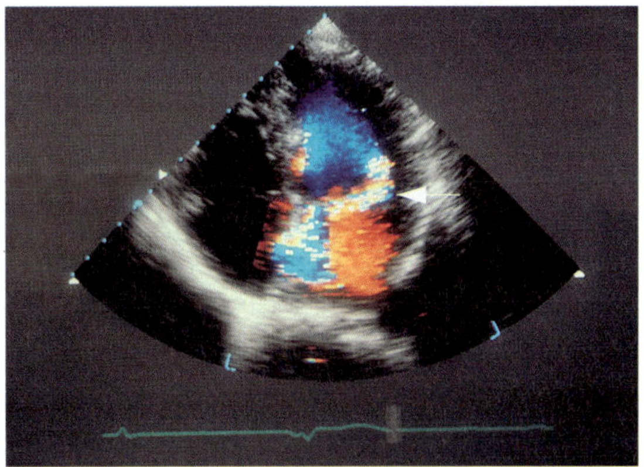

b Im Farbdoppler erkennt man einen **exzentrischen Regurgitationsjet** (Pfeil), der über das interatriale Septum bis zum Vorhofdach reicht.

37 a, b: Echokardiographische Darstellung eines Mitralklappenprolaps.

> ***Merke.*** Bei begleitender Mitralinsuffizienz ist eine Endokarditisprophylaxe erforderlich.

◀ **Merke**

Verlauf, Komplikationen und Prognose. Bei Mitralklappenprolaps mit Mitralinsuffizienz besteht ein erhöhtes Risiko einer bakteriellen Endokarditis. Infolge degenerativer Veränderungen kann es zur Ruptur eines Sehnenfadens mit nachfolgender akuter Mitralinsuffizienz kommen. Vorhofflimmern, Vorhofflattern und ventrikuläre Tachykardien treten seltener auf. Transitorische ischämische Attacken nach Embolien infolge Thrombozytenauflagerungen auf der myxomatösen Klappe sind möglich. Die Prognose ist sehr gut. Für die meisten Mitralklappenprolapsträger ist keine gesteigerte Morbidität oder Mortalität anzunehmen. Nur bei sehr wenigen Patienten entwickelt sich eine progrediente Mitralinsuffizienz oder eine Endokarditis. Bedrohbliche Herzrhythmusstörungen sind sehr selten.

Verlauf und Prognose Bei gleichzeitiger Mitralinsuffizienz ist das Endokarditisrisiko erhöht. Eine akute Mitralinsuffizienz kann durch Ruptur eines degenerierten Sehnenfadens auftreten. Die Prognose ist gut. Komplikationen durch Mitralinsuffizienz, Endokarditis oder Herzrhythmusstörungen sind sehr selten.

Klinischer Fall

Eine 27jährige Bankangestellte klagte über Herzstiche und thorakales Beklemmungsgefühl. Gelegentlich komme es auch zu Herzstolpern, Herzrasen und unabhängig davon zu Schwindel. Die Beschwerden traten meist in Ruhe auf und hielten Minuten bis zu Stunden an. Bei körperlicher Belastung wie Joggen oder Tennisspielen war sie in der Regel beschwerdefrei und sehr gut belastbar. Bis zu diesem Zeitpunkt sei sie immer gesund gewesen. Kardiale Risikofaktoren lagen bei der Patientin nicht vor.

Die körperliche Untersuchung der asthenischen Patientin (176 cm, 60 kg) war bis auf einen auskultatorisch feststellbaren mesosystolischen Klick mit p.m. über der Herzspitze unauffällig. Die Schilddrüsenfunktionswerte (DD Hyperthyreose) waren normal. Im EKG fielen geringgradige unspezifische ST-Streckenveränderungen in II, III und aVF auf. Das Belastungs-EKG war normal. Im Langzeit-EKG zeigten sich kurze supraventrikuläre Tachykardien und vereinzelte supraventrikuläre Extrasystolen. Echokardiographisch fiel eine für einen Mitralklappenprolaps typische Posteriorbewegung des vorderen und hinteren Mitralsegels auf. Eine relevante Mitralklappeninsuffizienz bestand nicht. Die Patientin wurde über die gute Prognose eines Mitralsegelprolaps-Syndroms aufgeklärt. Auf eine symptomatische Therapie mit einem Betablocker wurde zunächst aufgrund der geringgradigen subjektiven Beeinträchtigung der Patientin verzichtet. Eine Endokarditisprophylaxe war nicht erforderlich, weil keine begleitende Mitralklappeninsuffizienz bestand.

6.3 Aortenklappenfehler

6.3.1 Aortenklappenstenose

Definition ▶

6.3 Aortenklappenfehler

6.3.1 Aortenklappenstenose

▶ ***Definition.*** Die **valvuläre** Aortenstenose ist eine Einengung der Aortenklappe. Davon abzugrenzen ist die **supravalvuläre** Aortenstenose, die oberhalb der Klappe zu einer Einengung führt. Die **subvalvuläre** Stenose ist entweder durch eine hypertrophische obstruktive Kardiomyopathie oder durch eine membranöse Verdickung der Ausflußbahn des linken Ventrikels bedingt.

Epidemiologie Am häufigsten ist die valvuläre Stenose.

Epidemiologie. Die weitaus häufigste Einengung des linksventrikulären Ausflußtraktes wird durch die valvuläre Aortenstenose verursacht. In 80% der Fälle sind Männer betroffen.

Ätiologie und Pathogenese Alle Aortenstenosentypen können angeboren sein; die erworbenen sind meist valvulär. Bei der angeborenen Stenose sind meist die Kommissuren fusioniert. Erworbene Stenosen entstehen meist postrheumatisch oder nach Endokarditis. Bei älteren Patienten mit Aortensklerose liegt gelegentlich eine kalzifizierende Stenose vor.

Ätiologie und Pathogenese. Alle genannten Aortenstenosen können angeboren sein. Bei den erworbenen Aortenstenosen handelt es sich in der Regel um valvuläre Stenosen. Die angeborene Aortenklappenstenose beruht meist auf einer bikuspidalen Klappenanlage oder auf Fusion der Kommissuren mit Segelasymmetrie. Dadurch kommt es zur veränderten Hämodynamik mit Mikrotraumata, Fibrosierung und Verkalkung der Klappe vor dem 20. Lebensjahr. Die erworbene Aortenklappenstenose ist meist eine Folge rheumatischen Fiebers oder einer bakteriellen Endokarditis und manifestiert sich in der Regel nach dem 40. Lebensjahr. Bei älteren Patienten (nach dem 60. Lebensjahr) besteht häufig eine kalzifizierende Aortenklappenstenose bei Sklerose der Aorta (senile Form). Trotz der Ausflußbahnobstruktion liegt bei etwa der Hälfte der Patienten ein arterieller Hochdruck vor.

Die normale Aortenklappenöffnungsfläche beträgt **3,5–5 cm²**. Bei deren Reduktion entsteht ein **systolischer Druckgradient über der Klappe**. Die Druckbelastung des linken Ventrikels führt zu Dilatation und Dekompensation, bei welcher der Druckgradient wieder fallen kann. **Deshalb müssen zur Beurteilung der Stenose das Herzzeitvolumen und die Klappenöffnungsfläche berücksichtigt werden.** Die Koronardurchblutung ist durch den niedrigen poststenotischen Druck in der Aorta und den erhöhten enddiastolischen Ventrikeldruck eingeschränkt.

Die normale Aortenklappenöffnungsfläche beträgt **3,5–5,0 cm².** Bei Reduktion der Öffnungsfläche nimmt der linksventrikuläre Druck zu. Es entsteht somit ein **systolischer Druckgradient über der Klappe.** Durch die Druckbelastung des linken Ventrikels kommt es zur konzentrischen **Hypertrophie,** zur verminderten Dehnbarkeit des linken Ventrikels sowie zu einer Erhöhung des enddiastolischen Drucks. Bei fortgeschrittenen Stenosen können eine Dekompensation mit Dilatation des linken Ventrikels und Abnahme des Druckgradienten eintreten. **Daher sind zur Beurteilung des Schweregrades der Stenose neben dem Druckgradienten das Herzzeitvolumen und die Klappenöffnungsfläche zu berücksichtigen.** Bei einer hochgradigen Stenose kommt es durch die Druckbelastung zu einem erhöhten Sauerstoffbedarf des Myokards. Zudem besteht häufig eine **verminderte Koronarperfusion** durch niedrigen poststenotischen Druck in der Aorta in Verbindung mit erhöhtem enddiastolischem Ventrikeldruck. Auch bei normalen Koronargefäßen ergibt sich bei einer hochgradigen Stenose eine ungenügende Sauerstoffversorgung des Myokards mit daraus resultierender Myokardschädigung.

Klinik Die Patienten sind lange beschwerdefrei. Danach treten **Belastungsdyspnoe, Leistungsminderung** und **belastungsabhängige Synkopen** auf. Zu Angina-pectoris-artigen Beschwerden kommt es durch die eingeschränkte Koronarperfusion.

Klinik. Trotz hochgradiger Aortenstenose können die Patienten oft lange beschwerdefrei bleiben (Olympiasieger mit Aortenstenose). Danach treten **Belastungsdyspnoe** und **Leistungsminderung** auf. Gelegentlich ist eine **Synkope nach Belastung** das erste Symptom, das zur Einweisung des Patienten in die Klinik führt. Zu Angina-pectoris-ähnlichen Beschwerden kommt es auch bei normalem Koronarsystem durch die Innenschichtischämie bei eingeschränkter Koronarperfusion. Leichte Ermüdbarkeit, Schwindel und Synkopen unter Belastung deuten auf eine eingeschränkte linksventrikuläre Funktion mit Vorwärtsversagen und/oder auf Herzrhythmusstörungen hin.

Der Blutdruck und die **Blutdruckamplitude** sind meist **niedrig**, die **Pulsamplitude** ist **klein**. Die (Karotis-)Pulskurve hat einen »hahnenkammförmigen« trägen Anstieg (▣ A-**38**).
Ein Schwirren kann rechtsparasternal palpabel sein.

Diagnose. Der Blutdruck und die **Blutdruckamplitude** sind **niedrig.** Ein erhöhter Blutdruck schließt aber eine Aortenstenose nicht aus. Charakteristisch ist der **Pulsus parvus, tardus et mollis;** es bestehen also eine kleine Pulsamplitude, eine langsam ansteigende Pulswelle sowie ein weicher Pulscharakter. Die Karotispulskurve zeigt einen »hahnenkammförmigen« trägen Anstieg mit ebenfalls niedriger Amplitude. Der Herzspitzenstoß ist hebend, bei linksventrikulärer Dilatation nach lateral verlagert, und meist deutlich palpabel. Bei höhergradigen Stenosen (Δp > 50 mmHg) ist häufig rechts parasternal ein systolisches Schwirren palpabel. Auskultatorisch hört man ein **rauhes spindelförmiges Systolikum mit p.m. im 2. ICR rechtsparasternal mit Fortleitung in die Karotiden** und Verstärkung im Sitzen (A-**38**). Das Geräusch ist vom 1. Herzton abgesetzt. Bei leichter Stenose kann es zu einem frühsystolischen Ejektionsklick kommen. Je stärker die Stenose, desto weiter verlagert sich das Geräuschmaximum in die Spätsystole. Bei sehr hochgradiger Stenose mit Abnahme des Herzzeitvolumens kann das Geräusch wieder leiser werden oder verschwinden.

Charakteristisch ist ein rauhes spindelförmiges Systolikum mit p.m. im 2. ICR rechtsparasternal mit Fortleitung in die Karotiden und Verstärkung im Sitzen (A-**38**).
Bei hochgradiger Stenose kann das Geräusch wieder leiser werden.

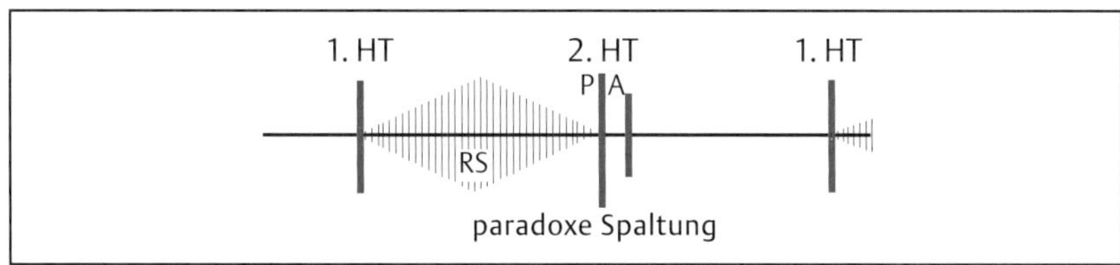

A-**38**: **Auskultationsbefund bei Aortenklappenstenose.**
1. HT = 1. Herzton, RS = spindelförmiges rauhes Systolikum (p. m. 2. ICR rechtsparasternal, Fortleitung in die Karotiden), P, A = pulmonales, aortales Segment des 2. Herztones mit **paradoxer** Spaltung.

- **EKG:** Bei höhergradiger Stenose sind häufig ein Linkstyp, **Linksherzhypertrophiezeichen** (Sokolow-Lyon-Index SV1 + RV5 > 3,5 mV) sowie T-Negativierungen und ST-Streckensenkungen in I, aVL, V_4-V_6 nachweisbar. Ein P-sinistroatriale oder Vorhofflimmern kommen erst im fortgeschrittenen Stadium der Erkrankung vor. Bei Ausdehnung der Verkalkung in das intraventrikuläre Septum finden sich gelegentlich AV-Blockierungen.

Im LZ-EKG finden sich bei mehr als 30 % der Patienten komplexe ventrikuläre Arrhythmien, deren Häufigkeit mit dem Ausmaß der linksventrikulären Störung steigt.

- Das **EKG** zeigt einen Linkstyp, **Linksherzhypertrophiezeichen**, ST-Streckensenkungen und bei fortgeschrittener Erkrankung Vorhofflimmern und AV-Blockierungen.

Im LZ-EKG treten häufig komplexe ventrikuläre Rhythmusstörungen auf.

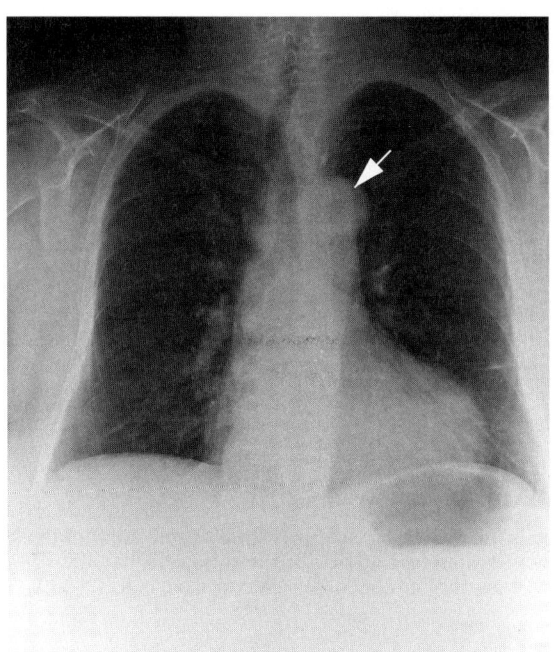

a Aufnahme mit posterioanteriorem Strahlengang. Das Herz ist linksseitig durch den vergrößerten Ventrikel verbreitert. Die Aorta ist elongiert und poststenotisch dilatiert.

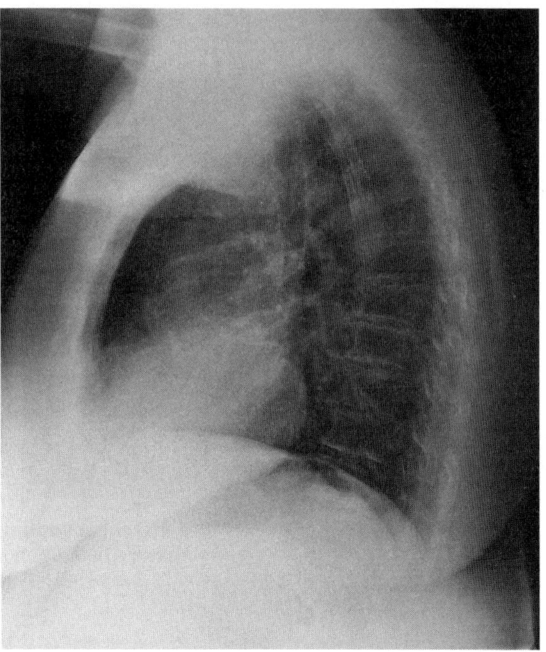

b Vergrößerter linker Ventrikel in linker Seitenaufnahme.

A-**39**: **Thorax-Röntgenbild eines Patienten mit hochgradiger valvulärer Aortenklappenstenose.**

- Bei fortgeschrittener Erkrankung zeigen sich im **Röntgenbild** eine Linksherzvergrößerung und Lungenstauung (A-**39**).

- **Echokardiographie:** Die Klappen sind fibrotisch verdickt oder verkalkt und haben eine verminderte Beweglichkeit und Öffnungsfähigkeit. Der linke Ventrikel kann hypertrophiert, dilatiert und seine Kontraktionsfähigkeit herabgesetzt sein. Die Klappenöffnungsfläche und der Druckgradient über der Klappe können echokardiographisch bestimmt werden.

- **Röntgenbefund:** Im kompensierten Stadium zeigt sich ein normal großes Herz mit abgerundeter linksventrikulärer Spitze. Die poststenotische Dilatation der Aorta ascendens ist häufig gut erkennbar (A-**39**). Unter Durchleuchtung findet sich eventuell Klappenkalk. Erst bei fortgeschrittener Erkrankung zeigen sich die Linksherzvergrößerung und Lungenstauung.
- **Echokardiographisch** lassen sich fibrotisch verdickte oder verkalkte Aortenklappen mit verminderter Klappenbeweglichkeit und -öffnungsfähigkeit sowie die poststenotische Dilatation der Aorta ascendens darstellen (A-**40**). Bei fortgeschrittener Stenose bestehen eine linksventrikuläre Hypertrophie, eine Vergrößerung des linksventrikulären Durchmessers und eine Einschränkung der linksventrikulären Kontraktilität. Die Klappenöffnungsfläche kann mit der 2-D-Echokardiographie und der Doppler-Echokardiographie bestimmt werden. Der Druckgradient über der Klappe wird dopplerechokardiographisch bestimmt. Eine eventuell bestehende Aorteninsuffizienzkomponente und eine gleichzeitig bestehende (relative) Mitralinsuffizienz werden im Farbdoppler erfaßt.

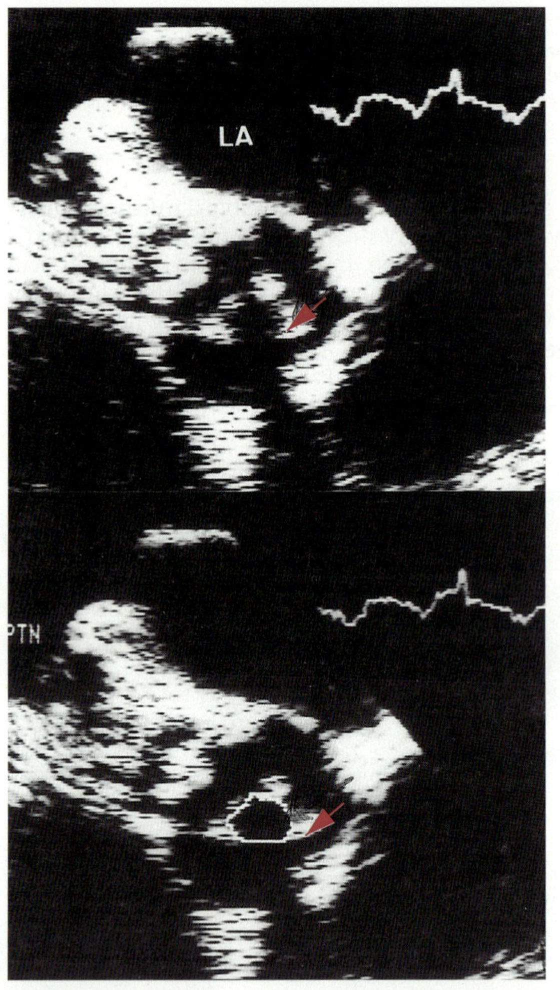

40 a, b: Transösophageale Echokardiographie bei hochgradiger Aortenklappenstenose. Die Klappenschließungsränder sind deutlich verdickt (Pfeil, **a**), die Aortenklappenöffnungsfläche ist deutlich eingeschränkt (Markierung in **b**, s. Pfeil). LA = linker Vorhof.

Mittels **Linksherzkatheter** werden der Druckgradient über der Klappe, die Klappenöffnungsfläche und die linksventrikuläre Pumpfunktion bestimmt.

Durch **Linksherzkatheter** können der systolische Druckgradient zwischen linkem Ventrikel und Aorta sowie die Aortenklappenöffnungsfläche bestimmt werden. Um die funktionelle Wertigkeit des Druckgradienten beurteilen zu können, muß das Herzzeitvolumen berücksichtigt werden. Die linksventrikuläre Angiographie dient zur Beurteilung der linksventrikulären Pumpfunktion.

Der **Schweregrad der Aortenstenose** wird wie in A-**24** gezeigt, eingeteilt.

Die Einteilung des Schweregrades der Stenose basiert primär auf dem Druckgradienten und der Klappenöffnungsfläche (A-24).

A-24: Schweregrade der Aortenklappenstenose

Schweregrad	Systolischer Druckgradient (mmHg)	Klappenöffnungsfläche (cm^2)
I	< 40	> 1,5
II	40–80	0,8–1,5
III	81–120	0,5–0,8
IV	> 120	< 0,5

Differentialdiagnose. Die subvalvulären und supravalvulären membranösen Stenosen sowie die subvalvuläre muskuläre Stenose (hypertrophische obstruktive Kardiomyopathie) können mittels Echokardiographie unterschieden werden. Die Differentialdiagnose umfaßt ferner die Mitralinsuffizienz, die Pulmonalstenose sowie den Ventrikelseptumdefekt.

Differentialdiagnose Verschiedene Typen der Aortenstenosen, Mitralinsuffizienz, Pulmonalstenose, Ventrikelseptumdefekt.

Therapie. Bei Aortenstenosen mit einem Gradienten unter 50 mmHg im klinischen Schweregrad I erfolgt eine konservative Therapie. Größere körperliche Anstrengungen sollen vermieden werden. Bei leichter Stenose ist keine medikamentöse Therapie notwendig. Eine Endokarditisprophylaxe ist indiziert. Bei einer hämodynamisch wirksamen Reduktion der Klappenöffnungsfläche (< 0,9 cm^2), einem Druckgradienten von > 50 mmHg und/oder dem Auftreten von Symptomen (insbesondere nach Synkope) ist die Indikation zum Klappenersatz gegeben.

Therapie Konservative Therapie mit körperlicher Schonung erfolgt bei Druckgradienten < 50 mmHg und klinischem Schweregrad I. Ab einem Druckgradienten von 50 mmHg oder bei Symptomen wird ein **Klappenersatz** durchgeführt.

> ***Merke.*** In jedem Fall soll die Operation vor dem Auftreten von Linksherzinsuffizienzzeichen erfolgen. Die Operationsletalität von 2–8 % wird deutlich von der linksventrikulären Schädigung vor der Operation beeinflußt.

◄ **Merke**

Bei Kindern mit hochgradiger valvulärer Aortenstenose ist eine **klappenerhaltende Kommissurotomie** bereits im asymptomatischen Stadium indiziert. Bei der **Aortenklappenvalvuloplastie** erfolgt die Dehnung der Klappe mittels Ballonkatheter. Die Indikation ist nur bei nichtoperablen Patienten höheren Alters gegeben (A-**25**). Die Letalität beträgt 2–4 %. Zerebrale Embolien treten in 2–4 % der Fälle auf. Selten kommt es nach der Intervention zur Aorteninsuffizienz. Die Restenoserate nach 6 Monaten liegt bei mehr als 30 %. Die Valvuloplastie ermöglicht eine rasche und effektive Behandlung der kongenitalen valvulären Aortenstenose. Im frühen Erwachsenenalter ist dann meist ein operativer Klappenersatz notwendig.

Bei Kindern erfolgt eine **klappenerhaltende Kommissurotomie** bereits im asymptomatischen Stadium.
Die **Aortenklappenvalvuloplastie**, bei der die Klappe perkutan mittels Ballonkatheter gedehnt wird, erfolgt hauptsächlich bei älteren Patienten mit hohem Operationsrisiko oder bei kongenitalen (nicht verkalkten) Stenosen (A-**25**).

A-25: Therapie der Aortenklappenstenose

Körperliche Schonung	▷ Schweregrade I–IV
Medikamentöse Therapie (Digitalis, Diuretika)	▷ ab Schweregrad I-II bei Zeichen der linksventrikulären Belastung
Endokarditisprophylaxe	▷ Schweregrade I-IV
Valvuloplastie	▷ bei Kindern mit kongenitalen reinen Stenosen ▷ im Erwachsenenalter nur bei Patienten mit sehr hohem Operationsrisiko
Operation (Klappenersatz/Klappenrekonstruktion)	▷ bei symptomatischen Aortenstenosen mit Synkopen, Dyspnoe, Angina pectoris ▷ bei einem mittleren Druckgradienten von > 50 mmHg über der Klappe und hämodynamisch wirksamer Reduktion der Aortenklappenöffnungsfläche (< 0,9 cm^2) ▷ bei Jugendlichen auch bei Fehlen von klinischen Symptomen bei einer Klappenöffnungsfläche < 0,7 cm^2 ▷ vor Auftreten von Linksherzschädigungszeichen

Verlauf und Prognose Bei Synkopen besteht Verletzungsgefahr. Der **plötzliche Herztod** ist häufig und meist durch Kammerflimmern bedingt. Häufig ist ein plötzlicher Herztod infolge von Rhythmusstörungen oder eine nicht beherrschbare linksventrikuläre Dekompensation. Nach Operation liegt die 10-Jahres-Überlebensrate über 65%.

Verlauf und Prognose. Die Patienten sind durch Synkopen (insbesondere bei Belastung) oder den **plötzlichen Herztod** gefährdet, welcher durch Kammerflimmern oder AV-Blockierungen verursacht wird. Eine weitere häufige Todesursache ist die akute kardiale Dekompensation durch nicht beherrschbares Pumpversagen.
Etwa 20% der Patienten versterben am plötzlichen Herztod. Häufigste Todesursachen sind Rhythmusstörungen und nicht beherrschbare linksventrikuläre Dekompensation. Je stärker die linksventrikuläre Funktion präoperativ eingeschränkt ist, desto ungünstiger ist die Prognose. Die 10-Jahres-Überlebensrate der operierten Patienten liegt bei mehr als 65%.

Cave!

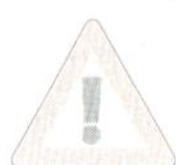

Bei unklarer Synkope: Aortenstenose ausschließen.

Zu starke Senkung der Vorlast, z. B. mit Diuretika, bei höchstgradiger Aortenklappenstenose. Bei fortgeschrittener Linksherzinsuffizienz ist zur Aufrechterhaltung eines ausreichenden Herzzeitvolumens gelegentlich ein Füllungsdruck notwenig, der nahezu ein Lungenödem verusachen kann.

Klinischer Fall

Ein 60jähriger Patient brach, als er einem startenden Bus hinterhereilte, bewußtlos zusammen und zog sich eine Platzwunde am Kopf zu, die zu seiner Aufnahme in die Chirurgische Klinik führte. Der Patient berichtete, in der letzten Zeit sei bei ihm bereits mehrfach Schwindel, Luftnot und Schwäche bei Belastungen, wie z. B. beim Treppensteigen, aufgetreten.
Bei der Untersuchung ergaben sich keine Hinweise auf neurologische Defizite als Ursache der Synkope. Der Blutdruck betrug 110/90 mmHg, die Herzfrequenz 92/min. Die Pulswelle war nur langsam ansteigend. Rechtsparasternal war ein systolisches Schwirren tastbar und im 2. ICR ein rauhes spindelförmiges Systolikum auskultierbar, das in beide Karotiden fortgeleitet wurde. Im EKG zeigten sich deutliche Linksherzschädigungs- und -hypertrophiezeichen. Im Thorax-Röntgenbild fiel eine aortal konfigurierte Herzsilhouette auf. Echokardiographisch war die Aortenklappe verkalkt und ihre Bewegungsfähigkeit deutlich reduziert. Der linke Ventrikel war vergrößert und seine Pumpfunktion stark eingeschränkt. Der mittlere Druckgradient über der stenosierten Aortenklappe betrug 110 mmHg. Bei dem Patienten wurde eine Herzkatheteruntersuchung durchgeführt, durch die der Befund an der Aortenklappe bestätigt und ein unauffälliges Koronargefäßsystem gezeigt wurde. Wenige Tage später erfolgte der Aortenklappenersatz.

6.3.2 Aortenklappeninsuffizienz

Definition ▶

6.3.2 Aortenklappeninsuffizienz

▶ ***Definition.*** Bei der Aortenklappeninsuffizienz liegt ein unvollständiger Aortenklappenschluß vor, der durch Veränderungen an den Klappen, am Klappenring oder an der Aortenwurzel zustande kommen kann.

Epidemiologie Die Aorteninsuffizienz ist nach der Mitralstenose der zweithäufigste Klappenfehler. Er ist häufig mit einer Mitralstenose kombiniert.

Epidemiologie. Die Aortenklappeninsuffizienz ist nach der Mitralstenose der zweithäufigste Klappenfehler. Die Kombination von Aorteninsuffizienz und Mitralstenose ist der häufigste Zweiklappenfehler. Etwa 75% der Patienten mit isolierter Aortenklappeninsuffizienz sind Männer. Bei der Aorteninsuffizienz in Kombination mit Mitralstenose überwiegen Frauen.

Ätiologie und Pathogenese Die Aorteninsuffizienz ist meist erworben. Ihre wichtigsten Ursachen sind rheumatisches Fieber, Aortenwurzeldilatation und Endokarditis.

Ätiologie und Pathogenese. Die **angeborene** Aorteninsuffizienz ist selten. Die **erworbene** Aortenklappeninsuffizienz ist in ca. 25% der Fälle durch rheumatisches Fieber bedingt. In etwa 25% liegt eine Dilatation der Aortenwurzel vor, in ca. 20% eine Endokarditis und in 15% findet sich eine bikuspide Klappe. Alle anderen Ursachen wie Aneurysma dissecans, Lues und Marfan-Syndrom sind weitaus seltener.

Postrheumatische entzündliche Prozesse führen zur Schrumpfung und Deformierung der Klappen. Bei der Dilatation der Aortenwurzel infolge verschiedener Bindegewebserkrankungen ist die Klappe selbst wenig deformiert. Die bakterielle Endokarditis befällt vorgeschädigte, bikuspide sowie normale Klappen und kann zu Destruktion und Perforation führen.

Postrheumatisch entstehen Klappenschrumpfungen und -deformierungen. Die Endokarditis kann zu Perforationen führen.

Charakteristisch ist die Volumenbelastung des linken Ventrikels durch das diastolische Pendelvolumen. Dadurch ist das Schlagvolumen erhöht. Es resultiert eine **große Blutddruckamplitude** mit Erniedrigung des diastolischen und Erhöhung des systolischen Wertes. In der Folge entstehen eine exzentrische Hypertrophie des linken Ventrikels, eine Gefügedilatation und eine Vergrößerung des enddiastolischen Volumens. Zur Kontraktionsinsuffizienz mit pulmonaler Stauung und Absinken der Ejektionsfraktion kommt es in der Regel erst nach langjährig bestehender Aorteninsuffizienz mit Überschreiten des kritischen Herzgewichtes und Auftreten einer Durchblutungsstörung der linksventrikulären Muskulatur. Der Koronarfluß ist durch den niedrigen diastolischen Blutdruck bereits vorher beeinträchtigt.

Durch diastolisches Pendelvolumen wird der linke Ventrikel volumenbelastet. Bei großem Schlagvolumen ist die Blutdruckamplitude groß. Der linke Ventrikel hypertrophiert und dilatiert. Zur Dekompensation mit pulmonaler Stauung kommt es erst nach Jahren. Die Koronarperfusion ist bei niedrigem diastolischem Druck bereits früher beeinträchtigt.

Klinik. Die meisten Patienten bleiben über mehrere Jahre symptomlos. Zu Beschwerden kommt es erst spät im Krankheitsverlauf, normalerweise in der 4. bis 5. Lebensdekade. Initial wird häufig der Herzschlag, insbesondere in Linksseitenlage, als unangenehm empfunden. Auch im Kopfbereich wahrnehmbares Dröhnen und pulsatorische Phänomene infolge der großen Blutdruckamplitude werden als lästig empfunden. Bei fortschreitender Erkrankung tritt Dyspnoe zunächst bei Belastungen und dann in Ruhe auf. Ferner kommt es zu Palpitationen und zu pektanginösen Beschwerden in Ruhe und bei Belastung. Die akute Aorteninsuffizienz, z.B. nach einer Klappenendokarditis, verläuft meist mit Zeichen pulmonaler Stauung wie Orthopnoe und Tachykardie.

Klinik Zu Symptomen kommt es erst spät im Krankheitsverlauf. Der Herzschlag und Pulsationen im Kopfbereich werden als unangenehm empfunden. Es treten Palpitationen, Dyspnoe und pektanginöse Beschwerden bei Belastung und Ruhe auf. Bei akuter Aorteninsuffizienz entsteht meist eine pulmonale Stauung mit Orthopnoe.

Merke. Bei einer akut aufgetretenen Aortenklappeninsuffizienz muß an ein disseziierendes Aortenaneurysma mit Einriß der Aortenklappe gedacht werden!

◄ **Merke**

Diagnose. Bei der Inspektion eines Patienten mit schwerer Aorteninsuffizienz fallen verstärkte Pulsationen der Halsgefäße und selten pulssynchrones Kopfnicken auf **(Musset-Zeichen)**. Bei leichtem Druck auf den Fingernagel ist ein Kapillarpuls sichtbar. **Leitsymptom ist eine große Blutdruckamplitude mit erhöhtem systolischen und erniedrigtem diastolischen Wert,** z.B. 180/50 mmHg) **sowie ein Pulsus celer et altus** (»Wasserhammerpuls«). Präkordial sind häufig Pulsationen sichtbar. Der Herzspitzenstoß ist nach kaudal und lateral verlagert.

Auskultatorisch hört man einen abgeschwächten 2. Herzton und oft einen 3. Herzton. Charakteristisch ist ein **hochfrequentes »hauchendes« Dekrescendo-Diastolikum** (A-**41**).

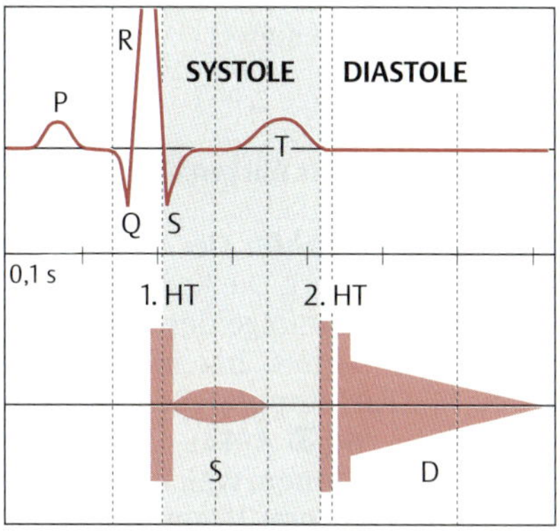

A-41: Auskultationsbefund bei Aortenklappeninsuffizienz.
1. HT = 1. Herzton, S = systolisches spindelförmiges Austreibungsgeräusch, 2. HT = 2. Herzton (abgeschwächt), D = hochfrequentes hauchendes Dekrescendo-Sofortdiastolikum (p.m. linksparasternal 3.-4. ICR).

Diagnose Auffällig sind Pulsationen der Halsgefäße und pulssynchrones Kopfnicken (**Musset-Zeichen**, selten) sowie ein sichtbarer Kapillarpuls bei Druck auf den Fingernagel. **Leitsymptom ist die große Blutdruckamplitude und der Pulsus celer et altus** (»Wasserhammerpuls«).

Charakteristisch ist ein **hochfrequentes, »hauchendes« Dekrescendo-Diastolikum** mit p.m. am linken Sternalrand im 3.-4. ICR, das beim vorn übergebeugten Patienten und in Exspiration am besten zu hören ist (A-**41**).

Merke. Das Geräusch ist am besten beim vornübergeneigt sitzenden Patienten in Exspiration zu hören.

◄ **Merke**

Zusätzlich können ein rumpelndes Spätdiastolikum (**Austin-Flint-Geräusch**) und ein systolisches Austreibungsgeräusch hörbar sein.

Das p.m. liegt am linken Sternalrand im 3.-4. ICR. Die Dauer des Geräusches in der Diastole korreliert besser als seine Intensität mit dem Schweregrad des Vitiums. In Linksseitenlage hört man häufig bei schwerer Aorteninsuffizienz ein rumpelndes Spätdiastolikum **(Austin-Flint-Geräusch),** welches durch den Zusammenfluß von einfließendem und zurückfließendem Blut am vorderen Mitralsegel entsteht. Systolisch hört man fast regelmäßig ein spindelförmiges mittelfrequentes Austreibungsgeräusch. Häufig imponiert das Systolikum über das diastolische Geräusch, so daß sorgfältig auskultiert werden muß, um eine Aorteninsuffizienz festzustellen.

Karotispulskurve: steiler Anstieg, sattelförmiger Gipfel, fehlende Inzisur.
EKG: typisch sind Linkstyp, Zeichen der Volumenbelastung, Linkshypertrophie, T-Negativierungen.

In der **Karotispulskurve** zeigen sich ein steiler Anstieg, eine Sattelbildung des Gipfels und eine fehlende Inzisur.
Typisch im **EKG** sind Linkstyp, Zeichen der Volumenbelastung mit betonten Q-Zacken in den Ableitungen I, aVL sowie in V_3–V_6 und Zeichen der Linksherzhypertrophie. Erst spät kommt es zu T-Negativierungen in den linkspräkordialen Ableitungen.

Radiologische Zeichen: Es entwickelt sich eine aortale Herzkonfiguration mit Vergrößerung von linkem Ventrikel und Vorhof (◘ A-**42**).

Im **Röntgenbild** zeigt sich bei chronischer Aorteninsuffizienz eine Vergrößerung des linken Ventrikels mit ausgeprägter Herztaille (aortale Herzkonfiguration) (◘ A-**42**). Der Aortenknopf stellt sich prominent dar, die Aorta ascendens erscheint erweitert und elongiert.

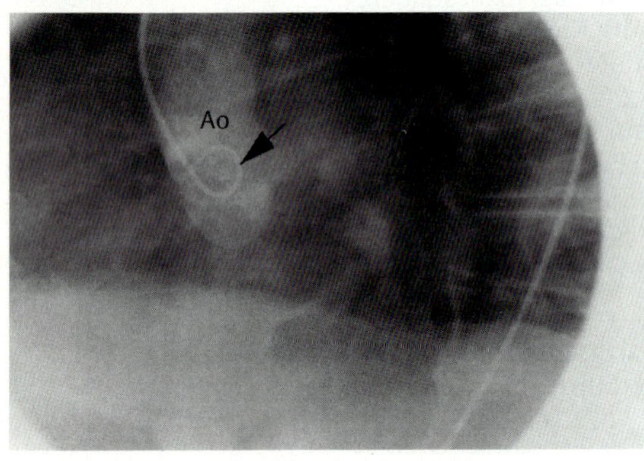

a Beginn der Kontrastmittelinjektion in die Aorta ascendens über einen in die Aorta ascendens gelegten Pigtail-Katheter (→), der von der A. femoralis aus vorgeschoben wird.

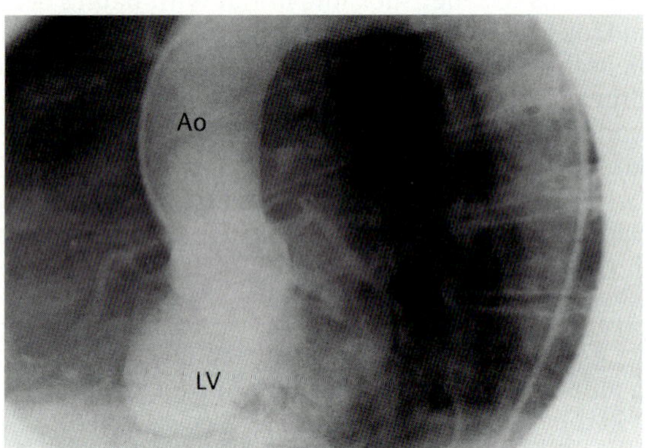

b Einstrom des Kontrastmittels in den linken Ventrikel während der ersten Diastole.
Ao = Aorta, LV = linker Ventrikel.

◘ A-**42: Aortographie bei einem Patienten mit Aortenklappeninsuffizienz Grad IV.**

Echokardiographie Der linke Ventrikel ist vergrößert. Die linksventrikuläre Kontraktion ist bei fortgeschrittenem Vitium eingeschränkt. Bei Endokarditis sind oft Vegetationen sichtbar.
Durch **Farbdoppler-Echokardiographie** wird der Insuffizienzjet nachgewiesen (◘ A-**43**).

Echokardiographie. Der enddiastolische Durchmesser des linken Ventrikels ist vergrößert. Die Kontraktilität ist bei hochgradiger Aorteninsuffizienz eingeschränkt. Infolge des Refluxes zeigen sich Flatterbewegungen des vorderen Mitralsegels, bei hochgradigem Reflux ein vorzeitiger Schluß der Segel. Mit **Farbdoppler-Echokardiographie** wird der Insuffizienzjet direkt nachgewiesen (◘ A-**43**). Die Klappen tragen bei bakterieller Endokarditis häufig Vegetationen, welche als potentielle Emboliequellen anzusehen sind. Zum Nachweis von Vegetationen eignet sich besonders die transösophageale Echokardiographie.

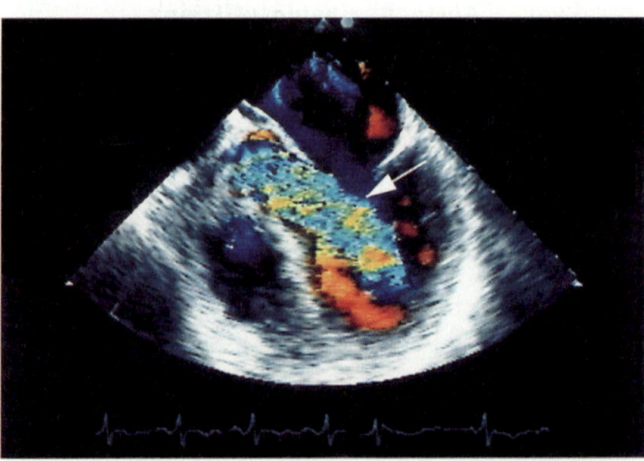

◘ A-**43: Farbdoppler-Echokardiographie bei einem Patienten mit Aortenklappeninsuffizienz** (transösophageale Echokardiographie). Die blaue Farbe und der Pfeil markieren den Regurgitationsjet von der Aorta in den linken Ventrikel.

Bei der **Herzkatheteruntersuchung** wird nach Kontrastmittelinjektion in die Aorta ascendens das Regurgitationsvolumen und dessen Auswaschgeschwindigkeit bestimmt.
Der Schweregrad der Aorteninsuffizienz wird nach der Aortographie beurteilt (A-**26**).

Mit der **Herzkatheteruntersuchung** erfolgt die **Beurteilung des Schweregrades** der Aorteninsuffizienz (A-**26**).

A-26: Schweregrade der Aorteninsuffizienz

Schweregrad	Angiographie	Regurgitationsfraktion in % des Schlagvolumens
I	minimaler Kontrastmittelreflux im Klappenbereich	<15
II	mäßiger Kontrastmittelreflux in den linken Ventrikel ohne völlige Ausschwemmung des Kontrastmittels während jeder Systole	15–30
III	völlige und homogene Kontrastierung des linken Ventrikels und der Aorta	30–50
IV	Einstrom des Kontrastmittels vorwiegend in den linken Ventrikel während der ersten Diastole, Ausschwemmung des Kontrastmittels über 15 s	>50

Mit der **Radionuklidventrikulographie** wird die linksventrikuläre Ejektionsfraktion in Ruhe und unter Belastung gemessen. Eine Abnahme der Auswurffraktion unter Belastung zeigt eine beginnende linksventrikuläre Dekompensation an.

Mit der **Radionuklidventrikulographie** wird die linksventrikuläre Ejektionsfraktion (EF) gemessen. Ihr Abfall bei Belastung zeigt eine beginnende Dekompensation.

Differentialdiagnose. Bei der Pulmonalklappeninsuffizienz mit Graham-Steell-Geräusch fehlen eine große Blutdruckamplitude und Pulsationen. Beim offenen Ductus Botalli kommt es zu einer großen Blutdruckamplitude, die jedoch mit einem systolisch-diastolischen Maschinengeräusch einhergeht.

Differentialdiagnose Pulmonalklappeninsuffizienz und persistierender Ductus Botalli.

Therapie. Asymptomatische Patienten im Stadium I und II bedürfen keiner speziellen Therapie und sollen nur größere körperliche Anstrengungen vermeiden. Beim Auftreten einer Linksherzinsuffizienz kann mit Digitalis, einem Diuretikum und einem ACE-Hemmer behandelt werden. ACE-Hemmer führen zur Abnahme des Regurgitationsvolumens infolge Verminderung des peripheren Widerstandes. Patienten mit Aorteninsuffizienz benötigen eine Endokarditisprophylaxe.
Die akut entstandene schwere Aorteninsuffizienz ist in der Regel eine klare Indikation zu frühzeitiger operativer Behandlung. Bei chronischer Aorteninsuffizienz ist bei Auftreten von klinischen Symptomen, wie Dyspnoe, die Indikation zur Operation gegeben. Eine operative Therapie sollte durchgeführt werden, bevor es zu einer irreversiblen Myokardschädigung kommt. Die Indikation ist bereits gegeben, wenn eine beginnende linksventrikuläre Dysfunktion bei den technischen Untersuchungen nachweisbar ist (*s. o.*).

Therapie Konservative Therapie erfolgt im Stadium I und II durch Schonung. Bei Herzinsuffizienzzeichen werden Diuretika, Digitalis und ACE-Hemmer eingesetzt. Eine Endokarditisprophylaxe ist notwendig.

Bei klinischen Symptomen oder bei Nachweis einer linksventrikulären Dysfunktion bei den technischen Untersuchungen ist die Indikation zum Klappenersatz gegeben.

Verlauf und Prognose. Bei symptomloser und leichter Aorteninsuffizienz ist die Lebenserwartung nicht wesentlich eingeschränkt. Es ist deshalb vertretbar, diese Patienten über Jahre in 6–12monatigen Abständen durch Kontrolluntersuchungen, einschließlich Echokardiographie, nur zu überwachen. Beim Auftreten klinischer Symptome ist die Lebenserwartung deutlich verkürzt. Nach pektanginösen Beschwerden beträgt sie ohne Klappenersatz ca. 4 Jahre, nach Auftreten von Herzinsuffizienzzeichen 2 Jahre. Die postoperative Überlebensrate ist entscheidend vom myokardialen Zustand vor der Operation abhängig, Bei rechtzeitiger Operation ist sie hoch.

Verlauf und Prognose Bei symptomloser leichter Aorteninsuffizienz ist die Lebenserwartung nicht bedeutend eingeschränkt, bei Auftreten von Symptomen ist sie ohne operative Therapie auf wenige Jahre reduziert. Eine Operation verbessert die Lebenserwartung erheblich.

Cave!

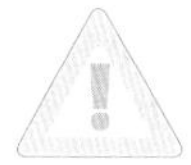

Fehleinschätzung des optimalen Operationszeitpunktes.

Klinischer Fall

Ein 62jähriger Landwirt berichtete bei einer Routineuntersuchung, daß er nach längerer körperlicher Tätigkeit nicht mehr so leistungsfähig sei wie vor wenigen Jahren. Auskultatorisch fiel ein dekrescendoförmiges hochfrequentes Sofortdiastolikum mit p.m. am linken Sternalrand auf, welches sich in vornübergeneigter Körperposition und in Exspiration verstärkte. Alle Pulse des Patienten waren gut tastbar, der Blutdruck betrug 150/75 mmHg. Das EKG ergab Hinweise auf eine beginnende Linksherzhypertrophie. Röntgenologisch war keine wesentliche Herzvergrößerung nachweisbar. Echokardiographisch und dopplerechokardiographisch bestand eine Aorteninsuffizienz Grad II. Die Aortographie bestätigte dieses Ergebnis. Im Rahmen der Herzkatheteruntersuchung wurde eine Koronarangiographie durchgeführt, um differentialdiagnostisch eine koronare Herzkrankheit als Ursache der Beschwerden auszuschließen. Danach wurde zunächst eine konservative Therapie mit einem ACE-Hemmer eingeleitet, der durch Senkung des peripheren Gefäßwiderstandes das Regurgitationsvolumen vermindert. Dem Patienten wurde empfohlen, starke körperliche Belastungen zu vermeiden und sich halbjährlichen kardiologischen Kontrolluntersuchungen zu unterziehen. Er wurde informiert, daß bei Fortschreiten der Erkrankung ein Aortenklappenersatz notwendig werden kann.

6.4 Trikuspidalklappenfehler

6.4.1 Trikuspidalklappenstenose

Definition ▶

Epidemiologie Die Trikuspidalstenose ist selten und kann angeboren oder erworben sein. Häufigste Ursachen sind rheumatisches Fieber und Endokarditis.

Pathogenese Postentzündlich entsteht eine Fusion der Klappensegel. Häufig besteht ein begleitendes Vitium, das die Funktionsbeeinträchtigung bestimmt.

Klinik Oft besteht auch die Symptomatik einer Mitralstenose. Auffällig sind Hepatomegalie, Aszites und Ödeme bei geringer Dyspnoe.

Diagnose An einen Trikuspidalklappenöffnungston schließt sich ein diastolisches Dekrescendogeräusch an.

Merke ▶

Bei hochgradiger Stenose ist im **EKG** ein p-dextroatriale ohne Rechtshypertrophiezeichen sichtbar.

Auf der **Thoraxaufnahme** ist der rechte Vorhof bei **nicht** dilatiertem Pulmonalissegment vergrößert.

Die Stenose ist echokardiographisch darstellbar, der Druckgradient durch die Doppleruntersuchung

6.4 Trikuspidalklappenfehler

6.4.1 Trikuspidalklappenstenose

▶ ***Definition.*** Einengung der Trikuspidalklappenöffnungsfläche mit Behinderung des diastolischen Einflusses vom rechten Vorhof in den Ventrikel.

Epidemiologie. Die Trikuspidalstenose ist eine seltene Erkrankung. Sie kann angeboren oder erworben sein. Am häufigsten tritt sie im Rahmen einer multivalvulären Beteiligung nach rheumatischem Fieber auf, seltener nach bakterieller Endokarditis. Bei 3 % der Patienten mit Mitralstenose liegt gleichzeitig eine Trikuspidalstenose vor. Frauen erkranken 12mal häufiger als Männer.

Pathogenese. Ähnlich wie bei der Mitral- und Aortenstenose kommt es postentzündlich zur Fusion der Klappensegel, eine hämodynamisch wirksamen Einengung besteht erst, wenn die Trikuspidalklappenöffnungsfläche von normal 6 cm^2 auf 2,5 cm^2 verringert ist. Das Ausmaß der Funktionseinschränkung wird durch das Herzminutenvolumen und häufig auch vom begleitenden Vitium bestimmt.

Klinik. Klinisch ist eine Trikuspidalklappenstenose schwierig zu erkennen, weil häufig gleichzeitig eine Mitralstenose besteht. Die Patienten haben oft eine ausgeprägte Hepatomegalie, Aszites und Ödeme, sind dabei jedoch relativ gut belastbar und klagen wenig über Atemnot.

Diagnose. Auskultatorisch hört man häufig einen **Trikuspidalklappenöffnungston,** daran anschließend ein tieffrequentes **diastolisches Dekrescendogeräusch,** welches nach der Vorhofkontraktion an Intensität zunimmt. Das Punctum maximum liegt am linken unteren Sternalrand.

▶ ***Merke.*** Das Geräusch verstärkt sich bei Inspiration.

Bei höhergradiger Trikuspidalklappenstenose ist im **EKG** häufig ein p-dextroatriale (P-Welle $>$ 0,25 mV in II) ohne Rechtshypertrophiezeichen nachweisbar. Im späteren Stadium tritt oft Vorhofflimmern hinzu.
Bei der **Röntgenaufnahme** des Thorax zeigt sich eine Vergrößerung des rechten Vorhofs bei nicht dilatiertem Pulmonalissegment sowie ein weit nach rechts gerückter Schatten der Vena cava superior.
Die Trikuspidalklappenstenose ist mit der zweidimensionalen **Echokardiographie** direkt darstellbar. Mittels Dopplerechokardiographie kann der Druckgradient abgeschätzt werden.

In der **Rechtsherzkatheteruntersuchung** kann der diastolische Druckgradient über der Klappe bestimmt werden. Angiokardiographisch ist der rechte Vorhof vergrößert und entleert sich verzögert.

Beim **Herzkatheter** fallen der transvalvuläre Druckgradient und ein großer rechter Vorhof auf.

Differentialdiagnose. Differentialdiagnostisch ist eine Mitralstenose abzugrenzen (A-**27**).

Differentialdiagnose Mitralstenose (A-**27**).

A-27: Differentialdiagnose, Auskultation bei Trikuspidal-/Mitralstenose (nach *Franke*)

	Trikuspidalstenose	Mitralstenose
Punctum maximum	▷ Sternalrand unten links (rechts) (4. ICR)	▷ Herzspitze
Fortleitung	▷ keine	▷ linke Axilla
Lageabhängigkeit	▷ Verstärkung in Rechtsseitenlage	▷ Verstärkung in Linksseitenlage
Atemabhängigkeit	▷ Verstärkung bei Inspiration	▷ bei Inspiration keine Änderung oder Abschwächung
Präsystolikum	▷ spindelförmig	▷ krescendoförmig
Öffungston	▷ Trikuspidalklappenöffnungston selten hörbar	▷ Mitralklappenöffnungston meist vorhanden und gut auskultierbar

Verlauf und Prognose. Bei schwerer Trikuspidalstenose kann eine Stauungsleber entstehen. Ferner treten gehäuft Lungenembolien auf. Die Prognose wird im wesentlichen durch den Schweregrad gleichzeitig bestehender weiterer Vitien bestimmt.

Verlauf und Prognose Komplikationen sind Stauungsleber, Lungenembolien. Die Prognose wird oft durch begleitende Vitien bestimmt.

Therapie. Initial werden Diuretika gegeben. Bei einer Klappenöffnungsfläche unter 1,7 cm^2 oder einem mittleren diastolischen Druckgradienten von über 5 mmHg ist die Therapie der Wahl eine **Valvuloplastie.** Bei einer Kontraindikation gegen die Valvuloplastie (z.B. bei großem Vorhofthrombus) ist eine operative Versorgung mit **Kommissurotomie** oder **Trikuspidalklappenersatz** indiziert.

Therapie Konservativ werden Diuretika eingesetzt. Bei hohem Druckgradienten über der Klappe ist eine **Valvuloplastie** oder eine operative Therapie indiziert.

6.4.2 Trikuspidalklappeninsuffizienz

6.4.2 Trikuspidalklappeninsuffizienz

Definition. Schlußunfähigkeit der Trikuspidalklappe, wodurch es systolisch zu einem Blutreflux vom Ventrikel in den Vorhof kommt. Die **valvuläre** Trikuspidalklappeninsuffizienz ist durch einen Defekt der Klappensegel bedingt, die **relative** Trikuspidalklappeninsuffizienz wird durch eine Dilatation des Klappenrings verursacht.

◀ **Definition**

Ätiologie und Pathogenese. Die isolierte **valvuläre** Trikuspidalklappeninsuffizienz ist selten und kommt am häufigsten postrheumatisch vor. Zu den selteneren Ursachen der valvulären Trikuspidalklappeninsuffizienz zählt die bakterielle Endokarditis bei i. v. Drogenabhängigen, nach Anlage von Verweilkathetern oder nach Schrittmacherkabelinfektion. Weitere seltene Ursachen sind kongenitale Veränderungen. Die **relative** Trikuspidalklappeninsuffizienz ist wesentlich häufiger als die valvuläre Insuffizienz und ist Folge einer Rechtsherzbelastung unterschiedlicher Genese.
Bei der postrheumatischen und der bakteriell bedingten Trikuspidalklappeninsuffizienz gelten ähnliche Pathomechanismen wie bei der Mitral- und Aorteninsuffizienz, allerdings findet man an der Trikuspidalklappe sehr selten Verkalkungen. Bei der relativen Trikuspidalinsuffizienz ist der Anulus fibrosus erweitert. Sie tritt häufig auf, wenn der Druck im rechten Ventrikel ca. 50 mmHg übersteigt. Durch die Regurgitation kommt es zu einer Verminderung des Herzminutenvolumens sowie zu einer Volumen-/Druckbelastung der rechten Kammer. In den Halsvenen kann sich der Druck erhöhrewn und die Pulswelle verstärkt sichtbar werden. Zusätzlich sind häufig Zeichen der Leberstauung mit Enzymerhöhungen zu finden.

Ätiologie und Pathogenese Die isolierte kongenitale oder erworbene Trikuspidalinsuffizienz ist selten. Häufigste Ursachen sind rheumatisches Fieber, Endokarditis (nach i. v. Drogen, Verweilkathetern, Schrittmacherkabelinfektion). **Die relative Insuffizienz infolge Rechtsherzbelastung ist viel häufiger.**
Die postentzündlichen Pathomechanismen ähneln denen bei Mitral- und Aortenvitien. Eine Erweiterung des Anulus fibrosus bei der relativen Insuffizienz tritt bei rechtsventrikulärer Drucksteigerung auf. Durch den Reflux kommt es zu einer Belastung der rechten Kammer. Die Halsvenen und die Leber können gestaut sein.

Klinik Eine mittlere isolierte Trikuspidalinsuffizienz verursacht Leistungsabfall, Atemnot, periphere Zyanose, Leberstauung und Ödeme.

Klinik. Die valvuläre Trikuspidalinsuffizienz tritt häufig mit einem Mitralvitium auf. Die auftretende Dyspnoe ist dann meist durch das Mitralvitium bedingt. Die isolierte leichte Trikuspidalklappeninsuffizienz ist häufig asymptomatisch. Eine mittlere bis schwere Trikuspidalinsuffizienz verursacht Müdigkeit, Leistungsabfall, Atemnot, periphere Zyanose, leberstaubedingte Oberbauchbeschwerden, Anorexie und Halsvenenpulsationen.

Diagnose **Halvenenpulsationen** sind ein wichtiges Kriterium zur Beurteilung des Schweregrades der Stenose. Das blasende Holosystolikum am linken Sternalrand wird inspiratorisch lauter (A-**44**). Selten besteht ein Mesodiastolikum als Ausdruck einer relativen Trikuspidalstenose.

Diagnose. Der **Venenpuls** und der Halsvenendruck sind für die Beurteilung des Schweregrades der Trikuspidalinsuffizienz ein wichtiges Kriterium. Beinödeme treten erst spät auf. Palpatorisch fallen Pulsationen des rechten Ventrikels am linken Sternalrand auf. Auskultatorisch hört man ein **blasendes holosystolisches Geräusch links am unteren Sternalrand, das in Inspiration lauter wird** (A-**44**). Gelegentlich hört man eine paradoxe Spaltung des 2. Herztones durch eine abnorm verkürzte Austreibungszeit des rechten Ventrikels und einen rechtsventrikulären 3. Herzton. Selten ist als Ausdruck einer relativen Trikuspidalstenose ein leises mesodiastolisches niederfrequentes Geräusch auskultierbar.

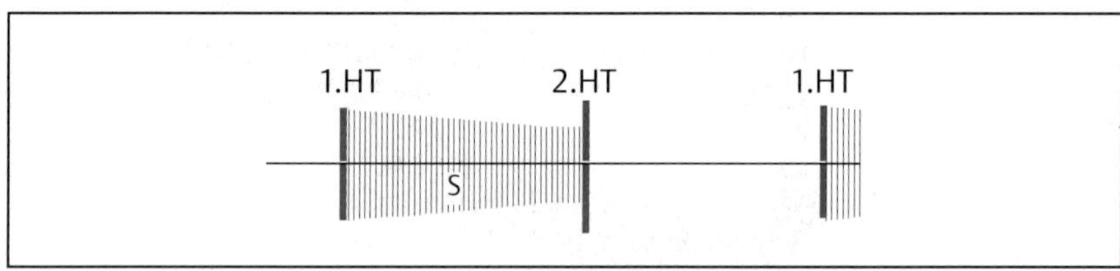

A-**44: Auskultationsbefund bei Trikuspidalinsuffizienz.**
1. HT = 1. Herzton, S = systolisches Geräusch (p.m. am linken unteren Sternalrand, nimmt in Inspiration zu), 2. HT = 2. Herzton.

Zeichen der Rechtsherzbelastung sind häufig.

Im **Röntgenbild** zeigt sich eine Rechtsherzvergrößerung ohne pulmonale Stauung.
Bei der **Echokardiographie** können morphologische Veränderungen der Klappen und eine Rechtsherzvergrößerung festgestellt werden. Durch die Farbdopplerechokardiographie wird der Reflux in den Vorhof quantifiziert und der rechtsventrikuläre Druck beurteilt (A-**45**).
Das **rechtsventrikuläre Angiogramm** zeigt den Insuffizienzgrad. Der Vorhofdruck ist erhöht.

Häufig bestehen Vorhofflimmern, ein inkompletter Rechtsschenkelblock und Zeichen der Rechtsherzhypertrophie.
Im **Röntgenbild** zeigt sich gelegentlich eine Vergrößerung des rechten Vorhofs und des rechten Ventrikels. Dabei fehlen pulmonale Stauungszeichen.
Die **Echokardiographie** erlaubt anhand morphologischer Veränderungen an den Klappen eine valvuläre von einer relativen Trikuspidalinsuffizienz zu unterscheiden. Bei länger bestehender Trikuspidalinsuffizienz zeigt das Echokardiogramm einen vergrößerten rechten Vorhof und Zeichen der Rechtsherzbelastung. Durch Farbdoppler-Echokardiographie ist das Ausmaß der Regurgitation in den rechten Vorhof quantifizierbar. Mittels CW-Doppler läßt sich der rechtsventrikuläre Druck befriedigend abschätzen.
Mittels **rechtsventrikulärem Angiogramm** ist das Ausmaß der Trikuspidalklappeninsuffizienz abschätzbar. Die Vorhofdruckwelle ist infolge des Refluxes erhöht. Das Herzzeitvolumen ist in der Regel erniedrigt.

Differentialdiagnose Das Systolikum der Mitralinsuffizienz und des Ventrikelseptumdefektes wird inspiratorisch nicht lauter.

Differentialdiagnose. Das Systolikum der Mitralinsuffizienz und des Ventrikelseptumdefektes nimmt bei Inspiration nicht an Lautstärke zu. Zudem haben die Geräusche jeweils ein unterschiedliches Punctum maximum.

Verlauf und Prognose Oft bestimmen Begleitvitien oder eine pulmonale Hypertonie die Prognose. Isolierte valvuläre Insuffizienzen sind gut tolerabel.

Verlauf und Prognose. Bei rheumatischer Genese richtet sich die Prognose primär nach der Bedeutung der anderen Vitien, bei der relativen Trikuspidalklappeninsuffizienz richtet sie sich nach der Grunderkrankung. Die isolierte valvuläre Trikuspidalinsuffizienz wird viele Jahre gut toleriert.

Therapie Bei Stauung werden Diuretika eingesetzt. Bei relativer Insuffizienz wird primär die Grundkrankheit behandelt. Operative Verfahren sind Klappenringraffung, Klappenringimplantation, Klappenersatz.

Therapie. Wenn Stauungssymptome vorliegen, erfolgt eine Behandlung wie bei Rechtsherzinsuffizienz, vorzugsweise mit Diuretika.
Bei relativer Trikuspidalinsuffizienz genügt häufig die Korrektur des linksseitigen Vitiums mit nachfolgender Normalisierung der pulmonalen Hypertonie. In einigen Fällen ist jedoch eine Raffung des Klappenrings (DeVega-Plastik), das Einsetzen eines neuen Klappenrings (z. B. Carpentier-Ring) oder ein Klappenersatz notwendig.

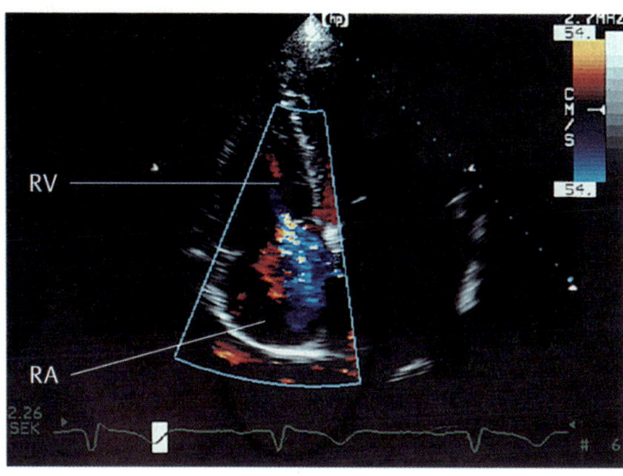

A-**45:** Farbdoppler-echokardiographische Darstellung einer Trikuspidalklappen-insuffizienz. Die blaue Farbe zeigt den Rückfluß vom rechten Ventrikel (RV) in den rechten Vorhof (RA).

6.5 Pulmonalklappenfehler

6.5.1 Pulmonalklappeninsuffizienz

Definition. Bei der Pulmonalklappeninsuffizienz liegt eine Schlußunfähigkeit der Pulmonalklappe vor.

Ätiologie. Eine Pulmonalinsuffizienz aufgrund von Klappenveränderungen kommt selten vor und ist hauptsächlich durch Endokarditis oder postrheumatische Veränderungen bedingt. Weitaus häufiger ist eine relative Pulmonalinsuffizienz bei pulmonaler Hypertonie unterschiedlicher Genese (sekundär z.B. bei Mitralklappenstenose, Linksherzinsuffizienz mit pulmonaler Stauung, kongenitalen Herzfehlern mit Links-rechts-Shunt und erhöhtem Lungendurchflußvolumen; primär z.B. bei pulmonaler Hypertonie vaskulären Ursprungs oder bei eingeengter Lungenstrombahn infolge interstitieller Lungenerkrankungen).

Klinik. Die Volumenbelastung des rechten Ventrikels durch die Regurgitation ist aufgrund der relativ geringen Druckdifferenz gering, daher kann eine Pulmonalinsuffizienz trotz Hypertrophie des rechten Ventrikels lange toleriert werden. Klinisch dominiert meistens Dyspnoe als Symptom der pulmonalen Hypertonie.

Diagnose. Auskultatorisch fällt ein **hochfrequentes dekrescendoförmiges Diastolikum unmittelbar im Anschluß an den 2. Herzton mit Punctum maximum über dem 2. und 3. ICR links parasternal auf (Graham-Steell-Geräusch**). Im EKG können Zeichen der pulmonalen Hypertonie und/oder Rechtsherzbelastung sichtbar sein. Röntgenologisch sind die zentralen Pulmonalarterien dilatiert und die Hili prominent. Wesentliche diagnostische Hinweise liefert die Farbdoppler-Echokardiographie.

Differentialdiagnose. Differentialdiagnostisch ist eine Aortenklappeninsuffizienz abzugrenzen.

Therapie. Eine operative Behandlung der Pulmonalklappe selbst ist nur sehr selten erforderlich. In den meisten Fällen steht die Therapie einer pulmonalen Hypertonie als Ursache der Pulmonalklappeninsuffizienz im Vordergrund.

Prognose. Die Gesamtprognose wird meist durch die Prognose der der pulmonalen Hypertonie zugrundeliegenden Grunderkrankung bestimmt.

6.5 Pulmonalklappenfehler

6.5.1 Pulmonalklappeninsuffizienz

◀ **Definition**

Ätiologie Die valvuläre Insuffizienz ist selten und meist durch postentzündliche Veränderungen bedingt. Die weit häufigere relative Pulmonalinsuffizienz ist meist Folge pulmonaler Hypertonie.

Klinik Meist tritt Dyspnoe auf.

Diagnose Auskultation: hochfrequentes Sofortdiastolikum, p.m. 2./3. ICR linksparasternal (**Graham-Steell-Geräusch**).
Die Farbdoppler-Echokardiographie ermöglicht die Beurteilung des Vitiums.

Differentialdiagnose Aortenklappeninsuffizienz.

Therapie Behandlung einer pulmonalen Hypertonie; die operative Therapie der Klappe ist selten notwendig.

Prognose Sie wird meist durch die der pulmonalen Hypertonie zugrundeliegenden Erkrankung bestimmt.

7 Herzinsuffizienz

C. Nienaber

Definition ▶

▶ ***Definition.*** Unter dem Begriff Herzinsuffizienz versteht man eine Funktionsstörung des Herzens mit herabgesetztem Herzzeitvolumen, in deren Folge nicht genügend Blut durch die Körperperipherie gepumpt wird, um die Durchblutung aller Organe zu gewährleisten und damit ihren metabolischen Bedarf zu decken. Wegen der grundsätzlich verschiedenen Pathogenese und Therapie sollte die Herzinsuffizienz von der Hypovolämie als extrakardialer Ursache eines verminderten Herzzeitvolumens abgegrenzt werden.

7.1 Ätiologie

7.1.1 Störung der systolischen myokardialen Funktion (Kontraktilität)

Sie ist durch eine **regional** oder **global** verminderte Kontraktilität bei erniedrigtem Schlagvolumen gekennzeichnet (A-**46**).
Ursache regionaler Kontraktilitätsstörungen ist der Herzinfarkt, Ursache globaler Kontraktilitätsstörungen können entzündliche und nichtentzündliche Myokarderkrankungen sein (A-**8**).

7.1 Ätiologie

7.1.1 Störung der systolischen myokardialen Funktion (Kontraktilität)

Sie ist gekennzeichnet durch eine **regional oder global verminderte Kontraktilität** einer oder beider Herzkammern mit entsprechend **herabgesetztem Schlagvolumen**(A-**46**). Ursache regionaler Kontraktilitätsstörungen ist in aller Regel die koronare Herzkrankheit mit Verlust an kontraktilem Muskelgewebe infolge eines großen oder mehrerer kleiner Herzinfarkte. Ursache globaler Kontraktilitätsstörungen können entzündliche und nichtentzündliche Myokarderkrankungen wie Myokarditis und die idiopathische dilatative Kardiomyopathie sein (A-**8**).

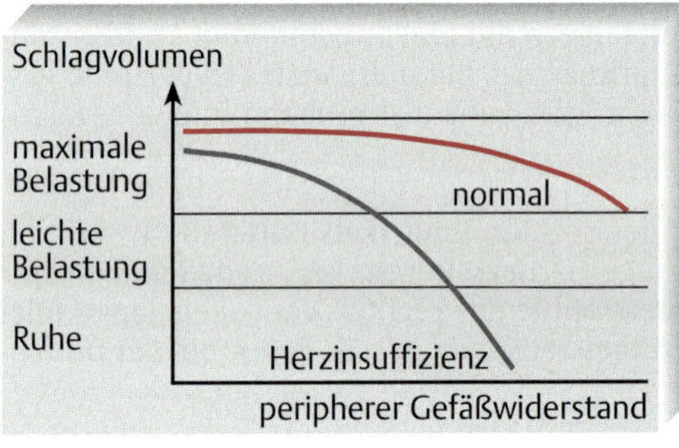

A-**46: Beziehung zwischen Schlagvolumen und peripherem Gefäßwiderstand (Nachlast) für den Normalfall und bei Herzinsuffizienz.** Bei einer normalen linksventrikulären Funktion führt die Zunahme des peripheren Gefäßwiderstandes nur zu einer geringfügigen Abnahme des Schlagvolumens. Bei Herzinsuffizienz führt bereits eine leichte Zunahme der Nachlast zu einer deutlichen Abnahme des Schlagvolumens.

Sekundär kann es bei **langdauernder Druck- oder Volumenüberlastung der Ventrikel** (Aorten- oder Pulmonalstenose, arterielle oder pulmonale Hypertonie) zu einer systolischen myokardialen Funktionsstörung kommen (A-**28**, A-**14**).

Als sekundäres Phänomen findet sich die systolische myokardiale Funktionsstörung bei **langdauernder Druck- oder Volumenüberlastung der Ventrikel**, so z. B. bei Aorten- oder Pulmonalstenose, bei chronisch erhöhtem Widerstand im großen und kleinen Kreislauf (arterielle oder pulmonale Hypertonie) oder bei schwerer Insuffizienz einer der Herzklappen (A-**28**, A-**14**).

A-28: Ursachen der Herzinsuffizienz

Direkte Myokardschädigung	Volumenbelastung
▷ koronare Herzerkrankung (Zustand nach Infarkten) ▷ Myokarditis ▷ dilatative Kardiomyopathie (DCM)	▷ Aorteninsuffizienz ▷ Mitralinsuffizienz ▷ Vorhofseptumdefekt (ASD) ▷ Ventrikelseptumdefekt (VSD) ▷ persistierender Ductus arteriosus Botalli
Druckbelastung	**Linksventrikuläre Füllungsbehinderung**
▷ arterieller Hypertonus ▷ Aortenstenose ▷ Pulmonalstenose ▷ Aortenisthmusstenose	▷ Mitralstenose ▷ Pericarditis constrictiva ▷ restriktive Kardiomyopathie ▷ hypertrophe Kardiomyopathie (HCM)
Herzrhythmusstörungen	
▷ extreme Bradykardie ▷ anhaltende Tachykardien	

Synopsis A-14: Darstellung der Anpassung der Ventrikelmorphologie an Druck und Volumenbelastung

Chronische Druckbelastung führt zu einer deutlichen konzentrischen Hypertrophie ohne Erweiterung der Herzkammer. Volumenbelastung bewirkt eine Zunahme des Ventrikelvolumens bei leichter bis mäßiggradiger Hypertrophie.

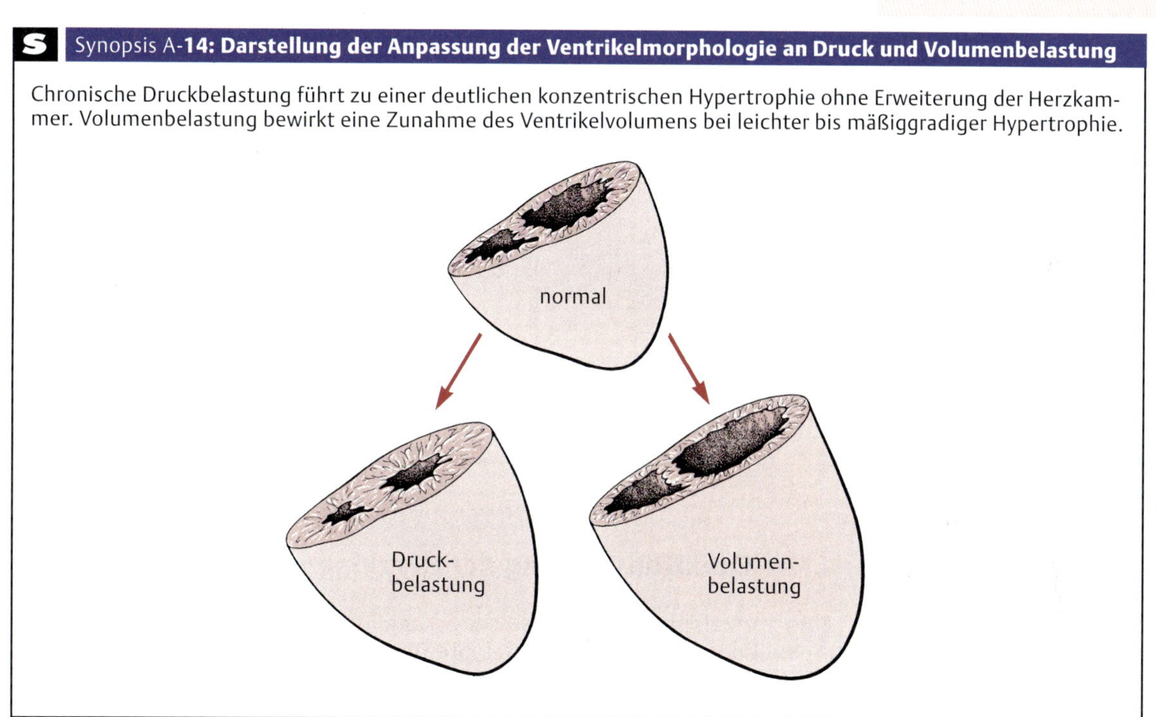

7.1.2 Störung der diastolischen myokardialen Funktion

Als diastolische Funktionsstörung bezeichnet man die **Einschränkung des Schlagvolumens** durch verschlechterte Füllung eines Herzventrikels.

Ursache kann entweder eine Erkrankung des Myokards mit zu geringer Dehnbarkeit (Compliance) desselben oder aber eine Kompression von außen, im allgemeinen durch das Perikard sein. Eigenständige Myokarderkrankungen mit diastolischer Funktionsstörung sind die restriktiven Kardiomyopathien (z. B. Endomyokardfibrose). Auch die sekundäre linksventrikuläre Hypertrophie z. B. bei arteriellem Hypertonus oder die hypertrophe Kardiomyopathie gehen mit einer diastolischen Funktionsstörung einher. Eine diastolische Funktionsstörung bei normalem Myokard findet sich bei der Pericarditis constrictiva und bei der Perikardtamponade, wenn die Füllung des Herzens durch das verdickte und verhärtete Perikard bzw. durch einen Perikarderguß behindert wird (▤ A-**29**, S A-**15**).

7.1.2 Störung der diastolischen myokardialen Funktion

Sie ist durch die Einschränkung des Schlagvolumens durch eine verschlechterte Füllung eines Ventrikels gekennzeichnet. Ursache können z. B. eine restriktive Kardiomyopathie (zu geringe Dehnbarkeit) oder eine Pericarditis constrictiva (Kompression von außen) sein (▤ A-29, S A-15).

A-29: Ursachen der diastolischen Dysfunktion des linken Ventrikels

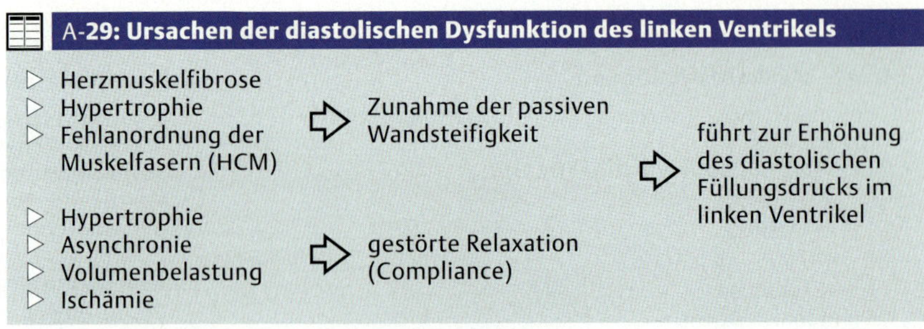

Synopsis A-15: Darstellung der verschiedenen Mechanismen, die zur diastolischen Dysfunktion führen

Der äußere Rahmen stellt den Normalfall dar und bildet den unteren Teil der Druckvolumenkurve. Die vier verschiedenen Beispiele sind exemplarisch für eine Relaxationsstörung, eine Perikardverdickung, eine pathologische Wandsteifigkeit und eine ausgedehnte Kammerdilatation.

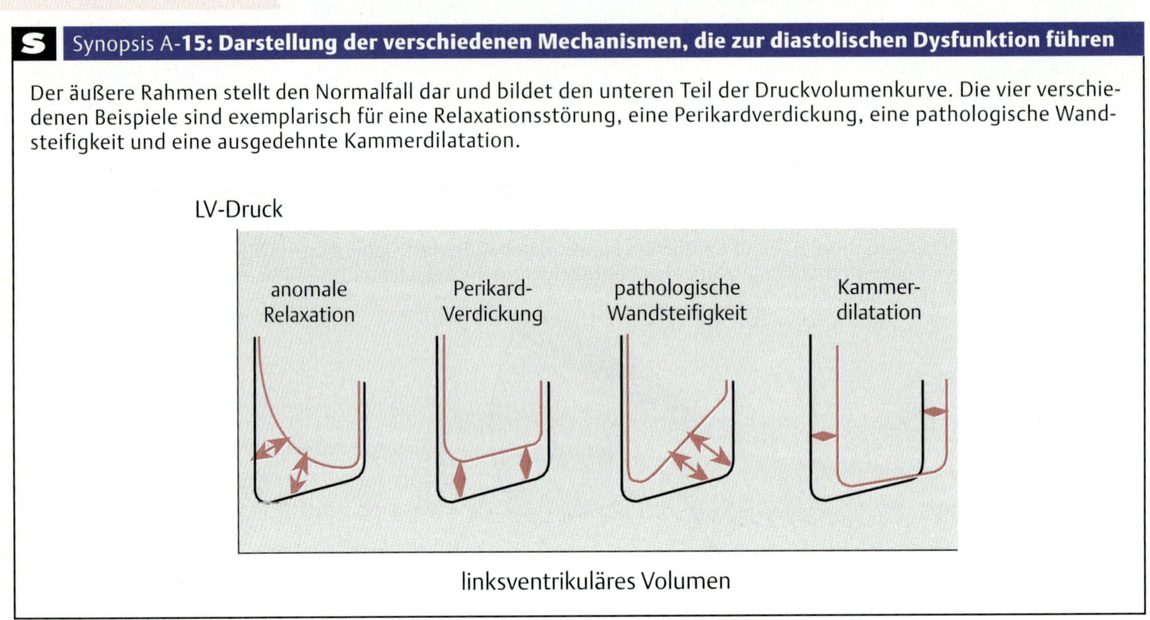

7.1.3 Funktionsstörung der Herzklappen

Sie kann in einer **Insuffizienz** oder einer **Stenose** der Klappen bestehen. Die resultierende vermehrte Volumen- oder Druckbelastung des Ventrikels kann lange ohne Abnahme des Schlagvolumens kompensiert werden. Im Spätstadium kommt es zu einer (sekundären) globalen Kontraktilitätsstörung mit irreversibler Herzinsuffizienz (A-**47**).

7.1.3 Funktionsstörung der Herzklappen

Eine Herzklappenfunktionsstörung kann prinzipiell in einer **Insuffizienz** (Schließunfähigkeit) oder einer **Stenose** (Verengung) bestehen, die ohne aktive Anpassungsmechanismen des Körpers zu einer Abnahme des Schlagvolumens führen. Allerdings kann die daraus resultierende vermehrte Volumen- oder Druckbelastung des betroffenen Ventrikels in weiten Bereichen ohne nennenswerte Abnahme des Schlagvolumens kompensiert werden. Erst in Spätstadien kommt es z. B. bei der Mitral- oder Aorteninsuffizienz aufgrund der erhöhten Volumenbelastung des linken Ventrikels zu einer sekundären globalen linksventrikulären Kontraktionsstörung mit irreversibler Linksherzinsuffizienz (A-**47**).

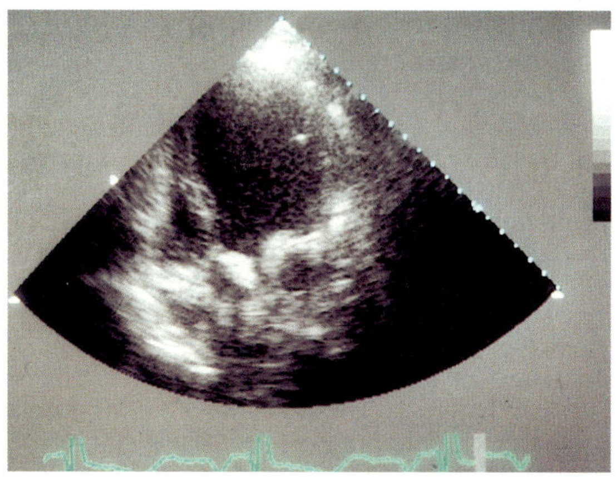

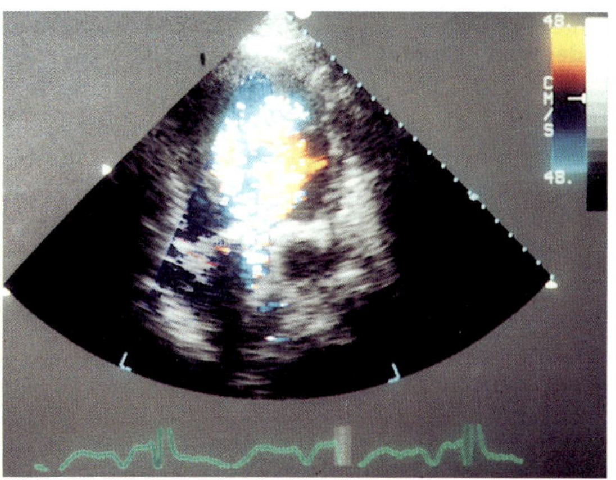

a Echokardiographische Darstellung im Vierkammerblick.

b Das Farbdopplerbild zeigt die Ursache der deutlichen Vergrößerung der linken Herzkammer: **eine ausgeprägte Insuffizienz der Aortenklappe mit Rückstrom von Blut bis an die Spitze des linken Ventrikels.** Die blau-weiße Farbe stellt die hohe Flußgeschwindigkeit des zurückströmenden Blutes dar.

A-**47 a, b: Schwere Linksherzinsuffizienz mit ausgedehnter Vergrößerung des linken Ventrikels (LV).**

7.1.4 Arrhythmien

Herzrhythmusstörungen stellen bei ansonsten funktionstüchtigem Herzen nur sehr selten die primäre Ursache einer Herzinsuffizienz dar. Sie können jedoch den Schweregrad einer Herzinsuffizienz anderer Ursache verstärken und eine Dekompensation herbeiführen. **Tachykardien und -arrhythmien reduzieren die Diastolendauer und damit die ventrikuläre Füllungsperiode.** Bei vorbestehender Füllungsbehinderung z. B. durch eine Mitralstenose oder eine diastolische Funktionsstörung resultiert dies in einer weiteren Abnahme des Schlagvolumens. Den gleichen Effekt hat das Fehlen einer zeitgerechten Vorhofkontraktion, wie sie sich z. B. beim kompletten atrioventrikulären Block oder bei der reinen ventrikulären Schrittmacherstimulation findet. Weiterhin kann eine bradykarde Rhythmusstörung beim Patienten mit eingeschränktem Schlagvolumen nicht ausreichend kompensiert werden und führt so zu einer Abnahme des Herzzeitvolumens.

7.1.4 Arrhythmien

Sie können den Schweregrad einer Herzinsuffizienz verstärken und eine Dekompensation herbeiführen. **Tachykardien und -arrhythmien reduzieren die Diastolendauer und damit die Füllungsperiode.** Bei vorbestehender Füllungsbehinderung (z. B. Mitralstenose) resultiert dies in einer weiteren Abnahme des Schlagvolumens. Den gleichen Effekt hat das Fehlen einer zeitgerechten Vorhofkontraktion (kompletter AV-Block).

7.2 Pathogenese

7.2.1 Primäre Kompensationsmechanismen im Frühstadium

Die Pathogenese der Herzinsuffizienz ist insbesondere in den Frühstadien durch Kompensationsmechanismen geprägt, mit denen der Organismus das Herzzeitvolumen trotz der oben beschriebenen Beeinträchtigungen zu stabilisieren versucht. Diese sollen hier als »primäre Kompensationsmechanismen« bezeichnet werden. Erst in den späteren Stadien tritt die Anpassung des Körpers an das verminderte Herzzeitvolumen durch »sekundäre Kompensationsmechanismen« mehr und mehr in den Vordergrund.
Folgende **primäre Kompensationsmechanismen** sind von Bedeutung:

7.2 Pathogenese

7.2.1 Primäre Kompensationsmechanismen im Frühstadium

Im Frühstadium der Herzinsuffizienz kommt es zu verschiedenen Kompensationsmechanismen des Organismus, um das Herzzeitvolumen zu stabilisieren.

Intravasale Volumenexpansion mit Ausnutzung des Frank-Starling-Mechanismus

Das Myokard benötigt eine minimale Vordehnung (bzw. Vorfüllung) zur optimalen Kraftentwicklung. Beim gesunden Herz kann das Schlagvolumen durch stärkere diastolische Füllung (= Vorlast) gesteigert werden. Dadurch kann z. B. bei Klappeninsuffizienz das zusätzliche Pendelvolumen bewältigt werden. Das insuffiziente Herz benötigt für ein optimales Schlagvolumen einen höheren Füllungsdruck. Dieses Schlagvolumen liegt jedoch unter dem eines normalen Herzens.

Intravasale Volumenexpansion mit Ausnutzung des Frank-Starling-Mechanismus

Wie jeder Muskel benötigt das Myokard eine bestimmte minimale Vordehnung bzw. Vorfüllung zur optimalen Kraftentwicklung. Die Vordehnung der einzelnen Sarkomere führt dazu, daß die Anzahl der Interaktionsstellen zwischen Aktin- und Myosinfilamenten und damit die Sensitivität für Kalziumionen gesteigert wird. Beim gesunden Herzen kann das Schlagvolumen durch stärkere diastolische Füllung (auch als Vorlast bezeichnet) gesteigert werden. Dieser Mechanismus hilft beispielsweise, das bei einer Klappeninsuffizienz zusätzlich anfallende Pendelvolumen zu bewältigen, ist aber auch in der Lage, eine Kontraktionsschwäche des Myokards teilweise zu kompensieren. Bei Patienten mit Herzinsuffizienz verläuft die Frank-Starling-Kurve flacher als im Normalfall und ist nach unten verschoben. Das insuffiziente Herz benötigt also für sein optimales Schlagvolumen einen höheren Füllungsdruck als das normale; dieses optimale Schlagvolumen liegt jedoch unter dem eines normalen Herzens bei niedrigem Füllungsdruck.

Mobilisierung der myokardialen Kontraktionsreserve

Durch Katecholamine wird die Kontraktilität des Myokards gesteigert. Dies führt zur Verschiebung der Frank-Starling-Kurve zu höheren Schlagvolumina. Neben der myokardialen Kontraktilitätssteigerung kommt es durch Katecholamine zur peripheren Vasokonstriktion (Nachlaststeigerung, A-**30**, A-**16**).

Mobilisierung der myokardialen Kontraktionsreserve

Die Kontraktilität des Myokards wird durch Katecholamine sowohl auf neuronalem als auch auf humoralem Wege gesteigert. Dies führt zu einer Verschiebung der Frank-Starling-Kurve zu höheren Schlagvolumina. Der neuronale Schenkel besteht in postganglionären sympathischen Neuronen, die von den Halsganglien, insbesondere dem Ganglion stellatum, mit peripheren sympathischen Nerven und Spinalnerven zum Herzen ziehen und dort positiv inotrop wirkendes Noradrenalin an die Myozyten abgeben. Über eine Sekretion von Adrenalin und Noradrenalin durch das Nebennierenmark wird die Kontraktilität auch auf humoralem Wege beeinflußt, wobei die durch α-Rezeptoren vermittelte vasokonstriktorische Wirkung des Noradrenalins dominiert, während das Adrenalin α- und β-Rezeptoren gleichsam stimuliert und auf diese Weise sowohl zu einer Kontraktilitätssteigerung, aber auch zu einer **peripheren Vasokonstriktion** und somit **Nachlaststeigerung** führt (A-**30**), A-**16**).

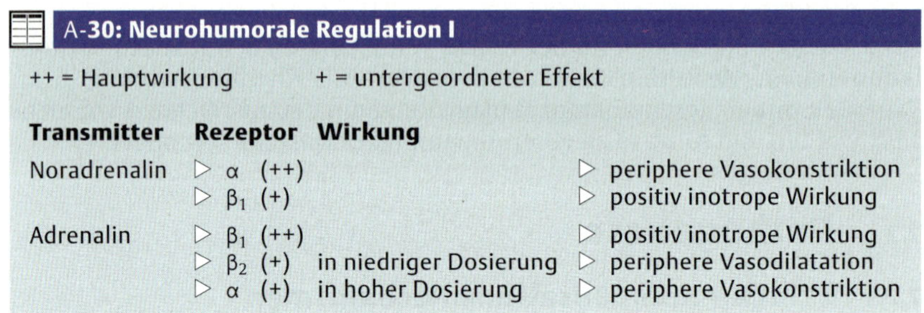

A-30: Neurohumorale Regulation I

++ = Hauptwirkung   + = untergeordneter Effekt

Transmitter	Rezeptor	Wirkung	
Noradrenalin	▷ α (++)		▷ periphere Vasokonstriktion
	▷ β_1 (+)		▷ positiv inotrope Wirkung
Adrenalin	▷ β_1 (++)		▷ positiv inotrope Wirkung
	▷ β_2 (+)	in niedriger Dosierung	▷ periphere Vasodilatation
	▷ α (+)	in hoher Dosierung	▷ periphere Vasokonstriktion

Myokardiale Hypertrophie

Hypertrophie bedeutet Steigerung der myokardialen Masse.
Bezüglich der ventrikulären Geometrie unterscheidet man die mit **Dilatation des Ventrikels und mäßiger Wanddickenzunahme** von einer mit **relativer Verkleinerung des Ventrikels und deutlicher Wanddickenzunahme** (*vgl.* A-**14**).
Dadurch kann die ventrikuläre Wandspannung trotz erhöhter Belastung konstant bleiben. Allerdings kommt es zu keiner adäquaten Zunahme der Kapillaren. Folge ist eine verschlechterte Versorgung der Myozyten.

Myokardiale Hypertrophie

Hypertrophie bedeutet eine Zunahme der Anzahl von Myofibrillen und Mitochondrien in den Myozyten und somit eine teils erhebliche Steigerung der myokardialen Masse. Bezüglich der ventrikulären Geometrie läßt sich die sogenannte **Volumenhypertrophie mit Dilatation des Ventrikels und nur mäßiger Wanddickenzunahme** von der **Druckhypertrophie mit relativer Verkleinerung des Ventrikelkavums und deutlicher Wanddickenzunahme** abgrenzen (*vgl.* A-**14**). Das Ergebnis ist eine trotz erhöhter Belastung konstant gehaltene ventrikuläre Wandspannung, die die Voraussetzung für eine regelrechte Überlappung der Myofilamente und somit eine optimale Kraftentwicklung darstellt. Allerdings kommt es zu keiner adäquaten Zunahme der Kapillardichte, so daß die Zunahme der intramyokardialen Diffusionsstrecken mit verschlechterter Versorgung der Myozyten einen limitierenden Faktor für die Hypertrophie darstellt.

S Synopsis A-**16: Pathophysiologische Zusammenhänge bei chronischer Herzinsuffizienz mit Aktivierung des sympathischen Nervensystems**

Eine Reduktion des Herzzeitvolumens führt zu einer Stimulation der sympathischen Nerven über Vermittlung der Barorezeptoren. Die Folge ist die vermehrte Freisetzung von Noradrenalin im Splanchnikusgebiet, in der Niere, der Haut und der Skelettmuskulatur mit dem Resultat, daß der periphere Gefäßwiderstand ansteigt. Gleichzeitig wird über β-Rezeptoren das Herz stimuliert.

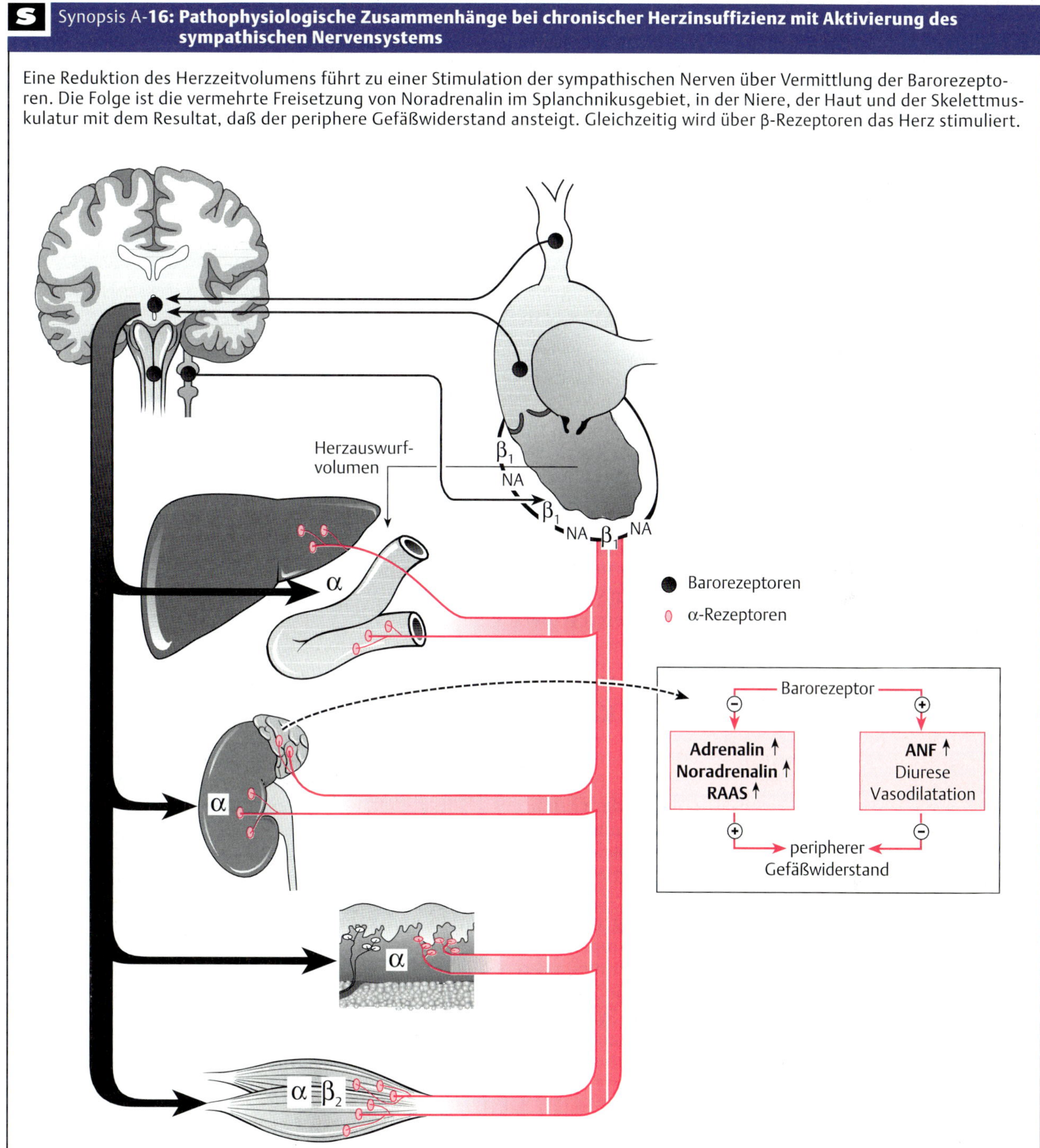

7.2.2 Sekundäre Kompensationsmechanismen im Spätstadium

Der entscheidende sekundäre Kompensationsmechanismus bei herabgesetztem Herzzeitvolumen besteht in einer kurzfristig verminderten Perfusion nicht lebenswichtiger Organsysteme wie Magen-Darm-Trakt, Niere, Haut und Skelettmuskulatur durch Vasokonstriktion der zugehörigen Arteriolen. Dieser Vorgang wird als **Zentralisation** bezeichnet und hat den Sinn, für lebenswichtige Organe wie Gehirn, Herz und Lunge ein zwar reduziertes, aber ausreichendes Perfusionsvolumen aufrechtzuerhalten. Die periphere

7.2.2 Sekundäre Kompensationsmechanismen im Spätstadium

Bei erniedrigtem Herzzeitvolumen besteht eine verminderte Perfusion kurzfristig nicht lebenswichtiger Organe (Gastrointestinaltrakt, Niere, Haut, Skelettmuskeln). Diese hält für Herz, Hirn und Lunge ein ausreichendes Perfusionsvolumen aufrecht.

Die vermehrte Ausschüttung von Adrenalin und Noradrenalin führt zu gesteigerter myokardialer Kontraktilität und erhöhtem arteriellem Gefäßwiderstand.

Zudem wird das **Renin-Angiotensin-Aldosteron-System** aktiviert. Dies führt zur Retention von Natrium und Wasser (A-**31**, A-**16**) und zur Aktivierung des sympathischen Nervensystems.

Vasokonstriktion wird vermittelt durch Aktivierung des autonomen Nervensystems mit einer Ausschüttung von Adrenalin und Noradrenalin, wodurch zum einen die Kontraktilität des Myokards erhöht, zum anderen jedoch vor allem durch die Ausschüttung von Noradrenalin der periphere arterielle Gefäßwiderstand gesteigert wird.
Daneben wird auch das **Renin-Angiotensin-Aldosteron-System** (RAAS) aktiviert, welches zum einen über die Retention von Natrium und Wasser das intravasale Volumen steigert (A-**31**, A-**16**), vor allem aber auch seinerseits das sympathische Nervensystem weiter aktiviert.

A-31: Neurohumorale Regulation II

Transmitter	Rezeptor	Wirkung
Angiotensin II	▷ Angiotensin-II-Rezeptor	▷ Vasokonstriktion
Aldosteron	▷ unbekannt	▷ Na+- und Volumenretention
Atrialer natriuretischer Faktor (ANF)	▷ unbekannt	▷ Na+- und Volumensekretion

In der **ersten Phase der Herzinsuffizienz** (geringe Abnahme des HZV): keine (weitere) Ausschüttung von **Noradrenalin**, aber Ausschüttung von **ANF**, welcher dilatierend und diuretisch wirkt (A-**31**).

Bei der milden Form der Herzinsuffizienz, in der sogenannten **ersten Phase** mit nur geringfügiger Abnahme des Herzzeitvolumens in Ruhe, werden diese Veränderungen durch die Barorezeptoren registriert und eine weitere Ausschüttung von Noradrenalin verhindert. Gleichzeitig kommt es zu einer Ausschüttung von atrialem natriuretischem Faktor (**ANF**) aus der Muskulatur der Herzvorkammern, das durch seinen diuretischen und gefäßdilatierenden Effekt antagonistisch zum Noradrenalin wirkt (A-**31**) und somit im Sinne eines negativen Feedback eine überschießende Steigerung des peripheren Widerstandes verhindert.

7.2.3 Versagen der primären und sekundären Kompensationsmechanismen

In der **Endphase der Herzinsuffizienz** findet sich ein **massiv erhöhter Noradrenalinspiegel.** Die 2-Jahres-Überlebensrate herzinsuffizienter Patienten liegt bei normalem Noradrenalinspiegel bei 50 %, bei deutlich erhöhtem Spiegel bei 20 % (A-**48**). Bei länger dauernder hoher Plasmakonzentration von Noradrenalin kommt es zu einer Verminderung der β_1-Rezeptordichte im Herzmuskel (**Down-Regulation**). Sie dient als Schutzmechanismus für das gesunde Myokard. Beim insuffizienten Myokard führt sie zur weiteren Abnahme der Herzleistung. Erniedrigte Serum-Natriumspiegel entsprechen der Aktivierung des Renin-Angiotensin-Aldosteron-Systems (ADH ↑) und gehen mit einer schlechteren Prognose einher.

In späteren Stadien kommt es zu einer zunehmenden Störung der Kreislaufreflexe: Die Empfindlichkeit der atrialen Dehnungsrezeptoren nimmt aufgrund der chronischen Überstimulation ab; es resultieren eine verminderte Hemmung der über sympathische Neurone vermittelten peripheren Vasokonstriktion sowie eine unangemessen hohe ADH-Sekretion. Letztere bewirkt eine Retention von freiem Wasser mit konsekutiver Hyponatriämie und steigert ihrerseits ebenfalls den peripheren Widerstand. Auch die Freisetzung von ANF nimmt ab und kann die vasokonstriktorischen Einflüsse von sympathischem Nervensystem und Renin-Angiotensin-System nicht mehr kompensieren. Mit zunehmender Herzinsuffizienz stellt sich schließlich eine Störung der Nierenperfusion ein, wodurch das renale Renin-Angiotensin-System weiter stimuliert wird. Der periphere Gefäßwiderstand ist maximal erhöht, zumal die intrarenale Freisetzung von Prostaglandinen das sympathische Nervensystem und das Renin-Angiotensin-System weiter stimuliert. Das Ergebnis ist ein inadäquat gesteigerter peripherer Widerstand, der die Nachlast des Herzens unnötig erhöht und dadurch zu einer weiteren Abnahme des Schlagvolumens führt. Dies wird auch als »Circulus vitiosus der Herzinsuffizienz« bezeichnet.
In der **Endphase der Herzinsuffizienz** findet sich somit als Ausdruck der maximalen Aktivierung des sympathischen Nervensystems ein **massiv erhöhter Noradrenalinspiegel** im Plasma. Dieser hat auch prognostische Bedeutung: Die 2-Jahres-Überlebensrate bei herzinsuffizienten Patienten mit normalem Noradrenalinplasmaspiegel (200 pg/ml) liegt bei 50%, bei deutlich erhöhten Noradrenalinkonzentrationen (1200 pg/ml) dagegen nur bei 20% (A-**48**). Bei längerdauernder hoher Plasmakonzentration an Noradrenalin wird eine Verminderung der β_1-Rezeptordichte im Herzmuskelgewebe beobachtet (»**Down-Regulation**«), die als Schutzmechanismus für das gesunde Myokard zu verstehen ist, aber beim insuffizienten Myokard zu einer weiteren Abnahme der Herzleistung führt. Auch die Funktion der G-Proteine, die kardiale Betarezeptoren mit der cAMP-produzierenden Adenylatzyklase koppeln, ist in dieser Situation gestört.

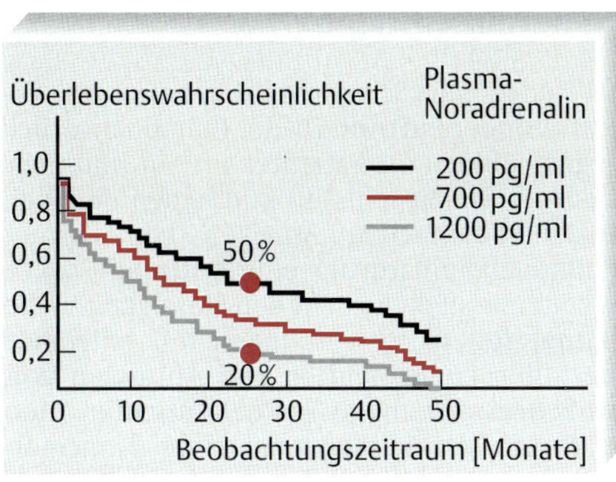

A-48: Überlebensrate bei Patienten mit Herzinsuffizienz in Abhängigkeit vom Plasmaspiegel an Noradrenalin. Mit erhöhter Konzentration von Noradrenalin sinkt die Überlebenswahrscheinlichkeit in einer bestimmten Zeiteinheit. Patienten mit einem Noradrenalinspiegel von 1200 pg/ml haben eine Überlebenswahrscheinlichkeit von 20% innerhalb von 2 Jahren, Patienten mit einem Noradrenalinspiegel von 200 pg/ml dagegen eine Überlebenswahrscheinlichkeit von 50%.

Als Ausdruck der Aktivierung des Renin-Angiotensin-Aldosteron-Systems findet man **erhöhte ADH-Spiegel** und eine entsprechend erniedrigte Serum-Natriumkonzentration, der ebenfalls prognostische Bedeutung zukommt: Bei ausgeprägter Hyponatriämie ist die prozentuale Überlebensrate von herzinsuffizienten Patienten nur etwa halb so hoch wie bei normaler Serum-Natriumkonzentration.

7.3 Klinik

Die Klinik der Herzinsuffizienz (A-**32**) wird insbesondere in der Frühphase und beim unbehandelten Patienten von den durch den **erhöhten ventrikulären Füllungsdruck** bedingten **Rückstauerscheinungen** bestimmt, die auch mit dem Begriff **Rückwärtsversagen** beschrieben werden.

7.3 Klinik

In der Frühphase und beim unbehandelten Patienten ist der **ventrikuläre Füllungsdruck erhöht**, es bestehen **Rückstauerscheinungen** (A-**32**).

A-32: Klinik und Diagnostik der Herzinsuffizienz

	Anamnese	Klinische Befunde	Untersuchungen
Allgemeinbefinden	▷ Müdigkeit ▷ eingeschränkte Belastbarkeit	▷ Leistungsknick (nach NYHA-Stadien)	▷ detailliertes Anamnesegespräch
Herz	▷ Herzrasen ▷ Palpitationen	▷ Tachykardie ▷ arterielle Hypotonie ▷ Herzvergrößerung ▷ Herzgeräusche	▷ Auskultation ▷ Blutdruckmessung ▷ EKG ▷ Röntgenthorax ▷ Echokardiographie
Lunge	▷ Dyspnoe, v. a. im Liegen ▷ (nächtlicher) Husten ▷ ggf. schaumiger Auswurf	▷ Tachypnoe ▷ pulmonale Stauung mit basalen RGs ▷ Lungenödem ▷ Pleuraergüsse	▷ Perkussion ▷ Auskultation ▷ Röntgenthorax
Thorax		▷ Jugularvenenstauung	▷ Inspektion der Halsvenen im Sitzen
Abdomen	▷ abdominale Beschwerden ▷ Dyspepsie	▷ Leber- und Milzvergrößerung ▷ Stauungsgastritis ▷ Aszites ▷ Anasarka	▷ Inspektion ▷ Palpation ▷ Perkussion ▷ hepatojugulärer Reflux ▷ undulierende Wellen (Aszites)
Urogenitaltrakt	▷ Nykturie		
Haut		▷ Blässe ▷ Zyanose	
Extremitäten	▷ Gewichtszunahme ▷ Beinschwellung	▷ periphere Ödeme	▷ Inspektion ▷ Palpation ▷ Umfangsmessung

7.3.1 Symptome bei Linksherzinsuffizienz

Luftnot bei Belastung, evtl. schon in Ruhe (S A-**17**).
Überschreitet der Pulmonalkapillardruck ca. 20–25 mmHg, kommt es zum **Lungenödem.** Dies ist mit extremer **Luftnot, Rasselgeräuschen** und **blutig schaumigem Sekret** beim Husten verbunden. Es kann aufgrund eines Bronchialschleimhautödems zu einer Bronchialobstruktion kommen (Giemen, bei Asthma cardiale).

7.3.1 Symptome bei Linksherzinsuffizienz

Die Linksherzinsuffizienz äußert sich je nach Schweregrad in belastungsabhängiger oder bereits in Ruhe auftretender **Luftnot**. Da der Pulmonalisdruck im Sitzen niedriger ist als im Liegen, können die Patienten oft nur mit mehreren Kissen unter dem Kopf oder im Sitzen schlafen und leiden dennoch nicht selten unter paroxysmalen nächtlichen Attacken von Luftnot (S A-**17**). Überschreitet der Pulmonalkapillardruck eine kritische Grenze von ca. 20–25 mmHg, kommt es zum massiven Austritt von Flüssigkeit in die Alveolen. Dieses sogenannte **Lungenödem** ist verbunden mit **extremer Luftnot, Rasselgeräuschen** über allen Lungenfeldern und **Abhusten von blutig tingiertem schaumigem Sekret.** Bei einem Teil der Patienten kann es aufgrund eines Ödems der Bronchialschleimhaut zu einer Bronchialobstruktion mit dem typischen Geräuschbefund des Giemens kommen. Man bezeichnet dieses Phänomen daher auch als **»Asthma cardiale«**.

S Synopsis A-**17: Luftnot in Ruhe als Zeichen der Linksherzinsuffizienz**

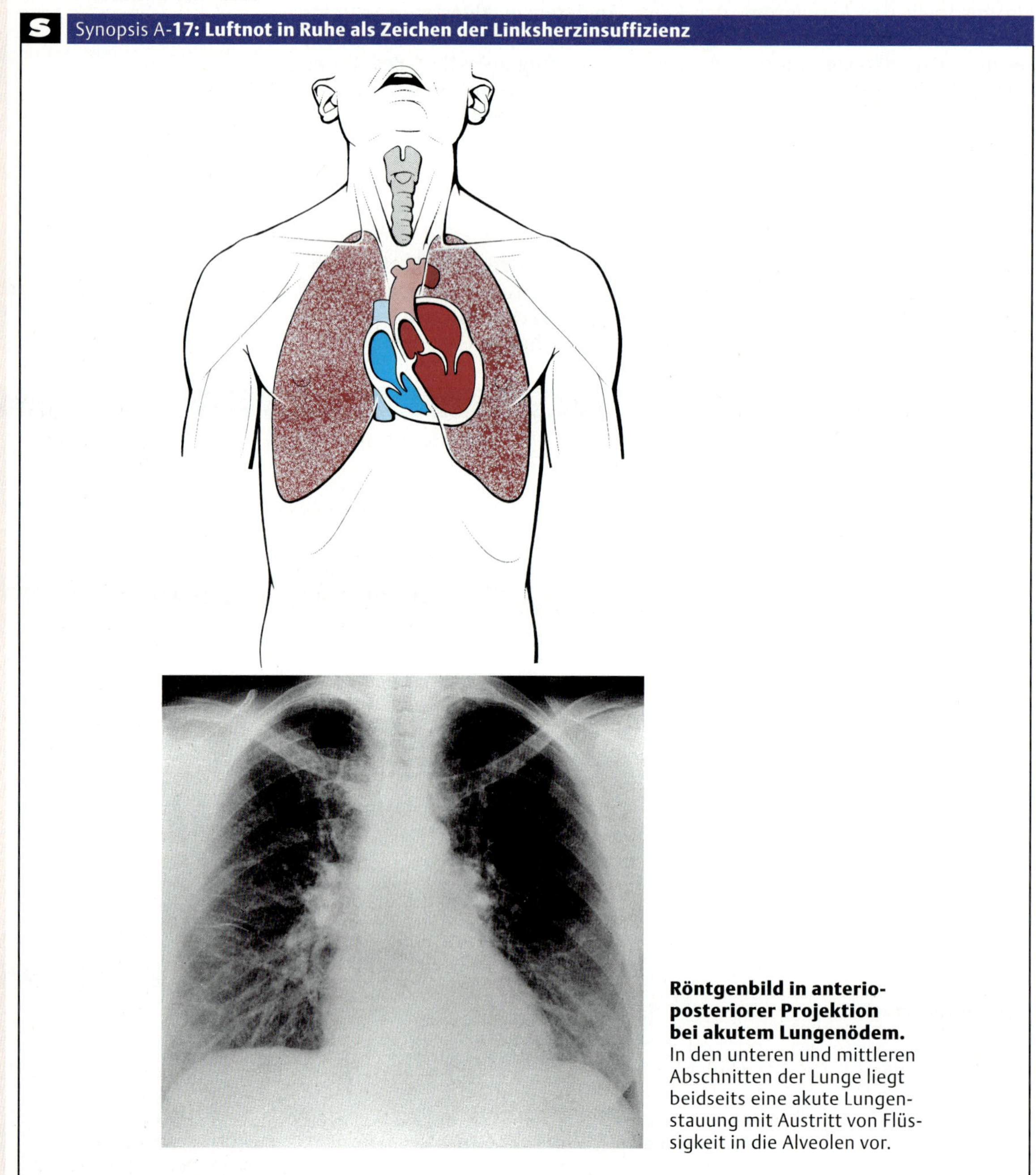

Röntgenbild in anterio-posteriorer Projektion bei akutem Lungenödem.
In den unteren und mittleren Abschnitten der Lunge liegt beidseits eine akute Lungenstauung mit Austritt von Flüssigkeit in die Alveolen vor.

Die klinische **Klassifizierung der Linksherzinsuffizienz** erfolgt nach den Richtlinien der New York Heart Association in vier Stadien (**NYHA I-IV**, A-**33**).

- Im Stadium I besteht subjektiv keine Einschränkung der körperlichen Leistungsfähigkeit, objektiv läßt sich jedoch eine Einschränkung der kardialen Funktionsreserve nachweisen.
- Im Stadium II ist der Patient unter Ruhebedingungen symptomfrei; unter stärkerer körperlicher Belastung tritt jedoch Luftnot auf.
- Im Stadium III kommt es bereits bei leichter körperlicher Anstrengung zu Luftnot.
- Das Stadium IV kennzeichnet den Patienten, der bereits in Ruhe ohne körperliche Belastung die genannten Symptome der Herzinsuffizienz zeigt. Diese Patienten sind in der Regel bettlägerig und tolerieren selbst geringste körperliche Belastungen nicht.

Die **Klassifizierung der Linksherzinsuffizienz** erfolgt nach den **NYHA-Stadien I-IV** (A-**33**).

A-33: Stadieneinteilung der Herzinsuffizienz nach *NYHA* und *Roskamm*

Stadium	Belastbarkeit nach *NYHA*	Funktionsbeeinträchtigung nach *Roskamm*
I	uneingeschränkt belastbar, keine Symptome	PA** und PC*** bei Belastung erhöht HMV*, PA und PC in Ruhe normal
II	Dyspnoe und vorzeitige Erschöpfung bei normaler Belastung	PA und PC in Ruhe erhöht, HMV bei Ruhe und Belastung normal
III	Dyspnoe und vorzeitige Erschöpfung bei leichter Belastung	HMV bei Belastung inadäquat niedrig, PA und PC ständig erhöht
IV	Symptome der Herzinsuffizienz in Ruhe, Verschlechterung bei geringster Belastung	HMV schon in Ruhe eingeschränkt, PA und PC ständig erhöht

* HMV = Herzminutenvolumen, ** PA = Pulmonalarteriendruck, *** PC = Pulmonalkapillardruck

7.3.2 Symptome bei Rechtsherzinsuffizienz

Die klinischen Symptome der Rechtsherzinsuffizienz erklären sich aus den **Stauungserscheinungen im venösen System**, und zwar aufgrund der hydrostatischen Druckverhältnisse ganz überwiegend im Abdomen sowie in den unteren Extremitäten, praktisch nicht dagegen in Kopf und Armen. Am frühesten machen sich Schwellung von Knöcheln und Unterschenkeln bemerkbar. Diese entstehen im Verlauf des Tages und werden über Nacht resorbiert. In späteren Stadien kommt es zu Aszites, Hepatosplenomegalie, Inappetenz und Kachexie aufgrund ungenügender Resorption der Nährstoffe durch die ödematöse Darmschleimhaut und stauungsbedingte Leberfunktionsstörungen bis hin zur Zirrhose (»cirrhose cardiaque«).

Erst in Spätstadien wird das klinische Bild durch die Zeichen des eingeschränkten Herzzeitvolumens – das **»Low-output-Syndrom«** oder **Vorwärtsversagen** – bestimmt: Die Patienten zeigen eine **periphere Zyanose und Kälte der Haut** und leiden unter **progredienter Schwäche**. Dieser Symptomenkomplex findet sich vorwiegend bei ausbehandelten Patienten, da sich durch entwässernde Medikation die Stauungserscheinungen oft weitgehend beheben lassen, während eine Steigerung des Herzzeitvolumens nur in sehr engen Grenzen möglich ist.

7.3.2 Symptome bei Rechtsherzinsuffizienz

Stauungserscheinungen im venösen System, überwiegend im Abdomen und in den unteren Extremitäten. Am frühesten entstehen Schwellungen an Knöcheln und Unterschenkeln. In späteren Stadien entwickeln sich Aszites, Hepatosplenomegalie mit stauungsbedingten Leberfunktionsstörungen und ungenügende Resorption von Nährstoffen durch die ödematöse Darmschleimhaut.
Im **Spätstadium** kommt es zum **Low-output-Syndrom** oder **Vorwärtsversagen** durch das eingeschränkte HZV: periphere Zyanose, kalte Haut und zunehmende Schwäche sind dann die Symptome.

Vom Low-output-Syndrom grundsätzlich abzugrenzen ist das **»High-output-Failure«**. Dabei handelt es sich primär um eine periphere Regulationsstörung mit inadäquater peripherer Vasodilatation und/oder pathologischer Öffnung arteriovenöser Shunts. Trotz maximal gesteigertem Herzzeitvolumen kommt es in dieser Situation zu Blutdruckabfall und mangelhafter Gewebeoxygenierung. Häufigste Ursache sind Sepsis und anaphylaktischer Schock. Zu den selteneren Ursachen gehören große arteriovenöse Fisteln (Dialysefisteln, Morbus Paget, Hämangiome) und die schwere chronische Anämie.

Vom Low-output-Syndrom abzugrenzen ist das **High-output-Failure**. Dies ist eine periphere Regulationsstörung mit inadäquater peripherer Vasodilatation und/oder pathologischer Öffnung arteriovenöser Shunts. Trotz maximal gesteigertem HZV kommt es zu Blutdruckabfall und mangelhafter Gewebeoxygenierung. Häufige Ursachen: Sepsis, anaphylaktischer Schock.

7.4 Diagnostik

7.4 Diagnostik

7.4.1 Klinische Diagnostik

7.4.1 Klinische Diagnostik

Die klinische Diagnostik erfaßt zunächst die Rückstauphänomene:

Linksherzinsuffizienz

Linksherzinsuffizienz

Bei **Linksherzinsuffizienz** können **feinblasige Rasselgeräusche** über beiden Lungenunterfeldern auskultiert werden.
Je höher der Pulmonaliskapillardruck, in desto höheren Lungenarealen sind die feuchten Rasselgeräusche zu hören. Der Extremfall ist das **Lungenödem**, das über der gesamten Lunge durch **grobblasige RGs** zu hören ist. Ein häufiger Befund ist der **Pleuraerguß**. Gelegentlich läßt sich ein **3. Herzton** nachweisen.

Bei Linksherzinsuffizienz ergibt die Auskultation **feinblasige Rasselgeräusche** über beiden Lungenunterfeldern, die durch Übertritt von Blutplasma in die Alveolen zustande kommt. Das Frequenzspektrum dieser Geräusche weist weniger hochfrequente Anteile auf als beim pneumonischen Infiltrat, was durch die Bezeichnung »ohrfern« zum Ausdruck gebracht werden soll. Je höher der Pulmonalkapillardruck, in desto höheren Lungenarealen sind die Rasselgeräusche hörbar.
Der Extremfall, das sogenannte **Lungenödem**, ist durch **grobblasige Rasselgeräusche** über allen Lungenabschnitten und die Expektoration von rötlich tingiertem Schaum gekennzeichnet. Ein häufiger Zusatzbefund in allen Stadien ist der **Pleuraerguß.** Bei der Herzauskultation läßt sich gelegentlich ein dritter Herzton nachweisen.

Rechtsherzinsuffizienz

Rechtsherzinsuffizienz

Die **Rechtsherzinsuffizienz** (S A-**18**) wird anhand der Knöchel- und Unterschenkelödeme diagnostiziert. Im Extremfall können Ödeme auch an Unterbauch und Rücken vorkommen (Anasarka). Halsvenenstauung, Aszites und Hepatomegalie, evtl. mit Cholestase sind bei schweren Formen zu finden. Laborchemisch läßt sich eine **Leberfunktionsstörung** vom cholestatischen Typ nachweisen.
Die Lebersyntheseleistung kann reversibel oder irreversibel (»cirrhose cardiaque«) vermindert sein (vgl. ⊞ A-**32**).

Die Rechtsherzinsuffizienz (S A-**18**) wird klinisch anhand der obligaten **Knöchel- und Unterschenkelödeme** diagnostiziert. Im Extremfall kann sich das Ödem bis in die Sakralregion, den Unterbauch und in den Rücken ausdehnen; dieser Befund wird als **»Anasarka«** bezeichnet. Von venösen und lymphatischen Abflußstörungen lassen sich diese Ödeme meist aufgrund der Seitengleichheit sowie der Anamnese abgrenzen; im Einzelfall kann die Unterscheidung jedoch schwierig sein. Zusätzlich lassen sich oft eine **Halsvenenstauung** sowie ein hepatojugulärer Reflux nachweisen. In schwereren Fällen kommen ein **Aszites** sowie eine **Hepatomegalie** hinzu. Laborchemisch läßt sich eine **Leberfunktionsstörung** vom cholestatischen Typ nachweisen; auch Fälle mit schwerem Ikterus kommen vor. Die Lebersyntheseleistung kann reversibel oder auch irreversibel (»cirrhose cardiaque«) vermindert sein (*vgl.* ⊞ A-**32**).

Synopsis A-18: Patient mit klinischen Symptomen der Rechtsherzinsuffizienz

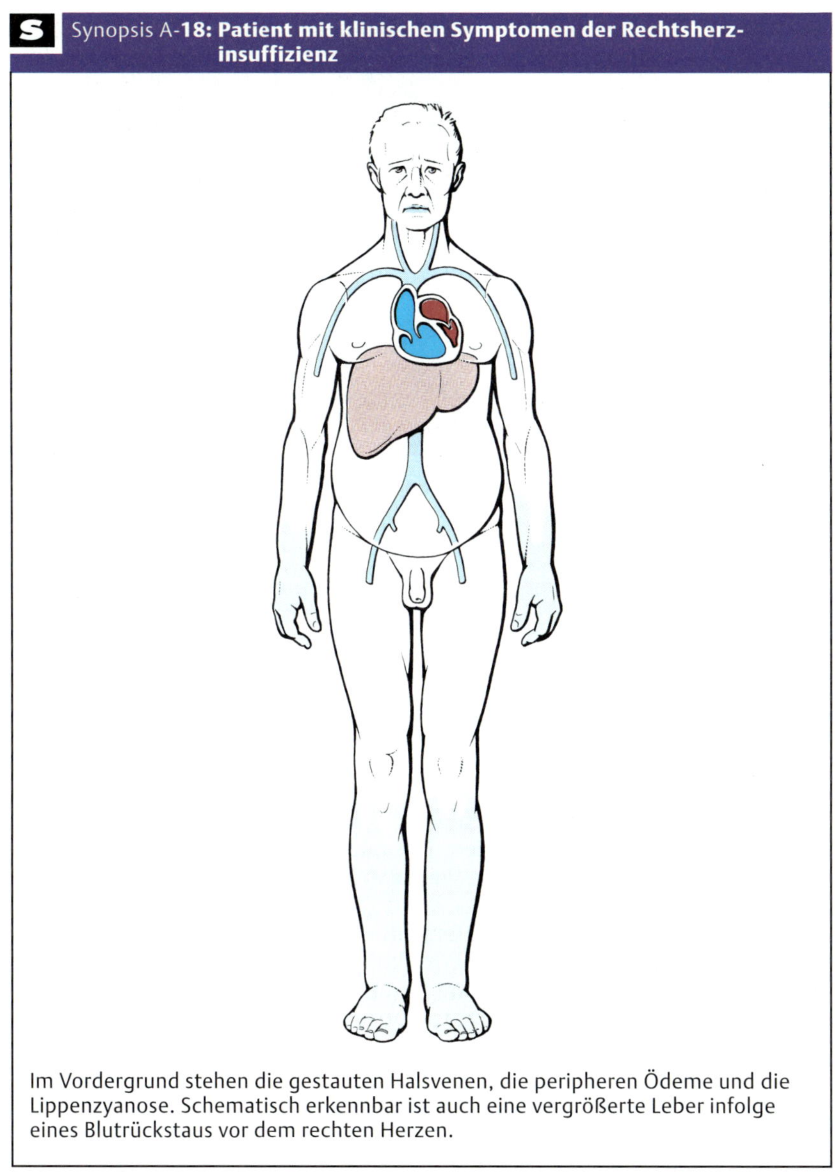

Im Vordergrund stehen die gestauten Halsvenen, die peripheren Ödeme und die Lippenzyanose. Schematisch erkennbar ist auch eine vergrößerte Leber infolge eines Blutrückstaus vor dem rechten Herzen.

7.4.2 Apparative Diagnostik

Die Hauptrolle in der apparativen Diagnostik spielt heute die **Echokardiographie.** Im zweidimensionalen Bild lassen sich die Diameter, Wanddicke und Kontraktionsverhalten der Ventrikel untersuchen. Auch Klappenstenosen lassen sich auf diesem Wege qualitativ erfassen. Die **Doppler-Echokardiographie** ermöglicht die Untersuchung der Flußgeschwindigkeit in allen Regionen des Herzens und somit eine quantitative oder semiquantitative Vermessung von Stenosen, Insuffizienzen und Shuntvolumina. Sogar die Schätzung des Pulmonalisdruckes ist routinemäßig möglich geworden, wobei Genauigkeitsgrenzen aus der Tatsache resultieren, daß das Dopplerverfahren keine Drücke, sondern Flußgeschwindigkeiten mißt, aus denen man unter gewissen Annahmen auf Druckdifferenzen schließen kann (*vgl.* A-**47**, A-**49**).

Die **direkte intrakardiale Druckmessung** über **Herzkatheter** ist seit dem Einzug der Echokardiographie zwar etwas weniger wichtig als früher, hat aber nach wie vor ihren Stellenwert, da sie die Drücke zuverlässiger und z. B. auch unter körperlicher Belastung zu messen erlaubt. Insbesondere die Druckmessung im kleinen Kreislauf mit dem **Swan-Ganz-Katheter** ist

7.4.2 Apparative Diagnostik

Diese besteht überwiegend in der **Echokardiographie** und **Doppler-Echokardiographie** (*vgl.* A-**47** und A-**49**).

Über **Herzkatheter** kann eine **intrakardiale Druckmessung** auch unter Belastung durchgeführt werden (A-**50**).

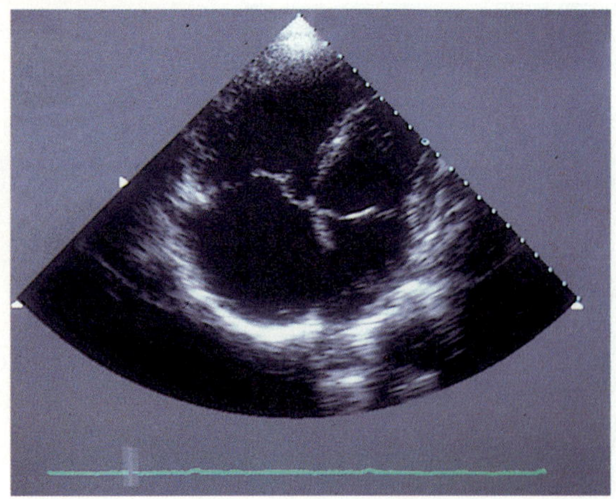

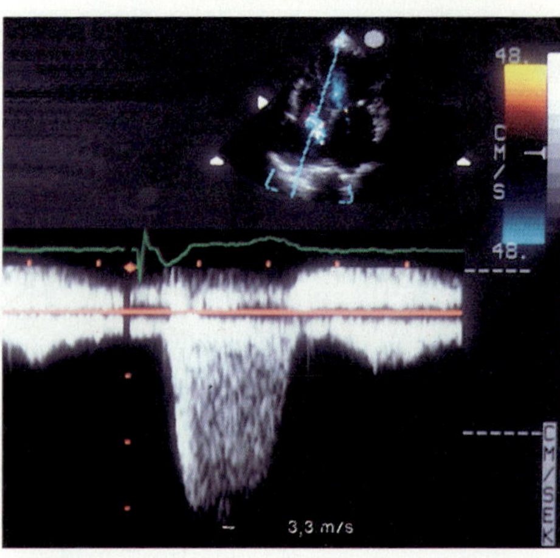

a Zweidimensionales echokardiographisches Bild bei **Rechtsherzinsuffizienz mit vergrößerten rechtsventrikulären Diametern.**

b **Dopplersonographischer Nachweis des erhöhten pulmonalarteriellen Druckes.**

A-**49 a, b: Rechtsherzinsuffizienz.**

sowohl in der Intensivmedizin als auch in der kardialen Funktionsdiagnostik unverzichtbar (A-**50**).

Die Röntgenaufnahme des Thorax *(vgl.* A-**17**) erlaubt eine schnelle Beurteilung und **Dokumentation der pulmonalen Stauung** und eine **grobe Beurteilung der Herzgröße** (obligatorische Basisdiagnostik).
Die quantitative Bestimmung der kardialen Dimensionen erfolgt wegen der größeren Genauigkeit echokardiographisch.
Für die **Ursachenklärung** einer Herzinsuffizienz sind die **Koronarangiographie** sowie die **links- und rechtsventrikuläre Angiographie** unverzichtbar (A-**51**).

Die **Röntgenaufnahme des Thorax** (*vgl.* A-**17**) erlaubt zusätzlich zur Auskultation der Lunge eine schnelle Beurteilung und **Dokumentation der pulmonalen Stauung** bei Linksherzinsuffizienz und eine **grobe Beurteilung der Herzgröße.** Sie gehört daher zur **obligatorischen Basisdiagnostik** insbesondere in Notfallsituationen. Die quantitative Bestimmung der kardialen Dimensionen erfolgt heute wegen der viel größeren Genauigkeit vorzugsweise echokardiographisch.
Für die Ursachenklärung einer Herzinsuffizienz sind die **Koronarangiographie** sowie die **links- und rechtsventrikuläre Angiographie** unverzichtbar, insbesondere weil die koronare Herzerkrankung in den Industrieländern die häufigste Ursache einer Linksherzinsuffizienz darstellt (A-**51**).

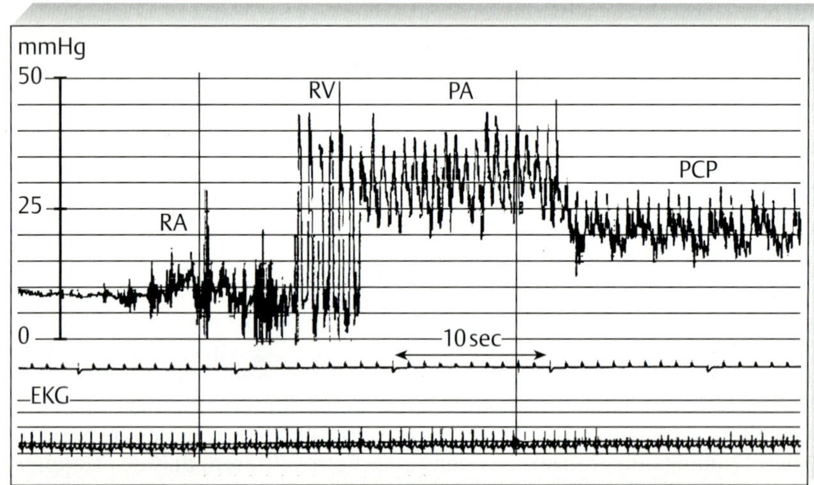

A-**50: Typische Druckkurve in den verschiedenen Kompartimenten des rechten Herzens:** rechter Vorhof (RA), rechter Ventrikel (RV), Pulmonalarterie (PA) und pulmonaler Kapillardruck (PCP). Der mittlere pulmonalarterielle Druck ist mit 30 mmHg erhöht. Der PC-Druck ist mit 22 mmHg ebenfalls mäßiggradig erhöht. Diese Druckverhältnisse sind typisch für eine Linksherzinsuffizienz.

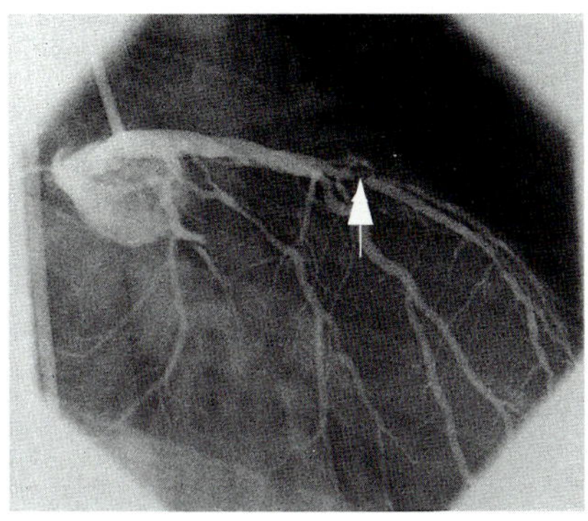

a Die linke Herzkranzarterie mit einer hochgradigen Verengung im Ramus interventricularis anterior als Ausdruck einer schweren koronaren (Pfeil) Herzkrankheit.

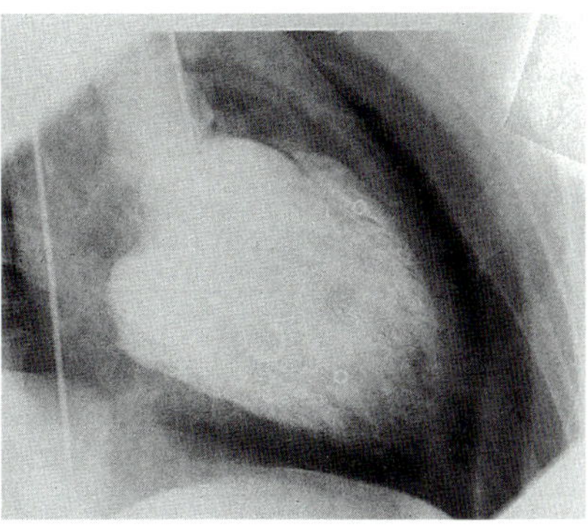

b Der kontrastmittelgefüllte linke Ventrikel, der eine deutlich eingeschränkte Funktion im Sinne einer ischämischen Kardiomyopathie zeigt. Diese Konstellation ist die häufigste Ursache der Linksherzinsuffizienz.

A-**51 a, b: Linksherzinsuffizienz.**

Synopsis A-**19: Zwei Vergrößerungen eines histologischen Biopsie-Präparates bei Myokarditis**

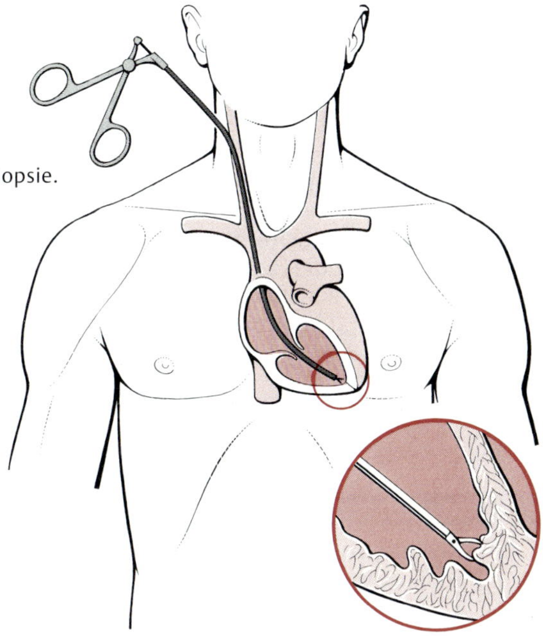

Technik der Myokardbiopsie.

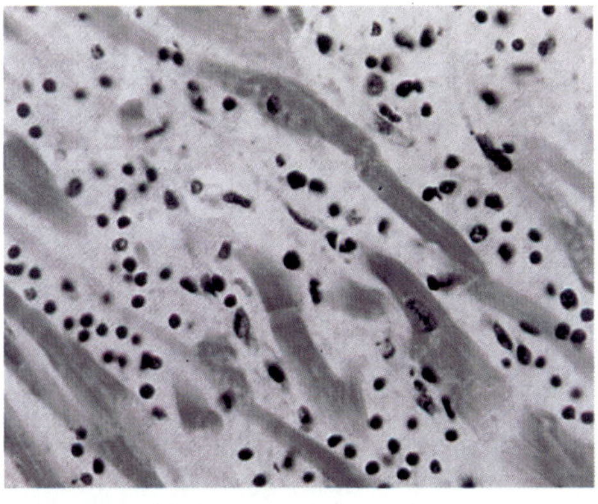

Infiltration mit mononuklearen Entzündungszellen. Mikroorganismen selbst sind nicht nachweisbar.

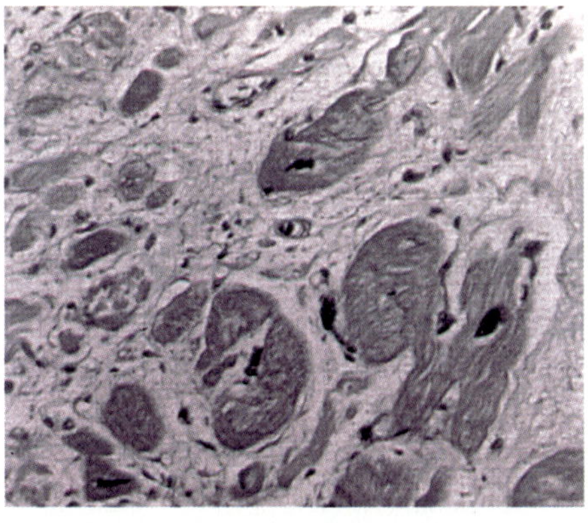

Verlust an kontraktilen Elementen.

Zur **histologischen Untersuchung des Myokards** kann über eine Biopsiezange (S A-**19**) Gewebe entnommen werden. Hierdurch gelingt der Nachweis einer Myokarditis und anderer Myokarderkrankungen.

Ein weiteres diagnostisches Verfahren zur Ursachenabklärung stellt die **histologische Untersuchung des Myokardgewebes** dar. Mit einer speziellen Biopsiezange (S A-**19**) können problemlos über die rechte Vena jugularis interna rechtsventrikuläre Biopsien gewonnen werden, die repräsentativ für das gesamte Myokard den Nachweis einer Myokarditis oder anderer Myokarderkrankungen erlauben.

Merke ▶

▶ ***Merke.*** Bei jedem Patienten mit Herzinsuffizienz sollte die Ursache soweit möglich abgeklärt werden. Die Kenntnis der Ursachen ermöglicht in manchen Fällen eine kausale Therapie, die in der Regel effizienter als eine supportive oder symptomatische Behandlung ist.

7.5 Therapie

Die Therapie der Herzinsuffizienz versucht die verminderte Kontraktilität zu verbessern. Dies ist pharmakologisch (nur zum Teil) oder durch Transplantation möglich.
Die pharmakologisch-therapeutischen Konzepte gehen davon aus, daß die **intravasale Volumenvermehrung** und die **Steigerung des peripheren Widerstandes reduziert werden sollten.**

7.5 Therapie

Die Therapie der Herzinsuffizienz versucht zum einen, die verminderte Kontraktilität des Myokards wiederherzustellen. Dies ist auf pharmakologischem Wege in engen Grenzen, im übrigen nur durch chirurgischen Ersatz des erkrankten Herzens möglich. Andererseits gehen die pharmakologisch-therapeutischen Konzepte davon aus, daß sowohl die **intravasale Volumenvermehrung** als auch die **Steigerung des peripheren Widerstandes** zumindest im Ausmaß über das wünschenswerte Maß hinausgehen und **reduziert werden sollten.** Dies mag man damit erklären, daß die physiologischen Kompensationsmechanismen für die Anpassung des Körpers an Orthostase und Blutverlust ausgelegt sind, nicht aber für die Behebung einer Herzschwäche.

7.5.1 Allgemeinmaßnahmen

Körperliche Schonung senkt den Sauerstoffbedarf und die Herzarbeit. **Hochlagerung des Oberkörpers** senkt den Pulmonalkapillardruck und schafft Erleichterung.

7.5.1 Allgemeinmaßnahmen

Durch **körperliche Schonung** wird der Sauerstoffbedarf des Gesamtorganismus und damit die Herzarbeit gesenkt. Eine **Hochlagerung des Oberkörpers** senkt sofort den Pulmonalkapillardruck und schafft so bei akuter Linksherzinsuffizienz subjektiv und objektiv Erleichterung.

7.5.2 Medikamentöse Therapie

Hierzu *vgl.* A-**34**.

7.5.2 Medikamentöse Therapie

Die wichtigsten Substanzgruppen sind in A-**34** zusammengestellt.

A-34: Medikamentöse Behandlung der Herzinsuffizienz

Gruppe	Freiname	Hauptwirkung	Nebenwirkungen
ACE-Hemmer	▷ Captopril, Enalapril	▷ Vasodilatation, Nachlastsenkung	▷ Hypotonie, Reizhusten
Diuretika	▷ Furosemid, Hydrochlorothiazid, Spironolacton	▷ Diurese, Volumenreduktion, Vorlastsenkung	▷ Hypotonie, Hypo- oder Hyperkaliämie
Digitalis	▷ Digoxin, Digitoxin	▷ Steigerung der Inotropie	▷ Intoxikation, Übelkeit, Farbsehen, Rhythmusstörungen, AV-Block I–III
β-Blocker	▷ Carvedilol	▷ Vasodilatation, Protektion vor β-Überstimulation	
Nitrate	▷ Isosorbidmono- und -dinitrat, Nitroprussid-Natrium	▷ venöses Pooling, Vorlastsenkung	▷ Hypotonie, Kopfschmerzen, Cyanidintoxikation
Positiv inotrope Substanzen (i.v.):			
β-Stimulation	▷ Adrenalin, Dopamin, Dobutamin	▷ Erhöhung des intrazellulären cAMP	▷ Sinustachykardie, Rhythmusstörungen
Phosphodiesterasehemmer	▷ Amrinon, Enoximom	▷ Hemmung des intrazelluären cAMP-Abbaus	▷ Leberschädigung, Thrombozytopeniehemmer, Cholestase

Diuretika

Die Diuretikatherapie hat zum Ziel, Stauungssymptome durch **Reduktion des intravasalen Volumens** zu beseitigen. Am wirksamsten sind die sogenannte Schleifendiuretika wie Furosemid, Xipamid und Ethacrynsäure. Für die Dauertherapie werden zur Vermeidung von Kaliumverlusten bevorzugt Diuretika vom Thiazid-Typ oder kaliumsparende Substanzen wie Triamteren oder Amilorid eingesetzt, deren Wirkung allerdings wesentlich schwächer ist als die der Schleifendiuretika. Auch der Aldosteronantagonist Spironolacton hat eine kaliumretinierende Wirkung und eignet sich bei Hypokaliämie zur oralen Dauertherapie. Man muß sich allerdings klarmachen, daß diese Pharmaka **keine Steigerung des Herzzeitvolumens** bewirken und somit die Prognose der Herzinsuffizienz nicht verbessern.

Diuretika

Die Diuretikatherapie beseitigt die Stauungssymptome durch **Reduktion des intravasalen Volumens.** Am wirksamsten sind Schleifendiuretika (Furosemid, Xipamid). Für die Dauertherapie werden zur Vermeidung einer Hypokaliämie kaliumsparende Diuretika eingesetzt (vom Thiazid-Typ, Triamteren, Amilorid). Diuretika bewirken **keine Steigerung des HZV.**

Vasodilatatoren

Die Vasodilatatorentherapie verfolgt zwei Ziele: Zum ersten soll durch Umverteilung des intravasalen Blutvolumens in die Kapazitätsgefäße eine **Senkung der Vorlast** erreicht werden. Dies vermindert in erster Linie Stauungssymptome. Zum zweiten soll der **periphere Widerstand** gesenkt werden, was im Gegensatz zum gesunden beim insuffizienten Herzen in der Regel eine **Steigerung des Herzzeitvolumens** bewirkt.

Prinzipiell existieren Vasodilatatoren mit bevorzugtem Angriff an den Kapazitätsgefäßen, den Widerstandsgefäßen und solche mit kombinierter Wirkung:

- Die **Nitrate** haben überwiegend venodilatierende Eigenschaften und wirken daher vorlastsenkend.
- **Dihydralazin** wirkt dagegen fast ausschließlich auf die Arteriolen dilatierend und somit nachlastsenkend.
- Auch die **Kalziumantagonisten** wirken überwiegend – aber nicht ausschließlich – nachlastsenkend.
- **Nitroprussid-Natrium, Prazosin** und die **ACE-Hemmer** sind typische Substanzen mit kombinierter Wirkung auf Kapazitätsgefäße und Widerstandsgefäße.

Vasodilatatoren

Zwei Ziele werden verfolgt:
1. Durch Umverteilung des intravasalen Blutvolumens in die Kapazitätsgefäße **Senkung der Vorlast.**
2. **Senkung des peripheren Widerstandes** bewirkt am insuffizienten Herzen eine Zunahme des HZV!

- **Nitrate** haben überwiegend vasodilatierende Eigenschaften (vorlastsenkend).
- **Dihydralazin** wirkt fast ausschließlich auf die Arteriolen (nachlastsenkend).
- **Kalziumantagonisten** wirken überwiegend nachlastsenkend.
- **Nitroprussid-Natrium, Prazosin** und **ACE-Hemmer** besitzen eine kombinierte Wirkung.

> ▶ ***Merke.*** Nur für die ACE-Hemmer konnte bisher eine Verbesserung der Prognose und Lebensqualität bei Patienten in verschiedenen Stadien der Herzinsuffizienz nachgewiesen werden.

◀ **Merke**

Dies dürfte unter anderem damit zusammenhängen, daß es bei diesen Substanzen im Gegensatz zu den anderen Vasodilatatoren zu keiner kompensatorischen Aktivierung des Renin-Angiotensin-Aldosteron-Systems kommt.

Positiv inotrope Pharmaka und Betarezeptorenblocker

- Die **Digitalispräparate** stellen die klinisch bedeutsamste positiv inotrop wirksame Substanzgruppe dar. Digitalis hemmt die Natrium-Kalium-ATPase mit dem Effekt, daß zur Aufrechterhaltung des Membranpotentials vermehrt Kalzium in die Zellen aufgenommen wird, welches am Myokard zu einer **Steigerung der Kontraktilität** führt. Obwohl Digitalis schon seit Jahrhunderten zur Behandlung der Herzschwäche eingesetzt wird, wurde seine hämodynamische Wirksamkeit erst in den letzten Jahren nachgewiesen.
- Der **β_1-Rezeptoragonist Xamoterol** steigert ebenfalls die intrazelluläre Kalziumkonzentration, indem über eine Aktivierung des sogenannten G-Proteins die Adenylatzyklaseaktivität gesteigert wird, wodurch vermehrt zyklisches AMP (cAMP) entsteht. Das cAMP setzt wiederum Ca^{2+}-Ionen aus dem sarkoplasmatischen Retikulum frei, die dem Kontraktionsprozeß zur Verfügung stehen. Ein anderes Konzept zur Steigerung der intrazellulären Konzentration von cAMP und Kalzium stellt die Hemmung des cAMP abbauenden Enzyms, der Adenylatzyklase durch die **Phosphodiesterasehemm-**

Positiv inotrope Pharmaka und Betarezeptorenblocker

- **Digitalis** hemmt die Natrium-Kalium-ATPase, so daß zur Aufrechterhaltung des Membranpotentials vermehrt Kalzium in die Zellen aufgenommen wird. Dies führt zu einer **Steigerung der Kontraktilität.**

- Der **β_1-Rezeptoragonist Xamoterol** und die sogenannten **Phosphodiesterasehemmstoffe** (*vgl.* ▤ **A-34**) sind wegen erhöhter Mortalität für die Dauertherapie obsolet.

- **Betarezeptorenblocker** scheinen eine günstige Wirkung bei Herzinsuffizienz zu haben, wenn sie einschleichend in sehr niedrigen Dosen gegeben werden. Bei zu hoher Anfangsdosis droht eine Linksherzdekompensation. Eine endgültige Absicherung dieser Therapie steht noch auch.

stoffe dar *(vgl.* ▤ A-**34**). Aufgrund einer übermäßigen Mortalität in doppelblinden, plazebokontrollierten Studien sind beide Substanzgruppen – zumindest für die Dauertherapie – mittlerweile obsolet geworden.

- Überraschenderweise scheint auch die **Hemmung der β_1-Rezeptoren** eine günstige Wirkung bei Herzinsuffizienz zu haben. Die Ursache der manchmal günstigen Wirkung könnte z. B. mit der Senkung der Reflextachykardie oder aber mit der Zunahme der β-Rezeptordichte zusammenhängen, die unter maximaler Noradrenalinstimulation herabreguliert wird. Die Behandlung muß allerdings einschleichend mit sehr niedrigen Dosen beginnen, da bei zu hoher Anfangsdosierung die akute Linksherzdekompensation droht. Eine endgültige Absicherung dieses Therapiekonzeptes steht derzeit noch aus.

7.5.3 Herztransplantation

Seit Einführung des Immunsuppressums **Cyclosporin A** kann die Herztransplantation als akzeptable Therapieform im Endstadium der Herzinsuffizienz gelten.
Die 5-Jahres-Überlebensrate liegt zwischen 70–80 %.

Indikationen (▤ A-**35**): Therapiefraktäre Herzinsuffizienzsymptome oder hohes Risiko des kardialen Todes im nächsten Jahr bei:

- idiopathischer dilatativer CMP
- Endstadium der KHK
- Endstadium von Klappenerkrankungen.

Die Wahl des Zeitpunktes bei noch kompensierten Patienten ist Gegenstand der Diskussion.

Kontraindikationen:

- > 65 Jahre (umstritten)
- Erkrankungen, die das Transplantat (z. B. familiäre Fettstoffwechselstörungen) oder den Empfängerorganismus (z. B. Tumorleiden) gefährden
- mangelnde Compliance (z. B. Alkoholismus)
- erhöhter Lungengefäßwiderstand.

7.5.3 Herztransplantation

Die erste Herztransplantation am Menschen wurde auf der Grundlage experimenteller Vorarbeiten von *Lower* und *Shumway* 1967 durch *Barnard* in Kapstadt durchgeführt. Erst mit weiteren Fortschritten der Immunsuppression, insbesondere seit der Einführung des Cyclosporin A zu Beginn der achtziger Jahre, kann die Herztransplantation als akzeptable Therapieform im Endstadium der Herzinsuffizienz betrachtet werden. Im Jahre 1990 wurden weltweit an 230 Zentren insgesamt mehr als 13 000 Herztransplantationen durchgeführt. Die 5-Jahres-Überlebensrate liegt bei etwa 70–80 %.
Die **Indikation** zur Herztransplantation (▤ A-**35**) wird nach wie vor nicht einheitlich gehandhabt: Allgemein ist sie gegeben, wenn trotz maximaler medikamentöser Therapie die Symptome der Herzinsuffizienz oder das Risiko des Todes aus kardialer Ursache unakzeptabel sind. Zudem darf keine andere operative bzw. interventionelle Alternative mehr bestehen. Die häufigste Diagnose von Transplantationskandidaten ist die idiopathische dilatative Kardiomyopathie, gefolgt von den Endstadien der koronaren Herzkrankheit oder Klappenerkrankung.
Als **Kontraindikation** für eine Herztransplantation (▤ A-**35**) wird in vielen Kliniken die Vollendung des 65. Lebensjahres angesehen, obwohl insbesondere an diesem Punkt keine Einigkeit besteht. Weiterhin müssen Erkrankungen ausgeschlossen werden, die entweder die Lebensdauer des Transplantates oder die des Empfängers nach erfolgreicher Transplantation unverhältnismäßig einschränken. Dazu gehören in den meisten Zentren irreversible Leber- und Nierenfunktionsstörungen, die schwere generalisierte Gefäßerkrankung, der insulinpflichtige Diabetes mellitus, aktive Infektionen, Tumorleiden ohne nachgewiesene Heilung, schwere familiäre Fettstoffwechselstörungen oder aber Erkrankungen wie Alkoholismus, die die Compliance des Patienten beeinträchtigen können. Zur Vermeidung einer postoperativen Rechtsherzüberlastung wird ferner ein normaler Lungengefäßwiderstand gefordert. Bei deutlich erhöhtem Pulmonalgefäßwiderstand muß eine kombinierte Herz-Lungen-Transplantation erwogen werden.

▤ A-35: Indikationen und Kontraindikationen zur Herztransplantation

Indikationen:

▷ schwere Herzinsuffizienzsymptome oder
▷ hohes kardiales Sterberisiko trotz maximaler medikamentöser Therapie in Abwesenheit chirurgischer Alternativen

Kontraindikationen:

▷ Alter > 65 Jahre
▷ schwere irreversible Leber- und Nierenfunktionsstörungen
▷ schwere generalisierte Gefäßerkrankungen
▷ insulinpflichtiger Diabetes mellitus
▷ aktive Infektionen
▷ Tumorleiden ohne Nachweis der Heilung
▷ schlechte Compliance des Patienten, z. B. bei Alkoholismus

Als Spender werden hirntote Patienten bis zum 55. Lebensjahr akzeptiert. Metabolische Systemerkrankungen müssen ausgeschlossen sein, es muß eine AB-0-Kompatibilität bestehen und eine zum Rezipienten passende Herzgröße vorliegen. Eine spezielle Prüfung der Histokompatibilitätsantigene ist nicht erforderlich.
Das derzeit am häufigsten angewandte **immunsuppressive Therapieschema** beinhaltet eine Dreifachkombination aus **Cyclosporin A, Azathioprin** und **Methylprednisolon bzw. Prednison**, wobei zunächst höherdosiert begonnen und später auf eine Erhaltungsdosis zurückgegangen wird (▦ A-**36**).

Als Spender werden hirntote Patienten bis zum 55. Lebensjahr akzeptiert. Metabolische Systemerkrankungen müssen ausgeschlossen sein. AB-0-Kompatibilität muß bestehen und eine akzeptable Herzgröße vorliegen. **Immunsuppressive Therapie:** Das derzeit am häufigsten angewandte Therapieschema beinhaltet eine Dreifachkombination aus **Cyclosporin A, Azathioprin** und **Prednisolon** (▦ A-**36**).

A-**36: Immunsuppression nach Herztransplantation**

Medikament	Frühpostoperativ	Dauertherapie
Cyclosporin A	▷ 6–10 mg/kg/Tag p.o.	▷ 4–6 mg/kg/Tag p.o.
Methylprednisolon	▷ 500 mg i.v. direkt postoperativ	▷ 3 × 125 mg i.v. über 3 Tage
Prednison	▷ 1–0,4 mg/kg/Tag p.o.	▷ 0,2 mg/kg/Tag p.o.
Azathioprin	▷ 2 mg/kg/Tag p.o.	▷ 1–2 mg/kg/Tag p.o.

Wesentlich für die weitere Betreuung von transplantierten Patienten ist die rechtzeitige Erkennung von **Abstoßungsreaktionen.** Dafür sind regelmäßige **Myokardbiopsien** erforderlich, die perkutan über einen venösen Zugang entnommen werden können. Da die Häufigkeit von Abstoßungsreaktionen in den ersten 6 Monaten am größten ist, werden die Biopsien anfänglich im Abstand von wenigen Wochen, später monatlich bis vierteljährlich entnommen (▦ A-**37**).

Wesentlich für die Betreuung Transplantierter ist die Erkennung einer **Abstoßungsreaktion.** Hierfür sind regelmäßige **Myokardbiopsien** notwendig (▦ A-**37**).

A-**37: Häufigkeit der Myokardbiopsie nach Herztransplantation**

Zeit nach Transplantation	Intervall
0–6 Wochen	▷ alle 10 Tage
6 Wochen bis 3 Monate	▷ alle 2 Wochen
3–6 Monate	▷ jeden Monat
Ab 6 Monate	▷ vierteljährlich

Histologische Kriterien zur Beurteilung des Schweregrades der Abstoßungsreaktion sind das Ausmaß von zellulärer Infiltration, Myozytennekrosen und Hämorrhagien, die sich je nach Schweregrad regional oder global im Myokard verteilt finden (▦ A-**38**).

Histologische Kriterien zur Beurteilung des Schweregrades der Abstoßungsreaktion sind das Ausmaß von zellulärer Infiltration, Myozytennekrosen und Hämorrhagien (▦ A-**38**).

A-**38: Histopathologische Einteilung der akuten Abstoßungsreaktion**

Grad	Morphologie	Maßnahme
Leicht	▷ perivaskuläre und/oder spärliche interstitielle, mononukleäre Infiltration, vereinzelte fokale Nekrosen	▷ Verlaufskontrolle
Mäßig	▷ perivaskuläre und interstitielle mononukleäre Infiltration, Myozytennekrosen	▷ Prednison p. o. oder Prednisolon i. v.
Schwer	▷ diffuses gemischtes Infiltrat (Neutrophile, Eosinophile, Lymphozyten), Myozytennekrosen, Einblutungen Vaskulitis	▷ Prednisolon i. v. oder Zusatztherapie (z. B. OKT3)
Rückläufig	▷ vermindertes lymphozytäres Infiltrat, hämosiderinbeladene Makrophagen, Fibroblasten, Kollagen	▷ Therapiezyklus beenden, Verlaufskontrolle
Abgelaufen	▷ fokale Narben mit Lymphozyteneinschlüssen	▷ Verlaufskontrollen

Wichtige **nichtinvasive Untersuchungsmethoden** zur Erkennung einer Transplantatabstoßung sowie einer Funktionsstörung des Transplantates sind die **Röntgenuntersuchung des Thorax** (Nachweis einer pulmonalen Stauung und von Pleuraergüssen), die **Echokardiographie** (Beurteilung der

Nichtinvasive Methoden zum Monitoring nach Herztransplantation sind die **Röntgenuntersuchung des Thorax** (pulmonale Stauung, Pleuraerguß), die

Echokardiographie (Herzhöhlendiameter, systolische und diastolische Funktion, Perikarderguß) sowie das **EKG** (Rhythmusstörungen). Durch eine [111]**Indium-markierte Antimyosin-Szintigraphie** können fokale Nekrosen im Rahmen der Abstoßungsreaktion nachgewiesen werden.
Die **Therapie einer akuten Abstoßungsreaktion** besteht im wesentlichen in einer **Erhöhung der Steroide** auf bis zu 100 mg Methylprednisolon i. v. Zusätzlich kommen **Anti-T-Lymphozytenantikörper** (z. B. OKT3) zum Einsatz (A-**38**).
Prognose Ca. 90 % der Patienten sind in der Lage, wieder ein aktives Leben zu führen und ca. 68 % können ihre früheren beruflichen und privaten Aktivitäten voll aufnehmen.
Die Überlebensrate nach 1 Jahr beträgt ca. 90 %, nach 5 Jahren ca. 70 %.

Herzhöhlendiameter, der systolischen und diastolischen Funktion, Nachweis eines Perikardergusses) sowie das **EKG** (Rhythmusstörungen, Frequenzvariabilitätsanalyse). Unter den nuklearmedizinischen Verfahren ermöglicht es die [111]**Indium–markierte Antimyosin-Szintigraphie**, fokale Nekrosen im Rahmen einer Abstoßungsreaktion nachzuweisen. Immunologische Parameter wie zytoimmunologische Meßgrößen im peripheren Blut werden gegenwärtig in klinischen Studien untersucht.
Die **Therapie einer akuten Abstoßungsreaktion** besteht im wesentlichen in einer **Erhöhung der Steroidmedikation auf bis zu 100 mg Methylprednisolon i. v.** über 3 Tage als Stoßtherapie; zusätzlich kommen **Anti-T-Lymphozytenantikörper** wie z. B. OKT3 zum Einsatz (A-**38**).
Die **Prognose** nach einer erfolgreichen Herztransplantation kann unter unterschiedlichen Gesichtspunkten beurteilt werden. In kürzlich publizierten Untersuchungen wurde dokumentiert, daß ca. 90 % der Patienten ihre gegenwärtige Lebensqualität trotz der belastenden, engmaschigen Überwachungen als gut bis ausgezeichnet bezeichnen. Dem entsprechen ca. 90 % der Patienten, die in der Lage sind, wieder ein aktives Leben zu führen, und ca. 68 %, die in der Lage sind, ihre früheren beruflichen bzw. privaten Aktivitäten voll wieder aufzunehmen. Hinsichtlich der Lebenserwartung sind gegenwärtig folgende Zahlen allgemein akzeptiert. Die Überlebensrate nach einem Jahr beträgt ca. 90 % und nach 5 Jahren ca. 70 %. Die Lebenserwartung wird durch verschiedene Faktoren beeinflußt. Abgesehen von der akuten bis subakuten Abstoßungsreaktion spielt die akzelerierte Arteriosklerose im transplantierten Herz eine Rolle für das Langzeitüberleben. Daneben sind unter immunsuppressiver Therapie häufige Infektionen zu verzeichnen, die bei Komplikationen die Morbidität und Mortalität ungünstig beeinflussen. Auch die Inzidenz von malignen Tumoren unter immunsuppressiver Therapie ist bekanntermaßen leicht bis mäßig erhöht.

7.5.4 Kunstherz

7.5.4 Kunstherz

Mit der Möglichkeit der Herztransplantation ist ein Bedarf an mechanischen Hilfsinstrumenten entstanden. Sie sollen das **kritische Zeitintervall bis zur Verfügbarkeit eines Spenderherzens überbrücken.**
Die zur Zeit existierenden Systeme sind in der Lage, entweder die kontraktile Funktion des rechten oder linken Herzens oder allein des linken Ventrikels zu übernehmen (A-**20**).

Das dauerhaft implantierbare künstliche Herz steht bisher nicht zur Verfügung. Mit der Möglichkeit einer Herztransplantation bei terminal herzinsuffizienten Patienten hat sich allerdings ein Bedarf für mechanische Hilfsinstrumente entwickelt, die das **kritische Zeitintervall bis zur Verfügbarkeit eines Spenderherzens überbrücken** können. Unter dem Kunstherz werden verschiedene Systeme unterschiedlicher Arbeitsweise subsumiert, deren Aufgabe aber übereinstimmend darin besteht, **vorübergehend die kontraktile Funktion des rechten und linken Ventrikels oder allein des linken Ventrikels zu übernehmen** (A-**20**). Derzeit existierende Modelle sind das sogenannte Left Ventricular Assist Device, welches den linken Ventrikel über externe Pumpen mechanisch entlastet sowie das implantierbare sogenannte Kunstherz, mit dem über maximal 2 Wochen die linksventrikuläre Funktion aufrechterhalten wird, bis ein geeignetes Herz zur Verfügung steht.

Indikation: Nicht traktable terminale Herzinsuffizienz (und eindeutig notwendige Herztransplantation), die nur in Ermangelung eines Spenderherzens nicht durchgeführt werden kann. Wegen der hohen Komplikationsrate durch Infektionen und thromboembolische Ereignisse soll die Nutzungszeit der Pumpe so kurz wie möglich sein.
Bei protrahierten Schocksituationen kann vorübergehend die **intraaortale Ballongegenpulsation** angewendet werden.
Die Hauptwirkung besteht in einer Nachlastsenkung und verbesserten Koronarperfusion. Das HZV steigt nur gering an. Dieses System kann bis zur hämodynamischen Stabilisierung genutzt werden (*vgl. Kap. 15,* A-**54**, *S. 254*).

Eine wesentliche Voraussetzung für die Therapie mit einem mechanischen Ventrikelersatz ist einerseits die nicht traktable terminale Herzinsuffizienz, andererseits jedoch die eindeutige Indikationsstellung für eine dringend notwendige Herztransplantation, die nur in Ermangelung eines Spenderherzens nicht sofort durchgeführt werden kann. Aufgrund einer hohen Komplikationsrate durch Infektionen und thromboembolische Ereignisse soll die Nutzungszeit einer mechanischen Pumpe so gering wie möglich sein und die Transplantation so schnell wie möglich angestrebt werden.
Ein anderes Hilfssystem, das auch vorübergehend bei einer protrahierten Schocksituation postoperativer Patienten eingesetzt werden kann, ist die **intraaortale Ballongegenpulsation.** Bei diesem System wird ein intrathorakaler, EKG-synchronisiert betriebener Ballon genutzt, um während der Diastole den Blutdruck in der proximalen Aorta zu steigern, um dadurch die zerebrale und koronare Perfusion zu verbessern. Während der Systole wird der intraaortal gelegene Ballon leergesaugt, so daß das insuffiziente Herz das Schlagvolumen gleichsam in die entleerte Aorta auswerfen kann. Das System bewirkt nicht unmittelbar eine verbesserte Kontraktilität oder eine Vergrößerung des Herzzeitvolumens. Die Hauptwirkung besteht vielmehr in

S Synopsis A-**20: Mechanisches Kunstherz**

Mechanisches Kunstherz, das operativ eingesetzt werden kann, um kurzfristig die Zeit bis zu einer Herztransplantation zu überbrücken (bridge to transplant).

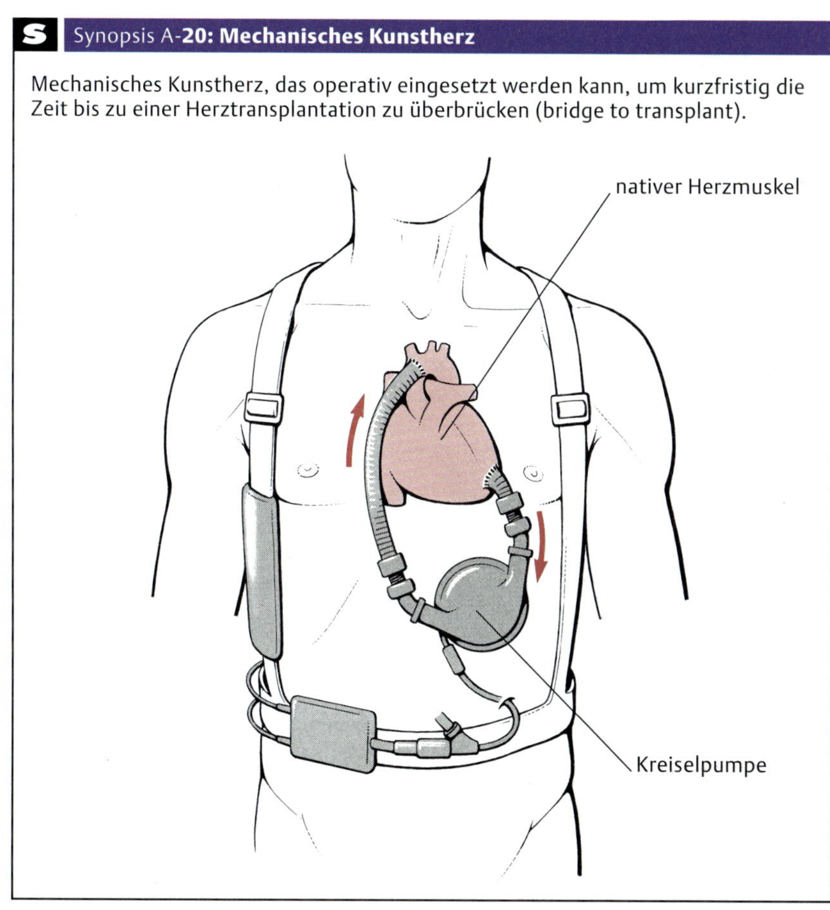

einer Nachlastsenkung und deutlich verbesserten Koronarperfusion, wohingegen das Herzzeitvolumen nur relativ gering ansteigt. Dieses System kann perkutan eingebracht und vorübergehend bis zur hämodynamischen Stabilisierung genutzt werden (*vgl. Kap. Schock,* A-**54**, *S. 254*).

8 Cor pulmonale

8 Cor pulmonale

C. Nienhaber

Definition ▶

▶ ***Definition.*** Das Cor pulmonale ist als Kombination von Hypertrophie und Dilatation des rechten Ventrikels infolge einer Erhöhung des Strömungswiderstandes im kleinen Kreislauf definiert. Rechtsherzhypertrophie und Dilatation infolge von Mitralvitien oder angeborenen Fehlern zählen daher definitionsgemäß nicht zum Cor pulmonale (A-**52**). Das Cor pulmonale kann akut infolge einer Lungenembolie auftreten oder chronisch sein. A-**39** zeigt verschiedene Ursachen.

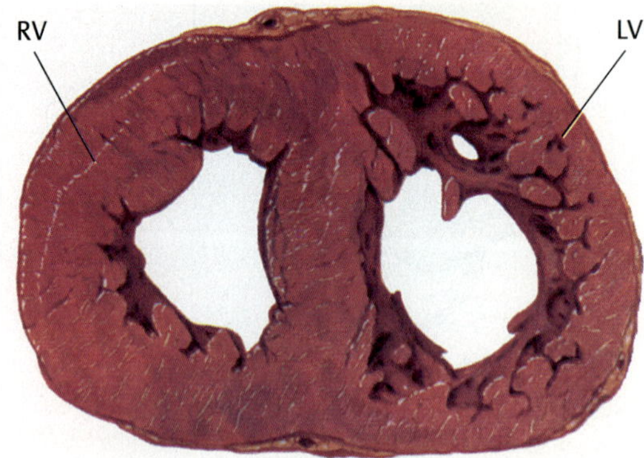

A-**52: Makroskopischer Querschnitt durch beide Herzhöhlen;** das dilatierte und hypertrophierte rechtsventrikuläre Myokard ist deutlich sichtbar. Das linksventrikuläre Myokard erscheint makroskopisch unauffällig.

A-39: Ursachen des Cor pulmonale

Lungenparenchymerkrankungen

- chronisch obstruktive Lungenerkrankung
- Bronchiektasen
- zystische Fibrose
- restriktive Lungenerkrankung
- Pneumokoniosen
- Sarkoidose

Erkrankungen der Brustwand und der Atemmuskulatur

- Kyphoskoliose
- amyotrophe Lateralsklerose
- Myasthenia gravis
- Schlaf-Apnoe-Syndrom

Lungengefäßerkrankungen

- rezidivierende Lungenembolien
- primäre pulmonale Hypertonie
- Sichelzellenanämie
- Schistosomiasis
- Sklerodermie

Klinik Patienten mit chronisch obstruktiver Lungenerkrankung klagen über **Dyspnoe** und **unproduktiven Husten**, während Patienten mit primär pulmonaler Hypertonie eher von Dyspnoe und Synkopen bei Belastung berichten. Bei Dekompensation der Rechtsherzinsuffizienz sind Ermüdbarkeit, Appetitlosigkeit, Aszites und Ödeme feststellbar.

Klinik. Die klinischen Beschwerden und Befunde von Patienten mit Cor pulmonale hängen von der Grunderkrankung ab. So klagen Patienten mit chronisch obstruktiver Lungenerkrankung über Dyspnoe und produktiven Husten, während Patienten mit primär pulmonaler Hypertonie eher von Dyspnoe und Synkopen bei Belastung berichten. Bei Dekompensation der Rechtsherzinsuffizienz kommt es häufig zu starker Ermüdbarkeit, Knöchelödemen, Aszites und Appetitlosigkeit.

Diagnostik. Typische körperliche Befunde sind Tachypnoe, Zyanose, Halsvenenstauung, Hepatomegalie, Aszites und periphere Ödeme. Die **Herztöne** sind bei Vorhandensein eines Lungenemphysems sehr leise, es können ein rechtsventrikulärer Impuls am linken Sternalrand oder im Epigastrium, ein 3. oder 4. Herzton sowie ein Trikuspidalinsuffizienzgeräusch nachweisbar sein. Auch die Thoraxform kann entscheidende diagnostische Hinweise geben, so der charakteristische Faßthorax bei Lungenemphysem.
Im **EKG** finden sich Zeichen der rechtsventrikulären Hypertrophie und der Vergrößerung des rechten Vorhofes sowie atriale und ventrikuläre Rhythmusstörungen, wobei allerdings auch Normalbefunde nicht selten sind (▤ A-**40**, ◘ A-**53**).

Diagnostik Typische körperliche Befunde sind Tachypnoe, Zyanose, Halsvenenstauung, Hepatomegalie, Aszites und periphere Ödeme.
Die **Herztöne** sind bei Lungenemphysem sehr leise. Ein 3. oder 4. Herzton sowie ein Trikuspidalinsuffizienzgeräusch können nachweisbar sein.

Im **EKG** finden sich Zeichen der rechtsventrikulären Hypertrophie und eines vergrößerten (rechten) Vorhofes. Atriale und ventrikuläre Rhythmusstörungen sind häufig (▤ A-**40**, ◘ A-**53**).

A-40: EKG-Veränderungen bei Cor pulmonale

- ▷ Rechtsdrehung der elektrischen Herzachse (Lagetyp +110°)
- ▷ Inkompletter Rechtsschenkelblock
- ▷ R/S-Verhältnis > 1 in V_1
- ▷ R/S-Verhältnis < 1 in V_6
- ▷ P-pulmonale
- ▷ $S_I\,Q_{III}$ oder $S_I\,S_{II}\,S_{III}$

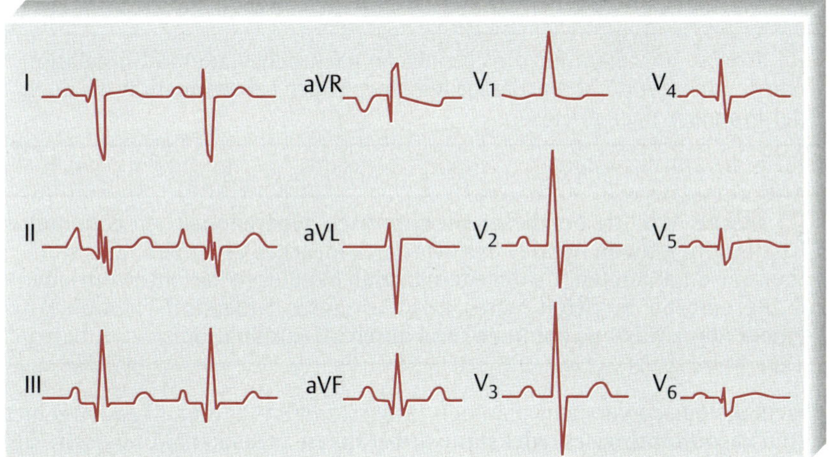

◘ A-**53: Typisches EKG bei Cor pulmonale mit Zeichen der Rechtsherzbelastung.** Es bestehen ein Rechtstyp aufgrund einer Hypertrophie des rechten Ventrikels und ein P-pulmonale als Ausdruck einer Hypertrophie des rechten Vorhofes. Das Verhältnis zwischen R-Zacke und S-Zacke in Ableitung V_1 ist größer als 1 und damit hinweisend auf eine Rechtsherzhypertrophie.

In der **Röntgenaufnahme des Thorax** sind die Zeichen der chronischen pulmonalen Hypertonie wie Verbreiterung der zentralen Pulmonalarterien mit »Kalibersprung« nach peripher und Vergrößerung des rechten Ventrikels nachweisbar. Pleuraergüsse sowie pulmonale Infiltrate gehören dagegen nicht zum Bild des Cor pulmonale.
Laborchemisch stehen die Zeichen der gestörten Lungenfunktion im Vordergrund: der arterielle Sauerstoff-Partialdruck ist im Sinne einer **Partialinsuffizienz** erniedrigt; ist gleichzeitig der CO_2-Partialdruck erhöht, so spricht man von einer **Globalinsuffizienz** der Lunge. Im Blutbild findet sich aufgrund der chronischen Hypoxie eine **Polyglobulie.**

Thorax-Röntgen: Zeichen der chronischen pulmonalen Hypertonie, wie z. B. Verbreiterung der zentralen Pulmonalarterien mit »Kalibersprung« nach peripher. Großer rechter Ventrikel.
Labor: Partial- oder Globalinsuffizienz sind möglich. Im Blutbild imponiert aufgrund der chronischen Hypoxie eine **Polyglobulie**.

In der **zweidimensionalen Echokardiographie** läßt sich die rechtsventrikuläre Hypertrophie und Dilatation bei normalen linksventrikulären Diametern darstellen. Der erhöhte pulmonalarterielle Druck kann **dopplerechokardiographisch** zumindest abgeschätzt werden. Allerdings sind die Schall-

Echokardiographie: rechtsventrikuläre Hypertrophie und Dilatation bei normalem linken Ventrikel.

Dopplerechokardiographisch kann der pulmonalarterielle Druck abgeschätzt werden.
Die **Druckmessung im kleinen Kreislauf** ergibt erhöhte systolische pulmonalarterielle und rechtsventrikuläre Drücke. Dies gilt auch für den diastolischen pulmonalarteriellen Druck.
Der dem linksatrialen Druck entsprechende Pulmonalkapillardruck ist normal. Durch das **Thermodilutionsverfahren** oder **oxymetrisch** kann über den Katheter das HZV gemessen werden, welches in Ruhe noch normal sein kann, unter Belastung nicht adäquat ansteigt. Außerdem kann der **Strömungswiderstand im kleinen Kreislauf** gemessen werden.

verhältnisse aufgrund des oft vorhandenen Lungenemphysems meist suboptimal.
Die **Druckmessung im kleinen Kreislauf** mit dem Swan-Ganz-Katheter ergibt immer erhöhte systolische pulmonalarterielle und rechtsventrikuläre Drücke. Auch der diastolische pulmonalarterielle Druck ist immer erhöht, während der dem linksatrialen Druck entsprechende Pulmonalkapillardruck normal ist. Der enddiastolische rechtsventrikuläre Druck ist in Ruhe oft noch normal, steigt aber bei körperlicher Belastung übermäßig an.
Durch das **Thermodilutionsverfahren** oder auch **oxymetrisch** kann über den Katheter das Herzzeitvolumen gemessen werden, welches ebenfalls in Ruhe noch normal sein kann, unter Belastung jedoch nicht adäquat ansteigt. Aus der Differenz zwischen pulmonalarteriellem Mitteldruck und mittlerem Pulmonalkapillardruck sowie dem Herzzeitvolumen errechnet sich typischerweise ein erhöhter **Strömungswiderstand im kleinen Kreislauf.**

Therapie Die Therapie zielt darauf ab, den erhöhten Strömungswiderstand im Pulmonalkapillarbett zu senken durch:
- Steroide
- Bronchodilatatoren
- frühzeitige Antibiose von Atemwegserkrankungen
- O_2-Inhalation (auch nachts).

Therapie. Die Therapie des Cor pulmonale zielt primär darauf ab, durch Verbesserung der alveolären Ventilation den aufgrund des Euler-Liljestrand-Reflexes (= durch geringere Ventilation schlechtere Durchblutung → erhöhter Strömungswiderstand) erhöhten Strömungswiderstand im Pulmonalkapillarbett zu senken. Man versucht dies einerseits durch inhalative oder systemische Gabe von Steroiden, bronchodilatatorisch wirksame Substanzen, Mukolytika und frühzeitige antibiotische Behandlung von Atemwegserkrankungen, andererseits durch Sauerstoffinhalation, insbesondere auch nachts.

Merke ▶

▶ ***Merke.*** Vor allem für die chronische nächtliche Sauerstoffinhalation wurde eine deutliche Verbesserung sowohl der Lebensqualität als auch der Prognose nachgewiesen.

Merke ▶

▶ ***Merke.*** Wichtig bei diesen oft chronisch hyperkapnischen Patienten ist allerdings, einen Anstieg des CO_2-Partialdruckes unter der Sauerstofftherapie zu erkennen (da der Atemantrieb bei diesen Patienten nur über O_2-Rezeptoren ermittelt wird, kann es unter Sauerstoff-Therapie zu einem Atemstillstand kommen) und durch Dosisreduktion zu vermeiden.

Durch **vasodilatatorisch wirksame Medikamente** kann der Widerstand im Pulmonalkapillarbett gesenkt werden (Nitrate, Kalziumantagonisten) (A-**54**).

Pharmakologisch versucht man den Widerstand im Pulmonalkapillargebiet durch **vasodilatatorisch wirksame Substanzen** zu senken. Mit diesem Ziel werden vorwiegend **Nitrate** und Kalziumantagonisten eingesetzt. Interessanterweise haben sich die ACE-Hemmer für diese Indikation bisher nicht bewähren können (A-**54**).

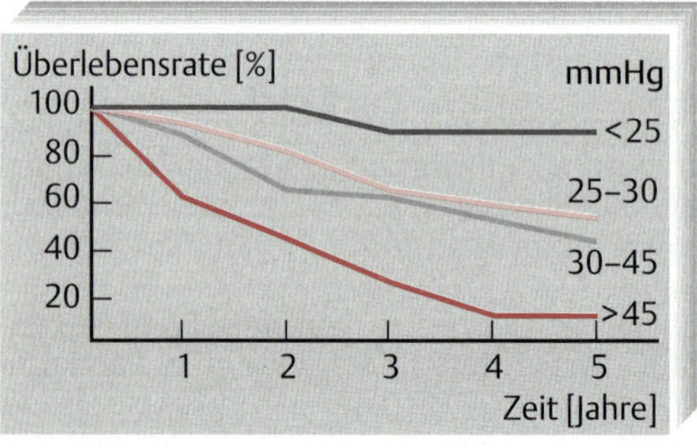

A-54: Beziehung zwischen dem Druck im Pulmonaliskreislauf und der Überlebensrate beim Cor pulmonale. Bei mittleren Pulmonalisdrücken von weniger als 25 mmHg ist die Überlebensrate annähernd normal. Bei höheren Drücken, insbesondere bei Mitteldrücken im Pulmonaliskreislauf von mehr als 45 mmHg, nimmt die Überlebensrate innerhalb von 2 Jahren auf 50 % und innerhalb von 5 Jahren auf etwa 10 % ab.

Diuretika bekämpfen wirksam die Stauungserscheinungen, verbessern aber nicht die Hämodynamik, so daß sie nur bei entsprechenden Symptomen gegeben werden sollten.

Diuretika sollten nur bei Stauungserscheinungen eingesetzt werden.

> **Merke.** Digitalis steigert zwar das rechtsventrikuläre Schlagvolumen in Ruhe, führt aber zu einem gleichzeitigen Anstieg des pulmonalarteriellen Druckes und sollte nur bei begleitender Linksherzinsuffizienz gegeben werden.

◀ Merke

9 Koronare Herzkrankheit

W. Terres, M. Hoffmann, D. Koschyk

9 Koronare Herzkrankheit

> **Definition.** Die koronare Herzkrankheit (KHK) ist eine Erkrankung, bei der durch eine Arteriosklerose der Herzkranzgefäße ein Mißverhältnis zwischen Sauerstoffangebot und Sauerstoffverbrauch des Herzmuskels entsteht. Wichtigste klinische Manifestationsformen sind die Angina pectoris, der akute Myokardinfarkt sowie durch den Sauerstoffmangel der Herzmuskulatur hervorgerufene Herzrhythmusstörungen bis hin zum plötzlichen arrhythmiebedingten Herztod.

◀ Definition

9.1 Epidemiologie

Die KHK ist die häufigste Todesursache in den Ländern westlicher Zivilisation. Der Anteil an der Gesamtmortalität beträgt etwa 30%. Das Verhältnis von erkrankten Männern zu Frauen liegt heute bei etwa 1,3 : 1. Bei Männern nimmt die Erkrankungshäufigkeit der KHK ab dem 45. Lebensjahr deutlich zu. Bei Frauen steigt dagegen dieses Risiko erst ab dem 60. Lebensjahr deutlich an. Die Letalität eines Herzinfarktes liegt bei etwa 40–50%. Mehr als zwei Drittel der Patienten versterben, bevor sie ein Krankenhaus erreichen. Hauptursache hierfür ist das Auftreten tödlicher Arrhythmien, insbesondere Kammerflimmern, noch vor Eintreffen des Notarztes bzw. vor der Aufnahme im Krankenhaus.

9.1 Epidemiologie

Die KHK ist die häufigste Todesursache in den Ländern westlicher Zivilisation. Das Verhältnis der betroffenen Männer zu Frauen beträgt 1,3 : 1.
Bei Männern nimmt die Erkrankungshäufigkeit ab dem 45. Lebensjahr zu, bei Frauen erst ab dem 60. Lebensjahr. Über zwei Drittel der Patienten versterben, bevor sie ein Krankenhaus erreichen. Hauptursache hierfür sind (tödliche) Arrhythmien.

9.2 Pathologische Anatomie und Pathophysiologie

Der KHK liegt eine Arteriosklerose der großen Koronargefäße zugrunde. Auslöser der Arteriosklerose ist wahrscheinlich eine **Endothelzelläsion**. Eine solche Schädigung kann zum Beispiel mechanisch bei arteriellem Hypertonus entstehen. Es erfolgt eine Thrombozytenanlagerung an die Mikroläsion. Von den Thrombozyten werden Mediatorsubstanzen abgegeben, die zu einer Einwanderung und Proliferation von glatten Muskelzellen und Makrophagen in die Gefäßintima führen. Durch Aufnahme von oxidiertem »low density lipoprotein« (LDL) werden Makrophagen zu sogenannten **Schaumzellen**, die sich in der arteriosklerotischen Läsion in der Intima in großer Zahl ansammeln können. Im weiteren Verlauf kann es zur fibrotischen Umwandlung des Gewebes mit fettigen Degenerationen und Nekrosen kommen. Diese **Plaques** können kalzifizieren und exulzerieren. Da die Elastizität des Gewebes gering ist, kommt es hier sehr häufig zu Einrissen, die eine weitere Umwandlung des Gewebes mit weiterer Einengung des Gefäßes zur Folge haben.

9.2 Pathologische Anatomie und Pathophysiologie

Auslöser der Arteriosklerose ist wahrscheinlich eine **Endothelzelläsion**. Thrombozytenanlagerung und Freisetzung von Mediatoren führen zur Einwanderung und Proliferation von glatten Muskelzellen und Makrophagen in die Gefäßintima. Durch Aufnahme von oxidiertem »low density lipoprotein« (LDL) werden Makrophagen zu sogenannten **Schaumzellen**, die sich in der arteriosklerotischen Läsion in der Intima in großer Zahl ansammeln können. Im weiteren Verlauf kommt es zur Umwandlung des Gewebes in **Plaques**. Diese können kalzifizieren und aufbrechen.

Eine Regulierung des O_2-Angebotes für das Herz ist nur durch Steigerung der Koronarperfusion möglich. Dies geschieht durch die **metabolische Autoregulation.** Bei höhergradigen Stenosen kann das Myokard chronisch ischämisch werden. Als Folge kann ein partieller oder vollständiger Verlust der Kontraktion des betroffenen Gewebes auftreten (hibernating myocardium). Bei Spasmen der Koronarien oder bei Arteriitiden kann es ohne Arteriosklerose zu Ischämien kommen.

Die Sauerstoffausschöpfung des Blutes ist in den Koronararterien gleichbleibend und hoch. Eine Regulierung des Sauerstoffangebotes für das Herz ist daher im wesentlichen nur durch eine Steigerung der Koronarperfusion durch eine Erweiterung der Koronargefäße möglich. Dieser Mechanismus unterliegt einer **metabolischen Autoregulation**, die sich am Sauerstoffgehalt der Zellen orientiert. Eine Einengung des Koronargefäßlumens kann ab etwa 75 % zu einer Minderdurchblutung des Herzmuskels bei Belastung führen. Bei noch höhergradigen Stenosen kann das Myokard auch in Ruhe chronisch ischämisch werden. Als Folge kann es zum partiellen oder vollständigen Verlust der Kontraktion des betroffenen Herzmuskelgewebes kommen, was als »Myokard im Winterschlaf« (hybernating myocardium) bezeichnet wird. Nach Wiederherstellung der Durchblutung ist diese Funktionsstörung in der Regel reversibel.
In seltenen Fällen kann sich auch in Abwesenheit einer Koronararteriosklerose eine Myokardischämie entwickeln. Als Ursache kommen dann Spasmen der Koronargefäße oder koronare Manifestationen von Arteriitiden in Frage. Es sollte insbesondere bei Patienten mit einem Alter unter 30 Jahren eine Abklärung hinsichtlich derartiger Ursachen für eine Myokardischämie durchgeführt werden.

9.3 Risikofaktoren

Es hat sich gezeigt, daß **Anzahl** und **Ausprägung** der Risikofaktoren eine große Rolle spielen. Liegen mehrere gleichzeitig vor, steigt das Risiko für eine KHK überadditiv.

Beeinflußbare Risikofaktoren:
- Rauchen
- Hyperlipoproteinämie
- Diabetes mellitus
- arterielle Hypertonie.

Nicht beeinflußbare Risikofaktoren:
- familiäre Disposition
- männliches Geschlecht
- Alter.

9.3 Risikofaktoren

Risikofaktoren sind Faktoren, die mit einem gehäuften Auftreten einer KHK einhergehen. Es hat sich gezeigt, daß dabei sowohl die **Anzahl** als auch die **Ausprägung** der Risikofaktoren eine große Rolle spielen. Liegen mehrere Risikofaktoren gleichzeitig vor, steigt das Risiko für eine KHK überadditiv. Man kann die Risikofaktoren in beeinflußbare und nicht beeinflußbare Faktoren aufteilen. Die wichtigsten **beeinflußbaren Risikofaktoren** sind:
- Rauchen
- Hyperlipoproteinämie
- Diabetes mellitus
- arterielle Hypertonie.

Zu den **nicht beeinflußbaren Risikofaktoren** zählen:
- familiäre Disposition
- männliches Geschlecht
- Alter.

9.3.1 Rauchen

Die Gesamtmortalität an KHK ist bei Rauchern gegenüber Nichtrauchern um 70 % erhöht.
Die Mortalität nimmt mit der Anzahl der Zigaretten und der Dauer des Rauchens zu.

Durch Rauchen steigen das Gesamtcholesterin und das LDL-Cholesterin an, das HDL-Cholesterin sinkt. Die Oxidation von Lipiden wird gefördert. Die Blutgerinnung wird negativ beeinflußt. Die Thrombozytenaktivität ist gesteigert.

9.3.1 Rauchen

Die Gesamtmortalität an KHK bei Rauchern im Vergleich zu Nichtrauchern ist um etwa 70 % erhöht. Das Risiko eines Mannes, vor Vollendung des 50. Lebensjahres einen Herzinfarkt zu erleiden, erhöht sich durch das Rauchen einer Packung Zigaretten täglich um das 3- bis 5fache. Grundsätzlich nimmt die Mortalität mit der Anzahl der gerauchten Zigaretten und der Dauer des Rauchens zu.
Der genaue Mechanismus, über den das Rauchen zu einer KHK führt, ist nicht sicher geklärt. Es spielen offensichtlich verschiedene Faktoren eine Rolle. So steigen durch das Rauchen der Gesamtcholesterinspiegel sowie das LDL-Cholesterin deutlich an, das HDL-Cholesterin sinkt. Die Oxidation von Lipiden wird gefördert. Die Blutgerinnung wird durch das Rauchen ebenfalls negativ beeinflußt. Der Plasmafibrinogenspiegel erhöht sich durch das Rauchen signifikant, die Thrombozytenaktivität ist gesteigert.

9.3.2 Hyperlipoproteinämie

Eine Hypercholesterinämie erhöht das Risiko einer KHK-Entwicklung erheblich (▣ A-55).

9.3.2 Hyperlipoproteinämie

Das Vorliegen einer Hypercholesterinämie erhöht das Risiko für die Entwicklung einer KHK erheblich. So ist z. B. für Männer unter 50 Jahren mit Cholesterinwerten über 260 mg/dl das Herzinfarktrisiko 3- bis 5mal höher als bei Werten unter 200 mg/dl (▣ A-55). Der angestrebte Cholesterinwert ist vom Gesamtrisiko des Patienten abhängig. **Bei Patienten mit manifester**

KHK sollte der Gesamtcholesterinwert nicht über 180 mg/dl liegen. Wird dies erreicht, kann das Fortschreiten der Erkrankung verlangsamt und die Sterblichkeit deutlich gesenkt werden.

Bei Patienten mit manifester KHK sollte der Gesamtcholesterinwert nicht über 180 mg/dl liegen. Wird dies erzielt, kann das Fortschreiten der Erkrankung verlangsamt und die Sterblichkeit deutlich gesenkt werden.

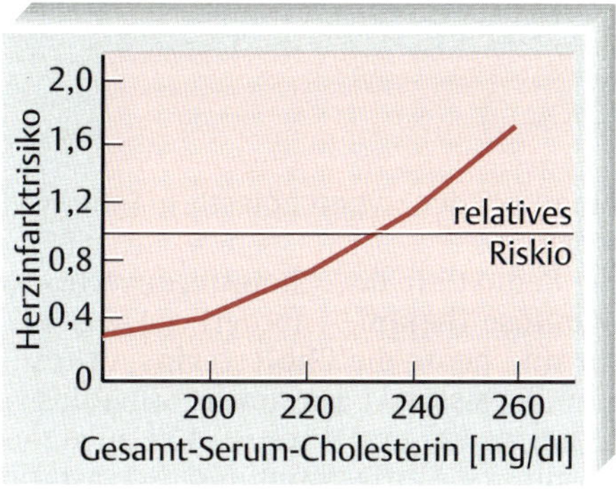

A-55: **Relatives Herzinfarktrisiko bei Männern unter 50 Jahren in Abhängigkeit von der Serumcholesterinkonzentration.** (Die Linie bezeichnet das durchschnittliche Herzinfarktrisiko: relatives Risiko = 1,0.)

Die Fette liegen im Blut an Proteine (Apolipoproteine) gebunden vor. Die Lipidkomponenten setzen sich aus Triglyzeriden, Cholesterin, Cholesterinestern und Phospholipiden zusammen. Die Lipoproteine lassen sich in verschiedene Dichteklassen (VLDL = Very low density lipoprotein, LDL = Low density lipoprotein, HDL = High density lipoprotein) unterteilen.

Der für das KHK-Risiko entscheidende Anteil am Gesamtcholesterin ist das LDL-Cholesterin. Es macht in der Regel etwa 70% des Gesamtcholesterins aus. Mit Hilfe der Friedewald-Formel kann LDL-Cholesterin aus dem Gesamtcholesterin, dem HDL-Cholesterin und den Gesamttriglyzeriden berechnet werden:

Für das KHK-Risiko ist der Anteil des LDL-Cholesterins am Gesamtcholesterin entscheidend; er beträgt in der Regel ca. 70%.

Friedewald-Formel:
LDL-Cholesterin = Gesamtcholesterin – HDL-Cholesterin – Triglyzeride/5

Das LDL-Cholesterin kann mit der **Friedewald-Formel** berechnet werden.

Diese Formel ist bei Triglyzeridkonzentrationen bis 400 mg/dl anwendbar. Als Zielwert bei Patienten mit manifester KHK sollte das LDL-Cholesterin zur Vermeidung einer Progression der Krankheit unter 100 mg/dl liegen.

Das HDL-Cholesterin ist ein protektiver Faktor gegen die Entwicklung einer KHK. Das in der HDL-Fraktion gebundene Cholesterin ist der Anteil, der von der peripheren Zelle zur Leber transportiert wird. Bei manifester KHK sollte ein HDL-Wert über 40 mg/dl angestrebt werden. Zur Abschätzung des KHK-Risikos kann der Quotient aus Gesamtcholesterin und HDL-Cholesterin berechnet werden. Werte > 5 sind mit einer erhöhten Erkrankungshäufigkeit assoziiert.

Bei erhöhtem Cholesterin führen **hohe Triglyzeridwerte** zu einer weiteren Zunahme des Risikos für eine KHK. Hypertriglyzeridämien sind häufig sekundär und treten unter anderem bei Diabetes mellitus, Alkoholabusus, Leber- und Nierenerkrankungen auf.

Zur Vermeidung einer Progression bei manifester KHK soll das LDL unter 100 mg/dl liegen.
Das HDL ist ein protektiver Faktor gegen die Entwicklung einer KHK. Bei manifester KHK sollte der HDL-Wert über 40 mg/dl liegen.
Ist der Quotient aus Gesamtcholesterin/HDL-Cholesterin > 5, so liegt ein erhöhtes KHK-Risiko vor. Bei erhöhtem Cholesterin führen **hohe Triglyzeridwerte** zu einer weiteren Zunahme des Risikos für eine KHK.
Hypertriglyzeridämien sind häufig bei Diabetes mellitus, Alkoholabusus, Leber- und Nierenerkrankungen.

Merke. Bei den isolierten Hypertriglyzeridämien mit normalem LDL-Cholesterin ist kein erhöhtes Risiko für die Entwicklung einer KHK nachgewiesen.

◀ **Merke**

Bei Serumtriglyzeridkonzentrationen > 250 mg/dl sollte eine genaue Untersuchung mit der Frage einer möglichen sekundären Hypertriglyzeridämie erfolgen und gegebenenfalls eine entsprechende Therapie durchgeführt werden. Bei Triglyzeridwerten > 1000 mg/dl besteht das Risiko einer akuten Pankreatitis.

Bei Triglyzeridwerten > 250 mg/dl sollte nach einer sekundären Form gefahndet werden.
Bei Werten > 1000 mg/dl kann eine Pankreatitis auftreten.

Bei der Primärprävention der KHK muß eine Cholesterinsenkung in differenzierter Form erwogen werden. So bedarf der Herzgesunde ohne weitere Risikofaktoren und ohne familiäre Belastung keiner medikamentösen Behandlung zur Senkung des Cholesterins. Hier würden die möglichen uner-

Bei der Primärprävention der KHK muß das Cholesterin in differenzierter Form gesenkt werden: Der Herzgesunde ohne familiäre Belastung und ohne weitere Risikofaktoren bedarf keiner Medikamente! Liegen weitere Risikofaktoren vor, sollen Werte bis 240 mg/dl eingestellt werden. Gegebenenfalls sind hierzu auch Cholesterinsynthesehemmer einzusetzen.

wünschten Wirkungen der Therapie nach heutigem Kenntnisstand den möglichen Vorteil der Abnahme des KHK-Risikos überwiegen. Liegen weitere Risikofaktoren vor, ist eine Reduktion des Gesamtcholesterins auf Werte von 200–240 mg/dl anzustreben. Gegebenenfalls sind hierzu auch Cholesterinsynthesehemmer einzusetzen.

Lipidsenkende Therapie

Fettarme Diät und körperliche Bewegung sind die ersten Therapiemaßnahmen.
Bei unzureichendem Effekt werden Cholesterinsynthesehemmer gegeben (Cholesterinsenkung dosisabhängig um 20–40 %). Mit Simvastatin und Pravastatin konnte eine Senkung der Sterblichkeit bei KHK nachgewiesen werden.

Gleichzeitig erhöhte Triglyzeridwerte sprechen gut auf **kohlehydratreduzierte Diät** an.
Medikamentös können z. B. **Fibrate** oder **Nikotinsäurepräparate** gegeben werden (A-**41**).

Lipidsenkende Therapie

Die ersten therapeutischen Maßnahmen bei der Hypercholesterinämie sind **fettarme Diät** und **körperliche Bewegung.**
Wird hierdurch keine ausreichende Reduktion der Cholesterinwerte erreicht, so ist zusätzlich eine medikamentöse Therapie erforderlich (A-**41**).
Die wichtigste Medikamentengruppe sind heute die **Cholesterinsynthesehemmer** (z. B. Lovastatin, Simvastatin, Pravastatin). Hiermit ist eine dosisabhängige Senkung des Gesamtcholesterins um im Mittel 20–40 % zu erzielen. Mit den Cholesterinsynthesehemmern Simvastatin und Pravastatin konnte in großen Multicenter-Studien eine deutliche Senkung der Sterblichkeit bei Patienten mit KHK nachgewiesen werden. Bei schweren Formen angeborener Hypercholesterinämien kommen auch Kombinationen von Ionenaustauscherharzen (z. B. Cholestyramin) und Nikotinsäurepräparate mit Cholesterinsynthesehemmern zum Einsatz.
Gleichzeitig erhöhte Triglyzeride sprechen gut auf eine **kohlehydratreduzierte Diät** an. Eine medikamentöse Therapie zur Senkung der Triglyzeride sollte mit **Fibraten** (z. B. Clofibrat, Bezafibrat) oder **Nikotinsäurepräparaten** durchgeführt werden.

Merke ▶

> ***Merke.*** Bei Vorliegen einer KHK sollte immer eine Fettstoffwechselstörung als Ursache ausgeschlossen werden.

A-41: Lipidsenkende Medikamente

Substanzgruppe	Präparate	Dosierung	Wirkung	Unerwünschte Wirkung
Cholesterinsynthesehemmer	▷ Lovastatin (Mevinacor®) ▷ Simvastatin (Zocor®) ▷ Pravastatin (Pravasin®) ▷ Fluvastatin (Cranoc®) ▷ Atorvastatin (Sortis®)	▷ 1 × 10–80 mg abends ▷ 1 × 5–40 mg abends ▷ 1 × 5–40 mg abends ▷ 1 × 10–80 mg abends ▷ 1 × 5–80 mg abends	▷ Hemmung der HMG-CoA-Reduktase, des Schlüsselenzyms der Cholesterinsynthese, Cholesterinsenkung um 20–40 %	▷ insgesamt gut verträglich, gelegentlich gastrointestinale Beschwerden, selten Transaminaseerhöhung, muskuläre Beinschwäche oder Rhabdomyolysen
Fibrate	▷ z. B. Bezafibrat (Cedur®) Etofibrat (Lipomerz®) Fenofibrat (Normalip®)	▷ 3 × 200 mg/d ▷ 900–1800 mg/d ▷ 3 × 100 mg/d	▷ Verminderung des VLDL im Plasma und Cholesterinsynthesehemmung. VLDL- und Gesamttriglyzeridsenkung 30–40 %, Cholesterinsenkung um 15 %	▷ gastrointestinale Beschwerden, Gallenlithogenität steigt, Wirkungsverstärkung von Cumarinderivaten
Nikotinsäurepräparate	▷ Nikotinsäure (Niconacid®) ▷ Xantinolnicotinat (Complamin®)	▷ 1–3 g/d auf 3 Dosen verteilt	▷ LDL- und VLDL-Synthesehemmung ▷ Cholesterinsenkung 15–30 %	▷ Diarrhö, Flatulenz, abdominelle Schmerzen, Flush. Selten Parästhesien, Schwindel, Impotenz
Ionenaustauscherharze	▷ z. B. Cholestyramin (Quantalan®) ▷ Colestipol (Cholestabyl®)	▷ 15–30 g/d auf 2 Dosen verteilt	▷ Bindung von Gallensäuren im Darm ▷ Senkung der Cholesterinresorption ▷ Cholesterinsenkung 15–30 %	▷ Obstipation, Völlegefühl, abdominelle Krämpfe ▷ bei Langzeitanwendung Hypovitaminose

9.3.3 Arterielle Hypertonie

Das Vorhandensein einer arteriellen Hypertonie mit Blutdruckwerten ≥ 160/95 mmHg erhöht das Risiko für eine KHK. Dies ist insbesondere bei gleichzeitigem Vorhandensein von anderen Risikofaktoren der Fall. Der arterielle Hypertonus scheint außerdem mit anderen Faktoren assoziiert zu sein. So ist er bei gleichzeitigem Vorliegen einer Hypercholesterinämie gehäuft zu finden. Ein geschlechtsspezifischer Unterschied bezüglich des KHK-Risikos besteht nicht. Wird der Blutdruck auf normale Werte gesenkt, nimmt das Risiko für eine KHK wieder ab.

9.3.3 Arterielle Hypertonie

Blutdruckwerte ≥ 160/95 mmHg erhöhen das Risiko für eine KHK. Nach Absinken auf normale Werte nimmt das Risiko wieder ab.

Eine arterielle Hypertonie ist häufig mit einer Hypercholesterinämie assoziiert.

9.3.4 Diabetes mellitus

Bei Patienten mit manifestem Diabetes mellitus ist das Herzinfarktrisiko deutlich erhöht. Dabei spielt es keine Rolle, ob es sich um einen insulinabhängigen oder um einen nicht insulinabhängigen Diabetes mellitus handelt. Gerade bei jungen Patienten, die eine KHK entwickeln, ist der Diabetes mellitus eine häufige Ursache. Diabetiker entwickeln außerdem zweimal häufiger einen arteriellen Hypertonus, was das Risiko für eine KHK zusätzlich erhöht. Frauen sind bei Vorliegen eines Diabetes mellitus sowohl vom arteriellen Hypertonus als auch von der KHK etwas häufiger betroffen als Männer.

9.3.4 Diabetes mellitus

Bei diesen Patienten ist das Herzinfarktrisiko deutlich erhöht. Diabetiker entwickeln zudem zweimal häufiger einen Hypertonus.

9.3.5 Andere Risikofaktoren

Die **genetische Belastung** ist ein bedeutsamer Faktor für die Entwicklung einer KHK. Oft tritt eine familiäre Häufung eines Risikofaktors, z. B. Diabetes mellitus oder Hyperlipoproteinämie auf. Aber auch in Abwesenheit der bekannten Risikofaktoren wird das familiär gehäufte Auftreten einer KHK beobachtet. Das Gewicht dieses Risikofaktors kann zur Zeit jedoch nicht genau definiert werden.
Übergewicht von mehr als 30% des Normalgewichtes gilt insbesondere bei jüngeren Patienten auch als Risikofaktor. Hier ist aber wahrscheinlich auch das bei adipösen Patienten gehäufte Auftreten von Hyperlipoproteinämie, Diabetes mellitus und arteriellem Hypertonus von Bedeutung.
Körperliche Inaktivität geht ebenfalls als Risikofaktor, möglicherweise über die Abnahme des HDL-Cholesterins, mit einem erhöhten KHK-Risiko einher.
Ein erhöhtes Risiko für KHK wurde auch bei erhöhten Plasma-Konzentrationen von Lipoprotein (a) und Homocystein nachgewiesen. Während sich die Lipoprotein (a)-Spiegel therapeutisch bislang nur schwer beeinflussen lassen, werden Studien zur Senkung von Homocystein durch Vitamin B_6 und B_{12} in Zukunft zeigen müssen, ob Homocystein lediglich ein Risikomarker oder tatsächlich ein Risikofaktor ist.

9.3.5 Andere Risikofaktoren

Die **genetische Belastung** ist ein bedeutsamer Faktor für die Entwicklung einer KHK. Auch ohne Vorliegen der bekannten familiären Risikofaktoren wird ein gehäuftes Auftreten einer KHK in Familien beobachtet.

Übergewicht von > 30 % und **körperliche Inaktivität** gelten ebenfalls als Risikofaktoren.

> ***Merke.*** Für den häufig genannten Risikofaktor **Streß** konnte kein Zusammenhang mit einem gehäuften Auftreten von KHK gesichert werden.

◀ **Merke**

Auch ist die KHK nicht, wie häufig gesagt, eine Managerkrankheit, sondern im Gegenteil bei Arbeitern häufiger zu finden als bei Managern.

9.4 Symptomatik

Das Leitsymptom von Patienten mit KHK ist die **Angina pectoris**. Diese imponiert in der Regel als retrosternaler Schmerz oder Druckgefühl, oft mit Ausstrahlung z. B. in den linken Arm. Ursache ist eine Minderversorgung von Anteilen der Herzmuskulatur mit Blut; dadurch entsteht ein Mißverhältnis von Sauerstoffangebot und Sauerstoffbedarf.

9.4 Symptomatik

Leitsymptom ist die **Angina pectoris**, die als retrosternaler Schmerz oder Druckgefühl, oft mit Ausstrahlung, imponiert. Ursache ist ein Mißverhältnis von Sauerstoffangebot und Sauerstoffbedarf.

9.4.1 Formen der Angina pectoris

- belastungsabhängige Angina
- Ruhe-Angina
- Angina decubitus
- Kälteangina.

Unter **instabiler Angina** versteht man eine Angina pectoris, die entweder innerhalb der letzten 2 Monate neu aufgetreten ist oder auf deutlich niedrigerem Belastungsniveau als zuvor oder in Ruhe auftritt. Sonderform: **Postinfarktangina**.

9.4.1 Formen der Angina pectoris

- **Belastungsabhängige Angina:** Auslösung der Angina durch körperliche oder seelische Belastung.
- **Ruhe-Angina:** Bereits in Ruhe auftretende Angina pectoris, meist hervorgerufen durch intravasale Thromben. Sonderform: Prinzmetal-Angina: durch koronare Vasospasmen hervorgerufene Angina pectoris (in Deutschland sehr selten).
- **Angina decubitus:** Angina pectoris im Liegen, oft nachts.
- **Kälteangina:** Auslösung der Angina pectoris durch Kälteexposition.

Unter **instabiler Angina** versteht man eine Angina pectoris, die entweder innerhalb der letzten 2 Monate neu aufgetreten ist oder auf deutlich niedrigerem Belastungsniveau als zuvor oder in Ruhe auftritt. Als Sonderform der instabilen Angina pectoris ist die **Postinfarktangina** anzusehen. Wegen seiner besonderen klinischen Bedeutung ist diesem Krankheitsbild, das alle Patienten mit Ruhe-Angina und einen Teil der Patienten mit Belastungs-Angina umfaßt, ein eigenes Kapitel gewidmet.

9.4.2 Charakter und Lokalisation der Angina pectoris

Am häufigsten ist ein retrosternaler Schmerz, Druckgefühl in der Brust, Brennen und Engegefühl.
Die Beschwerden können in den linken Arm, in den Hals, Bauchraum, Rücken, rechten Arm und Unterkiefer ausstrahlen (S A-**21**).

9.4.2 Charakter und Lokalisation der Angina pectoris

Die Angina pectoris kann sehr unterschiedliche Charakteristika und Lokalisationen aufweisen. Am häufigsten werden ein retrosternaler Schmerz, Druckgefühl (»Gefühl wie ein Ring um die Brust«), Brennen, Engegefühl angegeben. Die Beschwerden können ausstrahlen, am häufigsten in den linken Arm. Aber auch Ausstrahlungen in den Hals, Unterkiefer, rechten Arm, Bauchraum oder Rücken werden angegeben (S A-**21**). Bei heftiger Angina berichten die Patienten häufig von Todesängsten. Die Angabe von Herzstichen dagegen ist unspezifisch und weist nur sehr selten auf eine KHK hin.

S Synopsis A-**21: Lokalisation von Schmerz oder Druckgefühl bei Angina pectoris**

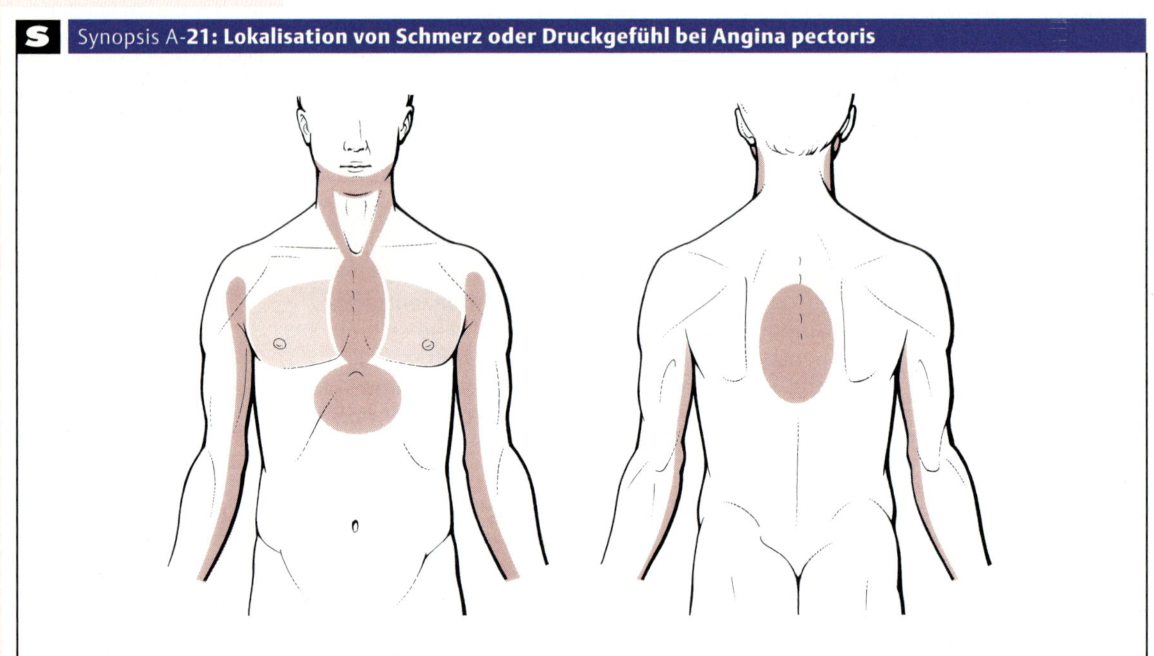

9.4.3 Auslöser der Angina pectoris

- körperliche Arbeit
- Aufregung
- Streß
- üppige Mahlzeit
- Kälte.

9.4.3 Auslöser der Angina pectoris

Die belastungsabhängige Angina pectoris wird durch Mehrarbeit des Herzens, in der Regel körperliche Arbeit, aber auch Aufregung, Streß, eine üppige Mahlzeit, ausgelöst. Nicht selten wird Angina pectoris auch durch eine koronare Vasokonstriktion bei Heraustreten in die Kälte ausgelöst.

9.4.4 Schmerzdauer und Häufigkeit

Die belastungsabhängige Angina pectoris dauert in der Regel nur so lange an, wie das Herz Mehrarbeit verrichten muß. Nach Ende der Mehrarbeit wird der Schmerz nach wenigen Sekunden bis Minuten geringer und läßt dann in der Regel ganz nach. Bei der **Ruhe-Angina** muß der Schmerz nicht ständig vorhanden sein (*s. Kap. Instabile Angina pectoris, S. 139ff.*); er tritt häufig in Schüben mit mehr oder weniger langen schmerzfreien Intervallen auf.
Ein deutlicher Hinweis für das Vorliegen einer Angina pectoris ist das **Ansprechen der Beschwerden auf Nitroglycerin** (Spray oder sublinguale Kapseln). Typischerweise wird die Anginasymptomatik ca. 30 Sekunden bis 2 Minuten nach Gabe von 2 Hüben Nitrospray sublingual geringer oder verschwindet vollständig. Ein Ausbleiben dieser Reaktion schließt eine Angina pectoris jedoch nicht aus, läßt sie aber deutlich unwahrscheinlicher erscheinen.
A-**42** gibt einen Überblick über typische oder eher untypische Charakteristika der Angina pectoris. Sie dienen der Diagnosesicherung.

9.4.4 Schmerzdauer und Häufigkeit

Belastungsabhängige Schmerzen dauern (nur) so lange an, wie das Herz Mehrarbeit leisten muß. Bei der **Ruhe-Angina** muß der Schmerz nicht ständig vorhanden sein.

Ein deutlicher Hinweis auf eine Angina pectoris ist das **Ansprechen der Beschwerden auf Nitroglycerin.** Ein Ausbleiben der Reaktion schließt jedoch eine Angina pectoris nicht aus.

A-**42** gibt einen Überblick über typische oder eher untypische Charakteristika der Angina pectoris.

A-42: Charakteristika der Angina pectoris

Typisch	Untypisch
▷ retrosternaler Druck	▷ Herzstiche
▷ Ausstrahlung des Schmerzes	▷ negativer Nitrospraytest
▷ Schmerzbeginn bei Belastung	
▷ Schmerzende nach Belastung	
▷ Ansprechen auf Nitrospray	
▷ wiederholt induzierbare Schmerzsymptomatik	

9.5 Diagnostik

9.5.1 Anamnese und körperliche Untersuchung

Die **Anamnese** ist von großer Bedeutung für die Stellung der Diagnose und für die Verlaufsbeobachtung der KHK. Die Befragung zum Vorhandensein und Ausmaß der Angina pectoris soll die in A-**43** dargestellten Punkte umfassen.

9.5 Diagnostik

9.5.1 Anamnese und körperliche Untersuchung

Die Befragung zum Vorhandensein und Ausmaß der Angina pectoris soll die in A-**43** dargestellten Punkte umfassen.

A-43: Inhalt der Befragung zur Angina pectoris

- ▷ Zeitlicher Ablauf der Beschwerden: seit wann?
- ▷ Qualität der Beschwerden: wie?
- ▷ Auslöser der Beschwerden: wobei?
- ▷ Ansprechen der Beschwerden auf Nitrospray
- ▷ Kardiale Ereignisse
- ▷ Risikofaktoren
- ▷ Begleiterkrankungen

Die **körperliche Untersuchung** liefert ergänzende Informationen zur KHK. So können z. B. Hinweise über das Vorhandensein und das Ausmaß von Risikofaktoren gewonnen werden: Arcus lipoides, Xanthelasmen (erhöhte Blutfettwerte), Nikotinfinger (Rauchen), Übergewicht.
Durch **Palpation und Perkussion des Thorax** können Hinweise auf die Herzgröße, durch Auskultation des Herzens u. a. begleitende Herzvitien erfaßt werden. Eine auskultatorisch erfaßbare Lungenstauung ist ein Hinweis auf eine Linksherzinsuffizienz. Halsvenenstauung, Lebervergrößerung und Ödeme weisen auf eine Rechtsherzinsuffizienz hin. Auch zum Ausschluß der KHK kann die körperliche Untersuchung einen wichtigen Beitrag liefern, z. B. bei manuell auslösbaren orthopädischen Beschwerden, wie z. B. bei Rippenprellung oder rheumatischen Gelenkerkrankungen.

Die **körperliche Untersuchung** liefert ergänzende Informationen zur KHK. Hinweise auf Risikofaktoren sind:
- Arcus lipoides
- Xanthelasmen
- Nikotinfinger
- Übergewicht.

Die **Untersuchung des Thorax** kann Hinweise ergeben auf:
- Rechts- oder Linksherzinsuffizienz
- Klappenvitien
- orthopädische Beschwerden.

9.5.2 Differentialdiagnose

9.5.2 Differentialdiagnose

Peri-Myokarditis, Pleuritis, Oberbauchbeschwerden, Ösophagitis, orthopädische Erkrankungen.

Wichtig ist es auch, andere Erkrankungen mit ähnlicher Symptomatik, wie Peri-Myokarditis, Pleuritis, Oberbauchbeschwerden (z.B. bei Pankreatitis etc.), Ösophagitis oder orthopädische Erkrankungen, von der KHK abzugrenzen.

9.5.3 Ruhe-EKG

9.5.3 Ruhe-EKG

Rund 50 % der Patienten mit Koronarischämien haben ein normales Ruhe-EKG, die anderen 50 % unspezifische Veränderungen (Schenkelblockbilder, Rhythmusstörungen etc.).

Das Ruhe-EKG ist in der Regel nicht dazu geeignet, die Diagnose einer KHK zu stellen. Ca. 50% der Patienten mit Koronarischämien haben ein normales Ruhe-EKG, die anderen 50% unspezifische EKG-Veränderungen, wie z.B. Schenkelblockbilder, Herzrhythmusstörungen. Die Diagnose der KHK ist nur dann mit ausreichend hoher Sicherheit aus dem Ruhe-EKG zu stellen, wenn es gelingt, das EKG während oder kurz nach einem Angina-pectoris-Anfall aufzuzeichnen und vorübergehende »ischämische« ST-Streckensenkungen (s.u.) nachzuweisen.

Merke ▶

▶ ***Merke.*** Ein normales Ruhe-EKG schließt eine KHK nicht aus!

9.5.4 Belastungs-EKG

9.5.4 Belastungs-EKG

Definition ▶

▶ ***Definition.*** Ableitung des Elektrokardiogramms während oder unmittelbar nach körperlicher Belastung zum Nachweis belastungsinduzierter Ischämien (S A-**22**).

Indikationen Verdacht auf KHK; zur Verlaufsbeobachtung und Therapiekontrolle.

Indikationen. Verdacht auf eine KHK; zur Verlaufsbeobachtung und Therapiekontrolle.

Kontraindikationen Ruhe-Angina, ST-Streckensenkung im Ruhe-EKG, frischer Herzinfarkt, (schwere) Herzinsuffizienz, Blutdruck in Ruhe > 180 mmHg systolisch, (pathologische) Tachykardie.

Kontraindikationen. Ruhe-Angina, ST-Streckensenkungen bereits im Ruhe-EKG, frischer Myokardinfarkt, schwere Herzinsuffizienz, deutlich erhöhte Blutdruckwerte in Ruhe (> 180 mmHg systolisch), pathologische Tachykardie sowie andere Erkrankungen, die eine Belastung ausschließen.

Durchführung Auf dem Fahrradergometer oder Laufband wird nach 2 oder 3 Minuten die Belastung um 25–50 Watt bis zur Ausbelastung (HF = 200 minus Lebensalter) oder dem Erreichen eines Abbruchkriteriums gesteigert.

Durchführung. Schreiben eines Ausgangs-Ruhe-EKGs. Belastung mittels Fahrradergometer (im Liegen oder Sitzen) oder Laufband (mit oder ohne Steigungswinkel); dabei regelmäßige Steigerung der Belastung um 25 bis 50 Watt zu festgelegten Zeiten (2 oder 3 Minuten) bis zur Ausbelastung (Herzfrequenz = 200 minus Lebensalter) oder bis zum Eintreten eines Abbruchkriteriums. Die anfängliche Wattzahl, sowie deren Steigerung hängen von der zu erwartenden Leistung des Patienten ab. Junge, leistungsfähige Patienten können bei 50–100 Watt beginnen (Steigerung um 50 W); ältere nichtleistungsfähige Patienten bei 25–50 W (Steigerung um 25 W).

Abbruchkriterien
- progrediente Angina pectoris
- Dyspnoe mit oder ohne EKG-Veränderungen
- Erregungsausbreitungsstörungen
- Arrhythmien
- allgemeine körperliche Erschöpfung
- ungenügender RR-Anstieg
- Blutdruckabfall
- pathologischer RR-Anstieg (> 250 systolisch/> 130 diastolisch).

Abbruchkriterien
- progrediente Angina pectoris oder Dyspnoe mit oder ohne EKG-Veränderungen
- progrediente Erregungsrückbildungsstörungen (horizontale oder deszendierende ST-Streckensenkung > 0,2 mV oder ST-Streckenhebung > 0,1 mV)
- Erregungsausbreitungsstörungen (neu aufgetretener Linksschenkelblock, QRS-Verbreiterung)
- Arrhythmien
- allgemeine körperliche Erschöpfung
- ungenügender Blutdruckanstieg (< 10 mmHg/Belastungsstufe)
- Blutdruckabfall
- pathologischer Blutdruckanstieg (> 250 mmHg systolisch/> 130 mmHg diastolisch).

S Synopsis A-**22: Positives Belastungs-EKG mit ischämischen ST-Streckensenkungen** bei 1 min 75 Watt mit nur teilweiser Rückbildung 2 min nach Belastungsende

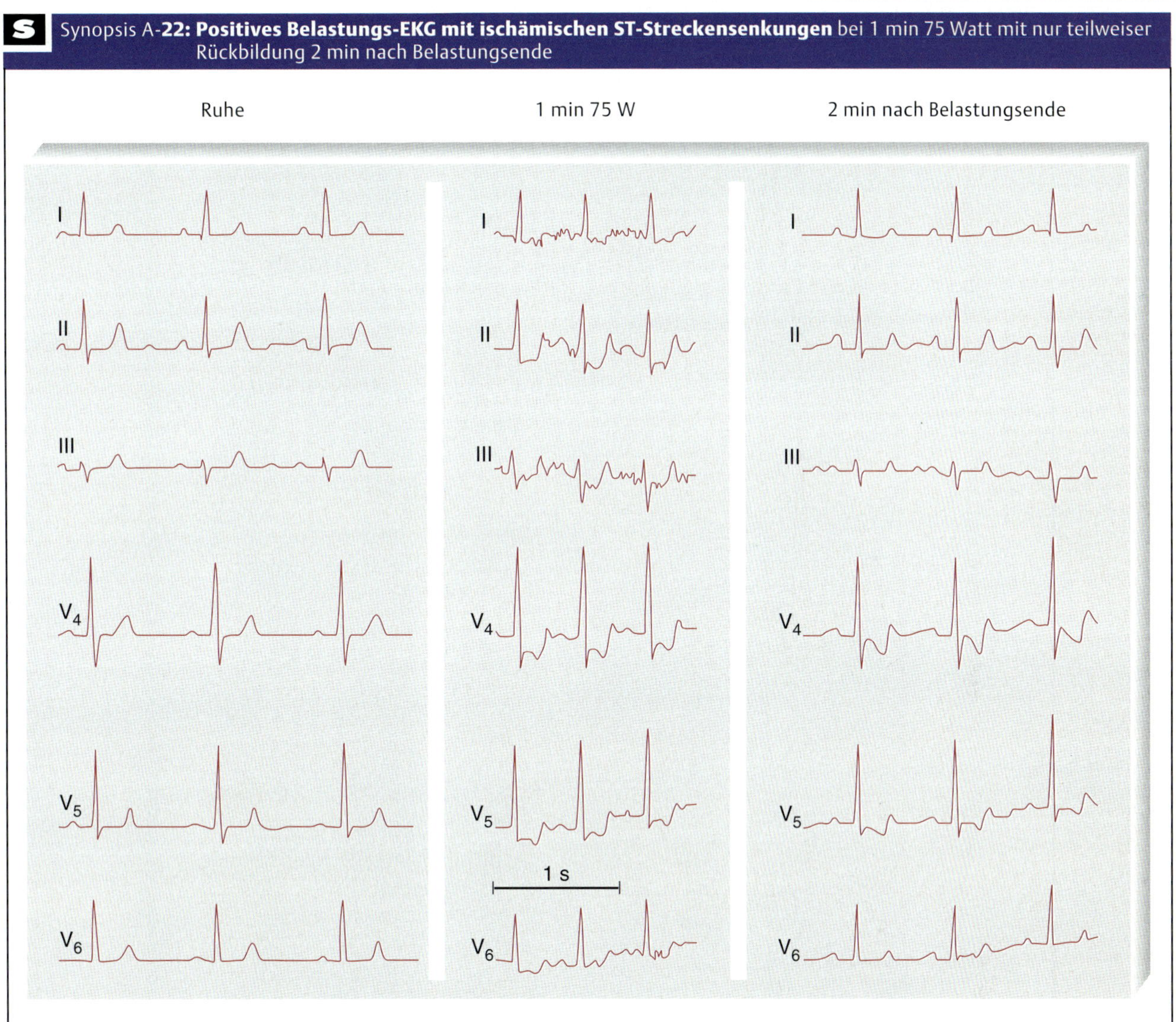

Befund. Der typische Befund einer Koronarischämie im Belastungs-EKG ist eine horizontale oder deszendierende **ST-Streckensenkung,** ≥ 0,1 mV, gemessen 80 ms nach dem J-Punkt (Übergang QRS-Komplex – ST-Bereich), oder eine **ST-Hebung** von ≥ 0,1 mV. Eine träge aszendierende ST-Streckensenkung, d.h. eine ST-Streckensenkung ≥ 0,1 mV 80 ms nach J trotz Aszension, kann Ausdruck einer koronaren Minderdurchblutung sein. Eine steil aszendierende ST-Streckensenkung dagegen ist ein Normalbefund (**S** A-**23**).

Befund Typisch für eine Koronarischämie ist eine horizontale oder deszendierende **ST-Streckensenkung** (≥ 0,1 mV, 80 ms nach dem J-Punkt) oder eine **ST-Hebung** ≥ 0,1 mV. Eine steil aszendierende ST-Streckensenkung ist ein Normalbefund.

> ***Merke.*** Positiver Ischämienachweis im Belastungs-EKG:
> - horizontale oder deszendierende ST-Streckensenkung ≥ 0,1 mV
> - ST-Streckenhebung ≥ 0,1 mV.

◀ **Merke**

Je nach Schwere und Lokalisation der Ischämiezeichen im Belastungs-EKG, je nach Alter und Geschlecht der Patienten ergeben sich bei Metaanalysen vieler Studien folgende maximale Sensitivitäten und Spezifitäten für das Erkennen einer KHK (Tab. A-**44**).

Synopsis A-23: Interpretation von ST-Streckensenkungen im EKG

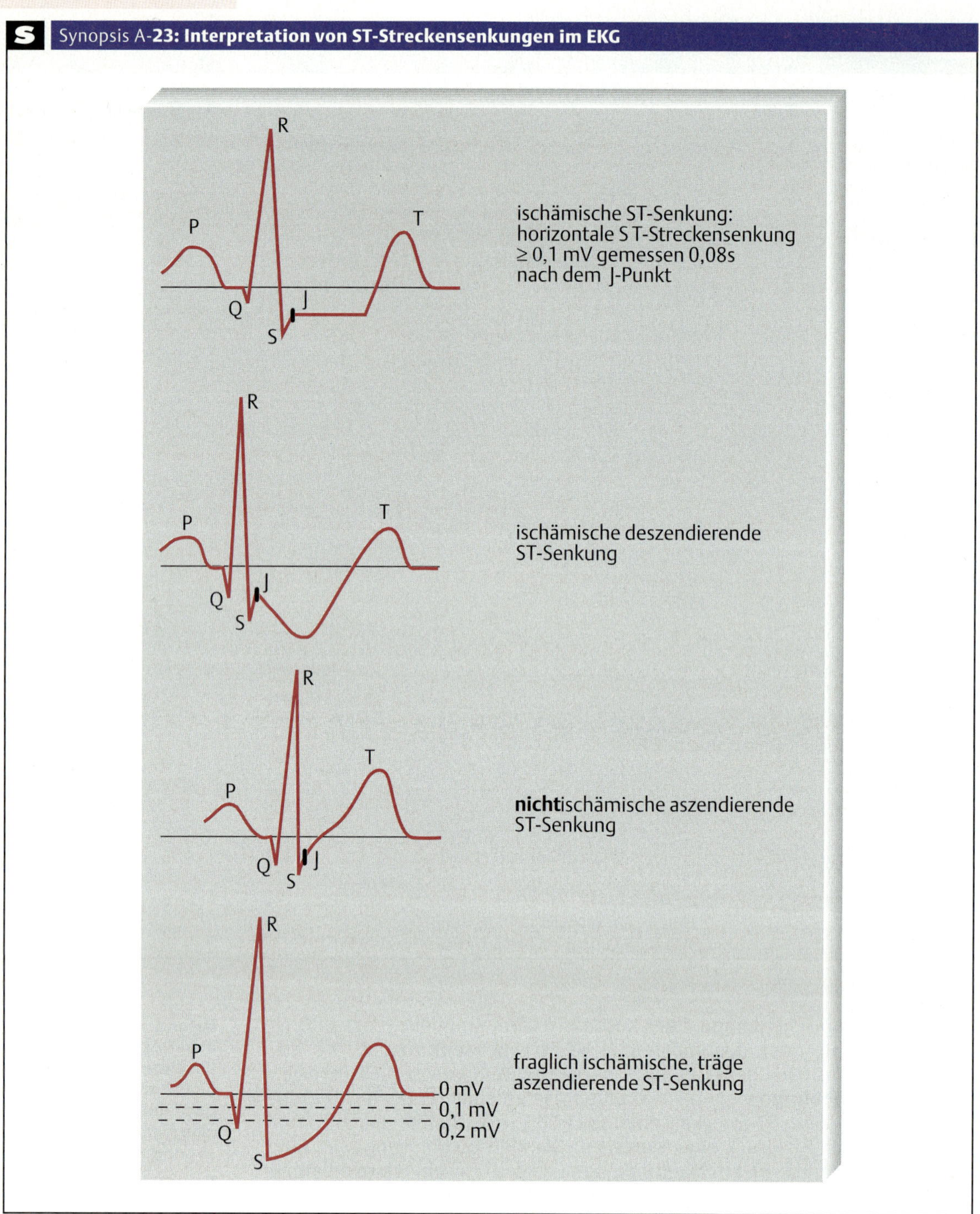

A-44: Sensitivität und Spezifität des Belastungs-EKGs

Belastungs-EKG	Sensitivität	Spezifität
▷ gesamt	▷ 60–70 %	▷ 70–80 %
▷ 2- oder 3-Gefäß-KHK	▷ 75–95 %	▷ 55–80 %

Aus unbekannter Ursache sind Sensitivität und Spezifität bei Frauen niedriger als bei Männern.

9.5.5 Thallium-Myokardszintigraphie

Das Prinzip der Myokardszintigraphie ist es, einen schwach radioaktiven Marker intravenös zu injizieren und die **durchblutungsabhängige Verteilung** in den Herzmuskelzellen szintigraphisch in mehreren Ebenen zu erfassen. Die Muskelareale, die aufgrund stenosierter Herzkranzgefäße geringer oder überhaupt nicht durchblutet werden, nehmen das Isotop vermindert oder gar nicht auf. Diese Minder- oder Fehlbelegungsareale können dargestellt und dem Herzen topographisch zugeordnet werden. Das am häufigsten verwendete Isotop ist **Thallium 201**.

Zur Darstellung einer belastungsinduzierten Myokardischämie wird das Isotop während maximaler fahrradergometrischer Belastung injiziert und die Verteilung im Herzmuskel 5–10 Minuten später szintigraphisch dokumentiert. Diese Aufnahmen werden mit einer 3–4 Stunden später angefertigten Ruheaufnahme verglichen. Bei einer belastungsinduzierten Ischämie zeigt sich in den Belastungsaufnahmen eine umschriebene Minderbelegung, die in den Ruheaufnahmen nicht mehr nachweisbar ist. Eine Myokardnarbe ist sowohl unter Belastung als auch in Ruhe nachweisbar.

Die Sensitivität der Thalliumszintigraphie mit Belastung beträgt 70–80 %, die Spezifität 80–85 %.

Die Thalliumszintigraphie kann außer unter fahrradergometrischer Belastung auch unter **Belastung mittels Dipyridamol** i. v. erfolgen. Dipyridamol ist ein Vasodilatator und induziert Ischämien durch Umverteilung des Blutes im Sinne eines Steal-Phänomens. Die Aussagekraft dieses Verfahrens liegt im Bereich der fahrradergometrischen Belastung.

9.5.5 Thallium-Myokardszintigraphie
Ein schwach radioaktiver Marker wird injiziert und die **durchblutungsabhängige Verteilung** im Myokard erfaßt. Muskelareale, die geringer oder nicht durchblutet werden, nehmen das Isotop vermindert oder nicht auf. Diese Areale können den Herzregionen zugeordnet werden.

Zur Darstellung einer belastungsindizierten Myokardischämie wird das Isotop unter Belastung injiziert. Die Verteilung im Herzmuskel wird nach 5–10 Minuten gemessen und mit Ruheaufnahmen verglichen. Ischämien unter Belastung zeigen eine in Ruhe reversible Minderbelegung; eine Narbe ist auch in Ruhe nachweisbar.

Die Thalliumszintigraphie kann außer unter fahrradergometrischer Belastung auch unter **Belastung mittels Dipyridamol** i. v. erfolgen. Dipyridamol ist ein Vasodilatator und induziert Ischämien durch Auslösung eines Steal-Phänomens.

9.5.6 Positronen-Emissionstomographie (PET)

Dieses neue, noch in der Evaluierung befindliche nichtinvasive Verfahren ermöglicht die Lokalisierung und Quantifizierung von peripher injizierten Tracersubstanzen im Herzen. Dies geschieht durch die Erfassung von Photonen, die beim Tracerzerfall entstehen, mit zirkulär um den Patienten angeordneten

9.5.6 Positronen-Emmissions-Tomographie (PET)
Nach Injektion von Tracersubstanzen kann auch noch **vitales Myokard in Infarktarealen** nachgewiesen werden.

S Synopsis A-**24: Mismatch**

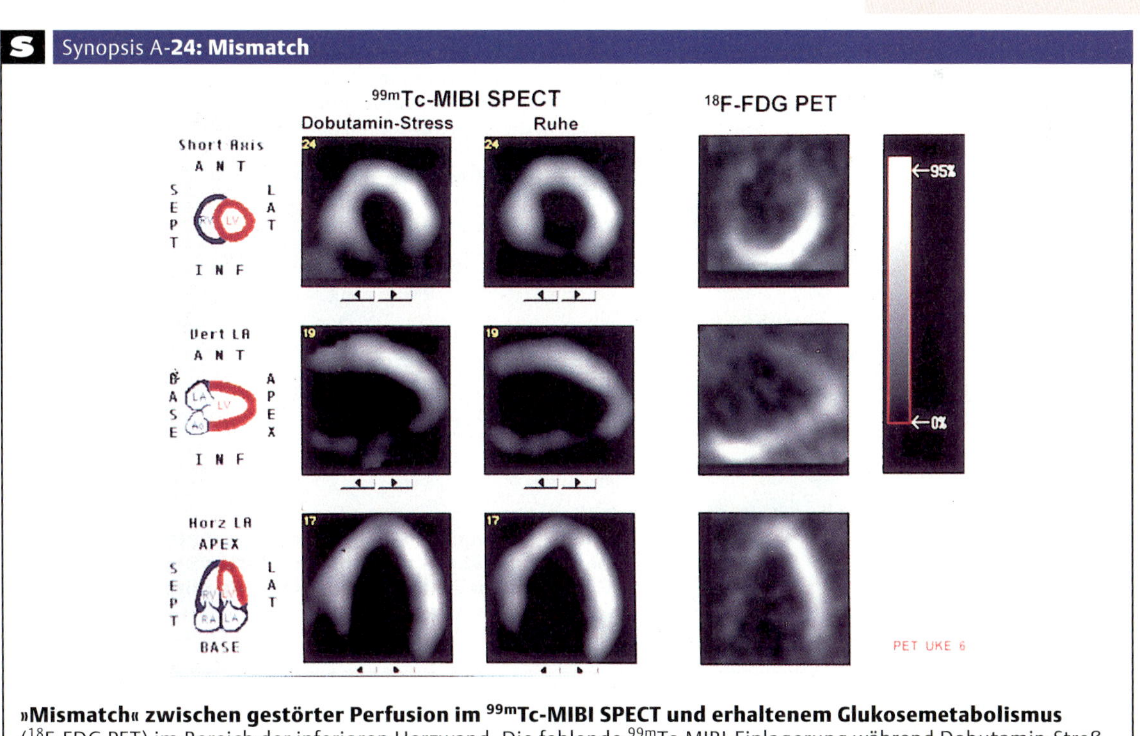

»Mismatch« zwischen gestörter Perfusion im ^{99m}Tc-MIBI SPECT und erhaltenem Glukosemetabolismus (^{18}F-FDG PET) im Bereich der inferioren Herzwand. Die fehlende ^{99m}Tc-MIBI-Einlagerung während Dobutamin-Streß und in Ruhe spricht für eine auch in Ruhe bestehende Minderperfusion, der erhaltene Glukosemetabolismus im PET für noch vorhandene Vitalität des Myokards. Zur Funktionsverbesserung erscheint hier eine Myokardrevaskularisation sinnvoll.

Dieser Nachweis ist für die Indikationsstellung zur **Rekanalisation von Verschlüssen** wichtig (S A-**24**).

Szintillationskameras. Mit diesem Verfahren ist es auch möglich, **vitales Myokard in Infarktarealen** nachzuweisen, was z. B. für die Indikationsstellung zur **Rekanalisation von Koronarverschlüssen** von Bedeutung ist (S A-**24**).

9.5.7 Echokardiographie

Durch die **Ruhe-Echokardiographie** ist die Herzgröße und die globale bzw. regionale linksventrikuläre Funktion bestimmbar. Folgen der KHK, wie Papillarmuskeldysfunktion und Mitralklappeninsuffizienz, können mit der (Farb-)Doppler-Echokardiographie dargestellt werden (S A-**25**).

Mit Hilfe der ein- und zweidimensionalen **Ruhe-Echokardiographie** läßt sich das Herz direkt abbilden. Damit ist eine Quantifizierung der Herzgröße sowie der globalen und regionalen linksventrikulären Funktion möglich. Folgen der KHK, wie z. B. eine Papillarmuskeldysfunktion oder Mitralklappeninsuffizienz, können (farb-)dopplerechokardiographisch dargestellt werden (S A-**25**).

S Synopsis A-**25: Zweidimensionale Darstellung der Herzhöhlen durch die Echokardiographie**

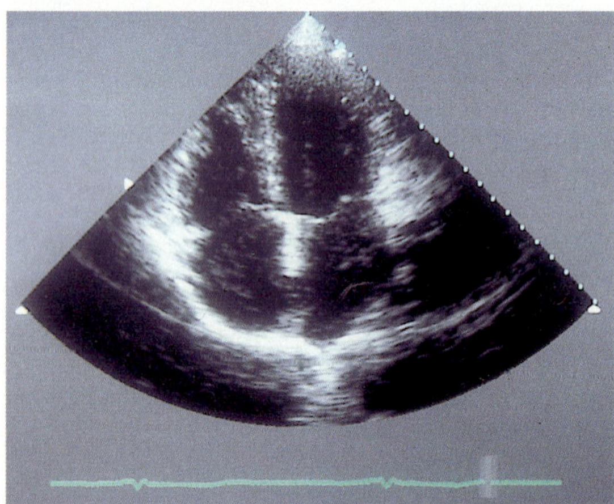

Echokardiographischer apikaler Vierkammerblick bei einem 25jährigen Herzgesunden.

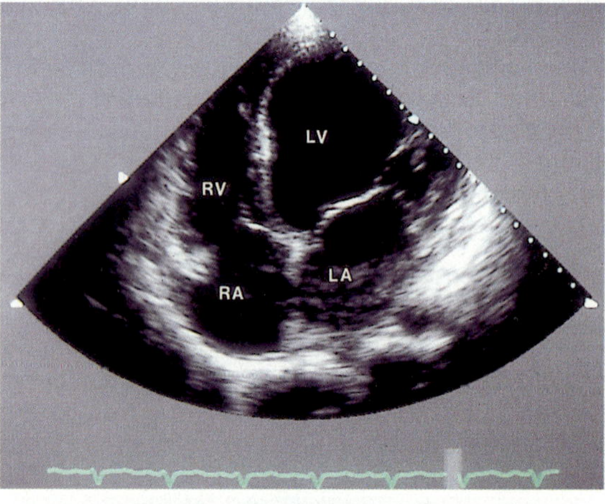

Echokardiographischer apikaler Vierkammerblick bei einem 52jährigen männlichen Patienten mit dilatativer Kardiomyopathie. Der linke Ventrikel ist deutlich, der linke Vorhof mittelgradig dilatiert.
LA = linker Vorhof
LV = linker Ventrikel
RA = rechter Vorhof
RV = rechter Ventrikel.

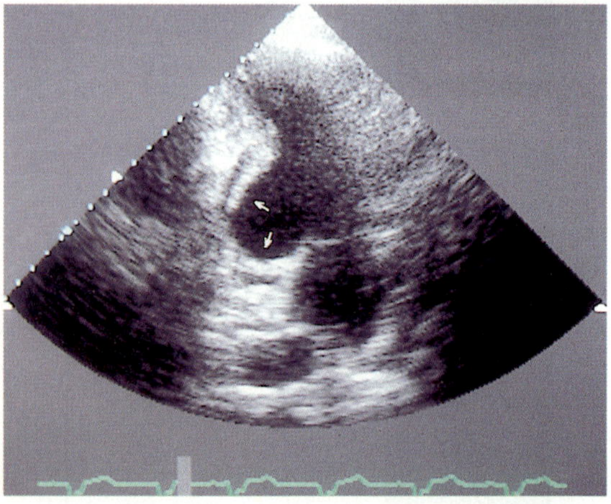

Echokardiographischer apikaler 2-Kammerblick bei einem 68jährigen männlichen Patienten nach 12 Wochen zurückliegendem Hinterwandinfarkt. Akinesie der basalen bis mittleren inferioren Wand mit deutlicher aneurysmatischer Ausweitung (Pfeil).

Mit der **Belastungs-Echokardiographie** können belastungsinduzierte Myokardischämien als Wandbewegungsstörungen während der Echo-

Mit der **Belastungs-Echokardiographie** können belastungsinduzierte Myokardischämien als Wandbewegungsstörungen echokardiographisch diagnostiziert werden. Während maximaler Belastung und bis zu 60 Sekunden danach (bessere Untersuchungsbedingungen, weniger atmungsbedingte

Störartefakte) werden die einzelnen Wandabschnitte des linken Ventrikels in herkömmlicher Weise dargestellt und aufgezeichnet, um sie danach mit den Ruhe-Aufnahmen zu vergleichen. Bei den 90% gut untersuchbaren Patienten liegen Sensitivität und Spezifität (untersucherabhängig) im Bereich der Belastungs-Thalliumszintigraphie.
Bei Patienten, die nicht fahrradergometrisch belastet werden können, kann die Belastungs-Echokardiographie auch durch Injektion von Pharmaka durchgeführt werden. Am besten dafür geeignet erscheint z.Z. Dobutamin, ein selektiver Agonist der β_1-Rezeptoren mit positiv inotroper und positiv chronotroper Wirkung. Neben Dobutamin kann für die Belastungen auch der Vasodilatator Dipyridamol verwendet werden (S A-**26**).

kardiographie nachgewiesen werden. Während bzw. bis zu 60 Sekunden nach Belastung und in Ruhe wird der linke Ventrikel untersucht. Bei Patienten, die nicht fahrradergometrisch belastet werden können, kann die Belastungs-Echokardiographie auch durch Dobutamin oder Dipyridamol durchgeführt werden (S A-**26**).

S Synopsis A-**26: Dobutamin-Streßechokardiographie**

BASE
10yg D.
40yg d.
POST
ES

Dobutamin-Streßechokardiographie einer 42jährigen Patientin mit belastungsabhängiger Angina pectoris. Dargestellt ist die parasternale kurze Achse in Systole oben links in Ruhe, oben rechts unter 10, unten links 40 µg/kg/min, sowie unten rechts nach Belastung. Bei maximaler Dobutaminbelastung (40 µg/kg/min) zeigt sich eine Hypokinesie im Septum (Pfeile), welche in der Post-Aufnahme reversibel ist.

9.5.8 Koronarangiographie und linksventrikuläre Angiographie

Die Koronarangiographie dient der direkten Darstellung der Herzkranzgefäße mit Röntgenkontrastmittel. Sie gibt Aufschluß über Vorhandensein und Ausmaß der KHK. Neben der Darstellung der Herzkranzgefäße wird in der Regel eine Kontrastmittelinjektion in den linken Ventrikel durchgeführt. Diese erlaubt eine Beurteilung von Größe und Funktion der linken Herzkammer. Insbesondere können dabei auch regionale Störungen der linksventrikulären Wandbewegung diagnostiziert werden (S A-**27**).

9.5.8 Koronarangiographie und linksventrikuläre Angiographie

Durch die Darstellung der Herzkranzgefäße mit Kontrastmittel ist das Vorhandensein und Ausmaß der KHK darstellbar. Die linksventrikuläre Angiographie erlaubt darüber hinaus die Diagnose globaler und regionaler linksventrikulärer Wandbewegungsstörungen (S A-**27**).

Indikationen. Die Indikation zur Koronarangiographie ergibt sich, wenn bei unklarem Beschwerdebild eine KHK bestätigt oder ausgeschlossen werden soll. Darüber hinaus sollte eine Koronarangiographie bei Patienten mit Ruhe-Angina oder bei belastungsabhängiger Angina pectoris und Ischämienachweis (positives Belastungs-EKG, Thalliumszintigraphie, Belastungs-Echokardiographie) durchgeführt werden. Nur in einzelnen Fällen, z.B. bei

Indikationen
- unklare thorakale Beschwerden
- Ruhe-Angina
- instabile Angina
- belastungsabhängige Angina und Ischämienachweis
- Myokardinfarkt.

Synopsis A-27: Koronarangiographie

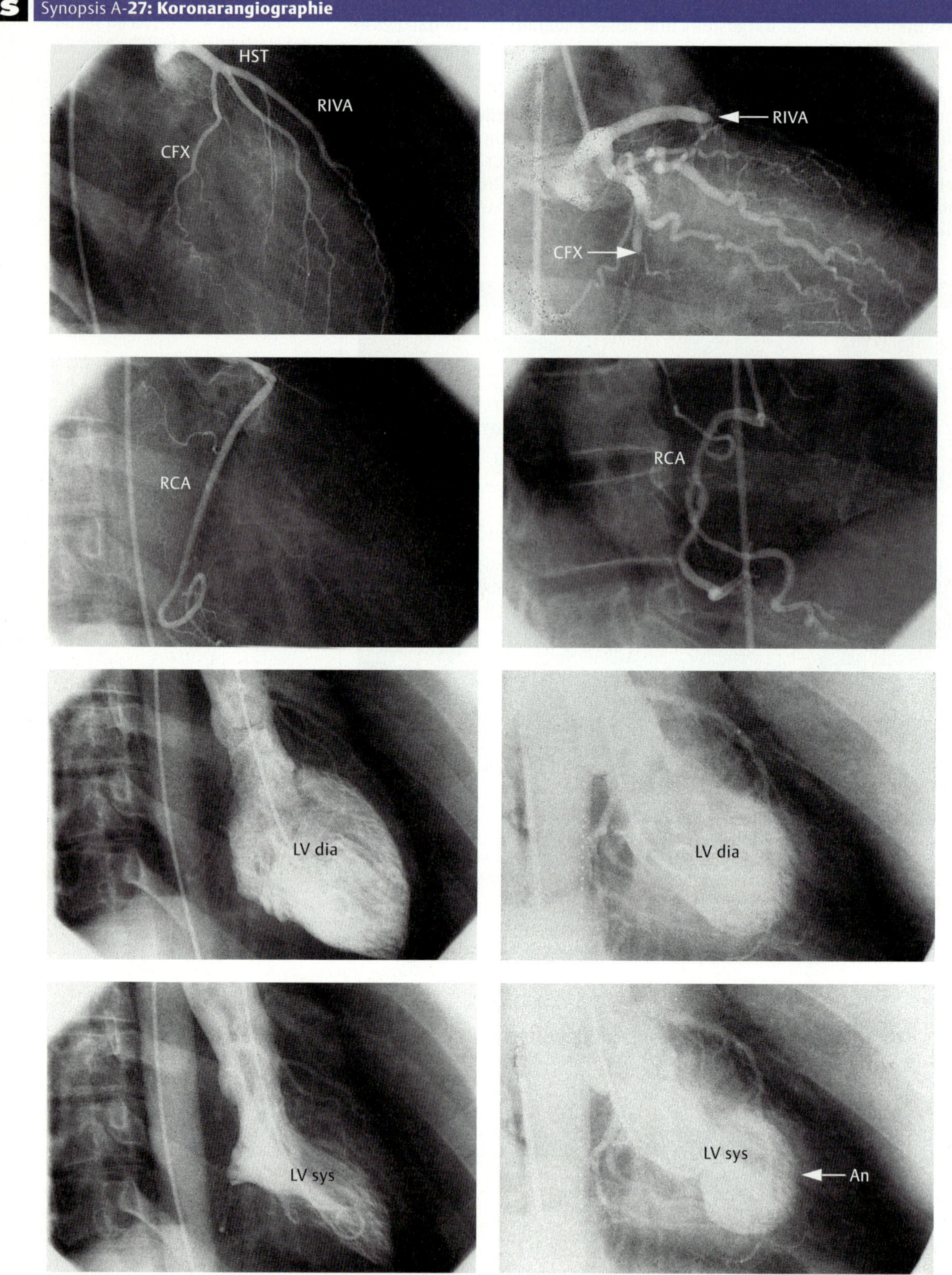

Normales Koronarangiogramm und **normale linksventrikuläre Funktion** bei einem 40jährigen Mann mit atypischen linksthorakalen Schmerzen.

Schwere koronare 3-Gefäß-Erkrankung mit Verschluß des R. interventricularis anterior (Pfeil) und des **R. circumflexus** (Pfeil) der linken Herzkranzarterie und Vorderwandaneurysma.

HST = Hauptstamm der linken Herzkranzarterie, CFX = R. circumflexus, RIVA = R. interventricularis anterior, RCA = rechte Herzkranzarterie, LV dia = linker Ventrikel in der Diastole, LV sys = linker Ventrikel in der Systole, An = Vorderwandaneurysma.

chronischen Verläufen bekannter Patienten, kann auf einen Ischämienachweis verzichtet werden (weiteres zur Indikationsstellung *s. Kap. Instabile Angina und Myokardinfarkt, S. 139ff.).*

Durchführung. Nach Punktion der Arteria femoralis (in Ausnahmefällen auch der Arteria brachialis), werden Katheter in das Ostium der linken und rechten Herzkranzarterie vorgeführt. Die Darstellung der Herzkranzgefäße erfolgt dann durch Injektion von Röntgenkontrastmittel durch diese Katheter. Die Injektion von Kontrastmittel in den linken Ventrikel geschieht mit Hilfe einer Injektionspumpe durch Katheter, die durch mehrere Seitenlöcher eine gleichmäßige Kontrastmittelverteilung im Ventrikel erlauben.

Komplikationen. Typische Risiken der Koronarangiographie sind: Herzinfarkt (< 0,1 %), Herzrhythmusstörungen (u. a. Kammerflimmern; ca. 0,3 %), Gefäßeinriß (Dissektion), Perikardtamponade, arterielle Embolie (z. B. durch Lösen von atherosklerotischem Material bei der Passage des Katheters in der Aorta; < 0,1 %), Kontrastmittelallergie. Die Letalität der Koronarangiographie liegt unter 0,1 %.

Komplikationen
- Herzinfarkt (< 0,1 %)
- Herzrhythmusstörungen
- arterielle Embolie (< 0,1 %)
- Tod (< 0,1 %).

9.5.9 Intravaskulärer Ultraschall

Mit Hilfe des intravaskulären Ultraschalls (IVUS) ist es möglich, neben der **Darstellung des Gefäßinnenlumens** Aufschlüsse über die **Morphologie der Gefäßwand** zu erhalten. Dabei wird ein miniaturisierter Ultraschallkatheter über einen Führungsdraht in das Gefäß eingeführt. In einer 360°-Abbildung können der Schweregrad von Stenosen und die Zusammensetzung arteriosklerotischer Plaques dargestellt werden. Insbesondere ist es mit IVUS möglich, die 3 Schichten der Arterienwand (Intima, Media und Adventitia) voneinander abzugrenzen und härtere Materialien (z. B. Kalk) von weicheren zu unterscheiden.
Erste klinische Bedeutung hat der IVUS erlangt bei der Darstellung der optimalen Entfaltung einer intrakoronar implantierten Gefäßstütze (»Stent«). Aktuelle Studien untersuchen die Wertigkeit von IVUS zur Auswahl des optimalen Interventionsverfahrens zur Behandlung einer Koronarstenose und zur Steuerung von Koronarinterventionen (A-**56).**

9.5.9 Intravaskulärer Ultraschall

Mit Hilfe des intravaskulären Ultraschalls (IVUS) können das **Gefäßinnenlumen** und die **Gefäßwand** dargestellt werden (A-**56**). Dabei können der Schweregrad von Stenosen und die Zusammensetzung arteriosklerotischer Plaques abgebildet werden. Insbesondere ist es mit IVUS möglich, die 3 Schichten derArterienwand (Intima, Media und Adventitia) voneinander abzugrenzen und härtere Materialien (z. B. Kalk) von weicheren zu unterscheiden.

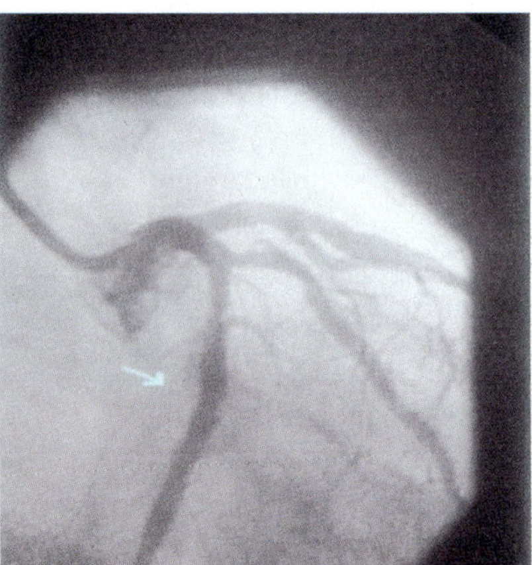

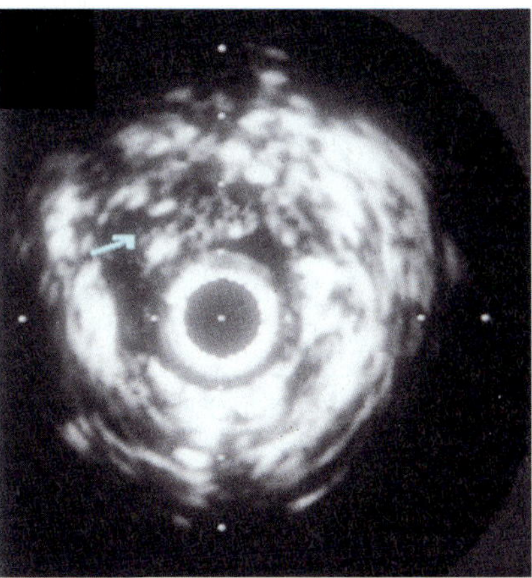

A-**56 a, b: Stent im R. circumflexus der linken Herzkranzarterie** (Pfeil linke Bildhälfte). Im intravaskulären Ultraschall stellt sich im Stent-Bereich ein intravasaler Thrombus dar (Pfeil rechte Bildhälfte).

9.6 Therapie

9.6.1 Modifikation von Risikofaktoren

Vgl. S. 120.

9.6.2 Medikamentöse antianginöse Therapie (▤ A-45)

Betarezeptorenblocker

Wirkungsmechanismus Hemmung des Katecholamineffekts durch Blockierung der Betarezeptoren am Herzen (β_1) sowie an der glatten Gefäß- und Bronchialmuskulatur (β_2).

Wirkung β_1-Blocker verringern den myokardialen Sauerstoffverbrauch durch Senkung von Herzfrequenz, Blutdruck und Herzauswurfleistung. Darüber hinaus Senkung der Reizleitungsgeschwindigkeit am Herzen.

Merke ▶

Unerwünschte Wirkungen

- AV-Blockierungen, Bradykardie, Hypotonie (β_1)
- Claudicatio, pulmonale Obstruktion
- Libidobeeinträchtigung.

In der Kardiologie werden überwiegend β_1-selektive Rezeptorblocker verwendet.

9.6 Therapie

9.6.1 Modifikation von Risikofaktoren

An erster Stelle steht die Beseitigung bzw. Modifikation bestehender Risikofaktoren (*vgl. S. 120*).

9.6.2 Medikamentöse antianginöse Therapie (▤ A-45)

Betarezeptorenblocker

(z. B. Acebutolol, Atenolol, Metoprolol, Propranolol, Sotalol)

Wirkungsmechanismus. Reversible Hemmung des Katecholamineffekts durch Blockierung der Betarezeptoren am Herzen (β_1) sowie an der glatten Gefäß- und Bronchialmuskulatur (β_2).

Wirkung. β_1-Blocker mindern den myokardialen Sauerstoffverbrauch durch Senkung von Herzfrequenz, Blutdruck und Herzauswurfleistung. Darüber hinaus bewirken sie eine Senkung der Reizleitungsgeschwindigkeit am Herzen.

A-45: Medikamentöse antianginöse Therapie

	Substanz	Halbwertszeit	Handelsname	Dosierung (oral)
Betablocker (β_1-selektiv)	Acebutolol	2,7 h	Neptal®, Prent®	1–2 x 200–400 mg
	Atenolol	6,3 h	Atenolol®, Tenormin®	1 x 25–100 mg
	Metoprolol	3,2 h	Beloc®, Lopresor®	2 x 50–100 mg
Nitrate	Isosorbid-Mononitrat	2–5 h	Corangin®, Ismo®, Mono Mack®	2 x 20–40 mg (morgens und mittags)
	Isosorbiddinitrat	4–5 h	ISDN®, Isoket®	2 x 20–40 mg (morgens und mittags)
	Glyceroltrinitrat Kapseln	1–4 min	Nitrolingual®, Nitro Mack®	1–2 Kapseln bei Bedarf (zu je 1,2 mg)
	Glyceroltrinitrat Spray	1–4 min	Isoket®, Nitrolingual® Nitro Mack®	1–2 Hübe bei Bedarf
Kalziumantagonisten	Nifedipin	2,5–5 h	Adalat®, Nifedipin®, Nifehexal®	2–3 x 20 mg in Retardform
	Verapamil	3–7 h	Isoptin®, Verahexal®, Verapamil®	3 x 40–120 mg
	Diltiazem	4–9 h	Dilzem®	3 x 60–120 mg

▶ ***Merke.*** Betablocker senken die Mortalität bei KHK-Patienten.

Metabolismus. First-pass-Effekt bei Acebutolol, Metoprolol, Propranolol; kein hepatischer Metabolismus bei Atenolol.

Unerwünschte Wirkungen

- AV-Blockierungen, Bradykardie, Hypotonie (β_1)
- Claudicatio, Verschlechterung einer obstruktiven Lungenerkrankung (β_2) (Kontraindikation für Betablocker bei schwerer COPD!)
- Beeinträchtigung der Libido.

Wegen der aus der Hemmung der β_2-vermittelten Katecholaminwirkung resultierenden unerwünschten Wirkungen werden in der Kardiologie überwiegend β_1-selektive Betablocker verwendet.

> **Merke.** Cave: Gabe von Betablockern bei obstruktiven Lungenerkrankungen und peripherer arterieller Verschlußkrankheit!

◀ **Merke**

Nitrate

Nitrate

(z. B. Isosorbidmononitrat, Isosorbiddinitrat, Glyceroltrinitrat [Nitroglycerin])

Wirkungsmechanismus. Vasodilatation (venös >> arteriell), Verringerung des Venentonus.

> **Wirkungsmechanismus** Vasodilatation (venös >> arteriell).

Wirkung
- Senkung der Vorlast des Herzens durch Zurückhalten von Blut in den großen Körpervenen (»venöses Pooling«)
- vermehrte Koronardurchblutung durch Erweiterung der Herzkranzgefäße
- in geringem Maß Verringerung der Nachlast des Herzens durch Senkung des peripheren Gefäßwiderstandes.

> **Wirkung**
> - Senkung der Vorlast durch venöses Pooling
> - vermehrte Koronardurchblutung durch Erweiterung der Herzkranzgefäße
> - in geringem Maß Verringerung der Nachlast.

Metabolismus. Resorption im Gastrointestinaltrakt oder über die Haut (Nitro-Pflaster); Ausscheidung über die Niere; Halbwertszeit: 5 min (Nitroglycerin) bis 5 Stunden.

Unerwünschte Wirkungen. Kopfschmerz, Flush, Hypotension, zerebrale Ischämie.

> **Unerwünschte Wirkungen** Kopfschmerz, Flush, Hypotension, zerebrale Ischämie.

Besonderheit. Tachyphylaxie bei Langzeit-Anwendung. Deshalb Einhaltung eines nächtlichen **nitratfreien Intervalls**. Behandlung des akuten Angina-pectoris-Anfalls mit Nitroglycerinspray.

> **Besonderheit** Tachyphylaxie bei Langzeit-Anwendung. Deshalb: **nitratfreies Intervall**.

> **Merke.** Jeder Patient mit Angina pectoris sollte ständig Nitroglycerin- Spray oder -Kapseln bei sich führen! Bei Bedarf: 2 Hübe oder 1 Kapsel sublingual.

◀ **Merke**

Kalziumantagonisten

Kalziumantagonisten

(z. B. Nifedipin, Verapamil, Diltiazem)

Wirkungsmechanismus. Hemmung des Ca^{2+}-Einstromes in die Herzmuskel- und Gefäßwandzellen; dadurch negativ inotrope Wirkung und Vasodilatation.

> **Wirkungsmechanismus** Hemmung des Ca^{2+}-Einstromes in die Herzmuskel- und Gefäßwandzellen.

Wirkung
- Verringerung der Nachlast des Herzens durch Senkung des peripheren Gefäßwiderstandes; direkte Vasodilatation der Herzkranzgefäße. Besondere Indikation zum Einsatz von Kalziumantagonisten ist die vasospastische Angina (»Prinzmetal-Angina«)
- Verlängerung der Refraktärzeit am AV-Knoten (+ Verapamil, + Diltiazem, – Nifedipin).

> **Wirkung**
> - Nachlastsenkung
> - koronare Vasodilatation
> - Beeinflussung der Refraktärzeit am AV-Knoten.

Metabolismus
- Nifedipin: schnelle Absorption, bedeutender First-pass-Metabolismus
- Verapamil: fast vollständige Absorption
- Diltiazem: schnelle, fast vollständige Absorption.

Unerwünschte Wirkungen. Flush, Herzfrequenzerhöhung (Nifedipin), Herzfrequenzverlangsamung (Diltiazem, Verapamil), Knöchelödeme, paradoxe Angina pectoris.

> **Unerwünschte Wirkungen** Flush, Herzfrequenzerhöhung (Nifedipin), Herzfrequenzverlangsamung (Diltiazem, Verapamil), Knöchelödeme, paradoxe Angina pectoris.

Besonderheit Nifedipin nur in Retardform geben.

Besonderheit. Wegen der Reflextachykardie Gabe von Nifedipin nur in Retardform.

Merke ▶

> ***Merke.*** Cave Kombination von Verapamil oder Diltiazem und Betablockern wegen verstärkter Neigung zu Bradykardien und AV-Blockierungen!

9.6.3 Thrombozytenaggregationshemmung und Antikoagulation

Eine Thrombozytenaggregationshemmung ist bei gesicherter KHK, nach Infarkt, nach Bypass-Operation und zur Verhinderung von Akutkomplikationen bei PTCA indiziert.
Mittel der Wahl ist Acetylsalicylsäure (ASS). Die Dosis von 100 mg pro Tag reicht aus.

Das **Mittel der Wahl zur Thrombozytenaggregationshemmung ist Acetylsalicylsäure (ASS)**. ASS bewirkt durch die Hemmung der thrombozytären Zyklooxygenase eine Hemmung der Synthese von Thromboxan A2. Eine Thrombozytenaggregationshemmung ist insbesondere bei gesicherter KHK, nach Infarkt, nach Bypass-Operation und zur Verhinderung von Akutkomplikationen bei PTCA indiziert. Eine Dosierung von ca. 100 mg/d ist als ausreichend anzusehen.

Merke ▶

> ***Merke.*** Acetylsalicylsäure senkt die Mortalität bei KHK, insbesondere auch nach Infarkt (Sekundärprophylaxe).

Indikationen für eine **permanente bzw. langfristige Antikoagulation** mit **Cumarinderivaten:**
- eingeschränkte linksventrikuläre Funktion
- ausgedehnte Akinesien
- linksventrikuläre Thromben
- Vorhofflimmern.

Eine Indikation zur **permanenten bzw. langfristigen Antikoagulation** besteht bei KHK, wenn die globale linksventrikuläre Funktion deutlich eingeschränkt ist (Ejektionsfraktion $\leq$ 30%), oder bei ausgedehnten Akinesien oder Aneurysmata zur Prophylaxe linksventrikulärer Thromben. Darüber hinaus sollte bei bereits vorhandenem linksventrikulärem Thrombus und bei Vorhofflimmern antikoaguliert werden. Als Therapeutika am besten geeignet sind **Cumarinderivate** (z. B. Phenprocoumon). Die gerinnungshemmende Wirkung der Cumarinderivate beruht auf einer Verdrängung von Vitamin K bei der Synthese einiger Gerinnungsfaktoren. Dies erklärt auch ihren verzögerten Wirkungseintritt nach ca. 3 Tagen, weshalb **überlappend mit Heparin**, 200–400 E/kg Körpergewicht über 24 h, therapiert werden muß. Die Erhaltungsdosis richtet sich nach der **Prothrombinzeit**, die in Deutschland noch häufig als Quick-Wert angegeben wird. In Zukunft sollte jedoch der auf einem internationalen Standard bezogene INR-Wert (international normalized ratio) verwendet werden.
Die wichtigsten **unerwünschten Wirkungen** der Antikoagulation sind schwerwiegende Blutungen, die insbesondere bei unzureichender Kontrolle der Gerinnungsparameter auftreten. Die Kontrolle sollte zu Beginn engmaschig (ca. alle 2 Tage) erfolgen. Nach guter Einstellung und bei guter Compliance des Patienten kann die Kontrolle dann alle 1–2 Wochen erfolgen.

Zu beachten ist der verzögerte Wirkungseintritt, weshalb **überlappend mit Heparin** therapiert werden muß.
Die Erhaltungsdosis richtet sich nach der **Prothrombinzeit** (Quick-Wert, INR).
Unerwünschte Wirkungen sind schwere Blutungen, die insbesondere bei unzureichender Kontrolle auftreten können.

9.6.4 Koronarangioplastie (PTCA)

Definition ▶

> ***Definition.*** PTCA steht für **P**erkutane **T**ransluminale **C**oronar **A**ngioplastie. Sie bezeichnet die Aufweitung einer Koronarstenose mit einem Ballonkatheter.

Indikation Hämodynamisch signifikante Koronarstenose (in der Regel über 75% Flächenstenose), die für die Beschwerden des Patienten verantwortlich gemacht wird.

Indikation. Hämodynamisch signifikante Koronarstenose (in der Regel über 75% Flächenstenose), die für die Beschwerden des Patienten verantwortlich gemacht wird. In der Regel wird neben der Beschwerdesymptomatik des Patienten ein objektiver Ischämienachweis durch Belastungs-EKG, TI-Myokardszintigraphie oder Streß-Echokardiographie für erforderlich gehalten.

Durchführung Transfemorales Vorgehen über einen Katheter. Ein Ballon wird über die verengte Stelle des

Durchführung. Transfemorales Vorgehen wie bei der Koronarangiographie. Über einen Führungskatheter, der im Ostium des Herzkranzgefäßes liegt, wird ein dünner Draht in das Gefäß eingeführt. Über diesen Draht wird ein Katheter, an dessen Spitze sich ein Ballon befindet, bis über die verengte

Stelle des Herzkranzgefäßes geführt. Der Ballon wird mit ca. 6–10 Atmosphären für 30–120 Sekunden entfaltet (S A-**28**). Gelingt die Drahtpassage, ist es mit dieser Methode prinzipiell auch möglich, verschlossene Herzkranzgefäße wiederzueröffnen (Rekanalisation).

Herzkranzgefäßes geführt und mit ca. 6–10 Atm für 30–120 s entfaltet (S A-**28**).

Erfolgsquote. Die **primäre Erfolgsrate** beträgt ca. 90 % für Stenosen und ca. 50 % für Rekanalisationen bis zu einem Jahr alter Verschlüsse. Die **Restenoserate** bei PTCA innerhalb von 6 Monaten liegt bei 30–40 %, bei Stent-Implantation bei ca. 20–30 %. Danach treten praktisch keine Restenosen mehr auf.

Erfolgsquote **Primär:** ca. 90 % für Stenosen, ca. 50 % für Rekanalisationen bis zu einem Jahr alter Verschlüsse. **Restenoserate:** 30–40 % innerhalb von 6 Monaten, bei Stentimplantation 20–30 %.

Komplikationen. Wie bei der Koronarangiographie. Zusätzlich: notfallmäßige Bypass-Operation: 1–2 %, Herzinfarkt: 1–2 %, Mortalität: ca. 0,5 %.

Komplikationen Wie bei der Koronarangiographie plus notfallmäßige Bypass-Operation: 1–2 %, Herzinfarkt: 1–2 %, Mortalität: ca. 0,5 %.

S Synopsis A-**28: Erfolgreiche PTCA einer hochgradigen Stenose im R. circumflexus der linken Herzkranzarterie**

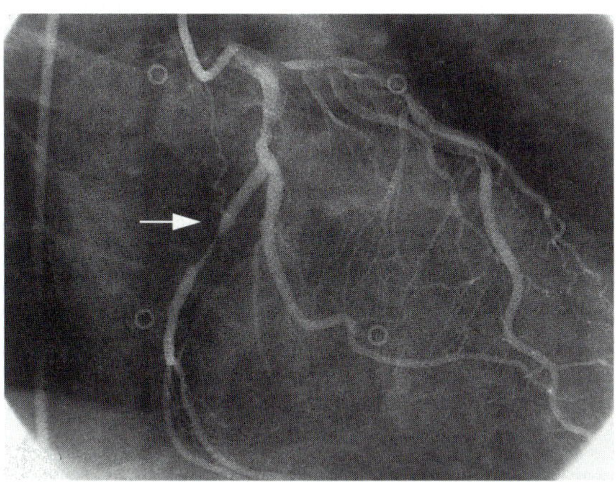

Hochgradige Stenose am Übergang vom proximalen zum mittleren Drittel des R. circumflexus (Pfeil).

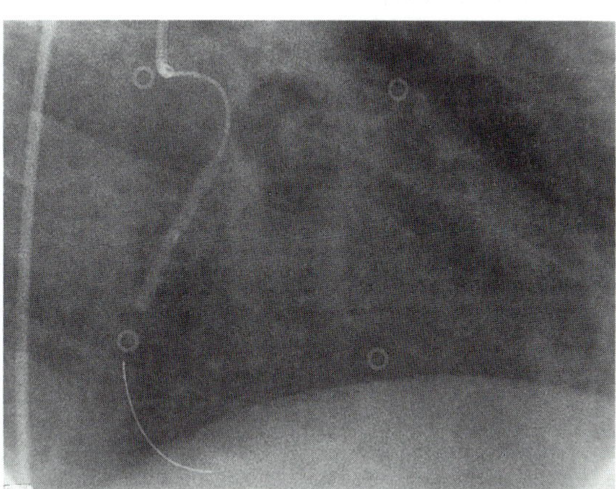

Ballonentfaltung in der Stenose.

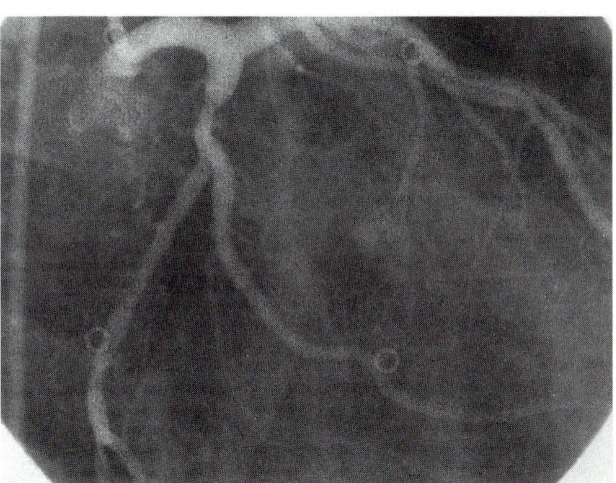

Vollständige Aufweitung der Stenose nach Dilatation.

9.6.5 Weitere Interventionsmöglichkeiten zur Beseitigung von Koronarstenosen

Hochfrequenzrotablation. Abfräsen der Plaques mit einem mit Diamantsplittern besetzten Bohrkopf bei 160 000–200 000 Umdrehungen/Minute (*vgl. a. Teil B Angiologie, S. 287 ff.*). Besonders günstig bei verkalkten und langstreckigen Stenosen. In der Regel ist im Anschluß eine PTCA erforderlich.

9.6.5 Weitere Interventionsmöglichkeiten zur Beseitigung von Koronarstenosen

Hochfrequenzrotablation Abfräsen der Plaques mit einem Bohrkopf (*vgl. a. Teil B Angiologie, S. 287 ff.*).

Atherektomie Herausschneiden von Plaquematerial mit rotierendem Messer.

Atherektomie. Herausschneiden von Plaquematerial mit einem rotierenden Messer. Geeignet für proximale Stenosen in geraden Gefäßabschnitten. Möglicherweise hat die Atherektomie eine höhere Komplikationsrate als die PTCA.

Sono- und Laserablation Beseitigung der Stenose durch hochfrequenten Ultraschall bzw. Laserstrahlen.
Stentimplantation Erweitern und Offenhalten des Gefäßes mit einem Drahtgitternetz.

Sono- und Laserablation. Beseitigung der Stenose mittels hochfrequentem Ultraschall, bzw. Laserstrahlen.

Stentimplantation. Erweitern und Offenhalten des Gefäßes mittels eines Drahtgitternetzes, das mit einem Ballonkatheter in der Verengung des Herzkranzgefäßes plaziert wird. Diese Methode kann zur Verhinderung eines durch Gefäßdissektion drohenden akuten Koronarverschlusses verwendet werden. Durch starke Lumenvergrößerung besteht darüber hinaus eine günstigere Ausgangsposition für einen eventuellen Restenosierungsprozeß. Dadurch ist die Restenosierungsrate niedriger.

Die aktuellen Stent-Modelle erfordern noch eine kombinierte Thrombozytenaggregationshemmung mit Acetylsalicylsäure und Ticlopidin für 2–4 Wochen.

Die aktuellen Stent-Modelle aus Stahl oder Tantal erfordern noch eine kombinierte Thrombozytenaggregationshemmung mit Acetylsalicylsäure und Ticlopidin (2 × 250 mg) für 2 bis 4 Wochen. Neue mit antithrombotischen Materialien beschichtete Stent-Modelle befinden sich zur Zeit in Erprobung.

9.6.6 Aortokoronare Bypass-Operation

Überbrückung einer Herzkranzgefäßstenose durch eine Verbindung zwischen Aorta und dem betroffenen Gefäß distal der Stenose. Am häufigsten werden hierzu Beinvenen (meistens: V. saphena), aber auch die Arteria thoracica interna (»A. mammaria«), die von der A. subclavia abgeht, kann verwandt werden. Vorteil des Mammaria-Bypasses ist eine höhere Lebensdauer.

Indikationen
- zur **Verbesserung der Prognose** bei Patienten mit Hauptstammstenose sowie bei Patienten mit schwerer koronarer 3-Gefäß-Erkrankung
- bei **Patienten mit Angina pectoris**, wenn eine PTCA nicht möglich oder erfolglos war
- als **Notfallmaßnahme** bei akutem Gefäßverschluß während PTCA.

Risiken Das Risiko der aortokoronaren Bypass-Operation ist um so höher, je älter der Patient und je schlechter die linksventrikuläre Funktion ist.

9.6.6 Aortokoronare Bypass-Operation

Überbrückung einer Herzkranzgefäßstenose durch eine Verbindung zwischen Aorta und dem betroffenen Gefäß distal der Stenose. Diese Überbrükkung wird am häufigsten durch eine Vene (meist Vena saphena) vollzogen, aber auch die Arteria thoracica interna (»Arteria mammaria«), die von der Arteria subclavia abgeht, kann dazu verwandt werden. Der Vorteil der Arteria mammaria besteht darin, daß es ein arterielles Gefäß ist und eine im Durchschnitt höhere Lebensdauer hat als ein venöser Bypass.

Indikationen
- zur **Verbesserung der Prognose** bei Patienten mit Hauptstammstenose sowie bei Patienten mit schwerer koronarer 3-Gefäß-Erkrankung
- zur **Linderung von Beschwerden** bei Patienten mit Angina pectoris, wenn eine PTCA nicht möglich oder erfolglos war
- als **Notfallmaßnahme** bei akutem Gefäßverschluß während PTCA.

Risiken. Das Risiko der aortokoronaren Bypass-Operation ist um so höher, je älter der Patient und je schlechter die linksventrikuläre Funktion ist. Die Letalität der Operation bei unter 70jährigen Patienten beträgt 1–2%, in 5–10% ist mit einem perioperativen Myokardinfarkt zu rechnen. Zu einem Verschluß der Venenbypässe kommt es im ersten Jahr in 10–20%; nach 10 Jahren sind ca. 50% aller Venenbypässe verschlossen. Beim »Mammaria-Bypass« liegt die Verschlußrate < 5% im ersten Jahr und um 10% nach 10 Jahren.

Cave!

Maximale symptomatische Therapie inklusive PTCA und Bypass-Operation ohne ausreichende Einstellung der kardiovaskulären Risikofaktoren.

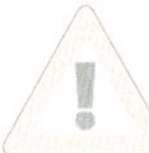

Chronische Therapie ohne ausreichende Berücksichtigung der potentiell lebensverlängernden Wirkung von Betablockern und ACE-Hemmern nach Infarkt.

Klinischer Fall

Im Januar 1992 suchte ein 48jähriger Mann seinen Hausarzt auf wegen seit 6 Monaten bestehender anfangs nur bei stärksten körperlichen Belastungen auftretender Schmerzen hinter dem Brustbein. Anfangs habe er die Beschwerden für Symptome einer Erkältung gehalten. Inzwischen träten sie aber schon bei mittlerer körperlicher Belastung und beim Heraustreten in die Kälte auf. Bei Unterbrechung der Belastung bildeten sich die Schmerzen innerhalb weniger Minuten zurück.
An Risikofaktoren gab der Mann an, seit 20 Jahren täglich 20 Zigaretten zu rauchen. Der Blutdruck sei stets normal gewesen, eine Zuckerkrankheit sei nicht bekannt. Der Vater habe mit 60 Jahren einen Herzinfarkt erlitten und sei mit 72 Jahren plötzlich verstorben. Das Serum-Cholesterin lag bei 257 mg/dl bei einem LDL-Cholesterin von 167 mg/dl, einem HDL-Cholesterin von 40 mg/dl und Triglyzeriden von 250 mg/dl.
Das Ruhe-EKG war unauffällig. Bei stufenweiser ergometrischer Belastung im Liegen gab der Patient ab 1 Minute 100 Watt ein leichtes retrosternales Ziehen an. Wegen zunehmender Beschwerden brach der Patient die Belastung bei 1 Minute 125 Watt ab. Im EKG fanden sich bei Belastungsende horizontale ST-Streckensenkungen von 0,2 mV in den Ableitungen V_4 und V_5.
Die daraufhin veranlaßte Koronarangiographie ergab eine koronare 1-Gefäßerkrankung mit 90% Stenosierung des R. interventricularis anterior der linken Herzkranzarterie. Der Patient wurde daraufhin erfolgreich an dieser Stenose dilatiert. Er gab das Rauchen auf. Eine cholesterinarme Diät führte zu einer Abnahme des Gesamt-Cholesterins auf 239 mg/dl bei einem LDL-Cholesterin von 157 mg/dl, einem HDL-Cholesterin von 40 mg/dl und Triglyzeriden von 210 mg/dl. Nach Therapie mit 20 mg Simvastatin kam es zu einem weiteren Rückgang des Gesamt-Cholesterins auf 179 mg/dl, des LDL-Cholesterins auf 100 mg/dl und einer Zunahme des HDL-Cholesterins auf 44 mg/dl. Die Triglyzeride lagen jetzt bei 175 mg/dl.
Bei der Kontroll-Herzkatheteruntersuchung 6 Monate nach PTCA fand sich ein weiterhin gutes Ergebnis nach PTCA. 5 Jahre nach PTCA war der Patient im Oktober 1997 beschwerdefrei und gut belastbar unter einer Medikation mit Acetylsalicylsäure 1 × 100 mg und 1 × 20 mg Simvastatin täglich.

10 Instabile Angina pectoris

W. Terres

10 Instabile Angina pectoris

Definition. Unter instabiler Angina versteht man eine Angina pectoris, die entweder
1. innerhalb der letzten 2 Monate neu aufgetreten ist oder
2. auf deutlich niedrigerem Belastungsniveau als zuvor oder
3. in Ruhe auftritt.

Als Sonderform der instabilen Angina pectoris ist die **Postinfarktangina** anzusehen.

◄ **Definition**

Epidemiologie. Etwa 80% aller Herzinfarkte kündigen sich durch eine Phase mit instabiler Angina pectoris an. Umgekehrt ist bei etwa 15% aller Patienten mit instabiler Angina im Verlauf mit einem Infarkt zu rechnen.

Epidemiologie Ca. 80% aller Herzinfarkte kündigen sich durch eine instabile Angina pectoris an.

Pathogenese. Zum einen kann eine schnelle Progression der KHK zu einem Neuauftreten von Angina pectoris oder zu einer Senkung der Angina-Schwelle bis hin zur Ruhe-Angina führen. Wesentlich häufiger, vor allem bei Ruhe-Angina, findet sich als Ursache jedoch die **Ruptur einer arteriosklerotischen Plaque** im Gefäß mit appositionellem Wachstum eines Thrombus im Bereich der Ruptur.

Pathogenese Die häufigste Ursache ist die **Ruptur einer arteriosklerotischen Plaque** mit appositionellem Wachstum des Thrombus.

Merke. Der einzige pathoanatomische Unterschied zwischen instabiler Angina und akutem Myokardinfarkt besteht darin, daß im Falle der instabilen Angina pectoris der Thrombus in der Regel nicht zu einer vollständigen Okklusion des Gefäßes führt.

◄ **Merke**

Ein reiner Vasospasmus (»Prinzmetal«-Angina) als Ursache ist in Europa selten (in Ostasien ca. 20%).

Während sich in Ostasien bei bis zu 20% aller Patienten eine vasospastische Angina (»Prinzmetal-Angina«) findet, ist der reine Vasospasmus als Ursache einer Angina pectoris in Europa eher als Ausnahme anzusehen. Falls Koronarspasmen bei einem Patienten nachgewiesen werden können, treten diese in der Regel in angiographisch wandveränderten Koronarsegmenten auf.

Komplikationen Entwicklung eines akuten Infarktes, wenn sich aus einem nichtokklusiven ein okklusiver intrakoronarer Thrombus entwickelt. Plötzliche Todesfälle durch Rhythmusstörungen sind beschrieben.

Komplikationen. Die Hauptkomplikation bei der instabilen Angina pectoris ist die Entwicklung eines akuten Myokardinfarktes, der in der Regel dann auftritt, wenn sich aus einem nichtokklusiven ein okklusiver intrakoronarer Thrombus entwickelt. Darüber hinaus sind plötzliche Todesfälle durch Rhythmusstörungen beschrieben.

Diagnose Wegweisend ist die **Anamnese.**
Ruhe-EKG: Neue horizontale oder deszendierende ST-Streckensenkungen als Zeichen der Myokardischämie.

Diagnose. Diagnostisch wegweisend ist in der Regel die **Anamnese** mit neu aufgetretenen, zunehmenden oder gar in Ruhe auftretenden pektanginösen Beschwerden. Zeigt das **Ruhe-EKG** dabei neue horizontale oder deszendierende ST-Streckensenkungen als Zeichen einer Myokardischämie, so ist in mehr als 90% der Fälle von einer Koronarstenose als Ursache der Beschwerden auszugehen. Für die Prinzmetal-Angina sind passagere ST-Streckenanhebungen typisch.

Merke ▶

> ***Merke.*** Ist das Ruhe-EKG unauffällig und gelingt eine medikamentöse Stabilisierung des Patienten, so kann ab etwa 48 Stunden nach der letzten Angina-Episode der Versuch eines Ischämienachweises, z.B. durch ein Belastungs-EKG erfolgen.

Die CK (CK-MB) ergibt in der Regel Normalwerte. Sensitivere Bestimmungen (**Troponin T** oder I) ergeben Hinweise auf eine Myokardschädigung. Die **Koronarangiographie** zeigt mindestens eine hochgradige Stenose. Angioskopisch war in nahezu 100% der Fälle ein Thrombus nachweisbar (A-**57**).

Während konventionelle Analysen aus dem Herzmuskel freigesetzter Enzyme (wie z.B. der Kreatinphosphokinase) in der Regel Normalwerte ergeben, lassen sich durch andere sensitivere Bestimmungen herzmuskelspezifischer Substanzen wie beispielsweise **Troponin T** oder Troponin I Hinweise auf eine Myokardschädigung ableiten.
Die **Koronarangiographie** bei instabiler Angina pectoris zeigt in der Regel mindestens eine hochgradige Koronarstenose. Abhängig vom Zeitpunkt der Angiographie läßt sich darüber hinaus in 20–60% der Patienten direkt angiographisch ein intrakoronarer Thrombus nachweisen (A-**57**). In Untersuchungen, die bei Patienten mit instabiler Angina eine Angioskopie durchführten, war ein solcher intrakoronarer Thrombus in bis zu 100% der Fälle zu sehen.

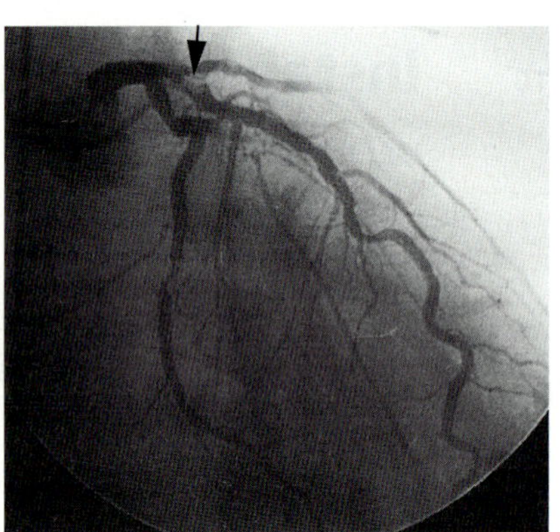

A-**57: Angiographie der linken Herzkranzarterie bei einem Patienten mit instabiler Angina.** Intrakoronarer Thrombus im R. interventricularis anterior (Pfeil).

Therapie (A-**58**).

Therapie (A-**58**).

Merke ▶

> ***Merke.*** Jeder Patient mit instabiler Angina pectoris sollte zur Therapie in ein Krankenhaus eingewiesen werden.

Dort sollte durch **serielle EKGs** und **Analysen der Kreatinphosphokinase im Abstand von 4 Stunden** ein Myokardinfarkt ausgeschlossen werden. Die häufig geübte Praxis, die Patienten nach Ausschluß eines Infarktes wieder in ambulante Behandlung zu entlassen, ist in Anbetracht der ungünstigen Prognose der instabilen Angina nur in begründeten Ausnahmefällen zu rechtfertigen.

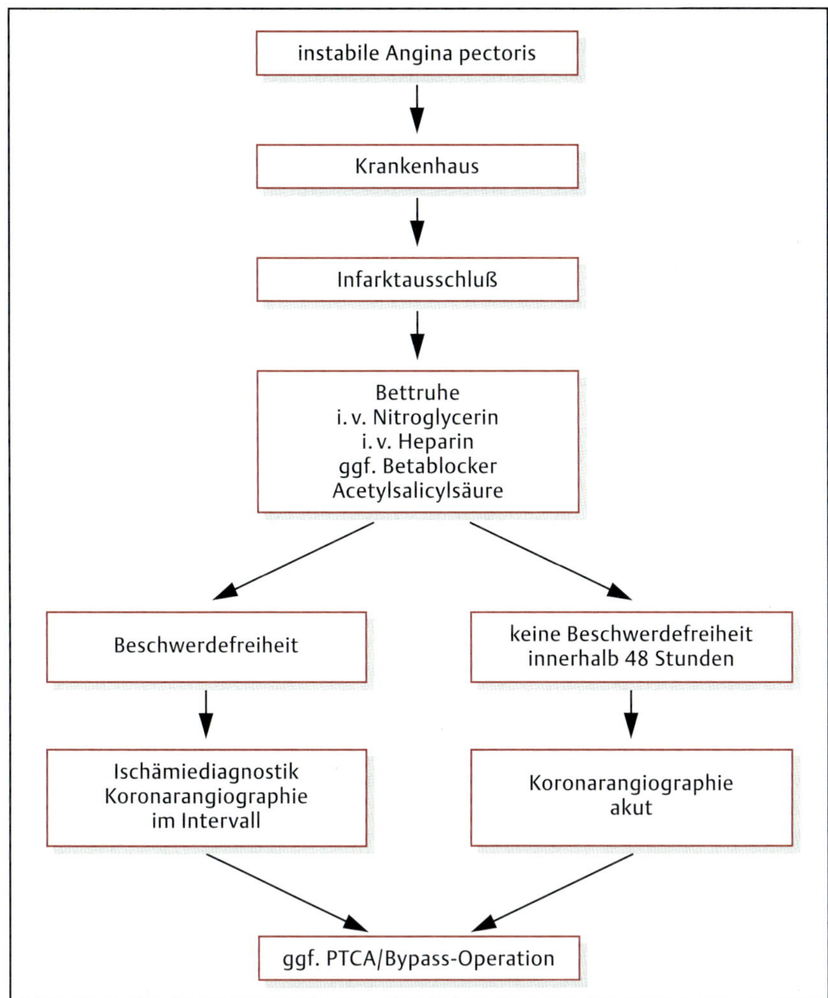

A-**58: Instabile Angina pectoris.**

- **Allgemeinmaßnahmen:** Überwiegende Bettruhe zur Verringerung des myokardialen Sauerstoffverbrauchs. Läßt sich durch ein informatives Gespräch keine hinreichende Beruhigung des Patienten erzielen, kann auch eine vorübergehende Sedierung gerechtfertigt sein. Weitere unspezifische Maßnahmen umfassen die Kontrolle verschlimmernder Faktoren wie Fieber, Schilddrüsenüberfunktion, erhöhte Blutdruckwerte usw.

Allgemeinmaßnahmen umfassen:
- Bettruhe zur Verringerung des myokardialen O_2-Verbrauches
- verbale Beruhigung des Patienten
- falls dies nicht gelingt, Sedierung.

- **Antianginöse Therapie:** Als antianginöse Therapie der Wahl in der Akutphase hat sich die (intravenöse) Infusion von Nitraten bewährt. Daneben können Betarezeptorenblocker oder Kalziumantagonisten eingesetzt werden. Keine dieser antianginösen Therapien hat jedoch einen sicheren Effekt auf die Prognose der Patienten.

Antianginöse Therapie in der Akutphase: i. v. Nitrate. Daneben Betablocker oder Kalziumantagonisten.

- **Antithrombotische Akuttherapie:** Nach den vorliegenden Untersuchungen wird die Prognose in erster Linie durch eine effektive antithrombotische Therapie verbessert. **Für die Akutphase der Erkrankung steht hierbei die hochdosierte intravenöse Heparinisierung im Vordergrund.** Die Heparindosierung wird dabei so gewählt, daß eine Verlängerung der partiellen Thromboplastinzeit auf das 1,5- bis 2fache des oberen Normwertes erzielt wird. Umstritten für die Akutphase der instabilen Angina ist die zusätzliche Gabe von Acetylsalicylsäure zu Heparin. Gegen die erzielbare Verstärkung der antithrombotischen Wirksamkeit der Behandlung muß hierbei in jedem Einzelfall das zusätzliche Risiko für das Auftreten einer Blutungskomplikation abgewogen werden.

Die Prognose wird in erster Linie durch eine **antithrombotische Therapie** verbessert.
Akutphase: hochdosiertes intravenöses Heparin (aPTT-Verlängerung auf das 1,5- bis 2fache des oberen Normwertes).

- **Ischämienachweis:** Gelingt eine medikamentöse Stabilisierung des Patienten durch eine kombinierte antianginöse und antithrombotische The-

Ischämienachweis: Nach der medikamentösen Stabilisierung sollte nach

3–7 Tagen (Plaqueruptur ist abgeheilt) durch **Belastungs-EKG** oder **Thallium-Myokardszintigraphie** abgeklärt werden, ob und bei welcher Belastungsstufe pektanginöse Beschwerden auftreten. Bei Nachweis einer Myokardischämie sollte sich eine **Koronarangiographie** anschließen.

rapie, sollte im Intervall, d.h. etwa 3–7 Tage nach der Phase mit Ruhe-Angina, eine Evaluierung des Patienten erfolgen. Zu diesem Zeitpunkt kann in der Regel davon ausgegangen werden, daß der der instabilen Angina zugrundeliegende thrombotische Prozeß auf dem Boden einer Plaqueruptur weitgehend abgeheilt ist. Es läßt sich also nun feststellen, ob nach dieser Abheilung eine wesentliche Reststenose im Herzkranzgefäß zurückgeblieben ist oder nicht. Eine Belastungsuntersuchung (**Belastungs-EKG** oder **Thallium-Myokardszintigraphie**) sollte deshalb zu diesem Zeitpunkt klären, ob und wenn ja, auf welcher Belastungsstufe pektanginöse Beschwerden bzw. Ischämiezeichen auftreten. Bei Nachweis einer Myokardischämie trotz fortgesetzter antianginöser Therapie sollte dann eine **Koronarangiographie** das morphologische Korrelat der Beschwerden abklären.

Abhängig vom Befund muß entweder eine Revaskularisation durch **PTCA** oder **Bypass-Operation** erwogen werden.

Merke ▶

Abhängig vom Befund muß dann eine Revaskularisation durch **PTCA** oder aortokoronare **Bypass-Operation** erwogen werden.

> ***Merke.*** Gelingt eine medikamentöse Stabilisierung des Patienten nicht innerhalb von etwa 48 Stunden, sollte möglichst eine frühe Koronarangiographie mit gegebenenfalls nachfolgender PTCA oder Bypass-Operation angestrebt werden.

Die Ballondilatation bei instabiler Angina weist gegenüber der elektiven PTCA eine niedrigere Erfolgsrate und eine höhere Komplikations- und Restenoserate auf.

Die **antithrombotische Langzeittherapie** besteht in der Gabe von niedrig dosierter Acetylsalicylsäure.

Die PTCA bei instabiler Angina und nachgewiesener hochgradiger Stenose weist gegenüber der elektiven PTCA eine mit 80–85 % niedrigere Erfolgsrate, eine größere Häufigkeit akuter Komplikationen und eine erhöhte Restenosierungsrate von etwa 50 % auf.

- **Antithrombotische Langzeittherapie:** Gelingt es, den Patienten mit der Behandlung beschwerdefrei zu bekommen und verbleibende belastungsabhängige Ischämien zu beseitigen, sollte sich an die hochdosierte Heparin-Therapie eine Behandlung mit Acetylsalicylsäure anschließen. Umfangreiche Studien haben gezeigt, daß sich Infarktrisiko und Mortalität bei Patienten mit instabiler Angina pectoris durch eine Behandlung mit Acetylsalicylsäure im ersten Jahr um etwa 50 % senken lassen. Als wirksam haben sich dabei Dosierungen der Acetylsalicylsäure von 75–1300 mg täglich erwiesen. Zur Vermeidung unerwünschter Wirkungen erscheinen die niedrigeren Dosen jedoch vorteilhaft.

Cave!

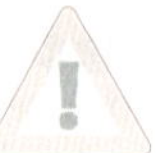

Patienten mit instabiler Angina pectoris in Ruhe sollten nicht nach Infarktausschluß aus der Klinik entlassen werden.

Klinischer Fall

Im September 1997 suchte ein 61jähriger Patient seinen Hausarzt auf wegen seit 3 Wochen rezidivierend aufgetretener retrosternaler Schmerzen mit Ausstrahlung in den linken Arm. Anfangs seien die Beschwerden nur bei stärkeren Anstrengungen, zuletzt aber mehrfach täglich auch aus der Ruhe heraus aufgetreten. Das vom Hausarzt geschriebene Ruhe-EKG war unauffällig. Wegen der vom Patienten geklagten Beschwerden erfolgte die Einweisung ins Krankenhaus unter der **Diagnose einer instabilen Angina pectoris**.

Wenige Stunden nach Krankenhausaufnahme entwickelte der Patient einen erneuten Anfall von Angina pectoris aus der Ruhe heraus. Ein während dieses Anfalles geschriebenes Ruhe-EKG zeigt horizontale ST-Streckensenkungen von 0,2 mV in den Ableitungen V_3 bis V_5. Unter intravenöser Infusion von Nitroglycerin bildeten sich Schmerzen und EKG-Veränderungen schnell zurück. Gleichzeitig mit Nitroglycerin erhielt der Patient einen Bolus von 250 mg Acetylsalicylsäure i.v., gefolgt von einer täglichen oralen Gabe von 100 mg. Ebenso wurde eine Heparin-Infusion mit täglich 400 Einheiten/kg Körpergewicht begonnen. Unter dieser Therapie blieb der Patient im folgenden beschwerdefrei und wurde am 3. Tag seines Krankenhausaufenthaltes einer Herzkatheteruntersuchung unterzogen.

Die Koronarangiographie erbrachte eine koronare 2-Gefäß-Erkrankung mit 99 % Stenosierung des R. interventricularis anterior der linken Herzkranzarterie im mittleren Drittel und einer 70 % Stenose eines marginalen Astes, eines Nebenastes des R. circumflexus. Nach Dilatation des R. interventricularis anterior zeigte sich hier eine deutliche Gefäßdissektion, die mit der Implantation einer intrakoronaren Gefäßstütze (»Stent«) erfolgreich beherrscht werden konnte. Eine Woche nach Dilatation wurde der Patient unter kombinierter Thrombozytenaggregationshemmung mit Acetylsalicylsäure 100 mg und Ticlopidin 2 × 250 mg täglich beschwerdefrei entlassen. Der Patient blieb in der Folge beschwerdefrei. Ticlopidin wurde nach 4 Wochen abgesetzt. Ein Belastungs-EKG bis 150 Watt 3 Monate nach der Stent-Implantation war unauffällig. Auf die mögliche Dilatation der Stenose des marginalen Astes wurde wegen fehlender hämodynamischer Auswirkung verzichtet.

11 Akuter Myokardinfarkt

W. Terres, J. Kähler, D. Koschyk

11 Akuter Myokardinfarkt

◀ Definition

Definition. Unter einem akuten Myokardinfarkt versteht man einen durch den akuten Verschluß eines Herzkranzgefäßes herbeigeführten Untergang von Herzmuskelgewebe.

11.1 Pathogenese

11.1 Pathogenese

Bei den meisten Patienten, die an einem Myokardinfarkt versterben, findet sich die **Ruptur einer intrakoronaren Plaque.**
Durch Exposition endothelialen Gewebes kommt es zur Thrombusbildung mit komplettem Verschluß des Gefäßes.

Pathoanatomisch findet sich bei Patienten, die an einem akuten Myokardinfarkt verstorben sind, in der weit überwiegenden Mehrzahl der Fälle die **Ruptur einer intrakoronaren Plaque**. Eine solche Plaqueruptur erfolgt in der Regel im Bereich einer vorbestehenden Stenose. Wesentliche Bedingung für das Auftreten der Plaqueruptur scheint zu sein, daß die Gefäßwand an der betreffenden Stelle einen relativ großen Anteil »weicher« Bestandteile wie Cholesterin und Zellnekrosen aufweist. Diese sind gefäßlumenwärts von einer fibrösen Kappe überzogen. Die Plaqueruptur tritt dort auf, wo das fließende Blut auf eine relativ dünne Stelle in der bindegewebigen Kappe trifft. Wie bei der instabilen Angina kommt es bei der Ruptur einer Plaque durch massive Exposition subendothelialen Gewebes zu einer lokalen Thrombusbildung, die dann letztlich zum Verschluß des Herzkranzgefäßes führt.

◀ Merke

Merke. Da die Ischämietoleranz des Herzmuskelgewebes etwa 2 bis 4 Stunden beträgt, kommt es nach dieser Zeit zum sukzessiven Untergang der vom betreffenden Herzkranzgefäß versorgten Herzmuskelzellen. Dieser Untergang von Herzmuskelzellen kann durch Wiederherstellung des Blutflusses im Herzkranzgefäß vor Ablauf von 2 Stunden häufig vollständig verhindert werden. Kommt es zur Wiederherstellung des Flusses nach etwa 2–4 Stunden, kann der Infarkt noch teilweise verhindert werden. Eine Wiederherstellung der Myokardperfusion nach Ablauf von 4 Stunden führt in der Regel zu keiner wesentlichen Rettung von Herzmuskelgewebe mehr.

Die Stabilität des Herzrhythmus und die Umbauvorgänge des Herzmuskels nach dem Infarkt werden durch eine späte Reperfusion (über 4 Stunden nach Schmerzbeginn) noch günstig beeinflußt.

Dennoch haben große Studien gezeigt, daß eine myokardiale Reperfusion auch nach einem längeren Zeitraum als 4 Stunden noch günstige Auswirkungen haben kann. Vor allem die Stabilität des Herzrhythmus und die geometrischen Umbauvorgänge des Herzmuskels (»Remodeling«) nach dem Infarkt werden auch durch eine späte Reperfusion (bis 12 Stunden nach Schmerzbeginn bei ausgedehnten Infarkten) noch günstig beeinflußt.

Gehen 40 % oder mehr des Herzmuskels unter, ist dies in der Regel nicht mehr mit dem Leben vereinbar.

Die Menge an untergegangenem Herzmuskelgewebe sowie eventuell auftretende Komplikationen entscheiden über das Ob und Wie des weiteren Überlebens des Patienten. Gehen bei einem Myokardinfarkt 40 % oder mehr vom Herzmuskel unter, ist dies in der Regel nicht mehr mit dem Leben vereinbar.

11.2 Komplikationen

11.2.1 Herzrhythmusstörungen

VES, ventrikuläre Paare, nicht anhaltende Kammertachykardien < 20 s sind während der ersten 72 Stunden nach Infarkt häufig. In der Regel bedürfen sie keiner Therapie.

Anhaltende schnelle ventrikuläre Tachykardien und Kammerflimmern sind ebenfalls häufig (A-**59**). Treten sie in der Prähospitalphase auf, führen sie häufig zum Tode.
Treten sie später als 48 Stunden nach dem Infarkt auf, sind sie mit einer erhöhten Langzeitsterblichkeit verbunden.

11.2 Komplikationen

11.2.1 Herzrhythmusstörungen

Ventrikuläre Extrasystolen (VES), ventrikuläre Paare (Couplets) und nicht anhaltende Kammertachykardien (unter 20 Sekunden Dauer) sind häufig während der ersten 72 Stunden nach Infarkt. In der Regel bedürfen sie keiner spezifischen antiarrhythmischen Therapie. Ihr Auftreten sollte jedoch zur Weiterführung einer kontinuierlichen Rhythmusüberwachung veranlassen.
Anhaltende schnelle ventrikuläre Tachykardien und Kammerflimmern sind ebenfalls häufig beim akuten Myokardinfarkt (A-**59**). Während sie in der Phase vor Krankenhauseinlieferung für etwa 20-30% der Infarktpatienten den Tod bedeuten, können sie im Krankenhaus auf der Intensivstation meistens erfolgreich therapiert werden. Erfolgreich in den ersten 48 Stunden nach Infarkt therapierte ventrikuläre Tachykardien oder Kammerflimmern gehen nur mit einer geringen Verschlechterung der Langzeitprognose des Patienten einher. Treten diese Rhythmusstörungen jedoch später als 48 Stunden nach dem Infarkt auf, sind sie mit einer deutlich erhöhten Langzeitsterblichkeit verbunden.

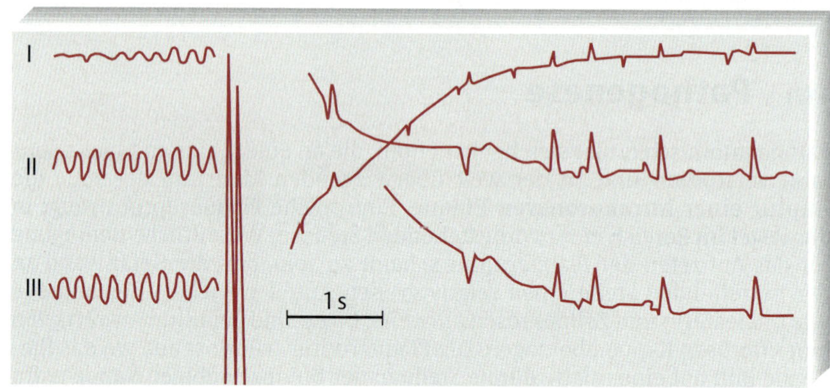

A-**59: Kammerflimmern bei akutem Myokardinfarkt.** Nach Defibrillation Sinusrhythmus.

Ein **akzelerierter idioventrikulärer Rhythmus** (Synonym: langsame ventrikuläre Tachykardie; Frequenz 60–100/min) tritt vor allem in der Reperfusionsphase bei erfolgreicher Lyse auf (sog. **»Reperfusionsarrhythmie«**). Er bedarf in der Regel keiner Therapie.
Vorhofflattern und Vorhofflimmern sind auf eine atriale Ischämie und vermehrte Vorhofdehnung durch verminderte ventrikuläre Compliance zurückzuführen (A-**60**).

Ein **akzelerierter idioventrikulärer Rhythmus** (Synonym: langsame ventrikuläre Tachykardie) ist ein regelmäßiger ventrikulärer Rhythmus mit einer Frequenz von 60–100 pro Minute. Beim akuten Myokardinfarkt treten solche akzelerierten ventrikulären Rhythmen vor allem im Moment der Reperfusion, z.B. bei erfolgreicher Thrombolyse auf **(»Reperfusionsarrhythmie«).** Sie bedürfen in der Regel keiner speziellen Therapie.
Neben der Sinustachykardie sind **Vorhofflattern und Vorhofflimmern** die häufigsten supraventrikulären Tachyarrhythmien beim akuten Infarkt (A-**60**). Sie sind in erster Linie auf eine atriale Myokardischämie und eine vermehrte Vorhofdehnung zurückzuführen. Die Vorhofdehnung kommt dadurch zustande, daß ischämiebedingt die Compliance des linken Ventrikels vermindert ist. Dadurch setzt der linke Ventrikel der diastolischen Füllung vom Vorhof aus einen erhöhten Widerstand entgegen.

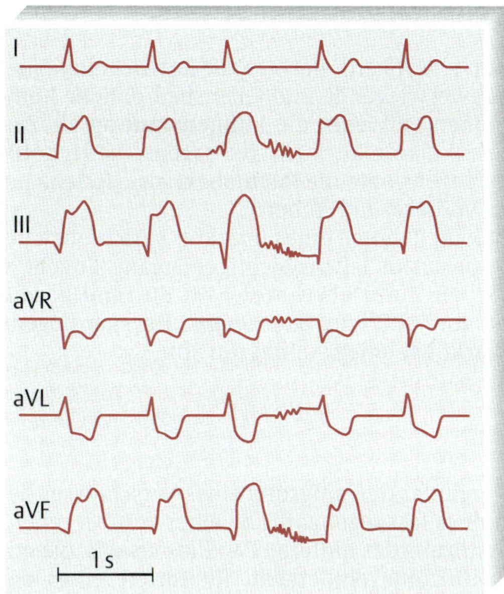

A-**60: Vorhofflimmern bei einem Patienten mit akutem Hinterwandinfarkt.**

11.2.2 Reizleitungsstörungen

Totale AV-Blockierungen kommen häufiger bei Verschlüssen im Bereich der rechten als im Bereich der linken Herzkranzarterie vor (A-**61**). Insbesondere bei linkskoronaren Verschlüssen müssen sie als Indikatoren einer deutlich ungünstigeren Prognose angesehen werden. Die Frequenz des in der Regel einsetzenden Ersatzrhythmus hängt von der Höhe der Leitungsblockierung ab. Liegt die Blockierung im AV-Knoten, wird man einen Ersatzrhythmus mit einer Frequenz von 40–60/min aus dem His-Bündel antreffen. Bei tiefergelegenen totalen Blockierungen im His-Bündel oder bei trifaszikulärem Block wird der einsetzende Ersatzrhythmus in der Regel langsamer sein.

11.2.2 Reizleitungsstörungen

Totale AV-Blockierungen (A-**61**) sind im Falle eines Verschlusses der linken Kranzarterie mit einer deutlich schlechteren Prognose verbunden. Die Frequenz des einsetzenden Ersatzrhythmus hängt von der Höhe der Leitungsblockierung ab. Bei AV-Blockierung kommt der Ersatzrhythmus aus dem His-Bündel (40–60/min).

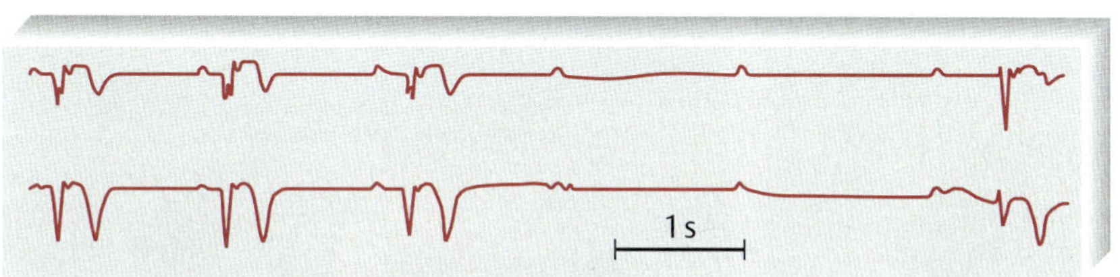

A-**61: Rhythmusstreifen von einem Patienten mit intermittierendem totalem AV-Block bei akutem Hinterwandinfarkt.**

Ein **Rechtsschenkelblock** oder **Linksschenkelblock** ist jeweils bei etwa 5%, ein **linksanteriorer Hemiblock** bei etwa 10% der Patienten mit akutem Myokardinfarkt anzutreffen. Alle diese Schenkelblockbilder sind mit einer verschlechterten Prognose vergesellschaftet. Darüber hinaus können sie die elektrokardiographische Diagnose des Infarktes erschweren oder gar unmöglich machen. Eine spezifische Therapie ist nicht möglich.

Alle **Schenkelblockbilder** bedeuten eine schlechtere Prognose. Auch erschweren sie die EKG-Diagnose des Infarktes.

> ***Merke.*** Bifaszikuläre Blockbilder, wie der komplette Linksschenkelblock oder die Kombination von Rechtsschenkelblock mit linksanteriorem oder linksposteriorem Hemiblock, gehen nicht selten in trifaszikuläre Blockierungen über und bedürfen dann einer raschen Therapie.

◀ **Merke**

11.2.3 Herzinsuffizienz und kardiogener Schock

Eine im Verlauf des akuten Infarktes sich entwickelnde Herzinsuffizienz ist als schwerwiegende und lebensbedrohliche Komplikation zu werten.
Die **Lungenstauung** ist Zeichen des linksventrikulären Rückwärtsversagens, die **Hypotonie** Zeichen des Vorwärtsversagens. Eine **Rechtsherzinsuffizienz** kann beim Rechtsherzinfarkt im Vordergrund stehen.
Der **kardiogene Schock** beim Infarkt geht mit einer 80%igen Letalität einher.

11.2.3 Herzinsuffizienz und kardiogener Schock

Kommt es im Verlauf eines akuten Myokardinfarktes zur Entwicklung einer Herzinsuffizienz, ist dies als schwerwiegende und lebensbedrohliche Komplikation zu werten. Dabei können entweder die **Lungenstauung** als Zeichen des sogenannten linksventrikulären Rückwärtsversagens, die **Hypotonie** als Zeichen des Vorwärtsversagens oder die **Rechtsherzinsuffizienz** bei rechtsventrikulärem Infarkt im Vordergrund stehen.
Von einem **kardiogenen Schock** im Rahmen eines Infarktes spricht man bei einer akut auftretenden Minderperfusion lebenswichtiger Organe. Er geht in der Regel einher mit systolischen Blutdruckwerten von 80 mmHg oder weniger und Herzfrequenzen von 100/min oder mehr. Der kardiogene Schock bei akutem Myokardinfarkt hat eine Letalität um 80%.

11.2.4 Mitralinsuffizienz

Bei Verschluß der rechten Herzkranzarterie kann es zu einer vorübergehenden oder bleibenden Funktionsstörung des hinteren Papillarmuskels, meist mit Mitralinsuffizienz, kommen. Rupturiert einer der Papillarmuskeln, resultiert eine schwere Mitralinsuffizienz mit Lebensgefahr.

11.2.4 Mitralinsuffizienz

Insbesondere bei Herzhinterwandinfarkten aufgrund eines Verschlusses der rechten Herzkranzarterie kommt es fast regelmäßig zu einer vorübergehenden oder bleibenden Funktionsstörung des hinteren Papillarmuskels, die mit einer meist leichten Mitralinsuffizienz einhergeht. Rupturiert einer der Papillarmuskeln, weil er in das akute Infarktgeschehen miteinbezogen und nekrotisch wird, resultiert eine meist schwere akute Mitralinsuffizienz. Eine solche akute Mitralinsuffizienz kann die infarktbedingt bereits eingeschränkte Pumpleistung des linken Ventrikels soweit herabsetzen, daß akute Lebensgefahr besteht.

11.2.5 Akuter Ventrikelseptumdefekt und Herzwandruptur

Sie treten meist in der ersten Woche nach einem größeren Infarkt auf. Bei Ruptur des Kammerseptums besteht akute Lebensgefahr (erheblicher **Links-rechts-Shunt**). Eine Ruptur der freien Ventrikelwand führt zu einer akuten **Perikardtamponade** und zum Tode.

11.2.5 Akuter Ventrikelseptumdefekt und Herzwandruptur

Akuter Ventrikelseptumdefekt oder Herzwandruptur treten in der Regel in der ersten Woche nach einem größeren Myokardinfarkt auf. Bei einer infarktbedingten Ruptur des interventrikulären Septums besteht akute Lebensgefahr. Durch den erheblichen Druckunterschied zwischen linkem und rechtem Ventrikel kommt es zum akuten Auftreten eines in der Regel erheblichen **Links-rechts-Shunts** (A-**62**).

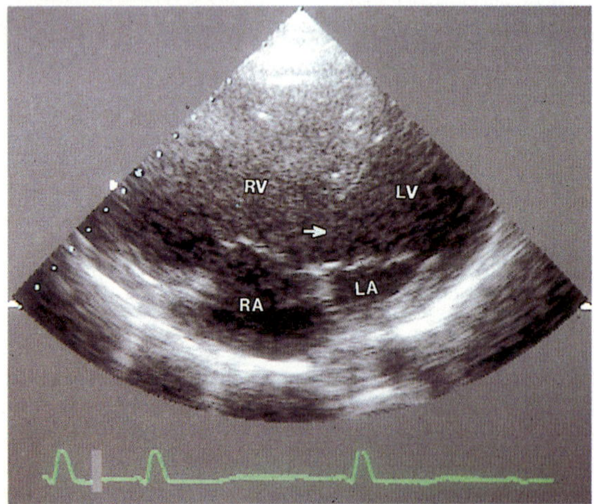

a Zweidimensionale Darstellung des Substanzdefektes (Pfeil), welcher 2,7 cm im Diameter beträgt. Der RV ist durch die Volumenbelastung deutlich, der RA leicht dilatiert.

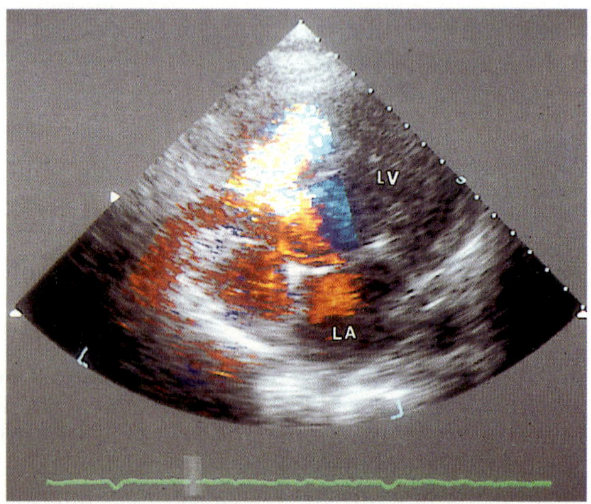

b Farbdoppler-Darstellung des VSD-Jets in einem für den Farbjet optimierten apikalen Vierkammerblick.

A-**62 a, b: Echokardiographischer apikaler Vierkammerblick bei einem 53jährigen Patienten nach Infarkt mit Verschluß der A. circumflex und infarktbedingtem Ventrikelseptumdefekt.** Der mosaikartige fast weiße Jet reicht bis zur Spitze des rechten Ventrikels. LA = linker Vorhof, LV = linker Ventrikel, RA = rechter Vorhof, RV = rechter Ventrikel.

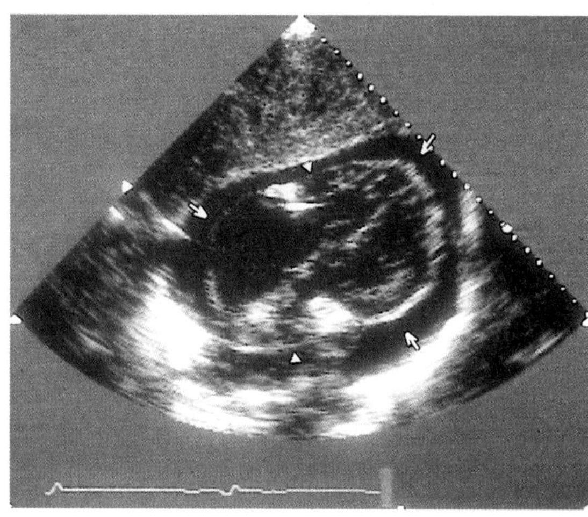

A-**63: Echokardiographische subkostale Darstellung einer Perikardtamponade eines 72jährigen Patienten 6 Tage nach akutem Hinterwandinfarkt.** Der zirkulare Perikardsaum beträgt 10–20 mm (Pfeil), das Herz schwimmt frei in der Perikardflüssigkeit. Die diastolische Funktion des RV und LA sind eingeschränkt (Dreiecke).

Eine Ruptur der freien Wand des linken Ventrikels führt in den allermeisten Fällen zu einer akuten **Perikardtamponade** und zum Tode. Lediglich bei einer gedeckten Perforation besteht gelegentlich die Chance einer Kreislaufstabilisierung durch akute Perikardpunktion und eine sich umgehend anschließende Operation (A-**63**).

11.2.6 Rechtsventrikuläre Beteiligung

Bei etwa 20–30% aller Infarkte aufgrund eines Verschlusses der rechten Herzkranzarterie kommt es zur rechtsventrikulären Beteiligung. Bei Patienten mit rechtsventrikulärem Infarkt steht klinisch in der Akutphase häufig das Bild des Rechtsherzversagens mit Hypotonie aufgrund eines erniedrigten Herzminutenvolumens, verbunden mit Zeichen der oberen und unteren Einflußstauung und der Leberstauung im Vordergrund. Da auch in dieser Situation der rechte mehr als der linke Ventrikel aufgrund des Frank-Starling-Mechanismus seine Auswurfleistung bei verbesserter Füllung zu steigern vermag, ist eine **Volumengabe** bis hin zu übernormalen zentralen Venendruckwerten von 15–20 mmHg angezeigt. Dabei muß jedoch durch gleichzeitige Überwachung des Pulmonalisdruckes eine Flüssigkeitsüberlastung des linken Ventrikels mit der Gefahr von Lungenstauung und Lungenödem vermieden werden. Nach der akuten Infarktphase erholt sich der rechte Ventrikel häufig schnell und kontrahiert wieder normal.

11.2.6 Rechtsventrikuläre Beteiligung

Bei etwa 20–30 % aller Infarkte aufgrund eines Verschlusses der rechten Herzkranzarterie kommt es zur rechtsventrikulären Beteiligung mit Hypotonie aufgrund eines erniedrigten Herzminutenvolumens sowie zu Zeichen der oberen und unteren Einflußstauung und der Leberstauung. Dabei ist unter Pulmonalisdruckkontrolle eine **Volumengabe** bis hin zu übernormalen zentralen Venendruckwerten von 15–20 mmHg angezeigt. Nach der akuten Infarktphase erholt sich der rechte Ventrikel häufig schnell.

11.2.7 Thromboembolien

Arterielle Embolien können im Rahmen eines akuten Myokardinfarktes auftreten, wenn sich im Bereich der Myokardnekrosen oder in größeren akinetischen Arealen Thromben ablagern, die nach Ablösung dann embolisieren können. Etwa zwei Drittel der klinisch apparenten arteriellen Embolien sind zerebrale Embolien. Eine effektive Antikoagulation mit Heparin führt zu einer deutlichen Reduktion der Emboliehäufigkeit. Aufgrund der herabgesetzten Pumpleistung des Herzens mit herabgesetztem Herzzeitvolumen und der initialen Immobilisierung des Patienten ist im akuten Infarkt auch das Risiko venöser Thrombosen erhöht. Auch hiergegen ist die Antikoagulation wirksam.

11.2.7 Thromboembolien

Hierzu kann es kommen, wenn im Bereich der Myokardnekrosen oder akinetischer Areale Thromben entstehen, die nach Ablösung embolisieren (arterielle Embolien). Aufgrund der herabgesetzten Pumpleistung des Herzens und der Immobilisierung können auch venöse Thrombosen entstehen.

11.2.8 Perikarditis

Etwa 3–5 Tage, insbesondere nach größeren Infarkten, kann es zum Auftreten einer Postinfarkt-Perikarditis kommen. Die Postinfarkt-Perikarditis ist charakterisiert durch neue atem- und lageabhängige thorakale Schmerzen,

11.2.8 Perikarditis

Etwa 3–5 Tage nach Infarkt kann es zu einer Postinfarkt-Perikarditis kommen (Symptome: neue atem- und lageabhängige thorakale Schmerzen, häufig mit Perikardreiben).

die häufig mit Perikardreiben einhergehen. Patienten mit Postinfarkt-Perikarditis scheinen ein erhöhtes Risiko für eine Ventrikelperforation zu haben.

Merke ▶

▶ ***Merke.*** Wichtig ist die diagnostische Abgrenzung der Postinfarkt-Perikarditis zur Postinfarktangina.

Therapie: nichtsteroidale Antiphlogistika (z. B. Indometacin).

Bei Beschwerden kann eine **antiphlogistisch-analgetische Therapie** mit nichtsteroidalen Antiphlogistika wie z. B. Indometacin erfolgen.

11.2.9 Postmyokardinfarkt-Syndrom (Dressler-Syndrom)

Aufgrund autoimmunologischer Mechanismen können sich 1–6 Wochen nach Infarkt Fieber, Perikarditis und Pleuritis einstellen.
Therapie: nichtsteroidale Antiphlogistika.

11.2.9 Postmyokardinfarkt-Syndrom (Dressler-Syndrom)

Aufgrund autoimmunologischer Mechanismen kann es 1–6 Wochen, typischerweise etwa 3–4 Wochen nach einem Infarkt zum Auftreten von Fieber, verbunden mit den Zeichen einer Perikarditis mit atem- und lageabhängigen Thoraxschmerzen und Pleuritis, kommen. Dieses Postmyokardinfarkt-Syndrom ist vom Verlauf her in der Regel als benigne einzustufen. Die Beschwerden sprechen meist gut auf nichtsteroidale Antiphlogistika an. In Einzelfällen kommen bei Nichtansprechen Kortikosteroide zum Einsatz.

11.3 Diagnose

11.3.1 Anamnese

11.3 Diagnose

11.3.1 Anamnese

Plötzlich einsetzende heftige Thoraxschmerzen, oft ringförmig verbunden mit Todesangst.
Die Schmerzen können in den rechten Arm, in Schulter, Rücken, Oberbauch oder Unterkiefer ausstrahlen. Vegetative Symptome können auch im Vordergrund stehen.

Für den akuten Myokardinfarkt typisch sind die **plötzlich einsetzenden heftigen Thoraxschmerzen**, die oft ringförmig imponieren und mit Todesangst verbunden sind. Diese Schmerzen können in den linken oder rechten Arm, Schultern, Rücken, Oberbauch oder Unterkiefer ausstrahlen (*s. a. Kap. 10, Instabile Angina, S. 139*). Gelegentlich können auch diese peripheren Schmerzlokalisationen ganz im Vordergrund stehen. Auch können die geklagten Schmerzen relativ geringfügig erscheinen und begleitende vegetative Symptome vordergründig sein. Solche vegetativen Symptome sind Übelkeit, Erbrechen, Schweißausbrüche. Nicht selten kommt es in der Initialphase des Infarktes zu einer Synkope, die meist auf einer tachykarden oder bradykarden Herzrhythmusstörung beruht.

Merke ▶

▶ ***Merke.*** Dem **akuten vernichtenden Infarktschmerz geht in etwa 80 % der Fälle eine Tage bis Wochen dauernde Phase mit rezidivierenden passageren pektanginösen Beschwerden voraus (»instabile Angina pectoris«).** Die neu aufgetretenen, auf niedrigerem Belastungsniveau als zuvor oder in Ruhe einsetzenden pektanginösen Beschwerden dürfen in ihrer Bedeutung nicht unterschätzt werden. Durch eine angemessene Therapie läßt sich dann in vielen Fällen der drohende Infarkt verhindern (*s. Kap. Instabile Angina, S. 139ff.*).

11.3.2 Klinischer Befund

Teils schmerzbedingt, teils wegen der gestörten linksventrikulären Pumpfunktion ist der Patient **maximal sympathisch stimuliert** (Tachykardie, Hautblässe, feuchte Kälte der Extremitäten). Eine Hypotonie trotz sympathischer Stimulation ist Ausdruck einer deutlich gestörten linksventrikulären Funktion. Dann findet sich nicht selten ein 3. oder 4. Herzton.

11.3.2 Klinischer Befund

Zum Teil schmerzbedingt, zum Teil als Ausdruck der gestörten linksventrikulären Pumpfunktion ist der Patient im akuten Myokardinfarkt in der Regel **maximal sympathisch stimuliert.** Dies findet seinen Ausdruck in einer Tachykardie, Hautblässe und feuchter Kälte der Extremitäten. Der Blutdruck in dieser Situation hängt von der noch erhaltenen Restfunktion der linken Herzkammer ab. Bei noch ausreichender Pumpleistung wird man in der Regel normale bis leicht erhöhte Blutdruckwerte finden. Eine Hypotonie trotz der sympathischen Stimulation muß als Hinweis auf eine deutlich gestörte linksventrikuläre Funktion gewertet werden.
Bei der **Auskultation des Herzens** findet sich nicht selten ein 3. oder 4. Herzton. Ein leises bandförmiges Systolikum über der Herzspitze mit

Fortleitung in die Axilla kann als Ausdruck einer leichteren Mitralinsuffizienz bei Papillarmuskeldysfunktion ebenfalls nicht selten gehört werden.

> ▶ ***Merke.*** Findet sich über der Herzspitze ein lautes bandförmiges systolisches Geräusch als Ausdruck einer schweren Mitralinsuffizienz, muß an die Möglichkeit des Abrisses eines Papillarmuskels gedacht werden.

◀ **Merke**

Bei **Papillarmuskelabriß** kann das zu hörende systolische Geräusch auch nicht selten sehr rauh oder musikalisch imponieren. Gelegentlich kann dabei die Abgrenzung gegen das ebenfalls sehr laute Systolikum bei **akutem Ventrikelseptumdefekt** nach Septumruptur schwierig sein. Obwohl dieses Geräusch typischerweise sein Punctum maximum eher linksparasternal hat, kann es vom Charakter her wie das Geräusch der akuten Mitralinsuffizienz sowohl bandförmig als auch rauh und musikalisch imponieren. Eine weitere Klärung bringt hier die **Echokardiographie.**

Das Geräusch bei **Papillarmuskelabriß** kann auch rauh oder musikalisch imponieren, so daß es eventuell schwer von dem ebenfalls systolisch lauten Geräusch bei **Ventrikelseptumruptur** zu unterscheiden ist. Hier bringt die **Echokardiographie** rasche Klärung.

Bei **Auskultation der Lunge** hört man bei bis zu 50% aller Infarktpatienten zumindest vorübergehend feinblasige Rasselgeräusche als Zeichen einer pulmonalen Stauung. Bei ausgeprägtem linksventrikulärem Rückwärtsversagen und Lungenödem finden sich über der Lunge deutlich hörbares »Brodeln« und »Kochen«, und der Patient hat nicht selten blutig-schaumigen Auswurf.

Bei bis zu 50% der Infarktpatienten hört man feinblasige Rasselgeräusche als Ausdruck pulmonaler Stauung bei linksventrikulär eingeschränkter Leistung. Bei Zunahme der Einschränkung auch ein »Brodeln«.

11.3.3 EKG

Ablauf der EKG-Veränderungen

Der Verdacht auf einen akuten Myokardinfarkt, der sich aus Anamnese und klinischem Befund ergibt, wird durch das EKG gesichert (S A-**29**). Die für den akuten Infarkt charakteristische EKG-Veränderung ist die sogenannte **»monophasische Deformierung«** von QRS-Komplex, ST-Strecke und T-Welle. Dieser Begriff bedeutet, daß QRS-Komplex, ST-Strecke und T-Welle miteinander verschmolzen und in der Regel nicht mehr sicher gegeneinander abgrenzbar sind. Dabei kommt es typischerweise zu einer Anhebung der ST-Strecke von mehr als 0,1 mV in mehreren EKG-Ableitungen. Die monophasische Deformierung wird als **Stadium I des akuten Infarktes** bezeichnet. Die Zeitdauer vom Verschluß eines Herzkranzgefäßes bis zur Entwicklung einer monophasischen Deformierung ist sehr variabel und kann von wenigen Sekunden bis zu einer halben Stunde betragen. Der monophasischen Deformierung können nach Herzkranzgefäßverschluß verschiedene Veränderungen des EKGs vorangehen (sogenanntes **Stadium 0 oder Initialstadium des Infarktes**). Eine typische solche Veränderung ist das sogenannte »Erstickungs-T«, eine deutliche, spitze Erhöhung der T-Welle. Darüber hinaus werden vor Entwicklung einer monophasischen Deformierung auch T-Wellen-Negativierungen und ST-Streckensenkungen beobachtet.

11.3.3 EKG

Ablauf der EKG-Veränderungen

Die für den akuten Infarkt charakteristische EKG-Veränderung ist die **monophasische Deformierung** von QRS-Komplex, ST-Strecke und T-Welle (Infarktstadium I) (S A-**29**).
Der monophasischen Deformierung können ein »Erstickungs-T«, eine T-Negativierung oder ST-Streckensenkungen vorangehen (sog. **Stadium 0**).

Bei Fortbestehen des Koronarverschlusses kommt es in der Regel zu einem typischen stadienhaften weiteren Verlauf der EKG-Veränderungen. Das **Stadium II** des Infarktes entsteht in der Regel innerhalb von Stunden bis Tagen über **Zwischenstadien** aus der monophasischen Deformierung. Es ist gekennzeichnet durch das Auftreten einer pathologischen Q-Zacke (»Pardée-Q«) und eine T-Negativierung. Das pathologische Q ist dabei definiert als ein Q von mindestens 0,03 Sekunden Dauer, das mindestens ein Viertel von R tief ist.

Im weiteren Verlauf kommt es zur Entwicklung eines pathologischen Q (»Pardée-Q«), zunächst mit T-Negativierung (**Stadium II**).

Im **Stadium III** schließlich findet sich nach Aufrichten der T-Welle nur noch das pathologische Q als Hinweis auf den abgelaufenen Infarkt. Es entwickelt sich in der Regel Wochen bis Monate nach dem Infarktereignis. Nicht selten jedoch unterbleibt das Aufrichten der T-Wellen, so daß formal in der chronischen Phase nach Infarkt ein Stadium II persistiert.

Im **Stadium III** findet sich nach Aufrichten der T-Welle nur noch das pathologische Q als Hinweis auf den abgelaufenen Infarkt. Nicht selten unterbleibt jedoch das Aufrichten der T-Welle.

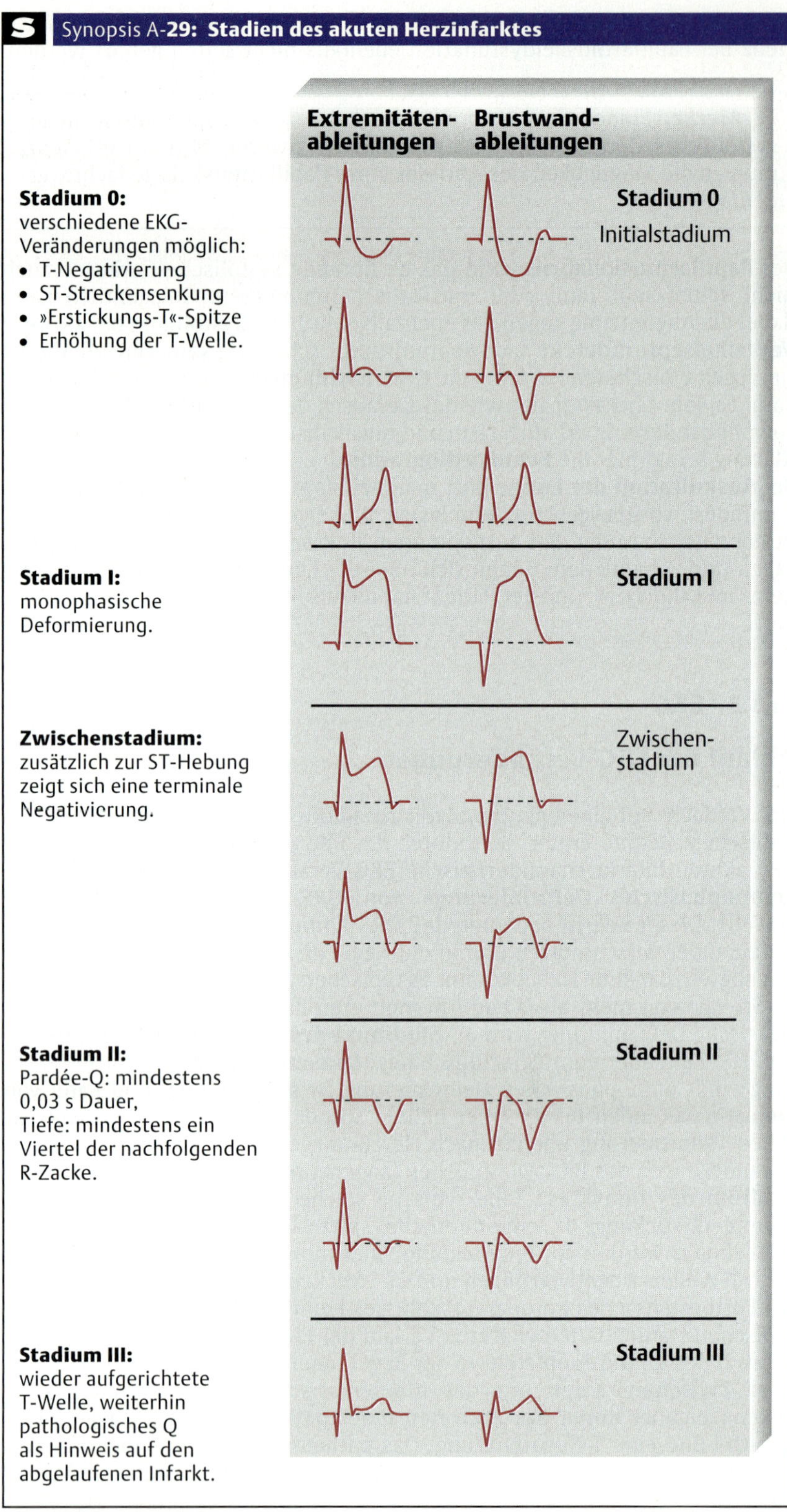

S Synopsis A-**29: Stadien des akuten Herzinfarktes**

Stadium 0:
verschiedene EKG-Veränderungen möglich:
- T-Negativierung
- ST-Streckensenkung
- »Erstickungs-T«-Spitze
- Erhöhung der T-Welle.

Stadium I:
monophasische Deformierung.

Zwischenstadium:
zusätzlich zur ST-Hebung zeigt sich eine terminale Negativierung.

Stadium II:
Pardée-Q: mindestens 0,03 s Dauer,
Tiefe: mindestens ein Viertel der nachfolgenden R-Zacke.

Stadium III:
wieder aufgerichtete T-Welle, weiterhin pathologisches Q als Hinweis auf den abgelaufenen Infarkt.

Lokalisation von infarkttypischen EKG-Veränderungen

Da der Myokardinfarkt durch den Verschluß eines der Herzkranzgefäße hervorgerufen wird, ist er in der Regel ein lokalisierter Prozeß. Dementsprechend sind die infarkttypischen EKG-Veränderungen normalerweise nicht in allen EKG-Ableitungen nachweisbar. Zahlreiche Untersuchungen haben bestimmten Infarktlokalisationen bestimmte EKG-Ableitungen zugeordnet (▤ A-**46**).

Lokalisation von infarkttypischen EKG-Veränderungen (▤ A-**46**).

A-46: Zuordnung anatomischer Myokardinfarkt-Lokalisationen zu zu bestimmten EKG-Ableitungen

Lokalisation	Ableitungen
▷ Vorderwand	▷ V_2, V_3, V_4
▷ Septum	▷ V_1, V_2
▷ Seitenwand	▷ I, aVL, V_5, V_6
▷ Hinterwand	▷ II, III, aVF
▷ anteroseptal	▷ V_1–V_4
▷ anterolateral	▷ I, aVL, V_3-V_6
▷ ausgedehnter VW-Infarkt	▷ I, aVL, V_1–V_6
▷ posteroseptal	▷ II, III, aVF, V_1, V_2
▷ posterolateral	▷ I, II, III, aVL, aVF, V_5, V_6
▷ rechtsventrikulär	▷ V_4R

Differentialdiagnose des Infarkt-EKGs

Wichtigste Differentialdiagnose zum akuten Myokardinfarkt mit ST-Streckenhebung ist die **akute Perikarditis**. Auch hier kommt es sowohl zum Auftreten von akuten Thoraxschmerzen als auch zu ST-Streckenhebungen. Da es sich bei der Perikarditis jedoch im Gegensatz zum akuten Infarkt in der Regel nicht um einen lokalisierten Prozeß handelt, sind die ST-Streckenhebungen im EKG bei der Perikarditis meist nicht lokalisiert anzutreffen. Auch sind sie meist weniger deutlich ausgeprägt und erreichen selten mehr als 0,2 mV. Morphologisch typisch für die Perikarditis sind der Abgang der ST-Streckenelevation aus der aufsteigenden S-Zacke sowie eine weitgehend erhaltene R-Zacke. Neben dem EKG erlauben die Angaben einer Atem- und Lageabhängigkeit des Schmerzes, die anamnestische Angabe eines vorangegangenen Infektes sowie der Auskultationsbefund von Perikardreiben eine differentialdiagnostische Abgrenzung der Perikarditis vom akuten Infarkt. ST-Streckenhebungen ohne den infarkttypischen Thoraxschmerz finden sich bei Patienten mit Aneurysmata nach Infarkt, bei ausgeprägter Vagotonie und auch bei Linksherzhypertrophie (S A-**30**).

Differentialdiagnose des Infarkt-EKGs

Wichtigste Differentialdiagnose zum akuten Infarkt mit ST-Streckenhebung ist die **akute Perikarditis.** Da es sich bei der Perikarditis nicht um einen lokalen Prozeß handelt, sind die EKG-Veränderungen meist nicht umschrieben lokalisiert. Typisch sind der Abgang der ST-Streckenelevation aus der aufsteigenden S-Zacke und eine erhaltene R-Zacke. Auch Lageabhängigkeit und ein Perikardreiben helfen bei der Abgrenzung zum Infarkt.
ST-Streckenerhebungen ohne den infarkttypischen Thoraxschmerz finden sich bei Patienten mit **Aneurysmata nach Infarkt**, bei **ausgeprägter Vagotonie** und bei **Linksherzhypertrophie** (S A-**30**).

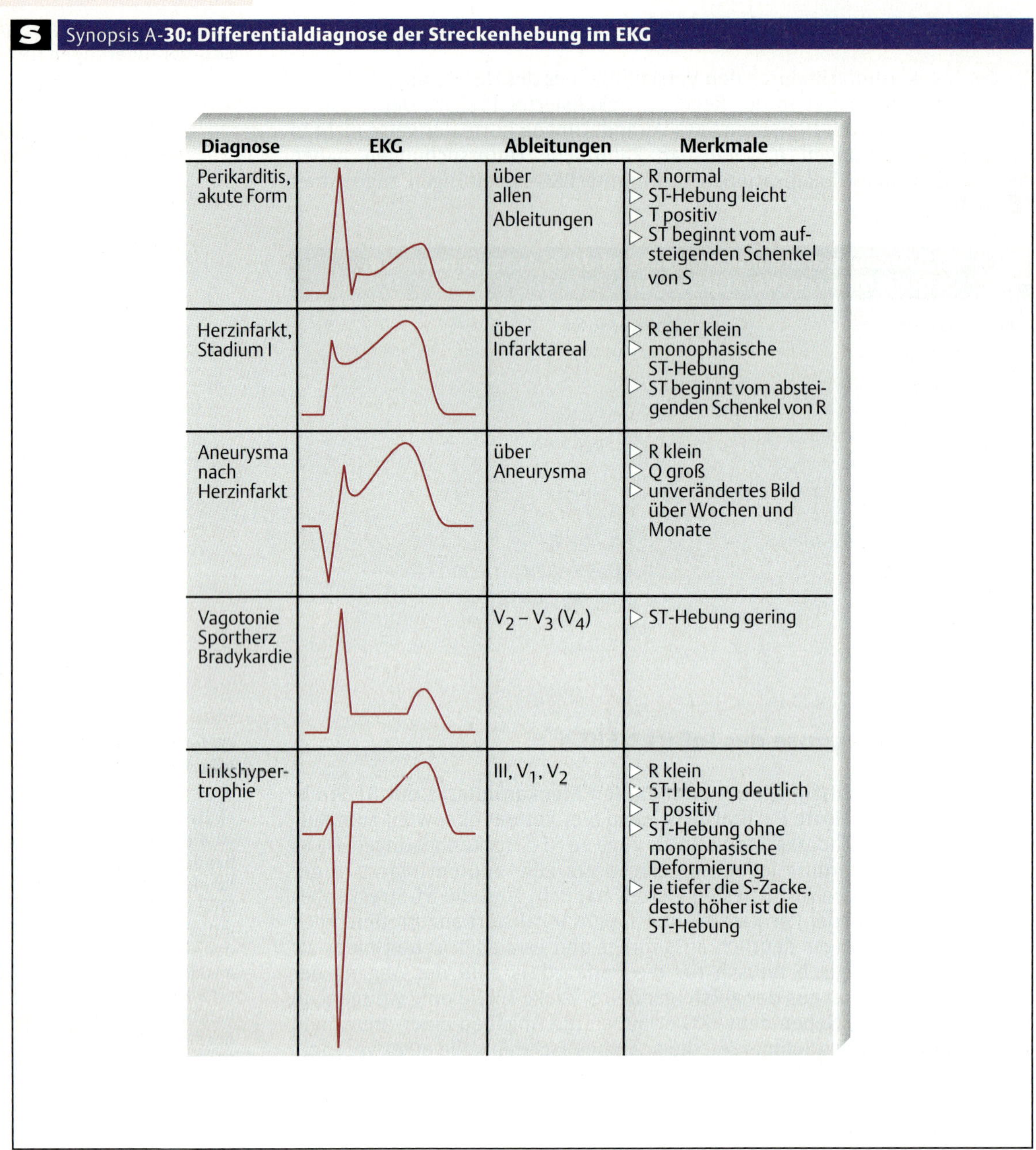

S Synopsis A-**30: Differentialdiagnose der Streckenhebung im EKG**

Diagnose	EKG	Ableitungen	Merkmale
Perikarditis, akute Form		über allen Ableitungen	▷ R normal ▷ ST-Hebung leicht ▷ T positiv ▷ ST beginnt vom aufsteigenden Schenkel von S
Herzinfarkt, Stadium I		über Infarktareal	▷ R eher klein ▷ monophasische ST-Hebung ▷ ST beginnt vom absteigenden Schenkel von R
Aneurysma nach Herzinfarkt		über Aneurysma	▷ R klein ▷ Q groß ▷ unverändertes Bild über Wochen und Monate
Vagotonie Sportherz Bradykardie		$V_2 - V_3$ (V_4)	▷ ST-Hebung gering
Linkshypertrophie		III, V_1, V_2	▷ R klein ▷ ST-Hebung deutlich ▷ T positiv ▷ ST-Hebung ohne monophasische Deformierung ▷ je tiefer die S-Zacke, desto höher ist die ST-Hebung

11.3.4 Laboruntersuchungen

Etwa 4 Stunden nach Schmerzbeginn kommt es beim Myokardinfarkt zu einem Anstieg der **Kreatinphosphokinase (CK)** im Serum. Bei der aus dem Herzmuskel freigesetzten CK beträgt der Anteil der **herzmuskelspezifischen CK-MB** mindestens 5 %.

11.3.4 Laboruntersuchungen (A-64)

Etwa 4 Stunden nach Schmerzbeginn kommt es beim akuten Myokardinfarkt zu einem Anstieg der **Kreatinphosphokinase (CK)** im Serum. Dieses Enzym ist normalerweise im Zytoplasma der Herz- und Skelettmuskelzelle lokalisiert und wird bei ihrem Untergang freigesetzt. Bleibt der den Infarkt hervorrufende Gefäßverschluß bestehen, steigt die CK normalerweise bis zu einem Maximalwert etwa 24 Stunden nach Schmerzbeginn an, um dann wieder abzufallen. Typischerweise beträgt bei der aus dem Herzmuskel freigesetzten CK der Anteil der **herzmuskelspezifischen CK-MB** mindestens 5 %, so daß CK-Anstiege durch Untergang von Herzmuskelgewebe aufgrund ihres CK-MB-Anteiles von CK-Freisetzungen durch Skelettmuskelschädigung unterschieden werden können. Die Fläche unter der Kurve der CK-Konzen-

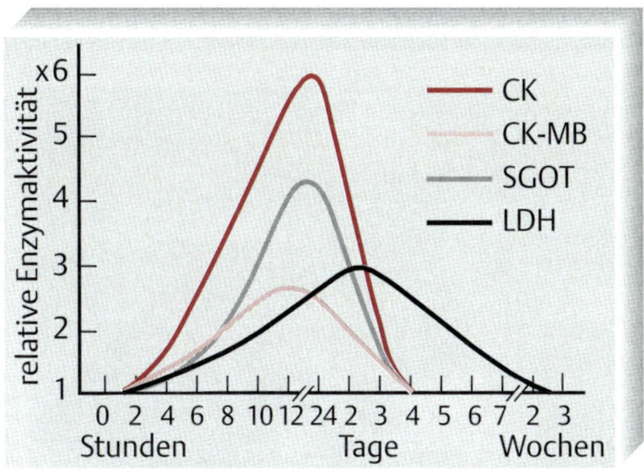

A-64: Zeitlicher Ablauf der Enzymanstiege beim akuten Myokardinfarkt.

trationen ist ein gutes Maß für die Größe des Infarktes. Wegen des relativ späten Anstiegs der CK hat ihre Messung beim akuten Myokardinfarkt jedoch innerhalb der ersten 4 Stunden keine Bedeutung für die Diagnosestellung und die sich daraus ergebenden Therapieentscheidungen.

Bei einer Wiedereröffnung des Herzkranzgefäßes, zum Beispiel durch Thrombolyse, kommt es zum Auswaschen der im Gefäßbett vorhandenen CK, die dann ihren Gipfel deutlich vor 24 Stunden nach Schmerzbeginn erreicht. Trotz gleichem oder noch höherem maximalem CK-Wert ist dann die Fläche unter der CK-Konzentrationskurve deutlich reduziert. Dies entspricht einer teilweisen Verhinderung des ablaufenden Infarktes.

Bei einer Wiedereröffnung des Herzkranzgefäßes durch Thrombolyse kommt es zum Auswaschen der CK deutlich vor dem 24-Stunden-Gipfel.

Nach dem Anstieg der CK kommt es beim akuten Myokardinfarkt durch Freisetzung aus untergegangenen Herzmuskelzellen unter anderem auch zu Anstiegen von **Glutamat-Oxalacetat-Transferase (GOT** = Aspartat-Aminotransferase [AST], nach 8–12 Stunden, Maximum nach 18–36 Stunden) und **Laktat-Dehydrogenase (LDH,** nach 24–48 Stunden, Maximum nach 3–6 Tagen). Die LDH kann 7–14 Tage nach Myokardinfarkt noch erhöht nachweisbar sein und damit auch dann noch retrospektiv die Diagnose des Infarktes sichern helfen.

Außerdem kommt es zum Anstieg der **Glutamat-Oxalacetat-Transferase (GOT)** nach 8–12 Stunden und der **Laktat-Dehydrogenase (LDH)** nach 24–48 Stunden. Die LDH kann 7–14 Tage nach Infarkt noch erhöht sein.

Neuere Parameter für einen myokardialen Zelluntergang sind **Troponin T** und Troponin I, die bereits 3–4 Stunden nach Schmerzbeginn – mit einer einfachen Teststreifenmethode – nachweisbar sind.

Neuere Parameter für einen myokardialen Zelluntergang sind **Troponin T** und Troponin I, die bereits 3–4 Stunden nach Schmerzbeginn nachweisbar sind.

11.3.5 Weiterführende Untersuchungen

Die **Echokardiographie** leistet einen wertvollen Beitrag zur Verifizierung und Verlaufskontrolle von typischen Komplikationen bei akutem Myokardinfarkt: Die zweidimensionale Abbildung des Herzens erlaubt die **Beurteilung der globalen links- und rechtsventrikulären Funktion** (Links- und Rechtsherzinsuffizienz) sowie von **regionalen Wandbewegungsstörungen** und **Aneurysmen** (A-**31**).

11.3.5 Weiterführende Untersuchungen

Die **Echokardiographie** leistet einen wertvollen Beitrag zur Verifizierung und Verlaufskontrolle von typischen Komplikationen bei akutem Myokardinfarkt (A-**31**).

Thromben in akinetischen Arealen können sowohl in der transthorakalen, vereinzelt aber nur in der **transösophagealen Echokardiographie (TEE)** diagnostiziert werden. Beim TEE wird ein gastroskopähnlicher Schlauch, an dessen Spitze sich ein miniaturisierter Schallkopf befindet, in den Ösophagus eingeführt und über diesen das Herz aus unmittelbarer Nähe untersucht. Dies ermöglicht eine schärfere, störungsärmere Darstellung der Herzstrukturen sowie die Erfassung einiger transthorakal nicht einsehbarer Areale, wie z. B. des linken Herzohres (A-**65**).

Das Ausmaß eines Ventrikelseptumdefektes (A-**31 c**) oder einer akuten Mitralklappeninsuffizienz (A-**66**) als weitere typische Komplikationen nach akutem Herzinfarkt kann durch direkte echokardiographische Darstellung oder indirekt durch die **Farb-Doppler-Echokardiographie** beurteilt werden. Diese Methode erlaubt die farbliche Darstellung des Blutflusses über den Ventrikelseptumdefekt bzw. die Mitralklappe.

Thromben in akinetischen Arealen können vereinzelt nur in der **transösophagealen Echokardiographie (TEE)** diagnostiziert werden. Die TEE ermöglicht eine schärfere, störungsärmere Darstellung der Herzstrukturen sowie die Erfassung einiger transthorakal nicht einsehbarer Areale, wie z. B. des linken Herzohres (A-**65**).

Das Ausmaß eines Ventrikelseptumdefektes (A-**31 c**) oder einer akuten Mitralklappeninsuffizienz (A-**66**) als weitere typische Komplikationen nach akutem Herzinfarkt kann durch die **Farb-Doppler-Echokardiographie** beurteilt werden. Diese Methode erlaubt die farbliche Darstellung des Blutflusses über den Ventrikelseptumdefekt bzw. die Mitralklappe.

Synopsis A-31: Transthorakale zweidimensionale Echokardiographie, apikaler 2- bis 3-Kammer-Blick

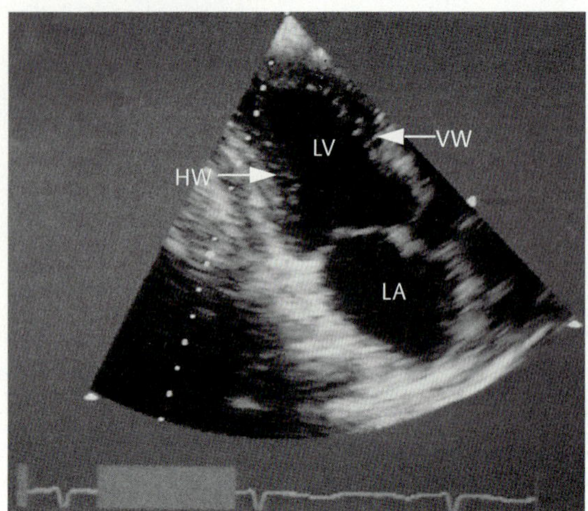

a Normalbefund.

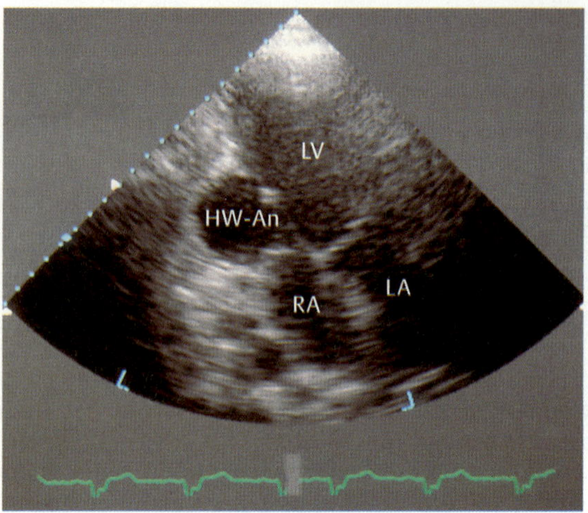

b Aneurysma der Herzhinterwand.

HW = Hinterwand, HW-An = Hinterwandaneurysma, LA = linker Vorhof, LV = linker Ventrikel, RA = rechter Vorhof, VW = Vorderwand.

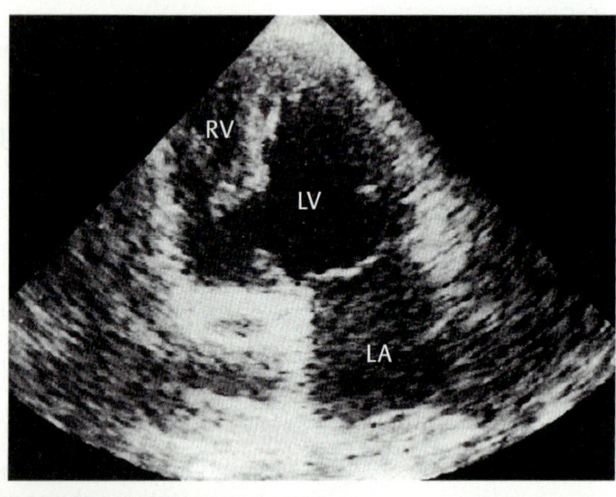

c Transthorakale zweidimensionale Echokardiographie. Ventrikelseptumruptur bei akutem Vorderwandinfarkt. LA = linker Vorhof, LV = linker Ventrikel, RV = rechter Ventrikel, Pfeil = Ventrikelseptumdefekt.

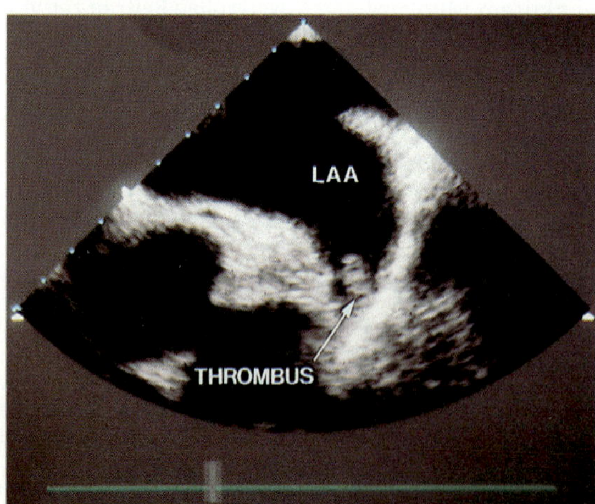

A-**65: Transösophageale Echokardiographie.** Darstellung eines Thrombus im linken Herzohr (LAA).

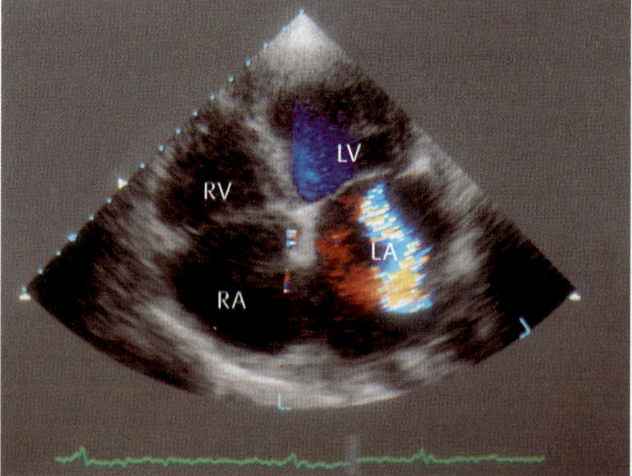

A-**66: Farb-Doppler-Echokardiographie bei einem Patienten mit akutem Hinterwandinfarkt mit Mitralinsuffizienz wegen Papillarmuskeldysfunktion.** Darstellung in der Systole. Im linken Vorhof erkennt man einen blau-gelb dargestellten Rückfluß-Jet vom linken Ventrikel zum linken Vorhof. LA = linker Vorhof, LV = linker Ventrikel, RA = rechter Vorhof, RV = rechter Ventrikel.

Die **Herzkatheteruntersuchung** ist dazu geeignet, im Zweifelsfall eine mögliche Perikarditis von einem erneuten Infarkt abzugrenzen. Ferner dient sie zur Bestimmung von Shuntvolumina bei Ventrikelseptumdefekt sowie zur direkten Darstellung einer Mitralinsuffizienz.
Die Darstellung des Infarktes durch **Szintigraphie mit ^{99m}Technetium-Pyrophosphat** ist möglich, spielt im klinischen Alltag aber keine wesentliche Rolle.

Die **Herzkatheteruntersuchung** ist dazu geeignet, im Zweifelsfall eine mögliche Perikarditis von einem erneuten Infarkt abzugrenzen. Ferner dient sie zur Bestimmung von Shuntvolumina bei Ventrikelseptumdefekt sowie zur direkten Darstellung einer Mitralinsuffizienz.

11.4 Therapie

11.4.1 Akuttherapie

Allgemeinmaßnahmen

Prähospitalphase

Die wichtigste Maßnahme nach der Diagnose eines akuten Myokardinfarktes ist die sofortige Krankenhauseinweisung des Patienten. Der Transport sollte wegen des Risikos des Auftretens von Rhythmusstörungen unter ärztlicher Überwachung erfolgen. Im Krankenhaus muß der Patient auf eine Intensiv- oder Überwachungsstation aufgenommen werden.

Nach der Diagnosestellung muß der Patient **unter ärztlicher Überwachung** auf eine Intensivstation transportiert werden.

> ***Merke.*** **Intramuskuläre Injektionen sollten nicht erfolgen,** um dadurch bedingte erhöhte Aktivitäten der Serum-Kreatinkinase zu vermeiden. Auch besteht bei einer später durchgeführten Thrombolyse die Gefahr einer Einblutung im Bereich der Injektionsstelle. Die Medikation sollte daher über einen venösen Zugang verabreicht werden.

◀ **Merke**

Bettruhe

Zur Senkung des myokardialen Sauerstoffverbrauchs sollte der Patient körperliche Aktivitäten auf ein Minimum reduzieren. Daher wird in der Regel Bettruhe verordnet.

Körperliche Aktivitäten sollten durch Bettruhe reduziert werden (Senkung des myokardialen O_2-Verbrauchs).

> ***Merke.*** Obwohl die Wundheilung im Infarktareal etwa 6 Wochen dauert, sollte die absolute Bettruhe bei unkompliziertem Infarktverlauf auf 24–48 Stunden beschränkt werden, um Pneumonien und Beinvenenthrombosen vorzubeugen.

◀ **Merke**

Nach diesem Zeitraum kann mit einer Mobilisierung unter krankengymnastischer Anleitung begonnen werden (A-**47**).

Danach kann mit krankengymnastischer Mobilisierung begonnen werden (A-**47**).

A-47: Mobilisationsschema nach unkompliziertem Myokardinfarkt

- **Stufe I:** im Bett (Tag 2–3)
  Atemtherapie, Bewegungsübungen der Extremitäten, Mobilisation der Wirbelsäule und des Thorax
- **Stufe II:** an der Bettkante (Tag 3–4)
  Bewegungsübungen im Sitzen: der Extremitäten, der Wirbelsäule, des Thorax
- **Stufe III:** außerhalb des Bettes (Tag 5–7)
  Transfer Sessel - Bett, Gehen auf dem Flur, zum WC
- **Stufe IV:** außerhalb des Bettes (ab Tag 7)
  Übung typischer Alltagsbelastungen, z. B. Treppensteigen

Sauerstoffgabe

Die Sauerstoffgabe ist bei Dyspnoe indiziert. Bei Patienten mit chronisch obstruktiven Lungenerkrankungen sollte die O_2-Gabe mit Vorsicht erfolgen (1–2 l/min), da der Atemantrieb nur über den O_2-Spiegel erfolgt (Gefahr der Apnoe!).

Sauerstoffgabe

Die Gabe von Sauerstoff über eine Maske oder Nasensonde ist bei akutem Myokardinfarkt insbesondere bei Dyspnoe sinnvoll. Kann dadurch keine ausreichende Besserung der Dyspnoe erreicht werden, muß eine Intubation mit anschließender maschineller Beatmung erwogen werden.
Bei Patienten mit chronisch obstruktiven Lungenerkrankungen muß die Sauerstoffgabe initial überwacht werden, da die Regulation der Atmung allein über den O_2-Spiegel erfolgt. Unter Sauerstoffgabe kann es bei solchen Patienten durch den dann fehlenden Atemantrieb zu Hypoventilation oder Apnoe kommen. Bei diesen Patienten sollten daher nicht mehr als 1–2 l O_2/min gegeben werden.

Medikamentöse Therapie

Intravenöse Thrombolyse

Durch eine frühzeitige intravenöse Thrombolyse wird eine Reduktion der Infarktgröße durch Reperfusion des ischämischen Areals erreicht. Das Zeitintervall zwischen Verschluß und Beginn der Thrombolyse ist für den Erfolg entscheidend. Wird innerhalb von 6 h nach Schmerzbeginn lysiert, wird die Letalität um bis zu 50 % reduziert (A-**67**, A-**48** und A-**49**)!

Medikamentöse Therapie

Intravenöse Thrombolyse

Durch eine frühzeitige intravenöse Thrombolyse wird eine Reduktion der Infarktgröße durch Reperfusion des ischämischen Areals erreicht. Das Zeitintervall zwischen Gefäßverschluß und Beginn der Thrombolyse ist für den Erfolg entscheidend. Wird innerhalb von 6 Stunden nach Schmerzbeginn lysiert, wird die Letalität um bis zu 50 % reduziert (A-**67**, A-**48** und A-**49**).

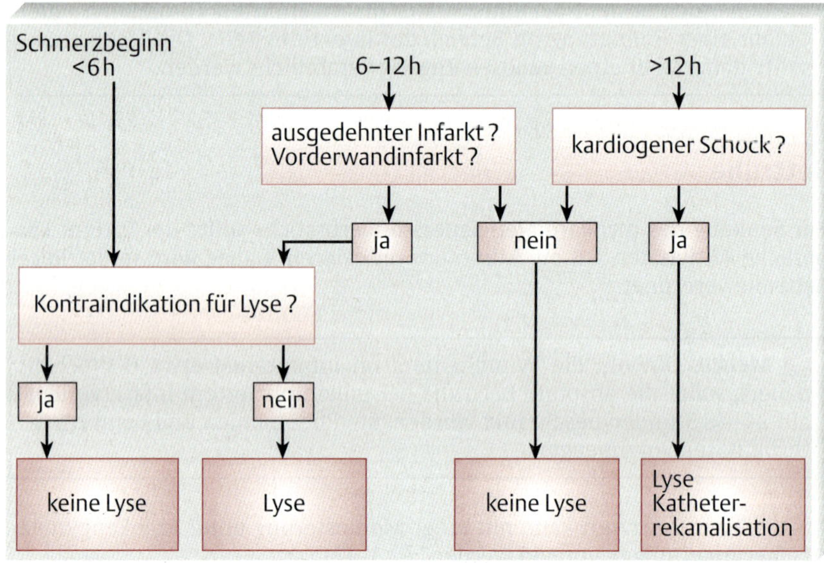

A-**67: Zeitintervall seit Schmerzbeginn und Entscheidung zur Thrombolyse bei akutem Myokardinfarkt.**

A-48: Intravenöse Thrombolyse mit t-PA bei akutem Myokardinfarkt

- Venöser Zugang
- Heparin 5000 IE i.v. als Bolus
- Heparin-Perfusor 400 IE/kg KG/24 Stunden
- Acetylsalicylsäure 250 mg i.v.
- 15 mg t-PA als Bolus
- 50 mg t-PA im Perfusor über 30 Minuten, danach weitere 35 mg im Perfusor über 60 Minuten

A-49: Intravenöse Thrombolyse bei akutem Myokardinfarkt

Voraussetzungen

- ▷ infarkttypischer, nitratrefraktärer Brustschmerz
- ▷ neu aufgetretene ST-Hebungen von mindestens 2 mm
- ▷ Fehlen von absoluten Kontraindikationen

Kontraindikationen

Absolut:

- ▷ akute Blutungen
- ▷ kürzliches Trauma, Operationen, Apoplex (4 Wochen)
- ▷ Allergien auf die entsprechenden Substanzen

Relativ:

- ▷ arterielle Hypertonie (> 200 mmHg systolisch, > 120 mmHg diastolisch)
- ▷ arterielle Punktionen oder Zahnextraktionen innerhalb der letzten 14 Tage
- ▷ akute Menstruationsblutungen
- ▷ längere kardiopulmonale Reanimationen
- ▷ diabetische Retinopathie

In Einzelfällen kann es sinnvoll sein, die Thrombolytika direkt intrakoronar zu verabreichen. Bei den verwendeten Substanzen handelt es sich um **Streptokinase, Urokinase** und **t-PA** (»tissue Plasminogen Activator«). Streptokinase ist ein Syntheseprodukt von β-hämolysierenden Streptokokken mit einem geringen allergenen Potential. Urokinase, eine aus humanem Material gewonnene Substanz, hat dagegen keine allergenen Eigenschaften. t-PA wird durch Klonierung des humanen Genoms und anschließende Expression in E.-coli-Bakterien gewonnen. In den bisher vorliegenden klinischen Studien wurden vor allem Streptokinase und t-PA untersucht. Dabei zeichnet sich eine geringe Überlegenheit einer kombinierten t-PA- und Heparinbehandlung gegenüber einer Behandlung mit Streptokinase mit oder ohne Heparingabe ab.

Die am häufigsten verwendeten Thrombolytika sind **Streptokinase, Urokinase** und **t-PA**.

Der **Erfolg einer Thrombolyse** läßt sich aus einer Verminderung der Angina, dem Rückgang der ST-Streckenhebungen sowie dem Auftreten von Reperfusionsarrhythmien, die in der Regel nicht behandlungsbedürftig sind, ableiten. Beweisen läßt sich eine Rekanalisation des Infarktgefäßes nur durch eine Koronarangiographie.

Bei **Erfolg der Thrombolyse** kommt es zum Rückgang der ST-Hebungen, Verminderung der Schmerzen und Auftreten von Reperfusionsarrhythmien.

Die häufigste **Komplikation** der pharmakologischen Thrombolyse ist die **Blutung.** Meist handelt es sich um kleinere Blutungen, die sich konservativ durch z. B. Kompression beherrschen lassen. Mit einer Häufigkeit von 0,5–1 % kommt es zu intrazerebralen Blutungen. Durch Beenden der Thrombolyse, die Reduktion der Heparindosis oder eine Heparinpause können viele dieser Blutungen gestillt werden. Eine Antagonisierung des Heparineffektes mit Protamin ist nur in seltenen Fällen sinnvoll, gelegentlich sind dagegen operative Maßnahmen, z. B. Hämatomausräumung, notwendig. Die Häufigkeit der Komplikationen kann durch Beachtung der Kontraindikationen (A-**49**) minimiert werden.

Häufigste **Komplikation** der Thrombolyse ist die **Blutung.** Bei 0,5–1 % kommt es zu intrazerebralen Blutungen. Durch Beenden der Thrombolyse und Reduktion des Heparins können viele Blutungen gestillt werden. Eine Antagonisierung des Heparineffektes mit Protamin ist nur in seltenen Fällen notwendig. Kontraindikationen einer Thrombolyse (A-**49**).

▶ ***Merke.*** Eine Thrombolyse reduziert die Letalität des akuten Myokardinfarktes.

◀ **Merke**

Antithrombotische Therapie

Antithrombotische Therapie

Die thrombozytenaggregationshemmende Wirkung von **Acetylsalicylsäure (ASS)** hat beim akuten Infarkt eine große Bedeutung. So führt bereits die alleinige Gabe von ASS zu einer deutlichen Reduktion der Letalität. In Kombination mit einer Thrombolyse kommt es zu einer additiven Senkung der Sterblichkeit. Ursächlich sind wahrscheinlich eine Verhinderung von Appositionsthromben im Infarktgefäß, eine Verbesserung der Wirksamkeit der

Acetylsalicylsäure allein führt bereits zu einer deutlichen Reduktion der Letalität des akuten Myokardinfarkts. In Kombination mit einer Thrombolyse kommt es zu einer additiven Senkung der Letalität.

Zunächst wird ein i. v. Bolus von 250 mg ASS gegeben, anschließend pro Tag 100 mg oral verabreicht.

Thrombolyse sowie eine Verhinderung von Gefäßreverschlüssen nach erfolgreicher Thrombolyse. Zur Erzielung eines raschen Wirkungseintrittes wird mit der Gabe eines intravenösen Bolus von 250 mg ASS begonnen, die Behandlung wird dann mit 100 mg/d oral fortgesetzt.

Merke ▶

> ***Merke.*** ASS reduziert die Letalität des akuten Myokardinfarktes allein und in Kombination mit Thrombolyse.

Heparin

Heparin verhindert die Bildung von Ventrikelthromben, tiefen Beinvenenthrombosen und Appositionsthromben.

Nach initialer Bolusgabe von 5000 IE Heparin wird mit 400 Einheiten/kg KG/Tag die Therapie fortgeführt. Die aPTT sollte hierunter auf das 1,5–2fache der oberen Norm eingestellt sein.

Die Ausbildung von Ventrikelthromben im akinetischen Infarktareal, Appositionsthromben im Infarktgefäß sowie tiefe Beinvenenthrombosen sind häufige Komplikationen des Myokardinfarktes. Die intravenöse Gabe von Heparin ist wegen der guten Steuerbarkeit die geeignete Methode zur Prophylaxe dieser Komplikationen. Darüber hinaus scheint Heparin zur Optimierung der Wirkung einer Thrombolyse mit t-PA wichtig zu sein. Sofern keine Kontraindikationen vorliegen (relative KI: akute Blutungen, Z. n. Apoplex, Post-Op), wird nach initialer Gabe von 5000 IE Heparin als Bolus eine hochdosierte Heparinisierung mit 400 Einheiten/kg/d durchgeführt. Die aktivierte partielle Thromboplastinzeit (aPTT) sollte im Verlauf auf das 1,5– bis 2fache des oberen Normwertes eingestellt werden.

Betablocker

Die Gabe von Betablockern führt durch Reduktion von Herzfrequenz, Herzminutenvolumen und Blutdruck zu einer **Verminderung des myokardialen O_2-Verbrauchs.** Auch kommt es zur **Reduktion von ventrikulären Arrhythmien.**
Patienten ohne Herzinsuffizienz und einer Herzfrequenz über 60/min können eine β_1-selektive Substanz erhalten (z. B. 50 mg Atenolol oral, bei Tachykardien i. v.).

Bei Herzinsuffizienz, AV-Block II. und III. Grades sollten keine Betablocker verabreicht werden. Relative Kontraindikationen: chronisch obstruktive Lungenerkrankung und periphere Durchblutungsstörungen.
Das Absetzen von Betablockern sollte schrittweise erfolgen (cave: Reboundeffekt).

Die Gabe von betablockierenden Substanzen bei akutem Myokardinfarkt führt durch eine Reduktion von Herzfrequenz, Herzminutenvolumen und Blutdruck zu einer **Verminderung des myokardialen Sauerstoffverbrauches.** Weiterhin kommt es zu einer **Reduktion der Häufigkeit von ventrikulären Arrhythmien.** Durch diese Mechanismen reduzieren Betablocker die Mortalität beim akuten Infarkt um 30%.
Bei Patienten ohne Herzinsuffizienz und mit einer Ausgangsherzfrequenz von über 60/min sollte die Therapie mit einer β_1-selektiven Substanz wie 50 mg Atenolol oder Metoprolol begonnen werden. Diese Substanzen können in der Regel oral verabreicht werden. Wenn z. B. bei Tachykardien zusätzlich eine schnelle Frequenzreduktion erwünscht ist, muß eine intravenöse Gabe mit entsprechend angepaßter Dosierung durchgeführt werden.
Bei Vorliegen einer relevanten Herzinsuffizienz sollten keine Betablocker verabreicht werden, da es zu einer myokardialen Dekompensation kommen kann. Beim Vorliegen eines AV-Blockes II. und III. Grades sollten ebenfalls keine Betablocker verabreicht werden. Relative Kontraindikationen sind das Vorliegen einer chronisch obstruktiven Lungenerkrankung sowie periphere Durchblutungsstörungen. Unerwünschte Wirkungen sind bei Beachtung der Kontraindikationen selten, das Absetzen von Betablockern sollte jedoch schrittweise erfolgen, um einen Reboundeffekt zu vermeiden.

Merke ▶

> ***Merke.*** Betablocker reduzieren die Letalität beim akuten Myokardinfarkt.

ACE-Hemmer

Bei Patienten mit Infarkt **und** Herzinsuffizienz verbessern ACE-Hemmer das »Remodeling«.

Bei Patienten mit Infarkt **und** Zeichen der Herzinsuffizienz (Lungenstauung, eingeschränkte linksventrikuläre Funktion) führt die Gabe von ACE-Hemmern durch eine Verbesserung der geometrischen Umbauvorgänge nach dem Infarkt (»Remodeling«) zu einer Senkung der Letalität beim Infarkt. Fehlen Zeichen der Herzinsuffizienz, ist kein Effekt auf die Sterblichkeit nachgewiesen.

> **Merke.** ACE-Hemmer reduzieren die Letalität beim Patienten mit akutem Infarkt **und** Herzinsuffizienz.

◀ **Merke**

Nitrate

Bei Linksherzinsuffizienz im Rahmen eines akuten Myokardinfarktes bewirkt die Gabe von Nitraten über eine **Vorlastsenkung** eine Verbesserung des pulmonalen Gasaustausches. Weiterhin führt die (geringer ausgeprägte) **Senkung der Nachlast** zu einer Verminderung des Sauerstoffbedarfs des Myokards. Durch **direkte Dilatation der Koronararterien** kommt es zu einer Verbesserung der myokardialen Durchblutung. Alle Mechanismen gemeinsam führen auch zu einer deutlichen analgetischen Wirkung der Nitrate.
Beginnend mit einer Dosierung von 2 mg Nitroglycerin/Stunde als Infusion und unter der Überwachung der arteriellen Drücke kann die Dosierung auf 8–10 mg Nitroglycerin/Stunde gesteigert werden.
Eine häufige dosisabhängige unerwünschte Wirkung der Nitrattherapie ist der Kopfschmerz, selten kommt es vor allem bei exsikkierten Patienten zu deutlichen Blutdruckabfällen und Reflextachykardien.

Nitrate

Nitrate bewirken durch eine **Vorlastsenkung** einen verbesserten pulmonalen Gasaustausch. Durch **Senkung der Nachlast** kommt es zu einer Verminderung des O_2-Bedarfs des Myokards.
Durch **direkte Dilatation der Koronarien** tritt eine verbesserte Myokarddurchblutung ein.
Eine häufige dosisabhängige unerwünschte Wirkung ist der Kopfschmerz, selten kommt es zu Blutdruckabfällen und Reflextachykardien.

Sedierung

Bei unruhigen und ängstlichen Patienten kann es sinnvoll sein, vorübergehend ein Sedativum, wie z. B. ein Benzodiazepin, zu verabreichen, um psychovegetativ bedingte Myokardbelastungen zu reduzieren.

Sedierung

Durch eine Sedierung mit z. B. Benzodiazepin kann die psychovegetativ bedingte Myokardbelastung reduziert werden.

Analgesie

Bei ausgeprägten Schmerzen und wenn es durch die spezifische medikamentöse Therapie zu keiner ausreichenden Schmerzlinderung kommt, sollten Analgetika gegeben werden. Da meist starke Schmerzen bestehen, sollten Opiate verabreicht werden, die Gabe anderer Analgetika hat sich wegen mangelhafter Wirkung nicht bewährt.
Der Nachteil einer Opiatgabe besteht darin, daß das Kriterium Schmerz für die weitere Beurteilung des Infarktverlaufes, z. B. Erfolg einer Thrombolyse, nicht mehr verwendet werden kann.

Analgesie

Bei sehr starken Schmerzen oder ungenügender Analgesierung durch die spezifische Therapie müssen Opiate gegeben werden. Die Dosierung sollte vorsichtig erfolgen, da das Ansprechen auf Opiate sehr unterschiedlich ist.

> **Merke.** Da das individuelle Ansprechen auf Opiate sehr unterschiedlich ist, muß die Dosierung, besonders in Kombination mit Benzodiazepinen, wegen der Möglichkeit einer Atemdepression vorsichtig erfolgen.

◀ **Merke**

Antiarrhythmika

Eine prophylaktische Therapie mit Antiarrhythmika außer mit Betablockern wird zur Zeit beim akuten Myokardinfarkt als nicht sinnvoll angesehen. Obwohl die prophylaktische Gabe von Lidocain zu einer Suppression von ventrikulären Tachykardien und Kammerflimmern führt, kommt es zu keiner Reduktion der Gesamtmortalität. Der **Kaliumspiegel** sollte auf Werte von über 4,0 mmol/l angehoben werden.

Antiarrhythmika

Eine prophylaktische Therapie mit Antiarrhythmika außer mit Betablockern ist beim akuten Myokardinfarkt nicht sinnvoll.
Der **Kaliumspiegel** sollte über 4,0 mmol/l liegen.

Magnesium

Nach dem gegenwärtigen Kenntnisstand könnte eine frühzeitige und prophylaktische Therapie mit Magnesium eine Reduktion der Letalität des Myokardinfarktes bewirken. Eine endgültige Therapieempfehlung kann jedoch zur Zeit nicht gegeben werden.

Magnesium

Magnesium könnte frühzeitig gegeben zu einer Reduktion der Letalität führen. Eine endgültige Empfehlung kann zur Zeit nicht gegeben werden.

Kalziumantagonisten

Sie führen beim akuten Myokardinfarkt zu keiner Verbesserung der Myokardfunktion oder Prognose.

Kalziumantagonisten

Die Verwendung von Kalziumantagonisten beim akuten Myokardinfarkt hat in mehreren großen Untersuchungen zu keiner Verbesserung der Myokardfunktion oder Prognose geführt.

Koronarangioplastie und Bypass-Operation

Koronarangioplastie

Insbesondere bei schlechter linksventrikulärer Funktion oder im kardiogenen Schock kann eine **sofortige PTCA** lebensrettend sein (S A-**32**). Die medikamentöse Thrombolyse benötigt bis zu 120 Minuten bis zum Erfolg.

Koronarangioplastie und Bypass-Operation

Koronarangioplastie

Anstelle einer pharmakologischen Thrombolyse kann eine mechanische Rekanalisation des Infarktgefäßes durchgeführt werden (S A-**32**). Insbesondere bei Patienten mit schlechter linksventrikulärer Funktion oder im kardiogenen Schock kann eine **sofortige PTCA** lebensrettend sein, da bis zum Erfolg einer pharmakologischen Thrombolyse bis zu 120 Minuten vergehen können. Daneben ist eine PTCA auch bei Patienten mit Kontraindikationen für eine pharmakologische Thrombolyse möglich.

Synopsis A-**32: Mechanische Rekanalisation eines akuten Verschlusses der rechten Herzkranzarterie durch Ballondilatation (PTCA)**

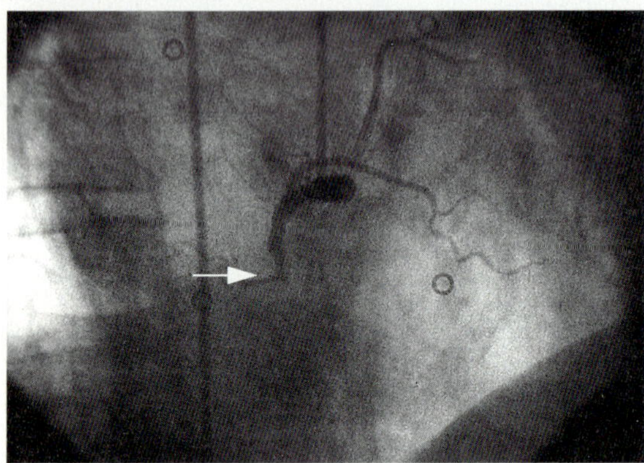

Proximaler Verschluß der rechten Herzkranzarterie (Pfeil).

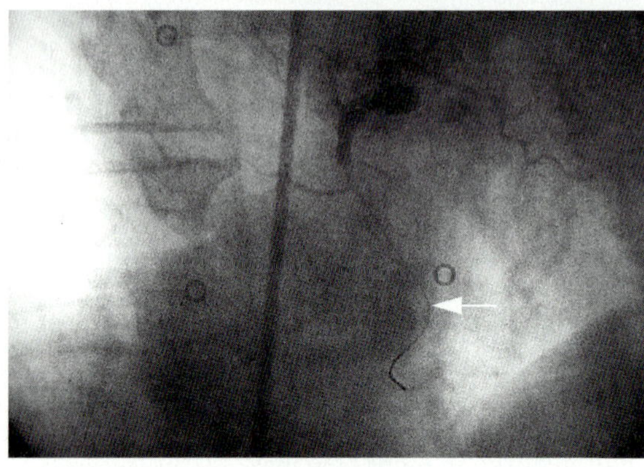

Zur Rekanalisation wird ein Führungsdraht (Pfeil) über die Verschlußstelle in das thrombosierte Gefäß eingeführt, über den der Dilatationsballon vorgeschoben wird.

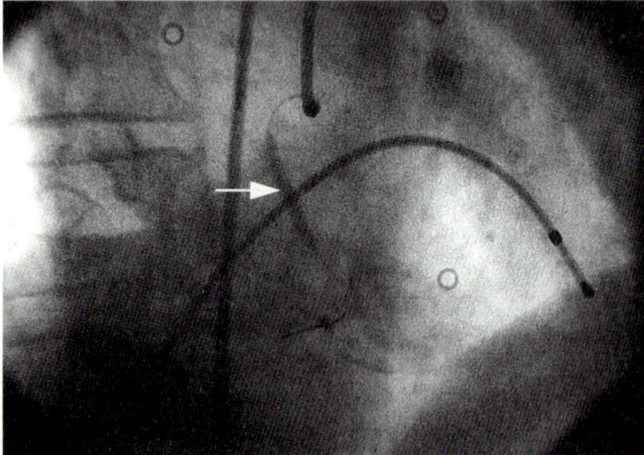

Entfaltung eines Ballons (Pfeil) in der ehemaligen Verschlußstelle.

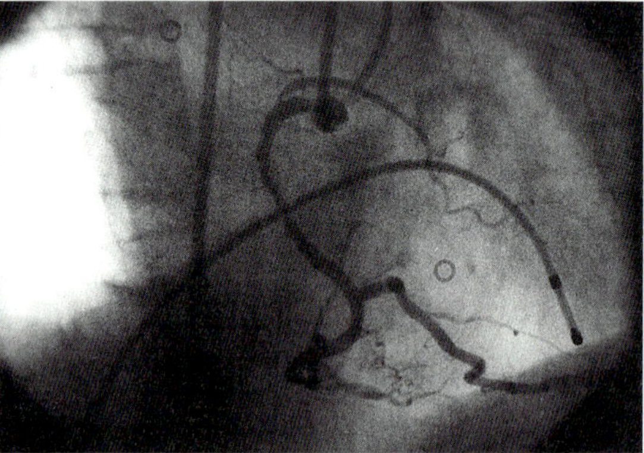

Offene rechte Kranzarterie nach Rekanalisation.

In Untersuchungen, bei denen Patienten mit akutem Myokardinfarkt primär einer mechanischen Rekanalisation zugeführt wurden, fanden sich Wiedereröffnungsraten bis zu 90%.
Auch nach dem erfolglosen Versuch einer pharmakologischen Thrombolyse kann eine Angioplastie erwogen werden. Die vorliegenden Daten zeigen jedoch, daß hierdurch nur eine geringe Verbesserung der Prognose des Patienten zu erreichen ist.

Bypass-Operation

Die Bypass-Operation ist nicht als Therapie zur Behandlung eines akuten Myokardinfarktes etabliert, da die pharmakologische oder mechanische Thrombolyse meist schneller verfügbar und mit geringerem Risiko durchzuführen ist.

Bypass-Operation

Die Bypass-Operation eignet sich nicht zur Behandlung eines akuten Myokardinfarktes.

Therapie von Komplikationen

Herzrhythmusstörungen

Extrasystolen und ventrikuläre Salven führen nur zu einer geringen myokardialen Mehrbelastung und sind unter Monitorüberwachung nicht therapiebedürftig. Auch Reperfusionsarrhythmien wie idioventrikuläre Rhythmen sind nicht behandlungsbedürftig.

Therapie von Komplikationen

Herzrhythmusstörungen

Extrasystolen, ventrikuläre Salven und idioventrikuläre Rhythmen sind unter Monitorüberwachung nicht therapiebedürftig.

> ▶ ***Merke.*** Ab einer Herzfrequenz von etwa 120/min führen ventrikuläre Tachykardien jedoch zu einer myokardialen Mehrbelastung und einer Verschlechterung der Myokardperfusion.

◀ **Merke**

Bei Auftreten im Rahmen eines akuten Myokardinfarktes werden anhaltende ventrikuläre Tachykardien primär mit Lidocain behandelt. Hierzu wird initial ein Bolus von 100 mg i. v. verabreicht, gefolgt von einer Infusion von 100–200 mg i. v./Stunde. Alternativ kommt eine Behandlung mit Amiodaron (Bolus 150–300 mg, dann Infusion 1–2 g/Tag) in Betracht.
Wenn die Tachykardien zu einer wesentlichen hämodynamischen Beeinträchtigung führen und die medikamentöse Therapie nicht erfolgreich ist, muß eine **elektrische Kardioversion** durchgeführt werden.

Im Infarkt werden anhaltende ventrikuläre Tachykardien primär mit Lidocain oder Amiodaron behandelt.

Bei fehlendem Ansprechen auf Medikamente und hämodynamischer Beeinträchtigung muß eine **elektrische Kardioversion** durchgeführt werden.

Kammerflimmern

Beim Vorliegen von Kammerflimmern wird mit einer Energie von 200 bis maximal 400 J defibrilliert. Wenn 3–4 Defibrillationsversuche nicht erfolgreich sind, sollten erneute Defibrillationsversuche erst nach der Gabe von Adrenalin oder Isoprenalin sowie dann nach der Korrektur einer eventuell vorliegenden Azidose durchgeführt werden.

Kammerflimmern

Liegt Kammerflimmern vor, muß defibrilliert werden. Sind die Defibrillationsversuche nicht erfolgreich, sollte erst nach Gabe von Adrenalin erneut defibrilliert werden.

Vorhofflattern und Vorhofflimmern

Sie führen bei schneller Impulsüberleitung auf die Ventrikel zu einer **Zunahme des myokardialen Sauerstoffverbrauches** und durch die relative Verkürzung der Diastolendauer zu einer **Reduktion der Koronarperfusion.** Beim akuten Myokardinfarkt ist es daher notwendig, eine schnelle Normalisierung der Herzfrequenz zu erreichen. In erster Linie wird eine intravenöse Gabe von **Verapamil, Betablockern** oder **Digitalis** durchgeführt, um die Überleitungsgeschwindigkeit des AV-Knotens zu reduzieren.

Vorhofflattern und Vorhofflimmern

Sie führen bei schneller Überleitung auf die Ventrikel zu einem **hohen myokardialen O_2-Verbrauch**, und durch Verkürzung der Diastolendauer kommt es zu einer Reduktion der **Koronarperfusion.** Beim Myokardinfarkt muß deshalb eine rasche Normalisierung der Herzfrequenz mit **Verapamil, Betablockern** oder **Digitalis** erzielt werden.

Reizleitungsstörungen

Von den Reizleitungsstörungen sind der AV-Block II° Typ Mobitz 2 und der AV-Block III° mit einem **temporären Schrittmacher** zu therapieren.

Reizleitungsstörungen

AV-Blockierungen I. Grades und II. Grades Typ Mobitz 1 (»Wenckebach«-Block) sind selten progredient und deshalb nicht behandlungsbedürftig. Der AV-Block II. Grades Typ Mobitz 2 ist oft progredient und wie der AV-Block III. Grades in der Regel behandlungsbedürftig. Die Therapie besteht in einer ventrikulären Stimulation über eine transvenös eingeführte **temporäre Schrittmacherelektrode.**

Herzinsuffizienz und kardiogener Schock

Eine **Linksherzinsuffizienz** mit Lungenödem wird durch Hochlagerung des Oberkörpers, O_2 über Nasensonde, Nitrate und Furosemid behandelt. Liegt ein zu niedriger Blutdruck bei **Hypovolämie** vor, wird Ringerlösung oder ein Plasmaexpander gegeben. Bei Normovolämie werden zur Steigerung des arteriellen Druckes Katecholamine unter invasiver Drucküberwachung appliziert.

Bei **rechtsventrikulären Infarkten** besteht häufig erheblicher **Flüssigkeitsbedarf.** Der ZVD sollte dann auf 15–20 mmHg angehoben werden.

Herzinsuffizienz und kardiogener Schock

Beim Auftreten einer **Linksherzinsuffizienz** mit Lungenödem wird zunächst der Oberkörper des Patienten hochgelagert und Sauerstoff per Nasensonde sowie intravenöse Nitrate verabreicht. Zusätzlich gibt man einen Bolus von 40 mg Furosemid i. v. Diese Gabe kann bei Bedarf wiederholt werden.
Bei Vorliegen eines niedrigen systemarteriellen Druckes wird bei **Hypovolämie** (ZVD < 4 mmHg und pulmonalkapillarer Verschlußdruck [PCP] <12–15 mmHg) eine Volumentherapie mit Ringerlösung oder einem Plasmaexpander durchgeführt. Bei Normovolämie muß Dopamin, Adrenalin oder Noradrenalin unter invasiver Drucküberwachung intravenös verabreicht werden.
Insbesondere bei **rechtsventrikulären Infarkten** besteht aufgrund der starken Abhängigkeit der rechtsventrikulären Pumpleistung vom Frank-Starling-Mechanismus und des daraus folgenden guten Ansprechens des rechten Ventrikels auf eine verbesserte diastolische Füllung häufig ein erheblicher **Flüssigkeitsbedarf**. Hier sollte bei gleichzeitiger Kontrolle des PCP der zentrale Venendruck auf übernormal hohe Werte von 15–20 mmHg angehoben werden.

Ist so kein ausreichender Druck zu erzielen, kann eine **intraaortale Ballonpumpe** gelegt werden (*s. Kap. Herzinsuffizienz, S. 114*). Diese bewirkt eine verbesserte **Koronarperfusion** und eine **Senkung der Nachlast**.

Falls so kein ausreichender arterieller Druck zu erzielen ist (arterieller Mitteldruck > 65 mmHg), kann eine **intraaortale Ballonpumpe** (IABP) implantiert werden (*s. Kap. Herzinsuffizienz, S. 114*). Ein länglicher Ballon in der Aorta descendens wird dabei jeweils in der Diastole aufgeblasen und kurz vor der Systole wieder abgesaugt. Die diastolische Füllung des Ballons führt dabei über eine Erhöhung des diastolischen Druckes zu einer **Verbesserung der Koronarperfusion**, die präsystolische Entleerung führt zur **Senkung der myokardialen Nachlast.**

Mitralinsuffizienz und Ventrikelseptumdefekt

Sie führen beim Infarkt zu einer akuten lebensbedrohlichen Verschlechterung der Hämodynamik.
Die medikamentöse Therapie hat eine **Senkung der Nachlast** zum Ziel. Besonders geeignet sind hierfür Nitroprussid und ACE-Hemmer. Kann damit eine Stabilisierung erreicht werden, sollte die Operation des Defektes elektiv nach 1–2 Wochen erfolgen. Gelingt eine Stabilisierung des Kreislaufes nicht, muß ein herzchirurgischer Notfalleingriff erfolgen.

Mitralinsuffizienz und Ventrikelseptumdefekt

Sie führen im Rahmen eines akuten Myokardinfarktes zu einer akuten Verschlechterung der Hämodynamik, die grundsätzlich lebensbedrohlich ist. Im Vordergrund steht hierbei eine zerebrale und systemische Minderperfusion. Die medikamentöse Therapie hat eine **Senkung der Nachlast** zum Ziel. Besonders geeignet sind hierfür Nitroprussid und Angiotensin-Konversions-Enzym-Inhibitoren. Kann so eine Stabilisierung des Kreislaufes erreicht werden, der eine ausreichende Perfusion von Gehirn und inneren Organen ermöglicht, sollte die operative Versorgung des Defektes elektiv nach 1–2 Wochen erfolgen. Gelingt eine Stabilisierung des Kreislaufes nicht, muß ein herzchirurgischer Notfalleingriff mit deutlich erhöhtem Risiko vorgenommen werden.

11.4.2 Langzeittherapie und Sekundärprävention

Modifikation von Risikofaktoren

Durch Verhaltensänderungen kann die Prognose verbessert werden.
Bereits 3–5 Jahre nach **Beendigung des Rauchens** ist das Reinfarktrisiko vergleichbar mit dem eines Nichtrauchers.

11.4.2 Langzeittherapie und Sekundärprävention

Modifikation von Risikofaktoren

Das Ereignis eines Myokardinfarktes ist für den behandelnden Arzt eine gute Gelegenheit, über eine Verhaltensmodifikation des Patienten dessen Prognose zu verbessern.
Im Vordergrund steht die **Einstellung des Nikotinkonsums.** Bereits 3–5 Jahre nach der Beendigung des Zigarettenrauchens ist das Reinfarkt-

risiko eines Exrauchers vergleichbar dem eines Nichtrauchers. Falls notwendig, gibt es für Raucher die Möglichkeit der Teilnahme an speziellen Entwöhnungskursen.

Bei Hypercholesterinämie gelten nach einem Myokardinfarkt zur Vermeidung eines Rezidivs erniedrigte Grenzwerte von 180 mg/dl für Gesamtcholesterin und 100 mg/dl für LDL-Cholesterin. Da dieses Ziel häufig nicht allein mit **Diät** zu erreichen ist, sollten lipidsenkende Medikamente, in erster Linie **Cholesterinsynthesehemmer**, eingesetzt werden. Für Cholesterinsynthesehemmer konnte in großen Studien bei Patienten mit manifester KHK eine Senkung der Gesamtsterblichkeit und der Häufigkeit kardiovaskulärer Ereignisse nachgewiesen werden (*vgl. a. S. 122*).

Bei Hypercholesterinämie gelten zur Vermeidung eines Rezidivs erniedrigte Grenzwerte (180 mg/dl für Gesamt-, 100 mg/dl für LDL-Cholesterin), die mit **Diät** oder Diät **und Cholesterinsynthesehemmern** erreicht werden sollten.

Dem Patienten sollte in jedem Fall eine **regelmäßige körperliche Aktivität** angeraten werden. Hier sollten vor allem Ausdauerbelastungen wie Spazierengehen oder Radfahren empfohlen werden, Maximalbelastungen sollten vermieden werden. Nach Möglichkeit sollten die Patienten auch an einer Koronarsportgruppe teilnehmen.

In jedem Fall sollte eine **regelmäßige körperliche Aktivität** angeraten werden (z. B. Koronarsportgruppe).

Die **Anschlußheilbehandlung** bietet die Möglichkeit einer intensiven **diätetischen Schulung** sowie zur Reduktion von Übergewicht.

Die **Anschlußheilbehandlung** bietet die Möglichkeit einer **diätetischen Schulung.**

Medikamentöse Sekundärprävention

Medikamentöse Sekundärprävention

Zur medikamentösen Sekundärprävention nach Myokardinfarkt kommen neben lipidsenkenden Medikamenten **Betablocker, ASS und ACE-Inhibitoren** zum Einsatz.

Hier kommen neben den Lipidsenkern **Betablocker, ASS und ACE-Hemmer** zum Einsatz.

▶ ***Merke.*** Für alle drei Substanzgruppen wurde eine **Senkung der Mortalität in der chronischen Phase** nach Myokardinfarkt nachgewiesen:
- Betablocker reduzieren die Häufigkeit eines plötzlichen Herztodes vor allem nach großen Infarkten.
- ASS wirkt vor allem über eine Verminderung der Reinfarktrate.
- Mit ACE-Hemmern läßt sich durch eine Verminderung der ventrikulären Vor- und Nachlast die progressive ventrikuläre Dilatation vor allem nach ausgedehntem Infarkt (»ventrikuläres Remodeling«) vermindern. Häufigkeit und Ausprägung einer Herzinsuffizienz lassen sich so reduzieren.

◀ **Merke**

Koronarangioplastie und Bypass-Operation

Koronarangioplastie und Bypass-Operation

Ein bis zwei Wochen nach dem Myokardinfarkt, wenn die rupturierte intrakoronare Läsion weitgehend abgeheilt ist, sollte eine **klinische Evaluierung** des Patienten erfolgen. Soweit keine Ruhe-Angina vorliegt, sollte eine Ergometrie durchgeführt werden. Bei Ruhe-Angina, Angina pectoris bei Belastung oder Nachweis einer belastungsindizierten Ischämie sollte dann eine **Koronarangiographie** durchgeführt werden. Abhängig von der Koronargefäßmorphologie kann, bei eindeutigen Befunden in der gleichen Sitzung, die **Rekanalisation des Infarktgefäßes** durchgeführt werden. Gegebenenfalls kann auch eine **Angioplastie weiterer Stenosen** vorgenommen werden. Ist eine Rekanalisation mit Katheterverfahren nicht möglich, muß die Möglichkeit einer **aortokoronaren Bypass-Operation** zur Beseitigung der Ischämie erwogen werden.

1–2 Wochen nach Myokardinfarkt ist die rupturierte intrakoronare Läsion weitgehend abgeheilt. Dann sollte eine **klinische Evaluierung** erfolgen.
Bei Ruhe-Angina, Angina pectoris bei Belastung oder belastungsindizierter Ischämie sollte dann eine **Koronarangiographie** durchgeführt werden. Gegebenenfalls kann dann das **Infarktgefäß rekanalisiert** und/oder **andere Stenosen dilatiert** werden.

Im Anschluß an die stationäre Behandlung sollten vom Hausarzt oder einem Kardiologen **Kontrolluntersuchungen, zunächst in 6monatigen, später in 12monatigen Intervallen** durchgeführt werden. Hierbei sollte nach Symptomen einer Restenose oder einer Progression der Koronarsklerose wie Angina oder Dyspnoe gefragt werden. Nach Ausschluß von Kontraindikationen sollte regelmäßig auch eine Ergometrie durchgeführt werden.

A-50: Notfalldiagnostik und Therapie des akuten Myokardinfarktes

Präklinisch:

Anamnese

Plötzlich einsetzender ringförmiger Thoraxschmerz mit oder ohne Ausstrahlung, häufig verbunden mit Todesangst und vegetativen Begleiterscheinungen

Untersuchung

▷ sympathische Stimulation mit Blässe, Tachykardie und feuchter Kälte der Extremitäten

Maßnahmen

▷ sofortige Krankenhauseinweisung
▷ Transport mit ärztlicher Begleitung
▷ Bettruhe, falls möglich Sauerstoff-Insufflation
▷ peripheren venösen Zugang legen
▷ evtl. Sedierung, z. B. mit Diazepam 1–5 mg i. v., oder Analgesie mit einem Opiat, z. B. Morphin 10 mg i. v. (bei beiden Möglichkeit der Atemdepression, deshalb Kombination möglichst vermeiden!)
▷ Heparin 5000 IE i. v. als Bolus
▷ Acetylsalicylsäure 250 mg i. v. als Bolus (z. B. ½ Ampulle Aspisol®)
▷ keine i. m. Injektion!

Im Krankenhaus:

Befund

Im EKG monophasische Deformierung von QRS-Komplex, ST-Strecke und T-Welle mit ST-Streckenerhöhung um > 0,1 mV

Maßnahmen

▷ Verlegung auf Intensivstation
▷ dort in Abhängigkeit von der Vorbehandlung evtl. Sedierung/Analgesie
▷ falls noch nicht geschehen, 5000 IE Heparin i. v. und 250 mg Acetylsalicylsäure i. v.
▷ bei fehlenden Kontraindikationen und Schmerzbeginn < 6 Stunden Lysebeginn, z. B. 15 mg t-PA als Bolus, gefolgt von 50 mg über 30 Minuten plus 35 mg über 1 Stunde
▷ Heparin-Infusion, zunächst mit 400 IE/kg/Tag, dann Einregulierung, so daß aPTT 1,5–2fache obere Norm
▷ bei Mißerfolg der Lyse und ausgedehntem Infarkt oder kardiogenem Schock Akutverlegung in ein kardiologisches Zentrum mit der Möglichkeit der Rekanalisation des Infarktgefäßes mittels PTCA

Beim akuten Myokardinfarkt zählt jede Minute!
Von der Krankenhauseinlieferung bis zum Beginn der Thrombolyse sollten in der Regel nicht mehr als 30 Minuten vergehen!

Cave!

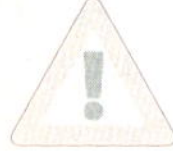
Applikation von i. m. Spritzen.

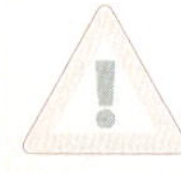
Übermäßiger Einsatz von Sedativa und Analgetika, so daß Kooperationsfähigkeit des Patienten zu stark herabgesetzt wird.

Zu seltener Einsatz der Thrombolyse wegen zu geringer Relativierung der Kontraindikationen.

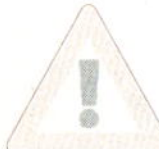
Zu seltener Einsatz von Betablockern wegen zu großer Angst vor unerwünschten Wirkungen.

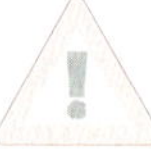
Vergessen von Acetylsalicylsäure als Zusatztherapie zur Thrombolyse.

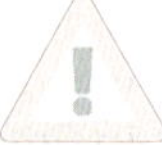
Vergessen von Acetylsalicylsäure bei Infarkten ohne Lyseindikation.

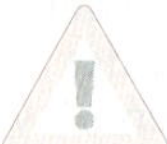
Zu seltene Akut-Verlegung von Patienten mit ausgedehnten Infarkten und erfolgloser Lyse oder Kontraindikation für die Lyse in Zentren mit der Möglichkeit der Rekanalisation des Infarktgefäßes mittels PTCA.

Klinischer Fall

Eine 72jährige Frau wird in die Notaufnahme des Krankenhauses eingeliefert mit seit 3 Stunden bestehenden heftigsten retrosternalen Schmerzen mit Vernichtungsgefühl und Ausstrahlung in den linken Arm. Sie gibt an, in den Stunden zuvor mehrmals erbrochen zu haben.
Die Aufnahmeuntersuchung ergibt einen Blutdruck von 90/50 mmHg bei einem Puls von 102/min. Über der Lunge lassen sich beidseits basal 2 Querfinger breit feinblasige Rasselgeräusche auskultieren. Das EKG zeigt monophasische ST-Streckenhebungen von bis zu 0,7 mV in den Brustwandableitungen V_2 bis V_5.
Die Patientin erhält noch in der Notaufnahme i. v. Bolusgaben von 250 mg Acetylsalicylsäure und 5000 Einheiten Heparin. Da bei der Patientin keine Kontraindikationen für eine thrombolytische Therapie bestehen, wird 30 Minuten nach Krankenhausaufnahme auf der Intensivstation eine intravenöse Thrombolysetherapie mit t-PA begonnen (15 mg als Bolus, dann 50 mg im Perfusor über 30 min, dann 35 mg über 60 min). 90 Minuten nach Lysebeginn zeigt sich im Monitor-EKG über 2 Minuten ein akzelerierter idioventrikulärer Rhythmus. Wenige Minuten später kommt es zu einem deutlichen Rückgang der Brustschmerzen. Das EKG zeigt bereits einen deutlichen Rückgang der ST-Hebungen auf maximal 0,3 mV. Nur 30 Minuten später ist der Schmerz vollständig verschwunden, und das EKG zeigt isoelektrische ST-Strekken. Die CK steigt bei 4stündlicher Bestimmung bis auf ein Maximum von 1200 U/l 12 Stunden nach Schmerzbeginn.
Der weitere stationäre Verlauf der Patientin gestaltet sich vollständig komplikationslos. Am 3. Tag nach dem Infarkt wird sie auf die Normalstation verlegt und zügig mobilisiert. Beim Belastungs-EKG 9 Tage nach dem Ereignis ist die Patientin beschwerdefrei und ohne EKG-Veränderungen bis 1 Minute mit 100 Watt belastbar. Die Koronarangiographie zeigt eine nicht interventionsbedürftige koronare Ein-Gefäß-Erkrankung mit einer 50%-Stenose des R. interventricularis der linken Herzkranzarterie. In der Ventrikulographie erscheint die linksventrikuläre Vorderwand hypokinetisch bei sonst normaler linksventrikulärer Funktion.
Wegen eines Gesamtcholesterins von 259 mg/dl bei einem LDL-Cholesterin von 170 mg/dl und einem HDL-Cholesterin von 35 mg/dl als einzigem Risikofaktor wird die Patientin diätetisch beraten und auf eine Therapie mit Simvastatin 20 mg täglich eingestellt. Außerdem erhält sie zur Sekundärprävention Acetylsalicylsäure 100 mg täglich und Captopril 2 × 12,5 mg. Am 14. Tag nach dem Infarkt wird sie zur weiteren stationären Rehabilitation in eine Rehabilitationsklinik verlegt.

12 Supraventrikuläre Arrhythmien

J. Hebe, K.-H. Kuck

12 Supraventrikuläre Arrhythmien

12.1 Supraventrikuläre Extrasystolen (SVES)

12.1 Supraventrikuläre Extrasystolen (SVES)

Definition. Unter dem Begriff supraventrikuläre Extrasystolen werden vorzeitig einfallende Erregungen zusammengefaßt, die oberhalb der Kammerebene entstehen. Gehen Extrasystolen von verschiedenen Zentren aus, so werden sie als **polytop**, gehen sie nur von einem Zentrum aus, werden sie als **monotop** bezeichnet.

◀ **Definition**

Häufigkeit und Ätiologie. Obwohl supraventrikuläre Extrasystolen auch bei Herzgesunden vorkommen, sind sie meist mit strukturellen Herzerkrankungen (koronare Herzkrankheit, Mitralklappenstenose, hypertensive Herzerkrankung) assoziiert und nehmen an Häufigkeit mit dem Alter zu. Häufige Ursachen sind Infektionen, Entzündungen, Myokardischämien, Bluthochdruck sowie akut der Genuß von Nikotin, Alkohol oder Koffein.

Häufigkeit und Ätiologie SVES sind meist mit strukturellen Herzerkrankungen assoziiert. Häufige Ursachen: Infektionen, Entzündungen, Myokardischämien, Bluthochdruck. Akut: Nikotin, Alkohol oder Koffein.

Pathogenese. Die Ursache der Extrasystolie im allgemeinen ist eine **heterotope Störung der Reizbildung oder der Erregungsausbreitung.** Die hierdurch ausgelöste vorzeitige Erregung des Herzens kann **zu jedem Zeitpunkt der Diastole** auftreten. Zu unterscheiden sind die **Extrasystolie**, die in einem konstanten zeitlichen Abstand zur vorangehenden Erregung des Herzens auftritt, und die **Parasystolie**, die einen unabhängig vom Sinusrhythmus einfallenden, ektopen Rhythmus darstellt (S A-**33**).

Pathogenese Heterotope Störung der Reizbildung oder der Erregungsausbreitung. Die ausgelöste vorzeitige Erregung tritt in der **Diastole** auf. **Extrasystolie** (konstanter zeitlicher Abstand zur vorangehenden Erregung), **Parasystolie** (unabhängig vom Sinusrhythmus einfallend) (S A-**33**).

Eine Unterscheidung der Extrasystolie ist anhand der zeitlichen Beziehung zum Grundrhythmus und unter Berücksichtigung der P-Wellen-Morphologie möglich. Sinus- oder Vorhof-Extrasystolen fallen grundsätzlich vorzeitig ein, wogegen die P-Wellen bei AV-Knoten-Extrasystolen entweder dem QRS-Komplex mit einem Zeitintervall kleiner als 0,12 s vorausgehen, gleichzeitig damit einfallen oder diesem folgen. Die Vorhof- und AV-Knoten-Extrasystole weist im Gegensatz zur Sinus-Extrasystole eine abnorme Konfiguration der P-Welle auf.

 Synopsis A-**33: Singuläre, supraventrikuläre Extrasystole**

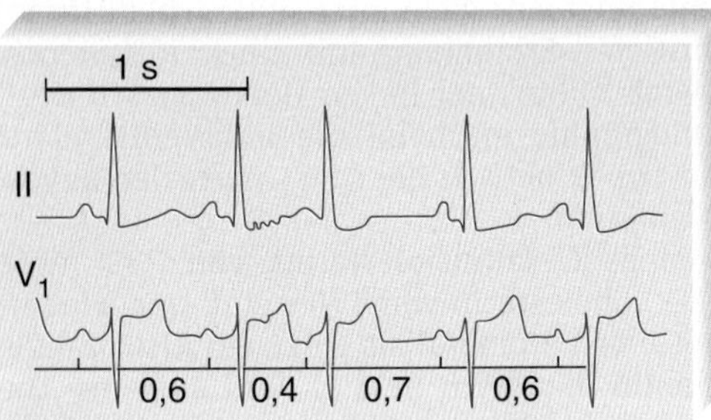

Singuläre supraventrikuläre Extrasystole mit Ursprung im hohen rechten Atrium. **Normale AV-Überleitung** mit nachfolgend **schmalem QRS-Komplex**. Die Summe aus prä- und postextrasystolischem Vorhofintervall ist weniger als das Zweifache des Sinusgrundzyklus (nichtkompensatorische Pause), jedoch ist das Intervall von der supraventrikulären Extrasystole bis zum nächsten Sinusschlag länger als der Sinusgrundzyklus.

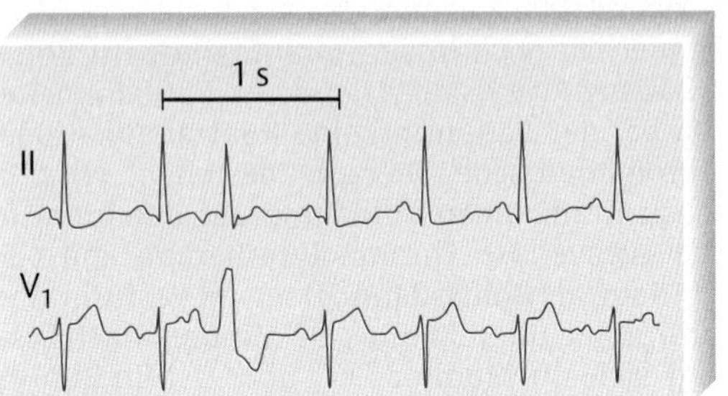

Frühzeitig einfallende (P-überlagerte T-Welle), **singuläre** supraventrikuläre Extrasystole mit Ursprung im tiefen linken Atrium. **Verzögerte AV-Überleitung** mit rechtsschenkelblockartiger Deformation des nachfolgenden QRS-Komplexes.

Supraventrikuläre Extrasystolen können supraventrikuläre **Tachykardien**, selten ventrikuläre Tachyarrhythmien auslösen.

Bei Sinus- und Vorhof-Extrasystolen kommt es in Abhängigkeit von der Vorzeitigkeit des Einfalls und den AV-Überleitungsverhältnissen zu einer physiologischen (schmaler QRS-Komplex), zu einer schenkelblockartigen (verbreiterter QRS-Komplex im Falle einer aberrierenden AV-Leitung) oder gar einer ausbleibenden Erregung der Kammern. Das PQ-Intervall ist im Fall der Überleitung entweder normal oder etwas verlängert. Supraventrikuläre Extrasystolen können anhaltende supraventrikuläre Tachykardien und in seltenen Fällen auch ventrikuläre Tachyarrhythmien auslösen.

Klinik Patienten können frei von Symptomen sein oder den aussetzenden Herzschlag spüren (**Palpitationen**).

Klinik. Patienten mit supraventrikulären Extrasystolen können entweder frei von Symptomen sein oder ein Gefühl des aussetzenden Herzschlages verspüren (**Palpitationen**). Bei Kontraktion des rechten Vorhofes gegen die noch geschlossene Trikuspidalklappe können sich Vorhofpfropfungswellen an den Jugularvenen zeigen (»Paukenschlag«).

Diagnostik Die Unterscheidung zwischen Sinus-, Vorhof- und AV-Knoten-Extrasystolen wird anhand der **P-Welle**, der **zeitlichen Beziehung zu den benachbarten P-Wellen und QRS-Komplexen** vorgenommen.

Diagnostik. Die Diagnose einer supraventrikulären Extrasystolie läßt sich im allgemeinen zuverlässig aus dem Standard-12-Kanal-EKG stellen. Die Unterscheidung zwischen Sinus-, Vorhof- und AV-Knoten-Extrasystolen wird unter Berücksichtigung der **Morphologie der P-Welle** sowie der **zeitlichen Beziehung zu den benachbarten P-Wellen und QRS-Komplexen** vorgenommen. In den meisten Fällen ist die Summe aus prä- und postextrasystolischem Vorhofintervall weniger als das Zweifache des Sinusgrundzyklus (nichtkompensatorische Pause), jedoch ist das Intervall von der supraventrikulären Extrasystole bis zum nächsten Sinusschlag länger als der Sinusgrundzyklus (S A-**33**).

Differentialdiagnose Sehr früh einfallende Sinus- oder Vorhof-ES können aufgrund von Überlagerung der P-Welle auf die T-Welle als Sinuspause oder Sinusexit mißdeutet werden.

Differentialdiagnose. Sehr frühzeitig einfallende Sinus- oder Vorhof-Extrasystolen können aufgrund der Überlagerung der P-Welle durch die T-Welle als Sinuspause oder Sinusexitblock mißinterpretiert werden.

Therapie. Meist bedürfen supraventrikuläre Extrasystolen keiner Therapie. Im Falle von hierdurch ausgelösten anhaltenden Tachykardien und/oder ausgeprägter klinischer Symptomatik (Herzstolpern, -rasen) kann die medikamentöse Therapie mit **Digitalis, Betablockern oder Kalziumantagonisten** versucht werden. Primär gilt es, eine eventuell vorherrschende kardiale Grunderkrankung zu therapieren bzw. eventuell die Extrasystolie auslösende Faktoren (Alkohol, Nikotin etc.) auszuschalten.

Therapie Nur im Falle von (hierdurch) ausgelösten anhaltenden Tachykardien und/oder klinischer Symptomatik wird mit **Digitalis, Betablockern oder Kalziumantagonisten** therapiert.

12.2 Vorhoftachykardien

12.2 Vorhoftachykardien

Definition. Die Vorhoftachykardie ist eine Tachykardie, die unter ausschließlicher Einbeziehung des Vorhofmyokards entsteht und aufrechterhalten wird. Zu unterscheiden sind die gewöhnliche **unifokale** Vorhoftachykardie mit nur einem atrialen Entstehungsort und die sogenannte **multifokale** oder **chaotische** Vorhoftachykardie mit unterschiedlichen (> 1) Entstehungsorten.

◄ Definition

12.2.1 Unifokale Vorhoftachykardie

12.2.1 Unifokale Vorhoftachykardie

Definition. Die unifokale Vorhoftachykardie weist einen ektopen atrialen Entstehungsort auf (ektope atriale Tachykardie = EAT).

◄ Definition

Häufigkeit und Ätiologie. Patienten mit unifokalen Vorhoftachykardien sind in ca. 30% frei von strukturellen Herzerkrankungen. In diesem Patientengut sind die Tachykardien meist von kurzer Dauer. Häufigste Ursachen sind Myokardinfarkte, chronische Lungenerkrankungen, akuter Alkoholkonsum und eine Vielzahl metabolischer Veränderungen. Vorhoftachykardien mit AV-Blockierungen treten überwiegend bei Patienten mit **fortgeschrittener organischer Herzerkrankung** auf, bei 50–75% im Zusammenhang mit einer **Digitalisintoxikation**.

Häufigkeit und Ätiologie 70% der Patienten haben Strukturveränderungen am Herzen. Häufigste Ursachen sind Myokardinfarkte, chronische Lungenerkrankungen, akuter Alkoholkonsum und metabolische Veränderungen. Vorhoftachykardien mit AV-Block treten bei **organischen Herzerkrankungen** auf, häufig bei **Digitalisintoxikation.**

Pathogenese. In den meisten Fällen liegt der unifokalen Vorhoftachykardie eine **verstärkte Automatie** als Mechanismus zugrunde. Tachykardien auf dem Boden einer **kreisenden Erregung** oder **getriggerter Aktivität** sind selten.
Zu unterscheiden sind **paroxysmale** und **nichtparoxysmale Vorhoftachykardien.** Paroxysmale Vorhoftachykardien setzen plötzlich ein, der Herzrhythmus ändert sich anfallsartig von einem Schlag zum nächsten. Nichtparoxysmale Vorhoftachykardien beginnen und enden dagegen allmählich. Zu Beginn der nichtparoxysmalen Tachykardie kommt es meist zu einem Aufwärmen mit zunehmender Verkürzung der Zykluslänge. Selten sind Vorhoftachykardien unaufhörlich, d. h., sie dauern selten länger als 12 Stunden/Tag an. Eine Sonderform dieser Tachykardie stellt die Vorhoftachykardie mit AV-Blockierungen bei Digitalisintoxikation dar.

Pathogenese In den meisten Fällen liegt eine **verstärkte Automatie** zugrunde, selten eine **kreisende Erregung.**

Paroxysmale Tachykardien setzen anfallsartig ein, **nichtparoxysmale Tachykardien** beginnen und enden allmählich.

Klinik. In Abhängigkeit von der Kammerfrequenz werden Vorhoftachykardien von sogenannten herzgesunden Patienten auch über längere Zeiträume meist gut toleriert. Die unaufhörliche Form der Vorhoftachykardie, welche vor allem bei Kindern und Jugendlichen vorkommt, kann zu einer tachykardieinduzierten Kardiomyopathie führen. In seltenen Fällen wurden embolische Ereignisse und der plötzliche Herztod im Zusammenhang mit Vorhoftachykardien beschrieben.

Klinik Abhängig von der Kammerfrequenz werden Vorhoftachykardien von Herzgesunden meist gut toleriert. Die permanente Form kann zu einer tachykardieinduzierten Kardiomyopathie führen.

Diagnostik. In den meisten Fällen kann die Diagnose anhand des 12-Kanal-EKGs gestellt werden (S A-**34**). Wesentliche Charakteristika der Vorhoftachykardie im EKG sind gegenüber Sinusrhythmus eine veränderte P-Wellen-Morphologie, mehr als 6 aufeinanderfolgende Vorhofextrasystolen, eine Vorhoffrequenz von 160–250/min (selten 120–160/min), ein RP-Intervall > PR-Intervall sowie ein schmaler QRS-Komplex (in der Regel).

Diagnostik Charakteristika sind:
- unterschiedliche P-Wellen-Morphologie zum Sinusrhythmus
- > 6 aufeinanderfolgende SVES
- Vorhoffrequenz 160–250/min
- RP Intervall > PR Intervall (S A-**34**).

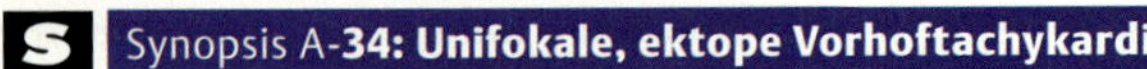

Synopsis A-34: Unifokale, ektope Vorhoftachykardie

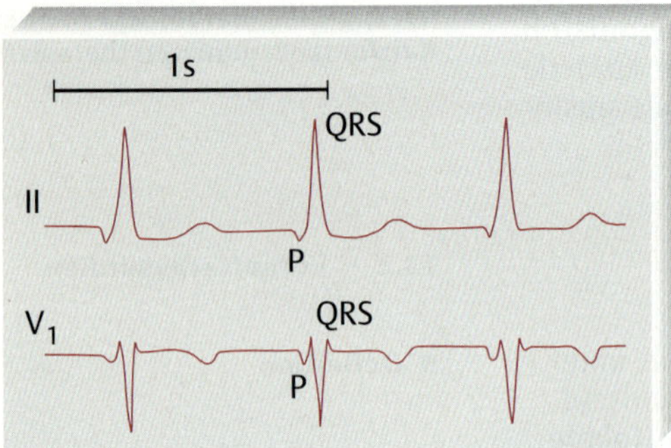

Unifokale, monomorphe ektope atriale Tachykardie (Herzfrequenz 95/min) mit Ursprungsort rechts anteroseptal, in unmittelbarer Nähe der AV-Knoten/His-Bündel-Region. Hieraus erklärt sich die deutlich verkürzte PQ-Zeit von 0,07 Sekunden.

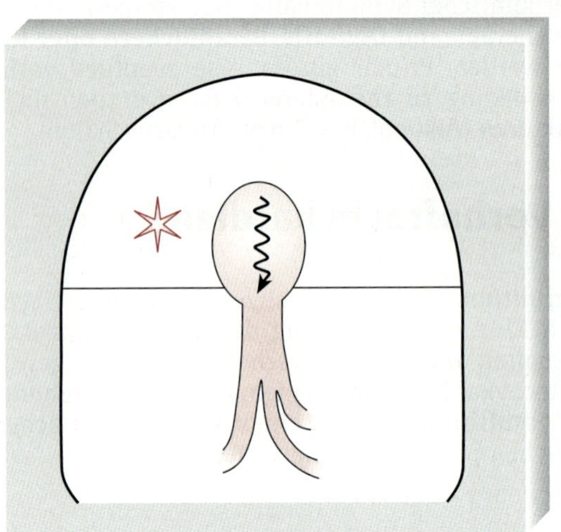

Unifokale, ektope atriale Tachykardie mit physiologischer atrioventrikulärer Überleitung. Umgebendes Atrium, AV-Knoten und Ventrikel sind nicht notwendige Bestandteile zur Aufrechterhaltung der Tachykardie.

Merke ▶

Merke. Falls keine AV-Knoten-Erkrankung oder Digitalisintoxikation vorliegt, wird eine Vorhoffrequenz unter 200/min in einem 1:1-Verhältnis auf die Herzkammern übergeleitet. Bei Vorhoffrequenzen > 200/min kann die Kammerfrequenz durch Erreichen der physiologischen Refraktärzeit des AV-Knotens auch unter der Vorhoffrequenz liegen.

Eine genaue Bestimmung des Ursprungsortes ist zur Klärung der Diagnose selten notwendig.

Im Gegensatz zur kreisenden Erregung als zugrundeliegendem Mechanismus zeigt bei Vorliegen einer verstärkten Automatie die erste P-Welle dieselbe Morphologie wie bei den folgenden Tachykardie-P-Wellen.
Eine **elektrophysiologische Untersuchung** ist nur in seltenen Fällen zur Klärung der Diagnose und grundsätzlich zur Objektivierung von Mechanismus wie Ursprungsort im Vorfeld einer Katheterablation notwendig.

Differentialdiagnose Sinustachykardie, AV-Tachykardie bei akzessorischer Leitungsbahn, atypische AV-Knoten-Reentry-Tachykardie.

Differentialdiagnose. Sinustachykardie, atrioventrikuläre Tachykardie bei akzessorischer Leitungsbahn mit langsamen Leitungseigenschaften und atypische AV-Knoten-Reentry-Tachykardie sind auszuschließen.

Merke ▶

Merke. Durch passagere Verlangsamung und/oder vollständige Blockierung der physiologischen antegraden Leitungsverhältnisse im AV-Knoten mittels Karotissinusdruck-Manöver oder bolusartiger intravenöser Verabreichung von Verapamil können Vorhoftachykardien von Leitungsbahn- oder AV-Knoten-Reentry-Tachykardie unterschieden werden.

Während die P-P-Abstände (atriale Frequenz) bei Vorhoftachykardien unabhängig vom Ausmaß der AV-Blockierung unverändert fortbestehen und sich gleichzeitig von der Kammeraktivierung dissoziieren, kann es bei Leitungsbahnen- oder AV-Knoten-Reentry-Tachykardien zur A-V-synchronen Verlangsamung oder Terminierung der Tachykardie kommen. Hingegen ist eine fehlende Beeinflussung differentialdiagnostisch nicht verwertbar.

Therapie Die **multifokalen paroxysmalen Vorhoftachykardien** haben eine gute Prognose. Therapie nur bei

Therapie. Bei allgemein guter Prognose der **paroxysmalen unifokalen Vorhoftachykardie** richtet sich die Indikation zur Therapie im wesentlichen nach der Symptomatik des Patienten. **Unaufhörliche Vorhoftachykardien**

sind aufgrund der eingeschränkten Prognose grundsätzlich behandlungsbedürftig.

Symptomatik. **Unaufhörliche Vorhoftachykardien** sind grundsätzlich behandlungsbedürftig.

• **Akuttherapie:** Zur Akuttherapie bei intolerabel erhöhter Kammerfrequenz eignet sich Digitalis (Digoxin 0,5–1,0 mg i.v. über 5–10 Minuten) und/oder Verapamil (5–10 mg i.v.). Zur Beendigung der Tachykardie eignen sich Klasse-Ia-Antiarrhythmika (Ajmalin, 1–1,5 mg/kg) oder ein Klasse-Ic-Antiarrhythmikum (z.B. Flecainid 1,0–1,5 mg/kg, Propafenon 1,0–1,5 mg/kg) oder Sotalol (1,5 mg/kg).
Die unaufhörliche Vorhoftachykardie ist, wenn überhaupt, lediglich durch die intravenöse Verabreichung von neueren Klasse-Ic-Medikamenten wie Flecainid oder Propafenon zu beenden.

• **Akuttherapie:**
Zut Verlangsamung der Überleitung **digoxin** und/oder **Verapamil.**

Zur Tachykardie-Terminierung **Klasse-Ia-, -Ic-Antiarrhythmika oder Betablocker.**

• **Langzeittherapie:** Patienten mit paroxysmalen unifokalen Vorhoftachykardien sollten nur dann prophylaktisch langzeittherapiert werden, wenn Anfallshäufigkeit, Anfallsdauer und Beschwerdesymptomatik seitens des Patienten intolerabel sind. Hierzu eignet sich grundsätzlich die orale Verabreichung derselben Substanzen, die zur Akuttherapie eingesetzt werden. Zur Prophylaxe eines Tachykardierezidivs ist die orale Gabe von Flecainid (200 mg/d), Propafenon (600 mg/d), Sotalol (160–320 mg/d) oder die Kombination der vorgenannten Substanzen geeignet.
Da die unaufhörliche Vorhoftachykardie meist refraktär gegenüber medikamentöser Therapie ist, stellt die **Hochfrequenzstromablation des atrialen Fokus** die Langzeittherapie der ersten Wahl dar. Wegen der meist geringen Symptomatik dieser Patienten erfolgt die Kontrolle des Therapieerfolges mittels mehrtägiger Langzeit-EKG-Registrierungen.

• **Langzeittherapie:**
Bei paroxysmalen unifokalen Vorhoftachykardien nur dann (prophylaktisch), wenn Anfallshäufigkeit und Symptomatik intolerabel sind (oral: Flecainid, Propafenon, Sotalol).

Unaufhörliche Vorhoftachykardie: Hochfrequenzstromablation des atrialen Fokus.

12.2.2 Multifokale Vorhoftachykardie

12.2.2 Multifokale Vorhoftachykardie

Definition. Die multifokale Vorhoftachykardie weist mehr als einen atrialen Entstehungsort auf (A-**68**).

◀ **Definition**

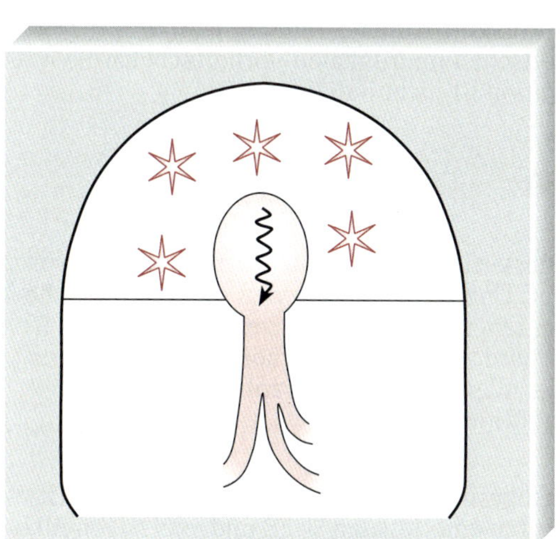

A-**68: Multifokale, ektope atriale Tachykardie mit physiologischer atrioventrikulärer Überleitung.** Im Gegensatz zur unifokalen Tachykardie sind hier mehrere (mindestens 2) atriale Automatiezentren für die Arrhythmie verantwortlich.

Häufigkeit und Ätiologie. Die multifokale Vorhoftachykardie ist selten. Sie wird fast immer bei schwer erkrankten älteren Patienten gefunden. Eine chronisch obstruktive Lungenerkrankung mit Cor pulmonale und therapierefraktärer Herzinsuffizienz liegt in 60–85% zugrunde. Neben einer ebenfalls häufig ursächlichen Digitalisintoxikation tritt die multifokale Vorhoftachykardie gelegentlich postoperativ nach Vollnarkose (Hypoxie) auf.

Häufigkeit und Ätiologie Sie ist selten. Fast immer sind ältere und schwer kranke Patienten betroffen.

Pathogenese. Außer dem Vorliegen mehrerer Entstehungsorte ist der Mechanismus der multifokalen Vorhoftachykardie nach heutiger Auffassung auf multiple »Reentry«-Kreise im Vorhof zurückzuführen.

Pathogenese Multiple Reentry-Kreise im Vorhof.

Klinik Da die multifokale Vorhoftachykardie meist bei Patienten mit schweren kardialen Erkrankungen auftritt, kann es zu einer weiteren Verschlechterung kommen. Häufig erfolgt der Übergang in Vorhofflimmern.

Klinik. Die multifokale oder chaotische Vorhoftachykardie unterscheidet sich wesentlich in ihrer klinischen Bedeutung von der gewöhnlichen unifokalen Vorhoftachykardie. Da sie meist bei Patienten mit schwerwiegenden kardialen Erkrankungen auftritt, kann eine hämodynamische Verschlechterung in Folge der Rhythmusstörung erfolgen. Die multifokale Vorhoftachykardie geht häufig in Vorhofflimmern über.

Diagnostik

EKG-Charakteristika:

- ≥ 2 ektope P-Wellen unterschiedlicher Morphologie
- ≥ 3 unterschiedliche Abstände zwischen den ektopen P-Wellen
- Vorhoffrequenz 100–250/min
- bei hohen Vorhoffrequenzen evtl. AV-Blockierungen unterschiedlichen Grades.

Keine Indikation für elektrophysiologische Untersuchung.

Diagnostik. Mit Hilfe des 12-Kanal-EKG kann die Diagnose »multifokale Vorhoftachykardie« zumeist sicher gestellt werden. Zur Identifizierung einer permanenten Form dieser Vorhoftachykardie ist die Anfertigung eines Langzeit-EKGs notwendig.
Charakteristika der multifokalen Vorhoftachykardie im EKG sind ≥ 2 ektope P-Wellen unterschiedlicher Morphologie mit ≥ 2 unterschiedlichen Abständen zwischen den ektopen P-Wellen und eine Vorhoffrequenz von 100–250/min. Bei hohen Vorhoffrequenzen können AV-Blockierungen unterschiedlichen Grades mit nicht übergeleiteten ektopen P-Wellen auftreten, wodurch die Kammerfrequenz bei der multifokalen Vorhoftachykardie oft langsamer ist, als bei der unifokalen Form. Multifokale Vorhoftachykardien sind häufig nicht paroxysmal.
Eine Indikation für eine elektrophysiologische Untersuchung besteht nicht.

Differentialdiagnose Unifokale Vorhoftachykardien, Vorhofflattern, Vorhofflimmern.

Differentialdiagnose. Unifokale Vorhoftachykardie, Vorhofflattern, Vorhofflimmern.

Therapie Neben der Behandlung der Grundkrankheit kann im akuten Stadium i.v. Kalium und Magnesium gegeben werden.
Bei digitalisierten Patienten mit zusätzlichen AV-Blockierungen muß Digitalis als Auslöser der Arrhythmie angesehen werden. Nach Absetzen von Digitalis kann Kalium, Lidocain, Propranolol, Flecainid oder Propafenon unter **kontinuierlicher Rhythmuskontrolle** gegeben werden.

Therapie. Die Indikation zur Therapie der multifokalen Vorhoftachykardie ist bei Verschlechterung der hämodynamischen Situation gegeben, obwohl die Behandlung der Grunderkrankung im Vordergrund steht. Die multifokale Vorhoftachykardie kann, wenn überhaupt, nur akut durch die intravenöse Substitution von Kalium und Magnesium unterdrückt werden. Bei digitalisierten Patienten, die während der Vorhoftachykardie AV-Blockierungen aufweisen, muß Digitalis potentiell als Auslöser der Arrhythmie gesehen werden. Infolgedessen muß die Therapie mit Digitalis abgebrochen und statt dessen Kalium oral oder intravenös sowie Lidocain, Propranolol oder, in Abhängigkeit von der Kammerfrequenz, evtl. Flecainid oder Propafenon unter **kontinuierlicher Rhythmuskontrolle** verabreicht werden.
Der Ablationsversuch der chaotischen multifokalen Vorhoftachykardie mittels Hochfrequenzstromapplikation ist nicht indiziert.

12.3 Vorhofflattern

12.3 Vorhofflattern

Definition ▶

Definition. Das Vorhofflattern ist durch eine Vorhoffrequenz von 250–350/min gekennzeichnet. Unterschieden werden das gewöhnliche (klassische, Typ I) und das seltener auftretende ungewöhnliche (Typ II) Vorhofflattern. Des weiteren wird als unreines Vorhofflattern eine Form des Vorhofflatterns bezeichnet, die elektrokardiographisch zwischen reinem Vorhofflattern und Vorhofflimmern liegt.

Häufigkeit und Ätiologie Paroxysmales Vorhofflattern kann bei Herzgesunden durch Streß, exzessiven Alkohol- oder Kaffeekonsum auftreten. Bei chronischem paroxysmalem Vorhofflattern liegt meist eine **organische Herzerkrankung** vor.

Häufigkeit und Ätiologie. Paroxysmales Vorhofflattern kann bei Herzgesunden auftreten, begünstigt durch emotionalen Streß und exzessiven Alkohol- oder Kaffeekonsum. Zumeist liegt bei chronischem paroxysmalem Vorhofflattern eine **organische Herzerkrankung** vor, am häufigsten eine rheumatische Klappenerkrankung (Mitralstenose), eine koronare oder hypertensive Herzerkrankung oder eine Kardiomyopathie. Seltenere Ursachen sind Thyreotoxikose, pulmonale Embolie, Thoraxtrauma, Perikarditis, Myokarditis, kongenitale Herzerkrankung und Diphtherie. In seltenen Fällen liegt dem Vorhofflattern eine Digitalisintoxikation zugrunde.

Pathogenese Eine **kreisende Erregung** ist die Ursache des Vorhofflatterns vom Typ I und II.

- **Typ I:** Erregungskreis im rechten Atrium durch posterioren Isthmus

Pathogenese.Dem Vorhofflattern liegt eine kreisende Erregung unter ausschließlicher Beteiligung des Vorhofmyokards zugrunde. Eine sogenannte kritische, d.h. zur Aufrechterhaltung der Tachykardie notwendige Zone konnte für das **gewöhnliche Vorhofflattern (Typ I)** in einem muskulösen

Areal zwischen der Mündung der unteren Hohlvene, dem Trikuspidalklappenanulus und den Koronarvenensinusarterien (**posteriorer Isthmus**) nachgewiesen werden. Üblicherweise nimmt die kreisende Erregung ihren Lauf gegen den Uhrzeigersinn durch den posterioren Isthmus, kaudokranial entlang des interatrialen Septums, kraniokaudal entlang der freien rechtsatrialen Wand, Wiedereintritt in den posterioren Isthmus (S A-**35**).
In eher seltenen Fällen kann jedoch die Erregungsausbreitung in exakt umgekehrter Richtung mit entsprechend dem Uhrzeigersinn folgender Aktivierung entlang des posterioren Isthmus verlaufen (S A-**36**).
Während bislang unifokale oder multifokale ektope Impulsbildungen als Ursache für das Vorhofflattern vom ungewöhnlichen Typ (Typ II) angenommen wurden, wird nach neueren Erkenntnissen hierbei ebenfalls eine kreisende Erregung unter Einbeziehung beider Vorhöfe angenommen. Der **posteriore Isthmus** konnte hierbei **nicht** als kritische Zone nachgewiesen werden.

- **Typ II:** Beteiligung von rechtem und linkem Atrium, **nicht** posteriorer Isthmus.

S Synopsis A-**35: Vorhofflattern; Typ I, mit wechselnder AV-Überleitung**

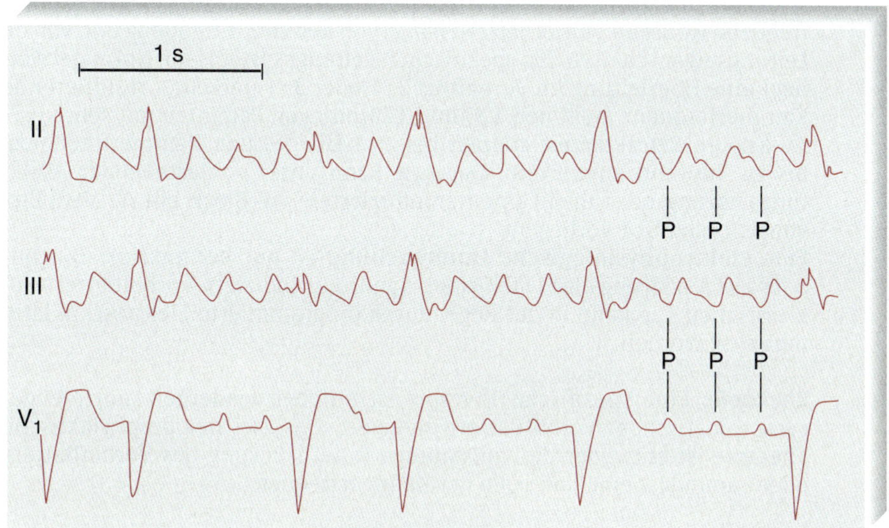

Vorhofflattern vom gewöhnlichen Typ (»counterclockwise«) mit wechselnder AV-Überleitung. Beachte das sägezahnartige Muster und die negative Polarität der P-Wellen in den inferioren Ableitungen II, III. Zusätzlich ausgeprägte rechtsschenkelblockartige Deformation des QRS-Komplex als Ausdruck aberranter intraventrikulärer Erregungsausbreitung.

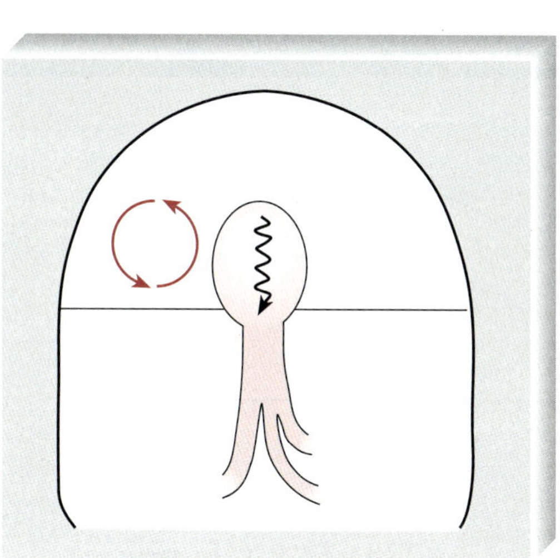

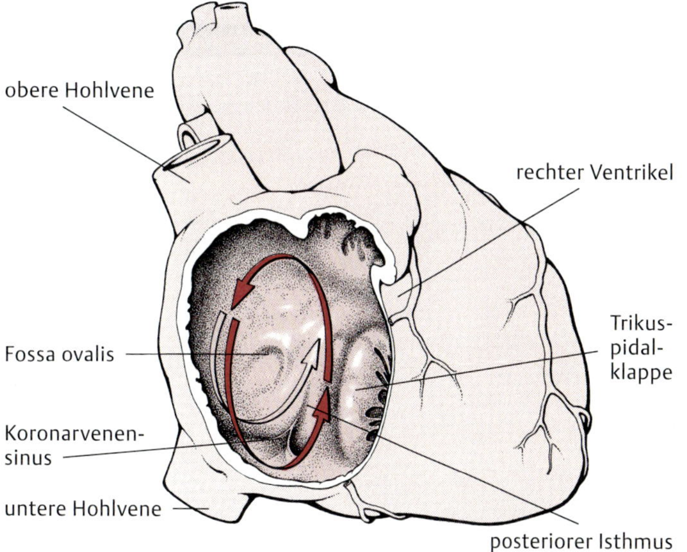

Als zugrundeliegender Mechanismus wird eine ausschließlich das Vorhofmyokard einbeziehende, **kreisende Erregung** angenommen. **Der posteriore Isthmus** (zwischen Mündung der unteren Hohlvene, Trikuspidalklappenanulus und Koronarvenen-Sinusostium gelegen) stellt die zur Aufrechterhaltung der Tachykardie notwendige Zone dar. In der Mehrzahl der Fälle wird der posteriore Isthmus in einer dem Uhrzeigersinn entgegengesetzten Richtung durchwandert. AV-Knoten und Ventrikelmyokard sind nicht notwendige Bestandteile der Tachykardie.

Klinik Symptomatik abhängig von zugrundeliegender Herzerkrankung, Kammerfrequenz und Dauer des Vorhofflatterns. Bei niedriger Kammerfrequenz sind die Patienten meist asymptomatisch. Bei höheren Frequenzen und fortgeschrittener Herzerkrankung kann es zu einer Herzinsuffizienz, evtl. auch zur Angina pectoris kommen.

Klinik. Die Symptomatik bei Vorhofflattern hängt wesentlich von der zugrundeliegenden Herzerkrankung, der Kammerfrequenz und der Dauer des Vorhofflatterns ab. Während die Patienten bei niedriger Kammerfrequenz meist asymptomatisch sind, kann es bei höheren Kammerfrequenzen und zusätzlich fortgeschrittener Herzerkrankung zur Entwicklung einer Herzinsuffizienz kommen. Angina pectoris ist bei Kammerfrequenzen über 150/min gelegentlich zu finden. Aufgrund der bei Vorhofflattern noch erhaltenen atrialen Kontraktionen ist die Emboliegefahr gering.

Diagnostik
- **Gewöhnliches Vorhofflattern (Typ I):** Sägezahnmuster; P-Wellen negativ II, III, aVF oder positiv (selten, »reversed type«) (S A-**35**, S A-**36**).
- **Ungewöhnliches Vorhofflattern (Typ II):** kein Sägezahnmuster.

Die Vorhoffrequenz liegt zwischen 250 und 350/min. Die Kammerfrequenz hängt von der Vorhoffrequenz und den Leitungseigenschaften ab. Normalerweise liegt eine 2:1-Überleitung vor (Kammerfrequenz 125–175), bei kurzer AV-Knoten-Zeit auch 1:1 (Kammerfrequenz bis 300/min).

Diagnostik. Die Diagnose des Vorhofflatterns kann nahezu in allen Fällen aufgrund des 12-Kanal-EKGs gestellt werden. Die Flatterwellen beim **gewöhnlichen Vorhofflattern** sind negativ in den Oberflächen-EKG-Ableitungen II, III und aVF (S A-**35**) oder in selteneren Fällen positiv, bei gleichartigem Sägezahnmuster (»reversed type« des Typ I, S A-**36**). Beim ungewöhnlichen Vorhofflattern fehlt das typische Sägezahnmuster, eine hierfür typische P-Wellen-Polarität kann nicht angegeben werden. Die Vorhoffrequenz liegt bei reinem Vorhofflattern zwischen 250 und 350/min. Eine isoelektrische Linie fehlt zwischen den Flatterwellen (»sägezahnartig«). Die Kammerfrequenz während Vorhofflattern hängt von der Vorhoffrequenz und von den Leitungseigenschaften des spezifischen Leitungssystems ab. Normalerweise liegt eine Überleitung im Verhältnis 2:1 oder 3:1 und einer resultierenden Kammerfrequenz zwischen 125 und 175/min vor. Patienten mit sehr kurzer AV-Knoten-Refraktärzeit können bei 1:1-Überleitung Kammerfrequenzen bis zu 300/min entwickeln. Dagegen kann unter vorbestehender AV-Leitungsstörung oder medikamenteninduziertem AV-Block ein AV-Verhältnis von 4:1 oder 6:1 vorliegen.

Eine **elektrophysiologische Untersuchung** ist nur bei unklarer Diagnose oder zur Abklärung eines Sick-sinus-Syndroms indiziert.

Eine **elektrophysiologische Untersuchung** ist nur bei unklarer Diagnose oder zur Abklärung eines Sick-sinus-Syndroms indiziert. Vorhofflattern vom klassischen Typ kann in der Regel durch programmierte Elektrostimulation induziert werden.

Therapie Eine spezifische Therapie ist nur bei wiederholt auftretendem symptomatischem Vorhofflattern indiziert.

Therapie. Eine spezifische Therapie ist nur bei wiederholt auftretendem symptomatischem Vorhofflattern indiziert. Das Ziel der prophylaktischen Therapie ist entweder die vollständige Unterdrückung des Vorhofflatterns oder zumindest eine Kontrolle der Kammerfrequenz.

S Synopsis A-**36: Vorhofflattern, Typ I reversed, mit langsamer AV-Überleitung**

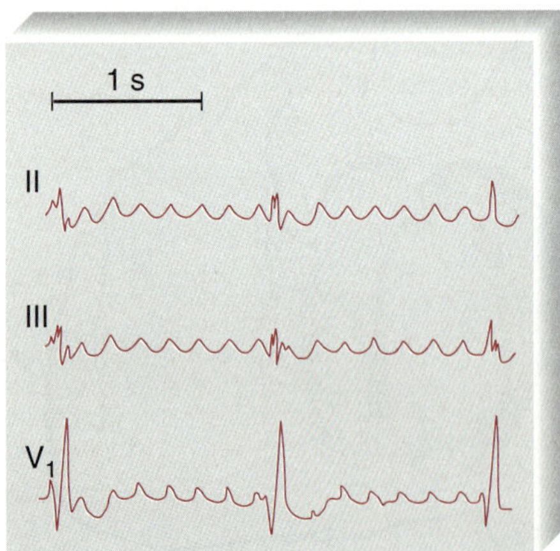

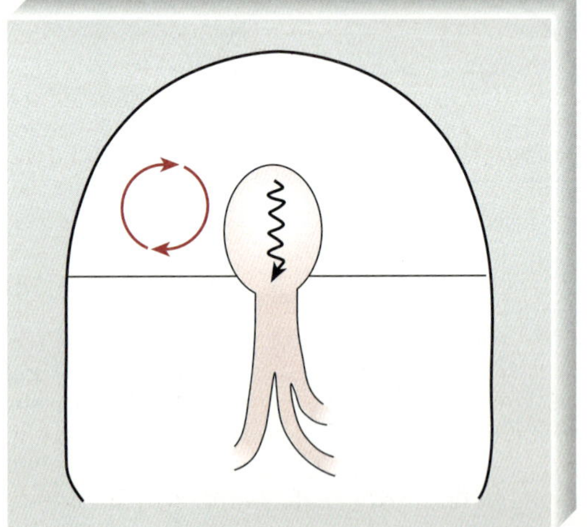

Vorhofflattern vom gewöhnlichen Typ (»clockwise«) mit höhergradiger Blockierung der AV-Überleitung. Die Erregungsausbreitung läuft hier im Uhrzeigersinn durch den posterioren Isthmus. Beachte die positive Polarität der P-Wellen, in den inferioren Ableitungen II und III. Ebenfalls rechtsschenkelblockartige Deformierung der QRS-Komplexe als Ausdruck aberranter intraventrikulärer Erregungsausbreitung.

Merke. Grundsätzlich muß bei der Therapie berücksichtigt werden, ob zusätzlich eine akzessorische atrioventrikuläre Leitungsbahn vorliegt.

◀ **Merke**

In diesem Falle könnte die bevorzugt auf den AV-Knoten gerichtete negativ chronotrope Wirkung eines Antiarrhythmikums die schnelle Überleitung der atrialen Tachykardie über die akzessorische Leitungsbahn auf die Herzkammern begünstigen.
Die folgenden medikamentösen Therapievorschläge betreffen nur Patienten ohne akzessorische Leitungsbahn.

Therapie bei Patienten ohne akzessorische Leitungsbahn.

- **Akuttherapie bei stark symptomatischen Patienten:** Mittels direkter **Kardioversion** (extrakardialer Gleichstrom-Schock, 2–4 J/kg) Überführung in Sinusrhythmus. Bei resultierendem Vorhofflimmern kann dies in Abhängigkeit von der Symptomatik des Patienten zunächst belassen werden (häufig spontaner Übergang in Sinusrhythmus) oder mit einem zweiten Schock höherer Energie beendet werden. Die **Überstimulation** (wiederholte Vorhofstimulation mit ca. 70–90% der Zykluslänge des Vorhofflatterns) mittels Elektrodenkatheter ist geeignet, das Vorhofflattern in über 90% zu beenden. Dabei kommt es nur in ca. 30% zur sofortigen Überführung in Sinusrhythmus, in ca. 60% zum Übergang in Vorhofflimmern, welches dann meist spontan (oft erst nach Stunden) in Sinusrhythmus konvertiert. In ca. 10% ist der Flatterrhythmus nicht zu beeinflussen.

Durch **Kardioversion** (Überführung in Sinusrhythmus.
Durch **Überstimulation** kann Vorhofflattern vom gewöhnlichen Typ in > 90% beendet werden.

- **Akuttherapie bei wenig symptomatischen Patienten:** Zunächst bolusartige intravenöse Verabreichung von Verapamil (5–10 mg) mit anschließender permanenter Infusion (5 µg/kg/min) zur Absenkung der Kammerfrequenz. Hierzu kann ebenfalls Digitalis gegeben werden, worunter nicht selten Vorhofflattern in Vorhofflimmern übergeht. Zusätzlich zu Digitalis können Betablocker verabreicht werden; diese verändern jedoch die Flatterzykluslänge in der Regel nicht. Bei fortbestehendem Vorhofflattern kann zur Rhythmisierung bei langsamer Überleitung (sonst Gefahr des paradoxen Herzfrequenzanstiegs) Flecainid (200 mg/d) gegeben werden, womit sich bei bolusartiger intravenöser Verabreichung (1,5 mg/kg) eine Konversion zum Sinusrhythmus schnell erreichen läßt.
Nach erfolgter Konversion sollte in Abhängigkeit von Häufigkeit und klinischer Symptomatik des Vorhofflatterns eine Erhaltungsdosis Sotalol, eines der Antiarrhythmika der Klasse Ic (nur bei Herzgesunden) oder Amiodaron (low dose) gegeben werden. Antiarrhythmika der Klasse Ic sollten nicht ohne ausreichende Kontrolle der Kammerfrequenz durch Digitalis, Verapamil oder Betablocker eingesetzt werden.

- **Akuttherapie bei wenig symptomatischen Patienten:**
Zunächst bolusartige i.v. Gabe von Verapamil (5–10 mg), anschließend Infusion (zur Absenkung der Kammerfrequenz). Zusätzlich kann Digitalis gegeben werden.
Alternativ kann Digitalis mit einem Betablocker kombiniert werden. Bei noch fortbestehendem Vorhofflattern kann zusätzlich (bei langsamer Überleitung) Flecainid i.v. gegeben werden. Nach Konversion sollte bei häufigen Rezidiven und Symptomen Amiodaron/Sotalol als Dauermedikation verabreicht werden.

Merke. Der Einsatz von Chinidin (200–400 mg/6 h) ist restriktiv zu handhaben, nachdem gezeigt werden konnte, daß unter diesem Präparat die Häufigkeit von Vorhofflattern abnimmt, jedoch eine Verkürzung der durchschnittlichen Lebenserwartung des Patientenkollektives zu verzeichnen ist.

◀ **Merke**

- **Langzeittherapie:** Hierzu dienen grundsätzlich dieselben Medikamente, die zur Aufrechterhaltung des Sinusrhythmus nach erfolgreicher Konversion eingesetzt wurden. In jedem Fall muß die Behandlung der zugrundeliegenden Herzerkrankung mitberücksichtigt werden. Bei nicht ausreichend zu stabilisierendem Sinusrhythmus gilt es, die Kammerfrequenz zu kontrollieren. Hierzu ist die Kombination von Digitalis mit Betablockern oder Verapamil sinnvoll.
Aufgrund der hohen Erfolgsrate bei der katheterinduzierten Ablation des posterioren Isthmus zur definitiven Therapie (> 90%) des gewöhnlichen Vorhofflatterns (Typ I), ist diese Therapieform inzwischen als Langzeittherapie der Wahl anzusehen.

- **Langzeittherapie**
Sie wird mit denselben Medikamenten durchgeführt, die zur Aufrechterhaltung des Sinusrhythmus nach erfolgreicher Kardioversion eingesetzt werden.

Bei Typ-I-Flattern, Hochfrequenzstromablation des posterioren Isthmus als Langzeittherapie der Wahl.

12.4 Vorhofflimmern

Definition ▶

Häufigkeit und Ätiologie Ca. 6 % des Vorhofflimmerns tritt bei Herzgesunden auf und wird durch verstärkten Nikotin-, Alkohol-, Kaffee- oder Teegenuß und Erregung ausgelöst. 70 % aller Patienten mit Herzinsuffizienz haben Vorhofflimmern.

Bei rheumatischen Herzerkrankungen, KHK, Kardiomyopathien, SD, Lungenembolie, WPW-Syndrom und im Rahmen des Sick-sinus-Syndroms kann Vorhofflimmern ebenfalls auftreten.

Pathogenese Sowohl unifokale als auch multifokale ektope atriale Areale als Impulsgeber. Auch multiple kreisende Erregungen können beteiligt sein.

Klinik Die Symptome hängen von der Kammerfrequenz und der (evtl.) vorhandenen Herzkrankheit ab.

Merke ▶

Diagnostik Die Diagnose ist fast immer durch das Oberflächen-EKG zu stellen. Zur Bestimmung der maximalen Kammerfrequenz und zur Entdeckung intermittierenden Vorhofflimmerns sollte das Langzeit-EKG eingesetzt werden. Charakteristisch ist das Fehlen von P-Wellen. Die mittlere Kammerfrequenz liegt zwischen 120 und 200/min.
Die QRS-Komplexe können von Schlag zu Schlag variieren (S A-**37** und S A-**38**).

12.4 Vorhofflimmern

▶ ***Definition.*** Unorganisierte Vorhofdepolarisationen ohne effektive Vorhofkontraktion. Zu unterscheiden sind feines Vorhofflimmern bei im Oberflächen-EKG kaum wahrnehmbaren Flimmerwellen und grobes Vorhofflimmern bei deutlich erkennbaren Flimmerwellen.

Häufigkeit und Ätiologie. Neben dem Sinusrhythmus ist das Vorhofflimmern der am häufigsten vorliegende Herzrhythmus und zugleich die häufigste Form aller supraventrikulären Tachykardien (ca. 70%). Die Inzidenz von Vorhofflimmern ist 10- bis 20mal höher als die von Vorhofflattern. Ca. 6% des Vorhofflimmerns tritt bei Herzgesunden auf und wird durch verstärkten Nikotin-, Alkohol-, Kaffee- oder Teegenuß oder bei plötzlicher emotionaler Erregung ausgelöst. In den meisten Fällen jedoch liegt eine **organische Herzerkrankung** zugrunde. So zeigen ca. 70% aller Patienten mit Herzinsuffizienz Vorhofflimmern. Bei Kindern ist Vorhofflimmern häufig mit Vorhofseptumdefekten, Ebstein-Anomalie oder einer Transposition der großen Arterien verbunden. Weiterhin besteht Vorhofflimmern häufig bei rheumatischen Herzerkrankungen, koronarer Herzkrankheit, Kardiomyopathien, hypertensiver Herzerkrankung, Hyperthyreoidismus, Perikarditis, Lungenembolie, WPW-Syndrom und nach Herzoperationen oder im Rahmen des Sick-sinus-Syndroms. **Grobes Vorhofflimmern** wird häufig bei Vergrößerung des linken Vorhofes (z. B. Mitralklappenstenose, -insuffizienz), **feines Vorhofflimmern** dagegen vorwiegend bei koronarer oder hypertensiver Herzerkrankung gefunden.

Pathogenese. Als Mechanismen des Vorhofflimmerns wurden sowohl unifokale als auch multifokale ektope atriale Impulsbildung sowie nach neueren Untersuchungen multiple kreisende Erregungen nachgewiesen. Vermutlich ist häufig eine Kombination dieser Mechanismen für diese Arrhythmieform verantwortlich.

Klinik. Vorhofflimmern kann paroxysmal oder permanent vorherrschen. Die Symptome (Herzstolpern, Schwindel, Luftnot) hängen ähnlich derer bei Vorhofflattern vom Vorhandensein struktureller Herzerkrankungen sowie von der Kammerfrequenz während Vorhofflimmern ab.

▶ ***Merke.*** Das Risiko einer aus dem linken Vorhof generierten arteriellen Embolie (Gehirn) ist besonders zu Beginn und Ende des Vorhofflimmerns deutlich erhöht.

Die Wahrscheinlichkeit, einen Schlaganfall zu erleiden, steigt bei idiopathischem Vorhofflimmern gering und bei Vorhofflimmern infolge rheumatischer Erkrankungen auf einen 17fach höheren Wert an.

Diagnostik. Die Diagnose von chronischem Vorhofflimmern wird fast immer aufgrund des Oberflächen-EKGs gestellt. Zur Bestimmung der maximalen Kammerfrequenz sowie zur Entdeckung intermittierenden Vorhofflimmerns sollte das Langzeit-EKG eingesetzt werden. Charakteristisch ist das Fehlen von P-Wellen und der Nachweis von irregulären atrialen Oszillationswellen. Die Vorhoffrequenz ist meist nicht bestimmbar. Der Kammerrhythmus ist charakteristischerweise irregulär (absolute Arrhythmie), die mittlere Kammerfrequenz liegt zwischen 120 und 200/min. Die Morphologie der QRS-Komplexe kann von Schlag zu Schlag variieren. Ursächlich hierfür ist die irreguläre und schnelle Leitung über das spezifische Leitungssystem, bei der aberrierende ventrikuläre Leitung unterschiedlichen Grades auftreten kann (S A-**37** und S A-**38**).

Synopsis A-37: Vorhofflimmern – EKG-Beispiele

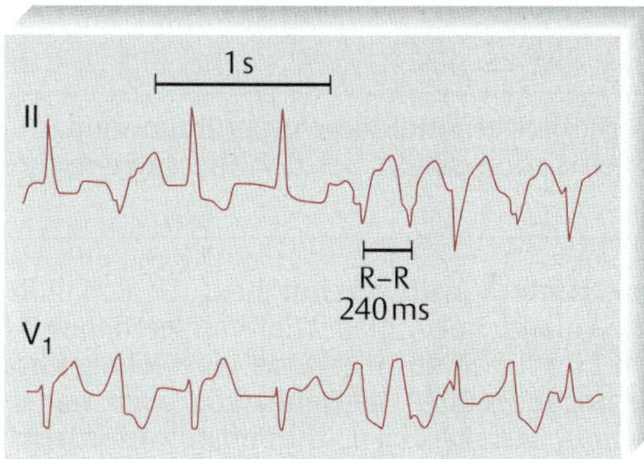

Vorhofflimmern mit unterschiedlich schneller Überleitung (kürzestes R-R-Intervall 240 ms) und daraus resultierendem, für Vorhofflimmern charakteristischem, irregulärem Kammerrhythmus (absolute Arrhythmie). Die Morphologie der QRS-Komplexe variiert aufgrund teilweise aberrierender ventrikulärer Leitung unterschiedlichen Grades (**funktioneller Schenkelblock**).

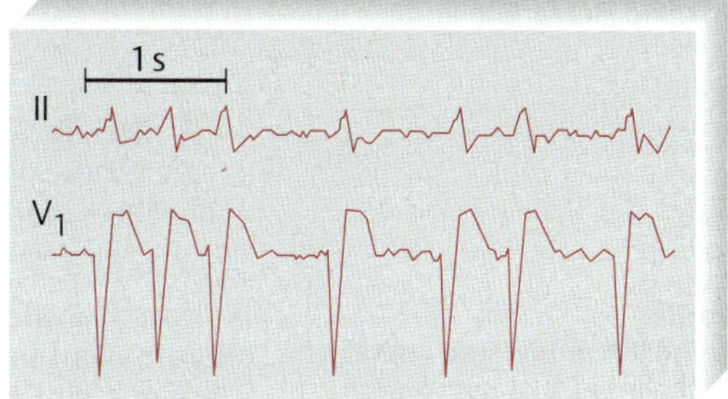

Grobes Vorhofflimmern mit irregulärer AV-Überleitung und permanenter rechtsschenkelblockartiger Deformation der QRS-Komplexe aufgrund aberrierender ventrikulärer Erregungsausbreitung.

Synopsis A-38: Vorhofflimmern – schematische Darstellung

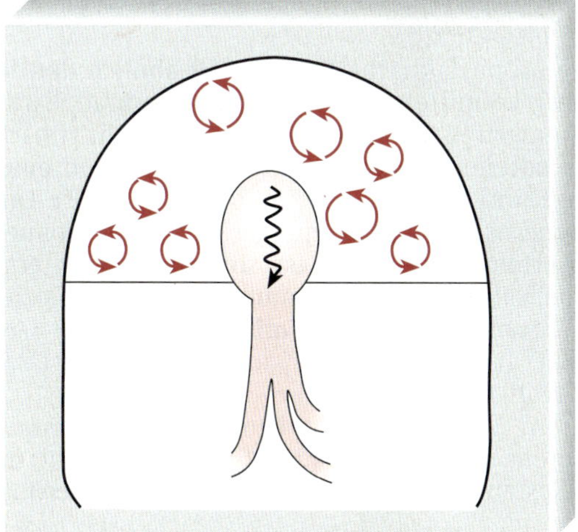

Als vorwiegender Mechanismus des Vorhofflimmerns werden **multiple kreisende atriale Erregungen** angenommen. AV-Knoten und Ventrikelmyokard sind nicht notwendige Bestandteile der Tachykardie.

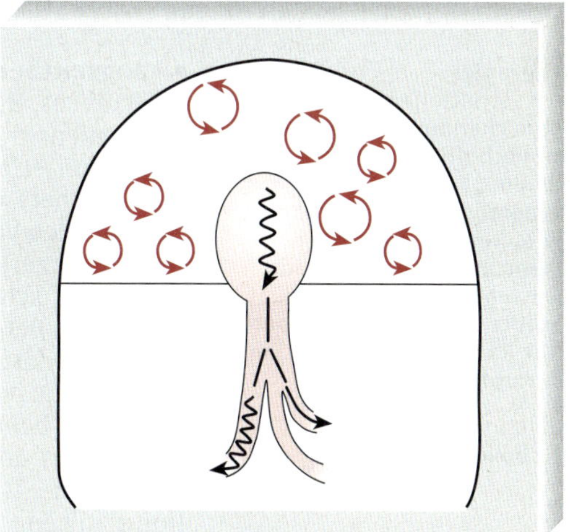

Vorhofflimmern mit aberrierender ventrikulärer Erregungsausbreitung infolge schneller und irregulärer Leitung über das spezifische Leitungssystem. Die in diesem Schema dargestellte verzögerte Leitung über den rechten Faszikel würde in einem rechtsschenkelblockartig deformierten QRS-Komplex resultieren.

Differentialdiagnose. Differentialdiagnostisch können ventrikuläre Extrasystolen bei gleichzeitig bestehendem Vorhofflimmern vorliegen. Typisch für einen funktionellen Schenkelblock ist das vorzeitige Auftreten eines verbreiterten QRS-Komplexes nach einem längeren R-R-Intervall (sogenanntes Ashman-Phänomen).

Häufig kann bei aufeinanderfolgend aberrierend geleiteten Schlägen die Unterscheidung gegenüber einer Kammertachykardie schwierig sein, in diesem Falle ist eine intrakardiale Ableitung zur Klärung der Diagnose indiziert.

Differentialdiagnose Ventrikuläre Extrasystolen bei gleichzeitigem Vorhofflimmern.

Bei fehlender Unterscheidung zwischen Kammertachykardie und aufeinanderfolgenden aberrierend geleiteten Schlägen sollte eine intrakardiale Ableitung durchgeführt werden.

Therapie Wenn möglich, sollte die auslösende Ursache gefunden werden. Indikation zur Therapie ergibt sich aus Symptomatik und Herzerkrankung.

Therapie. Bei erstmaligem Auftreten von Vorhofflimmern steht die Suche nach der auslösenden Ursache im Vordergrund, die Indikation zur Therapie ergibt sich aus der Symptomatik und der zugrundeliegenden Herzerkrankung.

Merke ▶

> ***Merke.*** Wie bei Vorhofflattern muß bei Vorhofflimmern das Vorliegen einer akzessorischen Leitungsbahn bei der Therapieentscheidung beachtet werden.

- **Akuttherapie:**
Die **elektrische Kardioversion** sollte bei kardiovaskulärer Dekompensation infolge hoher Kammerfrequenz durchgeführt werden. Auch durch i.v. Gabe von Digitalis, evtl. in Kombination mit Betablockern oder Verapamil, kann eine Verlangsamung der Kammerfrequenz erreicht werden.

- **Akuttherapie:** Die **elektrische Kardioversion** stellt die Behandlung der ersten Wahl bei kardiovaskulärer Dekompensation infolge hoher Kammerfrequenz dar. Vor diesem Eingriff ist auf jeden Fall eine echokardiographische Untersuchung (bei ungenügender Beurteilbarkeit auch transösophageales Echo) zum Ausschluß intrakardialer Thromben zu fordern, da bei positivem Befund ein hohes Embolierisiko bestünde. Bei einer akuten Erfolgsrate von 90% bleiben jedoch nur 30–50% der Patienten während der nächsten 12 Monate im Sinusrhythmus. Durch die intravenöse Gabe von Digitalis kann eine Verlangsamung der Kammerfrequenz erreicht werden. Diese Wirkung kann durch die Kombination von Digitalis mit Betablockern oder Verapamil erhöht werden. Kurzdauerndes Vorhofflimmern kann meist durch die orale Verabreichung von Chinidin in Kombination mit Digitalis oder durch die intravenöse Gabe von Flecainid zu anhaltendem Sinusrhythmus konvertiert werden. Die Überstimulation mittels Elektrodenkatheter ist nicht geeignet, Vorhofflimmern zu beenden.

Merke ▶

> ***Merke.*** Bei QRS-Verbreiterung sollte weder Digitalis noch Verapamil verabreicht werden, wenn das Vorliegen eines WPW-Syndroms nicht sicher ausgeschlossen ist (kann zu schneller Überleitung führen).

- **Langzeittherapie:**
Bei **cholinerg** vermitteltem Vorhofflimmern Schrittmacherimplantation, bei **adrenergem** Vorhofflimmern Betablocker-Therapie.
Eine medikamentöse Langzeittherapie ist nur bei jüngeren Patienten ohne Herzerkrankung erfolgversprechend. Ansonsten besteht neben dem medikamentösen Schutz vor zu schneller Überleitung auf die Kammern die Indikation zur **Embolieprophylaxe**.

AV-Knotenablation nur bei medikamentös nicht beherrschbarem Vorhofflimmern.

- **Langzeittherapie:** Die prophylaktische Therapie ist ähnlich der des Vorhofflatterns. Bei cholinerg vermitteltem, d.h. durch Sinusbradykardie hervorgerufenem Vorhofflimmern (Langzeit-EKG) sollte eine Schrittmacherimplantation erfolgen, bei adrenergem Vorhofflimmern hingegen eine Betablocker-Therapie durchgeführt werden. Da eine medikamentöse Langzeittherapie des Vorhofflimmerns lediglich bei jüngeren Patienten ohne strukturelle Herzerkrankung erfolgversprechend ist, stellt heute zum einen der Schutz vor schneller Überleitung auf die Kammern (Digitalis, Kalziumantagonisten, Betablocker), zum anderen die **Embolieprophylaxe** (ASS 300 mg/d, low dose Marcumar® [Quick-Wert 35–45%, besser INR-Wert 2,0–3,0]) die Therapie der ersten Wahl dar.
Bei nicht beherrschbarem Vorhofflimmern kann die katheterinduzierte Modulation des AV-Knotens zur Frequenzkontrolle oder die Ablation des AV-Knoten-His-Bündel-Systems mit nachfolgender Schrittmacherimplantation erfolgen.

12.5 AV-Knoten-Reentry-Tachykardien

12.5 AV-Knoten-Reentry-Tachykardien

Definition ▶

> ***Definition.*** Ort des Ursprungs und des Fortbestehens dieser Tachykardie ist der AV-Knoten. Vorhof- und Ventrikelmyokard sind nicht notwendige Bestandteile des Tachykardiekreislaufes. Zu unterscheiden sind die **paroxysmale** und die **nichtparoxysmale AV-Knoten-Reentry-Tachykardie (AVNRT)**. Beginn und Ende der paroxysmalen AV-Knoten-Reentry-Tachykardie sind plötzlich, die Frequenz liegt hierbei zwischen 160 und 250/min. Die nichtparoxysmale AV-Knoten-Reentry-Tachykardie ist durch eine längere Dauer und eine niedrigere Frequenz zwischen 70 und 130/min gekennzeichnet. Eine Sonderform stellt die unaufhörliche **junktionale ektope Tachykardie (JET)** dar, die fast ausschließlich im Kindesalter vorkommt.

Häufigkeit und Ätiologie. Die paroxysmale Form der AV-Knoten-Reentry-Tachykardie tritt in der Regel bei Patienten ohne organische Herzerkrankung auf, häufig bereits im jugendlichen Alter. Die nichtparoxysmale AV-Knoten-Reentry-Tachykardie wird nur sehr selten bei herzgesunden Patienten gefunden. In ca. 16% der nichtparoxysmalen Form stellt die **Digitalisintoxikation** neben **koronaren oder rheumatischen Herzerkrankungen** und **Kardiomyopathien** die häufigste Ursache dar.
Die unaufhörliche junktionale ektope Tachykardie kann zu schwerer tachykardieinduzierter Herzinsuffizienz führen.

Häufigkeit und Ätiologie Die paroxysmale Form der AV-Knoten-Tachykardie tritt bei Patienten ohne organische Herzerkrankung auf.
Die nichtparoxysmale Form nur selten bei herzgesunden Patienten. **Digitalisintoxikation, koronare und rheumatische Herzerkrankungen** oder **Kardiomyopathien** sind die häufigsten Ursachen.

Pathogenese. Der paroxysmalen Form der AV-Knoten-Reentry-Tachykardie liegt eine kreisende Erregung im AV-Knoten zugrunde. Hierbei wird eine Dualität der Leitungsstrukturen (funktionelle Längsdissoziation) im AV-Knoten gefunden mit einer schnell (Beta-Bahn) und einer langsam (Alpha-Bahn) leitenden Bahn mit unterschiedlichen Refraktärzeiten. Zu unterscheiden ist die **gewöhnliche paroxysmale AV-Knoten-Reentry-Tachykardie** mit langsamer antegrader Leitung und schneller retrograder Leitung und die **ungewöhnliche paroxysmale AV-Knoten-Reentry-Tachykardie** (< 1% der Fälle) mit umgekehrten Leitungsverhältnissen. Selten werden Anhaltspunkte für drei Leitungsbahnen im AV-Knoten gefunden.
Bei der nichtparoxysmalen Form und der junktionalen ektopen Tachykardie liegt eine verstärkte Automatie im Bereich des AV-Knotens zugrunde, welche postoperativ auftreten kann.

Pathogenese Der **paroxysmalen Form** liegt eine kreisende Erregung im AV-Knoten zugrunde. Es wird eine Dualität der Leitungsstrukturen gefunden (schnelle Beta-Bahn und langsame Alpha-Bahn) mit unterschiedlichen Refraktärzeiten.
Bei der **nichtparoxysmalen und junktionalen ektopen Tachykardie** liegt eine verstärkte Automatie im Bereich des AV-Knotens vor.

Klinik. In Abhängigkeit von Dauer und Frequenz der Tachykardie werden als Symptome Palpitationen, Nervosität, Angstgefühl, selten Präsynkope (»Schwarzwerden« vor den Augen), Synkope oder Schock gefunden. Bei zusätzlicher organischer Herzerkrankung kann die AV-Knoten-Tachykardie zur akuten Herzinsuffizienz führen. Synkopen können nach spontanen Terminierungen der Tachykardie infolge verzögerter Sinusknotenautomatie auftreten. Die Prognose bei Patienten ohne organische Herzerkrankung ist gut.

Klinik Es werden Palpitationen, Nervosität, Angstgefühl, selten Synkope oder Schock gefunden. Bei bestehender Herzerkrankung kann die AV-Knoten-Tachykardie zur akuten Herzinsuffizienz führen.

Diagnostik. Die Diagnose der AV-Knoten-Reentry-Tachykardie kann zumeist im 12-Kanal-EKG gestellt werden. Bei der **nichtparoxysmalen** und bei der **gewöhnlichen Form der paroxysmalen AV-Knoten-Reentry-Tachykardie** können Vorhof und Kammer im Nebenschluß aktiviert werden. Die P-Welle kann hierbei **unmittelbar vor** dem QRS-Komplex, **im** QRS-Komplex und **unmittelbar nach** dem Komplex liegen. Folgt die P-Welle unmittelbar nach dem QRS-Komplex, kann dies in den Ableitungen II, III, aVF eine terminale S-Zacke und in den Ableitungen V_1 eine terminale r'- oder R'-Zacke im QRS-Komplex vortäuschen (Pseudo-R, **S** A-**39**).
Im Falle einer **ungewöhnlichen paroxysmalen AV-Knoten-Reentry-Tachykardie** zeigt sich die P-Welle mit gleicher Morphologie (negativ in II, III, aVF) aufgrund der retrograden Aktivierung über die langsame Leitungsbahn weit hinter dem QRS-Komplex (PR < RP, **S** A-**40**).
Bei der **nichtparoxysmalen** Form der AV-Knoten-Reentry-Tachykardie sowie der **junktionalen ektopen Tachykardie** ist die retrograde Aktivierung der Vorhöfe sehr selten. In diesen Fällen findet sich eine AV-Dissoziation, d.h., die Vorhofaktivierung erfolgt durch den Sinusknoten mit meist langsamerer Frequenz als die gleichzeitige Kammeraktivierung durch den ektopen junktionalen Fokus.
Der QRS-Komplex ist während der AV-Knoten-Reentry-Tachykardie meist schmal, kann jedoch bei aberrierender ventrikulärer Leitung infolge hoher Kammerfrequenz verbreitert sein (frequenzabhängiger Schenkelblock).
Die elektrophysiologische Untersuchung ist bei fehlender EKG-Dokumentation oder nicht eindeutiger Diagnosestellung im Oberflächen-EKG indiziert. Da heute eine elektrophysiologische Untersuchung und eine Hochfrequenzstromablation in einer Sitzung durchgeführt werden, ist die invasive Diagnostik zur Objektivierung des zugrundeliegenden Mechanismus nur dann angezeigt, wenn die klinische Situation des Patienten eine Intervention erfordert.

Diagnostik Diagnose zumeist im 12-Kanal-EKG.
Bei der **nichtparoxysmalen** und der **gewöhnlichen paroxysmalen AVNRT** können Vorhof und Kammer im Nebenschluß aktiviert werden. Die P-Welle kann **unmittelbar vor, im und nach** dem QRS-Komplex liegen (**S** A-**39**).

Bei der **ungewöhnlichen paroxysmalen AVKRT** zeigt sich die P-Welle weit hinter dem QRS-Komplex (PR < RP) (**S** A-**40**).

Bei der **nichtparoxysmalen AVKRT** und der **junktionalen ektopen Tachykardie** findet sich selten eine retrograde Aktivierung der Vorhöfe. In diesem Fall findet sich eine **AV-Dissoziation.**

Die invasive Diagnostik ist nur indiziert, wenn durch das EKG keine eindeutige Diagnose gestellt werden kann und wenn die klinische Situation dies erfordert. Dann kann auch in gleicher Sitzung die Hochfrequenzstromablation durchgeführt werden.

S Synopsis A-**39: Gewöhnliche AV-Knoten-Reentry-Tachykardie**

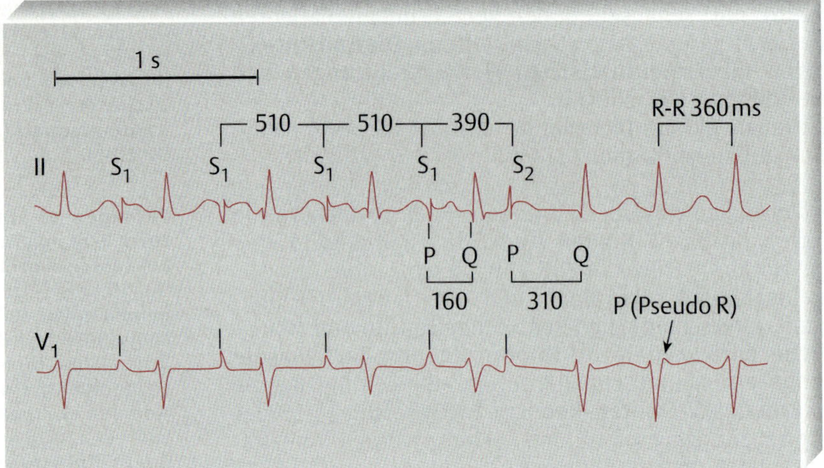

AV-Knoten-Reentry-Tachykardie vom gewöhnlichen Typ (Zykluslänge 360 ms), welche im Rahmen einer elektrophysiologischen Untersuchung durch programmierte Stimulation (ı) des rechten Atriums induziert wird (Basiszykluslänge S_1–S_1: 510 ms, Extrastimulus S_1–S_2: 390 ms). Beachte die Zunahme des PQ-Intervalls von 160 ms während der Basisstimulation auf 310 ms, dem Extrastimulus folgend. Dieser sogenannte »jump« ist Ausdruck des Wechsels der »schnellen« auf die »langsame« AV-Knoten-Leitungsbahn. Dieser Wechsel ist Voraussetzung zur Entstehung der kreisenden Erregung im AV-Knoten antegrad über die »langsame« und retrograd über die »schnelle« Leitungsbahn. Vergleiche die QRS-Morphologie in Ableitung V_1 bei Sinusrhythmus und bei AV-Knoten-Reentry-Tachykardie. Bei letzterem wird durch die »retrograde« P-Welle unmittelbar am Ende des QRS-Komplexes eine r'- oder R'-Zacke vorgetäuscht (Pseudo-R).

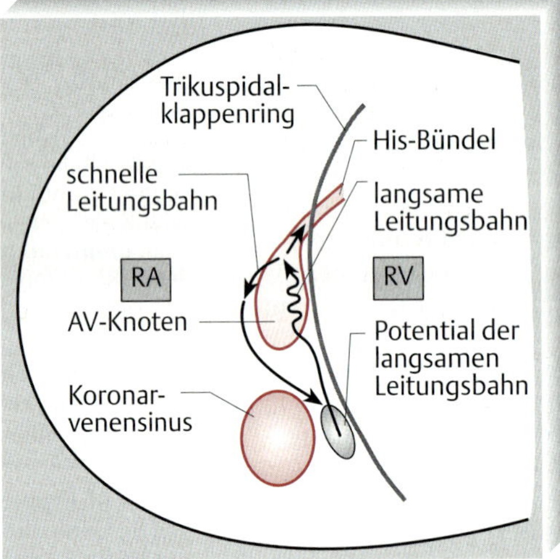

Der AV-Knoten-Reentry-Tachykardie liegt eine kreisende Erregung im AV-Knoten zugrunde. Hierbei wird eine Dualität der Leitungsstrukturen (funktionelle Längsdissoziation) im AV-Knoten gefunden mit einer schnell (Beta-Bahn) und einer langsam (Alpha-Bahn) leitenden Bahn mit unterschiedlichen Refraktärzeiten. Bei der gewöhnlichen Form der AV-Knoten-Reentry-Tachykardie erfolgt die antegrade Leitung über die langsame und die retrograde Leitung über die schnelle AV-nodale Leitungsbahn. Atrium und Ventrikel sind nicht notwendige Bestandteile der Tachykardie.

Differentialdiagnose Die nichtparoxysmale und die gewöhnliche paroxysmale AV-Knoten-Reentry-Tachykardie müssen gegenüber Vorhoftachykardien mit langem QP-Intervall und der AV-Tachykardie mit akzessorischer Leitungsbahn abgegrenzt werden.

Differentialdiagnose. Sowohl die nichtparoxysmale als auch die gewöhnliche paroxysmale AV-Knoten-Tachykardie müssen gegenüber Vorhoftachykardien mit langem PQ-Intervall und gegenüber der atrioventrikulären Tachykardie auf dem Boden einer akzessorischen Leitungsbahn abgegrenzt werden.

Die ungewöhnliche Form der paroxysmalen AV-Knoten-Reentry-Tachykardie muß gegenüber Vorhoftachykardien sowie atrioventrikulären Tachykardien auf dem Boden einer langsam leitenden akzessorischen Leitungsbahn differenziert werden.

S Synopsis A-**40: Ungewöhnliche AV-Knoten-Reentry-Tachykardie**

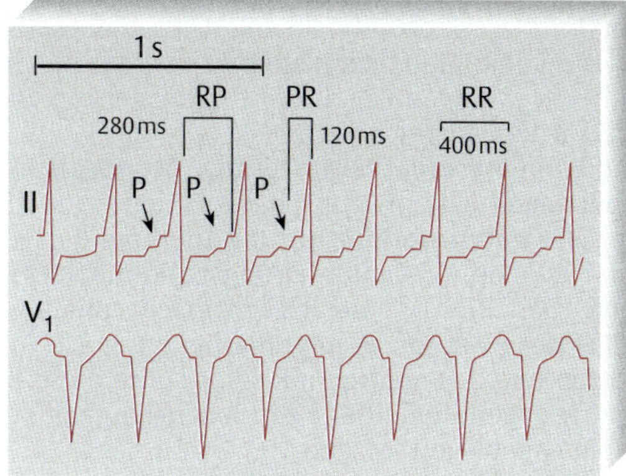

Im Falle einer **ungewöhnlichen paroxysmalen AV-Knotentachykardie** zeigt sich die P-Welle mit gleicher Polarität (negativ in II, III, aVF) wie bei der gewöhnlichen Form, jedoch aufgrund der retrograden Aktivierung über die langsame Leitungsbahn weit hinter dem QRS-Komplex (PR < RP).

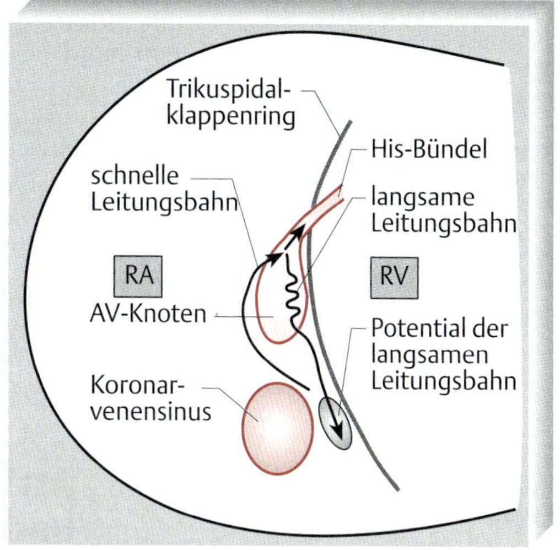

Ungewöhnliche Form der AV-Knoten-Reentry-Tachykardie. Hier erfolgt im Gegensatz zur gewöhnlichen Form die antegrade Leitung über die schnelle und die retrograde Leitung über die langsame AV-nodale Leitungsbahn.

Therapie. Aufgrund der insgesamt guten Prognose der AV-Knoten-Reentry-Tachykardie ergibt sich die Indikation zur Therapie im wesentlichen aus der Symptomatik (Dauer und Häufigkeit der Tachykardie).

Therapie Eine Indikation zur Therapie wird aus der Symptomatik (Dauer und Häufigkeit) gestellt.

- **Akuttherapie:** Therapie der ersten Wahl stellen Kalziumantagonisten dar (Verapamil 5–10 mg i. v. innerhalb von 2 min). In ca. 10 % der paroxysmalen AV-Knoten-Reentry-Tachykardien persistiert die Tachykardie, so daß zusätzlich ein kurz wirksames Digitalispräparat verabreicht werden muß (z. B. Digoxin, 0,5–1,0 mg i.v. über 10–15 min, gefolgt von 0,25 mg alle 2–4 h bis zur Gesamtdosis von < 1,5 mg/24h). Alternativ zu Verapamil können Betablocker verabreicht werden (Propranolol, 0,25–0,5 mg/5 min bis zur Gesamtdosis von 0,15 bis 0,20 mg/kg i.v. oder Bisoprolol 5–10 mg), oder es können Klasse-Ia- und -Ic-Antiarrhythmika eingesetzt werden, welche selektiv die retrograde Leitung über die schnelle AV-Knotenleitungsbahn beeinflussen. Im Gegensatz hierzu blockieren Glykoside, Betablocker und Kalziumantagonisten hauptsächlich die antegrade Leitung über die langsame Leitungsbahn. Sotalol als Betablocker (1–1,5 mg/kg) mit Klasse-III-Antiarrhythmikumeigenschaften ist eine Alternative zu den reinen Betablockern und den Klasse-I-Antiarrhythmika. Als sehr wirksam zur passageren Verlangsamung bis hin zur Blockierung der AV-Überleitung hat sich die intravenöse Applikation von Adenosin erwiesen, das seit 1994 zugelassen ist. Mit diesem endogenen Nukleosid kann ein passagerer AV-Block (Halbwertszeit = 0,6–1,5 Sekunden) induziert werden, weswegen sich dieses Medikament als nahezu ideale therapeutische Maßnahme bei allen Tachykardien erweist, welche den AV-Knoten als notwendigen Bestandteil beinhalten (atrioventrikuläre Reentry-Tachykardie, AV-Knotentachykardie). Weiterhin kann Adenosin differentialdiagnostisch bei Tachykardien mit breitem QRS-Komplex hilfreich sein, da es durch den passageren AV-Block atriale Tachykardien oder Vorhofflattern demaskiert und atrioventrikuläre Reentry-Tachykardien sowie AV-Knoten-Reentry-Tachykardien terminiert.

- **Akuttherapie:**
Therapie der ersten Wahl i.v. Kalziumantagonisten (Verapamil). In 10 % persistiert die Tachykardie, so daß zusätzlich Digitalis gegeben werden muß.
Alternativ zu Verapamil können Betablocker oder Antiarrhythmika der Klasse Ia + Ic eingesetzt werden.
Die hohe AV-blockierende Wirkung von Adenosin kann aufgrund seiner extrem kurzen Halbwertszeit zur Akuttherapie sowie differentialdiagnostisch genutzt werden.

▶ ***Merke.*** Hauptsächlich bei Zeichen einer kardialen Dekompensation sollte vor der Gabe von Digitalis frühzeitig eine elektrische Kardioversion (10–50 J) durchgeführt werden.

◀ **Merke**

• **Langzeittherapie:**
Sie ist bei häufigen und stark symptomatischen Episoden gegeben. Kalziumantagonisten, Sotalol oder Klasse-Ic-Antiarrhythmika können gegeben werden. Diese Medikamente können mit Digitalis kombiniert werden.

Bei ungenügendem Medikamentenerfolg stellt die **katheterinduzierte AV-Knotenmodulation** die Therapie der Wahl dar.

• **Langzeittherapie:** Die Indikation hierzu ist bei häufigen und stark symptomatischen Episoden gegeben. Zur medikamentösen Behandlung werden Kalziumantagonisten (Verapamil 240–360 mg/d, Sotalol 160–320 mg/d) oder Klasse-Ic-Antiarrhythmika (Flecainid 200 mg/d, Propafenon 450 bis 600 mg/d) verabreicht. Die genannten Medikamente können mit Digitalis kombiniert werden, wobei in wenigen Fällen die Digitalisierung allein zur Unterdrückung der Tachykardien ausreicht.
Bei ungenügendem medikamentösem Therapieerfolg, bei Medikamentenunverträglichkeit oder bei persönlichem Wunsch des Patienten, stellt heute die **katheterinduzierte AV-Knotenmodulation** die Therapie der Wahl dar (selektive Ablation der langsamen AV-Knotenleitungsbahn mittels Hochfrequenzstrom-Applikation). Das Risiko einer Schrittmacherpflicht infolge kompletter Unterbrechung des AV-Knotens liegt hierbei unter 2 %. Aufgrund der guten Erfolgsaussichten und des niedrigen Risikos sollte diese Behandlungsform bereits frühzeitig gegenüber einer meist lebenslang notwendigen medikamentösen Therapie abgewogen werden.

12.6 Atrioventrikuläre Tachykardien und Präexzitationssyndrome

12.6 Atrioventrikuläre Tachykardien und Präexzitationssyndrome

Definition ▶

▶ ***Definition.*** Ein Präexzitationssyndrom liegt dann vor, wenn neben dem spezifischen Reizleitungssystem eine elektrische Kopplung von Vorhöfen und Herzkammern durch zusätzliche (akzessorische) Leitungsstrukturen besteht.
Als Präexzitationssyndrom werden eine Vielzahl anatomischer Strukturen zusammengefaßt, die die Grundlage diverser EKG-Manifestationen darstellen.
Beim **Wolff-Parkinson-White-(WPW-)Syndrom** verbinden eine oder mehrere Muskelfasern (akzessorische Leitungsbahn, Kent-Bündel) außerhalb des spezifischen Reizleitungssystems an einer beliebigen Stelle entlang der Atrioventrikularklappenringe Vorhof und Herzkammer. Nach der Erstbeschreibung der charakteristischen EKG-Veränderungen durch *Wilson* (1915) erfolgte die Erkennung und Definition des klinischen Phänomens durch *Wolff, Parkinson* und *White* im Jahre 1930.
Das **Lown-Ganong-Levine-Syndrom** ist durch ein kurzes PR-Intervall bei normaler QRS-Konfiguration und paroxysmale supraventrikuläre Tachykardien gekennzeichnet. Aus elektrophysiologischer Sicht ist die Bedeutung der hier vermuteten atrionodalen oder atriohisären (James-) Faser oder atriofaszikulären (Brechenmacher-)Fasern, die den Vorhof und das His-Bündel unter Umgehung des leitungsverzögernden Anteils des AV-Knotens verbinden, ungeklärt. Bei der Mehrzahl dieser Patienten findet sich eine funktionelle Längsdissoziation des AV-Knotens mit induzierbaren AV-Knoten-Reentry-Tachykardien.
Als **Mahaim-Fasern** werden nodoventrikuläre, faszikuloventrikuläre und atriofaszikuläre Fasern mit langsamen, dekrementalen (AV-Knoten ähnlichen) und ausschließlich antegraden (in atrioventrikulärer Richtung) Leitungseigenschaften zusammengefaßt. Aufgrund der spezifischen Leitungseigenschaften treten bei Patienten mit Mahaim-Fasern ausschließlich antidrome Reentry-Tachykardien mit linksschenkelblockartiger Konfiguration des QRS-Komplexes auf.

Häufigkeit und Ätiologie Das WPW-Syndrom wird in allen Altersgruppen gefunden.
Gehäuftes Vorkommen in Verbindung mit angeborenen Herzfehlern (Ebsteinsche Anomalie).
Familiäre Häufung besonders bei Vorliegen multipler akzessorischer Leitungsbahnen.

Häufigkeit und Ätiologie. Das WPW-Syndrom wird in allen Altersgruppen gefunden. Die klinische Präsenz nimmt jedoch mit zunehmendem Alter ab. Eine Häufung des Präexzitationssyndromes in Verbindung mit angeborenen Herzfehlern ist vor allem für Anomalien im Bereich des Trikuspidalklappenapparates bekannt (besonders Ebsteinsche Anomalie, hierbei häufig multiple akzessorische Leitungsbahnen). Aus embryologischer Sicht stellt die akzessorische Leitungsbahn einen rudimentären Anteil des Atrioventrikularschlauches im Bereich der später elektrisch isolierten Atrioventrikularklappenringe dar. Als muskuläre Struktur weist sie elektrische Leitungsfähigkeiten auf.

Pathogenese. Beim Vorliegen eines Präexzitationssyndromes kann ein Vorhofimpuls die Herzkammer über die akzessorischen Leitungsstrukturen frühzeitiger als über das spezifische Leitungssystem ganz oder teilweise aktivieren (*s.* ▣ A-**41**). Auch ein Kammerimpuls kann hierüber eine vorzeitige Vorhoferregung auslösen.
Im Vergleich zum AV-Knoten weist die akzessorische Leitungsbahn zwar schnellere Leitungseigenschaften, jedoch eine längere Refraktärzeit auf. So kann der frühzeitige Einfall einer Vorhofextrasystole zum Zeitpunkt einer noch refraktären akzessorischen Leitungsbahn zu einer Kammererregung ausschließlich über das spezifische Reizleitungssystem führen (normale QRS-Morphologie, *s.* ▣ A-**42**). Hierdurch kann die häufigste Form der **atrioventrikulären Reentry-Tachykardie (AVRT)** mit antegrader atrioventrikulärer Leitung über das spezifische Reizleitungssystem und retrograder ventrikuloatrialer Leitung über die akzessorische Leitungsbahn (**orthodrome Tachykardie**) ausgelöst werden. Voraussetzung für die Vervollständigung des Erregungskreises ist die rechtzeitige Erholung der zuvor in antegrader Richtung refraktären akzessorischen Leitungsbahn (*s.* ▣ A-**41** und ▣ A-**42**).
Sehr selten verläuft die Kreiserregung in umgekehrter Richtung (**antidrome Tachykardie**), d.h., die antegrade Leitung wird über die akzessorische Leitungsbahn und die retrograde Leitungsbahn über den AV-Knoten geleitet (*s.* ▣ A-**43 a** und **b**).
Bei beiden Tachykardieformen ist die akzessorische Leitungsbahn notwendiger Bestandteil des Erregungskreises. Beim Vorliegen multipler akzessorischer Leitungsbahnen (ca. 10% der Patienten) sowie beim zusätzlichen Vorliegen einer funktionellen Längsdissoziation im AV-Knoten können komplexe Interaktionen zwischen den Leitungsbahnen auftreten.
Tachykardien auf dem Boden von **Mahaim-Fasern** sind ebenfalls Kreistachykardien, bei denen die atrioventrikuläre oder nodoventrikuläre Faser in antegrader Richtung und das His-Purkinje-System mit einem Teil des AV-Knotens in retrograder Richtung beteiligt sind (*s.* ▣ A-**45 a** und **b**). In seltenen Fällen ist die sogenannte Mahaim-Faser jedoch nicht notwendiger Bestandteil des Erregungskreises, sondern wird nur im Nebenschluß bei bestehender AV-Knoten-Reentry-Tachykardie mitaktiviert.
Eine Sonderform der atrioventrikulären Reentry-Tachykardie stellt die sogenannte **permanente junktionale Reentry-Tachykardie (PJRT)** dar, der eine akzessorische Faser mit vorwiegend retrograden, langsamen und dekrementalen Leitungseigenschaften zugrunde liegt (*s.* ▣ A-**44 a** und **b**).
Patienten mit dem Präexzitationssyndrom können jedoch neben den atrioventrikulären Tachykardien auch AV-Knoten-Tachykardien oder Vorhoftachykardien haben, bei denen die Kammern lediglich im Nebenschluß über die akzessorische Leitungsbahn aktiviert werden. Patienten mit WPW-Syndrom leiden häufig unter **Vorhofflimmern**, welches vielfach aus atrioventrikulären Tachykardien hervorgeht. Eine Unterbrechung der akzessorischen Leitungsbahn und die dadurch bedingte Beseitigung der atrioventrikulären Tachykardien verhindern bei diesem Patienten das Wiederauftreten von Vorhofflimmern (▣ A-**69** und ▣ A-**70**).

▶ ***Merke.*** Vorhofflimmern stellt häufig ein ernsthaftes Risiko bei Patienten mit WPW-Syndrom und kurzer antegrader Refraktärzeit der akzessorischen Leitungsbahn dar. Bei hohen Frequenzen kann sich die Refraktärzeit weiter verkürzen und damit extrem schnelle Kammerantworten während Vorhofflattern und -flimmern ermöglichen, die wiederum zum Kammerflimmern führen können.

Pathogenese Bei einem Präexzitationssyndrom kann ein Vorhofimpuls die Kammern über die akzessorischen Leitungsstrukturen frühzeitiger als über das spezifische Leitungssystem aktivieren (*s.* ▣ A-**41**).
Im Vergleich zum AV-Knoten weist die akzessorische Leitungsbahn eine schnellere Leitung auf, jedoch eine längere Refraktärzeit. Bei frühzeitigem Einfall einer Vorhofextrasystole während der refraktären Phase der akzessorischen Bahn kommt es zu einer ausschließlichen Kammererregung über das spezifische Reizleitungssystem. Durch retrograde Leitung von der Kammer zu den Vorhöfen über die akzessorische Bahn entsteht eine kreisende Erregung (AVRT; *s.* ▣ A-**41** und ▣ A-**42**).

Tachykardien auf dem Boden von **Mahaim-Fasern** sind ebenfalls Kreistachykardien, bei denen die AV- oder nodoventrikuläre Faser in antegrader und das His-Purkinje-System in retrograder Richtung beteiligt sind.

Eine Sonderform der AVRT ist die **permanente junktionale Reentry-Tachykardie** auf dem Boden einer langsam, dekremental und retrograd leitenden Leitungsbahn (*s.* ▣ A-**44 a, b**).

Patienten mit Präexzitationssyndrom können zusätzlich AV-Knoten-Reentry-Tachykardien oder Vorhoftachykardien haben. Hierbei werden die Kammern im Nebenschluß über die akzessorische Leitungsbahn aktiviert.
Patienten mit WPW-Syndrom leiden häufig unter **Vorhofflimmern** (▣ A-**69** und ▣ A-**70**).

◀ **Merke**

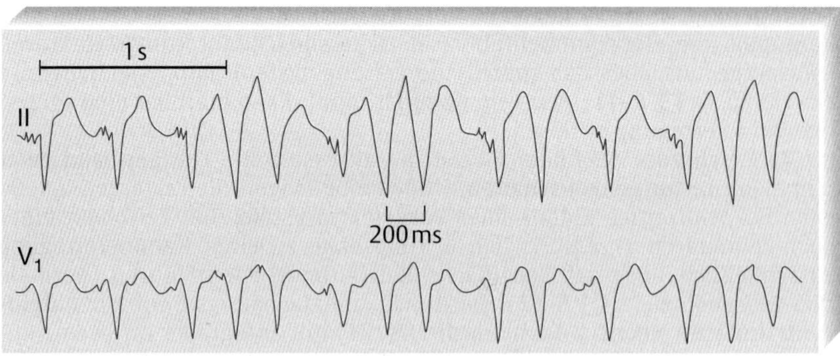

A-**69:** Vorhofflimmern bei einem Patienten mit **WPW-Syndrom.** Beachte die irreguläre Kammererregung mit unterschiedlich ausgeprägter Präexzitation. Beachte kürzeste Aufeinanderfolge der Kammerkomplexe (R-R-Abstände) bei maximaler Präexzitation aufgrund ausschließlicher Leitung über die akzessorische Leitungsbahn (kürzestes R-R = 200 ms).

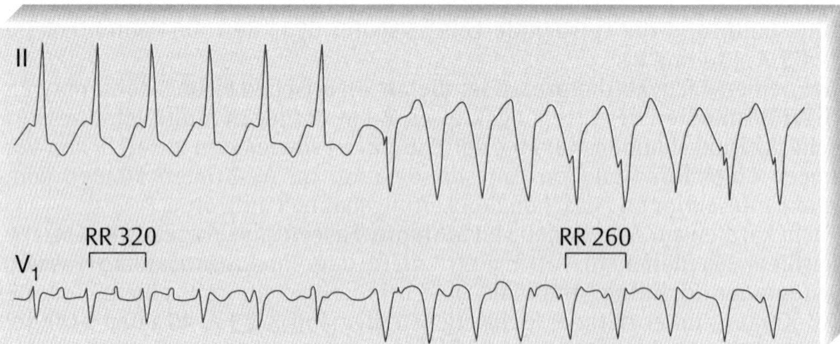

A-**70: EKG eines 22jährigen Patienten, der über mehrmalige Synkopen in der Vergangenheit klagte, welchen jedesmal eine unterschiedlich lange Phase schnellen Herzschlages vorausging.** Bei der elektrophysiologischen Untersuchung dieses Patienten wurde eine **orthodrome atrioventrikuläre Reentry-Tachykardie** (Zykluslänge 320 ms) auf dem Boden einer offenen, rechts posteroseptal gelegenen akzessorischen Leitungsbahn induziert, welche spontan in **Vorhofflattern** (Zykluslänge 260 ms) **mit 2 : 1 atrioventrikulärer Leitung** über die akzessorische Leitungsbahn (daher maximale Präexzitation) überging. Dieser Mechanismus kommt bei den von seiten des Patienten geschilderten Ereignissen als sehr wahrscheinliche Ursache der Synkopen in Frage.

Neben akzessorischen Leitungsbahnen, die sowohl antegrad als auch retrograd leiten (bidirektional), finden sich Leitungsbahnen, die entweder nur antegrad oder nur retrograd leiten. Bei ausschließlich antegrad leitenden Fasern besteht die Gefahr der schnellen Überleitung bei Vorhofflimmern, es können nur antidrome Tachykardien auftreten. Bei Patienten mit Leitungsbahnen, die nur retrograd leiten, ist das Oberflächen-EKG während Sinusfrequenz unauffällig, es kann jedoch zu orthodromen Tachykardien kommen.

Klinik Die Häufigkeit paroxysmaler Tachykardien nimmt mit zunehmendem Alter zu. Bei ca. 80 % der Patienten liegt eine AV-Tachykardie, bei den anderen Vorhofflimmern (ca. 15–30 %) oder Vorhofflattern (ca. 5 %) vor.
Die Prognose dieser Patienten ist sehr gut. Es besteht nur ein geringes Risiko des plötzlichen Herztodes infolge schneller Überleitung von Vorhofflimmern auf die Kammern.

Klinik. Die Häufigkeit paroxysmaler Tachykardien nimmt von ca. 10 % in der Altersstufe zwischen 20 und 40 Jahren und 36 % in der Altersstufe der mehr als 60jährigen zu. Bei ca. 80 % der Patienten mit Tachykardien liegt eine atrioventrikuläre Tachykardie zugrunde, bei 15–30 % liegt Vorhofflimmern und bei 5 % Vorhofflattern vor. Kammertachykardien sind sehr selten. Die Prognose bei Patienten mit WPW-Syndrom ist unabhängig vom Auftreten atrioventrikulärer Reentry-Tachykardien sehr gut. Es besteht jedoch ein geringes Risiko des plötzlichen Herztodes infolge schneller Überleitung von Vorhofflimmern über die akzessorische Leitungsbahn auf die Herzkammern. Eine verlängerte antegrade Refraktärzeit der akzessorischen Leitungsbahn, ausgedrückt durch intermittierende Präexzitation während Sinusrhythmus oder Verlust der Präexzitation nach Gabe von Ajmalin bzw. bei Belastung, verringert dieses Risiko des plötzlichen Herztodes.

Diagnostik. Das **WPW-Syndrom** ist durch den Nachweis einer Delta-Welle zu Beginn des QRS-Komplexes bei kurzem PQ-Intervall (< 120 ms) im Oberflächen-EKG charakterisiert. Der QRS-Komplex ist typischerweise verbreitert (>120 ms) und stellt einen Fusionsschlag zwischen der Depolarisation des Ventrikels über die akzessorische Leitungsbahn sowie über das normale AV-Knoten-/His-Purkinje-System dar. Die Delta-Welle repräsentiert den Anteil der Kammeraktivierung, der vorzeitig über die schneller leitende akzessorische Faser verursacht wird. Die Morphologie des präexzitierten QRS-Komplexes im Oberflächen-EKG während Sinusrhythmus kann einen Myokardinfarkt, ein Schenkelblockbild oder eine ventrikuläre Hypertrophie vortäuschen. Das Ausmaß der ventrikulären Präexzitation hängt von den relativen Verzögerungen der beiden Leitungswege ab. Bei zunehmender Verzögerung im AV-Knoten (hohe Vorhoffrequenz, Extrasystolen) wird ein relativ größerer Anteil der Kammer vorzeitig über die akzessorische Leitungsbahn erregt (breiter QRS-Komplex). Ebenso kann bei nachgewiesenem WPW-Syndrom ein normales PR-Intervall und ein normal breiter QRS-Komplex vorliegen, wenn die akzessorische Leitungsbahn relativ weit entfernt vom Sinusknoten liegt oder die Verzögerung im AV-Knoten sehr gering ist. Bei ausschließlich retrograden Leitungseigenschaften der akzessorischen Faser (verborgene Leitungsbahn) ist das Oberflächen-EKG während Sinusrhythmus ebenfalls völlig unauffällig.

Diagnostik
EKG-Charakteristika bei WPW-Syndrom:
- Nachweis einer Delta-Welle zu Beginn des QRS-Komplexes bei kurzem PQ-Intervall
- verbreiterter QRS-Komplex (Fusionsschlag).

Das EKG kann jedoch auch bei ausschließlich retrograder Leitung der akzessorischen Fasern während Sinusrhythmus völlig normal sein.

Bei ausgeprägter Präexzitation kann anhand einer sorgfältigen Analyse der Morphologie der Deltawelle im 12-Kanal-EKG die regionale Lokalisation der akzessorischen Leitungsbahn erfolgen (S A-**41**).

Bei ausgeprägter Präexzitation ist die regionale Lokalisation der Leitungsbahn anhand der Δ-Wellenpolarität im 12-Kanal-EKG möglich (S A-**41**).

Das Oberflächen-EKG bei atrioventrikulärer Tachykardie zeigt die P-Welle hinter dem QRS-Komplex, zumeist im Bereich der ST-Strecke oder der T-Welle. Bei der **orthodromen atrioventrikulären Tachykardie** kann im Gegensatz zur AV-Knoten-Reentry-Tachykardie das Auftreten eines funktionellen Schenkelblockes zur plötzlichen Änderung der Tachykardiefrequenz führen.

Im Falle einer **antidromen atrioventrikulären Tachykardie** zeigt sich der QRS-Komplex im Oberflächen-EKG maximal präexzitiert als Ausdruck der hierbei antegraden atrioventrikulären Aktivierung ausschließlich über die akzessorische Leitungsbahn (S A-**43**).

Charakteristisch für die **permanente junktionale Reentry-Tachykardie** auf dem Boden einer langsamen akzessorischen Leitungsbahn ist ein RP-zu-PR-Verhältnis von > 1 (S A-**44**).

Charakteristisch für die **permanente junktionale Reentry-Tachykardie** auf dem Boden einer langsamen akzessorischen Leitungsbahn ist ein RP-zu-PR-Verhältnis von > 1 (S A-**44**).

Das Oberflächen-EKG bei Vorliegen einer **Mahaim-Faser** während Sinusrhythmus zeigt oftmals eine normale PQ-Zeit mit keiner oder nur geringer Präexzitation (S A-**45**).

Typisch für das Vorliegen einer Mahaim-Faser ist ein linksschenkelblockartig deformierter QRS-Komplex während Tachykardie.

Typisch für das Vorliegen einer **Mahaim-Faser** ist eine oftmals normale PQ-Zeit bei Sinusrhythmus und ein linksschenkelblockartig deformierter QRS-Komplex während Tachykardie (S A-**45**).

Die **Indikation zur elektrophysiologischen Untersuchung** besteht bei Verdacht auf das Vorhandensein einer akzessorischen Leitungsbahn, welche im Oberflächen-EKG nicht nachgewiesen werden kann. Des weiteren dient sie neben dem **Ajmalin-Test** *(s. o.)* zur Bestimmung der Refraktärzeit der akzessorischen Leitungsbahn und somit zur **Einschätzung des Risikos des plötzlichen Herztodes** infolge schneller Überleitung bei Vorhofflimmern. Letztendlich dient die elektrophysiologische Untersuchung der Objektivierung des Tachykardiemechanismus sowie der genauen Lokalisation der akzessorischen Leitungsbahn im Vorfeld der Hochfrequenzstromablation.

Invasive Diagnostik bei Verdacht auf eine akzessorische Leitungsbahn, die im EKG nicht nachgewiesen werden kann. Außerdem dient sie neben dem **Ajmalin-Test** der Abstimmung der Refraktärzeit und somit zur **Einschätzung des Risikos des plötzlichen Herztodes** bei schneller Überleitung. Auch kann hierdurch im Vorfeld der Hochfrequenzstromablation eine genaue Lokalisation der akzessorischen Bahn erfolgen.

Bei der **elektrophysiologischen Untersuchung** werden bis zu 4 Elektrodenkatheter an verschiedenen Stellen im Herzen plaziert (hohes rechtes Atrium, rechtsventrikulärer Apex, His-Bündel, Koronarvenensinus). Bei simultaner Registrierung des Oberflächen-EKGs und den entsprechenden endokardialen Aktivierungspotentialen wird alternierend das hohe rechte Atrium und der rechtsventrikuläre Apex einer programmierten Stimulation unterzogen. Es werden in der Regel 7 aufeinanderfolgende Basisstimuli (640, 510, 440 ms Zykluslänge) mit 1–3 folgenden Extrastimuli gekoppelt. Die Zykluslänge der Extrastimuli wird unter wiederholter Basisstimulation sukzessive verkürzt, bis entweder Atrium/Ventrikel als Stimulationsort refraktär sind oder bereits zuvor das spezifische und/oder akzessorische Leitungsgewebe blockiert ist. Die programmierte Stimulation dient auch der wiederholten Induk-

S Synopsis A-**41: WPW-Syndrom – EKG bei Sinusrhythmus und unterschiedlicher Lage der akzessorischen Leitungsbahn**

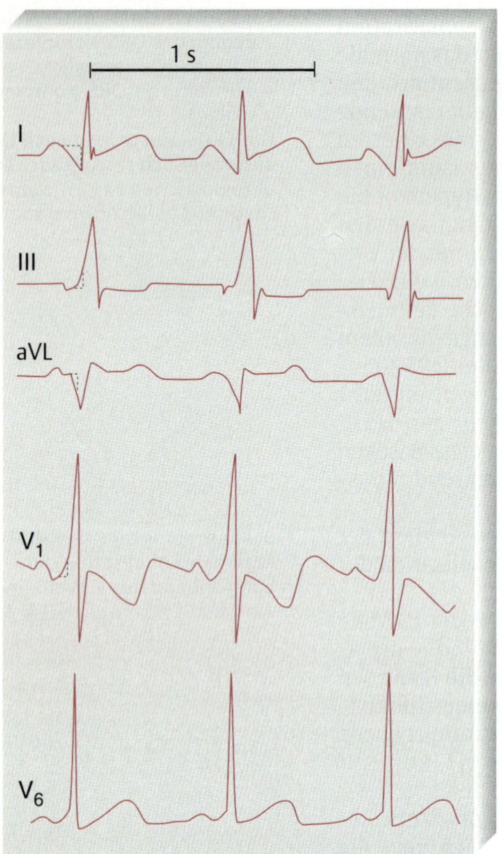

EKG während Sinusrhythmus bei einem Patienten mit WPW-Syndrom auf dem Boden einer links lateral gelegenen akzessorischen Leitungsbahn. Beachte die Präexzitation des QRS-Komplexes (Δ-Welle) und die verkürzte PQ-Zeit (95 ms) infolge der vorzeitigen Aktivierung von Anteilen des Kammermyokards über die akzessorische Leitungsbahn. Die negative Polarität der Δ-Welle in den Ableitungen I und aVL deuten auf eine Lage der Leitungsbahn an der linken freien Wand in lateraler Position hin.

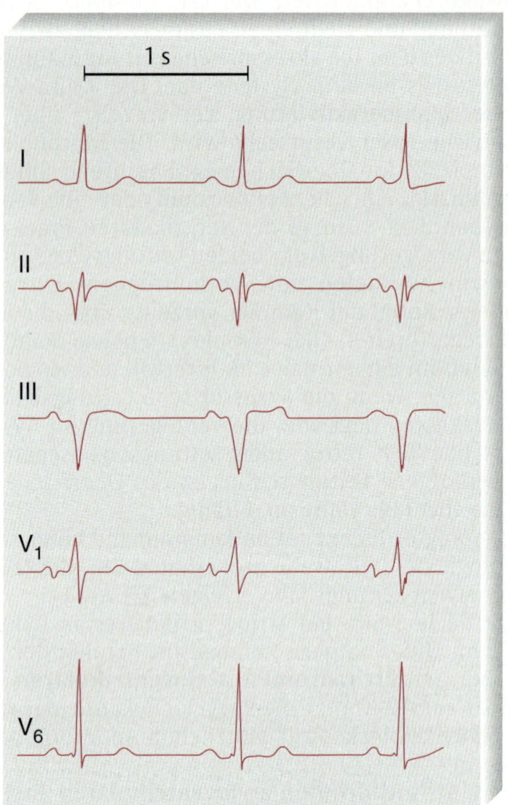

EKG während Sinusrhythmus bei einem Patienten mit WPW-Syndrom auf dem Boden einer links posteroseptal gelegenen akzessorischen Leitungsbahn. Typisch für die Lage der Leitungsbahn in der posteroseptalen Region ist die negative Polarität der Δ-Welle in den inferioren Ableitungen II und III. Die positive Polarität der Δ-Welle in der Ableitung V_1 klassifiziert die Leitungsbahn zusätzlich als linksseitig gelegen.

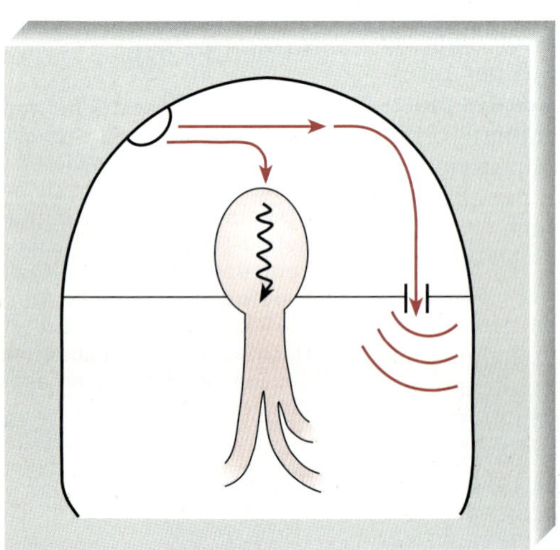

◀ **WPW-Syndrom.** Beim Vorliegen eines Präexzitationssyndromes kann ein Vorhofimpuls die Herzkammern über die akzessorischen Leitungsstrukturen früher als über das spezifische Leitungssystem ganz oder teilweise aktivieren. Je nach Frühzeitigkeit der akzessorischen Kammererregung, verglichen zur gleichzeitigen physiologischen Erregungsausbreitung über das spezifische Leitungssystem, wird die Delta-Welle als Ausdruck der Präexzitation in unterschiedlicher Ausprägung im Oberflächen-EKG sichtbar.

S Synopsis A-**41** (Fortsetzung)

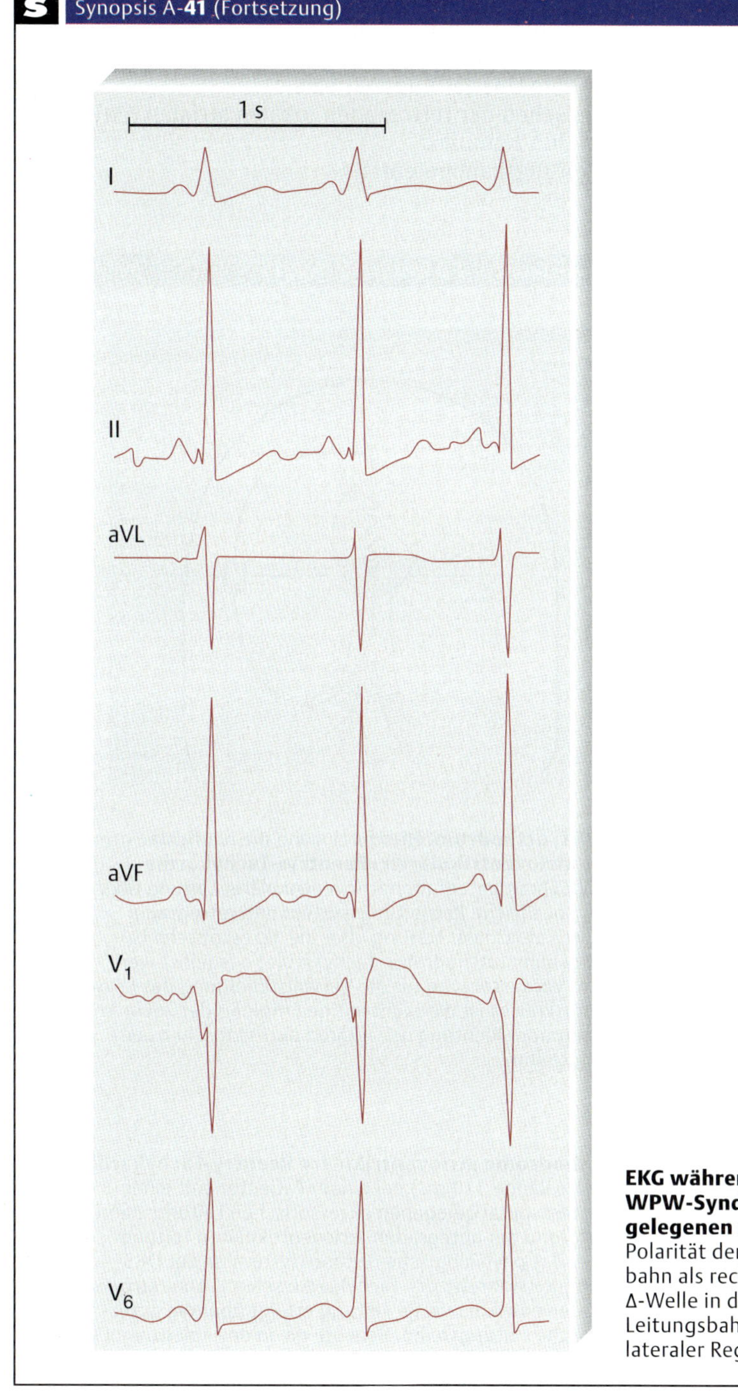

EKG während Sinusrhythmus bei einem Patienten mit WPW-Syndrom auf dem Boden einer rechts posterolateral gelegenen akzessorischen Leitungsbahn. Die negative Polarität der Δ-Welle in der Ableitung V_1 klassifiziert die Leitungsbahn als rechtsseitig gelegen. Die biphasische Polarität der Δ-Welle in den Ableitungen II und aVF weist auf eine Lage der Leitungsbahn an der rechten freien Wand in posteriorer bis lateraler Region hin.

tion und Terminierung von Tachykardien sowie zur Objektivierung des Tachykardiemechanismus. Im Anschluß erfolgt die genaue Lokalisation der akzessorischen Leitungsbahn (**»mapping«**), wofür bei bidirektional leitenden akzessorischen Fasern (offene Leitungsbahn) während Sinusrhythmus die Stelle im gesamten Bereich der beiden atrioventrikulären Ringe gesucht wird, welche die nachfolgenden Kriterien am besten erfüllt:

- kürzeste atrioventrikuläre Überleitungszeit
- Registrierung eines spezifischen Aktivierungspotentials der akzessorischen Leitungsbahn
- maximale Vorzeitigkeit der lokalen ventrikulären Erregung im Vergleich zum Beginn der Delta-Welle im Oberflächen-EKG.

Bei akzessorischen Fasern mit ausschließlich retrograden Leitungseigenschaften (verborgene Leitungsbahn) muß die präzise Lokalisation während orthodromer Tachykardie nachfolgenden Kriterien folgen:

- kürzeste ventrikuloatriale Überleitungszeit bzw.
- kürzestes Intervall zwischen der retrograden lokalen atrialen Aktivierung zum vorhergehenden QRS-Komplex,
- Registrierung eines Leitungsbahnpotentials.

S Synopsis A-**42: Induktion einer orthodromen atrioventrikulären Reentry-Tachykardie (AVRT)**

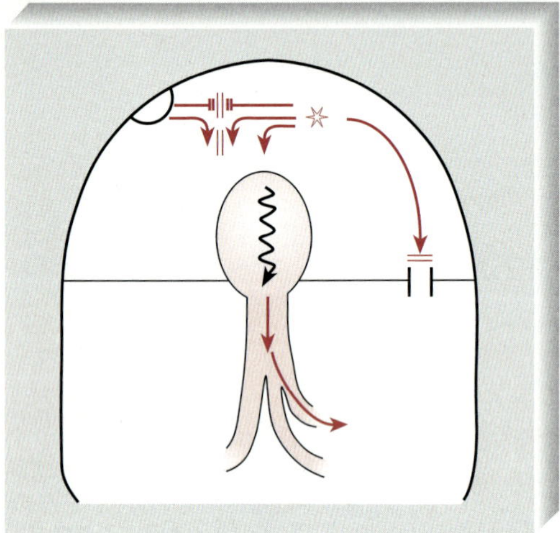

AVRT, Induktion. Im Vergleich zum AV-Knoten weist die akzessorische Leitungsbahn zwar schnellere Leitungseigenschaften, jedoch eine längere Refraktärzeit auf. So kann der frühzeitige Einfall einer Vorhofextrasystole zum Zeitpunkt einer noch refraktär akzessorischen Leitungsbahn zu einer Kammererregung ausschließlich über das spezifische Reizleitungssystem führen (normales HV-Intervall und normale QRS-Morphologie).

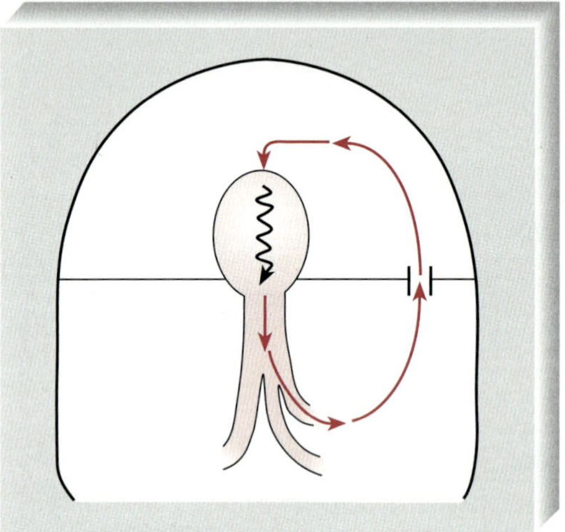

AVRT, orthodrom. Hierdurch kann die häufigste Form der **atrioventrikulären »Reentry«-Tachykardie (AVRT)** mit antegrader atrioventrikulärer Leitung über das spezifische Reizleitungssystem und retrograder ventrikuloatrialer Leitung über die akzessorische Leitungsbahn (orthodrome Tachykardie) ausgelöst werden. Voraussetzung für die Vervollständigung des Erregungskreises ist die rechtzeitige Erholung der zuvor in antegrader Richtung refraktären akzessorischen Leitungsbahn.

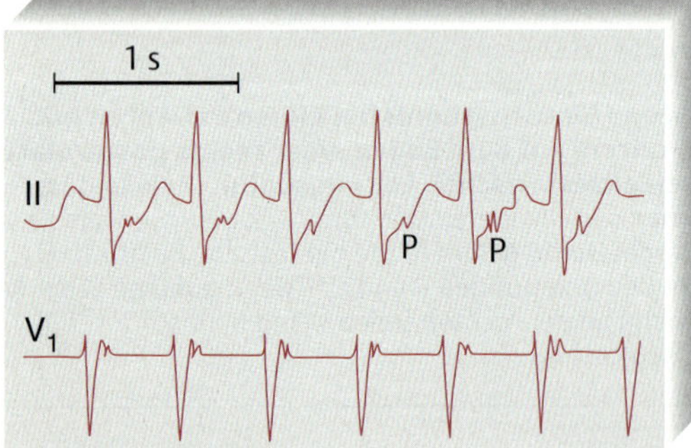

Orthodrome atrioventrikuläre Reentry-Tachykardie (Zykluslänge 310 ms) bei einem Patienten mit einer posteroseptal gelegenen akzessorischen Leitungsbahn. Aufgrund der antegraden atrioventrikulären Leitung über das physiologische Leitungssystem ist der QRS-Komplex während der Tachykardie schmal. Die retrograde ventrikuloatriale Leitung erfolgt über die akzessorische Leitungsbahn. Beachte die in der Ableitung II deutlich sichtbare P-Welle mit ihrer negativen Polarität, als Ausdruck der retrograden Vorhofaktivierung aus der inferioren posteroseptalen Region.

Synopsis A-43: Antidrome atrioventrikuläre Reentry-Tachykardie

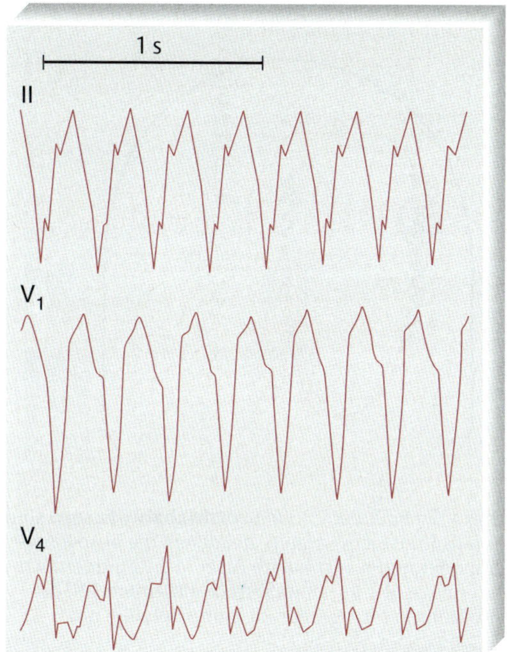

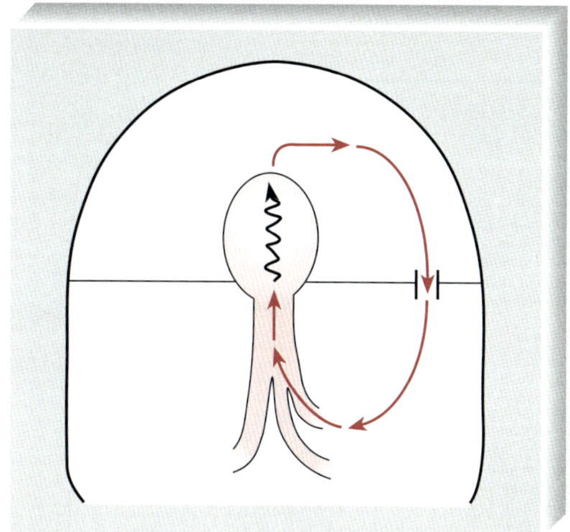

AVRT, Antidrom.

Antidrome atrioventrikuläre Reentry-Tachykardie bei einem Patienten mit einer **rechts posteroseptal gelegenen akzessorischen Leitungsbahn. Im Gegensatz zur unter S A-42** beschriebenen orthodromen Tachykardie erfolgt hierbei die antegrade atrioventrikuläre Leitung über die akzessorische Leitungsbahn (daher maximale Präexzitation) und die retrograde ventrikuloatriale Leitung über das physiologische Leitungssystem.

Synopsis A-44: Permanente junktionale Reentry-Tachykardie

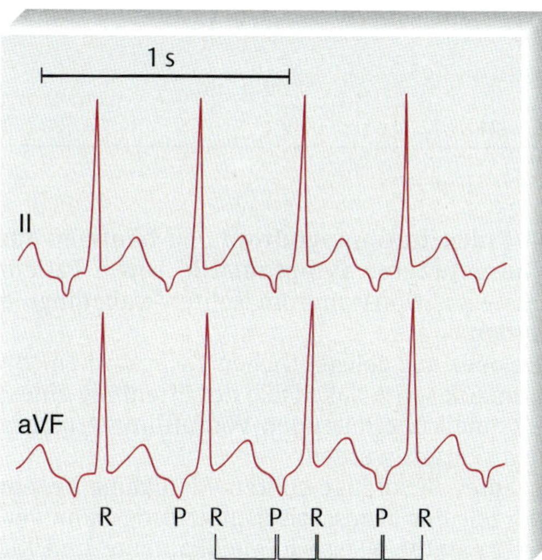

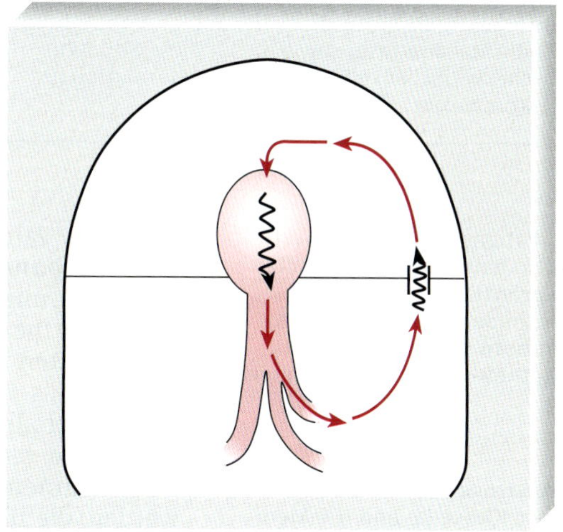

Permanente junktionale Reentry-Tachykardie (PJRT) als Sonderform der orthodromen atrioventrikulären Reentry-Tachykardie. Aufgrund der langsamen und dekrementalen Leitungseigenschaften der zugrundeliegenden Leitungsbahn findet sich die P-Welle, als Ausdruck der retrograden atrialen Aktivierung, weit hinter dem vorhergehenden QRS-Komplex (RP > PR).

S Synopsis A-**45: Mahaim-Tachykardie**

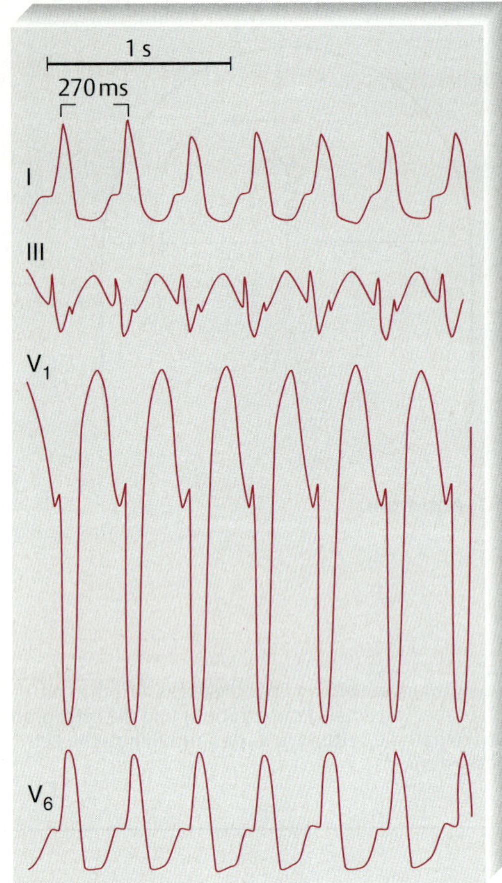

Antidrome atrioventrikuläre Reentry-Tachykardie (Zykluslänge 270 ms). Antegrade, atriofaszikuläre Leitung über die **Mahaim-Faser**, retrograde, ventrikuloatriale Leitung über den AV-Knoten. Beachte die maximale Präexzition als Ausdruck der antegraden Leitung über die Mahaim-Faser sowie die für diese Situation typische linksschenkelblockförmige Deformation des QRS-Komplexes.

Tachykardien auf dem Boden von **Mahaim-Fasern** sind ebenfalls Kreistachykardien, bei denen die atrioventrikuläre oder nodoventrikuläre Faser in antegrader Richtung und das His-Purkinje-System mit einem Teil des AV-Knotens in retrograder Richtung beteiligt sind.

Therapie Patienten mit **Präexzitationssyndrom, häufigen Tachykardien und ausgeprägter Symptomatik** sowie insbesondere bei zusätzlichem **Vorhofflimmern** sollten unbedingt definitiv (Katheter-Ablation) therapiert werden.

- **Medikamentöse Therapie:** Vorzugsweise Klasse-Ia- und -I-c-Medikamente. Klasse-Ic- und Klasse-III-Medikamente wie Sotalol und Amiodaron wirken am AV-Knoten **und** an der akzessorischen Leitungsbahn. Verapamil, Betablocker und Digitalis verlängern lediglich die Leitungs- und Refraktärzeit des AV-Knotens.

Therapie. Patienten mit **Präexzitationssyndrom** und **häufigen Tachykardien, verbunden mit ausgeprägter Symptomatik**, sowie Patienten mit **Vorhofflimmern** und Präexzitationssyndrom sollten unbedingt definitiv (Ablation) therapiert werden.

Bei Patienten mit keinen oder nur gelegentlichen Tachykardien sowie fehlender klinischer Symptomatik sollte das Risiko der Erleidung eines plötzlichen Herztodes infolge schnell überleitenden Vorhofflimmerns gegenüber dem Risiko der Therapie diskutiert werden.

- **Medikamentöse Therapie:** Bevorzugt sollten Medikamente eingesetzt werden, die die Refraktärzeit der akzessorischen Leitungsbahn verlängern (Klasse-Ia- und -Ic-Medikamente). Klasse-Ic-Medikamente und Klasse-III-Medikamente wie Sotalol und Amiodaron wirken sowohl am AV-Knoten als auch an der akzessorischen Leitungsbahn. Dagegen verlängern Verapamil, betablockierende Substanzen und Digitalis lediglich die Leitungs- und Refraktärzeit des AV-Knotens.

> **Merke.** Digitalis und Verapamil können aber auch die Refraktärzeit der akzessorischen Leitungsbahn verkürzen und damit die Kammerfrequenz beim Auftreten von Vorhofflimmern erhöhen.

◀ Merke

Einige dieser Medikamente können darüber hinaus eine vorbeugende Wirkung haben, indem sie Extrasystolen unterdrücken, welche die Arrhythmie auslösen können.

- **Akuttherapie:** Verapamil oder ähnliche Kalziumantagonisten stellen die Therapie der ersten Wahl bei atrioventrikulären Tachykardien mit schmalem QRS-Komplex dar.

Liegt Vorhofflattern oder -flimmern vor, das durch einen breiten QRS-Komplex mit irregulären RR-Intervallen gekennzeichnet ist, müssen Medikamente, die die antegrade Refraktärzeit der akzessorischen Leitungsbahn verlängern, verabreicht werden (Ajmalin, Flecainid, Propafenon, Sotalol).

- **Akuttherapie:**
Bei AV-Tachykardien mit schmalem QRS-Komplex Verapamil.

Bei Vorhofflattern oder -flimmern mit breitem QRS-Komplex und irregulärem RR-Intervall Ajmalin, Flecainid, Propafenon, Sotalol.

> **Merke.** Die Gabe von Verapamil, Betablockern und/oder Digitalis ist bei Tachykardien mit breitem QRS-Komplex kontraindiziert, wenn eine akzessorische Leitungsbahn nicht sicher ausgeschlossen ist.

◀ Merke

Eine **elektrische Kardioversion** sollte bei Patienten mit instabiler Hämodynamik aufgrund hoher Kammerfrequenz durchgeführt werden.

- **Langzeittherapie:** Zur medikamentösen Langzeitprophylaxe empfehlen sich die Medikamente, die sowohl auf den AV-Knoten als auch auf die akzessorische Leitungsbahn wirken, wie die der Klassen Ia, Ic und III. Auf eine Dauergabe von Amiodaron sollte wegen der möglichen Nebenwirkungen verzichtet werden. Die katheterinduzierte Ablation der akzessorischen Leitungsbahn mittels perkutaner Hochfrequenzstromapplikation stellt jedoch aufgrund der hohen Erfolgsquote (> 90 %) und der niedrigen Komplikationsrate die Therapie der Wahl zur kurativen Behandlung und Langzeitprophylaxe dar. Die Indikation hierfür besteht bei allen symptomatischen Patienten mit häufig rezidivierenden Tachykardien sowie bei allen Patienten mit Vorhofflimmern und schneller Überleitung auf die Herzkammern. Des weiteren sollte die Indikation zur endgültigen Durchtrennung der akzessorischen Leitungsbahn gestellt werden, wenn die Patienten jung sind, einen Risikoberuf haben (z. B. Pilot, Berufskraftfahrer), weiblichen Geschlechts sind (Kinderwunsch) oder wenn Nebenwirkungen einer medikamentösen Langzeittherapie auftreten oder von seiten des Patienten befürchtet werden. Sogar asymptomatische Patienten sollten bei kurzer antegrader Refraktärzeit der akzessorischen Leitungsbahn (Ajmalintest, elektrophysiologische Untersuchung) dieser dauerhaften Therapie zugeführt werden.

Eine **elektrische Kardioversion** sollte bei instabiler Hämodynamik (hohe Kammerfrequenz) durchgeführt werden.

- **Langzeittherapie:**
Medikamente, die auf den AV-Knoten und die akzessorische Leitungsbahn wirken (Klasse Ia, Ic und III).
Die katheterinduzierte **Ablation** der akzessorischen Leitungsbahn mittels perkutaner Hochfrequenzstromapplikation stellt aufgrund der hohen Erfolgsquote (> 90 %) und der niedrigen Komplikationsrate die **Therapie der Wahl** dar.

- **Katheterablation:** Voraussetzung für eine erfolgreiche Unterbrechung der akzessorischen Leitungsbahn mit Hilfe von Hochfrequenzstrom (500 kHz) ist die präzise Lokalisation der Faser zu Beginn der Ablationssitzung. Hierzu werden nach der regionalen Lagezuordnung der akzessorischen Leitungsbahn anhand des Oberflächen-EKGs solche, die auf der linken Seite des Herzens liegen, üblicherweise mit Hilfe eines in den Koronarvenensinus eingeführten multipolaren Elektrodenkatheters lokalisiert. Dagegen erfolgt die präzise Lagebestimmung rechtsseitiger Leitungsbahnen oder solcher, die im septalen Bereich der Atrioventrikularklappenringe liegen, direkt mit Hilfe des Ablationskatheters. Dieser wird schrittweise entlang des gesamten Trikuspidalklappenanulus, im gesamten Bereich des Koronarvenensinusostiums sowie innerhalb des proximalen Anteiles des Koronarvenensinus (links posteroseptal) plaziert.

Wird mit Hilfe der oben genannten Lokalisationskriterien für die akzessorische Leitungsbahn eine linksseitige Lage mit Hilfe des Koronarvenensinuskatheters ermittelt, so wird in einem zweiten Schritt der Ablationskatheter auf dem arteriellen Wege retrograd von seiten des linken Ventrikels an die jeweilige Stelle am Mitralklappenanulus plaziert.

- **Katheterablation:**
Zur notwendigen präzisen Lokalisation der akzessorischen Bahn werden die Fasern z. B. über einen multipolaren Elektrodenkatheter durch Abtasten des in Frage kommenden Areals ermittelt.

Die folgende Applikation von Hochfrequenzstrom an der so ermittelten Stelle erfolgt bei bidirektional leitenden akzessorischen Leitungsbahnen

Die anschließende Applikation von Hochfrequenzstrom an dieser Stelle

muß nicht selten mehrfach durchgeführt werden, um eine anhaltende Unterbrechung der Leitungsbahnen zu erzielen.

während Sinusrhythmus (Erfolgskontrolle durch Normalisierung des QRS-Komplexes) und bei ausschließlich retrograd leitenden akzessorischen Leitungsbahnen während orthodromer atrioventrikulärer Tachykardie (Erfolgskontrolle durch Terminierung der Tachykardie während Hochfrequenzstromapplikation) oder während ventrikulärer Dauerstimulation (Erfolgskontrolle durch Veränderung der retrograden Aktivierungssequenz). Nicht selten sind mehrere solcher Hochfrequenzstromapplikationen notwendig, um eine vollständige und anhaltende Unterbrechung der Leitungsbahn zu erzielen. Um das Vorhandensein weiterer akzessorischer Leitungsbahnen zu prüfen sowie den anhaltenden Effekt der erfolgreichen Hochfrequenzstromapplikation zu kontrollieren, wird am Ende der Ablationsprozedur erneut eine programmierte Stimulation durchgeführt.

In jüngster Zeit wurde eine stark vereinfachte Vorgehensweise zur Unterbrechung bidirektional leitender akzessorischer Leitungsbahnen eingeführt, was für Lokalisation und Ablation nur die Verwendung eines Katheters (Ablationskatheter) erfordert und somit zu einer drastischen Reduzierung der Invasivität, Untersuchungsdauer und Durchleuchtungszeit führt. Im Hinblick auf die zunehmende Zahl an kurativen Behandlungen von Kindern mit Präexzitationssyndrom ist dieser Fortschritt von besonderer Bedeutung.

S Synopsis A-**46: Elektrophysiologische Untersuchung und Katheterablation**

Die elektrophysiologische Untersuchung (EPU) dient der Untersuchung der Erregungsbildung und -ausbreitung mit Hilfe mehrerer Elektrodenkatheter. Da bradykarde Herzrhythmusstörungen i.d.R. durch nicht invasive Verfahren diagnostiziert werden können, spielt die EPU hier kaum eine Rolle. Ziel jeder EPU muß die **Diagnosesicherung** und zunehmend, besonders bei supraventrikulären Tachykardien, die **Beseitigung der Tachykardieursache** durch eine Katheterablation sein. Reine diagnostische Untersuchungen ohne Diagnosesicherung bzw. Möglichkeit zur Katheterablation sind heute nur noch selten indiziert.
Während der EPU werden üblicherweise vier Elektrodenkatheter an verschiedenen Stellen im Herzen plaziert (hohes rechtes Atrium, rechtsventrikuläre Spitze, am His-Bündel, Koronarvenensinus) **S** A-**48,** S. 201.
Durch **simultane Registrierung** des **Oberflächen-EKGs** und den entsprechenden endokardialen **Aktivierungspotentialen** können die Aktivierungszeiten des spezifischen Reizleitungssystems in den His-Ableitungen bestimmt werden: Atrium bis His-Potential **(AH-Zeit)** entsprechend der Leitungsverzögerung im AV-Knoten; His-Potential bis Beginn QRS-Komplex (**HV-Zeit) entsprechend der Leitung im His-Purkinje-System. Anschließend wird alternierend im hohen rechten Atrium, in der rechtsventrikulären Spitze und ggf. an andern Ableitungspunkten eine programmierte Stimulation** durchgeführt. Es werden in der Regel 8 aufeinanderfolgende **Basisstimuli** (z.B. 600, 500, 400 ms Zykluslänge) mit ein bis drei folgenden **Extrastimuli** gekoppelt. Die Ankopplung der Extrastimuli wird unter wiederholter Basisstimulation schrittweise verkürzt, bis entweder Atrium bzw. Ventrikel als Stimulationsort refraktär oder das spezifische u./o. akzessorische Leitungsgewebe blockiert sind. Die programmierte Stimulation dient neben der **Bestimmung der Refraktär- und Leitungszeiten** des spezifischen und ggf. pathologischen Leitungssystems **der wiederholten Induktion und Terminierung von Tachykardien.** Durch Beurteilung der Erregungsausbreitung während einer Tachykardie und durch gezielte Extrastimulustechniken wird der Tachykardiemechanismus objektiviert.

Supraventrikuläre Tachykardien (SVT)

Die EPU einer supraventrikulären Tachykardie dient der Diagnosesicherung des Tachykardiemechanismus mit dem Ziel der Zerstörung des pathologischen Tachykardiesubstrates. Mit programmierter Stimulation ggf. nach medikamentöser Provokation mit Atropin oder einem Katecholamin ist fast immer die klinische Tachykardie zu induzieren. Durch die Beurteilung des Induktionsmusters, der Erregungsausbreitung und des Terminierungsmusters gelingt die Differenzierung des Tachykardiemechanismus. Entscheidend ist das **AV-Verhältnis 1:1** (AV-Reentry-Tachykardie, AV-Knoten-Reentry-Tachykardie) **oder höher** (z.B. atriale Tachykardie, Vorhofflattern) bzw. die **zeitliche Zuordnung der atrialen zu den ventrikulären Signalen während der Tachykardie** (A und V gleichzeitig: meistens AV-Knoten-Reentry-Tachykardie; A kommt nach V: meistens akzessorische Leitungsbahn). Durch gezielt gesetzte Extrastimuli während der Tachykardie kann die DD der verschiedenen Tachykardien nahezu immer gestellt werden. Die genaue Lokalisation des pathologischen u./oder zu behandelnden Substrates erfolgt durch das Abtasten der verschiedenen Herzabschnitte mit sog. »Mappingkathetern«. Durch gezielte Verödung des arrhythmogenen Substrates mittels Hochfrequenzstrom gelingt in der Regel eine kurative Behandlung der Rhythmusstörung.

Ventrikuläre Tachyarrhythmien (VT)

Nach **Bestimmung der Leitungszeiten in antegrader und ggf. in retrograder Richtung** (in ca. 50 % vorhanden) wird i.d.R. der rechte Ventrikel in der Spitze und zusätzlich im Ausflußtrakt (durch Umplazierung des Vorhof- oder His-Katheters) mit 2–4 verschiedenen Basiszykluslängen mit bis zu 3 Extrastimuli stimuliert. Im Gegensatz zu den spuraventrikulären sind die ventrikulären Tachykardien nur in 50–90 % der Patienten zu reproduzieren. Das therapeutische Vorgehen richtet sich nach der induzierten Arrhythmie bzw. dem klinischen Erscheinungsbild **(medikamentöse Therapie, Implantation eines Defibrillators, Katheterablation. Nur bei optimalen Voraussetzungen** (gut reproduzierbare, hämodynamisch stabile VT) **hat die Katheterablation einen klinischen Stellenwert und akzeptable Erfolgsaussichten** (z.B. idiopathische VT: ≧ 90 %; VT bei KHK 50–70 %).

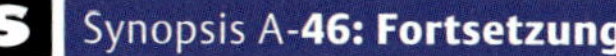

Synopsis A-**46: Fortsetzung**

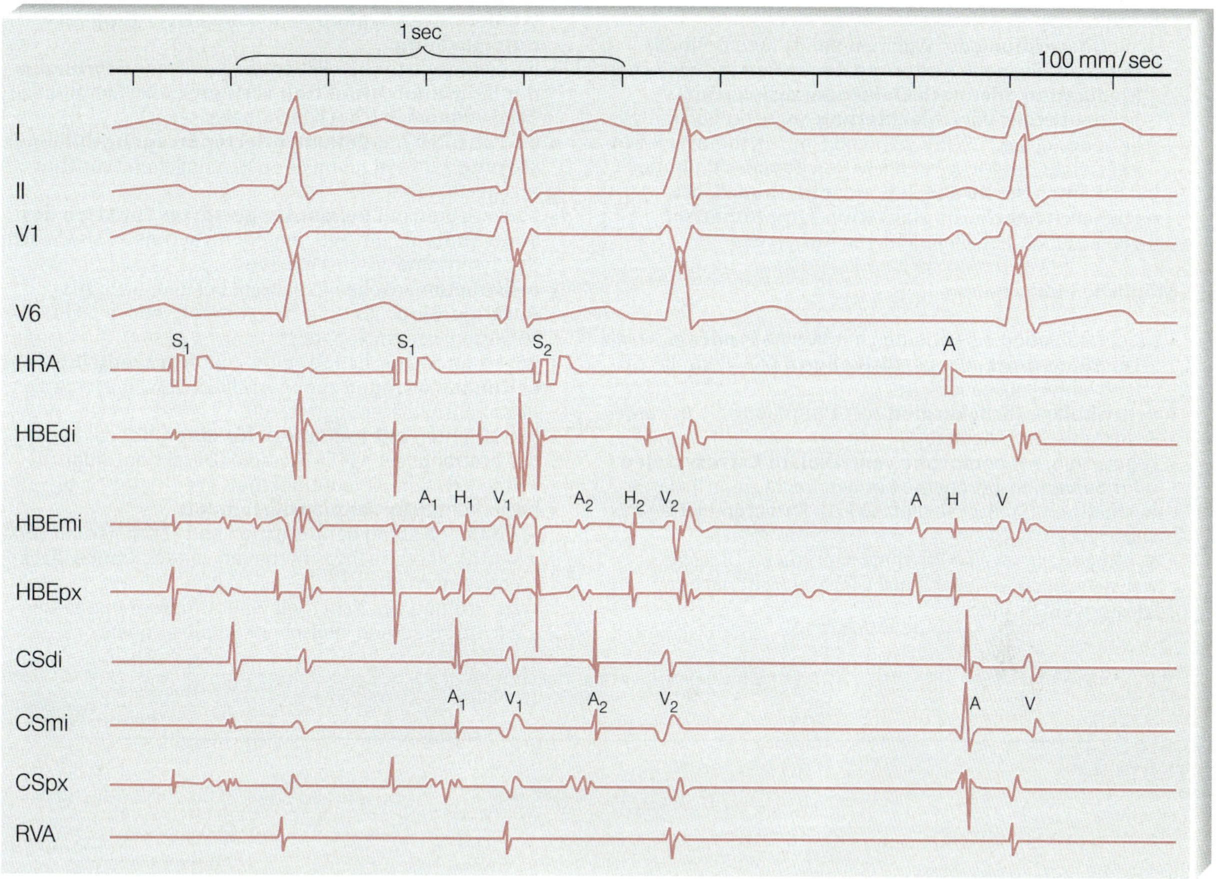

Programmierte Vorhofstimulation:
Dargestellt sind 4 Oberflächen-EKG (Abl. I, II, V1 und V6), eine Ableitung des hohen rechten Atriums (HRA), 3 Ableitungen am Hisschen Bündel (HBE distales, mittleres und proximales Elektrodenpaar), 3 Ableitungen vom Kornoarvenensinus (CS, distales, mittleres und proximales Elektrodenpaar) sowie eine Ableitung aus der rechtsventrikulären Spitze (RVA). Gezeigt sind die beiden letzten Basisstimuli (S1) und ein Extrastimulus (S2) im HRA mit einer physiologischen antegraden Erregungsleitung über den AV-Knoten. In der mittleren His-Ableitung (HBEmi) sind die atrialen (A), His (H) und ventrikulären (V) Signale während Basisstimulation (A1, H1, V1) sowie nach dem Extrastimulus (A2, H2, V2) am besten erkennbar. Der Abstand von A2 nach H2 nimmt mit zunehmender Verkürzung des Ankopplungsintervalls des Extrastimulus zu. In den Koronarvenensinusableitungen (CS) ist jeweils korrespondierend ein A und ein V erkennbar.

Indikationen für eine elektrophysiologische Untersuchung und ggf. Katheterablation

Die Indikationen sind in Übereinstimmung mit den Richtlinien der deutschen Gesellschaft für Kardiologie– Herz- und Kreislaufforschung für die Durchführung invasiver elektrophysiologischer Untersuchungen und zur Katheterablation bei Patienten mit tachykarden Herzrhythmusstörungen zusammengefaßt.

Gesicherte Indikationen

Tachykardien mit regelmäßiger Herzfrequenz und schmalem QRS-Komplex wenn die Rhythmusstörung
- einmalig oder rezidivierend aufgetreten ist, symptomatisch ist und eine Katheterablation geplant ist
- hämodynamisch nicht toleriert wurde bzw. zur Synkope führte.

- **Katheterablation bei Patienten mit WPW-Syndrom,** wenn
  - eine Tachykardie einmalig oder rezidivierend aufgetreten ist
  - Vorhofflimmern mit Überleitung über die akzessorische Leitungsbahn dokumentiert ist
- **Vorhofflattern,** insbesondere wenn die gewöhnliche Form (Sägezahn-Flatterwellen) vorliegt und eine Katheterablation geplant ist
- **Vorhofflimmern mit schneller Überleitung,** wenn eine Katheterablation oder -ablation des AV-Knotens geplant ist.

Tachykardien mit regelmäßiger Herzfrequenz und breitem QRS-Komplex, wenn die Rhythmusstörung
- einmalig oder rezidivierend aufgetreten ist
- elektrokardiographisch eindeutig als ventrikuläre Tachykardie nachgewiesen ist zur Evaluierung der optimalen Therapieform
- **Überlebende eines Herz-Kreislauf-Stillstandes,** wenn die Rhythmusstörung
  - nicht in engem zeitlichen Zusammenhang (48 h) mit einem akuten Myokardinfarkt steht

Synopsis A-46: Fortsetzung

- bei **Patienten mit implantiertem ICD** (in der Regel nichtinvasiv)
  - zur **Überprüfung** der Wahrnehmungs- und Defibrillationsschwelle **nach Änderung der antiarrhythmischen Medikation oder nach Elektrodendislokation**
  - bei **deutlicher Verschlechterung** der ventrikulären Sensingsignale (< 5 mV während Sinusrhythmus) wegen der Gefahr des Nichterkennens von Kammerflimmern
- bei Patienten mit **AV-Block II. oder III. Grades, die nach Schrittmacherimplantation symptomatisch** bleiben zur Klärung einer anderen Arrhythmie.

Mögliche Indikationen

- Katheterablation bei Patienten mit **WPW-Syndrom,** wenn
  - **Leistungssport** oder ein **Risikoberuf** (z.B. Pilot, Berufskraftfahrer) ausgeübt wird
- **ventrikuläre Tachykardien** zur Erfolgskontrolle der antiarrhythmischen Therapie
- **repetetive, monomorphe ventrikuläre Extrasystolen oder Salven,** insbesondere aus dem rechtsventrikulären Ausflußtrakt (Steilachse und LSB) zur Katheterablation des Substrates
- **Synkopen,** wenn eine Rhythmusstörung als Ursache wahrscheinlich ist, jedoch nicht-invasiv nicht nachgewiesen werden kann
- bei Patienten ohne organische Herzerkrankung mit **wiederholten Synkopen** und **negativer Kipptischuntersuchung**
- bei symptomatischen Patienten, bei denen **Störungen der Sinusknotenfunktion vermutet,** die Kausalität zu den Symptomen jedoch nicht bewiesen ist
- bei Patienten mit **dokumentierter Erregungsbildungsstörung** zur Festlegung der bestmöglichen Schrittmachertherapie
- bei Patienten mit **bekannter gestörter Funktion des Sinusknotens,** um evtl. andere Arrhythmien als Ursache der Symptome auszuschließen
- bei symptomatischen Patienten, bei denen ein **His-Purkinje-Block** als Ursache vermutet, jedoch nicht bewiesen werden konnte
- bei symptomatischen Patienten mit **intraventrikulären Leitungsstörungen** zum Ausschluß der Induzierbarkeit einer ventrikulären Tachykardie
- bei Patienten **mit Indikation für einen ICD** zur Festlegung der bestmöglichen ICD-Therapie (Detektionsmöglichkeiten bzw. Therapieoptionen)
- bei Patienten mit **implantiertem ICD**
  - zur Überprüfung der Detektion und Terminierung von ventrikulären Tachyarrhythmien vor der Krankenhausentlassung
  - zur Prüfung der Sicherheit einer Umprogrammierung zur Verhinderung klinischer Komplikationen.

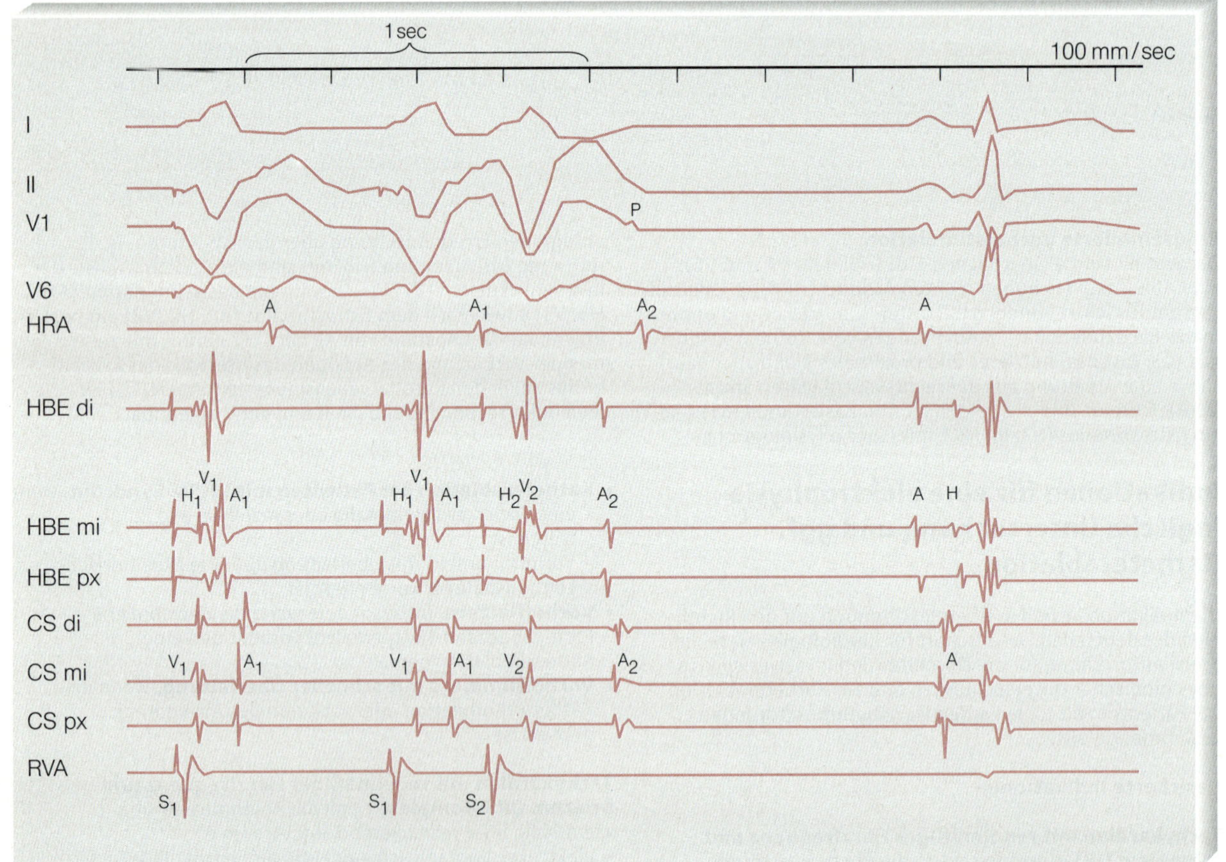

Programmierte Ventrikelstimulation:
Dargestellt sind die gleichen Ableitungen wie in EKG 1, jedoch sind die beiden letzten Basisstimuli (S1) und ein Extrastimulus (S2) im RVA mit einer physiologischen retrograden Erregungsleitung über den AV-Knoten. Bei der ventrikulären Stimulation verlängert sich bei Verkürzung des Ankopplungsintervalls des Extrastimulus der Abstand H2 – A2 bzw. der V2 – A2 durch die Leitungsverzögerung im AV-Knoten.

S Synopsis A-**46: Fortsetzung**

Keine Indikation

- **Arrhythmien, deren Mechanismus bekannt** ist und keine Indikation zur Katheterablation besteht
- bei **Überlebenden eines Herz-Kreislauf-**Stillstandes
  - **während** eines akuten **Myokardinfarktes** (≦ 48 Std.)
  - wenn der Herz-Kreislauf-Stillstand eindeutig als **Folge spezifischer Ursachen** zu erklären ist
- **Synkopen, deren Mechanismus** durch nicht invasive Methoden **dokumentiert** ist als
  - neurokardiogene Ursache
  - primär bradykarde Rhythmusstörung
- bei Patienten mit **kongenitalem** oder **erworbenen QT-Syndrom**
- **Kammerayrrhythmien,** deren Genese eindeutig eine **passagere pathophysiologische** Ursache ist
- bei Patienten, bei denen die **hämodynamischen Konsequenzen** der Stimulation bzw. der induzierten Arrhythmie **unvertretbar erscheint** (z.B. Hauptstamm stenose, schwere Aortenstenose, dekompensierte Herzinsuffizienz)
- bei Patienten mit **bradykarden Rhythmusstörungen,** bei denen die Symptome durch die EKG-Dokumentation erklärt werden
- bei **asymptomatischen** Patienten mit
  - intraventrikulären Leitungsstörungen inkl. bifaszikulärem Block
  - Sinusbradykardie oder Sinus-Pausen während des Schlafes
- bei Patienten mit **implantiertem ICD**
  - zur routinemäßigen Überprüfung der Detektion und Terminierung ventrikulärer Arrhythmien
  - mit alleinigem Verlust oder Verschlechterung der Stimulationsschwelle ohne Hinweis auf Over- oder Undersensing
  - mit Elektrodenproblemen (z.B. Elektrodenbruch), die eine operative Revision erfordern.

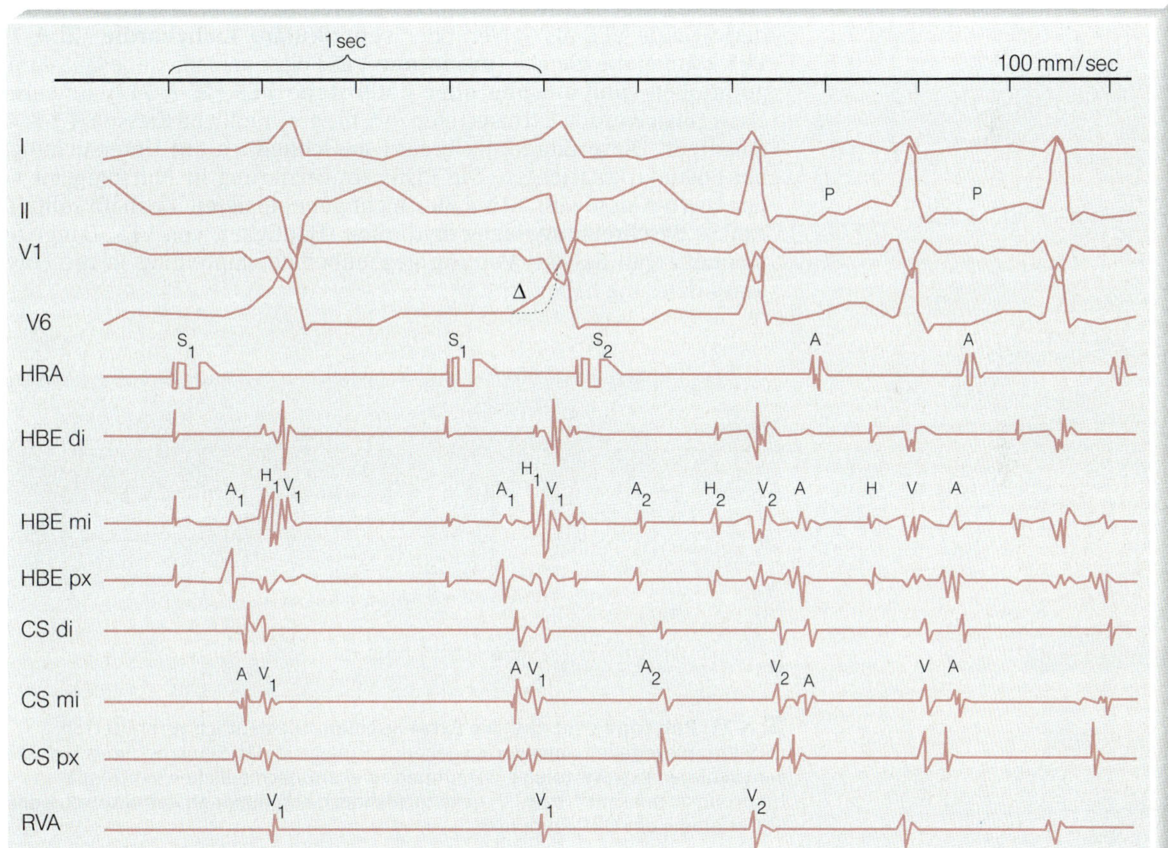

Programmierte Vorhofstimulation bei WPW-Syndrom: Dargestellt sind die gleichen Ableitungen wie in EKG 1 erneut Basisstimuli (S1) und ein Extrastimulus (S2) im HRA mit einer Fusion der antegraden Erregungsleitung über den AV-Knoten und die akzessorische Leitungsbahn während der Basisstimulation. Der Extrastimulus wird ausschließlich über den AV-Knoten geleitet und löst eine AV-Reentry-Tachykardie aus. Im Unterschied zu EKG 1 zeigt das Oberflächen-EKG während der Basisstimulation eine ausgeprägte Präexzitation mit QRS-Verbreiterung und Beginn der Deltawelle vor dem H1-Signal. Intrakardial ist eine Verschmelzung des H1 und V1 erkennbar. Der Extrastimulus (S2) löst eine AV-Reentry-Tachykardie mit antegrader Leitung über den AV-Knoten (schmaler QRS-Komplex) und retrograder Leitung über die akzessorische Leitungsbahn aus. Die Abstände A2–H2–V2 sind nach dem Extrastimulus aufgrund der antegraden Retraktärzeit der akzessorischen Leitungsbahn normalisiert. Nach jedem Tachykardie-QRS-Komplex folgt in kurzem Abstand ein retrogrades A über die akzessorische Leitungsbahn.

13 Ventrikuläre Arrhythmien

Tachykarde Rhythmusstörungen werden in Störungen der Impulsleitung und Impulsbildung aufgeteilt.

13 Ventrikuläre Arrhythmien

J. Siebels, K.-H. Kuck

Tachykarde Rhythmusstörungen können in Störungen der Impulsleitung und der Impulsbildung aufgeteilt werden. Den meisten Formen von länger anhaltenden, paroxysmalen Tachykardien liegen Störungen der Impulsleitung zugrunde.

13.1 Ventrikuläre Extrasystolen (VES)

Definition ▶

13.1 Ventrikuläre Extrasystolen (VES)

▶ ***Definition.*** Ventrikuläre Extrasystolen nehmen ihren Ursprung im Arbeitsmyokard sowie selten im spezifischen Reizleitungssystem (Tawara-Schenkel, Purkinje-Fasern). VES führen im EKG zu verbreiterten (Dauer > 0,12 s) und aufgesplitterten QRS-Komplexen (A-**71**). VES können einzeln oder als **Bigeminus** auftreten. In diesem Fall folgt jedem Sinusschlag eine VES (A-**72**). Beim **Trigeminus** werden zwei Sinusschläge von einer VES gefolgt, beim Quadrigeminus drei Sinusschläge, usw. Zwei in Folge auftretende VES werden als Paar (**Couplet**) bezeichnet (A-**73**), drei VES als Dreiersalve (**Triplet**) bzw. mehr als zwei aufeinanderfolgende VES als Salven oder **ventrikuläre Tachykardie** (A-**73**). VES können die gleiche (**monotope VES**) oder verschiedene QRS-Konfigurationen (**polymorphe oder heterotope VES** [A-**71**]) aufweisen. Nach *Lown* werden Extrasystolen in 5 unterschiedliche Klassen (S A-**47**) eingeteilt. Diese Einteilung basiert ausschließlich auf Untersuchungen bei Postinfarktpatienten. Die Risikostratifizierung in Abhängigkeit von der Lown-Klasse läßt sich daher nicht generalisieren. Deshalb sollte die exakte Beschreibung der Arrhythmien (Häufigkeit von VES, Dauer und Frequenz von Salven) Vorrang gegenüber der Einteilung in die Lown-Klassifizierung haben.

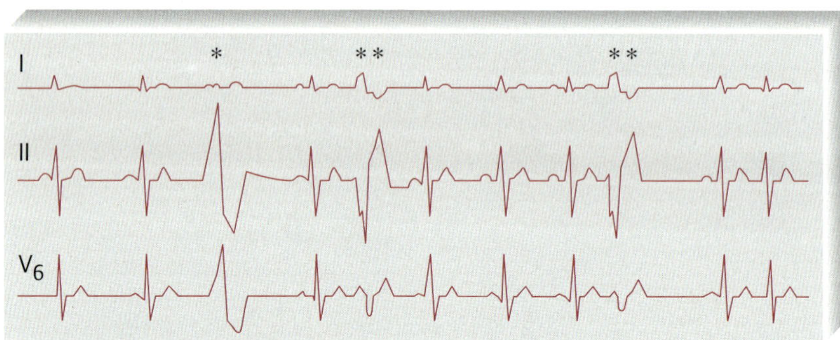

A-**71: Polytope ventrikuläre Extrasystolen.** Die deutlich verbreiterten QRS-Komplexe fallen ohne vorausgehende P-Welle in den Sinusrhythmus ein. Die ventrikulären Extrasystolen entstammen zwei unterschiedlichen ventrikulären Ursprungsorten (mit * bzw. ** gekennzeichnet), erkennbar an der unterschiedlichen Morphologie der QRS-Komplexe.

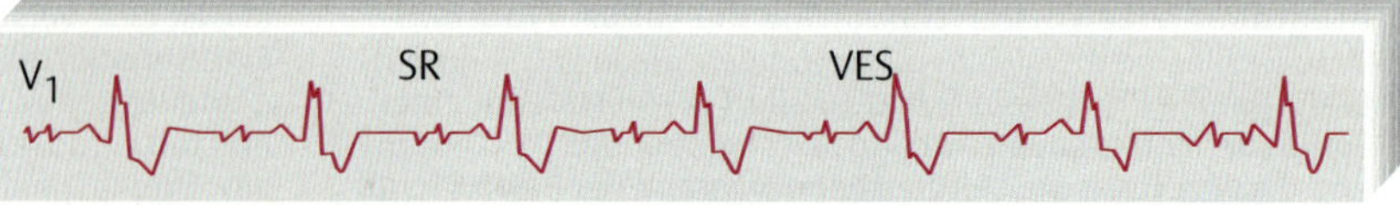

A-**72: Ventrikuläre Extrasystolen als Bigeminus auftretend.** Jedem normalen QRS-Komplex folgt eine ventrikuläre Extrasystole.

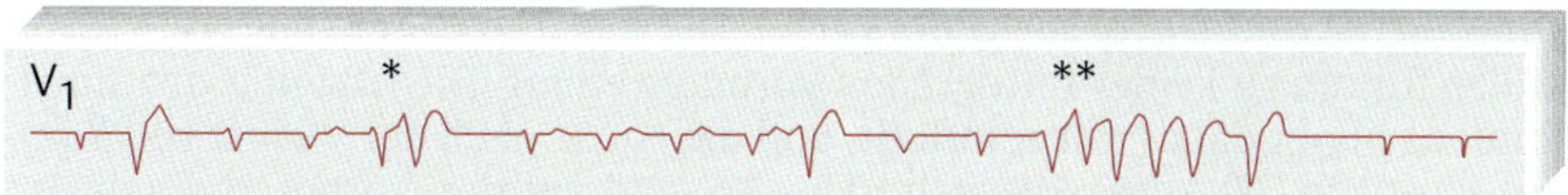

A-**73: Gehäufte ventrikuläre Extrasystolen:** Ein ventrikuläres Couplet (*) mit zwei aufeinanderfolgenden ventrikulären Extrasystolen und eine ventrikuläre Salve bzw. nicht anhaltende Tachykardie (**) mit insgesamt 6 aufeinanderfolgenden ventrikulären Aktionen.

S Synopsis A-**47: Klassifikation ventrikulärer Extrasystolen nach** *Lown*

Lown-Klasse	Definition	typisches EKG-„Bild"
0	keine ventrikulären Extrasystolen	
1a	gelegentliche VES (<1/min., <30/h)	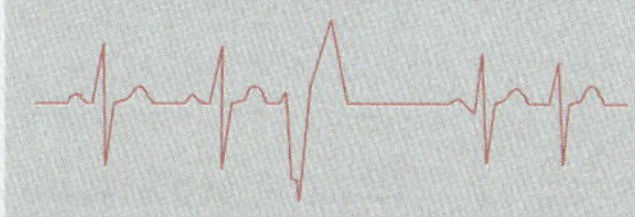
1b	gelegentliche VES (>1/min., <30/h)	
2	häufige VES (>30/h)	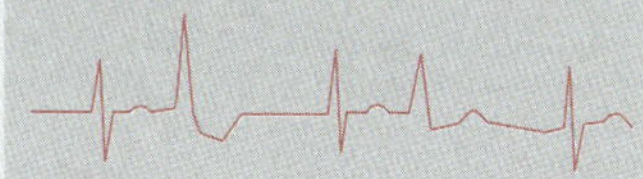
3	multiforme (oder polytope) VES (einige Autoren bezeichnen einen Bigeminus als 3 b)	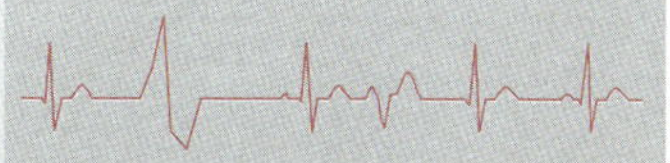
4	repetitive VES	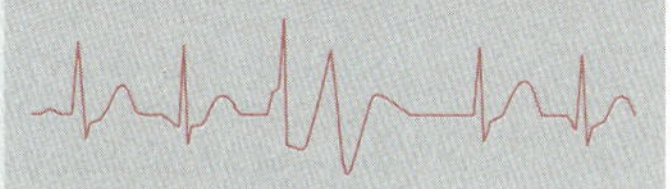
4a	paarweise VES („couple ts")	
4b	Salven von VES (3 und mehr aufeinanderfolgende VES; auch ventrikuläre Tachykardie, Kammerflimmern)	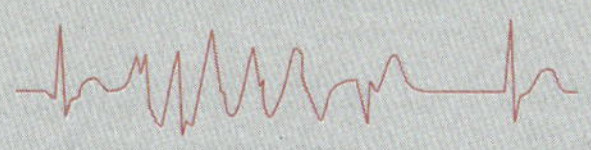
5	früh einfallende VES (R-auf-T-Phänomen)	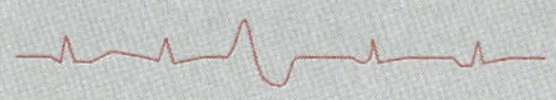

Häufigkeit und Ätiologie. Ventrikuläre Extrasystolen gehören zu den häufigsten Arrhythmien und treten sowohl bei Herzgesunden als auch bei Herzkranken auf. Bei mehr als **60% aller erwachsenen Männer** können VES beobachtet werden, die bei Herzgesunden allerdings mit keiner erhöhten Mortalität oder Morbidität verbunden sind. Bei Patienten mit **durchgemachtem Herzinfarkt sind VES in 80%** zu beobachten und gehen, wenn sie **gehäuft (> 10/h), in Salven und bei reduzierter linksventrikulärer Funktion** (EF < 40%) auftreten, mit einer **erhöhten** Mortalität einher.

Häufigkeit und Ätiologie VES zählen zu den häufigsten Arrhythmien. Sie treten **auch bei Herzgesunden** auf (ohne erhöhte Morbidität und Mortalität). **Nach einem Herzinfarkt** sind gehäufte VES (> 10/h), Salven und eine reduzierte linksventrikuläre Funktion mit erhöhter Mortalität verbunden.

Pathophysiologie und Klinik. Als Entstehungsmechanismus für VES kommen **Störungen der Erregungsbildung** (gesteigerte Automatie, abnorme Automatie, »getriggerte Aktivität«) und Wiedereintrittsmechanismen (»Reentry«) bei **Störungen der Erregungsleitung** in Betracht. Bei salvenförmigen Extrasystolen, insbesondere bei der koronaren Herzkrankheit, liegt in der Mehrzahl der Fälle ein **»Reentry«** zugrunde. VES bleiben bei einer Vielzahl der Patienten asymptomatisch und stellen einen Zufallsbefund dar. Sie können jedoch subjektiv empfundenes Herzklopfen, -stolpern oder Pulsationen im Hals auslösen. Häufige salvenförmige Extrasystolen bei fortgeschrittener struktureller Herzerkrankung mit Herzinsuffizienz können zu einer deutlichen hämodynamischen Verschlechterung führen.

Pathophysiologie und Klinik
- **Störungen der Erregungsbildung** (gesteigerte Automatie, abnorme Automatie)
- **Störungen der Erregungsleitung** (Wiedereintrittsmechanismen, sog. **»Reentry«**).

VES bleiben häufig asymptomatisch. Bei Auftreten von Salven können die hämodynamischen Auswirkungen beträchtlich sein.

Diagnostik und Differentialdiagnose In Abhängigkeit einer retrograden Vorhoferregung durch die VES ist die Pause nach der VES voll kompensatorisch (A-**74**) oder nicht kompensatorisch (A-**75**).

Diagnostik und Differentialdiagnose. Die meisten ventrikulären Extrasystolen führen zu keiner retrograden Vorhoferregung. Die Aktivität des Sinusknotens bleibt daher unbeeinflußt, und die Pause nach der VES ist voll kompensatorisch (A-**74**). Werden VES retrograd auf den Vorhof übergeleitet, kommt es zu negativen P-Wellen kurz nach Ende des QRS-Komplexes in den Ableitungen II, III und aVF. Die nachfolgende Pause ist dann nicht voll kompensatorisch (A-**75**).

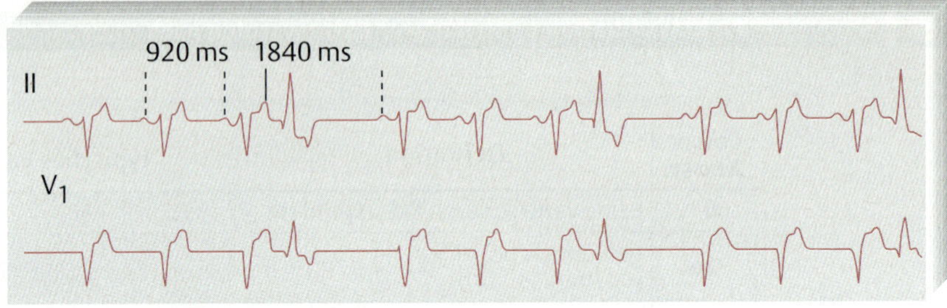

A-**74: Monotope ventrikuläre Extrasystole mit kompensatorischer Pause.** Durch die ventrikuläre Extrasystole (I) findet keine retrograde Vorhoferregung statt, so daß die auf die Extrasystole folgende Sinuserregung (⁞) zum doppelten Zeitintervall des normalen Sinusrhythmus auftritt (1840 ms).

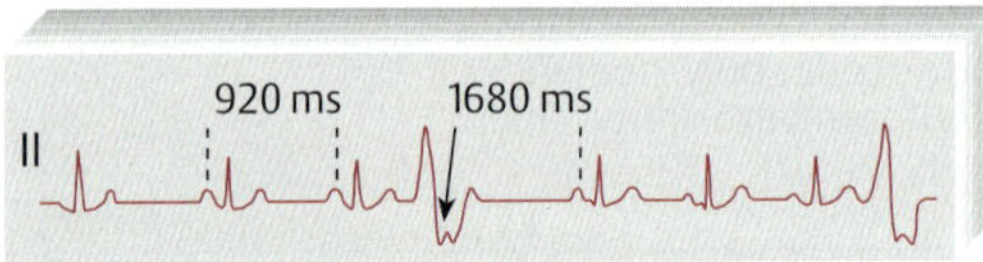

A-**75: Früh einfallende ventrikuläre Extrasystole mit retrograder Vorhoferregung**, erkennbar an der negativen P-Welle am Ende des QRS-Komplexes (→) hier In Abl. II. Die nachfolgende Pause ist **nicht** kompensatorisch. Die auf die Extrasystole folgende Synuserregung folgt in einem Abstand, der geringer ist als der doppelte Abstand zweier Sinusknotenerregungen.

Differentialdiagnosen: ektope ventrikuläre Ersatzrhythmen, supraventrikulären Extrasystolen mit **funktionellem** Schenkelblock, **Ashman-Phänomen**.

Differentialdiagnostisch sind ektope ventrikuläre Ersatzrhythmen, supraventrikuläre Extrasystolen mit **funktionellem Schenkelblock** (Aberration) sowie intermittierende frequenzabhängige aberrante Leitungen bei Vorhofflimmern (**Ashman-Phänomen**, *s. S. 175)* abzugrenzen.

Therapie

Therapie

Merke ▶

Merke. **Asymptomatische** VES bei Herzgesunden werden unabhängig von ihrer Häufigkeit nicht behandelt.

Herzgesunde mit **symptomatischen VES** sollten über die Harmlosigkeit aufgeklärt werden. Nur bei hämodynamischer Wirksamkeit der VES medikamentös behandeln (Betablocker, Antiarrhythmika).

Herzgesunde Patienten mit **symptomatischen VES** sollten primär über die Harmlosigkeit dieser Rhythmusstörung aufgeklärt werden und möglichst nur bei hämodynamischer Wirksamkeit z.B. mit Betarezeptorenblockern und nur in zweiter Linie mit antiarrhythmischen Substanzen (Klasse I bzw. III) behandelt werden.

Merke ▶

Merke. Bei Patienten mit organischer Herzerkrankung oder nach abgelaufenem Myokardinfarkt ist die Wirksamkeit einer **prophylaktischen Behandlung** mit antiarrhythmischen Substanzen der **Klasse I** (nach *Vaughan-Williams)* zur Verhinderung des plötzlichen Herztodes nicht nachgewiesen bzw. führt zu einer **erhöhten Inzidenz des plötzlichen Herztodes**.

Nur die Behandlung mit Betablockern hat bei Patienten in den ersten 2 Jahren nach Myokardinfarkt die Rate an plötzlichen Todesfällen gesenkt.

Nur die prophylaktische Behandlung mit Betarezeptorenblockern (Metoprolol, Timolol, Propranolol) hat bei Patienten in den ersten 2 Jahren nach Myokardinfarkt die Rate an plötzlichen Todesfällen und damit die Gesamtmortalität nachweisbar senken können.

13.2 Ventrikuläre Tachykardien

13.2 Ventrikuläre Tachykardien

◀ Definition

Definition. Arrhythmien, die aus drei oder mehr Extrasystolen bestehen und eine Frequenz über 100 pro Minute aufweisen, werden als Tachykardien definiert. Sie treten wesentlich häufiger bei (morphologisch faßbaren) Herzerkrankungen auf als in normalen Herzen. Die meisten ventrikulären Tachykardien beruhen auf »Reentry«-Mechanismen. Eine meist asymptomatische, langsame (≤ 120/min) ventrikuläre Tachykardie wird als **idioventrikuläre Tachykardie** bezeichnet (A-**76**). Von einer **anhaltenden ventrikulären Tachykardie** wird gesprochen, wenn eine Tachykardie mehr als 30 Sekunden anhält oder aus hämodynamischen Gründen eine Unterbrechung erfordert.

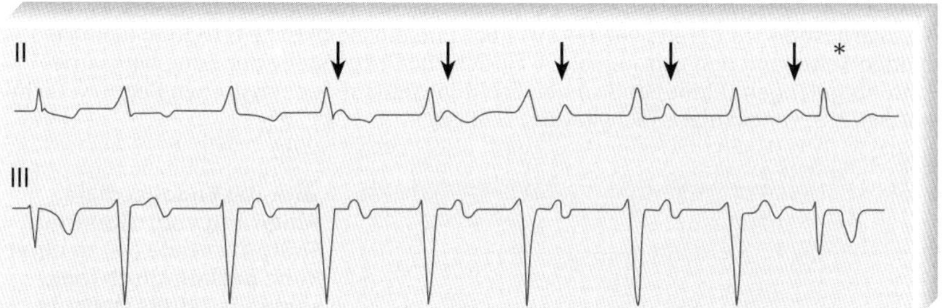

A-**76:** Konkurrenz des normalen Sinusrhythmus mit einer langsamen **idioventrikulären Tachykardie bzw. Rhythmus** mit relativ schmalem QRS-Komplex. Der 2. und die nachfolgenden QRS-Komplexe fallen ohne vorangehende Vorhoferregung mit leicht verändertem QRS-Komplex in den Sinusrhythmus ein. Ab dem 3. verbreiterten QRS-Komplex ist nach dem Ende des QRS-Komplexes bzw. in der ST-Strecke die vom QRS-Komplex unabhängige P-Welle (→) im Sinne einer **ventrikuloatrialen Dissoziation** erkennbar. Der letzte QRS-Komplex (*) wird durch die Vorhoferregung erzeugt und kommt etwas vorzeitiger als der nächste erwartete ventrikuläre Schlag. Dieser wird als »capturebeat« bezeichnet.

Häufigkeit und Ätiologie. Ventrikuläre Tachykardien treten **meistens in Folge einer chronischen ischämischen Herzerkrankung** (z. B. als Folgezustand eines Myokardinfarktes) auf. Seltener werden sie bei nichtischämischen Kardiomyopathien, metabolischen Störungen, Medikamentenintoxikationen, angeborenen oder erworbenen Herzfehlern oder beim Syndrom der langen QT-Zeit beobachtet. In seltenen Fällen tritt eine ventrikuläre Tachykardie bei Patienten ohne nachweisbare Herzerkrankung auf (sogenannte idiopathische ventrikuläre Tachykardie).

Häufigkeit und Ätiologie Ventrikuläre Tachykardien treten **meist bei einer KHK** auf, seltener bei nichtischämischen Kardiomyopathien, metabolischen Störungen, Medikamentenintoxikationen, Herzfehlern und beim QT-Syndrom.
Selten sind idiopathische ventrikuläre Tachykardien.

Pathophysiologie und Klinik. Anhaltende und nichtanhaltende ventrikuläre Tachykardien beruhen **überwiegend auf einem »Reentry«-Mechanismus**. Dabei stellen Myokardbezirke mit fehlender elektrischer Erregbarkeit (z. B. Infarktnarben) als anatomische Leitungshindernisse sowie umschriebene Myokardareale im Randgebiet dieser Narbenbezirke mit noch erhaltener, jedoch elektrophysiologisch abnormen Leitungseigenschaften (meist erheblich verlangsamter Leitung) das arrhythmogene Substrat dar (A-**77**). Mittels **endo- bzw. epikardialer EKG-Ableitungen** können diese Bereiche während Sinusrhythmus als Zonen pathologisch langsamer Erregungsleitung mit fragmentierter und verzögerter elektrischer Aktivität (**Spätpotentiale**, A-**78**) identifiziert werden. In seltenen Fällen kommen für Kammertachykardien auch eine abnorme Automatie (idiopathische ventrikuläre Tachykardie) sowie eine getriggerte Aktivität (idiopathische linksventrikuläre Tachykardie, Digitalisintoxikation, Torsade de pointes) in Betracht.

Pathophysiologie und Klinik Anhaltende und nichtanhaltende ventrikuläre Tachykardien beruhen **überwiegend auf einem Reentry-Mechanismus**. Myokardbezirke mit fehlender elektrischer Erregbarkeit und Myokardareale im Randgebiet einer Narbe stellen das arrhythmogene Substrat dar. Mittels **endo- bzw. epikardialer EKG-Ableitungen** können diese Bereiche identifiziert werden (**Spätpotentiale**).

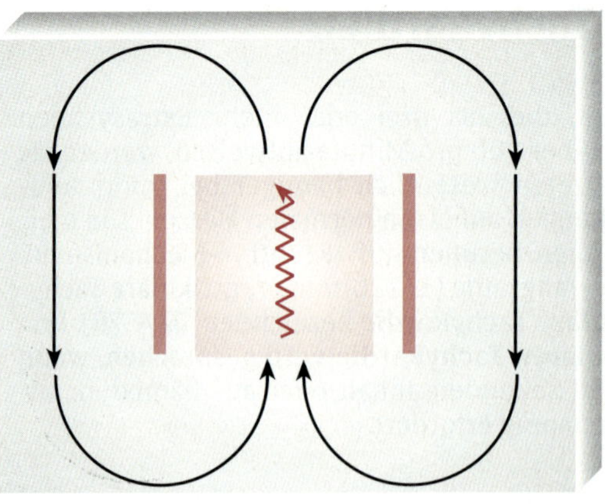

A-77: Schematische Darstellung des »Figur 8«-Modells einer Reentry-Tachykardie bei geschädigtem Myokard. Durch einen funktionellen oder persistierenden Leitungsblock (z. B. transmurale Narbe = dicke Balken) um ein Gebiet mit pathologisch verlangsamter Leitung (z. B. Randgebiet einer Myokardinfarktnarbe = farbiges Quadrat) kann ein eintretender elektrischer Impuls nur mit starker Verzögerung passieren (Zick-Zack-Pfeil). Bei Austritt des Impulses in normales Myokard ist dieses bereits wieder erregbar und die elektrische Erregung kann auf beiden Seiten um den Leitungsblock zurück zur Eintrittstelle der Zone langsamer Leitung gelangen (Pfeile) und so den Erregungsablauf der klassischen Reentry-Tachykardie (z. B. ventrikuläre Tachykardie) schließen.

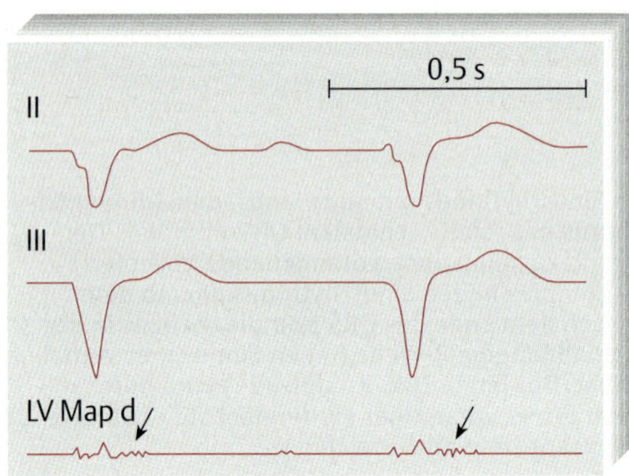

A-78: Endokardiale Ableitung ventrikulärer Spätpotentiale (→) in einer Zone pathologisch langsamer Erregungsleitung mit fragmentierter und verzögerter elektrischer Aktivität im Randgebiet eines Myokardinfarktes während Sinusrhythmus. Das endokardiale Signal zeigt zur Zeit des QRS-Komplexes nur eine sehr geringamplitudige elektrische Aktivität, diese dauert jedoch bis weit über das Ende des QRS-Komplexes an. LV Map d = Ableitung über das distale Elektrodenpaar des »Mapping«-Katheters.

Ventrikuläre Tachykardien treten überwiegend **paroxysmal** auf. Die Tachykardie kann asymptomatisch bleiben. Häufig kommt es zu Herzrasen, Angina pectoris, Kreislaufzentralisation bis hin zum kardiogenen Schock, selten zum plötzlichen Herztod.

Ventrikuläre Tachykardien treten überwiegend **paroxysmal** auf; in seltenen Fällen werden sogenannte **unaufhörliche** Formen beobachtet, bei denen die Tachykardie jeweils nach kurzer spontaner oder therapeutischer Unterbrechung immer wieder neu einsetzt. In Abhängigkeit von der Frequenz der Tachykardie und dem Ausmaß der strukturellen Herzerkrankung kann die Tachykardie asymptomatisch bleiben, meist treten jedoch erhebliche Symptome wie Herzrasen, Angina pectoris, Kreislaufzentralisation bis zum kardiogenen Schock, Dyspnoe, Schwindel bis hin zu Synkopen oder dem plötzlichen Herztod auf.

Diagnostik und Differentialdiagnose
Ist der Patient während der Tachykardie hämodynamisch stabil, sollte ein 12-Kanal-EKG geschrieben werden, um den Mechanismus und den Ursprung der Tachykardie bestimmen zu können. Der **Abgrenzung der P-Welle** und der **Morphologie der Tachykardie** kommen differentialdiagnostisch Bedeutung zu.

Diagnostik und Differentialdiagnose. Solange ein Patient während einer Tachykardie hämodynamisch stabil ist, sollte in jedem Falle **vor jeder Behandlung** der Versuch einer **12-Kanal-EKG-Registrierung** in **25 mm/s** Papiergeschwindigkeit unternommen werden, um den Mechanismus und den Ursprung der Tachykardie bestimmen zu können. Der Abgrenzung von P-Wellen und der Morphologie der Tachykardie kommt hierbei die größte Bedeutung zu. Anhand von **Morphologie, zeitlicher Beziehung der P-Wellen zur Tachykardie und Vergleich der Morphologie des QRS-Komplexes zum QRS-Komplex** während Sinusrhythmus ist es meist möglich, zwischen einer supraventrikulären Tachykardie mit frequenzabhängigem Schenkelblock (Aberration), einer Erregung der Kammern über eine akzessorische atrioventrikuläre Leitungsbahn (WPW-Syndrom) und einer ventrikulären Tachykardie zu unterscheiden.

Typische EKG-Zeichen für eine ventrikuläre Tachykardie:

Typische Zeichen im Tachykardie-EKG (12-Kanal-EKG), die für einen ventrikulären Ursprung sprechen, sind:

- ein QRS-Komplex > 0,14 s (ohne antiarrhythmische Therapie)
- eine **AV-Dissoziation** oder eine wechselnde retrograde Überleitung auf die Vorhöfe (in ca. 50 % zu beobachten, A-**79**)
- ein stark überdrehter Linkstyp
- eine **Konkordanz** der QRS-Ausschläge in den Brustwandableitungen (entweder alle QRS-Komplexe negativ oder alle positiv) und
- verbreiterte QRS-Komplexe, die jedoch nicht dem typischen Bild eines Links- oder Rechtsschenkelblockes entsprechen (z. B. monophasischer QRS-Komplex in V_1, QS in V_6, QR in V_4-V_6).

Beweisend für das Vorliegen einer ventrikulären Tachykardie ist das vereinzelte Auftreten von QRS-Komplexen, die um einige Millisekunden vorzeitig mit schmalerem (**Fusionsschläge**, A-**80**) oder schmalem QRS-Komplex (»**capture beats**«, A-**76**) auftreten. Diese Schläge werden erklärt durch Fusion bzw. komplette Erregung der Kammern durch Vorhofaktionen mit AV-Knotenüberleitung, die zu einem Zeitpunkt das Kammermyokard depolarisieren, zu dem die Kammern nicht refraktär sind.

- QRS-Komplex ≥ 0,14 s
- **AV-Dissoziation** oder wechselnde retrograde Überleitung auf die Vorhöfe (A-**79**)
- stark überdrehter Linkstyp
- **Konkordanz** der QRS-Ausschläge
- verbreiterte QRS-Komplexe, die nicht dem typischen Bild des Links- oder Rechtsschenkelblockes entsprechen.

Beweisend ist das vereinzelte Auftreten von QRS-Komplexen, die um Millisekunden vorzeitig mit schmalerem (**Fusionsschläge**) oder schmalem QRS-Komplex (»**capture beats**«) auftreten (A-**76**, A-**80**).

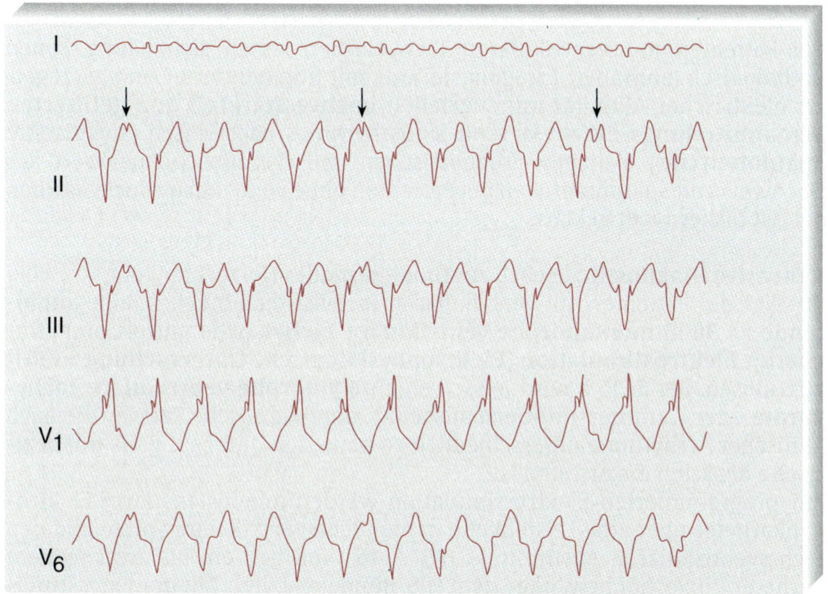

A-**79: Ausschnitt aus einer anhaltenden ventrikulären Tachykardie.** Der QRS-Komplex ist 0,14 Sekunden breit, eine atrioventrikuläre Dissoziation (→) ist zu erkennen. Weiterhin bestehen ein stark überdrehter Linkstyp sowie ein atypischer Rechtsschenkelblock mit einem QS-Komplex in Ableitung V_6.

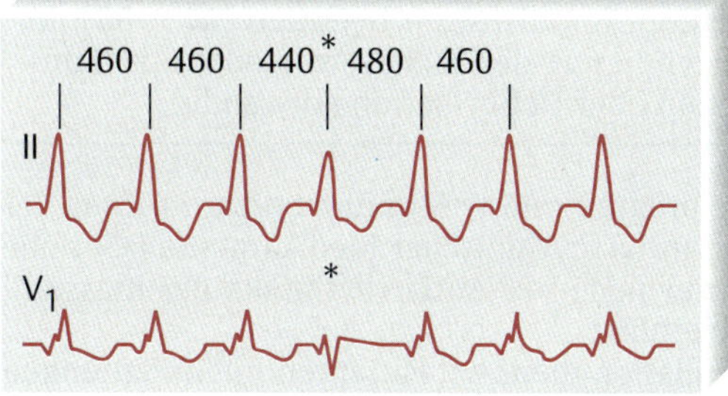

A-**80: Monomorphe ventrikuläre Tachykardie.** Beweisend für den ventrikulären Ursprung der Tachykardie ist das Auftreten eines geringfügig vorzeitig einfallenden QRS-Komplexes (*440 ms gegenüber 460 ms), der schmaler als die Tachykardie-QRS-Komplexe ist und eine Fusion zwischen der normalen Kammererregung über das His-Purkinje-System und der ventrikulären Erregung während der ventrikulären Tachykardie darstellt (**Fusionsschlag**).

Unregelmäßige Tachykardien mit bizarrem QRS-Komplex, stark wechselnder QRS-Dauer (> 0,2 s) sprechen für eine schnelle Überleitung von Vorhofflimmern über eine akzessorische Bahn auf die Ventrikel (A-**81**).

Sehr unregelmäßige Tachykardien mit bizarr verbreitertem QRS-Komplex, stark wechselnder Dauer des QRS-Komplexes sowie eine QRS-Dauer > 0,2 s sprechen für eine schnelle Überleitung von Vorhofflimmern über eine akzessorische atrioventrikuläre Leitungsbahn (A-**81**) auf die Kammern.

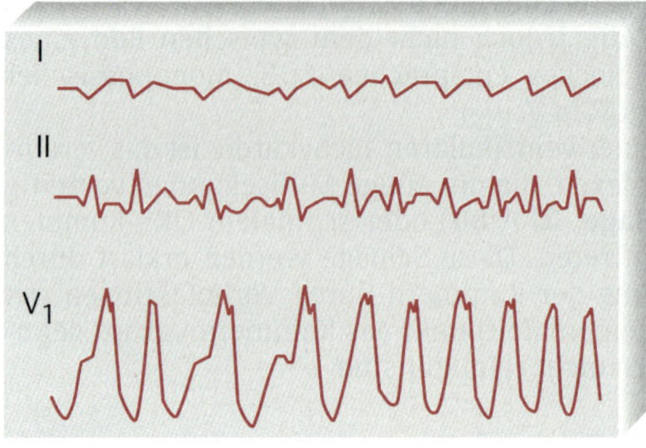

A-**81: Unregelmäßige Überleitung von Vorhofflimmern über eine akzessorische atrioventrikuläre Leitungsbahn bei WPW-Syndrom.** Wegweisend sind der zum Teil extrem breite QRS-Komplex von 0,18–0,21 Sekunden, die stark wechselnde QRS-Breite sowie die extrem irreguläre Überleitung auf die Kammern.

Bei Patienten mit ventrikulären Tachykardien lassen sich häufig Zonen pathologisch langsamer Erregungsleitung mit fragmentierter und verzögerter elektrischer Aktivität mit speziellen **hochverstärkten und gefilterten Signalmittelungs-EKGs** während Sinusrhythmus nachweisen (sogenannte **Spätpotentiale**). Welchen prognostischen und therapeutischen Wert der Nachweis von Spätpotentialen bei Patienten ohne ventrikuläre Tachykardien hat, ist bisher nicht geklärt.

- **Invasive Diagnostik:** Bei den meisten Patienten mit ventrikulären Tachykardien ist es möglich, eine monomorphe ventrikuläre Tachykardie durch **Elektrostimulation** auszulösen.

- **Invasive Diagnostik:** Je nach zugrundeliegender Herzerkrankung ist es bei 50–90 % der Patienten mit ventrikulären Tachykardien möglich, eine **anhaltende (> 30 s) monomorphe ventrikuläre Tachykardie** mittels programmierter **Elektrostimulation (Elektrophysiologische Untersuchung = EPU)** auszulösen. Bei 5–15 % wird jedoch eine **polymorphe ventrikuläre Tachykardie oder Kammerflimmern** ausgelöst, deren klinische Relevanz je nach klinischer Arrhythmie unterschiedlich zu bewerten und häufig **als unspezifische** Reaktion einzustufen ist.

Zur programmierten Elektrostimulation werden mindestens zwei Elektrodenkatheter über eine Leistenvene in die rechtsventrikuläre Spitze und den rechtsventrikulären Ausflußtrakt (A-**48**) und ggf. ein bis zwei weitere Katheter im Vorhof bzw. nahe dem HIS-Bündel plaziert. Mit der Extrastimulustechnik (*s. S. 183*) wird versucht, die klinisch dokumentierte Tachykardie auszulösen (A-**82**). Ein Vergleich aller 12 EKG-Ableitungen der Tachykardie-EKGs erlaubt die Aussage, ob eine zur dokumentierten Tachykardie identische Tachykardie oder eine in der Morphologie und Ursprung unterschiedliche Tachykardie vorliegt.

Ein Vergleich der 12 EKG-Ableitungen erlaubt die Aussage, ob eine identische Tachykardie oder eine zur vorab dokumentierten Tachykardie unterschiedliche Form vorliegt (A-**48**, A-**82**).

Merke ▶

> ***Merke.*** Bei 60–90 % der Patienten läßt sich die monomorphe ventrikuläre **Tachykardie** durch **programmierte Stimulation oder hochfrequente Stimulation** mit längeren Impulsfolgen **beenden** (A-**83**). In den übrigen Fällen ist eine Beendigung der Tachykardie oder des Kammerflimmerns mit Kardioversion oder Defibrillation notwendig.

Die früher übliche wiederholte programmierte Stimulation zur Prüfung der Wirksamkeit unterschiedlicher antiarrhythmischer Medikamente (»Serielle Tests«) wird heute nicht oder nur noch mit Antiarrhythmika der Klasse III (nach *Vaughan-Williams)* durchgeführt.

Die programmierte Elektrostimulation dient bei Patienten mit anhaltenden ventrikulären Arrhythmien oder nach Herzkreislaufstillstand infolge tachykarder Rhythmusstörungen zur **Risikoabschätzung** und **Therapieentscheidung** für oder gegen einen **implantierbaren Defibrillator**.

Die programmierte Elektrostimulation dient zur **Risikoabschätzung** und **Therapieentscheidung**.

Synopsis A-48: Katheterlagen bei elektrophysiologischer Untersuchung

Schematische Darstellung des Herzens mit 4 Elektrodenkathetern im **rechten Vorhof** (HRA), am **His-Bündel**, im **Koronarvenensinus** und in der **rechtsventrikulären Spitze** (RV) zur Durchführung einer elektrophysiologischen Untersuchung. Zur Untersuchung von ventrikulären Tachykardien wird der Katheter am His-Bündel in den rechtsventrikulären Ausflußtrakt vorgeschoben. Mit Hilfe der Extrastimulus-Technik (1fach, 2fach und 3fach vorzeitige Impulse) über die verschiedenen Katheter werden die Leitungseigenschaften des Reizleitungssystems gemessen und versucht, eine Tachykardie zu induzieren.

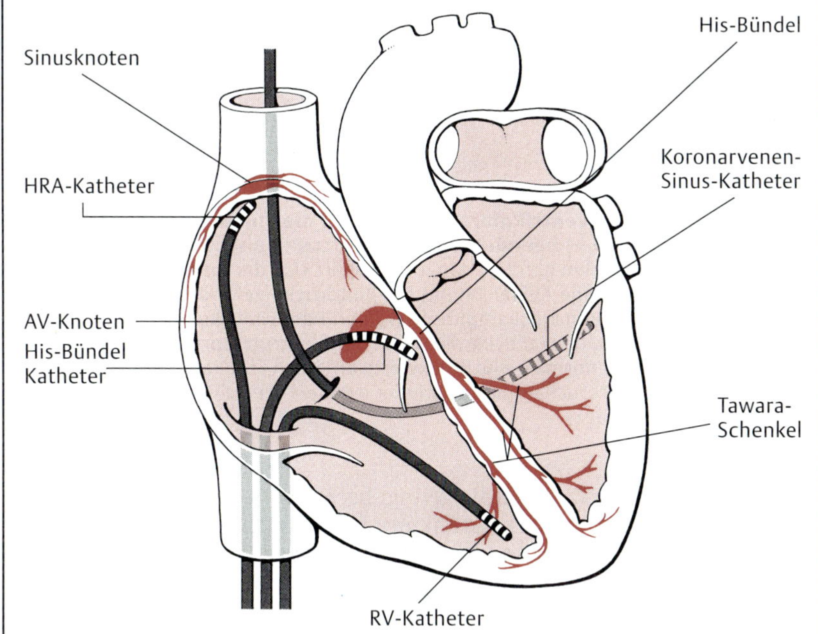

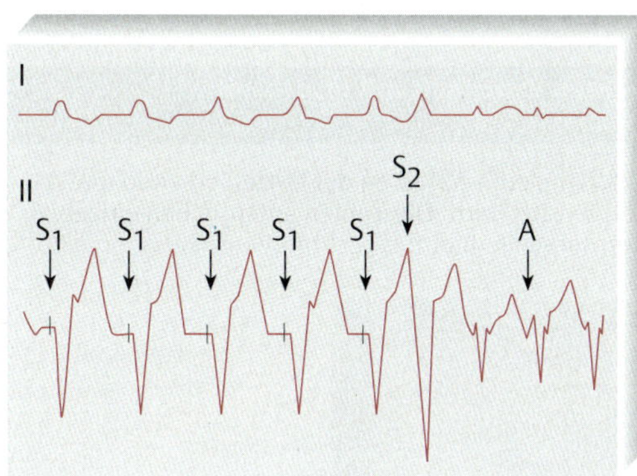

A-82: Induktion einer anhaltenden, monomorphen ventrikulären Tachykardie während einer elektrophysiologischen Untersuchung. Erkennbar sind die letzten 5 Schläge der Basisstimulation im rechten Ventrikel (S_1) sowie der vorzeitig abgegebene Extrastimulus (S_2), der eine anhaltende ventrikuläre Tachykardie induziert. Die atriale Erregung findet während der Tachykardie unabhängig von der ventrikulären Tachykardie ihren Ursprung im Sinusknoten (gekennzeichnet durch A ≙ ventrikulo-atriale Dissoziation).

- **Kathetermapping:** Anhand der QRS-Morphologie in den **Oberflächenableitungen** und der **intrakardialen EKG-Ableitungen** einer ausgelösten ventrikulären Tachykardie läßt sich der Ursprung der Tachykardie (linker oder rechter Ventrikel) meist gut zuordnen. Ist eine genaue Lokalisation des Tachykardieursprunges mit dem Ziel einer Katheterablation oder einer operativen Resektion des Tachykardieursprunges geplant, wird mit Hilfe eines **steuerbaren Elektrodenkatheters** je nach Ursprung der Tachykardie der **rechte oder linke Ventrikel Punkt für Punkt abgetastet**, um die früheste endokardiale Erregung während fortlaufender Tachykardie zu erfassen (S A-**49**). Das Areal der frühesten endokardialen Erregung ist je nach Grunderkrankung und Mechanismus der Tachykardie unterschiedlich groß.

- **Kathetermapping:** Anhand der QRS-Morphologie in den **Oberflächen-** und **intrakardialen Ableitungen** läßt sich der Ursprung der ventrikulären Tachykardie meist gut zuordnen. Ist eine exakte Lokalisation des Tachykardieursprungs mit dem Ziel einer Katheterablation oder einer operativen Resektion notwendig, wird mit einem **steuerbaren Elektrodenkatheter** der linke und rechte Ventrikel punktförmig abgetastet (S A-**49**).

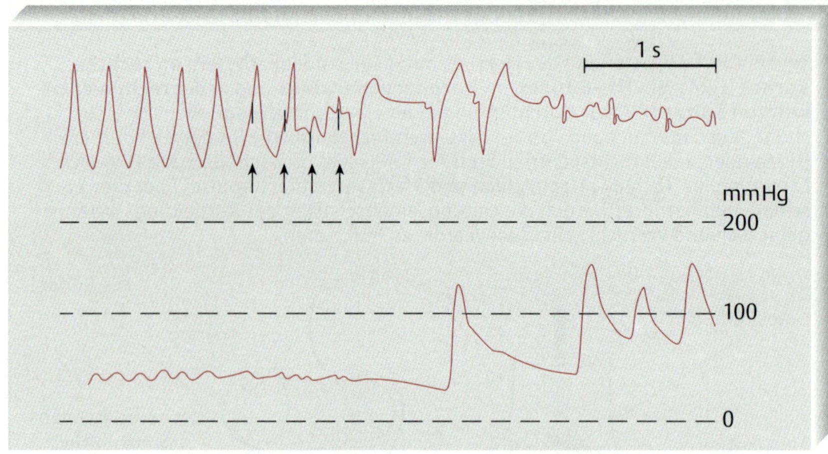

A-**83: Monomorphe ventrikuläre Tachykardie, die durch die Abgabe von 4 vorzeitigen Impulsen (→) beendet wird.** Die 4 Extraimpulse werden initial von 2 ventrikulären Extrasystolen gefolgt, danach etabliert sich der normale Sinusrhythmus. Die gleichzeitige Aufzeichnung des Blutdrucks zeigt den niedrigen Blutdruck und die niedrige Blutdruckamplitude während der ventrikulären Tachykardie. Sofort nach Beendigung der Tachykardie steigt der Blutdruck sprunghaft auf typischerweise initial hoch-normale Blutdruckwerte an. Nach Etablierung des Sinusrhythmus zeigt die Blutdruckamplitude wieder normale Werte. (I) = Eichlinien zur Beurteilung des Blutdrucks.

Durch Stimulationsverfahren (**Pace-Mapping**, A-**84**), mit dem Ziel, einen zur Tachykardie identischen QRS-Komplex zu erhalten, läßt sich die Lokalisationsdiagnostik weiter verbessern.

Die Ausschaltung der Tachykardie gelingt bei Reentry-Tachykardien auf dem Boden einer koronaren Herzerkrankung häufig nicht direkt am Eintrittspunkt bzw. Austrittspunkt, sondern im **Bereich der langsamen Leitung** im Erregungskreis (A-**78**). Durch Stimulationsverfahren (**»pacemapping«**, A-**84**) an diesem Ort mit dem Ziel, einen zur Tachykardie identischen QRS-Komplex im Oberflächen-EKG zu erreichen, läßt sich die Lokalisationsdiagnostik weiter verbessern.

S Synopsis A-**49: Schematische und röntgenologische Darstellung des rechten Ventrikels mit insgesamt 7 endokardialen Abtastpunkten,** modifiziert nach *Josephson*

Die linke Hälfte des Bildes zeigt eine rechts schräge Projektion des Herzens (RAO 30°), die rechte Bildhälfte eine links schräge Projektion des Herzens (LAO 60°), wie sie während der Katheteruntersuchung zum Abtasten der einzelnen endokardialen Punkte genutzt wird. Die Zahlen entsprechen einzelnen Myokardarealen, hier des rechten Ventrikels.

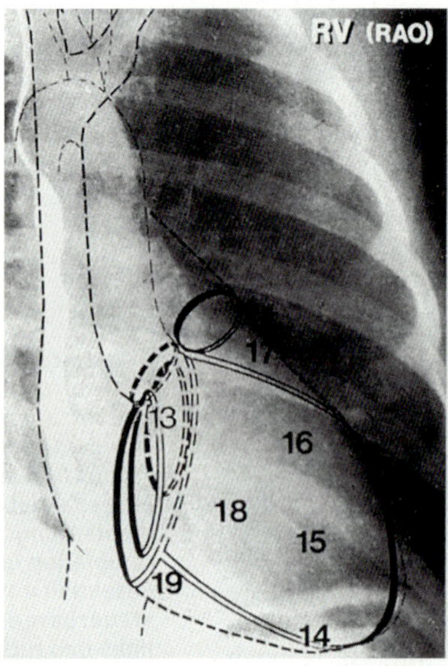

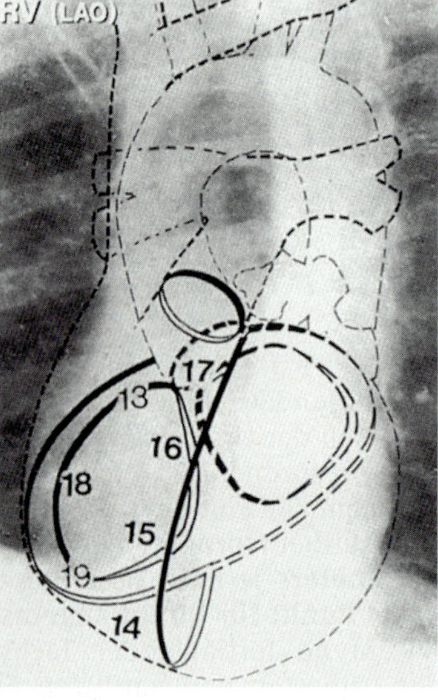

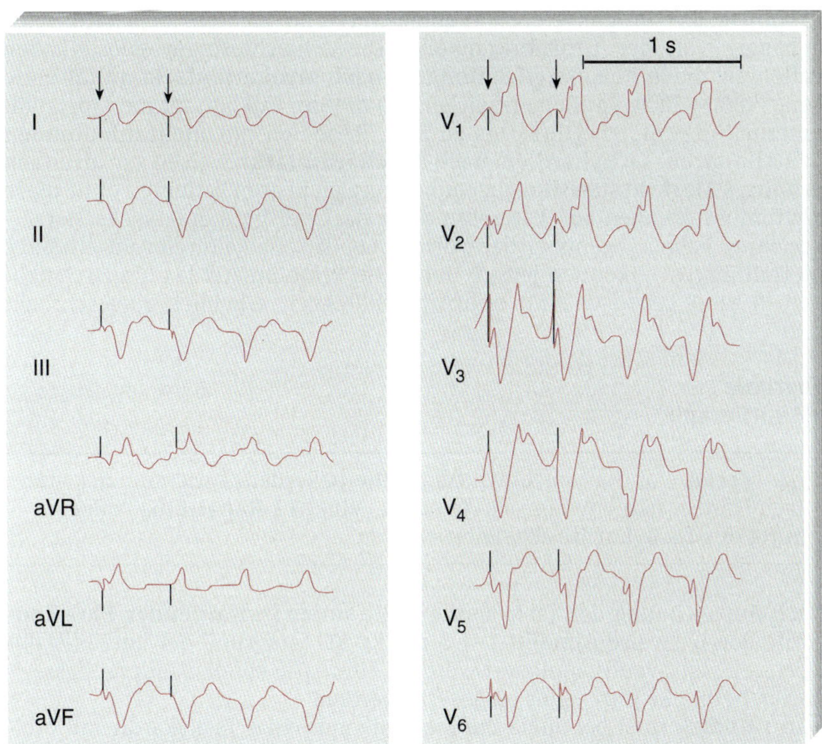

A-**84:** Sogenanntes **pacemapping im Areal der langsamen elektrischen Leitung** (A-**78**) einer ventrikulären Tachykardie während eines **Kathetermappings.** Die abgebildeten Oberflächen-EKG-Ableitungen zeigen 2 stimulierte QRS-Komplexe (→/I) und 2 spontane QRS-Komplexe der ventrikulären Tachykardie, die sich in allen 12 Ableitungen nicht unterscheiden. Die Identität der QRS-Komplexe während der Tachykardie und der stimulierten QRS-Komplexe spricht für die Nutzung desselben Austrittsortes des ventrikulären Stimulus und der spontanen ventrikulären Tachykardie.

Mit der **Hochfrequenzstromablation** läßt sich bei **50–70%** der für eine Ablation geeigneten Patienten (langsame, hämodynamisch gut tolerierte Tachykardien) mit **koronarer Herzerkrankung (»Reentry«-Tachykardien)** und **80–90%** der Patienten mit **idiopathischer Tachykardie** das Areal des Tachykardieursprunges oder der kreisenden Erregung so modifizieren, daß keine Tachykardien mehr auslösbar sind (A-**85**). Die operative Endokardresektion, die auf Patienten mit abgegrenztem Aneurysma des linken Ventrikels nach Myokardinfarkt beschränkt bleiben sollte, erreicht eine Rezidivfreiheit von 80–90% in den folgenden Jahren. Die Operationsmortalität beträgt jedoch 8–15%.

Mit der **Hochfrequenzstromablation** läßt sich bei 50–70% der für eine Ablation geeigneten Patienten (langsame, hämodynamisch gut tolerierte Tachykardie) **mit KHK** und **80–90%** der Patienten mit **idiopathischer Tachykardie** das Areal so modifizieren, daß keine Tachykardien mehr auslösbar sind bzw. auftreten.

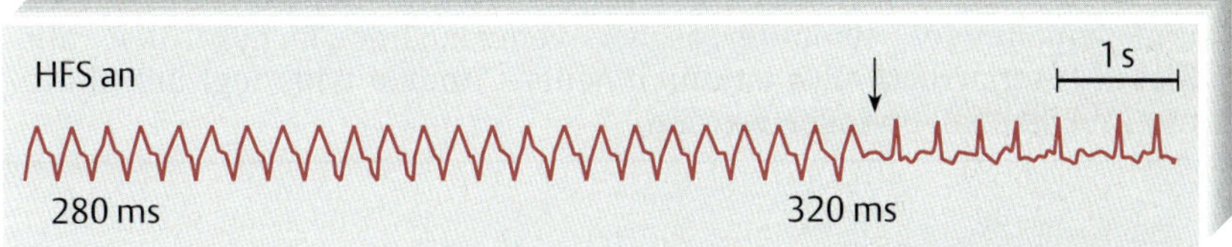

A-**85: Beendigung einer induzierten ventrikulären Tachykardie während einer Hochfrequenzstromkatheterablation durch Induktion einer lokalisierten, eng umschriebenen endokardialen Nekrose am Ursprungsort bzw. Austrittspunkt der ventrikulären Tachykardie.** Etwa 6 Sekunden nach Einsetzen des Hochfrequenzstromes (HFS an: 30 Watt bei 500 KHZ) in der Spitze des linken Ventrikels terminiert die ventrikuläre Tachykardie (→). Diese ist bei der nachfolgenden programmierten Kontrollstimulation nicht re-induzierbar.

Prognose Sie ist abhängig von der Grunderkrankung. Die schlechteste Prognose haben Patienten in den ersten 3 Monaten nach Myokardinfarkt mit **anhaltender** ventrikulärer Tachykardie (Mortalität im ersten Jahr bis 85%). Patienten mit **nichtanhaltender** ventrikulärer Tachykardie nach Myokardinfarkt weisen ein 3fach höheres Mortalitätsrisiko gegenüber Patienten ohne diese Rhythmusstörung auf.

Prognose. Die Prognose der Patienten mit ventrikulären Tachykardien ist abhängig von der Grunderkrankung. Die schlechteste Prognose haben Patienten, die **in den ersten 3 Monaten nach Myokardinfarkt anhaltende** ventrikuläre Tachykardien entwickeln. In diesem Fall beträgt die Mortalität innerhalb des ersten Jahres bis zu 85%. Patienten mit **nichtanhaltenden ventrikulären Tachykardien nach Myokardinfarkt** weisen ein **dreifach erhöhtes Mortalitätsrisiko** gegenüber vergleichbaren Patienten ohne diese Rhythmusstörungen auf. Patienten ohne nachweisbare organische Herzerkrankung haben gegenüber der Normalbevölkerung kein relevant erhöhtes Mortalitätsrisiko, können jedoch durch die Symptomatik bis hin zu Synkopen in ihrer Lebensqualität und Arbeitsfähigkeit erheblich eingeschränkt sein.

Therapie
- Akuttherapie

Therapie
- **Akutherapie**

Merke ▶

▶ ***Merke.*** Vor Therapieeinleitung sollte bei jedem Patienten, der eine Tachykardie hämodynamisch toleriert, eine **12-Kanal-EKG-Aufzeichnung der Tachykardie** abgeleitet werden.

Vorzugsweise sollte unter EKG-Kontrolle **Ajmalin** (aufgrund der kurzen Halbwertszeit) i.v. gegeben werden, alternativ andere Klasse-I-Antiarrhythmika.
Kontraindiziert ist bei unklarem Mechanismus und breitem QRS-Komplex Verapamil (Gefahr der Auslösung von Kammerflimmern). Bei Kreislaufkollaps oder ineffektiver i.v. Therapie sofortige **Kardioversion.**

Nach Aufzeichnung der Tachykardie sollte **unter fortlaufender EKG-Kontrolle** vorzugsweise **Ajmalin 1–1,5 mg/kg KG** (aufgrund der kurzen Halbwertszeit) intravenös appliziert werden. Alternativ können andere Klasse-I-Antiarrhythmika intravenös eingesetzt werden.
Kontraindiziert ist bei unklarem Mechanismus einer Tachykardie mit breitem QRS-Komplex die Applikation von Verapamil, da diese Substanz bei ventrikulären Tachykardien aufgrund der negativ inotropen Wirkung eine Verschlechterung der hämodynamischen Situation bewirkt oder sogar Kammerflimmern induziert. Bei Kreislaufkollaps oder ineffektiver intravenöser Therapie sollte eine sofortige **Kardioversion** (ggf. in Barbiturat-Kurznarkose) erfolgen.

- **Langzeitbehandlung:** Der Wert der pharmakologischen Langzeitbehandlung ist von der Grunderkrankung, vom Arrhythmieprofil und der linksventrikulären Funktion abhängig.
Nach Myokardinfarkt ist für Patienten mit gehäuften VES und/oder Salven nur für **Betarezeptorenblocker** eine Verbesserung der Prognose nachgewiesen. Klasse-III-Antiarrhythmika (Amiodaron, Sotalol) oder der ICD und die Katheterablation sind alternative Verfahren.

- **Langzeitbehandlung:** Der Wert der pharmakologischen Langzeitbehandlung ist von der Grunderkrankung, vom Arrhythmieprofil und der linksventrikulären Funktion abhängig.
Nach Myokardinfarkt ist für Patienten mit gehäuften ventrikulären Extrasystolen und/oder Salven nur durch eine Behandlung mit **lipophilen Betarezeptorenblockern** (Propranolol, Metoprolol, Timolol) eine Verbesserung der Prognose hinsichtlich des plötzlichen Herztodes nachgewiesen. Mehr in den Vordergrund sind in den letzten Jahren die Behandlung mit Klasse-III-Antiarrhythmika (Amiodaron, Sotalol) oder alternativen Therapien wie dem implantierbaren Kardioverter-Defibrillator (ICD) und für einzelne Patienten die Katheterablation gerückt. Nach neuesten Studien ist die Defibrillatortherapie der Therapie mit Amiodaron oder Sotalol bzw. reinen Betarezeptorenblockern bei Hochrisikopatienten (z.B. Patienten mit ventrikulären Tachykardien und/oder Kammerflimmern) überlegen.

Merke ▶

▶ ***Merke.*** Eine Verbesserung der Prognose bei Patienten nach akutem Herzinfarkt durch Behandlung asymptomatischer ventrikulärer Salven und anhaltender symptomatischer ventrikulärer Tachykardien mit Klasse-I-Antiarrhythmika ist durch neuere Studien widerlegt und sollte nur im Einzelfall erwogen werden.

13.2.1 Arrhythmogene rechtsventrikuläre Dysplasie (ARVD)

Definition. Die arrhythmogene rechtsventrikuläre Dysplasie ist gekennzeichnet durch eine lokalisierte oder generalisierte fettige Degeneration des rechten Ventrikels in Kombination mit dem Auftreten von ventrikulären Arrhythmien. Ob die ARVD morphologisch dem Morbus Uhl ohne ventrikuläre Arrhythmien entspricht, ist nicht geklärt.

Häufigkeit und Ätiologie. Die arrhythmogene rechtsventrikuläre Dysplasie ist eine **seltene, hereditäre Erkrankung**. Die Fettinfiltrationen treten am ausgeprägtesten im RV-Einflußtrakt, RV-Spitze und RV-Ausflußtrakt (Prädilektionsstellen) auf. Aufgrund des fortschreitenden Charakters der Krankheit kann jedoch der gesamte rechte Ventrikel und ggf. Teile des linken Ventrikels einbezogen werden. Die ventrikulären Arrhythmien zeigen sich in Form von VES, Salven und anhaltenden ventrikulären Tachykardien.

Pathophysiologie und Klinik. Besonders an den **Prädilektionsstellen** bilden sich durch Degeneration der Muskelzellen mit Fetteinlagerungen kleine **Aneurysmata**. Die Klinik ist geprägt durch die **ventrikulären Tachykardien** und vereinzelt durch den plötzlichen Herztod. Die ventrikulären Tachykardien bei ARVD beruhen in der Regel auf **Reentry-Mechanismen** an den Prädilektionsstellen der Erkrankung. Häufig finden sich Palpitationen, Schwindel, Präsynkopen bis zu Synkopen. Erst bei ausgeprägter Einbeziehung des gesamten rechten Ventrikels treten die Symptome einer Rechtsherzinsuffizienz mit Ödemen, Leberstauung, Aszites, Pleuraerguß und Dyspnoe auf.

Diagnostik und Differentialdiagnose. Das typische EKG während Sinusrhythmus zeigt rechts präkordiale **Erregungsrückbildungsstörungen** (negative T-Wellen in V_1, V_2), ggf. in Kombination mit Erregungsausbreitungsstörungen (inkompletter oder kompletter Rechtsschenkelblock) und selten AV-Überleitungsstörungen.
Die ventrikulären Tachykardien und/oder Extrasystolen zeigen in der Regel einen Linksschenkelblock und je nach Ursprung unterschiedliche Lagetypen (überdrehter Linkstyp bis Rechtsachse). Die Diagnose der rechtsventrikulären arrhythmogenen Dysplasie stützt sich im wesentlichen auf das **Echokardiogramm, die Magnetresonanztomographie und das rechtsventrikuläre Angiogramm.**
Der typische **Echokardiographie-Befund** (ggf. transösophageale Echokardiographie) zeigt kleine umschriebene Aneurysmata bei verdünnter Myokardwand mit Ausbuchtungen an den Prädilektionsstellen. Ähnlich zeigt auch die **rechtsventrikuläre Angiographie** kleine Aneurysmata. Im **Magnetresonanztomogramm** finden sich **regionale Fetteinlagerungen** im rechten Ventrikel, z. T. papierdünne Wandabschnitte und Aneurysmata.

Therapie. Die Therapie der ventrikulären Arrhythmien dieser Patientengruppen ist geprägt von Therapieversagern und Rezidiven. Ein Teil der Patienten ist mit einer **hochdosierten** Therapie mit Sotalol (240–480 mg) einstellbar. Aufgrund des niedrigen Alters der Patienten ist eine Amiodarontherapie häufig nicht langfristig einsetzbar. Die **Katheterablation** ist indiziert bei häufigen Tachykardierezidiven mit identischem QRS-Komplex und reproduzierbarer Induktion der klinischen Tachykardie.
Bei hochfrequenten Tachykardien mit Synkopen und Reanimationsereignissen bei Kammerflimmern ist in der Regel die Implantation eines automatischen **Defibrillators**, ggf. in Kombination mit antiarrhythmischer Therapie, eine die Prognose verbessernde Maßnahme.
Als Ultima ratio ist in Einzelfällen eine Herztransplantation der einzige Weg zur Behandlung der ventrikulären Arrhythmien.

13.2.1 Arrhythmogene rechtsventrikuläre Dysplasie (ARVD)

◄ **Definition**

Häufigkeit und Ätiologie Die ARVD ist eine **seltene, hereditäre Erkrankung**. Degenerative Fettinfiltrationen treten meist an den Prädilektionsstellen auf.

Die ventrikulären Arrhythmien treten als VES, Salven und anhaltende Tachykardien auf.

Pathophysiologie und Klinik Durch Fetteinlagerungen im Myokard entstehen Wandverdünnungen und **Aneurysmata.**
Ventrikuläre Tachykardien und vereinzelt der plötzliche Herztod bestimmen das klinische Bild mit Palpitationen, Schwindel, Präsynkopen bis zu Synkopen.

Diagnostik und Differentialdiagnose Das Sinusrhythmus-EKG zeigt rechts präkordiale **Erregungsrückbildungsstörungen** (negative T-Wellen), ggf. in Kombination mit inkomplettem oder komplettem Rechtsschenkelblock.
Die ventrikulären Tachykardien und/oder Extrasystolen zeigen einen Linksschenkelblock.
Die Diagnose der ARVD wird mit der **Echokardiographie, Magnetresonanztomographie** und **rechtsventrikulären Angiographie** gestellt.

Therapie Die Therapie der ventrikulären Arrhythmien steht im Vordergrund. Ein Teil der Patienten ist mit hochdosiertem Sotalol (240–480 mg) einstellbar. Eine Amiodarontherapie ist häufig nicht langfristig einsetzbar.
Die **Katheterablation** kann bei sehr häufigen ventrikulären Tachykardien eine Alternative bzw. Ergänzung darstellen. Die Implantation eines **Defibrillators** kommt bei Patienten mit Synkopen oder Reanimationsereignissen in Betracht.

13.2.2 Idiopathische ventrikuläre Tachykardien

Definition ▶

13.2.2 Idiopathische ventrikuläre Tachykardien

▶ ***Definition.*** Die Diagnose einer idiopathischen ventrikulären Tachykardie ist **erst nach Ausschluß einer strukturellen Herzerkrankung** durch alle zur Verfügung stehenden nichtinvasiven und invasiven Untersuchungen zu stellen. Die beiden häufigsten Formen der idiopathischen ventrikulären Tachykardien sind die katecholaminsensitive linksventrikuläre Tachykardie und die rechtsventrikulären Tachykardien, insbesondere aus dem rechtsventrikulären Ausflußtrakt.

Idiopathische rechtsventrikuläre Ausflußtrakttachykardie

Definition ▶

Idiopathische rechtsventrikuläre Ausflußtrakttachykardie

▶ ***Definition.*** Die Diagnose einer idiopathischen rechtsventrikulären Ausflußtrakttachykardie kann erst nach Ausschluß einer organischen Herzkrankheit als Ursache der Tachykardien gestellt werden. Rechtsventrikuläre Ausflußtrakttachykardien zeigen ein weites Spektrum von einzelnen VES, kurzen Salven bis zu rezidivierenden anhaltenden Tachykardien mit einer Frequenz von 140–250/min.

Häufigkeit und Ätiologie Die rechtsventrikuläre Ausflußtrakttachykardie ist die häufigste idiopathische ventrikuläre Tachykardie. Ursache ist in der Regel eine **gesteigerte Automatie**.

Häufigkeit und Ätiologie. Von den idiopathischen ventrikulären Tachykardien ist die Ausflußtrakttachykardie die **häufigste** Tachykardie, sie macht jedoch ≤ **5% der Gesamtzahl der ventrikulären Tachykardien** aus. Ursache ist meist eine **gesteigerte Automatie** eines eng umschriebenen Areals im rechtsventrikulären Ausflußtrakt, selten liegt eine getriggerte Aktivität oder ein Reentry-Mechanismus zugrunde.

Pathophysiologie und Klinik
Typischerweise treten bei jungen Patienten **VES, Salven** und **Tachykardien** aus dem Ausflußtrakt des rechten Ventrikels auf. An Symptomen finden sich Palpitationen, Schwindel und Synkopen.

Pathophysiologie und Klinik. Bei den in der Regel jugendlichen und jungen Erwachsenen führt ein Zentrum gesteigerter Automatie zu gehäuften ventrikulären Extrasystolen, ventrikulären Salven, nicht anhaltenden und anhaltenden Tachykardien. Je nach Frequenz, Häufigkeit und Länge der Tachykardien finden sich asymptomatische Patienten, häufiger bestehen aber Palpitationen, Schwindel, Präsynkopen bis zu Synkopen. Das Risiko eines plötzlichen Herztodes ist allenfalls gering erhöht.

Diagnostik und Differentialdiagnose
Das typische EKG zeigt:
- Extrasystolen bzw. Tachykardien mit einem QRS-Komplex ≥ 120 ms
- **Normal- bis Rechtsachse**
- **Linksschenkelblock** (**A-86**)

Eine organische Herzkrankheit muß ausgeschlossen werden. In der Ergometrie ist bei einigen Patienten die Tachykardie zu induzieren.
Differentialdiagnostisch muß insbesondere eine **arrhythmogene rechtsventrikuläre Dysplasie ausgeschlossen werden** (*s. S. 205*).

Diagnostik und Differentialdiagnose. Das typische EKG einer rechtsventrikulären Extrasystole, Salve oder Tachykardie zeigt eine **Normal- bis Rechtsachse und Linksschenkelblock** (A-**86**). Diagnostisch muß mittels kardiologischer Untersuchungstechniken (Echokardiographie, Koronarangiographie, LV- und RV-Angiographie, Magnetresonanztomographie) eine organische Herzerkrankung ausgeschlossen werden. Durch eine **Ergometrie** ist bei den Patienten mit getriggerter Aktivität und einigen Patienten mit gesteigerter Automatie die Tachykardie zu induzieren. Differentialdiagnostisch zur idiopathischen Genese muß insbesondere eine arrhythmogene rechtsventrikuläre Dysplasie ausgeschlossen werden (*s. Kap. ARVD, S. 205*). Die programmierte Stimulation hat diagnostisch und prognostisch wenig Aussagekraft, da die meisten Ausflußtrakttachykardien auf dem Boden einer gesteigerten Automatie durch Extrastimuli nicht induzierbar sind.

Therapie **Asymptomatische** Extrasystolen oder Salven werden **nicht behandelt.** Symptomatische Tachykardien sprechen auf Flecainid gut an, alternativ ist Sotalol wirksam.
Bei Synkopen oder Rezidiven ist die **Katheterablation** die Therapie der Wahl, da eine Erfolgsrate und Rezidivfreiheit bei ≥ 90% der Patienten zu erwarten ist.

Therapie. **Asymptomatische** und wenig symptomatische Extrasystolen und kurze Salven aus dem rechtsventrikulären Ausflußtrakt werden **nicht behandelt**. Symptomatische Ausflußtrakttachykardien sprechen üblicherweise auf Substanzen der Klasse Ic und insbesondere auf Flecainid gut an. In zweiter Linie kommt Sotalol zur Anwendung. Bei Rezidiven oder Patienten mit Präsynkopen bzw. Synkopen ist die kurative Behandlung mittels Hochfrequenzstromablation indiziert. Durch die **Katheterablation** ist in ≥ 90% eine Beseitigung der Arrhythmien und damit ein Absetzen der Antiarrhythmika zu erreichen, sofern während der EPU/Ablation die spontane Arrhythmie durch Isoproterenol induziert werden kann oder spontan ausreichend Extrasystolen bzw. Tachykardien auftreten.

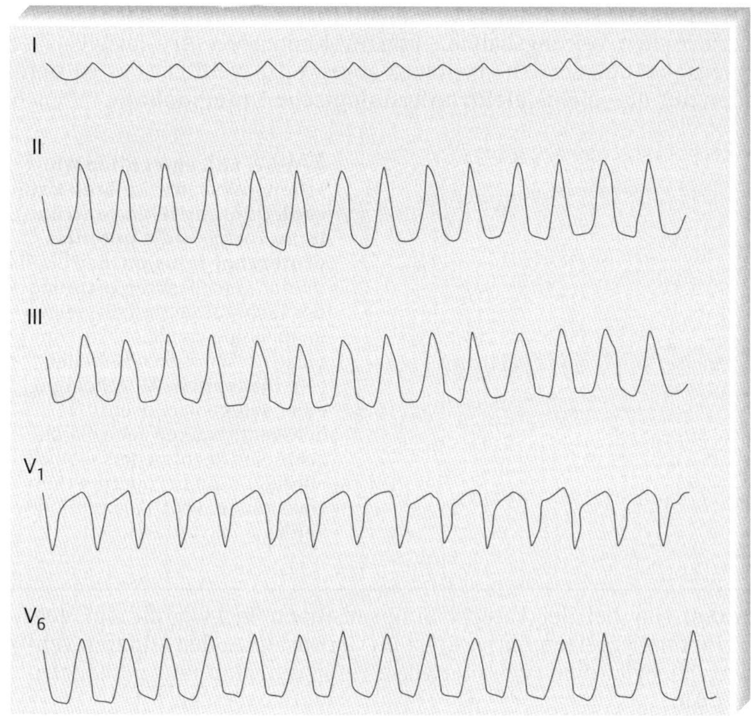

A-86: **Spontan auftretende schnelle Tachykardie aus dem rechtsventrikulären Ausflußtrakt mit einer Frequenz von ca. 240 pro Minute.** Charakteristisch für die Ausflußtrakttachykardie ist die Normal- bis Steilachse bei Linksschenkelblockkonfiguration der QRS-Komplexe.

Katecholaminsensitive ventrikuläre Tachykardien

Katecholaminsensitive ventrikuläre Tachykardien

Definition. Katecholaminsensitive ventrikuläre Tachykardien treten definitionsgemäß ausschließlich bzw. überwiegend unter vermehrter adrenerger Stimulation des Herzens auf.

◀ **Definition**

Häufigkeit und Ätiologie. Katecholaminsensitive ventrikuläre Tachykardien treten sowohl bei struktureller Herzerkrankung als auch ohne nachweisbare kardiale Erkrankung auf. Ob in Fällen ohne nachweisbare Herzerkrankung eine Kardiomyopathie im Frühstadium vorliegt, ist unklar. Diese Form der Tachykardien wird bevorzugt im **jüngeren** und **mittleren Lebensalter** beobachtet und stellt allenfalls 1–3% aller ventrikulären Tachykardien dar.

Häufigkeit und Ätiologie Sie treten sowohl bei strukturellen Herzerkrankungen als auch ohne nachweisbare kardiale Erkrankung auf. Diese Form wird bevorzugt im jüngeren und mittleren Lebensalter beobachtet.

Pathophysiologie und Klinik. Auslösender Faktor dieser **immer** monomorphen ventrikulären Tachykardien sind **erhöhte Katecholaminspiegel** infolge psychischer bzw. körperlicher Belastung oder Katecholaminapplikation. Die pathophysiologischen Basismechanismen sind noch weitgehend ungeklärt. Katecholamine erhöhen die Depolarisationsrate abnormer Automatiezentren. Darüber hinaus werden die Auslösebedingungen für eine »getriggerte Aktivität« begünstigt. Für Automatiemechanismen als Ursache der Arrhythmie spricht die seltene Induzierbarkeit der Tachykardie durch programmierte Stimulation.
Die klinische Symptomatik der Patienten unterscheidet sich nicht von der anderer Formen der ventrikulären Tachykardie, tritt jedoch überwiegend oder ausschließlich **bei Belastung** auf.

Pathophysiologie und Klinik Auslösender Faktor sind erhöhte Katecholaminspiegel infolge psychischer oder körperlicher Belastung oder Katecholamingaben.

Die klinische Symptomatik tritt überwiegend bei Belastung auf.

Diagnostik und Differentialdiagnose. Die Diagnose der katecholaminsensitiven ventrikulären Tachykardie beruht im wesentlichen auf der **Ergometrie**, worunter die Tachykardie meist reproduzierbar ausgelöst wird. Bei negativer Ergometrie kann ein **Provokationsversuch** mit Isoproterenolinfusion durchgeführt werden.
Die Tachykardiefrequenz liegt in der Regel bei 180–230/min. Das typische EKG zeigt einen **überdrehten Linkstyp mit Rechtsschenkelblock** (A-**87**).

Diagnostik und Differentialdiagnose Die Diagnose beruht im wesentlichen auf der Ergometrie. Bei negativer Ergometrie kann ein **Provokationsversuch** durchgeführt werden (Isoproterenol, A-**87**).

Differentialdiagnostisch müssen vor allem AV-Reentry-Tachykardien bei akzessorischen Leitungsbahnen und AV-Knoten-Reentry-Tachykardien mit Schenkelblock abgegrenzt werden (EPU).

Differentialdiagnostisch müssen vor allem atrioventrikuläre Tachykardien bei akzessorischen Leitungsbahnen und AV-Knoten-Reentry-Tachykardien mit frequenzabhängigem Schenkelblock abgegrenzt werden. Dies ist unter Umständen nur durch eine **elektrophysiologische Untersuchung** möglich.

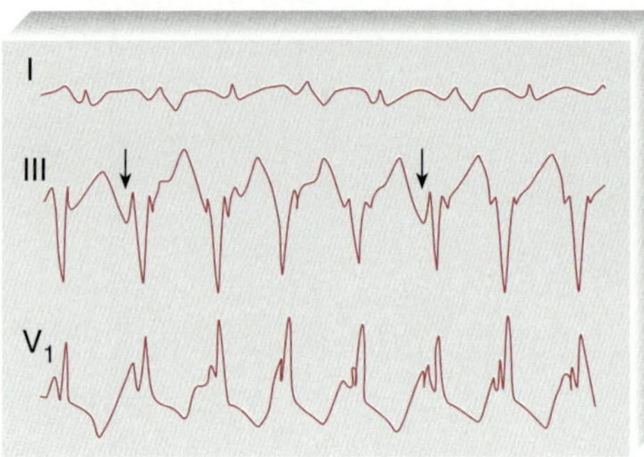

A-**87: EKG einer idiopathischen linksventrikulären katecholaminsensitiven ventrikulären Tachykardie unter Isoproterenol-Infusion.** Beweisend für den ventrikulären Ursprung der Tachykardie sind die beiden unabhängig von den QRS-Komplexen erkennbaren P-Wellen (→). Die typische Morphologie einer katecholaminsensitiven linksventrikulären Tachykardie zeigt eine Rechtsschenkelblockkonfiguration bei überdrehtem Linkstyp der ventrikulären Tachykardie.

Therapie

Therapie

Merke ▶

Merke. Nur bei der katecholaminsensitiven Tachykardie auf dem Boden einer getriggerten Aktivität ist im Gegensatz zu den anderen ventrikulären Tachykardien typischerweise Verapamil akut und z.T. langfristig wirksam.

Betablocker können ebenfalls zu einer Suppression der Tachykardie führen. Bei Versagen oder Nebenwirkungen der medikamentösen Therapie ist die **Katheterablation** die Methode der Wahl.

Die Therapie mit Betarezeptorenblockern kann ebenfalls zu einer Suppression der Tachykardien führen. Bei Versagen oder Intoleranz der pharmakologischen Therapie bzw. schwerwiegenden Symptomen (Synkopen) ist heute die **Katheterablation** mit Hochfrequenzstrom mit einer Erfolgsrate von 80–100% bei minimalem Risiko die Therapie der Wahl.

13.2.3 Torsade de pointes

13.2.3 Torsade de pointes

Definition ▶

Definition. Die Bezeichnung Torsade de pointes beschreibt eine Sonderform der ventrikulären Tachykardie, die durch ein **periodisches An- und Abschwellen der QRS-Komplexe** um die isoelektrische Linie charakterisiert ist (A-**88**). Die Definition dieser Rhythmusstörung ist mit der Verlängerung der QT-Zeit verknüpft. Die Frequenz der Tachykardie liegt in der Regel zwischen 200 und 250/min.

Häufigkeit und Ätiologie
Das Auftreten dieser Tachykardie ist eng verknüpft mit einer **Verlängerung der QT-Zeit** (häufig > 0,6 s, A-**89**). Die QT-Zeit-Verlängerung kann **idiopathisch** oder durch **Elektrolytstörungen**, durch **Antiarrhythmika** und andere Medikamente verursacht sein. Begünstigend wirkt eine Bradyarrhythmie.

Häufigkeit und Ätiologie. Das Auftreten der insgesamt **seltenen** Form der Torsade-de-pointes-Tachykardie ist eng verknüpft mit einer passageren oder permanenten **Verlängerung der QT-Zeit** (häufig > 0,6 s, A-**89**). Die Verlängerung der QT-Zeit kann **idiopathisch (Romano-Ward-Syndrom, Jerwell-Lange-Nielsen-Syndrom)** oder häufiger durch **Elektrolytstörungen** (Hypokaliämie, Hypomagnesiämie), durch **Antiarrhythmika** (vor allem Chinidin, Sotalol, Amiodaron), durch Phenothiazine und trizyklische Antidepressiva, durch Diäten mit flüssigen Proteinen oder durch intrakranielle Ereignisse ausgelöst sein. Begünstigend für das Auftreten einer Torsade de pointes ist eine Bradyarrhythmie (vor allem AV-Block III°).

Pathophysiologie und Klinik
Die pathophysiologischen Mechanismen sind nicht geklärt. Patienten mit Torsade-de-pointes-Tachykardien weisen oft Episoden von kurzdauernden Tachykardien auf, die zu Synkopen führen können.

Pathophysiologie und Klinik. Die pathophysiologischen Mechanismen der Torsade de pointes sind nicht endgültig geklärt. Bei grenzwertig bzw. pathologisch verlängerter Repolarisationszeit werden frühe Nachpotentiale als einleitende und unterhaltende Mechanismen diskutiert.
Patienten mit Torsade-de-pointes-Tachykardien weisen oft Episoden von kurzdauernden polymorphen Tachykardien auf, die zu rezidivierenden Präsynkopen und/oder Synkopen führen. Die Torsade de pointes können zu Kammerflimmern und zum plötzlichen Herztod führen.

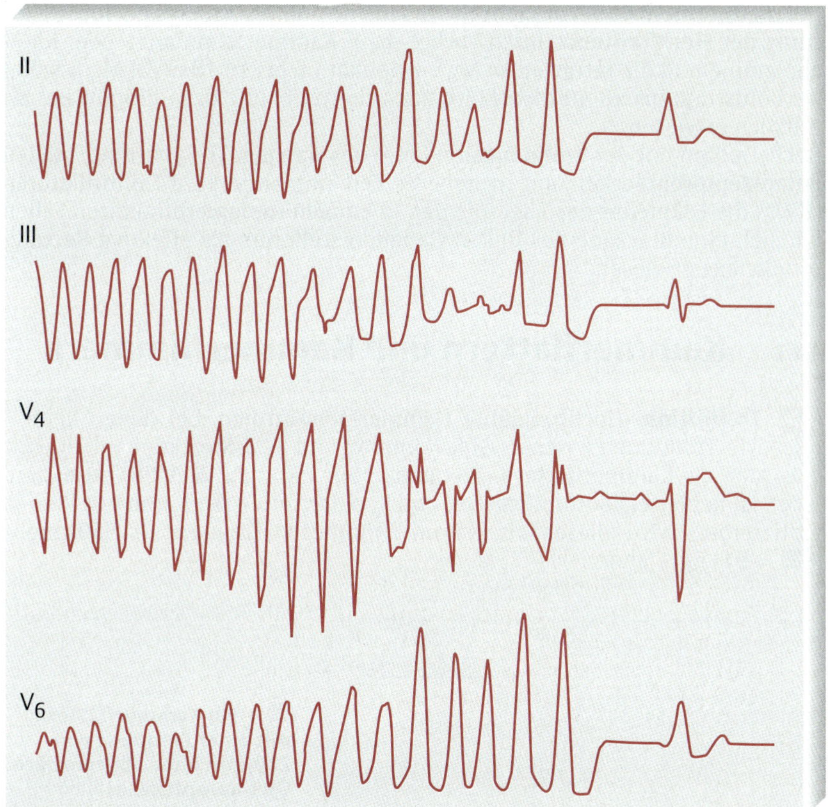

A-88: Torsade-de-pointes-Tachykardie mit typischen auf- und abschwellenden QRS-Komplexen, insbesondere erkennbar in den Ableitungen II, III, V_4 und V_6. Die Tachykardie terminiert nach einigen Sekunden Dauer unter Verlangsamung der Tachykardiefrequenz.

Diagnostik und Differentialdiagnose. Charakteristische EKG-Veränderungen im Sinusrhythmus bei Torsade de pointes sind eine **verlängerte QT-Zeit** (insbesondere **frequenzkorrigierte QT-Zeit = QTc-Zeit = QT/$\sqrt{}$RR-Intervall** [QT und RR-Intervall in Sekunden]) sowie **abnorme T- und U-Wellen** als Ausdruck der inhomogenen Repolarisation. Auszuschließen sind in jedem Fall intermittierende oder dauerhafte höhergradige AV-Blockierungen, Elektrolytentgleisungen, Medikamenteneinfluß und intrakranielle Ereignisse. Die Ergebnisse der programmierten Elektrostimulation sind uneinheitlich und dementsprechend gering einzuschätzen.
Differentialdiagnostisch sind vor allem polymorphe bzw. multifokale ventrikuläre Tachykardien auszuschließen.

Diagnostik und Differentialdiagnose
Charakteristische EKG-Veränderungen:
- **verlängerte QT-Zeit** (frequenzkorrigiert)
- **abnormale T- und U-Wellen** (inhomogene Repolarisation).

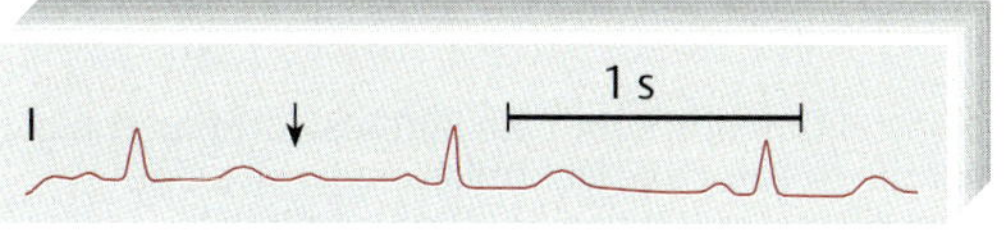

A-89: EKG eines Patienten mit idiopathischer Verlängerung der QT-Zeit. Charakteristisch sind die häufig zu beobachtende Sinusbradykardie von 45/min und die lange QT-Zeit von 0,54 Sekunden. Nach dem ersten QRS-Komplex tritt intermittierend eine U-Welle als Zeichen der extremen Repolarisationsverzögerung im Ventrikel auf (→).

Therapie. Die Behandlung der Torsade de pointes besteht in der Behebung der zugrundeliegenden Ursache, wie z.B. in der Korrektur der metabolischen Entgleisung oder in dem Absetzen der Medikamente, die zur Verlängerung der QT-Zeit geführt haben.

Therapie Sie besteht in der Behebung der zugrundeliegenden Ursache.

Bei medikamentöser Ursache: Erhöhung der Herzfrequenz durch Vorhof- bzw. Kammerstimulation, Katecholamingabe oder Mg^{2+}-Applikation.

Bei **medikamentös verursachten** Torsade de pointes haben sich eine **Erhöhung der Herzfrequenz** durch Vorhof- bzw. Kammerstimulation oder Katecholamine und die intravenöse Mg^{2+}-Applikation bis zu 16 mVal Mg^{2+}-Sulfat als Bolus und bis zu 40 mVal/24 h zur Unterbrechung bzw. Prophylaxe als nützlich erwiesen.

Bei der kongenitalen Form: Betablocker und ICD. Bei therapierefraktären Patienten kommt die Blockade des linken Ganglion stellatum in Frage.

Bei Patienten mit der **kongenitalen** Form des »langen QT-Syndroms« stellen Betarezeptorenblocker und in neuerer Zeit implantierbare Defibrillatoren (ICDs) die Eckpfeiler der Therapie dar. In einigen therapierefraktären Fällen hat sich eine Blockade des linken Ganglion stellatum als effektive Rezidivprophylaxe erwiesen.

13.3 Kammerflattern und Kammerflimmern

13.3 Kammerflattern und Kammerflimmern

Definition ▶

Definition. Hochfrequente Kammertachykardien, bei denen keine scharfe Trennung zwischen QRS-Komplex und ST-T-Strecke möglich ist, werden als Kammerflattern (Frequenz 250–350/min, A-**90**) bezeichnet. Ist keinerlei koordinierte De- und Repolarisation der Kammern identifizierbar, wird dieses als Kammerflimmern (Frequenz > 350/min, A-**91**) bezeichnet.

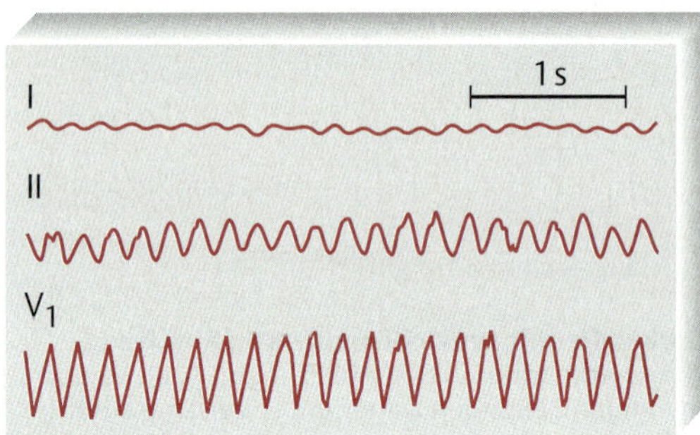

A-**90: Kammerflattern mit einer Frequenz von 280/min ohne abgrenzbare QRS-Komplexe.** In allen Ableitungen ist ausschließlich ein sägezahnartiges Muster als Zeichen der extrem schnellen ventrikulären Erregung erkennbar.

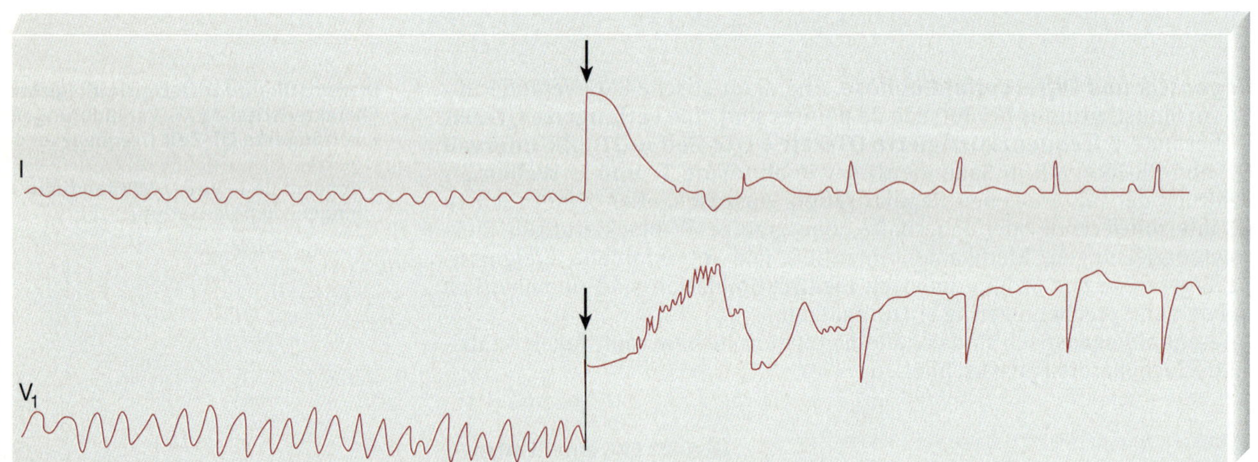

A-**91: Kammerflimmern mit absolut irregulärer hochfrequenter elektrischer Aktivität in den Kammern.** Eine Abgrenzung einzelner QRS-Komplexe ist nicht möglich. Eine ventrikuläre Kontraktion und somit ein Blutauswurf findet nicht mehr statt. Nur durch sofortige Defibrillation (→) ist eine Wiederherstellung eines normalen Rhythmus möglich.

Häufigkeit und Ätiologie Kammerflattern und -flimmern treten überwiegend bei Patienten mit KHK auf. Gefährdet sind weiterhin Patienten mit **eingeschränkter linksventrikulärer Funktion** oder mit **linksventrikulärer Hypertrophie** (hypertrophe Kardiomyopathie).

Häufigkeit und Ätiologie. Kammerflattern und -flimmern treten überwiegend bei Patienten mit **chronischer ischämischer Herzerkrankung** oder mit **akutem Myokardinfarkt** auf. Gefährdet sind weiterhin alle Patienten mit **eingeschränkter linksventrikulärer Funktion** jedweder Ursache (z.B. Kardiomyopathien) oder Patienten mit **linksventrikulärer Hypertrophie** (hypertrophe Kardiomyopathie). In 5–10% der Patienten mit überlebtem Kammerflimmern findet sich keine nachweisbare kardiale Erkrankung. Patienten mit **WPW-Syndrom** sind gefährdet, wenn sie Vorhofflimmern entwickeln, welches bei kurzer Refraktärzeit der akzessorischen Leitungsbahn zu extrem hohen Kammerfrequenzen und Degeneration in Kammerflimmern führen kann. In ca. 70% geht dem Kammerflimmern eine **monomorphe ventrikuläre Tachykardie voraus**, die mehr oder weniger schnell in Kammerflimmern degeneriert.

Patienten mit **WPW-Syndrom** sind gefährdet, wenn Vorhofflimmern bei kurzer Refraktärzeit zu extrem hohen Kammerfrequenzen und dann zur Degeneration in Kammerflimmern führt.

> ***Merke.*** Wie Langzeit-EKG-Registrierungen gezeigt haben, sind ventrikuläre Tachykardien und Kammerflimmern **bei mehr als 75%** aller Patienten die Ursache eines Herzkreislaufstillstandes und plötzlichen Herztodes.

◀ **Merke**

Pathophysiologie und Klinik. Das Auftreten von Kammerflimmern setzt eine **elektrische Instabilität** des Herzens mit inhomogenem Leitungs- und Refraktärverhalten voraus. Kammerflimmern wird bei Patienten mit **chronisch ischämischer Herzerkrankung** meist durch **spät** einfallende Extrasystolen oder Kurz-lang-kurz-Sequenzen direkt oder indirekt über eine Degeneration von ventrikulären Tachykardien eingeleitet. Im **akuten Infarktstadium** überwiegt dagegen die Induktion von Kammerflimmern durch **früh** einfallende ventrikuläre Extrasystolen (**R-auf-T-Phänomen**). Inhomogenes Leitungs- und Refraktärverhalten bilden die Grundlage zur Ausbildung multipler Erregungsfronten, die rasch zu einem chaotischen Erregungsmuster führen und keine reguläre Kontraktion des Myokards zulassen.
Die Klinik des Kammerflatterns bzw. -flimmerns ist durch das Auftreten eines **funktionellen Kreislaufstillstandes mit Bewußtseinsverlust** innerhalb von 10–15 Sekunden gekennzeichnet. Als Prodromalsymptome können unter Umständen schwere Angina pectoris, Schwindel und Präsynkopen auftreten. Häufig gehen dem Kreislaufstillstand jedoch keine Prodromi voraus. Erfolgt nicht eine **sofortige Reanimation mit Defibrillation**, führt die Arrhythmie innerhalb von 5–10 Minuten zu irreversiblen zerebralen Schäden und nach 10–15 Minuten zum Tod.

Pathophysiologie und Klinik
Das Auftreten von Kammerflimmern setzt eine **elektrische Instabilität** des Herzens voraus. Bei Patienten mit **KHK** tritt dies meist durch **spät** einfallende **VES**, durch Kurz-lang-kurz-Sequenzen oder über eine Degeneration von ventrikulären Tachykardien ein. Im **akuten Infarktstadium** überwiegt eine Induktion von Kammerflimmern durch **früh** einfallende VES (**R-auf-T**).

Die Klinik ist durch den **Kreislaufstillstand mit Bewußtseinsverlust** gekennzeichnet. Prodromi können Schwindel und Präsynkopen sein. Erfolgt keine **sofortige Reanimation**, kommt es nach 5 Minuten zu irreversiblen zerebralen Schäden, nach 10–15 Minuten zum Tod.

Diagnostik und Differentialdiagnose. Aufgrund der Schwere und sofortigen Einsetzens der Symptomatik ist eine Aufzeichnung von Kammerflattern und/oder -flimmerns meist nur über einen Monitor oder ein Langzeit-EKG (welches zufällig angelegt ist) möglich.
Kammerflattern ist gekennzeichnet durch eine sehr hochfrequente, aber noch regelmäßige Aufeinanderfolge von elektrischen Erregungen, bei denen eine Abgrenzung von QRS-Komplexen von der Repolarisation nicht möglich ist (Sägezahnmuster, *vgl.* A-**90**).
Kammerflimmern zeigt im Oberflächen-EKG ungeordnete, um die isoelektrische Linie undulierende niedrigamplitudige Potentiale (*vgl.* A-**91**).

Diagnostik und Differentialdiagnose

Kammerflattern ist durch eine hochfrequente, aber noch regelmäßige Aufeinanderfolge der QRS-Komplexe gekennzeichnet (*vgl.* A-**90**).

Kammerflimmern zeigt ungeordnete, um die isoelektrische Linie undulierende niedrigamplitudige Potentiale (*vgl.* A-**91**).

> ***Merke.*** Eine **Linksherzkatheteruntersuchung und eine elektrophysiologische Untersuchung** ist bei den meisten Patienten, die außerhalb eines Myokardinfarktes bei Kammerflimmern wiederbelebt worden sind, notwendig.

◀ **Merke**

Bei 50–70% dieser Patienten ist reproduzierbar eine monomorphe ventrikuläre Tachykardie auslösbar. Welchen Nutzen zur Therapieeinstellung die programmierte Elektrostimulation bei diesen Patienten besitzt, ist derzeit in der Diskussion.

Prognose. Die Prognose der Patienten nach Kammerflimmern hängt wesentlich von der zugrundeliegenden Herzerkrankung und der linksventrikulären Funktion ab. Weitgehend unabhängig von der Herzerkrankung liegt bei **unbehandelten Patienten das Rezidivrisiko innerhalb der ersten 2 Jahre** nach Auftreten von Kammerflimmern bei **ca. 30–40%**.

Prognose Sie hängt von der Grunderkrankung und der linksventrikulären Funktion ab. Das **Rezidivrisiko bei unbehandelten Patienten** liegt **innerhalb der ersten 2 Jahre** nach Kammerflimmern bei **30–40%**.

Therapie. Ohne sofortiges Einsetzen von Reanimationsmaßnahmen inklusive elektrischer Defibrillation führt Kammerflimmern innerhalb weniger Minuten zum Tode. Bei der Reanimation von Patienten mit Kammerflim-

Therapie Sofortige Reanimation inklusive Defibrillation. **Der Frühdefibrillation kommt eine entscheidende**

Bedeutung zu, da eine Reanimation ohne Defibrillation nicht zur Wiederherstellung stabiler Kreislaufverhältnisse führen kann.
Eine **Langzeittherapie** mit Klasse-I-Antiarrhythmika bringt **keine** verbesserte Prognose.
Immer häufiger kommt die Therapie mit ICD zur Anwendung, da eine Überlegenheit dieser Therapie gegenüber Betablockern oder Klasse-III-Antiarrhythmika kürzlich belegt wurde.

mern kommt der **Frühdefibrillation in Hinsicht auf die Überlebenschance entscheidende Bedeutung zu** (*s. S. 214*). Mit externer Herzdruckmassage und künstlicher Beatmung kann zwar über eine gewisse Zeit eine Restperfusion der lebenswichtigen Organe aufrechterhalten werden, eine alleinige Reanimation ohne Defibrillation führt jedoch nicht zur Wiederherstellung stabiler Kreislaufverhältnisse.
Die **Langzeittherapie** nach einer überlebten Episode von Kammerflimmern ist derzeit strittig. Klar scheint zu sein, daß mit Klasse-I-Antiarrhythmika **keine** Verbesserung der Prognose zu erreichen ist. Immer häufiger kommt die Therapie mit implantierbarem Kardioverter-Defibrillat (**ICD**) zur primären Anwendung. Trotz der beeindruckenden Reduktion des plötzlichen Herztodes auf 1–2 % pro Jahr ist eine Überlegenheit der ICD-Therapie gegenüber der Therapie mit Betarezeptorenblockern oder Klasse-III-Antiarrhythmika in prospektiven Studien hinsichtlich einer **Reduktion der Gesamtmortalität** erst kürzlich belegt worden.

13.4 Der plötzliche Herztod

13.4 Der plötzliche Herztod

Definition ▶

Definition. Der plötzliche Herztod ist definiert als ein **unerwarteter natürlicher Tod**, der **innerhalb einer Stunde** nach Beginn einer klinischen Symptomatik oder unbeobachtet auftritt.

Häufigkeit und Ätiologie Am **plötzlichen Herztod** versterben in Deutschland jährlich **100 000–120 000** Menschen. Bei Patienten mit **KHK** stellt der plötzliche Herztod **50 % aller Todesursachen** dar. Mehr als drei Viertel aller Kreislaufstillstände werden durch **Rhythmusstörungen** verursacht (ventrikuläre Tachykardie, Kammerflimmern, Bradykardie und Asystolie). Ferner kann der Herz-Kreislauf-Stillstand durch eine **akute Reduktion der Förderleistung** des Herzens bedingt sein (z. B. fulminante Lungenembolie, Perikardtamponade, Herzmuskelversagen beim Herzinfarkt, schwere Aortenstenose).

Häufigkeit und Ätiologie. Der **plötzliche Herztod** ist die Ursache von jährlich **100 000–120 000** Todesfällen in Deutschland; dies entspricht einer Häufigkeit von einem plötzlichen Todesfall pro Minute in Europa. Bei Patienten mit **koronarer Herzkrankheit** stellt der plötzliche Herztod **50 % aller Todesursachen** dar. Bei der überwiegenden Mehrzahl von Patienten mit Herz-Kreislauf-Stillstand liegt eine koronare Herzkrankheit oder eine andere strukturelle Herzerkrankung vor. Mehr als Dreiviertel aller Kreislaufstillstände werden durch **Rhythmusstörungen** verursacht. Die häufigsten Rhythmusstörungen sind die ventrikulären Tachykardien oder das Kammerflimmern, seltener die Asytolie bzw. die Bradykardie. Zum Zeitpunkt der Wiederbelebung findet sich Kammerflimmern bei 75 %, eine ventrikuläre Tachykardie bei 10 % und eine Bradykardie/Asystolie bei 15 % der Patienten. Der Herz-Kreislauf-Stillstand kann weiterhin durch eine **akute Reduktion der Förderleistung** des Herzens bedingt sein, z. B. durch eine fulminante Lungenembolie, eine Perikardtamponade, ein akutes Herzmuskelversagen beim Myokardinfarkt mit oder ohne Ventrikelruptur oder bei schwerer Aortenstenose. Die Aktivierung von vasopressorischen Reflexen, welche zu einem plötzlichen Blutdruck- und Pulsabfall führen, stellen eher die Ausnahme dar.

Pathophysiologie und Klinik
Die KHK ist die häufigste zugrundeliegende Erkrankung. Ursache ist neben der **kreisenden Erregung** (alte Infarktnarbe) die **Ischämie**.
In der Phase **nach** einem Myokardinfarkt steigt das Risiko eines plötzlichen Herztodes mit schwerer **linksventrikulärer Funktionsstörung und höhergradiger ventrikulärer ES**.
Patienten mit linksventrikulärer Funktionsstörung anderer Genese (Herzfehler, Kardiomyopathie) sind ebenfalls vom plötzlichen Herztod bedroht.

Pathophysiologie und Klinik. Die koronare Herzkrankheit ist die häufigste zugrundeliegende Krankheit. Dabei spielt neben dem anatomischen Substrat mit einer **kreisenden Erregung** (alte Myokardinfarktnarbe) die **Ischämie** eine entscheidende Rolle. Bei 25–75 % aller plötzlichen Todesfälle zeigten sich autoptisch Koronarthromben und Plaque-Fissuren. Dabei findet sich jedoch nur in 20 % aller Patienten, die einen Kreislaufstillstand überleben, klinisch ein akuter Myokardinfarkt. Der **plötzliche Herztod** vor Eintreffen des Notarztes ist jedoch die **häufigste Todesursache beim akuten Myokardinfarkt**. In der **chronischen Phase** nach Myokardinfarkt steigt das Risiko eines plötzlichen Herztodes mit dem Auftreten einer **linksventrikulären Funktionsstörung und komplexer ventrikulärer Extrasystolen**. Bei 25 % aller Patienten mit koronarer Herzkrankheit ist der plötzliche Herztod jedoch die Erstmanifestation der Erkrankung. Patienten mit linksventrikulärer Funktionsstörung anderer Genese (z. B. Kardiomyopathie, Herzfehler) sind ebenfalls vom plötzlichen Herztod bedroht.
Zwei klinische Syndrome können bei Patienten unterschieden werden. Die größere Gruppe erleidet den **Herz-Kreislauf-Stillstand ohne Prodromi**. Diese Form ist meistens **nicht** mit einem akuten Myokardinfarkt vergesellschaftet.

Man unterscheidet zwei Gruppen:
Die 1. Gruppe erleidet den **Herz-Kreislauf-Stillstand ohne Prodromi** und meist **ohne** Herzinfarkt.

> **Merke.** Nach Wiederbelebung haben diese Patienten ein hohes Rezidivrisiko mit einer Gesamtmortalität von bis zu 30–40% nach 2 Jahren.

◀ Merke

Die 2. Gruppe von Patienten bekommt den **Kreislaufstillstand im Rahmen eines akuten Myokardinfarktes** und hat daher häufig **Prodromi wie Thoraxschmerzen, Dyspnoe oder Synkopen** unmittelbar vor dem Ereignis. Nach Wiederbelebung hat diese Gruppe ein deutlich geringeres Rezidivrisiko.

Die 2. Gruppe bekommt den **Kreislaufstillstand im Rahmen eines akuten Infarktes.** Diese Patienten haben **Prodromi:** Thoraxschmerz, Dyspnoe, Synkope vor dem Ereignis.

Diagnostik und Differentialdiagnose. Um die hohe Zahl von plötzlichen Todesfällen zu verringern, wäre eine **Prävention** mit Erkennung der Risikopatienten notwendig. Die Schwierigkeiten, Risikopatienten zu identifizieren, sind jedoch nahezu unüberwindbar, da die meisten Patienten aus der Niedrigrisikogruppe stammen: mit komplexen ventrikulären Extrasystolen, durchgemachtem Myokardinfarkt und eingeschränkter linksventrikulärer Funktion. Das größte Risiko haben:

- Patienten, die **bereits einmal Kammerflimmern** ohne akuten Myokardinfarkt überlebt haben
- Patienten mit **ischämischer Herzerkrankung** mit kurzen Episoden **ventrikulärer Tachykardien**
- Patienten, die innerhalb von **6 Monaten** nach akutem Myokardinfarkt häufige und/oder multifokale **ventrikuläre Extrasystolen** besonders in Kombination mit **linksventrikulärer Funktionseinschränkung** aufweisen
- Patienten mit verlängertem QT-Intervall mit häufigen Extrasystolen, besonders wenn bereits Synkopen aufgetreten sind.

Diagnostik und Differentialdiagnose

Das größte Risiko haben:

- Patienten, die **bereits Kammerflimmern** hatten (ohne akuten Myokardinfarkt)
- Patienten mit **ischämischer Herzerkrankung** mit kurzen Episoden **ventrikulärer Tachykardien**
- Patienten, die **innerhalb von 6 Monaten** nach Myokardinfarkt häufige und/oder multifokale **VES** aufweisen, besonders bei **reduzierter linksventrikulärer Funktion**
- Patienten mit verlängertem QT-Intervall mit häufigen VES und/oder Synkopen.

> **Merke.** Bei Patienten nach erfolgreicher Wiederbelebung ist die Erfassung und ggf. Eingrenzung der Schwere einer organischen Herzerkrankung, besonders der koronaren Herzkrankheit, von entscheidender Bedeutung.

◀ Merke

Hierzu ist häufig die gesamte Palette der kardialen Diagnostik inklusive Elektrokardiographie, Ergometrie, Thallium-Szintigraphie, Echokardiographie, Koronar- und Ventrikulographie und Myokardbiopsie notwendig. Die **programmierte Elektrostimulation** und **Langzeitelektrokardiographie** nimmt einen bedeutenden Platz in der **Prognoseabschätzung** und ggf. **Therapieeinstellung** ein. Der Wert des Signalmittelungs-EKG (Spätpotential) wird kontrovers diskutiert.

Die **programmierte Elektrostimulation** und das **Langzeit-EKG** nehmen einen wichtigen Platz in der **Prognoseabschätzung** und **Therapieeinstellung** ein.

Therapie. Die unmittelbare Therapie eines Herz-Kreislauf-Stillstandes liegt in der **kardiopulmonalen Reanimation** (*s. u.*). Nach erfolgreicher Reanimation und Stabilisierung gilt es primär, die zugrundeliegende Herzerkrankung mit allen zur Verfügung stehenden Mitteln optimal zu behandeln. Bei Patienten mit ventrikulären Arrhythmien unabhängig von einem akuten Myokardinfarkt, stehen prinzipiell pharmakologische und nichtpharmakologische Therapien zur Verfügung (*s. Antiarrhythmika, Implantierbare Kardioverter-Defibrillatoren [ICD], Katheterablation*). Die antiarrhythmische Therapie ist der Defibrillatortherapie in der Effektivität bezüglich plötzlichem Herztod und Gesamtmortalität unterlegen. Die Katheterablation und chirurgische Endokardresektion spielen zahlenmäßig eine untergeordnete Rolle, können im Einzelfall das Rezidivrisiko jedoch erheblich senken.

Therapie Nach erfolgter kardiopulmonaler Reanimation (s. u.) muß die zugrundeliegende Herzerkrankung optimal behandelt werden.
Bei ventrikulären Arrhythmien stehen pharmakologische Therapiemöglichkeiten sowie ICD, Katheterablation und Endokardresektion zur Verfügung.

> **Merke.** Die Wirksamkeit einer prophylaktischen antiarrhythmischen Therapie ist für Patienten nach Myokardinfarkt einzig für Betarezeptorenblocker nachgewiesen.

◀ Merke

13.5 Kardiopulmonale Reanimation (CPR)

Voraussetzungen

Die erfolgreiche Wiederbelebung bei Herz-Kreislauf-Stillstand außerhalb einer Klinik setzt voraus:
- eine einheitliche Notfallnummer
- gut funktionierendes Notfallsystem mit schneller Erreichung des Unfallortes (Notarzt)
- gut ausgebildetes paramedizinisches Personal
- Laien, die die Wiederbelebungstechnik beherrschen.

13.5 Kardiopulmonale Reanimation (CPR)

Voraussetzungen

Die erfolgreiche Wiederbelebung bei plötzlichem Herz-Kreislauf-Stillstand außerhalb eines Krankenhauses hängt wesentlich von einigen Faktoren ab; dies sind:
- eine einheitliche Notfallnummer in der ganzen Stadt, durch die das System aktiviert werden kann
- ein gut funktionierendes Notfallsystem mit schneller Erreichung jedes Unfallortes durch Notarztsysteme
- eine gut ausgebildete Gruppe paramedizinischen Personals, z.B. Rettungssanitäter, Feuerwehrleute, welche immer bereit stehen
- eine große Zahl von Laien, welche die Technik der Wiederbelebung beherrschen.

Mit einem optimalen Notfallsystem innerhalb von Ballungsräumen ist dennoch eine Erfolgsaussicht einer kardiopulmonalen Reanimation von maximal 40% und eine Entlassungsrate der Patienten aus dem Krankenhaus von 15–35% zu erreichen.

Praktisches Vorgehen

Entgegen früheren Empfehlungen zur CPR sollte nach Erkennung der Notfallsituation **erst das Notfallsystem aktiviert, danach Wiederbelebungsmaßnahmen eingeleitet werden.**

Symptome des Herz-Kreislauf-Stillstandes:
- Bewußtseinsverlust
- fehlende zentrale Pulse
- fehlende Herztöne.

Durch externe Herzmassage kann maximal 30% des Herzzeitvolumens aufrechterhalten werden. **Wenn keine Zeichen für eine andere Ursache als ein Kammerflimmern vorliegen, sollte frühzeitig defibrilliert werden**, ggf. durch paramedizinisches Personal. Steht ein externer Defibrillator zur Verfügung, sollte bei unbekannter Ursache mit **ausschließlich maximaler Energie (300–400 Ws) defibrilliert** werden. Erst wenn dies nicht zum Erfolg führt, ist mit Beatmung und Herzdruckmassage zu beginnen **(ABC-Regel).**

Praktisches Vorgehen

Entgegen früheren Empfehlungen zur kardiopulmonalen Reanimation sollte nach Erkennung und Erfassung der Notfallsituation die erste Maßnahme die **Aktivierung des jeweils zur Verfügung stehenden Notfallsystems** sein. Erst **danach** sollten **Wiederbelebungsmaßnahmen** eingeleitet werden.

Symptome des Herz-Kreislauf-Stillstandes sind:
- Bewußtseinsverlust mit oder ohne Krampfanfall
- fehlende zentrale Pulse
- fehlende Herztöne.

Da die externe Herzmassage maximal 30% des unteren Normbereiches des Herzzeitvolumens aufrechtzuerhalten vermag, sollte sofort versucht werden, einen effektiven Herzrhythmus wiederherzustellen. **Wenn keine Zeichen des Gegenteils vorhanden sind, ist Kammerflimmern als primäre Ursache des Herz-Kreislauf-Stillstandes anzunehmen**. Der **Früh-Defibrillation** ggf. durch paramedizinisches Personal kommt hinsichtlich der Überlebenschance die entscheidende Bedeutung zu. Wenn ein externer Defibrillator zur Verfügung steht, sollte bei unbekannter Ursache des Kreislaufstillstandes keine Zeit mit einer adäquaten Oxygenierung verloren werden, sondern eine **sofortige Defibrillation mit der maximal zur Verfügung stehenden Energie (300–400 Ws**) erfolgen. Erst wenn diese nicht zum Erfolg führt oder nicht primär ein Defibrillator zur Verfügung steht, ist mit einer **externen Herzdruckmassage und externer Beatmung** zu beginnen.

Hierbei hat sich die **ABC-Regel** allgemein eingebürgert:
- Freilegung der **A**temwege
- künstliche **B**eatmung durch Mund-zu-Nase- bzw. Mund-zu-Mund-Beatmung oder Intubation mit maschineller Beatmung
- externe **C**ardiale Massage.

Nach Freilegung der Atemwege wird der Kopf überstreckt.

Beatmung:
Zuerst folgen zwei Mund-zu-Nase- oder Mund-zu-Mund-Atemzüge.

Einhelfermethode:
2 Atemzüge – 10 Herzdruckmassagen

Zweihelfermethode:
1 Atemzug – 5 Herzdruckmassagen

Herzdruckmassage:
- Patient auf **harte Unterlage** legen

Nach manueller Freilegung der Atemwege von Aspirationsgut oder Zahnprothesen wird das Kinn des Patienten angehoben und der Kopf nach hinten geneigt, indem man mit der einen Hand fest auf die Stirn drückt und mit der anderen Hand unter dem Kinn oder Kieferwinkel den Unterkiefer nach vorne bringt. Danach wird eine zweimalige Mund-zu-Nase- oder Mund-zu-Mund-Insufflation durchgeführt.

Bei der **Einhelfermethode** ist ein Wechsel zwischen Beatmungszügen mit Herzdruckmassage von 2:10 mit einer Frequenz der Druckmassagen von 60–80/min anzustreben. Bei der **Zweihelfermethode** ist ein Wechsel von 1:5 anzustreben.

Zur effektiven **externen Herzdruckmassage** sollten die folgenden Details beachtet werden:
- Der Patient sollte auf eine **harte Unterlage** gelegt werden.

- Bei Erwachsenen wird eine Hand des **Handballens auf die Mitte des Sternums** und die zweite Hand darüber gelegt.
- Durch gleichmäßige Kompression mit ca. 50 kg Gewicht wird eine optimale Auswurfleistung bei 60–80 Kompressionen pro Minute erreicht.

Unabhängig von der zugrundeliegenden Ursache ist nach mehr als dreiminütigem Kreislaufstillstand eine ein- oder mehrmalige Gabe von **0,5–1 mg Adrenalin zentralvenös** oder bei fehlendem Katheter **endotracheal** zu applizieren, um eine periphere Dilatation der Widerstandsgefäße zu verhindern bzw. zu bekämpfen, die zu einer ineffektiven Herzdruckmassage führen könnte.

- **Handballen auf die Mitte des Sternums** (Erwachsener), zweite Hand darüber
- gleichmäßige Kompression mit ca. 50 kg, 60- bis 80mal pro Minute

Nach dreiminütigem Kreislaufstillstand **0,5–1 mg Adrenalin zentralvenös** oder **endotracheal.**

Bei **primärer Asystolie** als Ursache des Herz-Kreislauf-Stillstandes sind eine Adrenalingabe und möglichst rasche externe Schrittmacherstimulation (über externe Flächenelektroden oder transvenösen Elektrodenkatheter) unter Umständen lebensrettend. Bei fehlender Möglichkeit zur externen Schrittmacherversorgung kann ein **präkordialer Faustschlag** durch mechanische Induktion einer Extrasystole unter Umständen einen Eigenrhythmus initiieren. Die Beendigung einer ventrikulären Tachykardie bzw. Kammerflimmern ist mit dem Faustschlag sicher nicht möglich.

Bei **Asystolie** 1–2 mg Adrenalin und ggf. externe Schrittmacherstimulation.

Bei Asystolie kann ein **präkordialer Faustschlag** unter Umständen einen Eigenrhythmus initiieren.

> ***Merke.*** Um einen Abfall des extrazellulären K^+-Spiegels zu vermeiden, der eine externe Defibrillation ineffektiv machen könnte, wird heute eine »blinde« Substitution von Natriumbikarbonat zum Ausgleich einer rasch einsetzenden Übersäuerung durch Retention von CO_2 nicht mehr empfohlen.

◀ **Merke**

Bei Ineffektivität einer externen Defibrillation trotz maximaler Energie oder wiederholtem Kammerflimmern kann eine Bolusinjektion von 150–300 mg **Amiodaron** die Effektivität steigern bzw. die Rezidivneigung senken.

Die Herzdruckmassage sollte beendet werden, sobald sich effektive Herzkontraktionen einstellen, welche zu einem palpablen Puls oder meßbaren Blutdruck führen.

Bei Ineffektivität einer externen Defibrillation trotz maximaler Energie oder wiederholtem Kammerflimmern können 150–300 mg **Amiodaron** die Effektivität steigern.

13.6 Pharmakologische Therapie mit Antiarrhythmika

13.6 Pharmakologische Therapie mit Antiarrhythmika

Rhythmusstörungen können prinzipiell auf folgenden drei Wegen unterbrochen werden:

- Unterdrückung der Depolarisation und Hemmung der Erregungsfortleitung im ektopen Herd
- Förderung der Repolarisation, Hyperpolarisation und damit Verbesserung der Erregungsfortleitung im ektopen Herd
- Verlängerung der Refraktärzeit.

Die Hemmung der Depolarisation wird durch Pharmaka bewirkt, die den Einstrom von Na^+ bzw. Ca^{2+} vermindern. Durch verzögerte Reaktivierung dieser Systeme wird die Refraktärzeit in allen Herzabschnitten mehr oder weniger verlängert, unabhängig von der Dauer des Aktionspotentials. Durch Pharmaka, die den Ausstrom von K^+ vermindern, wird die Refraktärzeit über die Verlängerung des Aktionspotentials verlängert

Rhythmusstörungen können unterbrochen werden durch:

- Unterdrückung der Depolarisation und Hemmung der Erregungsfortleitung im ektopen Herd
- Förderung der Repolarisation, Hyperpolarisation und damit Verbesserung der Erregungsleitung im ektopen Herd
- Verlängerung der Refraktärzeit.

Nach der **Klassifizierung nach Vaughan-Williams** unterscheidet man **4 Klassen von Antiarrhythmika** (▤ **A-51**). Gemäß diesem heute gebräuchlichen Schema gehören die **Na^+-Kanal-Hemmstoffe** in die Klasse I, die **Betarezeptorenblocker** in die Klasse II, Substanzen mit selektiver Verlängerung des Aktionspotentials (**K^+-Kanal-Hemmstoffe**) in die Klasse III und die **Kalziumantagonisten** in die Klasse IV.

Bei Klasse-I-Antiarrhythmika unterscheidet man weiterhin Substanzen, die das **Aktionspotential verlängern (Klasse Ia)**, von solchen, die das **Aktionspotential verkürzen (Klasse Ib)** oder **nicht in der Dauer verändern (Klasse Ic).** Eine Klasse V (Substanzen wie Alindin, das selektiv die Sinusknotenfrequenz vermindert) konnte sich bis heute nicht etablieren.

In die Klassifizierung nach *Vaughan-Williams* läßt sich Adenosin, ein natürliches Nukleosid mit fast ausschließlicher Wirkung auf den AV-Knoten und in geringem Maße auf den Sinusknoten, nicht eingliedern.

Man unterscheidet 4 Antiarrhythmikaklassen:

- **Klasse I:** Na^+-Kanal-Hemmstoffe
- **Klasse II:** Betarezeptorenblocker
- **Klasse III:** K^+-Kanal-Hemmstoffe
- **Klasse IV:** Kalziumantagonisten.

In der Klasse I differenziert man: Substanzen, die **das Aktionspotential verlängern (Klasse Ia)**, es **verkürzen (Klasse Ib)** oder **nicht in der Dauer verändern (Klasse Ic)** (▤ **A-51**).

Adenosin stellt eine eigene Wirksubstanz mit fast ausschließlicher Wirkung auf den AV-Knoten dar.

A-51: Antiarrhythmika-Klassen nach *Vaughan-Williams*

I **»Membranstabilisierer«, direkter Membraneffekt mit Hemmung des raschen Natriumeinstroms**
Ia **Verlängerung des Aktionspotentials**
Ib **Verkürzung des Aktionspotentials**
Ic **Keine signifikante Wirkung auf die Aktionspotentialdauer**
II **Betablocker – Blockierung der Katecholaminwirkung auf Reizbildung und Erregungsleitung, daneben z. T. unspezifische Membranwirkung**
III **Aktionspotential- und Refraktärphasenverlängerer, Ruhepotential und Phase 0 des AP bleiben unbeeinflußt**
IV **Kalziumantagonisten – spezifische Hemmwirkung auf langsamen (Natrium-)Kalziumeinstrom in die Myokardzelle**

	Wirksubstanz	**Hauptsächlicher Wirkungsort** Sinusknoten	Vorhof	AV-Knoten	His-Purkinje-Kammern	**EKG-Veränderungen** PQ-Zeit	QRS-Dauer	QT-Zeit	**Extrakardiale Nebenwirkungen**
Ia	Chinidin	↓ / ↑	↓	= ↑	↓ ↓	=	↑	↑ ↑	▷ gastrointestinale Beschwerden, Ohrensausen, Synkopen, Blutbildveränderungen
	Procainamid	↓	= ↓	↓	↓ / ↓ ↓	=	↑	↑	▷ Durchfälle, Erbrechen, Psychosen, Leukopenie, hämolytische Anämie
	Disopyramid	↓ / ↑	↓	= /↑ ↓	(=) / ↓ (↓)	=	↑	↑ ↑	▷ Mundtrockenheit, gastrointestinale Beschwerden, Sedierung, Cholestase, Miktionsstörungen
	Ajmalin	↓ / =	↓	↓ / =	↓ / ↓ ↓	= / ↑	↑	↑	▷ Übelkeit, Kopfschmerzen, Appetitlosigkeit, Cholestase, Leberschädigung
Ib	Lidocain	=	=	=	= / ↓	=	=	= / ↓	▷ Benommenheit, Schwindel, zentralnervöse Symptome
	Mexiletin	=		=	= /↓	=	=	=	▷ zentralnervöse Beschwerden, Hypotension, gastrointestinale Beschwerden, Tremor, Doppelsehen
	Diphenylhydantoin	= ↓	=	– ↑	– ↓ (↑)	=	=	↓ ↓	▷ Gingivahyperplasie, Nystagmus, Ataxie, Lymphadenopathie
	Tocainid	=		=	(↓)	=	=	= / ↓	▷ ZNS-Störungen, Tremor, Benommenheit, Halluzinationen, Übelkeit, Agranulozytose, Lupus erythematodes
Ic	Flecainid	= / ↑	↓	↓	↓	↑	↑ ↑	↑	▷ Doppelsehen, Schwindel, Kopfschmerz, erniedrigte Alkoholtoleranz
	Propafenon	↓	↓	= / ↓ ↓	↓ / ↓ ↓	↑	↑	↑	▷ Mundtrockenheit, salziger Geschmack, Kopfschmerzen, gastrointestinale Beschwerden, Orthostase
	Aprindin	= ↓	↓	↓ (↓)	↓ / ↓ ↓	↑	↑ ↑	↑	▷ Tremor, Doppelsehen, Psychosen, Leberschädigung, Agranulozytose
II	Propranolol	↓	= / ↓	↓ ↓	=	= / ↑	=	↓	▷ Schwindel, Nausea, Diarrhö, Potenzstörungen
	Metoprolol	↓	= / ↓	↓ ↓	=	= / ↑	=	↓	▷ Schwindel, Nausea, Diarrhö, Potenzstörungen
III	Amiodaron	↓	(↓)	↓ ↓	↓	↑	↑	↑ ↑	▷ Hyper-, Hypothyreose, Kornea-ablagerungen, Photosensibilität, Lungenfibrose
	Sotalol (Betablocker)	↓	(↓)	↓ ↓	(↓)	= / ↑	=	↑	▷ Nausea, Diarrhö, Schwindel, Durchblutungsstörungen, Alpträume, Hypotonie
IV	Verapamil	↓ / ↑	↓ / =	↓ ↓	=	= / ↑	=	=	▷ Hypotonie, gastrointestinale Beschwerden
	Diltiazem	= / ↓	=	↓ ↓	=	↑	=	=	▷ Übelkeit, Müdigkeit, Schwindel
	Gallopamil	↓ / ↑	=	↓ ↓	=	↑	=	=	▷ Schwindel, gastrointestinale Beschwerden
Nukleosid mit kurzfristiger blockierender Wirkung auf den AV-Knoten (AV-Block III° für 2–5 Sekunden)									
	Adenosin	↓ → ↑	=	↓ ↓ ↓	=	AV III°	=	=	▷ Flush, Hypotonie → Hypertonie (kurz), Bronchospasmus, Kopfschmerzen

↓ Verlangsamung = unverändert ↑ Frequenzanstieg/Leitungsverlängerung

13.6.1 Klasse-I-Antiarrhythmika

Antiarrhythmika der Klasse I **hemmen durch Blockade der Na⁺-Kanäle die Erregungsausbreitung am Vorhof- und Kammermyokard** mit Verbreiterung des QRS-Komplexes im EKG. Daneben führen diese Substanzen in unterschiedlichem Ausmaß zu einer Verlängerung der Refraktärzeit am Vorhof und Ventrikel. Zu den detaillierten Wirkungen *siehe* ▤ A-**51**.

13.6.1 Klasse-I-Antiarrhythmika

Sie hemmen durch Blockade von Na^+-Kanälen die Erregungsausbreitung am Vorhof- und Kammermyokard, (EKG: verbreiterter QRS-Komplex).

> ▶ ***Merke.*** Alle Klasse-I-Antiarrhythmika haben eine mehr oder weniger ausgeprägte **negativ inotrope Wirkung**, die bei Patienten mit eingeschränkter linksventrikulärer Funktion eine relevante Verschlechterung herbeiführen kann.

◀ **Merke**

Bei der **Akuttherapie** sollten alle Tachykardien mit **breitem QRS-Komplex und unklarer Ursache bis zum Beweis des Gegenteils als ventrikuläre Tachykardie angesehen** und ggf. entsprechend behandelt werden. Hierzu eignet sich im besonderen Maße **Ajmalin** bis zu 1,5 mg/kg Körpergewicht intravenös appliziert, da diese Substanz die **kürzeste Halbwertszeit** der Klasse-I-Antiarrhythmika aufweist und gegenüber Lidocain eine deutlich höhere Konversionsrate aufweist. Die ausgeprägte Leitungsverzögerung im AV-Knoten, in akzessorischen Leitungsbahnen sowie im Arbeitsmyokard und die Frequenzverlangsamung einer Tachykardie lassen Ajmalin als Mittel der ersten Wahl erscheinen. In seltenen Fällen ist jedoch unter Applikation eines Klasse-I-Antiarrhythmikums eine Akzeleration einer ventrikulären Tachykardie in Kammerflimmern zu verzeichnen, so daß diese Therapie **nur unter Defibrillationsbereitschaft** erfolgen sollte.

Bei der **Akuttherapie** sollten alle Tachykardien **mit breitem QRS-Komplex zunächst als ventrikuläre Tachykardie angesehen werden.** Zur Behandlung eignet sich besonders **Ajmalin** i.v., da diese Substanz die kürzeste Halbwertszeit aufweist und gegenüber Lidocain eine höhere Konversionsrate aufweist.
Ajmalin sollte **nur unter Defibrillationsbereitschaft** injiziert werden.

> ▶ ***Merke.*** Bei **hämodynamisch instabiler** Situation sollte jede antiarrhythmische Intervention unterbleiben und primär eine **elektrische Kardioversion** in i.v. Kurznarkose erfolgen.

◀ **Merke**

Als **Dauertherapie ventrikulärer Arrhythmien** sollten Klasse-I-Antiarrhythmika nur noch unter Berücksichtigung der **Indikationseinschränkung** dieser Substanzklasse durch das Bundesgesundheitsamt 1993 erfolgen. **Vorsicht** ist insbesondere bei Patienten in den ersten Monaten nach Myokardinfarkt, bei eingeschränkter linksventrikulärer Funktion und bei asymptomatischen ventrikulären Rhythmusstörungen geboten. Im Hinblick auf Prognose und Rezidivhäufigkeit dürfen nur noch **nach Ansicht des Arztes lebensbedrohliche ventrikuläre Rhythmusstörungen** unter engmaschiger Kontrolle mit Antiarrhythmika der Klasse I behandelt werden. Zu berücksichtigen ist hierbei, daß bisher keine prospektive Untersuchung eine Verbesserung der Prognose der Patienten unter Therapie mit Klasse-I-Antiarrhythmika zeigen konnte, im Gegenteil die meisten Studien eine erhöhte Gesamtmortalität gegenüber der Plazebobehandlung ergaben.
Patienten mit **idiopathischer ventrikulärer Tachykardie** sprechen häufig gut auf die Therapie mit Klasse-I-Substanzen, insbesondere Flecainid an.

Als **Dauertherapie ventrikulärer Arrhythmien** sollten Klasse-I-Antiarrhythmika **nur noch bei bestimmten Indikationen** gegeben werden.
Vorsicht ist bei Patienten in den ersten Monaten **nach Myokardinfarkt**, bei eingeschränkter linksventrikulärer Funktion und asymptomatischen ventrikulären Rhythmusstörungen geboten.

Patienten mit **idiopathischer ventrikulärer Tachykardie** sprechen häufig gut auf Klasse-Ic-Therapie an (z. B. Flecainid).

13.6.2 Klasse-II-Antiarrhythmika

Die verschiedenen Betarezeptorenblocker werden in Klasse-II-Antiarrhythmika zusammengefaßt. Die Wirkung der Betarezeptorenblocker auf ventrikuläre Tachyarrhythmien beruht im wesentlichen auf dem sympatholytischen Effekt mit Senkung der Kammervulnerabilität, der antiischämischen Wirkung bei Patienten mit koronarer Herzerkrankung und der Erhöhung der Kammerflimmerschwelle.
Im Gegensatz zu Klasse-I-Antiarrhythmika ist die antiektope Wirkung der reinen Betarezeptorenblocker ohne Klasse-III-Komponente nahezu zu vernachlässigen.
Neuere Untersuchungen zeigen, daß die Therapie von Patienten mit anhaltenden ventrikulären Tachykardien oder Kammerflimmern bezüglich der

13.6.2 Klasse-II-Antiarrhythmika

Die Wirkung von Betarezeptorenblockern beruht auf:
- der sympatholytischen Wirkung mit Senkung der Kammervulnerabilität
- der antiischämischen Wirkung bei KHK
- der Erhöhung der Kammerflimmerschwelle.

Die antiektope Wirkung reiner Betablocker ist zu vernachlässigen.

Für Patienten mit belastungs- oder isoprenalininduzierten ventrikulären Arrhythmien sind Betablocker die Therapie der Wahl.

Prognose und Rezidivhäufigkeit vergleichbare oder bessere Wirksamkeit zeigen als Klasse-I-Substanzen.
Für Patienten mit belastungs- oder isoprenalininduzierten ventrikulären Arrhythmien stellen Betarezeptorenblocker die Therapie der Wahl dar.

Merke ▶

> ▶ ***Merke.*** Speziell in der Postinfarktprophylaxe sind Betarezeptorenblocker die einzigen Substanzen, deren positiver Einfluß auf die Gesamtmortalität durch Reduktion des plötzlichen Herztodes nachgewiesen ist.

13.6.3 Klasse-III-Antiarrhythmika

Medikamente, die die Repolarisation und Refraktärzeit verlängern, werden als Klasse-III-Antiarrhythmika zusammengefaßt. Zur Zeit sind nur **Amiodaron** und **d/l-Sotalol** (Betarezeptorenblocker mit Klasse-III-Wirkung) verfügbar.
Bei ventrikulären Tachykardien scheint **Sotalol** in der Effektivität bei geringerer Nebenwirkungsrate den Klasse-I-Antiarrhythmika überlegen zu sein. Reine Betarezeptorenblocker könnten ähnlich wirksam bei ventrikulären Tachykardien sein.

13.6.3 Klasse-III-Antiarrhythmika

Die antiarrhythmische Wirkung der Klasse-III-Substanzen beruht auf der **K^+-Kanal-Hemmung mit Verlängerung der Repolarisation und der Refraktärzeit** im Vorhof- und Ventrikelmyokard. Zur Zeit verfügbar sind nur zwei Substanzen mit Klasse-III-antiarrhythmischer Wirksamkeit: **Sotalol** als ein **nichtkardioselektiver Betarezeptorenblocker** mit Klasse-III-Wirkung in höherer Dosierung und auf der anderen Seite das heute potenteste Klasse-III-Antiarrhythmikum **Amiodaron.**
Sotalol zeigt bei adäquater Dosierung (240–480 mg/d) einen ausgeprägten betablockierenden Effekt, der seinen Einsatz insbesondere bei Patienten mit Kontraindikationen zur Betablockertherapie einschränkt. Der negativ inotrope Effekt von Sotalol ist gegenüber anderen Betarezeptorenblockern geringer ausgeprägt. Insbesondere in der Behandlung anhaltender ventrikulärer Tachykardien scheint Sotalol sowohl in der Effektivität als auch in der Nebenwirkungsrate den Klasse-I-Antiarrhythmika überlegen zu sein. Inwiefern reine Betarezeptorenblocker eine ähnliche Effektivität auf die Rezidivrate anhaltender ventrikulärer Arrhythmien aufweist, ist bisher nicht abschließend zu beantworten.

Amiodaron unterscheidet sich durch seine **extrem lange Halbwertszeit** (20–120 Tage).
Die **häufigsten Nebenwirkungen** sind:
- Hypo- und Hyperthyreose
- Lungenfibrose
- neurologische Störungen
- Leberveränderungen
- Photosensibilität.

Hornhauteinlagerungen finden sich immer, zwingen jedoch bei fehlenden Sehstörungen sehr selten zum Absetzen des Medikamentes.
Amiodaron ist speziell bei jungen Patienten ein Mittel der zweiten Wahl.

Amiodaron, das neben der Klasse-III-Wirkung in sehr geringem Ausmaß betablockierende, Klasse-I- und Klasse-IV-Eigenschaften aufweist, unterscheidet sich von allen anderen Antiarrhythmika im wesentlichen durch seine **extrem lange Halbwertszeit (20–120 Tage)**, seinen langsamen Wirkungseintritt und die vergleichsweise hohe Rate **z.T. schwerwiegender Nebenwirkungen**. Der langsame Wirkungseintritt macht eine **Aufsättigung** mit 1000–1200 mg/die über 7–10 Tage notwendig, damit die Wirkung rasch eintritt. Die **Erhaltungsdosis** liegt je nach Indikation zwischen 100–600 mg/d. An schwerwiegenden **Nebenwirkungen** sind insbesondere die Hyper- bzw. Hypothyreose (durch die extrem hohe Jodkonzentration in der Substanz), z.T. irreversible Lungenfibrose, neurologische Störungen, Leberveränderungen und Photosensibilität zu nennen. Dagegen führt die obligat zu verzeichnende Einlagerung des Amiodarons in die Hornhäute selten zu Sehstörungen und damit notwendigem Therapieabbruch. Diese Nebenwirkungen lassen Amiodaron trotz offenbar hoher Effektivität zur Unterdrükkung sowohl supraventrikulärer als auch ventrikulärer Arrhythmien speziell bei jüngeren Patienten mit langer Lebenserwartung als Mittel zweiter Wahl erscheinen.

Merke ▶

> ▶ ***Merke.*** Zu beachten ist bei jeder **Neueinstellung** auf Klasse-III-Antiarrhythmika das Auftreten von **Torsade de pointes** als Ausdruck eines proarrhythmischen Effektes in ca. 2–3% der behandelten Patienten.

13.6.4 Klasse-IV-Antiarrhythmika

Kalziumantagonisten mit **negativ chronotroper Wirkung** haben neben einer antiischämischen und antihypertensiven Wirkung den wesentlichen **Ansatzpunkt im AV-Knoten**.

13.6.4 Klasse-IV-Antiarrhythmika

Kalziumantagonisten mit negativ chronotroper Wirkung (Verapamil, Diltiazem und Gallopamil) werden als Klasse-IV-Antiarrhythmika zusammengefaßt. Neben ihren antiischämischen und antihypertensiven Effekten machen wir uns die **negativ chronotrope Wirkung im AV-Knoten zur Akutbehandlung supraventrikulärer Arrhythmien mit vorzugsweise schmalem QRS-Komplex** zunutze. Durch raschen Wirkungseintritt bei intravenöser

Applikation stellt Verapamil (5–10 mg) ein Mittel der Wahl zur Akutbehandlung bei Patienten mit **Makro-Reentry-Tachykardien** unter **Einbeziehung des AV-Knotens** sowie zur **Frequenzkontrolle** einer schnellen Überleitung bei **Vorhofflattern** bzw. **-flimmern** dar.
Kontraindiziert sind Kalziumantagonisten bei unklaren Tachykardien mit breitem QRS-Komplex, da die negativ inotrope Wirkung bei ventrikulären Tachykardien zum Blutdruckabfall und zur Induktion von Kammerflimmern führen kann.

Verapamil ist Mittel der Wahl bei Tachykardien mit schmalem QRS-Komplex und bei Vorhofflimmern mit schneller AV-Knoten-Überleitung. Kontraindiziert sind Kalziumantagonisten bei Tachykardien mit breitem QRS-Komplex.

> ***Merke.*** Bei schneller Überleitung von **Vorhofflimmern** über eine offene akzessorische Leitungsbahn beim **WPW-Syndrom** (QRS >140 ms) sind **Kalziumantagonisten kontraindiziert**.

◄ Merke

13.6.5 Adenosin

Adenosin ist ein endogenes Nukleosid, das **kurzfristig einen AV-Block induzieren** kann. Die extrem kurze Halbwertszeit (0,6–1,5 Sekunden) bei sehr hoher Effektivität, einen passageren AV-Block zu erzeugen und damit Tachykardien, die den AV-Knoten als notwendigen Bestandteil einer »Reentry«-Tachykardie einbeziehen (AV-Reentry-Tachykardie, AV-Knoten-Reentry-Tachykardie), lassen Adenosin als fast ideales Medikament bei diesen Tachykardien erscheinen. In adäquater Dosierung (6–18 mg) als **raschen i.v. Bolus** vermag es über **95% dieser Tachykardien** zu beenden. Bei unklaren Tachykardien mit schmalem QRS-Komplex kann Adenosin **differentialdiagnostisch** sehr **hilfreich** sein, da es durch den kurzzeitig induzierten AV-Block atriale Tachykardien oder Vorhofflattern demaskiert, AV-Reentry- und AV-Knoten-Reentry-Tachykardien jedoch terminiert.

13.6.5 Adenosin

Aufgrund seiner extrem kurzen Halbwertszeit (0,6–1,5 s) wird die **hohe AV-blockierende Wirkung** von Adenosin als Bolusinjektion therapeutisch und differentialdiagnostisch genutzt.
Mit 6–18 mg Adenosin als i.v. Bolus werden > 95 % aller Tachykardien, die den AV-Knoten einbeziehen, beendet. Adenosin demaskiert Vorhoftachykardien und Vorhofflattern.

Da Adenosin den Blutdruck nur gering und kurzzeitig beeinflußt, ist die Substanz nach neuesten Untersuchungen sogar bei Tachykardien mit breitem QRS-Komplex praktisch gefahrlos einsetzbar und bietet auch hier differentialdiagnostisch Vorteile, da nur Tachykardien mit Einbeziehung des AV-Knotens beendet werden, ventrikuläre Tachykardien jedoch unbeeinflußt bleiben.

Auch bei Tachykardien mit breitem QRS-Komplex ist Adenosin relativ gefahrlos einsetzbar.

Aufgrund der möglichen **Nebenwirkung eines Bronchospasmus** ist Adenosin bei Patienten mit obstruktiven Lungenerkrankungen kontraindiziert. Sollte bei einem Patienten ein Bronchospasmus induziert worden sein, ist **Theophyllin ein sofort wirkender Antagonist für Adenosin**.

Im Ernstfall kann die wichtigste Nebenwirkung eines Bronchospasmus mit Theophyllin behandelt werden.

13.7 Implantierbarer Kardioverter-Defibrillator (ICD)

13.7 Implantierbarer Kardioverter-Defibrillator (ICD)

Seit der ersten Implantation eines Kardioversions-Defibrillationsgerätes (ICD) 1980 in den USA sind weltweit mehr als 50000 Geräte implantiert worden. Trotz der **Reduktion des plötzlichen Herztodes durch den ICD auf 1–2% pro Jahr** in Patientenkollektiven mit hohem Risiko von letalen Arrhythmien ist die Reduktion der Gesamtmortalität bisher nur in wenigen Untersuchungen belegt. Trotzdem ist aufgrund der möglichen Reduktion der Gesamtmortalität bei Patienten, die ein oder mehrere Reanimationsereignisse bei ventrikulären Tachyarrhythmien überlebt haben und keiner kurativen Therapie zuzuführen sind, die Implantation eines ICD indiziert. Ohne Zweifel kann durch einen ICD das Risiko eines plötzlichen Herztodes infolge einer ventrikulären Tachykardie oder Kammerflimmern erheblich reduziert werden.

Weltweit sind mehr als 50 000 ICD implantiert.
Der ICD reduziert das Risiko des plötzlichen Herztodes auf 1–2 % pro Jahr.
Aufgrund der gesicherten Reduktion der Gesamtmortalität durch den ICD ist bei Patienten, die ein oder mehrere Reanimationsereignisse bei ventrikulären Tachyarrhythmien überlebt haben und keiner kurativen Therapie zuzuführen sind, die Implantation eines ICD indiziert.

13.7.1 Indikationen zur Defibrillatortherapie

13.7.1 Indikationen zur Defibrillatortherapie

Eine Indikation zur Implantation eines Kardioversions-Defibrillationsgerätes liegt nach Auffassung der Arbeitsgruppe »Herzrhythmusstörungen« der Deutschen Gesellschaft für Herz- und Kreislaufforschung vor, wenn folgende Voraussetzungen erfüllt sind:

A-52: Indikationen/Kontraindikationen zur Defibrillatortherapie

Gesicherte Indikationen

- bei **persistierenden ventrikulären Tachykardien,** die hämodynamisch wirksam sind
- bei **primärem Kammerflimmern,** wenn die Rhythmusstörung
  - einmalig oder rezidivierend aufgetreten ist und mittels elektrophysiologischer Untersuchung induzierbar ist
  - rezidivierend aufgetreten ist und in der elektrophysiologischen Untersuchung nicht induzierbar ist
  - einmalig aufgetreten ist, nicht elektrophysiologisch induzierbar ist, andererseits die Pumpfunktion des Herzens deutlich eingeschränkt ist (bei Erkrankung des linken Ventrikels: Auswurffraktion < 40 %)

Voraussetzungen für diese Indikationen sind, daß

- die Rhythmusstörung nicht in engem zeitlichem Zusammenhang mit einem akuten Myokardinfarkt steht
- die Ursache der Rhythmusstörung nicht behebbar ist (z. B. medikamentöse Induktion, Elektrolytstörung, Myokardischämie, dekompensierte Herzinsuffizienz)
- die Rhythmusstörung medikamentös therapierefraktär ist bzw. nicht akzeptable Nebenwirkungen der medikamentösen antiarrhythmischen Therapie vorliegen
- der Patient nicht geeignet ist für die Durchführung eines gezielten rhythmuschirurgischen Eingriffs oder eine Katheterablation

Mögliche Indikationen

- bei Synkopen, wenn eine persistierende monomorphe Kammertachykardie induzierbar ist und oben aufgeführten Voraussetzungen vorliegen
- nach gezielter herzchirurgischer Operation oder Katheterablation, wenn postoperativ weiterhin die präoperativ aufgetretene Rhythmusstörung induzierbar ist
- bei nicht persistierenden ventrikulären Tachykardien und eingeschränkter LV-Funktion

Keine Indikation

- Kammertachykardie ohne oder mit nur geringer klinischer Symptomatik
- medikamentös induzierten Kammertachykardien und Kammerflimmern (z. B. proarrhythmische Wirkung von Antiarrhythmika)
- Synkopen ohne induzierbare Kammertachykardie oder Kammerflimmern
- unaufhörlichen Kammertachykardien oder sehr häufig rezidivierenden Kammertachykardien oder Kammerflimmern
- medikamentös oder operativ behebbaren Ursachen von Kammertachykardien und Kammerflimmern,
- sekundärem Kammerflimmern aufgrund eines WPW-Syndromes und Vorhofflimmern mit schneller Überleitung
- Prognose limitierender Begleiterkrankung
- Herzinsuffizienz des NYHA-Stadiums IV

13.7.2 Die Komponenten der ICD-Therapie

Die Komponenten der ICD-Therapie bestehen aus dem **Generator**, den **Defibrillationselektroden** inkl. **Erkennungs- und Stimulationselektroden.** Über Hochspannungskondensatoren können Elektroschocks bis maximal 750–800 V bei ca. 20 A, entsprechend bis zu 42 J, abgegeben werden.
Bis 1989 wurden epikardiale Flächenelektroden zur Defibrillation implantiert. Seither werden zunehmend **transvenöse Elektrodensysteme** mit und ohne subkutane Flächenelektroden eingesetzt (S A-**50**).

13.7.2 Die Komponenten der ICD-Therapie

Die einzelnen Komponenten der ICD-Therapie bestehen aus dem Generator selbst, den Defibrillationselektroden inkl. Erkennungs- und Stimulationselektroden. Der **ICD-Generator** beinhaltet die Batterie, ein oder zwei Hochspannungskondensatoren zur Bereitstellung der Defibrillationsenergie und die Elektronik des Gerätes. Zur Abgabe eines Gleichstromschocks lädt die 3- bis 7-Volt-Batterie den oder die Kondensatoren auf maximal 750–800 Volt. Mit einem Spitzenstrom von ca. 20 A wird diese Energie innerhalb von 8 bis 12 ms an das Herz abgegeben. Hierbei wird eine Energie (abhängig vom Gerätehersteller) von bis zu 42 J freigesetzt.
Die Gleichstromschockabgabe zur Kardioversion oder Defibrillation erfolgt über 1–3 **Defibrillationselektroden** bzw. das Generatorgehäuse selbst. Bis 1989 handelte es sich hierbei ausschließlich um epikardiale Flächenelektroden, die eine Oberfläche von 12–20 cm^2 hatten. Seither finden zunehmend ausschließlich **transvenöse Defibrillationselektroden** oder transvenöse in Kombination mit einer subkutanen Defibrillationselektrode Anwendung (S A-**50**).

S Synopsis A-**50: Situs nach transvenöser ICD-Implantation**

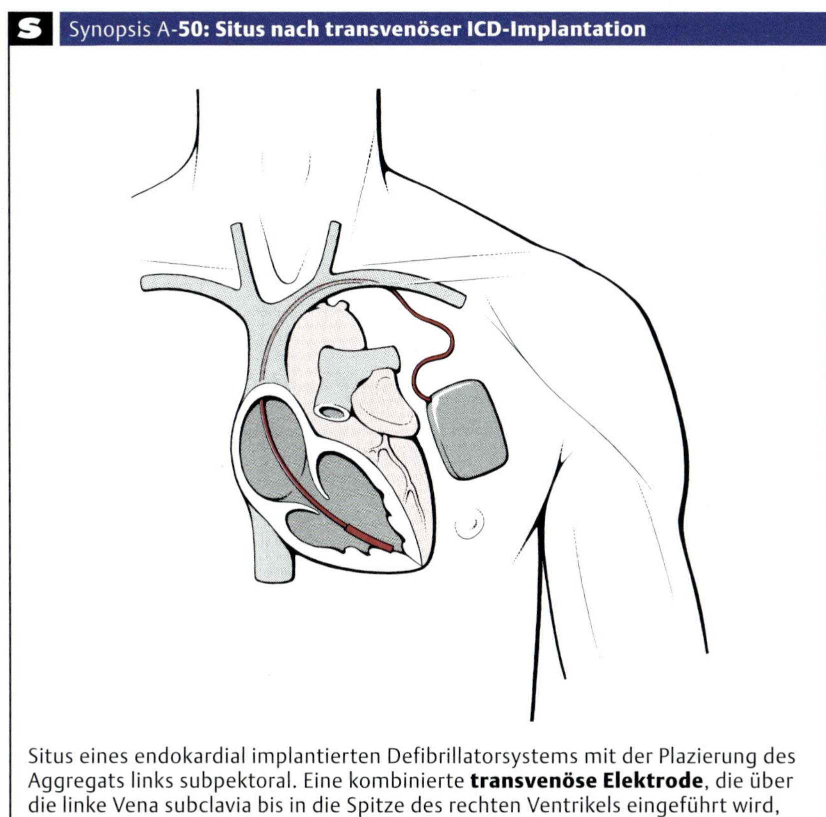

Situs eines endokardial implantierten Defibrillatorsystems mit der Plazierung des Aggregats links subpektoral. Eine kombinierte **transvenöse Elektrode**, die über die linke Vena subclavia bis in die Spitze des rechten Ventrikels eingeführt wird, erlaubt die **Erkennung** und ggf. **Stimulation** über die Spitzenelektrode sowie eine **Defibrillation** zwischen einer großflächigen Elektrodenwendel im rechten Ventrikel und dem **Gehäuse des Defibrillators** (»active can«). Alternativ ist analog zum Zwei-Elektroden-System eine zweite transvenöse Elektrode in der Vena cava superior oder im Koronarvenensinus plazierbar.

Zur Erkennung der Arrhythmien wurden früher **Erkennungs- und Stimulationselektroden** epikardial eingeschraubt (bei epikardialen Flächenelektroden), neuerdings jedoch ausschließlich **endokardial im rechten Ventrikel** plaziert. Über 2 Elektroden oder ein Elektrodenpaar wird die Herzfrequenz kontinuierlich durch Vergleich der Abstände zwischen den bipolar abgeleiteten ventrikulären Elektrokardiogrammen überwacht. Bei der transvenösen ICD-Implantation erfolgt die Erkennung und ggf. Stimulation nicht über separate Elektroden, sondern über **Elektrodenringe an der Spitze der rechtsventrikulären Defibrillationselektrode**.

Bei den transvenösen Elektrodensystemen sind die Erkennungs- und Stimulationselektroden mit den Defibrillationselektroden kombiniert.

Endokardial/subkutane Elektrodenimplantation

Zur Senkung der Morbidität und Mortalität der Defibrillatorimplantation werden seit 1989 in zunehmendem Maße Elektrodensysteme verwandt, die einen direkten Zugang zum Herzen in aller Regel überflüssig machen. Hierbei werden abhängig vom Hersteller ein (oder zwei) kombinierte **Erkennungs- und Defibrillationselektroden** (*vgl.* **S** A-**50**) über die Vena cephalica oder Vena subclavia eingeführt und in der **rechtsventrikulären Spitze** und in der Vena cava superior plaziert. Ist mit dieser Elektrodenkonfiguration keine sichere Defibrillation erreichbar, ist bei den Zwei-Elektroden-Systemen die Defibrillationselektrode der Vena cava superior alternativ oder additiv im Koronarvenensinus plazierbar, was zwar geringere Defibrillationsschwellen ermöglicht, technisch jedoch schwierig ist. Langzeitergebnisse zur Stabilität der Koronarvenensinuslage existieren noch nicht. Alternativ ist die Implantation einer Elektrode subkutan an der linken Thoraxwand lateral der Herzspitze möglich. Bei Verwendung **biphasischer Defi-**

Endokardial/subkutane Elektrodenimplantation

Dabei werden 1 (oder 2) kombinierte **Erkennungs- und Defibrillationselektroden** in der **rechtsventrikulären Spitze** und in der oberen Hohlvene plaziert.

Zusätzlich kann eine Defibrillationselektrode im Koronarvenensinus oder einfacher subkutan an der links lateralen Thoraxwand plaziert werden.

Bei **biphasischen Defibrillationsschocks** ist bei **fast 100 %** ein **transvenöses** Elektrodensystem zu implantieren. Elektrodendislokationen können in 2–3 % zur operativen Revision zwingen.
Die subkutane Flächenelektrode ist relativ häufig die Ursache einer Komplikation und sollte daher vermieden werden.

brillationsschocks ist die **transvenös-subkutane Technik bei fast 100 %** und bei rein transvenöser Plazierung in über 97 % möglich. Im postoperativen Verlauf ist in ca. 2–3 % mit einer Dislokation der transvenösen Elektroden, die eine Revision erforderlich macht, zu rechnen. An der subkutanen Defibrillationselektrode kommt es in 10–15 % der Patienten zu Einblutungen oder Serombildungen, die zum Teil einer Revision bedürfen. Aus diesem Grunde sollte die rein transvenöse Elektrodenimplantation angestrebt werden.
Seit 1996 sind Zwei-Kammer-Elektrodensysteme verfügbar, die eine DDD-Erkennung und -Stimulation ermöglichen und insbesondere die Spezifität in der Erkennung bzw. Unterscheidung supraventrikulärer von ventrikulären Arrhythmien deutlich steigert.

13.7.3 Geräte- und Elektrodenwahl

Kardioversions-Defibrillationsgeräte verfügen über eine Vielzahl programmierbarer Parameter.

13.7.3 Geräte- und Elektrodenwahl

Die derzeitigen Generationen von Kardioversions-Defibrillationsgeräten verfügen über eine Vielzahl von programmierbaren Parametern zur optimalen, individuell erforderlichen Einstellung.

Diagnostik- und Therapiemodalitäten verfügbarer ICD

3 Gerätetypen finden Anwendung:
- ICD mit **ausschließlicher Kardioversion** oder **Defibrillation** für Patienten mit Kammerflimmern, das durch raschen Bewußtseinsverlust nur eine sofortige Defibrillation erlaubt, oder für eine prophylaktische Implantation bei Risikopatienten, die bisher keine anhaltende Arrhythmie erlebt haben. Diese Geräte sind deutlich billiger und **einfacher in der Nachsorge**.
- ICD mit zusätzlicher **antitachykarder Stimulation** zur schmerzlosen Beendigung monomorpher ventrikulärer Tachykardien. Die optimale Programmierung und Nachsorge erfordert **einigen personellen Aufwand und langjährige Erfahrung** mit antitachykarder Stimulation.
- ICD mit zwei Elektroden zur **DDD-Erkennung** und **-Stimulation**.

Verschiedene Therapiezonen:

- **Bradykardiezone:** VVI- oder DDD-Stimulation bei Bradykardien.
- **1–2 Tachykardiezonen:** Automatische Detektion und Therapie ventrikulärer Tachykardien nach vorher festgelegten Therapiesequenzen.
- **Kammerflimmerzone:** Oberhalb der Interventionsgrenze detektierte Arrhythmien werden primär defibrilliert.

Diagnostik- und Therapiemodalitäten verfügbarer ICD

Drei unterschiedliche Arten von Kardioversions-Defibrillationsgeräten stehen derzeit zur Verfügung:
- Geräte, die **ausschließlich** eine R-Zacken-getriggerte **Kardioversion** oder eine **Defibrillation** mit Hilfe eines Gleichstromschocks zur Beendigung von ventrikulären Arrhythmien durchführen können. Diese Geräte finden bei Patienten Anwendung, bei denen die Arrhythmien rasch zur Synkope oder Präsynkope führen. Daneben könnten sie in Zukunft zur prophylaktischen Implantation bei Patienten dienen, die vom plötzlichen Herztod bedroht sind. Diese Aggregate bieten den Vorteil, daß Programmierung und **Nachsorge einfach** und schnell durchführbar sind.
- Geräte, die neben der Kardioversion und Defibrillation die Möglichkeit zur schmerzlosen **antitachykarden Stimulation** zur Beendigung monomorpher ventrikulärer Tachykardien bieten. Die optimale, patientengerechte Programmierung dieser Aggregate erfordert jedoch erheblich **mehr zeitlichen und personellen Aufwand sowie langjährige Erfahrung** mit antitachykarder Stimulation bei Patienten mit ventrikulären Tachykardien.
- Geräte mit Vorhof- und Kammerelektrode zur Erkennung und Stimulation im Zweikammermodus (DDD-Modus) für Patienten mit AV-Überleitungsstörungen und insbesondere zur besseren Differenzierung von supraventrikulären von ventrikulären Arrhythmien.

Zur Therapie unterschiedlicher Rhythmusstörungen haben alle ICD verschiedene, durch programmierbare Zykluslängen festzulegende Therapiezonen:
- **Bradykardiezone:** Unterhalb der festzulegenden Interventionsgrenze setzt der Schrittmacher ein.
- **1–2 Tachykardiezonen:** Oberhalb der programmierten Interventionsgrenze(n) therapiert der ICD die Arrhythmie automatisch mit der vorher festgelegten Therapiesequenz (antitachykarde Stimulation – Kardioversion).
- **Kammerflimmerzone:** Oberhalb der Interventionsgrenze werden alle Arrhythmien primär mit Defibrillation therapiert.

Bei Akzeleration einer Arrhythmie von einer Zone in die nächste Zone therapiert der ICD entsprechend der höheren Therapiezone oder direkt mit Gleichstromschock.

Antitachykarde Stimulation

Die antitachykarde Stimulation dient zur schmerzlosen **Beendigung von monomorphen ventrikulären Tachykardien.**

Antitachykarde Stimulation

Die antitachykarde Stimulation bei ventrikulären Tachykardien beruht auf der Erkenntnis, daß ein **Großteil stabiler, monomorpher ventrikulärer Tachykardien** mit verschiedenen Stimulationsmodi **zu terminieren** ist. Da bei jeder antitachykarden Stimulation das Risiko einer Akzeleration der

Tachykardie in Kammerflimmern besteht, hat die antitachykarde Stimulation erst in der Kombination mit der Verfügbarkeit einer Defibrillation in kombinierten ICD an Bedeutung gewonnen. Aufgrund der relativ kurzen Erfahrung mit antitachykarder Stimulation bei diesen Patienten gibt es noch keine allgemeingültigen Indikationskriterien und Stimulationsmodi. Grundsätzlich umfaßt die antitachykarde Stimulation zwei Ansatzpunkte: **1. die Tachykardieunterbrechung** und **2. die Tachykardieprävention**. Da die Tachykardieprävention noch in der Anfangsphase der klinisch experimentellen Erprobung liegt, soll hier nur die Tachykardieunterbrechung erörtert werden. Unterschiedliche Stimulationsmodi finden in der antitachykarden Stimulation Anwendung:

- programmierte Einzel-, Doppel- oder Mehrfachimpulse mit
  - fester Tachykardieankopplung
  - von Zykluslängen abhängiger Ankopplung (adaptiv)
- längere Folgen von Impulsen mit fester oder adaptiver Ankopplung mit
  - fester Zykluslänge innerhalb einer Stimulationsfolge (Burst)
  - abnehmender Zykluslänge innerhalb einer Stimulationsfolge (Ramp)
  - zu- und abnehmender Zykluslänge innerhalb einer Stimulationsfolge (Concertina)
  - abnehmender Zykluslänge zwischen den Stimulationsfolgen
  - konstanter oder variabler Stimulationsimpulse zwischen den Stimulationsfolgen
  - verschiedene Kombinationen dieser Variablen.

Die meisten Hersteller bieten mehrere antitachykarde Stimulationsmodi mit einer Vielzahl von Programmierungsmöglichkeiten an. Adaptive Stimulationsfolgen mit einem **Tachykardiekopplungsintervall von 75–91 %** mit fester (**Burst**) oder abnehmender Zykluslänge (**Ramp**, ◘ A-**92**) mit oder ohne Zunahme der Anzahl der Stimulationsimpulse zwischen den Stimulationsfolgen haben die größte Erfolgsaussicht, ventrikuläre Tachykardien zu beenden. Übereinstimmend wird von den meisten Untersuchern eine **Effektivität der antitachykarden Stimulation** bei spontanen monomorphen ventrikulären Tachykardien in der Nachbeobachtung von **mehr als 90 %** bei einer Akzelerationsrate kleiner als 5 % angegeben.

Jede antitachykarde Stimulation birgt eine geringe Gefahr, eine stabile ventrikuläre Tachykardie in Kammerflimmern zu degenerieren; somit ist die Möglichkeit einer Defibrillation unerläßlich.

Zwei Ansatzpunkte weist die antitachykarde Stimulation auf:

- **die Tachykardieunterbrechung**
- **die Tachykardieprävention.**

Da die präventive Stimulation in der experimentellen Phase ist, kommt bisher nur die Tachykardieunterbrechung zur Anwendung.
Verschiedene adaptive und nichtadaptive Stimulationsmodi zur antitachykarden Stimulation ventrikulärer Tachykardien wurden entwickelt.

Trotz einer Vielzahl von Programmierungsmöglichkeiten haben sich adaptive Stimulationsfolgen mit **Tachykardiekopplungsintervallen zwischen 75 und 91 %** als am effektivsten herausgestellt und finden überwiegend Anwendung (◘ A-**92**).
Die **Erfolgsrate** der antitachykarden Stimulation liegt bei spontanen Tachykardien bei **über 90 %** mit einer Akzelerationsrate deutlich unter 5 %.

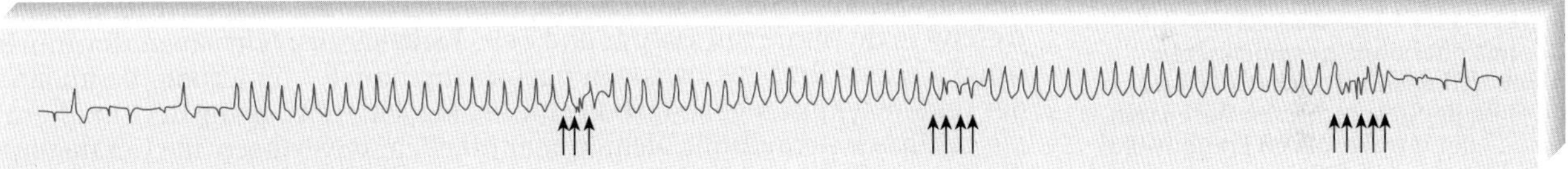

◘ A-**92:** Langzeit-EKG-Dokumentation einer spontanen ventrikulären Tachykardie und deren Terminierung mittels einer antitachykarden Stimulation (Ramp mit 3–5 Stimulationsimpulsen: (→). Dargestellt ist ein EKG-Kanal mit dem spontanen Auftreten einer ventrikulären Tachykardie, die nach der 3. Sequenz Ramp-Stimulation (mit jeweils einem zusätzlichen Stimulationsimpuls) eines ICD beendet und in den normalen Sinusrhythmus überführt wird.

Kardioversion

Zur Beendigung von ventrikulären Tachykardien bieten alle ICD die R-Zacken-getriggerte **Kardioversion** mit **programmierbarer Schockenergie**. Die Programmierung **niedriger Energien** unter 5 J zur Kardioversion geht mit einem erheblichen **Risiko der Akzeleration in Kammerflimmern** einher und sollte nur in Ausnahmefällen programmiert werden. Außerdem werden im Vergleich zu hochenergetischen Schocks erst Energien unter 1 J von den Patienten als weniger schmerzhaft empfunden. Nach eigenen Untersuchungen ist bei 15 % der Patienten sogar mit dem Risiko einer fehlenden Konversion eines durch Akzeleration erzeugten Kammerflimmerns trotz maximaler Energie des zweiten Schocks zu rechnen.

Kardioversion

Die R-Zacken-getriggerte Kardioversion dient zur Beendigung von ventrikulären Tachykardien.
Die Programmierung niedriger Energien zur Kardioversion sollte jedoch nicht eingesetzt werden, da ein **Akzelerationsrisiko** von ca. 15 % besteht, **Kammerflimmern zu induzieren.**

Defibrillation

Zur Beendigung von Kammerflimmern und Verhinderung des plötzlichen Herztodes können alle ICD bei fortbestehendem Kammerflimmern maximal 4–7 Defibrillationsschocks abgeben (A-**93**).

Defibrillation

Trotz aller heute verfügbaren therapeutischen Optionen sollte bei der Programmierung bedacht werden, daß der ICD im wesentlichen ein **Defibrillator zur Verhinderung des plötzlichen Herztodes** durch Kammerflimmern ist (A-**93**). Je nach Gerät geben die ICD in einer Folge bei fortbestehender Arrhythmie maximal 4–7 Defibrillationsschocks ab und warten danach ein festes Intervall ab, bevor eine erneute Therapiesequenz gestartet wird. Diese Therapieunterbrechung soll im Falle einer fehlerhaften Arrhythmiedetektion z. B. von Vorhofflimmern mit schneller Überleitung eine unentwegte Defibrillation verhindern.

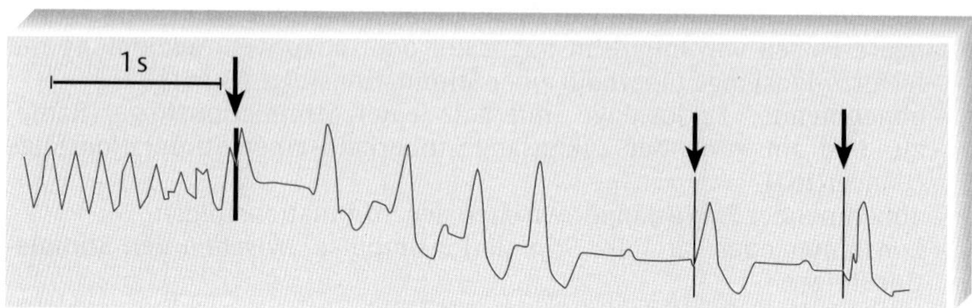

A-**93:** Dokumentation einer Terminierung von Kammerflimmern durch einen implantierbaren Kardioverter/Defibrillator (ICD) mittels eines Gleichstromschocks von 18 Joule. Nach Abgabe des ICD-Schocks (→) tritt für 4 Schläge ein akzelerierter ventrikulärer Rhythmus auf, dem ein passagerer AV-Block III° mit ventrikulärer Stimulation des integrierten Bradykardieschrittmachers folgt (→).

Ereignisspeicher

Alle ICD verfügen heute über umfangreiche Ereignisspeicher, die von der einfachen Aufzählung abgegebener Therapien bis zu genauen Ereignisdetails mit oder ohne **gespeichertes intrakardiales EKG** reichen (A-**93**). Mit Hilfe der gespeicherten Daten und speziell der intrakardialen Ereignis-EKG ist in den meisten Fällen eine Differenzierung der Arrhythmie und ggf. eine Anpassung der Programmierung möglich.

Ereignisspeicher

Alle heute verfügbaren ICD beinhalten Speichereinheiten zur Analyse der behandelten Arrhythmien. Diese Speicher reichen von einfacher Aufzählung der abgegebenen Schocks bis hin zu detaillierten Angaben über jede aufgetretene Arrhythmie mit Datum und Zeit, Tachykardiezykluslänge, Terminierungssequenz und Zykluslängen nach Arrhythmieterminierung. Da anhand der reinen Zykluslängenangaben eine exakte Differenzierung der zur Therapie geführten Arrhythmie nicht immer möglich ist, verfügen alle Geräte über die Möglichkeit der **intrakardialen EKG-Aufzeichnung** (A-**93**). Diese erfolgt über die Erkennungselektroden oder die Defibrillationselektroden. Anhand der umfangreichen Ereignisspeicher und ggf. der Elektrokardiogramme, die per Telemetrie ausgelesen werden können, ist in den meisten Fällen eine gute Differenzierung der spontanen Arrhythmien möglich.

Antibradykardieschrittmacher

Alle neueren ICD verfügen inzwischen über einen **integrierten Antibradykardieschrittmacher**, der »post shock« oder spontan auftretende kurzzeitige Bradykardien gut überbrücken kann (VVI-Modus).

Antibradykardieschrittmacher

Die Modelle aller Hersteller verfügen heute über die **Möglichkeit der antibradykarden Schrittmacherstimulation** bei Unterschreiten der programmierten Interventionsfrequenz. Verglichen mit heutigen Hochleistungsschrittmachern verfügen die ICD derzeit meistens »nur« über eine Ventrikelstimulation, die im Falle von spontanen oder nach Arrhythmiebeendigung auftretenden Bradykardien im inhibierten Stimulationsmodus (**VVI**) arbeiten. Einige Geräte bieten eine Hystereseprogrammierung, eine **DDD**-Funktion oder **Frequenzadaptation** an. Weil Defibrillatorpatienten in weniger als 10 % schrittmacherabhängig sind, reicht diese Programmierbarkeit in aller Regel aus. Da unmittelbar nach Defibrillationen höhere Stimulationsreizschwellen gemessen wurden, sind die meisten Geräte unabhängig von der sonstigen Schrittmachereinstellung für die **»Post-Schock«-Stimulation** auf maximale Stimulationsbreite und -amplitude programmierbar.

Die im »einfachen« ICD integrierte antibradykarde Stimulation ist für Patienten mit totalem AV-Block und Sinusrhythmus oder Patienten, die keinen belastungsabhängigen Frequenzanstieg haben, unzureichend. In diesen Fällen bedürfen die Patienten eines Zweikammer-ICD bzw. frequenzadaptiven ICD oder der zusätzlichen Implantation eines »modernen« Bradykardieschrittmachers. Zu beachten bei jeder nicht vom ICD durchgeführten Stimulation durch interne oder externe Herzschrittmacher ist, daß ausschließlich eine **bipolare** Stimulation durchgeführt wird. Bei unipolarer Stimulation kann es zu erheblichen Interaktionen zwischen Schrittmacher und ICD mit Aktivierung der Tachykardiebehandlung im ICD und inadäquaten Elektroschocks kommen. Dieses kann z. B. durch Doppeldetektion des Schrittmacherstimulus und des QRS-Komplexes geschehen.

Schrittmacherabhängige Patienten können von einem separaten Schrittmacher profitieren, nicht zuletzt, um die ICD-Batterie zu schonen.

Zu beachten ist bei jeder ICD-unabhängigen Stimulation, daß diese unbedingt **bipolar** erfolgen muß, da sonst Interaktionen zwischen Schrittmacher und ICD mit Over- bzw. Undersensing zu erwarten sind.

Ambulante Nachsorge

Die regelmäßigen Kontrollen der ICD-Patienten werden in aller Regel **in 2- bis 3monatigen Abständen** oder nach dem Auftreten einer **spontanen Arrhythmieepisode mit Schock** durchgeführt. Hierbei werden zuerst die Episodenspeicher ggf. inklusive gespeichertem Elektrokardiogramm telemetrisch ausgelesen. Bei den heutigen ICD ist hiermit in den meisten Fällen unter Berücksichtigung der klinischen Angaben eine Klassifizierung einer Arrhythmie möglich. Je nach Gerätehersteller ist in 3- bis 6monatigen Abständen eine automatische **Aufladung der Kondensatoren** zur Vermeidung elektrischer Umwandlungen und zur Bestimmung der Batteriekapazität anhand der Ladezeit notwendig. Die Bestimmung der **Sensing- und Stimulationsschwellen** bzw. -parameter gibt Auskünfte über die Integrität der Elektrodensysteme. In regelmäßigen Abständen oder **bei Verdacht auf Elektrodendislokation** und/oder -bruch etc. kann die Anfertigung einer **Röntgenaufnahme** in zwei Ebenen möglichst mit Abbildung des gesamten Elektrodenverlaufes in einem Bild ausschlaggebend sein.
Bei der primären Auswahl des zu implantierenden ICD sollte nicht vergessen werden, daß die Routinekontrolle sehr komplexer ICD mit großen Ereignisspeichern 30–60 Minuten beanspruchen kann. Bei zunehmender Implantationszahl wirft das erhebliche ökonomische und personelle Probleme auf. Daher sollte individuell das optimale Gerät bei vertretbarem Aufwand ausgewählt werden.

Ambulante Nachsorge

Zur frühzeitigen Erkennung von Batterieerschöpfung, Elektrodendislokationen, Elektrodenbruch oder anderer Komplikationen ist eine **regelmäßige ambulante** Kontrolle der Geräte alle 2–3 Monate notwendig.

14 Bradykarde Herzrhythmusstörungen

14 Bradykarde Herzrhythmusstörungen

A. Schuchert, K.-H. Kuck

Definition ▶

▶ ***Definition.*** Bradykarde Herzrhythmusstörungen beruhen auf einer verzögerten oder fehlenden Reizbildung bzw. Reizleitung des Reizleitungssystems.

14.1 Physiologische Grundlagen

Die Erregung des Myokards erfolgt über Sinusknoten, AV-Knoten, His-Bündel und Purkinje-Fasern (S A-**51**).
Veränderungen der elektrischen Spannung an der semipermeablen Zellmembran bewirken die Depolarisation des Reizleitungssystems und der Myokardzellen.
Das Auftreten eines Aktionspotentials folgt dem Alles-oder-nichts-Gesetz. Ein Aktionspotential besteht aus rascher Depolarisation, Plateauphase und Repolarisation.
Da die Geschwindigkeit, mit der das Schwellenpotential erreicht wird, vom Sinusknoten zu den Purkinje-Fasern abnimmt, bestimmt im Normalfall der Sinusknoten die Herzfrequenz.

14.1 Physiologische Grundlagen

Die Erregung des Myokards erfolgt über ein spezielles Reizleitungssystem, bestehend aus Sinusknoten, Atrioventrikularknoten (AV-Knoten), His-Bündel mit Tawara-Schenkeln und Purkinje-Fasern (S A-**51**). Veränderungen der elektrischen Spannung an der semipermeablen Zellmembran bewirken die Depolarisation des Reizleitungssystems und der Myokardzellen. In Ruhe beträgt die Spannung –80 bis –90 mV. Sobald das Ruhepotential einen Schwellenwert (ca. –60 mV) unterschreitet, folgt nach dem Alles-oder-nichts-Gesetz ein Aktionspotential. Nacheinander erhöhen sich die Zellpermeabilitäten für Natrium-, Kalzium- und Kaliumionen und führen zu rascher Depolarisation, Plateauphase und Repolarisation. Während der Plateauphase und Repolarisation ist die Zellmembran zunächst refraktär gegenüber einer erneuten Depolarisation.
Im Vergleich zu den Myokardzellen haben die Zellen des Reizleitungssystems größere Leitungsgeschwindigkeiten und die Fähigkeit zur Spontandepolarisation. Da die Geschwindigkeit, mit der das Schwellenpotential erreicht wird, vom Sinusknoten zu den Purkinje-Fasern abnimmt, bestimmt im Normalfall der Sinusknoten die Herzfrequenz.

S Synopsis **A-51: Schematische Darstellung des speziellen Reizleitungssystems**

Der Sinusknoten liegt in der Furche zwischen Vena cava superior und dem rechten Herzohr. Die Reizleitung verläuft vom Sinusknoten über das Vorhofmyokard zum AV-Knoten. Dieser befindet sich oberhalb des Septums in der Nähe der Trikuspidalklappe. Die Tawara-Schenkel verlaufen subendokardial des Septums und gehen distal in die Purkinje-Fasern über, die sich über das Ventrikelmyokard ausbreiten. Vor allem **Sinusknoten** und **AV-Knoten,** aber auch **Vorhof- und Kammermyokard, sind zur spontanen Depolarisation fähig.**

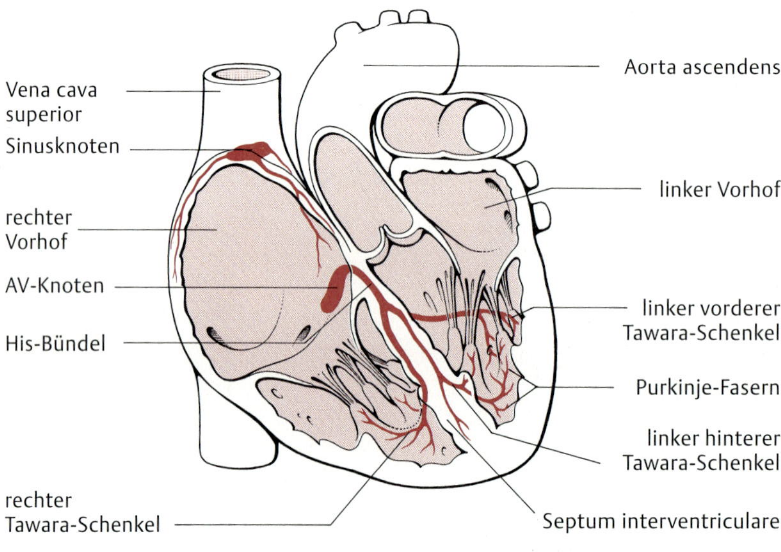

14.2 Grundlagen der Diagnostik

Anamnese. Typische Beschwerden sind Synkopen (= kurze Bewußtlosigkeit mit spontaner Wiederherstellung), Schwindel und Leistungsschwäche in Ruhe oder unter Belastung. Bradykarde Herzrhythmusstörungen können ein elektrokardiographischer Zufallsbefund bei beschwerdefreien Patienten sein. Bradykardien sind eine mögliche Medikamentennebenwirkung insbesondere bei Digitalis und Antiarrhythmika (Betarezeptorenblockern, Kalziumantagonisten vom Verapamiltyp).

14.2 Grundlagen der Diagnostik

Anamnese Typische Beschwerden der Bradykardie sind Synkopen, Schwindel und Leistungsschwäche. Die Patienten können auch asymptomatisch sein. Bradykardie ist eine mögliche Medikamentennebenwirkung (z. B. Digitalis, Betarezeptorenblocker).

> ***Merke.*** **Adams-Stokes-Attacke** ist der Sammelbegriff für Synkopen auf dem Boden eines Herzstillstandes mit spontaner Terminierung und Genesung des Patienten.

◀ **Merke**

Klinischer Fall

Ein 73jähriger Patient bemerkt seit mehreren Wochen öfter Schwindel für wenige Sekunden. Beim Einkaufen bricht er plötzlich im Kaufhaus für wenige Sekunden bewußtlos zusammen. Da es ihm rasch wieder besser geht, wird kein Notarzt gerufen. In den folgenden Tagen muß er nach einer Etage Treppensteigen wegen Luftnot anhalten. Er geht deshalb zu seinem Hausarzt. Körperliche Untersuchung: Puls 48 Schläge/min, RR 160/80 mmHg. Im Ruhe-EKG: AV-Block 3. Grades. Retrospektiv ist die Synkope im Kaufhaus als **Adams-Stokes-Attacke** aufzufassen.

Klinik. Der Untersuchungsbefund ist häufig bis auf die Bradykardie unauffällig. Gelegentlich ist der Blutdruck infolge des höheren Schlagvolumens bei Bradykardie erhöht. Der Puls kann bei intermittierenden Bradykardien normofrequent sein. Bradykarde Rhythmusstörungen (z. B. AV-Block 3. Grades) können auch die Ursache eines akuten Herz-Kreislauf-Stillstands sein. Bei der klinischen Untersuchung ist auf kardiovaskuläre Begleiterkrankungen (KHK, akuter Myokardinfarkt, Aorten- und Mitralvitien, Kardiomyopathie, arterieller Hypertonus) sowie auf internistische Erkrankungen zu achten, die mit Bradykardie einhergehen können (z. B. Hypothyreose, Infektionskrankheiten wie Typhus und Chagas-Krankheit, rheumatische Erkrankungen, Sarkoidose, Amyloidose).

- **Ruhe-EKG:** Die Diagnose bradykarder Herzrhythmusstörungen beruht vor allem auf der EKG-Analyse. Das Ruhe-EKG registriert den Herzrhythmus nur für wenige Minuten, so daß sich permanente Bradykardien nachweisen lassen. Neben den üblichen Bewertungskriterien sind besonders Vorhof- und Kammerfrequenz, Regelmäßigkeit der Vorhof- und Kammeraktionen, PQ-Zeit, Vorhof-/Kammersynchronisation und P-Wellen-/QRS-Morphologie zu beurteilen.

Klinik Der klinische Befund ist bis auf die Bradykardie meist unauffällig. Der Puls kann bei intermittierend auftretenden Bradykardien normofrequent sein. Bradykarde Rhythmusstörungen (z. B. AV-Block III°) können einen Herz-Kreislauf-Stillstand verursachen.
Auf kardiovaskuläre Begleiterkrankungen ist zu achten (KHK, Myokardinfarkt, Aorten- und Mitralvitien, Kardiomyopathie, arterieller Hypertonus). Auch eine Hypothyreose, Infektionskrankheiten, Sarkoidose und Amyloidose kommen in Betracht.

- **Ruhe-EKG:** Das Ruhe-EKG erfaßt vor allem **permanente Bradykardien.**

- **Langzeit-EKG: (24-Stunden-EKG, Holter-EKG).** Ziel der Langzeit-Registrierung ist, intermittierende Bradykardien zu erfassen. Hierzu zeichnet ein Bandgerät den Herzrhythmus mit 2–3 Ableitungen über 24 Stunden auf. Computerunterstützt werden die Bänder ausgewertet.

- **Langzeit-EKG:** Das Langzeit-EKG (24 Stunden) ist geeignet, um **intermittierende Bradykardien** zu erfassen

- **Elektrophysiologische Untersuchung:** Die elektrophysiologische Untersuchung ist ein invasives Verfahren, um den Ort der Leitungsstörung im Herzen genauer zu lokalisieren (Einzelheiten s. *Kap. Supraventrikuläre Tachykardien*).

- **Elektrophysiologische Untersuchung:** Durch Ableiten intrakardialer Signale und durch Stimulation des Myokards läßt sich die Störung im Reizleitungssystem feststellen.

14.3 Krankheitsbilder

S A-52

14.3 Krankheitsbilder

Eine Übersicht gibt S A-52.

Synopsis A-52: Einteilung der Reizbildungs- und Reizleitungsstörungen

Bradykardien, deren **Ursache der Sinusknoten und Vorhof** sind, werden als Sinusknotensyndrom zusammengefaßt. AV-Blockierungen sind Leitungsstörungen des AV-Knotens. Leitungsstörungen der Tawara-Schenkel führen zu Schenkelblöcken.

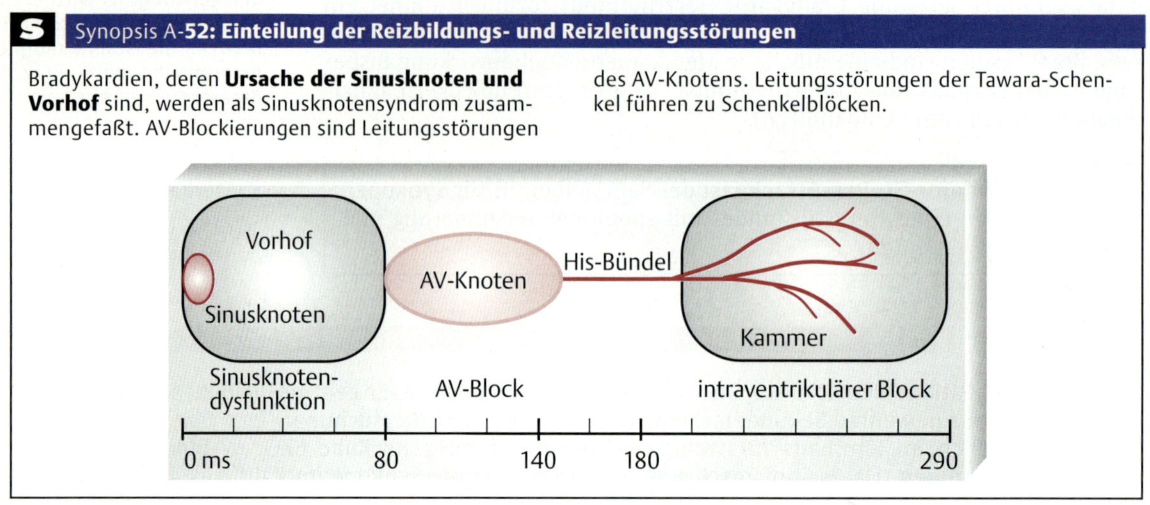

14.3.1 Sinusknotensyndrom

Synonyme: Syndrom des kranken Sinusknotens (SKS), sick sinus syndrome (SSS)

Definition ▶

14.3.1 Sinusknotensyndrom

Synonyme: Syndrom des kranken Sinusknotens (SKS), sick sinus syndrome (SSS)

▶ ***Definition.*** Der Begriff Sinusknotensyndrom ist ein Sammelbegriff für alle Störungen der Erregungsbildung und -leitung im Sinusknoten. Eine enger gefaßte Definition beinhaltet darüber hinaus, daß die Bradykardien auch zu klinischen Beschwerden wie Schwindel, Synkope o.ä. führen müssen.

Diagnostik
- **Sinusbradykardie:** Sinusknotenfrequenz < 60/min.

Sinuatriale Blockierungen sind Reizleitungsstörungen des Sinusknotens und Vorhofs.

Der **SA-Block 1. Grades** ist im Oberflächen-EKG nicht zu erkennen.
Beim **SA-Block 2. Grades Typ I (Wenckebach)** fällt nach zunehmender Leitungsverzögerung zwischen Sinusknoten und Vorhof (Verkürzen der P-P-Intervalle) schließlich die Überleitung einer Sinuserregung aus.
Beim **SA-Block 2. Grades Typ II (Mobitz-II-Block)** fällt eine Vorhofaktion ohne Änderung des PP-Intervalls aus (A-94).

Diagnostik
- **EKG:** Bei **Sinusbradykardie** ist die Sinusfrequenz unter 60 Schläge/min erniedrigt.

Sinuatriale Blockierungen sind Reizleitungsstörungen des Sinusknotens und Vorhofs. Den AV-Blockierungen entsprechend werden sie in 3 Grade unterteilt:
SA-Block 1. Grades: Im Oberflächen-EKG nicht zu erkennen.
SA-Block 2. Grades Typ I (**Wenckebach**): Progressive Leitungsverzögerung zwischen Sinusknoten und Vorhof bis zum Ausfall der Überleitung einer Sinuserregung. Bei typischer **Wenckebach-Periodizität verkürzen sich die PP-Intervalle,** bis eine Pause auftritt, die kürzer als das Zweifache des vorausgegangenen PP-Intervalls ist.
SA-Block 2. Grades Typ II (Mobitz-II-Block): Ausfall einer Vorhofaktion ohne Änderung des PP-Intervalls. **Die PP-Intervalle bleiben konstant** und betragen das Zwei- oder Mehrfache des PP-Intervalls bei Sinusrhythmus.

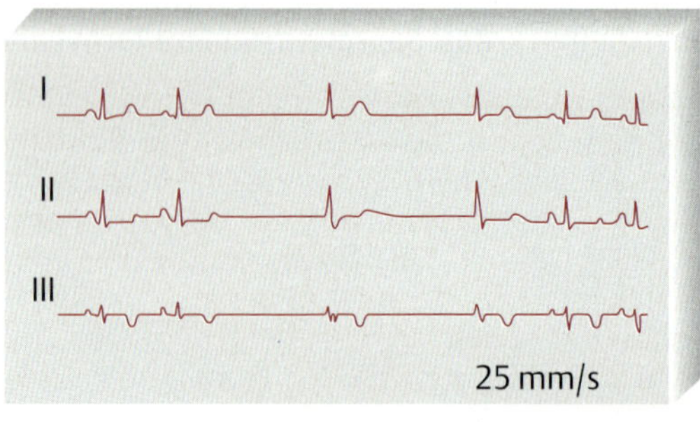

A-94: Sinuatrialer Block. EKG eines 80jährigen Patienten mit rezidivierendem Schwindel. Nach dem 2. Sinusschlag fehlt die weitere Sinusknotenerregung; es setzt ein ventrikuläres Ersatzzentrum ein. Wegen des schmalen QRS-Komplexes ist es in der Nähe des AV-Knotens lokalisiert.

SA-Block 3. Grades (totaler SA-Block) und Sinusknotenstillstand (Sinusarrest, A-94, A-95): Im EKG ist überhaupt **keine P-Welle nachweisbar.** Ein sekundäres oder tertiäres Automatiezentrum muß einsetzen und das Herz erregen (A-**95**).

Beim **SA-Block 3. Grades** und beim **Sinusknotenstillstand** fehlen im EKG die Vorhoferregungen. Sekundäre und tertiäre Automatiezentren depolarisieren das Herz (A-**95**).

A-**95: Sinusknotenstillstand.** Langzeit-EKG-Registrierung eines 50jährigen Patienten mit Synkopen. Nach dem 2. Komplex fallen P-Wellen und QRS-Komplexe aus. Die nach 4,9 Sekunden wieder einsetzende Vorhoferregung hat keine Beziehung zu den vorausgegangenen PP-Intervallen.

Brady-Tachykardie-Syndrom: Wechsel zwischen tachykarden (> 100 Schläge/min) und bradykarden (< 60 Schläge/min) Vorhofrhythmen; insbesondere folgt der spontanen Terminierung paroxysmal auftretender tachykarder Vorhofarrhythmien eine Sinuspause über 3 Sekunden oder Sinusbradykardie (A-**96**).

Brady-Tachykardie-Syndrom: Der spontanen Terminierung paroxysmal auftretender Vorhoftachykardien folgt eine Sinuspause > 3 s oder eine Sinusbradykardie (A-**96**).

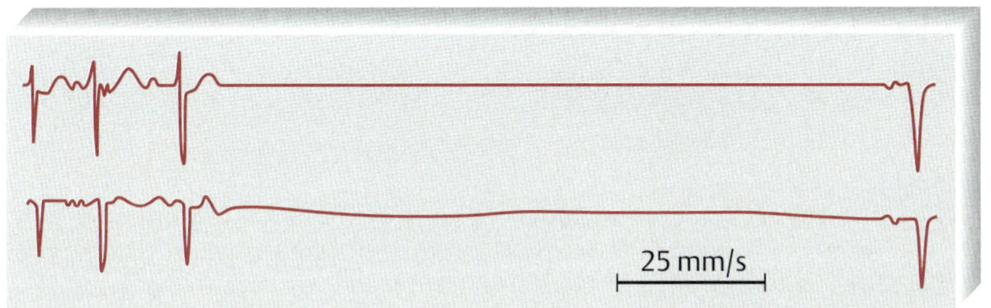

A-**96: Brady-Tachykardie-Syndrom.** Langzeit-EKG-Registrierung eines 79jährigen Patienten, der gestürzt ist. Die linke Seite des EKGs zeigt eine schnelle unregelmäßige Kammerfrequenz bei Vorhofflimmern. Das Vorhofflimmern endet spontan. Es folgt eine Pause von 4,8 Sekunden, bis die erste Sinusaktion einsetzt.

Bei Patienten mit Sinusknotensyndrom kann im **Belastungs-EKG** die maximale Herzfrequenz unzureichend ansteigen (< 80% der altersentsprechenden Herzfrequenz oder < 90 Schläge/min) (= chronotrope Insuffizienz). Ebenso kann die i.v. Gabe von Atropin die Frequenz ungenügend anheben (Herzfrequenzanstieg < 25% oder < 25 Schläge/min).

Chronotrope Inkompetenz: im **Belastungs-EKG** Anstieg der maximalen Herzfrequenz < 90/min und ungenügende Frequenzanhebung nach i.v. Gabe von Atropin.

- **Elektrophysiologische Diagnostik:** Transvenös eingeführte Elektrodenkatheter werden im rechten Vorhof plaziert und das Herz mit einer Stimulationsfrequenz stimuliert, die über der Sinusknotenfrequenz liegt. Die höhere Stimulationsfrequenz unterdrückt die Aktivität des Sinusknotens. Nach Beendigung der künstlichen Stimulation stellt sich die Sinusknotentätigkeit wieder ein. Ist die Pause zwischen dem letzten künstlichen Vorhofimpuls und der ersten Sinusknotenaktion länger als 1500 ms, kann dies ein Hinweis für eine gestörte Sinusknotenfunktion sein.

- **Elektrophysiologische Diagnostik**
Durch die elektrophysiologische Untersuchung läßt sich die Zeit zwischen letztem atrialem Stimulationsimpuls und erster Sinusaktion erfassen. Eine Sinusknotenerholungszeit > 1500 ms kann Hinweis auf ein Sinusknotensyndrom sein.

Ätiologie. Das Sinusknotensyndrom ist überwiegend eine Erkrankung älterer Patienten. Bei diesen Patienten finden sich häufig weitere kardiale Erkrankungen wie eine koronare Herzkrankheit, hypertensive Herzerkrankung oder eine Kardiomyopathie. Diese Erkrankungen treten gehäuft zusammen mit dem Sinusknotensyndrom auf. Histopathologische Untersuchungen zeigen oft nur fibröse, degenerative Veränderungen des Sinusknotens und des Vorhofs, nicht aber arteriosklerotische Veränderungen der Sinusknotenarterie. Sinuatriale Störungen können Folge vasovagaler Reak-

Ätiologie Das Sinusknotensyndrom ist überwiegend eine Erkrankung älterer Patienten mit vorbestehender Herzerkrankung wie KHK, hypertensive Herzerkrankung, Kardiomyopathie. Sinuatriale Störungen können Folge einer vasovagalen Reaktion, einer Medikamentennebenwirkung (Digitalis, Betablocker) oder Folge eines akuten Myokardinfarktes sein. Asymptomatische Sinusbradykardien und SA-Blockierungen finden sich auch bei Herzgesunden.

tionen, Digitalis- oder Antiarrhythmikaüberdosierungen (insbesondere Betablocker) oder ischämiebedingt beim akuten Myokardinfarkt sein. Asymptomatische Sinusbradykardien und SA-Blockierungen finden sich auch bei Herzgesunden, insbesondere Jugendlichen und Sportlern.

14.3.2 Atrioventrikuläre (AV-)Blockierungen

Definition ▶

Definition. Atrioventrikuläre Blockierungen sind Leitungsstörungen des AV-Knotens. Nach EKG-Befund werden sie in 3 Grade eingeteilt.

Diagnostik
- **EKG:**

Beim **AV-Block 1. Grades** ist die PQ-Zeit über 0,2 Sekunden verlängert.

Beim **AV-Block 2. Grades Typ I** (Typ Wenckebach) verlängert sich mit jeder Herzaktion die PQ-Zeit, bis eine AV-Überleitung ausfällt (A-**97**).

Diagnostik
- **EKG:**

AV-Block 1. Grades: Jeder P-Welle folgt ein QRS-Komplex; die PQ-Zeit ist länger als 0,2 Sekunden.

AV-Block 2. Grades Typ I: Die **PQ-Zeit verlängert sich mit jeder Herzaktion** bis zu einem Maximalwert, nachdem die AV-Überleitung ausfällt. Der folgende, wieder übergeleitete erste Schlag hat die kürzeste PQ-Zeit. Bei typischer **Wenckebach-Periodik** ist die relative Zunahme der Überleitungszeit beim zweiten übergeleiteten Schlag am größten (A-**97**).

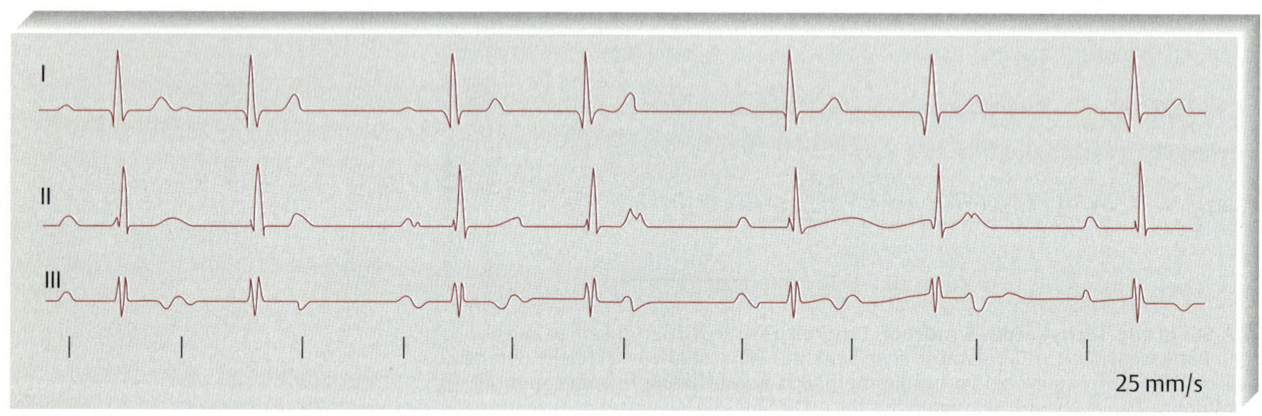

A-**97: AV-Block 2. Grades Typ I.** Regelmäßige PP-Intervalle (I). Nach der 1. P-Welle ist die PQ-Zeit am kürzesten. Sie nimmt bei den folgenden Aktionen kontinuierlich zu, bis die Überleitung nach der 3. P-Welle ausfällt. Die folgende Aktion hat wieder die gleiche kurze PQ-Zeit wie die erste. Die 3. P-Welle wird von der T-Welle überdeckt und ist schwer zu erkennen. Die Periodik wiederholt sich von der 4. bis zur 6. und von der 7. bis 9. P-Welle.

Beim **AV-Block 2. Grades Typ II** liegt eine intermittierende Blockierung der AV-Überleitung vor, die PQ-Zeit verlängert sich dabei nicht (A-**98**).

AV-Block 2. Grades Typ II (Mobitz II): Die Blockierung einer oder selten auch mehrerer P-Wellen folgt **ohne Verlängerung der PQ-Zeit**. Eine Verhältniszahl (Zahl der P-Wellen : Zahl der übergeleiteten QRS-Komplexe) gibt den Blockierungsgrad an (z. B. 3:2-Blockierung heißt, von 3 P-Wellen werden 2 Aktionen auf die Kammer übergeleitet) (A-**98**).

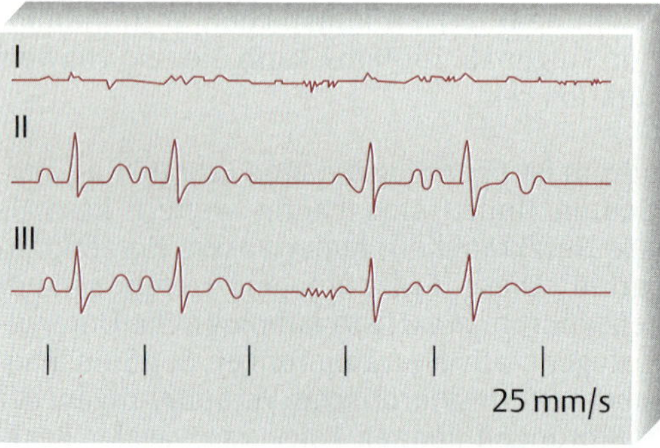

A-**98: AV-Block 2. Grades Typ II mit 3 : 2-Überleitung.** Ruhe-EKG einer 76jährigen Patientin mit Synkope. Regelmäßige PP-Intervalle. Der 1. und 2. P-Welle folgt ein QRS-Komplex mit einer PQ-Zeit von 0,2 ms. Ohne Verlängerung der PQ-Zeit fehlt der QRS-Komplex nach der 3. P-Welle. Es werden von 3 P-Wellen 2 übergeleitet, somit liegt eine 3 : 2-Überleitung vor.

AV-Block 3. Grades (totaler AV-Block): Die Überleitung vom Vorhof auf die Kammer ist **komplett** unterbrochen. Es besteht eine Asystolie, bis ein ventrikuläres Ersatzzentrum das Herz depolarisiert. Vorhof und Kammerrhythmus schlagen nun unabhängig voneinander (**AV-Dissoziation**). Liegt das Ersatzzentrum im Bereich des His-Bündels, beträgt die Herzfrequenz ca. 50–60 Schläge/min, und die Erregung läuft über schnellleitende Purkinje-Fasern; der QRS-Komplex im EKG bleibt schmal (< 0,12 s) (A-**99**). Bei Einspringen eines Automatiezentrums unterhalb des His-Bündels ist die Herzfrequenz meist niedriger (ca. 40 Schläge/min), und die Erregung breitet sich über die Myokardzellen aus; der QRS-Komplex ist wie bei intraventrikulären Leitungsstörungen verbreitert (A-**100**).

AV-Block 3. Grades bedeutet eine totale Blockierung der AV-Überleitung. Es besteht eine Asystolie, bis ein ventrikuläres Ersatzzentrum das Herz erregt. Vorhof und Kammer schlagen unabhängig voneinander (= AV-Dissoziation).
Liegt das Ersatzzentrum im His-Bündel-Bereich, ist die Frequenz ca. 50–60 Schläge/min. Der QRS-Komplex ist kleiner als 0,12 s (A-**99**).
Bei einem Automatiezentrum unterhalb des His-Bündels ist die Frequenz ca. 40 Schläge/min (A-**100**).

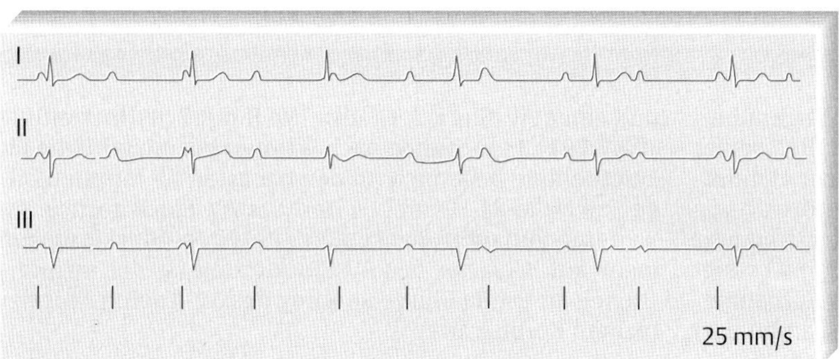

A-**99: AV-Block 3. Grades.** Ruhe-EKG eines 55jährigen Patienten, der seit 2 Monaten über Leistungsschwäche vor allem bei Belastung klagt. Regelmäßige PP-Intervalle. Regelmäßige RR-Intervalle mit einem schmalen QRS-Komplex. Vorhof und Kammer schlagen unabhängig voneinander (= AV-Dissoziation). Dies ist typisch für den AV-Block 3. Grades, bei dem die Leitung über den AV-Knoten völlig unterbrochen ist.

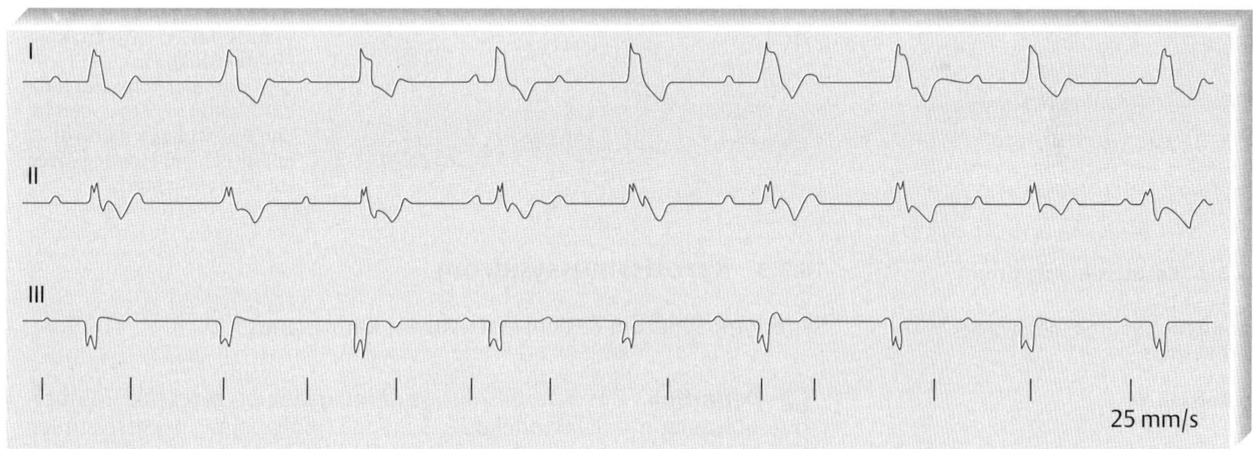

A-**100: AV-Block 3. Grades.** Ruhe-EKG einer 87jährigen Patientin mit bekannter Aortenstenose. Das EKG wurde zur Abklärung neu aufgetretenen Schwindels geschrieben und zeigt einen AV-Block 3. Grades. Der ventrikuläre Ersatzrhythmus hat hierbei eine Frequenz von 49/min und einen breiten QRS-Komplex.

- **Elektrophysiologische Diagnostik:** Intravenöse Elektrodenkatheter leiten das atriale Signal, das His-Bündel-Signal und das Ventrikelsignal ab. Veränderungen der Signalfolge zeigen an, ob die Leitungsstörung ober- oder unterhalb des His-Bündels lokalisiert ist. Leitungsstörungen oberhalb des His-Bündels verlängern die Atrium-His-(AH-)Zeit, Störungen unterhalb des His-Bündels die His-Ventrikel-(HV-)Zeit. AV-Blockierungen 1. Grades sowie 2. Grades Typ I sind meistens Störungen im AH-Segment. AV-Blockierungen 2. Grades Typ II und 3. Grades gehen üblicherweise mit Verlängerungen der HV-Zeit (>70 ms) einher.

- **Elektrophysiologische Diagnostik:** Die Leitungsstörung wird hierdurch lokalisiert. Leitungsstörungen **oberhalb des His-Bündels** verlängern die **AH-Zeit** – meist AV-Blockierungen 1. und 2. Grades Typ I. Leitungsstörungen **unterhalb des His-Bündels** verlängern die **HV-Zeit** – meist AV-Blockierungen 2. Grades Typ II und 3. Grades.

Ätiologie Meist besteht eine Fibrose des AV-Knotens bzw. Reizleitungssystems. Trotz häufiger KHK finden sich ischämisch bedingte AV-Blockierungen praktisch nur beim akuten Myokardinfarkt. Seltenere Ursachen: Elektrolytverschiebungen, Aortenstenosen, Kardiomyopathie, angeborener AV-Block, AV-Block nach herzchirurgischen Eingriffen sowie nach Katheterablation des His-Bündels.

Merke ▶

Ätiologie. Meist liegt der AV-Knotenblockierung eine Fibrose des AV-Knotens bzw. Reizleitungssystems zugrunde. Obgleich die Hälfte der Patienten eine KHK haben, finden sich ischämisch bedingte AV-Blockierungen praktisch nur beim akuten Myokardinfarkt. Seltenere Ursachen sind Elektrolytverschiebungen (z.B. Hyperkaliämie), Aortenstenosen, Kardiomyopathien, der angeborene AV-Block und AV-Blockierungen nach herzchirurgischen Eingriffen sowie nach Katheterablation des His-Bündels.

▶ ***Merke.*** AV-Blockierungen 1. Grades und 2. Grades Typ I werden auch bei Jugendlichen und Sportlern beobachtet. Höhergradige AV-Blockierungen sind Erkrankungen des älteren Menschen.

Klinischer Fall

Ein 62jähriger Patient ruft 30 Minuten nach Beginn heftigster thorakaler Schmerzen den Notarzt. Bei seiner Ankunft ist der Patient kaltschweißig mit einer Herzfrequenz von 40 Schläge/min und einem Blutdruck von 100/70 mmHg. Atropin i.v. (1 mg) hebt die Herzfrequenz nicht an. Erst nach Orciprenalin-Gabe (0,5 mg i.v.) steigt die Herzfrequenz auf 50–60 Schläge/min. Das Aufnahme-EKG in der Klinik zeigt einen akuten Hinterwandinfarkt und einen AV-Block 2. Grades Typ II mit 2 : 1-Überleitung (◙ A-**101**). Eine Stunde nach Schmerzbeginn wird die i.v. Lysetherapie begonnen. In den nächsten 45 Minuten bilden sich die ST-Hebungen und der AV-Block zurück. Im weiteren Verlauf treten keine weiteren AV-Blockierungen mehr auf. Ursache der AV-Blockierung ist die unzureichende arterielle Blutversorgung des AV-Knotens aus der rechten Koronararterie.

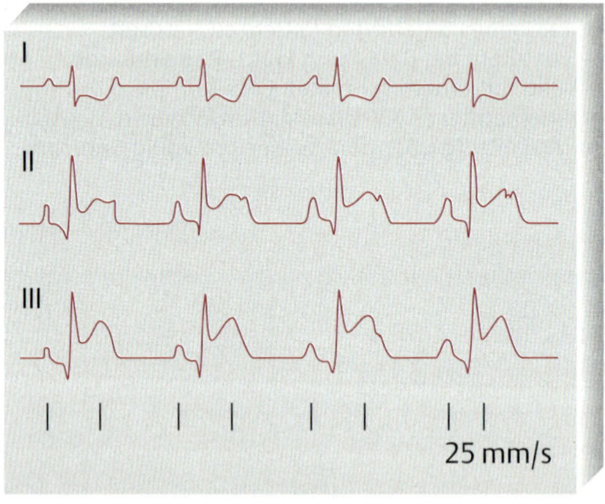

◙ A-**101: AV-Block 2. Grades Typ II mit 2 : 1-Überleitung bei akutem Hinterwandinfarkt.** Regelmäßige PP-Intervalle. Ein QRS-Komplex folgt nur jeder 2. P-Welle. ST-Hebungen in den Ableitungen II und III entsprechend einem akuten Hinterwandinfarkt.

14.3.3 Karotissinussyndrom

Synonym: Syndrom des hypersensitiven Karotissinus

Definition ▶

14.3.3 Karotissinussyndrom

Synonym: Syndrom des hypersensitiven Karotissinus

▶ ***Definition.*** Das Karotissinussyndrom bedeutet zerebrale Minderdurchblutung mit Schwindel oder Synkope infolge eines hyperreagiblen Karotissinusreflexes mit Bradykardie (kardioinhibitorischer Typ), mit Blutdruckabfall (vasodepressorischer Typ) oder beidem.

Diagnostik

- **EKG:** Eine Karotissinusmassage ist pathologisch, wenn nach einseitiger Massage des Karotissinus über 5 Sekunden Pausen > 3 Sekunden auftreten (◙ A-**102**).

Ätiologie Meist arteriosklerotische Veränderungen der Karotissinusgefäßwand.

Diagnostik

- **EKG:** Nach einseitiger Karotissinusmassage über 5 Sekunden oder Kopfwendemanöver treten infolge eines Sinusknotenstillstands, sinuatrialen Blockierungen oder höhergradigen AV-Blockierungen Pausen von über 3 Sekunden auf (◙ A-**102**).

Ätiologie. Kausalfaktoren des Karotissinussyndroms sind in erster Linie arteriosklerotische Veränderungen der Gefäßwand des Karotissinus, die zu einer Sensibilitätszunahme der Barorezeptoren führen. Betroffen sind vor allem ältere Patienten.

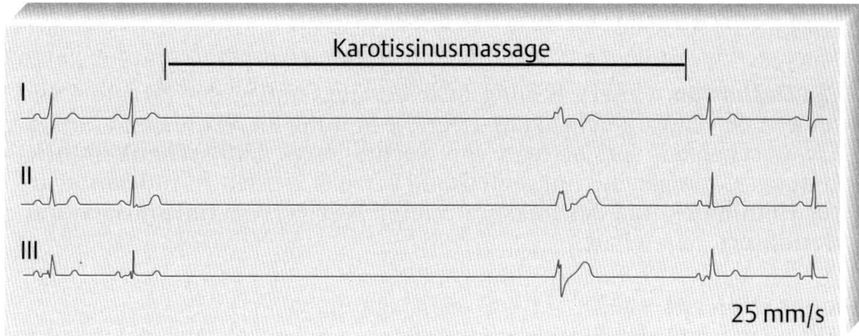

A-**102: Karotissinussyndrom.** EKG-Registrierung bei Karotissinusmassage eines 59jährigen Patienten mit Schwindel beim Kopfwenden. Die Massage des rechten Karotissinus über 5 Sekunden bewirkt einen Sinusknotenstillstand über 5,2 Sekunden. Zunächst setzt ein ventrikuläres Erregungszentrum, dann wieder der Sinusknoten ein.

14.3.4 Bradyarrhythmie bei Vorhofflimmern

Synonym: absolute Bradyarrhythmie

Definition. Permanentes Vorhofflimmern mit Kammerfrequenzen < 60 Schläge/min. Bei vielen Patienten bleibt die Herzfrequenz auch bei maximaler Belastung < 90 Schläge/min.

Diagnostik

- **EKG:** Vorhofflimmern mit absolut arrhythmischen RR-Intervallen und einer mittleren Herzfrequenz < 60 Schläge/min (A-**103**).

Merke. Bei Vorhofflimmern mit AV-Block 3. Grades sind die RR-Intervalle regelmäßig.

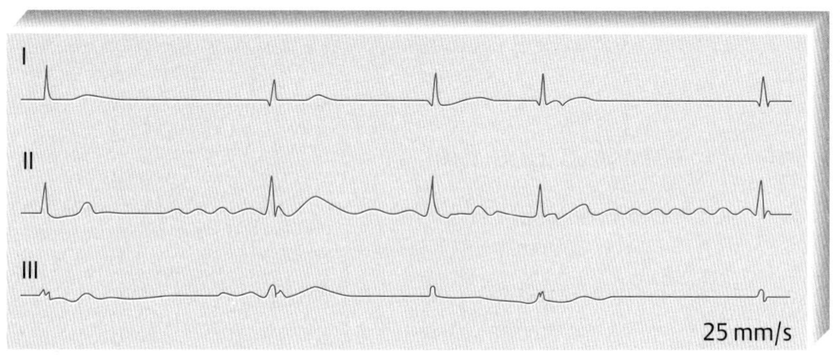

A-**103: Bradyarrhythmia absoluta bei Vorhofflimmern.** Ruhe-EKG eines 73jährigen Patienten mit schwerer Herzinsuffizienz. Das EKG zeigt Vorhofflimmerwellen und eine irreguläre Überleitung auf die Kammern. Die Kammerfrequenz ist langsamer als 60 Schläge/min.

Ätiologie. Mehr noch als bei den anderen Erkrankungen ist die Bradyarrhythmie mit fortgeschrittener Kardiomyopathie, Vitien oder KHK assoziiert, welche die Prognose der Patienten bestimmen.

14.3.4 Bradyarrhythmie bei Vorhofflimmern

Synonym: absolute Bradyarrhythmie

◀ **Definition**

Diagnostik

- **EKG:** Vorhofflimmern mit Kammerfrequenzen < 60 Schläge/min (A-**103**).

◀ **Merke**

Ätiologie Die Bradyarrhythmie ist häufig mit fortgeschrittenen Kardiomyopathien, Vitien oder KHK assoziiert.

14.3.5 Intraventrikuläre Blockierungen

Definition ▶

14.3.5 Intraventrikuläre Blockierungen

Definition. Unterbrechung oder Verlangsamung der Erregungsleitung in den Tawara-Schenkeln. Liegt die Störung im rechten bzw. linken Tawaraschenkel, spricht man von **Rechts- bzw. Linksschenkelblock.** Leitungsstörungen des linksanterioren Faszikel werden als **linksanteriorer Hemiblock** und des linksposterioren Faszikels als **linksposteriorer Hemiblock** bezeichnet.

Diagnostik

- **EKG:** Wegen Blockierung im Tawara-Schenkel wird das Myokard über Myokardzellen anstatt über das Reizleitungssystem erregt. Dies führt zur verzögerten Erregungsausbreitung. Folge ist ein verbreiterter QRS-Komplex. Bei einer QRS-Breite > 0,12 s liegt ein kompletter Schenkelblock vor.

Der **Rechtsschenkelblock** zeigt in der Brustwandableitung V_1 einen breiten QRS-Komplex mit M-Form (A-**104**).

Diagnostik

- **EKG:** Aufgrund der Blockierung im Tawara-Schenkel muß das Myokard anstelle des speziellen Reizleitungssystems über die Myokardzellen erregt werden. Da die Myokardzellen im Vergleich zum spezifischen Reizleitungssystem langsamer leiten, verzögert sich die Erregungsausbreitung; dadurch ist der QRS-Komplex verbreitert. Bei einer QRS-Breite > 0,12 s liegt ein kompletter Schenkelblock vor.

Rechtsschenkelblock: bedeutet eine verspätete Depolarisation der rechten Herzkammer. Das EKG hat in V_1 einen breiten, gesplitterten QRS-Komplex mit M-Form und einer Verspätung der größten Negativitätsbewegung > 0,05 s (A-**104**).

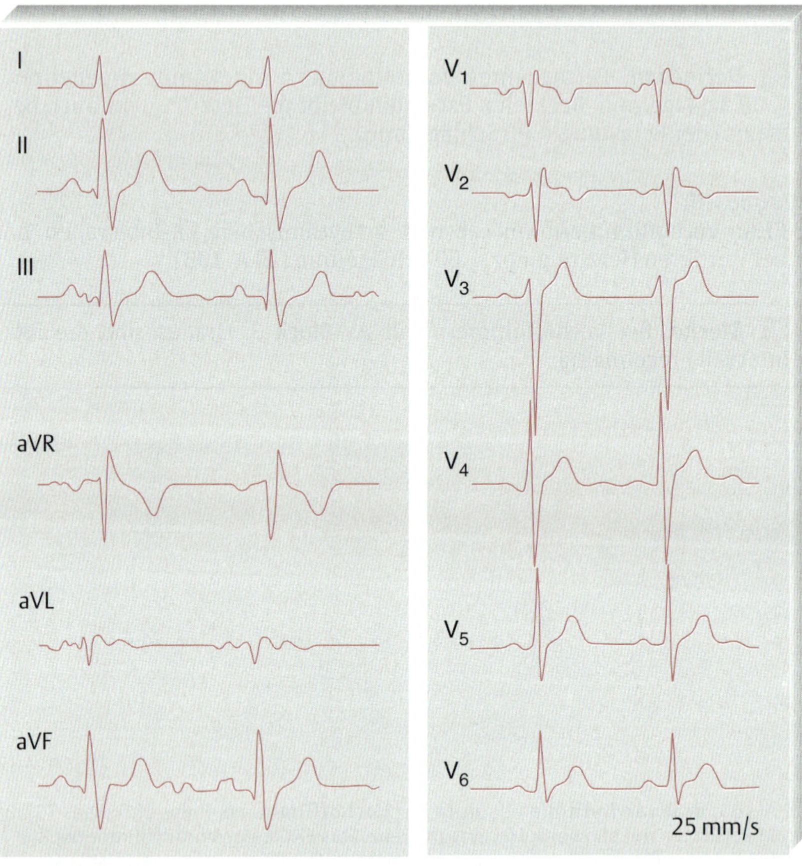

A-**104: Rechtsschenkelblock.** Ruhe-EKG eines 46jährigen Patienten mit chronischer Bronchitis. Wegen der Blockierung des rechten Tawara-Schenkels ist die Erregung der rechten Kammer verzögert. Im EKG ist der QRS-Komplex in V_1 M-förmig verbreitert (> 0,12 s) und die größte Negativitätsbewegung in V_1 mit > 0,05 s verspätet. Ein tiefes S zeigen die Ableitungen I und V_6. ST-Streckensenkung und T-Negativierungen in den Ableitungen V_{1-3} können negativ sein.

Bei **Linksschenkelblock** sind die QRS-Komplexe in I, aVL, V_{5-6} positiv und verbreitert (A-**105**).

Bei **Linksschenkelblock** sind die QRS-Komplexe der zur linken Kammer gerichteten Ableitungen I, aVL, V_{5-6} positiv und entsprechend in den Ableitungen III, aVF, V_{1-3} negativ. Die QRS-Komplexe in V_{5-6} haben meist eine

gesplitterte M-Form und die größte Negativitätsbewegung nach 0,06 s. Die ST-Zeit und T-Welle sind den Hauptschwankungen gewöhnlich entgegengesetzt (A-**105**).
Der **linksanteriore Hemiblock** führt zu einem überdrehten Linkstyp, der **linksposteriore Hemiblock** zu einem (überdrehten) Rechtstyp.

Der **linksanteriore Hemiblock** führt zu einem überdrehten Linkstyp, der **linksposteriore Hemiblock** zu einem (überdrehten) Rechtstyp.

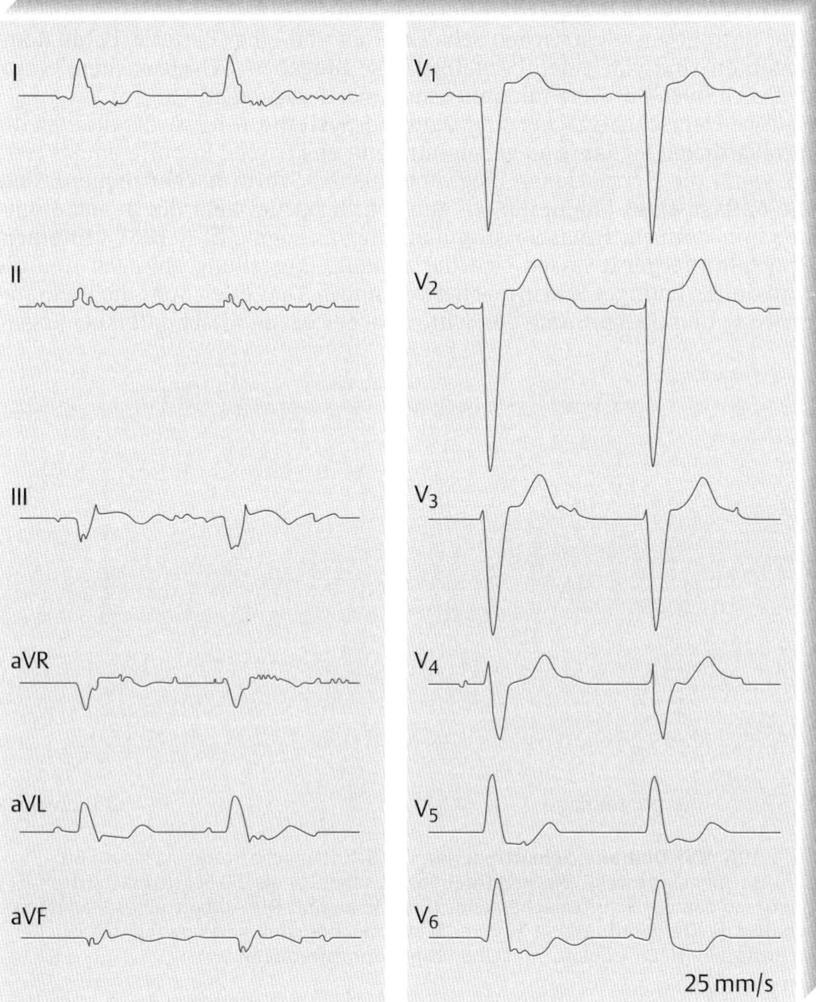

A-**105: Linksschenkelblock.** Beim Linksschenkelblock ist die Erregung des linken Ventrikels verzögert. Der QRS-Komplex ist vor allem in den Ableitungen I, aVL und V_{5-6} über 0,12 s plump verbreitert. In den Ableitungen V_{1-3} ist R meist klein und S meist ungewöhnlich tief und verbreitert. Der Beginn der größten Negativitätsbewegung ist mit $>$ 0,06 s in den Ableitungen V_{5-6} verspätet. Die ST-Strecke und die T-Welle sind den Hauptschwankungen entgegengesetzt.

Ätiologie. Ein kompletter Rechtsschenkelblock findet sich ebenfalls bei Herzgesunden, kann aber auch Zeichen einer Rechtsherzbelastung sein.
Der linksanteriore Hemiblock ist ein häufiger Befund bei älteren Patienten; ein linksposteriorer Hemiblock ist selten.

Ätiologie Der Rechtsschenkelblock findet sich bei Herzgesunden, kann aber auch Zeichen einer Rechtsherzbelastung sein.
Der linksanteriore Hemiblock ist ein häufiger Befund bei älteren Patienten.

> ***Merke.*** Ein kompletter Linksschenkelblock weist häufig auf schwerwiegende kardiovaskuläre Erkrankungen wie KHK, Aortenvitium oder Kardiomyopathie hin.

◀ **Merke**

14.4 Therapie bradykarder Herzrhythmusstörungen

14.4.1 Herzschrittmacher

Die Implantation eines Herzschrittmachers ist die zur Zeit effektivste Behandlungsform bradykarder Herzrhythmusstörungen.

Demand-Schrittmacher detektieren die intrakardialen Signale und geben nur dann Impulse ab, wenn die Herzfrequenz die Schrittmacherfrequenz unterschreitet (A-**106**).

Mit Hilfe eines **Programmiergerätes** lassen sich Schrittmacherfunktionen nichtinvasiv verändern.

14.4 Therapie bradykarder Herzrhythmusstörungen

14.4.1 Herzschrittmacher

Die Implantation eines Herzschrittmachers ist die zur Zeit effektivste Behandlungsform bradykarder Herzrhythmusstörungen. Ein Herzschrittmacher besteht aus elektrischen Schaltkreisen und einer Batterie, beide Komponenten sind von einem Metallgehäuse umgeben. Schrittmacherelektroden verbinden das Herz mit dem Schrittmacheraggregat.
Heutige Herzschrittmacher sind **Demand-Systeme**, d. h., sie detektieren die intrakardialen Signale und geben nur dann elektrische Impulse an das Herz ab, wenn die Herzaktionen langsamer als die Schrittmacherfrequenz sind. Die Auflage eines **Magneten** auf den Schrittmacher hebt die Demandfunktion auf; der Schrittmacher stimuliert starrfrequent (A-**106**). Mit einem **Programmiergerät** lassen sich die aktuelle Einstellung abfragen und die Funktionen heutiger Schrittmacher verändern. Dies erleichtert die Programmierung und Überprüfung der Schrittmacher bei den Nachuntersuchungen.

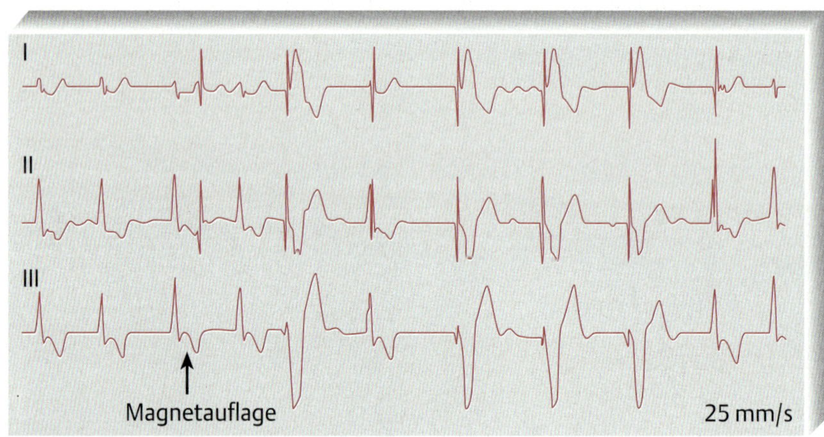

A-**106: VVI-Demand-Schrittmacher.** Die Schrittmacherfrequenz ist auf 60 Schläge/min eingestellt. Die Herzfrequenz ist schneller als die Schrittmacherfrequenz, so daß der Schrittmacher keine Impulse abgibt. Die Auflage eines Magneten schaltet die Demandfunktion aus; der Schrittmacher stimuliert unabhängig von der intrinsischen Herzfrequenz mit seiner Stimulationsfrequenz.

Die Schrittmacher werden rechts- oder linkspektoral subfaszial implantiert. Die Elektrode verläuft über die V. cephalica oder V. subclavia zum rechten Herzen.

Schrittmacher werden üblicherweise rechts- oder linkspektoral in eine Tasche zwischen Muskelfaszie und M. pectoralis (= subfaszial) implantiert; die Schrittmachersonde verläuft über die V. cephalica bzw. V. subclavia zum rechten Herzen.

Schrittmachercode

Buchstabencode zur Beschreibung der Arbeitsweise eines Schrittmachers (A-**53**).
1. Position: Ort der Stimulation
2. Position: Ort der Detektion
3. Position: Schrittmacherantwort auf ein detektiertes Signal
4. Position: programmierbare Parameter
5. Position: antitachykarde Funktionen.
Die Angabe der 4. und 5. Position ist fakultativ.

Schrittmachercode

Ein **Buchstabencode**, der früher 3, jetzt 5 Positionen umfaßt, beschreibt die möglichen Arbeitsweisen (= Modus) eines Schrittmachers (A-**53**). Die **1. Position** gibt den Ort der Stimulation an, die **2. Position** den Ort der Detektion, die **3. Position** die Schrittmacherantwort auf ein detektiertes Signal, die **4. Position** die programmierbaren Parameter, insbesondere ob eine Frequenzadaptation (R = rate response) vorliegt, und die **5. Position** spezielle antitachykarde Funktionen. Die Angabe der 4. und 5. Position ist fakultativ, nicht obligatorisch.

A-53: Schrittmachercode

1. Position Stimulation	2. Position Detektion	3. Position Arbeitsweise
A = Atrium V = Ventrikel D = A + V 0 = keine Funktion	A = Atrium V = Ventrikel D = A + V 0 = keine Funktion	I = inhibiert T = Triggerung D = I + T 0 = keine Funktion

Nach diesem Buchstabencode werden ventrikuläre und atriale Einkammerschrittmacher als **VVI-** bzw. **AAI-Schrittmacher** bezeichnet. Ein **DDD**-Schrittmacher ist ein Zweikammerschrittmacher. Frequenzadaptive Schrittmacher haben ein »R« in der 4. Position.

Einkammerschrittmacher

VVI- und AAI-Systeme sind nur an **eine** Elektrode angeschlossen.
Bei **VVI-Schrittmachern** ist die Sonde in der Spitze des rechten Ventrikels verankert (S A-**53**). Der VVI-Schrittmacher detektiert intrakardiale Ventrikelsignale und stimuliert die rechte Herzkammer. Die Erregungsausbreitung der übrigen Herzkammern erfolgt über die Myokardzellen. Deshalb ist im EKG nach dem Schrittmacherspike der QRS-Komplex linksschenkelblockartig verbreitert und hat einen überdrehten Linkstyp (S A-**54**).

Einkammerschrittmacher

Sie sind **nur an eine** Elektrode angeschlossen, die entweder im rechten Ventrikel (VVI) oder im rechten Atrium (AAI) liegt (s. S A-**53**). VVI-Systeme detektieren das Ventrikelsignal. Dem ventrikulären Schrittmacherspike folgt ein linksschenkelblockartig verbreiterter Kammerkomplex mit überdrehtem Linkstyp (s. S A-**54**).

Synopsis A-**53: Rö-Thorax VVI-Schrittmacher**

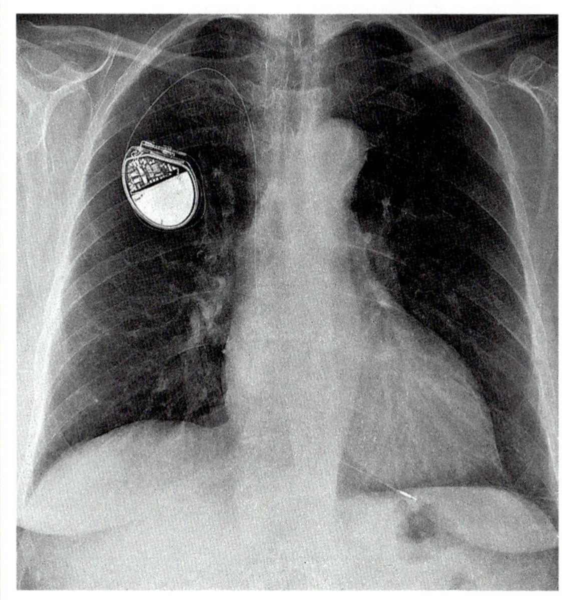

Das Schrittmacheraggregat projiziert sich auf das rechte Lungenoberfeld. Der Schrittmacher besteht aus einer Batterie und elektrischen Schaltkreisen. Mittels eines Kontaktes ist er mit der Elektrode verbunden. Die Elektrode wurde über die Vena subclavia zum rechten Ventrikel vorgeführt. Die Spitze der Elektrode ist am Boden bzw. in der Spitze des rechten Ventrikels verankert.

Synopsis A-54: VVI-Schrittmacher

Durchgehende Kammerstimulation eines VVI-Schrittmachers. Die Schrittmacherausschläge treten regelmäßig auf. Den Spikes folgt ein linksschenkelblockartig verbreiterter Kammerkomplex mit überdrehtem Linkstyp.

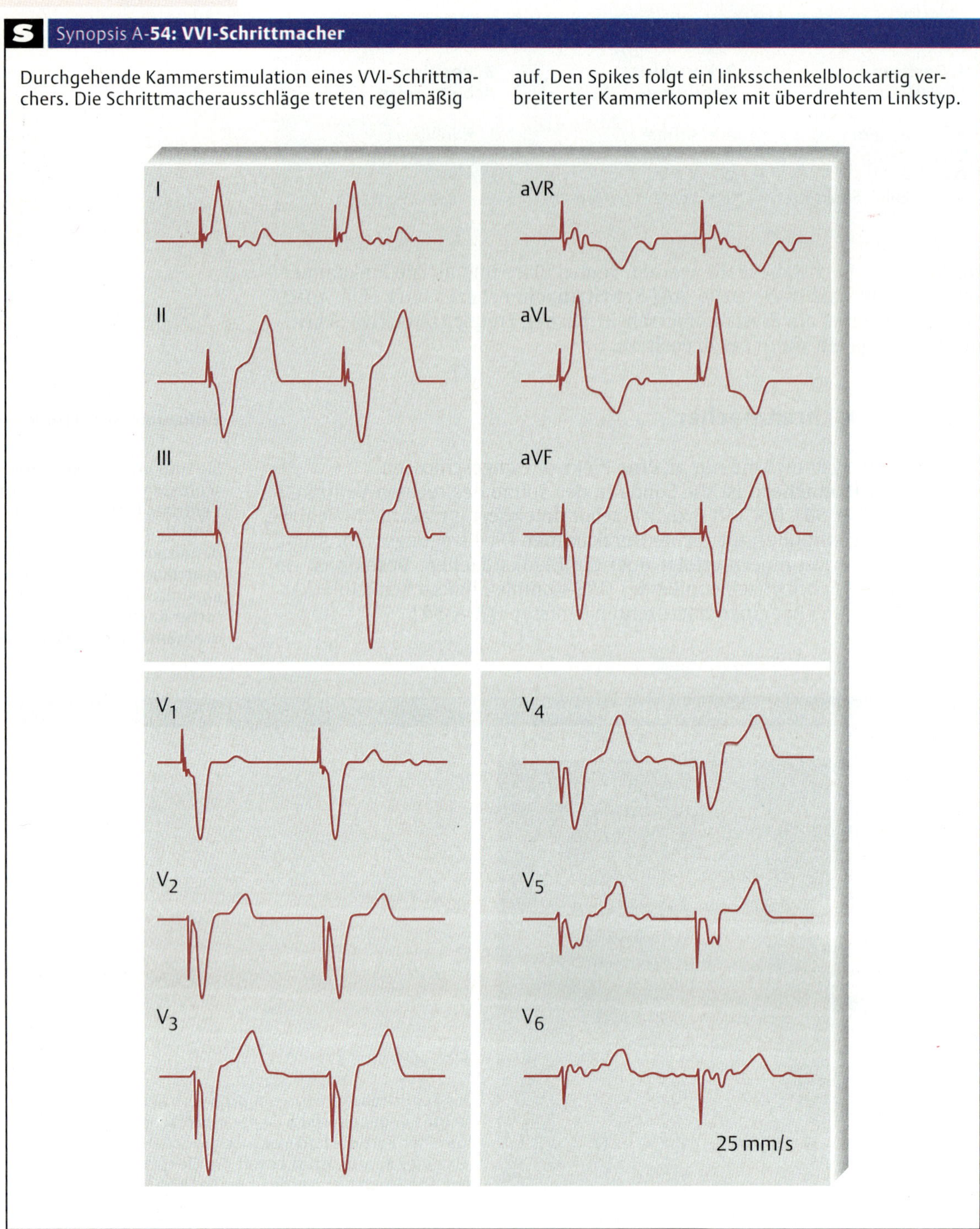

AAI-Schrittmacher nehmen Vorhofsignale wahr und stimulieren im rechten Vorhof. Die stimulierten Vorhoferregungen unterscheiden sich vor allem durch den vorangehenden Spike von intrinsischen Erregungen (◘ A-**107**).

AAI-Schrittmacher sind an eine Sonde angeschlossen, deren Elektrodenkopf im rechten Vorhof verankert ist. Sie detektieren intrakardiale Vorhofsignale und stimulieren das Vorhofmyokard. Die stimulierte P-Welle ähnelt dabei weitgehend der intrinsischen Depolarisation, so daß sie meistens nur anhand des vorangehenden Schrittmacherspike zu erkennen ist (◘ A-**107**).

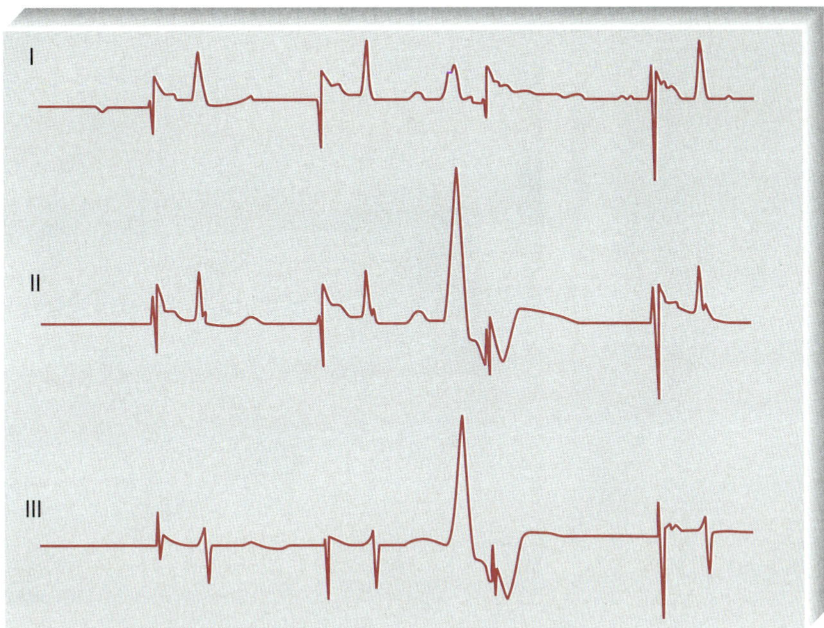

A-**107: AAI-Schrittmacher.** Durchgehende AAI-Stimulation des Herzens, d. h. es **wird nur der Vorhof stimuliert**. Da der Schrittmacher nur Vorhofsignale detektiert, kann er die ventrikuläre Extrasystole nicht erkennen und stimuliert den Vorhof zur gleichen Zeit wie die VES die Kammer depolarisiert.

VDD-Schrittmacher mit VDD-Einzelelektrode sind ebenfalls nur an eine Elektrode angeschlossen, die im rechten Ventrikel plaziert ist. Dies ist eine spezielle Ventrikelsonde, die außer der Elektrode an der Spitze zusätzliche Elektroden 11–15 cm proximal der Spitze besitzt. Diese Elektroden liegen nach Implantation im rechten Vorhof und ermöglichen dem Schrittmacher, Vorhofsignale zu detektieren. Infolgedessen können diese Schrittmacher AV-sequentiell stimulieren. Die Indikation für VDD-Schrittmacher ist ein AV-Block 2. oder 3. Grades und ein normaler Sinusrhythmus.

Zweikammerschrittmacher

DDD-Schrittmacher sind an **zwei** Elektroden angeschlossen, von denen sich eine in der rechten Herzkammer und die andere im rechten Vorhof befindet (A-**108**). DDD-Schrittmacher detektieren und stimulieren sowohl im Vorhof als auch in der Kammer. Dadurch können die Schrittmacher die Kammer AV-sequentiell mit der detektierten Sinusknotenfrequenz stimulieren (A-**109**). Die Kammerfrequenz von DDD-Schrittmachern ist somit variabel und liegt zwischen einer festgelegten unteren und oberen Frequenzgrenze. Höhere Kammerfrequenzen bei körperlichen und psychischen Anstrengungen erhöhen die Belastbarkeit und das Wohlbefinden der Patienten, da der Frequenzanstieg der wesentliche Parameter der belastungsinduzierten HZV-Steigerung ist.

Zweikammerschrittmacher

DDD-Schrittmacher sind an **zwei** Elektroden angeschlossen, von denen eine in der rechten Kammer und eine andere im rechten Vorhof liegt (A-**108**).
DDD-Schrittmacher können sowohl AV-sequentiell stimulieren als auch die Sinusknotenfrequenz auf die Kammer weiterleiten (A-**109**).
Die Kammerfrequenz von DDD-Schrittmachern ist somit variabel und liegt zwischen einer festgelegten unteren und oberen Frequenzgrenze. Höhere Kammerfrequenzen erhöhen die Belastbarkeit und das Wohlbefinden der Patienten.

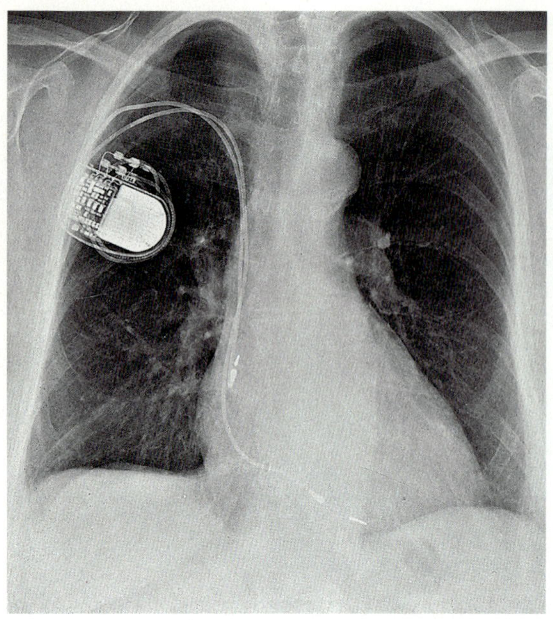

a p.a.

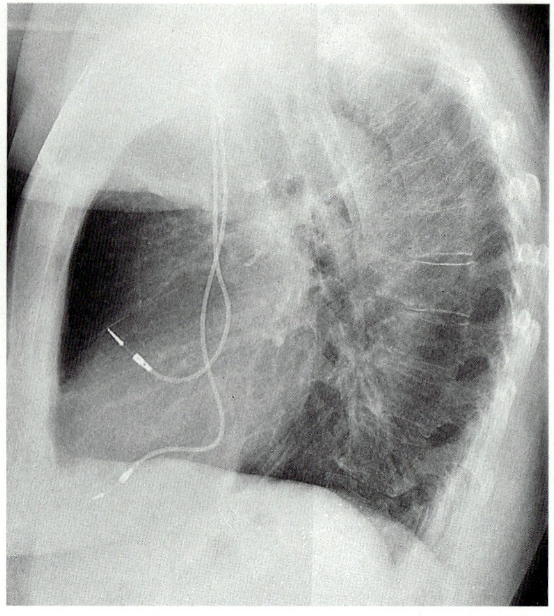

b seitlich

A-**108 a, b: Rö-Thorax DDD-Schrittmacher.** Im Unterschied zum Einkammerschrittmacher ist der Zweikammerschrittmacher an zwei Elektroden angeschlossen. Eine Elektrode ist am Becken bzw. in der Spitze des rechten Ventrikels, die andere Elektrode im rechten Vorhof plaziert.

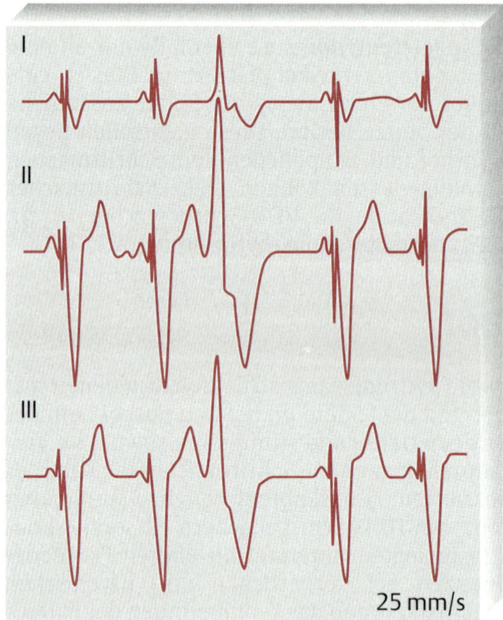

A-**109: DDD-Schrittmacher.** Sinusrhythmus mit regelmäßigen PP-Intervallen. Der Schrittmacher **detektiert die Sinusknotenaktion im Vorhof und stimuliert nach einer AV-Zeitverzögerung mit dieser Frequenz die Kammer.**
Im Unterschied zum AAI-Schrittmacher (A-**107**) detektiert der DDD-Schrittmacher die ventrikuläre Extrasystole, die ein Zeitzähler des Schrittmachers bereitstellt.

Frequenzadaptive Schrittmacher

(VVIR-, AAIR-, DDDR-Schrittmacher) verfügen über die gleichen Grundfunktionen wie VVI-, AAI- und DDD-Schrittmacher. Zusätzlich enthalten sie einen Sensor, der biologische Signale (wie Körperaktivität, Stimulus-T-Zeit, Atmung, Bluttemperatur) aufnimmt und unabhängig vom Sinusknoten die Kammerfrequenz erhöht.

Frequenzadaptive Schrittmacher

Frequenzadaptive Schrittmacher (VVIR, AAIR, DDDR) haben die gleichen Grundfunktionen wie AAI-, VVI- und DDD-Schrittmacher. Zusätzlich enthalten sie einen Sensor, der biologische Signale wie Körperaktivität, Stimulus-T-Zeit, Atmung oder Bluttemperatur aufnimmt und in elektrische Signale umwandelt. Körperliche Anstrengungen erhöhen die biologischen Signale und dadurch die elektrischen Signale. Damit heben frequenzadaptive Schrittmacher unabhängig von der Sinusknotenfrequenz die Stimulationsfrequenz an.

Elektroden

Schrittmacherelektroden haben die Aufgabe, die Stimulationsimpulse zum Herzen und die intrakardialen Signale zum Schrittmacher zu leiten. Sie bestehen aus einem nach außen hin isolierten metallischen Leiter mit einem speziell geformten Elektrodenkopf, der den unmittelbaren Kontakt zwischen Elektrode und Herz herstellt. Bei **unipolaren** Elektroden bildet der Elektrodenkopf im Herzen die Kathode und die metallische Oberfläche des Schrittmachers die Anode (s. (S A-**53**). **Bipolare** Elektroden bestehen aus zwei gegeneinander isolierten Leitern. Das äußere Kabel führt zur Anode, die 2 bis 3 cm von der Elektrodenspitze entfernt liegt (s. A-**108**). Bipolare Stimulationsimpulse lassen sich im EKG schwerer als unipolare Impulse erkennen (A-**110**).

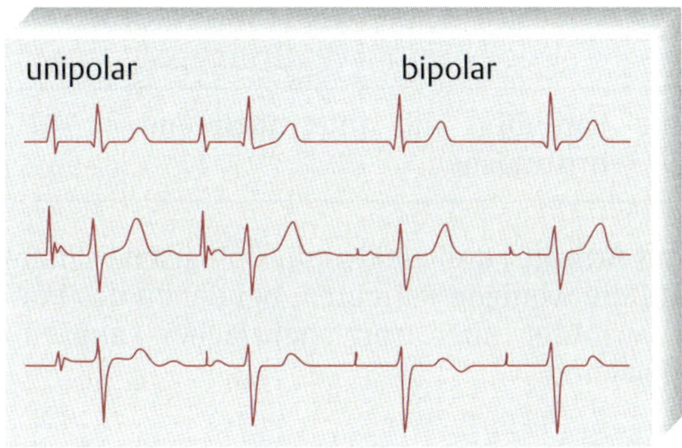

A-**110:** Unipolarer/bipolarer Vorhofimpuls: Der unipolare Schrittmacherimpuls hat im Vergleich zum bipolaren Impuls eine größere Amplitude, so daß er besser zu erkennen ist.

Elektroden

Elektroden leiten die Stimulationsimpulse zum Herzen aund die intrakardialen Signale zum Schrittmacher.
Bei **unipolaren** Elektroden bildet der Elektrodenkopf die Kathode und die metallische Oberfläche des Schrittmachers die Anode (S A-**53**).
Bei **bipolaren** Elektroden stellt der Elektrodenkopf die Kathode, und die Anode liegt 2–3 cm proximal von der Elektrodenspitze entfernt im Elektrodenkabel (s. A-**108**). Bipolare Stimulationsimpulse sind im EKG schwerer als unipolare zu erkennen (A-**110**).

Schrittmacherindikationen

Ziele der Schrittmachertherapie sind, eine Asytolie zu verhindern und die bradykarde Herzfrequenz anzuheben, um die damit verbundenen Beschwerden wie Schwindel, Synkope, Leistungseinschränkung zu beseitigen und die Prognose zu verbessern (A-**54**).

Schrittmacherindikationen

Siehe hierzu A-**54**.

A-54: Schrittmacherindikationen

Sinusknotensyndrom
- ▷ **klare Indikation:**
  - Bradykardie und Symptome
  - Bradykardie infolge einer nicht absetzbaren Medikation und Symptome
- ▷ **relative Indikation:**
  - Bradykardie, aber fraglicher Zusammenhang mit Symptomen
- ▷ **keine Indikation:**
  - Bradykardie (auch < 40/min) ohne Beschwerden

AV-Blockierungen
- ▷ **klare Indikation:**
  - symptomatische Patienten mit AV-Block 3. Grades, AV-Block 2. Grades Typ I und II, AV-Block 1. Grades mit einer Verlängerung der HV-Zeit (> 70 ms)
  - asymptomatische Patienten mit erworbenem AV-Block 3. Grades und AV-Block 2. Grades Typ II
- ▷ **keine Indikation:**
  - asymptomatische Patienten mit angeborenem AV-Block 3. Grades oder mit AV-Block 2. Grades Typ Mobitz I oder mit AV-Block 1. Grades

Intraventrikuläre Blockierungen
- ▷ **klare Indikation:**
  - bifaszikulärer Block plus AV-Block 1. Grades
  - bifaszikulärer Block plus verlängerte HV-Zeit bei symptomatischen Patienten
- ▷ **keine Indikation:**
  - bifaszikulärer Block bei asymptomatischen Patienten
  - monofaszikuläre Blockbilder

Karotissinussyndrom
- ▷ **klare Indikation:**
  - Bradykardie und Symptome im Zusammenhang mit Karotissinusirritation
- ▷ **relative Indikation:**
  - symptomatische Patienten mit einer Pause > 3 s bei Karotissinusmassage ohne Beschwerden
- ▷ **keine Indikation:**
  - pathologischer Karotissinusreflex bei asymptomatischen Patienten
  - vasopressorischer Typ der Karotissinussyndrome

Bradyarrhythmie bei Vorhofflimmern
- ▷ **klare Indikation:**
  - Bradyarrhythmia absoluta mit Symptomen
- ▷ **keine Indikation:**
  - Bradyarrhythmia absoluta bei asymptomatischen Patienten
- ▷ **Symptome:**
  - Schwindel, Synkope, Leistungsschwäche, Herzinsuffizienz

Sinusknotensyndrom

Sinusknotensyndrom

Merke ▶

> ▶ ***Merke.*** Die Implantation eines Schrittmachers verbessert bei Patienten mit Sinusknotensyndrom die Beschwerden, nicht aber die Lebenserwartung.

Eine klare Indikation sind symptomatische (Schwindel, Synkope) Patienten mit sinuatrialen Störungen.
Sinuatriale Störungen mit fraglicher Beziehung zu klinischen Beschwerden sind eine relative Indikation.

Intermittierende oder anhaltende Sinusbradykardien, Sinusknotenstillstände und/oder sinuatriale Leitungsstörungen, die zu klinischen Beschwerden wie Schwindel und Synkope führen, machen eine Schrittmacherversorgung unbedingt notwendig. Die klare Indikation ist ebenfalls bei symptomatischer Bradykardie gegeben, die durch eine nicht absetzbare Medikation verursacht wird. Eine relative Indikation liegt bei den oben aufgeführten Rhythmusstörungen vor, die aber in fraglicher Beziehung zu den klinischen Beschwerden stehen.

Merke ▶

> ▶ ***Merke.*** Asymptomatische Patienten mit intermittierend < 40 Schläge/min benötigen keinen Schrittmacher.

Pharmakologische Tests (Atropin, Orciprenalin) und elektrophysiologische Untersuchungen werden durchgeführt, wenn sinuatriale Störungen trotz negativer Langzeit-EKGs vermutet werden.

Pharmakologische Tests (z. B. mit Atropin) und elektrophysiologische Untersuchungen beschränken sich auf die wenigen Patienten, bei denen das Vorliegen sinuatrialer Störungen vermutet, aber trotz mehrfacher Langzeit-EKGs nicht nachgewiesen werden kann.

Klinischer Fall

Ein 69jähriger Patient klagt seit 6 Monaten über rezidivierenden Schwindel. Das beim Hausarzt mehrfach durchgeführte Ruhe-EKG ist unauffällig. Weder die internistische noch die neurologische Untersuchung ergeben einen hinweisenden Befund. Ebenso zeigt das erste Langzeit-EKG nur einen normofrequenten Sinushythmus. Während der zweiten Langzeit-EKG-Registrierung verspürt der Patient erneut kurzfristig Schwindel. Der Ausschrieb zu diesem Zeitpunkt belegt einen intermittierenden Sinusknotenstillstand für 9 Sekunden. Nach Versorgung mit einem AAI-Schrittmacher ist der Patient beschwerdefrei.

AV-Blockierungen

AV-Blockierungen

Der erworbene AV-Block 3. Grades und der AV-Block 2. Grades Typ II sind unabhängig von den Beschwerden eine absolute Schrittmacherindikation. Bei angeborenem totalem AV-Block sind im wesentlichen nur symptomatische Patienten mit einem Schrittmacher zu versorgen.

Asymptomatische Patienten mit AV-Block 2. Grades Typ I benötigen keinen Schrittmacher. Patienten mit Schwindel, Synkopen o. ä. Beschwerden und einem AV-Block 2. Grades Typ I sollten einen Schrittmacher erhalten.

Der erworbene AV-Block 3. Grades hat eine schlechte Prognose. Im ersten Jahr nach Erstmanifestation versterben mehr als 50% der Patienten. Die Schrittmacherversorgung verbessert bei diesen Patienten nicht nur die Beschwerden, sondern auch die Prognose. **Deshalb erhalten alle, auch asymptomatische Patienten mit AV-Block 3. Grades, einen Schrittmacher.** Eine Ausnahme ist der angeborene totale AV-Block. Eine Schrittmacherversorgung erhalten diese Patienten, sobald Symptome auftreten oder sich im Langzeit-EKG kurzfristige Asystolien zeigen. Die Schrittmacherindikation bei Patienten mit AV-Blockierungen 1. und 2. Grades richtet sich nach der Gefahr eines möglichen Übergangs in einen totalen AV-Block. Dies ist bei **Blockierungen unterhalb des His-Bündels** mit Verlängerung der HV-Zeit (> 70 ms) anzunehmen. Aus diesem Grunde erhalten **alle Patienten mit AV-Block 2. Grades Typ II unabhängig von ihren Beschwerden einen Schrittmacher.** Hingegen benötigen asymptomatische **Patienten mit AV-Block 2. Grades Typ I keine prophylaktische Implantation,** da die Leitungsstörung meist oberhalb des His-Bündels liegt. Erst wenn Symptome auftreten, wird eine Schrittmacherversorgung notwendig. Ebenso ist die AV-Blockierung 1. Grades bei symptomatischen Patienten nicht behandlungsbedürftig. Symptomatische Patienten sind zunächst elektrophysiologisch zu untersuchen. Auch hierbei bedeutet eine Verlängerung der HV-Zeit eine Schrittmacherindikation.

Karotissinussyndrom

Synkopen, die eindeutig durch Irritation des Karotissinus ausgelöst werden, sind eine **gesicherte** Indikation. Diese Irritationen sollten sowohl spontan als auch mit Karotisdruckmassage und Kopfwendemanöver auszulösen sein. Eine **relative** Indikation haben Patienten mit anderweitig nicht klärbaren Synkopen oder Schwindelzuständen, bei denen die Massage des Karotissinus eine Asystolie von mehr als 3 Sekunden ohne Auftreten der Beschwerden verursacht. Der **pathologische Karotissinusreflex asymptomatischer Patienten sowie der rein vasodepressorische Typ** des Karotissinussyndroms mit fehlender Bradykardie sind **keine** Schrittmacherindikationen.

Karotissinussyndrom

Schrittmacherindikation:
Absolute: Schwindel und Synkopen infolge eines hypersensitiven Karotissinus.
Relative: Synkopen oder Schwindelzustände, bei denen die Karotissinusmassage zwar zu Pausen > 3 s, nicht aber zu Beschwerden führt.
Keine: Pathologischer Karotissinusreflex bei asymptomatischen Patienten, rein vasodepressorischer Typ des Karotissinussyndroms.

Bradyarrhythmie bei Vorhofflimmern

Patienten mit Kammerfrequenzen < 60 Schläge/min und mit Zeichen einer zerebralen Minderperfusion, oder Herzinsuffizienz, sollten einen Schrittmacher erhalten. Demgegenüber sind asymptomatische Bradyarrhythmien, auch mit einzelnen Herzfrequenzen < 40 Schläge/min, keine Schrittmacherindikation.

Bradyarrhythmie bei Vorhofflimmern
Patienten mit Bradyarrhythmie < 60/min und Schwindel, Synkope, Herzinsuffizienz o. ä. Beschwerden sollten einen Schrittmacher erhalten, nicht hingegen beschwerdefreie Patienten.

Intraventrikuläre Leitungsstörungen

Monofaszikuläre Blöcke (z. B. RSB) bedeuten **keine** Indikation. **Bifaszikuläre Blöcke** (z. B. RSB und LAH) sind bei **asymptomatischen Patienten keine Indikation**, bei symptomatischen Patienten mit elektrophysiologisch nachgewiesener Verlängerung der HV-Zeit jedoch eine klare Indikation. Ein bifaszikulärer Block mit AV-Block 1. Grades ist **nur** bei symptomatischen Patienten ein Grund zur Schrittmacherversorgung.

Intraventrikuläre Leitungsstörungen
Monofaszikuläre Blöcke (z. B. RSB) und bifaszikuläre Blockbilder bei beschwerdefreien Patienten sind **keine** Schrittmacherindikation. Bifaszikuläre Blockbilder mit verlängerter HV-Zeit sowie ein bifaszikulärer Block plus AV-Block 1. Grades sind bei Patienten mit Beschwerden eine Schrittmacherindikation.

Klinischer Fall

Ein 83jähriger Patient mit rezidivierendem Schwindel ist aufgrund dessen gestürzt. Mit dem Krankenwagen wird er in die Notaufnahme gebracht. Der initiale internistische und neurologische Befund ist unauffällig, ebenso die Laborchemie. Das Ruhe-EKG zeigt einen AV-Block 1. Grades und einen kompletten Rechtsschenkelblock plus linksanterioren Hemiblock (A-**111**). Der Patient erhält einen Schrittmacher.

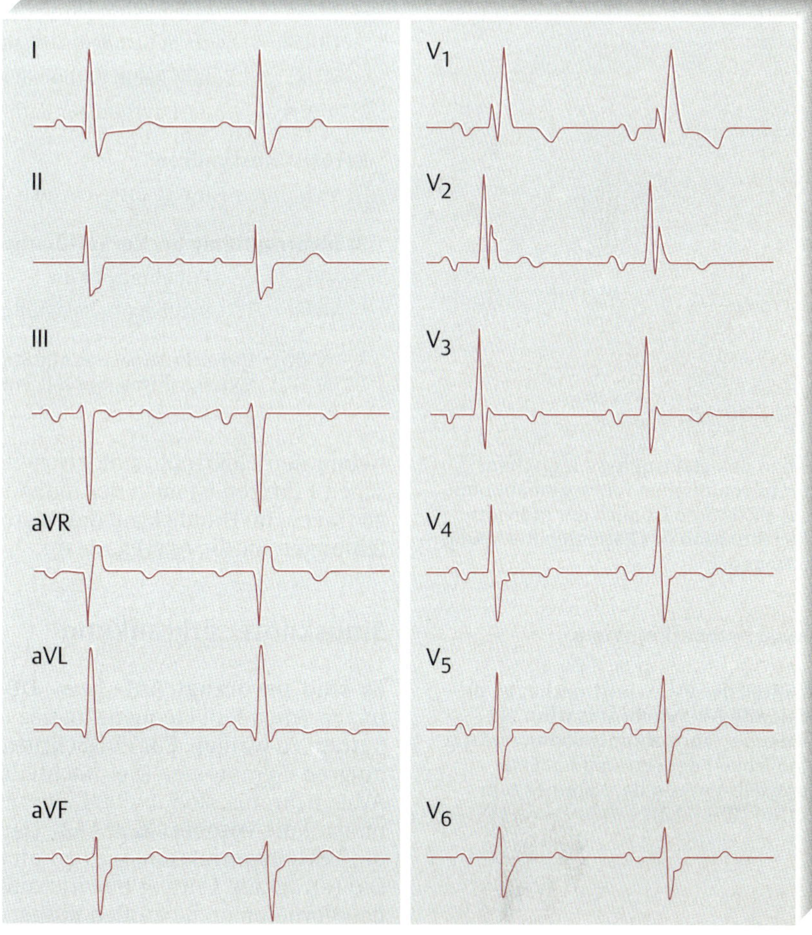

A-**111: Bifaszikulärer Block plus AV-Block 1. Grades.** Verlängerte AV-Zeit mit 0,24s (= AV-Block 1. Grades). Die elektrische Herzachse ist ein überdrehter Linkstyp. Zusätzlich besteht ein kompletter Rechtsschenkelblock.

In den alten Bundesländern erhielten 1990 37 % der Patienten einen Schrittmacher wegen höhergradigen AV-Blokkierungen, 28 % wegen eines Sinusknotensyndroms, 12 % wegen Brady-Tachykardie-Syndroms und 23 % wegen Bradyarrhythmie bei Vorhofflimmern. Nach Schrittmacherimplantation leben die Patienten im Mittel 7 bis 10 Jahre.

In den alten Bundesländern lebten 1995 ca. 210 000 Schrittmacherpatienten. Jährlich erhalten ca. 28 000 Patienten einen Schrittmacher und ca. 5000 Schrittmacherpatienten ein neues Aggregat. Die Patienten haben ein mittleres Alter von 72–76 Jahren bei gleicher Geschlechtsverteilung. Nach Schrittmacherimplantation leben die Patienten im Mittel noch 7–10 Jahre. Sie erreichen damit weitgehend die mittlere Lebenserwartung der Normalbevölkerung gleichen Alters. Dabei ist auch zu bedenken, daß nur 19 % der Patienten bei Erstimplantation jünger als 65 Jahre sind. Die zur Implantation führenden Rhythmusstörungen waren in 37 % höhergradige AV-Blockierungen, in 28 % ein Sinusknotensyndrom, in 12 % ein Brady-Tachykardie-Syndrom und in 23 % Bradyarrhythmie bei Vorhofflimmern.

Differentialtherapie

Es stehen VVI, AAI, DDD sowie frequenzadaptive Modelle zur Verfügung (A-**55**).

Differentialtherapie

Schrittmachertherapie bedeutet auch, das geeignete Schrittmachersystem auszuwählen (A-**55**). Es stehen VVI, AAI, DDD sowie frequenzadaptive Modelle zur Verfügung.

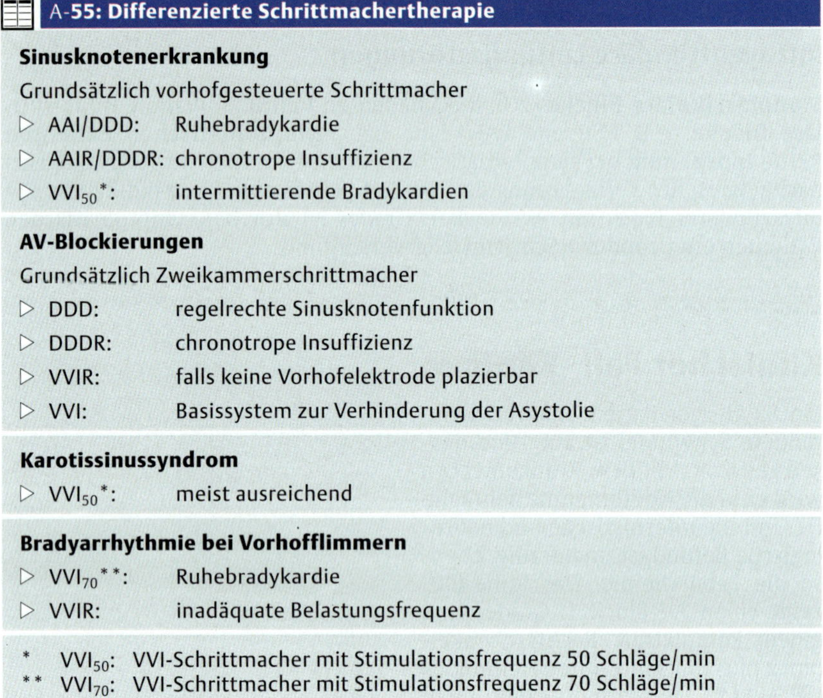

A-55: Differenzierte Schrittmachertherapie

Sinusknotenerkrankung	
Grundsätzlich vorhofgesteuerte Schrittmacher	
▷ AAI/DDD:	Ruhebradykardie
▷ AAIR/DDDR:	chronotrope Insuffizienz
▷ VVI_{50}*:	intermittierende Bradykardien
AV-Blockierungen	
Grundsätzlich Zweikammerschrittmacher	
▷ DDD:	regelrechte Sinusknotenfunktion
▷ DDDR:	chronotrope Insuffizienz
▷ VVIR:	falls keine Vorhofelektrode plazierbar
▷ VVI:	Basissystem zur Verhinderung der Asystolie
Karotissinussyndrom	
▷ VVI_{50}*:	meist ausreichend
Bradyarrhythmie bei Vorhofflimmern	
▷ VVI_{70}**:	Ruhebradykardie
▷ VVIR:	inadäquate Belastungsfrequenz

* VVI_{50}: VVI-Schrittmacher mit Stimulationsfrequenz 50 Schläge/min
** VVI_{70}: VVI-Schrittmacher mit Stimulationsfrequenz 70 Schläge/min

Neben den elektrophysiologischen, hämodynamischen und sozioökonomischen Faktoren ist auch der individuellen Situation des Patienten Rechnung zu tragen.

Neben den elektrophysiologischen, hämodynamischen und sozioökonomischen Faktoren ist auch der individuellen Situation des Patienten Rechnung zu tragen. Im Hinblick auf die Rhythmusstörung ergeben sich folgende Empfehlungen für die Aggregatwahl:

Sinusknotenerkrankung

Nachteil der VVI-Schrittmacher ist die **fehlende AV-Synchronisation** mit **fehlender Vorhofkontraktion** und die Möglichkeit der retrograden Erregungsleitung von der Kammer zum Vorhof (A-**112**).

Sinusknotenerkrankung

Es sind bevorzugt AAI- bzw- DDD-Schrittmacher zu implantieren. Bei unzureichendem Frequenzanstieg unter Belastung ist ein AAIR- bzw. DDDR-System zu wählen. Ein VVI-Schrittmacher beseitigt zwar die bradykardiebedingten Symptome. Die Nachteile der VVI-Schrittmacher sind fehlende AV-Synchronisation und ggf. die retrograde Erregungsleitung von der Kammer auf die Vorhöfe (A-**112**). Dadurch fehlt nicht nur der Ventrikelfüllung die Vorhofkontraktion, was zu einem ca. **20 %igen Verlust des HZV** führt. Die retrograde Leitung bewirkt außerdem eine Umkehr des Blutflusses von den Vorhöfen in die großen Körpervenen.

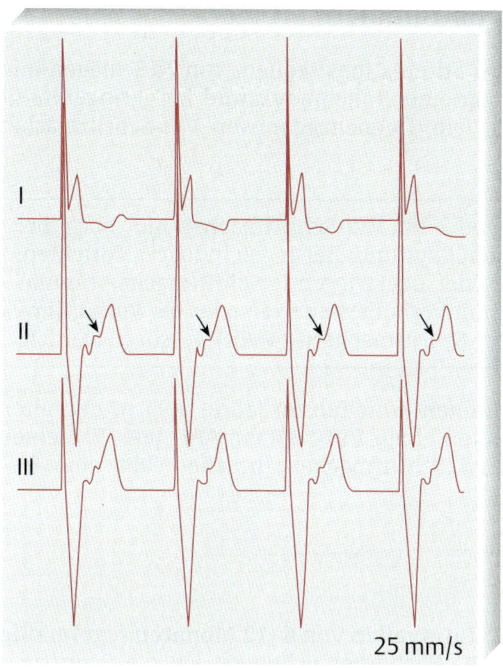

A-**112: Retrograde Überleitung bei VVI-Schrittmachern.** Durchgehende Schrittmacherspike mit regelrechter Stimulation der Kammer. Im Vergleich zu **A-54** ist in der ST-Strecke eine kleine Welle zu erkennen, die auf eine retrograde Vorhoferregung hinweist.

Schrittmachersyndrom

Beim **Schrittmachersyndrom** bewirkt die retrograde Überleitung von der Herzkammer auf die Vorhöfe Blutdruckabfall, epigastrisches Druckgefühl und sogar Schwindel und Bewußtseinstrübungen. Nur vorhofgesteuerte Schrittmacher (AAI, DDD) stellen die AV-Synchronisation wieder her und verbessern langfristig die kardiale Förderleistung.

Schrittmachersyndrom

Die retrograde Leitung bewirkt eine Umkehr des Blutflusses von den Vorhöfen in die großen Körpervenen. Die Patienten verspüren infolge der AV-Desynchronisation Blutdruckabfall, Schwindel oder sogar Bewußtseinstrübungen.

> ***Merke.*** Vorhofgesteuerte Schrittmacher reduzieren im Vergleich zu ventrikulären Systemen die Inzidenz von neu aufgetretenem Vorhofflimmern. Dies wird als wesentliche Ursache für die niedrige zerebrale Embolierate unter AAI/DDD-Stimulation im Vergleich zur VVI- Stimulation angesehen.

◄ **Merke**

AV-Blockierungen

VVI-Stimulation verhindert die Asystolie und verbessert die Prognose der Patienten mit erworbenem AV-Block 3. Grades. Nichtdestotrotz sollten diese Patienten heute grundsätzlich Zweikammerschrittmacher erhalten, da nur diese dauerhaft die Hämodynamik und damit die Leistungsfähigkeit der Patienten verbessern. Frequenzadaptive Einkammerstimulation (VVIR) verbessert zwar auch die Belastbarkeit, wegen der oben aufgeführten Limitationen sollte die VVI-Stimulation nur in Ausnahmefällen verwendet werden.

AV-Blockierungen

VVI-Schrittmacher verbessern die Prognose der Patienten mit erworbenem AV-Block 3. Grades. Im Vergleich dazu steigern DDD-Schrittmacher zusätzlich die Leistungsfähigkeit der Patienten. VVIR-Schrittmacher verbessern genauso wie DDD-Schrittmacher die Belastbarkeit; stellen jedoch die AV-Synchronisation nicht wieder her.

Karotissinussyndrom

Die Schrittmachertherapie dient der Prävention von Synkopen. Ein VVI-Schrittmacher mit niedriger Interventionsfrequenz (50 Schläge/min) ist für die meisten Patienten ausreichend. Optimal ist insbesondere bei der gemischten Form mit Vasodepression ein DDD-Schrittmacher.

Karotissinussyndrom

VVI-Schrittmacher mit niedriger Interventionsfrequenz (50/min) reichen meistens aus.

Bradyarrhythmie bei Vorhofflimmern

VVI-Schrittmacher beseitigen die Beschwerden infolge einer Ruhebradykardie. Bei unzureichender Belastungsfrequenz ist ein frequenzadaptiver VVIR-Schrittmacher zu implantieren.

Merke ▶

Bradyarrhythmie bei Vorhofflimmern

Ein VVI-Schrittmacher mit einer Stimulationsfrequenz von 70 Schlägen/min beseitigt die Beschwerden infolge einer Ruhebradykardie. Bei geringer Herzfrequenz unter Belastung ist ein frequenzadaptiver VVI-Schrittmacher (VVIR) das System der Wahl.

> ▶ ***Merke.*** Zusammenfassend sind VVI-Schrittmacher nur noch bei intermittierenden bradykarden Rhythmusstörungen indiziert. Patienten, bei denen eine permanente oder überwiegende Schrittmacherstimulation zu erwarten ist, sollten mit vorhofgesteuerten oder bei Vorhofflimmern mit frequenzadaptiven Schrittmachern (VVIR) versorgt werden.

Im Gegensatz zu diesen Richtlinien erhielten im Jahre 1995 in den alten Bundesländern 54% der Patienten einen VVI-, 3% ein AAI- und 39% einen DDD-Schrittmacher. Von diesen Schrittmachern besaßen 38% eine Frequenzadaptation.

Schrittmachernachsorge

Die Nachuntersuchung erfolgt in 6- bis 12monatlichen Intervallen.

Ziel ist, die Schrittmacher an die klinischen Befürfnisse des Patienten anzupassen, Komplikationen und die Batterieerschöpfung rechtzeitig zu erfassen.

Komplikationen:
- Elektrodendislokation
- Elektrodendruck
- Wundheilungsstörungen
- Schrittmacherinfektion
- Drucknekrose an der Schrittmachertasche.

Schrittmachernachsorge

Schrittmacherpatienten sind in **Intervallen von 6–12 Monaten regelmäßig nachzuuntersuchen**. Zweck der Nachuntersuchungen ist, die Schrittmachereinstellung mit Hilfe der Programmierung an die klinischen Bedürfnisse des Patienten anzupassen, den Stromverbrauch zu minimieren und Komplikationen rechtzeitig zu erfassen. Bei jeder Nachuntersuchung ist unbedingt zu prüfen, ob die Schrittmacherbatterie in Kürze erschöpft sein wird und ein Aggregatwechsel vorgenommen werden muß. Hierfür wird ein Magnet auf den Schrittmacher gelegt. Der Schrittmacher stimuliert nach Magnetauflage starrfrequent mit einer gerätetypischen Stimulationsfrequenz, die sich bei nahender Batterieerschöpfung verändert. Die mittlere Funktionszeit heutiger Herzschrittmacher beträgt 7–10 Jahre.
Komplikationen von seiten der Elektrode sind Dislokation, Elektrodenbruch (A-**113**) ein Verschluß der V. subclavia, von seiten des Schrittmacheraggregats Wundheilungsstörungen, Drucknekrosen an der Schrittmachertasche mit Taschenperforation und eine Schrittmacherinfektion.

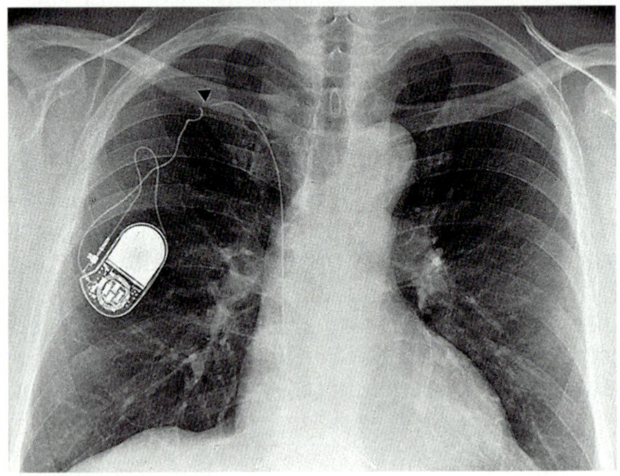

A-**113: Elektrodenbruch.** Das Rö-Thoraxbild zeigt einen Elektrodenbruch. Bei der operativen Revision zeigt sich die Bruchstelle unmittelbar vor dem Eintritt in die V. subclavia unter dem Schlüsselbein.

14.4.2 Passagere Stimulation

Die passagere Stimulation stellt bei lebensbedrohlichen Bradykardien eine ausreichende Herzfrequenz her.

14.4.2 Passagere Stimulation

Die passagere Stimulation soll bei akut bedrohlichen Bradykardien rasch die Herzfrequenz wieder anheben (z.B. akuter Herzinfarkt). Im weiteren ist abzuklären, ob nach Behandlung einer Grunderkrankung oder durch Absetzen von Medikamenten die passagere Stimulation noch notwendig ist und eine Indikation zur permanenten Schrittmacherversorgung besteht.

Transvenöse Stimulation

Die transvenöse endokardiale Stimulation erfolgt über einen Elektrodenkatheter, der über die V. basilaris, V. jugularis, V. subclavia oder V. femoralis eingeführt und in der rechten Herzkammer plaziert wird. Ein extern angeschlossener Schrittmacher stimuliert über den Elektrodenkatheter das Myokard (A-**114**). Da die Elektroden im Vergleich zu permanent implantierbaren Elektroden keine Ankerhilfen besitzen und steifer sind, können sie leichter dislozieren und in seltenen Fällen auch das Myokard perforieren. Zur Vermeidung von Infektionen sollten passagere Elektroden so kurz wie möglich im Patienten verbleiben.

Transvenöse Stimulation

Ein Elektrodenkatheter wird über eine Vene zum Herzen vorgeführt und in der rechten Herzkammer plaziert.
Der extern liegende Schrittmacher stimuliert über das Elektrodenkabel das Myokard (A-**114**).
Mögliche Komplikationen sind Elektrodendislokation, Perforation und Infektion.

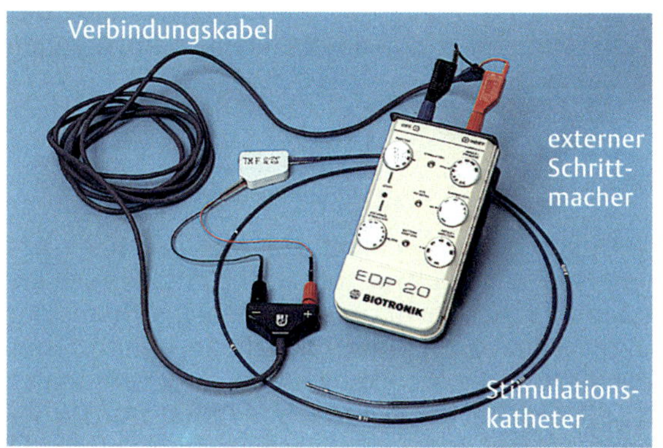

A-**114:** Der Stimulationskatheter wird über eine periphere oder zentrale Vene zum Herzen geführt. Das distale Katheterende wird an das Verbindungskabel angeschlossen und somit die Verbindung zum externen Schrittmacher hergestellt.

Transdermale Stimulation

Für Notfallsituationen eignet sich die transdermale Stimulation wegen ihrer einfachen, raschen Handhabung. Auf Herzspitze und Thoraxhinterwand werden zwei großflächige Elektrodenplatten geklebt, über die ein Stimulationsgerät den Stimulationsstrom zum Herzen leitet. Wegen der häufig gleichzeitigen schmerzhaften Mitstimulation der Thoraxmuskulatur ist eine längere transdermale Stimulation oft nicht möglich.

Transdermale Stimulation

Sie ist wegen der einfachen und raschen Handhabung für Notfallsituationen geeignet.
Zwei Elektrodenplatten werden auf die Thoraxwand geklebt. Ein Stimulationsgerät leitet über die Elektrodenplatten den Stimulationsstrom zum Herzen.

Klinischer Fall

Ein 65jähriger Patient mit bekannter Aortenstenose wird wegen rezidivierender Synkopen in der Notaufnahme aufgenommen. Diagnose: AV-Block 3. Grades. Der Patient krampft infolge der Bradykardie, noch bevor er auf der Intensivstation mit einem transvenösen Schrittmacher versorgt wird. Notfallmäßiges Anlegen externer Elektrodenplatten für die transdermale Stimulation. Sobald die transdermale Stimulation einsetzt, kommt der Patient sofort wieder zu Bewußtsein und klagt nun über starke Thoraxschmerzen infolge der transdermalen Stimulation. Wird die Stimulation beendet, zeigt sich im EKG eine Asystolie, einhergehend mit einem Bewußtseinsverlust des Patienten. Nach Plazierung eines transvenösen Schrittmachers wird die transdermale Stimulation beendet. Am folgenden Tag Implantation eines permanenten Zweikammerschrittmachers.

14.4.3 Medikamentöse Therapie

Akut aufgetretene Bradykardien lassen sich außer mit passagerer Stimulation auch medikamentös behandeln. Hierfür eignen sich **Parasympathikolytika** und **Sympathikomimetika**. Eine perorale Behandlung chronischer Bradykardien ist selten indiziert, da die Medikamente wegen kurzer Halbwertszeiten keinen ausreichenden therapeutischen Effekt über 24 Stunden gewährleisten. Deshalb sollte bei gegebener Indikation grundsätzlich ein permanenter Schrittmacher implantiert werden.

14.4.3 Medikamentöse Therapie

Geeignete Medikamente sind **Parasympathikolytika** und **Sympathikomimetika**.
Durch i.v. Gabe lassen sich in Notfällen Bradykardien rasch beheben. Eine medikamentöse Langzeittherapie ist grundsätzlich nicht angezeigt.

Parasympathikolytika (Atropin, Ipratropiumbromid)

Die Frequenzsteigerung beruht auf der Hemmung des Parasympathikotonus.

Parasympathikolytika (Atropin, Ipratropiumbromid)

Die Frequenzsteigerung der Parasympathikolytika beruht auf der Hemmung des Parasympathikotonus.

Merke ▶

> ***Merke.*** Da nur Sinusknoten, Vorhof und AV-Knoten parasympathisch innerviert sind, wirken die Parasympathikolytika bei sinuatrialen Reizbildungs- und Reizleitungsstörungen (z. B. vasovagale Reaktionen, akuter Myokardinfarkt), aber nicht bei höhergradigen AV-Blockierungen.

Akutdosis 0,5–1,0 mg Atropin i.v. Die Wirkung tritt nach ca. 30 s ein und hält ca. 1 h an. Ipratropiumbromid führt bei gleicher Dosis zu einer ausgeprägteren und deutlich länger anhaltenden Frequenzsteigerung (ca. 6 Stunden).

In der **Akuttherapie** sind 0,5–1,0 mg Atropin i.v. zu geben. Die Wirkung tritt nach ca. 30 Sekunden ein und hält ca. 1 Stunde an. Ipratropiumbromid führt bei gleicher Dosis zu einer ausgeprägteren und deutlich länger anhaltenden Frequenzsteigerung (ca. 6 Stunden).

Sympathikomimetika

Adrenalin, Isoprenalin und Orciprenalin. Sie beschleunigen die Automatie des Sinusknotens und die ventrikuläre heterotope Automatie. Mögliche Nebenwirkungen sind arrhythmogene Effekte und Blutdruckanstieg.
Bei der Notfalltherapie sind Sympathikomimetika in stark verdünnter Lösung (1 : 1000) zu verabreichen; initial z. B. bei Reanimation max. 1 mg Adrenalin.

Sympathikomimetika

Adrenalin, Isoprenalin und Orciprenalin beschleunigen die Automatie des Sinusknotens und – im Unterschied zu den Parasympathikolytika – auch die ventrikuläre heterotope Automatie. Nebenwirkungen ergeben sich aus der allgemeinen Sympathikusaktivierung (arrhythmogene Effekte, Blutdruckanstieg). In der Notfalltherapie werden die Medikamente in stark verdünnter Lösung (1 : 1000) appliziert, z. B. sind bei der Reanimation initial als Akutdosis 1 mg Adrenalin zu geben. Darüber hinaus hat insbesondere Adrenalin hämodynamische Begleiteffekte, die die Reanimation beim akuten Herz-Kreislauf-Stillstand günstig beeinflussen.

A-56: Notfälle: Bradykarde Herzrhythmusstörungen

Symptome / Pathophysiologie / Ursachen / Diagnostik	Therapie
Symptome Schwindel, Müdigkeit, Leistungsschwäche, Dyspnoe, Synkope, Herz-Kreislauf-Stillstand **Pathophysiologie** Unzureichende bis fehlende zerebrale Durchblutung infolge verringertem/fehlendem Herzzeitvolumen → Symptome **Ursachen** ▷ kardiale Grunderkrankungen (z. B. akuter Herzinfarkt, Aortenstenose) ▷ medikamenteninduziert (z. B. Betablocker, Ca-Antagonisten vom Verapamiltyp) ▷ nach (herz)chirurgischen Eingriffen ▷ Erstereignis bei »herzgesunden« Patienten **Diagnostik** Puls palpieren, Monitor-EKG (z. B. portabler Defibrillator), Oberflächen-EKG, (Langzeit-EKG)	**Therapie** Therapieziel: Wiederherstellung einer ausreichenden Herzfrequenz für zerebrale Durchblutung ▷ Herz-Kreislauf-Stillstand → Herzdruckmassage, Suprareningabe ▷ medikamentös: bei atrialen Bradykardien Atropin 0,5–1,0 mg indiziert bei passageren Bradykardien bzw. Überbrückung bis zur elektrischen Therapie; bei AV-Blockierungen Orciprenalin (Alupent®) in 0,1 mg Fraktionen bis zur elektrischen Therapie ▷ elektrisch: Elektrostimulation mittels transvenöser Katheterstimulation indiziert bei anhaltenden Bradykardien; zur Überbrückung transdermale Elektrostimulation ▷ jede behandlungsbedürftige Bradykardie ist im Krankenhaus weiter abzuklären ▷ permanente Schrittmacherstimulation: grundsätzlich indiziert bei allen höhergradigen AV-Blockierungen und bei symptomatischen atrialen Bradykardien

Cave!

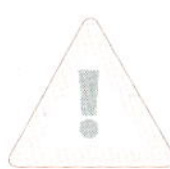

Bei unspezifischen Symptomen auch an bradykarde Herzrhythmusstörungen denken.

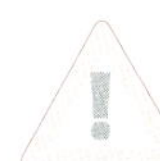

Im Notfall Palpation des Pulses nicht vergessen.

EKG-Fehlinterpretationen, keine Differenzierung des Befundes »Bradykardie«; insbesondere der AV-Block 3. Grades wird als belanglose, nicht behandlungsbedürftige Bradykardie angesehen.

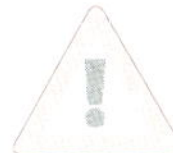

Bei Sinusbradykardie bzw. »Pausen« im EKG ist eine Schrittmacherindikation häufig nur bei klinischen Beschwerden gegeben.

Ein implantierter Schrittmacher ist nur so gut wie die individuell vorgenommene Programmierung; die alleinige Überprüfung der Schrittmacherbatterie ist bei heutigen Schrittmachern eine unangemessene Nachsorge.

15 Schock

A. Schuchert, K.-H. Kuck

15 Schock

Definition. Unzureichendes Sauerstoffangebot im Vergleich zum notwendigen Sauerstoffbedarf durch verringerten Blutfluß; infolgedessen entsteht – insbesondere in lebenswichtigen Organen – eine Gewebehypoxie. Entscheidend für die Entwicklung eines Schocks sind das rasche Auftreten des Kreislaufversagens (z.B. im Unterschied zur chronischen Blutung) und die ohne Therapie durch Multiorganversagen entstehenden irreversiblen Organschäden (z.B. im Unterschied zur neurokardiogenen Synkope). Beim kardiogenen Schock wird das vom Herzen ausgeworfene Blutvolumen durch akute Myokard-, Klappen- oder Perikardveränderungen vermindert.

◀ **Definition**

Einteilung. Eine Einteilung erfolgt nach der Ursache der Schädigung, z.B. hypovolämischer Schock (Volumenmangelschock), kardiogener Schock, septischer Schock, anaphylaktischer Schock und seltene Schockformen wie z.B. neurogener Schock (▤ A-**57**).
Die verschiedenen Ursachen lassen sich verallgemeinert auf das Versagen einer oder mehrerer folgender Funktionen zurückführen:

- akute Beeinträchtigung der Pumpfunktion des Herzens
- Verminderung des intravasalen Flüssigkeitsvolumens und
- Veränderungen des Gefäßvolumens.

Einteilung Die Einteilung erfolgt nach der Art der schädigenden Ursache (▤ A-**57**):

- das Versagen der Pumpfunktion des Herzens
- intravasalen Verlust an Flüssigkeit und
- Veränderungen des Gefäßvolumens.

Ätiologie

- **Akute Beeinträchtigung der Pumpfunktion des Herzens (kardiogener Schock):** Die häufigste Ursache ist der **akute Myokardinfarkt.** Pathologisch-anatomische Untersuchungen ergaben, daß mindestens 40 % der linksventrikulären Muskelmasse zerstört sein müssen, bevor ein kardiogener Schock eintritt. Da der Ramus interventricularis anterior meist das größte Myokardareal versorgt, findet sich ein kardiogener Schock überwiegend bei Patienten mit Vorderwandinfarkten. Der kardiogene Schock kann auch erst Tage nach dem Infarkt auftreten, wenn das verbleibende Myokard erst im Verlauf nicht mehr die notwendige Auswurfleistung erbringt. Ereignisse wie tachy- oder bradykarde Rhythmusstörungen können u.a. durch die damit verbundene akute Koronarminderdurchblutung den Beginn des kardiogenen Schocks triggern.

Komplikationen des Myokardinfarktes wie akute Mitralinsuffizienz, Ventrikelseptumdefekt oder Perikardtamponade können ebenfalls zum kardiogenen Schock führen.
Seltene Ursachen sind Herzmuskelentzündungen, toxische (Alkohol, Antiarrhythmika) oder metabolische Schädigungen (Thyreotoxikose, Phäochromozytom).

Ätiologie

- **Akute Beeinträchtigung der Pumpfunktion des Herzens (kardiogener Schock):** Beim kardiogenen Schock aufgrund eines akuten Myokardinfarkts müssen mindestens 40 % der linksventrikulären Muskelmasse zerstört sein. Häufigste Ursache ist der Verschluß des R. interventricularis anterior (Vorderwandinfarkt), da dieses Gefäß das größte Myokardareal versorgt.
Tachy- oder bradykarde Rhythmusstörungen können den Beginn des Schocks triggern. Akute Mitralinsuffizienz, Ventrikelseptumdefekt oder Perikardtamponade sind als Komplikationen mögliche Ursachen des kardiogenen Schocks. Seltener sind: Herzmuskelentzündungen, toxische (Alkohol, Antiarrhythmika) oder metabolische Schädigungen (Thyreotoxikose, Phäochromozytom).

Mechanische Faktoren sind entweder akut aufgetretene Klappeninsuffizienzen, eine Klappenstenose bzw. Myokardobstruktion oder eine akute Füllungsbehinderung des Herzens.

Mechanische Faktoren sind entweder akut aufgetretene Klappeninsuffizienzen (z. B. Mitral- oder Aorteninsuffizienz), Klappenstenosen im Stadium der Dekompensation (z. B. bei Mitralstenose, Aortenstenose), Myokardobstruktionen (z. B. hypertrophe obstruktive Kardiomyopathie) oder akute Füllungsbehinderung des Herzens (z. B. Perikardtamponade, Myome, Kugelthromben).

A-56: Die verschiedenen Schockformen und ihre Ursachen

Schockform	Ursachen
Akute Beeinträchtigung der Pumpfunktion	
▷ kardiogener Schock	▷ Myokardinfarkt ▷ Klappeninsuffizienzen ▷ Klappenstenosen ▷ Herzrhythmusstörungen ▷ hypertrophe obstruktive Kardiomyopathie ▷ Perikardtamponade ▷ Myokarditis
Reduziertes intravasales Flüssigkeitsvolumen	
▷ hypovolämischer Schock	▷ Blutungen ▷ Trauma ▷ (prolongiertes Erbrechen) ▷ (Diarrhö)
▷ anaphylaktischer Schock	▷ Fremdeiweiß ▷ Insektengifte ▷ Medikamente ▷ Röntgenkontrastmittel
Veränderungen des Gefäßlumens	
▷ septischer Schock (hyperdynam)	▷ Infektionen (z. B. Peritonitis, Pyelonephritis, Infektionen durch Fremdmaterial)
▷ neurogener Schock	▷ ZNS-Trauma ▷ ZNS-Tumoren ▷ Meningitis ▷ seltenere Schockformen
▷ endokriner Schock	▷ Addison-Krise ▷ thyreotoxische Krise ▷ akute Hypophysenvorderlappeninsuffizienz
▷ Intoxikationsschock	▷ Vergiftungen (z. B. Medikamente, Gifte)

Klinischer Fall

Der Notarzt übergibt einen 42jährigen Patienten in der Notaufnahme an den diensthabenden Kollegen. Der Patient gibt an, sich von einem fieberhaften Infekt vor 3 Wochen nicht richtig erholt zu haben. Bei der körperlichen Untersuchung fällt auf, daß der Patient kaltschweißig, blaß und kurzatmig ist. RR 140/40 mmHg, Puls 120/min. Auskultatorisch 2/6 Systolikum mit p.m. über dem 2. ICR rechts. Ein Diastolikum läßt sich bei Tachykardie nicht sicher nachweisen. In der Echokardiographie stellen sich eine Aortenklappeninsuffizienz III-IV° sowie Vegetationen auf der Aortenklappe dar. Somit liegt eine akute Aortenklappeninsuffizienz bei Endokarditis vor. Im Unterschied zur chronischen Aortenklappeninsuffizienz ist das Herz-Kreislauf-System nicht an die Regurgitationen des Schlagvolumens in den linken Ventrikel adaptiert. Zum notfallmäßigen Ersatz der Aortenklappe wird der Patient in ein herzchirurgisches Zentrum verlegt.

• **Reduziertes intravasales Flüssigkeitsvolumen**

Hypovolämischer Schock:

▶ *Definition.* Durch Verlust größerer Flüssigkeitsmengen ist das intravasale Flüssigkeitsvolumen trotz Konstriktion des Gefäßvolumens akut erheblich vermindert.

Häufigste Ursachen sind akute gastrointestinale Blutungen (hämorrhagischer Schock z.B. infolge Ulkusblutung oder Ösophagusvarizenblutung) oder große Verletzungen mit erheblichen Flüssigkeitsverlusten (hämorrhagischer Schock bei Trauma, z.B. Autounfall).

Anaphylaktischer Schock:

▶ *Definition.* Generalisierte Überempfindlichkeitsreaktionen mit akutem Verlust von Plasmawasser, das durch erhöhte Kapillarpermeabilität in den Extravasalraum eintritt.

Ursachen eines anaphylaktischen Schocks sind entweder eine Anaphylaxie (immunologisch) oder seltener eine Pseudoallergie (nicht immunologisch). Hierbei besteht eine Überempfindlichkeitsreaktion vom Soforttyp (Typ-I-Reaktion).

• **Veränderungen des Gefäßlumens: Verringerter Gefäßwiderstand** vermindert auch bei gleichbleibendem Flüssigkeitsvolumen den effektiven Blutfluß. Dem liegt zum einen die Dilatation arterieller Gefäße, zum anderen die Eröffnung arteriovenöser Shunts zugrunde. Typisches Beispiel ist der **hyperdyname septische Schock**. Bei zu spät eintretender Behandlung erhöht sich der Gefäßwiderstand, und es bildet sich der hypodyname septische Schock aus.
Der **neurogene Schock** nach Läsionen oder Erkrankungen des ZNS (Hirntrauma, zerebrale Blutungen) geht demgegenüber mit Vergrößerung des venösen Gefäßbetts einher.
Ein erhöhter Gefäßwiderstand liegt bei Verschluß großer Körpervenen (z.B. Budd-Chiari-Syndrom) oder großer Lungenarterien (z.B. bei einer Lungenembolie) vor.

Verlauf. Unbehandelt führt jeder Schock in ein **Multiorganversagen**, das vor allem Lunge, Niere, Leber, Magen-Darm-Trakt und das Immunsystem betrifft. Bei protrahiertem Schock finden sich irreversible bzw. nur schwer reversible morphologische Veränderungen (▤ A-**58**).
Bei zu später oder unzureichender Behandlung ist der protrahierte Schock mit einer schlechten Prognose und hohen Mortalität verbunden.

A-58: Verlauf des Schocks

Reduziertes Herzzeitvolumen
↓
Zentralisation durch sympathoadrenerge Reaktion
↓
periphere Minderperfusion (Hypoxie, Zellnutrition)
↓
Zellfunktionsstörungen
↓
Freisetzung von Schockmediatoren
↓
reversibel/irreversibel gestörte Organfunktionen
↓
Tod

• **Reduziertes intravasales Flüssigkeitsvolumen**
Hypovolämischer Schock

◀ **Definition**

Die häufigsten Ursachen sind akute gastrointestinale Blutungen oder große Verletzungen mit erheblichen Flüssigkeitsverlusten (hämorrhagischer Schock).

Anaphylaktischer Schock

◀ **Definition**

Ursachen: Entweder eine Anaphylaxie (immunologisch) oder seltener eine Pseudoallergie (nicht immunologisch).

• **Veränderungen des Gefäßlumens:** Dilatation arterieller Gefäße und Eröffnung arteriovenöser Shunts **senken den Gefäßwiderstand** und reduzieren den effektiven Blutfluß z.B. beim **hyperdynamen septischen Schock.**
Der **neurogene Schock** (z.B. nach Hirntrauma) geht mit einer Vergrößerung des venösen Gefäßbetts einher. Ein **erhöhter Gefäßwiderstand** liegt bei Verschluß großer Körpervenen oder großer Lungenarterien vor (z.B. Lungenembolie).

Verlauf Unbehandelt führt jeder Schock über ein **Multiorganversagen** zum Tod.
Die Organe werden zunächst nur reversibel in ihrer Funktionsleistung beeinträchtigt.
Bei protrahiertem Schock kommt es zu irreversiblen oder nur schwer reversiblen morphologischen Veränderungen (▤ A-**58**).

Diagnostik
- Klinisches Bild: Mit Ausnahme des hyperdynamen Schocks haben die Patienten im Schock einen **Abfall des HZV**.

Der Körper reagiert auf das Absinken des HZV mit einer **Umverteilung des Blutflusses.** Über eine Vasokonstriktion wird der Blutfluß der Haut, der Skelettmuskulatur, des Gastrointestinaltraktes und der Nieren zugunsten der Gehirn- und Herzdurchblutung gedrosselt (Zentralisation).

Diagnostik

- **Klinisches Bild:** Die Diagnose »Schock« stützt sich auf Anamnese, klinische Untersuchungsbefunde (Hypotonie, Tachykardie, schweißige, blasse Haut) sowie Laborwerte und hämodynamische Parameter (Oligurie, erhöhte Blutlaktatwerte, respiratorische Partial- und Globalinsuffizienz, metabolische Azidose).

Mit Ausnahme des hyperdynamen Schocks (z.B. bei Sepsis) haben die Patienten im Schock einen **Abfall des Herzzeitvolumens.** Der Körper reagiert auf das reduzierte Herzzeitvolumen mit **Umverteilung des Blutflusses**, um auf jeden Fall Koronar- und Zerebralblutfluß aufrechtzuerhalten. Dies geschieht über alpha-adrenerg vermittelte Vasokonstriktion, die zugunsten von Hirn- und Herzdurchblutung den Blutfluß der Haut, Skelettmuskulatur, des Gastrointestinaltraktes und der Nieren vermindert (Zentralisation).

Merke ▶

▶ ***Merke.*** Das klinische Bild des Schocks ist Ausdruck verminderter Gewebedurchblutung, verbunden mit deutlich gesteigertem Sympathikotonus.

Die **Haut ist kalt, blaß und schweißbedeckt**. Der **Puls ist schnell und flach**. Das **Sensorium ist getrübt**. Es finden sich eine **Tachypnoe** und **Oligurie**.

Die **Haut, insbesondere die der Extremitäten, ist kalt, blaß und schweißbedeckt.** Der **Puls ist schnell und flach** (= celer et altus). Das **Sensorium ist getrübt.** Es finden sich eine **Tachypnoe** und **Oligurie**.

Merke ▶

▶ ***Merke.*** Nur beim hyperdynamen Schock ist die Haut gut durchblutet, warm und trocken.

- Hämodynamische Parameter: Es finden sich ein **Anstieg der Herzfrequenz** und ein **Abfall des arteriellen Blutdrucks** (▦ A-**59**).

- **Hämodynamische Parameter:** Zentralisation und Abfall des Herzzeitvolumens spiegeln sich im **Anstieg der Herzfrequenz** und **Abfall des arteriellen Blutdrucks** wider (▦ A-**59**).

A-59: Hämodynamische Parameter im Schock

Schockformen	Intravasales Volumen	Blutdruck	Herzfrequenz	HZV	Peripherer Widerstand	ZVD	PCWP
Normalwerte	70–80 ml/kg KG	> 90 mmHg	60–100 l/min	6–8 l/min	900–1200 dyn sec cm^{-5}	4–8 mmHg	< 10 mmHg
Volumenmangelschock	↓/↓↓	↓	↑↑	↓	↑	↓	↓
septischer Schock							
▷ hyperdynam	↓	↓	↑	↑	↓↓	↓	↑/Ø
▷ hypodynam	↓	↓	↑	↓	Ø/↑	↑	↑
anaphylaktischer Schock	Ø/↓	↓	↑	↓	↓	↓	Ø
kardiogener Schock	Ø	↓	↑/↓	↓↓	↑↑	↑↑	↑↑/↑

PCWP= Pulmonalkapillardruck, ↓ = erniedrigt, ↑ = erhöht, Ø = unverändert

Merke ▶

▶ ***Merke.*** Ein einfacher, aber nicht immer zuverlässiger klinischer Verlaufsparameter ist der **Schockindex**, das Verhältnis zwischen Herzfrequenz und systolischem arteriellem Blutdruck.

Der **Schockindex** ist das Verhältnis zwischen Herzfrequenz und systolischem arteriellem Blutdruck (Normal: < 1, im Schock ≥ 1).

Während dieser Quotient üblicherweise < 1 ist, finden sich im Schock Werte ≥ 1 (z.B. bei Herzfrequenz 120/min und systolischem Blutdruck 100 mmHg).

Da der systolische Blutdruck lange unverändert bleiben und über das wahre Ausmaß des Volumenmangels hinwegtäuschen kann, kann das Herzzeitvolumen bei Schockindex < 1,4 bereits um 50 % erniedrigt sein.

Mit einem Venenkatheter in einer großen herznahen Vene läßt sich der **zentralvenöse Venendruck (ZVD)** bestimmen. Der ZVD (Normalwert: 4–8 mmHg) spiegelt den Füllungszustand des venösen Systems wider. Insbesondere beim hypovolämischen Schock objektiviert z.B. ein ZVD von 1 mmHg die Hypovolämie und ist eine **gute Steuergröße für die Infusionstherapie.** Beim kardiogenen Schock können durch die linksventrikuläre Funktionsstörung die **linksventrikulären Füllungsdrücke** ansteigen und zu pulmonaler Stauung führen. Solange jedoch die rechtsventrikuläre Funktion intakt ist, bleibt der ZVD auch bei erhöhten pulmonalarteriellen Werten im Normbereich.

Der **zentralvenöse** Druck spiegelt den Füllungszustand des venösen Systems wider und ist eine **gute Steuergröße für die Infusionstherapie beim hypovolämischen Schock.**
Beim kardiogenen Schock kann es infolge der linksventrikulären Funktionsstörung zu einem **Anstieg des pulmonalen Druckes** mit pulmonaler Stauung kommen.

Merke. Um dies rechtzeitig zu erkennen, ist ein kleiner Ballonkatheter (5–8 French) mit dem Blutstrom in die Pulmonalarterie einzuschwemmen (sog. **Swan-Ganz-Einschwemmkatheter**). Hiermit lassen sich **systolische und diastolische Pulmonalarteriendrücke** messen (Normalwerte: systolisch < 25 mmHg, diastolisch < 10 mmHg, Mitteldruck < 15 mmHg).

◀ **Merke**

Der linksventrikuläre Füllungsdruck ist am besten mit dem **Pulmonalkapillardruck** zu erfassen. Durch kurzzeitiges Inflatieren des Ballons am Swan-Ganz-Einschwemmkatheter wird eine kleine Pulmonalarterie verschlossen. Der so gemessene **Pulmonalkapillardruck** (Synonym: Wedge-Druck, PCWP) (Normalwert: < 10 mmHg) spiegelt den linksventrikulären Druck wider. Eine Ausnahme sind Patienten mit Mitralstenose, die einen Druckgradienten zwischen linkem Vorhof und linker Kammer aufbaut. Darüber hinaus läßt sich mit dem Pulmonaliskatheter das **Herzzeitvolumen (HZV) messen** (z.B. mit der Thermodilutionsmethode). Dies ist ein weiterer wichtiger Verlaufsparameter bei der Überwachung von Patienten im kardiogenen Schock.

Der linksventrikuläre Füllungsdruck läßt sich am besten mit dem **Pulmonalkapillardruck** (sog. Wedge-Druck) erfassen.
Darüber hinaus ermöglicht der Pulmonaliskatheter die Messung des **Herzzeitvolumens (HZV).** Dies ist gerade bei der Überwachung von Schockpatienten wichtig.

- **Laboruntersuchungen**

Blutgase: Im Schock finden sich eine respiratorische Partial- oder Globalinsuffizienz sowie eine metabolische Azidose.
Die im Schock eingeschränkte Sauerstoffabgabe an das Gewebe beeinträchtigt die aerobe Synthese energiereicher Phosphate. Daher wird ATP auch über die anaerobe Gykolyse gewonnen. Das dabei gebildete **Laktat**, welches an das Blut abgegeben wird, quantifiziert die Sauerstoffschuld des Körpers.
Der Anstieg der **Nierenretentionswerte** zeigt ein beginnendes akutes Nierenversagen an (**Schockniere**).
Die verminderte Gewebeperfusion setzt zahlreiche Substanzen (z.B. Gerinnungsfaktoren, Komplementfaktoren, Kinine, Zytokine, plättchenaktivierenden Faktor [PAF]) frei. Diese werden zusammenfassend als **Schockmediatoren** bezeichnet und sind an der Induktion der **Organfunktionsstörungen** (z.B. Schocklunge, Schockniere) beteiligt. Darüber hinaus stört das aktivierte Gerinnungssystem das physiologische Gleichgewicht zwischen Gerinnung und Lyse; dies kann im weiteren Verlauf eine **disseminierte intravasale Gerinnung (DIC)** auslösen.

- **Laboruntersuchungen**

Blutgase:
- respiratorische Partial- oder Globalinsuffizienz
- metabolische Azidose.

Im Schock besteht eine eingeschränkte Sauerstoffabgabe an das Gewebe und eine anaerobe Glykolyse (**Laktat**).
Der Anstieg der **Nierenretentionswerte** zeigt ein beginnendes Nierenversagen an (**Schockniere**).
Die Minderperfusion des Gewebes bewirkt die Freisetzung von **Schockmediatoren** (z.B. Gerinnungsfaktoren, Komplementfaktoren etc.), die zu Organfunktionsstörungen führen (Schocklunge, Schockniere).
Die Aktivierung des Gerinnungssystems kann eine **DIC** auslösen.

Therapie. Patienten mit manifestem Schock haben eine schlechte Prognose. Deshalb sollten Diagnostik und Therapie darauf hinzielen, das Auftreten eines Schocks frühzeitig zu erkennen und zu verhindern. Zur »Schockprophylaxe« gehört es, zum Schock disponierende Grunderkrankungen (z.B. Sepsis, Anaphylaxie, akute Blutung, Myokardinfarkt) frühzeitig zu diagnostizieren und zu behandeln. Das Auftreten eines Schocks ist so früh wie möglich zu erkennen und rasch zu behandeln, bevor Organfunktionsstörungen einsetzen.
Für den **kardiogenen Schock** infolge eines akuten Myokardinfarktes bedeutet dies, daß die im Kapitel »Myokardinfarkt« aufgeführten Maßnahmen zügig anzuwenden sind; insbesondere ist als kausale Therapie die Thrombolyse bzw. die mechanische Wiedereröffnung des verschlossenen Koronargefäßes durch die perkutane Koronarangioplastie (PTCA) rasch und mit weiter Indikation einzusetzen.

Therapie Patienten mit manifestem Schock haben eine schlechte Prognose. Die Grunderkrankung sollte deshalb frühzeitig behandelt werden.
Bei einem zugrundeliegenden Herzinfarkt ist eine Thrombolyse bzw. mechanische Rekanalisation des Koronargefäßes rasch durchzuführen.

Merke ▶

Merke. Die Differentialtherapie des akuten Myokardinfarkts berücksichtigt **Pulmonalkapillardruck- (PA-)** und **HZV-Messung**: Bei niedrigen PA-Drücken ist primär Volumen in Form von Flüssigkeit (z. B. Ringerlösung) zuzuführen, bei hohen PA-Drücken ist hingegen Volumen mit Diuretika und pharmakologischer Umverteilung in das venöse Gefäßbett (z. B. durch Nitratgabe) zu entziehen.

Bleibt nach Optimierung des intravasalen Flüssigkeitsvolumens das HZV niedrig, sind **positiv inotrope Substanzen** (z. B. Suprarenin, Dobutamin) zur Kontraktilitätssteigerung anzusetzen. Bessert sich hierdurch die Hämodynamik nicht, ist frühzeitig die Indikation zur **maschinellen Beatmung** zu stellen.

Wenn die medikamentöse Therapie und die Beatmung den kardiogenen Schock nicht beseitigen, ist der Einsatz der **intraaortalen Ballonpumpe (IABP)** gegeben. Hierbei wird ein Ballonkatheter in der Aorta unmittelbar unterhalb des Abgangs der A. subclavia links plaziert (S A-**55**). Der Ballon inflatiert EKG-getriggert unmittelbar nach dem Schluß der Aortenklappe und deflatiert unmittelbar vor dem Beginn der Systole wieder. Dadurch wird der diastolische Aortendruck in der oberen Körperhälfte angehoben.
Vorteil: der diastolische Abfluß wird vermindert und der **diastolische Aortendruck erhöht.**

Bleibt trotz Optimierung des intravasalen Flüssigkeitsvolumens das HZV niedrig, sind **positiv inotrope Substanzen** (z. B. Suprarenin, Dobutamin in Verbindung mit Dopamin) einzusetzen, um die Kontraktilität des verbleibenden Myokards zu steigern.
Sobald die medikamentösen Maßnahmen die Hämodynamik nicht verbessern, ist beim kardiogenen Schock **frühzeitig die Indikation zur Intubation mit maschineller Beatmung** zu stellen, da im Schock die Atemarbeit bis zu 30% des HZV benötigt.
Wenn sich der Patient weder durch medikamentöse Maßnahmen noch durch die maschinelle Beatmung stabilisiert, ist bei kardiogenem Schock der Einsatz einer **intraaortalen Ballonpumpe** (IABP) angezeigt.
Hierbei wird ein Ballonkatheter über die Arteria femoralis in die Aorta eingeführt und unmittelbar unterhalb des Abgangs der Arteria subclavia links plaziert (S A-**55**). Der Ballon inflatiert EKG-getriggert unmittelbar nach Aortenklappenschluß. Dadurch wird der diastolische Aortenfluß in die unteren Körperpartien vermindert und der diastolische Aortendruck in der oberen Körperhälfte erhöht. Der mittlere Aortendruck bleibt dabei stabil. Der Ballon deflatiert unmittelbar vor Beginn der Systole. Bei unverändertem mittlerem Aortendruck sinkt der linksventrikuläre Füllungsdruck um 20% ab und das HZV steigt von einem deutlich erniedrigten Wert um bis zu 40% an. Durch Einsatz der IABP stabilisieren sich viele dieser Patienten zumindest zeitweilig hämodynamisch, so daß in dieser Zeit durch weiterführende

Synopsis A-55: Intraaortale Ballonpumpe

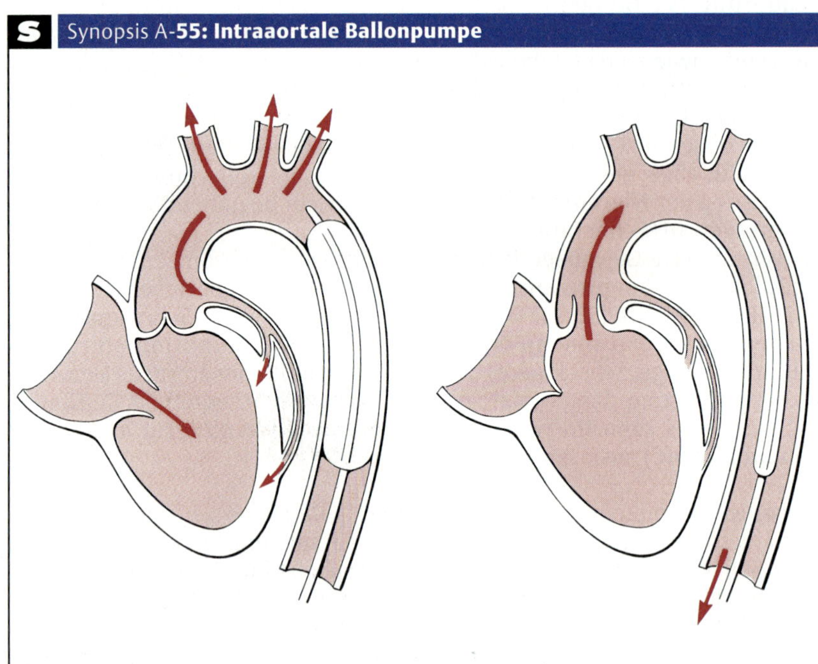

Über den erhöhten diastolischen aortalen Druck kommt es zu einer Verbesserung der Myokardperfusion. Durch den erhöhten aortalen Druck kommt es weiterhin zu einem schnelleren Abfließen des Blutes, so daß der enddiastolische intraaortale Druck niedriger liegt als ohne Ballonpumpe.
Über den so verminderten Druck während der frühen Systole, Senkung der Nachlastdrücke, wird die Belastung des Herzmuskels reduziert.

Diagnostik und Therapie die kardiale Grunderkrankung kausal behandelt werden kann.
Da der Ballonkatheter den Blutfluß in die untere Körperhälfte vermindert, können als Komplikationen kritische Ischämien der unteren Extremitäten entstehen. Weitere Komplikationen der IABP sind Aortenperforation, Aortendissektion und Infektion.
Kontraindikationen gegen den Einsatz der IABP sind Aorteninsuffizienz, Aortenaneurysma sowie anhaltende Rhythmusstörungen, so daß eine zeitgerechte Triggerung des Gerätes nicht möglich ist.

Dadurch bleibt der mittlere Aortendruck stabil, das **HZV steigt um bis zu 40 % an**, und der **linksventrikuläre Füllungsdruck sinkt um 20 %.**

In den letzten Jahren erweiterten **interventionelle Maßnahmen** erheblich die Therapieoptionen beim kardiogenen Schock. Die **notfallmäßige Valvuloplastie**, d. h. die Aufweitung einer stenosierten Aorten- oder Mitralklappe mit einem Ballonkatheter (S A-**56**) ist bei hochgradig dekompensierter Aorten- oder Mitralstenose indiziert.

Interventionelle Therapien: Eine **notfallmäßige Valvuloplastie** ist bei hochgradiger Aorten- oder Mitralstenose indiziert.

Bei akuten Klappeninsuffizienzen (z. B. Mitralinsuffizienz nach akutem Hinterwandinfarkt) oder einem Ventrikelseptumdefekt (z. B. nach akutem Vorderwandinfarkt) sind heute rasch durchgeführte **operative Korrekturen** möglich.

Bei akuten Klappeninsuffizienzen ist heute eine rasche **operative Korrektur** möglich.

Synopsis A-**56: Valvuloplastie**

Mitralklappenvalvuloplastie: Der Führungsdraht ist über die V. cava inferior in den rechten Vorhof, durch eine Punktion des Vorhofseptums in den linken Vorhof und über die stenosierte Mitralklappe in den linken Ventrikel eingeführt worden. Der Ballonkatheter wird vorgeführt, bis der Ballon in der Mitralklappe plaziert ist. Rechts ist der Ballon während einer kurzzeitigen Inflation dargestellt.

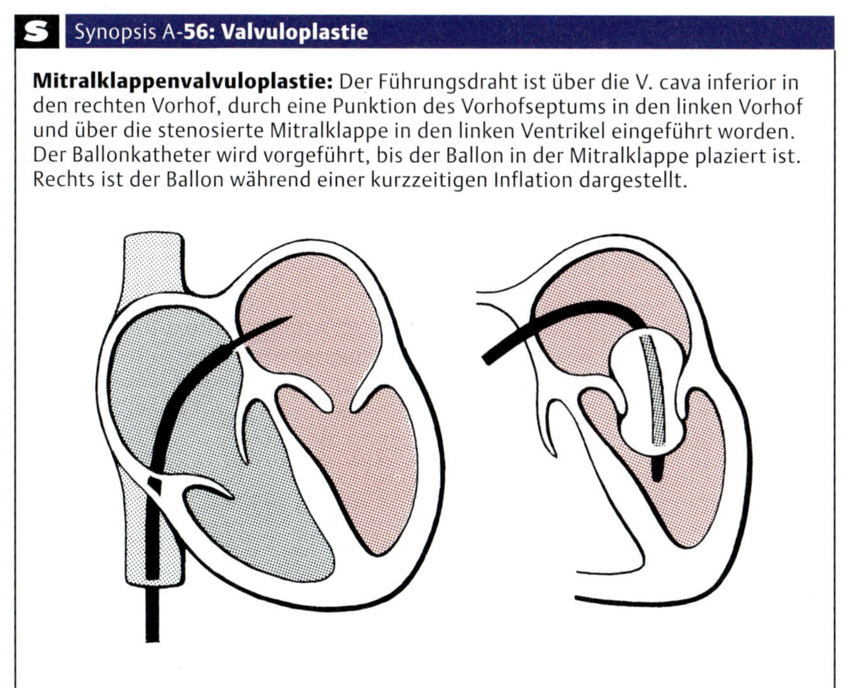

Klinischer Fall

Eine 47jährige Patientin mit bekanntem metastasierendem Mammakarzinom klagt seit mehreren Tagen über zunehmende Dyspnoe. Bei der Aufnahmeuntersuchung in der Notaufnahme sind die Halsvenen prall gefüllt, die Herztöne leise und beide Lungenfelder auskultatorisch unauffällig. Die Herzfrequenz beträgt 120/min, der Blutdruck 100/70 mmHg. Radiologisch ist der Herzschatten gering vergrößert, echokardiographisch findet sich ein großer Perikarderguß (enddiastolischer Durchmesser 3,0 cm) mit Kompression des rechten Ventrikels. Bei der daraufhin durchgeführten Perikardpunktion werden 750 ml serös-blutige Flüssigkeit abpunktiert. Die Patientin gibt sofort an, daß die Luftnot nachlassen würde; Atem- und Herzfrequenz normalisieren sich, und der Blutdruck steigt auf 130/80 mmHg.

Klinischer Fall

Aufnahme eines 49jährigen Patienten in der Notaufnahme. Der Patient gibt seit 3 Stunden ein thorakales Druckgefühl an. Bei der klinischen Untersuchung ist der Patient kaltschweißig und kurzatmig. Bei der Auskultation finden sich feinblasige Rasselgeräusche 2 Handbreit über beiden Lungenfeldern und ein Blutdruck von 90/60 mmHg sowie eine Herzfrequenz von 100/min. Im Aufnahme-EKG sind ST-Streckenhebungen in V_{1-5} als Zeichen eines akuten Vorderwandinfarktes erkennbar. Auf der Intensivstation werden Nitrate (initial 2 mg/h), Schleifendiuretika (Furosemid 40–80 mg i.v.) sowie nasal O_2 gegeben. Bei fehlenden Kontraindikationen wird sofort eine i.v. Thrombolyse begonnen. Da der Patient zunehmend kurzatmiger wird und der Blutdruck bei ansteigender Herzfrequenz unter 90 mmHg abfällt, ist die Indikation zur oralen Intubation und maschinellen Beatmung gegeben. Zusätzlich werden positiv inotrope Substanzen (Suprarenin initial 1 mg/h) appliziert. Nach 90 Minuten ist elektrokardiographisch kein Rückgang der ST-Streckenhebungen zu erkennen, so daß der Entschluß zur Linksherzkatheteruntersuchung gefällt wird. Diese zeigt eine koronare Eingefäßerkrankung mit proximalem Verschluß des Ramus interventricularis anterior. In derselben Sitzung findet eine erfolgreich durchgeführte mechanische Rekanalisation des Gefäßes statt mit sofort erkennbarem Rückgang der ST-Streckenhebungen. Im weiteren ist die Gabe von positiv inotropen Substanzen nicht mehr notwendig. Nach 3 Tagen kann der Patient problemlos extubiert werden und eine Mobilisation begonnen werden.

Cave!

Auch bei unspezifischen Symptomen rechtzeitig an die Entwicklung eines Schocks denken und den Patienten auf der Intensivstation überwachen.

Im Frühstadium eines Schocks ist »watch and see« nicht angebracht; nur die rechtzeitig eingeleitete, adäquate Therapie bewahrt den Patienten vor der Ausbildung eines manifesten Schocks; konsequente Behandlung der zum Schock führenden Grundkrankheit.

Im Schock sind multiple Organfunktionen eingeschränkt; es ist ein konsequentes intensivmedizinisches Monitoring der verschiedenen Organfunktionen vor allem von Lunge, Niere, Leber notwendig.

Bei akuten Myokardinfarkten werden die Kontraindikationen zur i.v. Thrombolysetherapie überbewertet und diese deshalb nicht durchgeführt.

Invasive Diagnostik und interventionelle Therapien (Koronarangioplastie, intraaortale Ballonpumpe) sind beim kardiogenen Schock rechtzeitig in Erwägung zu ziehen und der Patient ggf. in ein Schwerpunktkrankenhaus zu verlegen.

Beim akuten Myokardinfarkt können einige Komplikationen (Perikardtamponade, Ventrikelseptumdefekt) erst nach 3–4 Tagen, also erst nach Verlegung von der Intensivstation, auftreten.

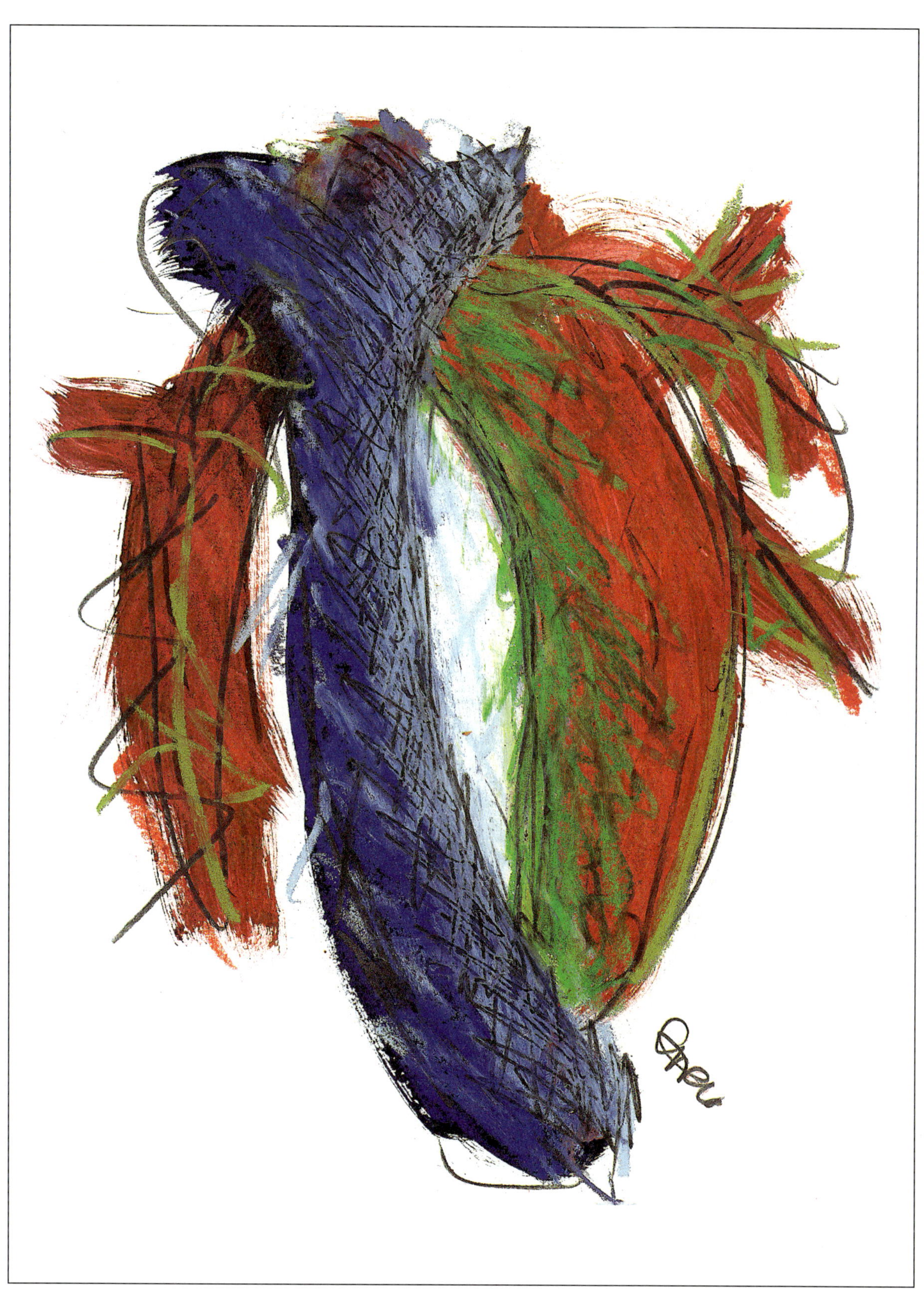

Angiologie

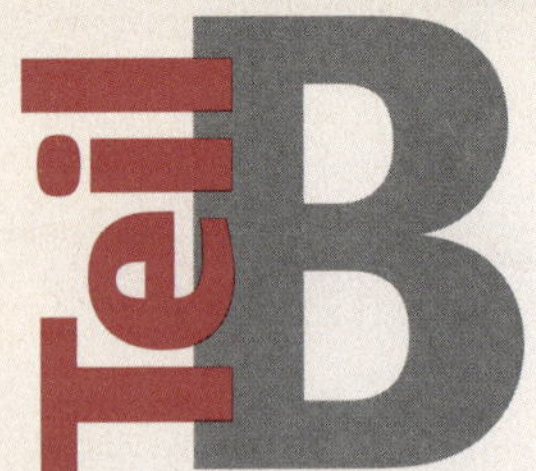

Angiologie

M. Ludwig

1 Akute arterielle Verschlußkrankheit

1 Akute arterielle Verschlußkrankheit

Definition ▶

Definition. Die akute arterielle Verschlußkrankheit (AVK) wird durch den plötzlichen embolischen oder thrombotischen Verschluß eines arteriellen Gefäßes verursacht. Bei ungenügend präformierten arteriellen Kollateralen entsteht eine für den Patienten organ- bzw. lebensbedrohliche Ischämie.

Ätiologie

Ätiologie

Merke ▶

Merke. Akute Arterienverschlüsse werden überwiegend (ca. 80%) durch Embolien, seltener (ca. 20%) durch akute lokale Thrombosen verursacht.

Am häufigsten sind (80–90%) **intrakardiale Emboliequellen** (S B-1 a, B-1): Herzklappenvitien, Vorhofthromben, Herzrhythmusstörungen, kardiale Tumoren, Endokarditiden, Herzaneurysmen, venöses Blutgerinnsel (über offenem Foramen ovale, paradoxe Embolie). Prädilektionsstellen für Thrombosen sind in B-1 zusammengefaßt.

Am häufigsten sind arterielle **Embolien kardialer Genese**. Emboliequellen können Herzklappenvitien, Vorhofthromben, Herzrhythmusstörungen, kardiale Tumoren, Endokarditiden oder thrombosierte Herzwandaneurysmen sein (S B-**1**, B-**1**). Selten gelangen venöse Blutgerinnsel über ein offenes Foramen ovale des Herzens in das arterielle Gefäßsystem und lösen sogenannte »paradoxe« arterielle Embolien aus. Prädilektionsstellen **akuter arterieller Thrombosen** sind vorgeschädigte Gefäße (dilatierende/obliterierende Arteriopathie, postoperativ). Außerdem können arterielle Thrombosen von Dissektionen, Traumen oder Gefäßspasmen ausgehen (B-**2**).

B-1: Emboliequellen

Kardial	Extrakardial
▷ Herzwandaneurysma	▷ Aneurysmen
▷ Herzklappenfehler	▷ arteriosklerotische Plaques
▷ Herzrhythmusstörungen (z. B. Vorhofflimmern)	▷ Kompressionssyndrome
▷ Tumoren des linken Herzens nach Herzklappenersatz	▷ Cholesterinembolie
	▷ paradoxe Embolie
	▷ Katheterembolie
	▷ iatrogene Gefäßschäden

Merke ▶

Merke. Bei arteriellen Embolien ist die Streuquelle meist im linken Herzen zu suchen.

S Synopsis B-1: **Akute arterielle Embolien**

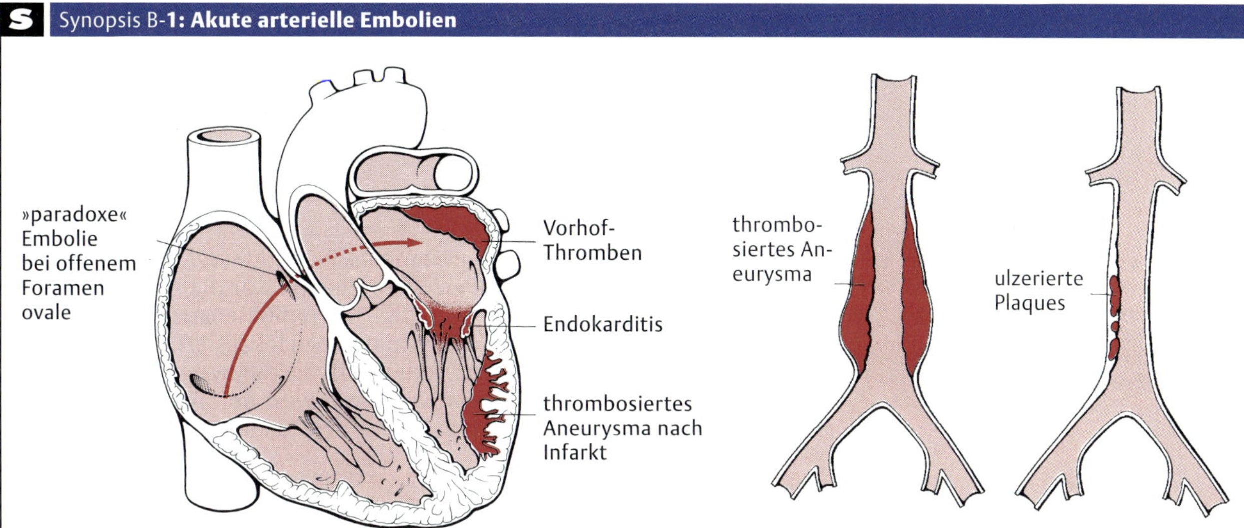

a 80–90 % **arterieller Emboliequellen** sind im Herzen zu suchen. Selten gelangt ein venöser Embolus über ein offenes Foramen ovale in die Arterienstrombahn (Pfeil).

b 10–20 % der **extrakardialen Embolieherde** sind thrombosierte Aortenaneurysmen oder rauhe arteriosklerotische Plaques.

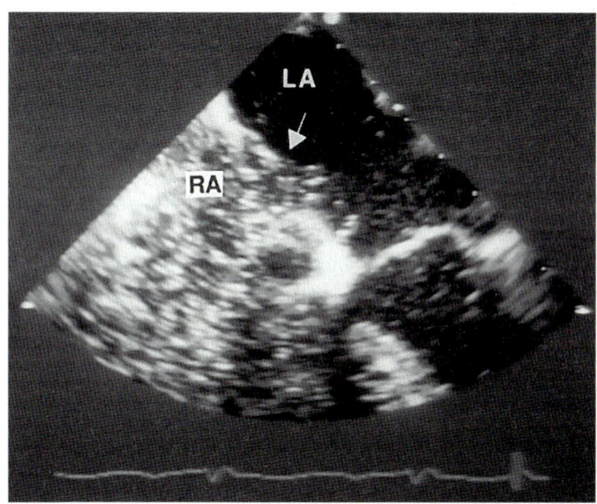

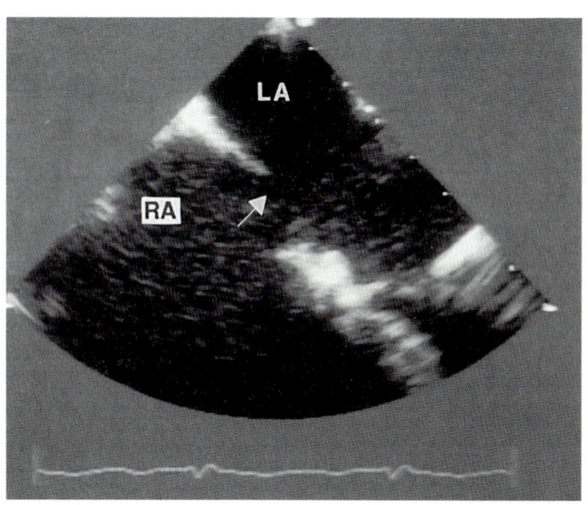

c Transösophageales Echokardiogramm einer Patientin mit akutem embolischem Beckenarterienverschluß. Ursache hierfür war ein von einer gleichzeitig vorliegenden tiefen Beinvenenthrombose abgelöster Embolus, der über ein offenes Foramen ovale in die arterielle Strombahn geriet (»gekreuzte Embolie«). Das offene Foramen ist im abgebildeten Sonogramm an dem Übertritt von intravenös verabreichtem Echokontrastmittel (Echovist®) vom rechten (RA) in den linken Vorhof (LA) erkennbar.

Extrakardiale Emboliequellen sind thrombosierte Aneurysmen, ulzerierte Plaques oder iatrogene Gefäßschäden (S B-**1**; ▦ B-**1**) Sie stellen in 10 % bis 20 % der Fälle Streuquellen dar.

Extrakardiale Emboliequellen sind in 10–20 % die Ursache: thrombosierte Aneurysmen, ulzerierte Plaques, iatrogene Gefäßschäden (S B-**1**, ▦ B-**1**).

▶ ***Merke.*** Arterielle Thrombosen ereignen sich häufig auf vorgeschädigter Gefäßstrombahn.

◀ **Merke**

B-2: Ursachen akuter Arterienthrombosen	
▷ dilatierende Arteriopathie	▷ obliterierende Arteriosklerose
▷ postoperativ funktionelle Engen	▷ Dissektionen
▷ Trauma	▷ medikamentös (z. B. Ergotismus)

Epidemiologie Extremitätenarterienverschlüsse sind zu 85 % asymmetrisch. Am häufigsten tritt der akute A.-femoralis-Verschluß mit gleichzeitiger Okklusion von zwei oder drei Unterschenkelarterien auf. Untere Extremität : obere Extremität: 90 : 10 %.

Epidemiologie. An Embolien und Thrombosen peripherer Arterien verstarben 1993 in Deutschland 5056 Personen. Hiervon war die Altersgruppe der 75–80jährigen am häufigsten betroffen. Extremitätenarterienverschlüsse sind zu 85 % asymmetrisch und 15 % symmetrisch lokalisiert. 11 % der akuten Verschlüsse betreffen die Beckenarterien, 40 % die Aufzweigung der A. femoralis und 13 % die A. poplitea. Am häufigsten wird der akute A.-femoralis-Verschluß mit gleichzeitiger Okklusion von zwei oder drei Unterschenkelarterien beobachtet.

Merke ▶

▶ ***Merke.*** Akute Arterienverschlüsse der unteren Extremitäten sind wesentlich häufiger als im Bereich der oberen Extremitäten. Prädilektionsstellen sind Gefäßverzweigungen.

Pathophysiologie Die akute Unterbrechung der Blutströmung in einer großen Arterie führt zu einer plötzlichen Abnahme des postokklusiven arteriellen Blutdruckes. Das Schicksal der betroffenen Extremität ist abhängig von der Existenz **präformierter Kollateralwege.**

Pathophysiologie. Die akute Unterbrechung der Blutströmung in einer großen Arterie führt distal des Verschlusses zu einer plötzlichen Abnahme des arteriellen Blutdruckes. **Das Schicksal der hiervon betroffenen Extremität ist dann abhängig von der Existenz präformierter Kollateralwege und der Ischämietoleranz der jeweiligen Gewebe.** Nach plötzlicher kompletter Unterbrechung der arteriellen Blutzufuhr verengen sich aufgrund sensorisch afferenter und efferenter sympathischer Reflexbahnen kurzzeitig die dem Arterienverschluß nachgeschalteten Arteriolen. Dieser Gefäßspasmus wird nach wenigen Minuten von einer Vasodilatation abgelöst. Die Weitstellung kleinster Widerstandsarterien und der stark erhöhte Kollateralwiderstand bewirken bei akuten Arterienverschlüssen einen drastischen Abfall des postokklusiven Perfusionsdruckes.

Merke ▶

▶ ***Merke.*** Fällt der mittlere arterielle Blutdruck distal eines Arterienverschlusses unter den »kritischen Verschlußdruck« von 40–50 mmHg ab, so ist die Gewebedurchblutung nicht mehr gewährleistet. Ursachen hierfür sind der den Kapillarinnendruck übersteigende Gewebedruck, der gesteigerte Sympathikotonus kleinster Arterien und Arteriolen und die mit Abnahme der Kapillarströmung vermehrte Erythrozytenaggregation.

Ischämische Toleranzzeiten Die Ausbildung **lokaler Thromben** in kleinsten Arterien wird durch den ischämiebedingten Abfall der endothelvermittelten Fibrinolyse begünstigt (B-**1**).

Die **ischämische Toleranzzeit** beträgt für Haut 12 Std., Muskulatur 6–8 Std. und für Nervenfasern 2–4 Std. (B-**1**).
Innerhalb von zwölf Stunden nach Eintritt der Ischämie nimmt in den Arterien, die dem Verschluß nachgeschaltet sind, die endothelvermittelte endogene Fibrinolyse um das Fünffache ab. Hierdurch wird die weitere Ausbildung lokaler Thromben begünstigt.

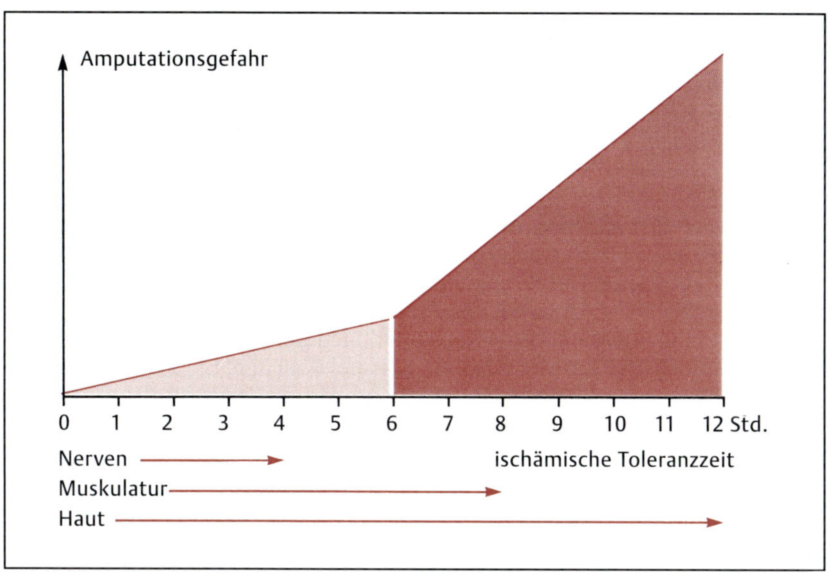

B-1: Die Prognose der akuten arteriellen Verschlußkrankheit ist abhängig von der **ischämischen Toleranzzeit der Organgewebe.** Sie beträgt für Haut 12 Std., Muskulatur 6–8 Std. und für Nervenfasern 2–4 Std. Die Chance auf eine Erhaltung der Extremität nimmt trotz lumeneröffnender Maßnahmen nach einem Intervall von 6 Std. ab.

Symptomatik. Klinische Symptome bei arteriellen Embolien und Thrombosen sind abhängig von der Verschlußlokalisation, der Ausprägung möglicher Kompensationsmechanismen und der allgemeinen Kreislaufsituation. Je zentraler das arterielle Strombahnhindernis gelegen ist, desto schwerer sind seine Auswirkungen.
Die typischen klinischen Zeichen einer akuten arteriellen Verschlußkrankheit, die »**sechs P**« nach *Pratt*, sind in B-**3** zusammengefaßt.

Symptomatik Je zentraler das arterielle Strombahnhindernis gelegen ist, desto schwerer sind seine klinischen Auswirkungen.

Die typischen klinischen Zeichen einer akuten arteriellen Verschlußkrankheit, sind in B-**3** zusammengefaßt (**»sechs P« nach Pratt).** Sichere Zeichen sind Schmerzen, fehlende arterielle Pulse, Blässe und Kälte der Extremität.

B-3: Klinische Zeichen akuter Arterienverschlüsse

Die »sechs P« nach Pratt

Pain	=	Schmerz	**P**aresthesia	=	Gefühlsstörung
Pulselessness	=	Pulsverlust	**P**aralysis	=	Bewegungsunfähigkeit
Paleness	=	Blässe	**P**rostration	=	Schock

Aufgrund noch vorhandener Kollateralen, die eine Minimalperfusion distal des Gefäßverschlusses gewährleisten oder der unterschiedlichen Ischämietoleranz der Gewebe treten nicht immer alle sechs Symptome gleichzeitig auf. Sichere Zeichen des akuten Arterienverschlusses, die immer vorkommen, sind Schmerzen, fehlende arterielle Pulse, Blässe und Kälte der Extremität.

Merke. Arteriell bedingte Ruheschmerzen lindern sich typischerweise bei Tieflagerung der betroffenen Extremität.

◀ **Merke**

Zeichen ischämischer Nervenschädigung sind Parästhesien und Paresen. Eine Schocksymptomatik tritt vorwiegend bei akuten Beckenarterienverschlüssen auf.

Diagnostik

Merke ▶

• Anamnese: Zur **Klärung der Emboliequelle** nach kardialen Erkrankungen fragen. Eine **thrombotische Ursache** des Arterienverschlusses ist anzunehmen bei: rasch zunehmender Claudicatio intermittens, nach Gefäßoperationen und bei kardiovaskulären Risikofaktoren.

Rezidivierende Venen- oder Arterienthrombosen sind bei **Gerinnungsstörungen** (AT-III- und Protein-C- oder -S-Mangel oder APC-Resistenz) möglich. Weitere Ursachen sind: ein **paraneoplastisches Syndrom** oder die Erhöhung von Fibrinogen bei Tumorpatienten, Ergotaminabusus.

• Körperliche Untersuchung: Es ist zu achten auf:
- Schmerzen
- Hautfarbe und -temperatur
- seitenvergleichende Pulspalpation
- Auskultation der Arterien (Strömungsgeräusche)
- palpables Bauchaortenaneurysma
- fehlende Hautvenenzeichnung
- Gewebenekrosen (distal beginnend).

Merke ▶

Merke ▶

• Apparative Diagnostik: Die (gefäßdiagnostischen) Methoden zur **Lokalisation** akuter Arterienverschlüsse und **Ursachensuche** sind in ▤ B-4 zusammengefaßt und im *Kap. A Kardiologie* näher erläutert.

Diagnostik

▶ ***Merke.*** Die genaue Anamneseerhebung gibt Aufschluß über den Zeitpunkt (plötzlicher Extremitätenschmerz) und meist auch über die Entstehungsursache eines akuten Arterienverschlusses.

• Anamnese: Zur **Klärung der Emboliequelle** sollte nach kardialen Vorerkrankungen wie zum Beispiel Herzrhythmusstörungen, Herzklappenfehlern oder einer koronaren Herzkrankheit gefragt werden.
Eine **thrombotische Ursache** des Arterienverschlusses kann bei rasch zunehmender Claudicatio intermittens oder nach Gefäßoperationen angenommen werden. Risikofaktoren wie zum Beispiel Rauchen, Fettstoffwechselstörungen, Diabetes mellitus, Hypertonie sind weitere Indizien für die thrombotische Genese des Gefäßverschlusses.
Rezidivierende Venenthrombosen oder Arterienverschlüsse sind bei **Gerinnungsstörungen** wie zum Beispiel einem Antithrombin-III- oder Protein-C- und Protein-S-Mangel und APC-Resistenz (Resistenz gegen aktiviertes Protein C) möglich.
Ein **paraneoplastisches Syndrom** oder die Erhöhung der Serumfibrinogenkonzentration bei Tumorpatienten können Ursachen thrombotischer Arterien- und Venenverschlüsse sein.
Rezidivierende Migräneanfälle sind häufiger Grund eines Ergotaminabusus, der arterielle Gefäßspasmen mit Thrombenbildung auslösen kann.

• Körperliche Untersuchung: Die körperliche Untersuchung sollte seitendifferente Hautfarbe und -temperatur der Extremitäten, Pulsarrhythmien, Herzgeräusche, fehlende arterielle Puls- und auskultierbare arterielle Strömungsgeräusche erfassen. Ein größeres Bauchaortenaneurysma als mögliche Emboliequelle ist als pulsierender abdominaler Tumor tastbar.
Akute Arterienverschlüsse gehen mit einem gestörten venösen Bluttransport einher. Er ist erkennbar an der fehlenden Hautvenenzeichnung im Bereich der betroffenen Extremität. Die gleichzeitige Ausbildung von Venen- oder Kapillarthrombosen kann eine Blauverfärbung der betroffenen Extremität verursachen.

▶ ***Merke.*** Aufgrund typischer klinischer Symptome bereitet die Diagnose akuter peripherer Arterienverschlüsse meist keine Schwierigkeiten. Leitsymptome sind plötzliche Schmerzen, fehlende Arterienpulse sowie die Kühle und Blässe der betroffenen Extremität.

Nekrosen sind Zeichen länger bestehender Ischämie. Gewebebezirke weit distal des Arterienverschlusses sind hiervon am schwersten betroffen.

▶ ***Merke.*** Die eilige Therapiebedürftigkeit eines akuten Arterienverschlusses rechtfertigt das Unterlassen zeitaufwendiger diagnostischer Maßnahmen. In Einzelfällen kann auch auf die Arteriographie verzichtet werden, z. B. bei dringendem Verdacht auf eine Embolie mit eindeutiger Verschlußlokalisation, oder wenn die Ausprägung und Dauer klinischer Symptome (Überschreiten der ischämischen Toleranzzeit) ein rasches Handeln erforderlich machen.

• Apparative Diagnostik: Spätestens im Anschluß an die Wiedereröffnung der Gefäßstrombahn muß nach der Verschlußursache gesucht werden. Zur genauen **Lokalisation** akuter Arterienverschlüsse und **Ursachensuche** eignen sich apparative Untersuchungsmethoden, die in ▤ B-**4** zusammengefaßt sind. Sie erleichtern zusätzlich die Festlegung des therapeutischen Konzepts.

B-4: Einsatz apparativer Untersuchungsmethoden bei akuter arterieller Verschlußkrankheit in Abhängigkeit der diagnostischen Fragestellung

Verschlußlokalisation	Verschlußursache
▷ Doppler-Druckmessung	▷ Labor
▷ Doppler-Kurvenanalyse	▷ EKG
▷ Duplex-Sonographie	▷ Röntgenthorax
▷ Angiographie	▷ transthorakale Echokardiographie ▷ abdomineller Ultraschall ▷ Angiographie/CT/NMR

Laborchemisch sollten Blutgerinnungsstörungen als Ursache gesteigerter Thrombenbildung ausgeschlossen werden. Deshalb sind Bestimmungen der Thrombinzeit, des Fibrinogens, des Antithrombin III, Protein C, Protein S und der APC-Resistenz erforderlich.
Pathologische Blutzucker-, Serumcholesterin- oder Serumtriglyzeridwerte stellen ein erhöhtes Arterioskleroserisiko dar. Gehen akute Arterienverschlüsse mit einer Erhöhung der für Muskulatur spezifischen Kreatinphosphokinase (CPK) und/oder der Laktatspiegel im Serum einher, so sind diese Anstiege Ausdruck längerer Ischämiedauer und abhängig vom Grad des Gewebeuntergangs.
Im **EKG** ist auf Herzrhythmusstörungen wie zum Beispiel eine absolute Arrhythmie bei Vorhofflimmern oder vermehrt auftretende ventrikuläre Extrasystolen zu achten. Kammerendteil-Veränderungen im Sinne einer koronaren Herzkrankheit oder Myokarditis, Residuen eines Infarkts und persistierende ST-Hebungen als indirekte Zeichen eines Herzwandaneurysmas weisen auf eine kardiale Emboliequelle hin.
Die **Röntgenthoraxaufnahme** ist für die Diagnostik kardialer Emboliequellen unerläßlich. Besondere Beachtung gilt den Herzwandkonturen oder eventuell sichtbarem Klappenkalk. Intrakavitäre Thromben oder Raumforderungen sind mit dem Röntgenthoraxbild nicht erfaßbar.
Mit der transthorakalen und/oder transösophagealen **Echokardiographie** lassen sich Klappenvitien oder -vegetationen, Thromben, Aneurysmen und Tumoren darstellen.

Blutgerinnungsstörungen sollten durch **Laborbestimmungen** erfaßt werden:
- Thrombinzeit
- Fibrinogen
- AT III, Protein C und S
- APC-Resistenz.

Erfassung kardiovaskulärer Risikofaktoren: Blutzucker, Serumcholesterin, Triglyzeride, Lipidelektrophorese. Bei langer Ischämiedauer: Erhöhungen der CPK und/oder des Laktats.
EKG zum Ausschluß von Herzrhythmusstörungen, KHK, Aneurysmen, Myokardschäden als Emboliequelle.

Röntgen-Thoraxaufnahme zur Diagnostik pathologischer Herzwandkonturen und von Klappenkalk.

Transthorakale und/oder transösophageale **Echokardiographie** zum Nachweis von: Klappenvitien oder -vegetationen, Thromben, Aneurysmen, Tumoren.

▶ ***Merke.*** Intrakardiale Thromben oder Raumforderungen sollten mit der transösophagealen Ultraschalltechnik ausgeschlossen werden (B-**2**).

◀ **Merke**

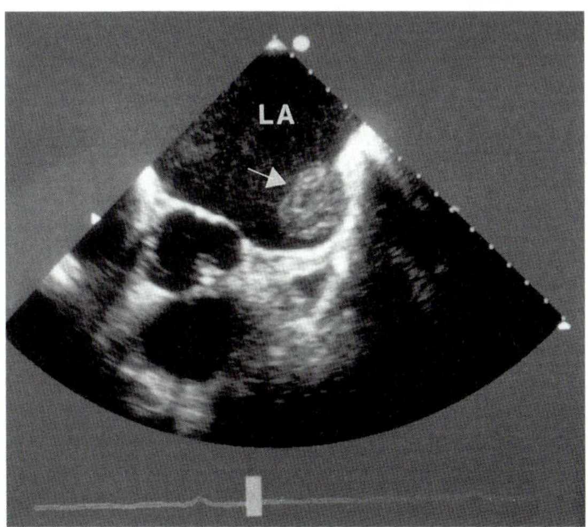

B-**2:** Das **transösophageale Ultraschallbild des Herzens** zeigt einen 2,9 × 2,5 cm großen **Thrombus (Pfeil) im dilatierten linken Vorhof (LA)** am Übergang zum Vorhofohr. Ein Blutgerinnsel, das sich vom Thrombus ablöste, war im vorliegenden Fall Ursache einer Hirnembolie.

Abdomensonographie und **CT** erlauben die Darstellung thrombosierter Aneurysmen (B-**3**).

Emboliequellen im Bereich der Bauchaorta lassen sich mit der **Ultraschalluntersuchung des Abdomens** ausschließen.
Mit der **Computertomographie** (CT) können thrombosierte Aneurysmen dargestellt werden (B-**3**), da diese Methode – im Gegensatz zur Arteriographie – Zusatzinformationen über die Gefäßwandbeschaffenheit liefert. Die computertomographische Untersuchung ist vor allem dann indiziert, wenn eine Ultraschalluntersuchung unmöglich ist, wie zum Beispiel bei Luft- und Knochenüberlagerung von Gefäßen.

Differentialdiagnose Zur Differentialdiagnose *siehe* B-**5**.

Differentialdiagnose. Die Differentialdiagnosen akuter Extremitätenschmerzen sind in B-**5** zusammengefaßt. Akute Arm- oder Beinschmerzen können venöser, neurologischer, orthopädischer und rheumatischer Genese sein. Auch ein Gichtanfall ist differentialdiagnostisch in Erwägung zu ziehen. Eine Verwechslung mit Lumboischialgien ist beim Leriche-Syndrom oder Beckenarterienverschlüssen aufgrund der ausgeprägten Schmerzsymptomatik im Bereich der Lumbosakral- und Gesäßgegend möglich. Kalte und blasse Extremitäten sowie die fehenden arteriellen Pulse weisen jedoch auf die arterielle Durchblutungsstörung hin.
Akrale Durchblutungsstörungen können Folge von Gefäßspasmen oder Digitalarterienverschlüssen bei primärem oder sekundärem Raynaud-Syndrom sein.
Diagnostische Schwierigkeiten bereiten akute arterielle Verschlüsse bei gleichzeitigen akuten Beinvenenthrombosen (Phlegmasia coerulea dolens).

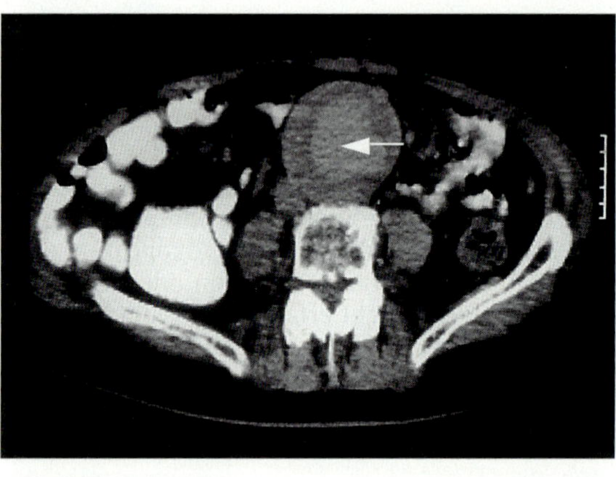

B-**3:** Das CT-Bild des Abdomens zeigt ein **konzentrisch thrombosiertes Aneurysma der Aorta abdominalis.** Es war Emboliequelle bei akutem Beinarterienverschluß.

Merke ▶

▶ ***Merke.*** Die tiefe Beinvenenthrombose ist durch Blauverfärbung, Schwellung und Schmerzen der betroffenen Extremität gekennzeichnet. Im Gegensatz zu Arterienverschlüssen verschlimmert sich bei dieser Erkrankung die klinische Symptomatik bei Tieflagerung der Extremität.

B-5: Differentialdiagnosen akuter Extremitätenschmerzen

Vaskuläre Ursachen	▷ Arterienverschluß ▷ Venenthrombose ▷ Gefäßspasmen ▷ Raynaud-Syndrom
Extravaskuläre Ursachen	▷ Lumboischialgie ▷ Stenosen des Spinalkanals ▷ degenerative Gelenkerkrankungen ▷ Rheumaanfall ▷ Gichtanfall

Cave!

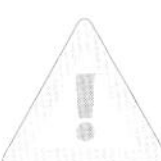

Ohne gezielte Anamneseerhebung fehlen klinische Hinweise auf die Verschlußursache.

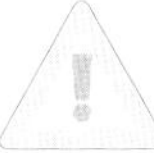

Unterlassen der Palpation peripherer Pulse mit der Folge der Fehleinschätzung der Etagenlokalisation akuter Extremitätenarterienverschlüsse.

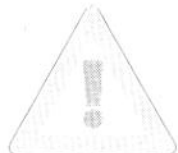

Durch schnelle und gründliche klinische Diagnostik sollte eine zeitaufwendige apparative Diagnostik vermieden werden.

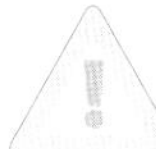

Symptome des akuten Beckenarterienverschlusses können als akute Ischialgie fehlgedeutet werden.

Therapie. Der Behandlungserfolg bei akuter arterieller Verschlußkrankheit ist sowohl von der unterschiedlichen Ischämietoleranz der Organgewebe (s. B-1) als auch von der Aktivität der endogenen Fibrinolyse des betroffenen Arteriensystems abhängig.

Therapie Der Behandlungserfolg bei akuter AVK ist abhängig von der Ischämietoleranz der Organgewebe (B-**1**) und der Aktivität der endogenen Fibrinolyse.

> ***Merke.*** Voraussetzung für den Therapieerfolg bei akuter arterieller Verschlußkrankheit ist die schnelle Wiedereröffnung der verschlossenen Extremitätenarterie durch lumeneröffnende Maßnahmen innerhalb von sechs Stunden nach Symptombeginn.

◀ **Merke**

Daher ist die umgehende notfallmäßige Klinikeinweisung des Patienten unter Beachtung allgemeiner Sofortmaßnahmen von entscheidendem prognostischen Einfluß. Erfolgt eine Eröffnung des Gefäßlumens innerhalb von sechs Stunden nach Symptombeginn, so ist in 96% der Fälle die Erhaltung der Extremität möglich.
Dauert die Ischämiezeit länger als sechs Stunden, so droht ein **»Tourniquet-Syndrom«:**

- Myglobinämie/-urie
- Azidose, Hyperkaliämie
- Volumenverlust
- drohendes Nierenversagen.

Nach einer Symptomdauer von mehr als zwölf Stunden ist die Amputationsrate deutlich erhöht und beträgt zwischen 27% und 52%.

Dauert die Ischämiezeit länger als 6 Stunden, droht ein **Tourniquet-Syndrom.** Nach mehr als zwölf Stunden Ischämiedauer ist die Amputationsrate bei akuter AVK deutlich erhöht (27%-52%). Bei Therapie innerhalb von vier Stunden beträgt die Amputationsrate ca. 4%.

- **Allgemeine Sofortmaßnahmen:** Die allgemeinen Sofortmaßnahmen bei akuter Verschlußkrankheit sind in B-**6** zusammengestellt.

- **Allgemeine Sofortmaßnahmen** bei akuter AVK s. B-**6**.

B-6: Allgemeine Sofortmaßnahmen bei akuter pAVK

▷ Kreislaufstabilisierung bei Schocksymptomatik	▷ Wattepackung (kein Heizkissen oder hyperämisierende Salben, keine Kälte, keine Wärme)
▷ Tieflagerung der Extremität	▷ Dekubitusprophylaxe durch Polsterung der Extremität
▷ Schmerzbekämpfung (Opiate s.c., i.v.), keine i.m. Injektion wegen eventuell geplanter Lysetherapie	▷ i.v.Heparin (z.B. 10000 IE im Bolus)

> ***Merke.*** Therapieverfahren der ersten Wahl ist bei akutem Arterienverschluß mit kompletter Ischämie die Operation, bei akuter Thrombose mit inkompletten Ischämiezeichen (Ruheschmerz verschwindet bei Herabhängenlassen der Extremität) die lokale Fibrinolysetherapie bzw. deren Kombination mit der perkutanen transluminalen Angioplastie (PTA).

◀ **Merke**

- **Chirurgische Therapie:** Die **Embolektomie** kann mittels Ringstripper (nach *Vollmar*) oder unter Verwendung eines Ballonkatheters (nach *Fogarty*) erfolgen und ist in Lokalanästhesie möglich. Bei **akuter arterieller Thrombose**, die auf vorgeschädigter Gefäßstrombahn entsteht, sollten chirurgische Therapiemaßnahmen nur dann eingeleitet werden, wenn Zeichen der kom-

- **Chirurgische Therapie** **Embolektomie** ist in Lokalanästhesie möglich. Die **Thrombektomie** sollte nur dann durchgeführt werden, wenn Zeichen der kompletten Extremitätenischämie bestehen und wenn eine Thrombolysetherapie mit oder ohne Kombination der perkutanen transluminalen Angioplastie (PTA) unmöglich ist. Die Prognose nach Embolektomie ist deutlich günstiger als nach Thrombektomie.

• **Lokale Thrombolysetherapie:** Die lokale Lysetherapie wird mit Streptokinase, Urokinase oder t-PA durchgeführt. Hierdurch lassen sich ca. 70 % der verschlossenen Gefäße wiedereröffnen. Durch Kombination von Lokallyse mit der PTA läßt sich die Offenheitsrate auf 97 % steigern.

pletten Extremitätenischämie bestehen und wenn der Einsatz einer Thrombolysetherapie mit oder ohne Kombination der perkutanen transluminalen Angioplastie (PTA) unmöglich ist.
Der postoperative Verlauf nach Embolektomie ist deutlich günstiger als nach Thrombektomie.

• **Lokale Thrombolysetherapie:** Wegen des langsameren Wirkungseintrittes und der höheren Komplikationsrate von systemischen Thrombolysetherapien wird zur Behandlung akuter Arterienverschlüsse thrombotischer Genese die rasch wirksame **lokale intraarterielle Applikation von Streptokinase oder Urokinase** bevorzugt. Unter Beachtung der jeweiligen Maximaldosen hat die lokale Thrombolysetherapie den Vorteil, daß den Thrombus geringe, aber lokal hoch wirksame Thrombolytikakonzentrationen erreichen, ohne die Gefahr allgemeiner Blutgerinnungsveränderungen. Die Applikation der thrombolytisch wirksamen Substanz kann entweder über längere Zeit intraarteriell per infusionem oder infiltrativ in kurzen Intervallen unter gleichzeitigem Vorschieben des Katheters in den Thrombus erfolgen. Die akute Offenheitsrate beider Therapiestrategien ist etwa gleich und beträgt ca. 70 %. Sie läßt sich durch eine gleichzeitige perkutane Aspirationsthromboembolektomie oder anschließende perkutane transluminale Angioplastie eventueller Reststenosen noch auf 97 % anheben. Zur langfristigen Sicherung der Erfolge sind jedoch häufig weitere chirurgische Maßnahmen erforderlich.

Prognose

Prognose

Merke ▶

> ▶ ***Merke.*** Die Lebenserwartung von Patienten mit akuter arterieller Verschlußkrankheit ist aufgrund vaskulärer Begleiterkrankungen erheblich eingeschränkt.

• **Spontanverlauf** Herz-Kreislauf-Erkrankungen sind Hauptbegleiterkrankungen der akuten AVK. An kardialen Ereignissen sterben in der Akutphase ca. 25 % der unbehandelten Patienten. Fünf Jahre überleben 50 bis 60 % der Patienten.
Dauert die Ischämiezeit länger als sechs Stunden, so droht ein »Tourniquet-Syndrom«.
Ohne sofortige Therapie des akuten Arterienverschlusses muß mit eingeschränkter Gebrauchsfähigkeit oder Amputation der Extremität gerechnet werden. Die Spontanlyserate akuter embolischer Arterienverschlüsse beträgt 10 %.

• **Spontanverlauf:** Überwiegende Todesursachen bei akuter arterieller Verschlußkrankheit sind Herz-Kreislauf-Erkrankungen. Die Letalität beträgt in der Akutphase 25 % und im Verlauf der folgenden zwei bis drei Jahre ca. 19 %. Bestehen ischämische Gewebedefekte wie zum Beispiel Ulzera oder Nekrosen liegt die jährliche Mortalität bei etwa 16 %. Die Fünfjahres-Überlebenszeit von Patienten, die wegen einer akuten arteriellen Verschlußkrankheit operiert wurden, beträgt 50 % bis 60 %.
Aufgrund zahlreicher präformierter Kollateralwege ist die Prognose akuter Arterienverschlüsse der oberen Extremitäten wesentlich besser als im Bereich der unteren. Ohne sofortige Beseitigung des akuten Strombahnhindernisses ist langfristig in jedem Falle mit einer eingeschränkten oder vollkommenen Gebrauchsunfähigkeit mit Amputation der Extremität zu rechnen. **Dauert die Ischämiezeit länger als sechs Stunden, so droht ein »Tourniquet-Syndrom«.** Die Wahrscheinlichkeit der spontanen Wiedereröffnung akuter embolischer Arterienverschlüsse wird mit 10 % angegeben. Der Spontanverlauf akuter akraler Arterienverschlüsse ist abgesehen von Komplikationen, die durch Grunderkrankungen bedingt sind, günstig.

• **Prognose nach chirurgischer Therapie:** Direkt nach Embolektomie beträgt die Amputationsrate ca. 2 %, im weiteren Verlauf 4 %. Fünf Jahre nach **Thrombendarteriektomie (TEA)** sind 70 bis 80 % der Gefäße offen.
Unter ASS ist die Durchgängigkeit nach femoropoplitealer Endarteriektomie ca. 84 %, unter Marcumar 58 %.

• **Prognose nach chirurgischer Therapie:** Innerhalb der ersten Monate nach **Embolektomie** ist bei 23 % der Patienten eine erneute Operation wegen eines Rezidivs notwendig. Die Überlebensrate liegt im ersten postoperativen Jahr bei 79 % und beträgt nach sieben Jahren 36 %. Einige Wochen nach Embolektomie beträgt die Amputationsrate ca. 2 %, innerhalb des darauffolgenden Jahres 4 %.
Fünf Jahre nach **Thrombendarteriektomie (TEA)** sind zwischen 70 % und 80 % der Gefäße offen. Die Langzeitergebnisse nach TEA im aortoiliakalen Arterienabschnitt sind im gleichen Zeitraum deutlich besser als die nach TEA im femoropoplitealen Bereich. Die Art der konservativen Nachbehandlung beeinflußt entscheidend den weiteren Therapieverlauf. Unter ASS-Gabe (Acetylsalicylsäure 3 x 330 mg/die) beträgt die kumulative Durchgängigkeitsrate nach femoropoplitealer Endarteriektomie 84 %, unter Antikoagulanzientherapie dagegen 58 %.

Merke. Die therapeutischen Spätergebnisse bei akuter arterieller Verschlußkrankheit sind nach Embolektomie besser als nach Thrombendarteriektomie.

◀ **Merke**

- **Prognose nach lokaler Thrombolysetherapie:** Zwei Jahre nach lokaler Lyse und PTA akuter Arterienverschlüsse thrombotischer Genese haben 92 % der Überlebenden funktionstüchtige Extremitäten.

Zur Prophylaxe von Frühverschlüssen nach lokaler Lysetherapie und PTA hat sich die Behandlung mit Acetylsalicylsäure bewährt.

- **Prognose und lokale Thrombolysetherapie** Zwei Jahre nach lokaler Lyse und PTA akuter Arterienverschlüsse thrombotischer Genese haben 92 % der Überlebenden funktionstüchtige Extremitäten.

Cave!

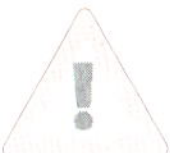
Unterlassen von Sofortmaßnahmen wie zum Beispiel die Tieflagerung der ischämischen Extremität und i.v. Bolusgabe von Heparin.

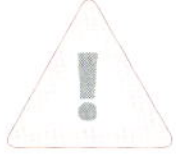
Zeitaufwendige uneffektive ambulante konservative Therapieversuche sind beim akuten Arterienverschluß unbedingt zu vermeiden.

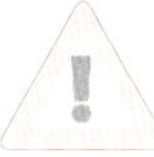
Statt intravenös, erfolgt die Gabe von Schmerzmitteln intramuskulär, daher Hämatombildung bei Thrombolysetherapie möglich.

Unterlassen einer interdiziplinären Zusammenarbeit (Angiologe, interventioneller Radiologe, Gefäßchirurg) zur Festlegung der effektivsten Therapiestrategie. Aber cave: keine unnötig lange Diskussionen über das beste Behandlungsverfahren!

B-7: Angiologischer Notfall: akuter peripherer Arterienverschluß

Genese:	Thrombose – Embolie
Anamnese:	**Thrombose (20 %):** Risikofaktoren Claudicatio intermittens, Arterientrauma, Arterienoperation **Embolie (80 %):** Herzvitium, Herzinfarkt, Arrhythmie, Aneurysma, »gekreuzte Embolie« bei Venenthrombose
Symptome:	Ruheschmerz, Pulslosigkeit, kühle, blasse Extremität, Parästhesie, Schock
Diagnose:	(wenn klinische Diagnose unsicher: Duplex-Sonographie, Angiographie)
Sofortmaßnahmen in der Praxis:	▷ **sofortige Klinikeinweisung** ▷ **Tieflagerung der Extremität** ▷ in Watte packen ▷ **Analgetikum** (keine i.m. Injektion) ▷ **Heparin** 10 000 IE i.v.
Therapie in der Klinik:	▷ Embolie: **Embolektomie** ▷ Arterienthrombose mit **komplettem Ischämiesyndrom: Thrombektomie** ▷ mit **inkomplettem** Ischämiesyndrom: i.a. **Katheterlyse, Thrombektomie**
Nach erfolgter Therapie:	▷ Ursachensuche

Klinischer Fall

47jähriger Patient mit akutem Beinschmerz rechts

Wegen A.-iliaca-Verschlüssen beidseits und einer schmerzfreien Gehstrecke von zehn Metern war bei dem 47jährigen Patienten drei Jahre zuvor ein aortobifemoraler Bypass angelegt worden. Postoperativ betrug die schmerzfreie Wegstrecke in beiden Beinen 1000 Meter, die sich zunehmend im Verlauf von 18 Monaten verringerte. Wegen angiographisch gesicherter beidseitiger Verschlüsse im distalen Anastomosenbereich des aortobifemoralen Bypass erfolgte die Reoperation mit der Anlage von Venenpatch-Plastiken beidseits. Danach kam es erneut innerhalb von vier Monaten zu einer zunehmenden Verringerung der schmerzfreien Wegstrecke im rechten Bein.

Wegen plötzlicher Schmerzen, Kribbelparästhesien, einem Kältegefühl und einer Weißverfärbung des rechten Beines erfolgte erneut die notfallmäßige stationäre Einweisung. Zwischen Symptombeginn und stationärer Aufnahme waren drei Stunden vergangen. Folgende kardiovaskuläre Risikofaktoren bestanden: Hypercholesterinämie, arterielle Hypertonie, seit 25 Jahren Nikotinabusus (30 Zigaretten/d).

Klinischer Status: 1,78 m großer, 76 kg schwerer Patient in gutem Allgemeinzustand. Blutdruck: 160/80 mmHg bds., Puls rhythmisch (68/min). Keine Strömungsgeräusche über den Beckenbeinarterien. Das rechte Bein war kalt und weiß verfärbt. Pulse der A. femoralis, A. poplitea und der Knöchelarterien rechts nicht, links gut palpabel. Der weitere klinische Untersuchungsbefund war unauffällig, keine Herzgeräusche.

Eintrittsdiagnose: akuter Verschluß des rechten Prothesenanteils des aortobifemoralen Bypass.

Differentialdiagnosen: arterielle Embolie, autochthone Thrombose.

Labordiagnostik bei der stationären Aufnahme: Das Serumcholesterin war mit 270 mg/dl erhöht, bei Normwerten für rotes und weißes Blutbild, Elektrolyte, Serumkreatinin, Transaminasen, Gesamteiweiß einschließlich Eiweißelektrophorese, Urinstatus und Gerinnungsparameter (Quick 100%, PTT 33,7 s, TZ 11,3 s, Fibrinogen 2,5 g/dl).

EKG, Röntgenthorax, Echokardiographie einschließlich transösophagealer Echokardiographie: Normalbefunde.

Doppler-Druckmessung: RR 160/80 beidseits. A. tibialis posterior und A. tibialis anterior rechts 40 mmHg, links 180 mmHg.

Doppler-Flußkurve: A. femoralis, A. poplitea und Knöchelarterien: verbreiterte monophasische systolische Signale mit reduzierter Amplitude. Stark erhöhter enddiastolischer Fluß rechts als Zeichen kompensatorisch maximal weitgestellter Widerstandsarterien. Beinarterien links: über allen Ableitorten normales, triphasisches Doppler-Signal.

Intraarterielle digitale Subtraktionsangiographie (i.a. DSA) der Becken-Beinarterien: glatter Abbruch der

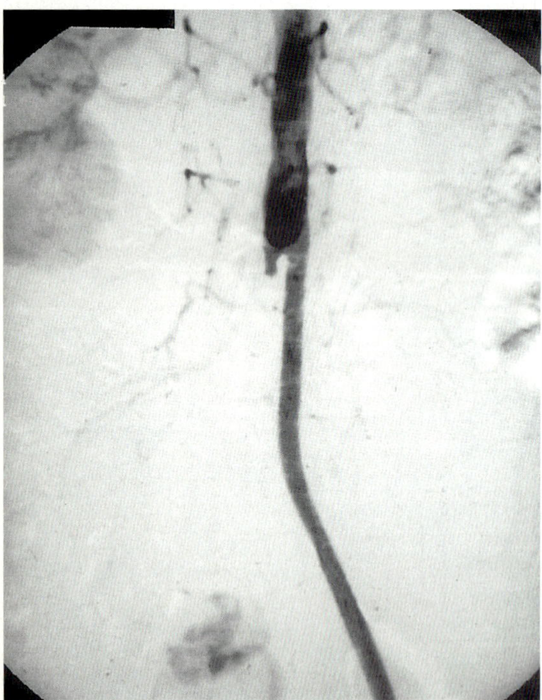

a Das Angiogramm der Beckenarterien, das in intraarterieller digitaler Subtraktionstechnik (i.a. DSA-Technik) angefertigt wurde, zeigt den **akuten thrombotischen Verschluß des rechten Schenkels eines aortobifemoralen Bypass** bei dem in der Kasuistik beschriebenen Patienten.

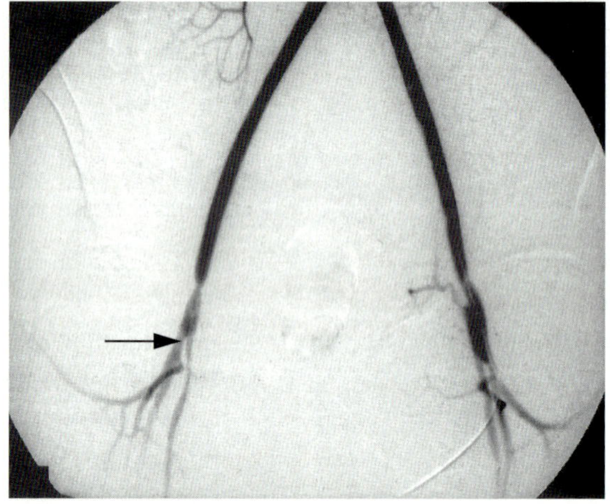

b 16 Stunden nach lokaler intraarterieller Thrombolysetherapie mit t-PA ist in der Kontrollangiographie (i.a. DSA) die wiedereröffnete rechte Beckenarterienstrombahn darstellbar. Als wahrscheinliche Ursache der akuten Thrombose ist jetzt eine Stenose (Pfeil) im Bereich der distalen Anastomose des rechten Bypass-Schenkels zu erkennen. Diese Enge wurde eine Woche nach Fibrinolysetherapie erfolgreich operiert.

B-4 **a, b: Akuter thrombotischer Verschluß nach aortobifemoralem Bypass** vor und nach Thrombolysetherapie.

Kontrastmittelsäure im rechten Schenkel des aortobifemoralen Bypass ca. 2 cm unterhalb der proximalen aortalen Anastomose (B-**4a**). Darstellung der distalen A. femoralis superficialis über spärlichen Kollateralen. A. poplitea und alle drei Unterschenkelarterien frei durchgängig.

Beurteilung: Bei anamnestisch bekannter chronisch-arterieller Verschlußkrankheit und Zustand nach Bypassoperation lag klinisch der Verdacht auf eine akute arterielle Thrombose der A. iliaca rechts nahe und wurde angiographisch bestätigt. Der unauffällige Herzbefund machte die Diagnose einer Embolie eher unwahrscheinlich.

Therapie und Verlauf: Bereits vom Hausarzt waren dem Patienten 5000 IE Heparin intravenös gegeben worden. Nach Angiographie erfolgte eine erneute bolusartige, intraarterielle Gabe von 5000 IE Heparin über den von der linken A. femoralis im »Crossover«-Verfahren vorgeführten und im proximalen Verschlußanteil plazierten Katheter mit anschließender lokaler fibrinolytischer Therapie mit »tissue plasminogen activator« (t-PA).

Bereits nach intraarterieller Gabe von 5mg t-PA über 10 Minuten ließ sich der rechte Bypass-Schenkel bis zur distalen Anastomose wieder angiographisch darstellen. Gleichzeitig bildete sich das Kälte- und Taubheitsgefühl im rechten Bein zurück. Da die Kontrollangiographie noch Wandkonturunregelmäßigkeiten im ehemals verschlossenen Gefäß zeigte, erfolgte die weitere intraarterielle Infusion von 10 mg t-PA in 50 ml NaCl 0,9% gelöst über 90 Minuten (= 6,6 mg/h) und anschließende i.a. Gabe von 24 mg t-PA über 12 Stunden per Perfusor (= 2 mg/h). Die lokale Fibrinolyse wurde mit der gleichzeitigen intraarteriellen Applikation von 800 I.E. Heparin/h kombiniert. Danach waren die Knöchelarterien rechts wieder gut palpabel, bei Doppler-Druckwerten von beidseits 180 mmHg und normalen triphasischen Doppler-Kurven der Extremitätenarterien rechts.

Im Anschluß an die Fibrinolysetherapie erfolgte eine intravenöse Heparintherapie mit 900 IE/h. Die arterielle Kontrollangiographie 16 Stunden nach Lysebeginn (B-**4b**) bestätigte die komplette Wiedereröffnung des aortobifemoralen Bypass. Allerdings imponierte im Bereich der distalen Anastomose rechts eine Reststenose (Pfeil). Daher erfolgte die operative Revision der Bypass-Stenose rechts, von der wahrscheinlich die akute Thrombose ihren Ursprung genommen hatte.

Entlassung des beschwerdefreien Patienten am zwölften postoperativen Tag mit der Therapie: 3 x 100 mg ASS.

Klinischer Fall

38jährige Patientin mit akuten Beinschmerzen beidseits. Die 38jährige Patientin (165 cm, 78 kg) klagte über akute, heftige Ruheschmerzen, die vom Gesäß über die Oberschenkel in beide Beine ausstrahlten. Aufgrund einer bekannten Herzinsuffizienz bestand seit drei Jahren eine Belastungsdyspnoe. Diese Luftnot hatte in den letzten Monaten zugenommen. Kardiovaskuläre Risikofaktoren: Hypercholesterinämie, seit 15 Jahren Nikotinabusus (50 Zigaretten/d). Da die Beinschmerzen mit der Zeit immer unerträglicher wurden und eine Blauverfärbung beider Extremitäten eintrat, erfolgte nach sechs Tagen die Klinikeinweisung durch den konsultierten Arzt.

Klinischer Status: adipöse Patientin in reduziertem Allgemeinzustand. Kalte und livide Beine beidseits, Systolikum über zweiten ICR und der Herzspitze, Pulsfrequenz betrug 92/min (rhythmisch). Blutdruck: 150/100 mmHg beidseits. Unauffälliger Perkussionsbefund der Lungen bei feinblasigen Rasselgeräuschen beidseits. Arterienpulse aller unteren Extremitätenarterien beidseits nicht palpabel.

Eintrittsdiagnose: akute Beckenarterienverschlüsse beidseits.

Differentialdiagnosen: Leriche-Syndrom (Aortenbifurkations-Verschluß) auf dem Boden einer arteriellen

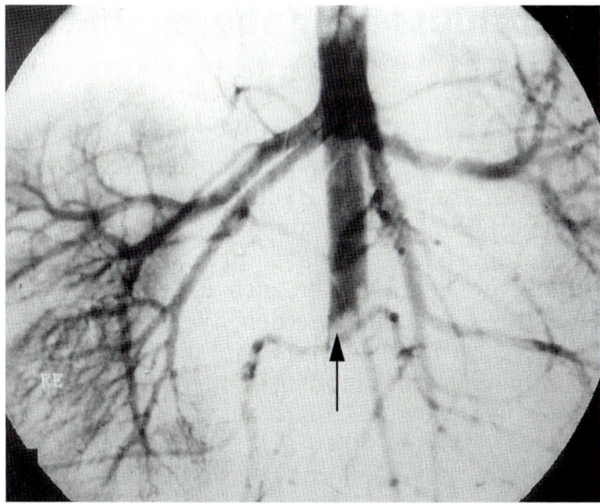

a Im Angiogramm (i.a. DSA-Technik) der 38jährigen Patientin ist ein **glatter Abbruch der Kontrastmittelsäule** (Pfeil) **im Bereich der distalen Aorta abdominalis mit nur spärlich präformierten Kollateralen** zu erkennen.

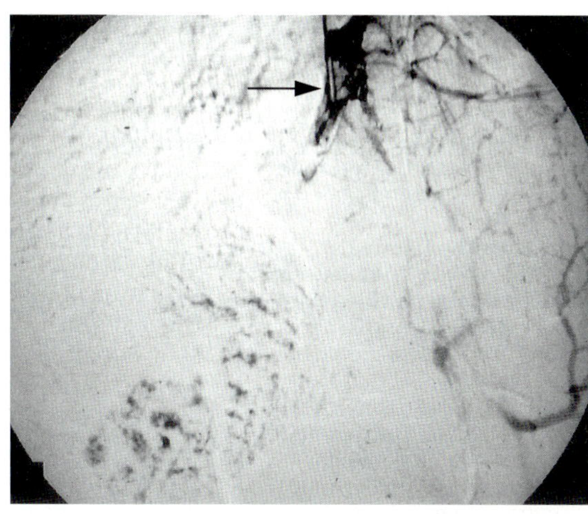

b Die Spätaufnahme nach Abfluß des Kontrastmittels zeigt einen **Embolus (Pfeil), der auf der Bifurkation der Beckenarterien reitet** und den distalen Abschnitt der Aorta abdominalis verschließt.

B-**5a, b: Akuter Verschluß der Beckenarterie.**

Embolie, akuter thrombotischer Verschluß der Beckenarterien.
Labordiagnostik zum Zeitpunkt der stationären Aufnahme: Das Serumcholesterin war mit 320 mg/dl, die CPK mit 320 U/l erhöht, bei Normwerten für: rotes und weißes Blutbild, Elektrolyte, Serumkreatinin, Transaminasen, Gesamteiweiß einschließlich Eiweißelektrophorese, Urinstatus und Gerinnungsparameter (Quick 100 %, PTT 32,0 s, TZ 12,4 s, Fibrinogen 2,8 g/dl).
EKG: tachykarder Sinusrhythmus mit einer Frequenz von 98/min, sonst unauffälliger Befund.
Doppler-Druckmessung: RR 155/100 mmHg an beiden Armen, keine Doppler-Signale über den Knöchelarterien beidseits.
Doppler-Flußkurve: A. femoralis bds., A. poplitea bds.: verbreiterte monophasische Signale mit stark reduzierter Amplitude und stark erhöhtem enddiastolischen Fluß (postokklusive Doppler-Kurven).
Röntgenthorax: vergrößertes Herz, basales Lungenödem beidseits.
Echokardiographie bzw. transösophageale Echokardiographie: vergrößerte Herzhöhlen insbesondere links, bei linksventrikulär eingeschränkter Pumpfunktion. Umschriebene hyperreflektierende Raumforderung im linken Ventrikel, die in den Ausflußtrakt hineinragt und systolisch die Aortenklappe inkomplett verlegt.

Intraarterielle, transbrachiale digitale Subtraktionsangiographie der Becken-Beinarterien (B-**5**): da beide Femoralispulse nicht palpabel waren, erfolgte die Kontrastmitteldarstellung der Becken-Beinarterien über einen von der rechten A. brachialis in die Aorta abdominalis vorgeführten Katheter. Es stellte sich ein Verschluß des distalen Aortenabschnittes mit Beteiligung beider Aa. iliacae dar (B-**5 a**). Ursache war ein auf der Bifurkation der Beckenarterien reitender Embolus (B-**5 b**). **Beurteilung:** akuter Arterienverschluß der Beckenarterien beidseits. Bei anamnestisch bekannter Belastungsdyspnoe, systolischen Herzgeräuschen, radiologisch erkennbarer Herzverbreiterung und Lungenstauung mußte eine kardiale Emboliequelle angenommen werden. Echokardiographisch ließ sich ein intrakavitärer Thrombus darstellen.
Therapie und Verlauf: Mit einem Zeitraum von sechs Tagen zwischen Symptombeginn und Klinikeinweisung war die Ischämietoleranz beider Extremitäten bei weitem überschritten. Daher war die Prognose einer extremitätenerhaltenden Gefäßoperation schlecht. Dennoch wurde eine Embolektomie mit anschließender kardiochirurgischer Entfernung des Ventrikelthrombus durchgeführt. Der postoperative Verlauf war kompliziert durch eine Lungenembolie, an deren Folgen die Patientin verstarb.

2 Chronische arterielle Verschlußkrankheit

2 Chronische arterielle Verschlußkrankheit

Definition ▶

Definition. Die chronische arterielle Verschlußkrankheit ist charakterisiert durch eine langsame Zunahme einzelner oder multipler meist degenerativer stenosierender Gefäßveränderungen.

2.1 Chronische Verschlüsse der oberen und unteren Extremität

2.1 Chronische Verschlüsse der oberen und unteren Extremität

Ätiologie und Pathogenese Die chronische AVK ist zu 95 % arteriosklerotischer und zu 5 % entzündlicher Genese.
Hypertonie, Hyperlipidämie, Diabetes mellitus, Nikotinabusus und deren Kombinationen beschleunigen die Ausbildung arteriosklerotischer Gefäßveränderungen. **Ursachen der Arteriosklerose:**
genetische Dispositionen, Umwelteinflüsse, Endotheldefekte, Einwirkungen von Scherkräften auf die Gefäßinnenwand, Schrankenstörungen der Endothelzellmembran, vom Endothel oder den Blutplättchen freigesetzte Mediatoren, die eine Proliferation von Mediamuskelzellen bewirken.

Ätiologie und Pathogenese. Chronische arterielle Verschlußkrankheiten sind zu 95 % arteriosklerotischer und zu 5 % entzündlicher Genese. Kardiovaskuläre Risikofaktoren wie z. B. Hypertonie, Hyperlipidämie, Diabetes mellitus, Nikotinabusus und deren Kombinationen begünstigen die Ausbildung arterieller Gefäßveränderungen. Herdförmige **arteriosklerotische Umbauprozesse der Arterienwand** können aber auch durch genetische Dispositionen oder Umwelteinflüsse induziert werden. Weitere Ursachen sind Endotheldefekte, Einwirkungen von Scherkräften auf die Gefäßinnenwand, Schrankenstörungen im Bereich der Endothelzellmembran und vom Endothel oder den Blutplättchen freigesetzte Mediatoren, die eine Proliferation von Mediamuskelzellen bewirken.
Frühe arteriosklerotische Arterienwandveränderungen sind chrakterisiert durch die herdförmige Zunahme der Intima- und Mediadicke, als Folge von Flüssigkeits- oder Fetteinlagerungen, Makrophagen- bzw. Monozytenansammlungen und der Proliferation von Mediamuskelzellen. Fortdauernde strukturelle Umbauvorgänge in der Arterienwand führen über das Stadium der arteriosklerotischen Plaque zur hämodynamisch wirksamen Arterienstenose.

Die Ätiologie **entzündlicher Arterienerkrankungen** (▤ B-**8**), die mit Schädigung der Organe einhergehen, ist weitgehend unklar.

Die **Ätiologie entzündlicher Arterienerkrankungen** (▤ B-**8**) ist weitgehend unklar.

B-8: Vaskulitiden

▷ Panarteriitis nodosa Morbus Churg-Strauss ▷ Wegener-Granulomatose	▷ Riesenzellarteriitis ▷ Arteriitis temporalis (Morbus Horton) ▷ Aorto-Arteriitis (Morbus Takayasu)
▷ Lymphomatoide Granulomatose	▷ Thrombangiitis obliterans (Morbus Winiwarter-Buerger)
▷ Hypersensitivitätsvaskulitis ▷ Autoimmunkrankheiten ▷ Infektionen ▷ Medikamente (z. B. ACE-Hemmer, Antibiotika, H_2-Blocker) ▷ Malignome	▷ Kutointestinales Syndrom (Kohlmeier-Degos-Syndrom) ▷ Mukokutanes Lymphknotensyndrom (Morbus Kawasaki)

Es wird angenommen, daß es bei der Hypersensitivitätsvaskulitis zu einer Ablagerung zirkulierender Immunkomplexe an der Gefäßwand kommt, wodurch eine Leukozytenmigration in diese Region induziert wird. Lysozymale Enzyme, die aus den Leukozyten freigesetzt werden, führen zu den Gefäßwandschäden. Bei der Thrombangiitis obliterans werden ursächlich eine Allergie oder immunologische Reaktionen auf im Tabak vorhandene Anti gene diskutiert.

Fortdauernde strukturelle Umbauprozesse in der Arterienwand führen über das Stadium der arteriosklerotischen Plaque zur hämodynamisch wirksamen Arterienstenose (▤ B-**9** und B-**10**).

Aus ▤ B-**9** und B-**10** gehen der von der jeweiligen Vaskulitis betroffene Gefäßtyp und die befallene Gefäßwandschicht hervor. Entzündliche Veränderungen treten bei der Hypersensitivitätsvaskulitis vorwiegend in den **Kapillaren** auf.

Aus den ▤ B-**9** und B-**10** gehen der von der jeweiligen Vasokulitis betroffene Gefäßtyp und die befallenen Gefäßwandschichten hervor.

Die Panarteriitis nodosa, Morbus Wegener und Morbus Churg-Strauss sind charakterisiert durch eine Entzündung der Arterienwand **kleiner und mittelgroßer Arterien**. Beim Morbus Buerger ist vorwiegend die Intimaschicht mittelgroßer Arterien entzündlich verändert, wobei die Lamina elastica interna der Gefäßwand intakt bleibt. Meist sind von dieser Erkrankung die Venen mitbetroffen.

B-9: Bevorzugt betroffener Gefäßtyp bei entzündlicher Gefäßerkrankung

Gefäßtyp	Gefäßerkrankung
▷ große Arterien	Morbus Horton, Morbus Takayasu
▷ mittelgroße Arterien	Morbus Buerger, Morbus Horton
▷ kleine Arterien	Morbus Churg-Strauss
▷ Kapillaren	Panarteriitis nodosa, Morbus Wegener
▷ Venenbeteiligung	allergische Vaskulitis, Morbus Buerger

B-10: Bevorzugt befallene Gefäßwandschichten bei entzündlichen Gefäßerkrankungen

Wandschicht	Gefäßerkrankung
▷ Intima	Morbus Buerger, Panarteriitis nodosa
▷ Media	Arteriitis temporalis (Morbus Horton) Panarteriitis nodosa, Morbus Takayasu
▷ Adventitia	Morbus Takayasu, Panarteriitis nodosa

Die Arteriitis temporalis (Morbus Horton) ist eine Panarteriitis, die vorwiegend bei älteren Patienten vorkommt und mit Riesenzellinfiltraten und Ansammlungen mononukleärer Zellen in der Arterienwand **großer und mittelgroßer Arterien** einhergeht. Diese Gefäßregionen sind auch beim Morbus Takayasu betroffen, wobei entzündliche Infiltrate mit nur spärlichen Riesenzellen in der Media und Adventitia der Arterienwand vorkommen. Die Beteiligung der Nieren- und Koronararterien ist hierbei möglich.

Epidemiologie Chronische Verschlüsse der Beinarterien sind wesentlich häufiger (90%) als in den Armarterien (10%).

Epidemiologie. Etwa 1,5 Mio. Bundesbürger haben chronische Arterienverschlüsse. Mit über 50% (zerebral 14,3%, peripher 17,5%, kardial 18,1%) sind Gefäßerkrankungen die häufigsten Krankheiten in den Industriestaaten. Chronische Verschlüsse der Beinarterien sind wesentlich häufiger (90%) als Obliterationen der Armarterien (10%).

Merke ▶

> ***Merke.*** Bei ca. 70% der Patienten mit pAVK besteht gleichzeitig eine koronare Herzerkrankung bzw. eine extrakranielle Verschlußkrankheit.

Gegenüber Gesunden haben Personen mit einem einzigen kardiovaskulären Risikofaktor ein um 1,7–2,4fach erhöhtes Risiko der AVK.

Gegenüber Gesunden haben Personen mit einem einzigen kardiovaskulären Risikofaktor ein um 1,7–2,4fach erhöhtes Risiko der arteriellen Verschlußkrankheit. Es steigt bei gleichzeitigem Vorliegen von zwei bzw. drei Risikofaktoren um das Vier- bzw. Sechsfache an.

Merke ▶

> ***Merke.*** 80–90% der Patienten mit chronischer peripherer arterieller Verschlußkrankheit sind Raucher.

Raucher haben bevorzugt Beckenarterien-, seltener Unterschenkelarterien-Verschlüsse. Bei **Diabetikern** werden gehäuft Verschlüsse der Unterschenkelarterien und der A. profunda femoris gefunden.
Die **Panarteriitis nodosa** tritt häufiger bei Männern als bei Frauen auf. Die **Thrombangiitis obliterans** befällt vorwiegend jüngere Männer, die Raucher (ca. 90%) sind. Von der **Takayasu-Arteriitis** sind vor allem über 50jährige Frauen betroffen.

Raucher haben bevorzugt Beckenarterien- (59%), weniger häufig Oberschenkel- (30%) und Unterschenkelarterienverschlüsse (20%). Bei **Diabetikern** werden gehäuft Verschlüsse der Unterschenkelarterien und der A. profunda femoris beobachtet (S B-**2**).
Die **Panarteriitis nodosa** tritt häufiger bei Männern als bei Frauen auf. Das mittlere Erkrankungsalter liegt bei 50 Jahren.
Die **Thrombangiitis obliterans** befällt vorwiegend jüngere Männer, die Raucher (ca. 90%) sind.
Von der **Takayasu-Arteriitis** sind vor allem über 50jährige Frauen betroffen.

Pathophysiologie Bei chronischer AVK entwickelt sich die periphere Durchblutungsabnahme aufgrund des langsamen Wachstums von Gefäßstenosen allmählich.
Erst die Einengung des Gefäßlumens **um mehr als drei Viertel** hat poststenotisch eine drastische Reduktion der arteriellen **Ruhedurchblutung** zur Folge!

Pathophysiologie. Im Gegensatz zu akuten Arterienverschlüssen, die mit einer abrupten Unterbrechung der arteriellen Strombahn einhergehen, entwickelt sich die periphere Durchblutungsabnahme bei chronischen Arterienverschlüssen aufgrund des langsamen Wachstums stenosierender Arterienwandveränderungen allmählich.
Unter Ruhebedingungen kann der poststenotische Blutfluß im Kapillarbett über die reaktive Dilatation der Arteriolen bis zu einem bestimmten Grad aufrechterhalten werden. Die Senkung des poststenotischen Blutdruckes ist um so größer, je stärker das Strömungshindernis den Blutfluß in die Peripherie beeinträchtigt. Bei begrenztem Zustrom über die Arterienstenose führt der vermehrte Abfluß des Blutes in die Kapillaren zu einem Blutdruckabfall in den Arterien des minderversorgten Gebietes. Der Druckgradient zwischen prä- und poststenotischem Gebiet nimmt zu, und die Blutströmungsgeschwindigkeit in der Stenose steigt an. Gemäß des Hagen-Poiseuilleschen Gesetzes nimmt die Stromstärke proportional zum Druckgefälle, zur 4. Potenz des Gefäßradius und umgekehrt proportional zur Viskosität des Blutes und zur Gefäßlänge zu. **Erst eine Einengung des Gefäßlumens um mehr als drei Viertel bewirkt poststenotisch eine Reduktion der arteriellen Ruhedurchblutung.** Die Zunahme der Länge der Gefäßstenose um das Zehnfache hat in der ihr nachgeschalteten Strombahn die 50%ige Abnahme der Blutströmungsgeschwindigkeit zur Folge.
Muskelarbeit verursacht über eine Senkung des peripheren Widerstandes eine Zunahme des Blutflusses in den Muskelgefäßen. Normalerweise kann das Blutangebot über den Anstieg des Herzzeitvolumens kurzfristig dem erhöhten Bedarf angepaßt und ein signifikanter peripherer Blutdruckabfall vermieden werden. In nichtstenosierten Beinarterien normalisiert sich nach Belastung ein leichter Abfall des Knöchelarteriendrucks schnell, innerhalb von zwei Minuten (S B-**2**).

Bei arteriellen Strombahnhindernissen ist die Mehrversorgung des peripheren Gewebes über eine Steigerung des Stromzeitvolumens nur begrenzt möglich, so daß es **nach Muskelarbeit** zu einem verlängerten und verstärkten Abfall des postokklusiven Druckes mit Ischämiesymptomen kommt (S B-**2**).

Bei arteriellen Strombahnhindernissen ist die Mehrversorgung des peripheren Gewebes über eine Steigerung des Stromzeitvolumens nur begrenzt möglich, so daß nach **Muskelarbeit** ein gegenüber Gesunden verlängerter und verstärkter Abfall des postokklusiven Druckes zu beobachten ist (S B-**2**).

S Synopsis B-**2: Lokalisation und Druckverhältnisse von Beinarterienstenosen**

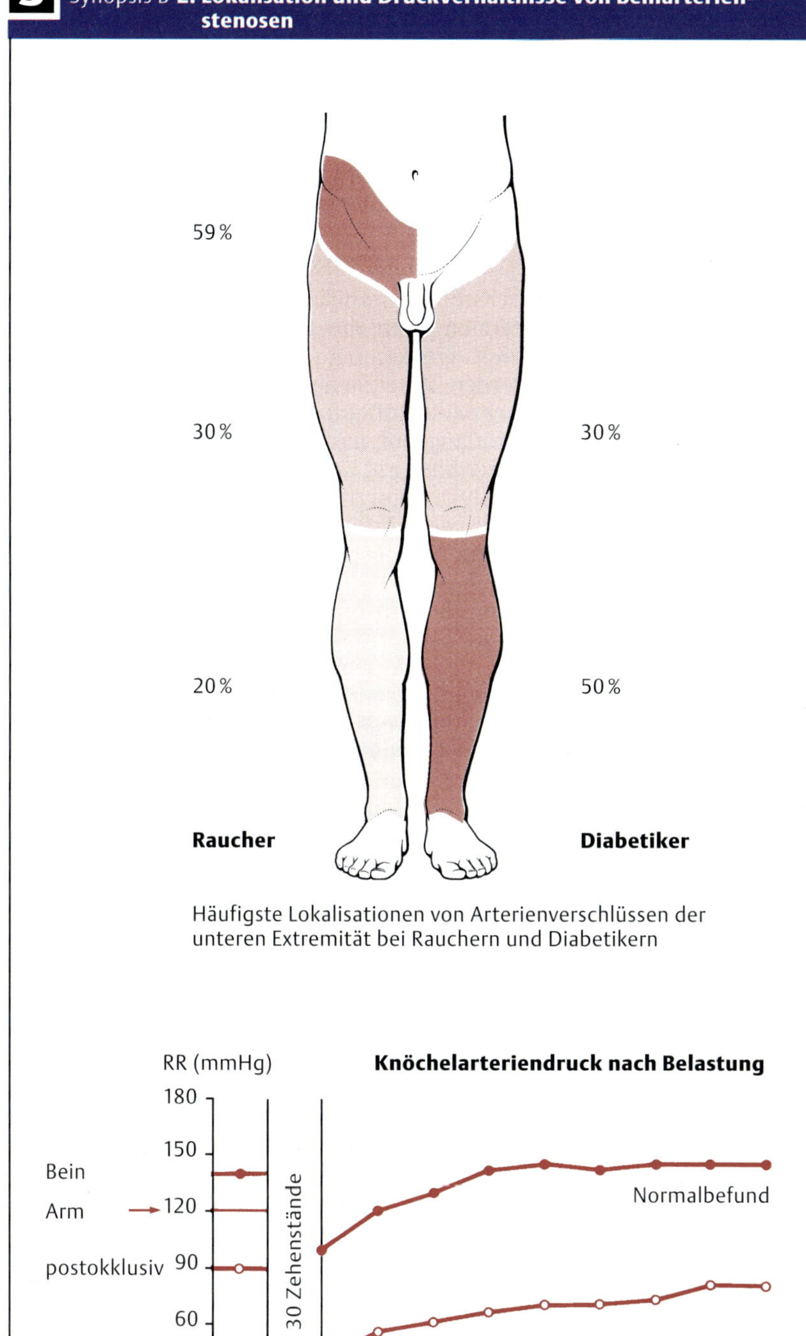

Häufigste Lokalisationen von Arterienverschlüssen der unteren Extremität bei Rauchern und Diabetikern

Gegenüber dem Armarteriendruck (—) ist der Beinarteriendruck (-•-) beim Gefäßgesunden leicht erhöht. Nach Belastung (hier: 30 Zehenstände) erholt sich normalerweise (•–•) der Abfall des Knöchelarteriendrucks innerhalb von 2 min. Bei Vorliegen von Strombahnhindernissen in den Beinarterien ist der postokklusive Druck (-○-) gegenüber dem Armarteriendruck verringert und fällt bei Muskelarbeit (hier: 30 Zehenstände) drastisch ab (○–○). Er erreicht erst nach mehr als 2 min wieder sein Ausgangsniveau.

Mit Unterschreiten des mittleren poststenotischen/-okklusiven Verschlußdruckes von ca. 80 mmHg ist die Belastungstoleranz des Patienten klinisch erkennbar verringert.

Merke ▶

Merke. Unter Ruhebedingungen führen Arterienstenosen, die das Gefäßlumen um mehr als 75 % einengen, zu einem drastischen poststenotischen Blutdruckabfall. Diese Situation kann während Muskelarbeit abhängig von der Belastungsintensität bereits bei einem Stenosegrad von 30 % auftreten.

Die kritische Durchblutungsabnahme kann bei chronischen Arterienverschlüssen kompensiert werden durch:
- kurzfristig anaerobe Glykolyse
- Kollateralenbildung
- Steigerung der Sauerstoffaufnahme (Bohr-Effekt).

Aufgrund des langsamen Wachstums chronisch arterieller Gefäßstenosen und der Bildung von Kollateralen kann die kritische Durchblutungsabnahme im betroffenen Organ lange kompensiert und die klinische Beschwerdefreiheit gesichert werden. Zusätzlich ist im durchblutungsgestörten Gewebe eine Steigerung der Sauerstoffaufnahme möglich (Bohr-Effekt). Nimmt das periphere Sauerstoffangebot mit zunehmendem Stenosegrad weiter ab, so kann die Energiegewinnung in Gewebszellen durch die Umstellung von aerober auf anaerobe Glykose kurzfristig aufrechterhalten werden. Weitere Muskelarbeit führt zum vermehrten Anfall algetischer Stoffwechselmetaboliten und sogenannter P-Substanzen, die Muskelschmerzen bewirken.

Die weitere Steigerung der peripheren Durchblutungsinsuffizienz hat die Ausbildung von Ruheschmerzen und Nekrosen zur Folge (Stadium 3/4).

Die Steigerung der Durchblutungsinsuffizienz hat nicht nur Minderperfusion der Extremitätenmuskulatur, sondern auch der Haut mit Ausbildung von Ruheschmerzen zur Folge. Sind in diesem Stadium noch einige reagible Haut- und Muskelgefäße vorhanden, so können sich diese durch das Herabhängenlassen der Extremität und den Anstieg des hydrostatischen intravasalen Druckes reaktiv kontrahieren (Bayliss-Reflex). Aufgrund der Vasokonstriktion ist eine Umverteilung des Arterienblutes in ischämisch dilatierte Muskelgefäße möglich, so daß sich für kurze Zeit Ruheschmerzen langsam zurückbilden können.
Die weitere Zunahme der Durchblutungsinsuffizienz führt zum Verlust noch kontrahierbarer Haut- und Muskelgefäße aufgrund mangelnder Sauerstoffversorgung des Gewebes sowie des gestörten Abtransportes von schädigenden Stoffwechselmetaboliten und zur Ausbildung von Gewebedefekten.

2.1.1 Diagnostische Verfahren

Wichtige stufendiagnostische Schritte s. B-**11**.

2.1.1 Diagnostische Verfahren

Die zum Ausschluß einer peripher-arteriellen Verschlußkrankheit wichtigen stufendiagnostischen Schritte sind in dem Schema der B-**11** dargestellt. Arterienstenosen und -verschlüsse können unter Berücksichtigung klinischer und nichtinvasiver apparativer Untersuchungsmethoden ausreichend sicher diagnostiziert werden. Eine angiographische Darstellung der Arterienstrombahn sollte nur bei geplanter invasiver Therapie erfolgen.
Die Diagnose einer Vaskulitis kann nur aufgrund der histologischen Beurteilung einer Biopsie gestellt werden.

B-11: Stufendiagnostik bei peripher-arterieller Verschlußkrankheit

▷ **Klinische Untersuchung**
Anamnese, Inspektion, Palpation, Auskultation, Funktionstests

▷ **Nichtinvasive apparative Diagnostik**
Laborchemie, EKG, Laufbandergometrie, Oszillographie, Doppler-Druckmessung, Doppler-Kurvenanalyse, Duplex-Sonographie, Kapillarmikroskopie, Venenverschlußplethysmographie, Laser-Doppler-Verfahren, Magnetresonanztomographie

▷ **Invasive Diagnostik**
Arteriographie (konventionell, i.a. oder i.v. digitale Subtraktionsangiographie), Computertomographie mit Kontrastmittelgabe (zur Darstellung von Aneurysmen), (bei Verdacht auf Vaskulitis) Biopsie

> **Merke.** Unter Berücksichtigung klinischer und nichtinvasiver apparativer Untersuchungsmethoden können Arterienverschlüsse ausreichend sicher diagnostiziert werden. Weitere invasive diagnostische Maßnahmen sollten nur vor beabsichtigter lumeneröffnender Therapie (Operation, Lyse, PTA) erfolgen.

◀ **Merke**

Anamnese

Die Anamnese umfaßt Fragen nach arterieller Hypertonie, Nikotinkonsum, Fettstoffwechselstörungen und Diabetes mellitus als kardiovaskulären Risikofaktoren sowie das Erfassen arteriosklerotischer Begleiterkrankungen wie zum Beispiel koronare Herzkrankheit, Herzinfarkt, transitorisch ischämische Attacken oder Schlaganfälle. Der Verdacht auf eine Vaskulitis erfordert Fragen nach: Fieber, Myalgien, Gewichtsverlust, Hautläsionen, Hämaturie, Hämoptysen, eingenommenen Medikamenten.
Bei Verdacht auf **Thrombangiitis obliterans** müssen ein Nikotinkonsum und rezidivierende Thrombophlebitiden ausgeschlossen werden, wobei die rasche Progredienz der Beschwerden diese Verdachtsdiagnose untermauert.
Parästhesien, intermittierende morgendliche Ödeme der oberen Extremität mit deutlicher Venenzeichnung oder Kältegefühl im Bereich der Arme und Hände können Hinweis eines Kompressionssyndroms im Schulterbereich (**Thoracic-outlet-Syndrom,** *vgl. S. 94*) sein.
Intermittierende Verfärbungen und Schmerzen der Akren, die sich durch Kälteexposition verschlimmern, weisen auf vasospastische Durchblutungsstörungen im Sinne eines **Raynaud-Syndroms** hin.

Anamnese

Die Anamnese umfaßt Fragen nach: arterieller Hypertonie, Nikotinkonsum, Fettstoffwechselstörungen, Diabetes mellitus, koronarer Herzkrankheit, Herzinfarkt, transitorischen ischämischen Attacken (TIAs) oder Schlaganfällen. Bei Vaskulitis: Fieber, Myalgien, Gewichtsverlust, Hautläsionen, Hämaturie, Hämoptysen, Medikamenten, (rezidivierenden) Thrombophlebitiden.
Bei Verdacht auf **»Thoracic-outlet-Syndrom«** fragen nach: Parästhesien, intermittierenden morgendlichen Ödemen der oberen Extremität mit deutlicher Venenzeichnung, Kältegefühl im Bereich der Arme und Hände.
Hinweise für ein **Raynaud-Syndrom** sind: intermittierende Verfärbungen und Schmerzen der Akren, die sich durch Kälteexposition oder psychischen Streß verschlimmern!

Symptome

Symptome

> **Merke.** Typisch für arteriell bedingte Beinschmerzen sind:
> - die Belastungsabhängigkeit
> - ziehende, krampfartige Schmerzen in der belasteten Muskulatur
>
> Die Schmerzsymptomatik ist abhängig von dem arteriellen Verschlußtyp und betrifft die Muskelregion unterhalb des Strombahnhindernisses (S B-**3**).

◀ **Merke**

Die arterielle Verschlußkrankheit kann nach der von *Fontaine* vorgeschlagenen klinischen Einteilung **vier verschiedenen Stadien** zugeordnet werden (▤ B-**12**).
Aufgrund fehlender klinischer Symptome sind stenosierende Arterienveränderungen im **Stadium 1** eine Zufallsdiagnose.

Stadieneinteilung der arteriellen Verschlußkrankheit nach *Fontaine* ▤ B-**12**.

Aufgrund fehlender klinischer Symptome sind stenosierende Arterienveränderungen im **Stadium 1** eine Zufallsdiagnose.

B-12: Klinische Stadien der arteriellen Verschlußkrankheit (nach *Fontaine*)

▷ Stadium 1:	objektivierbare Stenosen oder Verschlüsse ohne klinische Symptome
▷ Stadium 2:	belastungsabhängige Schmerzen, die sich in Ruhe zurückbilden (Claudicatio intermittens) • 2 a schmerzfreie Wegstrecke > 200 m • 2 b schmerzfreie Wegstrecke < 200 m
▷ Stadium 3:	Ruheschmerz
▷ Stadium 4:	ischämische Gewebedefekte + Ruheschmerz

Abhängig von ihrer Lokalisation bewirken Arterienstenosen oder -verschlüsse der oberen oder unteren Extremitäten im klinischen **Stadium 2** belastungsabhängige Schmerzen der Ober- und Unterarmmuskulatur oder der Gesäß-, Ober- und Unterschenkelmuskulatur (»Schaufensterkrankheit«).
Abhängig von der auf dem Laufband unter Standardbedingungen (Gehtempo

Abhängig von der auf dem Laufband schmerzfrei zurückgelegten Gehstrecke läßt sich das **Stadium 2** in 2a (> 200 m) und 2b (< 200 m) unterteilen.

3 km/h bei 5% Steigung) schmerzfrei zurückgelegten Gehstrecke läßt sich das **Stadium 2 in 2a und 2b** unterteilen. Im Stadium 2a beträgt die Wegstrecke bis zum schmerzbedingten Abbruch der Gehprobe mehr als 200 Meter, im Stadium 2b weniger als 200 Meter.

Obliterationen der Beckenarterien führen zu typischen belastungsabhängigen Gesäß- und/oder Oberschenkelschmerzen (S B-3).

Obliterationen der Beckenarterien führen zu typischen belastungsabhängigen Gesäß- und/oder Oberschenkelschmerzen. Arterielle Strombahnhindernisse in den Oberschenkelarterien gehen vorwiegend mit Schmerzen in der Unterschenkelmuskulatur einher. Die Schmerzsymptomatik bei Unterschenkelarterienverschlüssen ist in der Fußregion lokalisiert (S B-**3**). Im Gegensatz zu Obliterationen der Beckenarterien verursachen Verschlüsse der A. femoralis superficialis beim Radfahren meist keine Oberschenkelschmerzen.

80% der Betroffenen, die wegen einer Claudicatio intermittens erstmals einen Arzt aufsuchen, haben in der betroffenen Extremität bereits einen kompletten Arterienverschluß.

Aufgrund besserer Kollateralen sind Eingefäßverschlüsse meist symptomärmer als Mehretagenverschlüsse.

S Synopsis B-3: Claudicatioschmerz bei chronisch-arterieller Verschlußkrankheit

Der Claudicatioschmerz bei chronisch-arterieller Verschlußkrankheit tritt typischerweise in der beanspruchten Muskulatur unterhalb der Etage des Verschlußereignisses auf.

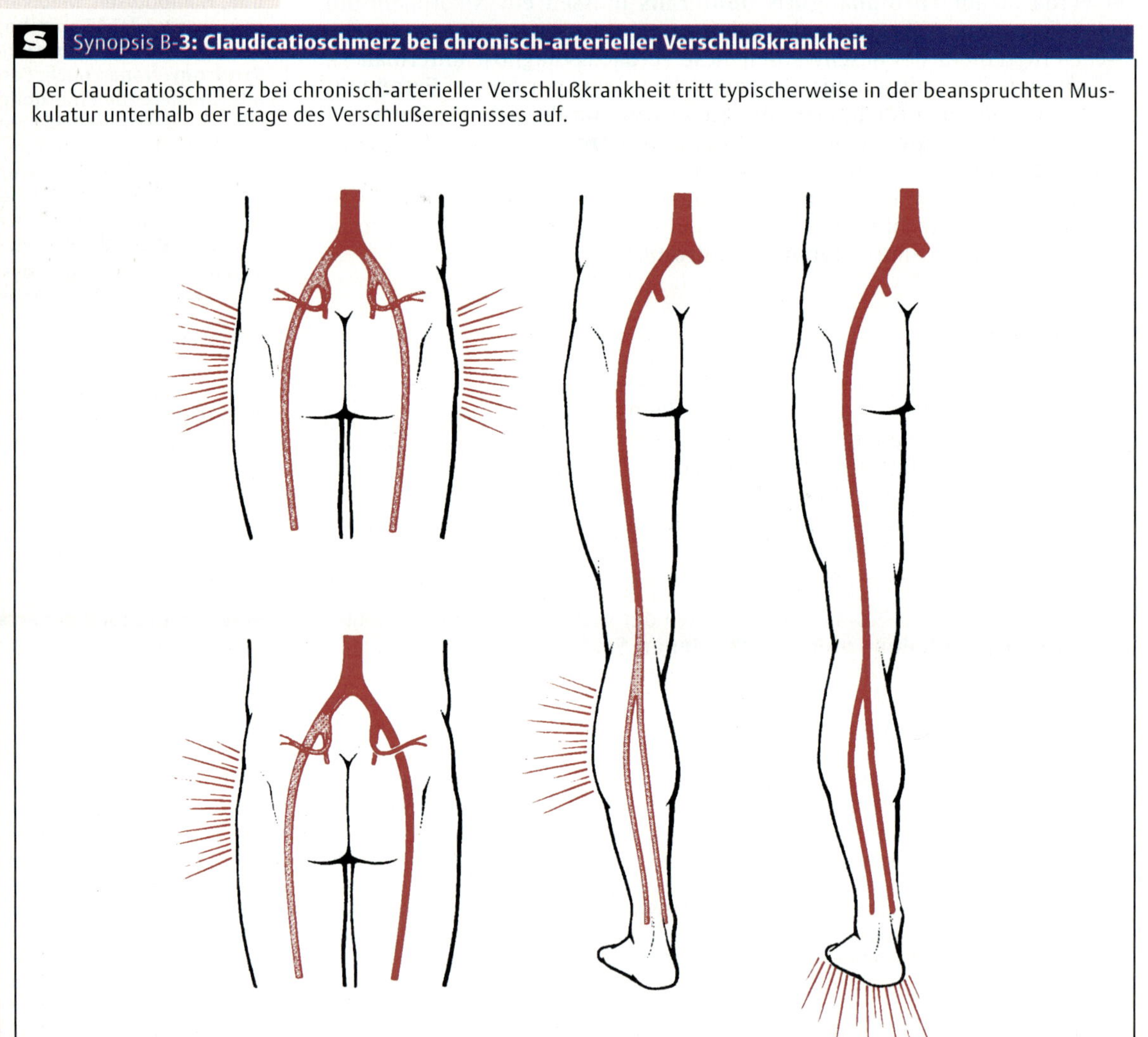

Im **Stadium 3** treten **Ruheschmerzen** in der Extremitätenmuskulatur besonders bei Horizontallage auf.

Im **Stadium 3** ist die abnehmende Kompensation der arteriellen Durchblutung Ursache von **Ruheschmerzen** in der Extremitätenmuskulatur, die zunächst besonders bei Horizontallage auftreten und sich beim Herabhängenlassen der Extremität bessern. Häufig können im Stadium 3 noch geringe Wegstrecken schmerzfrei zurückgelegt werden, so daß meist fließende Übergänge zwischen einem Stadium 2b und dem Stadium 3 beobachtet werden können. Die ausgeprägte Durchblutungsinsuffizienz ist durch einen dauernden Ruheschmerz, der sich in Extremitätenhängelage nur vorübergehend bessert, charakterisiert.

> **Merke.** Beim Diabetiker mit arterieller Verschlußkrankheit kann aufgrund einer gleichzeitig bestehenden Neuropathie die typische gefäßbedingte Schmerzsymptomatik fehlen, so daß die kritische Durchblutungssituation zunächst unbemerkt bleibt.

◀ **Merke**

Bei länger anhaltender Extremitätenischämie entwickelt sich aus dem Stadium 3 das klinische **Stadium 4**, das durch Ruheschmerz und dem Auftreten peripherer Gewebedefekte charakterisiert ist (B-**6**). Aus der von Fontaine definierten Klassifikation geht hervor, daß Gewebeläsionen nur dann als Stadium 4 der arteriellen Verschlußkrankheit gedeutet werden können, wenn zuvor die typischen klinischen Symptome des Stadiums 2 und 3 bestanden.

Das klinische **Stadium 4** kennzeichnen Ruheschmerzen und periphere Gewebedefekte (B-**6**). Gewebeläsionen können nur dann als Stadium 4 der AVKgedeutet werden, wenn zuvor die Symptome des Stadiums 2 und 3 bestanden!

> **Merke.** Bei Patienten mit Claudicatio intermittens (Stadium 2) und fehlendem Ruheschmerz darf eine durch ein Bagatelltrauma entstandene Gewebeverletzung nicht als eine für das Stadium 4 typische Gangrän mißdeutet werden.

◀ **Merke**

B-**13** gibt die Kriterien der kritischen Extremitätenischämie wieder, die von der »European Working Group on Critical Limb Ischemia« definiert wurden. Diese Kriterien, in denen die Fontaine-Stadien 3 und 4 zusammengefaßt und gleichzeitig die Doppler-Druckwerte berücksichtigt wurden, kennzeichnen eine lebensbedrohliche Situation.
Klinische Symptome, die auf eine **Vaskulitis** hinweisen können, sind: Adynamie, Fieber, Kopfschmerzen (Morbus Horton), rheumatische Beschwerden (Panarteriitis nodosa), Schwindelbeschwerden (Morbus Takayasu), einseitige belastungsabhängige Armschwäche (Morbus Takayasu).

Kriterien der kritischen Extremitätenischämie (lebensbedrohliche Situation) *siehe* B-**13**.

Klinische Symptome, die auf eine **Vaskulitis** hinweisen können sind: Adynamie, Fieber, Kopfschmerzen (Morbus Horton), rheumatische Beschwerden (Panarteriitis nodosa), Schwindelbeschwerden (Morbus Takayasu), einseitige belastungsabhängige Armschwäche (Morbus Takayasu).

B-13: Definition der kritischen Extremitätenischämie »European Working Group on Critical Limb Ischemia

- ▷ Ständiger, sich wiederholender Ruheschmerz über mehr als zwei Wochen
- ▷ Und/oder Gangrän des Fußes oder der Zehe
- ▷ Systolischer Knöchelarteriendruck unter 50 mmHg (Messung bei Mediasklerose nicht auswertbar)

Körperliche Untersuchung

Inspektion

Zeichen der schlechten Kompensation arterieller Verschlüsse sind blasse und kühle Extremitäten. Aufgrund einer chronischen Minderdurchblutung der Extremitätenhaut und -muskulatur können Nekrosen, Interdigitalmykosen, Nageldystrophien (B-**6**) oder Hyperkeratosen auftreten. Ischämische Hautläsionen stellen eine Infektionsquelle dar.
Das gleichzeitige Vorliegen von arteriellen Verschlüssen und Thrombophlebitiden kann auf eine Thrombangiitis obliterans (Morbus Winiwarter-Buerger) hinweisen.
Bei Vaskulitiden kann es zu subkutaner Granulombildung kommen.
Anfallsartige Weiß- bzw. Blauverfärbung der Akren sind typisch für das Raynaud-Syndrom.

Körperliche Untersuchung

Inspektion

Auffällig sind: blasse, kühle Extremitäten.
- Interdigitalmykosen
- Nageldystrophien
- Hyperkeratosen
- Nekrosen.

Bei Vaskulitiden kann es zu subkutaner Granulombildung kommen. Eine Thrombangiitis obliterans kann mit Thrombophlebitiden einhergehen. Trikolore-Phänomen beim Raynaud-Syndrom (Phasen akraler Hautverfärbung: blau, weiß, rot).

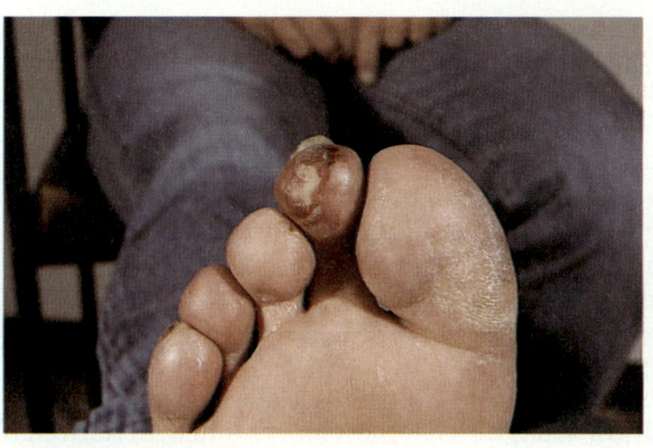

B-6: **Ruheschmerz in der Wadenmuskulatur** und **Gangrän am 2. Zeh** und **Nageldystrophie** sowie **Hyperkeratose des Großzehs** bei arterieller Verschlußkrankheit im Stadium 4.

Pulspalpation (S B-4)

Pulspalpation

In der S B-**4** sind die typischen Palpationsorte peripherer Arterien dargestellt.

S Synopsis B-**4: Palpations- und Auskultationsorte peripherer Gefäße**

Typische Auskultationsorte peripherer Arterien: Die Sensitivität und Spezifität der Auskultation ist abhängig von der Qualität des Stethoskopes, der Wahl des Stethoskopaufsatzes (Trichter, Membran) und dem Stenosegrad des Gefäßprozesses. Aus physikalisch akustischen Gründen lassen sich mit dem Stethoskop am besten Gefäßstenosen erfassen, die das Lumen um 60–85 % einengen. Bei Fehlen arterieller Strömungsgeräusche kann daher nicht auf eine unauffällige Strombahn geschlossen werden.

A. temporalis
A. carotis
A. subclavia
A. axillaris
A. brachialis
Aorta abdominalis
A. femoralis
A. radialis
A. ulnaris
A. poplitea
A. tibialis posterior
A. dorsalis pedis

Merke ▶

▶ ***Merke.*** Zur Etagenlokalisation von Verschlüssen oder über 75%igen Stenosen sollte die Palpation der Extremitätenarterien **seitenvergleichend** erfolgen. Tastbare Arterienpulse schließen arterielle Gefäßstenosen jedoch nicht aus.

> **Merke.** Bei Morbus Takayasu mit Befall der Armarterienabgänge kann die Palpation der Armarterienpulse unmöglich sein (pulseless disease).

◀ **Merke**

Gefäßauskultation

Gefäßauskultation (S B-4).

Die typischen Auskultationsorte von Arterien sind in S **B-4** dargestellt. Hochfrequente arterielle Strömungsgeräusche weisen meist auf eine Gefäßstenose hin. Allerdings können auch über einer unauffälligen arteriellen Strombahn Gefäßgeräusche auskultiert werden, wie dies zum Beispiel bei Anämie oder einer Hyperzirkulation (z. B. Hyperthyreose) der Fall ist. Zeichen einer arteriovenösen Fistel ist die Auskultation eines systolisch-diastolischen »Maschinengeräusches« wie beim Cimino-Shunt (Dialysepatient).

Hochfrequente arterielle Strömungsgeräusche weisen meist auf eine Gefäßstenose hin.
Cave: falsch positive Befunde bei Anämie oder einer Hyperzirkulation (z. B. Hyperthyreose).
Bei a.v. Fistel systolisch-diastolisches »Maschinengeräusch«.

> **Merke.** Mit der Gefäßauskultation lassen sich am besten 60–85 %ige Arterienstenosen erfassen. Geringgradige oder filiforme Gefäßstenosen entgehen der Auskultation.

◀ **Merke**

Beidseitige Messung des Oberarmarteriendrucks

Beidseitige Messung des Oberarmarteriendrucks
Seitenunterschiede der systolischen Oberarmarterienblutdrücke von mehr als 20 mmHg sind beweisend für Stenosen bzw. Verschlüsse der Schulter/Armarterien.

Mit der seitenvergleichenden Messung des Oberarmarterienblutdrucks können Stenosen bzw. Verschlüsse der A. subclavia oder A. axillaris erfaßt werden. Seitenunterschiede des systolischen Blutdrucks der A. brachialis von mehr als 20 mmHg sind hierfür beweisend.

Funktionstests

Funktionstests

- **Allen-Test** (S B-**5 a**)

- **Allen-Test**

> **Merke.** Der Allen-Test ermöglicht die klinische Diagnose von Unterarmarterienverschlüssen.

◀ **Merke**

Hierbei wird während zehn Faustschlußübungen und bis zum Ende der anschließenden Beobachtung die A. radialis oder A. ulnaris des Patienten komprimiert. Ein Verschluß der nicht abgedrückten Unterarmarterie geht mit einer Abblassung der Hand während der Faustschlußübungen einher.

- **Adson-Test** (S B-**5 b**)

- **Adson-Test**

> **Merke.** Der Adson-Test eignet sich zur Diagnose funktioneller Engen im Bereich der Schulterarterien.

◀ **Merke**

Der Patient hebt den pronierten Arm seitlich an und dreht den Kopf zur Gegenseite. Ein Abschwächen des Radialispulses während dieses Manövers weist auf eine Abklemmung der A. subclavia zwischen den Mm. scaleni oder Klavikula und 1. Rippe hin (**Thoracic-outlet-Syndrom**, *s. a. S. 350*).

Synopsis B-5 a, b: Funktionstests der Unterarmarterien

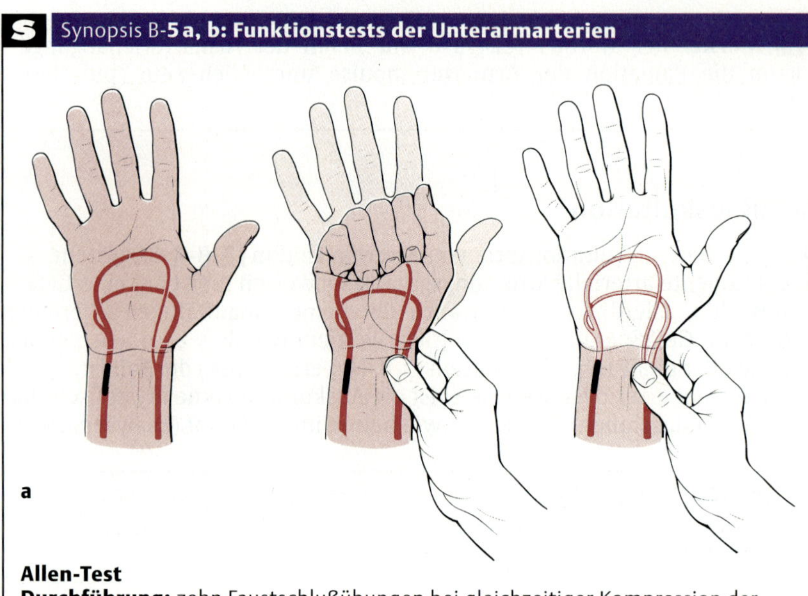

a

Allen-Test
Durchführung: zehn Faustschlußübungen bei gleichzeitiger Kompression der A. radialis oder ulnaris.
Normal: keine Abblassung der Hand.
Pathologisch: Abblassung der Hand bei Gefäßverschluß der nicht komprimierten Arterie.

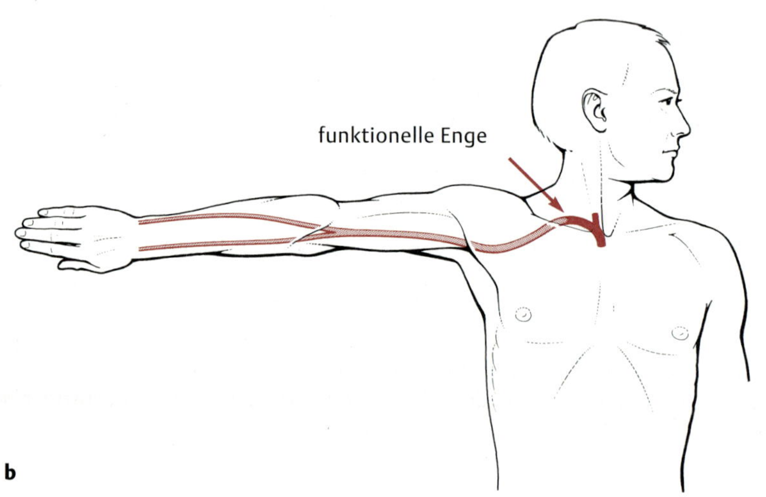

b

Adson-Test
Durchführung: seitliches Erheben des pronierten Armes und Drehen des Kopfes zur Gegenseite.
Normal: keine Beeinflussung des Radialispulses.
Pathologisch: abgeschwächter Radialispuls während dieses Manövers weist auf eine funktionelle Enge im Bereich der Schulterarterien hin.

• **Ratschow-Lagerungsprobe** (S B-5 c)

Merke ▶

• **Ratschow-Lagerungsprobe** (S B-**5 c**)

▶ ***Merke.*** Mit der Ratschow-Lagerungsprobe können mittel- bis hochgradige periphere arterielle Durchblutungsstörungen erfaßt werden.

Der Patient wird aufgefordert, in Rückenlage die Beine senkrecht aufzurichten und mit den Füßen 30 Kreisbewegungen durchzuführen. Normalerweise ist während der Fußrollübungen keine oder allenfalls eine geringe Abblassung der Fußsohle zu beobachten. Bei Vorliegen einer mäßig oder schlecht kompensierten arteriellen Verschlußkrankheit tritt eine Blässe der Fußsohle der betroffenen Extremität auf.

Synopsis B-5 c: Ratschow-Lagerungsprobe

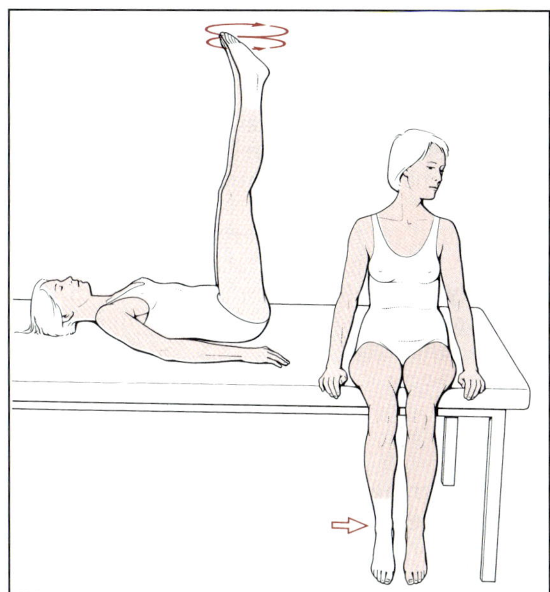

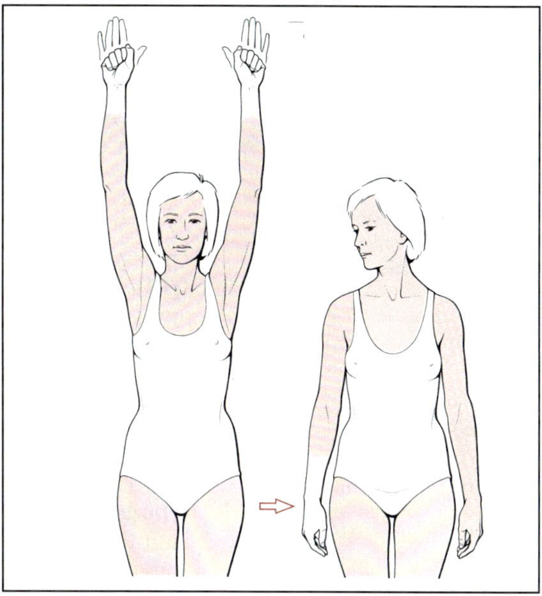

Durchführung: 30 Kreisbewegungen der Füße bzw. Faustschlußübungen bei senkrecht erhobenen Extremitäten, dann Herabhängenlassen der Extremität und Beobachtung des Eintritts der reaktiven Hyperämiephase.
Normal: kein Abblassen der erhobenen Extremitäten bei den jeweiligen Übungen. Das Herabhängenlassen der Extremitäten führt normalerweise spätestens nach 5–10 s zur Hautrötung und nach 8–12 s zur Wiederauffüllung peripherer Venen. **Pathologisch:** Die arterielle Durchblutungsstörung ist an der Abblassung der Füße bzw. Hände zu erkennen. Bei arterieller Verschlußkrankheit ist der Eintritt der reaktiven Hautrötung und die Wiederauffüllung peripherer Venen verzögert.

Nach Aufrichten des Patienten und Herabhängenlassen der Beine tritt normalerweise spätestens nach 5–10 s eine Rötung der Extremität und nach 8–12 s die Wiederauffüllung von Unterschenkel- bzw. Fußvenen ein. Zur Diagnose arterieller Durchblutungsstörungen der oberen Extremität kann die Lagerungsprobe nach Ratschow mit erhobenen Armen unter Anwendung der Faustschlußprobe durchgeführt werden. Bei leichter, mittlerer oder schwerer arterieller Verschlußkrankheit ist der Eintritt der reaktiven Hautrötung verzögert und beträgt 10–30 s, 30–60 s oder mehr als 60 s. Auch die Venenfüllung ist dann mit 20–30 s, 30–60 s oder mehr als 60 s verspätet.

Nichtinvasive apparative Diagnostik

Laborchemie

Nach Arterioskleroserisikofaktoren kann durch Bestimmung der **Blutfettkonzentrationen**, der Lipidelektrophorese, des HbA_1-Wertes und des Blutzuckers gesucht werden. Zusätzlich ist die Messung folgender **serologischer Parameter** zur Diagnose von Blutzellen- bzw. Plasmaveränderungen und **Gerinnungsstörungen** empfehlenswert: Erythrozyten, Leukozyten, Thrombozyten, Hämoglobin, Hämatokrit, Gesamteiweiß, Elektrophorese, Harnsäurekonzentration, Kreatinin, Gerinnungsstatus. Eine beschleunigte Blutsenkungsgeschwindigkeit (BSG), Anämie, Leukozytose können auf **entzündliche Gefäßprozesse** hinweisen. Das CRP ist bei Vaskulitis, insbesondere bei Morbus Horton und Morbus Takayasu, erhöht. **Immunkomplexvermehrungen** werden bei Hypersensitivitätsvaskulitis gefunden. Wichtiger laborchemischer Hinweis auf das Vorliegen eines Morbus Wegener oder eine Panarteriitis nodosa sind die **Erhöhung »anti-neutrophiler zytoplasmatischer**

Nichtinvasive apparative Diagnostik

Laborchemie

Erfassung von Arterioskleroserisikofaktoren durch Bestimmung: Blutfette, Lipidelektrophorese, HbA_1-Wert, Blutzucker. Bei Vaskulitis: BSG, Erythrozyten, Leukozyten, Thrombozyten, Hämoglobin, Urinstatus. Zur Diagnose von Blutzellen- bzw. Plasmaveränderungen und Gerinnungsstörungen: Erythrozyten, Leukozyten, Thrombozyten, Hämoglobin, Hämatokrit, Gesamteiweiß, Elektrophorese, Harnsäurekonzentration, Kreatinin, Quick, PTT, TZ, Fibrinogen.

Bei Verdacht auf Beteiligung der Koronararterien an arteriosklerotischen oder entzündlichen Gefäßerkrankungen ist die Beurteilung des **EKG** bzw. eines **Belastungs-EKGs** unerläßlich. Folgende Methoden sind zur Diagnose der chronischen AVK geeignet: **Laufbandergometrie, Oszillographie, Doppler-Druckmessung, Doppler-Kurvenanalyse, Duplex-Sonographie, Venenverschlußplethysmographie (VVP), Videokapillarmikroskopie, Computertomographie, Laserdoppler.**

Autoantikörper« (ANCA), die entweder mit zytoplasmatischen (c-ANCA; Morbus Wegener) oder perinukleären (p-ANCA; Panarteriitis nodosa, Churg-Strauss-Syndrom) Antigenen reagieren. Bei **Verdacht auf Nierenbeteiligung** ist ein Urinstatus zu erheben.
Riesenzellarteriitis HLA-A9, -B5; Thrombangiitis obliterans HLA-A9, -B5, -B12.
Zum Ausschluß einer Beteiligung der Koronararterien an arteriosklerotischen oder entzündlichen Gefäßerkrankungen ist die Beurteilung des **EKG** bzw. eines **Belastungs-EKGs** unerläßlich. ST-Streckenveränderungen weisen auf eine Koronarsklerose hin.
Zur Durchführung, Auswertung der **Laufbandergometrie, Doppler-Druckmessung** in Ruhe und nach Belastung mit Berechnung des **Doppler-Index (DI), Doppler-Kurvenanalyse, Duplex-Sonographie, Verschlußplethysmographie (VP), Videokapillarmikroskopie, Laserdoppler, Computertomographie** *siehe Kap. Apparative Gefäßdiagnostik, S. 358ff.*

Invasive Diagnostik

Angiographische Untersuchungsmethoden sollten nur vor geplanter invasiver Therapie (Operation, Lysetherapie, Angioplastie) oder bei unklarer nichtinvasiver Diagnose eingesetzt werden.

Merke ▶

Invasive Diagnostik

Zur Durchführung und Auswertung **angiographischer Untersuchungsmethoden** *siehe Seite 369ff.* Diese invasiven Untersuchungstechniken sollten nur vor geplanter invasiver Therapie (Operation, Lysetherapie, Angioplastie) oder bei unklarer nichtinvasiver Diagnose eingesetzt werden.

> ***Merke.*** Die Diagnose einer Vaskulitis sollte **bioptisch** gesichert werden. Der diagnostische Wert einer Biopsie eine Woche nach Beginn einer Glukokortikoidtherapie ist gering. Akrale Biopsien bei Verdacht auf Thrombangiitis obliterans sind streng kontraindiziert.

2.1.2 Differentialdiagnose

Krankheiten, die mit belastungsabhängigen Extremitätenschmerzen einhergehen, sind in B-**14**. zusammengefaßt.

2.1.2 Differentialdiagnose

Die verschiedenen Ursachen belastungsabhängiger Extremitätenschmerzen sind in B-**14** dargestellt. Typisch für arteriell bedingte Extremitätenschmerzen ist ihre Belastungsabhängigkeit. Die Beschwerden treten bevorzugt in der beanspruchten Muskulatur auf und verschwinden in Ruhe. Im Gegensatz zu degenerativen Arteriopathien sind bei der **Thrombangiitis obliterans** vorwiegend die distalen peripheren Gefäße bzw. die Endarterien betroffen. Gleichzeitig weisen das junge Alter der Patienten, ein Nikotinabusus sowie häufig begleitende Phlebitiden auf diese entzündliche Gefäßerkrankung hin.
Venöse Blutabflußstörungen können ebenfalls mit belastungsabhängigen Extremitätenschmerzen einhergehen, wobei eine Schmerzlinderung bei Hochlagerung der Extremität eintritt.

B-14: Differentialdiagnose belastungsabhängiger Extremitätenschmerzen

Vaskuläre Ursachen:	▷ Arterienverschluß ▷ venöse Insuffizienz ▷ postthrombotisches Syndrom
Extravaskuläre Ursachen:	▷ akutes Wirbelsäulensyndrom ▷ neurologische Erkrankungen ▷ Vitamin-B_{12}- und Folsäuremangel ▷ degenerative Gelenkerkrankungen

Ursache einer **neurogenen Claudicatio intermittens:** Stenose im Bereich des lumbalen Wirbelkanals, Bandscheibenvorfälle, Tumoren oder Metastasen, spinale Zirkulationsstörungen.

Ursache einer **neurogen ausgelösten Claudicatio intermittens** können zum Beispiel eine Stenose im Bereich des lumbalen Wirbelkanals, Bandscheibenvorfälle, Tumoren oder Metastasen sein. Belastungsabhängige Schmerzen treten meist an beiden, selten an einem Bein auf, häufig begleitet von Rückenschmerzen. Neurogene Beschwerden lindern sich typischerweise durch Abwinkeln des betroffenen Beins im Hüftgelenk.

Spinale Zirkulationsstörungen in der A. spinalis anterior des Rückenmarkes verursachen typische Spannungsschmerzen und ein Schweregefühl in der betroffenen Extremität, gleichzeitig können Lähmungserscheinungen auftreten. Beim akuten Bandscheibenvorfall mit Wurzelkompression ist das Lasègue-Zeichen positiv.

Typisch für **degenerative Gelenkerkrankungen** sind belastungsabhängige Gelenkschmerzen, die bei Koxarthrose, Gonarthrose bzw. statischen Veränderungen des Fußgewölbes in den Hüft-, Knie- bzw. Fußgelenken lokalisiert sind.

Weitere Ursachen einer Claudicatio intermittens: degenerative Gelenkerkrankungen, funikuläre Myelose.

Die Beinschwäche bei **funikulärer Myelose** und Vitamin-B_{12}-Mangel geht mit Störungen der Tiefensensibilität, positivem Babinski-Zeichen und fehlenden Muskeleigenreflexen einher.

Merke. Mögliche Ursachen belastungsabhängiger Extremitätenschmerzen können neben Arteriopathien, Erkrankungen der Venen, Neuralgien, venöse und neurologische Erkrankungen oder degenerative und entzündliche Gelenkveränderungen sein.

◀ Merke

Oft sind auf Röntgenbildern Gefäßverkalkungen zu erkennen, ohne daß dies mit den für die arterielle Verschlußkrankheit typischen Symptomen einhergeht. Es kann sich hierbei um Kalkablagerungen in der arteriellen Mediamuskelschicht handeln. Wurden mit Hilfe nichtinvasiver Untersuchungsmethoden arterielle Strombahnhindernisse ausgeschlossen, so ist die Diagnose einer **Mediasklerose** gesichert. Hierbei handelt es sich um eine nichtobliterierende Gefäßerkrankung mit eingeschränkter Komprimierbarkeit der Arterienwand. Typisch für die Mediasklerose ist, daß der arterielle Blutdruck über den befallenen Extremitätenabschnitten fälschlicherweise zu hoch eingeschätzt wird. Die Mediasklerose betrifft bevorzugt die Unterschenkel- oder Unterarmarterien. Grundsätzlich können jedoch alle Arterien befallen sein. Diese Erkrankung wird vermehrt bei Personen mit Diabetes mellitus und/oder einer Niereninsuffizienz beobachtet.

Die **Mediasklerose** ist eine nichtobliterierende Gefäßerkrankung. Über den befallenen Extremitätenabschnitten wird fälschlicherweise ein zu hoher Blutdruck gemessen.

Cave!

Schwierigkeiten kann die Zuordnung der Symptome der arteriellen Verschlußkrankheit zu den klinischen Fontaine-Stadien bereiten. Insbesondere werden häufig superinfizierte Gewebeverletzungen im Stadium 2 mit typischen Gewebenekrosen des Stadium 4 verwechselt, mit der Konsequenz einer falschen Therapiewahl. **Der Ruheschmerz des Stadium 4 sollte die Extremitätenmuskulatur** und nicht die Gewebeläsion betreffen!

Nichtpalpable Knöchelarterien bei Unterschenkelödemen können fälschlicherweise zur Diagnose von Arterienverschlüssen führen. Hier sollte zusätzlich eine Doppler-Druckmessung oder eine Oszillographie durchgeführt werden.

Verwechslungen mit dem eigenen Fingerpuls während der **Pulspalpation.** Diese können durch gleichzeitiges Fühlen des eigenen Radialispulses mit Vergleich der Pulsfrequenzen ausgeschlossen werden.

Bei der **Gefäßauskultation** können funktionelle als organisch bedingte Strömungsgeräusche mißdeutet werden. Diese Irrtümer lassen sich durch eine duplexsonographische Zusatzdiagnostik ausschließen.

Gut kollateralisierte Verschlüsse können zu **normalen** Ergebnissen der **Lagerungsprobe nach Ratschow** führen. Dann ist ein Fehlen der belastungsinduzierten Weißverfärbung der Extremität nicht beweisend für eine unauffällige arterielle Gefäßstrombahn.

Die Durchführung einer Angiographie ohne vorherige Klärung der Frage, inwieweit der Patient überhaupt in eine hieraus folgende invasive Therapieempfehlung einwilligt, sollte vermieden werden. Die Diagnose einer arteriellen Verschlußkrankheit kann unter Berücksichtigung der klinischen Untersuchung und nichtinvasiver apparativer Maßnahmen weitgehend ohne **Arteriographie** gestellt werden. Bei unklarem Ergebnis nicht-invasiver Diagnostik ist eine Angiographie gerechtfertigt.

Die Arteriographie sollte nicht in i.v. DSA-Technik sondern in i.a. Technik durchgeführt werden. Die intravenös durchgeführte angiographische Methode erlaubt zwar die sichere Darstellung von Arterienverschlüssen, exzentrische oder geringgradige Gefäßstenosen können aber diesem diagnostischen Verfahren entgehen (B-7).

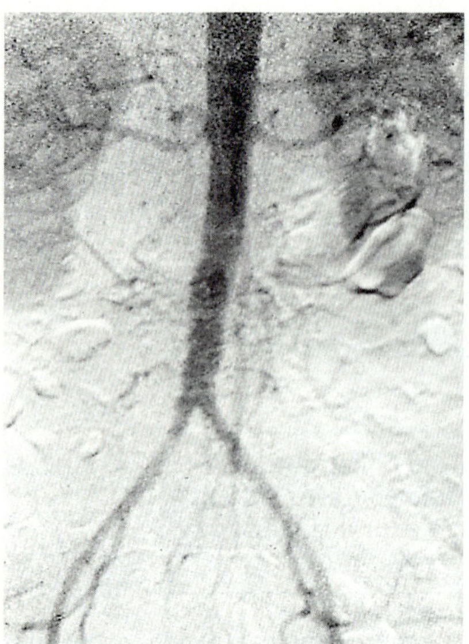

a i.v. DSA der Beckenarterien eines 45jährigen Patienten mit belastungsabhängigen Gesäßschmerzen rechts, die bis in den Oberschenkel ziehen. Die Beckenarterie rechts kommt bei dieser Angiographietechnik aufgrund unzureichender Abbildungsqualität unauffällig zur Darstellung.

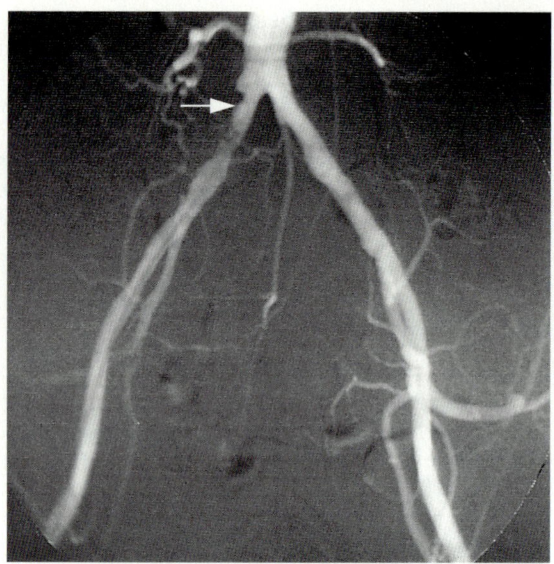

b Das konventionelle Arteriogramm des gleichen Patienten zeigt eine kurzstreckige Stenose (Pfeil) der A. iliaca externa rechts. Diese Angiographie wurde durchgeführt, da eine Diskrepanz zwischen i.v. DSA-Befund und Klinik, Palpationsbefund bzw. der Doppler-Untersuchung bestand.

B-**7 a, b: Radiologischer Nachweis einer Beckenarterienstenose.**

2.1.3 Therapie

Merke ▶

2.1.3 Therapie

Merke. Die Behandlung der peripheren arteriellen Verschlußkrankheit umfaßt Allgemeinmaßnahmen und spezielle Therapiekonzepte.

Allgemeinmaßnahmen

Zu allgemeinen Behandlungsmaßnahmen der chronischen peripheren AVK *siehe* B-**15**.
Behandlung von Schmerzen im klinischen Stadium 3 und 4 der chronischen AVK: Paracetamol, Acetylsalicylsäure, Metamizol, Opioide (bei starken Schmerzen), Anästhesie mittels Periduralkatheter oder die operative Ausschaltung des Vorderseitenstranges.

Allgemeinmaßnahmen

Allgemeine Behandlungsmaßnahmen der chronischen peripheren arteriellen Verschlußkrankheit sind in B-**15** zusammengestellt.

B-**15: Allgemeinmaßnahmen bei pAVK**

Vermeiden:	Behandlung:	zusätzliche Maßnahmen:
Nikotinabusus hyperämisierende Salben lokale Wärmeapplikation Nässe, Kälte enges Schuhwerk Übergewicht unsachgemäße Fußpflege Bagatelltraumen Ergotaminpräparate Betablocker	Hyperlipidämie Hypertonie Diabetes mellitus Hyperurikämie Fußmykosen Schmerzen	Bewegungstraining Intervallgehtraining Ergometertraining Gymnastik

Die Basistherapie bei arterieller Verschlußkrankheit besteht aus der Behandlung kardiovaskulärer Risikofaktoren. Lokale Wärmeanwendungen oder hyperämisierende Salben sind zu vermeiden, da diese Maßnahmen die Blutzirkulation in der Haut auf Kosten der Muskulatur steigern und eine Mangelversorgung des Gewebes verschlimmern. Kälte bewirkt die Engstellung kleiner Arteriolen mit der Folge der Abnahme der Gewebedurchblutung und der Verschlechterung arteriell bedingter Beschwerden. Enges

Schuhwerk kann Drucknekrosen an den Füßen verursachen. Auf dem Boden von Fußmykosen ist die Entstehung bakterieller Infektionen mit Gewebsschädigung möglich, so daß eine frühzeitige antimykotische Behandlung notwendig ist. Unsachgemäße Fußpflege geht mit der Gefahr von Bagatelltraumen einher, die aufgrund der arteriellen Durchblutungsstörung schlecht abheilen. Die Einnahme ergotaminhaltiger Migränemittel bewirkt eine Vasokonstriktion mit der Verschlimmerung der arteriellen Verschlußsymptomatik. Ähnliche Wirkung können Betablocker haben. Zur Behandlung von Schmerzen im klinischen Stadium 3 und 4 ist die Verabreichung von Analgetika wie zum Beispiel Paracetamol, Acetylsalicylsäure, Metamizol geeignet. Bei starken Schmerzen ist der Einsatz von Opioiden gerechtfertigt. Sind die Schmerzen durch eine medikamentöse Therapie nicht beeinflußbar, kann eine Anästhesie mittels Periduralkatheter oder die operative Ausschaltung des Vorderseitenstranges durchgeführt werden.

Geh- und Gefäßtraining

Das aktive Bewegungstraining ist die Grundlage der konservativen Therapie der peripher-arteriellen Verschlußkrankheit im Stadium 2. Die genauen Indikationen sind in ▤ B-**16** zusammengefaßt.
Unter Berücksichtigung von ungünstigen Voraussetzungen (▤ B-**17**) kann mit dem Geh- und Gefäßtraining die Bildung neuer Kollateralen, die Zunahme der Kapillardichte im Gewebe, die Verbesserung der Sauerstoffausschöpfung in der Muskulatur und die ökonomische Nutzung perfundierter Muskulatur erreicht werden.

Geh- und Gefäßtraining

Berücksichtigung von Kontraindikationen (▤ B-17) kann mit dem Geh- und Gefäßtraining die Bildung neuer Kollateralen, die Zunahme der Kapillardichte im Gewebe, die Verbesserung der Sauerstoffausschöpfung in der Muskulatur und die ökonomische Nutzung perfundierter Muskulatur erreicht werden.
Indikationen *siehe* ▤ B-**16**.

B-16: Indikationen für das Geh- und Gefäßtraining

▷ Knöchelarteriendruck > 80 mmHg	▷ einseitige(r) Stenose/Verschluß
▷ Einetagen-Verschluß	▷ A.-femoralis-Verschluß

B-17: Ungünstige Voraussetzungen für das Geh- und Gefäßtraining

▷ Anamnese > 1 Jahr	▷ Beckenarterienverschlüsse
▷ Schlechte Motivierbarkeit	▷ Mehretagenverschlüsse
▷ Kardiorespiratorische Insuffizienz	▷ Verschluß oder Stenose der A. profundis femoris
▷ Erkrankungen des Bewegungsapparates	▷ Stadium 3 der pAVK
▷ Paresen, vertebrobasiläre Insuffizienz	▷ Doppler-Druckwerte in Unterschenkelarterien < 50 mmHg
▷ Beidseitige Arterienverschlüsse	

Das Trainingsprogramm sollte jeweils ca. 1–1½ Stunden umfassen. In einem belastungsorientierten Intervallgehtraining legt der Patient zunächst zwei Drittel seiner schmerzfreien Wegstrecke zurück. Zusätzlich erfolgt ein metronomgesteuertes Pedalergometertraining und abschließende gymnastische Übungen. Ist das Gehtraining wegen Begleiterkrankung unmöglich, so können ersatzweise krankengymnastische Übungen wie z.B. Zehenstände oder Kniebeugen durchgeführt werden.

Das 1–1½stündige Gehtrainingsprogramm umfaßt: ein Intervallgehtraining, ein metronomgesteuertes Pedalergometertraining und gymnastische Übungen.

> ▶ ***Merke.*** Durch ein über 4 bis 5 Jahre durchgeführtes Gefäßtraining kann eine bis zu **600%ige** Verlängerung der schmerzfreien Gehstrecke erzielt werden. Voraussetzung für den Therapieerfolg ist die Unversehrtheit wichtiger präformierter Kollateralwege wie zum Beispiel der A. profunda femoris, der A. genus descendens und des Rete articulare genus.

◀ **Merke**

Spezielle Therapiemaßnahmen

Spezielle Therapiemaßnahmen

Merke ▶

> **Merke.** Bei chronischer arterieller Verschlußkrankheit ist die Wahl spezieller Therapiemaßnahmen abhängig vom jeweiligen Erkrankungsstadium, der Art und Lokalisation der Gefäßläsion sowie dem individuellen Zustand des Patienten. Vorrangiges Behandlungsziel sollte die Wiedereröffnung der Gefäßstrombahn sein.

Medikamentöse Therapie

Durchblutungsfördernde Medikamente (B-**18**) können begleitend zu anderen Therapiemaßnahmen in den Stadien 2 bis 4 verordnet werden. Diese Substanzen bewirken: eine Verbesserung der Fließeigenschaften, Optimierung metabolischer und zellulärer Faktoren, Vasodilatation.

Medikamentöse Therapie

Durchblutungsfördernde Medikamente (*siehe* B-**18**) können begleitend zu anderen Therapiemaßnahmen in den Stadien 2 bis 4 verordnet werden. Ihr Einsatz ist auch dann gerechtfertigt, wenn lumeneröffnende Maßnahmen erfolglos sind. Durchblutungsfördernde Medikamente können entweder die Fließeigenschaften des Blutes verbessern, vasodilatierend wirken oder metabolische und zelluläre Faktoren verbessern. Vasodilatanzien wie zum Beispiel Alphablocker, Nitropräparate und Kalziumantagonisten bewirken eine Erweiterung peripherer Arteriolen und sind daher vorwiegend bei vasospastischen Gefäßerkrankungen geeignet, wie zum Beispiel beim primären und sekundären Raynaud-Syndrom.

Merke ▶

> **Merke.** Der Einsatz durchblutungsfördernder Medikamente im Stadium 2 der arteriellen Verschlußkrankheit ersetzt nicht das Geh- und Gefäßtraining.

Die **i. a. Therapie mit Prostaglandin (PGE_1) oder Prostacyclin** ist in den Stadien 3 und 4 gerechtfertigt, wenn lumeneröffnende Behandlungsmaßnahmen erfolglos sind.

Sind lumeneröffnende Maßnahmen im Stadium 3 und 4 unmöglich, so ist eine **intraarterielle Therapie mit Prostaglandin (PGE_1) oder Prostacyclin** gerechtfertigt. Die Wirkmechanismen dieser Substanzen sind in B-**18** zusammengefaßt. Gegenüber der **intravenösen** ist die **intraarterielle** Applikation dieser Substanzen effektiver.

Üblich ist eine Therapiedauer mit Prostaglandinen bzw. Prostacyclinen von insgesamt ca. zwei bis vier Wochen. Hierdurch läßt sich im Stadium 3 und 4 die Amputationsrate um ca. 50 bis 70% senken sowie eine Abnahme der Ruheschmerzen und die Steigerung der schmerzfreien Wegstrecke erreichen.

Der Einsatz von Prostaglandinen ist bei Diabetikern weniger erfolgreich als bei Nichtdiabetikern.

B-18: Durchblutungsfördernde Medikamente und ihre Wirkprinzipien

Substanz	Wirkprinzip
▷ Buflomedil (z. B. Defluina peri®, Bufedil®)	▷ Senkung des O_2E-Verbrauchs durch Optimierung des Zellmetabolismus verbessert gestörte Vasomotion
▷ Naftidrofuryl (z. B. Dusodril®, Artocoron®)	▷ Senkung des O_2E-Verbrauchs durch Optimierung des Zellmetabolismus, Serotoninantagonist, Verbesserung der Erythro- und Leukozytenverformbarkeit
▷ Pentoxifyllin (z. B. Trental®)	▷ Verbesserung der Erythro- und Leukozytenverformbarkeit
▷ Calciumdobesilat Prostaglandin E_1 und Prostacyclin (z. B. Prostavasin®, Alprostadil®)	▷ Verbesserung der Erythrozytenflexibilität, Thrombozytenaggregationshemmung, Dilatation peripherer Arteriolen, Verminderung des Blutfettspiegels, Verbesserung der Sauerstoffutilisation, Steigerung der Fibrinolyse
▷ Bencyclan	▷ vasodilatierend
▷ Nifedipin	▷ vasodilatierend
▷ ATP	▷ vasodilatierend

Intraarterielle Dosierung: täglich 10 µg **Alprostadil** in 50 ml NaCl-Lösung innerhalb von zwei Stunden über Perfusor. Bei guter Verträglichkeit ist die Erhöhung auf 20 µg Alprostadil möglich.
Intravenöse Dosierung: 2× täglich über zwei Stunden 40 µg Alprostadil in 250 ml NaCl gelöst per Perfusor.
Durch die **Hämodilutionstherapie** wird die Vollblutviskosität gesenkt. Hierdurch kann die periphere Gewebedurchblutung bei arterieller Verschlußkrankheit optimiert werden. Behandlungsziel ist die isovolämische (durch Aderlaß) bzw. hypervolämische Senkung des Hämatokrits auf 35% (z.B. durch tägliche Infusion von 250 ml Hydroxyäthylstärke 10%).
Mit der Gabe von **Acetylsalicylsäure** (ASS) läßt sich die Prostaglandinsynthese in Arterien und damit die Thrombozytenaggregation hemmen. Hierdurch ist eine Verringerung der Wachstumsgeschwindigkeit arterieller Gefäßstenosen möglich. ASS hat sich außerdem zur Rezidivprophylaxe nach lumeneröffnender Therapie bewährt. Hierfür sind Dosierungen von 3 × 100 mg ASS üblich.
Die Indikationen zur **oralen Antikoagulation** mit Kumarinpräparaten sind begrenzt und in B-**19** zusammengefaßt. Ziel der Therapie ist die Einstellung des Quick-Wertes auf 20% bis 25%.

Ziel einer **Hämodilutionstherapie** ist die Verbesserung der Gewebeperfusion über eine Verringerung der Vollblutviskosität aufgrund der Senkung des Hämatokrits auf 35%.

Acetylsalicylsäurehaltige Medikamente hemmen die Aggregation von Thrombozyten und die Wachstumsgeschwindigkeit arterieller Stenosen. Sie werden zur Behandlung nach gefäßeröffnenden Maßnahmen eingesetzt.

Die Indikation zur **oralen Antikoagulation** mit Kumarinpräparaten sind in B-**19** zusammengefaßt.
Ziel der Therapie ist die Einstellung des Quick-Wertes auf 20% bis 25%.

B-19: Indikationen zur oralen Antikoagulations-Therapie

Indikationen
Nach femoro-kruralem Bypass Fibrinolysetherapie akuter arterieller Verschlußkrankheit
Zur Prophylaxe arterieller und venöser Embolien

Zur Therapie des **Morbus Wegener und fulminanter Verlaufsformen des Churg-Strauss-Syndroms und der Panarteriitis nodosa** wird die Kombination von Cyclophosphamid (2 mg/kg Körpergewicht) und Prednisolon (beginnend mit 1 g/Tag für 3 Tage, dann 40 mg/Tag nach 3 bis 4 Wochen Cushing-Schwellendosis) empfohlen. Zur Therapie **milder Formen des Churg-Strauss-Syndroms und der Panarteriitis nodosa** reicht die Verabreichung von Prednisolon aus. **Morbus Horton und Morbus Takayasu** werden mit Prednison (beginnend mit 60 mg/Tag) behandelt. Nach Rückbildung der Symptome erfolgt die langsame Reduktion der Glukokortikoiddosis auf eine möglichst niedrige Erhaltungsdosis (z.B. 7,5 mg/Tag), die über mindestens zwei Jahre beibehalten werden muß. Dann sind Auslaßversuche möglich.
Die Behandlung leichter Arterienveränderungen bei **systemischem Lupus erythematodes** besteht aus einer Chloroquingabe, schwere Verlaufsformen erfordern die Therapie mit Kortikosteroiden oder der Kombination von Kortikosteroiden mit Cyclosporin. Die Verabreichung von Kortikosteroiden wird auch für die Therapie von akralen Durchblutungsstörungen bei **Sklerodermie und Dermatomyositis** empfohlen.

Therapie des **Morbus Wegener, fulminanter Verlaufsformen des Churg-Strauss-Syndroms und der Panarteriitis nodosa:** die Kombination von Cyclophosphamid und Prednisolon.
Milde Formen des Churg-Strauss-Syndroms und der Panarteriitis nodosa, Morbus Horton und Morbus Takayasu: Prednisolon über mindestens zwei Jahre. Therapie der Arterienveränderungen des **systemischen Lupus erythematodes:**
Chloroquin (leichte Verlaufsform), Kortikosteroide oder in Kombination mit Cyclosporin (schwere Verlaufsform).
Sklerodermie und Dermatomyositis: Kortikosteroide

Gefäßeröffnende Therapiemaßnahmen

Gefäßeröffnende Therapiemaßnahmen

> ***Merke.*** Der Erfolg lumeneröffnender Therapiemaßnahmen ist abhängig von einer funktionstüchtigen peripheren Gefäßein- und -ausstrombahn.

◀ **Merke**

Die Indikationen zur **perkutanen transluminalen Angioplastie (PTA)** sind abhängig vom klinischen Stadium, von der Lokalisation, Ausdehnung und Morphologie arterieller Stenosen bzw. Verschlüsse. Indikationen und Kontraindikationen der PTA sind in B-**20** gegenübergestellt. Prinzip der PTA ist das Durchstoßen und anschließende Dilatieren arterieller Strombahnhindernisse mittels Ballonkatheter (S B-**6**).

Gefäßdilatierende Maßnahmen werden in den **Stadien 2, 3 und 4** eingesetzt. Indikationen und Kontraindikationen zur **PTA** sind in B-**20** gegenübergestellt. Prinzip ist das Durchstoßen und anschließende Dilatieren arterieller Strombahnhindernisse mittels Ballonkatheter (S B-**6**).

S Synopsis B-**6: Prinzip der perkutanen transluminalen Angioplastie (PTA)**

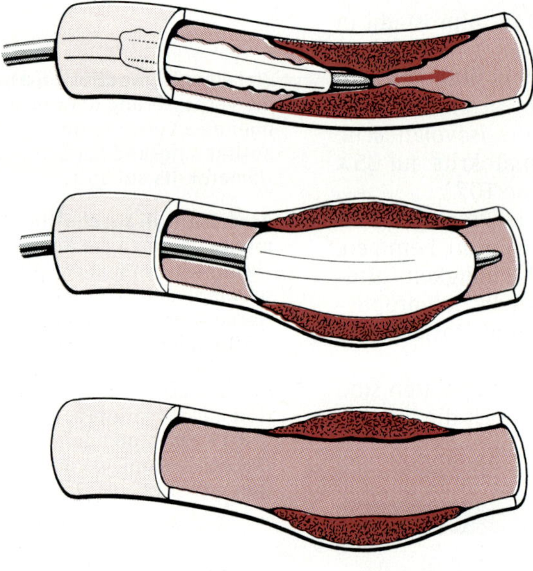

Nach Punktion der Arterie in Lokalanästhesie wird der Katheter über einen Führungsdraht in das verengte oder verschlossene Gefäß vorgeführt und der Ballon in Höhe der zu dilatierenden Gefäßregion plaziert. Dann kann durch Aufblasen des Ballons mit Luft unter einem Druck von ca. 10 atm die Arterienstenose aufgepreßt werden.

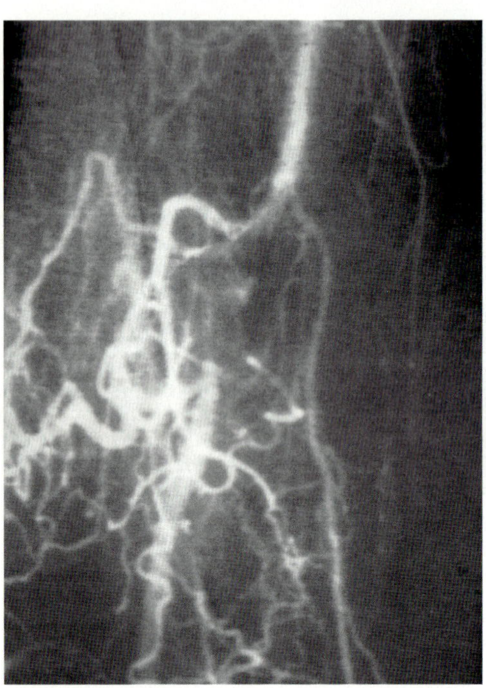

2,5 cm langer **A.-femoralis-Verschluß mit zahlreichen Kollateralen vor PTA.**

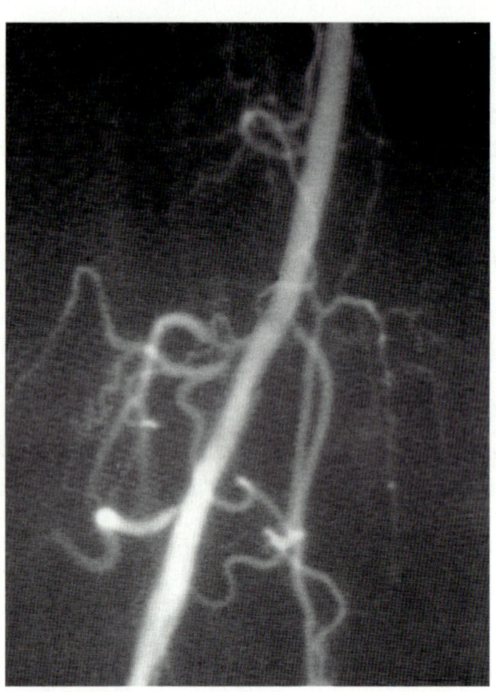

Eine **Kontrollangiographie nach erfolgreicher PTA** in einer Angiographie des A.-femoralis-Verschlusses zeigt das wiedereröffnete Arterienlumen mit fast glatten Wandkonturen. Es sind nur noch wenige Kollateralen zu erkennen.

Die langfristigen Offenheitsraten nach PTA von Stenosen der Beckenarterienstenosen sind besser als diejenigen von femoro-poplitealen.

Gefäßdilatierende Therapiemaßnahmen können bevorzugt in den klinischen **Stadien 2, 3 und 4** eingesetzt werden. Unter Beachtung der in ▤ B-**20** aufgeführten Kontraindikationen sind die langfristigen Behandlungsergebnisse dilatierter Beckenarterienstenosen am besten. Die Offenheitsraten betragen nach drei bzw. fünf Jahren etwa 70% bzw. 60 %. Ungünstiger sind die Ergebnisse nach PTA von Stenosen im femoro-poplitealen Abschnitt. Hier betragen die Offenheitsraten nach drei bzw. fünf Jahren ca. 60% bzw. 50%.

B-20: Indikationen und Kontraindikationen zur perkutanen transluminalen Angioplastie

Indikationen	Kontraindikationen
▷ Kurzstreckige Arterienstenosen von Arterienaufzweigungen	Stenosen in der Nähe langstreckige exzentrische Gefäßstenosen
▷ Verschlüsse < 10 cm	Verschlüsse > 10 cm multiple Stenosen und Verschlüsse arterielle Ulzera

Drei Jahre nach Therapie sind noch 84% dilatierter Beckenarterienverschlüsse mit einer Länge von weniger als 10 cm offen. Dagegen beträgt die Offenheitsrate dilatierter Arterienverschlüsse des femoro-poplitealen Abschnittes im gleichen Zeitraum 50%. Mit steigender Verschlußlänge sinken die Chancen langfristiger Therapieerfolge.
Komplikationen bei PTA sind Dissektionen (0,9%), lokale Thrombosen und Thromboembolien (0,7%), Hämatome (0,6%), wobei Gefäßrupturen (0,3%) selten sind.
Zur Rezidivprophylaxe nach PTA hat sich die orale Gabe von 300 mg Acetylsalicylsäure/Tag bewährt.

Drei Jahre nach Therapie sind noch 84% der dilatierten Beckenarterienverschlüsse (< 10 cm) und 59% der dilatierten femoro-poplitealen Verschlüsse offen.
Komplikationen der PTA sind Dissektionen (0,9%), lokale Thrombosen und Thromboembolien (0,7%), Hämatome (0,6%), Gefäßrupturen (0,3%). Die Rezidivgefahr nach erfolgreicher PTA kann durch eine Nachbehandlung mit Acetylsalicylsäure gesenkt werden.

Merke. Mit steigender Länge der Arterienverschlüsse nehmen die Therapieerfolge der perkutanen Angioplastie ab.

◀ Merke

Anstelle der Ballondilatation werden auch neue Therapiemaßnahmen zur Rekanalisation chronischer Arterienverschlüsse durchgeführt (S **B-7**).
Der **perkutane Atherektomiekatheter** nach *Simpson* wird mit Durchmessern von 1,8–3,3 mm geliefert und besitzt an der Katheterspitze eine ca. 2–3 cm lange seitliche Öffnung. Auf der der Öffnung gegenüberliegenden Seite ist ein Ballon angebracht. Zur Gefäßkanalisation wird der Katheter in den Arterienverschluß oder die Arterienstenose eingebracht. Das Aufblasen des Ballons ermöglicht das Anpressen der seitlichen Katheteröffnung an das Verschlußmaterial, so daß dieses in die Öffnung hereinragt. Durch ein im Katheter angebrachtes rotierendes Messer werden die Thrombenanteile abgetragen und fallen in den Schacht der Katheteröffnung. Das auf diese Weise gesammelte Verschlußmaterial kann mit dem Katheter aus dem Gefäß entfernt werden. Die Gefahr der Gefäßverletzung ist bei diesem Verfahren äußerst gering.
Prinzip der **Hot-tip-Methode** ist eine an der Katheterspitze aufheizbare Metallkugel. Durch die Wärmeentwicklung gelingt das »Wegschmelzen« von Arterienverschlüssen. Auf einem ähnlichen Prinzip beruht die **Laserangioplastie**, bei der mit Hilfe von Laserlicht der Wellenlänge 632 nm (Rubin-Laser) oder 1060 nm (Nd:Yag-Laser) Arterienverschlüsse wiedereröffnet werden. Nachteil des »Hot-tip«-Verfahrens ist die hohe Dissektionsgefahr und das Risiko der Gefäßwandperforation. Diese Methode wie auch die Laserangioplastie eignen sich nicht zur Wiedereröffnung langstreckiger Arterienverschlüsse, sondern zur Angioplastie kurzstreckiger Gefäßokklusionen.
Zur **Rotationsangioplastie** werden Katheter verwandt, an denen an der Katheterspitze kleine rotierende Messer angebracht sind. Das abgelöste Verschlußmaterial wird während der Therapie durch einen zentralen Katheterkanal abgesaugt. Häufig muß die Behandlung unterbrochen werden, wenn der Katheterkanal verstopft ist. Bei der Verwendung von Rotationsangioplastie-Kathetern ist die Gefahr der Arterienperforation hoch und wird in der Literatur mit 5–10% angegeben.
Obwohl mit den erwähnten neuen perkutanen Angioplastie- und Atherektomieverfahren in ca. 90% der Fälle eine Primäreröffnung gelingt, ist die Restenosierungsrate innerhalb der ersten sechs Monate nach dem Eingriff hoch und beträgt ca. 42%.
Mit **implantierbaren Gefäßendoprothesen**, sogenannten **»stents«**, läßt sich die Restenosierungsrate jedoch senken.

Neuere Therapieverfahren zur Rekanalisation chronischer Arterienverschlüsse (S B-7): **perkutane Atherektomiekatheter**, Hot-tip-Methode, Rotationsangioplastie, implantierbare Gefäßendoprothesen, sogenannte »stents«.

S Synopsis B-**7: Technik und Instrumentarium zur Behandlung bei pAVK**

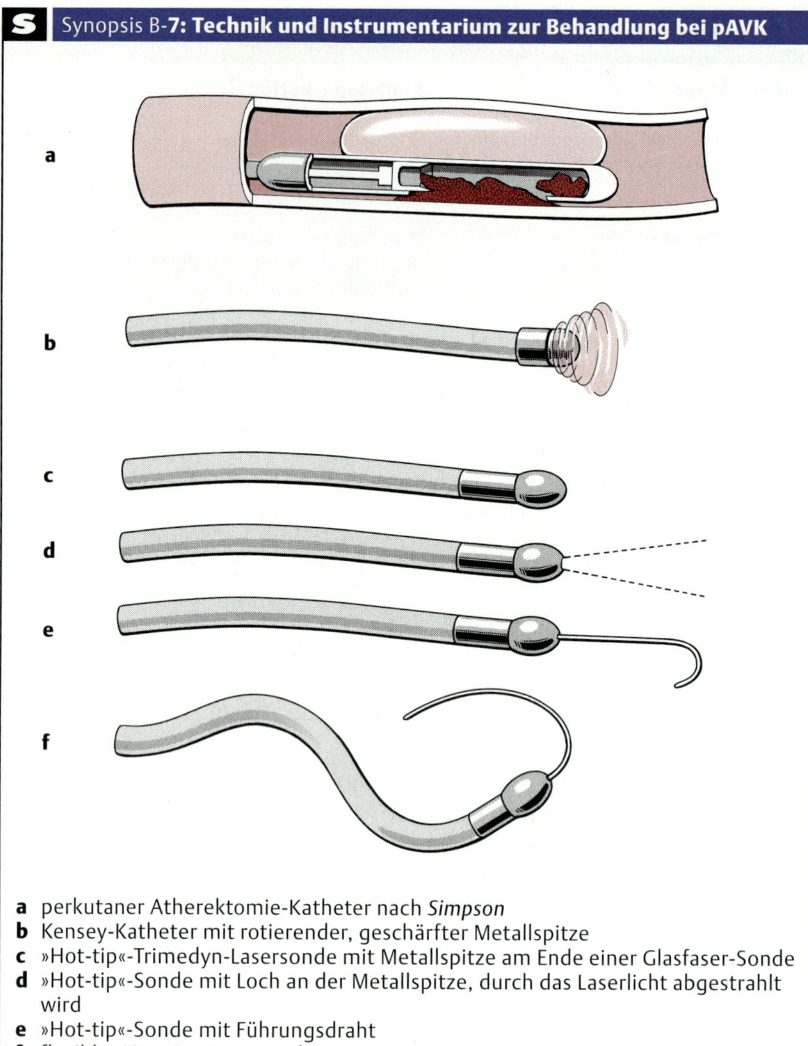

a perkutaner Atherektomie-Katheter nach *Simpson*
b Kensey-Katheter mit rotierender, geschärfter Metallspitze
c »Hot-tip«-Trimedyn-Lasersonde mit Metallspitze am Ende einer Glasfaser-Sonde
d »Hot-tip«-Sonde mit Loch an der Metallspitze, durch das Laserlicht abgestrahlt wird
e »Hot-tip«-Sonde mit Führungsdraht
f flexible »Hot-tip«-Lasersonde.

Chronische Arterienverschlüsse können entweder **systemisch i.v.** oder **lokal i.a.** durch Thrombolysetherapie wiedereröffnet werden. Indikationen *siehe* ▤ B-**21**.
Häufig wird eine PTA mit einer lokalen Fibrinolysetherapie kombiniert.

Chronische Arterienverschlüsse können entweder **systemisch intravenös oder lokal intraarteriell** durch eine Thrombolysetherapie mit Streptokinase, Urokinase oder t-PA wiedereröffnet werden. Der Einsatz dieser Behandlungsmaßnahmen ist abhängig vom Alter und der Lokalisation des Arterienverschlusses.
Häufig wird eine PTA mit einer lokalen Fibrinolysetherapie kombiniert.

Merke ▶

▶ ***Merke.*** Die **systemische** Thrombolysetherapie chronischer Arterienverschlüsse sollte nur dann eingesetzt werden, wenn andere lumeneröffnende Maßnahmen einschließlich der intraarteriellen Lysetherapie unmöglich sind.

Die Indikationen zur subakuten oder Thrombolysetherapie subakuter oder chronischer Arterienverschlüsse sind in ▤ B-**21** zusammengefaßt.

B-21: Indikationen zur Thrombolysetherapie von chronischen Arterienverschlüssen

Lokalisation	Verschlußalter
A. iliaca	< 6 Monate
A. femoralis	< 4 Monate
Unterschenkelarterien	< 6 Wochen
Digitalarterien	< 1 Woche

Merke. Intraarterielle Punktionen (< 8 Tage) oder intramuskuläre Injektionen (< 8 Tage) sind wichtige Kontraindikationen der **systemischen Thrombolysetherapie**. Weitere Kontraindikationen sind in B-**20** zusammengefaßt.

◀ **Merke**

Die Dosierungsschemata von Streptokinase oder Urokinase bei **systemischer arterieller Lysetherapie** einschließlich der Prämedikation, der begleitenden Heparinisierung und der durchzuführenden Kontrollen der Gerinnungsparameter entsprechen denjenigen, die bei akuter tiefer Beinvenenthrombose verwandt wird (*vgl. Kap. Therapie bei Thrombosesyndrom, S. 335*). Komplikationen während systemischer Lyse sind Blutungen (ca. 6–7%), letale Zwischenfälle sind selten (1,5%). **Der Einsatz der lokalen Thrombolysetherapie ist der systemischen Dosierung von Thrombolytika vorzuziehen.** Auf die Vorteile dieser Behandlung einschließlich der zur Verfügung stehenden Medikamente und ihrer Dosierung wurde bereits im *Kap. Akute arterielle Verschlußkrankheit* (*S. 266*) eingegangen. B-**6** zeigt die erfolgreiche Wiedereröffnung eines drei Monate alten Verschlusses der A. poplitea. Bewährt hat sich der kombinierte Einsatz von lokaler Lysetherapie und Gefäßdilatation.

Komplikationen **systemischer Lysebehandlungen** sind Blutungen (ca. 6–7%) und letale Zwischenfälle (1,5%). **Die lokale Thrombolysetherapie von Arterienverschlüssen ist der systemischen Dosierung von Thrombolytika vorzuziehen.**

Gefäßoperation

Operationsindikationen bestehen im Stadium 2b, 3 und 4 der chronischen arteriellen Verschlußkrankheit oder dann, wenn andere lumeneröffnende Therapieverfahren nicht erfolgversprechend sind.
Mögliche Operationsverfahren bei **Beckenarterienverschlüssen** sind die Thrombendarteriektomie (B-**8**). Resektion des Verschlußsegmentes mit anschließendem Prothesenersatz oder das Anlegen eines Venen-Bypass. Vier Jahre nach Anlage eines Venen-Bypass beträgt die Offenheitsrate von Arterien ca. 70%.
Halbgeschlossene bzw. offene Endarteriektomie, die Anlage einer Profundaplastik oder Venen- bzw. Kunststoff-Bypasses sind gängige Operationsverfahren zur Therapie von **A.-femoralis-Verschlüssen**. Die Wahl der jeweiligen Behandlungsmethode ist abhängig vom Verschlußtyp. Bei langstreckigen Verschlüssen der A. femoralis superficialis kann durch die Anlage einer **Profundaplastik** die Perfusion wichtiger Kollateralen verbessert werden. Zur Operation von Verschlüssen der A. femoralis sollten Venen-Bypasses den Kunststoff-Bypasses vorgezogen werden, da hierdurch eine längere Durchgängigkeit des Gefäßersatzes gewährleistet ist.
5 bis 10% der **femoro-poplitealen Rekonstruktionen** sind unmittelbar nach der Operation verschlossen. Innerhalb der folgenden fünf Jahre okkludiert ein Drittel dieser Bypasses.
Die Offenheitsraten vom femoro-kruralen Venen-Bypass betragen im ersten postoperativen Jahr etwa 50%, nach fünf Jahren nur noch ca. 30%. Eine vergleichbar ungünstige Prognose haben axillofemorale Bypasses, die daher nur bei amputationsgefährdeter Extremität im Stadium 3 und 4 angelegt werden sollten.
80% der Patienten mit funktionellen Engen im Bereich der Aa. subclavia und axillaris sind nach transaxillärer Resektion der ersten Rippe beschwerdefrei.

Gefäßoperation

Die Stadien 2b, 3 und 4 der chronischen AVK sind Operationsindikation; operiert wird auch, wenn andere lumeneröffnende Therapieverfahren nicht erfolgversprechend sind.
Mögliche Operationsverfahren bei **Beckenarterienverschlüssen** sind die Anlage einer Profundaplastik, Thrombendarteriektomie (B-**8**), Resektion des Verschlußsegmentes mit anschließendem Prothesenersatz oder das Anlegen eines Venen-Bypass.

S Synopsis B-**8: Chirurgisches Vorgehen bei Thrombendarteriektomie**

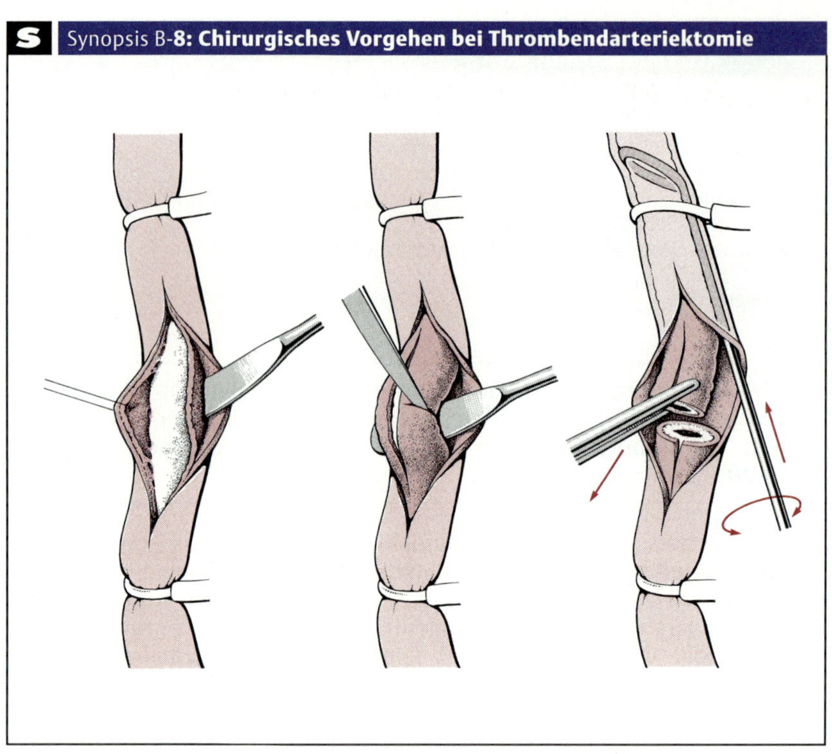

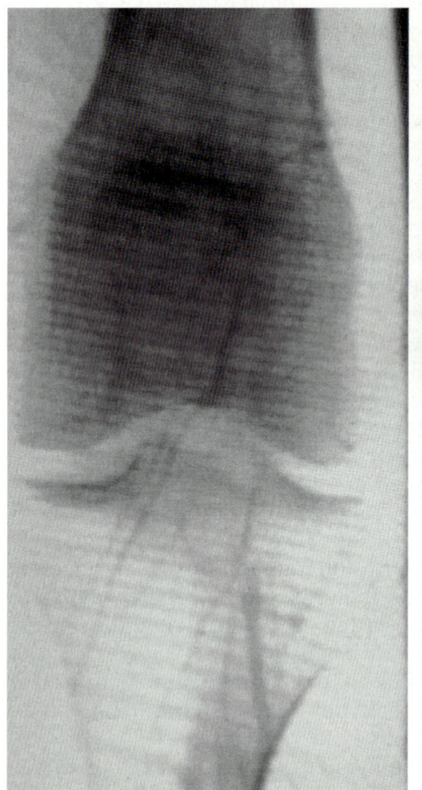

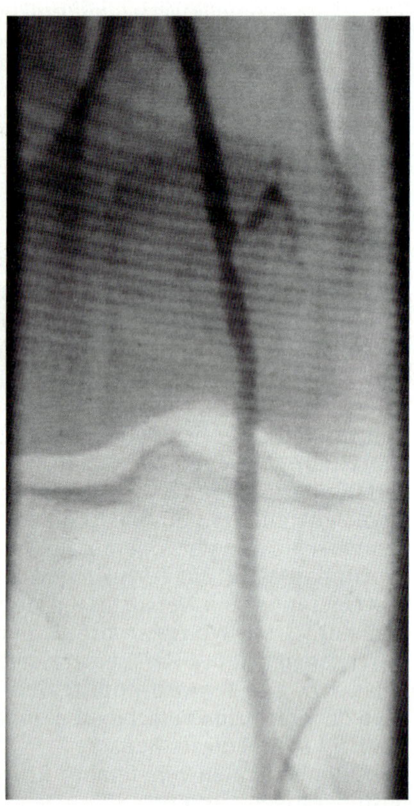

a Angiographisch schlecht kollateralisierter **kompletter Verschluß der A. poplitea** bei einem 50jährigen Patienten, der seit 3 Monaten über eine Claudicatio intermittens in Stadium 2b klagt.

b Reklanalisierende A. poplitea nach intraarterieller lokaler Katheterlyse mit Urokinase.

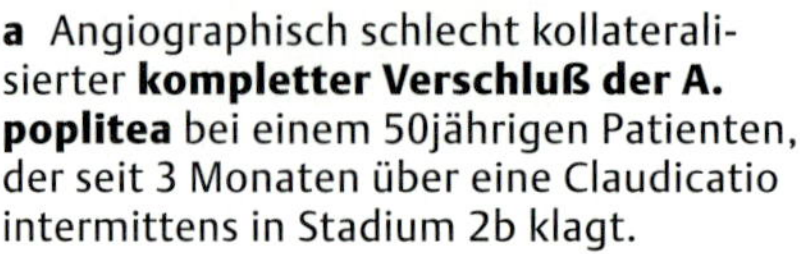

B-**8 a, b: A.-poplitea-Verschluß vor und nach Behandlung.**

Cave!

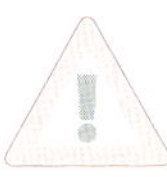

Patienten mit peripher-arterieller Verschlußkrankheit immer über allgemeine Verhaltensregeln aufklären (*siehe* ▤ B-**15**).

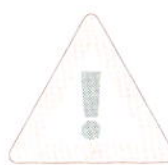

Verordnung von gefäßwirksamen Medikamenten ohne gleichzeitige Anleitung zum Geh- und Gefäßtraining.

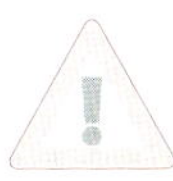

Durchführung riskanter lumeneröffnender Therapiemaßnahmen bei klinisch asymptomatischen Patienten.

Nichtbeachten der Tatsache, daß der Erfolg lumeneröffnender Maßnahmen bei arteriellen Stenosen und Verschlüssen sowohl vom guten arteriellen Einstrom in das Behandlungsgebiet als auch von einer suffizienten arteriellen Ausstrombahn abhängig ist.

Fehleinschätzung eines Stadium 4 (z.B. infizierte Gewebeverletzung ohne Ruheschmerz in der Muskulatur und schmerzfreier Wegstrecke von ca. 600 m entspricht nicht einem Stadium 4, sondern einer Gewebeverletzung im Stadium 2a) und der hieraus folgenden Therapieirrtümer (z.B. riskante invasive Therapiemaßnahmen).

Langfristiger Einsatz vasoaktiver Medikamente bzw. der Hämodilutionstherapie in den Stadien 3 und 4 ohne vorherige Überprüfung von Möglichkeiten lumeneröffnender Therapiemaßnahmen.

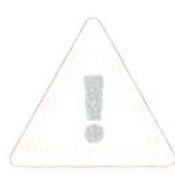

Vergessen einer medikamentösen Rezidivprophylaxe nach lumeneröffnender Maßnahme.

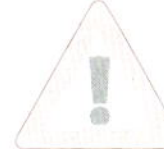

Langfristiger Einsatz (> ½ Jahr) einer Marcumar-Therapie ohne genaue Überprüfung der Indikation.

B-22: Angiologischer Notfall: chronische periphere AVK im Stadium 3 und 4

Anamnese:	Claudicatio intermittens, kardiovaskuläre Risikofaktoren
Symptome:	Ruheschmerz, Ulkus, Gangrän, kühle Extremität, stark eingeschränkte Wegstrecke, fehlende Venenfüllung, keine Arterienpulse
Diagnose:	▷ typische klinische Symptome ▷ Doppler-Druck: peripher < 60 mmHg ▷ Duplex-Sonographie und Angiographie: schlecht kollateralisierter Arterienverschluß
Sofortmaßnahmen in der Praxis:	▷ **sofortige Klinikeinweisung** ▷ **Tieflagerung der Extremität** ▷ in Watte packen ▷ **Analgetikum** (keine i. m. Injektion)
Therapie in der Klinik:	**Lumeneröffnende Maßnahmen** ▷ Thrombendarteriektomie ▷ Ballondilatation ▷ Stentimplantation ▷ Lokallyse ▷ Sympathektomie ▷ CT-gesteuerte Sympathikolyse ▷ i. a. Gabe vasoaktiver Substanzen

Klinischer Fall

45jähriger Patient mit belastungsabhängigem Unterschenkelschmerz rechts
Ein 45jähriger Postbote klagte über belastungsabhängige Unterschenkelschmerzen rechts (Wegstrecke: 300 m). Die Symptomatik bestand seit ca. sechs Monaten und nahm an Intensität langsam zu. Kardiovaskuläre Risikofaktoren: seit 4 Jahren Hypertonie, Nikotinkonsum 40 Zigaretten/Tag. Die weitere Anamnese war unauffällig.
Klinischer Status: Größe 1,87 m; Gewicht: 87 kg. Blutdruck bds.: 180/100 mmHg, Pulsfrequenz 78/min. Keine Strömungsgeräusche über den Becken-Beinarterien. Bis auf die A. poplitea und die Knöchelarterien rechts waren die peripheren Pulse gut palpabel, seitengleiche Hauttemperatur der Beine. Die weitere klinische Untersuchung einschließlich des Herz- und Lungenbefundes war unauffällig.
Verdachtsdiagnose: chronischer Verschluß der A. femoralis rechts im klinischen Stadium 2a.
Labordiagnostik: Normalwerte für: Serumcholesterin- und Serumharnsäurekonzentration, Blutzucker, rotes und weißes Blutbild, Elektrolyte, Serumkreatinin, Transaminasen, Gesamteiweiß einschließlich Eiweißelektrophorese und Gerinnungsparameter.
EKG und Röntgenthorax: Normalbefunde.
Doppler-Druckmessung: A. radialis bds.: 180 mmHg, A. tibialis posterior und anterior rechts: 90 mmHg, links 190 mmHg.
Duplex-Sonographie der Beinarterien beidseits: Im Bereich der Beckenbeingefäße beidseits ließen sich im zweidimensionalen Bild geringe arteriosklerotische Plaques darstellen. Zusätzlich war im Adduktorenkanal rechts eine ca. 1 cm lange kurzstreckige Stenose der A. femoralis erkennbar. Die Doppler-Signale über den Leistenarterien beidseits, A. poplitea links und den Knöchelarterien links waren regelrecht triphasisch. Das Kurvenbild in der A. poplitea und den Knöchelarterien rechts hatte ein pathologisch monophasisches Aussehen, das systolische Signal war verbreitert.
Diagnose: Ca. 1 cm lange hochgradige chronische A.-femoralis-Stenose rechts im klinischen Stadium 2a.
Therapie: Zwecks geplantem invasivem therapeutischem Vorgehen erfolgte die Becken-Beinarteriographie in i.a. DSA-Technik. ◘ B-**9a** bestätigte, die kurzstreckige hochgradige Stenose (ca. 1 cm) der A. femoralis superficialis rechts. Im Anschluß an die diagnostische Angiographie erfolgte in gleicher Sitzung die Katheterdilatation der Stenose, wobei zuvor 1 g ASS intravenös verabreicht wurde. Das Ergebnis nach Gefäßdilatation ist in ◘ B-**19b** dargestellt.

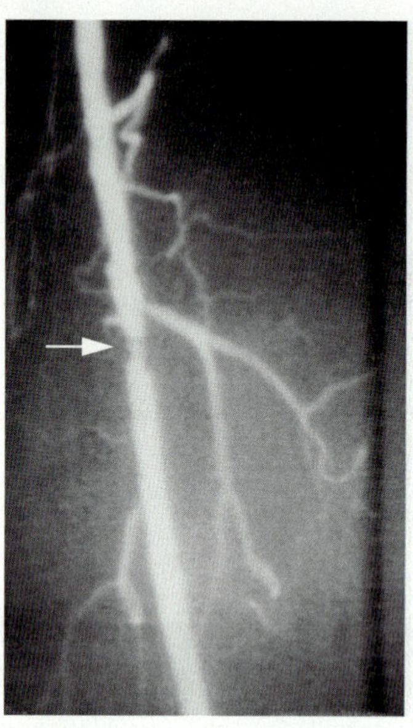

a 1 cm lange hochgradige Stenose der A. femoralis superficialis im Angiogramm (Pfeil), die sich zur Dilatation mittels Ballonkatheter eignet.

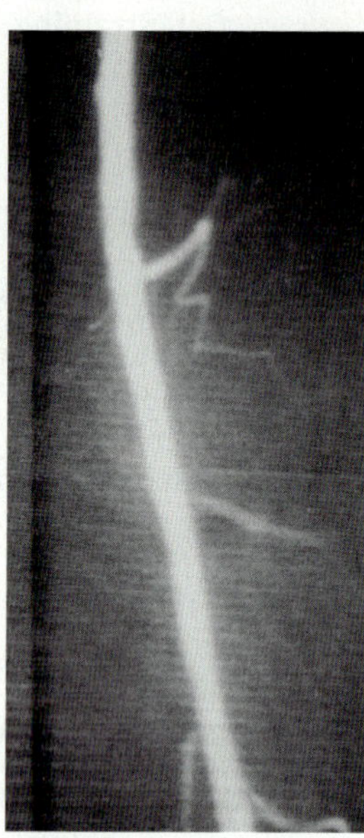

b Kontrollangiographie nach PTA der in **a** dargestellten Stenose der A. femoralis superficialis in i. a. DSA-Technik.

◘ B-**9a, b: Stenose der A. femoralis superficialis vor** und **nach** PTA.

Mit uneingeschränkter Wegstrecke und der Therapie ASS 3 × 100 mg und Nifedipin 3 × 10 mg (zur Therapie der arteriellen Hypertonie) wurde der Patient am dritten Tag nach der erfolgreichen Gefäßdilatation aus der stationären Behandlung entlassen. Das Rauchen sollte eingestellt werden, eine Kontrolluntersuchung nach drei Monaten wurde angeraten.

Klinischer Fall

55jähriger Patient mit hypertensiver Krise
Ein 58jähriger Patient konsultierte den Arzt wegen akut aufgetretener Kopfschmerzen. Es bestand seit zwei Jahren ein mit 2 × 1,75 mg Glibenclamid eingestellter Diabetes mellitus Typ II und seit 20 Jahren eine Hyperurikämie. Früher seien ab und zu hohe Blutdruckwerte gemessen worden. Seit zwölf Jahren war ein HWS-Syndrom bekannt. Die weitere Anamnese des Patienten war unauffällig, insbesondere keine Einschränkungen der schmerzfreien Wegstrecke.
Bei der notfallmäßigen Untersuchung wurden von dem behandelnden Arzt Oberarmblutdruckwerte von 300/90 mmHg bds. gemessen. Daraufhin erfolgte zunächst der Versuch der Blutdrucksenkung mit 10 ml Diazoxid (innerhalb von 30 s i.v.). Wegen fehlender Wirkung wurde diese Medikation wiederholt. Dem Patienten wurde bei unverändert hohen Blutdruckwerten übel und schwindelig, weshalb die sofortige Klinikeinweisung erfolgte.
Aufnahmestatus: Körpergröße und -gewicht: 1,80 m und 98 kg. RR: 300/90 mmHg bds. Unauffälliger Auskultations- und Palpationsbefund der abdominellen und peripheren Arterien. Puls rhythmisch (68/min). Herz und Lunge auskultatorisch unauffällig.
EKG: Normalbefund.
Röntgenthorax: Normalbefund.
Echokardiographie: geringe Septumhypertrophie, sonst Normalbefund.
Labordiagnostik zum Zeitpunkt der stationären Aufnahme: Erhöhung der Serumcholesterin- und Serumharnsäurekonzentration auf 300 mg/dl und 9,1 mg/dl. Blutzucker 140 mg%. Normwerte für: rotes und weißes Blutbild, Elektrolyte, Serumkreatinin, Transaminasen, Gesamteiweiß einschließlich Eiweißelektrophorese und Gerinnungsparameter.
Doppler-Druckmessung: Systolischer Blutdruck der A. radialis, A. tibialis anterior und posterior **bds.:** 300 mmHg.
Verdachtsdiagnose: HWS-Syndrom, Mediasklerose
Röntgenaufnahme beider Ober- und Unterarme sowie der Becken-Beingefäße (S B-**9**): multiple Verkalkungen im Bereich der Arterienwand der beidseitigen Aa. brachiales, Aa. radialis und ulnaris, A.iliaca, A.femoralis und der Unterschenkelarterien.
Bidirektionale Doppler-Untersuchung der Armarterien beidseits: Die Doppler-Signale über den Aa. brachialis, radialis, ulnaris waren seitengleich und regelrecht triphasisch. Keine Hinweise auf arterielle Stenosen oder Verschlüsse.
Röntgenaufnahme HWS: Spondylosis deformans der Halswirbelsäule (HWS).
Diagnose: Spondylosis deformans der HWS mit HWS-Syndrom, Mediasklerose.
Verlauf: Bei fehlender arterieller Verschlußkrankheit wiesen die im Röntgenbild erkennbaren Arterienverkalkungen der Extremitäten- und Beckenarterien auf eine Mediasklerose hin, die bevorzugt bei Diabetikern und Patienten mit chronischer Niereninsuffizienz vorkommt. Aufgrund der normalen Doppler-Kurven, die über den Becken-Beinarterien ableitbar waren, konnten signifikante Gefäßstenosen als Ursache der radiologisch sichtbaren Arterienverkalkung ausgeschlossen werden. Der **intraarteriell gemessene Blutdruck** in der A. brachialis betrug 100/90 mmHg und wies somit auf eine gute Wirksamkeit der verabreichten blutdrucksenkenden Medikamente hin.
Wie die vorliegende Kasuistik zeigt, können generell alle Arterien von der Mediasklerose betroffen sein. Die Kopfschmerzen des Patienten waren bedingt durch ein HWS-Syndrom. Im weiteren Verlauf der stationären Beobachtung stieg der intraarterielle Blutdruck des Patienten innerhalb von zwei Stunden ohne Therapie spontan auf 160/95 mmHg an und blieb stabil bei 150/90 mmHg. Der Patient wurde nach zwei Tagen beschwerdefrei mit der Therapie 2 × 1,75 mg Glibenclamid und Allopurinol 300 mg 1 × 1 in die ambulante hausärztliche Betreuung entlassen.
Abschlußdiagnose: HWS-Syndrom, Mediasklerose bei Diabetes mellitus.

S Synopsis B-**9: Multiple Verkalkungen in der Arterienwand bei Mediasklerose**

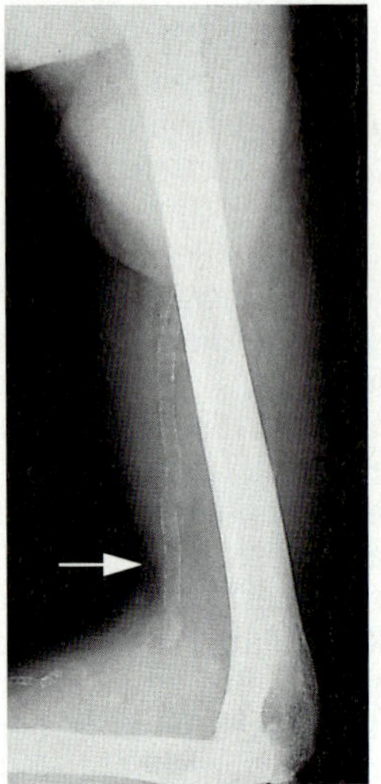

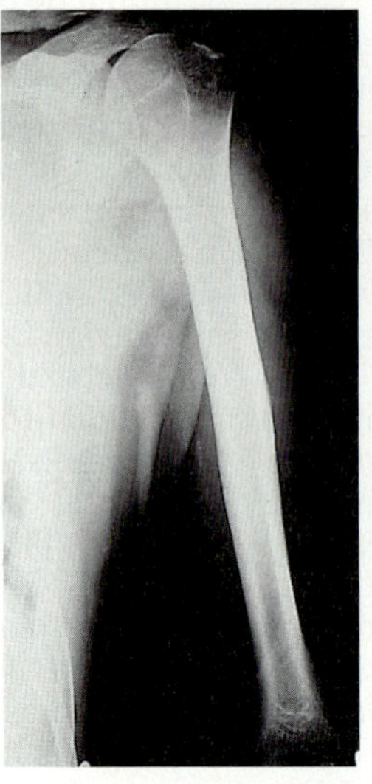

Aa. brachialis beidseits.

Aa. radiales beidseits.

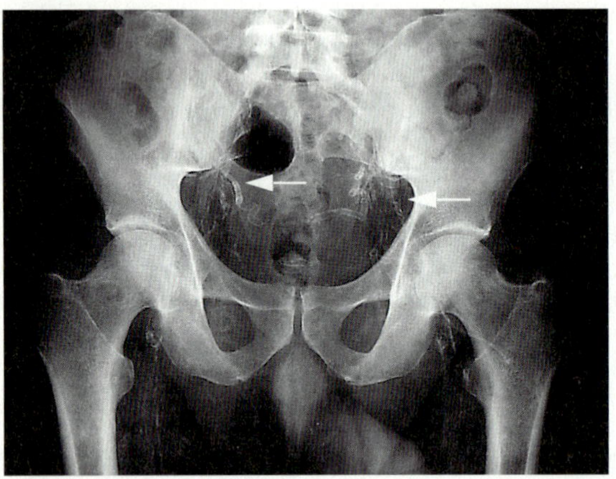

Beckenarterien.

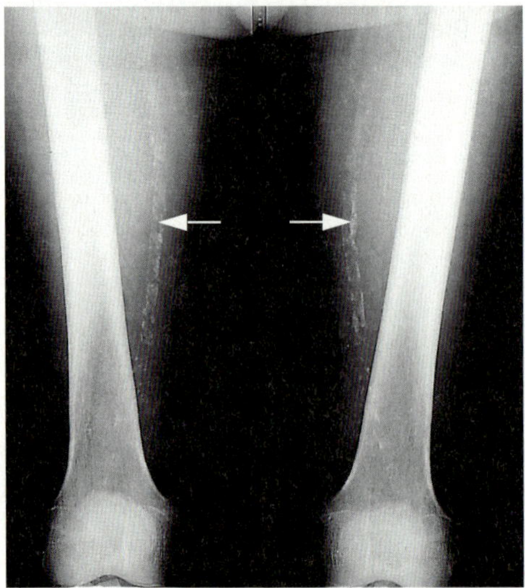

Oberschenkelarterien beidseits.

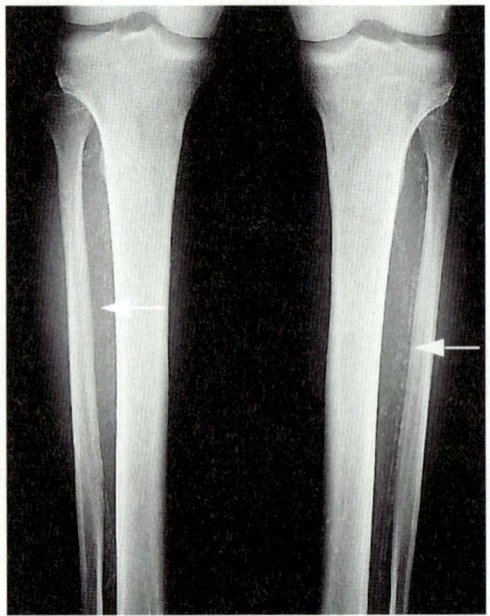

Unterschenkelarterien beidseits.

2.2 Chronische Verschlüsse extrakranieller Arterien, ischämischer Hirninfarkt

2.2 Chronische Verschlüsse extrakranieller Arterien, ischämischer Hirninfarkt

◀ Definition

Definition. Der Schlaganfall (Apoplexie, apoplektischer Insult, Hirnschlag) ist eine akute, regional begrenzte Durchblutungsstörung des Gehirns.

Ätiologie. Etwa zwei Drittel aller ischämischen Hirninfarkte sind embolischer oder thrombotischer Genese, wohingegen ein Drittel durch hochgradige Arterienstenosen der hirnversorgenden Arterien bedingt ist. Embolien sind meist kardialer Genese oder haben ihren Ursprung von rauhen arteriosklerotischen Plaques (B-**28**, *vgl. Kap. Apparative Gefäßdiagnostik, S. 366*) extrakranieller Arterien. Strukturelle Wandveränderungen der extrakraniellen Arterien sind meist (ca. 90%) arteriosklerotischer Genese. Von den kardiovaskulären Risikofaktoren beschleunigen vor allem die arterielle Hypertonie und die Hypercholesterinämie den Arterioskleroseprozeß in diesen Gefäßen. Seltener kann die extrakranielle Verschlußkrankheit entzündlicher Genese sein, wobei der Morbus Takayasu oder der Morbus Horton in Betracht zu ziehen ist.

Ätiologie Etwa zwei Drittel aller ischämischen Hirninfarkte sind embolischer oder thrombotischer Genese. Ein Drittel ist durch hochgradige Arterienstenosen der hirnversorgenden Arterien bedingt. Strukturelle Wandveränderungen der extrakraniellen Arterien sind meist (ca. 90%) arteriosklerotischer Genese.
An entzündlichen Erkrankungen ist der Morbus Takayasu oder der Morbus Horton in Betracht zu ziehen.

Pathophysiologie. Die Hirndurchblutung des gesunden Menschen beträgt in Ruhe 600–700 ml/min.

Pathophysiologie Die Hirndurchblutung des gesunden Menschen beträgt in Ruhe ca. 600 ml/min.

◀ Merke

Merke. Aufgrund autoregulatorischer Eng- bzw. Weitstellung präkapillarer Arteriolen kann die Hirndurchblutung innerhalb eines Bereiches mittlerer arterieller Blutdruckwerte von 65 und 150 mmHg konstant gehalten werden. Bei arterieller Hypertonie ist dieser Bereich zu höheren Blutdruckwerten hin verschoben.

Das Über- oder Unterschreiten des Blutdruckbereiches von 65 bis 150 mmHg hat die drastische Zu- oder Abnahme des zerebralen Blutflusses zur Folge. Bei Patienten mit arterieller Hypertonie ist die Autoregulationsspanne zu höheren Blutdruckwerten hin verschoben. Bei diabetischer Neuropathie kann die Engstellung präkapillarer Arterien aufgehoben sein. Auch Veränderungen der **arteriellen Kohlendioxidspannung** (P_{CO_2}) und des arteriellen pH-Wertes beeinflussen die Hirndurchblutung. Die Zunahme saurer Stoffwechselmetaboliten wie P_{CO_2} und Laktat bewirkt die Dilatation kleinster Arterien und die Steigerung der Hirndurchblutung. Mit sinkendem arteriellen P_{CO_2} und Laktat nimmt der zerebrale Blutfluß aufgrund einer mit der Alkalose einhergehenden arteriolären Vasokonstriktion ab. Über 75%ige Stenosen oder Verschlüsse extrakranieller hirnversorgender Arterien bewirken in der distalen Gefäßstrombahn einen Blutdruckabfall. **Dabei geht die Senkung des systemischen Blutdrucks erst dann mit neurologischen schlaganfallartigen Symptomen einher, wenn der zerebrale Blutfluß um mehr als 70% verringert wird.** Die weitere Abnahme der Hirndurchblutung auf 15% des Normwertes hat morphologische Hirngewebeschäden im terminalen Versorgungsgebiet oder in der Grenzzone zwischen zwei Gefäßterritorien zur Folge. Aufgrund der Reduktion des zerebralen Blutflusses entsteht eine regionale Sauerstoff- und Glukoseunterversorgung. Der Energiestoffwechsel der Nervenzellen verändert sich rasch (ATP ↓, Laktat ↑). Bei rechtzeitiger Reoxygenierung (innerhalb von 30 Minuten) normalisiert er sich wieder schnell.
Ausreichende präformierte arterielle Kollateralwege können bei akuten Hirnischämien eine minimale Blutversorgung des Infarktbezirkes über einen Zeitraum von vier bis sechs Stunden gewährleisten. In diesem Falle ist eine vollkommene Rückbildung neurologischer Symptome möglich.

Bei Über- oder Unterschreiten des Blutdruckbereiches von 65 bis 150 mmHg kommt es zur drastischen Zu- oder Abnahme des zerebralen Blutflusses. Patienten mit Hypertonie haben eine Autoregulationsspanne, die zu höheren Blutdruckwerten hin verschoben ist. Veränderungen des arteriellen P_{CO_2} und des pH-Wertes beeinflussen die Hirndurchblutung. Hochgradige Stenosen der hirnzuführenden Arterien bewirken erst **neurologische schlaganfallartige Symptome, wenn der zerebrale Blutfluß um mehr als 70% verringert ist.** Bei nur noch 15%iger Durchblutung sind Hirngewebeschäden die Folge. Kollateralwege können bei akuten Verschlüssen eine minimale Blutversorgung des Infarktbezirkes über vier bis sechs Stunden gewährleisten, so daß eine vollkommene Rückbildung neurologischer Symptome möglich ist.

Merke ▶

> **Merke.** Obstruktionen der proximalen A. subclavia können mit einem retrograden Blutfluß in der gleichseitigen A. vertebralis einhergehen (Subclavian-steal-Phänomen). Beim Subclavian-steal-Syndrom bewirkt die Blutflußumkehr in der A. vertebralis klinische Symptome im Sinne einer vertebrobasilären Insuffizienz.

Diagnostik Stufendiagnostisches Schema *siehe* B-**23**.

Diagnostik. Die zum Ausschluß einer supraaortalen Verschlußkrankheit wichtigen stufendiagnostischen Schritte sind in dem Schema der B-**23** zusammengefaßt.

Merke ▶

> **Merke.** Ausschlußdiagnostik bei akutem Hirninfarkt:
> - CCT
> - extrakranielle Dopplersonographie
> - EKG
> - Laser.

- **Anamnese:** Fragen nach: kardiovaskulären Risikofaktoren, Herzerkrankungen, hämorrhagischen Diathesen, rheumatischen Gelenkerkrankungen und Schlaganfallssymptomatik, Schwindelbeschwerden, einseitige Armschwäche und Fieberschübe.

- **Anamnese:** Bei extrakranieller Verschlußkrankheit müssen kardiovaskuläre Risikofaktoren wie z.B. arterielle Hypertonie, Hypercholesterinämie, Diabetes mellitus und Nikotinkonsum ausgeschlossen werden. Zusätzlich umfaßt die Anamnese Fragen nach Herzrhythmusstörungen, Herzklappenfehlern, rheumatischen Gelenkerkrankungen und hämorrhagischen Diathesen. Stattgefundene TIAs oder Schlaganfälle sollten erfragt werden (Symptomatik *siehe unten*). Schwindelbeschwerden und einseitige Armschwäche weisen auf ein Subclavian-steal-Syndrom hin. Typisch für einen Morbus Takayasu sind Fieberschübe, gehäuft auftretende transitorische ischämische Attacken oder Schlaganfälle und Schwindelbeschwerden.

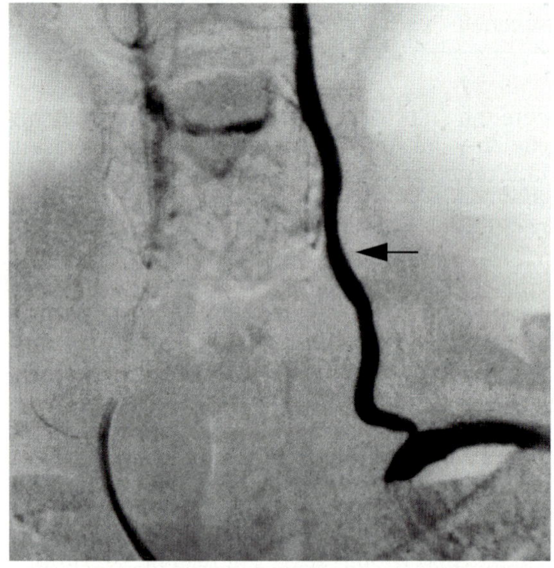

B-**10: Proximale Obstruktion der linken A. subclavia** im Spätphasen-Aortenbogenangiogramm. Der distale Abschnitt der A. subclavia kontrastiert sich über die retrograd (Pfeil) durchströmte gleichseitige A. vertebralis (Subclavian-steal-Phänomen).

B-23: Stufendiagnostik bei extrakranieller Verschlußkrankheit

Klinische Untersuchung Anamnese, Inspektion, Palpation, Auskultation
Nichtinvasive apparative Diagnostik extra- und transkranielle Doppler-Sonographie, zweidimensionale Ultraschall/Duplex-Sonographie
Invasive apparative Diagnostik kraniale Computertomographie (CCT) mit Kontrastmittel, magnetische Resonanztomographie (MRT), Arteriographie (konventionell, i.a. Subtraktionsangiographie DSA)

• **Symptomatik:** Die extrakranielle Verschlußkrankheit kann zu Schlaganfällen führen. Die klinische Symptomatik des Schlaganfalls ist charakterisiert durch plötzliche Bewußtseinsstörungen, Lähmungen, sensomotorische Ausfälle, Krampfanfälle und Aphasien.

• **Symptomatik:** Plötzliche Bewußtseinsstörungen, Lähmungen, sensomotorische Ausfälle, Krampfanfälle und Aphasien.

> ***Merke.*** Ein Drittel der Schlaganfälle hat keine Prodromalsymptome, einem Drittel gehen unspezifische Vorboten wie z.B. Schlafstörungen, Schwindel, Gedächtnisstörungen voraus, ein Drittel der Fälle hat als spezifische Prodromi flüchtige neurologische Herzsymptome.

◀ **Merke**

Die **extrakranielle Verschlußkrankheit** läßt sich abhängig vom zeitlichen Verlauf und vom Ausmaß des neurologischen Defizits in vier klinische Stadien einteilen, die in B-**24** zusammengefaßt sind.
Symptome von Durchblutungsstörungen im Karotisstromgebiet: Amaurosis fugax, Sprachstörungen, Hemiparesen, Hemihypästhesien, Fazialisparesen.
Symptome von Durchblutungsstörungen der A. vertebralis oder A. basilaris: Drop attacks, Drehschwindel, Dysarthrie, Dysphagie, Hörstörungen, homonyme Hemianopsie, Tetraparese und halb- bzw. doppelseitige Sensibilitätsstörungen.
Hochgradige Stenosen oder Verschlüsse der A. subclavia gehen mit einseitiger belastungsabhängiger Armschwäche einher. Bei Obstruktionen im proximalen Gefäßabschnitt der A. subclavia können (in 15% der Fälle), besonders bei Muskelarbeit, vertebrobasiläre Symptome im Sinne eines Subclavian-steal-Syndroms (flüchtige Schwindelbeschwerden), Paresen, Sehstörungen, Synkopen (drop attacks) oder Ataxien auftreten.
Entzündliche Gefäßerkrankungen der Aortenbogenabgänge sind selten. Für eine Arteriitis der Aortenbogenabgänge im Sinne eines Morbus Takayasu sind Angaben über gehäuft auftretende transitorische ischämische Attacken oder Schlaganfälle, Fieber und Schwindelbeschwerden typisch. Diese Erkrankung tritt im jüngeren Lebensalter auf und betrifft häufiger Frauen als Männer. Meist sind beim Morbus Takayasu die Abgänge der A. subclavia befallen, so daß typischerweise Armarterienpulse fehlen können (»pulseless disease«).

Die **extrakranielle Verschlußkrankheit** läßt sich in vier klinische Stadien einteilen, die in der B-**24** zusammengefaßt sind.
Symptome bei Durchblutungsstörungen der A. carotis: Amaurosis fugax, Sprachstörungen, Hemiparesen, Hemihypästhesien, Fazialisparesen.
Symptome bei Durchblutungsstörungen der A. vertebralis/basilaris: Drop attacks, Drehschwindel, Dysarthrie, Dysphagie, Hörstörungen, homonyme Hemianopsie, Tetraparese und halb- bzw. doppelseitige Sensibilitätsstörungen.
Symptome bei Durchblutungsstörungen der A. subclavia: einseitige belastungsabhängige Armschwäche. Bei Obstruktionen im proximalen Gefäßabschnitt können vertebrobasiläre Symptome im Sinne eines Subclavian-steal-Syndroms auftreten.
Die **Arteriitis des Aortenbogens (Morbus Takayasu)** geht mit intermittierendem Fieber, Schwindelbeschwerden und TIA bzw. Schlaganfällen einher. Häufig fehlen hierbei die Armarterienpulse (»pulseless disease«). Kopfschmerzen, Sehstörungen, subfebrile Temperaturen, Gewichtsverlust und hohe BSG weisen auf eine **Arteriitis temporalis** hin.

B-24: Klinische Stadien der extrakraniellen Verschlußkrankheit

▷ **Stadium 1**	asymptomatisches Stadium (Zufallsdiagnose)
▷ **Stadium 2**	transitorisch-ischämische Attacke (TIA), wobei sich innerhalb von 24 Stunden die neurologische Symptomatik komplett zurückbildet.
▷ **Stadium 3**	a RIND (reversibles ischämisches neurologisches Defizit) PRIND (prolonged ischemic neurological deficit): neurologische Symptomatik mit einer Zeitdauer von mehr als 24 Std. b PRINS (partiell reversible ischämische neurologische Symptome)
▷ **Stadium 4**	Insult mit schweren neurologischen Ausfällen

Kopfschmerzen im Stirn- und Schläfenbereich in Verbindung mit Sehstörungen, subfebrilen Temperaturen, Gewichtsverlust und hoher Blutsenkungsgeschwindigkeit weisen auf eine Arteriitis temporalis.

• **Körperliche Untersuchung:** Die körperliche Untersuchung umfaßt die Erhebung eines kompletten neurologischen und internistischen Status.
Bei der **Auskultation** des Herzens und der extrakraniellen Halsgefäße ist auf Strömungsgeräusche, die durch Gefäßstenosen bedingt sind, zu achten. Aus physikalisch-akustischen Gründen lassen sich mit dem Stethoskop am besten Gefäßstenosen erfassen, die das Lumen um 60% bis 85% einengen. Das Fehlen arterieller Strömungsgeräusche schließt einen pathologischen Gefäßbefund nicht aus.
Die **seitenvergleichende Palpation** der Gefäße unter Beachtung der Pulsqualität ermöglicht die Lokalisation extrakranieller Karotisverschlüsse.

• **Körperliche Untersuchung:** Neurologischer und internistischer Status, seitenvergleichende Gefäßpalpation. Das Fehlen arterieller Strömungsgeräusche schließt einen pathologischen Befund nicht aus.

Merke ▶

> **Merke.** Im Falle isolierter hochgradiger Obstruktionen der A. carotis interna und frei durchgängiger A. carotis externa ist der Puls der gleichseitigen A. temporalis verstärkt palpabel.

Bei A.-subclavia-Verschlüssen: zeitverzögerte Palpation der Pulswelle am kranken Arm, einseitige Armschwäche während des Ratschow-Tests. Zusätzliches Auftreten einer Schwindelsymptomatik weist auf ein **Subclavian-steal-Syndrom** hin.

Hochgradige Stenosen und Verschlüsse der A. subclavia bewirken seitendifferente Armarterienpulse, wobei die Pulswelle der A. radialis des kranken Armes gegenüber der gesunden Unterarmarterie zeitverzögert (ca. 1/10 sec) zu palpieren ist. Einseitige Armschwäche während des Ratschow-Tests (Faustschlüsse bei erhobenen Armen) mit zusätzlichem Auftreten einer Schwindelsymptomatik weisen auf ein **Subclavian-steal-Syndrom** hin.

Merke ▶

> **Merke.** Bei der **beidseitigen Messung des Oberarmdruckes** sind Seitendifferenzen von mehr als 20 mmHg beweisend für eine Verschlußkrankheit.

• **Apparative Diagnostik** (*s. S. 358 ff.*): **Doppler-Sonographie** Verschlüsse und 50 %ige Stenosen der extrakraniellen Arterien sind mit dieser Methode zuverlässig erfaßbar.

Proximale Obstruktionen der A. subclavia können mit einer retrograden Blutströmungsrichtung in der gleichseitigen Vertebralarterie (Subclavian-steal-Phänomen) einhergehen.

• **Apparative Diagnostik:** Aufgrund der Interpretation der **Doppler-Strömungskurve** können Verschlüsse und über 50 %ige Stenosen supraaortaler Arterien zuverlässig erkannt werden (S B-**10**). Arterienwandveränderungen mit nur geringer Beeinträchtigung der arteriellen Hämodynamik entgehen häufig der Doppler-Diagnostik.

Proximale Obstruktionen der A. subclavia führen zu einer doppler-sonographisch meßbaren retrograden Blutströmungsrichtung in der gleichseitigen Vertebralarterie (Subclavian-steal-Phänomen).

Zur Diagnose geringgradiger Arterienwandveränderungen eignen sich die **zweidimensionalen Ultraschallmethoden (B-Bild).** Unter Verwendung hochfrequenter (z. B. 7,5 MHz) Ultraschallsonden lassen sich sonographisch glatte von rauhen (B-**28 a, b,** *S. 366*) sowie weiche von harten Plaques unterscheiden.

Synopsis B-10: Stenose der A. carotis interna

Pathologisch veränderte Doppler-Analogkurve, die **a** vor, **b** in Höhe und **c** hinter einer über 75 %igen A.-carotis-interna-Stenose abgeleitet wurde. Dabei wurde die Dopplersonde von kaudal nach kranial über die Gefäßenge verschoben. In Höhe der Stenose **a** weist die Doppler-Analogkurve eine typische Erhöhung der enddiastolischen Blutströmung mit systolischer Amplitudenumkehr (*) auf.

a vor . . . **b** in Höhe

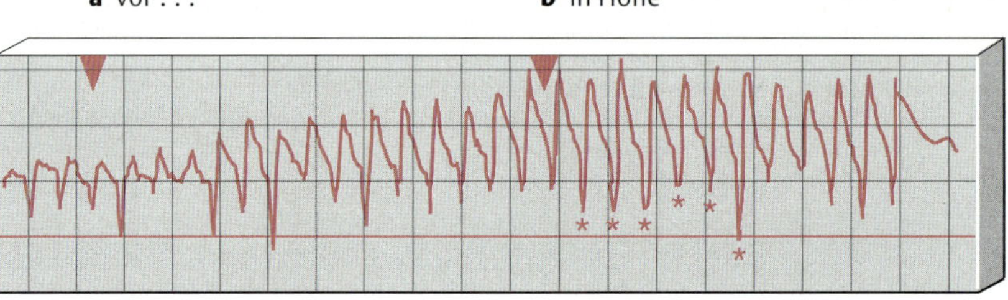

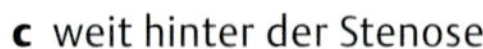

c weit hinter der Stenose

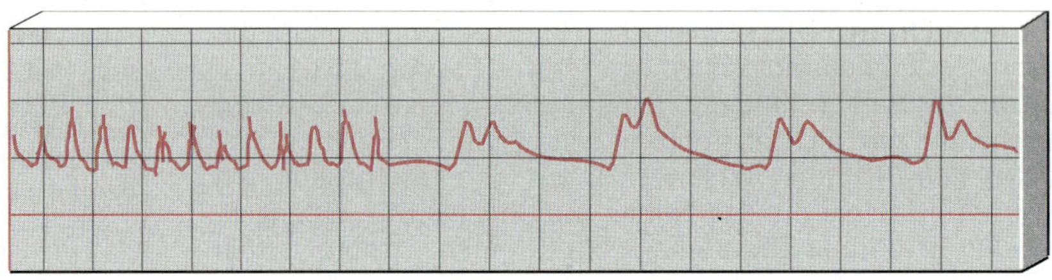

In der **Duplex-Sonographietechnik** ist der zweidimensionale Ultraschall mit der Doppler-Methode kombiniert. Hierdurch ist die nichtinvasive Diagnose sowohl geringgradiger als auch hochgradiger Arterienstenosen möglich.

Duplex-Sonographie
Sie ist geeignet zur Diagnose geringgradiger und hochgradiger Arterienwandveränderungen der extrakraniellen Arterien.

> ***Merke.*** Von den nichtinvasiven Untersuchungsmethoden, mit denen extrakranielle Arterienobstruktionen erfaßt werden können, ist die Duplex-Sonographie das Verfahren mit der höchsten diagnostischen Treffsicherheit.

◀ **Merke**

Die **transkranielle Doppler-Sonographie** erlaubt die Diagnose von Verschlüssen oder höhergradigen Stenosen in größeren intrakraniellen Arterien und im Circulus arteriosus Willisi. Die transkranielle Doppeluntersuchung während CO_2-Inhalation gibt Informationen über die funktionelle zerebrovaskuläre Reservedurchblutung.
Zum differentialdiagnostischen Ausschluß von Hirnblutungen, -traumata und -tumoren, die mit ähnlichen Symptomen einhergehen können, sollten eine **kraniale Computertomographie (CCT)** und **magnetische Resonanztomographie (MRT)** durchgeführt werden.
Vor Operationen extrakranieller Arterienstenosen und beim akuten Schlaganfall ist die Durchführung einer CCT besonders wichtig, um ältere multiple Hirninfarkte, die Kontraindikationen zur Operation darstellen, auszuschließen.

Transkranielle Doppler-Sonographie
Sie erlaubt die Diagnose von Verschlüssen oder höhergradigen Stenosen größerer intrakranieller Arterien und des Circulus arteriosus Willisi.

CCT und MRT
Zur Differentialdiagnose zwischen Blutungen, Trauma oder Tumoren und vor Operationen extrakranieller Arterienstenosen, um ältere Hirninfarkte auszuschließen, als Akutdiagnostik bei Schlaganfall.

> ***Merke.*** Das CCT stellt eine diagnostische Erstmaßnahme bei Schlaganfall zum Ausschluß einer Hirnblutung dar. Oft ist im Nativ-CCT-Bild das für den ischämischen Hirninfarkt typische hypodense Areal erst mit einer Zeitverzögerung von ca. zwei Tagen zu erkennen.

◀ **Merke**

Angiographie:

Angiographie

> ***Merke.*** Die genaue Darstellung extrakranieller Arterienwandveränderungen sollte in konventioneller Arteriographie- oder in i.a. DSA-Technik erfolgen.

◀ **Merke**

Differentialdiagnose. Ursachen von Schlaganfällen können Embolien, Thrombosen (85 % der Schlaganfälle) oder Hirnblutungen (15 % der Schlaganfälle) sein. Von differentialdiagnostischer Bedeutung ist die Erhebung der Anamnese und des klinischen Befundes. Zusätzlich gibt die CCT Aufschlüsse über die Hirninfarktgenese. Die möglichen Differentialdiagnosen des Schlaganfalls sind in B-**25** zusammengefaßt.

Differentialdiagnose Zu Differentialdiagnosen des Schlaganfalls *siehe* B-**25**.

B-25: Differentialdiagnose des Schlaganfalls auf der Basis klinischer Zeichen

	Infarkt (Thrombose)	Infarkt (Embolie)	Hirnblutung
▷ Symptombeginn	allmählich	plötzlich	plötzlich zunehmend
▷ Zeitpunkt des Symptombeginns	frühmorgens	tagsüber	tagsüber
▷ Bewußtseinsstörungen	mäßig	ausgeprägt	stark und zunehmend
▷ Blutdruck	normal	wechselnd	meist hoch
▷ kardiale Begleiterkrankungen	selten	häufig	selten
▷ Letalität	zusammen 20 %		über 50 %

Therapie Basisbehandlung: Ausschalten kardiovaskulärer Risikofaktoren.
Beim frischen Schlaganfall sollte die spezifische Behandlung innerhalb von 3 Stunden im Krankenhaus erfolgen.
Spezielle Therapiemaßnahmen:
Stadium 1:
Ausschalten kardiovaskulärer Risikofaktoren, Thrombozytenaggregationshemmer; relative Operationsindikation: hochgradige Karotisstenosen (> 80 %).

Therapie. Die **Basisbehandlung** der extrakraniellen Verschlußkrankheit besteht aus dem Ausschalten kardiovaskulärer Risikofaktoren. Beim frischen Schlaganfall sollte die spezifische Behandlung innerhalb eines Zeitfensters von 3 Stunden im Krankenhaus eingeleitet werden!
Die Auswahl **spezieller Therapiemaßnahmen** ist von der klinischen Symptomatik abhängig.
Im Vordergrund der Behandlung asymptomatischer extrakranieller Arterienstenosen **(Stadium 1)** steht das Ausschalten kardiovaskulärer Risikofaktoren. Prophylaktisch können Thrombozytenaggregationshemmer wie z. B. Acetylsalicylsäure (ASS) in einer Dosierung von 3 × 100 mg/d oder Ticlopidin 2 × 250 mg/d eingesetzt werden. Eine Operationsindikation besteht allenfalls bei hochgradigen Karotisstenosen, die das Lumen um mehr als 80 % einengen, unter der Voraussetzung, daß das perioperative Risiko des gefäßchirurgischen Zentrums gering (< 5 %) ist. Bis heute liegen noch keine gesicherten Untersuchungen zur Prognose des spontanen und postoperativen Verlaufs rauher arteriosklerotischer Plaques im Stadium 1 vor.

Stadium 2:
Thrombozytenaggregationshemmer **3 × 100 mg/d**; oder Operation, wenn Karotisstenose > 80 % Lumeneinengung.

Das **Stadium 2** stellt dann eine Operationsindikation dar, wenn der Grad der Lumeneinengung der Karotisstenose über 75 % beträgt. Die konservative Behandlung besteht aus der Gabe von ASS in einer Dosierung von 3 × 100 mg/d oder Ticlopidin 250 mg 2 × 1/d. Bis heute liegen keine Ergebnisse von Untersuchungen, die sich mit dem Einsatz einer »low dosis«-Marcumar-Behandlung bei TIA-Patienten befassen, vor.

Stadium 3 und 4:
Konservativ bei Bewußtlosigkeit und pCO_2 ↑: Beratung. Einstellung des Hypertonus (langsame Absenkung um 20 %, nicht unter 160 mmHg systolisch) und Gabe von Heparin i.v. Bei Hirndruckzeichen Senkung des intrakraniellen Druckes. Fibrinolysebehandlung bei ischämischem Kleinhirninfarkt und Mediainfarkt.
Die Operation von Abgangsstenosen der A. vertebralis ist nur bei hämodynamischen Funktionsstörungen des Hirnstammes gerechtfertigt.

Die extrakranielle Verschlußkrankheit im klinischen **Stadium 3 und 4** sollte konservativ durch Einstellung eines Hypertonus (langsame Absenkung um 20 %, nicht unter 160 mmHg systolisch) und die Gabe von Heparin i.v. behandelt werden. Bei Bewußtlosigkeit mit Anstieg des CO_2 ist eine kontrollierte künstliche Beatmung erforderlich. Bei Hirndruckzeichen ist die Senkung des intrakraniellen Druckes notwendig. Der Nutzen einer isovolämischen oder hypervolämischen Hämodilutionstherapie zur Verbesserung der Blutrheologie ist umstritten. Bei erhöhtem Hämatokrit und Volumenmangel muß jedoch der Flüssigkeitsbedarf ausgeglichen werden. Fibrinolysebehandlung bei ischämischem Kleinhirninfarkt und Mediainfarkt. Die Ergebnisse aktueller Studien weisen darauf hin, daß die Anlage eines extra-intrakraniellen Bypass bei A.-carotis-interna-Verschlüssen nicht zum gewünschten Therapieerfolg führt. Intrazerebrale Operationen sollten auf die Ausschaltung intrakavernöser Aneurysmen durch A.-carotis-interna-Ligatur und die Embolisation einer Sinus-cavernosus-Fistel beschränkt bleiben. Die Thrombolysebehandlung befindet sich zur Zeit im Stadium der klinischen Erprobung.
Abgangsstenosen der A. vertebralis stellen allenfalls dann eine Indikation zur Dilatation oder Operation dar, wenn sie zu hämodynamischen Funktionsstörungen im Hirnstamm führen.

Bei hochgradigen Stenosen oder Verschlüssen der A. subclavia ist die Angioplastie möglich, wenn die Blutströmungsrichtung in der gleichseitigen A. vertebralis retrograd ist.

Eine hochgradige Stenose oder ein Verschluß der A. subclavia kann mittels Katheterangioplastie beseitigt werden, wenn die Blutströmungsrichtung in der gleichseitigen A. vertebralis retrograd ist. In diesem Falle ist die Gefahr einer Kleinhirnembolie gering.

Cave!

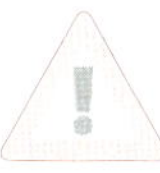

Schwindel ist kein Symptom von Durchblutungsstörungen des A.-carotis-Stromgebietes.

Unterlassen der **beidseitigen** Messung der Oberarmarteriendrücke.

Sonographische Darstellung extrakranieller Arterien ohne zusätzliche Berücksichtigung der Doppler-Strömungsanalyse. Bei alleiniger Interpretation des zweidimensionalen Ultraschallbildes können arterielle Verschlüsse, die nicht echogebend sind, übersehen werden.

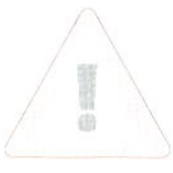

I.v. DSA anstelle der i.a. DSA der supraaortalen Arterien zum Ausschluß einer A.-carotis-Stenose.

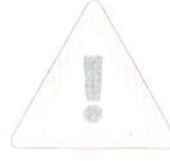

Bei der diagnostischen Klärung der Infarktgenese Vergessen der CCT-Untersuchung.

Häufige **Therapiefehler** bei extrakranieller Verschlußkrankheit:

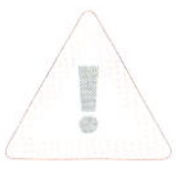

Bei TIA Unterlassen einer Therapie mit Thrombozytenaggregationshemmern zur Schlaganfallprophylaxe.

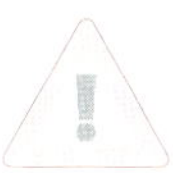

Zu großzügige Indikationsstellung zur Operation im Stadium 1.

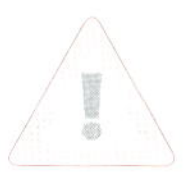

Operation von Patienten mit schweren koronaren und renalen Begleiterkrankungen und hierdurch limitierter Prognose.

Operation von Patienten mit uncharakteristischen Symptomen wie z. B. Schwindel.

B-26: Angiologischer Notfall: Schlaganfall

Genese:	Ischämie (85 %), Blutung (15 %)
Anamnese:	**Ischämie:** Risikofaktoren, KHK, AVK Rhythmusstörungen, bekannte TIAs Kontrazeptiva **Blutung:** Hypertonie, Trauma, Aneurysma, Tumor, Antikoagulanzien
Symptome:	flüchtig oder irreversibel: Amaurosis, Hemiparese, -hypästhesie, Aphasie, Hirnstammsymptome Bewußtlosigkeit
Diagnose:	neurologischer Status Duplex-Sonographie Angiographie, transkranielle Dopplersonographie EKG Labor **DD.: Ischämie – Blutung nur durch CT-Schädel oder MRT-Schädel möglich**
Sofortmaßnahmen in der Praxis:	▷ **Seitenlagerung**, Atemwege freihalten ▷ bei Hypertonie **Drucksenkung** mit z. B. Nifedipin, Clonidin, Dihydralazin (nicht unter 160 mmHg) ▷ **Harnblasenkatheter** ▷ sofortige Klinikeinweisung
Konservative Therapie in der Klinik:	▷ intensivmedizinische Behandlung ▷ **Ischämie:** Fibrinolysetherapie (bei Verschluß der A. basilaris und A. cerebri media) innerhalb eines Zeitfensters von 3 Stunden isovolämische Hämodilution wenn Hk < 45 % (mit 10 % HAES 200/0,5 bis Hk = 45 %), i.v. Heparin, ASS ▷ **Blutung:** medikamentöse Drucksenkung RR systolisch nicht unter 160 mmHg!)

Klinischer Fall

60jährige Frau mit flüchtiger Hemiparese rechts.
Eine 60jährige Frau wird wegen einer flüchtigen Hemiparese rechts, die sich zwei Wochen zuvor ereignete, in die Klinik eingewiesen. Kardiovaskuläre Risikofaktoren: seit 10 Jahren arterieller Hypertonus, Hypercholesterinämie. Die weitere Anamnese war unauffällig.
Klinischer Status: Größe 1,71 m; Gewicht: 84 kg. Blutdruck an beiden Oberarmen 190/100 mmHg, Pulsfrequenz 78/min. Alle peripheren Pulse palpabel. A. temporalis links stärker palpabel als rechts. Keine Strömungsgeräusche über den supraaortalen Arterien. Die weitere klinische Untersuchung einschließlich des Herz- und Lungenbefundes war unauffällig.
Verdachtsdiagnose: TIA bei Stenose oder Verschluß der A. carotis interna links. DD Hirnblutung.
Notfall-CCT: unauffällig
Labordiagnostik: Normalwerte für: Serumharnsäurekonzentration, Blutzucker, rotes und weißes Blutbild, Elektrolyte, Serumkreatinin, Transaminasen, Gesamteiweiß einschließlich Eiweißelektrophorese und Gerinnungsparameter. Serumcholesterin erhöht auf 280 mg/dl.
EKG und Röntgenthorax: Normalbefunde
Farb-Duplex-Sonographie der supraaortalen Arterien: Im zweidimensionalen Ultraschallbild der S B-**11** stellt sich eine hochgradige kurzstreckige Stenose der A. carotis interna links dar. Das farbkodierte Doppler-Flußsignal weist im Gefäßlumen über der Stenose einen gelblichen Farbumschlag als Zeichen einer Strömungsbeschleunigung auf. Gleichzeitig sind Turbulenzen zu erkennen. Die übrigen supraaortalen Gefäße waren unauffällig.

S Synopsis B-**11: Gefäßstenose der A. carotis interna**

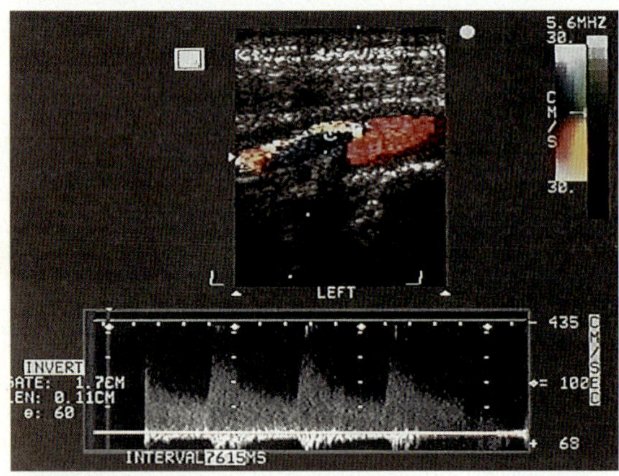

Farb-Duplex-Sonographie-Bild der A.-carotis-interna-Stenose links einer 60jährigen Patientin mit rechtsseitiger flüchtiger Hemiparese. Es ist deutlich eine kurzstreckige Stenose (Pfeil) zu erkennen. Im Bereich direkt hinter der Stenose kommt es zu im Farb-Doppler sichtbaren Turbulenzen.

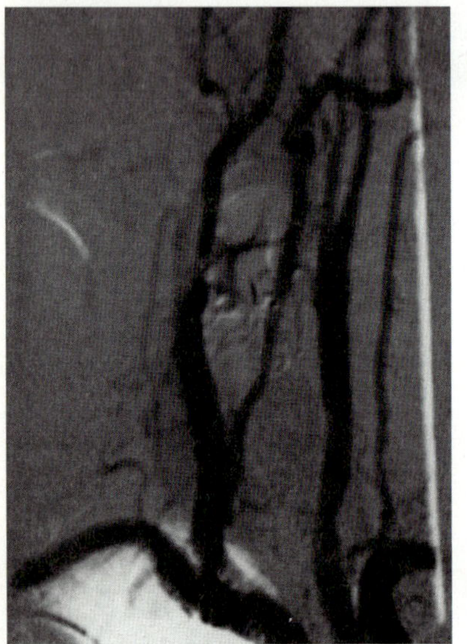

Das zuvor angefertigte unauffällige **Angiogramm (i.v. DSA-Technik)** der gleichen Patientin.

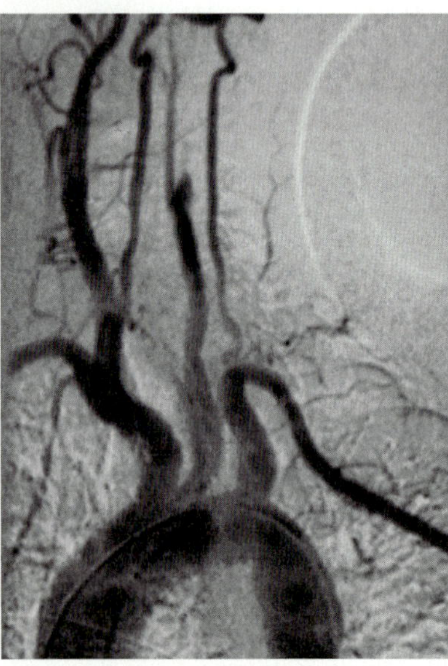

Die **i.a. DSA** zeigt zunächst in der Frühphase einen A.-carotis-interna-Verschluß links.

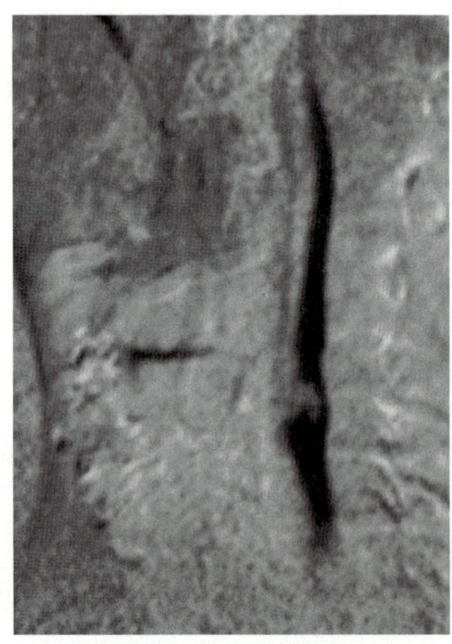

In der **Spätphase der i.a. DSA** ist die bereits farb-Duplex-sonographisch nachgewiesene hochgradige Abgangsstenose der A. carotis interna links zu erkennen.

Diagnose: kurzstreckige ca. 90%-Stenose der A. carotis interna links im klinischen Stadium 2.
Procedere: Vor der geplanten Operation der A.-carotis-interna-Stenose links wurde bei der Patientin eine Kontroll-CCT mit Kontrastmittelgabe und eine Angiographie der supraaortalen Äste in i.v. DSA-Technik durchgeführt. Die CCT war immer noch unauffällig. Das Angiogramm zeigte aber entgegen den Erwartungen eine unauffällige A.-carotis-Strombahn links (S B-**11**).
Da sich die Befunde der Farb-Duplex-Sonographie und der i.v. DSA widersprachen, erfolgte die erneute Darstellung der extrakraniellen Arterien in DSA-Technik. Die Angiographie (S B-**11**) bestätigte die bereits gestellte Diagnose einer hochgradigen kurzstreckigen A.-carotis-interna-Stenose links.
Nach Operation der Gefäßstenose wurde die Patientin am zehnten postoperativen Tag mit ASS (3 × 100 mg/Tag) entlassen.

3 Spezielle Arterienerkrankungen

3.1 Arterielle Aneurysmen

3 Spezielle Arterienerkrankungen

3.1 Arterielle Aneurysmen

▶ ***Definition.*** Arterielle Aneurysmen sind umschriebene Arterienerweiterungen (50%ige Zunahme des Gefäßdurchmessers) aufgrund struktureller Gefäßwandveränderungen.

◀ **Definition**

Pathogenese. Unter Berücksichtigung des **Laplaceschen Gesetzes** steigt bei konstantem Gefäßinnendruck die tangentiale Wandspannung proportional mit zunehmendem Gefäßradius an. Im Gegensatz zur kranken Arterienwand können die elastischen Fasern der **normalen Arterienwand** Änderungen der Gefäßwandspannung ausgleichen. In kranken Arterien ist aufgrund der Abnahme elastischer Fasern und der Zunahme kollagenen Bindegewebes ein Anstieg der Gefäßwandspannung um 100% möglich. Ein arterieller Bluthochdruck fördert die weitere Überdehnung der veränderten Gefäßwand. Aneurysmen sind am häufigsten (ca. 95%) arteriosklerotischer Genese, bedingt durch kardiovaskuläre Risikofaktoren. Zusätzlich können Traumen, ein Marfan-Syndrom, die zystische Medianekrose (Erdheim-Gsell) Lues oder genetische Faktoren Aneurysmabildungen verursachen.

Pathogenese In Arterien steigt die Wandspannung aufgrund der Abnahme elastischer Fasern und der Zunahme kollagenen Bindegewebes um bis zu 100% an. Eine arterielle Hypertonie fördert die weitere Überdehnung der veränderten Gefäßwand.

Aneurysmen sind am häufigsten (ca. 95%) arteriosklerotischer Genese (Risikofaktoren). Seltenere Ursachen sind: Traumen, Marfan-Syndrom, Zystische Medianekrose, genetische Faktoren, Lues.

▶ ***Merke.*** Ein **»echtes Aneurysma«** (**Aneurysma verum**) ist eine lokalisierte Erweiterung aller Arterienwandschichten.

◀ **Merke**

Ein arterieller Bluthochdruck kann über die Steigerung der Wandspannung die Dissektion oder Ruptur der Gefäßwand bewirken.

Ein arterieller Bluthochdruck kann eine Dissektion oder Ruptur der Gefäßwand bewirken.

▶ ***Merke.*** Beim **Aneurysma dissecans** kommt es aufgrund eines Einrisses der arteriellen Intimaschicht zur Einblutung in die glatte Muskulatur der Media mit einer Spaltung der Intima und Media.

◀ **Merke**

Mögliche Ursachen einer Dissektion sind die arterielle Hypertonie (90%), Gefäßwandentzündungen, kongenitale Gefäßerkrankungen, Traumata, zystische Medianekrose, Ehlers-Danlos- und Marfan-Syndrom.

Ursachen des Aneurysma dissecans können sein: Hypertonie (90%), Entzündungen, kongenitale Gefäßerkrankungen, Traumata, zystische Medianekrose, Ehlers-Danlos- und Marfan-Syndrom.

▶ ***Merke.*** Beim **Aneurysma spurium** (falsches Aneurysma) handelt es sich um eine perivaskulär mit Blut durchströmte Gewebehöhle, die mit dem Arterienlumen über einen kompletten Wanddefekt in Verbindung steht. Das Aneurysma spurium ist von Endothel ausgekleidet und mit einer bindegewebigen Kapsel umhüllt.

◀ **Merke**

Beim **Aneurysma spurium** kann der Gefäßwanddefekt entweder traumatischer oder entzündlicher Genese sein.

Ursachen der Gefäßwandverletzung beim **Aneurysma spurium:**
- traumatisch
- entzündlich.

Merke ▶

> ▶ ***Merke.*** Aortenaneurysmen sind häufiger im abdominellen (92%) als im thorakalen Abschnitt (8%) lokalisiert.

Einteilung disseziierter Aortenaneurysmen in Abhängigkeit ihrer Lokalisation und Häufigkeit S B-12.

Die Einteilung disseziierter Aortenaneurysmen in Abhängigkeit ihrer Lokalisation (nach *DeBakey*) und Häufigkeit ist in S B-**12** dargestellt.

S Synopsis B-**12: Einteilung disseziierter Aortenaneurysmen nach** *DeBakey*

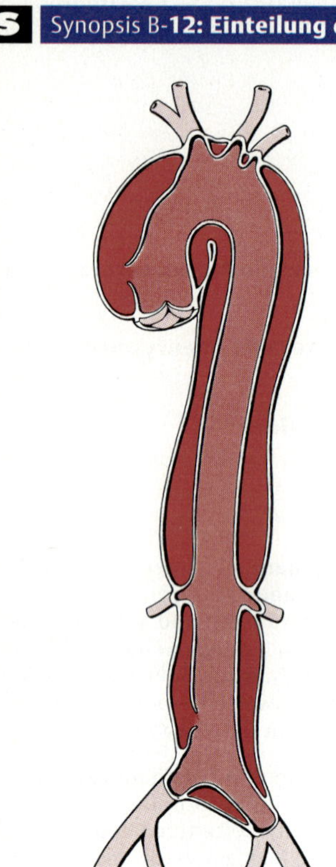

Typ I (60%):
Die Dissektion betrifft die Aorta ascendens, den Aortenbogen und die Aorta descendens.

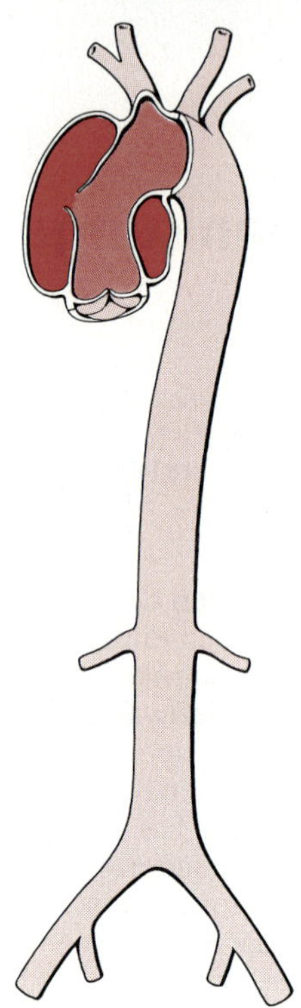

Typ II (15%):
Die Dissektion ist auf die Aorta ascendes und den Aortenbogen begrenzt.

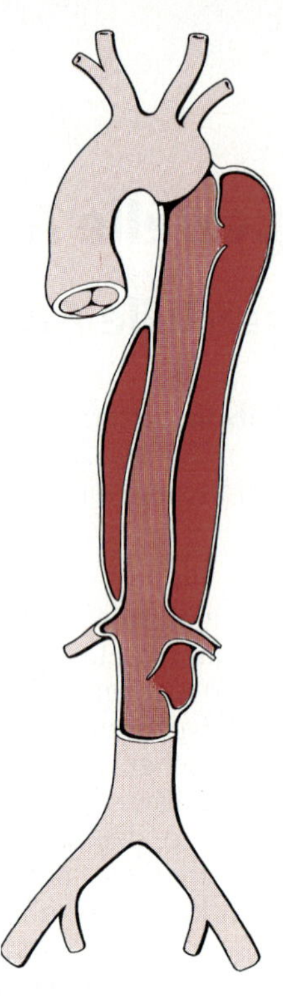

Typ III (25%):
Die Dissektion beginnt unmittelbar distal des Abganges der linken A. subclavia und endet:
a oberhalb des Zwerchfells
b unterhalb des Zwerchfells.

Seltenere Lokalisationen von Aneurysmen sind die A. poplitea, A. subclavia oder die intrazerebralen Arterien. Ein Aneurysma der A. subclavia kann als poststenotische Dilatation hinter funktionellen Engen lokalisiert sein.

Seltener sind Aneurysmabildungen der A. poplitea, A. subclavia oder der intrazerebralen Arterien.
Aneurysmen der A. subclavia können als poststenotische Dilatation hinter funktionellen Engen (Mm. scaleni, Halsrippe, kostoklavikuläre Enge) entstehen.

Epidemiologie Von Aortenaneurysmen sind meist über 65jährige betroffen. Die Prävalenz beträgt in Europa bei der über 60jährigen Normalbevölkerung bis zu 2,7%. Bei Arterioskleroserisikofaktoren kann diese bis auf 20% ansteigen. Das Verhältnis von Männern und Frauen beträgt etwa 7:1.

Epidemiologie. Von Aortenaneurysmen sind meist über 65jährige Personen betroffen. In Europa wird die Prävalenz des abdominellen Bauaortenaneurysmas in der Normalbevölkerung im Alter von über 60 Jahren mit bis zu 2,7 Prozent angegeben. Bei Vorliegen von Arterioskleroserisikofaktoren kann diese bis auf 20% ansteigen. Das Verhältnis von Männern und Frauen beträgt etwa 7:1. Ein rupturiertes Aortenaneurysma ist bei 1,7% der männlichen Normalbevölkerung Todesursache.

Symptomatik Indirekte klinische Zeichen sind: Venenstauungen, Ileussymptomatik, Claudicatio intermittens oder periphere Embolien.

Symptomatik. Indirekte klinische Zeichen, die auf umschriebene Erweiterungen von Arterien hinweisen können, sind: Beinvenenstauungen, Ileussymptomatik, Claudicatio intermittens oder periphere Embolien.

Das **Aneurysma verum der Aorta** führt erst mit zunehmender Größe oder Rupturgefahr zu klinischen Symptomen. Abhängig von der Lokalisation der Gefäßerweiterung bestehen entweder dumpfe Halsschmerzen, Heiserkeit, Husten (Aorta thoracalis) oder Bauch-Kreuzschmerzen oder ein pulsierender Abdominaltumor (Aorta abdominalis).
Nur in ca. 40 bis 50% der Fälle können Aneurysmen der Aorta thoracalis aufgrund von Schmerzen, begleitender Aorteninsuffizienz oder Embolien diagnostiziert werden. Im Gegensatz hierzu ist die klinische diagnostische Trefferquote von **Aneurysmen der Aorta abdominalis** höher, da diese als pulsierende Tumoren palpiert werden können.
Aortendissektionen können akut oder chronisch eintreten. Die Beschwerden, die bei dieser Erkrankung auftreten, sind in B-**27** zusammengefaßt.

Aneurysma verum der Aorta thoracalis nur in 40 bis 50 % durch klinische Symptome diagnostizierbar:
- dumpfe Halsschmerzen
- Heiserkeit
- Husten.

Aneurysma verum der Aorta abdominalis:
- Bauch-, Kreuzschmerzen
- pulsierender Abdominaltumor.

Die Symptome **disseziierender Aneurysmen** sind in B-**27**, Symptome der **Aneurysmaruptur** in B-**28** zusammengefaßt.

B-27: Abhängigkeit klinischer Symptome von der Lokalisation akut disseziierter Aortenaneurysmen

Aorta abdominalis	Unabhängig von der Lokalisation	Aorta thoracalis
▷ Rückenschmerzen ▷ Bauchschmerzen ▷ Hämatemesis ▷ Makrohämaturie ▷ Niereninsuffizienz	Übelkeit Schock Kollaps	Brustschmerzen Schmerzen hinter Schulterblättern Atemnot Lähmungen (bei Befall der extrakraniellen Arterien)

Chronische Krankheitsverläufe von Aortendissektionen sind nicht immer mit klinischen Symptomen verbunden. Sie sind meist von Rückenschmerzen begleitet.
Klinische Symptome bei **Ruptur eines Aortenaneurysmas** treten akut ein und sind in B-**28** zusammengefaßt.

B-28: Klinische Symptome bei Ruptur eines Aortenaneurysmas

Symptome bei Aneurysmaruptur	
Aorta abdominalis	**Aorta thoracalis**
▷ Rückenschmerzen ▷ Bauchschmerzen	▷ Brustschmerzen ▷ Schmerzen hinter Schulterblättern
▷ Hämatemesis, Makrohämaturie unabhängig von der Lokalisation ▷ Schock ▷ Kollaps	

Aneurysmen der A. poplitea werden häufig erst dann diagnostiziert, wenn sie als Schwellung palpiert werden können, thrombosiert und schmerzhaft sind oder mit peripheren Durchblutungsstörungen einhergehen. Erstsymptome können aber auch rezidivierende periphere Embolien sein. B-**11** zeigt das Ultraschallbild eines thrombosierten Aneurysmas der A. poplitea. Auf Aneurysmen der A. subclavia weisen erstmals meist periphere Arm- oder Fingerarterienembolien hin.

Symptome von **Aneurysmen der A. poplitea** (vgl. B-**11**) sind:
- palpable, schmerzhafte Schwellung
- rezidivierende Embolien.

Symptome von Aneurysmen der A. subclavia:
- periphere Arm- oder Fingerarterienembolien.

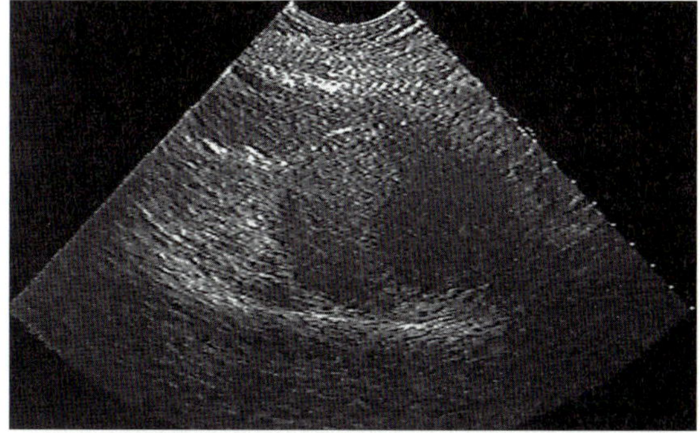

B-**11**: Ultraschallbild eines ca. **4 cm großen thrombosierten Aneurysmas der A. poplitea** eines 56jährigen Patienten. Der pulsierende Tumor war wegen des Verdachtes auf eine Baker-Zyste (Baker-Zysten pulsieren nicht!) punktiert worden. Direkt im Anschluß an die Punktion erlitt der Patient eine Unterschenkelarterienembolie.

Diagnostik
- **Palpation:** evtl. pulsierende Tumoren palpabel
- **Auskultation:** turbulente Strömungsgeräusche

- **Apparative Diagnostik:**
  - **Röntgenthorax** als Screening für Aneurysma der Aorta thoracalis (leicht erkennbar)
  - **transösophageale Echokardiographie** (thorakale Aortenaneurysmen)
  - **Abdomen-Sonographie** als Screening für Aneurysma der Aorta abdominalis (leicht erkennbar)
  - CT (B-**12**)oder **MRT** (bei Aortendissektion)
  - **Angiographie.**

Diagnostik

• **Palpation:** Größere Aneurysmen der Bauchaorta oder der peripheren Arterien sind als pulsierende Tumoren palpabel.
• **Auskultation:** Über Aneurysmen können turbulente Strömungsgeräusche auskultiert werden.
• **Apparative Diagnostik.** Die **Röntgen-Thoraxaufnahme** ist als Screeningmethode zur Darstellung thorakaler Aortenaneurysmen geeignet. Die Diagnose thorakaler Aortenaneurysmen wird mit der **transösophagealen Echokardiographie** erleichtert.
Die **abdominelle Sonographie** ist ein sicheres Verfahren zur Diagnose von Aneurysmen der Aorta abdominalis und peripherer Gefäße.
Die **Computertomographie und Kernspintomographie** sind besonders geeignet zur Diagnose thorakaler Aortenerweiterungen, die sonographisch nicht darstellbar sind, oder zur Darstellung von Aortendissektionen. B-**12** zeigt das Bild der Computertomographie eines disseziierten Aneurysmas der Aorta abdominalis, in dem die Dissektionsmembran deutlich erkennbar ist.

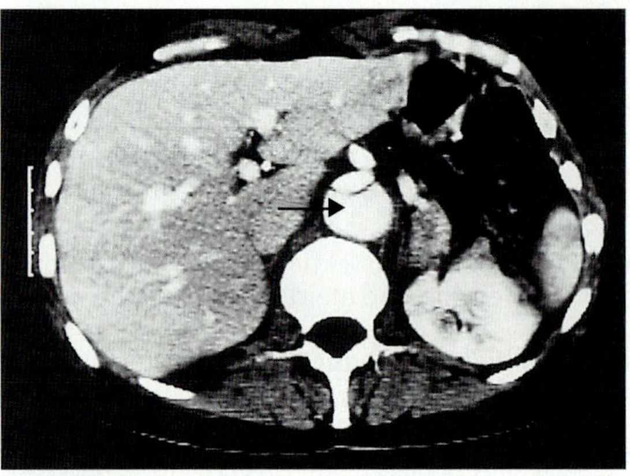

B-**12: CT-Bild eines infrarenal disseziierten Aneurysmas der Aorta abdominalis** einer 28jährigen Patientin mit Marfan-Syndrom. Die exzentrische Dissektionsmembran ist im Gefäßlumen zu erkennen (Pfeil).

Die **Angiographie** eignet sich nicht immer zur Lokalisation des Aneurysmas. Da mit dieser Methode nur das von dem Kontrastmittel durchspülte Gefäßvolumen, aber nicht die Gefäßwand dargestellt wird, ist die Beurteilung der Ausdehnung wandadhärenter Thromben erschwert.

Merke ▶

Merke. Bei konzentrischer Anordnung der Thromben wird der Durchmesser von Aneurysmen angiographisch meist unterschätzt.

Differentialdiagnose Thorakales Aortenaneurysma:
- Angina pectoris
- Herzinfarkt
- Lungenembolie.

Abdominelles Aortenaneurysma:
- Nierenkolik
- alle Ursachen eines akuten Abdomens.

Differentialdiagnose. Differentialdiagnostisch sind bei thorakalen Aortenaneurysmen Angina pectoris, Herzinfarkt oder Lungenembolie und bei abdominellen Aortenaneurysmen Nierenkoliken oder weitere Ursachen eines akuten Abdomens zu berücksichtigen.

B-29: Klinische Symptome der Dissektion eines thorakalen Aortenaneurysmas und bei Myokardinfarkt

	Disseziierendes thorakales Aortenaneurysma	**Myokardinfarkt**
Anamnese	▷ Risikofaktoren, Marfan, Lues	▷ KHK, Risikofaktoren
Symptome	▷ stechender Schmerz	▷ Vernichtungsgefühl, Engegefühl
Schmerzlokalisation	▷ Rücken, Bauch, Hals	▷ links präkordial, linker Arm
EKG	▷ unauffällig	▷ ST-Hebung, Rhythmusstörungen
Röntgenthorax	▷ Mediastinalverbreiterung	▷ normal oder Lungenstauung

Die wichtigsten klinischen Unterscheidungskriterien zwischen akutem Myokardinfarkt und disseziierendem thorakalen Aortenaneurysma sind in ▤ B-**29** zusammengefaßt.

Unterscheidungs-Kriterien zwischen akutem Myokardinfarkt und disseziierendem thorakalen Aortenaneurysma *siehe* ▤ B-**29**.

Therapie. In jedem Fall müssen kardiovaskuläre Risikofaktoren reduziert werden. Mit der Einstellung einer arteriellen Hypertonie kann die erhöhte Arterienwandspannung und damit die Rupturgefahr des Aneurysmas gesenkt werden.

Therapie Basismaßnahmen:
- Reduktion von Risikofaktoren
- Einstellung der Hypertonie.

Merke. Folgende Kritiken beeinflussen die Auswahl der Therapiestrategie bei unkompliziertem asymptomatischem Aortenaneurysma:
- Aneurysmadurchmesser
- Wachstumstendenz des Aneurysmas
- Wandstruktur der Arterienerweiterungen
- Lage intraluminärer Thromben
- Alter und Allgemeinzustand des Patienten.

◀ **Merke**

Operationsindikationen bei **Aneurysma verum** der Aorta sind in ▤ B-**30** zusammengefaßt.

Operationsindikationen bei **Aneurysma verum** der Aorta sind in ▤ B-**30** zusammengefaßt.

B-**30: Einfache unkomplizierte Aortenaneurysmen: OP-Indikationen**
▷ Aneurysmadurchmesser von mehr als 5 cm
▷ Wachstumstendenz von mehr als 0,5 cm in sechs Monaten
▷ sackförmige Aneurysmen mit exzentrisch gelegenem Thrombenmaterial

Die Operationsletalität beträgt bei chronischen Aneurysmen der Aorta ascendens oder descendens 20 % oder 10 %.
Die **akute Dissektion** von Aortenaneurysmen der DeBakey-Typen I und II führt unbehandelt in ca. 45 bis 90 % der Fälle innerhalb von wenigen Tage zum Tode. Patienten mit akut disseziierten thorakalen Aortenaneurysmen, die allein durch Einstellung des arteriellen Blutdruckes behandelt werden, haben eine hohe Mortalität von ca. 70 % innerhalb eines Jahres. Diese schlechte Prognose läßt sich durch die Operation deutlich verbessern, so daß die Mortalität ein Jahr nach Operation 15 % bis 20 % beträgt. Sie kann unter Verwendung eines klappentragenden Conduits, mit dem gleichzeitig der herznahe Aortenabschnitt und die Aortenklappe ersetzt werden auf 5 % abgesenkt werden.
Die Operationsletalität akuter **Aneurysmadissektionen der Aorta descendens (DeBakey-Typ III)** beträgt ca. 50 %. Wegen der besseren Prognose einer konservativen Therapie ist hier zunächst die medikamentöse antihypertensive Behandlung gerechtfertigt.
Bei **chronischen Aortendissektionen** stehen sonographische Kontrollen mit der Einstellung des Hypertonus im Vordergrund der Therapie. Die **Indikation zum chirurgischen Vorgehen** besteht dann, wenn die periphere Durchblutung oder arterielle Versorgung intraabdomineller Organe beeinträchtigt ist.

Die Operationsletalität bei chronischen Aneurysmen der Aorta ascendens bzw. descendens beträgt 20 % bzw. 10 %.
Therapie akut disseziierter Aortenaneurysmen der De Bakey-Typen I und II (**S** B-**12**): Operation, da diese Aneurysmen unbehandelt in ca. 45 bis 90 % innerhalb weniger Tage zum Tode führen.
Therapie akuter Dissektionen von Aneurysmen der Aorta descendens (DeBakey-Typ III): antihypertensive Therapie oder Operation, wenn periphere Durchblutung oder arterielle Versorgung intraabdomineller Organe beeinträchtigt ist, da 50 % Operationsletalität.
Bei der Behandlung **chronischer Aortendissektionen** stehen sonographische Kontrollen mit der Einstellung des Hypertonus im Vordergrund der Therapie.
Indikation zum chirurgischen Vorgehen: Beeinträchtigung peripherer oder abdomineller Durchblutung.

Klinischer Fall

Ein 56jähriger Mann stellte sich wegen plötzlich aufgetretener heftiger Thoraxschmerzen, die in den Rücken zogen, zur Untersuchung im Krankenhaus vor. Mit den Rückenschmerzen hatten belastungsabhängige Beinschmerzen links eingesetzt. An kardiovaskulären Risikofaktoren bestanden ein arterieller Bluthochdruck und ein Nikotinabusus. Die weitere Anamnese des Patienten war unauffällig.

Klinischer Status: Größe 1,87 m; Gewicht: 82 kg. Blutdruck an beiden Oberarmen 210/105 mmHg, Pulsfrequenz 90/min. Keine Dyspnoe. Links waren die A. femoralis, A. poplitea und Knöchelarterien schwächer zu tasten als rechts. Keine Strömungsgeräusche über den Arterien. Die weitere klinische Untersuchung einschließlich des Herz- und Lungenbefundes war unauffällig.

Verdachtsdiagnose: Herzinfarkt, akute Aortendissektion.

Labordiagnostik: Normalwerte für: Serumharnsäurekonzentration, Blutzucker, rotes und weißes Blutbild, Elektrolyte, CPK, CK-MB, Serumkreatinin, Transaminase, Gesamteiweiß einschließlich Eiweißelektrophorese und Gerinnungsparameter. Serumcholesterin erhöht auf 280 mg/dl.

EKG und Röntgenthorax: Normalbefunde.

Duplex-Sonographie des Abdomens und der peripheren Arterien: Im zweidimensionalen Ultraschallbild der B-**13** stellt sich die Aorta etwas erweitert dar. Im Gefäßlängs- und -querschnitt ist eine Dissektionsmembran zu erkennen.

Das Doppler-Signal in der Aorta ist pendelflußartig deformiert. Die Arteriendissektion reicht bis in die linke A. iliaca communis, die hierdurch eingeengt wird. Die übrigen Becken-Beinarterien sind bis auf geringe Plaquebildungen bds. unauffällig.

Diagnose: Disseziiertes Aneurysma der Aorta abdominalis mit Verdacht auf zusätzliche Beteiligung der Aorta thoracalis. AVK Stadium 2 im linken Bein aufgrund der die A. iliaca communis links stenosierenden Dissektionsmembran.

Procedere: Die **CT-Thorax-Untersuchung** bestätigte den Verdacht der Dissektion der gesamten Aorta thoracalis. Der Ursprung der Dissektion befand sich kurz oberhalb der Aortenklappenebene. Angiographisch waren die Aortenbogenabgänge unauffällig. Die Koronarangiographie zeigte keine stenosierenden Veränderungen der Herzkranzgefäße. Bei dem Patienten erfolgte der kardiochirurgische Ersatz der Aorta ascendens und die Implantation eines klappentragenden Aortenconduits. Die Dissektion der Aorta abdominalis wurde nicht operativ beseitigt. Postoperativ erfolgte die medikamentöse Einstellung der arteriellen Hypertonie und eine Thromboseprophylaxe mit ASS 100 2×1. Mit gutem Allgemeinbefinden wurde der Patient in die weitere ambulante Kontrolle entlassen.

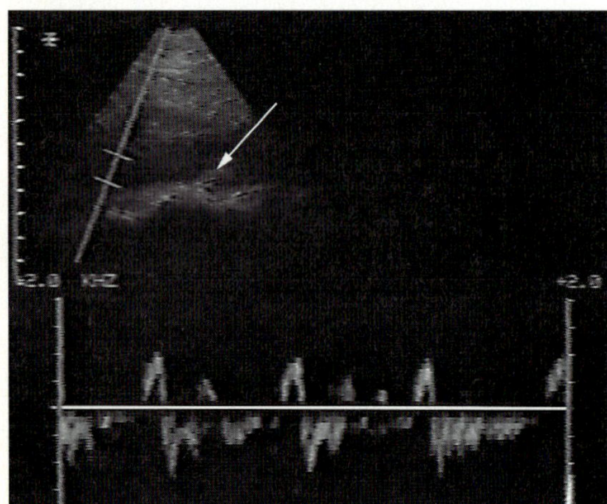

a Duplexsonographischer Längsschnitt der Aorta abdominalis. In der Mitte des Gefäßlumens ist die Dissektionsmembran (Pfeil) zu erkennen. Das zur Aorta dazugehörige Doppler-Signal ist pendelflußartig deformiert.

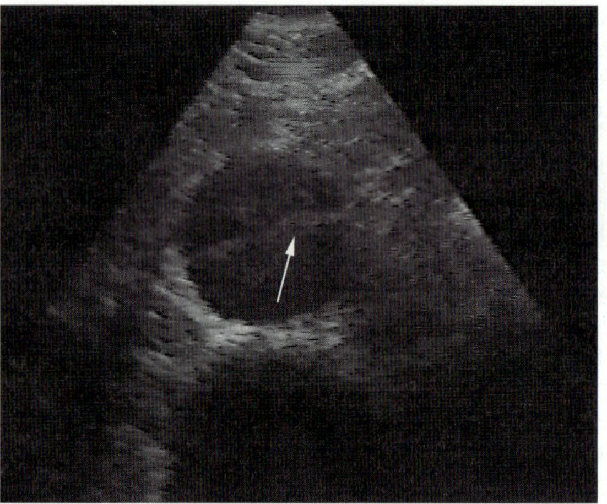

b Sonographisches Querschnittsbild der Aorta abdominalis. In der Mitte des Lumens ist die Dissektionsmembran (Pfeil) zu erkennen.

B-13 a, b: Sonographische Darstellungen der Aortendissektion.

B-31: Angiologischer Notfall: akute Dissektion bei Aortenaneurysma

Anamnese:	Arterioskleroserisikofaktoren (z. B. Bluthochdruck), Marfan-Syndrom, Lues, Aortenvitium, Trauma, Claudicatio intermittens
Symptome:	reißender Brust-, Bauch- oder Rückenschmerz, Schock, AVK, Anurie, Hämaturie, Hemiplegie, Atemnot
Diagnose:	Labor: Anämie EKG: kein Infarkt Röntgenthorax: Doppelkontur der Aorta, erweiterte Aorta Duplex-Sonographie, transösophageale Sonographie, CT: Darstellung der Dissektionsmembran. Angiographie
Sofortmaßnahmen in der Praxis:	▷ **Bettruhe** ▷ **bei Hypertonie Blutdrucksenkung** ▷ **Analgetika** ▷ **Schockbehandlung** ▷ **sofortige Klinikeinweisung**
Therapie in der Klinik:	▷ **Bettruhe** ▷ **Hypertonieeinstellung** ▷ DeBakey-Typ I + II: **wenn möglich Operation** ▷ DeBakey-Typ III: **antihypertensive konservative Behandlung**

3.2 Raynaud-Syndrom

3.2 Raynaud-Syndrom

Pathogenese

◀ Definition

Definition. Beim Raynaud-Syndrom handelt es sich um intermittierende, häufig durch Kältereiz oder emotionalen Streß ausgelöste Spasmen der Digitalarterien mit **reversibler** Ischämiesymptomatik der Zyanose. Vom idiopathischen **primären Raynaud-Syndrom** unklarer Ätiologie, das ohne organische Gefäßschäden einhergeht, ist das **sekundäre Raynaud-Syndrom** mit organischen Gefäßschäden auf dem Boden von Systemerkrankungen zu unterscheiden.

Pathogenese

◀ Merke

Merke. Die genaue Pathogenese des primären Raynaud-Syndroms ist unklar. Dem sekundären Raynaud-Syndrom liegen organische Gefäßschäden zugrunde.

Das **primäre Raynaud-Syndrom** können Kältereize oder emotionale Stimuli auslösen (Ursache unbekannt). Häufig liegt gleichzeitig ein WS-Syndrom vor.

Intermittierende Vasospasmen der glatten Muskulatur von Fingerarterien, die häufig durch Kältereiz, aber auch durch emotionale Stimuli oder humorale Faktoren ausgelöst werden können, bewirken beim **primären Raynaud-Syndrom** die reversible Durchblutungsabnahme in den nachgeschalteten Arteriolen und Kapillaren. Häufig ist das gleichzeitige Vorliegen eines WS-Syndroms.

Die Ursachen organischer Gefäßschäden des **sekundären Raynaud-Syndroms** sind in B-**32** zusammengefaßt. Auch die vermehrte Agglutination des Blutes durch Kälte- und Wärmeantikörper kann ein Raynaud-Syndrom auslösen.

Die Ursachen organischer Gefäßschäden des **sekundären Raynaud-Syndroms** sind in B-**32** zusammengefaßt. Ursächlich in Betracht zu ziehen sind Systemerkrankungen, Vibrationstraumen, Nebenwirkungen von β-Blockern und ergotaminhaltigen Substanzen. Auch eine vermehrte Agglutination des Blutes in Gegenwart von Kälte- und Wärmeantikörpern kann Grund eines sekundären Raynaud-Syndroms sein.

B-32: Ursachen des sekundären Raynaud-Syndroms

- ▷ Arteriosklerotische Arterienverschlüsse
- ▷ Kollagenkrankheiten/Autoimmunerkrankungen (Sklerodermie, Lupus erythematodes, CREST-Syndrom)
- ▷ Chronische Polyarthritis
- ▷ Morbus Winiwarter-Buerger
- ▷ Polyneuropathie
- ▷ Polyzythämie, Kälte-Wärmeantikörper
- ▷ Morbus Werlhoff
- ▷ Paraneoplastisch (maligne Lymphome)
- ▷ Medikamentös toxisch (Ergotamin, Betablocker, »Pille«)
- ▷ Vibrationstraumen (Preßlufthammer u. ä.)

Merke ▶

Merke. Einer serologisch positiven Kollagenose kann ein Raynaud-Syndrom um Jahre vorauseilen.

Symptomatik

Symptomatik

Merke ▶

Merke. Typisch für den vasospastischen Anfall beim Raynaud-Phänomen ist die **initiale akrale Zyanose**, der eine ausgeprägte **Weißverfärbung** und anschließende Hyperämie mit Hautrötung folgt (Trikolore-Phänomen). Statt eines dreiphasischen anfallsartigen Ablaufes ist auch das alleinige Auftreten akraler Zyanosen oder Weißverfärbungen möglich.

- **Primäres Raynaud-Syndrom** (B-**14**):
- symmetrisches Auftreten akraler Hautverfärbungen, Schmerzen und Parästhesien
- Provokation der Vasospasmen durch Faustschlußprobe unmöglich
- keine akralen trophischen Störungen.

• **Primäres Raynaud-Syndrom:** Das idiopathische primäre Raynaud-Syndrom betrifft meist junge Frauen. Die Akren beider Extremitäten sind **symmetrisch** von den Hautverfärbungen betroffen (B-**14**). Trophische Läsionen sind untypisch für das primäre Raynaud-Syndrom. Häufig bestehen Schmerzen und Parästhesien. Der Systemblutdruck der Patienten ist meist erniedrigt. Im Gegensatz zum sekundären Raynaud-Phänomen gelingt beim primären Raynaud-Phänomen die Provokation der Vasospasmen durch die Faustschlußprobe nicht.

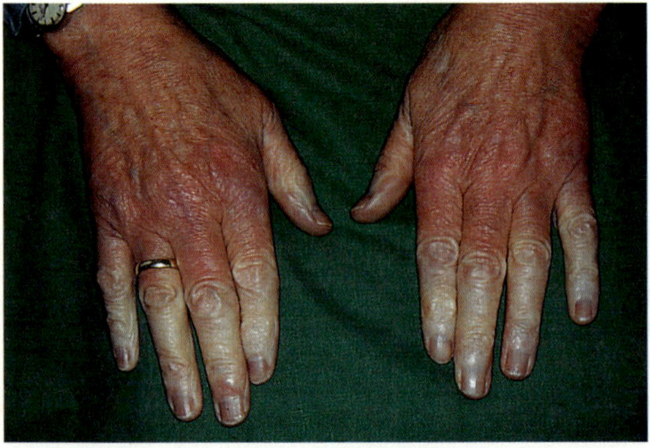

B-**14: Akute symmetrische Weißverfärbung der Finger nach Kälteexposition.** Nach Ausschluß möglicher organischer Gefäßschäden wurde die Diagnose eines primären Raynaud-Syndroms gestellt.

• **Sekundäres Raynaud-Syndrom:** Das sekundäre Raynaud-Syndrom ist charakterisiert durch **asymmetrisch** auftretende Hautverfärbungen, Schmerzen oder Parästhesien der Akren. Nekrosen im Bereich der Fingerkuppen (»Rattenbißnekrosen«) weisen auf Digitalarterienverschlüsse hin (B-**15**). Verdickungen und Schrumpfungen der Fingerhaut (Sklerodaktylie) sind bei Sklerodermie zu erkennen.
Beim sekundären Raynaud-Syndrom lassen sich typische Ischämiezeichen mit der Faustschlußprobe provozieren.

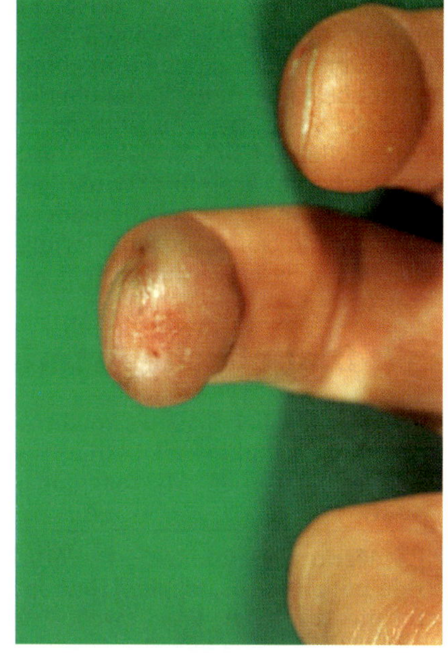

B-**15: Sekundäres Raynaud-Syndrom bei Sklerodermie.** An der Mittelfingerkuppe sind trophische Störungen zu erkennen (»Rattenbißnekrosen«).

• **Sekundäres Raynaud-Syndrom** (B-**15**)
- asymmetrisch auftretende akrale Hautverfärbungen, Schmerzen oder Parästhesien
- typische Ischämiezeichen bei Faustschlußprobe
- Nekrosen der Fingerkuppen (klassisch bei Sklerodermie).

Diagnostik. **Laborchemische Diagnostik** zum Ausschluß eines sekundären Raynaud-Syndroms: Kälte-/Wärmeantikörper. Antikörper gegen Doppelstrang-DNS oder gegen Sm-Antigen (hinweisend für einen systemischen Lupus erythematodes [SLE], antinukleäre Antikörper [Sklerodermie, SLE], Komplementkonzentrationen [C_3, C_4, C_{3d}]). Die Autoantikörper anti-Jo 1 und anti-PM 1 können typischerweise bei Dermatomyositis nachgewiesen werden.

Diagnostik Labor bei Verdacht auf sekundäres Raynaud-Syndrom: Kälte-/Wärmeantikörper, Antikörper gegen Doppelstrang-DNS oder gegen Sm-Antigen, antinukleäre Antikörper, Komplementkonzentrationen (C_3, C_4, C_{3d}), Autoantikörper anti-Jo 1 und anti-PM 1.

Als weitere diagnostische Maßnahmen werden beim Raynaud-Syndrom die **Doppler-Druckmessung** an den Digitalarterien und die **Videokapillarmikroskopie** eingesetzt (*s. Kap. Apparative Gefäßdiagnostik, S. 358ff.*). Bei Vorliegen eines sekundären Raynaud-Syndroms sind die Digitalarteriendrücke erniedrigt, Videokapillarmikroskopisch lassen sich typisch veränderte Megakapillaren, Kapillarverlängerungen und -verzweigungen, eine Rarefizierung von Nagelfalzkapillaren und avaskuläre Felder darstellen.
Beim Raynaud-Syndrom sind der Abfall der akralen Ruhedurchblutung und die Verlängerung der reaktiven Hyperämiezeit mit Hilfe der **Finger-Venenverschlußplethysmographie** und speziellen Kühlmanschetten deutlich erkennbar.
Mit **Laser-Doppler-Fluxmetrie** kann bei Patienten mit sekundärem Raynaud-Syndrom oder Akrozyanose ein signifikant reduzierter Ruhefluß in den Fingern gemessen werden. Zusätzlich ist nach suprasystolischer Stauung das Zeitintervall bis zum Erreichen des Spitzenflusses deutlich verlängert (cave: auch bei chronischer arterieller Verschlußkrankheit verlängert).
Beim primären Raynaud-Syndrom imponiert in der **Angiographie der Handarterien** die vasospastische Engstellung der Digitalarterien, die auf Gabe eines Vasodilatators (z. B. Priscol®) reversibel ist. Typisch für das sekundäre Raynaud-Syndrom sind Digitalarterienverschlüsse mit Kollateralenbildung.

Nichtinvasive apparative Diagnostik
- **Doppler-Druckmessung** an den Digitalarterien
- **Videokapillarmikroskopie**
- **Finger-Venenverschlußplethysmographie**
- **Laser-Doppler-Fluxmetrie**
- **Angiographie der Handarterien.**

Therapie. **Basismaßnahmen** beim Raynaud-Syndrom sind die Vermeidung von Kälte, Nikotin und das Absetzen von Medikamenten, die die Kontraktilität der kleinen Arterien fördern. Arbeiten mit vibrierenden Werkzeugen (Preßlufthammer, Motorsägen) sind ungeeignet, so daß ein Berufswechsel meist angezeigt ist. Beim sekundären Raynaud-Syndrom muß das Grundleiden behandelt werden.
Vasospastische Anfälle lassen sich durch **spezifische medikamentöse Therapiemaßnahmen** wie die Gabe von Kalziumantagonisten, Nitrosalbe, α-Rezeptorenblockern und Converting-enzyme-(CE-)Hemmern beseitigen. Das primäre Raynaud-Syndrom spricht in ca. 75% der Fälle auf eine orale Therapie mit Nifedipin an. In schweren Fällen ist ein Versuch mit intravenösen Prostaglandin- bzw. Prostacyclin-Infusionen gerechtfertigt. Vasodilatie-

Therapie **Basismaßnahmen:**
- Vermeidung von Kälte, Nikotin
- Absetzen gefäßkontrahierender Medikamente
- keine Arbeiten mit vibrierenden Werkzeugen (Preßlufthammer).

Spezifische Therapiemaßnahmen:
- Kalziumantagonisten
- Nitrosalbe
- alpha-Rezeptorenblocker
- vasoaktive Substanzen
- CE-Hemmer

- Prostaglandin- bzw. Prostacyclin-Infusionen
- Prazosin.

rende Substanzen wie zum Beispiel Prazosin (orale Dosis 1–2 mg/Tag) sollten wegen der Gefahr hypotoner Kreislaufdysregulationen oder einer Verschlechterung der akralen Durchblutung bei organischen Gefäßveränderungen nur bei hypertonen Patienten mit Raynaud-Syndrom eingesetzt werden. Die Gabe vasoaktiver Substanzen wie z.B. Buflomedil, Naftidrofuryl oder Pentoxifyllin hat sich bewährt, zumal hierdurch der systemische arterielle Blutdruck nicht beeinflußt wird.

Indikation zur thorakalen oder lumbalen **Sympathikolyse bzw. Sympathektomie** besteht nur bei erfolgloser medikamentöser Therapie.

Die Indikation zur thorakalen oder lumbalen **Sympathikolyse bzw. Sympathektomie** sollte nur bei erfolgloser medikamentöser Therapie und erheblichen Beschwerden gestellt werden.

3.3 Diabetische Arteriopathie

3.3 Diabetische Arteriopathie

Es können die Kapillaren von Geweben und Organen (Mikroangiopathie) sowie die großen Gliedmaßen-, Koronar- und Zerebralgefäße betroffen sein (Makroangiopathie).

Gefäßschäden bei Diabetes mellitus können die Kapillaren von Geweben und Organen (Mikroangiopathie) sowie die großen Gliedmaßen-, Koronar- und Zerebralarterien (Makroangiopathie) betreffen.

Merke ▶

> ▶ ***Merke.*** Das kombinierte Vorliegen von Mikro- und Makroangiopathie mit einer zusätzlichen Neuropathie begünstigen bei Diabetes mellitus die Ausbildung von Gewebeläsionen.

Dem Diabetiker fehlt aufgrund neuropathisch gestörter Schmerzwahrnehmung das Erkennen von Bagatell-, Kälte- und Hitzetraumata.

Der Diabetes mellitus kann trotz tastbarer Fußpulse mit schweren Gewebeläsionen einhergehen. Schädigungen der sympathischen Gefäßinnervation im Sinne einer Vasomotorenlähmung verstärken bereits vorhandene Durchblutungsstörungen. Dem Diabetiker fehlt aufgrund neuropathisch gestörter Schmerzwahrnehmung das Erkennen von Bagatell-, Kälte- und Hitzetraumata.

Pathogenese

Pathogenese

Merke ▶

> ▶ ***Merke.*** Während die Mikroangiopathie eine Spätfolge des Diabetes mellitus ist, manifestiert sich die Makroangiopathie unabhängig von der Zeitdauer des Diabetes.

Die **diabetische Makroangiopathie** betrifft bevorzugt die peripher akralen Strombahnabschnitte.
Ein Diabetes mellitus Typ II ist eher mit einer Makroangiopathie assoziiert. Der Typ I fördert vorwiegend die Ausbildung einer Mikroangiopathie.
Der **Mikroangiopathie** überlagert sind Störungen der Thrombozytenfunktion und der plasmatischen Gerinnung.
Neuropathische Schädigungen der sympathischen Gefäßinnervation führen zu einer Vasomotorenlähmung.

Die **diabetische Makroangiopathie** stellt keine spezifische Entität dar. Die pathologischen Gefäßwandveränderungen gleichen denen der Arteriosklerose des Nicht-Diabetikers und betreffen bevorzugt peripher akrale Strombahnabschnitte. Während ein Diabetes mellitus Typ II eher mit einer diabetischen Makroangiopathie einhergeht, fördert der Diabetes mellitus Typ I vorwiegend die Ausbildung einer Mikroangiopathie.
Die **diabetische Mikroangiopathie** ist morphologisch gekennzeichnet durch eine hyaline Verdickung der Basalmembran von Kapillargefäßen. Auch die Bildung kapillarer Mikroaneurysmen ist möglich. Die arterielle Endstrombahn ist durch saure Mukopolysaccharide verschlossen. Von diesen Gefäßveränderungen ist besonders die Kapillarstrombahn von Haut, Muskulatur, Retina, Nieren, Pankreas, des Herzen und des Nervensystems betroffen. Störungen der Thrombozytenfunktion und der plasmatischen Gerinnung beschleunigen beim Diabetiker die Ausbildung von Gewebeschäden mit Haut- und Bindegewebsatrophie. Bagatelltraumen mit Wundheilungsstörungen führen bei diesem Patienten oft zu Ulzera im Bereich der Extremitäten.
Diabetische Durchblutungsstörungen werden meist durch die gleichzeitige neuropathische Schädigung der sympathischen Gefäßinnervation im Sinne einer Vasomotorenlähmung verstärkt.

Epidemiologie Ca. 3 % der Deutschen leiden an Diabetes mellitus. 42 % haben eine Makro-, 47 % eine Mikroangiopathie.

Epidemiologie. In Deutschland leiden etwa 3 % der Bevölkerung an Diabetes mellitus. Gegenüber Nicht-Diabetikern haben Diabetiker ein 3–5fach erhöhtes Erkrankungsrisiko an einer Claudicatio intermittens. Ca. 42 % der Diabetiker haben eine Makroangiopathie, 47 % eine Mikroangiopathie.

> **Merke.** Im Vergleich zum Nicht-Diabetiker haben Diabetiker ein um ca. 50fach höheres Risiko einer Fußgangrän. Die Amputationsrate ist bei Diabetikern 15mal höher als bei Nichtdiabetikern. Jeder zehnte Diabetiker muß sich im Laufe seines Lebens einer Extremitätenamputation unterziehen.

◄ **Merke**

Klinik. Beschwerden bei **diabetischer Makroangiopathie** entsprechen derjenigen der chronischen arteriellen Verschlußkrankheit (*s. S. 270*).

Klinik Die Symptomatik der **diabetischen Makroangiopathie** entspricht der chronischen AVK.

> **Merke.** Aufgrund einer Neuropathie können bei jedem Diabetiker typische Symptome der peripheren arteriellen Verschlußkrankheit wie die Claudicatio intermittens oder der Ruheschmerz fehlen.

◄ **Merke**

Die Symptome der **diabetischen Mikroangiopathie** sind abhängig vom Ausmaß der Mikrozirkulationsstörungen in den jeweiligen Gefäßregionen. Im Vordergrund steht die diabetische Retinopathie mit Visusstörungen, die Glomerulosklerose (diabetische Nephropathie) und distal betonte Durchblutungsstörungen der Extremitäten.
Eine der wichtigsten Komplikationen bei Diabetes mellitus ist die Bildung von Ulzera und Gangrän im Bereich der unteren Extremität.
Typisch für **makro- und/oder mikroangiopathisch bedingte periphere Geschwüre** bei Diabetes mellitus ist ihr Auftreten an den Streckseiten der Unterschenkel, der Achillessehne, dem Fußrücken oder lateralen Fußrand und im Bereich der Zehen. Die Haut ist atrophisch, gerötet oder livide verfärbt. Die Hauttemperatur der Extremitäten ist kühl. Meist bestehen belastungsabhängig Muskelschmerzen.
Das rein **neuropathische Ulkus** betrifft die druckexponierten Stellen im Bereich der Großzehenballen, Fußsohle und Ferse. Typisch sind die gleichzeitig vorhandenen Sensibilitätsstörungen, wobei auch auf Muskelatrophien zu achten ist. Die Haut ist warm und nicht verfärbt. Zusätzlich findet sich eine überschießende Hornhautbildung.

Symptome der **diabetischen Mikroangiopathie** sind:
- Visusstörungen (diabetische Retinopathie)
- diabetische Nephropathie (Glomerulosklerose)
- distal betonte periphere Durchblutungsstörungen
- **Ulzera** mit typischer Lokalisation z. B. an den Streckseiten der Unterschenkel, der Achillessehne, dem Fußrücken oder lateralen Fußrand, im Bereich der Zehen.

Neuropathische Ulzera können sich am Großzehenballen, an der Fußsohle und Ferse bilden.

> **Merke.** Beim diabetischen Ulkus handelt es sich ursächlich häufig um eine Kombination von Mikroangio- und Neuropathie.

◄ **Merke**

Diagnostik. Die Diagnostik besteht aus der eingehenden angiologischen Untersuchung, die die **Anamnese, Inspektion, Gefäßauskultation und -palpation** umfaßt. Hierbei ist auf interdigitale Mykosen, trockene und rissige Haut zu achten. Zusätzlich muß beim Diabetiker eine Polyneuropathie durch **Erfassen von Sensibilitäts- und Temperaturempfindungsstörungen sowie Überprüfung des Reflexstatus** ausgeschlossen werden. Die Tiefensensibilität läßt sich mit einer Stimmgabel überprüfen.
Die diabetische Nephropathie fällt frühzeitig durch eine **Retinopathie oder eine Mikroalbuminurie** auf!
Die diabetische Makroangiopathie ist durch die nichtinvasiven und invasiven diagnostischen Maßnahmen erkennbar, die im einzelnen im *Kap. Apparative Gefäßdiagnostik, S. 358ff.* aufgeführt sind. Da der Diabetes mellitus häufig mit einer Mediasklerose einhergeht, sind die Ergebnisse der **Doppler-Druckmessung der Knöchelarterien** oft nur eingeschränkt zu bewerten. Bei Mediasklerose führt die fehlende Komprimierbarkeit der Arterien zu falsch hohen systolischen Knöchelarteriendrücken. Gefäßverkalkungen bei Mediasklerose lassen sich durch eine **Weichteil-Röntgenaufnahme** ausschließen.
Eine diabetische Mikroangiopathie im Bereich der Retina kann mit der **Augenhintergrundspiegelung** erfaßt werden:

Stadium 1: wenige retinale Mikroaneurysmen
Stadium 2: Mikroaneurysmen, intraretinale Blutungen
Stadium 3: Mikroaneurysmen, intraretinale Blutungen, intravitreale Gefäßproliferationen, bindegewebige Sprossungen.

Diagnostik
Inspektion: interdigitale Mykosen, trockene und rissige Haut
Neurologische Untersuchung: Erfassen von Sensibilitäts- und Temperaturempfindungsstörungen sowie Überprüfung des Reflexstatus.
Überprüfung der Tiefensensibilität mit der Stimmgabel.
Labor: Mikroalbuminurie durch diabetische Nephropathie.
Doppler-Druckmessung: cave! fehlende Komprimierbarkeit der Arterien bei Mediasklerose führt zu falsch hohen Knöchelarteriendrücken.
Weichteil-Röntgenaufnahme: Diagnose der arteriellen Mediasklerose, bei Ulzera zum Ausschluß eines Panaritium ossale Hartstrahlaufnahme.
Augenhintergrundspiegelung:
Stadium 1: retinale Mikroaneurysmen.
Stadium 2: Mikroaneurysmen, Blutungen
Stadium 3: Mikroaneurysmen, intraretinale Blutungen, intravitreale Gefäßproliferationen, bindegewebige Sprossungen.

Videokapillarmikroskopie am Nagelfalz zeigt nurmehr geschlängelte und erweiterte Kapillaren; der Ruheblutfluß ist verlangsamt.

Die Darstellung von Veränderungen der Hautkapillaren am Nagelfalz ermöglicht die **Videokapillarmikroskopie.** Vermehrt geschlängelte und erweiterte Kapillaren weisen auf eine diabetische Mikroangiopathie hin. Der kapillare Ruheblutfluß ist verlangsamt, und nach kurzzeitiger arterieller Unterbrechung der Blutzufuhr ist die Zeit bis zum Erreichen der kapillaren Spitzengeschwindigkeit mit über 60 s verlängert.
Bei diabetischen Ulzera sollte eine Knochenbeteiligung im Sinne einer Osteomyelitis radiologisch immer ausgeschlossen werden.

Differentialdiagnose Von diagnostischer Bedeutung ist die Unterscheidung zwischen dem rein neuropathischen und dem neuropathisch-ischämischen Fuß (▤ B-**33**).

Differentialdiagnose. Von diagnostischer Bedeutung beim Diabetiker sind die klinischen Unterschiede zwischen dem rein neuropathischen und dem neuropathisch-ischämischen Fuß (▤ B-**33**).

B-33: Diabetischer Fuß

Neuropathie	Neuropathie/Ischämie
▷ trocken	▷ feucht
▷ warm	▷ kalt
▷ kallöses Gewebe	▷ kein kallöses Gewebe
▷ schmerzloses Ulkus	▷ Ulkus schmerzhaft
▷ kein Schmerz- und Wärmeempfinden	▷ Stadien II, III oder IV oder AVK
▷ arterielle Pulse palpabel	▷ arterielle Pulse fehlen

Therapie **Allgemeinmaßnahmen** bei Diabetes mellitus sind in ▤ B-**34** zusammengefaßt.

Therapie. Bei der Behandlung von Diabetikern sind die **Allgemeinmaßnahmen** zu beachten, die in ▤ B-**34** zusammengefaßt sind.
Zur Vermeidung von Ulzerationen muß der Diabetiker über eine tägliche Fußpflege aufgeklärt werden: Fußbäder (Wassertemperatur 30 °C), gründliches Abtrocknen der Füße, Eincremen des Fußrückens und der –ränder mit nichtparfümierter Creme, Pudern der Zehenzwischenräume mit nichtparfümiertem Puder, Zehennägel gerade schneiden. Verletzungen der Hornhaut vermeiden, Fußmykosen behandeln, Baumwollstrümpfe tragen.
Basistherapie diabetischer Mikrozirkulationsstörungen ist die medikamentöse Einstellung der Blutzuckerwerte und des arteriellen Blutdruckes sowie die Ausschaltung weiterer kardiovaskulärer Risikofaktoren wie Hypercholesterinämie, Nikotinkonsum und Übergewicht.

- **Basistherapie:**
- Reduktion von Übergewicht
- diätetische und medikamentöse Einstellung der Blutzuckerwerte, Einstellung des Blutdruckes
- Therapie einer Hypercholesterinämie.

Merke ▶

▶ ***Merke.*** Mit einer rechtzeitigen euglykämischen Diabeteseinstellung lassen sich mikrovaskuläre Komplikationen verhindern.

B-34: Allgemeinmaßnahmen bei Diabetes mellitus

- ▷ Nikotinabstinenz, Reduktion von Risikofaktoren
- ▷ Drückendes Schuhwerk vermeiden
- ▷ Zum Schutz der Zehen keine offenen Schuhe tragen
- ▷ Niemals barfuß laufen
- ▷ Keine Selbsttherapie bei Hautverletzungen
- ▷ Vermeiden von extremer Hitze oder Kälte
- ▷ Keine Wärmflaschen oder Heizkissen auf die Füße legen
- ▷ Keine hyperämisierenden Salben verwenden
- ▷ Tägliche Fußpflege

- **Spezifische Therapiemaßnahmen**
- medikamentöse und (selten) lumeneröffnende Therapie
- i.a. Injektion von Vasodilatanzien wie Prostanoiden, ATP und Laevadosin
- bei Neuropathie Liponsäure und Vitamin-B-Komplexpräparate
- bei infiziertem Ulkus systemische Antibiotikagabe (intraarteriell)

• **Spezifische Therapiemaßnahmen:** Für die Behandlung der diabetischen Makroangiopathie kommen die bereits im *Kap. Chronische arterielle Verschlußkrankheit, S. 284ff.* erwähnten konservativen und invasiven Therapiemaßnahmen in Betracht. Aufgrund der peripheren Verschlußlokalisation und einer begleitenden Mikroangiopathie kommt jedoch die lumeneröffnende invasive Therapie nur selten zum Einsatz.
Die **intraarterielle Injektion von Vasodilatanzien** wie Prostanoiden, ATP und Laevadosin hat sich zur Behandlung arterieller Ulzera bewährt. Zur

Behandlung neuropathischer Beschwerden sind Liponsäure (Thioctacid) und Vitamin-B-Komplexpräparate geeignet.
Bei superinfiziertem diabetischem Ulkus sollte eine **spezifische Therapie nach Antibiogramm** eingeleitet werden. Hierbei sind die Ergebnisse einer intraarteriellen Antibiotikatherapie (z. B.: Penicillin G, Mezlocillin, Gentamicin, Ampicillin, Oxytetracyclin) am besten.
Hyperkeratosen lassen sich mit 4%iger Salicylsalbe aufweichen.
Vor **Grenzzonenamputation** ist eine Angiographie erforderlich.

- Hyperkeratosen lassen sich mit 4%iger Salicylsalbe aufweichen.
- bei therapierefraktärem Ulkus Grenzzonenamputation nach vorheriger Angiographie

Merke. Über 90% der neuropathischen Ulzera bei Diabetes mellitus heilen durch die Entfernung kallösen Gewebes, die antibiotische Therapie und speziell angepaßtes Schuhwerk ab!

◀ Merke

4 Der venöse Rückstrom

4.1 Anatomie des venösen Rückstroms

Merke. Es gibt **drei verschiedene Venensysteme** (S B-**13**):
- das oberflächliche, epifasziale Venensystem (V. saphena magna, V. saphena parva, retikuläre Venen)
- die tiefen, subfaszialen Leitvenen (Vv. tibiales et fibulares, V. poplitea, V. femoralis, V. iliaca, Muskelvenen)
- transfasziale Venen (Vv. perforantes), die das oberflächliche mit dem tiefen Venensystem verbinden.

4 Der venöse Rückstrom

4.1 Anatomie des venösen Rückstroms

◀ Merke

Synopsis B-13: Beinvenensysteme

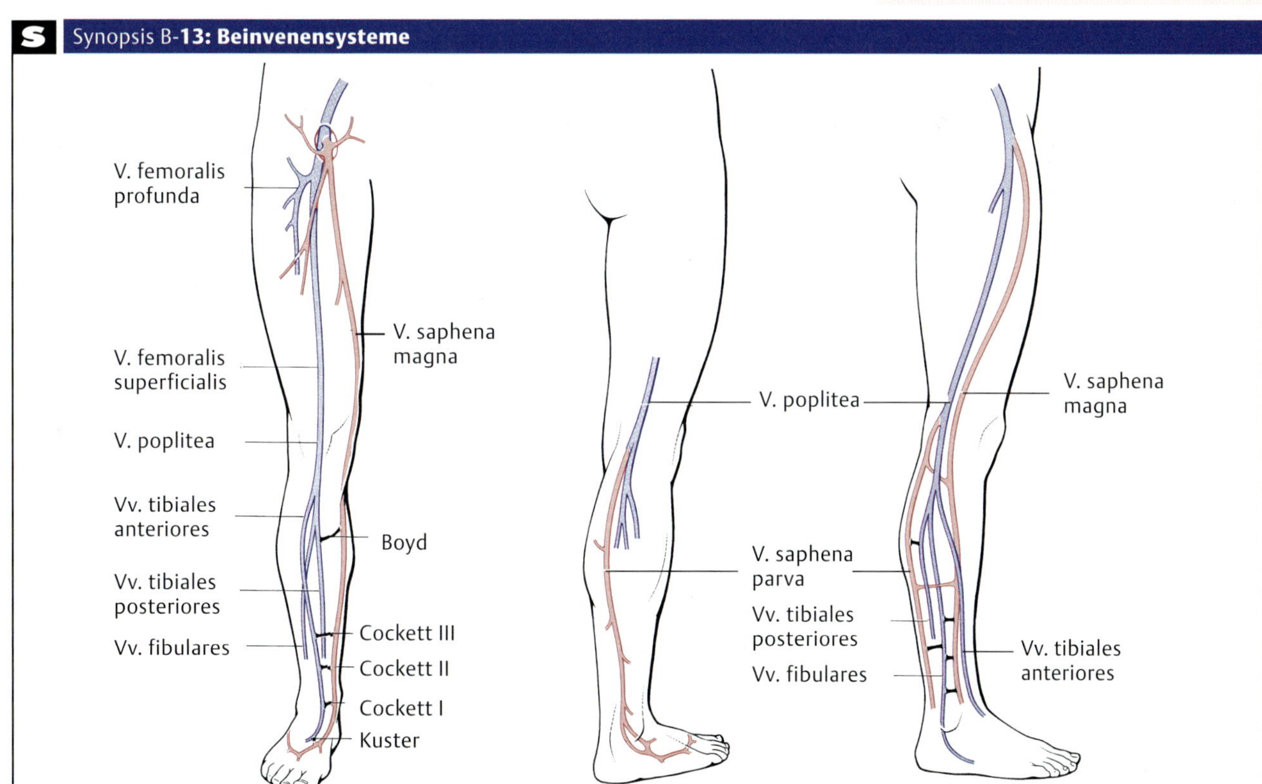

Die Skizze zeigt die **drei** verschiedenen **Beinvenensysteme**: oberflächliches Venensystem (rot) tiefes subfasziales und transfasziales Venensystem (blau) Vv. perforantes (schwarz). Die tiefen Unterschenkelvenen wurden zur besseren Übersicht nicht paarig gezeichnet.

Die Vv. tibiales und fibulares, V. poplitea, V. femoralis und V. iliaca verlaufen als **tiefe Leitvenen** neben den gleichnamigen Beinarterien. Im Bereich der Einmündung in die V. cava inferior wird die linke V. iliaca von der rechten A. iliaca überkreuzt. An dieser Stelle kann es in der Beckenvene zur Bildung eines gefäßstenosierenden »Venenspornes« kommen.
Die vordere und hintere Bogenvene speisen die **V. saphena magna**, die epifaszial vom Unterschenkel über das mediale Kniegelenk zum Hiatus saphenus in der Leistengegend verläuft und gekrümmt (Krosse) in die V. femoralis mündet (◘ B-**16**).
An der Mündungsstelle verhindert eine wichtige Schleusenklappe den Rückstrom des Venenblutes in die V. saphena magna.

Die Vv. tibiales und fibulares, V. poplitea, V. femoralis und V. iliaca verlaufen als **tiefe Leitvenen** neben den gleichnamigen Beinarterien. Im Unterschied hierzu werden die epifaszialen Venen nicht von Arterien begleitet. Im Bereich der Einmündung in die V. cava inferior wird die linke V. iliaca von der rechten A. iliaca überkreuzt. An dieser Stelle kann die pulsatile arterielle Kompression zur umschriebenen Proliferation der Venenintima mit Bildung eines gefäßstenosierenden »Venenspornes« führen.
Die vordere und hintere Bogenvene leiten das Blut vom dorsalen Fußrücken und der medialen Fußseite epifaszial zur **V. saphena magna**. Dieser oberflächlich gelegene Venenstamm verläuft vom Unterschenkel über das mediale Kniegelenk zum Hiatus saphenus, der in der Leistengegend gelegen ist. Dort mündet die V. saphena magna gekrümmt (Krosse) in die V. femoralis (◘ B-**16**).
An dieser Mündungsstelle verhindert eine wichtige Venenklappe (Schleusenklappe) den Rückstrom des Venenblutes in den V.-saphena-magna-Stamm.

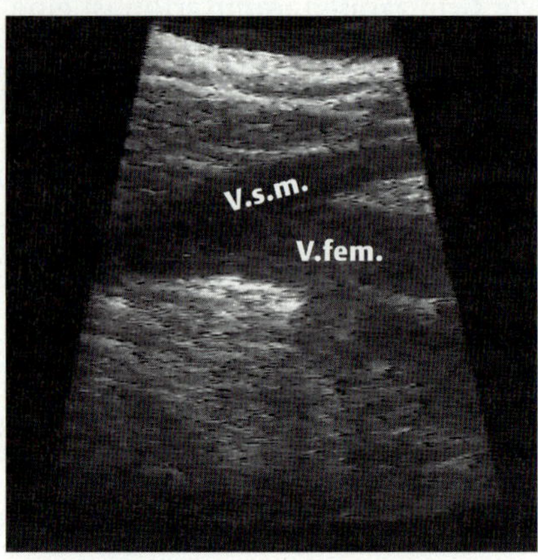

◘ **B-16: Das Ultraschallbild zeigt die Mündungsstelle der V. saphena magna** (V.s.m.) in die V. femoralis (V.fem.).

Die **V. saphena parva** reicht epifaszial von der lateralen Fußseite bis zur V. poplitea in Kniekehlenhöhe. An dieser Einmündungsstelle befindet sich eine weitere Schleusenklappe.

Die **V. saphena parva** zieht epifaszial von der lateralen Fußseite bis zu den Mm. gastrocnemii und durchbricht dort die Faszie, um s-förmig in die V. poplitea zu münden. An dieser Stelle befindet sich in der V. saphena parva eine wichtige Venenklappe, die Schleusenfunktion hat.
Venen besitzen zahlreiche halbmondförmige Klappen, die so ausgerichtet sind, daß das Venenblut nur bei geöffneten Klappen herzwärts fließen kann. In den Vv. perforantes gestattet der funktionsfähige Klappenapparat eine Blutströmung von den oberflächlichen zu den tiefen Venen. Pro Bein können

S Synopsis B-**14: Perforansvenen des Unterschenkels**

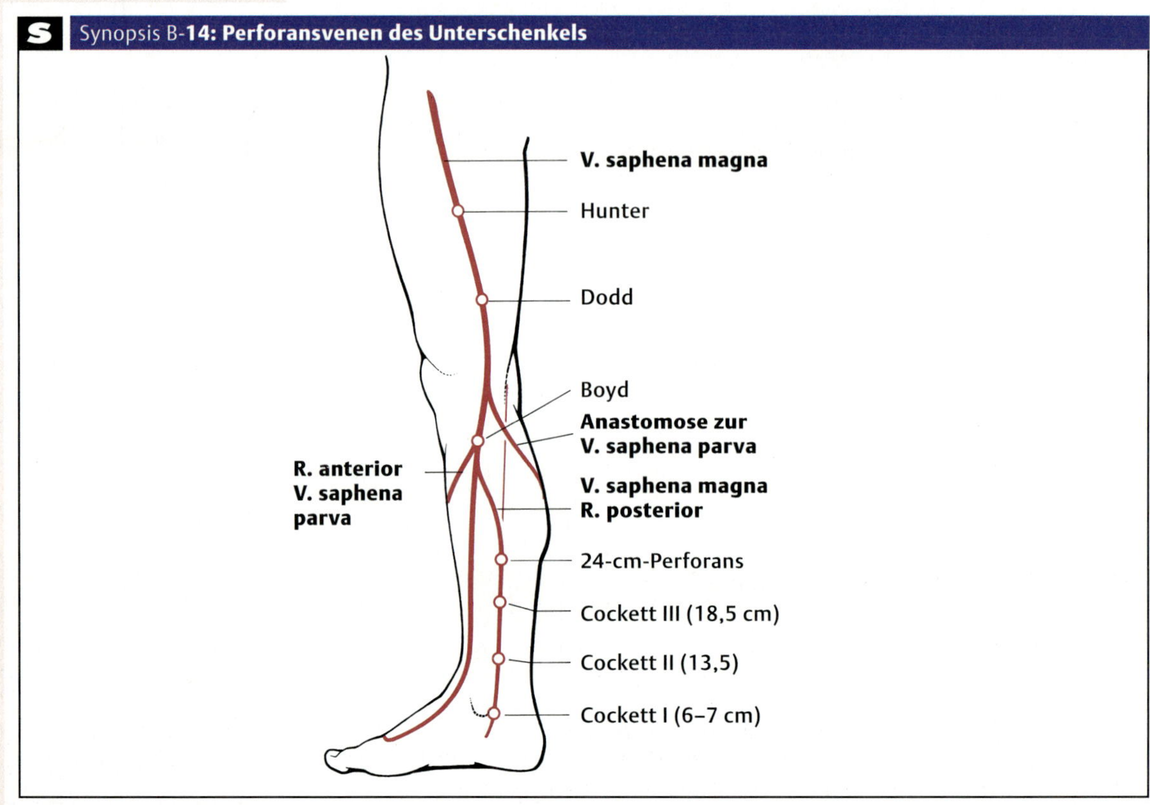

etwa 90 bis 150 Vv. perforantes gezählt werden, die sich in Gruppen (S B-**14**) gliedern lassen. Im Unterschenkel verbinden die **Cockettschen Perforansvenen** die hintere Bogenvene mit den Vv. tibiales posteriores. Die Cockettschen Perforansvenen sind 6 bis 19 cm oberhalb der Fußsohle auf der sogenannten Lintonschen Linie – einer gedachten Gerade zwischen Malleolus medialis und Kniekehlenmitte – zu finden. Die **Boydsche Perforansvenengruppe** ist handbreit unter dem Kniegelenk lokalisiert und verbindet die V. saphena magna mit den Vv. tibiales posteriores. Die **Doddsche Perforansvenengruppe** befindet sich am Oberschenkel im Bereich des Adduktorenkanals und stellt eine Verbindung zwischen V. saphena magna und V. femoralis dar.

Es gibt pro Bein 90 bis 150 Vv. perforantes, die sich in drei Gruppen zusammenfassen lassen:
Cockettsche, Boydsche und **Doddsche Perforansvenengruppe (S B-14).**

4.2 Physiologie und Pathophysiologie des venösen Rückstroms

4.2 Physiologie und Pathophysiologie des venösen Rückstroms

4.2.1 Physiologie

4.2.1 Physiologie

> ***Merke.*** Das Niederdrucksystem des Körperkreislaufs hat folgende Funktionen:
> - Volumenspeicher
> - aktive und passive Rückleitung des Blutes aus der Peripherie
> - Flüssigkeitsaustausch zwischen Blutbahn und Gewebe.

◄ Merke

Von dem Gesamtblutvolumen des Körpers (ca. 6 l) befinden sich 15 % im arteriellen System, 25 % im intrathorakalen Niederdruckbereich und 60 % in den extrathorakal gelegenen Venen. In den unteren Extremitätenvenen kann sich aufgrund der Dehnbarkeit der Venenwand das Blutvolumen beim Wechsel vom Liegen zum Stehen verdoppeln und von 400–500 ml auf 700–1000 ml ansteigen.
Über geöffnete Klappen der sub- und epifaszialen Venen wird der Blutstrom herzwärts geleitet, wobei 90 % der Drainage des Venenblutes über die subfaszialen, tiefen Leitvenen erfolgt.

Eine normale Venenklappenfunktion gestattet in den sub- und epifaszialen Venen eine herzwärts gerichtete Blutströmung. In den Vv. perforantes ermöglicht der funktionsfähige Klappenapparat ausschließlich einen Blutfluß von den oberflächlichen zu den tiefen Venen.

> ***Merke.*** Folgende Fördermechanismen garantieren den venösen Bluttransport zum Herzen:
> - **passiver** Rücktransport des Venenblutes entlang des vom linken Ventrikel zum rechten Vorhof bestehenden Druckgradienten
> - **aktiver** Rücktransport des Venenblutes (Venenmuskelpumpe, Gelenkpumpe, Fußsohlenpumpe).

◄ Merke

Passiver Rücktransport des Venenblutes

Im Liegen und ruhigen Stehen erfolgt der Rücktransport des Blutes passiv über die Beinvenen. Treibende Kraft des Blutstroms ist die **arteriovenöse Druckdifferenz** zwischen linker Herzkammer und rechtem Vorhof.

Passiver Rücktransport des Venenblutes
Treibende Kraft des passiv zum Herzen fließenden Venenblutes ist die **arteriovenöse Druckdifferenz** zwischen linker Herzkammer und rechtem Vorhof.

> ***Merke.*** Beim Wechsel vom Liegen zum Stehen bleibt das arteriovenöse Druckgefälle konstant, da Arterien und Venen einen geschlossenen Kreislauf bilden und sich der hydrostatische Druck sowohl in den peripheren Arterien als auch in den Venen gleichermaßen ändert.

◄ Merke

Daher fließt normalerweise das Venenblut im Liegen und ruhigen Stehen gleichermaßen über geöffnete Venenklappen herzwärts.
Der arteriovenöse Druckgradient in Venen wird atemabhängig über die In- und Exspiration durch die Zwerchfellbewegung moduliert.
Inspiration bewirkt die Volumenzunahme des Thorax mit Abnahme des intrathorakalen Druckes, wobei der intravasale Druck in den thorakalen

Inspiration bewirkt über die Abnahme des intrathorakalen Druckes den Einstrom des Venenblutes aus den oberen Extremitäten in das Herz. Gleichzeitig bewirkt das inspiratorische Tiefertreten des Zwerchfells die

Zunahme des intraabdominellen Druckes, so daß sich in den Beinvenen die Venenklappen schließen und der peripherwärts gerichtete Rückstrom des Blutes verhindert wird. Das exspiratorische Höhertreten des Zwerchfells bewirkt ein Absinken des intraabdominellen Druckes, so daß das Venenblut aus den unteren Extremitätenvenen über geöffnete Venenklappen herzwärts strömen kann. Dagegen nimmt in den oberen Extremitätenvenen bei **Exspiration** der intravasale Druck zu, wobei der Schluß intakter Venenklappen einen Strömungsstopp des Armvenenblutes bewirkt.

Venen absinkt. Als Folge hiervon strömt beim Einatmen das Venenblut aus den oberen Extremitäten zum Herzen hin. Gleichzeitig bewirkt das inspiratorische Tiefertreten des Zwerchfells die Zunahme des intraabdominellen Druckes mit einer Umkehr des Druckgefälles in Becken-/Beinvenen, so daß sich in diesen Gefäßen die Venenklappen schließen und der peripherwärts gerichtete Rückstrom des Blutes verhindert wird.
Das Höhertreten des Zwerchfells während **Exspiration** bewirkt ein Absinken des intraabdominellen Druckes. Das Blut kann aus den unteren Extremitätenvenen über geöffnete Venenklappen herzwärts strömen. Dagegen nimmt in den oberen Extremitätenvenen bei Exspiration der intravasale Druck zu, wobei es zu einer Umkehr des venösen Druckgefälles in den oberen Extremitätenvenen kommt. Hierdurch bedingt erfolgt der Schluß intakter Venenklappen und ein Strömungsstopp des Armvenenblutes.

Aktiver Transport des Venenblutes

Aktiver Transport des Venenblutes

Beim Gehen wird das Venenblut aktiv aus den unteren Extremitäten mit Hilfe der **Venenmuskelpumpe** transportiert.

Merke ▶

▶ ***Merke.*** Die volle Funktionsfähigkeit der Venenmuskelpumpe setzt voraus:
- einen Extremitätenmuskel, der im Wechsel kontrahiert und erschlafft
- eine Vene, die mit dem Muskel in der gleichen Faszienloge verläuft
- intakte Venenklappen.

Die **Venen-Muskel-Pumpe** bewirkt beim Gehen den aktiven Rücktransport des Venenblutes aus den unteren Extremitäten (S B-**15**).

Das Prinzip der **Venenmuskelpumpe** beruht auf einem durch Muskeltätigkeit arbeitenden Saug-Druck-Pumpeneffekt (S B-**15**).

S Synopsis B-**15: Prinzip der aktiven Wadenmuskelpumpe**

Schematische Darstellung der Venenklappenstellungen und der venösen Blutflußrichtung:

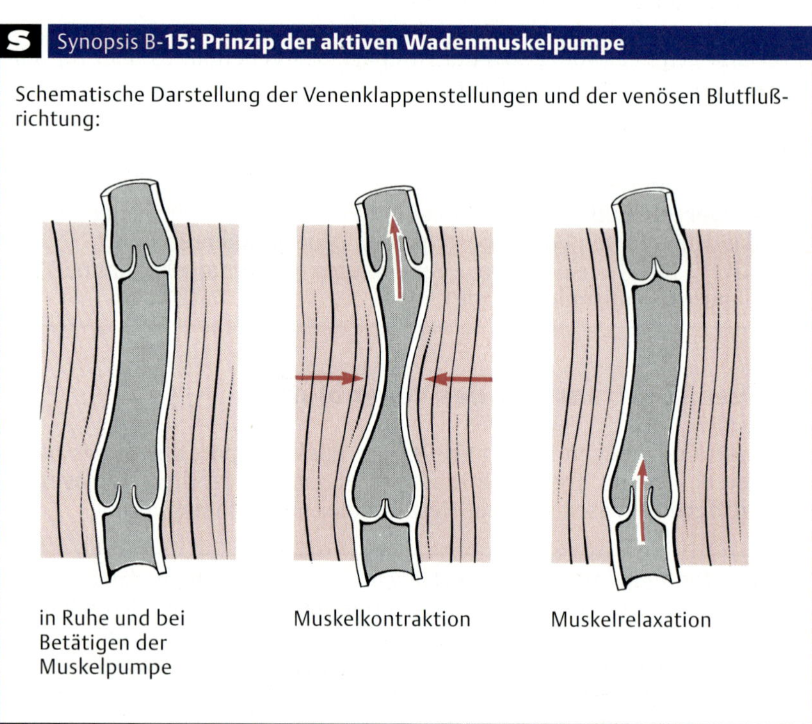

Beinarbeit bewirkt über die **Anspannung der Skelettmuskulatur** die Kompression der in den Faszienlogen verlaufenden subfaszialen Venenabschnitte. In den hiervon proximal gelegenen Venen kann das Blut aufgrund des kurzfristigen Anstieges des intravasalen Druckes über geöffnete Venen-

klappen herzwärts fließen. In den distalen Venenabschnitten kommt es zu einer Umkehr des venösen Druckgradienten, der den Schluß intakter Venenklappen zur Folge hat. Hierdurch bedingt wird der Abstrom des Blutes in die Peripherie verhindert. Die einmalige Kontraktion der Beinmuskulatur fördert ca. 200 ml Venenblut herzwärts.
Die **Erschlaffung der Skelettmuskulatur** bewirkt einen Abfall des intravasalen Druckes in den subfaszial gelegenen Venenabschnitten. In den hiervon proximal gelegenen Venen verhindern intakte Venenklappen den pathologisch peripherwärts gerichteten Rückstrom des Blutes. Gleichzeitig öffnen sich aufgrund der »Sogwirkung« die Klappen der distalen Venenabschnitte und das Blut kann herzwärts fließen.
Die hämodynamischen Auswirkungen der durch Muskelarbeit ausgelösten intravenösen Druckänderungen sind in den subfaszialen Leitvenen wesentlich stärker als in den epifaszialen Venen, so daß das venöse Druckgefälle in den Perforansvenen von außen nach innen gerichtet ist. Hierdurch bedingt strömt das Blut normalerweise aus den epifaszialen über geöffnete Klappen der Perforansvenen in die subfaszialen Venen ab.
Die Druck- und Sogwirkung bei Be- und Entlasten der Gelenke (**Gelenkpumpe**) ist ein zusätzlicher aktiver Transportmechanismus des Venenblutes.
Einen weiteren aktiven Transportmechanismus des Beinvenenblutes stellt die **Fußsohlenpumpe** dar. Auftreten verursacht beim Gehen die Entleerung des venösen Blutspeichers der Fußsohle. Die Fußsohlenvenen füllen sich erneut bei Entlasten der Extremität.

Die Auswirkungen der durch die Muskeltätigkeit verursachten intravenösen Druckänderungen sind in den subfaszial verlaufenden Leitvenen stärker als in den extrafaszial gelegenen Gefäßen, so daß in den Perforansvenen normalerweise ein von außen nach innen gerichtetes Druckgefälle entsteht.
Die Druck- und Sogwirkung bei Be- und Entlasten der Gelenke stellt einen weiteren aktiven Fördermechanismus des Venenblutes dar **(Gelenkpumpe).**

Als **Fußsohlenpumpe** wird das Entleeren und die Wiederauffüllung des venösen Blutspeichers der Fußsohle beim Be- und Entlasten der Extremität bezeichnet.

4.2.2 Pathophysiologie

Der primäre oder sekundäre Verlust der Venenklappenfunktion führt zur Störung aktiver und passiver Fördermechanismen des Venenblutes und der allmählichen Zunahme des intravasalen Druckes. Der venöse Rückstrom kann außerdem durch Verschlüsse subfaszialer Leitvenen oder ungenügend funktionierender Kollateralvenen behindert werden.
Bei **Mündungsklappeninsuffizienz** schreitet die Schädigung weiterer Venenklappen epifaszialer Venenstämme von proximal nach distal voran. Über insuffiziente Schleusenklappen kann das Leitvenenblut in die epifaszialen Venenstämme fließen und bei Muskelarbeit – im Sinne eines Privatkreislaufes (nach *Madelung*) – über Perforansvenen wieder in die subfaszialen Venen zurückgelangen. Im Falle intakter Mündungsklappen ist ein Übertritt des Leitvenenblutes in die epifaszialen Venen durch **insuffiziente Perforansvenen** möglich. Bei Betätigung der Muskelpumpe kann der in den Perforansvenen vorhandene kurzzeitige pathologisch nach außen gerichtete Fluß zu einer isolierten krankhaften Aufweitung darüberliegender epifaszialer Venenabschnitte **(Blow-out-Phänomen)** führen.
Eine deszendierende Ausbreitung primärer Venenklappenschäden ist auch in den tiefen Leitvenen möglich, wobei dies meist mit einer Perforansveneninsuffizienz einhergeht. Sind Segmente tiefer Leitvenen durch Thrombosen verschlossen, so erfolgt der venöse Abfluß über insuffiziente Perforansvenen und epifasziale Venen. Die zunehmende intravasale Drucksteigerung kann zu einer Dilatation der Umgehungsvenen führen.

4.2.2 Pathophysiologie

Der Verlust der Venenklappenfunktion führt über eine Störung passiver und aktiver Fördermechanismen zu einer Behinderung des venösen Abflusses und der Zunahme des intravasalen Druckes.
Bei **Mündungsklappeninsuffizienz** der Stammvenen schreitet die Schädigung weiterer Venenklappen von proximal nach distal voran.
Im Falle intakter Mündungsklappen ist ein Übertritt des Leitvenenblutes in die epifaszialen Venen durch **insuffiziente Perforansvenen** möglich. Hierdurch kann es zu einer isolierten Aufweitung darüberliegender epifaszialer Venenabschnitte **(Blow-out-Phänomen)** kommen.

Bei thrombotischen Verschlüssen tiefer Leitvenen erfolgt der venöse Abfluß über insuffiziente Perforansvenen. In diesen epifaszialen Kollateralvenen ist der intravasale Druck erhöht.

Merke. Störungen des venösen Bluttransportes können folgende Auswirkungen haben:
- Varikosesyndrom
- Thrombosesyndrom
- chronische Veneninsuffizienz.

◀ **Merke**

4.3 Varikosesyndrom

Definition ▶

Pathogenese

Merke ▶

Ursachen einer **Venenwandschwäche** sind die Abnahme elastischer Fasern und Muskelzellen sowie die vermehrte Kollagenfaserbildung in der Gefäßwand.
Venenklappenschwächen entstehen durch primäre strukturelle Schädigung des Klappenapparates oder durch postthrombotische Verwachsungen der Klappenkommissuren und Schrumpfungen der Klappensegel.

Ursachen intravasaler Steigerungen des Venendruckes sind:
Stehen, vorwiegend sitzende Tätigkeit, intermittierende intraabdominelle Drucksteigerungen, Übergewicht, Schwangerschaft, Venenthrombosen.

Merke ▶

Ursache der **kompletten Stammvarikosis** ist die Schlußunfähigkeit der Mündungsklappen. Bei der **inkompletten Varikose der epifaszialen Venenstämme** sind die Mündungsklappen intakt. Diese Erkrankung wird durch Insuffizienzen der Perforansvenengruppen hervorgerufen.

Epidemiologie 31 % der unter 50jährigen und 70 % der über 50jährigen leiden an Krampfadern der Beine. Besonders Personen mit erblicher Vorbelastung, Übergewicht und vorwiegend sitzender oder stehender Tätigkeit sind betroffen. Frauen haben dreimal häufiger Varizen als Männer.

4.3 Varikosesyndrom

▶ ***Definition.*** Der Begriff »Varikosesyndrom« faßt primäre (ohne faßbare Ursache) bzw. sekundäre (z. B. postthrombotischer Genese) Erweiterungen, Gefäßschlängelungen und Knotenbildungen von epifaszialen, subfaszialen Venen sowie Perforansvenen zusammen.

Pathogenese

▶ ***Merke.*** Mögliche Pathomechanismen der Varizenentstehung sind:
- Venenwandschwäche
- Venenklappenschwäche
- intravasale Steigerung des Venendruckes.

Ursachen von **Venenwandschwächen** sind die Abnahme elastischer Fasern und Muskelzellen sowie die vermehrte Kollagenfaserbildung in den Wandschichten. Enzyme, die von lysosomalen Matrixvesikeln untergegangener Mediamuskelzellen freigesetzt werden und den Abbau der Interzellularsubstanz fördern, haben einen entscheidenden Einfluß auf die Umbaureaktionen der kranken Venenwand. Die strukturellen Gefäßwandveränderungen können primär (ohne faßbare Ursache) oder sekundär nach einem Thromboseereignis auftreten.
Venenklappenschwächen entstehen durch primäre strukturelle Schädigungen des Klappenapparates oder durch die Schlußunfähigkeit von Venenklappen, bedingt durch postthrombotische Verwachsungen der Klappenkommissuren und Schrumpfungen der Klappensegel.
Intravasale Steigerungen des Venendruckes sind beim Stehen oder aufgrund intermittierender intraabdomineller Drucksteigerungen, bei Übergewicht, Rechtsherzinsuffizienz, Schwangerschaft und vorwiegend sitzender Tätigkeit und bei Venenthrombosen möglich. Die Erhöhung des intravasalen Venendruckes führt zur Überdehnung der Gefäßwand mit Ausweitung der Venen und Schlußunfähigkeit der Venenklappen.

▶ ***Merke.*** Bei der Ausbildung epifaszialer Stammvarizen haben die proximalen Mündungsklappen der V. saphena magna (Krosse) und V. saphena parva entscheidende Bedeutung. Mit der Schlußunfähigkeit dieser Venenklappen geht deren wichtige Schleusenfunktion verloren.

Der **kompletten Stammvarikosis** der Vv. saphena magna oder parva liegt meist eine Insuffizienz der Mündungsklappen zugrunde, die von proximal nach distal eine Schädigung weiterer Venenklappen zur Folge hat. Bei der **inkompletten Varikose epifaszialer Varizenstämme** sind die Mündungsklappen intakt. Es liegen Klappeninsuffizienzen im Bereich der Cockettschen, Boydschen und Doddschen Perforansvenengruppen vor, über die die epifaszialen Venenstämme gefüllt werden.

Epidemiologie. Etwa 31 % der unter 50jährigen und 70 % der über 50jährigen leiden an Krampfadern der Beine. Hiervon sind besonders Personen mit erblicher Vorbelastung, Übergewicht und überwiegend sitzender oder stehender Tätigkeit betroffen. Frauen haben dreimal häufiger Varizen als Männer. Bei Frauen besteht eine positive Korrelation zwischen der Anzahl der Geburten und dem Auftreten von Krampfadern.
Am häufigsten werden retikuläre Varizen gefunden (65 %), gefolgt von Seitenast- (45–50 %), Besenreiser- (38 %) und Stammvarizen (19 %).

Diagnostik

Diagnostik

> **Merke.** Epi- und subfasziale Varizen können unter Berücksichtigung klinischer und nichtinvasiver apparativer Untersuchungsmethoden ausreichend sicher diagnostiziert werden. Eine angiographische Darstellung der Venenstrombahn sollte nur bei geplanter invasiver Therapie (Verödungsbehandlung, Venenstripping) erfolgen.

◀ Merke

Die wichtigen diagnostischen Methoden bei Varikosesyndrom sind schematisch in B-**35** dargestellt.

Die wichtigen diagnostischen Methoden bei Varikosesyndrom sind in dem Schema der B-**35** dargestellt.

B-35: Diagnostik bei Varikosesyndrom

- ▷ **Klinische Untersuchung**
  Anamnese, Inspektion, Palpation, Funktionstests
- ▷ **Nichtinvasive apparative Diagnostik**
  Laborchemie, Lichtreflexrheographie, Venenverschlußplethysmographie, Doppler-Kurvenanalyse. Sonographische Untersuchungsverfahren (Kompressionssonographie), Duplexsonographie (sw/Farbe)
- ▷ **Invasive Diagnostik**
  Phlebodynamometrie, Phlebographie (konventionell oder i.v. digitale Subtraktionsangiographie), Computertomographie mit Kontrastmittelgabe

• **Anamnese:** Die Disposition zur Krampfaderbildung läßt sich durch die Erhebung der Familienanamnese erfassen. Vorwiegend stehende oder sitzende berufliche Tätigkeiten weisen auf ein erhöhtes Varizenrisiko hin. Bei Frauen ist die Frage nach der Anzahl der Schwangerschaften wichtig. Im Falle von Krampfaderleiden sollten abgelaufene Thrombophlebitiden ausgeschlossen werden.
Die Diagnose des Varikosesyndroms primärer Genese setzt den Ausschluß sekundärer postthrombotischer Venenklappenschäden voraus. Daher müssen stattgefundene tiefe Beinvenenthrombosen ausgeschlossen werden. Besonders thrombosegefährdet sind immobilisierte Personen mit frischen Knochenfrakturen. In diesem Zusammenhang sollte nach abgelaufenen Lungenembolien gefragt werden.

• **Anamnese:** Die Anamnese bei Varizenpatienten umfaßt Fragen nach: familiärer Disposition zur Varizenbildung, vorwiegend stehenden oder sitzenden Tätigkeiten, Schwangerschaften, Frakturen, stattgefundene Leitvenenthrombose, abgelaufenen Thrombophlebitiden, früheren Lungenembolien.

• **Symptome:** Typische Beschwerden bei Varikosesyndrom sind in B-**36** zusammengefaßt.

• **Symptome:** Symptome des Varikosesyndroms sind in B-**36** zusammengefaßt.

B-36: Beschwerden bei Varikose

- ▷ Spannungs-, Schweregefühl in den Waden (besonders nach längerem Sitzen oder Stehen)
- ▷ Abendliche Knöchelödeme
- ▷ Nächtliche Wadenkrämpfe
- ▷ Juckreiz

Spannungs-, Schweregefühle in den Waden und Unterschenkelödeme treten besonders nach längerem Stehen oder Sitzen auf und verschwinden im Liegen oder bei Bewegung. Diese klinischen Zeichen verschlimmern sich bei Frauen während der Menstruation und in der Schwangerschaft. Wärmeexposition geht mit einer Venendilatation und der Zunahme venentypischer Beschwerden einher. Im Zusammenhang mit Krampfaderleiden können Elektrolytverschiebungen zu nächtlichen Wadenkrämpfen führen.
Entzündete epifasziale Varizen imponieren als gerötete, schmerzhafte Venenstränge.

Die Beschwerden treten besonders nach längerem Stehen und Sitzen auf und verschwinden im Liegen oder bei Bewegung. Die Symptomatik des Varikosesyndroms verschlimmert sich bei Frauen während der Menstruation und in der Schwangerschaft. Entzündete epifasziale Varizen imponieren als gerötete, schmerzhafte Venenstränge.

• **Körperliche Untersuchung**

Merke ▶

Inspektion: Erweiterungen epifaszialer Venen im Verlauf der V. saphena magna (s. B-17 a) bzw. parva können als **komplette oder inkomplette Stammvarizen** in Erscheinung treten.
Ferner ist zu unterscheiden zwischen Seitenastvarizen (s. B-17 b), Perforansvarizen, retikulären Varizen (s. B-17 c), Besenreiservarizen (s. B-17 d).

Merke ▶

Auf die Farbe und Beschaffenheit der Extremitätenhaut sollte geachtet werden. Die klinischen Stadien der chronisch-venösen Abflußstörungen können am medialen Unterschenkel bzw. der Fußinnenseite erkannt werden.
Eine Schädigung dieser transfaszialen Venenklappen ist erkennbar an:

- lokalen umschriebenen Vorwölbungen der Hautoberfläche, die wegdrückbar sind (Dowsches Zeichen, (s. B-18 a)
- Palpation erweiterter Faszienlücken
- umschriebenen hämosiderotischen Hautpigmentierungen.

Merke ▶

Beinödeme bei Varikosis sind meist asymmetrisch. Umfangsdifferenzen sollten ausgemessen werden.
Palpation: Die Palpation oberflächlicher Krampfadern erfolgt im Stehen bei leicht außenrotiertem Bein. Eine Mündungsklappeninsuffizienz der V. saphena magna bzw. parva ist am tastbaren Rückfluß beim Valsalva-Manöver zu erkennen. Die klinische Diagnose der Perforatorinsuffizienz beruht auf der Palpation der erweiterten Faszienlücke. Auf Fingerdruck lassen sich bei allen epifaszialen Ödemformen prätibiale Dellen auslösen (s. B-18 b). Typisch für subfasziale Ödeme ist die vermehrte Konsistenz der Wadenmuskulatur (s. B-18 c).

• **Körperliche Untersuchung**

> ▶ ***Merke.*** Die klinische Untersuchung bei Varikosesyndrom sollte zunächst am stehenden, dann am liegenden Patienten durchgeführt werden.

Inspektion: Erweiterungen epifaszialer Venen im Verlauf der V. saphena magna (s. B-**17 a**) bzw. parva können als **komplette oder inkomplette Stammvarizen** in Erscheinung treten.
Seitenastvarizen sind varikös erweiterte Nebenäste großer normal weiter epifaszialer Venenstämme (s. B-**17 b**). Sie haben einerseits ihren Ausgang von insuffizienten Perforansvenen; andererseits können sie direkt von epifaszialen Venenstämmen entspringen. Retikuläre Varizen sind netzartige Venenerweiterungen im Ober- oder Unterschenkelbereich (s. B-**17 c**) Besenreiservarizen sind geschlängelte Teleangiektasien (s. B-**17 d**). Dieser Krampfadertyp und die retikulären Varizen haben hämodynamisch keine Bedeutung.

> ▶ ***Merke.*** Die Diagnose der primären epifaszialen Varikosis setzt den Ausschluß einer abgelaufenen Thrombose tiefer Leitvenen als Ursache voraus.

Die Hautfarbe der Extremität kann bei ausgeprägter Schlußunfähigkeit der Venenklappen dunkelrot bis livide sein. Abhängig von der Dauer der Venenklappeninsuffizienz sind an den Unterschenkeln bzw. Fußinnen- oder -außenseiten die klinischen Stadien der chronischen Veneninsuffizienz (CVI) zu erkennen (s. *S. 346*). Der Diagnose insuffizienter transfaszialer Perforansvenen kommt eine entscheidende praktische Bedeutung zu, da diese Gefäße zur Bildung epifaszialer Varizen mit der Komplikation des venösen Ulkus beitragen. Insuffiziente Perforansvenen können an lokalen umschriebenen Vorwölbungen der Hautoberfläche, die wegdrückbar sind, erkennbar sein (Dowsches Zeichen, s. B-**18 a**). Zusätzlich lassen sich an diesen Stellen pathologisch erweiterte Faszienlücken palpieren. Umschriebene hämosiderotische Hautpigmentierungen weisen zusätzlich auf eine zugrundeliegende Perforatorinsuffizienz hin. Bevorzugt treten transfasziale Venenklappenschwächen im Bereich der Cockettschen Gruppe, die in 18,5 cm Abstand von der Fußsohle im Unterschenkel gelegen ist, auf.

> ▶ ***Merke.*** Varikös erweiterte tiefe Leitvenen lassen sich klinisch nicht erfassen, sondern nur sonographisch oder phlebographisch diagnostizieren. Indirekte Hinweise auf subfasziale Varizen können insuffiziente Perforansvenen sein.

Beinödeme bei Varikose-Syndrom sind meist asymmetrisch. Umfangsdifferenzen im Bereich der Knöchel sollten mit dem Maßband ausgemessen werden.
Palpation: Die Palpation oberflächlicher Krampfadern erfolgt im Stehen bei leicht außenrotiertem Bein. Bei Stammvarikosis der V. saphena magna bzw. parva sind mit oder ohne Betätigen der Bauchpresse (Valsalva-Test) prall elastisch gefüllte dilatierte Stränge im Verlauf der Gefäße zu tasten.
Insuffiziente Perforansvenen führen zu pathologisch erweiterten palpablen Faszienlücken (s. B-**18 a**).
Unterschenkelödeme, die durch intravasale Druckerhöhungen in epifaszialen Varizen verursacht werden, sind meist asymmetrisch und gut eindrückbar. Typischerweise hinterläßt das Eindrücken des prätibialen Gewebes eine Delle (s. B-**18 b**).
Unterschenkelödeme, die durch eine rein subfasziale Varikosis verursacht werden, sind meist asymmetrisch und durch eine erhöhte Konsistenz der Wadenmuskulatur gekennzeichnet (s. B-**18 c**).

Funktionstests: Der Trendelenburg-Test ermöglicht die klinische Diagnose insuffizienter Venenklappen der V. saphena magna und V. saphena parva und der Vv. perforantes (S B-**16a**).
Der Perthes-Test erlaubt eine Aussage über die Funktion tiefer Leit- und Perforansvenen (S B-**16b**).

Funktionstests: Trendelenburg-Test (S B-**16a**). Er ermöglicht die klinische Diagnose insuffizienter Venenklappen der V. saphena magna und V. saphena parva und der Vv. perforantes.
Der **Perthes-Test** (S B-**16b**) erlaubt eine Aussage über die Funktion tiefer Leit- und Perforansvenen.

S Synopsis B-**16: Funktionstests der Beinvenenklappen**

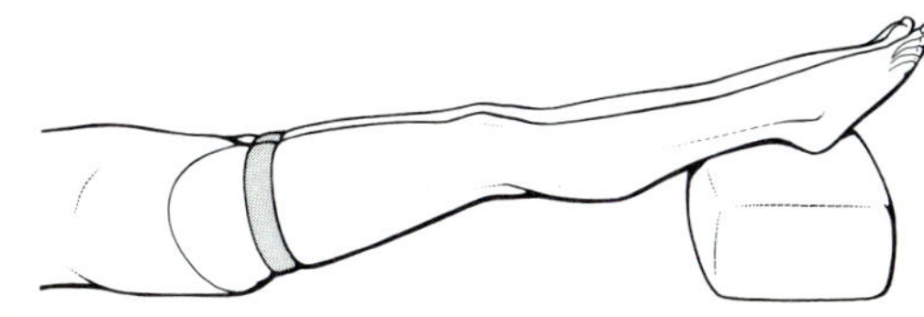

a Der **Trendelenburg-Test** erlaubt die **Diagnose insuffizienter Venenklappen der V. saphena magna und V. saphena parva und der Vv. perforantes.**

Durchführung: Bei hochgelagertem Bein wird das Blut aus dem Venenstamm gedrückt. Anschließend erfolgt die lokale Kompression der V. saphena parva in Höhe ihres Mündungsbereiches, wobei der Patient aufgefordert wird, sich aufzustellen.

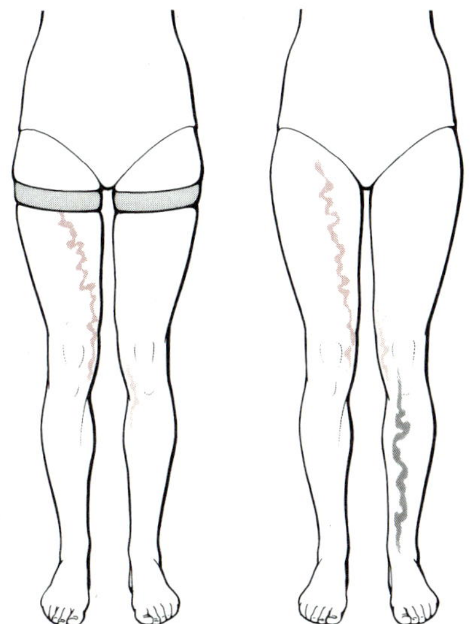

Nach Lösen des Staus:
Normal (linkes Bein): nach Lösen des Staus langsame Wiederauffüllung der epifaszialen Stammvenen **von distal nach proximal.**
Pathologisch (rechtes Bein): Die Wiederauffüllung der epifaszialen Venenstämme **trotz** Kompression der Mündungsklappen weist auf eine Perforansinsuffizienz hin. Eine Mündungsklappeninsuffizienz ist daran zu erkennen, daß sich die V. saphena magna bzw. parva **nach Lösen der Kompression von proximal nach distal** rasch auffüllen.

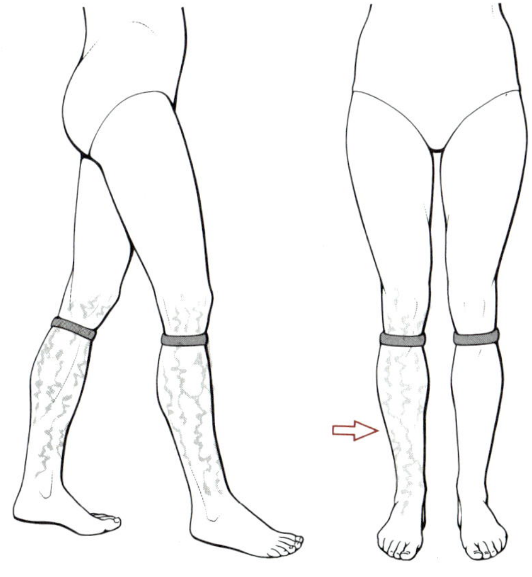

b Der **Perthes-Test** eignet sich zur **Überprüfung der Venenklappenfunktion subfaszialer Leit- und transfaszialer Perforansvenen.**

Durchführung: Nach Anlegen einer Staubinde unterhalb des Knies wird der Patient zur Aktivierung der Wadenmuskelpumpe aufgefordert, umherzugehen.

Normal (linkes Bein): Entleerung der epifaszialen Unterschenkelvarizen,

Pathologisch (rechtes Bein): Fehlende Entleerung der epifaszialen Unterschenkelvarizen weist auf eine Venenklappeninsuffizienz tiefer Leitvenen und Perforansvenen hin.

Synopsis B-**17: Formen der Varikosis**

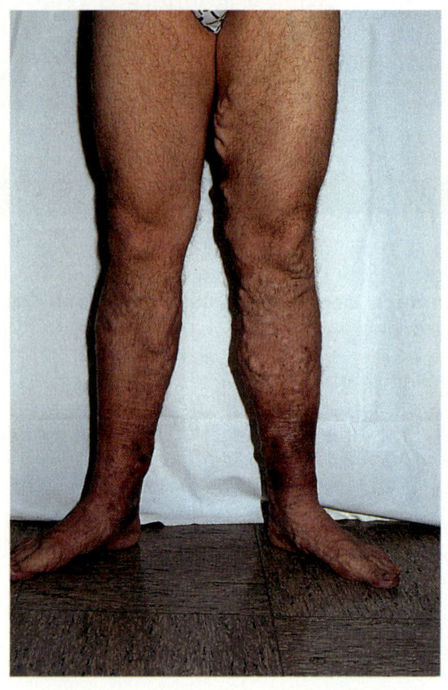

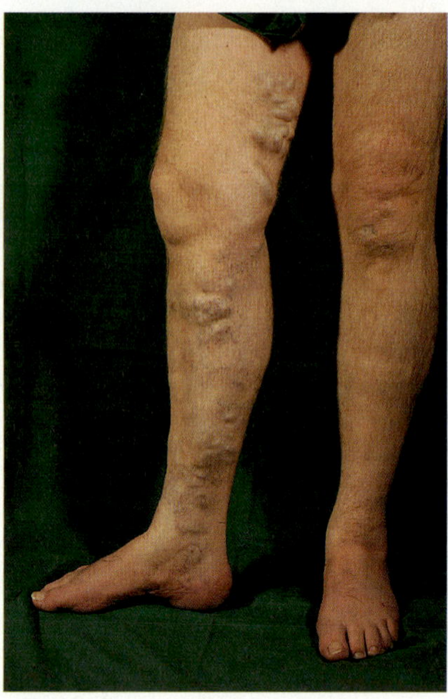

a Seit Jahren bestehende komplette **Stammvarikosis der V. saphena magna.**

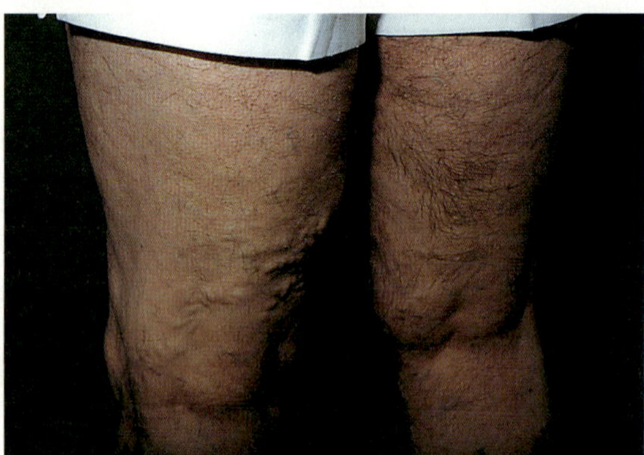

b Seitenastvarikosis der V. saphena magna.

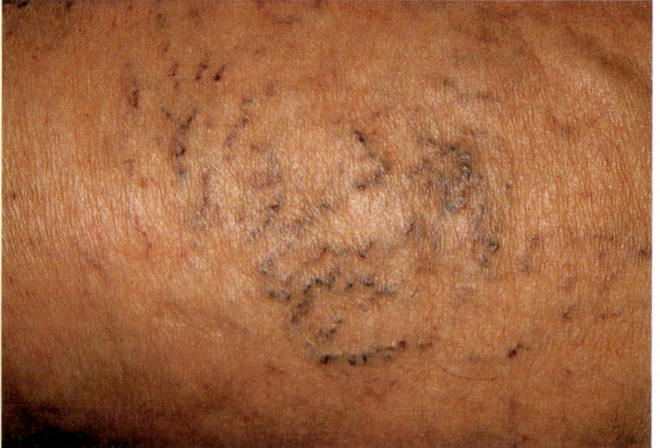

c Retikuläre Varizen.

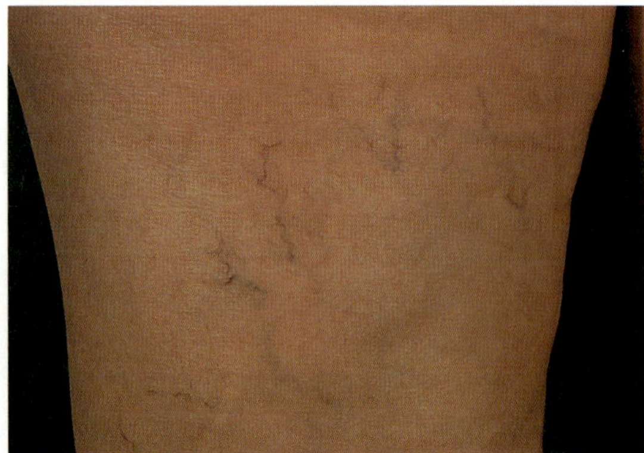

d Besenreiservarizen.

S Synopsis B-**18: Klinische Diagnostik bei Varikosis und Ödemen**

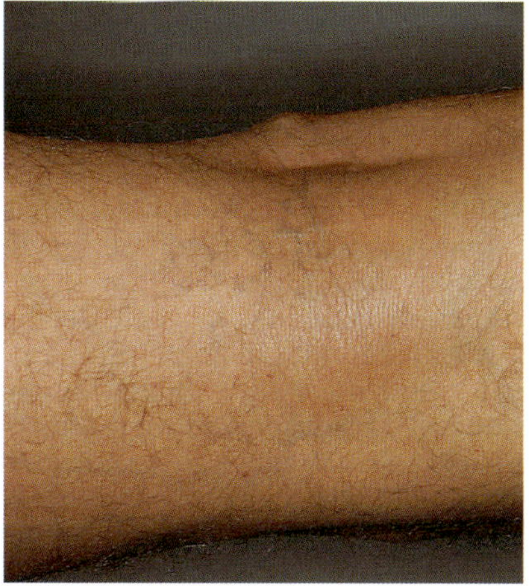

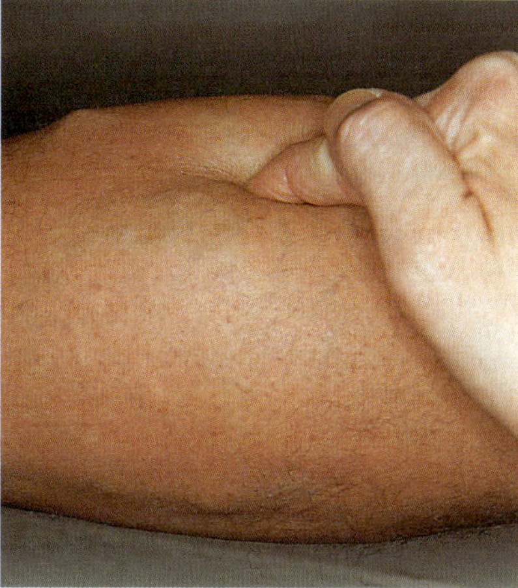

a **Dowsches Zeichen**, variköse Vorwölbungen einer epifaszialen Vene (links), die über einer Perforansvene gelegen ist. Die Vorwölbung ist mit dem Finger wegdrückbar (rechts).

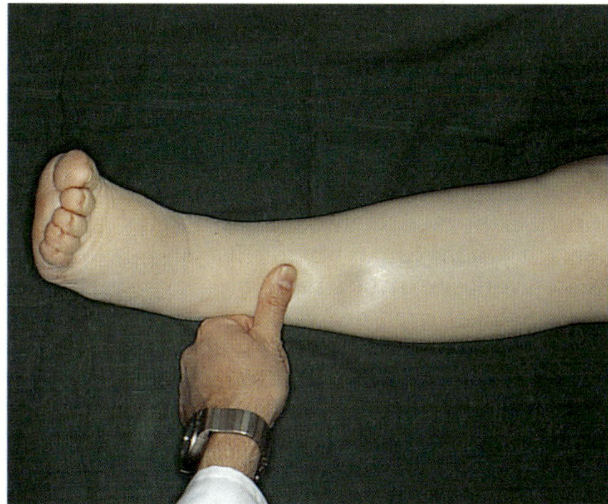

b **Epifasziales Ödem**. Nach Eindrücken des prätibialen Gewebes entsteht eine typische Delle.

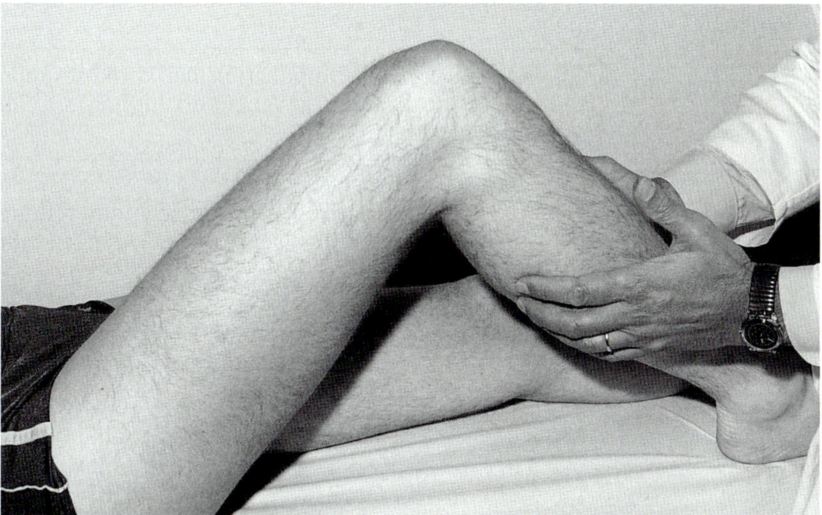

c Die **Prüfung auf subfasziale Ödemformen** erfolgt am liegenden Patienten, dessen Knie angewinkelt ist. Bei einem subfaszialen Ödem, z. B. bei tiefer Beinvenenthrombose, ist die Konsistenz der Wadenmuskulatur erhöht und das Waden-Ballottement seitendifferent.

- **Apparative Diagnostik**

Zur nichtinvasiven Diagnose venöser Abflußstörungen beim Varikose-Syndrom eignen sich:

- die **Lichtreflexrheographie** (LRR)
- die **Venenverschlußplethysmographie**
- **direktionale Doppler-Methode**
- **Schwarzweiß- oder Farbduplex-Sonographie**

Vorteil **dopplersonographischer Untersuchungsmethoden** ist die Darstellung der proximalen und distalen Insuffizienzpunkte bei Varikosis des V.-saphena-magna- und V.-saphena-parva-Stammes und die Diagnose insuffizienter Perforantesvenen.

Die invasive Quantifizierung venöser Abflußstörungen gelingt mit der **Phlebodynamometrie** (Venendruckmessung). Hierdurch ist eine Stadieneinteilung der venösen Drainageinsuffizienz bei Varikose- und Thrombose-Syndrom möglich:

- Stadium 1 und 2: normaler Venendruck mit diskreten klinischen Symptomen
- Stadium 3 und 4: Venendruck (dp $>$ 50 mmHg) erhöht und klinische Zeichen der chronisch venösen Insuffizienz.

Die **Phlebographie** ist vor allem zum Ausschluß einer tiefen Beinvenenthrombose geeignet und dann indiziert, wenn aus therapeutischen Erwägungen zusätzliche Informationen notwendig sind, die andere Meßverfahren nicht liefern.

- **Apparative Diagnostik:** Mit der **Lichtreflexrheographie** (LRR) kann die belastungsinduzierte Entleerung des venösen Hautplexus und seine Wiederauffüllung photooptisch gemessen und graphisch aufgezeichnet werden (*s. S. 359*). Aufgrund einer verzögerten Entleerungszeit oder einer verkürzten Wiederauffüllzeit sind venöse Abflußstörungen oder Venenklappeninsuffizienzen der sub- und epifaszialen Venen nichtinvasiv erfaßbar.

Die **Venenverschlußplethysmographie** eignet sich beim Varikose-Syndrom zur Diagnose der venösen Abflußstörung (*s. S. 358*).

Mit Hilfe der **direktionalen Doppler-Methode** lassen sich bei Varikosis des V.-saphena-magna- und V.-saphena-parva-Stammes die distalen und proximalen Insuffizienzpunkte lokalisieren. Hierdurch ist bei der kompletten Stammvarikosis eine Stadieneinteilung möglich. Über insuffizienten Vv. perforantes kann bei manueller Muskelkompression dopplersonographisch eine pathologisch nach außen gerichtete Blutströmung abgeleitet werden.

Die **Schwarzweiß- oder Farbduplex-Sonographie** ermöglicht über die Kompressionssonographie die Diagnose eventueller Venenthrombosen und über die Auswertung des Doppler-Signals die Diagnose von Venenverschlüssen sowie epi-, sub- und transfaszialen Venenklappeninsuffizienzen mit der Darstellung oberer und unterer Insuffizienzpunkte. Mit diesen Untersuchungsverfahren lassen sich die primäre oder sekundäre Genese epifaszialer Varizen klären. Bei Vorliegen von Venenthromben ist die betroffene Vene nur inkomplett mit der Ultraschallsonde komprimierbar (Kompressionssonographie).

Die **Phlebodynamometrie** (Venendruckmessung) eignet sich zur Quantifizierung der venösen Abflußstörungen. Hierdurch kann auf venöse Abflußbehinderung geschlossen werden. Außerdem läßt sich mit dieser Methode das Ausmaß der venösen Drainageinsuffizienz bei Varikose- und Thrombose-Syndrom beurteilen und in Stadien einteilen (*s. S. 369*). Die Stadien 1 und 2 gehen allenfalls mit diskreten klinischen Symptomen einher, der periphere Venendruck ist normal. In den Stadien 3 und 4 ist der periphere Venendruck pathologisch erhöht (dp $>$ 50 mmHg), und es liegen klinische Zeichen der chronischen venösen Insuffizienz vor.

Nimmt der Schweregrad der Venenklappeninsuffizienz zu, so verkürzt sich auch die Druckabfall- und Druckausgleichszeit.

Bei Varikosesyndrom ist die **Phlebographie** vor allem zum Ausschluß einer tiefen Beinvenenthrombose geeignet. Sie ist auch dann indiziert, wenn aus therapeutischen Erwägungen zusätzliche Informationen notwendig sind, die andere Meßverfahren nicht liefern.

- **Komplikationen beim Varikosesyndrom**

- **Komplikationen beim Varikosesyndrom**

Merke ▶

> ▶ ***Merke.*** Häufige Komplikation bei Varikosesyndrom ist die Ausbildung einer oberflächlichen Venenentzündung (*s. S. 344*) oder tiefen Beinvenenthrombose (*s. S. 332*).

Der Einriß größerer Varizen kann Ursache einer akuten **Blutung** sein

Der Einriß größerer Varizen kann Ursache einer akuten **Blutung** sein, die sich schnell durch Beinhochlagerung und Anlegen eines Kompressionsverbandes beherrschen läßt.

Cave!

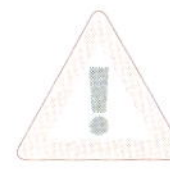

Unterlassen einer differenzierten Diagnostik der epifaszialen Stammvarikosis (unterscheide zwischen kompletter und inkompletter Stammvarikosis).

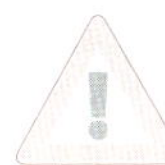

Bei kompletter Stammvarikosis Unterlassen der Doppler-Diagnose des distalen Insuffizienzpunktes.

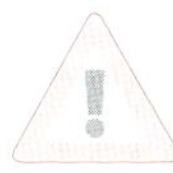

Mangelhafte Abklärung insuffizienter Vv. perforantes.

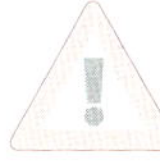

Nichtbeachten klinischer Auswirkungen venöser Abflußstörungen bei Varikosesyndrom (**Stadien der chronischen Veneninsuffizienz**).

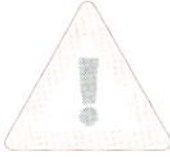

Unterlassen der Funktionsprüfung der aktiven Venenmuskelpumpe mit Lichtreflexrheographie oder Phlebodynamometrie.

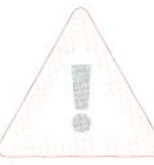

Verzicht auf Ausschluß der sekundären Genese von Varizen, durch **Unterlassen der Darstellung subfaszialer Venen.**

Therapie

- **Allgemeine Richtlinie:** Allgemeine Verhaltensregeln bei Venenerkrankungen sind in B-**37** zusammengefaßt.

B-37: Verhaltensmaßnahmen bei Venenerkrankungen

Empfohlen	Vermeiden
▷ Kneippsche kalte Duschen	▷ langes Sitzen
▷ bequemes Schuhwerk	▷ Schuhe mit hohen Absätzen
▷ ab und zu Beinhochlagerung	▷ langes Stehen
▷ ab und zu Fußwippen	▷ Wärme, Sonnenbad
▷ Spaziergänge, Schwimmen	▷ Tragen schwerer Lasten
▷ Gewichtsreduktion	

> ***Merke.*** Bei Venenleiden ist Sitzen und Stehen schlecht, Laufen und Liegen empfehlenswert.

- **Konservative Therapie:** Grundlage der konservativen Behandlung von Krampfaderleiden ist die Kompression varikös erweiterter Venen. Sie wirkt dem erhöhten intravasalen hydrostatischen Druck entgegen. Außerdem lassen sich durch die Kompressionsbehandlung die Rückflußgeschwindigkeit des Venenblutes sowie der Lymphtransport erhöhen, die Venenmuskelpumpenfunktion verstärken und die Ödembildung verringern. Eine Kompressionsbehandlung ist mittels Kompressionsverband oder Kompressionsstrümpfen möglich.

> ***Merke.*** Zur Behandlung akuter Venenerkrankungen und chronischer Venenleiden sowie nach invasiver Venentherapie sind nicht oder nur gering nachgiebige Kompressionsverbände (Kurzzug-, Pflaster-, Leim- und Flanellbinden) geeignet. Elastische Kompressionsverbände sollten zur Prophylaxe chronischer Venenleiden eingesetzt werden.

Abhängig vom maximalen Kompressionsdruck in Höhe des Innenknöchels lassen sich Kompressionsstrümpfe in vier Klassen einteilen. Ihre Bedeutung und das jeweilige Indikationsspektrum sind in B-**38** zusammengefaßt. Die Kontraindikationen der Kompressionstherapie können B-**39** entnommen werden.

Therapie

- **Allgemeine Richtlinien:** Allgemeine Verhaltensregeln bei Venenerkrankungen sind in B-**37** zusammengefaßt.

◀ **Merke**

- **Konservative Therapie:** Kompressionsbehandlung varikös erweiterter Venen zur Reduktion des erhöhten intravasalen Druckes und zur Erhöhung oder Rückflußgeschwindigkeit des Blutes sowie der Lymphe.

◀ **Merke**

Kompressionsstrümpfe lassen sich in vier Klassen einteilen (B-**38**). Zu den Kontraindikationen der Kompressionstherapie *siehe* B-**39**.

B-38: Indikationen von Kompressionsstrümpfen

Klasse	Fesseldruck (mmHg)	Indikation
1	18,4–21,2	leichte Varikosis mit und ohne Beschwerden, leichte Schwangerschaftsvarikose
2	25,1–32,1	starke Varikose, tiefe Leitveneninsuffizienz nach Operation und Verödung nach Thrombose, chronische Veneninsuffizienz Stadium 1
3	36,4–46,5	nach Abheilung venöser Ulzera, chronischer Veneninsuffizienz Stadium 2 und 3 reversibles Lymphödem, nach tiefer Beinvenenthrombose
4	über 59	irreversibles Lymphödem, schweres postthrombotisches Syndrom

B-39: Kontraindikationen der Kompressionstherapie

- ▷ Dermatologische Erkrankungen
- ▷ Rheumatische Erkrankungen
- ▷ Chronische periphere arterielle Verschlußkrankheit (Stadium 3, 4)
- ▷ Hypertonie
- ▷ Dekompensierte Herzinsuffizienz
- ▷ Muskelatrophie

Merke ▶

Merke. Grundlage der konservativen Therapie bei Varikosis oder chronischer Veneninsuffizienz ist die Kompressionstherapie. Medikamente können diese Behandlung ergänzen aber nicht ersetzen.

Unterstützend können bei Varikosis sogenannte **Venenmittel in Salben- und Tablettenform** mit venentonisierender und/oder antiödematöser Wirkung eingesetzt werden.

Zusätzlich zur Kompressionsbehandlung können sogenannte **Venenmittel in Salben- und Tablettenform** mit venentonisierender und/oder antiödematöser Wirkung eingesetzt werden. In placebokontrollierten Studien ließ sich durch Verabreichung von Substanzen wie Calciumdobesilat, Hydroxyethylrutosiden und Roßkastanienextrakt eine Reduktion subjektiver Venensymptome nachweisen.

Merke ▶

Merke. Der längerfristige Einsatz von Diuretika bei venösen Beinödemen ist unbedingt zu vermeiden.

• **Invasive Therapiemaßnahmen**

• **Invasive Therapiemaßnahmen**

Merke ▶

Merke. Ziel der Verödung oder Operation primärer insuffizienter oberflächlicher Venen oder Varizen ist deren Ausschaltung von proximal nach distal. Die Resultate dieser Behandlungsmaßnahmen hängen von der anschließend konsequent durchgeführten Phleboprophylaxe – dem Tragen von Kompressionsstrümpfen – ab.

Die **Verödungstherapie** ist bei retikulären Varizen und Seitenastvarizen geeignet. Indikatioen zur vorwiegend **chirurgischen Therapie** stellen primäre Stamm- (außer Stadium Hach I) bzw. Seitenastvarizen sowie insuffiziente Vv. perforantes dar.

Beim **Veröden** wird zur Fibrosierung des Venenlumens eine geringe Menge eines Sklerosierungsmittels in die Krampfader injiziert. Diese Behandlung eignet sich besonders bei retikulären Varizen und Seitenastvarizen. Indikationen zur vorwiegend **chirurgischen Therapie** stellen die primäre Stamm- bzw. Seitenastvarikosis sowie insuffiziente Vv. perforantes dar.
Beim postthrombotischen Syndrom bedarf die Exhärese oberflächlicher Venen sorgfältiger Abwägung.

> ▶ ***Merke.*** Eine tubulär dilatierte Varize hat bei abgelaufener tiefer Beinvenenthrombose wichtige kollaterale Entlastungsfunktion und darf nicht ausgeschaltet werden!

◀ **Merke**

Cave!

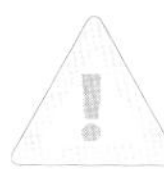

Auf die Aufklärung des Patienten über **allgemeine Verhaltensmaßnahmen** bei Venenerkrankungen nicht verzichten.

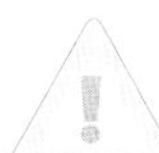

Vergessen der Kompressionstherapie.

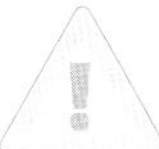

Behandlung von venösen Beinödemen mit **Diuretika.**

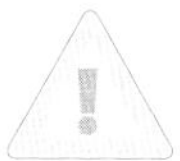

Fehlentscheidungen zur Verödungstherapie oder zum Varizenstripping.

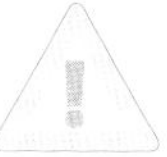

Insuffiziente Vv. perforantes als Ursache von Varizen werden nicht beseitigt.

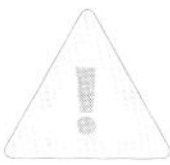

Verödung oder Stripping von Varizen, die wichtige **Kollateralgefäße tiefer Venenverschlüsse** darstellen.

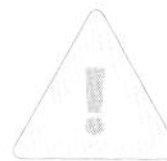

Unterlassen der längerfristigen Verordnung von Kompressionsstrümpfen nach Verödungs- und Strippingtherapie.

4.4 Thrombosesyndrom

4.4 Thrombosesyndrom

> ▶ ***Definition.*** Als Thrombosesyndrom wird die akute und chronische Thrombophlebitis tiefer (Synonym: Phlebothrombose) und oberflächlicher Venen bezeichnet.

◀ **Definition**

Ätiologie und Pathogenese. Gefäßwandschäden, eine verlangsamte Blutströmung und Veränderungen der Blutzusammensetzung (Virchowsche Trias) begünstigen die Ausbildung von Venenthrombosen. Venöse Blutgerinnsel sind meist Mischformen von Abscheidungs- und Gerinnungsthromben. Sie entstehen häufig im Mündungsbereich von Venen oder an Venenklappen und können appositionell aszendierend und deszendierend wachsen. Die häufigsten Ursachen von Venenthrombosen sind in B-**40** zusammengefaßt.

Ätiologie und Pathogenese Die Ausbildung von Venenthrombosen wird begünstigt durch:
- Gefäßwandschäden (Traumata und Entzündungen)
- verlangsamte Blutströmung (bei defekter Wadenmuskelpumpenfunktion)
- Veränderungen der Blutzusammensetzung.

B-40: Ursachen von Venenthrombosen

- ▷ **Traumata** (Muskel-, Knochen-, Gefäßverletzung, postoperativ)
- ▷ **Venöse Stase** (langes Sitzen bei Reisen, Bettlägerigkeit, Herzfehler, Infarkt, Schwangerschaft)
- ▷ **Varikosis**
- ▷ **Anatomische Ursachen** (Kompressionssyndrome)
- ▷ **Entzündlich** (Phlebitis, Infektion, chemische Reizung)
- ▷ **Malignome**
- ▷ **Hyperkoagulation** (Ovulationshemmer, Rauchen, Polyzythämie, Thombozytose, Lupus erythematodes, forcierte Diuretika-Therapie, APC-Resistenz, Protein-S-, Protein-C-, AT-III-Mangel)
- ▷ **Venenkatheter, Schrittmachersonden**

Gefäßwandschäden, auf denen sich Blutgerinnsel bilden, können durch Traumata und Entzündungen entstehen. Von entzündeten Lymphbahnen der Venenwand kann die Bildung einer Thrombose ausgehen. Grundsätzlich ist bei defekter Wadenmuskelpumpenfunktion aufgrund eines verlangsamten venösen Rücktransportes das Thromboserisiko erhöht. Langes Sitzen, Bettlägerigkeit, Herzvitien, Schwangerschaft und venenkomprimierende

Von entzündeten Lymphbahnen der Venenwand kann eine Thrombose ausgehen.
Langes Sitzen, Bettlägerigkeit, Herzvitien, Schwangerschaft, und venenkomprimierende Prozesse bewirken eine **erhöhte Blutgerinnungsbereitschaft** in Venen. Dies gilt auch für:
- Anstieg des Hämatokritwertes über 55%
- Erhöhung der Blutviskosität (z. B. myeloproliferatives Syndrom)
- Störungen des Gerinnungssystems bei APC-Resistenz, Antithrombin-III-, Protein-C- bzw. -S-Mangel
- Einnahme von Ovulationshemmern.

Die häufigsten Ursachen von Venenthrombosen sind in ▤ B-**40** zusammengefaßt.
Venöse Blutgerinnsel sind meist Mischformen von Abscheidungs- und Gerinnungsthromben. Sie entstehen häufig im Mündungsbereich von Venen oder an Venenklappen und können appositionell aszendierend und deszendierend wachsen.

Prozesse bewirken den Abfall der Blutströmungsgeschwindigkeit mit einer **erhöhten Blutgerinnungsbereitschaft** in Venen. Ein Anstieg des Hämatokritwertes über 55% bzw. die Erhöhung der Blutviskosität zum Beispiel bei myeloproliferativen Erkrankungen oder im Rahmen eines paraneoplastischen Syndroms kann die Ausbildung multipler Venenthromben zur Folge haben. Störungen des Gerinnungssystems bei APC-Resistenz (angeborene Resistenz gegen aktiviertes Protein C), Antithrombin-III-, Protein-C- bzw. -S-Mangel oder bei Einnahme von Ovulationshemmern gehen mit einer gesteigerten Blutgerinnungsbereitschaft und einem erhöhten Thromboserisiko einher.

4.4.1 Tiefe Venenthrombose

Synonyme: Thrombophlebitis profunda, Phlebothrombose

Definition ▶

4.4.1 Tiefe Venenthrombose

Synonyme: Thrombophlebitis profunda, Phlebothrombose

▶ ***Definition.*** Als tiefe Venenthrombose wird der akute oder chronische Verschluß subfaszialer Beinvenen, Beckenarmvenen oder Abdominalvenen bezeichnet.

Epidemiologie Etwa 100 tiefe Beinvenenthrombosen ereignen sich pro 100 000 Einwohner pro Jahr. Frauen sind in Deutschland hiervon 2,5mal häufiger betroffen als Männer. Das Thromboserisiko nimmt mit dem Alter zu. Bei Patienten mit Knochenfrakturen oder chirurgischen Eingriffen ist die Gefahr tiefer Beinvenenthrombosen erhöht. Frauen, die Kontrazeptiva einnehmen, haben eine um das Vierfache gesteigerte Inzidenz venöser Thromboembolien.
Die Thrombosegefahr ist postpartal höher als antepartal. Die **Sectio caesarea** steigert das Risiko tiefer Venenthrombosen zusätzlich um das Drei- bis Vierfache.
90% der tiefen Venenthromben befinden sich in der V. poplitea, V. femoralis und V. iliaca. **50% der Patienten mit V.-poplitea-, V.-femoralis- oder V.-iliaca-Thrombosen haben Lungenembolien.** Isolierte Thrombosen der Unterschenkelvenen haben ein geringeres Lungenembolierisiko. Dieses ist erhöht, wenn die Thromben **aszendierend wachsen**.

Epidemiologie. Pro 100 000 Einwohner ereignen sich in Deutschland ca. 100 tiefe Beinvenenthrombosen pro Jahr. Frauen sind hiervon 2,5mal häufiger betroffen als Männer. Das Thromboserisiko nimmt mit dem Alter zu. Die Immobilisation sowie erhöhte Faktor-VIII-, Fibrinogen- und Gewebethromboplastin-Konzentrationen bei Patienten mit Knochenfrakturen, -operationen oder chirurgischen Eingriffen erhöhen die Gefahr (ca. 25%) der Ausbildung tiefer Beinvenenthrombosen. Gegenüber Frauen, die keine Kontrazeptiva einnehmen, ist die Inzidenz venöser Thromboembolien bei Patientinnen, die mit Ovulationshemmern behandelt werden, um das Vierfache gesteigert. Venenthrombosen treten in der postpartalen Phase der Schwangerschaft drei- bis sechsmal häufiger auf als in der antepartalen Zeit. Die Sectio caesarea steigert das Risiko tiefer Venenthrombosen zusätzlich um das Drei- bis Vierfache.
Tiefe Venenthrombosen finden sich in den unteren Extremitäten ca. siebenmal häufiger als im Bereich der oberen. Becken- und Iliofemoralvenenthrombosen ereignen sich wesentlich seltener rechts (15%) als links (65%). Ursache hierfür ist eine venöse Abflußbehinderung, die dadurch bedingt ist, daß auf der linken Seite die A. iliaca die Beckenvene überkreuzt. Untersuchungen haben gezeigt, daß zum Zeitpunkt der Diagnose sich ca. 90% der tiefen Venenthromben in der V. poplitea, V. femoralis und V. iliaca befinden. Die Gefahr der Lungenembolie ist bei dieser Thrombenlokalisation besonders hoch. So ereignen sich bei **ca. 50% der Patienten mit V.-poplitea-, V.-femoralis- oder V.-iliaca-Thrombosen Lungenembolien,** die zum Teil symptomatisch oder stumm verlaufen können. Isolierte Thrombosen der Unterschenkelvenen gehen nur selten mit symptomatischen Lungenembolien einher. Dieses Risiko ist erhöht, wenn die Thromben **aszendierend wachsen** (20% der Unterschenkelvenen-Thrombosen) und in die Knie-, Oberschenkel- und Beckenvenen hineinreichen.

Diagnostik

Merke ▶

Diagnostik

▶ ***Merke.*** Verschlüsse der subfaszialen Venen sind durch die klinische Untersuchung häufig nicht sicher diagnostizierbar. Bei Verdacht auf tiefe Venenthrombose sollte daher zusätzlich eine bildgebende Untersuchungsmethode (Sonographie, Duplex-Sonographie, Phlebographie) angewendet werden. Die beidseitige Phlebographie ist bei Lungenembolie und klinisch unauffälligem Beinbefund zur Klärung der Streuquelle erfolgreich. Bei geplanter invasiver Therapie ist die Durchführung einer Phlebographie ratsam.

Die zum Ausschluß eines venösen Thrombosesyndroms wichtigen diagnostischen Schritte sind in dem Schema ▤ B-**41** dargestellt.

B-41: Diagnostik bei Thrombosesyndrom

▷ **Klinische Untersuchung** Anamnese, Inspektion, Palpation, Funktionstests
▷ **Nichtinvasive apparative Diagnostik** Laborchemie, Lichtreflexrheographie, Venenverschlußplethysmographie, Doppler-Kurvenanalyse, **sonographische Untersuchungsverfahren (Kompressionssonographie, Duplex-Sonographie).** Magnetresonanztomographie, CT mit Kontrastmittel
▷ **Invasive Diagnostik** (wenn nichtinvasive Diagnostik unauffällig oder vor Lyse/OP) **Phlebographie** (konventionell oder i.v. digitale Subtraktionsangiographie)

Die zum Ausschluß eines venösen Thrombosesyndroms wichtigen **diagnostischen Schritte** sind in dem Schema der B-**41** dargestellt. Bei klinischem Verdacht auf tiefe Venenthrombose oder vor Lysetherapie/Operation sollte **zusätzlich** eine **bildgebende Untersuchungsmethode** (Sonographie, Duplex-Sonographie, Phlebographie) angewendet werden. Bei uneffektiver Duplexsonographie ist die beidseitige Phlebographie trotz unauffälligem Beinbefund erforderlich. Auch vor geplanter invasiver Therapie sollte eine Phlebographie durchgeführt werden.

Verschlüsse der subfaszialen Venen sind durch die klinische Untersuchung meist nicht sicher diagnostizierbar. So haben Studien gezeigt, daß nur bei 20 bis 30% der Patienten mit klinischem Verdacht auf tiefe Beinvenenthrombose die Diagnose phlebographisch bestätigt werden konnte. Bei klinischem Verdacht auf tiefe Venenthrombose oder vor Lysetherapie/Operation sollte daher **zusätzlich** eine **bildgebende Untersuchungsmethode** (Sonographie, Duplex-Sonographie, Phlebographie) angewendet werden. Die beidseitige Phlebographie ist bei Lungenembolie und klinisch unauffälligem Beinbefund zur Klärung der Streuquelle erforderlich. Bei geplanter invasiver Therapie sollte eine Phlebographie durchgeführt werden.

◀ **Merke**

> ***Merke.*** In der Diagnostik tiefer Venenthrombosen sind die Kompressionssonographie und die Phlebographie sich ergänzende Untersuchungsverfahren. Läßt sich der Verdacht auf eine tiefe Venenthrombose sonographisch nicht ausschließen, so ist zusätzlich eine Phlebographie indiziert.

- **Anamnese:** Die Anamnese umfaßt Fragen nach:
- rezidivierenden Venenthrombosen im jungen Lebensalter und positiver Familienanamnese **(Defekte des Gerinnungssystems:** Antithrombin-III-Mangel, Protein-S- und Protein-C-Mangel)
- Schwangerschaft
- Ovulationshemmern
- Immobilisation
- schweren Verletzungen
- ausgedehnten operativen Eingriffen
- Gipsverband
- Dehydrierung
- Sepsis
- Tumorleiden
- Lungenembolien.

- **Anamnese:** Eine Disposition zur Thrombosebildung **(Defekte des Gerinnungssystems:** APC-Resistenz, Antithrombin-III-Mangel, Protein-S- und Protein-C-Mangel) läßt sich mit der Erhebung der Familienanamnese sowie der Eigenanamnese erfassen. Defekte des Gerinnungssystems führen bereits im jungen Lebensalter zu rezidivierenden Venenthrombosen und sind durch eine positive Familienanamnese charakterisiert. Bei Frauen kann eine **Schwangerschaft** Ursache einer Venenthrombose sein. Hier ist das Thromboserisiko besonders hoch in der **postpartalen Phase**. Nach der Einnahme von **Ovulationshemmern** (eventuell gleichzeitiges Rauchen) ist zu fragen. Eine stattgefundene **Immobilisation des Patienten** sollte ausgeschlossen werden. Zu erfassen sind **schwere Verletzungen** oder **ausgedehnte operative Eingriffe**. Die Ruhigstellung einer Extremität mittels **Gipsverband** kann aufgrund des Verlustes der Venenmuskelpumpe zur Thrombose führen. Besonders thrombosegefährdet sind immobilisierte Personen mit frischen Knochenfrakturen. In diesem Zusammenhang sollte nach abgelaufenen **Lungenembolien** gefragt werden. **Dehydrierung** und **Sepsis** beeinflussen das Thromboserisiko. Ein **Tumorleiden** ist auszuschließen.

- **Symptome:** Symptomentrias der tiefen Beinvenenthrombose:
- Schwellung
- Zyanose
- Schmerzen.

- **Symptome: Symptomentrias der tiefen Beinvenenthrombose:**
- Schwellung
- Zyanose
- Schmerzen.

◀ **Merke**

> ***Merke.*** Nur ca. 50% der tiefen Beinvenenthrombosen sind aufgrund der klinischen Symptomentrias: **Schwellung, Zyanose und Schmerzen** klinisch erfaßbar. Der Verdacht auf eine tiefe Beinvenenthrombose rechtfertigt daher in jedem Falle die Durchführung der Kompressionssonographie und der Phlebographie.

Bei Beinvenenthrombosen erhöht das subfasziale Ödem die Konsistenz der Wadenmuskulatur. Das Wadenballottement ist erschwert.
Klinische Zeichen, die auf das Vorliegen einer tiefen Beinvenenthrombose hinweisen können, *siehe in* S B-**19**.

Aufgrund der Ausbildung subfaszialer Ödeme ist bei Beinvenenthrombosen die Konsistenz der Wadenmuskulatur häufig erhöht und das Wadenballottement erschwert.
Klinische Zeichen, die auf das Vorliegen einer tiefen Beinvenenthrombose hinweisen können, sind in S B-**19** zusammengefaßt.

S Synopsis B-19: Klinische Zeichen einer tiefen Beinvenenthrombose

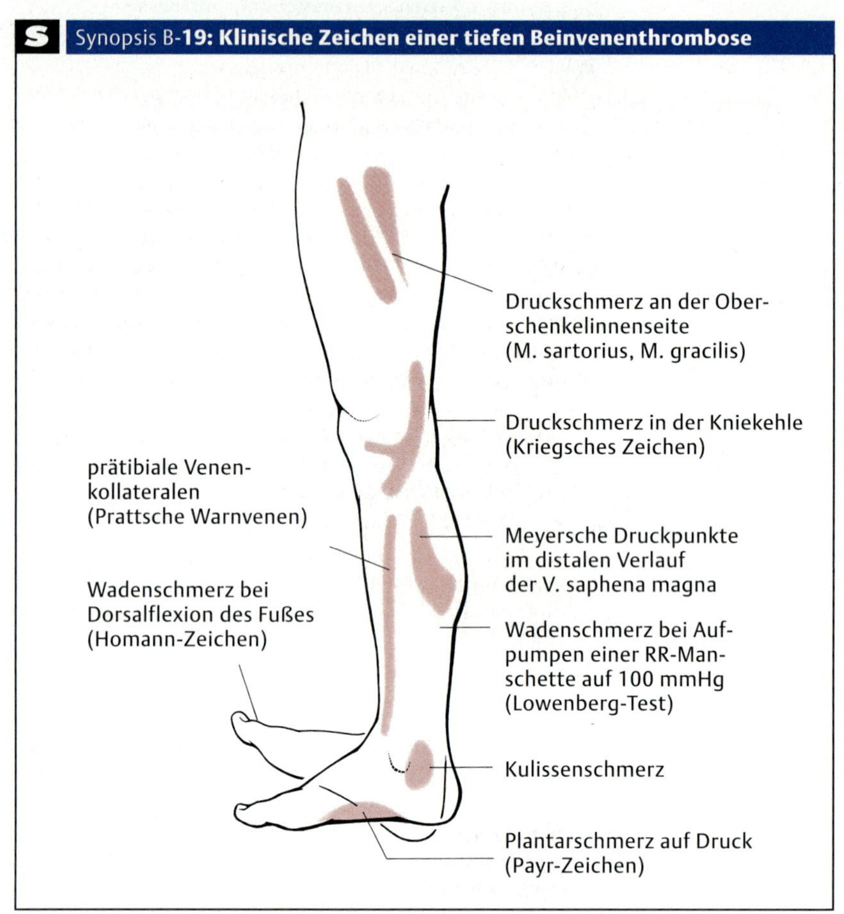

- **Laborchemie**
- Erythro-, Thrombo-, Leukozyten zum Ausschluß einer **Polyglobulie, Polyzythämie oder Thrombozytose**
- Antithrombin III, Protein C und S, APC-Resistenz, Fibrinogen, Heparinkofaktor II, Thrombozytenaggregation, Thrombelastogramm zum Ausschluß einer **Hyperkoagulabilität**
- BSG, Elektrophorese, Serumeisen, Haemoccult, Urinstatus **zum Ausschluß von Entzündungen oder Malignomen**

Apparative Untersuchungsmethoden
Venenverschlußplethysmographie: Zum Ausschluß der tiefen Beinvenenthrombose bei Patienten mit klinischen Symptomen geeignet.

Doppler-Kurvenanalyse: Der akute Venenverschluß ist an einem kontinuierlichen, atemunabhängigen Doppler-Signal, das auch durch das Valsalva-Manöver nicht beeinflußbar ist, zu erkennen.

- **Laborchemie:** Folgende Laborparameter sollten bei tiefer Venenthrombose erfaßt werden:
- Erythro-, Thrombo-, Leukozyten zum Ausschluß einer **Polyglobulie, Polyzythämie oder Thrombozytose**
- Antithrombin III, Protein C und S, APC-Resistenz, Fibrinogen, Heparinfaktor II, Thrombozytenaggregation, Thrombelastogramm zum Ausschluß einer **Hyperkoagulabilität**
- BSG, Elektrophorese, Serumeisen, Haemoccult, Urinstatus **zum Ausschluß von Entzündungen oder Malignomen.**

- **Apparative Untersuchungsmethoden** (*s. S. 358 ff.*)

Venenverschlußplethysmographie: Bei symptomatischen Patienten mit tiefer Beinvenenthrombose ist die Sensitivität der Venenverschlußplethysmographie mit 94% deutlich höher als bei asymptomatischen Personen (im Mittel 22%). Daher sollte dieses Verfahren vorwiegend zum Ausschluß der tiefen Beinvenenthrombose bei Patienten mit klinischen Symptomen eingesetzt werden.
Doppler-Kurvenanalyse: Der akute Venenverschluß ist unter Verwendung der cw-Doppler-Methode an einem kontinuierlichen, atemunabhängigen Doppler-Signal, das auch durch das Valsalva-Manöver nicht beeinflußbar ist, zu erkennen. Es wird durch die kontinuierliche Blutströmung in den Kollateralvenen verursacht.

> **Merke.** Umflossene Venenthromben oder Blutgerinnsel, die nicht im Hauptleiter gelegen sind, lassen sich **dopplersonographisch** nicht erfassen.

◀ **Merke**

Sonographische Kriterien, die auf eine Venenthrombose hinweisen, sind in B-**52** zusammengefaßt. Die sonographische Prüfung des Venenlumens auf Komprimierbarkeit wird als **Kompressionssonographie** bezeichnet. Mit der **Schwarzweiß- oder farbkodierten Duplex-Sonographie**, einer Kombination von zweidimensionaler Ultraschalltechnik (B-Bild) und Doppler-Sonographie, ist die Darstellung des Gefäßes **und** die gleichzeitige Blutströmungsmessung möglich. Zusätzlich zu den sonographischen Kriterien der Venenthrombose (B-**52**) sind komplette Venenverschlüsse **duplexsonographisch** am fehlenden venösen Duplex-Signal zu erkennen.

Zu den **sonographischen** Kriterien einer Venenthrombose *siehe* B-**52**. Mit der **Schwarzweiß- oder farbkodierten Duplex-Sonographie** ist die Darstellung des Gefäßes und die gleichzeitige Blutströmungsmessung möglich. Komplette Venenverschlüsse sind am fehlenden venösen Doppler-Signal zu erkennen.

> **Merke.** Die **Kompressionssonographie** stellt ein wichtiges nichtinvasives Verfahren in der Stufendiagnostik von Venenthrombosen dar. Mit dieser Ultraschallmethode können Thrombosen der V. subclavia, V. cava, V. iliaca, der V. femoralis und V. poplitea mit großer Sicherheit ausgeschlossen werden. Die diagnostische Treffsicherheit sowohl dieses Verfahrens als auch der Duplex-Sonographie läßt jedoch im Bereich der Unterschenkelvenen deutlich nach. Die sonographische Einschätzung des Thrombosealters ist unmöglich.

◀ **Merke**

Gegenüber der Phlebographie hat die **Sonographie** die **Vorzüge** der Darstellung von Thromben:

- in phlebographisch schlecht kontrastierten Beckenvenen und in der V. cava
- in doppelt angelegten Venen
- in der V. femoralis profunda
- während Lysetherapie zur nichtinvasiven Therapiekontrolle.

Die **Phlebographie** erlaubt die Lokalisation und Darstellung der Ausdehnung subfaszialer Venenthrombosen. Zusätzlich sind aufgrund dieser Untersuchungsmethode Rückschlüsse auf das Thrombosealter möglich (B-**31** und B-**32**, *S. 372*). Bei Thrombosen der V. femoralis kann die phlebographische Beurteilung der gleichseitigen Beckenvene oder der V. cava aufgrund mangelnder Kontrastierung erschwert sein. Befindet sich im Falle gedoppelter tiefer Beinvenen der Thrombus nicht im Hauptleiter, so kann der Venenverschluß im Phlebogramm nicht sichtbar sein. Eine Thrombose der V. femoralis profunda entgeht der phlebographischen Diagnostik.

Die **Phlebographie** erlaubt die Lokalisation und Darstellung der Ausdehnung subfaszialer Venenthrombosen. Rückschlüsse auf das Thrombosealter sind möglich (B-**31** und B-**32**).

> **Merke.** In der Diagnostik tiefer Venenthrombosen sind die Kompressionssonographie und die Phlebographie sich ergänzende Untersuchungsverfahren. Läßt sich der Verdacht auf eine tiefe Venenthrombose sonographisch nicht ausschließen, so sollte zusätzlich eine Phlebographie erfolgen.

◀ **Merke**

In der Diagnostik abdomineller Venenthrombosen stellen **das Computertomogramm (CT)** und **die Magnetresonanztomographie (MRT)** wichtige, die Phlebographie ergänzende Untersuchungsverfahren dar. Diese Methoden eignen sich zur Darstellung von Thrombosen und venenkomprimierenden Prozessen wie Tumoren und Lymphknotenvergrößerungen oder kongenitalen V.-cava-Agenesien. Zusätzlich lassen sich mit diesen Methoden abdominelle Kollateralgefäße von V.-iliaca- und V.-cava-Verschlüssen erfassen.

CT und **MRT** sind wichtige, die Phlebographie ergänzende Untersuchungsverfahren zur Darstellung von Tumoren, Lymphknotenvergrößerungen und kongenitalen V.-cava-Agenesien als Ursachen von Venenthrombosen.

Therapie

- **Allgemeinmaßnahmen:** Sofortmaßnahmen bei tiefer Venenthrombose bestehen aus der Immobilisierung des Patienten mit Hochlagerung und Wickeln der betroffenen Extremität. Zur Schmerzbehandlung sollten Analgetika oral oder intravenös verabreicht werden. Intramuskuläre Injektionen von

Therapie

- **Allgemeinmaßnahmen:**
- Patienten mit Hochlagerung und Wickeln der betroffenen Extremität
- Schmerzbehandlung
- keine intramuskulären Injektionen!

Schmerzmitteln oder anderen Medikamenten sind bei geplanter Thrombolysetherapie wegen möglicher ausgedehnter Hämatombildung kontraindiziert!

- **Chirurgische Therapie:** Die Thrombektomie ist indiziert bei frischen (bis zu drei Tage alten) und umflossenen Thromben der V. cava und V. iliaca.

- **Chirurgische Therapie:** Die Indikation zur chirurgischen Therapie tiefer Beinvenenthrombosen ist abhängig vom Alter und der Lokalisation des Verschlusses. Zur Thrombektomie eignen sich frische Thrombosen der V. cava und V. iliaca (< 3 Tage). Auch flottierende Thromben in der V. cava sollten chirurgisch entfernt werden. Wegen erhöhter Rethrombosierungsrate wird der Thrombektomie im Bereich der V. femoralis heute eine Lysebehandlung vorgezogen.

- **Konservative Therapie:** Unbehandelt geht die tiefe Beinvenenthrombose in ca. 10 % mit tödlichen Lungenembolien einher. Dieses Risiko läßt sich durch eine fünf- bis zehntägige **Heparintherapie** auf 2 % senken.
Ziel der Heparintherapie ist die **Verlängerung der PTT.** Zur Lyse von Venenthromben unter Heparin kommt es bei weniger als 20 % der Patienten. Im Anschluß an die i.v. Heparintherapie sollte überlappend eine drei bis sechs Monate andauernde orale Dicumaroltherapie zur Verminderung des Rezidivrisikos eingeleitet werden.

- **Konservative Therapie:** Die unbehandelte tiefe Beinvenenthrombose geht in ca. 10% der Fälle mit tödlichen Lungenembolien einher. Dieses Risiko läßt sich durch eine **Heparintherapie** auf 2% senken. Heparin kann kontinuierlich intravenös über Perfusor (5000 IE als Bolus, anschließend 30 000–35 000 IE/die) oder intermittierend subkutan (5000 IE i.v. als Bolus simultan mit der ersten subkutanen Dosis, anschließend 2 × 12 000–20 000 IE/d s.c.) verabreicht werden. Die Therapiedauer sollte fünf bis zehn Tage betragen. Untersuchungen haben gezeigt, daß hinsichtlich der Wirksamkeit zwischen diesen beiden Applikationsformen von Heparin kein Unterschied besteht. Ziel der intravenösen und subkutanen Verabreichung von Heparin sollte die **zweifache Verlängerung** der PTT sein. Aufgrund höherer Blutungskomplikationen wird die intermittierende intravenöse Heparinbehandlung selten verwandt. Zur vollständigen Lyse von Venenthromben unter Heparin kommt es bei weniger als 20% der Patienten. Im Anschluß an die intravenöse Heparintherapie sollte zur Verminderung des Rezidivrisikos überlappend über drei bis sechs Monate eine orale Dicumaroltherapie eingeleitet werden.

Ziele der **Fibrinolysetherapie** von Beinvenenthrombosen mit Streptokinase oder Urokinase sind:
- Verhinderung der Thrombosenausdehnung
- Vermeidung des postthrombischen Syndroms
- die Vermeidung einer Lungenembolie.

Tiefe Beinvenenthrombosen, deren Alter sechs Tage nicht überschreiten, eignen sich am besten zur systemischen Thrombolysetherapie. Diese Behandlung sollte wegen des erhöhten Risikos zerebraler Blutungen bei Patienten, die älter als 65 Jahre sind, vermieden werden. Weitere Kontraindikationen: ▤ B-**42**.

Ziele der **Fibrinolysetherapie** mit Streptokinase oder Urokinase sind:
- Rekanalisierung des Gefäßes mit der Vermeidung des postthrombotischen Syndroms
- Einschränkung der Ausbreitung der Thrombose
- Verhinderung einer Lungenembolie.

Indikationen zur Fibrinolysetherapie liegen vor:
- wenn die Thrombusausdehnung und -lokalisation ein wesentliches postthrombotisches Syndrom befürchten lassen
- bei frischen ein bis zwei Wochen alten Thrombosen der V. iliaca und der V. femoralis (Rekanalisierungsraten: 70–80%) und Unterschenkelthrombosen mit Beteiligung von mehr als drei Unterschenkelvenen
- bei jungen, gesunden Patienten.

Wegen der Gefahr zerebraler Blutungen sollte der Einsatz von Fibrinolytika bei Personen, die älter als 65 Jahre sind, vermieden werden. Zusätzlich ist bei diesen Patienten die Wahrscheinlichkeit gering, das Vollbild eines postthrombotischen Syndroms zu erleben. Weitere Kontraindikationen zur Thrombolysetherapie sind in ▤ B-**42** zusammengefaßt.

B-42: Kontraindikationen zur Fibrinolysetherapie

▷ Frische Verletzungen, bis eine Woche nach invasiven Maßnahmen, i.m., i.a. Punktionen	▷ Maligne Magen-Darm-Erkrankungen	▷ Therapieresistente Hypertonie
▷ Operationen und Traumen, die kürzer als zwei Wochen zurückliegen	▷ Hirntumoren, -metastasen	▷ Retinopathie Stadium 3 und 4
▷ Klinische manifeste oder drohende Blutung (Niere, Gastrointestinaltrakt, Lunge, Gehirn)	▷ Abgelaufener zerebraler Insult	▷ (Früh)gravidität
	▷ Schwere Infektionen	▷ Hämorrhagische Diathese
	▷ Endocarditis lenta	▷ Personen älter als 65 Jahre
	▷ Absolute Arrythmie, Mitralvitium	

Bei nicht mehr ganz frischen tiefen Venenthrombosen und Risikopatienten mit Kontraindikationen zur Thrombolysetherapie werden Thromboseausbreitung und Lungenembolierisiko durch eine 10tägige i.v. Heparintherapie reduziert.

Bei nicht mehr ganz frischen tiefen Venenthrombosen und Risikopatienten mit **Kontraindikationen** zur Thrombolysetherapie kann eine Thromboseausbreitung und das Lungenembolierisiko durch eine zehntägige intravenöse Heparintherapie eingeschränkt werden. Die Entwicklung eines postthrombotischen Syndroms in der Folgezeit läßt sich durch diese Behandlungsmaßnahmen jedoch nicht vermeiden.

Geläufige Dosierungsschemata fibrinolytisch wirksamer Substanzen, die zur Therapie tiefer Beinvenenthrombosen eingesetzt werden können, sind in B-**43** aufgelistet.

Dosierungsschemata von Streptokinase und Urokinase *siehe* **B-43**.

B-43: Dosierungsschemata fibrinolytisch wirksamer Substanzen bei tiefer Beinvenenthrombose

i.v. Streptokinase
Zur Vermeidung allergischer Begleitreaktionen sollten 30 Minuten vor Applikation von Streptokinase 500 mg Solu-Decortin® H i.v. verabreicht werden

- 250 000 IE über 20 min initial, dann 100 000 IE/h per Perfusor **(kontinuierliche Streptokinasetherapie);** zusätzlich ab zweitem Lysetag Heparin i.v. über Perfusor mit dem Ziel der zweifachen Verlängerung der Thrombinzeit (TZ).
- 250 000 IE über 20 min initial, dann 9 000 000/IE per Perfusor über sechs Stunden **(ultrahohe Streptokinasetherapie)**, anschließend mindestens 1400 IE/h Heparin i.v. über Perfusor nach TZ (Ziel: ca. zweifach verlängert)

i.v. Urokinase
500 000 IE über 20 min initial, dann 100 000 IE/h per Perfusor, zusätzlich ab Lysebeginn Heparin i.v. über Perfusor nach TZ (Ziel: ca. zweifach verlängert)

Nach Absetzen von Thrombolytika muß die intravenöse Heparintherapie für ca. fünf Tage so weitergeführt werden, daß die TZ um ca. das Zweifache verlängert bleibt. Nach diesem Zeitintervall kann überlappend mit einer oralen Dicumarolbehandlung begonnen werden, wobei die Heparintherapie bei einem Quick-Wert von ca. 25 % abgebrochen wird.
In allen Fällen ist die orale oder subkutane Antikoagulation zur Rezidivprophylaxe nach chirurgischer Therapie oder Thrombolysebehandlung über einen Zeitraum von drei bis sechs Monaten anzustreben. Anschließend sollte nach Kontrollphlebographie zum Ausschluß zwischenzeitlich stattgefundener frischer Appositionsthromben und nach Dokumentation einer deutlichen Befundbesserung die Antikoagulanzientherapie ausschleichend abgesetzt werden.

Nach der Gabe von **Thrombolytika Weiterführung der i.v. Heparintherapie** über 5 Tage, so daß die TZ um das ca. 2fache verlängert bleibt. Danach **überlappende** Dicumarolbehandlung und Abbruch der Heparininfusion bei einem Quick-Wert von ca. 25 %. Eine **Thrombose-Rezidivprophylaxe** mit oralen Antikoagulanzien ist in allen Fällen für weitere 3–6 Monate induziert. Auch nach alleiniger 10tägiger i.v. Heparinbehandlung einer tiefen Beinvenenthrombose ist 3–6monatige überlappende Antikoagulation, oral oder s.c., einzuleiten. Absetzen der Antikoagulanzientherapie frühestens nach 3–6 Monaten nur nach deutlicher Befundbesserung und Ausschluß zwischenzeitlicher frischer Appositionsthrombosen.

▶ ***Merke.*** Die **lebenslängliche Antikoagulation** nach stattgehabter Venenthrombose ist indiziert bei Protein-C, -S- und AT-III-Mangel.

Nach tiefer Beinvenenthrombose müssen unbedingt auf längere Dauer **Kompressionsstrümpfe** getragen werden!

◀ **Merke**

▶ ***Merke.*** Die subkutane Injektion von 3 × 5000 IE Heparin (Low-dose-Heparin), unterstützt von der Verordnung von Kompressionsstrümpfen, hat sich zur Thrombose- und Lungenembolieprophylaxe bei Risikopatienten bewährt.

Bei allgemeinchirurgischen Patienten kann eine Verminderung des Thrombose- und Embolierisikos auch mit **niedermolekularen Heparinen** erzielt werden. Die Kombination von Low-dose-Heparin mit Dihydroergotamin geht mit einem erhöhten Risiko vasospastischer Komplikationen (Ergotismus) einher.

Bei allgemeinchirurgischen Patienten kann eine Verminderung des Thrombose- und Embolierisikos auch mit **niedermolekularen Heparinen** erzielt werden.

◀ **Merke**

▶ ***Merke.*** Bis heute konnte kein Nachweis dafür erbracht werden, daß sich mit Thrombozytenaggregationshemmern oder der Gabe geringer Dosen von oralen Antikoagulanzien die Inzidenz venöser Thromboembolien signifikant verringern läßt.

Cave!

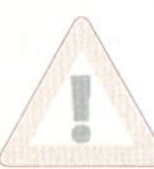
Vergessen der s.c. Heparintherapie bei immobilisierten Patienten.

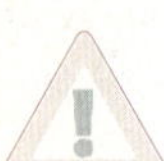
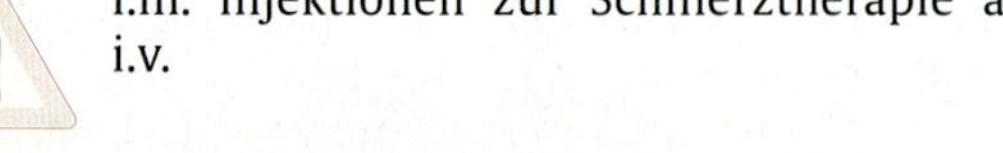
I.m. Injektionen zur Schmerztherapie anstatt i.v.

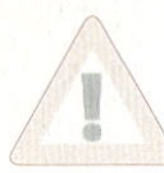
Verzicht auf Suche nach der Ursache der Thrombose (Tumor, Cavahypoplasie).

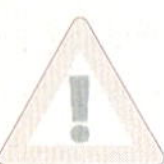
Zu späte Einleitung chirurgischer Behandlungsmaßnahmen oder der Lysetherapie bei akutem Thromboserisiko.

Thrombektomie im Bereich der V. femoralis mittels Katheter.

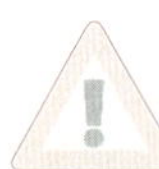
Während Lysetherapie häufige Änderungen der Dosierung des Thrombolytikums (damit erhöhtes Komplikationsrisiko).

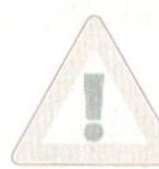
Unterlassen der oralen Antikoagulation nach chirurgischer Therapie oder Thrombolyse.

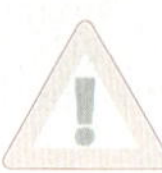
Zu frühes Absetzen der oralen Antikoagulation (< drei Monate nach dem akuten Ereignis).

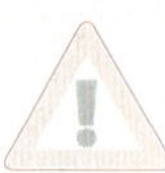
Abruptes Absetzen oraler Antikoagulanzien (cave: Rebound-Effekt im Sinne einer überschießenden Blutgerinnung).

Vergessen der Kompressionstherapie

B-44: Angiologischer Notfall: akute tiefe Venenthrombose

Genese:	venöse Stase, Gerinnungsstörung
Anamnese:	Operation, Trauma, Immobilisation, Schwangerschaft, Ovulationshemmer, Protein-S-, -C-Mangel, AT-III-Mangel, Kompressionssyndrom, oberflächliche Thrombophlebitis, Varikosis, Infektion
Symptome:	Schmerz, Zyanose der Extremität, Ödem (fehlen häufig)
Diagnose:	klinische Zeichen unsicher, daher **bereits bei Verdacht auf Venenthrombose:** Kompressionssonographie, Phlebographie, Gerinnungsstatus

Sofortmaßnahmen in der Praxis:

- ▷ **Hochlagerung und Wickeln der Extremität**
- ▷ **Analgetikum** (keine i.m. Injektion)
- ▷ **Heparin** 10 000 IE i.v. als Bolus
- ▷ **sofortige Klinikeinweisung** (Krankentransport liegend)

Therapie in der Klinik:

- ▷ **bei isolierter Beckenvenenthrombose:**
  - Thrombektomie (Thrombosealter < 3 Tage),
  - Thrombolysebehandlung (beachte Kontraindikationen!)
- ▷ wenn **Lysetherapie unmöglich** Heparin (PTT: 2–3fach verlängert).
- ▷ **Bei Thrombosen der V. femoralis oder mehr als drei Venen:** Lysebehandlung oder Heparintherapie (PTT: 2–3fach verlängert).
- ▷ **Nachbehandlung tiefer Venenthrombosen:**
  - ambulante Antikoagulation über 3–6 Monate
  - Kompressionsstrumpf Klasse II bzw. III für längere Dauer,
  - nach erfolgreicher Lyse einer Armvenenthrombose eventuell ursächliche funktionelle Engen chirurgisch beseitigen

Klinischer Fall

60jähriger Patient mit plötzlicher Beinschwellung links

Ein 60jähriger sportlicher Patient hatte sich bei einem Gartenunfall einen Riß der Achillessehne links zugezogen. Es wurde eine Sehnennaht durchgeführt und anschließend für vier Wochen ein Gipsverband angelegt. Während dieser Zeit erfolgte eine Thromboseprophylaxe mit 3 × 5000 IE Heparin s.c. Nach Entfernen des Gipses wurde die Heparinbehandlung abgebrochen. Das Bein konnte zunächst nur teilbelastet werden. Nach 4 Tagen kam es zu einer plötzlichen Beinschwellung links, die mit Spannungsschmerzen einherging. Der Patient stellte sich zwei Tage nach Symptombeginn ambulant in der Klinik vor.

Die weitere Anamnese des Patienten ist unauffällig.

Klinischer Status: Größe: 1,85 m; Gewicht: 81 kg. Blutdruck: 140/80 mmHg, Pulsfrequenz 78/min. Herz- und Lungenbefund war klinisch unauffällig. Unauffälliger arterieller Status. Geschwollener, bläulich verfärbter linker Unterschenkel mit Wadendruckschmerz, vermindertem Wadenballottement und Plantarschmerz.

Verdachtsdiagnose: tiefe Beinvenenthrombose links

Labordiagnostik: Normalwerte für: Serumcholesterin- und Serumharnsäurekonzentration, Blutzucker, rotes und weißes Blutbild, Elektrolyte, Serumkreatinin, Transaminasen, Gesamteiweiß einschließlich Eiweißelektrophorese und Gerinnungsparameter.

EKG und Röntgenthorax: Normalbefunde

Duplex-Sonographie der Beinvenen beidseits: Beckenvenen beidseits, V. femoralis rechts und V. poplitea rechts gut komprimierbar und frei durchgängig. V. femoralis und V. poplitea links inkomplett komprimierbar mit frisch umflossenem Thrombus, der von den Unterschenkelvenen bis in die proximale V. femoralis reichte.

Aszendierende Phlebographie des linken Beines (S B-**20**): Unterschenkelvenenthrombose links mit frisch umflossenem Thrombus, der bis in die proximale V. femoralis reicht. Beckenvene frei durchgängig.

Diagnose: Unterschenkelvenenthrombose links mit umflossenem frischen Thrombus, der bis in die proximale V. femoralis reicht.

Wahrscheinliche Ursache hierfür war eine zu früh abgebrochene Thromboseprophylaxe bei gestörter Wadenmuskelpumpenfunktion. Die s.c. Heparingabe sollte bis zur **kompletten** Belastbarkeit der Extremität durchgeführt werden.

Verlauf: Nach Aufklärung des Patienten und Bestimmung der Blutgruppe wurde eine systemische intravenöse Lyse der ca. zwei Tage alten Beinvenenthrombose durchgeführt. Täglich erfolgten duplexsonographische Kontrollen des Venenbefundes links. Am fünften Lysetag konnte hierdurch die komplette Lyse der Beinvenenthrombose links dokumentiert und phlebographisch (S B-**20**) bestätigt werden. Nach Abbruch der Lysetherapie erfolgte die intravenöse Heparinbehandlung mit überlappender oraler Marcumar-Gabe. Bei einem Quick-Wert von 30% wurde Heparin abgesetzt und der Patient mit Marcumar® und einem Oberschenkelkompressionsstrumpf (Klasse II) nach Hause entlassen.

Die Antikoagulanzientherapie wurde noch für ein halbes Jahr weitergeführt und nach unauffälliger Kontrollphlebographie langsam ausschleichend abgesetzt. Der Patient trägt weiter den Kompressionsstrumpf Klasse I.

S Synopsis B-**20: Beinvenenthrombose vor und nach Thrombolysetherapie**

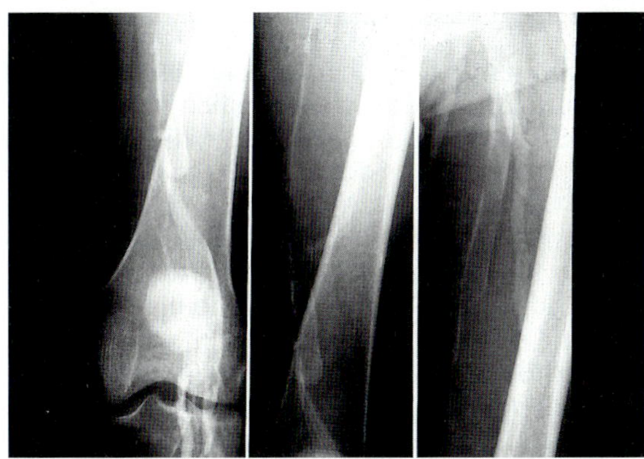

Unterschenkelvenenthrombose mit umflossenem frischem Thrombus, der bis in die proximale V. femoralis reicht.

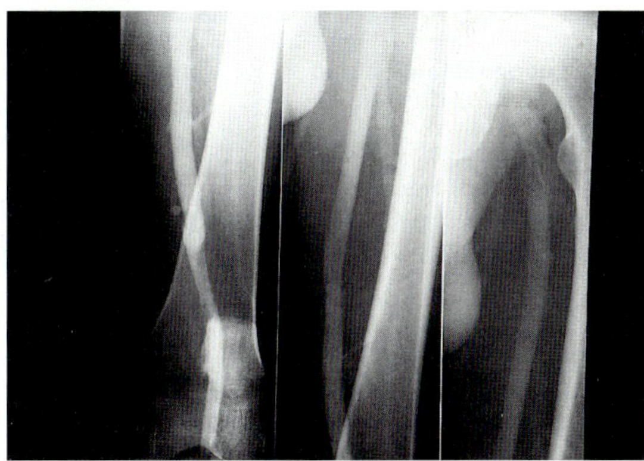

Komplette Lyse der oben dargestellten Beinvenenthrombose nach fünftägiger Urokinaselysetherapie.

Komplikationen bei tiefer Beinvenenthrombose
Lungenembolie

Definition ▶

Merke ▶

Etwa 90 % der Lungenembolien gehen von tiefen Thrombosen der Becken- und Oberschenkeletage aus.

Hohes Risiko einer tödlichen Lungenembolie (bis zu 5 %) besteht:
- bei über 40jährigen urologischen und allgemeinen chirurgischen Patienten mit Zustand nach tiefer Beinvenenthrombose oder Lungenembolie
- bei becken- oder bauchchirurgischen Karzinomentfernungen
- bei größeren orthopädischen Operationen der unteren Extremitäten
- in der Geburtshilfe jede Frau mit bekannter tiefer Beinvenenthrombose und Lungenembolie.

Diagnostik

Merke ▶

Ausgedehnte Lungenembolien sind durch **Schocksymptomatik** geprägt:
- Pleuraschmerzen
- Kälte und Blässe des Patienten
- fixierte Spaltung des 2. Herztons.

Blutgasanalyse bei mittel- oder hochgradig ausgeprägten Lungenembolien:
- Hypoxämie
- Hypokapnie
- Alkalose.

Bei schwerer Lungenembolie kann P_{CO_2} auch erhöht sein. Stadien der Lungenembolie *siehe* ▤ B-**45**.
Laborchemisch: erhöhte LDH bei normaler GOT möglich. **EKG:** S_IQ_{III}-Typ, Sinustachykardie, Zeichen der Rechtsherzbelastung, P pulmonale, Rechtsschenkelblock, ST-Streckenveränderungen. **Röntgen-Thoraxbild:** Im Akut-Stadium meist unauffällig. Meist Tage später Plattenatelektasen, Zwerchfellhochstand, Infarktpneumonie, dilatierte Hilusarterien, vergrößerter rechter Ventrikel.

Merke ▶

Komplikationen bei tiefer Beinvenenthrombose

Lungenembolie

▶ ***Definition.*** Als Lungenembolie wird die Einschwemmung venöser Thromben (95 %; selten Fremdkörper) in die Lungenstrombahn bezeichnet.

▶ ***Merke.*** Die Koinzidenz von Lungenembolie und asymptomatischer tiefer Beinvenenthrombose ist hoch.

Mit ca. 25 bis 30 % ist die Lungenembolie die häufigste Komplikation einer akuten tiefen Beinvenenthrombose. 8 % aller Lungenembolien verlaufen tödlich. 60 % der Todesfälle ereignen sich innerhalb der ersten 30 Minuten nach dem Lungenembolieereignis. Etwa 90 % der Lungenembolien gehen von tiefen Thrombosen der Becken- und Oberschenkeletage aus.
Das **Risiko tödlicher Lungenembolien** bei über 40jährigen urologischen und allgemeinchirurgischen Patienten sowie Personen mit Zustand tiefer Beinvenenthrombose ist hoch und beträgt bis zu 5 %. Eine vergleichbar hohe Gefahr besteht bei becken- oder bauchchirurgischen Karzinomentfernungen, größeren orthopädischen Operationen der unteren Extremitäten, in der Geburtshilfe bei jeder Frau mit anamnestisch bekannter tiefer Beinvenenthrombose und Lungenembolie sowie bei Apoplex, dekompensierter Herzinsuffizienz und Thrombophilie.
Über 40jährige Patienten, bei denen allgemeinchirurgische Operationen mindestens 30 Minuten dauern, sowie schwangere Frauen, die über 40 Jahre alt sind, haben ein **mittleres Risiko (bis zu 0,7 %) eines tödlichen Lungenembolieereignisses.** Zu dieser Risikogruppe gehören auch unter 40jährige Frauen mit oraler Kontrazeption und größeren operativen Eingriffen und immobilisierte Personen mit aktiver internistischer Erkrankung.

Diagnostik

▶ ***Merke.*** Eine Lungenembolie geht nur bei einem Drittel der Patienten mit den typischen klinischen Symptomen: **Dyspnoe, Tachykardie, Blutdruckabfall und atemabhängige Thoraxschmerzen, Hämoptoe** einher.

Ausgedehnte Lungenembolien sind durch **Schocksymptomatik** (Kälte und Blässe des Patienten) geprägt. Kleine Lungenembolien können unbemerkt oder mit Pleuraschmerzen ablaufen. Die Spezifität der klinischen Symptome ist so gering, daß nur in etwa 30 % der Fälle die Diagnose angiographisch bestätigt werden kann.
Über dem Herzen kann eine fixierte Spaltung des zweiten Herztons auskultierbar sein.
Abhängig vom Schweregrad (▤ B-**45**) der Lungenembolie ist der **arterielle P_{O_2} und P_{CO_2}** erniedrigt und es besteht eine Alkalose. Bei schwerer Lungenembolie kann **P_{CO_2} auch erhöht sein.**
Laborchemisch ist eine erhöhte LDH bei normaler GOT möglich.
Typische **EKG**-Veränderungen, die auf eine Lungenembolie hinweisen, sind Sinustachykardie, Zeichen der Rechtsherzbelastung, P pulmonale, S_IQ_{III}-Typ, Rechtsschenkelblock, ST-Streckenveränderungen.
Im Akutstadium kann das **Röntgen-Thoraxbild** unauffällig sein. Meist weisen erst Tage später Plattenatelektasen, ein Zwerchfellhochstand, eine Infarktpneumonie, dilatierte Hilusarterien oder ein vergrößerter rechter Ventrikel auf die abgelaufene Lungenembolie hin.

▶ ***Merke.*** Ein normales Röntgen-Thoraxbild schließt eine Lungenembolie nicht aus.

B-45: Schweregradeinteilung der akuten Lungenembolie (nach *Heinrich*)

Grad	**1**	**2**	**3**	**4**
Klinik	unauffällig	Angst, Tachykardie, Hyperventilation	Dyspnoe, Kollaps	Dyspnoe, Schock
$RR_{systolisch}$	normal	normal bis leicht erniedrigt	niedrig	stark erniedrigt
$RR_{pulmonal}$	normal	normal bis leicht erniedrigt	> 30 mmHg	> 30 mmHg
P_{O_2} arteriell	normal	< 80 mmHg	< 65 mmHg	< 50 mmHg
P_{CO_2} arteriell	normal	< 35 mmHg	< 30 mmHg	< 30 mmHg
Prognose	nicht tödlich	nicht tödlich	tödlich innerhalb Stunden	tödlich innerhalb 15 Min.

Die **transösophageale Echokardiographie** hat einen hohen diagnostischen Stellenwert in der Darstellung von Thromben, die sich in den Hauptstämmen der Pulmonalarterien befinden. Im Vergleich zur Subtraktionsangiographie, Operation oder Autopsie hat die transösophageale Echokardiographie eine Sensitivität von 97 % und eine Spezifität um 89 %.
Mit Hilfe einer **Rechtsherzkatheteruntersuchung** lassen sich bei mittel- und hochgradiger Lungenembolie Erhöhungen des Pulmonalarteriendrukkes bis zu 30 mmHg messen.
Lungenembolien sind im **Pulmonalisangiogramm** als Verschlüsse in der pulmonalen Strombahn zu erkennen.Untersuchungen haben gezeigt, daß mit der **Lungenperfusionsszintigraphie** eine Lungenembolie mit großer Sicherheit ausgeschlossen werden kann (Sensitivität 90 %). Bei dieser Untersuchung wird makroaggregiertes Humanalbumin, das mit Technetium-99m-Pertechnetat markiert ist intravenös injiziert. Nichtperfundierte Lungenareale imponieren als Speicherdefekte. Ein pathologisches Lungenperfusionsszintigramm hat keinen beweisenden Charakter für eine Lungenembolie. So können Perfusionsausfälle im Rahmen von Lungenventilationsstörungen auftreten. Aus diesem Grunde ist bei pathologischem Perfusionsszintigramm sicherheitshalber die Durchführung einer **Ventilationsszintigraphie** empfehlenswert.

Transösophageale Echokardiographie: Darstellung von Thromben, die sich in den Hauptstämmen der Pulmonalarterien befinden.

Rechtsherzkatheteruntersuchung: bei mittel- und hochgradiger Lungenembolie Pulmonalarteriendruck erhöht auf bis zu 30 mmHg.
Pulmonalisangiogramm: Verschlüsse in der pulmonalen Strombahn
Lungenperfusions- und Inhalationsszintigraphie: Darstellung pulmonaler Speicherdefekte.

Therapie. **Basismaßnahmen** bei Lungenembolie bestehen aus der Gabe von Sauerstoff, Ausgleich des Säure-Basen-Haushaltes mit Bikarbonat, i.v. Heparin (10 000–20 000 IE) als Bolus, bei Schock: Reanimation.
• **Spezifische Behandlung:** Prophylaktische Maßnahmen, mit denen das Lungenembolierisiko eingeschränkt werden kann, wurden bereits beschrieben (*S. 80*).
Bei **kleineren Lungenembolien** wird intravenös Heparin gegeben oder eine orale Antikoagulanzientherapie empfohlen.
Die Indikation zur Thrombolysebehandlung mit Streptokinase, Urokinase oder t-PA ist bei **mittelschweren Embolien**, die mit einer leichten Erhöhung des Pulmonalarteriendruckes und nur geringen Veränderungen der arteriellen Blutgase einhergehen, gegeben.
Massive Lungenembolien sollten chirurgisch oder thrombolytisch angegangen werden. Die Thorakotomie und Embolektomie von Blutgerinnseln in den zentralen Pulmonalarterien (Trendelenburg-Operation) hat eine Letalität von 40 %. Alternativ hat sich die Fibrinolysetherapie mit Streptokinase, Urokinase oder rt-PA bewährt. Aufgrund des schnellen Wirkungseintrittes sollte Streptokinase in ultrahoher Dosierung verabreicht werden.

Therapie

• **Spezifische Behandlung:** Die Therapie der Lungenembolie ist abhängig vom **Schweregrad:**

gering: Heparin i.v. oder orale Antikoagulanzien

mittelschwer: Thrombolysetherapie

massiv: chirurgische (Trendelenburg-Operation) oder Lyse.
In der Behandlung mittelschwerer und massiver Lungenembolien hat sich die Fibrinolysetherapie mit Streptokinase, Urokinase oder rt-PA bewährt.

Merke ▶ (B-17)

Merke. Das Einsetzen eines V.-cava-Filters (z. B. Greenfield-Filter, B-**17**) ist indiziert bei:
- rezidivierenden Lungenembolien trotz Antikoagulation
- proximaler tiefer Beinvenenthrombose oder Lungenembolie und gleichzeitiger Kontraindikation zur Antikoagulation
- umflossene Thromben in der infrarenalen V. cava und den Beckenvenen bei nichtdurchführbarer Operation oder Lyse.

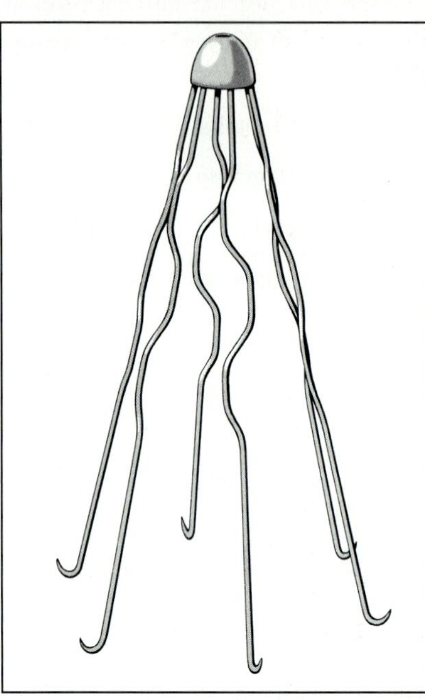

B-**17:** Bei Beachtung strenger Indikationskriterien kann zur Lungenembolieprophylaxe bei tiefer Beinvenenthrombose der in der Abbildung dargestellte **Greenfield-Filter** in die V. cava infrarenal implantiert werden.

B-46: Angiologischer Notfall: akute Lungenembolie

Genese:	von tiefer Thrombose losgelöster Embolus
Anamnese:	Operation, Trauma, Immobilisation, Schwangerschaft, Ovulationshemmer, Protein-S-, -C-Mangel, AT-III-Mangel, APC-Resistenz, Kompressionssyndrom, abgelaufene Thrombose, Varikosis, Herzerkrankung
Symptome:	Atemnot, Tachykardie, Hämoptoe, atemabhängiger Pleuraschmerz, Schock
Diagnose:	Halsvenenstauung, gespaltener zweiter Herzton, Pleurareiben, Röntgen-Thorax, EKG, transösophageale Echokardiographie, wenn klinische Diagnose unsicher: **Inhalations- und Perfusionsszintigramm** **Pulmonalisangiogramm**
zur Klärung der Ursache:	Kompressionssonographie, beidseitige Phlebographie
Sofortmaßnahmen in der Praxis:	▷ **Heparin** 10 000 IE i.v. ▷ **Sauerstoffgabe** ▷ **sofortige Klinikeinweisung im Notarztwagen**
Therapie in der Klinik:	▷ **Kleinere Lungenembolie:** Heparin i.v., orale Antikoagulation ▷ **mittelschwere Lungenembolie:** Thrombolyse mit rt-PA, Urokinase, Streptokinase, bis zum 5. Tag nach Akutereignis ▷ **massive Lungenembolie:** chirurgisch oder bis zum fünften Tag nach Akutereignis Thrombolysetherapie (rt-PA, Streptokinase, Urokinase)

Phlegmasia coerulea dolens

Phlegmasia coerulea dolens

Definition. Die Phlegmasia coerulea dolens stellt eine schwere kombinierte venös-arterielle Durchblutungsstörung dar und ist als akute Komplikation tiefer Beinvenenthrombosen selten.

◀ **Definition**

Diese kombinierte schwere Durchblutungsstörung ist charakterisiert durch eine plötzliche Thrombosierung aller Venen der betroffenen Extremität, wobei das begleitende massive Ödem die Arterien komprimiert.
Typische Symptome der Phlegmasia coerulea dolens sind:

- massive Schwellungen, kalte Extremität
- starke Schmerzen
- ausgeprägte Zyanose, Pulslosigkeit
- Sensibilitätsstörungen und Motilitätsstörungen.

Typische Symptome sind:

- massive Schwellung
- kalte Extremität
- starke Schmerzen
- Zyanose
- Pulslosigkeit
- Sensibilitätsstörung
- Motilitätsstörungen der Extremität.

Merke. Die Phlegmasia coerulea dolens ist ein angiologischer Notfall, der einer sofortigen Therapie bedarf. Diese Erkrankung ist mit einer hohen Amputations- und Mortalitätsrate verbunden.

◀ **Merke**

Therapeutische Maßnahmen sind nur im Frühstadium erfolgreich und bestehen aus der Schockbehandlung sowie der schnellen Thrombektomie mit oder ohne Fasziotomie.

Therapeutische Maßnahmen
Die Behandlung der Phlegmasia coerulea dolens ist nur im Frühstadium erfolgversprechend. Sie besteht aus der Schockbehandlung sowie der schnellen Thrombektomie mit oder ohne Fasziotomie.

B-47: Angiologischer Notfall: Phlegmasia coerulea dolens

Genese:	ausgedehnte Verschlüsse der tiefen Venen mit massiver Schwellneigung
Anamnese:	akute tiefe Venenthrombose
Symptome:	geschwollene, schmerzhafte zyanotische Extremität, Pulse nicht palpabel, Schock
Diagnose:	typische klinische Symptomatik, Kompressionssonographie, Phlebographie
Sofortmaßnahmen in der Praxis:	▷ **Schockbehandlung** ▷ **Heparin** 10 000 IE i.v. ▷ **sofortige Klinikeinweisung**
Therapie in der Klinik:	▷ **Thrombektomie** ▷ **rasche Fasziotomie**

Postthrombotisches Syndrom

Postthrombotisches Syndrom

Jahre nach tiefer Beinvenenthrombose kann es aufgrund sekundärer Klappenschädigungen der tiefen Venen zur Ausbildung eines postthrombotischen Syndroms mit Bildung venöser Ulzera kommen. Diese Erkrankung einschließlich der hierfür wichtigen therapeutischen Maßnahmen werden auf *S. 322ff.* beschrieben.

Jahre nach tiefer Beinvenenthrombose kann es aufgrund sekundärer Klappenschädigungen der tiefen Venen zur Ausbildung eines postthrombotischen Syndroms mit Bildung venöser Ulzera kommen.

4.5 Thrombophlebitis oberflächlicher Venen
Synonym: Thrombophlebitis superficialis

Definition ▶

4.5 Thrombophlebitis oberflächlicher Venen

Synonym: Thrombophlebitis superficialis

Definition. Bei der oberflächlichen Thrombophlebitis handelt es sich um die Entzündung der Gefäßwand epifaszialer Venen (**Thrombophlebitis vulgaris superficialis**) oder thrombosierter Varizen (**Varikothrombophlebitis**). Venenentzündungen können als **Thrombophlebitis saltans** (springende Thrombophlebitis) oder **oberflächliche strangförmige Thrombophlebitis** in Erscheinung treten.

Pathogenese Ursachen der **Thrombophlebitis vulgaris superficialis:**
- Venenkatheter
- bakterielle Infektionen
- Infusionslösungen
- Medikamente
- allergisch-hyperergische Reaktionen
- Varikophlebitis.

Als Ursachen der **Thrombophlebitis saltans** können maligne Tumoren, Autoimmunerkrankungen u.v.a. mehr in Frage kommen.

Pathogenese. Ursachen einer **Thrombophlebitis vulgaris superficialis** können Venenkatheter, bakterielle Infektionen, Infusionslösungen, Medikamente oder allergisch-hyperergische Reaktionen sein.
Am häufigsten ist die **Varikophlebitis**, die primär aseptische Entzündung einer Varize.
Thrombophlebitiden, die wechselnd an verschiedenen Stellen als **Thrombophlebitis saltans** auftreten, können als paraneoplastisches Syndrom bei malignen Tumoren (Pankreas-, Prostata-, Magen-, Gallenblasen- und Bronchialkarzinom, Leukämie, Morbus Hodgkin), bei Morbus Werlhof, Polycythaemia vera, Morbus Winiwarter-Buerger, Arteriitiden, Infektionen, Autoimmunerkrankungen, Gicht, Splenektomie und Streß auftreten.
Eine typische Form oberflächlicher **strangförmiger Thrombophlebitiden** ist der Morbus Mondor. Hierbei handelt es sich um eine lokalisierte strangförmige Venenzeichnung an der lateralen Thoraxwand oder den Armen. Der Zusammenhang dieser Venenentzündung mit einem Mammakarzinom wird diskutiert.

Diagnostik

Merke ▶
(B-**18**)

Diagnostik

Merke. Die Diagnose der oberflächlichen Thrombophlebitis (B-**18**) stützt sich auf die typischen klinischen Symptome:
- lokale Rötung mit Ödem
- Überwärmung der Haut
- derb palpabler schmerzhafter Venenstrang.

Oberflächlich **strangförmige Thrombophlebitiden** sind meist nicht schmerzhaft. Zusätzlich fehlen häufig Entzündungszeichen.

Therapie Die Therapie oberflächlicher Thrombophlebitiden besteht aus:
- Kompressionsbehandlung
- Mobilisation
- Vermeiden von längerem Stehen und Sitzen
- entzündungshemmenden Medikamenten (lokal oder oral)
- Entfernen des Thrombus durch Stichinzision der Vene.

Die oberflächlichen **strangförmigen Thrombophlebitiden** sind meist nicht schmerzhaft. Zusätzlich fehlen häufig Entzündungszeichen.

Therapie. Die Therapie oberflächlicher Thrombophlebitiden besteht aus der Anlage eines **Kompressionsverbandes** mit Kurzzugbinden und der **Mobilisation** des Patienten, wobei **längeres Stehen und Sitzen vermieden** werden sollten. Zusätzlich wird die lokale und orale Verabreichung entzündungshemmender Medikamente wie zum Beispiel nichtsteroidaler Antiphlogistika empfohlen. Schnelle Beschwerdelinderung tritt ein, wenn durch Stichinzision mittels Skalpell der Thrombus aus der oberflächlichen Vene entfernt wird. Selten kann sich aus einer oberflächlichen Thrombophlebitis eine tiefe Beinvenenthrombose entwickeln.

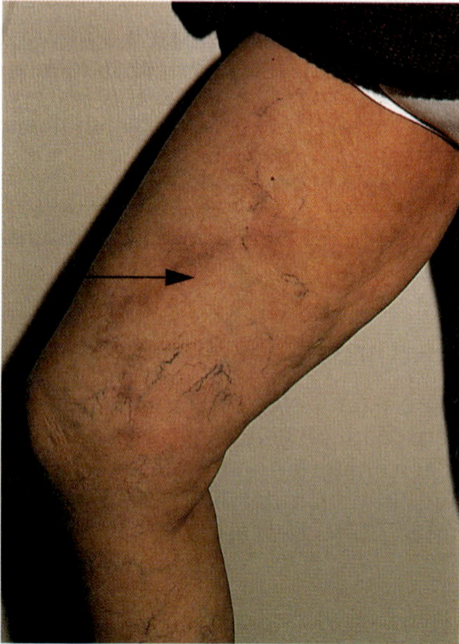

B-18: Thrombophlebitis im Verlauf der proximalen V. saphena magna (→). Der gerötete Venenstrang war überwärmt, derb palpabel und druckschmerzhaft.

B-48: Angiologischer Notfall: akute oberflächliche Trhombophlebitis

Genese:	abakterielle Entzündung
Anamnese:	Varikosis, Immobilisation, Schwangerschaft, Ovulationshemmer
Symptome:	Infektion, Tumorerkrankung, Bluterkrankung, Morbus Winiwarter-Buerger, schmerzhafter, überwärmter, geröteter, derb palpabler Venenstrang
Diagnose:	aufgrund der klinischen Symptome
Therapie in der Praxis und Klinik:	Antiphlogistikum lokal und systemisch Kompressionsbehandlung Mobilisation sonographische Verlaufskontrolle empfohlen

Klinischer Fall

60jährige Patientin mit akuten Schmerzen im Bereich der Oberschenkelinnenseite rechts.
Bei einer 60jährigen Patientin besteht seit drei Tagen eine akute schmerzhafte Rötung im Bereich von Varizen an der proximalen Oberschenkelinnenseite rechts (B-**18**). Eine Stammvarikosis der V. saphena magna rechts ist seit ca. 15 Jahren bekannt.
Die weitere Anamnese der Patientin ist unauffällig.
Klinischer Status: Größe: 1,70 m; Gewicht: 75 kg. Blutdruck: 140/80 mmHg, Pulsfrequenz 78/min. Herz- und Lungenbefund: unauffällig. Unauffälliger arterieller Status. Der V.-saphena-magna-Stamm ist varikös erweitert und im proximalen Abschnitt gerötet, überwärmt und schmerzhaft, derb palpabel. In der Knöchelregion rechts sind die klinischen Zeichen der chronischen Veneninsuffizienz des Stadiums 2 (*s. S. 328*) zu erkennen. Das Wadenballottement normal und seitengleich, kein Plantarschmerz.
Diagnose: oberflächliche Thrombophlebitis von Varizen der proximalen V. saphena magna

Labordiagnostik: Normalwerte für: Blutzucker, rotes und weißes Blutbild, BSG, Elektrolyte, Serumkreatinin, Transaminasen, Gesamteiweiß einschließlich Eiweißelektrophorese und Gerinnungsparameter.
EKG und Röntgenthorax: Normalbefunde
Duplex-Sonographie der Beinvenen bds.: Beckenvenen bds., V. femoralis links und V. poplitea bds. gut komprimierbar und frei durchgängig. Proximale V. femoralis in Höhe des Konfluens der V. saphena magna in die tiefe Venen inkomplett komprimierbar. In der V. saphena magna rechts befindet sich ein Thrombus, der sich im Sonogramm hyperreflektierend darstellt und in die proximale V. femoralis frei flottierend hineinreicht (B-**19**). Bei Valsalva-Test pathologischer Reflux in den tiefen Leitvenen beidseits.
Aszendierende Phlebographie des rechten Beines: Frei umflossener Thrombus in der proximalen V. femoralis rechts in Höhe der Krosse. Beckenvene, distale V. femoralis und V. poplitea frei durchgängig.

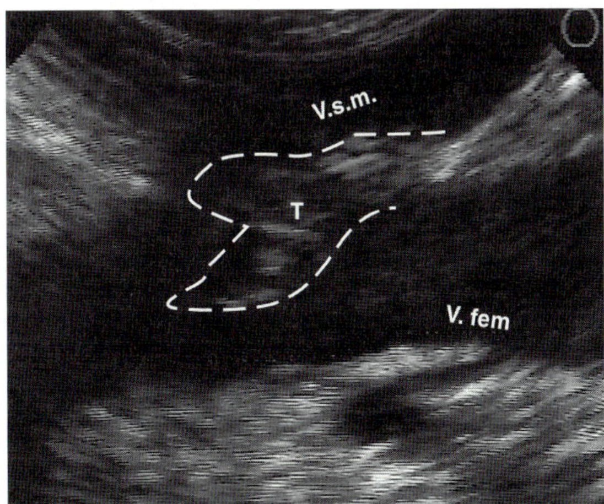

B-**19:** Das Sonogramm zeigt den **echoreichen Thrombus, der in Höhe der Mündung von der V. saphena magna rechts (V.s.m.) in die V. femoralis (V. fem) hineinreicht.** Die tiefe Vene war mit dem Ultraschallkopf nur inkomplett komprimierbar.

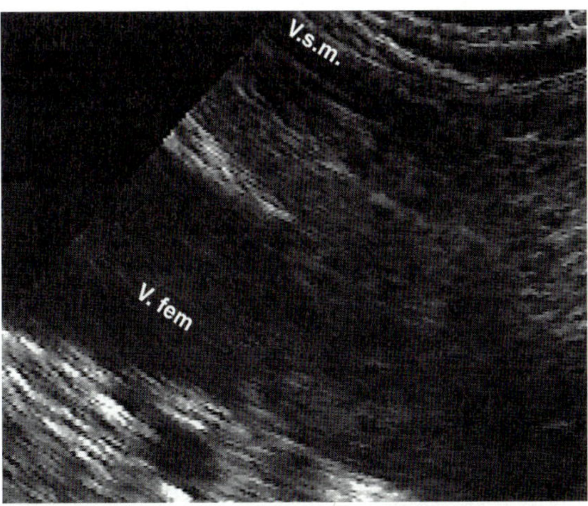

B-**20:** Sonographie in Höhe der V.-saphena-magna-Mündung rechts am dritten Tag der Thrombolysetherapie. **Der in B-19 abgebildete Thrombus ist jetzt nicht mehr darstellbar**, die V. femoralis ließ sich mit Ultraschallkopf komplett komprimieren.

Diagnostik: Frei umflossener Thrombus in der proximalen V. femoralis, der ausgehend von einer akuten Thrombophlebitis der V. saphena magna im Oberschenkel rechts von der Krosse in die tiefen Venen hineinreicht. Stammvarikosis der V. saphena magna rechts mit den klinischen Zeichen der chronischen Veneninsuffizienz (Stadium 2). Tiefe Leitveneninsuffizienz beidseits.

Verlauf: Da die Patientin die operative Entfernung des Thrombus mit Krossenligatur ablehnte, erfolgte nach Bestimmung der Blutgruppe eine systemische intravenöse Lyse mit Urokinase. Gleichzeitig wurde lokal mit Salben und einem Antiphlogistikum behandelt. Täglich wurden duplexsonographische Kontrollen des Venenbefundes rechts durchgeführt. Am dritten Lysetag war der Thrombus im Sonogramm nicht mehr darstellbar (B-**20**). Nach Abbruch der Lysetherapie erfolgte die intravenöse Heparinbehandlung mit überlappender oraler Marcumar-Gabe. Bei einem Quick-Wert von 25% wurde Heparin abgesetzt und die Patientin mit Marcumar und der Verordnung eines Oberschenkelkompressionsstrumpfes (Klasse II) nach Hause entlassen. Die Antikoagulanzientherapie wurde noch für ein halbes Jahr weitergeführt und nach unauffälliger Kontrollphlebographie langsam ausschleichend abgesetzt.

4.6 Chronisch-venöse Insuffizienz (CVI)

Definition ▶

Ätiologie und Pathogenese Den klinischen Zeichen der CVI liegt ein venöser Hochdruck mit verzögertem Rückstrom des Venenblutes zugrunde. Ursachen der venösen Hypertonie:
- **primäre oder sekundäre Klappenschäden** epi-, trans- und subfaszialer Venen mit Verlust aktiver und passiver venöser Transportmechanismen
- **Stenosen oder Verschlüsse tiefer Leitvenen** mit ungenügender Kollateralvenenbildung.

Pathomechanismen bei venösem Ödem: verstärkte transendotheliale Filtration von Eiweiß und korpuskulären Blutelementen, verminderte Reabsorption von Gewebeflüssigkeit in der Mikrostrombahn, Ausschüttung lysozymaler Enzyme, die die Venenwandstruktur schädigen, vermehrte Flüssigkeits-Durchlässigkeit der Venenwand, Erschöpfung der lymphatischen Transportkapazität.
Das anfänglich weiche, eindrückbare **Ödem** wird im weiteren Verlauf hart. Die chronische **Gewebefibrosierung** geht mit einer weiteren Störung der Diffusion von Sauerstoff und Nährstoffen einher. Diese Umbauvorgänge haben die Ausbildung der klinischen Stadien der CVI mit Induration und Verhärtung des Unterhautbindegewebes bis hin zu Weichteilschäden im Sinne eines Ulcus cruris zur Folge.
Der Abbau von den mit der Ödemflüssigkeit ins Gewebe ausgetretenen Erythrozyten ist Ursache **brauner Pigmentationen** der Haut.

Epidemiologie Die CVI ist bei Frauen häufiger als bei Männern.
Primäre Schäden der Venenklappenfunktion sind bei etwa 60 bis 70% der Patienten Ursache einer CVI. In ca. 20% der Fälle liegen den klinischen Zeichen

4.6 Chronisch-venöse Insuffizienz (CVI)

▶ ***Definition.*** Der Begriff der chronisch-venösen Insuffizienz faßt das Krankheitsbild einer länger bestehenden primären Varikose und die klinischen Spätfolgen einer Thrombose (postthrombotisches Syndrom) zusammen.

Ätiologie und Pathogenese. Den klinischen Zeichen der chronisch-venösen Insuffizienz liegt ursächlich ein venöser Hochdruck mit verzögertem Rückstrom des Venenblutes zugrunde. Hiervon betroffen sind vorwiegend die unteren Extremitäten. Die venöse Hypertonie kann auf **primären oder sekundären Klappenschäden** epi-, trans- und subfaszialer Venen beruhen, wobei die aktiven und passiven Transportmechanismen des Venenblutes gestört sind. Auch **Stenosen oder Verschlüsse tiefer Leitvenen** mit ungenügender Kollateralvenenbildung bewirken eine Erhöhung des venösen Abflußwiderstandes. Die Druck- und Volumenüberbelastung der Venolen und Kapillaren hat eine Dilatation und Deformation kapillarer Gefäße und die verstärkte transendotheliale Filtration von Eiweiß und korpuskulären Blutelementen (z.B. Erythrozyten) zur Folge. Die gleichzeitig verminderte Reabsorption von Gewebeflüssigkeit in der Mikrostrombahn begünstigt die Ödembildung. Aufgrund der verlangsamten venösen Blutströmung haften Leukozyten am Endothel an und bilden Entzündungsmediatoren, die in die Gefäßwand eindringen. Diese Substanzen zerstören zusammen mit lysozymalen Enzymen die Venenwandstruktur, die somit für Flüssigkeit vermehrt durchlässig wird.
Dem Auftreten eines Gewebeödems kann durch einen vermehrten Abtransport der Gewebeflüssigkeit über die Lymphbahnen, die eine Art Ventilfunktion haben, entgegengewirkt werden. Ist jedoch die lymphatische Transportkapazität erschöpft, so schwillt die Extremität an. Der vermehrte Eiweißgehalt der Ödemflüssigkeit, die Anhäufung von Entzündungsprodukten und Sauerstoffradikalen fördern im Gewebe die Fibrozyten- und Fibrinbildung. Das anfänglich weiche, eindrückbare **Ödem** bei venösen Abflußstörungen wird im weiteren Verlauf aufgrund zunehmender Gewebesklerosierung hart. Die chronische **Gewebefibrosierung** geht mit einer weiteren Störung der Diffusion von Sauerstoff und Nährstoffen einher. Diese strukturellen Umbauvorgänge haben die Ausbildung der klinischen Stadien der chronisch-venösen Insuffizienz mit Induration und Verhärtung des Unterhautbindegewebes bis hin zu Weichteilschäden im Sinne eines Ulcus cruris zur Folge. Erythrozyten, die mit der Ödemflüssigkeit in Gewebe austreten, werden von Makrophagen abgebaut, wobei **Hämosiderinablagerungen** entstehen, die klinisch als braune Pigmentationen der Haut imponieren.

Epidemiologie. In einer Untersuchung an 4280 Personen (Tübinger Studie), die zwischen 20 und 79 Jahre alt waren, fanden *Fischer* und Mitarbeiter bei 25% die klinischen Zeichen der chronisch-venösen Insuffizienz im Stadium 1 bis 3 (B-**21**); Das Verhältnis Männer : Frauen betrug ca. 1 : 1,5). 14% der Untersuchten waren klinisch unauffällig.

S Synopsis B-**21: Stadien der chronischen Veneninsuffizienz (CVI)**

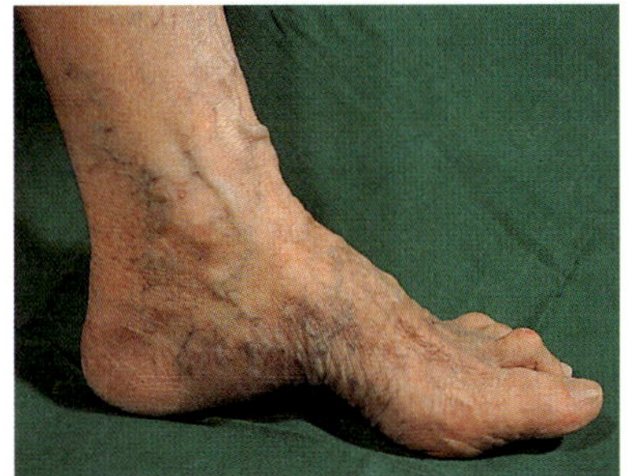

a Stadium 1: Ödem, Corona phlebectatica paraplantaris, Zyanose.

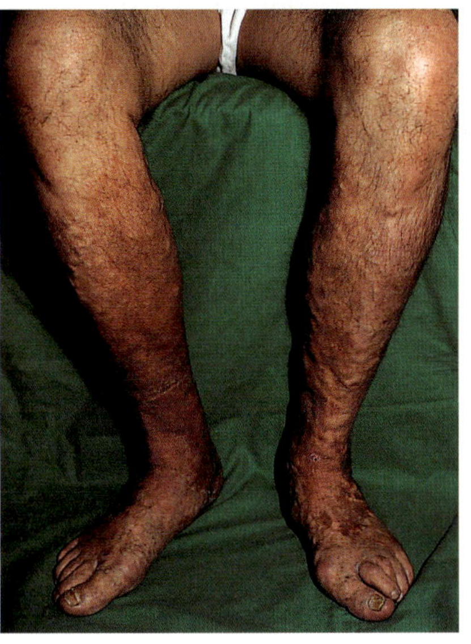

b Stadium 2: Ödem, Corona phlebectatica paraplantaris, braune Pigmentationen (Hämosiderinablagerungen), Indurationen der Haut, Atrophie blanche.

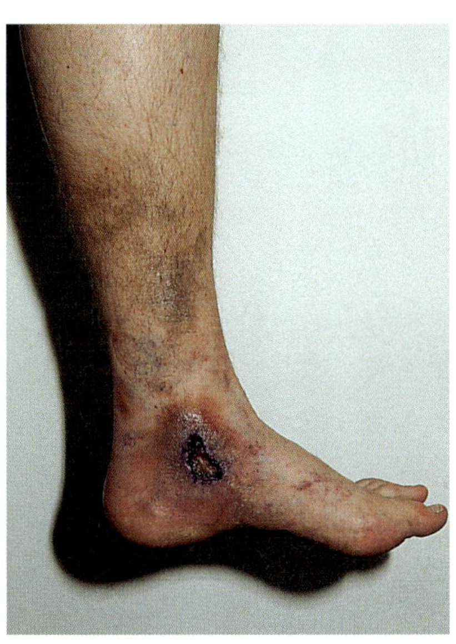

c Stadium 3: florides oder abgeheiltes Ulcus cruris.

Primäre Schäden der Venenklappenfunktion sind bei etwa 60–70% der Patienten Ursache einer chronisch-venösen Insuffizienz. In ca. 20% der Fälle liegen den klinischen Zeichen chronisch-venöser Abflußstörungen **postthrombotische Venenklappenschäden** zugrunde. Diese bilden sich meist fünf bis zehn Jahre nach dem Thromboseereignis aus. Insgesamt leidet eine Million Bundesbürger zwischen 20 und 70 Jahren an einem Ulcus cruris.

chronisch-venöser Abflußstörungen **postthrombotische Venenklappenschäden** zugrunde, die sich meist fünf bis zehn Jahre nach dem Thromboseereignis ausbilden.
Etwa eine Million Bundesbürger zwischen 20 und 70 Jahren leidet an einem Ulcus cruris.

Klinik. Typische klinische Zeichen des Frühstadiums (Stadium 1) der chronisch-venösen Insuffizienz sind das Ödem (**S** B-**22**) und die Corona phlebectatica paraplantaris (**S** B-**21 a**).
Später können zusätzlich braune Hautpigmentationen, Indurationen der Haut oder eine Atrophie blanche (**S** B-**21 b**) auftreten (Stadium 2). Zeichen des fortgeschrittenen Stadiums der chronisch-venösen Insuffizienz ist das floride oder abgeheilte Ulcus cruris (Stadium 3; **S** B-**21 c**).
Das Ulcus cruris venosum ist bevorzugt an der Innenseite des Unterschenkels in der Knöchelregion lokalisiert. Bei erheblicher Insuffizienz subfaszialer Venen und der V. saphena parva sind venöse Ulzerationen auch am lateralen Unterschenkel zu finden. Das Ulcus cruris als Folge einer tiefen Beinvenenthrombose tritt meist mit einer Latenzzeit von zehn bis fünfzehn Jahren auf.

Klinik Die klinischen Zeichen der CVI sind abhängig vom jeweiligen Stadium der Erkrankung (*siehe* **S** B-**21 a** und **S** B-**22**). Das Ulcus cruris venosum ist bevorzugt an der Innenseite des Unterschenkels in der Knöchelregion, dem Versorgungsgebiet der V. saphena magna, lokalisiert (**S** B-**c**).

Diagnostik

Diagnostik

▶ ***Merke.*** Die Diagnose der chronisch-venösen Insuffizienz stützt sich auf die für die Erkrankung typischen Hautveränderungen an den Unterschenkeln (**S** B-**22**).

◀ **Merke**

Ein postthrombotisches Syndrom kann mit belastungsabhängigen Beinschmerzen einhergehen. Im Gegensatz zur Claudicatio intermittens bei arterieller Verschlußkrankheit läßt bei venöser Claudicatio die Schmerzsymptomatik bei Beinhochlagerung nach.

Ein postthrombotisches Syndrom kann mit belastungsabhängigen Beinschmerzen einhergehen.

Synopsis B-**22: Venös bedingtes Unterschenkelödem**

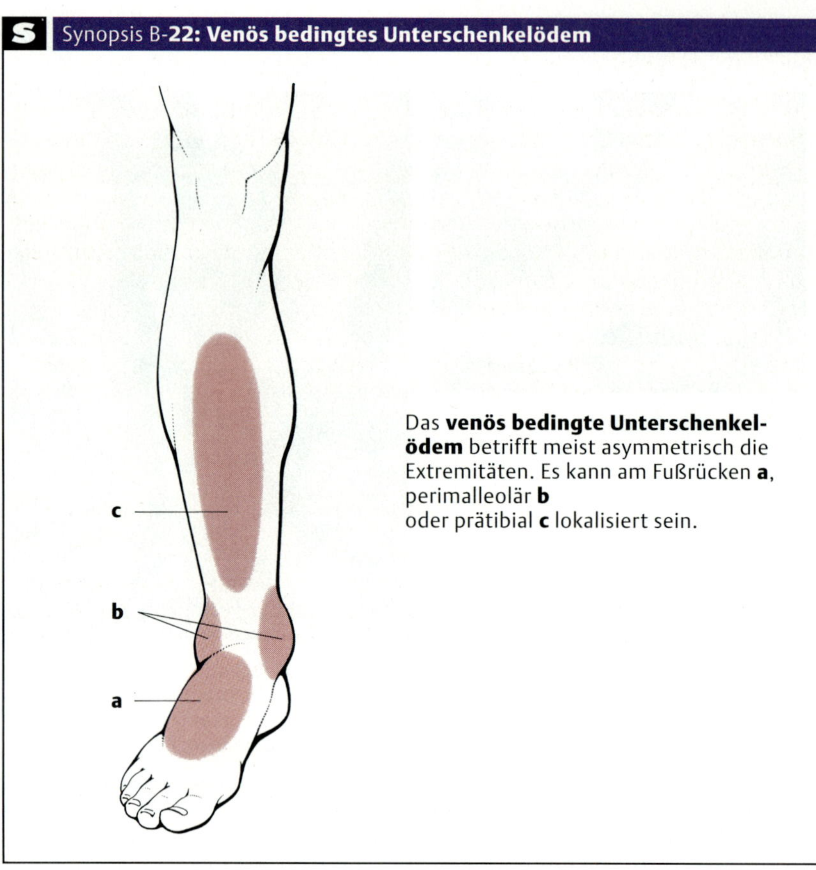

Das **venös bedingte Unterschenkelödem** betrifft meist asymmetrisch die Extremitäten. Es kann am Fußrücken **a**, perimalleolär **b** oder prätibial **c** lokalisiert sein.

Im Gegensatz zur Claudicatio intermittens bei AVK läßt bei venöser Claudicatio die Schmerzsymptomatik bei Beinhochlagerung nach.

Obwohl 70 bis 90% aller Unterschenkelgeschwüre venös bedingt sind, muß auch an andere Entstehungsursachen (arteriell, neuropathisch, traumatisch oder neoplastisch) gedacht werden. Nekrotisierende Ulkusränder sind typisch bei arteriellen Durchblutungsstörungen, Vaskulitiden, der diabetischen Mikroangiopathie, der ulzerierenden Atrophie blanche oder Ulcus hypertonicum (Martorell).

Apparative Diagnostik: Doppler-, Duplex-Untersuchung, Venendruckmessung, Lichtreflexrheographie, Venenverschlußplethysmographie

- **Apparative Diagnostik:** Genauen Aufschluß über das Vorliegen epi-, trans- oder subfaszialer Venenklappenschädigungen geben die Doppler-, Duplex-Untersuchung, Venendruckmessung, Lichtreflexrheographie, Venenverschlußplethysmographie (*s. S. 358ff.*).

Merke ▶

> ***Merke.*** Die Genese der chronisch-venösen Insuffizienz (primär, sekundär) läßt sich nur mit Hilfe von Methoden, die sich zur Darstellung der tiefen Leitvenen eignen (z.B. die Duplex-Sonographie und die Phlebographie), klären.

Therapie

Therapie

Merke ▶

> ***Merke.*** Die Stadien der chronischen Veneninsuffizienz lassen sich durch keine Behandlungsmethode zur Rückbildung bringen. Therapieziel ist, das Fortschreiten dieser Erkrankung aufzuhalten.

Der Progreß der CVI läßt sich durch geeignete entstauende Maßnahmen erfolgreich aufhalten. Beim Phlebödem ist die **frühzeitige Kompressionstherapie** und der Einsatz physikalischer Behandlungsmaßnahmen wichtig.

Der Progreß der chronischen Veneninsuffizienz läßt sich durch geeignete entstauende Maßnahmen erfolgreich aufhalten. Es ist daher beim Phlebödem wichtig, so **früh** wie möglich mit einer **Kompressionstherapie** zu beginnen. Zusätzlich sind physikalische Behandlungsmaßnahmen von großer Bedeutung. Wandern, Schwimmen und Radfahren begünstigen den venösen Abstrom aus der unteren Extremität und die Ödemrückbildung. Der Einsatz stark wirkender Diuretika sollte vermieden werden.

Die Behandlung mit steroidhaltigen Salben wird bei ekzematösen Veränderungen der Haut empfohlen.
Im Gegensatz zur subfaszialen läßt sich der Verlauf der **epifaszial bedingten, chronisch-venösen Insuffizienz** durch eine **Sklerosierung** oder die chirurgische Entfernung insuffizienter oberflächlicher Venen therapeutisch günstig beeinflussen.
Die Basistherapie bei **Ulcus cruris venosum** besteht aus einer konsequent durchgeführten **Kompressionstherapie**. Grundprinzip ist hierbei die Entstauung des Beines mit Abdichtung insuffizienter Vv. perforantes. Zur lokalen Anwendung kann »Pasta zinci« eingesetzt werden. Eine bakterielle oder mykotische Superinfektion erfordert eine entsprechende Behandlung. Meist führt eine insuffiziente Varize auf das Geschwür zu. Dann kann die Entfernung dieser Vene und insuffizienter Vv. perforantes oder deren lokale Kompression mittels einer Schaumstoffpelotte die Heilung des Ulcus cruris beschleunigen.

Bei ekzematösen Hautveränderungen: steroidhaltige Salben. Im Gegensatz zur subfaszialen läßt sich der Verlauf der **epifaszialen CVI** durch eine **Sklerosierung** oder die chirurgische Entfernung insuffizienter oberflächlicher Venen therapeutisch günstig beeinflussen.
Die Basistherapie bei **Ulcus cruris venosum** besteht aus einer konsequent durchgeführten **Kompressionstherapie** mit der Abdichtung insuffizienter Vv. perforantes. Eine bakterielle oder mykotische Superinfektion erfordert eine entsprechende Behandlung.

Klinischer Fall

52jähriger Lehrer mit rezidivierenden venösen Ulzera beidseits.
Ein 52jähriger Lehrer leidet seit ca. 10 Jahren unter rezidivierenden venösen Ulzera an der Medialseite beider Unterschenkel (CVI Stadium 3). Seit seinem 20. Lebensjahr bestanden Krampfadern an beiden Beinen. Vor etwa 15 Jahren waren erstmals braune Pigmentationen an beiden Unterschenkelinnenseiten (CVI Stadium 2) aufgetreten.
Vor zwei Monaten war es wieder zur Ulkusbildung am linken Innenknöchel gekommen: Dieses heilte nach einer lokalen Behandlung mit dem Farbstoff Gentiana-Violett und einer Kompressionstherapie ab. Der Patient erscheint jetzt zur angiologischen Untersuchung mit der Frage des zusätzlichen therapeutischen Vorgehens. Die weitere Anamnese des Patienten ist unauffällig, keine abgelaufenen Thrombosen oder Lungenembolien.
Klinischer Status: Größe: 1,80 m; Gewicht: 84 kg. Blutdruck: 150/80 mmHg, Pulsfrequenz 80/min. Herz- und Lungenbefund klinisch unauffällig. Unauffälliger arterieller Status. Unterschenkelödeme beidseits, nicht druckschmerzhaft. Ausgedehnte Stammvarikosis beidseits. Braune Pigmentationen an der Innenseite beider Unterschenkel. Abgeheilte venöse Ulzera an beiden Knöcheln. Vorläufige Diagnose: epifasziale Varikosis beidseits mit den klinischen Zeichen der chronisch-venösen Insuffizienz im Stadium 3. Mögliche Ursachen: primäre epifasziale oder subfasziale Venenklappeninsuffizienz, postthrombotisches Syndrom.
Labor: Normalwerte für: Serumcholesterin- und Serumharnsäurekonzentration, Blutzucker, rotes und weißes Blutbild, Elektrolyte, Serumkreatinin, Transaminasen, Gesamteiweiß einschließlich Eiweißelektrophorese und Gerinnungsparameter. Protein S und C, AT III normwertig.
EKG und Röntgenthorax: Normalbefunde
Duplex-Sonographie der Beinvenen beidseits: V. iliaca bds., V. femoralis bds., V. poplitea bds. und Unterschenkelvenen beidseits stark dilatiert aber gut komprimierbar. Keine Venenklappen darstellbar. Dilatation der V.-saphena-magna- und V.-saphena-parva-Stämme beidseits. Beim Valsalva-Test pathologischer, peripherwärts gerichteter Reflux in den subfaszialen Leitvenen und den epifaszialen Venenstämmen, der hier bis zum Knöchel reicht (Hach IV).
Aszendierende Phlebographie beider Beine: Dilatierte V. iliaca beidseits, V. femoralis beidseits, V. poplitea beidseits und Unterschenkelvenen beidseits. In diesen Gefäßen keine Venenklappen erkennbar. Kein Hinweis auf frische oder ältere tiefe Beinvenenthrombose beidseits. Kontrastierung des V.-saphena-magna-Stammes beim Valsalva-Test.
Abschlußdiagnose: epifasziale Varikosis, Stammvarikosis beidseits auf dem Boden eines kompletten Fehlens der Venenklappen (Avalvulie) der tiefen Leitvenen beidseits. Chronisch-venöse Insuffizienz im Stadium 3 beidseits.
Verlauf: Bei dem Patienten wurde eine Strippingoperation der Vv.-saphenae-magnae-Stämme beidseits zur Verminderung der Rezidivgefahr venöser Ulzera durchgeführt. Zusätzlich wurde dem Patienten eine Kompressionsstrumpfhose (Kompressionsklasse II) verordnet.

5 **Thoracic-outlet-Syndrom**

Synonyme: Schulter-Arm-Syndrom, Hyperabduktionssyndrom, neurovaskuläres Kompressionssyndrom des Armes

Definition ▶

Die möglichen Ursachen des Thoracic-outlet-Syndroms sind im einzelnen in B-**49** zusammengefaßt.

5 Thoracic-outlet-Syndrom

Synonyme: Schulter-Arm-Syndrom, Hyperabduktionssyndrom, neurovaskuläres Kompressionssyndrom des Armes

▶ ***Definition.*** Als Thoracic-outlet-Syndrom wird die charakteristische Symptomatik bezeichnet, die durch eine Kompression des Gefäß-Nerven-Bündels im Bereich der oberen Thoraxapertur hervorgerufen wird.

Kompressionen des Gefäß-Nerven-Bündels im Bereich der oberen Extremität können angeboren oder erworben sein. Die möglichen Ursachen sind im einzelnen in B-**49** zusammengefaßt.

B-49: Ursachen von Kompressionssyndromen oberer Extremitätengefäße

Ossär	**Myogen**
▷ Halsrippe	▷ Hypertrophie der Mm. scaleni anterior und medius (Skalenus-Syndrom)
▷ Dysostosis craniocleidalis	▷ M. scalenus minimus
▷ Hypertrophie des Processus transversus (HWK 7)	▷ Tonusverlust der Schultermuskulatur
▷ Pseudarthrosen, Klavikulafraktur	▷ M. pectoralis minor (Hyperabduktions-Syndrom)
▷ Korakoidanomalien	**Fibrös**
▷ Dislokation der Klavikula	▷ fibromuskuläre Bandstrukturen
▷ kostoklavikuläre Enge	▷ Strahlenfibrose
▷ sternoklavikuläre Hyperostose	▷ Vernarbung nach Schleudertrauma
▷ Steilstand der 1. Rippe	▷ postoperative Narben
▷ Skalenusfibroostose der 1. Rippe	**Tumorös**
▷ hyperplastische 1. Rippe	▷ Pancoast-Tumor
▷ Exostosen der 1. Rippe	▷ Weichteiltumor
	Haltungsanomalien

Klinik Abhängig vom Ausmaß der von der Kompression betroffenen neurovaskulären Strukturen im Bereich der oberen Thoraxapertur treten beim Thoracic-outlet-Syndrom charakteristische neurologische und/oder vaskuläre Symptome auf (B-**50**).

Klinik. Abhängig vom Ausmaß der von der Kompression betroffenen neurovaskulären Strukturen im Bereich der oberen Thoraxapertur treten beim Thoracic-outlet-Syndrom charakteristische neurologische und/oder vaskuläre Symptome auf. Hierbei kommt es am häufigsten zu neurogenen Beschwerden, gefolgt von arteriellen, venösen und lymphatischen Durchblutungsstörungen (B-**50**).

B-50: Symptome bei Thoracic-outlet-Syndrom

Neurologisch	**Arteriell:**
▷ Schulterschmerzen, Taubheits- bzw. Kältegefühl des Arms	▷ belastungsabhängige Armschmerzen
▷ Schmerzen an der Innenseite des Oberarmes oder der Ulnarseite, des Unterarmes und der Hand	▷ Vasospasmen
▷ Parästhesien im Gebiet des Nervus ulnaris	▷ Pulsverlust
▷ Hyperreflexie	▷ Thromboembolien
▷ Muskelatrophien	**Venös:**
Lymphatisch	▷ Armödem (meist morgens)
▷ Oberarm-, Gesichtsödem	▷ blaulivide Hautverfärbung
▷ Enteropathie (Kompression des Ductus thoracicus)	▷ sichtbare oberflächliche Kollateralvenen

> **Merke.** Bei jeder Armvenenthrombose muß ursächlich ein Kompressionssyndrom ausgeschlossen werden!

◀ Merke

Diagnostik. Bei der Inspektion ist auf die Hautfarbe von Fingern, Hand und Arm, auf Umfangsdifferenzen der oberen Extremitäten, sichtbare Kollateralvenen oder Muskelatrophien zu achten. Typisch ist eine schmerzhafte Verspannung des M. trapezius. Die funktionelle Einengung der A. subclavia kann zu poststenotischer Dilatation mit Aneurysma, das als pulsierender Tumor palpabel ist, führen.
Von besonderer diagnostischer Treffsicherheit bei Verdacht auf Thoracic-outlet-Syndrom ist die Durchführung des **AER- (oder Roos-)Tests:** Hierbei werden beide Arme des Patienten, die im Ellenbogengelenk gebeugt sind, rechtwinklig abduziert, eleviert, die Handflächen nach **außen rotiert** und über drei Minuten Faustschlußübungen durchgeführt. Pathologisch ist eine Abblassung, Blauverfärbung der Extremität und gleichzeitige Schmerzen. Kompressionen der A. subclavia bei einem Skalenus-Syndrom können mit dem **Adson-Manöver** (Dorsalflexion des Kopfes mit gleichzeitiger Drehung zur betroffenen Seite und tiefer Inspiration) provoziert werden. Das **Manöver nach** *Wright* (Armelevation mit Außenrotation) erfaßt Kompressionen der A. und V. subclavia unter dem M. pectoralis minor. Mit der **Haltung nach** *Eden* (Schulterbewegung nach hinten und unten) kann eine kostoklavikuläre Lage provoziert werden. Im Falle einer funktionell bedingten Kompression der A. subclavia führt die Durchführung dieser Tests zum Verschwinden des Radialispulses in der betroffenen Extremität.

Diagnostik
- **Inspektion:**
- Hautfarbe von Fingern, Hand und Arm
- Umfangsdifferenzen der oberen Extremitäten
- sichtbare Kollateralvenen
- Muskelatrophien

- **Palpation:**
- schmerzhafte Verspannung des M. trapezius
- eventuell Aneurysma

- **Funktionstests**
- **AER- (oder Roos-)Test**
- **Adson-Manöver**
- **Manöver nach** *Wright*
- **Haltung nach** *Eden.*

- **Apparative Diagnostik: Röntgenuntersuchungen** des **Thorax und der HWS** sind diagnostische Mittel erster Wahl zur Diagnose ossärer Ursachen des Thoracic-outlet-Syndroms. Das Verschwinden des Radialispulses während des Adson-Manövers (*siehe S. 279*) kann mit Hilfe der **Doppler-Methode** graphisch dokumentiert werden.

Der diagnostische Wert der Bestimmung der **Nervenleitgeschwindigkeit**, die bei Nervenkompression erniedrigt sein sollte, ist wegen möglicher artefaktartiger Schwankungen gering.
Mit der **Phlebographie** in Armelevation und Außenrotation kann eine Kompression der Schultervene ausgeschlossen werden. Radiologische Zeichen der venösen Druckerhöhung sind ein Reflux in die V. cephalica und die Kontrastierung von Kollateralgefäßen.
Mit der **Arteriographie** in Provokationsstellung gelingt die Darstellung arterieller Kompressionen.
Die **Computertomographie** des oberen Thorax eignet sich zur Diagnose von Tumoren als Ursache von Kompressionen der Gefäß-Nerven-Straße.

- **Apparative Diagnostik**
- **Röntgenuntersuchung des Thorax und der HWS**
- **Doppler-Methode**
- **Phlebographie**
- **Arteriographie**
- **Computertomographie**
- **(Nervenleitgeschwindigkeit).**

Therapie. Physikalische Maßnahmen, bestehend aus lokaler Wärmeanwendung, lockeren Massagen, gymnastischen Übungen, werden zur Korrektur von Haltungsanomalien empfohlen. Sind physikalische Therapiemaßnahmen ohne Erfolg, so besteht die Indikation zur transaxillären Resektion der ersten Rippe. Hierdurch lassen sich alle fibromuskulären Engen beseitigen. Aneurysmen der A. subclavia müssen chirurgisch beseitigt werden. Die Therapie des Lymphödems besteht aus einer komplexen physikalischen Entstauungstherapie, die sich zusammensetzt aus Hautpflege, manueller Lymphdrainage, Kompressionsbandagen und entstauender Bewegungstherapie. Kompressionsstrümpfe sollten frühestens vier Wochen nach Beginn dieser Entstauungstherapie verschrieben werden.

Therapie Sind physikalische Therapiemaßnahmen ohne Erfolg, so besteht die Indikation zur transaxillären Resektion der ersten Rippe. Hierdurch lassen sich alle fibromuskulären Engen beseitigen. Aneurysmen der A. subclavia müssen chirurgisch beseitigt werden.

6 Erkrankungen der Lymphgefäße

Definition ▶

▶ ***Definition.*** Von den primären, angeborenen Schädigungen (Agenesie, Hypo-, Hyper-, Aplasie) der Lymphgefäße sind sekundäre Lymphgefäßerkrankungen (infolge Thrombosen, parasitärer und bakterieller Erkrankungen, Operationen, Traumata, Tumoren, Bestrahlung) zu unterscheiden.

Pathogenese **Primäre Lymphgefäßerkrankungen:** Die Genese ist unklar. Im Gegensatz zu Lymphektasien (ca. 10 %) sind Hypo- oder Aplasien der Lymphgefäße (ca. 90 %) häufiger.
Es gibt familiär-kongenitale und familiär nichtkongenitale Formen. Die letzteren manifestieren sich mit Beginn der Pubertät.

- **Genese sekundärer Lymphgefäßerkrankungen:** bakterielle, parasitäre Infektionen, Toxoplasmose, gut- oder bösartige Tumoren, Traumata, Operationen, Thrombosen, Bestrahlungsbehandlung, Dysplasien.

Pathogenese

- **Primäre Lymphgefäßerkrankungen:** Die Genese primärer Lymphgefäßerkrankungen ist unklar. Im Gegensatz zu Lymphektasien (ca. 10 %) sind Hypo- oder Aplasien der Lymphgefäße (ca. 90 %) häufiger. Beim Nonne-Milro-Syndrom (familiär-kongenital) sind die Lymphbahnhypo- bzw. -aplasien von Geburt an vorhanden, beim Meige-Syndrom (familiär-nichtkongenital) treten diese Lymphgefäßveränderungen erst mit Beginn der Pubertät auf. Primäre lymphatische Lymphangiektasien finden sich meist einseitig an den Extremitäten.
- **Sekundäre Lymphgefäßerkrankungen:** Ursache sekundärer Lymphgefäßerkrankungen können bakterielle (Erysipele) oder parasitäre (Filarien) Infektionen, Toxoplasmose, gut- (Lymphangiom) oder bösartige Tumoren (Lymphosarkom), Traumata, Operationen, Thrombosen, Bestrahlungsbehandlung und Dysplasien sein. Nach Operationen und Traumata oder bei Gefäßdysplasien ist die Ausbildung von Lymphzysten und -fisteln möglich.

Pathophysiologie Normalerweise besteht im interstitiellen Gewebe ein Gleichgewicht zwischen Filtration und Reabsorption von Plasmaproteinen. Die resorbierten Plasmaproteine werden über das Lymphgefäßsystem in den Blutkreislauf transportiert. Ist das Gleichgewicht zwischen Filtration und Resorption zu Gunsten der Filtration gestört, so sind folgende Kompensationsmechanismen möglich:
- Steigerung des Flüssigkeitstransportes über die Lymphbahnen
- Phagozytose und Abbau zurückgestauter Eiweißmoleküle durch Gewebemakrophagen
- Ausbildung lymphatischer Kollateralgefäße und lymphovenöser Anastomosen.

Kann dem Anfall von Plasmaproteinen nicht mehr entgegengewirkt werden, so steigt der interstitielle Eiweiß- und Wassergehalt weiter an.

Die Lymphabflußstörung beim sekundären Lymphödem wird verursacht durch eine Okklusion der Lymphkollektoren und Lymphknotensinus aufgrund entzündlicher oder tumoröser Infiltrationen.

Pathophysiologie. Normalerweise werden die über die Blutkapillaren ins interstitielle Gewebe filtrierten Plasmaproteine von den Lymphkapillaren resorbiert und über das Lymphgefäßsystem dem Blutkreislauf wieder zugeführt. Transportmechanismen der Lymphe sind die Lymphangiomotorik (aktiv) oder Hilfsmechanismen wie Gelenk- oder Wadenmuskelpumpe. Ist das Gleichgewicht zwischen transkapillarer Filtration und Resorption zu Gunsten der Filtration gestört, so übernehmen die Lymphbahnen durch eine Steigerung des Flüssigkeitstransportes **Sicherheitsventilfunktion**. Wenn dieser Kompensationsmechanismus erschöpft ist oder bei Transportstörungen der eiweiß- und wasserhaltigen Lymphflüssigkeit, bedingt durch Erkrankungen des Lymphgefäßsystems, kommt es zur Ausbildung eines Lymphödems. Dann kann zunächst ein geringer Anteil der in das interstitielle Gewebe zurückgestauten Eiweißmoleküle durch Makrophagen phagozytiert und abgebaut werden. Weitere natürliche Kompensationsmechanismen bei Lymphabflußstörungen sind die Ausbildung lymphatischer Kollateralgefäße und lymphovenöser Anastomosen. Kann dem zunehmenden Anfall von Plasmaproteinen nicht mehr entgegengewirkt werden, so steigt der interstitielle Eiweißgehalt weiter an. Die hierdurch bedingte Erhöhung des kolloidosmotischen Druckes führt zur zusätzlichen Wasseransammlung im Gewebe. Die zunehmende insterstitielle Eiweißkonzentration bewirkt über die Stimulation von Fibrozyten eine Bindegewebsvermehrung. Die Proliferation von Bindegewebe wird zusätzlich beschleunigt durch schubartig verlaufende Erysipele, zu deren Ausbildung Patienten mit Lymphödem häufig neigen.
Die Lymphabflußstörung beim sekundären Lymphödem wird verursacht durch eine Okklusion der Lymphkollektoren und Lymphknotensinus sind entweder primär oder aufgrund entzündlicher oder tumoröser Infiltrationen. Versagen die natürlichen Kompensationsmechanismen (siehe oben), so bewirkt der vermehrte Anfall von Lymphflüssigkeit die ödematöse Schwellung der Extremität.

Klinik

Klinik

Merke ▶

▶ ***Merke.*** Klinische Symptome **primärer oder sekundärer Lymphgefäßerkrankungen** sind meist einheitlich und charakterisiert durch die lokalisierte oder generalisierte meist asymmetrische Schwellung einer Extremität (Lymphödem).

Die geschilderten Pathomechanismen erklären den stadienartigen Ablauf des Lymphödems:

- **Reversibles Stadium (Stadium 1)**. Das Lymphödem ist weich und bildet sich durch Hochlagerung der Extremität zurück. Eine Gewebefibrose ist noch nicht eingetreten.
- Aufgrund von Gewebeproliferationen kann das Lymphödem im **spontan irreversiblen Stadium (Stadium 2)** nur inkomplett abschwellen, keine Rückbildung des Ödems durch Hochlagerung der Extremität.
- Exzessive Gewebewucherungen kennzeichnen die lymphostatische Elephantiasis (s. ◘ B-**22**), das **Stadium 3** des Lymphödems. Das Ödem ist derb und nicht eindrückbar.

Ca. 90 % aller primären Lymphödeme der Beine treten vor (Lymphoedema praecox), 10 % nach (Lymphoedema tardum) dem 35. Lebensjahr auf.
Ein primäres Lymphödem der Arme ist selten.

Es kommt zu einem stadienartigen Ablauf des Lymphödems (s. ◘ B-**22**).

Ca. 90 % aller primären, nicht erblichen Lymphödeme ereignen sich vor, 10 % nach dem 35. Lebensjahr.

> ▶ ***Merke.*** Bei Lymphödemen, die nach dem 35. Lebensjahr auftreten, sollte immer die sekundäre neoplastische Genese ausgeschlossen werden.

◀ **Merke**

Das **primäre Lymphödem** beginnt meist einseitig und betrifft vorwiegend junge Frauen in den Pubertätsjahren. Die Schwellung nimmt langsam von distal nach proximal über Jahre zu. Oft werden anamnestisch Erysipele angegeben, die Ursache oder Komplikation der Ödeme sein können.
Das **sekundäre Lymphödem** betrifft mit Ausnahme entzündlicher Ursachen selten beide Extremitäten. Bei entzündlichrer oder maligner Genese nimmt die Schwellung rasch über Wochen zu von proximal nach distal. Bakterielle und parasitäre Infektionen, Thrombosen, Tumoren, Traumata, Operationen oder eine Bestrahlungstherapie sollten ausgeschlossen werden.
Eine **Lymphangiitis** fordert die Frage nach Fieber und Infektionsherden. Diese Erkrankung geht meist von Erysipelen, Interdigitalmykosen, Abszessen oder Phlegmonen aus. Bei **Lymphfisteln** sollte an Zusammenhänge mit Operationen, Traumata oder Dysplasien gedacht werden.

- **Primäres Lymphödem:** meist einseitig, wächst langsam von distal nach proximal, betrifft vorwiegend junge Frauen in den Pubertätsjahren. Erysipele häufig.

Sekundäres Lymphödem: rasche Zunahme der Schwellung von proximal nach distal bei bakteriellen und parasitären Infektionen, Thrombosen, Tumoren, Traumata, Operationen oder Bestrahlungstherapie.
Lymphangiitis: Fieber, Infektionsherd (Erysipel, Interdigitalmykose etc.).
Lymphfistel: Zusammenhänge mit Operationen, Traumata etc.

Diagnostik. Mit der Schwellung treten beim primären Lymphödem weniger oft, beim sekundären Lymphödem häufig Spannungsgefühl, Schmerzen und Brennen auf.

Diagnostik Mit der Schwellung treten Spannungsgefühl, Schmerzen und Brennen auf.

> ▶ ***Merke.*** Das primäre Lymphödem kann in drei klinische Stadien eingeteilt werden:
> 1. **spontan reversibles** Stadium: das Beinödem bildet sich über Nacht zurück
> 2. **spontan irreversibles** Stadium: keine Rückbildung des Beinödems über Nacht
> 3. **Elephantiasis:** groteske Beindeformation (◘ B-**22**).

◀ **Merke**

Eine **Lymphangiitis** geht mit Müdigkeit, Abgeschlagenheit, Fieber einher. Typisch für ein **Erysipel** sind Schmerzen, Fieber, flächenhaft umschriebene Rötung. Das Erysipel kann Ursache und Komplikation eines Lymphödems sein.

Lymphangiitis: Müdigkeit, Abgeschlagenheit und Fieber, strangförmige Rötung.
Erysipel: Schmerzen, Fieber, flächenhafte umschriebene Rötung.

- ***Inspektion:***

- **Inspektion**

> ▶ ***Merke.*** Das primäre Lymphödem breitet sich aszendierend, das sekundäre deszendierend aus.

◀ **Merke**

Lymphödeme sind oft asymmetrisch. Im Falle einer Lymphangiitis ist diese Erkrankung erkennbar an einer strangförmigen, manchmal schmerzhaften Hautrötung (im Volksmund Blutvergiftung genannt).

Primäre Lymphödeme sind oft asymmetrisch.

> ▶ ***Merke.*** Lymphabflußstörungen im Bereich der Extremitäten werden aufgrund von typischen klinischen Zeichen erkannt.

◀ **Merke**

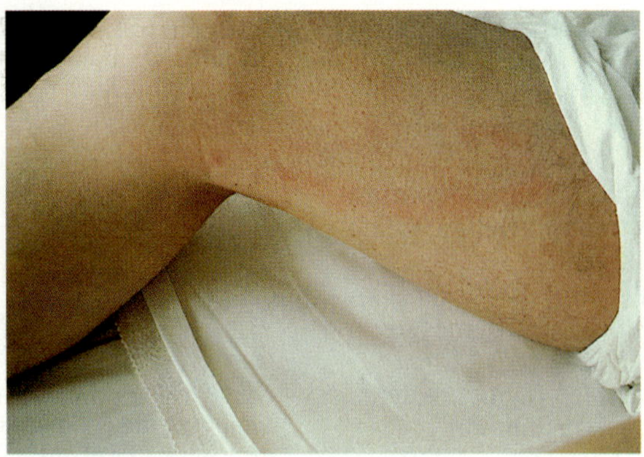

B-21: **Streifenförmige, schmerzhafte und überwärmte Hautrötung bei Patienten mit Lymphangiitis.**

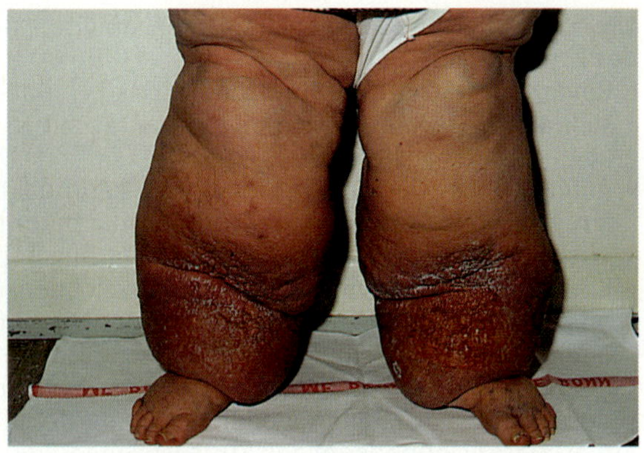

B-22: 64jährige Patientin aus dem Kaukasus, bei der seit dem 20. Lebensjahr ein **primäres Lymphödem** beider Beine besteht, das nie behandelt wurde.

Typische klinische Zeichen des primären Lymphödems sind:
- Stemmersches Zeichen (B-**23**)
- dorsales Fußrückenödem
- vertiefte Hautfalten oberes Sprunggelenk ventral
- retromalleoläres Kissen.

Sekundäres Lymphödem:
- zyanotische Hautverfärbungen
- lymphokutane Fisteln oder Ulzerationen
- vergrößerte Lymphknoten.

Palpation (B-23)
Bei Lymphangiitis sind häufig regionäre Lymphknoten geschwollen.

Zeichen, die auf ein Lymphödem hinweisen, sind:
- Stemmersches Zeichen (B-**23**) positiv
- dorsales Fußrückenödem
- vertiefte Hautfalten oberes Sprunggelenk ventral
- retromalleoläres Kissen.

Die Beine sind säulenartig deformiert.

Beim sekundären Lymphödem werden häufig zyanotische Hautverfärbungen beobachtet. Die Lymphknoten sind vergrößert. Es können lymphokutane Fisteln oder Ulzerationen auftreten. Das Stemmersche Zeichen ist zunächst negativ.

- **Palpation** (B-**23**): Bei Lymphangiitis sind häufig regionäre Lymphknoten geschwollen.

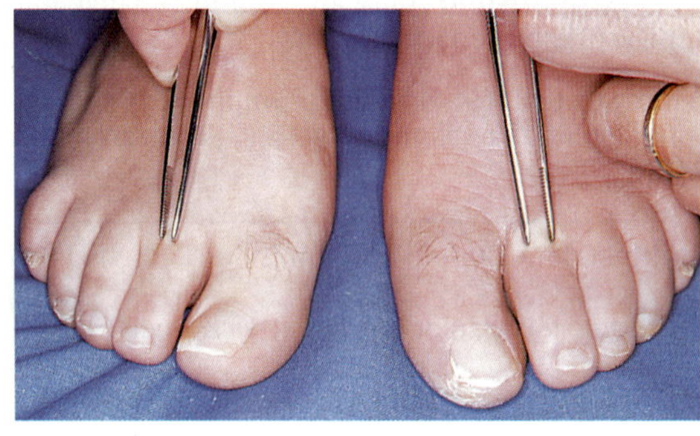

B-**23: Stemmersches Zeichen**: Im Vergleich zur gesunden Extremität (rechts) ist an dem vom **Lymphödem** betroffenen Bein (links) die **Hautfalte an der Dorsalseite der Grundphalanx der zweiten Zehe nicht abhebbar.**

Merke ▶

> ***Merke.*** Beim primären Lymphödem treten Stemmersches Zeichen, dorsales Fußrücködem frühzeitig, beim sekundären Lymphödem spät auf.

- **Apparative Maßnahmen/Laborchemie:** Differentialblutbild, Erythro-, Leuko- und Thrombozyten, BSG, parasitologische Untersuchungen.

- **Appararative Maßnahmen** (*s. S. 374*)

Laborchemische Hinweise für entzündliche Lymphgefäßerkrankungen sind eine Leukozytose und eine erhöhte Blutsenkung. Zum Ausschluß hämatologischer Erkrankungen sind ein Differentialblutbild und Bestimmung der Erythro-, Leuko- und Thrombozyten nötig. Parasitologische Untersuchungen sollten erfolgen.

Merke ▶

> ***Merke.*** Zur Klärung der Ursache eines primären Lymphödems ist die direkte Lymphangiographie unter Verwendung öliger/wasserhaltiger Kontrastmittel heute obsolet. Auch die Durchführung einer Phlebographie zum Ausschluß einer zusätzlichen venösen Ursache der Beinschwellung sollte – wenn möglich – beim Lymphödem vermieden werden.

Zum bloßen Nachweis eines primären Lymphödems ist die **direkte Lymphangiographie**, bei der ölige oder wasserlösliche Röntgenkontrastmittel nach Präparation eines Lymphkollektors in das Lymphsystem eingebracht werden, ungeeignet. Hierdurch kann es zu Lymphangiitiden mit irreversibler Verschlechterung des Lymphödems kommen. Zusätzlich sind bei Verwendung öliger Kontrastmittel als Komplikation Mikroembolien in die Lungen bekannt. Die direkte Lymphangiographie sollte daher nur noch zur Klärung gezielter Fragen in der Malignomdiagnostik (Lymphknotenbefall) angewendet werden.

Die **direkte Lymphangiographie** sollte nur noch zur Klärung gezielter Fragen in der Malignomdiagnostik (Lymphknotenbefall) angewendet werden.

Dagegen hat sich der Einsatz der **indirekten Lymphangiographie** in der Lymphödemdiagnostik bewährt. Hierbei wird wasserlösliches Kontrastmittel subkutan zur Darstellung des initialen und abführenden Lymphgefäßsystems injiziert. Ein Lymphödem ist an der retrograden Auffüllung peripherer Netze mit Kontrastmittel zu erkennen. In einem hohen Prozentsatz von Patienten mit Lymphödem stellen sich die Lymphkollektoren morphologisch (geschlängelt, hypo- oder hyperplastisch) verändert dar oder kontrastieren sich nicht.

Dagegen ist die **indirekte Lymphangiographie** zur Diagnose eines Lymphödems geeignet.

Da sich mit der **Isotopenlymphangiographie** vergrößerte Lymphknoten darstellen lassen, ist mit dieser Methode die Klärung eines primären oder sekundären Lymphödems möglich. Beim sekundären Lymphödem sind zusätzlich der Lymphtransport verlängert und die Lymphknoten-Uptake-Werte erniedrigt.

Die **Isotopenlymphangiographie** dient zur Differentialdiagnose eines primären oder sekundären Lymphödems.

CT und MRT können zum Ausschluß vergrößerter Lymphknoten oder von Tumoren, die Ursache eines sekundären Lymphödems sind, eingesetzt werden.

Auch **CT und MRT** können zum Ausschluß ursächlicher Tumoren oder Lymphknotenvergrößerungen eingesetzt werden.

Differentialdiagnose des Lymphödems

Lipoidosis: tritt nur bei Frauen auf, kein dorsales Fußrückenödem, supramalleolärer Fettkragen, meist gleichzeitig Zellulitis, Ödem eindrückbar und schmerzt bei Berührung.
Herzinsuffizienz: symmetrisches, eindrückbares, nichtschmerzhaftes Ödem
renale und hepatische Ödemformen: symmetrische, eindrückbare, nichtschmerzhafte Beinschwellung
Phlebödem: eindrückbar, meist schmerzhaft, Wadenballottement verringert, klinische Zeichen der CVI
ischämisches Ödem: Ruheschmerz, kalte Extremität, Pulslosigkeit.

Differentialdiagnose des Lymphödems
Lipoidosis, Herzinsuffizienz, renale und hepatische Ödemformen, Phlebödem, ischämisches Ödem: Ruheschmerz, kalte Extremität, Pulslosigkeit.

Therapie. Die Therapie von Lymphgefäßerkrankungen besteht hauptsächlich aus der **Behandlung des Lymphödems.**
Als Allgemeinmaßnahme sind eine Sanierung von Infektionen, schonende Hautpflege, vorsichtige Nagelpflege und das Tragen von bequemer Kleidung zu empfehlen. Sauna, Hitze und Sonnenexposition sollten vermieden werden.
Die Basisbehandlung bei Lymphödem muß möglichst früh im Stadium 1 einsetzen und besteht (1.) aus der manuellen Lymphdrainage, die durch (2.) eine Kompressionstherapie unterstützt wird. Zusätzlich sollte konsequent eine (3.) entstauende Bewegungstherapie durchgeführt werden. Alle diese drei Maßnahmen werden als komplexe Entstauungstherapie bezeichnet und müssen täglich gewährleistet sein. Die manuelle Lymphdrainage allein genügt nicht zur Behandlung des Lymphödems.

Therapie
Allgemeinmaßnahmen:
- Infektsanierung
- schonende Hautpflege
- vorsichtige Nagelpflege
- bequeme Kleidung
- keine Sauna, Hitze oder Sonnenexposition.

Basisbehandlung im Stadium 1:
Komplexe Entstauungstherapie: täglich manuelle Lymphdrainage, Kompressionsbehandlung, entstauende Bewegungstherapie.

> ***Merke.*** Keine Diuretika bei Lymphödem.

◀ **Merke**

Im **reversiblen Stadium (Stadium 1)** läßt sich das Ödem durch die komplexe physikalische Entstauungstherapie zur kompletten Rückbildung bringen.
Die chirurgische Therapie des **primären Lymphödems** kann nur dann in Erwägung gezogen werden, wenn konservative Maßnahmen erfolglos sind. Die autologe mikrochirurgische Lymphgefäßtransplantation ist bei einer lokalen Atresie der Beckenlymphgefäße möglich.

- **Chirurgische Therapie**

Primäres Lymphödem: Nur dann indiziert, wenn konservative Maßnahmen erfolglos, autologe mikrochirurgische Lymphgefäßtransplantation bei lokaler Atresie der Beckenlymphgefäße.

Sekundäres Lymphödem: autologe mikrochirurgische Lymphgefäßtransplantation bei iatrogen bedingtem lymphostatischem Ödem möglich.

Das iatrogen bedingte sekundäre **lymphostatische Ödem** (z. B. Postmastektomieödem) kann Indikation zur autologen mikrochirurgischen Lymphgefäßtransplantation sein.

Cave!

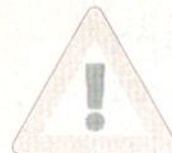
Klassifizierung eines Beinödems als primäres Lymphödem ohne Berücksichtigung des Stemmerschen Zeichens.

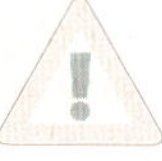
Unterlassen anamnestischer Fragen nach der Ausbreitungsrichtung des Lymphödems (aszendierend/deszendierend).

Beim primären Lymphödem: Anfertigen einer direkten Lymphangiographie unter Verwendung öliger/wasserhaltiger Kontrastmittel.

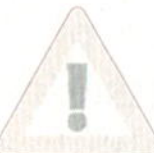
Verordnung von Diuretika.

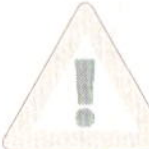
Verordnung der manuellen Lymphdrainage ohne unterstützende Kompressionstherapie und entstauende Bewegungstherapie.

B-51: Angiologischer Notfall: Erysipel

Genese:	Strepto-, selten Staphylokokkeninfekt
Anamnese:	Lymphödem, Exkoriationen, Interdigitalmykosen, postthrombotisches Syndrom, gehäufte Erysipele bekannt
Symptome und Diagnose:	Schmerzen, Fieber, Rötung flächenhaft begrenzt meist (ca. 90 %) im Bereich der unteren Extremität, regionale Lymphadenitis
Therapie:	Penizillin G (oral) 6–12 Mega bei Penizillinallergie: Erythromycin

Klinischer Fall

26jährige Patientin mit einseitiger Beinschwellung links.

Seit dem 18. Lebensjahr geringe Schwellneigung im linken Unterschenkel und Fuß. Keine Varikosis. Vor vier Wochen unternahm die Patientin eine Busreise nach Italien. Dort trat eine plötzliche ausgeprägte diffuse Unterschenkelschwellung, die gerötet, überwärmt und schmerzhaft war, auf. Gleichzeitig hatte die Patientin Fieber. Ein konsultierter Arzt stellte die Diagnose eines Erysipels und verordnete ein Antibiotikum. Innerhalb von vier Tagen war die Patientin fieberfrei, die lokalen Entzündungszeichen bildeten sich zurück, das Unterschenkelödem blieb aber unverändert bestehen.

Die Patientin stellt sich jetzt zur Abklärung der schmerzlosen Schwellung im Unterschenkel und Fuß vor. Die weitere Anamnese ist unauffällig, keine kardiovaskulären Risikofaktoren, keine Hormoneinnahme.

Klinischer Status: 1,70 m große, 60 kg schwere Patientin in gutem Allgemeinzustand. Blutdruck: 120/80 mmHg bds., Puls rhythmisch (68/min). Herz, Lunge, Abdomen klinisch unauffällig, arterielle Pulse palpabel, keine Varikosis.

Rechtes Bein unauffällig. Normale Hautfarbe des linken Beins, das im Umfang gegenüber rechts deutlich vergrößert ist. Laut Angaben der Patientin ist das Unterschenkelödem links durch Beinhochlagerung nicht reversibel. Am linken oberen Sprunggelenk sind vertiefte Hautfalten ventral zu erkennen (*siehe* B-**24**). Es besteht ein retromalleoläres Kissen und ein dorsales Fußrückenödem (*siehe* B-**24**). Das Stemmersche Zeichen ist links positiv (*siehe* B-**23**).

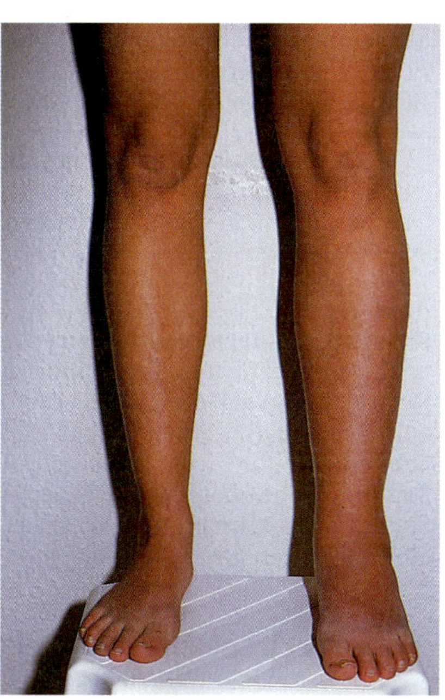

B-**24:** Linker Unterschenkel der 26jährigen Patientin **mit dorsaler Fußrückenschwellung mit primärem Lymphödem, vertieften Hautfalten am linken oberen Sprunggelenk ventral und dorsalem Fußrückenödem.**

Eintrittsdiagnose: primäres Lymphödem links, das durch ein Erysipel verstärkt wurde.

Differentialdiagnose: Phlebödem

Labordiagnostik: Normwerte für: rotes und weißes Blutbild, BSG, Elektrolyte, Serumkreatinin, Transaminasen, Gesamteiweiß einschließlich Eiweißelektrophorese, Urinstatus und Gerinnungsparameter.

EKG, Röntgenthorax, Doppler-Druckmessung, Duplex-Sonographie der peripheren Beinvenen: Normalbefunde.

Beurteilung: Bei anamnestisch bekannter diskreter Schwellneigung im linken Unterschenkel, die mit dem 18. Lebensjahr begann, und unauffälligem klinischen und duplexsonographischen Beinvenenbefund liegt die Verdachtsdiagnose eines primären Lymphödems nahe. Dieser Verdacht wird erhärtet durch die klinischen Untersuchungsbefunde, insbesondere durch das positive Stemmersche Zeichen. Typisch für das primäre Lymphödem ist die Disposition zur Ausbildung eines Erysipels. Andererseits ist bekannt, daß ein Erysipel die zunehmende Gewebeschwellung beim Lymphödem beschleunigen kann. Da das Unterschenkelödem sich nach Beinhochlagerung sowie spontan nicht verändert, liegt das Stadium 2 des Lymphödems vor.

Therapie und Verlauf: Der Patientin wurden als Allgemeinmaßnahmen schonende Haut- und Nagelpflege sowie das Tragen von bequemer Kleidung empfohlen. Sie sollte Sauna, Hitze und Sonnenexposition vermeiden.

Es wurden eine tägliche manuelle Lymphdrainagebehandlung, Kompressionsstrümpfe der Klasse 3 und eine entstauende Bewegungstherapie verordnet.

Unter dieser Therapie kam es zur allmählichen Rückbildung der Unterschenkelschwellung links.

Abschlußdiagnose: primäres Lymphödem links im Stadium 2 (B-**24**).

7 Apparative Gefäßdiagnostik

7.1 Nichtinvasive Untersuchungsmethoden

7.1.1 Laufbandergometrie

Durchführung Unter standardisierten Bedingungen erfolgt die Bestimmung der schmerzfreien Wegstrecke bei AVK.

Merke ▶

Auswertung
Vergleiche klinische Stadien der arteriellen Verschlußkrankheit nach *Fontaine*.
Stadium 1: unbegrenzte Wegstrecke
Stadium 2a: relativ schmerzfreie Wegstrecke > 200 m
Stadium 2b: relativ schmerzfreie Wegstrecke < 200 m.

7.1.2 Mechanische und elektronische Oszillographie

Durchführung Während des stufenweisen Ablassens des Manschettendruckes erfolgt die Registrierung des Volumenpulses.

Merke ▶

Auswertung Bei hochgradigen arteriellen Stenosen und Verschlüssen: Verminderung der Oszillationen. Beurteilung akraler Durchblutungsstörungen unmöglich.

7.1.3 Verschlußplethysmographie (VVP)

Durchführung Nach 3minütiger Unterbindung des venösen Abflusses plötzliches Ablassen des Manschettendruckes und seitenvergleichendes, etagenweises Messen der Volumenzu- oder -abnahme.

7 Apparative Gefäßdiagnostik

7.1 Nichtinvasive Untersuchungsmethoden

7.1.1 Laufbandergometrie

Durchführung. Unter standardisierten Bedingungen (Laufbandgeschwindigkeit 3 km/h und Steigung des Laufbandes von 5 %) erfolgt die Bestimmung der schmerzfreien Wegstrecke (Beginn des Claudicatio-Schmerzes) bei arterieller Verschlußkrankheit.

> ***Merke.*** Die **Laufbandergometrie** eignet sich zur Beurteilung der Kompensation, des klinischen Schweregrades sowie zur Verlaufskontrolle chronischer Beinarterienverschlüsse im Stadium 2 (nach *Fontaine*).

Auswertung
Absolut schmerzfreie Gehstrecke: zurückgelegte Wegstrecke bis zum ersten Schmerzbeginn (stark individuell abhängig)
Relativ schmerzfreie Gehstrecke: Weg bis zum maximalen Schmerz, der zum Belastungsabbruch zwingt (kaum individuell abhängig)
Stadieneinteilung nach *Fontaine:*
Stadium 1: unbegrenzte Wegstrecke
Stadium 2 a: schmerzfreie Wegstrecke > 200 m
Stadium 2 b: schmerzfreie Wegstrecke < 200 m.

7.1.2 Mechanische und elektronische Oszillographie

Durchführung. Nach suprasystolischem Aufblasen von Druckmanschetten, die sich an Ober-, Unterschenkeln, den Füßen oder Ober- und Unterarmen befinden, erfolgt während des langsamen, stufenweisen (20 mmHg) Ablassens des Manschettendruckes die Registrierung des Querschnitts- bzw. Volumenpulses mittels mechanischer oder elektronischer Pulsabnehmer. Im Anschluß an die Ruhemessung wird eine Belastungsoszillographie durchgeführt.

> ***Merke.*** Die **mechanische und die elektronische Oszillographie** erlauben die Diagnose Lokalisation und Kompensation von Extremitätenarterienverschlüssen.

Auswertung. Die Bewertung der Messung erfolgt seitenvergleichend. Typisch für hochgradige arterielle Stenosen und Verschlüsse ist eine erhebliche Verminderung der dem Strombahnhindernis nachgeschalteten Oszillationen der abgeleiteten Volumenpulskurve. Im Gegensatz zum elektronischen Meßverfahren ist die Beurteilung akraler Durchblutungsstörungen mit der mechanischen Oszillographie unmöglich.

7.1.3 Verschlußplethysmographie (VVP)

Durchführung. Der Patient befindet sich in Rückenlage. Nach Beinhochlagerung (ca. 45 Grad) und Aufpumpen einer Druckmanschette auf ca. 60–80 mmHg, dreiminütiger Unterbindung des venösen Abflusses und anschließendem plötzlichem Ablassen des Manschettendruckes läßt sich mit Hilfe von Manschetten- oder Dehnungsmeßstreifen und einem Druckwandler seitenvergleichend und etagenweise die Volumenzu- oder -abnahme der Extremität messen und graphisch mittels einer Kurve darstellen.

> **Merke.** Mit der VVP ist die Diagnose und Lokalisation arterieller und venöser Blutflußbehinderungen möglich. Außerdem liefert diese Methode quantitative Aussagen über das Ausmaß arterieller und venöser Durchblutungsstörungen. Unter Verwendung spezieller Finger- und Kühlmanschetten eignet sich das Untersuchungsverfahren (**Finger-Venenverschlußplethysmographie**) zur Diagnose akraler Durchblutungsstörungen beim Raynaud-Syndrom.

◀ **Merke**

Auswertung. Die nach 4minütiger venöser Stauung (60–80 mmHg) gemessene Volumenzunahme wird als Venenkapazität bezeichnet. Ihr **Normwert** beträgt etwa 4–5 ml/100 ml. Weiterer Auswertungsparameter ist der nach Öffnen der Stauung meßbare venöse Abstrom/Zeiteinheit bezogen auf 100 ml Gewebe, der als **venöse Drainage** bezeichnet wird. Die venöse Drainage beträgt normalerweise etwa 70 ml/100 ml/min.
Die venöse Kapazität ist bei primärer und sekundärer Varikosis erhöht und liegt über 6 ml/min/100 ml Gewebe. Bei arterieller Verschlußkrankheit ist nach Ablassen des Manschettendruckes die reaktive Hyperämiereaktion verringert.
Bei **primärer Varikosis** ist die **venöse Drainage** erhöht und beträgt > 90 ml/min/100 ml Gewebe. Bei sekundärer Varikosis ist die venöse Drainage aufgrund thrombotischer Venenverschlüsse erniedrigt. Ist das Venenlumen nicht komplett okkludiert kann sie normal sein.
Beim Raynaud-Syndrom bewirken Vasospasmen oder organische Digitalarterienobstruktionen eine mit der **Finger-Verschlußplethysmographie** meßbare Verminderung des arteriellen Einstroms und die Verlängerung der reaktiven Hyperämiezeit.

Auswertung
normal: steiler Anstieg der VVP-Kurve, Plateauniveau über der Null-Linie entspricht der **venösen Kapazität.** Nach Ablassen des Manschettendruckes ist der ungehinderte venöse Abstrom an einem steilen Abfall der Volumenkurve (venöse Drainage) erkennbar.
pathologisch: venöse Drainage bei primärer Varikosis > 90 ml/min/100 ml Gewebe. Bei sekundärer Varikosis ist der venöse Abstrom erniedrigt oder normal. Venöse Kapazität bei primärer und sekundärer Varikosis über 6 ml/min/100 ml Gewebe.
Bei AVK ist die reaktive Hyperämiereaktion verringert. Beim Raynaud-Syndrom ist der mit **Finger-Verschlußplethysmographie** meßbare arterielle Einstrom vermindert und die reaktive Hyperämiezeit verlängert.

7.1.4 Lichtreflexrheographie (LRR)

Durchführung. An das **Lichtreflexrheographie-**(LRR-)Gerät, das mit einem Grafikschreiber ausgerüstet ist, ist eine Sonde, bestehend aus drei Infrarot-Lichtquellen und einem Photosensor, gekoppelt. Nach Befestigung der Sonde am medialen Unterschenkel erfolgt die Durchführung von zehn Dorsalflexionen im Sprunggelenk. Während und im Anschluß an diese Übung kann die belastungsinduzierte Entleerung des venösen Hautplexus sowie seine Wiederauffüllung an der Änderung des von der Haut reflektierten Infrarot-Lichtes photooptisch gemessen und graphisch registriert werden.

7.1.4 Lichtreflexrheographie (LRR)
Durchführung Über eine Meßsonde am Unterschenkel wird nach Dorsalextensionen des Fußes im Sprunggelenk die belastungsinduzierte Entleerung und Wiederauffüllung des venösen Hautplexus photooptisch gemessen.

> **Merke.** Mit der **Lichtreflexrheographie** (LRR) lassen sich nichtinvasiv aktive und passive Transportstörungen des Beinvenenblutes diagnostizieren.

◀ **Merke**

Auswertung. Während Muskelarbeit kann ein maximaler Anstieg (R_{max}) der LRR-Kurve registriert werden. Nach Abbruch der Belastungsübung beträgt die normale venöse Wiederauffüllzeit t_0 mehr als 25 s.
Bei einer Klappeninsuffizienz oberflächlicher Venen bzw. von Perforansvenen ist t_0 verkürzt. Folgende Schweregradeinteilung venöser Abflußstörungen kann mit der LRR-Methode getroffen werden:
Grad 1: t_0 zwischen 20 und 25 s
Grad 2: t_0 zwischen 10 und 20 s
Grad 3: t_0 unter 10 s.
Durch Anlegen eines Tourniquet kann zwischen oberflächlicher und tiefer Venenfunktionsstörung unterschieden werden.
Die Wiederauffüllzeit kann bei gleichzeitig vorliegender arterieller Verschlußkrankheit fälschlicherweise verlängert sein.

Auswertung
normal: während Muskelarbeit maximaler Anstieg (R_{max}). Nach Belastung ist die venöse Wiederauffüllzeit $t_0 > 25$ s.
pathologisch: Bei Venenklappeninsuffizienz oberflächlicher Venen bzw. von Perforansvenen ist t_0 verkürzt.
Die Wiederauffüllzeit kann bei gleichzeitig vorliegender AVK fälschlicherweise verlängert sein.

7.1.5 Transkutane Sauerstoffpartialdruckmessung ($tcPo_2$)

Durchführung Eine epikutane Sauerstoffelektrode mißt den an die Haut oder flächig differierenden Sauerstoffpartialdruck.

Merke ▶

Auswertung
normal: $tcPo_2$ (44 °C): 40–80 mmHg
pathologisch: bei peripherer AVK im Stadium 3 und 4 signifikant verringert. Gefahr der Extremitätenamputation bei Ruhe-$tcPo_2$-Werten und nach O_2-Atmung von < 5 mmHg. Im Stadium 1 und 2 nur bei Belastung verringert.

7.1.5 Transkutane Sauerstoffpartialdruckmessung ($tcPo_2$)

Durchführung. Mittels epikutan fixierter Sauerstoffelektrode wird der transkutane Sauerstoffpartialdruck (44 °C Elektrodentemperatur) gemessen, der unter Standardbedingungen aus den Hautkapillaren zur Hautoberfläche diffundiert.

> ***Merke.*** Die **transkutane Sauerstoffpartialdruckmessung ($tcPo_2$)** erlaubt prognostische Aussagen über die Nekrose- und Amputationsgefahr in den Stadien 3 und 4 der peripher-arteriellen Verschlußkrankheit sowie die Objektivierung von Effekten interventioneller Behandlungsmaßnahmen.

Auswertung. Der Sauerstoffpartialdruck ist bei Patienten mit pAVK im Stadium 3 und 4 gegenüber Gesunden (40–80 mmHg) signifikant verringert. Gefahr der Extremitätenamputation besteht bei pAVK dann, wenn die $tcPo_2$-Werte unter Ruhebedingungen und nach O_2-Atmung weniger als 5 mmHg betragen. Im Stadium 1 und 2 können mit dieser Untersuchungsmethode erst dann pathologische Meßwerte bestimmt werden, wenn zusätzlich Belastungsuntersuchungen erfolgen.

7.1.6 Laser-Doppler-Fluxmetrie

Durchführung Blutströmungsgeschwindigkeit und die Hautdurchblutung der kutanen Mikrostrombahn können gemessen werden.

Merke ▶

Auswertung
normal: periodische Schwankungen des kutanen Blutflusses mit hoher Amplitude zwischen 2 u. 4 Zyklen/min
pathologisch: bei peripherer AVK periodische Schwankungen kleiner Amplitude > 20 Zyklen/min;
während Hyperämie bei Diabetikern (Typ 1) signifikant geringerer Laser-Doppler-Flux als bei Gesunden.

7.1.6 Laser-Doppler-Fluxmetrie

Durchführung. Die Beurteilung der Hautmikrozirkulation ist mit der **Laser-Doppler-Fluxmetrie** möglich. Unter Verwendung von Helium-Neon-Laserlicht der Wellenlänge 639 nm, das auf die Haut und ca. 2 mm tief ins Gewebe einstrahlt und von den in den Kapillaren fließenden Erythrozyten in ca. 2 mm Tiefe entsprechend dem Doppler-Effekt phasenverschoben reflektiert wird, erfolgt die Bestimmung der mittleren Blutströmungsgeschwindigkeit sowie der Hautdurchblutung in der kutanen Mikrostrombahn in Ruhe und während reaktiver Hyperämie. Zusätzlich können mit dieser Methode periodische Schwankungen des kutanen Blutflusses (Fluxmotion) erfaßt werden.

> ***Merke.*** Mit **Laser-Doppler-Verfahren** kann die thermoregulatorische und nutritive Hautdurchblutung gemessen werden. Die Aussagekraft absoluter Flußmessungen ist umstritten.

Auswertung. Periodische Schwankungen des kutanen Blutflusses liegen normalerweise im Bereich zwischen 2 und 4 Zyklen/min, und haben eine hohe Amplitude. Bei peripheren AVK sind diese periodischen Schwankungen deutlich hochfrequenter (> 20 Zyklen/min) und mit niedriger Amplitude.
Bei Patienten mit Diabetes mellitus Typ I ist der Anstieg des Laser-Doppler-Flux während Hyperämie signifikant geringer als beim Gesunden.
Bei Patienten mit sekundärem Raynaud-Syndrom oder Akrozyanose ist der Ruhefluß in den Fingern signifikant reduziert. Zusätzlich ist nach suprasystolischer Stauung das Zeitintervall bis zum Erreichen des Spitzenflusses deutlich verlängert (cave: auch bei chronisch-arterieller Verschlußkrankheit verlängert).

7.1.7 Dopplersonographische Meßmethoden

Doppler-Druckmessung

Durchführung Durch eine am Unterarm oder am Unterschenkel angebrachte Blutdruckmanschette und einer z. B. auf der A. radialis aufgelegten 8 MHz-Dopplersonde kann der

7.1.7 Dopplersonographische Meßmethoden

Doppler-Druckmessung

Durchführung. Mittels einer Blutdruckmanschette, die am distalen Unterarm oder Unterschenkel angebracht wird, und einer auf die A. radialis, A. tibialis posterior oder anterior aufgelegten 8-MHz-Sonde eines Doppler-Gerätes erfolgt die Bestimmung der systolischen Armarterien- oder Knöchelarteriendrücke.

Mit **der nach Belastung (z. B. 20 Zehenständen) durchgeführten Doppler-Druckmessung** lassen sich Gefäßstenosen erfassen, die in Ruhe ohne signifikanten Abfall des Knöchelarteriendruckes einhergehen.
Unter Verwendung von Fingermanschetten läßt sich die **Doppler-Druckmessung an den Digitalarterien** durchführen.

systolische Armarterien-/oder Knöchelarteriendruck bestimmt werden.

> ***Merke.*** Zur Diagnose der pAVK und ihres Kompensationsgrades ist die **Doppler-Druckmessung in Ruhe und nach Belastung** als Screeningmethode geeignet. Die etagenweise Durchführung des Untersuchungsverfahrens erlaubt die Lokalisation der Gefäßokklusion.

◀ **Merke**

Auswertung. Beim Gesunden sind unter Ruhebedingungen die systolischen Knöchelarteriendrücke normalerweise höher als die systolischen Armarteriendrücke.
Für die Auswertung der Doppler-Druckmessung hat sich die Berechnung des Doppler-Index bewährt.

$$\textbf{Doppler-Index (DI)} = \frac{\text{systolischer Knöchelarteriendruck}}{\text{systolischer Armarteriendruck}}$$

Auswertung
normal: systolische Knöchelarteriendrücke > systolische Armarteriendrücke. Doppler-Index > 0,92 (S B-**23**) Abfallen der systolischen Knöchelarteriendrücke nach Muskelarbeit um höchstens 35 %, Erholungszeit < 1 min.

S Synopsis B-**23: Doppler-Index (DI)**

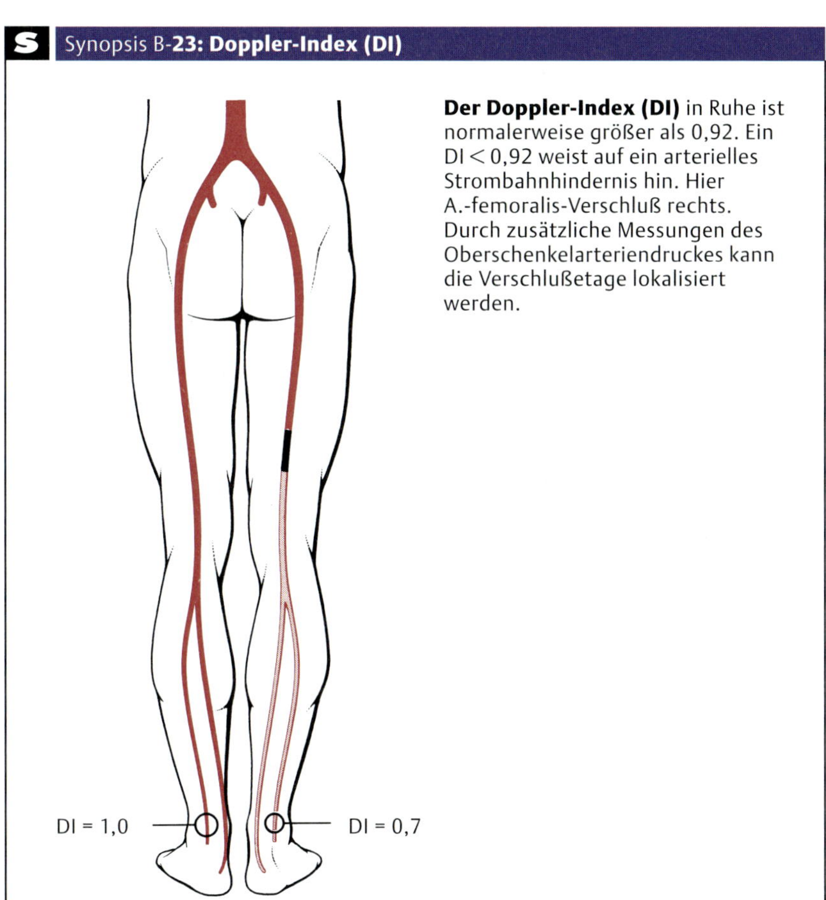

Der Doppler-Index (DI) in Ruhe ist normalerweise größer als 0,92. Ein DI < 0,92 weist auf ein arterielles Strombahnhindernis hin. Hier A.-femoralis-Verschluß rechts. Durch zusätzliche Messungen des Oberschenkelarteriendruckes kann die Verschlußetage lokalisiert werden.

DI normalerweise > 0,92
Beim Gesunden fallen die systolischen Knöchelarteriendrücke unmittelbar nach Muskelarbeit um höchstens 35 % ab und erreichen innerhalb einer Minute (Erholungszeit) wieder das Ausgangsniveau.

> ***Merke.*** Systolische Knöchelarteriendrücke unter 60 mmHg weisen auf eine Amputationsgefahr der betroffenen Extremität hin.

◀ **Merke**

pathologisch: Seitendifferenzen des systolischen Radialdruckes von mehr als 20 mmHg weisen auf Stenosen oder Verschlüsse in den Armarterien hin. Belastungsabhängige Verminderungen der Knöchelarteriendrücke auf 35 % bis 50 % des Ausgangswertes. **Erholungszeit bei** einzelnem **Strombahnhindernis > 5 min**. Erholungszeit **bei Beckenarterienverschlüssen: 5 bis 15 min**. Erholungszeit **bei Mehretagenverschlüssen: > 15 min**. sowie Abfall der Knöchelarteriendruckwerte um mehr als 50 % nach Belastung.

Seitendifferenzen des systolischen Radialisdruckes von mehr als 20 mmHg weisen auf Stenosen oder Verschlüsse in den Armarterien hin.
Klinische Beschwerden bei normalen Ruhe-Doppler-Indizes erfordern die Durchführung einer Doppler-Druckmessung nach Belastung. Typisch für Einetagenverschlüsse sind belastungsabhängige Verminderungen der Knöchelarteriendrücke auf 35 % bis 50 % des Ausgangswertes. Eine Erholungszeit der Arteriendrücke von fünf Minuten weist auf ein einzelnes Strombahnhindernis hin, das im Bereich der Beine meist im femoro-poplitealen Abschnitt gelegen ist. Die **Erholungszeit bei Beckenarterienverschlüssen** beträgt **zwischen fünf und 15 Minuten**. Mehretagenverschlüsse bewirken nach Belastung einen Abfall der Knöchelarteriendruckwerte um mehr als 50%, und die **Erholungszeit übersteigt 15 Minuten.**
Beim Raynaud-Syndrom kommt es während Vasospasmen typischerweise zu einem über 50 %igen Abfall des Digitalarteriendruckes. Über verschlossenen Digitalarterien ist kein Doppler-Signal zu orten.

Doppler-Kurvenanalyse

Durchführung Sie basiert auf der qualitativen bzw. semiquantitativen Beurteilung der Blutströmung in Arterien und Venen. Die Ableitung von Doppler-Signalen tiefliegender Gefäße erfolgt mit der 4 MHz-Sonde, die der oberflächlichen mit einer 8 MHz-Sonde.

Doppler-Kurvenanalyse

Durchführung. **Die seitenvergleichende Doppler-Kurvenanalyse** basiert auf der qualitativen bzw. semiquantitativen Beurteilung der Blutströmung in Arterien und Venen. Zur Doppler-Untersuchung oberflächlicher Arterien (A. tibialis anterior, A. tibialis posterior, A. radialis, A. ulnaris) und Venen (V. saphena magna, V. saphena parva, Vv. perforantes, Vv. tibiales posteriores) wird eine 8-MHz-Sonde verwandt. Die Ableitung von Doppler-Signalen aus tiefliegenden Arterien und Venen (A. und V. femoralis, A. und V. poplitea, A. und V. subclavia) erfolgt mit der 4-MHz-Sonde. Zur Doppler-Untersuchung von Venen muß die Doppler-Sonde leicht auf die Haut aufgesetzt werden. Ein ungestörtes arterielles Doppler-Signal läßt sich nur durch Kompression der begleitenden Venen mit der Ultraschallsonde ableiten. Die Registrierung einer optimalen Doppler-Kurve ist nur dann möglich, wenn die von der Sonde ausgesandten Ultraschallwellen einen Winkel von mindestens 45° zur Gefäßlängsachse einnehmen.

Arterielle Doppler-Diagnostik

Die **seitenvergleichende Doppler-Kurvenanalyse** ermöglicht die Lokalisation zerebraler oder peripherer Arterienverschlüsse.
Auswertung

Merke ▶

Arterielle Doppler-Diagnostik

Die **seitenvergleichende Doppler-Kurvenanalyse** ermöglicht die Lokalisation zerebraler oder peripherer Arterienverschlüsse.

Auswertung

> ***Merke.*** Das normale Doppler-Strömungssignal peripherer Arterien ist triphasisch (B-**25**), dasjenige extrakranieller Halsarterien ist monophasisch (B-**24**).
> Über einer verschlossenen Arterie ist kein Doppler-Signal ableitbar.
> Hinter hochgradigen arteriellen Stenosen und Verschlüssen ist die Doppler-Kurve monographisch.

Mit der Doppler-Kurvenanalyse lassen sich über 50 %ige Arterienstenosen nichtinvasiv mit hoher Treffsicherheit erfassen.
Hinter peripheren Arterienstenosen und -verschlüssen ist ein monophasisches Doppler-Signal ableitbar (B-**24**).

Über Arterienstenosen: Erhöhung der systolischen und enddiastolischen Strömungsgeschwindigkeit mit systolischer Amplitudenumkehr.

Mit der Doppler-Kurvenanalyse lassen sich über 50 %ige Arterienstenosen mit hoher Treffsicherheit erfassen. Diese Strombahnhindernisse bewirken in peripheren Arterien poststenotisch ein pathologisch monophasisch deformiertes Doppler-Signal.
In den einem Verschluß nachgeschalteten Arterien wird die Blutstromgeschwindigkeit durch den Zustrom über Kollateralen bestimmt. Abhängig von präformierten Kollateralwegen bzw. vom Kompensationsgrad des Arterienverschlusses ist der Abstand des Niveaus der monophasisch veränderten Doppler-Kurve von der Nullinie variabel und liegt bei schlechter Verschlußkompensation aufgrund der peripheren Dilatation kleinster Widerstandsarterien deutlich über der Nullinie (B-**25**).
Über Arterienstenosen läßt sich eine typische Erhöhung der systolischen und enddiastolischen Strömungsgeschwindigkeit mit sogenannter systolischer Amplitudenumkehr ableiten (*siehe auch* B-**24**).

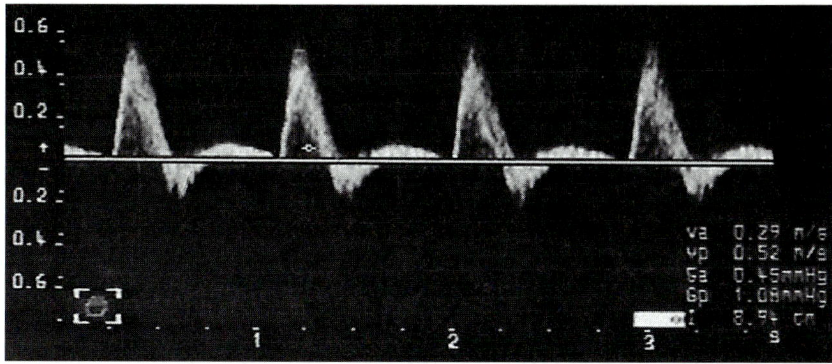

B-25: Die Abbildung zeigt ein **regelrecht triphasisches Doppler-Signal einer normalen peripheren Arterie**. Das systolische Signal ist steil ansteigend und schmal, gefolgt von einer kurzzeitigen frühdiastolischen Rückströmung. Aufgrund des unter Ruhebedingungen normalerweise erhöhten peripheren Ausstromwiderstandes ist der enddiastolische Blutfluß gleich null, erkennbar daran, daß die Basis der Doppler-Kurve auf bzw. in unmittelbarer Nähe der Nullinie liegt.

Arteriosklerotische Plaques und unter 50 %ige Stenosen, die nur mit geringen Störungen der Blutströmungsdynamik einhergehen, entgehen meist der Doppler-Diagnostik.
Proximale Obstruktionen der A. subclavia führen zu einer dopplersonographisch meßbaren retrograden Blutströmungsrichtung in der gleichseitigen Vertebralarterie **(Subclavian-steal-Phänomen)**.

Arteriosklerotische Plaques und unter 50 %ige Stenosen entgehen meist der Doppler-Diagnostik.
Proximale Obstruktionen der A. subclavia führen zu einer dopplersonographisch meßbaren retrograden Blutströmungsrichtung in der gleichseitigen Vertebralarterie **(Subclavian-steal-Phänomen)**.

Synopsis B-24: **Normale Doppler-Kurven der A. carotis externa, A carotis communis und der A. carotis interna**

Dem typischerweise erhöhten enddiastolischen Blutfluß in extrakraniellen Halsarterien liegt der geringe zerebrale Ausstromwiderstand zugrunde.
Der enddiastolische Blutfluß der A. carotis interna ist im Gegensatz zur A. carotis externa erhöht. Die A. carotis communis hat einen enddiastolischen Fluß, der mittig zwischen demjenigen der A. carotis interna und demjenigen der A. carotis externa liegt.

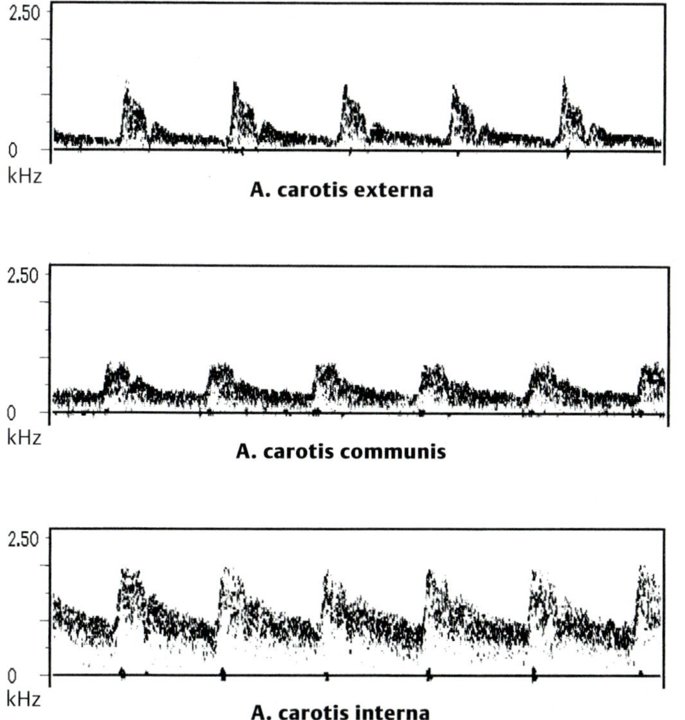

Venöse Doppler-Diagnostik

Venöse Doppler-Diagnostik

Merke ▶

> ***Merke.*** Das Ausmaß einer Mündungsklappeninsuffizienz der V. saphena magna oder V. saphena parva kann aufgrund der beim Valsalva-Manöver **dopplersonographisch meßbaren Refluxstrecke** beurteilt werden (B-**26**).

Auswertung
normal: Doppler-Signal atemabhängig und monophasisch (B-**26a**).
pathologisch: Bei schlußunfähigen Venenklappen während des Valsalva-Preßversuchs **peripherwärts gerichteter Blutfluß** und **biphasisches Doppler-Signal**. Bei ausgeprägter Venenklappeninsuffizienz Doppler-Signal bereits bei Normalatmung biphasisch (B-**26b**).

Akuter Venenverschluß: kontinuierliches, atemunabhängiges Doppler-Signal, das durch das Valsalva-Manöver unbeeinflußbar bleibt.

Auswertung. Normalerweise ist das Doppler-Signal über Venen atemabhängig und monophasisch (B-**26a**). Die Blutströmungsrichtung ist herzwärts. Bei schlußunfähigen Venenklappen läßt sich während des Valsalva-Preßversuchs ein **pathologischer** peripherwärts gerichteter **Rückfluß** und somit ein **biphasisches Doppler-Signal** registrieren. Bei ausgeprägter Venenklappeninsuffizienz ist das Doppler-Signal bereits bei Normalatmung pathologisch biphasisch (B-**26b**).
Über insuffizienten Vv. perforantes kann bei manueller Muskelkompression dopplersonographisch eine pathologisch nach außen gerichtete Blutströmung abgeleitet werden.
Der akute Venenverschluß ist unter Verwendung der cw-Doppler-Methode an einem kontinuierlichen, atemunabhängigen Doppler-Signal, das auch durch das Valsalva-Manöver nicht beeinflußbar ist, zu erkennen. Es wird durch die kontinuierliche Blutströmung in den Kollateralvenen verursacht.

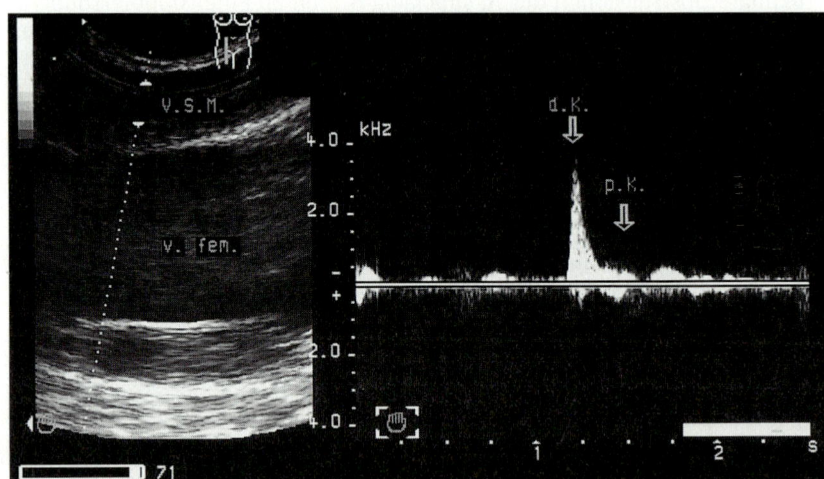

a Über der V. saphena magna abgeleitetes **normales monophasisches** Dopplersignal (d.K./p.K. = distale/periphere manuelle Oberschenkelkompression).

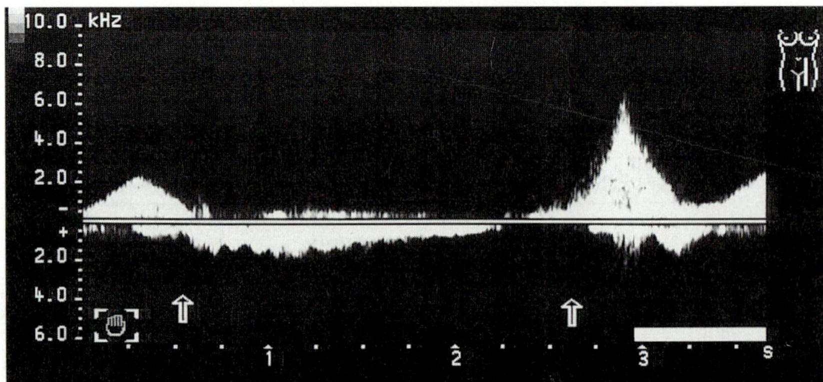

b **Biphasisches** Dopplersignal in der V. saphena magna bei **Klappeninsuffizienz**. Beim Valsalvatest (Distanz zwischen den Pfeilen) kommt es aufgrund schlußunfähiger Venenklappen zu einem peripherwärts gerichteten Dopplerströmungssignal.

B-**26a, b:** Venöse Doppler-Untersuchung.

Merke. Umflossene Venenthromben oder Blutgerinnsel, die nicht im Hauptleiter gelegen sind, lassen sich dopplersonographisch nicht erfassen.

◀ Merke

Transkranielle Doppler-Sonographie

Transkranielle Doppler-Sonographie

Durchführung. Unter Verwendung einer niederfrequenten (2 MHz) Doppler-Sonde, die im Echoimpulsverfahren betrieben wird, ist von transtemporal oder durch das Foramen magnum die Registrierung von Blutflußveränderungen in größeren intrakraniellen Arterien sowie dem Circulus arteriosus Willisi möglich.

Durchführung Transtemporal oder durch das Foramen magnum ist die Registrierung von Blutflußveränderungen in größeren Arterien möglich.

Merke. Mit der transkraniellen Doppler-Sonographie-Methode können nichtinvasiv **höhergradige Stenosen** oder **Verschlüsse größerer zerebraler Arterien** erfaßt werden. Zusätzliche Informationen über die funktionelle zerebrovaskuläre Reservedurchblutung gibt die transkranielle Doppler-Untersuchung während **Inhalation von Kohlendioxid** (CO_2). CO_2 bewirkt die **Weitstellung intrazerebraler Arterien** mit einem Hyperämieeffekt.

◀ Merke

7.1.8 Sonographische Untersuchungsmethoden

Zweidimensionaler Ultraschall

7.1.8 Sonographische Untersuchungsmethoden
Zweidimensionaler Ultraschall

Merke. Gegenüber der Angiographie besteht der Vorteil **zweidimensionaler Ultraschallmethoden (B-Bild)** darin, daß sich mit diesem bildgebenden Verfahren nichtinvasiv das Gefäßlumen und die Gefäßwand darstellen lassen (B-**27**). Aufgrund dieses Vorzuges können mit der Sonographie Gefäßwandveränderungen, die nur mit geringgradiger Lumeneinengung des Gefäßes einhergehen, treffsicher erkannt werden.

◀ Merke

Durchführung. Voraussetzung zur genauen zweidimensionalen Darstellung von Extremitätenarterien und -venen ist die Verwendung von 7,5-MHz-Ultraschallsonden. Zur Sonographie der proximalen A. und V. subclavia bzw. herznaher und abdomineller großer Arterien und Venen ist der Einsatz niederfrequenter 3,5- bzw. 5-MHz-Sonden zu empfehlen. Gefäße sollten im Longitudinal- und Querschnitt untersucht werden. Dabei ist bei Venen auf deren Komprimierbarkeit zu achten **(Kompressionssonographie).**

Durchführung Voraussetzung zur genauen zweidimensionalen Darstellung von Extremitätenarterien und -venen ist die Verwendung von 7,5-MHz-Ultraschallsonden. Zur Sonographie der proximalen A. und V. subclavia bzw. herznaher und abdomineller großer Arterien und Venen sind niederfrequente 3,5- bzw. 5-MHz-Sonden empfehlenswert.

Auswertung

- **Arterien:** Die Gefäßwand von Arterien erscheint im Ultraschallbild normalerweise glatt und als Dopplerkontur, das Gefäßlumen ist frei von Echoreflexen (B-**27**) und verändert pulsatil seinen Querschnitt.

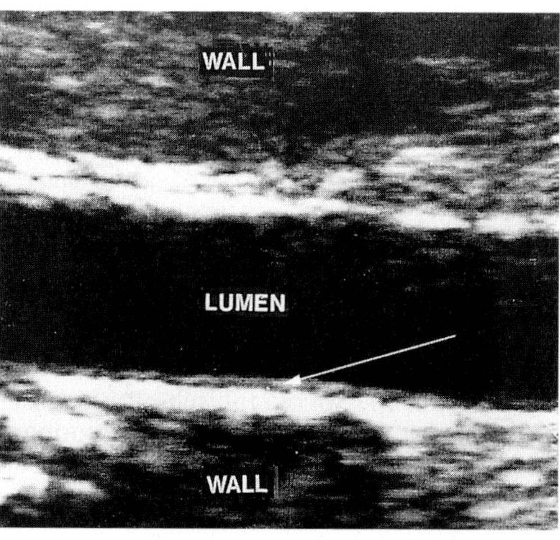

B-**27: Zweidimensionales Ultraschallbild der normalen A. carotis communis.** Die Gefäßwand erscheint glatt und weist eine Doppelkontur auf: zwei echoreiche Linien begrenzen einen echoarmen Spalt (Pfeil).

Auswertung
Arterien
normal: glatte Doppelkontur der Gefäßwand; pulsierendes Gefäßlumen ohne Echoreflexe (B-**27**)

pathologisch: arteriosklerotische Gefäßwandauflagerungen mit glatter oder rauher Oberfläche (B-**28 a, b**) oder echoarme (weiche) oder echoreiche schallschattengebende (harte) Plaques

Aufgrund der sonographischen Oberflächenbeschaffenheit sowie der Echodichte arteriosklerotischer Gefäßwandauflagerungen können glatte und rauhe (B-**28**) sowie echoarme (weiche) und echoreiche, schallschattengebende (harte) Plaques unterschieden werden.

Merke ▶

> ***Merke.*** Grenzen der zweidimensionalen Ultraschalluntersuchung von Arterien:
> - Von kalkhaltigen Gefäßstenosen können Schallschattenbildungen ausgehen, so daß hierdurch der Stenosegrad insbesondere hochgradiger Lumeneinengungen unterschätzt wird.
> - Im zweidimensionalen Ultraschallbild ist die Reflexionseigenschaft arterieller Verschlüsse häufig echoarm, so daß hierdurch offene Gefäßlumina vorgetäuscht werden können.

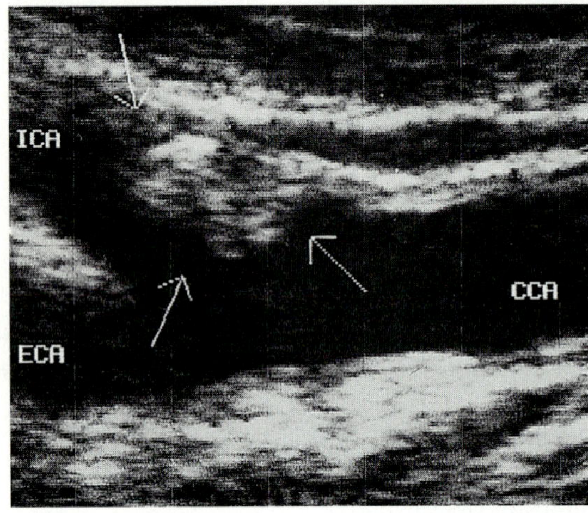

a Plaque mit **glatter** Oberfläche ohne Schallschatten.

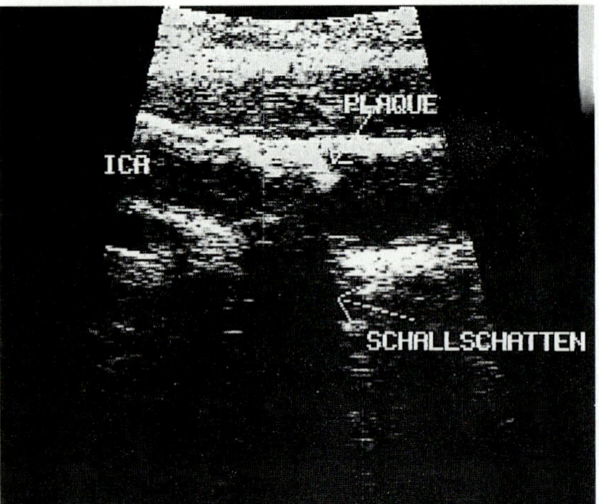

b Plaque mit **rauher** Oberfläche mit Schallschatten. In diesem Fall war der rauhe Plaque Ursache einer Amaurosis fugax.

B-**28 a, b:** Zweidimensionales Ultraschallbild arteriosklerotischer Plaques.

Die **abdominelle Sonographie** ist ein sicheres Verfahren zur Diagnose von Aneurysmen der Aorta abdominalis und peripherer Gefäße. Die Diagnose thorakaler Aortenaneurysmen wird mit der **transösophagealen Echokardiographie** erleichtert.
Venen: Sonographische Kriterien einer Venenthrombose siehe B-**52**. Zusätzlich zu diesen Kriterien der Venenthrombose sind komplette Venenverschlüsse **duplexsonographisch** am fehlenden venösen Doppler-Signal zu erkennen.

Die **abdominelle Sonographie** ist ein sicheres Verfahren zur Diagnose von Aneurysmen der Aorta abdominalis und peripherer Gefäße. Die Diagnose thorakaler Aortenaneurysmen wird mit der **transösophagealen Echokardiographie** erleichtert.

- **Venen:** Die **sonographischen** Kriterien einer Venenthrombose sind in B-**52** zusammengefaßt. Zusätzlich zu den sonographischen Kriterien der Venenthrombose sind komplette Venenverschlüsse **duplexsonographisch** am fehlenden venösen Doppler-Signal zu erkennen.

B-52: Sonographische Kriterien der tiefen Venenthrombose

- ▷ Gefäßlumen nicht komplett komprimierbar
- ▷ Keine atemabhängigen Querschnittsveränderungen der Vene
- ▷ Fehlende Venenerweiterung bei Valsalva-Manöver
- ▷ Intraluminäre Binnenechos

Merke ▶

> ***Merke.*** Die sonographische Prüfung des Venenlumens auf Komprimierbarkeit wird als **Kompressionssonographie** bezeichnet und hat in der Diagnostik von Becken- und Oberschenkelvenenthrombosen eine hohe Treffsicherheit.

Unterschenkelvenenthrombosen sind jedoch mit der Kompressionssonographie schwer zu erfassen. Zum Ausschluß von Beckenvenenthrombosen eignen sich die zweidimensionalen Ultraschallverfahren besonders dann, wenn sich die Beckengefäße aufgrund mangelnder Kontrastierung phlebographisch ungenügend kontrastieren. Der Einsatz zweidimensionaler Ultraschallverfahren hat sich zur nichtinvasiven Kontrolle bei Lysetherapie tiefer Beinvenenthrombosen bewährt.
Gegenüber der Phlebographie hat die Sonographie die Vorzüge der Darstellung von Thromben:

- in phlebographisch schlecht kontrastierten Beckenvenen und in der V. cava
- in doppelt angelegten Venen
- in der V. femoralis profunda
- während Lysetherapie zur nichtinvasiven Therapiekontrolle.

Unterschenkelvenenthrombosen sind mit der Kompressionssonographie schwer zu erfassen. Vorzüge zweidimensionaler Ultraschallverfahren in der Venendiagnostik:

- zur nichtinvasiven Kontrolle bei Lysetherapie tiefer Beinvenenthrombosen
- Darstellung von Thromben in phlebographisch schlecht kontrastierten Beckenvenen und in der V. cava
- Darstellung doppelt angelegter Venen
- Diagnose von Thromben in der V. femoralis profunda
- nichtinvasive Kontrolle während Lysetherapie.

Schwarzweiß- oder farbkodierte Duplex-Sonographie

Mit der **Duplex-Sonographie**, einer Kombination von zweidimensionaler Ultraschalltechnik (B-Bild) und Doppler-Sonographie, ist die Darstellung des Gefäßes **und** die gleichzeitige Blutströmungsmessung möglich (▣ B-**29**). Hierdurch ist die nichtinvasive Diagnose geringgradiger **und** hochgradiger Arterienstenosen sowie von Arterienverschlüssen und thrombosierten Gefäßaneurysmen möglich.
Die Auswertungskriterien der Duplexsonographie entsprechen denjenigen, die unter B-Bild und Dopplersonographie aufgeführt wurden.

Schwarzweiß- oder farbkodierte Duplex-Sonographie

Hiermit gelingt die Darstellung des Gefäßes **und** die gleichzeitige Blutströmungsmessung (▣ B-**29**) und Diagnose geringgradiger **und** hochgradiger Arterienstenosen. Außerdem können Arterienverschlüsse und thrombosierte Gefäßaneurysmen dargestellt werden.

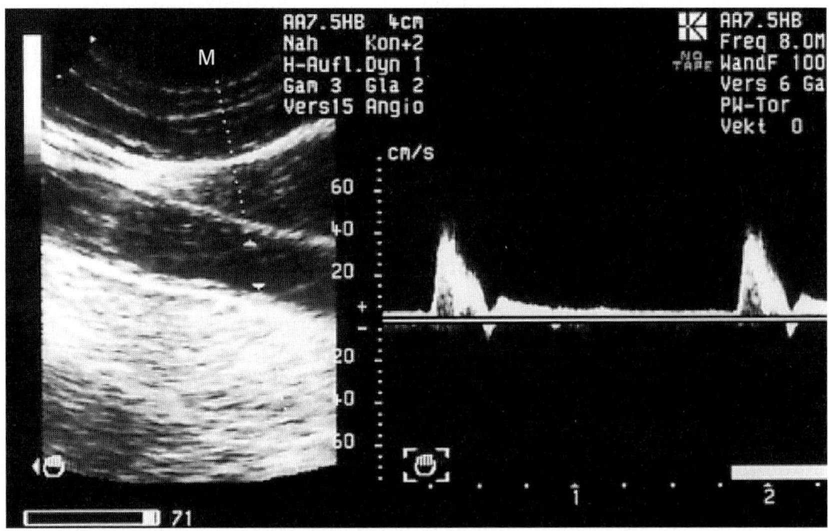

▣ B-**29: Duplexsonographisches Bild der normalen A. femoralis.** Die zweidimensionale Darstellung (links) zeigt im Longitudinalschnitt das Gefäß mit parallel verlaufenden echoreichen Gefäßwänden und dem dazwischenliegenden echoarmen Gefäßlumen. Im Gefäßlumen ist das Meßvolumen (M) eingeblendet.
Darstellung der zum Meßvolumen dazugehörigen normalen arteriellen triphasisch aussehenden Doppler-Frequenzanalyse (im Bild rechts).

> ▶ ***Merke.*** Die diagnostische Treffsicherheit der Sonographie bzw. Duplex-Sonographie ist bei Oberschenkel- und Beckenvenenthrombosen am größten. Eine sonographische Einschätzung des Thrombosealters ist nicht möglich.

◀ **Merke**

Eine komplexe duplexsonographische Darstellung peripherer und extrakranieller Arterien und Venen einschließlich der Kollateralen im Übersichtsbild ist unmöglich.

Eine komplexe duplexsonographische Darstellung peripherer und extrakranieller Arterien und Venen im Übersichtsbild ist unmöglich.

7.1.9 Kapillarmikroskopie

Bei dem Verfahren der Kapillarmikroskopie wird mittels Auflichtmikroskop die unter dem Objektiv liegende Nagelfalz des Fingers **in vivo** untersucht. Zur optischen Ankopplung des Objektivs am Nagelfalz wird Zedernimmersionsöl benutzt. Die Kapillarmikroskopie kann einerseits am Mikroskop, andererseits videounterstützt (Videokapillarmikroskopie) erfolgen.

Auswertung
- Kapillargröße, Durchmesser und Länge des arteriellen und venösen Kapillarschenkels
- Anzahl der Kapillaren pro Flächeneinheit.

Ergänzende Aussagen über Kapillarschäden sind mit dem Einsatz der Videofluoreszenzmikroskopie möglich; **normal**: zahlreiche schlanke Kapillarschlingen, **pathologisch:** Rarefizierung von Nagelfalzkapillaren (charakterisiert), **Sklerodermie:** typische Megakapillaren und avaskuläre Felder, in der Videofluoreszenzmikroskopie Mikroaneurysmen der Kapillaren und **lokalisierte** Austritte des Farbstoffes aus dem Perikapillarraum sichtbar, **Diabetes:** Diffusionsstörung, erkennbar an einem **diffusen** Austritt von Kapillaren, Morphologie der Kapillaren nicht signifikant verändert, **Lupus erythematodes:** selten sichtbare Veränderungen der Kapillaren, **entzündliche Mikroangiopathien:** vermehrte Aufzweigung verlängerter Kapillaren.

Auswertung. Auswertparameter dieser Untersuchungsmethode sind:
- Kapillargröße, Durchmesser und Länge des arteriellen und venösen Kapillarschenkels
- Anzahl der Kapillaren pro Flächeneinheit.

Ergänzende Aussagen über Kapillarschäden sind mit dem Einsatz der Videofluoreszenzmikroskopie möglich.

Das mikroskopische Bild eines **normalen** Nagelfalzes zeigt zahlreiche schlanke Kapillarschlingen.

Die **arterielle Verschlußkrankheit** ist durch eine Rarefizierung von Nagelfalzkapillaren charakterisiert.

Die Videokapillarmikroskopie kann zusätzlich in der Kollagenosediagnostik hilfreich sein. Bei **Sklerodermie** sind in etwa 90% der Fälle im Nagelfalz mikroskopisch typische Megakapillaren und avaskuläre Felder erkennbar. Diese Erkrankung ist in der Videofluoreszenzmikroskopie charakterisiert durch sichtbare Mikroaneurysmen der Kapillaren und lokalisierte Austritte des Farbstoffes aus dem Perikapillarraum.

Den Patienten mit Sklerodermie vergleichbar kommt es im Kapillarbett von **Diabetikern** zu Diffusionsstörungen, erkennbar an einem Austritt von Fluoreszeinfarbstoffen aus den Kapillaren. Im Gegensatz zur Sklerodermie ist der Austritt des Farbstoffes nicht lokalisiert, sondern diffus. Die Morphologie der Kapillaren ist beim Diabetiker nicht signifikant verändert.

Bei Patienten mit **Lupus erythematodes** kommt es nur selten zu sichtbaren Veränderungen der Kapillaren.

Entzündliche Mikroangiopathien sind an einer vermehrten Aufzweigung verlängerter Kapillaren erkennbar.

7.1.10 Computertomographie (CT) und magnetische Resonanztomographie (MRT)

Im Gegensatz zur Arteriographie sind Zusatzinformationen über die Gefäßwandbeschaffenheit möglich.
Die Methoden sind geeignet bei:
- thorakalen oder abdominellen Aortenerweiterungen
- Hirninfarkten
- Hirnblutungen
- Hirntraumata und -tumoren
- Angiomen.

Bezüglich der zerebralen Infarktdiagnostik ist die MRT der kranialen Computer-Tomographie überlegen.

Die CT und MRT liefern – im Gegensatz zur Arteriographie – Zusatzinformationen über die Gefäßwandbeschaffenheit. Diese Untersuchungsmethoden sind vor allem dann geeignet, wenn die Durchführung einer Sonographie unmöglich ist, wie zum Beispiel bei Luft- und Knochenüberlagerung von Gefäßen. So eignen sich das CT und die MRT zur Darstellung thorakaler oder abdomineller Aortenerweiterungen und zerebraler Gefäße. Einen hohen Stellenwert haben beide Methoden in der Schlaganfalldiagnostik. Mit diesen Verfahren können Hirninfarkte von Hirnblutungen, -traumata, -tumoren oder Angiomen, unterschieden werden. Bezüglich der zerebralen Infarktdiagnostik ist die MRT der kranialen Computertomographie überlegen.

Aufgrund der Infarktlokalisation und -ausdehnung sind Rückschlüsse auf die Genese intrazerebraler Durchblutungsstörungen möglich.

Auswertung
Grenzzoneninfarkt: keilförmiges Aussehen.

Territorialinfarkt: trapezoidförmig.

Lakunärer Hirninfarkt: multiple, umschriebene subkortikal gelegene Defekte in den Stammganglien, im Marklager und dem ventralen Hirnstamm.

Auswertung. **Hirninfarkte,** ausgelöst durch hämodynamisch wirksame Stenosen extrakranieller Arterien, stellen sich im CT und MRT als keilförmige Endstrom- oder **Grenzzoneninfarkte** dar.

Ursache im CT oder MRT trapezoidförmig aussehender **Territorialinfarkte** sind embolische oder akut thrombotische Verschlüsse intrakranieller Hirnoberflächenarterien.

Multiple, umschriebene subkortikal gelegene Defekte, sogenannte **lakunäre Hirninfarkte**, die bevorzugt die Stammganglien, das Marklager und den ventralen Hirnstamm betreffen, weisen auf eine hypertensive Arteriolosklerose hin.

> **Merke.** Der ischämische Hirninfarkt ist im Nativ-CCT-Bild an hypodensen ischämischen Arealen häufig erst mit einer Zeitverzögerung von ca. 2 Tagen zu erkennen. Im Gegensatz hierzu sind die Infarktherde im MRT wesentlich eher zu erkennen.

◀ **Merke**

Vor Operationen extrakranieller Arterienstenosen ist die Durchführung einer CCT oder einer MRT besonders wichtig, da hierdurch kleinere frische Hirninfarkte oder -blutungen sowie ältere multiple Hirninfarkte, die Kontraindikationen dieser Eingriffe darstellen, ausgeschlossen werden können. In der Diagnostik **tiefer Venenthrombosen** sind die CT und die MRT wichtige, die Phlebographie ergänzende Untersuchungsverfahren, mit denen Tumoren, Lymphknotenvergrößerungen und kongenitale Kavaagenesien, die Ursachen einer venösen Stase und Venenthrombose sein können, darstellbar sind. Außerdem lassen sich abdominelle Kollateralgefäße bei Thrombosen der V. iliaca und V. cava erfassen.
Die Weite oder das Ausmaß der Thrombosierung von Gefäßaneurysmen lassen sich mit der CT oder MRT zuverlässig ausmessen und beurteilen. Die zur Diagnose disseziierter Aortenaneurysmen wichtige Darstellung der Dissektionsmembran gelingt mit der MRT wesentlich besser als mit der CT.

Vor Operationen extrakranieller Arterienstenosen ist die Durchführung einer CCT oder einer MRT unerläßlich. Die CT und MRT sind wichtige, die Phlebographie ergänzende Untersuchungsverfahren, mit denen Tumoren, Lymphknotenvergrößerungen und kongenitale Kavaagenesien, die Ursachen einer venösen Stase und **Venenthrombose** sein können, darstellbar sind. Außerdem sind abdominelle Kollateralgefäße bei Thrombosen der V. iliaca und V. cava erfaßbar.

7.2 Invasive Untersuchungsmethoden

7.2.1 Phlebodynamometrie

Durchführung. Nach Punktion einer Fußrückenvene wird der Venendruck im Stehen und während 15 Zehenständen mittels eines Statham-Elementes gemessen. Die Kompression wichtiger Insuffizienzpunkte während der Untersuchung erlaubt die Beurteilung der hierdurch bedingten hämodynamischen Auswirkung.

Durchführung Nach Punktion einer Fußrückenvene wird der Venendruck im Stehen und während Belastung gemessen.

> **Merke.** Die **Phlebodynamometrie** (Venendruckmessung) eignet sich zur Quantifizierung venöser Abflußstörungen. Mit dieser Methode ist die Unterscheidung zwischen primärer und sekundärer Varikosis möglich. Außerdem läßt sich das Ausmaß der venösen Drainageinsuffizienz beim postthrombotischen Syndrom beurteilen.
> Das Untersuchungsverfahren sollte nicht bei Verdacht auf frische Beinvenenthrombose eingesetzt werden.

◀ **Merke**

Auswertung. Von diagnostischem Wert bei der Phlebodynamometrie sind der gemessene venöse Ruhedruck im Stehen (normal: 85–95 mmHg), die Zeit bis zum Erreichen des maximalen Druckabfalls während Belastung (normal: $>$ 9 s), der Druckabfall während Belastung (normal: dp $>$ 50 mmHg) und die Druckausgleichszeit nach Belastung (normal: $t_0 > 25$ s).
Mit zunehmender venöser Abflußstörung steigt der Ruhedruck an, und das Ausmaß des Druckabfalls während Belastung wird geringer. Nimmt der Schweregrad der Venenklappeninsuffizienz zu, so verkürzt sich die Druckabfall- und Druckausgleichszeit.

Auswertung
normal: venöser Ruhedruck im Stehen: 85–95 mmHg, Zeit bis zum Erreichen des maximalen Druckabfalls während Belastung $>$ 9 s, Druckabfall während Belastung:
dp $>$ 50 mmHg, Druckausgleichszeit nach Belastung: $t_0 > 25$ s,
pathologisch: Mit zunehmender venöser Abflußstörung steigt der Ruhedruck an, Druckabfall während Belastung wird geringer.

7.2.2 Arteriographische Untersuchungsmethoden

Zur Diagnose stenosierender Arterienwandveränderungen hat sich die **konventionelle Angiographietechnik** bewährt. Eine der konventionellen Angiographie vergleichbare Bildqualität kann mit der **digitalen Subtraktionsangiographie (DSA-Technik)** erreicht werden. Voraussetzung hierfür ist jedoch, daß das Kontrastmittel **intraarteriell** über einen Katheter injiziert wird. Dadurch läßt sich mit der Applikation geringer Kontrastmittelmengen eine hohe Bildqualität erzielen.

Zur Diagnose stenosierender Arterienwandveränderungen hat sich die **konventionelle Angiographie** bewährt. Eine ihr vergleichbare Bildqualität erreicht man mit der intraarteriellen **digitalen Subtraktionsangiographie** (DSA-Technik).

Merke ▶

> ▶ ***Merke.*** Die DSA nach **intravenöser** Kontrastmittelapplikation ist nur zur Darstellung aortenbogenabgangsnaher Gefäßabschnitte geeignet.

Durchführung intraarterieller Angiographien Kathetereinführung in Seldinger-Technik via A. femoralis oder A. brachialis in die Aorta und anschließende Konstrastmitteldarstellung.

Durchführung intraarterieller Angiographien. In Seldinger-Technik wird ein Katheter von transfemoral oder transbrachial in die Aorta vorgeschoben. Nach Kontrastmittelinjektion lassen sich die Aorta, Aortenbogen-, Arm- und Becken-Beinarterien darstellen. Zur Becken-Beinarterienangiographie beidseits wird der Katheter in der Aorta abdominalis plaziert. Üblich – besonders bei der Angiographie extrakranieller Arterien – ist die Kontrastmitteldarstellung der Gefäße in mehreren Ebenen (im sagittalen und seitlichen Strahlengang). Die selektive Sondierung von Arterien ermöglicht deren genauere Darstellung, wobei dieses Untersuchungsverfahren mit einer höheren Komplikationsrate einhergeht.

Auswertung Darstellung von Gefäßstenosen, die das Arterienlumen einengen.
Nichtstenosierende Gefäßwandprozesse oder unter 40 %ige Arterienstenosen entgehen dagegen meist der angiographischen Diagnostik.

Auswertung. Die Arteriographie, die in i.v. bzw. i.a. digitaler Subtraktionsangiographie-(DSA-)Technik durchgeführt werden kann, erlaubt die Darstellung von Gefäßstenosen, die das Arterienlumen einengen. Nichtstenosierende Gefäßwandprozesse oder unter 40%ige Arterienstenosen entgehen meist der angiographischen Diagnostik.

Merke ▶

> ▶ ***Merke.*** Exzentrische Gefäßstenosen müssen durch zusätzliche Schrägaufnahmen dargestellt werden.

Mit der Angiographie kann die Diagnose eines akuten Arterienverschlusses im Übersichtsbild gesichert werden.

Mit der Angiographie kann die Diagnose eines akuten Arterienverschlusses im Übersichtsbild gesichert werden.

Merke ▶

> ▶ ***Merke.*** Der frische akute Arterienverschluß ist im Angiogramm an einem Kontrastmittelabbruch in der Gefäßstrombahn und der Darstellung spärlicher Kollateralgefäße zu erkennen.

Die Arteriographie gibt zusätzlich Aufschlüsse über das Ausmaß der Kollateralwege bei chronischen Arterienverschlüssen (◘ B-**30**).
Die angiographische Lokalisation von Gefäßwandaneurysmen oder wandadhärenten Thromben kann Schwierigkeiten bereiten.

◘ B-**30** zeigt das typische Angiogramm eines akuten Verschlusses der A. poplitea. Die Arteriographie gibt zusätzlich Aufschlüsse über das Ausmaß der Kollateralwege bei chronischen Arterienverschlüssen.
Die angiographische Lokalisation von Gefäßwandaneurysmen kann Schwierigkeiten bereiten, da sich mit dem Kontrastmittel nur das durchströmte Gefäßlumen, aber nicht die Gefäßwand darstellen läßt. Die Beurteilung der Ausdehnung wandadhärenter Thromben ist unmöglich, so daß bei konzentrischer Anordnung der Thromben der Durchmesser von Aneurysmen angiographisch unterschätzt wird.
Beim **primären Raynaud-Syndrom** läßt sich mit der Angiographie der Handarterien die vasospastische Engstellung der Digitalarterien, die auf Gabe eines Vasodilatators (z.B. Priscol) reversibel ist, darstellen. Typisch für das **sekundäre Raynaud-Syndrom** sind Digitalarterienverschlüsse mit Kollateralenbildung.

Primäres Raynaud-Syndrom: vasospastische Engstellung der Digitalarterien, die auf Gabe eines Vasodilatators reversibel ist
Sekundäres Raynaud-Syndrom: Digitalarterienverschlüsse mit Kollateralenbildung

Merke ▶

> ▶ ***Merke.*** Die genaue Darstellung extrakranieller Arterienwandveränderungen sollte ausschließlich in konventioneller Arteriographie- oder in i.a. DSA-Technik erfolgen.

Die Komplikationsrate beträgt ca. 1 %.

Die Komplikationsrate extrakranieller Arteriographien beträgt ca. 1 %. Hierbei können u.U. tödliche Kontrastmittelallergien, Embolien, Dissektionen und Gefäßspasmen auftreten. Zusätzlich können an der Punktionsstelle Hämatome oder falsche Aneurysmen entstehen.

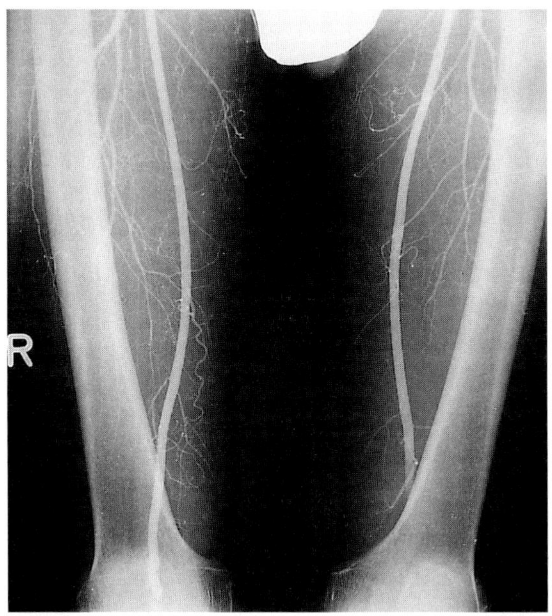

a Akuter Verschluß der A. poplitea mit **fehlenden Kollateralen.**

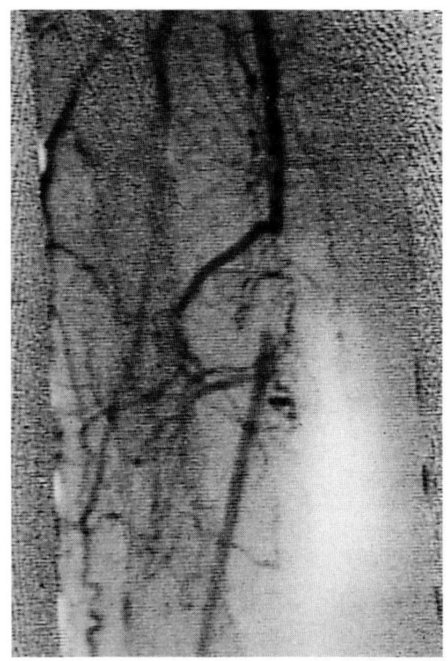

b Chronischer Verschluß der A. femoralis mit **ausgedehntem** Kollateralkreislauf.

B-**30 a, b: Arteriographie** eines **akuten Verschlusses der A. poplitea links** im Vergleich zu einem **chronischen Verschluß der A. femoralis.**

> ***Merke.*** Jodhaltige Kontrastmittel verschlimmern eine hyperthyreote Stoffwechsellage oder verschlechtern die Nierenfunktion bei Niereninsuffizienz. Vor einer Angiographie ist immer nach einer Kontrastmittelallergie einer Niereninsuffizienz zu fragen. Bei dem geringsten Verdacht auf eine Schilddrüsenüberfunktion sollten keine jodhaltigen Kontrastmittel wegen der Gefahr der thyreotoxischen Krise verabreicht werden.

◀ **Merke**

7.2.3 Phlebographie

7.2.3 Phlebographie

Durchführung. Zur phlebographischen Untersuchung der Bein- oder Armvenen wird eine Fußrücken- oder Kubitalvene punktiert und Kontrastmittel in das Gefäß injiziert. Die Venendarstellung kann konventionell oder in digitaler Subtraktions- oder Blattfilmangiographie-Technik mit oder ohne Durchleuchtung durchgeführt werden.

Durchführung Nach Punktion einer Fußrücken- oder Kubitalvene wird Kontrastmittel injiziert.

> ***Merke.*** Im Extremitätenbereich lassen sich mit der **Phlebographie** subfasziale sowie epifasziale Venen einschließlich faszienperforierender Verbindungsvenen darstellen und hinsichtlich morphologischer und funktioneller Veränderungen untersuchen. Außerdem ist die Methode der Wahl für die Lokalisation und Erfassung der Ausdehnung subfaszialer, epifaszialer und transfaszialer Venenthrombosen möglich.

◀ **Merke**

Auswertung. Bei Varikosis kann mit der Phlebographie die primäre oder sekundäre Genese dieser Erkrankung geklärt werden. Im Falle einer Venenthrombose sind phlebographisch Rückschlüsse auf das Alter des Gefäßverschlusses möglich (B-**31** und B-**32**).

Auswertung Lokalisation und Darstellung der Ausdehnung subfaszialer, epifaszialer und transfaszialer Venenthrombosen. Zeichen der frischen, unter fünf Tage alten Venenthrombose s. B-**31**. Kriterien einer über fünf Tage alten Venenthrombose s. B-**32**.

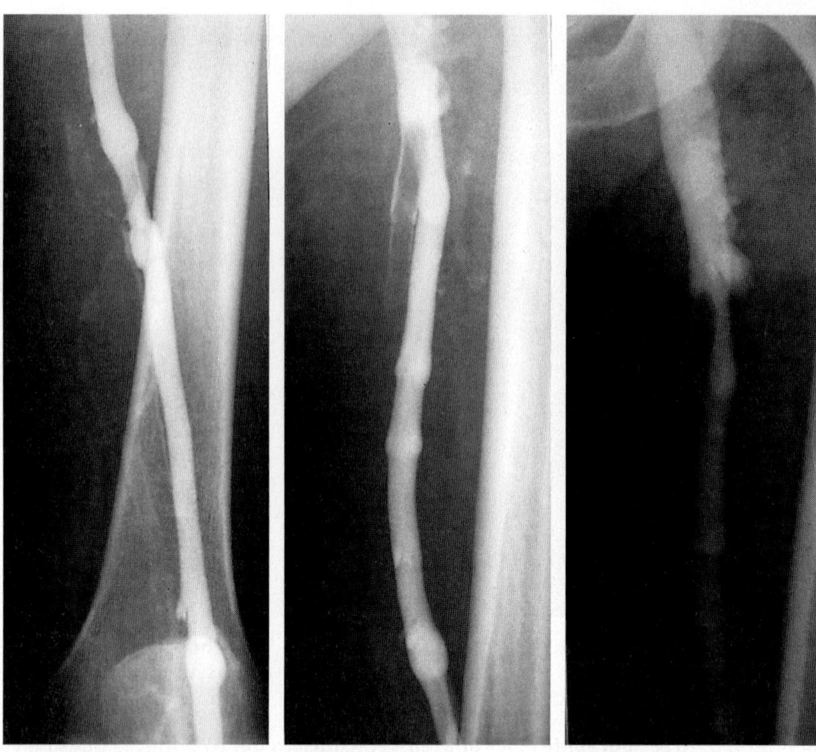

B-**31:** Bei ausreichendem Kontrastmittelangebot ist die **frische** (fünf Tage) **Thrombose** (hier in einem Schenkel einer gedoppelten V. femoralis) an dem fingerartig ins Venenlumen hineinreichenden Blutgerinnsel **(»Kuppelphänomen«)** zu erkennen. Frische, nicht wandadhärente Thromben sind von Kontrastmittel umspült, so daß sogenannte »Konturzeichen« entstehen.

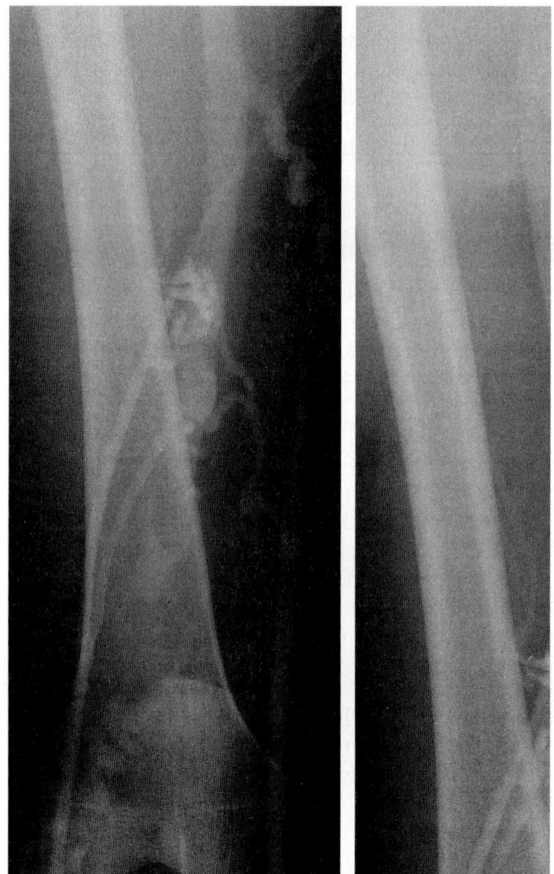

B-**32:** Mit **zunehmender Wandadhärenz** (> fünf Tage) sind **Thromben im Phlebogramm** durch ein **Verschwinden des Venenlumens** (»Radiergummiphänomen«) und Kollateralenbildung charakterisiert.

Bei Thrombosen der V. femoralis kann die phlebographische Beurteilung der gleichseitigen Beckenvene oder der V. cava aufgrund mangelnder Kontrastierung erschwert sein. Befindet sich im Falle gedoppelter tiefer Beinvenen der Thrombus nicht im Hauptleiter, so kann der Venenverschluß im Phlebogramm nicht sichtbar sein. Eine Thrombose der V. femoralis profunda entgeht der phlebographischen Diagnostik. Zum Ausschluß venenkomprimierender Prozesse, die Venenthrombosen verursachen können, sollte ergänzend eine Ultraschalluntersuchung durchgeführt werden.
Komplikationen dieser Untersuchungen sind Thrombophlebitiden (ca. 0,7 %), Kontrastmittelallergien (ca. 0,05 %), Infektionen (ca. 0,02 %) und Herz-Kreislauf-Versagen (ca. 0,01 %).

Schlechte Darstellung:
- der gleichseitigen Beckenvene oder der V. cava bei Thrombosen der V. femoralis
- von gedoppelten tiefen Beinvenen
- wenn sich Thrombus nicht im Hauptleiter befindet
- einer Thrombose der V. femoralis profunda.

Zum Ausschluß venenkomprimierender Prozesse, die Venenthrombosen verursachen können, sollte ergänzend eine Ultraschalluntersuchung durchgeführt werden.

7.2.4 Jod-Fibrinogen-Test

Merke. Aufgrund des hohen Infektionsrisikos wird der aus humanem Fibrinogen hergestellte Jod-Fibrinogentest heute **nicht** mehr eingesetzt.

◄ **Merke**

Durchführung. Radioaktiv markiertes Fibrinogen (^{131}J-Fibrinogen) wird i.v. appliziert und im Falle eines entstehenden oder vorhandenen Thrombus in das Blutgerinnsel eingebaut. Das ^{131}J-Fibrinogen im Thrombus läßt sich mit einer Gammakamera darstellen.

Durchführung ^{131}J-Fibrinogen wird i.v. verabreicht und ggf. in Thromben aufgenommen.

Auswertung. Venenthrombosen im Unter- und Oberschenkel lassen sich mit einer Treffsicherheit von ca. 70 % diagnostizieren. Beckenvenenthrombosen können allerdings mit dem Jod-Fibrinogen-Test nicht erfaßt werden.

Auswertung Das Szintigramm zeigt Thromben durch eine vermehrte Speicherung an.

7.2.5 Isotopenphlebographie

Merke. Eine exakte morphologische Venendiagnostik gelingt mit dieser Methode nicht.

◄ **Merke**

Durchführung. Unter leichter Hochlagerung der Beine und venöser Stauung im Knöchelbereich werden 74 MBq ^{99m}Tc-Mikrosphären zusammen mit physiologischer Kochsalzlösung in eine Fußrückenvene injiziert und mit einer Gammakamera der Abfluß durch die Unterschenkel-, Oberschenkel- und Beckenvenen einschließlich der V. cava verfolgt.

Durchführung i.v.-Gabe von 74 MBq ^{99m}Tc in eine Fußrückenvene und szintigraphische Abflußkontrolle.

Auswertung. Es lassen sich Venenthrombosen, die das Gefäßlumen komplett okkludieren, sicher diagnostizieren. Umflossene Venenthromben sind mit diesem Untersuchungsverfahren meist nicht darstellbar.

Auswertung Sichere Diagnose nur bei okkludierenden Venenthromben möglich.

7.2.6 Lungenperfusions- und Inhalationsszintigraphie

Durchführung. Bei der **Lungenperfusionsszintigraphie** wird makroaggregiertes Humanalbumin, das mit ^{99m}Technetium-Pertechnetat markiert ist, intravenös injiziert. Aufgrund ihrer Partikelgröße können die Mikrosphären die 10–40 mm großen Lungenkapillaren nicht passieren und reichern sich in der Lunge an.
Zur Durchführung einer Inhalationsszintigraphie werden vom Patienten ^{133}Xe-Gas oder mit ^{99m}Tc markierte Aerosole eingeatmet.
Sowohl bei der Perfusions- als auch bei der Inhalationsszintigraphie müssen die Lungen mit der Gammakamera in 4 Projektionsebenen dargestellt werden.

Durchführung **Lungenperfusionsszintigraphie:** i.v.-Gabe von makroaggregiertem Humanalbumin, das radioaktiv markiert ist und sich in der Lunge anreichert.
Inhalationsszintigraphie: radioaktiv markiertes Xenon wird eingeatmet.

Auswertung

Merke ▶

Falsch positive Befunde der Lungenszintigraphie: Atelektasen und pulmonale Ventilationsstörungen. Zum sicheren Ausschluß sollte zusätzlich eine **Ventilationsszintigraphie** unter Verwendung von ^{133}Xe erfolgen.

Auswertung

▶ ***Merke.*** Lungenembolieherde oberhalb eines Durchmessers von 2 cm können mit dieser Methode treffsicher erkannt werden und stellen sich als Perfusionsausfälle dar.

Nichtperfundierte Lungenareale imponieren im **Perfusionsszintigramm** als Speicherdefekte. Ein pathologisches Lungenperfusionsszintigramm hat keinen beweisenden Charakter für eine Lungenembolie. So können Perfusionsausfälle im Rahmen von Lungenventilationsstörungen auftreten. Aus diesem Grunde ist bei pathologischem Perfusionsszintigramm sicherheitshalber die Durchführung einer **Ventilationsszintigraphie** empfehlenswert. Falsch positive Befunde dieser Methode können bei Atelektasen und pulmonalen Ventilationsstörungen auftreten.

7.2.7 Isotopenlymphangiographie

Merke ▶

Durchführung Radioaktiv markiertes Antimon-Kolloid wird kutan injiziert. Es wird über die Lymphbahnen abtransportiert und in den Lymphknoten gespeichert.

Auswertung
normal: Ankunftszeit in den iliakalinguinalen Lymphknoten: 2–10 min.
pathologisch: Beim Lymphödem sind Minderungen des Lymphtransportes sowie der Uptake-Werte feststellbar. Eine Unterscheidung zwischen primärem und sekundärem Lymphödem ist möglich.

7.2.7 Isotopenlymphangiographie

▶ ***Merke.*** Mit der Isotopenlymphangiographie läßt sich der prä- oder subfasziale Lymphtransport beurteilen.

Durchführung. Zur Beurteilung des präfaszialen Lymphtransportes: Radioaktiv markiertes ^{99m}Tc-Antimon-Kolloid wird kutan in die Schwimmhaut zwischen erster und zweiter Zehe injiziert, so daß es über die Lymphbahnen abtransportiert und in den Lymphknoten gespeichert wird. Mittels einer Gammakamera lassen sich die lymphatischen Transportstraßen darstellen. Zur Beurteilung des epifaszialen Lymphtransportes: Anlegen eines Depots im distalen Drittel der Wadenmuskulatur.

Auswertung. Seitenvergleichende Beurteilung der Ankunftszeit in den iliakal-inguinalen Lymphknoten (normal: 2–10 min) und des Uptakes über diesen Lymphknoten nach zwei Stunden (normal: 9–35%). Beim Lymphödem sind Unterbrechungen oder Minderungen des Lymphtransportes sowie eine Verringerung der Uptake-Werte feststellbar. Da sich mit dieser Methode vergrößerte Lymphknoten darstellen lassen, ist eine Unterscheidung zwischen primärem und sekundärem Lymphödem möglich.

7.2.8 Lymphangiographie

Direkte Lymphangiographie

Durchführung Kontrastmittel in ein Lymphgefäß.

Auswertung

Merke ▶

Indirekte Lymphangiographie

Durchführung Subepidermale Punktion wasserlöslichen Kontrastmittels, das in Lymphkollektoren aufgenommen wird.

7.2.8 Lymphangiographie

Direkte Lymphangiographie

Durchführung. Um zur direkten Lymphangiographie ein punktionsfähiges Lymphgefäß zu finden, werden durch kutane Injektion von Patentblau kleine Lymphkapillaren der Haut angefärbt. Nach Freipräparieren und Kanülieren des Lymphkollektors erfolgt das Einspritzen von Kontrastmittel.

Auswertung

▶ ***Merke.*** Zum bloßen Nachweis eines Lymphödems ist die direkte Lymphangiographie ungeeignet. Sie sollte nur noch in der Malignomdiagnostik angewendet werden.

Indirekte Lymphangiographie

Durchführung. Wasserlösliches Kontrastmittel wird durch subepidermale Punktion in die Interdigitalfalten der Zehen oder die Haut des distalen Fußrückens injiziert und erreicht von dort die Lymphkollektoren.

> **Merke.** Vorteil der indirekten Lymphangiographie besteht in der Beurteilbarkeit der distalen Lymphdrainage bis in den Unterschenkelbereich. Proximale Lymphkollektoren sind mit dieser Methode meist nicht darstellbar.

◀ **Merke**

Auswertung. Typisch für ein Lymphödem ist die retrograde Auffüllung peripherer Netze. In einem hohen Prozentsatz von Patienten mit Lymphödem stellen sich die Lymphkollektoren morphologisch (geschlängelt, hypo- oder hyperplastisch) verändert dar oder kontrastieren sich nicht.

Auswertung Lymphödem: retrograde Auffüllung peripherer Netze. Morphologie der Lymphkollektoren beim Lymphödem: geschlängelt, hypo- oder hyperplastisch oder die Kontrastierung fehlt.

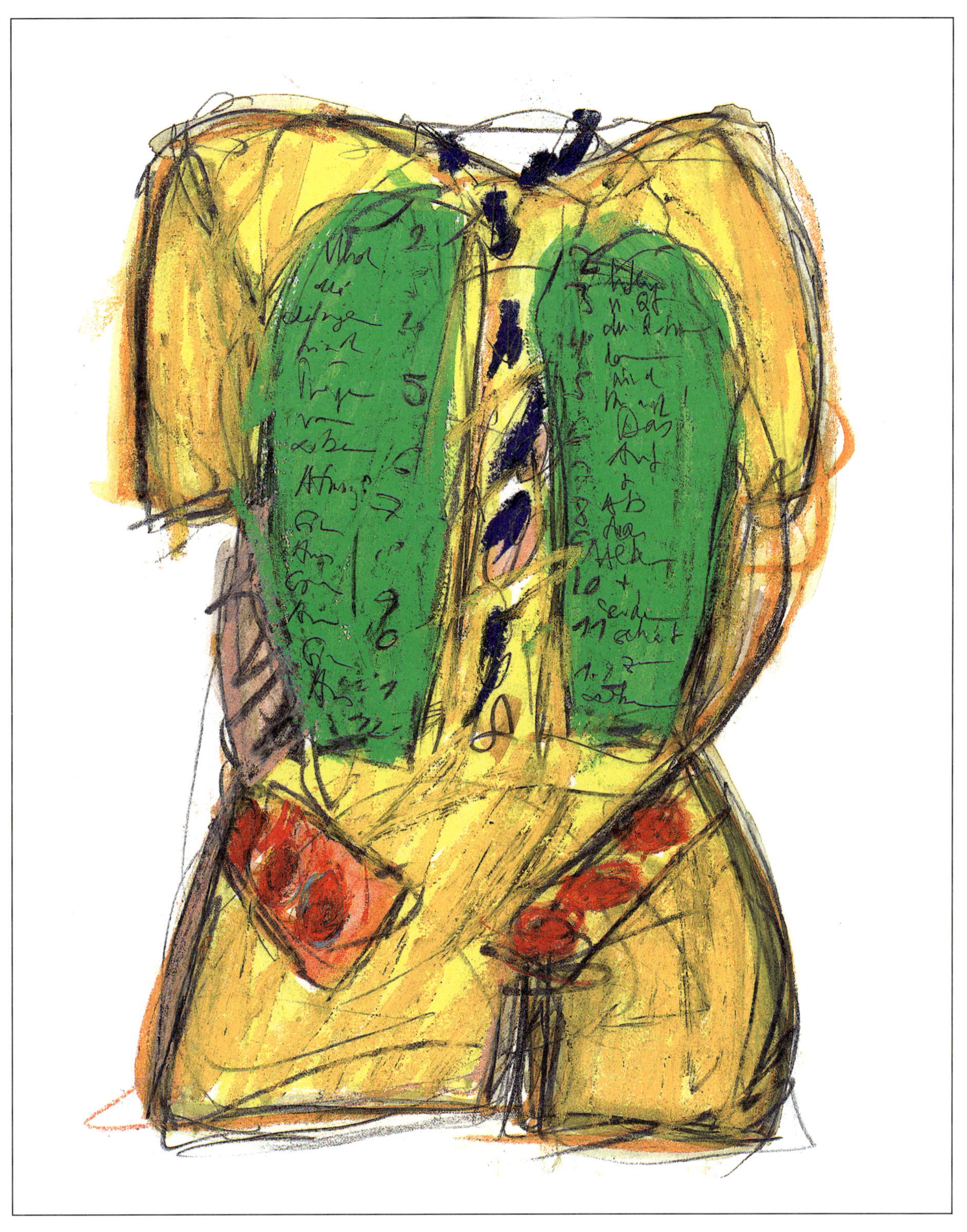

Erkrankungen der Atmungsorgane

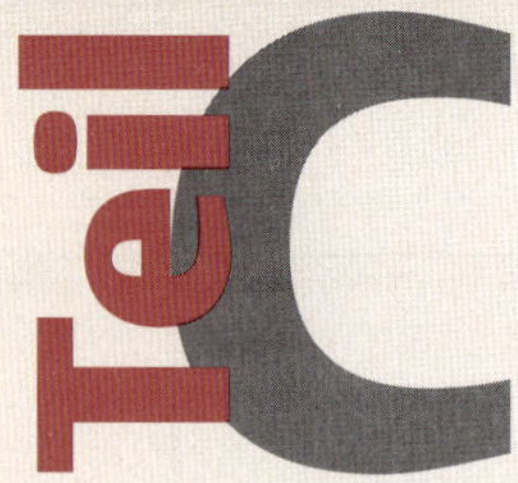

Erkrankungen der Atmungsorgane

G. Goeckenjan

1 Spezielle Diagnostik der Erkrankungen der Atmungsorgane

1 Spezielle Diagnostik der Erkrankungen der Atmungsorgane

Die Diagnostik der Lungen- und Bronchialerkrankungen erfolgt stufenweise, **beginnend mit den einfachen klinischen Verfahren**.
C-**1** zeigt eine Übersicht der diagnostischen Methoden.

C-**1** zeigt die zur Verfügung stehenden diagnostischen Verfahren, die bei Verdacht auf eine Atemwegs- oder Lungenerkrankung in Abhängigkeit von der Fragestellung stufenweise einzusetzen sind. **Zu beginnen ist immer mit den einfachen klinischen Methoden**, die – sofern erforderlich – gezielt durch aufwendigere oder invasive Maßnahmen zu ergänzen sind.

C-1: Diagnostik der Atemwegs- und Lungenerkrankungen

- **Anamnese**
- **Klinische Untersuchung**
- **Labordiagnostik**
- **Lungenfunktionsdiagnostik**
- **Bildgebende Verfahren**
  Röntgenaufnahme des Thorax in 2 Ebenen
  Durchleuchtung des Thorax
  konventionelle Tomographie der Lunge
  Sonographie
  Computertomographie
  Bronchographie
  Perfusions- und Ventilationsszintigraphie
  Echokardiographie
  Magnetresonanztomographie
  Pulmonalisangiographie, DSA
- **Mikrobiologische Untersuchungen**
- **Allergologische Diagnostik**
- **Endoskopisch-bioptische Untersuchungen**
  Bronchoskopie
  Pleurapunktion, Pleurabiopsie
  transthorakale Punktion
  Thorakoskopie
  Mediastinoskopie
  offene oder thorakoskopische Lungen- oder Pleurabiopsie
- **Diagnostik schlafbezogener Atmungsstörungen**
- **Rechtsherzkatheter-Untersuchung**

Anamnese

Anamnese

Regelmäßig **zu erfragen sind Dyspnoe, Husten, Auswurf,** blutiges Sputum, unregelmäßiges **Schnarchen**, nächtliche Atempausen, Appetit, Gewichtsentwicklung, **Rauchgewohnheiten** und Medikamente.

Regelmäßig ist zu **fragen nach Dyspnoe** (Belastungsdyspnoe – Ruhedyspnoe – Atemnotanfälle – nächtliche Luftnot?), **Husten** mit oder ohne **Auswurf** (produktiver – unproduktiver Husten), Sputumbeschaffenheit, Blut im Auswurf, thorakalen **Schmerzen**, unregelmäßigem **Schnarchen**, nächtlichen Atempausen, Nachtschweiß, Appetit, Gewichtsentwicklung, **Rauchgewohnheiten** (Nieraucher, Exraucher, Raucher; Zigarettenkonsum in packyears = Zahl der Päckchen [à 20 Zigaretten] pro Tag × Jahre]) und Medikamenten.

Klinische Untersuchung

Besonders zu beachtende Befunde sind Veränderungen von **Atemrhythmus** und **Atemtiefe** (Cheyne-Stokes-, Biot-, Kußmaul-Atmung, S C-**1**), in- oder exspiratorischer **Stridor, Zyanose, Trommelschlegelfinger, behinderte Nasenatmung**, supraklavikuläre **Lymphome, Einflußstauung, Ödeme,**

S Synopsis C-**1: Atemtypen**

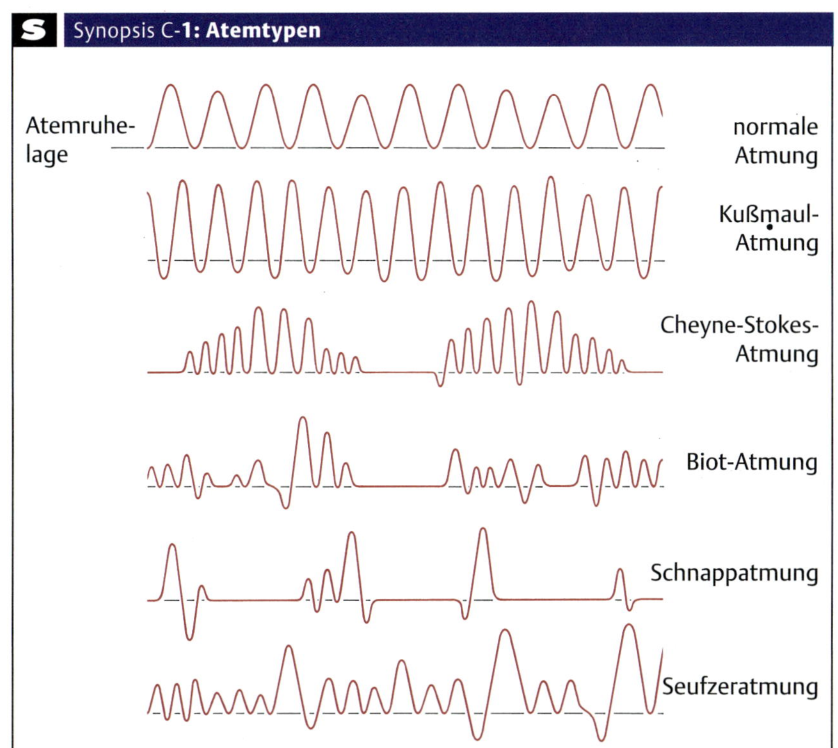

Klinische Untersuchung

Zu achten ist auf Störungen von **Atemrhythmus** und **Atemtiefe** (S C-**1**), **Stridor, Zyanose, Trommelschlegelfinger, behinderte Nasenatmung**, supraklavikuläre **Lymphome, Einflußstauung, Ödeme, Klopfschalldämpfung**, abgeschwächtes **Atemgeräusch**, Bronchialatmen, **Stimmfremitus, Bronchophonie**, klingende und nichtklingende **Rasselgeräusche** sowie **Giemen** und **Brummen.** C-**2** zeigt eine Klassifikation der Atem- und Nebengeräusche.

C-2: Klassifikation der Atem- und Nebengeräusche und häufig assoziierte Erkrankungen

Atem- und Nebengeräusche				Erkrankungen
Atemgeräusch	▷ vesikulär (normal)			
	▷ bronchovesikulär			▷ Pneumonie, »Kompressionsatmen« oberhalb von Pleuraergüssen
	▷ bronchial (tracheal)			
	▷ abgeschwächt			▷ beidseitig: Lungenemphysem, einseitig: Pneumothorax
	▷ aufgehoben			▷ Pleuraerguß, Pneumothorax
Nebengeräusche	▷ pulmonal	▷ kontinuierlich (»trockene Rasselgeräusche«)	▷ hochfrequent (Giemen, Pfeifen)	▷ Asthma bronchiale, chronische obstruktive Bronchitis
			▷ niederfrequent (Brummen)	
		▷ diskontinuierlich (»feuchte Rasselgeräusche«)	▷ feinblasige Rasselgeräusche	▷ Pneumonie, Lungenfibrose, Alveolitis
			▷ mittelblasige Rasselgeräusche	▷ Bronchitis, Pneumonie, Lungenstauung
			▷ grobblasige Rasselgeräusche	▷ Lungenödem, bronchiale Sekretretention, Bronchiektasen
	▷ pleural	▷ Pleurareiben		▷ Pleuritis, Lungeninfarkt

Klopfschalldämpfung, abgeschwächtes **Atemgeräusch**, Bronchialatmen, **Stimmfremitus, Bronchophonie**, fein-, mittel- oder grobblasige ohrnahe klingende oder nichtklingende **Rasselgeräusche**, Knisterrasseln, **Giemen** und **Brummen**. ▦ C-**2** zeigt die Klassifikation der Atem- und Nebengeräusche.

Labordiagnostik

In der Verlaufsbeurteilung der Tbc sind **BSG** und **CRP** von Bedeutung. Die **Infektionsserologie** ist besonders bei Verdacht auf Infektionen mit Mykoplasmen, Chlamydien, Legionellen, Influenza-, Parainfluenza-, HI-Virus sowie Aspergillus angezeigt. **ACE**-Kontrollen haben nur eine Bedeutung als Verlaufsparameter der Sarkoidose (begrenzte Spezifität). Eine Hyperkalzämie bei Sarkoidose sollte ausgeschlossen werden. Die Bestimmung des **α_1-Antitrypsins** ist bei frühzeitig auftretendem und ungewöhnlich schwerem Lungenemphysem angezeigt. Bei Verdacht auf eine exogen-allergische Alveolitis sollten **spezifische IgG-Antikörper** bestimmt werden. Die Untersuchung auf **Autoantikörper** ist bei unklaren interstitiellen fibrosierenden Lungenprozessen indiziert. Bei Nachweis von c-ANCA kann die Wegenersche Granulomatose gesichert werden. Bei diffusen Lungenblutungen sollte an ein Goodpasture-Syndrom gedacht werden und die Antibasalmembran-Antikörper bestimmt werden. Bei chronischer eitriger Bronchitis und Bronchiektasen sollte ein Antikörpermangelsyndrom durch **quantitative Immunglobulin-Bestimmung** ausgeschlossen werden.

Labordiagnostik

Unter den unspezifischen Entzündungsparametern ist die **Blutsenkungsgeschwindigkeit (BSG)** von Bedeutung für die Aktivitäts- und Verlaufsbeurteilung der Tuberkulose. Das **C-reaktive Protein (CRP)** ist insbesondere für die Verlaufsbeurteilung akuter bakterieller Infekte (Pneumonie, eitrige Bronchitis) geeignet. **Infektionsserologische Untersuchungen auf Antikörper** können bei Verdacht auf Erkrankungen durch Mykoplasmen, Chlamydien, Legionellen, Viren (Influenza, Parainfluenza, RS-Virus, HIV) und Pilze (Aspergillus) indiziert sein. **ACE** (Angiotensin Converting Enzyme) ist bei der Sarkoidose zumeist erhöht und erlaubt in der Verlaufsbeobachtung Hinweise auf Aktivitätsänderungen. Allerdings kann ACE auch bei zahlreichen anderen Erkrankungen (Silikose, Asbestose, Berylliose, Tuberkulose, chronischer Alkoholismus, Hyperthyreose, Diabetes mellitus) erhöht sein, so daß dem erhöhten Wert nur eine begrenzte Spezifität zukommt. Außerdem schließt auch ein normaler ACE-Wert eine aktive Sarkoidose nicht aus. Zum Ausschluß einer Hyperkalzämie sollte bei einer Sarkoidose der Serumkalziumwert bestimmt werden. Die Bestimmung des **α_1-Antitrypsins** (α_1-Proteinase-Inhibitor) ist bei schwerem und ungewöhnlich früh (in der dritten bis fünften Lebensdekade) aufgetretenem Lungenemphysem indiziert. Ein ausgeprägter α_1-Antitrypsin-Mangel ist gelegentlich bereits an dem Fehlen der α_1-Zacke in der Serumelektrophorese erkennbar. Bei Verdacht auf eine exogen-allergische Alveolitis ist die Untersuchung des Serums auf **präzipitierende IgG-Antikörper** angezeigt. Die Untersuchung auf **Autoantikörper** (antinukleäre Antikörper, DNA-Antikörper, Rheumafaktoren) ist bei unklaren interstitiellen fibrosierenden Lungenprozessen indiziert. Durch den Nachweis von antineutrophilen zytoplasmatischen Antikörpern (c-ANCA) kann der Verdacht auf eine Wegenersche Granulomatose gesichert werden. Bei dem mit einer diffusen Lungenblutung einhergehenden Goodpasture-Syndrom lassen sich Antibasalmembran-Antikörper nachweisen. Bei chronischer oder rezidivierender eitriger Bronchitis und Bronchiektasen sollte an ein Antikörpermangelsyndrom gedacht und eine **quantitative Immunglobulinbestimmung** (IgG, IgA, IgM) veranlaßt werden. Ein selektiver IgA-Mangel ist in einem Teil der Fälle mit rezidivierenden Atemwegsinfekten (Sinusitiden, Bronchitiden, Pneumonien) sowie Atopien, anaphylaktischen Reaktionen gegenüber Blutprodukten und Autoimmunerkrankungen assoziiert.

Lungenfunktionsdiagnostik

Die gebräuchlichen Verfahren, die Meßgrößen und die wichtigsten Indikationen sind ▦ C-**3** zu entnehmen. Durch die **Lungenfunktionsdiagnostik** werden pathophysiologische Syndrome erfaßt (z. B. obstruktive und restriktive Ventilationsstörung), die weiterer diagnostischer Klärung bedürfen. ◘ C-**1** zeigt die **spirometrischen Meßgrößen.**

Die **Einsekundenkapazität im Atemstoßtest nach *Tiffeneau*** mißt das forcierte exspiratorische Volumen der ersten Sekunde **(FEV_1)** nach tiefer Inspiration (Tiffeneau-Index = FEV_1/VC).

Lungenfunktionsdiagnostik

▦ C-**3** zeigt die gebräuchlichen Verfahren der Lungenfunktionsdiagnostik, die Meßgrößen und die wichtigsten Indikationen.

Durch die **Lungenfunktionsdiagnostik** werden im allgemeinen keine Diagnosen gestellt, sondern lediglich pathophysiologische Syndrome (obstruktive und restriktive Ventilationsstörung, Lungenüberblähung) erfaßt, die diagnostisch weiter zu klären sind.

In ◘ C-**1** sind die **spirometrischen Meßgrößen** dargestellt. Das Residualvolumen wird durch die Spirometrie in Verbindung mit einer Heliumverdünnungsmethode oder der Ganzkörperplethysmographie bestimmt.

Die **Einsekundenkapazität im Atemstoßtest nach *Tiffeneau* (FEV_1)** ist ein dynamischer spirometrischer Parameter, der durch Messung des forcierten exspiratorischen Volumens in der ersten Sekunde nach langsamer tiefstmöglicher Einatmung bestimmt wird.

Die FEV_1 erlaubt eine globale Beurteilung der Atemreserven, da sowohl obstruktive als auch restriktive Ventilationsstörungen zu einer Reduktion

C-3: Lungenfunktionsprüfungen und ihre Anwendungsbereiche

Methode	Wichtigste Meßgrößen	Wichtigste Indikationen
Spirometrie	▷ Vitalkapazität (**VC**) ▷ Einsekundenkapazität (**FEV_1**) = Atemstoßtest nach *Tiffeneau*	▷ Verdacht auf restriktive oder obstruktive Ventilationsstörung, Bronchospasmolyse- und Provokationstests, Therapiekontrolle
Peak-flow-Messung	▷ exspiratorischer Spitzenfluß, »peak expiratory flow« (**PEF**)	▷ Verdacht auf intermittierende Atemwegsobstruktion ▷ Verlaufs- und Therapiekontrolle bei Obstruktion
Fluß-Volumen-Diagramm	▷ exspiratorischer Spitzenfluß ▷ maximale exspiratorische Atemstromstärke bei 75, 50 und 25 % der VC (**MEF_{75}, MEF_{50}, MEF_{25}**)	▷ Differenzierung obstruktiver Ventilationsstörungen
Atemwegswiderstandsmessung	▷ oszillatorisch oder mittels Unterbrechermethode gemessener Atemwegswiderstand (**R_{os}, R_{ubr}**)	▷ Verdacht auf Atemwegsobstruktion ▷ Bronchospasmolyse- und Provokationstests ▷ Therapiekontrolle
Ganzkörperplethysmographie	▷ intrathorakales Gasvolumen (**TGV**) ▷ Atemwegswiderstand (**R_{aw}**) ▷ zusätzliche komplette Spirometrie	▷ genauere Differenzierung obstruktiver und restriktiver Ventilationsstörungen ▷ Quantifizierung der Lungenüberblähung ▷ Bronchospasmolyse- und Provokationstests
Blutanalyse	▷ P_{O2} ▷ P_{CO2} ▷ pH ▷ Base excess (BE)	▷ Verdacht auf Störung des pulmonalen Gasaustausches oder des Säure-Basen-Haushalts ▷ Hyperventilation ▷ präoperative Klärung
Diffusionskapazität	▷ Kohlenmonoxid-Transferfaktor (**T_{co}**) ▷ CO-Transferkoeffizient (**K_{co}**)	▷ interstitielle und diffuse Lungenerkrankungen ▷ Verlaufs- und Therapiekontrolle
Lungencompliance	▷ dynamische Compliance (**C_{dyn}**) ▷ statische Compliance (**C_{stat}**) ▷ spezifische Compliance (**C_{spez}**)	▷ interstitielle und diffuse Lungenerkrankungen
Atemmuskelkraft und Atemantrieb	▷ Mundverschlußdruck 100 ms nach Beginn der Inspiration (**$p_{0,1}$**) ▷ maximaler Inspirationsdruck (**p_{Imax}**) ▷ CO_2-Atemantwortkurven	▷ Versagen der Atempumpe (Hypoventilationssyndrome, zentrale Apnoe oder Hypopnoe, Thoraxdeformitäten, neuromuskuläre Störungen)
Ergometrie, Spiroergometrie	▷ Leistung (in Watt oder O_2-Aufnahme, **V_{O2}**) ▷ Herzfrequenz unter Belastung ▷ Blutdruck unter Belastung ▷ EKG unter Belastung ▷ Blutgase unter Belastung ▷ pulmonale Hämodynamik unter Belastung ▷ maximale O_2-Aufnahme (**$\dot{V}_{O2max}$**) ▷ anaerobe Schwelle (**AT**)	▷ Messung der körperlichen Leistungsfähigkeit ▷ Untersuchung des pulmonalen Gasaustausches und der pulmonalen Hämodynamik unter Belastung

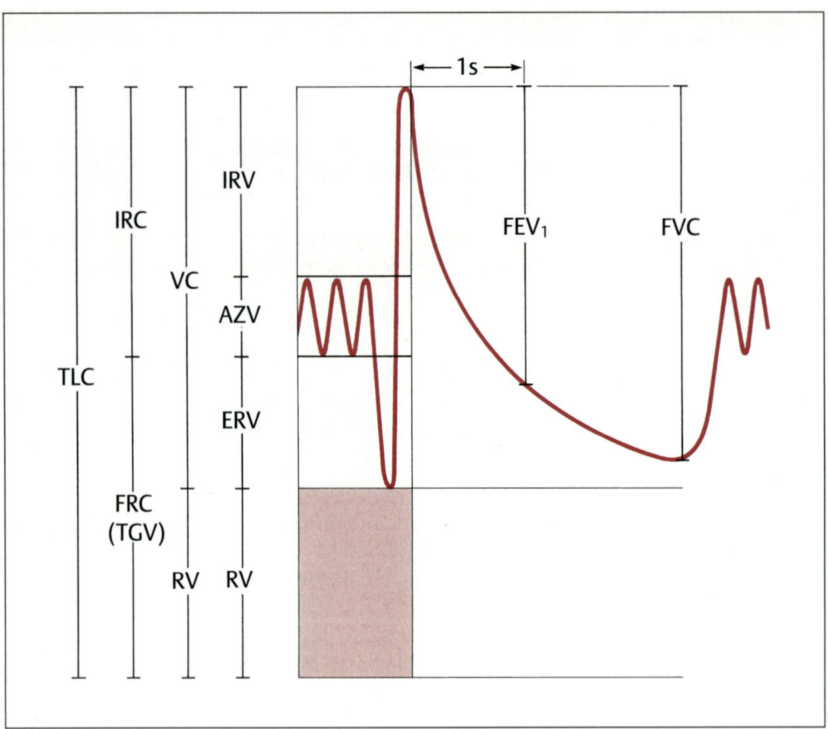

C-1: **Spirometrische Lungenvolumina. Mittels Spirometrie sind nur die mobilisierbaren statischen Lungenvolumina meßbar.** Vitalkapazität (**VC**), Atemzugvolumen (**AZV**), exspiratorisches Reservevolumen (**ERV**), inspiratorisches Reservevolumen (**IRV**), inspiratorische Reservekapazität (**IRC**) und die dynamischen Volumina Einsekundenkapazität (**FEV_1**) und Atemgrenzwert (**AGW**). **Das nicht mobilisierbare Residualvolumen (RV)** kann nur durch Einsatz zusätzlicher Verfahren (Heliumverdünnungsmethode, Ganzkörperplethysmographie) **über die Messung der funktionellen Residualkapazität** (**FRC**, entspricht dem ganzkörperplethysmographisch gemessenen **intrathorakalen Gasvolumen [TGV])**, bestimmt werden. Die Vitalkapazität (**VC**) sollte möglichst inspiratorisch gemessen werden, da die exspiratorisch bestimmte forcierte Vitalkapazität (**FVC**) insbesondere bei obstruktiven Atemwegserkrankungen infolge eines exspiratorischen Bronchialkollaps niedriger ausfällt (s. C-**5**). Die Summe von Vitalkapazität und Residualvolumen ergibt die Totalkapazität (**TLC**). Da der Atemgrenzwert (AGW, maximale willkürliche Minutenventilation, MMV) eng mit der Einsekundenkapazität (FEV_1) korreliert (AGW ~ $FEV_1 \times 40$), wird zumeist auf die Bestimmung des AGW verzichtet. Bei mangelnder Mitarbeit, Atemmuskelschwäche und inspiratorischer Atemwegsobstruktion fällt der AGW niedriger aus als das Produkt von $FEV_1 \times 40$.

dieses Meßwertes führen. Das Verhältnis der Einsekundenkapazität zur Vitalkapazität (Tiffeneau-Index = FEV_1/VC) ist ein Indikator der Atemwegsobstruktion, der allerdings bei gleichzeitig vorliegender starker Verminderung der Vitalkapazität auch einen Normalbefund vortäuschen kann.

Die Peak-flow-Messung ist von großer Bedeutung für die Selbstkontrolle und Dokumentation einer intermittierend auftretenden **Atemwegsobstruktion** und den Therapieeffekt bei Asthma bronchiale (C-**2**).

Die **Peak-flow-Messung** ist von großer Bedeutung für die Erfassung einer intermittierend auftretenden **Atemwegsobstruktion** und das Ansprechen auf eine antiobstruktive Therapie, insbesondere beim Asthma bronchiale. Der Patient kann mit einem kleinen tragbaren Gerät in kurzen Intervallen und besonders auch nachts den Peak flow selbst messen und protokollieren. C-**2** zeigt eine Originalregistrierung einer Peak-flow-Messung bei Asthma bronchiale.

C-**2** und C-**3** zeigen die Parameter des **Fluß-Volumen-Diagramms** und typische Formabweichungen dieses Diagramms bei verschiedenen Ventilationsstörungen. Das Meßprinzip der Ganzkörperplethysmographie ist in C-**4** dargestellt.

In C-**2** sind die Parameter des **Fluß-Volumen-Diagramms** dargestellt. C-**3** zeigt typische Formabweichungen des Fluß-Volumen-Diagramms bei verschiedenen Ventilationsstörungen. Das Prinzip der Bestimmung des intrathorakalen Gasvolumens (TGV) und des Atemwegswiderstandes (R_{aw}) ist aus C-**4** ersichtlich.

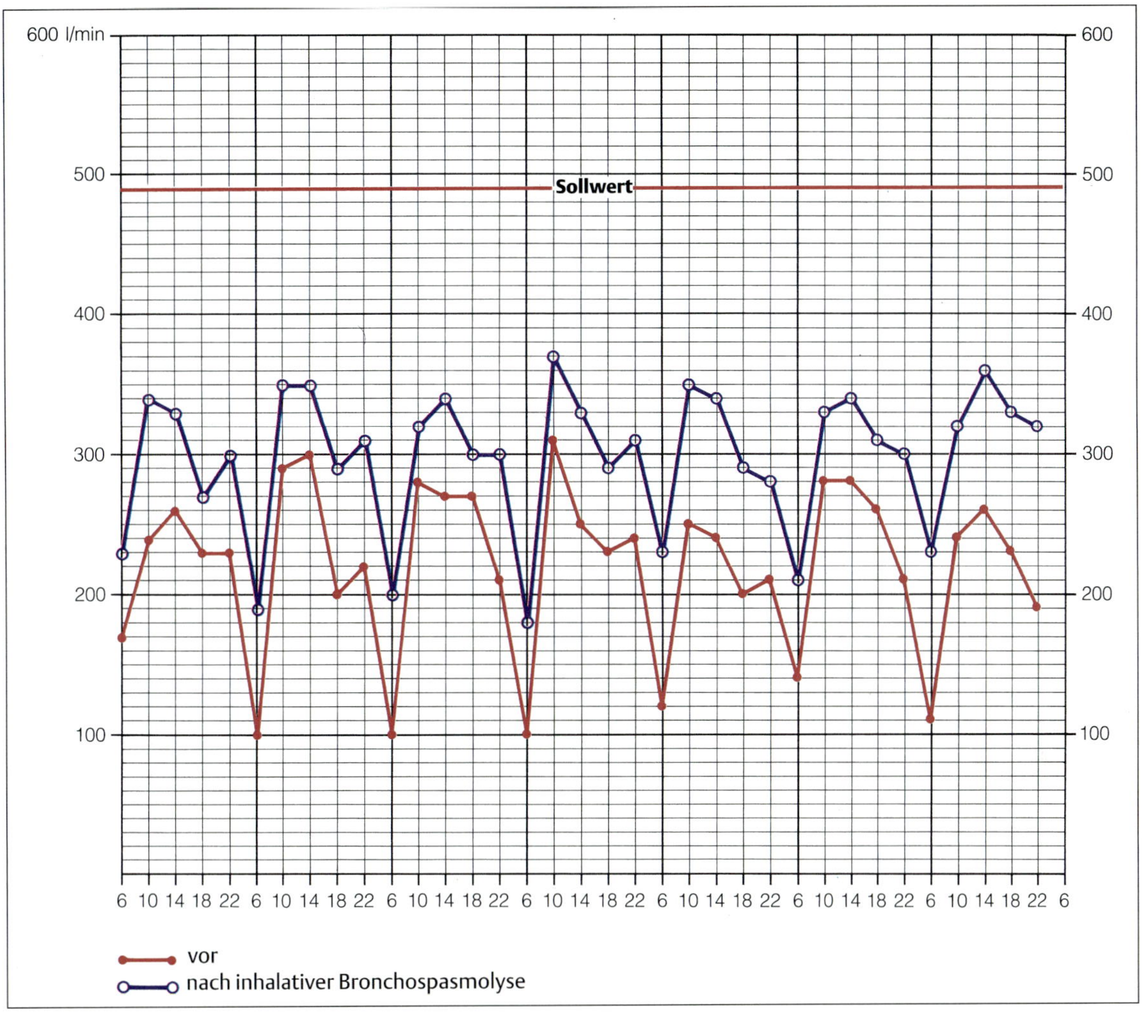

vor

nach inhalativer Bronchospasmolyse

C-**2: Peak-flow-Verlauf bei Asthma bronchiale.** Ausgeprägte Tagesschwankungen der 4stündlich gemessenen Werte mit den niedrigsten Meßwerten in den frühen Morgenstunden (»morning dip«). Nach Inhalation eines β_2-Sympathomimetikums Anstieg des Peak flow um 40–100 l/min.

Synopsis C-**2: Parameter des Fluß-Volumen-Diagramms**

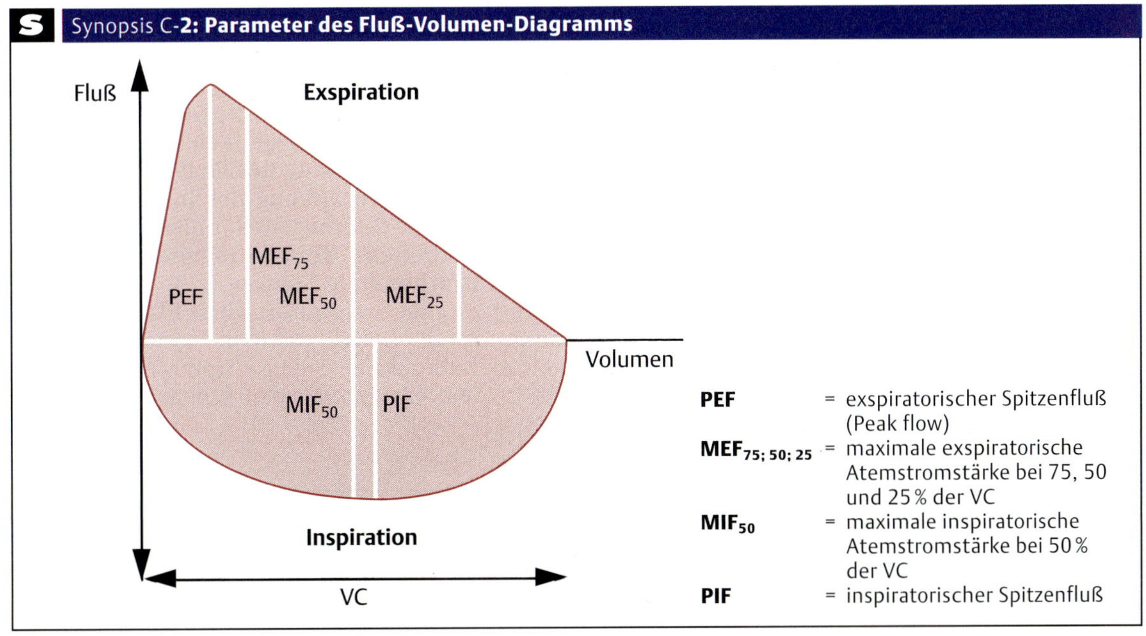

Synopsis C-3: Pathologische Formabweichungen des Fluß-Volumen-Diagramms

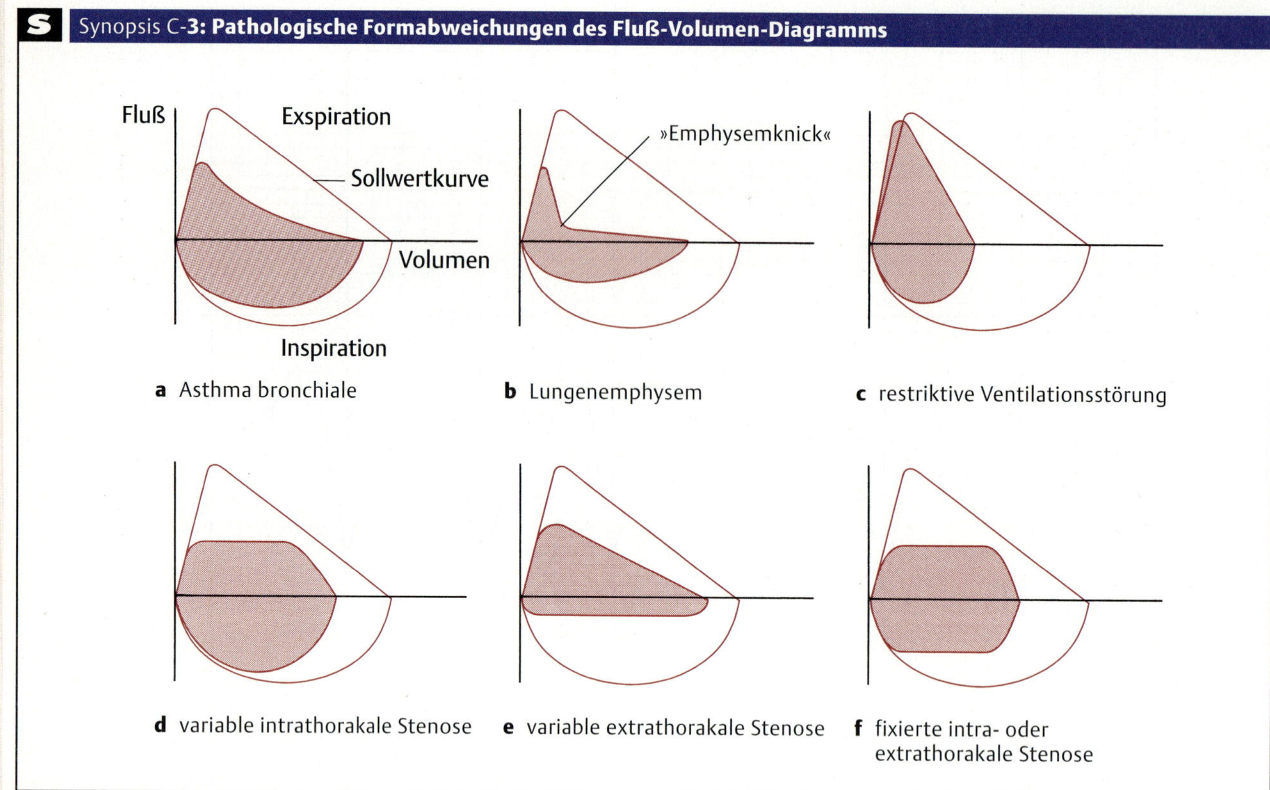

a Asthma bronchiale **b** Lungenemphysem **c** restriktive Ventilationsstörung

d variable intrathorakale Stenose **e** variable extrathorakale Stenose **f** fixierte intra- oder extrathorakale Stenose

Merke ▶

Merke. Die **obstruktive Ventilationsstörung** ist gekennzeichnet durch eine **Verminderung der relativen Einsekundenkapazität FEV_1/VC (Tiffeneau-Index) unter 70%** der Vitalkapazität (unter 75% bei jüngeren und unter 65% bei älteren Patienten) und/oder eine **Erhöhung des Atemwegswiderstandes über 0,3 kPa × s/l** (3,0 cm H_2O/l/s). Im allgemeinen sind bei einer Atemwegsobstruktion auch der **Peak flow und die MEF_{50}- und MEF_{25}-Werte vermindert**.

Die Formanalyse des **Fluß-Volumen-Diagramms** erlaubt eine genauere Differenzierung unterschiedlicher Typen der Atemwegsobstruktion (s. S C-**3**).

Die Obstruktion der zentralen intrathorakalen Atemwege verursacht einen stärkeren Anstieg des Atemwegswiderstandes (z.B. Asthma bronchiale), während die periphere Atemwegsobstruktion zu einer stärkeren Verminderung der relativen Ein-Sekunden-Kapazität und der MEF_{50}-/MEF_{25}-Werte führt (z.B. obstruktives Lungenemphysem). Die variable (d.h. atemphasenabhängige) Stenose der **extrathorakalen** Atemwege (Kehlkopf, obere Trachea) ist durch eine **inspiratorische Abflachung des Fluß-Volumen-Diagramms** (s. S C-**3**), eine stärkere **Einschränkung der inspiratorischen Einsekundenkapazität (FIV_1)** und eine S-förmige Deformierung des ganzkörperplethysmographisch registrierten Druck-Strömungs-Diagramms gekennzeichnet. Die variable **intrathorakale Stenose** (z.B. Tumor in der intrathorakalen Trachea) führt zu einer **exspiratorischen Plateaubildung** des Fluß-Volumen-Diagramms. Bei der fixierten (d.h. nicht mehr atemphasenabhängigen) intra- oder extrathorakalen Stenose treten Abflachungen und Plateaubildungen des in- und exspiratorischen Schenkels des Fluß-Volumen-Diagramms auf.

Merke ▶

Merke. Beim Nachweis einer **obstruktiven Ventilationsstörung** sollte grundsätzlich die **Reversibilität der Atemwegsobstruktion** durch Inhalation eines Bronchospasmolytikums (z.B. Fenoterol, Salbutamol) **geprüft** werden.

S Synopsis C-4: **Ganzkörperplethysmographische Meßgrößen**

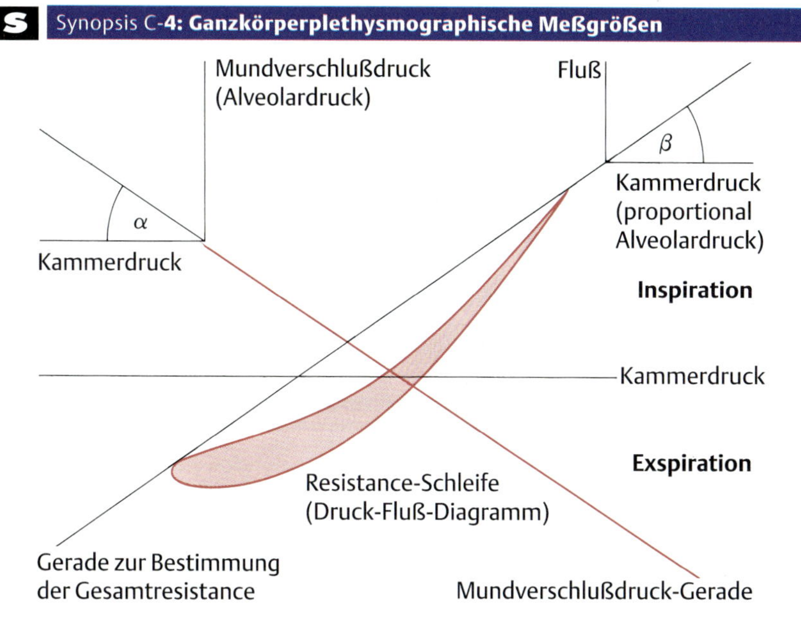

Der Proband atmet **in einer geschlossenen Meßkammer** über ein Mundstück durch ein Pneumotachographenrohr. Nach einer normalen Ausatmung wird das Atemrohr kurzzeitig verschlossen. Zu diesem Zeitpunkt befindet sich in der Lunge und den Atemwegen die funktionelle Residualkapazität (FRC, bei ganzkörperplethysmographischer Messung als intrathorakales Gasvolumen, TGV, bezeichnet). Während des Verschlusses wird die durch die frustrane Atembewegung in den Atemwegen und den Alveolen erzeugte Druckänderung am Mund gemessen und mittels eines xy-Schreibers gegen die Kammerdruckänderung registriert. Diese Druckänderung wird durch die Kompression und Dekompression der in der Lunge befindlichen Luft verursacht, die mit einer entsprechenden Größenänderung des Thorax einhergeht. **Da während des Mundverschlusses Munddruck und Alveolardruck identisch sind, resultiert eine Gerade (Mundverschlußdruck-Gerade), deren Steigung (tan α) die Beziehung zwischen Alveolardruck und Kammerdruck definiert.** Bei bekanntem Kammervolumen erlaubt sie die Berechnung des TGV. Bei kleinem TGV verläuft die Verschlußdruck-Gerade steil, bei hohem TGV (Lungenüberblähung und Emphysem) flach.
Zusätzlich wird bei Ruheatmung der pneumotachographisch am Mund gemessene Atemfluß gegen die mit der Atembewegung verbundene Kammerdruckänderung registriert (**Resistance-Schleife**). Da aus der Steigung der Verschlußdruck-Geraden die Beziehung zwischen Kammerdruck und Alveolardruck bekannt ist, läßt sich aus der Steigung der Resistance-Schleife (tan β) der Atemwegswiderstand berechnen. Die Bestimmung der Gesamtresistance R_t mit einer durch die Druckmaxima der Resistanceschleife verlaufenden Geraden ist die **gebräuchlichste Methode der Berechnung des Atemwegswiderstandes (R_{aw}). Die Steigung der Resistance-Schleife ist bei geringem Atemwegswiderstand hoch und flacht mit zunehmendem Atemwegswiderstand ab.**

Häufig ist die **Atemwegsobstruktion** mit einer **Lungenüberblähung** verbunden. Diese ist dann anzunehmen, wenn das **Residualvolumen (RV)** und der **Residualvolumenanteil an der Totalkapazität (RV/TLC) erhöht** sind. Bei der Überblähung kann es sich um eine reversible Veränderung im Sinne eines Volumen pulmonum auctum (z. B. bei Asthmaanfall) oder um ein irreversibles Lungenemphysem handeln. Für letzteres sprechen eine ausgeprägte Knickbildung der Atemstoßkurve und der Flußvolumenkurve (**»Emphysemknick«**, s. **S** C-3), eine stark keulenartige Deformierung der Resistance-Schleife, die fehlende Reversibilität der Atemwegsobstruktion und ein Mißverhältnis zwischen dem stark verminderten Tiffeneau-Wert und dem nur gering erhöhten Atemwegswiderstand.

Die **Atemwegsobstruktion** ist häufig mit einer **Lungenüberblähung** verbunden. Diese liegt dann vor, wenn das **Residualvolumen RV** und der **Residualvolumenanteil an der Totalkapazität RV/TLC erhöht** sind. Hierbei sind eine reversible Überblähung im Sinne eines Volumen pulmonum auctum und ein irreversibles Lungenemphysem zu unterscheiden, bei dem die Flußvolumenkurve einen »Emphysemknick« zeigt (s. **S** C-3).

Merke. Eine **restriktive Ventilationsstörung** ist durch eine **Verminderung der Vitalkapazität** auf weniger als 80 % des Sollwertes **und der Totalkapazität** auf weniger als 90 % des Sollwertes gekennzeichnet.

◀ **Merke**

Ein **spirometrischer Normalbefund schließt eine restriktive Ventilationsstörung**, nicht jedoch eine intermittierend auftretende Atemwegsobstruktion (z. B. Asthma bronchiale) **aus.** Bei entsprechendem Verdacht ist eine Peak-flow-Protokollierung durchzuführen.

Eine Übersicht typischer Lungenfunktionsbefunde im Fluß-Volumen-Diagramm zeigen S C-**5** und S C-**6**.

Allerdings wird der Begriff der restriktiven Ventilationsstörung von einigen Autoren im erweiterten Sinne auf alle Störungen mit verminderter Vitalkapazität angewendet.

Ein **spirometrischer Normalbefund schließt eine restriktive Ventilationsstörung aus**, eine intermittierend auftretende Atemwegsobstruktion (z.B. Asthma bronchiale) kann hierdurch allerdings nicht ausgeschlossen werden, so daß bei entsprechendem Verdacht serielle Peak-flow-Messungen (alle vier bis sechs Stunden) mit Protokollierung der Meßwerte über ein bis drei Wochen indiziert sind.

S C-**5** zeigt eine Übersicht typischer Lungenfunktionsbefunde bei obstruktiven und restriktiven Ventilationsstörungen. In S C-**6** sind Originalregistrierungen von Fluß-Volumen-Diagrammen und Resistance-Schleifen dargestellt.

S Synopsis C-**5: Synopse typischer Lungenfunktionsbefunde bei obstruktiven und restriktiven Ventilationsstörungen**

Das obstruktive Emphysem ist bei forcierter Ausatmung durch eine deutliche Knickbildung des Spirogramms und des exspiratorischen Fluß-Volumen-Diagramms gekennzeichnet, die durch einen Bronchuskollaps hervorgerufen wird. Bei obstruktiven Ventilationsstörungen sollte grundsätzlich ein Bronchospasmolysetest mit Wiederholung der Messung 10–20 min nach Inhalation eines β-Sympathomimetikums durchgeführt werden. Das Asthma bronchiale zeigt eine gute Reversibilität der Atemwegsobstruktion mit einem Anstieg der FEV_1 um mehr als 15–20 %, während chronische Bronchitis und Lungenemphysem nur eine geringe Reversibilität erkennen lassen. Die restriktive Ventilationsstörung ist durch eine Verminderung der Vital- **und** Totalkapazität gekennzeichnet.

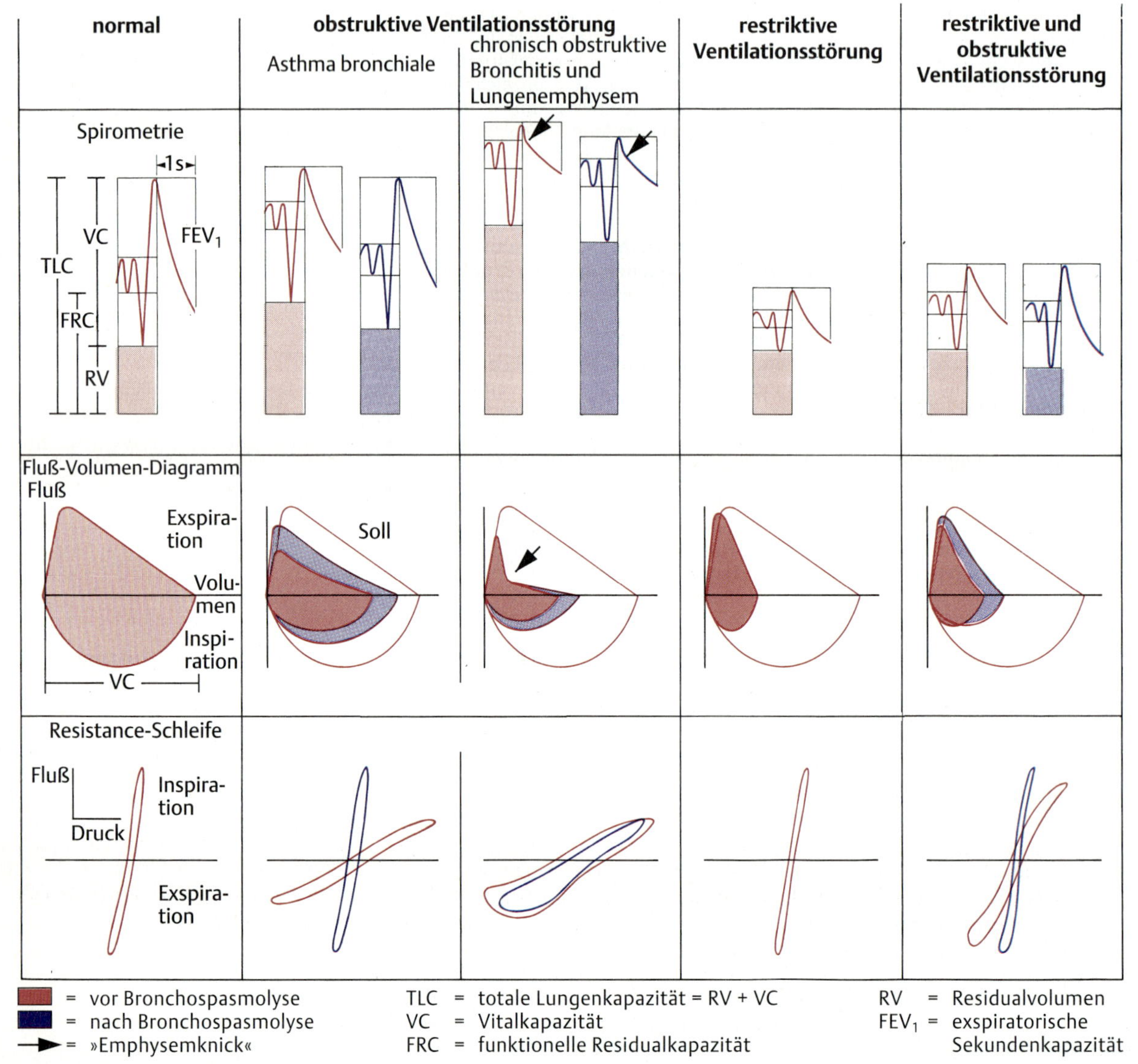

S Synopsis C-**6: Fluß-Volumen-Diagramm und Ganzkörperplethysmographie**

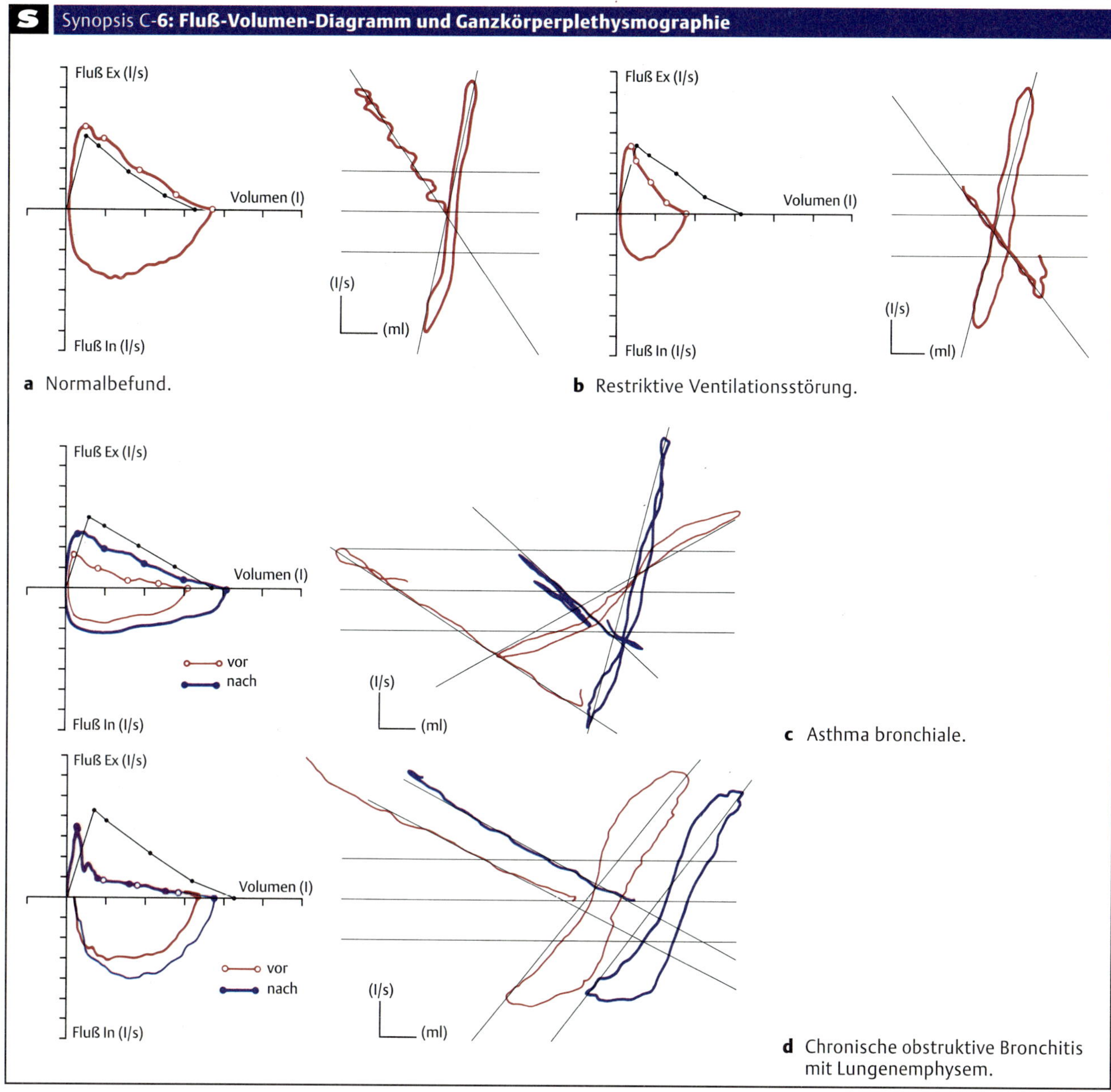

a Normalbefund.

b Restriktive Ventilationsstörung.

c Asthma bronchiale.

d Chronische obstruktive Bronchitis mit Lungenemphysem.

Bei Verdacht auf eine bronchiale Hyperreaktivität (unklarer Husten, Luftnot bei Exposition gegenüber Kälte oder reizenden Gasen, Dämpfen und Stäuben) ist ein **unspezifischer bronchialer Provokationstest** (z. B. mit Methacholin, Acetylcholin oder Histamin) angezeigt.

Bei Verdacht auf eine bronchiale Hyperreaktivität ist ein **unspezifischer Provokationstest** (mit Methacholin, Acetylcholin oder Histamin) angezeigt.

▶ ***Merke.*** Der Provokationstest gilt dann als positiv, wenn die Einsekundenkapazität gegenüber dem Ausgangswert um mehr als 20% abfällt oder die Resistance über 0,6 kPa × s/l ansteigt, wobei Resistance oder spezifische Resistance um mehr als 100% gegenüber dem Ausgangswert ansteigen müssen.

◀ **Merke**

Gebräuchliche Parameter der Hyperreaktivität sind die Provokationskonzentrationen, die zu einem Abfall der Einsekundenkapazität um 20% des Ausgangswertes ($PC_{20}FEV_1$) oder zu einem Anstieg der spezifischen Resistance um 100% ($PC_{100}sR_{aw}$) führen. C-**3** zeigt eine bronchiale Hyperreaktivität im Methacholintest mit ganzkörperplethysmographischer Messung der Resistance (R_{aw}) und der spezifischen Resistance (sR_{aw}).

C-**3** zeigt eine bronchiale Hyperreaktivität im Methacholintest.

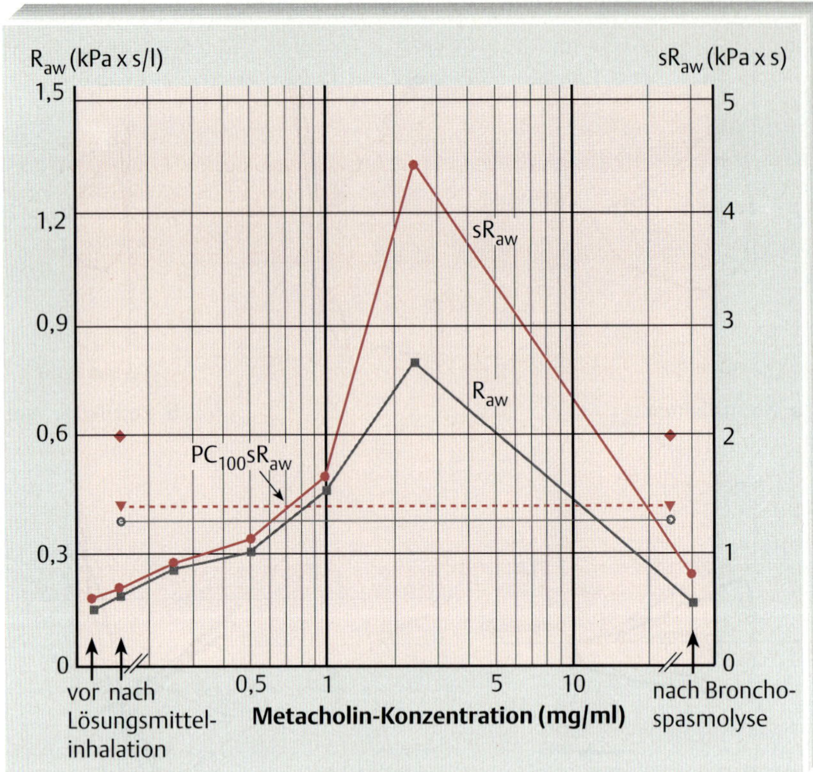

C-3: Unspezifischer inhalativer Provokationstest zum Nachweis einer bronchialen Hyperreaktivität. Der Methacholintest wird mit Inhalation von Lösungsmittel und Methacholinchlorid-Lösung in Konzentrationsstufen von 0,25 bis maximal 25 mg/ml durchgeführt. Gemessen wurden **Resistance (R_{aw})** und **spezifische Resistance ($sR_{aw} = R_{aw} \times$** TGV). Der Test gilt als positiv, wenn R_{aw} oder sR_{aw} auf mehr als das Doppelte des Wertes nach Lösungsmittelinhalation ansteigen und R_{aw} die Grenze von 0,6 kPa × s/l überschreitet. Wenn R_{aw} auf mehr als 0,6 kPa × s/l ansteigt, wird die Untersuchung abgebrochen und ein inhalatives Bronchospasmolytikum verabreicht. Die auf der logarithmischen Skala durch Interpolation ermittelte Provokationskonzentration, die zu einem Anstieg der spezifischen Resistance um 100 % geführt hat (PC 100 sR_{aw}), wird als Maß der bronchialen Hyperreaktivität angesehen.
Die dargestellte Untersuchung zeigt eine **ausgeprägte bronchiale Hyperreaktivität mit einer PC/100 sR_{aw} von 0,72 mg/ml.** Der Test wurde bei einer Provokationskonzentration von 2,5 mg/ml abgebrochen. Nach Inhalation von 0,4 mg Fenoterol komplette Rückbildung der Atemwegsobstruktion.

C-4: Differentialdiagnose verschiedener Formen der respiratorischen Insuffizienz

Form der respiratorischen Insuffizienz	Pathophysiologische Ursache	Untersuchungsbedingungen					
		Ruhe		Belastung		100 % O_2-Gabe	
		P_{O_2}	P_{CO_2}	P_{O_2}	P_{CO_2}	P_{O_2}	P_{CO_2}
respiratorische Globalinsuffizienz	alveoläre Hypoventilation	↓	↑	↓–↓↓	↑–↑↑	n	↑–↑↑
respiratorische Partialinsuffizienz	Ventilations-Perfusions-Inhomogenität	↓	n–↓	↓–n	n–↓	n	n–↓
	Diffusionsstörung	↓	n–↓	↓↓	n–↓	n	n–↓
	Rechts-links-Shunt	↓	n–↓	↓–↓↓	n–↓	↓	n–↓

P_{O_2} = arterieller Sauerstoffpartialdruck
P_{CO_2} = arterieller Kohlendioxidpartialdruck
↓ = vermindert, ↓↓ = stark vermindert, ↑ = erhöht, ↑↑ = stark erhöht, n = normal

Blutgasanalyse. Sie erlaubt die Feststellung einer respiratorischen Insuffizienz und die Unterscheidung zwischen einer **respiratorischen Partialinsuffizienz** (= verminderter P_{O2}) und einer respiratorischen Globalinsuffizienz (= erhöhter P_{CO2}). Die Partialinsuffizienz ist durch Ventilations-Perfusions-Inhomogenitäten (ungleichmäßige Verteilung von Belüftung und Durchblutung in der Lunge), seltener durch alveolokapillare Diffusionsstörungen (Verlust von Alveolaroberfläche, »alveolokapillarer Block«) oder durch einen Rechts-links-Kurzschluß bedingt. Diese Störungen lassen sich durch zusätzliche Blutgasanalysen unter ergometrischer Belastung bzw. unter Atmung reinen Sauerstoffs differenzieren (s. ▤ C-**4**): Ein Anstieg des P_{O2} unter Belastung spricht für eine Ventilations-Perfusions-Inhomogenität, ein Abfall des P_{O2} unter Belastung in den pathologischen Bereich für eine Diffusionsstörung. Ein unzureichender Anstieg des P_{O2} nach 20minütiger Atmung von reinem Sauerstoff (inspiratorische Sauerstoffkonzentration F_{IO2} = 100 %) auf weniger als 650 mmHg ist Zeichen eines Rechts-links-Kurzschlusses. Steigt der P_{O2} unter Atmung von 100 % O_2 auf weniger als 100 mmHg an, liegt in der Regel ein Rechts-links-Shunt von mehr als 30 % des Herzzeitvolumens vor.

Blutgasanalytisch lassen sich eine respiratorische Partial- und Globalinsuffizienz unterscheiden. Als Ursachen der **respiratorischen Partialinsuffizienz** kommen Ventilations-Perfusions-Inhomogenitäten (Verteilungsstörungen), Diffusionsstörungen und Rechts-links-Kurzschlüsse in Betracht. Ein Anstieg des P_{O2} unter Belastung spricht für Verteilungsstörungen, ein Abfall des P_{O2} unter Belastung für Diffusionsstörungen und ein unzureichender Anstieg des P_{O2} unter Atmung reinen Sauerstoffs für einen Rechts-links-Kurzschluß (s. ▤ C-**4**).

Synopsis C-**7**: **Gaspartialdrücke im kardiopulmonalen System und Lokalisation pulmonaler Störungen**

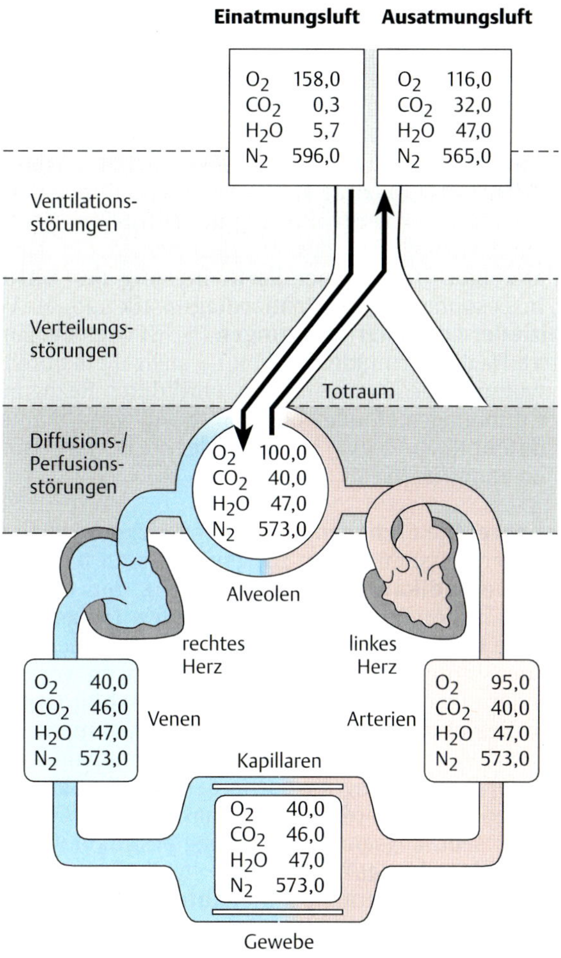

Die **respiratorische Globalinsuffizienz** ist durch eine Hypoventilation oder durch schwere Ventilations-Perfusions-Inhomogenitäten mit mangelnder ventilatorischer Kompensation bedingt und Ausdruck eines Versagens der »Atempumpe«.

Die **respiratorische Globalinsuffizienz** wird durch eine alveoläre Hypoventilation hervorgerufen.

▦ C-5 zeigt die Umrechnung der in der Lungenfunktionsdiagnostik und Blutgasanalytik gebräuchlichen traditionellen Einheiten in SI-Einheiten.

Da in Lungenfunktionsdiagnostik und Blutgasanalytik neben den traditionellen Einheiten auch SI-(»Système International d'unités«-)Einheiten gebräuchlich sind, finden sich in ▦ C-5 die entsprechenden Umrechnungsfaktoren.

C-5: Umrechnung zwischen SI-Einheiten und traditionellen Einheiten

SI-Einheiten	Umrechnungsfaktor → Multiplikation ← Division	Traditionelle Einheiten
1 kPa	7,501	7,501 mmHg = 7,501 Torr
0,1333 kPa	7,501	1 mmHg = 1 Torr
1 kPa	10,2	10,2 cmH_2O
0,0980 kPa	10,2	1 cmH_2O
1 kPa	10	10 mbar
0,1 kPa	10	1 mbar
1 kPa × s/l	10,2	10,2 cmH_2O × s/l
0,0980 kPa × s/l	10,2	1 cmH_2O × s/l

Diffusionskapazität Die Bestimmung des **CO-Transferfaktors T_{CO}** und des **CO- Transferkoeffizienten K_{CO}** erlaubt Rückschlüsse auf eine **Verlängerung der alveolokapillaren Diffusionsstrecke** (alveolokapillarer Block) oder eine **Verkleinerung der alveolären Diffusionsfläche**.
Die Untersuchung ist insbesondere in der Primär- und Verlaufsdiagnostik der **interstitiellen Lungenerkrankungen** indiziert.

Diffusionskapazität. Da die Messung der O_2-Diffusionskapazität methodisch sehr aufwendig ist, wird im allgemeinen die Einatemzug-Kohlenmonoxid-Diffusionskapazität (CO-Transferfaktor) gemessen, die leichter zu bestimmen ist und gut mit der O_2-Diffusionskapazität korreliert. Die Messung der **CO-Diffusionskapazität T_{CO}** ist bei allen pulmonalen Erkrankungen indiziert, die mit einer **Vergrößerung der Diffusionsstrecke** zwischen Alveolarraum und Hämoglobin des Erythrozyten in der Lungenkapillare (alveolokapillarer Block) oder einer **Verkleinerung der Diffusionsfläche** einhergehen, insbesondere in der **Primärdiagnostik** und der **Verlaufskontrolle interstitieller Lungenerkrankungen**. T_{CO} ist auch bei Lungenemphysem vermindert. Da die Verminderung von T_{CO} auch allein durch ein vermindertes Lungenvolumen bedingt sein kann, wird durch Bezug auf das durch die Heliumverdünnungsmethode bestimmte Alveolarvolumen (V_A) ein **Transferkoeffizient K_{CO} (= T_{CO}/V_A)** ermittelt, der die Beeinflussung durch das Lungenvolumen eliminieren soll.

Lungencompliance Die Dehnbarkeit (Compliance) der Lunge ist bei diffusen Lungenfibrosen, disseminierten Lungeninfiltrationen und Lungenödemen eingeschränkt. Die **Indikation** zur Messung der Compliance ergibt sich insbesondere **bei interstitiellen Lungenprozessen**. Die thorakopulmonale Compliance ist ein wichtiger **Verlaufsparameter** des akuten Lungenversagens (**ARDS**).

Lungencompliance. Die Compliance (Dehnbarkeit) der Lunge ist bei diffusen Lungenfibrosen, disseminierten Lungenprozessen und Lungenödemen eingeschränkt. Die **Indikation** zur Bestimmung der Lungencompliance ergibt sich daher insbesondere **bei interstitiellen Lungenprozessen**. Die Messung setzt die Einführung eines Ballonkatheters in den Ösophagus zur Registrierung der intrapleuralen Druckschwankungen voraus. Gemessen werden die Änderungen der **Druckdifferenz zwischen Ösophagus- und Munddruck in Beziehung zum jeweiligen Atemvolumen im Atemstillstand**. Zu unterscheiden sind die dynamische Compliance (C_{dyn}), bei der während normaler Ruheatmung jeweils in der Atempause am Ende der In- und Exspiration gemessen wird, und die quasistatische Compliance (C_{stat}), die während einer sehr langsamen Ausatmung bestimmt wird. Die Compliance ist ein wichtiger **Verlaufsparameter** in der intensivmedizinischen Behandlung von beatmeten Patienten mit **akutem Lungenversagen (ARDS)**. Da bei diesen Patienten aus Praktibilitätsgründen nicht regelmäßig ein Ösophagus-Ballonkatheter appliziert werden kann, wird nicht die Lungencompliance, sondern die gesamte thorakopulmonale Compliance, (C_{thp}) gemessen, die sich aus Atemzugvolumen (V_T), endinspiratorischem Plateaudruck (P_{ip}) und endexspiratorischem Druck (PEEP) ergibt ($C_{thp} = V_T/[P_{ip}\text{-PEEP}]$).

Atemmuskelkraft und Atemantrieb Die Funktion der **Atempumpe** kann

Atemmuskelkraft und Atemantrieb. Die Ventilation der Lunge wird durch die **Atempumpe** aufrechterhalten, die aus Atemzentrum, Nerven, Atemmuskulatur und knöchernem Thorax besteht. Die Funktion der Atempumpe kann durch Messung von Parametern der Atemmuskelkraft und des Atemantriebs analysiert werden. Hierzu gehören der **Mundverschlußdruck** 100 ms nach Beginn der Inspiration bei Ruheatmung **($p_{0,1}$)** und bei maximaler Inspiration ($p_{0,1max}$), der **maximale Inspirationsdruck (p_{Imax})** und das Atemminutenvolumen bei Atmung einer erhöhten CO_2-Konzentration. $p_{0,1}$ ist ein Maß für die bei Ruheatmung bestehende Belastung der Atempumpe (»Last der Atempumpe«) und bei vermehrter Beanspruchung der inspiratorischen Atemmuskeln (obstruktive oder restriktive Ventilationsstörungen) erhöht, bei zentraler Atemdepression oder manifester Muskelschwäche vermindert. $p_{0,1max}$ und p_{Imax} sind Indizes für die maximale inspiratorische Atemmuskelkraft (»Kapazität der Atempumpe«) und bei Atemmuskelschwäche (neuromuskuläre Erkrankungen), aber auch bei gestörter mechanischer Kopplung zwischen Atemmuskelkraft und Thoraxskelett (Kyphoskoliose, Lungenüberblähung) vermindert. Der Quotient $p_{0,1}/p_{0,1max}$ (Verhältnis der »Last der Atempumpe« zur »Kapazität der Atempumpe«) liegt bei Gesunden unter 5%, eine Annäherung des Quotienten an 40% läßt eine Erschöpfung der Atempumpe mit ventilatorischer Insuffizienz (= alveoläre Hypoventilation oder respiratorische Globalinsuffizienz mit Hyperkapnie und Hypoxämie) erwarten. Störungen des zentralen Atemantriebs lassen sich durch Messung von $p_{0,1}$, $p_{0,1}/p_{0,1max}$ und Atemminutenvolumen bei erhöhter inspiratorischer CO_2-Konzentration (CO_2-Atemantwortkurven) ermitteln. Untersuchungen der Funktion der Atempumpe sind zur Klärung einer ventilatorischen Insuffizienz, insbesondere zur **Indikationsstellung und Verlaufskontrolle einer nichtinvasiven Beatmung (Heimbeatmung)**, indiziert.

durch Messung von Parametern der Atemmuskelkraft und des Atemantriebs analysiert werden. Der bei Ruheatmung 100 ms nach Beginn der Inspiration gemessene **Mundverschlußdruck ($p_{0,1}$)** ist ein Maß der »Last der Atempumpe«, der bei maximaler Inspiration gemessene $p_{0,1max}$ und der **maximale Inspirationsdruck p_{Imax}** sind Indizes der »Kapazität der Atempumpe«. Das Verhältnis $p_{0,1}/p_{0,1max}$ liegt normalerweise unter 5%, bei Anstieg dieses Quotienten auf 40% ist mit einer ventilatorischen Insuffizienz (= alveoläre Hypoventilation mit Hyperkapnie und Hypoxämie) zu rechnen. Die Messung von $p_{0,1}$, $p_{0,1}/p_{0,1max}$ und Atemminutenvolumen unter erhöhter inspiratorischer CO_2-Konzentration erlaubt eine Beurteilung des zentralen Atemantriebs. Untersuchungen der Funktion der Atempumpe sind bei unklarer ventilatorischer Insuffizienz und insbesondere zur **Indikationsstellung** und **Verlaufskontrolle der nichtinvasiven Beatmung (Heimbeatmung)** indiziert.

Ergometrie. Ergometrische Untersuchungen werden bei Erkrankungen der Atmungsorgane insbesondere zur **Klärung des pulmonalen Gasaustausches** oder der **pulmonalen Hämodynamik unter körperlicher Belastung** und zur **Feststellung der kardiopulmonalen Leistungsfähigkeit** durchgeführt. Bevorzugtes Belastungsverfahren ist die Ergometrie mit einem drehzahlunabhängigen Fahrradergometer, möglichst im Sitzen, im Rahmen von Rechtsherzkatheter-Untersuchungen mit dem Einschwemmkatheter auch in liegender Position. Da die beteiligten Organsysteme auf jeder Belastungsstufe eine bestimmte Einregulierungszeit benötigen, sollten die jeweiligen Messungen nach Möglichkeit im »Steady state« durchgeführt werden, der in der Regel nach vier bis sechs Minuten erreicht wird. Bei pneumologischen Fragestellungen wird eine Stufenbelastung mit einer Dauer einer jeden Belastungsstufe von fünf Minuten bevorzugt. Als **Anfangsbelastung** wird **in Abhängigkeit von** der klinischen Einschätzung **der Leistungsfähigkeit 25 bis 75 Watt** gewählt, die Belastung wird dann stufenweise um 25 bis 50 Watt gesteigert. Die Gesamtdauer der Belastung sollte zur Vermeidung einer Muskelermüdung zehn bis fünfzehn Minuten nicht überschreiten. Während der Ergometrie werden Puls bzw. Herzfrequenz und Blutdruck registriert und ein EKG (mit langsamem Papiervorschub oder Monitor) abgeleitet. Die Ergometrie wird bei den genannten Indikationen **mit arteriellen oder kapillaren Blutgasanalysen bzw.** einer **Einschwemmkatheter**-Untersuchung kombiniert. Die Blutgasanalyse ist erst nach Erreichen eines »Steady state«, d. h. in der fünften Belastungsminute durchzuführen.

Ergometrie: Die Ergometrie dient in der pneumologischen Diagnostik insbesondere der **Klärung des pulmonalen Gasaustausches** und der **pulmonalen Hämodynamik unter Belastung** sowie der **Feststellung der kardiopulmonalen Leistungsfähigkeit.** Bei der ergometrischen Untersuchung werden Puls bzw. Herzfrequenz, Blutdruck und evtl. EKG registriert, zusätzlich werden in Abhängigkeit von der Fragestellung **arterielle oder kapillare Blutgasanalysen** durchgeführt oder die pulmonale Hämodynamik mittels eines **Einschwemmkatheters** im Rahmen einer Rechtsherzkatheter-Untersuchung gemessen.

Die **Spiroergometrie** oder **Ergospirometrie** ist die Kombination der Ergometrie mit der spirometrischen Messung von Atemminutenvolumen ($\dot{V}_E$), Atemzugvolumen (V_T), Atemfrequenz (f_R), Sauerstoffaufnahme ($\dot{V}_{O2}$), Kohlendioxidabgabe ($\dot{V}_{CO2}$) und daraus abgeleiteten Größen (respiratorischer Quotient $R = \dot{V}_{CO2}/\dot{V}_{O2}$, O_2-Atemäquivalent $\dot{V}_E/\dot{V}_{O2}$, Totraumventilation V_D/V_T). Hierdurch lassen sich nichtinvasiv die wichtigsten globalen Parameter der körperlichen Leistungsfähigkeit, die **maximale Sauerstoffaufnahme** ($\dot{V}_{O2max}$) und die **anaerobe Schwelle** (AT) bestimmen. Die anaerobe Schwelle entspricht dem Übergang zu der Belastung bzw. O_2-Aufnahme, bei der zusätzlich anaerobe Energie bereitgestellt wird und die hierbei anfallende Milchsäure zu einer zusätzlichen Freisetzung von CO_2 aus dem Bikarbonatpuffer führt. Daher tritt nach Überschreiten der anaeroben Schwelle eine im Vergleich zur Sauerstoffaufnahme verstärkte CO_2-Abgabe mit Anstieg des respiratorischen Quotienten und des O_2-Atemäquivalents auf.

Die **Spiroergometrie** erlaubt eine genauere Beurteilung der körperlichen Leistungsfähigkeit durch Bestimmung der **maximalen Sauerstoffaufnahme** und der **anaeroben Schwelle.**

Bildgebende Verfahren

Die **Röntgenaufnahme des Thorax** sollte bei der Erstuntersuchung **in zwei Ebenen** angefertigt werden, um eine Lokalisation der Lungenbefunde nach Lappen und Segmenten und eine genauere Beurteilung des retrosternalen und retrokardialen Bereichs zu ermöglichen. S C-**8** zeigt die Projektion der Lungenlappen und Segmente im Röntgenbild.

Bildgebende Verfahren

Wichtigstes Verfahren ist die **Röntgenaufnahme des Thorax**, die zumindest bei der Erstuntersuchung in **zwei Ebenen** angefertigt werden sollte, da die Seitenaufnahme eine genauere Lokalisation der Veränderungen in Lappen oder Segmente ermöglicht und Befunde im Retrosternalraum und den dorsobasal und retrokardial gelegenen Lungenabschnitten auf der seitlichen Aufnahme deutlicher erkennbar sind. S C-**8** zeigt ein Schema der Lokalisation der Lungenlappen und Lungensegmente im Röntgenbild.

S Synopsis C-**8: Lungenlappen und Lungensegmente**

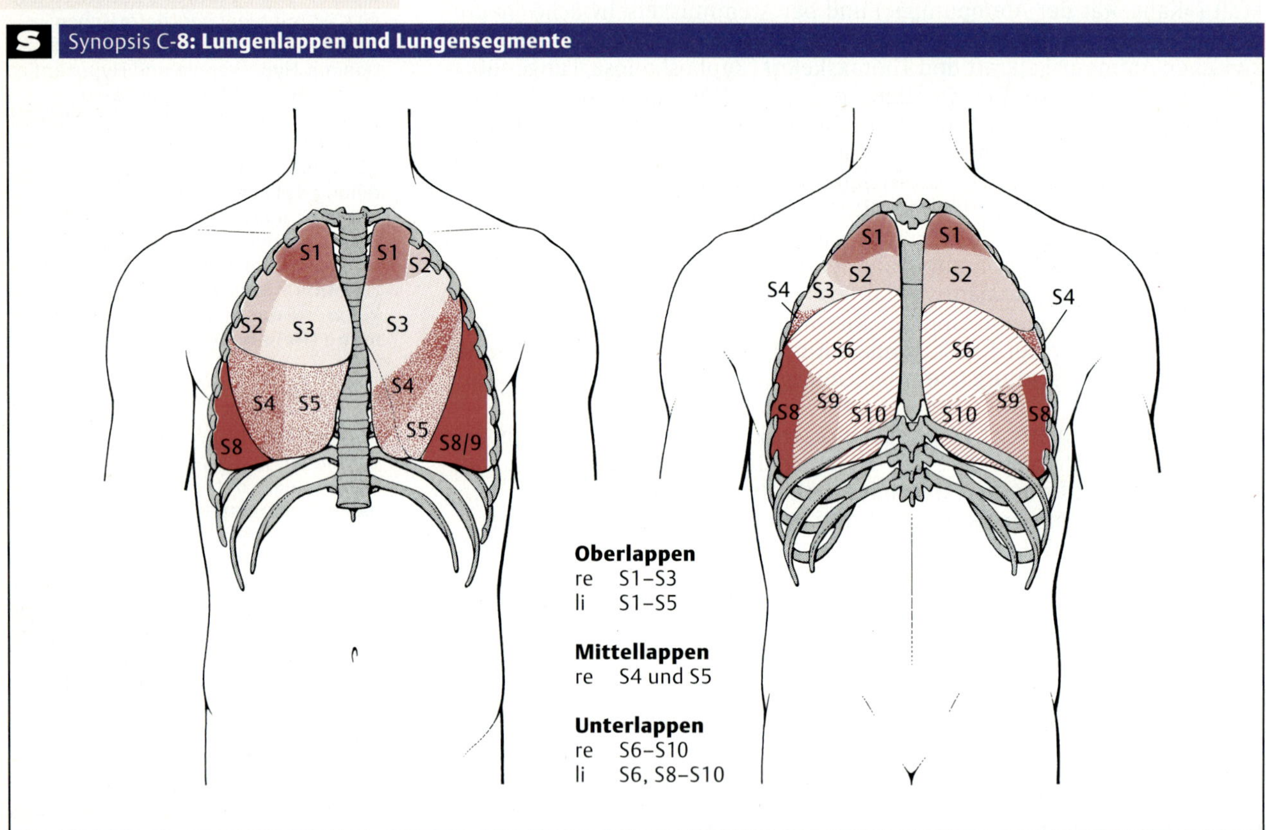

Merke ▶

▶ ***Merke.*** Bei Verdacht auf einen Pneumothorax sollten die Aufnahmen und Verlaufskontrollen in Exspiration angefertigt werden, um einen kleineren Pneumothoraxspalt bzw. eine etwaige Mediastinalverdrängung deutlicher darzustellen.

Die **Thoraxdurchleuchtung** dient der **Beurteilung der Zwerchfellbeweglichkeit**, der **Lokalisation von Herden**, insbesondere im Rahmen bioptischer Untersuchungen, und der Darstellung der Pulsationen von Herz und Gefäßen.

Die **Thoraxdurchleuchtung** dient der **Beurteilung der Zwerchfellbeweglichkeit** (Hitzenbergerscher Schnupfversuch: bei ruckartiger Einatmung durch die Nase tritt eine paradoxe Aufwärtsbewegung des paretischen Zwerchfells bei Phrenikusparese auf, während sich das gesunde Zwerchfell abwärts bewegt), der **Lokalisation von Herden** (insbesondere im Rahmen der Bronchoskopie mit transbronchialer Biopsie und der perkutanen Lungenbiopsie) und der Darstellung der Pulsationen des Herzens und der großen Gefäße.

Die **konventionelle Tomographie** ist besonders bei **einschmelzenden Lungenprozessen** (z. B. Tuberkulose, invasive Aspergillose und Aspergillom) indiziert.

Die **Thoraxsonographie** ist das empfindlichste Verfahren zum Nach-

Die **konventionelle Tomographie** der Lunge ist insbesondere bei Verdacht auf **Einschmelzungen oder Höhlenbildungen** (z. B. Tuberkulose, invasive Aspergillose, Aspergillom, Emphysembullae) sowie zur genaueren Beurteilung von Lungenherden indiziert.

Die **Thoraxsonographie** ist das empfindlichste Verfahren zum Nachweis eines **Pleuraergusses** und zur Differenzierung des Ergusses von einer

Pleuraschwiele. Daneben können auch pleuranahe Lungenherde sonographisch lokalisiert werden. Auch kann die Bewegung des Zwerchfells beurteilt werden.

Die **Computertomographie (CT)** des Thorax ist indiziert im **Tumorstaging**, insbesondere zur **Beurteilung des Mediastinums** sowie zur genaueren **Untersuchung von Lungenherden und pleuralen Veränderungen**. Die **Spiral-Computertomographie** erlaubt in Verbindung mit der Kontrastmittelgabe eine genauere **Abgrenzung mediastinaler und hilärer Raumforderungen von benachbarten Gefäßen** und den Nachweis größerer Thrombemboli in den zentralen Pulmonalarterienästen. Die **hochauflösende Computertomographie** (HRCT) erlaubt mit Schnittdicken von 1 bis 2 mm eine sehr genaue Beurteilung interstitieller und bullös-zystischer Lungenveränderungen. Außerdem können durch die HRCT Bronchiektasen nachgewiesen werden.

Das genaueste Verfahren zum **Nachweis von Bronchiektasen** ist die **Bronchographie**. Das Kontrastmittel wird über einen Metras-Katheter unter Durchleuchtungskontrolle gezielt in das Bronchialsystem einer Seite eingebracht. Da die Untersuchung häufig in Verbindung mit einer Bronchoskopie durchgeführt wird, kann das Kontrastmittel auch über das Fiberbronchoskop instilliert werden.

Die **Perfusionsszintigraphie** mit radioaktiv (^{99m}Technetium) markierten Makroalbuminaggregaten oder Mikrosphären, die intravenös injiziert werden und zu einer vorübergehenden Mikroembolisierung der präkapillaren Lungenstrombahn führen, erlaubt die Beurteilung der Lungendurchblutung. Sie ist insbesondere indiziert zum **Nachweis** und **zur Verlaufskontrolle der Lungenembolie** sowie zur Abschätzung des Verlustes funktionstüchtigen Lungengewebes vor funktionsverschlechternden Lungenoperationen. Da auch lokale Ventilationsstörungen mit einer umschriebenen Perfusionsstörung einhergehen können, die eine Lungenembolie vortäuschen können, kann die Spezifität der Perfusionsszintigraphie durch eine zusätzliche **Ventilationsszintigraphie** verbessert werden.

Die **Echokardiographie** erlaubt in Verbindung mit der **Dopplerechokardiographie** eine im Vergleich zum EKG zuverlässigere **Diagnostik des Cor pulmonale**, auch des akuten Cor pulmonale (Lungenembolie!), und läßt darüber hinaus eine **linksventrikuläre Funktionsstörung oder Klappenfehler** als Ursache einer Lungenstauung erkennen. Bei einer Trikuspidalinsuffizienz kann dopplerechographisch der systolische Druck im rechten Ventrikel und der Pulmonalarterie, bei einer Pulmonalinsuffizienz auch der diastolische Druck in der Pulmonalarterie abgeschätzt werden.

Die **Magnetresonanztomographie (MRT)** (Kernspintomographie) des Thorax ist der Computertomographie hinsichtlich des **Nachweises einer Tumorinvasion des Herzens**, der großen **Gefäße**, der **Thoraxwand** (insbesondere bei Pancoast-Tumoren), des **Plexus brachialis** und des **Spinalkanals** überlegen und bei entsprechendem Verdacht indiziert, sofern die Operationsindikation besteht. Da keine jodhaltigen Kontrastmittel erforderlich sind, kann die Untersuchung auch bei Patienten mit Kontrastmittelallergie und Hyperthyreose durchgeführt werden.

Die **Pulmonalisangiographie** ist bei Verdacht auf eine **Lungenembolie** dann indiziert, wenn die Diagnose mittels Klinik und Perfusionsszintigraphie nicht eindeutig gesichert werden konnte. Eine weitere Indikation ist der Verdacht auf eine **Gefäßmißbildung (pulmonale AV-Fistel)**. Da mittels **digitaler Subtraktionsangiographie (DSA)** auch kleine Embolien bis zu einer Größe von 2 mm nachweisbar sind, kann die DSA die risikoreichere konventionelle Pulmonalisangiographie in etwa 80 bis 90% der Fälle ersetzen.

Die **Positronenemissionstomographie (PET)** erlaubt beim Bronchialkarzinom den Nachweis von tumorösen Herden, Lymphknoten- und Fernmetastasen sowie Lokalrezidiven mit relativ hoher Sensitivität und Spezifität. Der diagnostische Stellenwert des Verfahrens ist allerdings noch nicht endgültig zu beurteilen.

weis eines **Pleuraergusses** und zur Differenzierung des Ergusses von einer Schwiele.

Die **Computertomographie (CT)** des Thorax gehört zu den Standardverfahren des Tumorstagings, insbesondere in der **Beurteilung des Mediastinums und der Pleura**. Daneben erlaubt die **hochauflösende CT** (HRCT) eine genaue Darstellung interstitieller fibrotischer und zystisch-bullöser Veränderungen sowie die Feststellung von Bronchiektasen.

Die **Bronchographie** ist das genaueste Verfahren zum Nachweis von **Bronchiektasen**.

Die **Perfusionsszintigraphie** ist indiziert bei Verdacht auf eine **Lungenembolie** sowie zur präoperativen Risikoabschätzung vor lungenverkleinernden Operationen. Durch eine zusätzliche **Ventilationsszintigraphie** wird die Spezifität der Perfusionsszintigraphie verbessert.

Die **Echokardiographie** ermöglicht in Verbindung mit der **Dopplerechokardiographie** eine im Vergleich zum EKG zuverlässigere Diagnose des akuten und chronischen **Cor pulmonale** sowie die Feststellung einer linksventrikulären Funktionsstörung oder eines Klappenfehlers als Ursache einer Lungenstauung.

Die **Magnetresonanztomographie** ist der CT hinsichtlich der Beurteilung einer **Tumorinfiltration** von **Herz**, großen **Gefäßen** und **Thoraxwand** überlegen.

Die **Pulmonalisangiographie** ist bei Verdacht auf eine **Lungenembolie** oder eine **Gefäßmißbildung** indiziert. In den meisten Fällen kann die konventionelle Angiographie durch die weniger belastende **DSA** ersetzt werden. Embolien sind bis zu einer Größe von 2 mm nachweisbar.

Der diagnostische Stellenwert der **Positronenemissionstomographie (PET)** in der Diagnostik des Bronchialkarzinoms ist noch nicht endgültig zu beurteilen.

Mikrobiologische Diagnostik

Die **bakteriologische Sputumdiagnostik** ist bei Pneumonien, therapieresistenten eitrigen Bronchitiden und eitrig exazerbierten Bronchiektasen indiziert. Bei schweren Pneumonien sind auch **Blutkulturen** angezeigt. Bei Verdacht auf eine **Tuberkulose** sind grundsätzlich **Untersuchungen mehrerer Sputumproben** (alternativ Magensaft oder Bronchialspülflüssigkeit) durchzuführen. Der Zeitbedarf konnte durch den **BACTEC-Test** auf 2 Wochen reduziert werden. Die hochempfindliche Polymerase-Kettenreaktion **(PCR)** ist zum raschen Nachweis von M. tuberculosis nur bei besonderen diagnostischen Schwierigkeiten indiziert, z. B. bei Verdacht auf eine tuberkulöse Meningitis oder eine sonst nicht zu sichernde tuberkulöse Pleuritis. Bei therapieresistenten Pneumonien kann eine gezielte Materialgewinnung mit einer **bronchoalveolären Lavage** oder einer bronchoskopisch eingeführten **geschützten Bürste** erforderlich sein. **Eitriges Pleurapunktat** und das **Punktat eines Lungenabszesses** sind immer mikrobiologisch unter Einschluß von Tuberkelbakterien zu untersuchen.

Mikrobiologische Diagnostik

Die **bakteriologische Sputumdiagnostik** ist bei Pneumonien, therapieresistenten eitrigen Bronchitiden und eitrigen Exazerbationen von Bronchiektasen indiziert, möglichst vor Beginn einer antibiotischen Therapie. Eine unkomplizierte eitrige Bronchitis und eine eitrige Exazerbation einer chronischen Bronchitis bedürfen im allgemeinen keiner bakteriologischen Diagnostik. Zu achten ist auf die Gewinnung von tief abgehustetem eitrigem Material (kein Speichel!) und die **umgehende Verarbeitung** der Proben. Bei schweren Pneumonien sind auch **Blutkulturen** angezeigt. Bei Verdacht auf eine **Tuberkulose** sind **mehrere Sputumproben** (alternativ Magensaft oder bronchoskopisch gewonnene Bronchialspülflüssigkeit) zu untersuchen, wobei der Zeitbedarf der kulturellen Untersuchung durch radiometrische Verfahren **(BACTEC)** auf etwa zwei Wochen verkürzt wurde. Ein hochempfindliches Verfahren des Nachweises erregerspezifischer Nukleinsäuren ist die Polymerase-Kettenreaktion **(PCR)**, die wegen des hohen Aufwandes und der Störanfälligkeit allerdings zur Zeit nur bei schwierigem oder dringlichem Erregernachweis (Liquordiagnostik bei Verdacht auf tuberkulöse Meningitis, evtl. Diagnostik des Pleuraergusses bei Verdacht auf tuberkulöse Pleuritis) indiziert ist. Bei therapieresistenten Pneumonien (insbesondere bei immungeschwächten Patienten und Beatmungspatienten) kann eine gezielte Materialgewinnung mittels **bronchoalveolärer Lavage** im Rahmen einer Bronchoskopie erforderlich sein. Alternativ kommt ein gezielter Abstrich mit einer durch das Bronchoskop eingeführten und durch einen äußeren Katheter gegen mikrobielle Kontamination **geschützte Bürste** in Betracht. **Eitriges Pleurapunktat** ist ebenso wie auch das **Punktat eines Lungenabszesses** mikrobiologisch auf Erreger unter Einschluß von Tuberkelbakterien zu untersuchen.

Allergologische Diagnostik

Die allergologische Stufendiagnostik umfaßt die **Anamnese**, die **Hauttests**, die Bestimmung des allergenspezifischen IgE und Schleimhautprovokationstests. Grundlage der Untersuchung ist die sorgfältige **Allergie-Anamnese**, die durch Anamnese-Fragebögen und Symptomkalender ergänzt werden kann.

Als **Hauttests** stehen **Prick-, Scratch-, Reib- und Intrakutantest** (sensitivstes Verfahren) zur Verfügung (S **C-9**).

Allergologische Diagnostik

Die wichtigste Grundlage der Untersuchung ist die sorgfältig erhobene **allergologische Anamnese**, in der Hinweise auf häufige Inhalations- und Nahrungsmittelallergien und Expositionsbezüge von Beschwerden im häuslichen und beruflichen Milieu ebenso wie bei Hobbys systematisch erfragt werden müssen. Die Erhebung der Anamnese kann hier durch Fragebögen und Symptom-Kalender unterstützt werden.

Der nächste Schritt umfaßt die **Hauttests** (S **C-9**). Untersucht werden Sensibilisierungen gegen Gruppen- und Einzelallergene von Pollen (Gräser-, Baum- und Kräuterpollen), Hausstaubmilben und Hausstaub, Tierhaare, Epithelien und Federn, Schimmelpilzsporen, Nahrungsmittel und Berufsallergene. Der **Prick-Test** (flaches Durchstechen des auf die Haut aufgebrachten Allergenlösungstropfens mit einer Lanzette und leichtes Anheben der Haut) ist einfach durchführbar und relativ komplikationsarm. Er liefert gute Resultate hinsichtlich Pollen- und Hausstaubmilbenallergien. Ausgewertet wird die nach etwa fünf bis 20 Minuten auftretende **urtikarielle Sofortreaktion** im Vergleich zur negativen Kontrolle (isotone Kochsalzlösung) und zur Histamin-Lösung. In einem Teil der Fälle entwickelt sich nach etwa fünf bis acht Stunden eine Spätreaktion in Form eines schmerzhaften Knötchens. Der **Scratch-Test** (Aufbringen der Testlösung auf einen oberflächlichen Hautritz ist weniger sensitiv als Prick- und Intrakutantest. Der **Reibtest** (kräftiges Reiben der Haut mit dem nativen Allergen ist ein Epikutantest, der bei Verdacht auf hochgradige Sensibilisierung eingesetzt wird und ebenso wie der Scratch-Test in Betracht kommt, wenn keine kommerziellen Extrakte für ein bestimmtes Allergen zur Verfügung stehen, das entsprechende Material aber vorhanden ist. Der **Intrakutantest** (Injektion von 0,01 bis 0,03 ml Antigenextrakt streng intrakutan) ist **das sensitivste Verfahren**, das eine genaue Titrierung der allergischen Reaktion durch Verdünnungsreihen ermöglicht, allerdings auch mit dem erhöhten Risiko eines anaphylaktischen Schocks belastet ist.

Synopsis C-9: Verschiedene Hauttests

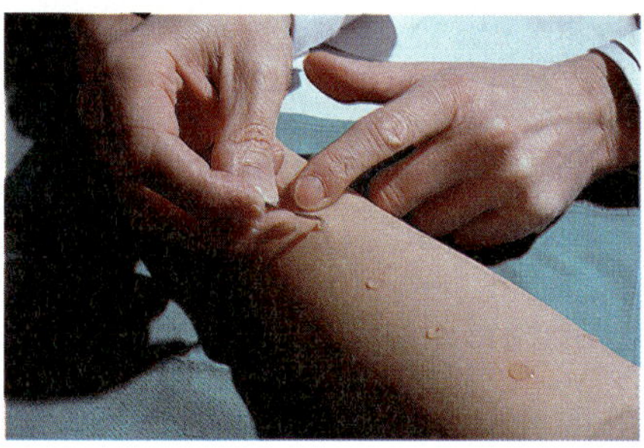

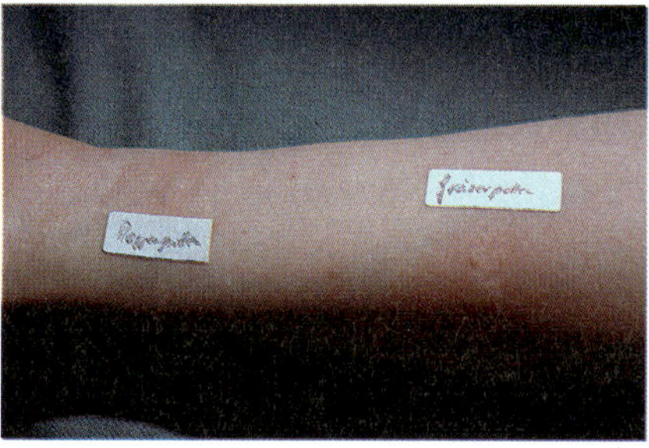

a

Prick-Test: Testlösungen, positive Kontrolle (Histamin 1 : 10 000) und Lösungsmittel (0,9 %ige NaCl-Lösung) werden an der Palmarseite des Unterarms in Tropfen aufgebracht und die Haut mit einer sterilen Lanzette flach durchstochen. Dabei wird die Haut leicht angehoben, so daß die Allergenlösung in den Stichkanal eindringen kann. Positive Reaktionen: bewertet wird die urtikarielle Sofortreaktion mit + bis ++++ im Vergleich mit negativer Kontrolle (Ø) und Histaminreaktion (+++). Hier bestehen positive Reaktionen auf Gräserpollen (mit pseudopodienartigen Ausläufern der Quaddel) und Roggenpollen.

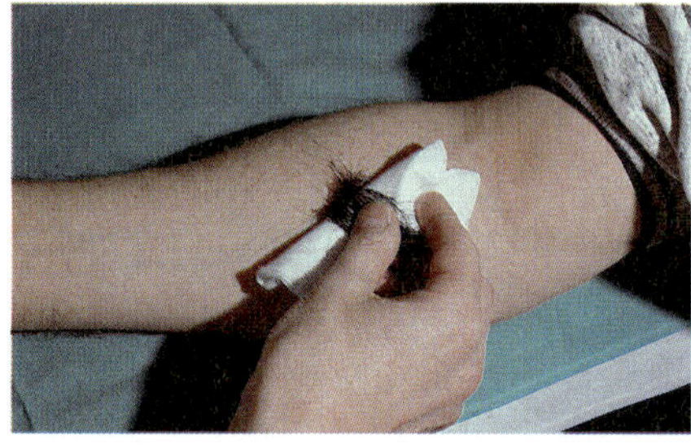

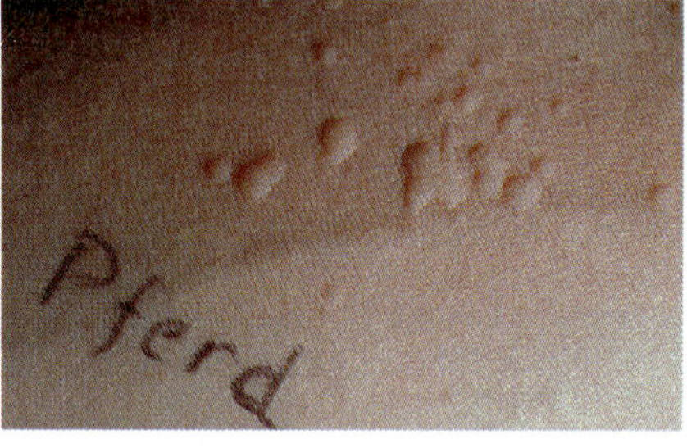

b

Reibtest: Mit dem nativen Allergen (hier: Pferdehaare) wird die Haut der Unterarmpalmarseite etwa 10mal kräftig gerieben. Als Kontrolle dient das Reiben mit einem Mulltupfer. Positive Reaktion: deutliche urtikarielle Sofortreaktion.

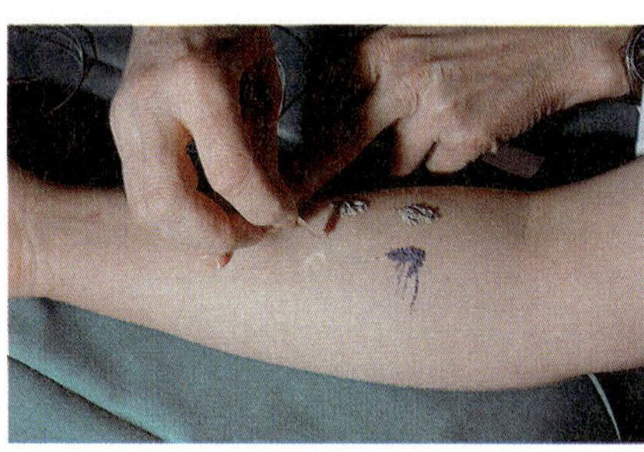

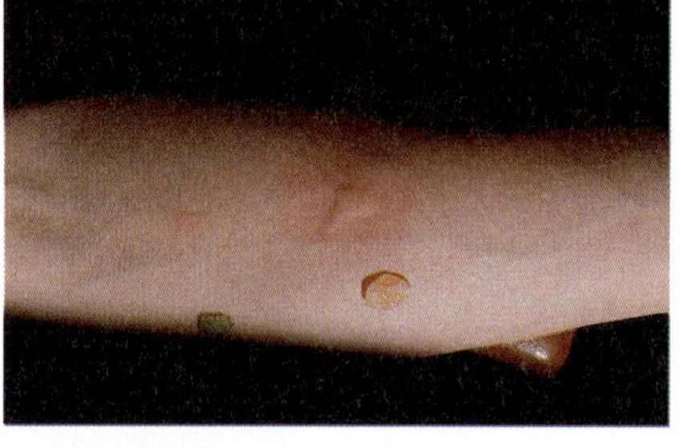

c

Scratch-Test: Das Allergen wird in gelöster Form, pulverisiert oder nativ auf einen etwa 5 mm langen mit einer Lanzette erzeugten oberflächlichen Hautritz, der nicht bluten darf, aufgebracht. Als Kontrolle dienen 0,9 %ige NaCl-Lösung und Histamin (1 : 10 000). Positive Reaktionen auf Möhre und Apfel.

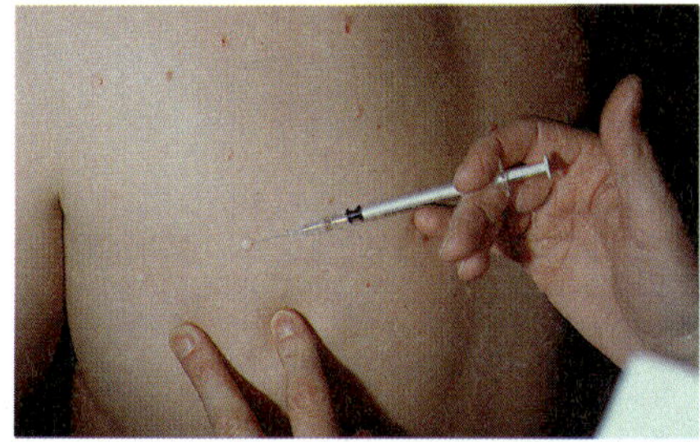

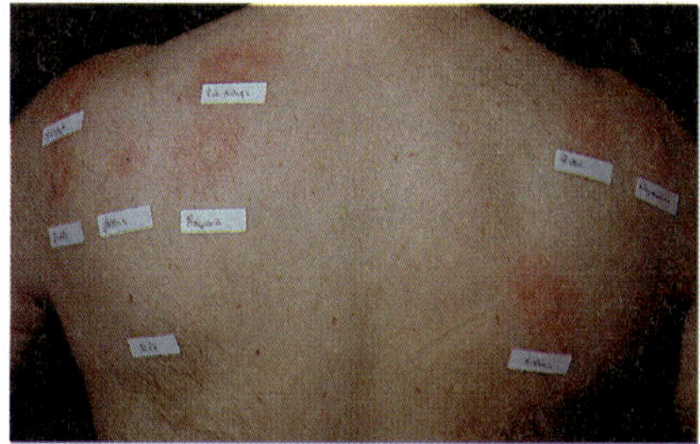

d

Intrakutantest: 0,01–0,03 ml Antigenextrakt bzw. 0,9 %ige NaCl-Lösung und Histamin-Lösung (1 : 10 000) werden streng intrakutan injiziert, so daß eine kleine Quaddel entsteht. Positive Reaktionen auf Beifuß, Löwenzahn, Dahlie, Goldrute, Margerite, Aster und Chrysantheme. Negative Kontrolle: NaCl, positive Kontrolle: Histamin.

Spezifisches IgE kann im Blut mittels des **RAST-Tests** nachgewiesen werden. In unklaren Fällen ist die Aktualität der Allergie an den Atmungsorganen mittels **nasalen oder inhalativen Provokationstests** nachzuweisen.

Allergenspezifisches IgE kann mit Hilfe des **RAST-Tests** (Radio-Allergo-Sorbent-Test) oder eines Enzym-Immuno-Assay (**EIA**) nachgewiesen werden. Die Bestimmung des Gesamt-IgE erlaubt keine eindeutige Differenzierung zwischen einem allergischen und einem nichtallergischen Asthma bronchiale. In unklaren Fällen kommen zum Nachweis der Aktualität der Allergie an den Atemwegen ein **nasaler oder ein inhalativer Provokationstest** in Betracht.

Endoskopisch-bioptische Untersuchungen

Die **Bronchoskopie** wird heute ganz überwiegend mit **flexiblen Geräten** durchgeführt (S C-**10**). Häufige Indikationen sind **Tumorverdacht**, unklare Lungeninfiltrationen oder **Lungenherde**, diffuse interstitielle Lungenveränderungen, unklarer Husten und Verdacht auf **Aspiration**. Die **starre Bronchoskopie** (S C-**10**) ist insbesondere bei therapeutischen Eingriffen indiziert, z. B. zur Entfernung aspirierter Fremdkörper, **Lasertherapie** endobronchialer **Tumoren** oder Behandlung einer massiven Hämoptoe. Im Rahmen der Bronchoskopie werden im allgemeinen weitere diagnostische Maßnahmen wie Gewinnung von Bronchialsekret, **bronchoalveoläre Lavage** (BAL), **Bronchusbiopsien** und **transbronchiale Biopsien** sowie **perbronchiale oder pertracheale Nadelbiopsien** durchgeführt. Die **BAL** hat sich in der Diagnostik disseminierter Lungenprozesse bewährt. C-**6** zeigt die Normwerte der durch die BAL gewonnenen differentialzytologischen Befunde.

Endoskopisch-bioptische Untersuchungen

Wichtigstes endoskopisches Verfahren in der Pneumologie ist die **Bronchoskopie**, die ganz überwiegend mit **flexiblen Geräten** durchgeführt wird. Häufige Indikationen sind **Tumorverdacht**, unklare Lungeninfiltrationen oder **Lungenherde**, diffuse interstitielle Lungenveränderungen, unklarer Husten und der Verdacht auf **Aspiration**. Therapeutische Indikationen der Fiberbronchoskopie sind die **Absaugung bei Sekretretention**, insbesondere bei beatmeten Intensivpatienten, ferner die Fremdkörperaspiration, die **Lasertherapie** und die **endobronchiale Kleinraumbestrahlung (»Afterloading«)**. Eine Bronchoskopie mit **starrem Gerät** kann zur Durchführung tiefergreifender Schleimhautbiopsien (präoperative Etagenbiopsie) und zu therapeutischen Maßnahmen (Entfernung größerer Fremdkörper, Lasertherapie endobronchialer Tumoren, Einlage eines Bronchus-Stents, Tamponade bei massiver Hämoptoe) indiziert sein (S C-**10**).
Die Bronchoskopie wird häufig kombiniert mit der Gewinnung von Bronchialsekret für die mikrobiologische und zytologische Untersuchung, z. B. der Bronchiallavage (Gewinnung von Bronchialsekret durch Spülung des Bronchialsystems mit isotoner Kochsalzlösung oder Ringer-Laktat-Lösung), der **bronchoalveolären Lavage (BAL)**, der Entnahme zentraler endobronchialer oder peripherer transbronchialer **Biopsieproben** und perbronchialen oder pertrachealen **Nadelpunktionen** zur Gewinnung zytologischen Materials aus peribronchialen Lymphknoten. Die **BAL** (Spülung des Alveolarraumes über das in einem Segment- oder Subsegmentbronchus eingeklemmte Bronchoskop mit 100 bis 300 ml isotoner Kochsalzlösung) erlaubt durch Zelldifferenzierung und Bestimmung der Lymphozytensubpopulationen die Feststellung und mit gewissen Einschränkungen auch die **Unterscheidung interstitieller und anderer disseminierter Lungenprozesse** (Sarkoidose, allergische Alveolitis, fibrosierende Alveolitis, eosinophile Pneumonie, Histiozytosis X). C-**6** zeigt die Normwerte der wichtigsten Parameter der BAL, wobei der Normbereich in Abhängigkeit von der Methodik in verschiedenen Labors z. T. erheblich variiert.

C-6: Meßgrößen der bronchoalveolären Lavage (BAL)

Meßgröße	Einheit	Normbereich (Nichtraucher)
Gesamtzellzahl	x 10^6/gesamte zurückgewonnene Spülmenge x 10^6/100 ml zurückgewonnene Spülmenge	2–25 1–10
Differentialzytologie (% der Gesamtzellzahl)		
Alveolarmakrophagen	%	> 85
Lymphozyten	%	< 13
Neutrophile Granulozyten	%	< 3
Eosinophile Granulozyten	%	< 0,5
Lymphozytentypisierung (in % der Lymphozyten)		
T-Helfer (CD4)	%	40–70
T-Suppressor (CD8)	%	20–40
CD4/CD8-Quotient		1,1–3,5

Synopsis C-10: Fiberbronchoskopie und starre Bronchoskopie

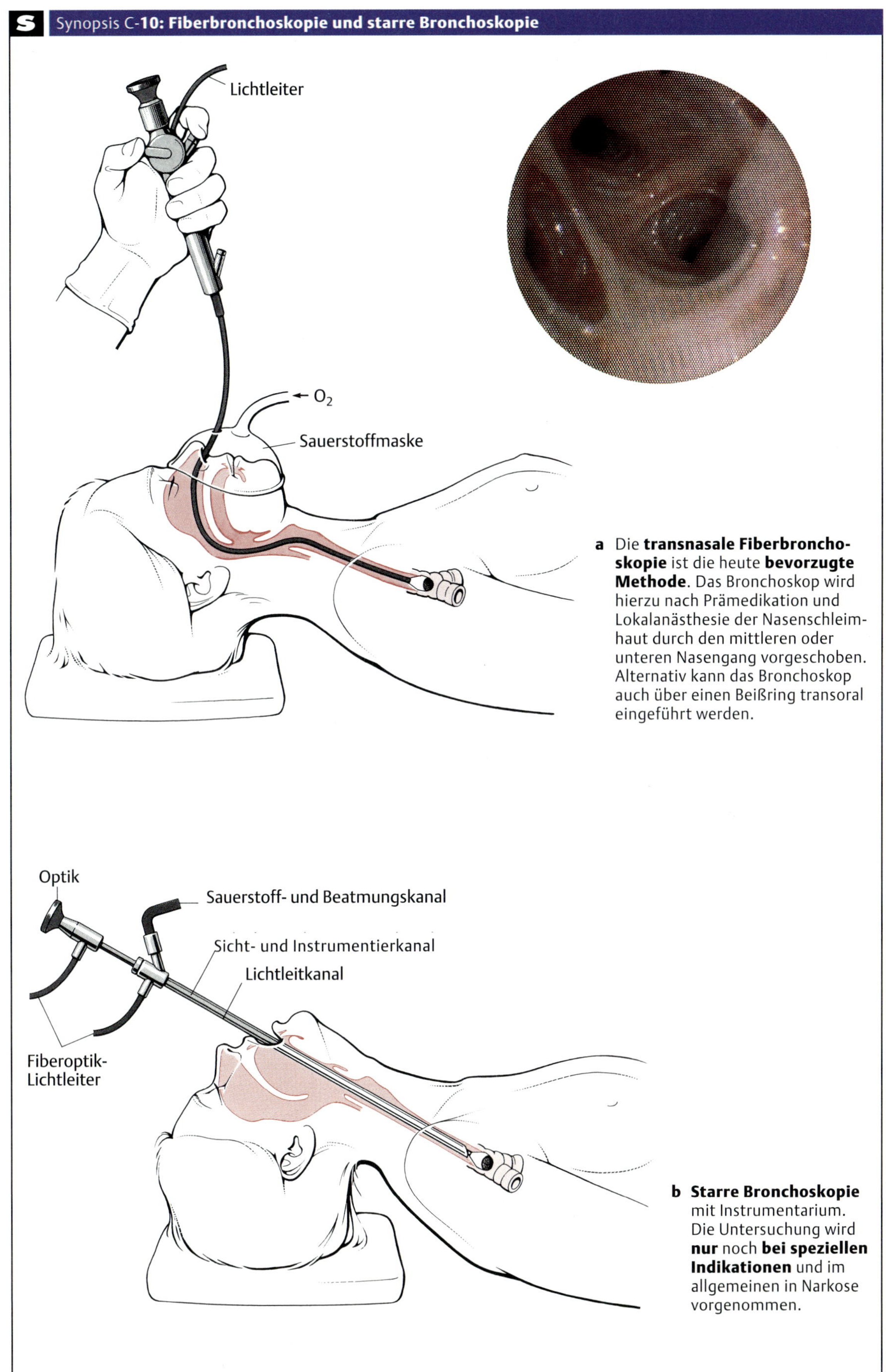

a Die **transnasale Fiberbronchoskopie** ist die heute **bevorzugte Methode**. Das Bronchoskop wird hierzu nach Prämedikation und Lokalanästhesie der Nasenschleimhaut durch den mittleren oder unteren Nasengang vorgeschoben. Alternativ kann das Bronchoskop auch über einen Beißring transoral eingeführt werden.

b **Starre Bronchoskopie** mit Instrumentarium. Die Untersuchung wird **nur** noch **bei speziellen Indikationen** und im allgemeinen in Narkose vorgenommen.

Bei **Rauchern** sind die **Alveolarmakrophagen stark vermehrt.** C-7 zeigt die Ergebnisse der BAL bei verschiedenen interstitiellen Lungenerkrankungen.

Bei **Rauchern** findet sich eine erhebliche **Vermehrung der Gesamtzellzahl** auf 20 bis 50×10^6/dl, die auf eine starke Vermehrung der Alveolarmakrophagen zurückzuführen ist. Die Befunde der bronchoalveolären Lavage bei verschiedenen disseminierten Lungenerkrankungen sind in C-7 dargestellt.

C-7: Befunde der bronchoalveolären Lavage (BAL) bei disseminierten Lungenerkrankungen

Zytologie	Erkrankungen			
	Sarkoidose	**Exogen-allergische Alveolitis**	**Fibrosierende Alveolitis**	**Eosinophile Lungenkrankheit**
Differentialzytologie (Anteil der Zellen an Gesamtzellzahl)				
▷ Alveolarmakrophagen	↓	↓ – ↓↓	↓	↓
▷ Lymphozyten	↑ – ↑↑	↑↑ – ↑↑↑	n – ↑	n
▷ neutrophile Granulozyten	n	n – ↑	↑ – ↑↑	n
▷ eosinophile Granulozyten	n	n – ↑	n – ↑	↑↑ – ↑↑↑
Lymphozytentypisierung (Anteil der Zellen an Lymphozytenzahl)				
▷ T-Helfer-Zellen (CD4)	↑	↓		
▷ T-Suppressor-Zellen (CD8)	↓	↑		
▷ CD4/CD8-Quotient	↑	↓		

n = normal ↑ = leicht erhöht ↑↑ = deutlich erhöht ↑↑↑ = stark erhöht
↓ = leicht vermindert ↓↓ = deutlich vermindert

S Synopsis C-11: Pleurapunktion

Nach Lokalisation des Pleuraergusses mittels Perkussion oder Sonographie zunächst Lokalanästhesie und dann Eingehen mit der Stahl- oder Plastikkanüle knapp **unterhalb der oberen Begrenzung der Klopfschalldämpfung unmittelbar über dem Oberrand der nächstliegenden Rippe**. Die **Kanüle muß bei der Punktion zur Vermeidung eines Pneumothorax mit einer Spritze verschlossen sein**. Beim Wechsel der Spritze oder Entfernen der Führungskanüle der Plastikkanüle Atemstillstand in tiefer Exspiration oder Valsalva-Manöver zur Vermeidung des Ansaugens von Luft. Die Kanüle kann durch einen Dreiwegehahn verschlossen werden. Große Ergußmengen können über eine Saugpumpe (Unterdruck nicht mehr als 0,2 bar) abgesaugt werden. Wegen der **Gefahr eines Reexpansions-Lungenödems sollte in einer Sitzung nicht mehr als 1,5 l Ergußflüssigkeit entfernt** werden.

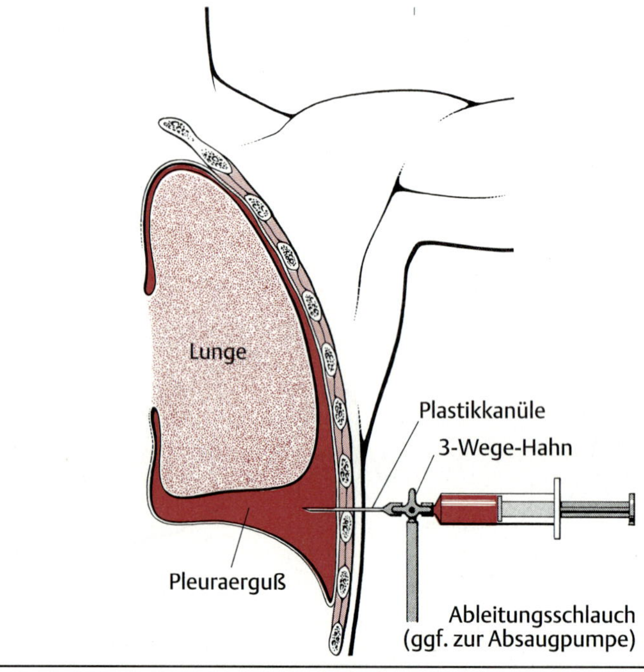

Die **Pleurapunktion** ist **bei jedem unklaren Pleuraerguß** durchzuführen (S C-**11**). Das Punktat ist auf den Proteingehalt, die LDH-Aktivität und die Glukosekonzentration (bei gleichzeitiger Bestimmung von LDH und Glukose im Blut) sowie bakteriologisch zu untersuchen (s. C-**8**).

Die **Pleurapunktion** (S C-**11**) ist **bei jedem unklaren Pleuraerguß** indiziert. Das Punktat sollte auf Proteingehalt, LDH-Aktivität, Glukosekonzentration sowie bakteriologisch und zytologisch untersucht werden (s. C-**8**).

> ***Merke.*** Ein Proteingehalt über 3,0 g/dl bzw. über 50% des Serumproteingehalts oder eine Erhöhung der LDH über 200 U/l oder über 60% der Serum-LDH sprechen für ein **Exsudat**, niedrigere Werte für ein **Transsudat**.

◀ **Merke**

Blutiger Erguß ist auf den Hämatokrit oder den Hämoglobingehalt zu untersuchen. Ein Hämatokritwert über 50% des Blut-Hämatokrits spricht für einen Hämatothorax. Milchige Ergußflüssigkeit ist zum Nachweis eines Chylothorax oder Pseudochylothorax zusätzlich auf den Triglyzerid- und Cholesteringehalt zu untersuchen.

Zusätzlich sind im blutigen Punktat (Hämatothorax?) der Hämatokrit und in einem milchig aussehenden Punktat (Chylothorax? Pseudochylothorax?) der Triglyzerid- und Cholesteringehalt zu bestimmen.

C-8: Diagnostik des Pleurapunktats

Indikation	Untersuchung	Ergebnis
Basisdiagnostik bei unklarem Pleuraerguß	▷ Gesamteiweiß	> 3 g/dl oder > 50% des Serumproteins: Exsudat
	▷ LDH	> 200 U/l oder > 60% der Serum-LDH: Exsudat
	▷ Glukose	< 60 mg/dl oder < 50% der Blutglukose: rheumatoider Pleuraerguß, Empyem, maligner Erguß tuberkulöse Pleuritis
	▷ Zytologie	▷ maligne Zellen: Tumor ▷ viele Granulozyten: Empyem, parapneumonischer Erguß, ▷ viele Lymphozyten: tuberkulöse Pleuritis
	▷ mikrobiologische Untersuchung auf Mykobakterien	▷ Mycobacterium tuberculosis: tuberkulöse Pleuritis
Pleuraempyem, Verdacht auf parapneumonischen Erguß	▷ mikrobiologische Untersuchung auf allgemeine Erreger	▷ Erregernachweis: bakterielle oder mykotische Pleuritis bzw. Pleuraempyem
Verdacht auf tumoröse Genese	▷ Tumormarker (CEA)	▷ CEA > 20 ng/ml: Karzinom
blutiger Pleuraerguß	▷ Hämatokrit (HK)	▷ HK > 50% des Blut-HK: Hämatothorax
Verdacht auf Chylothorax (milchiger Pleuraerguß)	▷ Triglyzeride ▷ Cholesterin	▷ Triglyzeride > 110 mg/dl: Chylothorax ▷ Cholesterin > 250 mg/dl: chyliformer Erguß, Pseudochylothorax

Bei unklaren Pleuraprozessen sollte die Pleurapunktion unter Verwendung einer Ramel- oder Cope-Nadel mit einer **Pleurabiopsie** (S C-**12**) kombiniert werden. Diese erlaubt in einem hohen Prozentsatz den histologischen Nachweis einer **tuberkulösen Pleuritis**, relativ häufig kann mit diesem Verfahren auch ein tumoröser Pleurabefall nachgewiesen werden.
Die **transthorakale Lungenpunktion** zur Gewinnung histologischen oder zytologischen Untersuchungsmaterials aus peripheren Lungenherden ist **nur dann indiziert, wenn der Herd nicht operabel ist** oder wenn eine Erkrankung vermutet wird, die man nicht operativ behandeln würde. In allen anderen Fällen sollte primär eine operative Entfernung des Herdes angestrebt werden. Die Untersuchung wird mit einer Stanznadel (Tru-Cut-Nadel, ABC-Monoject-Nadel) in Lokalanästhesie unter Durchleuchtungskontrolle oder CT-gesteuert durchgeführt. **Kontraindikationen** sind Gerin-

Bei unklaren Pleuraprozessen sollte in Verbindung mit der Pleurapunktion auch eine **Pleurabiopsie** unter Verwendung einer Ramel- oder Cope-Nadel (S C-**12**) vorgenommen werden. Diese erlaubt relativ häufig den histologischen Nachweis einer **tuberkulösen Pleuritis** oder eines tumorösen Pleuraprozesses.
Die **transthorakale Lungenpunktion** peripherer Lungenherde ist nur dann **indiziert, wenn der Herd primär nicht operabel** ist oder wenn eine Erkrankung vermutet wird, die man

Synopsis C-12: Pleurabiopsie

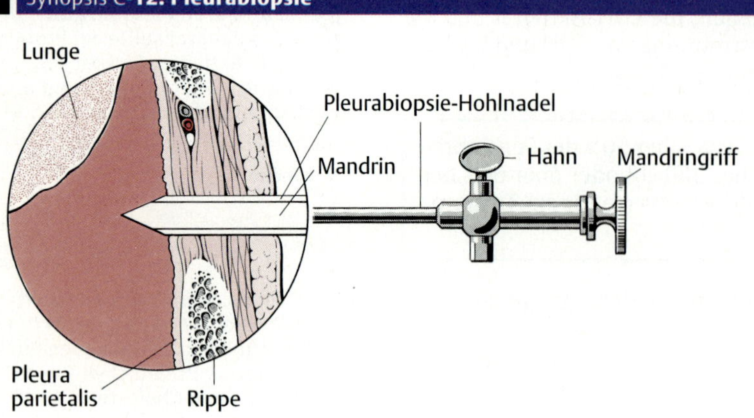

a Einführen der Pleurabiopsie-Nadel mit dem Mandrin.

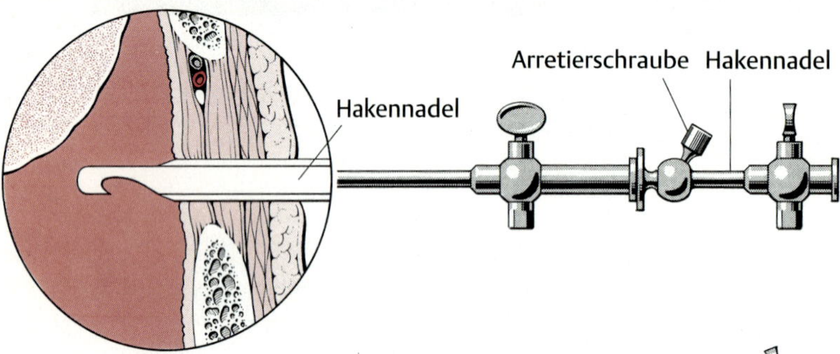

b Ersetzen des Mandrins durch die mit einem Hahn verschlossene Hakennadel.

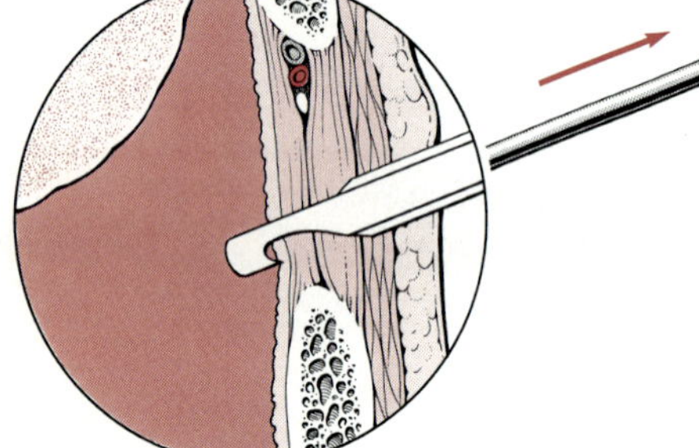

c Kippen und Rückzug der Nadel, bis Hakennadel in die Thoraxwand einhakt.

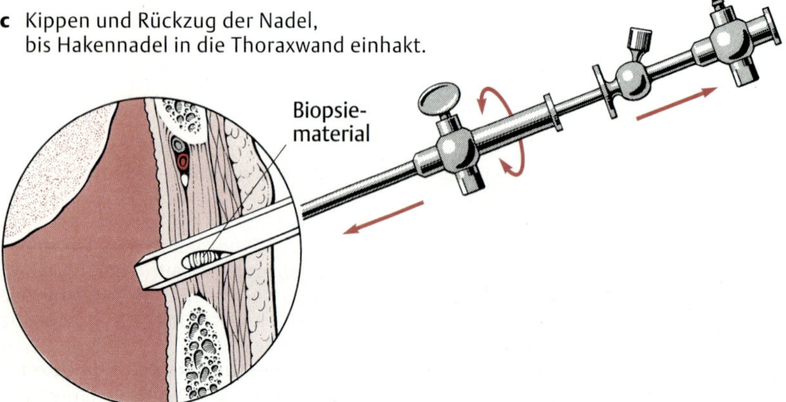

d Vorschieben der äußeren Hohlnadel unter Drehbewegungen bei gleichzeitigem Rückzug der Hakennadel, dadurch Abschneiden des Biopsiematerials, das mit der Hakennadel herausgezogen wird.

Pleurabiopsietechnik unter Verwendung der **Ramel- oder Cope-Nadel**. Die Untersuchung wird vorzugsweise am sitzenden Patienten durchgeführt, kann jedoch auch in liegender Position vorgenommen werden. **Die Indikation besteht bei allen unklaren Pleuraergüssen.**

▶ Nach Lokalanästhesie und Stichinzision der Haut Eingehen mit der Trokarnadel unterhalb der oberen Begrenzung der Ergußdämpfung unmittelbar am Oberrand der Rippe.

▶ Entfernung des Mandrins in tiefer Exspiration und Aufsetzen einer Spritze zur Gewinnung der Ergußflüssigkeit für die Diagnostik.

▶ Einführen der mit einem Hahn verschlossenen Hakennadel.

▶ Kippen und Rückzug der Nadel bis zum Einhaken der Hakennadel in die Thoraxwand.

▶ Vorschieben der äußeren Hohlnadel unter drehenden Bewegungen um die Längsachse bei gleichzeitigem Rückzug der inneren Hohlnadel. Dadurch Abschneiden und Entfernen des in der Aussparung der Hakennadel befindlichen Biopsiematerials (Pleura parietalis und Interkostalmuskulatur).

▶ Mehrfache Wiederholung zur Gewinnung des Biopsiematerials von der Pleura parietalis aus der Umgebung der Einstichstelle. **Biopsien aus dem Bereich des Unterrandes der darüberliegenden Rippe müssen wegen der Verletzungsgefahr der dort verlaufenden Gefäße vermieden werden.**

▶ Nach Durchführung der Biopsien kann der Pleuraerguß über die Nadel abgesaugt werden.

nungsstörungen, pulmonale Hypertonie und Verdacht auf Gefäßmißbildungen. Relativ häufig entwickelt sich ein **postpunktioneller Pneumothorax**, so daß eine sorgfältige Nachbeobachtung über 24 Stunden mit radiologischer Kontrolle erforderlich ist. Seltener treten akut bedrohliche Lungenblutungen auf. Weniger risikoreich ist die **Aspiration von Material** für einen mikrobiologischen Erregernachweis **mit einer dünnen Nadel** aus ätiologisch unklaren Lungeninfiltraten.

Die **Thorakoskopie** wird zumeist zur **Diagnostik unklarer Pleuraergüsse und tumorverdächtiger Pleuraprozesse** durchgeführt. Seltenere Indikationen sind interstitielle Lungenerkrankungen und ein ätiologisch unklarer Pneumothorax. Daneben sind auch therapeutische Indikationen (Pleurodese beim Pneumothorax und bei malignem Pleuraerguß, Vagotomie und Sympathektomie) zu erwähnen. Die diagnostische Thorakoskopie kann im allgemeinen in Lokalanästhesie vorgenommen werden. Voraussetzung ist ein adhäsionsfreier Pleuraspalt, da vor Einführung des Thorakoskops ein Pneumothorax angelegt werden muß. Durch Video-Unterstützung ist die Thorakoskopie zu einem minimal invasiven chirurgischen Eingriff erweitert worden, in dessen Rahmen größere Lungenbioptate entnommen und Lungenresektionen sowie Abtragungen von Emphysembullae durchgeführt werden können. **S** C-**13** zeigt schematisch das Vorgehen bei der videoassistierten Thorakoskopie.

nicht operativ behandeln würde. Als **Komplikation** tritt relativ häufig ein **Pneumothorax** auf, seltener sind bedrohliche Lungenblutungen. Die Untersuchung ist **kontraindiziert** bei Gerinnungsstörungen, pulmonaler Hypertonie und Verdacht auf Gefäßmißbildungen der Lunge. Weniger komplikationsträchtig ist die **Feinnadelaspiration von Material** zum mikrobiologischen Keimnachweis aus ätiologisch unklaren Lungeninfiltraten.

Indikationen der **Thorakoskopie** sind **unklare Pleuraergüsse und tumorverdächtige Pleuraprozesse**, seltener interstitielle Lungenveränderungen oder ein Pneumothorax. Die Thorakoskopie wird im allgemeinen in Lokalanästhesie durchgeführt. Voraussetzung für die Thorakoskopie ist ein adhäsionsfreier Pleuraspalt, da zuvor ein Pneumothorax angelegt werden muß. Die videoassistierte Thorakoskopie (**S** C-**13**) erlaubt im Sinne eines minimal invasiven chirurgischen Eingriffs die Entnahme größerer Lungenbioptate und Lungen- sowie Pleuraresektionen.

S Synopsis C-**13: Thorakoskopie**

Die diagnostische **Thorakoskopie** wird im allgemeinen in **Lokalanästhesie** durchgeführt. Nach Anlegen eines partiellen Pneumothorax auf der zu untersuchenden Seite wird in Seitenlage das Thorakoskop über ein Trokar in die Pleurahöhle eingeführt, wobei das endoskopische Bild über eine starre Optik direkt oder mittels Videokamera beobachtet werden kann. Biopsiezangen oder anderes Instrumentarium können über Arbeitskanäle des Thorakoskops oder zusätzliche Trokare eingeführt werden. Die **Videothorakoskopie kann zu einem minimal invasiven chirurgischen Eingriff erweitert werden**, der dann in **Allgemeinnarkose** ausgeführt wird und in dessen Rahmen größere Lungenbiopsien, Lungenresektionen, Abtragungen von Emphysemblasen, Pleurodesen, Vago- und Sympathektomien vorgenommen werden können.

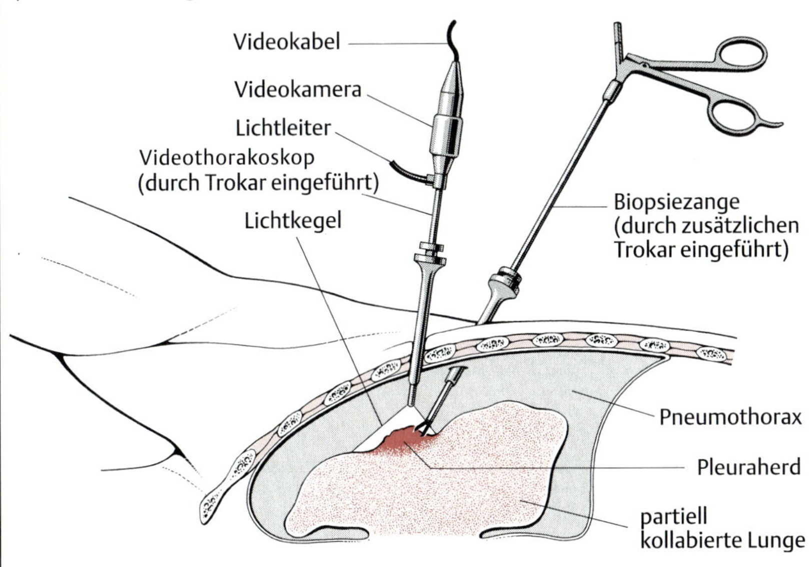

Die **Mediastinoskopie** dient der Exploration und bioptischen Entnahme der peritrachealen und in der Trachealbifurkation gelegenen Lymphknoten. Sie ist im Rahmen der Klärung der **Operabilität des Bronchialkarzinoms** indiziert, wenn durch CT oder MRT mediastinale Lymphknoten mit einer Größe von mehr als 1 bis 1,5 cm nachgewiesen wurden oder wenn der **Verdacht auf** eine **Tumorinfiltration** des Mediastinums besteht. Eine weitere Indikation ist der Verdacht auf eine generalisierte Lymphknotenerkrankung mit Mediastinalbeteiligung (z. B. **Sarkoidose, maligne Lymphome**).

Die **Mediastinoskopie** ist zur Klärung der **Operabilität des Bronchialkarzinoms** bei im CT oder MRT nachgewiesener Vergrößerung mediastinaler Lymphknoten oder **Verdacht auf** eine **Tumorinfiltration** des Mediastinums indiziert, außerdem bei Verdacht auf **lymphatische Systemerkrankungen** mit mediastinaler Beteiligung.

Die mittels Minithorakotomie durchführbare **offene Lungenbiopsie** ist ggf. bei diffusen interstitiellen Lungenprozessen und ätiologisch unklaren Lungeninfiltrationen indiziert. Die **offene Pleurabiopsie** ist bei unklaren Pleuraprozessen angezeigt, wenn eine Thorakoskopie wegen pleuraler Verwachsungen nicht möglich ist.

Die im Rahmen einer Minithorakotomie unter Verwendung eines Mediastinoskops durchführbare **offene Lungenbiopsie** kann bei diffusen interstitiellen Lungenprozessen und bei ätiologisch unklaren Lungeninfiltrationen indiziert sein, die durch weniger invasive Maßnahmen nicht geklärt werden konnten. Die **offene Pleurabiopsie** wird ebenfalls mittels Minithorakotomie vorgenommen und ist insbesondere bei unklaren Pleuraprozessen indiziert, wenn eine Thorakoskopie wegen ausgedehnter Pleuraverwachsungen nicht möglich ist.

Diagnostik schlafbezogener Atmungsstörungen

Die Indikation zur Untersuchung ergibt sich aus den typischen anamnestischen Hinweisen (lautes unregelmäßiges **Schnarchen**, nächtliche **Atempausen, Tagesmüdigkeit** mit Einschlafneigung am Tage). Der orientierenden Schweregradabschätzung dienen einfachere Geräte zur kontinuierlichen Registrierung der O_2-Sättigung, der Herzfrequenz, der Atmung, der Schnarchgeräusche und der Körperlage. Zur definitiven Klärung ist die **Untersuchung im Schlaflabor** erforderlich. Wichtigste Parameter der Auswertung sind Apnoe- und Hypopnoe-Index, Häufigkeit und Ausmaß der O_2-Entsättigung, Schlafstadien und Häufigkeit der Weckreaktionen. C-**4** zeigt Beispiele polysomnographischer Registrierungen.

Diagnostik schlafbezogener Atmungsstörungen

Die Indikation zur Diagnostik ergibt sich aus den **anamnestischen Hinweisen auf schlafbezogene Atmungsstörungen** (lautes unregelmäßiges **Schnarchen**, nächtliche **Atempausen, Tagesmüdigkeit** mit Einschlafneigung am Tage). Zur orientierenden Abschätzung des Schweregrades der Störung dienen einfachere tragbare Geräte, die eine fortlaufende nächtliche Registrierung der pulsoxymetrisch gemessenen O_2-Sättigung, der Herzfrequenz und der Atmung, evtl. auch der Körperlage und der Schnarchgeräusche ermöglichen. Die definitive Klärung und die Entscheidung über die zu wählende Therapie erfordern eine **Polysomnographie im Schlaflabor** mit kontinuierlicher Registrierung der oben genannten Parameter sowie des EEG, des Elektrookulogramms, des Elektromyogramms, des Atemstroms an Mund und Nase und der Atembewegungen des Thorax und des Abdomens. Ausgewertet werden u.a. der Apnoe- und Hypopnoe-Index (Anzahl der Apnoen bzw. Hypopnoen pro Stunde), Häufigkeit und Ausmaß der Sauerstoff-Entsättigungen, die Schlafstadien (Hypnogramm) und die Häufigkeit von Weckreaktionen (»Arousals«). Als Apnoe ist ein Atemstillstand mit einer Dauer von mehr als zehn Sekunden definiert, als Hypopnoe wird im allgemeinen eine Abnahme des Atemflusses an Mund oder Nase um mehr als 50% verbunden mit einer Abnahme der O_2-Sättigung angesehen. C-**4** zeigt polysomnographische Registrierbeispiele der obstruktiven und zentralen Schlafapnoe.

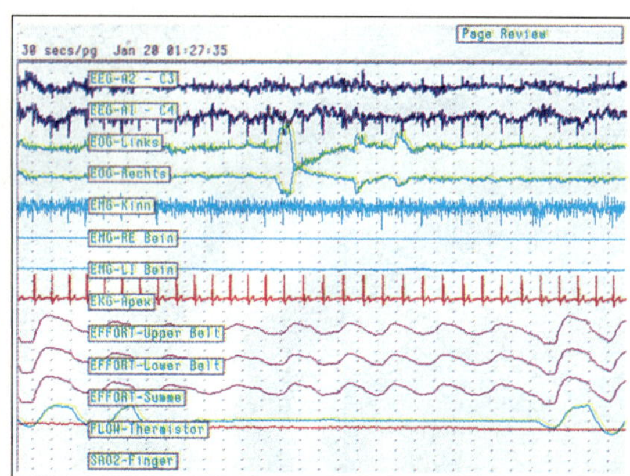

a Obstruktive Schlafapnoe: Der Atemstrom an Mund und Nase sistiert über 20 Sekunden, während die Atembewegungen des Thorax und Abdomens mit leicht reduzierter Amplitude weiter zu registrieren sind. Der resultierende Abfall der Sauerstoffsättigung folgt entsprechend der Kreislaufzeit erst nach der Apnoe. Das EOG zeigt schnelle Augenbewegungen als Zeichen des REM-Schlafs.

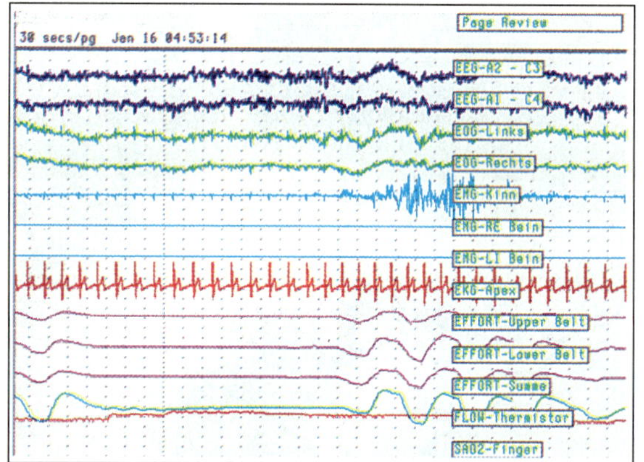

b Zentrale Schlafapnoe: Der Atemstrom sistiert zusammen mit den thorakalen und abdominellen Atembewegungen über 12 s. Am Ende der Apnoe vermehrte EMG-Aktivität am Kinn als Zeichen einer Aufwachreaktion (Arousal).

C-**4 a, b: Polysomnographische Registrierbeispiele mit obstruktiver und zentraler Schlafapnoe.** Registrierung von Elektroenzephalogramm (EEG), Elektrookulogramm (EOG), Elektromyogramm (EMG) des Kinns und beider Beine, EKG, Atembewegungen des Thorax und Abdomens (Effort – Upper Belt, Lower Belt und Summe), Atemstrom an Mund und Nase (Flow-Thermistor) und pulsoxymetrisch am Finger gemessener Sauerstoffsättigung (SAO_2).

Rechtsherzkatheter-Untersuchung

Pneumologische Indikationen zur Rechtsherzkatheter-Untersuchung sind der Verdacht auf eine **pulmonale Hypertonie**, die Differenzierung einer prä- oder postkapillaren pulmonalen Hypertonie (pulmonale Widerstandserhöhung – Lungenstauung?) sowie die **präoperative Untersuchung vor Pneumonektomien** bei stärker eingeschränkter Lungenfunktion oder Verdacht auf ein vorbestehendes Cor pulmonale. Die Untersuchung wird im allgemeinen mit der Einschwemmkathetertechnik durchgeführt. Für die pneumologischen Indikationen wird der **Swan-Ganz-Ballonkatheter** bevorzugt, da er die Messung des pulmonalkapillaren Drucks ermöglicht. C-**9** zeigt die diagnostisch bedeutsamen Grenzwerte der Mitteldrücke im kleinen Kreislauf.

Rechtsherzkatheter-Untersuchung

Pneumologische Indikationen sind der Verdacht auf eine **pulmonale Hypertonie**, die Differenzierung einer prä- und postkapillaren pulmonalen Hypertonie und die **präoperative Untersuchung vor Pneumonektomien.** Bevorzugt wird die Einschwemmkathetertechnik mit dem **Swan-Ganz-Ballonkatheter.** C-**9** zeigt die Normwerte der Mitteldrücke im kleinen Kreislauf.

C-9: Normwerte der Mitteldrücke im kleinen Kreislauf (mmHg)

Parameter	Ruhe	Belastung
rechtsatrialer Mitteldruck	≤ 7	≤ 9
pulmonalarterieller Mitteldruck	≤ 20	≤ 30
pulmonalkapillarer Mitteldruck	≤ 12	≤ 18

2 Akute Atemwegserkrankungen

2.1 Grippaler Infekt

2 Akute Atemwegserkrankungen

2.1 Grippaler Infekt

Definition. Als grippale Infekte oder Erkältungsinfekte werden leichte, zumeist viral bedingte akute Infektionen mit katarrhalischen Entzündungserscheinungen der oberen Atemwege (Rhinopharyngitis) bezeichnet.

◀ **Definition**

Epidemiologie. Der grippale Infekt ist die **häufigste Infektionskrankheit** des Menschen und in etwa **90 % der Fälle durch Viren** (zumeist Rhinoviren, seltener Corona-, Parainfluenza-, RS-, Influenza- und Adenoviren) bedingt. In etwa **5 bis 10 % der Fälle sind β-hämolysierende Streptokokken der Gruppe A** verantwortlich. Daneben kann auch Chlamydia pneumoniae das Bild eines grippalen Infektes verursachen. Die Übertragung der Erreger erfolgt durch Aerosolbildung beim Husten und Sprechen und durch direkten Händekontakt. In Mitteleuropa treten die Infekte gehäuft im Frühjahr und Herbst auf.

Epidemiologie Der grippale Infekt ist die häufigste Infektionskrankheit und wird durch Aerosolbildung beim Husten und Sprechen oder durch Händekontakt übertragen. **In 90 % der Fälle sind Viren, in 5 bis 10 % β-hämolysierende Streptokokken**, seltener auch Chlamydia pneumoniae verantwortlich.

Symptomatik. Symptome sind Fließschnupfen, behinderte Nasenatmung, Halsschmerzen, Schluckbeschwerden, Heiserkeit, oftmals auch Husten. Allgemeinsymptome wie Krankheitsgefühl, Frösteln, Fieber, Kopf- und Gliederschmerzen sind gering ausgeprägt oder fehlen ganz.
Klinisch findet sich eine Rötung und Schwellung der Nasenschleimhäute sowie eine Rötung des Rachens.
Differentialdiagnostisch müssen eine allergische Rhinitis (»Heuschnupfen«), eine vasomotorische Rhinitis und eine durch Streptokokken verursachte Pharyngitis und Tonsillitis abgegrenzt werden.
Die Infektion mit β-hämolysierenden Streptokokken der Gruppe A ist mit einem erhöhten Risiko von Nachkrankheiten (rheumatisches Fieber, Glomerulonephritis) belastet und läßt sich durch die bakteriologische Untersuchung des Rachenabstrichs nachweisen.

Symptomatik Symptome sind Schnupfen, behinderte Nasenatmung, Halsschmerzen, Schluckbeschwerden, geringe Allgemeinsymptome.
Klinisch finden sich Rötung und Schwellung der Nasen- und Rachenschleimhäute.
Differentialdiagnostisch sind allergische und vasomotorische Rhinitis sowie Pharyngitis und Tonsillitis durch Streptokokken abzugrenzen.

Therapie. Die Therapie orientiert sich an den Symptomen und ist nur bei stärkeren Beschwerden erforderlich.

Therapie Eine medikamentöse Therapie ist nur bei stärkeren Beschwerden erforderlich.

Merke ▶

Merke. Schleimhautabschwellende Nasentropfen oder -sprays (z.B. Sympathomimetika) sollten wegen der Gefahr eines **»Rebound«-Effektes mit vasomotorischer Rhinitis** nur über maximal drei bis vier Tage angewendet werden.

Antitussiva, Analgetika und Antipyretika kommen in Betracht.
Bei Verdacht auf **Streptokokken-Angina** ist eine antibiotische Behandlung mit Penicillin indiziert.

Zusätzlich kommen Antitussiva (z.B. Codein) und Analgetika bzw. Antipyretika (z.B. Paracetamol, Acetylsalicylsäure) in Betracht. Die Symptomatik klingt innerhalb von ein bis zwei Wochen ab. Bei Verdacht auf eine durch **Streptokokken** bedingte **Tonsillitis** oder **Pharyngitis** ist eine antibiotische Behandlung mit Penicillin erforderlich.

Folgekrankheiten Dies können eine **bakterielle Sinusitis** oder eine **Otitis media** sein, die antibiotisch behandelt werden. Symptome der Sinusitis sind Nasensekretion, Kopfschmerzen und Klopfschmerzhaftigkeit im Kiefer- oder Stirnhöhlenbereich. Die Diagnose kann röntgenologisch oder sonographisch gestellt werden.

Folgekrankheiten. Durch den Virusinfekt der oberen Atemwege wird die Entwicklung einer **bakteriellen Sinusitis** oder einer **Otitis media** gefördert. Symptome der Sinusitis sind eitrige Nasensekretion, lokalisierte oder ausstrahlende Kopfschmerzen und eine umschriebene Klopfschmerzhaftigkeit im Kiefer- oder Stirnhöhlenbereich. Die Diagnose kann röntgenologisch oder sonographisch gestellt werden. Die Therapie der Sinusitis erfolgt antibiotisch, evtl. auch durch Spülung der Nasennebenhöhlen (siehe HNO-Lehrbücher). Auch die Otitis media ist antibiotisch zu behandeln.

2.2 Influenza

S. Kap. Infektionskrankheiten

2.2 Influenza

Siehe Kap. Infektionskrankheiten, S. 1275 ff.

2.3 Akute Tracheobronchitis

2.3 Akute Tracheobronchitis

Definition ▶

Definition. Unter der akuten Tracheobronchitis wird eine akute Entzündung der Trachea und Bronchien verstanden, oft ist auch der Kehlkopf mitbeteiligt (Laryngotracheobronchitis).

Ätiologie Die Erkrankung folgt einer **Tröpfcheninfektion** und ist **in 90 bis 95 % der Fälle viral, in 5 bis 10 % primär bakteriell bedingt**. Primär viral bedingte Erkrankungen führen häufig zu einer **bakteriellen Sekundärinfektion**. Als bakterielle Erreger sind bei einer akuten Tracheobronchitis relativ häufig **Streptococcus pneumoniae, Haemophilus influenzae, β-hämolysierende Streptokokken** und **Staphylococcus aureus** beteiligt. Daneben kann auch durch **Inhalation von Reizgasen** in höherer Konzentration eine schwere Tracheobronchitis hervorgerufen werden. Luftschadstoffe (Schwefeldioxid, Stickstoffoxide, Ozon) führen bei außergewöhnlich hoher Umgebungskonzentration zu einer Schleimhautirritation und hierdurch auch zu einer Begünstigung von Atemwegsinfekten.

Ätiologie. Die Erkrankung ist in etwa **90 bis 95 % der Fälle viral**, in etwa **5 bis 10 % primär bakteriell bedingt** und tritt häufig im Rahmen grippaler Infekte auf. Im Anschluß an den Virusinfekt kann sich **sekundär** eine **bakterielle Infektion** entwickeln. Häufigste virale Erreger sind **Influenza-, Parainfluenza-, RS-, Coxsackie-, ECHO-, Entero- und Adenoviren**. Bei den bakteriellen Infekten stehen **Streptococcus pneumoniae** (Pneumokokken), **Haemophilus influenzae, β-hämolysierende Streptokokken, Staphylococcus aureus** und **Branhamella catarrhalis** im Vordergrund. Primär bakterielle Tracheobronchitiden können auch durch **Bordetella pertussis** (auch bei Erwachsenen) sowie durch **Mykoplasmen** und **Chlamydien** hervorgerufen werden. Die **Übertragung** der Erreger erfolgt **durch Tröpfcheninfektion** (Aerosolbildung), die Erkrankung tritt oft epidemisch auf.
Die **Inhalation von Reizgasen** (Chlorwasserstoff, Ammoniak, Chlor, Schwefeldioxid, Nitrose-Gase, Ozon, Phosgen) in höherer Konzentration führt zu einer schweren Tracheobronchitis, wobei die leicht wasserlöslichen Gase (Chlorwasserstoff, Ammoniak) überwiegend Entzündungen der oberen Atemwege, die wenig wasserlöslichen und gut fettlöslichen Gase (Nitrose-Gase, Ozon, Phosgen) zusätzlich eine schwere Lungenschädigung mit toxischem Lungenödem hervorrufen. Die als Luftschadstoffe in der Umgebungsluft vorkommenden Gase Schwefeldioxid, Stickstoffoxide und Ozon können bei außergewöhnlich hoher Umgebungskonzentration (»Smog«) zu Schleimhautirritationen der Atemwege führen und hierdurch die Entwicklung viraler oder bakterieller Atemwegsinfekte begünstigen.

Klinik Die akute Tracheobronchitis beginnt mit unproduktivem **schmerzhaftem Husten**, oft verbunden mit den

Klinik. Die akute Tracheobronchitis beginnt mit **bellendem**, zunächst **unproduktivem und schmerzhaftem Husten**, oft verbunden mit **Heiserkeit** als Zeichen der Laryngitis und einem **brennenden Mißempfinden hin-**

ter dem Brustbein. Gleichzeitig finden sich häufig die Symptome einer Rhinitis (Fließschnupfen, behinderte Nasenatmung), Sinusitis (Schmerzen in der Gegend der Kiefer- und Stirnhöhlen, eitrige Nasensekretion) und Pharyngitis (Halsschmerzen, Schluckbeschwerden). Der **später** auftretende **Auswurf** ist zuerst zäh und glasig, er wird im Verlauf der Krankheit gelblich-eitrig und kann Blutspuren enthalten. Der bellende Husten kann wochenlang persistieren. Eine zusätzlich auftretende Atemwegsobstruktion führt zu Dyspnoe.

Zeichen der Rhinitis, Pharyngitis und Laryngitis. Im weiteren Verlauf tritt zäher, glasiger, später eitrig-gelblicher **Auswurf** auf. Der bellende Husten kann wochenlang persistieren.

Diagnose. Klinisches Bild und epidemiologische Situation erlauben zumeist die Diagnose. Bei der klinischen Untersuchung ist insbesondere **auf** die **Zeichen der Atemwegsobstruktion** (giemende und brummende Geräusche) und der **Pneumonie** (fein- und mittelblasige, z. T. ohrnahe klingende Rasselgeräusche) zu **achten**.

Diagnose Das klinische Bild erlaubt zumeist die Diagnose. Zu **achten** ist **auf** die **Zeichen einer begleitenden Atemwegsobstruktion** und einer **Pneumonie**.

Differentialdiagnose. Differentialdiagnostisch sind als Ursache eines akut aufgetretenen Hustens insbesondere Bronchialkarzinome und eine Fremdkörper-Aspiration in Erwägung zu ziehen (s. ▤ C-**10**). Bei einem länger als drei Wochen bestehenden, therapieresistenten Husten und bei rezidivierenden Hämoptysen ist eine Bronchoskopie indiziert. Ein über Wochen anhaltender Husten nach akuter Tracheobronchitis ist oft auf eine **Exazerbation einer chronischen Bronchitis** oder eines **Asthma bronchiale** zurückzuführen. Daneben muß bei einem wochenlang anhaltenden Husten mit paroxysmalen Hustenattacken an die Möglichkeit des Vorliegens eines **Keuchhustens im Stadium convulsivum** gedacht werden, der auch bei Erwachsenen auftreten kann. Eine diagnostische Klärung ist serologisch durch den Nachweis spezifischer IgA-, IgM- und IgG-Antikörper mit dem Enzymimmunoassay (EIA) möglich, während der Erregernachweis mittels des Nasenrachenabstrichs in der Regel nur im Stadium catarrhale und zu Beginn des Stadium convulsivum positiv verläuft.

Differentialdiagnose Bei einem therapierefraktären Husten und bei rezidivierenden Hämoptysen müssen insbesondere ein **Bronchialkarzinom** und eine **Fremdkörper-Aspiration** ausgeschlossen werden (▤ C-**10**). Weitere Ursachen können die Exazerbation einer **chronischen Bronchitis** sowie ein beginnendes **Asthma bronchiale** sein. Keuchhusten kann (selten) auch bei Erwachsenen auftreten.

▤ C-10: Differentialdiagnose des akut aufgetretenen Hustens

- ▷ Akute Tracheobronchitis
- ▷ Pneumonie
- ▷ Krupp-Syndrom
- ▷ Fremdkörper-Aspiration
- ▷ Tumoren von Trachea und Bronchien
- ▷ Bronchiale Hyperreaktivität, beginnendes Asthma bronchiale

Therapie. Die akute Tracheobronchitis heilt meist ohne Therapie innerhalb weniger Tage ab. Bei starkem und quälendem Husten kann (insbesondere zur Nacht) ein Antitussivum (z. B. Codein, Dihydrocodein) gegeben werden. Eine sekretolytische Therapie (z. B. mit Acetylcystein) ist nur bei reichlich zähem Auswurf angezeigt und kann oral oder über einen Vernebler durchgeführt werden. Bei oraler Gabe auf großzügige Flüssigkeitszufuhr achten.

Therapie Bei quälendem Husten sind Antitussiva indiziert (insbesondere zur Nacht), Antibiotika nur bei bakteriellen Infekten und schweren Begleiterkrankungen bzw. hohem Alter.

▶ ***Merke.*** Antibiotika sind bei viraler Genese nicht indiziert und auch bei Hinweisen auf eine bakterielle Infektion (eitriges Sputum!) nur unter folgenden Bedingungen erforderlich:
- vorbestehende chronische Bronchitis
- höheres Lebensalter
- schwere kardiale, respiratorische, renale Grundkrankheiten, Leberzirrhose
- zusätzliche Infektionen im Hals-Nase-Ohrenbereich
- Immundefekte, immunsuppressive Therapie.

◀ **Merke**

Als **Antibiotika** kommen hier in erster Linie Aminopenicilline, Makrolide, Cephalosporine oder Doxycyclin in Betracht. Bei Pertussis ist Erythromycin indiziert.

Als **Antibiotika** kommen Aminopenicilline, Makrolide, Cephalosporine oder Doxycyclin in Betracht.

Prognose Die Prognose ist gut. **Wichtigste Komplikation ist die Pneumonie.** In seltenen Fällen entwickelt sich ein hyperreaktives Bronchialsystem.

Prognose. Die Prognose der akuten Tracheobronchitis ist in der Regel gut. **Wichtigste Komplikation ist die Pneumonie**. In wenigen Fällen kommt es zur Entwicklung eines überempfindlichen Bronchialsystems, das sich in dem Auftreten von Dyspnoe oder Husten bei Exposition gegenüber Kaltluft sowie reizenden Dämpfen und Stäuben und bei körperlichen Belastungen äußert und sich zumeist innerhalb mehrerer Wochen wieder zurückbildet.

3 Chronische Bronchitis und Lungenemphysem

3 Chronische Bronchitis und Lungenemphysem

Definition ▶

Definition. Die **chronische Bronchitis** ist definiert durch persistierenden oder rezidivierenden Husten und Auswurf infolge vermehrter Schleimsekretion.

Zu epidemiologischen Zwecken dient die WHO-Definition:

Merke ▶

Merke. **WHO-Definition** der chronischen Bronchitis: Husten und Auswurf an den meisten Tagen während mindestens je dreier Monate in zwei aufeinanderfolgenden Jahren, wenn andere Ursachen ausgeschlossen sind.

Unterschieden werden **einfache, mukopurulente** und **obstruktive Bronchitis.**

Unterschieden werden:
- **einfache** Bronchitis (mit weißlich-schleimigem Auswurf)
- **mukopurulente** Bronchitis (mit schleimig-eitrigem Auswurf)
- **obstruktive** Bronchitis (mit Atemwegsobstruktion).

Eine chronische obstruktive Bronchitis mit anfallsartig auftretender Luftnot und gutem Ansprechen der Obstruktion auf die Therapie wird auch als asthmoide Bronchitis bezeichnet.

Merke ▶

Merke. Das **Lungenemphysem** ist definiert als irreversible Erweiterung der Lufträume distal der terminalen Bronchiolen. Abzugrenzen ist eine reversible Lungenüberblähung, die z.B. im Rahmen eines Asthmaanfalles auftreten kann (Volumen pulmonum auctum).

Chronische obstruktive Bronchitis und Lungenemphysem liegen sehr häufig gemeinsam vor. Eine Abgrenzung vom **Asthma bronchiale**, das durch den Anfallscharakter und die Reversibilität der Atemwegsobstruktion gekennzeichnet ist, sollte angestrebt werden. ◘ C-5 zeigt die Beziehung von chronischer Bronchitis, Lungenemphysem, Asthma bronchiale und anderen Formen der Atemwegsobstruktion.

Da chronische obstruktive Bronchitis und Lungenemphysem sehr häufig gemeinsam vorliegen, werden sie in der englischsprachigen Literatur oft unter dem Kürzel COPD (»chronic obstructive pulmonary disease«) zusammengefaßt. Von diesen obstruktiven Atemwegserkrankungen sollte das **Asthma bronchiale** abgegrenzt werden, das durch die Reversibilität und den Anfallscharakter der Atemwegsobstruktion gekennzeichnet ist. Allerdings kann diese Abgrenzung wegen der Überlagerung von chronischer Bronchitis, Lungenemphysem und Asthma in einem Teil der Fälle schwierig oder unmöglich sein. Die ◘ **C-5** zeigt ein Venn-Diagramm der Beziehung von chronischer Bronchitis, Lungenemphysem, Asthma bronchiale und anderen Formen der Atemwegsobstruktion zueinander.

Epidemiologie Die chronische Bronchitis ist eine sehr verbreitete Erkrankung, die häufiger **bei Männern** (ca. 15%) auftritt und mit zunehmendem Lebensalter zunimmt. Raucher entwickeln nahezu regelmäßig eine chronische Bronchitis.

Epidemiologie. Husten und Auswurf als Zeichen einer chronischen Bronchitis wurden in Deutschland bei **etwa 15% der Männer und 8% der Frauen** gefunden. Die Häufigkeit steigt mit zunehmendem Lebensalter und erreicht bei starken Rauchern etwa 80% (»Raucherhusten«). Eine chronische obstruktive Atemwegserkrankung wird im Alter von 40 bis 60 Jahren bei etwa 15 bis 20% der Männer und 5 bis 10% der Frauen gefunden, wobei auch hier eine Abhängigkeit von Alter und Rauchgewohnheiten zu erkennen ist. In pneumologi-

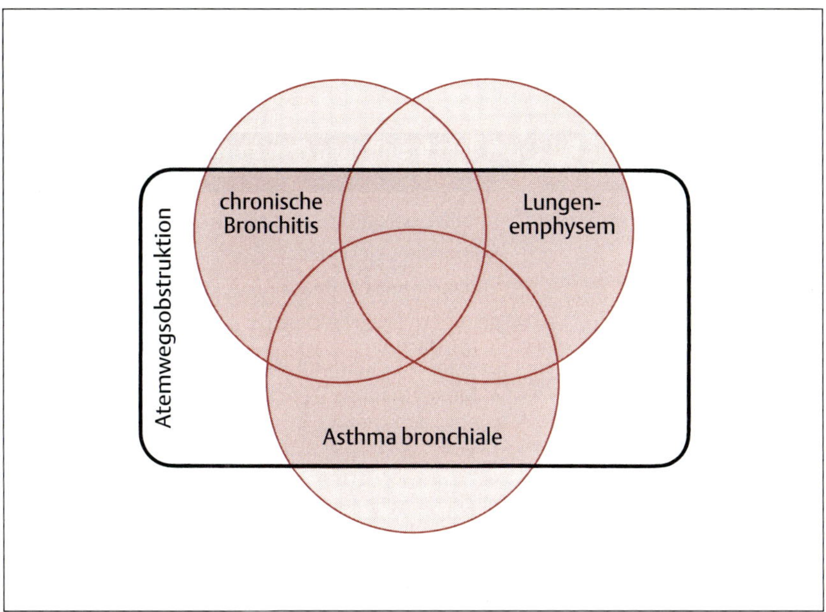

C-5: **Venn-Diagramm der obstruktiven Atemwegserkrankungen.** Chronische Bronchitis, Lungenemphysem und Asthma bronchiale überlagern sich in unterschiedlichen Kombinationen. **Ein Teil der Patienten mit chronischer Bronchitis und Lungenemphysem weist keine klinisch bedeutsame Atemwegsobstruktion auf. Auch bei einem Asthma bronchiale kann zeitweilig eine manifeste Atemwegsobstruktion fehlen.** Neben den genannten Erkrankungen können auch zahlreiche andere Krankheitsbilder mit einer Atemwegsobstruktion einhergehen, z. B. Stimmbandparesen, tumoröse oder narbige Stenosen von Kehlkopf, Trachea oder großen Bronchien, Tracheomalazie usw.

schen Kliniken und Abteilungen liegt der Anteil der wegen chronischer Bronchitis und Emphysem stationär behandelten Patienten bei etwa 20 bis 25 %. Die Sterblichkeit an chronischen obstruktiven Atemwegserkrankungen beträgt etwa 300 bis 350/100 000 Einwohner pro Jahr und läßt eine **ansteigende Tendenz** erkennen.

Auch die chronischen obstruktiven Atemwegserkrankungen und das Lungenemphysem zeigen eine deutliche Abhängigkeit von Geschlecht, Alter und Rauchgewohnheiten.

Merke. Die chronische Bronchitis führt im Mittel zu einer um etwa zehn Jahre vorgezogenen Invalidität.

◀ **Merke**

Ätiologie. Ätiologie und Pathogenese der chronischen Bronchitis und des Lungenemphysems sind bisher nicht vollständig geklärt. Epidemiologische Studien haben verschiedene kausal bedeutsame endogene und exogene Faktoren ergeben (s. C-**11**). Wichtigster exogener Risikofaktor ist das **Inhalationsrauchen**. Stärkere Grade der allgemeinen **Luftverschmutzung** (Schwefeldioxid, Stickstoffoxide, Ozon und Staub) und **berufliche Noxen** (z.B. starke Staubbelastung) können die Entwicklung einer chronischen Bronchitis begünstigen, sind gegenüber dem Inhalationsrauchen jedoch im allgemeinen von untergeordneter Bedeutung. Virale **Atemwegsinfekte** fördern die Entwicklung sekundärer bakterieller Bronchialinfektionen und rufen akute Exazerbationen der chronischen Bronchitis sowie bei einem Teil der Erkrankten eine länger anhaltende bronchiale Hyperreaktivität hervor.
Der genetisch bedingte **α_1-Protease-Inhibitor-Mangel** (α_1-Antitrypsin-Mangel) begünstigt die **Entwicklung des Lungenemphysems**, da das Lungengewebe gegenüber der aus neutrophilen Granulozyten und Makrophagen freigesetzten Elastase nicht ausreichend geschützt wird. Während etwa 90 % der Bevölkerung den α_1-PI-Phänotyp MM mit normalem α_1-Antitrypsin-Spiegel im Serum aufweist, findet sich bei 0,03 % der homozygote ZZ-Phänotyp mit einem auf 10 bis 20 % erniedrigten Spiegel und frühzeitiger Entwicklung eines schweren Lungenemphysems. Diese wird durch das Rauchen zusätzlich beschleunigt. Die restliche Bevölkerung weist einen hetero-

Ätiologie Die Entwicklung der chronischen Bronchitis und des Lungenemphysems wird durch verschiedene endogene und exogene Faktoren gefördert (s. C-**11**). Wichtigster exogener Faktor ist das **Zigarettenrauchen**, demgegenüber sind die **Luftverschmutzung** und **berufliche Noxen** im allgemeinen von nachgeordneter Bedeutung. **Atemwegsinfekte** lösen bei entsprechender Disposition eine bronchiale Hyperreaktivität aus, bei manifester chronischer Bronchitis kann es zur Exazerbation kommen.

Der genetisch bedingte **α_1-Protease-Inhibitor-Mangel** führt bei Vorliegen eines homozygoten Defekttyps zum **frühzeitigen Auftreten eines** schweren **Lungenemphysems.**

zygoten Defekttyp mit nur mäßiger Verminderung des α_1-AT-Spiegels auf. In dieser Gruppe ist eine erhöhte Prävalenz des Lungenemphysems nur bei Rauchern nachweisbar.

C-11: Ätiologische Faktoren der chronischen Bronchitis und des Lungenemphysems

Endogene Faktoren	▷ familiär-hereditäre Disposition ▷ männliches Geschlecht ▷ zunehmendes Lebensalter ▷ seltenere erbliche Defekte • IgA-Mangel • α_1-Protease-Inhibitormangel • Mukoviszidose ▷ mechanische Faktoren • Kyphoskoliose • Pleuraschwarten • Zwerchfellparese • Bronchusstenose
Exogene Faktoren	▷ Rauchen ▷ allgemeine Luftverschmutzung ▷ Atemwegsinfekte

Pathophysiologie

• **Chronische Bronchitis:** Die chronische Bronchitis geht mit einer Verdikkung der Bronchialschleimhaut, einer Hyperplasie der Schleimdrüsen, einer Vermehrung der Becherzellen und einer Plattenepithelmetaplasie einher. Die **Verdickung der Bronchialschleimhaut** führt zusammen mit einer **vermehrten Bronchialsekretion**, einer **gestörten mukoziliären Clearance mit Retention des vermehrten Sekrets** und einer **Bronchokonstriktion** zu einer Atemwegsobstruktion. Außerdem fördern sie bakterielle Bronchitiden und Pneumonien.

• **Lungenemphysem:** Die chronische Atemwegsobstruktion, die bronchioläre Entzündung und die besonders durch das **Rauchen** induzierte **Freisetzung proteolytischer Enzyme** führen zur Entwicklung eines Lungenemphysems. Unterschieden werden ein **zentrilobuläres** und ein **panlobuläres (panazinäres) Emphysem** (S C-14). Beide treten zumeist kombiniert auf, das zentrilobuläre überwiegend bei Rauchern, das panlobuläre überwiegend bei α_1-**PI-Mangel.** Weitere Sonderformen des Emphysems sind das **bullöse Emphysem** und das Emphysem bei narbig-fibrotischen Lungenveränderungen **(Narbenemphysem).** C-**12** zeigt eine Übersicht über die verschiedenen Emphysemformen.

Pathophysiologie

• **Chronische Bronchitis:** Pathologisch-anatomisch ist die chronische Bronchitis durch eine **Verdickung der Bronchialschleimhaut** mit Hyperplasie der Schleimdrüsen und **Vermehrung der Becherzellen** (vermehrte Bronchialsekretion) sowie durch Plattenepithelmetaplasien gekennzeichnet. Die **mukoziliäre Clearance ist durch die Schädigung des Flimmerepithels beeinträchtigt.** Diese Veränderungen führen, zusammen mit einer **vermehrten Sekretion** eines **oftmals abnorm zähen Sekrets** (Hyperkrinie, Dyskrinie) und einer **Bronchokonstriktion** als Folge einer bronchialen Hyperreaktivität, zu einer Atemwegsobstruktion. Die vermehrte Sekretproduktion und die gestörte mukoziliäre Reinigung fördern das Auftreten bakterieller Bronchitiden und Pneumonien.

Die **chronisch-obstruktive Bronchitis** geht mit einer obstruktiven Ventilationsstörung, d. h. einer Verminderung der relativen Einsekundenkapazität (FEV_1) auf weniger als 70 % der Vitalkapazität (VC) und/oder einer Erhöhung des Atemwegswiderstandes (R_{aw}) über 0,3 kPa × s/l einher (S C-**5**, C-**3**).

• **Lungenemphysem:** Die chronische Atemwegsobstruktion und die bis in die Bronchiolen reichenden Entzündungsvorgänge fördern zusammen mit einer (besonders durch das **Rauchen** bedingten) vermehrten **Freisetzung proteolytischer Enzyme** aus Entzündungszellen (neutrophile Granulozyten, Makrophagen) die Entwicklung eines Lungenemphysems. Pathologisch-anatomisch wird zwischen einem **zentrilobulären Emphysem** mit Dilatation des Bronchiolus respiratorius und einem **panlobulären (oder panazinären) Emphysem** mit Destruktion der Alveolarwände im gesamten Azinus unterschieden (S C-**14**). Beide Emphysemformen treten zumeist kombiniert auf, das zentrilobuläre vorwiegend bei Rauchern, das panlobuläre überwiegend bei **α_1-PI-Mangel**. Zusätzlich können sich größere konfluierende **Emphysembullae** entwickeln, häufig im Bereich der Lungenspitzen oder der Randbezirke der Lungenlappen. Seltener ist die Entwicklung eines lokalisierten großbullösen Lungenemphysems, das auf große Anteile eines Lungenflügels oder beider Lungen übergreifen und zu einem weitgehenden Verschwinden der Lungenstruktur (»vanishing lung«, »Lungendystrophie«) führen kann (s. C-**8 a, b**). Eine weitere Sonderform des Lungenemphysems tritt in Form von Bullae in der Umgebung narbig-fibrotischer Lungenveränderungen (**Narbenemphysem**) auf. Bei diffusen Lungenfibrosen entwickeln sich emphysematöse Veränderungen im Sinne eines zystisch-wabigen Lungenumbaus **(Wabenlunge).**

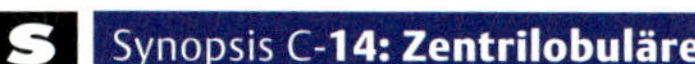

S Synopsis C-**14: Zentrilobuläres und panlobuläres Lungenemphysem**

Bronchiolus terminalis
Bronchioli respiratorii
1. Ordnung
2. Ordnung
3. Ordnung
Ductuli alveolares
Sacculi alveolares
azinäres Septum

a Schematische Darstellung. Azinus (sekundärer Lobulus) der gesunden Lunge.

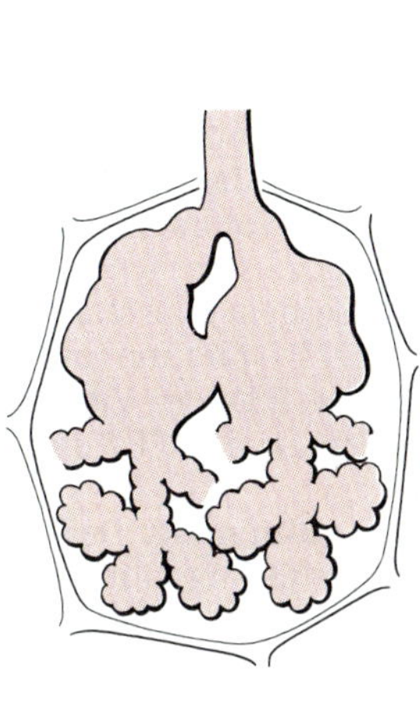

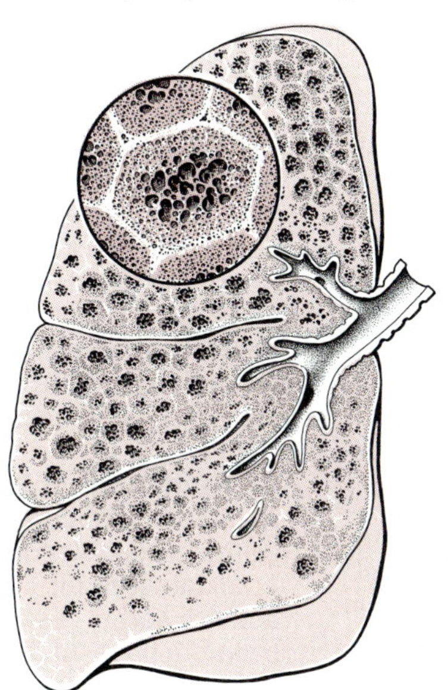

b Schnittbilder des zentrilobulären (zentroazinären) Emphysems.

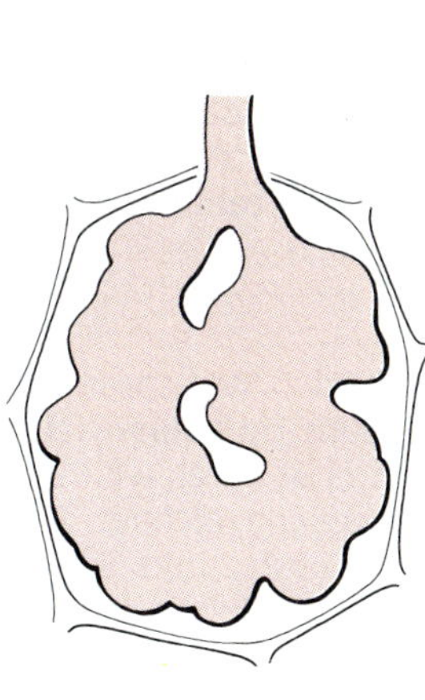

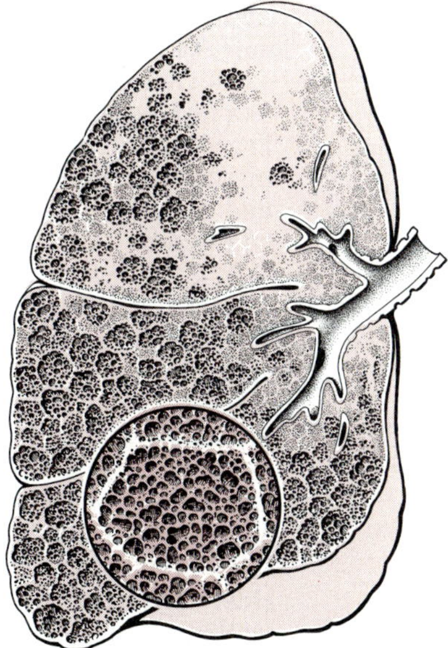

c Schnittbilder des panlobulären (panazinären) Emphysems.

Ein diffuses Lungenemphysem geht mit einer **Verminderung der elastischen Retraktionskraft** der Lunge einher. Hierdurch wird in der Exspiration ein **Bronchuskollaps** mit starker Behinderung der Ausatmung (**»air trapping«**) und Anhebung der Atemmittellage **(obstruktives Emphysem)** verursacht.

Durch die Destruktion der Alveolarwände wird bei einem diffusen Lungenemphysem die **elastische Retraktionskraft der Lunge** reduziert, welche für das Offenbleiben der Bronchiolen in der Exspirationsphase von großer Bedeutung ist. Hierdurch wird in der Exspiration ein **Bronchialkollaps** mit starker Behinderung der Ausatmung, Luftretention in der Lunge (**»air trapping«**) und Anhebung der Atemmittellage verursacht. In ausgeprägten Fällen einer derartigen emphysembedingten Atemwegsobstruktion spricht man von einem **obstruktiven Emphysem**. Nicht selten atmen diese Patienten unwillkürlich gegen die teilweise geschlossenen Lippen aus (»Lippenbremse«), um durch Erzeugung eines erhöhten Drucks in den Atemwegen den Bronchuskollaps zu vermeiden.
C-**12** zeigt eine Übersicht der wichtigsten Emphysemformen.

C-12: Formen und Ursachen des Lungenemphysems

Formen	Ursachen
▷ Zentrilobuläres Emphysem (C-**14**, II a, b)	▷ Rauchen
▷ Panlobuläres Emphysem (C-**14**, II a, b)	▷ α_1-PI-Mangel
▷ Bullöses Emphysem	▷ konstitutionell
▷ Narbenemphysem	▷ Lungen-Tbc

Lungenfunktionsstörung: Die **chronische obstruktive Bronchitis** geht mit einer obstruktiven Ventilationsstörung (Verminderung der relativen Einsekundenkapazität und/oder einer Erhöhung des Atemwegswiderstandes) einher (C-**5**). Das **Lungenemphysem** zeigt eine **irreversible Erhöhung des Residualvolumens und der funktionellen Residualkapazität**.

Das **Lungenemphysem** ist durch eine **nicht rückbildungsfähige Erhöhung des Residualvolumens (RV) und der funktionellen Residualkapazität** (FRC, TGV) gekennzeichnet, das obstruktive Emphysem darüber hinaus durch eine Knickbildung der exspiratorischen Volumenkurve und der exspiratorischen Flußvolumenkurve als Ausdruck des Bronchuskollaps (s. C-**3** und C-**5**). Die Flußvolumenkurve zeigt außerdem eine starke Verminderung der Flußwerte in der Mitte und am Ende der Exspiration (maximaler mittexspiratorischer Fluß MMEF zwischen 75 und 25 % der Vitalkapazität, maximale Flußwerte bei 50 und 25 % der Vitalkapazität MEF_{50} und MEF_{25}).

Respiratorische Insuffizienz und Cor pulmonale: Störungen des pulmonalen Gasaustausches (Ventilations-Perfusions-Inhomogenitäten, regionale und globale alveoläre Belüftungsstörungen, Diffusionsstörungen) führen zu einer **arteriellen Hypoxämie (respiratorische Partialinsuffizienz)**, in fortgeschrittenen Fällen zusätzlich zu einer **Hyperkapnie (respiratorische Globalinsuffizienz)**. Als Folgen der chronischen Hypoxie entwickeln sich eine **Polyglobulie** sowie eine **präkapillare pulmonale Hypertonie** mit chronischem **Cor pulmonale**. Die fortgeschrittene respiratorische Insuffizienz und die Dekompensation des Cor pulmonale führen häufig zum Tode.

- **Respiratorische Insuffizienz und Cor pulmonale:** Der pulmonale Gasaustausch wird durch regionale alveoläre Belüftungsstörungen mit Inhomogenitäten des Ventilations-Perfusions-Verhältnisses, bei fortgeschrittenem Krankheitsverlauf auch durch globale alveoläre Belüftungsstörungen und bei schwerem Lungenemphysem zusätzlich durch Diffusionsstörungen beeinträchtigt. In leichteren Fällen entwickelt sich eine mäßige **arterielle Hypoxämie (respiratorische Partialinsuffizienz)**, die unter ergometrischer Belastung durch Rückbildung der Ventilations-Perfusions-Inhomogenitäten häufig noch reversibel ist, **in schweren Fällen** treten eine **höhergradige Hypoxie und** eine **Hyperkapnie (respiratorische Globalinsuffizienz)** auf. Als Folge der chronischen Hypoxie kommt es zu einer **Polyglobulie** sowie über eine hypoxische pulmonale Vasokonstriktion (v. Euler-Liljestrand-Mechanismus) zu einer **präkapillären pulmonalen Hypertonie** mit Entwicklung einer Hypertrophie und Dilatation des rechten Herzens (chronisches **Cor pulmonale**). Die fortgeschrittene respiratorische Insuffizienz und die Dekompensation des Cor pulmonale führen bei diesen Patienten häufig zum Tode.

Klinik **Beschwerden:** Die chronische Bronchitis geht mit häufigem oder langanhaltendem **Husten und Auswurf** einher. Die obstruktive Bronchitis und das Lungenemphysem verursachen zusätzlich Belastungsdyspnoe. Im Rahmen von Hustenattacken können Rippenfrakturen, Pneumothorax oder Hustensynkopen auftreten.

Klinik

- **Symptome:** Charakteristische Beschwerden der chronischen Bronchitis sind häufiger oder langanhaltender **Husten und Auswurf**, besonders am Morgen. Die einfache chronische Bronchitis ist durch weißlichen, die eitrige Bronchitis durch eitrig-gelben Auswurf gekennzeichnet. Zusätzliche Belastungsdyspnoe wird durch die chronische obstruktive Bronchitis und auch durch ein Lungenemphysem hervorgerufen. Seltener tritt die **Dyspnoe** anfallsartig in Ruhe auf (»asthmoide Bronchitis«). Der Husten bei chronischer Bronchitis erfolgt häufig in Hustenstößen, mitunter auch in schweren **Hustenattacken**, die bei gleichzeitig vorliegender bronchialer Hyperreaktivität in anhaltende Atemnot übergehen können. Als Komplikationen schwerer Hustenattacken können Rippenfrakturen (»Hustenfrakturen«, gekennzeichnet durch plötzlich beim Husten auftretende lokalisierte Thoraxschmerzen), Pneumothorax oder Hustensynkopen auftreten.

Merke. Der Bronchitiker hustet sich aus seinem Anfall heraus, der Asthmatiker hustet sich hinein.

◀ Merke

»Blue bloater« und »Pink puffer«: Chronische Bronchitis und Lungenemphysem können sich in unterschiedlicher Weise überlagern. An den entgegengesetzten Endpunkten dieses Spektrums stehen der vorwiegend **bronchitische Typ (»Blue bloater«** = Typ B) und der vorwiegend **emphysematöse Typ (»Pink puffer«** = Typ A). Der **bronchitische Typ** (C-**6b**) ist zumeist übergewichtig und durch produktiven Husten, häufige akute Exazerbationen der chronischen Bronchitis und eine ausgeprägte respiratorische Insuffizienz mit Polyglobulie, Zyanose und Neigung zur Dekompensation des Cor pulmonale gekennzeichnet. Die Dyspnoe ist relativ gering ausgeprägt. Die erhebliche Zyanose führte zur Bezeichnung »blue bloater« (»blauer Aufgedunsener«).
Der **emphysematöse Typ** (C-**6a**) ist oft untergewichtig und leidet vorwiegend an starker Luftnot. Die arterielle Sauerstoffsättigung bleibt als Folge einer Hyperventilation auch in fortgeschrittenen Stadien noch annähernd im Normbereich, daher die Bezeichnung »pink puffer« (»rosafarbiger Keucher«). Bei beiden Formen ist ein Lungenemphysem nachweisbar, das allerdings beim Typ A stärker ausgeprägt ist. Nur ein kleiner Teil der Patienten läßt sich einem der beiden Typen vollständig zuordnen, ganz überwiegend handelt es sich um **Mischtypen**.

»Blue bloater« und »Pink puffer«: Chronische Bronchitis und Lungenemphysem überlagern sich zu einem Spektrum unterschiedlicher Kombinationen, an dessen Endpunkten der vorwiegend **bronchitische Typ (»Blue bloater«** = Typ B) und der vorwiegend **emphysematöse Typ (»Pink puffer«** = Typ A) stehen. Der **bronchitische Typ** ist durch Übergewicht, produktiven Husten, häufige Schübe der Bronchitis, ausgeprägte respiratorische Insuffizienz, Polyglobulie, Zyanose und Neigung zur Dekompensation des Cor pulmonale gekennzeichnet, der **emphysematöse Typ** durch Untergewicht, erhebliche Dyspnoe und relativ gering ausgeprägte respiratorische Insuffizienz. Nur ein kleiner Teil der Patienten läßt sich einem der beiden Typen zuordnen, meist handelt es sich um **Mischformen**.

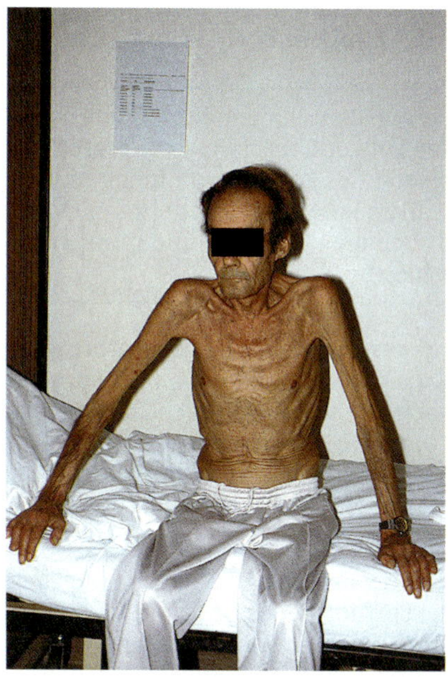

a Pink puffer: kachektischer Patient mit erheblicher Ruhedyspnoe und Einsatz der Atemhilfsmuskulatur, faßförmig erweiterter Thorax, keine wesentliche Zyanose.

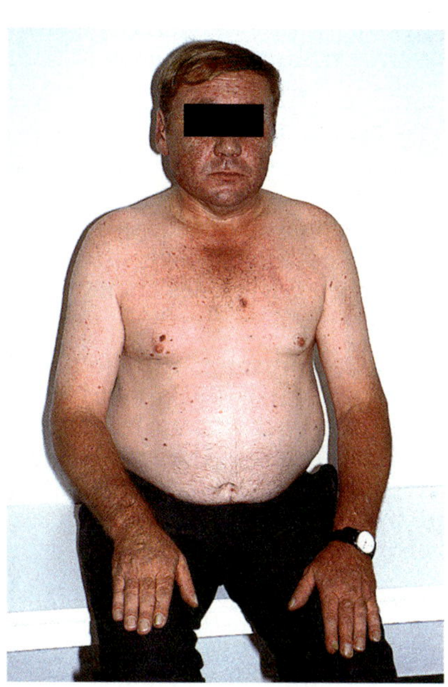

b Blue bloater: adipöser Patient mit Zyanose, angedeuteten Trommelschlegelfingern, Cor pulmonale und Neigung zur Rechtsherzdekompensation, keine wesentliche Dyspnoe.

C-**6a, b: Pink puffer (Typ A) und Blue bloater (Typ B).**

Diagnostik

- **Anamnese:** Zu erfragen sind insbesondere länger bestehender Husten (vom Patienten oft als »normaler Raucherhusten« bezeichnet) und Auswurf, bronchitische Schübe, Sputum-Menge und -Beschaffenheit, Ruhe- und Belastungsdyspnoe, Asthmaanfälle, Pneumonien, prädisponierende Erkrankungen, Allergien, Rauchgewohnheiten und berufliche Inhalationsnoxen.
- **Körperliche Untersuchung:** Sie ergibt häufig eine Belastungs- oder Ruhedyspnoe, ein verlängertes Exspirium, den Einsatz der »Lippenbremse«, eine

Diagnostik

- **Anamnese:** Zu erfragen sind insbesondere Husten, Auswurf, Ruhe- und Belastungsdyspnoe, prädisponierende Krankheiten, Rauchgewohnheiten und Inhalationsnoxen.
- **Körperliche Untersuchung:** Die körperliche Untersuchung ergibt in

ausgeprägten Fällen Belastungs- oder Ruhedyspnoe, Zyanose, die Zeichen der Lungenüberblähung, feuchte Rasselgeräusche, gelegentlich auch trockene »spastische« RG, bei einem Teil der Patienten die Zeichen der Rechtsherzinsuffizienz.

Zyanose, eine Inspirationsstellung des Thorax mit hypersonorem Klopfschall und tiefstehenden, wenig verschieblichen Lungengrenzen, ein abgeschwächtes Atemgeräusch sowie mittel- oder grobblasige, nicht klingende Rasselgeräusche, gelegentlich Giemen und Brummen, bei einem Teil der Patienten auch bereits die Zeichen der Rechtsherzinsuffizienz mit Unterschenkelödemen. Leichtere Fälle einer chronischen Bronchitis können klinisch unauffällig sein.

• **Lungenfunktionsprüfung:** Eine Atemwegsobstruktion läßt sich zumeist durch eine **einfache Spirometrie** nachweisen **($FEV_1 < 70\%$)**. Das **Fluß-Volumen-Diagramm** ergibt Hinweise auf das Vorliegen eines obstruktiven Lungenemphysems (s. **S** C-**5**).

• **Lungenfunktionsprüfung:** Sie ist die wichtigste diagnostische Maßnahme. Die **einfache Spirometrie** ergibt bei einer Atemwegsobstruktion zumeist eine **Einschränkung der relativen Einsekundenkapazität (FEV_1)** auf weniger als 70% der Vitalkapazität (VC), bei fortgeschrittenem Lungenemphysem auch eine Verminderung der VC. Eine ausgeprägte **Knickbildung des** exspiratorischen **Fluß-Volumen-Diagramms** spricht für ein obstruktives Emphysem (s. **S** C-**5**).

Merke ▶

Merke. Bei Vorliegen einer Atemwegsobstruktion sollte immer der Grad der Reversibilität durch einen Bronchospasmolysetest (Messung der Lungenfunktion vor und 10–20 Minuten nach Inhalation eines Bronchospasmolytikums) geprüft werden.

• **Ganzkörperplethysmographie:** Sie erlaubt eine **genauere Beurteilung der Atemwegsobstruktion** und des Ausmaßes der **Lungenüberblähung**.

• **Ganzkörperplethysmographie:** Sie erlaubt durch zusätzliche Messung des Atemwegswiderstandes (R_{aw}) und des intrathorakalen Gasvolumens (TGV) bzw. des Residualvolumens (RV) eine **genauere Beurteilung** der **Atemwegsobstruktion** und des Grades der **Lungenüberblähung**.

Merke ▶

Merke. Ein Lungenemphysem darf nur dann angenommen werden, wenn die Zeichen einer ausgeprägten Lungenüberblähung (Vergrößerung des intrathorakalen Gasvolumens und des Residualvolumens sowie des Residualvolumenanteils an der Totalkapazität) trotz antiobstruktiver Therapie irreversibel persistieren und auch die klinischen und röntgenologischen Zeichen des Emphysems vorliegen.

• **Serielle Messung:** Die Variabilität und Reversibilität der Atemwegsobstruktion ist ebenso wie eine kritische Verschlechterung der Obstruktion gut durch die serielle **Peak-flow-Messung** zu beurteilen.

• **Serielle Messung:** Serielle Messung der maximalen exspiratorischen Atemstromstärke (**Peak flow**, PEF) in Abständen von vier bis zwölf Stunden vor und zehn bis zwanzig Minuten nach inhalativer Bronchospasmolyse (▣ C-**12**) liefert wichtige Aufschlüsse über die Labilität und Reversibilität der Atemwegsobstruktion sowie frühzeitige Hinweise auf eine Verschlechterung der Lungenfunktion bei Exazerbationen der chronischen obstruktiven Bronchitis.

• **Nachweis bronchialer Hyperreaktivität:** Sie kann durch einen inhalativen **Methacholin- oder Histamin-Test** nachgewiesen werden.

• **Nachweis bronchialer Hyperreaktivität:** Bei anamnestischen Zeichen einer bronchialen Überempfindlichkeit (Luftnot bei Exposition gegenüber Braten- und Kochdünsten, Haarspray, Autoabgasen, Staub etc.) und fehlendem Nachweis einer Atemwegsobstruktion ist eine **Prüfung der bronchialen Reaktivität (z.B. mit Methacholin oder Histamin)** indiziert.

• **Röntgendiagnostik:** Zum **Ausschluß maligner Erkrankungen und Tuberkulose** erforderlich. Die chronische Bronchitis entzieht sich i.a. dem röntgenologischen Nachweis. Das fortgeschrittene Lungenemphysem zeigt eine **Rarefizierung der peripheren Lungenstruktur** und **Zeichen der Lungenüberblähung** (▣ C-**7**). Ein Teil der Patienten weist **Emphysembullae** auf (▣ C-**8**). Das Cor pulmonale geht zum Teil mit einer deutlichen **Dilatation der zentralen Pulmonalarterienäste** und einem **»Kalibersprung«** der Gefäße zur Peripherie einher.

• **Röntgendiagnostik:** Eine Röntgenuntersuchung der Thoraxorgane ist insbesondere zum differentialdiagnostischen **Ausschluß maligner Erkrankungen und einer Tuberkulose** erforderlich. Im allgemeinen entzieht sich die chronische Bronchitis dem radiologischen Nachweis. Nur bei ausgeprägter chronischer Bronchitis mit Entwicklung einer deutlichen **peribronchialen Fibrose** stellt sich die Bronchialwand in Form schmaler Doppelstreifen (»Peribronchitis«) im Bereich der Lungenunterfelder dar. Das fortgeschrittene **Lungenemphysem** ist durch eine **Rarefizierung der peripheren Lungenstruktur**, eine **Abflachung der Zwerchfelle** und die Überblähung der Komplementärräume (insbesondere Herzvorder- und -hinterraum) gekennzeichnet (▣ C-**7**). Ein Teil der Patienten weist **Emphysembullae** (▣ C-**8**) auf. Das Cor pulmonale geht in einem Teil der Fälle mit einer deutlichen **Dilatation der zentralen Pulmonalarterienäste** (Durchmesser des Truncus intermedius der rechten Pulmonalarterie > 15 bis 16 mm) und einem **»Kalibersprung«** zu den eng gestellten peripheren Ästen einher.

Die Computertomographie erlaubt insbesondere bei Anwendung der hochauflösenden Technik (HRCT) eine genauere Beurteilung der Lokalisation und Ausdehnung des Lungenemphysems sowie z.T. auch den Nachweis von Bronchiektasen.

• **Blutgasanalyse:** Bei Verdacht auf eine respiratorische Insuffizienz ist eine Blutgasanalyse indiziert. Eine schwere persistierende **arterielle Hypoxämie ($P_{O_2} < 55$ mmHg)** und insbesondere eine **chronische Hyperkapnie ($P_{CO_2} >$ 45 mmHg)** machen das Vorliegen eines **Cor pulmonale** sehr wahrscheinlich.

Die hochauflösende CT (HRCT) erlaubt eine genauere Beurteilung des Emphysems und den Nachweis von Bronchiektasen.

• **Blutgasanalyse:** Sie ist bei V. a. respiratorische Insuffizienz indiziert. Bei chronischer **arterieller Hypoxämie ($P_{O_2} < 55$ mmHg)** und **Hyperkapnie ($P_{CO_2} > 45$ mmHg)** ist ein **Cor pulmonale** anzunehmen).

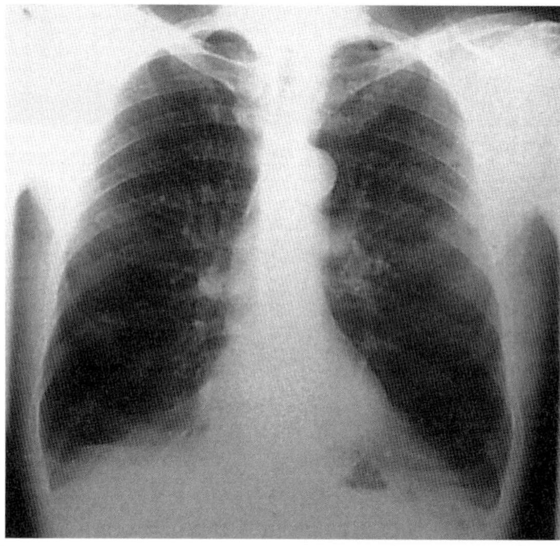

C-**7: Schweres obstruktives Lungenemphysem bei α_1-Antitrypsin-Mangel (homozygoter Defekttyp ZZ).** 53jähriger Mann. Seit 7 Jahren zunehmende Belastungsdyspnoe. Hat vom 18. bis zum 29. Lebensjahr 20 Zigaretten/Tag geraucht. Häufiger Befund bei α_1-Proteinase-Inhibitor-Mangel: basal betontes Emphysem (rarefizierte Lungenstruktur) mit vermehrter Gefäßzeichnung in den Ober- und Mittelfeldern.

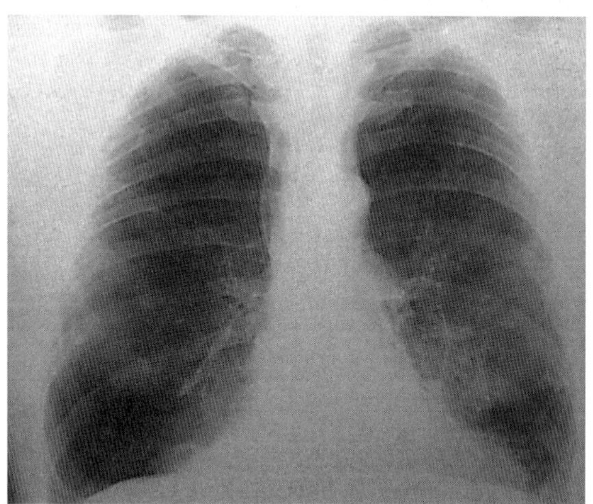

a Pneumothorax rechts.

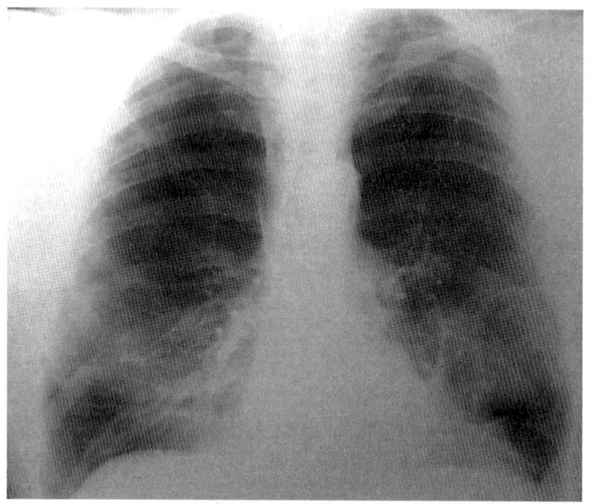

b Rechte Lunge **nach Thoraxdrainage** ausgedehnt. Operative Behandlung des bullösen Emphysems wurde vom Patienten abgelehnt.

C-**8 a, b: Schweres beidseitiges großbullöses Lungenemphysem mit rechtsseitigem Pneumothorax.** 50jähriger Mann. Seit 10 Jahren bekanntes bullöses Emphysem. Häufig Husten im Rahmen von Erkältungsinfekten. Vor 2 Tagen plötzlich aufgetretene Belastungsdyspnoe. Hat bis vor 2 Jahren 30 Zigaretten/Tag geraucht.

• **Bronchologische Untersuchungen: Blutbeimengungen im Sputum erfordern eine Bronchoskopie zum Ausschluß tumoröser Veränderungen.** Bronchoskopisch finden sich bei chronischer Bronchitis vermehrtes Bronchialsekret, eine verstärkte Gefäßinjektion der Tracheobronchialschleimhaut, eine Schwellung oder Atrophie der Schleimhaut und erweiterte Schleimdrüsenausführungsgänge (s. C-**9**), oft auch eine Dyskinesie des Tracheobronchialsystems mit vermehrter Vorwölbung der Pars membranacea bei Exspiration und beim Husten. Bei anhaltender Produktion gro-

• **Bronchologische Untersuchungen: Bei Hämoptysen ist eine Bronchoskopie zum Ausschluß eines Tumors indiziert.** C-**9 a–c** zeigt den endoskopischen Befund einer chronischen Bronchitis. Bei chronischem Auswurf mit großen Mengen eitrigen Sekrets ist eine **Bronchographie** (oder eine HRCT) angezeigt.

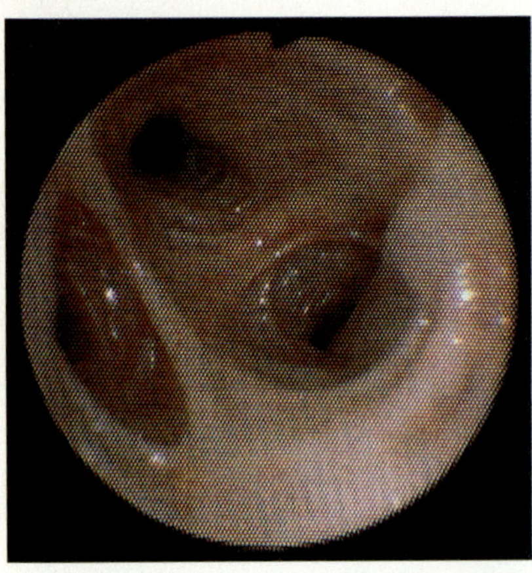

a Oberlappensegmentostien B_1–B_3 links: atrophische Schleimhaut mit scharfen Carinae und z. T. lakunär erscheinenden Schleimhauteinsenkungen, bronchiale Hyper- und Dyskrinie mit zähem Sekret.

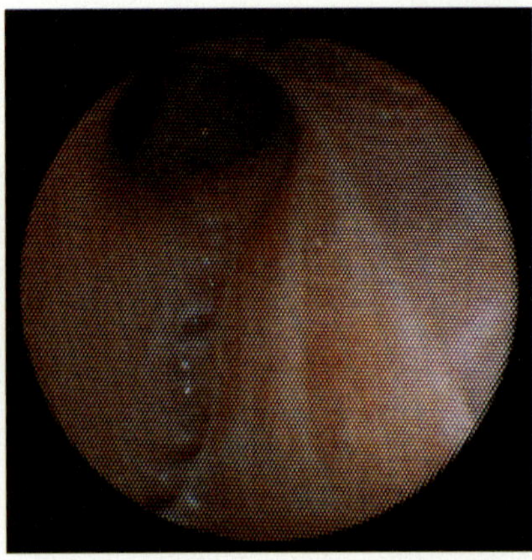

b Rechter Oberlappenbronchus: erweiterte Schleimdrüsenausführungsgänge.

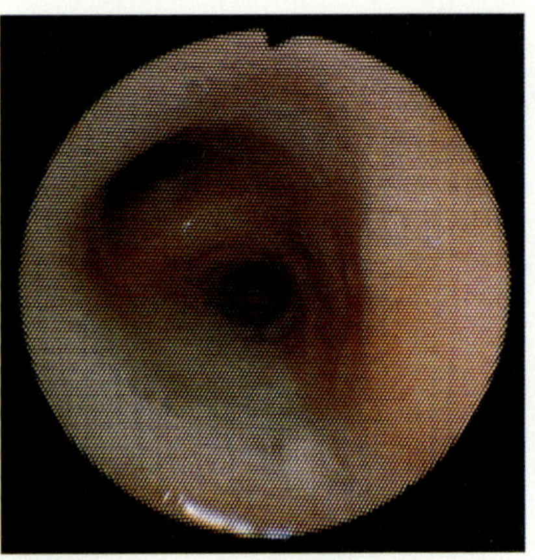

c Linker Hauptbronchus: eitrige Exazerbation einer chronischen Bronchitis.

C-**9 a–c: Bronchoskopische Befunde bei chronischer Bronchitis.**

ßer Mengen eitrigen Auswurfs kann eine **Bronchographie** (oder eine HRCT) zum Ausschluß von Bronchiektasen indiziert sein.

• **α_1-Protease-Inhibitor:** Bei Auftreten eines Lungenemphysems im Alter bis 50 Jahre ist die Bestimmung des α_1-Antitrypsins indiziert.

• **α_1-Protease-Inhibitor:** Ein ungewöhnlich frühes Auftreten eines ausgeprägten Lungenemphysems im Alter von 20 bis 50 Jahren ist Anlaß zur Bestimmung des α_1-Antitrypsins im Serum. Bei Nachweis eines **α_1-Antitrypsin-Mangels** sollten auch die leiblichen Verwandten untersucht werden.

• **Diagnostik des chronischen Cor pulmonale:** Das EKG des Cor pulmonale ist wegen der geringen Sensitivität bzw. der geringen Spezifität der EKG-Kriterien (s. C-**13**) in seiner Aussage begrenzt. C-**10** zeigt ein EKG bei Cor pulmonale.

• **Diagnostik des chronischen Cor pulmonale:** C-**13** zeigt **elektrokardiographische Kriterien** des Cor pulmonale. Die Zeichen weisen entweder bei hoher Spezifität nur eine geringe Sensitivität auf oder sie sind nur wenig spezifisch. Die elektrokardiographische Diagnostik des Cor pulmonale ist daher insbesondere bei chronischer obstruktiver Bronchitis von begrenzter Aussagekraft. C-**10** zeigt einen EKG-Befund bei Cor pulmonale.

C-13: EKG-Zeichen des chronischen Cor pulmonale

Wertigkeit	Kriterien
hohe Spezifität geringe Sensitivität	▷ R in $V_1 > 0{,}7$ mV ▷ R/S in $V_1 > 1$ ▷ R/S in $V_{5,6} \leq 2$ ▷ S in $V_{5,6} \geq 0{,}7$ mV ▷ R (V_1) + S ($V_{5,6}$) $\geq 1{,}05$ mV
geringe Spezifität	▷ Rechtstyp, Steil- oder Sagittaltyp bei älteren Patienten ▷ P-dextroatriale
vieldeutig	▷ Tachykardie ▷ inkompletter oder kompletter Rechtsschenkelblock

Unter den nichtinvasiven Verfahren ist die **Echokardiographie** wesentlich aussagekräftiger. C-**14** zeigt echokardiographische Kriterien des Cor pulmonale.

Eine höhere Aussagekraft kommt der **Echokardiographie** zu. Echokardiographische Kriterien des chronischen Cor pulmonale finden sich in C-**14**. Allerdings wird die echokardiographische Diagnostik des Cor pulmonale nicht selten durch ein ausgeprägtes Lungenemphysem erschwert. Bei eingetretener Rechtsherzinsuffizienz ist eine Dilatation des rechten Vorhofs und der V. cava inferior nachweisbar.

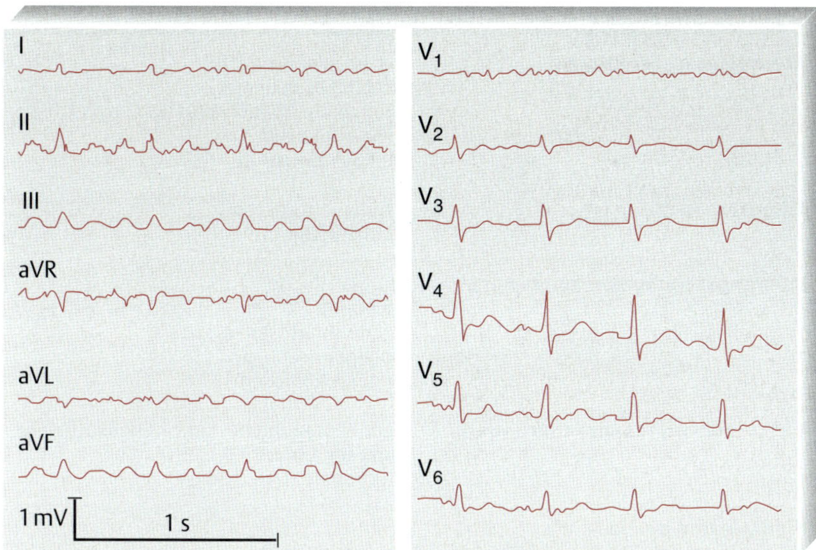

C-10: **EKG bei Lungenemphysem und Cor pulmonale.** 54jähriger Mann mit schwerem Lungenemphysem bei α_1-Antitrypsin-Mangel. Sinustachykardie, Frequenz 135/min. P-dextroatriale. Steil- bis Rechtslagetyp. Periphere Niedervoltage. S-Zacke bis V_6.

C-14: Echokardiographische Kriterien des chronischen Cor pulmonale

M-Mode- und 2D-Echokardiographie

▷ Vergrößerung des enddiastolischen Durchmessers
- des rechten Ventrikels (auch im Vergleich zum linken Ventrikel)
- des Trikuspidalklappenringes
- der Arteria pulmonalis in Klappenhöhe
- der rechten Pulmonalarterie

▷ Verdickung der freien rechtsventrikulären Wand (senkrechte Anlotung erforderlich!)

▷ paradoxe Septumbeweglichkeit

▷ Vergrößerung des rechten Vorhofs

▷ bei Rechtsherzinsuffizienz bzw. Trikuspidalinsuffizienz: verminderter inspiratorischer Kollaps der Vena cava inferior, erweiterte Lebervenen

Dopplerechokardiographie

▷ Abnahme der Flußakzelerationszeit in der Pulmonalarterie (Zeit vom Einsetzen des Blutflusses in der Arteria pulmonalis bis zum Erreichen der maximalen Strömungsgeschwindigkeit)

▷ bei Trikuspidalinsuffizienz: Bestimmung des systolischen rechtsventrikulären Drucks RVP_{syst} (= systolischer pulmonalarterieller Druck bei Fehlen einer Pulmonalstenose) aus maximaler Rückflußgeschwindigkeit V_{max} und geschätztem oder gemessenem rechtsatrialen Mitteldruck RAP nach Bernoulli-Gleichung ($RVP_{syst} = 4 \times V_{max}^2 + RAP$)

▷ bei Trikuspidalinsuffizienz systolischer Rückwärtsfluß in die Lebervenen

▷ bei Pulmonalklappeninsuffizienz: Bestimmung des diastolischen pulmonalarteriellen Drucks (PAP_{diast}) aus maximaler Rückflußgeschwindigkeit V_{max} an der Pulmonalklappe und Abschätzung des diastolischen rechtsventrikulären Drucks RVP_{diast} ($PAP_{diast} = 4 \times V_{max}^2 + RVP_{diast}$)

Zur genaueren Quantifizierung der pulmonalen Hypertonie in Ruhe und unter Belastung dient die **Einschwemmkatheter-Untersuchung**, die eine pulmonalarterielle Druckerhöhung (pulmonalarterieller Mitteldruck in Ruhe > 20 mmHg, unter Belastung > 30 mmHg) bei normalem pulmonalkapillaren Mitteldruck (≤ 12 mmHg in Ruhe bzw. ≤ 18 mmHg unter Belastung) ergibt.

Die **Einschwemmkatheter-Untersuchung** ermöglicht eine genaue Quantifizierung der pulmonalen Hypertonie in Ruhe und unter Belastung.

Differentialdiagnose. C-**15** zeigt die Differentialdiagnose des chronischen Hustens. Fast alle Erkrankungen der Atmungsorgane können Husten verursachen.

Differentialdiagnose C-**15** zeigt die Differentialdiagnose des chronischen Hustens.

C-15: Differentialdiagnose des chronischen Hustens

Atemwegserkrankungen	▷ chronische Bronchitis ▷ Asthma bronchiale, bronchiale Hyperreaktivität ▷ Bronchiektasen ▷ Mukoviszidose
Tumoren	▷ Bronchialtumoren ▷ Kehlkopftumoren
Lungenparenchymerkrankungen	▷ Lungenfibrose ▷ Alveolitis ▷ Granulomatosen ▷ Kollagenosen ▷ Pneumokoniosen
Vaskuläre Lungenveränderungen	▷ Lungenstauung bei Linksherzinsuffizienz ▷ Lungenembolie ▷ pulmonale Hypertonie
Pleurale und perikardiale Erkrankungen	▷ Pleuritis ▷ Pleuratumoren ▷ Perikarditis
Mechanische und chemische Irritation	▷ bronchiale Sekretretention ▷ nasopharyngealer Sekretfluß bei chronischer Sinusitis ▷ Fremdkörperaspiration ▷ chronische Aspiration (neurologische und psychiatrische Erkrankungen) ▷ gastroösophagealer Reflux ▷ Stimmüberlastung
Exogene Irritanzien	▷ Tabakrauch ▷ Arbeitsplatznoxen
Medikamente	▷ ACE-Hemmer ▷ Betablocker (bei bronchialer Hyperreaktivität) ▷ Amiodarone
Psychogener Husten	▷ Husten- oder Räusperzwang
Idiopathischer selbstperpetuierender Husten	▷ z. B. nach Virusinfekt, oft psychisch überlagert

C-**16** zeigt das diagnostische Vorgehen bei einem unklaren chronischen Husten.

Das diagnostische Vorgehen bei einem unklaren chronischen Husten ist in C-**16** zusammengefaßt.

C-16: Diagnostisches Vorgehen bei unklarem Husten

▷ **Anamnese**
▷ **Klinische Untersuchung**

▷ Rö-Thorax
▷ Lungenfunktionsprüfung mit Bronchospasmolysetest bzw. Prüfung der bronchialen Reaktivität
▷ Bei anamnestischen Hinweisen:
- Rö-Nasennebenhöhlen (Sinusitis?)
- allergologische Untersuchung

▷ Bei auffälligem Rö-Thorax:
- Bronchoskopie

▷ Bei weiterhin unklarer Ätiologie, soweit noch nicht durchgeführt:
- Bronchoskopie
- Ösophagusdiagnostik (gastroösophagealer Reflux?)
- kardiale Diagnostik

▷ **Prüfung des Ansprechens auf eine spezifische Therapie** (z. B. inhalative Kortikoide bei bronchialer Hyperreaktivität)

Therapie

• Chronische Bronchitis und Lungenemphysem

Einstellen des Rauchens: Die wichtigste therapeutische Intervention ist die unverzügliche Beendigung des Rauchens. Diese kann durch spezielle Raucherentwöhnungsprogramme unter Einschluß einer Verhaltenstherapie und einer vorübergehenden Nikotinsubstitution (Kaugummi, transdermale Applikation) unterstützt werden. Nach Beendigung des Rauchens persistiert die bestehende Funktionseinschränkung, der zuvor erhöhte jährliche Abfall der Einsekundenkapazität nähert sich jedoch wieder dem von Nichtrauchern an.

Antibiotika: Eitrige Exazerbationen der chronischen Bronchitis sind zumeist auf eine bakterielle Infektion mit Haemophilus influenzae oder Streptococcus pneumoniae (Pneumokokken) zurückzuführen und sollten empirisch mit Aminopenicillinen (evtl. in Kombination mit einem Betalaktamase-Inhibitor) oder einem oralen Cephalosporin, einem Makrolid oder alternativ einem Chinolon behandelt werden. Die Behandlung sollte maximal fünf Tage über die akute Symptomatik hinaus fortgesetzt werden. Tetrazykline und Cotrimoxazol sollten wegen begrenzter Pneumokokkenwirksamkeit nur nach vorheriger Resistenzprüfung eingesetzt werden. Eine bakteriologische Sputumuntersuchung ist nur bei Therapieresistenz eitriger Bronchialinfekte erforderlich.

Bronchodilatatoren: Bei Dyspnoe oder Nachweis einer Atemwegsobstruktion ist eine inhalative bronchospasmolytische Behandlung mit β_2-Sympathomimetika (z. B. Fenoterol, Salbutamol, Terbutalin) in einer Dosis von ein bis zwei Hüben bei Bedarf, maximal fünf mal zwei Hüben pro Tag angezeigt. Neuere β_2-Sympathomimetika (Formoterol, Salmeterol) haben eine längere bronchodilatierende Wirkung, so daß nur noch eine zweimalige Inhalation pro Tag erforderlich ist. Patienten mit chronischer obstruktiver Bronchitis und Lungenemphysem sprechen relativ häufig auch auf die inhalative vagolytische Therapie mit Ipratropiumbromid oder Oxitropiumbromid an, die in Kombination mit β_2-Sympathomimetika verabreicht werden können. Zusätzlich kommt bei höhergradiger Atemwegsobstruktion die orale Behandlung mit retardiertem Theophyllin in Betracht.

Inhalative Kortikoide: Eine inhalative Behandlung mit Kortikosteroiden ist insbesondere bei stärkerer Instabilität der Atemwegsobstruktion (Asthmaanfälle, starke Schwankungen der Peak-flow-Werte) und Hinweisen auf eine bronchiale Hyperreaktivität indiziert.

> ***Merke.*** Die Inhalation der Kortikoide aus treibgasbetriebenen Dosieraerosolen sollte zur Vermeidung von Nebenwirkungen (Mund- und Rachensoor, Heiserkeit) über eine großvolumige Inhalierhilfe (sog. »Spacer«) vorgenommen werden. Bei Anwendung von Pulveraerosolen ist keine Inhalierhilfe erforderlich.

Orale Kortikoide: Bei hochgradiger Atemwegsobstruktion, insbesondere im Rahmen infektbedingter Exazerbationen, ist eine orale Kortikoidtherapie angezeigt, die mit 20 bis 60 mg Prednisolon pro Tag begonnen und in Abhängigkeit von der Besserung der Obstruktion stufenweise über einen Zeitraum von zwei bis sechs Wochen reduziert und abgesetzt werden sollte.

Die chronische obstruktive Bronchitis spricht auf Bronchodilatatoren und Kortikoide weniger gut an als das Asthma bronchiale, eine noch geringere pharmakologische Beeinflußbarkeit zeigt das obstruktive Emphysem. Sofern eine schwere persistierende Atemwegsobstruktion eine Langzeittherapie mit oralen Kortikoiden erforderlich macht, sollte möglichst eine Dosis unter 8 mg Prednisolonäquivalent (sog. Cushing-Schwelle) angestrebt werden. Als Komplikation droht insbesondere die schwere Osteoporose mit Kompressionsfrakturen der Wirbelkörper. Weitere häufige Nebenwirkungen sind Steroiddiabetes, Kortikoidhaut, Katarakt, Glaukom und arterielle Hypertonie. Relativ selten treten unter einer systemischen Kortikoidlangzeittherapie Exazerbationen einer früher erworbenen Tuberkulose auf. Bei ausgedehnten tuberkulösen Residuen, die noch nicht antituberkulös behandelt worden sind, sollte die orale Kortikoidlangzeittherapie 6 Monate lang mit INH kombiniert werden.

Therapie

• Chronische Bronchitis und Lungenemphysem

Einstellen des Rauchens: Sie ist die wichtigste therapeutische Intervention. Nach Beendigung des Rauchens persistiert die pulmonale Funktionseinschränkung.

Antibiotika: Eitrige Exazerbationen einer chronischen Bronchitis sind zumeist auf Infektionen mit Haemophilus influenzae oder Pneumokokken zurückzuführen und sollten ohne vorherige bakteriologische Untersuchung mit Aminopenicillinen oder oralen Cephalosporinen, alternativ mit Makroliden oder Chinolonen über etwa 7 Tage behandelt werden. Eine bakteriologische Sputumuntersuchung ist nur bei Therapieresistenz erforderlich.

Bronchodilatatoren: Bei Dyspnoe oder Nachweis einer Atemwegsobstruktion ist eine inhalative Behandlung mit β_2-Sympathomimetika, bei nachgewiesener Wirksamkeit auch mit Vagolytika indiziert. Zusätzlich kommt bei höhergradiger Atemwegsobstruktion die orale Behandlung mit retardiertem Theophyllin in Betracht.

Inhalative Kortikoide: Sie sind besonders bei Instabilität der Atemwegsobstruktion und bronchialer Hyperreaktivität indiziert.

◀ **Merke**

Orale Kortikoide: Sie sind **nur bei hochgradiger Atemwegsobstruktion**, z. B. infektbedingten Exazerbationen, angezeigt.

Die chronische obstruktive Bronchitis spricht auf Bronchodilatatoren und Kortikoide weniger gut an als das Asthma bronchiale. Das obstruktive Emphysem ist medikamentös noch weniger zu beeinflussen. Wenn eine Kortikoidlangzeittherapie erforderlich ist, sollte eine Dosis unter 8 mg Prednisolonäquivalent pro Tag angestrebt werden. Häufige Nebenwirkungen sind die Osteoporose, Diabetes mellitus, Kortikoidhaut, Katarakt, Glaukom und Hypertonie.

Physiotherapie: Die **»Lippenbremse«** ist eine der wichtigsten Maßnahmen zur Vermeidung des Bronchuskollaps und zur Behandlung des obstruktiven Emphysems. Klopf- und Vibrationsmassagen, Lagerungsdrainage, eine spezielle Hustentechnik und die Anwendung eines Physiotherapiegerätes fördern die Sekretelimination.

Sekretolytika: Bei bronchialer Hypersekretion, Dyskrinie und Sekretretention kann eine sekretolytische Therapie indiziert sein.

Sauerstoff: Bei arterieller Hypoxämie (**P_{O2} < 55–60 mmHg**) ist grundsätzlich eine O_2-Inhalation indiziert.

Merke ▶

Patienten mit schwerer chronischer respiratorischer Insuffizienz, insbesondere einer Hyperkapnie, sollten Sauerstoff initial nur in einer Dosis von 1–2 l/min erhalten, um ein hyperkapnisches Koma zu vermeiden. Eine chronische Hypoxämie mit P_{O2}-Werten unter 55 mmHg ist eine Indikation zu einer O_2-Langzeittherapie. Hierdurch wird die Prognose des Cor pulmonale deutlich verbessert.

• **Cor pulmonale:** Wichtigste therapeutische Maßnahmen sind die antiobstruktive Behandlung und die O_2-Langzeittherapie bei chronischer Hyperoxämie. Bei Dekompensation des Cor pulmonale ist eine diuretische Therapie indiziert, **bei tachykardem Vorhofflimmern** der Einsatz von **Digitalis.** Ein Aderlaß ist nur bei Hämatokritwerten von über 60 % erforderlich.

• **Schwere respiratorische Insuffizienz:** Bei akut aufgetretener, schwerer respiratorischer Insuffizienz oder akuter Verschlechterung einer schweren chronischen respiratorischen Insuffizienz ist eine **Intensivüberwachung** erforderlich, bei Auftreten von Bewußtseinseintrübung oder Kreislaufinsuffizienz die Einleitung einer (möglichst nichtinvasiven) Respiratortherapie, sofern nicht das Endstadium eines Lungenemphysems vorliegt.

• **α_1-PI-Mangel-Emphysem:** Eine frühzeitige Substitution von α_1-PI kann evtl. die Progredienz verzögern.

Physiotherapie: Durch physiotherapeutische Maßnahmen mit Einübung der **»Lippenbremse«** kann bei obstruktivem Emphysem der Bronchialkollaps vermieden und eine Besserung der Dyspnoe erreicht werden. Klopf- und Vibrationsmassagen, Lagerungsdrainage sowie eine spezielle Hustentechnik (»Huffing«: Husten bei offener Glottis) fördern die bronchiale Sekretelimination. Auch durch die Anwendung von Physiotherapiegeräten (»VRP_1-Flutter«, »RC-Cornet«), die den exspiratorischen Atemstrom rhythmisch unterbrechen und so eine »endobronchiale Perkussion« erzeugen, kann die bronchiale Reinigung verbessert werden.

Sekretolytika: Bei ausgeprägter bronchialer Hypersekretion, zähem Bronchialsekret (bronchiale Dyskrinie) und bei Sekretretention kann eine sekretolytische Therapie (z.B. mit Acetylcystein oder Ambroxol) indiziert sein.

Sauerstoff: Eine deutliche arterielle Hypoxämie (**P_{O2} < 55 bis 60 mmHg**) ist die Indikation zur O_2-Inhalation, die über eine Nasensonde oder eine Maske durchgeführt wird.

> **Merke.** Der Atemantrieb bei Patienten mit fortgeschrittener Erkrankung und länger bestehender respiratorischer Insuffizienz wird infolge Adaptation an die Hyperkapnie oft nur durch die Hypoxie aufrechterhalten. Daher kann bei diesen Patienten nach Rückbildung der Hypoxie unter höher dosierter O_2-Insufflation infolge Fortfalls des hypoxischen Atemantriebs eine schwere Hyperkapnie mit hyperkapnischem Koma und Atemstillstand eintreten.

Diese Patienten sollten daher zunächst nur Sauerstoff in niedriger Dosierung von 1 bis 2 l/min unter fortlaufender Beobachtung und kurzfristiger Blutgaskontrolle erhalten. Bei guter Verträglichkeit kann die **O_2-Zufuhr** dann **bis zu einem Anstieg des arteriellen P_{O2} auf 60 bis 70 mmHg** gesteigert werden. Wenn der arterielle P_{O2} unter Raumluftatmung permanent unter 55 mmHg liegt, ist eine O_2-Langzeittherapie mit einem Sauerstoffkonzentrator oder einem Flüssigsauerstofftank in einer Dosis von 1,5 bis 3 l/min über 16 bis 18 Stunden täglich indiziert. Unter dieser Therapie ist häufig eine Rückbildung der Polyglobulie und der pulmonalen Hypertonie nachweisbar, die Prognose wird deutlich verbessert.

• **Cor pulmonale:** Antiobstruktive Behandlung und O_2-Langzeittherapie sind die wichtigsten Maßnahmen gegen das Cor pulmonale als Folge der chronischen obstruktiven Bronchitis und des Lungenemphysems. Stärkere körperliche Belastungen, körperliche Aktivität in Höhen über 2000m und Interkontinentalflüge sollten vermieden werden. Bei dekompensiertem Cor pulmonale ist eine diuretische Therapie (z.B. mit Furosemid, Triamteren-Hydrochlorothiazid oder Spironolacton) indiziert. Eine **Digitalistherapie** des Cor pulmonale ist **nur nach Auftreten eines Vorhofflimmerns** (insbesondere mit Tachyarrhythmia absoluta) angezeigt. Ein Aderlaß sollte nur bei Hämatokritwerten um 60% und mehr vorgenommen werden, unter einer konsequent durchgeführten O_2-Langzeittherapie ist er nur selten erforderlich.

• **Schwere respiratorische Insuffizienz:** Eine akut aufgetretene, schwere respiratorische Insuffizienz oder eine akute Verschlechterung einer chronischen respiratorischen Insuffizienz (arterieller P_{O2} < 40 bis 50 mmHg, P_{CO2} > 50 bis 60 mmHg) machen eine **Intensivüberwachung** erforderlich. Sofern Bewußtseinstrübung oder Kreislaufinsuffizienz auftreten, ist eine **Respiratorbeatmung** indiziert. Diese sollte nach Möglichkeit nichtinvasiv (über eine Gesichts- oder Nasenmaske) durchgeführt werden. Auf die invasive Respiratortherapie sollte verzichtet werden, wenn die respiratorische Insuffizienz nicht im Rahmen einer akuten Exazerbation, sondern als Endstadium eines weit fortgeschrittenen Lungenemphysems aufgetreten ist.

• **α_1-PI-Mangel-Emphysem:** Die Progredienz dieser seltenen Emphysemform kann möglicherweise durch eine frühzeitig einsetzende Substitution von α_1-Protease-Inhibitor verzögert werden.

• **Bullektomie:** Bei einzelnen Riesenbullae, die mehr als ein Drittel eines Lungenflügels einnehmen und das benachbarte Lungengewebe komprimieren, kann durch eine Bullektomie eine Funktionsverbesserung erzielt werden.

• **Bullektomie:** Die operative Entfernung von Riesenbullae kann die Lungenfunktion verbessern.

• **Lungenvolumenreduktionschirurgie:** Bei schwerem inhomogen verteiltem Lungenemphysem mit ausgeprägtem Zwerchfelltiefstand können Atemmechanik, ventilatorische Lungenfunktion und körperliche Leistungsfähigkeit durch operative Abtragung der am stärksten emphysematös veränderten Lungenanteile deutlich verbessert werden. Die Operation wird im allgemeinen beidseitig vorgenommen.

• **Lungenvolumenreduktionschirurgie:** Durch die Abtragung stark emphysematös veränderter Lungenabschnitte kann die Atemmechanik in ausgewählten Fällen mit inhomogen verteiltem Lungenemphysem deutlich verbessert werden.

• **Lungentransplantation:** Eine Lungentransplantation (vorzugsweise Doppellungentransplantation) ist bei Patienten unter 60 Jahren mit schwerem Lungenemphysem (insbesondere bei α_1-Antitrypsin-Mangel) in Erwägung zu ziehen. Allerdings ist bisher nur bei einer relativ kleinen Zahl von Patienten mit Lungenemphysem eine Lungentransplantation vorgenommen worden, so daß noch keine größeren Erfahrungen vorliegen.

• **Lungentransplantation:** Eine Lungentransplantation kommt bei schwerem Lungenemphysem und jüngerem Lebensalter in Betracht.

• **Patientenschulung:** Durch eine eingehende Schulung der Patienten mit obstruktiven Atemwegserkrankungen hinsichtlich ihrer Erkrankung sowie der erforderlichen Therapie- und Kontrollmaßnahmen kann die Therapie

• **Patientenschulung:** Hierdurch kann die Effektivität der Behandlung von Patienten mit obstruktiven Atemwegserkrankungen verbessert werden.

C-17: Therapie der chronischen obstruktiven Bronchitis und des Lungenemphysems (nach Empfehlungen der Deutschen Atemwegsliga 1995)

Prävention	▷ Rauchen beenden ▷ evtl. Raucherentwöhnung • Verhaltenstherapie • Nikotinsubstitution (Kaugummi, Pflaster)
Medikamentöse Therapie	▷ β_2-Sympathomimetika • inhalativ 4–6 Anwendungen/Tag • oral 1–2 Retardtabletten/Tag oder ggf. kombiniert ▷ Anticholinergika • inhalativ 2–4 Anwendungen/Tag ▷ **bei ungenügender Besserung zusätzlich:** Theophyllin-Retardpräparat 400–900 mg/Tag (Serumkonzentration 5–15 mg/l) ▷ **bei ungenügender Besserung zusätzlich:** orales Glukokortikoid (20–40 mg/Tag über 2 Wochen) ▷ **wenn kein Effekt nachweisbar:** absetzen ▷ **bei Besserung:** • Dosisreduktion • evtl. orale Erhaltungsdosis bis 10 mg/Tag • inhalatives Steroid ▷ **bei purulentem Sputum zusätzlich:** Antibiotikum über 7 Tage (mindestens 5 Tage Fieberfreiheit) ▷ **bei reichlich zähem Sekret evtl. zusätzlich:** Mukolytika (N-Acetylcystein, Ambroxol)
Weitere Maßnahmen	▷ Patientenschulung ▷ physikalische Therapie • Krankengymnastik • Lagerungsdrainage, Klopfmassage, VRP_1-Physiotherapiegerät (besonders bei reichlicher Expektoration und Bronchiektasen) ▷ **bei respiratorischer Partialinsuffizienz** ($P_{O_2} \leq 55$ mmHg bzw. ≤ 60 mmHg oder bei Vorliegen eines Cor pulmonale): O_2-Langzeittherapie ▷ **bei respiratorischer Globalinsuffizienz:** evtl. intermittierende Selbstbeatmung ▷ **bei α_1-Protease-Inhibitor-Mangel:** evtl. α_1-PI-Substitution ▷ **bei bullösem Emphysem und einzelnen Riesenblasen:** evtl. Bullektomie ▷ **bei schwerem Emphysem und jüngeren Patienten:** evtl. Lungenvolumenreduktion, Lungentransplantation

optimiert und eine Verringerung der Krankheits- und Arbeitsunfähigkeitszeiten erzielt werden.

• **Schutzimpfungen:** Impfungen gegen Influenza und Pneumokokken werden bei chronischen obstruktiven Atemwegserkrankungen empfohlen.

▤ C-**17** zeigt die Übersicht der Therapie.

Prognose Die **Atemwegsobstruktion ist der wichtigste prognostische Faktor** der chronischen Bronchitis im Hinblick auf die Entwicklung von Lungenemphysem, respiratorischer Insuffizienz und Cor pulmonale.

• **Schutzimpfungen:** Impfungen gegen Influenza stellen eine wirksame Prophylaxe dar, Schutzimpfungen gegen Pneumokokken führen zu einer Senkung der Morbidität und Letalität von Pneumokokkeninfekten. Beide Impfungen werden bei Patienten mit chronischen obstruktiven Atemwegserkrankungen empfohlen.
▤ C-**17** zeigt die Übersicht der Therapie der chronischen obstruktiven Bronchitis und des Lungenemphysems.

Prognose. Die **Atemwegsobstruktion ist der wichtigste prognostische Faktor** der chronischen Bronchitis im Hinblick auf die Entwicklung des Lungenemphysems, der respiratorischen Insuffizienz und des Cor pulmonale. Als weitere Komplikationen sind Bronchopneumonien, deformierende Bronchopathien und Bronchiektasen zu erwähnen. Die chronische nichtobstruktive Bronchitis hat demgegenüber eine ausgezeichnete Prognose.

Klinischer Fall

Fall 1: Der 61jährige ehemalige Bauarbeiter, der seit vier Jahren wegen der Atemwegserkrankung erwerbsunfähig ist, wird Anfang Januar wegen starken Hustens mit eitrigem Auswurf, zunehmender Belastungsdyspnoe und Beinödemen stationär eingewiesen. Er leidet seit etwa 30 Jahren unter vorwiegend morgendlichem Husten mit weißlichem, oft zähem, zeitweilig auch gelb-grünlich verfärbtem Auswurf (ein bis zwei Eßlöffel voll pro Tag). In den letzten 20 Jahren vier Kuren wegen chronischer Bronchitis. Seit fünf Jahren zunehmende Belastungsdyspnoe, häufig abendliche Beinödeme. Raucht seit dem 18. Lebensjahr 20 bis 25 Zigaretten/Tag, seit einem Jahr »nur« noch 15 Zigaretten/Tag. Der Vater hat an einer chronischen Bronchitis gelitten.
Klinisch fallen Adipositas (Körpergröße 168 cm, Gewicht 88 kg), zentrale Zyanose, blaurötliche Gesichtshaut, Dyspnoe bei geringer körperlicher Belastung, tiefstehende, wenig verschiebliche Lungengrenzen, hypersonorer Klopfschall über den Unterfeldern, beidseits abgeschwächtes Atemgeräusch mit diffusem Giemen und Brummen sowie mittelblasige, nicht klingende Rasselgeräusche beiderseits basal auf. Herzaktion beschleunigt, Frequenz 120/min, regelmäßig. Betonter 2. Herzton über dem 2. ICR links. Leberdämpfung 14 cm in der Medioklavikularlinie, unterer Leberrand 4 cm unter dem Rippenbogen tastbar.
Röntgenologisch finden sich tiefstehende abgeflachte Zwerchfelle, erweiterte zentrale Pulmonalarterienäste (Pfeil), eine diskrete streifige Zeichnungsvermehrung beider Lungen mit angedeuteten Doppelstreifen im rechten Unterfeld sowie ein mäßig links verbreitertes Herz. Auf der seitlichen Aufnahme fällt zusätzlich die Erweiterung des Herzvorderraumes auf (◘ C-**11**).
Das EKG zeigt eine Sinustachykardie (Frequenz 115/min), eine steiltypische Lage des frontalen Hauptvektors, eine überhöhte P-Welle mit einer Amplitude von 0,3 mV in II,

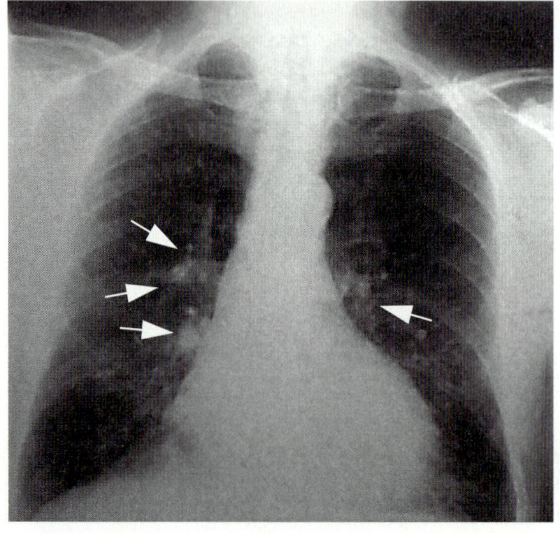

a Rö.-Thorax p. a.: tiefstehende Zwerchfelle, betonte zentrale Pulmonalarterienäste (→), Rarefizierung der peripheren Lungenstruktur.

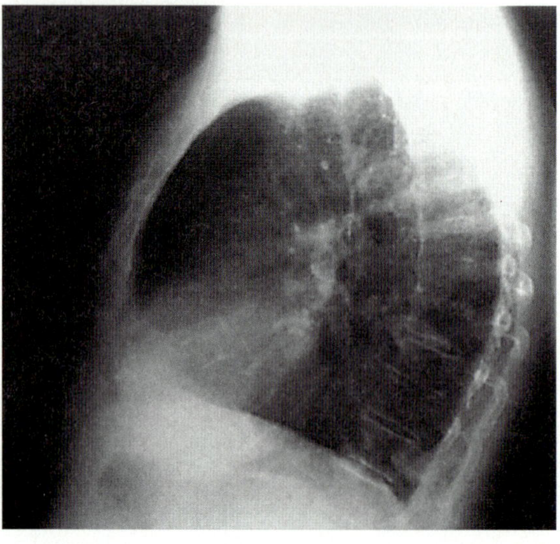

b Rö.-Thorax seitlich: Überblähung des Herzvorderraumes.

◘ C-**11 a, b:** Schwere chronische obstruktive Bronchitis mit Lungenemphysem (Typ Blue bloater) und Cor pumonale (Fall 1).

eine negative P-Welle in aVL und eine durchgehende S-Zacke bis V_6. Echokardiographisch ist der rechte Ventrikel vergrößert, linker Ventrikel nicht vergrößert. Sonographisch ist die V. cava inferior erweitert, respiratorische Lumenschwankungen fehlen weitgehend.
Die Lungenfunktionsprüfung ergibt eine schwere obstruktive Ventilationsstörung mit hochgradiger Lungenüberblähung und nur geringer Reversibilität nach inhalativer Bronchospasmolyse (s. C-**18**).
Labor: Deutliche Polyglobulie (Hämoglobulin 19 g/dl, Hämatokrit 60 %, Blutsenkung 1/2mm n. W.), α_1-Antitrypsin im Normbereich. Die Blutgasanalyse zeigt eine respiratorische Globalinsuffizienz mit einer kompensierten respiratorischen Azidose; nach dreiwöchiger Behandlung bestehen nur noch eine angedeutete Hyperkapnie und Hypoxämie (s. C-**19**).
Diagnose: Infektbedingte Exazerbation einer chronischen obstruktiven Bronchitis mit ausgeprägtem Lungenemphysem (Typ B, Blue bloater), respiratorischer Globalinsuffizienz und dekompensiertem Cor pulmonale. Verlauf: Unter einer Behandlung mit Prednisolon, inhalativen Kortikoiden, Bronchodilatatoren, Cotrimoxazol, Furosemid, Acetylcystein, Heparin, niedrigdosierter O_2-Insufflation, Atemgymnastik und kalorienarmer Kost kam es zu einer mäßigen Teilrückbildung der Atemwegsobstruktion, zu einer Besserung des pulmonalen Gasaustausches (s. C-**19**) und zu einer kardialen Rekompensation mit Ausschwemmung der Beinödeme. Die vierstündlich gemessenen Peak-flow-Werte zeigen nur geringe Schwankungen mit schwachem Bronchospasmolyse-Effekt und einen nur mäßigen Anstieg im Verlauf der dreiwöchigen Behandlung um etwa 100 ml/s (s. C-**12**).
Das Rauchen wurde während der stationären Behandlung eingestellt, später jedoch entgegen ärztlicher Anweisung fortgesetzt.

C-18: Lungenfunktionsbefund (Fall 1)

Parameter	Einheit	Sollwert	vor Fenoterol-Inhalation		nach Fenoterol-Inhalation	
			Istwert	Ist/Soll %	Istwert	Änderung %
Vitalkapazität (VC)	l	3,89	2,09	54	2,39	+14
Intrathorakales Gasvolumen (TGV)	l	3,39	7,14	211	5,85	−18,1
Residualvolumen (RV)	l	2,31	6,26	271	4,86	−22,3
Totalkapazität (TLC)	l	6,34	8,21	129	7,24	−11,9
RV/TLC	%	37,8	76,2	202	67,2	−11,9
Einsekundenkapazität (FEV_1)	l	2,96	0,88	29,7	1,04	+18
Tiffeneau-Wert (FEV_1/VC)	%	76,2	42,2	55,3	43,6	+3
Atemwegswiderstand (R_{aw})	kPa × s/l	< 0,3	1,10	367	1,02	−7

C-19: Blutgasanalyse (Fall 1)

Parameter	Einheit	Sollwert	Behandlungsbeginn Istwert	Behandlungsende Istwert
P_{O2}	mmHg	70–90	52,3	66,1
P_{CO2}	mmHg	35–45	56,8	45,7
pH		7,38–7,45	7,39	7,40
Base Excess	mmol/l	−3,0–+3,0	6,8	2,1

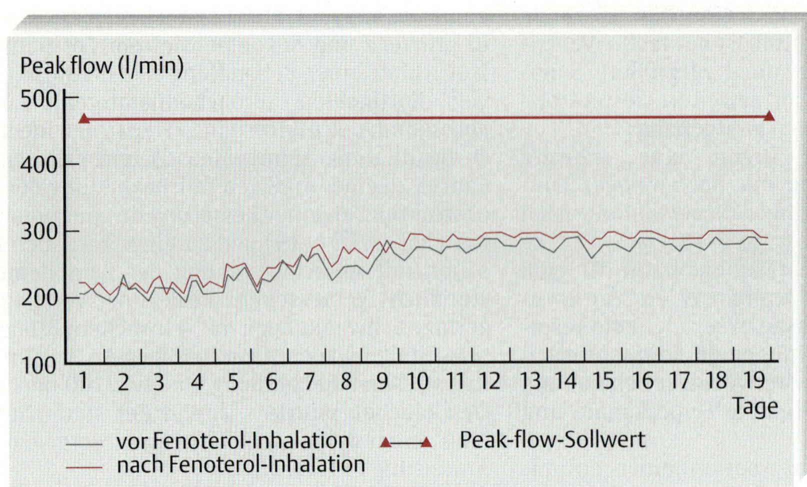

C-12: Peak-flow-Verlauf unter Therapie bei chronischer obstruktiver Bronchitis (Fall 1). Nur geringe Peak-flow-Schwankungen mit geringer Reversibilität nach inhalativer Bronchospasmolyse und nur schwachem Anstieg unter kombinierter antiobstruktiver Therapie.

Klinischer Fall

Fall 2: Der 43jährige seit fünf Monaten arbeitslose Kraftfahrer wird wegen starker Belastungsdyspnoe, die vor etwa zehn Jahren allmählich eingesetzt hat, ambulant vorgestellt. Morgens tritt Husten mit wenig weißlichem, gelegentlich auch eitrigem Auswurf auf. Die Beschwerden sind in den Wintermonaten verstärkt. Durch Exposition gegenüber Stäuben, Sprays, Farb- und Desinfektionsmitteldämpfen, Kälte und Nebel wird verstärkte Luftnot ausgelöst, auch Lachen führt zu Atemnot. Unter einer Behandlung mit oralen und inhalativen Kortikoiden, Bronchodilatatoren und Acetylcystein ist keine wesentliche Besserung eingetreten. In den letzten Jahren Gewichtsabnahme von 8 kg. Raucht seit dem 17. Lebensjahr 25 Zigaretten pro Tag.
Klinisch fallen Untergewicht (58 kg, Größe 176 cm), Dyspnoe bei geringer Belastung, faßförmiger Thorax mit hypersonorem Klopfschall und tiefstehenden, wenig beweglichen Lungengrenzen sowie ein abgeschwächtes Atemgeräusch mit verlängertem Exspirium und exspiratorischem Brummen auf. Keine Zyanose, keine Ödeme. Röntgenologisch finden sich überblähte Lungen mit tiefstehenden, abgeflachten Zwerchfellen, Erweiterung des Herzvorderraumes und des Retrokardialraumes sowie Rarefizierung der peripheren Lungenstruktur. Diskrete alte tuberkulöse Herde in der rechten Lungenspitze. Herz nicht verbreitert (C-**13 a, b**).
Die Lungenfunktionsprüfung zeigt eine schwere obstruktive Ventilationsstörung mit hochgradiger Lungenüberblähung und nur mäßiger Reversibilität nach inhalativer Bronchospasmolyse (*s.* C-**20**).
Labor: Leichtgradige Polyglobulie (Hb 17,0 g/dl), erhöhtes Carboxy-Hämoglobin (CO-Hb) von 4,3 % als Folge des Rauchens, α_1-Antitrypsin mit 248 mg/dl im Normbereich.

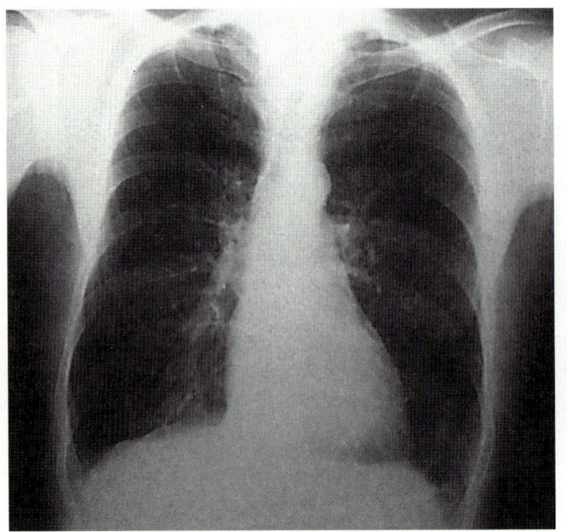

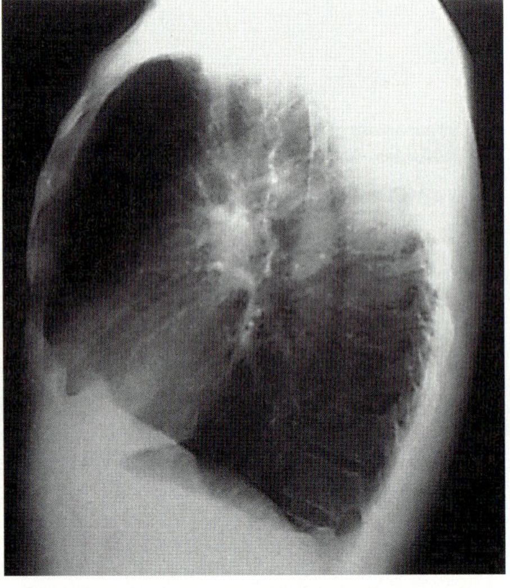

C-13: Chronische obstruktive Bronchitis mit ausgeprägtem Lungenemphysem (Typ Pink puffer) (Fall 2).

C-20: Lungenfunktionsbefund (Fall 2)

Parameter	Einheit	Sollwert	vor Fenoterol-Inhalation		nach Fenoterol-Inhalation	
			Istwert	Ist/Soll %	Istwert	Änderung %
VC	l	4,91	2,20	44,8	2,57	+16,7
TGV	l	3,41	7,99	234	7,35	-8,0
RV	l	2,00	7,15	357	6,69	-6,4
TLC	l	6,98	9,19	132	9,24	+0,5
RV/TLC	%	30,3	77,8	256	72,4	-6,9
FEV_1	l	3,86	1,00	25,9	1,12	+12,0
FEV_1/VC	%	79,7	45,5	57,1	43,6	-4,0
R_{aw}	kPa × s/l	< 0,3	1,01	338	0,64	-36,3

Blutgasanalytisch fand sich nur eine leichtgradige arterielle Hypoxämie (s. C-**21**).
Diagnose: Chronische obstruktive Bronchitis mit schwerem Lungenemphysem (Typ A, Pink puffer). Zeichen bronchialer Hyperreaktivität.
Empfohlene Therapie: Sofortiges Einstellen des Rauchens, evtl. Raucherentwöhnungsprogramm. Inhalationen von Sanasthmax® zweimal zwei Hübe/d, über Inhalierhilfe und Berodual®-Dosieraerosol zwei Hübe bei Bedarf (maximal fünfmal zwei/d Hübe). Euphylong® 750 mg pro Tag, Bricanyl®-Duriles zweimal eine/d. Schulungsprogramm Asthma-Bronchitis-Emphysem.

C-21: Blutgasanalyse (Fall 2)

Parameter	Einheit	Normbereich	Meßwert
P_{O2}	mmHg	75–95	68,2
P_{CO2}	mmHg	35–45	38,1
pH		7,38–7,45	7,39
BE	mmol/l	– 3,0 – +3,0	-1,3

Klinischer Fall

Fall 3. Die 28jährige Arzthelferin wird wegen einer seit etwa acht Jahren aufgetretenen zunehmenden Belastungsdyspnoe ambulant vorgestellt. Seit einer Woche verstärkte Luftnot bei geringster Belastung im Rahmen eines mit Schnupfen, Husten und grünlich-eitrigem Auswurf einhergehenden Atemwegsinfektes. Beim Treppensteigen hochgradige Atemnot mit Urininkontinenz. Keine Atemnotfälle. Im Rahmen von Hustenanfällen Schwindel- und Ohnmachtsgefühl (»Schwarzwerden vor den Augen«). Seit der Kindheit in den Monaten Mai/Juni Heuschnupfen mit Juckreiz und Tränen der Augen sowie Husten. Nachweis einer Gräserpollenallergie. Raucht seit dem 14. Lebensjahr 20 bis 30 Zigaretten pro Tag.
Klinische Untersuchung: Magerer Ernährungszustand (Körpergröße 174 cm, Gewicht 58 kg). Dyspnoe beim Aus- und Ankleiden. Keine Zyanose. Über beiden Lungen hypersonorer Klopfschall, tiefstehende, wenig verschiebliche Lungengrenzen, abgeschwächtes Atemgeräusch, basal vereinzelte mittelblasige, nichtklingende Rasselgeräusche.
Röntgenologisch finden sich die Zeichen einer Lungenüberblähung bzw. eines Emphysems mit tiefstehenden abgeflachten Zwerchfellen, Überblähung des Herzvorderraumes und des Retrokardialraumes sowie Rarefizierung der peripheren Lungenstruktur (C-**14**). Die hochauflösende Computertomographie (HRCT) bestätigt das Lungenemphysem.
Die Lungenfunktionsprüfung zeigt eine schwere obstruktive Ventilationsstörung mit hochgradiger Lungenüberblähung. Nach siebenmonatiger antiobstruktiver Behandlung ist eine deutliche Teilrückbildung der Lungenüberblähung und eine mäßige Rückbildung der Obstruktion erkennbar (s. C-**22**). Im Fluß-Volumen-Diagramm konstant exspiratorische Knickbildung und sehr niedrige maximale exspiratorische Flußwerte bei 50 und

25 % der Vitalkapazität (MEF_{50} und MEF_{25}) als Ausdruck des obstruktiven Emphysems.

Labor: α_1-Antitrypsin mit 35 mg/dl (Referenzbereich 170 bis 330 mg/dl) stark vermindert. α_1-Antitrypsin-Phänotyp: ZZ (homozygoter Defekttyp). Die Blutgasanalyse ergab eine leichtgradige kompensierte respiratorische Alkalose (P_{O2} 76,1 mmHg; P_{CO2} 30,2 mmHg; pH 7,43; BE −3,0 mmol/l). Blutbild und übrige Laborwerte unauffällig. Bakteriologisch im Sputum Nachweis von Neisseria meningitidis (Keimzahl 10^6/ml).

Diagnose: Lungenemphysem bei α_1-Proteinase-Inhibitor-Mangel. Chronische obstruktive Bronchitis mit infektbedingter eitriger Exazerbation (Meningokokken-Infekt der Atemwege). Pollinosis.

Therapie: Sofortige Beendigung des Rauchens. Inhalation von Inhacort®-Dosieraerosol zweimal zwei Hübe/d über »Spacer« und Ditec®-Dosieraerosol viermal zwei Hübe/d, Bronchoretard® zweimal 350 mg/d, Isocillin® 1,2 Mega dreimal ein/d; über zwei Wochen. Bromuc® zweimal 200 mg/d. Einleitung einer wöchentlichen intravenösen α_1-Proteinase-Inhibitor-Substitutionstherapie mit Prolastin HS®.

Die Bestimmung des α_1-Antitrypsin-Phänotyps bei den leiblichen Verwandten wurde empfohlen.

Lerneffekte: 1. α_1-Antitrypsin-Mangel kann bereits bei jungen Menschen zu einem ausgeprägten Lungenemphysem führen, insbesondere in Kombination mit Inhalationsrauchen. 2. Durch konsequente antiobstruktive Therapie läßt sich auch bei ausgeprägtem Emphysem eine deutliche Besserung der pulmonalen Funktionseinschränkung erzielen.

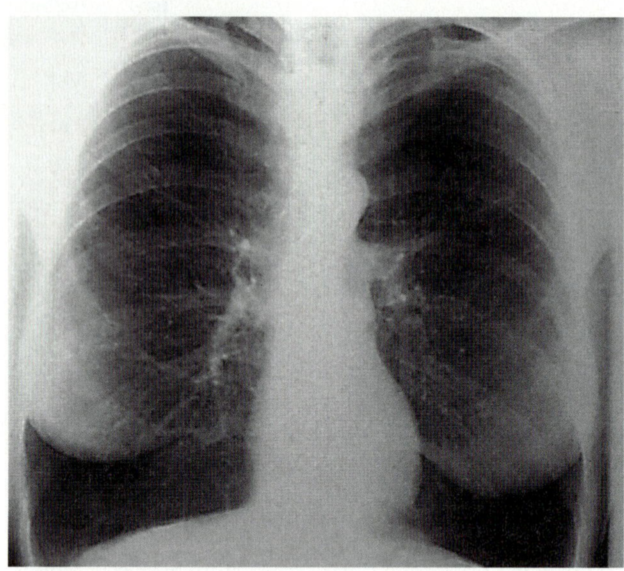

C-**14: Ausgeprägtes Lungenemphysem** bei 28jähriger Frau mit α_1-Antitrypsin-Mangel (Fall 3).

C-22: Lungenfunktionsbefund (Fall 3)

Parameter	Einheit	Sollwert	vor Fenoterol-Inhalation		nach Fenoterol-Inhalation		nach 7 Monaten (+ Fenoterol-Inhalation)	
			Istwert	Ist/Soll %	Istwert	Änderung %	Istwert	Änderung %
VC	l	4,25	2,61	61,3	3,68	+41	4,41	+69
TGV	l	2,95	7,22	245	6,88	− 5	6,54	− 9
RV	l	1,58	5,87	371	5,24	−11	4,41	−25
TLC	l	5,76	8,37	145	8,52	+ 2	8,29	− 1
RV/TLC	%	27,8	70,2	253	61,5	−12	53,2	−24
FEV_1	l	3,66	1,00	27,3	1,44	+44	1,52	+52
FEV_1/VC	%	84,2	38,3	45,6	39,1	+ 2	34,4	−11
MEF_{50}	l/s	4,80	0,46	9,6	0,80	+74	0,65	+41
MEF_{25}	l/s	2,30	0,36	15,7	0,38	+ 6	0,40	+11
R_{aw}	kPa × s/l	< 0,30	0,62	208	0,36	−42	0,26	−58

4 Asthma bronchiale

4 Asthma bronchiale

Definition. Das Asthma bronchiale ist charakterisiert durch eine überwiegend anfallsartig auftretende Atemnot, bedingt durch eine Atemwegsobstruktion, die zwischen den Anfällen ganz oder teilweise reversibel ist. Zugrunde liegen eine Entzündung und eine Hyperreaktivität des Bronchialsystems. Unterschieden werden das exogene, auf Allergien zurückzuführende, und das endogene (intrinsische) nichtallergische Asthma.

◀ **Definition**

Epidemiologie. An Asthma bronchiale leiden in den meisten industrialisierten Ländern 5 bis 10% der Bevölkerung. Bei etwa einem Drittel der Patienten tritt das Asthma vor dem zehnten Lebensjahr auf, bei der Mehrzahl vor dem 40. Lebensjahr. Das allergische Asthma wird fast immer vor dem 30. Lebensjahr klinisch manifest. Diese Patienten weisen überwiegend Zeichen einer Atopie (Allergien in der Familie, Säuglingsekzem, endogene Ekzeme, allergische Rhinitis, Nahrungsmittelallergien) auf, die für eine erbliche Determination sprechen. Das intrinsische Asthma kann auch in höherem Lebensalter auftreten.

Epidemiologie 5–10% der Bevölkerung leiden an einem Asthma bronchiale. Das allergische Asthma tritt fast immer vor dem 30. Lebensjahr auf, diese Patienten weisen zumeist Zeichen der Atopie auf. Das intrinsische Asthma kann auch in höherem Lebensalter klinisch manifest werden.

Pathophysiologie. Die Atemwegsobstruktion beim Asthma bronchiale ist auf die **Kontraktion der glatten Bronchialmuskulatur** und zusätzlich auch auf die **Schwellung der Bronchialschleimhaut** und die Ansammlung von **zähem Bronchialsekret (Hyperkrinie und Dyskrinie)** zurückzuführen. Die Kontraktion der glatten Muskulatur spricht rasch (innerhalb von zehn Minuten) auf die bronchospasmolytische Therapie (z.B. mit β_2-Sympathomimetika) an, während sich das Schleimhautödem und die Schleimverlegung erst nach längerer antiinflammatorischer Therapie (z.B. mit Kortikoiden) zurückbilden. Charakteristisch für das Asthma bronchiale ist die **bronchiale Hyperreaktivität**, d.h. die gesteigerte Bronchokonstriktion auf verschiedene unspezifische Stimuli (z.B. kalte Luft, körperliche Belastung, hypertone oder hypotone Aerosole, reizende Dämpfe, Rauche, Gase und Stäube). Die Hyperreaktivität kann durch Inhalation bestimmter bronchokonstriktorisch wirksamer Substanzen (z.B. Methacholin, Histamin) unter standardisierten Bedingungen nachgewiesen werden. Neuere Untersuchungen haben die Rolle **entzündlicher Veränderungen der Bronchialschleimhaut** als Ursache der Atemwegsobstruktion und der Hyperreaktivität unterstrichen. Die bronchiale Obstruktion, die Hyperreaktivität und die Entzündung können durch eine Vielzahl pathogenetischer Mechanismen induziert werden, unter denen den **Allergien** und den **Atemwegsinfekten** die größte Bedeutung zukommt.

Pathophysiologie Die Atemwegsobstruktion ist beim Asthma bronchiale auf eine **Bronchokonstriktion** zurückzuführen, zusätzlich auch auf eine **Schwellung der Bronchialschleimhaut** und eine vermehrte **Sekretion eines hochviskösen Bronchialsekrets (Hyperkrinie und Dyskrinie)**.
Ursächlich liegen eine **bronchiale Hyperreaktivität** und **entzündliche Schleimhautveränderungen** zugrunde, die durch eine Vielzahl pathogenetischer Mechanismen induziert werden können, insbesondere durch **Allergien** und **Atemwegsinfekte**.

- **Allergien:** Das allergische Asthma ist zumeist auf **Inhalationsallergien** (mit Sensibilisierung gegen Pollen, Tierhaare, Hausstaubmilbe und Schimmelpilze), seltener auf **Nahrungsmittelallergien** zurückzuführen. Die **Anamnese** ergibt Hinweise auf zugrundeliegende Allergien, die sich im **Hauttest,** durch Bestimmung der **spezifischen IgE-Antikörper** und durch **inhalative Provokation** nachweisen lassen. Nach Allergenexposition kommt es zu einer Sofortreaktion, in einem Teil der Fälle auch zu einer zusätzlichen oder alleinigen Spätreaktion (»verzögerte Reaktion«). Das gemeinsame Auftreten von Sofort- und Spätreaktion wird als duale Reaktion bezeichnet. Diese kann in 40 bis 70% der Fälle beobachtet werden. Die **Sofortreaktion** nach inhalativer Exposition besteht in einer **Bronchokonstriktion**, die 20 bis 30 Minuten nach Exposition ihr Maximum erreicht und sich innerhalb von ein bis zwei Stunden zurückbildet. Die Atemwegsobstruktion im Rahmen der **Spätreaktion** beginnt **vier bis acht Stunden nach der Exposition** und kann 24 Stunden oder länger anhalten. Sowohl die Sofort- als auch die Spätreaktion sind Formen der IgE-vermittelten Typ-I-Reaktion (s. ▦ C-**42**).

- **Allergien:** Das allergische Asthma ist zumeist auf **Inhalationsallergien**, seltener auf **Nahrungsmittelallergien** zurückzuführen. Die inhalative Allergenexposition führt nach etwa 20–30 Minuten zu einer **Sofortreaktion** in Form einer Bronchialobstruktion, der sich in einem Teil der Fälle nach 4–8 Stunden eine **Spätreaktion** anschließen kann (duale Reaktion). Sowohl die Sofort- als auch die Spätreaktion (»verzögerte Sofortreaktion«) sind IgE-vermittelte Typ-I-Reaktionen (s. ▦ C-**42**).

Merke ▶

> **Merke.** Die Sofortreaktion kann durch β_2-Sympathomimetika und Cromoglicinsäure (DNCG), aber nicht durch Kortikosteroide, die Spätreaktion durch Kortikosteroide und DNCG, aber nicht durch β_2-Sympathomimetika inhibiert werden.

• **Mediatoren und vagovagale Reflexbronchokonstriktion:** Sofort- und Spätreaktion sind auf eine Mediatorfreisetzung aus Entzündungszellen zurückzuführen. Die Allergenexposition induziert die Freisetzung **präformierter Mediatoren** (insbesondere **Histamin**) aus den Granula der Zellen und die **Neubildung von Prostaglandinen, Leukotrienen und plättchenaktivierendem Faktor** aus Bestandteilen der Zellmembran.

Diese **Mediatoren führen zur Bronchokonstriktion** und zu einer **entzündlichen Schleimhautreaktion** mit Schleimhautschwellung, Einwanderung von Entzündungszellen, Reizung und Sensibilisierung **vagaler Reflexbronchokonstriktion** und **Entwicklung einer Hyperreaktivität.** Die Mediatoren und die Reflexbronchokonstriktion sind auch an der Pathogenese des nichtallergischen Asthmas beteiligt.

• **Mediatoren und vagovagale Reflexbronchokonstriktion:** Die Sofort- und die Spätreaktion sind auf eine Mediatorfreisetzung aus Entzündungszellen (Mastzellen, Basophile, Makrophagen) zurückzuführen. Das an die Oberfläche dieser Zellen gebundene IgE löst nach Bindung mit den eingedrungenen spezifischen Antikörpern die Freisetzung von präformierten Mediatoren aus den Granula der Zellen und die Synthese anderer Mediatoren aus den Bestandteilen der Zellmembran aus. Auch aus der Zellmembran anderer Entzündungszellen (eosinophile und neutrophile Granulozyten, Thrombozyten) können Mediatoren gebildet und freigesetzt werden. Zu den **präformierten Mediatoren** gehören **Histamin**, Heparin, neutrophiler chemotaktischer Faktor (NCF), eosinophiler chemotaktischer Faktor (ECF), Proteasen und Hydrolasen. Die **neugebildeten Mediatoren** entstehen aus Arachidonsäure durch Einwirkung von Zyklooxygenase (Prostaglandine) oder Lipoxygenase (Leukotriene). Außerdem wird aus den Phospholipiden der Zellmembran plättchenaktivierender Faktor (PAF) gebildet und freigesetzt. Diese **Mediatoren führen zu einer Bronchokonstriktion**, zu einer **erhöhten Permeabilität der Kapillarendothelien und der Bronchialepithelien** mit **Schwellung der Schleimhaut**, zu einer **vermehrten Schleimproduktion** und zur Einwanderung von Eosinophilen und Neutrophilen in die Kapillarwand. Außerdem kann durch die Mediatoren eine Reizung der afferenten vagalen Nervenendigungen der Bronchialschleimhaut mit nachfolgender **vagovagaler Reflexbronchokonstriktion** und Freisetzung von Polypeptid-Mediatoren (Substanz P) induziert werden. Die chemotaktisch angezogenen Entzündungszellen verlängern die allergische Reaktion und können ihrerseits Mediatoren freisetzen, welche Schädigungen des Bronchialepithels mit »Sensibilisierung« vagaler Irritant-Rezeptoren und Veränderungen der glatten Muskulatur hervorrufen. Die erhöhte Empfindlichkeit der Schleimhautrezeptoren begünstigt die **Reflexbronchokonstriktion nach unspezifischen Reizen** (z.B. kalte Luft, Staub). Auch durch andere Noxen (virale Atemwegsinfekte, Ozon und andere Reizgase) kann eine vermehrte Empfindlichkeit der vagalen Schleimhautrezeptoren induziert werden.
Die Spätreaktion (auch als »verzögerte Sofortreaktion« bezeichnet) ist auf die verzögerte Wirkung der aus Mastzellen und anderen Entzündungszellen freigesetzten Mediatoren zurückzuführen. Die sehr komplexen Mediatorwirkungen sind bisher nur zum Teil aufgeklärt. Ein Teil der genannten Mediatoren und die vagovagale Reflexbronchokonstriktion sind auch für die Pathogenese des nichtallergischen Asthmas von Bedeutung.

S C-**15** zeigt ein Schema der pathophysiologischen Mechanismen des Asthma bronchiale.

S C-**15** zeigt ein vereinfachtes Schema der pathophysiologischen Mechanismen des Asthma bronchiale.

• **Atemwegsinfekte:** Virusinfekte führen zu **Exazerbationen des Asthmas** und länger anhaltender bronchialer Überempfindlichkeit. Das intrinsische Asthma beginnt häufig mit einem Atemwegsinfekt.

• **Atemwegsinfekte:** Durch Virusinfekte der Atemwege werden **häufig Exazerbationen des Asthmas** und eine länger anhaltende Zunahme der bronchialen Reaktivität hervorgerufen. Eine Infektion mit Haemophilus influenzae kann wahrscheinlich durch Freisetzung von Histamin aus den Bakterien zu einer Verschlechterung des Asthmas beitragen. Patienten mit intrinsischem Asthma führen den Beginn der Erkrankung oft auf einen Atemwegsinfekt zurück. Auch das allergische Asthma bronchiale verschlechtert sich häufig im Rahmen von Atemwegsinfekten.

• **Körperliche Belastung:** Durch körperliche Belastung kann bei den meisten Asthmakranken ein Asthmaanfall oder eine **Zunahme der Atemwegsobstruktion** induziert werden, die sich nach 30–60 Minuten spontan zurückbildet. Ursächlicher Mechanismus scheint der durch die forcierte Atmung hervorgerufene Wärme- und Flüssigkeitsentzug zu sein.

• **Körperliche Belastung:** Durch körperliche Belastung (z.B. Laufbelastung über fünf bis sechs Minuten) kann bei der Mehrzahl der Asthmakranken eine **Zunahme der Atemwegsobstruktion** ausgelöst werden, deren Ausmaß mit der bronchialen Hyperreaktivität korreliert und die sich nach 30 bis 60 Minuten spontan zurückbildet. Besonders Kinder und Jugendliche leiden häufig unter einem Belastungsasthma. Das Belastungsasthma ist auf den Wärme- und Flüssigkeitsentzug aus der Tracheobronchialschleimhaut bei forcierter Atmung zurückzuführen.

S Synopsis C-**15: Schema der Pathophysiologie des Asthma bronchiale**

Durch Allergenkontakt (Überbrückung von zwei membranständigen IgE-Antikörpern durch ein eingedrungenes Allergen) **oder durch nichtallergische Stimuli** werden aus Mediatorzellen (Mastzellen, wahrscheinlich auch Eosinophile und Makrophagen) präformierte und neugebildete direkt wirksame Mediatoren freigesetzt, die im Rahmen einer **Sofortreaktion zu einem** Bronchospasmus und zu erhöhter Epithel- und Vasopermeabilität führen. Über Chemotaxis, Zellaktivierung und Kininsynthese wird die **Freisetzung sekundärer Mediatoren** induziert, die eine Verlängerung der Sofortreaktion, ein Ödem und eine Infiltration der Bronchialschleimhaut sowie eine bronchiale Hyperreaktivität hervorrufen. Bei **Persistenz des Stimulus** wird durch diese und weitere aktivierte Entzündungsmediatoren eine **chronische Entzündungsreaktion** der Bronchialwand mit Hypersekretion, Epithelläsionen, Drüsen- und Muskelhyperplasie sowie Zunahme der Hyperreaktivität verursacht (nach Schultze-Werninghaus).
Abkürzungen: LTC_4 = Leukotrien C_4; PGD_2 = Prostaglandin D_2; PAF = plättchenaktivierender Faktor; NCF = Neutrophilen-chemotaktischer Faktor; MBP = major basic protein; THR = Thrombozyten; NEU = neutrophile Granulozyten; EOS = eosinophile Granulozyten; MON = Monozyten; LYM = Lymphozyten.

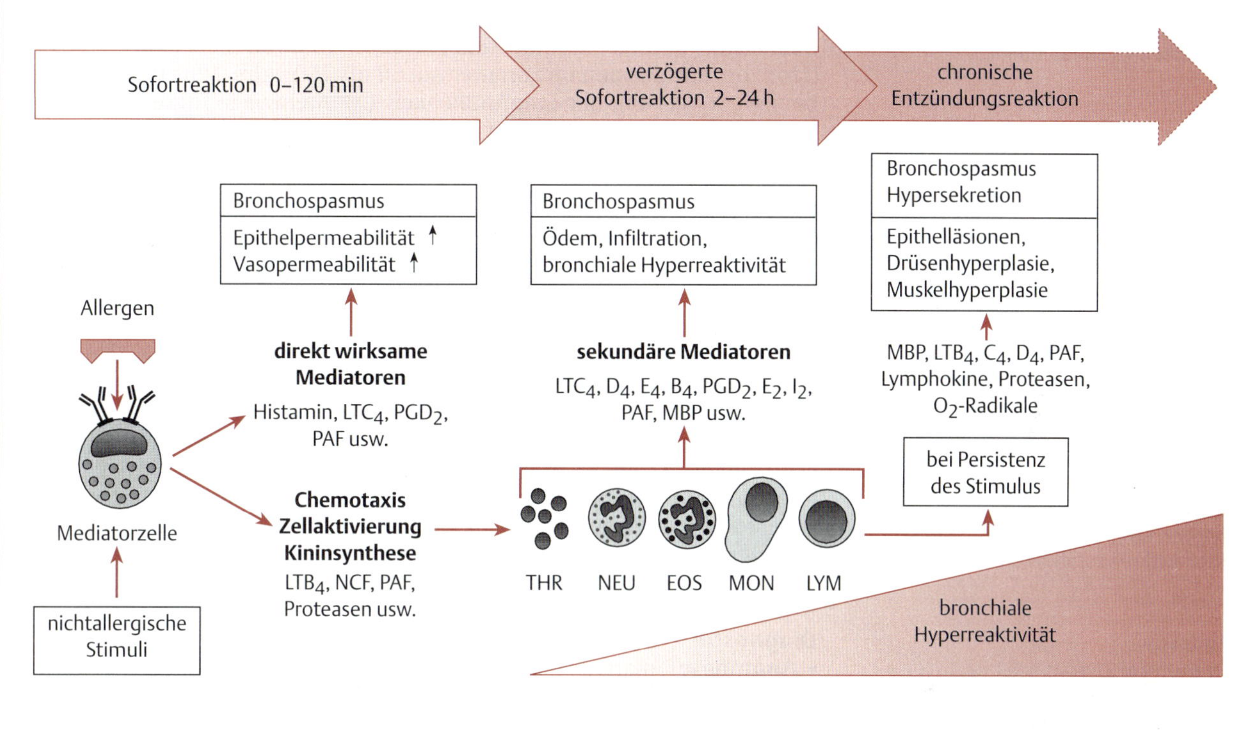

- **Psychosomatische Zusammenhänge:** Psychische Belastungen, aber auch freudige Erregung, können bei vorbestehender bronchialer Hyperreaktivität einen Asthmaanfall auslösen, wahrscheinlich auf vagalem Wege. Eine Verursachung des Asthmas allein durch psychische Einflüsse konnte jedoch nicht gesichert werden. Andererseits führen schwere und als bedrohlich empfundene Asthmaanfälle häufig zu einer ängstlichen Grundhaltung.

- **Analgetika: Acetylsalicylsäure** und die anderen **nichtsteroidalen Antiphlogistika** rufen bei etwa 10% der Asthmatiker Asthmaanfälle hervor, zum Teil schwerste lebensbedrohliche Anfälle. Häufig leidet diese Patientengruppe zusätzlich unter einer chronischen polypösen Rhinosinusitis (»sinubronchiales Syndrom«), oft findet sich eine deutliche Bluteosinophilie. Allergien sind nur bei einem kleinen Teil dieser Patienten nachweisbar. Ursächlich liegt eine Analgetika-Intoleranz zugrunde, die nicht auf eine Allergie, sondern wahrscheinlich auf die medikamentös bedingte **Zyklooxygenasehemmung mit verminderter Bildung bronchodilatierender Prostaglandine** oder Umleitung des Arachidonsäuremetabolismus auf den Lipoxygenase-Pfad mit vermehrter Produktion bronchokonstriktiver Leukotriene zurückzuführen ist. Analgetika müssen von diesen Patienten streng gemieden werden. Paracetamol wird im allgemeinen vertragen, als weitere Alternative kommen bei starken Schmerzzuständen Opiate in Betracht.

- **Psychosomatische Zusammenhänge:** Psychische Einflüsse können bei vorbestehender bronchialer Überempfindlichkeit einen Asthmaanfall auslösen oder ein Asthma verschlimmern. Die Verursachung des Asthmas allein durch psychische Faktoren ist jedoch nicht erwiesen.
- **Analgetika:** 10% der Asthmapatienten weisen eine Analgetika-Intoleranz (»Analgetika-Asthma«) z. B. gegen **ASS** und andere **NSAR** auf, die häufig mit einer chronischen polypösen Rhinosinusitis (»sinubronchiales Syndrom«) und einer deutlichen Bluteosinophilie kombiniert ist. Nur selten ist eine Allergie nachweisbar. Analgetika sind hier zu vermeiden, Paracetamol und Opiate werden im allgemeinen vertragen.

• **Betarezeptorenblocker:** Durch Betarezeptorenblocker können bei Asthmakranken schwere Asthmaanfälle hervorgerufen werden.

• **Betarezeptorenblocker:** Betarezeptorenblocker führen bei Asthmapatienten über eine Hemmung des bronchodilatierenden Effektes von Adrenalin und Noradrenalin zum Anstieg des Atemwegswiderstandes.

Merke ▶

> ***Merke.*** Schon nach Applikation betarezeptorenblockerhaltiger Augentropfen können schwere Asthmaanfälle auftreten.

• **Luftverschmutzung:** Asthmakranke sind gegenüber Luftschadstoffen (Schwefeldioxid, Stickstoffoxide, Ozon und Staub) empfindlicher als Gesunde und reagieren auf eine höhergradige Schadstoffkonzentration mit vermehrten Asthmaanfällen.

• **Luftverschmutzung:** Eine höhergradige Schadstoffbelastung der Luft mit Schwefeldioxid, Stickstoffoxiden, Ozon und Staub kann eine Zunahme der Häufigkeit von Asthmaanfällen induzieren. Asthmakranke sind gegenüber Luftschadstoffen empfindlicher als Gesunde, besonders bei körperlicher Belastung infolge des erhöhten Atemminutenvolumens. Die Inhalation von Ozon kann bereits in einer Konzentration von 180–200 µg/m^3 (regionale Ozonkonzentrationen im Sommer um 50 bis 250 µg/m^3) zu einer vorübergehenden Steigerung der Empfindlichkeit der Atemwege führen. Ein Teil der Asthmatiker reagiert auch auf Zigarettenrauch mit einer Bronchokonstriktion.

Klinik Das Asthma ist durch **Anfälle von Luftnot**, oft verbunden mit **pfeifendem Atemgeräusch** und **Hustenattacken**, gekennzeichnet **(»Anfallsasthma«).** Nicht selten stehen die Hustenanfälle im Vordergrund. Der Auswurf ist zumeist spärlich, weißlich-glasig und von zäher Konsistenz. Die **Beschwerden sind nachts und morgens verstärkt**. Bei fortgeschrittenem Asthma kann sich anhaltende Luftnot **(»Dauerasthma«)** entwickeln. Als **Status asthmaticus** wird ein schwerer, über viele Stunden anhaltender Asthmaanfall bezeichnet.

Klinik. Das Asthma bronchiale ist durch **Anfälle von Luftnot**, oft verbunden mit **pfeifendem Atemgeräusch** und **Hustenattacken**, gekennzeichnet **(»Anfallsasthma«).** Der Hustenanfall kann der Luftnot vorausgehen. Nicht selten klagen die Patienten ausschließlich über Hustenanfälle und geben keine Luftnot an. Zumeist wird kein oder nur wenig Auswurf abgehustet, der im allgemeinen eine weißlich-glasige Beschaffenheit und zähe Konsistenz aufweist. Typisch ist eine **zirkadiane Variation mit vorwiegend nachts zwischen zwei und vier Uhr oder morgens auftretenden Symptomen**. Zwischen den Anfällen besteht oft völlige Beschwerdefreiheit. Bei fortgeschrittenem Asthma kann sich eine persistierende Belastungs- oder auch Ruhedyspnoe **(»Dauerasthma«)** entwickeln. Unter einem **Status asthmaticus** ist ein über viele Stunden anhaltender schwerer Asthmaanfall zu verstehen, der mit der üblichen bronchospasmolytischen Therapie (β_2-Sympathomimetika, Theophylline) nicht zu durchbrechen ist.

Diagnostik

• **Anamnese:** Zu fragen ist nach Asthma und Atopien in der Familie, Ekzemen, Allergien, Abhängigkeit der Beschwerden von Tages- und Jahreszeit sowie örtlichen Gegebenheiten und auslösenden Faktoren.

Diagnostik

• **Anamnese:** Anamnestisch ist insbesondere nach dem familiären Auftreten von Asthma und Atopien, ferner nach Ekzemen, allergischer Rhinitis, Abhängigkeit der Beschwerden von Tages- und Jahreszeit sowie örtlichen Gegebenheiten und auslösenden Faktoren (Infekte, Medikamente, Arbeitsplatzeinflüsse und Umweltreize) zu fragen.

• **Körperliche Untersuchung:** Klinisch finden sich **Giemen** und **Brummen**, in schwereren Fällen Ruhedyspnoe, **verlängertes Exspirium**, Distanzgiemen, Einsatz der Atemhilfsmuskulatur, hypersonorer Klopfschall, Tachykardie und Pulsus paradoxus, in schwersten Fällen Abnahme des Giemens und des Atemgeräusches, Zyanose und Bewußtseinstrübung. Die Charakteristika des Status asthmaticus finden sich in ▤ C-**26**.

• **Körperliche Untersuchung:** Auskultatorisch findet sich **Giemen** und **Brummen**, mitunter auch ein Normalbefund. Bei ausgeprägter Atemwegsobstruktion treten Tachypnoe, **verlängertes Exspirium**, mitunter ein auf die Entfernung hörbares Pfeifen (»Distanzgiemen«), Einsatz der Atemhilfsmuskulatur, hypersonorer Klopfschall, Tachykardie und Pulsus paradoxus (Abfall des systolischen Blutdrucks in der Inspirationsphase um mehr als 10 bis 15 mmHg) auf. Bei schwerstem Asthma können die giemenden Geräusche abnehmen (»stille Lunge«, Gefahr der Fehleinschätzung!), eine Erschöpfung der Atemmuskulatur kündigt sich durch paradoxe Atembewegungen des Abdomens an und führt zur fortschreitenden respiratorischen Insuffizienz mit Zyanose sowie Bewußtseinstrübung als Folge einer Hyperkapnie. Die Charakteristika des Status asthmaticus sind der ▤ C-**26** zu entnehmen.

• **Lungenfunktionsanalyse:** Das Asthma bronchiale ist funktionsanalytisch durch eine **Atemwegsobstruktion mit Verminderung der relativen Einsekundenkapazität auf weniger als 70 % oder Erhöhung des Atemwegswiderstandes** gekennzeichnet. Zusätzlich findet sich häufig eine Lungenüberblähung, die im Gegensatz

• **Lungenfunktionsanalyse:** Funktionsanalytisch ist das Asthma bronchiale durch eine **obstruktive Ventilationsstörung** gekennzeichnet. Maximale exspiratorische Atemstromstärke (Peak flow, PEF), Einsekundenkapazität (FEV_1) und Vitalkapazität (VC) sind die wichtigsten Meßgrößen zur quantitativen Beurteilung des Asthmas. Der Peak flow kann mit kleinen Taschengeräten von den Patienten jederzeit selbst gemessen werden und erlaubt so eine Dokumentation der asthmatypischen Variabilität der Atemwegsobstruktion, einer Abhängigkeit der Obstruktion von äußeren Faktoren und der Reversibilität nach Bronchospasmolyse. Die **Peak-flow-Variabilität** läßt sich nach folgender Gleichung ermitteln:

$$\text{PEF-Var}\,(\%) = \frac{\text{höchster PEF} - \text{niedrigster PEF}}{\text{höchster PEF}} \times 100$$

Die C-**15** zeigt einen charakteristischen Verlauf der Peak-flow-Werte bei infektbedingter Exazerbation eines Asthma bronchiale. Eine genauere Beurteilung der Atemwegsobstruktion ist durch die Messung der relativen Einsekundenkapazität (= **Tiffeneau-Index = FEV_1/VC**) möglich. Ein Wert unter 70% zeigt eine obstruktive Ventilationsstörung an. Die aufwendigere Ganzkörperplethysmographie erlaubt die Bestimmung des Atemwegswiderstandes und des intrathorakalen Gasvolumens sowie des Residualvolumens. C-**6** (*S. 387*) zeigt typische Druck-Strömungs-Diagramme bei unterschiedlichen Formen der Atemwegsobstruktion. Oft findet sich eine Erhöhung des intrathorakalen Gasvolumens und des Residualvolumens als Ausdruck einer **Lungenüberblähung**. Diese ist jedoch im Gegensatz zum Lungenemphysem **zumeist reversibel**.
Bei Feststellung einer Obstruktion sollte immer die Reversibilität nach inhalativer Bronchospasmolyse mittels β_2-Sympathomimetika geprüft werden.

zum Lungenemphysem im allgemeinen reversibel ist.

C-6 *(S. 387)* **zeigt typische Registrierbeispiele bei unterschiedlichen Formen der Atemwegsobstruktion. Die asthmatypische Variabilität der Atemwegsobstruktion läßt sich leicht durch serielle Peak-flow-Messungen dokumentieren. Die Peak-flow-Variabilität ist ein Indikator des Schweregrades und der Instabilität des Asthmas.**
Der Peak-flow-Verlauf bei infektbedingter Exazerbation eines Asthma bronchiale ist in C-15 dargestellt.

> ***Merke.*** Das Asthma bronchiale ist gekennzeichnet durch eine gute Reversibilität der Atemwegsobstruktion nach Broncholyse mit einem inhalativen β_2-Agonisten mit Anstieg der Einsekundenkapazität um mehr als 12%.

◀ **Merke**

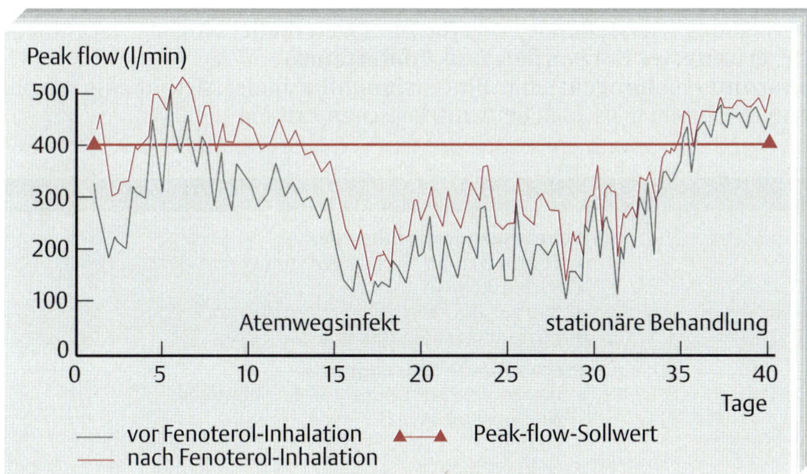

C-**15: Peak-flow-Verlauf bei Asthma bronchiale mit infektbedingter Exazerbation.** 30jährige Frau mit gemischtförmigem Asthma bronchiale bei nachgewiesener aktueller Hausstaubmilbenallergie. Die Peak-flow-Werte wurden 2- bis 5mal pro Tag vor und 10 min nach inhalativer Bronchospasmolyse gemessen. **Typisch sind die ausgeprägten zirkadianen Schwankungen** mit zumeist frühmorgendlichen Tiefstwerten und deutlicher Reversibilität der Atemwegsobstruktion nach Bronchospasmolyse sowie die **Verschlechterung im Rahmen eines Atemwegsinfektes.**

Blutgasanalytisch findet sich **im Asthmaanfall** häufig eine **leichte Verminderung des P_{O_2}** und infolge Hyperventilation eine **Abnahme des P_{CO_2}**. Das Auftreten einer **Hyperkapnie (P_{CO_2} > 45 mmHg)** im Status asthmaticus ist ein **bedrohliches Zeichen**, das für eine Erschöpfung der Atemmuskulatur spricht und eine Beatmungsbedürftigkeit des Patienten ankündigt.
Unspezifische bronchiale Provokationstests mit körperlicher Belastung (z.B. Laufbelastung) und Inhalation bronchokonstriktorisch wirksamer Substanzen (Methacholin, Carbachol, Histamin) dienen dem Nachweis der bronchialen Hyperreaktivität und sind bei Verdacht auf das Vorliegen eines Asthma bronchiale sowie bei unklarem Husten indiziert, sofern nicht bereits eine deutliche Atemwegsobstruktion nachweisbar ist.

Blutgasanalytisch findet sich **im Asthmaanfall** eine **leichte Verminderung des P_{O_2}**. Das Auftreten einer **Hyperkapnie** im Status asthmaticus ist ein **bedrohliches Zeichen**, das für eine Erschöpfung der Atemmuskulatur spricht.
Unspezifische Provokationstests (Laufbelastung, Inhalation von Methacholin, Carbachol oder Histamin) zum Nachweis der bronchialen Hyperreaktivität sind bei Verdacht auf das Vorliegen eines Asthmas oder bei unklarem Husten indiziert.

• **Allergologische Diagnostik:** Sie folgt einem Stufenschema, das die **spezielle Anamnese, Hauttests**, evtl. **Karenz- und Reexpositionsproben, Nachweise spezifischer Antikörper (RAST-Test)** sowie nasale oder bronchiale **Provokationstests** umfaßt.

• **Allergologische Diagnostik:** Die allergologischen Untersuchungen umfassen die spezielle Anamnese und **Hauttests** (Prick-, Intrakutan-, Scratch- und Reibtest), gegebenenfalls **Karenz- und Reexpositionsproben, Nachweise spezifischer Antikörper (RAST- oder EIA-Tests)** und nasale oder bronchiale **Provokationstests**. Die **allergologische Anamnese**, die durch spezielle Fragebögen unterstützt werden kann, liefert Hinweise auf die Auslösung der Allergie. In vielen Fällen reichen bereits Anamnese und Hauttests für eine definitive Diagnose aus. Bronchiale Provokationstests liefern den Nachweis der klinischen Aktualität (Pathogenität) der im Hauttest festgestellten Allergie am Bronchialsystem und somit den definitiven Beweis der allergischen Genese des Asthma bronchiale. Die Indikation zur bronchialen Provokation ergibt sich insbesondere bei Diskrepanzen zwischen Anamnese, Hauttests und Nachweis spezifischer Antikörper, bei gutachterlichen Fragestellungen zum Nachweis beruflicher Allergene und evtl. bei der Indikationsstellung zur Hyposensibilisierung.

Merke ▶

Merke. Da der inhalative Provokationstest zu schweren Asthmaanfällen (auch Spätreaktionen nach sechs bis acht Stunden) und einer Exazerbation des Asthmas führen kann, sollte er nur von erfahrenen Untersuchern bei strenger Indikationsstellung und unter entsprechender Überwachung durchgeführt werden.

• **Röntgendiagnostik:** Eine Thoraxaufnahme ist in unklaren Fällen von Atemnot und Husten erforderlich, im Asthmaanfall zeigen sich freistehende Zwerchfelle und eine schmale Herzsilhoutte.

Laboruntersuchungen: Häufig ist eine **Bluteosinophilie** nachweisbar.

• **Röntgendiagnostik:** Eine Röntgenuntersuchung des Thorax ist in unklaren Fällen für die Differentialdiagnose von Atemnot und Husten erforderlich. Insbesondere müssen eine Pneumonie und ein Pneumothorax ausgeschlossen werden. Im Asthmaanfall finden sich die Zeichen einer akuten Lungenüberblähung (**tiefstehende, abgeflachte Zwerchfelle,** schmale Herzsilhouette, **erweiterter Herzvorder- und -hinterraum**).

Laboruntersuchungen: Eine **Bluteosinophilie** findet sich häufig sowohl beim allergischen als auch beim intrinsischen Asthma.

C-23: Ursachen der Dyspnoe

Organische Störungen

▷ **Atemwegserkrankungen**
- Glottisödem
- Epiglottitis
- Pseudokrupp
- Kehlkopftumor
- Trachealstenose (Struma, Fremdkörper, Mediastinaltumor)
- obstruktive Bronchitis
- Asthma bronchiale
- allergische bronchopulmonale Aspergillose
- Bronchiektasen
- Tumoren der Atemwege

▷ **Lungenparenchymerkrankungen**
- Pneumonie
- fibrosierende Lungenerkrankungen
- akutes Lungenversagen (ARDS)
- Pneumokoniosen
- Lungenemphysem

▷ **Lungengefäßerkrankungen**
- Lungenembolie
- pulmonale Hypertonie

▷ **Herzerkrankungen**
- koronare Herzkrankheit, Herzinfarkt
- Klappenvitien
- Kardiomyopathie

▷ **Pleuraerkrankungen**
- Pneumothorax (Spannungspneumothorax)
- Pleuraerguß
- Pleuraschwarte

▷ **Thoraxwanderkrankungen**
- Thoraxtrauma (»instabiler Thorax«)
- Kyphoskoliose
- Morbus Bechterew
- Zustand nach Thorakoplastik

▷ **metabolische Störungen**
- metabolische Azidose (Coma diabeticum, Niereninsuffizienz)
- Fieber
- Hyperthyreose

▷ **Bluterkrankungen**
- Anämie

▷ **zerebrale Erkrankungen**
- apoplektischer Insult
- zerebrovaskuläre Insuffizienz
- Hirntumor
- Enzephalitis

▷ **Kreislauferkrankungen**
- Schock, Kollaps

▷ **Adipositas**

Psychogene und funktionelle Störungen

▷ Kehlkopffunktionsstörungen (»Pseudoasthma«)
▷ Hyperventilationssyndrom

Physiologische Dyspnoe

▷ Schwangerschaft
▷ Höhenhypoxie

Differentialdiagnose. Bei atypischer Symptomatik ist differentialdiagnostisch das gesamte Spektrum der mit Luftnot (s. ▤ C-**23**) oder Husten (s. ▤ C-**15**) einhergehenden Erkrankungen und Störungen in Erwägung zu ziehen. Häufigste Ursachen einer schweren Dyspnoe sind neben dem Asthma bronchiale die Linksherzinsuffizienz (»Asthma cardiale«) bzw. das Lungenödem, die Lungenembolie, die Exazerbation einer chronischen obstruktiven Bronchitis und die Pneumonie. Aus dem klinischen Befund resultierende differentialdiagnostische Hinweise sind der ▤ C-**24** zu entnehmen.

Differentialdiagnose Wichtigste Differentialdiagnosen des Asthma bronchiale sind die Linksherzinsuffizienz, das Lungenödem, die Lungenembolie und die Pneumonie. Daneben kommt ein breites Spektrum anderer mit Dyspnoe oder Husten einhergehender Erkrankungen in Betracht (s. ▤ C-**15**, C-**23**, C-**24**).

▤ C-24: Dyspnoe – differentialdiagnostische Hinweise nach dem klinischen Befund

Klinischer Untersuchungsbefund	Wahrscheinliche Diagnose
inspiratorischer Stridor	▷ Glottisödem, Pseudokrupp, Epiglottitis, Trachealstenose
verlängertes Exspirium, Giemen und Brummen	▷ Asthma bronchiale, obstruktive Bronchitis, zentrales Bronchialkarzinom
basale Klopfschalldämpfung	▷ Pleuraerguß, Pleuraschwarte
einseitig abgeschwächtes Atemgeräusch und Klopfschalldämpfung	▷ zentrales Bronchialkarzinom mit Bronchusstenose
fehlendes Atemgeräusch, hypersonorer Klopfschall	▷ Pneumothorax
feinblasige klingende Rasselgeräusche, evtl. Bronchialatmen, Fieber	▷ Pneumonie
feuchte, nicht klingende, mittel- bis grobblasige Rasselgeräusche beidseits	▷ Linksherzinsuffizienz, Lungenödem
feinblasige knisternde Rasselgeräusche beidseits	▷ fibrosierende Lungenerkrankungen
normaler Perkussions- und Auskultationsbefund	▷ Lungenembolie?
tiefe langsame Atmung (Kußmaul-Atmung)	▷ metabolische Azidose (Coma diabeticum, Niereninsuffizienz)
Cheyne-Stokes-Atmung	▷ zerebrovaskuläre Insuffizienz, Herzinsuffizienz
Hyperventilation, Kribbelparästhesien, evtl. Karpopedalspasmen, Tremor	▷ Hyperventilationssyndrom

Eine seltenere Sonderform der obstruktiven Atemwegserkrankung ist die **allergische bronchopulmonale Aspergillose**, die häufig mit Asthmaanfällen oder Belastungsdyspnoe einhergeht und auf eine Typ-I- und Typ-III-Allergie (s. ▤ C-**43**) gegen Aspergillus fumigatus zurückzuführen ist. Charakteristisch sind Bronchusverschlüsse durch zähes Sekret (»mucoid impaction«) mit poststenotischen Dystelektasen (röntgenologisch: grobfleckige oder flächenhafte Lungenverschattungen) und proximalen Bronchiektasen, Aushusten von Bronchusausgüssen, eine Blut- und Sputumeosinophilie, ein hohes Gesamt-IgE, Sofort- und Spätreaktionen gegen Aspergillus im Hauttest und Nachweis von IgE- und IgG-Antikörpern gegen Aspergillus. In einem Teil der Fälle kann Aspergillus fumigatus kulturell im Sputum nachgewiesen werden. Die Bronchusverschlüsse und die Dystelektasen bilden sich rasch unter einer oralen Glukokortikoidtherapie zurück.

Die **allergische bronchopulmonale Aspergillose** ist eine seltenere Form der obstruktiven Atemwegserkrankung, die auf eine kombinierte Typ-I- und Typ-III-Allergie gegen Aspergillus fumigatus zurückzuführen ist. Charakteristische Zeichen sind: Bronchusverlegungen durch zähes Sekret (»mucoid impaction«), Lungenverschattungen, zentrale Bronchiektasen, Blut- und Sputumeosinophilie, erhöhtes Gesamt-IgE, Sofort- und Spätreaktion im Hauttest gegen Aspergillus, Nachweis spezifischer IgE- und IgG-Antikörper gegen Aspergillus fumigatus und gutes Ansprechen auf orale Kortikoide.

Therapie Eine kombinierte Langzeittherapie als Stufenbehandlung (s. ▤ C-**25**) mit präventiven Maßnahmen, Bronchospasmolytika, Kortikoiden, Antiallergika, physikalischen Maßnahmen, evtl. auch Antibiotika, Expektoranzien und spezifischer Hyposensibilisierung.
Prävention: Exogene Noxen und potentiell bronchokonstriktorisch wirksame Medikamente sind zu vermeiden.

Therapie. Die Behandlung des Asthma bronchiale wird in der Regel kombiniert im Sinne einer Stufentherapie durchgeführt (s. ▤ C-**25**), und umfaßt präventive Maßnahmen, Bronchospasmolytika, Kortikoide, Antiallergika, physikalische Maßnahmen, evtl. auch Antibiotika, Expektoranzien und die spezifische Hyposensibilisierung. Im allgemeinen handelt es sich um eine Langzeittherapie, zumeist auch um eine lebenslange Behandlung.

• **Prävention:** Bei Vorliegen eines Asthma bronchiale sind exogene Noxen (Rauchen, Allergene, reizende Gase, Dämpfe und Stäube) sowie potentiell bronchokonstriktorisch wirksame Medikamente (Betarezeptorenblocker, ggfs. Analgetika) zu vermeiden.

• **Medikamentöse Therapie**
Bronchospasmolytika: β_2-Sympathomimetika, Vagolytika und Methylxanthine.

β_2-**Sympathomimetika** (z. B. Fenoterol): Sie sind **Mittel der ersten Wahl** bei obstruktiven Atemwegserkrankungen, wirken **bronchospasmolytisch, verbessern** die **mukoziliäre Clearance, hemmen** die **Freisetzung von Mediatoren** und senken den Druck im Lungenkreislauf. Wirksamste Applikationsform ist die inhalative. Da die regelmäßige Inhalation wahrscheinlich zu einer Zunahme der bronchialen Hyperreaktivität führt, wird eine inhalative Bedarfsmedikation bevorzugt.

• **Medikamentöse Therapie**
Bronchospasmolytika: Als Bronchospasmolytika (Bronchodilatatoren) werden β_2-Sympathomimetika, Vagolytika und Methylxanthine zusammengefaßt.
β_2-**Sympathomimetika:** Sie gehören zu den **Mitteln der ersten Wahl.** Sie wirken **bronchospasmolytisch, verbessern die mukoziliare Clearance, hemmen** die **Freisetzung von Mediatoren** aus Entzündungszellen und senken den Druck im kleinen Kreislauf. Bedeutsame Nebenwirkungen sind Tremor, Tachykardie und tachykarde Rhythmusstörungen. Außerdem wird durch die regelmäßige Inhalation von β_2-Sympathomimetika wahrscheinlich die bronchiale Hyperreaktivität gesteigert, so daß diese Substanzen – sofern seitens des Schweregrades des Asthmas vertretbar – nur bei Bedarf inhaliert werden sollten. Wirksamste Applikationsform ist die inhalative (Dosieraerosol, Pulverinhalator, Düsenvernebler), die parenterale (subkutane oder intravenöse) Applikation bleibt der schweren Atemwegsobstruktion, insbesondere dem Status asthmaticus vorbehalten. Fenoterol (z.B. Berotec®), Salbutamol (z.B. Sultanol®) und Terbutalin (z.B. Bricanyl®) haben nach Inhalation eine Wirkdauer von etwa vier bis sechs Stunden, die neueren Substanzen Formoterol (Foradil®/Oxis®) und Salmeterol (Serevent®) eine Wirkdauer von acht bis zwölf Stunden. Orale Retardpräparate der β_2-Mimetika kommen als Zusatzmedikation bei schwerem nächtlichem Asthma in Betracht.

Vagolytika (Anticholinergika, z. B. Ipratropiumbromid): Sie sind ausschließlich inhalativ anzuwenden. Besonders bei älteren Patienten wirksam.
Theophyllin: Es wirkt **bronchospasmolytisch, steigert die mukoziliare Clearance,** die Kontraktionskraft der Atemmuskulatur sowie den **Atemantrieb** und hemmt die Mediatorfreisetzung. Nachteilig ist die geringe therapeutische Breite. Oberhalb des therapeutischen Blutspiegelbereichs (8-20 mg/l) sind neben abdominellen Beschwerden Kopfschmerzen, tachykarde Rhythmusstörungen und zerebrale Krampfanfälle zu erwarten.
Bei Neueinstellungen, Verdacht auf Nebenwirkungen und ungenügendem Therapieeffekt sind **Blutspiegelbestimmungen** indiziert.

Vagolytika (Anticholinergika): Sie stehen ausschließlich zur inhalativen Applikation zur Verfügung, z.B. Ipratropiumbromid (z.B. Atrovent®) und Oxitropiumbromid (z.B. Ventilat®). Besonders ältere Patienten scheinen gut anzusprechen. Bedeutsame Nebenwirkungen fehlen.
Theophyllin (1,3-Dimethylxanthin): Es wirkt **bronchospasmolytisch, verbessert die mukoziliare Clearance**, hemmt die Atemmuskelermüdung und die Mediatorfreisetzung aus den Mastzellen, senkt den Druck im Lungenkreislauf und **steigert den (hypoxischen) Atemantrieb**. Nachteile sind die geringe therapeutische Breite und häufige abdominelle Nebenwirkungen (Oberbauchbeschwerden, Übelkeit, Erbrechen). Oberhalb des therapeutischen Blutspiegelbereichs (8 bis 20 mg/l) sind außerdem tachykarde Rhythmusstörungen, Kopfschmerzen und zerebrale Krampfanfälle zu erwarten. Zu beachten ist der individuell sehr unterschiedliche Theophyllinmetabolismus. Die Theophyllin-Clearance ist erhöht bei Rauchern, Kindern und Interaktion mit Barbituraten und Rifampicin. Die Clearance ist vermindert bei Rechtsherzinsuffizienz und Interaktion mit Makrolidantibiotika, Chinolonen, Cimetidin und Allopurinol. Bei Neueinstellung, Verdacht auf Nebenwirkungen und bei ungenügendem Therapieeffekt sind **Blutspiegelbestimmungen** erforderlich. In der Langzeittherapie sollten nur retardierte orale Präparate eingesetzt werden (z.B. Bronchoretard®, Euphylong®, Uniphyllin®).

Glukokortikosteroide: Kortikoide sind die **wirksamsten antiobstruktiven Pharmaka.** Wegen der schwerwiegenden Nebenwirkungen sollte eine **systemische Kortikoidtherapie nur bei schwerer Atemwegsobstruktion (insbesondere beim Status asthmaticus** und akuten schweren Exazerbationen) und in der Langzeittherapie nur nach Ausschöpfung der anderen thera-

Glukokortikosteroide: Dies sind die **wirksamsten antiobstruktiven Pharmaka**. Sie wirken **antiinflammatorisch, antiallergisch, membranstabilisierend, antiexsudativ** und **permissiv auf die endogene und exogene Stimulation der Betarezeptoren**. Wegen der schwerwiegenden Nebenwirkungen (insbesondere Osteoporose, Nebennierenrindeninsuffizienz) ist eine **systemische** (parenterale oder orale) **Kortikoidtherapie** (z.B. mit Prednisolon, Methylprednisolon) **nur bei schwerer Atemwegsobstruktion**, insbesondere im **Status asthmaticus** und bei akuten schweren Exazerbationen, indiziert, in der Langzeittherapie schwerer obstruktiver Atemwegserkrankungen nur nach Ausschöpfung aller anderen therapeutischen Möglichkeiten und sorgfältiger Abwägung von Nutzen und Risiken. Demgegenüber ist die **Behandlung mit inhalierbaren Kortikoiden** (Beclometason, z.B. Sanasthmax®, Budesonid, z.B. Pulmicort®; Flunisolid, z.B. Inhacort®, Fluticason, z.B. Flutide®) **nebenwirkungsarm** und nicht mit schweren Risiken verbunden. Die **inhalierbaren Kortikoide** gehören daher zu den Mitteln der ersten Wahl in der **Langzeittherapie des Asthma bronchiale und der bronchialen Hyperreaktivität**. Die Inhalation sollte zur Vermeidung von Nebenwirkungen (Mund- und Rachensoor, Heiserkeit) grundsätzlich über großvolumige Inhalierhilfen (sog. »Spacer«) erfolgen. Außerdem sollte nach der Inhalation der Mund ausgespült werden. Bei Inhalation von Kortikoiden in Pulverform (z.B. Pulmicort-Turbohaler, Sanasthmyl-Rotadisk, Flutide-Rotadisk) ist keine Inhalierhilfe erforderlich.

peutischen Möglichkeiten durchgeführt werden. Wegen der geringen Nebenwirkungen bei guter Wirksamkeit gehören die **inhalierbaren Kortikoide zu den Mitteln der ersten Wahl bei Asthma bronchiale und bronchialer Hyperreaktivität**. Die Wirkung der Kortikoide setzt auch bei i.v. Gabe verzögert (nach etwa 1 Stunde) ein. Inhalative Kortikoide sind für die Akuttherapie nicht geeignet.

> ▶ ***Merke.*** Die Wirkung der Glukokortikoide setzt auch nach intravenöser Gabe verzögert (nach etwa einer Stunde) ein. **Inhalative Kortikoide und Antiallergika sind für die Akuttherapie** des Asthmas **nicht geeignet.**

◀ **Merke**

Antiallergika: Sie hemmen die Bildung und Freisetzung von Mediatoren aus Entzündungszellen (z.B. Mastzellen) sowie die Mediatorwirkung. Zu ihnen gehören Cromoglicinsäure (DNCG), Nedocromil und Ketotifen, daneben kommt auch den Kortikoiden, den β_2-Sympathomimetika und dem Theophyllin eine antiallergische Wirkung zu. Indiziert sind Antiallergika insbesondere in der **Langzeittherapie des allergischen Asthmas** und der **bronchialen Hyperreaktivität** bei jüngeren Patienten. Für die Akutbehandlung sind die Substanzen nicht geeignet.

Antiallergika: Cromoglicinsäure, Nedocromil und Ketotifen sind indiziert in der **Langzeittherapie des allergischen Asthma bronchiale** und der **bronchialen Hyperreaktivität**, insbesondere bei jüngeren Patienten.

> ▶ ***Merke.*** Da die Wirkung der Antiallergika erst nach ein bis zwei Wochen erkennbar ist, sollte die individuelle Wirksamkeit durch mehrwöchigen Einsatz im Einzelfalle geprüft werden.

◀ **Merke**

Antihistaminika (H_1-Rezeptor-Antagonisten) sind demgegenüber beim Asthma bronchiale wenig wirksam.

Leukotrien-Inhibitoren: Die gezielte Leukotrien-Inhibition durch **Hemmung der Leukotrien-Biosynthese mittels 5-Lipoxygenase-Inhibitoren** (z.B. Zileuton) oder durch **Leukotrien-Rezeptor-Antagonisten** (z.B. Montelukast [Singulair®], Zafirkulast) stellt eine neues Therapieprinzip des Asthma bronchiale dar, dessen Stellenwert allerdings noch nicht abschließend zu beurteilen ist. Diese oral zu verabreichenden Pharmaka kommen insbesondere als Zusatztherapie bei einem durch inhalative Kortikoide und β_2-Sympathomimetika nicht ausreichend eingestellten leichten bis mittelschweren Asthma sowie bei Anstrengungs- und Analgetika-Asthma in Betracht.

Leukotrien-Inhibitoren: Die Leukotrien-Hemmung durch **5-Lipoxygenase-Inhibitoren** und **Leukotrien-Rezeptor-Antagonisten** (z.B. Singulair®) ist ein neues Therapieprinzip, das insbesondere bei einem durch inhalative Kortikoide und β_2-Sympathomimetika nicht ausreichend eingestellten leichten bis mittelschweren Asthma sowie bei Anstrengungs- und Analgetika-Asthma in Betracht kommt.

Antibiotika: Sie sind bei einem Asthma bronchiale nur **im Rahmen eines bakteriellen Atemwegsinfektes** mit entsprechender Symptomatik und eitrigem Auswurf indiziert. Eingesetzt werden sollten Aminopenicilline oder Cephalosporine, alternativ auch Makrolide, Chinolone oder Tetracycline.

Antibiotika: Sie sind **bei bakteriellem Atemwegsinfekt** mit entsprechender klinischer Symptomatik und eitrigem Auswurf angezeigt.

Expektoranzien: Die Wertigkeit von Expektoranzien (z.B. Acetylcystein, Ambroxol) ist umstritten. Bei sehr zähem Sekret erscheint ein Therapieversuch sinnvoll.

Expektoranzien: Ihre Wertigkeit ist umstritten, ein Therapieversuch kommt bei sehr zähem Sekret in Betracht.

- **Physiotherapie:** Von den physikalischen Therapiemaßnahmen kommen insbesondere die krankengymnastische Atemtherapie, Hustentraining, Entspannungsübungen und die Inhalationstherapie in Betracht.

- **Physiotherapie:** Krankengymnastische Atemtherapie, Hustentraining, Entspannungsübungen und die Inhalationstherapie sind angezeigt.

- **Spezifische Hyposensibilisierung:** Nutzen und Risiken der Hyposensibilisierung beim Asthma sind umstritten. Eine Indikation ergibt sich dann, wenn zweifelsfrei die vorrangige Verursachung des Asthmas durch ein definiertes Allergen gesichert und eine Allergenkarenz unmöglich ist. Die günstigsten Ergebnisse wurden beim reinen Pollenasthma erzielt.

- **Spezifische Hyposensibilisierung:** Sie ist nur dann erfolgversprechend, wenn zweifelsfrei die vorrangige Verursachung des Asthmas durch ein definiertes Allergen gesichert ist.

Stufentherapie ▤ C-25 zeigt die Stufentherapie des Asthma bronchiale.

Stufentherapie. In Abhängigkeit vom Schweregrad des Asthmas ergeben sich hinsichtlich der Pharmakotherapie unterschiedliche Therapiestufen (s. ▤ C-**25**).

C-25: Pharmakologische Stufentherapie des Asthma bronchiale (modifiziert nach Empfehlungen der Deutschen Atemwegsliga 1994)

Schweregrad	Kriterien	Therapie
sporadisch auftretendes Asthma	▷ Symptome (Luftnot, Husten) selten (< 3–4mal/Woche) ▷ Peak flow > 80 % des Sollwertes	**bedarfsorientierte Therapie:** ▷ inhalatives β_2-Sympathomimetikum bei Bedarf ▷ inhalatives β_2-Sympathomimetikum vor Belastung oder Allergenexposition
mäßiggradiges Asthma	▷ Symptome häufiger als dreimal pro Woche bis täglich ▷ Peak flow 60–80 % des Sollwertes	**Langzeittherapie Stufe 1:** ▷ tägliche inhalative antiinflammatorische Therapie: inhalatives Glukokortikoid (200–1000 µg/d) **alternativ:** DNCG (besonders bei Kindern), Nedocromil ▷ Inhalation eines kurz wirksamen β_2-Sympathomimetikums bei Bedarf (ggf. in Kombination mit einem Anticholinergikum) ▷ evtl. Leukotrien-Inhibitor
mittelschweres Asthma	▷ Symptome mehrfach täglich und häufig auch nachts ▷ Peak flow morgens < 60 % des Sollwertes	**Langzeittherapie Stufe 2:** ▷ tägliche Inhalation eines Glukokortikoids (200–2000 µg/d) ▷ Inhalation eines kurzwirksamen β_2-Sympathomimetikums (ggf. in Kombination mit einem Anticholinergikum) bei Bedarf, nicht mehr als 3–4mal 2 Hübe/d ▷ zusätzlich eine oder mehrere der folgenden Substanzen: • orales, retardiertes Theophyllin • regelmäßige Inhalation eines langwirksamen β_2-Sympathomimetikums (besonders bei nächtlichem Asthma) • orales, retardiertes β_2-Sympathomimetikum • Leukotrien-Inhibitor
schweres Asthma	▷ ständige Symptome von erheblicher Intensität ▷ körperliche Aktivität deutlich eingeschränkt ▷ Peak flow morgens < 50 % des Sollwertes ▷ Peak-flow-Variabilität > 30 %	**Langzeittherapie Stufe 3:** ▷ zusätzlich zu Therapiestufe 2: ▷ regelmäßige Einnahme eines oralen Glukokortikoids

Ein **sporadisches Asthma** erfordert lediglich eine **bedarfsorientierte Therapie mit einem inhalativen β_2-Sympathomimetikum**.
Die **Langzeitbehandlung** des Asthmas umfaßt die **regelmäßige Inhalation einer antiinflammatorischen Substanz** (inhalatives Glukokortikoid, alternativ: DNCG, Nedocromil) in Kombination mit **Bronchodilatatoren.**
Bei **schwerem Asthma** ist zusätzlich die regelmäßige Einnahme eines **oralen Glukokortikoids** indiziert. Initial können Steroiddosen von 20–80 mg/d erforderlich sein, die in Abhängigkeit von klinischer Symptomatik und Peak-flow-Verlauf stufenweise zu reduzieren sind.

Sporadisch auftretende Asthmaanfälle (seltener als dreimal pro Woche) erfordern nur eine inhalative Anwendung eines **β_2-Sympathomimetikums (1–2 Hübe) bei Bedarf.**
Bei häufigeren Asthmaanfällen oder verminderten Peak-flow-Werten ist eine **Langzeittherapie** unter Einschluß einer **regelmäßigen antiinflammatorischen Behandlung mit inhalativen Glukokortikoiden** (alternativ: DNCG, Nedocromil, bei Kindern auch Ketotifen) und **Bronchodilatatoren** entspechend dem Stufenschema indiziert.
Das **schwere Asthma** erfordert zusätzlich die regelmäßige Einnahme eines **oralen Glukokortikoids.** Initial können Dosierungen von 20–80 mg Prednisolonäquivalent notwendig sein. Durch Verteilung der Tagesdosis auf zwei Einzeldosen kann die Effektivität der Therapie verbessert werden. Allerdings sollte die geteilte Dosierung wegen der verstärkten Nebennierenrindensuppression auf schwere akute Exazerbationen beschränkt bleiben und im übrigen eine morgendliche Einmalgabe bevorzugt werden. Die Steroiddosis ist in Abhängigkeit von klinischer Symptomatik und Peak-flow-Proto-

koll stufenweise zu reduzieren (bei höherer Dosis um 10 mg, bei einer Dosis unter 20 mg/d um 2,5–5 mg alle 2–4 Wochen) und sollte – sofern der Befund dies zuläßt – allmählich ausschleichend abgesetzt werden. Bei schwerem Asthma ist jedoch eine Kortikoid-Erhaltungsdosis von etwa 2,5–10 mg/d Prednisolonäquivalent erforderlich. Tagesdosen über 15 mg Prednisolonäquivalent sollten in der Langzeittherapie vermieden werden.

Die Erhaltungsdosen liegen zumeist bei 2,5–10 mg Prednisolonäquivalent pro Tag.

Ein schwerer Asthmaanfall kann oft durch wiederholte Inhalation von β_2-Sympathomimetika (alle 20 bis 30 Minuten zwei Hübe, zur Vermeidung des treibgasbedingten Kältereizes über eine **Inhalierhilfe**) bei Überwachung von Herzfrequenz und Peak flow beherrscht werden (C-**16**). C-**26** zeigt das therapeutische Vorgehen beim Status asthmaticus.

Ein schwerer Asthmaanfall kann oft durch eine hochdosierte inhalative Therapie mit β_2-Sympathomimetika über eine **Inhalierhilfe** bei Überwachung von Pulsfrequenz und Peak flow beherrscht werden (C-**16**). C-**26** zeigt die Therapie des Status asthmaticus.

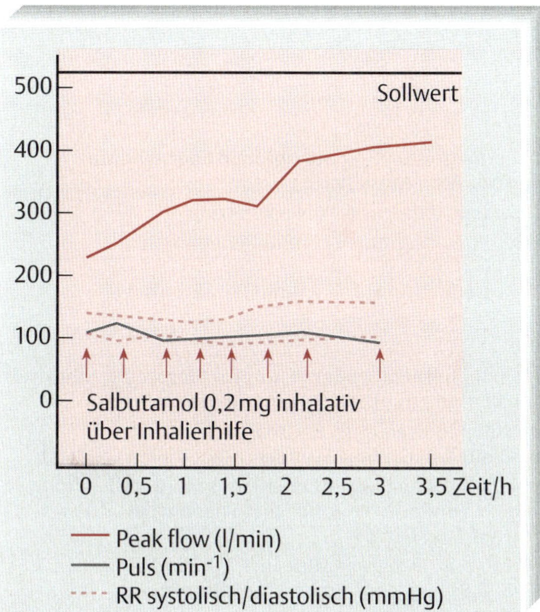

C-**16: Hochdosierte inhalative Betasympathomimetika-Therapie eines schweren Asthmaanfalls.** 43jähriger Mann mit starker Luftnot bei Exazerbation eines allergischen Asthma bronchiale. Nach einmaliger Gabe von 120 mg Methylprednisolon i.v. und wiederholter Inhalation von jeweils 2 Hüben Salbutamol (0,2 mg) über eine großvolumige Inhalierhilfe alle 20–30 min Rückbildung der Luftnot und deutlicher Anstieg des Peak flow innerhalb von 3 Stunden. Herzfrequenz und Blutdruck blieben annähernd konstant.

- **Patientenschulung:** Da die Asthmatherapie sehr umfangreich und vielschichtig ist, werden sowohl vom Arzt als auch vom Patienten viele Fehler gemacht. Eine eingehende Schulung mit Information über die Art und die Besonderheiten der Erkrankung und der Therapie einschließlich Notfallmaßnahmen bei akuten Exazerbationen und praktischen Übungen (insbesondere der Peak-flow-Messung und der Inhalationen) ist bei jedem Patienten erforderlich.

- **Patientenschulung:** In der Asthmatherapie werden vom Arzt und Patienten zahlreiche Fehler gemacht. Zur Vermeidung von Fehlern ist eine Patientenschulung erforderlich.

Prognose. Eine Heilung des Asthma bronchiale ist im Kindesalter bei 30 bis 70 % beschrieben worden, im Erwachsenenalter tritt sie bei weniger als 20 % der Patienten ein. Die Letalität des Status asthmaticus beträgt 1 bis 3 %.

Prognose Das Asthma heilt im Kindesalter bei 30–70 %, im Erwachsenenalter bei weniger als 20 % der Patienten ab. Die Letalität im Status asthmaticus beträgt 1–3 %.

C-26: Notfall- und Intensivtherapie des Status asthmaticus

Charakteristische Befunde	▷ über Stunden anhaltender schwerer Asthmaanfall ▷ Patient ist so kurzatmig, daß er kaum sprechen kann ▷ Atemfrequenz > 25/min ▷ Pulsfrequenz > 110/min ▷ Einsatz der Atemhilfsmuskulatur ▷ ausgeprägtes Giemen ▷ Peak flow < 100 l/min
Alarmierende Symptome	▷ nahezu keine Atemgeräusche bei der Auskultation (»stille Lunge«) ▷ unregelmäßige oder auffällig flache Atmung ▷ Bradykardie, tachykarde Rhythmusstörungen, Hypotonie ▷ Zyanose ▷ sichtbare Erschöpfung ▷ Bewußtseinstrübung
Diagnostik	▷ klinische Untersuchung ▷ Peak-flow-Messung ▷ Blutgasanalyse (Anstieg eines initial erniedrigten P_{CO_2} auf normale oder erhöhte Werte ist Zeichen einer Erschöpfung der Atemmuskulatur) ▷ Intensivüberwachung (EKG, Herzfrequenz, Blutdruck, Pulsoxymetrie) ▷ Röntgen-Thorax zum Ausschluß eines Pneumothorax und einer Pneumonie
Therapie **Bei mangelndem Ansprechen auf die Therapie oder Auftreten alarmierender Symptome Transport ins Krankenhaus im Notarztwagen**	▷ Sauerstoffinsufflation 3–5 l/min, Dosisreduktion auf 1–2 l/min bei chronischer respiratorischer Insuffizienz ▷ venösen Zugang legen ▷ β_2-Sympathomimetika, z. B. Salbutamol (Sultanol®) **oder Fenoterol (Berotec®)**, inhalativ 4 Hübe alle 10–20 min über eine Inhalierhilfe mit Peak-flow-Kontrolle ▷ Glukokortikoide: 50–100 mg Prednisolonäquivalent (z. B. Urbason®) i.v. (Wirkungseintritt frühestens nach 30 min), evtl. alle 4 Stunden wiederholen ▷ Theophyllin 200 mg oral (Ampulleninhalt trinken lassen) oder langsam (über 3–5 min) i.v., anschließend per infusionem oder über Perfusor, möglichst Theophyllin-Blutspiegelbestimmung, Einstellung auf 10–30 mg/l ▷ evtl. β_2-Sympathomimetika parenteral, z. B. Terbutalin (Bricanyl®) 0,25–0,5 mg s.c., Reproterol (Bronchospasmin®) 0,045–0,09 mg langsam i.v., Reproterol oder Salbutamol (Salbulair®) per infusionem ▷ ausreichende Flüssigkeitszufuhr (3–4 l/d, Bilanzierung!) ▷ möglichst keine Sedativa (Gefahr einer lebensbedrohlichen Hypoventilation!), Sedierung nur bei extremer Unruhe und in Intubationsbereitschaft, z. B. Promethazin (Atosil®) in niedriger Dosierung ▷ Antibiotika nur bei eitrigem Sputum oder Pneumonie ▷ Sekretolyse nur bei reichlich zähem Sekret: Acetylcystein (z. B. Fluimucil®) oder Ambroxol (z. B. Mucosolvan®) p.o., i.v. ▷ Intubation und Beatmung bei: • Bewußtseinstrübung • Kreislaufinsuffizienz • muskulärer Erschöpfung oder • Hyperkapnie (sofern nicht bereits vorher eine chronische respiratorische Insuffizienz bestanden hat) ▷ bei beatmeten Patienten und Verdacht auf Sekretverlegung des Bronchialsystems evtl. fiberbronchoskopische Absaugung und Bronchiallavage

Cave!

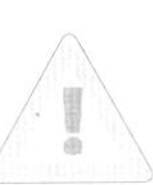

Verzicht auf inhalative Kortikoide oder vorzeitiges Absetzen aus Furcht vor systemischen Nebenwirkungen.

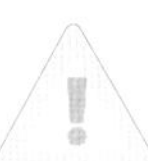

Inhalation treibgasbetriebener Kortikoid-Dosieraerosole ohne Inhalierhilfe.

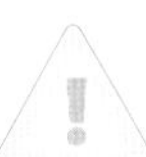

Verzicht auf orale Kortikoide bei schwerem Asthma.

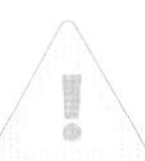

Langdauernde Fortsetzung einer hochdosierten Steroidtherapie ohne Versuch einer allmählichen Dosisreduktion.

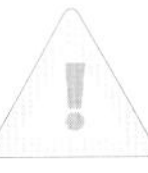

Zu rasches Absetzen der systemischen Steroidtherapie nach akuten Exazerbationen ohne Bezug zu klinischer Symptomatik und Peak-flow-Verlauf.

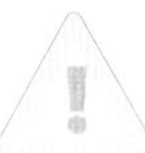

Fehlende oder zu späte Gabe von Kortikoiden bei Status asthmaticus.

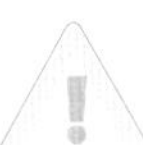

Behandlung mit Kortikoid-Depot-Präparaten über Monate oder Jahre.

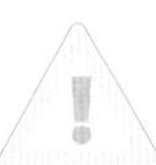

Mangelnde Instruktion des Patienten über Wirkungsweise und Wirkdauer von antiinflammatorischen Substanzen (regelmäßige Applikation erforderlich, keine spürbare Akutwirkung zu erwarten).

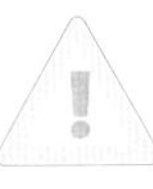

Vorzeitiges Absetzen der Behandlung mit antiinflammatorischen Substanzen durch den Patienten wegen des Fehlens spürbarer Akutwirkungen.

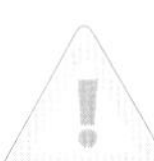

Zu hohe Dosierung der β_2-Sympathomimetika durch den Patienten.

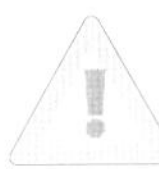

Langzeittherapie mit Theophyllin i.v. oder unretardierten Theophyllinpräparaten.

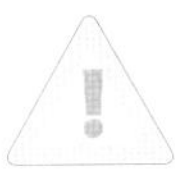

Kritikloser Einsatz von Sedativa und Psychopharmaka.

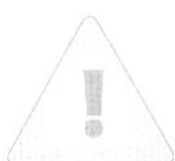

Mangelnde ärztliche Unterweisung in der Inhalationstechnik.

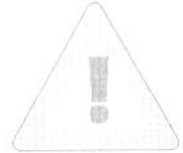

Fehlerhafte Anwendung der Dosieraerosole durch den Patienten.

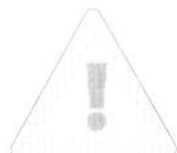

Ungenügende Therapieüberwachung (kein Peak-flow-Protokoll, keine Spirometrie).

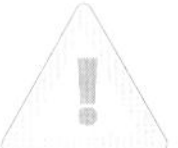

Fehlinterpretation einer Asthmaexazerbation als »akuter Infekt« (Verordnung von Antibiotika statt Steroiden).

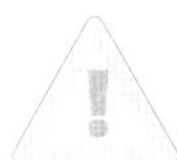

Übersehen eines Asthma bronchiale als Ursache eines chronischen Hustens.

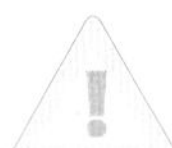

Fehlinterpretation und Fehlbehandlung eines Asthma cardiale.

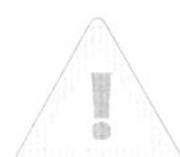

Falsche Information des Patienten über die Diagnose (»spastische Bronchitis« statt Asthma bronchiale) und die Chronizität des Leidens.

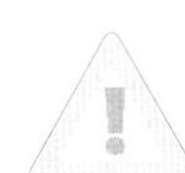

Absetzen der Asthmatherapie durch den Patienten wegen fehlender Akzeptanz der Chronizität des Leidens.

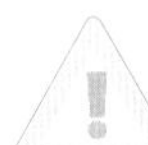

Ersatz einer wirksamen Therapie durch Außenseitermethoden.

Klinischer Fall

Fall 1: Der 38jährige Lokführer wird wegen eines seit fünf Monaten anfallsartig auftretenden trockenen Hustens ambulant vorgestellt. Vorangegangen ist ein Atemwegsinfekt. Mitunter verspüre er auch bei körperlichen Belastungen und in der Nacht Luftnot, z.T. verbunden mit einem pfeifenden Atemgeräusch. Seit drei bis vier Jahren tritt in den Monaten Mai bis August eine saisonale Rhinokonjunktivitis mit Fließschnupfen sowie Augenjucken und -tränen auf. Bis vor fünf Monaten hat er 40 Zigaretten/Tag geraucht.

Die klinische Untersuchung ergibt keinen pathologischen Befund. Röntgenologisch fallen eine geringe streifige Zeichnungsvermehrung im rechten Lungenunterfeld mit den Zeichen einer Peribronchitis und eine mäßige Überblähung des Herzvorderraumes sowie des Retrokardialraumes auf.

Die Lungenfunktionsprüfung zeigt eine leichtgradige obstruktive Ventilationsstörung mit geringer Überblähung. Im Methacholintest bereits nach Inhalation von Methacholinlösung in einer niedrigen Konzentration von 1% starker Anstieg des Atemwegswiderstandes R_{aw} und der spezifischen Resistance sR_{aw} (= $R_{aw} \times TGV$). Nach Fenoterol-Inhalation vollständige Rückbildung der Atemwegsobstruktion (s. C-**27**).

Allergologische Untersuchung: In der Wohnung wird eine Katze gehalten, eine Beziehung der Beschwerden zur Katzenexposition wird nicht angegeben. Die Pricktestung führte zu stark positiven Reaktionen auf Gräser- und Roggenpollen sowie Katzenepithelien. Im ergänzenden Intrakutantest mäßig positive Reaktionen auf Hausstaubmilbe und Vorratsmilbe. Nasale Provokationstests mit beiden Milbenarten klinisch und rhinomanometrisch negativ. Im inhalativen Provokationstest mit Katzenepithelienextrakt deutliche bronchospastische Sofortreaktion.

Diagnose: Leichtes bis mittelschweres allergisches Asthma bronchiale und allergische Rhinokonjunktivitis bei Katzenepithelien- und Gramineenpollenallergie. Ausgeprägte bronchiale Hyperreaktivität.

Empfohlene Therapie: Beendigung der Katzenhaltung. Inhalation von Inhacort®-Dosieraerosol (regelmäßig zweimal zwei Hübe/d über Spacer) und Sultanol®-Dosieraerosol (ein bis zwei Hübe bei Dyspnoe). Zyrtec® 1/d bei Rhinokonjunktivitis. Wegen anamnestischer Hinweise auf Rückbildungstendenz der Rhinokonjunktivitis keine Hyposensibilisierungsbehandlung.

C-27: Lungenfunktionsprüfung und Methacholintest (Fall 1)

Parameter	Einheit	Sollwert	Istwert	Ist/Soll %	Methacholintest		
					Lösungsmittel Istwert	Methacholin 1% Istwert	nach Fenoterol Istwert
VC	l	4,96	4,75	95	4,64	3,09	4,50
TGV	l	3,35	5,07	151	4,38	6,66	4,26
RV	l	1,90	3,53	185	2,57	4,90	3,25
TLC	l	6,90	8,03	116	7,21	7,98	7,75
RV/TLC	%	28,8	43,9	152	35,6	61,4	41,9
FEV_1	l	3,93	3,2	81			
FEV_1/VC	%	80,4	67,4	83			
R_{aw}	kPa × s/l	< 0,3	0,17	55	0,28	0,87	0,13
sR_{aw}	kPa × s	1,18	0,84	71	1,24	5,79	0,57

VC = Vitalkapazität
TGV = intrathorakales Gasvolumen
RV = Residualvolumen
TC = Totalkapazität
FEV_1 = Einsekundenkapazität
FEV_1/VC = relative Einsekundenkapazität
R_{aw} = Atemwegswiderstand (Resistance)
sR_{aw} = spezifische Resistance

Klinischer Fall

Fall 2: Die 58jährige Verwaltungsangestellte wird wegen eines seit vier Monaten bestehenden starken Hustens mit weißlich-gelblichem Auswurf sowie anfallsartig auftretender Luftnot mit pfeifendem Atemgeräusch ambulant vorgestellt. Die Beschwerden haben nach einem protrahiert verlaufenden Atemwegsinfekt begonnen und stellen sich vorwiegend abends und nachts ein. Seit etwa 20 Jahren leidet sie häufig unter Atemwegsinfekten, die oft mit einer Beteiligung der Nasennebenhöhlen einhergehen. Seit einem halben Jahr besteht eine Anosmie. Vor drei Wochen ist nach Einnahme einer Kopfschmerztablette starke Luftnot aufgetreten. Sie hat nie geraucht.
Klinische Untersuchung: adipöser Ernährungszustand (Körpergröße 166 cm, Gewicht 73 kg). Dyspnoe bei Belastung. Nasenatmung beiderseits behindert. Kieferhöhlen beidseits druckschmerzhaft. Auskultatorisch verlängertes Exspirium, leises exspiratorisches Giemen über beiden Lungen.
Die Röntgenuntersuchung des Thorax zeigt eine geringe streifige Zeichnungsvermehrung der Lungenunterfelder beiderseits, diskrete tuberkulöse Residuen im rechten Lungenspitzenfeld und eine geringe Überblähung des Herzvorderraumes. Die Aufnahme der Nasennebenhöhlen läßt eine Schleimhautverdickung der linken Kieferhöhle mit einem Flüssigkeitsspiegel sowie eine Verschattung der Siebbeinzellen erkennen (S C-**16a**). Die Lungenfunktionsprüfung ergibt eine leichtgradige obstruktive Ventilationsstörung sowie eine geringe Lungenüberblähung (s. C-**28**).
Im Peak-flow-Protokoll anfängliche starke zirkadiane Schwankungen, die sich unter der Therapie zurückbilden (S C-**16b**). Die Blutgasanalyse zeigt keine Normabweichung.
Allergologische Untersuchung: Anamnestisch schwere Kontrastmittelreaktion auf jodhaltiges Kontrastmittel (Biligram), sonst keine verwertbaren Expositionsbezüge. Hauttests negativ. Nach inhalativer Provokation mit Lysinacetylsalicylsäure (Aspisol®) deutliche Atemwegsobstruktion.
Diagnose: Mittelschweres Intrinsic-Asthma mit Analgetika-Intoleranz (Analgetika-Asthma) bei chronischer Rhinosinusitis (sog. »sinubronchiales Syndrom«).
Verlauf: Unter der Therapie (s. S C-**16**) kam es zu einer weitgehenden Rückbildung der Asthmaanfälle sowie der Rhinosinusitis und der Anosmie. Die orale Kortikoidbehandlung wurde ausschleichend nach acht Wochen beendet, die orale und nasale Kortikoidinhalation weiter fortgesetzt.

C-28: Lungenfunktionsprüfung (Fall 2)

Parameter	Einheit	Sollwert	Istwert	Ist/Soll %
VC	l	3,06	3,41	111
TGV	l	2,78	4,17	150
RV	l	1,93	2,72	140
TC	l	5,17	5,78	112
RV/TC	%	38,7	47,0	121
FEV_1	l	2,51	2,24	89,3
FEV_1/VC	%	78,1	65,6	84,0
R_{aw}	kPa × s/l	< 0,30	0,15	48,9

Synopsis C-16: Intrinsic-Asthma mit Analgetika-Intoleranz und chronischer Rhinosinusitis

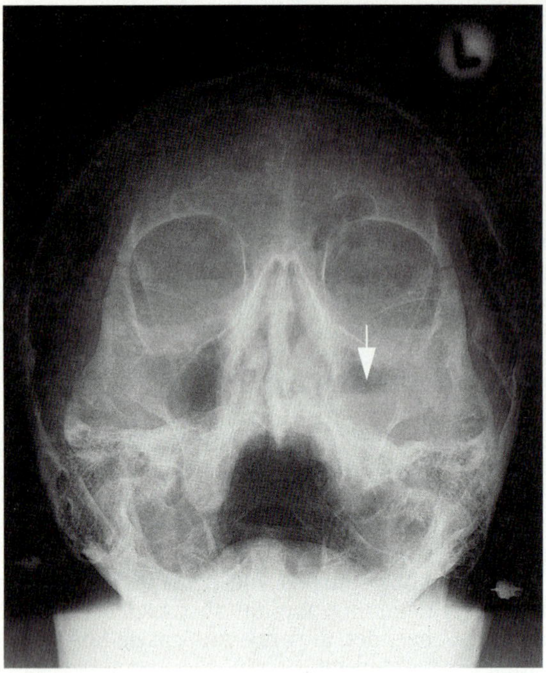

a **Chronische Rhinosinusitis** mit Schleimhautschwellung und Flüssigkeitsspiegel (→) in der linken Kieferhöhle sowie Verschattung der Siebbeinzellen bei 58jähriger Frau mit Intrinsic-Asthma und Analgetika-Intoleranz (Fall 2).

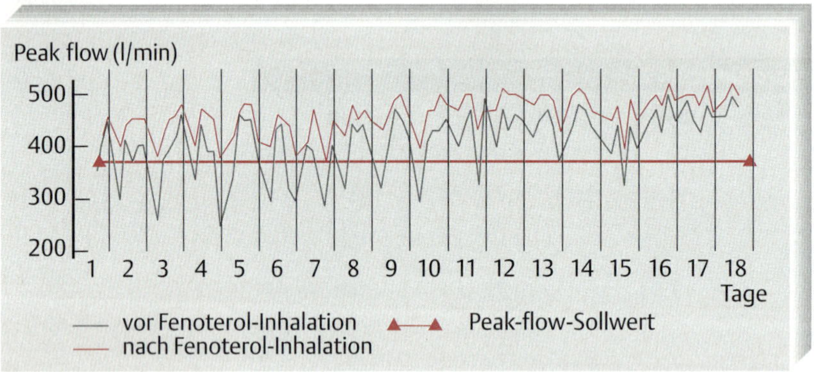

b Peak-flow-Verlauf bei **Asthma bronchiale** (Fall 2).

Klinischer Fall

Fall 3: Der 20jährige Verwaltungsangestellte wurde wegen der Verschlechterung eines seit der Kindheit bekannten Asthma bronchiale mit Husten, eitrigem Auswurf, Häufung nächtlicher Atemnotanfälle und zunehmender Belastungsdyspnoe stationär eingewiesen. Wiederholte allergologische Untersuchungen hatten Sensibilisierungen gegen Pollen, Schimmelpilze, Hausstauballergene und Tierepithelien ergeben. Frühere Hyposensibilisierungsbehandlungen sind erfolglos abgebrochen worden. Seit der Kindheit wiederholte Kuraufenthalte und zahlreiche stationäre Behandlungen wegen des Asthmas. Wiederholt Status asthmaticus, der zumeist im Rahmen von Atemwegsinfekten, seltener auch nach akuter Allergenexposition (u. a. Zirkusbesuch) aufgetreten ist. Mangelnde Therapiecompliance (bei Verschlechterungen hoher Verbrauch inhalativer β_2-Sympathomimetika, nach Besserung Absetzen von Kortikoiden und DNCG). Hat nie geraucht.

Bei der klinischen Untersuchung Belastungsdyspnoe. Hypersonorer Klopfschall sowie ubiquitäres in- und exspiratorisches Giemen und Brummen über beiden Lungen. Röntgenologisch Zeichen einer mäßigen Lungenüberblähung mit geringer peribronchitischer Zeichnungsvermehrung in den Unterfeldern. Die Lungenfunktionsprüfung ergibt eine deutliche obstruktive Ventilationsstörung mit mäßiggradiger Lungenüberblähung (s. C-**29**).

Das Peak-flow-Protokoll (C-**17**) zeigt eine hochgradige zirkadiane Variabilität der Atemwegsobstruktion mit starkem Abfall des Peak flow in den frühen Morgenstunden und nur relativ geringer Reversibilität nach Fenoterol-Inhalation. Blutgasanalytisch findet sich eine leichtgradige arterielle Hypoxämie (P_{O2} 68,1 mmHg; P_{CO2} 35,9 mmHg; pH 7,45; BE 1,2 mmol/l).

C-29: Lungenfunktionsprüfung (Fall 3)

Parameter	Einheit	Sollwert	Istwert	Ist/Soll %
VC	l	5,15	4,80	93
TGV	l	3,27	4,27	130
RV	l	1,36	2,31	169
TC	l	6,51	6,97	107
RV/TC	%	20,8	33,1	159
FEV_1	l	4,46	2,52	56
FEV_1/VC	%	85,0	51,6	60
R_{aw}	kPa × s/l	< 0,30	0,42	139

Diagnose: Schweres primär allergisches, jetzt gemischtes Asthma bronchiale mit hochgradiger Variabilität der Atemwegsobstruktion.

Verlauf: Unter einer Behandlung mit Decaprednil® (30 mg/d), Pulmicort® Dosieraerosol (zweimal drei Hübe/d über Nebulator-Inhalierhilfe), Berotec® 200 Dosieraerosol (viermal zwei Hübe/d), Theophyllin-Infusion (400 mg/d in 500 ml isotoner NaCl-Lösung), Bronchoretard® (2mal 350 mg/d), Volmac® (2mal 8 mg/d) und Doxycyclin (200 mg/d) kommt es zu einer Rückbildung der Asthmaanfälle mit Abnahme des morgendlichen Peak-flow-Abfalls (C-**17**). Bei der Entlassung wird der Patient zur konsequenten Fortsetzung der antiobstruktiven Therapie, insbesondere der Kortikoid-Inhalation, ermahnt. Die schrittweise Reduktion der oralen Prednisolon-Dosis bis auf eine Erhaltungsdosis von zunächst 10 mg/d wird empfohlen.

Zwei Monate später entwickelt sich nach unregelmäßiger Medikamenteneinnahme akut ein Status asthmaticus. Auf dem Transport im Privat-Pkw ins Krankenhaus tritt ein Atem- und Kreislaufstillstand ein, der durch die Reanimationsmaßnahmen nach Ankunft im Krankenhaus nicht behoben werden kann.

Lerneffekte: 1. Die durch regelmäßige Peak-flow-Protokollierung zu erfassende Variabilität ist ein bedeutsamer prognostischer Indikator des Asthma bronchiale.

2. Bei hochgradiger Variabilität der Atemwegsobstruktion liegt, auch wenn zwischenzeitlich normale Lungenfunktionswerte gemessen werden, ein schweres Asthma vor, das fortlaufend mit Kortikoiden behandelt werden muß.

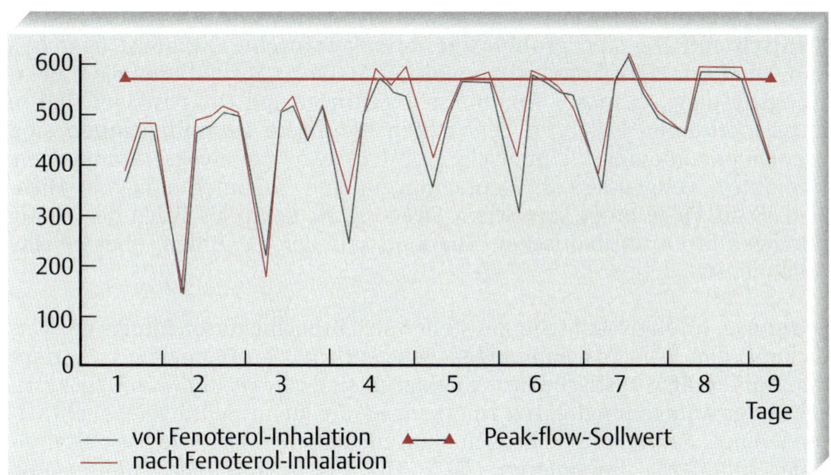

C-**17:** Peak-flow-Protokoll **bei schwerem letal verlaufendem Asthma bronchiale mit hochgradiger Variabilität der Atemwegsobstruktion** (Fall 3).

5 Bronchiektasen

5 Bronchiektasen

Definition ▶

▶ ***Definition.*** Bronchiektasen sind irreversible Erweiterungen der Bronchien. Unterschieden werden zylindrische, sackförmige (zystische) und variköse Bronchiektasen.

Epidemiologie Durch Rückgang der zu Bronchiektasen führenden Infektionskrankheiten sind Bronchiektasen heute selten geworden.

Epidemiologie. Durch Impfungen (Masern, Keuchhusten), gezielte Antibiotikatherapie, durch Rückgang der Tuberkulose und die Optimierung bronchoskopischer und physiotherapeutischer Verfahren sind Bronchiektasen heute eine seltenere Erkrankung geworden.

Ätiologie und Pathogenese Bronchiektasen sind **zumeist erworben** (überwiegend in der Kindheit), selten angeboren. Sie treten zumeist in den Lungenunter- oder -mittelfeldern auf und sind auf **schwere Pneumonien**, rezidivierende eitrige **Bronchitiden** und **Abflußbehinderungen des Bronchialsekrets** zurückzuführen. Die Übergänge zur chronischen deformierenden Bronchitis sind fließend. Ursächlich liegen **Mukoviszidose, Immundefekte, primäre ziliäre Dyskinesie**, schwere **Pneumonien** (z. B. nach Pertussis, Masern), **Tuberkulose, Fremdkörperaspiration** und **Bronchusstenosen** bei Tumoren zugrunde. Das **Kartagener-Syndrom** (Situs inversus, Bronchiektasen, Fehlanlage der Stirnhöhlen und chronische Sinusitis) ist durch eine Motilitätsstörung der Zilien bedingt.

Ätiologie und Pathogenese. Die Bronchiektasen sind **zumeist erworben** (überwiegend in der Kindheit), selten angeboren. Sie treten lokalisiert oder generalisiert (zumeist in den Lungenunter- oder -mittelfeldern) auf und sind im allgemeinen **Folge schwerer Pneumonien**, rezidivierender eitriger **Bronchitiden** oder **Abflußbehinderungen des Bronchialsekrets**. Die Übergänge zur chronischen deformierenden Bronchitis sind fließend. Als Ursachen kommen die **Mukoviszidose, Immundefekte** (Antikörpermangel, insbesondere IgG- und IgA-Mangel), **primäre ziliäre Dyskinesien**, infektiöse Erkrankungen (schwere Pneumonien in der Kindheit, z.B. nach Pertussis, Masern oder anderen Virusinfekten, Lymphknoten-, Bronchus- oder Lungentuberkulose), **Fremdkörperaspiration, Bronchusstenosen** bei Tumoren und die allergische bronchopulmonale Aspergillose in Betracht.
Das **Kartagener-Syndrom**, gekennzeichnet durch Situs inversus, Fehlanlage der Stirnhöhlen, chronische Sinusitis und Bronchiektasen, gehört zu den primären ziliären Dyskinesien und ist auf eine elektronenoptisch nachweisbare Fehlanlage der Zilien mit daraus resultierender Motilitätsstörung zurückzuführen. Zugleich besteht Infertilität der männlichen Patienten wegen Immotilität der Spermien.

Klinik Die Symptomatik besteht in **rezidivierenden eitrigen Bronchitiden, reichlich gelb-grünlichem Auswurf** (über 1 Tasse pro Tag), häufig leichten Hämoptysen, oft allgemeinem Krankheitsgefühl und Fieberschüben. **Auskultatorisch** fallen **grobblasige Rasselgeräusche**, vorwiegend über den Lungenunterfeldern, auf. In fortgeschrittenen Fällen kommen Belastungsdyspnoe, Zyanose, Trommelschlegelfinger und Uhrglasnägel vor. **Komplikationen** sind Bronchopneumonien, chronische obstruktive Atemwegserkrankungen, Hämoptoe, Lungenabszeß, Pleuraempyem, Pneumothorax, Hirnabszeß und Amyloidose.

Klinik. Anamnestisch hinweisend sind seit der Kindheit rezidivierende Atemwegsinfekte. Die Patienten klagen über anhaltenden **Husten mit reichlich, meist gelb-grünlichem Auswurf** (»maulvolle Expektoration«), häufig über **Hämoptysen**, allgemeines Krankheitsgefühl und Fieberschübe (»Bronchiektasenkrankheit«). Bei lokalisierten Bronchiektasen kann eine klinische Symptomatik gänzlich fehlen.
Klinisch auffällig sind **grobblasige Rasselgeräusche**, die meist über den Lungenunterfeldern konstant an gleicher Stelle zu auskultieren sind. Belastungsdyspnoe, Zyanose, Trommelschlegelfinger und Uhrglasnägel sind in fortgeschrittenen Fällen zu beobachten. Häufigere **Komplikationen** sind Bronchopneumonien, chronische obstruktive Atemwegserkrankungen, Hämoptoe, Lungenabszeß, Pleuraempyem und Pneumothorax. Ein Hirnabszeß als Folge einer septischen Streuung ist heute als Folge der häufig durchgeführten antibiotischen Therapie seltener geworden, ebenso eine Amyloidose.

Diagnose Im Nativ-Röntgenbild sind Bronchiektasen nur in einem kleinen Teil der Fälle zu erkennen (▣ **C-18**). Wesentlich sensitiver ist die **hochauflösende CT** (S **C-17**), zuverlässigstes Verfahren ist die **Bronchographie** (▣ **C-19**), sinnvollerweise in Kombination mit der Fiberbronchoskopie. Diese ist immer erforderlich, wenn eine operative Behandlung der Bronchiektasen in Erwägung gezogen wird.

Diagnose. Im Nativ-Röntgenbild stellen sich Bronchiektasen infolge der Verdickung der Bronchialwandungen gelegentlich als »Doppelgleisschatten« dar. Ausgeprägte zystische Bronchiektasen sind z.T. als dünnwandige zystische oder wabige Ringfiguren zu erkennen, die kleine Sekretspiegel enthalten können. Sekretgefüllte Bronchiektasen können röntgenologisch als multiple Rundherde imponieren (▣ **C-18**). Ein unauffälliges Röntgenbild schließt Bronchiektasen aber keinesfalls aus! Bronchiektasen lassen sich in den meisten Fällen mittels **hochauflösender Computertomographie** (HRCT) nachweisen (S **C-17**). Das zuverlässigste Verfahren zum Nachweis von Bronchiektasen ist jedoch die **Bronchographie**. Sie ist unverzichtbar vor geplanter chirurgischer Therapie und muß dann zusätzlich auch kontralateral vorgenommen werden, um weitere Bronchiektasen auf der Gegenseite auszuschließen. ▣ **C-19** zeigt die bronchographische Darstellung von Bronchiektasen. Sinnvoll ist die **Kombination der Bronchographie mit der Fiberbronchoskopie**, die eine genauere Beurteilung der Bronchialschleim-

Sinnvoll ist die **Kombination der Bronchographie mit der Fiber-**

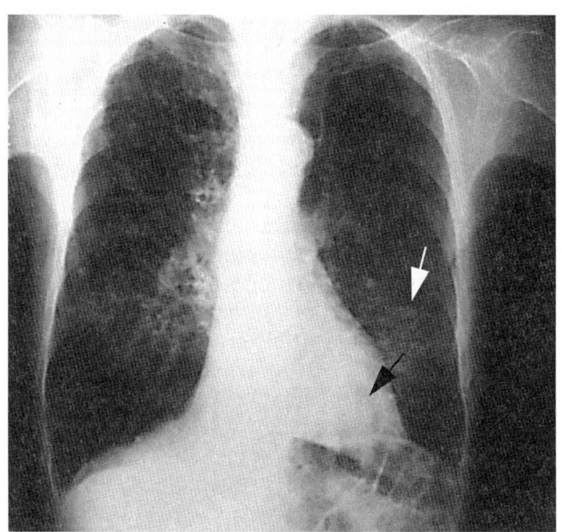

C-18: **Zahlreiche auf der Nativaufnahme erkennbare sekretgefüllte Bronchiektasen** (weißer Pfeil) **im linken Unterfeld sowie im rechten Ober- und Mittelfeld.** 79jährige Frau. Die multiplen Rundherde in Projektion auf den Herzschatten (schwarzer Pfeil) entsprechen sekretgefüllten zystischen Bronchiektasen. Daneben finden sich im linken Unterfeld und im rechten Ober-Mittelfeld zahlreiche dünnwandige zystische Hohlräume mit darin befindlichen Sekretspiegeln.

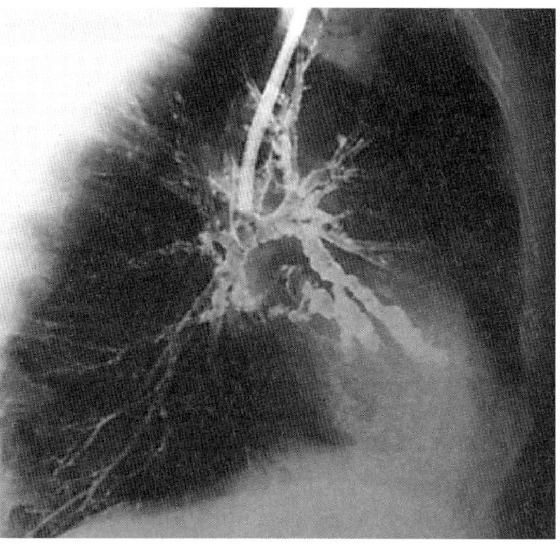

C-19: **Ausgeprägte zylindrische und sackförmige Bronchiektasen der Lingula mit deformierender Bronchitis des übrigen Bronchialsystems.** Bronchographie über das Fiberbronchoskop. Aufnahme im seitlichen Strahlengang.

haut und gezielte bakteriologische Untersuchungen des Bronchialsekrets erlaubt. Lungenfunktionsanalytisch findet sich in einem Teil der Fälle eine obstruktive Ventilationsstörung.
Ausgeschlossen werden sollten eine Mukoviszidose (Schweißtest) und ein Antikörpermangel (quantitative Bestimmung von IgG, IgA, IgM).

bronchoskopie, die eine genauere Beurteilung der Bronchialschleimhaut und gezielte bakteriologische Untersuchungen des Bronchialsekrets erlaubt. Eine Mukoviszidose und ein Antikörpermangel sollten ausgeschlossen werden.

Therapie. Wichtigste therapeutische Maßnahmen sind die **Infektbehandlung**, die Förderung der **Sekretelimination** und die **Bronchodilatation** bei Obstruktion.

Therapie Wichtigste therapeutische Maßnahmen sind **Antibiose, Sekretelimination** und **Bronchodilatation.**

> ***Merke.*** Die antibiotische Therapie ist bei Bronchiektasen grundsätzlich gezielt **nach** der bakteriologischen Sputumuntersuchung vorzunehmen.

◀ **Merke**

Häufige Erreger sind Haemophilus influenzae, Streptococcus pneumoniae, Staphylococcus aureus und Pseudomonas aeruginosa. Physiotherapeutisch kommen die Klopf- und Vibrationsmassage, die Lagerungsdrainage und die endobronchiale Perkussion mit einem Physiotherapiegerät (VRP1, RC-Cornet) in Betracht. Daneben können β_2-Sympathomimetika (inhalativ über Dosieraerosol und Düsenvernebler) und Expektoranzien (Acetylcystein, Ambroxol oral) indiziert sein.
Die Indikation zur operativen Behandlung ergibt sich nur bei umschriebenen Bronchiektasen und fehlendem Ansprechen auf die konservative Therapie sowie bei massiven Hämoptysen.

Die Sekretelimination wird mittels Physiotherapie und Sekretolytika gefördert. Bei Atemwegsobstruktion sind β_2-Sympathomimetika angezeigt. Eine Operation ist nur bei lokalisierten Bronchiektasen und fehlendem Ansprechen auf die konservative Therapie sowie bei massiven Hämoptysen indiziert.

Prognose. Durch die antibiotische Therapie ist die Prognose der Bronchiektasenkrankheit erheblich verbessert worden. Prognostisch bedeutsam ist die Entwicklung einer obstruktiven Bronchitis mit Lungenemphysem sowie schwerer Bronchopneumonien und eines Cor pulmonale.

Prognose Prognostisch bedeutsam sind Komplikationen wie die obstruktive Bronchitis mit Lungenemphysem, schwere Bronchopneumonien und das Cor pulmonale.

Klinischer Fall

Der 45jährige Maler leidet seit der Kindheit häufig unter Husten mit gelb-grünlichem Auswurf (etwa 1–2 Eßlöffel voll pro Tag). Seit zehn Jahren zunehmende Luftnot bei körperlichen Belastungen, außerdem Atemnot bei Staubexposition und Nebel. Im Alter von drei Jahren sei eine Lungen- und Rippenfellentzündung abgelaufen. Hat vom 18. bis zum 30. Lebensjahr 20 Zigaretten/Tag geraucht. Auskultatorisch über dem linken Lungenunterfeld mäßig viele mittelblasige nichtklingende Rasselgeräusche. Röntgenologisch mäßige Verlagerung des Mediastinums nach links, Verkleinerung des linken Lungenhilus und Rarefizierung der Lungenstruktur links. Streifige Verdichtungen im linken Unterfeld in Projektion auf den Herzschatten. Im seitlichen Strahlengang Überblähung des Herzvorderraumes und streifige Verdichtungen in den dorsobasalen Lungenabschnitten. Die Lungenfunktionsprüfung ergibt eine leichtgradige, kaum reversible obstruktive Ventilationsstörung mit mäßiger Lungenüberblähung. Im Methacholintest ausgeprägte bronchiale Hyperreaktivität. Die Fiberbronchoskopie zeigt reichlich eitriges Sekret im linken Bronchialsystem, weniger auch rechts. Im Bronchialsekret bakteriologisch Nachweis von Haemophilus influenzae. Bronchographisch stellen sich links ausgedehnte zylindrische und zystische Bronchiektasen des Unterlappens mit Schrumpfung dieses Lappens dar, erkennbar an einer Büschelstellung der Unterlappenbronchien. Der linke Oberlappen ist kompensatorisch überbläht, die Oberlappenbronchien aufgespreizt. Im Lingulabereich mäßige zylindrische Bronchiektasen sowie ausgeprägte deformierende Bronchitis mit Kaliberschwankungen der Bronchialäste und Darstellung zahlreicher erweiterter Schleimdrüsenausführungsgänge. Die hochauflösende Computertomographie zeigt den geschrumpften und zystisch umgewandelten linken Unterlappen paravertebral und paramediastinal retrahiert. Zusätzlich finden sich auch im rechten Unterfeld einzelne Bronchiektasen (S C-**17**).

Diagnose: Beidseitige Bronchiektasen mit chronischer, eitriger obstruktiver Bronchitis. Bronchiale Hyperreaktivität.

Therapie: Antibiotische Behandlung nach Antibiogramm mit Amoxicillin über drei Wochen. Inhacort®-Dosieraerosol (zweimal zwei Hübe/d über Inhalierhilfe). Berodual®-Dosieraerosol (zwei Hübe bei Bedarf). Euphylong® (2mal 375 mg/d). Bromuc® (3mal 200 mg/d). Klopfmassage und Lagerungsdrainage. Intrabronchiale Perkussion mit VRP1-Physiotherapiegerät (3mal 5 Minuten/d).

S Synopsis C-**17: Ausgedehnte zystische Bronchiektasen im geschrumpften linken Unterlappen und einzelne Bronchiektasen im Unter- und Mittellappen rechts** (klinisches Beispiel)

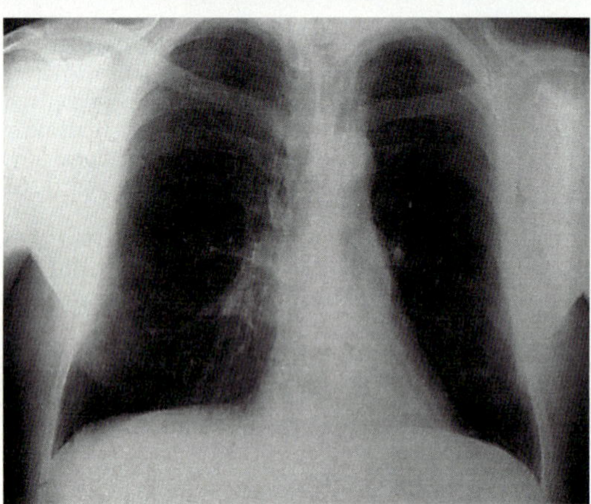

a Übersichtsaufnahme des Thorax.

b Linksseitige **Bronchographie** über das Fiberbronchoskop. Aufnahme in RAO-Projektion (1. schräger Durchmesser).

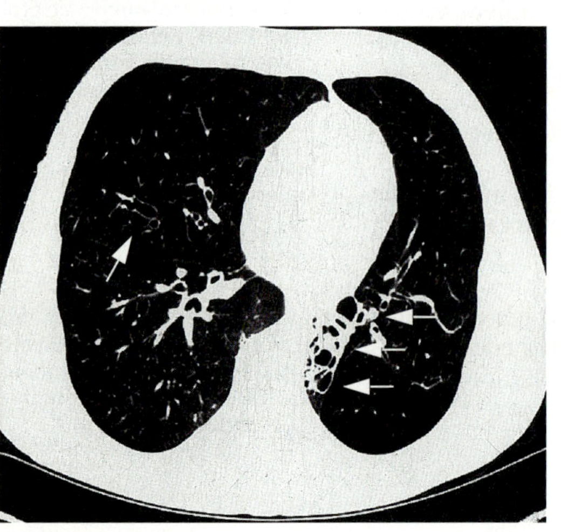

c Hochauflösende **Computertomographie** (HRCT). Bronchiektasen (→).

6 Mukoviszidose

Synonyme: zystische Fibrose, CF

▶ ***Definition.*** Die Mukoviszidose ist eine erbliche Funktionsstörung exokriner Drüsen mit rezidivierenden bronchopulmonalen Infekten und Pankreasinsuffizienz.

Epidemiologie. Es handelt sich um die häufigste tödlich verlaufende Erbkrankheit der weißen Bevölkerung. Der Erbgang ist autosomal rezessiv. Auf 2000 bis 3000 Lebendgeborene entfällt eine Erkrankung. Etwa 4 bis 5% der weißen Bevölkerung sind heterozygote Träger des CFTR-Gens (cystic fibrosis transmembrane conductance regulator gene), das auf dem langen Arm des Chromosoms 7 lokalisiert ist. Während vor 50 Jahren etwa 80% der kranken Kinder im ersten Lebensjahr starben, liegt heute die mittlere Lebenserwartung bei ca. 30 Jahren.

Pathophysiologie. Infolge eines gestörten Ionentransports durch defekte Chloridkanal-Membranproteine in den Schweißdrüsengängen ist die NaCl-Konzentration im Schweiß abnorm erhöht. Ebenfalls als Folge eines gestörten Membrantransports kommt es zur **Produktion eines abnormen hochviskösen Bronchialsekrets** mit **bronchialer Sekretretention**, Neigung zu **sekundären bakteriellen Infekten der Bronchien** und der Lunge, bronchialer Hypersekretion, Destruktion der Bronchialwand, Entwicklung von Bronchiektasen, respiratorischer Insuffizienz und Cor pulmonale.
Eine **abnorme Sekretion des Darmes** kann zum Mekoniumileus führen, die **abnorme Pankreassekretion** verursacht den Verschluß des Pankreasganges mit Pankreasfibrose, **Pankreasinsuffizienz** und **Malabsorption**. Daneben sind auch **andere Organsysteme** wie Gallengänge (biliäre Zirrhose) und Ductus deferens betroffen. Unterschiedliche Krankheitsverläufe sind zum Teil auf verschiedene Mutationen des CFTR-Gens zurückzuführen.

Klinik. Typisch sind **chronische oder häufig rezidivierende bronchopulmonale Infekte** (Bronchitiden und Pneumonien), die zumeist in der frühen Kindheit beginnen; sehr selten manifestiert sich die Erkrankung erstmalig im Erwachsenenalter. Es entwickelt sich **chronischer Husten mit zunehmenden Auswurfmengen**, zusätzlich treten **Belastungsdyspnoe, Atemwegsobstruktion, Zyanose, Trommelschlegelfinger, Wachstumsstörungen, Gewichtsabnahme** sowie **progrediente respiratorische Insuffizienz** und **Cor pulmonale** auf. Häufige Komplikationen sind **Hämoptysen, Pneumothorax** und **Atelektasen**. Etwa 95% der Todesfälle sind auf die bronchopulmonale Erkrankung zurückzuführen.
Wichtigste extrapulmonale Manifestationen sind der **Mekoniumileus**, die **intestinale Obstruktion** und der **Rektumprolaps** bei älteren Kindern und Erwachsenen, die **Pankreasinsuffizienz mit Malabsorption, Stearrhö, Wachstumsstörung** und Untergewicht, der **Diabetes mellitus**, die **biliäre Zirrhose**, die **chronische Rhinosinusitis** mit Nasenpolypen und die **Hitzeintoleranz** mit Kollapsneigung infolge starker NaCl-Verluste mit dem Schweiß. Typisch ist der salzige Geschmack der Haut.

Diagnose. Wichtigste diagnostische Maßnahme ist der **Schweißtest**, der mittels Pilocarpin-Iontophorese zur Schweißgewinnung vorgenommen wird und eine **erhöhte Natrium-Konzentration im Schweiß** (> 60 mmol/l) ergibt. Bei positivem Schweißtest und **Vorliegen einer chronischen obstruktiven Atemwegserkrankung und/oder einer Pankreasinsuffizienz** kann die Diagnose gestellt werden. Weitere diagnostische Maßnahmen umfassen die Röntgen-Thorax-Aufnahme und die Lungenfunktionsdiagnostik.

6 Mukoviszidose

Synonyme: zystische Fibrose, CF

◀ **Definition**

Epidemiologie Die Mukoviszidose ist die häufigste tödlich verlaufende Erbkrankheit der weißen Bevölkerung. Heute liegt die mittlere Lebenserwartung bei ca. 30 Jahren.

Pathophysiologie Die **Produktion eines abnormen Sekrets** führt zur **bronchialen Sekretretention** mit **häufigen bronchopulmonalen Infekten.** Destruktion der Bronchialwand, Entwicklung von Bronchiektasen, respiratorischer Insuffizienz und Cor pulmonale. Die **abnorme Sekretproduktion** verursacht auch **Störungen in anderen Organsystemen**, insbesondere eine **Pankreasinsuffizienz mit Malabsorption.**

Klinik Die Erkrankung manifestiert sich zumeist in der frühen Kindheit mit **häufig rezidivierenden Atemwegsinfekten.** Neben **chronischem Husten** und **zunehmenden Auswurfmengen** treten **Belastungsdyspnoe, Zyanose, Trommelschlegelfinger, Wachstumshemmung, Gewichtsabnahme** sowie **progrediente respiratorische und kardiale Insuffizienz** auf. Wichtigste extrapulmonale Manifestation ist die exokrine **Pankreasinsuffizienz** mit **Malabsorption** und **Stearrhö** sowie **Wachstumsstörung.** Bei zusätzlicher endokriner Pankreasinsuffizienz kommt es zum **Diabetes mellitus.** 95% der Mukoviszidose-Kranken sterben an pulmonalen Komplikationen.

Diagnose Bei positivem **Schweißtest (erhöhte Na^+-Konzentration)** und **Vorliegen einer chronischen obstruktiven Atemwegserkrankung und/oder einer Pankreasinsuffizienz** kann die Diagnose einer Mukoviszidose gestellt werden.

Bei seltenen Mutationen kann der Schweißtest unauffällig sein, dann ist eine Diagnostik mittels transepithelialer Potentialdifferenzmessung an der Nasenschleimhaut möglich. Zusätzlich sollte der Genotyp bestimmt werden.

Therapie Wichtigste Behandlungsmaßnahmen sind die **regelmäßige bronchiale Sekretdrainage** (Klopf- und Vibrationsmassage in Verbindung mit der Lagerungsdrainage), die Inhalationstherapie, die gezielte **antibiotische Behandlung bei Infektexazerbationen**, die **Substitution mit Pankreasenzymen** und **Schutzimpfungen** gegen Pertussis, Masern und Grippe. Bei Atemwegsobstruktion und bronchialer Hyperreaktivität sind β_2-Sympathomimetika, bei Hypoxie die O_2-Langzeittherapie indiziert.

Therapie. Die frühzeitige Diagnose und die rein symptomatische Behandlung in spezialisierten Zentren hat zu der erheblichen Verbesserung der Prognose geführt. Wichtigste Therapiemaßnahmen sind die **Förderung der bronchialen Reinigung**, die **Behandlung der Infekte** und der Pankreasinsuffizienz sowie präventive Maßnahmen. Die Elimination des Bronchialsekrets erfolgt mittels regelmäßiger **Klopf- und Vibrationsmassage** in Verbindung mit der **Lagerungsdrainage** sowie **speziellen Atem- und Hustentechniken** (»autogene Drainage«), der Inhalationstherapie (Kochsalzlösung, evtl. mit rh-DNase, Amilorid, β_2-Sympathomimetika) und der endobronchialen Perkussion mit einem Physiotherapiegerät (VRP1 »Flutter«). In frühen Stadien der Erkrankung finden sich häufig bronchopulmonale Infekte mit Staphylococcus aureus, später mit Haemophilus influenzae, in den fortgeschrittenen Stadien dominiert Pseudomonas aeruginosa. **Akute Infektexazerbationen** sind nach bakteriologischer Sputumuntersuchung gezielt **antibiotisch zu behandeln.** β_2-Sympathomimetika sind bei Atemwegsobstruktion und bronchialer Hyperreaktivität indiziert, können jedoch, besonders bei schwerkranken Patienten, paradoxe Reaktionen mit Verschlechterung der Lungenfunktion und des Gasaustausches auslösen. Bei Eintritt einer Hypoxie mit P_{O2}-Werten unter 60 mmHg ist eine Sauerstofflangzeittherapie indiziert. Die Pankreasinsuffizienz erfordert die **Substitution mit Pankreasenzymen** und fettlöslichen Vitaminen. Zu den präventiven Maßnahmen zählen **Impfungen** gegen Pertussis, Masern und Grippe. In weit fortgeschrittenen Stadien werden mit zunehmender Häufigkeit **Lungentransplantationen** (Doppellungentransplantationen) durchgeführt.

In weit fortgeschrittenen Fällen ergibt sich die Indikation zur **Lungentransplantation.**

7 Pneumonien

7 Pneumonien

Definition ▶

Definition. Unter einer Pneumonie wird eine akute oder chronische Entzündung des alveolären Lungenparenchyms und/oder des Lungeninterstitiums verstanden. Diese kann bakteriell, viral, durch Pilze, Parasiten, chemische und physikalische Noxen sowie allergische und immunologische Veränderungen bedingt sein.

Epidemiologie Die Pneumonien werden nach verschiedenen Kriterien eingeteilt (▤ C-**30**). Pathologisch-anatomisch werden **alveoläre Pneumonien (Lobärpneumonie, Bronchopneumonie)** von **interstitiellen Pneumonien** unterschieden.

Epidemiologie. ▤ C-**30** zeigt die **Einteilung** der Pneumonien nach verschiedenen Kriterien. Pathologisch-anatomisch handelt es sich zumeist um **alveoläre Pneumonien,** unter denen die **Bronchopneumonien** mit herdförmiger, unregelmäßiger Verteilung der Infiltrationen heute dominieren. Die selteneren **Lobärpneumonien** mit kompletter Konsolidierung eines oder mehrerer Lungenlappen sind zumeist **durch Streptococcus pneumoniae** (Pneumokokken) verursacht. Die **interstitiellen Pneumonien** sind nur zum Teil durch Erreger (zumeist Viren), überwiegend aber durch Allergien, Autoimmunerkrankungen und physikalische Einwirkungen (Strahlentherapie) bedingt. Sie werden zum Teil auch als »Pneumonitis« bezeichnet. Primäre Pneumonien sind ohne Vor- oder Grundkrankheiten aufgetreten, sekundäre Pneumonien als Folge anderer Erkrankungen.

Die **epidemiologische Unterscheidung von**
- ambulant erworbenen Pneumonien
- Pneumonien bei schwerer Grundkrankheit
- Pneumonien bei Disposition zur Aspiration

Nach epidemiologischen Gesichtspunkten wird zwischen **ambulant erworbenen Pneumonien**, Pneumonien bei **schwerer Grundkrankheit** (Nieren-, Leber-, Herzinsuffizienz, Diabetes), Pneumonien bei **Disposition zur Aspiration** (Alkoholismus, ZNS- oder Ösophaguserkrankungen), Pneumonien bei **definierten Immunstörungen** (Transplantation, HIV-Infektion) und krankenhauserworbenen **(nosokomialen)** Pneumonien unterschieden. Diese Einteilung erlaubt Rückschlüsse auf die zugrundeliegenden Erreger. Ambulant, d.h. **im häuslichen Milieu** erworbene Pneumonien sind zumeist

C-30: Einteilungen der Pneumonien

Einteilungsprinzipien	Formen der Pneumonie
pathologische Anatomie	▷ alveoläre Pneumonien • Lobärpneumonie • Bronchopneumonie ▷ interstitielle Pneumonien
Pathogenese	▷ primäre Pneumonien ▷ sekundäre Pneumonien
Epidemiologie	▷ ambulant erworbene Pneumonien ▷ Pneumonien bei schwerer Grundkrankheit ▷ Pneumonien bei Disposition zur Aspiration ▷ Pneumonien bei Immunstörungen ▷ nosokomiale Pneumonien
Ätiologie	▷ erregerbedingte Pneumonien • Bakterien • Viren • Pilze • Parasiten ▷ nichterregerbedingte Pneumonien • physikalische Einwirkungen – ionisierende Strahlen • chemische Einwirkungen – Medikamente (Zytostatika) – Reizgase – Magensaftaspiration • Ölaspiration • Allergien • Autoimmunerkrankungen
Klinik und Verlauf	▷ akute Pneumonien • typische Pneumonien • atypische Pneumonien ▷ chronische Pneumonien

durch **Pneumokokken** bedingt. Weitere häufigere Erreger sind **Haemophilus influenzae, Mykoplasmen, Influenza-Viren** und **Legionella pneumophila**. Bei schweren Grundkrankheiten sind Legionella-Pneumonien häufiger. Bei Disposition zur **Aspiration** stehen **anaerobe Keime und Staphylokokken** im Vordergrund. Bei **Immunstörungen** werden gehäuft Infektionen mit Parasiten **(Pneumocystis carinii)**, Pilzen **(Aspergillus, Candida)** und **Mykobakterien** (Mycobacterium tuberculosis, Mycobacterium avium-intracellulare) beobachtet. **Nosokomiale Pneumonien** werden überwiegend durch **gramnegative Erreger** (Pseudomonas aeruginosa, Klebsiella, andere Enterobacteriaceae) und **Staphylococcus aureus** hervorgerufen.

- Pneumonien bei Immunstörungen und
- nosokomialen Pneumonien

erlaubt ebenso wie die an Klinik und Verlauf orientierte Einteilung in

- typische und
- atypische Pneumonien Rückschlüsse auf die verursachenden Erreger.

Ätiologisch kommen neben Erregern (Bakterien, Viren, Pilze, Parasiten) auch **physikalische Einwirkungen** (Strahlen), **chemische Noxen** (Zytostatika, Reizgase, aspirierte Magensäure), **Allergien** und **Autoimmunerkrankungen** in Betracht.

Neben Erregern (Bakterien, Viren, Pilze, Parasiten) kommen auch physikalische und chemische Einwirkungen, Allergien und Autoimmunerkrankungen als Ursachen von Pneumonien in Betracht.

Nach Klinik und Verlauf werden akute und chronische sowie typische und atypische Pneumonien unterschieden.

Die typischen Pneumonien sind häufig durch Pneumokokken verursacht, die atypischen durch Mykoplasmen, Chlamydien, Viren oder Legionellen.

Typische Pneumonien werden häufig durch Pneumokokken, atypische Pneumonien durch Mykoplasmen, Chlamydien oder Viren hervorgerufen.

Chronische Pneumonien sind relativ selten. Eine chronische Pneumonie liegt vor, wenn sich die pneumonischen Infiltrate innerhalb von sechs Wochen nicht oder nur gering zurückgebildet haben. Sie entwickelt sich besonders bei schweren Grundkrankheiten (Lungenstauung, Tumor, Diabetes, Alkoholismus).

Eine **chronische Pneumonie** liegt vor, wenn sich die Infiltrate nicht innerhalb von 6 Wochen zurückgebildet haben.

Merke ▶

> **Merke.** Die Diagnose der chronischen Pneumonie darf nur nach bronchoskopischem Ausschluß anderer Erkrankungen (Bronchialkarzinom, Tuberkulose, Lungeninfarkt) gestellt werden und muß histologisch gesichert sein.

Histologisch findet sich bei antibiotikaresistenten Pneumonien z. T. das Bild einer BOOP.

Pneumonien sind weltweit die häufigste erregerbedingte Todesursache.

Ein Teil der Patienten mit antibiotikaresistenten Lungeninfiltrationen zeigt histologisch das Bild einer Bronchiolitis obliterans mit organisierender Pneumonie (BOOP).

Pneumonien sind weltweit die häufigste erregerbedingte Todesursache. In Deutschland wird jährlich mit etwa 200 000 Erkrankungen, von denen etwa 70 000 stationär behandelt werden müssen, und mit zusätzlich etwa 100 000 nosokomialen Pneumonien gerechnet.

Pathogenese Die **Pneumonie-Erreger dringen zumeist** nach Überwindung der physiologischen Schutzmechanismen **über die Atemwege in die Lunge ein.** Eine hämatogene Verursachung ist selten. Die Infektion wird gefördert durch die
- Beeinträchtigung der Immunabwehr
- Aspiration von Rachensekret oder Mageninhalt
- Beeinträchtigung der bronchialen Reinigung und
- vorangehende Virusinfekte

Pathogenese. Die **Erreger dringen ganz überwiegend** nach Überwindung der physiologischen Schutzmechanismen **über die Atemwege in die Lunge ein**, eine hämatogene Verursachung der Pneumonien ist selten.

Unterschiedliche Faktoren können die Überwindung der Abwehrmechanismen durch die Erreger begünstigen:
- Beeinträchtigung der Immunabwehr (hohes Alter, Diabetes mellitus, Immunglobulinmangel, HIV-Infektion, Immunsuppression, Granulozytopenie, Kortikosteroidtherapie)
- Aspiration erregerhaltigen Rachensekrets, Aspiration von Mageninhalt (Bewußtseinstrübung, z. B. im Alkoholrausch oder bei Schlafmittelüberdosierung, Schluckstörungen)
- Beeinträchtigung der bronchialen Reinigung (chronische obstruktive Bronchitis, Bronchiektasen, Mukoviszidose, beeinträchtigter Hustenmechanismus, z. B. nach Operationen, endobronchialer Fremdkörper, Bronchialkarzinom)
- vorangehende Virusinfekte (besonders Influenza-, Respiratory-syncytial-, Masern- und Varizellen-Viren).

Klinik
- **Bakterielle Pneumonien:** Pathologisch-anatomisch lassen sich bei der unbehandelten, durch Pneumokokken bedingten Lobärpneumonie vier Stadien abgrenzen:
- **Anschoppung**
- **rote Hepatisation**
- **graue Hepatisation**
- **Lyse**

Klinik
- **Bakterielle Pneumonien:** Häufigere Erreger bakterieller Pneumonien sind Streptococcus pneumoniae (Pneumokokken), Haemophilus influenzae, Klebsiella pneumoniae, anaerobe Bakterien, gramnegative Bakterien, Staphylococcus aureus und S. pyogenes. S. pneumoniae und H. influenzae rufen zumeist das Bild der »typischen Pneumonie« hervor, seltener auch S. aureus und K. pneumoniae.

Pathologisch-anatomisch lassen sich bei der unbehandelten, durch Pneumokokken bedingten Lobärpneumonie vier Stadien abgrenzen:
- **Anschoppung** mit Hyperämie und alveolärem Ödem (klinisch: »Crepitatio indux« = feinblasiges Knisterrasseln)
- **rote Hepatisation** mit Konsolidierung des Lungengewebes durch alveoläre Infiltration mit Erythrozyten, Fibrin und Leukozyten
- **graue Hepatisation** mit massiver Infiltration durch Leukozyten und Makrophagen
- **Lyse** mit enzymatischer Auflösung und Resorption des Exsudats (klinisch: »Crepitatio redux«).

Als Folge einer frühzeitigen antibiotischen Therapie ist dieser Stadienablauf heute sehr selten.

Bakterielle Pneumonien: Zumeist findet sich das Bild einer **»typischen Pneumonie«** (s. ▤ C-**30**) mit **plötzlichem Beginn**, allgemeinem **Krankheitsgefühl, hohem Fieber**, häufig auftretendem **Schüttelfrost, Thoraxschmerzen**, gelegentlich auch abdominellen Schmerzen, **Dyspnoe**, Husten, eitrigem, mitunter auch rostbraunem oder blutig tingiertem **Auswurf.** Klinisch finden sich **Tachypnoe, Tachykardie**, z. T. auch **Zyanose**, in schweren Fällen können

- **»Typische Pneumonie«** (▤ C-**30**): Eine typische Pneumonie **beginnt plötzlich** mit allgemeinem **Krankheitsgefühl** und **Fieber bis über 40 °C**, häufig begleitet von **Schüttelfrost** und einseitigem, z. T. atemabhängigem **Thoraxschmerz**. Zusätzlich treten **Husten**, eitriger, rostbrauner oder blutig tingierter **Auswurf** und **Dyspnoe** auf. Bei 30 bis 40 % der Patienten gehen Atemwegsinfekte voraus.

Die klinische Untersuchung ergibt eine **Tachypnoe** und eine **Tachykardie**, bei ausgedehnten Pneumonien auch eine **Zyanose**. Schwere Pneumonien können mit einer Bewußtseinstrübung und abdominellen Beschwerden einhergehen, die wahrscheinlich auf eine septisch-toxische Schädigung der extrapulmonalen Organe zurückzuführen sind. Über den infiltrierten Lungenabschnitten sind **Klopfschalldämpfung, Bronchophonie, Stimmfremitus, Bronchialatmen und fein- bis mittelblasige, ohrnahe, klingende Rasselgeräusche nachweisbar.** Im Initialstadium ist mitunter als Frühsymptom ein feinblasiges Knisterrasseln (»Crepitatio indux«) zu auskultieren.

Bewußtseinsstörung und abdominelle Schmerzen auftreten. Über den infiltrierten Lungenabschnitten sind **Klopfschalldämpfung, Bronchialatmen** und **feinblasige ohrnahe klingende Rasselgeräusche** nachweisbar.

▶ ***Merke.*** Auch die ventralen Lungenabschnitte müssen sorgfältig untersucht werden, da sonst Pneunomien von Mittellappen und Lingula nicht bemerkt werden.

◀ **Merke**

Bei Pleurabeteiligung ist ein Pleurareiben oder ein Pleuraerguß (basale Klopfschalldämpfung, abgeschwächtes Atemgeräusch und Kompressionsatmen) festzustellen.
Die Laboruntersuchungen zeigen eine **Leukozytose mit Linksverschiebung**, in schweren Fällen kann eine Leukopenie auftreten, die als Folge eines massiven Leukozytenverbrauchs oder einer toxischen Knochenmarkschädigung anzusehen und prognostisch ungünstig ist.
Radiologisch sieht man **unscharf abgegrenzte, grobfleckige Verdichtungen** im Sinne einer Bronchopneumonie **oder** auch **segmentale oder lobäre Verschattungen** als Zeichen einer Segment- oder Lobärpneumonie (s. C-**20**, S C-**20**). Innerhalb der Infiltrationen sind oft die luftgefüllten Atemwege erkennbar **(Bronchopneumogramm)**. Zusätzlich finden sich oft ausgedehnte **Pleuraergüsse**, gelegentlich auch **Einschmelzungen** mit Flüssigkeitsspiegeln (abszedierende Pneumonie), letztere insbesondere bei Infektionen mit Staphylococcus aureus.

Bei Pleurabeteiligung Pleurareiben oder Pleuraerguß.

Die Laboruntersuchungen zeigen eine **Leukozytose mit Linksverschiebung**, in schweren Fällen kann eine Leukopenie auftreten.

Radiologisch sind **grobfleckige, unregelmäßige Verschattungen oder segmentale bzw. lobäre Infiltrationen** zu erkennen (C-**20**, S C-**20**). Zusätzlich finden sich nicht selten ausgedehnte **Pleuraergüsse** und **Lungenabszesse.**

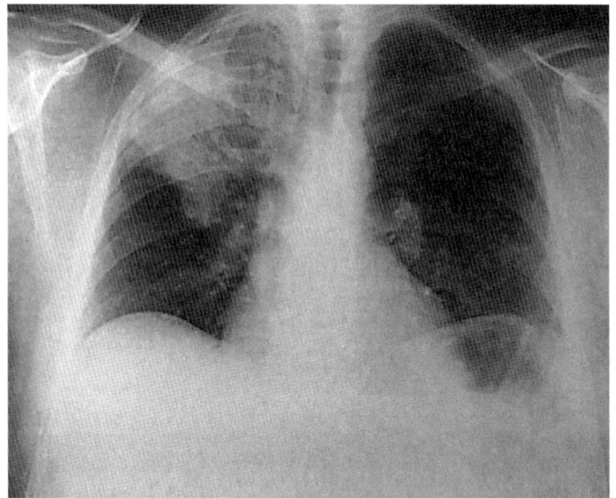

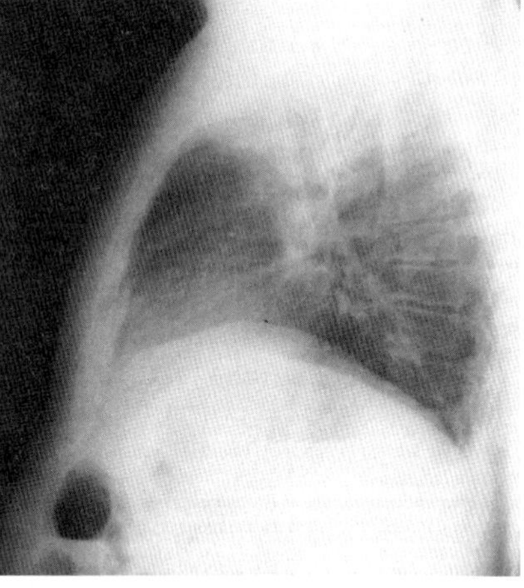

C-**20 a, b: Lobärpneumonie des rechten Oberlappens.** 48jähriger Mann. Infiltration des gesamten rechten Oberlappens mit Luftbronchogramm. Geringe streifige Verdichtungen des linken Unterfeldes. Bakteriologisch Nachweis von Haemophilus influenzae mit hoher Keimzahl (10^8/ml) im Sputum.

- **»Atypische Pneumonien«:** Atypische Pneumonien treten überwiegend bei Kindern und jüngeren Erwachsenen auf. Häufigster Erreger ist **Mycoplasma pneumoniae,** relativ häufig sind auch **Chlamydien** (Chlamydia pneumoniae, Chlamydia psittaci), **Viren** (insbesondere Influenza A und B, Adenovirus) und **Legionellen** beteiligt. Atypische Pneumonien breiten sich oft in kleinen Epidemien in Gruppen eng zusammenlebender Personen aus (Schulklassen, Wohnheime, Kasernen). Pneumonien durch Chlamydia psittaci (Ornithose, Psittakose) werden durch Vögel (Papageien, Wellensittiche, Tauben) übertragen und treten bei engerem Kontakt mit den Tieren auf.

- **Atypische Pneumonien:** Atypische Pneumonien treten überwiegend bei Kindern und jüngeren Erwachsenen auf und sind zumeist durch **Mycoplasma pneumoniae**, häufig auch durch **Chlamydien, Viren** und **Legionellen** bedingt.

Merke ▶

> **Merke.** Die Ornithose (Pneumonie durch Chlamydia psittaci) muß von der Vogelhalterlunge abgegrenzt werden, bei der es sich um eine allergische Alveolitis handelt.

Die **Symptomatik** der Erkrankung beginnt langsam mit **mäßigem Fieber, leichtem Husten, ausgeprägtem Schwäche- und Krankheitsgefühl, Kopfschmerzen, Schnupfen** und **Halsschmerzen.** Sputum wird nicht oder nur in geringen Mengen abgehustet. Schüttelfrost ist selten. **Klinisch** findet sich nur ein **diskreter Befund** mit **wenigen feuchten**, z. T. auch feinblasigen **klingenden Rasselgeräuschen.** Eine Leukozytose ist selten und nur gering ausgeprägt. **Radiologisch** finden sich **streifige interstitielle**, z. T. auch **gröberfleckige peribronchiale Infiltrationen** (C-**21**, *S. 458*).
Legionella pneumophila kann das Bild einer typischen und atypischen Pneumonie verursachen. Besonderheiten sind häufig auftretende Bewußtseinstrübung, Erschöpfungszustände, Diarrhöen, progrediente Lungeninfiltrationen, Lymphopenie und Hyponatriämie.

Die **Symptomatik** der atypischen Pneumonie **beginnt langsam** mit **leichtem Fieber**, geringem **Husten**, ausgeprägtem **Schwäche- und Krankheitsgefühl, Kopfschmerzen, Myalgien, Schnupfen** und **Halsschmerzen.** Ein Frösteln wird häufig angegeben, ausgeprägter Schüttelfrost ist selten. Sputum wird nicht oder nur in geringen Mengen abgehustet. Pleuraschmerz tritt selten auf.
Die **klinische Untersuchung** ergibt nur einen **diskreten Befund** mit wenigen **feuchten**, zum Teil auch feinblasigen, **klingenden Rasselgeräuschen**. Zeichen ausgedehnter Lungeninfiltrationen fehlen. Eine Leukozytose wird seltener beobachtet.
Radiologisch finden sich **streifige interstitielle oder fleckförmige peribronchiale Infiltrate**, im weiteren Verlauf können auch ausgedehntere Infiltrationen auftreten (*s.* C-**21**, *S. 458*). In einem Teil der Fälle sind kleinere Pleuraergüsse nachweisbar.
Legionella pneumophila kann sowohl das Bild einer typischen als auch einer atypischen Pneumonie hervorrufen. Es handelt sich um einen ubiquitär, besonders in Warmwasserbehältern und Klimaanlagen vorkommenden Keim, der häufig durch Aerosole (Duschen) und Luft aus defekten Klimaanlagen übertragen wird, jedoch im allgemeinen nur **bei abwehrgeschwächten Menschen zur Infektion** führt. Besonderheiten der Legionellenpneumonie sind relativ häufig auftretende Bewußtseinstrübung, ausgeprägte Erschöpfung, Diarrhöen, progrediente Lungeninfiltrationen, Lymphopenie und Hyponatriämie.

- **Pneumonien bei Immundefekten:** Sie zeichnen sich durch häufige Beteiligung **opportunistischer Erreger, abweichende Symptomatik und ungewöhnliche Verläufe** aus. Metastasen, leukämische Infiltrate, Lungenblutungen, Strahlenpneumonitis etc. müssen ausgeschlossen werden.

In Abhängigkeit von der Art des Immundefektes treten die verschiedenen Erreger mit unterschiedlichen Schwerpunkten auf (*s.* C-**31**).

- **Pneumonien bei Immundefekten:** Die bei Immunstörungen auftretenden Pneumonien sind häufig durch **opportunistische Erreger** bedingt und zeichnen sich durch **ungewöhnliche klinische Manifestationen und Verläufe** aus. Außerdem müssen differentialdiagnostisch auch andere häufige Ursachen von Lungeninfiltrationen bei Immundefekten abgegrenzt werden, insbesondere Metastasen, leukämische Infiltrate, Lungenblutungen, Zytostatika-Pneumopathien, Strahlenpneumonitis, idiopathische interstitielle Pneumonien, Graft-versus-host-Reaktion, Lungenembolie und kardiales Lungenödem.

In Abhängigkeit von der Art des Immundefektes sind die verschiedenen Erreger mit unterschiedlichen Schwerpunkten beteiligt, die in C-**31** aufgeführt sind.

C-31: Immundefekte und zu erwartende Pneumonieerreger

Immundefekt	Grundkrankheiten	Häufige Pneumonierreger
Granulozytopenie	▷ akute Leukämie ▷ zytostatische Chemotherapie ▷ Knochenmarktransplantation	▷ gramnegative Bakterien, besonders Pseudomonas aeruginosa, Staphylococcus species, Aspergillus species, Candida species
Antikörpermangel	▷ primärer Immunglobulin-Mangel ▷ HIV-Infektion	▷ gramnegative Bakterien, Staphylococcus aureus, Streptococcus pneumoniae ▷ Streptococcus pneumoniae, Haemophilus influenzae, Staphylococcus aureus
zellulärer Immundefekt	▷ HIV-Infektion ▷ immunsuppressive Therapie ▷ Knochenmarktransplantation	▷ Pneumocystis carinii, Mycobacterium tuberculosis, nichttuberkulöse Mykobakterien, Legionella species, Zytomegalie-Virus, Aspergillus species

Die **klinische Symptomatik** der Pneumonien ist **bei Patienten mit Immundefekten oft abgeschwächt. Fieber, Husten**, geringer **Auswurf** und **zunehmende Dyspnoe** sind häufige Symptome. Nicht selten manifestiert sich der zugrundeliegende Immun-

Die **klinische Symptomatik** der Pneumonien ist **bei gestörter Immunabwehr oft abgeschwächt**. Häufig sind **Fieber, Husten**, mäßiger **Auswurf** und **zunehmende Dyspnoe**. Die genaue Anamnese liefert wichtige Hinweise auf den zugrundeliegenden Immundefekt. Nicht selten ist die Pneumonie erste klinische Manifestation der Immunstörung, z. B. die Pneumozystis-Pneumonie bei HIV-Infekten.

Die **klinische Untersuchung liefert** ebenfalls **Hinweise auf die Grundkrankheit** (Mundsoor, Herpes, Kaposi-Sarkom, Lymphknotenschwellungen, Splenomegalie), der pulmonale Befund ist allerdings zumeist uncharakteristisch.
Röntgenologisch finden sich relativ häufig **interstitielle Lungeninfiltrationen** oder auch **großflächige Verschattungen mit Einschmelzungen.**
Die **Pneumozystis-Pneumonie** geht zumeist mit diffusen, überwiegend streifigen **interstitiellen Infiltrationen**, seltener auch mit umschriebenen flächenhaften Verschattungen einher (*s.* ◙ C-**22**, *458*). Die invasive pulmonale Aspergillose (Aspergilluspneumonie) manifestiert sich häufig als Rundherd, der an Größe zunimmt und nach kurzer Zeit eine Höhlenbildung aufweist, die oft eine sichelförmige Luftansammlung enthält (*s.* **S** C-**18 a–c**). Daneben treten auch ausgedehnte dichte Lungeninfiltrate mit Tendenz zur Einschmelzung auf.

defekt erstmals in Form der Pneumonie, besonders bei HIV-Infektionen. Die Anamnese und der **klinische Befund** liefern **wichtige Hinweise auf die Grundkrankheit.** Der Auskultationsbefund ist zumeist wenig charakteristisch. Röntgenologisch finden sich häufig **interstitielle Lungeninfiltrationen**, z. T. auch **ausgedehnte Verschattungen**, die zur Einschmelzung neigen. Die **Pneumozystis-Pneumonie** zeigt vorwiegend ein **interstitielles Infiltrationsmuster** (◙ C-**22**, *S. 458*), die pulmonale Aspergillose herdförmige Verschattungen mit Höhlenbildung (*s.* **S** C-**18 a–c**).

S Synopsis C-**18: Chronisch karnifizierende Pneumonie**

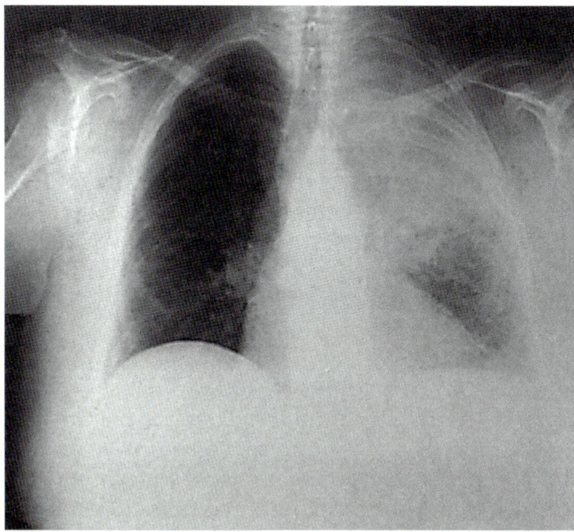

a Vor Behandlungsbeginn. Ausgedehnte, nahezu homogene Verschattung des linken Ober- und Mittelfeldes; inhomogene Verschattung des linken Unterfeldes; streifige Verdichtungen im rechten lateralen Unterfeld.

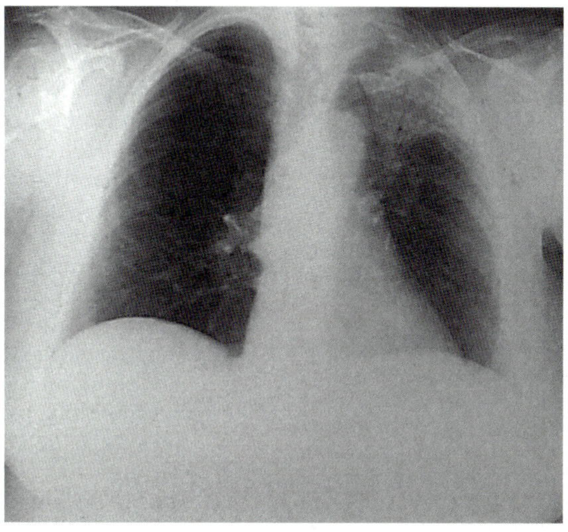

b 3 Wochen nach Behandlungsbeginn. Teilrückbildungen der Infiltrationen der linken Lunge.

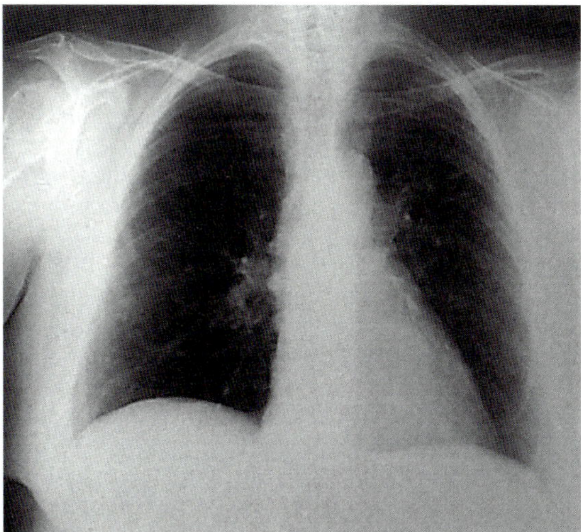

c 3 Monate nach Behandlungsbeginn. Komplette Rückbildung der Infiltrationen.

Chronisch karnifizierende Pneumonie des linken Oberlappens
69jährige Frau mit insulinbedürftigem Diabetes mellitus Typ II. Bakteriologisch Nachweis von hämolysierenden Streptokokken der Gruppe B im Bronchialsekret. Verzögerte Rückbildung der Infiltrationen unter einer vierwöchigen Behandlung mit Isocillin® 1,2 Mega 3× 1/d. In den transbronchialen Biopsieproben vom linken Oberlappen histologischer Nachweis einer chronischen karnifizierenden Pneumonie. Unter einer 3monatigen Prednisolon-Therapie (initial 20 mg/d, Dosisreduktion um 5 mg alle 3 Wochen) komplette Rückbildung der Infiltrationen.

Merke ▶

Merke. Die invasive und zumeist rasch progrediente **Aspergillose** ist zu unterscheiden von dem chronisch verlaufenden **Aspergillom (Pilzmyzel** in einer vorgebildeten Höhe, z. B. tuberkulöse Restkaverne) und der **allergischen bronchopulmonalen Aspergillose**, bei der es sich um eine obstruktive Atemwegserkrankung mit Typ-I- und Typ-III-Allergien gegen Aspergillus fumigatus handelt.

Eine ausgedehnte **kavernöse Lungen-Tbc** kann **bei Immundefekten mit nur diskreten röntgenologischen Veränderungen** einhergehen. Da die Radiologie bei Immundefekten keinen zuverlässigen Rückschluß auf die Ursache zuläßt, sollte bronchoskopiert werden.

Eine ausgedehnte **kavernöse Lungentuberkulose** mit massiver Bakterienausscheidung im Sputum zeigt **bei Patienten mit Immundefekten röntgenologisch oft nur geringe Veränderungen**. Da die radiologischen Lungenbefunde bei Immundefekten zumeist keinen zuverlässigen Rückschluß auf die Ursache der Lungenveränderungen zulassen, muß im allgemeinen eine invasive Diagnostik mittels Bronchoskopie durchgeführt werden.

Diagnostik Der anamnestische und klinische Verdacht auf eine Pneumonie sollte durch **Thorax-Röntgen** erhärtet werden. Die weitere Basisdiagnostik besteht in der **mikrobiologischen Sputumuntersuchung** (ggfs. nach Sputuminduktion) mit Anfertigung eines Grampräparates, einer **Blutkultur** und einem **Blutbild**.
Sofern der Erreger im Sputum nicht identifiziert werden konnte und die Pneumonie nicht ausreichend auf eine empirische Therapie anspricht, ist eine **Fiberbronchoskopie** mit gezielter Materialgewinnung (bronchoalveoläre Lavage, evtl. Abstrich mit geschützter Bürste, transbronchiale Biopsie) für die mikrobiologischen, mikroskopischen und histologischen Untersuchungen erforderlich.
Bei **Verdacht auf eine Pneumozystis-Pneumonie** kann durch Inhalation hypertoner NaCl-Lösung eine Sputuminduktion produziert werden. Durch Spezialfärbung läßt sich hierdurch in 50–70 % der Erreger nachweisen. Die empfindlichste Methode ist die bronchoalveoläre Lavage.
Zur weiterführenden Diagnostik **bei atypischen Pneumonien** gehören der **Antikörpernachweis im Serum** (Mykoplasmen, Chlamydien, Legionellen, evtl. Viren), der **Antigennachweis** im **Serum und Urin** (Legionellen, Pilze) sowie mikroskopische und kulturelle **Sputum- oder Magensaftuntersuchungen auf Mykobakterien.**

Wiederholte Blutgasanalysen sind bei ausgedehnten Pneumonien zur Beurteilung des Schweregrades und des Verlaufs erforderlich. Zusätzlich sollte ein **EKG** zum Ausschluß kardialer Komplikationen abgeleitet werden. Bei interstitiellen Pneumonien und bei Verdacht auf eine Pneumozystis-Pneumonie sollte eine **Lungenfunktionsdiagnostik** durchgeführt werden.
C-32 zeigt die Diagnostik der Pneumonien.

Diagnostik. Bei Verdacht auf eine Pneumonie ist eine **Röntgenuntersuchung des Thorax in zwei Ebenen** indiziert. Außerdem sollte umgehend **Sputum bakteriologisch** untersucht werden. Das Sputum ist dann für die Untersuchung geeignet, wenn es eindeutig purulent ist. Die Produktion einer ausreichenden Sputummenge kann durch Inhalation ultraschallvernebelter hypertoner (3- bis 5 %iger) Kochsalzlösung (»Sputuminduktion«) gefördert werden. Die Gramfärbung geeigneter Sputumausstriche erlaubt bereits die Therapieplanung. Zusätzlich sind **Blutkulturen und Blutbild** sinnvoll, da 20 bis 30 % der Patienten mit bakterieller Pneumonie eine Bakteriämie aufweisen. Sofern die bakteriologische Sputumdiagnostik nicht aussagekräftig ist und die Pneumonie auf eine empirisch kalkulierte Therapie nicht anspricht, ist eine **Fiberbronchoskopie** mit gezielter Materialgewinnung (bronchoalveoläre Lavage, Bronchusabstrich mit geschützter Bürste, transbronchiale Biopsie) zur mikrobiologischen und histologischen Untersuchung erforderlich. Hierbei hat sich insbesondere auch die mikrobiologische Diagnostik der bronchoalveolären Lavageflüssigkeit und der transbronchial gewonnenen Biopsieproben als aufschlußreich erwiesen.
Bei Pneumonien auf dem Boden von Immundefekten ist die invasive bronchoskopische Diagnostik im allgemeinen primär indiziert. Wenn bei einem Patienten mit HIV-Infektion der **Verdacht auf eine Pneumozystis-Pneumonie** besteht, kann zuvor eine Sputuminduktion durch Inhalation hypertoner Kochsalzlösung mit Untersuchung des Sekrets auf Pneumocystis carinii mittels Spezialfärbungen unternommen werden. Hierdurch läßt sich in etwa 50 bis 70 % der Fälle bereits der Erreger nachweisen, so daß auf eine invasive Diagnostik verzichtet werden kann. Die empfindlichste Methode zum Nachweis von Pneumocystis ist allerdings die bronchoalveoläre Lavage. Sofern eine Tuberkulose möglich erscheint, sind wiederholte mikroskopische und kulturelle **Sputum- oder Magensaftuntersuchungen auf Mykobakterien** an mindestens drei aufeinanderfolgenden Tagen erforderlich.
Bei atypischen Pneumonien sollten **zwei Serumproben** für die **Untersuchung auf Antikörper** gegen Mykoplasmen, Chlamydien und Legionellen im Abstand von zwei bis drei Wochen asserviert werden. Ein Anstieg des Antikörpertiters spricht für die entsprechende Infektion. Eine Untersuchung der einzufrierenden Proben kann aus ökonomischen Gründen dann entfallen, wenn sich die Pneumonie erwartungsgemäß zurückbildet.
Der **immunologische Nachweis von Erreger-Antigenen im Blut oder Urin** hat Bedeutung für die Diagnose von bakteriellen Pneumonien (Legionella pneumophila, Pneumokokken) und Pilzpneumonien (Aspergillus, weniger spezifisch für Candida-Pneumonien) erlangt.
Bei ausgedehnten Pneumonien sind zur Beurteilung des Schweregrades und des Verlaufs wiederholte **Blutgasanalysen** erforderlich. Zusätzlich ist ein **EKG** abzuleiten. Die **Lungenfunktionsprüfung**, möglichst mit Bestimmung der CO-Diffusionskapazität (CO-Transferfaktor) ist besonders bei interstitiellen Pneumonien und V. a. Pneumozystis-Pneumonien indiziert.
C-**32** zeigt ein Schema zum diagnostischen Vorgehen bei Pneumonien.

C-32: Diagnostik der Pneumonien

Basisdiagnostik	▷ Anamnese ▷ klinischer Befund ▷ Rö-Thorax in 2 Ebenen ▷ mikrobiologische Sputumuntersuchung mit Grampräparat ▷ Blutkultur ▷ Blutbild
Weiterführende Diagnostik	▷ evtl. Antikörpernachweis (Mykoplasmen, Chlamydien, Legionellen) ▷ evtl. Antigennachweis (Legionellen, Pilze) in Blut und Urin ▷ evtl. Sputum- und Magensaftuntersuchungen auf Mykobakterien ▷ Blutgasanalyse ▷ EKG ▷ evtl. Lungenfunktionsuntersuchung **Bei unzureichender Sputumdiagnostik und fehlendem Ansprechen auf die empirische Therapie:** ▷ Fiberbronchoskopie mit bronchoalveolärer Lavage und transbronchialer Biopsie

Differentialdiagnose. Die wichtigsten Differentialdiagnosen der Pneumonie sind das **Bronchialkarzinom**, die **Lungenembolie mit Lungeninfarkt** und die **Tuberkulose**.
An das Bronchialkarzinom muß immer gedacht werden, wenn sich die Lungenverschattungen unter einer adäquaten Antibiotika-Therapie nicht innerhalb von zwei bis drei Wochen zurückbilden. Bei schwerkranken und bettlägerigen Patienten sind pneumonieverdächtige Lungeninfiltrationen oft auf Lungeninfarkte infolge Lungenembolien bei (klinisch häufig stummen) Bein- und Beckenvenenthrombosen zurückzuführen.
Die Tuberkulose ist häufiger in sozialen Randgruppen (Alkoholiker, Drogenabhängige) zu beobachten und verläuft bei HIV-Infizierten ausgesprochen atypisch.

Differentialdiagnose Die wichtigsten Differentialdiagnosen der Pneumonie sind:
- **Bronchialkarzinom**
- **Lungeninfarkt bei Lungenembolie** und
- **Tuberkulose.**

Therapie. **Schwere Pneumonien bedürfen einer umgehenden Krankenhausbehandlung.** Eine schwere Pneumonie liegt vor, wenn eines der folgenden Kriterien erfüllt ist: respiratorische Insuffizienz ($P_{O2} < 60$ mmHg, $SaO_2 < 90\%$), Zeichen der Sepsis (z. B. Hypotonie), Bewußtseinstrübung, ausgedehnte Lungeninfiltrationen, Einschmelzungen, ausgedehnte Pleuraergüsse.
- **Antibiotika:** Die **entscheidende Behandlungsmaßnahme** bei Pneumonien ist die Therapie mit Antibiotika, die unverzüglich eingeleitet und möglichst gezielt nach **mikrobiologischem Befund** und **Antibiogramm** durchgeführt werden sollte. Da zu Beginn der Behandlung das Ergebnis der mikrobiologischen Untersuchung im allgemeinen noch nicht vorliegt und der Erreger letztlich auch nur bei etwa 50 bis 60% der Patienten identifiziert werden kann, muß sich die **initiale antibiotische Therapie** in den verschiedenen Patientengruppen **an den empirisch zu erwartenden Erregern orientieren.** C-33 zeigt das Schema einer derartigen empirisch orientierten antibiotischen Therapie.

Bei **Legionella-Pneumonie** ist eine Behandlung mit einem Makrolid-Antibiotikum (Erythromycin, Clarithromycin, Roxithromycin) indiziert, bei schweren Verlaufsformen ist eine Kombination mit Rifampicin sinnvoll. Alternativ kommen auch Ciprofloxazin und Ofloxazin in Betracht.

Therapie **Schwere Pneumonien** (Zeichen der Sepsis, $P_{O2} < 60$ mmHg, Bewußtseinstrübung, ausgedehnte Lungeninfiltrationen, Einschmelzungen, große Pleuraergüsse) **bedürfen der umgehenden Krankenhausbehandlung.**
- **Antibiotika:** die antibiotische Behandlung ist die **entscheidende Therapiemaßnahme** bei Pneumonien. Die Behandlung sollte möglichst gezielt nach **mikrobiologischem Ergebnis** der Sputumuntersuchung oder Blutkultur und **Antibiogramm** erfolgen. Die **initiale Therapie** richtet sich allerdings in den verschiedenen Patientengruppen **nach empirischen Gesichtspunkten.** C-**33** zeigt ein entsprechendes Schema.

Die **Legionella-Pneumonie** wird mit einem Makrolidantibiotikum behandelt. Schwere Verlaufsformen in Kombination mit Rifampicin (alternativ Ciprofloxazin oder Ofloxazin).

> ***Merke.*** Sofern bei einer schweren Pneumonie der Verdacht auf eine Legionella-Infektion besteht, sollte die antibiotische Therapie kombiniert mit Erythromycin durchgeführt werden.

◀ **Merke**

Die Behandlung der **Pneumozystis-Pneumonie** erfolgt mit **Cotrimoxazol** in einer hohen Dosierung entsprechend 15 bis 20 mg Trimethoprim pro kg Körpergewicht pro Tag in vier Einzeldosen. Bei schweren Verläufen sind zusätzlich Glukokortikoide (z. B. Prednisolon 20–60 mg/d) indiziert. Bei

Die Behandlung der **Pneumozystis-Pneumonie** erfolgt mit **Cotrimoxazol** in hoher Dosierung. Bei HIV-Infizierten mit erniedrigter CD4-Zellzahl

C-33: Empirisch orientierte Antibiotika-Therapie der Pneumonien

Pneumonieformen	Kriterien	Häufige Erreger	Antibiotika der I. Wahl	Alternative Antibiotika
ambulant erworbene leichte Pneumonie	Alter < 65 J., fehlende Begleiterkrankungen, fehlende Vitalfunktionsstörungen	Streptococcus pneumoniae, Mycoplasma pneumoniae, Chlamydia pneumoniae, Haemophilus influenzae, in Epidemien auch Influenza-Virus	Makrolid oral (Azithromycin, Clarithromycin, Roxithromycin)	Tetracyclin oral (Doxycyclin), bei gesicherter Infektion durch S. pneumoniae: Penicillin, Amoxicillin
ambulant erworbene Pneumonie mit erhöhtem Risiko	Alter > 65 J., chronische Grundkrankheiten, Störungen der Abwehrfunktion, deutlich reduzierter Allgemeinzustand, Bewußtseinstrübung	Streptococcus pneumoniae, Haemophilus influenzae, Staphylococcus aureus, gramnegative Enterobacteriaceae, Legionella spp., in Epidemien auch Influenza-Virus	Zweit-Generations-Cephalosporin (Cefuroxim, Cefotiam) in der Regel zu Beginn i.v.	Aminopenicillin/Betalaktamasen-Inhibitor (Amoxicillin/Clavulansäure, Ampicillin/Sulbactam), in der Regel zu Beginn i.v., ggf. zusätzlich Makrolid
ambulant erworbene schwere Pneumonie	Atemfrequenz > 30/min, schwere respiratorische Insuffizienz, beidseitige Lungeninfiltrationen, Infiltrationen > 2 Lappen, rasche Zunahme der Infiltrationen, Kreislaufinsuffizienz	Streptococcus pneumoniae, Legionella spp., Staphylococcus aureus, Klebsiella pneumoniae, andere gramnegative Enterobacteriaceae, Pseudomonas aeruginosa, in Epidemien auch Influenza-Virus	Dritt-Generations-Cepahlosporin (Cefotaxim, Cetriaxon) i.v. oder Cephalosporin mit Pseudomonas-Aktivität (Ceftazidim, Cefepim i.v.) zusätzlich: Erythromycin i.v.	Acylureidopenicillin (Azlocillin, Piperacillin, Apalcillin) i.v. oder Chinolon oder Carbapenem (Imipenem, Cilastin), jeweils zusätzlich: Erythromycin i.v.
Aspirationspneumonie		Staphylococcus aureus, Anaerobier	Clindamycin	Aminopenicillin/Betalaktamase-Inhibitor
nosokomiale Pneumonie		Staphylococcus aureus, gramnegative Enterobacteriaceae, Pseudomonas aeruginosa	Dritt-Generations-Cephalosporin i.v., bei Verdacht auf Pseudomonas aeruginosa Kombination mit Aminoglykosiden (Gentamicin oder Tobramycin) oder Dritt-Generations-Cephalosporin mit Pseudomonas-Aktivität	Acylureidopenicillin i.v.
Pneumonien bei Immundefekten	möglichst vor Einleitung der Therapie bronchoskopische Diagnostik, bei schwerem Verlauf Initialbehandlung wie nosokominale Pneumonie			

(< 250/µl) und nach überstandener Pneumozystis-Pneumonie ist eine **Pneumozystis-Prophylaxe** mit Cotrimoxazol angezeigt.

HIV-Infizierten mit verminderter Zahl von CD4-(T-Helfer-)Lymphozyten (< 250/µl) und nach überstandener Pneumozystis-Pneumonie ist eine **Primär- bzw. Sekundär-Prophylaxe** mit Cotrimoxazol (z.B. Bactrim® forte 3–7 × 1 Tablette/Woche) indiziert. Alternativ kommt in der Prophylaxe auch die Inhalation von Pentamidin (300 mg alle 3–4 Wochen) in Betracht.

Merke ▶

> ***Merke.*** Bei klinischem Verdacht auf eine **Tuberkulose** sollte bereits eine antituberkulotische Therapie mit einer Dreifachkombination (INH, Rifampicin, Pyrazinamid, *s. S. 474ff.*) eingeleitet werden, ohne daß die Ergebnisse der kulturellen Untersuchungen abgewartet werden.

Eine antimykotische Therapie wegen einer **Pilzpneumonie** ist nur bei eindeutigem Nachweis der Pilzpneumonie indiziert (histologisch oder mikrobiologisch in Kombination mit radiologischem Befund).

Eine antimykotische Therapie wegen einer **Pilzpneumonie** sollte nur dann durchgeführt werden, wenn diese Diagnose gesichert ist. Die Diagnose einer invasiven pulmonalen Aspergillose gilt dann als gesichert, wenn Aspergillus histologisch im transbronchial entnommenen Lungengewebe nachgewiesen wurde oder wenn bei typischem radiologischem Befund

Aspergillus mikrobiologisch im Sputum oder Bronchialsekret nachgewiesen wurde.

Merke. Der Nachweis von Candida species im Sputum oder bronchoskopisch gewonnenen Bronchialsekret kann wegen der häufigen Kontamination durch Mund- oder Rachensekret nicht als hinreichendes Kriterium für die Annahme einer Candida-Pneumonie angesehen werden. Vielmehr muß für die Diagnose einer **Candida-Pneumonie** eine **hohe Keimzahl in der broncho-alveolären Lavageflüssigkeit** oder der histologische Erregernachweis im Lungengewebe gefordert werden.

◀ **Merke**

Die Behandlung der **invasiven pulmonalen Aspergillose** erfolgt mit **Amphotericin B**. Häufige Nebenwirkungen (Fieber, Schüttelfrost, Übelkeit, Erbrechen, Nephrotoxizität, Knochenmarksuppression, Hypokaliämie, Schock etc.) beeinträchtigen die Verträglichkeit von Amphotericin B, das durch eine liposomale Präparation der Substanz (Ambisome®) verbessert wird. Alternativ kommt Itraconazol (Sempera®) in Betracht. Die Behandlung der **Candida-Pneumonie** erfolgt mit Fluconazol (Diflucan®) oder Amphotericin B.

Die Behandlung einer **invasiven Aspergillose** erfolgt mit **Amphotericin B**, alternativ mit Itraconazol, die Behandlung der **Candida-Pneumonie** mit Fluconazol, alternativ mit Amphotericin B.

- **Weitere therapeutische Maßnahmen:** Die weiteren Maßnahmen orientieren sich an der Symptomatik und bestehen in **Bettruhe, ausreichender Flüssigkeitszufuhr**, der Gabe von **Antipyretika** und der **physikalischen Temperatursenkung** (Abdeckung mit dünnem Laken, Wadenwickel), **Sauerstoffinsufflation**, Antitussiva bei starkem Husten zur Nacht, **physikalischer Therapie** und evtl. bronchoskopischer Absaugung bei starker Sekretretention, **Thromboseprophylaxe** sowie evtl. Diuretika und Digitalis bei älteren Patienten mit Herzinsuffizienz. Eine progrediente **respiratorische Insuffizienz** ist eine **Indikation zur Intensivüberwachung**. Sofern sich die Hypoxämie nicht ausreichend durch O_2-Insufflation und CPAP-Masken-Atmung kompensieren läßt, ergibt sich die Indikation zur Respiratorbeatmung, ebenso bei akut aufgetretener Hyperkapnie.

- **Weitere therapeutische Maßnahmen:** Entsprechend der Symptomatik sind weitere therapeutische Maßnahmen wie **Bettruhe, Antipyretika, physikalische Temperatursenkung, O_2-Insufflation**, Antitussiva und **Thromboseprophylaxe** erforderlich. In schweren Fällen mit fortgeschrittener **respiratorischer Insuffizienz** ist eine **Intensivbehandlung** indiziert.

S Synopsis C-**19: Beidseitige Aspergillus-Pneumonie**

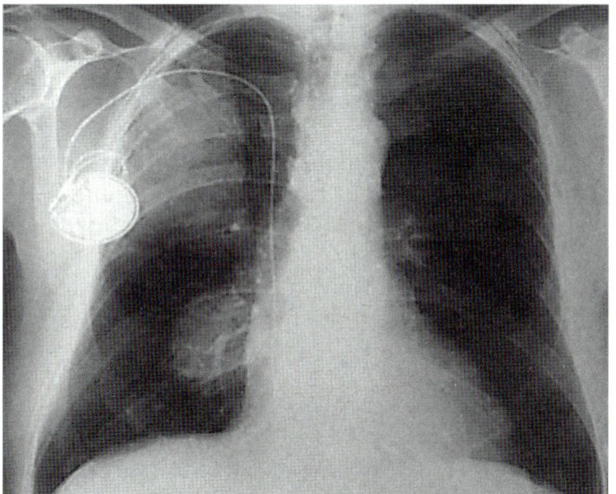

a Bei Behandlungsbeginn ausgedehnte **grobherdige Verschattungen** des rechten Ober- und Unterlappens, kleinere Herde in der linken Lunge. Zustand nach Schrittmacherimplantation.

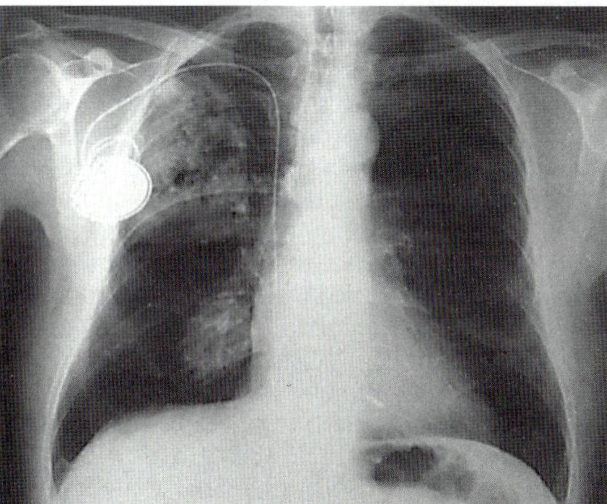

b 4 Tage nach Behandlungsbeginn **ausgedehnte Einschmelzungen** im rechten Oberlappen.

Beidseitige Aspergillus-Pneumonie unter Immunsuppression bei Zustand nach orthotoper Herztransplantation. 60jähriger Mann. Vor 6 Wochen Herztransplantation wegen kongestiven Verlaufs einer koronaren Herzkrankheit. In den transbronchialen Biopsieproben vom rechten Ober- und Unterlappen Nachweis einer ausgedehnten nekrotisierenden Bronchopneumonie mit Aspergillus-Pseudohyphen. Mykologisch im Sputum Isolierung von Aspergillus fumigatus. Unter einer Behandlung mit Amphotericin B (Ambisome®) und Flucytosin (Ancotil®) langsame Rückbildung der Infiltrationen.

- **Nichterregerbedingte Pneumonien:** Die **Strahlenpneumonitis**, die **interstitiellen Pneumonien bei Autoimmunerkrankungen** oder unbekannter Ursache sprechen ebenso wie die **chronischen karnifizierenden Pneumonien** (**S** C-**19 a, b**) im allgemeinen auf **Kortikoide** an.

Eine massive **Magensaftaspiration** führt zu einem **Lungenödem im Sinne eines akuten Lungenversagens (Mendelson-Syndrom).**

Komplikationen Parapneumonischer Pleuraerguß, Pleuraempyem, Lungenabszeß, akute respiratorische Insuffizienz und septisches Kreislaufversagen.

Prognose Ambulant erworbene Pneumonien, die eine Krankenhausbehandlung erforderlich machen und nosokomiale Pneumonien gehen mit einer **Letalität von 10–30 %** einher. Ursachen einer **verzögerten Rückbildung** können schwere Grundkrankheiten, eine BOOP und eine fibrosierende Lungenparenchymerkrankung sein.

- **Nichterregerbedingte Pneumonien:** Unter den nichterregerbedingten Pneumonien sind insbesondere die **Strahlenpneumonitis** (z. B. **nach Radiatio** eines Mammakarzinoms) und die **interstitiellen Pneumonien bei Autoimmunerkrankungen** sowie unbekannter Ätiologie zu erwähnen. Diese Pneumonieformen dürfen nur nach Ausschluß anderer Ursachen diagnostiziert werden und sprechen zumeist gut auf eine **Kortikoidtherapie** an. Auch die **chronischen Pneumonien**, die zum Teil auf eine verzögerte oder ausbleibende Lyse akuter Pneumonien mit nachfolgender Organisation (**karnifizierende Pneumonie**) (**S** C-**19 a, b**) zurückzuführen sind, lassen sich mit Kortikoiden gut beeinflussen.

Eine massive **Magensaftaspiration**, die während oder nach Narkosen, bei Bewußtseinstrübung oder Reanimationsmaßnahmen auftreten kann, führt durch die Säureschädigung des Lungengewebes zu einem **ausgedehnten Lungenödem im Sinne eines akuten Lungenversagens (Mendelson-Syndrom**) und ist entsprechend zu behandeln (*s. S. 543 ff.*).

Komplikationen. Wichtigste Komplikationen sind der parapneumonische Pleuraerguß, das Pleuraempyem, der Lungenabszeß, die akute respiratorische Insuffizienz und das septische Kreislaufversagen. Diagnostik und Therapie dieser Komplikationen sind den entsprechenden Kapiteln zu entnehmen.

Prognose. Ambulant erworbene Pneumonien, die eine Krankenhausbehandlung erforderlich machen, gehen mit einer Letalität von 10 bis 25 % einher. Bei nosokomialen Pneumonien ist mit einer **Letalität von 15 bis 30 %** zu rechnen. Bei überstandener Pneumonie bleiben im allgemeinen keine funktionell bedeutsamen Residuen zurück.

Bei **verzögerter Rückbildung** müssen insbesondere eine schwerwiegende Grundkrankheit, eine BOOP und eine fibrosierende Lungenparenchymerkrankung in Erwägung gezogen werden.

Klinischer Fall

Fall 1: Der 42jährige Betriebsschlosser wird wegen des Verdachts auf eine Pleuritis exsudativa links stationär eingewiesen. Vier Tage zuvor war nachts Fieber bis 40 °C aufgetreten, das sich am folgenden Tag zurückbildete. Am nächsten Tag Auftreten atemabhängiger beidseitiger Thoraxschmerzen. Der Patient ist bisher nicht ernstlich krank gewesen. Er raucht 30 Zigaretten und trinkt fünf Glas Bier pro Tag.

Bei der Aufnahme reduzierter Allgemeinzustand mit Orthopnoe und Zyanose. Haut kühl, schweißbedeckt. Klopfschalldämpfung über dem linken Lungenunterfeld mit Bronchialatmen und fein- bis mittelblasigen, ohrnahe klingenden Rasselgeräuschen sowie Pleurareiben. Einzelne feinblasige, ohrnahe RG über dem ventrolateralen rechten Unterfeld. Herzaktion tachykard, Frequenz 110/min. RR 130/80 mmHg. Leber ein QF unter dem Rippenbogen tastbar. Röntgenologisch findet sich am Aufnahmetag eine lobäre Verschattung des linken Unterlappens mit Luftbronchogramm und linksseitigem Zwerchfellhochstand. Außerdem ist das laterale Mittellappensegment rechts inhomogen verdichtet (**S** **C-20 a**). Drei Tage später nahezu vollständige Verschattung der ganzen linken Lunge, Auflockerung der Verdichtungen im Mittellappen rechts (**S** C-**20 b**). Nach weiteren vier Tagen deutliche Rückbildung der Verschattungen der linken Lunge, Darstellung eines kleinen Pleurawinkelergusses links (**S** C-**20 c**).

Labordiagnostik: BSG 111/122 mm n.W. Leukozyten 13 900/µl (27 % Stabkernige, 58 % Segmentkernige, 7 % Lymphozyten, 8 % Monozyten: toxische Granulationen). Blutgasanalyse: Mäßiggradige arterielle Hypoxämie, respiratorische Alkalose (P_{O2} 58,4 mmHg; P_{CO2} 31,6 mmHg; pH 7,50; BE 2,4 mmol/l).

Wegen der anfänglich progredienten Verschattung der gesamten linken Lunge wird zum Ausschluß einer Bronchusverlegung eine Fiberbronchoskopie durchgeführt. In Trachea und Bronchien findet sich reichlich zähes, eitriges Sekret, das z. T. erst nach Spülung mit Ringer-Laktat-Berotec-Lösung abgesaugt werden kann. Die Tracheobronchialschleimhaut ist stark gerötet und vermehrt vulnerabel. Transbronchiale Biopsieproben aus der linken Lunge ergeben eine fibrinreiche Pneumonie. Bakteriologisch werden im Bronchialsekret Pneumokokken nachgewiesen.

Diagnose: Schwere beidseitige Pneumokokken-Pneumonie mit Lobärpneumonie des linken Unter- und Oberlappens sowie linksseitiger Pleuritis. Chronische (Raucher-) Bronchitis.

Therapie: Ampicillin (3mal 5 g/d) i.v. als Kurzinfusionen. Sauerstoffinsufflation 5 l/min. Fluimucil® 3mal 200 mg/d. Berotec® 200 Dosieraerosol dreimal zwei Hübe/d. Euphylong® 2mal 375 mg/d. Atemgymnastik, Klopfmassagen.

Verlauf: In den ersten Tagen besteht noch Fieber bis 39,6 °C, das sich innerhalb von fünf Tagen zurückbildet.- Zwei Wochen danach weitere Teilrückbildung der linksseitigen Lungeninfiltrationen und des Zwerchfellhochstandes, Rückbildung des linksseitigen Pleuraergusses und der rechtsseitigen Lungeninfiltrationen. Bei Entlassung nach drei Wochen findet sich noch eine mäßige restriktive Ventilationsstörung.

Lerneffekt: Typischer Verlauf einer schweren Pneumokokkenpneumonie.

S Synopsis C-**20: Schwere beidseitige Pneumokokkenpneumonie** (klinisches Beispiel)

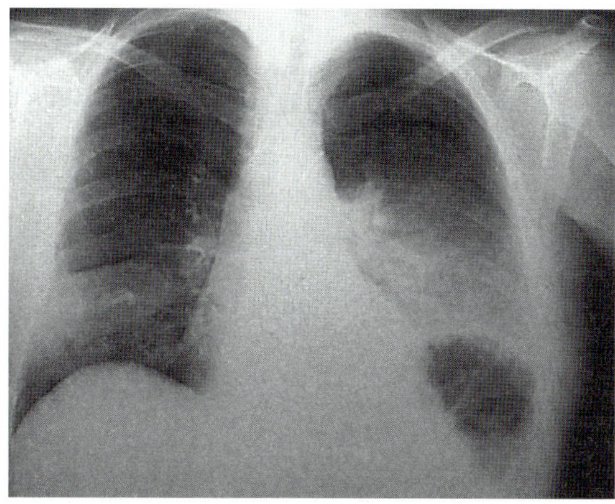

a Befund bei Aufnahme des Patienten. Ausgedehnte Infiltrationen des linken Lungenunterlappens mit linksseitigem Zwerfellhochstand. Die Herzsilhouette ist noch erkennbar, so daß der Oberlappen (Lingula) noch nicht infiltriert zu sein scheint. Infiltrationen des Mittellappens rechts (glatte obere Begrenzung der Infiltration!)

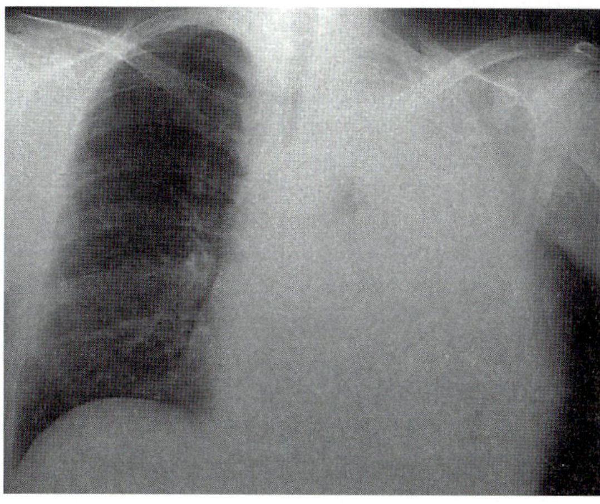

b 2 Tage nach Behandlungsbeginn. Nahezu inhomogene Verschattung der gesamten linken Lunge, linker Herzrand und linkes Zwerchfell sind nicht mehr abgrenzbar.

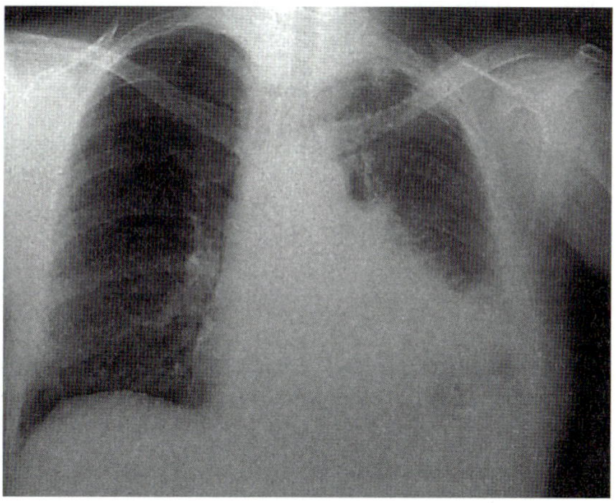

c 3 Wochen nach Behandlungsbeginn. Teilrückbildung der linksseitigen Lungeninfiltrationen mit Darstellung eines Pleurawinkelergusses, weitgehende Rückbildung des Mittellappeninfiltrates.

Verlauf einer schweren beidseitigen Pneumokokkenpneumonie mit Lobärpneumonie des linken Unter- und Oberlappens, pneumonischen Infiltrationen des lateralen Mittellappensegments rechts, Pleuritis links und Zwerchfellhochstand links (Fall 1).

Klinischer Fall

Fall 2: Der 33jährige EDV-Sachbearbeiter wird wegen des Verdachts auf eine atypische Pneumonie stationär eingewiesen. Er leidet seit einer Woche unter Fieber bis 39 °C, Husten mit gelblichem Auswurf und Stichen im Brustkorb. Eine Behandlung mit Cotrimoxazol wurde wegen Übelkeit und Diarrhöen abgebrochen. Unter einer Therapie mit Amoxicillin keine wesentliche Besserung.

Bei der Aufnahme reduzierter Allgemeinzustand, Belastungsdyspnoe, Lippenzyanose, gerötete Rachenschleimhaut. Auskultatorisch über dem rechten Lungenmittelfeld fein- bis mittelblasige, ohrnahe klingende Rasselgeräusche. Röntgenologisch finden sich im rechten Lungenmittel- und -oberfeld flaue fleckförmig-streifige Verschattungen mit mäßiger Verdichtung des rechten Lungenhilus (C-**21**).

Labor: BSG 38/73 mm n.W., Leukozyten 5700/µl (11 % Stabkernige, 55 % Segmentkernige, 27 % Lymphozyten, 5 % Monozyten, 2 % Eosinophile). Mykoplasma-Titer zu Beginn der Behandlung mit 1 : 40 im Normbereich, nach zwei Wochen Titeranstieg auf 1 : 20 000. Blutgasanalyse: mäßiggradige arterielle Hypoxämie, metabolische Alkalose (P_{O2} 61,3 mmHg; P_{CO2} 37,0 mmHg; pH 7,52; BE 6,9 mmol/l).

Wegen der Verdichtung des rechten Hilus wird eine Fiberbronchoskopie durchgeführt, die eine erhebliche Gefäßinjektion und Schwellung der Tracheobronchial schleimhaut sowie reichlich zähes, weißliches und z.T. auch eitrig-gelbes Sekret im Bronchialsystem (rechts mehr als links) ergibt. Transbronchiale Biopsieproben aus dem rechten Oberlappen zeigen histologisch eine fibrinöse intraalveoläre sowie auch eine interstitielle Pneumonie und eine chronische rezidivierte Bronchitis. Bakteriologisch wird im Bronchialsekret Pseudomonas aeruginosa nachgewiesen.

Diagnose: Atypische Pneumonie (Mykoplasma-Pneumonie) mit bronchialer Mischinfektion durch Ps. aeruginosa.

Therapie: Erythrocin 1000 Granulat 3mal 1 g/d. Nach bakteriologischem Befund zusätzlich Tarivid® 2mal 1/d. Fluimucil® 4mal 200 mg/d.

Verlauf: In den ersten zwei Behandlungstagen trat noch Fieber bis 39 °C auf, das sich anschließend allmählich zurückbildete. Röntgenologisch nach zehn Tagen weitgehende Rückbildung der Lungeninfiltrationen.

Lerneffekt: Verlauf einer Mykoplasmapneumonie mit bakterieller Mischinfektion.

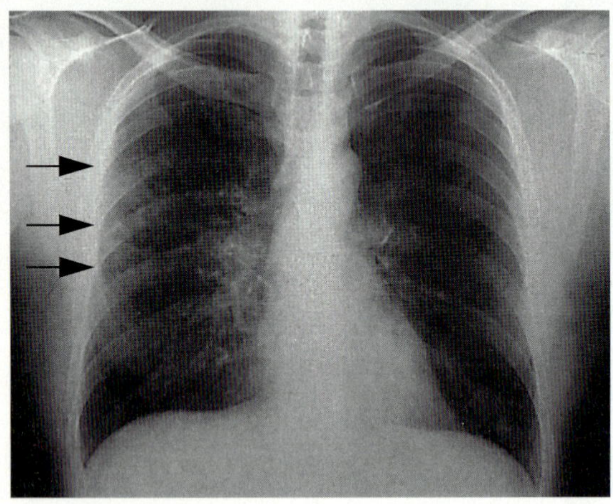

C-21: **Mykoplasma-Pneumonie.** Bronchopneumonische Infiltrationen des rechten Lungenoberlappens.

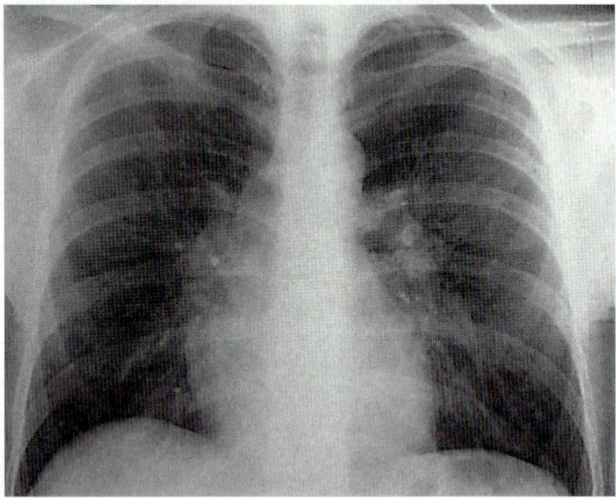

C-22: **Pneumocystis-carinii-Pneumonie bei AIDS** (Fall 3). Diskrete streifig-fleckförmige Zeichnungsvermehrung beider Lungen, besonders in den Mittel- und Oberfeldern. Geringe Verdichtung der Lungenhili beiderseits.

Klinischer Fall

Fall 3: Der 35jährige Reisekaufmann leidet seit vier bis fünf Wochen unter zunehmender Belastungsdyspnoe und trockenem Husten sowie unter unregelmäßig auftretendem Fieber bis 39 °C. Er wird zum Ausschluß eines spezifischen Lungenprozesses ambulant vorgestellt. Raucht seit dem 18. Lebensjahr 20 Zigaretten/Tag.

Bei der klinischen Untersuchung finden sich ganz vereinzelte feinblasige, ohrnahe klingende Rasselgeräusche über den Lungenunterfeldern. Röntgenologisch zeigt sich in den Mittel- und Oberfeldern beider Lungen eine geringfügige streifig-fleckförmige Zeichnungsvermehrung. Die Lungenhili sind gering verdichtet (C-**22**).

Die Lungenfunktionsprüfung ergibt eine leichtgradige restriktive Ventilationsstörung mit geringer Einschränkung der CO-Diffusionskapazität (CO-Transferfaktor TCO und CO-Transferkoeffizient KCO) (C-**34**).

Die Fiberbronchoskopie ergibt eine leichtgradige chronische Bronchitis. In der bronchoalveolären Lavageflüssigkeit vom Mittellappen rechts Nachweis von reichlich Pneumocystis carinii. Die transbronchialen Biopsieproben von der rechten Lunge zeigen histologisch in der Grocott-Färbung intraalveolär und interstitiell ebenfalls Pneumocystis-carinii-Erreger.

Labor: BSG 18/55 mm n.W. HIV-I-Antikörper: positiv. HIV-Western-Blot: positiv.

Die weitere Anamnese ergibt homosexuelle Kontakte.

Diagnose: Pneumocystis-carinii-Pneumonie bei AIDS.

Therapie: Da der Patient eine stationäre Behandlung ablehnt, wird eine ambulante Therapie mit Cotrim forte 4mal 2/d über drei Wochen und Pentamidin-Inhalationen (200 mg/d über eine Woche, dann 300 mg alle 4 Wochen) eingeleitet.

Lerneffekt: Die röntgenologisch nachweisbaren Lungeninfiltrationen bei Pneumozystis-Pneumonie auf dem Boden einer HIV-Infektion sind oft nur diskret ausgeprägt.

C-34: Lungenfunktionsbefund (Fall 3)

Parameter	Einheit	Sollwert	Istwert	Ist/Soll %
VC	l	5,11	3,64	71
TGV	l	3,34	4,04	121
RV	l	1,85	1,78	96
TLC	l	6,98	5,72	82
RV/TLC	%	27,6	31,1	112
FEV_1	l	4,06	2,96	73
FEV_1/VC	%	80,9	81,3	100
R_{aw}	kPa × s/l	0,30	0,14	46
TCO	mmol/(min × kPa)	11,2	8,34	74
KCO	mmol/(min × kPa × l)	2,04	1,79	87

8 Lungenabszeß

8 Lungenabszeß

Definition. Der Lungenabszeß ist eine lokalisierte Eiteransammlung in einer durch Nekrose bedingten Höhlenbildung des Lungengewebes.

◄ Definition

Pathogenese. Ein Lungenabszeß ist sehr häufig auf die **Aspiration von Rachensekret** zurückzuführen, das reichlich **anaerobe Bakterien** (Fusobacterium, Bacteroides, Peptostreptococcus) enthalten kann. Daneben kommen abszedierende Pneumonien als Folge einer Infektion mit aeroben Bakterien (Klebsiella pneumoniae, Staphylococcus aureus) in Betracht, selten ist eine Verursachung durch Bakteriämie oder septische Embolien. Häufige pathogenetische Faktoren sind schlechte Mundhygiene und Parodontopathie mit erhöhter Zahl von Anaerobiern im oropharyngealen Sekret, Störungen des Schluck- und Hustenmechanismus (Bewußtseinstrübung, z.B. durch Alkoholismus oder Schlafmittelüberdosierung, neurologische Störungen) und endobronchiale Abflußbehinderungen (z.B. Tumoren, Fremdkörper).

Pathogenese Häufigste Ursache ist die **Aspiration von Rachensekret**, das reichlich **Anaerobier** enthält. Pathogenetisch bedeutsame Faktoren sind schlechte Mundhygiene, Neigung zur Aspiration durch Alkoholismus, Hypnotikamißbrauch und Schluckstörungen sowie Störung der bronchialen Reinigung durch endobronchiale Tumoren.

Klinik. Häufige Symptome sind **Fieber, Husten, eitriger Auswurf, Thoraxschmerzen** und Gewichtsverlust, seltener werden Hämoptysen und Schüttelfrost angegeben.
Röntgenologisch findet sich eine mehrere Zentimeter große Höhlenbildung mit darin befindlichem **Flüssigkeitsspiegel** (S C-**21 a, b**), vorwiegend im posterioren Oberlappensegment oder im apikalen Unterlappensegment, seltener in den basalen Unterlappensegmenten gelegen. Multiple Lungenabszesse treten relativ selten auf.

Klinik Häufig sind **Fieber, Husten, eitriger Auswurf, Thoraxschmerz** und Gewichtsabnahme, seltener Hämoptysen und Schüttelfrost. **Röntgenologisch** wird eine zumeist **solitäre Höhlenbildung mit darin befindlichem Flüssigkeitsspiegel** nachgewiesen (S C-**21 a, b**).

Diagnostik

Diagnostik

Merke. Bakteriologische Sputumuntersuchungen sind bei Lungenabszessen wenig aussagekräftig, da die meisten Lungenabszesse durch die normalerweise in der Mund- und Rachenflora vorkommenden Bakterien verursacht werden.

◄ Merke

Synopsis C-21: Lungenabszeß des linken Oberlappens

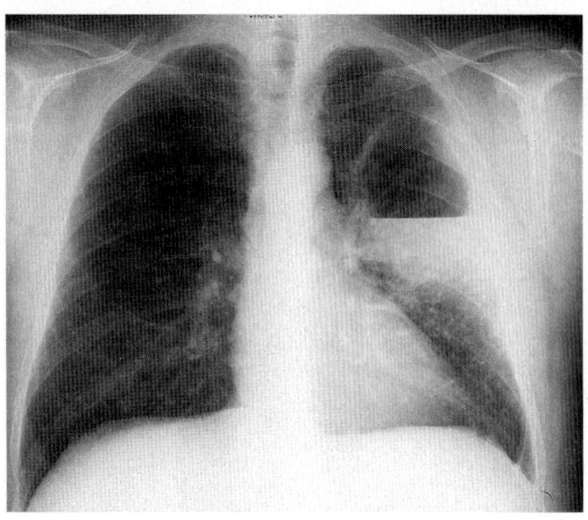

a Befund zu Beginn der Behandlung.

48jähriger Mann mit diätetisch behandeltem Diabetes mellitus. Vor 5 Tagen Hämoptoe. Vor 3 Tagen chirurgische Behandlung einer Phlegmone der rechten Hand. Bakteriologisch im Bronchialsekret Haemophilus influenzae und Keime der Mund- und Rachenflora.

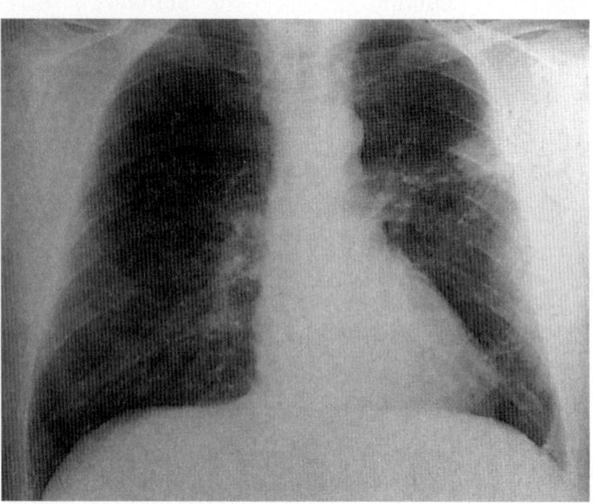

b Rückbildung nach 5 Wochen.

Im eitrigen Abszeßpunktat unter antibiotischer Behandlung kein Erregernachweis. Antibiotische Therapie mit Clindamycin. Nach zweimaliger Entleerung der Abszeßhöhle durch Punktion Rückbildung des anfänglich bestehenden Fiebers und des Abszesses.

Bei schwerer Erkrankung und fehlendem Ansprechen auf die antibiotische Therapie ist eine **perkutane Nadelpunktion der Abszeßhöhle** unter röntgenologischer oder sonographischer Kontrolle indiziert. Zum Ausschluß endobronchialer Veränderungen kann eine Bronchoskopie erforderlich sein.

Die fiberbronchoskopische Sekretgewinnung ist ebenfalls wegen der zwangsläufig eintretenden Kontamination mit Rachensekret problematisch. Die Bronchoskopie kann jedoch bei protrahiertem Verlauf zum Ausschluß endobronchialer Veränderungen indiziert sein. Das aussagekräftigste Verfahren zur Gewinnung bakteriologischen Untersuchungsmaterials ist die **perkutane Punktion der Abszeßhöhle** unter röntgenologischer oder sonographischer Kontrolle. Da dieses Verfahren mit dem Risiko eines Pneumothorax und eines Pleuraempyems verbunden ist, sollte es **nur bei schwerer Erkrankung und fehlendem Ansprechen auf die antibiotische Therapie** ausgeführt werden.

Differentialdiagnose Tuberkulöse Kaverne mit Mischinfektion oder Einblutung, ein einschmelzender Lungeninfarkt oder Tumor und eine infizierte Bulla oder Zyste.

Differentialdiagnose. Differentialdiagnostisch müssen eine große tuberkulöse Kaverne mit Mischinfektion oder Einblutung, die Einschmelzung eines Lungeninfarkts oder eines Tumors und die Infektion einer vorbestehenden Bulla oder Zyste in Erwägung gezogen werden.

Therapie Entscheidende therapeutische Maßnahme ist die Verabreichung von Antibiotika, die gegen Anaerobier wirksam sind (Penicillin, Ampicillin, Clindamycin). Bei großen Lungenabszessen und fehlendem Ansprechen auf die antibiotische Therapie kann eine **perkutane Abszeßdrainage** erforderlich sein.

Therapie. Wichtigste therapeutische Maßnahme ist die Einleitung einer **antibiotischen Therapie** mit einem **gegen Anaerobier** wirksamen Antibiotikum (Penicillin oder Ampicillin, evtl. in Kombination mit Metronidazol, Clindamycin), das **zunächst intravenös** verabreicht werden sollte. Die antibiotische Therapie sollte dann oral bis zu einer Gesamtdauer von etwa vier bis acht Wochen in Abhängigkeit von der Rückbildung des Abszesses fortgesetzt werden. Physiotherapeutische Maßnahmen sollten wegen des Risikos einer massiven Sekretentleerung bei großen Abszessen und bei einer Neigung zu Hämoptysen nur mit Vorsicht eingesetzt werden. Auch der Versuch einer endobronchialen Drainage mit einem über das Bronchoskop eingeführten Katheter oder einer Abstrichbürste kann problematisch sein. Eher kommt bei ausgedehntem Abszeß und fehlendem Ansprechen auf die Therapie die **perkutane Einlage eines Drainagekatheters in die Abszeßhöhle** in Betracht. Eine Thorakotomie mit Lungenresektion ist hier nur sehr selten indiziert.

Komplikationen Pleuraempyem, bronchopleurale Fistel, Pyopneumothorax, massive Hämoptysen und

Komplikationen. Als Komplikationen des Lungenabszesses können ein Pleuraempyem, die Ruptur des Abszesses in die Pleurahöhle mit bronchopleuraler Fistel und Pyopneumothorax, massive Hämoptysen und die plötzliche Entleerung eines großen Abszesses in die Atemwege mit respiratorischer Insuffizienz auftreten.

plötzliche Entleerung eines großen Abszesses in das Bronchialsystem können auftreten.

Prognose. Lungenabszesse bilden sich in den meisten Fällen bis auf geringe narbige Veränderungen zurück. Selten persistieren zystische Hohlräume. Unter einer antibiotischen Therapie wird eine Letalität des Lungenabszesses bis zu 10% beschrieben.

Prognose Die Letalität des Lungenabszesses unter einer Antibiose beträgt bis zu 10%. Zumeist bilden sich die Lungenabszesse bis auf geringe narbige Veränderungen zurück.

9 Mykobakteriosen

Die mykobakteriellen Infektionen umfassen die Tuberkulose, die nichttuberkulösen Umweltmykobakteriosen und die Lepra.

Sie umfassen die Tuberkulose, die nichttuberkulösen Umweltmykobakteriosen und die Lepra.

9.1 Tuberkulose

Synonyme: Morbus Koch, Tbc

Definition. Die Tuberkulose ist eine chronisch verlaufende generalisierte oder organbeschränkte Infektionskrankheit, verursacht durch Mycobacterium tuberculosis, seltener durch Mycobacterium bovis oder Mycobacterium africanum.

◀ **Definition**

Epidemiologie. Weltweit leiden etwa 30 Millionen Menschen an aktiver Tuberkulose, überwiegend in den Entwicklungsländern, etwa zwei bis drei Millionen sterben jährlich an dieser Krankheit. Ungünstige sozioökonomische Bedingungen (Armut, Unterernährung, regionale Überbevölkerung) gehören zu den wichtigsten Ursachen der Erkrankung. In Europa haben Inzidenz und Prävalenz der Tuberkulose seit vier Jahrzehnten ständig abgenommen, allerdings ist in den letzten Jahren ein verlangsamter Rückgang, in bestimmten dicht besiedelten Regionen auch wieder eine geringe Zunahme festzustellen. Diese ist zum Teil auf die Ausbreitung der **HIV-Infektion** zurückzuführen, da 5 bis 10% der AIDS-Patienten an Tuberkulose erkranken. Außerdem ist auch die **Zuwanderung** von Ausländern **aus Regionen mit hoher Tuberkulose-Häufigkeit** von Bedeutung. In der Bundesrepublik Deutschland liegt die jährliche Tuberkulose-Inzidenz bei etwa 14/100 000.

Epidemiologie Weltweit leiden 30 Millionen Menschen an Tbc, überwiegend in den Entwicklungsländern. Ungünstige sozioökonomische Bedingungen gehören zu den wichtigsten Tbc-Ursachen. In Europa sind Inzidenz und Prävalenz der Tbc in den letzten Jahren ständig zurückgegangen, wobei in den letzten Jahren eine Verlangsamung der Abnahme festzustellen ist, die z. T. auf die Ausbreitung der **HIV-Infektion**, z. T. auch auf die **Zuwanderung** von Ausländern **aus Regionen mit hoher Tbc-Häufigkeit** zurückzuführen ist.

Pathogenese

Merke. Unterschieden werden muß zwischen Tuberkulose-Infektion und Erkrankung an Tuberkulose. Nur etwa 5 bis 15% der Tuberkulose-Infizierten erkrankt auch an Tuberkulose.

◀ **Merke**

Die **Übertragung** erfolgt fast ausschließlich von Mensch zu Mensch, und zwar **über Tröpfchenkeime** (Aerosol von infiziertem Atemwegssekret), die insbesondere beim Husten und Sprechen an die Umgebungsluft abgegeben werden. Die Infektiosität von Tuberkulosekranken ist besonders hoch, wenn eine ausgedehnte kavernöse Lungentuberkulose oder eine Kehlkopftuberkulose vorliegt, wenn Mykobakterien (säurefeste Stäbchen) bereits mikroskopisch im Sputum nachweisbar sind, wenn ungeschützt gehustet wird und wenn der Kranke räumlich eng mit anderen Menschen zusammenlebt. Der **Übergang** von der Infektion **zur manifesten Erkrankung** an Tuberkulose wird gefördert durch Exposition gegenüber einer hohen Bakterienzahl, durch genetische Prädisposition, durch Infektion in bestimmten Altersphasen (Säuglings- und Kleinkindesalter, Adoleszenz und hohes Alter) sowie durch bestimmte Erkrankungen und Störungen (Immunstörungen, z.B.

Die Übertragung erfolgt durch **Tröpfchen-Infektion.** Die Infektiosität Tuberkulosekranker ist bei ausgedehnter kavernöser Lungentuberkulose, bei Kehlkopf-Tbc., bei Nachweis säurefester Stäbchen im Sputum, bei ungeschütztem Husten und bei engem Zusammenleben besonders ausgeprägt. Die **Manifestation einer Tuberkulose** wird durch massive Bakterienexposition, genetische Disposition, Infektion in bestimmten Altersphasen und verschiedene Grundkrankheiten (Immundefekte, Tumoren, Kortikoidtherapie, Mangelernährung, Diabetes mellitus, Silikose, Alkoholismus) gefördert.

durch HIV-Infektion, Kortikoidtherapie oder immunsuppressive Behandlung, Diabetes mellitus, Silikose, Alkohol- oder Drogenabhängigkeit).
Die infizierten Aerosoltröpfchen müssen einen Durchmesser von 1 bis 5 µm haben, um in die Alveolen eindringen zu können. Sie werden dort von Alveo-

Synopsis C-22: Ablauf der Tuberkulose

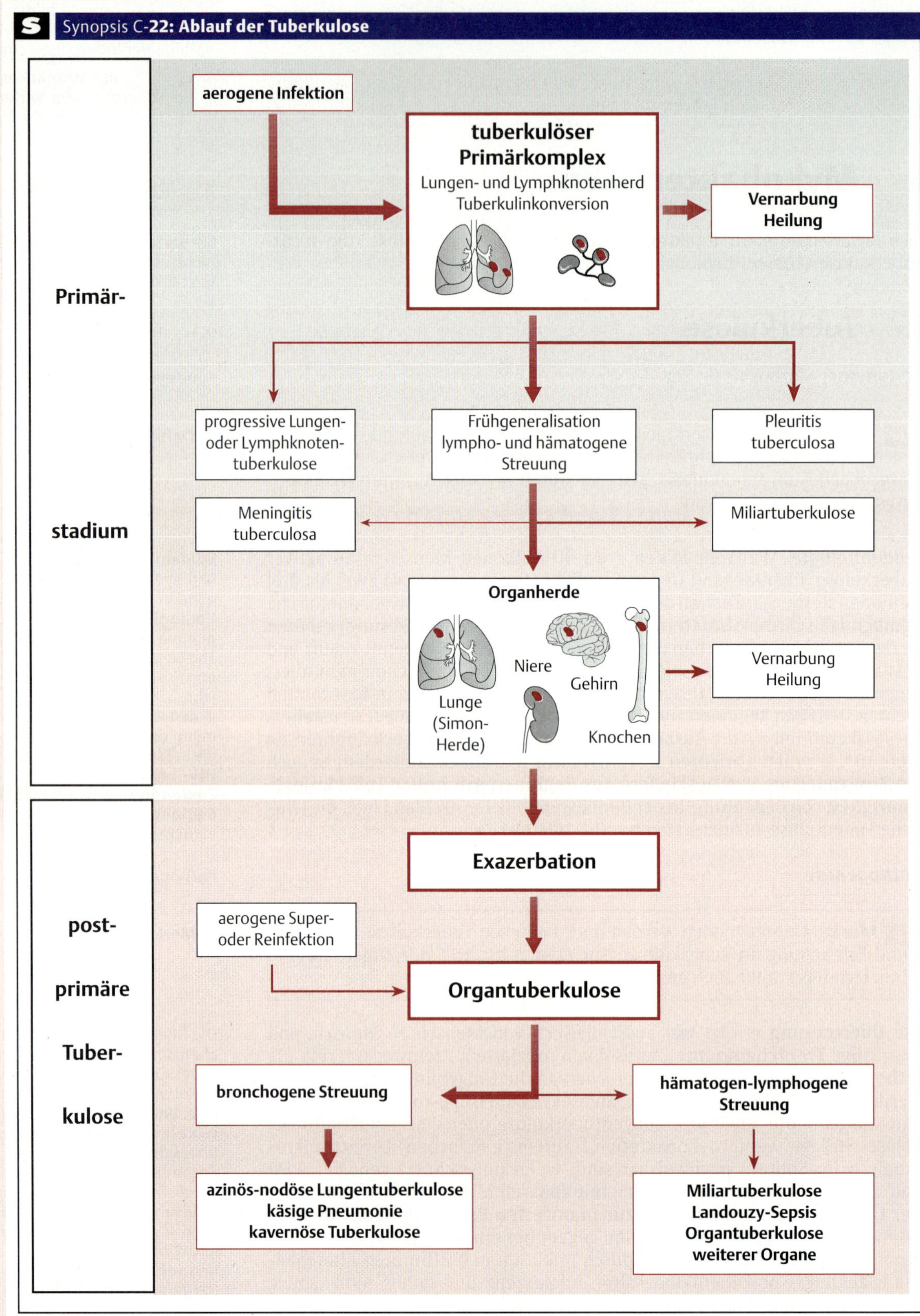

larmakrophagen phagozytiert und zumeist vernichtet, können sich aber unter bestimmten Umständen vermehren und eine lokale Entzündung mit zentraler Nekrose (Verkäsung) hervorrufen. Der Herd wird vom Organismus durch eine **epitheloidzellig-granulomatöse Reaktion** begrenzt, ein Teil der Erreger gelangt jedoch über die Lymphbahnen in die regionären Lymphknoten und ruft dort ebenfalls eine epitheloidzellig-granulomatöse Entzündung hervor. S C-**22** zeigt die Möglichkeiten des Ablaufs der Tuberkulose. Der **Primärherd**, der in allen Lungenanteilen lokalisiert sein kann, und der im **Hilus liegende Lymphknotenherd** bilden den **Primärkomplex**. Dieser heilt zumeist narbig ab und ist nach Jahren röntgenologisch durch seine Verkalkungen zu erkennen, enthält aber **noch lebensfähige Erreger**. Ein weiterer Teil der Erreger gelangt auf **lymphatischem Wege** über den Ductus thoracicus in den Blutkreislauf und durch **hämatogene Streuung** in verschiedene Organe, z. B. die Lunge (besonders die Oberfelder, Ausbildung der »Simonschen Spitzenherde« und des häufig in den Oberfeldern infraklavikulär lokalisierten etwa 2 bis 3 cm großen »Assmannschen Frühinfiltrats«), die Niere, die Knochen (besonders Wirbelkörper) und das Gehirn. Dort werden kleine Herde gebildet, die im allgemeinen ebenfalls narbig unter Verkalkung abheilen, aber bei **Persistenz von vitalen Erregern zu einem späteren Zeitpunkt exazerbieren** können. Innerhalb von drei bis acht Wochen entwickelt der Infizierte eine zelluläre Immunität gegen Tuberkelbakterien, die in Form der **Tuberkulin-Reaktion** (*s.* C-**42**) im Hauttest nachweisbar ist. C-**23** zeigt positive Tuberkulin-Reaktionen. Die als unmittelbare Folge der tuberkulösen Infektion an Lunge und Lymphknoten ablaufenden Veränderungen werden als Primärtuberkulose bezeichnet. Bereits im unmittelbaren Anschluß an den Primärinfekt kann sich durch Ausdehnung des Primärherdes eine **progrediente Primärtuberkulose** entwickeln. Durch Exazerbation der hämatogen entstandenen Organherde oder der Primärherde kann sich eine Lungentuberkulose oder **extrapulmonale Organtuberkulose (postprimäre Tuberkulose**, Exazerbationstuberkulose) manifestieren. Postprimäre Tuberkulosen sind alle Formen der Krankheit, die mit deutlichem zeitlichem Abstand zu einer durch eine positive Tuberkulinreaktion gesicherten Primärinfektion auftreten. Sowohl die Primärtuberkulose als auch die postprimäre Organtuberkulose können sich auf kanalikulärem oder hämatogenem Wege weiter ausdehnen. Außerdem kann durch erneute massive Bakterien-Exposition oder bei nachlassender zellulärer Immunität eine exogene Reinfektion auftreten. Die C-**35** zeigt den zeitlichen Ablauf der Tuberkulose, S C-**23** ein Schema der häufigsten Tuberkulose-Manifestationen.

S C-**22** zeigt die Möglichkeiten des Ablaufs einer Tuberkulose.
Nach Eindringen von infiziertem Sekretaerosol in die Alveolen kann sich in der Lunge ein **Primärherd** entwickeln. Auf lymphogenem Wege erfolgt eine Herdbildung im **regionären Hiluslymphknoten**.
Pulmonaler Herd und Lymphknotenherd bilden den **Primärkomplex**, der zumeist narbig unter Verkalkung abheilt, aber **noch vermehrungsfähige Bakterien** enthält.
Ein Teil der Bakterien gelangt über den Ductus thoracicus und **hämatogene Streuung** in verschiedene Organe (z. B. Lunge, besonders die Lungenoberfelder, Niere, Knochen, besonders die Wirbelkörper, Gehirn) und führt dort zu weiteren kleinen Herden, die ebenfalls narbig abheilen, aber auch sofort oder später **exazerbieren können**. 3–8 Wochen nach der Infektion entwickelt sich eine zelluläre Immunität gegen Tuberkelbakterien (positiver Ausfall der **Tuberkulin-Hautreaktion**, *s.* **C-42**, C-**23**). Durch Ausdehnung des Primärinfiltrats entwickelt sich die **progrediente Primärtuberkulose**, durch spätere Exazerbation der hämatogen entstandenen Organherde oder der Primärherde die **postprimäre Organtuberkulose**. Primäre und postprimäre Tuberkulose können sich auf kanalikulärem oder hämatogenem Wege weiter ausdehnen. Durch massive bakterielle Exposition und durch Abschwächung der zellulären Immunität kann sich auch nach früherem tuberkulösem Infekt ein aerogener Reinfekt entwickeln. Der zeitliche Ablauf der Tbc ist C-**35** zu entnehmen. S C-**23** zeigt ein Schema der häufigsten Tbc-Manifestationen.

C-35: Zeitlicher Ablauf der Tuberkulose

Zeit nach tuberkulöser Erstinfektion	Tuberkulöse Manifestation
4–6 Wochen	▷ Primärkomplex ▷ Erythema nodosum (besonders bei Kindern) ▷ Initialfieber
3–8 Wochen	▷ Tuberkulinkonversion
wenige Monate	▷ progressive Primärtuberkulose ▷ tuberkulöse Meningitis (besonders bei Kindern) ▷ Miliartuberkulose (besonders bei Kindern)
3–12 Monate	▷ Erstinfektions-Pleuritis (initiale oder juxtaprimäre Pleuritis, besonders bei Späterstinfektion des Adoleszenten) ▷ tuberkulöse Lymphknoteneinbrüche
11–12 Monate	▷ Simonsche Spitzenherde, Assmannsches Frühinfiltrat
10 Monate – Jahrzehnte	▷ Knochen- und Gelenktuberkulose
1 Jahr bis Jahrzehnte	▷ kavernöse Lungentuberkulose ▷ postprimäre Pleuritis, tuberkulöses Pleuraempyem ▷ Organtuberkulosen ▷ Miliartuberkulose

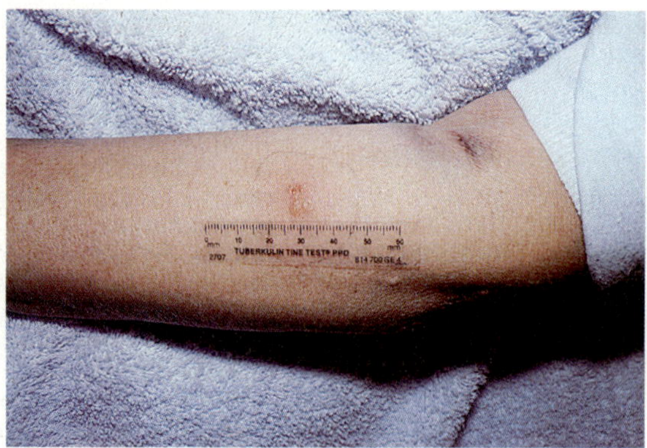

a Positiver Ausfall eines Tuberkulin-Stempel-Tests (Tuberkulin Tine Test® PPD): tastbare Indurationen der Einstichstellen.

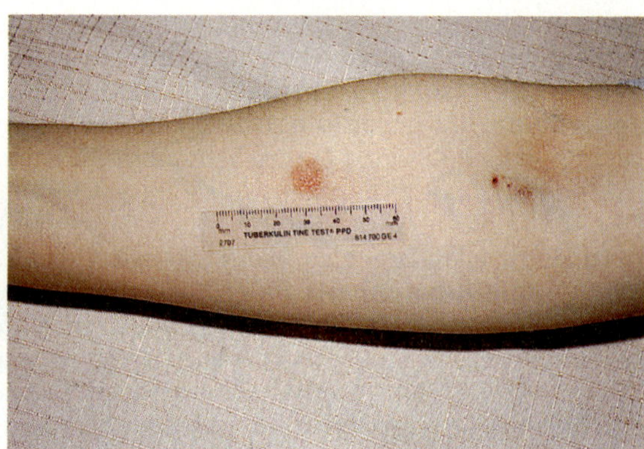

b Positiver Ausfall eines Intrakutantests nach *Mendel-Mantoux* mit Tuberkulin GT 100 E: tastbare Induration mit einem Durchmesser > 5 mm.

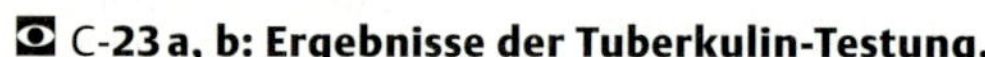

C-**23 a, b: Ergebnisse der Tuberkulin-Testung.**

Synopsis C-**23: Häufigste Tuberkulosemanifestationen**

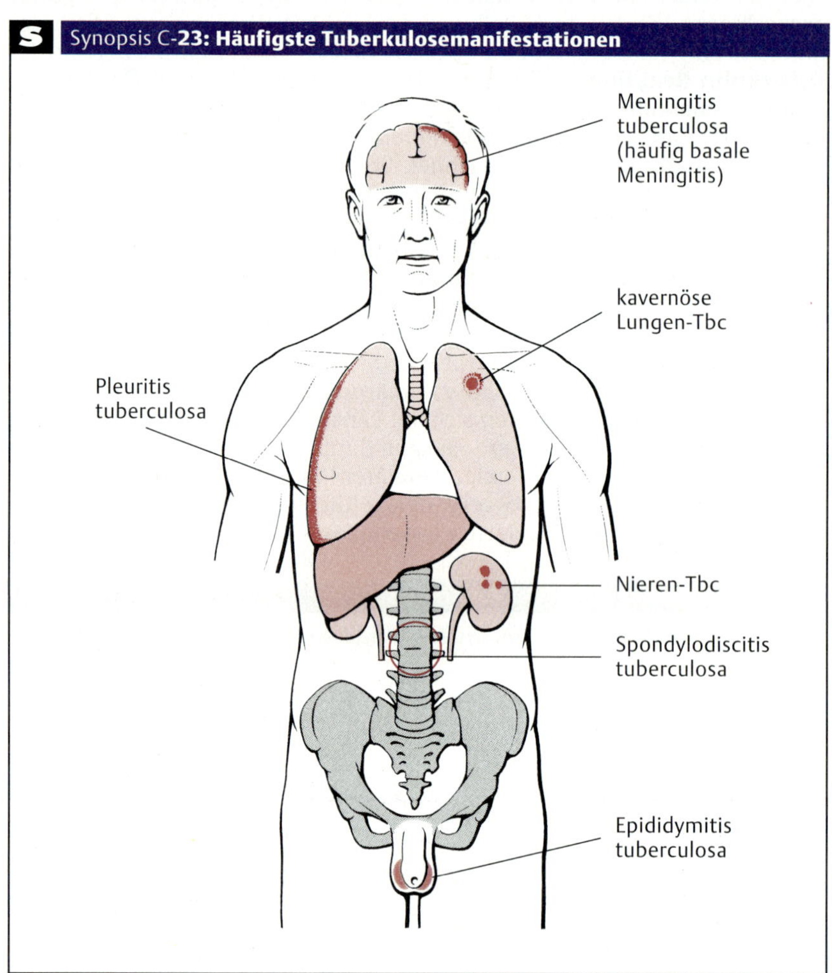

Klinik

- **Lungentuberkulose:** Die tuberkulöse **Primärinfektion** verläuft fast immer unbemerkt. Nur selten werden geringer unproduktiver Husten, leichtes Fieber oder ein Erythema nodosum beobachtet.

Klinik

- **Lungentuberkulose:** Die **Primärinfektion** verläuft fast immer unbemerkt, gelegentlich treten vorübergehend geringer unproduktiver Husten, leichtes Fieber oder ein Erythema nodosum auf. Röntgenologisch wird nur selten ein diskretes Lungeninfiltrat mit einer einseitigen Hiluslymphknotenschwellung beobachtet. Der abgelaufene Primärinfekt kann durch die Tuberkulinkonversion, d. h. durch einen positiven Ausfall des Tuberkulintests bei vorher negativem Ergebnis, nachgewiesen werden.

Aus dem Primärinfekt kann sich durch direkte Ausdehnung des Infiltrats oder zusätzliche hämatogene Streuung eine infiltrative Lungentuberkulose mit kavernöser Einschmelzung (**progrediente Primärtuberkulose**) entwickeln. Häufiger ist allerdings die spätere Entwicklung einer **postprimären Lungentuberkulose durch Reaktivierung** eines zumeist in den Lungenoberfeldern gelegenen hämatogen entstandenen Herdes (Simonscher Spitzenherd, Assmannsches Frühinfiltrat). Während die Primärtuberkulose in allen Lungenabschnitten, insbesondere auch in den Mittel- und Unterfeldern, lokalisiert sein kann, findet sich die durch Reaktivierung entstandene postprimäre Tuberkulose vorwiegend in den Lungenoberfeldern. Auch durch Verkäsung eines tuberkulösen Hilus- oder Mediastinallymphknotens im primären oder postprimären Stadium mit Einbruch in das Tracheobronchialsystem (sog. **Lymphknoteneinbruch**) und Entleerung großer Bakterienmengen kann eine Lungentuberkulose verursacht werden. Hierbei entwickelt sich häufig eine **Bronchustuberkulose**.

Durch Ausdehnung und Einschmelzung des Primärinfiltrates kann sich eine Lungentuberkulose (**progrediente Primärtuberkulose**) entwickeln, häufiger entsteht die **Lungentuberkulose** allerdings durch **spätere Reaktivierung** eines hämatogen entstandenen Lungenherdes (Simonscher Spitzenherd, Assmannsches Frühinfiltrat), der zumeist im Lungenoberfeld lokalisiert ist (**postprimäre Tuberkulose**), oder auch durch Reaktivierung einer bereits früher abgelaufenen Tbc. Außerdem kann die Lungen-Tbc auch durch den **Einbruch eines verkästen (nekrotischen) Hilus- oder Mediastinallymphknotens in das Tracheobronchialsystem** verursacht werden. Dabei entwickelt sich häufig auch eine **Bronchus-Tbc.**

▶ ***Merke.*** Die **Symptomatik der Lungentuberkulose** beginnt **schleichend** mit Nachtschweiß, Müdigkeit, Schwächegefühl, unproduktivem Husten, Appetitlosigkeit, Gewichtsabnahme, subfebrilen Temperaturen (37 bis 38 °C), seltener Hämoptysen, Dyspnoe und Thoraxschmerzen. Bei etwa einem Drittel der Patienten ist eine frühere Tuberkulose bekannt.

◀ **Merke**

Die klinische Untersuchung ergibt **nur bei ausgedehnten Tuberkulosen** einen **auffälligen Befund** (feuchte **Rasselgeräusche**, besonders über den Oberfeldern, gelegentlich einen begleitenden **Pleuraerguß** mit basaler Klopfschalldämpfung und abgeschwächtem Atemgeräusch, selten ein **amphorisches Atemgeräusch** über großen Kavernen).
Röntgenologisch finden sich **unscharf abgegrenzte Lungeninfiltrationen** mit **kavernösen Einschmelzungen**, oft auch alte **narbig-fibrotische Lungenveränderungen** mit **streifigen Indurationen** und **zirrhotischen Verziehungen** des Lungengewebes, insbesondere **Hochraffung der Lungenhili und Zwerchfelle** sowie **produktive knotige Herde**, die relativ groß werden können (**tuberkulöse Rundherde, Tuberkulome**). Außerdem besteht bei einem Teil der Patienten ein **Pleuraerguß** als Ausdruck einer begleitenden **tuberkulösen Pleuritis exsudativa**. Die im Rahmen der Tuberkulose auftretende exsudative (überwiegend serofibrinöse, zur Verkäsung und Einschmelzung neigende) Entzündung und die produktive (mit Bildung eines zellulären Granulationsgewebes und nachfolgender Fibrosierung einhergehende) Verlaufsform sind häufig miteinander kombiniert und radiologisch zumeist nicht mit ausreichender Sicherheit voneinander abzugrenzen. Die früher geübte radiologische Unterscheidung der exsudativen und produktiven Tuberkulose ist daher heute weitgehend verlassen. **Kavernen** werden auf **konventionellen tomographischen Schichtaufnahmen** deutlicher dargestellt, die **Computertomographie erlaubt** eine sehr genaue Beurteilung von Einschmelzungshöhlen, ist hier jedoch im allgemeinen nicht erforderlich. S C-24 zeigt den Röntgenbefund bei unterschiedlichen Formen der Lungentuberkulose.

Klinisch findet sich zumeist ein unauffälliger Befund, **bei ausgedehnter Tbc** sind **Rasselgeräusche** (vorwiegend über den Oberfeldern) zu auskultieren. **Röntgenologisch** sind besonders in den Oberfeldern **unscharf begrenzte, grobfleckige Lungenverschattungen mit kavernösen Einschmelzungen**, häufig auch ältere **fibro-zirrhotische Lungenveränderungen** als Reste einer früher abgelaufenen Tbc zu erkennen. Die **Kavernen** lassen sich mittels **konventioneller Tomographie** deutlicher darstellen. Weiterhin finden sich relativ häufig persistierende tuberkulöse Rundherde (**Tuberkulome**) und ein Pleuraerguß als Ausdruck einer tuberkulösen Pleuritis exsudativa. S C-**24** zeigt unterschiedliche Formen der Lungen-Tbc.

Pleuritis exsudativa tuberculosa: Im unmittelbaren Anschluß an den Primärinfekt tritt, besonders im Rahmen der **späten Erstinfektion des Adoleszenten**, eine tuberkulöse Pleuritis mit **Pleuraerguß ohne erkennbare Lungeninfiltrationen** auf (**Erstinfektionspleuritis**, initiale oder juxtaprimäre Pleuritis). Außerdem kommt die tuberkulöse Pleuritis auch im Rahmen der postprimären Tuberkulose vor (postprimäre Pleuritis), meist im mittleren oder höheren Lebensalter.
Die tuberkulöse Pleuritis **beginnt** im allgemeinen relativ **akut mit einseitigen, atemabhängigen Thoraxschmerzen, unproduktivem Husten, Fieber, Schweißausbrüchen** und **Dyspnoe**. Klinisch finden sich die Zeichen des einseitigen Pleuraergusses (basale Klopfschalldämpfung, abgeschwächtes Atemgeräusch, am Oberrand der Dämpfung Kompressionsatmen), selten ein Pleurareiben. Die Diagnose wird durch Röntgenaufnahme und Thoraxsonographie sowie **Pleurapunktion und Pleurabiopsie**, evtl. auch durch **Thorakoskopie**, in Verbindung mit dem positiven Tuberkulintest gestellt (s. S C-**25**).

Pleuritis exsudativa tuberculosa: Die tuberkulöse Pleuritis kann sowohl im Rahmen der Primärtuberkulose als auch postprimär auftreten. Die Erkrankung beginnt im allgemeinen relativ **akut** mit **einseitigem, atemabhängigem Thoraxschmerz, unproduktivem Husten, Fieber, Schweißausbrüchen** und **Luftnot.**
Klinisch finden sich die Zeichen des **einseitigen Pleuraergusses**, selten wird ein Pleurareiben auskultiert. Die Diagnose wird durch **Pleuralpunktion und Pleurabiopsie** evtl. auch **Thorakoskopie** in Verbindung mit dem positiven Tuberkulin-Test gestellt (s. S C-**25**).

Merke ▶

> **Merke.** Der Pleuraerguß bildet sich auch ohne Behandlung in den meisten Fällen zurück. Die unbehandelten Patienten entwickeln jedoch in der Mehrzahl innerhalb von fünf Jahren eine aktive Lungentuberkulose. Daher sollten neben den Fällen mit gesicherter Diagnose auch alle Patienten mit Pleuritis exsudativa unklarer Ätiologie bei positivem Tuberkulintest antituberkulös behandelt werden.

S Synopsis C-**24: Lungentuberkulose**

Infiltrativ-kavernöse Lungentuberkulose.

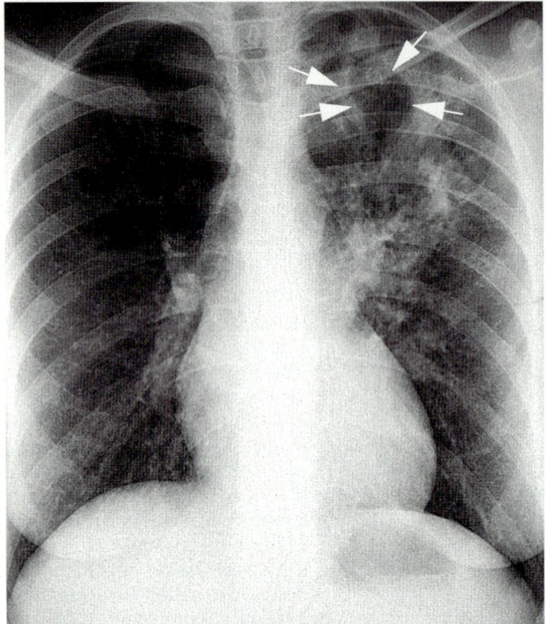

a Schwere offene beidseitige infiltrativ-großkavernöse Lungentuberkulose mit Kehlkopf- und Uro-Tbc. bei 31jähriger alkoholabhängiger Frau, vor Behandlung.

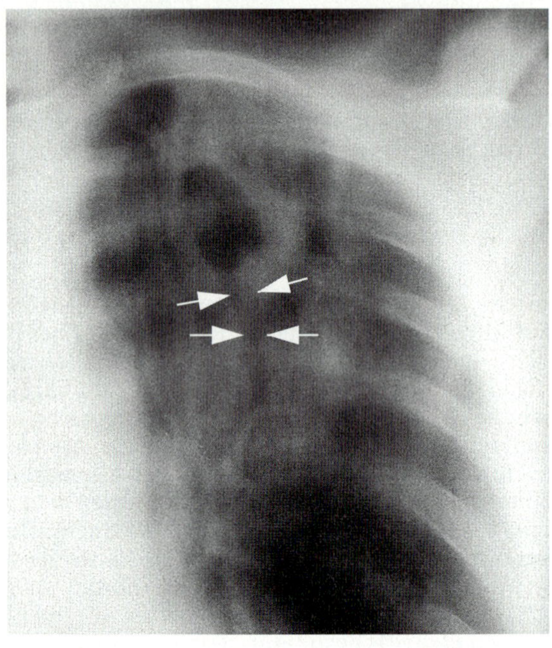

b Konventionelle Tomographie des linken Lungenoberfeldes mit Darstellung einer großen Kaverne und eines von der Kaverne zum Hilus führenden wandverdickten Drainagebronchus (zwischen den Pfeilen).

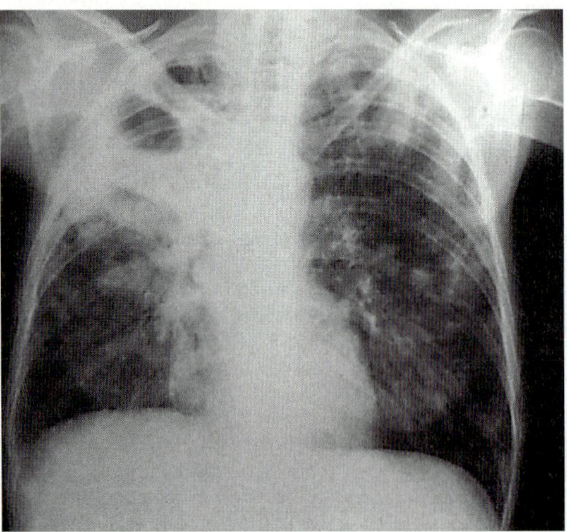

c Offene infiltrativ-kavernöse Lungentuberkulose des linken Ober- und Mittelfeldes bei 24jähriger Schwarzafrikanerin.

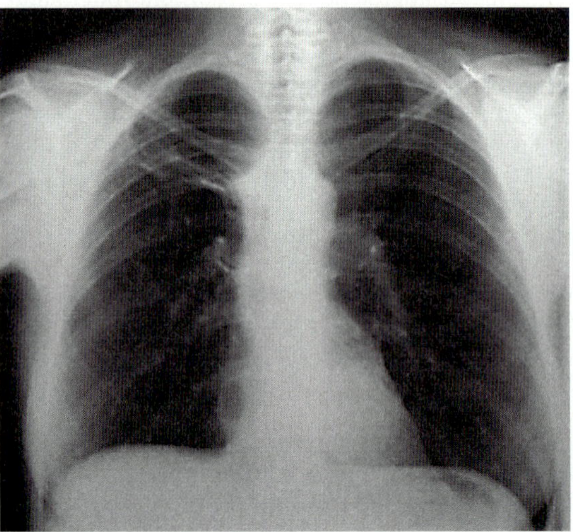

d Nach 5 Jahren: **Persistenz einer großen gereinigten Kaverne** im rechten Lungenoberfeld, nur diskrete narbige Residuen in beiden Lungen.

S Synopsis C-**24: Lungentuberkulose** (Fortsetzung)

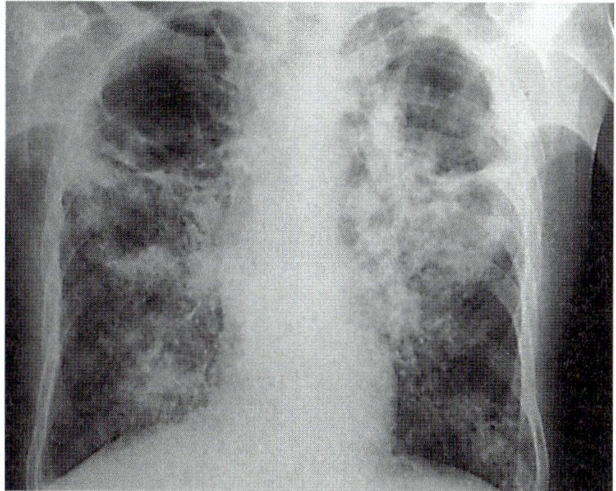

e Vor Behandlung: ausgedehnte grobfleckige Infiltrationen in beiden Lungen mit großen Einschmelzungshöhlen in den Ober- und Mittelfeldern, kleinere Kavernen in den Unterfeldern.

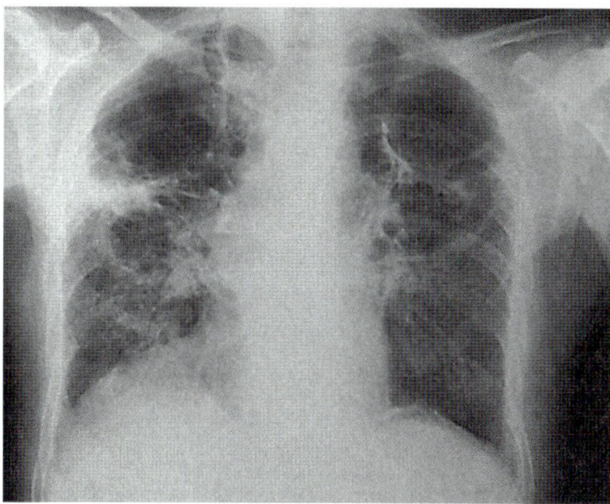

f Nach 6monatiger antituberkulöser Therapie: Teilrückbildung der Infiltrationen mit Übergang in produktiv-fibrotische (narbige) Veränderungen mit Hochraffung der Zwerchfelle und Persistenz dünnwandiger Höhlenbildungen (»gereinigte Kavernen«) in den Ober- und Mittelfeldern.

Schwerste offene beidseitige infiltrativ-großkavernöse Lungentuberkulose bei 57jährigem alkoholkranken Mann ohne festen Wohnsitz.

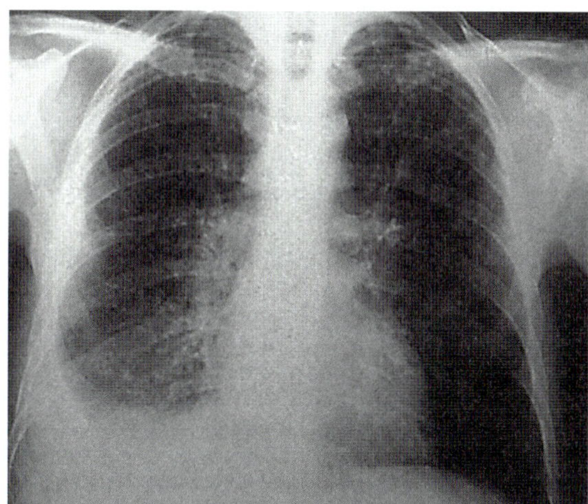

◀ **g Offene beidseitige infiltrativ-kleinkavernöse Lungentuberkulose mit miliarer Streuung und rechtsseitiger Pleuritis exsudativa tuberculosa bei HIV-Infektion CDC-Kategorie C (AIDS).** 32jähriger Mann ohne festen Wohnsitz.

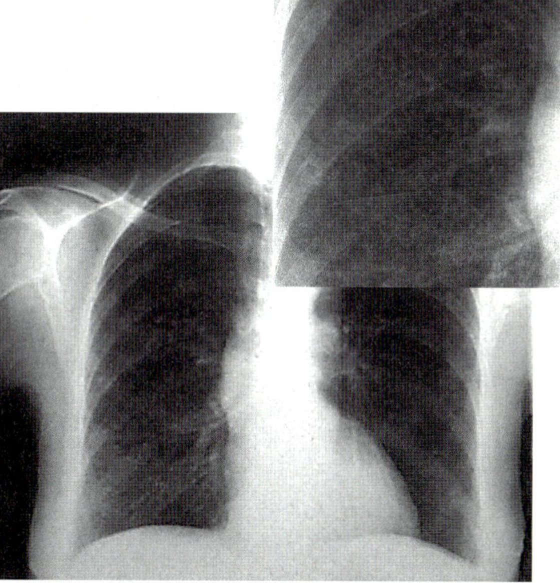

h Miliartuberkulose, mit Detailaufnahme. 71jährige Ärztin, ▶ die wegen **unklaren Fiebers** bei **disseminierten Lungeninfiltraten** in einem auswärtigen Krankenhaus mit systemischen Kortikosteroiden ohne begleitende antituberkulotische Therapie behandelt worden war. Nach vorübergehender Fiebersenkung bedrohliche Verschlechterung des Allgemeinbefindens mit deutlicher Hypoxämie (arterieller P_{O_2} 42 mmHg). Verlegung zur weiteren Diagnostik. **Aufgrund des klinischen und röntgenologischen Befundes sofortige Einleitung einer antituberkulösen Therapie.** Die Diagnose wurde histologisch durch Bronchoskopie mit transbronchialer Lungenbiopsie gestellt. Nach 6 Wochen auch kultureller Nachweis von Mycobacterium tuberculosis im Sputum. Komplikationslose Abheilung unter antituberkulöser Behandlung. **Lerneffekte:**

1. **Bei feinfleckigen disseminierten (»miliaren«) Lungeninfiltrationen muß immer an eine Miliartuberkulose gedacht werden** und eine entsprechende Diagnostik eingeleitet werden.
2. **Sofern nicht bereits mikroskopisch säurefeste Stäbchen im Sputum nachgewiesen werden, kann die Diagnose am schnellsten histologisch durch transbronchiale Biopsie gestellt werden.**
3. Bei **Verdacht auf eine Miliartuberkulose** ist auch vor der definitiven Diagnosestellung **unverzüglich** eine antituberkulöse Behandlung einzuleiten.
4. **Eine Kortikoidtherapie unklarer Lungeninfiltrationen ohne antituberkulöse Behandlung kann zu lebensbedrohlicher Exazerbation bzw. Generalisation einer Tuberkulose führen.**

S Synopsis C-**25: Pleuritis exsudativa tuberculosa**

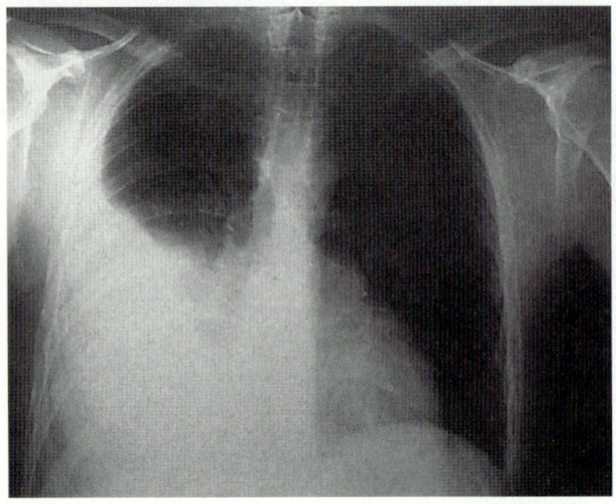

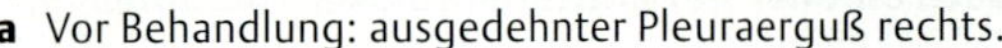

a Vor Behandlung: ausgedehnter Pleuraerguß rechts.

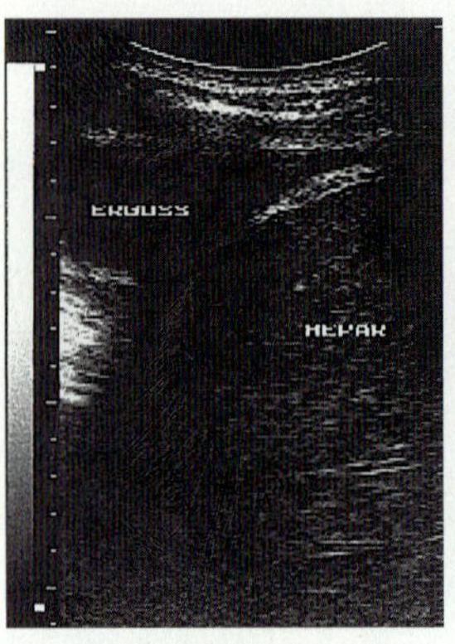

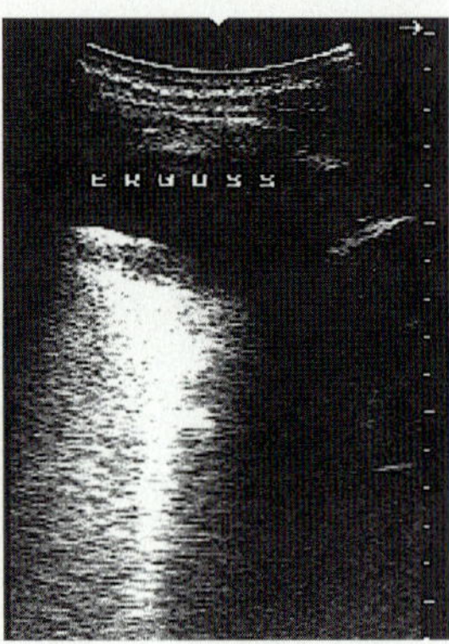

b Nach 2wöchiger Behandlung: sonographisch noch ausgedehnter Erguß.

30jähriger Kfz-Meister. Vor 4 Wochen atemabhängige rechtsseitige thorakale Schmerzen, die sich gebessert haben. In den letzten Wochen Fieber bis 39 °C und Nachtschweiß. Klinisch Klopfschalldämpfung und abgeschwächtes Atemgeräusch über dem rechten Lungenunterfeld, Pleurareiben über dem rechten Unter- und Mittelfeld.
Sonographisch ausgedehnter Pleuraerguß rechts. Tuberkulin-Test (Mendel-Mantoux 100 TE) deutlich positiv. Pleurapunktion: Entleerung von 1,5 l leicht blutigem Exsudat (Proteingehalt 5,2 g/dl; LDH 779 U/l bei einer Serum-LDH von 166 U/L; TB-Kultur negativ).
Pleurabiopsie mit der Ramel-Nadel: histologisch chronische Pleuritis mit epitheloidzelligen Granulomen und kleinen eosinophilen Nekrosen.
Behandlung mit INH, Rifampicin, Pyrazinamid, Ethambutol und Prednisolon (initial 20 mg/d). Wegen raschen Nachlaufens des Pleuraergusses Anlage einer Pleuradrainage für 6 Tage.

- **Hiluslymphknotentuberkulose:** Als Folge der Primärinfektion kommt es, besonders **im Kindesalter**, zu einer Hiluslymphknotentuberkulose, die zu Atelektasen, besonders des Mittellappens, Lymphknoteneinbrüchen in das Bronchialsystem und nachfolgender Bronchus- und Lungentuberkulose führen kann.  C-**36** zeigt die Differentialdiagnose der Mittellappenatelektase.

- **Hiluslymphknotentuberkulose:** Im Gefolge der Primärinfektion kann sich, besonders **bei Kindern**, eine Hiluslymphknotentuberkulose mit einseitiger Hilusvergrößerung, Kompression und Verlegung von Bronchien mit Atelektasen, besonders des Mittellappens (sog. **»Mittellappensyndrom«**), sowie Lymphknoteneinbrüchen mit nachfolgender Bronchus- und Lungentuberkulose entwickeln. C-**36** zeigt die häufigsten Ursachen einer Mittellappenatelektase.

C-36: Differentialdiagnose der Mittellappenatelektase (»Mittellappensyndrom«)

- Hiluslymphknotentuberkulose (besonders bei Kindern)
- Bronchialkarzinom
- Sekretverlegung
- Narbige Bronchusstenose, z. B. nach Bronchustuberkulose
- Sarkoidose
- Fremdkörperaspiration
- Vortäuschung einer Mittellappenatelektase durch Interlobärerguß oder Interlobärschwiele

- **Extrapulmonale Tuberkulose:** Extrapulmonale Tuberkulosen sind bei etwa 20–40 % aller Tuberkulosekranken nachweisbar und können **alle Organe betreffen.** Die häufigsten Formen sind die tuberkulöse Pleuritis sowie die Halslymphknoten- und Urogenitaltuberkulose.
Die **Halslymphknotentuberkulose** ist gekennzeichnet durch eine indolente Halslymphknotenschwellung mit Neigung zur Einschmelzung und Fistel-

- **Extrapulmonale Tuberkulose:** Extrapulmonale Tuberkuloseformen sind in Mitteleuropa bei etwa 20 bis 40 % der Tuberkulosekranken nachweisbar und zumeist mit einer Lungentuberkulose kombiniert. Sie können **alle Organe betreffen**. Die häufigsten extrapulmonalen Formen sind die tuberkulöse Pleuritis, die Halslymphknoten-Tbc. und die Urogenital-Tbc. Weiterhin sind die Tuberkulose der Mediastinallymphknoten, der Knochen und Gelenke, der Meningen, des Peritoneums, des Perikards und des Darmes (terminales Ileum) sowie die Miliartuberkulose zu erwähnen.
Die **Halslymphknotentuberkulose** ist gekennzeichnet durch eine indolente Schwellung der zervikalen Lymphknoten mit Neigung zur spontanen Fistel-

bildung. Die Diagnose wird durch Lymphknotenbiopsie mit histologischer Beurteilung sowie mikroskopischer und kultureller Untersuchung des Bioptats auf Mykobakterien gestellt (s. S C-**26 a–c**).

bildung. Die Diagnose wird durch Lymphknotenbiopsie mit histologischer und bakteriologischer Untersuchung gestellt (S C-26 a–c).

S Synopsis C-**26: Offene infiltrativ-kavernöse Lungenspitzentuberkulose und schwere einschmelzende Halslymphknotentuberkulose**

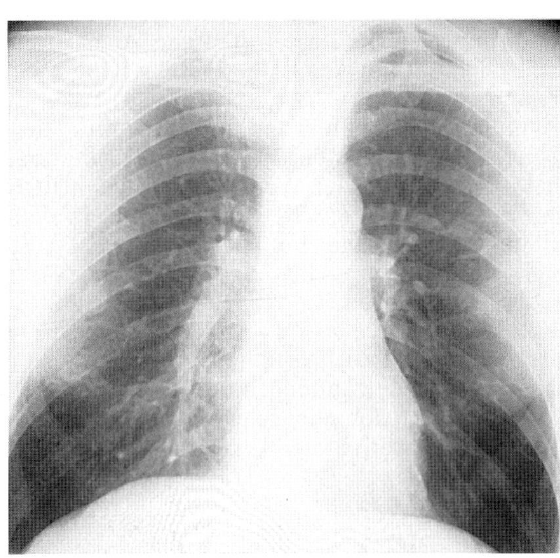

a Thoraxübersichtsaufnahme: Verschattung der rechten Lungenspitze, kleinere Herde in der linken Lungenspitze. Die computertomographisch erkennbare Kaverne in der rechten Lungenspitze **b** ist auf der Übersichtsaufnahme nicht zu sehen.

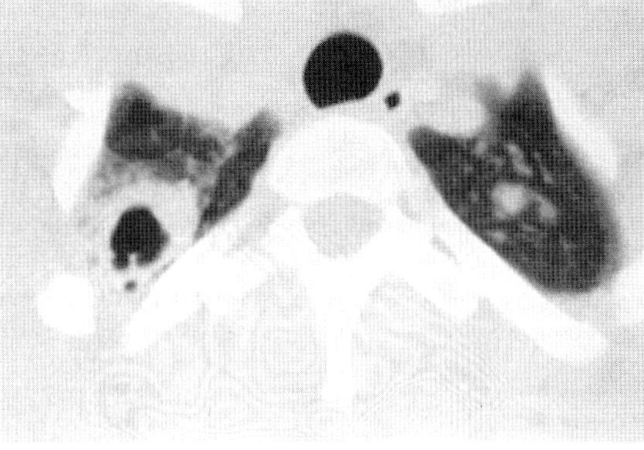

b CT-Thorax: Nachweis von Infiltrationen mit einer dickwandigen Kaverne im rechten dorsalen Lungenspitzenfeld, einzelne kleinere herdförmige Infiltrate auch im linken Spitzenfeld.

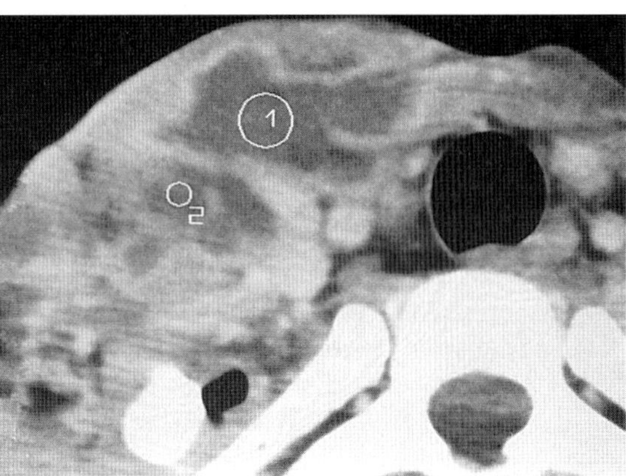

c CT-Hals: ausgedehnte Schwellung und Infiltration der Halsweichteile mit großen spezifischen Abszessen (1,2). Unter antituberkulöser Therapie nach operativer Ausräumung der tuberkulösen Halslymphknoten im Rahmen einer Neck dissection komplikationslose Abheilung.

35jähriger Hausmeister. Ausgeprägte, z. T. fluktuierende Schwellung der rechten Halsseite und der rechten Supraklavikularregion.

Eine **Meningitis tuberculosa** entwickelt sich nicht selten als Folge einer hämatogenen Streuung bei Infektion ungeimpfter Neugeborener oder Kleinkinder, relativ häufig auch bei Alkohol- und Drogenabhängigen sowie AIDS-Kranken. Symptome sind Kopfschmerzen, die Zeichen des Meningismus und z.T. nachweisbare Folgeschäden wie z.B. Hirnnervenausfälle. Die **Liquordiagnostik** ergibt eine Erhöhung des Gesamtproteins (auf 100 bis 500 mg/dl) und des Liquor-Serum-Quotienten des Albumins (> 20mal 10^{-3}), eine mäßige Pleozytose (bis 500 Zellen/µl), anfangs mit Überwiegen von Granulozyten, später überwiegend Lymphozyten, sowie einen verminderten Glukosegehalt (< 40 mg/dl) und einen erhöhten Laktatgehalt ($> 2{,}5$ mmol/l). Mikroskopisch sind säurefeste Stäbchen nur bei 10 bis 40% der Patienten nachweisbar. Der kulturelle Nachweis gelingt in 45 bis 90%, nimmt aber bis zu acht Wochen in Anspruch. Für die Frühdiagnose sind der **Nachweis der Tuberkulostearinsäure** und der erregerspezifischen Nukleinsäuren mittels **PCR** im Liquor geeignet.

Die **tuberkulöse Meningitis** tritt besonders nach Infektion ungeimpfter Neugeborener oder Kleinkinder, bei Alkohol- und Drogenabhängigen sowie AIDS-Kranken auf. Symptome sind Kopfschmerzen, Nackensteifigkeit, Bewußtseinstrübung und evtl. Hirnnervenausfälle. Die Diagnose wird durch den **Liquorbefund** (Eiweißvermehrung, Pleozytose) sowie den **mikroskopischen und kulturellen Nachweis** von Mykobakterien im Liquor gestellt. Für die Frühdiagnose sind der Nachweis der **Tuberkulosestearinsäure** und die **PCR** geeignet.

Unmittelbar lebensbedrohlich ist die **Miliartuberkulose**, die neben der Lunge zahlreiche Organe befällt. Am Anfang stehen Schwäche, Appetitlosigkeit, Gewichtsabnahme, Nachtschweiß, Fieber, mitunter auch Kopfschmerzen, Nackensteifigkeit sowie abdominelle Beschwerden. Oft sind diskrete feuchte Rasselgeräusche, Abmagerung, Hepato- und Splenomegalie, mitunter auch Bewußtseinstrübung und Zyanose festzustellen. Röntgenologisch findet sich die typische (»miliare«) Zeichnungsvermehrung der Lungen (s. **C-24**). Bei etwa der Hälfte der Patienten lassen sich am Augenhintergrund **Choroideatuberkel** nachweisen.

Die **Knochentuberkulose** (C-**25**) manifestiert sich häufig **als Spondylodiszitis** mit Destruktion von Wirbelkörpern und Bandscheiben sowie paravertebraler Abszeßbildung (**C**-25).

Eine unmittelbar lebensbedrohliche Form der Tuberkulose ist die **Miliartuberkulose** mit einer Letalität von etwa 25%. Sie entwickelt sich als Folge einer massiven hämatogenen Streuung von Tuberkelbakterien und befällt neben der Lunge zahlreiche andere Organe. Die Erkrankung beginnt schleichend mit Schwäche, Appetitlosigkeit, Gewichtsabnahme und Fieber, zusätzlich können sich Kopfschmerzen und Nackensteifigkeit als Hinweise auf eine meningeale Beteiligung und abdominelle Schmerzen als Zeichen einer Mitbeteiligung der Bauchorgane und des Peritoneums einstellen. Klinisch finden sich oft diskrete feuchte Rasselgeräusche, Abmagerung, eine Hepato- und Splenomegalie, mitunter eine Bewußtseinstrübung und eine Zyanose. Die Röntgenuntersuchung der Lunge (s. C-**24**) ergibt disseminierte feine Knötchen mit einem Durchmesser von etwa 2 mm, gelegentlich auch ein feinfleckig-netzförmiges Muster. Die Lungenveränderungen entwickeln sich innerhalb von ein bis vier Wochen nach der hämatogenen Streuung, daher kann der röntgenologische Lungenbefund in den ersten Wochen nach der Streuung noch weitgehend unauffällig sein. Die Untersuchung des Augenhintergrundes zeigt in etwa der Hälfte der Fälle **Choroideatuberkel** als Zeichen der hämatogenen Streuung in die Netzhaut.

Die **Knochentuberkulose** manifestiert sich relativ häufig an der Wirbelsäule (C-**25**). Typisch ist die **tuberkulöse Spondylodiszitis** mit einer von den Wirbelkörpern ausgehenden Entzündung, die destruktiv auf Wirbelkörperdeckplatten und die angrenzenden Bandscheiben übergreift. Hierdurch kann es zur Abszeßbildung (paravertebraler Abszeß, Sekungsabszeß) kommen (C-**25**).

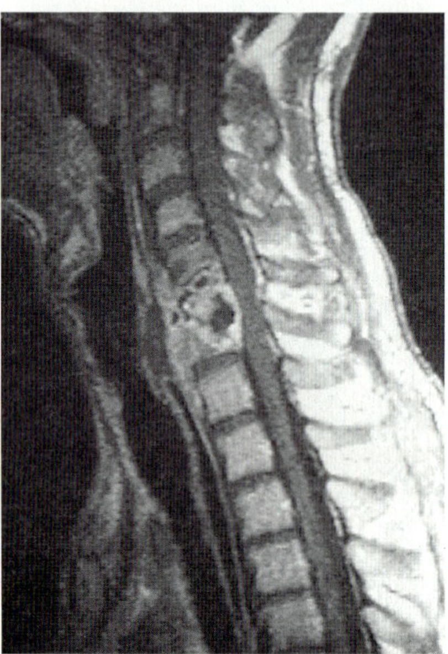

C-25: Kernspintomographische Darstellung einer Spondylitis tuberculosa mit Destruktion des 6. und 7. Halswirbelkörpers, Einengung des Spinalkanals und Myelonkompression. 33jähriger Mann, bei dem während einer stationären Behandlung wegen einer beidseitigen offenen infiltrativ-kavernösen Lungentuberkulose eine inkomplette Paraparese mit Blaseninkontinenz aufgetreten ist. Nach neurochirurgischer Behandlung mit Dissektomie, Vertebrektomie, Einsetzen eines Knochendübels und Verplattung sowie Fortsetzung der antituberkulösen Therapie Abheilung der Tuberkulose und komplette Rückbildung der neurologischen Ausfälle.

Merke ▶

Merke. Ein gehäuftes Auftreten von extrapulmonalen und disseminierten Formen der Tuberkulose findet sich bei HIV-Infizierten (s. C-**23**).

Diagnostik Der Verdacht auf eine Tuberkulose ergibt sich aus der relativ typischen Beschwerdekonstellation (schleichender Beginn mit unproduktivem Husten, Nachtschweiß, Appetitlosigkeit, Gewichtsabnahme, Schwächegefühl, Müdigkeit, leichtes Fieber). Bei Verdacht auf eine Tuberkulose ist eine **Röntgenuntersuchung** der Lungen erforderlich. Weitere diagnostische Maßnahmen umfassen den

Diagnostik. In der Anamnese sollte besonders auf tuberkulöse Erkrankungen in der Umgebung und der eigenen Vorgeschichte sowie auf prädisponierende Erkrankungen und die häufigen Symptome (unproduktiver Husten, Nachtschweiß, Appetitlosigkeit, Gewichtsabnahme, leichtes Fieber) geachtet werden. Die Blutsenkung ist bei aktiver Tuberkulose zumeist, aber nicht immer, erhöht.

Bei Verdacht auf eine Tuberkulose ist immer eine **Röntgenuntersuchung** der Lungen erforderlich, bei Verdacht auf kavernöse Einschmelzungen zusätzlich eine konventionelle Tomographie. Außerdem ist ein **Tuberkulintest** durchzuführen. Dieser sollte als Intrakutantest nach *Mendel-Mantoux* mit einer Stärke von 5–10 Tuberkulin-Einheiten begonnen werden. Als positiv ist eine nach 3 Tagen tastbare Induration mit einem Durchmesser > 5 mm zu werten. Bei negativem Ausfall ist der Test mit einer Stärke von 100 TE zu wiederholen. Die Stempeltests sind weniger sensitiv (s. C-**23**).

Tuberkulintest sowie mindestens drei **Sputum- oder Magensaftuntersuchungen auf Mykobakterien** (s. C-**23**).

> ***Merke.*** Ein negativer Tuberkulintest schließt eine Tuberkulose nicht in jedem Falle aus. Der Tuberkulintest ist bei systemischer Tuberkulose (Miliar-Tbc., Meningitis tuberculosa) und bei AIDS oft falsch negativ (Tuberkulin-Anergie).

◀ **Merke**

Bei Sarkoidose findet sich zumeist ein negativer Tuberkulintest. **Nach** einer **BCG-Impfung** kann im allgemeinen auf die Dauer von **fünf bis zehn Jahren** mit einer positiven **Tuberkulinreaktion** gerechnet werden.
Weiterhin sind bei Verdacht auf Tuberkulose mindestens drei **Sputumuntersuchungen** an drei aufeinanderfolgenden Tagen mikroskopisch (nach Anreicherung) und kulturell durchzuführen. Kann kein Auswurf gewonnen werden, sollte alternativ **Magensaft** untersucht werden, wobei der Magensaft allerdings relativ häufig nichttuberkulöse Mykobakterien enthält und daher nicht selten falsch-positive Befunde ergibt. Die mikroskopische Untersuchung auf »säurefeste Stäbchen« mit der Ziehl-Neelsen-Färbung ist relativ unempfindlich, sie wird erst bei etwa 10 000 und mehr Mykobakterien pro ml positiv.

Weiterhin sind bei Verdacht auf Tbc mindestens **drei Sputumuntersuchungen an drei aufeinanderfolgenden Tagen** indiziert. Bei fehlendem Auswurf sollte **Magensaft** untersucht werden. Es ist zu beachten, daß Magensaft häufiger einen falsch-positiven Nachweis von säurefesten Stäbchen ergibt.

Synopsis C-**27: Diagnostik der Lungentuberkulose**

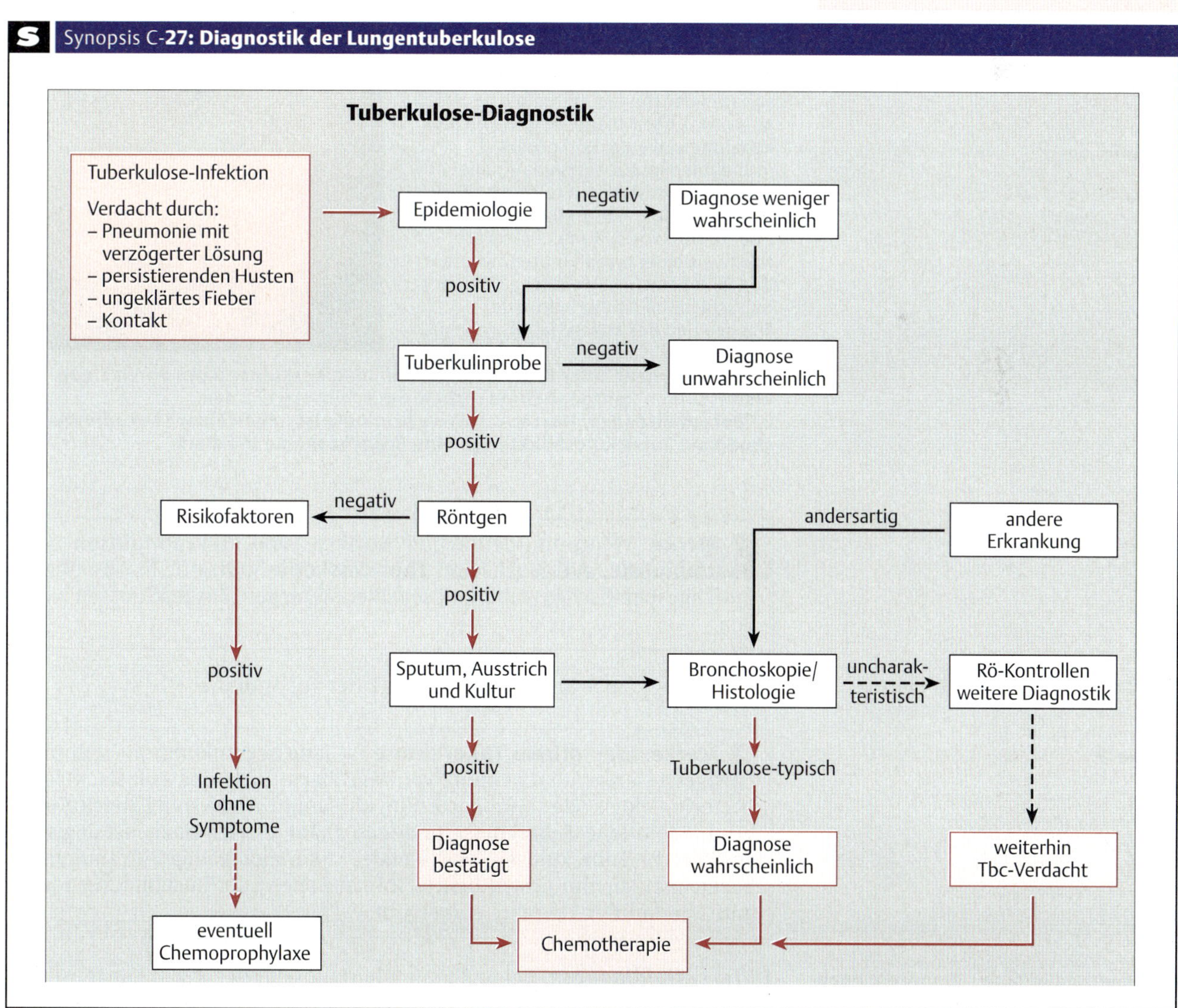

Merke ▶

Merke. Der positive mikroskopische Nachweis säurefester Stäbchen spricht für eine erhebliche Ansteckungsgefährdung.

Die **konventionelle Mykobakterienkultur** benötigt 6–8 Wochen, demgegenüber liefert das **radiometrische BACTEC-Verfahren** bereits nach wenigen Tagen den kulturellen Nachweis. Der hochempfindliche Nachweis mykobakterieller Nukleinsäuren mittels **PCR** ist nur in speziellen Fällen indiziert.

Demgegenüber werden mit den kulturellen Verfahren die Bakterien bereits bei einer Konzentration von 50 bis 100 pro ml nachgewiesen. Das Ergebnis der **konventionellen Mykobakterienkultur** liegt erst nach etwa sechs bis acht Wochen vor. Danach ist eine weitere Typisierung und Resistenzbestimmung der Erreger erforderlich. Mittels eines neueren **radiometrischen Verfahrens (BACTEC)** ist der kulturelle Nachweis bereits nach wenigen Tagen möglich. Noch empfindlicher als kulturelle und radiometrische Verfahren ist die **Polymerase-Ketten-Reaktion (PCR)**, die allerdings wegen des großen Aufwandes nur in speziellen Fällen (Meningitis, Pleuritis) angezeigt ist.
Bei ausgedehnten oder disseminierten Tuberkulosen und bei Verdacht auf eine Urogenitaltuberkulose sind kulturelle Untersuchungen des Urins auf Mykobakterien indiziert, bei Verdacht auf eine Genitaltuberkulose auch die Untersuchung des Menstrualblutes.

Bei fehlendem Nachweis von Tuberkelbakterien ist eine **Bronchoskopie** mit Gewinnung von Bronchialsekret für die bakteriologische Untersuchung und transbronchialen Biopsieproben für die Histologie indiziert, ebenso bei Verdacht auf eine Bronchustuberkulose oder eine Lymphknotenperforation (C-**24**).

Bei Verdacht auf eine Lungen- oder Miliartuberkulose und fehlendem mikroskopischem Erregernachweis ergibt sich die Indikation zur **Bronchoskopie** mit Gewinnung von Bronchialsekret und Entnahme transbronchialer Biopsieproben. Auch bei Verdacht auf eine Bronchustuberkulose oder eine Lymphknotenperforation ist eine Bronchoskopie indiziert (C-**24**).

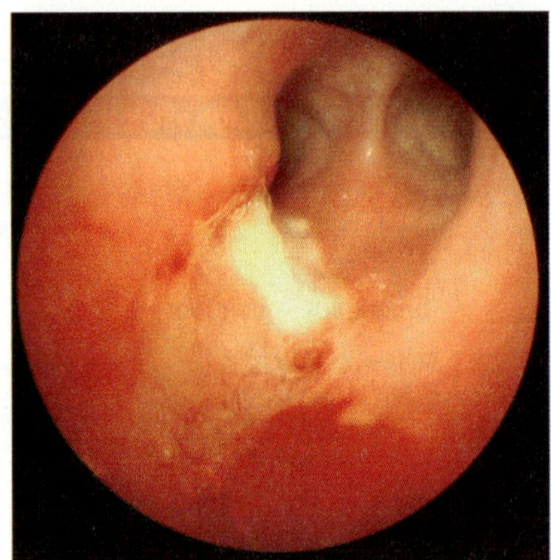

C-**24: Tracheal- und Bronchusschleimhauttuberkulose nach Perforation eines tuberkulösen Mediastinallymphknotens in die Trachea.** 76jährige Frau. Seit 4 Monaten anhaltender Husten mit gelblichem Auswurf, Abgeschlagenheit, Gewichtsabnahme von 4 kg. Rö-Thorax-Aufnahmen in 2 Ebenen unauffällig! Im Sputum mikroskopisch reichlich säurefeste Stäbchen. Kulturell Mycobacterium tuberculosis. Bronchoskopisch Nachweis einer Lymphknotenperforation in die Trachea (weißliche Nekrose) mit Schleimhauttuberkulose der Trachea und des linken Hauptbronchus.
Lerneffekte:
1. **Eine Tracheal- oder Bronchusschleimhauttuberkulose kann durch einen unauffälligen Röntgenbefund nicht ausgeschlossen werden.**
2. **Bei anhaltendem Husten unklarer Ätiologie ist neben einer Sputumuntersuchung auf Tuberkulosebakterien eine Bronchoskopie indiziert.**

Merke ▶

Merke. Wenn ein Pleuraerguß vorliegt, sind **Pleurapunktion** und **Pleurabiopsie**, evtl. auch eine **Thorakoskopie** indiziert. Insbesondere muß ein spezifisches (tuberkulöses) Pleuraempyem ausgeschlossen werden.

C-**37** zeigt die Diagnostik der Tbc.

C-**37** zeigt ein Schema zur Diagnostik der Tuberkulose.

Merke ▶

Merke. Eine **offene Tuberkulose** ist jede Erkrankung mit kulturell nachgewiesener Ausscheidung von Mycobacterium tuberculosis, Mycobacterium bovis oder Mycobacterium africanum. Als **aktive Tuberkulose** wird jede offene Tuberkulose und jede anamnestisch oder histologisch gesicherte Tuberkulose (verkäsende, epitheloidzellige Granulome) bezeichnet, die mit progredienten Infiltrationen oder Rückbildung unter antituberkulöser Therapie einhergeht.

Differentialdiagnose **Tumoren, Pneumonien, Sarkoidose, Lungeninfarkt,**

Differentialdiagnose. Bei unklaren tuberkuloseverdächtigen Lungenveränderungen kommen zahlreiche differentialdiagnostische Möglichkeiten in

C-37: Diagnostik der Tuberkulose

- ▷ Anamnese
- ▷ Klinische Untersuchung
- ▷ Klinisches Labor: Blutsenkung, Blutbild, Urinstatus
- ▷ Rö-Thorax, evtl. konventionelle Tomographie
- ▷ Tuberkulin-Test
- ▷ Sputum-Untersuchung auf Mykobakterien (an 3 aufeinanderfolgenden Tagen mikroskopisch und kulturell), evtl. Magensaft-Untersuchung
- ▷ Evtl. Bronchoskopie mit Untersuchung des Bronchialsekrets und transbronchialer Biopsie
- ▷ Evtl. perkutane Lungenbiopsie

Bei Verdacht auf Pleuraerguß:

- ▷ Thoraxsonographie
- ▷ Pleurapunktion mit Untersuchung des Pleurapunktats auf:
  - Gesamteiweiß
  - LDH
  - Glukose
  - Zytologie
  - Mykobakterien (mikroskopisch und kulturell, evtl. PCR)
- ▷ Pleurabiopsie (Ramel- oder Cope-Nadel)
- ▷ Evtl. Thorakoskopie

Bei Verdacht auf Hals- oder Mediastinallymphknotentuberkulose:

- ▷ Evtl. Computertomographie
- ▷ Lymphknoten-Biopsie oder -Punktion mit histologischer und bakteriologischer Untersuchung

Bei Verdacht auf Urogenitaltuberkulose:

- ▷ Sonographie, evtl. Computertomographie
- ▷ Kulturelle Untersuchung des Urins auf Mykobakterien
- ▷ Evtl. kulturelle Untersuchung des Menstrualblutes
- ▷ Evtl. operative Diagnostik mit histologischer und bakteriologischer Untersuchung des gewonnenen Materials

Bei Verdacht auf Meningitis tuberculosa:

- ▷ Untersuchung des Liquors
  - Zellzahl, Zelldifferenzierung
  - Gesamtprotein, Albuminquotient
  - Glukose
  - mikroskopische und kulturelle Untersuchung auf Mykobakterien
  - evtl. PCR, Tuberkulostearinsäure

Bei Verdacht auf eine Knochen- oder Gelenktuberkulose:

- ▷ Röntgen-Diagnostik
- ▷ Evtl. Computertomographie, Magnetresonanztomographie
- ▷ Evtl. Punktion oder Biopsie der Läsion, chirurgische Ausräumung von Nekrosen oder kaltem Abszeß, histologische und mikrobiologische Untersuchung des Materials

Betracht, insbesondere **Tumoren** (Bronchialkarzinom, maligne Lymphome, Metastasen), **Pneumonien, Lungeninfarkt, Sarkoidose, Emphysembullae, Wegenersche Granulomatose, Aspergillom** und **nichttuberkulöse Mykobakteriosen.** Die C-**38** zeigt die Differentialdiagnose kavitärer und zystischer Lungenveränderungen.

Emphysembullae, Lungenzysten, Aspergillom, Wegenersche Granulomatose und **nichttuberkulöse Mykobakteriosen.** C-**38** zeigt die DD kavitärer und zystischer Lungenveränderungen. Durch die Bronchoskopie in

C-38: Differentialdiagnose kavitärer und zystischer Lungenveränderungen

- ▷ Kavernöse Lungentuberkulose
- ▷ Einschmelzendes Bronchialkarzinom
- ▷ Abszedierende Pneumonie, Lungenabszeß
- ▷ Einschmelzender Lungeninfarkt
- ▷ Nichttuberkulöse Mykobakteriose
- ▷ Invasive Aspergillose, Aspergilluspneumonie
- ▷ Aspergillom
- ▷ Wegenersche Granulomatose
- ▷ Einschmelzende silikotische Schwielen
- ▷ Zystische Bronchiektasen
- ▷ Emphysembullae
- ▷ Mukoviszidose
- ▷ Echinokokkuszyste
- ▷ Bronchuszyste
- ▷ Intralobäre bronchopulmonale Sequestration

Verbindung mit der transbronchialen Biopsie und der mikrobiologischen Untersuchung ist fast immer eine diagnostische Klärung möglich. Selten sind weitere bioptische Untersuchungen (z. B. perkutane Lungenbiopsie) erforderlich.
Therapie Die antituberkulöse Standardbehandlung besteht in der Kombination von **Isoniazid, Rifampicin** und **Pyrazinamid** über 2 Monate mit Fortsetzung der Kombination von Isoniazid und Rifampicin über weitere 4 Monate. Bei Verdacht auf eine Resistenz des Erregers ist zusätzlich **Ethambutol** indiziert. Antituberkulöse Reservemedikamente sind **Streptomycin, Protionamid** und **Capreomycin**. Bei ausgedehnter Tbc, verzögerter Rückbildung, Unverträglichkeit der Initialtherapie mit Pyrazinamid, Resistenz des Erregers und extrapulmonalen Tuberkulosen ist eine längere Therapiedauer erforderlich.

Alle Antituberkulotika weisen ein erhebliches **Nebenwirkungspotential** auf (s. ▤ C-**39**). Daher sind unter der Therapie **regelmäßige vierwöchentliche Kontrollen des Blutbildes, der Leberenzyme und der harnpflichtigen Substanzen erforderlich**, unter Pyrazinamid zusätzlich eine Kontrolle der Serum-Harnsäure, vor und unter Ethambutol die **Überprüfung von Visus, Farbsinn, Gesichtsfeld und Augenhintergrund,** vor und unter Streptomycin **Audiometrie** und **Gleichgewichtsprüfung**.

Durch die Fiberbronchoskopie mit transbronchialer Biopsie und mikrobiologischer Untersuchung des Bronchialsekrets ist in nahezu allen Fällen eine Klärung möglich. Nur selten sind zusätzliche bioptische Untersuchungen (z.B. durch perkutane Lungenbiopsie) erforderlich.

Therapie. Antituberkulöse Standardbehandlung ist die Kombination von **Isoniazid** (INH, 5 mg/kg Körpergewicht/d, maximal 400 mg/d), **Rifampicin** (10 mg/kg/d, maximal 600 mg/d) und **Pyrazinamid** (30 mg/kg/d, maximal 2 g/d) über zwei Monate mit anschließender Fortsetzung der Kombination von Isoniazid und Rifampicin über weitere vier Monate. Ausgedehnte Tuberkulosen, eine verzögerte Rückbildung, eine Unverträglichkeit der Initialtherapie mit Pyrazinamid, Resistenz des Erregers und extrapulmonale Tuberkulosen machen eine längere Therapiedauer erforderlich. Bei Verdacht auf eine Resistenz des Erregers gegen eine Substanz ist zusätzlich **Ethambutol** (20 mg/kg/d) indiziert. Sofern Resistenzen gegen die eingesetzten Antituberkulotika nachgewiesen werden, kommen antituberkulöse Reservemedikamente **(Streptomycin, Protionamid, Capreomycin)** in Betracht. Restistenzen gegen Antituberkulotika werden insbesondere durch vorzeitigen Therapieabbruch oder Monotherapie induziert. Unter Multiresistenz werden gleichzeitige Resistenzen verstanden – gegen INH und Rifampicin, mit oder ohne Kombination mit anderen Antituberkulotika. Die Antituberkulotika sollten in der Regel zusammen zu einem Zeitpunkt des Tages auf einmal eingenommen werden.
Alle Antituberkulotika weisen ein z.T. beträchtliches **Nebenwirkungspotential** auf (s. ▤ C-**39**). Zur Prävention der unter INH relativ häufig auftretenden Polyneuropathie wird prophylaktisch Vitamin B_6 (zumeist in Kombinationspräparaten) verabreicht. Die Patienten müssen auf mögliche Nebenwirkungen aufmerksam gemacht werden. Während der Behandlung mit Isoniazid und Rifampicin sind **regelmäßige Kontrollen von Blutbild, Leberenzymen und harnpflichtigen Substanzen in vierwöchentlichen Abständen erforderlich**. Unter der Pyrazinamid-Therapie ist der Serum-Harnsäure-Wert zu kontrollieren. Vor Beginn und unter der Ethambutol-Therapie sind ophthalmologische Untersuchungen (Visus, Gesichtsfeld, Farbsinnstörungen, Augenhintergrund) erforderlich, vor Beginn und unter der Streptomycin-Therapie HNO-Untersuchungen des N. statoacusticus (Audiometrie, Gleichgewichtsprüfung).

C-39: Dosierung und Nebenwirkungen der Antituberkulotika

Wirkstoff	Dosierung	Nebenwirkungen
Isoniazid	5 mg/kg/d maximal 400 mg/d oral, i. m., Infusion	Hepatopathien (besonders bei gleichzeitiger Rifampicin-Gabe), Polyneuropathien, allergische Hautreaktionen, Blutbildveränderungen, Senkung der Krampfschwelle
Rifampicin	10 mg/kg/d, maximal 600 mg/d, oral, Infusion	Hepatopathien mit Cholestase (besonders bei gleichzeitiger Isoniazid-Gabe), allergische Hautreaktionen, Thrombozytopenie, systemische immunologische Reaktion mit Grippe-Symptomatik, Enzyminduktion mit schnellerem Abbau von Ovulationshemmern (Verlust der antikonzeptiven Wirksamkeit!), Digitoxin, Antikoagulanzien, Antidiabetika, Glukokortikoiden
Pyrazinamid	30 mg/kg/d, maximal 2 g/d oral	Hyperurikämie, Gichtanfälle, Hepatopathie
Ethambutol	20 mg/kg/d, oral, Infusion	Schädigung des N. opticus (Störung von Gesichtsfeld und Farbsehen)
Streptomycin	15 mg/kg/d, i. m., Infusion	Schädigung des N. statoacusticus (Hörschäden, Gleichgewichtsstörungen)
Protionamid	10–15 mg/kg/d, oral, Infusion	Magen-Darm-Störung, Hepatopathien

Alkoholgenuß ist den Patienten während der antituberkulösen Therapie wegen Alkoholintoleranz und möglicher hepatischer Schädigung durch die Medikation zu untersagen. Bei schweren exsudativen Lungentuberkulosen mit ausgedehnten Infiltrationen, bei tuberkulöser Pleuritis exsudativa mit rasch nachlaufenden Pleuraergüssen und Neigung zur Verschwielung, bei Bronchusschleimhauttuberkulose mit Neigung zu Entwicklung narbiger Bronchusstenosen und bei schwerer Miliartuberkulose kann eine **zusätzliche Glukokortikoidtherapie** indiziert sein.

Alkoholgenuß ist während der antituberkulösen Therapie zu vermeiden. Eine **zusätzliche Glukokortikoidtherapie** kann bei schweren ausgedehnten Lungentuberkulosen, Pleuritis exsudativa tuberculosa, Bronchusschleimhauttuberkulose und schwerer Miliartuberkulose indiziert sein.

Unter der antituberkulösen Therapie sind bei offener Lungentuberkulose **kulturelle Sputumuntersuchungen** auf Mycobacterium tuberculosis **in vierwöchentlichen Abständen** bis zum Erhalt von drei aufeinanderfolgenden negativen Kulturen durchzuführen.

◀ Merke

> ***Merke.*** **Offen tuberkulöse Patienten** sind in eigenen Zimmern mit eigener Sanitärzelle zu **isolieren.** Nach vierwöchiger antituberkulöser Therapie ist die Infektiosität der offenen Tuberkulose im allgemeinen weitgehend beseitigt. Die **Dauer der stationären Behandlung** ist abhängig von Schweregrad der Tuberkulose, Ansprechen auf die Therapie, Grund- und Begleitkrankheiten, Compliance des Patienten und Verträglichkeit der Medikation. Sie beträgt in Deutschland zur Zeit durchschnittlich etwa **sechs bis acht Wochen**.

Eine operative Behandlung der Lungentuberkulose ist nur noch selten erforderlich. Die Indikation kann sich bei ausgedehnten Zerstörungen eines Lungenlappens oder bei großen, auf die Chemotherapie nicht ansprechenden

Die Chemotherapie der extrapulmonalen Organtuberkulosen erfolgt nach den gleichen Grundsätzen wie die der Lungentuberkulose.

C-40: Notfall- und Intensivtherapie der Hämoptoe

Definition der Hämoptoe (Hämoptyse): Bluthusten, Aushusten von Blut/blutigem Sekret aus dem unteren Respirationstrakt

Ursachen der Hämoptoe	**häufig** ▷ akute oder chronische Bronchitis ▷ Bronchialkarzinom ▷ Bronchiektasen ▷ Lungeninfarkt ▷ Lungenembolie **weniger häufig** ▷ Lungentuberkulose ▷ Lungenabszeß ▷ Pneumonie ▷ Karzinoid ▷ Antikoagulanzien-Therapie ▷ hämorrhagische Diathese	**selten** ▷ Fremdkörper-Aspiration ▷ Lungenstauung ▷ bronchopulmonale Metastasen ▷ Goodpasture-Syndrom ▷ Wegenersche Granulomatose ▷ invasive Aspergillose, Aspergillom ▷ idiopathische Lungenblutung ▷ parasitäre Erkrankungen (Strongyloides stercoralis) ▷ perforierendes Aortenaneurysma ▷ AV-Aneurysma ▷ Morbus Osler
Diagnostik	▷ Anamnese ▷ klinische Untersuchung ▷ Ausschluß anderer Blutungsquellen (Nasopharyngealraum, Mundhöhle, Ösophagus, Magen) ▷ Rö-Thorax in 2 Ebenen ▷ möglichst rasch Bronchoskopie	
Notfall- und Intensivtherapie der massiven Hämoptoe (> 200 ml Blut)	▷ Beruhigung des Patienten ▷ Lagerung in sitzender oder halbsitzender Position, bei bekannter Blutungsquelle Seitenlagerung auf der Seite der Blutungsquelle ▷ Freihalten des Rachens von Blutkoageln ▷ O_2-Insufflation (5–10 l/min) ▷ sofortige Klinikeinweisung zur Bronchoskopie ▷ Bronchoskopie, möglichst mit starrem Gerät ▷ Okklusion des blutenden Bronchus (Fogarty-Katheter oder Tamponade), alternativ Spülung mit kalter 0,9 %-Kochsalzlösung ▷ Intensivüberwachung (EKG, Herzfrequenz, Blutdruck, Pulsoxymetrie, Hämoglobin)	
Bei persistierender Blutung	▷ evtl. operative Entfernung einer lokalisierbaren Blutungsquelle ▷ evtl. Bronchialarterienembolisierung	

Die Knochen- und Gelenk-Tbc erfordert eine längere Behandlungsdauer.

Tuberkulomen ergeben. Die Chemotherapie der Organtuberkulose erfolgt nach den gleichen Prinzipien wie die der Lungentuberkulose, erfordert jedoch z.T. eine längere Behandlungsdauer, insbesondere bei Knochen- und Gelenktuberkulose.

- **Präventive Maßnahmen:** Nach Feststellung einer ansteckenden Tbc sind Umgebungsuntersuchungen und Nachbeobachtungen von Kontaktpersonen erforderlich. Nach kürzlich eingetretener Tuberkulinkonversion erscheint bei Kindern und jüngeren Erwachsenen eine Chemoprävention mit INH über 3–6 Monate sinnvoll. Eine BCG-Impfung ist in Mitteleuropa nur noch in Risikogruppen zu empfehlen.

- **Präventive Maßnahmen:** Erkrankung und Tod an Tuberkulose sind nach dem Bundesseuchengesetz dem Gesundheitsamt zu melden, das Umgebungsuntersuchungen und Nachbeobachtungen möglicher infizierter Kontaktpersonen durchführt. Bei kürzlich eingetretener Tuberkulinkonversion ohne Nachweis einer manifesten Tuberkulose ist bei Kindern und jüngeren Erwachsenen eine Chemoprävention mit INH (5 mg/kg/d) über drei bis sechs Monate indiziert.
Eine BCG-Impfung mit dem Bakterienstamm Bacterium Calmette-Guérin ist nach dem Rückgang der Tuberkuloseinzidenz in Mitteleuropa nur noch in Gruppen mit erhöhtem Tuberkuloserisiko erforderlich.

Verlauf und Prognose Die Prognose der Tbc ist gut, kann sich jedoch bei mangelhafter Compliance des Patienten und insuffizienter Therapie erheblich verschlechtern (Entwicklung bakterieller Resistenzen, progrediente pulmonale Funktionseinschränkung mit respiratorischer Insuffizienz). Eine Komplikation der kavernösen Lungen-Tbc ist eine massive Hämoptoe. ▦ C-**40** zeigt die Notfall- und Intensivtherapie der Hämoptoe.

Verlauf und Prognose. Bei rechtzeitiger Diagnose und konsequenter Durchführung der Chemotherapie ist die Prognose der Tuberkulose im allgemeinen gut, in bestimmten Risikogruppen (Alkoholiker, Obdachlose) jedoch problematisch. Mangelnde Compliance des Patienten, ungenügende Zahl der Medikamente und unzureichende Behandlungsdauer führen zu gehäuften Reaktivierungen und Entwicklung bakterieller Resistenzen gegen die Antituberkulotika. Die Miliartuberkulose ist mit einer hohen Letalität belastet, insbesondere nach Auftreten einer respiratorischen Insuffizienz. Bei schweren kavernösen Tuberkulosen können neben einer beatmungsbedürftigen respiratorischen Insuffizienz auch massive Lungenblutungen auftreten. ▦ C-**40** zeigt die Notfall- und Intensivtherapie der Hämoptoe. Außerdem kommt es in diesen Fällen oft zur Defektheilung.

9.2 Nichttuberkulöse Mykobakteriosen

Nichttuberkulöse (»atypische«) Mykobakteriosen (sog. »ubiquitäre Mykobakteriosen oder Umweltmykobakteriosen«) der Lunge **können eine Lungentuberkulose imitieren.** Als Erreger kommen vorwiegend Mycobacterium avium intrazellulare, Mycobacterium kansasii (◘ C-**26**) und Mycobacterium chelonae in Betracht.

9.2 Nichttuberkulöse Mykobakteriosen

Nichttuberkulöse (»atypische«) Mykobakterien (Mycobacteria other than tuberculosis, MOTT) sind in der Umwelt (Erdboden, Staub, Gewässer, Schwimmbäder, Wasserbehälter und Tiere) weit verbreitet und rufen nur selten Erkrankungen, sog. »atypische oder nichttuberkulöse Mykobakteriosen« (ubiquitäre Mykobakteriosen oder Umwelt-Mykobakteriosen) hervor, z.B. Lungenerkrankungen, Lymphadenitis, Haut- und Weichteilerkrankungen sowie disseminierte Erkrankungen. Die **nichttuberkulösen Mykobakteriosen der Lunge** treten im allgemeinen nur **bei gestörter Immunabwehr** (HIV-Infektion, fortgeschrittenes Alter, Tumorleiden, Unterernährung)

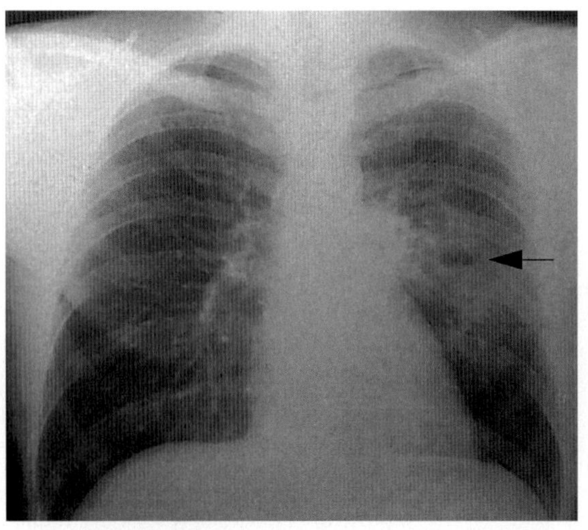

◘ C-**26: Nichttuberkulöse Mykobakteriose (Mycobacterium kansasii) der Lunge.** 30jähriger Betriebswirt, der an einer Zwangsneurose mit Waschzwang leidet und täglich mehrere Stunden im Schwimmbad schwimmt und taucht. Röntgenologisch Infiltrationen und Kavernen im linken Lungenmittelfeld (→) (apikales Unterlappensegment). Im Sputum dreimaliger Nachweis von Mycobacterium kansasii, empfindlich gegen Rifampicin und Ethambutol, resistent gegen INH, Streptomycin und Pyrazinamid. Da nach 20monatiger medikamentöser Therapie eine Kaverne persistierte und wiederholt Hämoptysen auftraten, wurde eine Segmentresektion des apikalen Unterlappensegments links vorgenommen.

oder pulmonaler Vorschädigung (Tuberkulose, obstruktive Atemwegserkrankungen) auf und **ähneln der Lungentuberkulose häufig in Klinik und Verlauf**. Sie werden i.d.R. durch Mycobacterium avium intrazellulare, Mycobacterium kansasii (*s.* C-**26**) und Mycobacterium chelonae hervorgerufen. Diese Erreger sind auf die üblichen Antituberkulotika nur zum Teil empfindlich und meist resistent gegen INH. Die Aussagekraft der In-vitro-Resistenzprüfung ist bei den nichttuberkulösen Mykobakterien eingeschränkt.

AIDS-Kranke entwickeln häufig **disseminierte Formen nichttuberkulöser Mykobakteriosen** (Mycobacterium avium intrazellulare) mit Nachweis der Erreger in der Blutkultur und im Stuhl. C-**41** zeigt eine Übersicht der bedeutsamsten Erreger und Krankheitsbilder. Wegen der häufig vorliegenden Multiresistenz ist **bei lokalisierten Erkrankungen** eine **chirurgische Therapie zu bevorzugen**, sofern der Prozeß keine Spontanrückbildung erkennen läßt. Eine medikamentöse Behandlung wird nur bei ausgedehnten Herdbildungen oder disseminierten Prozessen durchgeführt und dann in Form einer Kombinationstherapie, die zumeist über eine Dauer von 18 bis 24 Monaten fortzusetzen ist. Der Mycobacterium-avium-intrazellulare-Komplex ist therapeutisch sehr schwer zu beeinflussen.

Diese Erreger sind nur zum Teil empfindlich auf die üblichen Antituberkulotika, die In-vitro-Resistenzprüfung hier von begrenzter Aussagekraft.

AIDS-Kranke ziehen sich nicht nur gehäuft Tuberkulosen, sondern oft auch **disseminierte nichttuberkulöse Mykobakteriosen** zu (besonders M. avium intrazellulare). C-**41** zeigt eine Übersicht der bedeutsamsten Erkrankungen. Wegen der häufig vorliegenden Multiresistenz sollte **bei lokalisierten Prozessen** – soweit keine Spontanrückbildung zu erkennen ist – eine **chirurgische Therapie bevorzugt** werden. Nur bei ausgedehnten Herden oder disseminierter Erkrankung ist eine medikamentöse Kombinationstherapie indiziert.

C-41: Nichttuberkulöse Mykobakterien

Klassifikation (Runyon)	Erreger	Infektionsquelle	Erkrankung	Medikamentöse Therapie
Gruppe I (langsam wachsend, photochromogen)	Mycobacterium kansasii	Wasser	Lungenerkrankung, selten zervikale Lymphadenitis, disseminierte Erkrankung	Kombination von Isoniazid, Rifampicin, Ethambuton, evtl. Streptomycin
	Mycobacterium marinum (balnei)	Wasser	Schwimmbadgranulom der Haut	Rifampicin, Ethambutol, Doxycyclin, Cotrimoxazol
Gruppe II (langsam wachsend, skotochromogen)	Mycobacterium scrofulaceum	Boden, Wasser	Lympadenitis (besonders bei Kindern), selten Lungenerkrankung	
	Mycobacterium gordonae	Wasser	zumeist apathogener Saprophyt, selten Lungenerkrankung	
Gruppe III (langsam wachsend, nicht chromogen)	Mycobacterium avium intracellulare	Wasser, Aerosole	zervikale Lymphadenitis, kavernöse Lungenerkrankung, disseminierte Erkrankung (besonders bei AIDS)	Therapeutisch wenig beeinflußbar! Kombinationen von Rifabutin, Ethambutol, Protionamid, Clarithromycin
	Mycobacterium xenopi	Wasser	selten Lungenerkrankung	Rifampicin, Ethambutol, Streptomycin
Gruppe IV (schnellwachsend)	Mycobacterium fortuitum	Wasser, Boden, Staub	Hautabszesse, selten Lungenerkrankung (besonders bei Achalasie und Megaösophagus)	Oft spontane Rückbildung! Amikacin, Ciprofloxacin, Tetracyclin, Sulfonamide, Cefoxitin, Imipenem
	Mycobacterium chelonae	Wasser, Boden, Staub	Hautabszesse, selten Lungenerkrankung	Amikacin, Tobramycin, Erythromycin

10 Alveolitis und Lungenfibrosen

10.1 Exogen-allergische Alveolitis

Definition ▶

Epidemiologie Relativ seltene Erkrankung, die in Abhängigkeit von Beruf bzw. Hobby (heuverarbeitende Landwirte, Vogelhalter) gehäuft auftreten kann.

Pathogenese Durch Inhalation organischer Stäube entwickelt sich eine **Typ-III-Allergie** (C-**42**) mit **entzündlicher interstitieller Lungeninfiltration**. Nach langdauernder Exposition kommt es zur **interstitiellen Lungenfibrose**.

10 Alveolitis und Lungenfibrosen

10.1 Exogen-allergische Alveolitis

▶ ***Definition.*** Unter der exogen-allergischen Alveolitis wird eine entzündlich-fibrosierende diffuse **interstitielle** Lungenparenchymerkrankung verstanden, die durch eine **Allergie** gegen inhalierte Allergene (zumeist **organischen** Ursprungs) hervorgerufen wird.

Epidemiologie. Die allergische Alveolitis ist insgesamt eine relativ seltene Erkrankung, die jedoch bei bestimmten Expositionen (z. B. heuverarbeitende Landwirte, Vogelhalter) gehäuft auftreten kann. Nichtraucher erkranken wesentlich häufiger an allergischer Alveolitis als Raucher (möglicherweise als Folge des immunsuppressiven Effektes des Tabakrauches).

Pathogenese. Durch Inhalation von organischen Stäuben entwickelt sich bei entsprechender Disposition eine **Allergie vom Typ III** (*s.* C-**42**), die mit der Bildung präzipitierender IgG-Antikörper einhergeht und zu einer **entzündlichen Infiltration des Lungeninterstitiums** führt, z. T. verbunden mit einer Granulombildung und einer Bronchiolitis. Nach langdauernder Exposition kommt es zu einer **interstitiellen Lungenfibrose**. Allergene sind zumeist thermophile Aktinomyzeten, Schimmelpilze und tierische Proteine.

C-42: Allergische und immunologische Reaktionen der Atmungsorgane *(nach Gell und Coombs)*

	Typ I	Typ II	Typ III	Typ IV
Andere Bezeichnung	Anaphylaxie, Sofortreaktion	zytotoxische Reaktion	Immunkomplexkrankheit, Arthus-Reaktion	zelluläre Immunität
Erkrankung, Reaktion	allergisches Asthma, allergische Rhinitis	Goodpasture-Syndrom	exogen-allergische Alveolitis	Tuberkulinreaktion, Transplantatabstoßung
Antigene	freie, zumeist inhalierte Antigene	zellgebundene Antigene oder Haptene, Basalmembran von Lunge und Niere	freie, zumeist inhalierte Antigene	freie Antigene, z. B. mykobakterielle Antigene
Antikörper	Reagine (IgE)	Autoantikörper (IgG, IgM)	präzipitierende Antikörper (IgG)	keine direkte Antikörperbeteiligung
Antikörperlokalisation	Membran von Mastzellen, Basophilen, Makrophagen, Lymphozyten	Blutserum, Basalmembran von Niere und Lunge	Blutserum	
Reaktionsablauf und Mediatoren	Antigen-Antikörperbindung, Freisetzung von Histamin, PAF, LTC_4, LTD_4, LTE_4, PGD_2, chemotaktische Faktoren (ECF, NCF), Hydrolasen, Proteasen, Heparin u. a.	Antigen-Antikörperbindung, Komplementaktivierung	Antigen-Antikörperbindung, Immunkomplexbildung mit Ablagerung in Gefäßwand und Komplementaktivierung	Antigen-Präsentation durch Makrophagen, T-Lymphozyten-Aktivierung, Lymphokinsekretion
Gewebsreaktion	Vasodilatation oder -konstriktion, Ödem, Spasmus glatter Muskulatur	Zelldestruktion, Blutung	Antigen-Antikörperpräzipitation mit Alveolitis und Zelldestruktion	Zellinfiltration mit Granulombildung evtl. Nekrose
Zeit bis zum Auftreten der Reaktion	Sofortreaktion nach Minuten, z. T. Spätreaktion nach 4–8 Stunden	4–8 Stunden	4–24 Stunden	3–6 Tage

Häufigste Formen der allergischen Alveolitis sind **Vogelhalterlunge, Farmerlunge** und **Luftbefeuchterlunge**. ▤ C-**43** zeigt die Allergenquellen und die Allergene einiger Formen der allergischen Alveolitis.

Häufige Allergene sind thermophile Aktinomyzeten, Schimmelpilze und tierische Proteine, häufigste Formen der allergischen Alveolitis sind **Farmerlunge, Vogelhalterlunge** und **Befeuchterlunge** (▤ C-**43**).

C-43: Allergenquellen und Allergene der exogen-allergischen Alveolitis

Erkrankung	Beschäftigung	Allergenquellen	Allergene
Vogelhalterlunge	Kontakt zu Vögeln (Wellensittiche, Tauben, Papageien)	Vogelkot, Vogelfederstaub	Vogelkot- und Vogelserumproteine
Farmerlunge	Landwirtschaft mit Tierhaltung	verschimmeltes Heu	thermophile Aktinomyzeten (Micropolyspora faeni, Thermoactinomyces vulgaris), Schimmelpilze (Aspergillus fumigatus)
Befeuchterlunge	Aufenthalt in Räumen mit Luftbefeuchtern oder Klimaanlagen	kontaminierte Aerosole	thermophile Aktinomyzeten, Schimmelpilze, Amöben

Klinik. Eine akute **massive Allergenexposition** kann zu einem akuten Krankheitsgefühl, Kopfschmerzen, Dyspnoe, Engegefühl im Brustkorb und Husten führen. Die Symptomatik **ähnelt einem akuten Virusinfekt**. Sie beginnt zumeist erst einige Stunden nach der Exposition, erreicht ihr Maximum nach drei bis sechs Stunden und kann bis zu zwölf Stunden anhalten. Typisch ist das Auftreten derartiger Beschwerden bei Taubenhaltern einige Stunden nach Reinigung des Taubenschlages. Bei häufiger Exposition treten **thorakales Engegefühl, Belastungsdyspnoe** und **Husten mit einem Maximum** jeweils **etwa sechs Stunden nach Exposition** in den Vordergrund. In Karenzphasen (z.B. im Urlaub) klingt die Symptomatik ab. Nach langjähriger massiver Exposition kann sich eine **Lungenfibrose** mit anhaltender Belastungsdyspnoe entwickeln. Die klinische Untersuchung ergibt **feinblasige, ohrnahe knisternde Rasselgeräusche**, die besonders über den **laterobasalen Unterfeldern** zu auskultieren sind. In fortgeschrittenen Fällen finden sich auch eine Zyanose als Zeichen der Hypoxämie sowie ein Cor pulmonale.

Klinik Eine akute **massive Allergenexposition** kann zu einem virusinfektähnlichen Krankheitsbild mit **Fieber, Krankheitsgefühl, Kopfschmerzen, thorakalem Engegefühl, Dyspnoe** und **Husten** führen. Die Symptomatik beginnt einige Stunden nach der Exposition, erreicht nach etwa sechs Stunden ihr Maximum und kann bis zu 24 Stunden anhalten. Bei wiederholter Exposition treten Belastungsdyspnoe und Husten in den Vordergrund.
Das wichtigste klinische Zeichen ist ein **feinblasiges, ohrnahes Knisterrasseln über den Lungenunterfeldern.** Später finden sich Zeichen der Hypoxämie (Zyanose) und des Cor pulmonale.

Diagnostik. Die **genaue Erhebung der Anamnese** liefert wichtige Hinweise auf den Zusammenhang der oftmals **verzögert auftretenden Symptomatik** mit der Allergenexposition. Wichtig ist eine genaue **Medikamentenanamnese**, da auch bestimmte Medikamente (Bleomycin, Busulfan, Methotrexat, Nitrofurantoin, Hydrochlorothiazid, Amiodaron, Goldsalze) interstitielle Lungenveränderungen hervorrufen können, die differentialdiagnostisch abzugrenzen sind.
Von großer diagnostischer Bedeutung ist die Feststellung **feinblasiger, ohrnaher knisternder Rasselgeräusche**, die auch nach Abhusten persistieren. Röntgenologisch sind disseminierte **klein- und gröberfleckige sowie streifig-retikuläre Verschattungen in den Unter- und Mittelfeldern** der Lungen zu erkennen (🅂 C-**28**), mitunter allerdings auch keine auffälligen Veränderungen. In fortgeschrittenen Stadien sieht man die Zeichen der Lungenfibrose mit ausgeprägten streifigen Lungenverschattungen, wabig-zystischen Strukturen und unscharfer Abgrenzung der Herz- und Zwerchfellkonturen (s. ◙ C-**27**). Die interstitiellen Lungenveränderungen kommen besonders deutlich im hochauflösenden Computertomogramm (HRCT) zur Darstellung, das auch diskrete Veränderungen erkennen läßt.
Die typische Anamnese ergibt in Verbindung mit dem klinischen und radiologischen Befund den Verdacht auf das Vorliegen der allergischen Alveolitis. Die Lungenfunktionsprüfung zeigt eine **restriktive Ventilationsstörung**

Diagnostik **Anamnestisch** ist die Abhängigkeit der Symptomatik von der Exposition zu beachten, wobei das **verzögerte Auftreten der Symptomatik** berücksichtigt werden muß. Bestimmte **Medikamente** können ebenfalls interstitielle Lungenveränderungen hervorrufen. Von großer diagnostischer Bedeutung ist die Feststellung **feinblasiger ohrnaher knisternder Rasselgeräusche**, die auch nach Abhusten persistieren. Röntgenologisch finden sich disseminierte **fleckförmige und streifige Infiltrationen**, vorwiegend im Bereich der Lugenunter- und -mittelfelder beiderseits (🅂 C-**28**), mitunter allerdings auch ein Normalbefund. Diskrete interstitielle Veränderungen können im HRCT nachgewiesen werden. In fortgeschrittenen Fällen sind die **Zeichen der Lungenfibrose** zu erkennen (s. ◙ C-**27**).

S Synopsis C-**28: Exogen-allergische Alveolitis (Vogelhalterlunge)**

33jährige Hausfrau, die 40 Wellensittiche hält und deren Ehemann Taubenzüchter ist. Seit 6 Wochen Belastungsdyspnoe, Husten mit wenig Auswurf und Gewichtsabnahme von 2 kg. Wegen des Röntgenbefundes stationäre Einweisung unter dem Verdacht auf eine Miliartuberkulose. Klinisch mäßige feinblasige ohrnahe klingende Rasselgeräusche über den Lungenunterfeldern. Röntgen: disseminierte kleinfleckig-streifige Zeichnungsvermehrung beider Lungen. Leichtgradige restriktive Ventilationsstörung, geringe arterielle Hypoxämie bei Hypokapnie (P_{O_2} 68,7 mmHg, P_{CO_2} 26,4 mmHg). Histologie der transbronchialen Biopsieproben: Alveolitis, einzelne Epitheloidzellgranulome, vereinzelte Riesenzellen vom Langhans-Typ. In der bronchoalveolären Lavageflüssigkeit starke Lymphozytenvermehrung auf 44,6 % mit einem CD4/CD8-Quotienten von 1,0. Kein Nachweis von Mykobakterien, Tuberkulintest negativ. Im IFT Nachweis von IgG-Antikörpern gegen Vogelproteine (Taube, Wellensittich, Kanarienvogel, Zierfink, Huhn). Nach Beendigung der Vogelhaltung und oraler Kortikoidtherapie Rückbildung der Funktionsstörungen.

Lerneffekte:

1. **Röntgenologisch kann eine exogen-allergische Alveolitis eine Miliartuberkulose vortäuschen.**
2. Die **histologische Abgrenzung** der allergischen Alveolitis gegenüber einer Sarkoidose und Tuberkulose kann schwierig sein. Hilfreich ist die **Lymphozytentypisierung** der bronchoalveolären Lavage. Ein **CD4/CD8-Quotient** $< 1{,}3$ spricht für eine exogen-allergische Alveolitis, während ein erhöhter Quotient im allgemeinen auf eine Sarkoidose hinweist.

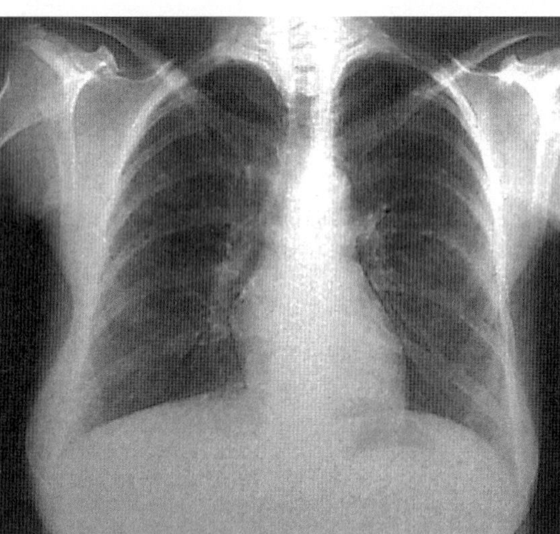

a Übersichtsaufnahme.

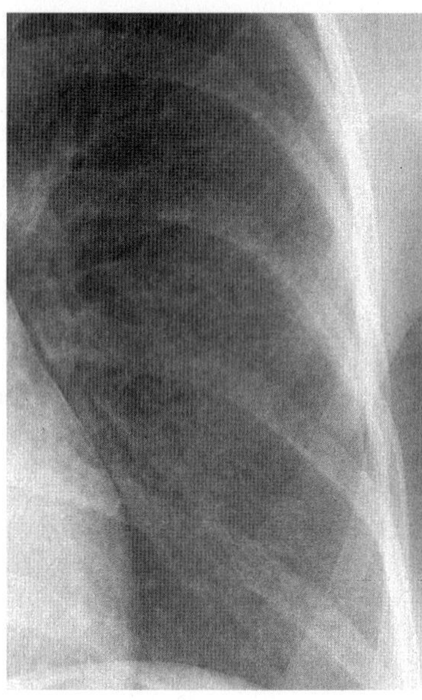

b Detailaufnahme linkes Unter- und Mittelfeld.

Funktionsanalytisch ergibt sich eine **restriktive Ventilationsstörung mit Diffusionsstörung**. Die Blutgasanalyse zeigt einen **P_{O_2}-Abfall unter Belastung. Serologisch** ist, in Abhängigkeit von der Anamnese, nach **spezifischen IgG-Antikörpern** zu fahnden, zum Ausschluß von Autoimmunerkrankungen auch nach Autoantikörpern. Durch die Bronchoskopie in Verbindung mit der **bronchoalveolären Lavage** (Lymphozytose, erniedrigter CD4-/CD8-Quotient) und der **transbronchialen Biopsie** ist im allgemeinen eine definitive Klärung möglich. Offene Lungenbiopsie und inhalativer Provokationstest sind nur selten in unklaren Fällen erforderlich.

mit Verminderung der Vital- und Totalkapazität und **Einschränkung der Diffusionskapazität** (CO-Transferfaktor). Die Blutgase sind unter Ruhebedingungen zumeist noch unauffällig, **unter Belastung** kommt es jedoch oft zu einem **Abfall des Sauerstoffpartialdrucks** als Ausdruck einer Diffusionsstörung. **Serologisch** lassen sich zumeist **präzipitierende Antikörper der IgG-Klasse** nachweisen, die allein allerdings eine exogen-allergische Alveolitis nicht beweisen, da sie gelegentlich auch bei Gesunden nachzuweisen sind. Der Antikörpernachweis kann im expositionsfreien Intervall wieder negativ werden. Außerdem sollten serologische Untersuchungen auf Autoantikörper (antinukleäre Antikörper, DNA-Antikörper) durchgeführt werden, um Autoimmunerkrankungen als Ursache der Alveolitis auszuschließen. Die im Rahmen der Bronchoskopie durchzuführende **bronchoalveoläre Lavage** ergibt zumeist eine erhebliche Vermehrung des Anteils der Lymphozyten in der Lavageflüssigkeit, nach akuter Exposition auch eine Vermehrung der neutrophilen Granulozyten. Die Lymphozytentypisierung zeigt einen **erhöhten Anteil an CD8-(Suppressor-)Zellen** (erniedrigter CD4-/CD8-Quotient), im Gegensatz zur Sarkoidose, bei der vermehrt CD4-(Helfer-)Zellen (erhöhter CD4-/CD8-Quotient) nachgewiesen werden. Weitere Aufschlüsse liefert die histologische Untersuchung der **transbronchialen Biopsieproben.** Eine offene oder thorakoskopische Lungenbiopsie ist nur selten in unklaren Fällen erforderlich. Ein inhalativer Provokationstest zum Nachweis der exogen-allergischen Alveolitis ist bisher nicht standardisiert und ebenfalls nur selten indiziert.

C-**44** zeigt das Schema des diagnostischen Vorgehens bei unklaren interstitiellen Lungenerkrankungen, das auch für andere interstitielle Lungenprozesse gilt.

C-**44** zeigt einen Überblick über das diagnostische Vorgehen bei Verdacht auf eine exogen-allergische Alveolitis oder einen interstitiellen Lungenprozeß unklarer Ätiologie.

C-44: Diagnostisches Vorgehen bei Verdacht auf interstitielle (diffuse) Lungenerkrankungen

Diagnostik	Zu beachten:
Anamnese	Abhängigkeit von Exposition, Beruf, Hobby, Medikamenten
klinischer Befund	Tachypnoe (Atemfrequenz in Ruhe und unter Belastung), feinblasige, knisternde RG über Lungenunterfeldern
Röntgenbefund, HRCT	disseminierte, fleckförmig-streifige Lungenverdichtungen beiderseits, milchglasartige Verdichtungen, zystisch-wabiger Umbau
Lungenfunktionsanalyse	restriktive Ventilationsstörung (Verminderung von Vital- und Totalkapazität), Diffusionsstörung
Blutgasanalyse	Hypoxämie, P_{O2}-Abfall unter Belastung
EKG	Zeichen des Cor pulmonale
Echokardiographie	Zeichen des Cor pulmonale und der Rechtsherzinsuffizienz, Abgrenzung von linksventrikulärer Funktionsstörung und Mitralvitien
Serologie	Typ-III-Allergien (präzipitierende Antikörper, spezifische IgG-Antikörper), Autoantikörper: antinukleäre Antikörper, anti-DNS-Antikörper, antineutrophilenzytoplasmatische Antikörper (c-ANCA), Rheumafaktoren, anti-SCL70
Bronchoskopie	bronchoalveoläre Lavage: Vermehrung von Lymphozyten (CD-4/CD8-Verhältnis), Neutrophilie, Eosinophilie, CD1–Zellen (Histiozytosis X); transbronchiale Biopsie: Alveolitis, Fibrose, Sarkoidose, Tumor, Tbc.
Offene Lungenbiopsie, thorakoskopische Lungenbiopsie	nur selten in unklaren Fällen erforderlich
Inhalative Provokation	bei Verdacht auf allergische Alveolitis nur selten erforderlich

Differentialdiagnose. Bei unklaren diffusen Lungenprozessen müssen neben der exogen-allergischen Alveolitis insbesondere medikamentös-toxisch oder durch Autoimmunerkrankungen induzierte Lungenveränderungen, idiopathische fibrosierende Alveolitis (idiopathische Lungenfibrose), Sarkoidose, atypische Pneumonien, Pneumozystis-Pneumonie, Lymphangiosis carcinomatosa, bronchioloalveoläres Karzinom und Miliartuberkulose in Erwägung gezogen werden.

Differentialdiagnose Alle diffusen Lungenprozesse, insbesondere medikamentöse oder durch Autoimmunerkrankungen induzierte Lungenveränderungen, idiopathische fibrosierende Alveolitis (idiopathische Lungenfibrose), Sarkoidose, atypische Pneumonien, Pneumozystis-Pneumonie, Lymphangiosis carcinomatosa, bronchioloalveoläres Karzinom, Miliar-Tbc.

Therapie. Die entscheidende Therapiemaßnahme ist die **Vermeidung des Allergens**, z. B. durch Aufgabe der Vogelhaltung, Umstellung der Fütterung im landwirtschaftlichen Betrieb, Sanierung einer kontaminierten Klimaanlage oder Berufswechsel. Eine beruflich bedingte allergische Alveolitis (z. B. Farmerlunge) ist eine **meldepflichtige Berufskrankheit** (*s. Kap. Berufsbedingte Erkrankungen, S. 558 ff.*). Sofern die Allergenexposition nicht vollständig vermieden werden kann, kommt das Tragen eines Antistaubhelms mit Feinstaubfilter in Betracht.
Wenn sich die interstitiellen Lungenveränderungen unter einer Allergenkarenz nicht zurückbilden, ist eine **Kortikoidtherapie** (z. B. mit Prednisolon,

Therapie Wichtigste Therapiemaßnahme ist die **Vermeidung des ursächlichen Allergens**. Sofern danach keine wesentliche Rückbildung der Lungenveränderungen eintritt, ist eine **Kortikoidtherapie** indiziert, unter der es im allgemeinen zu einer weitgehenden Rückbildung kommt, wenn es nicht bereits zur Entwicklung einer ausgeprägten Lungenfibrose gekommen ist.

initial 30 bis 60 mg/d über ein bis zwei Monate mit anschließender stufenweiser Dosisreduktion) indiziert. Unter der Behandlung bilden sich die Veränderungen im allgemeinen gut zurück, sofern nicht bereits eine ausgeprägte Lungenfibrose vorliegt.

10.2 Lungenfibrosen

10.2 Lungenfibrosen

Definition ▶

Definition. Unter einer Lungenfibrose wird eine disseminierte Bindegewebsvermehrung in der Lunge verstanden.

Pathogenese Die Lungenfibrose ist eine Gewebsreaktion auf akute oder chronische Lungenschädigungen. Im allgemeinen liegt ein chronischer entzündlicher Prozeß des Lungeninterstitiums zugrunde. Über 130 verschiedene Erkrankungen können zu einer Lungenfibrose führen. ▤ C-**45** zeigt eine ätiologisch orientierte Einteilung.

Pathogenese. Die Lungenfibrose ist eine Gewebsreaktion auf verschiedenartige akute oder chronische Lungenschädigungen. Zumeist geht der Lungenfibrose eine chronische Entzündung des Lungenparenchyms, insbesondere des Interstitiums, voraus. Über 130 verschiedene Erkrankungen sind bekannt, die zu einer Lungenfibrose führen können. ▤ C-**45** zeigt eine Einteilung der Lungenfibrosen nach ätiologischen Gesichtspunkten.

C-45: Einteilung der Lungenfibrosen nach der Ätiologie

Ätiologie	Noxe oder Grundkrankheit	Erkrankung
inhalative Noxen	▷ organische Stäube ▷ anorganische Stäube	▷ exogen-allergische Alveolitis ▷ Asbestose
andere definierte Ursachen	▷ Medikamente ▷ toxische Substanzen ▷ ionisierende Strahlen ▷ chronische Lungenstauung ▷ Sepsis, Schock	▷ z. B. Bleomycin-Lunge ▷ z. B. Paraquat-Lunge ▷ Strahlenfibrose ▷ Stauungsfibrose ▷ Fibrose nach akutem Lungenversagen
Systemerkrankungen	▷ Kollagenosen: systemischer Lupus erythematodes, rheumatoide Arthritis, Sklerodermie, Polymyositis, Morbus Bechterew, Sjögren-Syndrom ▷ Granulomatosen und Vaskulitiden: Sarkoidose, Histiozytose X, Wegenersche Granulomatose	
unbekannte Ursache	▷ idiopathische Lungenfibrose	

Ursachen können sein: **organische oder anorganische Stäube, Medikamente, toxische Substanzen, Strahlentherapie, chronische Lungenstauung, akutes Lungenversagen bei Sepsis und Schock** und **Systemerkrankungen**. Nur bei etwa der Hälfte der Patienten läßt sich eine Ursache eruieren, in den anderen Fällen wird eine **idiopathische interstitielle Lungenfibrose** (oder **idiopathische fibrosierende Alveolitis**) festgestellt.

Als bekannte **Ursachen** einer Lungenfibrose kommen insbesondere **inhalative Noxen (organische und anorganische Stäube), Medikamente** (Zytostatika- oder Medikamenten-Pneumopathie durch Bleomycin, Busulfan, Methotrexat, Nitrofurantoin, Amiodaron, Goldsalze), **toxische Substanzen** (Paraquat), **ionisierende Strahlen** (Strahlenpneumonitis), die **chronische Lungenstauung, Sepsis** und **Schock mit akutem Lungenversagen (ARDS)** und **Systemerkrankungen** (Kollagenosen, Sarkoidose) in Betracht. In etwa der Hälfte der Fälle läßt sich die Ursache der Lungenfibrose feststellen, in der anderen Hälfte ist keine Ursache zu ermitteln, so daß eine **idiopathische interstitielle Lungenfibrose** (= **idiopathische oder diffuse fibrosierende Alveolitis, usual interstitial pneumonia**) diagnostiziert wird.

Merke ▶

Merke. Die disseminierte Lungenfibrose führt zu einer Einschränkung der Lungendehnbarkeit (Compliance) mit restriktiver Ventilationsstörung (Verminderung der Vital- und Totalkapazität).

Es kommt zu einer **Diffusionsstörung** mit arterieller Hypoxämie, die besonders unter Belastung deutlich wird. Oft entwickelt sich eine **pulmonale Hypertonie** mit **Cor pulmonale**, das zu einer **Rechtsherzinsuffizienz** führen kann.

Die Veränderung der alveolo-kapillaren Membran durch die entzündlichen Veränderungen des Lungeninterstitiums und die Verkleinerung der gasaustauschenden Fläche verursachen eine **Diffusionsstörung** mit arterieller Hypoxämie, die besonders unter körperlicher Belastung deutlich wird. Als Folge der Lungenfibrose kommt es häufig zu einer **pulmonalen Hypertonie** mit Entwicklung eines **Cor pulmonale** und nachfolgender **Rechtsherzinsuffizienz**.

Klinik. Fast alle Patienten mit einer Lungenfibrose klagen über eine **zunehmende Belastungsdyspnoe. Husten**, zumeist **unproduktiv**, ist seltener. Pleuritische Schmerzen können bei zugrundeliegenden Kollagenosen (rheumatoide Arthritis, systemischer Lupus erythematodes) auftreten.
Bei der Erhebung der Anamnese ist insbesondere auf **inhalative Noxen** zu achten, die auch längere Zeit zurückliegen können (Asbeststaub, landwirtschaftliche Tätigkeiten, Vogelhaltung, Feuchtigkeit und Schimmelbildung in der Wohnung), ferner auf Symptome der genannten **Systemerkrankungen** (Gelenk- oder Muskelschmerzen, Hautveränderungen), die **Abhängigkeit der Beschwerden von bestimmten Tätigkeiten** und eine auch länger zurückliegende Einnahme der genannten **Medikamente**.
Die klinische Untersuchung ergibt in den meisten Fällen ein **feinblasiges Knisterrasseln über den Lungenunterfeldern beidseits**, das auch nach Abhusten nicht verschwindet. Auskultatorisch ist auch auf ein Mitralvitium, insbesondere eine Mitralstenose, als Ursache einer chronischen Lungenstauung zu achten. Als Zeichen einer **pulmonalen Hypertonie mit Cor pulmonale** findet sich oft ein betonter Pulmonalklappenschlußton, in einem Teil der Fälle sind auch die Zeichen einer Trikuspidalinsuffizienz, eine Lebervergrößerung und periphere Ödeme nachweisbar. Ein Teil der Patienten weist Trommelschlegelfinger und Uhrglasnägel auf, ein unspezifischer Befund, der auch gelegentlich bei Bronchiektasen, Bronchialkarzinom und Mukoviszidose zu beobachten ist.
Bei fortgeschrittener Lungenfibrose findet sich eine deutliche Zyanose. Daneben ist auch auf Zeichen der möglicherweise zugrundeliegenden Systemerkrankungen (Haut- und Gelenkveränderungen, Lymphome) zu achten.

Klinik Häufigstes Symptom ist eine **zunehmende Belastungsdyspnoe. Unproduktiver Husten** ist seltener. Pleuristische Schmerzen können bei Kollagenosen auftreten.
Bei der Erhebung der Anamnese ist insbesondere auf einen **Zusammenhang der Beschwerden mit bestimmten Tätigkeiten** zu achten, zusätzlich auf **inhalative Noxen**, bestimmte **Medikamente** und die Symptome von möglicherweise zugrundeliegenden **Systemerkrankungen.**
Wichtigster klinischer Befund ist der Nachweis **feinblasiger, ohrnah knisternder Rasselgeräusche über den Lungenunterfeldern beidseits.** Daneben ist auf die Zeichen der Mitralstenose, der **pulmonalen Hypertonie** mit **Cor pulmonale** und der Rechtsherzinsuffizienz, ferner auf Trommelschlegelfinger, Uhrglasnägel und Zyanose zu achten.

Röntgenologisch sind **beidseits disseminierte, streifig-netzförmige (retikuläre) und kleinknotige (noduläre) interstitielle Verdichtungen des Lungengewebes**, vorwiegend in den Unter- und Mittelfeldern, zu erkennen, die häufig kombiniert vorkommen (retikulonoduläre Verschattungen). Daneben können auch **milchglasartige Trübungen** und gröberfleckige, unscharf abgegrenzte alveoläre Infiltrationen auftreten. In ausgeprägten Fällen entwickelt sich eine **zystisch-wabige Lungenstruktur** (sog. **»Honigwabenlunge«** mit einem Durchmesser der Zysten von mindestens 5 mm). Herz- und Zwerchfellkonturen sind häufig unscharf abgegrenzt (s. **C-27**). Kerley-B-Linien (horizontale septale Linien in den Unterfeldern) können für eine Lungenstauung oder eine Lymphangiosis carcinomatosa sprechen, beidseitige Hiluslymphknotenvergrößerungen für eine Sarkoidose und Pleuraveränderungen für eine Asbestose oder eine Kollagenose.
Der Verlauf der Lungenfibrosen ist zumeist langsam progredient. Bestimmte medikamentös oder toxisch induzierte Fibrosen (Bleomycin-Pneumopathie, Paraquat-Lunge) und die Lungenfibrose bei akutem Lungenversagen (ARDS) entwickeln sich jedoch innerhalb weniger Wochen und können rasch zum Tode führen. Als **Hamman-Rich-Syndrom** wird eine sehr schnell fortschreitende Form der idiopathischen Lungenfibrose verstanden, die innerhalb eines halben Jahres zum Tode führt.

Röntgenologisch finden sich **disseminiert streifig-netzförmig (retikuläre) und feinfleckige (noduläre) interstitielle Verdichtungen**, z. T. auch **milchglasartige Trübungen** und gröberfleckige alveoläre Lungenverschattungen. Herz- und Zwerchfellkonturen sind oft unscharf abgegrenzt. In fortgeschrittenen Stadien entwickelt sich eine **zystisch-wabige Lungenstruktur (wabenlunge)** (*s.* **C-27**).
Der Verlauf ist zumeist langsam progredient. Bestimmte medikamentöse und toxisch induzierte Fibrosen (Bleomycin-Pneumopathie, Paraquat-Lunge) entwickeln sich wie die Lungenfibrose nach ARDS innerhalb weniger Wochen und können sehr rasch zum Tode führen.
Unter dem **Hamman-Rich-Syndrom** wird eine innerhalb von einem halben Jahr tödlich verlaufende Form der idiopathischen Lungenfibrose verstanden.

Diagnostik. Anamnese, klinischer und röntgenologischer Befund erlauben in den meisten Fällen bereits die Feststellung der Lungenfibrose, oft auch schon die Klärung der Ätiologie. Ein brauchbarer klinischer Verlaufsparameter ist die **Atemfrequenz in Ruhe und bei Belastung**. Die weitere Diagnostik folgt dem in **C-44** gezeigten Schema und umfaßt **Lungenfunktionsprüfung**, möglichst mit **Bestimmung der Diffusionskapazität, Blutgasanalyse** in Ruhe und unter Belastung, **serologische Untersuchungen** (Typ-III-Allergien, Autoantikörper) sowie **Bronchoskopie mit bronchoalveolärer Lavage** und transbronchialer Biopsie.
Serologisch findet sich bei idiopathischer Lungenfibrose oft der Nachweis des Rheumafaktors und der antinukleären Antikörper, ohne daß hieraus ein Zusammenhang mit einer Kollagenose abgeleitet werden kann. Die Wertung dieser Befunde ist nur in Verbindung mit der übrigen klinischen Symptomatik möglich. Die **bronchoalveoläre Lavage** zeigt bei Lungenfibrosen häufig eine deutliche **Erhöhung des Anteils der neutrophilen Granulozyten**, geringer ausgeprägt auch der **eosinophilen.** Seltener sind die Lymphozyten

Diagnostik Anamnese, klinischer und röntgenologischer Befund erlauben in den meisten Fällen bereits die Diagnose der Lungenfibrose. Die weitere Diagnostik umfaßt die **Lungenfunktionsprüfung** mit **Messung der Diffusionskapazität**, die **Blutgasanalyse** in Ruhe und unter Belastung, serologische Untersuchungen (Typ-III-Allergien, antinukleäre Antikörper, DNA-Antikörper), Bronchoskopie mit **bronchoalveolärer Lavage** und transbronchialer Biopsie, evtl. auch eine offene Lungenbiopsie (*s.* **C-44**). Die bronchoalveoläre Lavage ergibt bei Lungenfibrosen häufig eine **Vermehrung der neutrophilen Granulozyten.**

erhöht, während bei der allergischen Alveolitis und der Sarkoidose der Anteil der Lymphozyten in fast allen Fällen erhöht ist. Die **transbronchiale Biopsie** ergibt bei ausgeprägten Lungenfibrosen zumeist kein repräsentatives Material, so daß in diesen Fällen zur definitiven Klärung häufig eine **offene Lungenbiopsie** erforderlich ist, die am zweckmäßigsten im Rahmen einer Minithorakotomie oder einer videoassistierten Thorakoskopie durchgeführt werden kann.

C-46: Differentialdiagnose interstitieller Lungenveränderungen

Ätiologie	Erkrankung
Infektionen	▷ Miliartuberkulose ▷ interstitielle Pneumonien (Influenza, Zytomegalie-Viren, Mykoplasma, Legionella, Pneumozystis)
immunologische Erkrankungen	▷ Sklerodermie ▷ Rheuma-Lunge bei rheumatoider Arthritis ▷ systemischer Lupus erythematodes ▷ Goodpasture-Syndrom ▷ Dermatomyositis, Polymyositis ▷ Sjögren-Syndrom
neoplastische Erkrankungen	▷ bronchiolo-alveoläres Karzinom ▷ Lymphangiosis carcinomatosa ▷ maligne Lymphome, Leukämien
Lungenstauung	▷ akut: interstitielles Lungenödem ▷ chronisch: Stauungsfibrose
Niereninsuffizienz	▷ interstitielles Lungenödem
inhalative Noxen	▷ exogen-allergische Alveolitis ▷ Asbestose ▷ Silikose ▷ Siderose ▷ Talkose ▷ Aluminose ▷ Reizgasinhalation (Phosgen, Chlor, Nitrosegase) ▷ Raucherpneumopathie: Makrophagenalveolitis und diskrete Lungenfibrose durch starkes Inhalationsrauchen
Medikamente	▷ Zytostatika-Pneumopathie (Bleomycin, Busulfan, Mitomycin, Cyclophosphamid u.a.) ▷ Amiodarone-Pneumopathie ▷ Nitrofurantoin-Lunge
Intoxikationen	▷ Paraquat ▷ toxisches Öl-Syndrom (Spanien)
ionisierende Strahlen	▷ Strahlenpneumonitis, Strahlenfibrose
Sepsis, Schock, akute pulmonale Schädigung	▷ akutes Lungenversagen (ARDS)
Atemwegserkrankungen	▷ chronische Bronchitis (diskrete peribronchiale Fibrose) ▷ Mukoviszidose (zystische Fibrose)
metabolische Störungen	▷ Amyloidose
unbekannte Ursache, idiopathisch	▷ idiopathische Lungenfibrose ▷ Sarkoidose ▷ Histiozytosis X ▷ eosinophile Pneumonie ▷ pulmonale Lymphangioleiomyomatose ▷ idiopathische Lungenblutung (idiopathische pulmonale Hämosiderose)

C-**46** zeigt die Differentialdiagnose interstitieller Lungenveränderungen.

Die C-**46** zeigt die wichtigsten Differentialdiagnosen interstitieller Lungenveränderungen.

Therapie Bei Lungenfibrosen mit bekannter Ätiologie ist die **ursächliche Noxe sofort** zu **eliminieren**. Zusätzlich ist häufig eine **Kortikoidtherapie** erforderlich.

Therapie. Die Behandlung der Lungenfibrosen mit bekannter Ätiologie erfordert die **sofortige Elimination der verantwortlichen Noxe** (z. B. Absetzen des verursachenden Medikamentes, Vermeidung eines inhalativen Allergens, Beendigung der Strahlentherapie). Zusätzlich ist häufig eine **Kortikoidtherapie** (z. B. mit Prednisolon, initial 30 bis 60 mg/d, in bedrohlichen Fällen auch höhere Dosierung, danach stufenweise Dosisreduktion) erforderlich.

Merke ▶

Merke. Die idiopathische Lungenfibrose weist zumeist einen progredienten Verlauf auf, der mit Kortikoiden relativ wenig zu beeinflussen ist.

Dennoch sollte ein Therapieversuch mit Glukokortikoiden (z. B. Prednisolon, initial 40 bis 60 mg/d über sechs bis acht Wochen, anschließend stufenweise Dosisreduktion bis auf 10 bis 15 mg/d) unternommen werden. Zusätzlich kommt eine immunsuppressive Behandlung (z.B. mit Azathioprin, 2 bis 3 mg/kg/d oder Cyclophosphamid, 2 bis 3 mg/kg/d) unter regelmäßigen Blutbildkontrollen in Betracht.
Bei fortgeschrittener Lungenfibrose findet sich oft eine ausgeprägte arterielle Hypoxämie mit hochgradiger Dyspnoe bei geringsten körperlichen Belastungen. Die Dyspnoe und die Belastungsfähigkeit können in diesen Fällen durch eine **O_2-Langzeittherapie** deutlich gebessert werden. Wegen des relativ hohen Sauerstoffbedarfs dieser Patienten kommt hier vorzugsweise die Versorgung mit einem Flüssigsauerstoffsystem in Betracht, das auch eine gegenüber O_2-Konzentrator und O_2-Druckflaschen bessere Mobilität ermöglicht.
In **terminalen Stadien** der Lungenfibrose sollte insbesondere bei jüngeren Patienten eine **Lungentransplantation** in Erwägung gezogen werden, die mit gutem Erfolg auch einseitig vorgenommen werden kann. Die Überlebensrate beträgt bei Lungentransplantation nach einem Jahr etwa 65 bis 75 %, nach fünf Jahren 50 bis 60 %.

Dennoch ist ein Therapieversuch mit Kortikoiden indiziert, da in einem Teil der Fälle eine deutliche Rückbildung möglich ist. Zusätzlich kommt eine immunsuppressive Therapie, vorzugsweise mit Azathioprin, alternativ mit Cyclophosphamid, in Betracht.
Bei **schweren Lungenfibrosen** mit hochgradiger Belastungsdyspnoe und ausgeprägter arterieller Hypoxämie ist eine **O_2-Langzeittherapie** indiziert.

Im **Terminalstadium** der Lungenfibrose ist insbesondere bei jüngeren Patienten eine **Lungentransplantation** in Erwägung zu ziehen.

Prognose. Eine **schlechte Prognose** mit hoher Letalität weisen die akut aufgetretenen Fibrosen bei ausgeprägter **Bleomycin-Pneumopathie, Paraquat-Lunge** und **akutem Lungenversagen** auf. Auch die idiopathische Lungenfibrose zeigt im allgemeinen eine progrediente, therapeutisch wenig zu beeinflussende Verschlechterung mit einer mittleren Überlebenszeit von drei bis sechs Jahren. Die übrigen Formen der Lungenfibrosen haben im allgemeinen eine günstigere Prognose.

Prognose Eine **schlechte Prognose** mit hoher Letalität weisen die fortgeschrittene **Bleomycin-Pneumopathie**, die **Paraquat-Lunge** und das **akute Lungenversagen** auf. Die mittlere Überlebenszeit bei idiopathischer Lungenfibrose beträgt 3–6 Jahre. Die übrigen Formen der Lungenfibrose weisen im allgemeinen eine bessere Prognose auf.

Klinischer Fall

Der 47jährige Krankenpfleger hat vor neun Jahren erstmalig Belastungsdyspnoe verspürt. Röntgenologisch fand sich eine diskrete interstitielle Zeichnungsvermehrung der Lungen. Seit fünf Jahren progrediente Zunahme der Luftnot und der interstitiellen Lungenzeichnung. Klinisch Dyspnoe bei geringster Belastung. Tachypnoe (Atemfrequenz 26/min), Zyanose, Trommelschlegelfinger, Uhrglasnägel, reichlich feinblasige, ohrnahe klingende Rasselgeräusche über beiden Lungen, besonders den Unter- und Mittelfeldern, betonter Pulmonalklappenschlußton. Röntgenologisch (C-**27**) zeigen beide Lungen eine dichte streifig-retikuläre und z.T. auch feinfleckige Zeichnungsvermehrung mit kleinzystischem Umbau (»Honigwabenlunge«), Zwerchfellhochstand beiderseits und unscharfer Abgrenzung der Herz- und Zwerchfellkonturen. Funktionsanalytisch (s. C-**47**) fand sich eine schwere restriktive Ventilationsstörung mit starker Einschränkung der Einatemzug-CO-Diffusionskapazität (CO-Transferfaktor T_{CO} und Transferkoeffizient K_{CO}).
Die Blutgasanalyse (arterialisiertes Kapillarblut) zeigt eine ausgeprägte arterielle Hypoxämie mit weiterer deutlicher Abnahme des Sauerstoffpartialdrucks unter leichter körperlicher Belastung auf dem Fahrradergometer (s. C-**48**).
Die histologische Untersuchung der transbronchialen Biopsieproben ergab eine fibrosierende Alveolitis. In der broncho-alveolären Lavageflüssigkeit Vermehrung der neutrophilen Granulozyten auf 12 %, der Eosinophilen auf 4 % und der Lymphozyten auf 15 %. Die serologischen Untersuchungen auf Typ-III-Allergien der Lunge und Rheumafaktoren sowie antinukleäre Faktoren verliefen negativ. Im EKG keine eindeutigen Rechtsbelastungszeichen. Echokardiographisch deutliche Vergrößerung des rechten Ventrikels mit paradoxen Septumbewegungen. Die Einschwemmkatheter-Untersuchung zeigte eine präkapillare pulmonale Hypertonie mit einem pulmonalarteriellen Mitteldruck von 21 mmHg in Ruhe, der unter einer ergometrischen Belastung mit 60 Watt bei normalem pulmonalkapillaren Mitteldruck auf 43 mmHg anstieg.
Diagnose: idiopathische Lungenfibrose. Da die Progredienz des Prozesses durch eine über mehrere Jahre durchgeführte orale Glukokortikoidtherapie, z.T. in Kombination mit Cyclophosphamid, nicht beeinflußt werden konnte, wurde eine einseitige Lungentransplantation vorgenommen, die zu einer weitgehenden Rückbildung der Dyspnoe sowie der pulmonalen Funktionseinschränkung und der Gasaustauschstörung geführt hat.

C-47: Lungenfunktionsprüfung (klinisches Beispiel)

Parameter	Einheit	Soll-wert	Ist-wert	Ist/Soll %
Vitalkapazität (VC)	l	4,43	1,73	39,0
Intrathorakales Gasvolumen (TGV)	l	3,30	2,55	77,2
Residualvolumen (RV)	l	2,01	1,73	86,4
Totalkapazität (TLC)	l	6,50	3,57	54,8
RV/TLC	%	31,9	48,6	152
Einsekundenkapazität (FEV_1)	l	3,49	1,56	44,8
Tiffeneau-Wert (FEV_1/VC)	%	78,9	90,3	114
Atemwegswiderstand (R_{aw})	$kPa \times s/l$	< 0,3	0,13	44,3
CO-Diffusionskapazität (T_{CO})	$mmol \times min^{-1} \times kPa^{-1}$	9,82	1,86	19
CO-Transferkoeffizient (K_{CO})	$mmol \times min^{-1} \times kPa^{-1} \times l^{-1}$	1,92	0,89	46

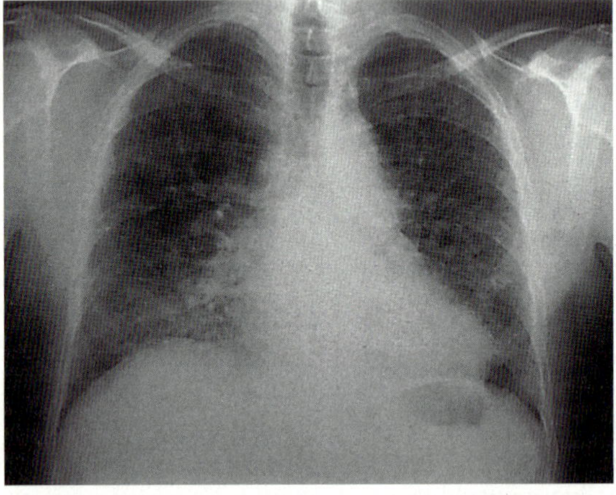

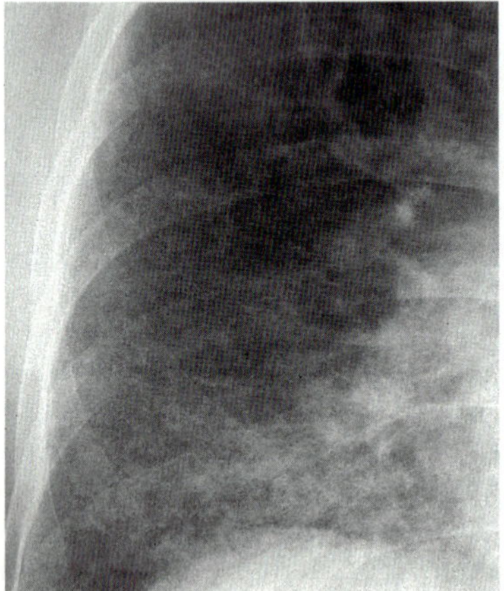

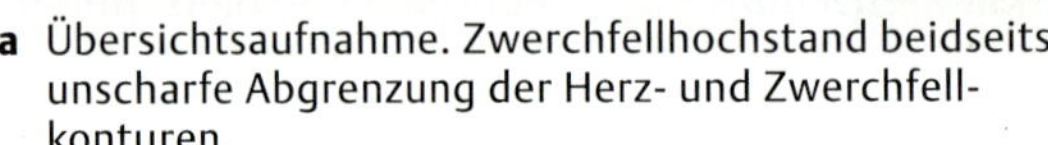

a Übersichtsaufnahme. Zwerchfellhochstand beidseits, unscharfe Abgrenzung der Herz- und Zwerchfellkonturen.

b Detailaufnahme rechtes Unter- und Mittelfeld. Kleinfleckige Zeichnungsvermehrung mit kleinzystischem Umbau (»Honigwabenlunge«).

C-27: Idiopathische Lungenfibrose (klinisches Beispiel).

C-48: Blutgasanalyse (klinisches Beispiel)

Parameter	Einheit	Sollwert	Istwert	
			Ruhe	**Belastung 25 W 5 min**
P_{O2}	mmHg	70–90	62,1	43,2
P_{CO2}	mmHg	35–45	34,6	42,2
pH		7,38– 7,45	7,46	7,34
Basenüberschuß	mmol/l	–3,0 – +3,0	1,4	–3,8

11 Sarkoidose

Synonyme: Morbus Boeck, Morbus Besnier-Boeck-Schaumann

Definition. Die Sarkoidose ist eine ätiologisch unklare Systemerkrankung, die histologisch durch nichtverkäsende epitheloidzellige Granulome gekennzeichnet ist.

Epidemiologie. Die Sarkoidose ist weltweit verbreitet, sie ist in den skandinavischen Ländern häufiger als in Mittel- und Südeuropa und scheint mehr in ländlichen Regionen vorzukommen. In den USA findet sich bei Schwarzen eine wesentlich höhere Prävalenz als in der weißen Bevölkerung. Relativ selten ist die Sarkoidose in Zentral- und Südamerika, China, Korea, Indien und Afrika. Die Prävalenz beträgt in Mitteleuropa 20 bis 50/100 000 Einwohner.

Synopsis C-29: Manifestationsorte der Sarkoidose

Die Häufigkeitsangaben entsprechen Schätzwerten der klinischen Manifestationen. Der Einschluß klinisch latenter Veränderungen ergibt z. T. eine größere Häufigkeit des Organbefalls. Seltene Lokalisationen: Genitaltrakt, Schilddrüse und Nebenschilddrüse, Hypophyse, Pankreas, Nebenniere, Pleura, Blutgefäße, Knochenmark, Synovia.

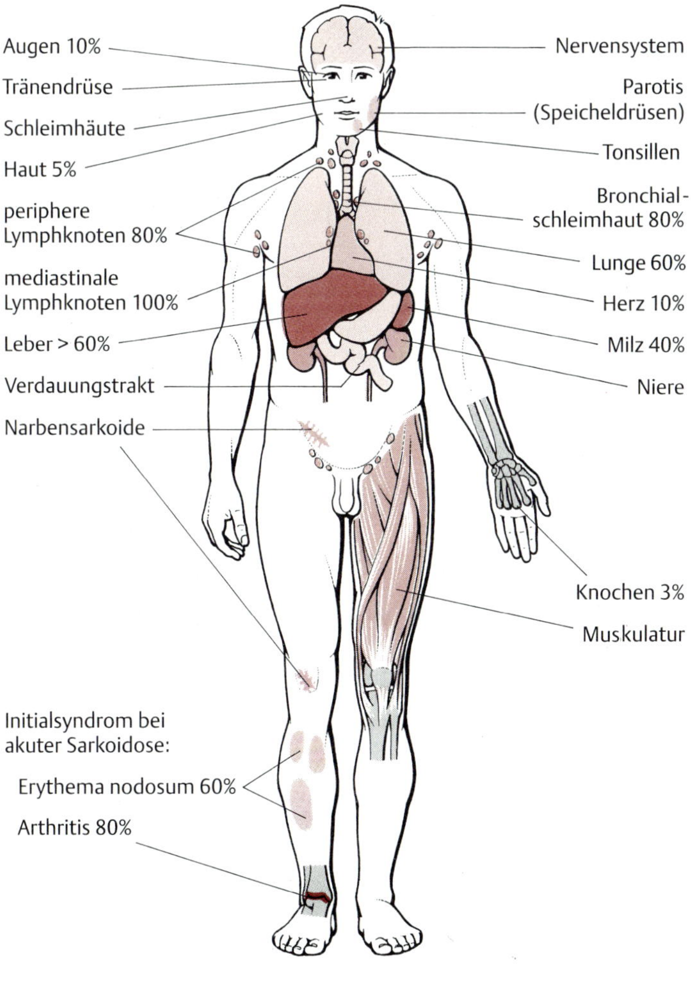

11 Sarkoidose

Synonyme: Morbus Boeck, Morbus Besnier-Boeck-Schaumann

◀ **Definition**

Epidemiologie Die Sarkoidose ist weltweit verbreitet, kommt jedoch in bestimmten Regionen (z. B. in skandinavischen Ländern) gehäuft vor. Die Prävalenz beträgt in Mitteleuropa 20 bis 50/100 000 Einwohner.

Ätiologie Die Ursache ist unbekannt. Wahrscheinlich handelt es sich um eine Überempfindlichkeitsreaktion gegen ein ubiquitäres Agens bei entsprechender Prädisposition. Eine familiäre Häufung könnte für genetische Faktoren sprechen.

Pathophysiologie Die im Rahmen der Sarkoidose auftretende **granulomatöse Entzündung kann jedes Organ befallen**, häufig sind **Lymphknoten, Lunge, Haut** und **Augen** betroffen (S C-**29**, ▤ C-**49**). Die Granulome bilden sich zumeist spontan ohne Narbenbildung zurück, es kann jedoch zu einer ausgedehnten Fibrosierung kommen.

Ätiologie. Die Ursache ist unbekannt. Eine Infektion konnte als Ursache nicht nachgewiesen werden. Wahrscheinlich handelt es sich um eine Überempfindlichkeitsreaktion gegenüber einer oder mehreren ubiquitären Substanzen bei angeborener oder erworbener Prädisposition. Für genetische Faktoren könnte das vermehrte Auftreten in Familien und bei eineiigen Zwillingen sprechen.

Pathophysiologie. Die für die Sarkoidose typischen **nichtverkäsenden epitheloidzelligen Granulome können jedes Organ befallen**, klinisch am häufigsten sind **Lymphknoten, Lunge, Haut** und **Augen** betroffen (S C-**29**, ▤ C-**49**). Durch die granulomatöse Infiltration können lokale Läsionen mit entsprechender Organsymptomatik hervorgerufen werden. Die Granulome können spontan ohne Narbenbildung abheilen, sie können auch lange ohne wesentliche Fibrosierung persistieren, und sie können hyalinisieren und ausgedehnte Fibrosierungen hinterlassen.

C-49: Manifestationen der Sarkoidose

Organbefall, Syndrom	Art der Veränderungen	Häufigkeit
Lymphknoten	▷ Befall mediastinaler Lymphknoten ▷ Hiluslymphome ▷ periphere Lymphknotenschwellung	100 % 80 % 20–30 %
Lunge	▷ histologisch nachweisbare Lungenveränderungen ▷ röntgenologisch nachweisbare Lungenveränderungen ▷ Lungenfibrose	90 % 40–60 % 5–10 %
Löfgren-Syndrom	▷ bihiläre Lymphome ▷ Erythema nodosum ▷ Arthralgien (Sprunggelenke)	5–20 %
Leber	▷ histologisch nachweisbare Granulome ▷ Lebervergrößerung	70 % 25 %
Milz	▷ autoptisch nachgewiesene Veränderungen ▷ Milzvergrößerung	70 % 25 %
Haut	▷ Lupus pernio, Plaques, Erythema nodosum	10–30 %
Herz	▷ autoptisch nachgewiesene Veränderungen ▷ klinische Veränderungen (Herzrhythmusstörungen, Herzinsuffizienz, Aneurysma)	20–25 % 5–10 %
Skelettsystem	▷ Knochen: osteolytische und osteosklerotische Veränderungen ▷ Gelenke: Arthralgien, seltener Polyarthritis	10–15 %
Augen	▷ Uveitis, seltener Veränderungen von Konjunktiva, Sklera, Retina, Linse	10–20 %
Speicheldrüsen	▷ histologisch nachweisbare Veränderungen ▷ Speicheldrüsenvergrößerung	50 % selten
Nieren	▷ autoptisch nachgewiesene Veränderungen (granulomatöse Infiltrationen, Glomerulonephritis, Nephrokalzinose, Nierenarterienstenose)	10–20 %
Nervensystem	▷ Ausfälle von Hirnnerven (besonders VII und II) und peripheren Nerven, zerebrale Infiltrate (zerebrale Anfälle, Bewußtseinstrübung, Persönlichkeitsveränderungen, hypothalamische und hypophysäre Funktionsstörungen), Befall von Rückenmark und Meningen	5 %
Pleura	▷ Pleuraerguß, Pleuraverdickung	5 %
Kalziumstoffwechsel	▷ Hyperkalzämie	2–15 %

> **Merke.** Im Bereich der lokalen Entzündung ist das Verhältnis der T-Helfer- zu den T-Suppressor-Zellen erhöht, im peripheren Blut dagegen vermindert.

◀ **Merke**

Wahrscheinlich resultiert hieraus die häufig zu beobachtende Suppression der zellulären Immunantwort an der Haut (**negativer Tuberkulintest**). Die Zahl der Lymphozyten im peripheren Blut ist häufig vermindert.
In der Lunge können die granulomatösen Infiltrationen und die in einem Teil der Fälle entstehende **Fibrosierung** zu einer **Verringerung der Dehnbarkeit (Lungencompliance)** und daraus resultierender **restriktiver Ventilationsstörung** sowie zu einer **Einschränkung der Diffusionskapazität** führen. Eine ausgeprägte Lungenfibrose tritt relativ selten auf, in diesen Fällen kann sich eine pulmonale Hypertonie mit Cor pulmonale entwickeln.

Wahrscheinlich resultiert daraus die Suppression der zellulären Immunantwort an der Haut **(negativer Tuberkulintest)**. An der Lunge können die Infiltrationen und die möglicherweise auftretende **Fibrosierung** eine **Restriktion** sowie eine **Diffusionsstörung** hervorrufen. Eine ausgeprägte Lungenfibrose entwickelt sich selten, in diesen Fällen kann eine pulmonale Hypertonie mit Cor pulmonale auftreten.

Klinik. Ein **Drittel der Patienten leidet unter Allgemeinsymptomen** (rasche Ermüdbarkeit, Schwächegefühl, gelegentlich Fieber, Nachtschweiß, Appetitlosigkeit, Gewichtsverlust). Zusätzlich können **Beschwerden seitens der betroffenen Organe** auftreten. Etwa **20% der Patienten sind bei Feststellung** der Sarkoidose **beschwerdefrei**, die Erkrankung wird hier zufällig im Rahmen einer routinemäßigen Röntgenuntersuchung des Thorax nachgewiesen.
Die Lunge ist histologisch **bei über 90% der Patienten befallen**. Etwa 30 bis 50% der Patienten leidet unter **Belastungsdyspnoe, unproduktivem Husten** und thorakalen Beschwerden. **Auskultatorisch** findet sich an der Lunge auch bei ausgedehnten Infiltrationen **zumeist** ein **Normalbefund** oder nur ein diskreter Befund (feinblasige, z.T. klingende Rasselgeräusche).
Nach dem radiologischen Befund werden vier Röntgentypen (»Stadien«) der Sarkoidose unterschieden. Die früher in Deutschland gebräuchliche Einteilung in drei Stadien nach *Wurm* ist weitgehend zugunsten der auf *Scadding* zurückgehenden internationalen Klassifikation (▤ C-**50**) verlassen worden. Das **Stadium I** ist durch beidseitige Hiluslymphknotenvergrößerungen (»bihiläre Lymphadenopathie«) gekennzeichnet, Lungeninfiltrationen sind nicht zu erkennen, zumeist aber mit anderen Methoden bereits nachweisbar. Im **Stadium II** bestehen neben Hiluslymphknotenvergrößerungen röntgenologisch Lungeninfiltrationen. Diese sind nahezu immer beidseitig und disseminiert angeordnet und umfassen ein Spektrum von klein- oder gröberfleckigen, z.T. auch konfluierenden Verdichtungen sowie streifig-retikulären Verschattungen. Im **Stadium III** liegen Lungeninfiltrationen ohne Hilusvergrößerungen vor. Im **Stadium IV** finden sich die Zeichen der Lungenfibrose (Schrumpfung und Verziehung des Lungengewebes, zystische Strukturen). Der Befall anderer Organe ist nicht an bestimmte radiologische Stadien gebunden (*s.* S C-**30**).

Klinik Etwa **ein Drittel der Patienten leidet unter Allgemeinsymptomen,** zusätzlich treten **Symptome seitens der betroffenen Organsysteme** auf. Etwa **20% der Patienten sind bei Feststellung der Diagnose beschwerdefrei.**

Die Lunge ist in über 90% der Patienten betroffen, nur in etwa der Hälfte der Fälle bestehen **Belastungsdyspnoe, unproduktiver Husten** und uncharakteristische thorakale Beschwerden. Der **klinische Lungenbefund** ist auch bei ausgedehnten Lungeninfiltrationen **zumeist unauffällig**, seltener finden sich diskrete feuchte Rasselgeräusche.

Die radiologischen Lungenveränderungen werden nach der internationalen Klassifikation in vier Röntgentypen (»Stadien«) eingeteilt (▤ C-**50**):
- **Stadium I:** bihiläre Lymphknotenvergrößerung ohne erkennbare Lungeninfiltration
- **Stadium II:** Lungeninfiltrationen mit Hilusvergrößerung
- **Stadium III:** Lungeninfiltrationen ohne Hilusvergrößerung
- **Stadium IV:** Lungenfibrose

(*s.* S C-**30**).

C-50: Radiologische Klassifizierung (»Stadien«) der Sarkoidose

Stadien nach *Wurm*		**Internationale Einteilung** nach *Scadding*	
Stadium	**Röntgenologische Veränderungen**	**Stadium (Röntgentyp)**	**Röntgenologische Veränderungen**
		0	keine
I	beidseitige Hiluslymphknotenvergrößerung ohne erkennbare Lungenveränderungen	**I**	beidseitige Hiluslymphknotenvergrößerung ohne erkennbare Lungenveränderungen
II	Lungeninfiltrationen	**II**	beidseitige Hiluslymphknotenvergrößerung mit Lungeninfiltrationen
		III	Lungeninfiltrationen ohne erkennbare Hilusvergrößerung
III	Lungenfibrose	**IV**	Lungenfibrose

S Synopsis C-**30: Sarkoidose**

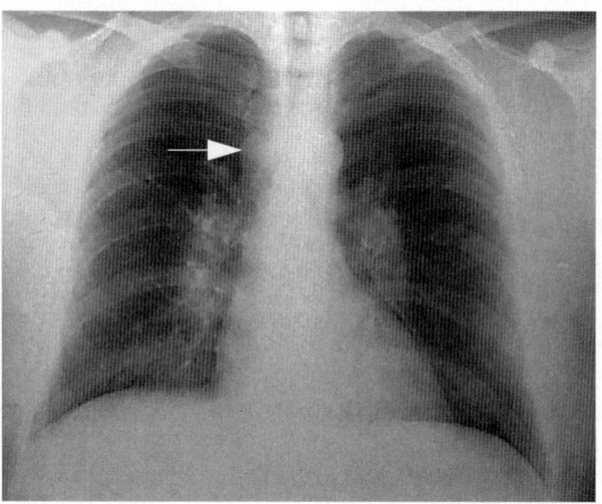

Röntgenologisch **beidseitige Hiluslymphome**, mäßige Verbreiterung des Mediastinums im rechten Tracheobronchialwinkel nach rechts durch Mediastinallymphome (→). Rückbildung der Gelenkbeschwerden nach 2wöchiger Diclofenac-Therapie.

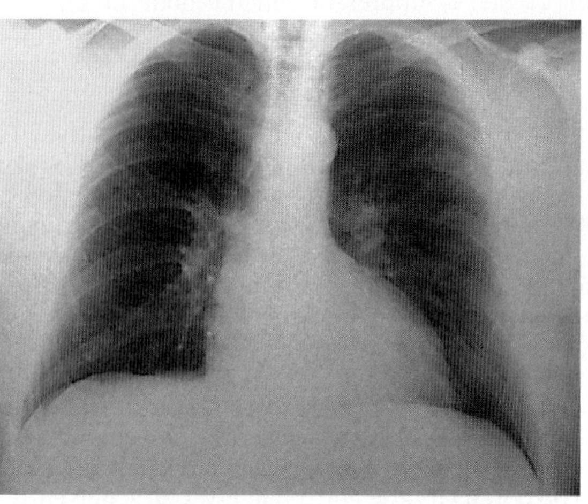

Nach 1 Jahr ohne weitere Therapie weitgehende Rückbildung der Hilus- und Mediastinallymphome.

Akute Sarkoidose im Stadium I. 38jähriger Mann mit Reizhusten und beidseitiger Sprunggelenksarthritis.

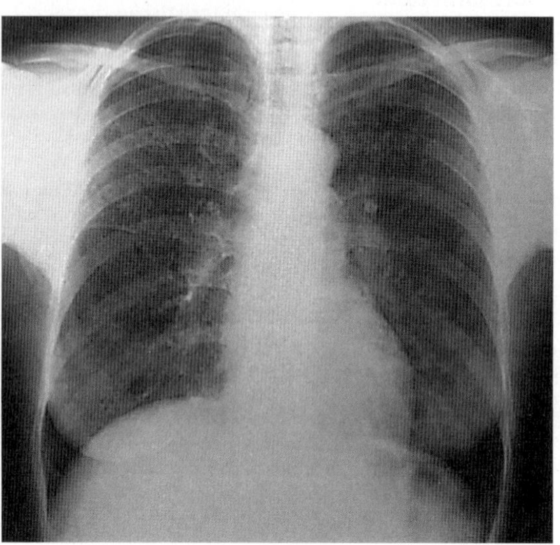

Disseminierte kleinfleckig-streifige, z. T. konfluierende Infiltrate beider Lungen, geringe Hiluslymphome beiderseits.

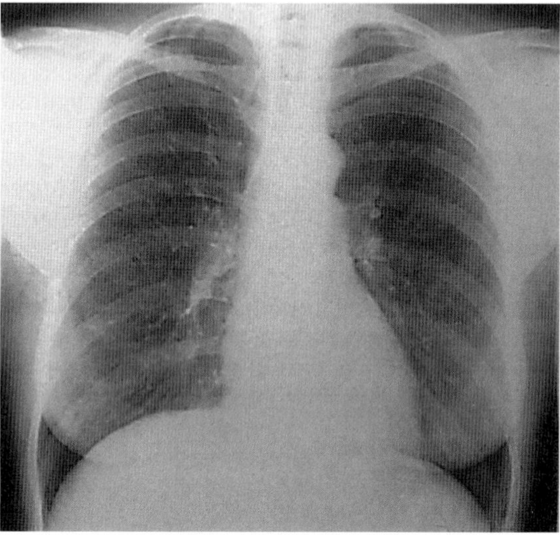

Weitgehende Rückbildung der Lungeninfiltrationen und der Hilusvergrößerung nach 3monatiger oraler Prednisolon-Therapie.

Sarkoidose im Stadium II. 47jährige Frau.

Diskrete Lymphknotenvergrößerungen sind häufig. Die **mediastinalen Lymphknoten** sind **in allen Fällen beteiligt**.

Diskrete Lymphknotenvergrößerungen sind bei der Mehrzahl der Patienten nachweisbar, seltener fallen ausgedehnte indolente periphere Lymphome auf. Eine **mediastinale Lymphknotenbeteiligung** ist demgegenüber **in fast allen Fällen nachweisbar**, so daß die Mediastinoskopie die empfindlichste Methode zum Nachweis der Sarkoidose ist.

Histologisch finden sich in der Leber in etwa 80 bis 90 % der Fälle Granulome. Hautveränderungen (Erythema nodosum, Infiltrationen) sind bei etwa einem Viertel der Erkrankten nachweisbar. Das **Löfgren-Syndrom** ist eine **akute Verlaufsform** mit **Erythema nodosum, Hiluslymphknoten-**

Die **Leber** ist in etwa 20 % der Patienten vergrößert tastbar und zeigt histologisch bei 80 bis 90 % Granulome, die allerdings in der Leber relativ unspezifisch sind. Eine deutliche Milzvergrößerung ist seltener nachweisbar.

Hautveränderungen (Erythema nodosum, knotige Infiltrationen) sind bei etwa einem Viertel der Patienten nachweisbar. Relativ häufig findet sich eine **akute Verlaufsform der Sarkoidose (Löfgren-Syndrom)** mit **Erythema nodosum, beidseitiger Hiluslymphknotenvergrößerung** und

Synopsis C-30: (Fortsetzung)

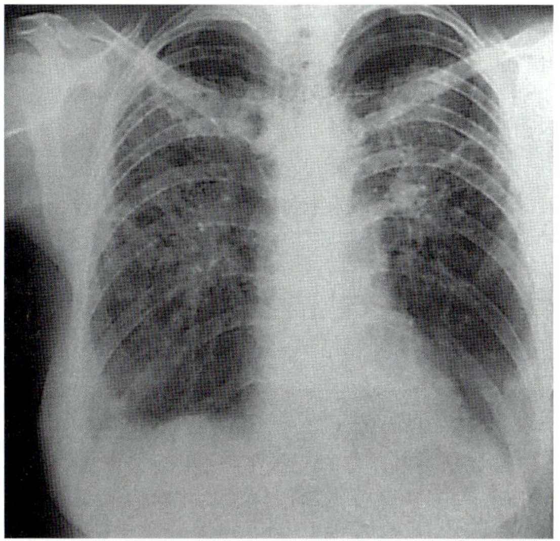

Dichte **beidseitige grobfleckig-streifige** z. T. konfluierende Lungenverschattungen mit unscharfer Abgrenzung der Zwerchfelle, geringe Verdichtung und Kranialverziehung der Hili beiderseits.

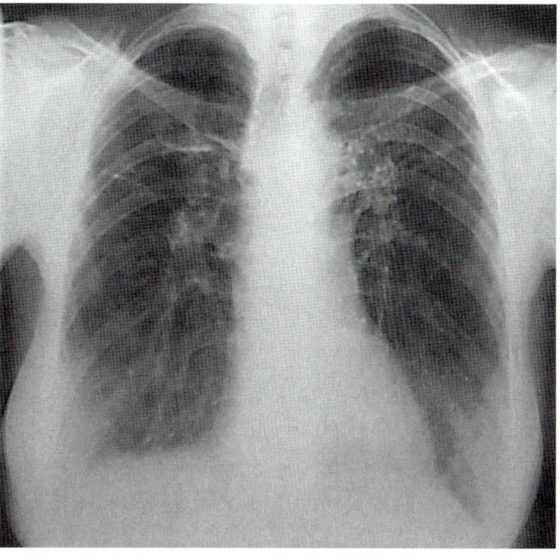

Nach 12 Jahren: unter langjähriger Kortikoid-Behandlung Teilrückbildung der beidseitigen Lungeninfiltrationen, jedoch Entwicklung einer **grobstreifigen fibrotischen** Lungenzeichnung mit Zunahme der Hilusverziehung und Hilusverkalkungen sowie beidseitigen basalen Pleuraschwielen.

Sarkoidose mit Entwicklung einer Fibrose. 37jährige Frau.

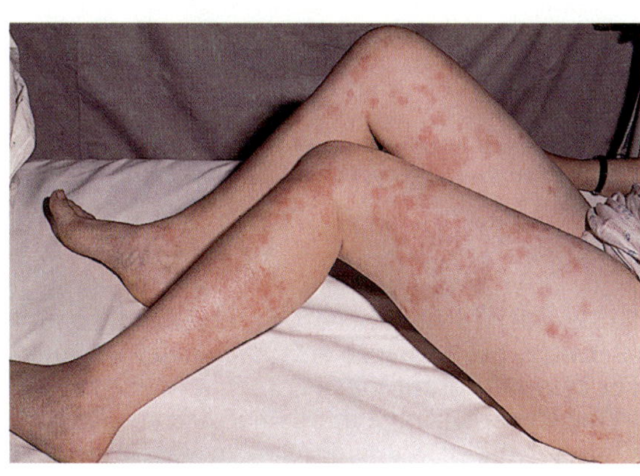

C-28: Ausgedehntes Erythema nodosum bei akuter Sarkoidose mit Sprunggelenksarthritis und beidseitigen Hiluslymphomen **(Löfgren-Syndrom).**

Schmerzen sowie **Schwellungen von Gelenken** (insbesondere der Sprunggelenke) (C-**28**).

Die häufigste Manifestation der Sarkoidose am Auge ist eine Uveitis. Als **Heerfordt-Syndrom** wird eine selten auftretende akute Verlaufsform der Sarkoidose mit Uveitis, Vergrößerung der Parotis und Fazialisparese (Febris uveo-parotidea) bezeichnet.

Eine klinisch manifeste **Neurosarkoidose** wird bei etwa 10 % der Patienten beobachtet. Häufigere Symptome sind Hirnnervenausfälle, zerebrale Anfälle, Ataxie und periphere Neuropathie. Eine myokardiale Beteiligung führt insbesondere zu Erregungsleitungsstörungen. Eine Beteiligung des Skelettsystems ist selten, es finden sich vor allem zystische Veränderungen der Fingerendphalangen (**Ostitis multiplex cystica Jüngling**).

Diagnostik. Anamnese, klinischer und radiologischer Befund legen in den meisten Fällen bereits die Diagnose nahe. Dennoch sollte möglichst in allen Fällen eine **histologische Diagnose** angestrebt werden, da differentialdiagnostisch zahlreiche andere Erkrankungen in Betracht kommen, z. B. exogen

vergrößerung und **Gelenkbeschwerden** (C-28).

Die häufigste Form der Augenbeteiligung ist die Uveitis. Die Kombination von Uveitis, Vergrößerung der Parotis und Fazialisparese wird als **Heerfordt-Syndrom** bezeichnet. Eine klinisch manifeste **Neurosarkoidose** findet sich bei etwa 10 % der Patienten. Eine myokardiale Beteiligung geht mit Erregungsleitungsstörungen einher. Eine Skelettbeteiligung mit zystischen Veränderungen der Fingerendphalangen **(Ostitis multiplex cystica Jüngling)** ist selten.

Diagnostik Anamnese, klinischer und radiologischer Befund machen oftmals die Diagnose bereits wahrscheinlich. Eine **histologische Sicherung der**

Diagnose ist grundsätzlich anzustreben. Das diagnostische Verfahren der Wahl ist die **Fiberbronchoskopie** (C-**29**) mit **bronchoalveolärer Lavage** (BAL) und **transbronchoalveolärer Biopsie**. Die BAL ergibt eine deutliche **Erhöhung des Anteils der Lymphozyten** mit **Vermehrung der Helfer-Zellen**. Die histologische Untersuchung der transbronchialen Biopsieproben zeigt auch bei röntgenologisch nicht erkennbaren Lungeninfiltrationen **epitheloidzellige nichtverkäsende Granulome**.

allergische Alveolitis, Asbestose, Silikose, Berylliose, medikamentös bedingte Lungenveränderungen, maligne Lymphome, Leukämien, Miliartuberkulose und Pneumozystis-carinii-Pneumonie.

Die **Fiberbronchoskopie** mit **bronchoalveolärer Lavage** und **transbronchialer Biopsie** führt bei relativ geringem Aufwand und Risiko in den meisten Fällen zur gesicherten Diagnose. Endoskopisch ist oft bereits eine Beteiligung der Bronchialschleimhaut mit granulärer Oberflächenstruktur und netzförmiger Gefäßzeichnung erkennbar (C-**29**). Die **bronchoalveoläre Lavage** ergibt häufig eine deutliche **Vermehrung des Anteils der Lymphozyten** mit einem **erhöhten T-Helfer-Anteil** (erhöhter CD4-/CD8-Quotient). Durch die transbronchiale Biopsie werden die **nichtverkäsenden epitheloidzelligen Granulome** in der Bronchialwand und dem Lungenparenchym nachgewiesen, auch wenn radiologisch keine Lungenveränderungen erkennbar sind.

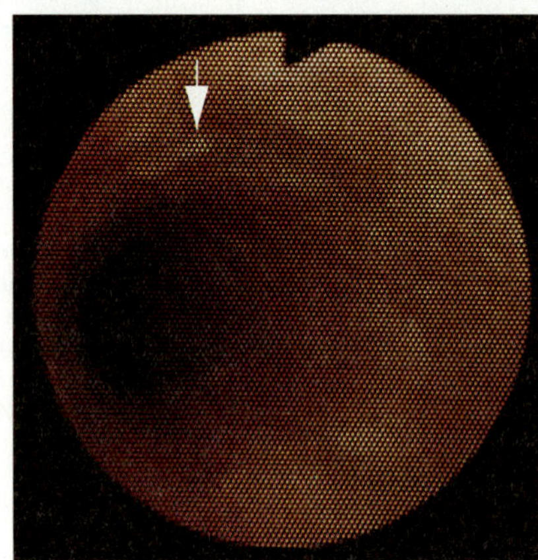

a Linker Hauptbronchus.

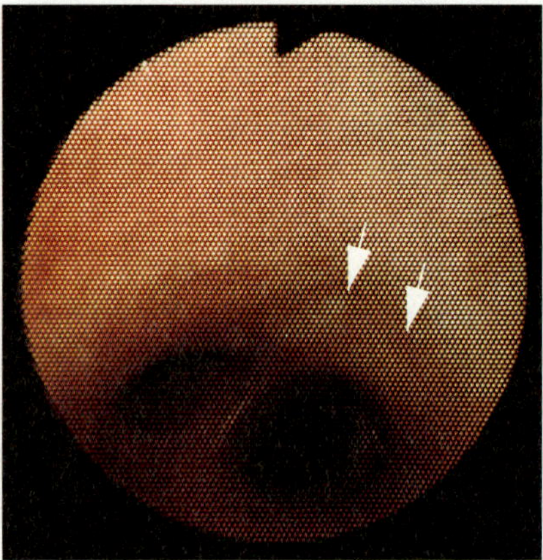

b Abgang linker Ober- und Unterlappenbronchus

C-**29 a, b: Sarkoidose der Bronchialschleimhaut**: gelbliche knötchenförmige Schleimhautverdickungen, retikuläre Gefäßzeichnung (fiberbronchoskopische Aufnahmen).

Sofern die Bronchoskopie nicht zur Klärung führt, kommt eine **Mediastinoskopie** oder – bei Vorliegen entsprechender Veränderungen – eine **Haut- oder Lymphknotenbiopsie** in Betracht.

Die Bestimmung des **Serum-Kalzium-Wertes** sollte erfolgen.

Die Bestimmung des **Angiotensin-converting-enzyme (ACE)** im Serum ist nur mäßig sensitiv und relativ wenig spezifisch. Der ACE-Wert kann als Aktivitätsparameter eingesetzt werden.

Sofern die Diagnose bronchoskopisch nicht gesichert werden kann, kommt eine **Mediastinoskopie** in Betracht, bei Vorliegen entsprechender Veränderungen auch eine **Haut- oder Lymphknotenbiopsie**.

Da etwa 10 % der Patienten eine Hyperkalzämie mit dem Risiko von Nierensteinen und Niereninsuffizienz aufweisen, sollte der **Serum-Kalzium-Wert** bestimmt werden. Ursache der Hyperkalzämie ist die vermehrte Produktion von 1,25-Dihydroxivitamin D in aktiven Makrophagen.

Das **Angiotensin-converting-enzyme (ACE)** im Serum ist bei der Sarkoidose in 40 bis 80 % der Fälle erhöht, allerdings häufig auch bei anderen Erkrankungen, so daß der diagnostische Wert der ACE-Bestimmung begrenzt ist. Der ACE-Wert wird als Aktivitätsparameter zur Verlaufsbeobachtung eingesetzt.

Der Kveim-Test wird heute nicht mehr durchgeführt.

Der Kveim-Test (intrakutaner Hauttest mit Antigen aus Milzgewebe von Sarkoidose-Kranken) wird wegen fehlender Standardisierung und mangelnder Verfügbarkeit von geeignetem Antigen nicht mehr durchgeführt. Als weitere diagnostische Maßnahmen sind eine **Lungenfunktionsprüfung** und ein **EKG** sowie eine **ophthalmologische Untersuchung** angezeigt. Gammaglobuline und IgG im Serum sind bei Sarkoidose häufig erhöht. Eine spezifische diagnostische Bedeutung kommt diesen Befunden jedoch im allgemeinen nicht zu.

Zusätzlich sind eine **Lungenfunktionsprüfung**, das **EKG** und eine **ophthalmologische Untersuchung** angezeigt.

Therapie und Prognose

Therapie und Prognose

> **Merke.** Die Sarkoidose bildet sich bei der Mehrzahl der Patienten spontan zurück.

◀ Merke

In fast allen Fällen einer Sarkoidose mit Erythema nodosum (Löfgren-Syndrom) kommt es zu einer **Spontanremission**, so daß hier keine Kortikoidtherapie erforderlich ist und nur eine unspezifische antiphlogistische Behandlung (z.B. mit Diclofenac) bei bestehenden Gelenksbeschwerden indiziert ist. Im Stadium I der Sarkoidose entwickelt sich in etwa 70% der Fälle eine Spontanrückbildung, im Stadium II in etwa 50%. Die Sarkoidose spricht sehr gut auf **Glukokortikoide** an.

Beim Löfgren-Syndrom ist in fast allen Fällen mit einer **Spontanrückbildung** zu rechnen, so daß in diesen Fällen keine Kortikoidtherapie erforderlich ist und nur bei Vorliegen stärkerer Beschwerden antiphlogistisch (z.B. mit Diclofenac) behandelt werden sollte. Die Sarkoidose spricht auf **Kortikoide** ausgezeichnet an.

> **Merke.** Wegen der hohen Spontanheilungsrate ist eine Kortikoidtherapie jedoch im allgemeinen nur beim Röntgentyp II-IV der Sarkoidose bei Vorliegen stärkerer Beschwerden oder pulmonaler Funktionseinschränkungen, bei Hyperkalzämie sowie bei Beteiligung der Augen, des Nervensystems, des Myokards (Rhythmusstörungen) und bei ausgedehnten Hautveränderungen indiziert.

◀ Merke

Im Stadium I ohne sonstige Organmanifestationen oder Hyperkalzämie besteht im allgemeinen keine Indikation zur Kortikoidtherapie. Die Behandlung wird oral durchgeführt (z.B. mit Prednisolon, initial 20 bis 40 mg/d über ein bis zwei Monate, dann stufenweise Dosisreduktion auf eine niedrige Erhaltungsdosis von 2 bis 8 mg/d). Die Behandlungsdauer beträgt zumeist sechs bis zwölf Monate. Nach zu rascher Dosisreduktion und zu frühzeitigem Absetzen treten häufig Rezidive auf.

Die Dauer der Kortikoidbehandlung beträgt 6 bis 12 Monate. Nach zu rascher Dosisreduktion und frühzeitigem Absetzen der Medikation entwickelt sich häufig ein Rezidiv.

Die durch die Sarkoidose und ihre Folgen bedingte Letalität wird auf 5 bis 10% geschätzt.

Die Letalität durch die Sarkoidose beträgt etwa 5 bis 10%.

Klinischer Fall

Während eines Heilverfahrens wegen eines lumbalen Bandscheibenleidens wurde bei dem 62jährigen Schlosser röntgenologisch eine beidseitige polyzyklische Hilusvergrößerung mit Mediastinalverbreiterung festgestellt. Im übrigen war der Patient beschwerdefrei, der klinische Befund unauffällig. Ventilatorische Lungenfunktion und Diffusionskapazität lagen im Normbereich. Der Tuberkulintest war negativ. Bronchoskopisch fiel eine deutliche retikuläre Gefäßzeichnung der Tracheobronchialschleimhaut auf. Der ACE-Wert war mit 104 E/l (Referenzbereich 8 bis 52 E/l) erhöht. Serum-Kalzium und Kalzium-Ausscheidung im Urin lagen im Normbereich. Die bronchoalveoläre Lavage ergab einen erhöhten Lymphozytenanteil von 27%. Da die histologische Untersuchung der transbronchialen Biopsieproben lediglich eine geringe perivaskuläre Fibrose und Anthrakose zeigte, wurde eine Mediastinoskopie vorgenommen, die eine z.T. vernarbende, z.T. floride epitheloidzellige Granulomatose ergab. Es wurde die Diagnose einer Sarkoidose im Stadium I gestellt. Da keine pulmonale Funktionseinschränkung vorlag und kein Hinweis auf eine andere Organmanifestation bestand, wurde keine Kortikoidtherapie eingeleitet. Es erfolgten Kontrolluntersuchungen in dreimonatigen Abständen, die eine geringe Rückbildungstendenz der Hilus- und Mediastinallymphome ergaben.

18 Monate später klagte der Patient über eine Polydipsie und Polyurie sowie über Gelenkschmerzen, insbesondere in den Handgelenken. Das Serum-Kalzium war mit 3,12 mmol/l, das Serum-Kreatinin mit 2,1 mg% erhöht. Eine Nephrokalzinose war radiologisch und sonographisch nicht nachweisbar. Unter einer oralen Prednisolon-Therapie (initial 40 mg/d) kam es innerhalb weniger Tage zu einer Rückbildung der Beschwerden und der Hyperkalzämie sowie der Nierenfunktionseinschränkung.

Diagnose: Sarkoidose im Stadium I mit Hyperkalzämie und hyperkalzämischer Nephropathie.

Lerneffekte:

1. Wenn bei bekannter Sarkoidose zusätzliche Erkrankungen auftreten, sollte immer an eine Organmanifestation der Erkrankung gedacht werden.
2. Die Hyperkalzämie bei Sarkoidose spricht rasch auf eine Kortikoidtherapie an.

12 Seltenere interstitielle und infiltrative Lungenerkrankungen

12.1 Wegenersche Granulomatose

Definition ▶

Sie geht mit **grobherdigen, z.T. einschmelzenden Lungeninfiltrationen** einher, die einer Tuberkulose radiologisch und histologisch ähneln können (S C-**31**). Die Diagnose wird

12 Seltenere interstitielle und infiltrative Lungenerkrankungen

12.1 Wegenersche Granulomatose

▶ ***Definition.*** Die Wegenersche Granulomatose ist eine **Systemerkrankung mit nekrotisierenden granulomatösen Infiltrationen, nekrotisierender Vaskulitis** und einer fokalen nekrotisierenden Glomerulonephritis. Die Erkrankung befällt häufig die oberen Atemwege (Nase, Nebenhöhlen), untere Atemwege und Lunge, Nieren und Gelenke, seltener auch andere Organe.

Sie kann insbesondere gegenüber der Tuberkulose differentialdiagnostische Probleme bereiten, da sie mit **grobherdigen, z.T. einschmelzenden Lungeninfiltrationen** einhergeht, die einer Tuberkulose röntgenologisch und auch histologisch ähneln können (S C-**31**). Durch den **Nachweis von** anti-

S Synopsis C-31: Wegenersche Granulomatose

57jähriger Mann mit Gelenkschmerzen, Gewichtsverlust, behinderter Nasenatmung, Erythrozyturie, Niereninsuffizienz, Polyneuropathie beider Beine, Fieber und Husten. Einweisung wegen Verdacht auf Tuberkulose.
Die Diagnose wurde durch den Nachweis von Nekrosen und Vaskulitis in Biopsieproben von der Nasenschleimhaut und transbronchialen Biopsieproben des linken Lungenoberlappens sowie durch den Nachweis von antizytoplasmatischen Antikörpern (c-ANCA) gestellt. Der Tuberkulintest war negativ, Mykobakterien konnten nicht nachgewiesen werden. Nach Einleitung einer immunsuppressiven Therapie mit Kortikoiden und Cyclophosphamid kam es zu einer raschen Rückbildung der subjektiven Beschwerden und der Lungeninfiltrationen sowie zu einer Teilrückbildung der Nierenfunktionseinschränkung.

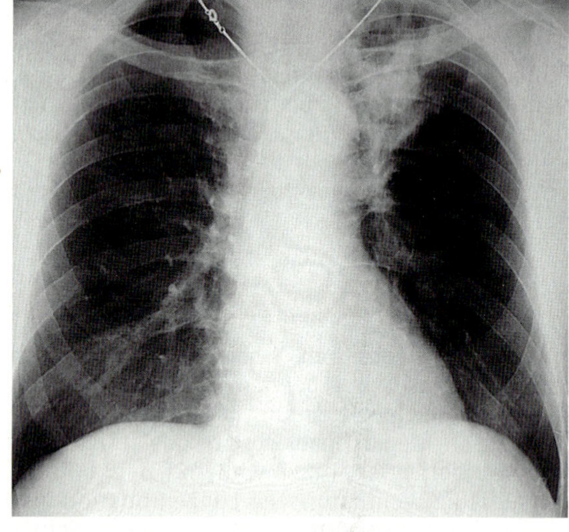

a Lungeninfiltrationen **mit Einschmelzungen im linken Oberfeld**.

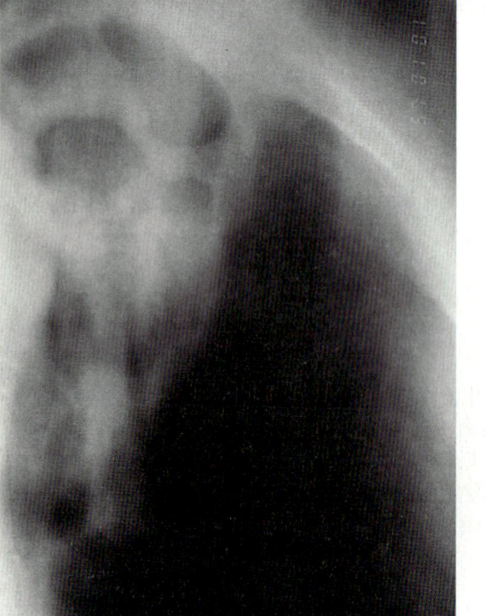

b Darstellung der **Einschmelzungshöhlen** mittels konventioneller Tomographie.

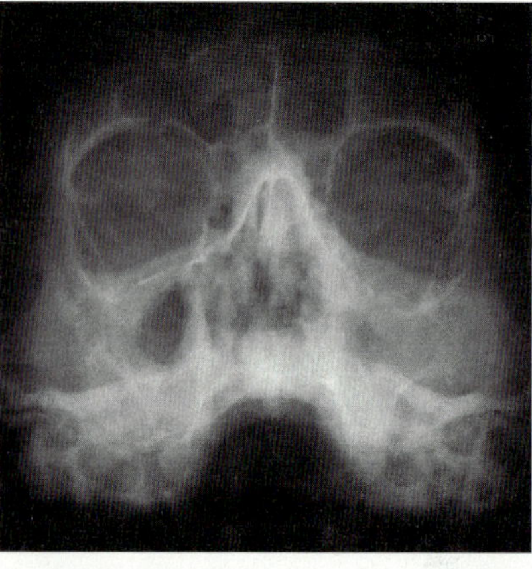

c Röntgenaufnahme der Nasennebenhöhlen: **Totalverschattung der linken Kieferhöhle, Schleimhautschwellungen in der rechten Kieferhöhle und den Siebbeinzellen, Destruktion des knöchernen Nasenskeletts.**

neutrophilen zytoplasmatischen Antikörpern **(c-ANCA)** ist die früher schwierige Diagnose dieser Erkrankung wesentlich erleichtert worden. Die schlechte Prognose der Krankheit wird durch eine kombinierte **Behandlung mit Cyclophosphamid und Kortikoiden** erheblich verbessert.
Bei einem Teil der Patienten ist Cotrimoxazol wirksam.

durch den **Nachweis von** antineutrophilen zytoplasmatischen Antikörpern **(c-ANCA)** gestellt. Die **Behandlung** erfolgt **mit Cyclophosphamid und Kortikoiden**, bei einem Teil der Patienten ist auch Cotrimoxazol wirksam.

12.2 Histiozytosis X

12.2 Histiozytosis X

Definition. Als Histiozytosis X werden drei chronisch proliferierende Erkrankungen des Monozyten-Makrophagen-Systems zusammengefaßt, deren Ursache unbekannt ist:

- Die **Abt-Letterer-Siwe-Krankheit** (akute, disseminierte, letal verlaufende Erkrankung des Kindesalters mit Befall von Leber, Milz, Lymphknoten und Knochen),
- die **Hand-Schüller-Christian-Krankheit** (vorwiegend im Kindes- und Jugendalter auftretende Trias von Osteolysen des Schädels, Exophthalmus und Diabetes insipidus mit günstigerem Verlauf) und
- das lokalisierte oder multifokale **eosinophile Granulom** (vorwiegend im Erwachsenenalter, befällt vorzugsweise die Lunge, seltener das Skelettsystem).

◄ **Definition**

In einem Teil der Fälle können diese Erkrankungsformen nicht voneinander abgegrenzt werden. In den Lungen finden sich **disseminierte, kleinknotige granulomatöse Infiltrationen von Histiozyten (Langerhans-Zellen**, daher auch die Bezeichnung »Langerhans-Granulomatose« oder »Langerhans-Zell-Histiozytose«), Eosinophilen, Neutrophilen, Lymphozyten und mehrkernigen Riesenzellen. Im weiteren Verlauf entwickelt sich eine **Lungenfibrose mit ausgeprägten zystisch-wabigen Veränderungen.** Starkes Rauchen begünstigt das Auftreten der Erkrankung. Häufigste **Symptome** sind **Belastungsdyspnoe, Allgemeinsymptome** (Müdigkeit, Gewichtsabnahme, Fieber) und ein **Spontanpneumothorax** (bei 10 bis 15% der Patienten). Röntgenologisch bestehen zumeist retikulonoduläre Verschattungen mit wabigen Veränderungen (S C-**32**), die mittels hochauflösender Computertomographie besonders deutlich darzustellen sind.

Bei Erwachsenen ist vorwiegend die Lunge befallen, seltener auch das Skelettsystem und andere Organe. Die Lunge ist durch **Granulome histiozytärer Zellen (Langerhans-Zellen)** infiltriert, im weiteren Verlauf entwickeln sich ausgeprägte **zystisch-wabige Veränderungen** und eine Lungenfibrose. Häufige **Symptome** sind **Belastungsdyspnoe, Allgemeinbeschwerden** und ein **Spontanpneumothorax**. Röntgenologisch findet sich häufig ein retikulonoduläres Verschattungsmuster mit wabigen Strukturen (S C-**32**).

Die Diagnose wird durch die Bronchoskopie mit **bronchoalveolärer Lavage** gestellt (Nachweis von mehr als 3% Langerhans-Zellen [= HX-Zellen], die immunzytologisch mit dem **monoklonalen Antikörper CD1** [= OKT6] reagieren oder elektronenmikroskopisch durch intrazytoplasmatische Zellorganellen [Birbeck-Granula] identifiziert werden können). Die charakteristischen **Langerhans-Zellen** können außerdem immunhistochemisch in den **transbronchialen Biopsie-Proben** durch Reaktion mit dem Protein S-100 nachgewiesen werden. Eine Blut-Eosinophilie liegt im allgemeinen nicht vor.

Die Diagnose wird durch die **bronchoalveoläre Lavage** mit immunzytologischem Nachweis der vermehrten **Langerhans-Zellen (CD1-Zellen)** und die **transbronchiale Biopsie** mit immunhistochemischem Nachweis dieser Zellen gestellt.

Bei ausgeprägten Infiltrationen und Lungenfunktionseinschränkung (restriktive Ventilationsstörung, Diffusionsstörung) ist eine **Kortikoidtherapie** (initial 40 bis 60 mg Prednisolonäquivalent pro Tag über vier bis acht Wochen, dann stufenweise Dosisreduktion), **bei fehlendem Ansprechen** auf die Steroide auch eine **immunsuppressive Behandlung** indiziert. In leichteren Fällen kann der Verlauf ohne Therapie beobachtet werden, da sich die Veränderungen auch spontan zurückbilden können. Bei isoliertem Befall der Lunge ist die Prognose besser als bei multifokaler Manifestation (z.B. Knochenherde).

Therapeutisch werden in ausgeprägten Fällen **Kortikoide** eingesetzt, **bei mangelndem Ansprechen auch Immunsuppressiva.** In leichteren Fällen kann der Verlauf ohne Therapie beobachtet werden, da nicht selten Spontanheilungen eintreten. Die Prognose ist bei lokalisiertem Befall der Lunge günstiger als bei zusätzlichem Befall anderer Organsysteme (z.B. Skelett).

Synopsis C-**32: Histiozytosis X**

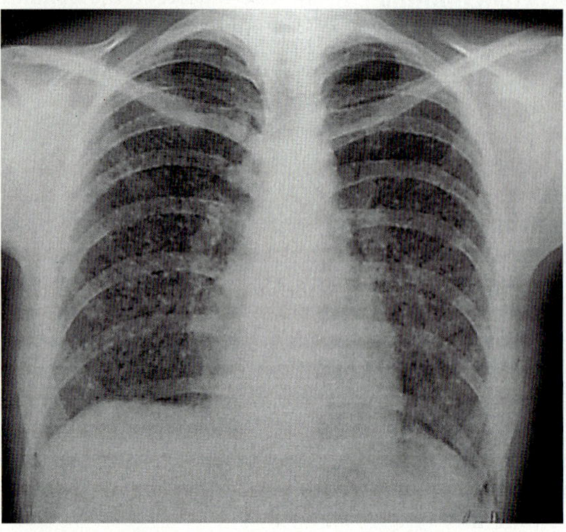

a 23jährige Frau mit leichtgradiger Belastungsdyspnoe und zeitweiligen atemabhängigen Thoraxschmerzen. Klinisch unauffällig. Funktionsanalytisch mäßige Lungenüberblähung, mäßiggradige Einschränkung der CO-Diffusionskapazität. Röntgenologisch **disseminierte kleinfleckige und retikuläre Zeichnungsvermehrung** beider Lungen mit kleinzystischem Umbau der Lunge.

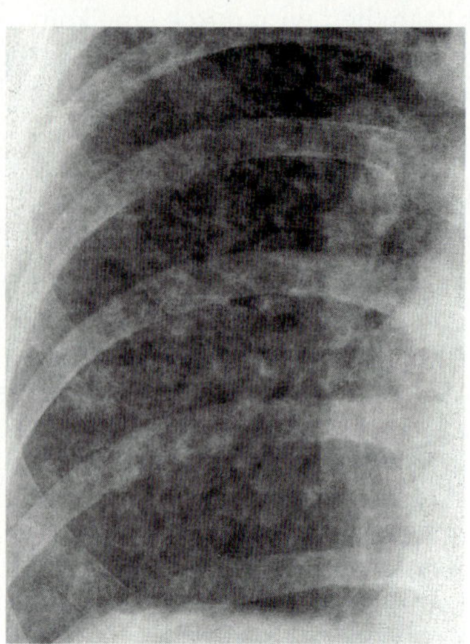

b Detailaufnahme des rechten Unter- und Mittelfeldes: Darstellung der **kleinzystisch-wabigen Lungenstruktur (»Honigwabenlunge«).** Die Diagnose wurde histologisch mittels offener Lungenbiopsie gesichert. Unter einer Kortikoid-Langzeittherapie Teilrückbildung der Lungeninfiltrate.

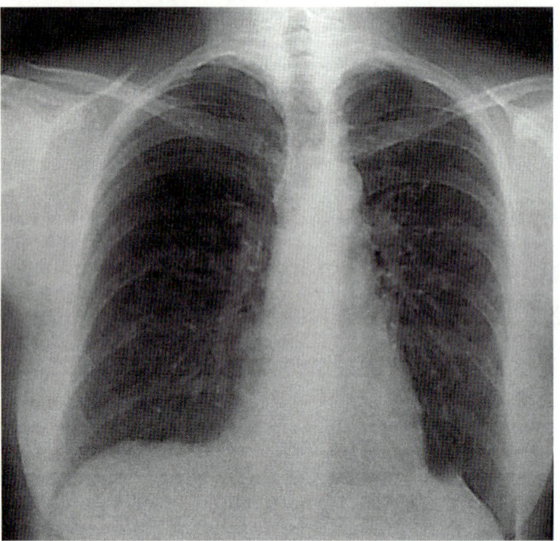

c Nach 12jähriger überwiegend niedrig dosierter Kortikoid-Therapie (Methylprednisolon 4–12 mg/d) weitgehende **Rückbildung der Lungeninfiltrationen, Entwicklung einer mäßigen fibrotischen Lungenzeichnung.**

12.3 Eosinophile Lungenerkrankungen

Eosinophile Lungenerkrankungen lassen sich zuverlässig mittels bronchoalveolärer Lavage (BAL) nachweisen. Eine Bluteosinophilie kann fehlen. C-**51** zeigt die Differentialdiagnose des Nachweises einer Eosinophilie in der BAL.

12.3 Eosinophile Lungenerkrankungen
Eosinophile Lungenerkrankungen lassen sich mittels bronchoalveolärer Lavage (C-**51**) nachweisen. Eine Bluteosinophilie kann fehlen.

C-51: Differentialdiagnose der Eosinophilie in der bronchoalveolären Lavage-Flüssigkeit

Grad der Eosinophilie	Erkrankung
massive Eosinophilie (> 20–30 %)	▷ eosinophile Pneumonie ▷ Churg-Strauss-Syndrom ▷ hypereosinophiles Syndrom
geringere Eosinophilie	▷ idiopathische Lungenfibrose ▷ Bronchiolitis obliterans mit organisierender Pneumonie ▷ Wegenersche Granulomatose ▷ allergische bronchopulmonale Aspergillose ▷ Asthma bronchiale

Eosinophile Pneumonie

Die **akute** eosinophile Pneumonie (auch als Löffler-Syndrom bezeichnet) geht oft nur mit einer diskreten klinischen Symptomatik einher, kann aber auch als schweres febriles Krankheitsbild, mitunter sogar in Form eines akuten Lungenversagens (ARDS) auftreten. **Husten** ist häufig. **Röntgenologisch** finden sich zumeist grobfleckige, konfluierende, peripher gelegene ein- oder beidseitige Lungenverschattungen, die sich innerhalb weniger Tage zurückbilden (»flüchtige eosinophile Lungeninfiltrate«) oder wiederholt mit wechselnder Lokalisation auftreten.

Eosinophile Pneumonie

Die **akute** eosinophile Pneumonie (Löffler-Syndrom) geht oft mit einer nur diskreten klinischen Symptomatik (zumeist Husten), mitunter aber auch einem schweren febrilen Krankheitsbild einher.

C-52: Ursachen eosinophiler Pneumonien

Hypersensitivitätsreaktionen	▷ Medikamente • Antibiotika (Penicillin, Sulfonamide, Nitrofurantoin, Tetracycline, Isoniazid u. a.) • Zytostatika (Azathioprin, Methothrexat, Bleomycin u. a.) • antiinflammatorische Substanzen (Aspirin, Beclomethason, Goldsalze u. a.) • Antihypertensiva (Hydralazin u. a.) • Psychopharmaka (Imipramin, Chlorpromazin u. a.)
	▷ Parasiten • Nematoden (Askaris, Strongyloides, Toxocara, Trichinella u. a.) • Filarien • Trematoden (Schistosoma, Fasciola) • Zestoden (Echinokokkus, Taenia)
	▷ Pilze • Aspergillus • Candida
Immunologische Erkrankungen und Vaskulitiden	▷ rheumatoide Arthritis ▷ Polyarteriitis nodosa
Idiopathische eosinophile Pneumonie	

Die **chronische** eosinophile Pneumonie weist eine ähnliche Symptomatik mit einem über Monate oder Jahre sich erstreckenden Verlauf. Bekannte Ursachen sind Hypersensitivitätsreaktionen gegenüber Medikamenten, Parasiten und Pilzen (▤ C-**52**). Häufig liegt zugleich ein Asthma bronchiale vor. Der Verdacht auf eine eosinophile Pneumonie ergibt sich aus den **flüchtigen oder wechselnden peripheren Lungeninfiltraten** in Verbindung mit einer ausgeprägten **Bluteosinophilie**. Die Diagnose wird durch die Bronchoskopie mit BAL und transbronchialer Biopsie bestätigt. Zur Diagnostik gehört die Suche nach den möglichen Ursachen (▤ C-**52**).
Die eosinophile Pneumonie spricht sehr rasch auf eine **Kortikoidtherapie** an.

Die **chronische** eosinophile Pneumonie ist der akuten Form in Symptomatik und röntgenologischem Befund ähnlich, verläuft jedoch unbehandelt über Monate bis Jahre. Zwischen beiden Formen bestehen fließende Übergänge. Als Ursache lassen sich in einem Teil der Fälle Hypersensitivitätsreaktionen gegen Medikamente, Parasiten und Pilze sowie immunologische Erkrankungen und Vaskulitiden (s. ▤ C-**52**) nachweisen. Relativ häufig besteht ein Asthma bronchiale. Oft ist jedoch keine Ursache erkennbar (idiopathische eosinophile Pneumonie).
Die Verdachtsdiagnose der eosinophilen Pneumonie ergibt sich im allgemeinen aus der Bluteosinophilie und den **flüchtigen oder wechselnden, vorwiegend peripheren Lungeninfiltraten**. Die **Bluteosinophilie** fehlt in einem Teil der Fälle. Bei persistierenden Infiltraten ist eine Bronchoskopie mit BAL und transbronchialer Biopsie indiziert. Außerdem ist eine ätiologische Klärung im Hinblick auf die in ▤ C-**52** aufgeführten Ursachen (medikamentöse Verursachung? Parasitenbefall?) erforderlich.
Die eosinophile Pneumonie spricht sehr rasch auf eine Kortikoidtherapie an. Zur Vermeidung von Rezidiven kann bei chronischer eosinophiler Pneumonie eine längerfristige, niedrigdosierte **Kortikoidtherapie** erforderlich sein.

Churg-Strauss-Syndrom

Dieses Syndrom, auch als **allergische Angiitis und Granulomatose** bezeichnet, ist durch allergische Rhinitis, Asthma, Fieber, Bluteosinophilie und eine Vaskulitis und Granulomatose charakterisiert, die alle Organe befallen kann, insbesondere die Lunge (**eosinophile Infiltrationen**), das Nervensystem (häufig Mononeuritis multiplex), die Haut (Urtikaria, Purpura, tastbare subkutane Knoten), das Myokard und das Perikard (Perikarditis, Herzinsuffizienz, Herzinfarkt).

Churg-Strauss-Syndrom

Dieses Syndrom wird auch als **allergische Angiitis und Granulomatose** bezeichnet. Charakteristisch ist das Vorliegen von allergischer Rhinitis, Asthma, Fieber, Eosinophilie, nekrotisierender Vaskulitis und extravaskulärer, granulomatöser Entzündung. Die Multisystem-Erkrankung, deren Ursache unbekannt ist, befällt vorzugsweise Lunge, Haut und Nervensystem, seltener auch andere Organe. Die Abgrenzung gegenüber der Wegenerschen Granulomatose und der Polyarteriitis nodosa kann schwierig sein. Die Erkrankung beginnt zumeist mit allergischer Rhinitis (oft kombiniert mit Nasenpolypen und Sinusitis) und Asthma. Im weiteren Verlauf treten Bluteosinophilie und eosinophile Infiltrate verschiedener Organe (besonders Lunge und Gastrointestinaltrakt) auf, gefolgt von vaskulitisch bedingten Organmanifestationen. Diese betreffen insbesondere das Nervensystem (häufig Mononeuritis multiplex), die Haut (Urtikaria, tastbare subkutane Knoten, Purpura) sowie das Myokard und Perikard (Perikarditis, Herzinsuffizienz und Herzinfarkt. Diagnostisch bedeutsam sind die ausgeprägte Bluteosinophilie, die **eosinophilen Lungeninfiltrate** mit starker Vermehrung der Eosinophilen in der BAL und ein erhöhtes Gesamt-IgE.

Die **Therapie** besteht in der **Kortikoidgabe**, bei unzureichendem Ansprechen kombiniert mit einer immunsuppressiven Behandlung (Azathioprin, Cyclophosphamid, evtl. Plasmaaustausch).

Die **Therapie** besteht in der **Kortikoidgabe**, die bei nicht ausreichendem Ansprechen mit einer immunsuppressiven Behandlung (Azathioprin, Cyclophosphamid, in schwersten Fällen evtl. Plasmaaustausch) kombiniert wird.

12.4 Goodpasture-Syndrom

12.4 Goodpasture-Syndrom

Definition ▶

▶ ***Definition.*** Unter einem Goodpasture-Syndrom wird die Kombination einer diffusen **alveolären Blutung** mit einer **Glomerulonephritis** bei Nachweis linearer Immunglobulin-Ablagerungen an den alveolären und glomerulären Basalmembranen verstanden.

Autoimmunerkrankung mit Bildung von **Anti-Basalmembran-Antikörpern** gegen glomeruläre und alveoläre Antikörper. Häufige Symptome sind **Husten, Hämoptoe, Dyspnoe, Hämaturie** und **Fieber**.

Röntgenologisch finden sich **grobfleckig-konfluierende**, aber auch **retikulonoduläre Verschattungsmuster.**

Ursächlich liegt eine Autoimmunerkrankung mit Bildung **zirkulierender IgG-Anti-Basalmembran-Antikörper** zugrunde, die durch Bindung an die glomerulären und alveolären Basalmembranen und Komplementaktivierung eine zytotoxische Typ-II-Reaktion (s. ▤ C-**42**) induziert. Die Erkrankung befällt Männer mehr als doppelt so häufig wie Frauen. Häufige Initialsymptome sind **Husten, Hämoptysen, Dyspnoe**, Schwäche, **Hämaturie**, Übelkeit, Erbrechen, Thoraxschmerz, Schüttelfrost, **Fieber** und Gewichtsverlust. **Röntgenologisch** finden sich beidseitige **grobfleckige, konfluierende Lungeninfiltrationen,** in der Rückbildungsphase der akuten Blutung **auch retikulonoduläre Verschattungen**. Die Blutgasanalyse zeigt eine arterielle Hypoxämie, während der CO-Transferfaktor im Akutstadium der

Blutung als Folge der CO-Bindung an das in den Alveolen befindliche Blut erhöht ist.
Die **Diagnose** wird durch den **Nachweis von Anti-Basalmembran-Antikörpern** im Serum, Nieren- oder Lungengewebe gestellt. Differentialdiagnostisch müssen andere Formen der diffusen alveolären Blutung (idiopathische pulmonale Hämorrhagie oder Hämosiderose, vorwiegend im Kindesalter auftretend) und andere pulmonale hämorrhagische Syndrome (Wegenersche Granulomatose, systemischer Lupus erythematodes, systemische Vaskulitis, Mischkollagenose, disseminierte intravasale Gerinnung, Nierenversagen mit terminaler Hämoptoe, Immunkomplex-Krankheit) abgegrenzt werden.
Die früher sehr schlechte Prognose (Letalität 90%) ist durch die **systemische Kortikoidtherapie in Verbindung mit einer immunsuppressiven Behandlung** (Azathioprin, Cyclophosphamid) und initialer Plasmapherese wesentlich verbessert worden.

Die **Diagnose** wird durch den **Nachweis** von **Anti-Basalmembran-Antikörpern** im Serum, Nieren- oder Lungengewebe gestellt. Eine idiopathische pulmonale Hämorrhagie (idiopathische pulmonale Hämosiderose) und andere Formen pulmonaler hämorrhagischer Syndrome müssen abgegrenzt werden.
Das Goodpasture-Syndrom verläuft unbehandelt in 90% der Fälle letal.
Durch Kombination von **Kortikoid- mit immunsuppressiver Therapie** und Plasmapherese konnte die Prognose deutlich gebessert werden.

12.5 Lymphangioleiomyomatose

Die Lymphangioleiomyomatose ist eine ätiologisch unklare Erkrankung, die mit einer **Proliferation glatter Muskelzellen im Lungenparenchym** sowie den intra- und extrapulmonalen Lymphgefäßen, dadurch bedingter Obstruktion der Lymphgefäße und einem **zystisch-fibrotischen Umbau der Lunge** einhergeht. Die Erkrankung weist Ähnlichkeiten mit der tuberösen Sklerose auf und **befällt ausschließlich Frauen**. Sie verläuft im gestationsfähigen Alter rascher progredient als postmenopausal, so daß eine hormonelle Beeinflussung durch Östrogene anzunehmen ist.
Klinisch stehen Belastungsdyspnoe und **häufiges Auftreten eines Spontanpneumothorax** sowie eines **Chylothorax** im Vordergrund. Röntgenologisch findet sich zumeist ein grobes retikulonoduläres Verdichtungsmuster mit zystischen Veränderungen, die besonders deutlich durch die hochauflösende Computertomographie dargestellt werden können.
Die Verdachtsdiagnose ergibt sich aus der Kombination eines Chylothorax mit einem **zystisch-fibrotischen Lungenumbau** bei jüngeren Frauen. Die histologische Bestätigung durch transbronchiale Lungenbiopsie ist anzustreben.
Therapeutisch kommen prämenopausal eine beidseitige **Ovarektomie** sowie eine Behandlung mit **Antiöstrogenen** (Tamoxifen) und **Gestagenen** in Betracht. Die Prognose ist bei jüngeren Frauen sehr ungünstig.

12.5 Lymphangioleiomyomatose

Die Lymphangioleiomyomatose ist eine **ausschließlich bei Frauen** auftretende Erkrankung mit **Proliferation glatter Muskelfasern in der Lunge** und den intra- und extrapulmonalen Lymphgefäßen sowie **zystisch-fibrotischem Umbau der Lunge**. Die Veränderungen sind östrogenabhängig und verlaufen bei jungen Frauen besonders rasch progredient.
Charakteristisch ist das Auftreten eines **Chylothorax** in Verbindung mit groben retikulonodulären und zystischen Lungenveränderungen bei jüngeren Frauen.

Therapeutisch kommen eine **Ovarektomie** sowie eine Behandlung mit **Antiöstrogenen (Tamoxifen)** und **Gestagenen** in Betracht. Die Prognose ist bei jüngeren Frauen sehr ungünstig.

12.6 Alveolarproteinose

12.6 Alveolarproteinose

Definition. Die Alveolarproteinose ist durch die **Ansammlung von Lipoproteinen** (Surfactant oder Komponenten des Surfactant) in den Alveolen gekennzeichnet. Als Ursache werden eine abnorme Produktion oder ein abnormer Metabolismus des Surfactant sowie eine Störung der Surfactant-Clearance durch die Makrophagen diskutiert.

◀ **Definition**

Klinisch bestehen zumeist **Belastungsdyspnoe** und **Husten**. Röntgenologisch finden sich beidseitige symmetrische, **besonders perihilär angeordnete streifig-fleckförmige Verdichtungen**, die dem Bild eines interstitiellen und alveolären Lungenödems ähneln. Die Diagnose wird durch die Bronchoskopie mit bronchoalveolärer Lavage (milchig-trübe Spülflüssigkeit mit mikroskopischem Nachweis von reichlich eosinophilem, PAS-positivem azellulärem Material) und transbronchialer Biopsie gestellt.
Die wirksamste **Behandlung** ist die **therapeutische bronchoalveoläre Lavage**, die jeweils einseitig durchgeführt wird. Bei gering ausgedehnten Lungenveränderungen kann der Verlauf ohne Therapie beobachtet werden, da Spontanremissionen häufig sind.

Klinisch stehen **Belastungsdyspnoe** und **Husten** im Vordergrund. Röntgenologisch finden sich beidseitige symmetrische, **besonders perihilär angeordnete streifige und fleckförmige Verdichtungen**, die einem interstitiellen und alveolären Lungenödem ähneln. Die Diagnose wird durch die Bronchoskopie mit BAL und transbronchialer Biopsie gestellt.
Wirksamste **Behandlung** ist die **therapeutische bronchoalveoläre Lavage.**

12.7 Bronchiolitis obliterans mit organisierender Pneumonie (BOOP)

Synonyme: Bronchiolitis obliterans organizing pneumonia = cryptogenic organizing pneumonia, bronchiolitis interstitial pneumonia

Definition ▶

Die Erkrankung **beginnt** zumeist **wie** ein **grippaler Infekt** und geht mit **Husten** und **Luftnot** einher. Klinisch finden sich **feinblasige Rasselgeräusche, röntgenologisch grobfleckige periphere Lungeninfiltrate**, funktionsanalytisch besteht eine **restriktive Ventilationsstörung.**

Merke ▶

Die **Diagnose wird histologisch gesichert**. Da die transbronchiale Biopsie zumeist keine eindeutige Klärung erlaubt, ist häufig eine offene Lungenbiopsie erforderlich.
Ursächlich liegen z. T. **Grundkrankheiten** (insbesondere Kollagenosen) oder **Medikamentennebenwirkungen** (z. B. Amiodarone, Gold) vor, in einem Teil der Fälle ist keine Ursache nachzuweisen **(idiopathische BOOP).**
Die BOOP spricht zumeist rasch auf eine **systemische Kortikoidtherapie** an.

Die Erkrankung muß von der reinen Bronchiolitis obliterans abgegrenzt werden, die durch eine Atemwegsobstruktion ohne Lungeninfiltrate und schlechtes Ansprechen auf Kortikoide gekennzeichnet ist.

12.7 Bronchitis obliterans mit organisierender Pneumonie (BOOP)

Synonyme: Bronchiolitis obliterans organizing pneumonia = cryptogenic organizing pneumonia, bronchiolitis interstitial pneumonia

▶ ***Definition.*** Die BOOP ist pathologisch-anatomisch durch organisierende Exsudate mit Granulationsgewebe und Bindegewebsbildung in respiratorischen Bronchiolen, Alveolargängen und Alveolen gekennzeichnet.

Die Erkrankung **beginnt** zumeist **wie ein grippaler Infekt** mit **Husten, Fieber** und Krankheitsgefühl und führt zu progredienter **Dyspnoe**, gelegentlich auch zu einer beatmungsbedürftigen respiratorischen Insuffizienz. Klinisch sind meistens **feinblasige Rasselgeräusche** zu auskultieren. **Röntgenologisch** finden sich zumeist **beidseitige grobfleckige Lungeninfiltrate**, deren periphere Lage besonders durch die CT dargestellt wird und deren Lokalisation wechseln kann.

▶ ***Merke.*** Bei fehlendem Ansprechen von Lungeninfiltraten auf Antibiotika (»antibiotikaresistente Pneumonie«) ist außer an Tumoren und Tuberkulose auch an die Möglichkeit des Vorliegens einer BOOP zu denken und ggf. eine invasive Diagnostik durchzuführen.

Die Lungenfunktion zeigt eine **restriktive Ventilationsstörung**. Die **Diagnose** wird im allgemeinen **histologisch gestellt**, allerdings erlauben transbronchiale Biopsieproben oft nicht die Diagnosestellung, so daß eine Lungenbiopsie im Rahmen einer Minithorakotomie oder einer videoassistierten Thorakoskopie erforderlich sein kann. Die BAL zeigt eine deutliche Vermehrung des Lymphozytenanteils mit erniedrigten CD4-/CD8-Quotienten, eine geringere Vermehrung von Neutrophilen und Eosinophilen sowie Schaummakrophagen. Differentialdiagnostisch müssen andere interstitielle Lungenprozesse abgegrenzt werden.
Ursächlich kann die BOOP z. T. auf **Grundkrankheiten** (Kollagenosen, Colitis ulcerosa, primäre biliäre Zirrhose) oder **Medikamentennebenwirkungen** (Amiodarone, Acebutolol, Gold) zurückgeführt werden, in einem Teil der Fälle läßt sich keine Ursache nachweisen **(idiopathische BOOP).**
Die Erkrankung spricht im allgemeinen sehr gut auf eine **systemische Kortikoidtherapie** an.
Die BOOP muß von der reinen Bronchitis obliterans unterschieden werden, bei der es sich um eine ausgedehnte Obliteration von Bronchiolen mit obstruktiver Ventilationsstörung und Lungenüberblähung ohne Lungeninfiltrate handelt und die z. T. auf Virusinfekte, rheumatoide Arthritis, Graft-versus-host-Reaktionen nach Knochenmarkstransplantationen oder Abstoßungsreaktionen nach Lungentransplantationen zurückzuführen ist. Die Bronchiolitis obliterans spricht nur schlecht auf Kortikoide an.

13 Tumoren der Bronchien und der Lunge

13 Tumoren der Bronchien und der Lunge

13.1 Bronchialkarzinom

13.1 Bronchialkarzinom

▶ ***Definition.*** Das Bronchialkarzinom (Lungenkrebs) ist ein maligner epithelialer Tumor, der im allgemeinen vom Bronchialsystem ausgeht.

◀ **Definition**

Histologische Klassifikation. Die ▤ C-**53** zeigt die WHO-Klassifikation maligner Lungentumoren. Die wichtigsten histologischen Typen des Bronchialkarzinoms sind das **Plattenepithelkarzinom** (Häufigkeit etwa 45%), das **Adenokarzinom** (etwa 25%), das **kleinzellige Karzinom** (etwa 20%) und das **großzellige Karzinom** (etwa 10%). Eine eindeutige Zuordnung zu den histologischen Typen ist nicht immer möglich, in etwa der Hälfte der Fälle finden sich neben einem führenden Differenzierungsmerkmal auch die Zeichen anderer Tumortypen.

Histologische Klassifikation Die wichtigsten histologischen Typen des Bronchialkarzinoms sind das **Plattenepithelkarzinom**, das **Adenokarzinom**, das **kleinzellige** und das **großzellige Karzinom.** In etwa der Hälfte der Fälle finden sich Differenzierungsmerkmale mehrerer histologischer Tumortypen.
▤ C-**53** zeigt die WHO-Klassifikation der Lungentumoren.

▤ C-53: Klassifikation maligner Lungentumoren (WHO 1981)

I. Epitheliale maligne Tumoren

- ▷ Plattenepithelkarzinom
  (Variante: Spindelzellkarzinom)
- ▷ kleinzelliges Karzinom
  - Haferzellkarzinom (»oat cell carcinoma«)
  - intermediärer Zelltyp
  - kombiniertes Haferzellkarzinom
- ▷ Adenokarzinom
  - azinäres Adenokarzinom
  - papilläres Adenokarzinom
  - bronchiolo-alveoläres Karzinom (Alveolarzellkarzinom)
  - solides Karzinom mit Schleimbildung
- ▷ großzelliges Karzinom
  (Varianten: Riesenzellkarzinom, hellzelliges Karzinom)
- ▷ adenosquamöses Karzinom
- ▷ Karzinoidtumor
- ▷ Bronchialdrüsenkarzinom
  - adenoid-zystisches Karzinom
  - Mukoepidermoidkarzinom

II. Nichtepitheliale maligne Tumoren

- ▷ z. B. Fibrosarkom, Hämangiosarkom, Leiomyosarkom, malignes Hämangioperizytom

III. Malignes Mesotheliom

- ▷ epithelial
- ▷ fibrös (spindelzellig)
- ▷ biphasisch

IV. Sonstige primäre maligne Tumoren

- ▷ Karzinosarkom
- ▷ Lungenblastom
- ▷ malignes Melanom
- ▷ malignes Lymphom
- ▷ sonstige

Epidemiologie. Das Bronchialkarzinom ist der häufigste maligne Tumor beim Mann, Männer erkranken daran etwa dreimal häufiger als Frauen. Bei Männern werden etwa 25% der Krebstodesfälle, bei Frauen etwa 8% durch das Bronchialkarzinom hervorgerufen. Seit Anfang des Jahrhunderts hat die Häufigkeit des Bronchialkarzinoms besonders bei Männern stark zugenommen, in den letzten Jahrzehnten aber auch in erheblichem Maße bei Frauen.

Epidemiologie Das Bronchialkarzinom ist der häufigste maligne Tumor des Mannes. Männer erkranken etwa dreimal häufiger als Frauen. Die Häufigkeit nimmt seit Anfang des Jahrhunderts permanent zu, in den letzten Jahrzehnten auch bei den Frauen.

Ätiologie

Merke ▶

Durch mäßiges Rauchen (10–20 Zigaretten/Tag) erhöht sich das Karzinomrisiko etwa um das 10fache, durch starkes Rauchen (> 20 Zigaretten/Tag) um das 20- bis 60fache.

Das Rauchen ist in etwa 85 % der Fälle Ursache des Bronchialkarzinoms.

Weitere ursächliche Faktoren sind **Radon, Asbeststaub, polyzyklische aromatische Kohlenwasserstoffe, Arsen** und **Schwermetalle (Nickel, Chrom)**. Bei Kombination verschiedener Faktoren multiplizieren sich die einzelnen Risikofaktoren. Daneben wird auch eine familiäre Häufung von Bronchialkarzinomen beobachtet, eine genetische Disposition ist bisher nicht eindeutig nachweisbar.

Klinik Das Bronchialkarzinom kann auf unterschiedlichste Weise klinisch manifest werden.

Merke ▶

Zu unterscheiden sind Symptome durch den Primärtumor, die intrathorakale Tumorausdehnung, die Metastasen, die allgemeine Tumorkrankheit und paraneoplastische Syndrome (▤ C-**54**). **Initialsymptome** sind Husten, Hämoptysen, Thoraxschmerz, Dyspnoe, Appetitlosigkeit und Gewichtsverlust. Patienten mit chronischer Bronchitis geben oft eine Änderung der Hustenqualität an.

Diagnostik

Klinischer Befund: Es ist insbesondere auf periphere Lymphome, eine obere Einflußstauung, ein einseitig abgeschwächtes Atemgeräusch, eine Lebervergrößerung und auf Trommelschlegelfinger zu achten (◘ C-**30**).

Ätiologie

> ▶ ***Merke.*** Wichtigster ätiologischer Faktor des Bronchialkarzinoms ist das Rauchen.

Der Tabakrauch enthält zahlreiche hochwirksame Karzinogene, z. B. Benzpyren, Nitrosamine, β-Naphthylamin, Hydrazin, Nickel, Polonium, Kadmium. Bei einem Zigarettenkonsum von 10 bis 20 Zigaretten/Tag ist das Risiko der Erkrankung an einem Bronchialkarzinom gegenüber einem Nichtraucher um das Zehn- bis Zwanzigfache erhöht, bei einem Zigarettenkonsum über 20/Tag um das 20- bis 60fache. **Das Rauchen ist in etwa 85 % der Fälle Ursache des Bronchialkarzinoms**. Nach Beendigung des Rauchens nimmt das Karzinom-Risiko allmählich ab und nähert sich nach 10 bis 20 Jahren wieder dem eines Nichtrauchers. Durch **Passiv-Rauchen** kann das Karzinom-Risiko bis auf etwa das Zweifache des nichtexponierten Nichtrauchers erhöht werden. Passivraucher sind besonders durch den Nebenstromrauch gefährdet, der im Gegensatz zum Hauptstromrauch nicht vom Raucher aktiv inhaliert worden ist und einen großen Anteil kleiner karzinogenhaltiger Partikel enthält, die in peripheren Anteilen von Atemwegen und Lungen abgelagert werden. Durch das Rauchen werden besonders die Häufigkeit des Plattenepithelkarzinoms und des kleinzelligen Karzinoms erhöht, während das Auftreten des Adenokarzinoms wahrscheinlich weniger beeinflußt wird.

Neben dem Rauchen sind als **weitere mögliche Ursachen des Bronchialkarzinoms** natürlich vorkommendes **Radon, Asbeststaub, polyzyklische aromatische Kohlenwasserstoffe, Arsen** und **Schwermetalle (Nickel, Chrom)** identifiziert worden. Bei Exposition gegenüber mehreren Faktoren steigt das Karzinomrisiko nicht additiv, sondern multiplikativ an, z. B. ist das Risiko des nichtrauchenden beruflich Asbest-Exponierten auf das Fünffache, das des rauchenden Asbestexponierten auf das 50- bis 90fache erhöht.

Daneben wurde eine familiäre Häufung des Bronchialkarzinoms beobachtet, eine genetische Disposition konnte allerdings bisher nicht sicher nachgewiesen werden.

Klinik. Eine »typische« Symptomatik des Bronchialkarzinoms kann nicht beschrieben werden, da sich der Tumor klinisch auf unterschiedlichste Weise manifestiert.

> ▶ ***Merke.*** Eigentliche Frühsymptome gibt es nicht, da der Tumor zum Zeitpunkt der klinischen Manifestation in den meisten Fällen bereits Fernmetastasen hervorgerufen hat.

Die Symptome können durch den Primärtumor, eine intrathorakale Tumorausbreitung, Metastasen, allgemeine Tumorkrankheit und paraneoplastische Syndrome (▤ C-**54**) bedingt sein.

Die häufigsten **Initialsymptome** des Bronchialkarzinoms sind Husten, Hämoptysen, Thoraxschmerz, Dyspnoe, extrathorakale Schmerzen, Appetitlosigkeit, Gewichtsverlust, Schwächegefühl, Heiserkeit und obere Einflußstauung. Patienten mit chronischer Bronchitis geben oft eine Änderung der Hustenqualität bei Manifestation des Bronchialkarzinoms an.

Diagnostik

- **Klinischer Befund:** Entsprechend der möglichen vielfältigen Symptomatik ist eine eingehende klinische Untersuchung erforderlich. Insbesondere ist auf periphere Lymphome (besonders supraklavikulär), eine obere Einflußstauung (Stokesscher Kragen), ein einseitig abgeschwächtes Atemgeräusch, eine Lebervergrößerung und auf Trommelschlegelfinger, die sich bei einem Bronchialkarzinom kurzfristig entwickeln können (◘ C-**30**), zu achten. Nicht selten ist der klinische Befund völlig unauffällig.

C-54: Symptome des Bronchialkarzinoms nach Art der Verursachung

Verursachung durch	Symptome
Primärtumor	▷ Husten ▷ Hämoptysen ▷ Dyspnoe ▷ Thoraxschmerz ▷ Fieber
intrathorakale Tumorausdehnung	▷ Dyspnoe ▷ Thoraxschmerz ▷ Heiserkeit (Rekurrensparese) ▷ obere Einflußstauung (Vena-cava-superior-Syndrom) ▷ Dysphagie ▷ kardiale Beschwerden
Metastasen	▷ Lymphome ▷ neurologische Störungen (apoplektische Bilder) ▷ Lebervergrößerung ▷ Ikterus ▷ Knochenschmerzen ▷ kutane oder subkutane Metastasen
allgemeine Tumorkrankheit	▷ Appetitlosigkeit ▷ Gewichtsverlust ▷ Schwäche
paraneoplastische Syndrome	▷ hypertrophische Osteoarthropathie • Trommelschlegelfinger • Uhrglasnägel ▷ endokrine Syndrome • Cushing-Syndrom • Hyperkalzämie • Hyponatriämie (Syndrom der inadäquaten ADH-Sekretion, SIADH-Syndrom) • Gynäkomastie ▷ neurologische Syndrome • myasthenisches Lambert-Eaton-Syndrom • periphere Neuropathien • zentralnervöse Syndrome ▷ hämatologische Paraneoplasien ▷ dermatologische Paraneoplasien

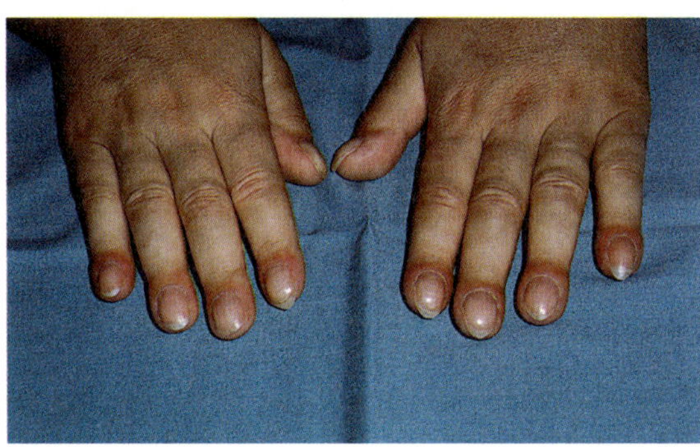

C-30: **Paraneoplastische hypertrophische Osteoarthropathie bei großzelligem Bronchialkarzinom.** Trommelschlegelfinger und Uhrglasnägel sind innerhalb weniger Wochen vor Feststellung des Bronchialkarzinoms aufgetreten.

• **Radiologischer Befund:** Die genannten Initialsymptome oder Hinweise auf ein paraneoplastisches Syndrom sind – auch bei unauffälligem klinischem Lungenbefund – eine zwingende Indikation zur Durchführung einer Röntgen-Untersuchung des Thorax in zwei Ebenen. Die durch das Bronchialkarzinom verursachten Veränderungen können den Lungenhilus, das Lungenparenchym und die übrigen thorakalen Strukturen betreffen. Der **Hilus** ist **oft einseitig vergrößert und unscharf abgegrenzt** (C-33).
Die möglichen Lungenveränderungen umfassen ein **Spektrum von kleinen, gerade erkennbaren Herden bis zu ausgedehnten flächenhaften Ver-**

Radiologischer Befund: Die genannten Initialsymptome oder Hinweise auf paraneoplastische Syndrome sind eine zwingende Indikation zur Durchführung einer Röntgenuntersuchung des Thorax in 2 Ebenen.
Der **Hilus** ist oft **einseitig vergrößert und unscharf abgegrenzt** (C-33).
Die Lungenveränderungen umfassen ein **Spektrum von kleinen, gerade**

S Synopsis C-**33: Kleinzelliges Bronchialkarzinom**

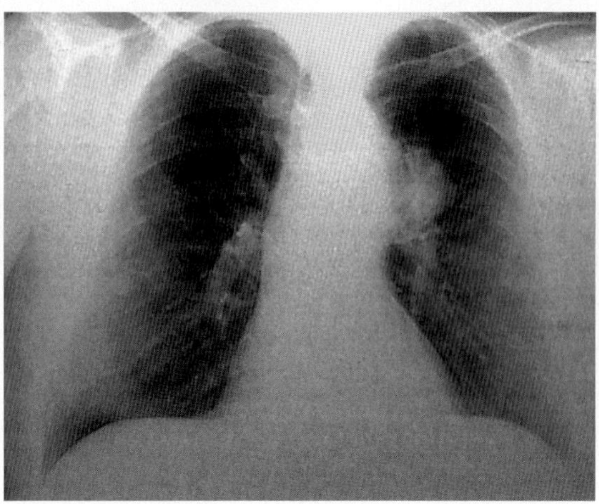

a 67jähriger Mann mit einer seit 3 Monaten bestehenden Heiserkeit und geringer Belastungsdyspnoe. In der Übersichtsaufnahme zeigt sich ein knotig aufgetriebener linker Hilus mit Verbreiterung des Mediastinums nach links. **Zentrales kleinzelliges Bronchialkarzinom des linken Oberlappens mit Mediastinalinfiltration und Rekurrensparese links (Stadium limited disease).**

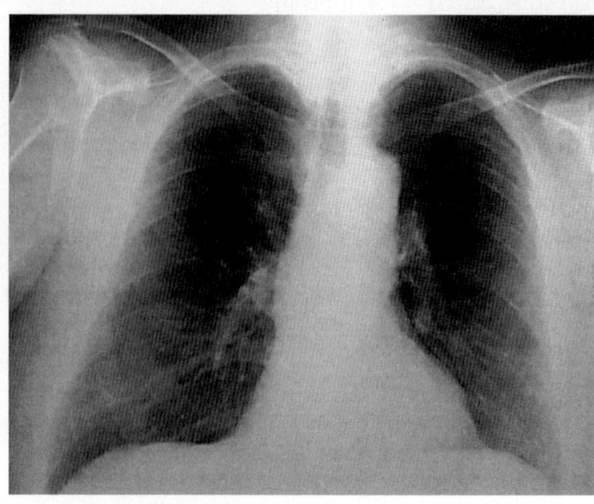

b Nach Chemotherapie mit 3 Zyklen des ACE-Schemas: weitgehende Rückbildung der linksseitigen Hilusvergrößerung, nur noch geringe Verbreiterung des Mediastinums nach links.

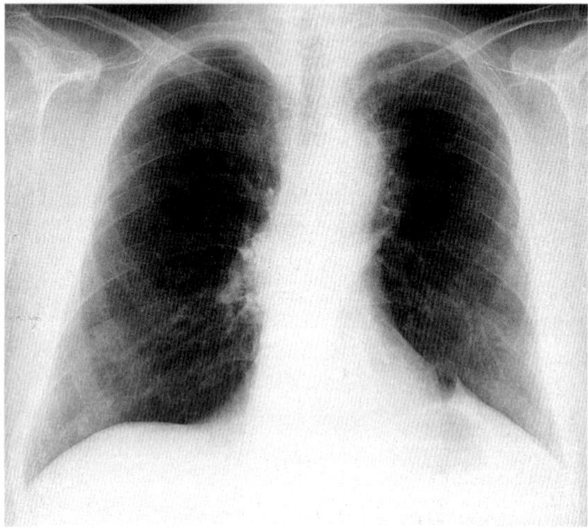

◀

c Nach Strahlentherapie der Tumorregion und des Mediastinums sowie beider Supraklavikulargruben mit einer Gesamtherddosis von 40 Gy: weitere Rückbildung der Mediastinalverbreiterung, diskrete paramediastinale Strahlenfibrose, geringe basale Pleuraschwiele links. Während einer Nachbeobachtungszeit von 3 Jahren ergab sich kein Anhalt für ein Tumorrezidiv.

erkennbaren Herden bis zu ausgedehnten Verschattungen.
▦ C-**55** zeigt die Differentialdiagnose solitärer und multipler Lungenherde. Ein in der Lungenspitze liegender Tumor, der in die Thoraxwand einwächst, wird als **Pancoast-Tumor** bezeichnet (**S** C-**34**).

Weitere häufige Befunde sind eine **Mediastinalverbreiterung**, ein **Pleuraerguß**, eine **Phrenikusparese mit Zwerchfellhochstand** und **Rippendestruktionen.** Bei herdförmigen Verschattungen kann der **Vergleich mit Voraufnahmen** hilfreich sein.

schattungen, nicht selten verbunden mit **Einschmelzungen**, ferner **Segment-, Lappen- oder Totalatelektasen**, poststenotische Pneumonien und lokale Überblähungen. ▦ C-**55** zeigt die Differentialdiagnose solitärer und multipler Lungenherde. Ein in der Lungenspitze liegender Tumor wird als **Pancoast-Tumor** bezeichnet. Dieser Tumor neigt zum Einwachsen in die Thoraxwand, den Plexus brachialis und das unterste Zervikalganglion mit Parästhesien, Schmerzen und Paresen des Arms und gelegentlich auftretendem Horner-Syndrom (**S** C-**34**).
Weitere häufige radiologische Befunde des Bronchialkarzinoms sind eine **Verbreiterung des Mediastinums**, ein **Pleuraerguß**, eine **Phrenikusparese mit Zwerchfellhochstand** und **Thoraxwandveränderungen mit Rippendestruktion**. Bei herdförmigen Verschattungen ist oft der **Vergleich mit Voraufnahmen hinsichtlich einer Größenzunahme** hilfreich.

C-55: Differentialdiagnose solitärer und multipler Lungenherde

Solitärer Lungenherd	
häufig	**seltener**
▷ Bronchialkarzinom, bronchio-alveoläres Karzinom, Karzinoid ▷ tuberkulöser Rundherd (Tuberkulom) ▷ Lungenmetastase ▷ Lungenabszeß ▷ Lungeninfarkt	▷ silikotische Schwiele ▷ Hamartom ▷ pulmonales Hämatom ▷ Interlobärerguß ▷ pleurale Plaque (Pleuraasbestose) ▷ Rundatelektase (Asbestose) ▷ pulmonale arteriovenöse Fistel ▷ malignes Lymphom, Plasmozytom ▷ Wegenersche Granulomatose ▷ Echinokokkus-Zyste
Multiple Lungenherde	
häufig	**seltener**
▷ Lungenmetastasen ▷ Lungeninfarkte ▷ multiple Abszesse ▷ silikotische Schwielen	▷ Sarkoidose ▷ Wegenersche Granulomatose ▷ malignes Lymphom, Plasmozytom ▷ Rheumaknoten, Caplan-Syndrom (multiple Lungenrundherde bei Koinzidenz von rheumatoider Arthritis und Staubbelastung) ▷ multiple pulmonale arteriovenöse Fisteln ▷ pulmonale Amyloidose

Synopsis C-34: Pancoast-Tumor bei verschwielender Silikose

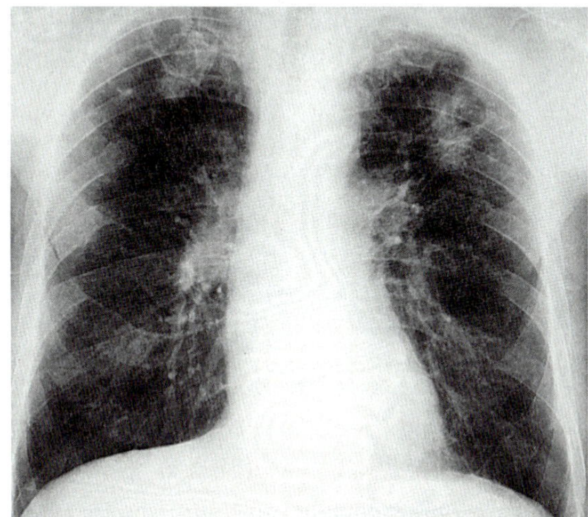

a Verschattung der linken Pleurakuppel, 2–4 cm große silikotische Schwielen in den Lungenoberfeldern beiderseits mit weiteren kleinen silikotischen Herden in beiden Lungen und Verdichtung der Lungenhili beidseits, verheilte Frakturen der 6.–8. Rippe rechts.

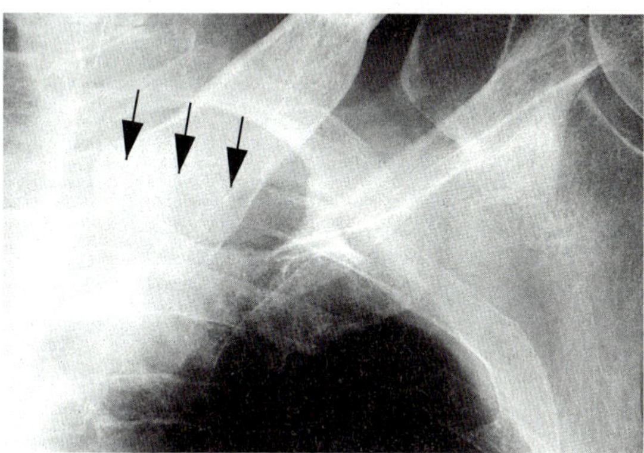

b Zielaufnahme der linken Pleurakuppel: Destruktion der 2. Rippe links dorsal als Zeichen eines Thoraxwand-infiltrierenden tumorösen Prozesses (Pfeile).

70jähriger Mann, der 15 Jahre als Bergmann im Steinkohlenbergbau gearbeitet hat. Seit mehreren Wochen zunehmende Schmerzen im linken Arm.
Da der Tumor bronchoskopisch nicht gesichert werden konnte, wurde eine perkutane Nadelbiopsie der linken dorsalen Pleurakuppel durchgeführt, die ein gering verhornendes Plattenepithelkarzinom ergab. Unter einer Strahlentherapie kam es zu einer Rückbildung der starken Schmerzen

Lerneffekte:
1. Bei einer Pleurakuppenverschattung in Verbindung mit seitengleichen Schulter- oder Armschmerzen muß an einen Pancoast-Tumor gedacht werden.
2. Eine Rippendestruktion ist in nahezu allen Fällen durch einen Tumorbefall der Thoraxwand bedingt.

Merke ▶

▶ *Merke.* Grundsätzlich ist bei allen unklaren röntgenologischen Thoraxbefunden differentialdiagnostisch ein tumoröser Prozeß in Erwägung zu ziehen. Ein unauffälliger radiologischer Befund schließt allerdings ein zentrales Bronchialkarzinom und einen sehr kleinen peripheren Tumor (»okkultes Karzinom«) nicht aus, so daß bei einer tumorverdächtigen Symptomatik (unklarer Husten, Hämoptysen) trotz eines unauffälligen Röntgenbildes eine bronchoskopische Untersuchung erforderlich ist.

Eine zusätzliche Durchleuchtung ist insbesondere zur Klärung der Frage einer Phrenikusparese (Hitzenbergerscher Schnupfversuch) bei einseitigem Zwerchfellhochstand indiziert.

Weitere Diagnostik: Anamnese, klinischer und radiologischer Befund ergeben den Verdacht auf ein Bronchialkarzinom, der durch die **Bronchoskopie** weiter abgeklärt werden muß. C-**31** zeigt fiberbronchoskopische Befunde zentraler Bronchialkarzinome. **Grundsätzlich ist eine histologische Klärung anzustreben**, da zytologische Befunde oft keine eindeutige Tumordiagnose und keine sichere Zuordnung zum Tumorzelltyp ermöglichen. **Zentrale Tumoren** können fiberbronchoskopisch fast immer geklärt werden, **periphere Tumoren** werden durch die **transbronchiale Biopsie** in ca. 80 % histologisch gesichert.

• **Weitere Diagnostik:** Anamnese, klinischer und radiologischer Befund ergeben den Verdacht auf ein Bronchialkarzinom, der durch die **Bronchoskopie** zu klären ist. C-**31** zeigt fiberbronchoskopische Befunde zentraler (im einsehbaren Bronchialsystem gelegener) Bronchialkarzinome. Die Fiberbronchoskopie ist eine risikoarme und wenig aufwendige Methode, die bei dem geringsten Verdacht auf ein Bronchialkarzinom durchgeführt werden sollte. Ziel der Untersuchung ist die Klärung der Lokalisation und Ausdehnung des Tumors und die Gewinnung von Gewebe für die **histologische Untersuchung**. Zentrale Tumoren können fiberbronchoskopisch in nahezu allen Fällen geklärt werden, periphere Tumoren werden durch die **transbronchiale Biopsie** in etwa 80 % der Fälle histologisch gesichert, wobei sich Tumoren mit einem Durchmesser von weniger als 2cm häufiger dem histologischen Nachweis entziehen. Die zentrale Tumorlokalisation wird vom Plattenepithelkarzinom und vom kleinzelligen Karzinom bevorzugt, während das Adenokarzinom überwiegend als peripherer Rundherd auftritt.

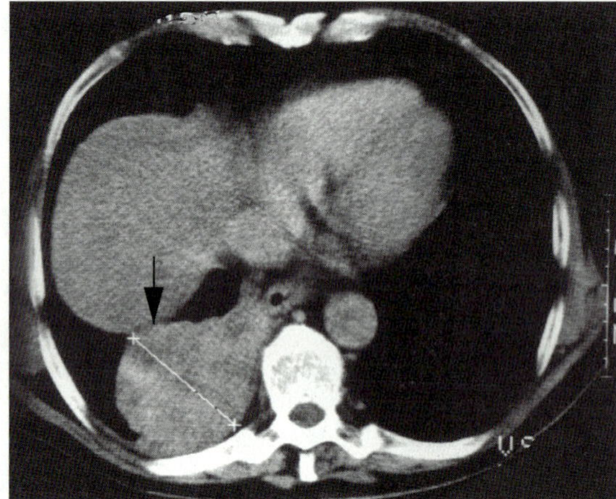

C-**31: Plattenepithelkarzinom des rechten Lungenunterlappens mit Übergreifen auf das hintere Mediastinum (CT).** 67jähriger Mann mit Husten, Gewichtsabnahme und Dysphagie. Im rechten hinteren Zwerchfellsinus Darstellung eines etwa 6 cm im Durchmesser großen Tumors (→) des Lungenunterlappens mit Invasion des hinteren Mediastinums periösophageal. Wegen der ausgedehnten Tumorinfiltration des Mediastinums bestand Inoperabilität.

Die diagnostische Ausbeute der Bronchoskopie wird durch zytologische Untersuchungen von Bronchialsekret und ggfs. auch Bürstenausstrichpräparaten sowie transbronchialen Nadelaspiraten erhöht. **Grundsätzlich sollte aber eine histologische Sicherung angestrebt werden**, da zytologisch die Tumordiagnose und die Zuordnung zum Karzinomtyp oft nicht eindeutig möglich sind. Durch **mehrfache zytologische Sputumuntersuchungen** kann das Bronchialkarzinom in vielen Fällen nachgewiesen werden. Allerdings erlaubt ein negativer zytologischer Befund keinesfalls den Ausschluß eines Bronchialkarzinoms.

Merke ▶

▶ ***Merke.* Nach histologischer Sicherung des Tumors hängt das weitere diagnostische Vorgehen davon ab, ob ein kleinzelliges oder nichtkleinzelliges Karzinom vorliegt.**

Das **kleinzellige Karzinom** unterscheidet sich von den übrigen Bronchialkarzinomen (Plattenepithelkarzinom, Adenokarzinom, großzelliges Karzinom) dadurch, daß es **sehr rasch wächst** (mittlere Tumorverdopplungszeit etwa 80 Tage im Vergleich zu 100 bis 300 Tagen bei den anderen Zelltypen) und **sehr frühzeitig metastasiert.** Zum Zeitpunkt der Diagnosestellung ist beim kleinzelligen Karzinom in fast allen Fällen bereits eine Fernmetastasierung eingetreten, so daß eine operative Behandlung nur in seltenen speziellen Fällen in Betracht kommt. Im Vergleich zu den nichtkleinzelligen Bronchialkarzinomen zeigt das kleinzellige Karzinom eine **wesentlich höhere Chemo- und Radiosensibilität**, so daß primär eine Chemotherapie, evtl. in Kombination mit einer Radiotherapie, in Betracht kommt, während bei den nichtkleinzelligen Tumoren grundsätzlich primär die operative Behandlung anzustreben ist. Die weitere Diagnostik hat dem unterschiedlichen therapeutischen Ansatz Rechnung zu tragen. **C-56** zeigt die Basisdiagnostik des Bronchialkarzinoms und das unterschiedliche diagnostische Vorgehen bei nichtkleinzelligem und kleinzelligem Karzinom.

Das **kleinzellige Karzinom** unterscheidet sich von den nichtkleinzelligen Bronchialkarzinomen durch: ein wesentlich schnelleres Wachstum, eine sehr frühzeitige Metastasierung und **hohe Chemo- und Radiosensibilität.**
Daher kommt bei einem kleinzelligen Tumor primär eine Chemotherapie, evtl. in Kombination mit Radiotherapie, in Betracht, bei nichtkleinzelligen Karzinomen primär die operative Behandlung.
Das weitere diagnostische Vorgehen orientiert sich an diesem unterschiedlichen therapeutischen Ansatz. **C-56** zeigt die Basisdiagnostik und die weiterführende Diagnostik bei nichtkleinzelligen und kleinzelligen Bronchialkarzinomen.

C-56: Diagnostik des Bronchialkarzinoms

Basisdiagnostik
- ▷ Anamnese
- ▷ klinischer Befund
- ▷ Röntgenuntersuchung des Thorax
- ▷ evtl. Durchleuchtung
- ▷ evtl. Sputumzytologie
- ▷ Bronchoskopie

Weitere Diagnostik

nichtkleinzelliges Karzinom	kleinzelliges Karzinom
▷ Labor (BSG, Blutbild, γ-GT, LDH, alkal. Phosphatase, Elektrophorese, Natrium, Kalium, Kalzium, evtl. CEA ▷ Oberbauchsonographie (Leber-, Nebennieren-Metastasen?) ▷ bei extrapulmonalen Beschwerden oder Befunden erweiterte Diagnostik (Skelettszintigramm, Lymphknotenbiopsie, Röntgendiagnostik, CT-Abdomen, CT- oder MRT-Schädel) ▷ EKG ▷ Echokardiographie ▷ Lungenfunktionsprüfung ▷ Blutgasanalyse ▷ evtl. Lungenperfusionsszintigramm ▷ CT-Thorax, evtl. MRT-Thorax ▷ evtl. Mediastinoskopie ▷ bei zentralen Bronchialkarzinomen evtl. erneute Bronchoskopie mit starrem Gerät und Etagenbiopsie	▷ Labor (BSG, Blutbild, γ-GT, LDH, alkal. Phosphatase, Elektrophorese, Natrium, Kalium, Kalzium, evtl. CEA, NSE) ▷ Oberbauchsonographie ▷ EKG ▷ Echokardiographie ▷ CT-Thorax ▷ evtl. CT-Abdomen ▷ evtl. Skelettszintigramm ▷ evtl. Beckenkammbiopsie ▷ evtl. CT- oder MRT-Schädel (bei zerebraler Symptomatik) Bei geplanter Operation immer: ▷ zerebrales CT ▷ Beckenkammbiopsie ▷ Mediastinoskopie

• **Weiterführende Diagnostik des nichtkleinzelligen Bronchialkarzinoms:** Die weitere Diagnostik dient der **Klärung der lokalen Tumorausdehnung**, dem **Ausschluß von Metastasen** und der **Prüfung der allgemeinen Operabilität**. Neben der Labordiagnostik und der abdominellen Sonographie sind bei extrapulmonalen Beschwerden oder Befunden weitere gezielte diagnostische Maßnahmen zum Ausschluß von Fernmetastasen (insbesondere Leber, Nebennieren, Gehirn, Knochen) erforderlich. EKG, Echokardiographie, Lungenfunktionsprüfung und Blutgasanalyse dienen der

Weiterführende Diagnostik des nichtkleinzelligen Bronchialkarzinoms: Sie dient der **Klärung der Tumorausdehnung**, dem **Ausschluß von Metastasen** und der **Prüfung der allgemeinen Operabilität**. Neben Labordiagnostik und Sonographie sind weitere diagnostische Maßnahmen zum Ausschluß von Metastasen erforderlich.

EKG, Echokardiographie, Lungenfunktionsprüfung und **Blutgasanalyse** ermöglichen die **Abschätzung des kardialen und pulmonalen Operationsrisikos.** Bei einer FEV_1 über 2–2,5 l besteht seitens des pulmonalen Befundes im allgemeinen Operabilität für Lungenresektionen bis zur Pneumonektomie. Bei Werten unter 2–2,5 l sollte zur genaueren Beurteilung zusätzlich ein quantifiziertes Lungenperfusionsszintigramm durchgeführt werden.

Abschätzung des kardialen und pulmonalen Risikos im Hinblick auf eine Lungenresektion. Eine Lungenresektion bis zur Pneumonektomie ist seitens der Lungenfunktion bei einer **Einsekundenkapazität (FEV_1) von mindestens 2 bis 2,5 l** möglich. Bei einer FEV_1 unter 2 bis 2,5 l sollte eine quantifizierte Lungenperfusionsszintigraphie durchgeführt werden. Die Multiplikation des nach einer Lungenresektion verbleibenden Perfusionsanteils mit der aktuellen FEV_1 ergibt die postoperativ zu erwartende FEV_1. Diese sollte über 0,8 bis 1,2 l liegen, anderenfalls ist mit einem hohen Operationsrisiko und einer schweren postoperativen respiratorischen Insuffizienz zu rechnen. Im Grenzbereich von 0,8 bis 1,2 l sind evtl. weitere funktionsdiagnostische Maßnahmen zur Abschätzung des Operationsrisikos (Spiroergometrie mit Bestimmung der maximalen O_2-Aufnahme) erforderlich.

Die **CT des Thorax** gibt genaueren Aufschluß über die **intrathorakale Tumorausdehnung** (C-32).
Die **MRT** liefert **weitere Informationen zur** Beurteilung der **Invasion des Tumors** in Thoraxwand und Mediastinum.

Zur genaueren **Klärung der intrathorakalen Tumorausdehnung** ist eine **Computertomographie des Thorax** indiziert. Diese ermöglicht die Beurteilung der Tumorgröße, eines möglichen Übergreifens auf die Nachbarstrukturen (Thoraxwand, Mediastinum, Herz, Ösophagus) und möglicher mediastinaler Metastasen (C-**32**). Die **Magnetresonanz-Tomographie (MRT)** liefert über die Computertomographie hinausgehende **Informationen zur** Frage der **Tumorinfiltration** von Mediastinalorganen, Zwerchfell und Thoraxwand. Außerdem ermöglicht die MRT eine bildgebende Untersuchung bei Patienten mit Kontrastmittelallergie und Hyperthyreose, da keine Applikation jodhaltiger Kontrastmittel erforderlich ist.

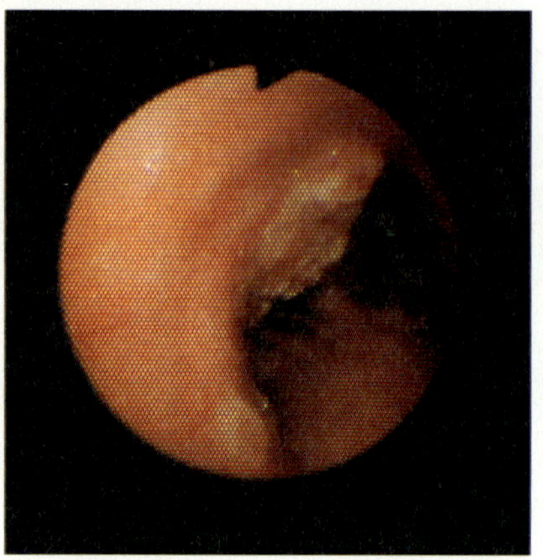

a Kleinzelliges Bronchialkarzinom der distalen Trachea (Fiberbronchoskopie).

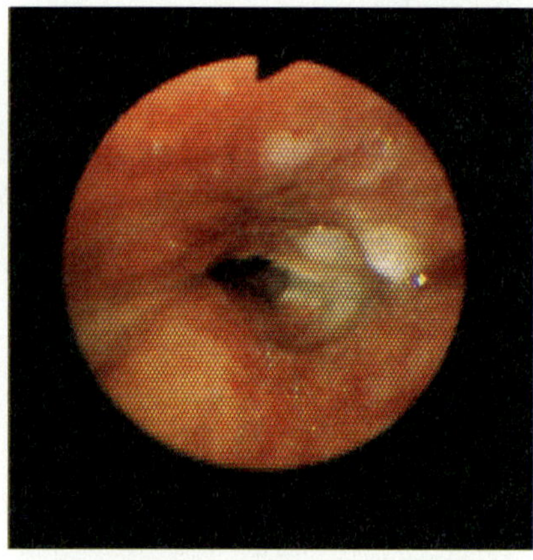

b Kleinzelliges Bronchialkarzinom mit hochgradiger Hauptbronchusstenose links (Fiberbronchoskopie).

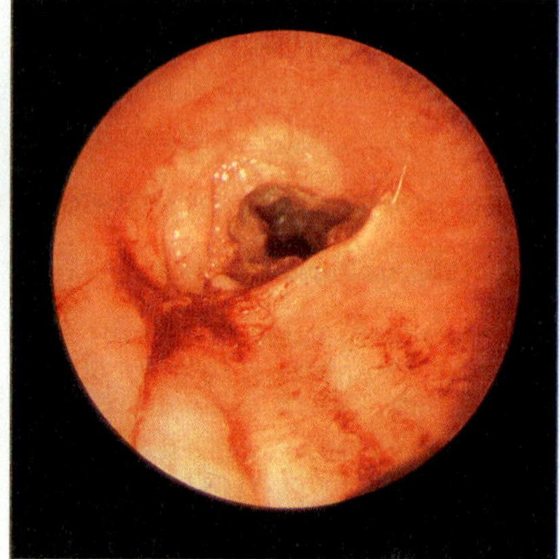

c Niedrig differenziertes Plattenepithelkarzinom der distalen Trachea und beider Hauptbronchien (starre Bronchoskopie).

C-**32 a–c: Bronchialkarzinom: bronchoskopische Befunde.**

Eine **Mediastinoskopie** ist indiziert bei mediastinalen Lymphknoten mit einer Größe von mehr als 1,0–1,5 cm, bei Adenokarzinomen und bei linksseitigen Lungentumoren.

Bei Nachweis mediastinaler Lymphknoten mit einer Größe von mehr als 1,0 bis 1,5 cm sollte eine **Mediastinoskopie** vorgenommen werden, da eine Differenzierung zwischen Metastasen und entzündlichen Lymphknotenvergrößerungen computertomographisch nicht möglich ist. Außerdem ergibt sich bei Adenokarzinomen und bei linksseitigen Lungentumoren die Indikation zur Mediastinoskopie, da diese Tumoren häufig in das Mediastinum metastasieren. Bei zentralen Bronchialkarzinomen ist außerdem eine starre Bronchoskopie mit tiefgreifenden Schleimhautbiopsien zum Ausschluß eines Tumors an der voraussichtlichen Bronchusabsetzungsstelle angezeigt.

Das beschriebene diagnostische Schema entspricht einer **Stufendiagnostik**, das eine klinische Zuordnung zu den **TNM-Stadien** und dem daraus resultierenden therapeutischen Vorgehen ermöglicht.

Das beschriebene diagnostische Vorgehen entspricht einer **Stufendiagnostik**, die eine klinische Zuordnung zu den Stadien der **TNM-Klassifikation** mit dem daraus resultierenden therapeutischen Vorgehen ermöglicht. Wenn auf einer bestimmten diagnostischen Stufe bereits klar ist, daß der Patient nicht operabel ist, erübrigen sich im allgemeinen die weiteren diagnostischen Stufen.

C-57: TNM-Klassifikation des Bronchialkarzinoms (UICC und AJCC 1987)

T – Primärtumor	
TX	Primärtumor kann nicht beurteilt werden oder Nachweis von malignen Zellen im Sputum oder Bronchialsekret ohne radiologische oder bronchoskopische Tumorlokalisation
T0	Kein Anhalt für Primärtumor
Tis	Carcinoma in situ
T1	Tumor maximal 3 cm im größten Durchmesser, umgeben von Lungengewebe oder viszeraler Pleura, keine Infiltration proximal eines Lappenbronchus
T2	Tumor mit einem der folgenden Kennzeichen ▷ Durchmesser mehr als 3 cm ▷ Befall des Hauptbronchus, 2 cm oder weiter distal der Carina ▷ Infiltration der viszeralen Pleura ▷ Atelektase oder obstruktive Entzündung bis zum Hilus, aber nicht der ganzen Lunge
T3	Tumor jeder Größe mit direkter Infiltration einer der folgenden Strukturen ▷ Brustwand ▷ Zwerchfell ▷ mediastinale Pleura ▷ parietales Perikard oder Tumor im Hauptbronchus weniger als 2 cm distal der Carina, aber Carina selbst nicht befallen oder Tumor mit Atelektase oder obstruktiver Entzündung der ganzen Lunge
T4	Tumor mit Invasion einer der folgenden Strukturen ▷ Mediastinum ▷ Herz ▷ große Gefäße ▷ Trachea ▷ Ösophagus ▷ Wirbelkörper ▷ Carina oder Tumor mit malignem Pleuraerguß oder vom Primärtumor getrennte Tumorherde im gleichen Lappen
N – regionäre Lymphknoten	
NX	Regionäre Lymphknoten können nicht beurteilt werden
N0	Keine regionären Lymphknotenmetastasen
N1	Metastasen in ipsilateralen peribronchialen Lymphknoten und/oder ipsilateralen Hiluslymphknoten
N2	Metastasen in ipsilateralen mediastinalen und/oder subcarinalen Lymphknoten
N3	Metastasen in kontralateralen mediastinalen, kontralateralen Hilus-, ipsi- oder kontralateralen Skalenus- oder supraklavikulären Lymphknoten
M – Fernmetastasen	
MX	Vorhandensein von Fernmetastasen kann nicht beurteilt werden
M0	Keine Fernmetastasen
M1	Fernmetastasen

Bei peripheren Lungenherden, die mittels transbronchialer Biopsie nicht geklärt werden konnten, sollte ein **Thorax-CT** durchgeführt werden. Wenn keine mediastinalen Metastasen nachzuweisen sind, ist eine operative Entfernung des Lungenherdes indiziert. Wenn der Patient primär nicht operabel ist, kommt eine weitere Klärung mittels perkutaner Lungenbiopsie in Betracht. **Bei Vorliegen eines Pleuraergusses** ist eine **Pleurapunktion** mit Pleurabiopsie, evtl. auch eine Thorakoskopie indiziert.

Ein **spezielles Vorgehen** ist **bei peripheren Lungenherden** erforderlich, die mittels Bronchoskopie und transbronchialer Biopsie nicht geklärt werden konnten. In diesem Falle sollte – sofern der Patient funktionell operabel ist – eine **Computertomographie des Thorax** vorgenommen werden. Bei Nachweis von mediastinalen Lymphknoten mit einer Größe von 1,0 bis 1,5 cm ist eine Mediastinoskopie indiziert. Sofern keine mediastinale Metastasierung nachzuweisen ist, ergibt sich die Indikation zur operativen Entfernung des Lungenherdes. Sofern der Patient primär nicht operabel ist, kommt zur Klärung des Lungenherdes eine perkutane Nadelbiopsie in Betracht.
Wenn neben dem Bronchialkarzinom ein **Pleuraerguß** vorliegt, sollten eine **Pleurapunktion** mit Untersuchung des Punktats auf den Gesamtproteingehalt, LDH, CEA und Tumorzellen sowie eine Pleurabiopsie mit histologischer Untersuchung vorgenommen werden. In unklaren Fällen kann eine Thorakoskopie erforderlich werden.

Merke ▶

▶ ***Merke.*** Da es sich bei Adenokarzinomen nicht selten um Metastasen extrathorakaler Organe handelt, ist eine Diagnostik im Hinblick auf Prostata-, Mamma-, Magen- und Darmkarzinome in Erwägung zu ziehen.

TNM-Klassifikation und Stadieneinteilung der Bronchialkarzinome: Die Einteilungen (▤ **C-57** und ▤ **C-58**) dienen der Standardisierung des therapeutischen Vorgehens und der prognostischen Beurteilung.

• **TNM-Klassifikation und Stadieneinteilung der Bronchialkarzinome:** Die TNM-Klassifikation (*s.* ▤ C-**57**) und die Stadieneinteilung (*s.* ▤ C-**58**) dienen der Standardisierung des therapeutischen Vorgehens und der prognostischen Beurteilung.

▤ C-58: Stadieneinteilung des Bronchialkarzinoms nach AJCC/UICC 1996

Stadium	TNM-Kategorien		
0	Tis	N0	M0
IA	T1	N0	M0
IB	T2	N0	M0
IIA	T1	N1	M0
IIB	T2 T3	N1 N0	M0 M0
IIIA	T1–3 T3	N2 N1	M0 M0
IIIB	T4 jedes T	jedes N N3	M0 M0
IV	jedes T	jedes N	M1

Weitere Diagnostik des kleinzelligen Bronchialkarzinoms: Aus prognostischen und therapeutischen Gründen wird beim kleinzelligen Bronchialkarzinom gegenüber der TNM-Klassifikation die Einteilung in ein auf den initialen Hemithorax begrenztes Stadium (»limited disease«) und ein ausgedehntes Stadium (»extensive disease«) bevorzugt (▤ **C-59**).

• **Weitere Diagnostik des kleinzelligen Bronchialkarzinoms:** Die TNM-Klassifikation hat sich im Gegensatz zu den nichtkleinzelligen Karzinomen beim kleinzelligen Bronchialkarzinom hinsichtlich der prognostischen Beurteilung als weniger aussagekräftig erwiesen. Prognostisch und auch im Hinblick auf das therapeutische Vorgehen bedeutsamer ist die Zuordnung zu einem auf den initialen Hemithorax begrenzten Stadium (»limited disease«) und einem auf den kontralateralen Thorax ausgedehnten oder mit nachgewiesenen Fernmetastasen einhergehenden Stadium (»extensive disease«). ▤ C-**59** zeigt die Kriterien dieser Stadien.

Merke ▶

▶ ***Merke.*** Die Diagnostik des kleinzelligen Bronchialkarzinoms (*s.* ▤ C-**56**) sollte so weit durchgeführt werden, daß eine Zuordnung zu den Stadien »limited« oder »extensive disease« möglich ist.

C-59: Stadieneinteilung des kleinzelligen Bronchialkarzinoms

»Limited disease«
▷ Primärtumor auf einen Hemithorax begrenzt, einschließlich: • Befall ipsilateraler supraklavikulärer Lymphknoten • Befall mediastinaler Lymphknoten • Atelektase • Rekurrens- und/oder Phrenikusparese • kleiner Pleuraerguß ohne Nachweis maligner Zellen
»Extensive disease«
▷ Befall beider Thoraxhälften und/oder ▷ Pleuraerguß mit Nachweis maligner Zellen und/oder ▷ Vena-cava-superior-Syndrom und/oder ▷ extrathorakale Metastasierung

Der **Tumormarker karzinoembryonales Antigen (CEA)** ist bei einem Adenokarzinom in etwa 70% und bei den übrigen Bronchialkarzinomen in etwa 40 bis 50% erhöht. Eine Erhöhung der **neuronenspezifischen Enolase (NSE)** ist bei einem hohen Anteil der Patienten mit kleinzelligem Karzinom nachweisbar, allerdings auch bei anderen, insbesondere neurogenen Tumoren. Weitere Marker, die bei Bronchialkarzinomen erhöht sein können, sind ACTH, ADH, Calcitonin, »Tissue polypeptide antigen« (TPA), Cytokeratinfragment (CYFRA), LDH und verschiedene monoklonale Antikörper gegen Tumormarker. Wegen der eingeschränkten Spezifität und Sensitivität (sehr kleine Tumoren lassen sich im allgemeinen mit den Markern nicht nachweisen) kommt den **Tumormarkern** bisher in der Primärdiagnostik des Bronchialkarzinoms keine wesentliche Bedeutung zu, **Verlaufskontrollen** können jedoch Hinweise auf das therapeutische Ansprechen und auf Rezidive des Tumors geben. Wenig ausgedehnte kleinzellige Tumoren der Stadien I bis II (T1–2/N0–1/M0) kommen noch für eine Resektionsbehandlung in Betracht. Allerdings ist hier eine sehr genaue präoperative Stadiendiagnostik entsprechend dem Vorgehen beim nichtkleinzelligen Karzinom mit obligater Durchführung von zerebralem CT, Beckenkammbiopsie und Mediastinoskopie erforderlich.

Den **Tumormarkern**, z. B. CEA und NSE, kommt bisher in der Primärdiagnostik der Bronchialkarzinome nur eine begrenzte Bedeutung zu. Der **Verlauf der Tumormarker** kann Hinweise auf das therapeutische Ansprechen oder ein Rezidiv des Tumors geben.

Therapie

• **Nichtkleinzellige Bronchialkarzinome:** Nichtkleinzellige Bronchialkarzinome in den **Tumorstadien I und II** (entsprechend der TNM-Klassifikation T1–2/N0–1/M0) sollten, sofern die Patienten funktionell operabel sind, **operativ** behandelt werden. Im Tumorstadium III A kommt unter günstigen Bedingungen noch ein operatives Vorgehen in Betracht, bei zentralen Tumoren sind hier u. U. Bronchusplastiken erforderlich. Im Stadium III B ist im allgemeinen keine Operation in kurativer Absicht möglich. Bei eingetretener Fernmetastasierung (Stadium IV) besteht keine Indikation zur operativen Behandlung. Alternativ kommt bei fehlender Operabilität oder Operationsverweigerung durch den Patienten in den lokoregionär begrenzten Stadien I bis III eine **Strahlentherapie** in kurativer oder palliativer Absicht in Betracht, bei nachgewiesener Fernmetastasierung nur noch eine palliative Strahlentherapie. Die Indikation zu einer adjuvanten (postoperativen) Strahlentherapie ergibt sich bei intraoperativ nachgewiesenen mediastinalen Lymphknotenmetastasen (Stadium N2). Eine neoadjuvante (präoperative) Strahlentherapie kann bei einem Pancoast-Tumor indiziert sein.

Therapie

• **Nichtkleinzellige Bronchialkarzinome:** In den **Tumorstadien I und II** ist eine **Resektion** des Tumors indiziert, sofern der Patient operabel ist. Im Stadium III A kommt unter günstigen Bedingungen noch eine operative Behandlung in Betracht, im Stadium III B im allgemeinen nicht mehr.
Bei Inoperabilität ist in den lokoregionär begrenzten Tumorstadien I – III alternativ eine **Strahlentherapie** mit kurativer oder palliativer Zielsetzung möglich, bei Fernmetastasierung (Stadium IV) kann sich die Indikation zu einer palliativen Radiatio ergeben.

Merke ▶

> ▶ ***Merke.*** Nichtkleinzellige Bronchialkarzinome weisen gebenüber den kleinzelligen eine **geringere Zytostatika-Empfindlichkeit** auf.

Durch neuere Zytostatika-Kombinationen ist jedoch eine Verbesserung der Prognose des inoperablen nichtkleinzelligen Bronchialkarzinoms zu erzielen. Die Kombination der Chemotherapie mit der Radiotherapie ist in Erwägung zu ziehen.

Durch neuere zytostatische Kombinationen, die Cisplatin, Carboplatin, Etoposid oder Paclitaxel enthalten, konnte jedoch bei inoperablen nichtkleinzelligen Bronchialkarzinomen eine Verlängerung der mittleren Überlebenszeit um mehrere Monate und eine Verbesserung der Lebensqualität erzielt werden. Daneben ist auch durch eine kombinierte Chemoradiotherapie und durch eine neoadjuvante Therapie mit Operation nach »downstaging« mittels Chemotherapie eine Verbesserung der Prognose möglich.

• **Kleinzelliges Bronchialkarzinom**

• **Kleinzelliges Bronchialkarzinom**

Merke ▶

> ▶ ***Merke.*** Kleinzellige Bronchialkarzinome haben **zum Zeitpunkt ihrer Feststellung** bei fast allen Patienten bereits zu **Fernmetastasen** geführt, die sich klinisch allerdings zum Teil wegen ihrer geringen Größe (Mikrometastasen) noch dem Nachweis entziehen.

Wegen der sehr frühzeitigen Fernmetastasierung kommt eine **operative Behandlung** des kleinzelligen Bronchialkarzinoms nur in seltenen **Frühfällen** (Stadium I – II entsprechend T1–2/N0–1/M0) in Betracht. Nach der Operation ist eine **zusätzliche Chemotherapie** erforderlich.
In allen anderen Fällen ergibt sich die Indikation zu einer aggressiven Chemotherapie. Voraussetzungen für eine Chemotherapie sind:
- Alter < 70 Jahre
- Karnofsky-Index > 60 (▤ **C-60**)
- Gewichtsverlust < 10–15 %
- keine schweren Funktionsstörungen von Knochenmark, Niere, Herz, Leber.

Eine **operative Behandlung** kommt daher nur in einem **sehr frühen Tumorstadium** (Stadium I bis II entsprechend T1–2/N0–1/M0) und nach sehr eingehender präoperativer Diagnostik in Betracht. Anschließend ist jedoch eine **zusätzliche Chemotherapie** erforderlich.
In allen übrigen Tumorstadien besteht die Indikation zur primären Chemotherapie des kleinzelligen Karzinoms, sofern der Allgemeinzustand des Patienten nicht bereits zu stark beeinträchtigt ist. Die körperliche Leistungsfähigkeit des Patienten wird mit Hilfe des Karnofsky-Index (s. ▤ C-**60**) beurteilt. Voraussetzungen für die Durchführung einer aggressiven Chemotherapie sind:
- Alter unter 70 Jahre
- Karnofsky-Index > 60
- Gewichtsverlust < 10 bis 15 %
- keine schwerwiegende Funktionsstörung der durch die Chemotherapie häufig geschädigten Organe (Knochenmark, Niere, Herz, Leber).

▤ C-60: Karnofsky-Index zur Beurteilung des Allgemeinzustandes

Karnofsky-Index	Kriterien
100 %	normale Aktivität, keine Beschwerden, keine sichtbaren Krankheitszeichen
90 %	fähig zu normaler Aktivität, geringe Krankheitszeichen
80 %	mit Anstrengung normale Aktivität, mäßige Krankheitszeichen
70 %	keine normale Aktivität, Selbstversorgung möglich
60 %	braucht gelegentlich Hilfe, ist aber fähig, für die meisten seiner Angelegenheiten selbst zu sorgen
50 %	braucht erhebliche Hilfe und häufige medizinische Pflege
40 %	braucht ständig besondere Hilfe und Pflege
30 %	stark behindert, Krankenhausaufnahme indiziert
20 %	schwer krank, aktive unterstützende Therapie notwendig
10 %	sterbend

Zur Chemotherapie des kleinzelligen Bronchialkarzinoms s. ▤ C-**61**. Zumeist werden **4–6 Therapiezyklen** verabreicht. Ist nach 1–2 Zyklen keine Remission zu erkennen, sollte zu einem alternativen Therapieschema gewechselt werden.

Sofern diese Kriterien nicht erfüllt sind, kann unter palliativen Gesichtspunkten noch eine weniger aggressive Chemotherapie in Betracht kommen. Häufig eingesetzte zytostatische Therapieschemata des kleinzelligen Bronchialkarzinoms sind unterschiedlich dosierte Kombinationen von Adriamycin, Cyclophosphamid und Vincristin (»ACO«), Adriamycin, Cyclophosphamid und Etoposid (»ACE«) oder Cisplatin (oder Carboplatin) und Etoposid (▤ C-**61**). Gegen die häufig auftretende Übelkeit mit Erbrechen ist eine

Begleitmedikation mit Antiemetika (Metoclopramid [z. B. Paspertin], Droperidol [Dehydrobenzperidol], Levomepromazin [z. B. Neurocil], Ondansetron [Zofran]) und hochdosierten Glukokortikoiden (z. B. Fortecortin 8 bis 24 mg i. v.) indiziert, zur Prophylaxe gegen die Urotoxizität von Cyclophosphamid die Gabe von Mesna (Uromitexan) und zur Prophylaxe gegen die Nephrotoxizität von Cisplatin eine erhöhte Flüssigkeitszufuhr und ggf. Diuretika. Wegen der zu erwartenden Myelodepression sind regelmäßige **Blutbildkontrollen** in wöchentlichen Abständen erforderlich. Zumeist werden **vier bis sechs Therapiezyklen** durchgeführt. Wenn nach zwei Zyklen erkennbar ist, daß der Tumor nicht auf die Therapie anspricht, sollte zu einem alternativen Schema gewechselt werden.

Wegen der Nebenwirkung einer Myelodepression sind regelmäßige **Blutbildkontrollen** in wöchentlichen Abständen erforderlich.

C-61: Beispiele empfohlener Chemotherapieschemata des kleinzelligen Bronchialkarzinoms

ACO (= CAV)
Doxorubicin (Adriamycin) (z. B. Adriblastin®) 50 mg/m² KOF i. v. Tag 1 Cyclophosphamid (z. B. Endoxan®) 1000 mg/m² KOF i. v. Tag 2 Vincristin 2 mg i. v. Tag 1 Wiederholung alle 3 Wochen
ACE (= CAE = CDE)
Doxorubicin (Adriamycin) 45 mg/m² KOF i. v. Tag 1 Cyclophosphamid 1000 mg/m² KOF i. v. Tag 1 Etoposid (z. B. Vepesid®) 50-75 mg/m² KOF i. v. Tag 1–5 Wiederholung alle 3 Wochen
Cisplatin - Etoposid
Cisplatin 40 mg/m² KOF i.v. Tag 1 + 2 Etoposid 100 mg/m² KOF i. v. Tag 1–3 Wiederholung alle 3 Wochen

Im Stadium **»limited disease«** wird nach vier bis sechs Chemotherapiezyklen eine Strahlentherapie der Tumorregion, des Mediastinums und der Supraklavikulargruben mit einer Gesamtherddosis von 40 Gy vorgenommen. Zusätzlich kommt nach eingetretener Vollremission eine prophylaktische Bestrahlung des Neurokraniums in Betracht, da zerebrale Mikrometastasen wegen mangelnder Liquorgängigkeit der Zytostatika chemotherapeutisch nicht ausreichend zu beeinflussen sind. S C-**33** zeigt eine Vollremission eines kleinzelligen zentralen Bronchialkarzinoms nach Chemo- und Radiotherapie.

Im Stadium **»extensive disease«** werden eine thorakale Strahlentherapie und eine prophylaktische Hirnschädelbestrahlung im allgemeinen nur nach eingetretener Vollremission durchgeführt. Darüber hinaus ergibt sich die Indikation zur lokalen Strahlentherapie bei nachgewiesenen zerebralen oder ossären Metastasen.

Palliative Therapie der Bronchialkarzinome: Die Notwendigkeit einer palliativen, d. h. gegen stärkere Beschwerden gerichteten symptomatischen Behandlung ergibt sich sehr häufig bei fortgeschrittenen inkurablen Bronchialkarzinomen. Die **Schmerztherapie** wird in Abhängigkeit von Intensität und Beeinflußbarkeit der Schmerzen nach dem WHO-Stufenschema (s. C-**62**) durchgeführt. Die erste Stufe umfaßt **Antipyretika bzw. Antiphlogistika in Kombination mit Adjuvanzien**. Durch Knochenmetastasen bedingte Beschwerden (»Periostschmerz«) sprechen besonders auf Diclofenac und Acetylsalicylsäure, aber auch auf eine lokale Strahlentherapie (»Schmerzbestrahlung«) an. Zusätzlich müssen in Stufe zwei und drei oft **Opioide** (**schwach wirksam**: Codein, Dihydrocodein [z. B. DHC-Retardtabletten], Tramadol [Tramal®], Tilidin [Valoron® N]; **stark wirksam:** Morphin [MST® Retardtabletten], Buprenorphin [Temgesic®]) eingesetzt werden. Durch festgelegte Dosisintervalle sollte weitgehende Schmerzfreiheit erzielt werden.

Im Stadium **»limited disease«** wird die Chemotherapie mit einer thorakalen Strahlentherapie kombiniert, außerdem kommt nach eingetretener Vollremission eine prophylaktische Bestrahlung des Neurokraniums in Betracht. S C-**33** zeigt eine Vollremission eines kleinzelligen Bronchialkarzinoms nach Chemo- und Radiotherapie.

Im Stadium **»extensive disease«** werden die thorakale Strahlentherapie und die prophylaktische Hirnschädelbestrahlung im allgemeinen nur nach chemotherapeutisch induzierter Vollremission vorgenommen. Weitere Indikationen zur Strahlentherapie sind nachgewiesene zerebrale oder ossäre Metastasen.

Palliative Therapie der Bronchialkarzinome: Hierzu gehören insbesondere die **Schmerztherapie, die nach dem WHO-Stufenschema** (s. C-**62**) durchgeführt wird und in Stufe 1 aus der **Kombination von Antipyretika** bzw. **Antiphlogistika mit Adjuvanzien** besteht, denen in Stufe 2 bzw. 3 **schwach oder stark wirksame Opioide** zugefügt werden.

Merke ▶

▶ ***Merke.*** Eine Schmerztherapie »nach Bedarf« ist zu vermeiden, da sie wegen der immer wiederkehrenden Schmerzen weniger wirksam ist und insgesamt eine höhere Dosis von Analgetika erfordert als die Dosierung nach festem Zeitschema.

Als **Adjuvanzien** können Steroide, Antikonvulsiva, Neuroleptika, Antiemetika, Antidepressiva und Sedativa von Nutzen sein. In fortgeschrittenen Tumorstadien kann durch eine Therapie mit Glukokortikoiden oft eine erhebliche Besserung des Allgemeinbefindens erreicht werden.

Als **Adjuvanzien** kommen in Abhängigkeit von den Beschwerden Steroide, Antikonvulsiva, Neuroleptika, Antiemetika, Antidepressiva und Sedativa in Betracht. In fortgeschrittenen Tumorstadien kann das Allgemeinbefinden durch eine Kortikoidbehandlung oft erheblich gebessert werden.

C-62: WHO-Stufenschema der Schmerztherapie

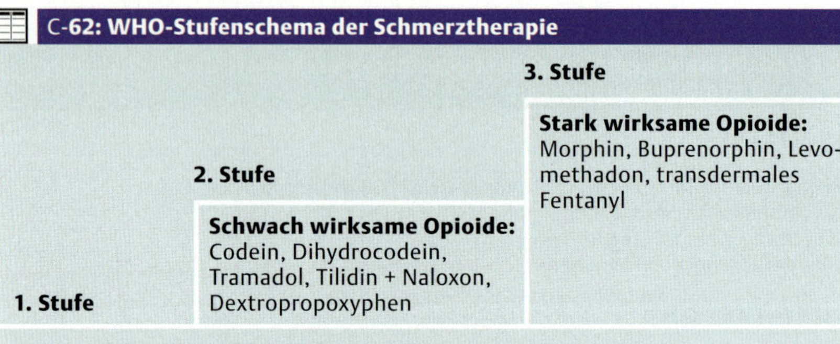

1. Stufe	2. Stufe	3. Stufe
	Schwach wirksame Opioide: Codein, Dihydrocodein, Tramadol, Tilidin + Naloxon, Dextropropoxyphen	**Stark wirksame Opioide:** Morphin, Buprenorphin, Levomethadon, transdermales Fentanyl
Antipyretika – Antiphlogistika: Diclofenac, Ibuprofen, Metamizol, Acetylsalicylsäure		
Adjuvanzien: Steroide, Neuroleptika, Antidepressiva, Sedativa, Antikonvulsiva, Antiemetika		
Die Analgetika sollten grundsätzlich nach festem Zeitschema mit fixierten Dosisintervallen verabreicht werden		

Bei höhergradiger Stenosierung zentraler Atemwege durch Tumorwachstum ist eine **Lasertherapie** indiziert, die mit einer **endobronchialen Kleinraumbestrahlung** (sog. Afterloading-Verfahren) kombiniert werden kann (S **C-35**). Eine hochgradige Kompression von Trachea oder Hauptbronchien kann nach Ausschöpfung der strahlentherapeutischen Möglichkeiten durch einen **Stent** (S **C-36**) behandelt werden. Bei starker Luftnot im Terminalstadium ist die Sauerstofflangzeittherapie oftmals hilfreich.

Nicht selten entwickelt sich durch endobronchiales oder endotracheales Tumorwachstum eine **hochgradige Stenose zentraler Anteile des Tracheobronchialsystems** mit massiver Atemnot und nachfolgendem Erstikkungstod. Dieser Verlauf kann durch eine endobronchiale oder endotracheale **Lasertherapie** weitgehend vermieden werden. Zur längerfristigen Sicherung des Therapieeffektes kommt zusätzlich eine **endobronchiale Kleinraumbestrahlung** nach dem **Afterloading-Verfahren** in Betracht (S **C-35**). Eine hochgradige Kompression von Trachea oder Hauptbronchien durch einen extramuralen Tumor kann nach Ausschöpfung der strahlentherapeutischen Möglichkeiten durch die **Implantation eines Stents** behandelt werden (S **C-36**). Bei starker Luftnot im Terminalstadium kann eine Sauerstofflangzeittherapie hilfreich sein.

- **Nachsorge: Nach operativer Behandlung** des Bronchialkarzinoms sind **regelmäßige Nachsorgeuntersuchungen** in den ersten 2 Jahren **in 3monatigen**, später in 6monatigen **Abständen** indiziert, um behandelbare Tumorrezidive und Metastasen frühzeitig zu erfassen.

Nach einer Strahlentherapie sind insbesondere in den ersten 4–6 Wochen wegen des Risikos einer bedrohlichen **Strahlenpneumonitis** kurzfristigere Verlaufskontrollen erforderlich. Nicht selten entwickelt sich eine **Strahlenfibrose**, die zu einer deutlichen restriktiven Ventilationsstörung führen kann.

Nach der zytostatischen Chemotherapie sind Nachsorgeuntersuchungen in den ersten 2 Jahren in 4–8wöchigen Abständen indiziert, danach in 3monatigen Intervallen.

- **Nachsorge: Nach operativer Behandlung** des Bronchialkarzinoms sind **regelmäßige Nachsorgeuntersuchungen** (Anamnese, körperliche Untersuchung, Röntgenuntersuchung des Thorax, Labor, Oberbauchsonographie, evtl. Lungenfunktion, evtl. Bronchoskopie) in den ersten drei Jahren **in dreimonatigen Abständen**, danach in sechsmonatigen Abständen indiziert, um behandelbare Tumorrezidive und Metastasen frühzeitig zu erfassen.

Nach Strahlentherapie sind wegen der Gefahr einer bedrohlichen Strahlenpneumonitis in den ersten vier bis sechs Wochen kurzfristigere Kontrolluntersuchungen erforderlich, bei denen auch auf Strahlenschäden der Haut im Bestrahlungsfeld zu achten ist. Bei ausgeprägter **Strahlenpneumonitis** ist eine stationäre Behandlung mit hochdosierter Kortikoidtherapie indiziert. Relativ häufig kommt es nach der Strahlentherapie zur Entwicklung einer **Strahlenfibrose**, die zu einer deutlichen restriktiven Ventilationsstörung führen kann.

Nach einer zytostatischen Chemotherapie sind Nachsorgeuntersuchungen im ersten Jahr in zweimonatigen Abständen indiziert, danach können die Intervalle auf drei Monate verlängert werden. **Regelmäßige Verlaufskontrollen von Tumormarkern (z. B. CEA, NSE, LDH) sind nur dann sinnvoll,**

Synopsis C-35: Laser-Therapie und endobronchiale Kleinraumbestrahlung (Afterloading) des nichtoperablen Bronchialkarzinoms

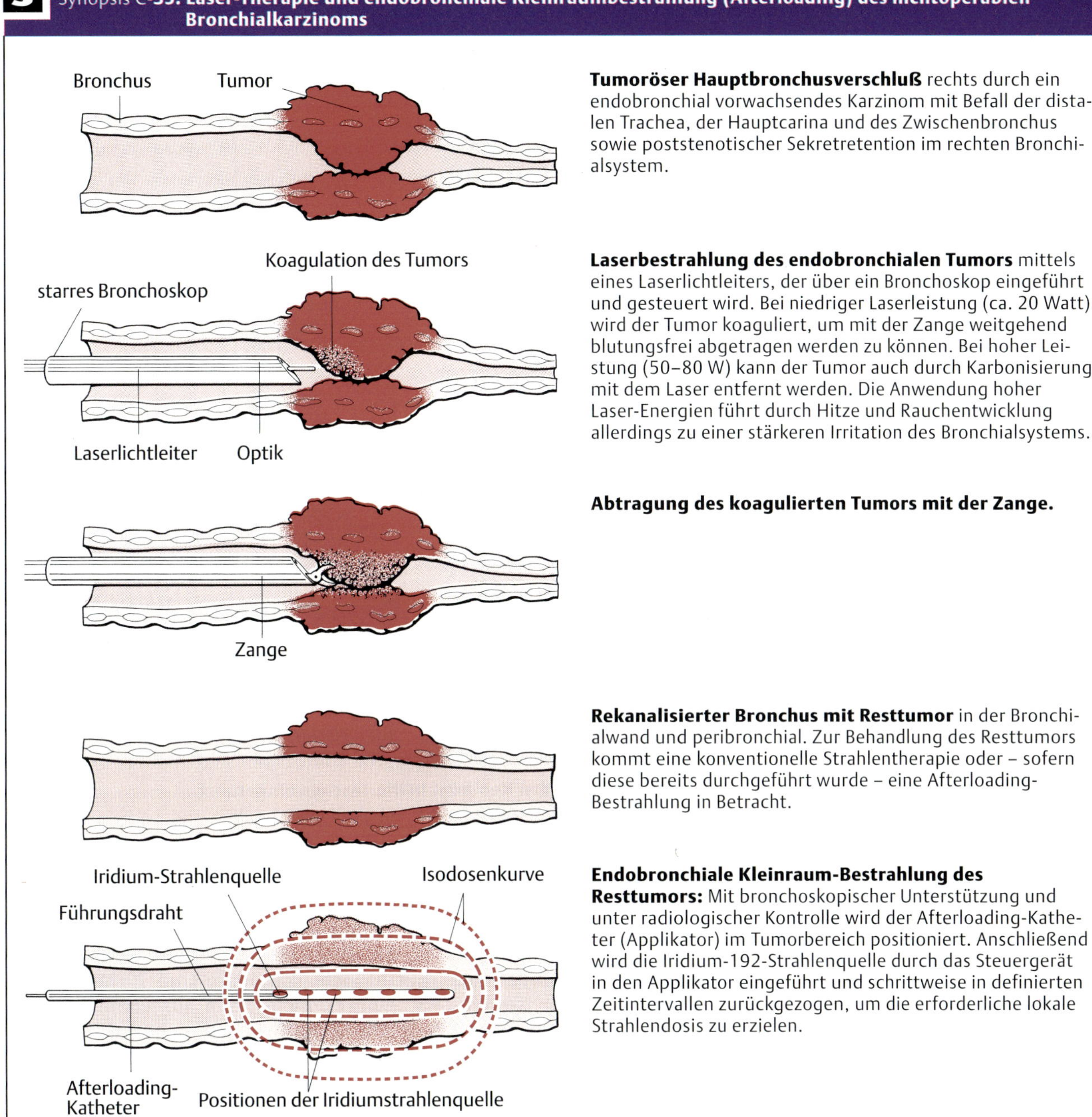

Tumoröser Hauptbronchusverschluß rechts durch ein endobronchial vorwachsendes Karzinom mit Befall der distalen Trachea, der Hauptcarina und des Zwischenbronchus sowie poststenotischer Sekretretention im rechten Bronchialsystem.

Laserbestrahlung des endobronchialen Tumors mittels eines Laserlichtleiters, der über ein Bronchoskop eingeführt und gesteuert wird. Bei niedriger Laserleistung (ca. 20 Watt) wird der Tumor koaguliert, um mit der Zange weitgehend blutungsfrei abgetragen werden zu können. Bei hoher Leistung (50–80 W) kann der Tumor auch durch Karbonisierung mit dem Laser entfernt werden. Die Anwendung hoher Laser-Energien führt durch Hitze und Rauchentwicklung allerdings zu einer stärkeren Irritation des Bronchialsystems.

Abtragung des koagulierten Tumors mit der Zange.

Rekanalisierter Bronchus mit Resttumor in der Bronchialwand und peribronchial. Zur Behandlung des Resttumors kommt eine konventionelle Strahlentherapie oder – sofern diese bereits durchgeführt wurde – eine Afterloading-Bestrahlung in Betracht.

Endobronchiale Kleinraum-Bestrahlung des Resttumors: Mit bronchoskopischer Unterstützung und unter radiologischer Kontrolle wird der Afterloading-Katheter (Applikator) im Tumorbereich positioniert. Anschließend wird die Iridium-192-Strahlenquelle durch das Steuergerät in den Applikator eingeführt und schrittweise in definierten Zeitintervallen zurückgezogen, um die erforderliche lokale Strahlendosis zu erzielen.

wenn sich hieraus therapeutische Konsequenzen ableiten lassen. Dieses ist bei Bronchialkarzinomen relativ selten der Fall.

◀ Merke

Merke. Auch die Patienten, die nach Feststellung des Bronchialkarzinoms nicht oder nur palliativ behandelt werden, sind zu regelmäßigen Kontrollen in sechs- bis zwölfwöchigen Abständen einzubestellen, um in Abhängigkeit von den aktuellen Beschwerden die geeigneten palliativen Maßnahmen einzuleiten und um eine psychische Führung des Patienten zu ermöglichen.

Synopsis C-36: Behandlung tracheobronchialer Tumorstenosen durch Implantation eines Stents

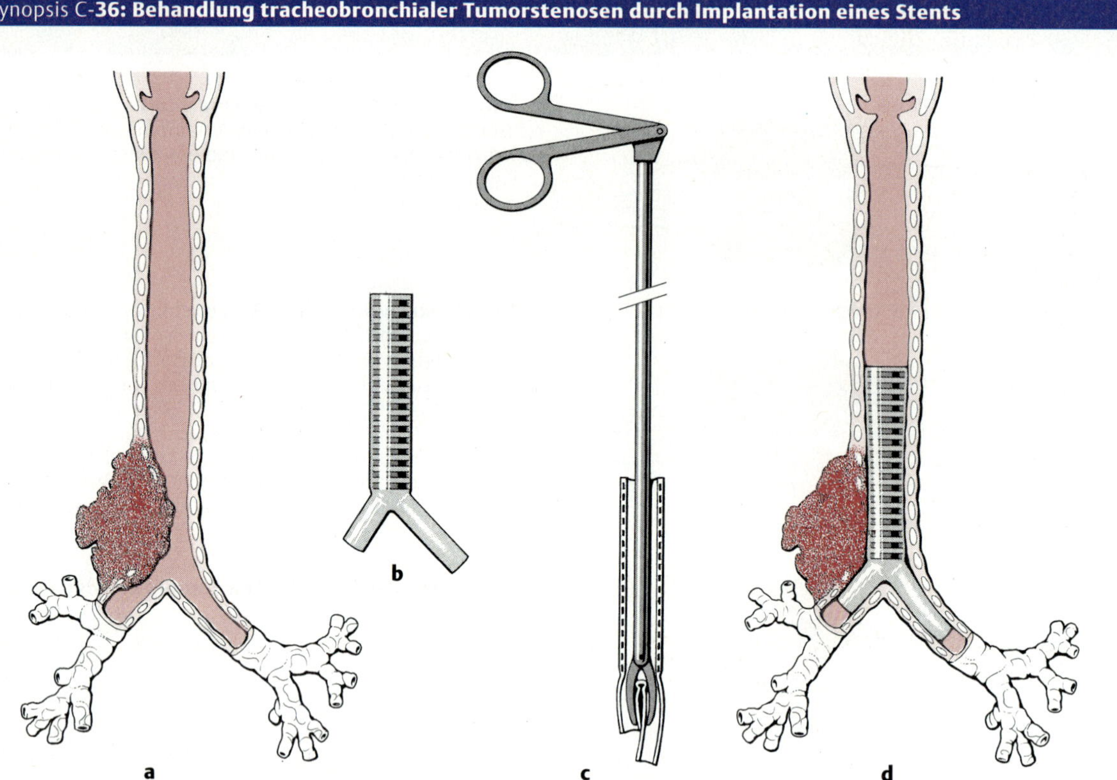

a Tumorbedingte Stenose der distalen Trachea und des rechten Hauptbronchus.

b Silikonstent, der durch Edelstahlspangen verstärkt ist (»dynamischer Stent« nach *Freitag)* und nach dem endoskopischen oder röntgenologischen Befund auf die individuell erforderliche Größe zugeschnitten wird.

c Der Stent wird unter laryngoskopischer Sicht durch den Kehlkopf in die Trachea eingeführt. Dabei wird die Aufspreizung der in die Hauptbronchien führenden Anteile des Stents durch eine spezielle Einführungszange aufgehoben.

d Nach Einführung des Stents ist die Tumorstenose weitgehend beseitigt.

Prognose Nur **20–30 % der Patienten mit Bronchialkarzinom sind operabel.**

Prognose. Von 100 Patienten mit Bronchialkarzinom sind 70 bis 80 zum Zeitpunkt der Diagnosestellung wegen Fernmetastasen, ausgedehnten lokalen Tumorwachstums oder aus funktionellen Gründen nicht operabel. **Nur bei etwa 20 bis 30 der Patienten ist der Tumor resezierbar.**

Merke ▶

Merke. Insgesamt überleben nur etwa 12 % der Patienten mit Bronchialkarzinom fünf Jahre.

Die **Prognose der Patienten mit kleinzelligen Karzinomen ist deutlich schlechter** als die der Patienten mit nichtkleinzelligen Tumoren. Durch die Chemotherapie, ggfs. in Kombination mit einer Radiotherapie, wird die mittlere Überlebensdauer der Patienten mit kleinzelligen Karzinomen im Stadium »limited disease« von 3 auf 12–16 Monate, im Stadium »extensive disease« von 1,5 auf 7–11 Monate verlängert (▤ C-**63**).

Das kleinzellige Bronchialkarzinom hat eine wesentlich schlechtere Prognose als die nichtkleinzelligen Tumoren. Die mittlere Überlebensdauer des unbehandelten kleinzelligen Karzinoms beträgt im Stadium »limited disease« drei Monate und im Stadium »extensive disease« eineinhalb Monate. Durch die Chemotherapie, ggfs. in Kombination mit der Radiotherapie, wird die mittlere Überlebensdauer auf das Vier- bis Fünffache verlängert (*s.* ▤ C-**63**).

Systematische Röntgenuntersuchungen und zytologische Sputumkontrollen in dreimonatigen Abständen haben in Risikokollektiven (Raucher über 40 Jahre) zwar eine frühzeitigere Diagnose des Bronchialkarzinoms ermöglicht, eine eindeutige Verbesserung der Gesamtprognose konnte hierdurch wegen der bereits eingetretenen Fernmetastasierung jedoch nicht erzielt werden.

C-63: Mittlere Überlebensdauer und 2-Jahresüberlebensrate bei kleinzelligem Bronchialkarzinom

	Mittlere Überlebensdauer (Monate)		2-Jahresüberlebensrate (%)	
Therapie	»limited disease«	»extensive disease«	»limited disease«	»extensive disease«
keine	3	1,5	0	0
Chemotherapie, evtl. Strahlentherapie	12–16	7–11	10–20	0–4

• **Prävention:** Die wirksamste Maßnahme zur Verringerung der durch das Bronchialkarzinom bedingten Mortalität ist die **Vermeidung des Rauchens**. Daneben müssen insbesondere die beruflichen Karzinogene (Asbest, polyzyklische aromatische Kohlenwasserstoffe, Kokereigase, Chrom-, Nickel- und Kadmiumdämpfe) vermieden werden.

• **Prävention:** Die wichtigste präventive Maßnahme zur Verminderung des Risikos des Bronchialkarzinoms ist die **Vermeidung des Rauchens**.

Klinischer Fall

Der 61jährige Blumenhändler litt seit sieben Jahren unter häufigem Husten mit wenig Auswurf. Seit vier Monaten war zunehmende Belastungsdyspnoe aufgetreten. Bei der klinischen Untersuchung ausgeprägter inspiratorischer Stridor, in- und exspiratorisches Giemen über beiden Lungen. Röntgenologisch fand sich kein auffälliger Befund. Die Bronchoskopie ergab einen ausgedehnten, exophytisch wachsenden Tumor an der rechten Lateralwand der distalen Trachea und des rechten Hauptbronchus mit hochgradiger Stenose von Trachea und rechtem Hauptbronchus. Histologisch handelte es sich um ein gering verhornendes Plattenepithelkarzinom. Wegen der hochgradigen Luftnot erfolgte eine sofortige Lasertherapie als Notfallbehandlung: Durch Laserkoagulation und Abtragung des Tumors mit der Zange in drei Sitzungen konnte die Tracheal- und Bronchusstenose weitgehend beseitigt werden. Anschließend erfolgte eine Telekobalt-Bestrahlung mit einer Gesamtherddosis von 62 Gy. In den folgenden drei Jahren wurden wegen des Verdachts einer Tumorprogression in der distalen Trachea wiederholte Laserbehandlungen durchgeführt. Histologisch konnte allerdings nur Granulationsgewebe nachgewiesen werden. Vier Jahre nach der ersten Behandlung fand sich histologisch wieder Tumorgewebe in der Trachea. Daher wurde eine endobronchiale und endotracheale Kleinraumbestrahlung vorgenommen, die zu einer Tumorremission führte. Wegen einer erneuten Tumorprogression erfolgte nach einem Jahr eine weitere Kleinraumbestrahlung. Sechs Jahre nach Behandlungsbeginn wurde wieder eine Tumorprogression mit Stenosierung der distalen Trachea und des rechten Hauptbronchus nachgewiesen. Da die übrigen Behandlungsmöglichkeiten ausgeschöpft waren, wurde ein Silikonstent eingelegt. Der Patient lebt sieben Jahre nach der ersten Behandlung weitgehend beschwerdefrei.

Diagnose: Inoperables Plattenepithelkarzinom der distalen Trachea und des rechten Hauptbronchus (Stadium III B).

Lerneffekte:

1. Durch einen unauffälligen Röntgenbefund kann auch ein ausgedehntes zentrales Bronchialkarzinom nicht ausgeschlossen werden.
2. Hochgradige Luftnot mit Stridor erfordert eine unverzügliche Klärung unter Einschluß der Bronchoskopie.
3. Durch die Lasertherapie in Verbindung mit der konventionellen Strahlenbehandlung bzw. der Kleinraumbestrahlung und der Stentimplantation kann auch bei inoperablen Tumoren in einzelnen Fällen ein langjähriges Überleben erreicht werden.

13.2 Andere maligne Tumoren der Bronchien und Lunge

13.2.1 Andere maligne epitheliale Bronchialtumoren

Seltenere Tumoren sind das **Bronchuskarzinoid**, das **adenoid-zystische Karzinom** (Zylindrom) und das **Mukoepidermoidkarzinom** (s. ▤ C-53). Diese Tumoren wachsen **lokal infiltrierend und verdrängend, metastasieren aber im Vergleich zu den anderen Bronchialkarzinomen weniger häufig**.

Die Diagnostik entspricht dem bei Bronchialkarzinomen üblichen Vorgehen. Grundsätzlich sollte bei diesen Tumoren eine operative Behandlung angestrebt werden.

13.2.2 Lungenmetastasen

Drei Typen der Lungenmetastasierung sind zu unterscheiden:

- der solitäre Rundherd
- multiple Rundherde und
- die Lymphangiosis carcinomatosa.

▤ C-**64** zeigt die am häufigsten zugrundeliegenden Primärtumoren.

Sofern der Primärtumor durch die Therapie beherrscht ist und nur eine geringe Zahl von Lungenmetastasen vorliegt, kann eine operative Entfernung der Metastasen sinnvoll sein.

13.2 Andere maligne Tumoren der Bronchien und Lunge

13.2.1 Andere maligne epitheliale Bronchialtumoren

Seltenere Sonderformen der malignen epithelialen Bronchialtumoren sind das **Bronchuskarzinoid**, das **adenoid-zystische Karzinom** (Zylindrom) und das **Mukoepidermoidkarzinom** (s. ▤ C-**53**). Diese Tumoren, die früher z. T. auch »Bronchialadenome« genannt wurden, zeichnen sich durch **lokal infiltrierendes oder expansives Wachstum**, jedoch durch eine im Vergleich zu den anderen Bronchialkarzinomen **geringere Metastasierungstendenz** aus. Der endoskopisch sichtbare geringe Tumoranteil führt oft zu einer Unterschätzung der gesamten lokalen Tumorausdehnung (sog. »Eisbergphänomen«). Das Bronchuskarzinoid verursacht im allgemeinen erst bei einer Metastasierung (zumeist in die Leber) eine hormonelle Symptomatik mit einem sog. **Karzinoidsyndrom**. Dieses ist durch einen **»Flush«** (plötzlich auftretendes hellrotes Erythem), kolikartige Bauchschmerzen, Diarrhöen, Gewichtsverlust, asthmatische Beschwerden, Tachykardien und Hypotonie gekennzeichnet. Die Ausscheidung von 5-Hydroxyindolessigsäure, dem Abbauprodukt des Serotonins, im Urin ist erhöht.
Die Diagnostik der genannten Tumoren entspricht im übrigen der des Bronchialkarzinoms. Grundsätzlich sollte eine operative Behandlung dieser Tumoren angestrebt werden.

13.2.2 Lungenmetastasen

Eine Lungenmetastasierung kann sich röntgenologisch in drei unterschiedlichen Formen manifestieren: als **solitärer Rundherd**, als **multiple Rundherde** und in disseminierter Form als **Lymphangiosis carcinomatosa**. ▤ C-**64** zeigt die diesen Manifestationsformen am häufigsten zugrundeliegenden Primärtumoren.

C-64: Formen der Lungenmetastasierung und häufigste Primärtumoren

Formen der Lungenmetastasierung	Häufigste Primärtumoren
solitärer Rundherd	▷ Kolonkarzinom (besonders Rektum und Sigmoid) ▷ Sarkome (besonders Osteosarkom) ▷ Nieren-, Hoden- und Mammakarzinom ▷ malignes Melanom
multiple Rundherde	▷ Nierenzellkarzinom ▷ Schilddrüsenkarzinom ▷ Osteosarkom ▷ Chorionkarzinom
Lymphangiosis carcinomatosa	▷ Mammakarzinom ▷ Magenkarzinom ▷ Pankreaskarzinom ▷ Prostatakarzinom

Die Behandlung der Lungenmetastasen erfolgt im allgemeinen im Rahmen der Therapie des Primärtumors. Sofern der Primärtumor durch die Therapie beherrscht ist und es sich um eine Solitärmetastase oder eine geringe Anzahl von Lungenmetastasen handelt, kann eine operative Behandlung der Metastasen sinnvoll sein.

13.3 Benigne Tumoren der Bronchien und Lunge

13.3 Benigne Tumoren der Bronchien und Lunge

Die benignen Tumoren der Bronchien und der Lunge sind insgesamt selten und machen nur etwa 2% aller Tumoren der Atemwege und der Lunge aus. Die häufigsten dieser Tumoren sind die Hamartome, Chondrome, Fibrome, Lipome, Papillome und Adenome. Häufigster benigner Tumor der Lunge ist das Chondrohamartom (C-**33**).

Die benignen Tumoren der Bronchien und Lunge sind selten. Zu erwähnen sind Hamartome, Chondrome, Fibrome, Lipome, Papillome und Adenome.

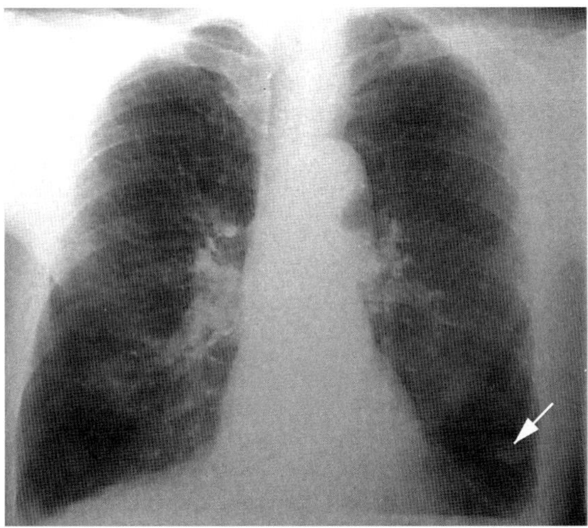

C-**33: Chondrohamartom des linken Lungenunterlappens.** 71jähriger Mann mit chronischer obstruktiver Bronchitis, ausgeprägtem Lungenemphysem und Cor pulmonale. Im linken Unterfeld ein 2,1 × 1,7 cm **großer glatt begrenzter Rundherd, außerdem Zeichen des Lungenemphysems** (tiefstehende abgeflachte Zwerchfelle, Rarefizierung der peripheren Lungenstruktur), **erweiterte zentrale Pulmonalarterienäste, kleine Pleurawinkelschwiele links, Aortensklerose.** Der Herd konnte bronchoskopisch mittels transbronchialer Biopsie nicht erreicht werden. Wegen der pulmonalen Funktionseinschränkung war eine operative Entfernung nicht möglich. Die perkuntane Nadelpunktion ergab größere Knorpelpartikel und Bindegewebe, so daß ein Chondrohamartom anzunehmen war. Bei weiterer Nachbeobachtung über mehrere Jahre nur geringe Größenzunahme des Herdes.

Die Tumoren fallen zumeist als peripher gelegene, kleine Rundherde oder als endobronchiale Tumoren mit Husten, Auswurf, gelegentlich auftretender Retentionspneumonie oder Hämoptysen auf. Nur selten kommt es zu einer malignen Entartung.
Die peripheren Rundherde sollten grundsätzlich operativ entfernt werden, da im allgemeinen keine sichere histologische Diagnose gestellt werden kann. Endobronchial wachsende benigne Tumoren können durch eine Lasertherapie oft kurativ entfernt werden.

Klinisch fallen die Tumoren als peripher liegende Rundherde (C-**33**) oder auch als endobronchiale Tumoren mit Husten, Auswurf, Retentionspneumonien und Hämoptysen auf.
Die **peripheren Lungenrundherde sollten grundsätzlich operativ entfernt werden.**
Endobronchial wachsende benigne Tumoren können durch die Lasertherapie oft kurativ entfernt werden.

14 Lungengefäßerkrankungen

14.1 Lungenembolie und Lungeninfarkt

Definition ▶

14 Lungengefäßerkrankungen

14.1 Lungenembolie und Lungeninfarkt

▶ ***Definition.*** Unter einer Lungenembolie wird die Verlegung eines Astes oder mehrerer Äste der Pulmonalarterie durch einen von einer Thrombose ausgehenden Embolus verstanden. Als Folge einer Lungenembolie tritt in einem Teil der Fälle ein hämorrhagischer Lungeninfarkt, d. h. eine Nekrose des Lungengewebes mit Einblutung, auf.

Epidemiologie Die Lungenembolie ist eine häufig zum Tode führende Komplikation von zumeist extrapulmonalen Grundkrankheiten. Massive Lungenembolien werden nur in etwa 15–30 % der Fälle richtig erkannt. Obduktionsstatistiken weisen pulmonale Emboli in etwa 5–20 % nach. Mindestens 10 % aller Patienten mit tiefen Beinvenenthrombosen erleiden eine Lungenembolie, von diesen sterben etwa 10–20 %.

Epidemiologie. Die Lungenembolie ist eine häufig zum Tode führende thromboembolische Komplikation von zumeist extrapulmonalen Grundkrankheiten. Genaue Zahlen zur Inzidenz der Lungenembolie in der Gesamtbevölkerung existieren nicht, da nach Schätzungen etwa 80 % der Embolien wegen des Fehlens von Symptomen klinisch unbemerkt verlaufen und auch die Diagnose massiver Embolien nur in etwa 15 bis 30 % der Fälle korrekt gestellt wird. Obduktionsstatistiken weisen pulmonale Emboli in etwa 5 bis 20 % aller Fälle nach. Mindestens 10 % aller Patienten mit tiefen Beinvenenthrombosen entwickeln eine Lungenembolie, von diesen sterben etwa 10 bis 20 %, zumeist innerhalb von zwei Stunden nach Eintritt der Embolie.

Pathogenese Die Lungenembolie ist in mehr als **90 % der Fälle auf tiefe Beinvenenthrombosen zurückzuführen.** Die Thrombose wird durch **venöse Stase, Gefäßwandschädigung** und **Gerinnungsaktivierung** induziert. Bei unzureichender Wirksamkeit protektiver Mechanismen (Inaktivierung und Abbau aktivierter Gerinnungsfaktoren, Fibrinolyse) entwickelt sich ein **roter Fibrinthrombus. Kleinere Emboli** können sich ablösen, sie werden in die Lungenstrombahn eingeschwemmt, wo sie ohne erkennbare klinische Symptomatik lysiert werden. **Größere Emboli** verursachen eine **klinische Symptomatik**, deren Schweregrad von dem Ausmaß der Verlegung der Lungenstrombahn abhängt. Die lokale Thrombose ruft nur in einem Teil der Fälle die Symptomatik einer Phlebothrombose hervor.
▤ C-**65** zeigt Risikofaktoren der Lungenembolie.

Pathogenese. Die Emboli entstammen in mehr als **90 % der Fälle Thromben in den tiefen Beinvenen**, seltener Thrombosen der Beckenvenen, der Vena cava inferior, des rechten Herzens und der Axillarvene. Die Entwicklung lokaler Thrombosen wird durch eine **venöse Stase**, eine **Gefäßwandschädigung** und eine **Aktivierung der Blutgerinnung** (»Virchowsche Trias«) induziert. Die Thrombose beginnt mit einer Thrombozytenaggregation, häufig in einer Wirbelbildung der Blutströmung hinter Venenklappen. Durch Aktivierung der Gerinnungskaskade entwickelt sich ein **roter Fibrinthrombus**. Protektive Mechanismen (Inaktivierung von aktivierten Gerinnungsfaktoren durch Inhibitoren, Abbau aktivierter Gerinnungsfaktoren in Leber und retikuloendothelialem System, Fibrinolyse) können die weitere Entwicklung des Thrombus hemmen und zu einer Thrombolyse führen. **Kleinere Thromben** können sich ablösen und als Emboli ohne klinisch manifeste Symptomatik in die Lunge transportiert werden, wo sie lysiert werden.
Größere Emboli rufen in Abhängigkeit von dem Ausmaß der Verlegung der Lungenstrombahn eine mehr oder weniger schwere **klinische Symptomatik** hervor. Auch bei schweren Lungenembolien können die klinischen Zeichen einer Phlebothrombose fehlen. ▤ C-**65** zeigt Risikofaktoren, die das Auftreten der Lungenembolie begünstigen.

C-65: Risikofaktoren der Lungenembolie
▷ Immobilisierung (Bettruhe, längere Flugreisen)
▷ Rechtsherzinsuffizienz
▷ Trauma (besonders Becken und Beine)
▷ Operationen der unteren Extremitäten
▷ Längerdauernde Operationen in Allgemeinnarkose
▷ Frühere Lungenembolie oder tiefe Beinvenenthrombose
▷ Maligne Tumoren
▷ Adipositas
▷ Schwangerschaft, Wochenbett
▷ Behandlung mit oralen Antikonzeptiva, Östrogenen
▷ Höheres Lebensalter
▷ Polyzythämie, Polyglobulie, Exsikkose
▷ Verminderung von Antithrombin III, Protein C, Protein S, APC-Resistenz (Faktor-V-Leiden-Mutation)

Durch die Kombination mehrerer Risikofaktoren wird das Risiko einer Lungenembolie beträchtlich erhöht. Ein besonders hohes Embolierisiko findet sich nach größeren operativen Eingriffen bei über 40jährigen Patienten mit abgelaufener tiefer Phlebothrombose oder Lungenembolie, ferner nach Operationen im Bauch- oder Beckenbereich wegen maligner Tumoren und nach größeren orthopädischen Eingriffen an den unteren Extremitäten.

Durch die Kombination mehrerer Risikofaktoren wird das Risiko des Auftretens einer Lungenembolie beträchtlich erhöht.

Pathophysiologie. Die embolisch bedingte Verlegung der Lungenstrombahn führt zu **hämodynamischen Veränderungen** und zu **pulmonalen Funktionsstörungen**. Der Lungengefäßwiderstand wird durch die anatomische Verlegung eines Teils der Lungenstrombahn erhöht, zusätzlich entwickelt sich wahrscheinlich eine pulmonale Vasokonstriktion, die auf die Freisetzung vasokonstriktorischer Substanzen (Thromboxan, Serotonin) aus Thrombozyten, möglicherweise auch auf eine reflektorische Vasokonstriktion zurückzuführen ist.

Pathophysiologie Im Vordergrund der **hämodynamischen Veränderungen** steht der **Anstieg des pulmonalarteriellen Drucks.**

> ***Merke.*** Es resultiert eine Rechtsherzbelastung (akutes Cor pulmonale), die bei einem akuten Anstieg des pulmonalarteriellen Mitteldrucks über 30–40 mmHg ein akutes Rechtsherzversagen mit Schock verursacht.

◀ **Merke**

Die **pulmonalen Veränderungen** sind durch die Entwicklung eines alveolären Totraums (Alveolarbereiche, die belüftet, aber nicht durchblutet sind) mit Hyperventilation und Hypoxämie, in sehr schweren Fällen auch einer Hyperkapnie gekennzeichnet. In etwa 10 bis 15% der Fälle entwickelt sich ein **hämorrhagischer Lungeninfarkt**. Das Auftreten des Infarktes wird durch Lungenstauung, Schock, multiple Embolien und periphere Embolisierung gefördert. Der Lungeninfarkt führt relativ häufig zu einer Infarktpneumonie oder zu Einschmelzungen mit Höhlenbildung (»Infarktkaverne«) oder Entwicklung eines Lungenabszesses. Lungenblutungen können nach Lungenembolie auch ohne Infarzierung des Lungengewebes auftreten, seltener entwickelt sich ein Lungenödem. Durch ein offenes Foramen ovale, das bei etwa 25% der Bevölkerung vorhanden ist, kann eine gekreuzte Embolie mit Übertritt eines Embolus in den großen Kreislauf verursacht werden. Außerdem tritt bei diesen Patienten infolge Druckumkehr im Vorhofbereich oft ein Rechts-links-Kurzschluß auf Vorhofebene auf. Häufig rezidivierende kleinere Lungenembolien können zu einer **pulmonalen Hypertonie** führen.

Die **pulmonalen Veränderungen** sind funktionell durch die Entwicklung eines alveolären Totraums, durch eine Hyperventilation und eine arterielle Hypoxämie gekennzeichnet, in schweren Fällen kann sich eine Hyperkapnie entwickeln.
In einem Teil der Fälle tritt ein **hämorrhagischer Lungeninfarkt** auf (z. B. bei Herzinsuffizienz, Schock, multiplen Embolien). Daneben kann es zu Lungenblutungen ohne Infarzierung des Gewebes, aber auch zu einem Lungenödem kommen. Rezidivierende kleinere Embolien können eine **pulmonale Hypertonie** verursachen.

Klinik. Die möglichen klinischen Folgen einer Lungenembolie umfassen in Abhängigkeit vom Ausmaß der Verlegung der Lungenstrombahn ein **breites Spektrum von einer völlig fehlenden klinischen Symptomatik über mäßiges Fieber, Schweißausbrüche, atemabhängige Thoraxschmerzen, Hämoptysen, Belastungsdyspnoe bis zu akuter hochgradiger Ruhedyspnoe mit Zyanose, Schock, pektanginösen Thoraxschmerzen und Bewußtseinsverlust sowie einer fulminanten Embolie mit Eintritt des Todes innerhalb weniger Minuten nach Beginn der Symptomatik** (▤ C-**66**). Relativ häufig treten umschriebene atemabhängige Thoraxschmerzen, Schweißausbrüche, Kollaps- oder Schocksymptomatik, Zyanose sowie Luftnot akut im zeitlichen Zusammenhang mit einer Mobilisierung nach längerer Immobilisierung (z.B. beim morgendlichen Aufstehen nach mehrtägiger Bettruhe oder bei Mobilisierung eines Beines nach Ruhigstellung im Gipsverband) auf. Hämoptysen werden bei etwa der Hälfte der Patienten beobachtet. Nicht selten gehen kleinere Embolien (»annoncierende Embolien«) massiven lebensbedrohenden Embolien voraus.
Die **klinische Untersuchung** ergibt häufig eine **Tachypnoe** und **Tachykardie**, einen **betonten Pulmonalklappenschlußton**, einen **Galopprhythmus**, umschriebene **feuchte Rasselgeräusche** und die **Zeichen einer Phlebothrombose bzw. einer Thrombophlebitis der unteren Extremität**. Nicht selten sind ein umschriebenes Pleurareiben oder ein Pleuraerguß nachweisbar.

Klinik Häufige klinische Symptome sind umschriebene **atemabhängige Thoraxschmerzen, Fieber, Schweißausbrüche, Belastungsdyspnoe und Hämoptysen. Massive Embolien** gehen mit **Ruhedyspnoe** und **Zyanose, Kollaps- oder Schocksymptomatik** sowie häufig mit **Bewußtseinsverlust** einher.
Eine **fulminante Embolie** (▤ **C-66**) **führt innerhalb von wenigen Minuten zum Tode.** Oft tritt die Symptomatik im zeitlichen Zusammenhang mit einer Mobilisierung nach längerer Immobilisation auf.

Die **klinische Untersuchung** ergibt häufig **Tachypnoe** und **Tachykardie, betonten Pulmonalklappenschlußton** und **Galopprhythmus** sowie **Zeichen der Phlebothrombose oder Thrombophlebitis.** Nicht selten sind ein Pleurareiben oder ein Pleuraerguß nachweisbar.

Synopsis C-37: Echokardiographische Diagnostik der Lungenembolie

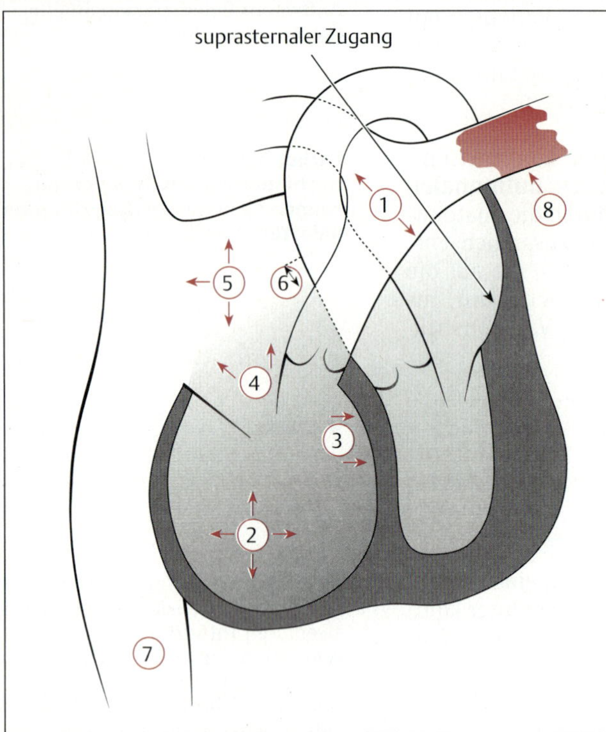

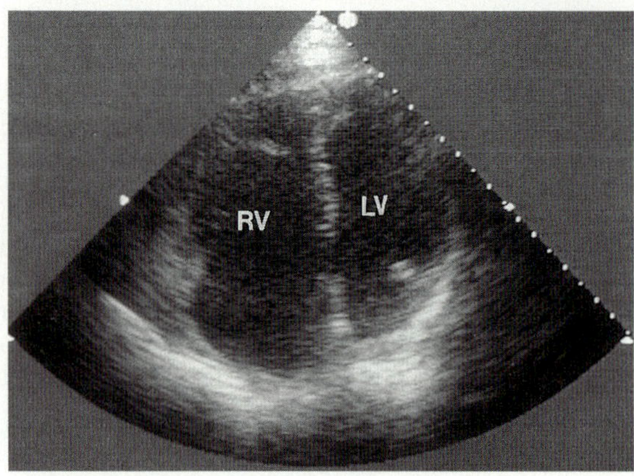

b Zweidimensionales transthorakales Echokardiogramm bei einem Patienten mit akuter Lungenembolie. Das Bild zeigt einen normalen linken Ventrikel (LV) und einen **deutlich dilatierten rechten Ventrikel** (RV) als typische **Folge einer Drucksteigerung im Pulmonaliskreislauf** wie bei akuter Lungenembolie.

(1) Erweiterung der Pulmonalarterie
(2) Erweiterung des rechten Ventrikels
(3) Vorwölbung und paradoxe Bewegung des Septums
(4) Trikuspidalinsuffizienz
(5) Erweiterung des rechten Vorhofs
(6) Erweiterung der Koronararterien
(7) Erweiterung der Vena cava inferior mit Einschränkung des inspiratorischen Kollapses
(8) direkter Nachweis obliterierender Emboli

a Echokardiographische Zeichen einer Lungenembolie.

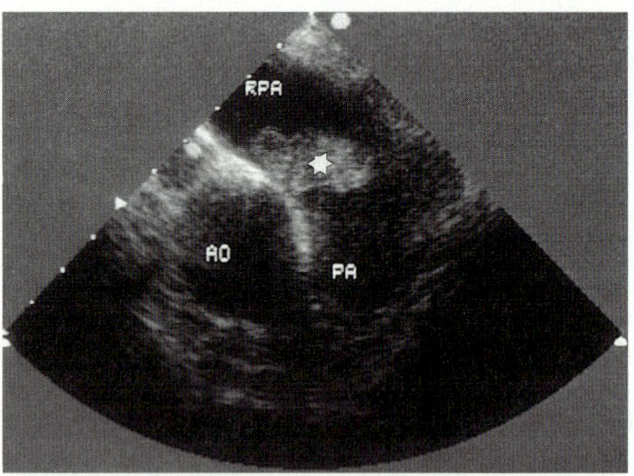

c Transösophageales Echokardiogramm bei akuter Lungenembolie. Ein kugelig-ovaler Thrombus ist in Höhe der Bifurkation zwischen Pulmonalishauptstamm (PA) und rechter Pulmonalarterie (RPA) zu sehen (Stern). Ao = Aorta.

Diagnostik Bei Verdacht auf eine Lungenembolie sollte **anamnestisch** nach **Risikofaktoren** der Embolie gefragt und nach Hinweisen auf **Phlebothrombosen oder Thrombophlebitiden** gefahndet werden.
Die weitere Diagnostik umfaßt **EKG, Blutgasanalyse, Echokardiographie** sowie evtl. die **Ventilationsszintigraphie, Lungenperfusionsszintigraphie** und die **Pulmonalisangiographie**.
Die **Echokardiographie** (S C-**37**) und die **Dopplerechokardiographie** erlauben wichtige Rückschlüsse auf das Vorliegen einer Lungenembolie und

Diagnostik. Bei Verdacht auf eine Lungenembolie ist **anamnestisch** nach den **Risikofaktoren**, insbesondere nach längerer Immobilisierung (auch längeren Flugreisen) zu fragen. Außerdem ist anamnestisch und klinisch nach Hinweisen auf **Phlebothrombosen oder Thrombophlebitiden** zu fahnden.
Das **EKG** gibt Hinweise zur Differenzierung zwischen einem Myokardinfarkt und einer Lungenembolie. Die als charakteristisch für eine Lungenembolie angesehenen EKG-Kriterien (Rechtslagetyp mit S_IQ_{III}-Typ, inkompletter oder kompletter Rechtsschenkelblock, T-Negativierung in II sowie V_1 bis V_3) sind nur relativ selten nachweisbar.
Sensitiver ist die **Echokardiographie** (S C-**37**), die bei einer Druckerhöhung im Lungenkreislauf in einem hohen Prozentsatz der Fälle eine Dilatation des rechten Ventrikels, eine paradoxe oder hypokinetische Bewegung des Ventrikelseptums und eine Erweiterung der Pulmonalarterien nachwei-

sen läßt. Seltener sind auch Thromben im rechten Vorhof oder Ventrikel oder der Pulmonalarterie zu finden. **Dopplerechokardiographisch** oder mit der farbkodierten Dopplerechokardiographie läßt sich eine Trikuspidalinsuffizienz erfassen, daneben ist eine nichtinvasive Abschätzung des Drucks im Lungenkreislauf möglich. Differentialdiagnostisch müssen allerdings eine chronische pulmonale Hypertonie und ein rechtsventrikulärer Infarkt ausgeschlossen werden.

insbesondere eine nichtinvasive Abschätzung des pulmonalarteriellen Drucks.

Die **arteriellen Blutgase** sind von Bedeutung für die Verlaufsbeurteilung, weniger für die Diagnose der Lungenembolie, da eine Hypoxämie unspezifisch ist und eine Normoxie eine Lungenembolie nicht ausschließt. Häufig sind Leukozytose, beschleunigte Blutsenkung und LDH-Anstieg zu beobachten, allerdings sind auch diese Befunde unspezifisch.

Die **Röntgenaufnahme des Thorax** zeigt in einem Teil der Fälle umschriebene Infiltrationen, die Lungeninfarkten entsprechen können und nicht selten eine angedeutete Keilform mit Basis im Bereich der Pleura oder eine Buckelbildung des Zwerchfells (Hampton-Buckel) erkennen lassen. Daneben kann bei zentralen Gefäßverschlüssen eine verminderte Hilus- und Gefäßzeichnung eines Lungenareals (Westermarksches Zeichen) auftreten (S C-**39a**). S C-**38** zeigt Lungeninfarkte mit Einschmelzungen. Die Röntgendiagnostik dient ferner dem Ausschluß anderer Ursachen einer plötzlichen Dyspnoe, insbesondere eines Pneumothorax.

Die Röntgenaufnahme des Thorax zeigt in einem Teil der Fälle eine verminderte Hilus- oder Gefäßzeichnung (S C-39a) oder zu Einschmelzungen neigende Lungeninfiltrationen als Hinweise auf Lungeninfarkte (S C-38) und ist außerdem von differentialdiagnostischer Bedeutung.

S Synopsis C-**38: Einschmelzende Lungeninfarkte**

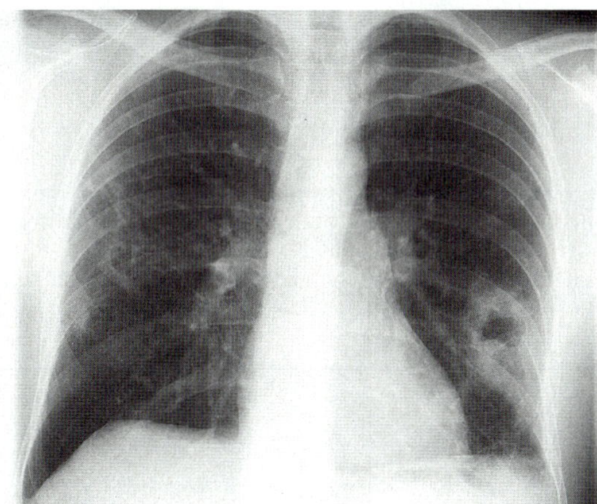

a Mehrere bis zu 3,5 cm große Herdschatten im rechten Mittelfeld mit Einschmelzungen. 8 × 5 cm großer Herd im linken Unterfeld mit einschmelzungsverdächtiger Aufhellung im oberen Anteil und Pleurawinkelverschattung links.

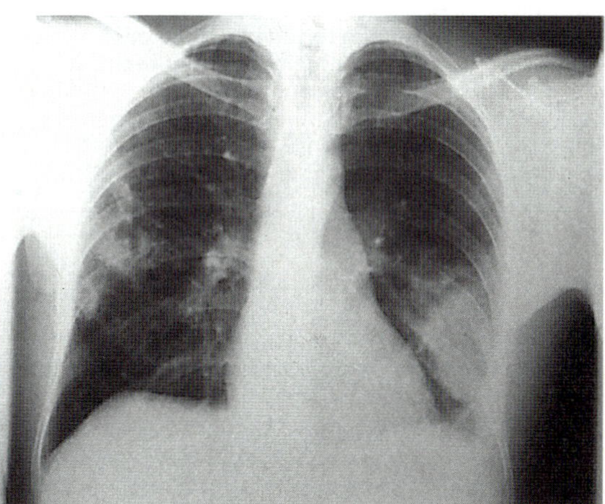

b Nach 2 Wochen große Einschmelzung in dem Herd im linken Unterfeld und Teilrückbildung der Infiltrate im rechten Mittelfeld. Die Infiltrate und Einschmelzungen bildeten sich innerhalb weiterer 4 Wochen nahezu vollständig zurück.

29jähriger Mann, der vor 1 Jahr wegen einer tiefen Beinvenenthrombose vom Unterschenkeltyp links mittels operativer Thrombektomie behandelt wurde. Vor 8 Wochen Anschwellung des rechten Unterschenkels. Seit 4 Wochen atemabhängige Schmerzen des rechten Thorax und wiederholt Hämoptysen.
Die zur Klärung des Röntgenbefundes durchgeführte Bronchoskopie mit transbronchialer Biopsie aus dem linksseitigen Herd ergab histologisch einen nicht mehr frischen härmorrhagischen Lungeninfarkt. Phlebographisch konnte eine nicht mehr frische Thrombosierung der tiefen Beinvenen rechts mit unvollständiger Rekanalisation und Umgehungskreislauf dargestellt werden sowie ein postthrombotisches Syndrom links. Antikoagulanzientherapie mit Heparin und Marcumar®.

Synopsis C-39: Akute Lungenembolie bei tiefer Beinvenenthrombose

78jähriger Mann, der seit 18 Jahren an **rezidivierenden Thrombophlebitiden und Phlebothrombosen beider Beine mit postthrombotischem Syndrom** leidet. Vor 5 Wochen erneute Phlebothrombose links mit Unterschenkelschwellung. Einleitung einer Heparin-Therapie und Immobilisierung für 2 Wochen.

In der Mobilisationsphase plötzlich starke Luftnot und Hustenreiz, deutliche Zyanose. Blutgasanalytisch deutliche arterielle Hypoxämie und leichtgradige respiratorische Alkalose (P_{O2} 49,3 mmHg; P_{CO2} 31,9 mmHg; pH 7,46; BE –0,2 mmol/l).

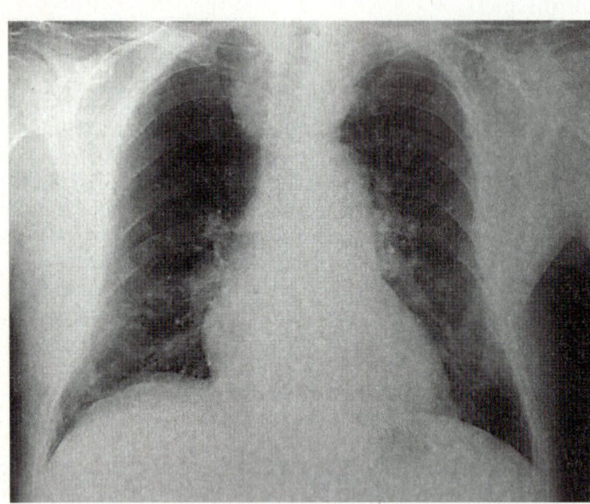

a Röntgenologisch **Dilatation der Hilusgefäße und der zentralen Pulmonalarterienäste links mit verminderter Lungengefäßzeichnung im rechten Ober- und Mittelfeld (»Hilusamputation«).** Mit Hilusamputation wird der Abbruch der peripheren Gefäßzeichnung bezeichnet.

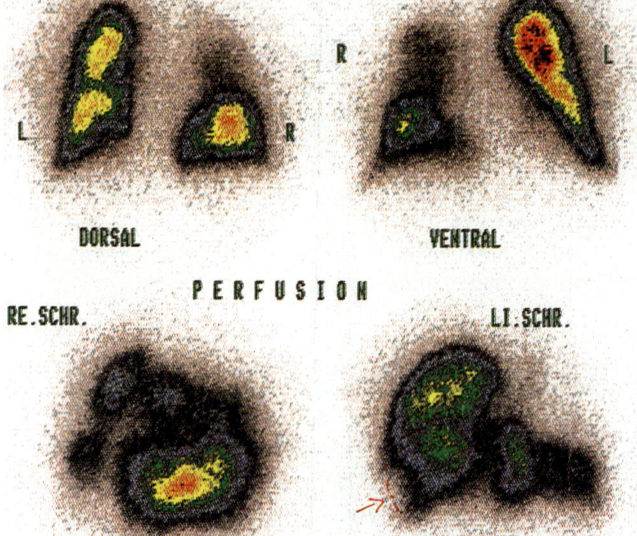

b **Lungenperfusionsszintigramm:** Nahezu vollständiger Perfusionsausfall des gesamten rechten Ober- und Mittelfeldes, kleiner dorso-basaler Ausfall des linken Unterfeldes. Ein differentialdiagnostisch in Erwägung zu ziehender zentraler Bronchialtumor wurde bronchoskopisch ausgeschlossen.

C-66: Schweregrade der Lungenembolie

Schweregrad		Gefäßverlegung	Arterieller Druck	Pulmonalarterieller Druck	Arterieller P_{O2}	Prognose
I	klinisch stumm oder kurzzeitige Symptomatik	periphere Pulmonalarterienäste	normal	normal	normal (> 75)	gut, kein Funktionsverlust
II	klinische Symptomatik	Segmentarterien oder eine Lappenarterie	(↓) (normal bis erniedrigt	(↑) (normal bis erhöht)	↓ (< 75)	z. T. Funktionsverlust
III	starke klinische Symptomatik, häufig Schock	Pulmonalarterien-Hauptast oder ≥ 2 Lappenarterien	↓	↑ (25–30 mmHg)	↓↓ (< 65)	bei Schock: Letalität 30–40 %
IV	schwerer Schock (Kreislaufstillstand)	Pulmonalarterien Stamm oder beide Hauptäste	↓↓ (stark erniedrigt, schwache Amplitude)	↑↑ (> 30 mmHg)	↓↓↓ (< 55)	tödlich innerhalb weniger Minuten

Ein sehr sensitives und wenig belastendes Verfahren zum Nachweis der Lungenembolie ist die **Lungenperfusionsszintigraphie** (S C-39 b). Ein normales Szintigramm schließt eine größere Lungenembolie aus. Allerdings ist die Spezifität eines Perfusionsausfalls relativ gering, da dieser auch durch lokale Ventilationsstörungen hervorgerufen werden kann. Durch die Berücksichtigung des radiologischen Befundes oder einer zusätzlich durchgeführten **Ventilationsszintigraphie** wird die Spezifität der Perfusionsszintigraphie deutlich erhöht. Zentrale Emboli können durch ein Spiral-CT nachgewiesen werden.

Das **genaueste Verfahren** zum Nachweis der Lungenembolie ist die **Pulmonalisangiographie**, die auch als **digitale Subtraktionsangiographie** durchgeführt werden kann und in szintigraphisch unklaren Fällen indiziert ist. ▦ C-66 zeigt Kriterien für die Einteilung der Lungenembolien nach ihrem Schweregrad.

Bei nachgewiesener Lungenembolie sollte nach tiefen Phlebothrombosen der unteren Extremitäten gesucht werden. Das genaueste Verfahren ist die **Phlebographie**, alternativ haben sich die **Kompressionssonographie** und die **farbkodierte Duplex-Sonographie** der Beinvenen als aussagekräftig erwiesen. Die sonographischen Verfahren sind besonders zum Nachweis tiefer Thrombosen im Oberschenkel- und Poplitealbereich geeignet, während die Aussagekraft im Bereich des Unterschenkels eingeschränkt ist. Die Radiofibrinogen-Szintigraphie und die Impedanz-Plethysmographie werden zunehmend seltener eingesetzt.

Mögliche Ursachen einer Thromboseneigung (APC-Resistenz [Faktor-V-Leiden-Mutation], Mangel an Protein C und S sowie AT III) sollten ausgeschlossen werden.

Die **Lungenperfusionsszintigraphie** (S C-39 b) ist sehr sensitiv, aber nur mäßig spezifisch. Die Spezifität kann durch Berücksichtigung des radiologischen Befundes bzw. durch ein zusätzlich angefertigtes **Ventilationsszintigramm** erhöht werden. Zentrale Emboli können durch ein Spiral-CT nachgewiesen werden.

Das **genaueste Verfahren** zum Nachweis der Lungenembolie ist die **Pulmonalisangiographie**, die auch als **digitale Subtraktionsangiographie** durchgeführt werden kann.
▦ C-66 zeigt die Schweregrade der Lungenembolie.
Nach tiefen Beinvenenthrombosen sollte gesucht werden. In erster Linie kommen die **Phlebographie** und die **Kompressionssonographie** sowie die **Duplex-Sonographie** der Beinvenen in Betracht.

Differentialdiagnose. Häufige Fehldiagnosen bei Lungenembolie sind Herzinfarkt, Angina pectoris, Herzinsuffizienz, Pneumonie, obstruktive Atemwegserkrankungen, Pleuritis und Lungentumor. Nicht selten wird die Diagnose eines Lungeninfarktes erst histologisch mittels transbronchialer Biopsie aus einem unklaren Lungeninfiltrat gestellt. Neben den genannten Diagnosen muß differentialdiagnostisch insbesondere auch ein Pneumothorax abgegrenzt werden.

Differentialdiagnose Herzinfarkt, Angina pectoris, Herzinsuffizienz, Pneumonie, obstruktive Atemwegserkrankungen, Pleuritis, Pneumothorax und Lungentumoren.

Therapie. Bei Verdacht auf eine Lungenembolie ist sofort eine **intravenöse Heparintherapie** mit einem initialen intravenösen Bolus von 5000 IE und einer kontinuierlichen intravenösen Infusion von 25 000 bis 40 000 IE/d einzuleiten. Die weitere Heparindosierung erfolgt **in Abhängigkeit von der partiellen Thromboplastinzeit (PTT)**, die unter der Heparinbehandlung auf das **1,5- bis zweifache des Normwertes verlängert** sein sollte. Alternativ kommt eine intermittierende subkutane Heparintherapie in Betracht, die allerdings mit einem größeren Blutungsrisiko verbunden ist. Absolute Kontraindikationen gegen die Heparinbehandlung sind subarachnoidale oder zerebrale Blutungen, kürzlich durchgeführte Operationen im ZNS-Bereich und bedrohliche aktuelle Blutungen, relative Kontraindikationen sind aktuelle gastrointestinale Blutungen, hämorrhagische Diathese, schwere arterielle Hypertonie, kürzlich abgelaufener apoplektischer Insult und kürzlich durchgeführte große Operationen.

Nach fünf bis sieben Tagen ist überlappend eine orale Antikoagulanzien-Therapie, z. B. mit **Phenoprocoumon** (Marcumar®) einzuleiten. Die Heparinbehandlung kann nach weiteren 3 bis 5 Tagen abgesetzt werden. Die orale Antikoagulation sollte über 6 bis 12 Monate, bei zusätzlichen Risikofaktoren über längere Zeit fortgesetzt werden, wobei der **Quick-Wert auf 25 bis 30 %** eingestellt sein sollte. Neuerdings wird gegenüber dem Quick-Wert die Angabe der INR (International normalized ratio) bevorzugt, die eine Standardisierung der Angabe der Thromboplastinzeit ermöglicht. Die INR sollte nach tiefen Venenthrombosen auf 2,0 bis 3,0 eingestellt werden.

Akute **massive Embolien** (Schweregrade III und IV) erfordern neben der Heparintherapie die sofortige Gabe von **Sauerstoff** (5 bis 10 l/min), die Schockbehandlung mit **Flüssigkeitszufuhr**, Azidosekorrektur und **Katecholamingabe** (Dopamin, Dobutamin) und ggf. **Analgetika** (z. B. Dolantin 25 bis 50 mg i.v.). Nach Sicherung der Lungenembolie durch Echokardiographie

Therapie Bei Verdacht auf eine Lungenembolie ist sofort eine **intravenöse Heparintherapie** (initial 5000 IE i.v., danach 25 000–40 000 IE/d in der intravenösen Infusion) einzuleiten.
Unter der Heparintherapie soll die PTT auf das 1,5–2fache des Normwertes verlängert sein.
Die Heparintherapie wird nach 5–7 Tagen überlappend durch **Marcumar**® ersetzt. Unter dieser Therapie sollte der Quick-Wert bei 25-30 % liegen.

Eine **massive Lungenembolie** (Schweregrade III und IV) erfordert zusätzlich eine hochdosierte **Sauerstoffinsufflation** (5–10 l/min), die Schocksymptomatik wird mit intravenöser **Flüssigkeitszufuhr**, evtl. Azidosekorrektur und **Katecholaminen** (Dopamin, Dobutamin) behandelt. Als **Analgetikum** kommt Dolantin (25 bis 50 mg i.v.) in Betracht. Bei persistierendem Schock ist nach Sicherung der Diagnose eine **fibrinolytische Therapie** mit Streptokinase, Urokinase oder Gewebs-Plasminogen-Aktivator (t-PA) indiziert.
▦ C-67 zeigt die Notfall- und Intensivtherapie der Lungenembolie.

und Perfusionsszintigraphie bzw. Pulmonalisangiographie ist insbesondere bei persistierendem Schock eine **thrombolytische Therapie** angezeigt, die mit Streptokinase, Urokinase oder Gewebe-Plasminogen-Aktivator (t-PA) durchgeführt werden kann. Eine thrombolytische Therapie ist auch während

C-67: Notfall- und Intensivtherapie der Lungenembolie

Typische Symptomatik	plötzliches Auftreten von: ▷ Kollaps, Schock und/oder ▷ Atemnot, Tachypnoe und/oder ▷ Zyanose und/oder ▷ Einflußstauung und/oder ▷ Thoraxschmerz und/oder ▷ Hämoptysen
Differentialdiagnose	▷ Herzinfarkt ▷ Angina pectoris ▷ Perikarditis ▷ Herzinsuffizienz ▷ Lungenödem ▷ Asthma bronchiale ▷ Pneumothorax ▷ Pneumonie, Pleuritis ▷ Aneurysma dissecans der Aorta
Diagnostik	▷ Anamnese (Risikofaktoren?) ▷ klinische Untersuchung
Weitere Diagnostik in der Klinik	▷ EKG ▷ Echokardiographie ▷ arterielle Blutgasanalyse ▷ Röntgen-Thorax ▷ Labor: Blutbild, CK, LDH, Gerinnung (Thrombozyten, Quick, PTT, PTZ) ▷ evtl. Spiral-CT Thorax, Lungenperfusionsszintigraphie, Pulmonalis-angiographie (DSA)
Therapie **Notfalltherapie**	 ▷ Immobilisation ▷ Lagerung mit erhöhtem Oberkörper (sofern kein Schock besteht) ▷ O_2-Insufflation (5–10 l/min) ▷ Legen eines venösen Zugangs ▷ Bei Schmerzen: Dolantin® 25–50 mg i. v. ▷ evtl. Heparin 5000 IE, i. v. ▷ evtl. notwendige Reanimation nicht zu früh abbrechen ▷ Transport in die Klinik im Notarztwagen
Intensivtherapie in der Klinik	▷ Intensivüberwachung (EKG-Monitor, Blutdruck, Pulsoxymetrie) Heparin (sofort 5000 IE, i. v., dann 25 000–40 000 IE/24 h i. v. PTT-Verlängerung auf das 1,5–2fache des Normwertes) ▷ im Schock: • intravenöse Flüssigkeitszufuhr • Katecholamine • evtl. Azidosekorrektur
Thrombolytische Therapie	▷ **bei persistierendem Schock oder Reanimation** • Streptokinase (z. B. Kabikinase®, Streptase®) konventionelle Dosierung: 250 000 IE/20 min, dann 100 000/h über 24–72 h, oder • hochdosierte Kurzlyse: 1,5 Mio. IE/30–60 min, evtl. dann 500 000 IE/h über 2–3 h oder ▷ Urokinase (z. B. Actosolv®, Alphakinase®, Urokinase®) • konventionelle Dosierung: 4400 IE/kg KG/10 min, dann 4400 IE/kg KG/h über 12–24 h, oder: • hochdosierte Kurzlyse: 1 Mio. IE/10 min, dann 2 Mio. IE/110 min oder • Gewebe-Plasminogen-Aktivator (Actilyse®) 10 mg Bolus, dann 90 mg/2 h

C-68: Lungenembolien extravaskulären Ursprungs

Art der Embolie	Pathogenese	Klinisches Bild	Therapie
Fettembolie	Trauma (besonders Frakturen und Hüftgelenksoperationen) mit Mobilisation von Fett aus Knochenmark (oder Fettgewebe)	1–3 Tage nach Trauma: Husten, Dyspnoe, Fieber, Kreislaufinsuffizienz, Bewußtseinstrübung, petechiale Haut- und Schleimhautblutungen, akutes Lungenversagen (ARDS) mit den Zeichen des interstitiellen und alveolären Lungenödems, Hypokalzämie	wie bei akutem Lungenversagen (*s. S. 543*)
Fruchtwasserembolie	bei Geburt Einrisse der Plazenta und Uteruswand mit Übertritt von Fruchtwasser in Uterusvenen → ▷ Verlegung der Lungenstrombahn durch Partikel (Epithelien, Haare, Fett, Mekonium) ▷ Verbrauchskoagulopathie durch gerinnungsaktivierende Faktoren im Fruchtwasser ▷ anaphylaktische Reaktion ▷ Infektion und septischer Schock durch infiziertes Fruchtwasser	während oder unmittelbar nach Entbindung (besonders bei intrauterinem Fruchttod): plötzlich Dyspnoe, Zyanose, Schock, zerebraler Anfall, Bewußtseinstrübung, Lungenödem, massive Blutungen. Oft Exitus innerhalb weniger Stunden.	wie bei akutem Lungenversagen (*s. S. 543*)
Pulmonale Luftembolie	Eindringen von Luft in Vene des Systemkreislaufs, z. B. durch: ▷ Operationen, bei denen die Wunden oberhalb der Vorhofebene gelegen sind (sitzende Position) ▷ offene zentralvenöse Katheter (besonders bei sitzendem Patienten und tiefer Inspiration) ▷ diagnostische Maßnahmen mit Luftinsufflation, hierdurch Verlegung des Ausflußtraktes des rechten Ventrikels und der Pulmonalarterie durch Luft und Fibringerinnsel, durch Übertritt der Luft über offenes Foramen ovale oder Lungenkapillaren auch systemische Luftembolie möglich	Symptomatik nur bei größeren Luftmengen (> 20–30 ml): Dyspnoe, Zyanose, Kreislaufinsuffizienz, auskultatorisch »Mühlengeräusch« über dem Herzen	▷ sofortige Kopftieflage und Linksseitenlage ▷ Beatmung mit 100 % O_2 ▷ möglichst rasch hyperbare Oxygenation
Systemische Luftembolie	Eindringen von Luft in Lungenvene, z. B. durch: ▷ Insufflation von Luft über eine in die Lunge eingedrungene Kanüle bei Anlage eines Pneumothorax ▷ Ansaugen von Luft über eine in die Lunge eingeführte offene Punktions- oder Biopsiekanüle, besonders beim sitzenden Patienten und bei tiefer Inspiration ▷ Dekompression nach Tauchen	schon bei geringen Luftmengen (wenige ml): plötzlich Hypotonie, zerebrale Anfälle, Koma, myokardiale Ischämie, Herzrhythmusstörungen, Exitus	▷ sofortige Kopftieflage und Linksseitenlage ▷ Beatmung mit 100 % O_2, ▷ möglichst rasch hyperbare Oxygenation
Embolie intravenös applizierter Medikamentenbestandteile oder anderer Fremdsubstanzen	▷ Selbstinjektion aufgelöster Tabletten oder ▷ Drogen durch Drogenabhängige (Embolisierung von Füllmitteln: Talkum, Stärke, Zellulose)	klinische Symptome nur bei einem Teil der Patienten: Dyspnoe, Husten. Rö: kleinknotige Lungenverschattungen, später größere konfluierende Herdschatten, Emphysem, Bullae. Pulmonale Hypertonie und Cor pulmonale. Nachweis von Talkum-Partikeln in der Retina	Drogenentzug
Fremdkörperembolien	▷ Einwanderung abgescherter Venenkatheter in den Lungenkreislauf ▷ Geschosse oder Metallsplitter können über die Systemvenen in den Lungenkreislauf einwandern	embolisierte Plastikkatheter induzieren regelmäßig kardiopulmonale Komplikationen. Intravasale Metallsplitter rufen im allgemeinen keine schwerwiegenden Reaktionen hervor.	embolisierte Katheter müssen durch flexible Zangen transvenös oder durch Thorakotomie entfernt werden.

der Reanimation wegen eines durch die Lungenembolie bedingten Kreislaufstillstandes sinnvoll und kann durch eine **Fragmentation großer Emboli mittels** eines eingeführten **Rechtsherzkatheters** in ihrer Wirksamkeit gesteigert werden. Eine Embolektomie unter Einsatz der extrakorporalen Zirkulation wird wegen des hohen Aufwandes und der guten Wirksamkeit der thrombolytischen Therapie nur sehr selten durchgeführt. Die C-**67** zeigt die Notfall- und Intensivtherapie der Lungenembolie.

Wenn trotz korrekter Antikoagulanzien-Therapie rezidivierende Lungenembolien auftreten, ist die **Implantation eines Filters** in die V. cava inferior angezeigt.

Bei rezidivierenden Embolien, die durch eine konsequente Antikoagulanzien-Therapie nicht vermieden werden können, ist die **Implantation eines Filters** (z. B. Greenfield-Schirm) in die Vena cava inferior indiziert.

Prognose Die Letalität der unbehandelten klinisch apparenten Lungenembolien beträgt 30 %, sie wird durch die korrekte Diagnose der Embolie mit gezielter Behandlung auf 3–8 % reduziert.

Prognose. Undiagnostizierte und unbehandelte, klinisch apparente Lungenembolien gehen mit einer Letalität von etwa 30 % einher, durch die Behandlung (in den meisten Fällen Antikoagulation, seltener thrombolytische Therapie) wird die Letalität auf 3 bis 8 % gesenkt. Rezidive der Lungenembolien treten bei etwa 4 bis 17 % der Patienten auf.

- **Prophylaxe:** In Phasen eines erhöhten Thromboembolierisikos (postoperativ, längere Bettlägerigkeit und Immobilisation) ist eine Thromboseprophylaxe mit **konventionellem Heparin** (2–3mal/d s.c.) oder **fraktioniertem Heparin** (1mal/d s.c.) und **Kompressionsstrümpfen** indiziert.

- **Prophylaxe:** Durch eine niedrigdosierte Therapie mit konventionellem **unfraktioniertem Heparin** (dreimal 5000 IE/d s.c. oder zweimal 7500 IE/d s.c.) oder durch die tägliche Einmalgabe von **niedermolekularem Heparin** (z. B. Clexane®, Mono-Embolex®, Fragmin®, Fraxiparin®) sowie durch das Anlegen von **Kompressionsstrümpfen** kann die Inzidenz von Phlebothrombosen und Lungenembolien in Phasen eines erhöhten Thromboembolierisikos (postoperativ, längere Bettlägerigkeit und Immobilisation) erheblich reduziert werden.

- **Lungenembolien extravaskulären Ursprungs:** Durch extravaskuläre körpereigene Materialien (Fett, Knochenmark, Fruchtwasser) und Fremdmaterialien (Luft, injizierte Fremdsubstanzen, Fremdkörper) verursacht (C-**68**).

- **Lungenembolien extravaskulären Ursprungs:** Lungenembolien können auch durch extravaskuläre körpereigene Materialien (Fett, Knochenmark, Fruchtwasser, Tumor) und durch Fremdmaterialien (Luft, injizierte Medikamentenbestandteile und andere Fremdsubstanzen, Fremdkörper) hervorgerufen werden. C-**68** zeigt eine Übersicht der Pathogenese und der klinischen Charakteristika dieser Embolisierungen.

14.2 Lungenödem

14.2 Lungenödem

Definition ▶

Definition. Unter einem Lungenödem wird eine vermehrte extravaskuläre Flüssigkeitsansammlung in der Lunge verstanden. Unterschieden werden ein interstitielles Lungenödem mit vermehrter Flüssigkeitsansammlung im Interstitium der Lunge und ein alveoläres Ödem mit Ansammlung der Ödemflüssigkeit in den Alveolen. Beide Formen treten häufig kombiniert auf. Das interstitielle Ödem ist im allgemeinen die Vorstufe des alveolären.

Pathogenese In der Pathogenese des Lungenödems sind grundsätzlich zwei Mechanismen zu unterscheiden, der **erhöhte mikrovaskuläre Druck** (z. B. kardiales Lungenödem) und die **erhöhte mikrovaskuläre Permeabilität** (z. B. akutes Lungenversagen, ARDS). Nicht selten treten beide Mechanismen kombiniert auf (z. B. urämisches Lungenödem).

Pathogenese. Die Entwicklung eines Lungenödems ist prinzipiell auf zwei unterschiedliche pathogenetische Mechanismen zurückzuführen, den **erhöhten hydrostatischen Druck im mikrovaskulären Bereich** (Arteriolen, Kapillaren, Venolen) der Lunge und die **erhöhte mikrovaskuläre Permeabilität**. Die mikrovaskuläre Permeabilität kann durch eine Gefäßwandschädigung und durch einen verminderten onkotischen Druck erhöht sein. Häufigste Ursache des erhöhten mikrovaskulären Drucks mit nachfolgendem Lungenödem ist das Linksherzversagen, eine häufige Ursache der erhöhten mikrovaskulären Permeabilität die Sepsis mit akutem Lungenversagen (ARDS). Nicht selten liegt eine Kombination beider Mechanismen vor, z. B. beim urämischen Lungenödem.

Lungenödeme sind Folge extrapulmonaler Grundkrankheiten oder direkter toxischer Einwirkungen (s. C-**69**).

Das Lungenödem kann durch sehr unterschiedliche extrapulmonale Grundkrankheiten und direkte toxische Einwirkungen hervorgerufen werden. C-**69** zeigt eine Klassifikation der häufigsten Arten von Lungenödemen nach pathogenetischen Mechanismen und Ursachen.

C-69: Pathogenetische Mechanismen und Klassifikation der Lungenödeme

Pathogenetischer Mechanismus	Klassifikation der Lungenödeme	Ursachen
erhöhter mikrovaskulärer Druck	▷ kardiales Lungenödem	▷ Linksherzversagen, Mitralvitien
erhöhte mikrovaskuläre Permeabilität	▷ akutes Lungenversagen (ARDS)	▷ Sepsis, Schock, akute Pankreatitis
	▷ toxisches Lungenödem	▷ Reizgasinhalation (Stickstoffdioxid, Chlor, Phosgen), Magensaftaspiration
	▷ Lungenödem nach Beinahe-Ertrinken	▷ Beinahe-Ertrinken
	▷ Höhenlungenödem	▷ Aufenthalt in großer Höhe (> 3000 m)
Kombination von erhöhtem mikrovaskulärem Druck und erhöhter mikrovaskulärer Permeabilität	▷ Lungenödem bei Niereninsuffizienz	▷ Urämie, Überwässerung
	▷ neurogenes Lungenödem	▷ Hirntrauma, gesteigerter Hirndruck → massive Sympathikusaktivierung mit generalisierter Vasokonstriktion und Kapillarschädigung (?)

Klinik. Das klinische Bild des Lungenödems wird durch die zugrundeliegenden Erkrankungen bzw. toxischen Einwirkungen geprägt. Gemeinsame Symptome der verschiedenen Lungenödem-Formen sind **Dyspnoe, Tachypnoe** und **Zyanose**. Das kardiale Lungenödem geht oft mit extremer Orthopnoe einher. Bei ausgeprägtem **alveolärem Lungenödem** kardialer Genese kann ein auf Distanz hörbares Trachealrasseln auftreten, nicht selten wird rötliches, seröses, z.T. schaumiges Sekret abgehustet. Auskultatorisch finden sich beim alveolären Ödem mittel- bis grobblasige feuchte Rasselgeräusche über den Lungenunterfeldern, in schweren Fällen auch über den Mittel- und Oberfeldern, das **interstitielle Ödem** geht nur mit diskreten fein- oder mittelblasigen Rasselgeräuschen einher. Nicht selten stehen trockene giemende Geräusche im Vordergrund (»Asthma cardiale«).
Röntgenologisch ist das überwiegend interstitielle Ödem durch eine beidseitige **vermehrte, streifige interstitielle Zeichnung**, besonders perihilär, mit verstärkter peribronchialer Zeichnung und unscharfer Konturierung der Gefäßschatten gekennzeichnet. Oft sind **septale Verdichtungslinien (Kerley-A- und -B-Linien)** nachweisbar. Die Lungengefäßzeichnung ist insbesondere beim kardialen Ödem verstärkt, besonders ausgeprägt im Bereich der Oberlappengefäße. Zeichen eines ausgeprägten alveolären Ödems sind beidseitige, annähernd symmetrische, grobfleckige, konfluierende Verschattungen (S C-**40** und *Kap. A Kardiologie*).

Klinik Symptome des Lungenödems sind **Dyspnoe, Tachypnoe** und **Zyanose.** Auskultatorisch sind beim **alveolären Ödem** kardialer Genese regelmäßig mittel- bis grobblasige Rasselgeräusche über den Lungenunterfeldern, in schweren Fällen auch über den Mittel- und Oberfeldern nachzuweisen. Nicht selten können auch trockene giemende Rasselgeräusche überwiegen (»Asthma cardiale«). Der Auskultationsbefund des **interstitiellen Ödems** ist im allgemeinen geringer ausgeprägt.
Röntgenologisch ist das interstitielle Ödem durch beidseitige **streifige Verdichtungen mit vermehrter peribronchialer Zeichnung** und unscharfer Abgrenzung der Gefäßschatten gekennzeichnet. Das ausgeprägte alveoläre Lungenödem zeigt radiologisch beidseitige grobfleckige, konfluierende Verschattungen (S C-**40**).

Diagnose und Differentialdiagnose. Die Diagnose des Lungenödems und die Verursachung ergeben sich aus der Anamnese, dem zumeist typischen klinischen Befund und den Begleitbefunden, z.B. der Herzvergrößerung und weiteren Zeichen der kardialen Insuffizienz. Da die Linksherzinsuffizienz die häufigste Ursache des Lungenödems darstellt, ist der **echokardiographische Befund** zur ursächlichen Klärung von besonderer Bedeutung. Zur Differenzierung zwischen einem durch erhöhten mikrovaskulären Druck bedingten Ödem und einem Lungenödem infolge vermehrter Kapillarpermeabilität kann eine **Einschwemmkatheter-Untersuchung** erforderlich sein, die im ersten Falle einen erhöhten und im letzteren Falle einen normalen Pulmonalkapillardruck (Verschlußdruck) ergibt.
Differentialdiagnostisch müssen insbesondere interstitielle und alveoläre Pneumonien, Alveolitiden, Lungenfibrosen, die Lymphangiosis carcinomatosa und das disseminierte bronchioloalveoläre Karzinom abgegrenzt werden.
Die besonders bei Mitralstenosen auftretende chronische Lungenstauung (Stauungslunge), die mit einer vermehrten Lungengefäßzeichnung, Kerley-

Diagnose, Differentialdiagnose Die Diagnose und die Art der Verursachung des Lungenödems ergeben sich im allgemeinen aus der Anamnese, dem zumeist typischen klinischen Befund und den Begleitbefunden, insbesondere der **Echokardiographie.** In unklaren Fällen kann eine **Einschwemmkatheter-Untersuchung** indiziert sein.

Differentialdiagnostisch müssen Pneumonien, Alveolitiden, Lungenfibrosen, die Lymphangiosis carcinomatosa und das disseminierte bronchioloalveoläre Karzinom abgegrenzt werden.

Synopsis C-40: Interstitielles und alveoläres Lungenödem

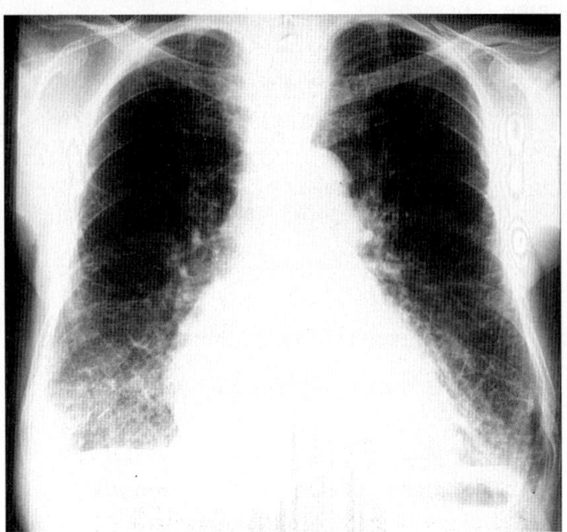

a Interstitielles Lungenödem bei einer 74jährigen Patientin mit akuter Linksherzdekompensation bei dilatativer Kardiomyopathie und chronischer obstruktiver Bronchitis. Beidseits Pleurawinkelergüsse, rechts ausgeprägter als links.

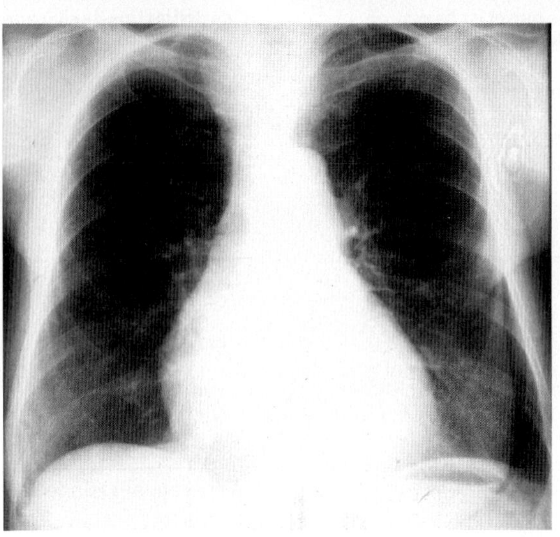

b Dieselbe Patientin **nach kardialer Rekompensation** zwei Wochen später.

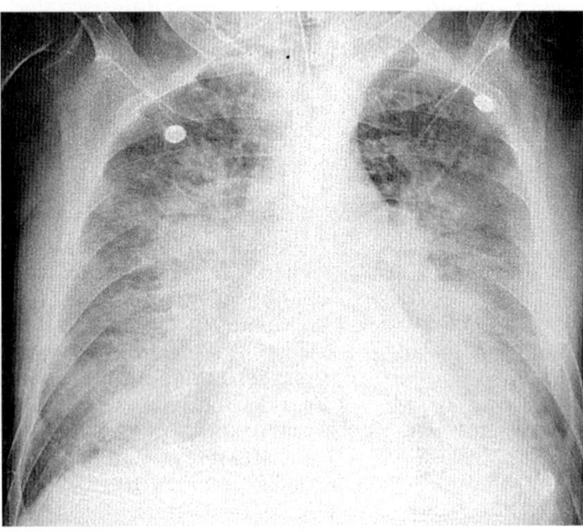

c Alveoläres Lungenödem (akutes Lungenversagen) bei 45jährigem Mann mit Endokarditis und nekrotisierender Pankreatitis. Beidseitiges ausgeprägtes alveoläres und interstitielles Lungenödem.

B-Linien und verstärkter interstitieller Lungenzeichnung einhergeht, ist röntgenologisch mitunter schwer gegenüber einer Lungenfibrose abzugrenzen. Auch hier ist die Klärung im allgemeinen durch die Echokardiographie möglich.

Therapie Sie besteht in der **Hochlagerung des Oberkörpers**, der hochdosierten **O_2-Insufflation (5–10 l/min)**, der **Sedierung** (z. B. mit Morphin 5–10 mg i. m. oder i. v.) und der Gabe von **Diuretika** (z. B. Furosemid 20–40 mg i. v.). Bei schwerer Hypoxämie ist die Beatmung indiziert. Bei kardialem Lungenödem sind zusätzlich Nitrate s. l. oder i. v., bei arterieller Hypertonie eine vorsichtige Blutdrucksenkung, bei toxischem Lungenödem eine hochdosierte Kortikoidgabe i. v. angezeigt.

Therapie. Unabhängig von der Ursache besteht die Therapie des Lungenödems in der **Hochlagerung des Oberkörpers**, der hochdosierten **O_2-Insufflation (5 bis 10 l/min)**, der **Sedierung** (Opiate, z. B. Morphin 5 bis 10 mg i. m. oder i. v.; Diazepam, 5 bis 10 mg i. v.) und der Gabe von **Diuretika** (z. B. Furosemid 20 bis 40 mg i. v.). **Bei schwerer Hypoxämie** sind tracheale Intubation und **Beatmung** mit positivem endexspiratorischem Druck (**PEEP**), alternativ auch eine nichtinvasive CPAP-Atmung über eine Gesichtsmaske indiziert. Bei **kardialem Lungenödem** sind **Nitrate** sublingual oder im i. v.-Perfusor angezeigt (z. B. Nitrolingual® 0,8–2,4 mg als Spray oder Kapsel s. l.), bei arterieller Hypertonie eine vorsichtige Drucksenkung (z. B. mit Ebrantil® 10 bis 50 mg i. v.), bei toxischem Lungenödem hochdosierte Glukokortikoide (z. B. Urbason® 250 mg i. v.).

Zur Prophylaxe einer Schleimhautschwellung der Atemwege und eines Lungenödems ist **nach Reizgasinhalation** (z.B. Rauchgas, Chlorgas, Phosgen) die **hochdosierte Inhalation eines Kortikoid-Dosieraerosols** (z.B. Auxiloson®, Inhacort®, Pulmicort®, Sanasthmax®, Flutide®) 2 bis 5 Hübe alle 5 bis 10 min indiziert.

Nach Reizgasinhalation ist zur Prophylaxe einer Schleimhautschwellung der Atemwege und eines Lungenödems die **hochdosierte Inhalation eines Kortikoid-Dosieraerosols** indiziert.

14.3 Pulmonale Hypertonie und Cor pulmonale

14.3 Pulmonale Hypertonie und Cor pulmonale

Definitionen. Eine **pulmonale Hypertonie** liegt vor, wenn der pulmonalarterielle Mitteldruck in Ruhe 20 mmHg überschreitet. Unterschieden werden eine **präkapilläre pulmonale Hypertonie**, die durch einen im Normbereich liegenden pulmonalkapillaren Mitteldruck (Verschlußdruck) von maximal 12 mmHg gekennzeichnet ist, und eine **postkapilläre pulmonale Hypertonie** mit einem erhöhten pulmonalkapillären Druck.
Als **Cor pulmonale** werden eine Hypertrophie und/oder Dilatation des rechten Ventrikels als Folge einer pulmonalen Hypertonie auf dem Boden von pulmonalen Erkrankungen bezeichnet, im kompensierten Stadium als **kompensiertes Cor pulmonale**, nach Eintritt der Rechtsherzdekompensation als **dekompensiertes Cor pulmonale.**

◀ **Definitionen**

Ätiologie. Der pulmonalen Hypertonie können zahlreiche unterschiedliche Ursachen zugrunde liegen. Die **präkapilläre pulmonale Hypertonie** wird durch hypoxische Vasokonstriktion (z.B. bei chronischer Bronchitis mit Lungenemphysem), Gefäßobstruktion (z.B. mit rezidivierenden Lungenembolien), Obliteration der Lungenstrombahn (z.B. bei Lungenfibrosen) und kongenitale Vitien (z.B. Vorhof- oder Ventrikeldefekt mit großem Links-rechts-Shunt) hervorgerufen, die **postkapilläre Hypertonie** durch eine venöse Abflußbehinderung aus der Lungenstrombahn, insbesondere bei Linksherzinsuffizienz oder Mitralvitien.

Ätiologie Ursache einer **präkapillären pulmonalen Hypertonie** können hypoxische Vasokonstriktion (z.B. chronische Bronchitis mit Lungenemphysem), Gefäßobstruktion (z.B. rezidivierende Lungenembolien), ausgedehnte Gefäßobliterationen (z.B. Lungenfibrosen) und kongenitale Vitien (z.B. Vorhof- oder Ventrikelseptumdefekt mit großem Links-rechts-Shunt) sein.

C-70: Einteilung der pulmonalen Hypertonie nach der Ätiologie

Pulmonale Hypertonie	Ursache	Erkrankung
präkapillär	Vasokonstriktion	▷ chronische obstruktive Atemwegserkrankungen ▷ Schlaf-Apnoe-Syndrom ▷ andere Formen der alveolären Hypoventilation ▷ pulmonale Hypertonie in großer Höhe (z.B. Anden-Bevölkerung)
	Gefäßobstruktion	▷ rezidivierende Lungenembolie ▷ primäre pulmonale Hypertonie ▷ Arteriitis der Pulmonalarterie
	Gefäßobliteration, Verlust eines Teils der Lungenstrombahn	▷ interstitielle Lungenfibrosen ▷ ausgedehnte Lungenresektion
	kongenitale Vitien	▷ Vitien mit großem Links-rechts-Kurzschluß (Vorhof- oder Ventrikelseptumdefekt, offener Ductus Botalli) ▷ Fallotsche Tetralogie
postkapillär	kardiale Erkrankungen	▷ Linksherzinsuffizienz ▷ Mitralvitien ▷ Myxom oder Thrombus linker Vorhof
	Veränderungen der Lungenvenen	▷ pulmonale Venenverschlußerkrankung

Die **postkapilläre pulmonale Hypertonie** ist durch eine venöse Abflußbehinderung aus dem Lungenkreislauf (z. B. bei Linksherzinsuffizienz und Mitralvitien) bedingt. ▤ C-**70** zeigt eine Einteilung der pulmonalen Hypertonie nach ätiologischen Gesichtspunkten.

Häufigste Ursache einer präkapillären pulmonalen Hypertonie sind die chronischen obstruktiven Atemwegserkrankungen, häufigste Ursache der postkapillären Hypertonie die Linksherzinsuffizienz. ▤ C-**70** zeigt eine Einteilung der verschiedenen Formen der pulmonalen Hypertonie nach ätiologischen Gesichtspunkten.

Klinik Die **Symptomatik** der pulmonalen Hypertonie wird in den meisten Fällen durch die Grundkrankheiten überlagert und steht nur bei den primär vaskulär bedingten Formen im Vordergrund.
Die seltene, **primäre pulmonale Hypertonie** zeigt eine Mediahypertrophie der Pulmonalarterien unbekannter Ursache.

Klinik. Die **Symptomatik** der pulmonalen Hypertonie ist in den meisten Fällen durch die Grundkrankheit überlagert (*s. entsprechende Kap.*). Nur bei den vaskulär bedingten Formen (rezidivierende Lungenembolien, primäre pulmonale Hypertonie) steht die durch die pulmonale Hypertonie verursachte Symptomatik ganz im Vordergrund.
Die **primäre pulmonale Hypertonie** ist eine seltene Form der pulmonalen Hypertonie, die mit einer Mediahypertrophie der Pulmonalarterien und Arteriolen, Intimafibrosen sowie plexiformen und angiomatoiden Gefäßläsionen einhergeht und deren Ätiologie unbekannt ist. Ähnliche Veränderungen sind durch den Appetitzügler Aminorex hervorgerufen worden.

Häufige Symptome sind **Belastungsdyspnoe, pektanginöse Thoraxschmerzen, Schwindelanfälle**, in fortgeschrittenen Fällen auch **Synkopen**.
Die **klinische Untersuchung** ergibt vermehrte präkordiale Pulsationen, betonter Pulmonalklappenschlußton, oft Zeichen der Trikuspidal- und Pulmonalklappeninsuffizienz sowie der Rechtsherzdekompensation.

Häufige Symptome der pulmonalen Hypertonie sind **Belastungsdyspnoe,** rasche **Ermüdbarkeit, pektanginöse Thoraxschmerzen, Schwindelanfälle** und in fortgeschrittenen Fällen auch **Synkopen**.
Die **klinische Untersuchung** ergibt häufig vermehrte präkordiale Pulsationen, einen betonten Pulmonalklappenschlußton, die Zeichen einer Trikuspidal- und Pulmonalklappeninsuffizienz sowie eine Zyanose. Nach Rechtsherzdekompensation sind periphere Ödeme und eine Hepatomegalie nachweisbar. Daneben ist auf mögliche Grundkrankheiten, insbesondere obstruktive Atemwegserkrankungen und Herzkrankheiten, zu achten.

Im **EKG** sind die **Zeichen des Cor pulmonale** (*s.* ▤ C-**13**) nachweisbar. **Röntgenologisch** findet sich eine Dilatation der zentralen Pulmonalarterien mit **Prominenz des Pulmonalsegmentes** und **»Kalibersprung«** zur gefäßarmen Lungenperipherie. Eine zunehmende Dilatation des rechten Ventrikels führt zur **Verbreiterung des Herzens nach links**, die Dilatation des rechten Vorhofs zur Verbreiterung nach rechts.

Das **EKG** zeigt die **Zeichen eines Cor pulmonale** (*s.* ▤ C-**13**). **Röntgenologisch** fällt eine Dilatation der zentralen Pulmonalarterien mit **Prominenz des Pulmonalsegmentes** und abruptem **»Kalibersprung«** zur gefäßarmen Lungenperipherie auf. Der Durchmesser des absteigenden Astes (Ramus intermedius) der rechten Pulmonalarterie ist beim Mann auf mehr als 16 mm und bei der Frau auf mehr als 15 mm verbreitert. Bei fortgeschrittener pulmonaler Hypertonie kommt es zu einer Dilatation des rechten Ventrikels mit **Verbreiterung des Herzens nach links**, mit zunehmender Vergrößerung des rechten Vorhofs auch zu einer Verbreiterung der Herzfigur nach rechts.

Weiterführende Diagnostik **Echokardiographie** bzw. **Dopplerechokardiographie** (*s.* ▤ C-**14**), ferner die **Lungenfunktionsdiagnostik** und die **Blutgasanalyse** sowie **nächtliche Pulsoxymetrie** zum Ausschluß eines Schlaf-Apnoe-Syndroms. Die **Ventilations-Perfusionsszintigraphie** kann durch umschriebene Perfusionsausfälle Hinweise auf rezidivierende Lungenembolien liefern. In unklaren Fällen ist eine **Einschwemmkatheter-Untersuchung** mit Messung des Verschlußdrucks (pulmonalkapillärer Druck) angezeigt, bei Verdacht auf abgelaufene Embolien kann zusätzlich eine **Pulmonalisangiographie** oder eine Computertomographie angezeigt sein.

Weiterführende Diagnostik. Die Diagnostik dient der Feststellung der pulmonalen Hypertonie und ihres Schweregrades sowie der Klärung der Ätiologie. Die **Echokardiographie** erlaubt in Verbindung mit der **Dopplerechokardiographie** (*s.* ▤ C-**14**) eine relativ genaue nichtinvasive Abschätzung des Schweregrades der pulmonalen Hypertonie und einer Rechtsherzinsuffizienz, ferner die Beurteilung der linksventrikulären Funktion und den Nachweis bzw. Ausschluß von Vitien. **Differentialdiagnostisch** müssen insbesondere eine Linksherzinsuffizienz, eine Mitralstenose und eine Pulmonalstenose ausgeschlossen werden. Daneben sind **Untersuchungen der Lungenfunktion** und der **Blutgase** sowie bei Verdacht auf ein Schlaf-Apnoe-Syndrom eine **nächtliche Pulsoxymetrie** indiziert. Zum Ausschluß rezidivierender Lungenembolien sollte ein **Ventilations-Perfusionsszintigramm** durchgeführt werden. In unklaren Fällen ist eine **Einschwemmkatheter-Untersuchung** mit Messung des pulmonalarteriellen Verschlußdrucks, der dem pulmonalkapillären Druck entspricht, indiziert. Bei szintigraphisch nachgewiesenen Perfusionsausfällen kann zur weiteren Klärung der Frage von Lungenembolien eine **Pulmonalisangiographie** erforderlich sein. Diese zeigt nach Lungenembolien Verschlüsse von Pulmonalarterienästen, z. T. auch Kontrastmittelaussparungen durch Emboli in zentralen Pulmonalarterien. Computertomographisch sind im Spiral-CT ebenfalls zentrale Emboli nachzuweisen.

Therapie Die Therapie der pulmonalen Hypertonie **richtet sich nach dem Grundleiden.** Bei chronischen obstruktiven Atemwegserkrankungen mit arterieller Hypoxämie ist neben der

Therapie. Die Therapie **richtet sich nach dem Grundleiden** (*s. entsprechende Kap.*). Bei chronischen obstruktiven Atemwegserkrankungen ist neben einer konsequenten antiobstruktiven Therapie eine Sauerstofflangzeittherapie (etwa 2 l/min über mindestens 16 bis 18 Stunden/Tag) indiziert, wenn der arterielle P_{O2} bei wiederholten Kontrollen unter 55 mmHg liegt oder wenn die Werte bei nachgewiesener pulmonaler Hypertonie unter 60 mmHg liegen. Bei ausgeprägter Polyglobulie mit Hämatokrit-Werten über 60% kann ein Aderlaß mit isovolämischer Hämodilution angezeigt sein. Rezidivierende Lungenembolien sind – sofern keine Kontraindikationen vorliegen – eine Indikation zur Antikoagulanzien-Therapie. Auch bei primärer pulmonaler Hypertonie und pulmonaler Hypertonie unklarer Ursache ist eine Antikoagulanzien-Therapie indiziert. Vasodilatatoren (Kalzium-Antagonisten, Hydralazin, Nitrate, Molsidomin, ACE-Hemmer, Prostacyclin) sind mit unterschiedlichem Effekt bei primärer pulmonaler Hypertonie eingesetzt worden und haben in einzelnen Fällen sogar zu Herz- Kreislauf-Versagen geführt. Diese Therapie sollte daher nur unter hämodynamischer Kontrolle eingeleitet werden. Durch eine kontinuierliche intravenöse Prostacyclin-Infusion scheint die Prognose der schweren primären pulmonalen Hypertonie verbessert zu werden.

Nach Eintritt einer Rechtsherzinsuffizienz ist eine niedrigdosierte diuretische Therapie (z.B. mit Furosemid, 20 bis 40 mg/d) unter Kontrolle der Serumelektrolyte angezeigt. **Digitalis ist nur bei der tachykarden Form des Vorhofflimmerns oder bei einer Einschränkung der linksventrikulären Funktion indiziert**. Bei schweren fortgeschrittenen Formen der pulmonalen Hypertonie kommen eine **Herz-Lungen-Transplantation** oder eine **ein- oder beidseitige Lungentransplantation** in Betracht.

antiobstruktiven Behandlung eine Sauerstofflangzeittherapie indiziert. Eine ausgeprägte Polyglobulie ist die Indikation zu einem Aderlaß mit isovolämischer Hämodilution. Rezidivierende Lungenembolien stellen eine Indikation zur Antikoagulanzien-Therapie dar. Die vasodilatierende Therapie der primären pulmonalen Hypertonie kann zu bedrohlichen Kreislaufkomplikationen führen. Nach eingetretener Rechtsherzdekompensation ist eine vorsichtige diuretische Behandlung indiziert. **Digitalis sollte nur bei Tachyarrhythmia absoluta oder gleichzeitig vorliegender Linksherzinsuffizienz verabreicht werden.** Bei schweren fortgeschrittenen Formen der pulmonalen Hypertonie kommen eine **Herz-Lungen-Transplantation oder eine ein- oder beidseitige Lungentransplantation** in Betracht.

Klinischer Fall

Die 52jährige Hausfrau leidet seit mehreren Jahren unter einer zunehmenden Belastungsdyspnoe ungeklärter Ursache. Vor elf Jahren ist eine rechtsseitige Beinvenenthrombose abgelaufen, vor zehn Jahren Varizenoperation des rechten Unterschenkels. Bei der klinischen Untersuchung geringe Lippenzyanose, geringe Unterschenkelödeme beiderseits bei ausgeprägter Stammvarikosis, betonter Pulmonalklappenschlußton, RR 160/100, bei Kontrolle 130/80 mmHg. Die Röntgenaufnahme des Thorax zeigte ein gering linksbetontes Herz, war jedoch sonst unauffällig. Die Lungenfunktionsprüfung ergab eine leichtgradige obstruktive Ventilationsstörung mit einem Tiffeneau-Index von 64%. Einatemzug-CO-Diffusionskapazität mit 84% des Sollwertes im unteren Normbereich. EKG: Sinusrhythmus, Linkstyp, durchgehende S-Zacke bis V_6, T-Negativierung bis V_4. Echokardiographie: paradoxe Septumbewegung, sonst unauffällig. Die Einschwemmkatheter-Untersuchung mittels Swan-Ganz-Katheter (s. C-**71**) ergab eine ausgeprägte pulmonale Hypertonie mit normalen pulmonalkapillaren

C-71: Einschwemmkatheter-Untersuchung (klinisches Beispiel)

Meßwert	Einheit	Ruhe Beine flach	Ruhe Beine erhöht	Belastung 5 min 30 Watt
rechtsatrialer Mitteldruck	mmHg	4	7	9
rechtsventrikulärer Druck	mmHg	**63/0**		
pulmonalarterieller Druck	mmHg	**63/23**	**68/26**	**88/35**
pulmonalarterieller Mitteldruck	mmHg	**40**	**43**	**54**
pulmonalkapillarer Mitteldruck	mmHg	8	9	13
arterieller Druck	mmHg	**160/95**		**180/110**
Herzfrequenz	min^{-1}	77		104
Arterielle Blutgase				
P_{O2}	mmHg	76,7		**56,8**
P_{CO2}	mmHg	33,7		33,5
pH		7,41		7,40
Base Excess	mmol/l	–2,4		–2,7

Druckwerten. Blutgasanalytisch fand sich bei normalen Ruhewerten eine deutliche arterielle Hypoxämie unter geringer körperlicher Belastung. Die digitale Subtraktionsangiographie (DSA) der Lunge zeigte Perfusionsausfälle im rechten Mittel- und Unterfeld sowie im linken Oberlappen. Phlebographisch fand sich eine deutliche Stamm- und Seitenastvarikose der Vena saphena magna und parva beiderseits ohne eindeutigen Nachweis einer akuten Phlebothrombose oder eines postthrombotischen Venenschadens.

Diagnose: Präkapillare pulmonale Hypertonie, wahrscheinlich als Folge rezidivierender Lungenembolien. Arterielle Hypertonie. Chronische obstruktive Bronchitis. Wegen des Verdachts auf rezidivierende Embolien wurde eine Marcumar-Therapie eingeleitet.

Lerneffekte:

1. Als Ursache einer unklaren Belastungsdyspnoe muß auch an eine pulmonale Hypertonie gedacht werden.
2. Die pulmonale Hypertonie wird wegen der oft nur diskreten klinischen Befunde häufig übersehen.
3. Bei Verdacht auf eine pulmonale Hypertonie ist eine Einschwemmkatheter-Untersuchung indiziert.

15 Störungen der Atmung

15.1 Respiratorische Insuffizienz

Definition ▶

Definition. Unter einer respiratorischen Insuffizienz wird eine Störung des pulmonalen Gasaustausches mit pathologischer Abweichung der Blutgaswerte verstanden. Die Verminderung des arteriellen Sauerstoffpartialdrucks (P_{O2}) unter einen altersabhängigen Grenzwert von 65 bis 70 mmHg (arterielle Hypoxämie) bei normalem oder erniedrigtem P_{CO2} wird als **respiratorische Partialinsuffizienz**, die Erhöhung des CO_2-Partialdrucks über 45 mmHg (Hyperkapnie) als **respiratorische Globalinsuffizienz** oder ventilatorische Insuffizienz bezeichnet. Letztere geht bei Luftatmung immer mit einer arteriellen Hypoxämie einher (s. ▤ C-**4**).

Pathogenese Pathophysiologisch ist die **respiratorische Partialinsuffizienz** auf Ventilations-Perfusions-Inhomogenitäten (Verteilungsstörungen), intrapulmonale Rechts-links-Kurzschlüsse (venöse Beimischung) und Diffusionsstörungen (»alveolokapillärer Block«) zurückzuführen (s. ▤ C-**4**).

Die **respiratorische Globalinsuffizienz** ist Ausdruck einer alveolären Hypoventilation und im allgemeinen durch ein Versagen der Atempumpe bedingt (z. B. Erschöpfung der Atemmuskulatur).

Pathogenese. Die **respiratorische Partialinsuffizienz** wird durch Ventilations-Perfusions-Inhomogenitäten (Verteilungsstörungen), intrapulmonale Rechts-links-Kurzschlußverbindungen (venöse Beimischung) und Diffusionsstörungen (»alveolokapillärer Block«) hervorgerufen (s. ▤ C-**4**). Ursächlich liegen zumeist obstruktive Atemwegserkrankungen sowie Schädigungen des Lungenparenchyms (Pneumonien, akutes Lungenversagen) und des Lungenkreislaufs (Lungenembolien, kardiales Lungenödem) zugrunde.

Die **respiratorische Globalinsuffizienz** ist auf eine alveoläre Hypoventilation zurückzuführen und im allgemeinen Ausdruck eines Versagens der Atempumpe, z.B. durch Erschöpfung der Atemmuskulatur bei schwerer Atemwegsobstruktion, durch mechanische Störung der Thoraxwand oder durch Beeinträchtigung des zentralen Atemantriebs. Häufig geht mit zunehmender Schwere des Krankheitsbildes die Partialinsuffizienz in eine Globalinsuffizienz über.

Eine Hyperkapnie infolge alveolärer Hypoventilation führt zu einer **respiratorischen Azidose**, die bei chronischer respiratorischer Insuffizienz metabolisch kompensiert wird.

Die als Folge der alveolären Hypoventilation auftretende Hyperkapnie führt zu einer **respiratorischen Azidose**, die bei länger bestehender und chronischer respiratorischer Insuffizienz metabolisch kompensiert wird.

Merke ▶

Merke. Die kompensierte respiratorische Azidose ist daher im allgemeinen als Zeichen einer chronischen respiratorischen Insuffizienz anzusehen.

C-72: Ursachen einer respiratorischen Insuffizienz

Lokalisation der Störung	Erkrankung
obere Atemwege Pharynx, Larynx, Trachea (»Einröhrensystem«)	▷ obstruktive Schlafapnoe ▷ Zurücksinken der Zunge bei Bewußtlosigkeit und neuromuskulären Störungen ▷ Bolusverlegung, Aspiration von Mageninhalt ▷ Schleimhautschwellung im Pharynx- und Larynxbereich (Quincke-Ödem, Arzneimittelreaktion, Insektenstich, Reizgasinhalation, »Pseudokrupp«, akute Epiglottitis) ▷ Laryngospasmus ▷ Stimmbandlähmung ▷ Kehlkopf- und Trachealtumoren
Bronchien (»Mehrröhrensystem«)	▷ chronische obstruktive Atemwegserkrankung ▷ Asthma bronchiale ▷ Bronchialverlegung (Sekret, Fremdkörper)
Lunge	▷ Pneumonie ▷ Atelektase ▷ nichtkardiale Lungenödeme (akutes Lungenversagen, toxisches Lungenödem)
Herz-Kreislauf-System	▷ kardiales Lungenödem ▷ Lungenembolie
Pleura, Thoraxwand	▷ Pneumothorax ▷ Pleuraerguß, Hämatothorax ▷ Rippenserienfraktur mit Thoraxinstabilität ▷ Kyphoskoliose
peripheres Nervensystem Atemmuskulatur	▷ Polyneuritis, Polyradikulitis, Landry-Paralyse ▷ Myasthenia gravis ▷ Muskelrelaxanzien, Medikamente mit muskelrelaxierenden Nebenwirkungen ▷ Vergiftung mit Alkylphosphaten
Rückenmark	▷ Halsmarkläsion ▷ amyotrophe Lateralsklerose ▷ Tetanus
Gehirn	▷ zerebrales Trauma ▷ Hirnblutungen ▷ apoplektischer Insult ▷ Meningoenzephalitis ▷ Hirntumoren ▷ Vergiftungen (Barbiturate, Benzodiazepine, Opioide) ▷ zentrale Hypoventilationssyndrome (zentrale Schlafapnoe, Undine-Syndrom: primäre alveoläre Hypoventilation)

Ätiologie. Eine respiratorische Insuffizienz kann durch eine große Zahl verschiedener Erkrankungen hervorgerufen werden. Häufige Ursachen einer **akuten** respiratorischen Insuffizienz sind akute Exazerbationen chronischer obstruktiver Atemwegserkrankungen, Pneumonien, Lungenödeme und Intoxikationen. Häufigste Ursache einer **chronischen** respiratorischen Insuffizienz sind fortgeschrittene obstruktive Atemwegserkrankungen. ▤ C-**72** zeigt eine Übersicht häufiger Ursachen einer respiratorischen Insuffizienz.

Ätiologie Häufige Ursachen einer **akuten** respiratorischen Insuffizienz sind akute Exazerbationen chronischer obstruktiver Atemwegserkrankungen, Pneumonien, Lungenödeme und Intoxikationen. Die **chronische** respiratorische Insuffizienz ist zumeist durch fortgeschrittene obstruktive Atemwegserkrankungen bedingt (*s. a.* ▤ C-**72**).

Klinik. Die Symptomatik der respiratorischen Insuffizienz ist zumeist unspezifisch. Häufigste Symptome sind Dyspnoe, Tachypnoe, Zyanose, Unruhe und Verwirrtheitszustände. Die Zyanose kann bei ausgeprägter Anämie trotz erheblicher Sauerstoffuntersättigung des Blutes fehlen, da sie erst oberhalb eines Gehalts des Blutes an reduziertem Hämoglobin von etwa 5 g/dl erkennbar wird. Weitere unspezifische Symptome sind Schweißausbruch, Tachykardie und Blutdruckanstieg. Bei schwerer respiratorischer Insuffizienz treten Bewußtseinstrübung, Blutdruckabfall und terminal Bradykardie mit Übergang in Asystolie auf. Im Rahmen schwerer Hypoxien kann es zu zerebralen Krampfanfällen kommen.
Meistens finden sich zusätzlich anamnestische Hinweise und spezifischere Symptome (*s.* ▤ C-**73**), die auf die Ursache der Atemstörung hinweisen.

Klinik Häufigste Symptome der respiratorischen Insuffizienz sind Dyspnoe, Tachypnoe, Zyanose, Unruhe und Verwirrtheitszustände, weitere häufige Symptome Schweißausbruch, Tachykardie und Blutdruckanstieg. Bei schwerer respiratorischer Insuffizienz treten Bewußtseinstrübung, Blutdruckabfall und terminal Bradykardie, evtl. Asystolie auf. Eine schwere Hypoxie kann mit zerebralen Krampfanfällen einhergehen.
Zu möglichen Ursachen *s.* ▤ C-**73**.

C-73: Auf die Störung hinweisende Symptome bei respiratorischer Insuffizienz

Symptome	Störung
Störungen der Atemrhythmik (periodische Atmung: Cheyne-Stokes-Atmung, Biot-Atmung)	zerebrale Schädigung, zerebrale Zirkulationsstörung, Linksherzinsuffizienz
inverse Atmung (frustrane Atembewegungen mit inspiratorischer Einziehung des Jugulums, der Interkostalräume und des Epigastriums)	hochgradige Einengung oder kompletter Verschluß der oberen Atemwege, z. B. Bolusobstruktion des Kehlkopfes
paradoxe Atmung (inspiratorische Einziehung und exspiratorische Vorwölbung eines Teils der Thoraxwand)	Instabilität des Thorax (Rippenserienfrakturen, Sternumfraktur)
schnarchendes Atemgeräusch	Verlegung des Rachens (Zurücksinken der Zunge)
Stridor	Teilverlegung von Trachea oder Kehlkopf ▷ inspiratorisch: extrathorakale Atemwege ▷ exspiratorisch: intrathorakale Atemwege
Giemen und Brummen	Bronchialobstruktion
grobblasige Rasselgeräusche	Lungenödem, massive bronchiale Sekretretention, Lungenblutung, Aspiration
beidseitig stark abgeschwächtes Atemgeräusch (»stille Lunge«)	hochgradige Atemwegsobstruktion, schweres Lungenemphysem, beidseitiger Pneumothorax
einseitig abgeschwächtes Atemgeräusch	▷ mit hypersonorem Klopfschall: Pneumothorax ▷ mit Klopfschalldämpfung: Pleuraerguß, Atelektase
Einflußstauung	Spannungspneumothorax, Rechtsherzinsuffizienz, mediastinale Metastasierung
Hautemphysem	Pneumothorax, Mediastinalemphysem
Pulsus paradoxus (inspiratorisches Absinken des systolischen Blutdrucks um mehr als 10 bis 15 mmHg)	schwere Atemwegsobstruktion

Diagnostik Arterielle Blutgasanalyse, Röntgen-Thorax, EKG, Notfallabor (Blutbild, CK-MB, harnpflichtige Substanzen, Elektrolyte). Bei Verdacht auf Pneumonie oder Sepsis bakteriologische Sputumuntersuchungen und Blutkulturen. Bei Verdacht auf eine Verlegung der Atemwege oder Aspiration ist eine Bronchoskopie erforderlich.
Therapie *Siehe hierzu* C-**74**.
Bei Atem- oder evtl. Kreislaufstillstand, Bewußtlosigkeit in Verbindung mit flacher Atmung oder Zyanose, therapierefraktärem Lungenödem, Thoraxwandinstabilität und Polytrauma, ist die **sofortige tracheale Intubation mit künstlicher Beatmung** indiziert. **Weitere Indikationen zur Beatmung** sind ein akuter P_{CO2}-Anstieg über 45–50 mmHg, schwere arterielle Hypoxämie trotz O_2-Zufuhr und stark gesteigerte Atemarbeit mit Zeichen der Ermüdung der Atemmuskulatur.

Diagnostik. Zur Sicherung und Quantifizierung der respiratorischen Insuffizienz ist eine arterielle Blutgasanalyse erforderlich. Die weiteren Maßnahmen umfassen die Röntgenuntersuchung des Thorax, das EKG, notfallmäßige Laboruntersuchungen (Blutbild, Kreatinkinase, harnpflichtige Substanzen, Elektrolyte) sowie bakteriologische Sputumuntersuchungen und Blutkulturen bei Verdacht auf Pneumonie oder Sepsis. Bei Verdacht auf Verlegung der Atemwege oder Aspiration ist eine Bronchoskopie erforderlich.

Therapie. Die Notfalltherapie umfaßt in Abhängigkeit von dem Schweregrad der respiratorischen Insuffizienz das Freimachen und Freihalten der Atemwege, die Sauerstoffzufuhr, die Sicherung des Zugangs zu den Atemwegen und – sofern erforderlich – die künstliche Beatmung (s. C-**74**).
Klinische Indikationen zur sofortigen trachealen Intubation und Einleitung einer künstlichen Beatmung sind Atem- oder Kreislaufstillstand, Bewußtlosigkeit in Kombination mit flacher Atmung oder Zyanose, therapierefraktäres Lungenödem, Thoraxwandinstabilität und schweres Polytrauma, insbesondere in Verbindung mit Bewußtseinstrübung. **Weitere Indikationen zur Beatmung** sind ein akuter P_{CO2}-Anstieg über 45 bis 50 mmHg, schwere durch O_2-Zufuhr nicht zu kompensierende Hypoxämie und stark erhöhte Atemarbeit mit Zeichen der Erschöpfung der Atemmuskulatur. In diesen Fällen kommt eventuell auch eine nichtinvasive Beatmung über eine Maske in Betracht.

Merke ▶

Merke. **Kontraindiziert** ist eine Beatmung bei einem noch nicht entlasteten Spannungspneumothorax. Hier ist zunächst die Entlastungspunktion der betroffenen Thoraxseite durchzuführen.

C-74: Notfalltherapie bei schwerer respiratorischer Insuffizienz

Therapieziel	Maßnahmen
Freimachen und Freihalten der Atemwege	▷ Reinigung von Mundhöhle und Rachen ▷ bei Bolusverlegung von Rachen oder Kehlkopfeingang (z. B. durch große Fleischbrocken) Heimlich-Handgriff (s. S C-**41**) ▷ bei Bewußtlosen Lagerung des Kopfes in Überstreckstellung (sofern keine Halswirbelfraktur anzunehmen ist) und stabile Seitenlagerung ▷ bei starker Dyspnoe Hochlagerung des Oberkörpers
Sauerstoffzufuhr	▷ bei erhaltener Spontanatmung O_2-Insufflation, bei chronischer obstruktiver Bronchitis und Lungenemphysem zunächst nur 1–2 l/min (Gefahr der »CO_2-Narkose«!), höhere Dosis nur nach Blutgasanalyse, in allen anderen Fällen 5–10 l/min
Sicherung des Zugangs zu den Atemwegen	▷ bei fehlender Spontanatmung oder fortbestehender respiratorischer Insuffizienz: tracheale Intubation ▷ sofern Intubation nicht möglich: oro- oder nasopharyngealer Tubus, bei Kehlkopfverlegung evtl. Punktion der Trachea mit mehreren großlumigen Kanülen oder Notfalltracheotomie (Koniotomie) ▷ bei Verdacht auf tracheale Aspiration: Bronchoskopie
Aufrechterhaltung einer ausreichenden Ventilation	▷ künstliche Beatmung – Indikationen: • Atem- oder Kreislaufstillstand • Bewußtlosigkeit in Kombination mit flacher Atmung oder Zyanose • therapierefraktäres Lungenödem • Thoraxwandinstabilität • schweres Polytrauma, besonders bei Bewußtseinstrübung • akuter P_{CO2}-Anstieg über 45–50 mmHg • schwere akute durch O_2-Zufuhr und Masken-CPAP nicht zu kompensierende arterielle Hypoxämie (P_{O2} < 40–50 mmHg) • stark erhöhte Atemarbeit mit Zeichen der Erschöpfung der Atemmuskulatur

S Synopsis C-**41: Heimlich-Handgriff**

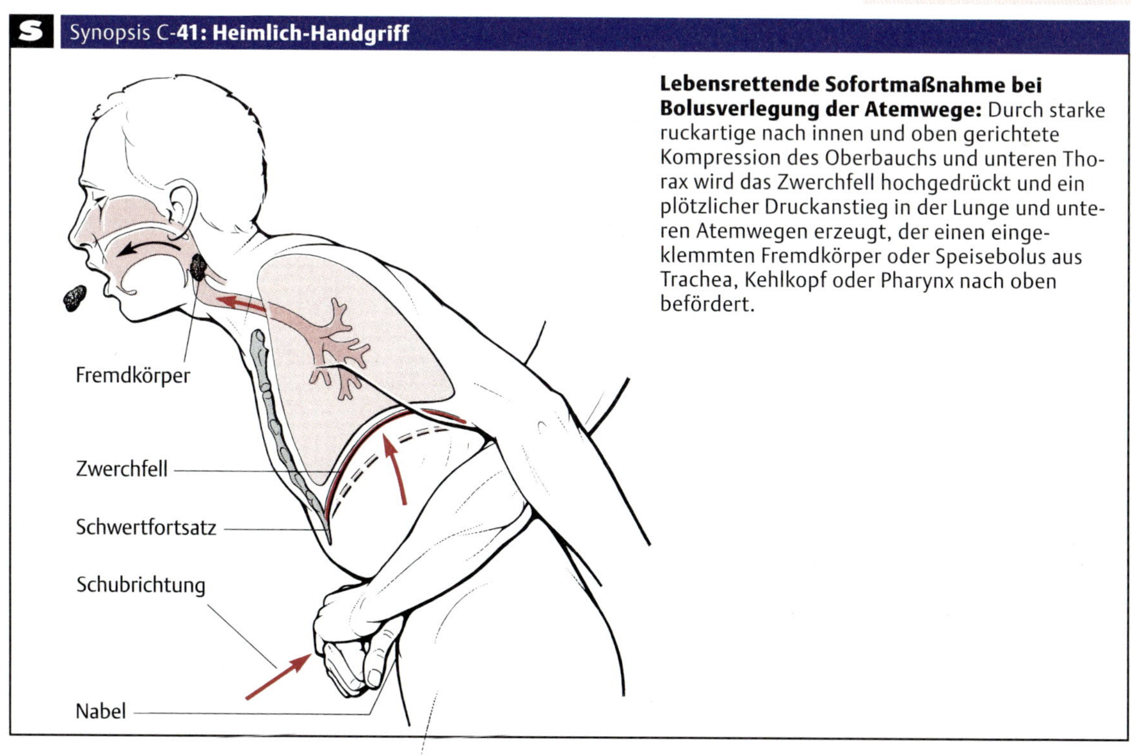

Lebensrettende Sofortmaßnahme bei Bolusverlegung der Atemwege: Durch starke ruckartige nach innen und oben gerichtete Kompression des Oberbauchs und unteren Thorax wird das Zwerchfell hochgedrückt und ein plötzlicher Druckanstieg in der Lunge und unteren Atemwegen erzeugt, der einen eingeklemmten Fremdkörper oder Speisebolus aus Trachea, Kehlkopf oder Pharynx nach oben befördert.

Merke ▶

Merke. Eine chronische respiratorische Insuffizienz, z.B. bei schweren chronischen obstruktiven Atemwegserkrankungen, stellt im stabilen Stadium auch bei hohen P_{CO2}-Werten keine Indikation zur Respiratorbeatmung dar. Indiziert ist eine Beatmung in diesen Fällen erst dann, wenn im Rahmen einer akuten Exazerbation eine Verschlechterung mit Erschöpfung der Atemmuskulatur, Bewußtseinstrübung oder Kreislaufinsuffizienz eintritt. Sofern möglich, sollte hierbei nichtinvasiv beatmet werden.

Bei **schwerer respiratorischer Insuffizienz** ist eine **Intensivüberwachung** mit Pulsoxymetrie erforderlich. Die O_2-Sättigung sollte bei 90% liegen.

Die weitere Therapie der respiratorischen Insuffizienz richtet sich nach dem Grundleiden.
Alle Patienten mit **schwerer respiratorischer Insuffizienz** bedürfen einer **Intensivüberwachung**, möglichst unter Einschluß einer kontinuierlichen Pulsoxymetrie. Die angestrebte arterielle O_2-Sättigung sollte bei etwa 90% liegen.

15.2 Schlafbezogene Atmungsstörungen

15.2 Schlafbezogene Atmungsstörungen

Definition ▶

Definition. Als schlafbezogene Atmungsstörungen werden **Schlafapnoe, obstruktives Schnarchen** und **Hypoventilation** zusammengefaßt (s. C-75). Die **Schlafapnoe ist durch Atemstillstände von mehr als zehn Sekunden Dauer im Schlaf definiert.**
Unterschieden werden eine zentrale, eine obstruktive und eine gemischte zentralobstruktive Apnoe. Die **zentrale Apnoe** ist durch eine Störung des zentralen Atemantriebs bedingt und geht mit einem Stillstand des an Mund und Nase registrierten Atemstroms sowie der thorakalen und abdominellen Atembewegungen einher. Die **obstruktive Apnoe** ist auf eine komplette Obstruktion der oberen Atemwege (Pharynx) zurückzuführen und durch ein Sistieren des Atemstroms bei fortgesetzten Atembewegungen des Thorax und Abdomens gekennzeichnet. Sie ist häufig mit vorausgehenden zentralen Apnoeanteilen kombiniert **(gemischte Apnoe)**, oft auch mit obstruktivem Schnarchen und Hypoventilation. Das obstruktive Schnarchen ist durch eine partielle Obstruktion der oberen Atemwege bedingt, d.h. der Atemstrom ist während der Phasen der Obstruktion verringert, jedoch nicht völlig unterbrochen. Primäre (zentrale) und sekundäre Formen der Hypoventilation zeigen im allgemeinen eine Zunahme der Hypoventilation während des Schlafes oder sind ausschließlich auf die Schlafphase beschränkt.

C-75: Schlafbezogene Atmungsstörungen

Mit Obstruktion der oberen Atemwege	▷ obstruktive Schlafapnoe ▷ obstruktives Schnarchen
Ohne Obstruktion der oberen Atemwege	▷ zentrale Schlafapnoe ▷ alveoläre Hypoventilation • primär (zentral) • sekundär (pulmonale, kardiovaskuläre, thorakale, muskuläre, neuromuskuläre, zerebrale Erkrankungen)

Epidemiologie Die größte klinische Bedeutung kommt dem obstruktiven Schlafapnoe-Syndrom zu. Betroffen sind vor allem Männer im mittleren Alter.

Epidemiologie. Nach Häufigkeit und klinischer Bedeutung steht das obstruktive Schlafapnoe-Syndrom ganz im Vordergrund. Betroffen sind vor allem Männer der mittleren Altersgruppe. Die Prävalenz eines ausgeprägten Schlafapnoe-Syndroms in der im erwerbsfähigen Alter befindlichen Bevölkerung wird auf mindestens 1% geschätzt.

Pathophysiologie Apnoen im Schlaf treten auch bei Gesunden auf, z.B. im REM-Schlaf.

Pathophysiologie. Apnoen im Schlaf mit einer Dauer von mehr als zehn Sekunden sind auch bei Gesunden nicht ungewöhnlich. Sie treten besonders im REM-Schlaf auf, der durch rasche Augenbewegungen (»rapid eye movement«) gekennzeichnet ist. Diese Schlafphase geht mit einer Verminderung

des Atemantriebs und mit einer allgemeinen Muskelerschlaffung einher, welche den Tonusverlust der den Pharynx dilatierenden Muskulatur mit Verschluß des Pharynx begünstigt. Als Folge längerdauernder Apnoen treten Hypoxien mit nachfolgenden Weckreaktionen (»arousals«) auf, welche die Schlafarchitektur stören und insbesondere den Tiefschlaf reduzieren.
Die häufigen **Hypoxien** und **»arousals«** sind wahrscheinlich für die klinischen Folgen der Schlafapnoe wie **Tagesmüdigkeit, Abnahme der Leistungsfähigkeit, Polyglobulie, pulmonale Hypertonie, Herzrhythmusstörungen** und **Herzinsuffizienz** verantwortlich. Eine pulmonale Hypertonie mit Cor pulmonale entwickelt sich im allgemeinen erst bei einer Assoziation der Schlafapnoe mit extremer Adipositas oder einer obstruktiven Atemwegserkrankung. Auffallend häufig findet sich auch eine **arterielle Hypertonie**. Die Häufigkeit der Apnoen wird mit dem Apnoe-Index (Anzahl der Apnoen pro Stunde) angegeben. Erst oberhalb eines Apnoe-Index von 5 bis 10 ist mit einem klinisch bedeutsamen Schlafapnoe-Syndrom zu rechnen.

Oberhalb eines Apnoe-Index von 5–10 ist – wahrscheinlich als Folge häufiger **Hypoxien** und **Weckreaktionen (»arousals«)** – mit klinisch bedeutsamen Störungen zu rechnen.

Diese umfassen **Tagesmüdigkeit, Abnahme der allgemeinen Leistungsfähigkeit, Herzrhythmusstörungen, pulmonale Hypertonie** und **Herzinsuffizienz.** Auffallend häufig ist die Assoziation mit einer **arteriellen Hypertonie.**

Merke. Patienten mit mehr als 20 Apnoen pro Stunde haben eine reduzierte Lebenserwartung und werden als Risikopatienten eingestuft. Bei einem Apnoe-Index von 40 und mehr liegt in der Regel ein schweres Apnoe-Syndrom vor.

◀ **Merke**

Klinik. Leitsymptome des obstruktiven Schlafapnoesyndroms sind **lautes und unregelmäßiges Schnarchen mit Atempausen** (Beobachtung des Bettpartners) und **vermehrte Tagesmüdigkeit mit Einschlafneigung** (insbesondere bei längerem Sitzen, monotonen Tätigkeiten und beim Autofahren). Häufige unspezifische Symptome sind unruhiger Schlaf, morgendliche Kopfschmerzen und Nachlassen der geistigen Leistungsfähigkeit.
Die klinische Untersuchung ergibt häufig eine **Adipositas** und eine **arterielle Hypertonie**, in schweren Fällen die Zeichen des **Cor pulmonale** und der **Rechtsherzinsuffizienz.**

Unter einem **Pickwick-Syndrom** wird eine alveoläre Hypoventilation mit respiratorischer Globalinsuffizienz bei extremer Adipositas verstanden (Obesitas-Hypoventilations-Syndrom). Fast immer bestehen ein Cor pulmonale und eine Polyglobulie. Bei einem Teil dieser Patienten liegt ursächlich ein obstruktives Schlafapnoe-Syndrom zugrunde, bei dem anderen Teil steht eine starke Verminderung des chemischen Atemantriebs (Hyperkapnie und Hypoxie) im Vordergrund, die bei anderen Patienten mit obstruktivem Schlafapnoe-Syndrom im allgemeinen nicht vorliegt.

Klinik Leitsymptome des obstruktiven Schlafapnoe-Syndroms sind **lautes unregelmäßiges Schnarchen, nächtliche Atempausen, vermehrte Tagesmüdigkeit mit Einschlafneigung**, unruhiger Schlaf, morgendlicher Kopfdruck und verminderte geistige Leistungsfähigkeit. Häufige Befunde sind **Adipositas** und **arterielle Hypertonie**, in schweren Fällen **Cor pulmonale** und **Rechtsherzinsuffizienz.**
Das **Pickwick-Syndrom** ist durch eine alveoläre Hypoventilation bei Adipositas gekennzeichnet und geht z. T. mit einem obstruktiven Schlafapnoe-Syndrom einher. In den anderen Fällen steht eine Verminderung des chemischen Atemantriebs im Vordergrund.

Diagnostik. Ergibt sich nach Anamnese und Klinik der Verdacht auf ein Schlafapnoe-Syndrom, so ist zunächst die **nächtliche Registrierung von Pulsoxymetrie** und **Herzfrequenz**, evtl. in Kombination mit den Schnarchgeräuschen, der Körperlage und dem Atemstrom an Mund und Nase, indiziert (S **C-42**). Sofern hierbei O_2-Entsättigungen in bedeutsamer Zahl und Ausprägung und/oder deutliche zyklische Herzfrequenzvariationen nachgewiesen werden oder keine eindeutige Klärung möglich ist, ergibt sich die Indikation zu einer Polysomnographie im Schlaflabor. Die **Polysomnographie** umfaßt die Registrierung von Elektroenzephalogramm, Elektrookulogramm, Elektromyogramm, Mund- und Nasenatmung, thorakalen und abdominellen Atembewegungen, Sauerstoffsättigung sowie evtl. Schnarchgeräuschen, Körperlage und Extremitätenbewegungen (*s.* S **C-42**, S **C-43**). Zur weiteren Diagnostik gehören Langzeit-EKG, Blutgasanalyse, Lungenfunktionsprüfung, Laborstatus inklusive Schilddrüsendiagnostik (Hypothyreose?) sowie neurologische, HNO-ärztliche und evtl. kieferchirurgische Untersuchung.

Diagnostik Das diagnostische Vorgehen folgt einem Stufenschema:
- Anamnese, klinischer Befund
- einfache nächtliche Registriermethoden **(Pulsoxymetrie, Herzfrequenz**, evtl. in Verbindung mit Schnarchgeräuschen, Körperlage, Mund- und Nasenatmung (S **C-42**)
- **Polysomnographie** im Schlaflabor (S **C-42**, S **C-43**).

Zusätzlich sind Langzeit-EKG, Blutgasanalyse, Lungenfunktionsprüfung, allgemeiner Laborstatus sowie neurologische und HNO-ärztliche Untersuchung indiziert.

Differentialdiagnose. Differentialdiagnostisch müssen insbesondere die Narkolepsie und andere Formen von Hypersomnien, das »periodic-leg-movement-Syndrom«, das »restless-legs-Syndrom«, Alkohol- und Drogenabusus sowie beginnende dementielle Erkrankungen abgegrenzt werden.

Differentialdiagnose Narkolepsie, andere Hypersomnien, »periodic-leg-movement-Syndrom«, »restless-legs-Syndrom«, Alkohol- und Drogenabusus und dementielle Erkrankungen.

S Synopsis C-**42: Ambulante Schlafapnoe-Diagnostik**

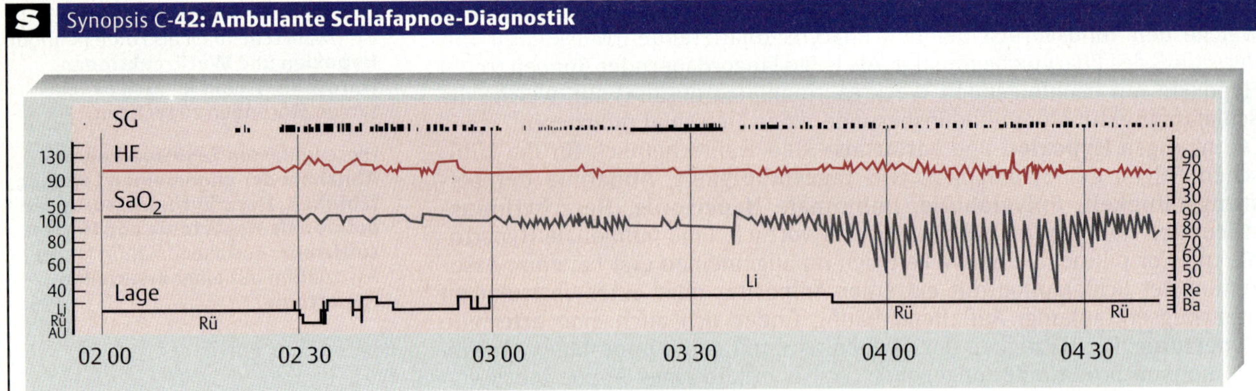

65jähriger Mann, bei dem bereits ein **obstruktives Schlafapnoe-Syndrom** festgestellt und eine nCPAP-Therapie mit einem Druck von 10 mbar eingeleitet worden ist. Mit einem tragbaren Gerät (Mesam4) werden Schnarchgeräusche (oberste Spur), Herzfrequenz (HF), pulsoxymetrisch gemessene Sauerstoffsättigung (SaO_2) und die Körperlage (Lage) über die gesamte Nacht registriert. Der Patient hat bis etwa 2.30 Uhr über die nCPAP-Maske geatmet und danach wegen einer Unverträglichkeit der Maske diese abgesetzt. Bis zu diesem Zeitpunkt nur vereinzelt geringes Schnarchen, keine Sauerstoffentsättigungen. Nach Beendigung der nCPAP-Atmung Wiederauftreten der Schlafapnoe mit starkem Schnarchen sowie zyklischen Herzfrequenzschwankungen und Sauerstoffentsättigungen bis etwa 42 %. Durch Wechsel des Maskentyps konnte ein gute Verträglichkeit der nCPAP-Therapie mit ausgezeichneter Einstellung erzielt werden.

Therapie Die allgemeinen Therapieempfehlungen umfassen die
- Gewichtsreduktion bei Adipositas
- die Vermeidung von Alkohol, Sedativa und Hypnotika und die
- Regulierung des Schlaf-wach-Rhythmus.

Bei Schlafapnoe mit **geringem Risiko** ist ein Therapieversuch mit abendlicher niedrigdosierter Theophyllingabe indiziert.
Ein Schlafapnoe-Syndrom mit **hohem Risiko** erfordert die Einstellung mit der **nCPAP-Beatmung**, seltener sind alternative Verfahren wie die **BIPAP-Atmung** oder die nächtliche nasale **IPPV-Heimbeatmung** indiziert.

Therapie. Allgemeine Therapiemaßnahmen des Schlafapnoe-Syndroms sind:
- Gewichtsreduktion bei Adipositas
- Vermeidung von Alkohol, Sedativa und Hypnotika
- Einhaltung eines regelmäßigen Schlaf-wach-Rhythmus.

Bei **Patienten mit geringem Risiko** (niedriger Apnoe-Index und fehlende sonstige Risiken) ist ein Therapieversuch mit einer abendlichen Theophyllingabe in niedriger Dosierung (Serumspiegel 5 bis 10 mg/l) angezeigt.
Ein **erhöhtes Risiko der Schlafapnoe** besteht bei hohem Apnoe-Index, erhöhter Unfallgefahr durch Einschlafen (z. B. Kraftfahrer), apnoeassoziierten behandlungsbedürftigen Herzrhythmusstörungen sowie pulmonalen, kardialen oder neurologischen Erkrankungen, die mit einer respiratorischen Insuffizienz einhergehen. Diese Patienten sollten auf eine **nasale kontinuierliche Überdruckbeatmung (nCPAP** = »nasal continuous positive airway pressure«) eingestellt werden. Durch den nasal applizierten, kontinuierlichen Druck wird der pharyngeale Atemweg offengehalten und die obstruktive Apnoe verhindert. Die erforderlichen Druckwerte liegen im allgemeinen in einem Bereich zwischen 5 und 15 cm H_2O. Sofern die Einstellung nicht gelingt, kommen alternativ andere nasale Beatmungsprogramme wie »Bilevel Positive Airway Pressure Breathing« **(BIPAP)** oder »Intermittent Positive Pressure Ventilation« **(»IPPV«)** in Betracht. Die BIPAP-Atmung wird ebenso wie die nasale CPAP-Atmung über eine Nasenmaske durchgeführt. Der Unterschied zur CPAP-Therapie besteht darin, daß in der Inspiration ein höherer Druck aufgebaut wird als in der Exspiration, so daß zugleich eine Unterstützung der Atmung erfolgt. Das BIPAP-Verfahren steht in einem atemsynchronisierten Spontanatmungs-Modus (BIPAP-S) und einem zusätzlich zeitgesteuerten Modus (BIPAP-ST), der eine zusätzliche Beatmungsfunktion aufweist, zur Verfügung. Dieses Verfahren eignet sich daher auch für zentrale oder gemischte Apnoeformen. Sofern CPAP und BIPAP bei zentraler Schlafapnoe nicht zu einer ausreichenden Einstellung führen, ist eine **IPPV-Beatmung** indiziert, die mit einem Beatmungsgerät über eine Nasenmaske im Rahmen einer **nächtlichen Selbstbeatmung (Heimbeatmung)** vorgenommen wird.

Operative Maßnahmen sind bei eindeutigen Fehlbildungen der oberen Atemwege und mandibulofazialen Dysplasien indiziert. Die Indikation zur Uvulopalatopharyngoplastik (UPPP) sollte sehr kritisch und erst nach Ausschöpfung der Möglichkeiten der Beatmungsverfahren gestellt werden. Bei lebensbedrohlichen Zuständen und Versagen der übrigen Therapiemaßnahmen kann eine Tracheotomie erforderlich sein.

Operative Behandlungsmaßnahmen sind bei eindeutigen Fehlbildungen der oberen Atemwege und mandibulofazialen Dysplasien indiziert. Eine Uvulopalatopharyngoplastik (UPPP) sollte bei kritischer Indikationsstellung nur dann vorgenommen werden, wenn konsequent durchgeführte Beatmungsverfahren nicht zum Erfolg geführt haben. Bei lebensbedrohlichen Zuständen und Versagen der anderen therapeutischen Maßnahmen kann eine Tracheotomie indiziert sein.

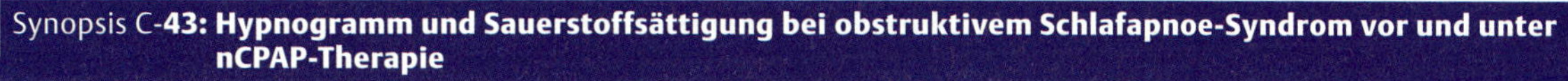

S Synopsis C-**43: Hypnogramm und Sauerstoffsättigung bei obstruktivem Schlafapnoe-Syndrom vor und unter nCPAP-Therapie**

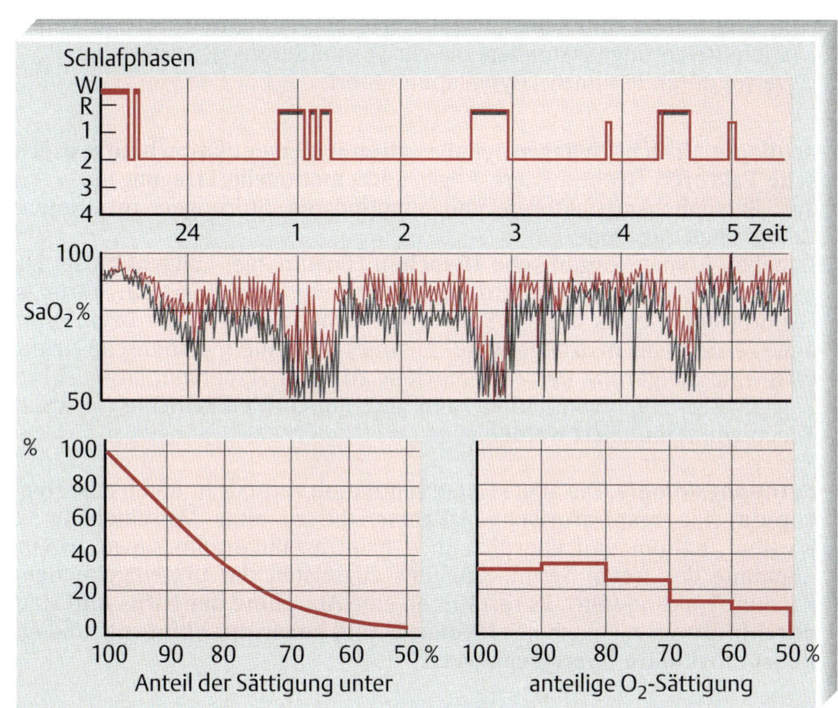

a
Das Hypnogramm (obere Kurve) zeigt die aus EEG und EOG abgeleiteten Schlafstadien (W = Wachstadium, R = REM-Schlaf, 1–4 = Schlafstadien) über die gesamte Nacht. In der zweiten Registrierung ist die pulsoxymetrisch gemessene Sauerstoffsättigung (rot = Mittelwert, grau = niedrigster Wert, jeweils aus Epochen von 30 Sekunden) aufgezeichnet. Unten Entsättigungs-Diagramm und Histogramm. Im Schlaf kommt es zu starken Sauerstoffentsättigungen bis unter 50 %. Die stärksten Entsättigungen treten im REM-Schlaf auf. Die Tiefschlafstadien 3 und 4 werden nicht erreicht.

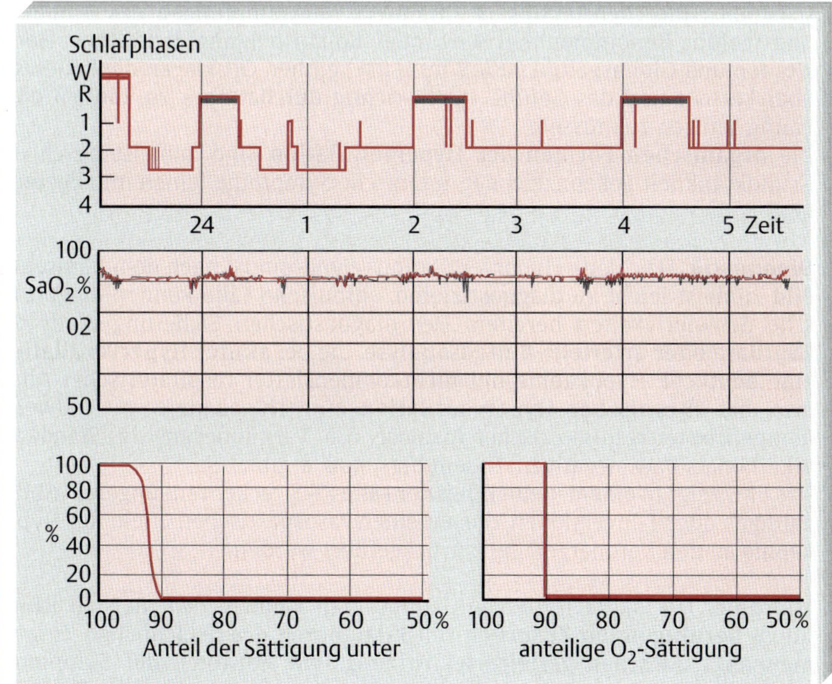

b
Unter nCPAP-Therapie sind nur noch geringfügige kurze Sauerstoffentsättigungen unter 90 % zu erkennen. Die Schlafarchitektur hat sich mit längeren Tiefschlafphasen in der ersten Nachthälfte deutlich verbessert. Subjektiv innerhalb weniger Tage Rückbildung der Tagesmüdigkeit und der verminderten Leistungsfähigkeit.

39jähriger Motorradhändler, der seit Jahren laut und unregelmäßig schnarcht und dessen Lebensgefährtin nächtliche Atempausen beobachtet hat. Tagsüber leidet er unter Müdigkeit, eingeschränkter Leistungsfähigkeit und Einschlafneigung bereits bei kurzen Autofahrten. Der Blutdruck ist seit 1 Jahr zeitweilig erhöht.

Alle Therapiemaßnahmen erfordern **Kontrolluntersuchungen** der nächtlichen Atmung **in vierteljährlichen bis jährlichen Abständen.**

Alle Therapieverfahren bedürfen regelmäßiger **Nachkontrollen** der nächtlichen Atmung **in vierteljährlichen bis jährlichen Abständen.**

15.3 Hyperventilation

15.3 Hyperventilation

Definition ▶

Definition. Unter einer alveolären Hyperventilation wird eine Ventilationssteigerung verstanden, die zur Verminderung des arteriellen P_{CO2}-Wertes unter 35 mmHg (Hypokapnie) führt.

Ätiologie Häufige Ursache sind **psychische Faktoren**, insbesondere Angst und emotionale Erregung.

Daneben können zahlreiche **pulmonale und extrapulmonale Störungen**, die mit einem gesteigerten Atemantrieb einhergehen, zu einer alveolären Hyperventilation führen.

Ätiologie. Ursächlich liegen der alveolären Hyperventilation **häufig psychische Faktoren** (insbesondere Angst und emotionelle Erregung) bzw. eine aus Persönlichkeitsfaktoren und emotionalen Störungen resultierende Gewohnheit zugrunde.
Daneben können **organische Ursachen** (Pneumonie, Lungenfibrose, Lungenembolie, Asthma, Lungenstauung, Anämie, neurologische Störungen, Hypotension, Sepsis, Fieber, Schwangerschaft) eine Hypoxie bzw. Hypoxämie (Aufenthalt in großer Höhe, Anämie) und eine metabolische Azidose über eine Steigerung des Atemantriebs zu einer Hyperventilation führen. Eine mäßige Hyperventilation kann auch durch Medikamente (Salicylate, Theophyllin) induziert werden.

Pathophysiologie Die Hyperventilation verursacht über eine **Hypokapnie** eine **respiratorische Alkalose** mit Abnahme des Natriums, Kaliums, Phosphats und freien Kalziums i. S.
Es resultieren verminderte **Hirndurchblutung**, z. T. auch **Myokarddurchblutung** und **neuromuskuläre Übererregbarkeit.**

Pathophysiologie. Die akute Hyperventilation verursacht durch eine **Hypokapnie** eine **respiratorische Alkalose**, die zu einer Verschiebung von Natrium, Kalium und Phosphat in den Intrazellularraum sowie zu einer Abnahme des freien Serum-Kalziums zugunsten der proteingebundenen Kalzium-Fraktion führt. Es resultieren eine **Abnahme der Hirn- und Hautdurchblutung**, z. T. auch der **Myokard- und Leberdurchblutung**, und eine **neuromuskuläre Übererregbarkeit**.

Klinik Das **psychogene Hyperventilations-Syndrom** ist durch **tetanische Symptome**, Schwindel, Benommenheit, Kollapsneigung, Herzdruck, Herzklopfen, Kopfschmerzen, Luftnot und das Gefühl, »nicht richtig durchatmen« zu können, gekennzeichnet.

Bei den **organisch bedingten Formen** der Hyperventilation fehlen diese Symptome im allgemeinen.

Klinik. Das **psychisch bedingte Hyperventilations-Syndrom** geht häufig **mit tetanischen Symptomen** (Kribbelparästhesien der Finger, Karpopedalspasmen [»Pfötchenstellung der Hände«], Verkrampfungen des Mundes), Angstgefühl, Benommenheit, Schwindel, Kollapsneigung, Herzdruck, Herzklopfen und Globusgefühl (»Kloß im Hals«) einher. Oft klagen die Patienten über Luftnot und das Gefühl, »nicht richtig durchatmen« zu können oder häufig seufzen zu müssen.
Die **organischen Formen der Hyperventilation** sind zumeist durch die Grundkrankheit gekennzeichnet, tetanische Symptome fehlen im allgemeinen.

Diagnostik Das klinische Bild des akuten Hyperventilationssyndroms erlaubt zumeist eine rasche Diagnose. Zur diagnostischen Sicherung wird eine **Blutgasanalyse** durchgeführt, die bei **akuter Hyperventilation** eine nichtkompensierte und bei **chronischer Hyperventilation** eine teilweise kompensierte respiratorische Alkalose ergibt.

Diagnostik. Das akute Hyperventilations-Syndrom ist nach dem klinischen Bild zumeist leicht zu diagnostizieren, chronische Fälle können diagnostische Schwierigkeiten bereiten. Der diagnostischen Sicherung dient die **kapillare oder arterielle Blutgasanalyse**, die bei **akuter Hyperventilation** eine deutliche Hypokapnie mit nichtkompensierter respiratorischer Alkalose, bei **chronischer Hyperventilation** eine Hypokapnie mit teilweise kompensierter respiratorischer Alkalose, d. h. Verminderung des Standard-Bikarbonats bzw. negativem Basenüberschuß, ergibt.
Das EKG zeigt in einem kleinen Teil der Fälle ST-Streckensenkungen, T-Abflachungen oder T-Inversionen, die auf einen vasospastischen Effekt der Hypokapnie an den Koronargefäßen zurückgeführt werden.

Therapie Der Hyperventilationsanfall ist meist durch **Beruhigung des Patienten** mit Aufklärung über die Harmlosigkeit der Beschwerden sowie Anleitung zur willentlichen Beeinflussung der Atmung zu beheben.

Therapie. Der akute Hyperventilationsanfall kann in den meisten Fällen durch **beruhigenden Zuspruch** mit Erläuterung des ursächlichen Zusammenhangs zwischen gesteigerter Atmung und Auftreten der Symptome sowie durch Anleitung zur willentlichen Verminderung der Atemfrequenz und Atemtiefe behoben werden.

Merke ▶

Merke. Nur selten ist zusätzlich die Rückatmung in einen Plastikbeutel erforderlich. **Eine Kalzium-Injektion ist nicht indiziert**.

In chronischen Fällen können **Atem- und Psychotherapie** indiziert sein.

Bei gewohnheitsmäßiger und chronischer Hyperventilation können **atemtherapeutische und psychotherapeutische Maßnahmen** erforderlich sein.

16 Akutes Lungenversagen (ARDS)

Synonyme: Schocklunge, »Adult (oder Acute) Respiratory Distress Syndrome« (ARDS), akutes Atemnotsyndrom des Erwachsenen

Definition. Eine akute respiratorische Insuffizienz auf dem Boden einer akuten diffusen Lungenschädigung, die durch eine erhöhte pulmonalkapillare Membranpermeabilität mit einem proteinreichen Lungenödem und nachfolgender Neigung zur Fibrosierung gekennzeichnet ist.

Epidemiologie. Bei etwa 15 bis 30 % der langzeitbeatmeten erwachsenen Intensivpatienten ist das akute Lungenversagen Ursache der respiratorischen Insuffizienz.

Ätiologie. Das akute Lungenversagen tritt innerhalb eines Zeitraumes von **wenigen Stunden bis zu etwa drei Tagen nach typischen auslösenden Ereignissen** (s. C-**76**) auf und wird entweder indirekt über systemische Auswirkungen schwerer extrapulmonaler Grundkrankheiten oder über eine direkte pulmonale Schädigung hervorgerufen.

C-76: Akutes Lungenversagen – auslösende Ereignisse

Indirekte Lungenschädigung	▷ Sepsis ▷ schwere Allgemeininfektionen ▷ Polytrauma, Verbrennungen ▷ Pankreatitis ▷ Schock ▷ Vergiftungen (z. B. Paraquat) ▷ Verbrauchskoagulopathie ▷ Fruchtwasserembolie ▷ Eklampsie ▷ Massentransfusion
Direkte Lungenschädigung	▷ schwere Pneumonie ▷ Magensaftaspiration ▷ Inhalation toxischer Gase (z. B. Rauchgase) ▷ Beinahe-Ertrinken ▷ Lungenkontusion

Pathogenese. Tierexperimentell konnten zahlreiche Mechanismen (Endotoxinwirkung, Freisetzung verschiedener **Entzündungsmediatoren** aus Entzündungszellen, Aktivierung der intravasalen Gerinnung, direkte toxische Einwirkungen) identifiziert werden, die ein akutes Lungenversagen hervorrufen können und die häufig kombiniert auftreten. Initial kommt es durch unterschiedliche Noxen (s. C-**76**) zu einer gesteigerten Kapillarpermeabilität mit einem interstitiellen Lungenödem. Die folgende Entzündungsreaktion führt zu einer Schädigung der surfactantbildenden Pneumozyten vom Typ II mit der Folge des Flüssigkeitsübertritts in die Alveolen (alveoläres Lungenödem). Durch Bindung hyaliner Membranen, Mikroatelektasen und arteriovenöser Shunts kommt es zu einer zunehmenden Hypoxie. Zusätzliche Schädigungen des Lungenparenchyms können durch die Respiratorbeatmung induziert werden: Barotrauma (z. B. Pneumothorax) durch zu hohe Beatmungsdrücke, Volutrauma durch zu hohe Beamtungsvolumina. Häufig tritt das akute Lungenversagen zusammen mit dem Versagen anderer Organsysteme wie Nieren, Kreislauf, Blutgerinnung, Gehirn und Leber (**Multiorganversagen**) auf.

Klinik. Der Ablauf des akuten Lungenversagens läßt sich in verschiedene Phasen einteilen, die allerdings fließend ineinander übergehen und nur eine lockere Korrelation zwischen pathologisch-anatomischen, röntgenologischen und klinisch-funktionellen Befunden zeigen.

16 Akutes Lungenversagen (ARDS)

Synonyme: Schocklunge, »Adult (oder Acute) Respiratory Distress Syndrome« (ARDS), akutes Atemnotsyndrom des Erwachsenen

◀ **Definition**

Epidemiologie Ein ARDS liegt bei etwa 15–30 % der langzeitbeatmeten erwachsenen Intensivpatienten vor.

Ätiologie Das akute Lungenversagen tritt im allgemeinen **nach typischen auslösenden Ereignissen**, z. B. nach schweren extrapulmonalen Erkrankungen oder akuten direkten pulmonalen Schädigungen auf (s. C-**76**).

Pathogenese Das ARDS kann durch unterschiedliche Pathomechanismen hervorgerufen werden, die häufig kombiniert auftreten. Es handelt sich um ein relativ einförmiges, einer **schweren akuten Entzündung** entsprechendes Reaktionsmuster der Lunge.
Häufig ist es mit einem **Multiorganversagen** kombiniert.

Klinik Der Ablauf läßt sich in mehrere **Phasen** unterteilen, die fließende Übergänge zeigen:

- **Latenzphase** (einige Stunden nach der Schädigung): oft kein auffälliger klinischer oder röntgenologischer Befund, bei einem Teil der Patienten leichtgradige arterielle Hypoxämie und respiratorische Alkalose
- **exsudative Phase** (etwa 1.-3. Tag nach der Schädigung): interstitielles und alveoläres **Lungenödem** (C-**34**) mit ausgeprägter **Dyspnoe**, Tachypnoe, **progredienter arterieller Hypoxämie** und verminderter Lungencompliance

In der einige Stunden dauernden **Latenzphase** nach erfolgter Schädigung finden sich Endothelzellschwellungen und intravasale Mikrothromben. Zu diesem Zeitpunkt ist oftmals kein auffälliger klinischer oder röntgenologischer Befund festzustellen. Ein Teil der Patienten zeigt eine leichtgradige arterielle Hypoxämie sowie eine respiratorische Alkalose als Folge einer Hyperventilation.

In der **exsudativen Phase** (etwa erster bis dritter Tag nach Schädigung) entwickelt sich ein interstitielles und alveoläres **Lungenödem** mit ausgeprägter **Dyspnoe**, Tachypnoe, Zyanose sowie fein- oder gröberblasigen Rasselgeräuschen. Röntgenologisch findet sich eine beidseitige interstitielle Zeichnungsvermehrung mit grobfleckigen konfluierenden, meist perihilär beginnenden Lungeninfiltrationen (C-**34**). Blutgasanalytisch besteht eine zumeist **progrediente arterielle Hypoxämie**. Die Lungenfunktion zeigt eine **schwere restriktive Ventilationsstörung** mit Verminderung der Vitalkapazität, der funktionellen Residualkapazität und der Lungencompliance. In dieser Phase ist im allgemeinen der Beginn einer Respiratorbeatmung erforderlich.

Klinischer Fall

27jährige Frau, die 3 Tage nach einer Entbindung Fieber, Durchfälle, Dyspnoe und Kreislaufinsuffizienz entwickelte. Bei der Übernahme auf die Intensivstation am folgenden Tage fielen erhebliche Ruhedyspnoe mit einer Tachypnoe von 43 Atemzügen/min und eine ausgeprägte Zyanose mit einem P_{O_2} von 36 mmHg auf. Auskultatorisch wiesen. Es wurde eine Beatmung mit positivem endexspiratorischem Druck (PEEP 8–10 cm H_2O) eingeleitet, die zunächst eine inspiratorische O_2-Konzentration von 70% erforderte. Die Kreislaufinsuffizienz konnte durch Katecholamine (Dopamin, Dobutamin) kompensiert werden. Wegen des unklaren abdominellen Befundes wurde

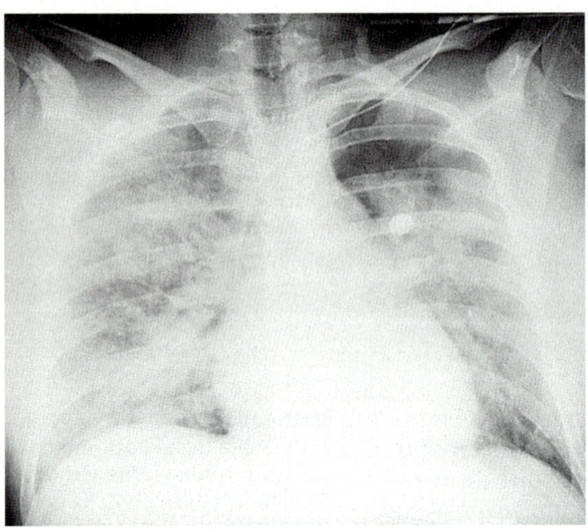

a Akutes Lungenversagen bei Puerperalsepsis 4 Tage nach Entbindung.

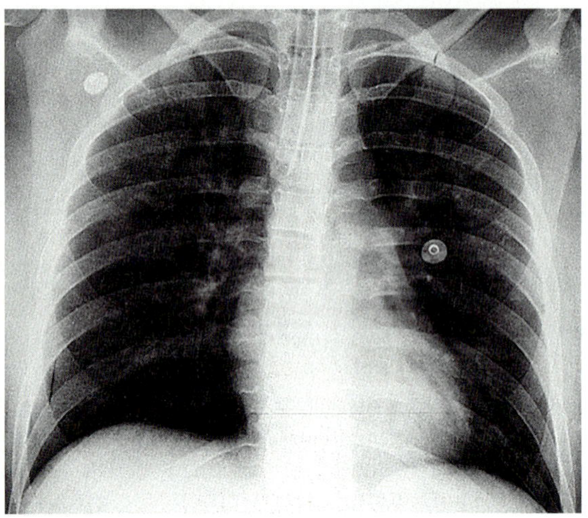

b Rückbildung des interstitiellen und alveolären Lungenödems.

C-**34 a, b: Akutes Lungenversagen (ARDS).**

über beiden Lungen vereinzelte fein- bis mittelblasige z.T. ohrnah klingende Rasselgeräusche. Röntgenologisch (C-**34 a**) fanden sich grobfleckig-konfluierende und flächenhafte Verschattungen beider Lungen mit einer interstitiellen Zeichnungsvermehrung im Sinne eines alveolären und interstitiellen Lungenödems. Das Abdomen war mäßig druckschmerzhaft. Es bestand eine Niereninsuffizienz mit einem Serumkreatinin von 5,5 mg%. Gynäkologisch fand sich eine mittelstarke Blutung. Der Uterus war sehr weich. Im Lochialsekret wurde eine Mischflora von hämolysierenden Streptokokken, Staphylokokken, Klebsiella, E. coli und Enterokokken nachgewiesen. [sic: continues above] eine Laparotomie vorgenommen, die einen septisch aufgelockerten Uterus mit eitriger Peritonitis ergab. Der Uterus wurde entfernt. Histologisch fand sich eine phlegmonöse Entzündung der Uteruswand sowie ein Plazentapolyp. Unter der Beatmungstherapie und einem Flüssigkeitsentzug von insgesamt 4,2 l durch hochdosierte Furosemidgabe bei gleichzeitiger gezielter antibiotischer Behandlung kam es innerhalb von 4 Tagen nach Beginn der Intensivbehandlung zu einer weitgehenden Rückbildung der Lungeninfiltrationen bis auf ein geringes interstitielles Ödem (C-**34 b**) sowie zu einer annähernden Normalisierung des Gasaustausches. Wegen des akuten Nierenversagens war eine vorübergehende Dialysetherapie erforderlich. Eine im Rahmen des Schockzustandes aufgetretene Bewußtseinstrübung bildete sich allmählich im Verlauf mehrerer Wochen zurück.

Diagnose: Multiples Organversagen (akutes Lungenversagen, Kreislaufversagen, akutes Nierenversagen) bei Puerperalsepsis und eitriger Peritonitis.

In der **proliferativen Phase** (etwa zweiter bis zehnter Tag) kommt es zusätzlich zu interstitiellen und alveolären Infiltrationen mit Makrophagen und neutrophilen Granulozyten sowie zu einem Untergang von Pneumozyten II mit Proliferation von Pneumozyten I. Es resultiert eine weitere Verschlechterung der alveolokapillaren Diffusion.
Die **fibrosierende Phase** (Beginn nach etwa einer Woche) ist durch eine fortschreitende interstitielle und alveoläre Lungenfibrose gekennzeichnet. In der proliferativen und fibrosierenden Phase geht röntgenologisch das Bild des alveolären Lungenödems in eine mehr **streifig-retikuläre, interstitielle Lungenzeichnung** über. Häufig treten in diesen Phasen zusätzliche pneumonische Infiltrationen, zystische Lungenveränderungen und ein Pneumothorax (Barotrauma durch hohe Beatmungsdrücke) auf. Es entwickelt sich eine **weitere Verschlechterung des pulmonalen Gasaustausches** und der Lungendehnbarkeit (Lungencompliance) mit massiv erhöhter Atemarbeit. Die starke Zunahme des alveolären Totraumes kann zu einer Hyperkapnie führen, die auch durch die erforderliche Respiratorbeatmung nicht mehr zu kompensieren ist.

- **proliferative Phase** (etwa 2. bis 10. Tag): zusätzliche entzündliche interstitielle und alveoläre Lungeninfiltrationen mit weiterer Verschlechterung der alveolokapillaren Diffusion
- **fibrosierende Phase** (Beginn nach etwa 1 Woche). In der proliferativen und fibrosierenden Phase röntgenologisch Übergang des Lungenödems in ein mehr **streifig-retikuläres, interstitielles Verschattungsmuster**, zusätzlich häufig pneumonische Infiltrationen, zystische Lungenveränderungen, Pneumothorax (durch hohe Beatmungsdrücke), **weitere Verschlechterung des pulmonalen Gasaustausches** und der Lungencompliance mit massiv erhöhter Atemarbeit und Hyperkapnie.

Diagnostik. Die Diagnose des akuten Lungenversagens ergibt sich aus der Kombination typischer prädisponierender Ereignisse mit nachfolgender respiratorischer Insuffizienz und Nachweis eines nichtkardialen Lungen-

Diagnostik Sie ergibt sich aus der Kombination typischer prädisponierender Ereignisse mit nachfolgender

C-77: Diagnostische Kriterien des akuten Lungenversagens

Anamnese	▷ auslösende Ereignisse (s. C-**76**) ▷ rasche Entwicklung der Symptomatik
Klinik	▷ Dyspnoe ▷ Tachypnoe
Röntgen-Thorax	▷ beidseitige Lungeninfiltrationen, initial interstitielles, später alveoläres Ödem (s. C-**34 a**), im fortgeschrittenen Stadium streifige und retikuläre Zeichnung, zusätzlich zystisch-bullöse Veränderungen möglich
Lungenfunktionsparameter	▷ $P_{O2} < 50$ mmHg bei $F_{IO2} \geq 0{,}6$ ▷ $P_{O2}/F_{IO2} < 150$ ▷ $\dot{Q}_{va}/\dot{Q}_t > 15–20\,\%$ ▷ $C_{stat} < 50$ ml/cm H_2O ▷ ($\bar{P}_{cw} < 18$ mmHg)
Ausschluß anderer Ursachen der respiratorischen Insuffizienz	▷ Pneumonien (Anamnese, Klinik, Rö-Bild) ▷ kardiales Lungenödem (Echokardiographie, Einschwemmkatheter) ▷ Überwässerung bei Niereninsuffizienz (Labor) ▷ Lungenembolie (Anamnese, Klinik, Rö-Bild, EKG, Echokardiographie) ▷ exazerbierte obstruktive Atemwegserkrankungen (Anamnese, Klinik, Rö-Bild) ▷ neuromuskuläre Störungen (Anamnese, neurologische Untersuchung, Rö-Bild) ▷ Atelektasen (Rö-Bild, Fiberbronchoskopie) ▷ diffuse Lungenblutungen (Fiberbronchoskopie)

P_{O2} = arterieller Sauerstoffpartialdruck
F_{IO2} = fraktionelle inspiratorische Sauerstoffkonzentration
$\dot{Q}_{va}/\dot{Q}_t$ = Rechts-links-Shunt (venöse Beimischung)
C_{stat} = statische thorakopulmonale Compliance
$\bar{P}_{cw}$ = pulmonalkapillarer Mitteldruck

respiratorischer Insuffizienz und Nachweis eines nichtkardialen Lungenödems. ▤ C-**77** zeigt wesentliche diagnostische Kriterien des akuten Lungenversagens.
Die Diagnose des akuten Lungenversagens setzt den Ausschluß anderer Ursachen einer akuten respiratorischen Insuffizienz (▤ C-**77**) voraus. Zur **Differentialdiagnose** können die Einschwemmkatheter-Untersuchung mit Messung des pulmonalkapillaren Drucks, die Sonographie und CT des Thorax und die Fiberbronchoskopie erforderlich sein.

ödems. Zur Früherkennung des beginnenden Lungenversagens sollten die prädisponierten Patienten **engmaschig blutgasanalytisch oder pulsoxymetrisch** überwacht werden. ▤ C-**77** zeigt die wesentlichen diagnostischen Kriterien des akuten Lungenversagens. Bei beginnendem oder leichter verlaufendem Lungenversagen sind nicht alle der aufgeführten Kriterien erfüllt.
Differentialdiagnostisch müssen andere Ursachen einer respiratorischen Insuffizienz (▤ C-**77**) ausgeschlossen werden. Die Abgrenzung kann schwierig sein, da diese Erkrankungen zum Teil auch in ein akutes Lungenversagen übergehen oder als Komplikationen des akuten Lungenversagens auftreten können. Dies gilt insbesondere für Pneumonien.
In der differentialdiagnostischen Klärung sind die Einschwemmkatheter-Untersuchung (Swan-Ganz-Katheter) mit Messung des pulmonalkapillaren Drucks, die Thorax-Sonographie, die Computertomographie und die Fiberbronchoskopie von Bedeutung.

Prognostisch bedeutsam ist die frühzeitige Klärung und Behandlung des zum Lungenversagen führenden Grundleidens und die Früherkennung zusätzlicher Komplikationen.

Die Diagnostik des akuten Lungenversagens darf sich keinesfalls auf die Feststellung der pulmonalen Störung beschränken. Von entscheidender prognostischer Bedeutung sind vielmehr die frühzeitige Klärung und Behandlung des zum Lungenversagen führenden Grundleidens und die Feststellung zusätzlicher Komplikationen.

Therapie Das akute Lungenversagen erfordert eine **intensivmedizinische Behandlung** (u. a. regelmäßiger Lagewechsel) mit möglichst gezielter Therapie des Grundleidens, Aufrechterhaltung einer ausreichenden Gewebsperfusion durch Flüssigkeitszufuhr und ggf. Katecholamine sowie ausreichender Oxygenation durch Sauerstoffzufuhr und Beatmung mit kontinuierlich positivem Atemwegsdruck (CPAP bzw. PEEP).

Therapie. Zur Basistherapie gehören eine optimale **intensivmedizinische Versorgung** (mit regelmäßigem Lagewechsel) und die möglichst gezielte Behandlung des Grundleidens. Durch intravenöse Flüssigkeitszufuhr und – sofern erforderlich – Behandlung mit Katecholaminen (Dopamin, Dobutamin) ist eine ausreichende Gewebsperfusion (gemischtvenöser $P_{O2} > 30$ mmHg) sicherzustellen. Eine ausreichende Oxygenation ($P_{O2} > 60$ mmHg) ist durch Sauerstoffzufuhr in Verbindung mit geeigneten Beatmungsverfahren zu erzielen. In leichteren Fällen ist eine Beatmung mit kontinuierlichem positivem Atemwegsdruck (CPAP = »Continuous Positive Airway Pressure«) über eine Atemmaske, bei ausgeprägter Hypoxämie eine Intubation und Beatmung mit positivem endexspiratorischem Druck (PEEP = »Positive End-

▤ C-78: Intensivtherapie des akuten Lungenversagens (ARDS)

Überwachung

- ▷ EKG-Monitor, Herzfrequenz, arterieller Blutdruck, Pulsoxymetrie, Flüssigkeitsbilanz
- ▷ evtl. Einschwemmkatheter mit Herzzeitvolumen-Messung
- ▷ Labor: Blutbild, Elektrolyte, harnpflichtige Substanzen, Blutzucker, GOT, GPT, LDH, γ-GT
- ▷ täglich Rö-Thorax

Therapie

- ▷ optimale Intensivpflege, regelmäßige Lagerung, evtl. auch Bauchlage
- ▷ gezielte Behandlung des Grundleidens
- ▷ Erzielen einer ausreichenden Gewebsperfusion (gemischtvenöser $P_{O2} > 30$ mmHg) durch:
  - intravenöse Flüssigkeitszufuhr
  - Katecholamine (Dopamin, Dobutamin)
- ▷ ausreichende Oxygenation (arterieller $P_{O2} > 60$ mmHg, arterielle Sättigung > 90 %) durch:
  - CPAP (über Maske oder Trachealtubus) + O_2-Zufuhr, sofern nicht ausreichend:
  - CPPV (»Continuous Positive Pressure Ventilation« = Beatmung mit positivem endexspiratorischem Druck, PEEP), Vermeidung hoher Beatmungsdrücke, Toleranz erhöhter P_{CO2}-Werte (permissive Hyperkapnie), evtl. inverse-ratio-Beatmung (Inspirationszeit länger als Exspirationszeit)
- ▷ restriktive Flüssigkeitsbilanz, ggf. hochdosierte Diuretika
- ▷ bei Überwässerung und mangelhaftem Ansprechen auf Diuretika:
  - kontinuierliche arteriovenöse Hämofiltration
- ▷ Prophylaxe, Früherkennung und gezielte Behandlung von Infektionen
- ▷ Heparin
- ▷ Antazida: Sucralfat, evtl. H_2-Blocker

expiratory Pressure«) indiziert. Nach Kreislaufstabilisierung sollte im weiteren Verlauf eine restriktive Flüssigkeitsbilanz durch ggf. hochdosierte diuretische Therapie angestrebt werden. Bei Überwässerung und mangelhaftem Ansprechen auf Diuretika kann eine Hämofiltration indiziert sein. In schweren Fällen ist eine invasive hämodynamische Überwachung mittels Einschwemmkatheter und Messung des Herzzeitvolumens, zentraler Venendruck, Wedge-Druck zur Therapiesteuerung erforderlich. Pneumonien und andere Infektionen sollten möglichst gezielt antibiotisch behandelt werden. Die Wirksamkeit einer Kortikosteroid-Therapie konnte in kontrollierten Studien nicht bewiesen werden. Der therapeutische Stellenwert der extrakorporalen CO_2-Elimination der NO-Inhalation, der endobronchialen Surfactant-Instillation und der Flüssigkeitsventilation mit Perfluorocarbonen ist noch nicht geklärt. C-**78** zeigt die Intensivtherapie des akuten Lungenversagens.

Daneben ist eine restriktive Flüssigkeitsbilanz anzustreben. In schweren Fällen ist eine invasive hämodynamische Überwachung (Einschwemmkatheter, zentraler Venendruck, Wedge-Druck mit Messung des Herzzeitvolumens) zur Therapiesteuerung erforderlich. Pneumonien und andere Infektionen sind gezielt antibiotisch zu behandeln. C-**78** zeigt die Intensivtherapie des akuten Lungenversagens.

Prognose. Die **Letalität** des ARDS beträgt in Abhängigkeit von verschiedenen prognostischen Faktoren etwa **50 bis über 90%**. Prognostisch besonders ungünstig ist die Kombination mit Sepsis und/oder Multiorganversagen. Die Langzeitprognose der Überlebenden nach ARDS ist demgegenüber günstig, da zumeist keine oder nur leichte Funktionseinschränkungen persistieren und nur bei etwa 10% der Patienten mit bleibender Invalidität zu rechnen ist.

Prognose Die **Letalität** beträgt in Abhängigkeit von prognostischen Faktoren (insbesondere Sepsis, Multiorganversagen) **etwa 50 bis über 90%.** Die Langzeitprognose der Überlebenden nach ARDS ist demgegenüber günstig.

17 Pleuraerkrankungen

17.1 Pleuraerguß

Definition. Als Pleuraerguß wird eine Ansammlung von Flüssigkeit in der Pleurahöhle bezeichnet. Zu unterscheiden sind Transsudat, Exsudat, Empyem, Hämatothorax und Chylothorax. Das Transsudat ist durch einen niedrigen Protein- und LDH-Gehalt, das Exsudat durch einen hohen Protein- und LDH-Gehalt gekennzeichnet.

◀ **Definition**

C-**79** zeigt die diagnostischen Kriterien zur Differenzierung der Ergußbildungen.

C-**79** zeigt die diagnostischen Kriterien zur Differenzierung von Pleuraergüssen.

C-79: Diagnostische Kriterien zur Differenzierung von Pleuraergüssen

Transsudat	▷ Protein des Pleuraergusses < 3 g/dl ▷ Protein des Pleuraergusses < 50% des Serumproteins ▷ LDH des Pleuraergusses < 200 U/l ▷ LDH des Pleuraergusses < 60% der Serum-LDH alle vorstehenden Kriterien müssen erfüllt sein
Exsudat	▷ mindestens eines der vorstehenden Kriterien ist nicht erfüllt
Empyem	▷ makroskopisch eitrig-trüb ▷ mikroskopisch massenhaft neutrophile Granulozyten
Hämatothorax	▷ makroskopisch reines Blut ▷ Hämoglobin-Konzentration der Pleuraflüssigkeit annähernd wie peripheres Blut, Hämatokrit im Pleuraerguß > 50% des Blut-HK
Chylothorax	▷ makroskopisch milchig-trüb ▷ Triglyzeride > 110 mg/dl

Ätiologie **Transsudate** sind zumeist durch einen erhöhten hydrostatischen Druck in den Gefäßen oder einen verminderten onkotischen Druck des Blutes bedingt. **Pleuraexsudate** werden durch entzündliche oder tumoröse Veränderungen verursacht, **Empyeme** durch eine schwere eitrige Entzündung.

Der **Hämatothorax** ist im allgemeinen traumatisch (seltener tumorös) bedingt, der **Chylothorax** durch Läsion oder Abflußbehinderung des Ductus thoracicus. ▦ C-**80** zeigt Ursachen von Transsudaten und Exsudaten.

Ätiologie. **Transsudate** entwickeln sich im allgemeinen als Folge eines erhöhten hydrostatischen Drucks in den Gefäßen (Herzinsuffizienz, Leberzirrhose) oder eines verminderten onkotischen Drucks des Blutes (nephrotisches Syndrom).
Exsudate werden zumeist durch entzündliche oder tumoröse Veränderungen der Pleura und angrenzender Gewebe verursacht. Das **Empyem** ist Folge einer schweren eitrigen Entzündung der Pleura oder Lunge und zumeist mit einer bakteriellen Invasion in die Pleurahöhle verbunden, seltener sind sterile Empyeme.
Der **Hämatothorax** ist im allgemeinen traumatisch bedingt, seltener auch tumoröser Genese. Der **Chylothorax** ist zumeist auf eine Läsion oder eine Abflußbehinderung des Ductus thoracicus zurückzuführen. ▦ C-**80** zeigt die häufigeren Ursachen von Transsudaten und Exsudaten.

C-80: Ursachen von Pleuraergüssen

Transsudat	▷ Herzinsuffizienz ▷ Perikarderkrankungen ▷ Leberzirrhose ▷ nephrotisches Syndrom ▷ Lungenembolie
Exsudat	▷ Tumoren • Bronchialkarzinom • Pleurametastasen • Pleuramesotheliom ▷ Infektionen der Pleura und Lunge • tuberkulöse Pleuritis • Pleuropneumonie • bakterielle Pleuritis (Pleuraempyem) • virale Pleuritis, Pleuroperikarditis ▷ Lungenembolie, Lungeninfarkt ▷ gastrointestinale Erkrankungen • Ösophagusperforation oder -ruptur (Boerhaave-Syndrom) • Pankreatitis • subphrenische und andere intraabdominelle Abszesse ▷ Kollagenosen • rheumatische Pleuritis • systemischer Lupus erythematodes ▷ Urämie ▷ Asbestpleuritis ▷ Sarkoidose ▷ Thoraxtrauma ▷ Dressler-Syndrom (Postmyokardinfarkt- bzw. Postperikardiotomie-Syndrom) ▷ Meigs-Syndrom (Ovarialtumor mit Aszites und Pleuraerguß)

Klinik Häufige Beschwerden sind einseitige Thoraxschmerzen, oft atemabhängig, ferner Dyspnoe, bei entzündlichen Erkrankungen auch Fieber.

Klinik. Der Entwicklung des Pleuraergusses gehen oft atemabhängige Thoraxschmerzen voraus, die auf die initiale Pleuritis sicca zurückzuführen sind. Zusätzlich tritt zumeist Dyspnoe auf. Bei entzündlich bedingten Pleuraergüssen besteht oft Fieber.

Diagnostik

- **Klinisch** findet sich eine Klopfschalldämpfung mit abgeschwächtem Atemgeräusch, oft auch ein Kompressionsatmen und ein Pleurareiben.

Diagnostik

- **Klinischer Befund:** Die klinische Untersuchung ergibt eine Klopfschalldämpfung über den unteren Lungenabschnitten mit abgeschwächtem Atemgeräusch, oft verbunden mit einem Bronchialatmen (Kompressionsatmen) am oberen Rand der Dämpfung. Ein Teil der Patienten weist zusätzlich ein Pleurareiben als Ausdruck einer Pleuritis sicca auf.

- **Röntgenologisch** ist bei kleinen Ergüssen eine **Verschattung der seitlichen und hinteren Zwerchfellsinus** zu erkennen, bei größeren Ergüssen eine homogene Verschattung der unteren Lungenabschnitte mit seitlich ansteigender unscharfer oberer Begrenzung (S C-**44**), seltener ein

- **Röntgenbefund:** Röntgenologisch findet sich bei kleineren Ergüssen eine **Verschattung der seitlichen und hinteren Zwerchfellsinus**, mit zunehmender Ausdehnung entwickelt sich eine homogene Verschattung der unteren Lungenabschnitte mit seitlich ansteigender unscharfer oberer Begrenzung (S C-**44**). Seltener ist eine rein subpulmonale Ausdehnung des Ergusses, die einen Zwerchfellhochstand vortäuschen kann. **Bei vorbestehenden Pleuraverklebungen** entwickeln sich **umschriebene Ergußbildungen** zwi-

Synopsis C-44: Rheumatische Pleuritis exsudativa

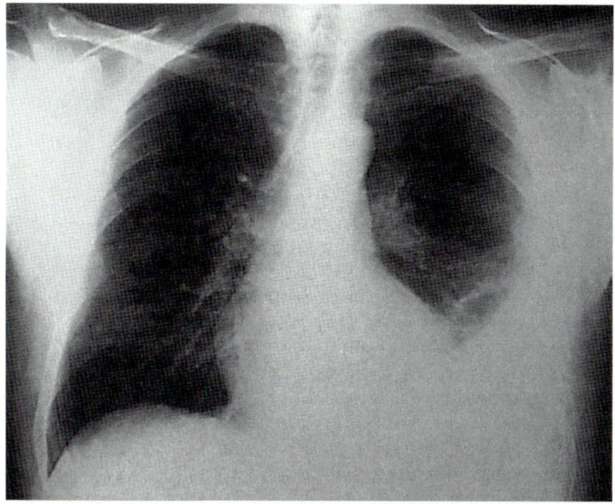

a Röntgenologisch fanden sich ein **linksseitiger Pleuraerguß** sowie eine geringe Verdichtung des linken Hilus und eine **diskrete streifig-fleckförmige interstitielle Zeichnungsvermehrung** beider Lungen.

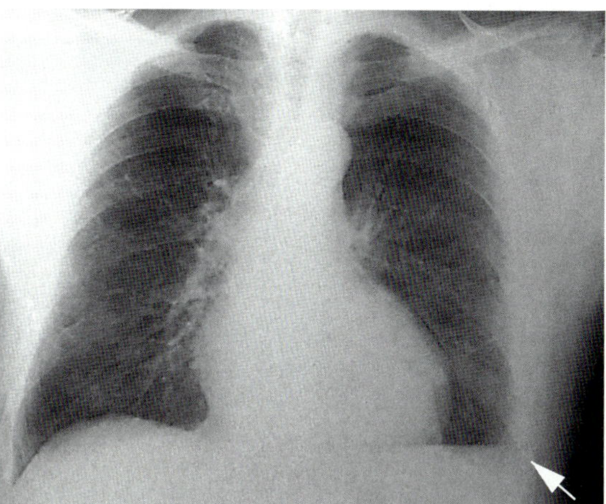

b Nach 21 Monaten besteht noch eine **kleine Pleurawinkelschwiele links** (→) sowie eine geringe kleinfleckig-streifige Zeichnungsvermehrung beider Lungen, möglicherweise als Ausdruck eines **diskreten fibrosierenden interstitiellen Lungenprozesses im Sinne einer »Rheumalunge«.**

Rheumatische Pleuritis exsudativa. 43jähriger Kraftfahrer, der seit 7 Jahren an einer seropositiven chronischen Polyarthritis leidet. Seit einem halben Jahr bestehen Belastungsdyspnoe, links-thorakales Druckgefühl, Husten mit wenig Auswurf und vermehrte Schwitzneigung. Klinisch Klopfschalldämpfung über dem linken Unterfeld mit aufgehobenem Atemgeräusch bzw. Kompressionsatmen im oberen Anteil der Dämpfung.
Die Sonographie zeigte eine ältere Pleuraergußbildung mit Fibrinfäden und Kammerung. Der Tuberkulintest war negativ. Die Pleurapunktion ergab ein bernsteingelbes Exsudat (Gesamteiweiß 4,9 g/dl; LDH 755 U/l). Die perkutane Pleurabiopsie mit der Ramel-Nadel zeigte histologisch eine fibrinöse Pleuritis mit Organisationszeichen. Thorakoskopisch fanden sich ausgedehnte Fibrinbeläge der Pleura parietalis sowie apikale und basale Adhäsionen der Lunge. Tumoröse Veränderungen waren nicht zu erkennen. Zahlreiche Biopsien der Pleura bestätigten die **fibrinöse Pleuritis**. Nach Einleitung einer oralen Kortikoid-Therapie kam es innerhalb von 6 Wochen zu einer weitgehenden Rückbildung des Pleuraergusses.

schen Pleura visceralis und Pleura parietalis oder im Interlobium, die röntgenologisch wie Rundherde imponieren können (sog. »vanishing tumor«). Kleinere Pleuraergüsse oder subpulmonale Ergüsse können durch eine zusätzliche Thoraxaufnahme in Seitenlage nachgewiesen werden, die ein Auslaufen des Ergusses zur seitlichen Thoraxwand zeigt. Bei einer **bronchopleuralen Fistel**, d. h. einer Läsion der Pleura visceralis mit Verbindung zwischen Bronchus und Pleurahöhle (z. B. bei Lungenabszessen mit Einbruch in die Pleurahöhle oder Pleuraempyemen, die in die Lunge eingebrochen sind), besteht häufig ein **Pleuraempyem mit Flüssigkeitsspiegel** und darüber befindlicher Luftansammlung (S C-**45**).

subpulmonaler Erguß, der einen Zwerchfellhochstand vortäuschen kann. Durch **Pleuraverklebungen** können **gekammerte Pleuraergüsse** entstehen, die wie Rundherde imponieren.
Bei einer **bronchopleuralen Fistel** kommt es häufig zum **Pleuraempyem mit Flüssigkeitsspiegel** und Luftansammlung (S C-**45**).

Das empfindlichste Verfahren zum Nachweis des Pleuraergusses ist die **Thorax-Sonographie** (C-**35**). Sie läßt eine echoarme oder echofreie Zone zwischen den beiden Pleurablättern erkennen, häufig auch darin befindliche Septierungen und Membranen sowie tumoröse Veränderungen der Thoraxwand. Sonographisch können bereits freie Pleuraergüsse ab 30 bis 50 ml nachgewiesen werden.

Das empfindlichste Verfahren zum Nachweis von Pleuraergüssen ist die **Thorax-Sonographie**, mit der freie Ergüsse ab 30–50 ml nachgewiesen werden können.

- **Weitere Diagnostik**

- **Weitere Diagnostik**

Merke. Eine **Pleurapunktion** (*s.* S C-**11**) ist bei allen unklaren Pleuraergüssen erforderlich. In der Ergußflüssigkeit sollten Proteingehalt (Gesamteiweiß, GE), LDH und Glucose bestimmt werden. Sofern ein Exsudat vorliegt, sind zusätzliche zytologische und mikrobiologische Untersuchungen unter Einschluß der Untersuchung auf Mykobakterien indiziert (*s.* C-**8**).

◀ **Merke**

S Synopsis C-**45: Pleuraempyem mit Pneumothorax bei bronchopleuraler Fistel nach Lungentuberkulose und tuberkulöser Pleuritis**

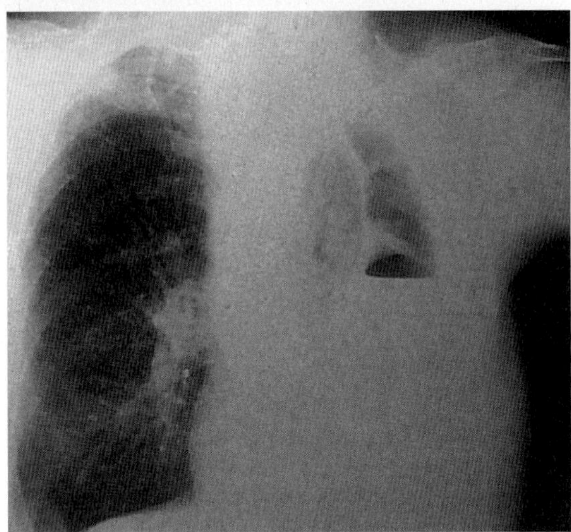

a Röntgenologisch findet sich ein ausgedehnter **Pleuraerguß** links mit einem **Flüssigkeitsspiegel im linken Mittelfeld.** Der über dem Pleuraerguß im Mittel- und Oberfeld befindliche Pneumothorax spricht für eine **bronchopleurale Fistel**. Die Dilatation der zentralen Pulmonalarterienäste rechts ist auf ein Cor pulmonale bei gleichzeitig vorliegender chronischer obstruktiver Bronchitis und respiratorischer Globalinsuffizienz zurückzuführen. Die Pleurapunktion ergibt Eiter mit Nachweis von Aspergillus fumigatus in hoher Keimzahl.

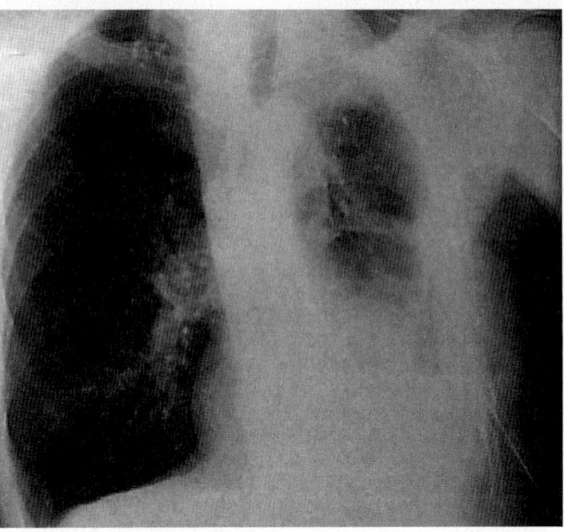

b Da eine operative Behandlung wegen der eingeschränkten Lungenfunktion nicht möglich ist und eine Sanierung der Empyemhöhle durch Spülung und antimykotische Therapie nicht erreicht werden kann, wird eine Pleuradauerdrainage angelegt, die mit einem Heimlich-Ventil versehen wird und zu einer weitgehenden Entleerung und Verkleinerung der Empyemhöhle führt.

Der 67jährige Mann hat während des Krieges im Alter von 24 Jahren eine beidseitige Lungentuberkulose mit linksseitiger tuberkulöser Pleuritis durchgemacht, die zu ausgedehnten Pleuraverschwielungen und Pleuraverkalkungen geführt hat. Er leidet nun seit 2 Monaten unter allgemeiner Schwäche, Belastungsdyspnoe, Nachtschweiß, Appetitlosigkeit und Gewichtsabnahme.

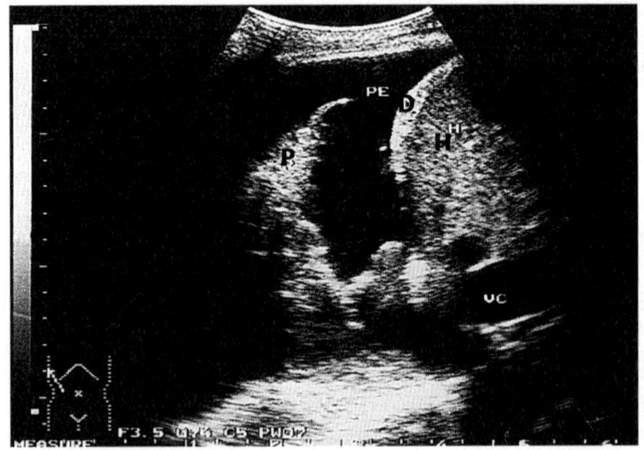

C-**35: Sonographische Darstellung eines Pleuraergusses.** Rechtsseitiger Pleuraerguß (Transsudat) bei 80jährigem Mann mit dekompensiertem Cor pulmonale bei chronisch-obstruktiver Bronchitis und Lungenemphysem. Weiterhin bestehen Lebermetastasen bei Kolon-Karzinom (PE = Pleuraerguß, P = Pulmo, D = Diaphragma, H = Hepar, VC = Vena cava inferior).

Bei V. a. eine Pankreatitis oder Ösophagusperforation sollten im Punktat die Amylase, bei Verdacht auf einen Chylothorax die Triglyzeride und bei V. a. eine rheumatische Verursachung die **Rheumafaktoren** und die **antinukleären Antikörper** bestimmt werden. Bei V. a. Tbc oder Tumor erfolgt zusätzlich die **Nadelbiopsie der Pleura** (s. **S** C-12).

Bei Verdacht auf eine Ösophagusperforation oder eine Pankreatitis ist die Bestimmung der Amylase, bei Hinweisen auf einen Chylothorax die Bestimmung der Triglyzeride in der Ergußflüssigkeit sinnvoll.
Bei Verdacht auf einen malignen oder tuberkulösen Pleuraerguß sollte die Pleurapunktion mit einer **Nadelbiopsie der Pleura** (Ramel- oder Cope-Nadel, s. **S** C-**12**) kombiniert werden. Weitere diagnostische Maßnahmen sind ein **Tuberkulin-Test** und – bei entsprechendem Verdacht – die Untersuchung des **Rheuma-Faktors** und der **antinukleären Antikörper** im Serum und der Ergußflüssigkeit.

Bei Verdacht auf einen tumorösen Pleuraprozeß ist außerdem eine **Computertomographie des Thorax** indiziert, bei Verdacht auf tumoröse oder entzündliche Veränderungen der Lunge eine **Bronchoskopie**.
Sofern die Ätiologie des Pleuraergusses mit diesen Verfahren nicht geklärt ist, ergibt sich die Indikation zur **Thorakoskopie** (*s.* S C-**13**, *S. 401*) oder zur **offenen Pleurabiopsie**.

Zusätzliche Diagnostik: **Tuberkulin-Test**, die **CT des Thorax** und die **Bronchoskopie**.
Sofern mit diesen Verfahren keine Klärung möglich ist, ergibt sich die Indikation zur **Thorakoskopie** oder **offenen Pleurabiopsie** (*s.* S C-**13**, S. *401*).

Therapie. Größere Pleuraergüsse sind durch **Pleurapunktion** zu entleeren, da persistierende Ergüsse – insbesondere entzündliche Exsudate und ein Hämatothorax – häufig zu ausgedehnten Pleuraverschwielungen (Verschwartung) mit funktioneller Beeinträchtigung der Lunge führen.

Therapie Ausgedehnte Pleuraergüsse sind wegen der Gefahr einer Verschwartung durch **Pleurapunktion** oder **Pleuradrainage** zu entleeren (S C-**46**).

S Synopsis C-**46: Technik der Pleuradrainage (Bülau-Drainage)**

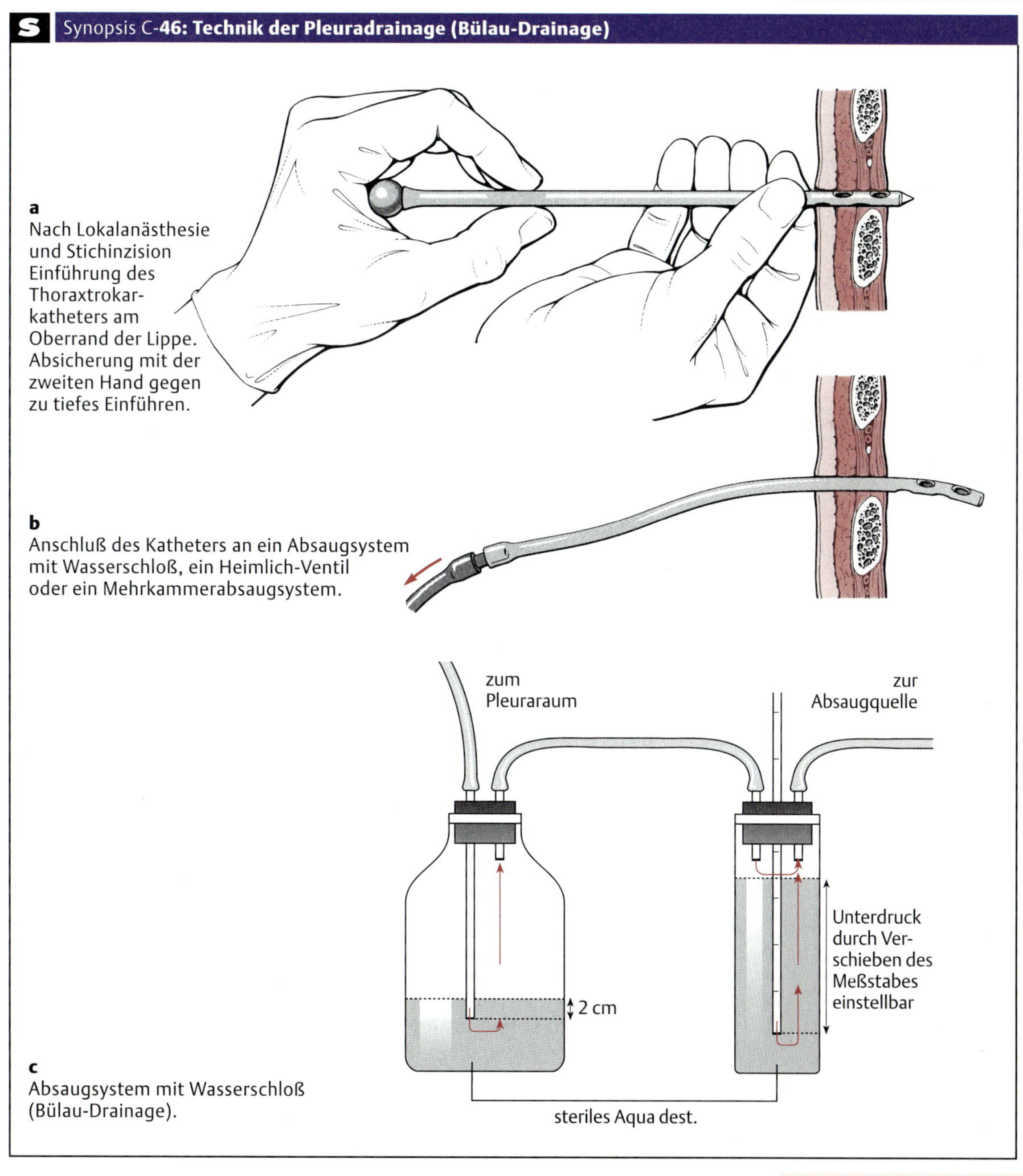

a Nach Lokalanästhesie und Stichinzision Einführung des Thoraxtrokarkatheters am Oberrand der Lippe. Absicherung mit der zweiten Hand gegen zu tiefes Einführen.

b Anschluß des Katheters an ein Absaugsystem mit Wasserschloß, ein Heimlich-Ventil oder ein Mehrkammerabsaugsystem.

c Absaugsystem mit Wasserschloß (Bülau-Drainage).

Merke ▶

Merke. Durch die Pleurapunktion sollte in einer Sitzung wegen der Gefahr der Entwicklung eines Reexpansions-Lungenödems nicht mehr als 1,5 l abgelassen werden.

Bei ausgedehnten Pleuraergüssen sollte eine **Pleuradrainage** mit fraktionierter Entleerung angelegt werden.

Die übrige Behandlung richtet sich nach dem Grundleiden.

Bei **tuberkulöser Pleuritis** ist eine antituberkulöse Kombinationschemotherapie nach üblichem Schema indiziert.
Das **Pleuraempyem** erfordert im allgemeinen eine Pleuradrainage mit großlumigem Katheter und längerer Spülbehandlung sowie eine gezielte antibiotische Therapie.
Maligne Pleuraergüsse sprechen zum Teil auf eine zytostatische Chemotherapie oder eine Hormontherapie an. Bei fehlendem Ansprechen ist eine **Tetracyclin-** oder **Talkum-Pleurodese** indiziert.

Pleuraergüsse bei **Kollagenosen** und **Sarkoidose** bilden sich unter einer Kortikoidtherapie zurück. Bei einer **ätiologisch unklaren Pleuritis exsudativa** mit positivem Tuberkulintest sollte eine antituberkulöse Chemotherapie mit Isoniazid und Rifampicin in Erwägung gezogen werden. Ätiologisch nicht zu klärende Pleuraergüsse bedürfen engmaschiger Kontrollen, da häufig ein Tumor zugrunde liegt. Bei Entwicklung ausgedehnter Pleuraverschwartungen kann eine **Dekortikation** indiziert sein.

Ein Reexpansions-Lungenödem kann bei rascher Ausdehnung einer zuvor kollabierten Lunge (s. Pleuraerguß, Pneumothorax) auftreten. Als mögliche Ursachen werden ein plötzlicher starker negativer intrapulmonaler Druck, ein verzögerter lymphatischer Abstrom, eine veränderte alveoläre Oberflächenspannung und eine Reperfusionsschädigung der pulmonalen Kapillarendothelien diskutiert.
Bei sehr ausgedehnten Ergüssen ist die Anlage einer **Pleuradrainage** (S C-**46**) mit fraktionierter Entleerung sinnvoll. Im übrigen richtet sich die Behandlung nach dem Grundleiden.
Eine **tuberkulöse Pleuritis** wird mit einer antituberkulösen Kombinationschemotherapie (*s. S. 474ff.*) behandelt. Bei frühzeitig einsetzender Verschwartung kann initial eine Kortikoidtherapie indiziert sein.
Ein **Pleuraempyem** erfordert im allgemeinen eine Pleuradrainage mit großlumigem Katheter und längerfristiger Spülbehandlung sowie eine gezielte antibiotische Therapie. Beginnende Pleuraverschwartungen bei Pleuritis exsudativa oder Pleuraempyem können durch Instillation von Streptokinase oder Urokinase lysiert werden.
Pleuraergüsse bei **Pleurakarzinose** sprechen zum Teil auf eine zytostatische Chemotherapie oder eine Hormontherapie an, z.B. bei metastasierendem Mammakarzinom. Sofern rezidivierende maligne Pleuraergüsse hierdurch nicht zu beherrschen sind, ist eine **Pleurodese** (entzündliche Verklebung der Pleurablätter) indiziert, die mit wiederholter Instillation von 500 mg **Tetracyclin-HCl** (z.B. Supramycin®) in die Pleurahöhle nach vorheriger Entleerung des Ergusses durchgeführt werden kann. Alternativ kommen eine Talkum-Poudrage im Rahmen einer Thorakoskopie oder die Instillation einer Talkum-Aufschwemmung in Betracht. Wegen der Schmerzhaftigkeit der Instillation ist eine analgetische Prämedikation mit Opioiden und die vorherige pleurale Instillation von Lidocain erforderlich.
Pleuraergüsse bei **Kollagenosen** und **Sarkoidose** sprechen im allgemeinen auf eine Kortikoidtherapie an.
Bei einer **ätiologisch unklaren Pleuritis exsudativa** mit positivem Tuberkulintest sollte eine antituberkulöse Therapie mit Isoniazid und Rifampicin in Erwägung gezogen werden, da eine tuberkulöse Verursachung nicht auszuschließen ist. Alle ätiologisch nicht zu klärenden Pleuraergüsse müssen engmaschig kontrolliert werden, da nicht selten tumoröse Veränderungen (insbesondere das Pleuramesotheliom) zugrunde liegen.
Bei Entwicklung ausgedehnter Pleuraverschwartungen mit erheblicher Beeinträchtigung der Lungenfunktion kann eine Thorakotomie mit **Dekortikation** indiziert sein.

17.2 Pneumothorax

17.2 Pneumothorax

Definition ▶

Definition. Als Pneumothorax wird eine Luftansammlung in der Pleurahöhle bezeichnet. C-**81** zeigt die verschiedenen Formen des Pneumothorax.

Ätiologie Der **primäre Spontanpneumothorax** tritt bevorzugt bei großen schlanken Personen und bei Rauchern durch **Ruptur einer subpleuralen Emphysemblase** auf.
Grundkrankheiten beim **sekundären Spontanpneumothorax** sind chronische obstruktive Atemwegserkrankungen mit Lungenemphysem, bullöses Emphysem, Tuberkulose, Sarkoidose, Lungenfibrose, Lungen-

Ätiologie. Der **primäre Spontanpneumothorax** tritt bevorzugt bei großen schlanken Personen und ganz überwiegend bei Rauchern und Ex-Rauchern auf. Eine familiäre Häufung der Erkrankung wird gelegentlich beobachtet. Der Pneumothorax entsteht durch **Ruptur einer zumeist in der Lungenspitze lokalisierten subpleuralen Emphysemblase.**
Häufigere Grundkrankheiten bei **sekundärem Spontanpneumothorax** sind chronische obstruktive Atemwegserkrankungen mit Lungenemphysem, Tuberkulose, Sarkoidose, Lungenfibrose, Lungenabszeß, Bronchialkarzinom, Histiozytosis X, Mukoviszidose und Marfan-Syndrom. Auch in diesen Fällen liegt im allgemeinen eine Ruptur einer subpleuralen Bulla zugrunde, die

C-81: Formen des Pneumothorax

Einteilungskriterien	Formen und Definitionen des Pneumothorax	
Ätiologie	▷ Spontanpneumothorax • primärer (idiopathischer) Pneumothorax • sekundärer Pneumothorax	• Pneumothorax, der ohne äußere Einwirkung und ohne erkennbare Grundkrankheit entstanden ist • Pneumothorax, der ohne äußere Einwirkung bei erkennbarer Grundkrankheit entstanden ist
	▷ traumatischer Pneumothorax	▷ durch äußere Gewalteinwirkung entstandener Pneumothorax mit Lufteintritt durch die Thoraxwand (äußerer Pneumothorax) oder Verletzung der Lungenoberfläche (innerer Pneumothorax)
	▷ iatrogener Pneumothorax	▷ durch diagnostische oder therapeutische Maßnahmen verursachter Pneumothorax
	▷ diagnostischer Pneumothorax	▷ zu diagnostischen Zwecken angelegter Pneumothorax
Folgeerscheinungen	▷ Spannungspneumothorax (Ventilpneumothorax)	▷ spontan oder traumatisch entstandener Pneumothorax, der infolge eines Ventilmechanismus zu erhöhtem Druck im Pleuraraum mit Mediastinalverdrängung zur Gegenseite und Einflußstauung führt
Kombination mit Flüssigkeitsansammlungen im Pleuraraum	▷ Seropneumothorax	▷ Kombination des Pneumothorax mit serösem Erguß (Exsudat oder Transsudat)
	▷ Pyopneumothorax	▷ Kombination mit Pleuraempyem
	▷ Hämatopneumothorax	▷ Kombination mit Hämatothorax

durch diffuse Emphysembildung, Überblähung sowie narbige Veränderungen oder eine entzündlich bedingte Gewebsschwäche entstanden ist.
Der **Spannungspneumothorax** kann sowohl spontan als auch traumatisch entstehen. Durch einen **Ventilmechanismus** im Bereich der Luftfistel (zumeist an der Lungenoberfläche) tritt in der Inspirationsphase Luft in den Pleuraraum ein, die in der Exspirationsphase nicht entweichen kann und zu einem Druckanstieg in der Pleurahöhle mit Verdrängung des Mediastinums zur gesunden Seite und Behinderung des venösen Rückstroms zum Herzen führt.

abszeß, Bronchialkarzinom, Histiozytosis X, Mukoviszidose und Marfan-Syndrom.

Der **Spannungspneumothorax** kann sowohl spontan als auch traumatisch entstehen und führt über einen **Ventilmechanismus** zu einem starken Druckanstieg im Pleuraraum mit Verdrängung des Mediastinums zur anderen Seite und Behinderung des venösen Rückstroms zum Herzen.

Klinik. Der Spontanpneumothorax tritt zumeist im Ruhezustand auf, seltener bei stärkerer körperlicher Belastung. Häufigste Symptome des Pneumothorax sind einseitiger Thoraxschmerz und Dyspnoe. Die Beschwerden sind beim sekundären Spontanpneumothorax stärker ausgeprägt als beim primären. Die klinische Untersuchung ergibt eine tiefstehende, kaum atemverschiebliche untere Lungengrenze (Zwerchfell), einen hypersonoren Klopfschall und ein abgeschwächtes oder aufgehobenes Atemgeräusch über der betroffenen Lunge. Deutliche Zyanose, Einflußstauung, ausgeprägte Tachykardie und Blutdruckabfall sprechen für einen Spannungspneumothorax. Dieser geht besonders bei traumatischer Verursachung z. T. mit einem Hautemphysem einher (▤ C-**82**).

Klinik Häufigste Symptome sind einseitiger Thoraxschmerz und Dyspnoe. Die klinische Untersuchung ergibt einen hypersonoren Klopfschall und ein abgeschwächtes oder aufgehobenes Atemgeräusch über der betroffenen Lunge. Deutliche Zyanose, Einflußstauung, ausgeprägte Tachykardie und Blutdruckabfall sprechen für einen Spannungspneumothorax (▤ C-**82**).

Diagnostik. Der Pneumothorax wird durch die Röntgenaufnahme nachgewiesen (◙ C-**36**). In unklaren Fällen ist eine zusätzliche Aufnahme in maximaler Exspiration erforderlich, die den Pneumothorax deutlicher erkennen läßt. Die differentialdiagnostische Abgrenzung eines durch Pleuraverwachsungen lokalisierten Pneumothorax von einer großen Emphysembulla kann schwierig sein. Eine Klärung ist im allgemeinen durch ein hochauflösendes CT (HRCT) möglich.

Diagnostik Der Pneumothorax wird röntgenologisch nachgewiesen (◙ C-**36**), in unklaren Fällen kann eine zusätzliche Aufnahme in maximaler Exspiration erforderlich sein.
Die Abgrenzung einer großen Emphysembulla von einem lokalisierten Pneumothorax ist durch ein CT möglich.

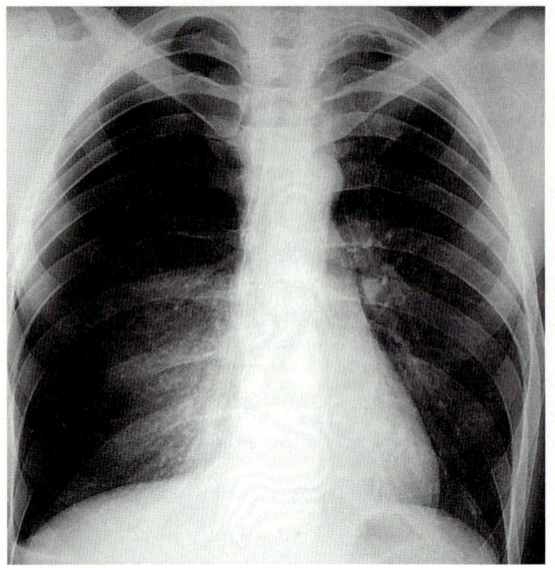

a Ausgeprägter **Pneumothorax rechts** mit kleiner Pleurawinkelverschattung.

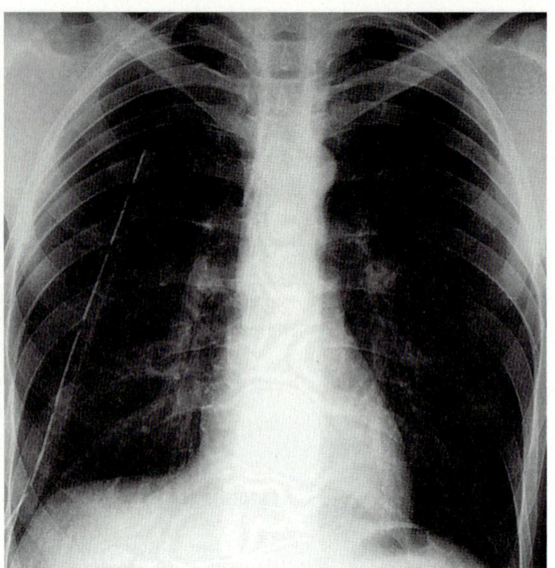

b Nach **Anlage einer Pleuradrainage** ist die Lunge bis auf einen schmalen **Kuppelpneumothorax** ausgedehnt.

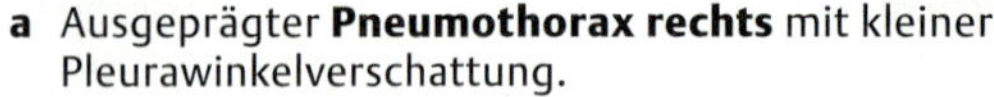

C-**36 a, b: Spontanpneumothorax.** 37jähriger Mann mit plötzlich aufgetretenen rechtsseitigen Thoraxschmerzen und Belastungsdyspnoe. Klinisch hypersonorer Klopfschall und abgeschwächtes Atemgeräusch über der rechten Lunge.

Therapie Ein ausgeprägter Spannungspneumothorax ist unmittelbar lebensbedrohlich und muß bereits bei klinischem Verdacht durch **Punktion des 2. ICR in der Medioklavikularlinie** mit einer großlumigen Kanüle entlastet werden (C-**83**). Die Therapie der übrigen Pneumothorax-Formen richtet sich nach der Ausdehnung und der Ursache.

Therapie. **Ein ausgeprägter Spannungspneumothorax** ist wegen der Behinderung des venösen Rückstroms zum Herzen **unmittelbar lebensbedrohlich**. Die Diagnose kann zumeist bereits nach dem typischen klinischen Bild gestellt werden (C-**83**). Auf eine radiologische Diagnostik muß in der Notfallsituation oft verzichtet werden. Die unverzüglich einzuleitende Notfalltherapie besteht in der **Punktion des 2. Interkostalraumes in der Medioklavikularlinie** auf der betroffenen Seite mit einer großvolumigen Kanüle, die zu einer sofortigen Entleerung der unter Überdruck stehenden Luft mit Rückbildung der Spannungssymptomatik führt.
In den übrigen Fällen richtet sich die Therapie nach der Ausdehnung des Pneumothorax.

Merke ▶

Merke. Ein kleiner bis zu etwa 2 cm breiter Mantelpneumothorax ohne Tendenz zur weiteren Ausdehnung kann zunächst beobachtet werden, wobei die Resorption der Luft durch eine hochdosierte nasale Sauerstoffinsufflation (5 bis 10 l/min) erheblich beschleunigt werden kann.

Ausgedehntere Pneumothoraxformen erfordern eine **Pleuradrainage** (C-**46**), die mit großlumigen Drainagen durchgeführt werden sollte.
Bei **Pneumothoraxrezidiven** und bei sekundärem Spontanpneumothorax sollten großlumige Drainagen eingelegt und eine **Tetracyclin-Pleurodese** zur Vermeidung eines weiteren Rezidivs vorgenommen werden.
Sofern sich die Lunge unter der Pleuradrainage nicht innerhalb von 7–10 Tagen ausdehnt oder große Emphysembullae vorliegen oder ein Pneumothoraxrezidiv trotz vorangegangener Pleurodese aufgetreten ist, ergibt sich die Indikation zu einer

Ausgedehntere Formen des Pneumothorax erfordern eine **Pleuradrainage** (s. C-**46**), die bei erstmaligem Auftreten eines primären Spontanpneumothorax mit einem dünnen Pleurakatheter, bei Pneumothoraxrezidiven, sekundärem Spontanpneumothorax und traumatischem Pneumothorax jedoch mit großlumigen Drainagen durchgeführt werden sollte. Bevorzugte Lokalisationen für das **Einführen der Drainagen** sind in Abhängigkeit von der Lage des Pneumothorax, etwaigen Pleuraverklebungen und Zwerchfellstand der **5. oder 6. Interkostalraum in der mittleren Axillarlinie** und der **2. oder 3. Interkostalraum in der Medioklavikularlinie** (C-47, **36 b**), seltener auch der 1. oder 2. ICR dorsal. Der Pleurakatheter wird nach Lokalanästhesie der Thoraxwand und Stichinzision der Haut unmittelbar am Oberrand der Rippe eingeführt (am Unterrand der Rippe verlaufen die Gefäße) und unter Durchleuchtungskontrolle in die freie Pleurahöhle vorgeschoben (s. C-**46**). Die Entleerung der Luft kann durch **Anlegen eines Sogs von etwa 20 bis 40 cm H_2O** oder eines selbsttätigen **Heimlich-Ventils** erfolgen. Die Drainage muß im allgemeinen über mehrere Tage fortgesetzt

C-82: Notfalltherapie des Spannungspneumothorax

Typische Symptomatik	▷ plötzlich aufgetretener einseitiger Thoraxschmerz ▷ rasch progrediente Luftnot ▷ Zyanose ▷ obere Einflußstauung ▷ Kollaps, Schock, Bewußtseinstrübung ▷ einseitig hypersonorer Klopfschall und abgeschwächtes Atemgeräusch **seltener:** ▷ Hautemphysem (besonders am Hals oder an traumatisierter Thoraxwand)
Differentialdiagnose	▷ Herzinfarkt ▷ Lungenembolie ▷ Pleuritis, Pleuraerguß ▷ Rippenfraktur ▷ mediastinale Metastasierung mit Vena-cava-superior-Syndrom ▷ dissezierendes Aortenaneurysma
Notfalltherapie	▷ O_2-Insufflation (5–10 l/min) ▷ Entlastungspunktion mit großlumiger Kanüle im 2. Interkostalraum in der Medioklavikularlinie (Gummifingerling-Ventil ist im Notfall nicht zwingend erforderlich) ▷ keine Beatmung, wenn Verdacht auf einen Spannungspneumothorax besteht und noch keine Entlastungspunktion vorgenommen wurde ▷ Transport in die Klinik im Notarztwagen ▷ in der Klinik Anlage einer Thoraxdrainage unter Durchleuchtungskontrolle

Synopsis C-47: Günstigste Punktionsstellen der Pleurahöhle

Bei Pneumothorax 2./3. ICR in der Medioklavikularlinie oder 5./6. ICR in der Medioaxillarlinie. Bei Pleuraerguß oder Hämatothorax 5./6. ICR in der Medioaxillarlinie.

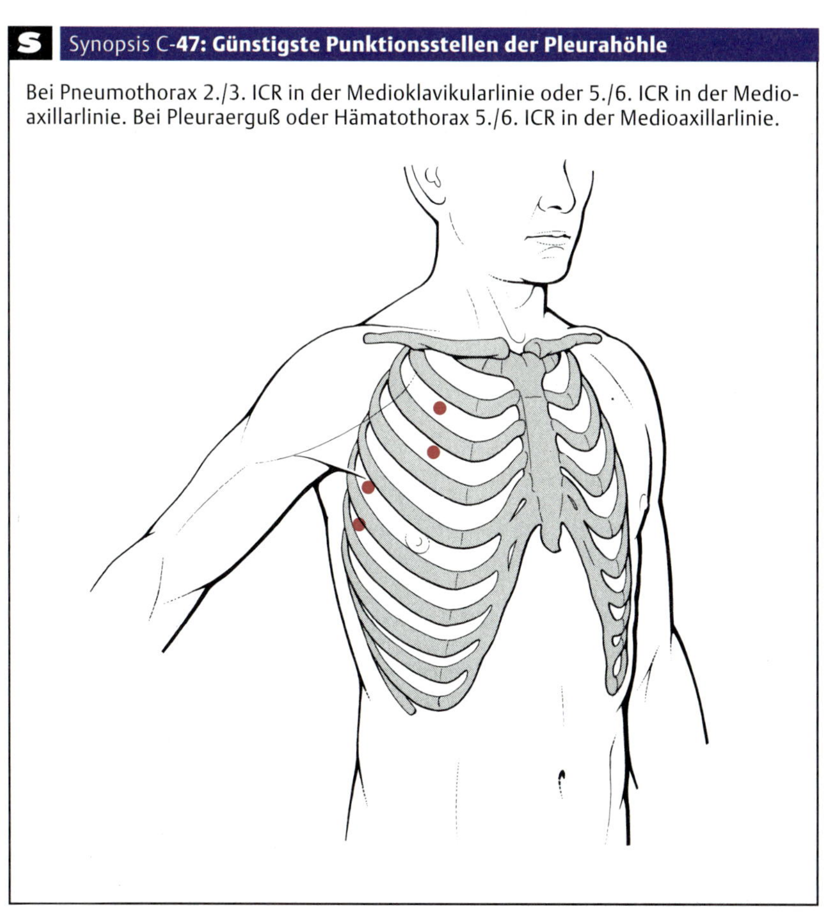

Thorakotomie mit Abtragung oder Übernähung von subpleuralen Emphysemblasen und pleuraler Skarifikation.

werden. Sie kann beendet werden, wenn die Lunge ausgedehnt ist, sich keine Luft mehr entleert und nach 24stündigem Abklemmen der Drainage kein Pneumothorax-Rezidiv auftritt.

Ein Spontanpneumothorax geht mit einer hohen Rezidivrate von etwa 30-50% einher. Diese kann durch eine Tetracyclin- oder Talkum-Pleurodese, die über einen Entzündungsreiz zur Verklebung der Pleurablätter führt (*s. S. 552*), auf etwa 5 bis 10% reduziert werden. Daher sollte bei einem Rezidiv des primären Spontanpneumothorax und bei sekundärem Spontanpneumothorax eine **Pleurodese** durchgeführt werden. Beim traumatischen und iatrogenen Pneumothorax ist keine Pleurodese erforderlich.

Sofern sich die Lunge nach sieben- bis zehntägiger Drainagebehandlung nicht ausdehnt oder große Emphysembullae vorliegen oder ein Pneumothoraxrezidiv durch vorangegangene Pleurodesebehandlung nicht verhindert werden konnte, ergibt sich die Indikation zur Thorakotomie mit Abtragung oder Übernähung subpleuraler Emphysemblasen und pleuraler Skarifikation (Aufrauhung der Pleura) zur Förderung pleuraler Verwachsungen.

18 Angeborene Erkrankungen der Atmungsorgane

18 Angeborene Erkrankungen der Atmungsorgane

Beim Erwachsenen sind die **Anomalien der Bronchialverzweigung**, die **bronchopulmonale Sequestration, Fehlbildungen der Pulmonalarterien** und die **pulmonale arteriovenöse Fistel** von Bedeutung.

Angeborene Erkrankungen der Atmungsorgane sind die Agenesie (komplettes Fehlen), Aplasie (rudimentäre Anlage) oder Hypoplasie (verminderte Größe) einer oder beider Lungen, die **bronchopulmonale Sequestration** (arterielle Versorgung eines Teils der Lunge durch den Systemkreislauf), kongenitale Bronchialzysten, kongenitale Bronchiektasen (sehr viel seltener als erworbene), tracheobronchiale Stenosen, bronchiale Atresien, **Anomalien der Bronchialverzweigung**, Aplasien, **Verschlüsse oder Stenosen der Pulmonalarterien**, Anomalien der Pulmonalvenen und **pulmonale arteriovenöse Fisteln.**

Anomalien der Bronchialverzweigung und einzelne rudimentär angelegte Bronchien sind bronchoskopisch relativ häufig nachzuweisen, jedoch pathogenetisch nicht von Bedeutung.

Die **bronchopulmonale Sequestration** ist eine Fehlbildung mit Abtrennung eines Teils der Lunge, der arteriell aus dem Systemkreislauf versorgt wird. Unterschieden werden eine **intralobäre** und eine **extralobäre Sequestration.**

Von diesen Fehlanlagen sind bei Erwachsenen bronchoskopisch relativ häufig Anomalien der Bronchialverzweigung und rudimentäre Anlagen einzelner Bronchien nachzuweisen. Diesen Anomalien kommt jedoch im allgemeinen keine pathogenetische Bedeutung zu.

Als **bronchopulmonale Sequestration** wird eine angeborene Fehlbildung der Lunge bezeichnet, bei der ein Teil des Lungengewebes von der übrigen normalen Lunge abgetrennt ist und eine eigene Blutversorgung aus einer Arterie des großen Kreislaufs erhält. Die **intralobäre Sequestration** grenzt an normales Lungengewebe an und ist von einer gemeinsamen Pleura visceralis überzogen. Röntgenologisch findet sich eine **herdförmige oder segmentale Verschattung**, zumeist in den dorsalen Anteilen eines Unterlappens. Nach abgelaufener Infektion können zystische Hohlräume mit Flüssigkeitsspiegeln auftreten. Die **extralobäre Sequestration** ist in eine eigene Pleura eingeschlossen und liegt zumeist unterhalb des linken Unterlappens oberhalb, innerhalb oder unterhalb des Zwerchfells. Die Sequestration kann durch eine Angiographie diagnostiziert werden. Bei Auftreten von Beschwerden ist eine operative Behandlung indiziert.

Fehlanlagen der Pulmonalarterien sind oft mit angeborenen Herzfehlern kombiniert.

Die **Fehlanlagen der Pulmonalarterien** sind oft mit angeborenen Herzfehlern (persistierender Truncus arteriosus, persistierender Ductus Botalli, Fallotsche Tetralogie, Septumdefekte) kombiniert.

Pulmonale arteriovenöse Fisteln (Aneurysmen) imponieren röntgenologisch als **Rundherde** (◘ C-37) und führen bei einem Teil der Patienten zu Hämoptysen und Thoraxschmerzen.

Pulmonale arteriovenöse Fisteln (pulmonale arteriovenöse Aneurysmen) werden zumeist erst in der dritten oder vierten Lebensdekade festgestellt, im allgemeinen durch eine Röntgenaufnahme, die einen **Lungenrundherd** (◘ C-37) oder multiple Herde zeigt. Die Durchleuchtung ergibt oft eine deutliche Pulsation der Herde, eine Größenabnahme beim Valsalva-Preßversuch (Versuch der Ausatmung gegen die geschlossene Glottis) und eine Grö-

ßenzunahme beim Müller-Manöver (Versuch der Einatmung gegen die geschlossene Glottis). Nur ein Teil der Patienten gibt Beschwerden an, vorwiegend Hämoptysen, seltener Thoraxschmerzen. **Klinisch** finden sich oft **Teleangiektasien** der Haut und Schleimhäute, **Zyanose, Trommelschlegelfinger** und auskultatorisch ein kontinuierliches **Geräusch über dem Lungenherd**. Die Diagnose ergibt sich aus dem **Nachweis** einer **arteriellen Hypoxämie** und der **angiographischen Darstellung** der Fisteln. Therapie der Wahl ist die **operative Entfernung**.
Die übrigen angeborenen Erkrankungen sind beim Erwachsenen sehr selten.

Klinisch fallen **Teleangiektasien** der Haut und Schleimhäute, **Zyanose, Trommelschlegelfinger** und ein kontinuierliches **Geräusch über der Fistel** auf. Die Diagnose wird durch den **Nachweis** der **arteriellen Hypoxämie** und die **angiographische Darstellung** der Fisteln gestellt.
Therapie der Wahl ist die **operative Entfernung**.

Klinischer Fall

Die 30jährige Krankenschwester, die bereits seit der Kindheit unter einer eingeschränkten körperlichen Belastbarkeit litt, wurde wegen einer seit Monaten anhaltenden bronchitischen Symptomatik und eines unklaren Rundherdes im linken Lungenunterfeld eingewiesen (◘ C-**37**). Klinisch fielen eine leichtgradige Zyanose und ein Strömungsgeräusch über dem linken dorsalen Unterfeld auf. Die Blutgasanalyse ergab eine mäßiggradige arterielle Hypoxämie (P_{O2} 62 mmHg). Unter Atmung von 100% Sauerstoff über 20 min kam es nur zu einem Anstieg des P_{O2} auf 130 mmHg (normal > 400 mmHg), so daß ein Rechts-links-Shunt anzunehmen war.

Lerneffekt: Bei einem unklaren Lungenrundherd in Verbindung mit einem pulmonalen Strömungsgeräusch und einer Zyanose muß an eine pulmonale arteriovenöse Fistel gedacht werden. Der Versuch einer transbronchialen oder perkutanen Biopsie aus diesem Herd ist kontraindiziert.

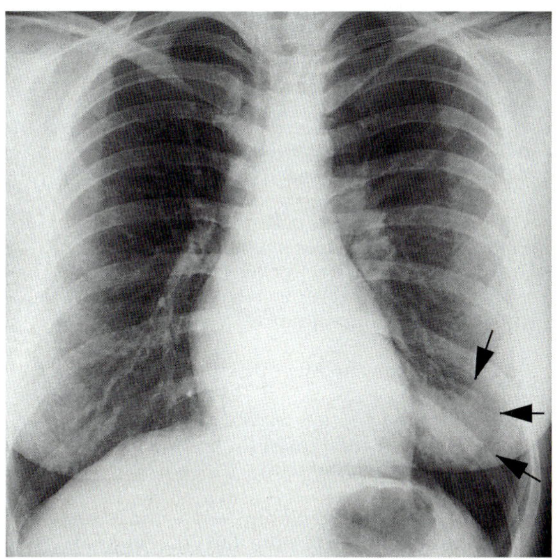

a Röntgenologisch fand sich im linken Unterfeld ein 5 cm großer **Rundherd (→) mit einem zum Hilus ziehenden Verschattungsband.** Bei der Durchleuchtung fielen ausgeprägte Pulsationen des Herdes auf.

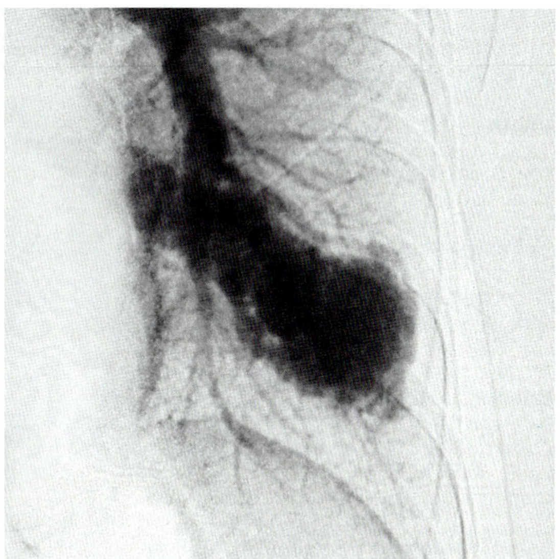

b Die digitale Subtraktionsangiographie (DSA) der Lunge zeigte das große **arteriovenöse Aneurysma** im linken Lungenunterlappen mit weiter zuführender Pulmonalarterie und abführender Pulmonalvene. Die operative Behandlung erforderte eine Lobektomie des linken Lungenunterlappens.

◘ C-**37 a, b: Kongenitale pulmonale arteriovenöse Fistel** (klinischer Fall).

19 **Berufsbedingte Erkrankungen der Atmungsorgane**

C-**83** zeigt eine Übersicht der Berufskrankheiten der Atmungsorgane nach der zur Zeit gültigen Berufskrankheitenverordnung.

19 Berufsbedingte Erkrankungen der Atmungsorgane

C-**83** zeigt eine Übersicht der Berufskrankheiten der Atmungsorgane nach der zur Zeit geltenden Berufskrankheitenverordnung. Ein begründeter Verdacht auf eine Berufskrankheit muß dem Unfallversicherungsträger (Berufsgenossenschaft) angezeigt werden.
Nachfolgend wird nur eine Auswahl der häufiger auftretenden beruflich bedingten Atemwegs- und Lungenerkrankungen besprochen.

C-83: Berufskrankheiten der Atmungsorgane nach der Berufskrankheitenverordnung

Listen-Nr.	Berufskrankheit
1103	Toxische **Bronchopneumopathie durch Chrom** und seine Verbindungen
1104	Toxische **Bronchopneumopathie durch Cadmium** und seine Verbindungen
1105	Toxische **Bronchopneumopathie durch Mangan** und seine Verbindungen
1107	Toxische **Bronchopneumopathie durch Vanadium** und seine Verbindungen
1108	Toxische **Bronchopneumopathie durch Arsen** und seine Verbindungen
1110	**Berylliose**
1308	Toxische **Bronchopneumopathie durch Fluor** und seine Verbindungen
1315	**Erkrankungen durch Isozyanate**, die zur Unterlassung aller Tätigkeiten gezwungen haben, die für die Entstehung, die Verschlimmerung oder das Wiederaufleben der Krankheit ursächlich waren oder sein können
3101	**Infektionskrankheiten (z. B. Tuberkulose)**, wenn der Versicherte im Gesundheitsdienst, in der Wohlfahrtspflege oder in einem Laboratorium tätig oder durch eine andere Tätigkeit der Infektionsgefahr in ähnlichem Maße ausgesetzt war
4101	**Quarzstaublungenerkrankung** (Silikose)
4102	**Quarzstaublungenerkrankung in Verbindung mit aktiver Lungentuberkulose** (Silikotuberkulose)
4103	**Asbeststaublungenerkrankung** (Asbestose) oder durch Asbeststaub verursachte Erkrankung der Pleura
4104	**Lungenkrebs** ▷ **in Verbindung mit Asbeststaublungenerkrankung** (Asbestose) oder ▷ **in Verbindung mit durch Asbeststaub verursachte Erkrankung der Pleura** oder ▷ **bei Nachweis der Einwirkung einer kumulativen Asbestfaser-Dosis am Arbeitsplatz von mindestens 25 Faserjahren** (25×10^6 [Fasern/m^3] × Jahre)
4105	**Durch Asbest verursachtes Mesotheliom** des Rippenfells, des Bauchfells oder des Perikards
4106	**Erkrankungen** der tieferen Atemwege und der Lungen **durch Aluminium** oder seine Verbindungen
4107	**Lungenfibrose durch Metallstäube** bei der Herstellung oder Verarbeitung von Hartmetallen
4108	**Erkrankungen** der tieferen Atemwege und der Lungen **durch Thomasmehl (Thomasphosphat)**
4109	**Bösartige Neubildungen** der Atemwege und der Lungen **durch Nickel** oder seine Verbindungen
4110	**Bösartige Neubildungen** der Atemwege und der Lungen **durch Kokereirohgase**
4111	**Chronische obstruktive Bronchitis** oder Emphysem von Bergleuten unter Tage im Steinkohlebergbau bei Nachweis der Einwirkung einer kumulativen Dosis von in der Regel 100 Feinstaubjahren ([mg/m^3] × Jahre)
4201	**Exogen-allergische Alveolitis**
4202	**Erkrankungen** der tieferen Atemwege und der Lungen **durch Rohbaumwoll-, Rohflachs- oder Rohhanfstaub (Byssinose)**
4203	**Adenokarzinome der Nasenhaupt- und Nasennebenhöhlen durch Stäube von Eichen- oder Buchenholz**
4301	**Durch allergisierende Stoffe verursachte obstruktive Atemwegserkrankungen** (einschließlich Rhinopathie), die zur Unterlassung aller Tätigkeiten gezwungen haben, die für die Entstehung, die Verschlimmerung oder das Wiederaufleben der Krankheit ursächlich waren oder sein können
4302	**Durch chemisch-irritativ oder toxisch wirkende Stoffe verursachte obstruktive Atemwegserkrankungen**, die zur Unterlassung aller Tätigkeiten gezwungen haben, die für die Entstehung, die Verschlimmerung oder das Wiederaufleben der Krankheit ursächlich waren oder sein können.

19.1 Erkrankungen durch anorganische Stäube

19.1.1 Silikose

Definition. Die **Silikose** ist eine staubbedingte Lungenerkrankung (Pneumokoniose), die durch die Inhalation von Siliziumdioxid (freie Kieselsäure) in kristalliner Form (überwiegend Quarz) verursacht wird. Durch Mischstaubkomponenten, insbesondere die Beimischung von Kohlenstaub, wird die Gewebsreaktion modifiziert (**Anthrakosilikose**, Mischstaubpneumokoniose).

Pathogenese. Kieselsäurehaltiger Staub mit einem aerodynamischen Durchmesser von 0,5 bis 10 µm gelangt in die Alveolen, wird dort von den Makrophagen phagozytiert und führt wahrscheinlich durch zytotoxische Effekte zum Untergang der Makrophagen mit Freisetzung fibrogener Faktoren aus diesen Zellen. Daneben wird auch eine quarzinduzierte Makrophagen-Lymphozyten-Interaktion mit nachfolgender fibrosierender Entzündungsreaktion diskutiert. **Im Lungengewebe und in den Hiluslymphknoten kommt es zur Bildung quarzstaubhaltiger bindegewebiger, später hyaliner Knötchen**, die sich im weiteren Verlauf zu großen Schwielen zusammenballen können. Wegen der Persistenz der Quarzpartikel im Gewebe schreitet die Erkrankung nicht selten auch nach Beendigung der Exposition fort.

Merke. Gefährdet sind insbesondere Bergleute, in der Steingewinnung und -verarbeitung sowie in keramischen Betrieben, Metallhütten, Walzwerken und Gießereien (Formsand) beschäftigte Personen, ferner Quarzsandstrahler und Tunnelbauer.

Klinik. Die Silikose entwickelt sich im allgemeinen langsam über Jahre oder Jahrzehnte. Die Symptomatik besteht in **Dyspnoe, Husten** und **Auswurf**. Die klinische Untersuchung kann in leichten Fällen völlig unauffällig sein, in fortgeschrittenen Fällen finden sich Zyanose, hypersonorer Klopfschall, abgeschwächtes Atemgeräusch und trockene Rasselgeräusche als Ausdruck einer Atemwegsobstruktion mit Lungenemphysem, im weiteren Verlauf auch die Zeichen der Rechtsherzbelastung und der Rechtsherzinsuffizienz.

Diagnostik. Die Diagnose wird bei Berücksichtigung einer entsprechenden Exposition röntgenologisch gestellt. Es finden sich **kleine disseminierte rundliche Herdschatten** mit einem Durchmesser bis zu 10 mm, **große Schwielen** mit narbigen Verziehungen und perifokalem Emphysem sowie **Vergrößerungen der Lungenhili** (s. S C-34a). **Der Schweregrad der röntgenologischen Veränderungen** wird **nach der Internationalen Staublungenklassifikation des ILO (»International Labour Office«) 1980** eingeteilt. Diese unterscheidet kleine rundliche Schatten der Größen p (< 1,5 mm), q (1,5 bis 3 mm) und r (3 bis 10 mm), deren Streuungsdichte durch Standardvergleichsfilme (Streuungsgrade 1 bis 3) definiert ist, und große Schatten der Kategorie A (Durchmesser 10 bis 50 mm, Durchmessersumme maximal 50 mm), B (Durchmessersumme über 50 mm, aber nicht größer als die Fläche des rechten Lungenoberfeldes) und C (Schattensumme größer als Fläche des rechten Oberfeldes).
Während die reine Quarzstaubexposition (z.B. Silikose der Steinmetze, Steinbrucharbeiter, Sandstrahler) zu scharf abgegrenzten, harten silikotischen Knötchen und Schwielen führt, ist die **Anthrakosilikose** der Steinkohlenbergarbeiter durch eine **weichere unregelmäßige Fleckzeichnung** mit Tendenz zur Ballung und **Schwielenbildung in den Oberfeldern** gekennzeichnet.

19.1 Erkrankungen durch anorganische Stäube

19.1.1 Silikose

◀ **Definition**

Pathogenese Lungengängiger kieselsäurehaltiger Staub (aerodynamischer Durchmesser 0,5–10 µm) verursacht wahrscheinlich durch zytotoxische Effekte den Untergang der phagozytierenden Makrophagen mit Freisetzung fibrogener Faktoren und Entwicklung **bindegewebiger hyalinisierender Knötchen** und Schwielen **im Lungengewebe und in den Hiluslymphknoten.** Wegen der Persistenz der Quarzpartikel im Gewebe schreitet die Erkrankung nicht selten auch nach Beendigung der Exposition fort.

◀ **Merke**

Klinik Die Symptomatik entwickelt sich über Jahre und besteht in **Dyspnoe, Husten, Auswurf.** In fortgeschrittenen Fällen entwickeln sich die Zeichen der chronischen obstruktiven Bronchitis und des Lungenemphysems, der respiratorischen Insuffizienz und in schweren Fällen der Rechtsherzinsuffizienz.

Diagnostik Die Diagnose der Silikose wird bei Berücksichtigung der Exposition gegenüber silikogenen Stäuben röntgenologisch gestellt. Röntgenologische Zeichen sind **disseminierte kleine rundliche Herde, gröbere Schwielen** und **Vergrößerungen der Lungenhili** (s. S C-34a).

Merke ▶

> **Merke.** Unter einem **Caplan-Syndrom** wird das Auftreten grobknotiger Lungenherde (Durchmesser 1 bis 2 cm) bei staubexponierten Personen mit einer rheumatoiden Arthritis verstanden (rheumatoide Pneumokoniose).

Die **Lungenfunktionsanalyse** ergibt in fortgeschrittenen Fällen zumeist eine **obstruktive Ventilationsstörung** mit **Lungenüberblähung**, blutgasanalytisch können eine Hypoxämie, in schweren Fällen auch eine Hyperkapnie nachweisbar sein. EKG und Echokardiographie zeigen in einem Teil der fortgeschrittenen Fälle ein Cor pulmonale.

Die **Lungenfunktionsdiagnostik** ergibt bei der Silikose und der Mischstaubpneumokoniose in leichteren Fällen meistens keine meßbare Einschränkung, in fortgeschrittenen Stadien (Streuungsdichte 3 oder Kategorien B und C) findet sich zumeist eine **obstruktive Ventilationsstörung mit Lungenüberblähung**, da sich häufig eine obstruktive Bronchitis entwickelt und die fibrotischen Veränderungen durch die Ausbildung eines Emphysems überlagert werden. Nur selten besteht eine restriktive Ventilationsstörung. Blutgasanalytisch ist in fortgeschrittenen Fällen eine arterielle Hypoxämie, in sehr schweren Fällen auch eine Hyperkapnie nachweisbar. EKG und Echokardiographie können in fortgeschrittenen Stadien ein Cor pulmonale zeigen.

Merke ▶

> **Merke.** Eine Silikose prädisponiert zu einer Lungentuberkulose. Daher ist bei ausgeprägter Silikose und unklaren Lungeninfiltrationen immer an die Möglichkeit einer zusätzlichen Tuberkulose zu denken und eine entsprechende Diagnostik (Tomographie, bakteriologische Sputumuntersuchung) durchzuführen.

Therapie Analog der chronischen obstruktiven Bronchitis (*s. S. 417ff.*).

Therapie. Bei Auftreten einer Atemwegsobstruktion wird die Silikose wie eine chronische obstruktive Bronchitis (*s. S. 417ff.*) behandelt.

19.1.2 Asbestose

19.1.2 Asbestose

Definition ▶

> ***Definition.*** Unter der Asbestose im engeren Sinne wird eine durch Asbeststaub bedingte Lungenfibrose verstanden, im weiteren Sinne sind auch benigne asbestbedingte Pleuraveränderungen (Plaques, Verdickungen, Verkalkungen, Pleuraergüsse) eingeschlossen.

Pathogenese Asbest ist ein Sammelbegriff für faserförmige silikatische Mineralien, die in zahlreichen Industriezweigen eingesetzt worden sind.

Pathogenese. Asbest ist ein Sammelbegriff für faserförmige, silikatische Mineralien, die wegen ihrer technischen Eigenschaften (Hitze- und Säurebeständigkeit, mechanische Festigkeit, Elastizität usw.) in großem Umfang in zahlreichen Industriezweigen (Hoch- und Tiefbau, Fahrzeug- und Schiffsbau, Isoliergewerbe usw.) eingesetzt worden sind.

Merke ▶

> ***Merke.*** Eingeatmete Asbestfasern, die eine mittlere Länge von etwa 50 µm und einen mittleren Durchmesser von etwa 0,5 µm aufweisen, verursachen durch chronische Reizung und Entzündungsreaktionen eine **Lungenfibrose, fibrotische und entzündliche Veränderungen der Pleura** und die Entwicklung von **Lungen- und Pleuratumoren** (Pleuramesotheliome und Bronchialkarzinome).

Die Wirkungen der Asbestfasern sind z.T. darauf zurückzuführen, daß fortlaufend Makrophagen beim Versuch, die Fasern zu phagozytieren, wegen der Länge der Fasern zugrunde gehen und dabei lysosomale Enzyme freisetzen, die eine chronische Entzündungsreaktion unterhalten.

Klinik Die Erkrankung manifestiert sich im allgemeinen erst nach 15- bis 20jähriger Exposition mit Husten, Belastungsdyspnoe, gelegentlich auch thorakalen Schmerzen. Als Zeichen der Lungenfibrose findet sich ein **feinblasiges Knisterrasseln über den Lungenunterfeldern**.

Klinik. Die uncharakteristischen Beschwerden beginnen im allgemeinen erst nach 15- bis 20jähriger Exposition mit Husten und Belastungsdyspnoe, gelegentlich auch thorakalen Schmerzen. Nicht selten werden die pleuralen Veränderungen zufällig röntgenologisch bei beschwerdefreien Patienten entdeckt.
Die klinische Untersuchung ergibt häufig ein **feinblasiges, ohrnahes Knisterrasseln über den Lungenunterfeldern.** Bei fortgeschrittener Lungen-

fibrose finden sich Ruhedyspnoe, Zyanose und die Zeichen des dekompensierten Cor pulmonale.
Röntgenologisch ist die Asbestose der Lunge durch eine **streifig-retikuläre Zeichnungsvermehrung**, vorwiegend in den Unter- und Mittelfeldern, gekennzeichnet. Zeichen der Pleuraasbestose sind **umschriebene Pleuraverdickungen (Pleuraplaques)** mit Neigung zu **flächenhaften Verkalkungen** und **diffuse Pleuraverbreiterungen** (C-38), seltener werden Pleuraergüsse (Asbestpleuritis) beobachtet. Die röntgenologischen Lungen- und Pleuraveränderungen werden nach der Internationalen Staublungenklassifikation (ILO 1980) eingeteilt. Die an der Lunge auftretenden irregulären, streifig-retikulären Verdichtungen werden dabei nach ihrem Kaliber in die Kategorien s (< 1,5 mm), t (1,5 bis 3 mm) und u (3 bis 10 mm) aufgeteilt, wobei mittels Standardvergleichsfilmen drei Grade der Streuungsdichte unterschieden werden.

In fortgeschrittenen Fällen treten Ruhedyspnoe, Zyanose und Zeichen des dekompensierten Cor pulmonale auf.
Röntgenologisch findet sich eine **streifig-retikuläre Zeichnungsvermehrung** der Lungen, insbesondere in den Unter- und Mittelfeldern. Häufiger sind pleurale Veränderungen (**umschriebene, z. T. verkalkte Pleuraplaques, diffuse Pleuraverdikkungen**) (C-38, C-48).
Funktionsanalytisch finden sich eine **restriktive Ventilationsstörung**, eine Diffusionsstörung und – in fortgeschrittenen Fällen – eine arterielle Hypoxämie.

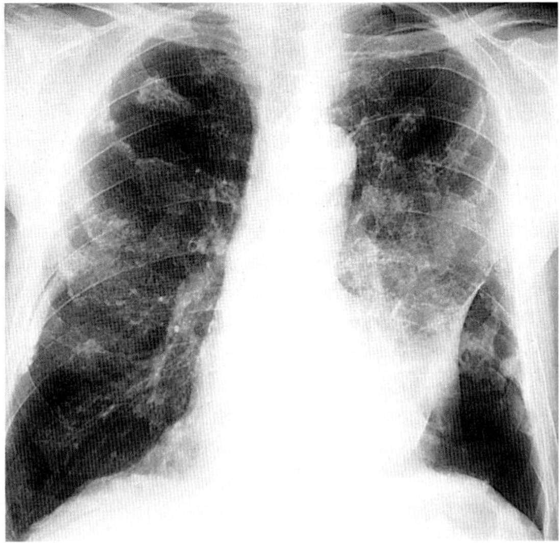

C-38: Pleuraasbestose mit ausgedehnten verkalkten Pleuraplaques. Der 82jährige Mann ist von seinem 25. bis 64. Lebensjahr als Schweißer tätig gewesen. An benachbarten Arbeitsplätzen wurde Asbest als Isoliermaterial verarbeitet. Röntgenologisch finden sich ausgedehnte verkalkte Pleuraplaques, die besonders entlang der Rippenverläufe ausgeprägt sind. Außerdem besteht ein Teilpneumothorax im linken Unterfeld mit Dystelektase im Unter- und Mittelfeld.

Die Lungenfunktionsdiagnostik ergibt eine **restriktive Ventilationsstörung** (Verminderung der Vital- und Totalkapazität), eine Einschränkung der Diffusionskapazität und der Lungendehnbarkeit (Lungencompliance) und in fortgeschrittenen Fällen eine arterielle Hypoxämie.
Bei Lungen- oder Pleuraasbestose besteht ein erhöhtes Risiko der Entwicklung eines Mesothelioms und eines Bronchialkarzinoms, das in Kombination mit einer beruflich bedingten Asbestose zu den **gesetzlichen Berufskrankheiten** gehört.

Relativ häufig werden zusätzlich Mesotheliome und Bronchialkarzinome beobachtet, die bei nachgewiesener beruflicher Asbeststaubexposition ebenfalls als **Berufskrankheit** anzusehen sind.

Merke. Ein Bronchialkarzinom ist auch ohne röntgenologisch erkennbare Zeichen einer Asbestose als Berufskrankheit anzusehen, wenn eine Einwirkung einer kumulativen Asbestfaserstaub-Dosis am Arbeitsplatz von mindestens 25 Faserjahren (25×10^6 [(Fasern/m^3) mal Jahre]) vorgelegen hat.

◀ **Merke**

Diagnostik. Die Diagnose der Lungen- und Pleuraasbestose ergibt sich aus dem **anamnestischen Nachweis einer Asbestexposition**, der wegen der oft länger zurückliegenden oder nicht bewußt wahrgenommenen Exposition schwierig sein kann, ferner aus den **röntgenologischen Veränderungen**, insbesondere den Pleuraplaques und den Pleuraverkalkungen. Die **Computertomographie** erlaubt eine genauere Beurteilung der pleuralen Veränderungen, in der hochauflösenden Technik auch eine bessere Darstellung der interstitiellen Lungenveränderungen. In der **bronchoalveolären Lavageflüssigkeit** lassen sich bei ausgeprägter Asbestose mikroskopisch oft Asbestkörperchen (braungelbe Fasern mit kolbenförmig aufgetriebenen Enden und positiver Eisenreaktion) nachweisen. Der histologische Nachweis

Diagnostik Die Diagnose der Lungen- und Pleuraasbestose ergibt sich aus der **Asbeststaubexposition**, die durch eine sorgfältige **Berufsanamnese** nachzuweisen ist, ferner aus den **röntgenologischen** und **computertomographischen Veränderungen** (insbesondere Pleuraplaques und Pleuraverkalkungen). In der **bronchoalveolären Lavage** sind häufig Asbestkörperchen nachweisbar.

von Asbestkörperchen in transbronchial entnommenen Biopsieproben gelingt dagegen nur relativ selten.

Therapie Sie ist symptomatisch. Bei schwerer Hypoxämie ist eine O_2-Langzeittherapie indiziert.

Therapie. Die Behandlung ist rein symptomatisch. Bei schwerer Hypoxämie ist eine Sauerstoff-Langzeittherapie indiziert, bei dekompensiertem Cor pulmonale eine diuretische Behandlung.

19.1.3 Pleuramesotheliom

19.1.3 Pleuramesotheliom

Definition ▶

Definition. Mesotheliome sind benigne oder maligne Tumoren, die wahrscheinlich von den mesothelialen Deckzellen oder dem submesothelialen Mesenchym seröser Körperhöhlen (Pleura, Peritoneum, Perikard) ausgehen. Benigne fibröse Mesotheliome sind lokalisierte Tumoren mit einer ausgezeichneten Prognose, die keinen ursächlichen Zusammenhang mit einer Asbestexposition erkennen lassen und sehr selten auftreten. Demgegenüber weisen maligne diffuse Mesotheliome eine extrem hohe Malignität und Letalität auf. Sie haben in den letzten Jahrzehnten in Abhängigkeit von der Asbestexposition erheblich an Häufigkeit zugenommen. Bevorzugte Lokalisationen sind die Pleura, seltener das Peritoneum, sehr selten das Perikard.

Ätiologie

Ätiologie

Merke ▶

Merke. Die ganz überwiegende Zahl der malignen Pleuramesotheliome ist auf eine Asbestexposition zurückzuführen.

Die Latenzzeit zwischen erster Asbestexposition und Krankheitsmanifestation beträgt 12–60 Jahre.

Die Latenzphase zwischen Beginn der beruflichen Asbestexposition und der Erstsymptomatik beträgt 12 bis 60 Jahre (im Mittel 30 Jahre).

Klinik Häufige Symptome maligner Pleuramesotheliome sind Thoraxschmerzen, Dyspnoe, Fieber und Gewichtsabnahme.

Klinik. Häufigste Symptome sind Thoraxschmerzen und Dyspnoe, relativ häufig werden Fieber, Schwitzen und Gewichtsabnahme beobachtet.

Diagnostik Klinisch findet sich oft ein ausgedehnter **Pleuraerguß**. Neben einem Pleuraerguß finden sich in fortgeschrittenen Fällen ausgedehnte **grobknotige Pleuraverdickungen** mit Retraktion des Hemithorax. Kontralateral können sich Pleuraplaques finden (S **C-48**). Die CT erlaubt eine genauere Beurteilung der Tumorausdehnung.

Diagnostik. Bei der **klinischen Untersuchung** weisen mehr als die Hälfte der Patienten einen ausgedehnten einseitigen **Pleuraerguß** auf. **Röntgenologisch** findet sich nahezu immer ein Pleuraerguß, in fortgeschrittenen Fällen entwickeln sich ausgedehnte **grobknotige** und z.T. polyzyklisch konturierte **Pleuraverdickungen**, welche die Lunge allseits umgeben und zu einer Behinderung der Thoraxexkursionen mit Einziehung des Hemithorax führen. Kontralateral sind in etwa einem Drittel der Fälle Pleuraplaques erkennbar (S **C-48**). Thoraxsonographie und Computertomographie erlauben die Abgrenzung des Tumors von der Ergußbildung und die genauere Beurteilung der Tumorausdehnung.
Der Tumor breitet sich im allgemeinen über vorhandene Gewebsspalten, insbesondere den Pleuraspalt, aber auch über Stichkanäle aus und wächst infiltrierend in die Umgebung ein. Fernmetastasen treten relativ selten auf.

Weitere Diagnostik Zur Diagnostik des malignen Pleuramesothelioms sind **Pleurapunktion (niedriger CEA-Wert!)** und perkutane **Pleurabiopsie**, relativ häufig auch die **Thorakoskopie** oder eine **Thorakotomie** erforderlich.

- **Weitere Diagnostik:** Durch **Pleurapunktion** und **Pleurabiopsie** müssen andere Ursachen des Pleuraergusses ausgeschlossen werden. Im Gegensatz zu einer Pleurakarzinose liegt der **CEA-Gehalt** des Pleurapunktats bei Mesotheliomen praktisch immer unter 12 µg/l (Referenzbereich < 5 µg/l). Der Nachweis des Pleuramesothelioms durch perkutane Pleurabiopsie gelingt nur in einem Teil der Fälle, so daß zur definitiven Diagnose relativ häufig eine **Thorakoskopie** oder eine **Thorakotomie** erforderlich sind.

Merke ▶

Merke. Bei rezidivierenden Pleuraergüssen unklarer Genese muß immer an die Möglichkeit eines Pleuramesothelioms gedacht werden.

Die histologische Abgrenzung des Pleuramesothelioms von pleuralen Metastasen eines Adenokarzinoms ist schwierig und erfordert im allgemeinen zusätzliche **immunhistologische Untersuchungen**.

Die Abgrenzung des Pleuramesothelioms gegenüber Metastasen eines Adenokarzinoms erfordert **immunhistologische Untersuchungen.**

Therapie. Die mediane Überlebenszeit des malignen Pleuramesothelioms beträgt etwa 18 Monate. Eine Therapie mit eindeutig erwiesener Lebensverlängerung steht bisher nicht zur Verfügung. Eine kurative Resektion ist im allgemeinen wegen der Ausdehnung des Tumors nicht möglich. Als palliative Maßnahmen kommen eine palliative Pleurektomie, eine Chemotherapie, die Tetracyclin- oder Talkum-Pleurodese bei ausgedehnten Ergüssen und eine analgetische Behandlung (*s.* ▤ C-**62**) in Betracht.

Therapie Eine lebensverlängernde Therapie des malignen Pleuramesothelioms besteht nicht. Als Palliativmaßnahmen kommen Pleurektomie, Chemotherapie, Tetracyclin- oder Talkum-Pleurodese und analgetische Behandlung (▤ C-**62**) in Betracht.

S Synopsis C-**48: Pleuramesotheliom bei Asbestose der Pleura und Lunge**

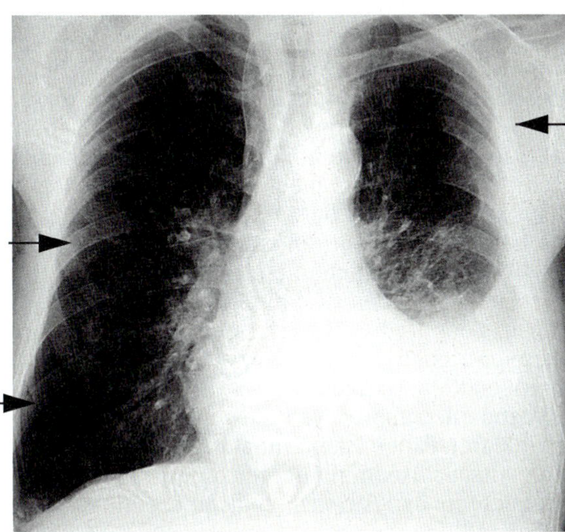

a Röntgenologisch fanden sich ein Pleuraerguß links sowie diffuse und plaqueförmige Pleuraverdickungen rechts (→).

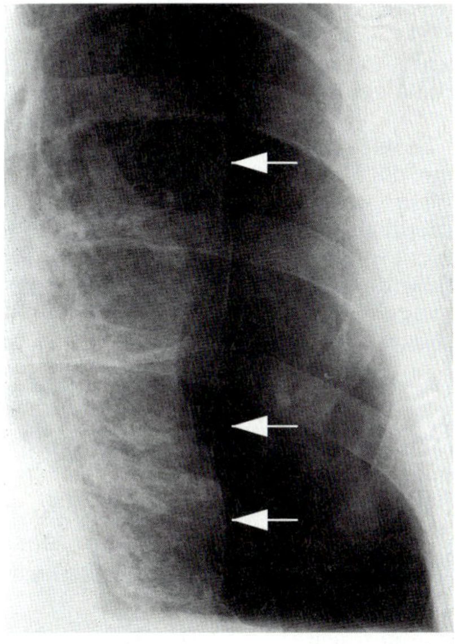

b Nach Anlage eines Pneumothorax links in der Vorbereitung einer Thorakoskopie kommen röntgenologisch plaqueförmige Pleuraverdickungen (→) deutlicher zur Darstellung.

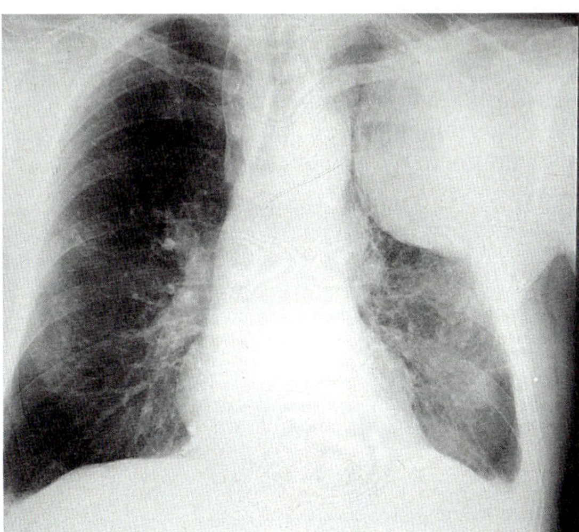

c 5 Monate nach Aufnahme **a** fand sich im linken Ober- und Mittelfeld eine der Pleura breit aufsitzende Verschattung eines inzwischen deutlich gewachsenen Mesothelioms.

73jähriger Rentner, der im Alter von 37–48 Jahren als Schlosser in einer Waggonfabrik gegenüber asbesthaltigem Isoliermaterial exponiert war und nachfolgend bis zu seiner Berentung im Alter von 59 Jahren als Bauschlosser gelegentlich asbesthaltige Rohre mit dem Winkelschleifer geschnitten hat. Vor 2 Jahren wurde eine **Pleuraasbestose mit beidseitigen Pleuraplaques** und einer leichtgradigen Lungenasbestose festgestellt. Die Einweisung erfolgte wegen einer seit 6 Wochen zunehmenden Belastungsdyspnoe mit trockenem Husten und linksseitigen Thoraxschmerzen. Die Pleurapunktion ergab ein bernsteingelbes Pleuraexsudat (Gesamteiweiß 5,6 g/dl; LDH 813 U/l, CEA 8µg/l). Die perkutane Pleurabiopsie zeigte lediglich eine Fibrose der Pleura parietalis.
Die Thorakoskopie ergab multiple hyaline Pleuraplaques links sowie tumorverdächtige Pleuraverdickungen, die histologisch einem biphasischen Pleuramesotheliom entsprachen. Da der Pleuraerguß nach Punktion wiederholt nachlief, erfolgte eine Tetracyclin-Pleurodese, die zu einem Sistieren der Ergußbildung führte. Nach 5 Monaten fand sich radiologisch eine ausgedehnte der Pleura breit aufsitzende Verschattung des linken Ober- und Mittelfeldes **c**, die sonographisch einem soliden Tumor und somit dem in der Zwischenzeit deutlich gewachsenen **Mesotheliom** entsprach. Wegen thorakaler Schmerzen wurde eine analgetische Therapie durchgeführt.

Prävention Aufgrund gesetzlicher Regelungen wird Asbest heute kaum noch verarbeitet. Bei der Verarbeitung und Entsorgung asbesthaltiger Materialien sind **strenge Arbeitsschutzmaßnahmen** einzuhalten. **Nach Asbestexposition sind regelmäßige Nachuntersuchungen** erforderlich.

Prävention. Die Verarbeitung asbesthaltiger Materialien ist durch gesetzliche Regelungen weitgehend eingeschränkt worden. Bei der Verarbeitung und Entsorgung asbesthaltigen Materials sind besondere **Arbeitsschutzmaßnahmen** (insbesondere Atemschutz und Schutzkleidung) vorgeschrieben. Wegen der Möglichkeit der Entwicklung einer Asbestose und eines Pleuramesothelioms sind **bei Asbeststaubbelastung und nach der Exposition regelmäßige Nachuntersuchungen** in zwei- bis fünfjährigen Abständen durchzuführen. Die als Asbestersatzstoffe genutzten künstlichen Mineralfasern (z.B. Steinwolle, Schlackenwolle und Glaswolle) verursachen im Tierexperiment nach Injektion in den Pleuraraum ebenfalls Pleuratumoren. Ob die künstlichen Mineralfasern auch nach Inhalation zu einem erhöhten Tumorrisiko führen, ist noch nicht definitiv geklärt, jedoch insbesondere für bioresistente Fasern (z.B. Keramikfasern) nicht auszuschließen.

19.2 Erkrankungen durch organische Stäube

Die Inhalation organischer Stäube kann eine **exogen-allergische Alveolitis** hervorrufen.
Die häufigste beruflich bedingte **Alveolitis** ist die **Farmerlunge**, die durch Inhalation der Sporen thermophiler Aktinomyzeten und Aspergilluspilze besonders bei Arbeiten mit Heu hervorgerufen wird (S **C-49**). Seltener sind die beruflich bedingte **Vogelhalterlunge**, die **Befeuchterlunge** und die **Isozyanat-Alveolitis**.

Klinik, Diagnostik und Therapie entsprechen der exogen-allergischen Alveolitis. In unklaren Fällen ist ein inhalativer Provokationstest anzustreben. Therapie: Expositionskarenz des Allergens und evtl. eine systemische Kortikoidtherapie.
Die **Byssinose** ist eine **Sonderform einer obstruktiven Atemwegserkrankung**, die durch Inhalation von Rohbaumwoll-, Rohflachs- oder Rohhanfstaub verursacht wird und durch eine typische **»Montagssymptomatik«** mit Dyspnoe, Husten, thorakalem Engegefühl und Krankheitsgefühl gekennzeichnet ist. Die Therapie besteht in der Expositionskarenz.

19.2 Erkrankungen durch organische Stäube

Die Inhalation organischer Stäube kann exogen-allergische Alveolitiden und obstruktive Atemwegserkrankungen (*s. Kap. C3 und C10.1*) hervorrufen.
Häufigste Berufskrankheit aus der Gruppe der **exogen-allergischen Alveolitiden** ist die **Farmerlunge,** die auf die Inhalation der Sporen von thermophilen Aktinomyzeten (Mikropolyspora faeni, Thermoactinomyces vulgaris u.a.) und Aspergilluspilzen besonders bei Verarbeitung feucht eingefahrenen, »schimmeligen« Heus zurückzuführen ist. Bei chronischer Exposition entwickelt sich eine Alveolitis mit zunehmender Lungenfibrose (S C-**49**). Seltenere berufsbedingte Alveolitiden sind die **Vogelhalterlunge** (Beschäftigte in Tierhandlungen, Zoos und Geflügelfarmen), die **Befeuchterlunge** (besonders in Druckereibetrieben) und die **Isozyanat-Alveolitis** (Verarbeitung von isozyanathaltigen Klebern und Lacken).
Klinisches Bild und Diagnostik entsprechen der exogen-allergischen Alveolitis (*s. Kap. C10.1*). In unklaren Fällen ist ein inhalativer Provokationstest mit dem vermutlich krankheitsauslösenden Allergen anzustreben. Die Therapie besteht in der konsequenten Expositionskarenz und evtl. einer systemischen Kortikosteroidbehandlung.

Die **Byssinose** wird ebenfalls durch Inhalation organischer Stäube hervorgerufen, und zwar durch Rohbaumwoll-, Rohflachs- oder Rohhanfstaub, insbesondere in der Baumwollindustrie. Es handelt sich um eine Sonderform einer obstruktiven Atemwegserkrankung, die typischerweise montags nach entsprechender Staubexposition mit Luftnot, Husten, thorakalem Engegefühl und Krankheitsgefühl **(»Montagssymptomatik«)** einsetzt und im Verlauf der Woche zumeist eine Besserung der Beschwerden zeigt. Die Pathogenese ist nicht geklärt. Diskutiert werden u.a. die Histaminliberation durch inhalierte Bestandteile des Baumwollstaubes und die Wirkung von inhalierten Endotoxinen, die von gramnegativen Bakterien in der Rohbaumwolle gebildet werden. Die Therapie besteht in der Expositionskarenz.

S Synopsis C-**49: Farmerlunge**

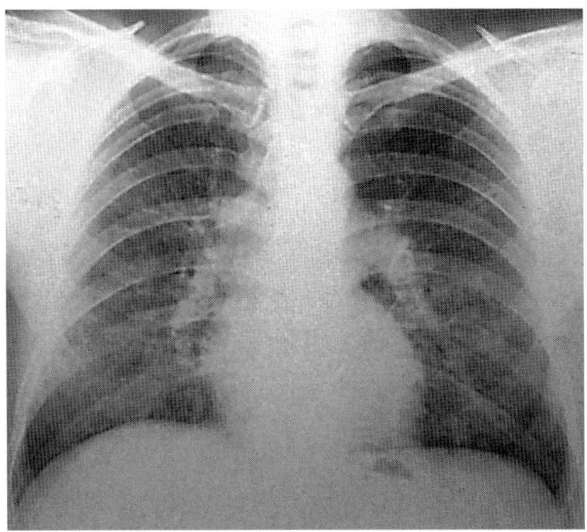

a Radiologisch fanden sich deutliche disseminierte kleinfleckig-streifige und z. T. retikuläre Verdichtungen beider Lungen sowie eine geringe Verdichtung der Lungenhili.

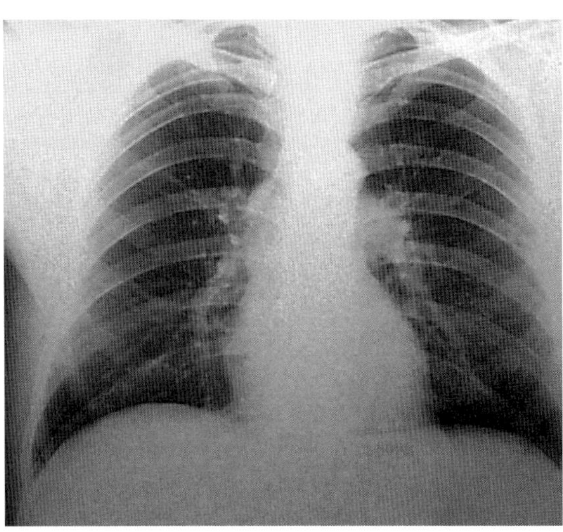

b Komplette Rückbildung der Lungeninfiltrate.

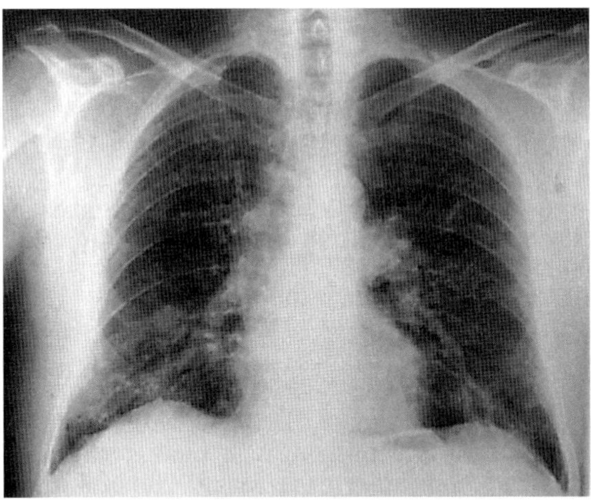

c 16 Jahre nach der Erstuntersuchung ist eine deutliche Fibrosierung der Lunge zu erkennen.

Der 44jährige Landwirt litt seit mehreren Monaten unter Belastungsdyspnoe, Mattigkeit und trockenem Reizhusten. Die Beschwerden waren während des Winters aufgetreten und nahmen jeweils einige Stunden nach dem Füttern der Rinder mit Heu oder Silage zu. Bei der klinischen Untersuchung fanden sich mäßig viele ohrnah klingende Rasselgeräusche über den Lungenunterfeldern. Die Lungenfunktionsprüfung ergab eine leichtgradige restriktive Ventilationsstörung. Die transbronchialen Biopsieproben zeigten histologisch eine epitheloidzellige Granulomatose mit Langhansschen Riesenzellen. Differentialdiagnostisch wurde neben einer allergischen granulomatösen Alveolitis eine Sarkoidose in Erwägung gezogen. Die Diagnose der Farmerlunge wurde durch den Nachweis von IgG-Antikörpern gegen thermophile Aktinomyzeten (Micropolyspora faeni, Thermopolyspora polyspora) und einen positiven Ausfall des Provokationstests mit Antigenen der thermophilen Aktinomyzeten gestellt.
Unter einer Kortikoid-Therapie kam es innerhalb von 3 Monaten zu einer kompletten Rückbildung der Lungeninfiltrate. Da der Patient seinen Beruf nicht aufgeben wollte und auch ein Atemschutzgerät bei der Stallarbeit nicht konsequent getragen wurde, kam es in den folgenden Jahren wiederholt zu Schüben der exogen-allergischen Alveolitis.

19.3 Beruflich bedingte obstruktive Atemwegserkrankungen

Epidemiologie. Etwa 2% aller Asthmaerkrankungen werden auf berufliche Einwirkungen zurückgeführt. Häufigstes Berufsasthma ist das Bäckerasthma, unter dem etwa 5 bis 10% der Bäcker leiden.

Pathogenese. Den beruflich bedingten obstruktiven Atemwegserkrankungen liegen zumeist allergische Reaktionen zugrunde, seltener chemisch-irritative, toxische, physikalisch-irritative oder biochemisch-pharmakologische Wirkungen auf die Atemwege.

19.3 Beruflich bedingte obstruktive Atemwegserkrankungen

Epidemiologie Etwa 2% aller Asthmaerkrankungen werden auf berufliche Einflüsse zurückgeführt. Häufigstes Berufsasthma ist das Bäckerasthma.

Pathogenese Pathomechanismen sind zumeist Inhalationsallergien, seltener chemisch-irritative und toxische Wirkungen.

C-84: Beispiele beruflicher Inhalationsallergene mit den entsprechenden Expositionsmöglichkeiten

Stoff	Berufliche Exposition
pflanzliche Materialien	
▷ Mehle, Kleie	▷ Bäcker, Müller
▷ Getreidestaub	▷ Landwirte, Müller
▷ Holzstäube	▷ Waldarbeiter, Säger, Schreiner
Schimmelpilze	▷ chemisch-pharmazeutische Industrie, Käseherstellung, Landwirte
Enzyme	▷ Bäcker, pharmazeutische Industrie, Waschmittelherstellung
tierische Materialien	
▷ Tierschuppen, Tierhaare	▷ Landwirte, Tierärzte, Laboratorien
▷ Vogelfedern	▷ Zoohandlungen, Federnverarbeitung
Insektenbestandteile	
▷ Milben	▷ Lebensmittel-, Futtermittelindustrie
▷ Zuckmückenlarven	▷ Fischfutterherstellung und -anwendung
Arzneimittel ▷ Antibiotika ▷ Abführmittel	▷ pharmazeutische Industrie
Flußmittel	
▷ Kolophonium	▷ Löter
niedermolekulare Chemikalien	
▷ Diïsozyanate	▷ Schaumstoffherstellung, Lackierer, Klebstoffverarbeitung
▷ Phthalsäureanhydrid	▷ Kunststoffindustrie
▷ Platinsalze	▷ Metallverarbeitung, Schmuckindustrie

- **Allergisches Asthma bronchiale:** Ein berufsbedingtes Asthma kann durch zahlreiche Allergene hervorgerufen werden. C-**84** zeigt eine kleine Auswahl der wichtigsten Stoffe.

Einige Substanzen können sowohl über eine Allergie als auch über die chemisch-irritative Wirkung eine obstruktive Atemwegserkrankung hervorrufen.

- **Allergisches Asthma bronchiale:** Ein berufsbedingtes Asthma kann durch eine große Zahl verschiedener Allergene an einer Vielzahl unterschiedlicher Arbeitsplätze hervorgerufen werden. C-**84** zeigt nur eine kleine Auswahl der wichtigsten beruflichen Inhalationsallergene und der zugehörigen Beschäftigungen.

Eine allergische Verursachung des Asthmas ist zu vermuten, wenn eine allergische Rhinitis oder Konjunktivitis aufgetreten ist, wenn eine asymptomatische Latenzzeit bis zur Manifestation der Erkrankung vorausgegangen ist und wenn sich die Symptomatik bereits bei sehr niedriger Konzentration des Allergens einstellt. Einige Substanzen (Isozyanate, Phthalsäureanhydrid) können sowohl ein allergisches als auch ein chemisch-irritatives Asthma verursachen.

- **Obstruktive Atemwegserkrankungen durch chemisch-irritative oder toxische Stoffe:** Ursache sind Stäube, Dämpfe, Rauche oder Gase von organischen oder anorganischen Stoffen mit **konzentrationsabhängiger chemisch-irritativer oder toxischer Wirkung auf die Bronchialschleimhaut** (C-**85**).

- **Obstruktive Atemwegserkrankungen durch chemisch-irritative oder toxische Stoffe:** Ursächlich liegt diesen Erkrankungen die inhalative Exposition gegenüber Stäuben, Dämpfen, Rauchen und Gasen organischer und anorganischer Stoffe zugrunde, die zu einer **konzentrationsabhängigen irritativen oder toxischen Schädigung der Bronchialschleimhaut** führen. C-**85** zeigt einige Beispiele.

Auch nach einer akuten Reizgasvergiftung (Chlor, Ammoniak, Phosgen, Nitrosegase u. a.) entwickelt sich in einem kleinen Teil der Fälle eine chronische obstruktive Atemwegserkrankung.

Diagnostik Das klinische Bild der berufsbedingten obstruktiven Atemwegserkrankungen entspricht zumeist dem Asthma bronchiale, seltener der chronischen obstruktiven Bronchitis. **Eine sorgfältige Anamnese ist von größter Bedeutung.**

Diagnostik. Das klinische Bild der berufsbedingten obstruktiven Atemwegserkrankungen entspricht überwiegend dem des Asthma bronchiale mit anfallsartig auftretender Atemnot, seltener dem einer chronischen obstruktiven Bronchitis mit Husten, Auswurf und Luftnot. **Eine exakte Anamnese ist diagnostisch von größter Bedeutung.**

C-85: Beispiele chemisch-irritativer oder toxischer Stoffe als Ursache berufsbedingter obstruktiver Atemwegserkrankungen

Stoff	Berufliche Exposition
aliphatische Amine ▷ Ethylendiamin ▷ Dimethylethanolamin ▷ Aminoethylethanolamin	Chemie-Laboratorien Gummi-, Arzneimittel-, Lackindustrie Sprayen von Akrylfarben Löten von Aluminium
Persulfate	chemische Industrie, Friseure, Bleicherei
Epoxy-Verbindungen	Kunstharzherstellung, Klebstoffherstellung und -verarbeitung
Acrylate	Herstellung und Verarbeitung von Plexiglas

Merke. Für eine berufliche Verursachung spricht ein enger reproduzierbarer zeitlicher Zusammenhang der Beschwerden mit der beruflichen Tätigkeit, wobei auch die Möglichkeit einer verzögerten Reaktion mit Auftreten der Beschwerden vier bis acht Stunden nach der Exposition (z.B. nächtliche Beschwerden nach beruflicher Exposition am Tage) berücksichtigt werden muß.

◀ **Merke**

Weitere Hinweise auf eine berufliche Verursachung kann die **serielle Peakflow-Messung** mit Dokumentation einer Atemwegsobstruktion in Abhängigkeit von der beruflichen Tätigkeit liefern. Im übrigen entspricht die Diagnostik einschließlich der allergologischen Untersuchungsverfahren der des Asthma bronchiale (*s. S. 428ff.*). In unklaren Fällen ist ein **inhalativer Provokationstest unter arbeitsplatzbezogenen Bedingungen** erforderlich. Differentialdiagnostisch müssen insbesondere eine nichtberuflich bedingte obstruktive Atemwegserkrankung und die relativ häufige unspezifische bronchiale Hyperreaktivität abgegrenzt werden.

Weitere Hinweise können sich aus **seriellen Peak-flow-Messungen** ergeben. Das diagnostische Vorgehen entspricht dem bei Asthma bronchiale. In unklaren Fällen ist ein **inhalativer Provokationstest** indiziert. Nichtberuflich bedingte obstruktive Atemwegserkrankungen und eine unspezifische bronchiale Hyperreaktivität müssen abgegrenzt werden.

Therapie. Wichtigste therapeutische Maßnahme ist die Elimination bzw. Vermeidung der schädigenden Substanz, Staubmasken stellen nur einen beschränkten Schutz dar, insbesondere bei allergischem Asthma. Die weitere Therapie entspricht der des Asthma bronchiale bzw. der obstruktiven Bronchitis.

Therapie Vermeidung der schädigenden Substanz, ansonsten schützen Feinstaubmasken in beschränktem Maße vor dem Allergen. Behandlung wie bei Asthma bronchiale.

Klinischer Fall

Die 50jährige Bäckerei-Verkäuferin litt seit fünf Jahren an einem Asthma bronchiale mit vorwiegend nachts auftretenden Atemnotanfällen, die mit unproduktivem Husten begannen. Die Patientin war seit sieben Jahren als Verkäuferin in der Bäckerei des Ehemannes tätig, arbeitete aber auch regelmäßig in der Backstube mit. Der erste Asthmaanfall war in der Backstube aufgetreten. Die Beschwerden wurden besonders durch Roggenmehlstaub, in geringerem Umfang auch durch Weizenmehl ausgelöst. Außerdem führten Fettdämpfe und Ofenschwaden zu Atemnot. Seit vier Jahren war es auch in der Blütezeit von Gräsern und Getreiden zu vermehrter Luftnot gekommen. Die 21jährige Tochter litt an einer Neurodermitis.

Bei der klinischen Untersuchung fand sich auskultatorisch über den Lungen ein diskretes exspiratorisches Giemen. Röntgenologisch war außer einer geringen Überblähung des Herzvorderraumes und des Retrokardialraumes kein pathologischer Befund zu erheben. Die Lungenfunktionsprüfung zeigte eine mäßiggradige Atemwegsobstruktion mit einer relativen Einsekundenkapazität von 59% und einem Atemwegswiderstand von 0,4 kPa × s/l, die nach Fenoterol-Inhalation weitgehend reversibel war. Im Peak-flow-Protokoll wurde eine deutliche zirkadiane Rhythmik mit Tageswerten von 400 bis 500 l/min und Abfall auf 200 bis 350 l/min in der Nacht und den frühen Morgenstunden dokumentiert. Die allergologische Diagnostik ergab im Hauttest deutliche bis stark positive Reaktionen auf Mehle und deutlich positive Reaktionen auf Gräserpollen und Hausstaubmilben. Ein nasaler Provokationstest mit Roggenmehlextrakt führte zu Fließschnupfen, einer deutlichen eosinophilen Reaktion im Nasensekret, einem Anstieg des nasalen Strömungswiderstandes von 0,28 auf 0,52 kPa × s/l und zu einer ausgeprägten bronchospastischen Sofortreaktion mit Anstieg des Atemwegswiderstandes von 0,32 auf 1,37 kPa × s/l. Nach nasaler Provokation mit Weizenmehl kam es ebenfalls zu einer positiven Sofortreaktion an der Nase sowie zusätzlich zu einer bronchospastischen Spätreaktion nach sechs Stunden.

Diagnosen: Exogen-allergische obstruktive Atemwegserkrankung mit latenter allergischer Rhinopathie infolge einer beruflich bedingten Sensibilisierung gegen Roggen- und Weizenmehl (Bäckerasthma); weiterhin Gräserpollen- und Hausstauballergie.

Obwohl die Patientin nachfolgend die Backstube gemieden hat und der Bäckereibetrieb nach zwei Jahren aufgegeben wurde, entwickelte sich in den folgenden zehn Jahren ein schweres instabiles Asthma bronchiale mit hochgradiger bronchialer Hyperreaktivität und häufigen infektbedingten Exazerbationen.

20 Medikamentös bedingte Erkrankungen der Atmungsorgane

Medikamente können verschiedene bronchopulmonale Erkrankungen und Beschwerden hervorrufen.
Bei Vorliegen der in ▤ C-86 aufgeführten Symptome und Erkrankungen muß daher eine medikamentöse Verursachung durch sorgfältige Erhebung der **Medikamentenanamnese** ausgeschlossen werden.

20 Medikamentös bedingte Erkrankungen der Atmungsorgane

Medikamente können durch unterschiedliche und zum Teil noch ungeklärte Pathomechanismen (z.B. oxidative Schädigung, zytotoxischer Effekt, Immunreaktionen), Erkrankungen der Atmungsorgane und bronchopulmonale Symptome hervorrufen. ▤ C-**86** zeigt häufigere Veränderungen und die möglicherweise verursachenden Medikamente. In der Diagnostik der genannten Krankheitsbilder ist daher eine **sorgfältige Medikamentenanamnese** unerläßlich.

▤ C-86: Medikamentös bedingte Symptome und Erkrankungen der Atmungsorgane

Erkrankung	Medikamentöse Ursache	Bemerkungen
chronischer Husten	▷ ACE-Hemmer, seltener: β-Rezeptorenblocker	▷ ACE-Hemmer häufig Ursache eines chronischen Reizhustens
Atemwegsobstruktion	▷ β-Rezeptorenblocker ▷ Cholinergika ▷ Acetylsalicylsäure und andere nichtsteroidale Antiphlogistika	▷ Verstärkung einer vorbestehenden Atemwegsobstruktion Auslöser des »Analgetika-Asthmas«
diffuse interstitielle Pneumonie (Alveolitis), Lungenfibrose	▷ Zytostatika • Bleomycin • Mitomycin • Busulfan • Methotrexat • Cyclophosphamid ▷ Amiodaron ▷ Nitrofurantoin ▷ Goldsalze	▷ gefördert durch zusätzliche thorakale Bestrahlung, oft akutes bedrohliches Krankheitsbild ▷ akuter und chronischer Verlauf möglich
pulmonale Infiltrate mit Bluteosinophilie, *s. S. 497f.*	▷ Imipramin ▷ Methotrexat ▷ Nitrofurantoin ▷ Penicillin ▷ Salicylate ▷ Sulfasalazin ▷ Sulfonamide	
Lungenödem	▷ Tokolytika ▷ Salicylate	
Pleuraerguß, Pleurafibrose	▷ Methysergid ▷ Ergotamin ▷ Bromocriptin ▷ Methotrexat	

Klinischer Fall

Die 60jährige Patientin litt seit vier Jahren unter einer arteriellen Hypertonie mit Belastungsdyspnoe und pektanginösen Beschwerden. Seit fünf Monaten bestand ein quälender unproduktiver Reizhusten, der vorwiegend nachts auftrat. Die Behandlung des Hustens mit Acetylcystein und Inhalation eines Kortikoid-Präparates war erfolglos. Die derzeitige medikamentöse Therapie bestand in Lisinopril (ACE-Hemmer) 10 mg/d (seit sechs Monaten), Triamteren/Hydrochlorothiazid und Dipyridamol/Acetylsäure. Klinisch fiel lediglich die Hypertonie (RR 180/110 mmHg) auf. Röntgenologisch fand sich ein linksverbreitertes Herz. Lungenfunktionsanalytisch ergab sich kein wesentlicher pathologischer Befund. Nach Ersatz von Lisinopril durch einen Kalziumantagonisten kam es innerhalb von zwei Wochen zu einer kompletten Rückbildung des Hustens.
Diagnose: ACE-Hemmer-induzierter Husten.

21 Mediastinalerkrankungen

21.1 Mediastinitis

21 Mediastinalerkrankungen

21.1 Mediastinitis

◀ Definition

Definition. Unter dem Begriff Mediastinitis werden entzündliche Veränderungen des Mediastinums unterschiedlicher Ätiologie zusammengefaßt. Unterschieden werden akute und chronische Mediastinitis. Beide Formen sind relativ selten.

21.1.1 Akute Mediastinitis

21.1.1 Akute Mediastinitis

Es handelt sich um eine akute **schwere, zumeist bakteriell bedingte und häufig tödlich verlaufende Erkrankung**. Häufig liegt eine Ösophagusperforation zugrunde. Klinische Zeichen sind **retrosternale Schmerzen, Fieber, Schüttelfrost** und **Hautemphysem** an der oberen Thoraxapertur, radiologisch finden sich eine Mediastinalverbreiterung, oft auch ein Mediastinalemphysem. Die Ösophagusperforation kann durch **wasserlösliche** Kontrastmittel nachgewiesen werden.

Die akute Mediastinitis ist eine **schwere, zumeist bakteriell bedingte, oft tödlich verlaufende Erkrankung**. Ursächlich liegt meistens eine Ösophagusperforation (durch Tumor, Fremdkörper, Endoskopie oder exzessives Erbrechen [Boerhaave-Syndrom]) zugrunde, seltener ein vorangehender operativer Eingriff, eine Tracheal- oder Bronchusperforation oder das Übergreifen einer Infektion aus benachbarten Strukturen (Rachen, Tonsillen, Lunge, Lymphknoten). Klinisch bestehen **retrosternale Schmerzen, Fieber, Schüttelfrost** und ein **Hautemphysem** im Bereich der oberen Thoraxapertur. Röntgenologisch fallen eine Mediastinalverbreiterung, häufig auch ein Mediastinalemphysem sowie ein Pneumothorax auf. Die Ösophagusruptur kann durch einen Schluck **wasserlöslichen** Kontrastmittels (Gastrografin) nachgewiesen werden.

◀ Merke

Merke. Die Verwendung von Bariumbrei als Kontrastmittel ist bei Verdacht auf eine Ruptur kontraindiziert, da Barium nicht resorbiert wird und nach Austritt in das Gewebe Entzündungsreaktionen hervorruft.

Die Therapie besteht in der frühzeitigen operativen und antibiotischen Behandlung.

Die Behandlung der Ösophagusruptur besteht in der chirurgischen Revision mit Drainage und Antibiotikatherapie, in leichteren Fällen kann eine antibiotische Therapie ausreichend sein.

21.1.2 Chronische Mediastinitis und Mediastinalfibrose

21.1.2 Chronische Mediastinitis und Mediastinalfibrose

Die chronische Mediastinitis ist zumeist eine **granulomatöse Entzündung**, die überwiegend auf eine Tbc oder Histoplasmose zurückzuführen ist und in eine **Mediastinalfibrose** übergehen kann. Daneben kann sich eine Mediastinalfibrose auch primär idiopathisch

Die chronische Mediastinitis ist zumeist eine **granulomatöse Entzündung**, die überwiegend auf eine Tuberkulose oder Histoplasmose (besonders in den USA) zurückzuführen ist und oft in eine **Mediastinalfibrose** übergeht. Daneben kann eine Mediastinalfibrose auch ohne erkennbare Ursache (idiopathisch) und im Rahmen einer retroperitonealen Fibrose (Morbus Ormond) sowie unter einer Methysergid-Therapie auftreten. Die **granulomatöse Mediastinitis** verläuft **weitgehend asymptomatisch**, radiologisch findet

oder bei Retroperitonealfibrose und Methysergid-Therapie entwickeln. Die **granulomatöse Mediastinitis ist weitgehend asymptomatisch**, radiologisch findet sich eine Mediastinalverbreiterung. Die **Mediastinalfibrose** ist durch Symptome infolge Einengung der Mediastinalstrukturen (**obere Einflußstauung, Dysphagie, Heiserkeit**) gekennzeichnet. Die Abklärung erfordert im allgemeinen eine chirurgische Exploration.

sich eine Mediastinalverbreiterung. Demgegenüber verursacht die **Mediastinalfibrose** häufig Beschwerden durch **Obstruktion der Vena cava** superior (**obere Einflußstauung**, Anschwellung und Zyanose des Gesichts, Ausbildung eines venösen Kollateralkreislaufs), Beteiligung des **Ösophagus** (**Dysphagie**, Thoraxschmerzen), Kompression der Trachea oder Bronchien (Husten, **Dyspnoe**) sowie neurologische Ausfälle (**Rekurrensparese**, Phrenikusparese, Horner-Syndrom). Eine definitive Diagnose ist im allgemeinen nur nach chirurgischer Exploration möglich. Im Rahmen des chirurgischen Eingriffs können dann auch Therapiemaßnahmen im Sinne einer Dekompression oder der Anlage eines Gefäßbypass durchgeführt werden.

21.2 Mediastinalemphysem

21.2 Mediastinalemphysem

Definition ▶

Definition. Als Mediastinalemphysem (Pneumomediastinum) wird die Ansammlung von Luft oder anderen Gasen im Mediastinum bezeichnet.

Pathogenese Das Mediastinalemphysem tritt zumeist nach **stark erhöhtem intrathorakalem oder intraalveolärem Druck** auf, der zu einer **Alveolarruptur** führt, z. B. bei schweren körperlichen Anstrengungen mit Preßatmung, Entbindung, schweren Asthmaanfällen, künstlicher Beatmung mit hohen Beatmungsdrücken (Barotrauma). Die Luft gelangt über das Lungeninterstitium (interstitielles Emphysem) in das Mediastinum, von dort in das Perikard (Pneumoperikard) und über die obere Thoraxapertur unter die Haut (Hautemphysem). Durch Ruptur der Pleura kann sich zusätzlich ein Pneumothorax entwickeln.

Pathogenese. Das Gas kann aus der Lunge, den im Mediastinum befindlichen Atemwegen, dem Ösophagus, dem Hals und der Bauchhöhle in das Mediastinum eindringen. Häufigere Ursachen eines Mediastinalemphysems sind Ereignisse, die mit einem **stark erhöhten intrathorakalen oder intraalveolären Druck** oder mit forcierten Atemmanövern einhergehen, z.B. schwere körperliche Belastungen mit Preßatmung, Entbindung, schwere Asthmaanfälle, starkes Erbrechen, künstliche Beatmung mit hohen Drücken (Barotrauma) und Thoraxtrauma. Zumeist tritt hierbei eine **Ruptur von Alveolen** mit Eindringen von Luft in das Lungeninterstitium (interstitielles Emphysem) und nachfolgender Ausbreitung in das Mediastinum auf. Von dort breitet sich die Luft in das Perikard (Pneumoperikard) sowie über die obere Thoraxapertur unter die Haut (Hautemphysem) aus. Nicht selten entwickelt sich durch zusätzliche Ruptur der Pleura ein Pneumothorax. In einem kleineren Teil der Fälle ist ein ursächliches Ereignis nicht festzustellen.

Klinik Häufige klinische Symptome sind **retrosternale Schmerzen** und ein im Hals- und oberen Thorax-Bereich beginnendes **Hautemphysem**.

Klinik. Die klinische Symptomatik besteht in **retrosternalen Schmerzen** und dem Nachweis eines im Umgebungsbereich der oberen Thoraxapertur beginnenden **Hautemphysems** (subkutanes Knistern beim Eindrücken der

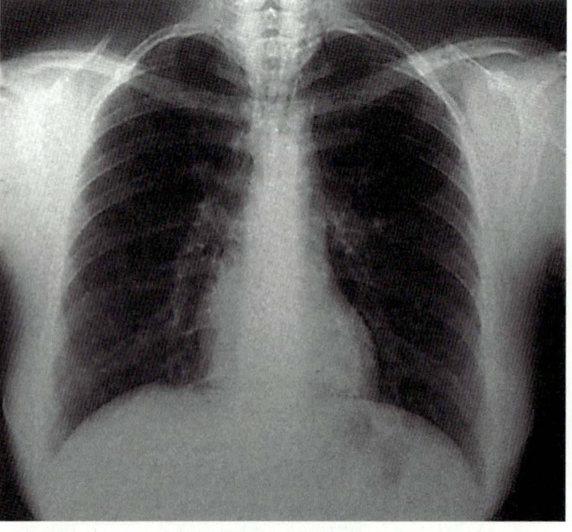

a Mediastinalemphysem mit Abhebung der Pleura mediastinalis und der Halsweichteile.

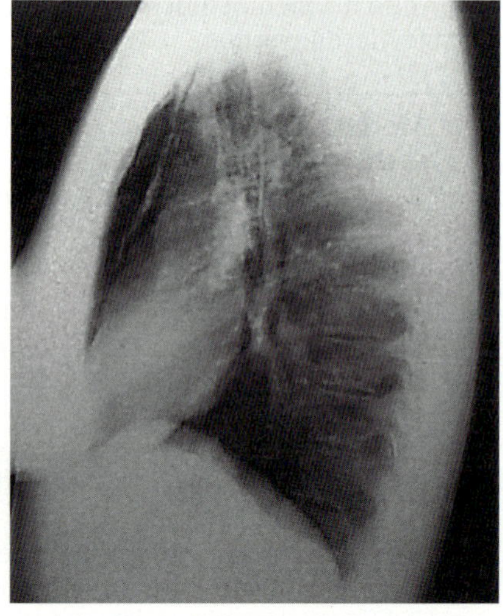

b Im seitlichen Strahlengang Abhebung der Pleura im Herzvorderraum.

C-39 a, b: Mediastinalemphysem. 19jährige Patientin, bei der während eines Status asthmaticus ein Hautemphysem (palpatorisch subkutanes Knistern) am Hals auffiel.

Haut), das sich auf den ganzen Körper ausdehnen kann. Die Röntgenaufnahme des Thorax zeigt eine schmale strichförmige Begleitverschattung des Herzrandes, links zumeist deutlicher als rechts, die auf die Abhebung der Pleura mediastinalis durch die eingedrungene Luft zurückzuführen ist. Weiter finden sich längsverlaufende Gasschatten entlang der Aorta (C-**39 a, b**).

Radiologisch finden sich schmale strichförmige Begleitschatten der Herzkontur sowie longitudinale Gasschatten neben der Aorta (C-**39**).

Therapie. Neben einer Vermeidung oder Reduzierung der verursachenden hohen intraalveolären Drücke ist im allgemeinen keine spezifische Therapie erforderlich. Nur in den sehr seltenen Fällen eines massiven Mediastinalemphysems mit oberer Einflußstauung und Schocksymptomatik können multiple Hautpunktionen mit großkalibrigen Nadeln oder eine suprasternale Inzision erforderlich werden.

Therapie Vermeidung hoher intraalveolärer Drücke. Eine spezifische Therapie ist nicht erforderlich. Nur bei massivem Mediastinalemphysem mit oberer Einflußstauung und Schock sind multiple Hautpunktionen oder eine suprasternale Hautinzision indiziert.

21.3 Mediastinaltumoren

Im Mediastinum können zahlreiche unterschiedliche benigne und maligne Tumoren auftreten, daneben sind differentialdiagnostisch insbesondere Zysten, Aneurysmen und Zwerchfellhernien abzugrenzen. Hinsichtlich der Differentialdiagnose der Tumoren hat sich ihre **anatomische Zuordnung zum vorderen, mittleren oder hinteren Mediastinum** als hilfreich erwiesen. C-**40** und C-**87** zeigen die Abgrenzung dieser Kompartimente, die normalerweise darin enthaltenen anatomischen Strukturen sowie die bevorzugten Tumorlokalisationen und die differentialdiagnostisch in Betracht kommenden Raumforderungen.

21.3 Mediastinaltumoren

Im Mediastinum treten zahlreiche benigne und maligne Tumoren auf. Zysten, Aneurysmen und Zwerchfellhernien sind hiervon abzugrenzen. Die **Zuordnung der Tumoren zum vorderen, mittleren und hinteren Mediastinum ist von differentialdiagnostischer Bedeutung.** C-**40** und C-**87** zeigen die Einteilung der Mediastinalkompartimente und bevorzugte Tumorlokalisationen.

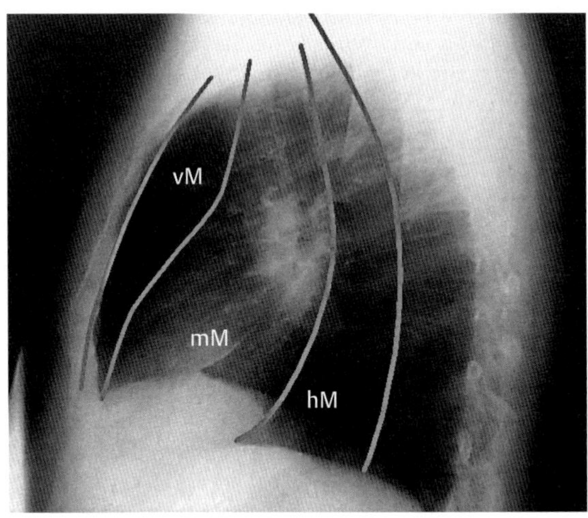

C-**40: Grenzen der Mediastinalkompartimente im seitlichen Röntgenbild.**
vM = vorderes Mediastinum,
mM = mittleres Mediastinum,
hM = hinteres Mediastinum.

Das **vordere Mediastinum** ist die bevorzugte Lokalisation von Thymus-, Schilddrüsen- und Keimzelltumoren. Die letzteren umfassen als häufigste Formen Teratome, Seminome und Chorionkarzinome. Im **mittleren Mediastinum** finden sich überwiegend Lymphknotenvergrößerungen (maligne Lymphome, Lymphknotenmetastasen, Lymphome bei Sarkoidose), bronchogene Zysten, Perikardzysten und Gefäßdilatationen. Tumorverdächtige Raumforderungen im vorderen Herzzwerchfellwinkel entsprechen oft pleuroperikardialem Fettgewebe, seltener einer Morgagni-Hernie. Im **hinteren Mediastinum** sind vorwiegend neurogene und ösophageale Tumoren sowie Zwerchfellhernien (Hiatushernie, Bochdalek-Hernie) lokalisiert.

Im **vorderen Mediastinum** finden sich vorzugsweise Thymus-, Keimzell- und Schilddrüsentumoren, im **mittleren Mediastinum** maligne Lymphome, Lymphknotenmetastasen, benigne Lymphknotenvergrößerungen, bronchogene Zysten und Gefäßdilatationen, im **hinteren Mediastinum** neurogene und ösophageale Tumoren sowie Mediastinalhernien (z. B. Hiatushernie).

Klinik. Mediastinaltumoren sind **häufig asymptomatisch** und werden zumeist zufällig im Rahmen einer Röntgenuntersuchung entdeckt. Häufigere Symptome sind **Dyspnoe, Husten, Thoraxschmerz**, Appetitlosigkeit, **Stridor, Dysphagie**, obere **Einflußstauung** und **Heiserkeit**. Etwa 35 % der Patienten mit Thymomen weisen eine Myasthenia gravis auf.

Klinik Häufigere Symptome sind **Dyspnoe, Husten, Thoraxschmerz,** Appetitlosigkeit, **Stridor, Dysphagie, obere Einflußstauung** und **Heiserkeit.**

Diagnostik Das **Thorax-CT** erlaubt die genaue Beurteilung der Tumorausdehnung sowie die Abgrenzung von Fettgewebe und zystischen Strukturen (S C-50). Zusätzlich zur CT ist ein **Ösophagogramm** mittels Kontrastbreischlucks bei V. a. Ösophagustumoren oder eine Hiatushernie, eine **Schilddrüsenszintigraphie** bei V. a. eine retrosternale Struma oder einen Schilddrüsentumor indiziert.

Diagnostik. In Ergänzung zur konventionellen radiologischen Diagnostik erlaubt die **Computertomographie** eine genauere Beurteilung der Ausdehnung mediastinaler Tumoren und die eindeutige Feststellung von Fettgewebe (Lipome, Lipomatose) und zystischen Strukturen (S C-**50**). Zusätzlich kann zur besseren Abgrenzung von Gefäßstrukturen in einzelnen Fällen eine Kernspintomographie angezeigt sein. Ferner kann ein **Ösophagogramm** mittels Kontrastbreischlucks bei Verdacht auf einen Ösophagustumor oder eine Hiatushernie indiziert sein, eine weitere Klärung des Tumorverdachts ist endoskopisch und durch Endosonographie möglich. Ein **Schilddrüsenszintigramm** ist bei Verdacht auf eine retrosternale Struma oder einen Schilddrüsentumor angezeigt.

C-87: Anatomische Einteilung des Mediastinums, bevorzugte Lokalisation der Mediastinaltumoren und Differentialdiagnose mediastinaler Raumforderungen

Kompartiment	Vordere Begrenzung	Hintere Begrenzung	Enthaltene anatomische Strukturen	Häufig vorkommende Tumoren und Raumforderungen
vorderes Mediastinum	Sternum	Vorderwand von Perikard, Aorta, brachiozephalen Gefäßen	Thymus, Lymphknoten	▷ Thymustumoren ▷ Schilddrüsentumoren ▷ Keimzelltumoren • Teratome • Seminome • Chorionkarzinome ▷ Lipome, Lipomatose
mittleres Mediastinum	Vorderwand von Perikard, Aorta, brachiozephalen Gefäßen	Hinterwand der Trachea, der brachiozephalen Gefäße und des Perikards	Perikard, Herz, aufsteigende Aorta und Aortenbogen, obere und untere Hohlvene, brachiozephale Gefäße, N. phrenicus, oberer Teil des N. vagus, Trachea, Hauptbronchien, paratracheale und paratracheobronchiale Lymphknoten, Pulmonalarterie und Pulmonalvenen	▷ Lymphknotenvergrößerungen • maligne Lymphome • Lymphknotenmetastasen • Lymphome bei Sarkoidose ▷ bronchogene Zysten ▷ Perikardzysten ▷ Gefäßdilatationen (Ektasien, Aneurysmen): • Pulmonalarterie • V. cava superior und inferior • V. azygos und hemiazygos • Aortenaneurysma Im vorderen Herzzwerchfellwinkel: ▷ pleuroperikardiales Fettgewebe ▷ Morgagni-Hernie
hinteres Mediastinum	Hinterwand der Trachea, der brachiozephalen Gefäße und des Perikards, hintere Zwerchfellanteile	Brustwirbelkörper	absteigende Aorta, Ösophagus, Ductus thoracicus, Vv. azygos und hemiazygos, Lymphknoten	▷ neurogene Tumoren (Neurofibrom, Neurilemmom, neurogenes Sarkom, Ganglioneurom, Neuroblastom, Paragangliom) ▷ Meningozele, Meningomyelozele ▷ ösophageale Raumforderungen (Ösophagustumoren, Ösophagusdivertikel, Megaösophagus) ▷ Zwerchfellhernien • Hiatushernie • Bochdalek-Hernie ▷ Erkrankungen der Brustwirbelsäule (Tumoren, Metastasen, Spondylitis, Frakturen)

Merke ▶

▶ ***Merke.*** Retrosternales Schilddrüsengewebe stellt sich nicht in allen Fällen szintigraphisch dar, so daß eine retrosternal gelegene Struma szintigraphisch nicht ausgeschlossen werden kann und eine invasive Diagnostik erforderlich werden kann.

Bronchoskopisch können ein Bronchialkarzinom oder eine Sarkoidose als Ursache mediastinaler Lymphome nachgewiesen werden. Paratracheale oder parabronchiale Raumforderungen lassen sich z.T. durch paratracheale bzw. parabronchiale Nadelaspiration zytologisch diagnostizieren. Solide, thoraxwandnahe gelegene Tumoren können nach Ausschluß größerer Gefäße zu einem Teil durch perkutane Nadelpunktion geklärt werden. Sofern der Mediastinaltumor durch diese Verfahren nicht zu klären ist, ergibt sich die Indikation zu einer **Mediastinoskopie** und evtl. zu einer **Thorakotomie**.

Die **Bronchoskopie** dient insbesondere dem Nachweis eines Bronchialkarzinoms oder einer Sarkoidose. Sofern hierdurch keine Klärung möglich ist, ergibt sich die Notwendigkeit einer **Mediastinoskopie** oder **Thorakotomie**.

Therapie. Mediastinaltumoren sollten – sofern technisch möglich - **operativ** entfernt werden. Ausnahmen sind asymptomatische Strumen, Lipome, maligne Lymphome, Lymphknotenmetastasen und entzündliche Lymphknotenvergrößerungen, bei denen eine operative Behandlung im allgemeinen nicht indiziert ist. Bei malignen Lymphomen ergibt sich im allgemeinen die Indikation zur Chemo- und Radiotherapie, bei Lymphknotenmetastasen kann eine palliative Strahlentherapie indiziert sein, bei entzündlichen Lymphknotenvergrößerungen (z.B. Sarkoidose, Tuberkulose) richtet sich die Therapie nach der Grundkrankheit.

Therapie Mediastinaltumoren sollten grundsätzlich **operativ** entfernt werden, sofern es sich nicht um asymptomatische Strumen, Lipome, maligne Lymphome, Lymphknotenmetastasen oder entzündliche Lymphknotenschwellungen handelt.

S Synopsis C-**50: Mediastinaltumor**

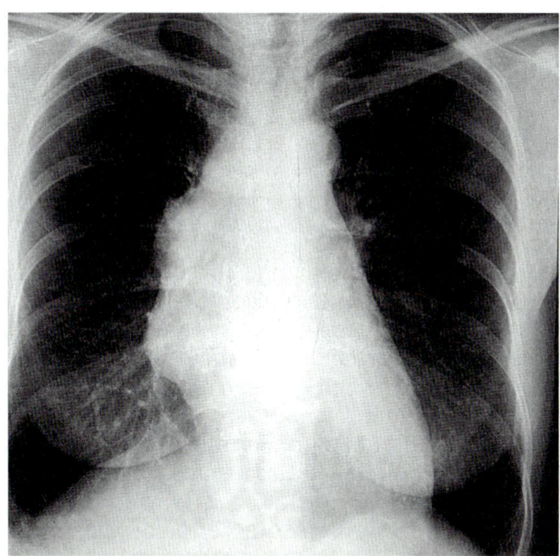

a Polyzyklisch begrenzte Verbreiterung des Mediastinums nach rechts.

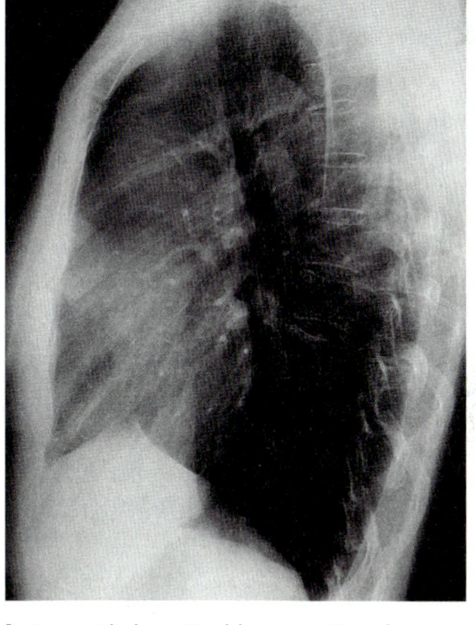

b Im seitlichen Strahlengang Projektion der Raumforderung auf das mittlere und vordere Mediastinum.

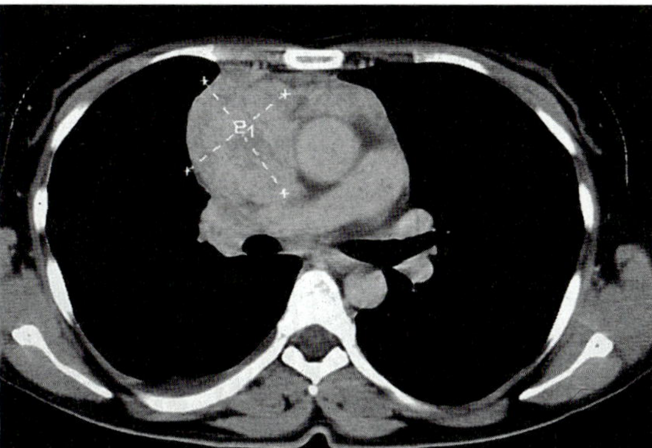

c CT-Thorax: weichteildichte 5 cm im Durchmesser große grobknotige Raumforderung paraaortal zwischen rechter Pulmonalarterie und vorderer Thoraxwand mit Kompression der Vena cava superior

52jährige Frau. Seit 4 Wochen retrosternales Druckgefühl, das nach Alkoholgenuß zunimmt. Inappetenz, Gewichtsabnahme um 3 kg. Seit einigen Tagen obere Einflußstauung mit Anschwellung des Halses und Kopfes. Die perkutane Nadelpunktion des Tumors ergab einen **Morbus Hodgkin** vom Typ der nodulären Sklerose.

22 Erkrankungen der Thoraxwand und des Zwerchfells

Kyphoskoliose, Trichterbrust, Phrenikusparese und Zwerchfellhernien können die Lungenfunktion beeinträchtigen und Atelektasen, Pneumonien und chronische Bronchitis begünstigen.

Erkrankungen der Thoraxwand und des Zwerchfells können die Ventilation und den pulmonalen Gasaustausch erheblich beeinträchtigen und das Auftreten von Atelektasen, Pneumonien und chronischer Bronchitis begünstigen. Von klinischer Bedeutung sind die Kyphoskoliose, die Trichterbrust, die Phrenikusparese und die Zwerchfellhernie.

Kyphoskoliose

Kyphoskoliose

Respiratorische Symptome (Dyspnoe, Zyanose) entwickeln sich bei einer Kyphoskoliose im allgemeinen **oberhalb eines Cobb-Winkels von 70°**. Die Lungenfunktion zeigt eine **restriktive Ventilationsstörung** sowie eine **arterielle Hypoxämie**, in schweren Fällen entwickeln sich eine respiratorische Globalinsuffizienz und ein Cor pulmonale, terminal ein Rechtsherzversagen. Die Prognose wird durch frühzeitige operative Korrekturmaßnahmen verbessert, bei eingetretener respiratorischer Globalinsuffizienz ist eine nächtliche Heimbeatmung indiziert.

Die Schweregradbeurteilung erfolgt mit Hilfe des Cobb-Winkels (Schnittwinkel der Senkrechten auf der Deckplatte des obersten und der Grundplatte des untersten Krümmungswirbels, *s. orthopädische Lehrbücher*). **Respiratorische Symptome (Dyspnoe, Zyanose)** treten im allgemeinen erst **oberhalb eines Cobb-Winkels von 70°** auf. Funktionsanalytisch finden sich eine **restriktive Ventilationsstörung** und eine **arterielle Hypoxämie**, in schweren Fällen tritt eine respiratorische Globalinsuffizienz mit Hyperkapnie auf. Zusätzlich entwickelt sich ein Cor pulmonale, terminal ein Rechtsherzversagen. Durch frühzeitige chirurgisch-orthopädische Korrekturmaßnahmen wird die Prognose erheblich verbessert. Nach Eintritt einer respiratorischen Globalinsuffizienz kann der weitere Verlauf durch eine nichtinvasive Selbstbeatmung (nächtliche IPPV-Heimbeatmung über eine Nasenmaske) günstig beeinflußt werden.

Trichterbrust

Trichterbrust

Die meisten Patienten sind beschwerdefrei, nur wenige klagen über Dyspnoe, Herzrhythmusstörungen und Thoraxschmerzen. Funktionsanalytisch findet sich nur **in schweren Fällen** eine mäßige **restriktive Ventilationsstörung**. Eine Korrekturoperation ergibt nur eine kosmetische Verbesserung und ist nur bei extremer Trichterbrust indiziert.

Die Trichterbrust ist wahrscheinlich durch eine angeborene Abnormität des Bindegewebes in der Umgebung des unteren Sternums bedingt. Der Schweregrad der Trichterbrust wird nach dem auf der seitlichen Röntgen-Thorax-Aufnahme zu messenden sterno-vertebralen Abstand beurteilt. Die meisten Patienten sind beschwerdefrei, nur wenige klagen über Dyspnoe, Herzrhythmusstörungen und Thoraxschmerzen. Nur **bei schweren Formen** findet sich eine pulmonale Funktionseinschränkung in Form einer mäßigen **restriktiven Ventilationsstörung**. Der pulmonale Gasaustausch ist im allgemeinen nicht beeinträchtigt. Durch Korrekturoperationen wird zumeist nur eine kosmetische und keine funktionelle Besserung erreicht. Sie sind nur bei extremer Trichterbrust indiziert.

Zwerchfellhernien

Zwerchfellhernien

Die **Hiatushernie** imponiert röntgenologisch nicht selten als retrokardial gelegener Rundherd. Der darin befindliche Flüssigkeitsspiegel und eine Darstellung mit Kontrastbrei erlauben die Diagnose.
Die **Morgagnische Hernie** führt zu einer Verschattung im vorderen Zwerchfell-Rippenwinkel, die **Bochdaleksche Hernie** zu einer Verschattung im **dorsobasalen** Unterfeld. Die Diagnose wird per CT gestellt.

Die **Hiatushernie** kann differentialdiagnostische Probleme bereiten, da sie sich röntgenologisch nicht selten als retrokardial gelegener Rundherd präsentiert. Der regelmäßig anzutreffende Flüssigkeitsspiegel erlaubt die Verdachtsdiagnose, die durch die röntgenologische Kontrastmitteldarstellung (Ösophagusbreischluck) geklärt wird.
Seltener sind die **ventral** gelegene **Morgagnische Hernie,** die sich im Trigonum sternocostale, und die **dorsal** gelegene **Bochdaleksche Hernie,** die sich im Trigonum lumbocostale entwickelt. Die Diagnose wird im allgemeinen computertomographisch gestellt. Zumeist ergibt sich die Indikation zur Operation.

Phrenikusparese

Die **einseitige Phrenikusparese** ist eine häufige Störung, die zumeist auf ein Trauma (Operation im Hals- oder Thoraxbereich, Manipulation an der Halswirbelsäule) oder eine Druckschädigung (Tumoren des Mediastinums oder Halses, mediastinale Lymphome, schwere Spondylosis deformans der Halswirbelsäule, retrosternale Struma, Aortenaneurysma) zurückzuführen ist. Seltener ist eine periphere Neuropathie. In einem Teil der Fälle läßt sich keine Ursache nachweisen (idiopathische Phrenikusparese). **Die Mehrzahl der Patienten ist asymptomatisch, einige klagen über Belastungsdyspnoe.** Die klinische und röntgenologische Untersuchung zeigt einen **Zwerchfellhochstand mit verminderter Atembeweglichkeit.**

Phrenikusparese

Die **einseitige Phrenikusparese** ist auf traumatische, druckbedingte, entzündliche oder degenerative Schädigungen des Zwerchfellnervs zurückzuführen. In einem Teil der Fälle bleibt die Ursache unklar. **Viele Patienten sind asymptomatisch, eine kleinere Zahl gibt Belastungsdyspnoe an.** Klinisch und röntgenologisch findet sich ein **Zwerchfellhochstand mit verminderter Atemverschieblichkeit.** Eine Therapie ist meist nicht erforderlich.

> ▶ ***Merke.*** Beweisend ist eine paradoxe Kranialbewegung des Zwerchfells bei ruckartiger Inspiration durch die Nase (Hitzenbergerscher Schnupfversuch).

◀ **Merke**

Die Lungenfunktionsprüfung zeigt nur eine leichte restriktive Ventilationsstörung. Eine spezifische Therapie ist im allgemeinen nicht erforderlich.
Die **beidseitige Phrenikusparese** führt demgegenüber zu einer **Tachy- und Orthopnoe** sowie einer **schweren restriktiven Ventilationsstörung**. Der nach Exspiration zu messende **maximale Inspirationsdruck** ist ein gutes Maß für die Muskelkraft des Zwerchfells und bei beidseitiger Zwerchfellparese **stark vermindert**. Oft tritt eine **respiratorische Globalinsuffizienz** mit Cor pulmonale auf. Therapeutisch können unterschiedliche Beatmungstechniken erforderlich sein.

Die **beidseitige Phrenikusparese** geht demgegenüber mit einer **schweren restriktiven Ventilationsstörung** und häufig mit einer **respiratorischen Globalinsuffizienz** einher. Eine Beatmung kann erforderlich sein.

Klinischer Fall

Der 66jährige Mann leidet seit sechs Monaten unter Luftnot im Liegen sowie auch unter Belastung. Seit einem Jahr ist eine Schwäche des rechten Armes und der rechten Hand aufgetreten. Die Einweisung erfolgt wegen einer unklaren restriktiven Ventilationsstörung mit einer Vitalkapazität von 55% des Sollwertes. Die klinische Untersuchung ergibt außer einzelnen fein- bis mittelblasigen Rasselgeräuschen über den Lungenunterfeldern und einer muskulären Schwäche des rechten Armes mit Atrophie des Daumenballens keinen pathologischen Befund. Röntgenologisch findet sich ein geringer Zwerchfellhochstand beiderseits. Die Durchleuchtung zeigt eine verminderte inspiratorische Zwerchfellbeweglichkeit beiderseits mit paradoxer Bewegung des rechten Zwerchfells und angedeutet paradoxer Beweglichkeit des linken hinteren Zwerchfellanteils im Hitzenbergerschen Schnupfversuch. Der nach Ausatmung am Mund gemessene maximale Inspirationsdruck (P_{Imax}), der im wesentlichen durch die Kraft der Zwerchfellmuskulatur bestimmt wird, ist mit 38 cm H_2O (normal > 80 cm H_2O) stark vermindert. Wegen der beidseitigen Zwerchfellparese und der Schwäche des rechten Armes wird eine neurologische Diagnostik unter Einschluß einer Elektromyographie, Elektroneurographie, Kernspintomographie der Halswirbelsäule und zervikaler Myelographie mit Computertomographie durchgeführt, die eine amyotrophe Lateralsklerose ergibt.

Diagnose: Beidseitige Zwerchfellparese bei amyotropher Lateralsklerose.

Wegen der progredienten Verschlechterung der restriktiven Ventilationsstörung ist kurzfristig mit dem Eintritt einer respiratorischen Insuffizienz zu rechnen. Für diesen Fall ist die Einleitung einer nichtinvasiven Selbstbeatmung über eine Nasenmaske in Erwägung zu ziehen.

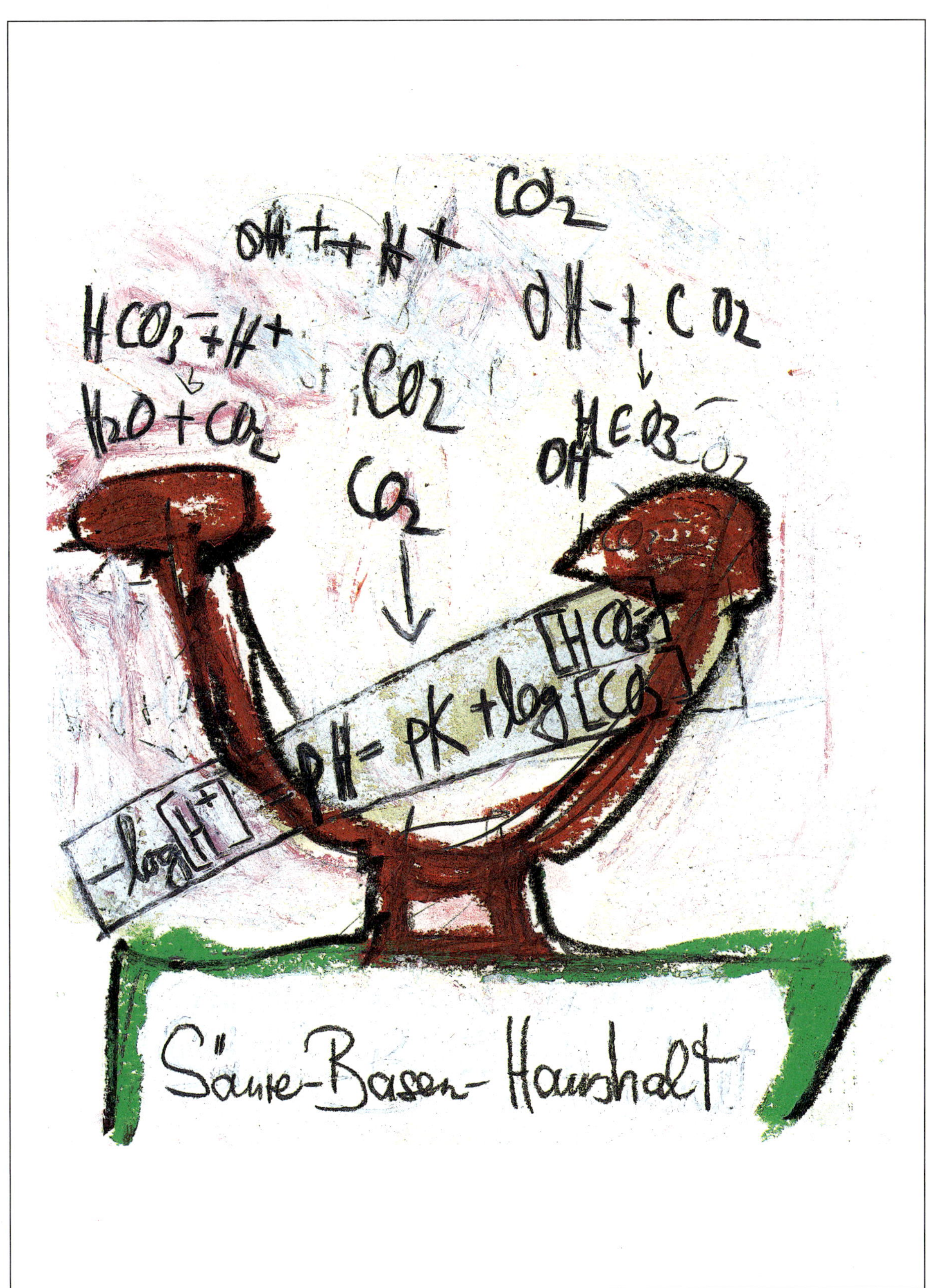

Säure-Basen-Haushalt

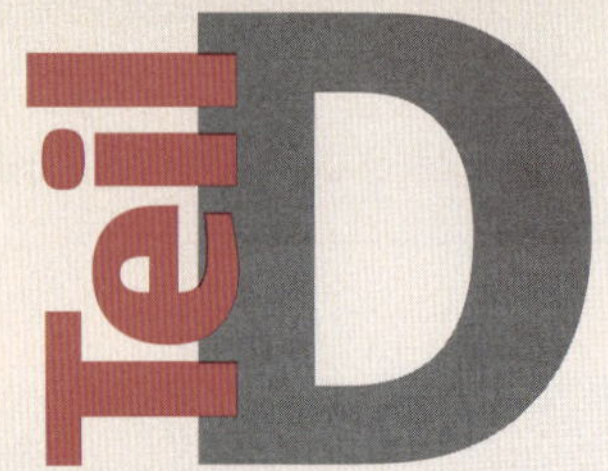

Säure-Basen-Haushalt

G. Goeckenjan

1 Diagnostik der Störungen des Säure-Basen-Haushalts

1 Diagnostik der Störungen des Säure-Basen-Haushalts

Die Diagnostik dient der Feststellung einer Azidose oder Alkalose mit Differenzierung der Formen und Klärung der Ursache.

Ziel der Diagnostik von Störungen des Säure-Basen-Haushalts ist die Feststellung einer Azidose oder Alkalose mit Differenzierung in metabolische, respiratorische und gemischte Formen sowie die Klärung der Ursache.

1.1 Kenngrößen des Säure-Basen-Haushalts und Untersuchungsmethoden

1.1 Kenngrößen des Säure-Basen-Haushalts und Untersuchungsmethoden

Die wichtigsten Parameter des Säure-Basen-Haushalts sind:
- **pH**
- **P_{CO2}**
- **aktuelles Bikarbonat**
- **Standard-Bikarbonat**
- **Basenabweichung**
- **Anionenlücke.**

Die wichtigsten Kenngrößen des Säure-Basen-Haushalts sind folgendermaßen definiert:
- **pH:** negativer dekadischer Logarithmus der Wasserstoffionenkonzentration
- **P_{CO2}:** Kohlendioxid-Partialdruck (mmHg oder kPa)
- **[HCO_3^-]:** Aktuelle Bikarbonat-Konzentration im Blut (mmol/l)
- **Standard-Bikarbonat:** Bikarbonat-Konzentration im Vollblut (mmol/l) bei einem P_{CO2} von 40 mmHg, einer O_2-Sättigung von 100% und 37 °C
- **BE:** Base Excess, Basenüberschuß oder Basenabweichung = titrierbare Base (mmol/l) bei Titration bis pH 7,40 bei P_{CO2} von 40 mmHg und 37 °C
- **Anionenlücke:** Differenz zwischen den Konzentrationen der wichtigsten Serum-Kationen [Na^+] und Serum-Anionen [Cl^-] und [HCO_3^-]:

$$\text{Anionenlücke} = [Na +] - ([Cl-] + [HCO_3^-])$$

Die Anionenlücke enthält Phosphate, Sulfate, Proteine und andere organische Anionen. Eine Vergrößerung der Anionenlücke spricht für eine erhöhte Konzentration organischer Säuren (Laktat, Ketonsäuren usw.) und somit für eine metabolische Azidose.

Die Anionenlücke enthält normalerweise Phosphate, Sulfate, Proteine und andere organische Anionen. Eine Zunahme der Anionenlücke ist Ausdruck einer erhöhten Konzentration organischer Anionen (Laktat, Azetessigsäure usw.) und somit Zeichen einer metabolischen Azidose.

1.1.1 Untersuchungsmethoden

1.1.1 Untersuchungsmethoden

pH und P_{CO2} werden zusammen mit dem P_{O2} im Rahmen der Blutgasanalyse gemessen. Aus dem pH und dem P_{CO2} können aktuelles Bikarbonat, Standard-Bikarbonat und Basenabweichung nach der **Henderson-Hasselbalch-Gleichung** errechnet bzw. durch Nomogramme ermittelt werden. Die Verwendung von Standard-Bikarbonat oder Basenabweichung bietet gegenüber dem aktuellen Bikarbonat den Vorteil, daß die Veränderungen des Bikarbonats durch Abweichungen des P_{CO2} eliminiert werden und die Beurteilung von metabolischer Azidose und Alkalose bei gemischten Störungen erleichtert wird.

pH und P_{CO2} werden im allgemeinen zusammen mit dem P_{O2} im Rahmen der Blutgasanalyse im arteriellen Blut oder im arterialisierten Kapillarblut (nach Hyperämisierung des Ohrläppchens, z. B. mit Finalgon) gemessen. Mit Hilfe der **Henderson-Hasselbalch-Gleichung** lassen sich aus pH und P_{CO2} die aktuelle Bikarbonat-Konzentration [HCO_3^-], die Standard-Bikarbonat-Konzentration und die Basen-Abweichung errechnen (oder mit Nomogrammen bestimmen):

$$pH = pK + \log \frac{[HCO_3^-]}{[H_2CO_3]} = 6{,}1 + \log \frac{[HCO_3^-]}{0{,}03 \times P_{CO2}}$$

$$[HCO_3^-] = 10^{(pH - 6{,}1)} \times 0{,}03\ P_{CO2}$$

Das Verhältnis [HCO_3^-]/[H_2CO_3] bzw. [HCO_3^-]/(0,03 × P_{CO2}) beträgt normalerweise 20 : 1, das Zahlenverhältnis von aktuellem Bikarbonat (in mmol pro l) zum P_{CO2} (in mmHg) dementsprechend etwa 0,6 : 1.

Standard-Bikarbonat und Basenabweichung haben im Vergleich zum aktuellen Bikarbonat (HCO_3^-) den Vorteil, daß ausschließlich metabolische Veränderungen und nicht die durch Hypo- oder Hyperkapnie verursachten Bikarbonat-Veränderungen angezeigt werden. Die Beurteilung gemischter metabolischer und respiratorischer Veränderungen wird hierdurch erleichtert. Für die Bestimmung der Anionenlücke wird allerdings das aktuelle Bikarbonat benötigt.

S D-1 zeigt die **Beziehungen zwischen P_{CO_2}, pH, Basenabweichung und aktuellem Bikarbonat** in einem **Nomogramm.**

Zur genaueren Beurteilung des Säure-Basen-Status ist die Kenntnis der Serum-Elektrolyte, insbesondere von Natrium, Kalium und Chlorid, erforderlich (*Kap. E Nephrologie, Elektrolytstörungen, S. 678 ff.*), aus denen sich die Anionenlücke errechnen läßt. Eine weitere Klärung der metabolischen Azidose ist durch die Bestimmung der Serum-Laktat-Konzentration, den Nachweis von Ketonkörpern im Urin, den Urin-pH und die Elektrolyt-Ausscheidung im 24-Stunden-Urin möglich.

S D-1 zeigt die **Beziehungen zwischen P_{CO_2}, pH, Basenabweichung und aktuellem Bikarbonat in einem Nomogramm.**

Zur genaueren Beurteilung des Säure-Basen-Status ist die Kenntnis der Serum-Elektrolyte erforderlich, aus denen sich die Anionenlücke errechnen läßt.

Eine weitere Differenzierung der metabolischen Azidose ist durch die Bestimmung der Serum-Laktat-Konzentration, der Ketonkörper im Urin, des Urin-pH und der Elektrolyt-Ausscheidung im Urin möglich.

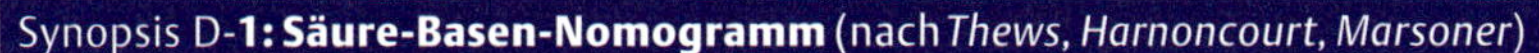

S Synopsis D-**1: Säure-Basen-Nomogramm** (nach *Thews, Harnoncourt, Marsoner*)

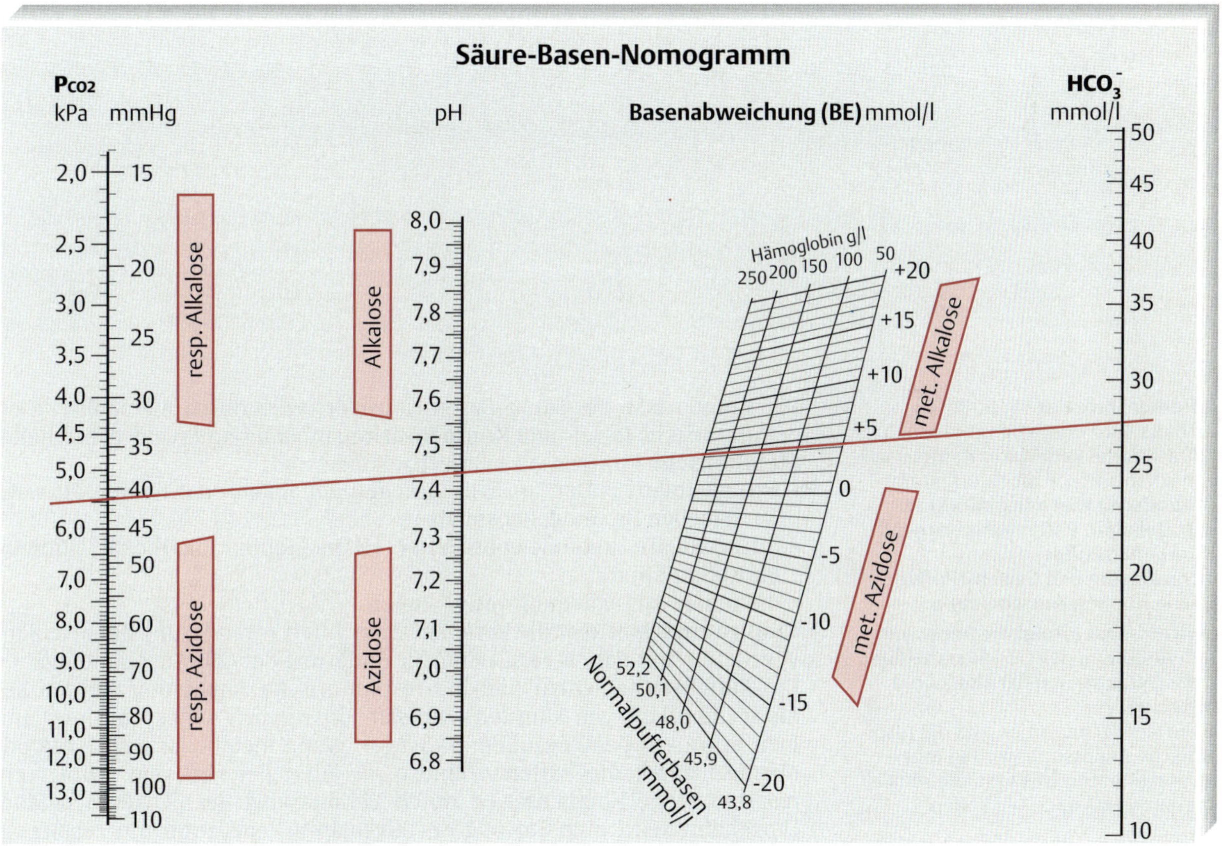

Die Meßwerte von P_{CO_2} und pH werden auf den entsprechenden Skalen markiert. Die durch diese Punkte gelegte und nach rechts verlängerte Gerade (durchgezogene Linie) erlaubt die Ablesung der Basenabweichung (base excess) und des aktuellen Bikarbonats (HCO_3^-).

Die In-vitro-Basenabweichung (BE) wird an der dem aktuellen Hb-Wert entsprechenden BE-Leiter abgelesen. Die In-vivo-Basenabweichung (BE_{ECF}, Basenabweichung des Extrazellularraumes) wird an der rechten BE-Leiter (Hb = 50 g/l) abgelesen. Da metabolische Störungen vor allem den Extrazellularraum betreffen, sollte für die Berechnung therapeutischer Dosen (z. B. von Bikarbonat oder HCl) in erster Linie die In-vivo-Basenabweichung (BE_{ECF}) verwendet werden, die zur In-vitro-Basenabweichung differieren kann. Die eingezeichnete durchgezogene Linie zeigt eine leichtgradige kompensierte metabolische Alkalose.

Der Standard-Bikarbonat-Wert (mmol/l) wird erhalten, indem eine Hilfslinie von P_{CO_2} = 40 mmHg durch den In-vitro-BE-Wert zur HCO_3^--Skala gezogen wird. Der Schnittpunkt dieser Linie mit der HCO_3^--Skala ergibt das Standard-Bikarbonat. Die Pufferbasen (buffer base BB) erhält man durch Addition des BE-Wertes zum Hb-abhängigen Gesamtwert der Normalpufferbasen (untere Skala der BE-Leiter).

1.2 Bewertung der Untersuchungsergebnisse

Die Normwerte und die Bewertung von Normabweichungen der Parameter des Säure-Basen-Haushalts (D-1).

1.2 Bewertung der Untersuchungsergebnisse

Normwerte und Bewertung von Normabweichungen der Kenngrößen des Säure-Basen-Haushalts sind D-**1** zu entnehmen.

D-1: Kenngrößen des Säure-Basen-Haushalts – Normwerte und Bewertung von Normabweichungen

Kenngröße	Einheit	Normbereich	Bewertung einer Verminderung	Bewertung einer Erhöhung
pH		7,38–7,45	Azidose	Alkalose
P_{CO2}	mmHg	35–45	▷ respiratorische Alkalose oder ▷ respiratorische Kompensation einer metabolischen Azidose	▷ respiratorische Azidose oder ▷ respiratorische Kompensation einer metabolischen Alkalose
Aktuelles HCO_3^-			▷ metabolische Azidose oder ▷ metabolische Kompensation einer respiratorischen Alkalose	▷ metabolische Alkalose der ▷ metabolische Kompensation einer metabolischen Azidose
Standard-Bikarbonat	mmol/l	21–26		
Basenüberschuß	mmol/l	-3 bis +3		
Anionenlücke	mmol/l	7–16		▷ metabolische Azidose durch Vermehrung organischer Anionen (Laktat, Azetessigsäure, andere Säureradikale)
Laktat	mmol/l mg/dl	0,5–1,5 5–14		▷ Hyperlaktatämie oder ▷ Laktatazidose

Die Homöostase des Säure-Basen-Haushalts wird durch metabolische und respiratorische Regel- und Kompensationsmechanismen aufrechterhalten. **Metabolische Mechanismen** sind:
- extrazelluläre Puffer (überwiegend Bikarbonat-Puffer)
- intrazelluläre und Gewebs-Puffer
- renale H^+Ionen-Ausscheidung.

Respiratorisch erfolgt die Anpassung durch Änderung der CO_2-Ausscheidung mittels Veränderung der alveolären Ventilation.
Die Puffer-Mechanismen und die respiratorische Anpassung werden innerhalb von Minuten wirksam, die renale Anpassung erst nach 1–3 Tagen.

Die Homöostase des Säure-Basen-Haushalts wird durch metabolische und respiratorische Regel- und **Kompensationsmechanismen** aufrechterhalten. **Metabolische** Kompensationsmechanismen sind:
- extrazelluläre Puffer (im wesentlichen der Bikarbonat/Kohlensäure-Puffer, daneben Proteine, Phosphate)
- intrazelluläre und Gewebs-Puffer (Hämoglobin, Bikarbonat, Proteine, Phosphate) und
- die renale Ausscheidung von H^+-Ionen.

Respiratorisch erfolgt die Kompensation durch Veränderung der alveolären Ventilation mit daraus resultierender Änderung der CO_2-Ausscheidung.
Die Puffermechanismen und die respiratorische Anpassung werden sehr rasch (innerhalb von Minuten) wirksam, die renalen Anpassungsmechanismen erfordern demgegenüber 1–3 Tage. Wenn metabolische Azidose oder Alkalose durch die Puffersysteme nicht auszugleichen sind, erfolgt eine respiratorische Kompensation durch Veränderung der CO_2-Ausscheidung. Umgekehrt wird eine Störung der alveolären Ventilation mit respiratorischer Azidose oder Alkalose metabolisch durch die Puffersysteme und die Anpassung der renalen H^+-Ionen-Ausscheidung kompensiert.

Merke ▶

▶ ***Merke.*** Metabolische Azidose und Alkalose werden respiratorisch, respiratorische Azidose und Alkalose metabolisch kompensiert.

D-**2** zeigt die Befundkonstellationen bei metabolischer und respiratorischer Azidose und Alkalose. Zumeist liegt eine Teilkompensation vor. Eine vollständige Kompensation führt zur Normalisierung des pH-Wertes.

D-**2** zeigt die Befunde bei metabolischer und respiratorischer Azidose und Alkalose im unkompensierten und kompensierten Zustand. Zumeist liegt eine Teilkompensation vor, d. h. Azidose oder Alkalose sind nicht vollständig ausgeglichen. Bei vollständiger Kompensation befindet sich der pH-Wert wieder im Normbereich.

D-2: Befundkonstellationen der metabolischen und respiratorischen Azidose und Alkalose (in Klammern: durch Kompensation eintretende Veränderungen)

		pH	P_{CO2}	Basenabweichung oder Standard-Bikarbonat
Metabolische	Azidose	↓ (bis n)	n (↓)	↓
	Alkalose	↑ (bis n)	n (↑)	↑
Respiratorische	Azidose	↓ (bis n)	↑	n (↑)
	Alkalose	↑ (bis n)	↓	n (↓)

n = normal, ↓ = vermindert, ↑ = erhöht

Eine vollständig kompensierte metabolische Azidose ist von einer vollständig kompensierten respiratorischen Alkalose mitunter nur durch Berücksichtigung der Vorgeschichte, des klinischen Befundes und weiterer Laborparameter (Elektrolyte, Anionenlücke, evtl. Laktat) abzugrenzen, ebenso eine vollkompensierte metabolische Alkalose von einer vollkompensierten respiratorischen Azidose. Bei Rückbildung der initialen Störung kann durch die Persistenz des Kompensationsmechanismus eine **»Überkompensation«** eintreten, z. B. persistiert häufig nach Rückbildung einer chronischen respiratorischen Azidose (z. B. chronische obstruktive Atemwegserkrankungen) eine zumeist leichtgradige metabolische Alkalose.
Nicht selten sind metabolische und respiratorische Störungen miteinander kombiniert, z. B. metabolische und respiratorische Azidose im Schock mit akuter respiratorischer Insuffizienz (*s.* D-**5**).
Zur genaueren Differenzierung der Störung des Säure-Basen-Haushalts ist daher die Kenntnis der Anamnese, der Klinik und weiterer Laborwerte (Elektrolyte, Anionenlücke, Ketonkörper in Urin oder Serum) notwendig.

Vollkompensierte Azidosen und Alkalosen sind mitunter schwer voneinander abzugrenzen. Nach Rückbildung der initialen Störung kann eine **Überkompensation** persistieren. Nicht selten sind metabolische und respiratorische Störungen miteinander kombiniert (*s.* D-**5**).

Zur Beurteilung der Störung des Säure-Basen-Haushalts ist daher die Kenntnis der Anamnese, der Klinik und weiterer Laborwerte (Elektrolyte, Anionenlücke, evtl. Laktat, Ketonkörper) erforderlich.

2 Metabolische Azidose

2 Metabolische Azidose

Definition. Die metabolische Azidose ist eine Störung des Säure-Basen-Haushalts, die primär mit einer **Abnahme des Standard-Bikarbonat (oder einer negativen Basenabweichung)** verbunden ist. Der pH-Wert ist im allgemeinen vermindert, kann aber infolge einer respiratorischen Kompensation im Normbereich liegen. Abzugrenzen ist eine sekundäre kompensatorische Verminderung der Plasma-Bikarbonat-Konzentration bei einer respiratorischen Alkalose.

◀ **Definition**

Ätiologie und Pathogenese. Eine metabolische Azidose kann durch drei Mechanismen verursacht werden:

- **Säureaddition** (vermehrte Bildung oder Zufuhr von Säuren, z. B. Milchsäure, Ketosäuren, Chloride, Intoxikationen)
- **Säureretention** (verminderte renale Ausscheidung von H^+-Ionen oder verminderte Bikarbonatbildung in der Niere infolge Niereninsuffizienz, tubulärer Funktionsstörung oder hormoneller Störung)
- **Basenverlust** (enteraler oder renaler Bikarbonatverlust).

Pro Tag werden etwa 40 bis 60 mmol mit der Nahrung zugeführte oder im Stoffwechsel gebildete Säureäquivalente renal ausgeschieden und etwa 20 000 bis 24 000 mmol CO_2 pulmonal eliminiert. Normalerweise kann die renale Ausscheidung auf etwa das 10fache und die pulmonale Ausscheidung auf etwa das 20fache dieser Werte gesteigert werden. Erst wenn die metabolische Säurebildung oder die Säurezufuhr die **renale Säureausscheidungskapazität** überschreitet oder letztere pathologisch vermindert ist, entwickelt sich eine metabolische Azidose. Eine vermehrte Säurebelastung wird von der Niere mit folgenden **Mechanismen** kompensiert:

Ätiologie und Pathogenese Der metabolischen Azidose können drei Mechanismen zugrunde liegen:

- **Säureaddition** (vermehrte Bildung oder Zufuhr von Säuren)
- **Säureretention** (verminderte renale Ausscheidung von H^+Ionen oder verminderte Bikarbonat-Bildung in der Niere)
- **Basenverlust** (enteraler oder renaler Bikarbonatverlust).

Eine metabolische Azidose entwickelt sich erst dann, wenn die metabolische Säurebildung oder die Säurezufuhr die **renale Säureausscheidungskapazität** überschreitet oder wenn letztere pathologisch vermindert ist.
Renale Kompensationsmechanismen bei vermehrter Säurebelastung sind:

- vermehrte H^+-Ausscheidung (Kaliumwerte beachten!)
- Sekretion von NH_4^+ und Dihydrogenphosphat
- Bildung von H_2CO_3 im Tubuluslumen mit nachfolgendem
  - Zerfall in CO_2 und H_2O
  - Hydratisierung von CO_2 zu H_2CO_3 in der Tubuluszelle
  - Dissoziation von H_2CO_3 zu H^+ (→ Ausscheidung) und Bikarbonat (→ Resorption).

▤ D-**3** zeigt die wichtigsten Formen und Ursachen der metabolischen Azidose.

- Steigerung der H^+-Ionen-Ausscheidung im Austausch mit Na^+, überwiegend im proximalen Tubulus; dabei konkurrieren H^+ und K^+, so daß bei Hyperkaliämie eine Neigung zur metabolischen Azidose und bei Hypokaliämie eine Neigung zur metabolischen Alkalose besteht;
- Sekretion von NH_4^+ und Dihydrogenphosphat in das Tubuluslumen;
- Bildung von H_2CO_3 im Tubuluslumen aus filtriertem Bikarbonat und sezernierten H^+-Ionen mit nachfolgendem Zerfall in CO_2 und H_2O, Diffusion von CO_2 in die Tubuluszelle, Hydratisierung von CO_2 durch Carboanhydratase zu H_2CO_3, Dissoziation von H_2CO_3 zu H^+ (wird mit dem Urin ausgeschieden) und Bikarbonat (wird an das Blut abgegeben).

Einen Überblick über die wichtigsten Formen und Ursachen der metabolischen Azidose zeigt ▤ D-**3**.

Merke ▶

▶ ***Merke.*** Die metabolischen Azidosen lassen sich unterteilen in die Azidosen mit **vergrößerter Anionenlücke** und die **hyperchlorämischen Azidosen**, bei denen die Anionenlücke nicht vergrößert ist (s. ▤ D-**3**).

Wichtigste Ursachen der **Azidosen mit vergrößerter Anionenlücke** sind **Ketoazidosen** (Diabetes mellitus, Hungerzustände, chronischer Alkoholismus), **Laktatazidosen** (Schock, Hypoxie, mitochondriale Stoffwechselstörungen), **Urämie** und **Intoxikationen** (Salizylate, Methanol, Ethylenglykol).

Den metabolischen Azidosen mit **vergrößerter Anionenlücke** können ursächlich **Ketoazidosen, Laktatazidosen, Urämie, Intoxikationen** und **massive Rhabdomyolyse** zugrunde liegen.
Ursachen der **Ketoazidosen** sind **Diabetes mellitus, Hunger** und **chronischer Alkoholismus.** Pathophysiologisch liegt eine inkomplette Oxygenation freier Fettsäuren zu Azetessigsäure und β-Hydroxybuttersäure zugrunde, zumeist als Folge eines Insulinmangels bei hohen Glukagon-Spiegeln. Azetessigsäure und β-Hydroxybuttersäure sind starke Säuren, welche die Plasma-Bikarbonat-Konzentration senken und im Körper als Na^+- oder K^+-Salz verbleiben, so daß die Anionenlücke zunimmt.
Laktatazidosen können durch jede Störung des oxidativen Metabolismus bedingt sein. Diese führt zu einer Hemmung des mitochondrialen Krebs-Zyklus, so daß das bei der Glykolyse gebildete Pyruvat nicht utilisiert werden kann und zu Laktat umgewandelt wird. Ursachen sind **Schock, schwere Gewebshypoxie, mitochondriale Stoffwechselstörungen, primäre Laktatüberproduktion** und **verminderte Laktatextraktion.**
Im Rahmen des **akuten oder chronischen Nierenversagens** führt die Retention von Säure-Anionen (Phosphate und Sulfate) zu einer Zunahme der Anionenlücke. Daneben kann durch die Verminderung des Bikarbonats zusätzlich eine hyperchlorämische Azidose hervorgerufen werden.

Salizylatintoxikationen rufen neben der metabolischen Azidose auch eine respiratorische Alkalose hervor.
Eine **Methanol-Intoxikation** führt über die Metabolisierung des Methanols zu Ameisensäure zu einer ausgeprägten metabolischen Azidose mit großer Anionenlücke.
Häufigere Ursachen einer **metabolischen Azidose mit normaler Anionenlücke (= hyperchlorämische Azidose)** sind ein **Bikarbonatverlust** aus dem Gastrointestinaltrakt (Diarrhö) oder über die Nieren (renale tubuläre Azidose) sowie eine **HCl-Addition** (intravenöse Zufuhr von Aminosäurelösungen, NH_4Cl, $CaCl_2$, HCl oder großer Mengen isotoner Kochsalzlösung). Die Berücksichtigung des **Serum-Kaliums** liefert zusätzliche differentialdiagnostische Hinweise (▤ D-**3**).

Salizylat-Intoxikationen verursachen durch eine Entkopplung der mitochondrialen oxidativen Phosphorylierung eine Laktatazidose, die durch eine Kreislaufinsuffizienz verstärkt werden kann. Zusätzlich findet sich häufig eine Ketoazidose. Durch zentrale Atemstimulation wird zusätzlich eine respiratorische Alkalose induziert, die im Vordergrund stehen kann. Im Rahmen der **Methanol-Intoxikation** wird Methanol durch die Alkoholdehydrogenase zu Ameisensäure metabolisiert, die regelmäßig eine ausgeprägte metabolische Azidose mit großer Anionenlücke hervorruft.
Jeder **Bikarbonatverlust** führt zwangsläufig zu einem Anstieg der H^+-Ionen-Konzentration. Sofern dieser Anstieg die Säureausscheidungskapazität der Nieren überschreitet und somit renal nicht kompensiert werden kann, resultiert eine **hyperchlorämische metabolische Azidose ohne Vergrößerung der Anionenlücke.** Ursächlich kommt z.B. ein Bikarbonatverlust aus dem Gastrointestinaltrakt (Diarrhö) oder über die Nieren (renale tubuläre Azidose) in Betracht, ebenso eine HCl-Addition, z.B. in Form einer intravenösen Zufuhr von Aminosäurelösungen, NH_4Cl, $CaCl_2$, HCl oder großer Mengen isotoner Kochsalzlösung.
Da die tubuläre Ausscheidung von H^+-Ionen mit der von K^+-Ionen konkurriert und K^+ sowie H^+ bei Änderungen ihrer Serumkonzentrationen im Austausch zwischen Intra- und Extrazellularraum verschoben werden, ist die Beachtung des **Serum-Kalium-Spiegels** von Bedeutung, die Rückschlüsse auf die zugrundeliegende Störung erlaubt. ▤ D-**3** zeigt Ursachen hyperchlorämischer metabolischer Azidosen mit **Hypokaliämie** und **Hyper- oder Normokaliämie.**

D-3: Formen und Ursachen der metabolischen Azidose

Metabolische Azidose mit vergrößerter Anionenlücke		
Ketoazidose	▷ Diabetes mellitus ▷ chronischer Alkoholismus ▷ Hunger	
Laktat-Azidose	▷ Schock	▷ kardiogener Schock ▷ septischer Schock ▷ Volumenmangelschock
	▷ Gewebshypoxie	▷ Kohlenmonoxid-Intoxikation ▷ Methämoglobinämie ▷ schwere Anämie
	▷ mitochondriale Stoffwechselstörungen	▷ Zyanid-Intoxikation ▷ Salizylat-Intoxikation ▷ schwerer Eisenmangel ▷ mitochondriale Enzymdefekte
	▷ primäre Laktat-Überproduktion	▷ zerebrale Krampfanfälle ▷ Hitzschlag bei körperlicher Anstrengung ▷ ausgedehnte Tumoren ▷ Enzymdefekte der Glukoneogenese
	▷ verminderte Laktat–Extraktion	▷ Leberversagen ▷ Nierenversagen
Urämie		
Intoxikationen	▷ Salizylat ▷ Ethylenglykol ▷ Methanol ▷ Paraldehyd	
Hyperchlorämische metabolische Azidose		
mit Hypokaliämie	▷ medikamenteninduzierte proximale renale tubuläre Azidose	▷ Azetazolamid
	▷ distale renale tubuläre Azidose	
	▷ Kompensation nach Hypokapnie	
	▷ Diarrhö	
	▷ Ureterosigmoidostomie, Ileumconduit (mit Stase des Urins)	
	▷ Pankreasfistel, biliäre Drainage	
	▷ Korrekturphase der diabetischen Ketoazidose	
mit Hyperkaliämie oder Normokaliämie	▷ renale tubuläre Azidose Typ IV	▷ interstitielle Nephritis ▷ Hypoaldosteronismus ▷ Hydronephrose
	▷ HCl-Zufuhr	▷ Hyperalimentation ▷ Zufuhr von NH_4Cl, $CaCl_2$, HCl
	▷ Verdünnungsazidose (rasche Zufuhr nichtbikarbonathaltiger Infusionslösungen)	

Klinik Die Symptomatik wird durch das **Grundleiden** und den **Schweregrad der Azidose** bestimmt. Eine ausgeprägte metabolische Azidose geht mit **Hyperventilation (Kußmaulsche Atmung)** (S C-1, S. 379), **Apathie** bis **Bewußtseinstrübung, Blutdruckanstieg** bei mäßiger und **Blutdruckabfall** bei schwerer Azidose sowie häufig mit **Herzrhythmusstörungen** einher.

Klinik. Das klinische Bild der metabolischen Azidose wird durch die zugrundeliegende **Ursache** der verschiedenen Formen und durch den **Schweregrad** der Azidose bestimmt. **Gemeinsame Symptome** aller Formen einer ausgeprägten metabolischen Azidose sind die **Hyperventilation mit vertiefter regelmäßiger Atmung (Kußmaulsche Atmung,** *s.* **S C-1**, S. 379), eine **Apathie** bis **Bewußtseinstrübung** sowie **hämodynamische** und **kardiale Veränderungen.** Die hämodynamischen Veränderungen umfassen bei mäßiger Azidose einen Blutdruckanstieg infolge vermehrter Katecholaminfreisetzung und bei schwerer Azidose (pH $< 7{,}1$) einen Blutdruckabfall infolge verminderten Ansprechens der Gefäßmuskulatur auf Katecholamine und Abnahme der myokardialen Kontraktilität. Daneben können ventrikuläre Arrhythmien und Bradykardien auftreten.

Diagnostik Die metabolische Azidose wird durch die Bestimmung der Blutgase und des Säure-Basen-Haushalts nachgewiesen. Die Klärung der Ursache erfolgt durch **Anamnese** (*s.* ▤ **D-3**), **klinische Untersuchungen**, die Bestimmmung von **Blutzucker, harnpflichtigen Substanzen** und **Elektrolyten i.S., Ketonen** im Urin oder Serum, evtl. auch des **Serum-Laktats** und durch **toxikologische Untersuchungen.**

Diagnostik. Bei blutgasanalytischem Nachweis einer metabolischen Azidose sollten eine **gezielte Anamnese** (Diabetes, Alkoholismus, Nierenerkrankungen, Diarrhö, chronischer Laxanzienabusus, Ureterosigmoidostomie, Ureteroenterostomie, pankreatische oder biliäre Drainage, parenterale Hyperalimentation, massive NaCl-Infusionen, vorausgehende respiratorische Alkalose, Ingestion von Salizylaten, Methanol, Ethylenglykol, *s.* ▤ D-**3**) erhoben und entsprechende **klinische Untersuchungen** durchgeführt werden. Daneben sollten **Blutzucker, harnpflichtige Substanzen (Harnstoff, Kreatinin), Na^+, K^+ und Cl^- im Serum** bestimmt werden. Ist die **Anionenlücke** vergrößert, sollten Untersuchungen auf **Ketone in Urin oder Serum**, in unklaren Fällen auch Bestimmungen des **Serum-Laktats** und **toxikologische Serum-Untersuchungen** auf **Salizylate, Ethylenglykol** und **Methanol** erfolgen.

Therapie Bei **metabolischen Azidosen mit großer Anionenlücke** steht die Behandlung des **Grundleidens** im Vordergrund. Eine **Bikarbonat-Zufuhr** ist hier nur bei bedrohlicher Azidose (pH-Werte um 7,1 oder niedriger) indiziert. Bikarbonat sollte fraktioniert in Teildosen von 100 mmol i.v. unter Kontrolle der Blutgase und des Säure-Basen-Status infundiert werden, wobei eine Anhebung des pH-Wertes auf 7,2 bis 7,3 ausreichend ist. Komplikationen einer zu hoch dosierten Bikarbonat-Zufuhr sind Hyperosmolarität, Hypokaliämie und metabolische Alkalose.

Therapie. Bei **metabolischen Azidosen mit großer Anionenlücke** (diabetische Ketoazidose, Laktatazidose im Schock, Urämie) steht die **Therapie des Grundleidens** im Vordergrund (z. B. Insulingabe, Schockbehandlung mit Flüssigkeitszufuhr, Dialyse, *s. Kap. G, Stoffwechsel, S. 930ff., Kap. A, Schock, S. 249ff., Kap. E, Nephrologie, S. 676*). Eine **Bikarbonat-Zufuhr** ist bei Azidosen mit großer Anionenlücke nur dann indiziert, wenn die Azidose selbst bedrohlich wird (pH um 7,1 oder niedriger, $P_{CO2} \leq 12$ mmHg). Auch dann sollte die Azidose durch Bikarbonat nur teilweise ausgeglichen werden. Als Komplikationen einer zu hoch dosierten Bikarbonat-Zufuhr drohen Hyperosmolarität, Hypokaliämie und metabolische Alkalose (mit Links-Verschiebung der O_2-Dissoziationskurve des Hämoglobins und erschwerter O_2-Abgabe im Gewebe). Da das Verteilungsvolumen von Bikarbonat (in l) etwa 50% des Körpergewichts KG (in kg) beträgt, läßt sich die intravenös zu applizierende Bikarbonat-Menge M (in mmol), die benötigt wird, um die Plasma-Bikarbonat-Konzentration um a mmol/l ansteigen zu lassen, nach folgender Gleichung abschätzen:

$$M = KG \times 0{,}5 \times a$$

Beispiel: Ein 80 kg schwerer Patient benötigt zur Anhebung der Bikarbonat-Konzentration von 10 auf 15mmol/l (oder des Basen-Überschusses von –15 auf –10 mmol/l) 200 mmol Bikarbonat.
Da der Effekt der Bikarbonat-Zufuhr nicht exakt errechnet werden kann, sollte **die Dosis fraktioniert in Mengen von 100 mmol unter Kontrolle der Blutgase und des Säure-Basen-Status verabreicht werden**, wobei eine Anhebung des pH-Wertes auf 7,2 bis 7,3 ausreichend ist.

Die **hyperchlorämischen metabolischen Azidosen** sprechen zumeist gut auf eine orale Zufuhr von Natriumbikarbonat an.

Die **hyperchlorämischen metabolischen Azidosen**, die auf eine verminderte Säure-Ausscheidung (Niereninsuffizienz, distale renale tubuläre Azidose) oder einen HCO_3^--Verlust (Diarrhöen, proximale renale tubuläre Azidose) zurückzuführen sind, sprechen zumeist gut auf eine orale Zufuhr von Natriumbikarbonat an.

Merke ▶

> ***Merke.*** Die unter der Behandlung mit Bikarbonat eintretende Abnahme der H^+-Ionen-Konzentration führt zu einer Verschiebung von K^+-Ionen in den Intrazellularraum mit Abnahme des Serum-Kaliums, so daß **Kontrollen der Kalium-Werte** erforderlich sind und häufig auch Kalium substituiert werden muß.

3 Metabolische Alkalose

Definition. Die metabolische Alkalose ist definiert durch eine **Erhöhung des Standard-Bikarbonats bzw. eine positive Basen-Abweichung**. Der pH-Wert ist im allgemeinen erhöht, kann sich aber durch respiratorische Kompensation normalisieren. Abzugrenzen ist die metabolische Kompensation einer respiratorischen Azidose.

◀ **Definition**

Ätiologie und Pathogenese. Die metabolische Alkalose wird hervorgerufen durch:

- **Säureverlust** (z. B. Magensaftverlust durch häufiges Erbrechen oder Magendrainage) oder
- **exzessive Alkalizufuhr** (z. B. Zufuhr von Bikarbonat, Laktat, Zitrat; Milch-Alkali-Syndrom).

Da die Bikarbonat-Ausscheidung bei ungestörter Nierenfunktion kompensatorisch stark gesteigert werden kann, entwickelt sich eine anhaltende metabolische Alkalose nur, wenn zugleich eine **Störung der Bikarbonat-Exkretion** vorliegt. Ursächliche Mechanismen sind:

- **verminderte glomeruläre Filtrationsrate** mit daraus resultierender verminderter HCO_3^--Filtration (z. B. bei Volumenkontraktion oder Niereninsuffizienz)
- **gesteigerte HCO_3^--Rückresorption im proximalen Tubulus** (z. B. bei Volumenkontraktion (Hypovolämie) mit Stimulation der Renin-Angiotensin-Aldosteron- Achse, ferner bei Hyperkapnie oder Hypokaliämie)
- **gesteigerte HCO_3^--Resorption und K^+-Sekretion im distalen Nephron** (z. B. bei Hyperaldosteronismus).

D-**4** zeigt Ursachen und Formen der metabolischen Alkalose mit differentialdiagnostischen Hinweisen.

Ätiologie und Pathogenese Die metabolische Alkalose wird hervorgerufen durch:

- **Säureverlust** oder
- **exzessive Alkalizufuhr.**

Die Alkalose kann jedoch nur dann aufrechterhalten werden, wenn zugleich eine **Störung der Bikarbonat-Exkretion** vorliegt, z. B. durch:

- **verminderte glomeruläre Filtrationsrate** mit resultierender verminderter HCO_3^--Filtration
- **gesteigerte HCO_3^--Rückresorption im proximalen Tubulus**
- **gesteigerte HCO_3^--Resorption und K^+-Sekretion im distalen Nephron.**

Diese Störungen sind häufig auf eine **Volumenkontraktion mit Hyperaldosteronismus** zurückzuführen.

D-4 zeigt Ursachen und Formen der metabolischen Alkalose mit differentialdiagnostischen Hinweisen.

Die Beurteilung des **Volumenstatus** ist differentialdiagnostisch und therapeutisch von besonderer Bedeutung. Unterschieden werden eine Volumenkontraktion (Hypovolämie oder vermindertes effektives arterielles Blutvolumen) und eine Volumenexpansion. Diese können **klinisch** (Hautturgor, Ödeme, Kreislaufsituation) und durch die Bestimmung der **Chloridkonzentration im Urin** abgeschätzt werden. Eine **Chloridkonzentration des Urins < 20 mmol/l** spricht für eine **Volumenkontraktion,** eine **Konzentration > 30 mmol/l** im allgemeinen für eine **Volumenexpansion**. Die Alkalosen mit Volumenkontraktion bzw. niedriger Chloridkonzentration im Urin sind durch Infusion isotoner Kochsalzlösung korrigierbar, die mit Volumenexpansion bzw. erhöhter Chloridkonzentration nicht (»chloridresistente Alkalosen«).
Eine **Hypokaliämie** ist bei metabolischer Alkalose sehr häufig. Sie wird zumeist durch eine erhöhte Mineralokortikoid-Aktivität hervorgerufen und kann zusätzlich die Alkalose durch eine im Austausch zu K^+-Ionen erfolgende Verschiebung von H^+-Ionen aus dem Extra- in den Intrazellularraum verstärken.
In fast allen Fällen einer metabolischen Alkalose liegt ein erhöhter **Aldosteron-Spiegel** bzw. eine **erhöhte Mineralokortikoid-Aktivität** vor (Ausnahme: exzessive HCO_3^--Zufuhr).
Bedeutsame **pathophysiologische Folgen** der metabolischen Alkalose sind:

- **zentralnervöse Veränderungen** (Bewußtseinstrübung, neurologische Symptome)
- **Herzrhythmusstörungen**
- **Zunahme der O_2-Affinität des Hämoglobins** durch Linksverschiebung der O_2-Dissoziationskurve (Bohr-Effekt) mit **erschwerter O_2-Abgabe im Gewebe**
- kompensatorische **alveoläre Hypoventilation mit Hypoxämie**
- **Hypokaliämie**.

Der **Volumenstatus** ist von differentialdiagnostischer und therapeutischer Bedeutung. Er kann **klinisch** und durch Bestimmung der **Chlorid-Konzentration im Urin** abgeschätzt werden.
Alkalosen mit Volumenkontraktion bzw. niedriger Chloridkonzentration können durch Infusion isotoner Kochsalzlösung korrigiert werden, Alkalosen mit Volumenexpansion oder hoher Chloridkonzentration im allgemeinen nicht.
Metabolische Alkalose und die häufig assoziierte Hypokaliämie **sind fast immer auf eine erhöhte Mineralokortikoid-Aktivität zurückzuführen.** Die Hypokaliämie verstärkt die metabolische Alkalose durch Verschiebung von H^+-Ionen aus dem Extra- in den Intrazellularraum im Austausch zu K^+-Ionen.
Pathophysiologische Folgen der metabolischen Alkalose sind:

- **zentralnervöse Veränderungen**
- **Herzrhythmusstörungen**
- **Linksverschiebung der O_2-Dissoziationskurve mit erschwerter O_2-Abgabe im Gewebe**
- **alveoläre Hypoventilation mit Hypoxämie**
- **Hypokaliämie.**

Klinik. Die Symptomatik der metabolischen Alkalose ist unspezifisch und zumeist diskret. Im Vordergrund stehen im allgemeinen die **Symptome des Grundleidens.** Bei schwerer Alkalose können **Schwäche, Apathie, Ver-**

Klinik Die Symptomatik ist **zumeist diskret** und vom **Grundleiden überlagert.** In schweren Fällen können

D-4: Ursachen der metabolischen Alkalose und differentialdiagnostisch bedeutsame Befunde

Ursachen der metabolischen Alkalose	Differentialdiagnostisch bedeutsame Befunde			
	Volumenstatus ↑ expandiert ↓ kontrahiert	Arterieller Blutdruck	Serum-Kalium	Plasma-Aldosteron
Gastrointestinaler Säureverlust ▷ häufiges Erbrechen ▷ Ableitung von Magensaft ▷ kongenitale Chloriddiarrhö	↓	n–↓	↓	↑
Renaler Säureverlust ▷ posthyperkapnisch ▷ Zustand nach Diuretika-Therapie (Thiazide, Ethacrynsäure, Furosemid)	↓	n–↓	↓	↑
Volumenkontraktion	↓	n–↓	↓	↑
Kaliummangel ▷ einseitige Ernährung ▷ Alkoholismus ▷ Laxanzienabusus			↓	
▷ vermehrte Alkali-Zufuhr (Natriumbikarbonat, Antazida, Zitrat, Laktat, Glukonat, Azetat) ▷ Milch-Alkali-Syndrom ▷ Massentransfusionen	↓ – ↑	n–↑	n	n–↓
▷ primärer Hyperaldosteronismus (Conn-Syndrom) ▷ maligne Hypertonie ▷ reninproduzierende Tumoren	↑	↑	↓	↑
▷ sekundärer Hyperaldosteronismus (z. B. dekompensierte Herzinsuffizienz, Leberzirrhose)	↑	n–↓	↓	↑
▷ Cushing-Syndrom ▷ exogene Mineralokortikoid-Zufuhr ▷ adrenogenitales Syndrom	↑	n–↑	↓	↓
▷ Bartter-Syndrom	↓	↓	↓	↑

n = normal, ↓ = vermindert, ↑ = erhöht

Schwäche, Bewußtseinstrübung, EKG-Veränderungen und **Herzrhythmusstörungen** auftreten.

Diagnostik Die Ursache kann zumeist durch **gezielte Anamnese** und **klinische Untersuchung** geklärt werden (D-4). Zusätzlich sind Untersuchungen der Serum-Elektrolyte und evtl. der Chloridkonzentration im Urin erforderlich.

Therapie In leichteren Fällen ist **Behandlung des Grundleidens** ausreichend, bei Volumenkontraktion ist die **Infusion isotoner NaCl-Lösung** wirksam, bei Hypervolämie, Ödemen und hoher Chloridkonzentration im Urin sind **kaliumsparende Diuretika** indiziert. Die posthyperkapnische metabolische Alkalose kann mit **Azetazolamid** behandelt werden. Bei

wirrtheitszustände und **Bewußtseinstrübung** eintreten. Die begleitende **Hypokaliämie** kann mit **Polyurie, Polydipsie, Muskelschwäche** und **EKG-Veränderungen** (QT-Verlängerung, U-Wellen, **Herzrhythmusstörungen**) einhergehen.

Diagnostik. Die Ursache einer blutgasanalytisch verifizierten metabolischen Alkalose kann zumeist durch die **gezielte Anamnese** und **klinische Untersuchung** sowie die Bestimmung des **Serum-Kaliums** und evtl. der **Chloridkonzentration im Urin** unter Berücksichtigung der in D-**4** angegebenen differentialdiagnostischen Hinweise geklärt werden. Eine Aldosteron-Bestimmung ist nur bei speziellen Fragestellungen (primärer Hyperaldosteronismus?) erforderlich.

Therapie. In leichteren Fällen ist außer der **Behandlung des Grundleidens** keine Therapie erforderlich. Metabolische Alkalosen mit Volumenmangel bzw. verminderter Chloridkonzentration des Urins sprechen gut auf die **Infusion isotoner NaCl-Lösung** an. Bei Hypervolämie, Ödemen und hoher Chloridkonzentration im Urin ist diese nicht wirksam oder kontraindiziert. Hier empfehlen sich **kaliumsparende Diuretika** (Spironolacton, Amilorid, Triamteren). Zusätzlich ist oft eine **Kalium-Substitution mit KCl** erforderlich. Die posthyperkapnische metabolische Alkalose kann in ausgeprägten Fällen mit dem Carboanhydratasehemmer **Azetazolamid** (Diamox®, einmalig

250 bis 500 mg i.v. oder p.o.) behandelt werden, der die renale Bikarbonat-Ausscheidung steigert. Sofern eine schwere metabolische Alkalose (pH > 7,6) auf die genannten Therapiemaßnahmen nicht anspricht, kann die **intravenöse Infusion von 0,1 bis 0,25 molarer HCl-Lösung** (über einen zentralen Venenkatheter) in Fraktionen von jeweils 100 ml unter Kontrolle der Blutgase und des Säure-Basen-Status indiziert sein.

schwerer metabolischer Alkalose (pH > 7,6) kann die fraktionierte zentralvenöse Infusion 0,1–0,25 molarer **HCl-Lösung** unter blutgasanalytischer Kontrolle indiziert sein.

4 Respiratorische Azidose

4 Respiratorische Azidose

Definition. Die respiratorische Azidose ist definiert durch eine **Hyperkapnie** (P_{CO2} > 45 mmHg). Abzugrenzen ist die respiratorische Kompensation einer metabolischen Alkalose.

◀ **Definition**

Ätiologie und Pathogenese. Ursächlich liegt der Hyperkapnie eine **alveoläre Hypoventilation (= respiratorische Globalinsuffizienz)** zugrunde. Diese kann durch zahlreiche Erkrankungen von Atemwegen, Lunge, Herz-Kreislauf-System, Pleura, Thoraxwand, Atemmuskulatur, peripherem und zentralem Nervensystem bedingt sein (*s. Kap. C, Respiratorische Insuffizienz, S. 534ff.*). Zu unterscheiden sind eine **akute** und eine **chronische respiratorische Azidose**. Die akute respiratorische Azidose (oder akute respiratorische Globalinsuffizienz) wird von akuten Erkrankungen (zumeist Exazerbationen chronischer obstruktiver Atemwegserkrankungen oder akute respiratorische Insuffizienz bei schweren akuten Erkrankungen) hervorgerufen und ist durch eine fehlende oder nur geringe metabolische Kompensation (Basenabweichung oder Standard-Bikarbonat nicht oder nur gering erhöht) gekennzeichnet. Dagegen findet sich bei der chronischen respiratorischen Azidose eine weitgehende metabolische Kompensation der Azidose. Am häufigsten liegen hier obstruktive Atemwegserkrankungen (chronische obstruktive Bronchitis und Lungenemphysem) zugrunde.
Die respiratorische Azidose geht bei Luftatmung immer mit einer **arteriellen Hypoxämie** einher.

Ätiologie und Pathogenese Ursächlich liegt immer eine **alveoläre Hypoventilation** vor, die bei Luftatmung regelmäßig mit einer **arteriellen Hypoxämie** einhergeht **(respiratorische Globalinsuffizienz)**. Die **akute respiratorische Azidose** ist zumeist durch akute Exazerbationen chronischer obstruktiver Atemwegserkrankungen oder ein akute respiratorische Insuffizienz bedingt. Die **chronische respiratorische Azidose** ist metabolisch weitgehend kompensiert und zumeist auf chronische obstruktive Atemwegserkrankungen zurückzuführen.

Pathophysiologische Folgen der respiratorischen Azidose sind:
- **zentralnervöse Störungen**, z. T. als Folge einer zerebralen Vasodilatation
- **Tachykardie**
- **Vasodilatation im großen Kreislauf**
- **Vasokonstriktion im Lungenkreislauf** (zusätzliche Komponente zur hypoxischen Vasokonstriktion) mit pulmonaler Hypertonie.

Pathophysiologische Folgen sind:
- **zentralnervöse Störungen**
- **Tachykardie**
- **Vasodilatation im großen Kreislauf**
- **Vasokonstriktion im Lungenkreislauf.**

Klinik. Die Symptomatik hängt von der Grunderkrankung, dem Schweregrad, der Dauer und der begleitenden Hypoxämie ab. Bei **raschem P_{CO2}-Anstieg** sind die Symptome am deutlichsten ausgeprägt. Im Vordergrund stehen **Dyspnoe, Zyanose, Angstgefühl, Tachykardie, Verwirrtheitszustände** und zunehmende **Bewußtseinstrübung (hyperkapnisches Koma)**. Bei langsamem P_{CO2}-Anstieg und **chronischer Hyperkapnie** ist die Symptomatik diskreter (**Gedächtnis-** und **Persönlichkeitsstörungen, Schläfrigkeit, Kopfschmerzen, Koordinationsstörungen, Tremor,** Reflexabnormitäten, Muskelschwäche). Die akute respiratorische Azidose führt bei einem P_{CO2} von etwa 60 mmHg zur Bewußtseinstrübung, während eine chronische respiratorische Azidose mit P_{CO2}-Werten von 80 bis 90 mmHg ohne Bewußtseinstrübung toleriert werden kann. Die chronische respiratorische Azidose verursacht zusammen mit der gleichzeitig bestehenden Hypoxie eine **präkapillare pulmonale Hypertonie** mit Entwicklung eines **Cor pulmonale** und bei weiterem Fortschreiten eine **Rechtsherzinsuffizienz**. Bei chronischer Hyperkapnie (chronischer respiratorischer Azidose) liegt regelmäßig ein Cor pulmonale vor.

Klinik Bei **raschem P_{CO2}-Anstieg** (akute respiratorische Azidose) entwickeln sich **Dyspnoe, Zyanose, Angstgefühl, Tachykardie, Verwirrtheitszustände** und zunehmende **Bewußtseinstrübung (hyperkapnisches Koma).** Bei **chronischer Hyperkapnie** ist die Symptomatik diskreter **(Gedächtnisstörungen, Schläfrigkeit, Kopfschmerzen, Koordinationsstörungen, Tremor).** Die chronische respiratorische Azidose verursacht mit der begleitenden Hypoxie eine **präkapillare pulmonale Hypertonie** mit Entwicklung eines **Cor pulmonale** und einer **Rechtsherzinsuffizienz.**

Diagnostik Die Klärung der Ursache einer nachgewiesenen respiratorischen Azidose ergibt sich zumeist aus **Anamnese** und **klinischer Untersuchung.** Eine weitere Klärung ist durch **Röntgen-Thorax, Lungenfunktionsprüfung** und evtl. **nächtliche Registrierung der O_2-Sättigung** sowie **Polysomnographie** möglich.

Diagnostik. Die Ursache einer blutgasanalytisch nachgewiesenen respiratorischen Azidose ergibt sich im allgemeinen aus der **Anamnese** und der **klinischen Untersuchung**. Weitere diagnostische Maßnahmen zur ursächlichen Klärung sind **Röntgen-Thorax, Spirometrie, Bodyplethysmographie** und Bestimmung des **Hämatokrits** (Polyglobulie bei chronischer Hyperkapnie). Wegen der im Schlaf oft zunehmenden respiratorischen Insuffizienz und der häufigen Kombination mit einem Schlaf-Apnoe-Syndrom sind eine **nächtliche Registrierung der Sauerstoffsättigung** und evtl. auch eine **Polysomnographie** indiziert. Untersuchungen des hyperkapnischen oder hypoxischen Atemantriebs wegen des Verdachts auf zentrale Atemregulationsstörungen sind nur selten erforderlich.

Therapie Die **akute respiratorische Insuffizienz** ist im allgemeinen eine **Beatmungsindikation.** Die **chronische respiratorische Azidose** wird in den meisten Fällen **medikamentös antiobstruktiv** sowie mit **O_2-Insufflation** und **Physiotherapie** behandelt. Die O_2-Insufflation sollte bei chronischer respiratorischer Azidose unter engmaschiger Blutgaskontrolle niedrig dosiert begonnen werden (0,5–1 l/min). Eine Indikation zur trachealen Intubation und Beatmung sollte bei chronischer respiratorischer Azidose erst bei Auftreten von **Bewußtseinstrübung** oder **Kreislaufinsuffizienz** gestellt werden.

Therapie. Die **akute respiratorische Azidose** stellt im allgemeinen eine **Indikation** zur **Beatmung** dar (*s. Kap. C, Respiratorische Insuffizienz, S. 534ff.*). Eine **chronische respiratorische Azidose** kann demgegenüber in den meisten Fällen durch eine **medikamentöse antiobstruktive Behandlung** (Kortikoide, β-Sympathomimetika, Theophyllin) in Kombination mit einer **O_2-Insufflation** und **physiotherapeutischen Maßnahmen** behoben oder gebessert werden. Da unter einer höher dosierten O_2-Therapie eine Verschlechterung der Hyperkapnie mit hyperkapnischem Koma auftreten kann (*s. Kap. C, Chronische Bronchitis und Lungenemphysem, S. 406ff.*), sollte unter engmaschiger Blutgaskontrolle mit einer niedrig dosierten O_2-Insufflation (0,5 bis 1l/min) begonnen werden. Bei chronischer respiratorischer Azidose sollte die Indikation zur trachealen Intubation und Beatmung zurückhaltend und erst bei Auftreten von **Bewußtseinstrübung** oder **Kreislaufinsuffizienz** gestellt werden. Alternativ kommt auch eine nichtinvasive Beatmung über eine Nasen- oder Gesichtsmaske in Betracht (nächtliche Heimbeatmung), insbesondere bei Verursachung durch neuromuskuläre Störungen oder eine schwere Kyphoskoliose.

Merke ▶

▶ ***Merke.*** Die Hyperkapnie sollte durch die Respiratorbeatmung nicht sofort beseitigt, sondern allmählich reduziert werden, um Komplikationen durch den plötzlichen P_{CO2}-Abfall und das Auftreten einer metabolischen Alkalose (Hypotonie, Herzrhythmusstörungen, zerebrale Anfälle) zu vermeiden.

5 Respiratorische Alkalose

5 Respiratorische Alkalose

Definition ▶

▶ ***Definition.*** Die respiratorische Alkalose ist definiert durch eine **Hypokapnie** (P_{CO2} < 35 mmHg). Abzugrenzen ist eine sekundäre Verminderung des P_{CO2} als Folge einer Kompensation einer metabolischen Azidose.

Ätiologie und Pathogenese Die respiratorische Alkalose ist Folge einer **alveolären Hyperventilation.** Diese wird verursacht durch:
- **gesteigerten Atemantrieb** (z. B. durch Hypoxie, Anämie, Schock, etc.)
- **psychische Faktoren** und **Gewohnheitsbildungen**
- falsch eingestellte **Respiratorbeatmung.**

Ätiologie und Pathogenese. Die respiratorische Alkalose bzw. Hypokapnie ist immer Folge einer **alveolären Hyperventilation**, die durch zahlreiche Ursachen bedingt sein kann (*s. Kap. C, Hyperventilation, S. 542ff.*). Häufig liegt ein **gesteigerter Atemantrieb** (Hypoxie, Anämie, Schock, Sepsis, Fieber, Asthma bronchiale, Lungenkrankheiten, zentralnervöse Erkrankungen oder Hirntrauma, Leberversagen, hormonelle Einflüsse [Progesteron], Schwangerschaft, Medikamentenwirkung [Salizylate, Theophyllin], Zustand nach metabolischer Azidose) vor. Daneben können **psychische Faktoren** (Angst, emotionelle Erregung) und **Gewohnheitsbildungen** zugrunde liegen. Bei **Respiratorbeatmung** ist häufig eine alveoläre Hyperventilation als Folge eines zu hoch eingestellten Atemminutenvolumens zu beobachten.

Die **akute respiratorische Alkalose** ist durch fehlende oder nur geringe metabolische Kompensation gekennzeichnet, während die **chronische respiratorische Alkalose** metabolisch (durch Abnahme des Bikarbonats bzw. negative Basenabweichung) weitgehend kompensiert ist.
Die wichtigsten **pathophysiologischen Folgen** der respiratorischen Alkalose sind:

- **Abnahme der Hirndurchblutung** durch zerebrale Vasokonstriktion (wahrscheinlich direkte Folge der Hypokapnie)
- **Zunahme der neuromuskulären Erregbarkeit** (wahrscheinlich durch die Abnahme des freien Serum-Kalziums zugunsten des proteingebundenen Kalziums).

Die **akute respiratorische Alkalose** ist nicht oder nur gering metabolisch, die **chronische respiratorische Alkalose** dagegen weitgehend metabolisch kompensiert.
Pathophysiologische Folgen der respiratorischen Alkalose sind:

- **Abnahme der Hirndurchblutung**
- **Zunahme der neuromuskulären Erregbarkeit.**

Klinik und Diagnostik. Eine akute starke Senkung des P_{CO2} führt zu **Schwindel, Verwirrtheitszuständen**, selten zu **zerebralen Anfällen**. Das psychisch bedingte akute Hyperventilationssyndrom ist im *Kap. C, Hyperventilation, S. 542f.*) beschrieben. Eine leichtergradige oder chronische respiratorische Alkalose verursacht **im allgemeinen** keine oder nur eine diskrete Symptomatik (z. B. thorakales Kompressionsgefühl, Kloßgefühl im Hals).
Die Klärung der Ursache einer blutgasanalytisch festgestellten respiratorischen Alkalose ergibt sich aus der **gezielten Anamnese** im Hinblick auf die möglichen Ursachen und der **klinischen Untersuchung.** In unklaren Fällen oder bei gemischten Störungen sind weitere Untersuchungen (Serum-Elektrolyte, Anionenlücke, Salizylat-Spiegel, Röntgen-Thorax, Lungenfunktionsprüfung) erforderlich.

Klinik und Diagnostik Eine akute schwere respiratorische Alkalose geht mit **Schwindel, Verwirrtheitszuständen,** selten mit **zerebralen Anfällen** einher.
Anamnese und **klinische Untersuchung** erlauben im allgemeinen die Klärung einer respiratorischen Alkalose. In unklaren Fällen oder bei gemischten Störungen sind zusätzliche Untersuchungen (Serum-Elektrolyte, Anionenlücke, Salizylat-Spiegel) indiziert.

Therapie. Die respiratorische Alkalose läßt sich fast immer durch die **Behandlung des Grundleidens** beheben. Der **akute psychogene Hyperventilationsanfall** kann durch **verbale Beruhigung** mit Aufklärung über den Zusammenhang zwischen forcierter Atmung und Auftreten der beängstigenden Symptome sowie Anleitung zu langsamer flacher Atmung unterbrochen werden. Eine durch Respiratorbeatmung induzierte respiratorische Alkalose ist durch **Verminderung des Atemminutenvolumens**, evtl. auch durch **Sedierung** zu korrigieren.

Therapie Die respiratorische Alkalose ist durch die **Behandlung des Grundleidens** zu beheben. Der akute psychogene Hyperventilationsanfall kann durch **verbale Beruhigung** unterbrochen werden.

6 Klinische Beispiele

Klinische Beispiele häufigerer Störungen des Säure-Basen-Haushalts zeigt ▤ D-**5**.

6 Klinische Beispiele

Kasuistische Beispiele häufigerer Störungen des Säure-Basen-Haushalts finden sich in ▤ D-**5**.

D-5: Störungen des Säure-Basen-Haushalts – klinische Beispiele

Blutgasanalyse				Klinik zusätzliche Laborwerte	Beurteilung des Säure-Basen-Status	Weitere Maßnahmen, Therapie
pH	P_{CO2} (mmHg)	Basenabweichung (mmol/l)	P_{O2} (mmHg)			
7,55	23	–0,5	105	23jährige Frau, Gefühl, »nicht richtig durchatmen« zu können; Kloßgefühl im Hals	akute respiratorische Alkalose (alveoläre Hyperventilation)	Klärung akuter psychischer Belastung, verbale Beruhigung, Aufklärung über Zusammenhang zwischen Hyperventilation und Beschwerden
7,46	24	–5,2	102	28jährige Frau mit unklarem thorakalem Engegefühl	kompensierte respiratorische Alkalose (chronische alveoläre Hyperventilation)	Ausschluß organischer Ursachen, chronische Konfliktsituation? – Evtl. Psychotherapie

D-5: Fortsetzung

Blutgasanalyse				Klinik, zusätzliche Laborwerte	Beurteilung des Säure-Basen-Status	Weitere Maßnahmen, Therapie
pH	**P_{CO2} (mmHg)**	**Basenabweichung (mmol/l)**	**P_{O2} (mmHg)**			
7,42	80,4	20,8	56,8 (unter 1,5 l O_2/min)	69jährige Frau, schwere chronische obstruktive Bronchitis und Lungenemphysem, Cor pulmonale	schwere chronische kompensierte respiratorische Azidose (chronische respiratorische Globalinsuffizienz)	antiobstruktive Behandlung (orale Kortikoide, β-Sympathomimetika, Theophyllin), O_2-Langzeit-Therapie, evtl. nichtinvasive Beatmung
7,10	57	–13	35	58jähriger Mann, Zustand nach Reanimation mit Lungenödem nach Herzinfarkt und Kammerflimmern. Anionenlücke 25 mmol/l Laktat 11,5 mmol/l	schwere kombinierte respiratorische und metabolische Alkalose mit hypoxisch bedingter Laktatazidose	Respiratorbeatmung mit PEEP (5–8 cm H_2O), FiO_2 0,6 (nach Kontrolle des P_{O2}). Nitropräparate, Diuretika, evtl. Katecholamine. Bei Persistenz des Schocks Bikarbonat-Zufuhr i.v. in Dosen von 100 mmol bis zu einem pH von 7,2–7,3
7,29	26	–12	58	42jähriger Mann, insulinbedürftiger Diabetes mellitus, Pneumonie. Anionenlücke 24 mmol/l Blutglukose 485 mg/dl Ketonkörper i. Urin ++	teilweise kompensierte metabolische Azidose (diabetische Ketoazidose), arterielle Hypoxämie	Insulin nach Blutglukose, isotone Kochsalzlösung, Kaliumsubstitution nach Serum-Kalium, O_2-Insufflation, Antibiotikum
7,28	29	–13	74	45jähriger Mann, terminale Niereninsuffizienz. Anionenlücke 20 mmol/l Kreatinin i.S. 5,8 mg/dl	teilweise kompensierte metabolische Azidose (urämische Azidose)	Dialyse
7,52	46	+12	64	48jähriger Mann, anhaltendes Erbrechen Natrium i.S. 130 mmol/l Kalium i.S. 2,8 mmol/l Chlorid i.S. 84 mmol/l	teilweise kompensierte metabolische Alkalose (hypochlorämische Alkalose durch Magensaftverlust) mit Hypokaliämie	Volumensubstitution mit isotoner Kochsalzlösung und Kalium-Substitution mit KCl-Lösung
7,50	21	–4	112	54jähriger Mann, Dyspnoe, Verwirrtheit, zunehmende Bewußtseinstrübung, zerebrale Anfälle, laufende Behandlung mit Azetylsalicylsäure wegen Arthrosen. Temperatur 38,3 °C. Rö-Thorax: V.a. Lungenödem. Natrium i.S. 142mmol/l Kalium i.S. 2,5 mmol/l Chlorid i.S. 103 mmol/l Anionenlücke 23 mmol/l Blutglukose 64 mg/dl Kreatinin i.S. 1,68 mg/dl Harnstoff i.S. 45 mg/dl	kombinierte respiratorische Alkalose und metabolische Azidose (erkennbar an vergrößerter Anionenlücke) mit Hypokaliämie	V.a. Salizylat-Intoxikation, durch Salizylat-Bestimmung im Serum bestätigt. Magenspülung, Gabe von Aktivkohle, vorsichtige Bikarbonatzufuhr (unter Kontrolle des Säure-Basen-Haushalts) zur Verminderung der ionisierten Salizylatfraktion und Förderung der Salizylatelimination. Kaliumsubstitution und Glukosezufuhr. Evtl. Hämodialyse

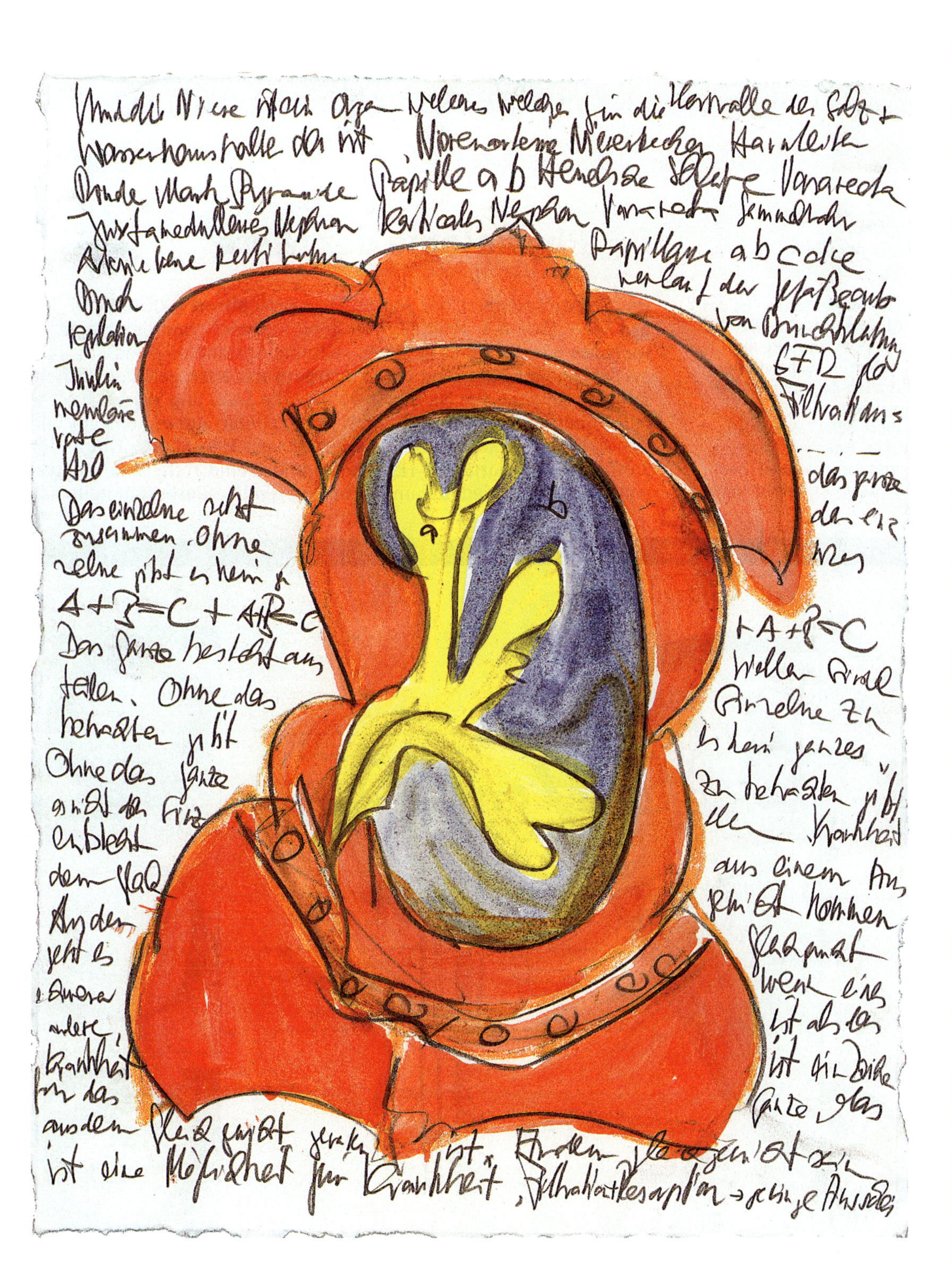

Nephrologie

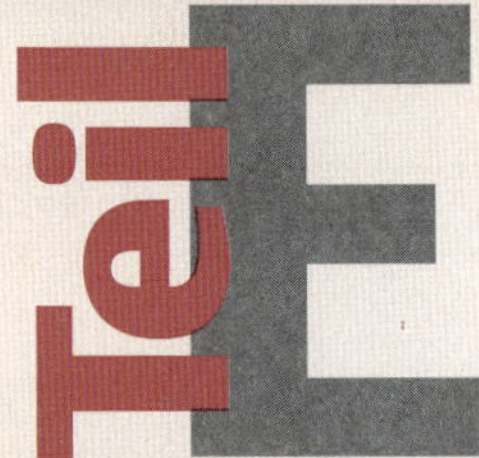

Nephrologie

W. H. Hörl

1 Physiologie der Niere

Die Funktionseinheit der Nieren ist das **Nephron**. Im **Glomerulus** wird das Blut gefiltert, zelluläre Bestandteile und Eiweiß zurückgehalten, während der Primärharn mit allen gelösten Stoffen in den **Tubulus** gelangt.
Die Niere reguliert den Wasser-, Salz- sowie Säure-Basen-Haushalt, reabsorbiert Glukose und Aminosäuren, baut Proteine ab und produziert eine Reihe von Hormonen.

Die Funktionseinheit der Nieren ist das **Nephron** (600 000–1,2 Millionen pro Niere, Zahl u. a. abhängig von Geburtsgewicht und Geschlecht). Im **Glomerulus** wird das Blut gefiltert, zelluläre Bestandteile und Eiweiß werden zurückgehalten, während der Primärharn mit allen gelösten Stoffen in den **Tubulus** gelangt. Die Niere kontrolliert die Salz- und Wasserausscheidung, hält Volumen und Osmolalität des Extrazellularraumes konstant und beteiligt sich an der Regulation des Säure-Basen-Haushaltes. Endprodukte des Stoffwechsels (Harnstoff, Harnsäure) und Fremdstoffe (z. B. Medikamente) werden ausgeschieden, umgekehrt wertvolle Blutbestandteile (Glukose,

S Synopsis E-**1: Feinstruktur der Niere**

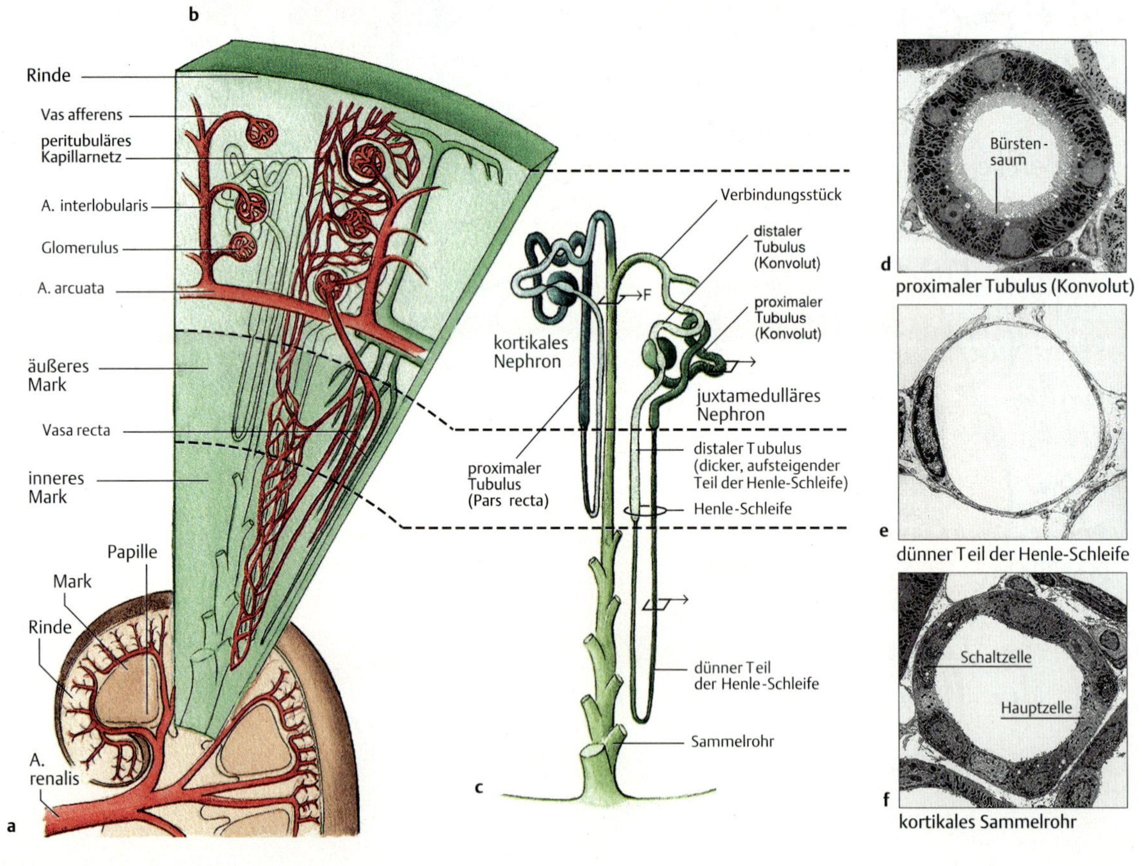

Die **Nierenrinde** enthält pro Niere ca. eine Million **Glomeruli**, die großteils kortikal und zu rund 20 % marknah (juxtamedullär) angeordnet sind. **Zu jedem Glomerulus gehört ein Tubulus** (zusammen **Nephron** genannt), dessen **Henle-Schleife** bei juxtamedullären Nephronen bis ins innere Nierenmark hinabreicht. Der distale Tubulus mündet über ein Verbindungsstück in ein **Sammelrohr**. Das Kapillarnetz der Rinde wird von den **Vasa efferentia der kortikalen Glomeruli**, die **Vasa recta des Marks** von den **Vasa efferentia juxtamedullärer Glomeruli** gespeist (elektronenmikroskopische Aufnahmen: W. Kriz).

Aminosäuren) tubulär reabsorbiert. Metabolische Funktionen der Niere betreffen den Protein- und Peptidabbau, die Glukoneogenese, die Argininbildung oder die Degradation von Hormonen (z.B. Insulin). Als Hormone werden in der Niere Erythropoietin, Calcitriol (1,25[OH]$_2$-Vitamin D_3), Angiotensin II, Prostaglandine und als Protease Renin gebildet.

Über die Arteria renalis erreicht das Blut die Arteriae interlobares, dann die Arteriae arcuatae und schließlich rindenwärts die Arteriae interlobulares, aus denen die Vasa afferentia entspringen. Diese bringen das Blut zu den Glomeruli, zweigen sich dort in Kapillaren auf, vereinigen sich wieder zu den abführenden Gefäßen (Vasa efferentia) und versorgen dann als peritubuläres Kapillarnetz die Tubuluszellen (**S** E-**1**).

Aus dem glomerulären Filter wird der **Primärharn** in den Kapselraum abfiltriert. Nach Passage des proximalen Tubulus, der Henleschen Schleife, des distalen Tubulus und der Sammelrohre gelangt der **Endharn** an der Nierenpapille über den Ductus papillaris ins Nierenbecken.

Die **Nierendurchblutung** wird durch Messung des **renalen Plasmaflusses (RPF)** mit Hilfe der Testsubstanz Paraaminohippurat (**PAH**) bestimmt.

Das Blut erreicht die Niere über die A. renalis → Aa. interlobares → Aa. arcuatae → Aa. interlobulares, gelangt über die Vasa afferentia in die Glomeruluskapillaren und verläßt diese über die Vasa efferentia, die in das peritubuläre Kapillarnetz übergehen (**S** E-**1**). Der in den Glomeruli abfiltrierte **Primärharn** geht nach Passage des proximalen Tubulus, der Henleschen Schleife und des distalen Tubulus in den **Endharn** über, der über die Sammelrohre und den Ductus papillaris ins Nierenbecken geleitet wird.

Die **Nierendurchblutung** wird durch Messung des **renalen Plasmaflusses (RPF)** mit Hilfe von Paraaminohippurat (PAH) bestimmt.

$$RPF = \frac{V_u \times U_{PAH}}{(P_{aPAH} - P_{rPAH})}$$

(P_{aPAH} = arterielle PAH-Konzentration, P_{rPAH} = renal-venöse PAH-Konzentration, U_{PAH} = PAH-Konzentration im Urin, V_u = Urinzeitvolumen).

Als ungefähres Maß für RPF wird oft nur $V_u \times U_{PAH}/P_{aPAH}$ (PAH-Clearance) verwendet.

Die **glomeruläre Filtrationsrate** (**GFR**, ml/min) wird als das Flüssigkeitsvolumen definiert, das von allen Glomeruli pro Zeiteinheit filtriert wird. Sie beträgt etwa ein Fünftel des RPF. Als Maß der GFR dient die Inulin- oder

Die **glomeruläre Filtrationsrate (GFR,** ml/min) ist definiert als das Flüssigkeitsvolumen, das von allen Glomeruli pro Zeiteinheit filtriert wird.

S Synopsis E-**2: Inulin-Clearance**

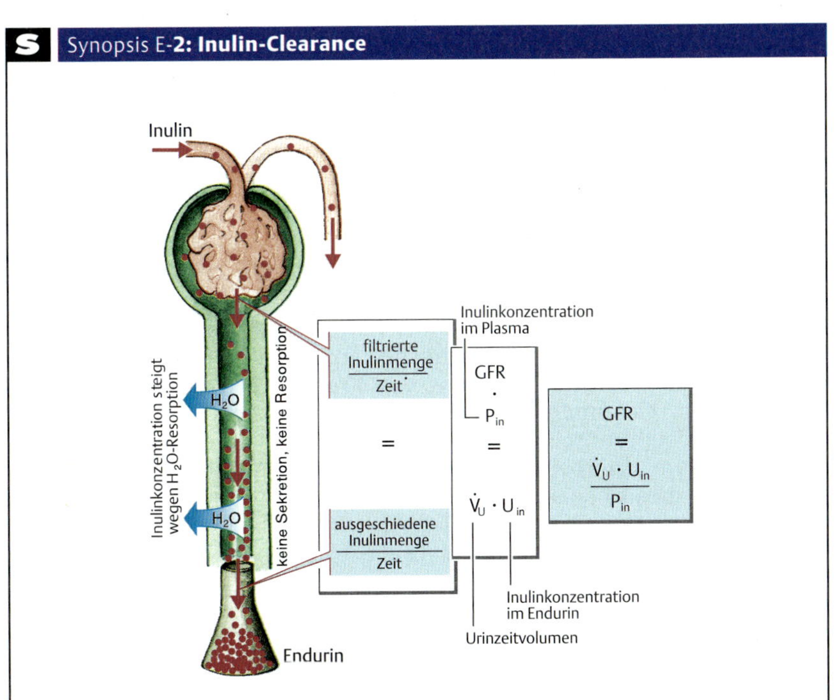

Inulin-Clearance = glomeruläre Filtrationsrate (GFR), da Inulin frei filtriert, aber weder resorbiert noch sezerniert wird. Die GFR errechnet sich aus einer Mengenbilanz, wie sie *Adolf Fick* (Physiologe, 1829–1901) 1872 erstmalig für die unblutige Bestimmung des Herzzeitvolumens angewandt hat (Ficksches Prinzip). Die normale GFR beträgt ca. 85–135, durchschnittlich rund 125 ml/min pro 1,73 m^2 Körperoberfläche.

Sie beträgt ca. ein Fünftel des RPF. Als Maß dient die Inulin- oder Kreatinin-Clearance (**120 ml/min/1,73 m² Körperoberfläche**) (S E-2). Der Ausdruck U × V_u/P wird **Clearance** genannt. Der Anteil GFR/RPF entspricht der **Filtrationsfraktion**.

Kreatinin-Clearance. **Normalerweise beträgt die GFR rund 120 ml/min/ 1,73 m² Körperoberfläche** (S E-2).
Der Ausdruck U × V_u/P wird **Clearance** genannt. Die Clearance der Indikatoren Inulin und Kreatinin entspricht der GFR.
Der Anteil GFR/RPF wird **Filtrationsfraktion** genannt.

2 Diagnostische Verfahren

2.1 Anamnese und körperlicher Befund

Angaben über Erkrankungen mit familiärer Häufung (Zystennieren, Diabetes mellitus, Hochdruck) sind ebenso wichtig wie rezidivierende Harnwegsinfekte, vorausgegangene Infekte der oberen Luftwege oder die Einnahme potentiell nephrotoxischer Medikamente.

Der Untersuchungsbefund umfaßt die Beurteilung von Haut und Schleimhäuten, Auskultation und Perkussion von Herz und Lungen (urämische Perikarditis? Klappensklerose? Lungenstauung? Erguß?), Palpation der Nieren (Zystennieren? Tumoren?), die periumbilikale Auskultation (Nierenarterienstenose?), die Beurteilung der Extremitäten (Gefäßstatus, Ödeme?), den Nachweis oder Ausschluß eines urämischen Fötors, die Messung des Blutdrucks.

2 Diagnostische Verfahren

2.1 Anamnese und körperlicher Befund

Anamnese und körperlicher Befund sind auch Grundlage renaler Diagnostik und Therapie. Ausdrücklich sollte man nach Erkrankungen mit bekannter familiärer Häufung fragen (z. B. Zystennieren, Diabetes mellitus, Bluthochdruck u. a.). Daneben sind eigene Angaben wie rezidivierende Harnwegsinfekte (Brennen beim Wasserlassen, Schmerzen im Nierenlager, Fieber), vorausgegangene Infekte der oberen Luftwege oder die Einnahme von Medikamenten (Antibiotika, Analgetika) u. U. diagnoseweisend. Wichtig sind Angaben zur Harnmenge, das Auftreten von Ödemen oder Kopfschmerzen. Zunehmende Bedeutung gewinnt die Erhebung der geographischen Anamnese (z. B. sekundäre Amyloidose der Nieren auf dem Boden eines familiären Mittelmeerfiebers, einer Balkannephritis, einer Nephropathie bei Malaria quartana).
Der Untersuchungsbefund schließt die Beurteilung der Haut (Blässe, Café-au-lait-Kolorit bei Anämie bzw. Ablagerung von Urochromen), den Nachweis oder Ausschluß eines urämischen Fötors, von Ödemen, Parästhesien (Hyperkaliämie, urämische Polyneuropathie), Muskelfibrillieren (Hypokaliämie), die Messung des Blutdrucks, den Nachweis oder Ausschluß periumbilikaler Stenosegeräusche (Nierenarterienstenose) bzw. perikarditisches Reiben (urämische Perikarditis), die Beurteilung der Herztöne (Klappenstenose bei Verkalkungen, leise Herztöne bei Erguß), die Auskultation und Perkussion der Lunge (Stauung, Erguß) ein.
Die normale Niere ist im allgemeinen nur bei schlanken Individuen zu fühlen. Dagegen lassen sich vergrößerte Nieren (Zystennieren, Hydronephrosen, Nierentumoren) häufig palpieren.

2.2 Laboruntersuchungen in Blut und Urin

Bestimmt werden Kreatinin, Harnstoff, Harnsäure, Elektrolyte, Eiweiß, Paraprotein, Glukose in Serum und Urin, venöse Blutgasanalyse, Urin-pH, **Zellausscheidung** (Erythrozyten, Leukozyten, Epithelzellen), **Zylinder- und Keimzahl** im Urin.

2.2 Laboruntersuchungen in Blut und Urin

Für die Diagnose von Erkrankungen der Nieren und harnableitenden Wege bieten sich folgende Laboruntersuchungen an:

- In **Serum und Urin:** Bestimmung von Kreatinin, Harnstoff, Harnsäure, Elektrolyten, Gesamteiweiß, Albumin, Elektrophorese (Serum-Elektrophorese bei nephrotischem Syndrom. Mikro-SDS-Polyacrylamid-Gel-Elektrophorese im Urin bei proteinurischen Patienten), Paraprotein-(Leichtketten-)Nachweis oder -Ausschluß, Glukose, venöse Blutgasanalyse (metabolische Azidose?), Urin-pH-Wert
- **Zellausscheidung** (Erythrozyten, Leukozyten, Epithelzellen), **Zylinder- und Keimzahl im Harn.**

2.2.1 Blutdiagnostik

Serum-Kreatinin

Normalwert: 44–106 μmol/l bzw. 0,5–1,2 mg/dl.
Kreatinin wird glomerulär filtriert, tubulär weder rückresorbiert noch sezerniert.

2.2.1 Blutdiagnostik

Serum-Kreatinin

Der Normalbereich für Kreatinin im Serum liegt bei 44–106 μmol/l bzw. 0,5–1,2 mg/dl.
Kreatinin wird als schwellenlose Substanz bei normaler Nierenfunktion glomerulär filtriert und in den Tubuli weder rückresorbiert noch sezerniert. Es

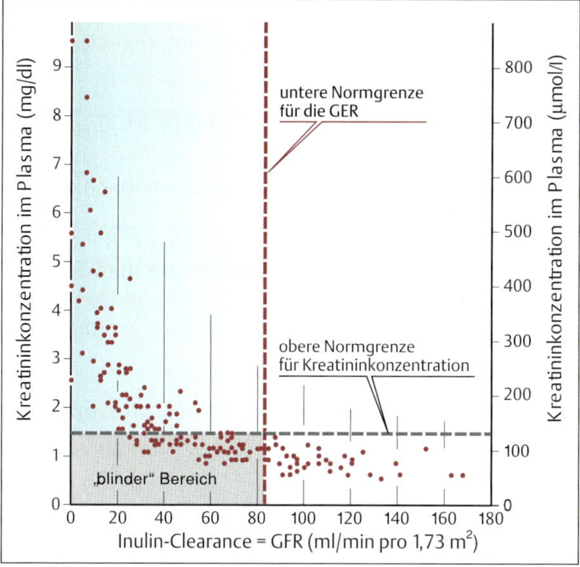

E-1: Die Kreatininkonzentration im Plasma (P_{Kr}) ist ein einfacher, aber nur sehr ungenauer Indikator für die GFR. Bei konstanter Kreatininbildung (in den Muskeln) ist P_{Kr} theoretisch umgekehrt proportional der GFR. Allerdings streuen die Einzelwerte um diese hyperbolische Funktion so stark, daß die obere Normgrenze von P_{Kr} (waagrechte, gestrichelte Linie) im Durchschnitt erst bei einer GFR-Einschränkung auf 40–50 % und im Einzelfall sogar erst bei 20 % überschritten wird. Ein Absinken der GFR unter ihre untere Normgrenze (senkrecht gestrichelte Linie) wird also bei allen Patienten nicht erkannt, deren P_{Kr}-Werte im linken unteren Quadranten liegen: »blinder« Bereich.

besteht eine inverse hyperbolische Beziehung zwischen glomerulärer Filtrationsrate (GFR) und Serum-Kreatinin (E-**1**).

◀ Merke

Merke. Die GFR (Normbereich 85–135 ml/min/1,73 m^2) kann abfallen, ohne daß es zum Anstieg des Serum-Kreatinins kommt (kreatininblinder Bereich). Erst bei Abfall der GFR unter 60 ml/min (Einschränkung der Nierenfunktion auf etwa 50%) kommt es zum steilen Anstieg des Kreatininspiegels.

Harnstoff

Harnstoff

Täglich werden 20–30 g Harnstoff gebildet. Harnstoffspiegel korrelieren nicht regelmäßig mit dem Serum-Kreatinin. Extrarenale Ursachen induzieren überproportional hohe Harnstoffwerte:
- Azidose
- intestinale Blutung
- Kaloriendefizit
- katabole Stoffwechsellage
- Steroid- und hochdosierte Diuretikatherapie.

Harnstoff, Endprodukt des Aminosäuren- und Proteinstoffwechsels, wird in der Leber im Harnstoffzyklus aus Ammoniak und Bikarbonat synthetisiert. Täglich werden 20–30 g Harnstoff gebildet (**Normbereich für Erwachsene im Serum 1,7–8,3 mmol/l bzw. 11–55 mg/dl). Die Harnstoffspiegel korrelieren nicht regelmäßig mit der Kreatininkonzentration im Serum.** So kann beispielsweise der Harnstoff durch extrarenale Ursachen bei nur mäßig erhöhten Kreatininwerten überproportional hoch sein bei
- metabolischer Azidose
- intestinaler Blutung
- hoher Eiweißzufuhr
- Malnutrition, insbesondere Kalorienmangel
- kataboler Stoffwechsellage (z. B. nach Trauma)
- Steroidtherapie
- hochdosierter Diuretikatherapie.

2.2.2 Harndiagnostik

2.2.2 Harndiagnostik

Ohne Verwendung von Desinfizienzia und ohne externe Reinigung des Genitales können z. B. im Urin auch Art und Ausmaß der vaginalen Kontamination beurteilt werden.

Unter dem Slogan »Urin – s'Heilmittel wo vo inne kommt« wurde anläßlich der Baseler Fasnacht 1995 auf den paramedizinischen Unsinn von Urintrinkkuren aufmerksam gemacht. Von zentraler Bedeutung für die Diagnosestellung renaler Erkrankungen ist jedoch die Urindiagnostik. Die Untersuchung des Spontanurins sollte durchaus ohne externe Reinigung des Genitales und ohne Verwendung von Desinfizienzia erfolgen, um z. B. Art und Ausmaß der vaginalen Kontamination beurteilen zu können (z. B. behandlungsbedürftige Vaginitis bei Nachweis von Gardnerella vaginalis? Östrogenmangel bei kleinen Plattenepithelzellen in der Menopause?).

Für **Screening-Untersuchungen** eignen sich:
- Streifentests (pH, Blut, Hämoglobin, Glukose, Protein, Leukozyten)
- chemische Tests und Eintauchnährböden (Bakteriennachweis)
- Untersuchung des Harnsediments.

Ergänzt werden diese Untersuchungen durch:
- Analyse von Zylindern und Erythrozytenmorphologie
- Quantifizierung der Eiweiß- und Zellausscheidung
- Erregernachweis mit Resistenzbestimmung.

Für die **Screening-Untersuchung** eignen sich
- Streifentests mit Testfeldern für pH-Wert, Blut, Hämoglobin, Glukose, Protein und Leukozyten
- chemische Tests und Eintauchnährböden zum Nachweis von Bakterien
- Untersuchung des Urinsedimentes.

Bei Nachweis einer pathologischen Erythrozyten-, Leukozyten-, Bakterien- oder Eiweißausscheidung sollten diese Untersuchungen ergänzt werden durch
- makroskopische und mikroskopische Betrachtung des Urins vor und nach Zentrifugation
- Untersuchung auf Zylinder
- Analyse der Erythrozytenmorphologie (Untersuchung des Morgenurins)
- Studium der Urinzytologie
- Abklärung der Proteinurie
- Erregernachweis und Resistenzbestimmung.

Morphologie der Zellen im Urin

Pathologisch sind:
$>$ 10 000 Zylinder
$>$ 1 Mill. Erythrozyten
$>$ 2 Mill. weiße und epitheliale Zellen im 24-Stunden-Urin.

Morphologie der Zellen im Urin

Hämaturie und Leukozyturie sind wesentliche Indikatoren für Erkrankungen von Niere und ableitenden Harnwegen. Im 24-Stunden-Urin Gesunder werden etwa 2000 Zylinder, 130 000 Erythrozyten sowie 650000 weiße und epitheliale Zellen ausgeschieden. **Pathologisch** sind:
$>$ 10 000 Zylinder
$>$ 1 Mill. Erythrozyten
$>$ 2 Mill. weiße und epitheliale Zellen/24 Stunden
(pro Gesichtsfeld $>$ 5 Erythrozyten bzw. Leukozyten beim Mann, $>$ 10 bei der Frau).

Erythrozyten

Ursachen für die Hämaturie sind z. B. Glomerulonephritiden, Nierenbeteiligung bei Systemerkrankungen, Neoplasien, Papillennekrose, Trauma, Infektionen, Konkremente, postrenale Erkrankungen oder Gerinnungsstörungen.
Die Differenzierung in **renale** und **postrenale Blutung** gelingt u. a. durch Unterscheidung in **dysmorphe** (»glomeruläre«) und **eumorphe** (»nichtglomeruläre«) Erythrozyten. Wahrscheinlich erfolgt die Verformung der Erythrozyten beim Pressen durch die Poren der glomerulären Basalmembran.
Eumorphe Erythrozyten sprechen für eine **postrenale Blutung** (E-2).

Relevant wird die Hämaturie bei einer Erythrozytenkonzentration $>$ 5000 Zellen/ml, wobei die Grenze beim Mann eher niedriger liegt.

Erythrozyten

Ursachen für die Hämaturie sind Glomerulonephritiden, eine Nierenbeteiligung bei Systemerkrankungen, hereditäre Nierenerkrankungen, Neoplasien, die Papillennekrose (Diabetes mellitus, Analgetikaabusus), Trauma, bakterielle Infektionen, Konkremente, postrenale Ursachen oder Gerinnungsstörungen. Die Erythrozyten haben im Harn eine gelbe bis rote Farbe und imponieren bei isotonem Harn als bikonkave Scheiben.
Im Phasenkontrastmikroskop lassen sich dysmorphe (»glomeruläre«) und eumorphe (»nichtglomeruläre«) Erythrozyten unterscheiden. **»Glomeruläre« Erythrozyten** sind über die glomeruläre Basalmembran in das Tubuluslumen gelangt und haben während dieser Passage verschiedene morphologische Veränderungen erfahren. Andere Befunde sprechen für eine Verformung der Erythrozyten beim Pressen durch die Poren der glomerulären Basalmembran (durch Komplementaktivierung? durch glomeruläre Proteasen?), zumal offensichtlich dysmorphe Erythrozyten z. B. bei mesangioproliferativer Glomerulonephritis schon im proximalen Tubulus präsent sind. Bei ausgeprägter Schädigung der glomerulären Basalmembran (»große Löcher«) kann die typische glomeruläre Verformung der Erythrozyten vermißt werden.
Eine Variante dysmorpher Erythrozyten sind Ringformen, die Exo- und Endopodien (Zellknospen) tragen können. Destruierte Formen zeigen einen geringen Hämoglobingehalt und eine vielgestaltige Zellmorphologie.
»Nichtglomeruläre« Erythrozyten (rund, doppelkonturiert) sind dagegen nach Form, Größe und Struktur uniform und in dieser Hinsicht den Erythrozyten der peripheren Blutbahn vergleichbar. Eumorphe Erythrozyten sprechen für eine **postrenale Blutung** (E-**2**).
Relevant wird die Hämaturie bei einer Erythrozytenkonzentration größer als 5000 Zellen/ml, wobei die Grenze beim Mann eher niedriger liegt.

Die **glomeruläre Genese** einer Mikrohämaturie (bei Makrohämaturie ist der Urin sichtbar verfärbt) ist anzunehmen, wenn mehr als 30 % der im Sediment nachgewiesenen Erythrozyten das dysmorphe Zellmuster aufweisen (Erythrozytenzylinder sind »Kronzeugen« der renalen Blutung). E-**2** zeigt das ungefärbte Harnsediment im Phasenkontrastmikroskop eines Patienten mit Glomerulonephritis.

Die **glomeruläre Genese** einer Mikrohämaturie ist anzunehmen, wenn mehr als 30 % der im Sediment nachgewiesenen Erythrozyten das dysmorphe Zellmuster aufweisen.

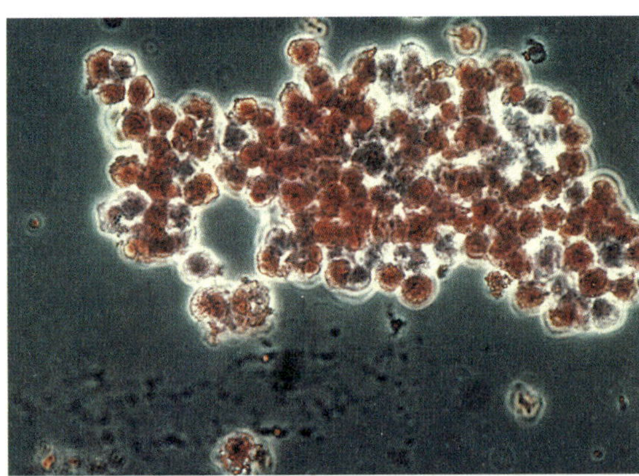

a Deformierte Erythrozyten mit Ausstülpungen (Akanthozyten) bei Glomerulonephritis (Vergr.: 400fach).

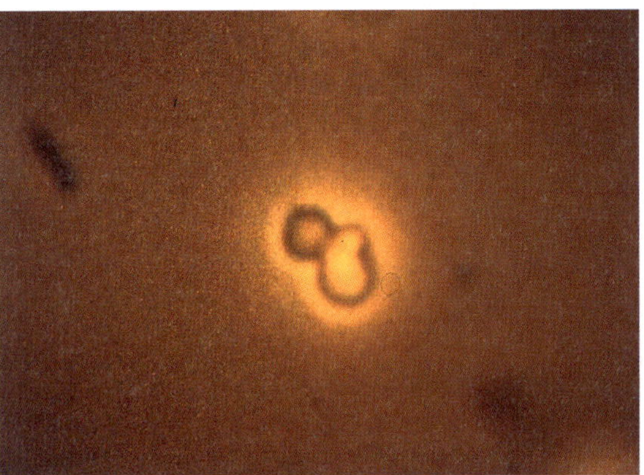

b Deformierter Erythrozyt (**Akanthozyt**) glomerulärer Herkunft (Vergr.: 2520fach).

E-**2: Erythrozyten im Phasenkontrastmikroskop.**

Leukozyten

Leukozyten sind größer als Erythrozyten, rund, uniform und an ihrem Kern bzw. granulären Zytoplasma identifizierbar. Im Sediment Gesunder lassen sich bei 400facher Vergrößerung maximal 5 Leukozyten pro Gesichtsfeld nachweisen, eine **pathologisch relevante Leukozyturie liegt bei 10 oder mehr Leukozyten pro Gesichtsfeld** vor. Im unzentrifugierten Urin beträgt die pathologische Leukozytenkonzentration > 5000/ml.

Leukozyten

Im Sediment Gesunder lassen sich bei 400facher Vergrößerung maximal 5 Leukozyten pro Gesichtsfeld nachweisen, eine **pathologisch relevante Leukozyturie liegt bei 10 oder mehr Leukozyten pro Gesichtsfeld vor (entsprechend > 5000/ml).**

> ***Merke.*** Eine **»sterile Leukozyturie«** findet sich bei interstitieller Nephritis (z. B. auf dem Boden eines Analgetikaabusus) und Tumoren. Suspekt ist ein derartiger Befund für Trichomonaden, Candida, Mykoplasmen.
> Die »sterile Leukozyturie« ist Leitsymptom einer **Urogenital-Tuberkulose**.

◀ **Merke**

Eosinophile Leukozyten sind ein wichtiges diagnostisches Hilfsmittel bei interstitieller Nephritis auf dem Boden einer Hypersensitivitätsreaktion (z. B. durch Arzneimittelunverträglichkeit).

Epithelzellen

Epitheliale Bestandteile im Harn liefern wertvolle diagnostische Hinweise: Plattenepithelzellen der Oberflächenschicht (Superfizialzellen) von Vagina, Präputium oder distaler Harnröhre **(Indikator für Kontamination)** lassen sich von verschiedenen kleineren Zellen aus tieferen Plattenepithelschichten, Rundzellen aus dem Urothel der oberen Harnwege und einkernigen tubulären Epithelzellen unterscheiden. Verfettete Tubulusepithelzellen durch Lipid- und Proteineinlagerung findet man bei nephrotischem Syndrom.

Epithelzellen

Plattenepithelzellen stammen aus der Oberflächenschicht von Vagina, Präputium oder distaler Harnröhre **(Indikator für Kontamination).** Der Nachweis von Epithelzellen kann den normalen Zell-Turnover reflektieren, sie können auch im Rahmen von z. B. Harnwegsinfekten auftreten.

Morphologie der Zylinder

Zylinder bestehen aus **Tamm-Horsfall-Mukoprotein (THP)** allein oder in Kombination mit Zellelementen, Fettkügelchen, Pigmenten. THP wird ausschließlich in der Niere gebildet und schützt vermutlich den Harntrakt vor bakteriellen Infektionen.

Morphologie der Zylinder

Zylinder werden vorwiegend im distalen Nephron gebildet (durch Ausfällen). Sie verdanken ihr Aussehen der Passage durch distale Nephronabschnitte (je langsamer der Harnfluß, desto breiter der Zylinder). Zylinder bestehen aus **Tamm-Horsfall-Mukoprotein (THP)** allein oder in Kombination mit Zellelementen, Fettkügelchen oder Pigmenten. Bei THP handelt es sich um ein Glykoprotein, das ausschließlich in der Niere (in Nierenepithelien der aufsteigenden Henleschen Schleife) gebildet wird und den Harntrakt vermutlich vor bakteriellen Infektionen schützt. Eine hohe Ausscheidung des THP mit dem Urin spricht für eine normale Funktion des distalen Tubulus, ein Abfall für eine Transportschädigung vorwiegend im Bereich der Henle-Schleife.

Folgende Formen von Zylindern lassen sich unterscheiden:

Granulierte Zylinder

Sie bestehen aus THP und Zelldetritus, Fett oder aggregiertem Protein.

Granulierte Zylinder

Sie bestehen aus THP mit Auflagerungen aus Zelldetritus, Fett oder aggregiertem Protein und sind nicht diagnoseweisend.

Hyaline Zylinder

Sie bestehen aus THP und haben zigarrenförmige Form. Man findet sie im normalen Urin, vor allem aber bei Dehydratation.

Hyaline Zylinder

Hyaline Zylinder stellen den klassischen Prototyp aller bekannten Nierenzylinder dar. Nach immunfluoreszenztechnischen Untersuchungen bestehen sie hauptsächlich aus THP und sind infolge ihres geringen Brechungsindexes gegenüber dem umgebenden Milieu nur schlecht darstellbar. Im Phasenkontrastmikroskop erscheinen sie als zigarrenförmige, transparente Zylinder mit glatter, etwas geknitterter Oberfläche. Sie sind häufig im normalen Urin nachweisbar, finden sich aber vor allem bei Dehydratation (nach Dursten, Diuretikaeinnahme, »Jogging«).

Erythrozytenzylinder

Sie gelten als »Kronzeugen« der Glomerulonephritis, vor allem, wenn die eingeschlossenen Erythrozyten ein dysmorphes Muster aufweisen (E-3).

Erythrozytenzylinder

Sie gelten als die »Kronzeugen« einer Glomerulonephritis, vor allem dann, wenn die im hyalinen Zylinder eingeschlossenen Erythrozyten auch die Charakteristika »glomerulärer Erythrozyten« erkennen lassen (E-**3**). Sie sind beweisend für eine Blutung aus der Niere.

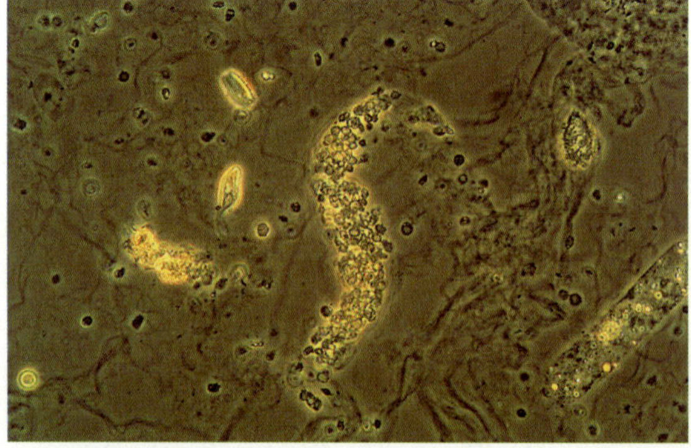

E-**3: Erythrozytenzylinder.** Die im Zylinder eingebetteten kernfreien Zellelemente sind klar zu erkennen, umgeben von dysmorphen Erythrozyten, Mukus- und Fettkörnchen. Am rechten unteren Bildrand findet sich ein gemischtzelliger Zylinder mit Fettkörnchenauflagerungen bei Glomerulonephritis (Vergrößerung: 400fach).

Leukozytenzylinder

Die auch als »Pus-Zylinder« bezeichneten **Leukozytenzylinder** enthalten in die THP- Matrix eingebettet Leukozyten (Granulozyten).

Leukozytenzylinder

Sie lassen sich bei **bakteriellen Nephritiden** nachweisen, nicht selten auch bei **glomerulären Erkrankungen** (nephritisches Sediment), z. B. Lupusnephritis, Panarteriitis nodosa oder exsudativer Glomerulonephritis (meist assoziiert mit Protein- und Erythrozyturie bzw. Erythrozytenzylinder). Die auch als »Pus-Zylinder« bekannten Leukozytenzylinder enthalten, in die THP-Matrix eingebettet, hauptsächlich polymorphkernige Leukozyten und sind **beweisend für eine Beteiligung des Nierenparenchyms bei Infektionen des Harntraktes**.

Sie sind beweisend für die Beteiligung des Nierenparenchyms bei Harntraktinfektionen.

Epithelzylinder

Man findet sie nach **akutem Nierenversagen** und bei **Tubulusschäden** verschiedenster Ätiologie. Leukozyten und Epithelien sind oft schwer zu unterscheiden, jedoch sind die Epithelzellen größer und vielgestaltiger als Leukozyten (wandeln sich später in granulierte Wachszylinder um).

Epithelzylinder

Man findet sie bei **akutem Nierenversagen** und **Tubulusschäden.**

Pigmentzylinder

Sie bestehen aus THP und Einlagerung verschiedener Pigmente, die folgende Unterteilung zulassen:

- **Hämoglobin-(Blut-)Zylinder:** Man findet sie bei allen Formen der Glomerulonephritis, bei Hämoglobinurie, Hämolyse und Systemerkrankungen mit Nierenbeteiligung.
- **Myoglobinzylinder:** Sie entstehen durch Polymerisation von Myoglobin mit THP. Myoglobin (MG 16 800 Dalton) wird bei schwerer Muskelzellzerstörung (Trauma, Heroin-, Alkoholabusus, prolongierte Immobilisation) aus der Skelettmuskulatur freigesetzt (Rhabdomyolyse). Myoglobinzylinder führen zur tubulären Obstruktion (Crush-Niere).
- **Bilirubinzylinder:** Sie sind anzutreffen bei gesteigertem Hämoglobinabbau, z. B. bei Hepatitis und Cholestase.

Pigmentzylinder

Sie werden unterteilt in:

- **Hämoglobin-(Blut-)Zylinder** (bei Hämolyse, Glomerulonephritis)
- **Myoglobinzylinder** (bei Rhabdomyolyse)
- **Bilirubinzylinder** (bei Cholestase)

Andere Zylinderformen

- **Fettkörnchenzylinder:** Sie formieren sich bei Einlagerung von Fettkügelchen und Protein in hyaline Zylinder und lassen sich im polarisierten Licht leicht identifizieren. Doppelbrechende Cholesterinkristalle zeigen eine dem Malteser-Kreuz ähnliche Konfiguration (Nachweis bei großer Proteinurie und nephrotischem Syndrom).
- **Gemischte Zylinder:** In die Zylindergrundmatrix sind als zelluläre Bestandteile Tubulusepithelien, Erythrozyten und/oder Leukozyten eingebettet. Ihr Auftreten ist nicht diagnoseweisend.
- **Wachszylinder:** Sie zeichnen sich durch einen hohen Brechungsindex und scharfe, parallel verlaufende Längskonturen aus, die Bruchstellen aufweisen. Die Zylinderenden sind meist plump und abrupt abgebrochen. Im Phasenkontrast weisen sie eine hell aufleuchtende Randkontur auf (»Heiligenschein«). Sie sind ein Hinweis für schwere renoparenchymatöse Erkrankungen.
- **Kristallzylinder:** Sie finden sich bei Hyperkalziurie oder akuter Uratnephropathie als Agglomerate ohne Matrix (»Pseudozylinder«) oder angelagert an THP in hyalinen bzw. granulären Zylindern.

Andere Zylinderformen

- **Fettkörnchenzylinder** (bei großer Proteinurie und nephrotischem Syndrom)
- **Gemischte Zylinder** (THP mit Epithelien und Zellen, nicht diagnoseweisend)
- **Wachszylinder** (bei schweren renoparenchymatösen Erkrankungen). Ihre hell aufleuchtende Randkontur ist charakteristisch (»Heiligenschein«)
- **Kristallzylinder** (Pseudozylinder: Agglomerate aus Kalzium- und Uratkristallen).

Proteinurie

Proteinurie

> ▶ ***Merke.*** Die Ausscheidung von Eiweiß mit dem Harn ist ein **wichtiger Hinweis für parenchymatöse Nierenerkrankungen**. Die Differenzierung einer Proteinurie in eine **glomeruläre, tubuläre** oder **gemischt glomerulär-tubuläre Eiweißausscheidung** ist wichtig für die Frühdiagnose und Verlaufskontrolle renaler Erkrankungen.

◀ **Merke**

Von klinischem Interesse sind:

- das Ausmaß der Proteinurie (quantitative Ausscheidung pro 24 Stunden)
- das Verhältnis von groß- zu kleinmolekularen Proteinen als Ausdruck der Art der Proteinurie (Selektivitätsindex, Größenselektivität, Ladungsselektivität)

Von klinischem Interesse sind:

- Ausmaß der Proteinurie
- Verhältnis von groß- zu kleinmolekularen Proteinen
- glomeruläre Selektivität

• Ausscheidung von Einzelproteinen.

Physiologisch sind **bis zu 150 mg Protein/24 h im Urin, eine »Marschproteinurie«** und die **orthostatische Proteinurie.**

Einteilung nach dem Schweregrad: Als **»leicht«** wird eine Proteinurie von 200–500 mg/Tag, als **»mäßig«** von 0,5–3 g/Tag und als **»groß«** eine Proteinurie bei > 3,5 g/24 h bezeichnet.

- die vermehrte Ausscheidung von Einzelproteinen (z. B. Mikroalbuminurie > 30 mg pro Tag).

Physiologisch ist eine Ausscheidung von Eiweiß im Urin unter 150 mg/Tag, ebenso eine Proteinurie nach erheblicher körperlicher Belastung (**»Marschproteinurie«**) sowie die **orthostatische Proteinurie**.

Einteilung nach dem Schweregrad:
- **Eine Eiweißausscheidung zwischen 200 und 500 mg/d gilt als »leichte« Proteinurie.** Gelelektrophoretische Untersuchungen und Einzelproteinbestimmungen haben gezeigt, daß bereits Proteinurien in dieser Größenordnung häufig mit glomerulären Erkrankungen (z. B. IgA-Nephritis) einhergehen.
- Eine Ausscheidung von **0,5–3 g/Tag gilt als »mäßige« Proteinurie**.
- Darüber hinausgehende Eiweißverluste mit dem Urin werden als **»große« Proteinurie** (> 3,5 g/dl) bezeichnet (spricht meist für eine ausgeprägte glomeruläre Schädigung).

Eine Zuordnung des Schweregrades der Proteinurie zu bestimmten glomerulären Erkrankungen läßt sich nicht treffen, da im Frühstadium glomerulärer Erkrankungen die Proteinurie leicht- bis mäßiggradig sein kann und dann erst in fortgeschrittenem Stadium als »große« Proteinurie imponiert.

Glomeruläre Proteinurie

Glomeruläre Proteinurien lassen sich unterteilen in eine **selektive** (Nachweis von Albumin, Transferrin), **unselektive** (Nachweis von IgG) und **mäßig selektive** Eiweißausscheidung. Selektive Proteinurien findet man z. B. bei Minimal-Change-Glomerulopathien, unselektive glomeruläre Proteinurien bei diabetischer Nephropathie oder Nierenamyloidose.

Glomeruläre Proteinurie

Glomeruläre Proteinurien lassen sich unterteilen in eine **selektive, unselektive** und **mäßig selektive** Form.

Die bevorzugte Ausscheidung von Albumin (Molekulargewicht 68 000 D) und Transferrin (Molekulargewicht 83 000 D) charakterisiert die **selektive** glomeruläre Proteinurie (Proteine < 100 000 D Molekulargewicht im Urin). Typisch ist die selektive Proteinurie für die Minimal-change-Glomerulopathie.

Bei fokal-segmental sklerosierender Glomerulonephritis ist ein Ansprechen auf Steroide abhängig vom Selektivitätsindex (Quotient Clearance IgG/Albumin oder IgG/Transferin) der Proteinurie. Kein Ansprechen kann bei einem Selektivitätsindex von > 0,2 erwartet werden.

»Mäßig selektiv« (als Übergang zwischen selektiver und nichtselektiver Proteinurie) ist die Eiweißausscheidung im Frühstadium der fokalen Glomerulosklerose und der peri(epi)membranösen Glomerulonephritis.

Ein **unselektiv**-glomeruläres Proteinuriemuster (Nachweis von IgG, Molekulargewicht 156 000 D im Urin) findet sich bei proliferativer Glomerulonephritis, diabetischer Nephropathie oder Nierenamyloidose.

Tubuläre Proteinurie

Proteine im Molekulargewichtsbereich 10 000–60 000 D lassen sich im Harn bei akutem Nierenversagen, bei interstitieller Nephritis, hereditären Tubulopathien, Schwermetallvergiftungen, nach Nierentransplantation oder in der Schwangerschaft nachweisen. Die 24-Stunden-Eiweißausscheidung liegt < 1,5 g. Einzelproteine **(β_2-Mikroglobulin, α_1-Mikroglobulin)** und Harnenzyme ergänzen die Diagnostik tubulärer Läsionen.

Tubuläre Proteinurie

Tubuläre Proteinurien (Molekulargewichtsbereich 10 000–60 000 D) finden sich beispielsweise bei Patienten mit
- hereditären Tubulopathien (z. B. Fanconi-Syndrom: *s. Kap. J Hämatologie*)
- renal-tubulärer Azidose
- abakterieller (Medikamente) und bakterieller (»Pyelonephritis«) interstitieller Nephritis
- akutem Nierenversagen
- Schwermetallvergiftung
- Bence-Jones-Nephropathie (Leichtkettentubulopathien)
- sowie in der postoperativen Phase nach Nierentransplantation und
- in der Schwangerschaft.

Die 24-Stunden-Eiweißausscheidung liegt bei tubulären Proteinurien unter 1,5 g. Bedeutung für die Diagnostik tubulärer Läsionen hat auch die Bestimmung von Harnenzymen und/oder Einzelproteinen wie **β_2-Mikroglobulin** und **α_1-Mikroglobulin** erlangt. Wegen der pH-Instabilität des β_2-Mikroglobulins im sauren Urin wird der Analyse des α_1-Mikroglobulins vielfach der Vorzug gegeben.

Unter einer **gemischten Proteinurie** versteht man eine glomeruläre Proteinurie mit einer mehr oder weniger ausgeprägten Beimengung tubulärer Proteine (β_2-Mikroglobulin, retinolbindendes Protein).

Albumin und andere Einzelproteine

Albumin und andere Einzelproteine

Die Bestimmung von **β_2-Mikroglobulin** ist indiziert bei Verdacht auf tubuläre Schädigung.

β_2-Mikroglobulin wird glomerulär filtriert und tubulär rückresorbiert. Aufgrund der Säurelabilität des Proteins sollte der Spontanharn mit 0,5 ml 2N NaOH versetzt werden, so daß ein Urin-pH über 6 erreicht wird. Akute und chronische Schwermetallvergiftungen, renal-tubuläre Schäden durch potentiell nephrotoxische Medikamente können eine Indikation zur β_2-Mikroglobulinbestimmung sein.

◄ **Merke**

> ▶ ***Merke.*** Die Bestimmung von **Albumin** (Mikroalbuminurie) ist wichtig für die Frühdiagnose der diabetischen Nephropathie.

Einzelproteine wie **Endothelin, Neopterin** (Transplantatabstoßung) und **α_1-Mikroglobulin** (tubuläre Schädigung) ergänzen die Harndiagnostik.

Als **Mikroalbuminurie** wird eine Albuminausscheidung von $>$ 20 (30) bis 200 mg/Tag bezeichnet. **α_1-Mikroglobulin** (tubuläre Schädigung), **Endothelin, Neopterin** (z. B. Transplantatabstoßung) und **Immunglobulin G** (beweisend für unselektive glomeruläre Proteinurie) ergänzen die Harndiagnostik.

Harnenzyme

Harnenzyme

Wichtige Enzyme des **proximalen Tubulus** sind Alaninaminopeptidase (AAP), alkalische Phosphatase (AP) und β-N-Azetylglukosaminidase (NAG) als Marker bei akuter tubulärer Nekrose und toxischen Tubulusschädigungen, z. B. bei medikamentös induzierten oder ischämischen Tubulusläsionen.

Wichtige Enzyme der **proximalen Tubuluszelle** sind
- Dipeptidylpeptidase IV
- Alaninaminopeptidase (AAP)
- Leuzinaminopeptidase (LAP)
- Gamma-Glutamyltranspeptidase (-transferase, Gamma-GT)
- alkalische Phosphatase (AP)
- ATPasen
- β-N-Azetylglukosaminidase (NAG)
- β-Galaktosidase.

Vor allem AAP, AP und NAG gelten als Marker bei akuter tubulärer Nekrose und toxischen Tubulusschädigungen.

Glomerulär-tubuläre Mischproteinurie

Glomerulär-tubuläre Mischproteinurie

Hier liegt eine primär glomeruläre Erkrankung mit sekundär tubulo-interstitiellen Veränderungen vor (Diabetes und Hochdruck).

Hier liegt in der Regel eine primär glomeruläre Erkrankung mit ausgeprägten sekundären tubulointerstitiellen Veränderungen bei deutlich reduzierter glomerulärer Filtrationsrate vor. Am häufigsten ist die Kombination mit vaskulären Erkrankungen wie Diabetes mellitus und Hypertonie.

Proteinnachweismethoden im Urin für die Praxis

Proteinnachweismethoden im Urin für die Praxis

Als Screening-Test eignet sich der **Streifentest auf Protein.** Teststreifen für Albumin erlauben eine Differenzierung in physiologische und pathologische Albuminexkretion.

Für die Screening-Untersuchung auf Nierenerkrankungen eignet sich der **Streifentest auf Protein**. Das Testprinzip beruht auf dem Eiweißfehler von pH-Indikatoren (Verfärbung der Testzone). Eiweißkonzentrationen größer als eine Spur deuten auf eine pathologische Proteinurie hin. Umgekehrt kann eine quantitativ noch normale Eiweißausscheidung bei glomerulärem Proteinmuster in der Urinelektrophorese (Mikro-SDS-Polyacrylamid-Gel-Elektrophorese) eine glomeruläre Erkrankung (z. B. IgA-Nephritis) reflektieren. Mit falsch negativen und falsch positiven Ergebnissen muß (mit dem Streifentest) gerechnet werden.

Merke ▶

Merke. Die Mikroalbuminurie **des Diabetikers und die Bence-Jones-Proteinurie** werden vom Proteinteststreifen **nicht erfaßt**. Ist der Streifentest positiv, so sollte die quantitative Eiweißausscheidung im 24-Stunden-Urin durchgeführt werden.

Eine Eiweißausscheidung > 1,5 g/24 h spricht fast immer für eine glomeruläre Erkrankung.

Eine Eiweißausscheidung über 1,5 g/24 h spricht praktisch immer für eine glomeruläre Erkrankung. Die Mikroalbuminurie wird mit **Teststreifen für Albumin** erfaßt.

Glukosurie

Nachweis von Glukose im Harn und Ausmaß der Glukosurie **sind abhängig von der Blutglukosekonzentration, der GFR und der tubulären Reabsorption von Glukose.**

Glukosurie

Der Nachweis von Glukose im Harn sowie das Ausmaß der Glukosurie sind **abhängig von der Blutglukosekonzentration, der GFR und der tubulären Reabsorption von Glukose.** So kann z. B. bei Patienten mit Diabetes mellitus und deutlich reduzierter GFR der Glukosenachweis im Urin negativ sein. Umgekehrt findet man bei renaler Glukosurie durch die gestörte tubuläre Reabsorption Glukose im Harn trotz normaler Blutglukosewerte. Die normale Nierenschwelle für Glukoseausscheidung im Urin liegt zwischen 160–180 mg/dl.

Bakteriologie

Untersucht wird **kontaminationsarmer Mittelstrahlurin.** Die Infektion kann für Patienten unbemerkt verlaufen **(asymptomatischer Harnwegsinfekt)** der mit Symptomen einhergehen **(symptomatischer unterer und oberer Harnwegsinfekt).**

Bakteriologie

Für die Untersuchung auf Bakterien im Harn sollte möglichst **kontaminationsarmer Mittelstrahlurin** verwendet werden. Das Zeitintervall zwischen letzter Blasenentleerung und Probengewinnung muß mindestens 3 Stunden betragen, da die Keimzahl in Beziehung zur Harnverweilzeit in der Blase steht. Die Infektion kann für Patienten unbemerkt verlaufen (**asymptomatischer Harnwegsinfekt**) oder mit Symptomen (Harndrang, Dysurie, Flankenschmerzen, Fieber, Schüttelfrost) einhergehen (**symptomatischer Harnwegsinfekt** bzw. **akute Pyelonephritis**).

Häufige **gramnegatve Erreger** sind E. coli, Klebsiella, Proteus, Pseudomonas und Serratia.

Häufige **gramnegative Erreger** sind:
- Escherichia coli
- Klebsiella
- Proteus
- Pseudomonas
- Serratia.

Häufige grampositive Erreger sind Enterokokken (vor allem bei Blasenkatheter) und S. saprophyticus.

Häufige **grampositive Erreger** sind:
- Enterokokken (Streptococcus faecalis), vor allem bei Blasenkatheter
- Staphylococcus saprophyticus (junge Frauen).

Atypische Erreger sind Chlamydien, Mykoplasmen, Pilze, Parasiten.

Als **atypische Erreger** kommen in Frage:
- Chlamydien
- Mykoplasmen
- Pilze und Parasiten.

Keimzahlen < 10^3 ml MS-Urin sprechen für Kontamination, Kontrollen sind bei 10^3–10^4 Keimen/ml MS-Urin erforderlich. Von einer **»signifikanten Keimzahl« spricht man bei 10^5 Keimen/ml MS-Urin oder mehr.**

Keimzahlen unter 10^3/ml Mittelstrahlurin (MS-Urin) beruhen im allgemeinen auf einer natürlichen Besiedelung (Mischflora). Bei **10^3-10^4 Keimen/ml MS-Urin** ist eine Wiederholung der Untersuchung erforderlich. **Von einer »signifikanten Keimzahl« (Kass-Zahl) spricht man bei 10^5 Keimen/ml MS-Urin oder mehr**.
In der klinischen Praxis ist die starre Ausrichtung nach der Kass-Zahl (> 10^5 Keime/ml) nicht ohne Probleme. Harnwegsinfektionen durch Erreger mit langer Generationszeit (z. B. S. saprophyticus) werden bei 10^2–10^4 Keimen/ml nicht diagnostiziert bzw. unterschätzt. Harnwegsinfekte beim männlichen Geschlecht, bei Diabetikern oder Patienten mit Immunsuppression sowie mit begleitender Leukozyturie oder Symptomatologie können auch ohne Erreichen der Kass-Zahl eine Indikation zur Therapie des Harnwegsinfektes darstellen.

Die ersten 10 ml repräsentieren »Urethralurin«, die zweiten 10 ml

Die Mittelstrahlurinuntersuchung sollte beim Mann durch eine fraktionierte Uringewinnung zur Lokalisation der Harnwegsinfektion in Urethra, Prostata oder Blase ergänzt werden. Die ersten 10 ml Urin repräsentieren »Urethralurin«, die zweiten 10 ml »Mittelstrahlurin«, so daß hierdurch zwischen Urethralinfektion und Infektion des Blasenurins differenziert werden kann. Anschließend wird durch Prostatamassage **»reines Prostataexprimat»** gewonnen und dann der Urin nach Massage (»mit Prostatasekret vermischter Urin«) beurteilt.

»MS-Urin« (Differenzierung zwischen Urethral- und Blaseninfektion).

Eine **Teststreifenuntersuchung** (Cyturtest: Nachweis von Leukozyten im Harn) gibt Anhaltspunkte über die Leukozytenzahl. Der Test weist die Esteraseaktivität von Granulozyten nach.

Teststreifen (Cyturtest) geben Anhaltspunkte über die Leukozytenzahl.

Die **chemischen Tests** (z. B. Niturtest auf Nitrit) zum Nachweis von Bakterien im Urin erreichen unter günstigen Bedingungen eine Treffsicherheit von 60–85%. Im Harn vorhandenes Nitrat wird durch gramnegative Keime zu Nitrit reduziert. Bei Patienten mit signifikanter Bakteriurie fällt der Test bei dreimalig wiederholter Untersuchung in 70–90% der Fälle wenigstens einmal positiv aus.

Chemische Tests (z. B. Niturtest) zum Nachweis (Nitrit) von Bakterien im Harn haben eine Treffsicherheit von 60–85%.

In der ärztlichen Praxis haben **Eintauchnährböden** (z. B. Uricult) zur Keimzahlbestimmung und zur orientierenden Beurteilung der Keimart weite Verbreitung gefunden. Sie erfassen etwa 95% aller Erreger. Die **bakteriologische Untersuchung auf Erreger** erfolgt in klinischen und bakteriologischen Laboratorien auf **Universal- und Selektivnährböden**.

Im Einzelfall kann die **Harngewinnung durch Katheterisierung** (seltene Ausnahme!) der Blase oder **suprapubische Blasenpunktion** (auch bei Kleinkindern) indiziert sein. Bei Urethritis findet sich zwar ein positiver Erregernachweis im Spontanurin, nicht jedoch in dem durch suprapubische Blasenpunktion gewonnenen Harn.

Eintauchnährböden (z. B. Uricult) erfassen ca. 95% der Erreger (Keimzahl und orientierende Beurteilung der Keimart). Die **weitere Differenzierung erfolgt in Speziallaboratorien auf Universal- und Selektivnährböden.** Im Einzelfall kann die Uringewinnung durch Blasenpunktion indiziert sein.

2.3 Nierenfunktionstests

2.3.1 Glomeruläre Filtrationsrate (GFR)

Zur Messung der Nierenfunktion dient die glomeruläre Filtrationsrate (GFR). Referenzmethode ist die **Inulin-Clearance**, da Inulin vollständig glomerulär filtriert, aber in den Tubuli weder sezerniert noch rückresorbiert wird.

Bei der Ermittlung der **Kreatinin-Clearance** muß berücksichtigt werden, daß die GFR mit zunehmendem Alter abnimmt (nach dem 20. Lebensjahr pro Dekade um ca. 5%). Urinsammelfehler können das Ergebnis verfälschen. Die Kreatininproduktion geht im Alter zurück, ebenso bei reduzierter Muskelmasse oder Eiweißrestriktion. Die endogene Kreatinin-Clearance ist jedoch eine klinisch praktikable und aussagefähige Methode. Als Normalwerte der Kreatinin-Clearance gelten **beim Mann 98–156 ml/min/1,73 m², für Frauen 95–160 ml/min/1,73 m²**. Für die **Berechnung der Kreatinin-Clearance** benötigt man neben Harn- und Serum-Kreatinin auch die 24-Stunden-Harnmenge.

2.3 Nierenfunktionstests

2.3.1 Glomuläre Filtrationsrate (GFR)

Die GFR wird mittels **Inulin-** oder **Kreatinin-Clearance** ermittelt. Für die Kreatinin-Clearance (Methode der Wahl im klinischen Alltag) benötigt man Harn- und Serumkreatinin sowie die 24-h-Harnmenge (cave Sammelfehler). Als **Normalwerte gelten beim Mann 98–156, bei Frauen 95–160 ml/min/1,73 m²** (Abnahme mit dem Alter).

$$C_{Cr} = \frac{\text{Harn-Kreatinin (mg/100 ml)} \times \text{24 h Harnmenge (ml)}}{\text{Serum-Kreatinin (mg/100 ml)} \times \text{1440 min}}$$

Beispiel: 43jährige transplantierte Patientin, Serum-Kreatinin 1,43 mg/100 ml, 24-h-Harnmenge 2200 ml, Harn-Kreatinin 55 mg/100 ml, C_{Cr} = 58,8 ml/min.

2.3.2 Renaler Plasmafluß (RPF)

Die klassische Methode ist die Paraaminohippursäure-(PAH-)Clearance. PAH wird nahezu vollständig glomerulär filtriert und im Bereich des proximalen Tubulus sezerniert. Als **Normalwerte werden 500–800 ml/min/1,73 m²** angegeben, wobei die Mittelwerte für Frauen etwas niedriger liegen. Auch die PAH-Clearance sinkt mit zunehmendem Alter ab.

2.3.2 Renaler Plasmafluß (RPF)

Die **Normalwerte für die PAH-Clearance liegen bei 500–800 ml/min/1,73 m²**, wobei die Mittelwerte für Frauen etwas niedriger liegen (Abnahme mit dem Alter).

2.3.3 Renale Säureausscheidung

Die Niere kontrolliert durch Bikarbonatrückresorption im proximalen Tubulus und H^+-Sekretion (titrierbare Säure, Ammonium) im distalen Tubulus den Säure-Basen-Haushalt.

- **RTA Typ I:** Trotz hyperchlorämischer Azidose wird im Urin ein pH von 5,3 (Normbereich 4,5–7,5) nicht unterschritten (Störung der Urinazidifizierung, H^+ kann nicht sezerniert werden bei Erkrankung des distalen Tubulus.
- **RTA Typ II:** Es besteht ein Rückresorptionsdefekt für Bikarbonat im proximalen Tubulus mit konsekutiver hypokaliämisch-hyperchlorämischer Azidose (aber: pH des Morgenurins < 5,6).
- **RTA Typ IV:** Renale, nichtrenale Erkrankungen sowie Pharmaka spielen eine entscheidende Rolle. Kalium ist durch Hypoaldosteronismus erhöht (▤ E-**1**).

2.3.3 Renale Säureausscheidung

In frischen Harnproben schwankt der pH-Wert zwischen 4,5 und 7,5. Die Niere kontrolliert durch Rückresorption von filtriertem Natriumbikarbonat im proximalen Tubulus und durch Sekretion von H^+-Ionen im distalen Tubulus in Form von titrierbarer Säure und Ammonium den Säure-Basen-Haushalt. Im wesentlichen sind drei Formen der renal-tubulären Azidose (RTA) von diagnostischer Bedeutung:

- **RTA Typ I:** Es handelt sich um eine Erkrankung des distalen Tubulus mit Störungen der Urinazidifikation (H^+ kann nicht sezerniert werden). Trotz ausgeprägter hyperchlorämischer Azidose wird im Urin ein pH von 5,3 nicht unterschritten. Bei unklaren Fällen oder dem Vorliegen einer inkompletten renal-tubulären Azidose kann durch Ammoniumchlorid-Belastung (0,1 g pro kg Körpergewicht) die Diagnose gesichert werden.
- **RTA Typ II** ist durch einen Rückresorptionsdefekt des proximalen Tubulus für Bikarbonat gekennzeichnet. Überschüssige Mengen von Bikarbonat erreichen den distalen Tubulus (»Überlaufbikarbonaturie«). Leitsymptome sind die hypokaliämisch-hyperchlorämische Azidose und saurer Morgenurin (pH < 5,6). Nierensteine sind häufig.
- **RTA Typ IV:** Neben regulären Erkrankungen kommen ätiopathogenetisch nichtrenale Erkrankungen in Frage. Darüber hinaus spielen eine Reihe von Pharmaka eine Rolle. Durch niedrige Aldosteronwerte ist das Plasmakalium erhöht (▤ E-**1**).

E-1: Differenzierung renal-tubulärer Azidosen

Typ	**I**	**II**	**IV**
Pathomechanismus	Störung der Säureausscheidung	Bikarbonatverlust	Hypoaldosteronismus
Ätiologie	genetischer Defekt Kalziumstoffwechselstörung Autoimmunerkrankung (SLE, prim. bil. Zirrhose) medikamentös-toxisch (Amphotericin B)	genetisch (Zystinose) nephrotisches Syndrom Sjögren-Syndrom Amyloidose toxisch (Blei)	interstitielle Nephritis Diabetes mellitus Nephrosklerose Transplantatabstoßung Morbus Addison Aids Medikamente (ACE-Hemmer, nichtsteroidale Antiphlogistika, kaliumsparende Diuretika, Heparin, Cyclosporin A)
Urin-pH	> 5,3	variabel	< 5,3
Plasmakalium	↓	↓	↑
Plasmabikarbonat	↓↓↓	↓↓	↓
Plasmachlorid	↑↑↑	↑	↑
Anionenlücke	normal	normal	normal
Urin-pH und Bikarbonatausscheidung nach Alkalibelastung	↔	↑↑	↔

2.3.4 Konzentrierung und Verdünnung des Harns

Indikationen zur **Osmolalitätsmessung** sind z. B. polyurisch-polydiptische Syndrome. **Der Referenzbereich des Konzentrierungsvermögens liegt im Urin bei 850–1300 mosmol/kg.**

2.3.4 Konzentrierung und Verdünnung des Harns

Das Konzentrierungsvermögen der Nieren wird durch die **Osmolalitätsmessung** ermittelt. Indikationen zur Osmolalitätsmessung stellen z.B. polyurisch-polydiptische Syndrome ohne Niereninsuffizienz dar (psychogene Polydipsie, Diabetes insipidus centralis oder renalis). **Der Referenzbereich des Konzentrierungsvermögens liegt im Urin zwischen 850**

und 1300 mosmol/kg (Serum: 280–300 mosmol/kg). Mit dem Aräometer (Urometer) läßt sich die relative Dichte des Harns für einige diagnostische Zwecke ausreichend genau bestimmen. Im 24-Stunden-Urin schwankt die **relative Dichte zwischen 1,015–1,030.**

Ausreichend genau läßt sich **das spezifische Gewicht (1,015–1,030)** mit dem Urometer bestimmen.

2.4 Bildgebende Verfahren, Isotopenuntersuchung und Nierenbiopsie

2.4.1 Sonographie

Die Nierensonographie ist das bildgebende Verfahren der Wahl (S E-**3**). Von extremer Bedeutung ist die exakte **Bestimmung der Nierengröße** in der Differentialdiagnose der akuten und chronischen Urämie. Verkleinerte Nieren beidseits finden sich beispielsweise bei chronischen Glomerulonephritiden im Stadium der Azotämie und Urämie. Normal große oder vergrößerte Nieren lassen sich nachweisen bei akutem Nierenversagen und Niereninsuffizienz auf dem Boden einer obstruktiven Uropathie, einer polyzystischen Nierendegeneration, eines Diabetes mellitus oder Nierenamyloidose.
Die Nierensonographie erlaubt eine frühzeitige Diagnosestellung bei **Nierentumoren** im Kindes- und Erwachsenenalter und trägt somit zur Prognoseverbesserung maligner Erkrankungen bei.
Die Diagnose **»postrenales akutes Nierenversagen«** (ein- oder beidseitiges Abflußhindernis, Hydronephrose) wird sonographisch gestellt (z.B. Nachweis obstruktiver Kelchektasien).

Die Nierensonographie ist das bildgebende Verfahren der Wahl (S E-**3**).
Von Bedeutung sind **Größenbestimmung** (akutes oder chronisches Nierenversagen), **Nachweis von Zysten** (solitär, polyzystische Nierendegeneration), **Tumoren** oder einer uni- bzw. bilateralen **Abflußstörung** der Niere(n).
Verkleinert sind die Nieren bei chronischer Glomerulonephritis im Stadium der Azotämie bzw. Urämie.

2.4.2 Farbkodierte Duplexsonographie (FDS)

Bei der farbkodierten Duplexsonographie (Kombination aus Realtime-Sonographie und Dopplertechnik) handelt es sich um ein nichtinvasives Verfahren der Gefäßdiagnostik, das im Rahmen der **Abklärung der renovaskulären Hypertonie**, in der **Diagnostik der Funktionsverschlechterung nach Nierentransplantation** sowie bei **Shuntkomplikationen des Hämodialysepatienten** kostengünstig und zeiteffektiv eingesetzt werden kann (S E-**4**). Die Indikation für eine derartige Untersuchung besteht z.B. bei De-novo-Hypertonie junger Patienten (fibromuskuläre Dysplasie vor allem bei jungen Frauen) oder Aggravation einer vorbestehenden Hypertonie (arteriosklerotische Plaques) bzw. Kreatininanstieg unter antihypertensiver Therapie (vor allem ACE-Hemmer) bei Patienten mit KHK, AVK oder Diabetes mellitus. Nach Nierentransplantation ist die farbkodierte Duplexsonographie Untersuchungsverfahren der Wahl zur Beurteilung der globalen renalen Perfusion (Ersatz für die Isotopennephrographie). Nierenarterienstenosen, -verschlüsse, Nierenteilinfarkte oder Nierenvenenthrombosen lassen sich im Transplantat mittels Duplexsonographie mit hoher Sensitivität (> 90%) und Spezifität (> 90%) diagnostizieren. Bei der Erfassung von Abstoßungsreaktionen kann der Anstieg des Pulsatilitäts-Index (PI)

$$\text{PI} = \frac{\text{maximaler systolischer Blutfluß} - \text{enddiastolischer Blutfluß}}{\text{mittlere Blutflußgeschwindigkeit}}$$

der klinischen Symptomatologie vorausgehen.

Bei der FDS handelt es sich um ein nichtinvasives Verfahren der Gefäßdiagnostik zur Abklärung einer:
- **renovaskulären Hypertonie**
- **Funktionsverschlechterung nach Nierentransplantation sowie**
- **bei Shuntkomplikationen des Hämodialysepatienten (S E-4).**

Nach Nierentransplantation ist die FDS Untersuchungsverfahren der Wahl zur Beurteilung der globalen renalen Perfusion.

Immunologische Grundlagen

Zu Pathophysiologie und Nachweis entzündungsvermittelnder (Auto-)Antikörper, Immunkomplexe und Komplementfaktoren *s. Kap. M Immunologie, Kap. K Hämostaseologie* und *Kap. N Bewegungsapparat.*

S. Kap. M Immunologie, K Hämostaseologie und *N Bewegungsapparat.*

S Synopsis E-3 a–e: Sonographie der Niere

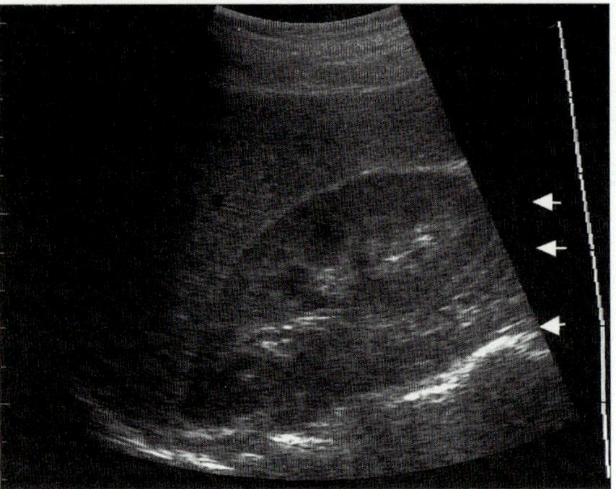

a Normale Niere: sonographischer Längsschnitt durch die rechte Niere einer 24jährigen Patientin (Längendurchmesser 9,8 cm, Breite 3,9 cm, unauffälliges Parenchym, normale Echogenität, keine Flüssigkeit im Pyelon).

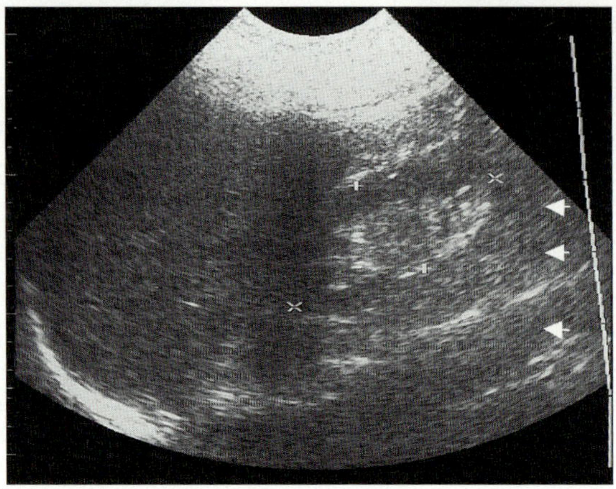

b Schrumpfniere: deutlich verkleinerte Niere mit verschmälertem echogenen Parenchym.

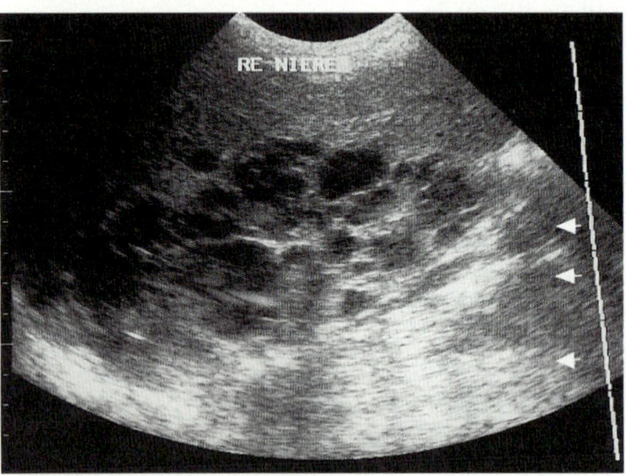

c Zystenniere (polyzystische Nierendegeneration): Längsschnitt der rechten Niere. Organvergrößerung mit klein- bis mittelzystischer Durchsetzung des nicht mehr differenziert abgrenzbaren Nierenparenchyms.

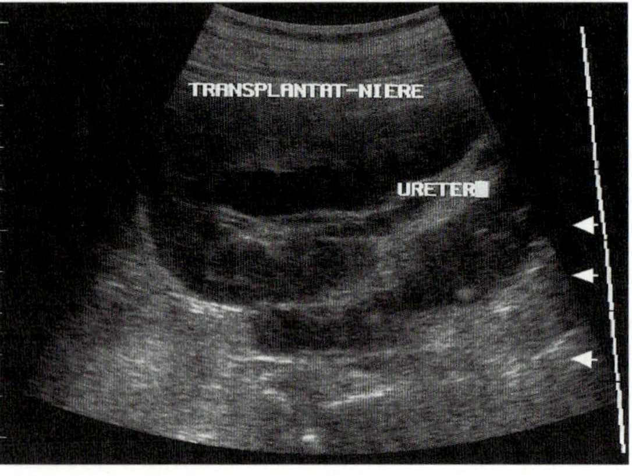

d Harnaufstau: Längsschnitt einer Transplantatniere. Kompartimentalisierung des zentralen Echokomplexes durch liquide Formationen, die obstruktiven Kelchektasien sind charakteristisch für eine Harnstauungsniere.

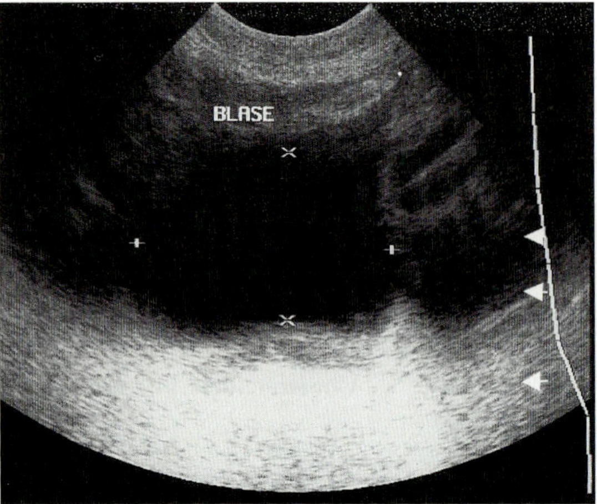

e Restharnbildung: Dargestellt ist der Transversalschnitt der Blase. Gemessen wird der größte vertikale und horizontale Durchmesser im Transversalbild und der größte horizontale Durchmesser im Longitudinalschnittbild. Berechnungsformel für die Restharnbestimmung:

Vol = $H_t \times V_t \times H_l \times (0{,}524)$

H_t = größter Horizontaldurchmesser im Transversalbild

V_t = größter Vertikaldurchmesser im Transversalbild

H_l = größter Horizontaldurchmesser im Longitudinalbild.

S Synopsis E-**4: Nierenarterienstenose**

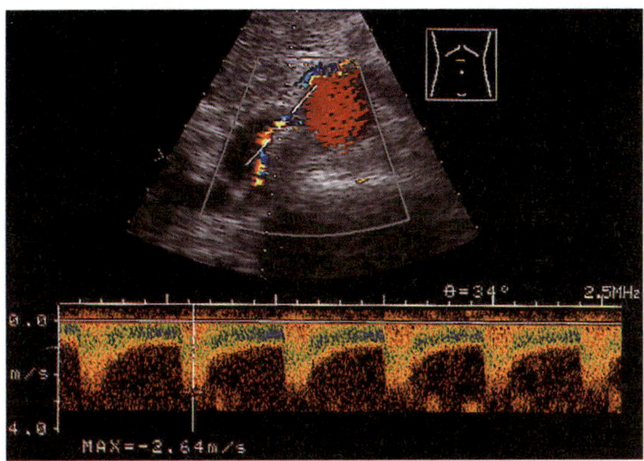

a Farbkodierte Duplexsonographie: Stenose der rechten Nierenarterie im Oberbauchquerschnitt. Im Verlauf des Gefäßes (oberer Bildteil) ist eine systolische Blutflußbeschleunigung auf 2,64 m/s (normal bis ca. 2 m/s) zu sehen (unterer Bildteil). Die Winkelkorrektur beträgt 34°. Die blaue Farbe im Farbdoppler zeigt an, daß das Blut vom Schallkopf wegfließt, bei roter Verfärbung des Blutstroms bewegt sich dieser auf den Schallkopf zu (Aorta). Die gelben Farbtupfer signalisieren die Turbulenzen mit hoher Blutflußgeschwindigkeit im Bereich der Stenose.

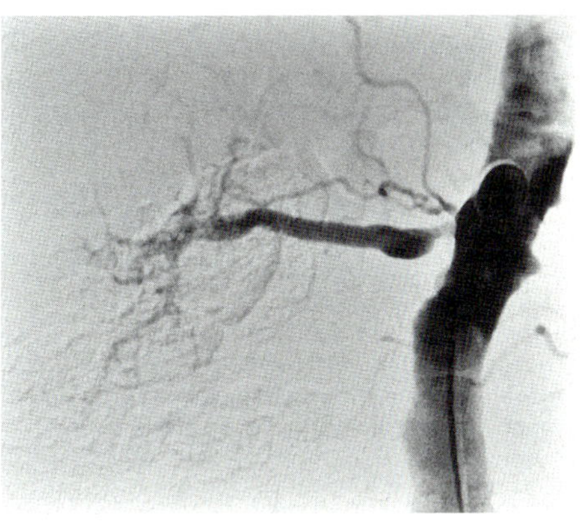

b Arteriographie: Hochgradige ostiale Stenose der rechten Nierenarterie bei arteriosklerotisch veränderter Aorta.

2.4.3 Radiologische Diagnostik

Die **intravenöse Urographie** (das intravenöse Pyelogramm) ist die häufigste Untersuchung für die Beurteilung der Anatomie von Nieren und Harntrakt. Im Einzelfall kann die **Leertomographie** der Nieren zur Größenbestimmung bei schlechter Abgrenzbarkeit im Ultraschall indiziert sein. Die **retrograde** (Injektion von Kontrastmittel in den Ureter) und **antegrade** (Injektion von Kontrastmittel in das harnableitende System nach Punktion eines Nierenkelches) Pyelographie ermöglichen die Darstellung des harnableitenden Systems unabhängig von der Nierenfunktion (E-**4**).

2.4.3 Radiologische Diagnostik

Die **i. v. Urographie** ist wichtig für die Beurteilung der Anatomie von Nieren und Harntrakt. Die **retrograde** und **antegrade** Pyelographie ermöglichen die Darstellung des harnableitenden Systems unabhängig von der Nierenfunktion (E-**4**).

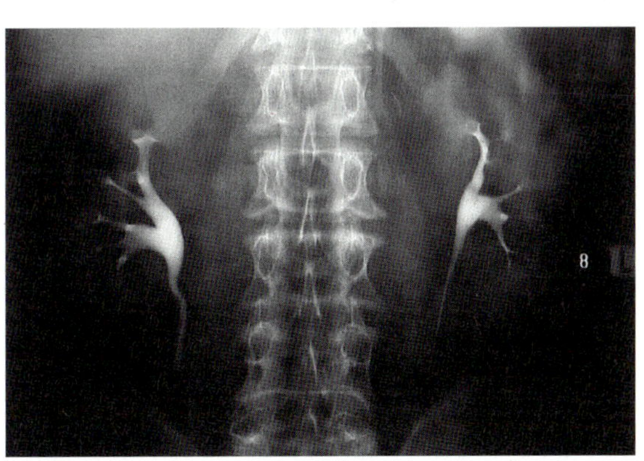

E-**4: i.v. Urographie mit Schichtaufnahme der Nierenbeckenkelchsysteme beidseits.**

Angiographische Verfahren beinhalten die **Arteriographie** (Nierenarterienstenose?) und **Venographie** (Nierenvenenthrombose?). Indikation zur perkutanen transluminalen Angioplastie (**PTA**) mit der Möglichkeit der Dilatation der Nierenarterien sind die hämodynamisch wirksame Nierenarterienstenose und Stenosen der Segmentarterienäste.

Indikation für die **Angiographie** ist z. B. der Verdacht auf Nierenarterienstenose, für die **Venographie** der V. a. Nierenvenenthrombose, für die **PTA** z. B. die hämodynamisch wirksame Nierenarterienstenose mit der Möglichkeit der Dilatation.

▶ ***Merke.*** Die retrograde Pyelographie ist bei Infekten des unteren Urogenitaltraktes kontraindiziert (Keimverschleppung in die Niere!).

◀ **Merke**

2.4.4 Computertomographie (CT) und Magnetresonanztomographie (MRT)

Indikationsstellung für CT und MRT sind die **Abklärung zystischer und solider Raumforderungen** der Niere (einfache oder sogenannte komplizierte Nierenzysten, Nierenzellkarzinom, Angiomyolipom). Die CT ist das bildgebende Verfahren der Wahl bei der Abklärung von Traumen, Konkrementen, Hydronephrosen oder entzündlichen Prozessen der Niere. Nierenabszesse können computertomographisch nicht nur diagnostiziert, sondern auch CT-gesteuert perkutan drainiert werden.

2.4.4 Computertomographie (CT) und Magnetresonanztomographie (MRT)

CT und MRT erlauben eine Beurteilung der Nieren nach Form und Lage. Die **wichtigste Indikation** für diese Untersuchungen stellt jedoch die **Abklärung zystischer und solider Raumforderungen** der Niere dar. Raumforderungen werden nach ihrer Dichte (normal sind Dichtewerte von 30 ± 10 Hounsfield-Einheiten [HE]) bzw. Signalintensität auf den Nativaufnahmen und nach Kontrastmittelinjektion beurteilt. Nierenzellkarzinome weisen im CT und in der MRT nach Kontrastmittelinjektion im Vergleich zum intakten Nierenparenchym eine geringere Dichte und Signalintensität auf. Mit der CT und MRT lassen sich Organüberschreitung eines Nierenzellkarzinoms und vergrößerte retroperitoneale Lymphknoten nachweisen. Mit beiden Untersuchungsmethoden lassen sich Angiomyolipome der Nieren (zusammengesetzt aus Fettgewebe, glatter Muskulatur und Blutgefäßen) diagnostizieren. Einfache Zysten zeigen in der CT eine glatte Wand ohne Anreicherung nach Kontrastmittelgabe. Der Zysteninhalt sollte Dichtewerte von 10–15 HE ohne Dichteanstieg nach Kontrastmittelinjektion aufweisen. MR-tomographisch sind einfache Zysten mit T1-gewichteten Spin-Echo-Sequenzen hypointens und zeigen im T2-gewichteten Bild ein homogenes hyperintenses Signal. Solide Gewebsanteile in der Zystenwand sollten ebenso fehlen wie ein Signalintensitätsanstieg nach Kontrastmittelinjektion in Zystenwand und Zysteninhalt.

Die Computertomographie ist im Rahmen der Abklärung von Traumen, Konkrementen, einer Hydronephrose, bei Verdacht auf Nierenrindennekrose oder entzündlichen Prozessen der Niere das bildgebende Verfahren der Wahl. Nierenabszesse lassen sich computertomographisch nicht nur diagnostizieren (beweisend sind Lufteinschlüsse), sondern können auch CT-gesteuert perkutan drainiert werden.

2.4.5 Szintigraphie

Neben der Bestimmung von GFR und RPF sind vor allem **Aussagen über die Symmetrie der Nierenfunktion** bei uni- und bilateralen Nierenerkrankungen sowie ein- und beidseitigem Gefäßverschluß wertvoll.

In der Diagnostik der renovaskulären Hypertonie haben verschiedene szintigraphische Techniken (^{99m}Tc-DTPA-, ^{131}J-Hippuran- und die sogenannte **Captopril-Szintigraphie** mit ^{99m}Tc-MAG_3) klinische Bedeutung erlangt.

2.4.5 Szintigraphie

Unter Verwendung verschiedener Radionuklide lassen sich basale Parameter der Nierenfunktion bestimmen. Im wesentlichen können

- die glomeruläre Filtrationsrate (GFR)
- die tubuläre Funktion und
- der renale Plasmafluß (RPF) ermittelt werden.

Wertvoll sind vor allem Aussagen über die Symmetrie der Nierenfunktion bei unilateralen (z. B. primär hypoplastische Niere, Nierenarterienstenose, Obstruktion) und bilateralen (z. B. chronische Niereninsuffizienz) Nierenerkrankungen bzw. bei Verdacht auf einseitigen oder beidseitigen Gefäßverschluß (arterielle Embolie, Venenthrombose).

Durch ^{99m}Tc-DTPA-Szintigraphie (DTPA = Diethylenetriamine Pentaacetic Acid) kann unter ACE-Blockade bei funktionell wirksamer Nierenarterienstenose durch Wegfall der Hemmwirkung von Angiotensin II auf das Vas efferens ein Abfall der glomerulären Filtrationsrate nachgewiesen werden. Alternativ steht unter ACE-Blockade die ^{131}J-Hippuran-Szintigraphie zur Verfügung, bei der Patienten mit Nierenarterienstenose eine kontinuierliche Anreicherung des Isotops in der Nierenrinde aufweisen.

In letzter Zeit hat in der Diagnostik der renovaskulären Hypertonie die sogenannte **Captopril-Szintigraphie** mit ^{99m}Tc-MAG_3 (MAG_3 = Merkaptotriazetylglycerin) vor und eine Stunde nach oraler Gabe von 25 mg (50 mg) Captopril Bedeutung erlangt. Bei einseitiger Nierenarterienstenose findet sich eine ausgeprägte parenchymale Tracerretention in Kombination mit einer deutlich verzögerten Urinaktivitätsanflutung im Nierenbeckenkelchsystem (Normalisierung der parenchymalen Nuklid-Transport-Kinetik bei MAG_3-Szintigraphie ohne Captopril). Die Sensitivität wird mit 94 % angegeben, die Spezifität mit 88 %. Falsch positive Ergebnisse sind möglich.

2.4.6 Nierenangiographie

Die **intraarterielle Angiographie** (meist über eine Punktion der Arteria femoralis) in konventioneller Technik oder als digitale Subtraktionsangiographie stellt den Goldstandard zum Nachweis eines Gefäßprozesses der Niere dar. Deshalb kann auch heute bei hochgradigem Verdacht auf Nierenarterienstenose unabhängig vom Ergebnis anderer Untersuchungen (z. B. Captopril-Szintigramm, Spiral-CT) nicht auf dieses Verfahren verzichtet werden. Dünnlumige Katheter (4-French = 1,3 mm) haben zur Senkung der Komplikationsrate beigetragen und ambulante Untersuchungen möglich gemacht. Im Rahmen der Diagnostik von Nierentumoren ist die Angiographie – früher Methode der Wahl – bis auf geringe Ausnahmen (z. B. Einzelnieren) von anderen Untersuchungsmethoden (Sonographie, CT, MRT) fast völlig verdrängt worden.

2.4.6 Nierenangiographie

Die **intraarterielle Angiographie** stellt den Goldstandard zum Nachweis eines Gefäßprozesses der Niere dar. Deshalb kann auch heute bei hochgradigem Verdacht auf Nierenarterienstenose nicht auf dieses Verfahren verzichtet werden.

2.4.7 Perkutane Nierenbiopsie

Die perkutane Nierenbiopsie (in Lokalanästhesie unter Ultraschallkontrolle) liefert wertvolle Informationen im Hinblick auf Diagnose, Therapie und Prognose renaler Erkrankungen. Die Risiken anhand 14500 Biopsien wurden in einer Übersicht 1993 wie folgt zusammengefaßt: 0,18 % Infektionen, 0,9 % Hämatome, 0,1 % AV-Fisteln, 15 % Makrohämaturie. Ein chirurgischer Eingriff war in 0,3 % der Fälle erforderlich, die Mortalität wurde mit 0,1 % angegeben.

2.4.7 Perkutane Nierenbiopsie

Die perkutane Nierenbiopsie (unter Ultraschallkontrolle) liefert wertvolle Informationen im Hinblick auf Diagnose, Therapie und Prognose renaler Erkrankungen.

> ***Merke.*** Die Indikation zur Nierenbiopsie besteht für die Differenzierung glomerulärer (Typ der Glomerulonephritis, diabetische Nephropathie, Amyloidose), tubulärer oder interstitieller Erkrankungen, ebenso zur Abklärung der Nierenfunktionsverschlechterung nach Nierentransplantation (interstitielle oder vaskuläre Abstoßung, Cyclosporin-Schaden, De-novo- oder rekurrierende Glomerulonephritis) oder für die Differenzierung aller Formen von akutem Nierenversagen ungeklärter Ätiologie.

◀ **Merke**

Der Indikationsstellung zur Nierenbiopsie geht die sonographische Untersuchung der Nieren und die subtile Harnanalytik (Proteinurie, glomeruläre Hämaturie, Analyse von Zylindern, Leukozyten, Epithelien, Erregern, Beurteilung der vaginalen Kontamination) voraus.

Cave!

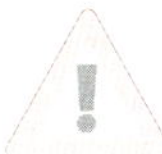
Durchführung einer intravenösen Urographie zur Abklärung einer Proteinurie.

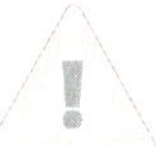
Pathologisches Urinstreifenergebnis häufig ohne weitere diagnostische Konsequenz.

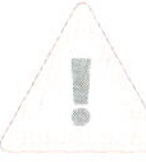
Röntgenkontrastmittelapplikation bei Risikopatienten (Diabetes mellitus + Niereninsuffizienz) ohne adäquate Flüssigkeitsgabe oder Nephroprotektion.

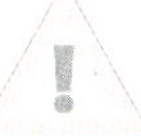
Glomeruläre Erythrozyten bei Mikrohämaturie nicht erkannt, falscher Reflex: intravenöse Urographie bzw. Urologie.

3 Hereditäre Nephropathien

3 Hereditäre Nephropathien

Von den zahlreichen hereditären Nephropathien sind nur wenige zahlenmäßig für die Nephrologie des Erwachsenenalters von Bedeutung.

3.1 Alport-Syndrom

3.1 Alport-Syndrom

Definition ▶

▶ ***Definition.*** Beim Alport-Syndrom (Syndrom der dünnen Basalmembran) handelt es sich um eine progredient verlaufende hereditäre Nephropathie mit Mikrohämaturie und Proteinurie, Innenohrschwerhörigkeit (im mittleren und hohen Frequenzbereich) und typischem Augenbefund (Netzhautveränderungen, Lentikonus anterior, Kataraktbildung).

Epidemilogie Bei 0,6 % der Dialysepatienten (♂ : ♀ = 4 : 1) ist die Grunderkrankung ein Alport-Syndrom. Es wird X-chromosomal vererbt.

Epidemiologie. Das Alport-Syndrom ist bei 1–2,5 Patienten pro Mill. Einwohner Ursache der terminalen Niereninsuffizienz. Bei 0,6% der Dialysepatienten ist die Grunderkrankung ein Alport-Syndrom. Von fünf dialysepflichtigen Patienten mit Alport-Syndrom entfallen vier auf das männliche, einer auf das weibliche Geschlecht.
Das Alport-Syndrom wird X-chromosomal vererbt, auch autosomaldominante und autosomalrezessive Erbgänge (selten) wurden beschrieben.

Ätiopathogenese Punktmutationen in Gen Xq22 der Alpha-5-Kette des Typ-IV-Kollagens (COL4A5) führen zu einer defekten Alpha-5-Kette (z. B. durch Ersatz von Cystein durch Serin wird eine wichtige Disulfidbrücke nicht ausgebildet). COL4A3 und COL4A4 werden vermindert in die glomeruläre Basalmembran eingebaut (defekte glomeruläre Basalmembran).

Ätiopathogenese. Punktmutationen im Gen (chromosomale Lokalisation Xq22) der Alpha-5-Kette des Typ-IV-Kollagens (COL4A5) führen zu einer defekten Alpha-5-Kette, z. B. durch Ersatz von Cystein durch Serin, wodurch eine wichtige Disulfidbrücke in der nichtkollagenen Domäne des Proteins nicht gebildet werden kann. Mutationen in COL4A5 führen zu einem verminderten Einbau von COL4A3 (Goodpasture-Antigen) und COL4A4 in die glomeruläre Basalmembran. Daraus resultiert eine defekte glomeruläre Basalmembran. Die Vernetzung der Polypeptidketten im Kollagengerüst der glomerulären Basalmembran ist gestört. Es bestehen ferner Alterationen der Basalmembran der Linsenkapsel und der Descemetschen Membran.

Klinik Neben Mikrohämaturie und Proteinurie bestehen Beeinträchtigungen des Hörens (Hörverlust im mittleren und hohen Frequenzbereich) und Sehens (Lentikonus anterior, Kataraktbildung, Fundus albipunctatus). Renale und extrarenale Funktionsverschlechterungen sind beim männlichen Geschlecht progredienter.

Klinik. Mikrohämaturie glomerulären Ursprungs (dysmorphe Erythrozyten, Erythrozytenzylinder) und Proteinurie gehen in der Regel der Beeinträchtigung des Hörens und Sehens voraus. Die terminale Niereninsuffizienz kann sich im jugendlichen oder erwachsenen Alter manifestieren, wobei die Erkrankung beim männlichen Geschlecht deutlich progredienter verläuft. Retinale Veränderungen, charakterisiert durch weißlich-gelb erscheinende Flecken (Fundus albipunctatus) gehen dem Rückgang der Nierenfunktion voraus. Veränderungen der Linse (Lentikonus anterior) sind besonders beim männlichen Geschlecht häufig. Entsprechend entwickelt sich bei diesen Patienten eine progrediente Kurzsichtigkeit. Die Schwerhörigkeit kann sich bereits im Kindesalter und bei noch normaler Nierenfunktion manifestieren, wiederum ist der Hörverlust (im mittleren und hohen Frequenzbereich) beim männlichen Geschlecht ausgeprägter.

Diagnostik Charakteristisch ist der **nierenbioptische Befund:** Die Lamina densa ist aufgesplittert, die glomeruläre Basalmembran dünn (< 200 nm), fakultativ sind die epithelialen Podozytenfortsätze fusioniert.

Diagnostik. Hämaturie und Proteinurie führen als Hinweis für eine renale Erkrankung über die **Nierenbiopsie** zur Diagnosestellung, wobei der lichtmikroskopische Befund des Nierengewebes unauffällig ist oder nur geringe pathologische Veränderungen aufweist. Die Diagnose wird elektronenmikroskopisch gestellt, wobei die Lamina densa aufgesplittert ist, die dünne glomeruläre Basalmembran, in der Regel < 200 nm dick (Normalbereich 304–400 nm), und fakultativ fusionierte epitheliale Podozytenfortsätze imponieren.

Therapie Eine spezifische Behandlung existiert nicht. In Abhängigkeit vom Grad der Niereninsuffizienz wird symptomatisch therapiert. Die Schwerhörigkeit läßt sich mit Hilfe eines

Therapie. Eine spezifische Behandlung für Patienten mit Alport-Syndrom existiert bislang nicht. Die symptomatische Therapie besteht in Abhängigkeit vom Grad der Niereninsuffizienz in diätetischen Maßnahmen, Korrektur der renalen Anämie mit Erythropoietin und einer konsequenten antihypertensiven Therapie. Regelmäßige augenärztliche und HNO-ärztliche Kontrollen sind nötig. Die Schwerhörigkeit der Patienten läßt sich mit Hilfe eines Hörgerätes kompensieren, spezifische Augenveränderungen (Lentikonus anterior, Kataraktbildung) lassen sich erfolgreich durch Linsenimplantation behandeln. Potentiell nephrotoxische und ototoxische Medikamente müssen vermieden werden. Im Terminalstadium der Niereninsuffizienz werden die Patienten dialysiert. Gegen eine Nierentransplantation gibt es keine Einwände, auch wenn in Einzelfällen eine Anti-GBM-Nephritis im Transplantat mit Anti-NC-1-Antikörpern (nichtkollagene Domäne der Alpha-1-Kette des Typ-IV-Kollagens) im Serum bei Alport-Patienten auftrat.

Hörgerätes kompensieren, spezifische Augenveränderungen werden erfolgreich durch Linsenimplantation behandelt. Potentiell nephrotoxische und ototoxische Medikamente müssen vermieden werden.

3.2 Polyzystische Nierendegeneration

3.2 Polyzystische Nierendegeneration

◄ **Definition**

Definition. Zystische Nierenerkrankungen lassen sich nach *Potter* wie folgt unterteilen:
- **Typ I** (infantiler Typ polyzystischer Nieren)
- **Typ II** (Nierendysplasie) (E-**5**)
- **Typ III** (adulte polyzystische Nierendegeneration)
- **Typ IV** (multiple Zysten mit Obstruktion der unteren Harnwege.

Wichtigste Manifestationsform ist die autosomaldominant vererbte adulte polyzystische Nierendegeneration (ADPKD). Der genetische Defekt ist auf dem kurzen Arm des Chromosoms 16 lokalisiert (PKD1-Lokus).

Epidemiologie. Die ADPKD ist die häufigste Manifestationsform der polyzystischen Nierendegeneration. Etwa 10–15% der Patienten mit terminaler Niereninsuffizienz leiden an einer ADPKD. Bei den meisten Patienten manifestiert sich das Terminalstadium zwischen dem 40. und 50. Lebensjahr. Eine Lebenserwartung von 80 Jahren vorausgesetzt, würde sich die ADPKD praktisch bei 100% der Patienten manifestieren.

Epidemiologie Die ADPKD ist die häufigste Manifestationsform der polyzystischen Nierendegeneration (10–15% der Patienten mit terminaler Niereninsuffizienz).

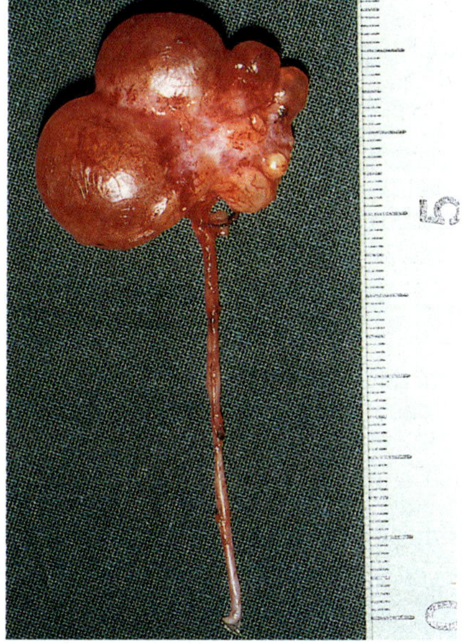

E-**5: Zystische Nierendysplasie Potter II a** (OP-Präparat).

Ätiopathogenese. Neben toxischen Ursachen bei z.B. genetisch gestörtem Stoffwechsel werden primäre Defekte der tubulären Basalmembran diskutiert. Toxische Metabolite werden für die Tubulusdilatation und Schädigung von Tubuluszellen und tubulärer Basalmembran verantwortlich gemacht. Nach Proliferation der tubulären Epithelzellen entstehen Zysten. Primäre Störungen der tubulären Basalmembran prädisponieren zur Ektasie, begünstigt durch Erhöhung des hydrostatischen Drukkes.

Ätiopathogenese Toxische Metabolite bei genetisch gestörtem Stoffwechsel werden für Tubulusdilatation und Schädigung von Tubuluszellen bzw. tubulärer Basalmembran verantwortlich gemacht. Zysten entstehen durch Proliferation von Epithelzellen.

Klinik. In den ersten zwei Lebensjahrzehnten sind die Patienten in der Regel asymptomatisch, uncharakteristische Oberbauchbeschwerden im 3. bis 4. Lebensjahrzehnt führen (vor allem bei entsprechender Familienanamnese) zur Klärung der Beschwerden (Kapselschmerz durch teilweise monströse Nierenvergrößerung, Beeinträchtigung von Nachbarorganen). Akute kolikartige Beschwerden treten bei Einblutungen in einzelne Zysten, Obstruktion durch Blutkoagel auf. Im Rahmen von Zysteninfektionen sind die Patienten durch Urosepsis gefährdet. In der Regel ist die renale Anämie bei ADPKD-Patienten wenig ausgeprägt oder fehlt völlig (Erythropoietinbildung in den Zysten). Über 70% der Patienten mit ADPKD lei-

Klinik Uncharakteristische Oberbauchbeschwerden im 3.-4. Lebensjahrzehnt führen (vor allem bei entsprechender Familienanamnese) zur Diagnose (Kapselschmerz durch Nierenvergrößerung. Beeinträchtigung von Nachbarorganen). Kolikartige Beschwerden treten bei Einblutungen in Zysten auf. Zysteninfektionen können Ursache einer Urosepsis sein. Hochdruck besteht bei über 70%.

den an einer Hypertonie (lokale Aktivierung des Renin-Angiotensin-Systems?).

Diagnostik Diagnosestellung erfolgt durch Sonographie.

Diagnostik. Die Diagnosestellung erfolgt durch abdominelle Sonographie. In der Computertomographie lassen sich bereits kleinste Zysten nachweisen.

Merke ▶

> ***Merke.*** Wichtig ist die Computertomographie zum differentialdiagnostischen Ausschluß eines Zystenkarzinoms (maligne Entartung in 1–2%).

Extrarenale Zysten finden sich in Leber, Lunge, Pankreas, Hoden oder Ovar.

Extrarenale Zysten finden sich in Leber (50%), seltener (< 10%) in Lunge, Pankreas, Hoden oder Ovarien. Bei etwa 7% findet man eine Divertikulose des Kolons. Kardiovaskuläre Mißbildungen lassen sich bei 10–40% der Patienten mit ADPKD nachweisen.

Therapie Eine spezifische Behandlung besteht nicht. Vor Nierentransplantation kann bei großen Zystennieren die Nephrektomie indiziert sein, ebenso bei Blutungen, Infektionen, Konkrementen oder Tumoren.

Therapie. Eine spezifische Behandlung besteht nicht. Im Terminalstadium werden die Patienten in der Regel problemlos hämodialysiert, die Peritonealdialysebehandlung kann bei sehr großen Zysten problematisch sein. Im Rahmen der Vorbereitung zur Nierentransplantation kann bei großen Zystennieren (Längsdurchmesser über 25 cm) aus Platzgründen die einseitige Nephrektomie indiziert sein. Nephrektomien können auch bei Zystenblutungen, Infektionen oder Konkrementen indiziert sein. Absolute Indikation zur Nephrektomie ist das Zystenkarzinom.

3.3 Markschwammniere

Sie gehört zu den medullären zystischen Nierenerkrankungen mit familiärer Häufung (ohne gesicherte Heredität).

3.3 Markschwammniere

Die Markschwammniere gehört zu den medullären zystischen Nierenerkrankungen mit familiärer Häufung (ohne gesicherte Heredität). Beeinträchtigt sind Konzentrationsfähigkeit der Niere und Azidifizierung des Harns. Eine Nephrokalzinose besteht in > 50% der Fälle.

3.4 Nephronophthise

Es handelt sich um eine zunächst fokale, später diffus sklerosierende tubulointerstitielle Nephropathie, die überwiegend autosomaldominant vererbt wird. Störungen des renalen Konzentrationsvermögens u. a. tubuläre Läsionen manifestieren sich im Erwachsenenalter. Extrarenale Manifestationen kommen vor (Augen, Leber, ZNS).

3.4 Nephronophthise

Bei der familiären juvenilen Nephronophthise handelt es sich um eine zunächst fokale, später diffus sklerosierende tubulointerstitielle Nephropathie, die überwiegend autosomaldominant vererbt wird. Die Manifestation der Erkrankung fällt vorwiegend ins Erwachsenenalter, wobei Störungen des renalen Konzentrationsvermögens und andere tubuläre Läsionen (Aminoazidurie, Natriumverlust, Kaliumverlust, Azidifizierungsdefekt) dominieren. Extrarenale Manifestationen betreffen Augen (Retinitis pigmentosa), Leber (Fibrose), Skelettsystem (Dysostosen) oder zerebrale Störungen (Epilepsie, mentale Retardierung).

3.5 Zystinose

Definition ▶

3.5 Zystinose

> ***Definition.*** Bei der Zystinose handelt es sich um eine autosomal-rezessiv vererbte generalisierte Zystineinlagerung (insbesondere in die Niere). Eine infantile nephropathische Form mit schweren tubulären Störungen im Säuglings- oder Kleinkindesalter wird von einer Adoleszenten-Form mit Proteinurie und fokal-segmentaler Glomerulosklerose unterschieden.

Epidemiologie Die infantile nephropathische Form (1 : 70000) betrifft 5% der dialysepflichtigen Kinder.

Epidemiologie. Die infantile nephropathische Form der Zystinose hat eine Häufigkeit von 1 : 70000. Etwa 5% der Kinder mit terminaler Niereninsuffizienz leiden an der Zystinose. Zahlenmäßig spielt die Adoleszenten-Form keine Rolle.

Ätiopathogenese. Nach lysosomaler Produktion kommt es zu einer intrazellulären (intralysosomalen) Akkumulation von Zystin durch eine ungeklärte Transportstörung. Es resultieren multiple Organfunktionsstörungen, vor allem aber Störungen des tubulären Energiestoffwechsels.

Ätiopathogenese Die intrazelluläre (intralysosomale) Akkumulation von Zystin ist durch eine Transportstörung bedingt.

Klinik. Entgleisungen des Elektrolyt-, Säure-Basen- und Wasserhaushaltes (Dehydratation) dominieren neben Wachstumsretardierung und Rachitis.

Klinik Entgleisungen des Elektrolyt-, Säure-Basen-, Wasserhaushaltes dominieren neben Wachstumsretardierung.

Diagnostik. Der Nachweis kornealer Kristalleinlagerungen mit der Spaltlampe sowie einer erhöhten Zystinkonzentration in peripheren Leukozyten ist diagnoseweisend.

Diagnostik Korneale Kristalleinlagerungen und erhöhte Zystinkonzentration in Leukozyten sind diagnoseweisend.

Therapie. Nierenfunktionseinschränkung und Wachstumsretardierung lassen sich durch eine frühzeitige Therapie mit Zysteamin oder Phosphozysteamin (limitierte Compliance durch Nebenwirkungen und unangenehmen Geruch des Präparates) günstig beeinflussen. Darüber hinaus bedarf es einer subtilen Überwachung und Korrektur von Entgleisungen des Elektrolyt- und Säure-Basen-Haushaltes. Eine frühzeitige Therapie mit Wachstumshormonen wird empfohlen. Im Terminalstadium der Erkrankung (bei der infantilen nephropathischen Form meist im 8.-9. Lebensjahr) wird die Nierentransplantation propagiert, da kein Rezidiv der tubulären Störungen beobachtet wird, wohl aber extrarenale Komplikationen mit den Jahren das Krankheitsbild bestimmen.

Therapie Eine frühzeitige Therapie mit Zysteamin oder Phosphozysteamin beeinflussen Nierenfunktionseinschränkung und Wachstumsretardierung günstig. Eine Therapie mit Wachstumshormon wird empfohlen.

4 Nephrolithiasis

4 Nephrotlithiasis

▶ ***Definition.*** Harnsteine werden in Niere und ableitenden Harnwegen gebildet. Ihre Größe schwankt zwischen weniger als einem Millimeter und mehreren Zentimetern (Nierenbeckenausgußsteine). Harnsteine bestehen zu 95–98% aus Kristallen, zu 2–5% auch hochmolekularen organischen Verbindungen (Steinmatrix).

◀ **Definition**

Ätiopathogenese. Initialschritt der Steinbildung ist die Übersättigung, d. h. ein **Überschreiten des Löslichkeitsproduktes der steinbildenden Substanzen** Kalziumoxalat, Kalziumphosphat, Magnesiumammoniumphosphat (Struvit), Harnsäure oder Cystin. Tritt trotz Anwesenheit von Kristallinhibitoren (Zitrat, Diphosphonate, Pyrophosphate, saure Mukopolysaccharide) im Urin eine Nukleation (initiale Kristallbildung) auf, spricht man vom »metastabilen Bereich der Übersättigung«. Abhängig ist das Erreichen des Aktivitätsproduktes von der Konzentration lithogener Substanzen, vom Urin-pH und der Ionenstärke. Weitere Schritte der Steinbildung betreffen das Kristallwachstum und die Aggregation von Kristallen. Risikofaktoren bei Nephrolithiasis sind die familiäre Disposition, Lebens- und Ernährungsgewohnheiten (Bewegungsmangel, unzureichende Flüssigkeitszufuhr, Überkonsum), Medikamente (Kalzium, Vitamin C, Vitamin-D-Therapie). Prädisponierende Faktoren schließen Gicht, Diabetes mellitus, renale Erkrankungen, Hyperparathyreoidismus oder Malignome ein.

Ätiopathogenese Initialschritt ist die **Übersättigung des Harns mit steinbildenden Substanzen.** Trotz Anwesenheit von Kristallinhibitoren im Urin wird die Nukleation (Kristallbildung) initiiert. Risikofaktoren sind familiäre Disposition, Lebens- und Ernährungsgewohnheiten, Medikamente. Prädisponierende Faktoren sind Gicht, Diabetes mellitus, renale Erkrankungen, Hyperparathyreoidismus oder Malignome.

Klinik. **Nichtobstruierende Harnsteine** (Konkremente in Nierenbecken, Nierenkelchen, Kelchnischen) **sind häufig asymptomatisch** und werden in der Regel zufällig bei sonographischen Kontrollen oder Röntgenaufnahmen des Abdomens entdeckt (◘ E-**6**). **Führen Nierensteine zur Obstruktion**, so ist die dadurch ausgelöste **Steinkolik** ein dramatisches Ereignis, das mit starken Schmerzen und **Hämaturie** einhergeht, begleitet von Allgemeinsymptomen wie Übelkeit, Erbrechen, Bauchschmerzen (durch Peritonealreizung), Flankenschmerzen, Schmerzausstrahlung in die Genitalien und Ober-

Klinik **Nichtobstruierende Harnsteine sind häufig asymptomatisch** (Diagnose bei Routinekontrollen), **obstruierende Harnkonkremente lösen Koliken mit Hämaturie** und teilweise schweren Allgemeinsymptomen aus (◘ E-**6**).

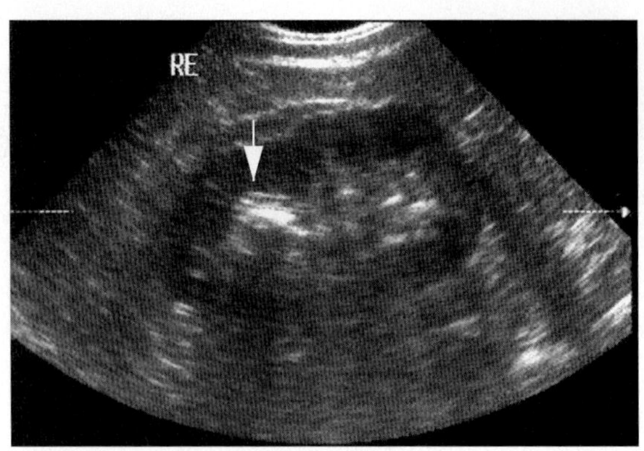

E-6: **Sonographie Nierenstein.** Typischer heller Steinreflex (→) bei einem Kelchstein. Dahinter ist der Schallschatten zu erkennen. Zum sicheren Steinnachweis wird immer auch in zweiter Ebene geschallt.

schenkelinnenseiten. Eine Makrohämaturie läßt sich nach Durchtritt des Steines durch die Harnröhre beobachten.

Diagnostik Für die richtige Therapie ist die zuverlässige Steinanalytik wichtig. Folgende Steinklassen werden unterschieden: Kalziumsteine, Infektsteine, Harnsäuresteine, Zystinsteine und seltene Steine.

Diagnostik. Wichtig ist eine zuverlässige Steinanalytik, um die richtige Therapie einleiten zu können. Im wesentlichen werden folgende Steinklassen unterschieden:

- Kalziumsteine
- Infektsteine
- Harnsäuresteine
- Zystinsteine
- seltene Steine.

Der Nachweis von Whewellit ist häufig mit einem Inhibitormangel (z. B. Citrat) assoziiert, Weddellit mit Hyperkalziurie und primärem HPT. Apatit entsteht gehäuft bei primärem HPT oder renal-tubulärer Azidose. Brushit deutet auf ein Abflußhindernis distal des Ortes der Steingenese hin, Struvit auf einen Harnwegsinfekt mit harnstoffspaltenden Bakterien. Uratsteine bilden sich bei harnsaurer Diathese, urodynamischen Störungen oder Diabetes mellitus. Zystin, Xanthin oder 2,8-Dihydroxyadenin gelten als pathognomonisch für Enzymdefekte.

Die Differenzierung der Kalziumoxalate in das Monohydrat (Whewellit) und Dihydrat (Weddellit) ist wichtig, da der Whewellit häufig mit einem Inhibitormangel (vor allem Zitrat) assoziiert ist, während weddellitreiche Harnsteine auf eine Hyperkalziurie und primären Hyperparathyreoidismus (HPT) hinweisen, außerdem auch häufiger rezidivieren. Harnsteine aus Apatit (Kalziumphosphat) entstehen gehäuft bei primärem Hyperparathyreoidismus oder renal-tubulärer Azidose. Deutet Brushit in Harnsteinen fast immer auf ein Abflußhindernis distal des Ortes der Steingenese hin, so gilt Struvit (Magnesiumammoniumphosphat) diagnoseweisend für einen Harnwegsinfekt mit ureaseproduzierenden Bakterien (Proteus mirabilis, Klebsiellen, Pseudomonas). Harnsäure- und Uratsteine bilden sich bei harnsaurer Diathese, urodynamischen Störungen oder Diabetes mellitus. Der Nachweis von Zystin, Xanthin oder 2,8-Dihydroxyadenin gilt als pathognomonisch für die Enzymdefekte Zystinurie, Xanthinoxidasemangel oder Adeninphosphoribosyltransferasemangel.

Bei Erstmanifestation erfolgt die Bestimmung von Kalzium, Phosphat, Kreatinin, Harnsäure, Urin-pH, Urinstatus, -sediment, die mikrobiologische Untersuchung des Harns, Sonographie, Ausscheidungsurogramm, bei Rezidivsteinen ergänzend PTH sowie lithogene und inhibitorische Substanzen im 24-h-Urin.

Die Häufigkeit wichtiger Harnsteine zeigt E-2.

Bei Erstmanifestation eines Harnsteines erfolgt die Bestimmung von Serumkalzium, -phosphat, -kreatinin, -harnsäure, Urin-pH, Urinstatus und -sediment, die mikrobiologische Untersuchung des Harns sowie die Durchführung von Sonographie und Ausscheidungsurogramm (Ausschluß von Anomalien). Bei Rezidivsteinen erfolgt ergänzend die Bestimmung von Parathormon, Säure-Basen-Status, lithogenen und inhibitorischen Substanzen in 24-h-Urin, Nachweis bzw. Ausschluß einer renal-tubulären Azidose, Analyse des 24-Stunden-Sammelurins unter Standardkost bzw. unter Belastung mit Kalzium, Purin und Oxalat.
Die Häufigkeit wichtiger Harnsteine zeigt E-**2**.

E-2: Zusammensetzung und Häufigkeit wichtiger Harnsteine

Zusammensetzung	Mineralogische Bezeichnung	Häufigkeit	
Kalzium-Steine:	▷ Kalziumoxalat-Monohydrat ▷ Kalziumoxalat-Dihydrat ▷ Kalziumphosphat	▷ Whewellit ▷ Weddellit	65 %
		▷ Hydroxylapatit ▷ Carbonatapatit ▷ Brushit	9 %
Kalziumfreie Steine:	▷ Harnsäure ▷ Magnesiumammoniumphosphat ▷ Zystin	▷ Harnsäure ▷ Struvit ▷ Zystin	15 % 10 % 1 %

Therapie. Bei erstmaligem Auftreten eines Kalziumsteines ist, unauffälliges Labor und Röntgen vorausgesetzt, eine reichliche Flüssigkeitszufuhr Therapie der Wahl. Bei Steinrezidiven ist eine Langzeitbehandlung mit einem Alkalizitratpräparat indiziert. Hyperkalziurien bedürfen ebenso einer Therapie (z.B. Parathyreoidektomie, Thiazidtherapie) wie Hyperurikosurien (diätetische oder medikamentöse Harnsäuresenkung) oder Harnwegsinfekte mit harnstoffspaltenden Bakterien (konsequente antibiotische Sanierung). Der Stellenwert diätetischer Einschränkungen ist umstritten.

Therapie Beim erstmaligen Auftreten eines Kalziumsteines ist reichliche Flüssigkeitszufuhr, bei Steinrezidiven eine Therapie mit Alkalizitrat indiziert. Hyperkalziurien, Hyperurikosurien oder Harnwegsinfekte bedürfen der spezifischen Behandlung.

Die relativ problemlose Möglichkeit der Steinentfernung mit der extrakorporalen **Stoßwellenlithotripsie (ESWL)** läßt gegenwärtig noch Langzeitergebnisse im Hinblick auf Spät- bzw. Folgeschäden der Nieren offen. Bei perkutaner Steinentfernung ergibt sich durch den direkten Zugang zum Nierenhohlraumsystem die Möglichkeit der lokalen Chemolitholyse von Restkonkrementen bei Zystin-, Infekt- und Harnsäuresteinen.

Relativ problemlos ist die Steinentfernung mittels ESWL, offen sind mögliche Spät- bzw. Folgeschäden der Niere. Bei perkutaner Steinentfernung ergibt sich die Möglichkeit der lokalen Chemolitholyse.

S Synopsis E-**5: Schema extrakorporale Stoßwellenlithotripsie (ESWL)**

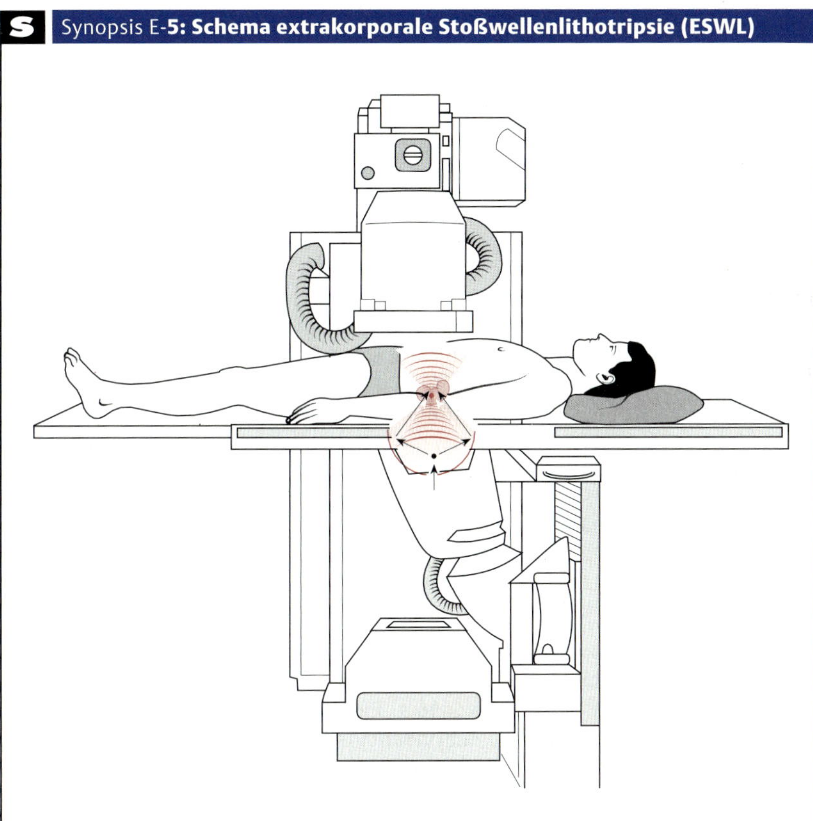

Typischer Aufbau eines Lithotriptors neuerer Generation. Die Basis enthält Energiequelle und Ultraschallwandler, wobei im Wandlerbecken neben dem Röntgendetektor zusätzlich eine Ultraschallortungssonde integriert sein kann. Das Dach der Basis bildet eine Liegefläche, auf welcher der Patient gelagert wird. Die Röntgenröhre ragt C-bogenförmig über den Patienten und kann fußwärts gekippt werden. Somit erhält man mit zwei Einstellungskorrekturen alle drei Raumkoordinaten, um den Stein exakt fokussieren zu können. Beide Ortungssysteme können über Bildschirme auch während der Behandlung beobachtet und kontrolliert werden. Prinzipiell sind alle schattengebenden Steine des oberen Harntraktes, außer den Uretersteinen in Knochendeckung (Sakroiliakalgelenk), der ESWL-Behandlung zugänglich, im distalen Ureterbereich jedoch mit eingeschränkter Erfolgsrate wegen des den Stein umschließenden knöchernen Beckens, das energieabsorbierend wirkt. Nichtschattengebende Steine können nur mittels Ultraschall geortet werden (s. ◘ E-**6**) bzw. indirekt im Röntgen unter Kontrastmittelapplikation.

5 Interstitielle Nephritis

Definition ▶

▶ ***Definition.*** Bei der interstitiellen Nephritis handelt es sich um eine doppelseitige hämatogene eitrige oder nichteitrige Entzündung der Strukturen des Interstitiums.

Unterteilung:
- akute interstitielle Nephritis (IN) (Hypersensitivitätsreaktion)
- chronische abakterielle interstitielle Nephritis (z. B. Analgetika)
- bakterielle interstitielle Nephritis.

Interstitielle Nephritiden lassen sich unterteilen in
- eine akute interstitielle Nephritis (Hypersensitivitätsreaktion) durch verschiedene Medikamente (allergische Reaktion)
- eine chronische abakterielle interstitielle Nephritis (z. B. Analgetikanephropathie)
- eine bakterielle interstitielle Nephritis (Pyelonephritis).

5.1 Analgetika-Nephropathie

Definition ▶

▶ ***Definition.*** Die Analgetika-Nephropathie wird als chronische interstitielle Nephritis definiert, die bei langjährigem Analgetikaabusus (vorwiegend Einnahme von Mischpräparaten verschiedener Analgetika in Kombination mit Koffein, Kodein oder Barbiturat) langsam progredient, meist in der 5. oder 6. Lebensdekade, zur terminalen Niereninsuffizienz führen kann.

Epidemiologie Patienten mit terminaler Niereninsuffizienz auf dem Boden eines Analgetikaabusus repräsentieren in der Schweiz 21 %, in Belgien 16 %, in Österreich 8 % und in Deutschland 6 % der Hämodialysepatienten (1990). Die Zahlen des Analgetikaabusus liegen deutlich höher, da nicht jeder Patient eine terminale Niereninsuffizienz erleidet bzw. erlebt.

Epidemiologie. Das europäische Dialyse- und Transplantationsregister wies 1990 etwa 3 % Hämodialysepatienten mit terminaler Niereninsuffizienz auf dem Boden eines Analgetikaabusus auf. Die Zahlen sind für westeuropäische Länder stark unterschiedlich: 21 % in der Schweiz, 16 % in Belgien, 8 % in Österreich, 6 % in der Bundesrepublik Deutschland, < 2 % in Frankreich, Italien, Spanien, Großbritannien oder Schweden, wobei die Dunkelziffer teilweise deutlich höher liegen dürfte (Einnahme von Kombinationspräparaten bei Analgetikaabusus in Österreich und Deutschland 47 %, in Frankreich 1 %). Der Ersatz von Phenacetin durch andere Analgetika in Kombinationspräparaten hat beispielsweise in Australien und Belgien nicht zu einem Rückgang der Inzidenz der Analgetikanephropathie bei Abusus geführt, wohl aber in Schweden von > 20 % auf < 2 % durch Analgetikamonotherapie.

Merke ▶

▶ ***Merke.*** Dies bedeutet nicht, daß Monotherapien mit z. B. Paracetamol (identisches nephrotoxisches Endprodukt wie bei Phenacetin, N-Acetyl-p-Aminophenol), Acetylsalicylsäure) oder nichtsteroidalen Antirheumatika hinsichtlich der potentiellen Nierenschädigung unbedenklich sind.

Unter Langzeit-Einnahme nichtsteroidaler Antiphlogistika kann es zu einer deutlichen Einschränkung der Nierenfunktion kommen.

Unter Einnahme nichtsteroidaler Antiphlogistika (1000–26 000 Kapseln über einen Zeitraum von 2–25 Jahren) ließ sich bei bis zu 60 % der Patienten eine teilweise deutliche Einschränkung der Nierenfunktion nachweisen.

Klinik Am Beginn der Erkrankung sind klinische Symptome uncharakteristisch. Mit Fortschreiten der Niereninsuffizienz entwickelt sich eine azotämische bzw. urämische Symptomatik. Begleitend dominieren überproportional schwere Anämie, koronare Herzkrankheit, Hochdruck, rekurrente Harnwegsinfektionen, gastrointestinale Symptome (Magen- und Duodenalulzera), Kopfschmerzen. Die Patienten (weibliches Geschlecht überwiegt eindeutig) sind häufig psychisch alteriert, vorgealtert und **durch**

Klinik. Am Beginn der Erkrankung sind die Patienten wenig symptomatisch, in fortgeschrittenem Stadium manifestieren sich
- eine langsam progrediente Niereninsuffizienz mit Symptomen der Azotämie und schließlich Urämie
- eine multifaktorielle Anämie, die ausgeprägter ist als es dem Grad der Niereninsuffizienz entspricht (Sulf- und Methämoglobinbildung durch den Phenacetin-Metaboliten p-Phenetidin; toxische Hämolyse; gastrointestinale Blutung; Analgetika und Antirheumatika hemmen die Erythropoietinbildung)
- kolikartige Schmerzen durch abgehende Papillen mit Makrohämaturie
- eine koronare Herzerkrankung durch begleitende Fettstoffwechselstörung und Hypertonie

- eine renoparenchymatöse und renovaskuläre (arteriosklerotische Plaques) Hypertonie
- eine Natriumdepletion durch überproportionale distal-tubuläre Natriumverluste
- rekurrierende Infekte des Harntraktes
- eine sterile Pyurie, tubuläre Proteinurie
- gastrointestinale Symptome (Magen- und Duodenalulzera) vorwiegend durch den Salicylatanteil
- hartnäckige Kopfschmerzen
- ein vorgealtertes Aussehen
- **Malignome im Bereich des Harntraktes (halbjährliche urologische Kontrollen: Harnzytologie, Sonographie)**
- psychische Auffälligkeiten.

Malignome des Harntraktes gefährdet (halbjährliche urologische Kontrollen).

> ***Merke.*** Wegen der Vielzahl charakteristischer Symptome und Organbefunde bei Analgetikaabusus (häufig auch assoziiert mit Laxanzienabusus) spricht man treffend von **Analgetika-Syndrom**

◄ **Merke**

Ätiopathogenese. Der exakte Mechanismus der Analgetika-Nephropathie ist ungeklärt. Die Erkrankung ist charakterisiert durch eine **Sklerosierung der Kapillargefäße** im Bereich des Nierenbeckens und der Uretermukosa, durch **Papillennekrosen und -verkalkungen**, eine langsam progrediente **interstitielle Fibrosierung**, eine progrediente **kortikale Atrophie** mit Hypertrophie verbliebener Nephrone sowie unspezifische glomeruläre Veränderungen. Prädilektionsstelle der möglichen Schädigung durch Analgetika sind **distale Tubulusabschnitte**. Im Rahmen des Gegenstromprinzips kommt es zur Akkumulation von Analgetika und nichtsteroidalen Antiphlogistika in der Medulla mit lokal toxischer Wirkung bzw. medullärer Ischämie infolge Hemmung der Prostaglandinsynthese (Begünstigung durch Dehydratation). Reaktive Metaboliten, ein lokaler Mangel an Glutathion und ein Verlust essentieller Matrixbestandteile (Proteo- und Glykosaminoglykane) begünstigen die Entwicklung der Papillennekrose, der renal-tubulären Obstruktion in der nun nekrotischen Medulla und schließlich der kortikalen Atrophie mit histologischen Veränderungen im Sinne einer **chronischen interstitiellen Nephritis**. Die Analgetika-Nephropathie entwickelt sich nach langjährigem Abusus (> 10 Jahre) ohne strenge Korrelation zur eingenommenen Dosis (z.B. 1–10 kg Phenacetin).

Ätiopathogenese Die Analgetika-Nephropathie ist charakterisiert durch **Sklerosierung der Kapillargefäße** (Nierenbecken, Uretermukosa), durch **Papillennekrosen** und **-verkalkungen, interstitielle Fibrosierung, kortikale Atrophie** und unspezifische glomeruläre Veränderungen. Analgetika wirken durch Akkumulation in der Medulla (Gegenstromprinzip) lokal toxisch bzw. induzieren durch Prostaglandinsynthesehemmung eine medulläre Ischämie.
Die **chronische interstitielle Nephritis** entwickelt sich bei langjährigem Abusus ohne strenge Korrelation zur eingenommenen Dosis.

Diagnostik. Auf die Anamnese der Patienten ist bei Analgetikaabusus häufig wenig Verlaß, da der Analgetikakonsum negiert oder bagatellisiert wird. Als charakteristisches Kriterium findet man unter Phenacetineinnahme den Hauptmetaboliten **N-Acetyl-p-Aminophenol** (NAPAP) im Harn. Sonographisch sind die Nieren verkleinert, die Konturen höckerig. Der Nachweis von **Papillenverkalkungen** ist für die Analgetikanephropathie typisch (**E-7**). Befunde wie sterile Pyurie, rekurrierende Infektionen des Harntrakts oder überproportional schwere Anämie in Relation zur Nierenfunktion können diagnoseweisend sein.
Differentialdiagnostisch sind andere Formen chronisch interstitieller Nephritiden, z.B. **Balkannephritis** (endemisch auftretende chronische interstitielle Nephritis in Bulgarien, Rumänien und ehemaligem Jugoslawien ohne geklärte Ätiopathogenese), Strahlennephritis oder Nephropathie bei Sichelzellanämie (im Rahmen der Systembeteiligung mit Hyposthenurie, Hyponatriämie, Hämaturie) auszuschließen.

Diagnostik Der Analgetikakonsum wird häufig negiert, bei Phenacetinabusus gelingt der Nachweis von **N-Acetyl-p-Aminophenol** (NAPAP) im Harn. Sonographisch sind die Nieren verkleinert, die Konturen höckerig. Charakteristisch ist der Nachweis von **Papillenverkalkungen (E-7)**.

Befunde wie sterile Pyurie, rekurrierende Infekte des Harntraktes oder überproportional schwere Anämie in Relation zur Nierenfunktion können ein Hinweis sein.
Differentialdiagnose: Balkannephritis, Strahlennephritis u. a.

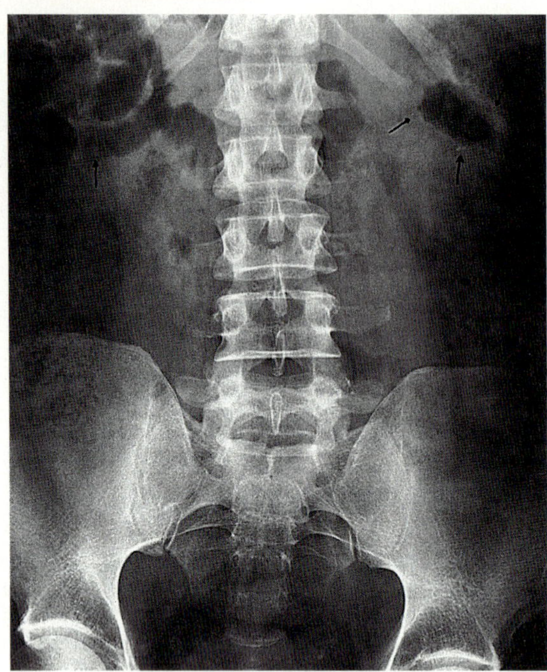

a Nierenleeraufnahme: Normal gelegene, normal große Nieren. Multiple, bilaterale, wenige Millimeter große Verkalkungen in Projektion auf beide Nierenschatten.

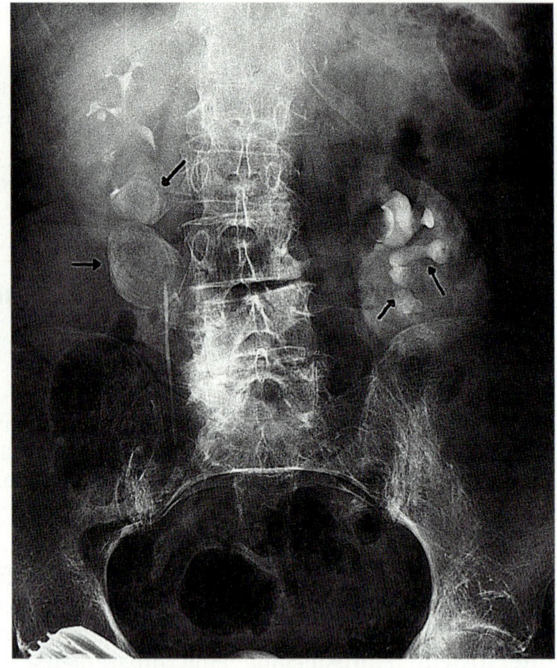

b i.v.-Urographie. Übersichtsaufnahme 20 min nach Kontrastmittelgabe. Deutlich deformierte Kelche links (→), teils in Form von keulenförmigen Veränderungen. Die Verkalkungen liegen teilweise in den Kelchen, verkalkten Papillennekrosen entsprechend. Normaler Befund rechts, die verschiedenen Verschattungen rechts entsprechen Gallensteinen (→).

E-7 a, b: Leeraufnahme und i.v.-Urographie einer Patientin mit Phenacetin-Niere.

Therapie Der Verzicht auf Phenacetin, das Absetzen von Kombinationspräparaten und die Abgabe von Kleinpackungen können zu einem Sistieren renaler und extrarenaler Komplikationen beitragen. Schwere der Niereninsuffizienz und Ausmaß extrarenaler Komplikationen bestimmen weitere Therapiemaßnahmen.

Therapie. Seit Kenntnis des Problems Analgetika-Nephropathie hat die konsequente Aufklärung der Patienten, der Verzicht auf Phenacetin, das Absetzen von analgetischen Kombinationspräparaten und die Abgabe von Kleinpackungen vielfach zu einem Sistieren der Erkrankung bzw. zu einem Rückgang der Neuerkrankungen geführt. Der Vorteil einer Analgetikamonotherapie dürfte in einem bestimmungsgemäßen Einsatz dieser Präparate und damit in einer kumulativ niedrigeren Dosierung liegen (z. B. Einnahme von koffeinhaltigen Kombinationspräparaten gegen Übermüdung. Einnahme von barbiturathaltigen Kombinationspräparaten zur additiven Sedierung. Einnahme von Phenacetin wegen dessen euphorisierender Wirkung). Weitere Therapiemaßnahmen richten sich nach Ausmaß der Niereninsuffizienz und extrarenaler Komplikationen.

Merke ▶

Merke. Patienten mit Analgetika-Nephropathie (Analgetika-Syndrom) sterben signifikant häufiger an kardiovaskulären Komplikationen. Analgetikaassoziierte uroepitheliale Tumoren (Relation Blasentumoren zu Nierenbeckentumoren 1 : 11, ohne Analgetikaabusus 15 : 1) sind ein weiterer Risikofaktor für Analgetikaabuser. Maligne Tumoren des Harntraktes sind bei Abusern etwa 13mal häufiger als bei Nichtabusern (Nierenbeckenkarzinome 77mal, Ureterkarzinome 89mal und Blasenkarzinome 7mal häufiger).

Potenziert wird die **kanzerogene Wirkung** des Phenacetins durch Nikotin- und Koffeinabusus sowie durch immunsuppressive Medikamente nach Nierentransplantation.

Diese **kanzerogene Wirkung des Phenacetins** soll durch Nikotin-und Koffeinabusus potenziert werden. Ein karzinogenes Risiko besteht auch für Paracetamol und vermutlich für andere Analgetika. Verschiedene Autoren fordern daher ein Tumorvorsorgeprogramm für Phenacetinabuser bzw. die prophylaktische bilaterale Nephrektomie und Ureterektomie mit vierteljährlicher zytologischer Untersuchung der Blasenspülflüssigkeit nach erfolgreicher Nierentransplantation (Potenzierung des Malignomrisikos durch immunsuppressive Pharmaka).

Klinischer Fall

Bei einer 64jährigen Patientin wurden zwischen 1977 und 1987 nach jahrelangem Analgetikaabusus (Phenacetin, Analgetikakombinationen) 7malig transurethrale Blasenpapillom-Resektionen und zweimalig partielle Tumorresektionen durchgeführt. Schließlich wurde die Patientin wegen eines Urothelkarzinoms der Blase 1991 zystektomiert und ein Ileum-Conduit angelegt. Bereits zu diesem Zeitpunkt war die Patientin terminal niereninsuffizient und wurde 3mal wöchentlich hämodialysiert (Harnmenge etwa 20–50 ml/Tag). Indikation zur Anlage des Ileum-Conduits war die Vorbereitung für eine mögliche Nierentransplantation.
Als Begleiterkrankungen bestanden zu diesem Zeitpunkt eine arterielle Hypertonie, eine ausgeprägte, früher multransfundierte, inzwischen Erythropoietin-therapierte multifaktorielle Anämie sowie eine koronare Herzkrankheit bei Dreigefäßerkrankung (Katheterdilatation 1988). Der Analgetikakonsum wurde in reduzierter Dosierung von seiten der Patientin weitergeführt. Schließlich erfolgte wegen eines Urothelkarzinoms des Nierenbeckens bds. die bilaterale Nephrektomie und Ureterektomie. 1992 wurde die Patientin erneut wegen neu aufgetretener Unterbauchschmerzen stationär aufgenommen. Ursächlich fand sich dafür ein retropubisch gelegenes Tumorrezidiv, das palliativ bestrahlt wurde. In der Folge traten Pleuraergüsse bds. auf (Nachweis von Tumorzellen im Punktat), ferner sonographisch wie computertomographisch gesicherte multiple Rundherde in der Leber. Die Patientin verstarb fünf Wochen später.

5.2 Harnwegsinfektionen einschließlich Pyelonephritis

5.2 Harnwegsinfektionen einschließlich Pyelonephritis

Definition. Harnwegsinfekte lassen sich unterteilen in **untere** (lokalisiert auf die Blase oder Urethra) und **obere** (lokalisiert auf eine oder beide Nieren) **Infektionen des Harntrakts.**
Klinisch ist eine Trennung in einen **asymptomatischen** (symptomlose Bakteriurie) und einen **symptomatischen** (Dysurie, Pollakisurie) sowie **komplizierten** (z. B. bei Anomalien des Harntraktes) Harnwegsinfekt ebenso sinnvoll wie die Unterteilung in eine **akute Pyelonephritis** (akute bakterielle interstitielle Nephritis) oder **chronische Pyelonephritis** mit Narbenbildung und Parenchymschwund.

◀ **Definition**

Epidemiologie. **Harnwegsinfektionen gehören zu den häufigsten Erkrankungen überhaupt.** Betroffen ist jedes Lebensalter, wobei im Säuglingsalter das männliche Geschlecht (urogenitale Mißbildungen doppelt so häufig), zwischen dem 3. und 60. Lebensjahr eindeutig das weibliche Geschlecht (> 10 : 1) mit besonderer Infektionshäufigkeit nach der Pubertät, in der Schwangerschaft (Prädisposition für aszendierende Infektionen durch tonogene Dilatation des Nierenbeckenkelchsystems) und in den Jahren maximaler sexueller Aktivität (»Honeymoon-Zystitis«) dominiert. Nach dem 60. Lebensjahr sind Harnwegsinfekte beim weiblichen und männlichen Geschlecht (Retention von Harn durch Prostatavergrößerung) etwa gleich häufig. Zahlen von 1989 belegen, daß in den USA jährlich für die Diagnostik und Therapie unkomplizierter Harnwegsinfekte 1 Milliarde Dollar ausgegeben werden und jährlich etwa 100 000 Frauen wegen hochfieberhaften Harnwegsinfektionen im Mittel 5–7 Tage hospitalisiert werden.

Epidemiologie **Harnwegsinfektionen gehören zu den häufigsten Erkrankungen**, wobei im Säuglingsalter das männliche, dann bis zum 60. Lebensjahr das weibliche Geschlecht mit Häufigkeitsgipfel zwischen dem 3. und 6. Lebensjahr, nach der Pubertät, während der Schwangerschaft und in Zeiten maximaler sexueller Aktivität (»Honeymoon-Zystitis«) dominiert. Nach dem 60. Lebensjahr sind Harnwegsinfekte bei beiden Geschlechtern etwa gleich häufig.

Ätiopathogenese. Häufige **gramnegative Erreger** sind Escherichia coli (mit > 50% häufigster Erreger von Harnwegsinfektionen), Klebsiella, Proteus, Pseudomonas und Serratia. Häufige **grampositive Erreger** sind Enterokokken (Streptococcus faecalis) und Staphylococcus saprophyticus (in 20–30% Erreger von Harnwegsinfektionen bei jungen Frauen). Als **atypische Erreger** kommen Chlamydien, Mykoplasmen, Pilze (vor allem Candida-Spezies), Viren (Cytomegalie-Virus bei Immunsupprimierten), Mycobacterium tuberculosis, bei Männern Trichomonas vaginalis, Gardnerella vaginalis sowie Haemophilus influenzae in Frage. Beim weiblichen Geschlecht besiedeln coliforme Erreger der Perianalregion den Introitus vaginae, die Harnröhrenöffnung und gelangen über die kurze Harnröhre (3–4 cm) in die Blase. Daher reicht das Spektrum der Harnwegsinfektionen von der Urethritis bis zur Pyelonephritis. Beim männlichen Geschlecht werden Harnwegsinfektionen durch Steine, Blasentumoren, Urethrastriktur, Blasenkatheter, Instrumenta-

Ätiopathogenese Häufige **gramnegative Erreger** sind E. coli, Klebsiella, Proteus, Pseudomonas, Serratia. Häufige **grampositive Erreger** sind Enterokokken (S. faecalis), S. saprophyticus (aufgrund seiner Virulenzeigenschaften Erreger akuter Zystitiden und Pyelonephritiden bei jungen Frauen). **Atypische Erreger** sind Chlamydien, Mykoplasmen, Pilze, Viren, Parasiten. Die kurze Harnröhre begünstigt Harnwegsinfekte beim weiblichen Geschlecht (Keimaszension).

Von besonderer Bedeutung sind (lokale) Abwehrmechanismen des Wirtes sowie Pathogenitätseigenschaften (Virulenzmerkmale) uropathogener Mikroorganismen. **Pathogenitätsmerkmale** schließen Hämolysine, Adhäsine oder Kapselantigene ebenso ein wie invasive Eigenschaften (Eindringen der Mikroorganismen in uroepitheliale Zellen). Für Adhärenzorgane (Fimbrien, nichtfimbrielle Strukturen) harnpathogener Keime existieren entsprechende spezifische Rezeptoren auf uroepithelialen Zellen.

tion (im Rahmen der urologischen Diagnostik) oder inkomplette Blasenentleerung (Prostatavergrößerung) begünstigt. Störungen lokaler Abwehrmechanismen der Blase sowie Pathogenitätseigenschaften und Virulenzmerkmale uropathogener Mikroorganismen bestimmen ebenfalls Häufigkeit und Schweregrad von Harnwegsinfektionen.

Spezifische Virulenzfaktoren ermöglichen den Bakterien nicht nur ein Überleben, sondern auch die Vermehrung im Wirtsorganismus. Virulenzfaktoren von E. coli schließen die Kapselproduktion, die Synthese von Aerobactin (Eisenbindungsprotein) und die Hämolysinproduktion ebenso mit ein wie die Expression von Fimbrien. Man unterscheidet mannosesensitive und mannoseresistente Fimbrien. Mannosesensitive Fimbrien (Typ-I-Fimbrien) lassen sich auf pathogenen und nichtpathogenen Coli-Stämmen nachweisen, mannoseresistente Fimbrien (z.B. P-Fimbrien) nur auf pathogenen Stämmen. P-Fimbrien werden auch pyelonephritisassoziierte Pili genannt.

Merke ▶

> ▶ ***Merke.*** Durch diese Strukturen können uropathogene Keime spezifisch an epithelialen Rezeptoren der harnableitenden Wege anhaften und von der Blase bis ins Nierenbecken aszendieren.

Pyelonephritogene E.-coli-Stämme sind in > 90% der Fälle mit **P-Fimbrien** ausgestattet. Diese Virulenzstrukturen sind für Infektionen des unteren Harntraktes bei Mädchen und Frauen nicht erforderlich (Erreger unterer Harnwegsinfektionen beim männlichen Geschlecht zeigen Virulenzmerkmale). Wirtspezifische Faktoren schließen die lokale Immunresistenz der Mukosa, die Produktion von sekretorischem Immunglobulin A, die Präsenz von Tamm-Horsfall-Mukoprotein sowie urodynamische Faktoren oder das bakterizide Potential des Serums ein.

Anomalien des Harntraktes (z.B. vesiko-ureteraler Reflux) oder diagnostische Maßnahmen (Zystoskopie, Refluxprüfung, Blasenspülung) begünstigen die Keimaszension. Adhärenzorgane können auch nichtfimbrielle Strukturen sein.

Pyelonephritogene E.-coli-Stämme sind in > 90% der Fälle mit **P-Fimbrien** ausgestattet. Diese Virulenzstrukturen sind für Infektionen des unteren Harntraktes bei Mädchen und Frauen nicht erforderlich. Die Tatsache, daß uropathogene Keime mit P-Fimbrien bei Knaben Zystitiden verursachen, spricht dafür, daß virulente Erreger notwendig sind, um beim männlichen Geschlecht untere Harnwegsinfekte auslösen zu können, zumal der Harntrakt als relativ resistent gegen Infektionen gilt (längere Harnröhre, bakterizid wirkendes Prostatasekret).

Ein weiteres Beispiel läßt sich anhand verschiedener Staphylokokkenstämme demonstrieren:S. saprophyticus kann vor allem bei jungen Frauen eine akute Zystitis oder Pyelonephritis verursachen. Im Vergleich zu S. aureus oder S. epidermidis besitzt S. saprophyticus neben der stärksten Adhärenz auch invasive Eigenschaften (Eindringen in uroepitheliale Zellen). Wirtspezifische Faktoren schließen die lokale Immunresistenz der Mukosa, die Produktion von sekretorischem Immunglobulin A, die Präsenz von Tamm-Horsfall-Mukoprotein sowie urodynamische Faktoren oder das bakterizide Potential des Serums ein. Durch Abschilfern uroepithelialer Zellen (vermutlich endotoxinvermittelt) gelingt eine Elimination uropathogener Erreger mit Adhärenz, z.B. an das Blasenepithel, daher immer reichlich epitheliale Zellen im Harnsediment bei Harnwegsinfektion (*s.u.*).

Eine **akute Pyelonephritis** wird durch die Obstruktion des Harntraktes, einen vesikoureteralen Reflux, neurogene Blasenentleerungsstörung, Steinerkrankung, Diabetes mellitus oder immunsuppressive Therapie begünstigt. Für eine individuelle Disposition zu Harnwegsinfektionen spricht der **Nachweis des P_1-Antigens.**

Faktoren, die eine **akute Pyelonephritis** begünstigen, sind die Obstruktion des Harntraktes, ein vesikoureteraler Reflux, neurogene Blasenentleerungsstörung, Steinerkrankung, Diabetes mellitus oder eine immunsuppressive Therapie. Für eine individuelle Disposition zu Harnwegsinfektionen spricht der **Nachweis des P_1-Antigens** (Bestandteil des P-Blutgruppensystems), da dieses Antigen signifikant häufiger bei Patienten mit symptomatischen Infektionsverläufen oder mit Nierennarben gefunden wurde. Diskutiert wird für die Narbenbildung des Nierengewebes eine Freisetzung von Superoxiden, Sauerstoffradikalen und destruierenden Enzymen (Proteinasen) aus Phagozyten bei der Inaktivierung uropathogener Mikroorganismen.

Merke ▶

> ▶ ***Merke.*** Eine rasche Diagnosestellung und eine effektive Therapie sind bei Zystitiden und Pyelonephritiden erforderlich.

Diagnostik Die **akute Pyelonephritis** geht mit schweren Allgemeinsymptomen und Fieber (> 38,5 °C) einher. CRP-Erhöhung, BSG-Beschleunigung

Diagnostik. Die **akute Pyelonephritis** geht mit schweren Allgemeinsymptomen (Flankenschmerz, Schwitzen, Kopfschmerz, Übelkeit, Erbrechen) und Fieber (> 38,5 °C) einher. Laborchemisch ist das C-reaktive Protein (CRP) erhöht (Infektionen mit gramnegativen Bakterien triggern die Produktion von Tumornekrosefaktor, Interleukin-1 und Interleukin-6 mit konsekutiver Stimulation von Akut-Phasen-Proteinen in der Leber), es besteht eine Beschleunigung der Blutkörperchensenkungsgeschwindigkeit (BSG > 25 mm/h), ferner eine Leukozytose mit Linksverschiebung im Differentialblutbild sowie eine Erhöhung der α_1- und α_2-Globulinfraktion in der Serumelektrophorese.

(> 25 mm/h), Leukozytose und akut entzündliche Elektrophorese (α_1- und α_2-Globuline) sind charakteristische Laborbefunde.

Im Harn dominieren Pyurie (> 20 Leukozyten/ml Urin, direkte Mikroskopie des unzentrifugierten Urins in der Fuchs-Rosendahl-Kammer), Bakteriurie ($\geq 10^5$ Keime/ml Urin bei 95 % der Patienten); Erregernachweis und Resistenzbestimmung erforderlich sowie ein Konzentrierungsdefekt (tubuläre Schädigung).

Im Harn dominieren Pyurie (> 20 Leukozyten/ml Urin), Bakteriurie ($\geq 10^5$ Keime/ml Urin bei 95 % der Patienten) und Konzentrierungsdefekt.

Bildgebende Verfahren (Sonographie, Urographie) sowie eine urologische Abklärung (Zystoskopie, Refluxdiagnostik: Miktionszystourethrogramm) ergänzen das diagnostische Spektrum. Blutkulturen (Urosepsis!) sind vor allem bei Risikopatienten (z. B. Immunsuppression) erforderlich.

Bildgebende Verfahren (Sonographie, Urographie) und die urologische Abklärung ergänzen die Diagnostik.

Die **akute Zystitis** geht mit Dysurie, Pollakisurie (Schmerzen im Unterbauch) und subfebrilen Temperaturen (< 38,5 °C) einher, wobei CRP, BSG, Blutbild und Serumelektrophorese im Normbereich bleiben und ein Konzentrierungsdefekt fehlt. Je nach Virulenz der Keime findet man eine Hämaturie (hämorrhagische Zystitis) sowie mehr oder weniger ausgeprägt Leukozyturie und Bakteriurie. 30–50 % der Frauen mit Infektionen des unteren Harntraktes (Zystitis, Urethritis) haben < 10^5 (coliforme) Keime/ml Urin (empfohlenes diagnostisches Kriterium daher > 10^2 Keime/ml Harn). Die Keimzahl pro ml Harn (Kass-Zahl) ist abhängig von der Trinkmenge (Abnahme der Keimzahl bei Diuresesteigerung) und der Generationszeit uropathogener Erreger (langsame Generationszeit bei S. saprophyticus, daher selten mehr als 10^3 Keime (ml Urin) (▤ E-**3**). **Eine Keimdifferenzierung ist unbedingt erforderlich**. Bei rezidivierenden Infektionen des unteren Harntraktes ist eine urologische Abklärung erforderlich.

Die **akute Zystitis** geht mit Dysurie, Pollakisurie und subfebrilen Temperaturen einher, wobei CRP, BSG, Blutbild und Serumelektrophorese im Normbereich bleiben. Bei 30–50 % der Frauen mit Infektionen des unteren Harntraktes findet man < 10^5 Keime/ml Urin. **Eine Keimdifferenzierung ist unbedingt erforderlich.** Die Keimzahl pro ml Harn (**Kass-Zahl**) ist abhängig von der Urinmenge (▤ E-**3**).

E-3: Kass-Zahl

Differenzierung zwischen echter Bakteriurie und Kontamination in erster Morgenurinprobe

- > 10^5 Keime/ml in Einzelurinprobe: Harnwegsinfekt > 80 %
- > 10^5 Keime/ml in zweiter Urinprobe: Harnwegsinfekt > 90 %

Kritik

- bei symptomatischen Patienten nicht notwendigerweise 10^5 Keime/ml Urin
- Verdünnung durch Flüssigkeitszufuhr

Asymptomatische Harnwegsinfekte sind häufig Zufallsbefunde bei Routinekontrollen. Der Nachweis von $\geq 10^5$ Keimen/ml Urin (Mittelstrahlurin) erlaubt die Differenzierung von asymptomatischem Infekt und Kontamination (< 10^5 Keime/ml Urin).

Asymptomatische Harnwegsinfekte ($\geq 10^5$ Keime/ml Urin; < 10^5 Keime/ml Kontamination) sind häufig Zufallsbefunde.

Beim **männlichen Geschlecht** können Infektionen des Harntrakts durch die funktionelle Einheit von Genital- und Harntrakt zu einer **Mitbeteiligung von Prostata, Nebenhoden, Samenbläschen und Hoden** führen (Kombination von Zystitis und Adnexitis), so daß eine entsprechende klinische (Palpation) und laborchemische (Prostataexprimat) Untersuchung ergänzend sinnvoll ist.

Beim **männlichen Geschlecht** ist bei Harnwegsinfekten eine **Mitbeteiligung** von Prostata, Hoden und Nebenhoden möglich (Kombination von Zystitis und Adnexitis).

Die Häufigkeit **rezidivierender Infektionen** des Harntrakts nimmt beim Mann im 6. Lebensjahrzehnt zu (zunehmende Restharnbildung durch Größenzunahme der Prostata). Deshalb umfaßt die Abklärung neben der mikrobiologischen Diagnostik die in ▤ E-**4** aufgeführten Untersuchungen.

Die Häufigkeit **rezidivierender Infektionen** des Harntrakts nimmt beim Mann im 6. Lebensjahrzehnt zu (Restharnbildung durch Größenzunahme der Prostata). Die Abklärung umfaßt neben der mikrobiologischen eine subtile urologische Untersuchung (▤ E-**4**).

Im **Kindesalter** ist die rasche und zuverlässige Diagnosestellung von Harnwegsinfektionen wegen der Gefahr schwerer Krankheitsverläufe und Komplikationen (z. B. irreversible Nierenschädigung) besonders wichtig. Empfohlen wird die mikroskopische Harnuntersuchung, wobei als **positiver Befund ≥ 10^4 Keime/ml** gilt. Bei zweifelhaftem Ergebnis ist eine mehrmalige kurzfristige Kontrolluntersuchung erforderlich. Kulturelle Harnbefunde sind durch Kontamination nicht selten falsch positiv.

Im **Kindesalter** wird für die rasche und zuverlässige Diagnosestellung (Gefahr schwerer Krankheitsverläufe) die mikroskopische Harnuntersuchung auf Bakterien empfohlen **(positiver Befund bei ≥ 10^4 Keime/ml Urin).**

E-4: Indizierte urologische Untersuchungen bei rezidivierenden Harnwegsinfekten

- ▷ Drei-Gläser-Probe (Lokalisation der Infektionsquelle)
- ▷ Uroflowmetrie mit Bestimmung von Strahlstärke und Restharn
- ▷ Ausschluß von Verkalkungen
- ▷ Intravenöse Urographie
- ▷ Zystourethrogramm (Striktur? Reflux in die Samenblase?)
- ▷ Miktionszystourethrogramm (Beurteilung von Blasenhals, distaler Harnröhre und Miktionsdynamik)

Therapie Eine **asymptomatische Bakteriurie** bedarf im Kindesalter der Abklärung (Obstruktion, Reflux) und wird beim Erwachsenen nicht therapiert (Ausnahme Risikopatienten).

Therapie. Eine **asymptomatische Bakteriurie** ist im Kleinkindesalter außerordentlich selten (Prävalenz zwischen 0 und 5 Lebensjahren 0,001%) und steigt bis zum 65. Lebensjahr auf etwa 5%. Daher ist im Kindesalter im Falle eines positiven Harnbefundes eine entsprechende Abklärung (Obstruktion, vesikoureteraler Reflux) erforderlich.

Merke ▶

▶ ***Merke.*** Nach verschiedenen Autoren stellt eine asymptomatische Bakteriurie beim Erwachsenen eine Symbiose zwischen Wirt und Mikroorganismus dar, die keiner Therapie bedarf. Nicht therapiert werden ebenfalls katheterassoziierte asymptomatische Harnwegsinfekte, solange der Blasenkatheter in situ liegt. Sollte bei diesen Patienten im weiteren Verlauf eine Infektion auftreten, wird nach dem Antibiogramm der letzten Untersuchung therapiert.

Eine asymptomatische Bakteriurie findet man bei 25 % der Hämodialysepatienten (30% Leukozyturie oder Pyurie) offensichtlich mit Rückgang der Harnausscheidung (Abnahme der lokalen Abwehr durch Nachlassen des »Spüleffektes«).

Indikationen zur Behandlung asymptomatischer Harnwegsinfekte sind
- Schwangerschaft
- Immunsuppression
- Instrumentelle urologische Diagnostik
- Blasenkatheter.
  Beim Ziehen des Katheters (z. B. nach perioperativer Bilanzierung) wird eine **Einmalgabe von Trimethoprim** (320 mg) empfohlen (Therapieerfolg 80–95%; Ergebnis identisch mit 10-Tages-Therapie).

Die Indikation zur Therapie muß im Einzelfall entschieden werden. Empfehlungen, asymptomatische Bakteriurien zu behandeln, betreffen:
- Schwangerschaft (Gefahr der aszendierenden Pyelonephritis bei tonogener Dilatation der oberen Harnwege, Therapiedauer 7–10 Tage bzw. bis zum negativen Bakterien- und Leukozytenbefund
- Immunsupprimierte Patienten (Gefahr der Urosepsis) bis zum negativen Bakterien- und Leukozytenbefund
- Patienten vor Instrumentierung im Rahmen urologischer Diagnostik
- Patienten mit Blasenkatheter (z.B. zur perioperativen Bilanzierung) am Tag der Katheterentfernung. Eine **Einmalgabe von Trimethoprim (320 mg)** beim Ziehen des Katheters (Therapieerfolg 80–95%, Ergebnis identisch zur 10-Tages-Therapie) wird empfohlen. Das spontane Verschwinden der Bakteriurie (durch lokale Defensmechanismen der Blase) liegt z.B. bei Frauen > 65 Jahren innerhalb 14 Tagen nach Katheterentfernung bei 4%, bei jüngeren Frauen bei etwa 70%, so daß sich die Indikation zur Einmaldosierung für Patienten mit fortgeschrittenem Lebensalter ableiten läßt.

Zystitiden werden oral mit Trimethoprim, Chinolonen, Amoxicillin oder Cephalosporinen (7–10 Tage therapiert (Therapieerfolg > 80%). Andere Therapiekonzepte sehen die Einmalgabe der Tagesdosierung oder die Drei-Tages-Therapie vor (nicht bei Risikopatienten). Die Kurzzeit-Therapie ist vor allem bei symptomatischem Harnwegsinfekt nicht indiziert. Bei rekurrierenden Infekten sind Chinolone über 4–6 Wochen erste Wahl. Additive Maßnahmen sind reichliche Trinkmengen (▣ E-**8**), eine Azidifizierung des Harns, die Reinigung der Genitoanalregion ausschließlich von vorne nach hinten (duschen) sowie die Blasenentleerung nach Geschlechtsverkehr.

Zystitiden werden oral mit Trimethoprim, Chinolonen (Gyrasehemmer), Amoxicillin (Mittel der 1. Wahl bei Enterokokken) oder Cephalosporinen (Enterokokken- und vereinzelt Pseudomonaslücke) 7–10 Tage therapiert (Therapieerfolg > 80%). Andere Therapiekonzepte sehen die Einmalgabe der Tagesdosierung (»bakterieller Overkill«) oder die Ein- bzw. Drei-Tages-Therapie vor (nicht bei Risikopatienten: Diabetes mellitus, Nephrolithiasis, urogenitale Mißbildung, Immunsuppression). Der Therapieerfolg ist bei Kurzzeitbehandlung (1–3 Tage) vor allem bei Männern mit symptomatischem Harnwegsinfekt schlecht (10–30%) und daher nicht indiziert. Bei rekurrierenden Infekten sind Chinolone (z.B. Ofloxazin, Ciprofloxacin) über 4–6 Wochen erste Wahl. Empfohlen werden ferner reichliche Trinkmengen (▣ E-**8**), die Reinigung der Genitoanalregion bei Frauen ausschließlich von vorne nach hinten (duschen), Entleeren der Blase nach Geschlechtsverkehr sowie eine Azidifizierung des Harns.

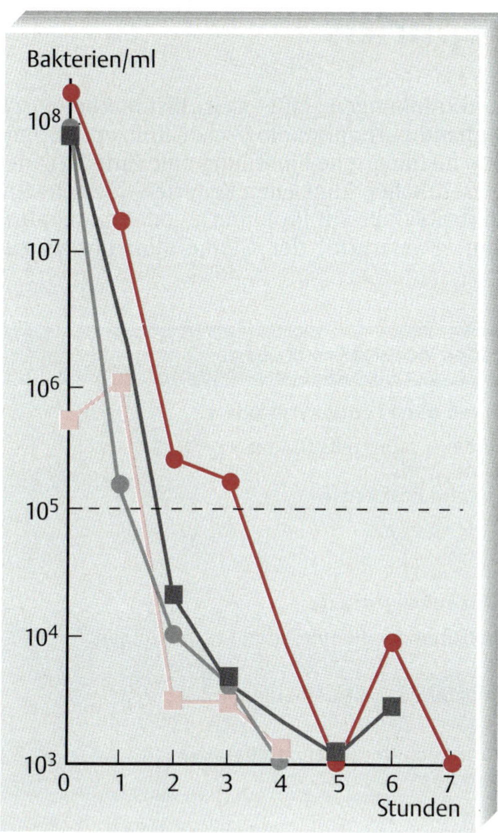

E-8: Reduktion der Bakterienzahl des Urins bei stündlicher Blasenentleerung und einer Trinkmenge von 300 ml Wasser pro Stunde bei 4 Patientinnen mit Harnwegsinfekt.

Für die **Therapie der akuten Pyelonephritis** wird bei der Schwere der Erkrankung zumindest in der Initialphase bis zum Erregernachweis und der Besserung der klinischen Symptomatologie der intravenösen antibiotischen Kombinationstherapie der Vorzug gegeben, z. B. Piperacillin plus Tazobactam. Für die Behandlung infizierter Zysten von Patienten mit polyzystischer Nierendegeneration bietet sich eine Therapie mit Trimethoprim (mehrfacher Trimethoprimspiegel im Zysteninhalt verglichen mit dem Serumspiegel) oder eine Therapie mit Gyrasehemmern (ebenfalls deutlich höhere Zysten- als Serumkonzentration) an.

Bei **akuter Pyelonephritis** wird wegen der Schwere der Erkrankung die intravenöse Kombinationstherapie empfohlen. Bei infizierten Zysten sind Trimethoprim und Gyrasehemmer Mittel der Wahl.

6 Glomerulonephritis

Die Diagnose läßt sich histopathologisch und anhand pathophysiologischer Kriterien stellen.

6 Glomerulonephritis

Die Diagnose glomerulärer Erkrankungen läßt sich histopathologisch stellen, kann sich aber auch anhand pathophysiologischer Konzepte orientieren. Daher erlaubt diese neue histologische Einteilung eine Zuteilung der Glomerulonephritiden nach wesentlichen klinischen Kriterien, je nachdem, ob ein nephrotisches Syndrom (Leitsymptom: Proteinurie) oder ein nephritisches Syndrom (Leitsymptom: Hämaturie) der Glomerulonephritis zugrunde liegt.

E-5: Einteilung glomerulärer Nierenerkrankungen nach histopathologischen und pathophysiologischen Kriterien

Glomeruläre Nierenerkrankungen ohne Leukozytotaxis

- ▷ primäre Schädigung der viszeralen Epithelzelle (Podozyt)
  - Minimal-Change-Glomerulonephritis
  - primär fokal-segmentale Glomerulosklerose
- ▷ subepitheliale Immunkomplexformation
  - membranöse Glomerulonephritis

Glomeruläre Erkrankungen mit Leukozytotaxis

- ▷ Antikörperbildung gegen Strukturen der glomerulären Basalmembran (Goodpasture-Syndrom)
- ▷ subendotheliale Immunkomplexformation (membranoproliferative Glomerulonephritis)
- ▷ mesangiale Immunkomplexformation (mesangioproliferative Glomerulonephritis)

6.1 Glomeruläre Minimalläsion

6.1 Glomeruläre Minimalläsion

Definition ▶

Definition. Die glomeruläre Minimalläsion (Minimal-Change-Nephropathie, Minimal-Change-Glomerulonephritis, Lipoidnephrose) ist lichtmikroskopisch charakterisiert durch normale Glomerula (mit allenfalls Minimalveränderungen) und negative Immunfluoreszenz. Elektronenmikroskopisch ist eine ausgeprägte Verflachung der Fußfortsätze der glomerulären Epithelzellen und ein Verlust der Fußfortsatzstruktur diagnoseweisend (E-**9 a, b**). Typischerweise manifestiert sich diese glomeruläre Erkrankung im Kindesalter, kann jedoch prinzipiell in jedem Lebensalter auftreten. Klinisch imponiert häufig das Vollbild des nephrotischen Syndroms.

Epidemiologie Die Minimal-Change-Nephropathie ist häufigste Ursache (80 %) des nephrotischen Syndroms im Kindesalter, bis zu 30 % im Erwachsenenalter.

Epidemiologie. Die Minimal-Change-Nephropathie ist die häufigste Ursache (80 %) des nephrotischen Syndroms im Kindesalter (20 Kinder/Mill. Einwohner), kann sich jedoch in jedem Lebensalter manifestieren (Ursache des nephrotischen Syndroms im Erwachsenenalter in bis zu 30 %). Das männliche Geschlecht ist häufiger (ca. 2,5fach) betroffen.

Ätiopathogenese Eine Manifestation der Erkrankung nach Infekten oder vorausgegangenen Impfungen, die Assoziation mit Nahrungsmittelallergien oder dem HLA-System, dem Auftreten bei Lymphomen oder als paraneoplastisches Syndrom lassen eine Beteiligung des Immunsystems (Störung der T-Lymphozyten) vermuten.

Ätiopathogenese. Ätiologie und Pathogenese der Minimal-Change-Nephropathie sind unbekannt, verschiedene Beobachtungen lassen jedoch eine Beteiligung des Immunsystems (Störung der T-Lymphozyten) vermuten, z. B. eine Manifestation der Erkrankung nach Infekten oder vorausgegangenen Impfungen, die Assoziation mit Nahrungsmittelallergien oder dem HLA-System (HLA B12 und HLA DR7), dem Auftreten bei Patienten mit Morbus Hodgkin bzw. Non-Hodgkin-Lymphom oder paraneoplastisch bei Nierenzell-, Prostata-, Kolon-, Pankreaskarzinom bzw. Mesotheliom. Die Rekurrenz der Erkrankung im Transplantat läßt humorale Faktoren beim Patienten vermuten. Nach tierexperimentellen Daten ist ein Verlust an negativen Ladungen des Glomerulums ursächlich für die Permeabilität von Albumin und anderen negativ geladenen Serumproteinen verantwortlich.

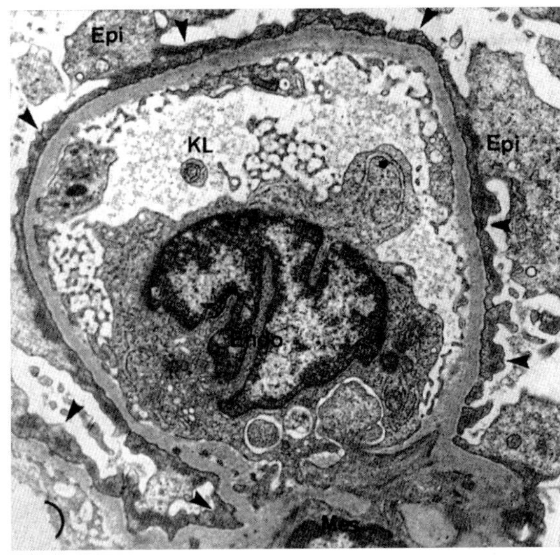

a × 12 000

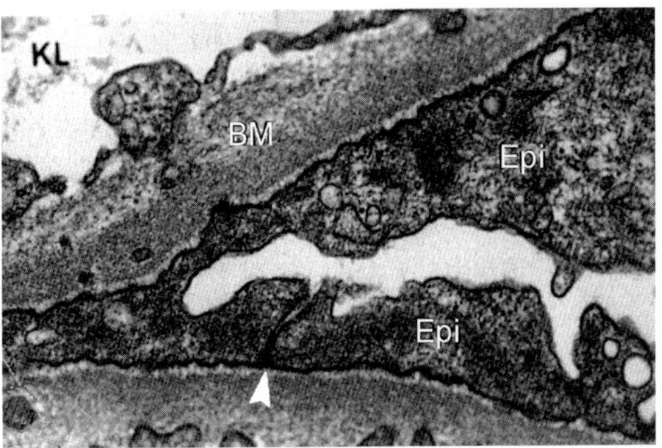

b × 32 000

E-9 a, b: Elektronenmikroskopische Darstellung peripherer Kapillarschlingen. Der hervorstechendste Befund ist die ausgedehnte »Verschmelzung« der Fußfortsätze (Pfeilspitzen) der Epithelzellen (Epi). (BM = Basalmembran, KL = Kapillarlumen).

Klinik. Klinisch imponiert häufig das **Vollbild eines nephrotischen Syndroms** mit generalisierten Ödemen, großer, selektiver Proteinurie (> 3,5 g/Tag), Hypalbuminämie, Hypoproteinämie und ausgeprägter Entgleisung des Fettstoffwechsels. Ein Hochdruck besteht bei etwa 20 % der Patienten.

Klinik Klinsich imponiert das **Vollbild eines nephrotischen Syndroms** mit generalisierten Ödemen, Proteinurie und Fettstoffwechselentgleisung, evtl. Hypertonus.

Diagnostik. Die Diagnose wird durch die **Nierenbiopsie** gestellt. Lichtmikroskopisch imponieren normale Glomerula, Immunphänomene lassen sich nicht nachweisen. Charakteristischerweise findet man elektronenmikroskopisch eine ausgeprägte Verflachung der Fußfortsätze der glomerulären Epithelzellen (Podozyten) und einen Verlust der Fußfortsatzstruktur.
Laborchemisch ist die Bestimmung von Serumeiweiß, Serumelektrophorese, Cholesterin, Triglyzeriden, Lipidelektrophorese, Kreatinin, Harnstoff sowie die Quantifizierung der Eiweißausscheidung im 24-h-Urin sinnvoll.

Diagnostik Die Diagnose wird durch **Nierenbiopsie** gestellt.
Labor: Bestimmung von Serumeiweiß, Serumelektrophorese, Cholesterin, Triglyzeriden, Lipidelektrophorese, Kreatinin, Harnstoff sowie Quantifizierung der Eiweißausscheidung im 24-h-Urin.

Therapie. Mittel der Wahl ist eine Therapie mit **Kortikosteroiden** (1 mg/kg) unter Dosisreduktion über Wochen. Im Einzelfall oder bei Rekurrenz des nephrotischen Syndroms kann zur Induktion der Remission eine Kortisonbolustherapie (250-500 mg Methylprednisolon i. v.) erforderlich sein. Alternativ kommt bei Relaps der Erkrankung eine **Kombinationstherapie von Kortison und Cyclosporin A** (Dosierung nach Spiegelbestimmung) **oder Cyclophosphamid** (Dosierung nach peripherer Leukozytenzahl) in Frage. Gerade das nephrotische Syndrom des älteren Patienten auf dem Boden einer Minimal-Change-Glomerulopathie erweist sich häufig als resistent gegenüber einer Monotherapie mit Kortikosteroiden.
Da im Rahmen eines ausgeprägten nephrotischen Syndroms ein Status der Übergerinnung mit der **Gefahr thromboembolischer Komplikationen** entstehen kann, muß im Einzelfall die Indikation für eine temporäre Markumarisierung (bis zur Remission) geprüft werden. Da gezeigt worden ist, daß eine Albuminsubstitution bei hypoproteinämischen Patienten mit Minimalläsion unter Kortisontherapie die Remission verzögern kann und ein Relaps der Erkrankung innerhalb von zwei Jahren deutlich häufiger auftritt, ist die Indikation für die Infusion von Humanalbumin streng zu stellen.

Therapie Mittel der Wahl ist eine **Kortisonmonotherapie**, alternativ kommt z. B. bei Relaps der Erkrankung oder Therapieresistenz (ältere Patienten) eine **Kombinationstherapie** (Kortison und Cyclosporin A oder Cyclophosphamid) in Frage.

Wegen der **Gefahr thromboembolischer Komplikationen** bei ausgeprägtem nephrotischen Syndrom kann im Einzelfall die Indikation für eine temporäre Markumarisierung bestehen.

Prognose. Bei Beginn der Erkrankung im frühen Kindesalter oder bei familiärer Häufung der Erkrankung ist die Prognose ungünstig. Gelingt eine langanhaltende komplette Remission der Erkrankung, ist auch die Nierenfunktion langjährig stabil. Thromboembolische Komplikationen im Rahmen des nephrotischen Syndroms können lebenslimitierend sein.

Prognose Gelingt eine langanhaltende Remission, ist auch die Nierenfunktion langjährig stabil, ansonsten ungünstige Prognose.

Klinischer Fall

Vor geplanter Cholezystektomie waren bei einem 65jährigen Patienten eine große Proteinurie mit einer Eiweißausscheidung von 14,4 g/24 h und ausgeprägte Ödeme aufgefallen. Die Nierenbiopsie ergab den Befund einer Minimal-Change-Glomerulonephritis. Unter i.v.-Therapie mit 3 × 250 mg Methylprednisolon, dann 3 × 125 mg Methylprednisolon und oraler Kortisontherapie mit Dosisreduktion auf 50 mg Prednison/Tag blieb die Eiweißausscheidung über einen Zeitraum von 6 Wochen unverändert. Unter der Kombinationstherapie von 20 mg Prednison mit Dosisreduktion auf 5 mg/Tag und Cyclosporin A (Dosierung nach Blutspiegelbestimmung) ging die Eiweißausscheidung innerhalb von 3 Monaten auf 8,5 g, 3,8 g, 1,0 g und schließlich 0,33 g/24 h zurück und blieb auch 2 Jahre nach Absetzen der Medikation (Ende des Beobachtungszeitraumes) im Normbereich. Parallel dazu bildeten sich Ödeme und Entgleisungen des Fettstoffwechsels zurück. Die Nierenfunktion blieb unverändert normal.

6-2 Fokal-segmental sklerosierende Glomerulonephritis

6.2 Fokal-segmental sklerosierende Glomerulonephritis

Definition ▶

Definition. Bei der fokal-segmental sklerosierenden Glomerulonephritis sind nur einzelne Glomeruli (fokal) und in diesen nur einzelne Kapillarschlingen (segmental) von der Sklerose betroffen. Primäre und sekundäre Verlaufsformen, assoziiert mit vielen verschiedenen Erkrankungen können differenziert werden. Morphologische Verwandtschaft besteht mit der Minimal-Change-Glomerulonephritis und der mesangioproliferativen Glomerulonephritis.

Epidemiologie Die FSG ist dritthäufigste glomeruläre Erkrankung beim nephrotischen Syndrom.

Epidemiologie. Im Erwachsenenalter ist die fokal-segmental sklerosierende Glomerulonephritis (FSG) mit etwa 15% die dritthäufigste glomeruläre Erkrankung im Rahmen des nephrotischen Syndroms. Eine familiäre Häufung ist ebenso beschrieben wie eine hohe Rekurrenzrate nach Nierentransplantation.

Ätiopathogenese Die Pathogenese primärer Verlaufsformen ist unklar, sekundäre Formen sind mit vielen Erkrankungen assoziiert. Risikofaktoren sind Hyperfiltration, kapillare Hypertonie, systemische Hypertonie, Proteinmast und Fettstoffwechselstörung.

Ätiopathogenese. Die Pathogenese primärer Verlaufsformen ist ungeklärt, sekundär läßt sich die fokal-segmentale Sklerose als glomeruläre »Narbe« im Gefolge anderer Glomerulonephritiden nachweisen, ferner bei Drogenmißbrauch, HIV-Infektion, Refluxnephropathie, bei Malignomen, Sarkoidose, Sklerodermie, Hypertonie, chronischer Transplantatabstoßung, kongenitaler Einzelniere und nach unilateraler Nephrektomie. Bei Nachweis einer fokalen Sklerosierung im Tierexperiment in den verbliebenen Glomeruli nach Fünf-Sechstel-Nephrektomie könnten die kompensatorische Hyperfiltration und die daraus resultierende kapillare Hypertonie für epitheliale und endotheliale Schäden verantwortlich sein. Eine fokal-segmentale Sklerosierung läßt sich auch bei Proteinmast, Fettstoffwechselentgleisung, unkontrollierter Hypertonie nachweisen, während eine effektive Blutdrucksenkung, intrarenale Drucksenkung und eine Eiweißrestriktion die Sklerosierung reduziert. Granuläre Immunglobulin- und Komplementablagerungen legen aber auch eine Immunkomplexnephritis nahe.

Klinik Häufig imponiert das Vollbild eines nephrotischen Syndroms.

Klinik. Klinisch imponiert häufig das Vollbild eines nephrotischen Syndroms mit generalisierten Ödemen, großer, nichtselektiver Proteinurie, Hypalbuminämie, Hypoproteinämie und ausgeprägter Entgleisung des Fettstoffwechsels.

Diagnostik Die Diagnose wird durch **Nierenbiopsie** gestellt. Immunologisch lassen sich IgM und C3 nachweisen. Die interstitielle Fibrose ist beträchtlich.

Diagnostik. Die Diagnose wird durch **Nierenbiopsie** gestellt (fokal-segmentale Glomerulosklerose in einzelnen Glomeruli und in diesen nur in einzelnen Kapillarschlingen). Immunologisch läßt sich in den sklerotischen Abschnitten häufig IgM und C3 nachweisen. Im Gegensatz zur Minimal-Change-Glomerulonephritis ist die fokal-segmentale Glomerulosklerose oft mit einer interstitiellen Fibrose assoziiert.

Therapie. Nach Ausschluß einer sekundären Verlaufsform wird das idiopathische nephrotische Syndrom mit Prednisolon in einer Dosierung von 1 mg/kg KG/Tag für 8-16 Wochen therapiert. Ein Ansprechen auf Steroide ist abhängig vom Selektivitätsindex (Quotient der Clearance IgG/Albumin oder IgG/Transferrin) der Proteinurie. Kein Ansprechen kann bei einem Selektivitätsindex > 0,2 erwartet werden. Bei Therapieversagern bzw. bei Relaps des nephrotischen Syndroms bietet sich eine Therapie mit Cyclophosphamid (2 mg/kg KG/Tag für 8–12 Wochen) an. Bei Therapieversagen bzw. bei Relaps des nephrotischen Syndroms kommt eine Therapie mit Cyclosporin A (5 mg/kg KG/Tag für 8–12 Monate) in Frage. Bei Therapieversagern bleibt lediglich eine symptomatische Therapie mit Reduktion der Eiweißzufuhr und konsekutiver Reduktion der Proteinurie durch eine effektive antihypertensive Therapie. Es ist gezeigt worden, daß Patienten mit Normoalbuminämie trotz großer Proteinurie im Hinblick auf die antiproteinurische Wirkung des ACE-Hemmers effektiv ansprechen, während hypoalbuminämische Patienten mit der Eiweißausscheidung unter ACE-Hemmertherapie in der Regel nicht zurückgehen.

Therapie Primäre Verlaufsformen werden mit Prednisolon (1 mg/kg/Tag), Cyclophosphamid (2 mg/kg/Tag) oder Cyclosporin A (5 mg/kg/Tag) behandelt. Die symptomatische Therapie beruht auf Eiweißrestriktion und effektiver Blutdrucksenkung. Das Ansprechen auf ACE-Inhibitoren hängt von der Serum-Albuminkonzentration ab.

Prognose. Die Prognose der Erkrankung ist ungünstig sowohl im Hinblick auf die Nierenfunktion als auch im Hinblick auf die Remissionsrate des nephrotischen Syndroms.

Prognose Die Prognose ist ungünstig.

6.3 Epimembranöse Glomerulonephritis (GN)

6.3 Epimembranöse Glomerulonephritis (GN)

Definition. Bei der epimembranösen Glomerulonephritis (perimembranöse GN, membranöse GN) handelt es sich um eine idiopathische Immunkomplexerkrankung der Glomeruli multifaktorieller Genese (Antikörper in 70–80% der Fälle unbekannt). Bei den sekundären Formen der epimembranösen GN findet man eine Assoziation zu Malignomen (solide Tumoren, Lymphome, Leukämie), Systemerkrankungen (z. B. SLE), Infektionserkrankungen (z. B. Hepatitis B) oder Medikamenten (z. B. D-Penicillamin, Gold). Nierenbioptisch sind die glomerulären Veränderungen durch granuläre Immundepots in der äußeren Basalmembran und eine massive Verdickung der glomerulären Basalmembran charakterisiert.

◀ **Definition**

Epidemiologie. Die epimembranöse GN macht etwa 15 bis 20% der Glomerulonephritiden aus und ist im Erwachsenenalter die **häufigste Ursache eines nephrotischen Syndroms.**

Epidemiologie Die epimembranöse GN ist **häufigste Ursache des nephrotischen Syndroms** beim Erwachsenen.

Ätiopathogenese. Bei der epimembranösen GN werden die **Antigen-Antikörper-Komplexe in den Glomeruli** gebildet. Als Antigene lassen sich in den Immundepots z. B. Antigene von Hepatitisviren nachweisen. Bei der Hepatitis-B-Virus-assoziierten membranösen GN führt das spontane oder therapieinduzierte Verschwinden der Hepatitis-B-Virus-Antigenämie zur Remission der glomerulären Erkrankung. Offensichtlich kommt dem HBe-Antigen eine besondere Bedeutung bei der Entstehung der epimembranösen GN zu. Mit Nachweis des Anti-HBe kommt es zum Rückgang der Proteinurie. In Glomeruli von Patienten mit Hepatitis-B-Virus-assoziierter epimembranöser GN konnte Hepatitis-B-Virus-DNS nachgewiesen werden.
Weitere Antigene in den subepithelialen Immundepots betreffen Antigene von Malariaerregern oder Antigene von soliden Tumoren (Bronchial-, Kolon-, Mamma- oder Magenkarzinom). Einerseits wird vermutet, daß diese Moleküle als pathogene Antigene fungieren, andererseits sprechen Befunde für eine unspezifische Anreicherung dieser Antigene in präexistenten Immundepots. **Mit kurativer Therapie der Malignome kann es zur Rückbildung der tumorassoziierten epimembranösen GN** kommen. Für eine genetische Disposition zur epimembranösen GN spricht die Assoziation zu bestimmten Komponenten des HLA-Systems (HLA-D3, -B8, -DR2) und verschiedenen Medikamenten (D-Penicillamin, Gold). Ein Absetzen der Medikamente führt zu einer vollständigen Rückbildung der glomerulären Läsionen.

Ätiopathogenese Bei der epimembranösen GN werden die **Antigen-Antikörper-Komplexe in den Glomeruli** gebildet. Als Antigene lassen sich in den Immundepots z. B. Antigene von Hepatitisviren, Malariaerregern oder Antigene von soliden Tumoren (Bronchial-, Kolon-, Mamma-, Magenkarzinom) oder Lymphomen bzw. Leukämien nachweisen. **Mit kurativer Therapie kann es zur Rückbildung der epimembranösen GN kommen.** Medikamentös induzierte Läsionen (z. B. durch D-Penicillamin, Gold) bilden sich nach Absetzen der Medikamente zurück.

Merke ▶

Merke. Übergänge der epimembranösen GN in eine rasch progrediente Verlaufsform sind möglich.

Klinik Ödeme dominieren abhängig vom Ausmaß der Proteinurie und des nephrotischen Syndroms. Ein Hochdruck entwickelt sich bei Rückgang der GFR.

Klinik. In Abhängigkeit vom Ausmaß der Proteinurie dominieren generalisierte Ödeme, vor allem bei ausgeprägtem nephrotischen Syndrom. Bei intakter Nierenfunktion sind die Patienten in der Regel normotensiv, ein Hochdruck entwickelt sich erst mit Rückgang der glomerulären Filtrationsrate.

Diagnostik Charakteristische Befunde sind große Proteinurie, Hypoproteinämie und Entgleisung des Fettstoffwechsels sowie eine glomeruläre Mikrohämaturie. Zum Ausschluß sekundärer Formen der epimembranösen GN gehören Hepatitisserologie, Lupusdiagnostik und Tumorsuchprogramm.

Diagnostik. Charakteristischer Befund ist eine Proteinurie von 2 bis 20 g/Tag, der Übergang von einer selektiven zur nichtselektiven (Nachweis von IgG im Urin) Proteinurie gilt als ungünstiges Zeichen. Häufig findet sich eine glomeruläre Mikrohämaturie (Nachweis dysmorpher Erythrozyten im Harn). Routineparameter betreffen die Bestimmung von Kreatinin, Harnstoff, Gesamteiweiß, Serumelektrophorese oder Lipidstatus. Im Rahmen der Hypoalbuminämie sind die Patienten ohne Symptome hypokalzämisch. Zum Ausschluß sekundärer Formen der epimembranösen Glomerulonephritis gehören die Hepatitis-Serologie und Lupusdiagnostik sowie bei entsprechendem Verdacht ein Tumorsuchprogramm (einschließlich Tumormarker). **Histologisch** wird die epimembranöse GN nach morphologischen Kriterien in **vier Stadien** eingeteilt (*s.* S E-**6**):

- I subepitheliale Immundepots
- II Ausbildung von »Spikes«
- III Inkorporation von Immundepots in Basalmembranmaterial (»Kettengliedstruktur« der doppelt konturierten Basalmembran)
- IV Vakuolisierung der Basalmembran (»Schweizer Käse«).

Histologische Stadieneinteilung (S E-6):

- I subepitheliale Immundepots
- II Ausbildung von »Spikes«
- III Inkorporation von Immundepots in Basalmembranmaterial
- IV Vakuolisierung der Basalmembran.

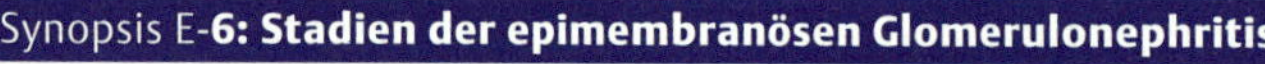

S Synopsis E-**6: Stadien der epimembranösen Glomerulonephritis**

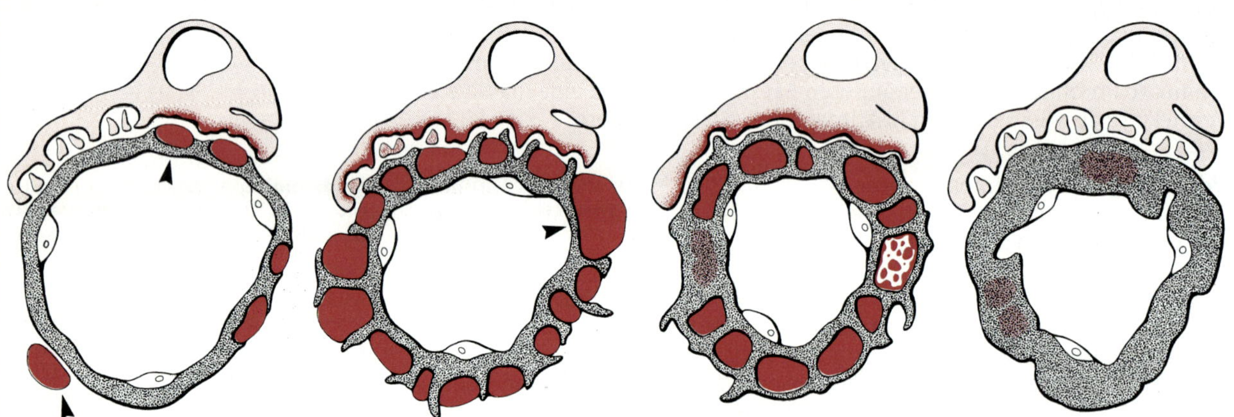

Stadien:
Die epimembranöse Glomerulonephritis läuft nach einem relativ starren morphologischen Schema ab. Es werden 4 Stadien beschrieben:

Stadium I.: Inzipiente Bildung subepithelialer Immundepots (Pfeile). Dieses Stadium wird entweder durch Zufall in einer Biopsie entdeckt oder durch die Gaben verschiedener Medikamente (Therapie mit Gold, Penicillamin) ausgelöst. Nach Absetzen dieser Medikamente kommt es zu einer weitgehenden Rückbildung der pathologischen Veränderungen und der klinischen Symptome.

Stadium II: Bildung von »Spikes«. Dieses Stadium wird als nicht mehr reversibel erachtet und zeigt neben großen Immundepots bereits eine reaktive Neubildung von Basalmembranmaterial.

Stadium III: Stadium der Inkorporation. In diesem Stadium werden Immundepots allseits von Basalmembranmaterial umwallt, zersetzt und abgebaut. An ihre Stelle treten von feingranulärem Material erfüllte Lückenbildungen in der Basalmembran, welche nun stark verbreitert erscheint.

Stadium IV: Reparationsphase. In diesem Stadium werden die Immundepots vollkommen ausgelaugt, eine massive Basalmembranproliferation folgt. Dieses Stadium kann entweder übergehen in eine progrediente glomeruläre Sklerosierung mit vollkommener Obliteration und Funktionsverlust oder es entsteht ein akuter Rückfall einer epimembranösen Glomerulonephritis mit schnell aufschießenden, massiven Immundepots.

Therapie. Eine kausale Therapiemöglichkeit besteht nur für Patienten mit sekundären Formen der epimembranösen GN. Die Therapie der idiopathischen epimembranösen GN ist umstritten. Wegen des hohen Anteils von Spontanremissionen (15–25%) wird von verschiedenen Autoren lediglich eine symptomatische Therapie empfohlen (Behandlung des nephrotischen Syndroms mit ACE-Hemmern in Kombination mit Diuretika, im Einzelfall Indometacin zur Drosselung massiver Proteinurien).

Therapie Eine kausale Therapiemöglichkeit besteht nur für Patienten mit sekundären Formen der epimembranösen GN. Wegen des hohen Anteils von Spontanremissionen (15–25%) wird eine symptomatische Therapie empfohlen.

> ***Merke.*** Wegen des hohen Anteils an thromboembolischen Komplikationen (cave: Nierenvenenthrombosen, deshalb duplexsonographische bzw. angiographische Diagnostik) wird von verschiedenen Autoren im Stadium der Hyperkoagulabilität eine Markumarisierung empfohlen.

◀ **Merke**

Therapie der epimembranösen GN nach dem Ponticelli-Schema:

- **Zyklus A (1. Monat)**
  Methylprednisolon: 1 g i. v. für 3 Tage
  Prednison: 0,5 mg/kg KG/Tag oral Tag 4–30
- **Zyklus B (2. Monat)**
  Chlorambucil: 0,2 mg/kg KG/Tag oral Tag 1–30 mit Dosisreduktion bei Abfall der Leukozytenzahl.

Zyklus A und B werden je zweimal wiederholt. Behandelt wird für sechs Monate.

Modifikationen dieses Schemas beinhalten eine niedrigdosierte Steroidgabe unter Chlorambucil-Therapie bzw. den Ersatz von Chlorambucil (wegen der Gefahr schwerer Leukopenien) durch Cyclophosphamid (2 mg/kg KG mit Dosisreduktion bei Leukopenie).

Von verschiedenen Autoren wird die Cyclosporin-A-Therapie (Vollblutspiegel 80–150 ng/dl) mit oder ohne Prednisolon (1 mg/kg KG/Tag mit konsekutiver Dosisreduktion) über sechs Monate bevorzugt.

Die **Therapie** der epimembranösen GN nach dem **Ponticelli-Schema** wird mit **Kortison** in Kombination mit **Chlorambucil** durchgeführt. Alternativ kommt eine Therapie mit Cyclosporin A mit oder ohne Kortison in Frage. Behandelt wird jeweils für 6 Monate.

Prognose. Es ist von *Ponticelli* gezeigt worden, daß Langzeitergebnisse unter immunsuppressiver Therapie im Hinblick auf Proteinurie und Rückgang der glomerulären Filtrationsrate einer Steroidmonotherapie und dem Spontanverlauf überlegen sind.

Neben Vollremissionen und Teilremissionen findet sich ein erheblicher Anteil von Therapieversagern (30–50%). Bei etwa der Hälfte der Patienten bleibt die Nierenfunktion bis zu einem Zeitraum von 15 Jahren im Normbereich. Kinder und Frauen zeigen günstigere Verläufe. Offensichtlich ist die Prognose bei stark variierendem Ausmaß der Proteinurie günstiger als bei persistierender großer Proteinurie.

Prognose Offensichtlich sind Langzeitergebnisse unter immunsuppressiver Therapie günstiger als unter Steroidmonotherapie oder bei Spontanverlauf. Der Anteil von Therapieversagern ist erheblich (30–50%). Bei etwa 50% der Patienten bleibt die Nierenfunktion bis zu 15 Jahren normal. Frauen und Kinder zeigen günstigere Verläufe.

6.4 Membranoproliferative Glomerulonephritis

6.4 Membranoproliferative Glomerulonephritis

> ***Definition.*** Bei der membranoproliferativen Glomerulonephritis lassen sich zwei Verlaufsformen unterteilen, Typ I mit Eigenschaften einer chronischen Immunkomplexerkrankung, Typ II ohne Zeichen der Immunkomplexerkrankung mit Nachweis des C3-Nephritis-Faktors.

◀ **Definition**

Epidemiologie. Beide Verlaufsformen der membranoproliferativen Glomerulonephritis finden sich vorwiegend im jugendlichen Alter.

Epidemiologie Es handelt sich um eine Erkrankung des jugendlichen Alters.

Ätiopathogenese. Die Ätiologie der glomerulären Immunkomplexablagerungen beim Typ I ist unbekannt, ebenso die Pathogenese des Typ II.

Ätiopathogenese Die Pathogenese ist unbekannt.

Klinik. Beide Verlaufsformen gehen in etwa 50% der Fälle mit einem nephrotischen Syndrom, in etwa 20% der Fälle mit einem akuten nephritischen Syndrom einher, die übrigen Fälle verlaufen oligosymptomatisch.

Klinik 50% entwickeln ein nephrotisches, 20% ein nephritisches Syndrom.

Diagnostik Die Diagnose erfolgt durch **Nierenbiopsie**: diffus-proliferative Glomerulonephritis mit Matrixverbreiterung und Verdoppelung der GBM (Typ I) bzw. »dense deposits« (Typ II) (E-**10**).

Diagnostik. Die Diagnose wird durch **Nierenbiopsie** gestellt. Beim Typ I findet sich lichtmikroskopisch eine diffus-proliferative Glomerulonephritis mit Verbreiterung des Mesangiums und Verdoppelung der glomerulären Kapillarschlingen. Elektronenmikroskopisch imponiert eine scheinbare Verdoppelung der glomerulären Basalmembran (»Straßenbahngleise«) sowie ein weitgehender Verlust der Fußfortsätze. Beim Typ II sind die Veränderungen der glomerulären Basalmembran nur wenig ausgeprägt, regelmäßig finden sich C3-Ablagerungen. Elektronenmikroskopisch finden sich sogenannte »dense deposits« im Mesangium und der tubulären Basalmembran (E-**10**). Laborchemisch läßt sich eine Aktivierung des klassischen, beim Typ II eine Aktivierung des alternativen Komplementweges nachweisen.

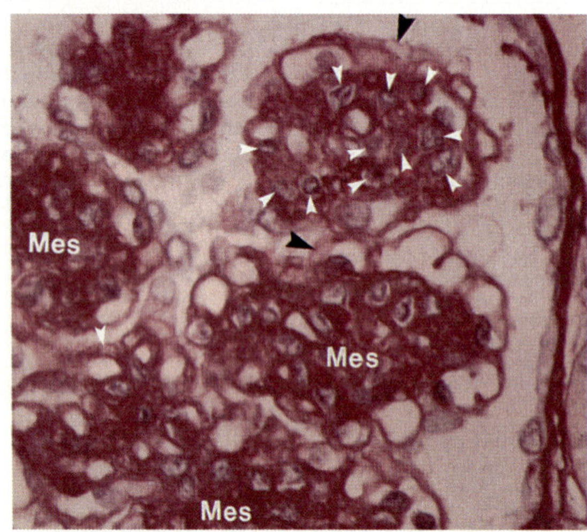

a Die **typische lichtmikroskopische Veränderung einer membranoproliferativen Glomerulonephritis** in einem mit der PAS-Reaktion (Basalmembran- und Matrixdarstellung) gefärbten Paraffinschnitt einer Nierenbiopsie. Es findet sich eine massive, fast lobulär ausgeprägte Verbreiterung der Mesangien durch Matrixmaterial sowie durch eine starke Vermehrung von mesangialen Zellen (siehe die durch schwarze Pfeile markierten Zellkerne). Auffällig ist eine Zerschichtung und Verbreiterung der peripheren Basalmembranen (weiße Pfeile). (Vergrößerung × 600).

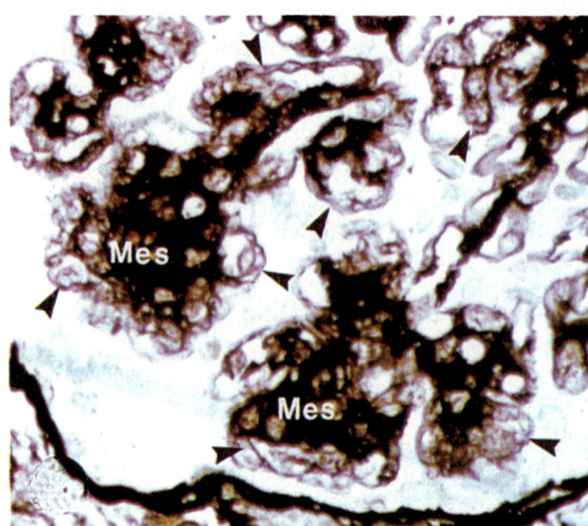

b Ein mit Silbersalzen gefärbter Paraffinschnitt eines ähnlichen Falles wie in **a**, in welchem die Basalmembranbestandteile schwarz zur Darstellung kommen. An mehreren Stellen (schwarze Pfeile) ist die charakteristische Aufsplitterung und Reduplikation der Basalmembran deutlich sichtbar (»Eisenbahnschienen-Muster«). (Vergrößerung × 400).

E-**10 a, b: Histologische Veränderungen bei membranoproliferativer Glomerulonephritis.**

Therapie Die Therapie ist unbefriedigend. Am ehesten empfiehlt sich eine Kombination von Dipyridamol und Aspirin.

Therapie. Eine Progressionsverzögerung läßt sich mit Dipyridamol (225 mg/d) in Kombination mit Aspirin (975 mg/d) erzielen. Andere Therapieschemata sehen die Gabe von Prednisolon (2 mg/kg/48 h) allein oder in Kombination mit Azathioprin (1,5 mg/kg/d) oder Chlorambuzil (2 mg/d) oder Cyclophosphamid (0,5–1 mg/kg/d) über mehrere Monate vor. In Einzelfällen wurde auch mit Cyclosporin A therapiert. Insgesamt sind die Therapieergebnisse enttäuschend, Spontanremissionen selten.

Prognose Die Prognose ist im Hinblick auf die Nierenfunktion und quoad vitam ungünstig.

Prognose. Die Prognose ist vor allem bei ausgeprägtem nephrotischen Syndrom ungünstig. Dialysepflichtigkeit besteht bei etwa 40–50 % der Fälle nach fünf Jahren, die Lebenserwartung liegt bei 50–60 % nach zehn Jahren. Die Rekurrenz der Erkrankung liegt nach Nierentransplantation bei 25 % beim Typ I und bei 85 % beim Typ II.

6.5 Mesangiale IgA-Glomerulonephritis

Synonyme: IgA-Nephritis, IgA-Nephropathie, Morbus Berger

6.5 Mesangiale IgA-Glomerulonephritis

Definition. Die IgA-mesangiale Glomerulonephritis ist immunmorphologisch charakterisiert durch massive Ablagerungen von Immunglobulin A (IgA) im Mesangium (s. E-**11**). Zusätzlich findet man mäßig starke mesangiale Ablagerungen von C3 und IgM in segmentaler Verteilung.

◀ Definition

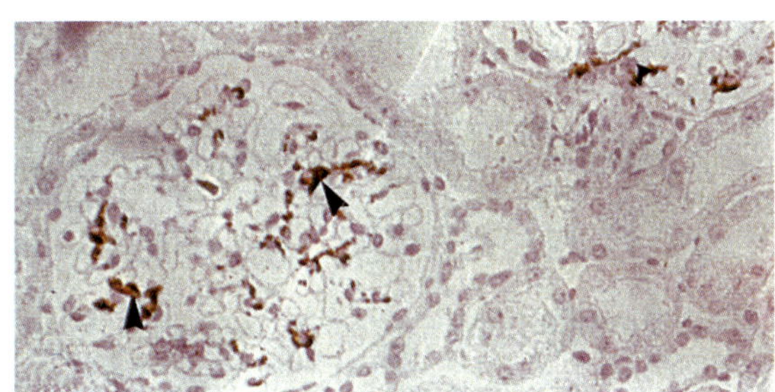

a Darstellung der mesangialen IgA-Ablagerungen mit Hilfe der indirekten Immunperoxidase-Methode. Die IgA-Ablagerungen färben sich braun an (Pfeile).

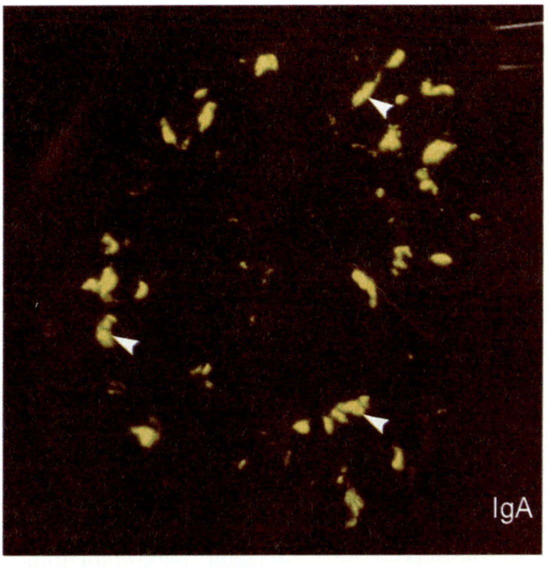

b Darstellung der IgA-Ablagerungen mit Hilfe der indirekten Immunfluoreszenz (weiße Pfeile).

E-**11 a, b: Immunmorphologische Charakterisierung der mesangialen IgA-Glomerulonephritis.**

Epidemiologie. In verschiedenen Ländern (Japan, Frankreich, Deutschland) gilt die mesangiale IgA-Glomerulonephritis mit bis zu 35 % als häufigste primäre glomeruläre Erkrankung. Umgekehrt ist diese Erkrankung in England, USA und Kanada relativ selten. Neben unterschiedlichen ökologischen oder genetischen Faktoren kann auch eine verbesserte Diagnostik (häufigere Urinkontrollen, unterschiedliche Indikationsstellung zur Nierenbiopsie) für die unterschiedliche geographische Verteilung verantwortlich sein. Prinzipiell kann sich die Erkrankung in jedem Lebensalter manifestieren. Der Häufigkeitsgipfel bei Diagnosestellung liegt jedoch zwischen dem 20. und 30. Lebensjahr. Das männliche Geschlecht ist 2- bis 3mal häufiger betroffen. Höheres Lebensalter, männliches Geschlecht, begleitende Hypertonie, persistierende Proteinurie, eingeschränkte Nierenfunktion bei Diagnosestellung bzw. Glomerulosklerose oder interstitielle Fibrose in der Nierenbiopsie sind mit einem progredienteren Verlauf der mesangialen IgA-Glomerulonephritis assoziiert. Offensichtlich ist die Inzidenz der IgA-Nephropathie bei Farbigen sehr viel niedriger als bei Weißen der gleichen geographischen Region. Die Assoziation zu bestimmten HLA-Faktoren (BW35, DR4) ist umstritten.

Epidemiologie In verschiedenen Ländern gilt die mesangiale IgA-Glomerulonephritis mit bis zu 35 % als häufigste primäre glomeruläre Erkrankung. Prinzipiell kann sich die Erkrankung in jedem Lebensalter manifestieren. Der Häufigkeitsgipfel bei Diagnosestellung liegt jedoch zwischen dem 20. und 30. Lebensjahr. Das männliche Geschlecht ist 2- bis 3mal häufiger betroffen. Die Assoziation zu bestimmten HLA-Faktoren ist umstritten.

Ätiopathogenese. Vermutlich handelt es sich bei der IgA-Nephritis um eine **Immunkomplexerkrankung**. Dafür sprechen erhöhte Spiegel zirkulierender Immunkomplexe, die Assoziation mit Infekten und die Rekurrenz der Erkrankung im Transplantat trotz immunsuppressiver Therapie. Der Mechanismus der IgA-Spiegelerhöhung ist nicht endgültig geklärt. Neben einer IgA-Überproduktion und vermehrten IgA-Immunkomplexbildung durch eine Hyperaktivität von T-Helfer-Zellen wird eine gestörte IgA-

Ätiopathogenese Für eine **Immunkomplexerkrankung** sprechen erhöhte Spiegel zirkulierender Immunkomplexe, die Assoziation mit Infekten und die Rekurrenz der Erkrankung im Transplantat trotz immunsuppressiver Therapie.

Für die erhöhten Serum-IgA-Spiegel werden eine vermehrte IgA-Produktion und eine vermehrte IgA-Immunkomplexbildung durch die Hyperaktivität von T-Helfer-Zellen sowie eine gestörte IgA-Clearance verantwortlich gemacht. Exogene (virale Infekte, Nahrungsmittelallergene) und endogene Ursachen sind für Antikörper des Isotyps IgA verantwortlich.

Clearance diskutiert. Unklar ist ferner, warum nur ein kleiner Prozentsatz von Patienten mit mesangialen IgA-Ablagerungen auch an einer symptomatischen IgA-Glomerulonephritis erkrankt. Mesangial abgelagertes IgA besteht fast ausschließlich aus polymerem IgA_1. Polymeres IgA vermag wesentlich besser als monomeres oder dimeres IgA Komplement zu aktivieren. Passend zu diesen Befunden ist in Biopsiepräparaten von Patienten mit IgA-Glomerulonephritis eine vollständige lokale und mesangiale Aktivierung des Komplementsystems gezeigt worden. Für eine Pathogenese von Immunglobulin G bei Patienten mit IgA-Glomerulonephritis spricht der Nachweis von mesangialen IgG-Ablagerungen bei 80% der Patienten und der Nachweis von IgG in zirkulierenden Immunkomplexen. Antikörper des Isotyps IgA gegen exogene Antigene wie Zytomegalievirus, Epstein-Barr-Virus, Gliaden oder Gluten sind bei mesangialer IgA-Glomerulonephritis ebenso nachgewiesen worden wie gegen endogene Antigene (z.B. endotheliale und mesangiale Epitope, Kollagen, Fibronektin, zytoplasmatische Antigene). In neutrophilen Granulozyten von Patienten mit IgA-Nephropathie hat sich die Assoziation von Milchproteinen (z.B. Laktoferrin) mit IgA nachweisen lassen.

Klinik In 80% der Fälle imponiert lebenslang eine Mikrohämaturie und rekurrierend nach Infekten, vorwiegend der oberen Luftwege, eine Makrohämaturie. Die Urinproteinanalyse zeigt ein eindeutig glomeruläres Muster, Eiweißausscheidung < 0,5 g/24 h.

Klinik. Klinisch imponiert diese **häufigste Form der Glomerulonephritis** in etwa 80% der Fälle durch eine lebenslange Mikrohämaturie (dysmorphe Erythrozyten im Urinsediment), rekurrierende Makrohämaturie (70%) 2 bis 3 Tage nach Infekten, vorwiegend der oberen Luftwege (DD: Poststreptokokken-Glomerulonephritis mit einem Intervall von 10–20 Tagen), Eiweißausscheidung von < 0,5 g/24 h mit eindeutig glomerulärem Muster in der Urinproteinanalyse und relativ günstiger Prognose. Allerdings entwickeln 25–30% der Patienten eine Hypertonie und/oder Proteinurie (mit oder ohne nephrotischem Syndrom) mit progredientem Rückgang der Nierenfunktion bis ins Terminalstadium der Niereninsuffizienz.

Bei unkomplizierten Verlaufsformen sind die Patienten symptomlos, die Mikrohämaturie wird häufig zufällig diagnostiziert.
Zum Arzt kommen die Patienten wegen der rekurrierenden Makrohämaturie. Ein Drittel der Patienten klagt über Flankenschmerzen, gelegentlich dysurische Beschwerden. Bei kompliziertem Verlauf leiden die Patienten an Ödemen, Hypertoniefolgen oder den Symptomen der Niereninsuffizienz.

Bei unkomplizierten Verlaufsformen der IgA-Nephritis sind die Patienten symptomlos. Die Mikrohämaturie wird als Zufallsbefund im Rahmen von Routineuntersuchungen (z.B. Musterung, sportärztliche Untersuchung, Einstellungsuntersuchung oder gynäkologische Vorsorgeuntersuchungen) festgestellt. Vielfach kommen die Patienten aufgeschreckt durch die Makrohämaturie zur ärztlichen Untersuchung. Ein Drittel der Patienten klagt über Flankenschmerzen, gelegentlich werden dysurische Beschwerden angegeben. Patienten mit kompliziertem Verlauf der IgA-Nephritis leiden in Abhängigkeit von der Eiweißausscheidung und der Ausprägung des nephrotischen Syndroms unter ihren Ödemen, an den Folgen der Hypertonie bzw. Nebenwirkungen der Antihypertensiva oder den Symptomen einer evtl. bestehenden Niereninsuffizienz.

Diagnostik Um den Patienten Irrwege in der Abklärung der Mikrohämaturie zu ersparen, kommt der Erythrozytenmorphologie (dysmorphe Erythrozyten sprechen für eine renale Genese der Blutung) die zentrale Rolle zu. Letztendlich kann die Diagnose der IgA-Nephritis nur durch Nierenbiopsie gestellt werden.

Diagnostik. Umfangreiche Erfahrungen bei Patienten mit IgA-Nephritis zeigen, daß das Spektrum der diagnostischen Abklärung außerordentlich heterogen ist. Es reicht von einer Ignorierung der Mikrohämaturie bis hin zur Nierenbiopsie, urologischen Abklärung (Zystoskopie, Urographie, Tuberkuloseausschluß) oder gar Angiographie (Tumorausschluß). Eine sonographische Untersuchung wird man jedoch immer durchführen. In der Praxis haben sich bei Patienten mit isolierter Mikrohämaturie zwei Vorgehensweisen bewährt:

Nichtinvasives Vorgehen

- Erythrozytenmorphologie: Dysmorphe Erythrozyten sprechen für eine renale Genese der Mikrohämaturie (uniforme Erythrozyten für eine Blutung aus der Blase, daher dann urologische Abklärung)
- quantitative Eiweißbestimmung im 24-h-Urin, SDS-Polyacrylamid-Gel-Elektrophorese zum Nachweis einer glomerulären Proteinurie
- Immunglobulin-A-Spiegel im Serum (bei 50% der Patienten mit IgA-Glomerulonephritis erhöht)
- Bestimmung der Kreatinin-Clearance.

Nach Ausschluß einer Poststreptokokken-Glomerulonephritis (Antistreptolysintiter, Bestimmung der Komplementfaktoren C3, C4, CH50) erlaubt der Nachweis **dysmorpher Erythrozyten**, der Nachweis einer **glomerulären**

Proteinurie (selbst bei quantitativ »physiologischer« Eiweißausscheidung) und einer **IgA-Erhöhung im Serum** die Verdachtsdiagnose IgA-Nephritis. Allerdings sind erhöhte IgA-Spiegel im Serum und Speichel nicht nur bei Patienten mit IgA-Glomerulonephritis, sondern auch bei idiopathischem nephrotischen Syndrom und idiopathischer membranöser Glomerulonephritis gefunden worden.
Mangels therapeutischer Konsequenzen wird bei normaler GFR und unauffälligem Blutdruck von verschiedenen Autoren zum Zeitpunkt der isolierten glomerulären Mikrohämaturie von einer Nierenbiopsie abgesehen, 3 bis 4 Kontrollen der angegebenen Parameter pro Jahr werden empfohlen. Eine Indikation zur Nierenbiopsie leitet sich bei dieser Vorgehensweise bei Zunahme der Proteinurie und/oder Entwicklung einer Hypertonie ab.

Nierenbiopsie im Stadium der Mikrohämaturie zur Diagnosesicherung der IgA-Nephritis.
Das lichtmikroskopische Bild der IgA-Nephritis kann vielfältig sein:
- minimale glomeruläre Veränderungen
- fokal-segmental proliferative Glomerulonephritis
- mesangial-proliferative Glomerulonephritis
- intra- und extrakapillare Glomerulonephritis
- chronisch sklerosierende Glomerulonephritis.

Immunhistologisch findet man in sämtlichen Glomeruli global verteilte IgA-Ablagerungen im Mesangium, zusätzlich lassen sich mäßig starke mesangiale Ablagerungen von IgM und C3 in segmentaler Verteilung nachweisen. Die Elektronenmikroskopie ist charakterisiert durch elektronendichte Depots im Mesangium.

Therapie. Es gibt keine spezifische Therapie für die Behandlung der IgA-Nephritis. Behandlungsversuche mit Phenylhydantoin (Hemmung der IgA-Produktion), Antikoagulanzien, Thrombozytenaggregationshemmern, Antibiotika im Stadium der infektassoziierten Makrohämaturie, Glukokortikoiden, Immunsuppressiva (z. B. Cyclosporin A) oder eine Fokussanierung haben den Verlauf der IgA-Nephritis nicht überzeugend beeinflussen können. Bei hypertensiven Patienten bietet sich eine konsequente antihypertensive Therapie (evtl. mit einem ACE-Hemmer zur Drosselung der Proteinurie) an.

Therapie Es gibt keine spezifische Therapie für die Behandlung der IgA-Nephritis. Bei hypertensiven Patienten bietet sich eine konsequente antihypertensive Therapie (evtl. mit einem ACE-Hemmer zur Drosselung der Proteinurie) an.

Nahrungsmittelallergene können einen ätiopathogenetischen Faktor in der Entwicklung und Manifestation der IgA-Nephropathie darstellen. Unter diätetischer Eiweißbeschränkung, mit vorwiegendem Verzicht von Ei und Fleisch, in Kombination mit einer **glutenfreien Ernährung** konnte in einer italienischen Studie ein deutlicher Rückgang der renalen Proteinexkretion nachgewiesen werden. Darüber hinaus ließ sich bioptisch mehrere Monate nach Diätbeginn eine signifikante Abnahme der glomerulären Ablagerungen von IgA, IgG, IgM, Komplement und Fibrinogen bei den so behandelten Patienten nachweisen. Erste Erfahrungen im eigenen Patientengut bestätigen den positiven Effekt einer derartigen diätetischen Beschränkung.

Für Nahrungsmittelallergene als ätiopathogenetischen Faktor spricht die Beobachtung, daß unter **glutenfreier Ernährung** ein Rückgang der renalen Proteinexkretion und eine Abnahme der glomerulären Ablagerung von IgA, IgG, IgM, Komplement und Fibrinogen nachgewiesen werden konnte.

Unter der Vorstellung, daß ungesättigte Fettsäuren die Produktion und/oder Wirkung von Zytokinen und Eicosanoiden, hervorgerufen durch die initiale immunologische renale Läsion, günstig beeinflussen, wurden in einer kürzlich publizierten Studie Patienten mit IgA-Nephropathie für 2 Jahre mit 12g **Fischölkapseln** pro Tag therapiert. Unter dieser Behandlung lag der Anteil der Patienten mit einer Erhöhung des Serumkreatinins um 50% oder mehr bei 6% verglichen mit 33% in der Plazebogruppe. Im Mittel stieg das Serumkreatinin um 0,03 mg/dl/Jahr in der mit Fischöl behandelten Patientengruppe, verglichen mit 0,14 mg/dl in der Plazebogruppe. Der Anteil der verstorbenen Patienten oder Patienten mit terminaler Niereninsuffizienz betrug in der Plazebogruppe nach 4 Jahren 40%, dagegen 10% bei den mit Fischöl behandelten Patienten.

Fischölkapseln beeinflussen offensichtlich durch die günstige Wirkung ungesättigter Fettsäuren auf die Produktion und/oder Wirkung von Zytokinen und Eicosanoiden den Verlauf der IgA-Glomerulonephritis günstig.

Prognose. Die Prognose der IgA-Nephritis ist ungünstiger als ursprünglich von den Erstbeschreibern der Erkrankung vermutet. Nach Heidelberger Untersuchungen muß bei 25–30% der Patienten bis zum 20. Krankheitsjahr mit einer terminalen Niereninsuffizienz gerechnet werden.

Prognose 25–30% werden bis zum 20. Krankheitsjahr niereninsuffizient.

6.6 Rasch progrediente Glomerulonephritis (RPGN)

Definition ▶

6.6 Rasch progrediente Glomerulonephritis (RPGN)

▶ ***Definition.*** Bei der rasch progredienten Glomerulonephritis handelt es sich um eine glomeruläre Erkrankung mit ausgeprägter extrakapillarer Proliferation und Halbmondbildung sowie raschem Abfall der glomerulären Filtrationsrate. Im Prinzip können alle glomerulären Erkrankungen mit Leukozytotaxis als rasch progrediente Glomerulonephritiden verlaufen. Immunpathologisch läßt sich die RPGN wie folgt unterteilen:

Gruppe I: Linearer Nachweis von Antibasalmembran-Antikörpern entlang der glomerulären Basalmembran (GBM) (z.B. Goodpasture-Syndrom (E-**12**).

Gruppe II: Granuläre Ablagerung von Immunkomplexen entlang der GBM (z.B. systemischer Lupus erythematodes, E-**13**).

Gruppe III: Fehlen von Immundepots (z.B. Wegener-Granulomatose, S E-**7**).

Die RPGN bedarf einer raschen Diagnosestellung und raschen therapeutischen Intervention, da ein irreversibler renaler Funktionsverlust droht.

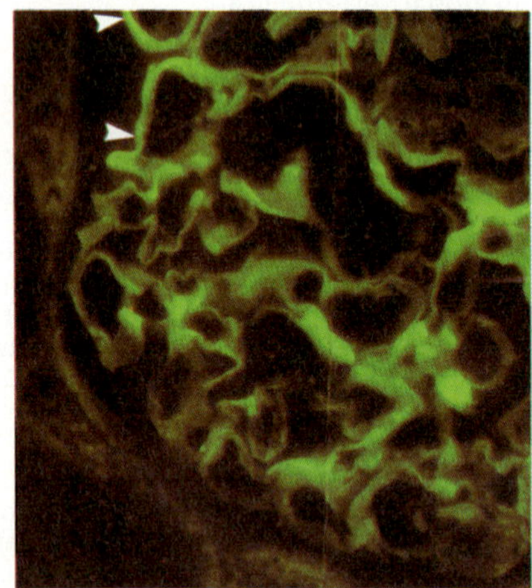

E-**12: Darstellung der linearen IgG-Ablagerungen im Glomerulus** mit Hilfe der direkten Immunfluoreszenz (weiße Pfeilspitzen). (× 900)

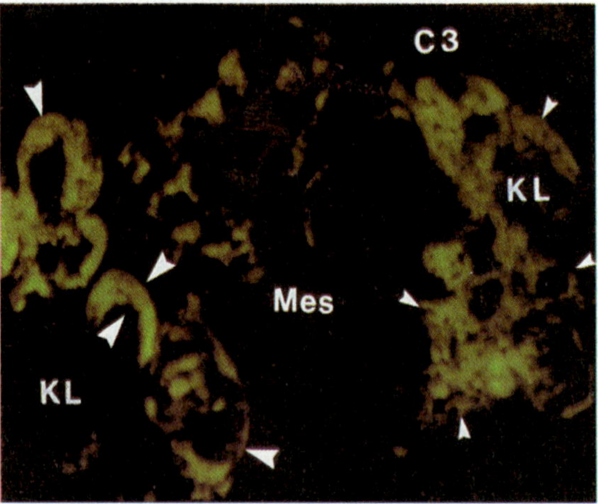

E-**13:** In der angeführten Konstellation ist eine **Lupusnephritis** (entsprechend einer **diffusen proliferativen Lupusnephritis** oder **aktiven Lupusglomerulonephritis**) zu diagnostizieren.

Epidemiologie Die RPGN macht 2–7 % der Nierenbiopsien aus.

Epidemiologie. Die RPGN macht etwa 2–7 % der nierenbiopsierten Patienten aus.

Ätiopathogenese Der RPGN liegen folgende Erkrankungen zugrunde (E-**6**).
Der Halbmondbildung liegt eine **Proliferation der parietalen glomerulären Epithelzellen** zugrunde, die zusammen mit Fibrin(ogen) als Ausdruck einer schweren Schädigung des glomerulären Schlingenkonvoluts den Bowmanschen Kapselraum ausfüllen.

Ätiopathogenese. Immunpathogenetisch liegen der RPGN folgende Erkrankungen zugrunde (E-**6**).
Der Halbmondbildung liegt eine **Proliferation der parietalen glomerulären Epithelzellen** zugrunde, die zusammen mit Fibrin(ogen) den Bowmanschen Kapselraum ganz oder wenigstens teilweise ausfüllen. Initial geht der Proliferation ein Einstrom von Monozyten in den Bowmanschen Raum voraus. Die Epithelproliferation ist Ausdruck einer schweren Schädigung des glomerulären Schlingenkonvoluts mit Schlingennekrosen. Von einer extrakapillarbetonten Glomerulonephritis spricht man dann, wenn mehr als 50 % der Glomeruli Halbmonde aufweisen. Fast jede Form der Glomerulonephritis kann extrakapillar betont verlaufen.

Synopsis E-7: Histologische Veränderungen bei rasch progredienter Glomerulonephritis

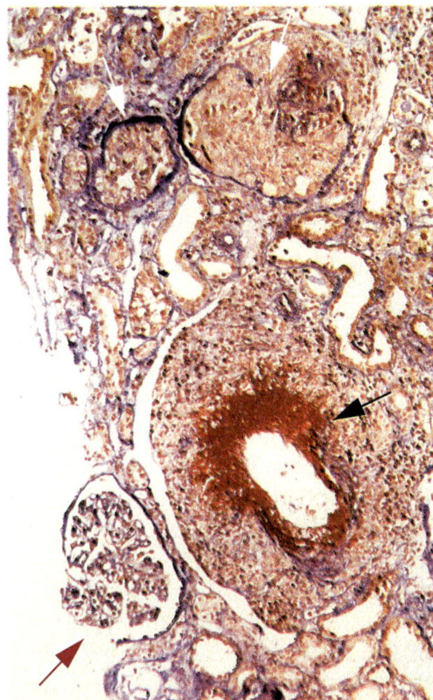

a Nierenbiopsie eines Patienten mit mikroskopischer Polyangiitis. Neben einem unveränderten Glomerulus (roter Pfeil) zeigen zwei weitere eine Totalnekrose (weißer Pfeil) der Schlingen und einen frischen zellulären Halbmond = extrakapillare Kapselproliferation. Eine zentral getroffene Arterie zeigt eine frische, fibrinoide Gefäßwandnekrose mit perivaskulärem leukozytären Infiltrat (× 20) (schwarzer Pfeil).

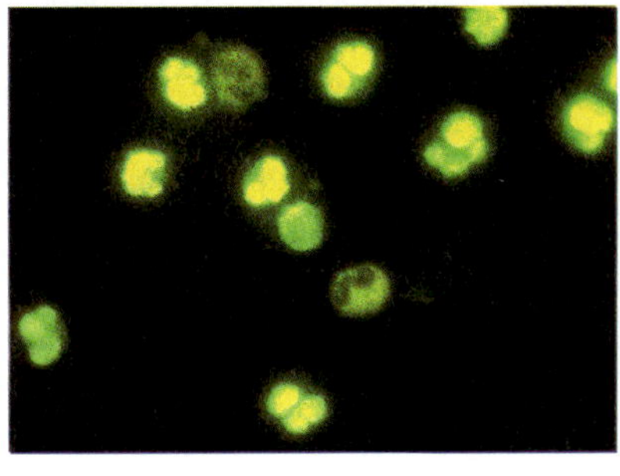

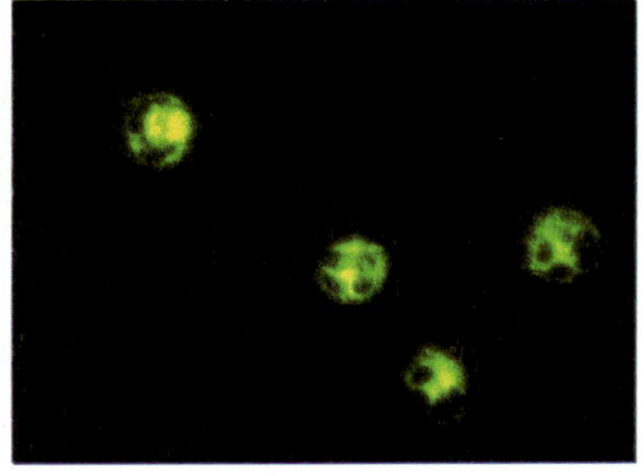

b, c Indirekte Immunfluoreszenz mit Patientensera an Granulozyten normaler, gesunder Spender. **b**: p-ANCA-Muster, **c**: c-ANCA Muster (× 40).

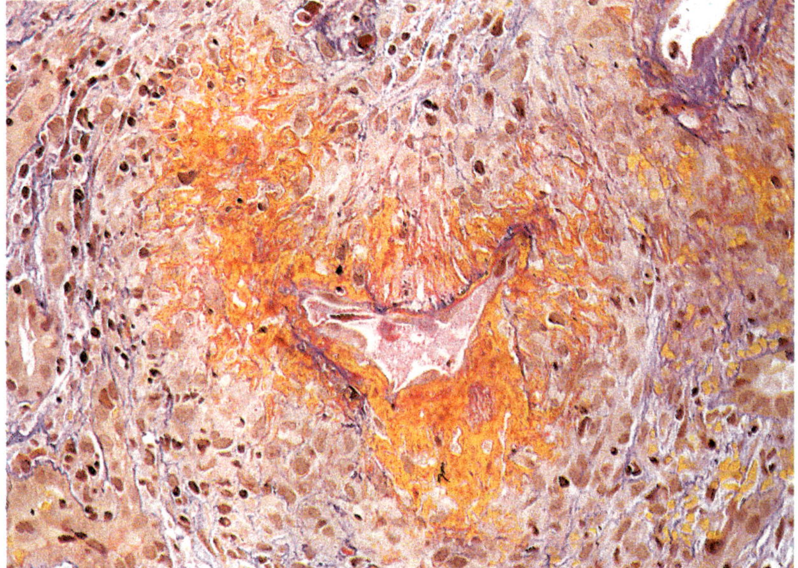

d Arterielles Gefäß mit fibrinoider Gefäßwandnekrose und perivaskulärem Infiltrat (Lymphozyten, Granulozyten, Makrophagen) (× 60).

E-6: Einteilung der rasch progredienten Glomerulonephritiden

RPGN-Gruppe I (Nachweis von Antibasalmembran-Antikörpern)
- ▷ mit pulmonalem Syndrom (Goodpasture-Syndrom)
- ▷ ohne pulmonales Syndrom (idiopathische RPGN Typ I)
- ▷ komplizierte (epi-)membranöse Glomerulonephritis

RPGN-Gruppe II (Nachweis von Immunkomplexen)
- ▷ postinfektiöse RPGN
- ▷ RPGN bei systemischen Immunkomplexerkrankungen (Lupusnephritis, Purpura Schoenlein-Henoch, Kryoglobulinämie)
- ▷ RPGN bei primären Glomerulonephritiden (IgA-Nephropathie, membranoproliferative Glomerulonephritis)
- ▷ idiopathische RPGN Typ II

RPGN-Gruppe III (Fehlen von Immundepots)
- ▷ RPGN bei Wegener-Granulomatose, mikroskopische Polyarteriitis (Befall kleiner Gefäße), Churg-Strauss-Syndrom, Panarteriitis nodosa, Morbus Kawasaki, Polyangiitis (Befall mittlerer Gefäße), Riesenzell-, Takayasu-Arteriitis (Befall großer Gefäße)
- ▷ idiopathische RPGN Typ III

Ätiopathogenese der Anti-GBM-Erkrankung: Diskutiert werden Toxine, infektiöse Erreger, genetische Faktoren. Initial werden gegen GBM gerichtete Antikörper linear abgelagert. Die Entzündungsreaktion beinhaltet die Komplementaktivierung, Zytokinfreisetzung, Expression von Adhäsionsmolekülen und Bildung chemotaktischer Substanzen.

- **Ätiopathogenese der Anti-GBM-Erkrankung:** Diskutiert werden verschiedene Toxine und infektiöse Erreger, ferner genetische Faktoren (HLA-Loci DRW2 und B7). Initial werden Antikörper, die gegen die glomeruläre Basalmembran gerichtet sind, linear abgelagert. Die gegen den Antikörper gerichteten Epitope liegen auf dem C-terminalen Ende der NC1-Domäne der α3-Kette des Kollagen IV. Die glomeruläre Entzündungsreaktion beinhaltet die Aktivierung der Komplementkaskade (C3a-, C5a- und C5b-9-Bildung), die Freisetzung von Zytokinen, die Expression von Adhäsionsmolekülen und die Bildung chemotaktischer Substanzen. Durch Gabe von Anti-Adhäsionsmolekül-Antikörpern kann beispielsweise die glomeruläre Halbmondbildung gehemmt werden.

Ätiopathogenese nicht linearer Immunkomplex-Ablagerungen: Diskutiert werden verschiedene Toxine und infektiöse Erreger, ferner genetische Faktoren (HLA-Loci DRW2 und B7).

- **Ätiopathogenese nicht linearer Immunkomplex-Ablagerungen:** Einerseits werden zirkulierende Immunkomplexe im Glomerulus abgelagert, andererseits lokal im Glomerulus gebildet. Bei postinfektiöser RPGN durch Streptokokken wird die Bindung des Streptokokkenproteins Endostreptosin und von Streptokokken-Antigenen an die glomerulären Kapillarschlingen vermutet. Die RPGN bei Kryoglobulinämie soll durch Bindung eines Antigens an IgG im Glomerulus mit nachfolgender Komplexierung der Immundepots durch zirkulierende Rheumafaktoren vom IgM-Typ entstehen.

Ätiopathogenese der RPGN ohne Immunkomplex-Ablagerungen: Stimulierte neutrophile Granulozyten führen zur Expression der Proteinase 3 und Myeloperoxidase auf der Zelloberfläche und werden zugänglich für Antikörper.

- **Ätiopathogenese der RPGN ohne Immunkomplex-Ablagerungen:** Beim Morbus Wegener kann die Stimulation neutrophiler Granulozyten durch Zytokine zu einer Expression der Proteinase 3 und der Myeloperoxidase (bei Panarteriitis) auf der Zelloberfläche führen. Dadurch werden diese Proteine für die Bindung mit Antikörpern zugänglich, die dann zur gesteigerten Synthese freier Sauerstoffradikale und zur Freisetzung lysosomaler Enzyme führen.

Klinik Es dominieren: Makrohämaturie, Proteinurie, Hämoptoe, Gelenkbeschwerden, Muskelschmerzen, Hautveränderungen oder Fieber.

Klinik. Das Spektrum der Symptome bei RPGN reicht von uncharakteristischen Beschwerden bis zu schwerem Krankheitsgefühl. In Abhängigkeit von der Grunderkrankung dominieren Makrohämaturie, Proteinurie, Hämoptoe, Gelenkbeschwerden, Muskelschmerzen, Hautveränderungen oder Fieber.

Diagnostik Einen zentralen Stellenwert in der Differenzierung der der RPGN zugrundeliegenden Erkrankungen haben neben der **Biopsie serologische Untersuchungen:** Antibasalmembran-Antikörper (Goodpasture-Syndrom), zirkulierende Immunkomplexe (SLE, membranoproliferative Glomerulonephritis, Purpura Schoenlein-Henoch, Infektionen), Kryoglobuline; c-ANCA (Wegener-Granulomatose), p-ANCA (Panarteriitis). Urinbefund (dysmorphe Erythrozyten, Erythrozytenzylinder, Proteinurie) und Retentionswerte (Kreatinin, Harnstoff) ergänzen die Diagnostik.

Diagnostik. Einen zentralen Stellenwert in der Differenzierung der der RPGN zugrundeliegenden Erkrankung haben neben der **Nierenbiopsie serologische Untersuchungen.** Zirkulierende Anti-GBM-Antikörper lassen sich bei Patienten mit RPGN-Typ I mit (Goodpasture-Syndrom) oder ohne pulmonale Beteiligung sowie bei Komplikationen der epimembranösen Glomerulonephritis nachweisen. Der Nachweis zirkulierender Immunkomplexe kann positiv sein bei systemischem Lupus erythematodes (SLE), membranoproliferativer Glomerulonephritis, Purpura Schoenlein-Henoch sowie bei post- und parainfektiösen Immunkomplexkrankheiten. Kryoglobuline lassen sich im Serum bei 4 °C (Inkubation mindestens 48 Stunden) nachweisen (trüber Niederschlag). Bei ANCA-assoziierten Vaskulitiden lassen sich zwei Färbemuster unterscheiden: Das feingranuläre zytoplasmatische Muster (c-ANCA) und eine perinukleärbetonte Färbung (p-ANCA) (*s. a.* S E-**7**). C-ANCA positiv (Autoantikörper gegen Proteinase 3 neutrophiler Granulozyten) sind Patienten mit Wegener-Granulomatose, p-ANCA positiv (Antikörper gegen Myeloperoxidase) sind Patienten mit Panarteriitis. Urinbefund (dysmorphe Erythrozyten, Erythrozytenzylinder, Proteinurie) und Retentionswerte (Kreatinin, Harnstoff) ergänzen die Diagnostik.

Therapie Die medikamentöse Behandlung der RPGN besteht in einer **Kortison**bolustherapie für 3 Tage und einer Weiterführung der Steroidmedikation oral unter stufenweiser Dosisreduktion. **Cyclophosphamid** wird entweder oral in Abhängigkeit von der Leukozytenzahl dosiert (1–2 mg/kg/Tag) oder i. v. als Bolus (0,5–1 g/m^2 Körperoberfläche/Monat).

Therapie. Die medikamentöse Behandlung der RPGN besteht in einer Kortisonbolustherapie (500 mg **Methylprednisolon** für 3 Tage i. v.) und einer Weiterführung der Steroidmedikation oral mit 1 mg/kg KG/Tag mit stufenweiser Dosisreduktion über 3 bis 4 Monate. Darüber hinaus profitieren die Patienten (besonders Patienten mit Wegener-Granulomatose) von einer begleitenden **Cyclophosphamid**-Therapie 1–4 mg/kg KG/Tag oral in Abhängigkeit von der peripheren Leukozytenzahl bzw. einer i. v. Cyclophosphamidbolustherapie von 0,5–1,5 g/m^2 Körperoberfläche pro Monat für 6 Monate. In Abhängigkeit von der Grunderkrankung und dem Therapieverlauf wird oral für 12–24 Monate weiterbehandelt. Lupuspatienten profitieren in der Langzeittherapie von Azathioprin (oder Cyclosporin). Die Indikation zum Plasmaaustausch besteht vor allem für Patienten mit Anti-GMB-Antikörper (6–9 Behandlungen). Umstritten ist die Plasmapheresebehandlung bei RPGN Typ II oder Typ III, so daß die Indikation zur **Plasmapherese** bei diesen Patienten nur im Einzelfall (z. B. bei besonders schweren Verlaufsformen) gestellt werden sollte. Durch die Plasmapherese sollen die für die Pathogenese der RPGN entscheidenden Antigene und Antikörper entfernt werden, während die gleichzeitige Immunsuppression die Resynthese von Antikörpern verhindern soll.

Die Indikation zum **Plasmaaustausch** besteht vor allem für Patienten mit Antibasalmembran-Antikörper (6–9 Behandlungen).

Prognose. Unbehandelt ist die Prognose im Hinblick auf die Nierenfunktion infaust, die Spontanheilungstendenz ist sehr gering. Etwa ein Drittel der Patienten wird bzw. bleibt trotz aggressiver Therapie dialysepflichtig, etwa ein Drittel der Patienten behält für Monate bzw. Jahre eine deutlich eingeschränkte Nierenfunktion mit einer GFR < 30 ml/min. Bei etwa einem Drittel der Patienten läßt sich eine weitgehende Erholung der Nierenfunktion mit GFR-Werten zwischen > 30 ml/min und normaler Nierenfunktion erreichen.

Prognose Unbehandelt infaust. Die Spontanheilungstendenz ist sehr gering. Ein Drittel der Patienten bleibt trotz Therapie dialysepflichtig, ein Drittel behält eine GFR < 30 ml/min, bei einem Drittel lassen sich GFR-Werte > 30 ml/min erreichen.

Cave!

Falsche Zurückhaltung bei der Indikation zur Nierenbiopsie (z. B. bei Proteinurie).

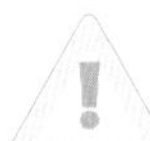

Unkritische Albuminsubstitution bei nephrotischem Syndrom.

Thyroxintherapie bei nephrotischem Syndrom ohne wirkliche Hypothyreose.

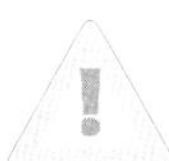

Nichtquantifizieren des Ausmaßes der Proteinurie bei nephrotischem Syndrom.

Nichterkennen eines nephrotischen Syndroms als ursächlicher Faktor für thromboembolische Komplikationen.

7 **Fibrilläre Glomerulopathien**

7 Fibrilläre Glomerulopathien

Definition ▶

Definition. Fibrilläre Glomerulopathien sind klinisch gekennzeichnet durch Proteinurie, häufig assoziiert mit nephrotischem Syndrom, Mikrohämaturie, Hypertonie und/oder Niereninsuffizienz. Histologisch bzw. immunhistochemisch lassen sie sich von Glomerulonephritiden durch charakteristische ultrastrukturelle Veränderungen wie die glomeruläre Ablagerung von Mikrofilamenten und Mikrotubuli unterscheiden.

Fibrilläre Glomerulopathien lassen sich wie folgt klassifizieren (E-**7**).

E-7: Klassifizierung fibrillärer Glomerulopathien

Nachweis von Amyloid (Kongorot positiv)

- AL-Amyloid (primäre Amyloidose; Amyloid zusammengesetzt aus Immunglobulinleichtketten, z. B. multiples Myelom, Morbus Waldenström)
- AA-Amyloid (sekundäre Amyloidose; Herkunft: Serum-Amyloid A-Protein), z. B. im Rahmen chronischer Entzündungen wie rheumatoide Arthritis, Osteomyelitis, Morbus Crohn oder bei malignen Erkrankungen oder familiärem Mittelmeerfieber (Typ I: rekurrierende Fieberschübe vor Amyloidose; Typ II: renale Symptomatologie ohne Fieber)

Nichtamyloidassoziierte fibrilläre Glomerulopathie

- mit Immunglobulin-Molekülen/Fragmenten bzw. Immunkomplexen, z. B.
  - immunotaktoide Glomerulopathie
  - Kryoglobulinämien (z. B. CLL, multiples Myelom)
  - monoklonale Gammopathien (z. B. CLL, multiples Myelom)
  - systemischer Lupus erythematodes
- ohne Immunglobulin-Moleküle/Fragmente, z. B. Diabetes mellitus

7.1 **Kryoglobulinämie**

7.1 Kryoglobulinämie

Definition ▶

Definition. Kryoglobuline sind abnormale Immunglobuline oder Immunkomplexe, die als kryopräzipitable Proteine (Fibronektin gilt als kälteunlösliches Protein) im Kühlschrank (4 °C) reversibel präzipitieren und beim Erwärmen wieder in Lösung gehen. Die Zusammensetzung der Kryoglobuline bestimmt auch deren strukturelle Charakteristika. Die glomerulären Ablagerungen entsprechen ultrastrukturell denen der Kryopräzipitate.

Ätiopathogenese Kryoglobulinämien lassen sich wie folgt unterteilen:
Typ I: monoklonale Immunglobuline, z. B. bei lymphoproliferativen Erkrankungen.
Typ II: Mischung mono- und polyklonaler Immunglobuline, z. B. bei idiopathischer gemischter Kryoglobulinämie oder lymphoproliferativen Erkrankungen.
Typ III: gemischte polyklonale Immunglobuline, z. B. bei Autoimmunerkrankungen.

Ätiopathogenese. Kryoglobulinämien lassen sich in drei Typen unterteilen:
Typ I: monoklonale Immunglobuline, assoziiert mit lymphoproliferativen Erkrankungen (z. B. multiples Myelom, Morbus Waldenström).
Typ II: Kryoglobuline bestehen aus einer Mischung von Immunglobulinen (polyklonal und monoklonal). In über 90 % der Fälle zeigt die monoklonale Komponente Rheumafaktoraktivität und besteht aus IgM-Kappa. Diese Form der Kryoglobulinämie ist charakteristisch für die idiopathische gemischte Kryoglobulinämie, ist aber auch zu finden bei lymphoproliferativen Erkrankungen.
Typ III: Bei dieser häufigsten Form der Kryoglobulinämie finden sich gemischte polyklonale Immunglobuline. Dieser Typ ist mit Autoimmunerkrankungen (z. B. SLE) assoziiert.

Klinik Eine Nierenbeteiligung findet man bei 20 %, beim Typ II bei bis zu 55 %. Etwa 70 % leiden an einer Polyarthralgie, 100 % an einer rekurrierenden palpablen Purpura.

Klinik. Eine Nierenbeteiligung findet man bei etwa 20 % aller Patienten mit Kryoglobulinämie, wobei die Prävalenz beim Typ II mit bis zu 55 % am höchsten liegt. Bei etwa 70 % der Patienten besteht eine Polyarthralgie, bei 100 % eine rekurrierende palpable Purpura. Darüber hinaus können eine Raynaud-Symptomatologie und Akroparästhesie imponieren. Häufig besteht eine Hepatosplenomegalie.

Diagnostik. Die Diagnosestellung erfolgt zunächst durch Nachweis oder Ausschluß von Kryoglobulinen und dann je nach Typ der Kryoglobuline durch die entsprechende Diagnostik der zugrundeliegenden Erkrankung (z.B. lymphoproliferative Erkrankung, Autoimmunerkrankung). Kryoglobulinämische Glomerulonephritiden sind zum Zeitpunkt der Diagnosestellung in 80% der Fälle hypokomplementär. Die glomeruläre Läsion (Nierenbiopsie) ist entweder eine segmentale oder diffus endokapillare und mesangioproliferative Glomerulonephritis. In der Silberfärbung imponiert eine fokale oder diffuse Doppelkontur der glomerulären Basalmembran (tram-track). Die Ablagerungen bei Kryoglobulinämie treten ringförmig oder mikrotubulär in Erscheinung und lassen sich zwischen den Endothelzellen und der Basalmembran bzw. in den Thromben des Kapillarlumens nachweisen. Die Mikrofibrillen (im Mittel etwa 20 nm) haben ein fingerabdruckähnliches Aussehen.
Auch die Assoziation von Kryoglobulinämie und (epi-)membranöser Glomerulonephritis besteht. Ursächlich kann eine Hepatitis C vorliegen. Klinisch manifestiert sich die Nierenbeteiligung bei Kryoglobulinämie durch Proteinurie (evtl. als nephrotisches Syndrom), Hämaturie oder Anstieg der Retentionsparameter bis hin zum oligoanurischen akuten Nierenversagen.

Diagnostik Zunächst erfolgt der Nachweis oder Ausschluß von Kryoglobulinen, dann je nach Typ der Kryoglobulinämie die Diagnosestellung der zugrundeliegenden Erkrankung. Kryoglobulinämische Glomerulonephritiden verlaufen zu 80% hypokomplementär. Glomeruläre Ablagerungen bei Kryoglobulinämie lassen fingerabdruckähnliche Mikrofibrillen erkennen.

Glomerulonephritiden manifestieren sich endokapillar, mesangioproliferativ oder (epi-)membranös.

Therapie. Die Behandlung besteht in der hochdosierten Steroidtherapie (1 mg/kg Körpergewicht), der Gabe zytotoxischer Substanzen, z.B. Cyclophosphamid (1–2 mg/kg Körpergewicht) bzw. anderer Zytostatika in Abhängigkeit von der Grunderkrankung und einer Plasmapheresetherapie (z.B. 3 × wöchentlich für mehrere Wochen in Abhängigkeit vom Behandlungserfolg). Bei Vorliegen einer Hepatitis C kann die Therapie mit Interferon-α indiziert sein.

Therapie Therapiert wird mit Steroiden, zytotoxischen Substanzen und Plasmapherese.

Prognose. Die Mortalität ist hoch, bedingt durch kardiovaskuläre und zerebrovaskuläre Komplikationen, Infektionskomplikationen oder Hämoblastosen. Durch eine aggressive Therapie läßt sich die renale Funktionsverschlechterung in 70–80% der Fälle dramatisch bessern. Etwa 10% erreichen das Terminalstadium der Niereninsuffizienz innerhalb von 4 Jahren.

Prognose Die renale Funktionsverschlechterung läßt sich durch eine aggressive Therapie bessern, dennoch ist die Prognose quoad vitam ungünstig.

7.2 Nierenbeteiligung im Rahmen primärer und sekundärer Amyloidose

7.2 Nierenbeteiligung im Rahmen von Amyloidosen.

Die Ablagerung von AL- oder AA-Amyloid erfolgt im Glomerulum (Leitsymptom: große Proteinurie, häufig assoziiert mit nephrotischem Syndrom, unauffälliges Harnsediment). Seltene Lokalisationen betreffen die Ablagerung von Amyloid im Gefäßsystem der Niere (Leitsymptom: Hypoperfusion) oder in den Tubuli (Leitsymptom: renal-tubuläre Azidose, Diabetes insipidus).
Im Nierenbiopsiezylinder imponieren:
- lichtmikroskopisch
  - die diffuse oder noduläre Expansion der mesangialen Matrix
  - die Hypozellularität
  - die Verdickung der Kapillarwand mit »Spikes«
  - der Amyloidnachweis mit Kongorot
- in der Immunfluoreszenz der Nachweis von Kappa- und Lambda-Leichtkettenproteinen
- im Elektronenmikroskop verstreute oder gebündelte Fibrillen (mittlerer Durchmesser 8–10 nm) in Mesangium und glomerulärer Kapillarwand (subendothelial und subepithelial).

Eine spezifische Therapie gibt es nicht.

Die Ablagerung von AL- oder AA-Amyloid erfolgt im Glomerulum, selten im Gefäßsystem oder in den Tubuli.
Der Nachweis typischer Veränderungen im Nierenbiopsiezylinder erfolgt mittels Licht-, Immunfluoreszenz- und Elektronenmikroskopie.

Eine spezifische Therapie gibt es nicht.

7.3 Nierenbeteiligung bei monoklonalen Gammopathien

Eine Nierenbeteiligung bei lymphoproliferativen Erkrankungen kann sich bei 10–15 % als fibrilläre Glomerulopathie manifestieren. Fibrilläre glomeruläre Ablagerungen bestehen aus Mikrofibrillen (Durchmesser 15–50 nm, Ablagerung in Mesangium und glomerulären Kapillarschlingen), die entweder willkürlich oder parallel angeordnet sind.

7.3 Nierenbeteiligung bei monoklonalen Gammopathien

Eine Nierenbeteiligung im Rahmen lymphoproliferativer Erkrankungen (z. B. CLL, multiples Myelom) kann sich als fibrilläre Glomerulopathie in etwa 10–15 % der Fälle manifestieren, ferner als (epi-)membranöse Glomerulonephritis, membranoproliferative Glomerulonephritis oder rasch progrediente Glomerulonephritis. Fibrilläre glomeruläre Ablagerungen bestehen aus Mikrofibrillen (Durchmesser 15–50 nm), die entweder willkürlich oder parallel angeordnet sind. Die Ablagerungen lassen sich sowohl im Mesangium als auch in den glomerulären Kapillarschlingen subendothelial bzw. subepithelial nachweisen. Bei proliferativer Glomerulonephritis läßt sich das zirkulierende monoklonale Protein sowohl in der Immunfluoreszenz als auch in der Elektronenmikroskopie im Nierenbiopsiezylinder nachweisen.

7.4 Immunotaktoide fibrilläre Glomerulopathie

Es handelt sich um eine Ausschlußdiagnose, wobei sich im Nierenbiopsiezylinder zwar immunglobulinassoziierte kongorotnegative Mikrofibrillen nachweisen lassen, spezifische klinische und serologische Merkmale aber fehlen.

7.4 Immunotaktoide fibrilläre Glomerulopathie

Bei der immunotaktoiden fibrillären Glomerulopathie handelt es sich um eine Ausschlußdiagnose. Dabei lassen sich im Nierenbiopsiezylinder immunglobulinassoziierte kongorotnegative Mikrofibrillen nachweisen, wobei spezifische klinische und serologische Merkmale fehlen. Die pathologischen Veränderungen sind praktisch exklusiv auf das Glomerulum lokalisiert (Mesangium: prominent, wenig Zellinfiltrate; glomeruläre Kapillarwand: verdickt durch subepitheliale, subendotheliale und intramembranöse Ablagerungen).

8 Akutes Nierenversagen (ANV)

8 Akutes Nierenversagen (ANV)

Definition ▶

▶ ***Definition.*** Das akute Nierenversagen ist definiert als die abrupte und anhaltende, jedoch prinzipiell reversible Abnahme der glomerulären Filtrationsrate (GFR) beider Nieren innerhalb von Stunden oder Tagen infolge einer akuten Harnabflußstörung (bilaterale Obstruktion) bzw. einer akuten ischämischen (zirkulatorischen), nephrotoxischen, immunologischen oder infektionsbedingten Schädigung.

Epidemiologie Die Inzidenz des ANV beträgt 50 Fälle/1 Mill. Einwohner pro Jahr.

Epidemiologie. Die Inzidenz des ANV beträgt etwa 50 Fälle/1 Mill. Einwohner pro Jahr, wobei 25 % im Rahmen eines multiplen Organdysfunktions-Syndroms auftreten.

Ätiopathogenese Ein breites Spektrum an Erkrankungen (Faktoren) ist ursächlich verantwortlich für den Ausfall der Nierenfunktion.

Ätiopathogenese. Patienten mit akutem Nierenversagen bieten ein breites Spektrum auslösender Faktoren und Erkrankungen, die ursächlich verantwortlich für den Ausfall der exkretorischen Nierenfunktion sind. Es kommt zur Akkumulation von Stoffwechselendprodukten, ferner zu Störungen des Wasser- und Elektrolythaushaltes sowie der Säure-Basen-Homöostase.

▶ ***Merke.*** Das ANV weist einen **stadienhaften Verlauf** auf. Nach der **Induktionsphase** mit Abnahme der Nierendurchblutung, der GFR und tubulären Schädigung folgt die **Erhaltungsphase**, die oligurisch oder aber auch nichtoligurisch (primär polyurisch) verlaufen kann. Daran schließt sich die **Erholungsphase** an, wobei bei mehr als 95 % der überlebenden Patienten eine volle Restitution der Nierenfunktion zu erwarten ist.
Bewährt hat sich ferner eine Unterteilung in ein **prärenales, intrarenales** und **postrenales** ANV. Zudem muß beachtet werden, ob eine primär renoparenchymatöse Erkrankung oder aber – wie meist in der Intensivmedizin – eine systemische Erkrankung zu einer Funktionsbeeinträchtigung der primär intakten Nierenfunktion geführt hat.

◀ **Merke**

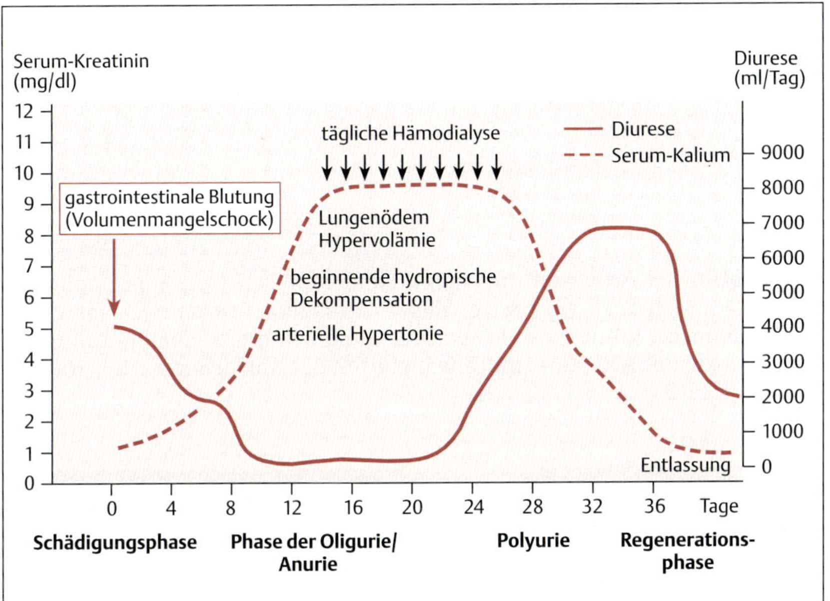

E-14: Verlauf des zirkulatorisch-ischämischen akuten Nierenversagens.

Chronische Risikofaktoren (z.B. vorbestehende Erkrankungen wie Hypertonie, Diabetes mellitus, Herz- und Leberinsuffizienz, Alter) und **akute Risikofaktoren** (z.B. Volumenmangel, Hypotonie, Infektionen, Sepsis, akute Herz- oder Leberinsuffizienz, Hämolyse, Myolyse, akute Pankreatitis, aktivierte intravasale Gerinnung, Hypokaliämie oder potentiell nephrotoxische Pharmaka) prädisponieren zur Ausbildung des akuten Nierenversagens.
Zusätzliche **Risikofaktoren bei Intensivpatienten** sind
- Zustandsbilder mit peripherer Vasodilatation, die reflektorisch über eine Sympathikusaktivierung zur afferenten Renovasokonstriktion führen (z.B. Sepsis)
- Zustandsbilder mit Erhöhung der endothelialen Permeabilität (z.B. Verbrennungspatienten) mit konsekutivem Abfall des kolloidosmotischen Druckes und Verminderung des zirkulierenden Blutvolumens
- vasoaktive Medikamente, die entweder als Vasokonstriktoren (z.B. Katecholamine) oder Vasodilatatoren zu einer Beeinträchtigung der Autoregulation der Nierenfunktion führen.

Pathophysiologisch sind für das akute Nierenversagen eine gestörte Nierenperfusion, eine Abnahme der glomerulären Permeabilität, eine tubuläre Rückdiffusion des Filtrates und die tubuläre Obstruktion von Bedeutung. Für die Oligo-Anurie wird eine Aktivierung des tubuloglomerulären Feedbacks und eine Blutstase im Innenstreifen des äußeren Nierenmarkes verantwortlich gemacht.

Chronische und akute Risikofaktoren prädisponieren zur Ausbildung des ANV.

Zusätzliche **Risikofaktoren bei Intensivpatienten** sind:
- Zustandsbilder mit peripherer Vasodilatation, die reflektorisch zur afferenten Renovasokonstriktion führen (z.B. Sepsis)
- Zustandsbilder mit Erhöhung der endothelialen Permeabilität mit Abfall des kolloidosmotischen Druckes und Verminderung des Blutvolumens (z.B. Verbrennung)
- vasoaktive Medikamente, die zu einer Beeinträchtigung der Autoregulation der Niere führen.

Für das ANV sind eine gestörte Nierenperfusion, eine Abnahme der glomerulären Permeabilität, die tubuläre Rückdiffusion des Filtrates und die tubuläre Obstruktion von Bedeutung.

Zu den Ursachen des ANV s. E-8.

E-**8** faßt die möglichen Ursachen des ANV zusammen.

E-8: Mögliche Ursachen des akuten Nierenversagens

- ▷ Akute obstruktive Uropathie (postrenales akutes Nierenversagen)
- ▷ Funktionelles (prärenales) akutes Nierenversagen (z. B. Volumenmangel)
- ▷ Ischämiebedingte akute Tubulusnekrose
- ▷ Akute Tubulusnekrose durch nephrotoxische Substanzen (z. B. Medikamente)
- ▷ Akute interstitielle Nephritis
- ▷ Rasch progrediente Glomerulonephritis *(s. S. 634 ff.)*
- ▷ Hämolytisch-urämisches Syndrom (Gasser-Syndrom)
- ▷ Akutes Nierenversagen durch akuten thromboembolischen Gefäßverschluß beider Aa. renales
- ▷ Myoglobinurisches akutes Nierenversagen (Rhabdomyolyse, sogenannte Crush-Niere)
- ▷ Akutes Nierenversagen durch Hantavirusinfektion
- ▷ Hepatorenales Syndrom und pseudohepatorenales Syndrom
- ▷ Akute Uratnephropathie
- ▷ Akutes Nierenversagen in der Schwangerschaft und postpartal (Nierenrindennekrose)

Diagnostik

Diagnostik. Bei ANV sind die Nieren sonographisch vergrößert, sonographisch läßt sich auch ein postrenales ANV diagnostizieren oder ausschließen. Anamnese, Labor- und Urinbefunde erlauben meist eine Zuordnung in der Ätiologie des ANV. Unklare Fälle bedürfen der Abklärung mittels Nierenbiopsie (E-**9**).

E-9: Diagnostik des akuten Nierenversagens

Ursache	Anamnese	Labor	Urinbefund
▷ zirkulatorisch-ischämisch	▷ z. B. Blut-/Flüssigkeitsverluste	▷ Kreatinin ↑ ▷ Harnstoff-Stickstoff ↑	▷ Sediment: evtl. granulierte Zylinder, Epithelzylinder ▷ tubuläre Proteinurie ($<$ 1,5 g/24 h)
▷ nephrotoxisch	▷ Medikamenteneinnahme ▷ Kontrastmittel-Gabe	▷ Kreatinin ↑	▷ tubuläre Marker ↑
▷ glomerulär	▷ z. B. Allgemeinsymptome (Fieber/Arthralgien)	▷ BSG ↑ ▷ Leukozytose, ausgeprägte Anämie, serologische Befunde	▷ Sediment: Erythrozytenzylinder, glomerulär konfigurierte Erythrozyten ▷ glomeruläres Proteinuriemuster ($>$ 2,5 g/24 h)
▷ tubulo-interstitiell	▷ Medikamenteneinnahme	▷ Kreatinin ↑ ▷ Harnstoff-Stickstoff ↑ ▷ evtl. Eosinophilie ▷ IgE ↑	▷ Sediment: evtl. Eosinophilurie ▷ tubuläre Proteinurie
▷ postrenal	▷ z. B. Harnsteindiathese ▷ Prostataleiden	▷ Kreatinin ↑ ▷ Harnstoff-Stickstoff ↑	▷ oft Anurie

8.1 Akute obstruktive Uropathie

8.1 Akute obstruktive Uropathie

> ***Merke.*** Im Rahmen des ANV wird die tubuläre Obstruktion durch eine Zellschwellung, obstruierende Zellzylinder in den Sammelrohren und bei saurem Urin-pH durch die Präzipitation von Protein begünstigt.

◀ **Merke**

Ein postrenales akutes Nierenversagen kann sich bei einem Abflußhindernis beider Nieren (z. B. Konkremente, Ummauerung beider Ureteren durch Malignome) entwickeln. Zentraler Stellenwert kommt der Sonographie der Nieren (Harnaufstau bds.) zu.
Die Therapie der akuten obstruktiven Uropathie erfolgt durch urologische Fachkollegen (primär Fistelung einer oder beider Nieren zur Beseitigung der Obstruktion) mit nachfolgender Ursachenforschung und ggf. operativer Therapie.

**Ein postrenales akutes Nierenversagen kann sich bei einem Abflußhindernis beider Nieren (z. B. Konkremente, Ummauerung beider Ureteren durch Malignome) entwickeln.
Nach Diagnosestellung (Sonographie) erfolgt die Behandlung durch den Urologen.**

8.2 Funktionelles akutes Nierenversagen, ischämiebedingte akute Tubulusnekrose

8.2 Funktionelles ANV, ischämiebedingte akute Tubulusnekrose

Im Rahmen des (postoperativen und posttraumatischen) akuten Nierenversagens sind vor allem zwei ätiopathogenetische Überlegungen wichtig, die der Abklärung bedürfen:
Prärenales (funktionelles) akutes Nierenversagen (Volumenmangel) oder akute Tubulusnekrose im Rahmen des Multiorganversagens bei Sepsis, Endotoxinämie, Schock oder Hypotension. Mögliche diagnostische Indizes sind in ▤ E-**10** zusammengefaßt, auch wenn hervorgehoben werden muß, daß durch fließende Übergänge im klinischen Alltag eine Differenzierung auf dieser Basis häufig nur unzulänglich möglich ist.

Im Rahmen diagnostischer und therapeutischer Überlegungen bei ANV (Volumenmangel oder akute Tubulusnekrose) existieren eine Reihe von Indizes, die bei Gesamtschau klinischer Daten, Laborparameter und bildgebender Verfahren hilfreich sein können (▤ E-**10**).

E-10: Serum- und Urinindizes zur Differenzierung von prärenalem akuten Nierenversagen und akuter Tubulusnekrose

Parameter	Prärenales akutes Nierenversagen	Akute Tubulusnekrose
Urin-Natrium (mmol/l)	< 20	> 40
funktionelle Na-Exkretion (%) $\frac{U_{Na} \times P_{Cr} \times 100}{P_{Na} \times U_{Cr}}$	< 1 %	> 1 (3) %
»Renal failure index« $\frac{U_{Na}}{U_{Cr}/P_{Cr}}$	< 1	> 4
spezifisches Gewicht im Urin	> 1013	< 1013
U_{Osm} (mOsm/kg Wasser)	> 500	< 350
U/P_{Cr}	> 40	< 20
$U/P_{Harnstoff\text{-}N}$	> 8	< 3

Pathophysiologie. Die ischämiebedingten Nierenschäden führen zu einem Abfall der GFR, einem Konzentrierungsdefekt, einer Störung der Reabsorption für Natrium bzw. der Exkretion von Kalium, wobei der renale Blutfluß weitgehend erhalten ist. Eine kurzzeitige Ischämie bewirkt eine passagere Isosthenurie mit konsekutiver Polyurie. Längerdauernde Ischämien führen zu einem Abfall der GFR auf etwa 1 % der Norm, zur Dilatation der Tubuli, zum Verlust des Bürstensaums proximaler Tubuluszellen sowie zur Umwandlung von ATP in AMP und schließlich zu Hypoxanthin. Unter den Bedingungen der Rezirkulation und Reversorgung der Niere mit Sauerstoff wird Hypoxanthin in Xanthin, Harnsäure und Sauerstoffradikale umgewandelt. Als Ausdruck der ischämiebedingten Gefäßschädigung kommt es zum Austritt von Protein ins Interstitium und zum Anstieg des intrakapillaren

Pathophysiologie
Ischämiebedingte Nierenschäden führen zu
- einem Abfall der GFR
- einem Konzentrierungsdefekt
- einer Störung der Reabsorption von Natrium bzw. der Exkretion von Kalium.

Längerdauernde Ischämien bewirken eine Dilatation der Tubuli, den Verlust des Bürstensaums proximaler Tubuluszellen sowie eine Umwandlung von ATP in AMP und schließlich zu Hypoxanthin bzw. Sauerstoffradikalen.

Hämatokritwertes. Im aufsteigenden Schenkel der Henleschen Schleife führen destruktive Prozesse zu einer Störung der Harnkonzentrierung (Isosthenurie). Ischämiebedingte Schäden im Sammelrohrbereich werden für die fehlende Reabsorption von Natrium und Störungen der Kaliumsekretion verantwortlich gemacht.

Diagnostik Anamnestische Erhebungen schließen die Frage nach Vorerkrankungen, eine vorbestehende Nierenfunktionseinschränkung, Akuterkrankungen, nach Medikamenten, Untersuchungen, Transfusionen oder Begleitumstände (Beatmung, Infektionen, Blutung, RR-Instabilität) ein.

Diagnostik. Prinzipiell muß eine behandelbare akute renoparenchymatöse Nierenerkrankung als Ursache des akuten Nierenversagens (z.B. rasch progrediente Glomerulonephritis) ausgeschlossen werden, um einen Übergang in eine chronische Niereninsuffizienz zu verhindern. Anamnestische Erhebungen schließen die Frage nach Vorerkrankungen, eine vorbestehende Nierenfunktionseinschränkung, Akuterkrankungen mit renaler Funktionsstörung, die Medikamentenanamnese, die Untersuchungsanamnese (z.B. Kontrastmittelgabe), die Transfusionsanamnese (Transfusionszwischenfall?) und Begleitumstände wie Beatmung, Infektionen, Blutungskomplikationen oder Blutdruckinstabilität ein.

Wichtig sind die Bestimmung von Blut- und Urinparametern, klinische Angaben über den Hydratationszustand des Patienten und die Nierensonographie. Ein weitergehender Einsatz bildgebender Verfahren oder die Indikationsstellung zur Nierenbiopsie werden im Einzelfall entschieden.

Wichtig ist im Serum die Bestimmung von Kreatinin, Harnstoff, Harnsäure, Elektrolyten, LDH, Blutbild, Blutgasanalyse sowie eine subtile Harndiagnostik (Erythrozytenmorphologie, Zylinder, Harnelektrolyte, pH-Wert). Wichtig sind ferner klinische Angaben über den Hydratationszustand (Volumenmangel, Überwässerung) des Patienten sowie die Nierensonographie. Ein weitergehender Einsatz bildgebender Verfahren (farbkodierte Duplexsonographie, Nierenszintigraphie, Nierenangiographie) oder die Indikationsstellung zur perkutanen Nierenbiopsie bei Persistenz des akuten Nierenversagens muß im Einzelfall entschieden werden.

U_{Na} und FE_{Na} sind wertvolle Parameter für die klinische Routine, auch wenn falsch positive und negative Ergebnisse (vor allem bei Diuretikatherapie) möglich sind.

In der klinischen Routine hat sich am ehesten die Bestimmung der **Urin-Natriumkonzentration (U_{Na})** und der **fraktionellen Natriumexkretion (FE_{Na})** bewährt. Die Sensitivität und Spezifität sollen für $U_{Na} > 70\%$, für $FE_{Na} > 90\%$ betragen. Unter Therapie mit Schleifendiuretika (z.B. Furosemid) schließt auch eine Natriumkonzentration > 40 mmol/l im Spontanurin ein prärenales akutes Nierenversagen nicht aus.

Weitere Harnuntersuchungen schließen die Beurteilung des Harnsedimentes, die Harnkultur und die Quantifizierung der renalen Eiweißausscheidung ein.
Nach der Harnmenge lassen sich **oligo-anurische** (50–400 ml Harn/24 h) oder **polyurische Verlaufsformen** unterscheiden. Polyurische Verläufe des ANV sind prognostisch günstiger.

Weitere Harnuntersuchungen schließen die Beurteilung des Harnsedimentes, die Harnkultur und die Quantifizierung der renalen Eiweißausscheidung (Proteinurie bei ANV in der Regel < 1 g/24h, tubuläre Proteinurie im Molekulargewichtsbereich 10–70 kD in der SDS-Gel-Elektrophorese) ein.

Nach der täglichen Harnausscheidung lassen sich bei akuter Tubulusnekrose **oligo-anurische** und **polyurische Verlaufsformen** unterscheiden. Bei oligo-anurischem akuten Nierenversagen (tägliche Diurese 50–400 ml) finden sich signifikant höhere Harnstoff-N- und Kreatininwerte, über einen längeren Zeitraum höhere Quotienten an Serum-Harnstoff-N/Kreatinin und in einer signifikant größeren Patientenzahl eine ausgeprägte metabolische Azidose. Bei polyurischen Verlaufsformen ist die Prognose günstiger.

Bei ANV sind die Blutglukosewerte trotz Hyperinsulinismus erhöht. Ein Anstieg der Triglyzeride findet sich bei 50 % der Patienten, ferner ein Anstieg der freien Fettsäuren bei normalem oder erniedrigtem Cholesterin. Störungen des Eiweißstoffwechsels bei ANV sind charakterisiert durch vermehrten Proteinabbau und verminderte Proteinsynthese.

Das akute Nierenversagen (vor allem nach Trauma und operativem Eingriff) ist von tiefgreifenden Störungen des Kohlenhydrat-, Fett- und Eiweißstoffwechsels begleitet. Diese Veränderungen sind besonders ausgeprägt, wenn komplizierend eine Sepsis vorliegt. Patienten mit ANV zeigen häufig erhöhte Blutglukosewerte trotz erhöhter Plasma-Insulin-Spiegel (Insulinresistenz). Störungen des Fettstoffwechsels bei ANV sind charakterisiert durch einen Anstieg der Triglyzeride (VLDL- und LDL-Triglyzeride) bei 50 % der Patienten, einen Anstieg freier Fettsäuren, normale oder erniedrigte Cholesterinwerte (HDL- und LDL-Cholesterin) und verminderte Aktivitäten der Lipoproteinlipasen. Störungen des Eiweißstoffwechsels bei ANV sind charakterisiert durch einen vermehrten Proteinabbau bei verminderter Proteinsynthese (Proteinkatabolismus der Patienten). Die hepatische Glukoneogenese aus glukoplastischen Aminosäuren ist gesteigert. Ursächlich werden für die proteinkatabole Stoffwechsellage die metabolische Azidose, ein Glukokortikoidexzeß und die Aktivierung proteolytischer Enzyme verantwortlich gemacht.

8.3 Akute Tubulusnekrose durch nephrotoxische Substanzen (z. B. Medikamente), akute interstitielle Nephritis

8.3 Akute Tubulusnekrose durch nephrotoxische Substanzen, akute interstitielle Nephritis

Die häufigsten Formen der medikamentös ausgelösten Nierenläsionen beinhalten die akute Schädigung des proximalen Tubulus (akute Tubulusnekrose) beispielsweise durch Aminoglykoside, Cisplatin, Amphotericin B oder Röntgenkontrastmittel bei Risikopatienten (Patienten mit Diabetes mellitus und Kreatinin > 2 mg/dl; Patienten mit Volumenmangel) bzw. die akute allergische Reaktion der Niere (Hypersensitivitätsreaktion) im Sinne einer akuten interstitiellen Nephritis (z.B. Methicillin, Penicillin, Allopurinol, Thiazide u.a.). Darüber hinaus können Medikamente (z.B. Gold, ACE-Hemmer bei Überdosierung) Glomerulopathien (große Proteinurie) induzieren.

Potentiell nephrotoxische Medikamente (Aminoglykoside, Cisplatin, Amphotericin B oder Rö.-Kontrastmittel bei Risikopatienten) können eine akute Schädigung des proximalen Tubulus (Tubulusnekrose) bewirken. Akute interstitielle Nephritiden beruhen auf einer Hypersensitivitätsreaktion (z. B. Penicilline).

Pathogenese. Die potentielle Nierenschädigung durch **Aminoglykoside** ist abhängig von der Dosis und Dauer einer Behandlung mit dieser Substanzklasse. Sie beruht auf deren rascher Elimination aus dem zirkulierenden Blutvolumen (Halbwertszeit 2–3 Stunden) und konsekutiver Akkumulation in der Nierenrinde (Urinspiegel bis 100 µg/ml, Nierenrindenspiegel bis 1000 µg/g Niere). Charakteristisch für medikamentös induzierte Nierenschäden ist in ca. zwei Drittel der Fälle eine primär polyurische Verlaufsform des akuten Nierenversagens, die beispielsweise für Gentamicin durch eine Blockade von antidiuretischem Hormon im Bereich des distalen Tubulus erklärt wird. Die Persistenz erhöhter Retentionswerte nach Beendigung der Aminoglykosidtherapie wird verständlich durch die Tatsache, daß sich Aminoglykoside im Urin bis zu 3 Wochen nach Absetzen der Therapie nachweisen lassen. Da der Spitzenspiegel (> 10 µg/ml) mit der Effektivität und der Talspiegel (um 1 µg/ml) sowie die kumulative Dosis mit der Nephro- und Ototoxizität korrelieren, hat sich zunehmend die **Einmalgabe** täglich und eine Therapiedauer von nicht mehr als 5 Tagen (Ausnahme z.B. Endokarditis) bewährt. Da die potentielle Nephrotoxizität von der Zahl der Aminogruppen abhängig ist (Neomycin 8, Refobacin 6, Tobramycin 5, Amikacin 4, Netilmycin 3 Aminogruppen), wird deutlich, warum mit Neomycin nur oral (zur Darmsterilisierung bei fehlender Resorption) oder lokal therapiert wird.

Pathogenese Die potentielle Nierenschädigung durch **Aminoglykoside** ist abhängig von der applizierten Dosis und Dauer der Behandlung (rasche Elimination, Akkumulation der Aminoglykoside in der Nierenrinde). Aminoglykoside lassen sich bis zu 3 Wochen nach Absetzen der Therapie im Harn nachweisen (daher langsamer Abfall erhöhter Retentionswerte). Die **Einmalgabe** hat sich als effektiver (hohe Spitzenspiegel) und weniger nephro- und ototoxisch (niedrigerer Talspiegel) als die dreimalige Dosierung/Tag erwiesen.

Klinik. Der Beginn des klinischen Syndroms der **akuten interstitiellen Nephritis** ist variabel. In 75% der Fälle manifestiert sich die Nierenschädigung 10 Tage nach Beginn der Therapie mit Fieber (80%), Hämaturie (95%) und/oder Hautrötung (30–50%). Weniger häufig finden sich unilaterale oder bilaterale Flankenschmerzen. Bei etwa der Hälfte der Patienten zeigt sich eine Eosinophilie und/oder Eosinophilurie. 15–30% der Patienten bedürfen der passageren Dialysetherapie. Steroide (1 mg/kg) sollen Dauer und Schwere des Krankheitsverlaufes abkürzen oder abschwächen. Bei Fehlen klinischer Symptome ist deshalb die Nierenbiopsie bei entsprechender Verdachtsdiagnose indiziert.
S E-**9** zeigt Pharmaka, die entweder eine Glomerulopathie, eine akute Tubulusnekrose oder eine interstitielle Nephritis induzieren können.
Ein **funktionelles akutes Nierenversagen** ist unter Gabe **nichtsteroidaler Antiphlogistika** in Kombination mit Dehydratation (Freisetzung vasodilatatorisch wirksamer Prostaglandine), beispielsweise bei hyperkalzämischen Patienten mit maligner Erkrankung (Zwangspolyurie) oder portal dekompensierter Leberzirrhose (intravasaler Volumenmangel bei reichlich Aszites) möglich. Ebenso kann es zum reversiblen Anstieg der Retentionswerte unter Therapie mit **ACE-Inhibitoren** bei beidseitiger Nierenarterienstenose oder einseitiger Nierenarterienstenose und funktioneller Einzelniere kommen.

Klinik Die medikamentös-induzierte **akute interstitielle Nephritis** manifestiert sich mit subfebrilen Temperaturen, Hämaturie, Eosinophilie, Eosinophilurie, Hautrötung und/oder Flankenschmerzen. Prinzipiell kann eine Vielzahl von Pharmaka eine akute interstitielle Nephritis auslösen (S E-**9**).

Ein **funktionelles akutes Nierenversagen** ist bei Dehydratation (Freisetzung vasodilatatorisch wirksamer Prostaglandine) durch **nichtsteroidale Antiphlogistika** möglich, ebenso unter **ACE-Hemmertherapie** bei bilateraler Nierenarterienstenose.

Synopsis E-9: Beispiele für Pharmaka mit potentieller Nierenschädigung

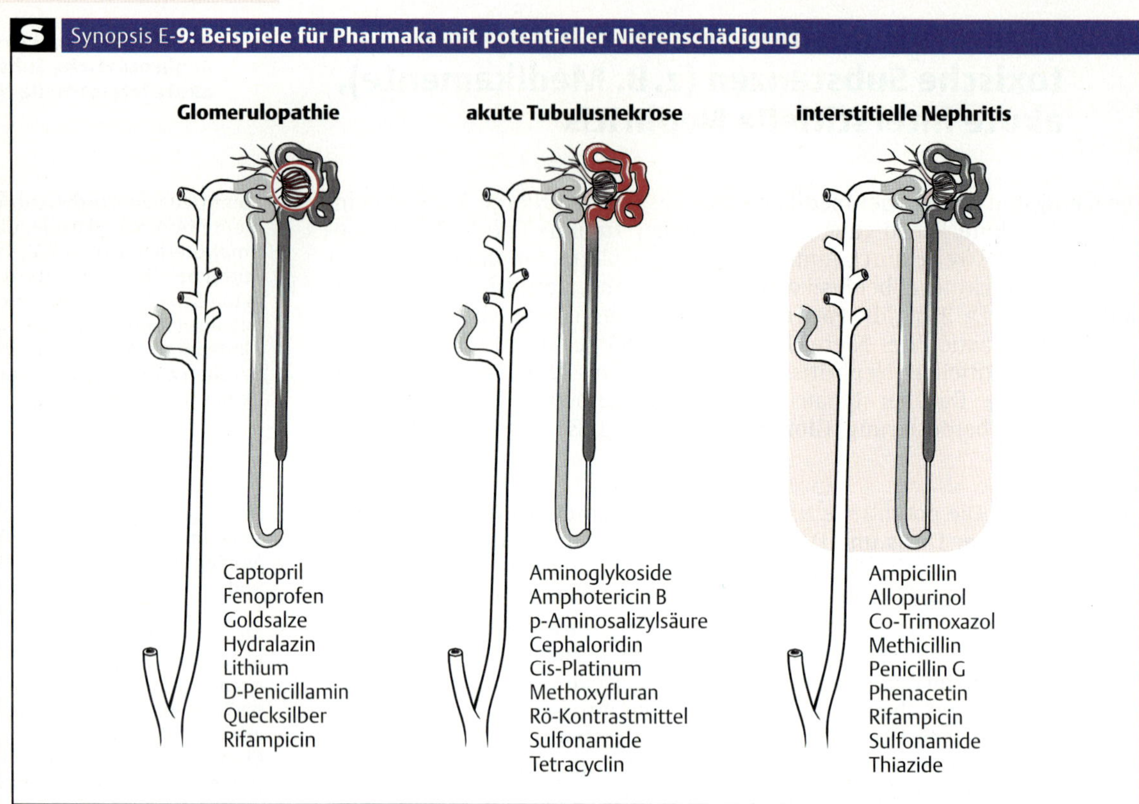

8.4 Rasch progrediente Glomerulonephritis (RPGN)

s. S. 634

8.4 Rasch progrediente Glomerulonephritis (RPGN)

s. S. 634

8.5 Hämolytisch-urämisches Syndrom (Gasser-Syndrom)

Definition ▶

8.5 Hämolytisch-urämisches Syndrom (Gasser-Syndrom)

Definition. Das hämolytisch-urämische Syndrom (HUS) ist charakterisiert durch eine Coombs-negative hämolytische Anämie mit Fragmentozyten im peripheren Blutausstrich, Thrombozytopenie und Funktionsstörungen verschiedener Organsysteme (inkl. eines akuten Nierenversagens).

Epidemiologie Ein ANV bei HUS ist selten (im Kindesalter relativ häufig).

Epidemiologie. Ein akutes Nierenversagen auf dem Boden eines HUS ist im Erwachsenenalter selten, dagegen im Kindesalter relativ häufig.

Ätiopathogenese Durch hyaline Thromben in den Glomeruli werden die glomerulären Kapillaren verlegt. Ausgelöst wird ein HUS durch **enterale Infektion mit Verotoxin-produzierenden E. coli.** Ähnlich wirksame Faktoren werden bei anderen bakteriellen und viralen Infektionen beobachtet. Ein HUS kann auch immunologisch, toxisch, paraneoplastisch oder hormonell vermittelt sein.

Ätiopathogenese. Nach initialer Endothelschädigung und Endothelschwellung entsteht ein subintimales Ödem mit Fibrineinlagerungen und vermehrter Produktion prokoagulatorischer und thromboadhäsiver Faktoren. In den Glomeruli können sich hyaline Thromben ausbilden, die die glomerulären Kapillaren verlegen. Ausgelöst wird ein HUS durch enterale Infektion mit Verotoxin-produzierenden E. coli 0175 : H7. Verotoxin bindet mit hoher Affinität an den Glykolipid-Gb3-Oberflächenrezeptor von Dünndarmzellen, Endothelien, kortikalen Nierenzellen und Erythrozyten. Ähnlich wirksame Faktoren werden offensichtlich auch bei anderen bakteriellen (Salmonellen, Legionellen, Rickettsien) und viralen (Arbovirus, Coxsackie-B-, Epstein-Barr-, ECHO-Viren) Infektionen beobachtet. Ein HUS kann auch immunologisch (Vaskulitis, Transplantatabstoßung, Graft-versus-host-diseases nach

Knochenmarkstransplantation), toxisch oder paraneoplastisch bzw. hormonell (HELLP-Syndrom in der Schwangerschaft mit begleitender GOT- und GPT-Erhöhung > 200 U/l und Normalisierung aller Parameter nach Entbindung) vermittelt sein.

Klinik. Je nach Ätiologie dominieren gastrointestinale Infekte, Fieber, Blutungskomplikationen, zentral nervöse Funktionsstörungen, Hypertonie und/oder Urämiesymptome.

Klinik Gastrointestinale Infekte, Fieber, Blutungskomplikationen, Störungen des ZNS, Hypertonie oder Urämie.

Diagnostik. Thrombozytopenie und LDH-Erhöhung ohne Zeichen der Verbrauchskoagulopathie mit Nachweis von Fragmentozyten im peripheren Blutausstrich sind diagnoseweisend (DD Verbrauchskoagulopathie: Verlängerung von PTT, PTZ, Thrombinzeit, erniedrigtes Serum-Fibrinogen, deutlich erhöhte Fibrinspaltprodukte). Es bestehen ferner eine deutliche Anämie, eine Hyperbilirubinämie und ein vermindertes Haptoglobin. Der Coombs-Test ist negativ.

Diagnostik Diagnoseweisend sind Thrombozytopenie, LDH-Erhöhung ohne Zeichen der Verbrauchskoagulopathie, Nachweis von Fragmentozyten, Anämie, Hyperbilirubinämie, vermindertes Haptoglobin, negativer Coombs-Test.

Therapie. Die Behandlung besteht in der Gabe von Glukokortikoiden (2 mg/kg KG), einer antihypertensiven Therapie, Anämiekorrektur, Hämodialysebehandlung (falls erforderlich) und bei schweren Verläufen in einer Plasmapheresetherapie. Bei bestehender Thrombozytopenie und -pathie kann eine Heparinisierung nicht empfohlen werden. Die Mortalität der Patienten ist von über 90 % in den 60er Jahren auf etwa 10 % zurückgegangen.

Therapie Die Behandlung besteht in der Gabe von Glukokortikoiden, einer antihypertensiven Therapie, Anämiekorrektur, Hämodialyse- und Plasmapheresetherapie (falls nötig).

8.6 Akutes Nierenversagen durch akuten thromboembolischen Gefäßverschluß beider Arteriae renales

8.6 Akutes Nierenversagen durch akuten thomboembolischen Gefäßverschluß beider Arteriae renales

Der akute embolische Nierenarterienverschluß einseitig oder bilateral ist zwar ein relativ seltenes Ereignis, wegen der geringen Ischämietoleranz der Niere muß die Diagnose jedoch so früh wie möglich gestellt werden. **Heftige, kolikartige Flankenschmerzen**, uncharakteristische abdominelle Beschwerden, meist begleitet von Übelkeit oder Erbrechen, sind charakteristische Symptome, die meist als Kolik bei Harnleiterkonkrement fehlgedeutet werden. Typisch ist laborchemisch ein Anstieg der LDH in Kombination mit einer Leukozytose bei Fehlen einer (Mikro-)Hämaturie. Bei negativem Perfusionsszintigramm sollte daher die Indikation zur Renovasographie als digitale oder konventionelle Angiographie bei begründetem klinischem Verdacht großzügig gestellt werden.
Entscheidend für die Prognose und somit für die funktionelle Restitution der Niere(n) sind die Dauer der Ischämie, das Ausmaß der Restnierendurchblutung und die Versorgung durch Kollateralgefäße. War früher allein durch die chirurgische Intervention eine Revaskularisierung der Niere(n) möglich, so bietet heute die **lokale Thrombolyse** als Fortentwicklung der diagnostischen Kathetertechnik eine weitere Möglichkeit zur Soforttherapie.

Wegen der geringen Ischämietoleranz der Niere muß die Diagnose rasch gestellt werden. **Heftige kolikartige Flankenschmerzen** (häufig fehlgedeutet), meist begleitet von Übelkeit oder Erbrechen, LDH-Anstieg bei Fehlen einer (Mikro-)Hämaturie sind charakteristische Befunde. Bei negativem Perfusionsszintigramm sollte daher die Indikation zur Renovasographie großzügig gestellt werden. Neben der **chirurgischen Intervention** stellt die lokale Thrombolyse eine Möglichkeit zur Soforttherapie dar.

Klinischer Fall

Ein 71jähriger Patient wird mit absoluter Arrhythmie bei Vorhofflimmern wegen rasch progredienter Niereninsuffizienz zur nephrologischen Abklärung eingewiesen. Nachdem sonographisch eine Harnabflußstörung ausgeschlossen wurde und ein Nierenperfusionsszintigramm (S E-**8a**) eine erhebliche Funktionseinschränkung beider Nieren zeigte, wurde unter der Annahme, daß bei vorbestehender Renovasopathie ein thromboembolisches Geschehen vorliegen könnte, eine Nierenarteriographie veranlaßt. Die Übersichtsaortographie bestätigte die klinische Vermutung: thromboembolischer Verschluß der rechten A. renalis sowie Thromboembolus in der linken A. renalis mit inkompletter Ischämie bei vorbestehender Nierenarterienstenose (S E-**8b**). Da ein gefäßchirurgischer Eingriff wegen des erheblich reduzierten Allgemeinzustandes des Patienten abgelehnt wurde, wurde eine lokale fibrinolytische Therapie über den in der rechten A. renalis plazierten Angiographiekatheter begonnen. Insgesamt wurden 70 000 IE Streptokinase (5000 IE/h) appliziert. Unter dieser Therapie ergab sich am Gefäßsystem der rechten Niere keine nennenswerte Befundänderung. In der linken A. renalis ließ sich der Thrombus auflösen (S E-**8c**). Die linksseitige Nierenarterienstenose wurde mittels Katheterdilatation beseitigt (S E-**8d**). Nach Hämodialysebehandlung kam es zur Polyurie und zu einer deutlichen Besserung der Retentionswerte (S E-**8e**).

S Synopsis E-8: **Akutes Nierenversagen bei thromboembolischem Verschluß beider Aa. renalis** (klinischer Fall)

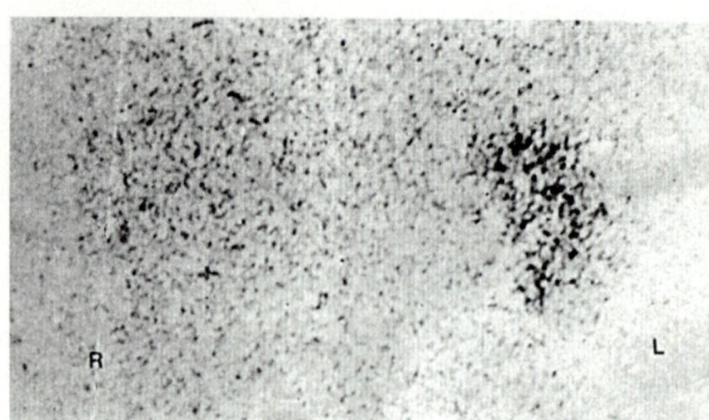

a Szintigraphischer Perfusions- und Funktionsausfall der rechten Niere, deutlich verminderte Indikatoranreicherung der linken Niere.

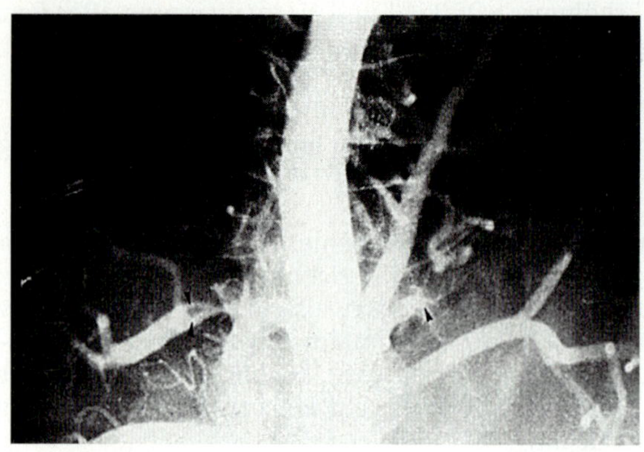

b Thromboembolischer Verschluß der rechten A. renalis, Thromboembolus in der linken A. renalis bei mäßiggradiger Nierenarterienstenose.

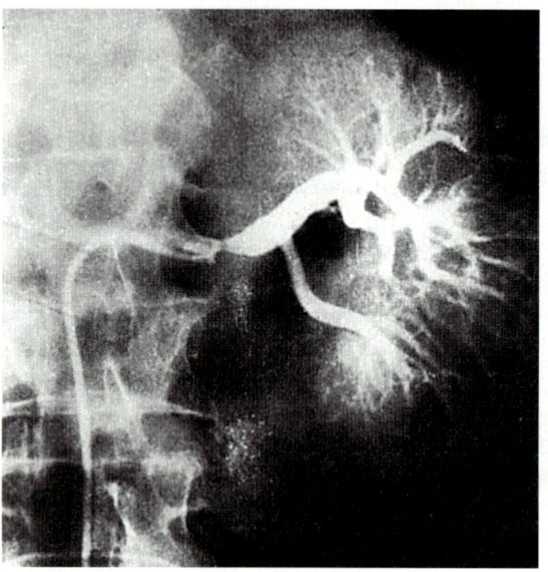

c Angiographischer Befund der linken Niere nach Lyse-Therapie mit 70 000 IE Streptokinase.

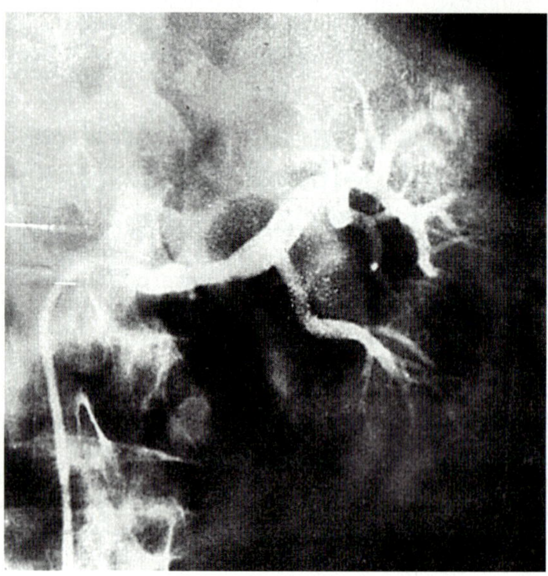

d Angiographischer Befund der linken Niere nach Katheterdilatation.

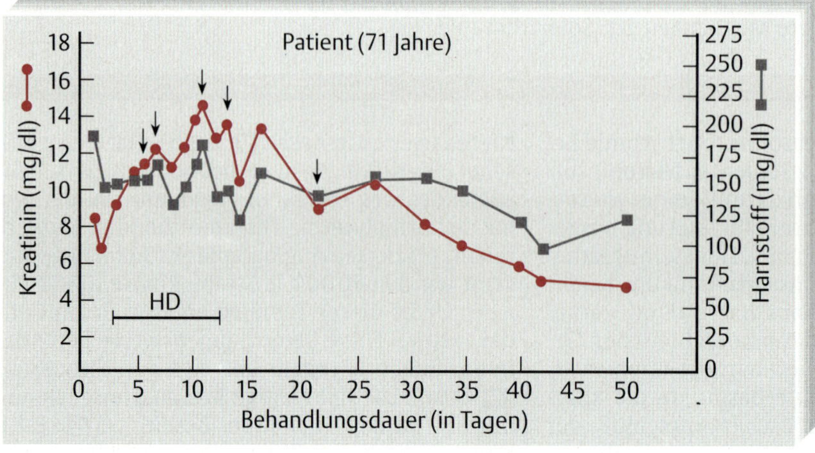

e Serum-Kreatinin- und Serum-Harnstoffwerte vor, unter und nach Katheterlyse (→) und intermittierender Hämodialyse (HD).

8.7 Myoglobinurisches akutes Nierenversagen

8.7 Myoglobinurisches akutes Nierenversagen

Synonyme: Rhabdomyolyse, sogenannte Crush-Niere

Definition. Ein akutes Nierenversagen durch Rhabdomyolyse (Crush-Niere) ist charakterisiert durch Myoglobinämie, Myoglobinurie, massive Erhöhung der CPK (> 20 000 U/l) und Aldolase, eine disseminierte intravasale Gerinnung, eine Hyperkaliämie, Hyperphosphatämie, Hyperurikämie, Hypokalziämie, eine metabolische Azidose.

◄ **Definition**

Epidemiologie. Ein myoglobinurisches akutes Nierenversagen ist außerordentlich häufig, da multiple Ursachen zu einer schweren Schädigung der Skelettmuskulatur mit Freisetzung von Myoglobin führen können.

Epidemiologie Ein myoglobinurisches ANV ist außerordentlich häufig.

Ätiopathogenese. Mögliche Ursachen der Rhabdomyolyse sind in E-**11** zusammengefaßt.

Ätiopathogenese E-**11** zeigt mögliche Ursachen der Rhabdomyolyse.

E-11: Mögliche Ursachen einer Rhabdomyolyse
Schädigung der Muskulatur ▷ bei sportlicher Überforderung, z. B. Langstreckenlauf (Marathonläufer) ▷ bei Muskelschädigung durch zerebrale Krampfanfälle, Tetanus, hohes Fieber (maligne Hyperpyrexie) ▷ bei Starkstromverletzungen
Schädigung der Muskulatur durch verminderte Energieproduktion bei genetischem Enzymdefekt ▷ Enzymdefekte den Kohlenhydratstoffwechsel betreffend (Mangel an Muskelphosphorylase, Glukosidase oder Phosphofruktokinase) ▷ Enzymdefekte den Lipidstoffwechsel betreffend (Mangel an Carnitin oder Carnitinpalmityltransferase)
Schädigung der Muskulatur durch Alkoholismus ▷ Alkoholentzugsdelir
Schädigung der Muskulatur durch verminderte Oxygenierung ▷ arterielle Embolie, prolongierte Extremitätenischämie (Tourniquet-Syndrom) ▷ Schock, Verbrennungen und Trauma (Crush-Syndrom)
Primäre Muskelschädigung durch ▷ Polymyositis ▷ Dermatomyositis ▷ Arteriitis (Vaskulitis)
Schädigung der Muskulatur durch Infektionen (Gasbrand, Tetanus, Leptospirose, Shigellose, Legionaire's disease, septischen Schock)
Schädigung der Muskulatur durch Gifte ▷ Schlangenbiß
Schädigung der Muskulatur durch Medikamente und Drogen ▷ Heroin, Methadon, LSD ▷ Amphetamine ▷ Barbiturate, Diazepam ▷ Succinylcholin ▷ HMG-CoA-Reduktasehemmer
Schädigung der Muskulatur durch Kalziphylaxie (azotämischer Hyperparathyreoidismus)

Klinik. Ein charakteristischer Befund bei Patienten mit Rhabdomyolyse ist die **disseminierte intravasale Gerinnung** (Leitsymptom: Thrombozytopenie), vermutlich durch Freisetzung aktivierender Substanzen aus der nekrotischen Muskulatur. Eine (fatale) **Hyperkaliämie** entwickelt sich vor allem bei begleitender metabolischer Azidose und Oligurie durch Freisetzung von

Klinik Ein charakteristischer Befund bei Rhabdomyolyse ist die **disseminierte intravasale Gerinnung.** Eine **Hyperkaliämie** entwickelt sich vor allem bei Azidose und Oligurie.

Die **Hypokalzämie** wird durch Ablagerung von Kalziumphosphat und -karbonat erklärt.

Die **Hyperphosphatämie** ist durch die massive Freisetzung von Phosphor aus der geschädigten Skelettmuskulatur bedingt.

Die **Hyperurikämie** ist Ausdruck der Überproduktion und verminderten renalen Exkretion von Harnsäure.

Die tubuläre Akkumulation von Myoglobinzylindern führt bei Rhabdomyolyse zur tubulären Obstruktion.

Kalium aus der geschädigten Muskulatur (Kaliumgehalt der Skelettmuskulatur 110 mEq/kg).
Die **Hypokalzämie** der Patienten mit Rhabdomyolyse wird durch die Ablagerung von Kalziumphosphat und Kalziumkarbonat in der geschädigten Muskulatur erklärt.
Die **Hyperphosphatämie** bei Rhabdomyolyse (sie kann bei begleitender gramnegativer Sepsis fehlen) ist durch die massive Freisetzung von Phosphor aus der geschädigten Skelettmuskulatur (Phosphatgehalt 75 mmol bzw. 2,25 g/kg) bedingt.
Die **Hyperurikämie** bei Rhabdomyolyse ist Ausdruck der Überproduktion und verminderten renalen Exkretion von Harnsäure. Aus der geschädigten Muskulatur werden Purine freigesetzt, die in der Leber prompt in Harnsäure umgewandelt werden. Eine Hyperurikämie kann deshalb bei Alkoholikern fehlen.
Darüber hinaus ist die tubuläre Obstruktion durch Myoglobinzylinder von besonderer Bedeutung für die Oligurie der Patienten mit Rhabdomyolyse (nachfolgender proteolytischer Abbau der Eiweißzylinder durch Proteinasen und Peptidasen des tubulären Bürstensaums).
Eine analoge Pathogenese ergibt sich bei ANV durch Transfusionszwischenfall (Hämolyse mit konsekutiver Hämoglobinurie).

Diagnostik Diagnoseweisend ist im Serum die Erhöhung von Myoglobin, Aldolase, CPK, Phosphat, Kalium, Kreatinin/Harnstoff-Quotient bei Hypokalzämie und metabolischer Azidose.

Diagnostik. Diagnoseweisend ist im Serum die Bestimmung von Myoglobin (bei Hämolyse Hämoglobin), Aldolase, CPK, Phosphat, Kalium, Kalzium, Kreatinin/Harnstoff-Quotient, Blutbild, Harnsäure, Blutgasanalyse, im Urin die Bestimmung von Myoglobin und pH-Wert. Die Ursachenforschung der Rhabdomyolyse schließt die Anamnese (Alkoholismus), die Blutspiegelbestimmung von Medikamenten oder Drogen, immunologische Parameter (Vaskulitis, die Abklärung einer infektiösen Genese), die Muskelbiopsie (Enzymdefekt) oder Parathormonbestimmung (Kalziphylaxie) mit ein.

Therapie Die Behandlung besteht in reichlicher Flüssigkeitszufuhr, forcierter Diurese und Alkalisierung. Im Stadium der Oligurie werden die Patienten hämodialysiert.

Therapie. Die Behandlung der Patienten mit Rhabdomyolyse besteht in einer reichlichen Flüssigkeitszufuhr, einer forcierten Diurese und Alkalisierung mit Bikarbonat. Im Stadium der Oligurie werden die Patienten hämodialysiert (Bikarbonat-Hämodialyse). Die Prognose des myoglobinurischen (hämoglobinurischen) akuten Nierenversagens ist günstig.

8.8 Akutes Nierenversagen durch Hantavirus-Infektion

8.8 Akutes Nierenversagen durch Hantavirus-Infektion

Definition ▶

Definition. Unter den Bezeichnungen »hämorrhagisches Fieber mit renalem Syndrom«, »hämorrhagisches Fieber mit Nephritis«, »Nephropathia epidemica« oder »koreanisches hämorrhagisches Fieber« wird ein **weltweit verbreitetes Krankheitsbild mit nichttraumatischem akutem Nierenversagen** beschrieben, das durch Subtypen des Hantavirus (benannt nach dem koreanischen Grenzfluß Hantaan, zugehörig zur Familie Bunyaviridae) ausgelöst wird.

Epidemiologie Ein ANV durch Hantavirus-Infektion ist weltweit verbreitet (Serotypen Hantaan und Seoul in Südostasien, Serotyp Belgrad in Südosteuropa, Puumala in Nordwesteuropa).

Epidemiologie. Ein nichttraumatisches akutes Nierenversagen auf dem Boden einer Hantavirus-Infektion ist bei florierender Tourismusbranche überall möglich. Im südostasiatischen Raum dominieren die Serotypen Hantaan (schwere asiatische Verlaufsform mit 10–25% Mortalität) und Seoul (urbanes Vorkommen, milderer Krankheitsverlauf), im südosteuropäischen Raum der Serotyp Belgrad (Virulenz vergleichbar zu Serotyp Hantaan) und in Nordwesteuropa der Serotyp Puumala (milde europäische Variante).

Ätiopathogenese Asymptomatische Überträger sind Nagetiere.

Ätiopathogenese. Überträger der Hantaviren sind Nagetiere (Mäuse, Ratten, Hamster), die selbst nicht erkranken, aber asymptomatische Träger des Virus bleiben (Persistenz in der Lunge). Mit Speichel, Exkrementen und Urin wird das Virus ausgeschieden. Nach Übertragung auf den Menschen beträgt die Inkubationszeit 4 Tage bis 4 Wochen.

Risikogruppen für Hantavirus-Infektionen sind Land- und Waldarbeiter, Jäger oder Camper sowie Personal in Versuchstierlaboratorien.

Risikogruppen: Land- und Waldarbeiter, Camper, Jäger.

Klinik. In der **Initialphase** der Erkrankung (1.-4. Tag) stehen hohes Fieber mit Schüttelfrost, heftige Kopfschmerzen, Myalgien, Photophobie und ein Pharynxexanthem im Vordergrund. Diese häufig als »Sommergrippe« fehlgedeutete Symptomatologie wird in der Regel mit Antipyretika, Analgetika und eventuell mit Antibiotika therapiert. In der **zweiten Phase** (3.-6. Tag nach Fieberbeginn) der Erkrankung dominieren heftigste (kolikartige) Flanken- und/oder Abdominalschmerzen (z.T. mit Erbrechen und Durchfällen). Das **dritte Stadium (renale Manifestation** der Erkrankung) entwikkelt sich 4–10 Tage nach Krankheitsbeginn. Der Blutdruck kann erhöht oder erniedrigt (Kollapsneigung) sein. In dieser Phase der Erkrankung bildet sich die unangenehme Schmerzsymptomatik der Patienten spontan zurück.
Laborchemisch bestehen Proteinurie und Mikrohämaturie sowie ein Anstieg harnpflichtiger Substanzen im Serum (Maximum am 10. Tag nach Krankheitsbeginn). Etwa 5–10% dieser Patienten bedürfen der passageren Dialysebehandlung. Im Blutbild imponieren Thrombopenie und Leukozytose.
Extrarenale Manifestationen der Erkrankung betreffen Leber (geringer Transaminasen- und Bilirubinanstieg), Herz (myokardiale Beteiligung mit Bradykardie), Auge (Lidödem, konjunktivale Injektion, passagere Myopie, Glaukomanfälle, Iritis) und ZNS (meningeale Symptomatologie). Im Einzelfall kann es zu schweren Blutungskomplikationen kommen.

Klinik In der **Initialphase** (1.-4. Tag) bestehen hohes Fieber mit Schüttelfrost, heftige Kopfschmerzen, Myalgien, Photophobie und ein Larynxexanthem. In der **zweiten Phase** (3.-6. Tag) dominieren heftigste Flanken- und Abdominalschmerzen. Im **dritten Stadium** (renale Manifestation) gehen die Schmerzen spontan zurück.

Labor: Proteinurie und Mikrohämaturie sowie Anstieg harnpflichtiger Substanzen im Serum. Im Blutbild imponieren Thrombopenie und Leukozytose. Etwa 5–10% der Patienten bedürfen der passageren Dialysebehandlung.
Extrarenale Manifestation der Erkrankung betreffen Leber, Herz, Auge und ZNS.

Diagnostik. Ein spezifischer IgM-Nachweis ist mit dem m-Capture-ELISA ab dem 3. Krankheitstag möglich. Mit dem indirekten Immunfluoreszenztest lassen sich IgG-Antikörper innerhalb von 14 Tagen nach Symptombeginn nachweisen. IgM-Antikörper können monatelang persistieren, IgG-Antikörper vermutlich lebenslang. In der Nierenhistologie findet sich eine interstitielle Nephritis mit herdförmigen interstitiellen Mikrohämorrhagien, aber auch passend zur z.T. beträchtlichen Proteinurie eine mesangial-proliferative Glomerulonephritis (GN).

Diagnostik Ein spezifischer IgM-Nachweis (Persistenz monatelang) ist ab dem 3. Krankheitstag möglich, IgG-Antikörper persistieren vermutlich lebenslang. Die Nierenhistologie zeigt das Bild einer interstitiellen Nephritis oder mesangial-proliferativen GN.

Therapie. Die Möglichkeit einer spezifischen Therapie besteht gegenwärtig (noch) nicht. Die symptomatische Behandlung beruht auf der Gabe von Analgetika und Antipyretika, einem kontrollierten Flüssigkeits- und Elektrolytausgleich sowie im Bedarfsfall in einer Dialysetherapie.

Therapie Die symptomatische Therapie besteht in Analgetikagabe, Flüssigkeits- und Elektrolytausgleich (5–10% Dialyse).

8.9 Hepatorenales Syndrom (HRS)

8.9 Hepatorenales Syndrom (HRS)

Definition. Unter hepatorenalem Syndrom versteht man die Entwicklung einer Niereninsuffizienz bei Patienten mit fortgeschrittener Leberparenchymerkrankung **ohne klinischen, laborchemischen oder anatomischen Hinweis für das Vorliegen einer Nierenerkrankung**. Mit anderen Worten: Bei HRS sind beide Nieren trotz Nierenversagen zunächst »gesund«. Der Übergang in eine akute Tubulusnekrose ist möglich.

◀ **Definition**

Ätiopathogenese. 40–80% der Patienten mit Leberzirrhose erleiden im Verlauf ihrer Erkrankung ein HRS. Für das Vorliegen eines **funktionellen Nierenversagens** bei HRS spricht die Tatsache, daß sich die Nierenfunktion bei Patienten mit HRS nach erfolgreicher Lebertransplantation normalisiert. Ebenso sind im Schrifttum erfolgreiche Nierentransplantationen mit Nieren von Patienten bekannt, die mit HRS verstorben waren. Von zentraler Bedeutung für die Entwicklung des Nierenversagens bei HRS sind zwei zirkulatorische Phänomene:

- die afferente Renovasokonstriktion mit Umverteilung der Nierendurchblutung im Sinne einer relativen kortikalen Ischämie
- die periphere Vasodilatation mit konsekutiver Hypotonie.

Argumente für eine **zirkulatorische Pathogenese** des Nierenversagens bei HRS basieren auf Beobachtungen, daß es unter Volumengabe und/oder Ein-

Ätiopathogenese Klinische, laborchemische und anatomische Parameter sprechen für eine **zirkulatorische Pathogenese** des Nierenversagens bei HRS. Es dominieren die **afferente Renovasokonstriktion** und eine **periphere Vasodilatation** mit konsekutiver Hypotonie.

Als **afferente Renovasokonstriktoren** bei HRS werden Katecholamine, das Renin-Angiotensin-System, Endotoxine, eine verminderte renale Kallikreinbildung, Endothelin-1 und hypothetische Leberfaktoren angeschuldigt. Faktoren der **peripheren Vasodilatation** bei HRS sind Prostacyclin, Bradykinin, Substanz P, Stickoxid (NO), Endothelin-3.

satz vasoaktiver Substanzen bei einem Teil der Patienten wenigstens zu einem passageren Anstieg der GFR und des renalen Plasmaflusses kommt. In die **afferente Renovasokonstriktion** bei HRS sind folgende Mechanismen involviert:

- Aktivierung des sympathischen Nervensystems
- Aktivierung des Renin-Angiotensin-Systems
- Endotoxinämie
- verminderte renale Kallikreinbildung
- Aktivierung von Endothelin-1
- hypothetische Leberfaktoren wie »Liver-borne diuretic factor« (LBDF),
- »hepatorenaler Reflux« (Serotonin-vermittelt).

An der **peripheren Vasodilatation** bei HRS ist die vermehrte Produktion von

- Prostacyclin
- Bradykinin
- Substanz P
- Stickoxid (NO) durch Endotoxine und Cytokine
- Endothelin-3 (ebenfalls Stimulus für NO-Freisetzung)

beteiligt.

Klinik Aszites ist bei Patienten mit HRS generell vorhanden. Mehr als 50 % der Patienten sind hypotensiv und enzephalopathisch. **Blutungskomplikationen** sind die häufigste Todesursache (E-**12**).

Klinik. Bei Patienten mit HRS besteht generell ein Aszites, bei der überwiegenden Zahl der Patienten findet man ferner hypotensive Blutdruckwerte und Hinweise für eine hepatische Enzephalopathie. Verschiedene Patienten mit HRS haben eine ausgeprägte Cholestase, wobei keine Beziehung besteht zwischen der Höhe des Bilirubinspiegels und der Entwicklung eines HRS. Häufigste Todesursache bei Patienten mit HRS sind **gastrointestinale Blutungen**. In weniger als 10% der Fälle verläuft das Nierenversagen oligo-anurisch (Harnmenge < 400 ml/24 Stunden) (E-**12**).

E-12: Hepatorenales Syndrom

Mögliche prädisponierende Faktoren:

- ▷ gastrointestinale Blutung
- ▷ abdominelle Parazentese
- ▷ forcierte Diurese
- ▷ ausgeprägte Cholestase

Labor **Niedriges Urinnatrium (< 20 mmol/l),** erniedrigte fraktionelle Natriumexkretion (< 1 %) und Urin/Plasma-Osmolalität > 1 zeigen eine Laborkonstellation wie bei Volumenmangel (E-**13**).

Labor. Der Anstieg harnpflichtiger Substanzen ist in der Regel beim HRS weniger ausgeprägt (Kreatinin 2–5 mg/dl) als bei anderen Formen des akuten Nierenversagens. **Urin-Natriumkonzentration (< 20 mmol/l)** und fraktionelle Natriumexkretion (< 1%) sind deutlich erniedrigt, der Quotient Urin/Plasma-Osmolalität ist > 1, vergleichbar der Laborkonstellation bei prärenalem akuten Nierenversagen. Tubuläre Marker im Urin (z.B. β_2-Mikroglobulin) werden erst bei Übergang in eine akute Tubulusnekrose positiv (E-**13**).

E-13: Hepatorenales Syndrom – Charakteristische Laborbefunde

- ▷ $Urin_{Na}$ < 20 mmol/l, FE_{Na} < 1 %
- ▷ U/Posm > 1
- ▷ β_2M im Urin normal
- ▷ Serumkreatinin 2–5 mg/dl
- ▷ **bei Übergang in ATN** $Urin_{Na}$ ↑, FE_{Na} > 1 %, U/Posm = 1, β_2M ↑

Therapie Präventive Maßnahmen beruhen auf der **Vermeidung eines Volumenmangels und potentiell nephrotoxischer Pharmaka.**
Ornipressin (6 IE/h) steigert Inulin- und PAH-Clearance sowie Diurese und Natriumexkretion.
In Einzelfällen kann die **Dialysebehandlung** indiziert sein (z. B. bei geplanter Lebertransplantation).

Therapie. Präventive Maßnahmen bestehen in der **Verhinderung eines Volumenmangels** sowie in der **Vermeidung nichtsteroidaler Antiphlogistika bzw. anderer potentiell nephrotoxischer Substanzen**.
Durch Infusion von **Ornipressin** (6 IE/h) gelingt ein Anstieg des peripheren Gefäßwiderstandes bei Abnahme der afferenten Renovasokonstriktion, ein Abfall der erhöhten Plasma-Adrenalin-, -Noradrenalin- und -Reninspiegel, während die erniedrigten Spiegel des atrialen natriuretischen Faktors (ANF) ansteigen. Es kommt unter einer derartigen Therapie bei Patienten mit HRS zum Anstieg der Inulin- und PAH-Clearance sowie zur Steigerung der Diurese und Natriumexkretion. Dieser Effekt ist u. U. nur über wenige Tage induzierbar. Vasopressin und vor allem aber Ornipressin sind im Hinblick auf die

Blutdrucksteigerung und afferente Renovasodilatation der Gabe von Dopamin überlegen. Die Antagonisierung der afferenten Renovasokonstriktion durch Kalziumantagonisten limitiert sich durch die vorbestehende Hypotonie der Patienten. Eine Indikation für Diuretika (z. B. Furosemid) besteht (da in der Regel wirkungslos) nur selten.
Bei etabliertem HRS kann in Einzelfällen (z. B. geplante Lebertransplantation) die extrakorporale Detoxifikation (Hämodialysebehandlung) indiziert sein, wobei die **Prognose** schon allein durch die Grunderkrankung und begleitende Blutungskomplikationen alles andere als günstig ist.

Die **Prognose** ist allein durch die Grunderkrankung und Blutungskomplikationen ungünstig.

Differentialdiagnose. Klar abgetrennt werden müssen vom hepatorenalen Syndrom **pseudohepatorenale Syndrome**: Hierbei resultieren die Leber- und Niereninsuffizienz aus der simultanen Schädigung von Leber und Nieren durch:

- Infektionen (Hepatitis B, C und immunkomplexvermittelte epimembranöse Glomerulonephritis; Leptospirose)
- genetische Faktoren (polyzystische Degenerationen von Leber und Nieren)
- Autoimmunerkrankungen (Leber- und Nierenbeteiligung bei systemischem Lupus erythematodes)
- Leber- und Nierenbeteiligung im Rahmen maligner Erkrankungen
- Leber- und Nierenbeteiligung bei Amyloidose oder Sarkoidose
- Leber- und Nierenschädigung durch Toxine (Pharmaka, Amanita phalloides).

Differentialdiagnose Pseudohepatorenale Syndrome: Leber- und Niereninsuffizienz resultieren aus der simultanen Schädigung von Leber und Nieren durch

- Infektionen (Hepatitis B, C, Leptospirose)
- genetische Faktoren
- Autoimmunerkrankungen
- Malignome
- Amyloidose
- Sarkoidose
- Toxine
- Medikamente.

8.10 Akute Uratnephropathie

8.10 Akute Uratnephropathie

Definition. Die akute Uratnephropathie ist definiert als akutes Nierenversagen durch die tubuläre Obstruktion durch Urat- bzw. Harnsäureablagerungen im Tubulussystem.

◀ **Definition**

Epidemiologie. Die akute Uratnephropathie ist seit über 50 Jahren bekannt und nach wie vor ein klinisches Problem bei Patienten mit malignen Erkrankungen. Sie findet sich in Assoziation mit malignen Erkrankungen mit hohem Zellturnover, bei denen erhöhte Plasma-Harnsäurewerte als Ausdruck des Nukleinsäurenkatabolismus resultieren. Eine akute Uratnephropathie kann sich trotz prophylaktischer Gabe eines Xanthinoxidaseinhibitors (Allopurinol) unter Chemotherapie und/oder Strahlenbehandlung maligner Erkrankungen entwickeln.

Epidemiologie Die akute Uratnephropathie findet sich in Assoziation mit malignen Erkrankungen mit hohem Zellturnover, bei denen erhöhte Plasma-Harnsäurewerte als Ausdruck des erhöhten Nukleinsäurenkatabolismus resultieren.

Ätiopathogenese. Urat wird in der Niere filtriert, im proximalen Tubulus reabsorbiert, aber auch in den proximalen Tubulus sezerniert und im distalen Tubulus (Sammelrohre) reabsorbiert. Die Pathogenese der akuten Uratnephropathie steht in direktem Zusammenhang zum Uratstoffwechsel und einer Überschreitung des Löslichkeitsproduktes für Urat (Harnsäure). Wird Urat in sehr hoher Konzentration im Plasma renal filtriert und auf dem Weg durch das tubuläre System weiter konzentriert, kommt es vor allem bei saurem pH zur tubulären Präzipitation und Obstruktion (vorwiegend in den Sammelrohren). Über eine Erhöhung des intratubulären Druckes kommt es zur Kompression des renalen Venennetzwerkes, zum Anstieg des Gefäßwiderstandes, zum Abfall des renalen Blutflusses und schließlich zur Abnahme der glomerulären Filtration. Die akute Uratnephropathie ist **fast ausschließlich assoziiert mit malignen Erkrankungen mit hohem Zellturnover** (myelo- und lymphoproliferative Erkrankungen). Durch die Aktivität der Xanthinoxidase werden entsprechend hohe Harnsäuremengen gebildet.

Ätiopathogenese Wird Urat in hoher Konzentration im Plasma renal filtriert und tubulär konzentriert, kommt es vor allem bei saurem Harn-pH zur tubulären Präzipitation und Obstruktion. Konsekutiv wird das renale Venennetz komprimiert mit Anstieg des Gefäßwiderstandes, Abfall des renalen Blutflusses und schließlich Abnahme der GFR. Die akute Uratnephropathie ist **fast nur mit malignen Erkrankungen mit hohem Zellturnover assoziiert.**

Merke. Die akute Uratnephropathie manifestiert sich bei Serum-Harnsäurewerten > 20 mg/dl.

◀ **Merke**

Klinik Klinische Symptome der akuten Uratnephropathie entsprechen anderen Formen des ANV.

Klinik. Klinische Symptome der akuten Uratnephropathie sind ähnlich anderen Formen des akuten Nierenversagens, z. B. Übelkeit, Erbrechen, Lethargie, zerebrale Krampfanfälle. Durch die tubuläre Obstruktion sind die Patienten oligurisch mit konsekutiver Ausbildung von Ödemen.

Diagnostik Typische Laborbefunde sind eine Harnsäureerhöhung > 20 mg/dl, eine progrediente Azotämie und Hyperphosphatämie.

Diagnostik. Typische Laborbefunde sind eine Harnsäureerhöhung > 20 mg/dl, eine progrediente Azotämie und eine praktisch immer bestehende Hyperphosphatämie (unreife lymphatische Zellen enthalten viermal mehr Phosphat als reifzellige). Im Urin finden sich hohe Uratkonzentrationen und entsprechende Kristalle (E-**15**).

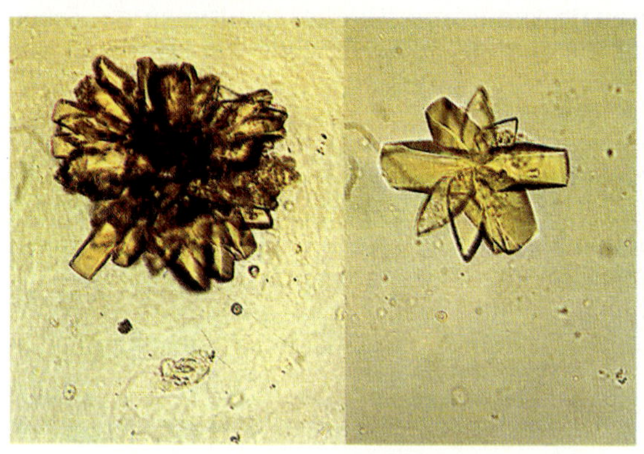

E-15: Uratkristalle im Urin.

Merke ▶

> ***Merke.*** Bei malignen lymphatischen Erkrankungen kann sich bei leicht erhöhten Harnsäurewerten eine akute tubuläre Obstruktion durch exzessiv erhöhte Serum-Phosphatwerte (tubuläre Phosphatpräzipitation) manifestieren.

Therapie Wirksamste Therapie ist die **Prophylaxe** mit Allopurinol vor Chemo- und/oder Strahlentherapie maligner Erkrankungen. Zudem werden forcierte Diurese und Alkalisierung des Urins durchgeführt. Bei Oligurie wird Harnsäure durch Hämodialyse eliminiert.

Therapie. Wirksamste Therapie ist die **Prophylaxe** vor einer Chemotherapie und/oder einer Bestrahlungsbehandlung bei malignen Erkrankungen durch die Gabe von Allopurinol, eine forcierte Diurese und eine Alkalisierung des Urins. Dennoch können solche Patienten eine akute Uratnephropathie entwickeln. Ziel der Behandlung ist dann eine rasche Elimination von Harnsäure durch die Hämodialysebehandlung (Clearance 60–120 ml/min in Abhängigkeit vom verwendeten Dialysator und Blutfluß).

8.11 Akutes Nierenversagen in der Schwangerschaft und postpartal

8.11 Akutes Nierenversagen in der Schwangerschaft und postpartal

Epidemiologie Ein ANV durch artifiziellen Abort und Komplikationen in der Spätschwangerschaft hat in vielen Ländern deutlich abgenommen.

Epidemiologie. Mit Legalisierung des Schwangerschaftsabbruches ist in vielen Ländern die Inzidenz eines akuten Nierenversagens durch artifiziellen Abort dramatisch zurückgegangen. Abgenommen hat ebenso deutlich die Zahl der akuten Nierenversagen im letzten Schwangerschaftstrimenon durch eine engmaschige Überwachung der Schwangeren.

Ätiopathogenese Im **ersten Trimenon** kann im Rahmen eines artifiziellen Abortes durch septische, toxische oder hämolysebedingte Komplikationen sowie durch disseminierte intravasale Gerinnung ein ANV ausgelöst werden.

Ätiopathogenese. Etwa 5% der akuten Nierenversagen entwickeln sich koinzident mit der Schwangerschaft (akute interstitielle Nephritis, akute Glomerulonephritis). Dem akuten Nierenversagen in der Schwangerschaft können multiple Ursachen zugrunde liegen. **Im ersten Trimenon** kann ein akutes Nierenversagen im Rahmen eines artifiziellen Abortes ausgelöst werden. Verschiedene Ursachen kommen in Betracht: septische Komplikationen, Myonekrose des Uterus mit konsekutiver Myoglobinurie, Hämolyse mit nachfolgender Hämoglobinurie, hypotone Lösungen, um einen Abort zu induzieren, die ebenfalls eine Hämolyse verursachen können, toxische Substanzen (Seifen, Phenole, Kaliumpermanganat, Schwermetalle, Ergotaminalkoloide), eine intravasale Gerinnung bei septischem Abort und potentiell nephrotoxische Antibiotika im Rahmen der Sepsisbehandlung).

Ursachen eines akuten Nierenversagens, **im letzten Trimenon** sind: schwere Verlaufsformen einer Präeklampsie oder Eklampsie (renale Ischämie durch Endothelzellschwellung, tubuläre Obstruktion durch Hämoglobinzylinder, diffuse intravasale Gerinnung) sowie durch hämorrhagischen Schock bei ausgeprägten Uterusblutungen (Plazentaabriß, Uterusruptur), eine bilaterale Nierenrindennekrose (Ätiologie unklar), eine akute Schwangerschaftsfettleber (ausgeprägte Hyperbilirubinämie, Anstieg der alkalischen Phosphatase, Transaminasenerhöhung, zentralnervöse Funktionsstörungen, hämorrhagische Pankreatitis und ischämische Kolitis) oder schwere Verlaufsformen einer akuten Pyelonephritis (Urosepsis auf dem Boden einer nichtbehandelten asymptomatischen Bakteriurie bei tonogener Dilatation des oberen Harntraktes in der Schwangerschaft) sowie postrenale Obstruktion (Megauterus).

Im **letzten Trimenon** kann ein ANV durch schwere Verlaufsformen einer Präeklampsie oder Eklampsie, durch massive Uterusblutungen, eine bilaterale Nierenrindennekrose, eine akute Schwangerschaftsfettleber, durch Urosepsis oder postrenale Obstruktion (Megauterus) entstehen.

Die Ätiologie des **postpartalen akuten Nierenversagens** ist unklar. Im Schrifttum werden für diese Form des akuten Nierenversagens Begriffe wie »maligne Nephrosklerose«, »idiopathisches akutes Nierenversagen« oder »postpartales hämolytisch-urämisches Syndrom« verwendet. Ein Zusammenhang mit einer vorausgegangenen Präeklampsie, der Verwendung von Ergotaminalkaloiden oder Oxytocin während der Entbindung, der Einnahme oraler Kontrazeptiva postpartal oder mit einem vorausgegangenen Infekt des Respirationstraktes wird vermutet.

Für das **postpartale ANV** werden eine maligne Nephrosklerose oder das postpartale hämolytisch-urämische Syndrom verantwortlich gemacht.

Diagnostik. Die Diagnostik richtet sich nach der Ätiologie des akuten Nierenversagens und schließt zunächst alle Harn- und Serumparameter wie bei anderen Formen des akuten Nierenversagens mit ein. Hohen Stellenwert hat die Nierensonographie (physiologische Größenzunahme der Niere während der Schwangerschaft um 1 cm mit Größenabnahme innerhalb von 6 Monaten nach Schwangerschaft, Größenabnahme durch Zerstörung der Nierenrinde bei ANV).

Diagnostik Die Diagnostik richtet sich nach der Ätiologie des ANV. Hohen Stellenwert hat die Nierensonographie.

Therapie. Die Therapie richtet sich nach der Ätiologie des akuten Nierenversagens und schließt zunächst Maßnahmen wie Flüssigkeits- und Elektrolytbilanzierung, adäquate (parenterale) Ernährung sowie eine Behandlung begleitender Komplikationen (Sepsis, Blutung, zentralnervöse Störungen) ein. Das akute Nierenversagen ist nicht notwendigerweise eine Indikation zum Schwangerschaftsabbruch. Eine erforderliche extrakorporale Detoxifikation kann sowohl durch Hämo- als auch Peritonealdialyse erfolgen. Die Prognose des postpartalen akuten Nierenversagens ist quoad vitam günstig (Mortalität < 20%) verglichen mit einem chirurgischen oder internistischen Patientengut. Allerdings ist der Anteil von Patienten mit terminaler Niereninsuffizienz (10–20%) deutlich höher (bilaterale Nierenrindennekrose) als bei anderen Formen des akuten Nierenversagens (2%).

Therapie Die Therapie richtet sich nach der Ätiologie des ANV und schließt zunächst Maßnahmen wie Flüssigkeits- und Elektrolytbilanzierung, adäquate Ernährung und die Behandlung begleitender Komplikationen ein. Das ANV ist nicht notwendigerweise eine Indikation zum Schwangerschaftsabbruch (Entscheidung im Einzelfall).

8.12 Medikamentöse Prophylaxe und Therapie des ANV

8.12 Medikamentöse Prophylaxe und Therapie des ANV

Wichtigste Maßnahme vor einer medikamentösen Therapie ist eine adäquate Flüssigkeitszufuhr sowie eine Korrektur von Störungen des Elektrolyt- und Säure-Basen-Haushaltes.

E-14: Medikamentöse Prophylaxe und Therapie des ANV

▷ Furosemid	▷ max. 500 mg/Tag, sinnlos bei Urinmengen < 100 ml/Tag. Experimentelle Daten sprechen dafür, daß Furosemid in niedriger Dosierung, z. B. 2 × 20 mg/Tag i.v., den O_2-Verbrauch senkt durch Hemmung des Na^+-K^+-$2Cl^-$-Transporters
▷ Dopamin	▷ 1–3 µg/kg KG/min, Wirkung umstritten, eventueller Einsatz im Einzelfall
▷ Mannit	▷ Reduktion hypoxischer Zellschwellung, Sauerstoffradikalfänger, nicht indiziert bei Oligo-Anurie
▷ Bikarbonat	▷ Harnalkalisierung hemmt Reabsorption von Aminoglykosiden, vermindert Eiweißpräzipitation im Tubulussystem bei Hämolyse, Myolyse, Paraproteinurie
▷ Kalziumantagonisten	▷ renoprotektive Wirkung bei ischämischem ANV und bei potentiell nephrotoxischen Medikamenten

▷ Substanzen in klinischer Erprobung:
- atriales natriuretisches Peptid, Urodilatin
- Stickstoffmonoxid-(NO-)Präkursoren bzw. NO-Donatoren (z. B. L-Arginin)
- Anti-Endothelin-Antikörper bzw. Endothelin-Rezeptorantagonisten
- Thromboxan-Antagonisten
- Leukotrien-Rezeptorantagonisten
- verschiedene Sauerstoffradikalfänger
- Insulin-like-growth-factor 1 (IGF-1)

Additive Prophylaxe des ANV in der Intensivmedizin

Prophylaktische Maßnahmen beinhalten:
- eine **Optimierung des Sauerstoffangebotes für die Niere**
- eine **adäquate kardiale Auswurfleistung**
- ein adäquates Blutvolumen
- einen mittleren arteriellen Blutdruck > 70 mmHg und
- ein invasives Monitoring mittels zentralem Venen- bzw. Pulmonaliskatheter.

Additive Prophylaxe des ANV in der Intensivmedizin

Nach Identifizierung des Risikoprofils für die Patienten und einer engmaschigen Überwachung der Nierenfunktion beinhalten prophylaktische Maßnahmen eine Optimierung des Sauerstoffangebotes für die Niere durch eine ausreichende Oxygenierung (im Bedarfsfall Beatmungstherapie), eine adäquate kardiale Auswurfleistung (cardiac index > 4,5 l/min), ein adäquates Blutvolumen (Hämatokrit > 30 %) und einen mittleren arteriellen Blutdruck > 70 mmHg. Um derartige Zielgrößen zu erreichen, empfiehlt sich ein zentraler Venenkatheter als Minimalvoraussetzung zur Erhebung des Volumenstatus bzw. ein Pulmonaliskatheter bei Patienten mit multiplem Organdysfunktions-Syndrom, wenn durch sonstige Parameter (z. B. zentraler Venendruck) eine Beurteilung der Herzleistung nicht möglich ist.

8.13 Therapeutische Möglichkeiten bei ANV

Für die **extrakorporale Entgiftung** stehen die intermittierende Hämodialysebehandlung oder kontinuierliche Verfahren zur Verfügung. Offensichtlich **verbessert eine effektive Entgiftung bei Patienten mit ANV die Prognose.**
Von zentraler Bedeutung in der Therapie des ANV ist eine äquate Ernährung der Patienten.

8.13 Therapeutische Möglichkeiten bei ANV

Die Fragen nach der Wahl des **extrakorporalen Entgiftungsverfahrens** (intermittierende Hämodialysebehandlung oder kontinuierliche arteriovenöse bzw. venovenöse Hämofiltration, Hämodiafiltration oder Hämodialyse) sowie der optimale Zeitpunkt, eine derartige Therapiemaßnahme einzuleiten, können gegenwärtig nicht abschließend beurteilt werden. Offensichtlich verbessert eine **effektive (kontinuierliche) Entgiftung bei Patienten mit akutem Nierenversagen die Prognose.**
Von zentraler Bedeutung in der Therapie des akuten Nierenversagens (vor allem bei katabolen bzw. hyperkatabolen Patienten) ist eine **adäquate parenterale und (falls möglich) enterale Ernährung**.

8.14 Prognose des ANV

In Abhängigkeit von der Zahl der Organkomplikationen und der zugrundeliegenden Erkrankung ist das akute Nierenversagen von einer **hohen Mortalität** begleitet. Die Überlebensrate der Patienten mit ANV im Rahmen des Multiorganversagens nach Polytrauma oder operativem Eingriff liegt bei 20–25 % (▦ E-**14**).

8.14 Prognose des ANV

In Abhängigkeit von der Zahl der Organkomplikationen und der zugrundeliegenden Erkrankung ist das akute Nierenversagen von einer **hohen Mortalität** begleitet. Die Überlebensrate bei Patienten mit akutem Nierenversagen im Rahmen des Multiorganversagens nach Polytrauma oder operativem Eingriff wird nach wie vor mit 20–25 % beziffert. Vergleichbar hoch ist die Mortalität bei Patienten, die nach aortalen Gefäßoperationen (thorakoabdominelles Aneurysma, Bauchaortenaneurysma, aortoiliakale Verschlußkrankheit) ein dialysepflichtiges, akutes Nierenversagen erleiden.

Die Prognose des akuten Nierenversagens hat sich gebessert, auch wenn die Absolutzahlen über eine hohe Mortalität persistieren:
Das Patientengut hat sich entscheidend gewandelt. Leichte Verlaufsformen nehmen ab (bessere Prophylaxe), schwere Verlaufsformen (Multiorganversagen) nehmen zu.

◀ Merke

> **_Merke._** Nach Beseitigung der auslösenden Ursache kann keine prompte Reversibilität des akuten Nierenversagens erwartet werden (am ehesten nach Beseitigung eines postrenalen Hindernisses). Es kommt bei günstiger Prognose nach einigen Tagen bis zu mehreren Wochen zur Wiedererlangung der Nierenfunktion.

Cave!

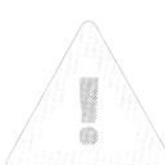

Die Differenzierung in ein prä-, intra- und postrenales Nierenversagen fehlt (Konsequenz: prärenal → Volumengabe, postrenal → fachurologische weitere Abklärung).

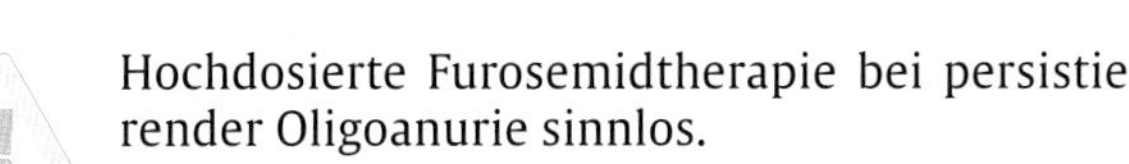

Hochdosierte Furosemidtherapie bei persistierender Oligoanurie sinnlos.

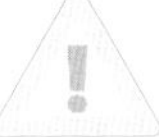

Übersehen einer eventuell vorliegenden Hypophosphatämie bei parenteraler Ernährung und ANV.

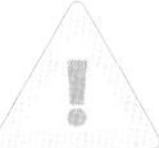

Unterschätzen einer Hypophosphatämie bei kontinuierlichen Entgiftungsverfahren (Phosphatbedarf durch Phosphatdepletion).

9 Nephrotisches Syndrom

9 Nephrotisches Syndrom

◀ Definition

> **_Definition._** Das nephrotische Syndrom beinhaltet einen Symptomenkomplex, bestehend aus:
> - **Proteinurie** (in der Regel > 3,5 g/24h)
> - **Hypoproteinämie** (Serumeiweiß < 60 g/l, Albumin < 25 g/l)
> - **Dysproteinämie** (relative Erhöhung von Alpha-2– und Betaglobulinen, Hypalbuminämie, Erniedrigung der Gammaglobulinfraktion)
> - **Hyperlipoproteinämie** (Typ IIa, IIb oder IV nach *Fredrickson*), obligat: Hypercholesterinämie; fakultativ: Hypertriglyzeridämie
> - **Ödeme** (in Abhängigkeit von der renal-tubulären Natriumretention und der Serumalbuminkonzentration).

Pathogenese Ödementstehung bei nephrotischem Syndrom

Pathogenese. Es existieren verschiedene Konzepte zur Erklärung der Ödementstehung bei nephrotischem Syndrom:

Klassisches Ödemkonzept: Durch Abfall des kolloidosmotischen Drucks bei renalem Albuminverlust tritt Flüssigkeit ins Interstitium über. Die Hypovolämie stimuliert das Renin-Angiotensin-Aldosteron-System und steigert somit die tubuläre Natrium- und Wasserreabsorption (S E-**10**).

- **Klassisches Ödemkonzept:** Durch die gesteigerte glomeruläre Permeabilität kommt es zum renalen Albuminverlust mit Abfall der Serumalbuminkonzentration und des effektiven kolloidosmotischen Drucks. Im Kapillarbereich tritt Flüssigkeit aus dem Intravasal- in den Extravasalraum (Interstitium) über. Die konsekutive Hypovolämie stimuliert das Renin-Angiotensin-Aldosteron-System und steigert somit die tubuläre Natrium- und Wasserreabsorption. Die hepatische Albuminsynthese ist bei Patienten mit nephrotischem Syndrom höher als bei Normalpersonen, jedoch inadäquat, um den gesteigerten tubulären Albuminkatabolismus (proteolytischer Abbau von Albumin durch Bürstensaumenzyme, z. B. Peptidasen, Proteinasen) und den renalen Albuminverlust zu kompensieren (S E-**10**).

Synopsis E-10: Albuminsynthese und -katabolismus bei nephrotischem Syndrom

Verminderter Albuminpool und erniedrigte Serumalbuminkonzentration bei nephrotischem Syndrom trotz vermehrter hepatischer Albuminsynthese. Stark erhöht sind glomeruläre Albuminfiltration, tubulärer Albuminkatabolismus und renale Albuminexkretion.

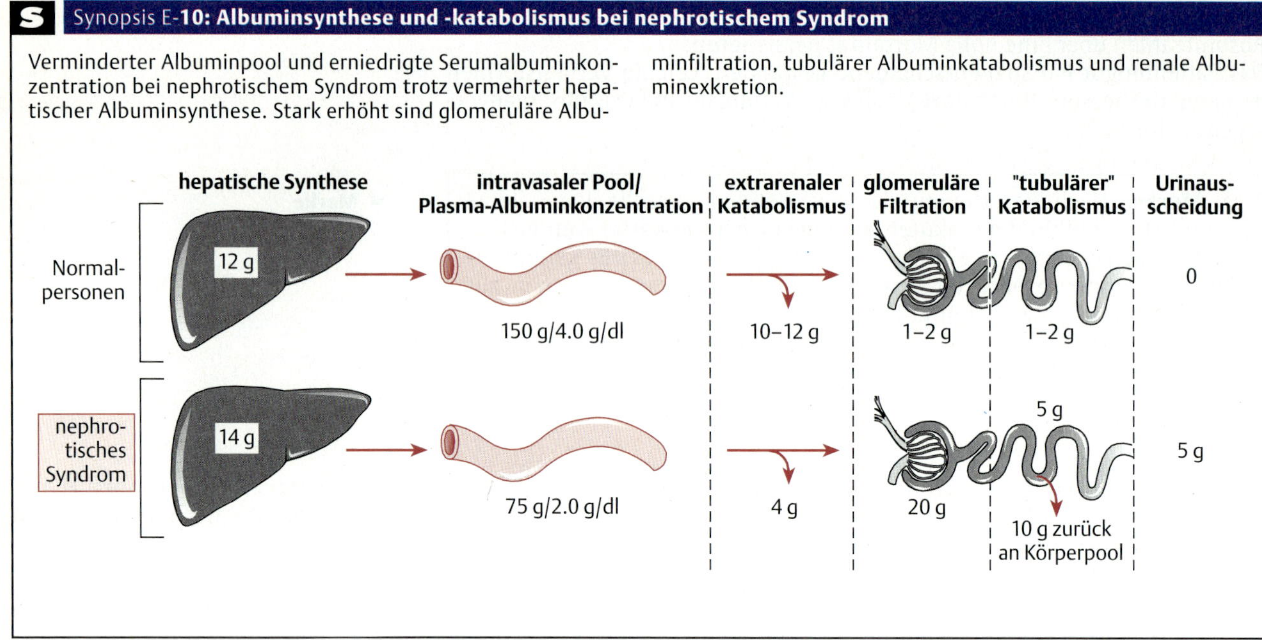

Primär renale Genese der nephrotischen Ödementstehung: Infolge intrarenaler Schädigung wird Salz und konsekutiv Flüssigkeit retiniert.

- **Primär renale Genese der nephrotischen Ödementstehung:** Die Salzretention ist Folge der lokalen intrarenalen Schädigung bei nephrotischem Syndrom. Ein derartiger Mechanismus wurde bei Kindern mit Minimal-change-Glomerulonephritis beschrieben. Therapieziel ist die Reduktion des renalen Proteinverlustes, da offensichtlich die gesteigerte Rückresorption von Albumin die Tubuluszelle schädigt und den Elektrolyttransport stört.

Ödeme bei Hyperinsulinämie und Glukosurie: Bei Patienten mit metabolischem Syndrom wird durch die Hyperinsulinämie vermehrt Natrium und sekundär Flüssigkeit retiniert. Darüber hinaus behindert die Glukosurie die Exkretion von Natrium (Glukose-Natrium-Cotransporter) und kann so zur Flüssigkeitsretention beitragen.

- **Ödeme bei Hyperinsulinämie und Glukosurie:** Ödeme sind häufig besonders ausgeprägt bei Patienten mit nephrotischem Syndrom auf dem Boden einer diabetischen Nephropathie. Bei Patienten mit metabolischem Syndrom (*s. Kap. Stoffwechsel*) korrelieren die Insulinspiegel mit der Natriumretention. Dennoch entwickelt nicht jeder Diabetiker mit Hyperinsulinämie Ödeme und/oder eine Hypertonie. Offensichtlich konkurrieren auch renale Glukosurie und Natriumexkretion miteinander (Glukose-Natrium-Cotransporter), d.h., je ausgeprägter die Glukosurie, desto geringer die Natriumausscheidung mit dem Urin. Das Gesamtkörpernatrium ist beim Diabetiker normal oder erhöht, auch wenn bei Anstieg der Blutglukosewerte das Serum-Natrium erniedrigt ist (Verdünnungseffekt; Abfall des Serum-Natriums um 1,6 mmol/l mit Anstieg der Blutglukosewerte um 100 mg/dl, *s. S. 688*).

Ätiologie Dem **nephrotischen Syndrom** liegen primäre oder sekundäre glomeruläre Erkrankungen zugrunde (▦ E-**15**).

Ätiologie. Ursächlich liegen dem **nephrotischen Syndrom** primäre oder sekundäre glomeruläre Erkrankungen zugrunde, die einer diagnostischen Abklärung bedürfen, da im Rahmen der Therapie des nephrotischen Syndroms die Behandlung der Grunderkrankung (falls möglich) Vorrang hat. Die Nierenfunktion kann normal oder eingeschränkt sein (▦ E-**15**).

Das akute **nephritische Syndrom** (Syndrom der akuten glomerulären Entzündung) umfaßt die **Volhard-Trias: Mikrohämaturie, Ödeme** und **Hypertonie.** Häufige Ursachen sind die akute Poststreptokokken-Glomerulonephritis, die rasch progrediente Glomerulonephritis oder die Nierenbeteiligung bei Systemerkrankung.
▦ E-**15** zeigt mögliche Ursachen des nephrotischen Syndroms. Sie lassen sich durch **Blut- und Urinanalysen** sowie **Nierenbiopsie** diagnostizieren.

Charakteristisch für das **nephritische Syndrom** sind die **Volhard-Trias: Mikrohämaturie** renaler Genese (dysmorphe Erythrozyten, Erythrozytenzylinder im Urin), **Ödeme und Hypertonie.** Ursachen des nephritischen Syndroms sind die akute Poststreptokokken-Glomerulonephritis, die rasch progrediente (extrakapillare) Glomerulonephritis oder die Nierenbeteiligung bei Systemkrankheiten (z.B. Lupus erythematodes, Goodpasture-Syndrom). Die Übergänge zwischen nephrotischem und nephritischem Syndrom sind fließend.
Mögliche Ursachen des nephrotischen Syndroms lassen sich durch **Blut- und Urinanalysen** sowie durch **Nierenbiopsie** in Kombination mit bildgebenden Verfahren oder anamnestischen Angaben diagnostizieren bzw. vermuten.

E-15: Mögliche Ursachen des nephrotischen Syndroms

Primäre glomeruläre Erkrankungen

- ▷ Minimal-change-Glomerulopathie (häufigste Ursache im Kindesalter)
- ▷ membranöse (epi/perimembranöse) Glomerulonephritis (häufigste Ursache beim Erwachsenen)
- ▷ fokal-sklerosierende Glomerulonephritis
- ▷ membranoproliferative Glomerulonephritis
- ▷ übrige Formen der Glomerulonephritis (seltener)

Sekundäre glomeruläre Läsionen

- ▷ Stoffwechselerkrankungen:
  - fortgeschrittenes Stadium der diabetischen Nephropathie
  - Myxödem (Ablagerung von Mukopolysacchariden im interkapillaren Raum und in der Basalmembran; reversibel unter Therapie mit Schilddrüsenhormonen)
- ▷ Nierenbeteiligung im Rahmen von Systemerkrankungen:
  - Lupus erythematodes, Polyarteriitis, Dermatomyositis, Purpura Schoenlein-Henoch, primäre und sekundäre (im Rahmen chronischer Erkrankungen wie Morbus Crohn, Osteomyelitis, rheumatoide Arthritis, Bronchiektasen) Amyloidosen, Goodpasture-Syndrom, Sarkoidose, Wegener-Granulomatose
- ▷ paraneoplastisch (im Rahmen maligner Erkrankungen):
  - Morbus Hodgkin, Non-Hodgkin-Lymphome, chronisch-lymphatische Leukämie, multiples Myelom (AL-Amyloidose), Morbus Waldenström, Lungen-, Magen-, Kolon-, Mammakarzinom, Hypernephrom
- ▷ medikamentös induziert:
  z. B. Gold, Penicillamin, Captopril (bei Überdosierung), Lithium, Quecksilber, Wismut, Probenecid
- ▷ parainfektiös, im Rahmen bakterieller, viraler, protozoenbedingter oder parasitärer Erkrankungen:
  z. B. Streptokokkeninfekte, Syphilis, Lepra, Malaria, Toxoplasmose, Hepatitis B und C, Zytomegalie, Mononukleose, Schistosomiasis, Filariose
- ▷ Schwangerschaft:
  im Stadium der Präeklampsie, Vollremission nach Beendigung der Schwangerschaft

Klinik und Therapie. Gedunsenes Gesicht, Lidödeme, teigige Haut, vorwiegend Ödeme der unteren Extremitäten, Flankenödeme (Anasarka), Genital- und Skrotalödem, Aszites, Pleura- und/oder Perikarderguß sind die Folge der Hypoproteinämie und Salzretention. Aufgrund der Proteinurie schäumt der Urin.

Klinik und Therapie Leitsymptom sind Ödeme, Aszites, Pleura- und/oder Perikarderguß als Folge der Hypoproteinämie und Salzretention. Aufgrund der Proteinurie schäumt der Urin.

- **Ödeme:** Leitsymptom sind die generalisierten Ödeme, die das subjektive Wohlbefinden der Patienten erheblich beeinträchtigen können (z. B. Schmerzen in den Extremitäten in Abhängigkeit vom Ausmaß der Ödeme, Völlegefühl und Atemnot in Abhängigkeit von Aszites und Pleuraerguß). Die Ödembehandlung bei nephrotischem Syndrom ist in E-**16** zusammengefaßt.

Leitsymptom sind die Ödeme, die das Wohlbefinden der Patienten erheblich beeinträchtigen können. Ödembehandlung bei nephrotischem Syndrom s. E-**16**.

E-16: Ödembehandlung bei nephrotischem Syndrom

- ▷ Therapie der Grunderkrankung (falls möglich)
- ▷ Allgemeinmaßnahmen wie natriumreduzierte Kost, intermittierendes Hochlagern der unteren Extremitäten
- ▷ Gabe von Schleifendiuretika, evtl. in Kombination mit ACE-Inhibitoren zur Drosselung des renalen Eiweißverlustes
- ▷ Spezifische Maßnahmen, falls erforderlich (z. B. Punktion bei Pleuraerguß)
- ▷ Plasmavolumenexpansion, falls erforderlich (z. B. 20 %iges Humanalbumin)
- ▷ Hämofiltration

Merke. Eine proteinreiche Diät hat keinen Einfluß auf die Hypalbuminämie (ausgenommen, der Patient ist mangelernährt). Eine derartige Diät begünstigt die Zunahme der Proteinurie (eine proteinreiche Diät erhöht die glomeruläre Permeabilität für Makromoleküle).

◀ Merke

Diätetische Maßnahmen beinhalten eine **mäßige Proteinrestriktion (0,8–1,0 g/kg KG)**. Paradoxerweise kann unter diätetischer Eiweißrestriktion die Eiweißbilanz positiv werden (Anstieg der Serum-Eiweißkonzentration durch Rückgang der Proteinurie). Bei Persistenz der Proteinurie > 10 g/24 h kann eine orale Eiweißsupplementierung indiziert sein.

Umgekehrt senkt eine **mäßige diätetische Proteinrestriktion** nicht zusätzlich den Serum-Albuminspiegel, führt jedoch in vielen Fällen zur Abnahme der renalen Eiweißausscheidung. Die Eiweißbilanz kann auf diese Weise positiv werden, der Serumeiweißspiegel kann ansteigen.

Empfohlen wird bei Patienten mit nephrotischem Syndrom und normaler Nierenfunktion die Zufuhr von **0,8–1,0 g Eiweiß/kg Körpergewicht/Tag**. Eine additive orale Eiweißsupplementierung (in der Größenordnung der Proteinurie) kann in Einzelfällen bei Patienten mit einer persistierenden Eiweißausscheidung > 10 g/24 h (bei therapierefraktärem nephrotischen Syndrom) indiziert sein.

Eine Albuminsubstitution sollte nur bei strenger Indikationsstellung erfolgen. Nachteile sind der rasche Verlust mit dem Harn, eine Zunahme der Proteinurie, verzögerte Remissionsraten und höhere Relapsraten bei manchen Formen des nephrotischen Syndroms.

Die Albuminsubstitution bei nephrotischem Syndrom ist nicht ohne Probleme. Neben der kurzen Wirkdauer infolge rascher Albuminausscheidung im Urin gehen additiv unter Albumininfusion höhermolekulare Proteine (z. B. Immunglobuline) über den Urin verloren. Unter Albumininfusion ist die Remissionsrate des nephrotischen Syndroms auf dem Boden einer Minimal-change-Glomerulopathie verzögert, die Relapsrate erhöht. Hohe Kosten einer derartigen Therapie sprechen für eine **Albumingabe nur bei strenger Indikationsstellung** (z. B. bei deutlich erniedrigtem kolloidosmotischen Druck oder intravasaler Hypovolämie).

Die Hypalbuminämie und Natriumretention können mit einer **Hypovolämie, aber auch Hypervolämie** einhergehen. Folgen der Hypovolämie sind kardiale Instabilität, Hypotonie und verminderte Nierendurchblutung. Folgen der Hypervolämie sind Hypertonie und ausgeprägte Ödeme. Ausgeprägte Ödeme, die sich durch eine diätetische Natriumrestriktion nicht beeinflussen lassen, stellen eine Indikation zur **Salidiuretikatherapie** dar. Häufig sind diese Patienten auf eine Therapie mit Schleifendiuretika allein oder in Kombination mit Thiaziden angewiesen. In Einzelfällen können zur Überwindung der Diuretikaresistenz extreme Furosemiddosen erforderlich sein.

Die Hypalbuminämie und Natriumretention können mit einer **Hypovolämie, aber auch Hypervolämie** einhergehen. Folgen der Hypovolämie sind kardiale Instabilität, orthostatische Hypotonie und verminderte Nierendurchblutung. In diesen Fällen ist die Albuminzufuhr indiziert.

Folgen der Hypervolämie sind Hypertonie, ausgeprägte Ödeme der unteren Extremitäten (Bewegungseinschränkung, Hautschädigung), Pleuraergüsse, Aszites, Genital- und Skrotalödem.

Ausgeprägte Ödeme, die sich durch eine diätetische Natriumrestriktion nicht beeinflussen lassen, stellen eine Indikation zur **Salidiuretikatherapie** dar. Bei intakter Nierenfunktion wird man zunächst mit Thiaziden, vorzugsweise in Kombination mit kaliumsparenden Substanzen (Amilorid, Triamteren oder Spironolacton), beginnen. Häufig sind jedoch Patienten mit Anasarka, Hypervolämie oder Pleuraergüssen auf eine Therapie mit Schleifendiuretika (Furosemid, Torasemid) allein oder in Kombination mit Thiaziden (Xipamid) angewiesen. In Einzelfällen können zur Überwindung der Diuretikaresistenz bei nephrotischem Syndrom extreme Furosemiddosen (bis zu 2000 mg/Tag oral oder i.v.) erforderlich sein.

Risiken der Salidiuretikatherapie sind eine hormonelle Stimulation des RAAS, des sympathoadrenalen Systems und des antidiuretischen Hormons, eine Zunahme der Proteinurie, eine Elektrolytentgleisung und mögliche thromboembolische Komplikationen. Auf dem Boden eines intravasalen Volumenmangels kann sich ein prärenales akutes Nierenversagen entwickeln.

Die **Risiken einer (hochdosierten) Salidiuretikatherapie** bei nephrotischem Syndrom beruhen auf einer Stimulierung des Renin-Angiotensin-Aldosteron-Systems (RAAS), des sympathoadrenalen Systems und des antidiuretischen Hormons. Bei gesteigerter glomerulärer Permeabilität kommt es mit Zunahme der Diurese zu einem entsprechend gesteigertem Eiweißverlust. Die Toxizität von Diuretika erhöht sich bei Hypalbuminämie durch eine erhöhte Konzentration des freien Diuretikumanteils. Es drohen metabolische Störungen und Elektrolytentgleisungen (vorwiegend Hypokaliämie und Hypomagnesiämie bei bestehender Hypokalzämie). Schließlich erhöht sich das Risiko thromboembolischer Komplikationen. Auf dem Boden eines intravasalen Volumenmangels kann sich ein prärenales akutes Nierenversagen entwickeln.

Merke ▶

> ▶ ***Merke.*** Die Indikation zur Ödembehandlung bei nephrotischem Syndrom ergibt sich also aus der symptomatischen Natriumretention. Allerdings wird man wegen der geschilderten möglichen Nebenwirkungen therapeutisch keinen ödemfreien Zustand erzwingen.

Verschiedene **immunmodulierende Substanzen** wie Kortikosteroide, zytotoxische Medikamente und Cyclosporin A können bei verschiedenen primären Glomerulonephritiden eine Remission der Proteinurie induzieren. Bei sekundären Formen kann die Proteinurie mit Ausheilung der Grunderkrankung sistieren.

Verschiedene **immunmodulierende Substanzen** wie Kortikosteroide, zytotoxische Medikamente (Azathioprin, Cyclophosphamid, Chlorambucil) und Cyclosporin A können bei verschiedenen primären Glomerulonephritiden (z. B. Minimal-change-Glomerulopathie, epimembranöser Glomerulonephritis, fokal-segmental sklerosierender Glomerulonephritis) eine Remission der Proteinurie und eine Protektion der Nierenfunktion induzieren. Bei sekundären Formen der Glomerulonephritis kann die Proteinurie mit Aus-

heilung z. B. der Hepatitis B oder kurativer Therapie eines Malignoms (paraneoplastisches nephrotisches Syndrom) sistieren.
Auch andere Medikamente (z. B. ACE-Inhibitoren, nichtsteroidale Antiphlogistika, n-3-ungesättigte Fettsäuren) können die renale Eiweißexkretion teilweise erheblich reduzieren.
Der Mechanismus der antiproteinurischen Wirkung einer **ACE-Hemmer-Therapie** schließt die systemische Blutdrucksenkung, die intraglomeruläre Drucksenkung durch Dilatation des Vas efferens und eine Abnahme der glomerulären Permeabilität für Makromoleküle sowie eine antiproliferative Wirkung ein. Proteinrestriktion und ACE-Hemmertherapie potenzieren sich ebenfalls.
Nichtsteroidale Antiphlogistika reduzieren die renale Eiweißexkretion um 50 % oder mehr durch Rückgang der glomerulären Permeabilität für Eiweiß, Abnahme des intraglomerulären Kapillardruckes durch Konstriktion des Vas afferens und/oder einer Reduktion der Filtrationsoberfläche. Nebenwirkungen einer Therapie mit nichtsteroidalen Antiphlogistika betreffen die Gefahr eines hämodynamisch bedingten akuten Nierenversagens, einer akuten interstitiellen Nephritis, einer chronischen Nierenschädigung, einer Hyperkaliämie, einer additiven Natriumretention mit konsekutiver Abschwächung der Salidiuretikawirkung und arteriellen Hypertonie sowie gastrointestinaler Nebenwirkungen.
Eine hochdosierte Therapie mit **n-3-ungesättigten Fettsäuren** reduziert die renale Eiweißausscheidung um etwa 30 % ohne nennenswerte Nebenwirkungen. Erste klinische und tierexperimentelle Daten bei nephrotischem Syndrom mit Probucol (Antioxidantientherapie) sind vielversprechend.

ACE-Inhibitoren, nichtsteroidale Antiphlogistika, n-3-ungesättigte Fettsäuren oder Antioxidantien (z. B. Probucol) können ebenfalls antiproteinurisch wirken.
Die antiproteinurische Wirkung einer **ACE-Hemmer-Therapie** schließt die systemische Blutdrucksenkung, die intraglomeruläre Drucksenkung durch Dilatation des Vas efferens und eine Abnahme der glomerulären Permeabilität für Makromoleküle sowie die antiproliferative Wirkung ein.
Nichtsteroidale Antiphlogistika reduzieren die renale Eiweißexkretion durch Rückgang der glomerulären Permeabilität für Eiweiß, Abnahme des intraglomerulären Kapillardruckes durch Konstriktion des Vas afferens und/oder Reduktion der Filtrationsoberfläche.

Hochdosierte **n-3-ungesättigte Fettsäuren** reduzieren die Eiweißausscheidung um ca. 30 %.

- **Fettstoffwechselstörung:** Bei nahezu allen Patienten mit nephrotischem Syndrom findet man eine **Hypercholesterinämie** (ca. 95 %). Nephrotische Patienten zeigen fakultativ eine **Erhöhung der Plasmatriglyzeride** (ca. 60 %). Erhöhte Plasmatriglyzeride fehlen in der Regel bei leichten Fällen, lassen sich jedoch regelmäßig im fortgeschrittenen Stadium des nephrotischen Syndroms nachweisen. Bei Abfall des Serumalbumins unter 1g/dl ist das Plasma der Patienten mit nephrotischem Syndrom sichtbar lipämisch. Ein Albuminmangel findet sich jedoch auch bei Erkrankungen (exsudative Enteropathie, Kwashiorkor) ohne Fettstoffwechselstörung und ist somit nicht alleiniger pathogenetischer Faktor der Hyperlipidämie.

Die **Hyperlipoproteinämie** bei nephrotischem Syndrom beruht auf einer gesteigerten hepatischen Synthese und/oder einem verminderten Abbau von Lipoproteinen. Ursächlich verantwortlich für die gesteigerte hepatische Synthese und Sekretion von Lipoproteinen sind:
- der Verlust von Albumin und anderer Makromoleküle mit dem Urin (kompensatorische Synthesesteigerung der Leber)
- die erhöhte Aktivität der Hydroxymethoxyglutaryl-CoA-Reduktase (HMG-CoA-Reduktase), des geschwindigkeitsbestimmenden Enzyms der Cholesterinsynthese.

Fettstoffwechselstörung: Hypercholesterinämie (in etwa 95 % der Fälle) und **Hypertriglyzeridämie** (ca. 60 %) beruhen auf einer gesteigerten hepatischen Lipoproteinsynthese und/oder einem verminderten Lipoproteinabbau.

Hyperlipoproteinämie: Der Verlust von Albumin und anderer Makromoleküle mit dem Urin stimuliert kompensatorisch die (Lipo)proteinsynthese der Leber. Die Aktivität der HMG-CoA-Reduktase, des geschwindigkeitsbestimmenden Enzyms der Cholesterinsynthese, ist erhöht.

> ***Merke.*** Durch die erhöhten LDL-Cholesterin- und Lipoprotein-(a)-Spiegel ist auch bei Patienten mit nephrotischem Syndrom das **Atheroskleroserisiko erhöht**.

◀ **Merke**

E-17: Therapie sekundärer Fettstoffwechselstörungen bzw. Hyperlipoproteinämien

- ▷ Cholesterinarme Diät (< 200 mg Cholesterin/Tag)
- ▷ HMG-CoA-Reduktaseinhibitoren (CSE-Hemmer)
- ▷ Anionenaustauschharze (stimulieren Konversion von Cholesterin zu Gallensäuren)
- ▷ Probucol (additive Wirkung als Sauerstoffradikalfänger)
- ▷ Fibrate (senken vor allem erhöhte Triglyzeride)

Störungen des Kalzium- und Vitamin-D-Stoffwechsels

Merke ▶

Durch den renalen Verlust des Vitamin-D-bindenden Proteins ist der **Serumspiegel des 25(OH)-Vitamin D_3 erniedrigt.** Charakteristisch ist bei nephrotischem Syndrom eine **ausgeprägte Hypokalziurie.**
Trotz **ausgeprägter Hypokalzämie** sind Patienten mit nephrotischem Syndrom asymptomatisch (normales ionisiertes Kalzium).

Eine **orale Substitution mit 0,25 mg Cholecalciferol** pro Tag wird bei PTH-Erhöhung empfohlen.

Störungen der Schilddrüsenhormone

Merke ▶

Durch renalen Verlust sind die Serum-T_3- und -T_4-Werte erniedrigt, ebenso das Thyroxin-bindende Globulin und die Bindung von T_4 und T_3 an dieses Globulin. Der T_3/T_4-Quotient ist ebenso normal wie der TSH-Spiegel.

Mangel an Spurenelementen: Durch renalen Verlust von Coeruloplasmin, zinkbindendem Protein und Transferrin kann sich ein Kupfer-, Zink- oder Eisenmangel entwickeln.

Gesteigerte Infektanfälligkeit: Durch **Erniedrigung der Gammaglobulinfraktion** auf ca. 50 % der Norm läßt sich bei Hypoproteinämie im Rahmen des nephrotischen Syndroms ein hochgradiger absoluter Gammaglobulinmangel herleiten (E-**16**).

- **Störungen des Kalzium- und Vitamin-D-Stoffwechsels:**

> ▶ ***Merke.*** Mit Abfall der Serum-Albuminkonzentration um 1 g/l nimmt das **Serum-Kalzium** um 0,8–1,0 mg/dl (0,20–0,25 mmol/l) ab, da Serumalbumin den nichtionisierten Kalziumanteil bindet (DD: Hypokalzämie bei chronischer Niereninsuffizienz durch Mangel an 1,25[OH]$_2$-Vitamin D_3).

Die intestinale Absorption von Kalzium ist erniedrigt oder normal. Die Serumspiegel des ionisierten (freien) Kalziums sind erniedrigt oder normal. Entsprechend sind die Serum-Parathormonspiegel erhöht oder normal (Stimulus für die Parathormonsekretion ist die Hypokalzämie). Durch den renalen Verlust des Vitamin-D-bindenden Proteins (Molekulargewicht 58 000 D) ist der **Serumspiegel des 25(OH)-Vitamin D erniedrigt.**
Es besteht eine inverse Beziehung zwischen dem Serumspiegel des 25(OH)-Vitamin D_3 und dem Schweregrad der Proteinurie. Die 1,25(OH)$_2$D$_3$- und 24,25 (OH)$_2$D$_3$-Spiegel können erniedrigt oder normal sein. Charakteristisch ist bei nephrotischem Syndrom eine **ausgeprägte Hypokalziurie**. Dennoch sind die Patienten bei Hypokalzämie, aber normalem ionisierten Kalzium selten symptomatisch. Die Knochenhistologie zeigt bei vielen Patienten mit nephrotischem Syndrom eine Osteomalazie als Ausdruck der verminderten Mineralisation.
Empfohlen wird bei PTH-Erhöhung die **orale Substitution mit Cholecalciferol 0,25 mg** pro Tag. Mit Remission des nephrotischen Syndroms unter erfolgreicher Therapie kommt es zum raschen Anstieg der 25(OH)-Vitamin-D_3-Spiegel.

- **Störungen der Schilddrüsenhormone:**

> ▶ ***Merke.*** Trotz erniedrigter Schilddrüsenhormone leiden Patienten mit nephrotischem Syndrom nicht an einer Hypothyreose und sind daher in der Regel asymptomatisch.

Thyroxin (T_4) und Trijodthyronin (T_3) sind bei Patienten mit nephrotischem Syndrom häufig erniedrigt, vermutlich durch renalen Verlust. Auch das Thyroxin-bindende Globulin wird vermehrt ausgeschieden, die Serumspiegel sind erniedrigt, ebenso die Bindung von T_4 und T_3 an Thyroxin-bindendes Globulin. Es besteht eine direkte Korrelation zwischen Serumalbumin und Serum-T_4- oder Serum-T_3-Spiegel. Der T_3/T_4-Quotient ist bei nephrotischem Syndrom normal. Diese Befunde sprechen für eine normale Konversion von T_4 in T_3 und machen eine verminderte Produktion von T_3 als Ursache der erniedrigten T_3-Spiegel bei nephrotischem Syndrom unwahrscheinlich.
Eine Substitution mit Schilddrüsenhormonen ist nicht indiziert.
In Einzelfällen ist eine Stimulation von TSH mit konsekutivem Schilddrüsenwachstum beobachtet worden. Nur in diesem Fall ist eine Schilddrüsenhormonsubstitution indiziert.

- **Mangel an Spurenelementen:** Durch renalen Verlust von Coeruloplasmin, zinkbindendem Protein und Transferrin kann sich ein Kupfer-, Zink- bzw. Eisenmangel bei nephrotischem Syndrom entwickeln. Ein Zinkmangel kann mit Geschmacks-, Potenz- und Wundheilungsstörungen, Müdigkeit, Konzentrationsschwäche einhergehen. Mit erfolgreicher Therapie des nephrotischen Syndroms bildet sich der Mangel an Spurenelementen zurück, daher ist keine Substitution routinemäßig erforderlich.

- **Gesteigerte Infektanfälligkeit:** Patienten mit nephrotischem Syndrom haben eine relative **Erniedrigung der Gammaglobulinfraktion** in der Serumelektrophorese auf ca. 50 % der Norm. Geht man von einer deutlichen **Verminderung der Gesamteiweißkonzentration** aus, so läßt sich eine absolute Gammaglobulinkonzentration von 20–25 % der Norm errechnen. Durch den renalen Verlust ist vor allem der **Serum-IgG-Spiegel deutlich**

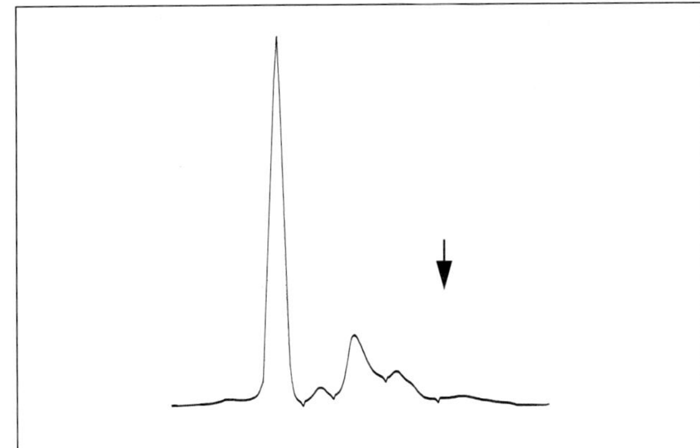

Albumin / Globulin	1,46		Normalbereiche
1 Alb	59,3 %	g/dl	58,0–70,0 %
2 α_1 – G	3,9 %	g/dl	1,5– 4,0 %
3 α_2 – G	21,5 %	g/dl	5,0–10,0 %
4 β – G	10,4 %	g/dl	8,0–13,0 %
5 γ – G	4,9 %	g/dl	10,0–19,0 %

E-**16: Serum-Elektrophorese eines Patienten mit Diabetes mellitus Typ I und (epi)membranöser Glomerulonephritis.** Auffällig ist neben der α_2-Globulinerhöhung (charakteristisch für nephrotisches Syndrom) die Gammaglobulinerniedrigung (→).

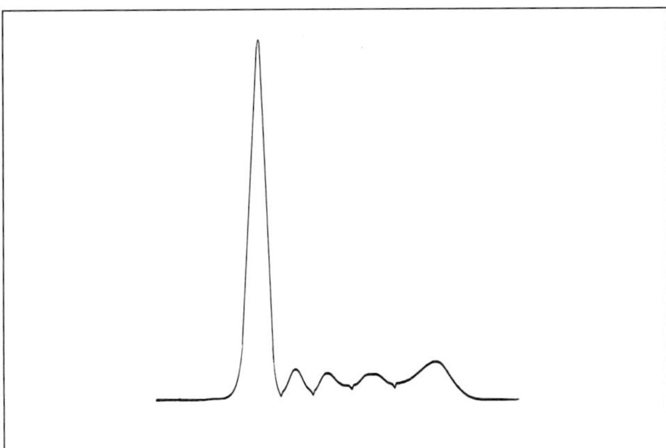

Albumin / Globulin	1,63		Normalbereiche
1 Alb	62,0 %	g/dl	58,0–70,0 %
2 α_1 – G	5,7 %	g/dl	1,5– 4,0 %
3 α_2 – G	6,9 %	g/dl	5,0–10,0 %
4 β – G	8,2 %	g/dl	8,0–13,0 %
5 γ – G	17,2 %	g/dl	10,0–19,0 %

E-**17: Serumelektrophorese einer Kontrollperson ohne nephrotisches Syndrom:** Albuminfraktion 62,0 %, α_1-Globulin 4,7 %, α_2-Globulin 6,9 %, β-Globulin 9,2 %, Gammaglobulinfraktion 17,2 %.

erniedrigt. E-**16** zeigt die Serumelektrophorese eines 22jährigen Patienten mit Diabetes mellitus Typ I (Erstdiagnose 5/88) und epimembranöser Glomerulonephritis (ED 5/89). Die Gammaglobulinfraktion (Pfeil) ist auf 4,9 % (Normbereich 10,0–19,0) bei deutlich erniedrigtem Gesamteiweiß 4,7 g/dl (Normbereich 6,5–8,0) und einer Proteinurie von 5,1 g/24 h vermindert.

Erniedrigt ist der **Faktor B der alternativen Komplementkaskade**. Hieraus resultiert eine verminderte Opsonierung von Bakterien. Beide Befunde begünstigen eine gesteigerte Infektanfälligkeit bei Patienten mit nephrotischem Syndrom.

Eine Normalisierung der humoralen Abwehr gelingt mit Remission des nephrotischen Syndroms. Im Einzelfall kann die Immunglobulinsubstitution bei hochfieberhaftem Infekt, besonders unter immunsuppressiver Therapie und nachgewiesenem Immunglobulinmangel, indiziert sein.

Durch den **Faktor-B-Mangel der alternativen Komplementkaskade** resultiert eine verminderte Opsonierung von Bakterien.

Im Einzelfall kann die Immunglobulinsubstitution bei hochfieberhaftem Infekt, besonders unter immunsuppressiver Therapie, indiziert sein.

• **Thromboembolische Komplikationen:** Im Rahmen des nephrotischen Syndroms erleidet jeder vierte Patient thromboembolische Komplikationen (Thrombosen der tiefen Extremitätenvenen, der Vena cava inferior, der Vena iliaca, Zentralvenenverschluß, Nierenvenenthrombose, rezidivierende Lungenembolien). Die Häufigkeit thromboembolischer Komplikationen und die Lokalisation von Thrombosen variieren in Abhängigkeit von der Grunderkrankung. Nierenvenenthrombosen finden sich beispielsweise bei über 30 % im Rahmen von thrombotischen Komplikationen bei Patienten mit (epi-) membranöser Glomerulonephritis. Gehäuft finden sich Nierenvenenthrombosen ferner bei Patienten mit membranoproliferativer Glomerulonephritis, sind jedoch selten bei nephrotischem Syndrom anderer Ätiologie.

Thromboembolische Komplikationen: Thromboembolische Komplikationen, ihre Häufigkeit und die Lokalisationen von Thrombosen sind abhängig von der Grunderkrankung und dem Ausmaß des nephrotischen Syndroms. Nierenvenenthrombosen sind häufig bei (epi)membranöser und membranoproliferativer Glomerulonephritis.

Klinischer Fall

Bei dem 27jährigen türkischen Patienten ist seit 1987 eine sekundäre Amyloidose auf dem Boden eines familiären Mittelmeerfiebers bekannt. Aufnahmegrund war ein nephrotisches Syndrom mit ausgeprägten Ödemen. Laborwerte bei Aufnahme: Gesamteiweiß 3,4 g/dl (Normbereich 6,5–8,0), Verminderung der Albuminfraktion auf 22,4% (Normbereich 58,0–70,0), exorbitante Zunahme der α_2-Globulinfraktion auf 46,5% (Normbereich 5,0–10,0, *s. Serum-Elektrophorese in* E-**18**), Cholesterin 366 mg/dl, Triglyzeride 491 mg/dl, Proteinurie ca. 25 g/24 h, Serumkreatinin 3,0 mg/dl. Unter Hämofiltrationsbehandlung kam es zum Rückgang der Diurese, damit einhergehend zum Rückgang der Eiweißausscheidung im 24-Stunden-Urin, zur Verschlechterung der Nierenfunktion (Kreatinin 5–6 mg/dl), jedoch zu einer Rückbildung der Ödeme mit Anstieg der Eiweißkonzentration im Serum und der Albuminfraktion bei Abnahme der α_2-Globulinfraktion (E-**19**). Die Serum-Elektrophorese einer Kontrollperson ohne nephrotisches Syndrom zeigt im Vergleich dazu E-**17.**

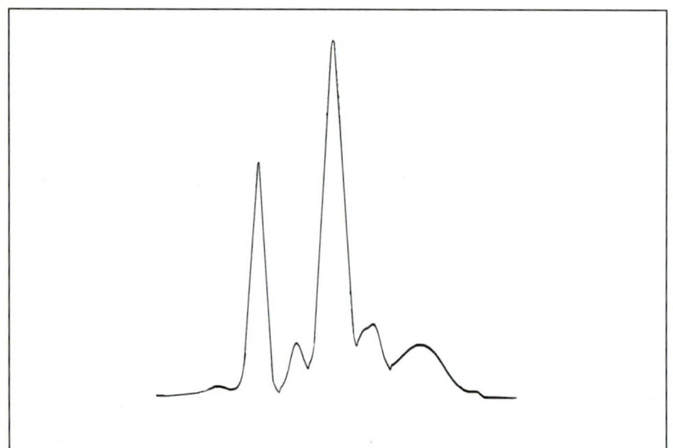

Albumin / Globulin	0,29		Normalbereiche
1 Alb	22,4%	g/dl	58,0–70,0%
2 α_1 – G	5,2%	g/dl	1,5– 4,0%
3 α_2 – G	46,5%	g/dl	5,0–10,0%
4 β – G	10,9%	g/dl	8,0–13,0%
5 γ – G	15,0%	g/dl	10,0–19,0%

E-**18: Serumelektrophorese eines Patienten mit nephrotischem Syndrom bei familiärem Mittelmeerfieber.** Die massive Proteinurie (25 g/Tag) bedingt eine ausgeprägte Dysproteinurie, wobei die Größe der α_2-Globulinfraktion in der Serum-Elektrophorese deutlich die erniedrigte Albuminfraktion übertrifft.

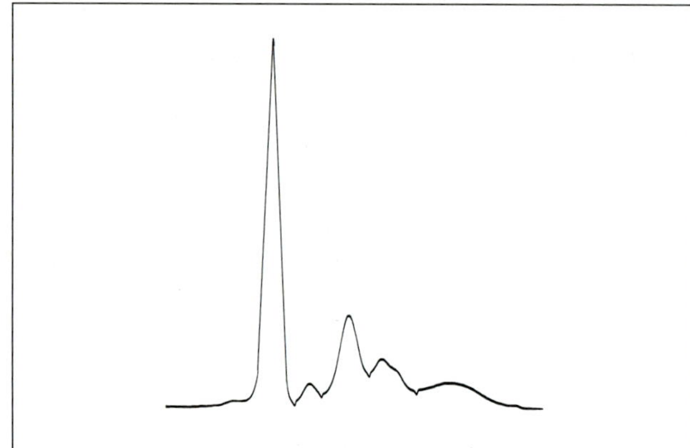

Albumin / Globulin	0,96		Normalbereiche
1 Alb	49,0%	g/dl	58,0–70,0%
2 α_1 – G	3,7%	g/dl	1,5– 4,0%
3 α_2 – G	20,0%	g/dl	5,0–10,0%
4 β – G	13,8%	g/dl	8,0–13,0%
5 γ – G	13,5%	g/dl	10,0–19,0%

E-**19: Serumelektrophorese eines Patienten mit sekundärer Amyloidose nach Rückgang des renalen Eiweißverlustes unter Hämofiltrationsbehandlung und Albuminsubstitution.** Die α_2-Globulinfraktion ging von 46,5 auf 20% zurück, die Albuminfraktion stieg von 22,4 auf 49,0%.

10 Diabetische Nephropathie

10 Diabetische Nephropathie

Definition. Die diabetische Nephropathie (unspezifische diffuse oder spezifische noduläre Glomerulosklerose) ist gekennzeichnet durch Mikroalbuminurie (im fortgeschrittenen Stadium nichtselektive Proteinurie), Hochdruck und progrediente Niereninsuffizienz.

◀ Definition

Die diabetische Nephropathie stellt eine häufige (in manchen Zentren die häufigste) Ursache der terminalen Niereninsuffizienz dar. Therapeutische Interventionen (optimale Stoffwechsel- und Blutdruckkontrolle, diätetische Eiweißbeschränkung) reduzieren nicht nur Proteinurie und Progression der diabetischen Nephropathie, sondern auch extrarenale Komplikationen.

Die diabetische Nephropathie ist eine sehr häufige Ursache der terminalen Niereninsuffizienz.

Epidemiologie. 30–50 % der Patienten mit Typ-I-Diabetes mellitus entwickeln innerhalb von 15-30 Jahren eine diabetische Nephropathie, bei 50–70 % dieser Patienten tritt diese Komplikation trotz langdauernder Diabetesanamnese nicht auf. Das Risiko, eine diabetische Nephropathie zu entwickeln, ist bei Typ-I- und Typ-II-Diabetikern vergleichbar. Nach 20 Jahren Diabetes waren im Heidelberger Raum 27 % der Typ-II- und 28 % der Typ-I-Diabetiker proteinurisch, nach 25 Jahren Diabetes lagen die Vergleichszahlen bei 57 % bzw. 46 %. Drei Jahre nach Persistenz der Proteinurie war das Serum-Kreatinin > 1,4 mg/dl bei 41 % der Typ-II- und Typ-I-Diabetiker, nach 5 Jahren betrugen die entsprechenden Werte 63 % bzw. 59 %.

Epidemiologie 30-50 % der Patienten mit Diabetes mellitus Typ I entwickeln innerhalb von 15–30 Jahren eine diabetische Nephropathie, offensichtlich haben Typ-II-Diabetiker ein vergleichbares Risiko (bei kürzerem Intervall).

Jüngste Untersuchungen aus Dänemark über einen Rückgang der Albuminurie bei Typ-I-Diabetikern (Manifestation des Diabetes mellitus vor dem 15. Lebensjahr) durch wirksame Therapiekonzepte (intensivierte Insulintherapie, optimale Blutdruckeinstellung) lassen einen vorsichtigen Optimismus im Hinblick auf einen Rückgang der diabetischen Nephropathie beim Typ-I-Diabetiker aufkommen. Die hohe Prävalenz der diabetischen Nephropathie bei Zwillingen bzw. Geschwistern von Patienten mit diabetischer Nephropathie macht ursächlich eine vererbte Komplikation sowohl beim Typ I als auch beim Typ II wahrscheinlich. In diesem Sinne lassen sich auch Störungen des Natrium-Lithium-Gegentransportes in Erythrozyten oder die Beziehung zu Polymorphismen des Angiotensin-Konversionsenzym-Gens bei Diabetikern mit Nephropathie interpretieren.

Wirksame Therapiekonzepte sprechen für einen Rückgang der diabetischen Nephropathie beim Typ-I-Diabetiker in jüngster Zeit. Die hohe Prävalenz der diabetischen Nephropathie bei Zwillingen bzw. Geschwistern von Patienten mit diabetischer Nephropathie macht ursächlich eine vererbte Komplikation sowohl beim Typ I als auch beim Typ II wahrscheinlich.

Ätiopathogenese. Der typische Verlauf in der Entwicklung der diabetischen Nephropathie bei insulinabhängigem Diabetes mellitus (IDDM) läßt sich wie folgt gliedern:

- initiale hämodynamische (Hyperfiltration, Hyperperfusion) und morphologische (extrazelluläre Matrixakkumulation) Veränderungen (Nephromegalie; offensichtlich bei Typ-II-Diabetes weniger ausgeprägt)
- Progression über die Mikroalbuminurie zur manifesten (nichtselektiven) Proteinurie
- Entwicklung der diastolischen und dann systolischen Hypertonie
- Rückgang der glomerulären Filtrationsrate (Erreichen des Terminalstadiums der chronischen Niereninsuffizienz abhängig von einer konsequenten Stoffwechsel- und Blutdruckkontrolle sowie einer diätetischen Disziplin des Patienten).

Ätiopathogenese Typischer Verlauf in der Entwicklung der diabetischen Nephropathie bei IDDM:

- Initiale hämodynamische und morphologische Veränderungen
- Progression über Mikroalbuminurie zur manifesten Proteinurie
- Entwicklung der diastolischen und dann systolischen Hypertonie
- Rückgang der GFR.

In ▤ E-**18** sind die auslösenden Faktoren der diabetischen Nephropathie zusammengefaßt.

▤ E-**18** faßt die auslösenden Faktoren der diabetischen Nephropathie zusammen.

Klinik. ▤ E-**19** zeigt die Symptome bei diabetischer Nephropathie in Abhängigkeit vom Stadium.

Klinik Die Symptome bei diabetischer Nephropathie in Abhängigkeit vom Stadium sind in ▤ E-**19** zusammengefaßt.

E-18: Auslösende Faktoren der diabetischen Nephropathie

- ▷ Genetische Disposition
- ▷ Schlechte metabolische Kontrolle
- ▷ Diätetische Faktoren:
  - eiweißreiche Ernährung
  - fettreiche Ernährung
  - kochsalzreiche Ernährung
- ▷ Arterielle Hypertonie
- ▷ Glomerulär-kapillare Hypertonie
- ▷ Zigarettenkonsum
- ▷ Gesteigerte vaskuläre Permeabilität
- ▷ Ladungsdefekte und Ladungsverluste der glomerulären Basalmembran

E-19: Symptome bei diabetischer Nephropathie in Abhängigkeit vom Stadium

▷ **Stadium I (renale Hyperfiltration, Hypertrophie)**
Die Nieren sind sonographisch vergrößert, renaler Plasmafluß und glomeruläre Filtrationsrate erhöht, reversible Albuminurie.

▷ **Stadium II (morphologische Veränderungen)**
Histologisch läßt sich eine Verdickung der glomerulären Basalmembran sowie die mesangiale Matrixakkumulation nachweisen. Die Patienten sind asymptomatisch (»silent period«).

▷ **Stadium III (Beginn der diabetischen Nephropathie)**
Die renale Albuminausscheidung ist erhöht (Mikroalbuminurie), bei etwa 60 % der Patienten ist der diastolische und/oder systolische Blutdruck erhöht.

▷ **Stadium IV (manifeste Nephropathie)**
Die Proteinurie dominiert, wobei in Abhängigkeit vom Ausmaß der Eiweißausscheidung Ödeme nachweisbar sind (besonders ausgeprägt bei nephrotischem Syndrom). Eine Hypertonie läßt sich bei 60–90 % der Patienten nachweisen. Es kommt zum Abfall der glomerulären Filtrationsrate mit Anstieg des Serum-Kreatinins und -Harnstoffs. Diabetische Retinopathie bei 60–70 % der Patienten.

▷ **Stadium V (Stadium der Niereninsuffizienz)**
> 90 % der Patienten sind hypertensiv. In Abhängigkeit der Begleitkomplikationen dominieren arterielle Verschlußkrankheit, Polyneuropathie, Symptome der koronaren Herzerkrankung, Anämie und Sehstörungen (proliferative Retinopathie) bei 90–100 % der Patienten.

- **Mikroalbuminurie und Proteinurie**

- **Mikroalbuminurie und Proteinurie**

Merke ▶

Merke. Die Mikroalbuminurie (Nachweis von 30–300 mg Albumin/24 h bzw. 20–200 µg/min bei mindestens zwei von drei 24-h-Sammelurinproben) ist der Prediktor für die diabetische Nephropathie und terminale Niereninsuffizienz, für kardiovaskuläre Komplikationen und Mortalität sowohl bei Typ-I- als auch Typ-II-Diabetikern.

Eine normale renale Albuminexkretion (< 20 mg/24h) ist ein Indikator für die intakte Nierenfunktion des Diabetikers. Bei 5 % der Typ-I- und bis zu 30 % der Typ-II-Diabetiker ist die Albuminurie Ausdruck einer nichtdiabetischen Glomerulopathie.

Umgekehrt ist eine normale Albuminausscheidung mit dem Harn (< 20 mg/24 h) ein Indikator für die intakte Nierenfunktion des Diabetikers. Allerdings kann eine Albuminurie auch Ausdruck einer nichtdiabetischen Glomerulopathie (Minimalläsion, mesangioproliferative oder epimembranöse Glomerulonephritis) bei Patienten mit Diabetes mellitus sein (Inzidenz beim Typ-I-Diabetiker 5 %, beim Typ-II-Diabetiker bis zu 30 %).

Merke ▶

Merke. Da die diabetische Glomerulopathie mit der diabetischen Retinopathie (95 %) assoziiert ist, stellt die Konstellation von Proteinurie und fehlender diabetischer Retinopathie eine Indikation zur Nierenbiopsie dar.

Im Initialstadium der glomerulären Schädigung wird **selektiv Albumin ausgeschieden**, mit Zunahme der

Wird im **Initialstadium** der glomerulären Schädigung praktisch **selektiv Albumin** (MG 68 000 D) **ausgeschieden**, so nimmt mit Zunahme der glomerulären Läsionen die Ausscheidung von IgG (MG 156 000 D) zu (gestörte glomeruläre Permselektivität durch Abnahme negativer Ladungen in den glomerulären Kapillaren durch Verlust von Heparansulfat). Mit Abfall der glomerulären Filtrationsrate erhöht sich bei manifester Proteinurie zwar weiterhin die Albuminausscheidung, überproportional nimmt jedoch in diesem Stadium die renale Exkretion von IgG zu (Zunahme der Porengröße als Ausdruck der schweren glomerulären Schädigung). Charakteristisch ist in diesem Stadium ferner eine deutliche Verdickung der glomerulären Basalmembran, offensichtlich durch verminderten Proteinabbau (z. B. Zunahme des glomerulären Gehaltes an Fibronektin durch Hemmung Fibronektin-degradierender Proteinasen). Die **selektive Albuminurie** nimmt bei einer Albuminausscheidung > 300 mg/24 h ab, es entwickelt sich zunehmend eine **nichtselektive Proteinurie** (IgG-Nachweis im Urin).

glomerulären Läsionen IgG. Die Permselektivität der glomerulären Basalmembran ist durch Abnahme negativer Ladungen (Verlust von Heparansulfat) gestört. Schließlich kommt es zur Zunahme der Porengröße der glomerulären Basalmembran als Ausdruck einer schweren Schädigung, es entwickelt sich zunehmend eine **nichtselektive Proteinurie.**

Als mögliche Mechanismen der proteinurieinduzierten Schädigung des Nierengewebes bei Diabetes mellitus werden diskutiert:

- interstitielle Fibrosierung
- tubuläre Zellzerstörung durch adsorbierte Proteine in hoher Konzentration (potentiell direkte Zelltoxizität verschiedener Proteine)
- glomeruläre Sklerosierung (die Ablagerung zirkulierender Makromoleküle im mesangialen Kompartment führt zu Proteinüberladung, Aufnahme von Lipiden und Proliferation mesangialer Zellen).

Mögliche Mechanismen der proteinurieinduzierten Schädigung des Nierengewebes bei Diabetes mellitus:

- interstitielle Fibrosierung
- tubuläre Zellzerstörung durch adsorbierte toxische Proteine
- glomeruläre Sklerosierung.

> ***Merke.*** **Die Mikroalbuminurie ist Ausdruck einer generalisierten Gefäßläsion** und daher assoziiert mit arterieller Hypertonie, linksventrikulärer Hypertrophie, proliferativer Retinopathie, Hyperkoagulabilität und schließlich bei Zunahme der Proteinurie mit Entgleisungen des Fettstoffwechsels (Erhöhung von Cholesterin, Triglyzeriden, Lipoprotein-[a]).

◀ **Merke**

Wesentliche **Faktoren in der Progredienz** der Mikroalbuminurie und Proteinurie sind Hypertonie und unzureichende Kontrolle der diabetischen Stoffwechsellage. Umgekehrt läßt sich unter konsequenter antihypertensiver Therapie und/oder optimierter Blutglukose-Einstellung (intensivierte Insulintherapie) die Mikroalbuminurie reduzieren bzw. stabilisieren, meist jedoch nicht normalisieren. Eine Reduktion bzw. Stabilisierung der Mikroalbuminurie bedeutet auch eine Stabilisierung der glomerulären Filtrationsrate (renoprotektive Wirkung der Blutdruck- und Blutzuckernormalisierung). Eine optimale Kontrolle der Blutglukosewerte (HbA1c < 7,5 %) läßt sich in der Regel schwieriger erzielen als eine optimale Blutdruckkontrolle.

Die **kardiovaskuläre Mortalität** ist bei Patienten mit Typ-II-Diabetes und Mikroalbuminurie deutlich höher als bei Typ-II-Diabetikern und normaler Albuminausscheidungsrate. Sowohl Bluthochdruck als auch erhöhte Albuminexkretion sind mit der koronaren Herzerkrankung von Typ-II-Diabetikern assoziiert. Es besteht vor allem eine Korrelation zwischen Albuminurie und diastolischer Blutdruckerhöhung (*s.* E-**20**).

Unter konsequenter antihypertensiver Therapie und/oder optimierter Blutglukose-Einstellung (HbA1c < 7,5 %) läßt sich die Mikroalbuminurie reduzieren bzw. stabilisieren (ebenso Stabilisierung der GFR).

Die **kardiovaskuläre Mortalität** ist bei Patienten mit Typ-II-Diabetes und Mikroalbuminurie deutlich höher als bei Typ-II-Diabetikern und normaler Albuminausscheidungsrate. Sowohl Bluthochdruck als auch erhöhte Albuminexkretion sind mit der koronaren Herzerkrankung von Typ-II-Diabetikern assoziiert. Es besteht v. a. eine Korrelation zwischen Albuminurie und diastolischer Blutdruckerhöhung (*s.* E-**20**).

- **Arterielle Hypertonie:** Im Stadium der Mikroalbuminurie läßt sich bei 50–70 % der Patienten zunächst eine diastolische (> 90 mmHg) und schließlich systolische Hypertonie (> 140 mmHg) nachweisen. Im Rahmen der Blutdruckregistrierung über 24 Stunden fehlt die Absenkung des Blutdrukkes während der Nacht. Ursächlich werden für die Entstehung der arteriellen Hypertonie die renale Natriumretention (Hyperinsulinämie bzw. Insulinresistenz, Konkurrenz von Glukoseexkretion und Natriumausscheidung), eine erhöhte Ansprechbarkeit auf pressorisch wirksame Substanzen (Noradrenalin, Angiotensin II) und schließlich vaskuläre Faktoren verantwortlich gemacht.

Arterielle Hypertonie: Im Stadium der Mikroalbuminurie läßt sich bei 50–70 % der Patienten zunächst eine diastolische (> 90 mmHg) und schließlich systolische Hypertonie (> 140 mmHg) nachweisen. Ursächlich werden die renale Natriumretention (Insulineffekt), eine erhöhte Ansprechbarkeit auf pressorisch wirksame Substanzen und vaskuläre Faktoren verantwortlich gemacht.

> ***Merke.*** Nicht jeder Patient mit Diabetes mellitus und Hypertonie leidet an einer diabetischen Nephropathie. Alternativ kommen begleitende essentielle Hypertonie, renovaskuläre Hypertonie (bis zu 5 % der Diabetiker haben eine renovaskuläre Hypertonie auf dem Boden arteriosklerotischer Plaques) in Frage.

◀ **Merke**

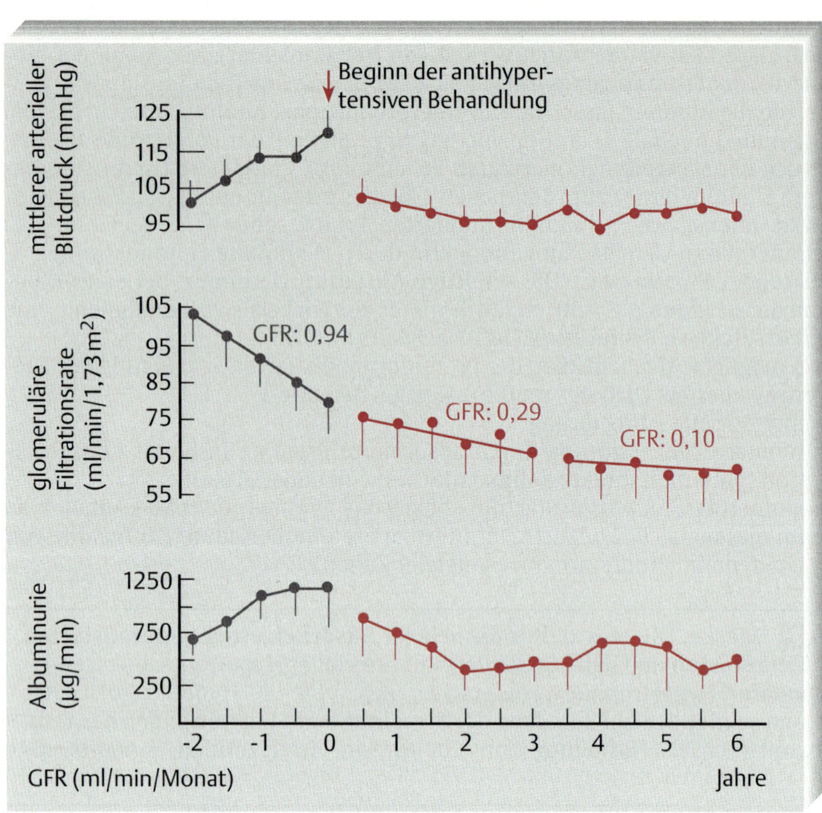

E-20: Progressionsverzögerung der diabetischen Nephropathie durch konsequente antihypertensive Therapie: Bei inadäquatem arteriellen Mitteldruck deutliche Progression der diabetischen Nephropathie mit Abfall der glomerulären Filtrationsrate um ca. 1 ml/min pro Monat (ca. 12 ml/min/Jahr). Unter optimaler Blutdruckeinstellung (Therapieziel < 99 mmHg, RR 120/70 mmHg) reduziert sich die GFR um ca. 0,3 und schließlich nur noch um 0,1 ml/min/Monat (jährlicher Funktionsverlust ca. 4 bzw. 1 ml/min). Die Verzögerung in der Reduktion der GFR ist mit einem deutlichen Rückgang der Albuminurie assoziiert. Zum Zeitpunkt, in dem die Kurve die X-Achse schneidet, wird der Patient dialysepflichtig.

Rückgang der Filtrationsrate: Mit manifester Proteinurie verschlechtert sich die glomeruläre Filtrationsrate, vor allem wenn Blutdruck- und Blutzuckereinstellung unzureichend sind.

- **Rückgang der glomerulären Filtrationsrate:** Mit manifester Proteinurie verschlechtert sich die glomeruläre Filtrationsrate, vor allem wenn Blutdruck- und Blutzuckereinstellung unzureichend sind. Fällt beispielsweise die glomeruläre Filtrationsrate bei hypertensiven Patienten pro Monat um 1 ml, so läßt sich unter Blutdruckoptimierung (120/70 mmHg) ein Abfall der GFR nur um etwa 0,1 ml pro Monat demonstrieren.

Diagnostik Zum Nachweis der Albuminurie sind **mehrmalige** Harnuntersuchungen erforderlich.
Harn- und Blutuntersuchungen, Sonographie, Blutdruckmonitoring, kardiologische, angiologische und neurologische Kontrollen sowie Fundoskopie und Fußkontrolle bestimmen das diagnostische Programm des Diabetikers (Monitoring der Nierenfunktion durch Albuminurie und Kreatinin).

Diagnostik. Mit Teststreifen zum Nachweis einer Proteinurie oder konventionellen Testverfahren zur Bestimmung einer pathologisch erhöhten Eiweißausscheidung wird die Mikroalbuminurie des Diabetikers nicht erfaßt. Deshalb sind sensitive Nachweismethoden für Albumin im Harn (Radioimmuno-Assay, ELISA, Teststreifen für Albumin) entwickelt worden. Da eine Reihe von Störfaktoren (Fieber, körperliche Anstrengung, schlechte Stoffwechseleinstellung) die Albuminurie beeinflussen, wird eine **mehrmalige** Wiederholung der Untersuchung (Morgenurin oder 24-h-Urin) empfohlen.
Kontrolle der Albumin- bzw. Proteinausscheidung mit dem Harn, Bestimmung von Serum-Kreatinin, -Harnstoff, Kreatinin-Clearance, Urinbakteriologie (gehäuft Infektionen des Harntraktes bei Diabetikern), Lipidstatus, Blutglukose, HbA1c, Sonographie, Gelegenheits-Blutdruck, 24-h-Blutdruck, kardiale Diagnostik (Ruhe-und Belastungs-EKG, Echokardiographie, Myokardszintigraphie, Koronarangiographie) in Abhängigkeit der Symptomatologie und Dauer der Erkrankung, angiologische und neurologische Untersuchung, Fundoskopie und Fußkontrolle bestimmen je nach Bedarf das diagnostische Programm des Patienten mit Diabetes mellitus.

> **Merke.** Häufig sind Diabetiker selbst bei ausgeprägter KHK asymptomatisch. Lichtmikroskopisch zeigt die Untersuchung der Nierenbiopsie eine diffuse Verbreiterung des Mesangiums und eine massive Verdikkung der glomerulären Basalmembran. Neben der unspezifischen diffusen diabetischen Glomerulosklerose findet man eine spezifische noduläre Form der Glomerulosklerose (*Kimmelstiel-Wilson*).

◀ **Merke**

Therapie. Ziel einer effektiven Therapie bei Patienten mit Diabetes mellitus ist eine optimale Blutzuckereinstellung (HbA1c < 7,5 %) bei intensivierter Insulintherapie (Basal-Bolus-Insulintherapie für Typ-I-Diabetiker) bzw. Therapie mit Sulfonylharnstoffen, Biguaniden, Alpha-Glukosidasehemmern und je nach Bedarf Insulin für Typ-II-Diabetiker.

Therapie Primäres Ziel ist die optimale Blutzuckereinstellung (HbA1c < 7,5 %) durch intensivierte Insulintherapie beim Typ-I-Diabetiker und orale Antidiabetika (evtl. kombiniert mit Insulin beim Typ-II-Diabetiker).

> **Merke.** Im Stadium der Mikroalbuminurie läßt sich durch eine optimale Stoffwechseleinstellung und selbst beim normotensiven Patienten mit niedriger ACE-Hemmer-Dosierung die renale Albuminausscheidungsrate reduzieren bzw. stabilisieren (renoprotektive Wirkung).

◀ **Merke**

Bei hypertensiven Patienten ist eine konsequente antihypertensive Therapie indiziert, wobei der Blutdruck prinzipiell mit vielen Antihypertensiva einstellbar ist (ACE-Hemmer, Angiotensin-II-Rezeptorantagonisten, langwirkende Kalziumantagonisten, niedrig dosiert Salidiuretika, Alphablocker, Betablocker). Verschiedene Studien haben gezeigt, daß die Gabe von **ACE-Hemmern** im Hinblick auf die Progression der Nierenfunktionsverschlechterung und die antiproteinurische Wirkung anderen antihypertensiven Substanzen überlegen sein kann.
Tierexperimentell ist gezeigt worden, daß ACE-Hemmer durch intrarenale Drucksenkung (Dilatation des Vas efferens) die Hyperfiltration reduzieren. Eine frühzeitige Drosselung der Eiweißzufuhr (0,6–0,8 g/kg Körpergewicht/Tag, cave: Malnutrition) wird empfohlen. Eine Kohlenhydratrestriktion zur Optimierung der Blutglukosewerte in Kombination mit einer Eiweißrestriktion zur Drosselung der Hyperfiltration bzw. im fortgeschrittenen Stadium zur Reduktion der Proteinurie ist in der Praxis kaum realisierbar. Bei Entgleisung der Fettstoffwechselparameter ist eine lipidsenkende Therapie indiziert, wobei die Rolle einer konsequenten Senkung erhöhter Cholesterin- und Triglyzeridwerte mit HMG-CoA-Reduktase-Inhibitoren bzw. Fibraten (bei Triglyzeriden > 500 mg/dl) Gegenstand verschiedener Studien ist.

Bei hypertensiven Patienten ist eine konsequente antihypertensive (Kombinations-)Therapie indiziert. Ein besonderer Stellenwert wird für **ACE-Hemmer** diskutiert. Eine frühzeitige Drosselung der Eiweißzufuhr (0,6–0,8 g/kg/Tag) wird empfohlen. Eine lipidsenkende Therapie bei Entgleisung der Fettstoffwechselparameter kann progressionsverzögernd wirken.

Prognose. In einer multizentrischen amerikanischen Studie anhand von 409 Typ-I-Diabetikern mit Nephropathie konnte gezeigt werden, daß innerhalb von 4 Jahren eine Verdoppelung des Serum-Kreatinins bei 32 %, Dialysepflichtigkeit, Transplantation oder Tod bei 26 % der Patienten auftraten. Unter begleitender Captopril-Therapie lagen die Vergleichszahlen bei 14 % bzw. 26 %. Haupttodesursache ist bei niereninsuffizienten Typ-I- und Typ-II-Diabetikern die koronare Herzkrankheit, gefolgt von anderen kardiovaskulären Komplikationen (Apoplexie etc.).

Prognose Bei Typ-I-Diabetikern mit Nephropathie verdoppelt sich innerhalb von 4 Jahren das Serum-Kreatinin bei 32 %, eine terminale Niereninsuffizienz oder Tod erleiden 26 % in diesem Zeitraum. Haupttodesursache ist die KHK, gefolgt von anderen kardiovaskulären Komplikationen.

11 Komplikationen der chronischen Niereninsuffizienz

11.1 Renale Anämie

Definition ▶

Ätiopathogenese Die renale Anämie ist **multifaktorieller Genese**. Verkürzte Erythrozytenüberlebenszeit und Hemmung der Erythropoese durch Urämietoxine, Fibrosierung bzw. Schädigung des Knochenmarks durch sekundären HPT bzw. Aluminiumakkumulation (Phosphatbindertherapie), Eisenmangel, Blutverluste, vor allem ein Mangel an Erythropoietin sind ursächliche Faktoren.

Klinik Müdigkeit, reduziertes geistiges und körperliches Leistungsvermögen, koronare und zerebrale Komplikationen.

Therapie Therapie der Wahl ist **rhu-EPO.**
Die Indikation ist bei Hämatokritwerten < 30 % gegeben, selten bei Hämatokritwerten > 35 %. Die rhu-EPO-Therapie verbessert das geistige und körperliche Leistungsvermögen (beim > 60jährigen Patienten vermindert die Therapie auch das koronare und zerebrale Risiko).
Der Zielhämoglobinwert liegt bei 10,5–12,0 g/dl, die Initialdosis bei 25 IE/kg Körpergewicht.
Relevanteste **Nebenwirkung:** Entwicklung oder Aggravation einer **Hypertonie** (10–20 %).

11.2 Renale Osteopathie

Definition ▶

11 Komplikationen der chronischen Niereninsuffizienz

11.1 Renale Anämie

▶ ***Definition.*** Die renale Anämie gehört in den Formenkreis der normochromen, normozytären Anämien. Zwar sind die Retikulozytenzahlen absolut gesehen mit 8–12 ‰ »normal«, für die Schwere der Anämie jedoch eindeutig zu niedrig (hyporegenerative Anämie).

Ätiopathogenese. Die renale Anämie ist **multifaktorieller Genese**, wobei vor allem der **Erythropoietin-Mangel** die entscheidende ätiopathogenetische Rolle spielt. Daneben sind eine Reihe von Faktoren von Bedeutung: Verkürzung der Erythrozytenüberlebenszeit auf etwa die Hälfte der Norm durch toxische Hämolyse, Hemmung der Erythropoese durch Urämietoxine (Spermin), Fibrosierung des Knochenmarks bei sekundärem Hyperparathyreoidismus, Schädigung des Knochenmarks durch Akkumulation von Aluminium bei langdauernder bzw. hochdosierter entsprechender Phosphatsenkertherapie, möglicher Mangel an Eisen oder Vitaminen (Vitamin B_{12}, Folsäure), Blutverluste durch zu häufige Blutentnahmen, intestinale Blutungen (erosive Gastritis) oder Gerinnung des extrakorporalen Systems unter Hämodialysebehandlung.

Klinik. Wie bei anderen Anämien auch dominieren Müdigkeit sowie ein reduziertes geistiges und körperliches Leistungsvermögen in Abhängigkeit von der Schwere der Anämie. Patienten in fortgeschrittenem Alter sind bei Hämoglobinwerten < 8 g/dl durch koronare und zerebrale Komplikationen gefährdet.

Therapie. Mittel der Wahl ist nach Ausschluß eines Eisenmangels (Ferritin > 100 µg/l; Transferrin-Sättigung > 20 %) die Behandlung mit **humanem rekombinanten Erythropoetin (rhu-EPO).** Die Indikation zur rhu-EPO-Therapie sollte bei Hämatokritwerten < 30 % individuell in Abhängigkeit von Alter und Begleiterkrankungen (periphere Verschlußkrankheit, koronare Herzerkrankung), ferner in Einschätzung der Kosten-Nutzen-Relation im Hinblick auf die mögliche Verbesserung des geistigen und körperlichen Leistungsvermögens erfolgen. Selten ist eine rhu-EPO-Therapie bei > 35 % indiziert. Für Hämodialysepatienten bietet sich die intravenöse rhu-EPO-Gabe an (3×/Woche am Ende der Dialysebehandlung), für kontinuierlich ambulante Peritonealdialyse-(CAPD-)Patienten und Patienten mit präterminaler Niereninsuffizienz die subkutane rhu-EPO-Gabe (1–2×/Woche, Injektion in Oberschenkel, Oberarm oder Bauchdecke). Startdosis sind 25 Einheiten pro kg Körpergewicht (Dosissteigerung bei inadäquatem Therapieerfolg) bzw. Dosisreduktion oder Verlängerung des Therapieintervalls bei Hämoglobinwerten > 11,5 g/dl. Relative Therapieversager sind Patienten mit Eisenmangel, Aluminiumakkumulation, ausgeprägtem sekundären Hyperparathyreoidismus und Infekt.
Relevante **Nebenwirkungen** sind die De-novo-Entwicklung einer **Hypertonie** bzw. die Aggravation einer vorbestehenden Hypertonie.

11.2 Renale Osteopathie

▶ ***Definition.*** Die renale Osteopathie gehört zu den wesentlichsten Komplikationen der chronischen Niereninsuffizienz. Die morphologischen Merkmale dieser Erkrankung (Fibroosteoklasie, Osteoidose) sind Folge des sekundären Hyperparathyreoidismus, der Störungen des Vitamin-D-Stoffwechsels, der Parathormonresistenz des Skeletts, einer erhöhten Aluminiumzufuhr sowie einer Unter- oder Übertherapie mit Kalzium, Vitamin D und Vitamin-D-Metaboliten.

Epidemiologie. Der Anteil der Patienten mit renaler Osteopathie (bei terminaler Niereninsuffizienz praktisch 100%) und die Variationsbreite der ossären Veränderungen hängen u. a. ab von der Grunderkrankung und dem Alter (niedrige Parathormon(PTH-)Werte bei Patienten mit Diabetes mellitus und im höheren Lebensalter), dem Ausmaß der Proteinurie sowie Art und Dauer der Dialysebehandlung (Verlust von Vitamin-D-Metaboliten bei großer Proteinurie über die Niere, bei CAPD-Patienten über das Abdomen; Zunahme der Osteopenie bei > 10 Jahren Dialysedauer), von der Sonnenexposition (Vitamin-D-Mangel?), der Kalziumbilanz (negativ bei intestinalem Verlust durch Calcitriolmangel, bei renalem Verlust durch Furosemidtherapie), dem Ausmaß der metabolischen Azidose (Hyperphosphatämie, PTH-Stimulation), der Einnahme aluminiumhaltiger Phosphatbinder in hohen Dosen (Aluminium-Osteopathie) bzw. einer Über- oder Unterdosierung von Calcitriol. Etwa 70% der Patienten mit terminaler Niereninsuffizienz zeigen das kombinierte Bild von Osteoidose (Zunahme nichtmineralisierten Knochengewebes) und Fibroosteoklasie (vermehrte Tätigkeit von Osteoklasten und Fibroblasten), bei etwa 25–30% besteht eine isolierte Osteoidvermehrung. Eine isolierte Fibroosteoklasie weisen 2–3% der terminal Niereninsuffizienten auf. Mit Zunahme der Dialysepatienten mit höherem Lebensalter, der CAPD-Patienten und der Calcitriol-übertherapierten Patienten und einem längeren Überleben unter Dialysetherapie hat in den letzten Jahren der Anteil der Patienten mit Low-Turnover-Osteopathie erheblich zugenommen.

Epidemiologie Der Anteil der Patienten mit renaler Osteopathie bei chronischer Niereninsuffizienz und die Variationsbreite der ossären Veränderungen hängen u. a. ab von der Grunderkrankung, dem Alter, dem Ausmaß der Proteinurie, Art und Dauer der Dialysebehandlung, der Sonnenexposition, der Kalziumbilanz, dem Ausmaß der metabolischen Azidose, der Einnahme aluminiumhaltiger Phosphatbinder bzw. einer Über- oder Unterdosierung von Calcitriol. Ca. 70% der Patienten mit terminaler Niereninsuffizienz zeigen das kombinierte Bild von Osteoidose und Fibroosteoklasie, bei etwa 25–30% besteht eine isolierte Osteoidvermehrung. Eine isolierte Fibroosteoklasie weisen 2–3% der terminal Niereninsuffizienten auf.

Ätiopathogenese. Der **sekundäre Hyperparathyreoidismus** ist der ursächliche Faktor für die **Fibroosteoklasie**, die **Mineralisationsstörung** oder ein **vermehrter Knochenanbau** der ursächliche Faktor für die **Osteoidose** (Zunahme nichtmineralisierten Knochengewebes). Häufig liegt eine kombinierte Störung vor.
Der Knochenumbau unterliegt der fein regulierten Tätigkeit von **Osteoklasten** und **Osteoblasten**. Nach Aktivierung resorbieren die Osteoklasten (innerhalb von 34–40 Tagen) Knochengewebe. Nach einer Umschaltphase beginnt das Wiederauffüllen der Resorptionslakune durch Osteoblasten, die zunächst auf dem Grund des Defektes eine nichtmineralisierte organische Matrix bilden. Nach 12 Tagen beginnt unter Steuerung der Osteoblasten die Mineralisation des Osteoids. Killer-Osteoblasten (Perforation von Spongiosastrukturen, Mikrokallusbildung nach Frakturen der Trabekelstruktur) werden für den ossären Strukturverlust im Rahmen der renalen Osteopathie ebenso verantwortlich gemacht wie eine Reduktion der Osteoblastentätigkeit, die die notwendige Mineralisation des Osteoids unmöglich macht (Entstehung der Osteoidose).
Der Osteoklasie liegt ein tunnellierendes Eindringen der Osteoklasten in die Tiefe der Knochentrabekel zugrunde, kein amöboider Knochenabbau an der Endostoberfläche wie bei physiologischem Remodelling. Die Resorptionslakunen werden von lockerem Bindegewebe, physiologischerweise im Mark nicht nachweisbar, ausgefüllt (Fibroosteoklasie) in Abhängigkeit der Stimulation der Proliferation von Fibroblasten.
Eine **erniedrigte Konzentration des ionisierten Kalziums** gilt als wesentlicher **Stimulus der erhöhten Parathormon-(PTH-)Sekretion** und Hyperplasie der Nebenschilddrüsen beim urämischen Patienten. Erhöhte PTH-Werte im Frühstadium der Niereninsuffizienz bei normokalzämischen Patienten lassen jedoch additive Faktoren in der Pathogenese des sekundären Hyperparathyreoidismus vermuten.
Die **Retention von Phosphat** (wenigstens passager postprandial im Frühstadium der Niereninsuffizienz) ist konsekutiv (ebenfalls wenigstens passager) von einer Abnahme des ionisierten Kalziums und nachfolgender PTH-Stimulation begleitet (Korrelation zwischen Ausmaß der Hyperphosphatämie und Serum-PTH). Erhöhte PTH-Spiegel bewirken eine Abnahme der tubulären Reabsorption von Phosphat, eine vermehrte renale Exkretion von Phosphat (Phosphaturie) mit Normalisierung der Serum-Phosphatwerte und konsekutiver Normalisierung des Serum-Kalziums, allerdings für den Preis erhöhter PTH-Werte. Ist im Frühstadium der Niereninsuffizienz die renale Phosphatexkretion nach erhöhter Phosphatzufuhr gesteigert, so nimmt sie mit Fortschreiten der Niereninsuffizienz mehr und mehr ab. Die

Ätiopathogenese Der **sekundäre Hyperparathyreoidismus** ist der ursächliche Faktor für die **Fibroosteoklasie**, die **Mineralisationsstörung** oder ein **vermehrter Knochenanbau** der ursächliche Faktor für die **Osteoidose** (Zunahme nichtmineralisierten Knochengewebes).
Nach Aktivierung resorbieren die Osteoklasten Knochengewebe. Das Wiederauffüllen der Resorptionslakune erfolgt durch Osteoblasten, die zunächst eine nichtmineralisierte organische Matrix bilden, die dann mineralisiert wird. Killer-Osteoklasten und eine verminderte Aktivität der Osteoblasten werden für den ossären Strukturverlust im Rahmen der renalen Osteopathie verantwortlich gemacht.

Der Osteoklasie liegt ein tunnellierendes Eindringen der Osteoklasten in die Tiefe der Trabekel zugrunde. Die Resorptionslakunen werden durch Bindegewebe ausgefüllt (Fibroosteoklasie).

Eine **erniedrigte Konzentration des ionisierten Kalziums** gilt als wesentlicher **Stimulus für die PTH-Sekretion** bei Niereninsuffizienz. Die **Retention von Phosphat** ist konsekutiv von einer Abnahme des ionisierten Kalziums und nachfolgender PTH-Stimulation begleitet (Korrelation zwischen Hyperphosphatämie und Serum-PTH).
Erhöhte PTH-Spiegel bewirken eine Abnahme der tubulären Reabsorption von Phosphat, eine vermehrte renale Exkretion von Phosphat mit Normalisierung der Serum-Phosphatwerte und konsekutiver Normalisierung des Serum-Kalziums, allerdings für den Preis erhöhter PTH-Werte. Die Reduktion der kalzämischen Wirkung von Parathormon **(Parathormonresistenz)**

Synopsis E-11: Pathophysiologie der renalen Osteopathie

Die Reduktion der Nierenfunktion führt zur Hyperphosphatämie und mittelbar über eine verminderte Calcitriol-Synthese zur Hypokalzämie. Es kommt zur Osteomalazie und Osteodystrophia fibrosa. Bei chronisch erhöhtem Phosphatspiegel reicht ein normaler Kalziumspiegel bzw. ein kurzfristiger Anstieg des Serumkalziums aus, um zu ektopen Verkalkungen (Konjunktiva, Haut, Blutgefäße, Gelenke) zu führen.

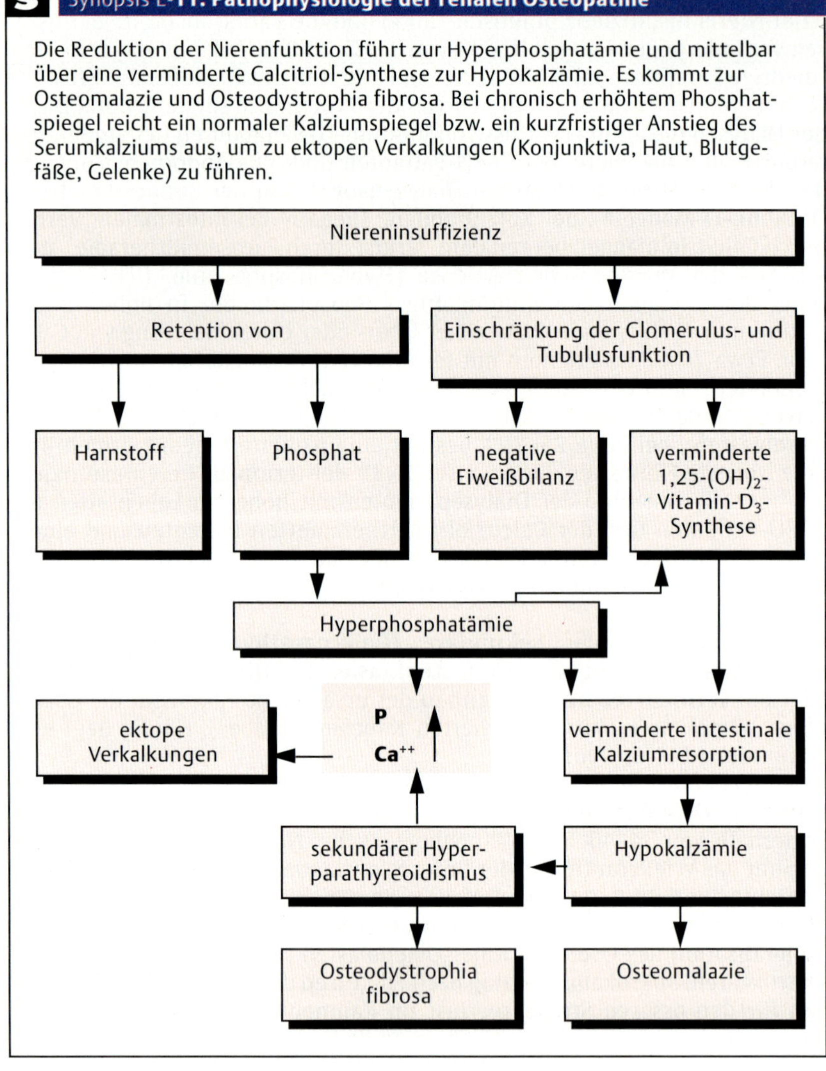

ist ein weiterer ätiopathogenetischer Faktor in der Entwicklung der renalen Osteopathie.

Reduktion der kalzämischen Wirkung von Parathormon (**Parathormonresistenz**) ist ein weiterer ätiopathogenetischer Faktor in der Entwicklung der renalen Osteopathie. Diese Form der PTH-Resistenz läßt sich durchaus schon im Frühstadium der Niereninsuffizienz nachweisen und impliziert zweierlei:

Merke ▶

Merke. 1. Zweifach erhöhte intakte PTH-Werte sind beim niereninsuffizienten Patienten und dreifach erhöhte Werte im Dialysestadium zur Aufrechterhaltung normokalzämischer Serumwerte und eines entsprechenden Knochenturnovers erforderlich, um die Knochenarchitektur biomechanischen Belastungen anzupassen und Mikrotraumata der Knochenbälkchen zu reparieren.
2. Eine therapeutische Senkung stark erhöhter PTH-Spiegel bei fortgeschrittener Niereninsuffizienz (z.B. mit 1,25[OH]$_2$-D$_3$) in den Normbereich kann und darf daher nicht das angestrebte Behandlungsziel darstellen, um eine Suppression der Knochenumbaurate zu vermeiden.

Mit Rückgang der Nierenfunktion liegen die Calcitriolwerte zunächst noch im Normbereich (dennoch relativer Mangel wegen Calcitriolresistenz)

Mit Rückgang der Nierenfunktion (GFR 60–80 ml/min) sind die Calcitriolspiegel bei erhöhtem PTH durchaus noch normal (dennoch relativer Mangel wegen Calcitriolresistenz im Hinblick auf eine Hemmung der Parathyreoidea), fallen aber bei GFR $<$ 50 ml/min auf etwa die Hälfte des Normalwertes

ab (Hemmung der 1α-Hydroxylase durch Abnahme endokrin aktiven Nierenparenchyms und/oder hohe intratubuläre Phosphatkonzentration). Die pathophysiologischen Konsequenzen sind eine verminderte intestinale Resorption von Kalzium und eine verminderte Kalzium-Antwort auf PTH. Beide Parameter normalisieren sich unter Calcitriolsubstitution.
Calcitriol hemmt auf verschiedenen Wegen die Parathyreoidea: Erhöhte ionisierte Kalziumkonzentrationen führen zu einer Blockierung der PTH-Synthese. Darüber hinaus hemmt Calcitriol direkt die PTH-Sekretion (durch Suppression der mRNS für Prä-Pro-PTH) und die Proliferation der Nebenschilddrüse bei Niereninsuffizienz. Die Zahl der Calcitriolrezeptoren der Parathyreoidea ist bei Niereninsuffizienz um etwa die Hälfte reduziert und ein weiterer Faktor für die fehlende Hemmwirkung von Calcitriol auf die Nebenschilddrüse bei Urämie. Dennoch läßt sich durch niedrigdosierte Calcitrioltherapie im Frühstadium des sekundären HPT die beschriebene typische tunnellierende Fibroosteoklasie weitgehend verhindern.

und fallen bei GFR < 50 ml/min um die Hälfte ab.
Calcitriol hemmt direkt die PTH-Sekretion (Suppression der mRNS für Prä-Pro-PTH) und die Proliferation der Parathyreoidea bei Niereninsuffizienz. Die Zahl der Calcitriolrezeptoren ist bei Niereninsuffizienz erniedrigt (weiterer Faktor für die fehlende Hemmwirkung von Calcitriol auf die Parathyreoidea bei Urämie).

Diagnostik. Die Bestimmung von Serum-Kalzium und -Phosphat (Kalzium-Phosphat-Produkt < 60 mg^2/dl^2) sowie der Aktivität der alkalischen Phosphatase (AP) und der venösen Blutgase (Stimulierung der PTH-Sekretion in Abhängigkeit vom Ausmaß der metabolischen Azidose) empfehlen sich je nach Schweregrad der Niereninsuffizienz in 6–12wöchentlichem Abstand. Falls möglich, sollte neben der Gesamtkalziumkonzentration auch der Anteil des ionisierten Kalziums ermittelt werden, um mögliche Hyperkalzämien (vor allem unter Calcitrioltherapie) frühzeitig erkennen zu können. Die Bestimmung von intaktem PTH sollte halbjährlich erfolgen. In halbjährlichem bis einjährlichem Abstand bietet sich die Bestimmung von $1{,}25(OH)_2D_3$, fakultativ die Bestimmung von $25(OH)D_3$ (Vitamin-D-Mangel durch verminderte Sonnenexposition und renalen Verlust protein-gebundener Vitamin-D-Metaboliten bei großer Proteinurie) und $24{,}25(OH)_2D_3$ an. Für die Differenzierung der renalen Osteopathie kann die Messung des Osteokalzins (Turnover-Parameter) sinnvoll sein.

Diagnostik Die Bestimmung von Serum-Kalzium (auch des ionisierten Anteils) und -Phosphat (Kalzium-Phosphat-Produkt < 60 mg^2/dl^2), AP und Blutgasen (PTH-Sekretion in Abhängigkeit von der Azidose) soll je nach Schweregrad der Niereninsuffizienz in 6- bis 12wöchentlichem Abstand erfolgen, intaktes PTH viertel- bis halbjährlich und $1{,}25(OH)_2D_3$ (fakultativ $25[OH]D_3$, 24, $25[OH]_2D_3$, Osteokalzin) in halb- bis einjährlichem Intervall.

Von den **Spurenelementen** empfiehlt sich die Bestimmung von Aluminium (aluminiumhaltige Phosphatbinder, cave Aluminium in der Wasseraufbereitung bei Dialysepatienten) und Zink (Zinkmangel bei nephrotischem Syndrom und bei terminaler Niereninsuffizienz) in halbjährlichen Abständen.

Von den **Spurenelementen** empfiehlt sich die **Bestimmung von Aluminium** und Zink (halbjährlich).

Die **radiologische Diagnostik** der renalen Osteopathie schließt den sogenannten kleinen Knochenstatus (Hände, Schädel, Becken und Akromioklavikulargelenke) im Bedarfsfall ebenso ein wie die Weichstrahlradiographie der Hände zur Beurteilung der osteoklastären Resorption und Osteopenie. Die nichtinvasive Bestimmung des Knochenmineralgehaltes und der Knochenmineraldichte des peripheren und axialen Skeletts sowie die Densitometrie des distalen Radius sind Spezialfragen vorbehalten.
Die Beckenkammbiopsie (Myelotomiebesteck nach *Burkhardt* bzw. Yamshidi-Technik bzw. Hamburg-Fräse nach *Delling*) erlaubt eine **histologische Klassifizierung**. Nach *Delling* lassen sich drei charakteristische Formen der renalen Osteopathie unterscheiden:

- **Typ I: Fibroosteoklasie** (durch sekundären Hyperparathyreoidismus)
- **Typ II: Osteoidose** (durch Mineralisationsstörung)
- **Typ III: Fibroosteoklasie plus Osteoidose** (durch sekundären Hyperparathyreoidismus und Mineralisationsstörung).

Zusatzkriterien ergeben sich je nach dem, ob der endostale Spongiosaumbau reduziert (a), normal oder gering erhöht (b) bzw. stark erhöht (c) ist.

Die **radiologische Diagnostik** schließt den kleinen Knochenstatus (Hände, Schädel, Becken, Akromioklavikulargelenk) und die Weichstrahlradiographie der Hände ein.
Nichtinvasiv läßt sich der Mineralgehalt und die Mineraldichte des Knochens bestimmen. Histologisch wird die renale Osteopathie nach Delling wie folgt klassifiziert:

- **Typ I:**Fibroosteoklasie
- **Typ II:** Osteoidose
- Typ III: Fibroosteoklasie plus Osteoidose.

Zusatzkriterien ergeben sich wie folgt:
a = Spongiosaumbau reduziert
b = normal oder gering erhöht
c = stark erhöht.

Therapie. Ein Vitamin-D-Mangel wird bei intakter Nierenfunktion durch orale Substitution von 500–1000 IE Vitamin D/Tag therapiert. Eine Indikation zur Calcitrioltherapie besteht bei Dialysepatienten nicht, solange die Parathormonspiegel unter 150 pg/ml liegen (Normbereich für intaktes PTH 10–65 pg/ml). In Abhängigkeit von der Entgleisung der Serum-Parathormonwerte empfiehlt sich z. B. eine Therapie mit 2 × 1 µg Calcitriol (oral) pro Woche. Bei fehlender Suppression der erhöhten Parathormonwerte innerhalb von 2–3 Monaten bietet sich eine Dosiserhöhung auf 2 × 2 µg bzw. 3 × 4 µg pro Woche an. Die Dosislimitierung ergibt sich aus der Entwicklung

Therapie Ein Vitamin-D-Mangel wird durch orale Substitution von 500–1000 IE Vitamin D/Tag therapiert. Eine Indikation zur Calcitrioltherapie besteht bei Dialysepatienten nicht, solange die Parathormonspiegel unter 150 pg/ml liegen (Normbereich für intaktes PTH 10–65 pg/ml). In Abhängigkeit von der Entgleisung der Serum-Parathormonwerte empfiehlt sich z. B. eine Therapie mit Calcitriol (oral). Eine Dosislimitierung ergibt sich aus der Entwicklung einer Hyperkalzämie (und Hyperphosphatämie). Um PTH-Entgleisungen zu verhindern, ist bei PTH-Erhöhung eine frühzeitige niedrigdosierte Calcitrioltherapie (GFR < 60 ml/min) notwendig.

einer Hyperkalzämie (und Hyperphosphatämie). Therapiert werden sollte mit Calcitriol bis zum Rückgang der Werte für intaktes PTH in den gewünschten Bereich. Um eine unerwünschte Suppression der PTH-Werte in den Normbereich zu vermeiden, wird man die Calcitrioltherapie zu diesem Zeitpunkt reduzieren bzw. beenden, allerdings auch bei einem erheblichen Teil (> 50%) der Patienten einen Wiederanstieg der PTH-Werte riskieren (und anschließend erneut therapieren). Eine Suppression exzessiver PTH-Werte (> 1000 pg/ml) ist durch hohe intravenöse Calcitrioldosen (z.B. 6 µg 3×/Woche) möglich (cave: Hyperkalzämie und Hyperphosphatämie). Um PTH-Entgleisungen zu verhindern, ist bei PTH-Erhöhung eine frühzeitige niedrigdosierte (0,125 µg/Tag) Calcitrioltherapie (GFR < 60 ml/min) notwendig.

Die effektive Senkung erhöhter Serum-Phosphatspiegel ist wichtiger Bestandteil von Prophylaxe und Therapie der renalen Osteopathie. Die Behandlung läßt sich gliedern in:
- **diätetische Phosphatrestriktion**
- orale Therapie mit intestinalen Phosphatbindern (möglichst auf Kalziumbasis)
- Korrektur der metabolischen Azidose
- effektive Dialysetherapie bei terminaler Niereninsuffizienz.

Die effektive Senkung erhöhter Serum-Phosphatspiegel ist wichtiger Bestandteil der Prophylaxe und Therapie der renalen Osteopathie. Die Behandlung läßt sich gliedern in eine
- **diätetische Phosphatrestriktion** (Reduktion von Milchprodukten, Brühwurst, Innereien, Eigelb, Hülsenfrüchte, Haferflocken, Nüsse u.a.)
- orale Therapie mit intestinalen Phosphatbindern auf Kalziumbasis (Kalziumkarbonat, -zitrat), möglichst nicht auf Aluminiumbasis. Unter einer derartigen Therapie besteht allerdings die Gefahr der Hyperkalzämie und Weichteilverkalkungen (Aggravation von vorbestehenden und de novo Mikroverkalkungen)
- Korrektur der metabolischen Azidose (Erhöhung von Phosphat und PTH mit dem Schweregrad der Azidose) und
- effektive Dialysetherapie bei Patienten mit terminaler Niereninsuffizienz.

Läßt sich unter hochdosierter Calcitrioltherapie kein Abfall deutlich erhöhter PTH-Werte erzielen bzw. entwickelt sich eine Hyperkalzämie und/oder Hyperphosphatämie, so wird man ebenso wie bei ausgeprägter Parathyreoidea-Hyperplasie die Indikation zur (subtotalen) Parathyreoidektomie stellen.

Läßt sich unter hochdosierter Calcitrioltherapie kein Abfall deutlich erhöhter PTH-Werte erzielen bzw. entwickelt sich eine Hyperkalzämie (Reduktion der Dialysat-Kalziumkonzentration für Hämodialyse- und CAPD-Patienten ist zunehmend häufiger erforderlich) und/oder eine Hyperphosphatämie, so wird man die Indikation zur (subtotalen) Parathyreoidektomie (mit oder ohne Autoimplantation) stellen, ebenso bei ausgeprägter Parathyreoidea-Hyperplasie (Sonographie) mit Überschreiten der geschätzten Parathyreoidea-Masse von > 1 g. Der postoperative Abfall des Serum-Kalziums (besonders ausgeprägt bei hoher Aktivität der alkalischen Phosphatase im Rahmen der Osteitis fibrosa) wird i.v. oder oral mit Kalzium und $1{,}25(OH)_2D_3$ behandelt.

11.3 Aluminium-Osteopathie

11.3 Aluminium-Osteopathie

Definition ▶

▶ ***Definition.*** Durch Osteotoxizität einer Aluminiumakkumulation bei langdauernder Therapie mit hohen Dosen aluminiumhaltiger Phosphatbinder und/oder Aluminiumbelastung durch zu hohe Konzentrationen im Dialysat kommt es zu einer Mineralisationsstörung des Osteoids und zu einer ausgeprägten Verminderung des endostalen Knochenumbaus (Osteopenie). Histologisch lassen sich zwei Varianten unterscheiden: **Osteomalazie mit ausgeprägter Osteoidose** und **adynamische Osteopathie** (Reduktion der Zahl der Osteoblasten relativ zur Osteoidoberfläche).

Epidemiologie Im Prädialysestadium wird die Prävalenz des Aluminiumnachweises im Knochen mit 5–15%, die der Aluminium-Osteopathie mit ca. 5%, im Dialysestadium mit 20–65% (Aluminiumnachweis) bzw. mit 15–25% (Aluminium-Osteopathie) angegeben.

Epidemiologie. Trotz Dosisreduktion aluminiumhaltiger intestinaler Phosphatbinder und einer Senkung der Aluminiumkonzentration durch Verwendung von umkehrosmotisch aufbereitetem Dialysewasser ist die Prävalenz der ossären Aluminiumakkumulation nach wie vor erschreckend hoch. Im Prädialysestadium wird der Aluminiumnachweis im Knochen mit 5–15% angegeben (Aluminium-Osteopathie ca. 5%), im Dialysestadium liegen die Vergleichszahlen bei 20–65% (Aluminiumnachweis im Knochen) bzw. bei 15–25% (Aluminiumosteopathie).

Ätiopathogenese Aluminium führt zu einer Mineralisationsstörung (Osteomalazie), zu einer Hemmung der Osteoblasten (Quervernetzung von

Ätiopathogenese. Aluminium führt zu einer Mineralisationsstörung durch Hemmung des Wachstums von Hydroxylapatitkristallen. Die Funktion der Osteoblasten wird durch eine pathologische aluminium-induzierte Quervernetzung von Kollagenfibrillen gehemmt. Durch toxische Aluminiumeffekte wird die Osteoblastenzahl vermindert. Die Reduktion von Osteoidproduktion und die Mineralisationsstörung führen zur adynamischen Osteopathie. Dominiert der Mineralisationsdefekt, resultiert die Osteomalazie.

Kollagenfibrillen) und zu einer Verminderung der Osteoblastenzahl (adynamische Osteopathie).

Klinik. Zunächst ist der Patient mit Aluminiumakkumulation im Knochen symptomlos. Bei Manifestation der Aluminiumosteopathie dominieren **Knochenschmerzen** und im fortgeschrittenen Stadium (pathologische) **Frakturen** der Rippen und unteren Extremität mit schlechter Heilungstendenz. **Extraossäre Störungen der Aluminiumtoxizität** betreffen das Gehirn (Enzephalopathie, kognitive Defizite), die Erythropoese (mikrozytäre, hypochrome Anämie; Erythropoietin-Resistenz), die zelluläre Abwehr (Immunsuppression, Infektionsrisiko) und die Muskulatur (Myopathie, periartikuläre Weichteilverkalkungen).

Klinik Bei Manifestation der Aluminiumosteopathie dominieren **Knochenschmerzen** und im fortgeschrittenen Stadium (pathologische) **Frakturen** der Rippen und unteren Extremität mit schlechter Heilungstendenz. Die **extraossäre Toxizität** betrifft Gehirn, Erythropoese, Muskulatur.

Therapie. Angestrebt wird eine Serum-Aluminiumkonzentration < 60 µg/l und eine Aluminiumkonzentration des Dialysats < 5 mg/l. Bei erhöhter Serum-Aluminiumkonzentration wird während der letzten Stunde der Hämodialysebehandlung der **Desferrioxamin-(DFO-)Test** durchgeführt (5 µg DFO/kg Körpergewicht i. v.). Liegen unter DFO-Therapie (Mobilisation von Aluminium aus dem Skelettsystem) die Serum-Aluminiumwerte > 60 und < 150 µg/l, werden aluminiumhaltige Phosphatbinder abgesetzt, bei Werten > 150 µg/l wird eine mehrmonatige DFO-Therapie durchgeführt. Ein negativer DFO-Test verbunden mit stark erhöhten Parathormonwerten schließt eine Aluminium-Osteopathie praktisch aus. Dagegen spricht ein positiver DFO-Test mit normalen oder leicht erhöhten Werten für intaktes Parathormon mit hoher Spezifität für das Vorliegen einer Aluminium-Osteopathie.

Therapie Bei erhöhter Serum-Aluminiumkonzentration wird der **DFO-Test** durchgeführt. Steigen die Serum-Albuminwerte auf 60–150 µg/l, werden aluminiumhaltige Phosphatbinder abgesetzt, bei Werten > 150 µg/l wird eine mehrmonatige DFO-Therapie durchgeführt.

Ein negativer DFO-Test bei hohen PTH-Werten spricht gegen, ein positiver DFO-Test bei leicht erhöhten PTH-Werten für eine Aluminium-Osteopathie.

11.4 β_2-Mikroglobulin-Amyloidose

11.4 β_2-Mikroglobulin-Amyloidose

Definition. Die dialysespezifische β_2-Mikroglobulin-bedingte Amyloidose stellt eine Komplikation der Langzeithämodialyse dar. Die amyloidogene Vorläufersubstanz β_2-Mikroglobulin (β_2M) wird in Amyloidfibrillen transformiert und in Synovia, Gelenkknorpel oder Knochen abgelagert. Klinische und radiologische Manifestationen schließen chronische Arthralgien, periartikuläre Weichteilschwellung, subchondrale Knochenzysten, die destruktive Arthropathie und Spondylarthropathie sowie das Karpaltunnelsyndrom ein.

◀ **Definition**

Epidemiologie. Bei vielen Langzeitdialysepatienten läßt sich vor allem unter Verwendung von Cuprophan-Dialysatoren Amyloid in Synovia, Gelenkknorpel oder Knochen nachweisen.

Epidemiologie Unter Langzeitdialyse mit Cuprophan-Dialysatoren sind Amyloidablagerungen häufig.

Ätiopathogenese. Das in Sehnenscheiden, periartikulär (Gelenkkapsel), im Gelenkknorpel oder epimetaphysär (cave: Schenkelhalsfraktur) bei chronischen Hämodialysepatienten abgelagerte Amyloid besteht aus Fibrillen, die sich von β_2-Mikroglobulin herleiten. β_2M (Molekulargewicht 11 800 D) ist das Leichtkettenprotein der HLA-Antigen-Klasse I. Mit Rückgang der Nierenfunktion kommt es zum Anstieg der β_2M-Spiegel. Im Dialysestadium sind die Serumwerte für β_2M mit 20–50 mg/l (Normalbereich 2–3 mg/l) deutlich erhöht. Es besteht jedoch keine direkte Beziehung zwischen β_2M-Serumspiegel und β_2M-Amyloidose. Der histologische Nachweis von Makrophagen und anderen inflammatorischen Zellen in der Umgebung von Amyloidablagerungen läßt an eine Beteiligung dieser Zellen in der Pathogenese der hämodialyseassoziierten Amyloidose denken.

Ätiopathogenese Das in Synovia, Gelenkknorpel oder Knochen bei chronischen Hämodialysepatienten abgelagerte Amyloid leitet sich von β_2M her (Serumwerte für β_2M sind deutlich erhöht, es besteht jedoch keine Korrelation zwischen β_2M-Serumspiegel und β_2M-Amyloidose).

Klinik. Arthralgien manifestieren sich nachts oder während der Dialyse als (symmetrische) Gelenkschmerzen (Schulter). Bei der destruktiven Arthropathie kommt es zu Einblutungen ins Gelenk und Gelenkdestruktion. Knochenzysten im Collum femoris und subkapitalen Humerusbereich disponieren zu Spontanfrakturen. Durch Amyloidablagerung am Ort der Insertion

Klinik Arthralgien manifestieren sich als Gelenkschmerzen. Bei der destruktiven Arthropathie kommt es zu Einblutungen ins Gelenk und Gelenkdestruktion. Knochenzysten disponieren zu

Spontanfrakturen. Der diskovertebrale Befall manifestiert sich als destruktive Spondylarthropathie mit bevorzugter Lokalisation der Halswirbelsäule (Zervikobrachialsyndrom). Die Verengung des Karpalkanals durch Amyloid imponiert als Karpaltunnelsyndrom.

von Synovia und Gelenkkapsel entstehen subchondrale Knochenzysten auch an Karpalknochen, Metacarpalia, Hüfte, Kniegelenk, Patella, Akromion und/oder Wirbelkörpern. Bei diskovertebralem Befall kommt es zur destruktiven Spondylarthropathie mit bevorzugter Lokalisation der Halswirbelsäule mit radikulären Schmerzen im Sinne eines Zervikobrachialsyndroms. Als Karpaltunnelsyndrom imponiert die Verengung des Karpalkanals und Verdrängung des Nervus medianus durch Amyloideinlagerung in die Sehnenscheide der Flexoren.

Therapie Durch Verwendung hochpermeabler Dialysemembranen lassen sich die erhöhten β_2M-Werte senken und β_2M-assoziierte Symptome reduzieren.
Die Therapie des Karpaltunnelsyndroms besteht in einer Dekompression durch chirurgische Durchtrennung des Ligamentum transversum.

Therapie. Durch die Verwendung hochpermeabler Hämodialysemembranen (Polysulfon, Polyamid) mit guter β_2M-Clearance oder Membranmaterialien mit hohen adsorptiven Bindungseigenschaften für β_2M (Polyacrylnitril, Polymethylmethacrylat) läßt sich der β_2M-Spiegel um etwa 30% senken. β_2M-assoziierte Syndrome (Symptome) sind unter Verwendung dieser Membranmaterialien seltener als bei Verwendung von Dialysemembranen auf Cuprophanbasis (Besserung der Symptome durch Umsetzen von Cuprophan- auf High-flux-Dialysatoren möglich).
Die Therapie des Karpaltunnelsyndroms besteht in einer Dekompression durch chirurgische Durchtrennung des Ligamentum transversum.

11.5 Urämische Intoxikation

11.5 Urämische Intoxikation

Definition ▶

Definition. Urämie bezeichnet einen klinischen Zustand, der durch Akkumulation von Stoffwechselabbauprodukten charakterisiert ist. Ursprünglich wurde Urämie als Symptomenkomplex definiert, der durch Ausfall der Nierenfunktion in der Retention von Substanzen resultiert, die normalerweise mit dem Harn ausgeschieden werden. Urämie läßt sich auch als ein generalisierter Symptomenkomplex definieren, der hervorgerufen wird durch eine gestörte Balance zwischen aktuellem Stoffwechsel des Organismus und der entsprechenden Nierenfunktion.
Die klinischen Zeichen und Symptome variieren mit den biologischen Charakteristika des jeweiligen Patienten, der Ätiologie der spezifischen renalen Erkrankung, dem zeitlichen Verlauf der Entwicklung der Urämie und der Art der Behandlung.
Unklar ist, ob »Urämie« einfach »Azotämie« bedeuten (abnorm erhöhte Konzentration niedrigmolekularer stickstoffhaltiger Substanzen im Blut) oder reduzierte glomeruläre Filtrationsrate oder Wirkung eines oderer mehrerer urämischer Toxine beim Versuchstier bzw. beim Menschen oder Vorhandensein einer symptomatischen Erkrankung bzw. klinischer Zeichen der Intoxikation.

Ätiopathogenese Faktoren, die ein urämisches Syndrom begünstigen, betreffen die metabolische Azidose, Überwässerung, Elektrolytstörungen, die Akkumulation von Endprodukten des Proteinstoffwechsels, die Malnutrition, hormonelle Störungen und urämische Toxine.
Urämietoxine, normalerweise renal eliminiert, sind beim urämischen Patienten erhöht. Die Elimination niedrigmolekularer Toxine durch Dialysebehandlung ist in Abhängigkeit vom Verteilungsvolumen und der Eiweißbindung möglich. Für höher molekulare Urämietoxine besteht in der Regel eine geringe Clearance im Rahmen der Dialysetherapie.

Ätiopathogenese. Faktoren, die ein urämisches Syndrom begünstigen, betreffen die metabolische Azidose, Überwässerung, Elektrolytstörungen, die Akkumulation von Endprodukten des Proteinstoffwechsels, die Malnutrition, hormonelle Störungen und urämische Toxine. Für metabolische Störungen und Organdysfunktionen können die Retention und Akkumulation urämischer Toxine angeschuldigt werden.
Die Konzentration verschiedener urämischer Toxine, normalerweise renal eliminiert, ist beim urämischen Patienten erhöht. Allerdings akkumulieren im Rahmen der Urämie auch Substanzen, die keine Korrelation zu eindeutigen Funktionsstörungen nachweisen lassen. Verschiedene identifizierte (und bislang noch nicht identifizierte) Urämietoxine mit niedrigem Molekulargewicht lassen sich wenigstens teilweise durch die Dialysebehandlung entfernen, was mit einer deutlichen Verbesserung multipler Organdysfunktionen und klinischer Symptome einhergeht. Allerdings persistieren eine Reihe metabolischer und klinischer Störungen. Ursächlich werden hierfür die hohe Proteinbindung verschiedener Urämietoxine bzw. deren hohes Molekulargewicht und die daraus resultierende niedrige Clearance im Rahmen der Dialysebehandlung verantwortlich gemacht.
Eine Reihe urämischer Retentionsprodukte, häufig mit unklarer Beziehung zu klinischen Symptomen sind in ▤ E-**20** zusammengefaßt.

E-20: Toxine mit niedrigem und mittlerem Molekulargewicht und deren mögliche Funktion bei Urämie

Harnstoff:	wichtigstes N-haltiges Endprodukt des Eiweißstoffwechsels, generell akzeptierter Marker für den Schweregrad der Niereninsuffizienz, hemmt als Urämietoxin NaK2Cl-Cotransport in menschlichen Erythrozyten
Kreatinin:	generell akzeptierter Marker für den Schweregrad der Niereninsuffizienz, Hämolysefaktor in hoher Konzentration
Harnsäure:	Retentionsprodukt bei Niereninsuffizienz, Prozentsatz der harnsäurebedingten Läsionen bei Urämie niedrig durch hypothetischen harnsäureprotektiven Faktor
Hitzestabiles saures Peptid (Molekulargewicht 1000–2000 D):	mitverantwortlich für Insulinresistenz bei Urämie
Pseudouridin:	Inhibitor der Glukoseutilisation bei Urämie
Hippursäure:	Inhibitor der Glukoseutilisation bei Urämie
Calcitrioltoxin:	hemmt Calcitriolsynthese, spezifische Calcitriolrezeptorbindung, mitverantwortlich für Calcitriolresistenz bei Urämie
Cyanat (Harnstoffderivat):	Carbamylierung von Aminosäuren, Peptiden, Proteinen (Hämoglobin, Lipoproteine)
Kondensationsprodukte primärer Amine mit Aldosen (AGE):	Freisetzung von Cytokinen und Wachstumsfaktoren, prokoagulatorische Wirkung, mitverantwortlich für vaskuläre Spätkomplikationen bei Diabetes mellitus und chronischer Niereninsuffizienz, assoziiert mit β_2-Mikroglobulin-Amyloidose bei Dialysepatienten
Granulozytenhemmproteine:	Inhibitoren von Glukoseaufnahme, Chemotaxis, oxidativem Metabolismus, intrazellulärer Keimabtötung, Degranulation neutrophiler Granulozyten (Faktoren der gestörten zellulären Abwehr bei Urämie)
Indoxylsulfat:	Progressionsfaktor der chronischen Niereninsuffizienz durch Zunahme der glomerulären Sklerosierung, mitverantwortlich für urämischen Pruritus, Inhibitor von Erythropoese, lymphoblastischer Zellen und hepatozellulärer Transportmechanismen
Homocystein:	atherogenes Urämietoxin
Spermin	Inhibitor der Erythropoese
Methylguanidin:	involviert in Genese der urämischen Polyneuropathie, Hämolysefaktor, Hemmung der Speichel- und exokrinen Pankreassekretion, Inhibitor der Eisenaufnahme in Knochenmarkszellen, Inhibitor der DNA-Synthese in Lymphozyten
Guanidinsuccinat:	involviert in Genese der urämischen Polyneuropathie, mitverantwortlich für Thrombozytopathie
Guanidinpropionat:	Hämolysefaktor, mitverantwortlich für verkürzte Erythrozytenüberlebensrate durch Inaktivierung der Glukose-6-Phosphat-Dehydrogenase, involviert in urämische Myopathie
Stickstoffmonoxid:	Faktor der urämischen Thrombozytopathie
Para-Cresol:	Inhibitor der Phagozytose neutrophiler Granulozyten
Parathormon:	Inhibitor der Insulinsekretion, Hemmung der Erythropoese, Hämolysefaktor, Faktor der Knochenmarksfibrosierung, mitverantwortlich für Funktionsstörung von Leukozyten und Thrombozyten, multifaktorielles Urämietoxin durch Akkumulation von Kalzium in allen bislang untersuchten Zellsystemen, kardiodepressiver Faktor
Beta$_2$-Mikroglobulin:	Faktor der Dialyse-assoziierten AB-Amyloidose
Malnutritionsfaktor (Molekulargewicht 1000–5000 D):	physiologischerweise mit dem Harn ausgeschiedenes Peptid, Retention bei Niereninsuffizienz, hemmt dosisabhängig beim Versuchstier die Nahrungsaufnahme

Klinik Klinische Zeichen und Symptome der urämischen Intoxikation sind in ▤ E-21 zusammengefaßt.

Klinik. Eine Reihe klinischer Zeichen und Symptome, das urämische Syndrom betreffend, sind in ▤ E-**21** zusammengefaßt.

E-21: Manifestation des urämischen Syndroms

▷ Enzephalopathie	▷ Hyperlipidämie
▷ Neuropathie	▷ Kohlenhydratintoleranz
▷ Dialysedemenz	▷ Gestörte Insulinsekretion
▷ Knochenerkrankung	▷ Anämie
▷ Gastritis (Übelkeit, Erbrechen)	▷ Blutungsneigung
▷ Enteritis (Diarrhö)	▷ Immunologische Störungen
▷ Weichteilverkalkung und -nekrose	▷ Kardiomyopathie
▷ Juckreiz	▷ Störungen der Sexualfunktion

Diagnostik Harnstoff und Kreatinin sind generell akzeptierte Marker zur Beurteilung des Schweregrades der Niereninsuffizienz. Überproportionale Harnstoffwerte finden sich bei reduzierter Muskelmasse, hoher Eiweißzufuhr, geringer Kalorienzufuhr, metabolischer Azidose, Sepsis, Diuretika- und Steroidtherapie, intestinaler Blutung. Ein relativ niedriger Harnstoff/Kreatininquotient signalisiert eine niedrige Eiweißzufuhr bei adäquater Kalorienaufnahme bei Niereninsuffizienz.

Diagnostik. Wegen der zeitaufwendigen und kostenintensiven Bestimmungsmethoden haben sich für die tägliche Routine lediglich Harnstoff und Kreatinin als Marker zur Beurteilung der Nierenfunktion durchgesetzt. Vor allem das Serumkreatinin reflektiert zuverlässig die Nierenfunktion, erniedrigt sind die Kreatininwerte im Vergleich zur tatsächlichen Nierenfunktion bei reduzierter Muskelmasse (Kinder, Patienten im fortgeschrittenen Lebensalter). Harnstoff ist im Vergleich zum Kreatinin etwa um den Faktor 20–25 erhöht. Überproportional hohe Harnstoffwerte finden sich bei überproportionaler Eiweißzufuhr, zu niedriger Kalorienzufuhr, metabolischer Azidose (Proteinkatabolismus), Sepsis (Hyperkatabolismus), Steroidmedikation (Proteinkatabolismus), hochdosierter Diuretikatherapie, intestinaler Blutung (Blutabbau durch Darmbakterien). Umgekehrt reflektiert ein Harnstoff/Kreatininquotient < 20 bei Niereninsuffizienz die Einhaltung einer proteinarmen kalorienreichen Kost in Abwesenheit der o. g. Faktoren.

Therapie Eine effektive Senkung von Toxinen gelingt bei Niereninsuffizienz durch Proteinrestriktion bzw. Dialyse.

Therapie. Eine Senkung von Urämietoxinen gelingt durch Eiweißrestriktion mit der Nahrung, Korrektur der metabolischen Azidose und im Terminalstadium durch eine effektive Dialysetherapie.

Cave!

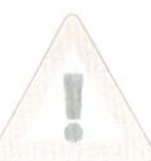

Wegen Übelkeit, Erbrechen und Diarrhö wird die Urämie als gastrointestinale Erkrankung fehlgedeutet.

11.6 Elektrolytstörungen

11.6.1 Störungen der Kalziumhomöostase

11.6 Elektrolytstörungen

11.6.1 Störungen der Kalziumhomöostase

Physiologie Die Regulation der Kalziumhomöostase erfolgt durch Skelettsystem, Darm, Nebenschilddrüse und Niere sowie die Hormone PTH, 1,25(OH)$_2$-Vitamin D$_3$ (Calcitriol) und Calcitonin. **PTH** bewirkt einen Anstieg der Serumkalziumkonzentration durch Mobilisation von Kalzium aus dem Sklelettsystem sowie einer vermehrten tubulären und intestinalen Kalziumreabsorption.

Physiologie. In die Regulation des Kalziumhaushaltes sind die Organe Skelettsystem, Darm, Niere und Nebenschilddrüse sowie die drei Hormone Parathormon (PTH), 1,25(OH)$_2$-Vitamin D$_3$ (Calcitriol) und Calcitonin involviert. Dadurch gelingt es, die Serumkalziumwerte über den Tag verteilt bei maximalen Schwankungen von 6% sehr konstant zu halten. Parathormon wirkt protektiv gegen die mögliche Entwicklung einer Hypokalzämie durch
- Kalziummobilisation aus dem Skelettsystem
- Erhöhung der tubulären Kalziumreabsorption und
- vermehrte intestinale Kalziumabsorption (direkte Wirkung von PTH oder indirekte Wirkung über Vitamin D$_3$).

Ebenfalls protektiv im Hinblick auf mögliche Hypokalzämien wirkt das Hormon **1,25-Dihydroxicholecalciferol (1,25[OH]$_2$-Vitamin D$_3$)**, das in der Niere unter Katalyse der 1-Alpha-Hydroxylase aus dem inaktiven 25(OH)-Vitamin D$_3$ in den aktiven Metaboliten umgewandelt wird. Dieser Metabolit erfüllt alle Kriterien, die an ein Hormon gestellt werden (z. B. Wirkung in nanomolarer Konzentration, Hormonrezeptoren in verschiedenen

Organsystemen). **Calcitriol** ist essentiell für die intestinale Kalziumabsorption.
Calcitonin wirkt möglichen hyperkalzämischen Blutwerten entgegen, indem es die Freisetzung von Kalzium aus dem Skelettsystem inhibiert.
Etwa 99 % des Gesamtkörper-Kalziums (beim 70 kg schweren Patienten etwa 1,3 kg) befinden sich im Skelettsystem (und in den Zähnen), 1 % finden sich intrazellulär und nur 0,1 % des Gesamtkörper-Kalziums entfallen auf die extrazelluläre Flüssigkeit. Diese Verteilung macht deutlich, daß z. B. bei paraneoplastisch bedingten Hyperkalzämien auf dem Boden einer diffusen Metastasierung ins Skelettsystem die Therapie nicht in einer alleinigen Korrektur des Serumkalziums (z. B. Dialysebehandlung), sondern in einer Blokkierung des osteolytischen Prozesses bestehen muß. Etwa **45 % des Serumkalziums liegen proteingebunden** vor, ca. 5 % sind an entsprechende Anionen (Phosphat, Chlorid, Azetat) gebunden und ca. 50 % liegen als freies (ionisiertes) Kalzium vor. Die Eiweißbindung von Kalzium erfolgt vorwiegend an Albumin (0,8–1,0 mg Kalzium/g Albumin), während an Globuline nur 0,2–0,3 mg Kalzium/g Protein gebunden werden. Dementsprechend gehen hypoproteinämische und vor allem hypalbuminämische Krankheitsbilder (z. B. nephrotisches Syndrom) »physiologischerweise« mit einer Hypokalzämie einher, die nicht durch Kalziumsubstitution korrigiert werden kann und soll. Diese Patienten sind deshalb bei normalem ionisierten Kalziumspiegel klinisch selbst bei ausgeprägter Erniedrigung des Serumkalziumspiegels asymptomatisch. Umgekehrt haben viele Patienten mit »normokalzämischem Hyperparathyreoidismus« erhöhte ionisierte Serumkalziumwerte.

Calcitriol ist nötig für die intestinale Kalziumabsorption. **Calcitonin** senkt den Serumkalziumspiegel durch Hemmung der Kalziumfreisetzung aus dem Skelettsystem.
Das Gesamtkörper-Kalzium (ca. 1,3 kg) verteilt sich wie folgt: 99 % Skelettsystem (und Zähne), 1 % intrazellulär, 0,1 % intravasal.
Das Serumkalzium setzt sich aus einem freien (ionisierten) Anteil zusammen, entscheidend für die Symptomatologie, falls erniedrigt. **45 % des Serumkalziums sind proteingebunden** (vorwiegend an Albumin), 5 % sind an Anionen gebunden (z. B. Phosphat).
Erkrankungen mit Hypoproteinämie (nephrotisches Syndrom, exsudative Enteropathie, Malnutrition, Synthesestörung der Leber) gehen mit einer Hypokalzämie einher, Erkrankungen mit ausgeprägter Hyperproteinämie mit einer Hyperkalzämie.

Hyperkalzämie

Hyperkalzämie

Definition. Die Serumkonzentration für Kalzium wird (je nach Labor) in unterschiedlichen Einheiten angegeben. **Der Normbereich erstreckt sich von 2,2–2,7 mmol/l, 4,4–5,4 mval/l oder 8,8–10,8 mg/dl.** Serumkalziumwerte, die über diesem Bereich liegen, werden als Hyperkalzämie bezeichnet.

◀ **Definition**

Ätiopathogenese. Häufige, gelegentliche und seltene Ursachen der Hyperkalzämie sind nachfolgend zusammengefaßt. **80 % entfallen auf Malignome und den primären Hyperparathyreoidismus (HPT).**

Ätiopathogenese Etwa 80 % der Hyperkalzämien entfallen auf **Malignome** (Suppression von PTH) oder den **primären Hyperparathyreoidismus** (PTH-Erhöhung) *s.* **E-22.**

E-22: Häufige, gelegentliche und seltene Ursachen der Hyperkalzämie

Häufig (80 %)	Gelegentlich (15–20 %)	Selten (1–2 %)
▷ Malignom ▷ primärer HPT	▷ Thyreotoxikose ▷ Sarkoidose ▷ Milch-Alkali-Syndrom ▷ Vitamin-D-Überdosierung ▷ Immobilisation ▷ sekundärer/tertiärer HPT ▷ familiäre Hypokalziurie	▷ Hydrochlorothiazidtherapie ▷ Hypervitaminose A ▷ Aluminiumintoxikation ▷ Theophyllin-, Lithium-Überdosierung ▷ Nebenniereninsuffizienz ▷ Akromegalie ▷ Phäochromozytom ▷ Hyperglobulinämie ▷ granulomatöse Erkrankungen (z. B. Tuberkulose, Candidiasis, Morbus Wegener)

Klinik. Milde Hyperkalzämien sind häufig symptomlos (Diagnosestellung bei Routineuntersuchung). Ausgeprägte Hyperkalzämien gehen mit Appetitlosigkeit, Übelkeit, Erbrechen, Verstopfung, Lethargie, Desorientiertheit, Depression, Schwächegefühl, Polyurie, Nykturie, Kopfschmerzen oder Arthralgie und Knochenschmerzen (fokale Knochenläsionen) einher.

Klinik Milde Hyperkalzämien sind häufig symptomlos, ausgeprägte Hyperkalzämien sind multisymptomatisch, wobei intestinale und zerebrale Symptome dominieren.

Malignom

Ätiopathogenese Hyperkalzämien findet man vor allem bei Malignomen, die vom Skelettsystem ausgehen oder ins Skelettsystem metastasieren.

Therapie Flüssigkeitszufuhr (Zwangspolyurie bei Hyperkalzämie mit der Gefahr der Hypovolämie) und Gabe von Pharmaka, die die Freisetzung von Kalzium aus dem Skelettsystem hemmen (Calcitonin, Diphosphonate).

Malignom

Ätiopathogenese. Häufigste Ursachen der Hyperkalzämie sind maligne hämatologische Erkrankungen, die vom Skelettsystem ausgehen (z.B. Plasmozytom, solide Tumoren) oder ins Skelettsystem metastasierende solide Tumoren (Ovarial-, Mamma-, Prostata-, Bronchial-, Schilddrüsen-, Magenkarzinom, Hypernephrom). Krebspatienten mit Hyperkalzämie haben eine schlechte Prognose. Ursächlich werden für diese Form der Hyperkalzämie eine ektope PTH-Sekretion (Pseudo-HPT), Prostaglandin E, 1,25(OH_2)-Vitamin D_3 (vermehrte Produktion, z.B. bei Morbus Hodgkin, T-Zell-Lymphom) oder osteoklastenaktivierende Faktoren verantwortlich gemacht.

Therapie. Überschreiten die Serumkalziumwerte 13–14 mg/dl oder sind klinische Symptome durch die Hyperkalzämie nachweisbar, ist unverzüglich eine Notfalltherapie einzuleiten. Sie besteht in allgemeinen Maßnahmen wie Rehydratation (Volumenmangel, bedingt durch Zwangspolyurie bei Hyperkalzämie) und Elektrolytausgleich sowie in der Gabe spezifischer, die Knochenresorption hemmender Substanzen (Calcitonin, Diphosphonate).

Primärer HPT

80 % dieser Patienten haben ein solitäres Nebenschilddrüsenadenom, multiple Adenome sind selten. Bei 15 % findet man eine primäre Hyperplasie, bei 4 % ein Karzinom. Diese Patienten werden operativ therapiert.

Primärer Hyperparathyreoidismus

Während bei Patienten mit Hyperparathyreoidismus die Hyperkalzämie in der Regel mit einer mehr oder weniger ausgeprägten Erhöhung der Parathormonwerte einhergeht, ist die Parathormon-(PTH-)Sekretion bei anderen Formen der Hyperkalzämie supprimiert. Etwa 80% der Patienten haben ein solitäres Nebenschilddrüsenadenom, multiple Adenome sind selten. Bei 15% dieser Patienten findet man eine primäre Hyperplasie, bei ca. 4% ein Karzinom. Therapie der Wahl ist ein entsprechender operativer Eingriff.

Thyreotoxikose

Mit der Schwere der Schilddrüsenüberfunktion nimmt die Häufigkeit der Hyperkalzämie zu. Bei Hemmung der PTH-Sekretion, Abfall der 1,25$(OH)_2$-D_3-Spiegel und Abnahme der intestinalen Kalziumabsorption dominiert die Kalziummobilisation aus dem Skelettsystem. Therapie der Wahl: aggressive thyreostatische Behandlung.

Thyreotoxikose

Die Inzidenz der Hyperkalzämie liegt je nach Schweregrad der Schilddrüsenüberfunktion zwischen 5 und 60%. Offensichtlich finden sich Hyperkalzämien bei hyperthyreoten Patienten über 60 Jahre gehäuft, ebenso bei multinodulären Strumen. Das Ausmaß der Störungen des Kalziummetabolismus korreliert mit den T_3-Werten. Vermindert sind die PTH- und 1,25$(OH)_2$-D_3-Spiegel, ebenso die intestinale Kalziumabsorption. Schilddrüsenhormone beschleunigen den Knochen-Turnover. Daher ist die Mobilisierung von Kalzium aus dem Skelettsystem verantwortlich für die Hyperkalzämie, Hyperkalziurie und verminderte Knochenmasse. Immobilisation und Volumenkontraktion potenzieren die Hyperkalzämie bei Thyreotoxikose. Entsprechend ist eine aggressive thyreostatische Therapie, evtl. in Kombination mit Propranolol (additive Senkung der Kalziumspiegel) indiziert.

Sarkoidose

Die Hyperkalzämie bei Sarkoidose ist assoziiert mit erhöhten 1,25$(OH)_2$-Vitamin-D_3-Spiegeln, hervorgerufen durch aktivierte Makrophagen, die durch Glukokortikoide hemmbar sind.

Sarkoidose

Die Hyperkalzämie bei Sarkoidose ist assoziiert mit erhöhten 1,25$(OH)_2$-Vitamin-D_3-Spiegeln, hervorgerufen durch aktivierte Makrophagen. Diese Erhöhung der 1,25$(OH)_2$-Vitamin-D_3-Spiegel supprimiert nicht nur die PTH-, sondern auch die renale 1,25$(OH)_2$-D_3-Bildung. Etwa 50% der Patienten mit Sarkoidose zeigen eine Hyperkalziurie, 10% additiv eine Hyperkalzämie als Folge der intestinalen Kalzium-Hyperabsorption. Die erhöhte 1,25$(OH)_2$-Vitamin-D_3-Produktion durch aktivierte Makrophagen läßt sich durch Glukokortikoide hemmen, alternativ kommen Ketoconazol, Chloroquin oder Hydroxychloroquin in Betracht. Der Rückgang hyperkalzämischer Serumwerte und der Hyperkalziurie durch Calcitonin spricht auch für eine gesteigerte Kalziummobilisation aus dem Skelettsystem bei Sarkoidose.

Milch-Alkali-Syndrom (systemische Alkalose)

Eine erhöhte Kalziumzufuhr mit der Nahrung bedingt normalerweise nur einen minimalen Anstieg der Serumkalziumkonzentration (0,1–0,2 mg/dl). Dieser Kalziumanstieg reicht jedoch aus, die PTH-Sekretion zu hemmen. Der Abfall von PTH mit konsekutiver Erhöhung der Serumphosphatkonzentration führen zum Rückgang der 1,25$(OH)_2$-Vitamin-D_3-Serumkonzentration und intestinalen Kalziumabsorption. In der Niere begünstigt der Abfall von PTH die renale Exkretion von Kalzium. Die gleichzeitige, längerdauernde Zufuhr von Kalzium und Einnahme von Antazida (z.B. Milch und Alkali zur Therapie von Duodenalulzera) stört diesen physiologischen Regelkreis, da die Alkalose die renal-tubuläre Kalziumreabsorption stimuliert.

Milch-Akali-Syndrom

Die vermehrte Zufuhr von Kalzium mit der Nahrung und die gleichzeitige längerdauernde Einnahme von Antazida (Alkali) liegen der Entwicklung dieser Form der Hyperkalzämie zugrunde. Die systemische Alkalose stimuliert die renal-tubuläre Kalziumreabsorption.

Vitamin-D_3-Intoxikation

Die meisten Fälle von Hyperkalzämie auf dem Boden einer Vitamin-D_3-Überdosierung sind iatrogen induziert (z.B. im Rahmen der Therapie des Hypoparathyreoidismus). Ursächlich ist diese Form der Hyperkalzämie resorptiver (Skelettsystem) und absorptiver (Dünndarm) Genese. Entsprechend wird mit Calcitonin und diätetischer Kalziumrestriktion therapiert. Glukokortikoide sind nur bei schweren Intoxikationen indiziert.

Vitamin-D_3-Intoxikation

Die Überdosierung von Vitamin D_3 führt über eine Mobilisierung von Kalzium aus dem Skelettsystem und einer Vermehrung der intestinalen Kalziumabsorption zur Hyperkalzämie (Therapie: Calcitonin und diätetische Kalziumrestriktion).

Immobilisation

Prolongierte Immobilisierung führt zu Hyperkalziurie und Hyperkalzämie durch Kalziummobilisation aus dem Skelettsystem. Mit Anstieg der Serumkalziumkonzentration kommt es zwar zur Suppression der PTH-Sekretion, dem Abfall der 1,25$(OH)_2$-D_3-Spiegel und einer Zunahme der renalen Clearance für Kalzium. Die intestinale Kalziumabsorption ist gehemmt, so daß eine diätetische Kalziumrestriktion keinen Einfluß auf Serumkalzium oder renale Kalziumexkretion hat. Es persistiert die Kalzium-Mobilisation aus dem Skelettsystem. Die Hyperkalzämie beginnt 10 Tage nach Quadriplegie oder Paraplegie, das Maximum ist nach 1–6 Monaten erreicht. In dieser Phase wird die Hyperkalzämie klinisch manifest (Beginn in der Regel nach 6 Wochen). Therapiert wird mit Calcitonin oder Diphosphonat.

Immobilisation

Klinisch entwickelt sich diese Form der Hyperkalzämie nach 1–6 Monaten bei immobilisierten Patienten trotz Suppression von PTH, Abfall von 1,25$(OH)_2$-Vitamin-D_3 und Zunahme renaler Kalziumexkretion. Therapie: Calcitonin und Diphosphonat.

Sekundärer/tertiärer Hyperparathyreoidismus

Sowohl die chronische Niereninsuffizienz (1,25$[OH]_2$-Vitamin-D_3-Mangel) als auch ein Vitamin-D_3-Mangel bedingen durch die daraus resultierende Hypokalzämie sekundär die Hyperplasie der Nebenschilddrüse. Über eine Stimulierung der Parathormonsekretion normalisiert sich zunächst die Serumkalziumkonzentration. Für den »hyperkalzämischen« Hyperparathyreoidismus wurde der Begriff »tertiärer« Hyperparathyreoidismus eingeführt. Therapie der Wahl ist beim autonomen tertiären HPT die subtotale Parathyreoidektomie. Beim sekundären HPT läßt sich häufig eine PTH-Suppression mit Calcitriol (1,25$[OH]_2$-Vitamin D_3) oder 1α-Hydroxyvitamin D_3 in adäquat hoher Dosierung (Rezeptorunempfindlichkeit bei Urämie) erzielen.

Sekundärer/tertiärer HPT

Die sekundäre Hyperplasie der Nebenschilddrüse wird durch die Hypokalzämie bei chronischer Niereninsuffizienz (Mangel an 1,25$[OH]_2$-Vitamin D_3) induziert. Therapie der Wahl ist beim sekundären HPT zunächst die Behandlung mit Calcitriol (1,25$[OH]_2$-Vitamin D_3), beim tertiären HPT die subtotale Parathyreoidektomie.

Familiäre hypokalziurische Hyperkalzämie

Diese autosomal dominant vererbbare Erkrankung ist charakterisiert durch eine lebenslange Erhöhung des Serumkalziums auf dem Boden einer verminderten renalen Kalziumexkretion. Die PTH-Werte sind normal, die Nebenschilddrüsen sonographisch unauffällig.

Familiäre hypokalziurische Hyperkalzämie

Sie wird autosomal dominant vererbt und beruht auf einer verminderten renalen Kalziumexkretion.

Klinik. Hyperkalzämien betreffen in erster Linie das **Herz-Kreislauf-System** (Sinusbradykardie, AV-Blockierungen, Arrhythmien, Gefäßverkalkungen, Hypertonie), den **Gastrointestinaltrakt** (Pankreatitis, peptische Ulzera) und

Klinik Hyperkalzämien induzieren profunde Störungen des **Herz-Kreislauf-Systems** (Arrythmien,

Verkalkungen, Hochdruck), des **Gastrointestinaltraktes** (Pankreatitis, peptische Ulzera), der **Nieren** (Nephrolithiasis, Nephrokalzinose, Blockierung der Harnkonzentrierung) und des **ZNS** (Koma). Todesursache fataler Hyperkalzämien sind maligne kardiale Arrhythmien.

die **Nieren** (Nephrolithiasis). Unter dem Einfluß der Hyperkalzämie ist die Fähigkeit des Tubulussystems zur Harnkonzentrierung gestört, daraus resulterien Polyurie, Nykturie und Hypovolämie. Trotz konsekutiver Stimulierung des antidiuretischen Hormons persistiert die Hyposthenurie. Ein Abfall der glomerulären Filtrationsrate ist ursächlich durch hämodynamische Effekte bzw. prärenales Nierenversagen bedingt. Irreversible Nierenschäden werden durch Parenchymverkalkungen (Nephrokalzinose) verursacht. Schwere Hyperkalzämien sind von einer Verschlechterung der Bewußtseinslage bis hin zum Koma begleitet. Todesursache fataler Hyperkalzämien sind maligne kardiale Arrhythmien.

Therapie Allgemeine Therapiemaßnahmen bei **vitaler** Indikation:

- Flüssigkeitszufuhr (vorwiegend 0,9 %ige NaCl), um den Volumenmangel, bedingt durch die Zwangspolyurie, auszugleichen.
- Forcierte Diurese (Furosemid) nach Ausgleich des Volumendefizites.
- Glukokortikoide.

Therapie. Die Therapie der Hyperkalzämie ist abhängig von der zugrundeliegenden Erkrankung. Vor Diagnosestellung können aus vitaler Indikation folgende allgemeine Therapiemaßnahmen indiziert sein:

- Flüssigkeitszufuhr (vorwiegend physiologische Kochsalzlösung), um die Dehydratation der Patienten, hervorgerufen durch eine Zwangspolyurie bei Hyperkalzämie, auszugleichen.
- Forcierte Diurese unter Gabe von Furosemid nach Ausgleich des Volumendefizits, um eine verstärkte renale Exkretion von Kalzium zu bewirken.
- Steroide (z. B. 50 mg Methylprednisolon pro Tag), um die Freisetzung von Kalzium aus dem Skelettsystem oder aktivierten Makrophagen (1,25[OH]$_2$-Vitamin-D$_3$-Bildung) zu supprimieren.

Hypokalzämie

Hypokalzämie

Definition ▶

Definition. Eine Erniedrigung der Serumkalziumwerte unter den Normbereich (2,2–2,7 mmol/l, 4,4–5,4 mval/l) bezeichnet man als Hypokalzämie. Die Hypokalzämie kann das proteingebundene und/oder ionisierte Kalzium betreffen.

Ätiopathogenese Hypokalzämien vorwiegend auf dem Boden des proteingebundenen Anteils findet man vor allem bei nephrotischem Syndrom, exsudativer Enteropathie oder Proteinsynthesestörung der Leber, einen Abfall des ionisierten Anteils (echte Hypokalzämie) z. B. bei Vitamin-D$_3$- oder 1,25(OH)$_2$-Vitamin-D$_3$-Mangel.

Ätiopathogenese. Hypokalzämien können mit einer Verminderung des proteingebundenen Kalziums bei Hypoalbuminämie auf dem Boden eines nephrotischen Syndroms, einer Leberzirrhose, Malnutrition, einer exsudativen Enteropathie oder Pankreatitis einhergehen. Eine Verminderung des ionisierten Kalziums (echte Hypokalzämie) findet man z. B. bei Hypoparathyreoidismus, Resistenz des Skelettsystems gegenüber der kalzämischen Wirkung von PTH (akute und chronische Niereninsuffizienz, Magnesiummangel, Vitamin-D$_3$-Mangel), Hyperphosphatämie, Gewebeverkalkung bei Rhabdomyolyse oder akuter Pankreatitis bzw. Komplexbildung von Kalzium im Blut durch Citrat-(Bluttransfusion) oder EDTA-Gabe.

Klinik Ausgeprägte Hypokalzämien sind vor allem bei Abfall des ionisierten Kalziums symptomatisch.

Klinik. Chronische und milde Hypokalzämien sind häufig symptomlos, ausgeprägte Hypokalzämien sind symptomatisch, vor allem bei Abfall des ionisierten freien Kalziums (z. B. Tetanie).

Therapie der Hypokalzämie

Therapie der Hypokalzämie

Die Kalziumgabe (intravenös, oral) ist bei symptomatischen Patienten indiziert. Anzustreben ist die Therapie der Grunderkrankung (z. B. Behandlung des nephrotischen Syndroms, Substitution bei Vitamin-D$_3$-Mangel oder Gabe von 1,25[OH]$_2$-Vitamin D$_3$ bei Patienten mit Niereninsuffizienz).

Symptomatische Patienten mit Hypokalzämie erhalten intravenös (langsame Injektion erforderlich) oder oral ein entsprechendes Kalziumpräparat. Hypokalzämien auf dem Boden eines Albuminmangels bedürfen keiner Kalziumssubstitution, sondern einer Normalisierung des Serum-Albumin- bzw. des Serumgesamteiweißspiegels (z. B. erfolgreiche Therapie des nephrotischen Syndroms). Hypokalzämische Patienten auf dem Boden eines Vitamin-D$_3$-Mangels bedürfen keiner Kalziumsubstitution, sondern einer Substitution von Vitamin D$_3$ (0,25 mg Cholecalciferol pro Tag als »Vigantol« oder 0,25–1,0 µg 1,25[OH]$_2$-Vitamin D$_3$ bei Niereninsuffizienz als »Rocaltrol«). Bei Niereninsuffizienz wird wegen der gestörten Rezeptorempfindlichkeit für 1,25(OH)$_2$-Vitamin D$_3$ auch die Bolusgabe von z. B. 2–4 µg Calcitriol nach Hämodialysebehandlung propagiert. Die Halbwertszeit für 1,25(OH)$_2$-Vitamin D$_3$ wird mit ca. 72 Stunden angegeben.

11.6.2 Regulation der Phosphathomöostase

Physiologie. Der menschliche Organismus enthält 500–700 g Phosphat. 75–85 % des Gesamtkörperphosphates liegen im Skelettsystem vor. Ein erheblicher Teil findet sich in organischen Verbindungen des Lipid- und Kohlenhydratstoffwechsels, in sogenannten energiereichen Phosphaten (z. B. als ATP) oder in anorganischen Verbindungen. Nur 0,1 % des Gesamtkörperphosphates lassen sich in der extrazellulären Flüssigkeit nachweisen (500–700 mg). Der Serumphosphatspiegel wird in zwei unterschiedlichen Maßeinheiten angegeben:
Der Normbereich liegt zwischen 2,5–5,0 mg/dl oder 0,8–1,6 mmol/l.

11.6.2 Regulation der Phosphathomöostase
75–85 % des Gesamtkörperphosphates (500–700 g) liegen im Skelettsystem vor, nur 0,1 % (500–700 mg) lassen sich in der extrazellulären Flüssigkeit nachweisen, der Rest in organischen und anorganischen Verbindungen. Der **Normbereich für den Serumphosphatspiegel liegt bei 2,5–5,0 mg/dl bzw. 0,8–1,6 mmol/l.**

Hyperphosphatämie

Definition. Serumphosphatwerte zwischen 5 und 8 mg/dl bezeichnet man als milde Hyperphosphatämie, schwere Hyperphosphatämien gehen mit Serumphosphatwerten zwischen 9–15 mg/dl einher.

◄ **Definition**

Ätiopathogenese. Wichtigste Ursache der Hyperphosphatämie ist die **Niereninsuffizienz**, da mit Rückgang der Nierenfunktion die renale Exkretion von Phosphat abnimmt. Patienten mit malignen Lymphomen und Leukämien können unter Chemotherapie Hyperphosphatämien entwickeln, da unreifzellige Lymphozyten etwa viermal mehr Phosphat als reife Zellen enthalten. Mit Anstieg des Serumphosphates droht bei normalem Serumkalzium und besonders bei erhöhter Kalziumkonzentration ein Überschreiten des kritischen Kalzium-Phosphat-Produktes mit Gefahr der **extraossären Kalzium-Phosphat-Präzipitation** (Verkalkung). Der Grenzbereich für das Produkt aus Serumkalzium (mg/dl) und Serumphosphat (mg/dl) wird mit 60 mg^2/dl^2 angegeben (Normbereich unter 40). Ein Überschreiten des kritischen Kalzium-Phosphat-Produktes (> 70) im Serum wird vom Organismus zunächst dadurch verhindert bzw. verzögert, daß die Hyperphosphatämie die Aktivität der 1-Alpha-Hydroxylase hemmt. Auf diese Weise wird bei Hyperphosphatämie die Umwandlung von 25(OH)-Vitamin D_3 in $1,25(OH)_2$-Vitamin D_3 blockiert. Die hieraus resultierende Hypokalzämie (Abfall des ionisierten Kalziums) ist allerdings ein effektiver Stimulus für die Parathormonsekretion und damit für die Mobilisierung von Kalzium aus dem Skelettsystem. Auf diesem Weg wird dann bei normokalzämischen oder hyperkalzämischen Patienten ein Kalzium-Phosphat-Produkt von bis zu 100 mg^2/dl^2 oder mehr möglich.

Ätiopathogenese Häufigste Ursache der Hyperphosphatämie ist die **Niereninsuffizienz** (Störung der renalen Phosphatexkretion), gelegentliche Ursache ein **Zellzerfall** (Chemotherapie, z. B. bei malignen Lymphomen). Bei Überschreiten des kritischen Wertes (60 mg^2/dl^2) für das Produkt aus Serumkalzium (mg/dl) und Serumphosphat (mg/dl) droht für hyperphosphatämische Patienten bei normalem, aber vor allem bei erhöhtem Serumkalzium die Gefahr **extraossärer Verkalkungen.**

Klinik. Hyperphosphatämische Patienten leiden häufig an Pruritus, »Red-Eye-Syndrom«, Tetanien (bei begleitender Hypokalzämie) oder ektopen Kalzifikationen (bei Überschreitung des kritischen Kalzium-Phosphat-Produktes).

Klinik Hyperphosphatämische Patienten leiden vor allem an Pruritus, ektopen Verkalkungen oder »Red-Eye-Syndrom«.

Therapie. Eine Senkung erhöhter Serum-Phosphatkonzentrationen bei chronischer Niereninsuffizienz gelingt durch **diätetische Phosphatrestriktion**. Vereinfacht gilt, daß Nahrungsmittel mit niedriger Eiweißkonzentration auch eine niedrige Phosphatkonzentration enthalten. Da Patienten mit chronischer Niereninsuffizienz häufig unter einer eiweißarmen Diät stehen (0,6 g/kg Körpergewicht), ist von dieser Seite eine niedrige Phosphatzufuhr (600–800 mg/Tag) vorgegeben. Wesentliche phosphathaltige Nahrungsmittel sind Käse (z. B. 100 g 45 %iger Schmelzkäse enthalten 910 mg Phosphat), Eier (100 g Eigelb enthalten 510 mg Phosphat, 100 g Eiweiß dagegen nur 21 mg Phosphat), Nüsse, Haferflocken, Wurst, Eiskrem, Milch. Jahrelang hat sich eine Therapie mit **phosphatbindenden Medikamenten auf Aluminiumbasis** bewährt (Aluminiumhydroxid, Aluminiumcarbonat-Gel). Die Gefahr von deutlich erhöhten Serum-Aluminiumwerten, Aluminiumablagerungen in Skelettsystem und Gehirn mit zum Teil schweren Beeinträchtigungen der Hämatopoese und zerebraler Funktionen hat in den letzten Jahren zur Entwicklung von aluminiumfreien Phosphatbindern geführt.

Therapie **Diätetische Phosphatrestriktion** (600–800 mg/Tag) durch Beschränkung für Milchprodukte, Eier, Wurst, Fleisch, Haferflocken, Nüsse und die Therapie mit phosphatbindenden Medikamenten (Einnahme **mit** dem Essen!) sind effektive Maßnahmen zur Phosphatsenkung. **Phosphatbinder auf Aluminiumbasis** können Skelettsystem und Gehirn durch Aluminiumablagerungen nachhaltig schädigen. Probleme der **Phosphatbinder auf Kalziumbasis** sind Hyperkalzämie und Überschreiten des kritischen Kalzium-Phosphat-Produktes. Auf Kalziumbasis wurden Kalziumkarbonat, Kalziumglukonat, Kalziumcitrat, Kalziumazetat oder Kalziumketoglutarat in die Therapie der Hyperphosphatämie eingeführt. Im Dialysestadium bietet der Einsatz von **Dialysatoren mit hoher Phosphatclearance** eine zusätzliche Therapiemöglichkeit.

Auf Kalziumbasis wurden Kalziumkarbonat, Kalziumglukonat, Kalziumcitrat, Kalziumazetat oder Kalziumketoglutarat in die Therapie der Hyperphosphatämie eingeführt. Die Dosis limitiert sich für Phosphatsenker auf Kalziumbasis durch die mögliche Entwicklung einer Hyperkalzämie und Überschreiten des kritischen Kalzium-Phosphat-Produktes. Im Dialysestadium bietet der Einsatz von **Dialysatoren mit hoher Phosphatclearance** eine zusätzliche Möglichkeit der Phosphatsenkung, zumal durch eine in diesem Stadium empfohlene höhere Eiweißzufuhr (ca. 1 g Eiweiß/kg KG) die Aufnahme von Phosphat mit der Nahrung wieder höher ist.

Hypophosphatämie

Hypophosphatämie

Definition ▶

▶ ***Definition.*** Man spricht von einer milden Hypophosphatämie bei Serum-Phosphatkonzentrationen zwischen 1,0 und 2,5 mg/dl, von schwerer Hypophosphatämie bei Serum-Phosphatkonzentrationen unter 1,0 mg/dl.

Ätiopathogenese **Akute Hypophosphatämien** sieht man bei (gramnegativer) Sepsis, in der Therapie des Coma diabeticum, bei respiratorischer Alkalose oder mehrwöchiger parenteraler Alimentation ohne Phosphatsubstitution. Eine **chronische Phophatdepletion** entwickelt sich bei Alkoholikern oder längerdauernder Therapie mit phosphatbindenden Antazida.

Ätiopathogenese. Eine Hypophosphatämie kann sich **akut** entwickeln, z. B. bei (vorwiegend gramnegativer) Sepsis, Therapie des Coma diabeticum mit Aufnahme von Phosphat aus dem Extrazellulärraum in den Intrazellulärraum (zusammen mit Glukose), bei respiratorischer Alkalose oder mehrwöchiger parenteraler (Hyper-)Alimentation ohne Phosphatsubstitution. Wichtigstes klinisches Syndrom einer **chronischen Phosphatdepletion** ist der Alkoholabusus. Auf dem Boden einer verminderten Phosphatzufuhr mit der Nahrung in Kombination mit reichlichem Gebrauch von Antazida, einem gesteigerten renalen Phosphatverlust und einer Verschiebung von Phosphat aus dem Extra- in den Intrazellulärraum (Hyperventilation) entwickelt sich ein Phosphatmangelzustand (Phosphatdepletion), der sich vorwiegend als Myopathie und Kardiomyopathie manifestiert.
Ursachen milder und schwerer Hypophosphatämien sind in ▤ E-**23** zusammengefaßt.

Ursachen milder und schwerer Hypophosphatämie sind in ▤ E-**23** zusammengefaßt.

E-23: Ursachen milder und schwerer Formen von Hypophosphatämie

Milde Hypophosphatämien	Schwere Hypophosphatämien
▷ renal-tubuläre Defekte	▷ Alkoholentzugssyndrom
▷ Nierentransplantation	▷ respiratorische Alkalose
▷ Vitamin-D-Mangel	▷ diabetische Ketoazidose
▷ Malabsorption	▷ phosphatbindende Antazida
▷ Diuretikatherapie	▷ Hyperalimentation
▷ Alkoholismus	▷ Verbrennungen
▷ Glukose-Insulin-Therapie	▷ Sepsis
▷ Hyperparathyreoidismus	

Klinik Hypophosphatämien sind in Abhängigkeit von Ausmaß und Schwere der Phosphatdepletion von teilweise schweren **Myopathien** (Skelettmuskulatur, Herzmuskel, Zwerchfell) begleitet. Über einen Abfall der Serum-Phosphatkonzentration kommt es zur Abnahme der intrazellulären Phosphatspiegel und schließlich zum **Abfall der ATP-Konzentration.**

Klinik. Hypophosphatämien induzieren teilweise schwere Funktionsstörungen des gesamten Organismus. Bei einem Mangel an Phosphat durch eine verminderte Zufuhr mit der Nahrung (oder durch eine effektiv phosphatbindende Antazidatherapie bei normaler Nierenfunktion) kommt es initial zu einer Abnahme der renalen Phosphatexkretion und schließlich zum Sistieren der Phosphatausscheidung über die Niere. Es kommt zu einem Abfall der Serum-Phosphatkonzentration, dann zu einem Abfall der intrazellulären Phosphatkonzentration und schließlich zu einem intrazellulären Mangel an energiereichen Phosphaten, vor allem zu einem **Mangel an ATP.** Betroffen sind vorwiegend die **Skelettmuskulatur**, der **Herzmuskel**, aber auch das **Zwerchfell**, so daß **periphere Myopathien**, eine durch Phosphatdepletion induzierte **Kardiomyopathie, respiratorische Störungen** durch Insuffizienz der Atemmuskulatur resultieren (hypophosphatämische Patienten sind postoperativ länger respiratorpflichtig).

Der Abfall der 2,3-Diphosphoglyzeratspiegel in den Erythrozyten bedingt eine Zunahme der Sauerstoffaffinität mit Rückgang der peripheren O_2-Abgabe und konsekutiver **Gewebehypoxämie.**

Der Abfall der 2,3-Diphosphoglyzeratspiegel in den Erythrozyten bedingt eine Zunahme der Sauerstoffaffinität mit Rückgang der peripheren O_2-Abgabe und konsekutiver **Gewebehypoxämie.**

> ***Merke.*** Schwere Verlaufsformen der Hypophosphatämie können sich innerhalb von 24–48 Stunden entwickeln (z. B. diabetische Ketoazidose) oder sich erst nach etwa 10 Tagen manifestieren (z. B. parenterale [Hyper-]Alimentation ohne Phosphatsubstitution).

◀ **Merke**

Therapie. Für die orale Phosphatsubstitution bietet sich zunächst die Gabe von Milch an. Ein Liter Milch enthält etwa 1 g Phosphat (33 mmol). Die intravenöse Therapie ist Patienten mit schwerer Hypophosphatämie vorbehalten, die keine Nahrung oral aufnehmen können. Sie liegt zwischen 1 und 3 g pro Tag (33–100 mmol). Die Überdosierung resultiert in Hyperphosphatämie, Hypokalzämie und Weichteilverkalkungen.

Therapie Die orale Phosphatsubstitution erfolgt in erster Linie durch Milchprodukte. Die parenterale Phosphatsubstitution kann problematisch sein (cave: Weichteilverkalkungen).

11.6.3 Störungen der Natriumhomöostase

Die Plasma-Natriumkonzentration liegt normalerweise zwischen 135 und 150 mmol/l. Abweichungen unter oder über diesen Bereich werden als Hypo- oder Hypernatriämie bezeichnet. Keine Elektrolytentgleisungen werden so häufig fehlverstanden und fehlinterpretiert wie Hypo- und Hypernatriämien.

11.6.3 Störungen der Natriumhomöostase

Der Normbereich für das Plasmanatrium liegt zwischen 135 und 150 mmol/l.

Hyponatriämie

Hyponatriämie

> ***Definition.*** Ein Abfall der Plasma-Natriumkonzentration < 130 mmol/l wird als Hyponatriämie bezeichnet. Leichte Hyponatriämien gehen mit Plasma-Natriumwerten von 120–130 mmol/l einher, bei schweren Hyponatriämien liegt die Plasma-Natriumkonzentration bei 100–115 mmol/l (häufig bei SIADH). **Die Plasma-Natriumkonzentration erlaubt keinen Rückschluß auf das Gesamtkörpernatrium.** Deshalb können sich Hyponatriämien bei normalem, erniedrigtem und erhöhtem Gesamtkörpernatriumgehalt manifestieren. Entscheidend für die Beurteilung einer Hyponatriämie ist ferner die Kenntnis des **Hydrationszustandes des Patienten** (Euvolämie, Hypervolämie oder Hypovolämie). Subtile differentialdiagnostische Überlegungen sind daher für die richtigen therapeutischen Schritte unabdingbar.

◀ **Definition**

Der Hyponatriämie liegt eine gestörte Wasserbalance zugrunde. Die Normonatriämie wird physiologischerweise durch Regulation der Wasseraufnahme (Durst) und Wasserausscheidung (via Vasopressiva) aufrechterhalten. Hyponatriämien liegen am häufigsten Störungen der vasopressinvermittelten Wasserausscheidung zugrunde, wobei differenziert werden kann zwischen

- einer inadäquaten Vasopressinsekretion (inadäquate Sekretion von antidiuretischem Hormon, SIADH) mit konsekutiver Plasmavolumenexpansion und
- einer barorezeptormediierten Vasopressinsekretion bei Leberzirrhose, Herzinsuffizienz oder Volumenmangel (nur bei Hyponatriämie, nicht bei Normonatriämie).

Der Hyponatriämie liegt eine gestörte Wasserbalance zugrunde. Die vasopression-(ADH-)vermittelte Wasserausscheidung kann gestört sein durch

- inadäquate ADH-Sekretion
- barorezeptormediierter Vasopressinsekretion.

Ätiopathogenese. Etwa 9 % der internistischen Patienten, die einer stationären Behandlung bedürfen, sind hyponatriämisch. Hyponatriämien lassen sich wie folgt gliedern:

Ätiopathogenese Etwa 9 % der internistischen Klinikpatienten entwickeln passager Hyponatriämien.

- **Hyponatriämie bei absolutem oder relativem Wasserüberschuß (Überschuß an Gesamtkörpernatrium):** Bei Patienten mit Herzinsuffizienz, Leberzirrhose oder nephrotischem Syndrom kommt es bei verminderter

- **Hyponatriämie bei Überschuß an Gesamtkörpernatrium:** Eine Natriumretention findet sich bei Patienten mit

Herzinsuffizienz, Leberzirrhose oder nephrotischem Syndrom. Allerdings übersteigen die Wasserretention durch Störungen der Osmoregulation und die gestörte Exkretion freien Wassers die Natriumretention. Daraus resultiert sekundär über eine vermehrte ADH-Freisetzung der Wasserüberschuß.

Natriumexkretion mit dem Harn ($Urin_{Na} < 20$ mmol/l) zur Natriumretention. Störungen der Osmoregulation auf der Ebene der hypothalamischen Osmorezeptoren, der hypophysären ADH-Sekretion und/oder der renalen Exkretion freien Wassers bedingen sekundär einen Wasserüberschuß. Bei diesen Patienten verhält sich die Niere trotz Eu- oder Hypervolämie so, als wäre das extrazelluläre Volumen vermindert. Deshalb übersteigt die Wasserretention die Natriumretention. Das verminderte effektive arterielle Blutvolumen dieser Patienten (durch vermindertes Herzzeitvolumen, periphere Vasodilatation, venöses Pooling im Splanchnikusbereich, verminderten onkotischen Druck des Plasmas) stimuliert die ADH-Freisetzung mit konsekutiver Flüssigkeitsverminderung im Bereich distaler Nephronabschnitte. Patienten mit fortgeschrittener Niereninsuffizienz können bei vermehrter renaler Natriumexkretion eine Hyponatriämie durch relativen Wasserüberschuß erleiden. Die stark verminderte Ultrafiltration bei deutlich reduzierter GFR erlaubt in der Regel nur ein Urinvolumen, das unter der täglichen Flüssigkeitszufuhr liegt. Auf diese Weise kann die Wasserbilanz schließlich deutlich positiv werden.

Bei fortgeschrittener Niereninsuffizienz liegt die tägliche Flüssigkeitszufuhr über der filtrierten Harnmenge, so daß trotz erhöhter Natriumexkretion mit dem Urin die Wasserbilanz positiv wird.

- **Hyponatriämie bei Mangel an Gesamtkörpernatrium**
Ursächlich werden bei diesen Patienten **extrarenale** Natrium- und Flüssigkeitsverluste (Erbrechen, Diarrhö, Flüssigkeitssequestration in den dritten Raum) bzw. **renale** Natrium- und Flüssigkeitsverluste (Diuretikatherapie, Mineralokortikoidmangel, chronische Nephritis) für die Hyponatriämie verantwortlich gemacht.

- **Hyponatriämie bei extrazellulärem Volumenmangel (Mangel an Gesamtkörpernatrium):**

Ursächlich muß bei diesen Patienten
- ein **extrarenaler** Natrium- und Flüssigkeitsverlust ($Urin_{Na} < 20$ mmol/l) durch
  - Erbrechen ($Urin_{Cl} < 20$ mmol/l)
  - Diarrhö
  - Flüssigkeitssequestration in den dritten Raum (Sepsis, Pankreatitis, Peritonitis)
  - Verbrennungen

bzw.

- ein **renaler** Natrium- und Flüssigkeitsverlust ($Urin_{Na} > 20$ mmol/l) durch
  - Diuretikatherapie
  - Mineralokortikoidmangel
  - renal-tubuläre Azidose
  - chronische Nephritis (»Salzverlustniere«)

für die Hyponatriämie verantwortlich gemacht werden.

- **Hyponatriämie bei normalem Gesamtkörpernatrium:** Ursächlich liegt hier eine **Störung der ADH-Sekretion oder -wirkung** vor. Eine vermehrte ADH-Freisetzung kann durch Chlorpropamid, Clofibrat, Cyclophosphamid, Vincristin, Carbamazepin, Amitriptylin, Nikotin oder Morphin erfolgen. Cyclophosphamid und Indometacin können die ADH-Wirkung potenzieren. Das **Syndrom der inadäquaten ADH-Sekretion (SIADH)** findet sich in Assoziation mit malignen oder pulmonalen Erkrankungen (ektope ADH-Produktion) und Erkrankungen des Zentralnervensystems (erhöhte hypothalamische ADH-Produktion).

- **Hyponatriämie bei Euvolämie (Gesamtkörpernatrium im Normbereich):** Diesen Patienten liegen ursächlich **Störungen der ADH-Sekretion oder -wirkung** zugrunde. Medikamentös kann eine erhöhte ADH-Freisetzung durch Chlorpropamid (vor allem bei Diabetikern), Clofibrat, Cyclophosphamid, Vincristin, Carbamazepin, Amitriptylin, Isoproterenol, Nikotin oder Morphin erfolgen. Chlorpropamid, Cyclophosphamid (relativ häufig) oder Indometacin (u.a. nichtsteroidale Antiphlogistika) können die ADH-Wirkung potenzieren. Das **Syndrom der inadäquaten ADH-Sekretion (SIADH)** gehört in die Gruppe der Patienten mit Hyponatriämie und Euvolämie bzw. milder Plasmavolumenexpansion. Charakteristischerweise liegt die Urin-Natriumkonzentration > 20 mmol/l (häufig > 100 mmol/24 h), die Urinosmolalität > 200 (300–600) mOsm/kg. Dieses Syndrom findet sich bei ektoper oder entkoppelter hypophysärer Vasopressinhypersekretion im Rahmen von

- **malignen Erkrankungen**
Bronchialkarzinom, Pankreastumoren, malignen Lymphomen (ektope ADH–Produktion)
- **pulmonalen Erkrankungen**
Pneumonie, Lungenabszeß, Tuberkulose, Aspergillose (ektope ADH-Produktion)
- **Erkrankungen des Zentralnervensystems**
Enzephalitis, Meningitis, Apoplexie, Hirntumoren, akute Psychose, Guillain-Barré-Syndrom, Anfallsleiden, Subarachnoidalblutung (in $> 20\%$ der Fälle)

Es besteht eine **enge Beziehung zwischen Plasmaosmolalität und**

Es besteht eine enge Beziehung zwischen Plasmaosmolalität und Plasma-ADH-Spiegel. Bei einer Plasmaosmolalität < 280 mOsm/kg ist die ADH-

Sekretion maximal supprimiert. Ein relativer Mangel an ADH sollte eine problemlose Flüssigkeitsexkretion mit großen Harnmengen, niedriger Urinosmolalität (40–100 mOsm/kg) und niedrigem spezifischen Gewicht (1,001–1,003) erlauben. Beim **SIADH** kann die ADH-Freisetzung normal und die Wirkung durch Pharmaka potenziert sein (10 % der Fälle). Die Beziehung zwischen Plasmaosmolalität und Plasma-ADH ist zwar über weite Bereiche physiologisch, bei Abfall der Plasmaosmolalität < 290 mOsm/kg persistieren jedoch erhöhte Plasma-ADH-Werte (35 % der Fälle). Bei Störungen auf der Ebene der hypothalamischen Osmorezeptoren ist die Kurve zwischen Plasmaosmolalität und Plasma-ADH »linksverschoben«, d.h. es besteht die direkte Beziehung, allerdings sind die ADH-Werte für die Plasmaosmolalität jeweils zu hoch (35 % der Fälle). Bei etwa 20 % der Fälle besteht überhaupt keine Beziehung zwischen Plasmaosmolalität und hohen ADH-Werten.

Plasma-ADH-Spiegel. Bei einer Plasmaosmolalität < 280 mOsm/kg ist die ADH-Sekretion maximal supprimiert. Beim **SIADH** ist diese Beziehung nachhaltig gestört, vor allem bei niedriger Plasmaosmolalität bestehen – je nach Ursache – teilweise deutlich überhöhte ADH-Werte.

Trotz Wasserretention und Expansion des Extrazellularraumes fehlen bei SIADH und Hyponatriämie Ödeme, da u. a. durch Stimulation von natriuretischem Faktor (ANF) eine entsprechende Natrium- und Wasserexkretion erreicht wird.

Trotz Wasserretention und Expansion des Extrazellularraumes fehlen bei SIADH und Hyponatriämie Ödeme (ANF!).

> **Merke.** Ein **SIADH** kann also nur dann diagnostiziert werden, wenn Ödeme, Volumenmangel, Herz-, Leber- und Nierenkrankheiten, Streß, entsprechende Pharmaka sowie Störungen der Schilddrüse und Nebenniere ursächlich ausgeschlossen sind.

◀ **Merke**

Die enge Beziehung zwischen Plasmaosmolalität (P_{osm}) und Plasmanatrium ergibt sich aus folgender Formel:

P_{osm} und Plasmanatrium sind eng verknüpft.

$$P_{osm} = 2 \times \text{Plasmanatrium} + \frac{\text{Glukose}}{18} + \frac{\text{BUN}}{2{,}8} \; (\text{bzw. } \frac{\text{Harnstoff}}{6})$$

Dadurch ergibt sich die Assoziation von Hyponatriämie und Hypoosmolalität (Ausnahme: Exzessive Glukoseerhöhung und/oder Harnstoff-[BUN-]Entgleisung.

Dadurch ergibt sich die Assoziation von Hyponatriämie und Hypoosmolalität.

Klinik. Milde Hyponatriämien verlaufen bei der Mehrzahl der Patienten asymptomatisch. Lethargie, Appetitlosigkeit, Übelkeit, Muskelschwäche und/oder Kopfschmerz treten bei Abfall der Serum-Natriumwerte (< 120 mmol/l auf. Bei schweren Hyponatriämien drohen Bewußtseinstrübung, Koma und Grand-mal-Anfälle. Ausmaß und Schwere der Symptome sind ferner maßgeblich vom Zeitraum abhängig, in dem sich die Hyponatriämie entwickelt. So kann beispielsweise ein Abfall des Plasmanatriums von 140 auf 120 mmol/l beim Versuchstier innerhalb von 24 Stunden tödlich sein und bei Entwicklung innerhalb von mehreren Tagen symptomlos bleiben. Schwere Hyponatriämien (< 110 mmol/l) können multisymptomatisch sein, wenn sie innerhalb von wenigen Wochen entstehen und oligo-symptomatisch verlaufen, wenn sie über viele Monate entstanden sind (z. B. »Salzverlustniere« bei chronischer Niereninsuffizienz unter Salzrestriktion).

Klinik Lethargie, Appetitlosigkeit, Übelkeit, Muskelschwäche, Kopfschmerzen sind Symptome leichter Hyponatriämien, Bewußtseinstrübung, Koma, Krampfanfälle sind Symptome schwerer Hyponatriämien. Ausmaß und Schwere der Symptome sind ferner maßgeblich vom Zeitraum abhängig, in dem sich die Hyponatriämie entwickelt.

Therapie. Die Vorstellungen über die Therapie der Hyponatriämie sind teilweise kontrovers. Früher galt, daß Hyponatriämien, die rasch entstanden sind, auch rasch korrigiert werden und daß Hyponatriämien, die langsam entstanden sind, auch langsam korrigiert werden. Allerdings führt die zu langsame und vor allem die zu späte Korrektur der Hyponatriämie zu einer Zunahme der Morbidität und der Mortalität. Schwere Hyponatriämien sind mit Hirnschwellung, metabolischen Störungen der Hirnzellen und zerebraler Hypoxie assoziiert. Die pontine und extrapontine Myelinolyse wird durch schwere Hyponatriämien, nicht – wie früher vermutet – durch eine zu rasche Korrektur der Hyponatriämie verursacht. Es ist gezeigt worden, daß die Korrektur der schweren Hyponatriämie (< 115 mmol/l) in eine milde Hyponatriämie (125–130 mmol/l) am besten durch Anheben der Serum-

Therapie Früher galt, daß Hyponatriämien so korrigiert werden, wie sie entstanden sind. Allerdings führt die zu langsame und vor allem die zu späte Korrektur der Hyponatriämie zu einer Zunahme der Morbidität und der Mortalität. Die Korrektur der schweren Hyponatriämie erfolgt am besten durch Anheben der Serumnatriumkonzentration um 1–2 mmol/l pro Stunde durch hypertone (5 %ige) NaCl-Lösung.
Bei Hyperhydratation und Hyponatriämie erfolgt die Furosemidtherapie in

Kombination mit hochprozentiger NaCl-Lösung.

natriumkonzentration um 1–2 mmol/l pro Stunde durch hypertone (5%ige) NaCl-Lösung erfolgt. Tierexperimentelle und erste klinische Studien mit Vasopressinantagonisten lassen eine effektive Korrektur akuter und chronischer Hyponatriämien erwarten.
Bei einem aktuellen Serumnatrium von z. B. 112 mmol/l und Hyperhydratation, einem Gesamtkörperwasser von z. B. 39 l (Körpergewicht × 0,6) und einem angestrebten Plasmanatrium von 130 mmol/l errechnet sich nach 112 × 39/130 ein anzustrebender Wert für das Gesamtkörperwasser von 33,6 l. Nach 39 minus 33,6 besteht ein Volumenüberschuß von 5,4 l, um ein Plasmanatrium von 130 mmol/l zu erreichen. Unter einer Therapie mit 1 mg/kg Furosemid i. v. ergibt sich ein Substitutionsbedarf von 150 ml 3% NaCl (75 mmol Na) und 10 mmol KCl pro Liter Urin, um die diuretikabedingten Natrium- und Kaliumverluste auszugleichen. Minusbilanzen bei Hyperhydratation lassen sich alternativ durch Restriktion der Trinkmenge (< 700 ml/Tag) erzielen.

Wünschenswert wäre bei SIADH eine Korrektur der Hyponatriämie über eine erfolgreiche Therapie der Grundkrankheit.

Wünschenswert wäre bei SIADH eine Korrektur der Hyponatriämie über eine erfolgreiche Therapie der Grundkrankheit. Im Einzelfall kann die Therapie mit Demeclocyclin (600–1200 mg/Tag) zur ADH-Blockade erforderlich sein (maximale Wirkung allerdings erst nach ca. 10 Tagen).

Merke ▶

Merke. Die überwiegende Zahl von Hyponatriämien geht mit einem Wasserüberschuß einher. Deshalb ist die Flüssigkeitsrestriktion die wichtigste therapeutische Maßnahme (< 700 ml/24 h).

Hyponatriämie und primäre Polydipsie

Patienten mit primärer Polydipsie zeigen häufig normale oder leicht erniedrigte Plasma-Natriumwerte, solange die Trinkmenge die renale Wasserausscheidung nicht wesentlich übersteigt.

Hyponatriämie und primäre Polydipsie

Patienten mit primärer Polydipsie (bei Polyurie und exzessivem Durst) zeigen häufig normale oder nur leicht erniedrigte Plasma-Natriumwerte, solange die Trinkmenge die renale Wasserausscheidung nicht wesentlich übersteigt. Fatale Hyponatriämien sind bei diesen Patienten bei Einschränkung der Nierenfunktion möglich. Bei Patienten mit primärer Polydipsie besteht eine normale Beziehung zwischen Plasma-ADH und Plasmaosmolalität (daher keine Indikation zur ADH-Therapie bei partieller ADH-Resistenz).

Pseudohyponatriämie

Hyponatriämien mit normaler Plasmaosmolalität schließen exzessive Hyperlipoproteinämien und Hyperproteinämien ein. **Hyponatriämien mit erhöhter Plasmaosmolalität** betreffen z. B. die Hyperglykämie.

Pseudohyponatriämie

Diese Form der Hyponatriämie kann entweder mit einer **normalen Plasmaosmolalität** oder einer **erhöhten Plasmaosmolalität** einhergehen. Erniedrigte Plasma-Natriumwerte bei normaler Plasmaosmolalität finden sich nach transurethraler Prostata- und Blasenresektion (Sorbit-Effekt), ebenso bei ausgeprägter Hyperlipidämie und Hyperproteinämie. Neue ionenselektive Elektroden sollen eine ungestörte Natriumbestimmung auch bei exzessiver Hyperlipoproteinämie und Hyperproteinämie erlauben. Erniedrigte Plasma-Natriumwerte bei erhöhter Plasmaosmolalität finden sich bei Hyperglykämie und Therapie mit hypertoner Mannit-Lösung.

Durch Umverteilung von Wasser aus dem Intra- in den Extrazellulärraum kommt es zur Hyponatriämie ohne Veränderung des Gesamtkörpernatriums und Gesamtkörperwassers. Derartige Verschiebungen sind durch Mannittherapie und Entgleisung der Blutglukosewerte möglich.

Die Umverteilung von Wasser aus dem intrazellulären in den extrazellulären Raum bewirkt bei Hyperglykämie ohne Veränderung des Gesamtkörpernatriums und des Gesamtkörperwassers eine Hyponatriämie. Unter Mannit-Therapie oder hyperglykämischen Blutglukosewerten wird, osmotisch bedingt, Wasser in den Extrazellularraum mobilisiert mit der konsekutiven Entwicklung hyponatriämischer Plasmawerte. Mit Anstieg der Blutglukosewerte um 62,5 mg/dl geht die Plasma-Natriumkonzentration um 1 mmol/l zurück (Natriumabfall um 1,6 mmol/l pro 100 mg/dl Blutglukoseerhöhung). Entsprechend läßt sich bei Entgleisungen der Blutglukosewerte im Sinne einer ausgeprägten Hyperglykämie die Hyponatriämie durch konsequente Blutzuckernormalisierung (und nicht durch Kochsalzzufuhr) beseitigen.

Klinischer Fall

Stationär aufgenommen wurde ein 11jähriges Mädchen mit Urämie (Harnstoff 207 mg/dl, Kreatinin 6,3 mg/dl), metabolischer Azidose ($NaHCO_3$ 13,4 mmol/l), Hyperkaliämie (6,5 mmol/l), und ausgeprägter renaler Anämie (Hb 5,9 g/dl). Seit Wochen war die Nahrungsaufnahme inadäquat, das Kind rasch ermüdbar, mehr war den Eltern nicht aufgefallen. Nach initialer Hämodialysebehandlung über einen Subklaviakatheter wurde das Mädchen parenteral ernährt, unter anderem mit 500 ml 40% Glukoselösung. Durch fehlerhafte Programmierung des Infusomaten war diese Glukosemenge nicht wie geplant innerhalb von 24 Stunden, sondern innerhalb einer Stunde infundiert worden. Es kam zum Anstieg der Blutglukosewerte von 100 mg/dl auf 1240 mg/dl und zum Abfall der Serum-Natriumkonzentration auf 113 mmol/l. Klinisches Korrelat dieser Elektrolyt- und Flüssigkeitsverschiebung war ein zerebraler Krampfanfall. Unter konsekutiver Blutzuckernormalisierung kam es innerhalb von 12 Stunden zum Wiederanstieg der Serum-Natriumkonzentration auf 131 mmol/l.

Hypernatriämie

Hypernatriämie

Definition. Mit Anstieg des Serumnatriums > 150 mmol/l spricht man von Hypernatriämie. Hypernatriämien können mit normalem, erhöhtem und erniedrigtem Gesamtkörper-Natrium einhergehen.

◄ **Definition**

Epidemiologie. Schwere Hypernatriämien treten seltener auf als schwere Hyponatriämien. Allerdings sind Morbidität und Mortalität bei Hypernatriämie höher als bei Hyponatriämie.

Epidemiologie Morbidität und Mortalität sind höher als bei Hyponatriämie.

Ätiopathogenese. Hypernatriämie bedeutet Hyperosmolalität mit konsekutiver Flüssigkeitsverschiebung aus dem Intra- in den Extrazellulärraum (DD: Hyperosmolalität bei Hyperglykämie oder Urämie; hier erfolgt osmotischer Transfer von »Solute« in den Intrazellulärraum).
Ursächlich kann die Hypernatriämie durch Wasserverlust oder Natriumretention bedingt sein (E-**24**).

Ätiopathogenese Hypernatriämie bedeutet Hyperosmolalität mit konsekutiver Flüssigkeitsverschiebung aus dem Intra- in den Extrazellulärraum. Ursache kann ein Wasserverlust oder eine Natriumretention sein (E-**24**).

E-24: Ätiologie der Hypernatriämie

Wasserverlust

- insensibler Verlust
  - starkes Schwitzen (z. B. Fieber)
  - Verbrennungen
- renaler Verlust
  - zentraler Diabetes insipidus (z. B. idiopathisch, hypoxisch/ischämisch, Trauma, Tumor)
  - nephrogener Diabetes insipidus (z. B. kongenital, Hyperkalzämie, Lithiumtherapie)
  - osmotische Diurese (Hyperglykämie, Urämie, Mannittherapie)
- Flüssigkeitsverlust durch den Gastrointestinaltrakt
- Erkrankungen des Hypothalamus

Natriumretention

- Infusion hypertoner NaCl- oder $NaHCO_3$-Lösungen
- orale Natriumzufuhr ↑

Der Anstieg der Plasmaosmolalität > 295 mOsm/kg führt zu vermehrtem Durst und damit zur gesteigerten Flüssigkeitsaufnahme. So trinken beispielsweise Patienten mit zentralem Diabetes insipidus 10–12 l/Tag, um einen Anstieg der Plasmaosmolalität zu verhindern. Werden also Patienten mit hypotonem Flüssigkeitsverlust (Diarrhö, exzessives Schwitzen, osmotische Diurese) hypernatriämisch, so fehlt ihnen entweder
- die Möglichkeit der adäquaten Flüssigkeitszufuhr oder
- der Durstmechanismus ist nachhaltig gestört.

Der Anstieg der Plasmaosmolalität > 295 mOsm/kg führt zur gesteigerten Flüssigkeitsaufnahme. Werden Patienten mit hypotonem Flüssigkeitsverlust (z. B. Diarrhö, Schwitzen) hypernatriämisch, fehlt ihnen
- die Möglichkeit ausreichender Flüssigkeitszufuhr oder
- ihr Durstmechanismus ist gestört.

Klinik **Zerebrale Symptome** dominieren je nach Schwere der Hypernatriämie und Hyperosmolalität. Ruhelosigkeit, Lethargie, Übererregbarkeit und zerebrale Krampfanfälle sind charakteristisch. Die Mortalität ist hoch.

Klinik. **Zerebrale Symptome** dominieren in Abhängigkeit der Schwere der Hypernatriämie und Hyperosmolalität. Ruhelosigkeit, Lethargie, Übererregbarkeit, Ataxie oder zerebrale Krampfanfälle sind charakteristische Symptome. Die Mortalität ist nicht zuletzt durch die zugrundeliegende Erkrankung hoch (bei Serumnatrium > 160 mmol/l: Mortalität > 50%). Die zerebrale Symptomatologie kann auch nach erfolgreicher Therapie der Hypernatriämie noch längere Zeit persistieren.

11.6.4 Störungen der Kaliumhomöostase

Kalium ist vorwiegend intrazellulär lokalisiert (**Serumkonzentration 3,5–5,0 mmol/l; intrazelluläre Konzentration 150–155 mmol/l**). Bei intakter Nierenfunktion werden etwa 90% der zugeführten Kaliummenge (0,75–1,25 mmol/kg KG) renal eliminiert.
Hypokaliämien beruhen selten auf einer verminderten Kaliumzufuhr mit der Nahrung.

11.6.4 Störungen der Kaliumhomöostase

Kalium ist vorzugsweise (98%) intrazellulär lokalisiert. Der Gesamtkörper-Kaliumgehalt liegt bei 58 mmol/kg Körpergewicht, wobei Frauen einen etwa 25% niedrigeren und Patienten in höherem Lebensalter (> 65 Jahre) einen etwa 20% niedrigeren Kaliumgehalt aufweisen. Liegt **physiologischerweise die Serum-Kaliumkonzentration bei 3,5–5,0 mmol/l**, so liegt die intrazelluläre Kaliumkonzentration bei 150–155 mmol/l. Verschiebungen von Kalium aus dem Intra- in den Extrazellulärraum und umgekehrt machen Hyper- und Hypokaliämien bei normalem Gesamtkörper-Kaliumgehalt möglich. Mit der Nahrung werden täglich etwa 0,75-1,25 mmol Kalium/kg Körpergewicht aufgenommen. Bei intakter Nierenfunktion werden etwa 90% der zugeführten Kaliummenge renal ausgeschieden und so die extra- und intrazelluläre Kaliumkonzentration konstant gehalten. Hypokaliämien beruhen selten auf einer verminderten Kaliumzufuhr mit der Nahrung.

Hypokaliämie

Hypokaliämie

Definition ▶

Definition. Ein Abfall der Serum-Kaliumkonzentration < 3,5 mmol/l wird als Hypokaliämie bezeichnet. Hypokaliämien können durch eine Mobilisierung von Kalium aus dem Extra- in den Intrazellulärraum bedingt sein (Redistributionshypokaliämie) bzw. durch renalen oder gastrointestinalen Kaliumverlust.

Ätiopathogenese Ursache sind **metabolische Alkalose** und **Therapie mit Insulin** (und Glukose) oder **β-adrenergen Agonisten.** Schleifendiuretika und Thiazide induzieren renale Kalziumverluste, ebenso ein primärer Hyperaldosteronismus.

Ätiopathogenese. Ursächlich verantwortlich für Redistributionshypokaliämien sind **metabolische Alkalose** sowie eine **Therapie mit Insulin** (und Glukose) oder **β-adrenergen Agonisten. Schleifendiuretika** und **Thiazide** induzieren renale Kaliumverluste mit Hemmung der tubulären Reabsorption für Natrium bzw. durch sekundären Hyperaldosteronismus. Zu den renalen Kaliumverlustsyndromen gehört vor allem der **primäre Hyperaldosteronismus** (hohes Plasmaaldosteron, Reninsuppression, Hypertonie, hypokaliämische Alkalose durch solitäres Nebennierenadenom oder bilaterale Nebennierenrindenhyperplasie).

Klinik Milde Hypokaliämien sind meist asymptomatisch. Müdigkeit, Schwächegefühl oder kardiale Symptome nehmen mit Aggravation oder Hypokaliämie zu.

Klinik. Milde Hypokaliämien (3,0–3,5 mmol/l) sind häufig asymptomatisch. Selten bestehen Müdigkeit, Schwächegefühl, Muskelkrämpfe oder kardiale Symptome (gesteigerte Empfindlichkeit gegenüber Digitalis, Neigung zu ventrikulären Arrhythmien, Flimmergefahr, z.B. bei akutem Myokardinfarkt). Durch Beeinträchtigung der Insulinsekretion entwickelt sich eine Kohlenhydratintoleranz. Mit Aggravation der Hypokaliämie nimmt die Symptomatologie entsprechend zu. Die Symptomatologie ist ferner abhängig vom Verhältnis der intra-/extrazellulären Kaliumkonzentration.

Diagnostik Wichtig sind Körpergewicht, RR-Verhalten, Volumenstatus, Medikamentenanamnese, Bestimmung von Serumnatrium, -kalium, -chlorid. Eine Kaliumausscheidung < 20 mmol/l spricht gegen, eine von > 20 mmol/l für renale Kaliumverluste. Das EKG erlaubt Aussagen über das intrazelluläre Kalium.

Diagnostik. Klinisch wichtig sind Schwankungen des Körpergewichtes, Blutdruckverhalten, Volumenstatus und Überprüfung der Medikamenteneinnahme (ggf. Nachweis oder Ausschluß von Diuretika im Urin). Blutanalysen schließen die simultane Bestimmung von Natrium, Kalium und Chlorid ebenso ein wie den Säure-Basen-Haushalt. Eine niedrige Kaliumausscheidung (< 20 mmol/l) im Urin ist diagnoseweisend für extrarenale Kaliumverluste, während eine Kaliumkonzentration > 20 mmol/l im Urin auf renale Kaliumverluste hinweist. Eine Abschätzung der intrazellulären Kaliumkonzentration läßt sich aus dem EKG herleiten.

Therapie. In Abhängigkeit vom Ausmaß der Hypokaliämie erfolgt die Kaliumsubstitution per oral oder i.v. mit Kaliumchlorid, die i.v. Kaliumsubstitution muß langsam erfolgen (max. 20 mmol Kalium pro Stunde) unter kurzfristigen Kontrollen des Serumkaliums und ggf. EKG-Kontrollen. Bei thiazidbedingter Hypokaliämie ist häufig ein Umsetzen auf kaliumsparende Diuretika effektiver als die Kaliumsubstitution unter Weiterführung der Thiazid-Diuretika (Zunahme des renalen Kaliumverlustes mit der Höhe der Kaliumsubstitution). Eventuell kann eine Diuretikatherapie auch beendet werden. Bei milder und asymptomatischer Hypokaliämie ist häufig eine kaliumreiche Ernährung Therapie der Wahl. Ursächliche Störungen des Säure-Basen-Haushaltes (z.B. Alkalose) oder hormonelle Entgleisungen (z.B. primärer Hyperaldosteronismus) bedürfen der additiven medikamentösen bzw. chirurgischen Therapie.

Therapie Die Korrektur der Hypokaliämie erfolgt p.o. oder i.v. mit Kaliumchlorid. Bei thiazidbedingter Hypokaliämie bietet sich ein Umsetzen auf kaliumsparende Diuretika an. bei asymptomatischer Hypokaliämie ist eine kaliumreiche Diät Therapie der Wahl. Ursächliche Störungen wie Alkalose oder Conn-Syndrom bedürfen der medikamentösen bzw. chirurgischen Therapie.

Hyperkaliämie

Hyperkaliämie

Definition. Bei Serum-Kaliumwerten > 5,0 mmol/l spricht man von Hyperkaliämie. Bei Werten > 7,5 mmol/l besteht Lebensgefahr.

◀ **Definition**

Ätiopathogenese. Die Hyperkaliämie resultiert aus einer vermehrten oralen oder intravenösen Kaliumzufuhr (cave: fatale Hyperkaliämie bei zu rascher Zufuhr, vor allem bei Kindern), einer Mobilisierung von Kalium aus dem Intra- in den Extrazellulärraum (z.B. durch metabolische oder respiratorische Azidose, Insulinmangel, Hyperglykämie, Katabolismus, Medikamente wie Betablocker, adrenerge Agonisten, Arginin-HCl, Succinylcholin oder Digitalisintoxikation), durch Hemmung der Na-K-Pumpe oder Zunahme der Permeabilität für Kalium bzw. aus einer verminderten renalen Kaliumexkretion bei Niereninsuffizienz (Serumkalium bei normaler Kaliumzufuhr im Normbereich bis zu einer GFR von 5 ml/min), Volumendepletion oder Hypoaldosteronismus (z.B. ACE-Inhibitoren, Cyclosporin, Heparin, Prostaglandin-Synthesehemmer oder Nebenniereninsuffizienz bzw. Schambelan-Syndrom).

Ätiopathogenese Die Hyperkaliämie resultiert aus einer vermehrten oralen oder intravenösen Kaliumzufuhr, einer Mobilisierung von Kalium aus dem Intra- oder Extrazellulärraum (z.B. durch Azidose, Insulinmangel), durch Hemmung der Na-K-Pumpe oder Zunahme der Permeabilität für Kalium, Volumendepletion oder Hypoaldosteronismus.

Klinik. Neurologische, muskuläre (beginnend an der unteren Extremität) und kardiale Symptome treten in Abhängigkeit von der Serum-Kaliumkonzentration und des intra-/extrazellulären Kaliumquotienten auf (mit Anstieg der Plasma-Kaliumkonzentration nimmt das Membranpotential ab, es resultieren Muskelschwäche, Paralyse). Elektrokardiographisch tritt zunächst

Klinik Neurologische, muskuläre und kardiale Symptome in Abhängigkeit von Kaliumkonzentration und intra-/extrazellulären Kaliumquotienten (s. E-21). Durch Hypokalzämie, Hyponatriämie oder Azidose werden die Symptome verstärkt.

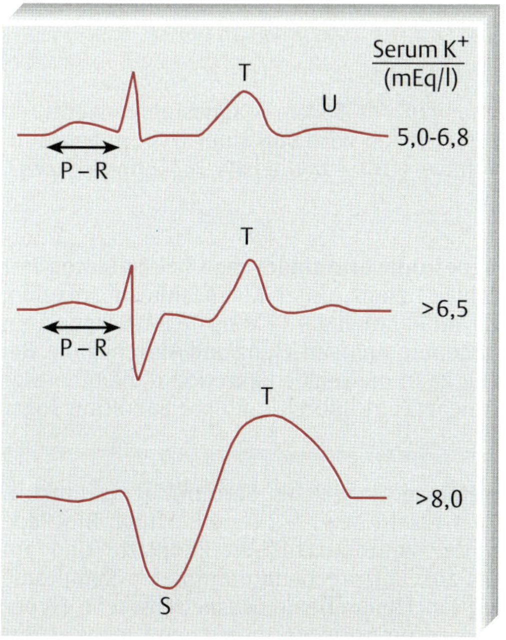

E-21: Elektrokardiographische Manifestation der Hyperkaliämie in Abhängigkeit vom Schweregrad .

eine Zunahme der T-Welle, dann eine Verlängerung des PR-Intervalls und schließlich bei schwerer Hyperkaliämie (Serumkalium > 8,0 mmol/l) eine biphasische Sinuskurve (Verlust des QRS-Komplexes) auf. Durch Hypokalzämie, Hyponatriämie oder Azidose werden Symptome der Hyperkaliämie noch verstärkt (E-**21**).

Diagnostik Niereninsuffizienz, Azidose und Bestimmungsfehler müssen geprüft werden.

Diagnostik. Ursächlich muß eine renale Funktionseinschränkung, eine Azidose und ein Bestimmungsfehler durch inadäquate Blutentnahme bzw. durch zu langes Stehen der Blutprobe ausgeschlossen werden.

Therapie Behandlungsindikation besteht bei Serumkalium > 6,5 mmol/l mit i.v.-Gabe von Kalziumglukonat, Natriumbikarbonat, Glukose/Insulin, Hämodialysetherapie, Schleifendiuretika oder Gabe von Kationenaustauschern.

Therapie. Eine Behandlungsindikation besteht bei Serum-Kaliumwerten > 6,5 mmol/l, vor allem bei Hyperkaliämiezeichen im EKG. Akutmaßnahmen zur Korrektur der Hyperkaliämie beinhalten die Injektion von 10–20 ml Kalziumglukonat 5–10%ig bzw. Natriumbikarbonat (40–100 ml 1 molare = 8,4%ige Lösung) bzw. die Infusion von Glukose/Insulin (1 IE Alt-Insulin pro 2 g Glukose) bzw. die Hämodialysebehandlung mit kaliumfreiem Dialysat. Alternativ kommt die perorale Gabe von Kationenaustauschern in Natrium- und Kalziumphase (3–4mal 15–30 g per os oder als Klysma) sowie eine Therapie mit Schleifendiuretika in Frage.

11.6.5 Störungen der Magnesiumhomöostase

300–360 mg Mg/Tag werden mit der Nahrung aufgenommen, 25–60 % intestinal resorbiert, 40–70 % mit dem Stuhl, etwa 100 mg mit dem Urin ausgeschieden.

Normalerweise werden mit der Nahrung etwa 300–360 mg Magnesium pro Tag aufgenommen. Wesentliche magnesiumhaltige Nahrungsmittel betreffen die einzelnen Getreidesorten, Nüsse, Milchprodukte, Blattgemüse. Etwa 25–60% des mit der Nahrung zugeführten Magnesiums wird intestinal resorbiert. 40–70% der aufgenommenen Magnesiummenge wird mit dem Stuhl ausgeschieden. Die Niere spielt die Hauptrolle in der Regulation der extrazellulären Magnesiumkonzentration. Etwa 100 mg Magnesium werden pro Tag renal ausgeschieden, entsprechend etwa 3% der glomerulär filtrierten Magnesiummenge von etwa 3500 mg pro Tag. Daraus läßt sich eine hohe tubuläre Reabsorption von Magnesium herleiten.

Normalwerte für Serum-Mg betragen 1,7–2,4 mg/dl bzw. 1,4–2,0 mval/l bzw. 0,7–1,0 mmol/l (20 % albumingebunden, 55–65 % ionisiert, 20–25 % komplexiert).

Physiologischerweise liegen die Serum-Magnesiumspiegel bei 1,7–2,4 mg/dl bzw. 1,4–2,0 mval/l bzw. bei 0,7–1,0 mmol/l. Etwa 20% des Magnesiums sind an Albumin gebunden, 55–65% entfallen auf das freie filtrierbare Magnesium (ionisiertes Magnesium), etwa 20–25% des Magnesiums liegen in Form filtrierbarer Komplexe mit Phosphat, Oxalat, Sulfat und anderen Anionen vor.

Hypermagnesiämie

Definition ▶

Definition. Leichte Erhöhungen der Serum-Magnesiumkonzentration sind klinisch unbedeutend, deshalb wird von einer Hypermagnesiämie erst bei Serum-Magnesiumwerten > 4 mg/dl bzw. > 3,2 mval/l bzw. > 1,6 mmol/l ausgegangen.

Ätiopathogenese Erhöhte Mg-Werte finden sich bei Niereninsuffizienz, Mg-Substitution, Morbus Addison oder Akromegalie. Die renale Mg-Exkretion erreicht die filtrierte Menge.

Ätiopathogenese. Erhöhte Magnesiumwerte findet man bei Patienten mit akuter und chronischer Niereninsuffizienz, unter Magnesiumsubstitution, bei Neugeborenen, deren Mütter im Rahmen der Eklampsie mit Magnesium behandelt wurden, ferner bei Nebenniereninsuffizienz und Akromegalie. Bei ausgeprägter Hypermagnesiämie kann die renale Exkretion die glomerulär filtrierte Magnesiummenge erreichen oder durch tubuläre Sekretion sogar übersteigen.

Klinik Klinische Symptome (Übelkeit, Erbrechen, Obstipation, Hyporeflexie, Muskelschwäche, Lähmung) treten bei Serum-Mg > 5 mg/dl (> 2 mmol/l), eine Ateminsuffizienz bei > 8,75 mg/dl (> 3,5 mmol/l), vitale Bedrohung bei > 12,5 mg/dl (> 5 mmol/l) auf.

Klinik. Klinische Symptome treten meist erst bei Serum-Magnesiumkonzentrationen > 5 mg/dl bzw. > 4 mval/l bzw. > 2 mmol/l durch Blockade der Erregungsübertragung an der neuromuskulären Endplatte und am Reizleitungssystem des Herzens auf. Entsprechend dominieren Symptome wie Übelkeit, Erbrechen, Obstipation, Hyporeflexie, Muskelschwäche, Hypotonie, schlaffe Lähmungen. Eine respiratorische Insuffizienz manifestiert sich bei Serum-Magnesiumwerten > 8,75 mg/dl bzw. > 7 mval/l bzw. > 3,5 mmol/l. Eine vitale Bedrohung mit Atem- und Herzstillstand besteht bei Serum-Magnesiumwerten > 12,5 mg/dl bzw. > 10 mval/l bzw. > 5 mmol/l.

Diagnostik. Bestimmung der Serum-Magnesiumwerte und der Nierenfunktionsparameter sowie Analyse der Magnesiumausscheidung im 24-Stunden-Urin.

Diagnostik Analysiert werden Serum-Mg, Mg-Ausscheidung/24 h, Nierenwerte.

Therapie. Bei milden Formen der Hypermagnesiämie ist eine magnesiumarme Diät indiziert, ferner die Vermeidung magnesiumhaltiger Pharmaka (z. B. Antazida). Bei ausgeprägter Hypermagnesiämie mit klinisch manifester Symptomatologie sind Infusionen mit Kalziumglukonat (10 %), Glukose/Insulin-Infusionen bzw. die Hämodialysebehandlung indiziert.

Therapie Bei milden Formen ist eine Mg-arme Diät indiziert, bei manifester Symptomatologie die i.v. Gabe von Kalziumglukonat bzw. die Dialyse.

Hypomagnesiämie

Hypomagnesiämie

▶ ***Definition.*** Eine Hypomagnesiämie liegt bei Serum-Konzentrationen < 1,7 mg/dl bzw. < 1,4 mval/l bzw. < 0,7 mmol/l vor. Symptome der Hypomagnesiämie manifestieren sich in der Regel bei Serum-Magnesiumwerten < 1,25 mg/dl bzw. < 1,0 mval/l bzw. < 0,5 mmol/l.

◀ **Definition**

Ätiopathogenese. Hypomagnesiämien beruhen auf exzessiven Magnesiumverlusten mit dem Urin, Stuhl und anderen Körperflüssigkeiten (z. B. Drainagen), auf einer verminderten intestinalen Magnesiumresorption bzw. auf einer Magnesiumrestriktion mit der Nahrung. Gastrointestinale Erkrankungen als Ursache der Hypomagnesiämie betreffen das Malabsorptionssyndrom, Diarrhö, Enteritiden, die Colitis ulcerosa, villöse Adenome, Laxanzienabusus, intestinale und biliäre Fisteln, Steatorrhö (Magnesiumseifen im Stuhl). Milde Hypomagnesiämien findet man bei Pankreatitis in 25–35 % der Fälle (Magnesiumseifen in Fettnekrosen). Ausgeprägte Hypomagnesiämien findet man vor allem bei Pankreatitiden auf dem Boden eines Alkoholabusus (verminderte Magnesiumzufuhr mit der Nahrung, erhöhte renale Magnesiumexkretion). Hypomagnesiämien durch renale Verluste lassen sich bei hyperkalzämischen Patienten (Hemmung der tubulären Magnesiumreabsorption), bei Hyperthyreose und primärem Hyperaldosteronismus (Normalisierung nach operativer Entfernung des aldosteronsezernierenden Tumors), bei Diuretikatherapie, bei Posttransplant-Diurese oder tubulärer Schädigung durch Medikamente wie Cisplatin, Aminoglykoside oder Cyclosporin A beobachten. Eine Hypomagnesiämie bei Diabetes mellitus erklärt sich durch renale Magnesiumverluste bei Glukosurie und metabolischer Azidose.

Ätiopathogenese Hypomagnesiämien beruhen auf exzessiven Mg-Verlusten mit dem Urin, Stuhl und anderen Körperflüssigkeiten, auf einer verminderten Mg-Resorption bzw. Mg-Restriktion. Ursächlich sind gastrointestinale Erkrankungen, Pankreatitiden, Alkoholismus, Laxanzienabusus, Diuretikatherapie, Posttransplant-Diurese, Hyperkalzämie, Hyperthyreose, Hyperaldosteronismus, Diabetes mellitus, Azidose oder tubulo-toxische Medikamente verantwortlich.

Klinik. Klinische Symptome der Hypomagnesiämie imponieren als Anorexie, Übelkeit, Schwächegefühl, Lethargie, Apathie, muskuläre Fibrillation, Tremor, Ataxie, Schwindel, Tetanie, Hyperreflexie, Depression, vermehrte Reizbarkeit, psychische Störungen (Psychose). Die renale Exkretion von Magnesium ist erniedrigt und geht bei ausgeprägtem Magnesiummangel gegen Null. Häufig bestehen begleitend eine Hypokalzämie, Hypokaliämie und/oder Hypophosphatämie. Im EKG findet man eine Verlängerung des QT-Intervalls, ferner eine Abflachung der T-Welle, im Elektromyogramm myopathieähnliche Potentiale. Kardiale Symptome imponieren als Arrhythmie, Herzinsuffizienz und erhöhte Digitalisempfindlichkeit.

Klinik Klinisch imponiert die Hypomagnesiämie durch Anorexie, Übelkeit, Schwächegefühl, Lethargie, Apathie, muskuläre Fibrillation, Tremor, Ataxie, Schwindel, Tetanie, Hyperreflexie, Depression, vermehrte Reizbarkeit, psychische Störungen und kardiale Symptome.

Diagnostik. Blutanalysen schließen die Bestimmung von Magnesium, Kalium, Kalzium und Phosphor ebenso ein wie die Bestimmung der Blutglukosewerte, des Säure-Basen-Status und bei Bedarf Lipase, Amylase, Schilddrüsenhormonwerte, Parathormon und Aldosteron. Bei einer Magnesiumausscheidung mit dem Urin > 1 mmol/Tag liegt ein renaler Magnesiumverlust vor.

Diagnostik Bestimmt werden Serum-Mg, -kalium, -kalzium, -phosphor, -glukose, Säure-Basen-Status, Mg-Ausscheidung im 24-h-Urin.

Therapie Milde Hypomagnesiämien werden mit Mg-reicher Kost und evtl. Mg-Salzen therapiert, schwere mit i.v. Mg unter Korrektur einer begleitenden Hypokaliämie, Hypokalzämie und/oder Hypophosphatämie.

Therapie. Bei milden Formen der Hypomagnesiämie empfiehlt sich eine magnesiumreiche Diät mit Zerealien, Nüssen, Milchprodukten, Blattgemüse, Obst und ggf. eine orale Magnesiumsubstitution mit Magnesiumsalzen. Bei klinischer Symptomatologie ist die i.v. Magnesiumtherapie indiziert (Infusion von 25 mmol Magnesiumsulfat in 1 l 5% Glukose über 3 Stunden). Nach Ausgleich des Magnesiumdefizits sollten begleitende Hypokaliämien, Hypokalzämien und/oder Hypophosphatämien korrigiert werden. Engmaschige Kontrollen der Serumelektrolyte sind unter Substitutionstherapie erforderlich.

11.6.6 Störungen der Zinkhomöostase

Bei chronischer Niereninsuffizienz sind die Plasma-Zinkspiegel erniedrigt. Neben einem Zinkmangel kommen eine verminderte Zink-Eiweißbindung und eine Umverteilung von Zink aus dem Plasma ins Gewebe in Frage. Das im Plasma vorhandene Zink macht nur etwa 0,2% des Gesamt-Zinkbestandes von 2300 mg aus. Messungen in Leber, Herz und Skelettsystem sprechen eher für einen erhöhten Zinkbestand bei Niereninsuffizienz. In Erythrozyten, Leukozyten und Haaren wurde über einen normalen, erhöhten und erniedrigten Zinkgehalt berichtet. Zinkmangelsymptome bei Urämie betreffen die Gonadendysfunktion, Geschmacksstörung, gestörte Leukozytenfunktion und verminderte Nervenleitgeschwindigkeit. Eine Zinksupplementierung kann diese gestörten Funktionen verbessern.

11.6.6 Störungen der Zinkhomöostase

Bei Patienten mit chronischer Niereninsuffizienz sind die Plasmazinkspiegel erniedrigt. Die Plasmazinkwerte erhöhen sich zwar unter Hämodialysebehandlung, kehren jedoch nicht in den Normbereich zurück. Die Erniedrigung der Gesamt-Zinkkonzentration im Plasma bei Urämie gestattet per se nicht zu entscheiden, ob es sich um eine Zinkdepletion des Organismus oder alternativ um verminderte Zinkeiweißbindung oder Umverteilung von Zink aus dem Plasma ins Gewebe handelt. Für eine Redistribution genügen geringste Verschiebungen, da das im Plasma vorhandene Zink nur etwa 0,2% des 2300 mg umfassenden Gesamt-Zinkbestandes darstellt. Direkte Messungen der Gewebe-Zinkspiegel bei Dialysepatienten zeigen in Leber, Herz und Knochen keinen verminderten, sondern eher einen erhöhten Zinkbestand. In Erythrozyten, Leukozyten und Haaren wurde über einen normalen, erhöhten und erniedrigten Zinkgehalt berichtet. In der Urämie werden folgende Symptome auf einen Zinkmangel zurückgeführt: Gonadendysfunktion, Geschmacksstörung, gestörte Leukozytenfunktion und verminderte Nervenleitgeschwindigkeit. Während unter Zinksubstitution unterschiedliche Ergebnisse hinsichtlich Sexualfunktion und Sexualhormonen mitgeteilt wurden, läßt sich offensichtlich eine Verbesserung des Geschmackssinnes erzielen. Angesichts der genannten Unsicherheiten über Vorkommen und Häufigkeit eines Gewebezinkmangels und des möglichen Risikos der Zinksupplementation, kann eine routinemäßige Zinksupplementation bei Dialysepatienten mit niedrigen Serum-Zinkspiegeln nicht empfohlen werden.

Cave!

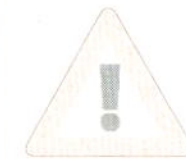

Unter ACE-Hemmer-Therapie besteht bei Niereninsuffizienz (Kreatinin > 1,8 mg/dl) die Gefahr der Hyperkaliämie.

Hyperkaliämie durch ACE-Hemmer in Kombination mit kaliumsparenden Salidiuretika und β-Rezeptorenblocker, vor allem bei eingeschränkter Nierenfunktion.

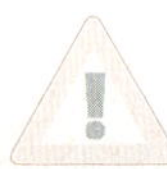

Kalzium-Substitution bei Hypokalzämie und Hypoalbuminämie im Rahmen des nephrotischen Syndroms. Der ionisierte Anteil des Serum-Kalziums ist fast immer normal, und die Patienten sind daher asymptomatisch.

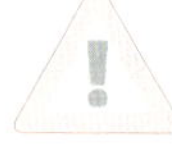

Kalziumcarbonat-Therapie in hoher Dosierung bei Hyperphosphatämie im Rahmen der chronischen Niereninsuffizienz: Gefahr der Überschreitung des kritischen Kalzium-Phosphat-Produktes.

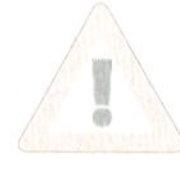

Calcitriol-Therapie zur Prophylaxe bzw. Therapie des sekundären Hyperparathyreoidismus bei begleitender Hyperphosphatämie: Gefahr der Überschreitung des Kalzium-Phosphat-Produktes.

12 Therapeutische Möglichkeiten der chronischen Niereninsuffizienz

Die glomeruläre Sklerose und interstitielle Fibrose sind charakteristische Veränderungen in der Progression chronischer Nierenerkrankungen unabhängig von der renalen Grundkrankheit. Mit dem Fortschreiten glomerulärer Erkrankungen lassen sich auch strukturelle Veränderungen im tubulointerstitiellen Kompartment nachweisen, die mehr als die glomerulären Veränderungen für die Progression renaler Erkrankungen verantwortlich gemacht werden. Das Ausmaß der interstitiellen Schädigung limitiert daher die Nierenfunktion bei primären Glomerulopathien. Ursächlich liegen diesen Veränderungen eine vermehrte Kollagenbildung, eine Vermehrung der extrazellulären Matrix, eine Zellhypertrophie und -hyperplasie sowie die Infiltration von Granulozyten, Makrophagen und T-Zellen ins Nierengewebe zugrunde. Verschiedene chemotaktische Faktoren, Zytokine, Sauerstoff-Radikale, Wachstumshormone und Leukozyten-Adhäsionsproteine sind in diesen Prozeß involviert.
Die Progression chronischer glomerulärer Nierenerkrankungen läßt sich durch eine Vielzahl von Faktoren und therapeutischen Interventionen beeinflussen.

12 Therapeutische Möglichkeiten der chronischen Niereninsuffizienz

Die glomeruläre Sklerose und interstitielle Fibrose sind charakteristische Befunde in der Progression chronischer Nierenerkrankungen. Das Ausmaß der interstitiellen Veränderungen limitiert mehr als die glomeruläre Schädigung die Nierenfunktion bei primären Glomerulopathien. Infiltrierende Leukozyten, chemotaktische Faktoren, Adhäsionsmoleküle, Zytokine, Sauerstoff-Radikale und Wachstumsfaktoren sind in diesen Prozeß involviert.

12.1 Behandlung der Grunderkrankung

In der Therapie chronischer Glomerulonephritiden steht an erster Stelle in Abhängigkeit der histologischen Diagnose die immunsuppressive Therapie mit Steroiden, Cyclosporin A, Azathioprin, Chlorambuzil, Mycophenolat-Mofetil oder Cyclophosphamid. Eine spezifische Therapie ist bei Patienten mit diabetischer Nephropathie oder Amyloidose der Niere nicht gegeben.

12.1 Behandlung der Grunderkrankung

In Abhängigkeit der histologischen Diagnose steht an erster Stelle die immunsuppressive Therapie mit Steroiden, Cyclosporin A, Azathioprin, Chlorambuzil, Mycophenolat-Mofetil oder Cyclophosphamid.

12.2 Konsequente antihypertensive Therapie

Der monatliche Abfall der glomerulären Filtrationsrate (GFR) korreliert bei glomerulären Erkrankungen zur Höhe des Blutdrucks (vor allem zur diastolischen Blutdruckerhöhung, sobald der diastolische Blutdruckwert 90 mmHg übersteigt). Umgekehrt läßt sich **durch eine konsequente antihypertensive Therapie (Zielblutdruck 120/70–140/90 mmHg) die Progression chronischer Nierenerkrankungen erheblich verzögern** (vor allem bei Patienten mit diabetischer Nephropathie).
Wegen der begleitenden **antiproteinurischen Wirkung** (vor allem unter Salzrestriktion) wird den ACE-Hemmern (vor allem bei diabetischer Nephropathie) vielfach der Vorzug gegeben. Vorteile werden wegen der ebenfalls stoffwechselneutralen Wirkung auch für Alpha-1-Rezeptor-Antagonisten (Blocker) gesehen. **ACE-Hemmer reduzieren die renale Eiweißausscheidung bei Patienten mit glomerulären Erkrankungen unterschiedlicher Genese bereits vor Senkung des systemischen Blutdruckes, Kalziumantagonisten parallel mit der Blutdrucksenkung.**
Besonders ausgeprägt ist der **dosisabhängige Rückgang der Proteinexkretion unter ACE-Hemmer-Therapie bei gleichzeitiger Kochsalzrestriktion** (50 mmol bzw. 3 g/Tag). Therapieversager lassen auf eine inadäquate (zu niedrige) Dosierung des ACE-Hemmers oder auf eine hohe Salzzufuhr mit der Nahrung schließen. Der antiproteinurische Effekt des ACE-Hemmers ist nicht allein an die antihypertensive Wirkung gebunden. Dabei kommt es vor allem zu einem Rückgang hochmolekularer Proteine (Änderung der Permselektivität der glomerulären Basalmembran durch den ACE-Hemmer).

12.2 Konsequente antihypertensive Therapie

Der monatliche Abfall der GFR korreliert bei glomerulären Erkrankungen zur Höhe des Blutdrucks (vor allem zur diastolischen Blutdruckerhöhung). Umgekehrt läßt sich **durch eine konsequente antihypertensive Therapie (Zielblutdruck 120/70–140/90 mmHg) die Progression erheblich verzögern.**
ACE-Hemmer reduzieren die renale Eiweißausscheidung bereits vor, Kalziumantagonisten mit Senkung des systemischen Blutdrucks.

Besonders ausgeprägt ist dieser **dosisabhängige Rückgang der Proteinexkretion bei gleichzeitiger Kochsalzrestriktion.** Therapieversager lassen auf eine inadäquate Dosierung oder auf eine zu hohe Salzzufuhr schließen.

12.3 Proteinurie als Risikofaktor der Progression

Der monatliche Abfall der GFR korreliert mit dem Ausmaß der Proteinurie. Therapeutische Maßnahmen, die die renale Eiweißexkretion senken, beeinflussen die Progression glomerulärer Erkrankungen günstig.

12.3 Proteinurie als Risikofaktor der Progression

Nach einer Vielzahl von Untersuchungen korreliert der monatliche Abfall der GFR mit dem Ausmaß der Proteinurie (kausaler Zusammenhang zwischen Proteinurie und progredienter Glomerulosklerose). Spezifische Therapiemaßnahmen (z.B. immunsuppressive Medikation), antihypertensive Therapie und Eiweißrestriktion wirken durch verschiedene Mechanismen antiproteinurisch, verzögern die Progression renaler Erkrankungen und reduzieren extrarenale Komplikationen (z.B. Thromboembolierisiko).

12.4 Eiweißrestriktion

Eine Eiweißzufuhr ad libitum induziert die glomeruläre Hyperfiltration, schädigt die glomeruläre selektive Filterfunktion und begünstigt die Glomerulosklerose (Dilatation des Vas afferens, Anstieg des glomerulären Kapillarplasmaflusses, Anstieg des glomerulären Druckes, konsekutive Proteinurie).
In Abhängigkeit von der Grunderkrankung **profitieren daher Patienten von einer frühzeitigen Einschränkung der Zufuhr von tierischem Eiweiß mit der Nahrung.**

12.4 Eiweißrestriktion

Unlimitierte Eiweißzufuhr, verminderte Nierenmasse und Diabetes mellitus induzieren eine Dilatation des Vas afferens mit Anstieg des glomerulären Kapillarplasmaflusses und des glomerulären Druckes. Erhöhter Druck und Blutfluß unterbrechen die Integrität der glomerulären Kapillarmembran und schädigen den hochselektiven Filter mit daraus resultierender Proteinurie. Über eine direkte Zellschädigung und mesangiale Ablagerungen wird die glomeruläre Sklerose begünstigt, die ihrerseits die effektive Nierenmasse weiter verringert.
In Abhängigkeit von der Grunderkrankung (frühzeitige Eiweißrestriktion bei Patienten mit diabetischer Nephropathie) **profitieren Patienten von einer Einschränkung der Proteinzufuhr** (initial ca. 0,8 g Eiweiß/kg Körpergewicht, in fortgeschrittenem Stadium der Niereninsuffizienz 0,6 g/kg KG) mit der Nahrung (vor allem von einer Reduktion des tierischen Eiweiß mit der Nahrung; cave: Malnutrition).

12.5 Reduktion der Cholesterinzufuhr und konsequente Normalisierung des Lipoproteinprofils

Eine cholesterinreiche Diät führt bei experimentell induzierter Glomerulonephritis zur fokalen Glomerulosklerose durch Infiltration von Monozyten/Makrophagen, zur Vergrößerung der Glomeruli und Zunahme der mesangialen Matrix (Kollagensynthese). In vitro induziert LDL-Cholesterin die mesangiale Zellproliferation, die durch Wachstumsfaktoren potenziert wird.

Patienten mit Apo-B- und Apo-E-Ablagerungen in den Glomeruli zeigen eine ausgeprägte **Proteinurie**, Überladung des Mesangiums und eine fortgeschrittene **glomeruläre Sklerosierung.** Lipidsenkende Pharmaka führen zu einer Abnahme der glomerulären Sklerosierung.

12.5 Reduktion der Cholesterinzufuhr und konsequente Normalisierung des Lipoproteinprofils

Eine cholesterinreiche Diät führt bei verschiedenen Modellen einer experimentell induzierten Glomerulonephritis zu einer erhöhten Inzidenz der fokalen Glomerulosklerose. Das Ausmaß der glomerulären Läsion korreliert in der Regel mit der Höhe der zirkulierenden Cholesterinspiegel. Bereits wenige Wochen nach Gabe einer cholesterinreichen Diät läßt sich in den Glomeruli eine Infiltration von Monozyten und Makrophagen nachweisen, ebenso eine Vergrößerung der Glomeruli und eine Zunahme der mesangialen Matrix (Induktion der Kollagensynthese). Diese Veränderungen gehen der Entwicklung der fokalen Glomerulosklerose voraus. Mesangialzellen besitzen Rezeptoren für natives und modifiziertes (oxidiertes) LDL. In vitro indizieren niedrige LDL-Cholesterin-Konzentrationen die mesangiale Zellproliferation, die durch Wachstumsfaktoren potenziert wird.
Eine ausgeprägte Proteinurie, Überladung des Mesangiums und fortgeschrittene glomeruläre Sklerosierung zeigen vor allem Patienten mit Apo-B- und Apo-E-Ablagerungen in ihren Glomeruli. Vor allem die Konstellation Apo-B-Erhöhung und Hypertonie soll den Abfall der glomerulären Filtrationsrate begünstigen. Lipoprotein (a) wird ebenfalls mit dem Auftreten oder der Aggravation glomerulärer Läsionen in Zusammenhang gebracht. Experimentelle Studien mit lipidsenkenden Pharmaka (HMG-CoA-Reduktase-Inhibitoren, Fibraten, Probucol, Cholestyramin) zeigen bei nephrotischem Syndrom und Hyperlipidämie bzw. Fettstoffwechselentgleisung und Diabetes mellitus einen Rückgang der Proteinurie und eine Abnahme der glomerulären Sklerosierung ohne Beeinflussung der glomerulären Hämodynamik.

12.6 Normalisierung des Phosphat- und Kalziumstoffwechsels

Im Frühstadium der Niereninsuffizienz kommt es zur Phosphatretention, so daß eine frühzeitige Phosphatrestriktion, im fortgeschrittenen Stadium eine phosphatsenkende Therapie mit Phosphatbindern (bevorzugt auf Kalziumbasis) mit Substitution von $1{,}25(OH)_2$ Vitamin D_3 unter konsequenter Beachtung normaler Phosphat- und Kalziumwerte indiziert ist (cave: renale und vaskuläre Kalzium-Phosphat-Präzipitation bei Überschreiten des kritischen Kalzium-Phosphat-Produkts).
Klinische, vor allem aber tierexperimentelle Studien der letzten 10 Jahre haben günstige Effekte einer verminderten Phosphatzufuhr mit der Nahrung und einer phosphatsenkenden Therapie auf die Nierenfunktion belegt. Als mögliche Erklärung für diese günstigen Effekte werden angeboten:

- weniger Gewebekalzifizierung
- Senkung des zellulären Energiestoffwechsels
- Verhinderung des sekundären Hyperparathyreoidismus
- weniger ausgeprägte Veränderungen des Lipidstoffwechsels.

Bei fortgeschrittener Niereninsuffizienz (Kreatinin > 5 mg/dl) ist der Wert einer phosphatarmen Diät im Hinblick auf eine Progressionsverlangsamung der Niereninsuffizienz nicht gesichert, wohl aber im Hinblick auf die Normalisierung des Kalzium-Phosphat-Produktes.

12.6 Normalisierung des Phosphat- und Kalziumstoffwechsels

Ein normales Kalzium-Phosphat-Produkt durch Phosphatrestriktion im Frühstadium der Niereninsuffizienz und phosphatsenkende Therapie im fortgeschrittenen Stadium bei Substitution von $1{,}25(OH)_2$Vitamin D_3 soll renale und vaskuläre Kalzium-Phosphat-Präzipitationen verhindern und so zur Progressionsverzögerung renaler Erkrankungen beitragen.

12.7 Therapie der metabolischen Azidose

Verschiedene Autoren sehen in der Entwicklung der metabolischen Azidose (Bikarbonat < 20 mmol/l) einen wesentlichen urämietoxischen Faktor, der die katabole Stoffwechsellage der Patienten unterhält und z. B. zu einer Stimulation von Parathormon führt (Korrektur durch Bikarbonatpräparate oral oder intravenös). Ob die Korrektur der metabolischen Azidose die Progression renaler Erkrankungen verzögert, bedarf der klinischen Bestätigung.

12.7 Therapie der metabolischen Azidose

Die metabolische Azidose wird bei Niereninsuffizienz als urämietoxischer Faktor gesehen und sollte daher bei Bikarbonatwerten < 20 mmol/l korrigiert werden.

12.8 Vermeidung von potentiell nephrotoxischen Medikamenten

Prinzipiell können Medikamente auf folgenden Wegen Nierenschäden induzieren: durch **glomeruläre** Läsionen (Glomerulopathie), **tubuläre** Schäden (akute Tubulusnekrose), **allergische Reaktionen** (akute interstitielle Nephritis) oder Analgetikaabusus (chronische interstitielle Nephritis). Tubuläre Schäden können z. B. durch Aminoglykoside, Zytostatika (Cisplatin, Methotrexat) oder Röntgenkontrastmittel (cave: Diabetiker mit eingeschränkter Nierenfunktion) entstehen.
Grundprinzipien bei Risikopatienten unter Anwendung von Pharmaka mit potentieller Nierenschädigung sind die adäquate Hydratation der Patienten, eine der Nierenfunktion angepaßte Medikamentendosierung und eine engmaschige Überwachung der Nierenfunktion. In der Regel ist die Nierenfunktionsverschlechterung reversibel nach Absetzen der entsprechenden Substanz.

12.8 Vermeidung von potentiell nephrotoxischen Medikamenten

Medikamentös induzierte Nierenschäden können eine **Glomerulopathie, akute Tubulusnekrose** oder **akute bzw. chronische interstitielle Nephritis auslösen.** Tubuläre Schäden, z. B. durch Aminoglykoside, Cisplatin oder Röntgenkontrastmittel, lassen sich bei Risikopatienten durch adäquate Hydratation und Dosisanpassung minimieren.

13 Dialysebehandlung

Definition ▶

▶ ***Definition.*** Die Hämo- oder Peritonealdialysebehandlung ist eine Nierenersatztherapie, mit deren Hilfe der Ausfall der exkretorischen Nierenfunktion bei akutem Nierenversagen überbrückend, bei chronischer Niereninsuffizienz dauerhaft so weit wie möglich ausgeglichen werden soll. Ausgehend von der Annahme, daß die meisten Urämiesymptome von der Konzentration harnpflichtiger Substanzen abhängen, die normalerweise von der Niere ausgeschieden werden, ist das **Ziel der Behandlung, die Konzentration dieser Giftstoffe möglichst dauernd unter die potentiell toxische Grenze zu senken**.

Behandlungsziel ist die Entfernung von Wasser, die Korrektur einer Hyperkaliämie, die Homöostase von Natrium und Säure-Basen-Haushalt sowie die adäquate Senkung harnpflichtiger Substanzen. Additiv sind **Phosphatsenker erforderlich.**
Die Hypertonie wird durch die Dialysetherapie fast immer entscheidend gebessert, gering sind die Einflußmöglichkeiten auf den Ausfall der endokrinen Nierenfunktion.

Die Entfernung von Wasser, die Korrektur einer Hyperkaliämie, der Erhalt der Natriumhomöostase, der Azidoseausgleich und die adäquate Senkung harnpflichtiger Substanzen (Harnstoff, Harnstoff-N, Kreatinin, Harnsäure, Guanidinderivate, Phenole, Spermin, Spermidin u.a.) sind im allgemeinen unproblematisch. Die Normalisierung des Serumphosphatspiegels bedarf fast immer einer zusätzlichen medikamentösen Therapie.
Limitiert sind die Einflußmöglichkeiten der Dialysetherapie auf den Ausfall der endokrinen Nierenfunktion, d.h. auf die Entwicklung der renalen Osteopathie und Anämie. Auch die Auswirkungen der chronischen Niereninsuffizienz auf den Lipid-, Kohlenhydrat- und Proteinstoffwechsel sind durch Dialysetherapie nur bedingt korrigierbar. Dagegen wird die Hypertonie fast immer durch eine Dialysetherapie entscheidend gebessert.

Die **Indikation zur Dialyse** wird aufgrund von Urämiesymptomen (Perikarditis, Gastroenterokolitis, Polyneuropathie) oder anhand charakteristischer Laborwerte (Harnstoff > 200 mg/dl, Kalium > 6,5 mmol/l, HCO_3^- < 10 mmol/l) gestellt. Bei chronischen Fällen wird die Indikation großzügiger gehandhabt (Diabetes und terminale Niereninsuffizienz).
Man unterscheidet grundsätzlich zwischen extra- und intrakorporalen Verfahren (▤ E-**25**).

Die **Indikation zur Dialyse** wird aufgrund der klinischen Urämiesymptome gestellt wie Perikarditis, Gastroenterokolitis, Polyneuropathie oder aber in Orientierung an folgende Laborparameter: Serumharnstoff (> 200 mg/dl), Hyperkaliämie (> 6,5 mmol/l), metabolische Azidose (HCO_3 < 10 mmol/l). Bei chronischen Fällen wird die Indikation zur Dialysetherapie großzügiger gehandhabt. Kontraindikationen sind z.B. fortgeschrittenes Tumorstadium oder die dauernde Pflegebedürftigkeit eines Patienten aufgrund einer zerebralen Situation. Bei postoperativem oder posttraumatischem akuten Nierenversagen muß die Einleitung oder Fortsetzung einer Dialysetherapie in Übereinstimmung mit den behandelnden Chirurgen und Intensivmedizinern bei nichtkurablem Krankheitsbild abgesprochen werden.
Grundsätzlich gibt es **extrakorporale** und **intrakorporale Behandlungsverfahren** (▤ E-**25**).

E-25: Möglichkeiten der extra- und intrakorporalen Behandlungsverfahren

Extrakorporale Therapieverfahren	**Intrakorporale Verfahren** umfassen die verschiedenen Formen der Peritonealdialyse:
▷ Hämodialyse	▷ kontinuierliche ambulante Peritonealdialyse (CAPD)
▷ Hämofiltration	▷ intermittierende Peritonealdialyse (IPD)
▷ Hämodiafiltration	▷ nächtliche intermittierende Peritonealdialyse (NIPD)
▷ kontinuierliche arteriovenöse Hämofiltration (CAVH)	▷ Tidal-Peritonealdialyse (TPD)
▷ kontinuierliche arteriovenöse Hämodiafiltration (CAVHDF)	▷ kontinuierliche zyklische Peritonealdialyse (CCPD)
▷ kontinuierliche venovenöse Hämofiltration (CVVH)	
▷ kontinuierliche venovenöse Hämodiafiltration (CVVHDF)	
▷ kontinuierliche venovenöse Hämodialyse (CVVHD)	
▷ Hämoperfusion	
▷ Plasmapherese	
▷ Kaskadenfiltration	
▷ Immunadsorption	
▷ Kryopräzipitation	
▷ extrakorporale Lipidapherese	

13.1 Extrakorporale Therapieverfahren

13.1.1 Hämodialyse

Dauer und Häufigkeit der einzelnen Dialysebehandlungen, Membraneigenschaften und Oberfläche der Dialysatoren sowie die Zusammensetzung des Dialysates beeinflussen die Effizienz der Behandlung. Mit Hilfe dieser Variablen ist aber zugleich auch eine sehr differenzierte Dialysebehandlung möglich, so daß den individuellen Gegebenheiten des Patienten Rechnung getragen werden kann.

Die Elimination harnpflichtiger Substanzen mit Hilfe der künstlichen Niere erfolgt bei der Hämodialyse **extrakorporal über eine semipermeable Membran** (S E-**12 a**). Mit einem Blutfluß von etwa 200–300 ml/min wird auf der einen Seite der Membran das Blut des Patienten, auf der anderen Seite im Gegenstromprinzip eine Elektrolytlösung (500 ml/min) durch den Dialysator gepumpt. Diese Spüllösung wird auf Azetat- oder Bikarbonatbasis variabel vor allem im Hinblick auf die Konzentration von Natrium, Kalium oder Kalzium in der Dialysemaschine im Verhältnis 1 : 35 aus einem Konzentrat und einem speziell aufbereiteten entmineralisierten Wasser gemischt. Für viele Dialysatoren (Kapillaren oder Platten) werden Membranen verwendet, die auf der Basis von Zellulose (Cuprophan, Cellophan) hergestellt werden. Bemühungen der letzten Jahre, das Membranmaterial des Dialysators möglichst blutfreundlich (»biokompatibel«) zu gestalten, haben zu neuen Zellulosemodifi-

13.1 Extrakorporale Therapieverfahren
13.1.1 Hämodialyse

Dauer und Häufigkeit der Dialysebehandlung, Membraneigenschaften und Oberfläche des Dialysators sowie die Zusammensetzung des Dialysates erlauben eine individuelle Therapie.
Die Elimination harnpflichtiger Substanzen erfolgt bei der Hämodialyse **extrakorporal über eine semipermeable Membran** (Blutfluß 200–300 ml/min, Dialysatfluß im Gegenstromprinzip 500 ml/min). Die Spüllösung wird auf Azetat- oder Bikarbonatbasis variabel im Hinblick auf Natrium, Kalium oder Kalzium in der Dialysemaschine aus einem Konzentrat und entmineralisiertem Wasser gemischt.
Für die Dialysatoren werden Membranmaterialien auf Zellulosebasis, blutfreundliche (biokompatible) Modifikationen oder großporige biokompatible Membranmaterialien verwendet.

S Synopsis E-**12: Darstellungen der Hämodialyse und Hämofiltration**

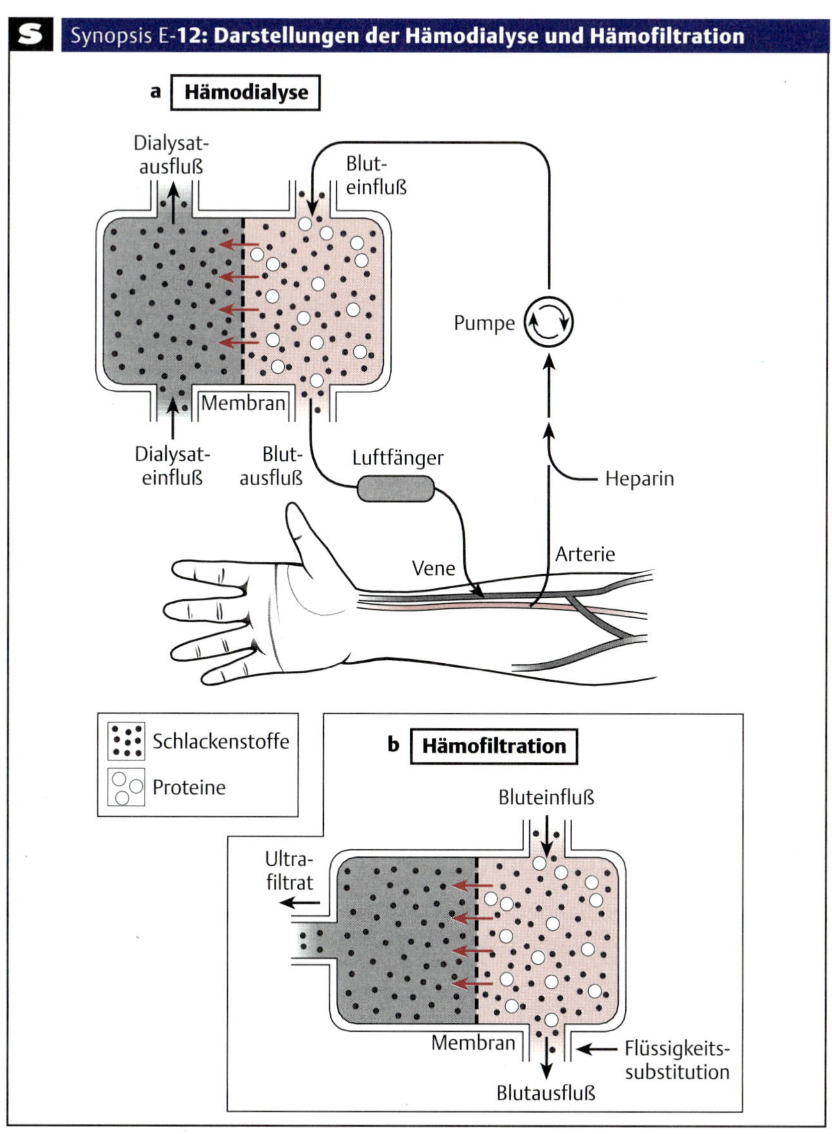

Deren hohe Ultrafiltrationsleistung erlaubt neben einer Elimination von Toxinen durch Diffusion (Dialyse) zusätzlich eine Entgiftung via konvektiven Transport. Daraus ergeben sich für den Patienten kürzere Dialysezeiten (3 × wöchentlich etwa 4–5 Stunden).

kationen geführt. Nicht auf Zellulosebasis gefertigte Membranen werden beispielsweise aus Polykarbonat oder Polymethylmethacrylat hergestellt. In jüngster Zeit finden zunehmend sogenannte »High-flux«-Dialysatoren Verwendung, deren Membranmaterialien aus z. B. Polyacrylnitril, Polysulfon oder Polyamid bestehen. Der Vorteil von Polysulfon oder Polyamid beruht aufgrund der höheren Porengröße hauptsächlich auf einer besseren Clearance höhermolekularer Substanzen wie beispielsweise β_2-Mikroglobulin. Umgekehrt macht die im Vergleich zu den anderen Dialysatoren sehr hohe Ultrafiltration (bis etwa 5 Liter/Stunde) eine zusätzliche programmierbare und exakte Volumensteuerung erforderlich. Die freie Diffusion (»Dialyse«) zirkulierender Substanzen wird dabei molekulargewichtsabhängig durch den zusätzlichen konvektiven Transport (»Ultrafiltration«) verstärkt, so daß sich für den Patienten kürzere Dialysezeiten ergeben können. **Dialysiert wird in der Regel 3 × wöchentlich** für 4–5 Stunden.

Als permanenter Gefäßzugang hat sich die **Cimino-Fistel** (Anastomose von A. radialis und V. cephalica antebrachii) an der nichtdominanten oberen Extremität bewährt. Als temporärer Gefäßzugang dient der zweilumige **Shaldon-Katheter** via V. subclavia, jugularis oder femoralis bzw. der **Permcath**.

Als **permanenter Gefäßzugang hat sich die interne arteriovenöse Fistel** bewährt. Meist werden die A. radialis am Handgelenk und die unweit benachbart laufende V. cephalica antebrachii als Fistelgefäße an der nichtdominanten Extremität benutzt (**Cimino-Fistel**). Als temporärer Gefäßzugang hat sich z. B. der zweilumige **Shaldon-Katheter**, eingeführt über die V. subclavia, V. jugularis interna oder V. femoralis, bewährt. Untertunnelte (ca. 10 cm) Modifikationen (z. B. **Permcath**) reduzieren für längere Verweilzeiten in V. subclavia oder V. jugularis das Infektionsrisiko.

Bei Gefäßproblemen wird auf Leichenvenen bzw. Kunststoffprothesen zurückgegriffen. Die extrakorporale Gerinnung des Blutes wird durch **Heparinisierung** verhindert.

Bei Gefäßproblemen wird für die Shunt-Anlage auf Leichenvenen bzw. auf Kunststoffprothesen (Polytetrafluoroäthylen) zurückgegriffen. Diese enthalten Mikroporen, in die das Bindegewebe einwachsen kann. An der Innenfläche besteht eine negative Ladung, die in der Frühphase eine Thrombosierung verhindert. Um eine extrakorporale Gerinnung des Blutes zu vermeiden, muß eine individuelle Heparinisierung durchgeführt werden. Die Erhaltungsdosis kann durch intermittierende Injektion oder kontinuierlich mit einer Infusionspumpe verabreicht werden.

13.1.2 Hämofiltration

Durch Filtration werden die im Plasmawasser gelösten Bestandteile aus dem Blut konvektiv über die Membran entfernt. Der Massentransfer ist abhängig von Siebungskoeffizienten und der Filtrationsrate. Die beim Filtrationsvorgang entzogene Flüssigkeit wird bis auf die gewünschte Gewichtsabnahme des Patienten durch eine entsprechende Elektrolytlösung ersetzt. **Vorteile:** Ein weniger kreislaufbelastender Volumenentzug und effektivere Elimination höhermolekularer Urämiegifte bei allerdings geringerer Clearance für kleinmolekulare Urämietoxine (z. B. Harnstoff).

13.1.2 Hämofiltration

Im Gegensatz zur Hämodialysebehandlung werden bei der Hämofiltration die im Plasmawasser gelösten Bestandteile durch den Filtrationsprozeß ausschließlich konvektiv aus dem Blut über die Membran in das Filtratkompartiment transportiert. Der Massentransfer ist abhängig von der Filtrationsrate und dem Siebungskoeffizienten, der durch das Verhältnis von Porendurchmesser der Membran zu Molekulardurchmesser der transportierten Substanz bestimmt wird. Die beim Filtrationsvorgang entzogene Flüssigkeit wird bis auf die gewünschte Gewichtsabnahme der Patienten (in der Regel 1–3 kg) durch eine entsprechende Elektrolytlösung (20–30 Liter) ersetzt (**S** E-**12**). Die Hämofiltration ist hinsichtlich der Elimination kleinmolekularer Retentionsprodukte (z. B. Harnstoff) weniger effektiv als die Hämodialyse. Umgekehrt erlaubt dieses Verfahren die Elimination deutlich höhermolekularer Substanzen. Wegen des schonenden Volumenentzuges hat sich der Einsatz der Hämofiltration für ältere Patienten, solche mit zerebro- oder kardiovaskulären Komplikationen und Patienten mit ausgeprägter Hypotonie trotz Hyperhydratation bewährt. Voraussetzung für ein Hämofiltrationsverfahren ist ein adäquater Gefäßzugang, da ein ausreichendes Filtratvolumen nur bei einem guten Blutfluß erreicht werden kann.

13.1.3 Hämodiafiltration

Es handelt sich um eine Kombination von Hämodialyse und Hämofiltration.

13.1.3 Hämodiafiltration

Bei diesem Verfahren handelt es sich um eine Kombination von Hämodialyse und Hämofiltration. Nachteilig sind der apparative Aufwand und die Kosten.

13.1.4 Hämoperfusion

Im Rahmen der **Behandlung von Vergiftungen** werden Aktivkohlekapseln oder Ionenaustauscherharze extrakorporal hämoperfundiert.

13.1.4 Hämoperfusion

Das Hämoperfusionsverfahren ist aus der **Therapie von Vergiftungen** nicht mehr wegzudenken. Je nach Hersteller werden entweder polyacrylhydrogel-, zelluloseazetat-, collodionbeschichtete oder unbeschichtete Aktivkohlekapseln eingesetzt. Alternativ kommen Ionenaustauschharze (Amberlite XAD-4 Resin) in Frage. Ziel der Behandlung ist die möglichst rasche Elimination toxischer Substanzen durch Adsorption an Aktivkohle oder Kunstharz. Dazu wird das Blut extrakorporal durch die Hämoperfusionskapsel geleitet. Als Gefäßzugänge bieten sich V. femoralis, V. subclavia oder V. jugularis interna an. Auch für dieses Verfahren hat sich z. B. die Verwendung des Shaldon-Katheters bewährt.

Ein Problem der Hämoperfusion liegt in dem relativ großen Heparinbedarf. Unter den Komplikationen ist an erster Stelle die Thrombozytopenie zu nennen. Der Abfall der Thrombozyten liegt bei etwa 30%, vorwiegend durch eine mechanische Alteration der Blutplättchen bedingt.

Probleme sind der relativ hohe Heparinbedarf und die Thrombozytopenie (bedingt durch eine mechanische Alteration der Blutplättchen).

13.1.5 Kontinuierliche arteriovenöse und venovenöse Entgiftungsverfahren

Die kontinuierliche arteriovenöse Hämofiltration (**CAVH,** S E-**13**) stellt ein komplikationsarmes Verfahren zum Flüssigkeitsentzug und zur Entgiftung mit Vorteilen gegenüber der intermittierenden Hämodialysebehandlung bei Intensivpatienten mit Oligo-Anurie dar. Es wird eine kontinuierliche und wirksame Kontrolle des Flüssigkeitshaushaltes erreicht. In Abhängigkeit vom Flüssigkeitsumsatz (400–800 ml/h; 10–20 l pro 24 h) wird bei akutem Nierenversagen auch eine adäquate Entgiftung harnpflichtiger Substanzen ermöglicht, vor allem dann, wenn die Indikationsstellung frühzeitig erfolgt (z. B. bei Serum-Harnstoffwerten unter 100 mg/dl) und beim Patienten erniedrigte Serum-Proteinkonzentration und Hämatokritwerte vorliegen. Unter Verwendung asymmetrischer, hochpermeabler und biokompatibler Membranen (Polysulfon, Polyacrylnitril, Polyamid; Porengröße 10000 bis 50000 D) wird der Flüssigkeitsentzug bei niedrigem Blutfluß (50 bis 100 ml/min) und niedrigem Transmembrandruck (30–80 mmHg) erreicht. Kanüliert werden in der Regel mittels Seldinger-Technik Arteria und Vena femoralis. Zur Vermeidung der extrakorporalen Koagulation wird über einen Perfusor auf der arteriellen Seite des Systems Heparin zugeführt. Getrieben wird dieses System allein von der arteriovenösen Druckdifferenz (S E-**13**).

13.1.5 Kontinuierliche arteriovenöse und venovenöse Entgiftungsverfahren

Durch die kontinuierliche arteriovenöse Hämofiltration (**CAVH;** S **E-13**) gelingt eine effektive und schonende Kontrolle des Flüssigkeitshaushaltes bei Patienten mit Oligo-Anurie. Eine ausreichende Entgiftung ist möglich, vor allem wenn ein Flüssigkeitsumsatz von 400–800 ml/h (10–20 l/Tag) erreicht wird (möglich bei erniedrigter Serum-Eiweißkonzentration, niedrigem Hämatokrit und stabilem Blutdruck). **Getrieben wird dieses System allein von der arteriovenösen Druckdifferenz.** Eine Heparinpumpe ist erforderlich (S **E-13**).

S Synopsis E-**13: Schema der kontinuierlichen arteriovenösen Hämofiltration**

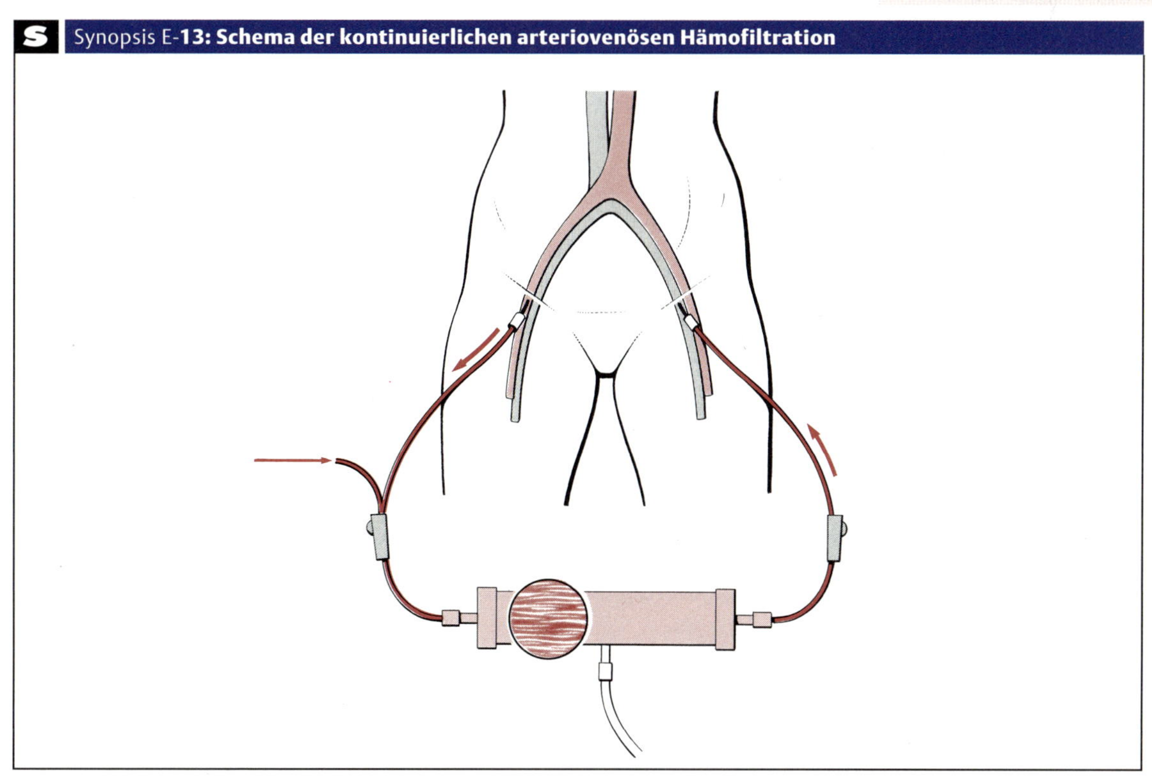

Hämodynamische Instabilitäten werden unter **CAVH** E-**9**) kaum beobachtet (cave: Hypovolämie, Hypophosphatämie, Hypokaliämie durch inadäquate Substitutionslösungen). **Stündliches Bilanzieren ist nötig.** Die Substitution der gewünschten Flüssigkeitszufuhr erfolgt **pumpengesteuert.**

Hämodynamische Instabilitäten werden unter **CAVH** kaum beobachtet, wohl aber besteht die Gefahr der Hypovolämie, Hypokaliämie und Hypophosphatämie. Vorteile sind eine durch den großen Flüssigkeitsentzug problemlose parenterale Ernährung und schonende Korrekturen von Störungen des Elektrolyt- und Säure-Basen-Haushaltes. Stündliches Bilanzieren und Protokollieren ist notwendig.

13.1.6 Plasmapherese

Bei Plasmapheresebehandlung (syn.: Plasmaaustausch, Plasmaseparation) wird das Patientenplasma über Membranen abfiltriert (2–5 l/Tag), **um pathologische Proteine zu entfernen**, und durch Humanalbumin oder Frischplasma zu ersetzen. Indikationen s. E-**26**.

13.1.6 Plasmapherese

Bei der Plasmapheresebehandlung (Synonyme: Plasmaaustausch, Plasmaseparation, Plasmafiltration) wird das patienteneigene Plasma über eine großporige Membran (Molekulargewicht filtrierbarer Proteine etwa bis 3 Millionen Dalton möglich) gegen eine eiweißhaltige Substitutionslösung (Humanalbumin oder fresh-frozen plasma) ausgetauscht, um auf diesem Wege **pathologische Proteine aus dem Patientenplasma zu entfernen**. Behandelt wird bei den in E-**26** aufgeführten Erkrankungen.

E-26: Erkrankungen, bei denen eine Plasmapheresebehandlung indiziert ist

- Goodpasture-Syndrom (Entfernung von Antibasalmembran-Antikörpern)
- Foudroyante Verlaufsformen c-ANCA- und p-ANCA-positiver Vaskulitiden bei Morbus Wegener oder Panarteriitis (Entfernung antineutrophiler Antikörper)
- Foudroyante Verlaufsformen von systemischem Lupus erythematodes (Entfernung von Anti-DNS-Antikörpern und/oder zirkulierenden Immunkomplexen)
- Myasthenia gravis (Entfernung von Anti-Acetylcholin-Rezeptor-Antikörpern)
- Chronische Polyneuritiden vom Typ Guillain-Barré (Entfernung von Antikörpern gegen peripheres Nervengewebe?)
- Hyperviskositätssyndrom (Entfernung von Paraproteinen)
- Hemmkörper-Hämophilie (Entfernung von Antikörpern gegen Gerinnungsfaktoren)
- Immunhämolytische Anämie (Entfernung von antierythrozytären Antikörpern)

Da das Patientenplasma (2–4 l) in toto verworfen wird und unzureichend (Humanalbumin mit Immunglobulinen) bzw. problematisch (Frischplasma mit dem Risiko der Infektionsübertragung) ersetzt wird, wurden Modifikationen entwickelt:

Die Indikationsstellung ist nicht generell für alle angegebenen Erkrankungen gesichert. Daher muß die Entscheidung zur Plasmapherese im Einzelfall (zB. foudryante Verläufe) gefällt werden.
Ein wesentlicher Nachteil dieses Verfahrens liegt darin begründet, daß zur Elimination pathogenetisch bedeutsamer Proteine pro Behandlung etwa 2–4 l Patientenplasma verworfen werden müssen und der Ersatz durch Humanalbumin einerseits unzureichend, andererseits durch Frischplasma problematisch (wenig standardisiert, Infektionsübertragung, Fibrinogen-Zufuhr, Komplementzufuhr) ist. Deshalb wurden alternative Verfahren entwickelt, mit denen eine mehr selektive Elimination pathogenetisch bedeutsamer Proteine erreicht werden kann:

Kaskadenfiltration

Rückgewinnung des Plasmas erfolgt durch die Kombination von groß- und kleinporigen Plasmafiltern.

Kaskadenfiltration

Durch die Kombination von Plasmafiltern mit unterschiedlicher Porengröße wird der überwiegende Teil des patienteneigenen Plasmas zurückgewonnen.

Kryopräzipitation

Präzipitation der Proteine (Kryoglobuline) erfolgt durch extrakorporale Kühlung.

Kryopräzipitation

Nach extrakorporaler Kühlung des separierten Plasmas werden die in der Kälte präzipitierten Proteine (Kryoglobuline) entfernt.

13.1.7 Immunadsorption (Tryptophan- und Phenylalanin-Säulen)

Spezifische Adsorption von pathologischen Proteinen an Tryptophan, gebunden an Polyvinyl-Alkoholgel zur Adsorption von z. B. Anti-Acetylcholin-Rezeptor-Antikörpern. Spezifische Adsorption von pathologischen Proteinen an Phenylalanin, ebenfalls gebunden an Polyvinyl-Alkoholgel zur Adsorption von Antikörpern gegen peripheres Nervengewebe.

13.1.7 Immunadsorption (Tryptophan- und Phenylalanin-Säulen

Adsorption von Anti-Acetylcholin-Rezeptor-AK erfolgt an Tryptophan-Säulen, Adsorption von AK gegen peripheres Nervengewebe an Phenylalanin-Säulen.

13.1.8 Extrakorporale Lipidapherese

Bei Personen mit homozygoter familiärer Hypercholesterinämie und bei einem ausgewählten Patientengut mit ausgeprägter heterozygoter Fettstoffwechselentgleisung ist die LDL-Apherese indiziert. Gegenwärtig gebräuchlich sind vorwiegend das Immunadsorptionsverfahren, die Adsorption von LDL-Cholesterin an Dextransulfat und die heparininduzierte extrakorporale LDL-Cholesterin-Präzipitation (HELP).

13.1.8 Extrakorporale Lipidapherese

Bei homozygoter familiärer Hypercholesterinämie und Einzelfällen mit ausgeprägter heterozygoter Fettstoffwechselstörung ist die LDL-Apherese indiziert.

Doppelmembranfiltration

Bei der Doppelmembranfiltration wird das Plasma nach Abtrennung über einen großporigen Filter durch einen zweiten kleinporigen (20nm) Kapillarfilter gepumpt. LDL-Cholesterin (Molekulargewicht 2,3 Millionen Dalton) wird »selektiv« im zweiten Filter zurückgehalten, während nahezu alle anderen Plasmabestandteile die Membran passieren und in den Kreislauf des Patienten zurückgeführt werden. Durch Behandlung von 2,5–3 l Plasma wird die Konzentration des Serum-Cholesterins auf etwa 35–50 % und die von LDL-Cholesterin auf 30–45 % des Ausgangswertes gesenkt. Ein Nachteil des Verfahrens ist, daß auch HDL-Cholesterin und Immunglobulin M reduziert werden. Außerdem werden etwa 25 g Albumin eliminiert. Da das HDL-Cholesterin erst nach etwa einer Woche den Ausgangswert wieder erreicht, ist die mittlere HDL-Konzentration unerwünschterweise erniedrigt.

Doppelmembranfiltration

Nach Abtrennung des Plasmas über einen großporigen Filter wird in einem kleinporigen Filter LDL-Cholesterin zurückgehalten. Durch Behandlung von 2,5–3 l Plasma werden Serum-Cholesterin auf 35–50 % und LDL-Cholesterin auf 30–45 % des Ausgangswertes gesenkt. Nachteilig ist die Reduktion von HDL-Cholesterin und IgM sowie der Verlust von etwa 25 g Albumin.

Immunadsorption von LDL-Cholesterin

Bei der Immunadsorption wird wechselweise das abgetrennte Plasma über eine von zwei Adsorptionssäulen geschickt, die je 300 bis 320 ml Sepharosepartikel enthalten. Daran sind Antikörper gegen den Proteinanteil des humanen LDL-Cholesterins (Apolipoprotein B-100) kovalent gebunden. LDL-Cholesterin wird selektiv adsorbiert (etwa 3 g pro Säule). Die Antigen-Antikörper-Bindung wird durch Glyzin-Salzsäure-Gemisch mit einem pH-Wert von 2,8 gelöst. Durch phosphatgepufferte Natriumchloridlösung wird der pH-Wert des Plasmas wieder normalisiert. Mit physiologischer Kochsalzlösung wird die ursprüngliche Bindungskapazität der Säule für LDL-Cholesterin wiederhergestellt. Während dieser Regenerationsphase wird die zweite parallel geschaltete Säule verwendet. Pro Sitzung werden vier bis fünf Liter Plasma über die Adsorptionssäulen geleitet. Nach Regeneration und Sterilisation können diese etwa fünfzigmal wiederverwendet werden. LDL-Cholesterin wird auf etwa 30 % des Ausgangswertes, die HDL-Konzentration auf etwa 80 % vermindert; letztere hat aber bereits 24 Stunden später ihren Ausgangswert wieder erreicht. Die Behandlungsdauer beträgt 3–4 Stunden.

Immunadsorption von LDL-Cholesterin

Das abgetrennte Plasma wird wechselweise über eine von zwei Adsorptionssäulen geschickt, die Sepharosepartikel enthalten. Daran sind Antikörper gegen den Proteinanteil des humanen LDL-Cholesterins (Apolipoprotein B-100) kovalent gebunden, die LDL-Cholesterin selektiv binden (etwa 3 g/Säule). Während der Regenerationsphase der einen Adsorptionssäule wird die zweite parallel geschaltete Säule verwendet. LDL-Cholesterin wird auf etwa 30 % des Ausgangswertes, HDL-Cholesterin auf etwa 80 % gesenkt.

Adsorption von LDL-Cholesterin an Dextransulfat

Bei diesem Verfahren nutzt man die Eigenschaft des niedermolekularen Dextransulfats, selektiv LDL- und VLDL-Cholesterin zu adsorbieren. Durch den Wechsel von Adsorption und Regeneration können pro Sitzung 3–4 Liter Plasma dieser Form der lipidsenkenden Therapie unterzogen werden. Die Gesamt-Cholesterinkonzentration wird auf etwa 45 %, die LDL-Konzentration auf 35–40 % und die Triglyzeridkonzentration auf 70 % des Ausgangs-

Adsorption von LDL-Cholesterin an Dextransulfat

Niedermolekulares Dextransulfat vermag selektiv LDL- und VLDL-Cholesterin zu adsorbieren. Cholesterin wird auf 45 %, LDL-Cholesterin auf 35–40 %, Triglyzeride und Fibrinogen auf 70 % des Ausgangswertes gesenkt.

HDL-Cholesterin und Immunglobuline bleiben unbeeinflußt.

wertes gesenkt, während HDL-Cholesterin und Immunglobuline nicht beeinflußt werden. Fibrinogen wird pro Apheresebehandlung um 30% verringert. Die Behandlungszeit beträgt etwa 3–3,5 Stunden.

HELP-System

Beim HELP-System wird das Patientenplasma in gleichem Volumen Azetatpuffer (pH 4,5), der 100 IE Heparin/ml enthält, gemischt. Nach Präzipitation des Heparin-LDL-Komplexes bei saurem pH-Wert wird nach Filterpassage ein LDL-Cholesterin-freies Plasma-Puffergemisch erhalten. Danach wird über einen Heparinadsorber Heparin entfernt und der physiologische pH-Wert des Plasmas wiederhergestellt. Pro Sitzung werden Gesamt-Cholesterin auf etwa 50% und LDL-Cholesterin auf etwa 45% des Ausgangswertes gesenkt.

HELP-System

Das Patientenplasma wird extrakorporal in gleichem Volumen Azetatpuffer (pH 4,5), der 100 Einheiten Heparin pro ml enthält, kontinuierlich gemischt. Nach Ausfällung des Heparin-LDL-Komplexes bei saurem pH-Wert in der Präzipitationskammer und Passage durch einen zweiten Filter wird ein LDL-cholesterinfreies Plasma-Puffergemisch erhalten. Im nächsten Schritt wird Heparin in einem Heparinabsorber entfernt. Anschließend erfolgt eine Bikarbonatdialyse zur Wiederherstellung des physiologischen pH-Wertes des Plasmas und zur Entfernung überschüssigen Azetats und Puffers. Schließlich wird das LDL-freie Plasma mit den Blutzellen vereinigt und dem Patienten wieder zugeführt. Die Behandlung dauert 2–3 Stunden, je nach Menge des Plasmavolumens (2–3 Liter). Während jeder Sitzung wird das Gesamt-Cholesterin auf etwa 50%, das LDL-Cholesterin auf 45% des Ausgangswertes gesenkt, während HDL-Cholesterin nur auf 80% zurückgeht. C_4-Komplement, C1-Inhibitor, Fibrinogen und Plasminogen werden vorübergehend auf 50% abgesenkt.

Alle extrakorporalen Lipidaphereseverfahren müssen **mit einer medikamentösen Therapie kombiniert** werden. Schwerwiegende Komplikationen sind nicht bekannt.

Alle vier Behandlungsmethoden müssen langfristig **in Kombination mit einer medikamentösen Therapie** erfolgen, da im therapiefreien Intervall (7–14 Tage) die LDL-Cholesterinwerte rasch wieder ansteigen. Die Behandlung ist an Institutionen gebunden, deren Personal mit Dialyse- und Plasmapheresebehandlung Erfahrung hat. Alle genannten Verfahren sind kostenintensiv. Allein dadurch ergibt sich eine strenge Indikationsstellung.

13.1.9 Immunadsorption von IgG und IgA

Bei diesem Verfahren werden Nachteile der Plasmaseparation (Elimination von Plasmaproteinen) umgangen. Eine Proteinsubstitution mit Gefahr allergischer Reaktionen bzw. Virusübertragung entfällt. Die Indikation wird vergleichbar zur Plasmapheresetherapie gestellt, additiv können zytotoxische Antikörper hochsensibilisierter potentieller Tranplantatempfänger eliminiert werden.

13.1.9 Immunadsorption von IgG oder IgA

Dieses Therapieverfahren wurde entwickelt, um die Nachteile der Plasmaseparation (unspezifische Elimination von Plasmaproteinen) zu umgehen. Im Gegensatz zum therapeutischen Plasmaaustausch ist bei diesem Therapieverfahren keine Substitution von Eiweißlösungen (Humanalbumin, Frischplasma) mit der möglichen Komplikationsrate allergischer Reaktionen und der Gefahr der Virusübertragung erforderlich.
Die Indikationen für die Immunadsorption sind mit denen des Plasmaaustausches weitgehend identisch, zusätzlich können hochsensibilisierte potentielle Transplantatempfänger behandelt werden, mit dem Ziel, zytotoxische Antikörper zu entfernen. Zwei unterschiedliche Techniken werden gegenwärtig angeboten:

IgG-Apherese

Die Elimination zirkulierender Antikörper, Immunkomplexe und Alloantikörper erfolgt mittels polyklonaler Schafantikörper gegen die leichte und schwere Kette der Immunglobuline (kovalent an Sepharose CL-4B gebunden). Diese Bindungen werden in einem speziellen Desorptionsverfahren wieder gelöst. 70–80% der zirkulierenden Immunglobuline werden aus dem Plasma eliminiert; in einer Dosierung von 0.3–0,5 g/kg KG werden Immunglobuline substituiert.

IgG-Apherese

Die Elimination zirkulierender Antikörper, Immunkomplexe und Alloantikörper erfolgt aus dem Plasma (daher initial Plasmaseparation erforderlich) mittels polyklonaler Schafantikörper gegen die leichte und schwere Kette der Immunglobuline. Diese Antikörper sind kovalent an Sepharose CL-4B (aufbereitet in Glassäulen) gebunden und adsorbieren reversibel Immunglobuline aller Klassen. In einem speziellen Desorptionsverfahren (Glycinpuffer, pH 2,8) werden diese Bindungen gelöst. Damit können selektiv Immunglobuline eliminiert werden. Jede Säule besitzt eine Bindungskapazität von etwa 4 g Immunglobulinen pro Beladungszyklus. Pro Behandlung werden im Mittel 9 l Plasma desorbiert. Die Behandlungsdauer liegt bei 4–4,5 Stunden. Dabei werden etwa 70–80% der zirkulierenden Immunglobuline aus dem Plasma eliminiert. Um einen etwaigen Rebound der Antikörpersynthese zu blockieren und Infektionskomplikationen vorzubeugen, werden am Ende jedes Behandlungszyklus Immunglobuline in einer Dosierung von 0,3–0,5 g pro Kilogramm Körpergewicht substituiert. Die Behandlung kann über periphere Venen durchgeführt werden.

Protein-A-Immunapherese

Dieses Verfahren unterscheidet sich von der IgG-Immunapherese nur durch einen anderen Liganden. Immunglobuline werden an sephadexfixiertes Staphylokokken-Protein A gebunden und durch Desorption, wie bei der IgG-Immunapherese beschrieben, aus dem Plasma entfernt. Behandlungsindikationen und Effizienz sind bei beiden Verfahren vergleichbar. Allerdings beträgt bei der Protein-A-Säule die Clearance der IgG-3-Subklasse (z. B. HLA-Antikörper) nur etwa 60 % der Effizienz der IgG-Immunapherese. Der Verlust an Albumin (ca. 25–30 %) ist nur bei der Protein-A-Säule signifikant.

Protein-A-Immunapherese

Der Unterschied zur IgG-Immunapherese beruht auf der Verwendung von sephadexfixiertem Staphylokokken-Protein A als Liganden. Die Clearance der IgG-3-Subklasse liegt bei nur 60 %, 25–30 % Albuminverlust müssen in Kauf genommen werden.

13.2 Intrakorporale Therapieverfahren

13.2.1 Peritonealdialyse

Prinzip

Als Dialysemembran dient das Peritoneum mit einer geometrischen Oberfläche von 1–2 m². Für den Stofftransport steht nur die vaskularisierte Fläche zur Verfügung, die etwa ein Drittel beträgt. Der Stofftransport erfolgt durch Diffusion unter Zuhilfenahme eines osmotischen Gradienten, der durch Glukoselösungen unterschiedlicher Osmolarität hergestellt wird. Das Peritoneum besitzt andere Permeabilitätscharakteristika als künstliche Dialysemembranen. Im Vergleich zur konventionellen Hämodialyse werden kleinmolekulare Substanzen wie Harnstoff oder Kreatinin schlechter eliminiert, größere Moleküle dagegen besser ausgeschieden. Auch große Eiweißmoleküle können die Peritonealmembran passieren, so daß die Peritonealdialyse immer mit einem Eiweißverlust einhergeht, der bei der CAPD ca. 8–10 g/Tag beträgt. Wegen der schlechteren Elimination urämischer Toxine ist eine Peritonealdialysebehandlung täglich, die Hämodialyse nur 3 × wöchentlich erforderlich, um gleiche Effizienz zu erreichen.

13.2 Intrakorporale Therapieverfahren

13.2.1. Peritonealdialyse

Prinzip

Als Dialysemembran dient das Peritoneum mit anderen Permeabilitätscharakteristika als Hämodialysemembranen. Kleinmolekulare Gifte (Harnstoff) werden schlechter, großmolekulare Substanzen effektiver eliminiert (Eiweißverlust 8–10 g/Tag).

S Synopsis E-**14: Prinzip der Peritonealdialyse**

Der Stoffaustausch findet hier in der Abdominalhöhle statt, wobei das Peritoneum als semipermeable Membran genutzt wird. Das Blutkompartiment wird durch das peritoneale Kapillarbett repräsentiert. Über einen Katheter wird das Dialysat ins Abdomen eingefüllt. Der Stofftransport über das Peritoneum erfolgt längs eines Konzentrationsgradienten.

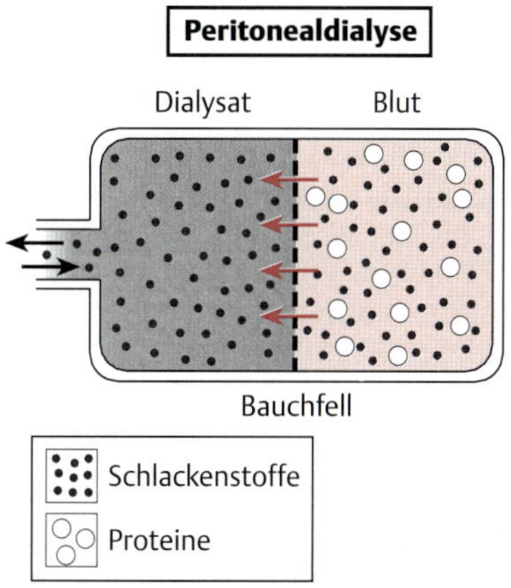

Technik

Der Zugang zur Peritonealhöhle erfolgt via subkutanem Tunnel durch einen Katheter, dessen Spitze im kleinen Becken und dessen Austrittsstelle etwa 2–3 cm unterhalb und 5–8 cm neben dem Bauchnabel liegt. Zur Dialyse werden durch den Katheter Dialysatlösungen (1–2,5 l) in die Bauchhöhle eingefüllt und nach unterschiedlicher Verweilzeit wieder abgelassen. Dieser Vorgang wird täglich 3- bis 5mal wiederholt. Die Kapazität der Bauchhöhle des Erwachsenen beträgt 1,5–2 (2,5) l.

Technik

Der Zugang zur Bauchhöhle wird durch einen Katheter (Tenckhoff-, Toronto-Western-Hospital-(TWH-) oder Swan-Neck-Katheter) aus Silikonkautschuk hergestellt, der durch einen subkutanen Tunnel in die Peritonealhöhle so eingelegt wird, daß die Spitze im kleinen Becken liegt. Zwei Dacronmuffen, die subkutan und subfaszial plaziert werden, verwachsen mit der Umgebung fest und dichten die Katheteraustrittsstelle ab. Letztere liegt etwa 2–3 cm unterhalb und 5–8 cm neben dem Bauchnabel. Zur Dialyse werden Dialysatlösungen über ein steriles Schlauchsystem mit Hilfe der Schwerkraft durch den Katheter in die Bauchhöhle eingefüllt und nach unterschiedlicher Verweilzeit wieder abgelassen. Dieser Vorgang wird täglich 3- bis 5mal wiederholt. Die Kapazität der Bauchhöhle des Erwachsenen beträgt 1,5–2,5 l.
Der Dialysatlösung können ggf. Medikamente (z.B. Antibiotika, Insulin) zugesetzt werden. Ein routinemäßiger Zusatz von Heparin ist nicht notwendig. Nur in den ersten Tagen nach Beginn der Therapie und bei Auftreten von Fibrinniederschlägen im Dialysat (nach Peritonitis) wird Heparin (500 IE/l) zugesetzt.

Kontinuierliche ambulante Peritonealdialyse (CAPD)

Bei dieser Form der **Heimdialyse** erfolgen Einlauf und Auslauf des Dialysats manuell, meist **3** × tagsüber (Verweildauer des Dialysats 3–4 h), **einmal vor dem Zubettgehen** (Verweildauer 8–10 h). Für das Dialysat werden flexible Kunststoffbeutel benutzt, die mit unterschiedlichen Volumina (1,5–2,5 l) und mit unterschiedlicher Glukosekonzentration (1,36–4,25 %) hergestellt werden. Nach Einlauf des vorgewärmten Dialysats in die Peritonealhöhle wird der Verbindungsschlauch abgeklemmt und der flexible Beutel leer zusammengefaltet am Körper getragen. Nach Ende der Verweilzeit kann die Spüllösung in den Beutel zurückfließen und wird verworfen.

Kontinuierliche ambulante Peritonealdialyse (CAPD)

Die CAPD ist eine **Form der Heimdialyse**, da der Patient sich selbst behandelt. **Täglich werden 3–5mal 1,5–2 l Dialysat** in die Bauchhöhle instilliert und nach einer Verweilzeit von 4–8 Stunden wieder abgelassen. Der Austausch erfolgt manuell, in der Regel 3 × tagsüber (Verweildauer des Dialysats 3–4 h), einmal vor dem Zubettgehen (Verweildauer 8–10 h). Für das Dialysat werden flexible Kunststoffbeutel benutzt, die mit unterschiedlichen Volumina (1,5–2,5 l) und mit unterschiedlichen Glukosekonzentrationen (1,36–4,25 %) hergestellt werden. Nach Einlauf des vorgewärmten Dialysates in die Peritonealhöhle wird der Verbindungsschlauch abgeklemmt und der flexible Beutel leer zusammengefaltet am Körper getragen. Nach Ende der Verweilzeit kann die Spüllösung in den Beutel zurückfließen und wird verworfen. Ein neuer Beutel mit frischem Dialysat wird an das Schlauchsystem angeschlossen und das Dialysat erneut instilliert. Daraus ergibt sich eine kontinuierliche Behandlung, die lediglich durch die Wechselphasen unterbrochen wird. Die Behandlungseinleitung ist mit einem stationären Aufenthalt von ca. 8–14 Tagen verbunden. In dieser Zeit wird der Patient für die Behandlung trainiert. Alle 4 Wochen erfolgt eine ambulante nephrologische Kontrolle. Die Eintrittsstelle des Katheters wird steril verbunden.

Intermittierende Peritonealdialyse (IPD)

Bei der IPD findet die Behandlung (8–12 h) in der Regel 3 × pro Woche während eines Krankenhaus- oder Praxisaufenthaltes statt. Pro Behandlung werden etwa 30–50 l Dialysat umgesetzt. Einzelportionen von 1,5–3 l verbleiben für jeweils bis zu 30 min in der Bauchhöhle und werden dann gegen frisches Dialysat ausgetauscht. Die Gewichtsabnahme des Patienten kann durch die vorgegebene Osmolarität des Dialysats gesteuert werden.

Vorteile der IPD sind die geringere Glukosebelastung, der geringere Proteinverlust, das geringere Risiko für abdominelle Hernien, die geringere Peritonitisrate und die bessere lokale Abwehr.

Intermittierende Peritonealdialyse (IPD)

Bei der IPD findet die Behandlung in der Regel 3 × pro Woche während eines 8- bis 12stündigen Krankenhaus- oder Praxisaufenthaltes statt. Pro Behandlung werden etwa 30–50 l Dialysat umgesetzt. Einzelportionen von 1,5–3 l verbleiben für jeweils bis zu 30 Minuten in der Bauchhöhle und werden dann gegen frisches Dialysat ausgetauscht. Die Gewichtsabnahme des Patienten kann durch die vorher festgelegte Osmolarität des Dialysats gesteuert werden (mittlere Ultrafiltration 5–6 l/Woche).
Konnektion und Diskonnektion des Schlauchsystems an den Katheter erfordern strenge aseptische Kriterien. Spezialkonnektoren und halbmechanische Konnektionsapparate, die zugleich eine kurzfristige Sterilisierung des Verbindungsstückes gestatten, haben das Peritonitisrisiko reduziert. Nach Beendigung der Dialyse wird der Katheter durch eine sterile Kappe verschlossen und mit einem Verband geschützt.
Vorteile der IPD-Behandlung beinhalten die geringere wöchentliche Glukosebelastung, den geringeren wöchentlichen Proteinverlust (ca. 30 g/Woche), das geringe Risiko, abdominelle Hernien zu entwickeln (durch fehlende intraabdominelle Drucksteigerung), die geringere Peritonitisrate (durch die geringere Zahl an Konnektionen/Diskonnektionen, Handhabung außerdem durch geschultes Personal) und eine verbesserte lokale Abwehr (Regenera-

tion der peritonealen Makrophagen, Granulozyten und Mesothelzellen im behandlungsfreien Intervall). **Nachteilig** werden die langen Behandlungszeiten (24–36 Stunden pro Woche), die Gefahr einer inadäquaten Dialyse (durch geringe Clearance klein-und mittelmolekularer Substanzen), eine chronische (mäßiggradige) Überwässerung (durch limitierte Ultrafiltration, Akkumulation von Flüssigkeiten im dialysefreien Intervall) mit konsekutiver Blutdruckerhöhung und die höheren Kosten angesehen. **Idealerweise kann diese Form der Behandlung auch nachts stattfinden.** Dadurch ist der Zeitverlust für den Patienten weniger belastend.

Nachteilig werden die langen Behandlungszeiten, die Gefahr der inadäquaten Dialyse und einer chronischen Überwässerung mit Blutdruckerhöhung sowie die höheren Kosten angesehen. **Idealerweise kann diese Form der Behandlung auch nachts** stattfinden.

Nächtliche intermittierende Peritonealdialyse (NIPD)

Die Behandlung findet jede Nacht als Heimdialyse statt. Mit Hilfe eines vollautomatisierten Gerätes (Cycler) werden pro Nacht 8–20 l Dialysat ausgetauscht (Behandlungsdauer 8–10 Stunden). Im Vergleich zur IPD ist die Dialyseeffektivität durch die 7malige Behandlung pro Woche höher. Im Vergleich zur CCPD bleibt bei der NIPD die Bauchhöhle tagsüber dialysatfrei. Dieses Verfahren bietet sich vor allem für Patienten mit rascher peritonealer Glukoseresorption (»high transporter« im Peritonealdialyseäquilibrationstest) an. Durch die nächtliche Behandlung kann der Schlaf gestört sein. Die NIPD ist ein ideales Dialyseverfahren für Berufstätige und Schüler (Studenten).

Nächtliche intermittierende Peritonealdialyse (NIPD)

Mit Hilfe eines vollautomatischen Gerätes werden pro Nacht 8–20l Dialysat ausgetauscht. Im Vergleich zur IPD ist die Dialyseeffektivität durch die 7malige Behandlung pro Woche höher. Tagsüber bleibt die Bauchhöhle dialysatfrei (Indikation: »high transporter«). Der Schlaf kann gestört sein.

Tidal-Peritonealdialyse (TPD)

Bei der TPD erfolgt zunächst der Dialysateinlauf wie bei der IPD. Allerdings ist die Verweilzeit des Dialysats mit 5–15Minuten deutlich kürzer, außerdem wird nur ein Teil des Füllvolumens (Tidal-Volumen) ausgetauscht, ein sogenanntes Reservevolumen verbleibt intraabdominell. Durch die TPD-Modifikation der IPD besteht während des gesamten Behandlungszeitraums ein Kontakt zwischen Dialysat und peritonealer Oberfläche. Bei Halbierung der Dialysatzeit pro Einzelzyklus verdoppelt sich bei der TPD die Anzahl der Dialysezyklen. Dadurch verbessert sich die peritoneale Clearance für Phosphat, Harnstoff, Kreatinin oder Kalium ebenso wie die peritoneale Ultrafiltrationsleistung. Der im Vergleich zur IPD höhere wöchentliche Proteinverlust macht eine tägliche höhere Eiweißzufuhr mit der Nahrung (1,2–1,4 g Protein/kg KG) nötig. Die Behandlungszeit verkürzt sich.

Tidal-Peritonealdialyse (TPD)

Bei der TPD erfolgt zunächst der Dialysateinlauf wie bei der IPD. Durch die kurze Verweilzeit und eine Steigerung der Dialysezyklen sind Clearance und Ultrafiltration erhöht, die Behandlungszeit verkürzt. Ausgetauscht wird nur ein Teil des Füllvolumens (Tidal-Volumen), ein sog. Reservevolumen bleibt intraabdominell (permanenter Kontakt zwischen Dialysat und peritonealer Oberfläche unter Behandlung).

Kontinuierliche zyklische Peritonealdialyse (CCPD)

Die Behandlung findet **jede Nacht als Heimdialyse** statt. Mit Hilfe eines vollautomatischen Gerätes (Cycler) wird mit 3–5 Dialysatwechsel und einem Füllvolumen von jeweils 2–2,5 l über 8–10 Stunden über Nacht dialysiert. Ein Füllvolumen von 1–2 l Peritonealdialysat verbleibt tagsüber in der Bauchhöhle (im Bedarfsfall 1–2 Beutelwechsel wie bei CAPD). Durch die im Vergleich zur IPD effektiveren und vor allem kontinuierliche Entgiftung sind Blutdruck- und Volumenprobleme ebenso geringer wie die Gefahr der Unterdialyse. Durch die nächtliche Behandlung sind Schlafstörungen möglich.

Kontinuierliche zyklische Peritonealdialyse (CCPD)

Die Behandlung findet **jede Nacht als Heimdialyse** statt. Mit Hilfe eines Cyclers wird mit 3–5 Dialysatwechsel (Füllvolumen je 2–2,5 l) dialysiert (8–10 h); 1–2 l Peritonealdialysat verbleiben tagsüber in der Bauchhöhle.

Komplikationen

Die gefährlichste Komplikation der Peritonealdialysebehandlung ist die **Peritonitis**, die durch bakterielle Kontamination der Konnektionsstellen während des Wechsels der Dialysatbeutel zustande kommt. Technische Verbesserungen der Konnektion und Diskonnektion zwischen Katheter und Dialysatbeutel sowie eine intensive Schulung der Patienten durch spezielles Personal (Peritonealdialyseteam) haben die Peritonitisrate auf 1 pro 40 bis 60 Behandlungsmonate gesenkt. Aufgrund der Trübung des Dialysats

Komplikationen

Die **Peritonitis** (1/40–60 Behandlungsmonate) ist die gefährlichste Komplikation durch Kontamination der Konnektionsstellen, via Exit-site- oder Tunnelinfektionen, transmural, hämatogen oder aszendierend.

Häufige Erreger sind S. epidermidis, S. aureus, Pseudomonas oder Pilze. Antibiotika/Antimykotika werden dem Dialysat zugesetzt, systemisch oder oral verabfolgt.
Bei häufigen Peritonitiden (in kurzen Abständen) muß zur Hämodialyse gewechselt werden.

(>100 Leukozyten/μl), diffuser abdomineller Schmerzen und Fieber kann die Diagnose frühzeitig gestellt werden. Häufige Erreger sind S. epidermidis (Peritonitis mild, kurzdauernd) und S. aureus (Peritonitis schwer, prolongierter Verlauf, Neigung zu Abszeßbildung). Peritonitiden durch Pseudomonas- oder Pilzinfektionen bedürfen einer Katheterentfernung. Erforderliche Antibiotika oder Antimykotika werden dem Dialysat zugesetzt, systemisch oder oral verabfolgt. Bei gehäuftem Auftreten von Peritonitiden in kurzen Abständen muß ein Therapiewechsel zur Hämodialyse stattfinden.

Weitere Komplikationen sind **Infektionen der Katheteraustrittsstelle** (Exit site), des subkutanen Tunnels, **Nachlassen der Ultrafiltration, Lageveränderungen des Katheters** mit Ein- und Auslaufschwierigkeiten.

Weitere Komplikationen sind **Infektionen der Katheteraustrittsstelle**, des subkutanen Tunnels und **Lageveränderungen des Katheters im Bauchraum** mit konsekutivem Rückgang der Ein- und Auslaufgeschwindigkeit. Das **Nachlassen der Ultrafiltration** (durch rezidivierende Peritonitiden) kann mit zunehmendem Gebrauch höherprozentiger Glukoselösung kompensiert werden. Nach den bisherigen Erfahrungen sind Behandlungen bei unkompliziertem Verlauf über 5 Jahre und länger möglich. Ein Wechsel zur Hämodialyse kann jederzeit stattfinden.

14 Nierentransplantation

14 Nierentransplantation

Unter den Therapieverfahren zur Behandlung terminal niereninsuffizienter Patienten kommt der Nierentransplantation ein besonderer Stellenwert zu.

Merke ▶

> ***Merke.*** Durch Normalisierung der exokrinen und endokrinen Nierenfunktion, ein funktionierendes Organ vorausgesetzt, gelingt eine weitgehende körperliche und psychosoziale Rehabilitation chronisch nierenkranker Patienten, verbunden mit einer im Vergleich zum Dialysestadium deutlich höheren Lebensqualität.

Mögliche Komplikationen nach Nierentransplantation machen eine sorgfältige Empfängerevaluierung und ein engmaschiges Monitoring nierentransplantierter Patienten notwendig.

S Synopsis E-**15: Nierentransplantation**

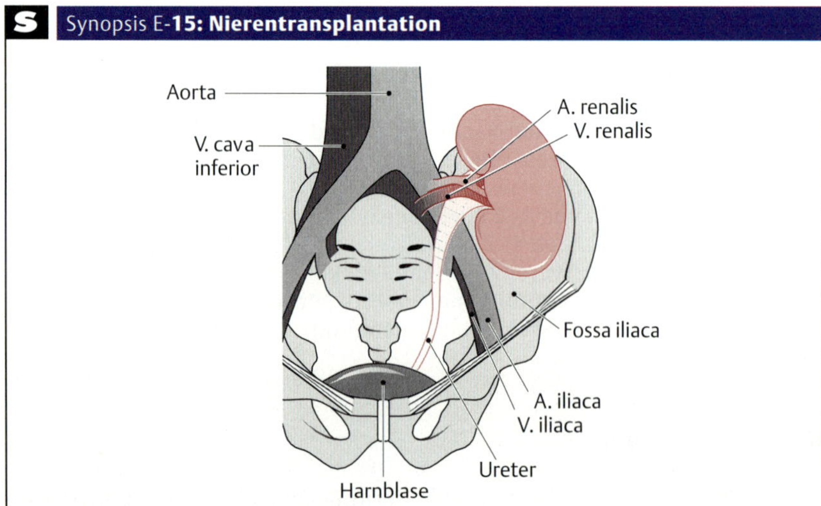

Die Transplantation erfolgt extraperitoneal in heterotoper Position in die Fossa iliaca des Empfängers. Eine direkte Palpation ist möglich (z. B. Größenzunahme und Druckschmerz bei Abstoßung). Die Nierenarterie und -vene werden mit der Arteria bzw. Vena iliaca externa anastomosiert (in der Regel End-zu-Seit). Der Ureter wird in die Blase mit terminal submukösem Verlauf implantiert (Ureteroneozystostomie mit Antirefluxplastik nach *Lich-Gregoire*).

14.1 Patientenselektion für die Nierentransplantation

14.1.1 Bedeutung der renalen Grunderkrankung

Da die Grunderkrankung im Transplantat rekurrieren kann, ist zunächst die Kenntnis der Erkrankung, die zur terminalen Niereninsuffizienz geführt hat, wünschenswert. Rekurrierende Glomerulonephritiden werden für etwa 5% der Organverluste nach Nierentransplantation verantwortlich gemacht (▤ E-**27**).

14.1 Patientenselektion für die Nierentransplantation

14.1.1 Bedeutung der renalen Grunderkrankung

Rekurrierende Glomerulonephritiden werden für ca. 5% der Organverluste nach Nierentransplantation verantwortlich gemacht. Deshalb ist die Kenntnis der renalen Grunderkrankung wichtig ▤ E-**27**.

E-27: Rekurrenz der Grunderkrankung nach Nierentransplantation

Ursachen rekurrierender Erkrankungen im Transplantat		Besonderheiten
▷ fokal-segmentale Sklerose	30% (5–100%)	75% bei Zweittransplantation
▷ IgA-Nephropathie	50-60%	Organverlust etwa 1%
▷ membranoproliferative Glomerulonephritis		
Typ I	20–25%	
Typ II	85%	frühzeitiges Rezidiv möglich, Organverlust in 50% der Fälle innerhalb eines Jahres
▷ (epi)membranöse Glomerulonephritis	10%	
▷ systemischer Lupus erythematodes	1%	
▷ Anti-GBM-Glomerulonephritis	<5%	Anti-GBM-Antikörper müssen 6–12 Monate negativ sein

Die Rekurrenzrate bei Vorliegen einer terminalen Niereninsuffizienz auf dem Boden einer fokal-segmentalen Glomerulosklerose liegt beispielsweise bei etwa 30% (im Schrifttum bei 5–100%). Das Risiko der Rekurrenz dieser Erkrankung liegt bei der zweiten Nierentransplantation bei etwa 75%. Die Rekurrenz der IgA-Nephropathie nach Nierentransplantation wird mit 50–60% angegeben, allerdings ist die Transplantatfunktionsrate davon wenig betroffen. Der Organverlust durch Rekurrenz der IgA-Nephropathie liegt bei etwa 1%. Beim Typ I der membranoproliferativen Glomerulonephritis liegt die Rekurrenzrate im Transplantat bei 20–25%, beim Typ II bei 85%. Die Rekurrenz der membranösen Glomerulonephritis im Transplantat liegt im Mittel bei 10%.

Die Rekurrenz des systemischen Lupus erythematodes (SLE) (RPGN Typ II) ist nach Nierentransplantation mit ca. 1% niedrig. Ein klinisch aktiver SLE stellt eine Kontraindikation im Hinblick auf eine geplante Nierentransplantation dar, nicht jedoch die isolierte serologische Aktivität zum Zeitpunkt der Nierentransplantation.

Die Rekurrenzrate liegt bei fokal-segmentaler Glomerulosklerose im Transplantat bei etwa 30%, bei der 2. Nierentransplantation bei 75%, bei IgA-Nephropathie bei 50–60%, allerdings liegt hier der Organverlust bei Rekurrenz im Transplantat nur bei 1%. Beim Typ I der membranoproliferativen Glomerulonephritis liegt die Rekurrenzrate im Transplantat bei 20–25%, beim Typ II bei 85%, bei der membranösen Glomerulonephritis bei 10%.

Die Rekurrenz des SLE im Transplantat liegt bei etwa 1%.

14.1.2 Patienten mit Typ-I- und Typ-II-Diabetes mellitus

In den letzten 10–15 Jahren machen Patienten mit diabetischer Nephropathie einen zunehmend größeren Anteil unter den Patienten mit terminaler Niereninsuffizienz aus. Die Zahlen schwanken zwischen 8% (Frankreich) und 34% (Finnland) Diabetiker unter den Patienten, die beispielsweise 1988 mit der Dialysebehandlung begonnen haben. Während der Anteil an Typ-I-Diabetikern in den letzten Jahren stagniert oder eher leicht abnimmt, nimmt die Zahl der Typ-II-Diabetiker unter den Patienten mit Nierenersatztherapie ständig weiter zu. Es ist generell akzeptiert, daß die **Nierentransplantation** (ggf. in Kombination mit einer Pankreastransplantation bei Typ-I-Diabetikern) die **Therapie der Wahl** auch für Diabetiker mit terminaler Niereninsuffizienz darstellt, nicht nur wegen der im Vergleich zum Hämo- und Peritonealdialyseverfahren **höheren Lebensqualität**, sondern vor allem wegen der **deutlich besseren Überlebensrate.**

14.1.2 Typ-I-, Typ-II-Diabetes mellitus

In den letzten Jahren nimmt der Anteil der Patienten mit terminaler Niereninsuffizienz auf dem Boden einer diabetischen Nephropathie ständig zu (vor allem Typ-II-Diabetiker). Ein Diabetes mellitus ist in manchen Zentren bereits die häufigste Ursache für die terminale Niereninsuffizienz. **Vor allem Typ-I-Diabetiker profitieren** von der Nierentransplantation. Nach sorgfältiger **Patientenselektion ist die Nierentransplantation auch Therapie der Wahl bei terminal niereninsuffizienten Typ-II-Diabetikern.**

14.1.3 Präexistente Risikofaktoren

Ein langjähriger **Hypertonus, Störungen des Fettstoffwechsels** und eine evtl. **vorbestehende diabetische Stoffwechselerkrankung** lassen auch nach Nierentransplantation kardiovaskuläre und zerebrovaskuläre Komplikationen befürchten, zumal Hypertonie und Störungen des Fettstoffwechsels persistieren und Entgleisungen des Kohlenhydratstoffwechsels unter immunsuppressiver Therapie möglich sind.
Bei Langzeitüberlebenden nach Nierentransplantation sind **Lebererkrankungen** in 8–28 % der Fälle die Todesursache, hervorgerufen durch Reaktivierung oder Neuinfektion mit Hepatitis-B-, Hepatitis-C-, Zytomegalie-, Epstein-Barr- oder Herpesviren. Deshalb ist die entsprechende hepatische Abklärung vor Nierentransplantation ebenso wichtig wie ggf. die Cholezystektomie bei Vorliegen multipler Gallensteine.

Die gastrointestinale Abklärung betrifft die Gastroskopie und beim über 50jährigen die Koloskopie. Die pulmologische, gynäkologische, urologische, ophthalmologische, HNO-ärztliche, dermatologische und psychiatrische Abklärung ist wichtig.

14.1.4 Patienten im höheren Lebensalter

Die hohe kardiovaskulär bedingte Morbidität und Mortalität sowie ein erhöhtes Risiko für Infektkomplikationen machen eine sorgfältige Evaluierung potentieller Transplantationskandidaten im höheren Lebensalter erforderlich.

14.1.5 Risiken anti-HCV- und HBs-AG-positiver Spender

Das HCV-Virus wird von anti-HCV-positiven Organspendern durch Transplantation auf anti-HCV-negative Empfänger übertragen. Auch beim anti-HCV-positiven Empfänger sind Infektionen mit allen sechs HCV-Subtypen möglich.

14.1.3 Präexistente Risikofaktoren

Ein **langjähriger Hypertonus, Störungen des Fettstoffwechsels** und eine eventuell **vorbestehende diabetische Stoffwechselerkrankung** lassen auch nach Nierentransplantation kardiovaskuläre und zerebrovaskuläre Komplikationen befürchten, so daß eine entsprechende Abklärung (Ergometrie, transthorakale Echokardiographie, angiologischer Status und im Bedarfsfall Myokardszintigraphie bzw. Koronarangiographie) in Abhängigkeit vom Alter und Risikoprofil des Patienten wichtig ist, zumal Hypertonie und Störungen des Fettstoffwechsels nach Nierentransplantation persistieren und Entgleisungen des Kohlenhydratstoffwechsels unter immunsuppressiver Therapie (Kortisonbolus; Posttransplantdiabetes unter Cyclosporin-A- bzw. FK 506-Therapie in 10–20%) möglich sind.
Lebererkrankungen sind ein bedeutender Faktor im Hinblick auf die Morbidität und Mortalität der Patienten nach Nierentransplantation. Störungen der Leberfunktion, gemessen anhand biochemischer Laborparameter, zeigen 7–24% der Patienten in der unmittelbaren Posttransplantperiode. **Bei Langzeitüberlebenden nach Nierentransplantation sind Lebererkrankungen in 8–28% der Fälle die Todesursache.** Einen wesentlichen Teil der Lebererkrankungen immunsupprimierter Patienten nehmen virale Erkrankungen ein, hervorgerufen durch Hepatitis-B-, Hepatitis-C-, Zytomegalie-, Epstein-Barr- oder Herpesviren. Deshalb sind Angaben zur Hepatitisserologie, Hepatitisimpfung, über CMV-, EBV- und Herpes-Virusserologie ebenso wichtig wie Angaben über aktuelle Leberenzyme, Lebersonographie einschließlich dem Nachweis oder Fehlen einer Cholezystolithiasis bzw. **im Bedarfsfall eine bioptische Abklärung** der Lebererkrankung (z.B. chronisch aggressive Hepatitis).
Die gastrointestinale Abklärung schließt die Ulkusanamnese und Gastroskopie ebenso ein wie eine Abklärung des Dickdarms (Koloskopie) beim über 50jährigen. Die pulmologische, gynäkologische, urologische, ophthalmologische, HNO-ärztliche, dermatologische und psychiatrische Abklärung komplettiert die Patientenevaluierung vor geplanter Nierentransplantation.

14.1.4 Evaluierung von Patienten im höheren Lebensalter

Liegt der Anteil hämodialysierter Patienten jenseits des 60. Lebensjahres in manchen Zentren bei > 50%, so beträgt der Anteil der über 60jährigen unter den Patienten, die zur Nierentransplantation kommen, weniger als 20%. Die hohe kardiovaskulär bedingte Morbidität und Mortalität sowie ein erhöhtes Risiko für Infektionskomplikationen machen eine sorgfältige Evaluierung potentieller Transplantationskandidaten im höheren Lebensalter erforderlich. Nach sorgfältigen Selektionskriterien werden Patienten im höheren Lebensalter (jenseits des 65. Lebensjahres) in den meisten Zentren nicht von einer Nierentransplantation ausgeschlossen. Neben der verminderten Immunantwort spricht das höhere Infektionsrisiko älterer Patienten für eine niedrigere Immunsuppression bei diesen Patienten. Auch Patienten in höherem Lebensalter profitieren nach Nierentransplantation von der höheren Lebensqualität.

14.1.5 Risiken anti-HCV- und HBs-AG-positiver Spender

Das Hepatitis-C-Virus (HCV) wird von anti-HCV-positiven Organspendern (bis zu 8% in Spanien) durch Transplantation auf die anti-HCV-negative Empfänger übertragen.
Kurzzeitprobleme im Rahmen anti-HCV-positiver Spender auf anti-HCV-negative Empfänger existieren offensichtlich nicht. Dennoch sind mögliche Langzeitkomplikationen unklar, zumal auch beim anti-HCV-positiven Empfänger eine Infektion mit allen sechs Hepatitis-C-Subtypen möglich ist. **Daher kann gegenwärtig die Nierentransplantation anti-HCV-positiver Spender auf anti-HCV-negative Empfänger nur im Einzelfall entschieden werden (»high urgency«) und nur nach Zustimmung des Empfän-**

gers nach entsprechender Aufklärung erfolgen, zumal bisher Eurotransplant-Empfehlungen fehlen.
Nach der Eurotransplant-Empfehlung sollen HBs-AG-positive Organe (Niere, Pankreas) nur auf anti-HBs-positive Empfänger bei vital bedrohlichen Situationen (»high urgency«) und bei voller Übereinstimmung im HLA-System transplantiert werden, da Zweitinfektionen möglich sind.

HBs-AG-positive Organe sollen nur auf anti-HBs-positive Empfänger bei vital bedrohlichen Situationen und bei voller Übereinstimmung im HLA-System transplantiert werden.

14.2 Spender

14.2.1 Leichennierenspender

Als Leichennierenspender kommen Hirntote mit intaktem Kreislauf unter künstlicher Beatmung in Betracht, soweit die Nierenfunktion eine Organübertragung möglich bzw. sinnvoll macht. Der Hirntod ist durch den irreversiblen Verlust der Großhirn- und Hirnstammfunktion mit konsekutiver Bewußtlosigkeit, Ausfall der Spontanatmung, Lichtstarre beider Pupillen, Fehlen des okkulozephalen Reflexes, Fehlen des Kornealreflexes, Fehlen von Reaktionen auf Schmerzreize im Trigeminusbereich und Fehlen des Pharyngeal- und Trachealreflexes charakterisiert. Die Diagnostik des Hirntodes erfolgt durch zwei unabhängige neurologische Untersucher, die weder in das Transplantations- noch in das Organentnahmeteam involviert sind.
Das Lebensalter potentieller Nierenspender liegt in der Regel unter dem 65. Lebensjahr. Im Zweifelsfall bietet sich die histologische Abklärung (Nullbiopsie) der Niere vor geplanter Nierentransplantation an. Das Vorliegen einer HIV-Infektion, eines Malignoms oder einer Sepsis beim Spender schließt eine Multiorganentnahme aus. Ob beim septischen Spender singulär die Nieren explantiert werden sollen, muß im Einzelfall entschieden werden, ebenso die Nierenexplantation bei Spendern mit niedrig malignen Hirn- und Hauttumoren. Ursachen des dissoziierten Hirntodes sind u.a. Schädelhirntrauma, spontane intrakranielle Blutung oder kardialbedingter Kreislaufstillstand. Zur Aufrechterhaltung einer weitgehend intakten Nierenfunktion vor Explantation beider Nieren bedarf es beim potentiellen Organspender einer stabilen Kreislaufsituation, einer adäquaten Flüssigkeitszufuhr eventuell in Kombination mit einer forcierten Diurese, um eine Harnproduktion von 100–200 ml/h zu erzielen.

Als Leichennierenspender kommen Hirntote mit intaktem Kreislauf unter künstlicher Beatmung in Betracht, soweit die Nierenfunktion eine Übertragung möglich bzw. sinnvoll macht. Die Diagnostik des Hirntodes erfolgt durch zwei unabhängige neurologische Untersucher, die weder in das Transplantations- noch in das Organentnahmeteam involviert sind.

Das Lebensalter potentieller Nierenspender liegt in der Regel unter dem 65. Lebensjahr. Im Zweifelsfall bietet sich die histologische Abklärung (Nullbiopsie) der Niere an. Das Vorliegen einer HIV-Infektion, eines Malignoms oder einer Sepsis beim Spender (und Empfänger) schließt eine Organtransplantation aus.

14.2.2 Lebendspender

Obwohl die Leichennierenspender den überwiegenden Anteil der Organspender ausmachen, ist in verschiedenen Ländern der Anteil der Lebendnierenspender erheblich, z.B. in den USA 27% im Vergleich zu Frankreich mit 4%. Unter den Lebendspendern kam bislang die überwiegende Zahl der transplantierten Nieren von Verwandten, meist mit HLA-identischen oder haploidenten Geschwistern bzw. Eltern mit exzellenten Langzeitergebnissen.
Die Ergebnisse von 97 Transplantationszentren in den USA mit nichtverwandten Lebendspendern sind günstiger als bei Transplantation von Nieren verstorbener Organspender. Der Prozentsatz funktionierender Nieren lag nach drei Jahren bei

- den HLA-identischen bzw. haploidenten Geschwistern bei 90%
- den Ehepartnern als Organspendern bei 85% (bedingt durch die hohe Compliance)
- den anderen nichtverwandten Lebendspendern bei 81%
- den Leichennierenspendern bei 70%.

Durch die hohe Rekurrenzrate der Grunderkrankung besteht Zurückhaltung im Hinblick auf die Lebendorganspende bei fokal-segmentaler Sklerose und membranoproliferativer Glomerulonephritis Typ II als renale Grunderkrankung beim möglichen Empfänger.

In verschiedenen Ländern (z.B. USA) ist der Anteil der Lebendnierenspender erheblich. Neben HLA-identischen oder haploidenten Geschwistern kommen als mögliche Organspender auch Ehepartner oder nichtverwandte Lebendspender in Frage.

14.3 Infektionen nach Nierentransplantation

14.3.1 Bakterielle Infektionen

Die häufigsten bakteriellen Infektionen nach Nierentransplantation betreffen den **Harn-** und den **Respirationstrakt.** Die Inzidenz von Harnwegsinfektionen liegt in der unmittelbar postoperativen Phase nach Nierentransplantation bei 30–60 %, die Inzidenz akuter infektgetriggerter Abstoßungen bei bis zu 90 %. Argumente für die Behandlung einer asymptomatischen Bakteriurie werden in der Möglichkeit der Entwicklung einer symptomatischen Bakteriurie bis hin zur Urosepsis unter hochdosierter immunsuppressiver Therapie gesehen. **Ein symptomatischer Harnwegsinfekt bei immunsuppressiv behandelten Patienten stellt eine Kontraindikation für eine antibiotische Kurzzeittherapie dar.**

Es lassen sich bei Infektionen des Harntraktes nach Nierentransplantation ähnliche Erreger wie beim nicht-immunsupprimiertén Patienten nachweisen.

14.3 Infektionen nach Nierentransplantation

14.3.1 Bakterielle Infektionen

Die häufigsten bakteriellen Infektionen nach Nierentransplantation betreffen den **Harn-** und den **Respirationstrakt**. Die Inzidenz von Harnwegsinfektionen wird in der unmittelbar postoperativen Phase nach Nierentransplantation mit 30–60 % angegeben, die Inzidenz akuter infektgetriggerter Abstoßungsreaktionen soll bei akuten Harnwegsinfektionen bis zu 90 % betragen. Daher wird vor allem von amerikanischen Autoren die prophylaktische Gabe von z. B. Trimethoprim bis zu drei Monaten nach Nierentransplantation empfohlen. Im Mittel haben nierentransplantierte Patienten für 3–7 Tage nach dem operativen Eingriff einen Dauerkatheter. Eine kurze Liegedauer des Katheters ist offensichtlich mit einer geringeren Inzidenz von Harnwegsinfektionen assoziiert. Offen ist die Behandlungsbedürftigkeit einer asymptomatischen Bakteriurie nach Nierentransplantation (DD: Kontamination, inadäquate Probengewinnung, zu lange Lagerung [> 2 Stunden ohne Kühlung], inadäquater Probentransport). Argumente für eine Behandlung werden in der Möglichkeit der Entwicklung einer symptomatischen Bakteriurie bis hin zur Entwicklung einer möglichen Urosepsis unter hochdosierter immunsuppressiver Therapie (Kortison-Bolus, monoklonaler oder polyklonaler Antikörper) gesehen. **Ein symptomatischer Harnwegsinfekt bei immunsuppressiv behandelten Patienten stellt eine Kontraindikation für eine antibiotische Kurzzeittherapie dar.** Etwa 80 % der Patienten sind nach einer Behandlungsdauer von 10–14 Tagen infektfrei. Harnwegsinfektionen beim Mann mit Beteiligung der Adnexen bedürfen einer bis zu 6wöchigen antibiotischen Therapie, da in der Regel von virulenten Keimen ausgegangen werden kann (Überwinden der im Vergleich zum weiblichen Geschlecht längeren Harnröhre trotz bakterizid wirkendem Prostatasekret).

Es lassen sich bei Infektionen des Harntraktes nach Nierentransplantation ähnliche Erreger wie beim nicht-immunsupprimierten Patienten nachweisen, wobei offensichtlich der Anteil von Escherichia coli deutlich niedriger liegt (< 50 % versus > 80 % bei Patienten ohne Immunsuppression) und der Anteil anderer uropathogener Mikroorganismen (z. B. Proteus, Klebsiella, Pseudomonas, Staphylokokken, Enterokokken) höher ist.

In den letzten Jahren wird über eine zunehmende Zahl nosokomialer Infektionen, verursacht durch multiresistente (vancomycinresistente) Enterokokken (z. B. Enterococcus faecium, E. durans) bei transplantierten Patienten berichtet. Die Mortalität bei Infektionen durch vancomycinresistente Mikroorganismen ist bei Transplantierten hoch (ca. 25 %). Als effektive alternative Therapie wird eine Behandlung mit Chloramphenicol empfohlen.

14.3.2 Zytomegalievirusinfektion

CMV-Infektionen entwickeln etwa 50–75 % der Patienten nach Organtransplantation (bis zu 80 % zeigen Laborveränderungen im Sinne einer CMV-Infektion, 30–40 % der nierentransplantierten Patienten entwickeln eine symptomatische Erkrankung).

Während die CMV-Infektion häufig asymptomatisch verläuft, gibt es auch foudroyante Verlaufsformen mit lebensbedrohlichen Komplikationen. Das Risiko der CMV-Infektion nimmt bei der nachfolgend aufgelisteten Befundkonstellation von oben nach unten erheblich zu ▦ **E-28**.

14.3.2 Zytomegalievirusinfektion

Immunkompetente Individuen entwickeln gewöhnlich keine symptomatische primäre Zytomegalievirus-(CMV-)Infektion. Es kann sich jedoch eine **latente Infektion** etablieren, bei der das Virusgenom inaktiv in Wirtszellen präsent ist. Unter immunsuppressiver Therapie kann es dann zur Virusreaktivierung kommen. **CMV-Infektionen entwickeln etwa 50–75 % der Patienten nach Organtransplantation** (bis zu 80 % zeigen Laborveränderungen im Sinne einer CMV-Infektion, 30–40 % der nierentransplantierten Patienten entwickeln eine symptomatische Erkrankung).

Während die CMV-Infektion häufig asymptomatisch verläuft oder allenfalls passager Fieber auftritt, gibt es auch foudroyante und lebensbedrohliche Verlaufsformen mit respiratorischen Komplikationen, gastrointestinaler Blutung oder Perforation, CMV-Hepatitis oder Multiorganversagen. »Klassische« klinische Symptome der CMV-Infektion beinhalten Zytopenie (Leukozytopenie, Thrombozytopenie), Hepatitis, interstitielle Pneumonitis, Retinitis, Kolitis, Myalgie, Knochenschmerzen oder Fieber. Am häufigsten treten CMV-Infektionen 1–4 Monate (Herpes-simplex-Virus-Infektion 1 bis 7 Wochen, EBV-Infektion 2–6 Monate) nach Organtrans-

E-28: Risiko einer primären oder reaktivierten CMV-Infektion nach Nierentransplantation

	Empfänger	Spender	Risiko
CMV	–	–	+
CMV	+	–	++
CMV	+	+	+++
CMV	-	+	++++

plantation auf. Das Risiko der CMV-Infektion nimmt bei den in E-**28**. aufgelisteten Befundkonstellationen von oben nach unten erheblich zu.

Das höchste Risiko haben serumnegative Empfänger, die ein seropositives Transplantat erhalten, vor allem wenn eine akute Abstoßungsreaktion eine Therapie mit hohen Kortisondosen und/oder einem monoklonalen (z.B. OKT3) bzw. polyklonalen (z.B. ATG) Antikörper erforderlich macht. Daher bietet sich für diese Patienten unter intensivierter Immunsuppression eine begleitende intravenöse Therapie mit Ganciclovir an (5 mg/kg Körpergewicht/Tag zur Prophylaxe, 2×5 mg/kg KG/Tag bei CMV-Erkrankung, Dosisanpassung bei eingeschränkter Nierenfunktion). Andere prophylaktische Maßnahmen betreffen die passive Immunisierung mit Hyperimmunglobulinen oder ein entsprechendes CMV-Matching (CMV-negatives Organ auf CMV-negativen Empfänger) oder die prophylaktische orale Gabe von Aciclovir in hoher Dosierung. Die Wertigkeit einer hochdosierten oralen Aciclovirprophylaxe bei Hochrisikopatienten wird im Schrifttum kontrovers diskutiert. Entsprechende Studien unter oraler Ganciclovirprophylaxe und -therapie stehen für nierentransplantierte Patienten gegenwärtig noch aus.

Das höchste Risiko haben serumnegative Empfänger, die ein seropositives Transplantat erhalten, vor allem wenn eine akute Abstoßungsreaktion eine Therapie mit hohen Kortisondosen und/oder einem monoklonalen (z.B. OKT3) bzw. polyklonalen (z.B. ATG) Antikörper erforderlich macht. Daher bietet sich für diese Patienten unter intensivierter Immunsuppression eine begleitende intravenöse Therapie mit Ganciclovir an.

14.4 Nichtinfektiöse Probleme nach Nierentransplantation

In der Nachsorge nierentransplantierter Patienten muß die **unmittelbar postoperative Phase** von der **Langzeitkontrolle** nierentransplantierter Patienten unterschieden werden.

Für die intraoperative und unmittelbar postoperative Transplantatdysfunktion kommen in Frage

- die perakute Abstoßung
- die ischämische Tubulusnekrose
- die Cyclosporin-A- bzw. FK 506-Toxizität
- prärenale (Volumenmangel) oder postrenale (z.B. Ureterleak) Komplikationen
- ein Perfusionsschaden.

Weitere Probleme nach Nierentransplantation beinhalten

- die akute und chronische interstitielle und/oder vaskuläre Transplantatabstoßung
- die Cyclosporin-A- bzw. FK 506-Toxizität für Niere und Leber, die potentielle Toxizität für Knochenmark und Leber durch Azathioprin, gastrointestinale Nebenwirkungen und Leukozytendepression durch Mycophenolat-Mofetil, Nebenwirkungen der Steroidmedikation
- das akute Nierenversagen (die akute Tubulusnekrose) postoperativ
- vaskuläre und urologische Komplikationen,
- die rekurrierende oder De-novo-Glomerulonephritis im Transplantat
- die Hypertonie nach Nierentransplantation
- metabolische Probleme
- Elektrolytstörungen
- Malignome unter immunsuppressiver Langzeittherapie.

Für das diagnostische Vorgehen empfiehlt sich nach Ausschluß prärenaler und postrenaler Ursachen die **farbkodierte Duplexsonographie**. Mit die-

14.4 Nichtinfektiöse Probleme nach Nierentransplantation

Für die **unmittelbar postoperative Phase** kommen als Transplantatdysfunktion die perakute Abstoßung, die ischämische Tubulusnekrose, die Cyclosporin-A- bzw. FK-506-Toxizität, prärenale (Volumenmangel) oder postrenale (z.B. Ureterleak) Komplikationen und/oder ein Perfusionsschaden in Frage.

Weitere Probleme nach Nierentransplantation beinhalten die akute und chronische Transplantatabstoßung, die Cyclosporin-A- bzw. FK-506-Toxizität für Niere und Leber, die potentielle Toxizität für Knochenmark und Leber durch Azathioprin, gastrointestinale Nebenwirkungen und Leukozytendepression durch Mycophenolat-Mofetil, Nebenwirkungen der Steroidmedikation, das akute Nierenversagen postoperativ, vaskuläre und urologische Komplikationen, die rekurrierende oder De-novo-Glomerulonephritis im Transplantat, die Hypertonie, metabolische Probleme, Elektrolytstörungen, Malignome unter immunsuppressiver Langzeittherapie.

Störungen der Nierenfunktion unmittelbar nach Nierentransplantation sind eine Indikation für die **farbkodierte Duplexsonographie,** um die **Perfusion sämtlicher Parenchymabschnitte** beurteilen zu können. Funktionsstörungen am 3. bis 5. Tag stellen eine Indikation für die **Nierenbiopsie** dar.

sem Verfahren läßt sich ein rascher **Überblick über die Perfusion sämtlicher Parenchymabschnitte** gewinnen. Bei der akuten Transplantatdysfunktion bewährt sich dieses Verfahren als sensitive, aber wenig spezifische Untersuchungsmethode. Bei Vorliegen von Vergleichsdaten kann der Anstieg des Widerstandsindexes bzw. des Pulsationsindexes diagnoseweisend sein. Alternativ bietet sich am 3. bis 5. Tag, vor allem für Hochrisikopatienten (z. B. bei Vorliegen hoher Spiegel an zytotoxischen Antikörpern) die **Nierenbiopsie** an.

Synopsis E-16: Immunologische Komponenten der Abstoßung

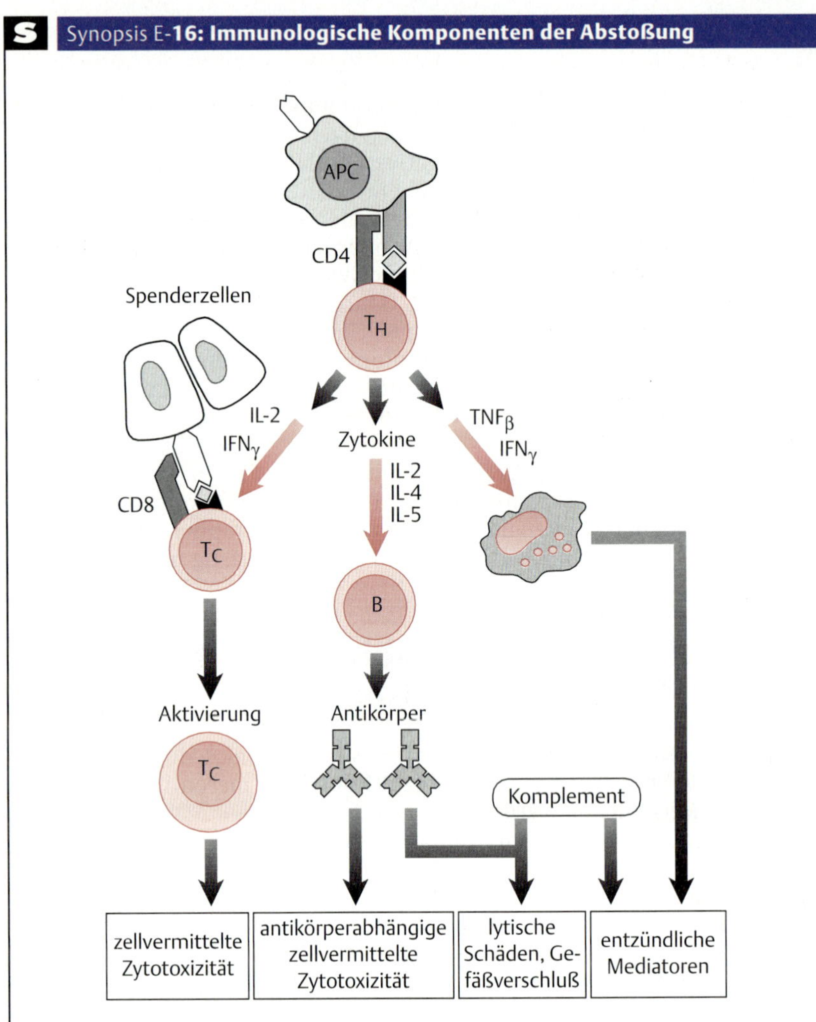

T-Helferzellen (T_H) werden durch antigenpräsentierende Zellen (APC) zur Freisetzung von Lymphokinen stimuliert. IL-2 und IFNγ werden für die Aktivierung der T-zytotoxischen Zellen (Tc) benötigt; Il-2, IL-4 und IL-5 sind an der Aktivierung von B-Zellen beteiligt; ein Gemisch aus TNF_β (Lymphotoxin) und IFNγ agiert als makrophagenaktivierender Faktor (MAF). Diese Zellen stoßen das Transplantat entweder durch spezifische zellvermittelte und antikörpervermittelte immunologische Reaktionswege oder durch unspezifische entzündliche Reaktionen ab.

Die **akute Transplantatabstoßung** wird über die basale Immunsuppression (2fach- oder 3fach-Kombination) hinaus mit einem Steroidbolus für 3 Tage, ggf. in Kombination mit einem monoklonalen und/oder polyklonalen Antikörper, behandelt. Etwa 2–4 % der Cyclosporin-A-behandelten Patienten entwickeln ein Cyclosporin-A-assoziiertes hämolytisch-urämisches Syndrom.

Bei Vorliegen einer **akuten Transplantatabstoßung** wird mit einem Steroidbolus, z. B. je 100 mg Dexamethason für 3 Tage bzw. je 500 mg Methylprednisolon für 3 Tage, therapiert. Je nach Ansprechen wird anschließend mit der begonnenen oralen Immunsuppression, z. B. 20 mg Prednisolon + Cyclosporin A nach Spiegel, unter Dreifachkombination mit Azathioprin oder Mycophenolat-Mofetil (1–3 g/Tag), , Kortison und Cyclosporin A oder FK506 anstelle von Cyclosporin A nach Spiegel + Azathioprin 1 mg/kg unter Dreifachkombination bzw. 2–3 mg Azathioprin/kg unter Zweifachkombination mit Kortison, in Abhängigkeit der peripheren Leukozytenzahl thera-

piert. Bei Persistenz der akuten interstitiellen und/oder vaskulären Abstoßungen wird für 10–14 Tage mit einem monoklonalen oder polyklonalen Antikörper therapiert.
Etwa 2–4 % der mit Cyclosporin A immunsupprimierten Patienten nach Nierentransplantation entwickeln ein Cyclosporin-A-assoziiertes hämolytisch-urämisches Syndrom (LDH-Anstieg, Nachweis von Fragmentozyten, bioptische Diagnosesicherung). Unter konsequenter Plasmapheresetherapie und Umsetzen von Cyclosporin A auf FK 506 läßt sich bei etwa 50 % der drohende Organverlust verhindern.

> ***Merke.*** FK 506 (Tacrolimus) hemmt wie Cyclosporin A die Synthese von Interleukin 2, einem für die zelluläre Alloantigenantwort höchst wichtigen Zytokin.

◀ **Merke**

Etwa 30 % aller Nierentransplantatempfänger erleiden eine akute Abstoßungsreaktion. Da offensichtlich ein Zusammenhang zwischen der Zahl der akuten Abstoßungen und der Inzidenz chronischer Abstoßungen und damit dem Transplantatüberleben besteht, gilt es die Inzidenz akuter Abstoßungen zu verringern.
Für **akute Dysfunktionen** des Transplantates mehrere Monate nach Nierentransplantation kommen in Frage
- akute Transplantatabstoßung
- Cyclosporin-A- bzw. FK-506-Nephrotoxizität
- Volumenmangel
- postrenale Obstruktion.

Ursächlich können einer **chronischen Transplantatfunktionsverschlechterung** mehrere Monate nach Transplantation
- chronische Abstoßung
- Cyclosporin-A- bzw. FK 506-Nephrotoxizität
- De-novo-Glomerulonephritis im Transplantat
- Nephrosklerose
- Nierenarterienstenose
- Obstruktion

zugrunde liegen. Eine Abklärung erfolgt durch Einsatz bildgebender Verfahren (Sonographie, farbkodierte Duplexsonographie, Szintigramm oder Nierenangiographie) bzw. durch Nierenbiopsie.

Etwa 30 % aller Nierentransplantatempfänger erleiden eine akute Abstoßungsreaktion.

Für **akute Dysfunktionen** des Transplantates mehrere Monate nach Nierentransplantation kommen die akute Transplantatabstoßung, die Cyclosporin A- bzw. FK-506-Nephrotoxizität, ein Volumenmangel oder eine postrenale Obstruktion in Frage. Ursächlich können einer **chronischen Transplantatfunktionsverschlechterung** mehrere Monate nach Transplantation eine chronische Abstoßung, eine Cyclosporin-A- bzw. FK-506-Nephrotoxizität, eine rekurrierende oder De-novo-Glomerulonephritis im Transplantat, eine Nephrosklerose, eine Nierenarterienstenose oder eine Obstruktion zugrunde liegen.

14.4.1 Hypertonie

Die Hypertonie ist ein wesentlicher Faktor der Progredienz der chronischen Niereninsuffizienz. **Im Dialysestadium ist sie ursächlich für die hohe kardiovaskuläre Morbidität und Mortalität mitverantwortlich.** Durch Transplantation einer Niere normotensiver Spender sollte man eine kurative Besserung der Hypertonie erwarten. Allerdings persistiert bei > 55 % der Erwachsenen und bei 65–75 % der Kinder nach Nierentransplantation die Hypertonie.
Ursächliche Faktoren der Hypertonie nach Nierentransplantation sind in ▦ E-**29** zusammengefaßt.

14.4.1 Hypertonie

Mehr als 55 % der Erwachsenen und 65–75 % der Kinder haben nach Nierentransplantation eine Hypertonie.

Ursächliche Faktoren der Hypertonie nach Nierentransplantation sind in ▦ E-**29** zusammengefaßt.

E-29: Ursächliche Faktoren der Hypertonie nach Nierentransplantation
▷ Nierenarterienstenose 1–10 %, höheres Risiko vor allem bei pädiatrischen Organempfängern
▷ Steroide mit konsekutiver Natrium- und Flüssigkeitsretention
▷ Cyclosporin A bzw. FK 506
▷ Akute und chronische Transplantatabstoßung
▷ Rekurrierende bzw. De-novo-Glomerulonephritis
▷ Postrenales Abflußhindernis
▷ Genetische Faktoren des Spenders (»transplantierte Hypertonie«)
▷ Eigennieren (renoparenchymatöse oder renovaskuläre Hypertonie)

Etwa 60–75% der nierentransplantierten Patienten bedürfen einer antihypertensiven Therapie. Antihypertensiva der Wahl sind Calciumantagonisten, ACE-Hemmer und ggf. Salidiuretika in niedriger Dosierung.

Etwa 60–75% der nierentransplantierten Patienten bedürfen einer antihypertensiven Medikation, von der Monotherapie bis zu einer Mehrfachkombination. Antihypertensiva der Wahl sind Calciumantagonisten (wegen der Antagonisierung der Cyclosporin-induzierten afferenten Renovasokonstriktion, einer Cyclosporindosiseinsparung bei verschiedenen Calciumantagonisten, z.B. Diltiazem und der unter verschiedenen Calciumantagonisten beobachteten Natriurese), ACE-Hemmer und gebenenfalls Salidiuretika in niedriger Dosierung (um metabolische Nebenwirkungen, Hypokaliämie und Hypomagnesiämie zu vermeiden).

Neben der teilweise erheblichen **Gewichtszunahme** müssen auch essentielle bzw. endokrine Hypertonieformen nach erfolgreicher Nierentransplantation ebenso bedacht werden wie die Rolle der Eigennieren (in 10% der Fälle).

Neben der teilweise erheblichen **Gewichtszunahme**, vor allem im ersten Jahr nach Nierentransplantation (adipöse Nierentransplantierte nehmen erfahrungsgemäß in der Posttransplantationsperiode mehr Gewicht zu als Norm- und Idealgewichtige), müssen auch essentielle bzw. endokrine Hypertonieformen nach erfolgreicher Nierentransplantation bedacht werden. Auch die Eigennieren spielen bei einzelnen Patienten (ca. 10%) eine Rolle in der Pathogenese der Posttransplanthypertonie. Unter ACE-Hemmer-Therapie läßt sich nicht nur die Vasokonstriktion des Transplantates (Vas efferens), sondern auch die Polyzythämie nach Nierentransplantation günstig beeinflussen.

Eine Nierenarterienstenose bzw. Segmentaststenosen im Transplantat werden für 1–10% der Hochdruckfälle nach Nierentransplantation verantwortlich gemacht. Sowohl die chirurgische Intervention als auch die Angioplastie sind mit möglichen Komplikationen bis hin zum Organverlust assoziiert.

Akute und chronische Transplantatabstoßungen sind ursächlich ebenso für die Posttransplanthypertonie verantwortlich wie rekurrierende bzw. De-novo-Glomerulonephritiden oder genetische Faktoren des Spenders.

Eine Nierenarterienstenose bzw. Segmentaststenosen im Transplantat werden für 1–10% der Hochdruckfälle nach Nierentransplantation verantwortlich gemacht. Einen gewissen Stellenwert hat auch hier die orale Gabe von 12,5 mg Captopril (**Captopriltest**) mit konsekutivem reversiblen Rückgang der GFR bei hämodynamisch wirksamer Stenose im Transplantat als Screening-Methode, wobei falsch positive Ergebnisse möglich sind. Primäres Interventionsverfahren ist die Angioplastie. Bei chirurgischer Intervention und Angioplastie sind Komplikationen bis hin zum Organverlust möglich. Akute und chronische Transplantatabstoßungen sind ebenso ursächlich für die Posttransplanthypertonie verantwortlich wie rekurrierende bzw. De-novo-Glomerulonephritiden. Alternativ muß ein postrenales Hindernis als Hochdruckgenese ausgeschlossen werden. Schließlich müssen genetische Faktoren des Spenders (»transplantierte Hypertonie«) bedacht werden.

14.4.2 Kohlenhydrat- und Fettstoffwechselstörungen

Entgleisungen des Kohlenhydratstoffwechsels nach Nierentransplantation sind in der Posttransplantationsperiode häufig.

Eine Entgleisung des Kohlenhydratstoffwechsels nach Nierentransplantation bei Patienten mit oder ohne präexistenten Diabetes mellitus ist eine häufige Komplikation in der unmittelbaren Posttransplantationsperiode, vor allem unter hochdosierter Steroidtherapie.

Merke ▶

Merke. Hyperinsulinämie und Hyperglykämie sind assoziiert mit einer erhöhten Inzidenz atherosklerotischer Läsionen und damit assoziiert mit einer erhöhten kardiovaskulären Morbidität und Mortalität nierentransplantierter Patienten.

Vor allem Steroide, aber auch Cyclosporin A und FK-506, sind für die diabetische Stoffwechsellage nach Nierentransplantation verantwortlich.

Für die steroidinduzierte Entgleisung des Kohlenhydratstoffwechsels nach Nierentransplantation werden
- eine verminderte Insulinrezeptorzahl und -affinität
- eine gestörte periphere Glukoseaufnahme in die Muskulatur
- eine Beeinträchtigung der endogenen Insulinproduktion
- die Induktion einer Insulinresistenz

verantwortlich gemacht.

Die **Hyperlipidämie** nach Nierentransplantation ist ein wichtiger Faktor im Hinblick auf Morbidität, Mortalität und chronisches Transplantatversagen.

Die **Hyperlipidämie** nach Nierentransplantation ist vorwiegend aus zwei Gründen klinisch bedeutungsvoll. Zunächst einmal ist die Atherosklerose eine häufige Ursache der Morbidität bei transplantierten Patienten. Kardiovaskuläre Erkrankungen sind die führende Todesursache nierentransplantierter Patienten. Zum anderen wird eine **persistierende Fettstoffwechselstörung für das chronische Transplantatversagen mitverantwortlich** gemacht.

Patienten, die zur Nierentransplantation kommen, haben charakteristische Störungen des Fettstoffwechsels, vor allem, wenn sie langjährige Dialysepatienten waren. **Bei chronischen Hämodialysepatienten dominiert die Hypertriglyzeridämie** (nachweisbar bei ca. 40–50% der Patienten), während eine **Hypercholesterinämie nur bei 5% der Hämodialysepatienten** auftritt (allerdings ist die atherogene IDL-Cholesterinfraktion erhöht). **Hypertriglyzeridämie und Hypercholesterinämie** (vor allem durch IDL- und LDL-Cholesterin-Erhöhung) **dominieren bei Peritonealdialysepatienten**, vor allem durch die kontinuierliche Glukosezufuhr. Lp(a) ist als atherogener Faktor bei Hämodialysepatienten, vor allem aber bei Peritonealdialysepatienten erhöht.

Bei chronischen Hämodialysepatienten dominiert die Hypertriglyzeridämie (40–50%), während eine **Hypercholesterinämie nur bei 5%** auftritt (allerdings sind die atherogene IDL-Cholesterinfraktion und Lp(a) erhöht).
Hypertriglyzeridämie und Hypercholesterinämie (IDL, LDL) sowie Lp(a)-Erhöhung dominieren beim Peritonealdialysepatienten.

Ätiopathogenese. Fettstoffwechselstörungen nach Nierentransplantation sind multifaktorieller Genese. Neben der immunsuppressiven Therapie sind Körpergewicht, Alter, Geschlecht, Nierenfunktion sowie das Vorhandensein oder Fehlen eines Diabetes mellitus bzw. einer Proteinurie von Bedeutung. **Steroide spielen eine dominierende Rolle in der Entwicklung der Posttransplanthyperlipidämie.** Sie stimulieren direkt die hepatische Lipoprotein- und Triglyzeridsynthese und induzieren durch Stimulation der Acetyl-CoA-Carboxylase und Synthese freier Fettsäuren die periphere Insulinresistenz. Cyclosporin A und FK 506 können in Abhängigkeit von der Dosierung und dem Untersuchungszeitraum nach Nierentransplantation ebenfalls ursächlich für die Fettstoffwechselstörung nach Nierentransplantation verantwortlich sein. Die Hyperalimentation (kortisoninduziert) mit konsekutiver Gewichtszunahme gilt als weiterer ursächlicher Faktor für die Hyperlipoproteinämie nach Nierentransplantation.

Ätiopathogenese Fettstoffwechselstörungen nach Nierentransplantation sind multifaktorieller Genese. Neben der immunsuppressiven Therapie (Steroide, FK-506, Cyclosporin A) sind Gewichtszunahme, Alter, Geschlecht, Diabetes mellitus, Proteinurie oder eingeschränkte Nierenfunktion prädisponierende Faktoren.

Therapie. Eine konsequente Normalisierung erhöhter Lipide nach erfolgreicher Nierentransplantation ist notwendig, da neben dem potentiellen atherosklerotischen Risiko auch das Funktionieren des Transplantates unter dem gestörten Fettstoffwechsel leidet (eine Progredienz des chronischen Transplantatversagens bei Hyperlipidämie wird diskutiert). Die adäquate quantitative und qualitative Diät bildet die Grundlage jeder lipidsenkenden Therapie. Durch die Kalorien- und Kohlenhydratrestriktion sowie eine fettarme Diät können erhöhte Lipide gesenkt werden, allerdings nur ein kleiner Prozentsatz von Patienten ist gewillt, diese diätetischen Auflagen länger als einige Wochen einzuhalten. Fibrate (indiziert bei Dominanz der Hypertriglyzeridämie) müssen bei eingeschränkter Nierenfunktion in ihrer Dosierung der Nierenfunktion ebenso angepaßt werden wie HMG-CoA-Reduktase-Inhibitoren (indiziert bei Dominanz der Hypercholesterinämie).
HMG-CoA-Reduktase-Inhibitoren können in hoher Dosierung bei Cyclosporin-A-behandelten Patienten eine Rhabdomyolyse (Anstieg der Kreatininphosphokinase und Aldolase) induzieren. Umgekehrt lassen sich durch eine niedrigdosierte HMG-CoA-Reduktase-Inhibitor-Therapie (z.B. 10–20 mg Simvastatin pro Tag bzw. 20–40 mg Lovastatin pro Tag) erhöhte Gesamt- und LDL-Cholesterinwerte häufig effektiv ohne relevante Nebenwirkungen senken.

Therapie Eine konsequente Normalisierung erhöhter Lipide (Diät, HMG-CoA-Reduktase-Hemmer bei Dominanz der Hypercholesterinämie, Fibrate bei Dominanz der Hypertriglyzeridämie) nach Nierentransplantation reduziert das atherogene Risiko und soll das chronische Transplantatversagen günstig beeinflussen.

HMG-CoA-Reduktase-Inhibitoren können in hoher Dosierung bei Cyclosporin-A-behandelten Patienten eine Rhabdomyolyse induzieren.

14.4.3 Hyperurikämie

Eine Hyperurikämie wird nach Nierentransplantation unter Cyclosporin-A-Therapie häufig beobachtet (55–80%). Umgekehrt ist die Prävalenz der hyperurikämieassoziierten Arthritis relativ gering. Für diese Form der Hyperurikämie nach Nierentransplantation wird die unter Cyclosporintherapie niedrigere glomeruläre Filtrationsrate und die gestörte tubuläre Harnsäuresekretion durch cyclosporinassoziierte tubuläre Läsionen sowie eine begleitende Therapie mit Diuretika verantwortlich gemacht. Da sich unter begleitender Azathioprintherapie eine Behandlung der Hyperurikämie mit Allopurinol wegen der hohen Inzidenz von Leukopenien verbietet, wird für Patienten mit hohen Harnsäurewerten oder entsprechenden arthritischen Beschwerden die urikosurische Behandlung mit Benzbromaron favorisiert.

14.4.3 Hyperurikämie

Eine Hyperurikämie wird nach Nierentransplantation unter Cyclosporin-A-Therapie häufig beobachtet (55–80%). Ursächlich werden hierfür die unter Cyclosporin-A-Therapie niedrigere GFR, die gestörte tubuläre Harnsäuresekretion durch cyclosporinassoziierte tubuläre Läsionen und eine Therapie mit Salidiuretika verantwortlich gemacht.

14.4.4 De-novo-Malignome

Die Inzidenz von De-novo-Malignomen nach Nierentransplantation wird mit 2–7% angegeben. Sie liegt damit höher als bei der Allgemeinbevölkerung, jedoch offensichtlich nicht höher als im Dialysestadium.

14.4.4 De-novo-Malignome

Die Inzidenz von De-novo-Malignomen nach Nierentransplantation wird im Schrifttum mit 2–7% angegeben und liegt damit deutlich höher als bei der gleichaltrigen Allgemeinbevölkerung. Im Mittel wird das Intervall bis zum Auftreten von Malignomen nach Nierentransplantation mit 40 Monaten angegeben, bei Lymphomen soll es mit 27 Monaten im Mittel kürzer sein. Die Ätiologie der De-novo-Malignomentstehung nach Nierentransplantation ist unklar, folgende multifaktorielle Genese wird diskutiert (▤ E-**30**).

E-30: Ätiologie der De-novo-Malignome nach Nierentransplantation

- ▷ Supprimierte immunologische Überwachung
- ▷ Onkogene Viren
- ▷ Störung der Immunregulation
- ▷ Chronische Antigenstimulation
- ▷ Onkogener Effekt immunsuppressiver Medikamente (einschließlich monoklonaler und polyklonaler Antikörper)
- ▷ Urämie
- ▷ Genetische Faktoren

Cave!

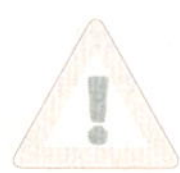

Nichtbeachten des vorliegenden Magnesiumverlustes.

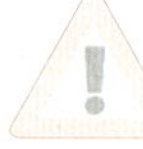

Nichtbeachten von Substanzen, die mit Cyclosporin bzw. FK 506 interferieren (zu niedrige oder zu hohe Cyclosporin- bzw. FK 506-Spiegel).

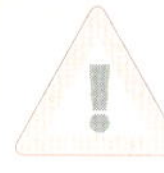

Erhöhung des Cyclosporinspiegels z.B. durch Verapamil, Erythromycin; Erniedrigung des Cyclosporinspiegels z.B. durch Phenytoin oder Rifampicin.

Falschabnahme der Proben für den Cyclosporin- bzw. FK 506-Spiegel (Bestimmung 12 Stunden nach Einnahme).

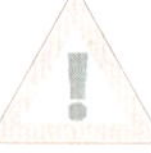

Unterschätzen bzw. Fehlinterpretation eines Kreatininanstieges (Aufstau? Cyclosporin- bzw. FK 506-Toxizität? Abstoßung? Infekt?).

15 Nierentumoren

15 Nierentumoren

Die Nieren und das Nierenbecken können von Tumoren verschiedener Art befallen werden. Klinische Bedeutung haben das Nierenzellkarzinom (Adenokarzinom der Niere, Hypernephrom, Grawitz-Tumor), das Angiomyolipom, das Sarkom, das Hämangiom, der Wilms-Tumor, das Urothelkarzinom im Bereich des Nierenbeckenkelchsystems und des Ureters. Diese Problematik gehört primär in das Arbeitsgebiet der Urologen und wird daher nur punktuell abgehandelt.

Nieren und Nierenbecken können von verschidenen Tumoren befallen werden. Klinische Bedeutung haben Nierenzellkarzinom, Angiomyolipom, Sarkom, Hämangiom, Wilms-Tumor und Urothelkarzinom.

15.1 Nierenzellkarzinom

15.1 Nierenzellkarzinom

Definition. Beim Nierenzellkarzinom (Adenokarzinom, Hypernephrom oder Grawitz-Tumor) handelt es sich mit etwa 90 % um das häufigste Malignom der Niere, das primär von proximalen Tubuluszellen ausgeht.

◀ **Definition**

Durch die geringe medikamentöse Beeinflussung des Tumors im fortgeschrittenen Stadium ist die Prognose ungünstig. Fortschritte bei bildgebenden Verfahren erlauben eine raschere Diagnosestellung als früher.

Die Prognose ist im fortgeschrittenen Stadium schlecht (geringe medikamentöse Beeinflußbarkeit).

Epidemiologie. Die Malignominzidenz liegt bei 7,5 Erkrankungen pro 100 000 Einwohner pro Jahr. Nierenzellkarzinome machen etwa 2 % der Malignomerkrankungen aus. Männer sind etwa doppelt so häufig betroffen wie Frauen. Die geographische Verteilung zeigt deutlich mehr Nierenzellkarzinome z. B. in Nordamerika oder Skandinavien verglichen mit Afrika oder Asien. Der Häufigkeitsgipfel liegt zwischen dem 55. und 70. Lebensjahr. Beide Nieren sind etwa gleich häufig betroffen.

Epidemiologie Die Malignominzidenz beträgt 7,5/100 000 Einwohner/Jahr. Männer sind doppelt so häufig betroffen. Der Häufigkeitsgipfel liegt zwischen dem 55. und 70. Lebensjahr.

Ätiopathogenese. Ursprungsort für das Nierenzellkarzinom ist die proximale Tubuluszelle (ebenso für das Adenom). Der kugelartige Tumor kann überall in der Niere lokalisiert sein, wächst zunächst expansiv im Nierenparenchym und wuchert dann in das Nierenbecken ein. Initial bleibt der Tumor innerhalb der Nierengrenze, durchbricht später jedoch die Nierenkapsel und dringt in das benachbarte Gewebe und in Lymphknotenstationen ein (Nierenhilus). Die Größe des Tumors ist verschieden (von < 2 cm Durchmesser bis mehrere Kilogramm Gewicht). Im fortgeschrittenen Stadium lassen sich Tumorthromben in der Vena renalis oder der Vena cava inferior nachweisen. Eine Metastasierung erfolgt in Lunge, Gehirn, Skelettsystem, Leber, Nebenniere oder kontralaterale Niere. In > 90 % der Fälle ist der Tumorbefall einseitig.

Ätiopathogenese Ursprungsort für das Nierenzellkarzinom ist die proximale Tubuluszelle. Zunächst wächst der Tumor innerhalb der Nierengrenze, durchbricht dann die Nierenkapsel und dringt in das benachbarte Gewebe bzw. in Lymphknotenstationen ein. Eine Metastasierung erfolgt in Lunge, Gehirn, Skelettsystem, Leber, Nebenniere, kontralaterale Niere.

Klinik. Die klassische Trias des Nierenzellkarzinoms (Flankenschmerzen, Hämaturie und palpable Nierenmasse) wird lediglich bei 5–10 % der Fälle (im fortgeschrittenen Stadium) beobachtet. Im Frühstadium des Nierenzellkarzinoms sind die Patienten in der Regel asymptomatisch. Häufige Symptome sind:

- Hämaturie (60 %) bei Invasion des Tumors ins Sammelrohrsystem (assoziiert mit Koliken infolge Bildung von Blutgerinnseln in den Harnwegen)
- hohe Erythrozytensenkungsgeschwindigkeit (60 %)
- palpable abdominelle Masse (45 %)
- Hypertonie (30–40 %)
- Gewichtsverlust (30 %)
- intermittierendes Fieber (20 %) durch endogene Pyrogene (verschwindet nach Tumorentfernung)
- Anämie (30–40 %) durch verminderte Erythropoietinproduktion (Destruktion von Nierengewebe), Hämaturie, Hämolyse und/oder Tumorinfiltration ins Knochenmark
- Erythrozytose (5 %) durch vermehrte Erythropoietinbildung (ca. 40 % der Patienten mit Makrohämaturie und Polyzythämie haben ein Nierenzellkarzinom)

Klinik Die klassische Trias Flankenschmerzen, Hämaturie und palpable Nierenmasse lassen sich nur bei 5–10 % (im fortgeschrittenen Stadium) nachweisen. Häufige Symptome sind Hämaturie, hohe BSG, palpable abdominelle Masse, Gewichtsverlust, intermittierendes Fieber, Anämie oder Erythrozytose, Hyperkalzämie, Störungen der Leberfunktion, Varikozele (fast immer rechts).

- Hyperkalzämie (10–15 %) durch ossäre Metastasierung, ektope Parathormonproduktion oder Prostaglandin-A- und -E-Produktion durch Tumorzellen
- Störungen der Leberfunktion (15 %) unklarer Genese mit Normalisierung nach Nephrektomie oder durch Obstruktion bei Tumorthrombus in der V. cava inferior bzw. in Lebervenen oder durch Lebermetastasen bedingt
- plötzliches Auftreten einer Varikozele (fast immer rechts).

Diagnostik Die **Ultraschalldiagnostik erlaubt eine frühzeitige Diagnosestellung** bei Nierentumoren (z. B. bei Routinekontrollen).

Diagnostik. Auf der Nativaufnahme des Abdomens kann man im fortgeschrittenen Stadium eine unregelmäßig begrenzte Vergrößerung des befallenen Nierenabschnitts finden. Bei der urographischen Untersuchung lassen sich Deformationen der Kelche, die zusammengedrückt oder auch auffällig gespreizt erscheinen, nachweisen. Einen zentralen Stellenwert nimmt die **Ultraschalldiagnostik** ein, die es erlaubt, Nierentumoren frühzeitig zu diagnostizieren (z. B. bei Routineuntersuchungen).

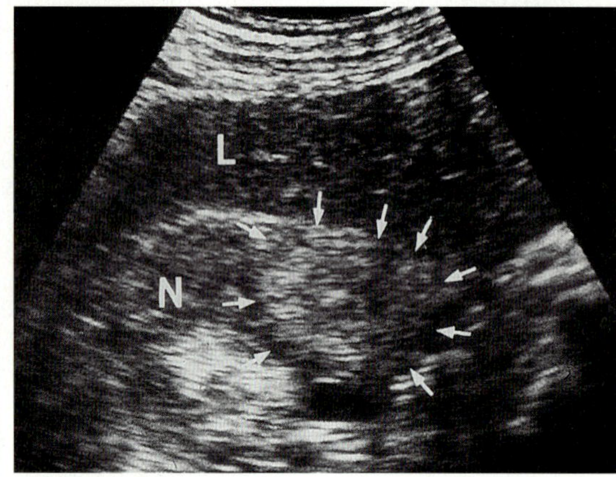

a Sonogramm (→). **b CT.**

E-22 a, b: Nierentumor.

Bei der i.v. Urographie lassen sich Deformationen der Kelche nachweisen. CT und MRT sind weitere diagnostische Hilfsmittel zur Differenzierung von Raumforderungen im Bereich der Nieren. Die Nierenangiographie ist selten indiziert.

In praktisch 98 % aller Fälle kann mittels der modernen Ultraschalldiagnostik zwischen einem soliden Tumor und einer Zyste unterschieden werden. Damit kann rasch und nichtinvasiv eine Raumforderung im Bereich der Nieren als benigne (Zysten) oder malignitätsverdächtig (solide) klassifiziert werden. Probleme bei der Differentialdiagnose bieten hier lediglich die sogenannten »atypischen Zysten«. Computertomographie und Magnetresonanztomographie sind weitere moderne diagnostische Hilfsmittel, um Raumforderungen im Bereich der Nieren zu diagnostizieren und differenzieren. Die Nierenangiographie – früher Methode der Wahl – ist heute bis auf geringe Ausnahmen (z. B. Einzelnieren) praktisch völlig verdrängt worden.

Rö.-Thorax, Knochenszintigraphie, Sonographie und CT dienen dem Metastasennachweis bzw. -ausschluß.

Die Röntgenuntersuchung der Lunge, die Knochenszintigraphie, die abdominelle Sonographie und Computertomographie sind wertvolle Untersuchungen zum Nachweis oder Ausschluß von Fernmetastasen.

Laborchemisch bietet sich die Bestimmung von Erythrozytensenkungsgeschwindigkeit (extreme BSG-Beschleunigung im fortgeschrittenen Stadium), Blutbild, Kreatinin, Harnstoff, Elektrolyten, Transaminasen, alkalischer Phosphatase, Gamma-GT sowie Serum-Elektrophorese und Gerinnungsparametern an.

Merke ▶

Merke. Die Einteilung in Stadien erlaubt eine Klassifizierung, wobei verschiedenste Stadieneinteilungen verwendet werden, so z. B.:

- I Tumor auf die Niere beschränkt, wächst innerhalb der Nierenkapsel
- II Tumor wächst außerhalb der Nierenkapsel mit Infiltration in die Gerotsche Faszie
- III Befall lokaler Lymphknoten und/oder Nierenvene sowie der Vena cava
- IV Einwachsen in Nachbarorgane und/oder Fernmetastasierung (z. B. Lunge, Skelettsystem, Zentralnervensystem).

Therapie. Therapie der Wahl ist die **radikale Nephrektomie** mit Adrenalektomie, Mitnahme der Nierenfettkapsel und des proximalen Ureters, Exzision der umgebenden Faszie sowie die regionale Lymphadenektomie (Befall in ca. 25% der Fälle). Für eine lokale Tumorexzision (z.B. bei peripher gelegenen kleinen Tumoren) bietet sich die Operation unter lokaler Hypothermie an. Bei Einzelnieren, bedingt durch Erfahrungen aus der Transplantationsmedizin, wird häufig auch die extrakorporale »Workbench«-Chirurgie durchgeführt. Palliativen Charakter hat hingegen die perkutane transaortale Embolisation der Nierenarterie (Angioinfarkt). Dieses Verfahren wird z.B. bei Patienten in einem fernmetastasierten Stadium mit massiver Hämaturie angewandt.

Therapie Therapie der Wahl ist die **radikale Nephrektomie** mit Adrenalektomie, Mitnahme der Fettkapsel, des proximalen Ureters, Exzision der umgebenden Faszie sowie die regionale Lymphadenektomie. Die lokale Tumorexzision erfolgt unter lokaler Hypothermie bzw. mittels »Workbench«-Chirurgie.

- **Adjuvante Therapie**

Radiotherapie: Die Radiotherapie hat praktisch nur mehr einen Stellenwert im Bereich der Schmerzbestrahlung, z.B. bei einzelnen ossären Metastasen.

Therapiemöglichkeiten bei Metastasierung: Bei etwa 25% der Patienten mit Nierenzellkarzinom lassen sich zum Zeitpunkt der Diagnosestellung Metastasen nachweisen. Die 5-Jahres-Überlebensrate liegt nach **Entfernung solitärer Metastasen** bei etwa 33%. Günstiger ist die Prognose für Patienten mit isolierter pulmonaler Metastase. Die Prognose ist nach lokaler Exzision und Bestrahlung einer zerebralen Metastase doppelt so gut, wenn die Metastase nach mehr als einem Jahr nach Tumorentfernung auftritt, verglichen mit zerebraler Metastasierung unter einem Jahr nach Tumorentfernung.

Der **palliativen Nephrektomie** wird nachgesagt, daß in Einzelfällen eine spontane Regression der Metastasierung (z.B. in die Lunge) erwartet werden kann. Symptomatische Patienten mit z.B. lokalen Schmerzen, Blutungen oder paraneoplastischen Symptomen können von einer palliativen Nephrektomie profitieren.

Hormontherapie: Der Nachweis von Hormonrezeptoren (61% Östrogen- und Progesteron-Rezeptoren) bei Patienten mit primärem Nierenkarzinom legt eine antiöstrogene Therapie bei Patienten mit positivem Hormonrezeptornachweis nahe. Bisherige Ergebnisse, z.B. mit dem Antiöstrogen Tamoxifen, sind jedoch bei einer Ansprechrate von etwa 7% mehr als enttäuschend.

Chemotherapie: Bei fortgeschrittenem Nierenzellkarzinom sind multiple Chemotherapiekombinationen geprüft worden und im günstigsten Fall Ansprechraten von etwa 30% mitgeteilt worden, so daß die Zytostatikatherapie bei fortgeschrittenem Adenokarzinom der Niere ebenfalls nur im Einzelfall entschieden werden kann.

Interferon: Unter tolerablen Nebenwirkungen (Fieber, Lethargie, Leukopenie, Anorexie) sind bisherige Ergebnisse mit Alpha-Interferon ebenfalls eher enttäuschend (Ansprechrate etwa 26%). Kombinationen von Zytokinen, hormonellen Substanzen und Zytostatika sind in weiterer Erprobung.

Prognose. Die 5-Jahres-Überlebensrate bei Nierenzellkarzinom ist abhängig vom Malignitätsgrad. Überwiegend klarzellige, papillär strukturierte Tumoren haben die günstigste Prognose. Die 5-Jahres-Überlebensrate kann in Abhängigkeit von der Stadieneinteilung und dem Malignitätsgrad wie folgt angegeben werden:
- Stadium I 60–90%
- Stadium II < 60%
- Stadium III < 30%
- Stadium IV < 5%.

- **Adjuvante Therapie**

Radiotherapie: Sie ist als Schmerzbehandlung bei ossären Metastasen indiziert.
Therapiemöglichkeiten bei Metastasierung: In Abhängigkeit vom Zeitpunkt des Auftretens und der Lokalisation **solitärer Metastasen** kann die Prognose bei erfolgreicher Exzision relativ günstig sein.

Die **palliative Nephrektomie** soll in Einzelfällen eine spontane Regression der Metastasierung und paraneoplastischer Symptome bewirken.

Hormontherapie: Der Nachweis von Hormonrezeptoren legt eine antiöstrogene Therapie nahe. Die Ergebnisse sind jedoch bisher enttäuschend (7% Ansprechrate).

Chemotherapie: Multiple Chemotherapiekombinationen zeigen im günstigsten Fall Ansprechraten von etwa 30%.

Interferon: Bei tolerablen Nebenwirkungen sind bisherige Ergebnisse mit Alpha-Interferon ebenfalls enttäuschend (Ansprechrate etwa 26%).

Prognose Die 5-Jahres-Überlebensrate kann in Abhängigkeit vom Stadium und Malignitätsgrad wie folgt angegeben werden:
- Stadium I 60–90%
- Stadium II < 60%
- Stadium III < 30%
- Stadium IV < 5%.

15.2 Nierenbeteiligung im Rahmen maligner Erkrankungen

Eine Infiltration neoplastischer Zellen ins Nierengewebe (charakteristisch für Patienten mit Leukämie, Lymphosarkom, Morbus Hodgkin oder Retikulumzellkarzinom) läßt sich als solitärer oder multiple Knoten bzw. diffuse Infiltration in etwa 35 % der Fälle beobachten.

15.2 Nierenbeteiligung im Rahmen maligner Erkrankungen

Eine Infiltration neoplastischer Zellen ins Nierengewebe läßt sich als solitärer oder multiple Knoten bzw. diffuse Infiltration bei bestimmten malignen Erkrankungen in etwa 35 % der Fälle beobachten (25 % unilateral, 75 % bilateral). Bei 10–15 % der Patienten bestehen klinische Symptome wie Schmerzen, palpable Masse (Nephromegalie), Hochdruck, Hämaturie, Albuminurie, Proteinurie und/oder Azotämie. Eine Infiltration des Nierenparenchyms ist charakteristisch für Patienten mit Leukämie, Lymphosarkom, Morbus Hodgkin oder Retikulumzellkarzinom. In Einzelfällen sind lymphatische oder leukämische Erkrankungen bei primärem Befall der Nieren durch Nierenbiopsie diagnostiziert worden (auffälliger sonographischer Befund: Nephromegalie).

Paraneoplastische Syndrome (nach dem 40. Lebensjahr) treten bei epimembranöser Glomerulonephritis, Minimal-change-Glomerulopathie und membranoproliferativer Glomerulonephritis (> 60. Lebensjahr) auf. Selten sind fokal-segmentale Sklerose, IgA-Nephritis, sekundäre Amyloidose. Ursächlich spielen Immunkomplexe oder intra- und extrakapillare Tumorzelldepots eine Rolle.
Malignome mit sekundärer epimembranöser Glomerulonephritis:
- solide Tumoren (Bronchial-, Kolon-, Mamma- und Magenkarzinom)
- maligne Lymphome
- Leukämien.

Der epimembranösen Glomerulonephritis liegt in bis zu 8 % der Fälle ein Malignom zugrunde.

Paraneoplastische nephrotische Syndrome (nach dem 40. Lebensjahr) treten charakteristischerweise im Rahmen der epimembranösen Glomerulonephritis, der Minimal-change-Glomerulopathie und der membranoproliferativen Glomerulonephritis (vor allem nach dem 60. Lebensjahr) auf. In seltenen Fällen sind die fokal-segmentale Sklerose, IgA-Nephritis (Nierenzellkarzinom) und die sekundäre Amyloidose (Leberzellkarzinom) Ausdruck eines paraneoplastischen nephrotischen Syndroms. Ursächlich spielen bei diesen sekundären Glomerulonephritiden zirkulierende Immunkomplexe und/oder intra-und extrakapillare Tumorzelldepots eine Rolle. Charakteristischerweise tritt die rasch progrediente Glomerulonephritis als paraneoplastisches Syndrom ohne nephrotische Komponente auf.
Als **ursächlicher Faktor für sekundäre epimembranöse Glomerulonephritiden** kommen folgende Malignome in Frage:
- solide Tumoren (Bronchialkarzinom, kolorektales Karzinom, Mammakarzinom, Magenkarzinom)
- maligne Lymphome
- Leukämien.

Der Anteil paraneoplastisch bedingter nephrotischer Syndrome auf dem Boden einer epimembranösen Glomerulonephritis wird mit etwa 8 % angegeben. Epimembranöse Glomerulonephritiden sind als paraneoplastisches Syndrom jedoch auch bei anderen Tumoren prinzipiell möglich.

Klinischer Fall

1992 wurde eine 63jährige Patientin einer Nierenbiopsie wegen eines nephrotischen Syndroms bei einer Proteinurie von 7 g/24 h zugeführt. Es bestand ferner ein linksseitiger Pleuraerguß (600 ml), der nach Punktion zwar leicht hämorrhagisch, aber ohne Nachweis von Tumorzellen war. Die Biopsie der rechten Niere ergab als histologische Diagnose eine epimembranöse Glomerulonephritis. Sonographisch waren in der linken Niere zystische Veränderungen aufgefallen, die im Rahmen der weiteren Abklärung (i.v. Urographie) als Raumforderung mit Kompression eines Kelches imponierten. Die Probefreilegung der linken Niere ergab im Schnellschnitt ein hochdifferenziertes Nierenzellkarzinom, so daß die linksseitige radikale Nephrektomie 8 Wochen später durchgeführt wurde. Eine Metastasierung ließ sich zu diesem Zeitpunkt nicht nachweisen. Innerhalb von 4 Wochen nach Nephrektomie ging die Eiweißausscheidung auf 3 g/24 h zurück. Unter ACE-Hemmer-Therapie verringerte sich in den folgenden Monaten die Eiweißausscheidung weiter auf etwa 1,5 g/24 h. Ein Jahr später betrug die Eiweißausscheidung ohne ACE-Hemmer und ohne Hinweis auf Tumorrezidiv bzw. Metastasierung 0,37 g pro 24 h. Die Nierenfunktion war regelrecht.

Malignome mit sekundärer Minimal-change-Glomerulopathie:
- Morbus Hodgkin
- Non-Hodgkin-Lymphome
- Nierenzell-, Prostata-, Kolon-, Pankreaskarzinom, Mesotheliom.

Malignome als ursächlicher Faktor für sekundäre Minimal-change-Läsionen der Niere finden sich bei:
- Morbus Hodgkin
- Non-Hodgkin-Lymphom
- Nierenzellkarzinom, Prostatakarzinom, Kolonkarzinom, Pankreaskarzinom, Mesotheliom.

Bei soliden Tumoren sind andere Glomerulonephritisformen möglich.

Klinischer Fall

Am 13. 12. 1993 war bei einem 71jährigen Patienten die Prostatektomie wegen eines Prostatakarzinoms ($G_2T_2N_0M_0$) durchgeführt worden. Am 26. 11. 1993 betrug das Gesamteiweiß im Serum 6,6 g/dl, am 16. 12. 1993 4,9 g/dl. In der zweiten Dezemberhälfte war es zu einer deutlichen Gewichtszunahme von 80 auf 89 kg mit massiven Ödemen der unteren Extremität und Pleuraergüssen bds. gekommen. Bei einer Eiweißausscheidung von 5–8 g/24 h wurde zunächst der spontane Verlauf abgewartet und der Patient wegen einer arteriellen Hypertonie mit einem ACE-Hemmer und Amlodipin sowie Indapamid therapiert. Nachdem 3 Monate später die Eiweißausscheidung zwischen 10 und 15 g/24 h lag, wurde die Indikation zur Nierenbiopsie gestellt. Histologisch ergab sich eine diffuse, segmental betonte proliferative Glomerulonephritis. Unter Steroidmonotherapie (wegen der malignen Erkrankung wurde auf eine begleitende immunsuppressive Substanz verzichtet) kam es zum Rückgang der Eiweißausscheidung auf 2–3 g/Tag und zu einer Rückbildung des nephrotischen Syndroms. Proteinurie Ende 1994 um 1 g/24 h.

Renale Läsionen bei Tumorpatienten können verursacht sein durch eine **Hyperkalzämie** (Kalzifikation der Basalmembran, der Tubulusepithelien des distalen Nephrons und der Sammelrohre mit reaktiv entzündlichen Veränderungen des angrenzenden Interstitiums), **Paraproteinämie** (Bence-Jones-Proteinurie), **Hyperurikämie** (akute Uratnephropathie bei Harnsäurewerten >20 mg/dl bei Neoplasien mit hohem Zellturnover, z. B. Leukämien, Lymphome), **Tumor-Lyse-Syndrom durch akute Hyperphosphatämie** (akutes Nierenversagen durch isolierte Hyperphosphatämie, z. B. unter Chemotherapie bei lymphatischen Erkrankungen, da unreifzellige Vorstufen viermal mehr Phosphat als reife Lymphozyten enthalten), akutes Nierenversagen bzw. Glomerulopathien durch die **potentielle Nephrotoxizität von Zytostatika** (z. B. Cisplatin, Methotrexat in hoher Dosierung, Mitomycin C, Mithramycin) oder **Strahlentherapie** (glomeruläre Veränderungen bei akuter Strahlennephritis, interstitielle Fibrose bei chronischer Strahlennephritis).

Renale Läsionen bei Tumorpatienten können durch Hyperkalzämie, Paraproteinämie, Hyperurikämie, Tumor-Lyse-Syndrom, durch akute Hyperphosphatämie (Serum-Phosphat > 20 mg/dl), potentielle Nephrotoxizität von Zytostatika oder Strahlentherapie verursacht sein.

15.2.1 Plasmozytomniere

Die potentielle Tubulotoxizität von Leichtketten ist aus dem Tierexperiment bekannt. Die Injektion von Urin der Patienten mit Bence- Jones-Proteinurie induziert bei der Ratte ein akutes Nierenversagen (tubulo-interstitielle Schädigung). Basierend auf diesen Beobachtungen wird das akute Nierenversagen bei Patienten mit monoklonalen Gammopathien durch die Kombination von Plasmapherese (Elimination von z. B. Leichtketten) und Chemotherapie (Blockierung der Nachproduktion von z. B. Leichtketten) therapiert. Unter **Leichtkettennephropathie** versteht man eine noduläre Glomerulosklerose, die immunhistologisch durch Leichtkettenablagerungen im Mesangium sowie der glomerulären und tubulären Basalmembran imponiert (lichtmikroskopisches Bild wie bei diabetischer Glomerulopathie).
Da **AL-Amyloid** als aminoterminales Fragment des variablen Anteils der Leichtketten bekannt ist, können glomeruläre Ablagerungen von AL-Amyloid große Proteinurien induzieren.
Bei Patienten mit monoklonaler Gammopathie und Hyperkalzämie besteht auf dem Boden der Zwangspolyurie (bedingt durch die Hyperkalzämie und Kalziurie) die Gefahr des prärenalen akuten Nierenversagens durch Hypovolämie. Diese Patienten sind unter Analgetikatherapie oder Gabe von nichtsteroidalen Antiphlogistika im Rahmen der Schmerztherapie bei Aktivierung des Prostaglandinsystems (hypovolämiebedingt, um über eine Dilatation des Vas afferens die renale Durchblutung zu fördern), im Hinblick auf ihre Nierenfunktion besonders durch die Gabe von Prostaglandinsyntheseinhibitoren gefährdet.

15.2.1 Plasmozytomniere

Leichtketten im Rahmen monoklonaler Gammaopathien sind potentiell tubulotoxisch. Deshalb besteht die Therapie der Nierenfunktionsverschlechterung durch Leichtketten in der Kombination von Plasmapherese und Chemotherapie.
Unter **Leichtkettennephropathie** versteht man eine noduläre glomeruläre Sklerose mit immunhistologischem Nachweis von Leichtketten.

Glomeruläre Ablagerungen von **AL-Amyloid** können große Proteinurien induzieren.

Bei Patienten mit monoklonaler Gammopathie und Hyperkalzämie besteht die Gefahr des prärenalen Nierenversagens durch Hypovolämie. Bei Aktivierung des Prostaglandinsystems sind diese Patienten im Hinblick auf ihre Nierenfunktion besonders durch Prostaglandinsyntheseinhibitoren gefährdet.

16 Hypertonie

Definition ▶

Definition. Eine Hypertonie liegt vor, wenn **wiederholte** Blutdruckmessungen Werte über 140/90 mmHg ergeben (normaler Blutdruck bis 140/90 mmHg, kontrollbedürftiger Grenzbereich 140/90–159/95 mmHg, eindeutig erhöhter Blutdruck ab 160/95 mmHg).
Von **isolierter systolischer Hypertonie** spricht man bei systolischen Blutdruckwerten >160 mmHg (diastolischer Druck < 90 mmHg), von **systolischer Borderline-Hypertonie** bei systolischen Blutdruckwerten von 140 bis 159 mmHg (diastolischer Druck < 90 mmHg).
Bei etwa 90% der Hochdruckkranken liegt eine **»essentielle« (primäre) Hypertonie** zugrunde. Eine »essentielle Hypertonie« manifestiert sich bei vererbter Anlage durch die Einwirkung äußerer Risikofaktoren wie Übergewicht, zu hohem Kochsalzverbrauch, erhöhtem Alkoholkonsum, Mangel an körperlicher Bewegung und unter »schädlichem« Streß (Auslösung meist in der 3. bis 4. Lebensdekade).
Bei etwa 5–10% der Hochdruckkranken (unter dem 40. Lebensjahr 10–15%, über dem 65. Lebensjahr < 5%) findet man eine **sekundäre** (potentiell kurativ therapierbare) **Hypertonie** (z. B. Nierenarterienstenose, endokrine Tumoren).

Epidemiologie

Epidemiologie

Merke ▶

Merke. Der Hochdruck ist ein bedeutender Risikofaktor für Morbidität und Mortalität bei Vorschädigung des Gefäßsystems. Für dieses Risiko ist der systolisch erhöhte Blutdruck ebenso bedeutend wie die diastolische Hypertonie.

Die Prävalenz der Hypertonie ist abhängig von geographischen Faktoren, Rasse oder Alter. Mit dem Alter nimmt der systolische Blutdruck häufig zu (isolierte systolische Hypertonie bis zu 30% bei > 60jährigen), während der diastolische Wert eher abnimmt. Häufig findet man eine Hypertonie bei unteren Sozialschichten.

Die Prävalenz der Hypertonie zeigt eine starke Variation in Abhängigkeit von geographischen Faktoren (Industrie- oder Entwicklungsländer, Stadt- oder Landbevölkerung, Ernährungs- und Lebensweise) und vom Lebensalter. Nach internationalen Studien der WHO liegt die Hypertonieprävalenz beispielsweise in Katalonien für Männer bei 6,3% und für Frauen bei 3,6%, in Kuopio (Finnland) dagegen für Männer bei 42,4% und für Frauen bei 31,1%. Je nach Region schwankt die Prävalenz der Hypertonie in der Bundesrepublik Deutschland zwischen 10 und 20% mit etwa gleicher Verteilung zwischen Männern und Frauen. Nach italienischen Daten liegen die Blutdruckwerte von Nonnen signifikant niedriger als bei Frauen vergleichbaren Alters (ein günstiger Effekt des Klosterlebens).
Mit dem Alter nimmt in der Mehrzahl der Länder (offensichtlich nicht im pazifischen Raum und in Afrika, auch nicht bei allen Personen in Industrieländern) der systolische Blutdruck – bei Frauen steiler als bei Männern – zu (isolierte systolische Hypertonie bis zu 30% bei >60jährigen), während ab dem 55. Lebensjahr der diastolische Blutdruck gleichbleibt oder leicht abfällt. In verschiedenen Studien wurde ein Zusammenhang zwischen Hypertonie und sozialem Status aufgedeckt (höhere Blutdruckwerte bei unteren Sozialschichten). Für jede Altersgruppe besteht ein direkter Zusammenhang zwischen Blutdruckhöhe und relativer Sterblichkeit (durch kardiovaskuläre Komplikationen).

87% der Hochdruckkranken haben eine »**milde**« Hypertonie (diastolischer Blutdruck 90–105 mmHg), 10% eine »**mittelschwere**« (105–114 mmHg diastolisch) und 3% eine »**schwere**« Hypertonie (≥ 115 mmHg diastolisch). Einzelmessungen erlauben eine solche Zuordnung nicht **(tageszeitliche Schwankungen,** »Praxishochdruck«, S E-**17**).
Bei begleitender Niereninsuffizienz ist der Anteil schwerer Hypertonieformen größer.

Der Anteil hypertensiver Patienten mit »**milder** Hypertonie« (diastolischer Blutdruck 90–105 mmHg) wird mit ca. 87% angegeben, bei ca. 10% ist die Blutdruckerhöhung **mittelgradig** (diastolischer Blutdruck 105–114 mmHg) und bei ca. 3% **schwer** (diastolischer Blutdruck ≥ 115 mmHg).
Bei **tageszeitlichen Schwankungen** des Blutdrucks (S E-**17**) und der z. B. situativen Blutdruckerhöhung in der Praxis (»Weißkittelhochdruck«) wird eine derartige Zuordnung auf dem Boden einer Einzelmessung problematisch.
Der Anteil der Patienten mit mittelschwerer (18%) und schwerer (11%) Hypertonie liegt bei begleitender Niereninsuffizienz (Serum-Kreatinin >2 mg/dl) deutlich höher. Bei diesen Patienten kann die Hypertonie Ursache

S Synopsis E-**17: 24-h-Blutdruckregistrierung bei normotensiven Patienten und bei Patienten mit labiler und fixierter Hypertonie**

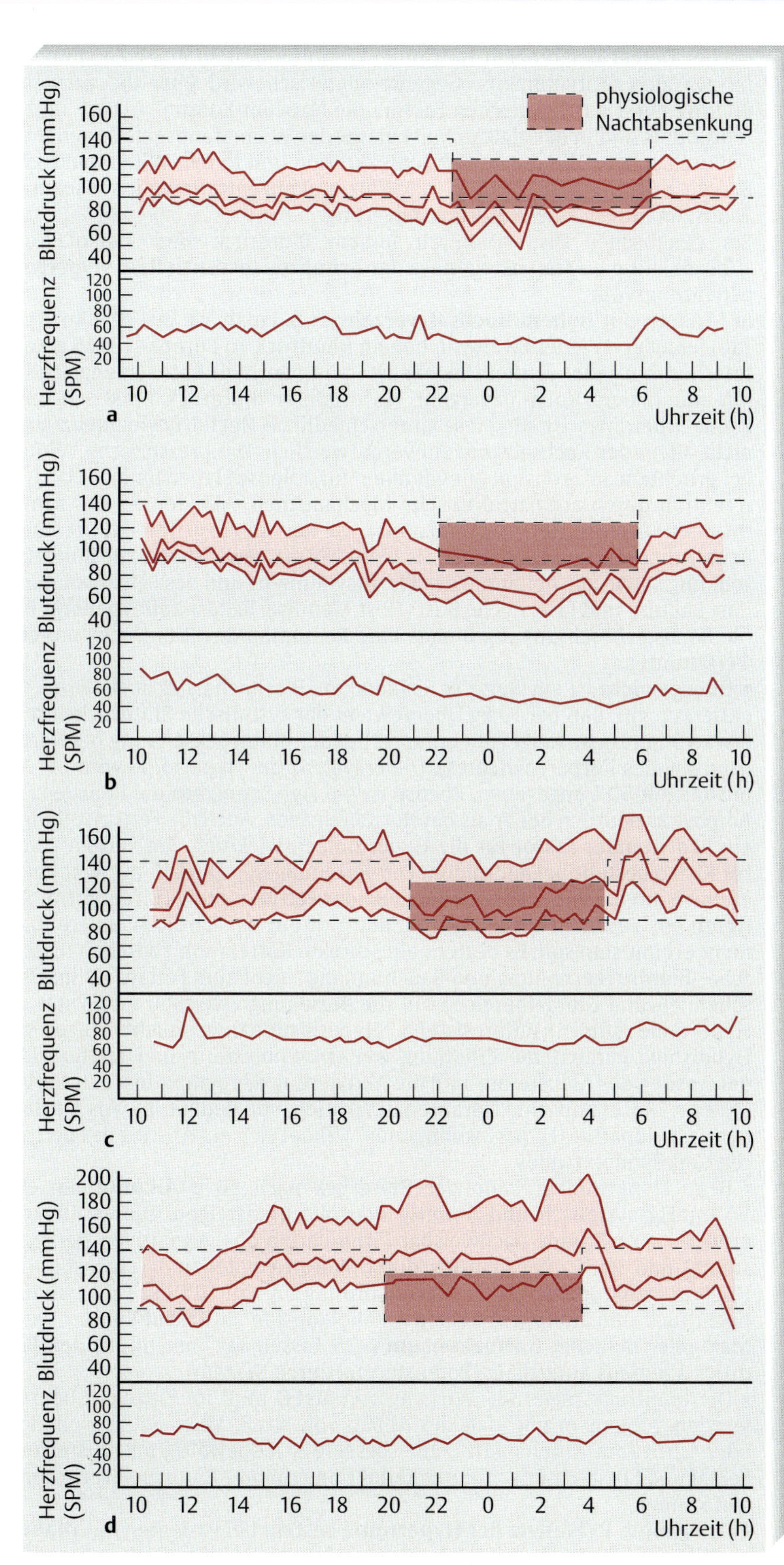

a Normotoner Patient mit regulärer Blutdrucknachtabsenkung (»dipper«).

b Normotoner Patient mit regulärer Blutdrucknachtabsenkung. Beachtenswert sind vor allem die diastolischen Blutdruckwerte beim Anlegen des Meßgerätes in der Klinik (»white coat hypertension«).

c Beispiel für die fehlende Blutdrucknachtabsenkung (»non-dipper«) bei einer Patientin mit renaler Hypertonie.

d Beispiel für die fehlende Nachtabsenkung: nierentransplantierter Patient unter antihypertensiver Mehrfachtherapie. Beachtenswert ist die effektive, aber nur kurz andauernde Drucksenkung nach morgendlicher Medikamenteneinnahme.

oder Folge der Niereninsuffizienz sein. Bei 50–60% der Hypertoniker findet sich ein genetischer Hinweis für die Hochdruckgenese.

Ätiopathogenese Bei essentieller Hypertonie führt ein genetischer Defekt der renalen Natriumexkretion zur Zunahme des intravasalen Blutvolumens, gegenregulatorisch über die vermehrte Bildung eines natriuretischen Faktors zur Steigerung der Natriumausscheidung mit Tonuserhöhung in den Widerstandsgefäßen. Bei genetischer Disposition (50–60% der Hypertoniker) sind Risikofaktoren bedeutungsvoll (▤ E-**31**).

Ätiopathogenese. Bei essentieller Hypertonie führt ein offensichtlich genetischer Defekt der renalen Natriumexkretion initial zu einer Zunahme des intravasalen Blutvolumens. Gegenregulatorisch wird über die vermehrte Bildung eines natriuretischen Faktors die Natrium-Kalium- ATPase im Nierentubulus und in der glatten Muskulatur der Widerstandsgefäße gehemmt. Dadurch steigen die renale Natriumexkretion und in den Widerstandsgefäßen die intrazelluläre Natrium- und Kalziumkonzentration mit konsekutiver Tonuszunahme sowie Blutdrucksteigerung.
Bei genetischer Disposition zu hohem Blutdruck sind Risikofaktoren (▤ E-**31**) für die **Ätiopathogenese der primären (essentiellen) Hypertonie** bedeutungsvoll:

- **Hoher Kochsalzverzehr** ist für adipöse Patienten ein Hochdruckfaktor (Natriumretention durch antinatriuretische Mechanismen).
Nach multizentrischen Analysen ist dieser Effekt jedoch offensichtlich geringer als früher angenommen (Blutdrucksenkung beim Hypertoniker um 5/2,5 mmHg, beim Normotensiven um die Hälfte). Allerings potenziert die Kochsalzrestriktion die blutdrucksenkende Wirkung verschiedener Antihypertensiva (vor allem ACE-Hemmer).

In Ländern mit **hohem Kochsalzverzehr** (z. B. Japan, ca. 20–30 g Kochsalz/Tag) leidet etwa jeder zweite an hohem Blutdruck, in Europa (10–15 g Kochsalz/Tag) nur jeder fünfte. Umgekehrt ist in manchen Entwicklungsländern mit minimalem Kochsalzverzehr ein erhöhter Blutdruck praktisch unbekannt. Allerdings ist für diese unterschiedliche Hochdruckinzidenz sicher nicht allein der Kochsalzkonsum verantwortlich. Die pressorische Wirkung bei erhöhtem Salzkonsum gilt vor allem für adipöse Hypertoniker (Natriumretention durch antinatriuretische Mechanismen, Aktivierung des sympathischen Systems, Hyperinsulinismus). Die Kochsalzrestriktion führt stärker beim Adipösen und Diabetiker als beim Normalgewichtigen zur Blutdrucksenkung sowie zur Abnahme des Plasmavolumens und des Schlagvolumens. Eine kalium- und faserreiche Kost (Obst, Gemüse, Ballaststoffe) bewirkt über die Kochsalzbeschränkung hinaus eine Reduktion des Blutdrucks um etwa 5–10 mmHg.

- **Übergewicht** (Anstieg des systolischen Blutdrucks bei 10 kg Übergewicht um 10 mmHg) bei entsprechender Fettverteilung ist ein weiterer Risikofaktor für die Hochdruckmanifestation, wobei die Insulinresistenz, Hyperinsulinämie (schon vorbestehend vor Hochdruck-Manifestation), Aldosteronerhöhung und die Aktivierung des sympathischen Nervensystems pathogenetisch bei Adipösen (nicht beim Normalgewichtigen) bedeutsam sind.

- **Übergewicht** ist ein weiterer Risikofaktor, Bluthochdruck auszulösen. Orientierend gilt, daß bei 10 kg Übergewicht der systolische Blutdruckwert um etwa 10 mmHg ansteigt (mit entsprechender Blutdrucksenkung bei Normalisierung des Körpergewichtes). Die Prävalenz der Hypertonie wird bei Adipositas mit 50% angegeben. Ebenso ist bei Hypertonikern die Prävalenz der Adipositas deutlich höher als bei Normotensiven. Auch die Fettverteilung ist ein bedeutender Faktor für die Hypertonieentwicklung. Ein kardiovaskuläres Risiko besteht bei androidem Fettverteilungstyp (Apfelform: Fett hauptsächlich am Bauch), während bei gynoider Fettverteilung (Birnenform: Auftreten des Fettes hauptsächlich an den Hüften) das kardiovaskuläre Risiko nicht erhöht sein soll. Es besteht eine direkte Korrelation zwischen diastolischer Blutdruckerhöhung und Bauchumfang (nicht zum Fettansatz im Oberschenkel- und Glutäalbereich). Für die Beziehung zwischen Adipositas und Hypertonie sind Insulinresistenz, Hyperinsulinämie (nicht Folge, geht Hypertonie voraus), die Erhöhung von LDL-Cholesterin und Triglyzeriden, der Anstieg des Aldosterons und die Aktivierung des sympathischen Nervensystems (Adrenalin- und Noradrenalinanstieg) von Bedeutung. Als Ausdruck der Vaskulopathie (Hyperinsulinismus?) findet sich ein Anstieg des peripheren Gefäßwiderstandes.

- Erhöhter und vor allem regelmäßiger **Alkoholkonsum** (> 30 g/Tag beim Mann, > 20 g/Tag bei Frauen) ist ein blutdruckerhöhender Faktor.
- Bei > 20 Zigaretten/Tag wird **Nikotin** zum eigenständigen Hochdruckfaktor.
- Maßvoller täglicher **Kaffeekonsum** (< 5 Tassen/Tag) beeinflußt den Blutdruck allenfalls kurzfristig (Potenzierung durch Nikotin).
- **»Schädlicher« Streß** (z. B. Hetze, Lärm am Arbeitsplatz) mag im Einzelfall einen Risikofaktor für die Blutdruckerhöhung darstellen.

- Beim Hypertoniker kann der Blutdruck nach 50 g **Alkohol** um etwa 10 mmHg systolisch und 5mmHg diastolisch ansteigen. Dieser Effekt ist etwa für eine Stunde nachweisbar (Stimulation des vegetativen Nervensystems) und wird offensichtlich durch **Nikotin** potenziert (eigenständiger Hochdruckfaktor bei > 20 Zigaretten pro Tag). Bis zu 10% der Fälle von Bluthochdruck sind auf regelmäßigen Alkoholkonsum zurückzuführen.
Maßvoller täglicher **Kaffeekonsum** (< 5 Tassen/Tag) beeinflußt den Blutdruck allenfalls kurzfristig (Potenzierung durch Nikotin).
- Die blutdrucksteigernde Wirkung von **Streß** muß im Einzelfall beurteilt werden. Allgemein gilt, daß der Abbau von Streß, Vermeidung von Hetze oder Lärm (am Arbeitsplatz), eine bessere Streßbewältigung, ausreichend Schlaf und Entspannung zu einer Reduktion erhöhter Blutdruckwerte beitragen können.

Eine **erhöhte Prävalenz** der Hypertonie besteht bei Patienten mit **Diabetes mellitus.**

Eine **erhöhte Prävalenz der Hypertonie** besteht bei Patienten mit **Diabetes mellitus** in jedem Lebensalter. Bei insulinabhängigem Diabetes mellitus (**IDDM**) ist der Blutdruck **mit Manifestation der diabetischen Nephro-**

E-31: Risikofaktoren für die Manifestation einer Hypertonie bei genetischer Disposition

▷ Hoher Kochsalzverzehr	▷ Alkoholabusus	▷ Koffeinabusus
▷ Übergewicht	▷ Nikotinabusus	▷ Schädlicher Streß

pathie (Entwicklung bei einem Drittel der Patienten mit IDDM) erhöht. Bei IDDM-Patienten besteht im Stadium der Mikroalbuminurie (30–300 mg/Tag) und bei manifester Proteinurie eine direkte Korrelation zum diastolischen Blutdruckanstieg, mit persistierender Proteinurie steigt auch der systolische Blutdruck. Die zunehmende glomeruläre Schädigung wird als ursächlicher Faktor für die beschriebene Hochdruckentwicklung angesehen. Bei Patienten mit nichtinsulinpflichtigem Diabetes mellitus **(NIDDM)** kann der Blutdruck durch die Entwicklung der **diabetischen Nephropathie** (bei ebenfalls etwa 30% der Fälle), durch eine begleitende **essentielle Hypertonie**, durch die **Niereninsuffizienz**, eine begleitende **Glomerulonephritis** oder eine **Nierenarterienstenose** (hämodynamisch wirksame Gefäßlumeneinengung bei bis zu 30% durch arteriosklerotische Plaques) ansteigen. Vermutlich läßt sich künftig durch eine konsequente Blutzuckereinstellung und antihypertensive Therapie die Inzidenz der diabetischen Nephropathie bei IDDM und NIDDM weiter reduzieren. In Abhängigkeit von der Dauer des Diabetes mellitus entwickelt sich eine diabetische Retinopathie. Dabei besteht eine Beziehung zwischen diastolischer Druckerhöhung und diabetischer Retinopathie bei IDDM-Patienten, eine Beziehung zwischen systolischer Drucksteigerung und diabetischer Retinopathie bei NIDDM-Patienten.

Mit Manifestation der diabetischen Nephropathie (Inzidenz 30 % bei IDDM) ist der Blutdruck erhöht. Bei IDDM-Patienten besteht eine Korrelation zwischen Mikroalbuminurie bzw. Proteinurie und diastolischem Blutdruck, bei Persistenz der Proteinurie steigt auch der systolische Wert (glomeruläre Schädigung als ätiopathogenetischer Faktor). Bei **NIDDM-Patienten** und **Hochdruck** kommen neben der **diabetischen Nephropathie** (Inzidenz bis zu 30 %) eine **essentielle Hypertonie,** die **Niereninsuffizienz,** eine begleitende **Glomerulonephritis** oder eine **Nierenarterienstenose** (Inzidenz bis zu 30 %) durch arteriosklerotische Plaques in Frage.

Bei **sekundären Hypertonieformen** kann eine spezifische Ursache der Hochdruckgenese identifiziert werden (E-**32**).

E-**32** faßt die Ursachen der **sekundären Hypertonie** zusammen.

E-32: Ursachen sekundärer Hypertonieformen

▷ Renoparenchymatöse Hypertonie: vor allem bei glomerulären Erkrankungen (z. B. Glomerulonephritis, diabetische Nephropathie), interstitieller Nephritis (vor allem Analgetika-Nephropathie); Reflux und obstruktiver Nephropathie, Nierenbeteiligung im Rahmen von Systemerkrankungen, Zystennieren, Niereninfarkt, chronischer Pyelonephritis

▷ Gefäßbedingt:
- Nierenarterienstenose (fibromuskuläre Dysplasie, arteriosklerotische Plaques)
- Aortenisthmusstenose

▷ Endokrinologisch:
- primärer Hyperaldosteronismus (Conn-Syndrom)
- Phäochromozytom
- Hyperthyreose
- Cushing-Syndrom

▷ Durch Medikamente verursacht:
- Sympathomimetika
- Ovulationshemmer
- Antirheumatika

In Ländern mit hohem **Lakritzeverbrauch** (Frankreich, Dänemark, Japan) werden bis zu 3% aller Hochdruckerkrankungen auf Lakritze zurückgeführt. Glycyrrhizin besitzt als Hauptinhaltsstoff der Süßholzwurzel eine dem Aldosteronmolekül ähnliche Struktur. Daraus resultiert eine dem Aldosteron ähnliche Wirkung mit verstärkter Natriumreabsorption aus dem Harn, Flüssigkeitsretention und Kaliummangel.

In Ländern mit **hohem Lakritzeverbrauch** (aldosteronähnliche Wirkung von Glycyrrhizin) werden etwa 3 % der Hochdruckerkrankungen auf diesen Stoff zurückgeführt.

Etwa 5% aller Frauen, die **Antikonzeptiva** einnehmen, entwickeln nach 5 Jahren eine Hypertonie (leichter Blutdruckanstieg häufig), wobei der Blutdruckanstieg offensichtlich mit dem Östrogengehalt des Ovulationshemmers korreliert (Absetzen der Präparate führt in der Regel zur Normalisierung des Blutdrucks).

Etwa 5 % der Frauen mit langjähriger (> 5 Jahre) **Antikonzeptiva-Einnahme** (Östrogene!) entwickeln eine Hypertonie (leichter Blutdruckanstieg häufig).

Klinik Patienten mit milder Hypertonie sind symptomarm. Mit Blutdruckanstieg wird über Kopfschmerzen, Belastungsdyspnoe, Palpitationen, Präkordialschmerz, Schwindel, Sehstörungen, Schwitzen oder Tachykardie geklagt.

Klinik. Da etwa 85 % der Patienten mit hohem Blutdruck eine milde essentielle Hypertonie aufweisen, ist die Mehrzahl der Patienten beschwerdefrei oder hat nur geringe, uncharakteristische Beschwerden. Mit Anstieg des Blutdrucks wird über Kopfschmerzen, Schwindel, Sehstörungen, vermehrtes Schwitzen, Belastungsdyspnoe, Palpitationen, Präkordialschmerz oder Tachykardie geklagt. Organschäden durch die Blutdruckerhöhung äußern sich beispielsweise am Herzen in Form von Angina pectoris oder Herzinsuffizienz.

Diagnostik Wichtig ist die **Anamneseerhebung** mit Fragen nach Hochdruck, Nierenkrankheiten, Schlaganfall, Herzinfarkt oder Diabetes mellitus in der Familie, ferner Fragen nach Alkohol- und Nikotinkonsum, Medikamenteneinnahme, Hochdruckdauer und evtl. Blutdruckkrisen.

Die **körperliche Untersuchung** beinhaltet die wiederholte Blutdruckmessung (**Seitendifferenz?**), Auskultation (Herz, Karotiden, abdominelles Strömungsgeräusch?), die Palpation beider Nieren und die Beurteilung der Qualität der Extremitätenpulse sowie die Gewichtsbestimmung (in Relation zur Körpergröße).

Laborchemisch dient als **Basisprogramm im Harn** der Nachweis von Albumin (Mikroalbuminurie) und Protein, Blut (dysmorphe Erythrozyten, Zylinder?) bzw. Glukose, bei Phäochromozytomverdacht die Katecholaminausscheidung. **Im Blut** ist die Bestimmung von Kreatinin, Kalium und Glukose (im Einzelfall Renin, Aldosteron und weitere endokrinologische Parameter) als Minimalprogramm notwendig.

Bildgebende Verfahren schließen die **abdominelle Sonographie** und bei entsprechendem Verdacht **CT** bzw. **MRT** (z. B. Conn-Syndrom), **Isotopendiagnostik** bzw. **Angiographie** (z. B. Nierenarterienstenose) oder das **Benzylguanidin-Szintigramm** (Phäochromozytom) ein.
Farbkodierte Duplexsonographie, EKG, Ergometrie und **Echokardiographie** geben Hinweise auf die mögliche **Hochdruckschädigung des Herzens** und Gefäßsystems. Unverzichtbarer Bestandteil der Hypertoniediagnostik ist ferner die **Fundoskopie** *(s.* ◘ E-**24**).

Diagnostik. Der arteriellen Hypertonie können unterschiedliche organische Erkrankungen und Funktionsstörungen zugrunde liegen. Die Diagnostik des Patienten mit Hypertonie beginnt mit der Erhebung der **Anamnese**. Wichtig sind Fragen zur familiären Belastung wie bekannter Hochdruck bei Eltern, Großeltern oder Geschwistern, Nierenkrankheiten, Schlaganfall, Herzinfarkt oder Diabetes mellitus (genetische Disposition). Für die Eigenanamnese sind Angaben zum Alkohol- und Nikotinkonsum, zu potentiell blutdrucksteigernden Substanzen wie Lakritze oder Ovulationshemmern wertvoll. Wichtig sind ferner Angaben zur Hochdruckdauer und evtl. Blutdruckkrisen.
Neben der mehrfachen Blutdruckmessung (wenn möglich auch 24-Stunden-Registrierung) spielt bei der **körperlichen Untersuchung** die Frage einer Blutdruckdifferenz zwischen linkem und rechtem Arm (evtl. Unterschied zwischen Armen und Beinen), die Auskultation des Herzens und der Karotiden, der Nachweis oder Ausschluß eines Strömungsgeräusches periumbilikal bzw. entlang des Rippenbogens beidseits (Nierenarterienstenose? Trefferquote 50 % beim schlanken Patienten) eine Rolle. Die körperliche Untersuchung schließt die Beurteilung der Pulsqualität der unteren und oberen Extremitäten sowie der Leiste ebenso ein wie die bimanuelle Palpation der Nieren (Nierenvergrößerung durch multiple oder solitäre Zysten?) beim schlanken Patienten. Wichtig sind ferner die Gewichtsbestimmung im Verhältnis zur Körpergröße und die Frage der Fettverteilung bei adipösen Patienten.
Laborchemische Hinweise für eine renoparenchymatöse Genese (stets beide Nieren betreffend) des Hochdrucks geben der Nachweis von Eiweiß (Mikroalbuminurie, tubuläre bzw. glomeruläre Proteinurie) oder Blut (dysmorphe Erythrozyten bzw. Erythrozytenzylinder bei renoparenchymatöser Blutungsquelle) bzw. Glukose **im Harn** (Glomerulonephritis? diabetische Nephropathie?). Bei Phäochromozytomverdacht werden die Adrenalin-, Noradrenalin- und Vanillin-Mandelsäure-Konzentration im 24-Stunden-Harn ermittelt. An **Blutparametern** bietet sich bei der Screeninguntersuchung die Bestimmung von Kreatinin (Niereninsuffizienz?), Kalium (latente Hypokaliämie als Hinweis für eine Aktivierung des Renin-Angiotensin-Systems bei primärem oder sekundärem Hyperaldosteronismus) oder Glukose (Diabetes mellitus?) an. Im Einzelfall kann die Bestimmung von Renin und Aldosteron indiziert sein. Bei entsprechendem Phänotyp erfolgt zum Ausschluß bzw. zur Diagnosebestätigung eines Cushing- Syndroms die entsprechende endokrinologische Diagnostik.
Die **abdominelle Sonographie** erlaubt Aussagen über Struktur und Größe beider Nieren (Zystennieren, Malignom, Konkremente, Harnaufstau, Papillennekrosen bei Analgetika-Nephropathie), der Nebennieren beidseits sowie der Aorta abdominalis. Bei entsprechendem Verdacht wird die Diagnostik ergänzt durch **Computertomographie** bzw. **Kernspintomographie** (z. B. Conn-Syndrom) und **Isotopendiagnostik** (z. B. seitengetrennte Nierenfunktionsanalyse, Captopril-Szintigramm) bzw. **angiographische Verfahren** (Nierenarterienstenose) oder **Benzylguanidin- Szintigramm** (Phäochromozytom). Renovaskuläre und postrenale Erkrankungen treten häufig einseitig auf, während primär renoparenchymatöse Erkrankungen beide Nieren betreffen. **Gefäß-Doppler-Sonographie, Elektrokardiogramm, Ergometrie** (koronare Herzkrankheit) und **echokardiographische Untersuchung** (linksventrikuläre Muskelmassenvermehrung, rechtsventrikuläre diastolische Dysfunktion) geben Hinweise auf die Hochdruckschädigung des Herz-Kreislauf-Systems. Unverzichtbarer Bestandteil der Hypertoniediagnostik ist ferner die **Fundoskopie** (überproportional schwere Fundusveränderungen bei jungen Patienten mit Nierenarterienstenose) (*s.* ◘ E-**24**).

Bilaterale und unilaterale Nierenerkrankungen können Ursache der renoparenchymatösen und renovaskulären Hypertonie sein (▤ E-**33** und ▤ E-**34**).

Wesentliche Ursachen der renoparenchymatösen Hypertonie (stets beide Nieren betreffend) zeigt ▤ E-**33**, potentiell einseitige Nierenkrankheiten mit Hypertonie sind in ▤ E-**34** zusammengefaßt.

E-33: Mögliche Ursachen einer renoparenchymatösen Hypertonie, die stets beide Nieren betrifft

Glomeruläre Erkrankungen

- ▷ Glomerulonephritis
  - akute Glomerulonephritis (postinfektiöse Glomerulonephritis, rasch progrediente Glomerulonephritis)
  - primär chronische Glomerulonephritis
- ▷ **diabetische Nephropathie**
- ▷ **Zystennieren** (autosomal dominante polyzystische Nierendegeneration)
- ▷ **renale Mitbeteiligung bei**
  - **Kollagenosen** (Lupus erythematodes, Sklerodermie)
  - **Vaskulitiden** (Schoenlein-Henoch-Purpura, Polyarteriitis, Wegener-Granulomatose)
  - **Sarkoidose**

Primär tubulointerstitielle Erkrankungen

- ▷ **Reflux-Nephropathie**
- ▷ **obstruktive Nephropathie** bei Urolithiasis, pelviureteraler Abgangsstenose, Ureterstriktur, Prostataerkrankungen, Raumforderungen durch große solitäre Nierenzysten, Tumoren oder perirenale Hämatome
- ▷ **Analgetika-Nephropathie**

Sonstige

- ▷ **Nephropathie nach Bestrahlung** der Niere mit mehr als 10 Gy (Strahlen-Hypertonie)

E-34: Potentiell einseitige Nierenkrankheiten mit Hypertonie

- ▷ Stenosierung der Nierenarterie(n) (bilaterale Beteiligung möglich)
- ▷ Reflux-Niere
- ▷ Segmentale Hypoplasie
- ▷ Postobstruktive Niere
- ▷ Zustand nach Nierentrauma mit Ausbildung einer Nierenarterienthrombose oder eines perirenalen Hämatoms
- ▷ Reninsezernierende Tumoren (Hämangioperizytome)
- ▷ Hydronephrose (selten)
- ▷ Nieren-Tbc (selten)
- ▷ Solitäre große Nierenzyste (selten)
- ▷ Malignom (Hypernephrom, Wilms-Tumor)

Nierenarterienstenosen können einseitig oder bilateral auftreten und große sowie kleine Gefäße betreffen. Die übrigen in ▤ E-**34** aufgeführten renalen Hypertonieformen kommen überwiegend unilateral vor.

Nierenarterienstenosen können einseitig oder bilateral auftreten und große sowie kleine Gefäße betreffen.

▶ ***Merke.*** Ab dem 20. Lebensjahr sollte der Blutdruck mindestens einmal jährlich, bei Hochdruck regelmäßig gemessen werden. Die Selbstmessung ist anzustreben.

◀ **Merke**

Für eine **akkurate Blutdruckmessung** sind Breite und Länge des aufblasbaren Teils der Blutdruckmanschette in Beziehung zur Oberarmdifferenz (Mittelpunkt zwischen Akromion und Olekranon) von Bedeutung (▤ E-**35**).

Voraussetzung für die **akkurate Blutdruckmessung** sind die richtige Breite und Länge des aufblasbaren Teils der Blutdruckmanschette (▤ E-**35**).

Beim Erwachsenen entfällt das Problem mit der Manschettenbreite bzw. -länge, wenn ein Handgelenksmeßgerät benutzt und in Herzhöhe gemessen wird.

E-35: Empfohlene Breite und Länge des aufblasbaren Teils der Blutdruckmanschette in Relation zum Oberarmumfang

Patienten	Armumfang (cm)	Breite (cm)	Länge (cm)
▷ Neugeborene	5– 7,5	3	5
▷ Kleinkinder	7,5–13	5	8
▷ Kinder	13 –20	8	13
▷ Erwachsene	24 –32	13	24
▷ Übergewichtige	32 –42	17	32

Therapie

Therapie. Da ein hoher Blutdruck einen wesentlichen Risikofaktor in der Entwicklung der Arteriosklerose mit konsekutiven Komplikationen wie Herzinfarkt, Apoplexie, koronare Herzkrankheit oder arterielle Verschlußkrankheit darstellt, ebenso den wesentlichen Progressionsfaktor für die chronische Niereninsuffizienz, ist eine konsequente, effiziente und dauerhafte Blutdrucksenkung wichtig.

Allgemeine Therapiemaßnahmen beinhalten:
- Drosselung des Alkoholkonsums (< 30 g/Tag beim Mann, < 20 g/Tag bei Frauen)
- angepaßtes körperliches Training
- Verzicht auf Nikotin
- Reduktion von Übergewicht
- fettarme (< 80 g/Tag), faserreiche und salzarme (< 6 g NaCl/Tag) Diät. Von der Kochsalzrestriktion profitieren vor allem Adipöse.

Allgemeine Therapiemaßnahmen bei Hypertonie schließen die Drosselung des Alkoholkonsums (< 30 g Alkohol/Tag bei Männern, < 20 g/Tag bei Frauen), ein angepaßtes körperliches Training (> 10 Minuten Joggen oder Fahrradfahren pro Tag; Zielpuls: 170/min minus Lebensalter), den Verzicht auf Nikotin, die Reduktion von Übergewicht sowie eine fettarme (< 80 g Fett/Tag), linolsäurereiche (> 10 g/Tag, Distelöl) und kochsalzarme Ernährung ein. Von einer Restriktion der Kochsalzzufuhr (< 6 g/Tag) profitieren vor allem Adipöse, Jugendliche hypertensiver Eltern und Diabetiker. Bei etwa zwei Drittel der Patienten mit Hypertonie führt die diätetische Kochsalzrestriktion zur Blutdrucksenkung (Salzresponder).

Merke ▶

Merke. Durch regelmäßige sportliche Betätigung (optimaler Energieverbrauch 300–400 kcal/Tag) läßt sich der Blutdruck um etwa 12/7 mmHg (ausreichend für Grenzwerthypertoniker) und das koronare Risiko um 25 % senken.

Günstig wirken sich auf den Blutdruck Salzverlust, Gewichtsreduktion, Abschwächung der Hyperinsulinämie und Steigerung der Insulinempfindlichkeit durch körperliche Aktivität aus. Für den sporttreibenden Hypertoniker werden stoffwechselneutrale Antihypertensiva (ACE-Hemmer, Angiotensin-II-Rezeptorantagonisten, Kalziumantagonisten oder α_1-Rezeptorantagonisten) empfohlen.

Günstig wirkt sich auf den Blutdruck der Salzverlust, die Gewichtsreduktion, die Abschwächung der Hyperinsulinämie, die Steigerung der Insulinempfindlichkeit und die Umstellung der vegetativen Reaktionslage durch körperliche Aktivität aus (Gesamtgefüge des metabolischen Syndroms wird günstig beeinflußt).

Als Sportarten für Hochdruckkranke bieten sich Wandern (5 km), Golf, Skilanglauf oder Fahrradfahren (Heimtrainer) an, nicht jedoch Kraftsport (Gewichtheben, Bodybuilding) oder streßbetonte Sportarten wie Tennis, Squash (Gefahr von Blutdruckspitzen). Gesunde Gefäße halten zwar jeden Blutdruckanstieg aus, nicht jedoch ein vorgeschädigtes Gefäßsystem. Idealerweise sollte die körperliche Aktivität in die Alltagsbelastung (> 50 Stufen/Tag, Gehen oder Radfahren zum Arbeitsplatz) mit einbezogen werden. Für den sporttreibenden Hypertoniker werden stoffwechselneutrale Antihypertensiva wie ACE-Hemmer (cave: Hypoglykämie möglich), Kalziumantagonisten oder α_1-Rezeptorantagonisten empfohlen (Betarezeptorenblocker hemmen die Lipolyse, Elektrolytverlust durch höherdosierte Diuretika).

Die **medikamentöse Therapie** kann in Abhängigkeit von der Schwere der Hypertonie als Mono- oder Kombinationstherapie erfolgen (▤ E-**36**). Für die Monotherapie eignen sich in Abhängigkeit von Alter, Geschlecht, Grundkrankheit und Begleiterkrankungen Betarezeptorenblocker, Salidiuretika, Kalziumantagonisten, ACE-Hemmer, Angiotensin-II-Rezeptorantagonisten oder α_1-Rezeptorenblocker.

Die **medikamentöse Therapie** kann in Abhängigkeit von der Schwere der Hypertonie als Mono- oder Kombinationstherapie erfolgen (▤ E-**36**). Für die Monotherapie eignen sich in Abhängigkeit von Alter, Geschlecht, Grundkrankheit und Begleiterkrankungen (Linksherzhypertrophie, koronare Herzkrankheit, Herzinsuffizienz, Niereninsuffizienz, obstruktive Ventilationsstörung, Diabetes mellitus, Fettstoffwechselstörung) Betarezeptorenblocker, Salidiuretika (Niedrigdosisprinzip), Kalziumantagonisten, ACE-Hemmer, Angiotensin-II-Rezeptorantagonisten oder postsynaptische Alpha-1-Rezeptorenblocker. Sinnvolle Kombinationen antihypertensiv wirksamer Medikamente sind beispielsweise Kalziumantagonist (Dihydropyridin-Typ) plus Betablocker (oder Saluretikum) und ACE-Hemmer in der Dreierkombination bzw. Diuretikum plus Betablocker oder Kalziumantagonist oder ACE-Hem-

E-36: Antihypertensive Stufentherapie bei Hypertonikern mit Begleiterkrankungen

Medikamente	Indikationen
Monotherapie	
▷ Kalziumantagonisten	▷ KHK, Diabetes mellitus, Dyslipidämie, Gicht, Asthma, periphere AVK, Nierenarterienstenose, cave: Herzinsuffizienz bei Therapie mit Verapamil oder Diltiazem
▷ ACE-Hemmer oder Angiotensin-II-Rezeptorantagonisten	▷ KHK, Diabetes mellitus, Dyslipidämie, Gicht, Herzinsuffizienz, Asthma, cave: periphere AVK, Nierenarterienstenose beidseits
▷ Salidiuretikum	▷ renale Natriumretention und Hypervolämie, Herzinsuffizienz, Asthma, periphere AVK, KHK, cave: Niedrigdosisprinzip bei Stoffwechselerkrankungen, additive Stimulation des renalen Pressormechanismus bei »high renin hypertension«, z. B. renovaskuläre Hypertonie, kontraindiziert bei Gicht
▷ Alpha-1-Blocker	▷ bei Diabetes, Gicht, Dyslipidämie, KHK, Herzinsuffizienz, Asthma, peripherer AVK, Nierenarterienstenose
▷ Betarezeptorenblocker	▷ tachykarde Herzrhythmusstörungen, KHK, Nierenarterienstenose, cave: instabiler Diabetes mellitus, Gicht, Dyslipidämie, Herzinsuffizienz, periphere AVK, kontraindiziert bei Asthma, vor allem nichtkardioselektive Betarezeptorenblocker
Zweifachkombinationen	
▷ Kalziumantagonist + ACE-Hemmer	▷ z. B. Diabetes mellitus, KHK, Lungenerkrankungen
▷ Kalziumantagonist (Dihydropyridin-Typ) + Betarezeptoren-Blocker	▷ z. B. KHK, Herzinsuffizienz
▷ ACE-Hemmer + Diuretikum	▷ z. B. Herzinsuffizienz, Hyperkaliämieneigung unter ACE-Hemmer-Therapie
▷ Kalziumantagonist + Alpha-1-Blocker	▷ z. B. Herzinsuffizienz, Stoffwechselerkrankung, Lungenerkrankungen
▷ ACE-Hemmer + Alpha-1-Blocker	▷ z. B. Herzinsuffizienz, Stoffwechselerkrankung, Lungenerkrankungen
Dreifachkombinationen	
▷ ACE-Hemmer + Kalziumantagonist + Diuretikum	
▷ Kalziumantagonist (Dihydropyridin-Typ) + Betarezeptoren-Blocker + ACE-Hemmer	
▷ ACE-Hemmer + Diuretikum + Alpha-1-Blocker	
▷ Kalziumantagonist + Betarezeptorenblocker + Alpha-1-Blocker	
▷ Kalziumantagonist + Betarezeptorenblocker + Diuretikum	
▷ Kalziumantagonist + Diuretikum + Alpha-1-Blocker	

mer oder Alpha-1-Blocker in der Zweierkombination. Unsinnig ist die Kombination von zwei Medikamenten der gleichen Substanzklasse (Ausnahme: Salidiuretika) oder die Kombination von zwei bradykardisierenden bzw. die Herzfrequenz steigernden Antihypertensiva (Potenzierung von Nebenwirkungen).

Sinnvolle Kombinationen schließen die Gabe gleicher Substanzklassen (Ausnahme: Salidiuretika) oder eine Potenzierung von Nebenwirkungen aus.

Lange Zeit galt die Monotherapie mit Salidiuretika bei Hochdruck mit renaler Natriumretention (z.B. Herzinsuffizienz, renoparenchymatöse Hypertonie, steroidabhängige Hypertonie) wegen multipler Nebenwirkungen (Hypokaliämie, Hypomagnesiämie, metabolische Störungen) als problematisch. Diese unerwünschten Nebenwirkungen unterbleiben weitgehend bei **Niedrigdosisprinzip** (z.B. 12,5 mg Hydrochlorothiazid/Tag oder 2,5 mg Indapamid/Tag). Bei Rückgang der Nierenfunktion (Kreatinin > 1,8 mg/dl) ist eine Therapie mit Schleifendiuretika indiziert. Auch hier bietet sich das Niedrigdosisprinzip in Kombination mit einem Thiazid an. Kaliumsparer werden in der Regel bei Kreatininwerten > 1,8 mg/dl abgesetzt (Gefahr der Hyperkaliämie).

Unter niedrigdosierter Salidiuretikatherapie **(Niedrigdosisprinzip)** bleiben bei Hochdruck mit renaler Natriumretention (Herzinsuffizienz, renoparenchymatöse und steroidabhängige Hypertonie) Nebenwirkungen wie Hypokaliämie, Hypomagnesiämie oder metabolische Störungen (Verschlechterung von Lipid- und Kohlenhydratstoffwechsel) weitgehend aus.

Risiken einer ACE-Hemmer-Therapie bestehen in einer renalen Funktionsverschlechterung in höherem Lebensalter (> 60 Jahre) vor allem für Patienten mit KHK, pAVK und Diabetes mellitus (hoher Anteil von Nierenarterienstenosen bzw. Segementarterienstenosen). Deshalb ist für diese Risikogruppen initial eine **engmaschige Kreatininbestimmung** erforderlich und ggf. die Therapie zu beenden. Patienten mit Niereninsuffizienz bedürfen einer Dosisanpassung (Ausnahme: Fosinopril mit renaler und hepatischer Elimination). Ein mögliches Risiko besteht bei Niereninsuffizienz weniger in der

Risiken einer ACE-Hemmer-Therapie: Vor allem Patienten mit KHK, pAVK und Diabetes mellitus haben wegen eines hohen Anteils von Nierenarterienstenosen bzw. Segmentarterienstenosen ein erhöhtes Risiko einer Funktionsverschlechterung.

Für **Patienten mit Diabetes mellitus** eignen sich ACE-Hemmer, Kalziumantagonisten und postsynaptische α_1-Rezeptorenblocker aufgrund ihrer Stoffwechselneutralität. Antiproteinurisch wirken ACE-Hemmer und z. T. auch Kalziumantagonisten (Ausnahme: Nifedipin) u. a. durch intrarenale Drucksenkung (ACE-Hemmer: Dilatation des Vas efferens, Kalziumantagonist: Dilatation von Vas afferens und efferens). Durch Natriumretention (bei Glukosurie) kann die saluretische Therapie indiziert sein.

Kumulation der ACE-Hemmer als vielmehr in der Entwicklung einer (vital bedrohlichen) ACE-Hemmer-induzierten Hyperkaliämie.
Die **Blutdruckeinstellung des Patienten mit Diabetes mellitus** beinhaltet einige Besonderheiten. Zunächst gilt, daß ACE-Hemmer, Kalziumantagonisten und postsynaptische a_1-Rezeptorenblocker stoffwechselneutral sind und daher Kohlenhydrat- bzw. Lipidstoffwechsel nicht negativ beeinflussen. Bei Patienten mit Diabetes mellitus kann sich unter ACE-Hemmer-Therapie die Mikroalbuminurie zurückbilden bzw. längerfristig verhindert werden. Antiproteinurisch können im Stadium der Mikroalbuminämie und manifesten Proteinurie (Ausnahme: Nifedipin) auch Kalziumantagonisten wirken. Bewirkt die ACE-Hemmer-Therapie durch Dilatation des Vas efferens bereits einen Rückgang der Proteinurie unabhängig von der systemischen Blutdrucksenkung (u. a. durch intrarenale Drucksenkung, antiproliferative Wirkung), so gelingt beispielsweise durch Nitrendipin-Therapie eine intrarenale Drucksenkung durch nichtselektive afferente und efferente Vasodilatation. Durch Störung der Natriumexkretion bei Glukosurie ist der Gesamtkörper-Natriumgehalt erhöht. Daraus kann sich die Indikation zur salidiuretischen Therapie ableiten, auch wenn durch eine begleitende Hypokaliämie die Insulinsekretion negativ beeinflußt wird (minimal bei Niedrigdosisprinzip).

Merke ▶

▶ ***Merke.*** Ca. 20 % der Diabetiker mit Hypertonie zeigen im Rahmen der autonomen Insuffizienz einen Abfall des Blutdrucks bei Lagewechsel vom Liegen zum Stehen. Diese **orthostatische Hypotension** (bei deutlichem Anstieg des Plasma-Dopaminspiegels) wird durch zentral angreifende Antihypertensiva verstärkt (daher sind diese nicht erste Wahl).

Abgeschwächt wird die orthostatische Hypotonie durch den vasokonstriktorischen Effekt von Metoclopramid oder Domperidon.
Bei labilem Diabetes mellitus sind (vor allem nichtselektive) Betablocker nicht erste Wahl (Maskierung von hypoglykämischen Symptomen).

Abgeschwächt wird die orthostatische Hypotonie durch den vasokonstriktorischen Effekt des Dopamin-Rezeptor-Antagonisten Metoclopramid (Nachteil: steigende Aldosteronproduktion bei Langzeittherapie; Nebenwirkung: Somnolenz, Parkinson-like-Syndrom) oder durch einen peripheren dopaminergen Antagonisten des DA_2-Dopamin-Rezeptors (z. B. Domperidon). Bei labilem Diabetes mellitus sind (vor allem nichtselektive) Betarezeptorenblocker ebenfalls nicht erste Wahl, da u. a. Symptome der Hypoglykämie wie Tachykardie oder Schwitzen durch diese Substanzen maskiert werden.

Merke ▶

▶ ***Merke.*** **Behandlungsziel** ist ein **Blutdruck von < 140/90 mmHg**, wobei für ältere Patienten (> 70 Jahre) derartige Blutdruckempfehlungen durchaus problematisch sein können. Angestrebt wird gerade beim älteren Menschen eine schonende Blutdrucksenkung in den Normbereich, falls subjektives Wohlbefinden und extrarenale Gefäßkomplikationen (zerebro- und kardiovaskuläre Erkrankungen) dies erlauben.

Altersbedingte Veränderungen der Niere, vor allem der hohe Prozentsatz von Nierenarterienstenosen bei Patienten mit Diabetes mellitus, KHK oder peripherer AVK machen bei Einsatz von ACE-Inhibitoren eine engmaschige Kontrolle der Nierenfunktion erforderlich.

Altersbedingte Veränderungen der Niere betreffen eine Abnahme des Nierengewichtes und der Nierengröße, eine Abnahme der Zahl der Glomeruli, eine Zunahme der mesangialen Matrix, eine Sklerosierung der Glomeruli und Gefäßverkalkungen. Patienten mit Diabetes mellitus, KHK oder peripherer AVK haben im höheren Lebensalter - bedingt durch arteriosklerotische Plaques – Nierenarterienstenosen bzw. Segmentaststenosen in bis zu 50 % und sind im Hinblick auf ihre Nierenfunktion durch eine ACE-Hemmer-Therapie gefährdet (bei beidseitiger Gefäßstenosierung oder einseitiger Stenosierung und hypoplastischer Niere auf der kontralateralen Seite).

Merke ▶

▶ ***Merke.*** Die Compliance des Patienten für eine konsequente und langfristige effektive Therapie ist nicht zuletzt abhängig von einer kompetenten Information und überzeugenden Motivation durch den behandelnden Arzt.

E-**37** faßt die Antihypertensiva (Langzeittherapie) zusammen.

E-**37** faßt die wesentlichsten Antihypertensiva zur Langzeittherapie zusammen.

E-37: Antihypertensiva zur Langzeittherapie (Einzelsubstanzen)

Freiname	Tagesdosis (in mg)	Wichtige Nebenwirkungen
Betarezeptorenblocker		
▷ **nicht β_1-selektiv**		
Nadolol	30–120	▷ Bradykardie, Störungen des Kohlenhydratstoffwechsels, Bronchospasmus, Kältegefühl in den Extremitäten **Kontraindikationen:** AV-Block 2. und 3. Grades, manifeste Herzinsuffizienz, obstruktive Ventilationsstörung, sinuatrialer Block, Sinus-Knoten-Syndrom
Oxprenolol	2 × 80–2 × 160	
Penbutolol	1 × 20–2 × 40	
Pindolol	2–3 × 5	
Propranolol	2 × 40–4 × 80 1 × 80–2 × 160	
Sotalol	2 × 80–2 × 160	
▷ **relativ β_1-selektiv**		
Acebutolol	2 × 200–400	▷ *s. o.* (extrakardiale Nebenwirkungen sollen geringer sein)
Atenolol	25–100	
Betaxolol	10–20	
Bisoprolol	2,5–10	
Metoprolol	2 × 50–2 × 100	
Salidiuretika		
▷ **Thiaziddiuretika**		
Butizid	2,5–5	▷ Hypokaliämie, Hyperglykämie, Hyperurikämie, Hyponatriämie, Dehydratation, Hypomagnesiämie
Chlortalidon	12,5–25	
Hydrochlorothiazid	12,5–25	
Indapamid	2,5	
Xipamid	10–40	
▷ **Schleifendiuretika** (vorwiegend bei Niereninsuffizienz mit Serumkreatininwerten > 2 mg/dl)		
Furosemid	2–3 × 40–80	▷ Hypokaliämie, Hyponatriämie, Dehydratation, Hyperglykämie, Hyperurikämie, Hypomagnesiämie
Piretanid	1–2 × 3– 6	
Torasemid	1–2 × 5–10	
(höhere Dosen bei fortgeschrittener Niereninsuffizienz bzw. Proteinurie erforderlich)		
Kalziumantagonisten		
▷ **Dihydropyridin-Typ**		
Amlodipin	1 × 5–10	▷ Kopfschmerzen, Hautreaktionen, Flush, Ödeme
Felodipin	1 × 5–10	
Isradipin	2 × 1,25–5	
Nifedipin	2–3 × 20	
Nitrendipin	1–3 × 10–20	
▷ **andere Kalziumantagonisten**		
Diltiazem	2–3 × 60–90	▷ Kopfschmerzen, Exanthem, Ödeme, AV-Überleitungsstörung (Vorsicht bei Kombinationen mit Betablockern)
Verapamil	1–2 × 120–240	▷ Obstipation, AV-Überleitungsstörungen (Vorsicht bei Kombinationen mit Betablockern)
▷ **Angiotensin II-Rezeptorantagonisten**		
Losartan	1 × 50–100	▷ sehr gut verträglich, Nebenwirkungen gering (Schwindel)
Candesartan	1 × 4– 16	
Valsartan	1 × 80–160	
▷ **ACE-Hemmer**		
Captopril	2 × 12,5–3 × 50	▷ Husten, angioneurotisches Ödem, Exanthem, Niereninsuffizienz, Geschmacksstörungen. Bei Diuretika-Vorbehandlung starker Blutdruckabfall bei Erstdosis möglich. Als Diuretikum keinen Kaliumsparer verwenden. **Cave:** Hyperkaliämie bei Niereninsuffizienz **Cave:** bei Nierenarterienstenose beidseits
Enalapril	2,5–40	
Lisinopril	2,5–40	
Perindopril	2–8	
Fosinopril	5–40	
Quinapril	2,5–40	
Ramipril	1,25–1	

E-37: Antihypertensiva zur Langzeittherapie (Einzelsubstanzen) (Fortsetzung)

Freiname	Tagesdosis (in mg)	Wichtige Nebenwirkungen
Periphere postsynaptische α_1-Rezeptorenblocker		
Doxazosin	1 × 2–8 (16 max.)	▷ orthostatische Hypotonie, insbesondere zu Beginn der Therapie
Prazosin	2 × 0,5–3 × 5	
Terazosin	1 × 1–20	
Gemischte α_1/α_2-Rezeptorenblocker		
Urapidil	3 × 60	▷ orthostatische Hypotonie, Kopfschmerzen, Müdigkeit
Antisympathotonika		
Clonidin	3 × 0,075–0,15	▷ Bradykardie, Blutdruckkrisen bei plötzlichem Absetzen
Monoxidin	2 × 0,2–2 × 0,4	▷ Sedation, Potenzstörungen, Mundtrockenheit, Leberfunktionsstörungen
Guanfacin	1 – 2 × 1 – 2	
α-Methyldopa	3 × 125–750	
Periphere Vasodilatatoren		
Dihydralazin	3 × 12,5–50	▷ Anstieg der Herzfrequenz, Stenokardie, Übelkeit, Kopfschmerzen
Minoxidil	2 × 5–3 × 10	▷ Anstieg der Herzfrequenz, Ödem, Hypertrichose, Perikarderguß
Sonstige		
Cicletanin	50–200	▷ Hypokaliämie, Kopfschmerzen, Schwindel

Synopsis E-**18: Folgen der Hypertonie** (Beispiele)

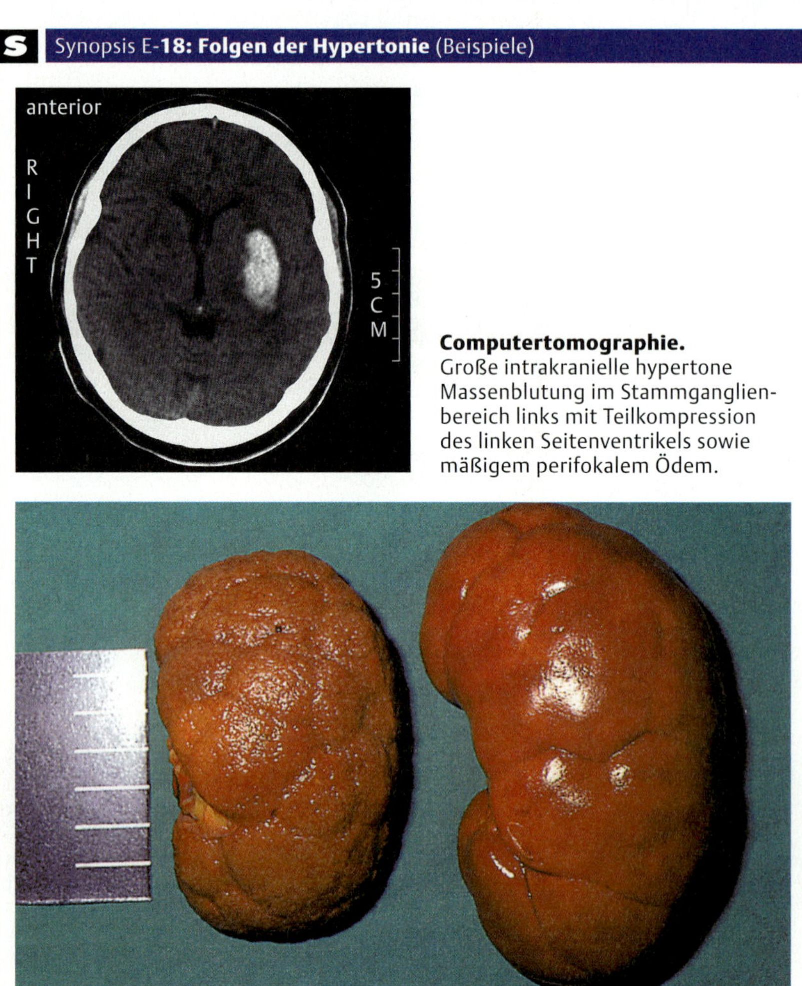

Computertomographie. Große intrakranielle hypertone Massenblutung im Stammganglienbereich links mit Teilkompression des linken Seitenventrikels sowie mäßigem perifokalem Ödem.

Arteriosklerotische links vs. normale Niere rechts.

17 Renovaskuläre Hypertonie

◀ **Definition**

▶ ***Definition.*** Unter renovaskulärer Hypertonie versteht man die Entwicklung eines hohen Blutdrucks auf dem Boden der Stenosierung einer oder beider Nierenarterien bzw. ihrer Äste. Etwa zwei Drittel der Nierenarterienstenosen sind durch arteriosklerotische Plaques bedingt (davon etwa ein Drittel bds.), etwa ein Drittel durch fibromuskuläre Dysplasie.

Epidemiologie Etwa 1–5 % der hypertensiven Patienten haben eine uni- oder bilaterale Nierenarterienstenose vom fibromuskulären Typ (vorwiegend Frauen zwischen dem 20. und 40. Lebensjahr) oder vom arteriosklerotischen Typ im höheren Lebensalter.

Epidemiologie. Etwa 1–5 % der Patienten mit arterieller Hypertonie entwickeln den Hochdruck durch eine unilaterale oder bilaterale Nierenarterienstenose. Betroffen sind vorwiegend Frauen zwischen dem 20. und 40. Lebensjahr (Nierenarterienstenose vom fibromuskulären Typ, von der Lokalisation eher distal gelegen) oder ältere Patienten mit De-novo-Hypertonie bzw. Aggravation einer längerfristig bekannten Hypertonie (Nierenarterienstenose vom arteriosklerotischen Typ durch Plaques bedingt, von der Lokalisation her eher abgangsnah gelegen).
Patienten mit Diabetes mellitus, KHK oder peripherer AVK haben - bedingt durch arteriosklerotische Plaques – Nierenarterienstenosen in einem Prozentsatz von bis zu 50 % (Hochdruck nur bei zwei Drittel bzw. drei Viertel dieser Patienten).

Diagnostik Als Ausdruck der Aktivierung des Renin-Angiotensin-Aldosteron-Systems (S E-**19**) kann in der Routinediagnostik eine **milde Hypokaliämie** diagnoseweisend sein. Eine erhöhte Plasma-Renin-Aktivität (nach Stimulation mit Furosemid oder Orthostase) und ein Quotient ≥ 1,5 der Reninaktivität im Nierenvenenblut der stenosierten zur nichtstenosierten Seite können diagnoseweisend sein.

Diagnostik. Als Ausdruck der Aktivierung des Renin-Angiotensin-Aldosteron-Systems (S E-**19**) kann in der Routinediagnostik eine **milde Hypokaliämie** diagnoseweisend sein. Die erhöhte Plasma-Renin-Aktivität im peripheren Blut **allein** muß nicht diagnoseweisend sein, Sensitivität und Spezifität lassen sich durch Stimulation (Furosemid, Orthostase) verbessern. Bei der seitengetrennten Reninbestimmung im Nierenvenenblut gilt ein Quotient ≥ 1,5 der stenosierten zur nichtstenosierten Seite als signifikant. Ein signifikanter Quotient sowie die erhöhte periphere Plasma-Renin-Aktivität sprechen für eine günstige Beeinflussung der Hypertonie durch Operation

S Synopsis E-**19: Renovaskulärer Hochdruck**

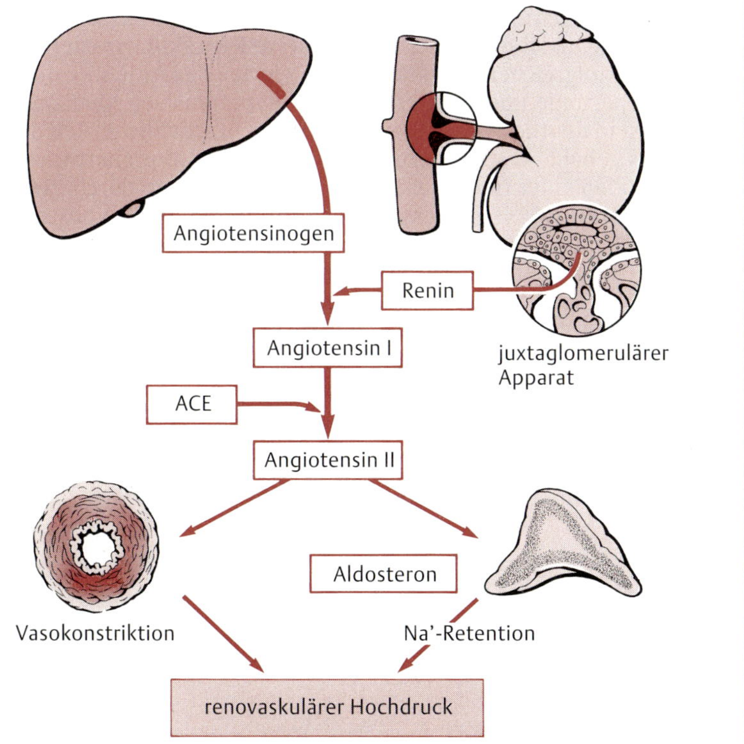

60 Minuten nach Captoprilgabe sollte die Plasma-Renin-Aktivität ansteigen (sog. **Captopril-Test**).

oder Angioplastie. Die Reninsekretion soll auf der nichtstenosierten Seite supprimiert sein. Diagnostischen Aussagewert hat die Stimulation der Reninwerte durch Captopril. Nach oraler Gabe von 25–50 mg Captopril weisen folgende Reninwerte 60 Minuten nach Einnahme auf eine funktionell wirksame Stenose hin (**Captopril-Test**)

- stimulierte Plasmareninaktivität (PRA) ≥ 12 ng/ml sowie
- absoluter Anstieg der PRA um ≥ 10 ng/ml/h sowie
- Anstieg der PRA um ≥ 150% oder
- Anstieg der PRA um ≥ 400%, falls initiale PRA ≥ 3 ng/ml/h.

Merke ▶

▶ ***Merke.*** Für eine zuverlässige Aussage sollten störende Antihypertensiva 3 Wochen zuvor abgesetzt sein (Diuretika 4 Tage) und die Urin-Natriumkonzentration bei > 50 mmol/24 h liegen (in der Praxis häufig nicht realisierbar).

Klinische Untersuchung: Periumbilikale Auskultation bzw. Auskultation entlang des Rippenbogens beidseits. Jugendliche haben häufig schwere Fundusveränderungen.
Bildgebende Verfahren schließen die Sonographie und (farbkodierte) **Duplex-Sonographie** ein. Von diagnostischer Wertigkeit ist das Captopril-Szintigramm (funktionelle Relevanz der Stenose). Von hoher Sensitivität und Spezifität sind Spiral-CT und MR-Angiographie. **Beweisend ist letztlich nur die Nierenangiographie.**

Die **klinische Untersuchung** beinhaltet bei Verdacht auf renovaskuläre Hypertonie die periumbilikale Auskultation bzw. die Auskultation entlang des Rippenbogens beidseits (Strömungsgeräusch in 50% der Fälle bei schlanken Patienten auskultierbar). Jugendliche Patienten mit renovaskulärer Hypertonie haben häufig überproportional schwere Fundusveränderungen. **Bildgebende Verfahren** schließen die Sonographie (Größendifferenz zwischen beiden Nieren 1,5–2 cm oder einseitig kleine Niere, geringe Spezifität, geringe Sensitivität) ebenso ein wie die Duplex-Sonographie bzw. die **farbkodierte Duplex-Sonographie**. Adipositas und/oder Meteorismus machen den Abgang der Nierenarterien und die intrarenale Perfusion nur bei etwa 70% der Patienten beurteilbar. Verlassen sind Frühurogramm, intravenöse Arteriographie, Nierenszintigraphie oder einfache Isotopennephrographie. Von diagnostischer Wertigkeit ist das Nierenfunktionsszintigramm nach Captopril-Gabe (Abfall der GFR bei funktionell wirksamer Stenose). Von hoher Sensitivität und Spezifität sind Spiral-CT (98–99%, ambulante Untersuchung durch intravenöse Injektion von ca. 200 ml Kontrastmittel) und MR-Angiographie (Gadolinium, daher keine Nephrotoxizität). **Beweisend ist letztlich nur die Angiographie**.

Therapie Primäres Therapieziel ist die **perkutane transluminale Nierenarterienangioplastie (S E-20) (PTA) oder die operative Revaskularisation** (S **E-21**). Die primäre Erfolgsrate (90–100%) der PTA ist bei fibromuskulärer Dysplasie deutlich günstiger als bei arteriosklerotischen Stenosen im Bereich des Nierenarterienabgangs (20%) oder abgangsfernen arteriosklerotischen Stenosen (75%). Die Restenosierungsrate ist bei arteriosklerotischen Nierenarterienstenosen höher als bei fibromuskulärer Dysplasie. Komplikationen der PTA betreffen ein kontrastmittelinduziertes akutes Nierenversagen, den akuten Nierenarterienverschluß, Gefäßperforationen, Punktionshämatome oder Embolien.

Therapie. Primäres Therapieziel ist die **perkutane transluminale Nierenarterienangioplastie** (S E-**20**) (PTA; gebräuchlichster Zugang transfemoral rechts in Lokalanästhesie) oder die **operative Revaskularisation** (S E-**21**). Auch nach erfolgreicher Dilatation bedarf ein Teil der Patienten mit renovaskulärer Hypertonie noch weiter einer antihypertensiven Medikation, allerdings meist in deutlich geringerer Dosierung. Ein erheblicher Teil der Patienten gilt als geheilt, Restenosierungen sind möglich. Nierenarterienstenosen auf dem Boden einer fibromuskulären Dysplasie zeigen durch PTA eine primäre Erfolgsrate (klinische Besserung der Hypertonie bzw. vollständige Heilung) von 90–100%. Bei Nierenarterienstenosen auf dem Boden arteriosklerotischer Plaques sind die Ergebnisse der PTA deutlich ungünstiger und abhängig von der Lokalisation der Stenose. Die primäre Erfolgsquote liegt bei arteriosklerotischen Stenosen oder Verschlüssen im Bereich des Nierenarterienabgangs bei 20%, bei abgangsfernen Stenosen bei 75%. Die Restenoserate ist bei Nierenarterienstenosen durch arteriosklerotische Plaques höher als bei der fibromuskulären Dysplasie. Komplikationen der PTA betreffen ein kontrastmittelinduziertes akutes Nierenversagen (2–10%), den akuten Nierenarterienverschluß, Gefäßperforationen, Punktionshämatome oder Embolien innerhalb des aortalen Stromgebietes.

S Synopsis E-**20: Angiographien und perkutane transluminale Dilatation (PTD)**

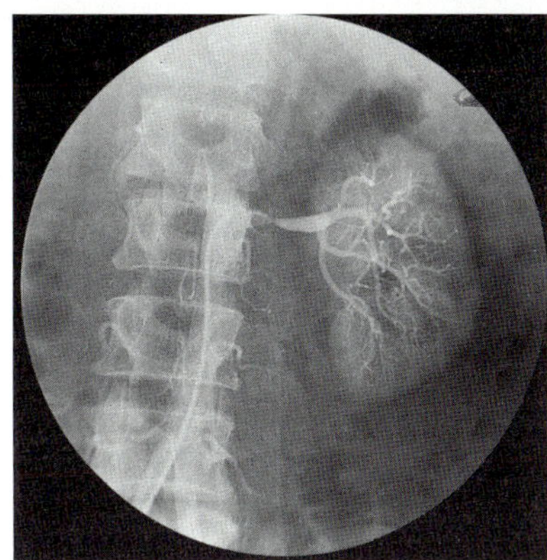

Darstellung der stenotischen A. renalis sinistra.

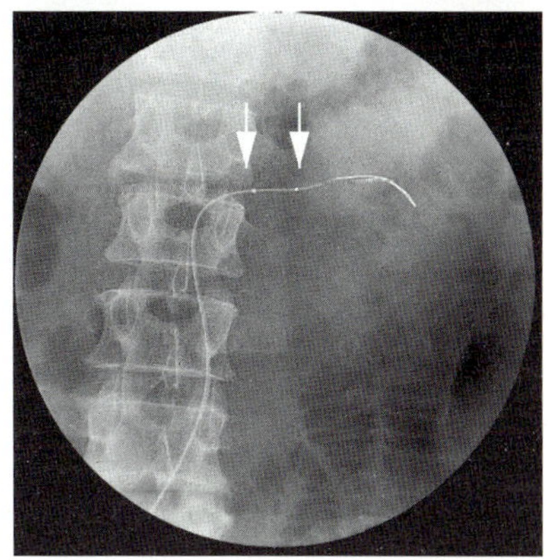

Einlage und Positionierung des Ballon-Dilatationskatheters (Ballon zwischen den Pfeilen).

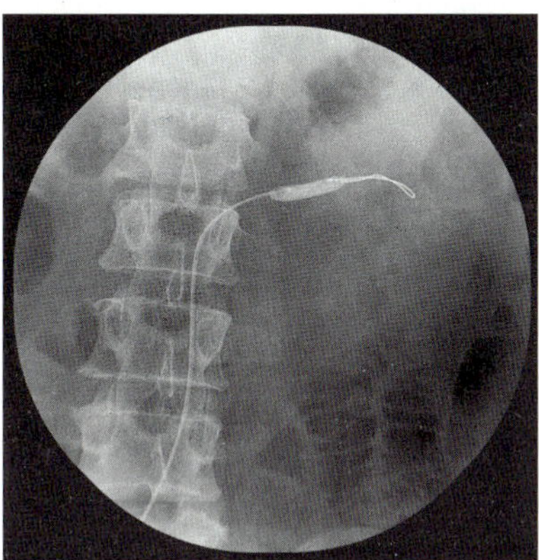

Mit Kontrastmittel gefüllter Dehnungsballon.

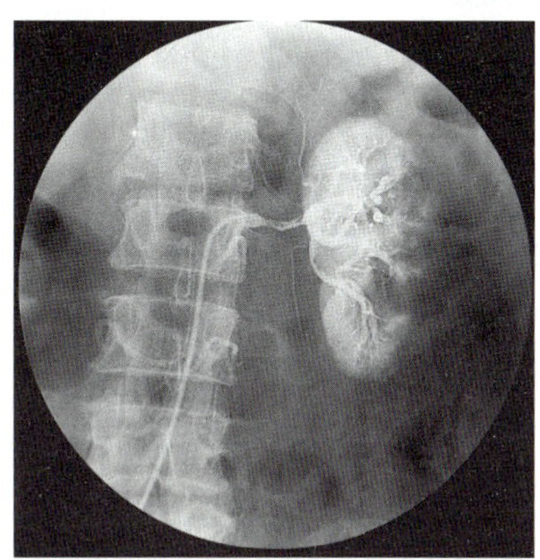

Zustand nach Dehnung der Stenose.

S Synopsis E-**21: Therapie bei renovaskulärem Hochdruck**

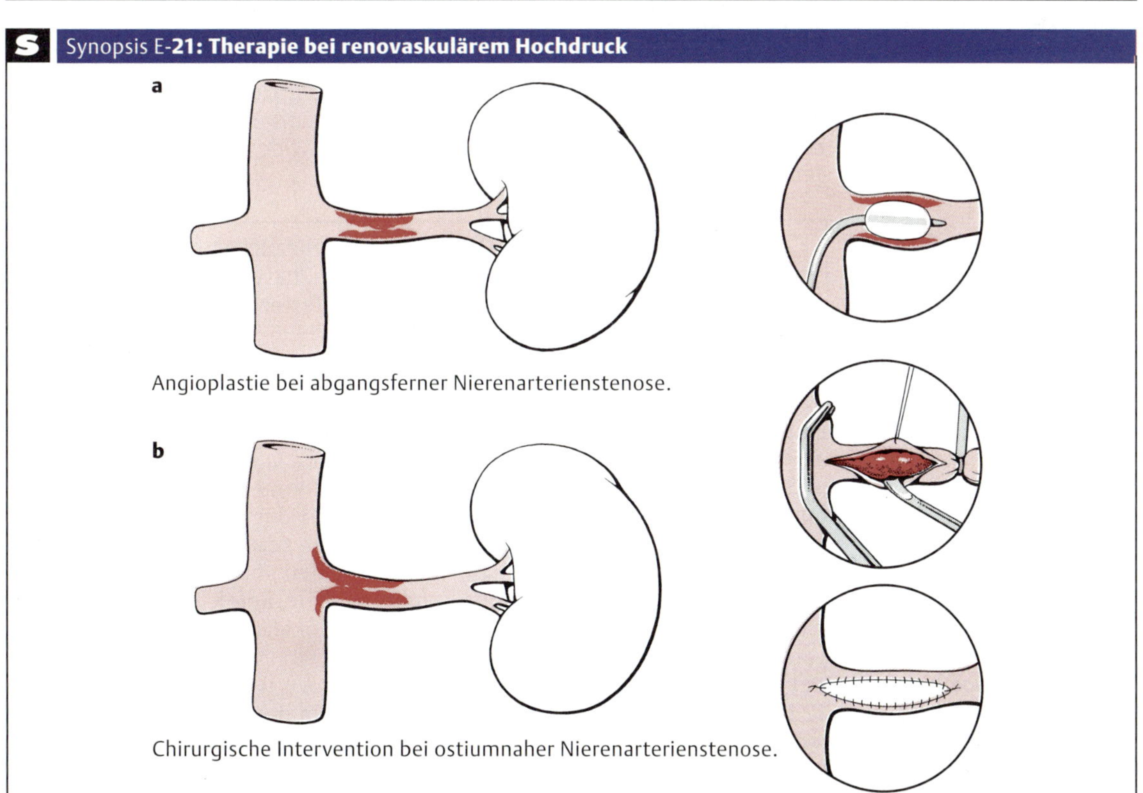

a Angioplastie bei abgangsferner Nierenarterienstenose.

b Chirurgische Intervention bei ostiumnaher Nierenarterienstenose.

18 Phäochromozytom

Definition ▶

▶ ***Definition.*** Phäochromozytome sind in der Regel (90%) gutartige Tumoren des Nebennierenmarkes oder sympathischer Ganglien (Grenzstrang), deren Namen sich von der Braunfärbung mit Chromsalzen (chromaffin = phäochrom) herleitet.

Epidemiologie 0,2–1,2% der Hypertoniepatienten haben ein Phäochromozytom. Der Altersgipfel liegt zwischen dem 20. und 40. Lebensjahr.

Epidemiologie. Ein Phäochromozytom ist bei 0,2–1,2% der Hypertoniepatienten Ursache des Hochdrucks. Der Altersgipfel liegt zwischen dem 20. und 40. Lebensjahr. Im Kindesalter erkranken Knaben doppelt so häufig wie Mädchen. Im Erwachsenenalter besteht eine Bevorzugung des weiblichen Geschlechts.

Ätiopathogenese Phäochromozytome sind neuroektodermalen Ursprungs und entstehen aus chromaffinen Zellen des sympathoadrenalen Systems. 10% zeigen invasives Wachstum mit Metastasierung, 10–15% kommen multilokulär vor. An familiäre Formen muß gedacht werden.

Ätiopathogenese. Phäochromozytome entstehen aus den chromaffinen Zellen des sympathoadrenalen Systems, sind also neuroektodermalen Ursprungs. 10% der Phäochromozytome zeigen ein invasives Wachstum und/oder eine Metastasierung (Leber, Lunge, Skelettsystem). Ein multilokuläres Vorkommen beobachtet man bei 10–15% der Patienten mit Phäochromozytom. Sogenannten familiären Formen des Phäochromozytoms liegt die multiple endokrine Neoplasie Typ II (*s. Kap. F Endokrinologie*) oder das von-Hippel-Lindau-Syndrom zugrunde.

Klinik Starke Kopfschmerzen, generalisierter Schweißausbruch, Palpitationen bestehen neben vielen uncharakteristischen Symptomen bei Dauerhypertonie oder paroxysmalen Blutdruckkrisen.

Klinik. Starke Kopfschmerzen, generalisierter Schweißausbruch und Palpitationen sind charakteristische Symptome, auch wenn das Phäochromozytom wegen der Vielseitigkeit und Vieldeutigkeit der Symptome als der »große Schauspieler« bezeichnet wird. Im Erwachsenenalter findet man etwa je zur Hälfte eine persistierende Hypertonie oder paroxysmale Blutdruckkrisen. Bei Kindern mit Phäochromozytom liegt zu über 90% eine Dauerhypertonie vor.

Diagnostik Plasma- und/oder **Urinkatecholamine** sind zumindest bei Blutdruckkrisen erhöht, bei ein Drittel der Patienten kann die **Vanillin-Mandelsäure-Ausscheidung** normal sein.

Diagnostik. Die Sekretion von Adrenalin und/oder Noradrenalin im Exzeß (eine 2- bis 3fache Katecholaminerhöhung ist bei Katecholaminresistenz der Phäochromozytom-Patienten ursächlich nicht für den Hochdruck verantwortlich) ist Grundlage der Phäochromozytom-Diagnostik. Entsprechend sind die **Plasma-und/oder Urinkatecholamine** (wenigstens im Rahmen paroxysmaler Blutdruckkrisen) erhöht. Die **Vanillin-Mandelsäure** im 24-Stunden-Urin liegt allerdings bei etwa einem Drittel der Patienten mit Phäochromozytom im Normbereich. Der Urin wird in dunklen Gefäßen mit Zusatz von 10 ml 20%iger HCl-Lösung (Hemmung des Katecholaminabbaus) gesammelt.

Merke ▶

▶ ***Merke.*** Sammelfehler, Diätfehler (Vanillezucker, schwarzer Tee, Nüsse, Zitrusfrüchte) und antihypertensive Pharmaka (α-Methyldopa, β-Rezeptorenblocker, Diuretika) können das Testergebnis verfälschen.

Von den **bildgebenden Verfahren** kommen mit steigender Sensitivität und Spezifität Sonographie, CT und NMR in Betracht.

Die Wertigkeit **bildgebender Verfahren** zur Lokalisation des Phäochromozytoms läßt sich folgendermaßen zusammenfassen: Die Sensitivität der abdominellen Sonographie wird mit 50–60%, ihre Spezifität mit 80–90% angegeben. Die Sensitivität der Computertomographie liegt zwischen 70 und 95%, ihre Spezifität bei 97–98%. Die Sensitivität der Kernspintomographie wird mit ca. 90% angegeben. Ein Vorteil der Kernspintomographie gegenüber der Computertomographie wird darin gesehen, daß Projektionen nicht nur transversal, sondern auch in den beiden anderen Ebenen möglich sind. Etwa 85% der Phäochromozytome sind im Bereich der linken oder rechten Nebenniere lokalisiert. Extraadrenale Lokalisationen betreffen sympathische Ganglien (Grenzstrang).

Die höchste Sensitivität und Spezifität der Phäochromozytom-Diagnostik hat das **123- bzw. 131-Jodobenzylguanidin-Szintigramm** erlangt (**E-23**).

Der Nachweis von Phäochromozytomen unter Verwendung der **131- oder 123-Jopdobenzylguanidin-Szintigraphie** hat in den letzten Jahren zunehmend Bedeutung erlangt, vor allem in der Differentialdiagnose von Raumforderungen im Bereich der Nebennieren und zur Lokalisation extraadrenaler Phäochromozytome (E-**23**).

Die Sensitivität dieser Methode erreicht ca. 90 %, die Spezifität nahezu 100 %.

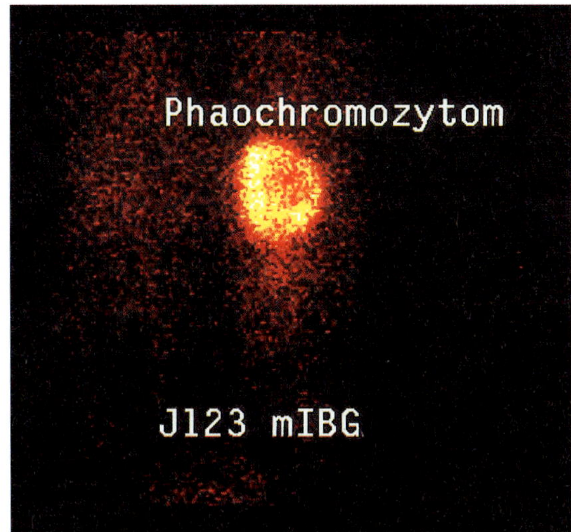

a Szintigramm 24 Stunden nach der Applikation von Jod-123-meta-Jodobenzylguanidin. Das ca. 7 cm durchmessende Phäochromozytom im Bereich des rechten oberen Nierenpols zeigt eine deutliche Substanzanreicherung, ebenso läßt sich die zentrale Nekrose erkennen.

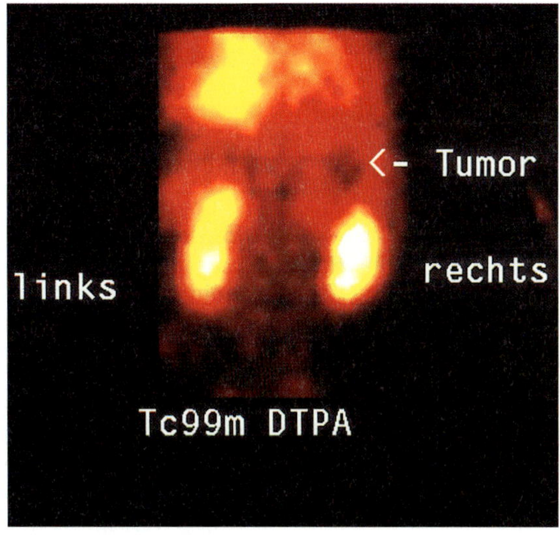

b Szintigramm eines Patienten mit dem glomerulär filtrierten Radiopharmakon Tc99m DTPA. Beide Nieren sind dargestellt, im Bereich des Tumors findet sich keine Anreicherung, die Niere erscheint hier etwas verdrängt.

E-**23: Szintigraphischer Nachweis eines Phäochromozytoms.**

Therapie. Therapie der Wahl ist die chirurgische Entfernung des Phäochromozytoms. Ist der Patient von hypertensiven Krisen gefährdet, so ist die medikamentöse Vorbehandlung mit α-adrenergen Rezeptorenblockern indiziert. Bei Tachykardie wird zusätzlich die Gabe eines β-adrenergen Rezeptorenblockers empfohlen. Bei inoperablen Tumoren wird mit Phenoxybenzamin (3–60 mg/Tag) allein oder in Kombination mit anderen Antihypertensiva therapiert.

Therapie Behandlung der Wahl ist die Operation nach medikamentöser Vorbehandlung mit α-(adrenergen) Rezeptorenblockern (z. B. Phenoxybenzamin) zur Vermeidung einer intraoperativ auftretenden hypertensiven Krise.

19 Primärer Hyperaldosteronismus (Conn-Syndrom)

19 Primärer Hyperaldosteronismus (Conn-Syndrom)

Definition. Der primäre Hyperaldosteronismus wird durch eine gesteigerte adrenale Produktion von Aldosteron durch ein Nebennierenadenom, die bilaterale Nebennierenhyperplasie oder ein Karzinom verursacht.

◀ **Definition**

Epidemiologie. Einen primären Hyperaldosteronismus als Ursache der arteriellen Hypertonie findet man bei weniger als 0,5 % der Patienten mit hohem Blutdruck. Das bevorzugte Lebensalter ist das 3. bis 5. Jahrzehnt. Bei 70–80 % der Patienten findet man ein solitäres Nebennierenrindenadenom (vorwiegend Männer), bei 20–30 % läßt sich eine idiopathische bilaterale Nebennierenrindenhyperplasie nachweisen. Aldosteronproduzierende Karzinome sind eine Rarität.

Epidemiologie Bei < 0,5 % der Patienten mit Hypertonie beobachtet man ein Conn-Syndrom. Ein solitäres Nebennierenrindenadenom findet man bei 70–80 %, eine idiopathische bilaterale Nebennierenhyperplasie bei 20–30 %.

Klinik Leitsymptom sind **Muskelschwäche, Müdigkeit, Adynamie, Parästhesie oder Paralysen**, vorwiegend durch die hypokaliämische metabolische Azidose.

Klinik. Die klinische Symptomatologie wird bestimmt durch die Folgen der gesteigerten adrenalen Aldosteronsekretion und der Entwicklung einer **hypokaliämischen metabolischen Alkalose** durch Austausch von Kalium- und Wasserstoffionen gegen Natriumionen. Leitsymptom sind **Muskelschwäche, Müdigkeit, Adynamie, Parästhesien, Paralysen**.

Merke ▶

> ***Merke.*** Suspekt im Hinblick auf das Vorliegen eines primären Hyperaldosteronismus ist die **hypokaliämische Hypertonie**.

Diagnostik Charakteristische Laborbefunde sind **Hypokaliämie, Hypernatriämie, metabolische Alkalose, erhöhte renale Kaliumexkretion, erhöhtes Plasma-Aldosteron** bei supprimierter Plasma-Renin-Aktivität. Bildgebende Verfahren erlauben eine Differenzierung zwischen solitärem Nebennierenrindenadenom und bilateraler Nebennierenrindenhyperplasie.

Diagnostik. Die Plasma-Aldosteronwerte sind erhöht, die Plasma-Renin-Aktivität ist supprimiert. Die Serum-Natriumkonzentration ist erhöht, erhöht ist ferner im Vergleich zum niedrigen Serum-Kalium die renale Kaliumexkretion. Es besteht eine milde metabolische Alkalose (DD: sekundärer Hyperaldosteronismus: Aldosteronerhöhung und gesteigerte Plasmareninaktivität).

Zur Differenzierung zwischen solitärem Nebennierenrindenadenom und idiopathischer bilateraler Nebennierenrindenhyperplasie bedarf es zusätzlicher diagnostischer Hilfsmaßnahmen wie

- Ultraschalluntersuchung
- Computertomographie
- Kernspintomographie
- Nebennierenszintigraphie
- seitengetrennte Aldosteronbestimmung im Nebennierenvenenblut.

Therapie Bei **solitärem Nebennierenrindenadenom**: Entfernung der befallenen Nebenniere. Bei idiopathischer **bilateraler Nebennierenrindenhyperplasie**: Aldosteron-Antagonisten.

Therapie. Bei **solitärem Nebennierenrindenadenom** ist die operative Entfernung der befallenen Nebenniere Therapie der Wahl. Patienten mit idiopathischer **bilateraler** Nebennierenrindenhyperplasie werden medikamentös therapiert (Mittel der Wahl sind Aldosteron-Antagonisten, z. B. 50–200 mg Spironolacton pro Tag als Langzeittherapie).

20 Maligne Hypertonie

20 Maligne Hypertonie

Definition ▶

> ***Definition.*** Von maligner Hypertonie spricht man bei besonders schweren (»malignen«) Verlaufsformen eines vorbestehenden primären oder sekundären Hochdrucks (eine maligne Hypertonie bei zuvor Normotensiven ist eine Rarität) mit extremen Blutdruckwerten (diastolisch > 120 mmHg) und einer **rasch progredienten arteriolären Nekrose im Nieren-, Retina- und Hirnkreislauf**. Der Begriff »maligne Hypertonie« leitet sich ab von der – wenn unbehandelt – malignen Erkrankungen vergleichbaren infausten Prognose.

Ätiopathogenese Unter konsequenter Therapie primärer und sekundärer Hypertonie ist die maligne Hypertonie selten geworden. Sekundäre Hypertonieformen, vor allem renaler Genese, disponieren zur malignen Hypertonie. Die strukturellen Anpassungsprozesse der Gefäßwand bei schwerer Hypertonie (Arteriolohyalinose) unterscheiden sich von der fibrinoiden Arteriolonekrose bei maligner Hypertonie. Die Gefäßnekrose betrifft die afferenten Arteriolen und die größeren Interlobulararterien (proliferative Endarteriitis) der Niere (mit Thrombenbildung und ischämischer

Ätiopathogenese. Unter konsequenter antihypertensiver oder kurativer Therapie primärer bzw. sekundärer Hochdruckformen ist die maligne Hypertonie selten geworden. Vorbestehende Nierenerkrankungen (Reflux- und Analgetika-Nephropathie, mesangiale IgA-Glomerulonephritis, Nierenarterienstenose) führen unter den sekundären Hypertonieformen besonders häufig zur malignen Hypertonie. Das Risiko eine maligne Hypertonie zu entwickeln, steigt mit der Dauer der vorbestehenden Hypertonie und hängt von strukturellen Anpassungsprozessen der Gefäßwand ab. Kompensatorisch hypertrophierte Gefäßwände (Arteriolohyalinose mit myointimaler Proliferation) tolerieren offensichtlich hohe Blutdruckwerte ohne Gefäßnekrose. Im Gegensatz dazu besteht die Gefäßläsion bei maligner Hypertonie in einer fibrinoiden Arteriolonekrose, die bevorzugt die afferenten Arteriolen und größere Interlobulararterien (proliferative Endarteriitis) der Niere betrifft. Zwiebelscheibenartig engen hyperplastische Intimazellen das Gefäßvolumen ein. Nach Zerstörung des Endothels können Plasmabestandteile und Fibrinogen in die Gefäßwand eindringen und zur Medianekrose führen. Es kommt zu Thrombosen und zur ischämischen Verödung der Glomeruli mit konsekutivem Verlust der Nierenfunktion. Diese vaskulären Veränderungen lassen sich auch am Augenhintergrund (Fundoskopie!) nachweisen (weiche Exsudate/»Cotton-Wool«, Retinablutungen, bilaterales Papillenödem). Humorale (Renin-Angiotensin-Aldosteron-System) und lokale endotheliale Faktoren sind neben der Blutdruckerhöhung in die Entwicklung der malignen Hypertonie involviert. Durch ausgeprägte Blutdruckerhöhung induziert, kommt es bei maligner Hypertonie zur Drucknatriurese und zum Flüssigkeitsverlust mit konsekutivem Volumenmangel. Die daraus resultierende Stimulation des Renin-Angiotensin-Systems potenziert die Hypertonie.

Verödung der Glomeruli), aber auch die Retinalgefäße und die Gefäße des Hirnkreislaufs. Humorale (RAAS) und endotheliale Faktoren sind neben der Blutdruckerhöhung in die Entwicklung der malignen Hypertonie involviert. Durch Drucknatriurese und Flüssigkeitsverlust kommt es zum raschen Gewichtsverlust.

Klinik. Passend zur exzessiven Blutdruckerhöhung klagen Patienten mit maligner Hypertonie über Kopfschmerzen, Nasenbluten, Sehstörungen (in fortgeschrittenem Stadium Verschwommensehen, Gesichtsfeldausfälle, Visusverlust). Als Komplikationen der malignen Hypertonie entwickeln sich neurologische Ausfälle (transiente oder persistierende Herdsymptome, fokale oder generalisierte Krampfanfälle oder die hypertensive Massenblutung), akute Linksherzinsuffizienz und Lungenödem sowie ein rascher Gewichtsverlust (durch Salz- und Wasserverlust).

Klinik Initial dominieren Kopfschmerzen, Nasenbluten, Sehstörungen, im fortgeschrittenen Stadium Gesichtsfeldausfälle und Visusverlust. Es entwickeln sich neurologische Ausfälle, akute Linksherzinsuffizienz und Lungenödem sowie ein rascher Gewichtsverlust.

Diagnostik. Diagnoseweisend ist die massive Blutdruckerhöhung (diastolischer Blutdruck > 120 mmHg). Charakteristisch ist der Augenhintergrund verändert: »Cotton-Wool«-Exsudate, Streifenhämorrhagien und bilaterales Papillenödem (◘ E-**24b**). Durch die lokale Gerinnungsaktivierung und Thrombenbildung an geschädigten Gefäßen kommt es zur mikroangiopathischen hämolytischen Anämie (Nachweis von Fragmentozyten und LDH-Erhöhung).

Diagnostik Der Augenhintergrund ist typisch verändert (◘ E-**24b**). Im Blut gelingt der Nachweis von Fragmentozyten (bei mikroangiopathischer Hämolyse).

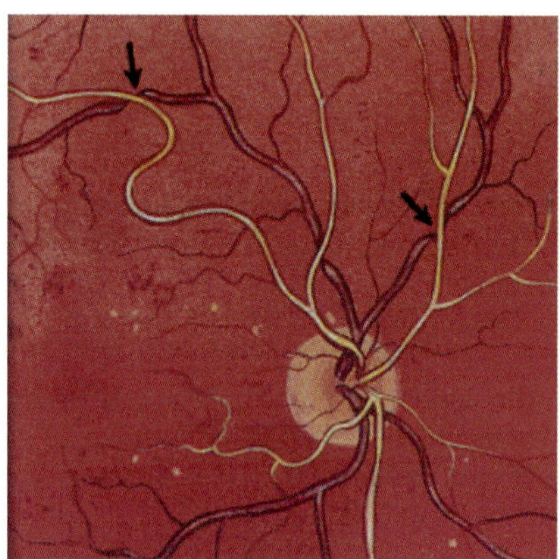

a Fundus hypertonicus. Stadium II: generalisierte Engstellung der Arterien, insbesondere fokale Einschnürungen an Kreuzungsstellen von Arterien und Venen (sog. Gunnsches Zeichen).

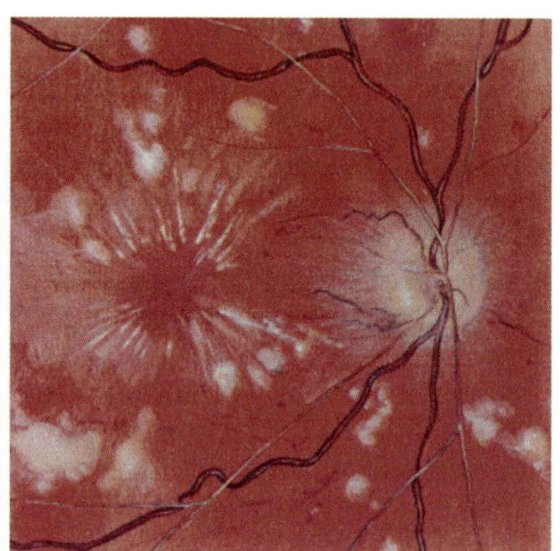

b Fundus hypertonicus. Stadium IV: extrem eng gestellte Arterien, Papillen- und Makulaödem, Cotton-Wool-Herde.

◘ E-**24a, b: Typische Augenhintergrundsveränderungen bei Fundus hypertonicus, Stadium II** und **IV.**

Therapie. Eine Rückbildung der beschriebenen Symptomatologie und Gefäß-Organschäden gelingt meist durch eine effektive antihypertensive Therapie. Mittel der Wahl sind oral Urapidil, z. B. 3 × 60 mg in Kombination mit Atenolol 2 × 100 mg und/oder ACE-Hemmer (gutes Ansprechen wegen der Aktivierung des Renin-Angiotensin-Systems), z. B. 25 mg Captopril. Parenteral bietet sich die Gabe von Nitroglycerin, Labetalol, Urapidil, Enalapril oder Nitroprussid-Natrium an. Eine **schonende** (nicht zu rasche) **Blutdrucksenkung** innerhalb von 48 Stunden und Normalisierung der Blut-

Therapie Mittel der Wahl sind oral Urapidil in Kombination mit Atenolol und/oder ACE-Hemmer. Parenteral bietet sich die Gabe von Nitroglycerin, Labetalol, Urapidil, Enalapril oder Nitroprussid-Natrium an. Eine **schonende Blutdrucksenkung** wird empfohlen. Eine Ursachenforschung ist dringend indiziert.

druckwerte innerhalb mehrerer Wochen werden empfohlen. In der Praxis wird bei i.v.-Therapie z. B. mit Urapidil 6,25–12,5 mg begonnen, Fortführung der Therapie als Infusionsbehandlung (Maximaldosis 2 mg/min, Erhaltungstherapie 9 mg/h je nach RR). Als Zielblutdruck werden für die ersten Tage Werte um 170–180/100 mmHg angestrebt. Danach muß durch diagnostische Abklärung eine Ursachenforschung der malignen Entgleisung der Blutdruckwerte erfolgen.

21 Hypertensiver Notfall

21 Hypertensiver Notfall

Definition ▶

Definition. Ein hypertensiver Notfall ist charakterisiert durch stark erhöhte Blutdruckwerte (> 240/120 mmHg) bei gleichzeitiger zentral nervöser Symptomatologie (Schwindel, Kopfschmerzen, Bewußtseinsstörungen) und/oder kardiovaskulären Komplikationen (Linksherzdekompensationen, Angina pectoris, Symptome einer Aortendissektion).

E-38: Erkrankungen assoziiert mit hypertensiven Notfällen

- ▷ Schwere essentielle Hypertonie
- ▷ Renoparenchymatöse Erkrankungen, z. B. Glomerulonephritis
- ▷ Systemerkrankungen, z. B. SLE
- ▷ Pharmaka, z. B. Erythropoietin
- ▷ Katecholaminsyndrome, z. B. Phäochromozytom
- ▷ Präeklampsie, Eklampsie, HELLP-Syndrom
- ▷ Zerebrale Prozesse, z. B. Trauma, Blutung

Klinik Kopfschmerzen, Übelkeit, Erbrechen, Sehstörungen und Schwindel bestehen neben neurologischen Ausfallserscheinungen (hypertensive Enzephalopathie) und kardiovaskulären Komplikationen (▤ E-**38**).

Klinik. Die Patienten klagen über Kopfschmerzen, Übelkeit, Erbrechen, Sehstörungen, Schwindel. Neben stark erhöhten Blutdruckwerten findet man nicht selten neurologische Ausfallserscheinungen, Bewußtseinsstörungen und bei der Untersuchung des Augenhintergrundes Blutungen und Papillenödem (**hypertensive Enzephalopathie**). Ursächlich wird für die Entstehung der hypertensiven Enzephalopathie der rasche Blutdruckanstieg, ein Durchbrechen der zerebralen Autoregulation, die zerebrale Hyperperfusion sowie das Hirnödem verantwortlich gemacht. Durch die akute Linksherzinsuffizienz entwickelt sich ein Lungenödem, bei vorgeschädigten Herzkranzgefäßen klagen die Patienten über pektanginöse Beschwerden.

E-39: Dosis und Wirkdauer der am häufigsten verwendeten Medikamente zur Behandlung von Patienten mit hypertensiver Krise und Organmanifestation

Medikament	**Wirkeintritt** (min)	**Wirkdauer** (h)	**Initiale Dosis** (mg)	**Intravenöse Dauerinfusion**
▷ Natrium-Nitroprussid	0,5–1,0	3–5 min	0,5–1 µg/kg KG/min	bis 8 µg/kg KG/min
▷ Urapidil	5–15	4–6	12,5	5–40 mg/h
▷ Labetalol	5–15	2–6	20–80	bis 2 mg/min
▷ Enalaprilat	15	4–6	0,625	keine
▷ Nitroglycerin	3–5	5–30 min	0,4–0,8 (sublingual)	bis 3 mg/h
▷ Fenoldopam	30–45	< 10 min	0,1–0,2 µg/kg KG/min	bis 1,7 µg/kg KG/min
▷ Nicardipin	5–10	0,5–1	2 mg/h	bis 12 mg/h

Therapie. Für die Behandlung kommen ausschließlich Medikamente mit raschem Wirkungseintritt in Frage, wobei initial Blutdruckwerte um 200/100 mmHg und ein Verschwinden der Symptome angestrebt werden. Hypertensive Krisen, die mit einer Organmanifestation einhergehen, werden mit parenteral zu verabreichenden Substanzen behandelt (▤ E-**39**). Hypertensive Krisen ohne Organmanifestation werden in der Regel mit oral oder sublingual zu verabreichenden Antihypertensiva (z. B. Captopril, Labetalol, Nitroglycerin) therapiert. Bei Phäochromozytomverdacht wird man dem Alpha-Blocker Phentolamin (2,5–5 mg i.v.) den Vorrang geben. Die Patienten bedürfen einer engmaschigen Überwachung.

Therapie Parenteral zu verabreichende Substanzen sind in ▤ E-**39** zusammengefaßt. Oral oder sublingual zu verabreichende Antihyertensiva betreffen z B. Captopril, Labetalol oder Nitroglycerin.

Bei Phäochromozytomverdacht α-Blocker, Phentolamin.

22 Schwangerschaftshypertonie

22 Schwangerschaftshypertonie

Definition. Der Schwangerschaftshypertonie können schwangerschaftsspezifische oder schwangerschaftsunspezifische (präexistente renoparenchymatöse Erkrankung, essentielle oder endokrine Hypertonie) Hochdruckformen zugrunde liegen. Die schwangerschaftsspezifische Hypertonie läßt sich unterteilen in eine **Gestationshypertonie ohne Proteinurie** und eine **proteinurische Gestationshypertonie** (Präeklampsie), ferner in **genuine Gestosen** und **Propfgestosen** als Komplikation bei präexistenter Nieren- oder Hochdruckkrankheit, Diabetes mellitus oder Adipositas. **EPH-Gestosen** sind charakterisiert durch generalisierte Ödembildung (E), Proteinurie (P) und Blutdrucksteigerung (H).

◀ **Definition**

Epidemiologie. Bei etwa 10% der Schwangeren findet man während der Gravidität eine pathologische Blutdruckerhöhung.

Epidemiologie Bei 10% der Schwangeren ist der Blutdruck erhöht.

Ätiopathogenese. Im Verlauf der Schwangerschaft kommt es zu charakteristischen Blutdruckveränderungen mit Abnahme der systolischen und vor allem diastolischen Blutdruckwerte im ersten Trimenon (bedingt durch Abnahme des peripheren Widerstandes). Charakteristisch ist der Abfall des diastolischen Blutdrucks um etwa 7–10 mmHg (Bestimmung der unteren Blutdruckgrenze bei Leiserwerden der Korotkoffgeräusche). Im zweiten Trimenon bleiben die Blutdruckwerte niedrig stabil.

Ätiopathogenese Im ersten Trimenon kommt es vor allem zur Abnahme des diastolischen (7–10 mmHg) Blutdrucks (durch Abnahme des peripheren Widerstandes). Im zweiten Trimenon bleiben die Blutdruckwerte niedrig stabil.

Merke. »Normale« Blutdruckwerte (140/90 mmHg) können im ersten und zweiten Trimenon der Schwangerschaft eine Risikokonstellation signalisieren, wenn der diastolische Blutdruck 90 mmHg oder mehr beträgt (es besteht eine direkte Korrelation zwischen der Höhe des diastolischen Blutdrucks und der perinatalen Mortalität).

◀ **Merke**

Eine krankhafte Blutdrucksteigerung liegt auch dann vor, wenn sich der systolische Druck um 30 und/oder der diastolische Druck um 15 mmHg im Vergleich zu den Werten in der Frühschwangerschaft erhöht. Gegen Ende der Schwangerschaft kommt es zur Abschwächung oder Umkehr des zirkadianen Blutdruckrhythmus mit **abendlichen und nächtlichen Drucksteigerungen** (Tagesblutdruckwerte u. U. nicht repräsentativ; im Einzelfall 24-Stunden-Blutdruckmessung indiziert). Prognostisch ungünstig ist die Konstellation von eingeschränkter Nierenfunktion (Serum-Kreatinin > 2mg/dl), Proteinurie und Blutdrucksteigerung.
Differentialdiagnostisch ist die Schwangerschaftshypertonie von Frauen mit bekannter primärer oder sekundärer Hypertonie und Schwangerschaft abzugrenzen.
Die mütterliche Hypertonie bedroht Entwicklung und Wachstum des Feten, kann aber auch durch Präeklampsie oder Eklampsie die Schwangere selbst

Gegen Ende der Schwangerschaft kommt es zur Abschwächung oder Umkehr des zirkadianen Blutdruckrhythmus mit **abendlichen und nächtlichen Drucksteigerungen** (Tagesblutdruckwerte u. U. nicht repräsentativ). Prognostisch ungünstig ist die Konstellation Niereninsuffizienz, Proteinurie und Blutdrucksteigerung.

Die Hypertonie bedroht Entwicklung und Wachstum des Feten, durch Präeklampsie oder Eklampsie aber auch die Schwangere selbst.

gefährden. Umgekehrt verringert eine optimale Blutdruckeinstellung sowohl das fetale als auch das mütterliche Risiko.

Therapie **Allgemeinmaßnahmen** beinhalten die körperliche Schonung und zeitweilige Bettruhe (in Linksseitenlage), Alkohol- und Nikotinabstinenz. Für die medikamentöse Therapie bieten sich α-Methyldopa, β_1-selektive Rezeptorenblocker, Urapidil, Verapamil und Magnesium an.

Für die **Notfalltherapie** wird Urapidil (Minibolus) empfohlen.
Während der **Stillperiode** sind Methyldopa, Beta-Rezeptorenblocker, Diuretika und Reserpin geeignet.

Therapie. Die **nichtmedikamentöse antihypertensive Behandlung** besteht in körperlicher Schonung und zeitweiliger Bettruhe, vorzugsweise in Linksseitenlage (Dekompression der unteren Hohlvene bei großem Uterus), Alkohol- und Nikotinabstinenz. Die Natriumrestriktion wurde unter der Vorstellung verlassen, daß eine Abnahme des Plasmavolumens zu einer verminderten Uterusdurchblutung führt. Für die **medikamentöse** Therapie bietet sich eine Behandlung mit α-Methyldopa, β_1-selektiven Rezeptorenblockern, Dihydralazin, Urapidil, Verapamil und Magnesium an.
Die **Notfalltherapie** beinhaltet die Gabe von Dihydralazin mit initial 6,25 mg oder Urapidil, initial 12,5 mg (Minibolustherapie). Die kausale Gestosebehandlung besteht in der Beendigung der Schwangerschaft.
Geeignete Antihypertensiva während der **Stillperiode** sind Methyldopa, Betarezeptorenblocker, Diuretika und Reserpin.

23 Hypotonie

23 Hypotonie

Definition ▶

Definition. Von einer chronischen Hypotonie spricht man bei systolischen Blutdruckwerten < 110 mmHg (systolische Hypotonie) und diastolischen Blutdruckwerten < 70 mmHg (diastolische Hypotonie).

Ätiopathogenese Dilatation der Gefäßperipherie, Abnahme der linksventrikulären Pumpfunktion, vermindertes venöses Blutangebot, orthostatische Dysregulation und Sollwertverstellung entsprechender Kreislaufparameter sind ursächliche Faktoren der Hypotonie (**E-40** und **E-41**).

Ätiopathogenese. Durch Dilatation der Gefäßperipherie (bedingt durch Pharmaka, Infektionen oder Intoxikationen) ist die Relation zwischen Gefäßvolumen und zirkulierendem Flüssigkeitsvolumen gestört. Eine Hypotonie entwickelt sich ferner durch Abnahme der linksventrikulären Pumpfunktion (bedingt durch z. B. hochgradige Aortenstenose, Pericarditis constrictiva, hämodynamisch wirksamen Perikarderguß oder Kardiomyopathien) oder durch ein vermindertes venöses Blutangebot (z. B. Nitrattherapie, Pulmonalembolie, Vena-cava-Syndrom durch Thrombosierung). Eine regulative Hypotonie kann auf einer orthostatischen Dysregulation (Fehlregulation von Kreislaufparametern wie Herzfrequenz und peripherem Wider-

E-40: Mögliche Ursachen der Hypotension

Nichtautonom nervöse Insuffizienz

- ▷ Behinderung des venösen Rückstroms (venous pooling), z. B. ausgeprägte Varikosis
- ▷ Volumenmangel
  z. B. Blutung, Diarrhö
- ▷ kardial bedingte Hypotonie
  z. B. hämodynamisch wirksamer Perikarderguß, hochgradige Aortenstenose
- ▷ Drogen bzw. Medikamente
  z. B. Hypnotika bzw. Antihypertensiva
- ▷ endokrin bedingte Hypotonie
  z. B. Nebenniereninsuffizienz (Morbus Addison), Hypophyseninsuffizienz (Morbus Sheehan)

Autonom nervöse Insuffizienz

- ▷ primär autonome Form
  z.B. idiopathische orthostatische Hypotonie, Shy-Drager-Syndrom (multiple system atrophy)
- ▷ sekundäre Form
  z. B. Diabetes mellitus (durch afferente und/oder efferente Läsionen), Morbus Parkinson (durch zentrale Läsionen)

stand) beruhen. Schließlich ist eine Sollwertverstellung entsprechender Kreislaufparameter ursächlich verantwortlich für die sogenannte essentielle Hypotonie (E-**40** und E-**41**).

E-41: Pathophysiologie und Klinik hypotensiver Erkrankungen

Art	Pathophysiologie	Klinische Befunde
▷ symptomatische Hypotension	verminderter peripherer Widerstand reduziertes Blutvolumen reduzierte kardiale Pumpfunktion vermindertes venöses Blutangebot	z. B. anaphylaktischer Schock z. B. Hämorrhagie bzw. Flüssigkeitsverlust z. B. Kardiomyopathie z. B. Lungenembolie, Vena-cava-Syndrom
▷ regulative Hypotension	orthostatische Dysregulation hypersensitives Karotissinus-Syndrom	z. B. vagovasale Reaktion z. B. Vasodepression
▷ essentielle Hypotension	Sollwertverstellung	Hypotension

Klinik. Hypotensive Patienten klagen über Schwindel, rasche Ermüdbarkeit, vermindertes körperliches Leistungsvermögen, Konzentrationsschwäche oder Kopfschmerzen. Objektive Symptome betreffen Tachykardie, Schweißausbrüche, Kollapsneigung, Tinnitus oder Blässe. Niedrige diastolische Blutdruckwerte können bei Patienten mit koronarer Herzerkrankung durch Abnahme der Myokardperfusion eine entsprechende Symptomatologie induzieren.

Klinik Schwindel, rasche Ermüdbarkeit, vermindertes Leistungsvermögen, Konzentrationsschwäche, Tachykardie, Kollapsneigung sind charakteristische Symptome der Hypotonie.

Diagnostik. Wichtig ist die Erhebung der Medikamentenanamnese (Frage nach peripheren Vasodilatanzien wie Dihydralazin oder Minoxidil bzw. nach der Einnahme von Salidiuretika oder anderen Antihypertensiva bzw. Psychopharmaka), wichtig sind ferner Angaben zum Flüssigkeits- und Kochsalzkonsum. Evaluiert wird die Blutdruckregulation im **Orthostaseversuch** und in der **Ergometrie** sowie in der **48-Stunden-Blutdruckregistrierung**. Die Klärung möglicher kardialer Ursachen der Hypotonie erfolgt z. B. durch Echokardiographie.

Diagnostik Wichtig sind Medikamentenanamnese, Angaben zum Flüssigkeits- und Salzkonsum, Orthostaseversuch, Ergometrie, Langzeitblutdruckmessung und Echokardiographie.

Therapie. Mittel der Wahl ist eine gesteigerte körperliche Aktivität, eine intakte Herzfunktion vorausgesetzt, eine vermehrte Flüssigkeits- und Salzzufuhr (über 10 g/Tag) sowie das Vermeiden von Sonnenexposition (periphere Vasodilatation durch Hitze). Mineralokortikoide führen über eine vermehrte Natrium- und Wasserretention zur Erhöhung des zirkulierenden Plasmavolumens. Dihydroergotamin kontrahiert venöse Kapazitätsgefäße und verringert das venöse Pooling. Sympathomimetika erhöhen den Gefäßtonus der Kapazitäts- und Widerstandsgefäße. Kardiale Ursachen der Hypotonie bedürfen – falls möglich – der kausalen Therapie (z. B. Aortenklappenersatz bei hochgradiger Aortenklappenstenose, Perikardpunktion bei hämodynamisch wirksamem Perikarderguß).
10–20 % vorwiegend junger Frauen leiden unter einem niedrigen Blutdruck, häufig assoziiert mit Ängstlichkeit und depressiver Verstimmung. Eine blutdrucksteigernde Medikation ist in der Regel nicht indiziert.

Therapie Bei intakter Herzfunktion empfehlen sich vermehrte körperliche Aktivität sowie vermehrte Flüssigkeits- und Salzzufuhr. Eine medikamentöse Therapie beruht auf der Gabe von Mineralokortikoiden, Dihydroergotamin oder Sympathomimetika. Kardiale Ursachen bedürfen – falls möglich – einer kausalen Therapie.

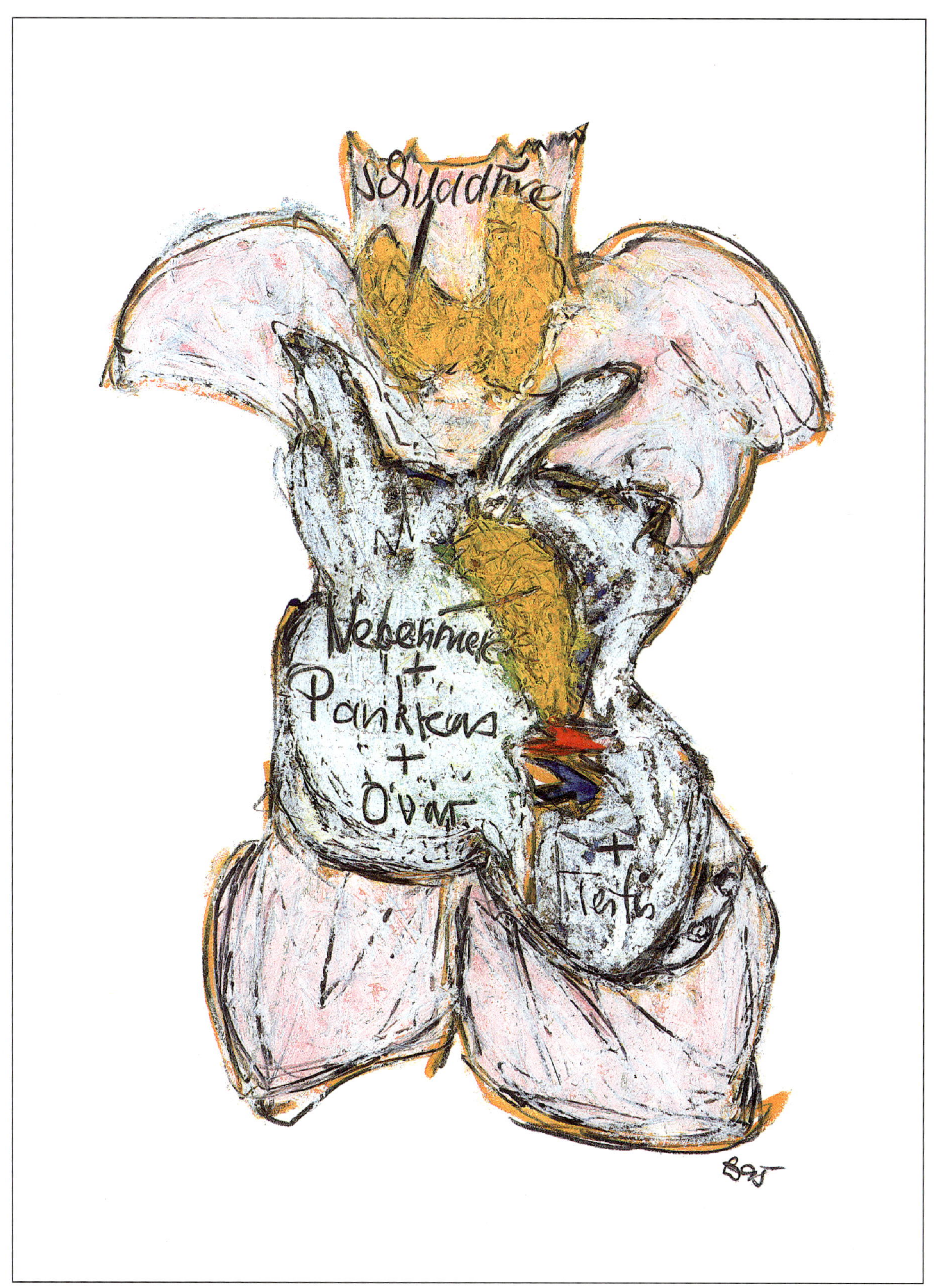

Endokrinologie

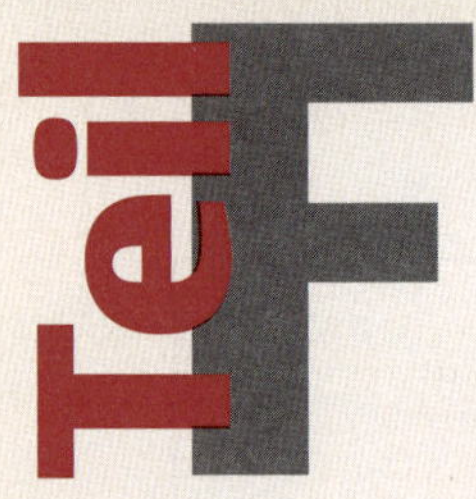

Endokrinologie

1 Erkrankungen des Hypothalamus und der Hypophyse

1 Erkrankungen des Hypothalamus und der Hypophyse

H.-U. Schweikert

1.1 Anatomische und physiologische Grundlagen

1.1 Anatomische und physiologische Grundlagen

Die Hypophyse ist aus zwei entwicklungsgeschichtlich, morphologisch und funktionell unterschiedlichen Teilen aufgebaut, dem **Hypophysenvorderlappen (Adenohypophyse)** und dem **Hypophysenhinterlappen (Neurohypophyse)** (**S** F-1).

Die Hypophyse ist aus zwei entwicklungsgeschichtlich, morphologisch und funktionell unterschiedlichen Teilen aufgebaut, dem **Hypophysenvorderlappen (Adenohypophyse)** und dem **Hypophysenhinterlappen (Neurohypophyse)** (**S** F-**1**). Die Adenohypophyse hat sich während der Embryogenese aus einer nach kranial reichenden Ausstülpung des Oropharynx, der Rathkeschen Tasche, entwickelt, während die Neurohypophyse durch eine nach kaudal reichende Ausstülpung des Zwischenhirns im Bereich des dritten Ventrikels entsteht.

In der **Adenohypophyse** werden 6 verschiedene Hormone gebildet:
- Das **Wachstumshormon** (growth hormone, GH) beeinflußt Stoffwechselprozesse.
- Die **Gonadotropine** (das luteinisierende Hormon, LH, und das follikelstimulierende Hormon, FSH) regulieren bei beiden Geschlechtern Wachstum und Funktion der Geschlechtsdrüsen.
- Das **adrenokortikotrope Hormon** (ACTH) stimuliert in der Nebennierenrinde die Sekretion von Kortisol.
- Die Sekretion der Schilddrüsenhormone wird durch das **thyreoideastimulierende Hormon** (TSH) geregelt.
- Das **Prolaktin** (PRL) ermöglicht die Laktation.

Von der **Neurohypophyse** werden **Vasopressin** und **Oxytocin** sezerniert; beide Hormone werden im Hypothalamus gebildet.
Vasopressin, synonym antidiuretisches Hormon, reguliert den Wasserhaushalt der Nieren, Oxytocin die Milchausschüttung während der Laktation.
Zwischen der Adenohypophyse und den von ihr kontrollierten endokrinen Zielorganen (Schilddrüse, Nebennierenrinde, Gonaden) bestehen **Rückkoppelungsmechanismen,** die die bedarfsgerechte Hormonsekretion garantieren.

In der **Adenohypophyse** werden 6 verschiedene Hormone gebildet:
- Das **Wachstumshormon** (growth hormone, **GH**) beeinflußt eine Reihe von Stoffwechselprozessen und stimuliert das Wachstum.
- Die **Gonadotropine** (das luteinisierende Hormon, **LH**, und das follikelstimulierende Hormon, **FSH**) kontrollieren bei beiden Geschlechtern Wachstum und Funktion der Geschlechtsdrüsen.
- Das **adrenokortikotrope Hormon (ACTH)** stimuliert in der Nebennierenrinde hauptsächlich die Sekretion von Kortisol.
- Die Sekretion der Schilddrüsenhormone wird durch das **thyreoideastimulierende Hormon (TSH)** geregelt.
- Das **Prolaktin (PRL)** ermöglicht die Laktation.

Von der **Neurohypophyse** werden **Vasopressin** und **Oxytocin** sezerniert. Vasopressin (AVP), synonym antidiuretisches Hormon **(ADH),** und Oxytocin werden von Neuronen des Hypothalamus (N. supraopticus und paraventricularis) gebildet und in deren Axonen gebündelt durch den Hypophysenstiel zum Hypophysenhinterlappen transportiert, dort gespeichert und bei Bedarf sezerniert. Vasopressin reguliert den Wasserhaushalt der Nieren. Oxytocin ermöglicht während der Laktation die Milchausschüttung. Zwischen der Adenohypophyse und den von ihr kontrollierten endokrinen Zielorganen (Schilddrüse, Nebennierenrinde und Keimdrüsen) bestehen positive und negative Rückkoppelungsmechanismen, die jederzeit deren bedarfsgerechte Hormonproduktion und -sekretion garantieren.
Die Sekretion der Hypophysenvorderlappenhormone wird ihrerseits von im **Hypothalamus** gebildeten **Hormonen** gesteuert (**S** F-**1**). Die hypophyseotropen Hormone werden in Ansammlungen von Ganglienzellen, den Hypothalamuskernen (Nuclei), gebildet. Sie werden in ein dichtes Kapillarnetz, das portale Blutgefäßsystem, gespeist und durch den Hypophysenstiel zum Hypophysenvorderlappen transportiert, wo sie die Produktion und Freisetzung der Hypophysenhormone entweder anregen (Releasing-Hormone, **RH**) oder hemmen (Inhibiting-Hormone). Wird der Hormontransport durch den Hypophysenstiel unterbrochen, führt dies zu einer ausgeprägten Verminde-

rung der Bildung und Sekretion des Wachstumshormons und der Gonadotropine sowie von TSH und ACTH infolge des Versiegens der entsprechenden Releasing-Hormone. Dagegen steigt der Prolaktinspiegel an, weil die hemmende Wirkung von Dopamin (Prolaktin-Inhibiting-Hormone) auf die Prolaktinsekretion wegfällt.

Die Sekretion der Hypophysenvorderlappenhormone wird durch **Hormone des Hypothalamus** reguliert (S F-1).

S Synopsis F-1: Wichtige anatomische und physiologische Nachbarschaftsbeziehungen zwischen Hypothalamus und Hypophyse

Die Bildung und Sekretion aller Hormone des Hypophysenvorderlappens wird durch im Hypothalamus gebildete Hormone reguliert. Die hypophyseotropen Hormone werden in den Hypothalamuskernen (Nuclei), Ansammlungen von Ganglienzellen, gebildet und in das dichte Kapillarnetz des portalen Blutgefäßsystems gespeist. So gelangen sie zum Hypophysenvorderlappen. Hier binden sie an spezifische Zellmembran-Rezeptoren und stimulieren (Releasing-Hormone) oder hemmen (Inhibiting-Hormone) die Sekretion der Hormone des Hypophysenvorderlappens. Die Hormone des Hypophysenhinterlappens, Vasopressin und Oxytocin, entstammen dem Hypothalamus. Hier werden sie in den Nuclei supraoptici und paraventriculares gebildet und in deren zu Bündeln zusammengefaßten Axonen zur Neurohypophyse transportiert, dort gespeichert und bei Bedarf sezerniert.

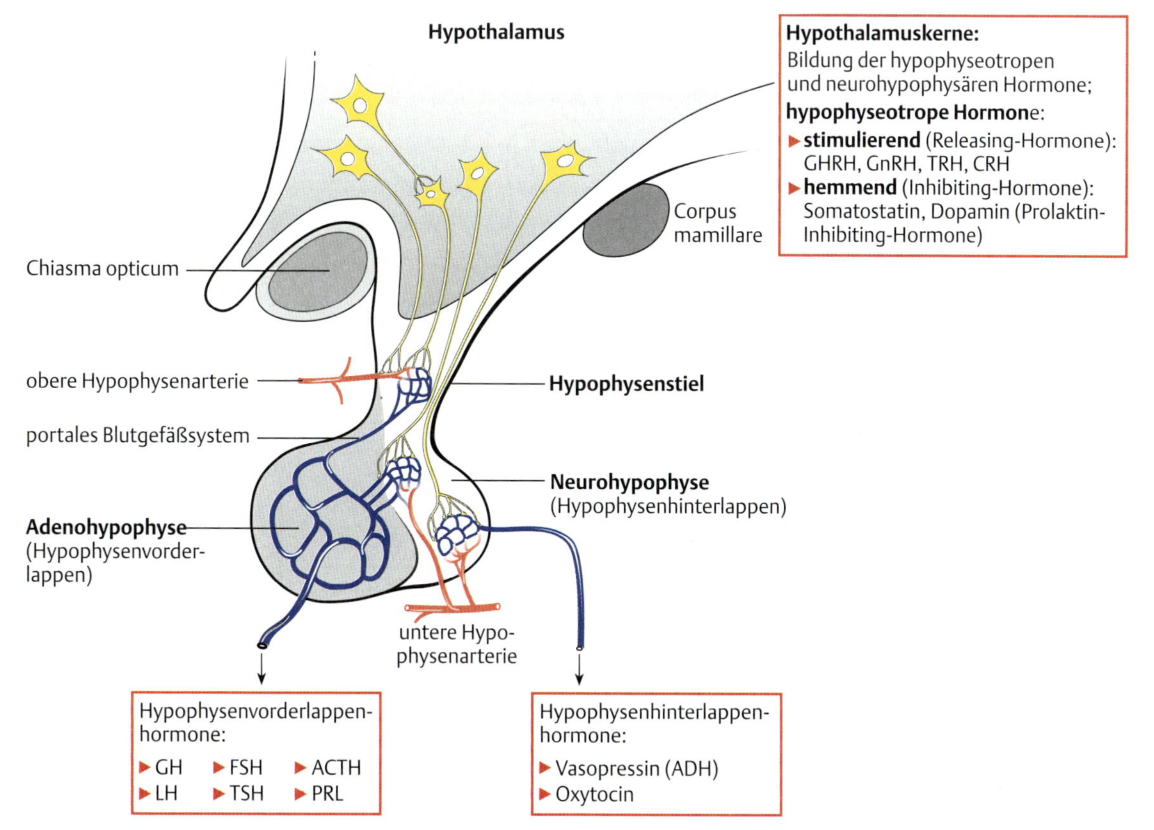

1.2 Erkrankungen des Hypothalamus

1.2 Erkrankungen des Hypothalamus

Sie können sich klinisch durch endokrine und/oder nichtendokrine Symptome manifestieren. Ursächlich sind v. a. **Tumoren** und **Aneurysmen**.

Erkrankungen, insbesondere Tumoren im Bereich des Hypothalamus können zu endokrinen und/oder nichtendokrinen Funktionsstörungen führen. Erkrankungen im anterioren Bereich des Hypothalamus werden durch Kraniopharyngeome (*s. S. 771*), Gliome des Nervus opticus, Keilbeinmeningeome, **Aneurysmen** der Arteria carotis interna, granulomatöse Veränderungen sowie nach supraselläг reichende Hypophysenadenome verursacht, im posterioren Teil sind es Gliome, Hamartome, Germinome, Teratome und Ependymome.

Endokrine Dysfunktionen führen normalerweise zu einer Verminderung der Sekretion von Hormonen der

Endokrine Dysfunktionen führen normalerweise zu einer Verminderung der Sekretion von Hypophysenvorderlappenhormonen, mit Ausnahme des Prolaktins, das dann, da der hemmende Einfluß von Dopamin wegfällt, ver-

Adenohypophyse mit Ausnahme von Prolaktin. Der **zentrale Diabetes insipidus (Vasopressinmangel)** beruht auf Erkrankungen oder Läsionen im Hypothalamus-Neurohypophysen-Bereich. **Nichtendokrine Funktionsstörungen** können zu folgenden Symptomen führen: Störungen des Bewußtseins, der Regulation der Körpertemperatur, des Eß- und Trinkverhaltens, des Schlaf-wach-Rhythmus und der Persönlichkeitsstruktur.

mehrt gebildet wird. Der **zentrale Diabetes insipidus**, der durch einen **Vasopressinmangel** verursacht wird, beruht meist auf Erkrankungen im Bereich des Hypothalamus und der Neurohypophyse.

Nichtendokrine Funktionsstörungen: Erkrankungen im Bereich des Hypothalamus können zusätzlich zu den hormonellen Veränderungen mit einer Beeinträchtigung mentaler und vegetativer Funktionen einhergehen. Hierbei kann es sich um Störungen des Bewußtseins, der Regulation der Körpertemperatur, des Eß- und Trinkverhaltens, des Schlaf-wach-Rhythmus oder der Persönlichkeitsstruktur handeln. Diese Symptome können sich aber auch, ohne daß endokrine Funktionen betroffen werden, isoliert entwickeln.

Synopsis F-2: Hypophysen-Vorderlappenerkrankungen mit Hormonexzeß

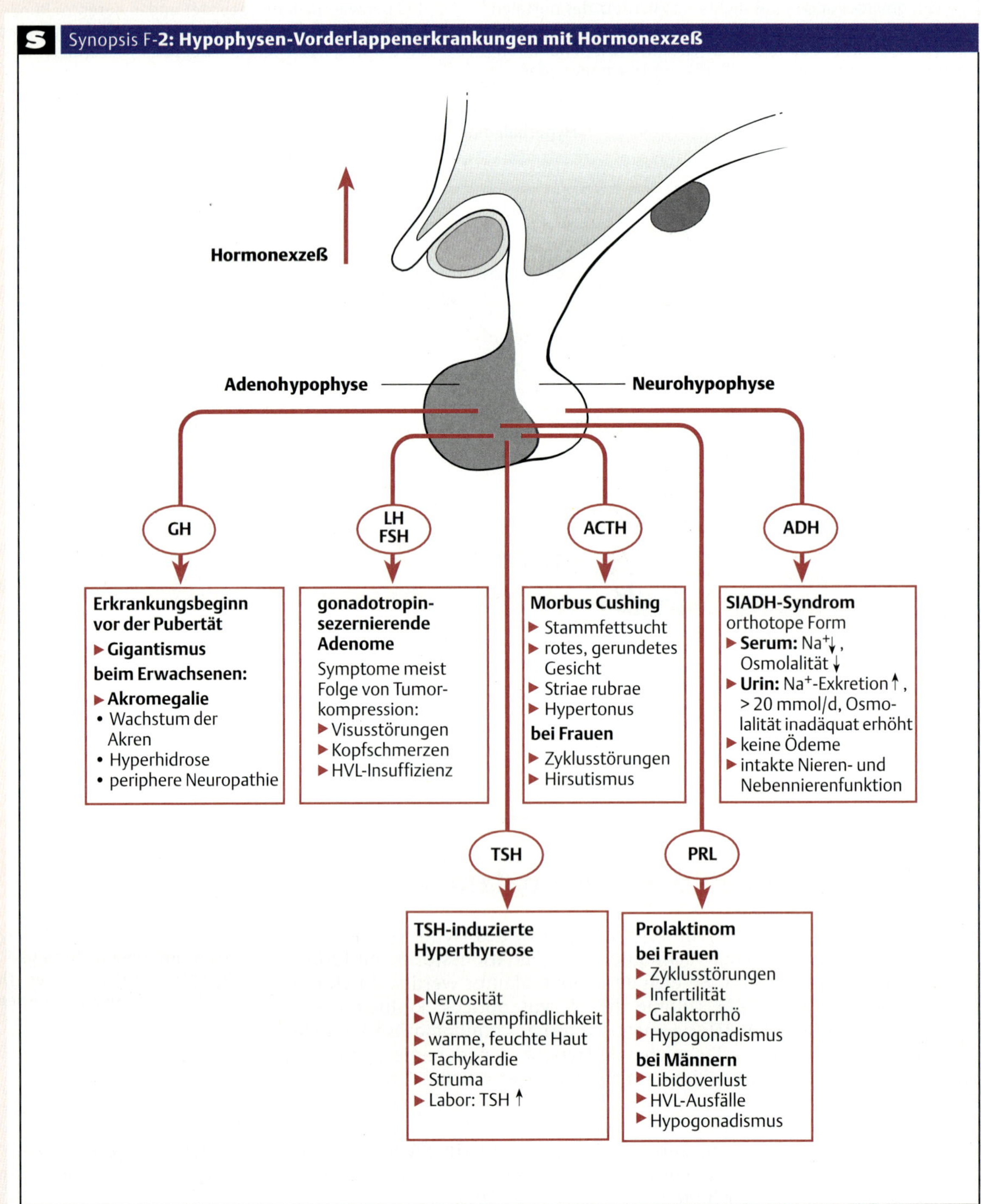

1.3 Erkrankungen der Hypophyse

Sie manifestieren sich klinisch durch Symptome, die durch eine Mehr- oder Mindersekretion der Hypophysenhormone verursacht werden (S F-2, S F-3). Zusätzlich können Hypophysentumoren, die nach extrasellär wachsen, supra- oder paraselläre Strukturen wie das Chiasma opticum sowie die okulomotorischen Hirnnerven (Nn. III, IV, VI) beeinträchtigen, wodurch es zu Visusstörungen, Gesichtsfeldeinschränkungen und zum Auftreten von Doppelbildern kommt.

1.3 Erkrankungen der Hypophyse

Sie führen klinisch zu Symptomen, die durch einen Hormonexzeß oder eine Mindersekretion der Hypophysenhormone verursacht werden (S F-2, S F-3).
Hypophysentumoren können zusätzlich durch Druck auf extraselläre Strukturen zu Visusstörungen führen.

Synopsis F-3: **Hypophysen-Vorderlappenerkrankungen mit Verminderung oder Ausfall der Hormonsekretion**

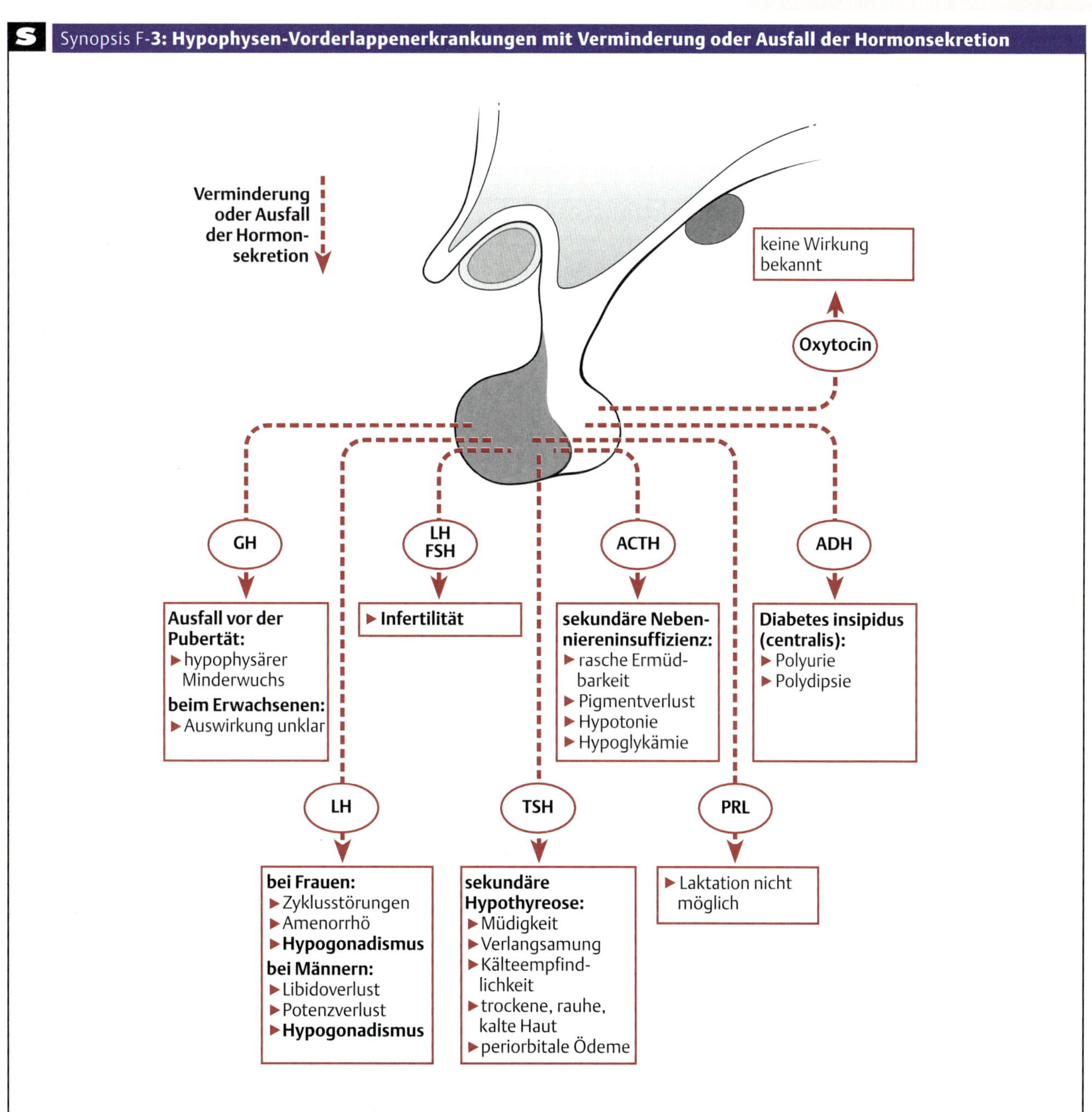

1.4 Erkrankungen des Hypophysenvorderlappens

1.4.1 Endokrinologische Diagnostik

Basalwerte

Sämtliche Hypophysenhormone können heute bestimmt werden.
Die Bestimmung von Einzelwerten von Hypophysenhormonen ist bei Verdacht auf Hormonmangel zur Differenzierung der Ursache angezeigt: Bei einer Insuffizienz peripherer endokriner Drüsen sind die regulierenden Hypophysenvorderlappenhormone erhöht; bei zentral bedingter Insuffizienz erniedrigt.

Funktionstests

Merke ▶

Hierzu dienen bei Insuffizienz **Stimulationstest**, bei Hormonexzeß **Suppressionstests.**

Stimulationstests

Insulin-Hypoglykämietest

Hiermit läßt sich die **Regulation** der **Wachstumshormonsekretion** und die Stimulation der **Prolaktinsekretion** überprüfen. Außerdem wird die Funktion der **CRH-ACTH-Kortisolachse** erfaßt.

Beurteilung: Ein Anstieg der Hormone nach ausreichendem Blutzuckerabfall beweist die regelrechte Funktion des Hypophysenvorderlappens, **bei ungenügendem oder ausbleibendem Anstieg** liegt eine **partielle oder komplette Hypophysenvorderlappeninsuffizienz** vor.

1.4 Erkrankungen des Hypophysenvorderlappens

1.4.1 Endokrinologische Diagnostik

Basalwerte

Mit immunometrischen Verfahren können heute sämtliche Hypophysenhormone präzise bestimmt werden. Die Bestimmung von Einzelwerten ist bei Verdacht auf einen Hormonmangel zur Differenzierung der Ursache angezeigt: Ist der Hormonmangel Folge einer Insuffizienz peripherer endokriner Drüsen (Schilddrüse, Nebennierenrinde, Gonaden), sind die entsprechenden glandotropen Hypophysenhormone (TSH, ACTH, Gonadotropine) erhöht. Eine zentral bedingte Insuffizienz (Erkrankung auf der Ebene des Hypothalamus oder der Hypophyse) ist dann ausgeschlossen.

Funktionstests

▶ ***Merke.*** Aufgrund der physiologischen Schwankungen der Sekretion der meisten Hypophysenhormone, deren Produktion und Ausschüttung zum Teil von der Tageszeit abhängig sind, d. h. zirkadian erfolgen (ACTH), vom Schlaf-wach-Rhythmus abhängen (GH, PRL), schubweise (pulsatil) erfolgen (Gonadotropine) oder durch Streß beeinflußt werden (GH, PRL, ACTH), ist klar, daß Einzelhormonbestimmungen nicht zur Erfassung der endokrinen Funktion und Kapazität des Hypothalamus-Hypophysen-Systems ausreichen.

Hierzu dienen **dynamische Tests**, wobei in der Regel bei Verdacht auf eine Insuffizienz **Stimulationstests**, bei vermutetem Hormonexzeß **Suppressionstests** angewendet werden.

Stimulationstests

Insulin-Hypoglykämietest

Hiermit lassen sich drei endokrine Funktionen des Hypothalamus überprüfen. Durch die insulininduzierte Hypoglykämie (Streß) wird die **Sekretion von GHRH, CRH und Prolaktin** stimuliert.
Durchführung: Beim nüchternen Patienten werden GH, ACTH, Kortisol, Prolaktin und Glukose im Serum mehrmals vor und nach Injektion von 0,1 bis 0,15 IE Insulin/kg Körpergewicht über einen Zeitraum von 90 Minuten bestimmt. Der Test ist nur dann valide, wenn ein ausreichender Blutzuckerabfall ($\leqq$ 50% des Ausgangswertes bzw. $<$ 40 mg/dl) erzielt wurde. **Kontraindikationen** sind zerebrale und kardiale Durchblutungsstörungen und Krampfleiden. Bei stärkeren Reaktionen – wie Verwirrtheit oder Bewußtlosigkeit – ist der Test durch sofortige Injektion mit einer 20%-Glukoselösung abzubrechen.
Beurteilung: Ein Anstieg der Hypophysenhormone beweist eine regelrechte Funktion des Hypophysenvorderlappens, **bei ungenügendem oder ausbleibendem Anstieg** liegt eine **partielle oder komplette Hypophysenvorderlappeninsuffizienz** vor.
Die Überprüfung der GnRH-Sekretion ist mittels des Clomiphentests möglich; er ist heute jedoch klinisch nicht mehr üblich. Ein Testverfahren zur hypothalamisch bedingten Stimulation der TRH-Sekretion gibt es bisher nicht.

Releasing-Hormon-Tests

Die **direkte Stimulation der Hypophysenvorderlappenhormone** ist durch die Injektion synthetisch hergestellter Releasing-Hormone möglich. Überprüft wird mit dem GHRH-Test die GH-Sekretion, dem TRH-Test die TSH- und PRL-Sekretion, dem CRH-Test die ACTH- und Kortisolsekretion sowie dem GnRH(LHRH)-Test die LH- und FSH-Sekretion. Die genannten Releasing-Hormone können miteinander verabreicht werden; mit dem kombinierten Releasing-Hormon-Test lassen sich alle Partialfunktionen des Hypophysenvorderlappens (HVL) auf einmal überprüfen.
Beurteilung: Ein adäquater Anstieg der Hypophysenhormone beweist eine regelrechte Funktion des Hypophysenvorderlappens. Bei geringem oder ausbleibendem Anstieg liegt eine partielle oder komplette HVL-Insuffizienz vor.

Releasing-Hormon-Tests

Die **direkte Stimulation der Hypophysenvorderlappenhormone** ist durch die Injektion synthetisch hergestellter Releasing-Hormone möglich (kombinierter Releasing-Hormon-Test).

Beurteilung: Ein Anstieg der Hypophysenhormone beweist eine regelrechte Funktion des HVL. Bei ausbleibendem Anstieg liegt eine partielle oder komplette HVL-Insuffizienz vor.

Bildgebende Diagnostik

Bildgebende Diagnostik

Schädel in zwei Ebenen, Sella-Zielaufnahme

Hiermit lassen sich knöcherne Strukturveränderungen der Sella (Knochenläsionen, Ausweitungen der Sella durch Druck, Kraniopharyngeome, Verkalkungen) erfassen. Diese Aufnahmen sind **nur selten indiziert.**

Schädel in zwei Ebenen, Sella-Zielaufnahme

Mit der **Röntgenuntersuchung des Schädels** in zwei Ebenen und der selten indizierten Sella-Zielaufnahme lassen sich nur knöcherne Veränderungen im Bereich der Sella erfassen.

Kernspin- und Computertomographie

Methode der Wahl zur Darstellung des Hypothalamus und der Hypophyse ist die Kernspintomographie (MRT). Der Informationsgewinn durch ein CT ist erheblich geringer.

Kernspin- und Computertomographie

Die **Kernspintomographie ist die Methode der Wahl zur Darstellung von Hypothalamus und Hypophyse.**

Perimetrie

Die **Gesichtsfelduntersuchung und Fundusuntersuchung** dienen zur Erfassung oder zum Ausschluß einer Kompression des Chiasma opticum durch supraseliär wachsende Tumoren. Die Untersuchung der Augenmuskelfunktion gibt Hinweise auf eine Beeinträchtigung der Augenmuskelinnervation durch Druck oder Verdrängung bei perisellärem Tumorwachstum.

Perimetrie

Die **Perimetrie** und **Augenhintergrunduntersuchung** dienen zur Erfassung von Symptomen durch Druck auf das Chiasma opticum und extraokuläre Hirnnerven.

1.4.2 Erkrankungen des Hypophysenvorderlappens mit Hormonexzeß

1.4.2 Erkrankungen des Hypophysenvorderlappens mit Hormonexzeß

> *Merke.* Die Mehrsekretion (Hormonexzeß) von Hypophysenvorderlappenhormonen wird durch endokrin-aktive Hypophysentumoren – zumeist Adenome – verursacht.

◀ **Merke**

Hypophysentumoren und ihre Häufigkeit

Die **häufigsten Hypophysentumoren** sind **Prolaktinome** mit ca. 30–50%. Etwa 20% der Hypophysentumoren gehen mit einem **Wachstumshormonexzeß** einher, der sich klinisch als **Gigantismus** oder nach abgeschlossener Skelettentwicklung als **Akromegalie** manifestiert. Etwa 5–10% der Tumoren sezernieren vermehrt **ACTH** und verursachen durch einen **Hyperkortisolismus** den **Morbus Cushing**. Bei ca. 20–40% handelt es sich um endokrin-inaktive Tumoren. Hypophysenadenome, die TSH oder Gonadotropine sezernieren, sind Raritäten.
In der klinischen Praxis unterscheidet man die Mikro- von den Makroadenomen. **Mikroadenome** sind intrasellär gelegene Adenome mit einem **Durchmesser < 1 cm**; diese Tumoren wachsen selten invasiv. Bei progressivem

Hypophysentumoren und ihre Häufigkeit

30-50% der Hypophysentumoren sind **Prolaktinome.**
Etwa 20% sezernieren vermehrt **Wachstumshormon**; hierdurch kommt es zum **Gigantismus** oder nach abgeschlossener Skelettentwicklung zur **Akromegalie.**
5–10% sezernieren vermehrt **ACTH**; der hierdurch verursachte **Hyperkortisolismus** führt zum **Morbus Cushing.**
20-40% der Tumoren sind endokrin inaktiv.

Hypophysenadenome können durch Verdrängung und Destruktion anderer Hypophysenzellen zur **partiellen oder kompletten Hypophyseninsuffizienz** und durch Druck auf das Chiasma opticum zu **Gesichtsfeldeinschränkung** sowie **Sehverschlechterung** führen.

Wachstum entwickeln sich schließlich die **Makroadenome**, deren **Durchmesser > 1 cm** ist und die im allgemeinen eine Ausweitung der Sella turcica bewirken. Je größer die Tumoren werden, desto eher führen sie, bedingt durch eine Verdrängung und Destruktion anderer Hypophysenzellen, zu deren Funktionseinschränkung oder zum Verlust von adenotropen Hypophysenhormonen und damit zur **partiellen oder kompletten Hypophyseninsuffizienz**. Durch Druck auf das Chiasma opticum kommt es zur **Gesichtsfeldeinschränkung** und **Sehverschlechterung**.

Prolaktinom

Prolaktinom

Definition ▶

▶ ***Definition.*** Häufigster endokrin-aktiver Hypophysentumor, der durch eine Proliferation prolaktinsezernierender Zellen entsteht.

Ätiologie und Pathogenese Der **Prolaktinexzeß** führt durch eine Beeinträchtigung der Hypophysen-Gonadenachse zu **Symptomen des Hypogonadismus.** Bei der Frau kommt es durch Hemmung des mittzyklischen LH-Anstiegs zur **Anovulation** und **Hypoöstrogenämie.**

Ätiologie und Pathogenese. Man nimmt an, daß Prolaktinome in der überwiegenden Zahl eigenständige Adenome der Hypophyse sind, deren Entstehung und Wachstum nicht durch hypothalamische Faktoren induziert werden. Der **Prolaktinexzeß** führt durch Hemmung der pulsatilen Gonadotropinsekretion (**Symptome des Hypogonadismus**) zu einer Beeinträchtigung der Hypophysen-Gonaden-Achse. Bei der Frau wird außerdem der mittzyklische LH-Anstieg gehemmt, wodurch es zur **Anovulation** und **Hypoöstrogenämie** kommt.

Klinik Bei der Frau sind **Galaktorrhö** und **Zyklusstörungen** die Leitsymptome des Prolaktinexzesses.

Klinik. Bei der Frau sind **Galaktorrhö** und **Zyklusstörungen** die Leitsymptome des Prolaktinexzesses. Eine Galaktorrhö läßt sich bei etwa der Hälfte der Patientinnen nachweisen, wobei die Milchsekretion meist nicht spontan auftritt, sondern erst durch die sorgfältige Untersuchung der Brust nachgewiesen wird. Kann keine Galaktorrhö nachgewiesen werden, beruht dies meist darauf, daß der Prolaktinexzeß bereits zu einer Verminderung bzw. zu einem Ausfall der Gonadotropinsekretion, ohne die eine Laktation nicht möglich ist, geführt hat. Anovulation und Zyklusstörungen (Amenorrhö und Oligomenorrhö), verbunden mit Infertilität, findet man bei rund 90% der Betroffenen.

Beim Mann sind **Störungen von Potenz und Libido** unspezifische **Frühsymptome.** Meist wird die Erkrankung im fortgeschrittenen Stadium diagnostiziert, wenn bereits **Spätsymptome** (Gesichtsfeldeinschränkungen, Symptome einer partiellen oder kompletten Hypophyseninsuffizienz) vorliegen. Folge des Hypogonadismus ist eine **Osteoporose.**

Beim Mann führt der Prolaktinexzeß **zunächst zu Störungen von Potenz und Libido**. Da Potenz- und Libidoverlust eher unspezifische Symptome sind, wird die Erkrankung, im Gegensatz zur Frau, meist erst im fortgeschrittenen Stadium diagnostiziert, wenn Makroprolaktinome bereits **Spätsymptome wie chronische Kopfschmerzen, Gesichtsfeldeinschränkungen** oder **Zeichen einer partiellen oder kompletten Hypophyseninsuffizienz** verursachen. Ein weiteres Spätsymptom ist die **Osteoporose**, die sich infolge eines Hypogonadismus entwickelt. Im Gegensatz zur Frau ist die Entwicklung einer Galaktorrhö bei Männern mit Prolaktinom sehr selten. Dies beruht darauf, daß die Hyperprolaktinämie nicht zu einer Erhöhung der Östrogenspiegel führt und somit der für das Wachstum der Brustdrüsen notwendige hormonelle Stimulus fehlt.

Labor Die Hyperprolaktinämie wird durch die **erhöhten Prolaktinwerte im Serum** nachgewiesen.
Normalwerte:
bei Frauen < 20 ng/ml;
bei Männern < 15 ng/ml.

Labor. Die Hyperprolaktinämie wird durch die **Bestimmung erhöhter (basaler) Prolaktinwerte im Serum** nachgewiesen. **Normalwerte** des Prolaktins sind **bei der Frau < 20 ng/ml, beim Mann < 15 ng/ml**. Da die Prolaktinsekretion während des Schlafes höher ist als im Wachzustand, wird der Prolaktinspiegel frühestens 1–2 Stunden nach dem Aufstehen bestimmt. Streß führt ebenfalls zu einem Prolaktinanstieg. Stimulationstests sind für die Diagnose nicht erforderlich, da sie zur Differenzierung der verschiedenen Ursachen der Hyperprolaktinämie keinen Beitrag liefern.

Basale Prolaktinspiegel über 250 ng/ml beweisen nahezu immer ein Prolaktinom.

Basale Prolaktinspiegel über 250 ng/ml beweisen nahezu immer ein Prolaktinom. Prolaktinspiegel zwischen 100 und 250 ng/ml sind ebenfalls meist durch Prolaktinome bedingt, wobei der Tumor bei basalen Prolaktinspiegeln über 100 ng/ml gewöhnlich kernspintomographisch erfaßt werden kann. Prolaktinspiegel zwischen 20 und 100 ng/ml machen die meisten diagnostischen Schwierigkeiten, sowohl Mikroadenome als auch andere Ursachen müssen differentialdiagnostisch in Betracht gezogen werden.

Diagnostik und Differentialdiagnose. Ehe ein Prolaktinom vermutet wird, müssen eine Reihe anderer Ursachen einer Prolaktinerhöhung ausgeschlossen werden (▤ F-**1**, S F-**4**)

- die physiologische Hyperprolaktinämie bei Streß, Schwangerschaft und Laktation
- die medikamentös induzierte Hyperprolaktinämie
- die primäre Hypothyreose
- die Begleithyperprolaktinämie infolge einer mechanischen Beeinträchtigung des Dopamin-Transportes durch den Hypophysenstiel
- Wachstumshormon oder ACTH sezernierende Hypophysenadenome, die beim kleineren Teil der Fälle zusätzlich Prolaktin sezernieren.

Es ist zu klären, ob die erhöhten Prolaktinwerte durch ein Prolaktinom im Rahmen eines MEN-I-Syndroms (multiple endokrine Neoplasie, Typ I: Tumoren oder Hyperplasie der Nebenschilddrüse, der Inselzellen des Pankreas, Hypophysenadenome) bedingt sind.

Die Diagnose wird schließlich mittels **Kernspintomographie** der Hypophyse erhärtet. Daran anschließend erfolgt die **Bestimmung der Hypophysenpartialfunktionen** (Achsendiagnostik) und die **Perimetrie**.

Diagnostik und Differentialdiagnose
Bevor die Diagnose Prolaktinom gestellt werden kann, sind auszuschließen (▤ F-**1**, S F-**4**).

- die physiologische Hyperprolaktinämie
- die medikamentös induzierte Hyperprolaktinämie
- die primäre Hypothyreose
- die Begleitprolaktinämie
- die multiple endokrine Neoplasie Typ I, bei der neben Tumoren oder Hyperplasie der Nebenschilddrüse und der Inselzellen des Pankreas auch Hypophysenadenome vorkommen.

Die Diagnose wird mittels **Kernspintomographie** erhärtet. Danach erfolgen die **Bestimmung der Hypophysenpartialfunktionen** mittels Stimulationstests und die Perimetrie.

F-1: Ursachen der Hyperprolaktinämie

Physiologische Ursachen

▷ Schlaf
▷ Schwangerschaft
▷ Stillen
▷ Streß
▷ Stimulation der Brust

Pathophysiologische Ursachen

Medikamente

▷ Östrogene
▷ Neuroleptika, Antidepressiva, Opiate
▷ Reserpin, α-Methyldopa, Verapamil
▷ Dopaminantagonisten (Metoclopramid, Domperidon)
▷ Cimetidin, Antihistaminika

Erkrankungen

▷ Hypophysentumoren
- Prolaktinom
- Mischtumoren: GH und PRL sezernierende Tumoren, ACTH und PRL sezernierende Tumoren (Nelson-Syndrom, Morbus Cushing)

▷ • MEN-I-Syndrom

▷ Erkrankungen des Hypothalamus und des Hypophysenstiels
- Tumoren, z. B. Kraniopharyngeome, endokrin inaktive Hypophysentumoren
- Zustand nach Bestrahlung
- granulomatöse Erkrankungen

▷ primäre Hypothyreose

▷ andere
- chronische Niereninsuffizienz
- Leberzirrhose
- Traumen der Brustwand

Synopsis F-**4: Diagnostischer Algorithmus bei Hyperprolaktinämie**

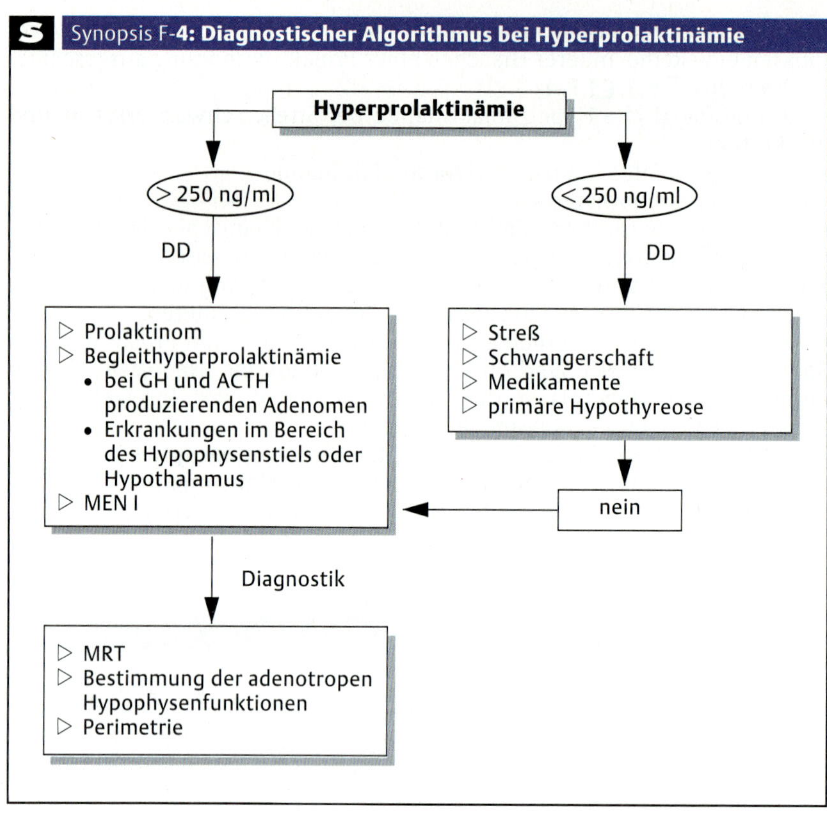

Therapie **Dopaminagonisten** (z. B. Bromocriptin, Lisurid) sind in der Regel die Therapeutika der Wahl. Sie führen bei nahezu allen Patienten zu einem prompten **Abfall der Serumprolaktinspiegel** und häufig auch zu einer Tumorverkleinerung. Die Therapie wird grundsätzlich einschleichend begonnen (s. auch ▤ F-**2**).

Nebenwirkungen der Dopaminagonisten sind **Übelkeit, Brechreiz, orthostatische Dysregulation und Müdigkeit.**

Therapie. **Dopaminagonisten** sind heute in den meisten Fällen die Therapeutika der ersten Wahl zur Behandlung der Prolaktinome (*s. auch* ▤ F-**2**). In Deutschland sind derzeit Bromocriptin, Lisurid, Metergolin, Cabergolin und Quinagolid zugelassen.

Bei nahezu allen Patienten mit einer Hyperprolaktinämie führen Dopaminagonisten zu einem prompten **Abfall der Serumprolaktinspiegel**. Die Therapie wird grundsätzlich einschleichend begonnen. Beispielsweise wird die Behandlung mit Bromocriptin, das bisher am längsten und häufigsten eingesetzt wurde, mit einer Dosis von 1,25 mg begonnen. Man verabreicht diese Anfangsdosis abends vor dem Einschlafen, um die häufig auftretenden **Nebenwirkungen der Dopaminagonisten (Übelkeit, Brechreiz, orthostatische Dysregulation, Müdigkeit oder Obstipation)** zu vermeiden oder zu minimieren. Wird das Präparat vertragen, verdoppelt man die Dosis nach 3–4 Tagen auf 2,5 mg, danach wird schrittweise gesteigert bis zur erforderlichen Gesamttagesdosis, die man schließlich auf 2–3 Einzelportionen verteilt zu einer Mahlzeit einnehmen läßt. Bei Mikroprolaktinomen wird die Hyperprolaktinämie meist durch Bromocriptintagesdosen zwischen 2,5 und 7,5 mg normalisiert. Bei Makroprolaktinomen werden gelegentlich höhere Dosen – bis 20 mg und darüber – notwendig.

Da sich **Mikroadenome** nur selten zu Makroadenomen weiterentwickeln, kann auf die Therapie mit Dopaminagonisten gegebenenfalls dann verzichtet werden, wenn die Prolaktinspiegel niedrig sind (≤ 50 ng/ml) und der Tumor keine Wachstumstendenz zeigt. Mikroadenome sind jedoch immer dann zu behandeln, wenn bei Frauen eine Schwangerschaft gewünscht wird (zur Zyklusnormalisierung), eine Galaktorrhö als belastend empfunden wird oder ein erhöhtes Osteoporoserisiko vorliegt (S F-**5**). Dementsprechend ist bei Männern die Behandlung bei Hypogonadismus, bei Libido-, Potenz- oder Fertilitätsstörungen angezeigt.

Merke ▶

> ***Merke.*** Die operative Therapie eines Mikroprolaktinoms ist nur dann indiziert, wenn Dopaminagonisten bei den genannten Indikationen nicht toleriert werden.

Synopsis F-5: **Therapie-Algorithmen bei Mikro- (a) und Makroprolaktinom (b)**

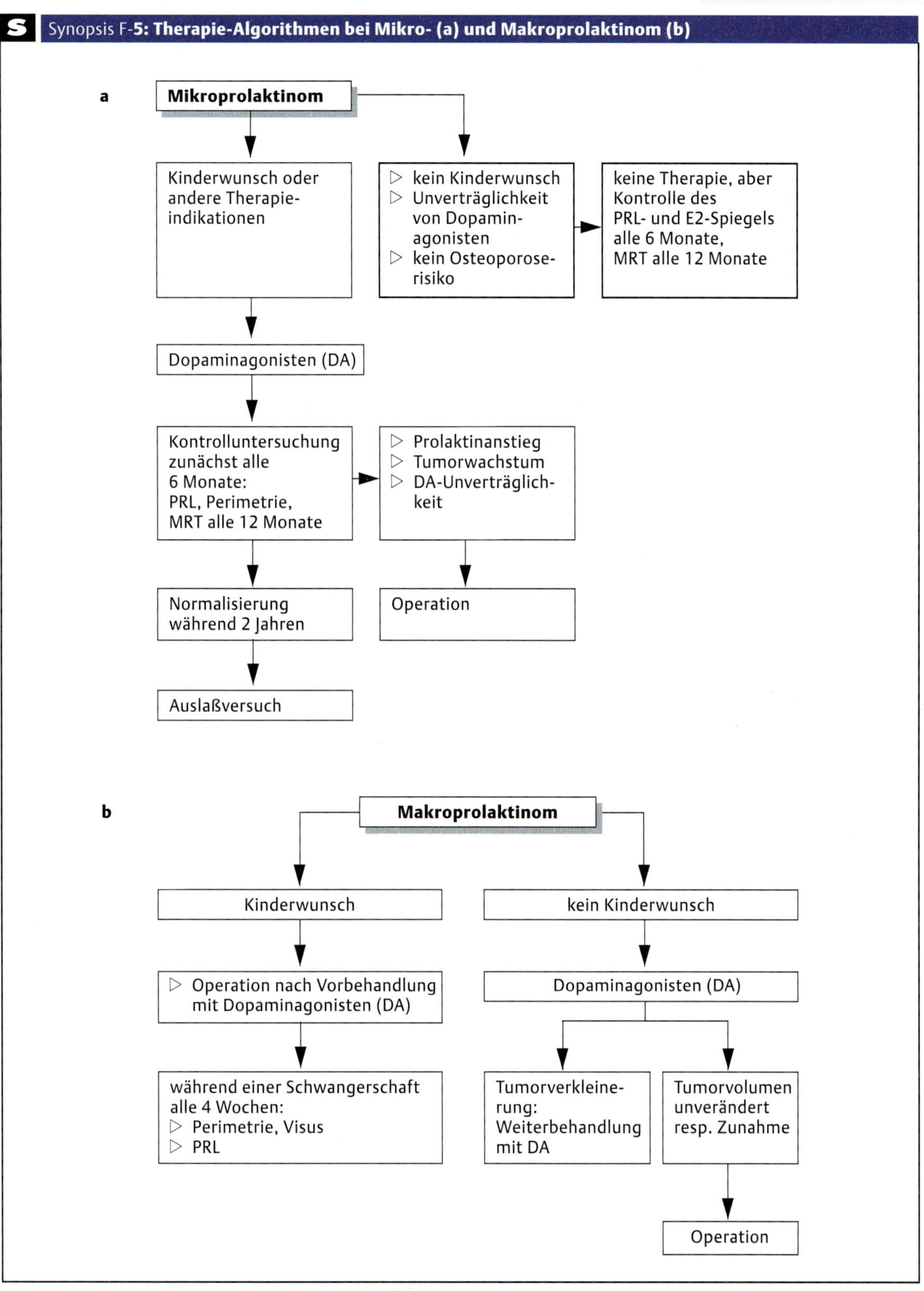

Auch bei **Makroprolaktinomen** (Größe > 1 cm) erfolgt die Behandlung primär mit Dopaminagonisten (F-5).

Auch bei **Makroprolaktinomen** mit oder ohne Kompressionserscheinungen erfolgt die Behandlung primär mit Dopaminagonisten (F-5).

Merke ▶

> ***Merke.*** Beim Auftreten akuter Hirndruckzeichen (starke Kopfschmerzen, Bewußtlosigkeit) nach Beginn einer Dopaminagonistentherapie kann eine Tumoreinblutung mit der Indikation zur sofortigen Hypophysenoperation vorliegen.

In den meisten Fällen kommt es hierdurch zu einer raschen Größenabnahme des Tumors (F-1). **Indikationen für die Operation** sind u. a. **medikamentös nicht rasch beeinflußbare Tumoren, die zu Visuseinschränkungen geführt haben**, und Kinderwunsch.

In den meisten Fällen kommt es innerhalb von Tagen zu einer deutlichen Besserung des Gesichtsfeldes, später meist auch zu einer deutlichen Größenabnahme des Tumors (F-1). **Die Operation eines Makroadenoms** ist nur noch selten erforderlich. Indikationen hierfür sind u.a. medikamentös nicht rasch beeinflußbare **Tumoren, die mit Sehstörungen einhergehen**, und Kinderwunsch.

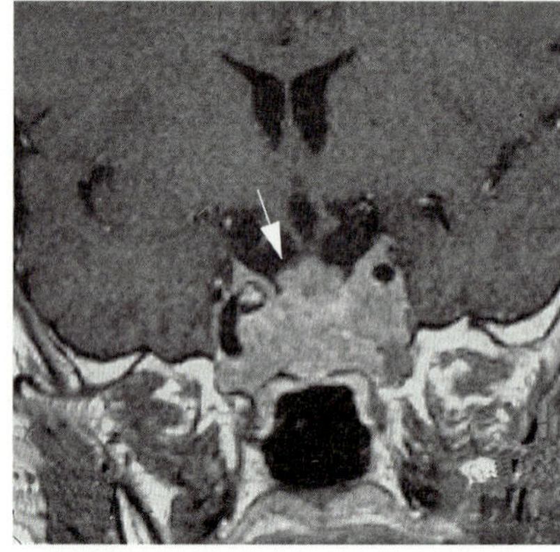

a Die koronare Projektion des MRT-Bildes zeigt vor der Therapie ein bis zum Chiasma reichendes blumenkohlartiges Hypophysenadenom

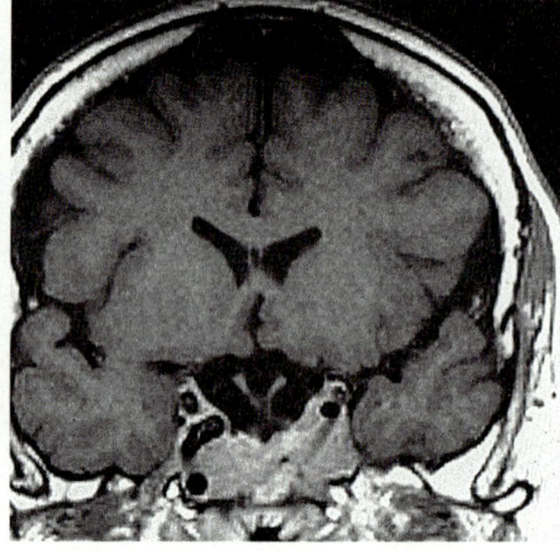

b Deutliche Regression des Tumors bereits nach 2monatiger Therapie mit 7,5 mg/d Bromocriptin.

F-**1 a, b: Kernspintomographische Darstellung eines Makroprolaktinoms vor und unter Behandlung mit dem Dopaminagonisten Bromocriptin.**

F-2: Therapie der Hypophysentumoren – Übersicht

Tumor	Behandlung mit
Prolaktinom	▷ **Dopaminagonisten** ▷ bei fehlendem Ansprechen auf Dopaminagonisten oder deren Unverträglichkeit: **Operation** ▷ bei Inoperabilität: **Bestrahlung**
Akromegalie	▷ **Operation** ▷ bei Inoperabilität: • **Bestrahlung** oder • **medikamentöse Therapie** (Dopaminagonisten, Somatostatinanaloga)
Morbus Cushing (meist durch Mikroadenome des HVL)	▷ **Operation** ▷ bei nicht ausreichendem Operationserfolg: **Bestrahlung.** Bis zum Einsetzen des Therapieerfolges, Kinder nach ca. 3 Mon., Erwachsene nach ca. 12–18 Monaten; **überbrückend medikamentöse Therapie** mit Adrenokortikolytika (Mitotane) oder Glukokortikoid-Syntheseblocker (Ketoconazol)
nicht-endokrin aktive Adenome	▷ **Operation** ▷ bei Inoperabilität: **Bestrahlung**

Verlauf und Prognose. Bei Mikroadenomen kann mit Dopaminagonisten nahezu immer eine Normalisierung der Prolaktinspiegel erreicht werden; bei über 90% der Patientinnen normalisieren sich Zyklus und Ovulation. Die Monatsblutungen setzen gewöhnlich nach 2 Monaten Behandlungsdauer ein, gelegentlich erst nach einer Verzögerung von bis zu einem Jahr. Dopaminagonisten müssen bei Makroadenomen, soweit bisher bekannt, lebenslang eingenommen werden. Wird das Medikament abgesetzt, kommt es zu einem erneuten Anstieg der Prolaktinsekretion und zu einem erneuten Wachstum des Adenoms. Im Gegensatz zu Makroprolaktinomen normalisiert sich bei etwa 15% der **Patienten mit Mikroprolaktinomen** nach Unterbrechung einer Langzeitbehandlung mit Bromocriptin die Prolaktinkonzentration dauerhaft, so daß ein **Auslaßversuch** alle 2–3 Jahre gerechtfertigt ist. Bei Patienten mit Mikroprolaktinom, die nicht behandelt werden, sind regelmäßige Kontrolluntersuchungen des Prolaktinspiegels notwendig, um gegebenenfalls eine Tumorproliferation zu erkennen. Die Häufigkeit der Kontrolluntersuchungen hängt von der individuellen Ausgangssituation ab, gewöhnlich genügen Kontrollen in 3- bis 6monatigem Abstand (F-**3**).

Verlauf und Prognose Bei Mikroadenomen wird mit Dopaminagonisten nahezu immer eine Normalisierung der Prolaktinspiegel erreicht. Dopaminagonisten müssen bei Makroadenomen lebenslang eingenommen werden, um ein erneutes Wachstum zu verhindern.
Bei Mikroadenomen ist ein **Auslaßversuch** alle 2–3 Jahre gerechtfertigt, da etwa 15 % der Patienten nach einer Unterbrechung der Langzeittherapie rezidivfrei bleiben. Beim unbehandelten Mikroadenom sind Kontrolluntersuchungen des Prolaktinspiegels zwingend, um eine Tumorproliferation zu erfassen.

F-3: Nachsorge bei Hypophysentumoren

Tumor	Kontrollintervalle*	Kontrollparameter Klinik	Kontrollparameter Labor	Perimetrie*	MRT*
Prolaktinom	▷ bis zur Prolaktinnormalisierung wöchentlich, danach alle (3) 6 Monate ▷ Schwangerschaft: monatlich	▷ Galaktorrhö ▷ Zyklus ▷ sekundäre Geschlechtsmerkmale ▷ Visus ▷ Libido ▷ Knochenschmerzen	▷ Prolaktin im Serum, ggf. Östradiol im Serum	▷ jährlich, bei Schwangerschaft: monatlich	▷ anfangs jährlich
Akromegalie	▷ postoperativ nach 1½, 3, 6 Monaten, dann jährlich	▷ Hyperhidrose ▷ Umfang Ringfinger ▷ Schuhgröße ▷ Karpaltunnelsyndrom ▷ Arthropathie ▷ sekundäre Geschlechtsmerkmale ▷ Zyklus ▷ Blutdruck	▷ Somatomedin C (IgF-I), Blutzucker, ggf. OGTT-Test, $HbA1_c$	▷ jährlich	▷ anfangs jährlich, bei normalen Somatomedin-(IgF-I) und GH-Werten längere Intervalle, Kontrolle bei Anstieg
Morbus Cushing (meist durch Mikroadenom des HVL)	▷ wie bei Akromegalie	▷ Habitus: Gesicht und Fettverteilung ▷ Hirsutismus ▷ Ödeme ▷ Blutdruck ▷ Knochenschmerzen	▷ freies Kortisol im 24-h-Urin, ggf. simultane Bestimmung von ACTH und Kortisol im Serum ▷ Dexamethason-Kurztest (Kortisol nach Suppression mit 1 mg Dexamethason)	▷ jährlich	▷ anfangs jährlich, bei normalen Kortisolspiegeln längere Intervalle, Kontrolle bei Anstieg
nicht-endokrin aktive Adenome	▷ wie bei Akromegalie	▷ Hinweise für Ausfall von Hypophysenpartialfunktionen (Schilddrüse, Nebennieren, Gonaden) ▷ falls bereits präoperativ HVL-Funktionen ausgefallen, Kontrolle der Substitutionstherapie	▷ IgF-I; TSH, T_3, T_4; freies Kortisol im 24-h-Urin; Gonadenfunktion, PRL (Begleitprolaktinämie?)	▷ jährlich	▷ jährlich

* Richtwerte bei stabilem Verlauf. Die Intervalle hängen von der individuellen Ausgangslage ab.

Klinischer Fall

Der 50jährige Patient sucht den Hausarzt wegen seit einem Jahr bestehenden Rückenschmerzen im Bereich der LWS auf. Die Knochendichtemessung ergibt eine Kalksalzminderung. Im Rahmen der Ursachensuche fällt eine Erniedrigung des Testosteronspiegels im Serum auf. Der Patient wird zur Abklärung des Hypogonadismus überwiesen.
Auf Befragen wird Wohlbefinden und körperliche Leistungsfähigkeit angegeben. Rasur täglich, unverändert. Die Frage nach Kopfschmerzen oder Visusstörung wird verneint. Das Sexualleben ist nach Einschätzung des Patienten normal. An Medikamenten werden zur Therapie einer euthyreoten Struma Jodid und zur Osteoporosebehandlung Kalzium und Fluorid eingenommen.
Befund: Patient in gutem EZ aber reduziertem AZ (der Patient macht einen verlangsamten, müden Eindruck). Die Haut ist, insbesondere im Gesicht, von alabasterfarbener Blässe. Feine Fältelung der Stirnhaut. Schilddrüse sicht- und tastbar. Noch normale Axillar- und Genitalbehaarung. Hodenvolumen rechts und links ca. 15 ml.
Labor: Erythrozyten mit 4,1 Millionen pro µl und Hämoglobin mit 13,2 g pro dl vermindert. Im Routinelabor sonst keine pathologischen Befunde.
Hormonbefunde: Prolaktin initial mit 5500 ng/ml extrem erhöht (normal bei Männern bis 15 ng/ml). Hypogonadotroper Hypogonadismus: LH 0,2 mU/ml, FSH 0,8 mU/ml, Testosteron mit 0,5 ng/ml im frühpuberalen Bereich, Somatomedin C (IgF-I) mit 493 ng/ml im Normalbereich, normale Schilddrüsenfunktion und Kortisolexkretion.
Im MRT findet man ein Makroadenom des Hypophysenvorderlappens, das bis zum Chiasma opticum reicht und beidseits in den Sinus cavernosus vorgewachsen ist.
Diagnose: Prolaktinom.
Therapie: Unter Behandlung mit Bromocriptin (Dopaminagonist) kommt es rasch zu einer Senkung der Prolaktinspiegel; 4 Monate später hat sich der Prolaktinspiegel mit 15 ng/ml vollständig normalisiert. Die MRT-Kontrolle des Tumors zeigt bereits nach 3 Monaten eine erhebliche Regression.

Cave!

In die endokrinologische Sprechstunde werden oft Patienten überwiesen, bei denen leicht bis mäßig erhöhte Prolaktinspiegel gemessen wurden. Bei der Erhebung der Anamnese läßt sich meist schon vermuten, daß es sich hierbei um eine durch Streß oder Medikamente induzierte Prolaktinerhöhung handelt.

Bei nicht therapiebedürftigen Mikroprolaktinomen sind regelmäßige Kontrolluntersuchungen unabdingbar. Geschieht dies nicht, können – falls der Tumor wächst – schwerwiegende Schäden wie Visusstörungen, Hypophysenvorderlappenfunktionsausfälle resultieren. Insbesondere während der Schwangerschaft sind die Prolaktinkonzentrationen und das Gesichtsfeld in monatlichen Abständen zu kontrollieren, ggf. zusätzliche MRT-Kontrolle.

Bei großen Hypophysentumoren, insbesondere solchen mit supraselärer Ausdehnung und Prolaktinspiegeln, die weniger als 200 ng/ml betragen, ist es wahrscheinlich, daß die erhöhten Prolaktinspiegel eine Begleithyperprolaktinämie bei einem endokrin-inaktiven Adenom widerspiegeln (als Folge einer Beeinträchtigung respektive Unterbrechung des Dopamintransportes durch Druck des Tumors auf den Hypophysenstiel). Unter der dann unrichtigen Annahme, daß es sich bei dem Tumor um ein Prolaktinom handelt, wird mit dopaminergen Substanzen behandelt, Kontrolluntersuchungen werden nicht oder zu spät durchgeführt. Der Tumor wächst selbstverständlich weiter und verursacht vermeidbare Kompressionserscheinungen (wie Visuseinschränkungen respektive Visusverlust und Hypophysenvorderlappenfunktionsausfälle).

Akromegalie

Akromegalie

▶ ***Definition.*** Beim Erwachsenen führt die vermehrte Bildung von Wachstumshormon durch Hypophysenadenome zur Akromegalie, einer chronischen Erkrankung, die sich klinisch durch ein vermehrtes Wachstum, vor allem im Bereich der Akren – Kopf, Hände und Füße – auszeichnet. Entwickelt sich die Erkrankung bereits **vor dem Epiphysenschluß**, kommt es zum **Gigantismus**.

◀ **Definition**

Epidemiologie. Zweithäufigster (endokrin aktiver) Hypophysentumor. Die geschätzte Inzidenz beträgt 3–4 Erkrankungen pro 1 Million Einwohner pro Jahr, die Prävalenz etwa 50–60 Patienten auf 1 Million Einwohner.

Epidemiologie Zweithäufigster der endokrin aktiven Hypophysentumoren.

Ätiologie und Pathogenese. Ursache des Wachstumshormonexzesses sind nahezu immer **monoklonale Hypophysenadenome**, in sehr seltenen Fällen extrahypophysäre Tumoren, die Growth-Hormone-Releasing-Hormone (GHRH) bilden. Die zugrundeliegende Ursache der Tumorentstehung ist noch weitgehend unklar. Bei einem Teil der Adenome lassen sich als mögliche Ursachen Mutationen von G-Proteinen nachweisen: Es handelt sich hierbei um intrazelluläre Proteine, die Signale membranständiger Rezeptoren (hier Rezeptoren für das GHRH) in der Zelle weiterleiten, indem sie die Bildung von zyklischem Adenosinmonophosphat (cAMP) anregen oder hemmen und so den Zellstoffwechsel beeinflussen. Durch Mutationen des G_s-Proteins in den somatotropen Zellen kann dann die normalerweise für die Wachstumshormonproduktion und -sekretion notwendige Stimulation durch GHRH umgangen werden.
GH vermittelt seine wachstumsfördernde Wirkung nicht direkt, sondern dadurch, daß es die Synthese der **Somatomedine** – synonym insulinähnliche Wachstumsfaktoren (insulin-like growth-factors, **IGF**) – anregt. Von diesen ist Somatomedin C (SmC, synonym IGF-I) das wichtigste Hormon. Es wird hauptsächlich in der Leber gebildet, aber auch in einer Reihe weiterer Gewebe und Zellen, beispielsweise den Osteoblasten. Im Gegensatz zu GH, das in Sekretionsschüben in das Blut abgegeben wird, sind die Serumspiegel von SmC, das hier an ein großes Trägerprotein gebunden ist, während des ganzen Tages weitgehend konstant. Neben seiner durch Somatomedine vermittelten wachstumsstimulierenden Wirkung beeinflußt GH direkt eine Reihe von Stoffwechselvorgängen, beispielsweise werden der Einbau von Aminosäuren in Proteine sowie die Freisetzung freier Fettsäuren aus Fettzellen gefördert. **GH wirkt insulinantagonistisch**; die GH-Sekretion wird durch eine Hypoglykämie angeregt und durch einen raschen Blutzuckeranstieg supprimiert.

Ätiologie und Pathogenese Ursache des Wachstumshormonexzesses sind nahezu immer **Hypophysenadenome**, in sehr seltenen Fällen extrahypophysäre Tumoren, die Growth-Hormone-Releasing-Hormone (GHRH) bilden. GH vermittelt seine wachstumsstimulierende Wirkung indirekt, indem es die Synthese von **Somatomedin C** (SmC) (insulin-like growth-factor 1, **IGF-I**) anregt. IGF-I wird hauptsächlich in der Leber gebildet. Im Gegensatz zu GH, das in Sekretionsschüben in das Blut abgegeben wird, sind die Serumspiegel von SmC während des ganzen Tages weitgehend konstant. GH beeinflußt direkt eine Reihe von Stoffwechselvorgängen; es fördert die Proteinsynthese und stimuliert die Abgabe freier Fettsäuren aus Fettzellen. **GH wirkt insulinantagonistisch**, d. h. die GH-Sekretion wird durch Hypoglykämie angeregt und durch Blutzuckeranstieg gehemmt.

Die GH-Sekretion wird primär durch zwei Hormone reguliert: GHRH stimuliert die Produktion und Freisetzung des Hormons, **Somatostatin** wirkt hemmend. Eine Reihe von Parametern modulieren die GHRH-Sekretion: Insulin, Aminosäuren, Streß, Schlaf und Clonidin wirken beispielsweise stimulierend, Glukose oder ein schlechter Ernährungszustand hemmend.
Bei der **Akromegalie** und beim **Gigantismus** verursacht der GH-Exzeß eine gesteigerte Bildung und Freisetzung von Somatomedin C (IGF-I), wodurch es zu **pathologischem Wachstum von Stützgewebe (Skelett- und Bindegewebe)** der **Haut** und von **inneren Organen** kommt. Die direkten Stoffwechselwirkungen des Hormons manifestieren sich klinisch in erster Linie in Störungen des Glukosestoffwechsels: Bei etwa 25 % der Betroffenen findet sich ein **Diabetes mellitus**, bei etwa 10 % eine **pathologische Glukosetoleranz**.

Die GH-Sekretion wird in erster Linie durch zwei Hormone reguliert: GHRH wirkt stimulierend, **Somatostatin** hemmend. Bei der **Akromegalie** und beim **Gigantismus** führt der GH-Exzeß zu einer gesteigerten Produktion von SmC, wodurch das **pathologische Wachstum am Skelett, Bindegewebe, Haut** und **inneren Organen** verursacht wird. Die wichtigsten Stoffwechselveränderungen sind ein **Diabetes mellitus** bzw. eine **pathologische Glukosetoleranz.**

Klinik. Die meistgenannten **Beschwerden** sind vermehrtes Schwitzen (**Hyperhidrose**), Parästhesien im Bereich der Hände (**Karpaltunnelsyndrom**) und Füße, **Müdigkeit** und Lethargie; **Kopfschmerzen** und **Arthralgien**. Die wichtigsten Leitsymptome der Akromegalie und ihre Häufigkeiten sind in ▦ F-**4** aufgeführt.

Klinik Die häufigsten **Beschwerden** sind vermehrtes Schwitzen (**Hyperhidrose**), Parästhesien im Bereich von Händen (**Karpaltunnelsyndrom**) und Füßen, **Müdigkeit, Kopfschmerzen** und Arthralgien (▦ F-**4**).

F-4: Leitsymptome der Akromegalie und ihre Häufigkeit

	Häufigkeit (ca. %)
▷ Vergrößerung der Akren (z. B. Wachstum von Händen und Füßen)	100
▷ Vergröberung der Gesichtszüge	100
▷ Hyperhidrose	60–90
▷ Wachstum von Ober- und Unterkiefer (vergrößerte Zahnzwischenräume!)	60
▷ Karpaltunnel-Syndrom	50
▷ Arthrose der großen Gelenke	40
▷ bei Frauen: • Hirsutismus	50
• Zyklusstörungen	45
▷ bei Männern: Abnahme der Libido	50
▷ Hypertonus	35
▷ Pathologische Glukosetoleranz	25–70

Synopsis F-6: Akromegalie, Entwicklung der Erkrankung

Die durch den **chronischen GH-Exzeß im Verlauf von 2 Jahrzehnten verursachten morphologischen Veränderungen des Gesichtes** (Vergröberung, Verwischung der individuellen Gesichtszüge) **und der Hände** wird durch die in diesem Zeitraum aufgenommenen Fotografien deutlich. Die Bilder zeigen auch, daß die Erkrankung zwischen dem 21. und 26. Lebensjahr aufgetreten ist.

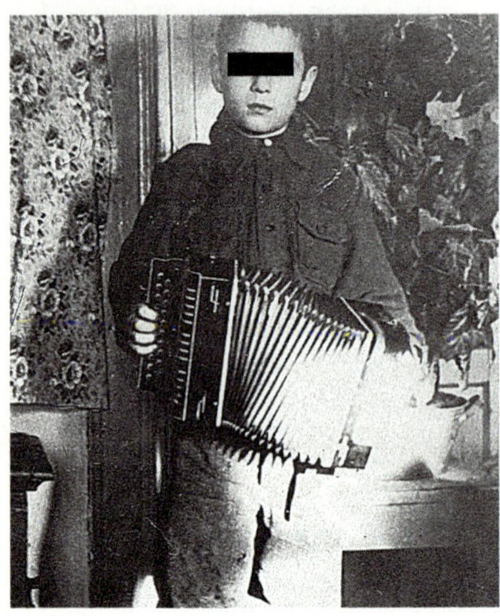

9 Jahre

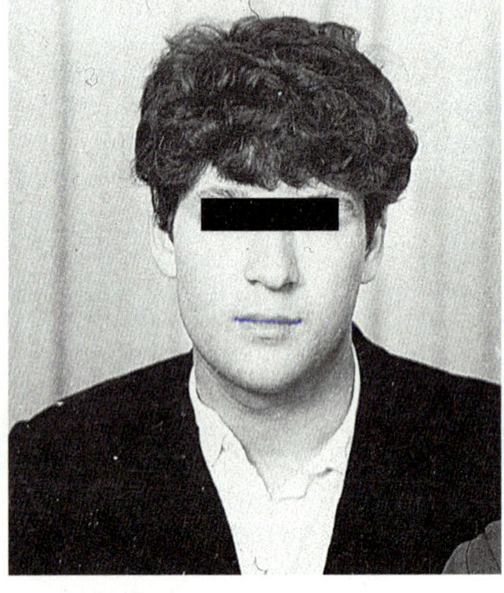

18 Jahre

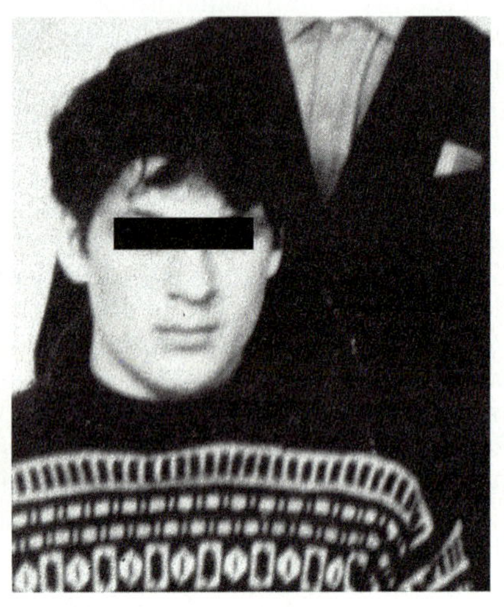

21 Jahre

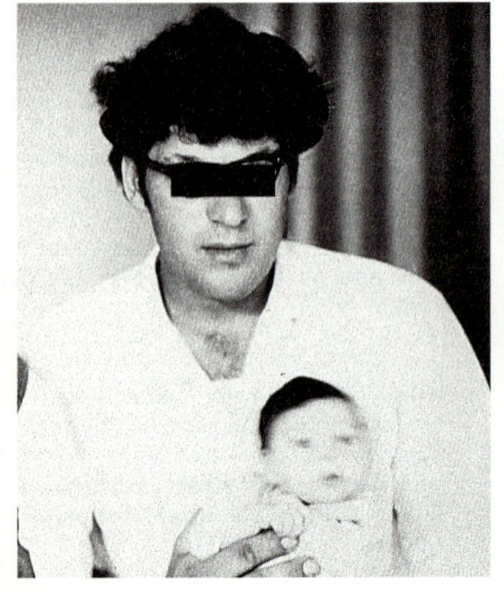

26 Jahre

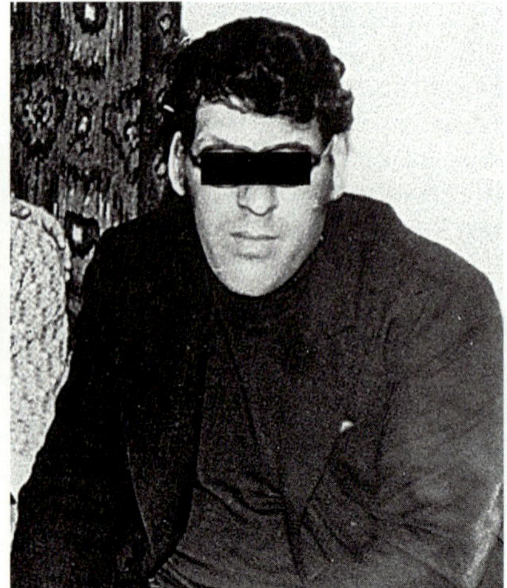

31 Jahre

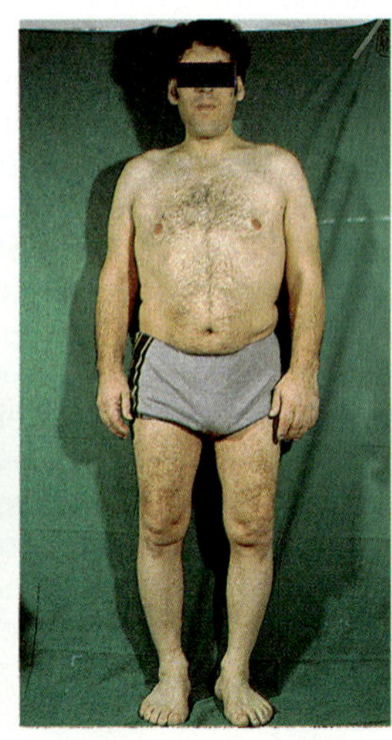

44 Jahre

Am auffallendsten sind die akromegalen Veränderungen im Gesicht und am Skelett. Die Gesichtszüge erscheinen grobschlächtig, was auf einer Verdikkung der Schädelknochen, Vergrößerung der Sinus frontales mit Hervortreten der Supraorbitalwülste, einer Vergrößerung – und Vergröberung – der Nase sowie dem Wachstum des Unterkiefers nach vorn und kaudal beruht (S F-**6**).

Folgende Veränderungen sind typisch: **Das enchondrale und periostale Knochenwachstum ist gesteigert oder wird bei abgeschlossenem Körperwachstum reaktiviert.** Periostaler Genese sind die Hyperostosen, das Wachstum der Akren, des Unterkiefers sowie die Verdickung der Röhrenknochen. Durch **Knorpelwachstum** entstehen vor allem im Bereich der großen Gelenke Veränderungen, die zu einem **Arthrosis-deformans-ähnlichen Bild** führen.

Neben den Skelettveränderungen kommt es zum **Wachstum von Bindegewebe, Haut** sowie **Weichteilen** und **inneren Organen** (Herz, Darm, Nieren: **Splanchnomegalie).** Das Wachstum von Bindegewebe und Haut trägt zur weiteren **Vergrößerung von Händen und Füßen** (F-**2a**) und zur **Vergröberung der Gesichtszüge** (dicke Hautfalten: Pachydermie) bei. Nase, Ohren und Zunge vergrößern sich. Die große Zunge (**Makroglossie**, F-**2b**) kann unter Umständen zu einem schlafapnoeähnlichen Syndrom führen. Die Vergrößerung des Herzens ist häufiger Folge des Hypertonus als der durch den Wachstumshormonexzeß induzierten Kardiomegalie.

Die wichtigsten Symptome sind in F-**3** aufgelistet.
Am auffallendsten sind die akromegalen Veränderungen im Gesicht und am Skelett (S F-**6**).

Folgende Veränderungen sind typisch:
- Am Skelett das **gesteigerte enchondrale und periostale Wachstum.**
- Das **Wachstum von Bindegewebe, Haut, Weichteilen und inneren Organen.**
- **Vergrößerung von Händen und Füßen** (F-**2a**).
- Die **Makroglossie** (F-**2b**) kann zu schlafapnoeähnlichem Syndrom führen.

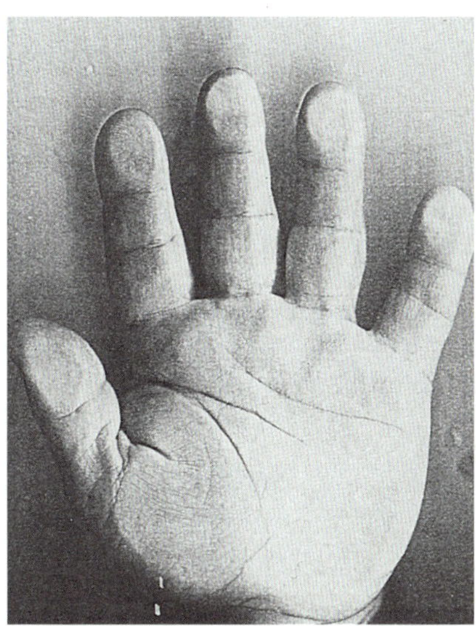

a Hand eines Patienten mit Akromegalie. Die mit Hilfe eines Fotokopierers gemachte Abbildung zeigt die breiten und groben Hautleisten und Handlinien der spatenförmig vergrößerten Hand besonders plastisch.

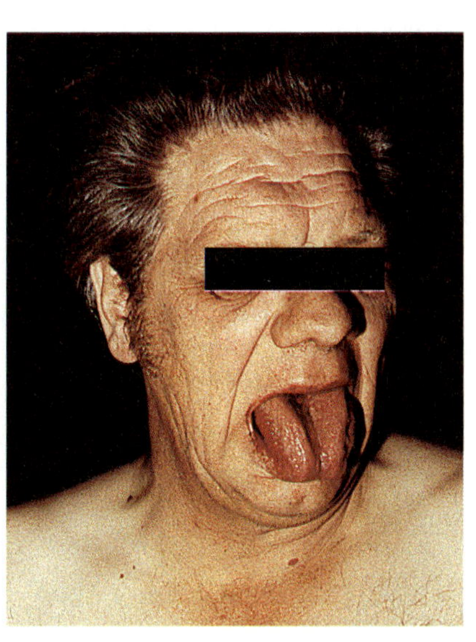

b Makroglossie bei Akromegalie.

F-**2a, b: Klinische Zeichen bei Akromegalie.**

Symptome des **Hypogonadismus** werden **in fortgeschrittenen Stadien** ebenfalls häufig beobachtet. Sie beruhen auf einer Zerstörung gonadotropinbildender Hypophysenzellen durch das wachstumshormonproduzierende Adenom und gegebenenfalls einer **Hyperprolaktinämie**. Sie beruht darauf, daß etwa **15–20%** der GH-produzierenden Adenome zusätzlich Prolaktin sezernieren und die Tumoren außerdem durch Druck auf den Hypophysenstiel zu einer Beeinträchtigung des prolaktininhibierenden Dopamintransportes führen.

Im fortgeschrittenen Stadium der Erkrankung entwickelt sich häufig ein **Hypogonadismus**. Da ca. **15–20%** der Adenome zusätzlich Prolaktin sezernieren, kann auch eine **Hyperprolaktinämie** vorliegen.

Labor Der **Serumspiegel von SmC (IGF-I) ist erhöht;** seine Bestimmung ist daher der **wichtigste Suchparameter** zur Ermittlung des GH-Exzesses. Die **Bestimmung von GH im Serum als Einzelparameter ist ungeeignet**, da die Werte von einer Reihe exogener und endogener Faktoren beeinflußt werden.

Labor. Der **Serumspiegel von Somatomedin C (IGF-I) ist praktisch immer erhöht**; seine Bestimmung ist daher der für die Praxis **wertvollste Suchparameter**. Bei der Interpretation der Werte ist allerdings zu beachten, daß die IgF-I-Spiegel altersabhängig sind und Erkrankungen, die mit einer Hypoproteinämie einhergehen, zu einer Verminderung der Werte führen.
Die Bestimmung von GH im Serum als Einzelparameter ist für die Diagnose ungeeignet, da eine Reihe von Faktoren, beispielsweise Streß, zu einer vermehrten GH-Bildung führen und andererseits selbst niedrige Basalwerte von GH (zwischen 1 und 3 ng/ml) eine Akromegalie in den Anfangsstadien nicht ausschließen.

Merke ▶

▶ ***Merke.*** Die Diagnose des Wachstumshormonexzesses erfolgt am einfachsten und sichersten durch die GH-Bestimmung unter Glukosebelastung.

Der **GH-Exzeß** wird durch die GH-Bestimmung **unter Glukosebelastung** gesichert. An weiterer Diagnostik erfolgen dann ein MRT, die Perimetrie und die Bestimmung der Hypophysenrestaktivität (Achsendiagnostik).

Beim Gesunden fallen die GH-Werte nach **Gabe von 75 g Glukose** auf Werte < 1 ng/ml. Beim Akromegalen ist die **Suppression der GH-Spiegel inadäquat**, respektive sie steigen an. Zur weiteren Diagnostik erfolgen dann ein MRT, die Perimetrie und die Bestimmung der Hypophysenpartialfunktionen (Achsendiagnostik).

Diagnostik und Differentialdiagnose
Die Diagnose erfolgt aufgrund der Anamnese, des typischen klinischen Befundes sowie durch den Nachweis des GH-Exzesses.

Das GH-sezernierende Hypophysenadenom läßt sich praktisch immer mittels NMR nachweisen (F-3).

Bei **GH-Exzeß ohne neuroradiologischen Adenomnachweis** muß an eine (sehr seltene) **ektope GH- oder GHRH-Bildung** gedacht werden.

Diagnostik und Differentialdiagnose. Die klinische Symptomatik der voll entwickelten Akromegalie ist so typisch, daß die Diagnose bereits klinisch gestellt werden kann. Die Diagnose wird durch den Nachweis des GH-Exzesses (Labor) sowie mittels bildgebender Verfahren gesichert. Bereits in der **Schädelübersichtsaufnahme** findet man bei über 90% der Patienten eine **vergrößerte Sella** (F-**3a**), die Schädelknochen sind verdickt, die Nasennebenhöhlen und der Unterkiefer sind vergrößert. Der Tumor läßt sich praktisch immer mittels **Kernspintomographie** nachweisen, da die **Diagnose im Durchschnitt erst 5–10 Jahre nach Auftreten der Erkrankung gestellt** wird und somit in den meisten Fällen große Adenome vorliegen (F-**3b**). Bei Patienten mit **GH-Exzeß ohne neuroradiologischen Adenomnachweis** oder mit uniform vergrößerter Hypophyse (Hyperplasie), muß an eine (sehr seltene) **ektope GH- oder GHRH-Bildung** gedacht werden.

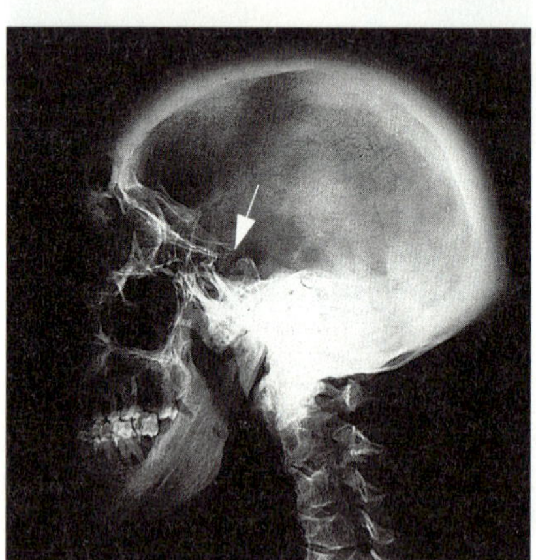

a Seitliches Röntgenbild des Schädels. **Vergrößerte Sella turcica.**

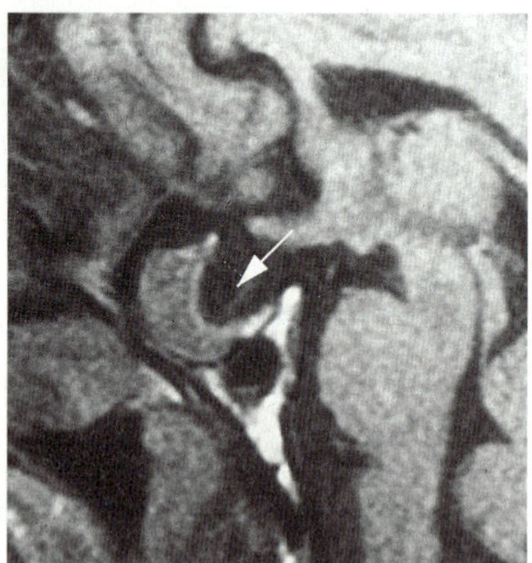

b Die sagittale Projektion der Hypophyse im MRT zeigt ein großes konkav eingedelltes **Hypophysenadenom**, (→) das zur Ausweitung der Sella geführt hat (gleicher Patient wie in **a**).

F-**3a, b: Radiologische Befunde bei Akromegalie.**

Differentialdiagnostisch ist daran zu denken, daß die Akromegalie im Rahmen eines **MEN-I-Syndroms** auftreten kann.

In der Differentialdiagnose ist in Betracht zu ziehen, daß eine Akromegalie auch im Rahmen eines **MEN-I-Syndroms** auftreten kann (*s. S. 890ff.*). Man bestimmt daher die Kalziumspiegel als möglichen Hinweis auf einen primären Hyperparathyreoidismus und forscht gegebenenfalls nach einem endokrin aktiven Pankreastumor (Insulinom, Glukagonom).

Differentialdiagnostisch ist auch das sogenannte **Akromegaloid** in Betracht zu ziehen. Es handelt sich hierbei um **konstitutionelle Eigenarten des Phänotyps**, die Symptome der Akromegalie aufweisen (z.B. eine Prognathie, grobe Gesichtszüge). Im Gegensatz zur Akromegalie, bei der die Veränderungen in einem bestimmten Zeitraum erworben werden, zeigt der Vergleich von alten mit aktuellen Fotos bei Akromegaloiden im Verlauf von Jahren keine wesentlichen Veränderungen; außerdem besteht kein GH-Exzeß.

Beim sogenannten **Akromegaloid** handelt es sich um **konstitutionelle Eigenarten des Phänotyps**, die Symptomen der Akromegalie ähneln können; ein GH-Exzeß läßt sich hier nicht nachweisen.

Therapie. Drei Therapiemöglichkeiten stehen zur Verfügung: Operation, Bestrahlung und medikamentöse Behandlung. Die Behandlung und Nachsorge hat folgende Ziele: Besserung der klinischen Symptome, Normalisierung der GH-Spiegel, Resektion bzw. Reduktion des Tumors und Erhaltung der Hypophysenpartialfunktionen (s. F-**2**).

Therapie Drei Therapiemöglichkeiten stehen zur Verfügung: Operation, Bestrahlung und medikamentöse Behandlung (s. F-**2**).

- **Operation:** Ziel der Behandlung ist die Normalisierung der Wachstumshormon- und Somatomedin-C-(IGF-I-)Sekretion unter Erhaltung einer normalen Hypophysenfunktion. Häufig kann dieses Ziel jedoch nicht erreicht werden. Bei der Mehrzahl der Patienten ist die **transnasale transsphenoidale mikrochirurgische Entfernung** des Adenoms durch einen erfahrenen Neurochirurgen die Therapie der Wahl. Große Adenome mit erheblicher supra- oder parasellärer Ausdehnung müssen durch Kraniotomie oder einen transfrontalen Zugang entfernt werden. Die Erfolgsrate der Adenektomie liegt bei Mikroadenomen (Durchmesser kleiner als 10 mm) bei nahezu 100%, bei Makroadenomen zwischen etwa 30 und 90%. Diese hohe Schwankungsbreite beruht auf folgenden Faktoren: Größe, Lokalisation, Wachstumsrichtung und Invasionsverhalten des Adenoms und schließlich Erfahrung des Operateurs. Bei Adenomen mit suprasellärer Ausdehnung vermindert sich die Erfolgsrate auf unter 30%. Mögliche Komplikationen der Operation sind: Liquorfistel, Hypophysenvorderlappeninsuffizienz, Meningitis und permanenter Diabetes insipidus. Andere Komplikationen sind selten.

- **Operation:** Ziel der Behandlung ist die Normalisierung der Wachstumshormon- und Somatomedin-C-Sekretion unter Erhaltung einer normalen Hypophysenfunktion.

Bei der Mehrzahl der Patienten kann eine **transnasale transsphenoidale Adenektomie** durchgeführt werden. Große Adenome mit erheblicher supra- oder parasellärer Ausdehnung müssen durch Kraniotomie entfernt werden.

Die häufigsten Komplikationen der Operation sind Liquorfistel und Hypophysenvorderlappeninsuffizienz.

- **Bestrahlung:** Wachstumshormonbildende Adenome können auch durch **Röntgen- oder Protonenbestrahlung** behandelt werden. Das letztere Therapieverfahren ist allerdings nur an wenigen Zentren möglich. Die Hypophysenbestrahlung ist eher eine zusätzliche Behandlung. Abhängig von der Wachstumshormonkonzentration kann es **Monate bis Jahre** dauern, **bis sich eine Normalisierung der Wachstumshormonkonzentration einstellt**. Nach der Protonenbestrahlung tritt die Wirkung meist etwas früher ein. Bei bis zu 50% der Patienten entwickelt sich etwa 10 Jahre nach Bestrahlung eine Hypophyseninsuffizienz unterschiedlichen Ausmaßes. Die Strahlentherapie ist daher indiziert bei inoperablen Patienten und solchen, bei denen die Operation zu keiner Normalisierung der GH-Spiegel geführt hat.

- **Bestrahlung:** Wachstumshormonbildende Tumoren können auch durch **Röntgen- oder Protonenbestrahlung** behandelt werden. Da die **Wirkung** der Strahlentherapie **erst nach Monaten bis Jahren** eintritt, ist sie bei inoperablen oder solchen Patienten indiziert, bei denen die Operation zu keiner Normalisierung des GH-Exzesses geführt hat.

- **Medikamentöse Therapie:** Bei Ablehnung einer Operation, nicht ausreichendem Operationserfolg oder **Inoperabilität** kann eine medikamentöse Behandlung versucht werden. Folgende Medikamente stehen zur Verfügung:
Dopaminagonisten, beispielsweise **Bromocriptin**. Sie führen in ca. 20% der Fälle zu einer Verminderung der Wachstumshormonsekretion. Bromocriptin muß häufig hoch dosiert werden, ohne daß sich hiermit die Wachstumshormonkonzentration normalisiert. Weiterhin wird es nicht von allen Patienten gut vertragen. Im Unterschied zum Prolaktinom führt die Behandlung mit dopaminergen Substanzen bei der Akromegalie nicht zur Verkleinerung der Adenome.
Somatostatinanaloga, beispielsweise **Octreotid.** Das Präparat hat eine erheblich längere Plasmahalbwertszeit (ungefähr 2 Stunden) als Somatostatin (circa 2 Minuten) und hemmt die GH-Sekretion etwa 45mal stärker als das natürliche Hormon. Octreotid führt meist zu einer Verbesserung der Symptomatik, bei etwa 65% der Patienten zu einer Senkung respektive Normalisierung der SmC- und GH-Werte im Serum; gelegentlich zu einer Verkleinerung des Adenoms. Octreotid wird subkutan in einer Dosis zwischen 3×50 µg und 3×100 (selten bis 3×200) µg verabreicht. Erweist sich diese Therapie als wirksam und verträglich, kann die Behandlung mit einem

- **Medikamentöse Therapie:** Indikationen sind: Ablehnung einer Operation, nicht ausreichender Operationserfolg, **Inoperabilität**.

Zur Behandlung stehen **Dopaminagonisten** und das **Somatostatinanalogon Octreotid** zur Verfügung. Bei etwa 20% der Patienten kann mit Dopaminagonisten eine Senkung, selten jedoch eine Normalisierung der erhöhten GH-Spiegel erreicht werden.

Die Therapie mit Octreotid führt zu einer Senkung der GH-Spiegel und häufig zu einer erheblichen Besserung der Symptomatik und gelegentlich zur Schrumpfung des Adenoms. Das Präparat muß jedoch täglich mehrmals parenteral (subkutan) verabreicht werden.

Depotpräparat fortgeführt werden. Das Präparat wird dann jeweils in 4wöchigen Intervallen intramuskulär verabreicht. Man beginnt mit einem Monatsdepot von 20 mg. Eine eventuelle Dosisanpassung wird nach 3 Monaten anhand der Serumspiegel von IGF-I (SmC) und GH vorgenommen.

Verlauf und Prognose Sie hängen von der Größe des Adenoms und der Erkrankungsdauer ab. Zuerst macht sich das **exzessive Wachstum** von Haut, Binde- und Stützgewebe bemerkbar. Danach treten **Drucksymptome** durch den Hypophysentumor und schließlich **Stoffwechsel- und Kreislaufsymptome** auf.
Da die **relative Überlebensrate** von Patienten mit Akromegalie im Vergleich zur Normalbevölkerung **nur halb so groß** ist, ist eine frühzeitige Behandlung der Patienten notwendig.

Verlauf und Prognose. Sie hängen von der Größe des Hypophysenadenoms und von der Erkrankungsdauer ab. Der **Beginn der Erkrankung ist in der Regel schleichend**, und die Symptome treten in folgender zeitlicher Reihenfolge auf: Zuerst macht sich das **exzessive Wachstum** (Gigantismus, respektive Wachstum von Binde- und Stützgewebe) bemerkbar. Dann treten **Drucksymptome** durch den Hypophysentumor und schließlich **Stoffwechsel- und Kreislaufsymptome** auf. Wenn die Erkrankung frühzeitig diagnostiziert wird, d. h. bei kleinen Hypophysenadenomen mit mäßig erhöhtem Wachstumshormonspiegel, kann eher eine Normalisierung der Wachstumshormonsekretion und der somatischen (Weichteil-)Veränderungen erreicht werden.
Die **relative Überlebensrate** von Patienten mit Akromegalie ist im Vergleich zur Normalbevölkerung **etwa halb so groß**. Die Hauptursachen dafür sind kardio- und zerebrovaskuläre Erkrankungen infolge von Bluthochdruck und Diabetes mellitus. Erkrankungen des Respirationstraktes treten mit zunehmender Häufigkeit auf. Eine frühzeitige Behandlung der Patienten ist daher notwendig.

Nachsorge (s. F-**3**).

Cave!

Die klinische Verdachtsdiagnose Akromegalie wird aufgrund einer einmalig abgenommenen Serumprobe, in der ein erhöhter oder normaler Wachstumshormonspiegel gefunden wird, angenommen respektive ausgeschlossen. Da eine Reihe von Faktoren wie Streß, körperliche Anstrengung oder eine Hypoglykämie die GH-Sekretion stimulieren, ist ein einmalig erhöhter GH-Wert nicht beweisend für einen tumorbedingten GH-Exzeß. Andererseits schließt ein normaler GH-Wert eine Akromegalie nicht aus.

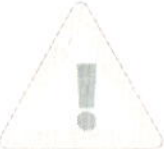

Unterlassen der Nachsorge.

Morbus Cushing

s. Kap. Nebennierenrinde.

Morbus Cushing

s. Kap. Nebennierenrinde (S. 865 ff.)

1.4.3 Erkrankungen des Hypophysenvorderlappens mit Hormondefizit

Hypophysenvorderlappeninsuffizienz

Synonym: Hypopituitarismus

Definition ▶

1.4.3 Erkrankungen des Hypophysenvorderlappens mit Hormondefizit

Hypophysenvorderlappeninsuffizienz

Synonym: Hypopituitarismus

Definition. Erkrankungen der Hypophyse, die zu einem partiellen oder kompletten Ausfall der Sekretion adenotroper Hormone führen können.

Ätiologie und Pathogenese Ursache sind Tumoren, Entzündungen, vaskuläre und granulomatöse Erkrankungen, Traumata, Sheehan-Syndrom, Syndrom der leeren Sella, Bestrahlungen der Hypophyse.

Ätiologie und Pathogenese. Ursache der Erkrankungen sind:
- Tumoren
- Entzündungen (auch Autoimmunhypophysitis)
- vaskuläre und granulomatöse Erkrankungen
- Traumen
- Operationen

- Sheehan-Syndrom (die HVL-Insuffizienz wird beim Sheehan-Syndrom durch eine Hypoxämie der Hypophyse infolge einer schweren postpartalen Hämorrhagie verursacht, das Syndrom ist heute sehr selten)
- Empty-Sella-Syndrom (*s. S. 771f.*) und
- Bestrahlungen im Bereich der Hypophyse oder des Hypothalamus.

Gelegentlich bleibt die Ursache unbekannt.

Man unterscheidet die **partiellen Formen** der Hypophysenvorderlappeninsuffizienz, bei denen nur die Sekretion von einem oder mehreren Hypophysenhormonen beeinträchtigt ist, von der **kompletten** Hypophysenvorderlappeninsuffizienz, bei der alle Hormone des Hypophysenvorderlappens und – selten – auch des Hypophysenhinterlappens betroffen sind (komplette Hypophyseninsuffizienz). Bei Progredienz der Erkrankung von der partiellen zur kompletten Form der Hypophysenvorderlappeninsuffizienz fallen die Hormone in einer charakteristischen Sequenz aus.

Bei den **partiellen Formen** der Hypophysenvorderlappeninsuffizienz ist die Sekretion von einem oder mehreren Hypophysenvorderlappenhormonen vermindert oder ausgefallen; bei der **kompletten** Hypophysenvorderlappeninsuffizienz sind alle adenotropen Hormone und selten auch die Hormone des Hypophysenhinterlappens betroffen (= komplette Hypophyseninsuffizienz).

Gewöhnlich ist **zunächst die Sekretion des Wachstumshormons und der Gonadotropine betroffen**; danach fällt das thyreoideastimulierende Hormon und schließlich das adrenokortikotrope Hormon aus. Mit Ausnahme des Sheehan-Syndroms ist die Prolaktinsekretion selten beeinträchtigt, ebenso die Sekretion des antidiuretischen Hormons, das vom Hypophysenhinterlappen sezerniert wird.

Klinik

Klinik

> **Merke.** Die klinische Symptomatik hängt davon ab, welche Partialfunktionen ausgefallen sind und ob die Erkrankung vor oder nach der Pubertät eingetreten ist. Ist die Sekretion des Wachstumshormons bereits vor der Pubertät ausgefallen, ist **(hypophysärer) Minderwuchs** die Folge (siehe Lehrbücher der Pädiatrie). Bei isoliertem Gonadotropinausfall vor der Pubertät bleibt die Geschlechtsreife aus, und es kommt zum **Eunuchoidismus** (vgl. Kallmann-Syndrom, *S. 912f.*). Nach der Pubertät kommt es zum **Hypogonadismus.**

◀ **Merke**

Die ersten Symptome bei der Erkrankung sind bei der Frau Zyklusstörungen, während Männer über den Verlust der Libido berichten. Bei der postpartalen Hypophyseninsuffizienz (Sheehan-Syndrom) ist das Versiegen der Laktation ein Frühsymptom. Die Mindersekretion bzw. der **Ausfall von TSH** führen zur **sekundären Hypothyreose**, der **Verlust der ACTH-Sekretion** zur **sekundären Nebennierenrindeninsuffizienz**. Diese unterscheidet sich klinisch von der primären Nebenniereninsuffizienz (Morbus Addison) durch die fehlende Pigmentierung.

Sind alle Hypophysenvorderlappenhormone (**Panhypopituitarismus**) ausgefallen, findet sich ein charakteristisches Bild: Die **Patienten** erscheinen **teilnahmslos und müde** (Mangel an Schilddrüsenhormonen, Kortikosteroiden und Sexualsteroiden). Die **Haut** ist **trocken, kühl**, dünn und zart (als Folge des Wachstumshormonmangels sowie der hypophysär bedingten Hypothyreose). Infolge des Ausfalls von ACTH stellt sich ein **Pigmentmangel** ein, der besonders im Bereich der normalerweise stark pigmentierten Körperstellen (dem Sonnenlicht ausgesetzte Hautareale, Areolae mammae, Analbereich) ausgeprägt ist. Infolge Sistierens der adrenalen und gonadalen Androgensekretion **fehlt die Pubes- und Axillarbehaarung** ebenso wie die grobe Körperbehaarung; bei Männern kommt es zusätzlich zum **Sistieren des Bartwuchses**. Der Blutdruck ist niedrig, und es besteht eine **Neigung zur Hypoglykämie**. Insgesamt ist das Erscheinungsbild des Kranken so typisch, daß sich die Diagnose mit großer Sicherheit schon aufgrund der Anamnese und der körperlichen Untersuchung stellen läßt (◘ F-**4**).

Der **Ausfall von TSH** führt zur **sekundären Hypothyreose**, der **Verlust der ACTH-Produktion** zur **sekundären Nebennierenrindeninsuffizienz.**

Bei der kompletten Hypophysenvorderlappeninsuffizienz (**Panhypopituitarismus**) findet sich klinisch ein typisches Bild: Bei den **teilnahmslosen und müden Patienten** ist die **Haut trocken**, dünn, zart und **kühl** und erscheint alabasterfarben (Pigmentmangel). Die **Pubes- und Axillarbehaarung ist spärlich** oder fehlt.

Bei Männern kommt es zusätzlich zum **Sistieren des Bartwuchses.** Der Blutdruck ist niedrig, und es besteht eine **Neigung zur Hypoglykämie** (◘ **F-4**).

Labor. Bei Verdacht auf eine partielle oder komplette Hypophysenvorderlappeninsuffizienz kann die Diagnose durch **Bestimmung der Gonadotropine** und der **Sexualsteroide** (LH, FSH, Testosteron bzw. Östradiol) im Serum, des **Plasma-ACTH** und der **Kortisolexkretion** im 24-Stunden-Urin, des freien **Thyroxins (fT_4)** und des **TSH** sowie von **PRL** und **GH** im Serum erhärtet werden. Liegen diese Werte im Normalbereich, ist eine manifeste Hypo-

Labor Die endokrinologischen Befunde entsprechen dem Ausfall der Zieldrüsen, z. B. sind bei Ausfall der **Gonadotropine** diese und die **Sexualsteroide** vermindert, **ACTH** und **Kortisol** bei Ausfall der adrenokortikotropen Achse. Ist die thyreotrope Achse be-

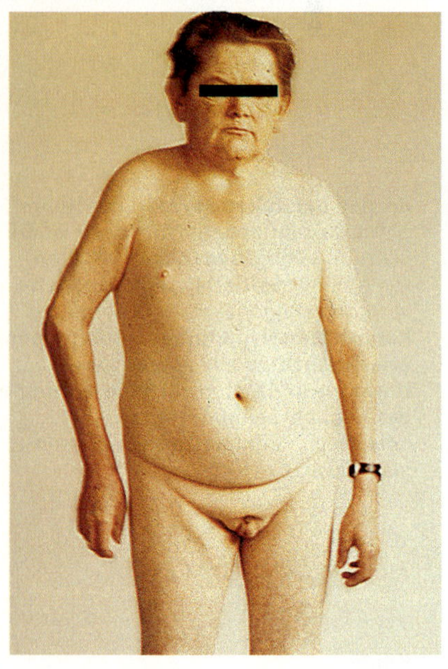

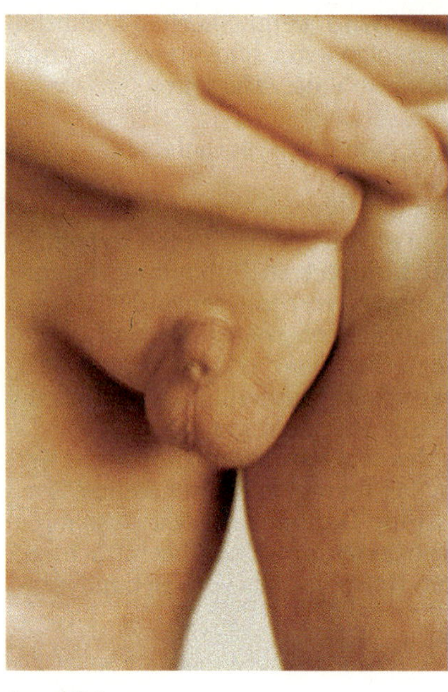

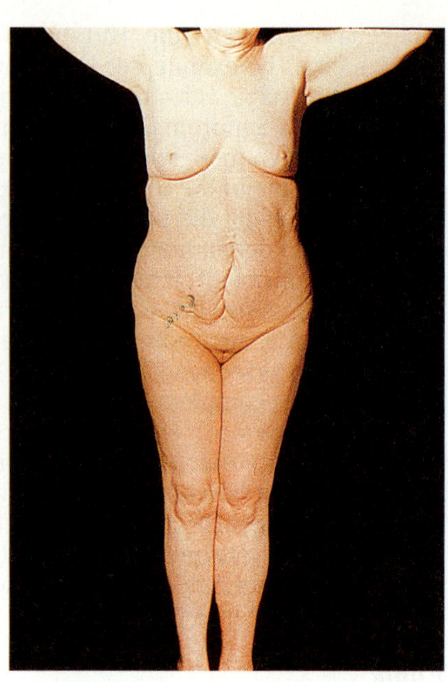

a, b Komplette Hypophysenvorderlappeninsuffizienz. 47jähriger unbehandelter Patient. Durch den Ausfall aller Hypophysenvorderlappenhormone bereits vor der Pubertät Kleinwuchs infolge des Wachstumshormonausfalls. Hypogonadismus aufgrund fehlender Gonadotropinsekretion (insgesamt unterentwickeltes Genitale, vollständig fehlende Sekundärbehaarung, feine gefältelte weißlivide Gesichtshaut). Infolge des Ausfalls des adrenokortikotropen Hormons (ACTH) sekundäre Nebennierenrindeninsuffizienz. Aufgrund der fehlenden adrenalen Androgenproduktion kann es bei dem Patienten auch nicht zum Wachstum der Axillarbehaarung und der Haare im unteren Pubesdreieck kommen. Diese Haare, die sogenannten ambisexuellen Haare, finden sich beim Erwachsenen bei beiden Geschlechtern; zu ihrer Produktion genügt dann die Androgenproduktion der Nebennieren.

c Postpartale Hypophysenvorderlappeninsuffizienz (Sheehan-Syndrom). Ausfall aller Hypophysenvorderlappenhormone. Blasses Hautkolorit, vollständig fehlende Sekundärbehaarung. Zustand vor Behandlung.

F-4 a–c: Habitus bei Hypophysenvorderlappeninsuffizienz.

troffen, sind **TSH** und **freies Thyroxin (fT_4)** erniedrigt. Liegen diese Werte im Normalbereich, ist eine Hypophyseninsuffizienz ausgeschlossen.

physeninsuffizienz ausgeschlossen. Liegen die Werte aber im unteren Normalbereich oder sind sie erniedrigt, muß die Restaktivität der entsprechenden Hypophysenpartialfunktion mit einem Funktionstest überprüft werden.

Diagnostik und Differentialdiagnose Der klinische Befund ist **abhängig von den ausgefallenen Zieldrüsen**, z. B. findet man bei Verminderung oder Verlust der thyreotropen Achse Symptome der **Hypothyreose**.

Diagnostik und Differentialdiagnose. Anamnese, körperliche und endokrinologische Befunde entsprechen dem Ausfall der Zieldrüsen (Schilddrüse: **Hypothyreose**, Nebennierenrinde: **Hypokortisolismus**, Gonaden: **Hypogonadismus**). Zusätzlich findet man gegebenenfalls einen **Diabetes insipidus** (ADH-Mangel), **Fehlen der Laktation** (PRL-Mangel) sowie **Minderwuchs** (GH-Mangel).

Differentialdiagnostisch sind eine **Anorexia nervosa** und ein **Schmidt-Syndrom** in Erwägung zu ziehen.

Differentialdiagnostisch ist die **Anorexia nervosa** in Erwägung zu ziehen, bei der man einen tertiären Hypogonadismus beobachtet. Im Gegensatz zur Hypophyseninsuffizienz findet sich bei der Anorexie weder eine Hypothyreose noch ein Hypokortisolismus (die Kortisolspiegel sind sogar meist erhöht). Die Magerkeit und das gestörte Eßverhalten stehen im Vordergrund. Ein kompletter Verlust der Sexualbehaarung wird nicht beobachtet. Schließlich ist ein **Schmidt-Syndrom** (Autoimmun-Polyendokrinopathie) auszuschließen. Dem Syndrom liegt die primäre Erkrankung von zwei oder mehr endokrinen Drüsen zugrunde. Durch autoimmunologische Vorgänge kommt es zu deren Funktionsverlust. Am häufigsten ist die Kombination einer primären (zytotoxischen) Nebennierenrindenatrophie (Morbus Addison) mit einer immunogen-bedingten Thyreoiditis (Hashimoto-Thyreoiditis). Im Gegensatz zur Hypophyseninsuffizienz sind die entsprechenden adenotropen Hormone beim Schmidt-Syndrom erhöht.

Therapie Die Substitution der ausgefallenen adenotropen Hormone erfolgt

Therapie. Die therapeutischen Maßnahmen richten sich nach der Grunderkrankung. Die Substitution der ausgefallenen adenotropen Hormone erfolgt mit Ausnahme des GH (und bei Fertilitätswunsch der Gonadotropine) durch die **Gabe der Zieldrüsenhormone** (F-**5**). Die **sekundäre Nebennierenrindeninsuffizienz** wird mit **Hydrokortison** in einer Tagesdosis von 25 bis 30 mg ausgeglichen, indem man zwei Drittel der Dosis morgens und den Rest mittags und abends verabreicht. Die Patienten müssen darauf aufmerksam gemacht werden, daß die Tagesdosis bei körperlichem Streß aller Art erhöht werden muß.

mit Ausnahme des GH (bei Fertilitätswunsch auch der Gonadotropine) durch **Gabe der Zieldrüsenhormone** (F-**5**). Die **sekundäre Nebenniereninsuffizienz** wird mit **Hydrokortison** ausgeglichen.

Merke. Im Gegensatz zur primären Nebenniereninsuffizienz (Morbus Addison) ist die zusätzliche Gabe eines Mineralokortikoids nicht notwendig, da die Aldosteronsekretion in erster Linie durch das Renin-Angiotensin-System reguliert wird und bei der zentral bedingten Nebenniereninsuffizienz zumindest über Jahre noch normal ist.

◀ **Merke**

Der **Ausfall von TSH** wird durch die Gabe von 100–200 µg **L-Thyroxin** ausgeglichen. Man beginnt einschleichend mit 50 µg und steigert die Dosis bis zur Therapieoptimierung wochenweise um 25–50 µg L-Thyroxin.

Die **sekundäre Hypothyreose** wird mit **L-Thyroxin** in einer Tagesdosis von 100–200 µg ausgeglichen, wobei einschleichend therapiert wird.

Merke. Da Schilddrüsenhormone eine partielle Nebennierenrindeninsuffizienz verschlimmern, gibt man sie erst, nachdem die Substitutionsbehandlung mit Hydrokortison begonnen wurde.

◀ **Merke**

F-5: Substitutionstherapie bei Hypophyseninsuffizienz

Betroffenes fehlendes Hormon	Substitution mit	Typische Dosierung	Kontrollparameter
Hypophysenvorderlappen			
ACTH	▷ Hydrokortison	▷ 20–30 mg/Tag verteilt auf 2 (3) Gaben, z.B. 20/0/10 resp. 15/5/5 (10)	▷ RR, Serumelektrolyte
TSH	▷ L-Thyroxin	▷ 75–150 (200) µg 1 x tgl.	▷ Serum T_3
LH FSH	▷ **ohne Kinderwunsch:** • **Mann:** Testosterondepotpräparat, alternativ: Testosteronpflaster • **Frau:** zyklische Gabe eines Östrogen-Gestagen-Präparates ▷ **mit Kinderwunsch:** • beide Geschlechter hCG-hMG-Injektionen	• 250 mg, i.m. alle 2–2½ (3) Wochen, 1 Pflaster/d (transskrotal) 2 Pflaster/d (transdermal) • 1 Tbl. tgl. während 3 Wochen • **Mann** – *s. S. 906* • **Frau:** *s. Lehrbücher der Gynäkologie*	▷ sekundäre Geschlechtsmerkmale, Libido ▷ sekundäre Geschlechtsmerkmale ▷ **Mann:** Serumtestosteron, Spermiogramm ▷ **Frau:** Östradiol im Serum, Sonographie des Ovars: Follikulogenese Cave: Überstimulierung
GH	▷ humanem GH, biosynthetisch hergestellt, zur Behandlung eines hypophysär bedingten Minderwuchses	▷ 0,5–0,7 IE/kg KG/Woche verteilt auf 7 Tagesdosen, subkutane Injektion der Tagesdosis vor dem Schlafengehen	▷ Zunahme des Längenwachstums
Prolaktin	▷ keine Substitution notwendig	–	–
Hypophysenhinterlappen			
ADH	▷ Desmopressin (DDAVP)	▷ 10–20 µg, intranasal 1–2 x tgl. oder oral 2–3 x 1 Tbl. zu 0,1 mg (Behandlungsbeginn), individuelle Tagesdosis: 0,2 mg–1,2 mg	▷ Urinvolumen ▷ Plasma und Urinosmolalität (Durst)

Der **Gonadotropinmangel** wird durch **Sexualsteroide** ausgeglichen. Bei Kinderwunsch werden hCG und hMG (resp. FSH) verabreicht.

Der **Gonadotropinmangel** wird durch **Sexualsteroide** ausgeglichen, bei Männern durch Testosteronsubstitution, bei Frauen am einfachsten mit einem zyklisch einzunehmenden Östrogen-Gestagen-Präparat. Bei Fertilitätswunsch wird mit einer Kombination von humanem Choriongonadotropin (hCG) und humanem Menopausengonadotropin bzw. FSH therapiert. Der **Wachstumshormonmangel** wird bei **Kindern und Jugendlichen** mit vermindertem Längenwachstum durch synthetisch hergestelltes GH substituiert (s. ▤ F-**5**).

Kinder und Jugendliche: bei GH-Mangel und vermindertem Längenwachstum Substitution mit biosynthetischem GH.

Verlauf und Prognose Patienten mit Hypophysenvorderlappeninsuffizienz führen eine Vita minima: Streßsituationen können leicht zur Dekompensation, zum **hypophysären Koma** führen. Die Substitution des (der) fehlenden peripheren Hormons (Hormone) bewirkt eine Normalisierung der Belastbarkeit und der Lebenserwartung.

Verlauf und Prognose. Verlauf und Prognose der Hypophysenvorderlappeninsuffizienz richten sich nach der Ursache. Der reine Hormonmangel ist mit dem Leben vereinbar. Allerdings führen diese Patienten eine Vita minima. Streßsituationen, fieberhafte Infekte oder Operationen können zur Dekompensation, zum **hypophysären Koma** mit häufig letalem Ausgang führen. Ohne Behandlung beträgt die Lebenserwartung etwa 10–15 Jahre. Dagegen normalisiert die Substitution der fehlenden peripheren Hormone die Lebenserwartung.

Hypophysäres Koma

Hypophysäres Koma

Definition ▶

▶ ***Definition.*** Akute Insuffizienz der adrenokortikalen und thyreotropen Achse. Sie bedingt eine krisenhafte Stoffwechselentgleisung, die durch den Ausfall der Nebennierenrinden- und Schilddrüsenfunktion verursacht wird.

Ätiologie und Pathogenese Seltene **Komplikationen der Hypophysenvorderlappeninsuffizienz.** Durch **Streßsituationen** ausgelöst, kommt es hierbei zu einer **krisenhaften Unterversorgung mit Nebennierenrinden- und Schilddrüsenhormonen.**

Ätiologie und Pathogenese. Das hypophysäre Koma ist sehr selten. Am häufigsten wird es, **durch Streßsituationen ausgelöst, bei Patienten mit chronischer Hypophysenvorderlappeninsuffizienz** beobachtet, bei denen die Erkrankung noch nicht diagnostiziert wurde, oder bei inadäquater Substitutionstherapie. Die unbehandelte chronische Hypophysenvorderlappeninsuffizienz, die sich über Wochen und Monate entwickelt, ist zwar mit dem Leben vereinbar, die Widerstandskraft gegenüber Belastungen aller Art ist jedoch vermindert. Fieberhafte Erkrankungen, Erbrechen, Durchfall oder schon kleinere operative Eingriffe können jederzeit zur akuten Dekompensation, zum hypophysären Koma, führen. Durchblutungsstörungen, eine postpartale Nekrose (Morbus Sheehan) und bei größeren Hypophysentumoren Einblutungen oder Nekrosen können ebenfalls auslösend sein.

Klinik Das Krankheitsbild kann in unterschiedlicher Ausprägung sowohl Symptome der Addison-Krise (allerdings ohne Pigmentierung) und des Myxödemkomas aufweisen. Typische Symptome sind **Adynamie, Hypotonie, Bradykardie** und **Bewußtseinsstörungen.**

Klinik. Das Krankheitsbild kann in unterschiedlicher Ausprägung sowohl Symptome der akuten Addison-Krise (allerdings ohne Pigmentierung) und des Myxödemkomas aufweisen. Typische Symptome sind **Adynamie, Hypotonie** und **Bradykardie, Hypothermie** sowie **Bewußtseinsstörungen**. Die Patienten werden schläfrig, stuporös und schließlich komatös. Weitere Hinweise zur richtigen Diagnose sind die eventuell vorhandene wächserne Hautblässe und Zeichen des Hypogonadismus.

Labor Im Blut sind **Kortisol, ACTH,** die **Schilddrüsenhormone und TSH, Glukose** und **Natrium erniedrigt**; der Kaliumspiegel ist erhöht.

Labor. **Kortisol, ACTH, TSH** und die **Schilddrüsenhormone** sind im Blut erniedrigt oder nicht meßbar, der **Blutzucker** und das **Serumnatrium** sind **erniedrigt**, während der Kaliumspiegel erhöht ist.

Therapie Die lebensbedrohliche Situation muß sofort behandelt werden. Nach Asservierung von Blutproben für die Labordiagnostik, i.v. Substitution von **Hydrokortison**, davon sofort im Bolus 100 mg i.v., danach in den ersten 24 Stunden kontinuierlich per infusionem 100 mg alle 8 Stunden. Korrektur von Volumendefizit und Hypoglykämie erfolgt durch Infusion isotoner Kochsalz- und Glukoselösung. Bei Hypothyreose am ersten Tag zusätzlich L-Thyroxin, 500 µg i.v.

Therapie. Das hypophysäre Koma ist eine internistische Notfallsituation, die Einleitung der Therapie muß daher rasch erfolgen. Nach der Asservierung von Blutproben für die diagnostisch beweisenden Laboruntersuchungen, substituiert man die Glukokortikoide durch parenterale Verabreichung von **Hydrokortison**. Hiervon gibt man sofort im Bolus 100 mg i.v., danach in den ersten 24 Stunden kontinuierlich per infusionem alle 8 Stunden jeweils 100 mg. Nach Stabilisierung des Zustandes erfolgt die Dosisreduktion. Das Volumendefizit und die Hypoglykämie werden durch die Substitution mit isotoner Kochsalzlösung und Glukoselösung korrigiert. Außerdem erfolgt bei Vorliegen einer Hypothyreose am ersten Tag die Substitution mit 500 µg L-Thyroxin als Bolus i.v. Die weiteren intensivmedizinischen Maßnahmen erfolgen gemäß den für die Addison-Krise und das Myxödemkoma genannten Richtlinien (*s. S. 809*).

Cave!

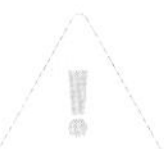

Der Patient ist nicht über Sinn und Wesen der Substitutionstherapie – Ersatz des Hormonmangels – unterrichtet. Bei einer Substitutionstherapie mit Glukokortikoiden und/oder L-Thyroxin kann dies zu schwerwiegenden Mißverständnissen führen. Der Patient nimmt dann die Hormone nicht oder in unzureichender Dosis ein. Streßsituationen können dann ein lebensbedrohliches hypophysäres Koma auslösen.

Substitutionstherapie ohne Ausstellung eines Notfallausweises.
Im Notfallausweis sind aufgeführt: Name und Adresse des Patienten und der behandelnden Ärzte, Diagnose(n), Art und Dosierung der zu substituierenden Hormone für die Alltagssituation. Bei Substitution mit Glukokortikoiden zusätzlich Maßnahmen für die Streßadaptation wie Verhalten bei Erbrechen und Durchfall, ungewöhnlichen körperlichen Anstrengungen, Operationen und Notfallsituationen. Außerdem ist ein injizierbares Glukokortikoid (100 mg Hydrokortison), das der Patient mit dem Notfallausweis immer bei sich tragen sollte, zu verschreiben.

Syndrom der leeren Sella

Synonym: Empty-Sella-Syndrom

Definition. Die Hypophyse ist nach unten und dorsal gedrückt, wobei die Sella normal groß oder ballonförmig ausgeweitet ist.

Ätiologie und Pathogenese. Ursache ist ein nach intrasellär reichendes **Divertikel des Subarachnoidalraumes** infolge unzureichendem Abschluß der Hypophysenregion durch das Diaphragma sellae. Erkrankungen, die zu einer Schrumpfung des Hypophysenvolumens führen (Atrophie, Infarkte und Nekrose von Hypophysentumoren und Bestrahlungen) können ebenfalls zu einem Empty-Sella-ähnlichen Syndrom führen.

Klinik. Häufig handelt es sich um einen **Zufallsbefund** im Rahmen von CT- oder MRT-Untersuchungen des Gehirns oder bei der Autopsie, ohne daß klinische Symptome aufgetreten sind. Gelegentliche Beschwerden sind **Kopfschmerzen**, eine **Rhinorrhö** und **Visusstörungen** (die durch Sog auf die Nervi optici entstehen, wodurch diese gezerrt oder geknickt werden).

Diagnostik. Die Diagnose wird mit Hilfe des **Kernspintomogramms** gestellt. Ist die Verbindung zwischen Hypothalamus und Hypophyse beeinträchtigt, findet sich eine **(Begleit-)Hyperprolaktinämie**. Selten kommt es zu einer meist partiellen Hypophyseninsuffizienz.

Therapie. **Bei Visusstörungen** infolge Beeinträchtigung des Verlaufs der Sehnerven (durch Sog) **mikrochirurgische Entlastung** durch Ausfüllen des Hohlraumes mit Knochenlamellen. **Bei HVL-Insuffizienz Substitution** der entsprechenden Hormone.

Syndrom der leeren Sella

Synonym: Empty-Sella-Syndrom

◄ **Definition**

Ätiologie und Pathogenese Ursache ist eine **nach intrasellär reichende Ausstülpung des Subarachnoidalraumes.** Erkrankungen, die zu einer Verkleinerung des Hypophysenvolumens führen, können zu einem ähnlichen Syndrom führen.

Klinik **Meist Zufallsbefund** bei MRT-Untersuchung. Gelegentliche Symptome sind **Kopfschmerzen**, eine **Rhinorrhö** und **Visusstörungen.**

Diagnostik Die Diagnose wird mittels MRT gestellt. Teilweise besteht eine **Begleithyperprolaktinämie.** Selten kommt es zur HVL-Insuffizienz.

Therapie Bei Visusstörungen infolge Abknickung des Sehnervs Ausfüllen des leeren Sellaraumes mit Knochenlamellen. **Bei HVL-Insuffizienz Substitution** der entsprechenden Hormone.

Kraniopharyngeom

Definition. Tumor, der sich aus Überbleibseln der Rathkeschen Tasche entwickelt (*s. hierzu auch Kap. »Anatomische und physiologische Grundlagen«, S. 748f.*).

Epidemiologie. Etwa 5–10% der Tumoren im Hypothalamus-Hypophysen-Bereich sind Kraniopharyngeome.

Ätiologie und Pathogenese. Die zumeist zystischen und verkalkten Tumoren entwickeln sich aus Resten der Rathkeschen Tasche (F-5). Sie sind charakteristischerweise suprasellär lokalisiert, können sich jedoch nach kranial bis zum Hypothalamus und dem III. Ventrikel oder nach kaudal in die Sella ausdehnen. Die Tumoren manifestieren sich schon während der Kind-

Kraniopharyngeom

◄ **Definition**

Epidemiologie Etwa 5–10% der Tumoren im Hypothalamus-Hypophysen-Bereich.

Ätiologie und Pathogenese Die Tumoren manifestieren sich meist schon in der Kindheit oder beim Jugendlichen.

heit oder beim Jugendlichen, seltener im Erwachsenenalter. Der Manifestationsgipfel der Tumoren liegt etwa zwischen dem 6. und 14. Lebensjahr.

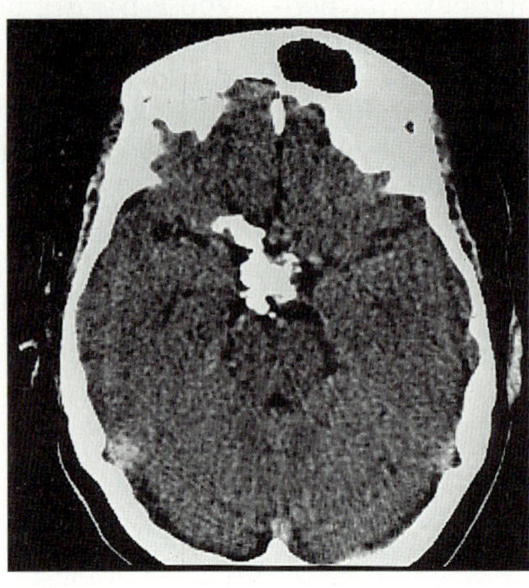

F-5: **Kraniopharyngeom.** Die transversale Aufnahme des Computertomogramms zeigt einen großen, verkalkten, die Hypophyse zerstörenden, nach suprasellär reichenden Tumor.

Klinik Beim Erwachsenen verursachen die Tumoren **Sehstörungen, Kopfschmerzen**, Verminderung der intellektuellen Leistungsfähigkeit sowie Symptome des Hypogonadismus, **gelegentlich Hypophyseninsuffizienz und/oder Diabetes insipidus.**
Zusätzliches Symptom beim Heranwachsenden: Ausbleiben der Pubertät oder Pubertas tarda.

Klinik. Die Mehrzahl der Patienten klagt über **Sehstörungen, Kopfschmerzen**, Verminderung der intellektuellen Leistungsfähigkeit sowie Symptome des Hypogonadismus. Eine Hyperprolaktinämie findet sich bei etwa einem Drittel der Patienten, wobei die Prolaktinspiegel meist 150 ng/ml nicht übersteigen. **Gelegentlich** wird ein zentraler **Diabetes insipidus** und/oder eine **Hypophyseninsuffizienz** beobachtet.
Beim Heranwachsenden ist das Kraniopharyngeom der häufigste Tumor im Bereich des Hypothalamus und der Hypophyse, der zum Ausbleiben der Pubertät respektive zu einer Pubertas tarda führt.

Diagnostik und Therapie Siehe HVL-Insuffizienz.

Diagnostik und Therapie. Siehe Hypophysenvorderlappeninsuffizienz.

1.5 Erkrankungen des Hypophysenhinterlappens

1.5.1 Diabetes insipidus (centralis)

1.5 Erkrankungen des Hypophysenhinterlappens

1.5.1 Diabetes insipidus (centralis)

Definition ▶

Definition. Der Diabetes insipidus centralis ist durch den vermehrten Verlust von Wasser durch die Nieren infolge einer defizitären ADH-Sekretion des Hypophysenhinterlappens charakterisiert.

Epidemiologie Seltene Erkrankung, vorzugsweise von Kindern und jungen Erwachsenen.

Epidemiologie. Es handelt sich um eine seltene Erkrankung, die vorzugsweise in der Kindheit und bei jungen Erwachsenen auftritt.

Ätiologie und Pathogenese Die wichtigsten Ursachen sind:
- Tumoren und granulomatöse Erkrankungen des Hypothalamus oder des oberen Hypophysenstiels.
- Schädel-Hirn-Traumata, neurochirurgische Eingriffe und Bestrahlungen von Hypophyse/Hypothalamus.
- »idiopathische« Form (selten), die meist schon in der Kindheit auftritt.
- vererbte Formen (sehr selten).

Ätiologie und Pathogenese. Die wichtigsten Ursachen der Erkrankung sind:
- Tumoren des Hypothalamus und des Bereiches des oberen Hypophysenstiels sowie granulomatöse Erkrankungen.
- Schädel-Hirn-Traumen, neurochirurgische Eingriffe oder Bestrahlungen im Bereich von Hypophyse und Hypothalamus.
- Seltener ist die »idiopathische« Form, die meist schon in der Kindheit auftritt. Es wird diskutiert, daß sie auf einer anlagebedingten Verminderung vasopressinproduzierender Neurone oder auf autoimmunologischen Vorgängen, beispielsweise einer Antikörperbildung gegenüber ADH-produzierenden Neuronen beruht.
- Die sehr seltene familiäre Form, die dominant oder geschlechtsgebunden rezessiv vererbt wird.

> **Merke.** Beim Gesunden wird die Plasmaosmolalität in engen Grenzen konstant gehalten. Sie beträgt in Abhängigkeit von der Flüssigkeitszufuhr zwischen 280 und 295 mosm/kg. ADH ist im Serum bei einer Osmolalität unter 280 mosm/kg nicht nachweisbar.

◀ Merke

Steigt die Serumosmolalität über diesen Schwellenwert an, werden Osmorezeptoren im Hypothalamus aktiviert, und es erfolgt ein rascher Anstieg der ADH-Sekretion (proportional zum Anstieg der Serumosmolalität) mit nachfolgender renaler Wasserkonservierung.
Der **neurogene (zentrale) Diabetes insipidus** beruht auf einem **ADH-Mangel**, verursacht durch eine Störung des Hormontransportes vom Hypothalamus zum Hypophysenhinterlappen. Infolge des ADH-Mangels ist die Urinkonzentration durch Wasserrückresorption in den distalen Nierentubuli vermindert oder nicht mehr möglich. Bei den – seltenen – (kompletten) schweren Verlaufsformen werden daher Tagesvolumina von 20–40 Liter eines nahezu farblosen Urins ausgeschieden; die Urinosmolalität liegt dann deutlich unter der des Serums (< 280 mosm/kg), und das spezifische Gewicht des Urins beträgt weniger als 1005 (normal: 1010–1030). Bei den häufigeren milderen – **partiellen – Verlaufsformen** werden **pro Tag etwa 3–6 l Urin** ausgeschieden, wobei die Urinosmolalität noch bis auf maximal 600 mosm/kg ansteigen kann.
Beim Gesunden werden im Durchschnitt 1,5 l Urin pro Tag ausgeschieden mit einer durchschnittlichen Urinosmolalität von 600 mosm/kg. Beim Dursten kann die Urinmenge bis auf ca. 600 ml absinken, wobei dann die Urinkonzentration auf mindestens 850 bis max. 1200 mosm/kg ansteigt.
Da das Durstzentrum beim Diabetes insipidus meist intakt bleibt, wird der Wasserverlust durch **vermehrte Flüssigkeitsaufnahme (Polydipsie)** ausgeglichen; eine Dehydratation wird dadurch verhindert. Bei fehlender Flüssigkeitszufuhr, bei Patienten, bei denen Tumoren auch das hypothalamische Durstzentrum zerstören, und bei Bewußtseinsverlust führt die unzureichende Flüssigkeitszufuhr schnell zu einer gefährlichen Dehydratation. Sie führt zu Schwäche, psychischen Veränderungen, Fieber und schlimmstenfalls zum Tode. Die Symptome gehen mit einer Erhöhung des Hämatokrits sowie stark erhöhten Serumwerten der Osmolalität und des Natriums (mit Werten, die über 160 mval/l ansteigen können) einher.

Steigt die Serumosmolalität über den Schwellenwert von 280 mosm/kg an, wird ADH sezerniert und Wasser renal konserviert. Unter einer Plasmaosmolalität von 280 ist kein ADH im Serum nachweisbar.
Beim **zentralen (neurogenen) Diabetes insipidus** ist die Urinkonzentration durch die Wasserrückresorption in den distalen Nierentubuli vermindert oder aufgehoben. Bei den **kompletten Formen** werden von 20–40 l Urin pro Tag ausgeschieden, die Urinosmolalität liegt dann deutlich unter der des Serums (< 280 mosm/kg). Bei der **partiellen Form** werden etwa **3–6 l/d Urin** ausgeschieden; die Urinosmolalität steigt beim Dursten auf maximal 600 mosm/kg an.

Der Wasserverlust wird durch eine **vermehrte Flüssigkeitsaufnahme (Polydipsie)** ausgeglichen.

Klinik. Die **Polyurie** mit Ausscheidung großer Urinmengen, verbunden mit einer **Polydipsie**, sind die Kardinalsymptome der Erkrankung.

Klinik Kardinalsymptome sind **Polyurie** und **Polydipsie.**

> **Merke.** Charakteristischerweise tritt die Erkrankung – im Gegensatz zur psychogenen Polydipsie – immer schlagartig auf.

◀ Merke

Der Anstieg der Serumosmolalität führt zu quälendem Durst von zwanghaftem Charakter, wobei vorzugsweise kalte Getränke – auch während der Nacht – konsumiert werden.

Labor. Die wichtigsten Laborbefunde sind der nahezu **farblose, zucker- und eiweißfreie Urin**, ein **24-Stunden-Urinvolumen über 3 Liter** und das niedrige spezifische Gewicht des Urins (< 1008 g/l). Die Osmolalität im 24- Stunden-Sammelurin liegt meist unter der des Serums.

Labor Farbloser, zucker- und eiweißfreier Urin, **erhöhtes Urinvolumen (> 3 l/24 h)**, spez. **Uringewicht < 1008 g/l**, Osmolalität des 24-h-Urins unterhalb der des Serums.

Diagnostik und Differentialdiagnose. Besteht der Verdacht auf einen Diabetes insipidus, sind **differentialdiagnostisch** zunächst ein **Diabetes mellitus**, eine **polyurische Nierenerkrankung**, eine **Hyperkalzämie**, eine **Hypokaliämie** und eine **psychogene Polydipsie** auszuschließen.
Die **Diagnosesicherung erfolgt dann mit einem Durstversuch**, der unter ärztlicher Aufsicht erfolgen muß, am Morgen begonnen wird und längstens 24 Stunden dauern soll. Beim Durstversuch werden unter Basalbedingungen zunächst Körpergewicht und Osmolalität im Serum und Urin bestimmt. Nach Beginn des Flüssigkeitsentzuges wird die Osmolalität in Urinproben ermittelt, die alle Stunde – mindestens alle 3 Stunden – gewonnen werden.

Diagnostik und Differentialdiagnose **Differentialdiagnostisch** sind ein **Diabetes mellitus**, eine **polyurische Nierenerkrankung**, eine **Hyperkalzämie**, eine **Hypokaliämie** und eine **psychogen bedingte Polydipsie auszuschließen.**
Die **Diagnosesicherung erfolgt mit dem Durstversuch.**

Gleichzeitig wird der Patient gewogen. Man läßt so lange dursten, bis sich die Urinosmolalität in drei nacheinander gewonnenen Proben stabilisiert hat, d. h. der stündliche Anstieg weniger als 30 mosm/kg ausmacht. Beträgt zu diesem Zeitpunkt die Serumosmolalität mehr als 288 mosm/kg (als Maß für einen adäquaten Flüssigkeitsverlust), werden beim Erwachsenen 4 µg Desmopressin s.c. (oder 40 µg intranasal) verabreicht und die Osmolalität in Urinproben bestimmt, die 30 und 60 Minuten nach der Applikation gewonnen werden. Nimmt während des Durstens die Diurese auf weniger als 0,5 ml/min ab und steigt das spezifische Gewicht des Urins über 1020 und die Osmolalität über 800 mosm/kg an, ist ein Diabetes insipidus ausgeschlossen.
Beim Gesunden steigt die Urinosmolalität nach Desmopressingabe unabhängig vom zuletzt erreichten Wert um weniger als 9 % an, bei Patienten mit Diabetes insipidus um mehr als 9 %. Bei Patienten mit einer psychogen bedingten Polydipsie sind meist mehr als 12 Stunden Flüssigkeitsentzug erforderlich, bis sich der Osmolalitätsanstieg in drei aufeinanderfolgenden Urinproben auf weniger als 30 mosm/kg einpendelt; wie bei Gesunden nimmt die Urinosmolalität nach Desmopressingabe ebenfalls um weniger als 9 % zu.

Bei **nephrogen bedingtem Diabetes insipidus** infolge Unempfindlichkeit des distalen Tubulus gegenüber der Wirkung von ADH, **steigt die Urinosmolalität nach Desmopressingabe nicht an;** die vermehrte Urinausscheidung bleibt unbeeinflußt.
Beim Vorliegen eines Diabetes insipidus centralis wird ein **MRT des Gehirns** angefertigt, um ggf. einen Tumor des Hypothalamus oder der Hypophyse zu erfassen.
Therapie Die intranasale Behandlung mit **Desmopressin** ist die Therapie der Wahl.

Beruht die Polyurie auf einem **nephrogen bedingten Diabetes insipidus** (Diabetes insipidus renalis) infolge einer Unempfindlichkeit des distalen Tubulus gegenüber der Wirkung von ADH, **steigt die Urinosmolalität nach Desmopressingabe ebenfalls um weniger als 9 % an**.
Abbruchkriterien beim Durstversuch sind Kreislaufstörungen oder ein Gewichtsverlust von mehr als 3 %.
Bei Vorliegen eines Diabetes insipidus wird schließlich ein **MRT des Gehirns** angefertigt, um ggf. Raumforderungen (Tumoren oder Zysten) im Bereich von Hypothalamus oder Hypophyse aufzuspüren bzw. auszuschließen.

Therapie. Die Behandlung mit **Desmopressin**, einem synthetischen, langwirksamen Arginin-Vasopressin-Derivat, ist heute die Therapie der Wahl. Desmopressin steht als Lösung zum Einsprühen in die Nase oder in Tablettenform zur Verfügung. Bei intranasaler Anwendung beträgt die Tagesdosis je nach Schweregrad der Erkrankung zwischen 10 und 40 µg. Bei oraler Therapie beträgt die Tagesdosis zwischen 0,2 und 1,2 mg Desmopressin, wobei die Behandlung mit 2–3 × 1 Tablette zu 0,1 mg begonnen wird.

Verlauf und Prognose Durch Desmopressingabe normalisiert sich die Urinausscheidung, die Patienten werden beschwerdefrei. Die Grundkrankheit bestimmt die Prognose.

Verlauf und Prognose. Unter Desmopressin normalisiert sich die Urinmenge, und die Patienten werden auf Dauer beschwerdefrei. Bei organisch bedingten Formen der Erkrankung (Tumoren, Granulomatose) hängt die Prognose von der Grundkrankheit ab.

1.5.2 SIADH-Syndrom (Syndrom der inappropriaten ADH-Bildung)

Synonym: Schwartz-Bartter-Syndrom

Definition ▶

1.5.2 SIADH-Syndrom (Syndrom der inappropriaten ADH-Bildung)

Synonym: Schwartz-Bartter-Syndrom

▶ ***Definition.*** Inadäquat hohe ADH-Sekretion bei gleichzeitiger Dauerretention und Verdünnungshyponatriämie (subnormale Serumosmolalität).

Ätiologie und Pathogenese Das SIADH-Syndrom wird durch eine **hypothalamische** (orthotope) oder **extrazerebrale** (ektope) ADH-Überproduktion verursacht. Die orthotope ADH-Überproduktion kann sich als Folge von ZNS-Tumoren, Schädel-Hirn-Traumata, Blutungen und (auch pulmonalen) Entzündungen entwickeln. Auch **Medikamente** können das SIADH-Syndrom verursachen.

Ätiologie und Pathogenese. Das SIADH-Syndrom wird durch eine **hypothalamische** (orthotope) oder **extrazerebrale** (ektope) ADH-Überproduktion verursacht. Die orthotope ADH-Überproduktion kann sich als Folge zentralnervöser und pulmonaler Erkrankungen wie Tumoren, Schädel-Hirn-Traumata, Blutungen oder Thrombosen und Entzündungen entwickeln. **Medikamente** oder Substanzen, die die ADH-Freisetzung stimulieren oder seine Wirkung verstärken (Chlorpropamid, Vincristin, Cyclophosphamid, Anästhetika, Carbamazepin und trizyklische Antidepressiva), können das SIADH-Syndrom ebenfalls verursachen. Die extrazerebrale ADH-Sekretion kann bei einer Reihe von Neoplasien – besonders beim Bronchial- und Pankreaskarzinom – als **paraneoplastisches Syndrom** auftreten. Bei Vorliegen einer subnormalen Serumosmolalität wird beim Gesunden die ADH-Sekretion eingestellt. Beim

SIADH-Syndrom führt die fortbestehende inadäquate ADH-Sekretion bzw. eine durch Medikamente gesteigerte Wirkung zur **Ausscheidung eines inadäquat konzentrierten Urins** (mit einer Osmolalität, die gewöhnlich **über 300 mosm/kg** beträgt). Die trotz Hyponatriämie fortdauernde Natriumausscheidung im Urin, die gewöhnlich über 20 mosm/l beträgt, wird durch die Hypervolämie, die Suppression des Renin-Angiotensin-Aldosteron-Systems sowie die gesteigerte Sekretion des atrionatriuretischen Peptids (ANP) verursacht. Unklar ist, warum es bei diesem Syndrom trotz Vorliegens einer Hypervolämie nicht zur Ausbildung von Ödemen und Aszites kommt.

Bei Vorliegen einer subnormalen Serumosmolalität wird beim Gesunden die ADH-Sekretion eingestellt, beim SIADH-Syndrom ist dies nicht der Fall: Die fortbestehende ADH-Sekretion bzw. eine durch Medikamente verstärkte Wirkung des Hormons führt zur **Ausscheidung eines inadäquat konzentrierten Urins (meist > 300 mosm/kg)**, im Serum zur Hyponatriämie und Hypervolämie.

Klinik. Das klinische Bild wird vom Ausmaß, wie schnell das Serumnatrium abfällt, bestimmt. Nimmt die Serumosmolalität **langsam** ab, können die Patienten bis zu einer Serumnatriumkonzentration von 120 mmol/l beschwerdefrei sein; gelegentlich treten **Kopfschmerzen, Schläfrigkeit** und Apathie auf. Bei **schneller** Abnahme treten Kopfschmerzen, **Brechreiz** und Erbrechen auf. Bei weiterem Abfall des Serumnatriums (< 120 mmol/l) kommt es als Folge eines sich entwickelnden Hirnödems zu Unruhe, Verwirrtsein, schließlich zu Krämpfen und zum Koma.

Klinik Bei schnellem Abfall des Serumnatriums treten **Kopfschmerzen, Brechreiz** und Erbrechen auf. Bei Abfall des Serumnatriums <120 mmol/l kommt es zu einem Hirnödem mit Unruhe, Verwirrtheit, schließlich Krämpfen und Koma.

Labor. Für das Vorliegen einer inappropriaten ADH-Sekretion sind bei intakter Nebennieren- und Nierenfunktion folgende Laborbefunde typisch:

- Im **Serum** die **Hyponatriämie** (< 130 mmol/l), die **Hyposmolalität** (< 270 mosm/kg), niedrige bzw. erniedrigte Harnstoff- und Harnsäurewerte.
- Im **Urin** bei fortbestehender Natriumexkretion eine inadäquat hohe Osmolalität, die mehr als 300, gewöhnlich über 400 mosm/kg beträgt.

Die Diagnosesicherung kann schließlich durch die Bestimmung des **ADH-Spiegels im Serum**, die trotz einer subnormalen Serumosmolalität erhöht bzw. meßbar ist, erfolgen.

Labor Typische Laborbefunde sind:
Im Serum: Hyponatriämie, Hyposmolalität, niedrige Harnstoff- und Harnsäurewerte.
Im Urin: inadäquat hohe Osmolalität.
Die Diagnosesicherung kann durch die Bestimmung des **Serum-ADH-Spiegels** erfolgen.

Diagnostik und Differentialdiagnose. Die Diagnose wird aufgrund der Anamnese, des klinischen Befundes (positive Flüssigkeitsbilanz **ohne** Vorliegen von peripheren Ödemen) und der typischen Laborkonstellation gestellt. Die Hyponatriämie bei schwerer Herzinsuffizienz führt im Gegensatz zum SIADH zur Bildung peripherer Ödeme, wobei hier die Natriurese im Urin (infolge der Aktivierung des Renin-Angiotensin-Aldosteron-Systems) vermindert ist. Die Hyponatriämie bei der primären Nebennierenrindeninsuffizienz wird durch Kochsalzverlust infolge von Erbrechen und Durchfall bedingt. Im Gegensatz zum SIADH-Syndrom finden sich hier eine Hypovolämie, eine Hyperkaliämie und Hyperkalzämie, verbunden mit orthostatischer Kreislaufdysregulation.

Diagnostik und Differentialdiagnose
Die Diagnose wird aufgrund von Anamnese, klinischem Befund (positive Flüssigkeitsbilanz **ohne** Ödeme und Aszites) und der typischen Laborkonstellation gestellt.
Differentialdiagnosen: schwere Herzinsuffizienz und primäre Nebennierenrindeninsuffizienz.

Therapie. Falls die Ursache des Syndroms bekannt ist und kausal behandelt werden kann, ist bis zu dessen Beseitigung die **Restriktion der täglichen Flüssigkeitszufuhr auf etwa 0,8–1 Liter** die wichtigste Maßnahme. Die hiermit erzielte negative Flüssigkeitsbilanz führt zu einer allmählichen Gewichtsreduktion, einer Verbesserung der klinischen Symptomatik und einem Anstieg von Natrium und Osmolalität im Serum.
Bei ausgeprägter Hyponatriämie, die zu schwerwiegenden neurologischen Symptomen (Konfusion) geführt hat, infundiert man bei Fortführung der Flüssigkeitsrestriktion **200–300 ml einer 5%igen Kochsalzlösung**. Die Infusion hat **langsam**, d. h. während 4–6 Stunden, zu erfolgen, um eine zerebrale Schädigung zu vermeiden. Ein Anheben des Serumnatriumspiegels über 125 mmol/l ist nicht erforderlich.
Zur Blockierung des ADH am distalen Tubulus kann **Demeclocyclin** (erhältlich über die *Internationale Apotheke)* in einer Tagesdosierung von 900 bis 1200 mg eingesetzt werden, wobei auf Nebenwirkungen wie Entwicklung einer Niereninsuffizienz oder ein Auftreten von bakteriellen Superinfektionen geachtet werden muß.

Therapie Die primäre Therapie ist die **Restriktion der Flüssigkeitszufuhr auf 0,8–1 l/d.**
Bei ausgeprägter Hyponatriämie infundiert man bei Fortführung der Flüssigkeitsrestriktion **langsam,** über 4–6 Stunden, 200–300 ml einer 5%igen Kochsalzlösung. Ein Anheben des Serumnatriumspiegels über 125 mmol/l ist nicht erforderlich.
Demeclocyclin ermöglicht eine renale ADH-Blockierung.

Prognose. Sie wird von der Grundkrankheit bestimmt.

Prognose Sie wird von der Grundkrankheit bestimmt.

Cave!

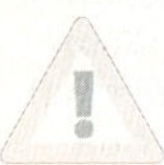

Zu rasche Normalisierung des Serumnatriums.

Gabe einer hypertonen NaCl-Lösung bei chronischer, asymptomatischer Hyponatriämie (Serumnatrium ≥ 128 mmol/l).

1.6 Endokrin inaktive Hypophysentumoren

Definition ▶

Epidemiologie **Zweithäufigste Form** von Hypophysentumoren.

Klinik Durch Kompression und Destruktion partielle oder komplette **HVL-Insuffizienz** und/oder durch Druck auf das Chiasma opticum und die Hirnnerven III, IV und VI **Sehstörungen** und Gesichtsfeldausfälle.

Labor Siehe HVL-Insuffizienz.

Diagnostik und Differentialdiagnose Die Diagnosesicherung erfolgt mittels MRT (F-**6**) und Labordiagnostik, mit der eine Mehrsekretion adenotroper Hormone ausgeschlossen wird. **Differentialdiagnostisch** sind nicht von der Hypophyse ausgehende Tumoren wie Metastasen, Kraniopharyngeome oder Meningeome auszuschließen.

Therapie Die Therapie der Wahl ist die **operative Tumorresektion** unter Erhaltung eventuell noch bestehender Hypophysenrestfunktionen. Die Radiatio ist, da die Tumoren meist wenig strahlenempfindlich sind, nur

1.6 Endokrin inaktive Hypophysentumoren

▶ ***Definition.*** Diese Tumoren sezernieren keine endokrin aktiven Hormone.

Epidemiologie. Mit etwa 20–40 % sind dies die **zweithäufigsten Hypophysentumoren**.

Klinik. Die zum Zeitpunkt der Diagnostik meist schon großen Tumoren führen durch Kompression und Destruktion zum partiellen oder kompletten **Ausfall der Hypophysenhormone** und/oder durch Druck auf das Chiasma opticum und/oder die Hirnnerven III, IV und VI zu **Sehstörungen** und Gesichtsfeldausfällen.

Labor. Die zur Diagnostik notwendigen endokrinologischen Untersuchungen erfolgen wie bei der Hypophysenvorderlappeninsuffizienz beschrieben.

Diagnostik und Differentialdiagnose. Die Tumoren werden mit Hilfe der Kernspintomographie dargestellt (F-**6**). Die nachfolgende endokrinologische Diagnostik ergibt keinen Hinweis auf eine Mehrsekretion adenotroper Hormone.

Differentialdiagnostisch sind nicht vom Hypophysengewebe ausgehende Tumoren, beispielsweise Metastasen, Kraniopharyngeome, Meningeome, und granulomatöse Prozesse auszuschließen.

Therapie. Ziel der Therapie ist die Resektion oder Verkleinerung des Tumors, möglichst unter Erhaltung der noch bestehenden Hypophysenrestfunktion. Die Therapie der Wahl ist hierbei – wegen der relativen Strahlenunempfindlichkeit der Tumoren – die **mikrochirurgische Tumorresektion** (s.a. F-**2**). Supra- und parasellär reichende Tumoren müssen in der Regel transkraniell operiert werden. Eine ergänzende Radiotherapie bei nicht voll-

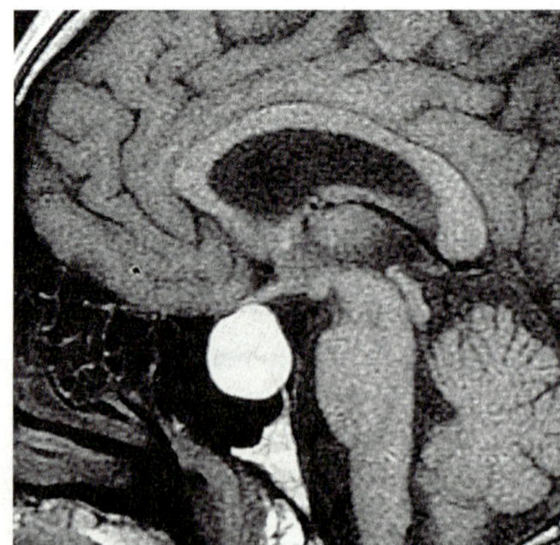

a sagittal

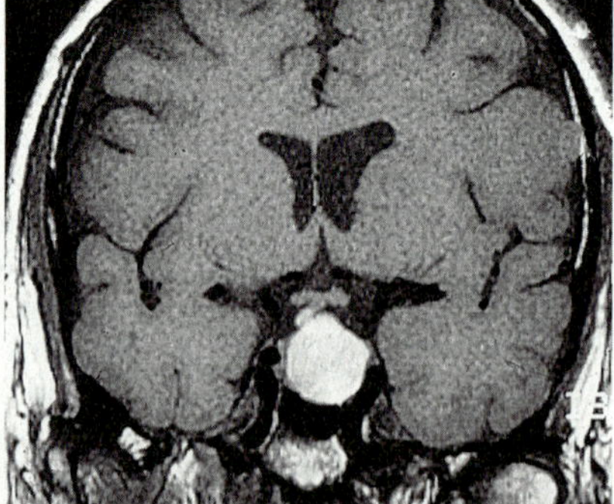

b koronar

F-**6a, b: Endokrin inaktiver Hypophysentumor.** Die MRT-Aufnahmen zeigen einen großen, durch Einblutung (helles Signal im Hypophysenboden) zum Teil zystischen, bis zum Chiasma opticum reichenden Tumor. Die endokrinologischen Untersuchungen ergaben keinen Hinweis für einen endokrin aktiven Tumor. Infolge der Destruktion von normalem Gewebe der Adenohypophyse zeigte die Funktionsdiagnostik einen Ausfall der somatotropen, gonadotropen und adrenokortikotropen Hypophysenhormone.

ständig operativ zu entfernenden Tumoren ist zu versuchen. Bei Therapieresistenz sollte dann bei allerdings geringer Erfolgsaussicht eine medikamentöse Therapie mit einem Dopaminagonisten, z. B. Bromocriptin, oder dem Somatostatinanalogon Octreotid, versucht werden. Die ausgefallenen Hypophysenpartialfunktionen müssen durch eine **entsprechende Substitutionstherapie** ausgeglichen werden.

bei nicht vollständig zu entfernenden Tumoren oder Inoperabilität indiziert. Bei HVL-Insuffizienz **Substitutionstherapie.**

Klinischer Fall

Der 45jährige Patient wird mit Verdacht auf ein Prolaktinom überwiesen. **Anamnestisch** wird eine seit 3 Jahren bestehende zunehmende Müdigkeit, verbunden mit Leistungseinschränkung der körperlichen und intellektuellen Fähigkeiten, angegeben. Auf Befragen werden eine deutliche Kälteempfindlichkeit, trockene Haut, ein Nachlassen des Bartwuchses, eine Verminderung der Libido seit 3 Jahren, nach Einschätzung der Ehefrau 5 Jahren, angegeben. Die Hautpigmentierung nach UV-Bestrahlung sei im Vergleich zu früher vermindert. Außer Vitaminpräparaten nimmt der Patient keine Medikamente. Bei der **klinischen Untersuchung** fallen eine alabasterfarbene Gesichtshaut und etwas schütterer Bartwuchs auf. Die Haut erscheint blaß, eine Gynäkomastie ist nicht nachweisbar. Hoden beidseits 10 ml Volumen.
Labor: Normochrome Anämie (Hb 12 g/dl, infolge Hypogonadismus). Gesamtcholesterin mit 300 mg/dl erhöht infolge einer Hypothyreose (fT_4 mit 0,4 pg/ml deutlich vermindert, TSH mit 1 μIE/ml relativ vermindert). Testosteron mit < 0,1 ng/ml im präpuberalen Bereich, Gonadotropine < 1 μIE/ml vermindert, Kortisolexkretion im 24-Stunden-Urin mit 36 μg erniedrigt, Aldosteron normal. Der nachfolgend durchgeführte Funktionstest mit gleichzeitiger Gabe der Releasing-Hormone GHRH, GnRH, CRH und TRH ergibt eine nahezu komplette Hypophysenvorderlappeninsuffizienz mit Ausfall der somato-, gonado-, thyreo- und adrenokortikotropen Partialfunktionen (kein Anstieg der entsprechenden adenotropen Hormone nach Stimulation bei erniedrigten Basalwerten). Prolaktinbasalwert mit 90 ng/ml erhöht, jedoch nicht stimulierbar.
Im **MRT** findet sich ein 2 × 2 cm großes Hypophysenadenom mit intra- und supraselIärer Ausdehnung, der Hypophysenstiel ist durch den Tumor abgeknickt (Ursache der Begleithyperprolaktinämie).
Diagnose: Endokrin nicht aktiver Hypophysentumor mit Begleithyperprolaktinämie.
Therapie: Sofortige Substitution mit Hydrokortison (15–5–5 mg/d), danach einschleichende Substitutionsbehandlung mit L-Thyroxin (50 μg/d, nach 2 Wochen 100 μg) sowie Substitution mit 250 mg Testosteronenanthat (Depot alle 2–3 Wochen). 4 Wochen später transsphenoidale Resektion des Hypophysenadenoms.

2 Erkrankungen der Schilddrüse

2 Erkrankungen der Schilddrüse

R. Ziegler

2.1 Funktion der Schilddrüse

2.1 Funktion der Schilddrüse

Die Funktion der Schilddrüse wird in einer hypothalamo-hypophysären peripheren Hormonachse gesteuert, das Zentrum (Thyreostat) liegt im **Hypothalamus** (S F-7). Tonisch oder auch bei erhöhtem peripherem Bedarf wird vermehrt **TRH** sezerniert, das im **Hypophysenvorderlappen** die Ausschüttung von TSH stimuliert. **TSH stimuliert die Biosynthese und Sekretion der Schilddrüsenhormone L-Thyroxin (T_4) und Trijodthyronin (T_3)**. Bei der Sekretion ist das Verhältnis T_4 zu T_3 etwa 9 : 1 – weiteres T_3 wird dann in den Endorganzellen bedarfsweise aus T_4 durch Konversion erzeugt.
Wichtiger Baustein der Schilddrüsenhormone ist das Jodid (J^-). Es wird vom Thyreozyten aufgenommen, zu J_2 oxidiert und angereichert (**Jodination**). Im Thyreoglobulinkomplex wird es **an Tyrosin gekoppelt** (**Jodisation**), es entstehen Mono- und Dijodtyrosin (MJT, DJT). Diese werden durch **Koppelung zum T_4 und T_3** vereinigt und **im Thyreoglobulin gespeichert**. Durch Proteolyse werden sie **ins Blut abgegeben** und dort an verschiedene Eiweiße gebunden (**Albumin, thyroxinbindendes Globulin = TBG, thyroxinbindendes Präalbumin = TBPA**). Die Halbwertszeiten im Kreislauf betragen für das T_4 190 Stunden, für das T_3 19 Stunden.
Schilddrüsenhormone fördern den **Cholesterinabbau** und steigern den **Umsatz der freien Fettsäuren** – sie sind **essentielle Faktoren für Wachstum, Reifung und Stoffwechsel** (**Wärmehaushalt**). Sie **beschleunigen**

Der **Hypothalamus** sezerniert **TRH**, das im **Hypophysenvorderlappen** die **TSH**-Sekretion stimuliert.

TSH stimuliert in der **Schilddrüse** die Biosynthese und Ausschüttung von T_3 und T_4 (**S F-7**).

Jodid (J^-) wird in der Schilddrüse **jodiniert** (zu J_2), bei der **Jodisation** entstehen **Mono- und Dijodtyrosin (MJT, DJT), durch Kopplung T_4 und T_3**. Sie liegen **im Thyreoglobulin gespeichert** vor. Im Blut kreisen T_4 (HWZ 1 Woche) und T_3 (HWZ 1 Tag), gebunden an TBG, TBPA und Albumin.

Schilddrüsenhormone beschleunigen den **Grundumsatz** und den **Lipidstoffwechsel**, ermöglichen **Wachstum und**

Synopsis F-7: Bildung der Schilddrüsenhormone in den Thyreozyten (sowie Angriffspunkte der Thyreostatika)

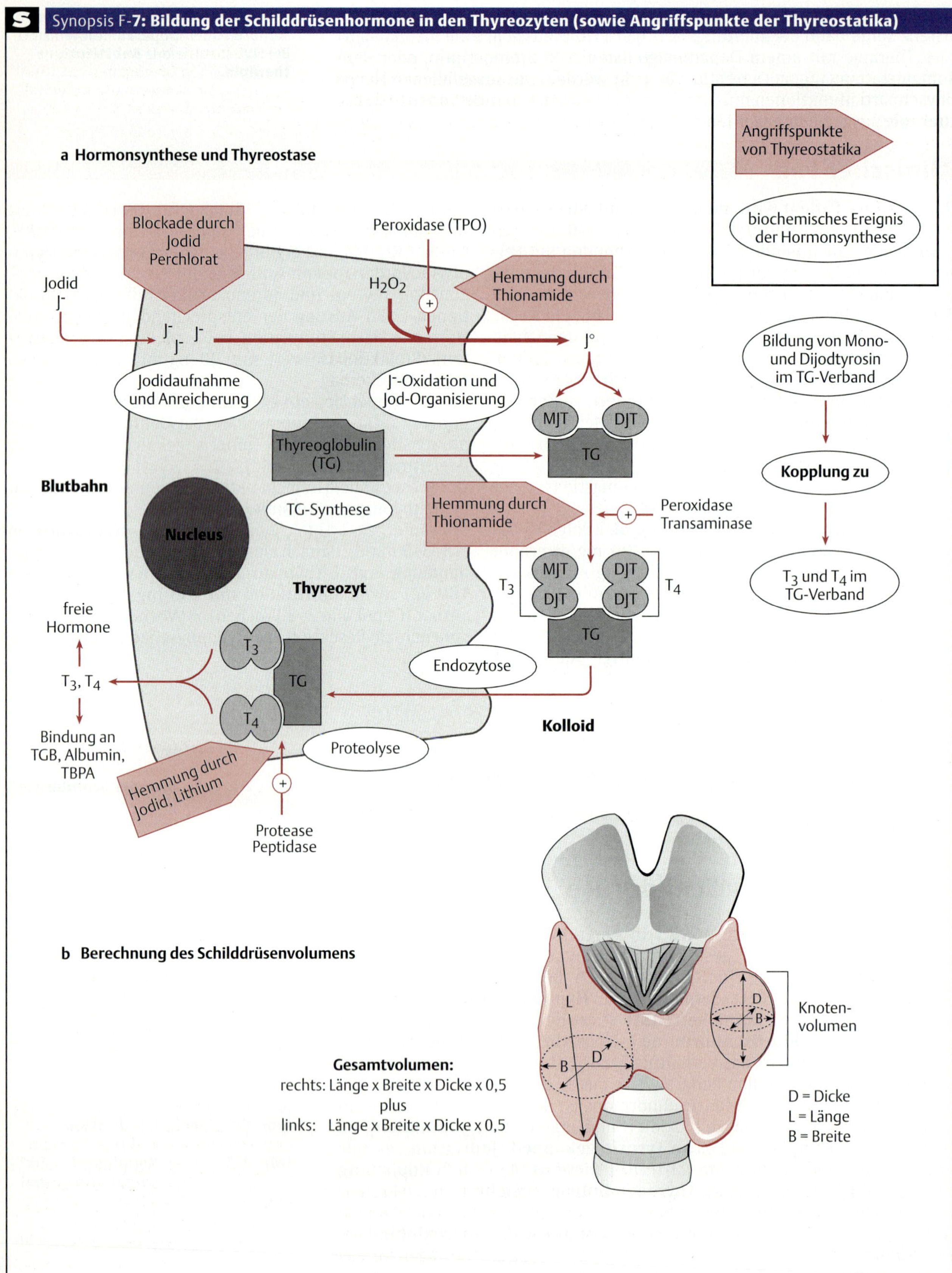

den Grundumsatz, induzieren Wachstum und Reifung des Gehirns sowie des Skelettsystems, **normalisieren die Nervenerregbarkeit** (Mangel führt zur Apathie, Exzession zur Hypererregbarkeit), tragen zur Muskelkontraktion bei (Mangel führt zu Myopathie und Reflexverlangsamung), **aktivieren** den **Knochenstoffwechsel**, hemmen die Glykogen- und Proteinsynthese und **erhöhen die Sensibilität des Herzmuskels gegenüber** den **Katecholaminen.**

Reifung von Gehirn und Skelett, **aktivieren Nervensystem, Muskelfunktion, Knochenstoffwechsel** bei Hemmung von Glykogen- und Proteinsynthese. Sie **steigern die Katecholaminempfindlichkeit des Herzmuskels.**

2.2 Untersuchungsmethoden

Bei der Abklärung von Schilddrüsenerkrankungen gilt es Größe, Morphologie und Funktion zu bestimmen – dies schließt auch die Frage nach eventuellen Tumormarkern ein (Thyreoglobulin, Kalzitonin). Logischerweise mischen sich beide Fragen: Funktionsstörungen können das gesamte Organ oder Teile davon betreffen, pathomorphologische Areale einschließlich Neoplasien können den Funktionszustand auch weitgehend unbeeinflußt lassen. ▤ F-**6** zählt die Methoden auf, die zur Untersuchung von Größe und Morphologie des Organs zur Verfügung stehen.

2.2 Untersuchungsmethoden

Bei Schilddrüsenerkrankungen sind abzuklären: zum einen Größe, Form und Aufbau, zum anderen die Funktion (in der gesamten Drüse oder in Teilen der Drüse). Miteinzubeziehen sind Tumormarker (Thyreoglobulin, Kalzitonin) s. ▤ F-**6**.

F-6: Schilddrüsen-Untersuchungsmethoden zu Größe und Morphologie

Maßnahme:	Aussagen:
Palpation:	▷ Größe, Konsistenz, Schluckverschieblichkeit, kaudale Abgrenzbarkeit, »Schwirren«
Messung/Halsumfang:	▷ Veränderungen im Verlauf bzw. unter Therapie
Sonographie:	▷ diffuse Echoarmut: Immunthyreopathie, Entzündung? ▷ »Knoten« • echodicht: Adenom? Verkalkung? • echogleich: Adenom? (äußerst selten Malignom) • echoarm: Adenom? **Malignom?** • echofrei: Flüssigkeit, Zyste (eingeschmolzene Nekrose, z. B. Malignom)
Szintigraphie: Radionuklide: ^{99m}Tc-Pertechnetat ^{123}J	▷ »kalter Knoten« – lokal fehlende Isotopenaufnahme: Zyste – Adenom? **Malignom?** Narbe? ▷ »warmer«, »heißer« Knoten: lokale Überfunktion – autonomes Adenom? ▷ lokal oder diffus gesteigerte Aufnahme: überfunktionierendes Gewebe? ▷ diffuse Minderspeicherung: Jodblockade? Entzündung?
Ganzkörper-Szintigraphie:	▷ Nachsorge eines papillären und follikulären Schilddrüsenkarzinoms: Restspeicherung? Metastasen?
Röntgen:	▷ substernale Struma, Trachealweite, Lungenmetastasen
CT, MRT:	▷ Analyse substernaler Strumaanteile, Metastasensuche
Feinnadelbiopsie:	▷ Abklärung verdächtiger Knoten (»echoarm«, »kalt«), Zystenentleerung ▷ Abklärung bei Verdacht auf Thyreoiditis

2.2.1 Palpation

Die Untersuchung beginnt immer mit der Palpation der Schilddrüse, die recht günstig von hinten am sitzenden Patienten durchgeführt werden kann, manche Untersucher bevorzugen aber auch die Untersuchung von ventral her. Registriert werden die **Größe** und die **Beschaffenheit**, oberflächliche **Knoten** sind auf diese Weise recht gut aufzuspüren. **Retrosternale Anteile** können z. T. durch Schluckbewegungen tastbar gemacht werden. Die vorderen seitlichen Lymphstränge sind nach vergrößerten Lymphknoten abzutasten. Die Inspektion verrät vor allem bei der bereits sichtbaren Struma zusätzliche Zeichen wie Halsvenenstauung o. a.

2.2.1 Palpation

Die Untersuchung beginnt mit der Palpation: Größe, **Oberflächenbeschaffenheit** und **Verschieblichkeit** werden geprüft, nach Lymphomen ist zu suchen. **Retrosternale Anteile** können z. T. durch Schluckbewegungen tastbar gemacht werden.

2.2.2 Auskultation

Auskultatorisch ist bei Immunhyperthyreose ein **Gefäßrauschen** zu hören, bei Trachealeinengung ein **Stridor**. Eine HNO-Untersuchung ist bei Verdacht auf Stimmbandlähmung erforderlich (Rekurrensparese).

Bei immunogener, diffuser Hyperthyreose ist im Akutstadium nicht selten ein **Gefäßrauschen** mit dem Stethoskop hörbar, zu hören ist auch ein **Stridor** bei relevanter Trachealeinengung. Im Verdachtsfall ist auch die physikalische Untersuchung durch den Hals-Nasen-Ohren-Arzt zu empfehlen, insbesondere wenn Stimmbandlähmungen durch Schädigung der Rekurrensnerven zu befürchten sind.

2.2.3 Sonographie

Der Einsatz der bildgebenden Verfahren beginnt mit der Sonographie. Sie ermöglicht die **Volumenbestimmung**:
Volumen **eines Lappens** = Länge × Breite × Dicke (in cm) × 0,5.
Normalwerte: Frauen ≤ 18 ml
Männer ≤ 24 ml

Unter den bildgebenden Verfahren steht heute die Sonographie der Schilddrüse an erster Stelle. Eine sichere Aussage setzt aber Erfahrung voraus. Die Sonographie ermöglicht eine ziemlich exakte Größenbestimmung der Schilddrüse; eine einfache **Formel für das Volumen** ist (S F-7 **b**):

Volumen eines Lappens (in ml) = Länge × Breite × Dicke (in cm) × 0,5

Normalwerte: Frauen ≤ 18 ml
Männer ≤ 24 ml

S Synopsis F-**8: Sonographie der Schilddrüse**

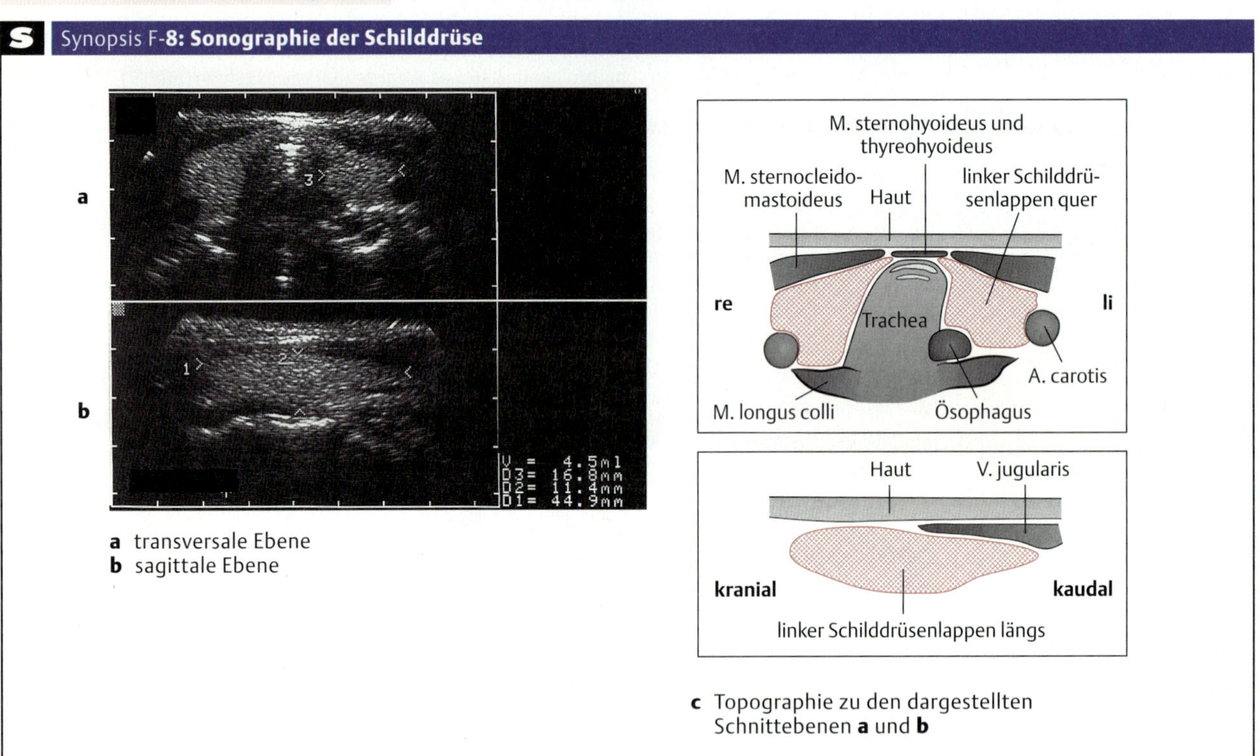

a transversale Ebene
b sagittale Ebene

c Topographie zu den dargestellten Schnittebenen **a** und **b**

Die normale Schilddrüse (S F-**8**) ist homogen und »echonormal« – es kommen **echoreiche, echoarme** und **echofreie** Abweichungen vor. Entzündungen, Immunhyperthyreose sowie auch das autonome Adenom sind echoarm, gleiches gilt für Malignome. Zysten sind echofrei.

Die **Morphologie** der gesunden Schilddrüse ist homogen und echoreicher als die umgebende Halsmuskulatur (S F-**8**). Vom Normalbild abweichende Schallmuster werden als echoreicher oder echoärmer bezeichnet. **Echoreichere Knoten** sind zumeist unverdächtig, gelegentlich findet man auch kalkdichte Areale im Sinne regressiver Veränderungen nach Einblutung oder Entzündung. **Echoarme Areale** können sowohl lokale Entzündungen, aber auch Tumoren einschließlich Malignome sein. Diffus echoarm imponieren Immunthyreopathien. **Echofrei** oder **echoleer** sind Zysten sowie erweiterte Blutgefäße.
Der sonographische Status einer Schilddrüse umfaßt also Aussagen zur Größe (z.B. auch Volumen) und Lage des Organs sowie zu seinem inneren Aufbau.

2.2.4 Szintigraphie (^{99m}Tc-Pertechnetat)

Dieses früher als einziges für den Einblick in die Schilddrüse geeignete Verfahren ist an die zweite Stelle getreten, viele Indikationen bestehen seit Verfügbarkeit der Sonographie nicht mehr (z. B. ist eine sonographisch unauffällige euthyreote Struma nicht zusätzlich szintigraphisch abklärungsbedürftig). **Indikationen** für die Schilddrüsenszintigraphie sind einerseits Abweichungen im Ultraschallbild, andererseits **Fragen der Überfunktion**, insbesondere die **Differentialdiagnose zwischen diffuser Hyperthyreose und lokaler Autonomie.**

Minderspeichernde Areale werden als **»kalt«** bezeichnet. Zu ihnen gehören Zysten oder Adenome ohne ausreichende lokale Funktion der Thyreozyten. Auch die Malignome sind in der Regel szintigraphisch »kalt«. Demgegenüber speichert in Überfunktion befindliches Gewebe vermehrt - autonome Adenome zeichnen sich also als **»warme« oder »heiße«** Knoten ab (**F-7**). Das dekompensierte autonome Schilddrüsenadenom ist so stark jodspeichernd, daß das benachbarte gesunde Gewebe gar nicht dargestellt wird – durch Übersteuerung der Gammakamera gelingt hier im Zweifelsfall der Nachweis der Präsenz der Restschilddrüse (sofern der Nachweis nicht bereits durch das Sonogramm erbracht ist). Ist bei einer unregelmäßigen Speicherung in einer regressiv veränderten Schilddrüse unklar, ob multiple Autonomien vorliegen, dient das Suppressionsszintigramm (^{99m}Tc-uptake-Bestimmung nach Gabe von L-Thyroxin in suppressiver Dosis über 4 Wochen) der Differenzierung: Normal funktionierende Drüsenanteile lassen sich supprimieren, autonome nicht.

2.2.4 Szintigraphie (^{99m}Tc-Pertechnetat)

Bei unauffälligem Sonographiebefund ist die Szintigraphie in der Regel nicht erforderlich, sie wird benötigt bei **Fragen der Überfunktion** (diffus oder lokal = autonomes Adenom), bei **Knotenbildungen** und **Tumorverdacht** – Malignome sind zumeist **szintigraphisch »kalt«** (= minderspeichernd).

Bei einem vermehrt speichernden = **warmen Knoten** (Verdacht auf autonomes Adenom, **F-7**) kann durch Übersteuerung der Gammakamera das supprimierte gesunde Schilddrüsengewebe nachgewiesen werden (sonst: Suppressionsszintigramm zum Ausschluß oder Nachweis autonomen Gewebes).

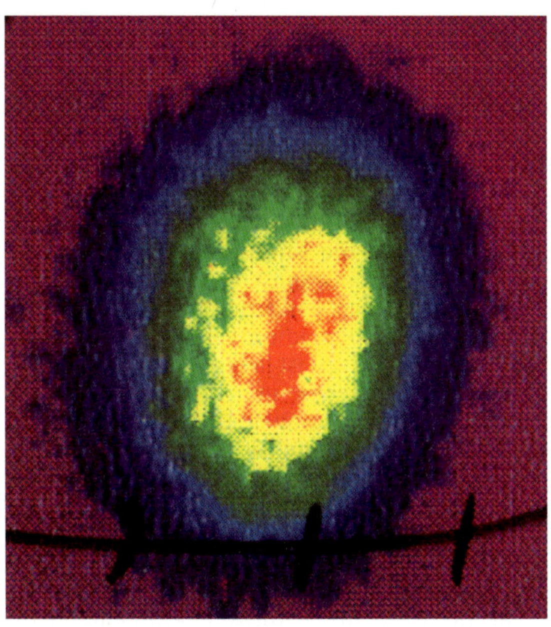

F-7: Autonomes Schilddrüsenadenom in einer Rezidivstruma nach Operation vor 10 Jahren. Die Mehrspeicherung überstrahlt das Restgewebe. (Intensität der Speicherung im Technetium-Szintigramm rot > gelb > grün > hellblau > dunkelblau).

> ***Merke.*** Die vollständige Aussage zum Befund einer Schilddrüse wird in der Regel erst aus der Kombination des Palpationsbefundes, der Sonographie, der Szintigraphie (im Falle lokaler Abweichungen) und der Labordiagnostik erbracht.

◀ **Merke**

Besondere Bedeutung besitzt die Szintigraphie bei der **Kontrolle des** Therapieerfolges bei den differenzierten **Schilddrüsenkarzinomen** der Thyreozyten (papilläres und follikuläres Schilddrüsenkarzinom; *s. S. 815*).

Die Szintigraphie dient der **Kontrolle** des Therapieerfolges bei den papillären und follikulären **Schilddrüsenkarzinomen.**

2.2.5 Röntgen

Röntgenologisch können eine **Trachealeinengung** und »Downhill«-Varizen erfaßt werden.

Röntgenologische Verfahren (Tracheazielaufnahme, Ösophagusbreischluck) dienen der **indirekten Größenbeurteilung** einer **substernalen Struma** (die sonographisch nicht erfaßbar ist) anhand der **Trachealeinengung** (»Säbelscheidentrachea«) sowie dem angiographischen Nachweis von sogenannten »Downhill«-Varizen bei großen Strumen (diese durch Druck im oberen Mediastinum entstehenden Varizen des oberen Ösophagusdrittels stehen im Gegensatz zu den distalen Varizen bei portalem Hochdruck). Bei Verdacht auf Tracheomalazie sind Funktionsaufnahmen unter Druck und Sog (Valsalva-Versuch) indiziert.

2.2.6 Computertomographie

Die CT wird zur Suche nach substernalen Strumaanteilen oder Metastasen eingesetzt **(cave Röntgenkontrastmittelgabe** bei Thyreozytenkarzinomverdacht, da sie die anschließende Radiojodtherapie durch Jodblockade verzögert).
In CT und Sonographie ist die endokrine Orbitopathie (Verdickung der äußeren Augenmuskeln) nachweisbar.

Die Computertomographie wird ebenfalls vor allem für die Klärung eines substernalen Strumasitzes oder zur Metastasensuche im Brustraum eingesetzt. Bei ausgedehnteren Schilddrüsentumoren hilft die Computertomographie auch der Operationsplanung. Allerdings ist bei der **Gabe jodhaltiger Kontrastmittel zu bedenken**, daß die beim Thyreozytenkarzinom anschließend an die Operation erforderliche Radiojodtherapie durch Jodblockade über Monate hinausgeschoben werden könnte.
Das Computertomogramm findet ebenso wie die Ultrasonographie auch in Zweifelsfällen bei der Diagnosestellung der endokrinen Orbitopathie (Nachweis verdickter Augenmuskeln) Anwendung.
Alternativ zur CT kann die Kernspintomographie mit dem Vorteil fehlender Strahlenbelastung eingesetzt werden.

2.2.7 Feinnadelpunktion

Mittels Feinnadelpunktion werden verdächtige Knoten (sonographisch echoarm, szintigraphisch kalt) **zytologisch abgeklärt.**
Zysten können durch Punktion verkleinert werden.
Bei Schilddrüsenmalignomen ist die Feinnadelpunktion in 61 % tumorpositiv, in 33 % verdächtig, in 6 % falsch negativ. Ein sicherer Tumorausschluß ist mit der FN-Punktion nicht möglich. Das Punktionsergebnis erleichtert die Operationsplanung.
Biopsien sind **selten erforderlich**, z. B. zur Abklärung von Lymphomen und zum Nachweis eines anaplastischen Karzinoms oder einer Thyreoiditis de Quervain.

Die Feinnadelpunktion dient der **zytologischen Abklärung** verdächtiger Areale. Durch fächerförmiges Punktieren unter Sog lassen sich Zellen und Zellverbände gewinnen, die eine zytologische Aussage ermöglichen. **An erster Stelle sind sonographisch echoarme Knoten abklärungswürdig** (die in der Regel auch szintigraphisch »kalt« sind). Gut lassen sich auch Zysten punktieren. Neben der zytologischen Abklärung bei sehr seltenem Malignitätsbefund kann hier eine Größenreduktion versucht werden. Im Hinblick auf die Treffsicherheit bei Malignomen ist laut größeren Statistiken in 61% ein tumorpositiver Befund zu erheben, in 33% ein verdächtiger Befund – falsch negativ sind etwa 6% der Punktionen. **Ein sicherer Tumorausschluß ist somit mit der Feinnadelpunktion nicht möglich**. Dennoch macht die vorliegende Zytologie die Operationsplanung sicherer. Die falsch positive Diagnose eines Tumorverdachtes kommt seltener als in 1% der Fälle vor. Impfmetastasen durch die Punktion sind eine extreme Seltenheit. Infolge der Verfügbarkeit von Sonographie und Feinnadelpunktion werden **Biopsien** aus der Schilddrüse **kaum noch durchgeführt**, häufiger dagegen zur Abklärung von Lymphomen. Beispiele für die Notwendigkeit einer Biopsie sind gelegentlich die Verifizierung eines anaplastischen Karzinoms sowie in Ausnahmefällen einer Thyreoiditis de Quervain.

Merke ▶

Merke. Jede operierte Struma (auch ohne Malignitätsverdacht) sollte histologisch sorgfältig aufgearbeitet werden, da okkulte Malignome gar nicht so selten vorkommen.

2.2.8 Schilddrüsenfunktionsparameter

F-7 zeigt die wichtigsten Schilddrüsenfunktionsparameter. Die Auswahl hängt von der klinischen Fragestellung ab: Üblicherweise ist heute zwischen einer Ausschluß- und einer Nachweisdiagnostik zu unterscheiden.

2.2.8 Schilddrüsenfunktionsparameter

Die Labordiagnostik dient dem Ausschluß oder dem Nachweis einer Schilddrüsenfunktionsstörung.

F-7: Referenzbereiche der wichtigsten Schilddrüsenfunktionsparameter

Parameter		Einheit	Referenzbereiche (z. T. methodenabhängig)
T_4	= Gesamt-Thyroxin	ng/ml	53 – 126
T_3	= Gesamt-Trijodthyronin	ng/ml	0,5 – 1,8
fT_4	= freies T_4	pg/ml	20 – 50
fT_3	= freies T_3	pg/ml	2 – 6
TBG	= thyroxinbindendes Globulin*	mg/ml	11 – 29
TBI	= Thyroid-Bindungs-Index	–	0,9 – 1,1
T_3U	= T_3-in-vitro-Test	%	20 – 30
rT_3	= Reverse T_3	ng/ml	0,1 – 0,4
TG	= Thyreoglobulin	ng/ml	5 – 60
MAK	= mikrosomale Antikörper	%	>5
anti-TPO	= Antikörper gegen Peroxidase	methodenabhängig	
TAK	= Thyreoglobulin-Antikörper	methodenabhängig	
TRAK	= TSH-Rezeptor-Antikörper	methodenabhängig	
TSH(b)	= thyreoideastimuliertes Hormon (basal)	mE/l	0,3 – 6
TSH(s)	= thyreoideastimuliertes Hormon (TRH-stimuliert)**	mE/l	3 – 20
Bei C-Zellkarzinom:			
CT	= Kalzitonin	pg/ml	♂ <6 ♀ <4
CEA	= karzinoembryonales Antigen	ng/ml	<2,5

*** TBG-Veränderungen:**

Erhöhung bei:
- ▷ Östrogeneinfluß
  - Schwangerschaft
  - Kontrazeptiva
- ▷ Leberzirrhose
- ▷ Neugeborenen
- ▷ Hepatitis
- ▷ Porphyrie
- ▷ hereditärer Hyper-TBG-Anämie
- ▷ Hyperthyreosis factitia
- ▷ Schilddrüsenagenesie

Erniedrigung bei:
- ▷ Katabolismus
- ▷ schwerem Streß
- ▷ Nephrose
- ▷ Medikamenteneinnahme:
  - Glukokortikoide
  - Anabolika
  - Hydantoine
  - Salizylate

** Blutabnahme 30 Minuten nach 100 µg TRH i.v.
oder 30 Minuten nach 2 mg TRH als Nasenspray
oder 3–4 Stunden nach 40 mg TRH (Tablette) per os

Merke. Der Ausschluß einer Schilddrüsenfunktionsstörung bei einem klinisch völlig unauffälligen Menschen ist mit einer Bestimmung des basalen TSH möglich – liegt dies im sicheren Normbereich, ist eine relevante Schilddrüsenfunktionsstörung praktisch ausgeschlossen.

◄ **Merke**

Zur Zeit wird aus Sicherheitsgründen immer noch empfohlen, eine Aussage zum Niveau der peripheren Schilddrüsenhormonspiegel zu machen, um die Diagnose nicht an einen einzigen Laborwert zu hängen. Zu denken ist an das **freie T_3** oder das **freie T_4** bzw. auch **Gesamt-T_3** oder **Gesamt-T_4**

Ergänzend ist eine Aussage zum Spiegel des **freien Hormons** wünschenswert (freies T_4, freies T_3, Gesamt-T_3 bzw. -T_4 plus TBG, *vgl.* F-7).

Gesamt-T_3 und Gesamt-T_4 sind vom Thyreoglobulin abhängig; **TBG**-Veränderungen müssen beachtet werden (s. ▤ F-**7**).

Thyreoglobulin (TG) ist auch Tumormarker nach thyreoablativer Therapie des differenzierten Thyreozytenkarzinoms. Schilddrüsenantikörper (MAK, TAK, TRAK) sind Indikatoren bei Immunthyreopathien.

plus **TBG**. T_3 und T_4 als Gesamthormonmengen geben einen Hinweis auf die tatsächlich im Blut kreisende Hormonmenge, die sich aus den freien Fraktionen und den an Eiweiße gebundenen Fraktionen (insbesondere TBG) zusammensetzen. Erhöhte Spiegel finden sich (ohne Hyperthyreose) bei Erhöhungen des TBG, erniedrigte Spiegel bei TBG-Mangel. ▤ F-**7** zählt mögliche Ursachen von TBG-Spiegel-Veränderungen auf, die bei der Deutung der Hormonspiegel beachtet werden müssen. In den meisten Fällen korrigiert die Bestimmung des freien T_4 oder T_3 die TBG-induzierte Veränderung der Gesamthormonspiegel, jedoch können auch die freien Hormonfraktionen verändert werden, ohne daß eine Schilddrüsenfunktionsstörung vorliegt (z.B. Erhöhung durch Salizylate, Heparin, Jod oder Lebererkrankungen, Erniedrigung durch Antiepileptika, Phenylbutazon). Es gibt also auch hier Irrtumsmöglichkeiten, die **Bestimmung des TSH** ist daher **für die sichere Einschätzung** der Schilddrüsenfunktion unerläßlich.
Die dimensionslosen Indizes, z.B. TBI, haben im Vergleich zu den direkten Hormonbestimmungen ihre Bedeutung weitgehend verloren.
Das Thyreoglobulin (TG) hat führende Bedeutung bei der Kontrolle der differenzierten Thyreozytenkarzinome (*s. S. 817*) Die Schilddrüsenantikörper MAK, TAK sind Indikatoren für immunogene Schilddrüsenentzündungen, eine gewisse Bedeutung besitzt TRAK bei der Immunhyperthyreose.

Merke ▶

▶ ***Merke.*** Ein normales **basales TSH** reicht zum Ausschluß einer Schilddrüsenfunktionsstörung aus, ein erhöhtes basales TSH belegt die primäre Hypothyreose. Ein nicht meßbares basales TSH kann Ausdruck einer Suppression durch Hyperthyreose, aber auch eines hypophysären TSH-Mangels sein.

Ein nicht meßbares TSH kann durch Hyperthyreose supprimiert oder durch Hypophysenfunktionsstörung bedingt sein. Der Abklärung im Grauzonenbereich dient der TRH-Test.
Kalzitonin und CEA sind **Tumormarker** beim C-Zell-Karzinom.

Im Zweifelsfall und im Grauzonenbereich (unter 0,1 mU/l) ist ein TRH-Test zu empfehlen. Selten gilt dies auch für den oberen Normbereich um 4 mU/l bei der Frage einer latenten oder manifesten Hypothyreose.
Kalzitonin dient als **Tumormarker** beim C-Zell-Karzinom, ergänzt durch das karzinoembryonale Antigen (CEA).

2.3 Struma

Synonyme: endemische Struma, blande Struma, euthyreote Struma, Jodmangel-Struma, Struma juvenilis

2.3 Struma

Synonyme: endemische Struma, blande Struma, euthyreote Struma, Jodmangel-Struma, Struma juvenilis

Definition ▶

▶ ***Definition.*** Eine Schilddrüsenvergrößerung, gleich welcher Ursache, wird als **Struma** oder **Kropf** bezeichnet. Bei der häufigsten »endemischen« Strumaform ist die Funktion normal, der Begriff »Jodmangel-Struma« deutet auf die Zusammenhänge mit dem geographisch bedingten chronischen Jodmangel hin. An sich ist die endemische Struma geringeren Ausmaßes noch keine Erkrankung, im Laufe der Zeit kommt es jedoch einerseits größenabhängig zu Beschwerden, andererseits verursachen die im Organ stattfindenden Knotenbildungen einen beträchtlichen diagnostischen Aufwand.

Epidemiologie In Mitteleuropa ist die Struma die häufigste endokrine Erkrankung (ca. 30 % der Bevölkerung). Verantwortlich für den relativen alimentären Jodmangel ist u. a. die unterschiedliche geologische Jodauswaschung in der Eiszeit.
Ätiologie und Pathogenese Das **Optimum des Jodangebots** liegt bei **200 µg Jodid pro Tag.**
Die Strumaentstehung ist durch den **TSH-Stimulationsreiz** (Thyreozyten-

Epidemiologie. Die Strumaprävalenz in Mitteleuropa beträgt 30%; das früher vermutete Süd-Nord-Gefälle ist weniger ausgeprägt als gedacht.
Verantwortlich für den relativen alimentären Jodmangel ist u.a. die nicht ausgeglichene geologische Jodauswaschung in der Eiszeit mit der Folge eines niedrigen Jodgehaltes von Trinkwasser und lokalen Lebensmitteln.

Ätiologie und Pathogenese. Für eine optimale Funktion bei normaler Organgröße benötigt die Schilddrüse ein **ausreichendes Jodangebot**, das Optimum dürfte bei etwa **200 µg Jodid pro Tag** liegen. Je stärker das Jodangebot das Optimum unterschreitet, desto eher kommt es individuell in der Schilddrüse zu Kapazitätsproblemen, in der normalen Gewebemenge die vom Organismus angeforderte Schilddrüsenhormonmenge herzustellen. **Infolge der abnehmenden zentralen hemmenden Rückkopplung durch die Schilddrüsenhormone** steigen zunächst das hypothalamische TRH und das hypophysäre TSH an. **Unter dem TSH-Reiz nimmt die Schilddrüse an Größe** (**Hypertrophie der Thyreozyten**) zu, um auf diesem Wege bessere Produktionsbedingungen zu bieten oder (mechanistisch gedacht) durch ein vergrößertes Organfilter dem unzureichend im Blute anschwimmenden Jodid eine Heimstatt zu liefern. Der **intrathyreoidale Jodmangel aktiviert lokale Wachstumsfaktoren** (EGF, IGF-I), die eine **Hyperplasie der Thyreozyten** bewirken. Im Laufe von Jahrzehnten kommt es allmählich zu **regressiven Umbauten**, möglicherweise im Zusammenhang mit Phasen stärkeren oder geringeren Wachstums. Die »ältere« Jodmangelstruma weist dann Adenombildungen, Zystenbildungen, Vernarbungen und Verkalkungen auf. Bei sonographischer Echoarmut und fehlender Speicherung im Szintigramm ergibt sich dann für den Arzt die Aufgabe des Ausschlusses von Karzinomen. Eine andere Entwicklung der **Struma beinhaltet den Weg zur Autonomie:** Offenbar entwickeln Gruppen von Schilddrüsenzellen lokal unter dem Dauerreiz des TSH eine funktionelle Autonomie, die dann nach Wegfall des Reizes nicht mehr der Rückkopplung unterliegt. So können **solitäre autonome Adenome** entstehen. Häufiger als früher gedacht gibt es auch **multilokuläre oder diffuse Autonomien**. Je nach Schilddrüsenhormonproduktionsrate der autonomen Zellmasse wird die Schilddrüsenfunktionslage **euthyreot** oder auch **hyperthyreot** sein *(vgl. Krankheitsbild des autonomen Adenoms, S. 799ff.)*.

Hypertrophie) und **mangelndes Jodid** mit **Aktivierung lokaler Wachstumsfaktoren zu erklären.**
Die Struma wächst zunächst gleichmäßig und ohne Knoten, später treten Adenome, Zysten und Vernarbungen hinzu (sogenannte **regressive Veränderungen**, nicht selten auch verkalkt).
In der endemischen Struma entwickelt sich recht häufig eine Autonomie: Teile der Schilddrüse unterliegen nicht mehr der Rückkopplung der Hypophyse. Es entstehen **solitäre** oder **multiple autonome Adenome** bzw. eine **diffuse** Autonomie unter TSH-Dauerreiz.

Wenn die endemische Struma im Laufe der Jahre und Jahrzehnte allmählich erheblich an Größe zunimmt, entwickeln sich **mechanische Komplikationen** wie Einengung der Trachea **(Säbelscheidentrachea, Tracheomalazie)**, Druck auf Rekurrensnerven **(Heiserkeit)**, Druck auf zum Kopf führende Blutgefäße **(venöse Stauung, seltener arterielle Probleme)**.
Wahrscheinlich führt die zur endemischen Struma führende Noxe nicht zu einer Vermehrung der Schilddrüsenkarzinome, die Vermeidung der Struma durch ausreichendes Jodangebot scheint jedoch zu einer Verschiebung innerhalb der Häufigkeit der Typen des differenzierten Thyreozytenkarzinoms zu führen: In der Schweiz sah man nach Einführung der Jodsalzprophylaxe eine Abnahme des follikulären zugunsten des papillären Schilddrüsenkarzinoms, also eine Zunahme des Tumortyps mit günstigerer Prognose.

Die wachsende endemische Struma bewirkt **mechanische Komplikationen:**
- Trachealeinengung
- Rekurrensparese
- Halsvenenstauung.

Strumaprophylaxe mit Jodsalz (in ausreichenden Mengen!) führt nicht zum Rückgang des Schilddrüsenkarzinoms, jedoch zu einer Verschiebung zu dem prognostisch günstigeren Typ des papillären Schilddrüsenkarzinoms.

Merke. Daß Frauen mehrfach häufiger von der endemischen Struma und ihren Folgen betroffen sind als Männer, beruht auf der unterschiedlichen Wirkung der Sexualhormone auf das TBG: Östrogene bewirken eine Zunahme des TBG, während Androgene eher eine Abnahme bewirken.

◀ **Merke**

Die mit Östrogenen ausgestatteten Frauen müssen also mehr Schilddrüsenhormon produzieren, um die Kapazität ihrer Transportproteine auszufüllen – in Entsprechung hierzu beginnt die endemische Struma ihr Wachstum in der Pubertät, weitere Wachstumsschübe sind Schwangerschaften, als milder Strumareiz prägt sich auch die Einnahme von Östrogenen in der Antibabypille aus. Die Pubertät ist also ein typischer Zeitpunkt der ersten Manifestation der endemischen Struma, unabhängig davon haben aber in unserem Lande bereits die Neugeborenen größere Schilddrüsen als es in optimal mit Jod versorgten Ländern der Fall ist.

Neben den normalen Spiegeln der Östrogene sind die Erhöhungen in der Schwangerschaft oder auch während der Einnahme der Antibabypille zusätzliche Strumareize.

Klinik. Die endemische Struma ist zu Beginn zumeist über viele Jahre klinisch stumm, die ärztlichen Bemühungen bezwecken in erster Linie die Verhinderung von Krankheitssymptomen und Organveränderungen, die im späteren Leben drohen. Besonders bei Frauen wird nicht selten über ein **Globusgefühl** geklagt, das dann aber ohne Struma und auch über einer kleinen Struma kaum je mit der Schilddrüse zusammenhängt – der Halsbereich ist im psychosomatischen Sinne eine Region der Organempfindlichkeit ohne Korrelat (Volksmund: Frosch im Hals, Kehle zugeschnürt).

Klinik Klinisch tritt die Struma erst relativ spät in Erscheinung. Das beim weiblichen Geschlecht häufig geklagte **Globusgefühl** ist eher selten durch eine Struma verursacht.

Die Funktionslage der endemischen Struma ist euthyreot.
Beschwerden in einer kleinen Struma sprechen eher für Thyreoiditis oder Lymphangitis. **Beschwerden größerer Strumen** (F-7) **(Stadium III)** sind:
- Schluckbeschwerden (Ösophaguseinengung)
- Halsvenenstauung
- Einengung der Trachea und Tracheomalazie
- Rechtsherzbelastung
- Lungenemphysem
- »Downhill«-Varizen.

Selten sind Rekurrensparesen oder Horner-Syndrom.

Definitionsgemäß ist die **Funktionslage bei der endemischen Struma euthyreot**, so daß auch vegetative Mißempfindungen nicht auf die Schilddrüse zu beziehen sind. In typischer Weise wird ja von Frauen mit Globusgefühl eher über Symptome geklagt, die an eine Überfunktion erinnern (Nervosität, innere Spannung), als über Beschwerden wie bei Unterfunktion, obwohl man bei der endemischen Struma von einem Trend zur Hypothyreose sprechen könnte.

Wenn eine kleine Struma glaubhaft Beschwerden macht, muß man eher an eine Thyreoiditis denken oder auch an Affektionen der Nachbarorgane (Lymphstränge).

Größere Strumen (F-7) können dann durchaus Druckgefühle hervorrufen, dies gilt insbesondere für die **Struma** des **Stadiums III**. Stärkerer Druck auf den Ösophagus führt zu **mechanischen Schluckbeschwerden**. Wächst die Struma mehr nach außen, drückt sie die Gefäße an den Schlüsselbeinen und am Jugulum ab – es entwickelt sich eine **Halsvenenstauung** (F-**8**). Die Trachea kann säbelscheidenartig eingeengt werden – eine **Tracheomalazie** bewirkt vor allem den **inspiratorischen Stridor**. Beeinträchtigungen der Atmung durch Trachealeinengung gehen bis zur chronischen Rechtsherzbelastung und zum Lungenemphysem. Der Ösophagus zeigt gelegentlich Varizen »bergab« (**»Downhill«-Varizen**). Auch Nervenausfälle wie **Läsionen des Nervus recurrens** oder ein Horner-Syndrom können auftreten. Der Ausschluß von malignen Tumoren ist auch bei diesen Symptomen eine selbstverständliche Aufgabe.

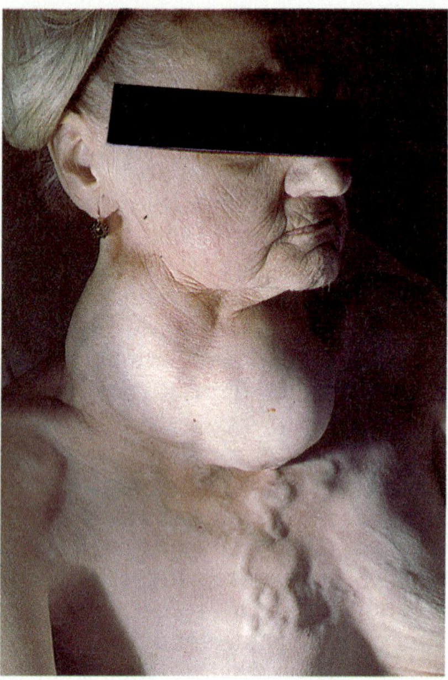

F-**8: Struma nodosa.**

Entwickelt sich in der endemischen Struma eine **Autonomie**, kann die Euthyreose in die **Hyperthyreose** umschlagen (F-**8**).

Entwickelt sich in der endemischen Struma die **Autonomie**, so kann die Funktionslage allmählich von der Euthyreose in die **Hyperthyreose** umschlagen (*s. S. 799ff.*).

F-8: Stadieneinteilung der Struma (nach *WHO*)

		Varianten bzw. Untergliederungen, die im Zeitalter der genaueren Ultrasonographie **entbehrlich** sind:	
Strumagrad I:	bei Palpation erfaßbares Organ, das nicht sichtbar ist	**I a:**	Struma auch bei zurückgebeugtem Hals nicht sichtbar
		b:	Struma bei zurückgebeugtem Hals sichtbar
Strumagrad II:	bei normaler Kopfhaltung sichtbare Struma		
Strumagrad III:	deutlich vergrößerte, auch aus der Entfernung sichtbare, häufig nodöse Struma		

Laborbefunde Sowohl die peripheren Hormone (T_3, T_4) als auch das TSH sind normal. Beim TRH-Test kann das TSH sehr »lebhaft« ansteigen.

Laborbefunde. Die Funktionsparameter der Schilddrüse sind bei der endemischen Struma völlig normal: Man findet ein normales basales TSH, normal sind auch T_4 (Thyroxin) und T_3 (Trijodthyronin) mit Einschluß ihrer freien Anteile. Der TSH-Anstieg beim TRH-Test kann normal sein (eine Tendenz zur Lebhaftigkeit ist diagnostisch nicht als sicheres Merkmal zu verwerten), er mag zur Orientierung bei der Therapie herangezogen werden.

Diagnostik und Differentialdiagnostik. Die Diagnose einer Struma wird zunächst palpatorisch gestellt. **Die normal große Schilddrüse ist nicht tastbar – eine tastbare Schilddrüse ist definitionsgemäß bereits eine Struma.** F-**8** gibt die übliche Stadieneinteilung an.
Der nächste diagnostische Schritt ist die **Sonographie** – verständlicherweise ist sie empfindlicher als die Palpation und deckt palpatorische Fehleinschätzungen auf, sei es eine normal große Schilddrüse bei infolge kräftiger Halsmuskulatur vorgetäuschter Struma, sei es ein vergrößertes Organ bei palpatorischer Unauffälligkeit bei ungünstigen Untersuchungsbedingungen (Adipositas, kurzer Hals). Ist die Struma sonographisch unauffällig und liegt ein Verdacht auf Schilddrüsenfunktionsstörung nicht vor, kann bei euthyreoten Schilddrüsenhormonspiegeln auf eine zusätzliche Szintigraphie verzichtet werden. **Bestehen jedoch bereits Abweichungen im Schallmuster bzw. Knotenbildungen, ist das Szintigramm zur weiteren Abklärung anzuempfehlen.** Bei echoarmen und echofreien Knoten schließt sich die **Feinnadelpunktion** an (eine ausreichende Größe der Herde vorausgesetzt; tiefer liegende Areale mit einem Durchmesser <10 mm sind kaum verläßlich zu punktieren).
Bei klinischer Euthyreose reicht zum **Ausschluß einer Funktionsstörung** das **basale** (sensitiv gemessene) **TSH** aus, bedarfsweise gestützt durch den Nachweis normaler Spiegel des biologisch wirksamen freien Hormons (Möglichkeiten: Gesamt-T_4 und freies T_3, Gesamt-T_3 und freies T_4, T_4 bzw. T_3 und TBG).

Diagnostik und Differentialdiagnostik Die normal große Schilddrüse ist nicht tastbar. Eine tastbare Schilddrüse ist per Definition eine Struma (F-**8**).

Der nächste diagnostische Schritt ist die **Sonographie**.

Bei knotigen Abweichungen und Abweichungen im Schallmuster folgt das **Schilddrüsen-Szintigramm. Echoarme und szintigraphisch kalte Knoten sind zu punktieren.**

Ausschluß einer Schilddrüsenfunktionsstörung: normales **basales TSH**, bedarfsweise ergänzt durch einen Parameter der freien Schilddrüsenhormone (Möglichkeiten: T_4 und fT_3, T_3 und fT_4, T_4 bzw. T_3 und TBG).

Differentialdiagnose. Die Differentialdiagnose der endemischen Struma betrifft einerseits Strumen mit Über- oder Unterfunktion; hier ist die entscheidende Diagnostik das Labor. Zum anderen ist die Malignität eine wesentliche Differentialdiagnose vor allem der Knotenstruma.

Differentialdiagnose Differentialdiagnosen sind die Struma mit Hyper- und Hypothyreose sowie (bei Knotenstruma) das Schilddrüsenkarzinom.

Therapie. Intensive Bemühungen gelten der **Prophylaxe der endemischen Struma**, bedauerlicherweise ist die gesetzliche Jodsalzverwendung in Deutschland weiterhin nicht in Sicht (im Gegensatz zu den Nachbarländern Österreich und Schweiz oder auch zur ehemaligen DDR). Unter dem Freiwilligkeitsprinzip des Jodsalzangebotes verwenden etwa 40 % der Bevölkerung **jodiertes Speisesalz**.
Für die gesamte Bevölkerung gilt die Empfehlung, grundsätzlich jodiertes Speisesalz zu verwenden (das Risiko der Manifestation einer Hyperthyreose bei der einen oder anderen versteckten Autonomie durch plötzliche Jodzufuhr ist nicht sehr hoch. Die Betroffenen können die Manifestation ihrer Hyperthyreose auch bei anderweitigen Jodexpositionen wie einer Reise ans Meer, diagnostischer Jodgabe o. ä. erleben).
Da die mit dem Kochsalz zugeführte Jodmenge nur einen Teil des Optimums ausmacht, sollte in strumabelasteten Familien zusätzlich **Jodid** (100 μg/d) insbesondere an die Kinder und unter ihnen vor allem an die Mädchen verabreicht werden. Die alternativ empfohlenen ein- bis zweiwöchentlichen Seefischmahlzeiten sind weniger effektiv.

Therapie Ideale **Prophylaxe der endemischen Struma** wäre die gesetzliche Jodsalzverwendung – in Deutschland wird bei Freiwilligkeitsprinzip nur von 40 % der Bevölkerung **Jodsalz** verwendet.

Eine Verstärkung der Jodzufuhr kann in seltenen Fällen zur Aufdeckung einer Autonomie mit der Folge einer Hyperthyreose führen.

Zur Optimierung der Jodzufuhr sollte in strumabelasteten Familien, vor allem den Mädchen, zusätzlich **Jodid** verabreicht werden (täglich 100 μg zusätzlich zum Jodsalz).

> ***Merke.*** Eine Jodid-Zulage empfiehlt sich in der Schwangerschaft zur Vermeidung der Neugeborenenstruma (200 μg Jodid/d).

◄ **Merke**

Besteht bereits eine **Struma** und ist diese im **Stadium I–II** ohne jegliche sonographische Veränderung, kann Jodid zum Verkleinern der Struma eingesetzt werden. Empfohlene Tagesdosen sind **100–200 μg als Jodidpräparat.** Nach dokumentierter Reduktion des Schilddrüsenvolumens auf eine normale Organgröße kann nach Zeiträumen von 1–2 Jahren auf 100 μg Jodid pro Tag zurückgegangen werden.
Weist die Struma bereits nodöse Umwandlungen (**Stadium II–III**, ohne Autonomie) auf, wurde in der Vergangenheit bevorzugt L-Thyroxin als Strumaprophylaxe bzw. -therapie eingesetzt. Aktuelle Empfehlungen gehen dahin, L-Thyroxin (übliche Dosen sind 100–150 μg, einschleichende Dosierung über 4 Wochen) auch bei der Knotenstruma nur über 1–2 Jahre anzuwenden, da dann keine weitere Verkleinerung zu erreichen ist. Anschließend könne auch hier auf Jodid übergegangen werden.

Bei bestehenden Strumen (Stadium I–II) **sollten 100–200 μg Jodid täglich eingenommen werden.** Bei gutem Ansprechen ist eine spätere Dosisreduktion möglich.

Bei **fortgeschritteneren Strumen** (Stadium II–III) mit Knotenbildungen könnte **L-Thyroxin** die sicherere Strumaprophylaxe sein (täglich 100 bis 150 μg). Ob bei Knotenstrumen später auch auf Jodid allein übergegangen werden soll, wird zur Zeit divergent diskutiert.

Merke ▶

> **Merke.** Zu warnen ist vor einer unkritischen, unnötig hoch dosierten Therapie mit L-Thyroxin bei älteren Menschen wegen der damit verbundenen Gefahr von Tachykardien und Arrhythmien.

Die Überwachung der Strumaprophylaxe bzw. -therapie erfolgt mittels Halsumfangsmessung, Palpation, Ultrasonographie und Bestimmung des basalen TSH, das nicht supprimiert sein sollte.

Bei Patienten mit **Jodfehlverwertung** nützt ein ausreichendes Jodidangebot nichts, hier ist **L-Thyroxin** zur Strumaprophylaxe erforderlich.

Es muß noch darauf hingewiesen werden, daß vereinzelt Menschen mit **Jodfehlverwertung** anzutreffen sind – ihnen nützt auch ein optimiertes Jodidangebot nichts. Der Aufmerksamkeit des Arztes (Therapie, Kontrolle) dürfen Fälle dieser Art nicht entgehen. Hier ist auf jeden Fall die Strumaprophylaxe mit **L-Thyroxin** indiziert.

Größere, kosmetisch störende oder mechanisch ins Gewicht fallende Strumen werden **reseziert.** Bei Patienten mit erhöhtem Operationsrisiko ist eine gewisse Verkleinerung durch die **Radiojodtherapie** möglich.

Ist die Struma kosmetisch störend geworden oder hat sie zu mechanischen Problemen geführt, ist die **operative Verkleinerung** (Strumaresektion) die Therapie der Wahl. Bei Patienten mit erhöhtem Operationsrisiko, Rezidivstruma, höherem Lebensalter oder multifokaler Schilddrüsenautonomie kann auch eine **Verkleinerung mittels Radiojodgabe** durchgeführt werden. Sowohl nach der Strumaresektion als auch nach der Radiojodtherapie ist in der Regel eine lebenslange Strumarezidivprophylaxe mit L-Thyroxin erforderlich.

Merke ▶

> **Merke.** Es ist ein **häufig gemachter Fehler**, daß die konsequente posttherapeutische Strumarezidivprophylaxe unterbleibt und dadurch vermeidbare Rezidiveingriffe nach Jahren und Jahrzehnten notwendig werden.

Reine L-Thyroxin-(L-T4-)Präparate reichen für die wirksame Strumaprophylaxe aus, da sich der Organismus aus dem L-Thyroxin durch Konversion selbst Trijodthyronin (T_3) herstellt.

Bei der Präparatewahl der Schilddrüsenhormone für die Strumaprophylaxe sind **reine L-Thyroxin-(L-T4-)Präparate** ausreichend. In der Vergangenheit war es nach Entdeckung des Trijodthyronins theoretisch einleuchtend gewesen, Mischpräparate (z. B. 100 µg L-Thyroxin, 20 µg Trijodthyronin [T_3]) anzubieten, um die Therapie »physiologischer« zu gestalten. Es zeigte sich dann aber, daß die Trijodthyroninzufuhr nicht selten zu Nebenwirkungen im Sinne einer leichten Hyperthyreose (Hyperthyreosis factitia) führt, darüber hinaus stellt sich ja der Organismus aus dem angebotenen L-Thyroxin mittels Konversion selbst das nötige Trijodthyronin her.

Therapieziel ist die Abschwächung des TSH-Stimulus auf Normalwerte; eine völlige Suppression ist nicht erforderlich. Jodid wirkt unterstützend.

Therapieziel ist die Abschwächung des TSH-Spiegels, insbesondere nach Stimulation (TRH-Test) – eine totale Suppression des stimulierten TSH ist dabei keinesfalls zu fordern. Jodid wirkt unterstützend. Bei Überdosierung von L-T_4 droht eine Hyperthyreosis factitia mit typischen Symptomen wie z. B. Tachykardien oder Unruhe.

Verlauf und Prognose Die Prognose ist um so besser, je früher mit der Prophylaxe oder der Therapie begonnen wird.

Verlauf und Prognose. Wie erwähnt, ist das Frühstadium der Struma klinisch stumm, medizinische Folgen sind nicht rasch zu befürchten. Je länger jedoch ohne adäquate Prophylaxe oder Therapie abgewartet wird, desto mehr häufen sich die Komplikationen, die dann erfahrungsgemäß leider gerade den älteren Menschen treffen. Um Notfallmaßnahmen wie ein Tracheostoma beim herzinsuffizienten, emphysematösen Patienten zu vermeiden, lohnt der intensive Einsatz der therapeutischen Möglichkeiten in allen früheren Stadien der Struma.

2.4 Hyperthyreose

2.4 Hyperthyreose

Die Krankheitssymptome der Schilddrüsenüberfunktion entstehen durch den Exzeß von T_3 und T_4. Am häufigsten liegt eine **Immunhyperthyreose** oder eine **Autonomie** zugrunde.

Der Krankheitskomplex der Schilddrüsenüberfunktion umfaßt heterogene Krankheitsbilder, die sich in der klinischen Symptomatik, dem Exzeß der peripheren Schilddrüsenhormone und ihrer biologischen Wirkungen treffen. Zwei häufige Formen sind zu differenzieren: die **Immunhyperthyreose** und die **Autonomie**; daneben kommen wesentlich seltener andere Formen der Hyperthyreose vor.

2.4.1 Immunhyperthyreose

Synonym: Morbus Basedow (Graves' disease)

Definition. Die Immunhyperthyreose ist eine Autoimmunerkrankung, bei der TSH-Rezeptor-Autoantikörper die Schilddrüsenfunktion stimulieren.

Epidemiologie. Hyperthyreosen treten in der erwachsenen Bevölkerung in einer Häufigkeit von 1–2% auf; hierzulande entfallen je etwa die Hälfte der Krankheitsfälle auf die Immunhyperthyreose und auf die Autonomie, während in Ländern mit ausreichender Jodversorgung die Autonomie deutlich zurücktritt. Kinder sind sehr selten betroffen.

Ätiologie und Pathogenese. Durch einen Defekt im Immunsystem werden Autoantikörper gebildet, die u.a. den TSH-Rezeptor am Thyreozyten besetzen und gleichzeitig aktivieren. Die Folge ist eine Überproduktion an Schilddrüsenhormon. Der Thyroxin- und Trijodthyroninexzeß bewirkt dann in der Hauptsache das eigentliche Krankheitsbild. Die Familie der Antikörper wird als **thyreoideastimulierende Immunglobuline** (**TSI**) zusammengefaßt.
Eine **genetische, familiäre Komponente** ist anzunehmen: Es läßt sich eine Assoziierung der Immunhyperthyreose mit den **HLA-Gruppen A1, B8, DR3** feststellen (interessanterweise ist die HLA-Assoziation bei Japanern und Chinesen anders). Welche Faktoren dann auf der Basis der genetischen

2.4.1 Immunhyperthyreose

Synonym: Morbus Basedow

◀ **Definition**

Epidemiologie Hyperthyreosen betreffen 1–2% der Bevölkerung, in Deutschland stellen Immunhyperthyreose und Autonomie etwa je die Hälfte der Fälle.

Ätiologie und Pathogenese Die Immunhyperthyreose ist eine Autoimmunerkrankung: Autoantikörper besetzen den TSH-Rezeptor und stimulieren ihn. T_4 und T_3 werden im Exzeß produziert und sezerniert. Die Familie der Antikörper sind **thyreoideastimulierende Immunglobuline (TSI)**.
Eine **genetische Prädisposition** ist anzunehmen (Assoziation mit **HLA-A1, -B8, -DR3**).

S Synopsis F-9: **Formen der Hyperthyreose**

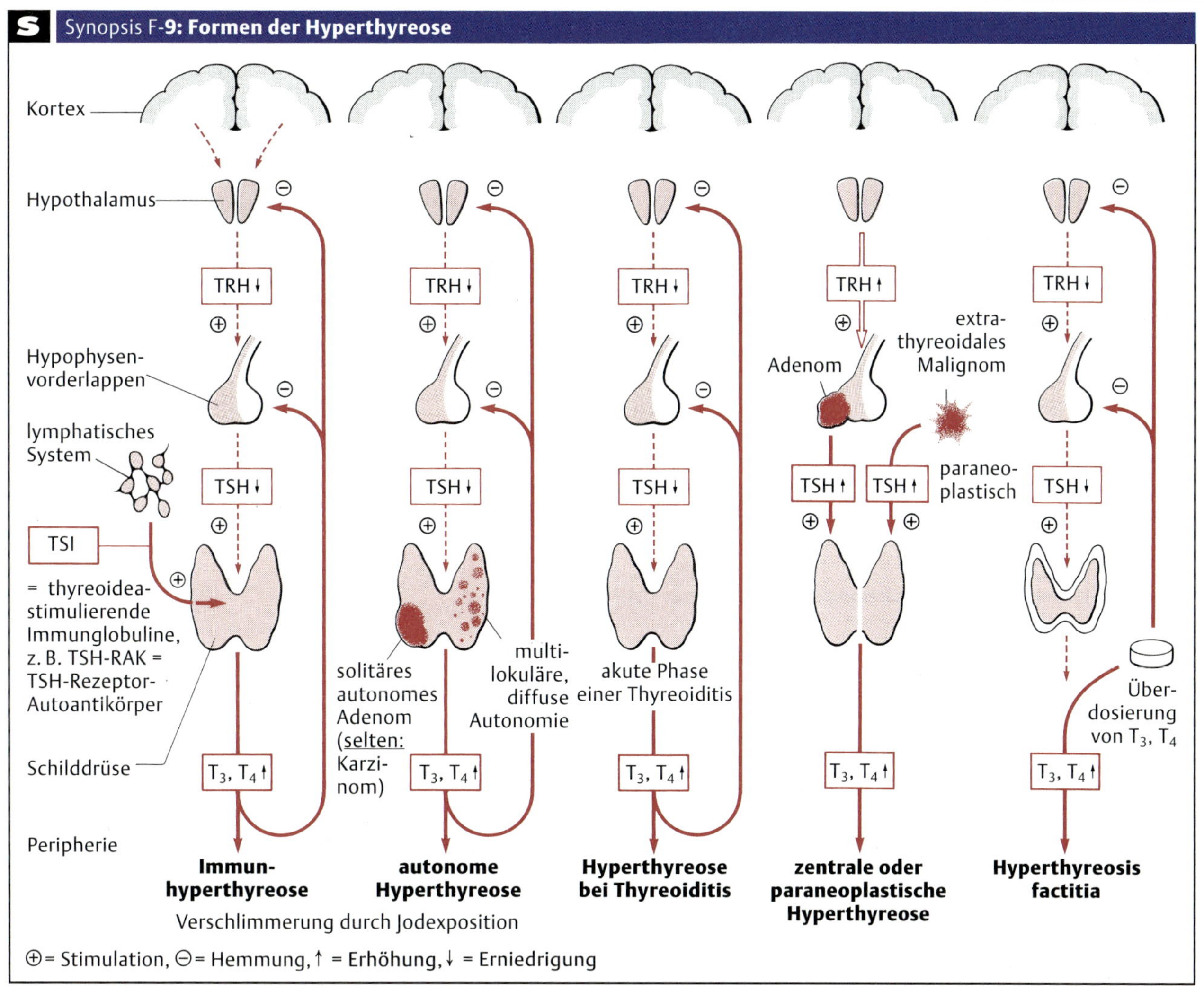

Der Mechanismus der Manifestation ist unbekannt.

Prädisposition zur Manifestation des Defektes und damit der Hyperthyreose führen, ist unbekannt. Zu denken ist wie bei anderen Autoimmunerkrankungen an bakterielle oder virale Auslöser, in der Vergangenheit fand eine Überschätzung von Streßfaktoren statt (Schreck-Basedow).

Die erhöhten T_3- und T_4-Spiegel supprimieren zwar das hypophysäre TSH; dies beeinflußt die Hyperthyreose nicht, da die Auslösung hypophysenunabhängig erfolgt (S F-**9**).

Die Stimulation des TSH-Rezeptors durch den Antikörper dauert länger an, als es für das physiologische TSH der Fall ist. Die im Überfluß gebildeten peripheren Hormone T_3 und T_4 bremsen zwar zentral im Hypothalamus und in der Hypophyse die Sekretion von TRH und TSH, dies hat jedoch keinen Einfluß auf das Krankheitsbild, da der eigentliche Stimulus ja hypophysenunabhängig erfolgt (S F-**9**).

Der **Schilddrüsenhormonexzeß steigert Oxidation und Thermogenese**, Beschleunigung des **Fettstoffwechsels** (Cholesterinabbau), des **Proteinumbaus**. Die Tachykardie ist Folge der **gesteigerten Sensibilisierung des Herzmuskels gegenüber Katecholaminen.** Der **Nebennierenrindenhormonabbau** ist **beschleunigt**. Diese Effekte werden bei allen Hyperthyreoseformen beobachtet.

Die erhöhten Schilddrüsenhormone führen zur **Steigerung der schilddrüsenhormonabhängigen biologischen Prozesse:** Oxidation und Thermogenese werden gesteigert, desgleichen Cholesterinabbau, **Glykogenabbau** und Umsatz der freien Fettsäuren. Gesteigert wird auch der **Proteinumbau**, d.h. Synthese und Abbau; letzterer überwiegt im Exzeß. Die Herzfrequenz nimmt infolge der **Sensibilisierung gegenüber den Katecholaminen** zu. Gleiches gilt für **Muskelkontraktion** und **Nervenerregbarkeit**. Der **Abbau der Nebennierenrindenhormone** wird beschleunigt. Diese Effekte werden bei allen Formen der Hyperthyreose beobachtet, während zusätzliche immunologische Phänomene auf die **Immunhyperthyreosen** beschränkt sind:

Bei der Hälfte der Patienten mit Immunhyperthyreose tritt eine **endokrine Orbitopathie** auf (F-**9**).
Im Retrobulbärraum finden immunologische Reaktionen statt, die zu lokalen Ödemen (= Chemosis) und Rundzellinfiltrationen führen. Folge sind **Exophthalmus** und **Bewegungseinschränkung des Bulbus.**

An erster Stelle ist die **endokrine Orbitopathie** zu nennen. Bei etwa der Hälfte der Kranken mit Immunhyperthyreose kommt es zu immunologischen Reaktionen peri- und retroorbitär. Es finden sich dort lokale Ödeme (= Chemosis, F-**9**), autoreaktive T-Lymphozyten, Einlagerungen von Glukosaminoglykanen und andere Zeichen von Antigen-Antikörper-Reaktionen. Durch die Ausdehnung des retrobulbären Gewebes kommt es zum **Exophthalmus** und zu **Bewegungseinschränkungen des Bulbus** mit Doppelbildern.

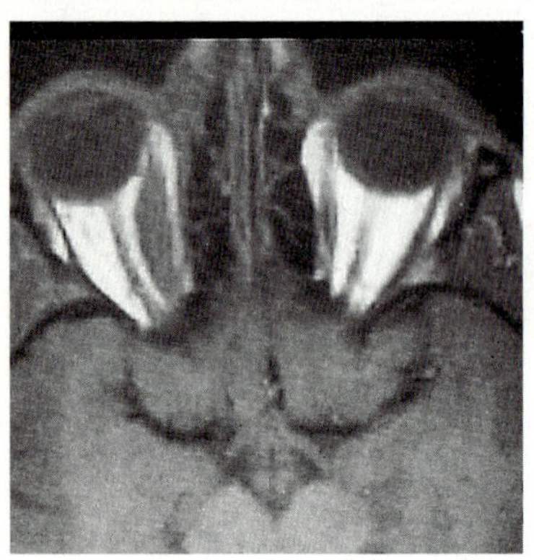

a Verdickung der äußeren Augenmuskeln (hier besonders am linken Auge nasal!), dargestellt mittels Magnetresonanztomographie.

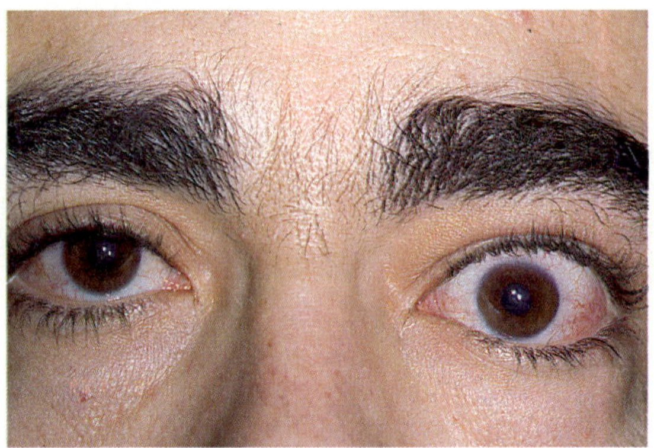

b Asymmetrischer Exophthalmus (li > re) bei Morbus Basedow. Gleichzeitig konjunktivale Gefäßinjektion.

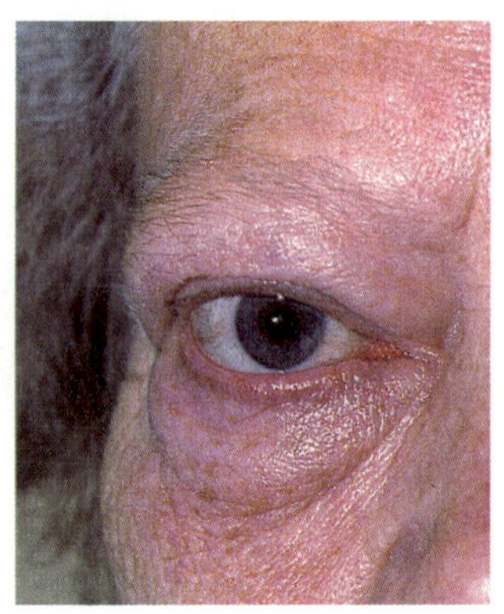

c Ödematöse Schwellung: Chemosis des Ober- und Unterlids.

F-**9 a–c: Lidschwellung und Chemosis bei endokriner Orbitopathie.**

Die spezifischen verantwortlichen Antikörper sind noch nicht erfaßbar.

Die auslösenden Antikörper sind noch nicht eindeutig definiert. Die gleiche Unklarheit besteht im Hinblick auf den Zusammenhang mit der Schilddrüsenkomponente der Erkrankung. Die routinemäßig meßbaren Schilddrüsen-Antikörper (antimikrosomal bzw. -TPO, Anti-Thyreoglobulin) sind sicherlich nicht direkt verantwortlich und zur Erklärung heranzuziehen, wenngleich lymphatische Verbindungswege zwischen der Schilddrüse und dem Retroorbitalraum nachgewiesen wurden. Diskutiert werden auch Antikörper gegen die Augenmuskulatur - möglicherweise handelt es sich um eine Mischung verschiedener Faktoren mit Überschneidung in den Wirkungen.

Die endokrine Orbitopathie ist als eigenständige Krankheit anzusehen. Sie kann vor, mit und nach der Manifestation der Hyperthyreose auftreten.

Die endokrine Orbitopathie wird heute als eigenständige Krankheit angesehen. Gegenwärtig ist nicht erklärbar, warum die endokrine Orbitopathie teilweise vor, teilweise mit und teilweise nach der Manifestation der Schilddrüsenüberfunktion auftreten kann. Gelegentlich tritt eine endokrine

Orbitopathie auch einmal ohne jegliche Schilddrüsenfunktionsstörung oder gar bei Hypothyreose auf, die dann ebenfalls immunologischer Natur ist.

Selten begleitet sie eine bleibende Euthyreose oder sogar die Hypothyreose.

> **Merke.** Es besteht kein Zusammenhang zwischen dem Schweregrad einer endokrinen Orbitopathie und der aktuellen Schilddrüsenfunktion.

◀ **Merke**

Trotz der ungeklärten Frage einer Koppelung zwischen Hyperthyreose und Orbitopathie hat erfahrungsgemäß eine optimale Behandlung der Komponente der Hyperthyreose bei der Basedowschen Krankheit günstige Auswirkungen auf den Verlauf der Orbitopathie. Rauchen verschlimmert die Orbitopathie.
Zu den immunologischen Phänomenen gehört auch das wesentlich seltener vorkommende **prätibiale Myxödem**.

Der Verlauf der Orbitopathie hängt von der Qualität der Hyperthyreosetherapie ab.

Ein seltenes immunologisches Phänomen ist das **prätibiale Myxödem.**

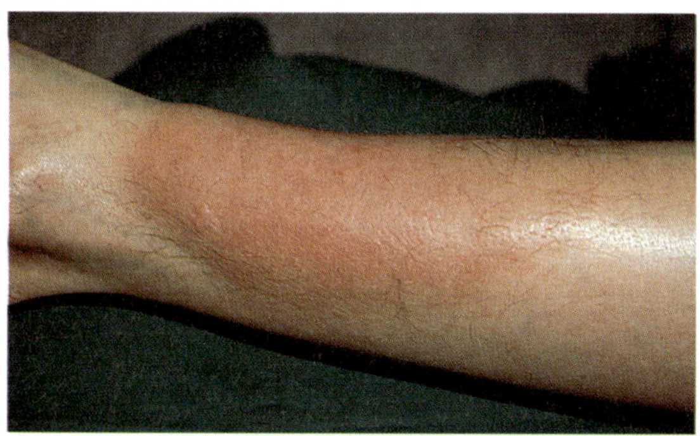

F-10: Prätibiales Myxödem bei Morbus Basedow.

Klinik. Unabhängig von der Ursache einer Hyperthyreose klagen die Patienten über eine Vielzahl von Beschwerden (F-**10**): z. B. allgemeine Unruhe, Nervosität und Schlaflosigkeit. Sie leiden unter vermehrtem Schwitzen auch bei normaler Außentemperatur. Typisch ist, daß sie sich in Räumen, in denen sich gesunde Menschen wohl fühlen, bereits überhitzt fühlen. Eine Gewichtsabnahme kann mäßig bis dramatisch sein, allerdings ist auch bei 3 % der Patienten eine Hyperthyreose trotz Adipositas und ohne erkennbare Gewichtsabnahme möglich.
Psychisch belastend, vor allem auch für Frauen, ist der vermehrte **Haarausfall**. Das Herz klopft und rast gelegentlich, besonders nachts - der Ruhepuls ist hoch. Die rasche Ermüdbarkeit infolge Muskelschwäche (endokrine Myopathie) mischt sich zum Teil mit den Zeichen eines endokrinen Psychosyndroms mit den depressiven Komponenten der Abnahme der Initiative, des Antriebs. Die Stuhlfrequenz ist vermehrt, häufig vom Patienten als »Durchfallsneigung« bezeichnet. Ein bestehender Diabetes mellitus kann sich durch die gesteigerte Glykogenmobilisation verschlechtern.
Bei der Untersuchung des Patienten fällt die typische feuchtwarme, samtene Haut auf (diese Komponente der Erkrankung kann gelegentlich den Eindruck einer Verjüngung erwecken). Die Gliedmaßen sind hyperkinetisch, beim Ausstrecken der Hände mit gespreizten Fingern zeigt sich ein feinschlägiger **Tremor**. Die **Blutdruckmessung** zeigt eine **hohe Amplitude** auf (kein typischer Hochdruck!). Neben der **Sinustachykardie** finden sich **Tachyarrhythmien** bei Vorhofflimmern.

Klinik F-**10** illustriert die Klinik. Allgemeinsymptome sind Unruhe, Nervosität, Schlafstörungen, Schwitzen und Gewichtsabnahme.

Psychisch belastend ist der **Haarausfall.** Paroxysmale Tachykardien, Palpitationen und Muskelschwäche (endokrine Myopathie) belasten zusätzlich, es kann ein endokrines Psychosyndrom auftreten. Die Stuhlfrequenz nimmt zu. Ein latenter Diabetes mellitus kann sich durch die gesteigerte Glykogenmobilisation manifestieren.

Der Patient hat eine feuchtwarme, samtene Haut. Die ausgestreckten **Finger zittern** vermehrt. **Der Blutdruck hat eine hohe Amplitude** (kein typischer Hochdruck!). Im EKG findet sich neben der **Sinustachykardie** recht häufig eine absolute **Arrhythmie** bei Vorhofflimmern.

> **Merke.** Bei jedem Patienten mit Vorhofflimmern sollte an die Möglichkeit der Auslösung durch eine Hyperthyreose gedacht werden.

◀ **Merke**

Bei der **Immunhyperthyreose** können folgende Stigmata hinzutreten:
- Die **endokrine Orbitopathie** bei 50 % der Fälle (der klassische Morbus Basedow zeichnet sich durch die **Merseburger-Trias Exophthalmus, Struma, Tachykardie** aus).
- Die **Struma** (sie ist **nicht** obligatorisch!) kann fühlbar schwirren und beim Auskultieren ein charakteristisches Rauschen hören lassen.
- Wesentlich seltener findet sich ein prätibiales Myxödem.

Zusätzliche **Zeichen bei Immunhyperthyreose:**
- **endokrine Orbitopathie** bei 50 % (Merseburger-Trias: Exophthalmus, Struma, Tachykardie)
- die **Struma** (sie ist nicht obligatorisch!) kann schwirren und rauschen
- seltener ist das prätibiale Myxödem.

Synopsis F-10: Klinik der Hyperthyreose

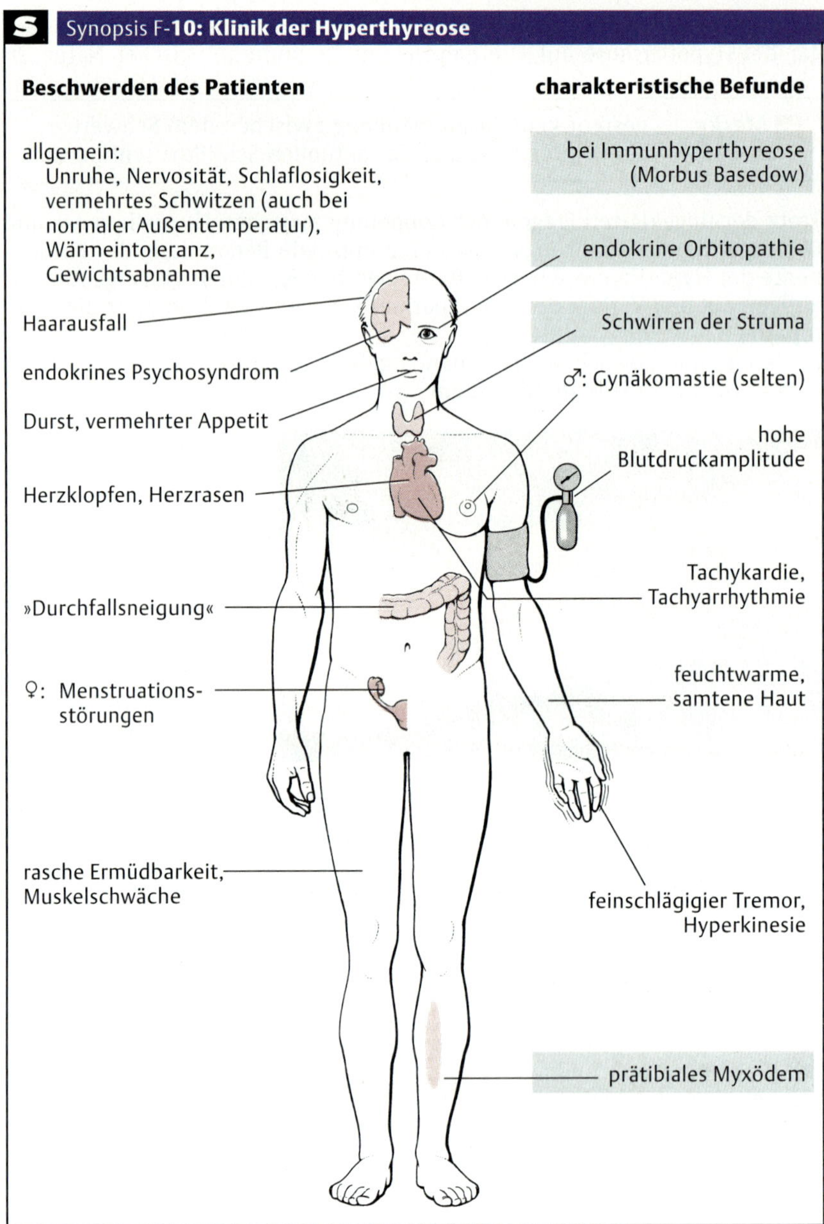

Merke ▶

Merke. Die Immunhyperthyreose-Stigmata fehlen bei der Schilddrüsenautonomie.

Die **thyreotoxische Krise** ist eine **lebensgefährliche Situation**, ausgelöst durch **Jodexposition**, Halspalpationen, Operation bei Immunhyperthyreose ohne Thyreostase.
Leitsymptome sind Pulsanstieg, Temperaturanstieg bis zu 41 °C, Erbrechen, Durchfälle, Gewichtsabnahme, ausgeprägtes Psychosyndrom. Schwerstes Stadium der Krise ist das **thyreotoxische Koma.**

Die Hyperthyreose, insbesondere die Immunhyperthyreose, kann in eine **thyreotoxische Krise** entgleisen. Auslösende Momente können sein: **Jodexposition** (z. B. jodhaltige **Kontrastmittel**), intensive Manipulation am Halsbereich, Operation einer Immunhyperthyreose ohne adäquate thyreostatische Therapie, Exsikkose.
Bei der Krise kommt es durch Wasserverlust zu einer zusätzlichen starken Gewichtsabnahme, der Puls steigt auf 140–160/min an, die Körpertemperatur entwickelt sich zu Fieber bis 41 °C, Erbrechen und Durchfälle verschlimmern das Bild. Das bereits bei der nichtdekompensierten Hyperthyreose unterschiedlich stark ausgeprägte Psychosyndrom verstärkt sich in der Krise: Im Stadium I herrschen Erregungsphasen vor, Stadium II weist Halluzinationen auf, im Stadium III ist der Patient im **Koma**. Die thyreotoxische Krise ist auch heute noch eine **lebensbedrohliche Situation** (Letalität 30–50%).

Die **endokrine Orbitopathie** (synonym endokriner Exophthalmus) läßt sich nach Schwere in 6 Stadien unterteilen (▤ F-9). Milde Formen sind **Lidschwellungen** und solche der Bindehaut (**Chemosis**, *vgl.* ◙ F-9), oft nur angedeutet an verstärkten Tränensäcken sichtbar. Über das **Hervortreten des Bulbus** und **Augenmuskelparesen** sowie eine geringere Dehnbarkeit der Antagonisten mit der Folge von **Doppelbildern** kann sich das Bild bis zum **malignen Exophthalmus** steigern. Hierbei läßt sich das Auge infolge der starken Protrusio und der enormen Konjunktivalschwellung nicht mehr schließen, und es kommt zu **Hornhautschäden**. Bei fehlender Therapie kann es auch durch den hohen Druck in der Orbita zu Durchblutungsstörungen, d. h. **Minderperfusion von Retina und Sehnerv** und dadurch zum **Verlust des Sehvermögens** kommen. Gesichtsfeldkontrollen auf Skotome sind sinnvoll. Unter adäquater Therapie sind die schwereren Stadien zumeist zu vermeiden.

Stadien der endokrinen Orbitopathie: *siehe* ▤ **F-9.**

Beim malignen Exophthalmus ist das Auge durch Hornhautschäden und Ischämie von Retina und Sehnerv bis zur Erblindung bedroht.

F-9: Klassifikation der Symptome der endokrinen Orbitopathie (stadienübergreifende Kombinationen kommen vor)

Stadium	Definition
I	nur Zeichen, keine Symptome (z. B. Oberlidretraktion = Dalrymplesches Zeichen, starrer Blick, Konvergenzschwäche = Möbiussches Zeichen, Zurückbleiben eines Augenlids beim Senken des Blickes = Graefesches Zeichen, seltener Lidschlag = Stellwagsches Zeichen)
II	Bindegewebebeteiligung (mit Zeichen und Symptomen wie Lidschwellung, d. h. Ödem der Augenlider und der Bulbusbindehaut = Chemosis, Lichtempfindlichkeit, Augentränen, Fremdkörpergefühl)
III	Protrusio bulbi bzw. bulborum = Exophthalmus
IIIa	leicht
IIIb	deutlich
IIIc	sehr ausgeprägt
IV	Beteiligung der äußeren Augenmuskeln (Paresen mit der Folge von Unscharf- oder Doppeltsehen, ausgeprägte Konvergenzschwäche, Heberschwäche, seitliche Blockade, retrobulbäre Schmerzen)
V	Korneaaffektionen (insbesondere bei Lagophthalmus: Ulzerationen)
VI	Visusverschlechterung (Druckläsion der Nervi optici mit partiellen Sehausfällen bis Sehverlust)

Laborbefunde. Bei der manifesten Immunhyperthyreose findet sich eine eindeutige Konstellation von **erhöhten peripheren Schilddrüsenhormonspiegeln** (T_3, T_4 bzw. fT_3, fT_4) **bei supprimiertem TSH** (sowohl basal als auch nach TRH-Stimulation). Beim Vorliegen einer endokrinen Orbitopathie ist die Diagnose der Hyperthyreose vom Immuntyp gesichert.
Antikörperbestimmungen können Hinweise zur Wahrscheinlichkeit einer **Immunhyperthyreose** erbringen: in 60–70 % der Fälle finden sich erhöhte antimikrosomale **Schilddrüsenantikörper** (MAK) bzw. Peroxidase-Antikörper (TPO), weniger ausgeprägt sind Anti-Thyreoglobulin-Antikörper (TAK) erhöht. Der Nachweis von TSH-Rezeptor-Antikörpern (TRAK) macht eine Immungenese wahrscheinlich. Allerdings bleibt festzuhalten, daß eine Anzahl von Patienten mit Immunhyperthyreose **keine** positiven Antikörperbefunde aufweist.
Oft, allerdings nicht immer, ist bei florider Hyperthyreose der Cholesterinspiegel gegenüber früheren Untersuchungen erniedrigt.

Laborbefunde **T_3 und T_4** (bzw. fT_3, fT_4) sind **erhöht**, das **TSH** ist **supprimiert** (auch nach TRH-Stimulation).

Bei der **Immunhyperthyreose** sind erhöhte Antikörpertiter in etwa ⅔ der Fälle vorzufinden (anti-TPO bzw. **antimikrosomale Antikörper [MAK], TRAK).**

Oft ist das Cholesterin niedriger als bei prämorbiden Untersuchungen.

Diagnostik und Differentialdiagnose. In ausgeprägten Fällen des Morbus Basedow ist die **Blickdiagnose** möglich: Der Aspekt des Patienten mit endokriner Orbitopathie in Verbindung mit seinen Beschwerden ermöglicht die direkte Diagnosestellung, die **Laborwerte** dienen dann nur der Bestätigung. Schwieriger ist es bei nicht ausgeprägten Krankheitsbildern, besonders z. B. auch bei einseitigem Exophthalmus. Hier ist das gesamte diagnostische Methodenarsenal erforderlich: einerseits die Parameter der **Schilddrüsenfunktion** zum Nachweis oder Ausschluß der Hyperthyreose, Versuch der Erfassung der typischen Augenzeichen (gelingt nur bei zwei Drittel der Fälle), morphologische Diagnostik der Orbitae mittels ophthalmologischer

Diagnostik und Differentialdiagnose Das klinische Bild des Morbus Basedow ist pathognomonisch. Patienten mit nur partieller Symptomatik (z. B. mit einseitigem Exophthalmus) bereiten differentialdiagnostische Schwierigkeiten. In diesen Fällen müssen neben den **Schilddrüsenfunktionsparametern** auch die **Antikörper** bestimmt werden.

CT, NMR und Sonographie dienen dem Nachweis oder Ausschluß von beim Morbus Basedow typischerweise auftretenden Verdickungen der äußeren Augenmuskeln oder einer anderen Ursache.

Sonographie, Computertomographie oder **Kernspintomographie** unter der Fragestellung, ob – wie beim Morbus Basedow typisch – die äußeren Augenmuskeln verdickt sind (s. F-**9 a**), oder ob ein anderweitiges Lokalgeschehen für die Protrusio bulbi oder bulborum verantwortlich ist.

Merke ▶

Merke. Liegt keine Hyperthyreose vor (euthyreote Schilddrüsenhormonwerte, positiver TRH-Test), könnte es sich bei der Orbitopathie um das Stadium vor Eintritt einer Schilddrüsenüberfunktion handeln. Regelmäßige Kontrollen im Abstand einiger Wochen sind dann erforderlich (nach Ausschluß einer anderweitigen Erkrankung der Orbita).

Ohne Orbitopathie und ohne Antikörperbefunde ist die **schwierigste Differentialdiagnose** die der **diffusen Autonomie**. Leichter ist die Abgrenzung vom lokalisierten, autonomen Adenom.

Liegt keine orbitale Manifestation vor, jedoch eine Hyperthyreose, dann sprechen positive Antikörperbefunde für den Immuntyp, negative Antikörperbefunde in Verbindung mit dem szintigraphischen Verdacht eines autonomen Adenoms für eine Autonomie.

Bei einem kleinen Teil der Patienten mit Hyperthyreose ist eine endgültige Differenzierung nicht möglich: Wenn beispielsweise ein älterer Patient ohne Augensymptome eine multinodöse Struma aufweist, in der einige Bereiche vermehrt speichern, so kann dies einerseits eine **diffuse Autonomie** sein, wobei nichtspeichernde Areale der Schilddrüse »gesünderes« Schilddrüsengewebe sein könnten. Zum anderen ist aber auch eine Immunhyperthyreose in einer regressiv veränderten Struma möglich: Die »gesunden«, lediglich von den Antikörpern stimulierten Schilddrüsenanteile wären dann die szintigraphisch dargestellten, während die nichtspeichernden Areale als regressiv eingestuft werden müßten. Diese **schwierige Differentialdiagnose** ist verhältnismäßig selten. Therapeutische Entscheidungen werden dem Arzt zumeist unabhängig von der endgültigen Differenzierung der beiden Hyperthyreoseformen aus Zusatzfaktoren wie Strumagröße, Lebensalter und Operabilität, Vorgeschichte und Familienanamnese nahegelegt.

Weitere differentialdiagnostische Möglichkeiten sind in F-**9** zusammengefaßt.

Weitere differentialdiagnostische Möglichkeiten anderer Hyperthyreoseformen sind in **F-9** und in den nachfolgenden Abschnitten dargelegt.

Merke ▶

Merke. Ein seltener, aber immer wieder beobachteter **diagnostischer Fehler** ist die Fehleinschätzung schwangerschaftsbedingter Anstiege von T_3 und T_4 (infolge angestiegenen TBGs) als Hyperthyreose. TSH kann infolge der Stimulation der Schilddrüse durch das HCG niedrig sein, selten jedoch völlig supprimiert.

Therapie Es stehen die **Behandlung mit Thyreostatika,** die **Operation** und die **Radiojod-Strahlentherapie** zur Verfügung. Diese können isoliert, in Kombination oder nacheinander angewendet werden (F-**11**).

Therapie. Für die Behandlung der Immunhyperthyreose stehen drei Therapiewege zur Verfügung, die isoliert oder auch in Kombination, neben- und nacheinander einzusetzen sind (*s. Flußschema in* F-**11**):

- medikamentöse Behandlung mit Thyreostatika
- Operation
- Radiojod-Strahlentherapie.

Merke ▶

Merke. Jede Hyperthyreose sollte zunächst zur Entlastung des Patienten mit **Thyreostatika** in den Zustand der Euthyreose versetzt werden, insbesondere vor Operationen.

Dadurch werden auch für den Fall einer erforderlichen Operation durch Senkung der Herzfrequenz und damit Entlastung des Herzens, Verbesserung der Kreislaufverhältnisse und Verbesserung des Allgemeinbefindens des Patienten günstigere Operationsbedingungen geschaffen.

Im Regelfall wird die thyreostatische Therapie bei der Immunhyperthyreose konsequent über ein Jahr fortgesetzt. Danach ist die Hälfte der Patienten im **Auslaßversuch** in Remission, bei der anderen Hälfte kommt es zur Persistenz bzw. zum Rezidiv.

Nachdem die Schilddrüse bei der Immunhyperthyreose im Prinzip gesund ist und die Ursache der Erkrankung außerhalb dieses Organs liegt, ist es berechtigt, zunächst bei der thyreostatischen Therapie zu verharren und nach bewährtermaßen konsequenter Behandlung über ein Jahr einen **Auslaßversuch** des Thyreostatikums durchzuführen. Das Kollektiv der Kranken unterteilt sich dann wie folgt: Bei etwa der Hälfte der Patienten kommt es

S Synopsis F-**11: Therapie bei Immunhyperthyreose**

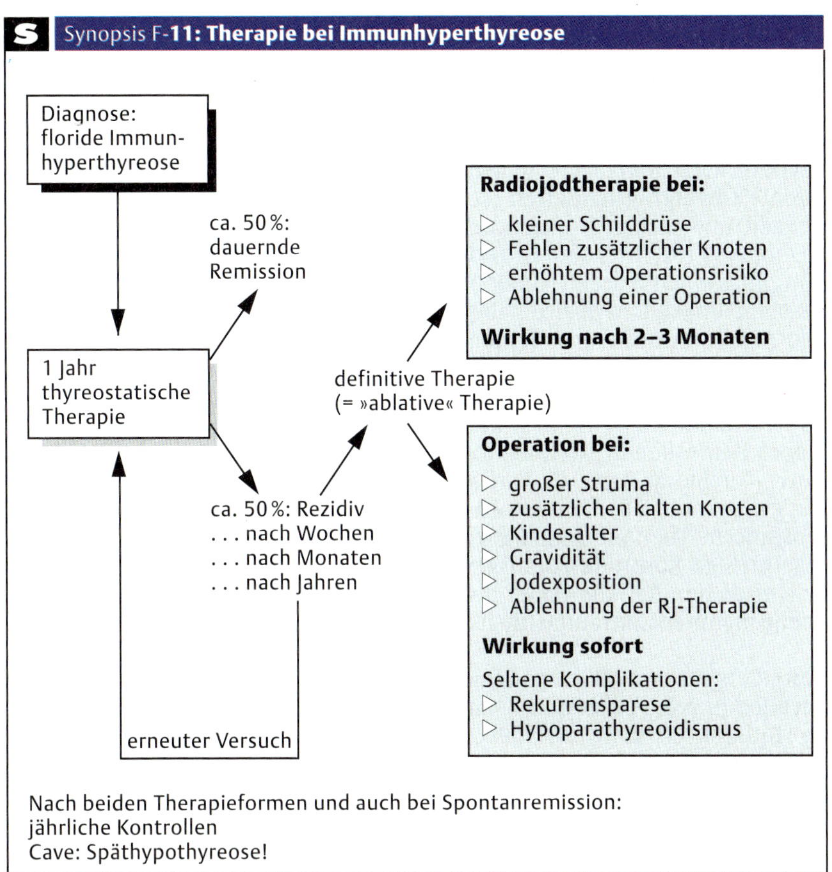

zur bleibenden Remission, bei der anderen Hälfte zeigt sich entweder eine direkte Persistenz wenige Wochen nach Absetzen des Thyreostatikums, oder es kommt zum Rezidiv in zeitlichen Abständen von Monaten bis Jahren.

Nach Erkennung des **Rezidivs** kann man sich rasch zu einer definitiven, sogenannten **thyreoablativen Therapie** entscheiden, die das überaktive Gewebe reduziert. Je nach der Persönlichkeit des Patienten ist es auch möglich, nochmals ein zweites Jahr thyreostatisch zu therapieren und dann erneut den Auslaßversuch zu unternehmen. In einem derartigen zweiten Behandlungsjahr kommen erneut einige Patienten in die Remission – andererseits gibt es Beispiele (von Patienten, die sowohl die Operation als auch die Radiojodtherapie ablehnen), daß eine Immunhyperthyreose über 10 Jahre und länger fortbestehen und thyreostatisch behandlungsbedürftig sein kann.

Beim **Rezidiv** ist eine definitive, **thyreoablative Therapie** durch Operation oder Radiojodbehandlung zu überlegen.

Für die thyreostatische Therapie sind verschiedene Medikamente geeignet (▤ F-**11**). Mittel der ersten Wahl sind **Carbimazol** und **Thiamazol**. Ersteres wird im Organismus in letzteres umgewandelt. Ein grundsätzlicher Unterschied hinsichtlich Wirkung und Nebenwirkung besteht zwischen beiden nicht. Bei immunologischen Nebenwirkungen ist von Kreuzallergie auszugehen. Die Thyreostatika vom Mercaptoimidazol-Typ hemmen die Bildung der Schilddrüsenhormone T_4 und T_3 im Niveau der Umwandlung der Jodtyrosine zu den Jodthyroninen.

▤ F-**11** gibt eine Übersicht über die gängigen Thyreostatika. **Carbimazol** und **Thiamazol** sind die Mittel der ersten Wahl. Sie hemmen die Bildung von T_4 und T_3.

Eine Alternative (insbesondere bei Unverträglichkeit der Thyreostatika der ersten Wahl) ist **Propylthiouracil** (gleicher Angriffspunkt). Die erforderlichen Dosen sind höher.

Propylthiouracil kommt in zweiter Linie in Betracht (gleicher Angriffspunkt).

Selten wird **Perchlorat** verwendet, das bereits die Jodidanreicherung in der Schilddrüse hemmt. Seine Domäne ist der **prophylaktische Schutz der Schilddrüse etwa bei Autonomie vor einer Jodexposition** (z. B. Röntgenkontrastmittel).

Perchlorat wird vor allem vor Jodexposition prophylaktisch verwendet: es hemmt die Jodidanreicherung in der Schilddrüse.

Merke ▶

Merke. Bereits gebildetes Schilddrüsenhormon wird durch Thyreostatika nicht mehr beeinflußt. Daher läßt ihr Wirkungseintritt einige Tage auf sich warten.

Nebenwirkungen der Thyreostatika sind **gastrointestinale Beschwerden, Allergien**; gefährlich sind die seltenen **Leukopenien bzw. Agranulozytosen**, die dosisabhängig sind.

Bei den Thyreostatika sind folgende **Nebenwirkungen** bekannt: **gastrointestinale Unverträglichkeiten** (selten relevant), **Allergien** mit Hauterscheinungen und Jucken – man wechselt dann den Typ des Thyreostatikums. Besonders gefürchtet sind **Leukopenien** oder gar die **Agranulozytose**. Diese Komplikationen wurden früher bei der Verwendung höherer Dosen häufiger gesehen, erfreulicherweise haben die Störungen der Granulopoese bei den heute üblichen Strategien der niedrigen Dosen stark abgenommen. Das Blutbild ist somit während der Thyreostatikatherapie zu überwachen, wobei ein Leukozytenabfall auch zwischen zwei Kontrollen akut stattfinden kann. Die außerordentliche Seltenheit dieses Ereignisses bei niedrigen Dosen läßt jedoch Kontrollen in zweimonatigen Abständen für ausreichend erscheinen. Unter Perchlorat kann als Rarität auch eine aplastische Anämie auftreten. Die genannten Nebenwirkungen sind kein Grund, auf die erforderliche thyreostatische Therapie beim Patienten mit Hyperthyreose zu verzichten, eine regelmäßige Kontrolle vorausgesetzt. Andererseits begründen diese Möglichkeiten den Rat, die Dauer der thyreostatischen Therapie nicht über die obengenannten Zeiträume hinaus auszudehnen.

Das Blutbild sollte überwacht werden, ohne daß ein Leukozytenabfall zwischen zwei Kontrollen sicher verhindert werden könnte.

Perchlorat verursacht selten eine aplastische Anämie.

Jod in hohen Dosen blockiert die Freisetzung präformierten Schilddrüsenhormons. Hochdosiert wird es im Rahmen der Behandlung der **thyreotoxischen Krise** eingesetzt (F-**10**).

Besonders für den Fall eines Leukozytenabfalls ist es wichtig zu wissen, daß auch Jod in hohen Dosen (z. B. Lugolsche Lösung) eine vorübergehende thyreostatische Wirkung entfaltet – es hemmt die Freisetzung präformierter Schilddrüsenhormone aus dem Thyreoglobulinverband im Schilddrüsenkolloid. Jodid in hohen Dosen wird im Rahmen der Behandlung der **thyreotoxischen Krise** eingesetzt (F-**10**).

F-10: Vorgehen bei thyreotoxischer Krise (in der Regel auf der Intensivstation)

Kausale Therapie	Symptomatische, begleitende Therapie
▷ Hemmung der Hormonsynthese: Thiamazol (80 mg als Bolus, danach bis 240 mg/d ▷ Hemmung der Hormonausschüttung: Jodid, 3 × 15 Tropfen Lugolsche Lösung p.o. **Cave: Bei jodinduzierter Krise ist Jodid kontraindiziert**, statt dessen: Lithiumchlorid 1500 mg/d i.v.; ggf. Plasmapherese ▷ bei bedrohlichem Verlauf und Versagen von 1. und 2.: Plasmapherese oder, insbesondere bei jodidinduzierter Krise, subtotale beidseitige Thyreoidektomie	▷ Flüssigkeits-, Elektrolyt-, Kalorienersatz parenteral ▷ Betablocker (Propranolol) ▷ Glukokortikosteroide (Prednisolon) ▷ physikalische Temperatursenkung ▷ Sedativa ▷ Thromboembolieprophylaxe

Bei der **thyreotoxischen Krise** wird intravenös Thiamazol gegeben, zwei Stunden später Jodid. Als Adjuvans dient Propranolol. Lithium wird bei jodinduzierter thyreotoxischer Krise eingesetzt.

Bei einer thyreotoxischen Krise verabreicht man zunächst intravenös hochdosiert Thiamazol, etwa zwei Stunden später therapiert man zusätzlich mit Jodid (Lugolsche Lösung). Die Herzfrequenz wird mit Betarezeptorenblokkern, insbesondere Propranolol, gehemmt. Diese Substanz hemmt auch in einem gewissen Grad die Konversion von T_4 zu T_3.
Das ebenfalls partiell thyreostatisch wirksame Lithium wird nur bei jodinduzierter Krise eingesetzt.

Glukokortikoide dienen bei der thyreotoxischen Krise dem Ausgleich der **relativen Nebennierenrindeninsuffizienz.** Allgemeinmaßnahmen sind Flüssigkeits- und Elektrolytzufuhr, physikalische Temperatursenkung, Thromboembolieprophylaxe, Antibiotika, Digitalis.
Bei der **nichtdekompensierten Hyperthyreose** ist zunächst die in F-**11** genannte Anfangsdosis zu geben. Die **Erhaltungsdosis** gilt für die Zeit bis zum Verstreichen des ersten Behandlungsjahres.

In der thyreotoxischen Krise liegt durch Beschleunigung des Metabolismus der Steroidhormone eine **relative Nebennierenrindeninsuffizienz** vor. Der Patient mit Krise muß deshalb unbedingt **Hydrokortison** als Substitution erhalten. Adjuvant sind weitere allgemeine Maßnahmen wie Flüssigkeitsersatz, Elektrolytkorrektur, physikalische Temperatursenkung, Thromboembolieprophylaxe, gegebenenfalls Antibiotika zur Infektprophylaxe und Digitalis erforderlich.
Bei der **nichtdekompensierten Hyperthyreose** beginnt man mit der in F-**11** genannten Thyreostatikum-Anfangsdosis. Man kann auch mit Dosen fast in der Größenordnung der Erhaltungsdosis (10 mg) beginnen, das Erreichen der Euthyreose kann dann allerdings etwas länger dauern.

Eine Reduktion von der Anfangsdosis ist in Abhängigkeit von dem Absinken des Schilddrüsenhormonspiegels innerhalb einiger Wochen möglich. Normalerweise erreicht man im Zeitraum von etwa einem Vierteljahr die **Erhaltungsdosis**. Diese ist, gegebenenfalls in Abhängigkeit von den Kontrollen modifiziert, für ein Jahr beizubehalten.

F-11: Gängige Thyreostatika (Tagesdosen)

	Anfangsdosis	Erhaltungsdosis
▷ Carbimazol (Neo-Thyreostat®)	30 mg (selten 60)	10–2,5 mg
▷ Methimazol = Thiamazol* (Favistan®)	40 mg (selten 60)	10–2,5 mg
▷ Propylthiouracil (Propycil®)	300 mg (selten 600)	100–50 mg
▷ Na-Perchlorat (Irenat®)	1200 mg (3 × 20 Tropfen)	(5–10 Tropfen)

* Auch als Injektionslösung verfügbar.

Zwei Strategien werden bei der Erhaltung verfolgt:
Vor allem bei sehr kleinen Strumen kann man eine **Monotherapie** lediglich mit dem Thyreostatikum betreiben.

Man kann vor allem bei sehr kleinen Strumen mit dem Thyreostatikum eine **Monotherapie** durchführen.

Merke. Es ist dann darauf zu achten, daß die Schilddrüsenhormonspiegel nicht zu tief absinken, da sonst das TSH »anspringt« und als Strumareiz die Schilddrüse wachsen läßt (Kontrollen anfangs alle 4–8 Wochen).

◄ **Merke**

Um diesen Mechanismus zu verhindern, besteht die Möglichkeit, das **Thyreostatikum** nach Erreichen der Euthyreose mit **L-Thyroxin** zu **kombinieren**. Diese Strategie hat vor allem bei doch bereits eindeutiger Struma ihre Vorteile. Die TSH-Suppression durch L-Thyroxin wirkt einem weiteren Strumawachstum entgegen. Bei derart im Gleichgewicht befindlichen Patienten mit Immunhyperthyreose reichen Kontrollabstände von 2 Monaten aus. Nach 1 (–2) Jahr(en) kann dann ein Auslaßversuch der Thyreostatikatherapie unternommen werden (*vgl.* S F-**11**).

Um dies zu verhindern, kann das **Thyreostatikum** nach Erreichen der Euthyreose **mit L-Thyroxin kombiniert** werden.

Die Monotherapie ist auf jeden Fall in der **Schwangerschaft** vorzuziehen, um mit dem Minimum an Thyreostatikum (bevorzugt Propylthiouracil) auszukommen. Im Prinzip versucht man aber, eine Hyperthyreose **vor** einer geplanten Schwangerschaft definitiv zu therapieren, um auch niedrige Dosen des Thyreostatikums in der Schwangerschaft zu vermeiden.

In der **Schwangerschaft** ist eine Monotherapie mit dem Thyreostatikum zu empfehlen.

Beim Vorliegen einer **endokrinen Orbitopathie** kommt es darauf an, die Hyperthyreose sehr konsequent zu beherrschen, ohne eine Hypothyreose zu erzeugen. Die adjuvante Gabe von L-Thyroxin zur Suppression des TSH muß ausreichend hoch sein.

Bei **endokriner Orbitopathie** sollte die Überwachung der Einstellung der Hyperthyreose optimal sein, eine Hypothyreose ist zu vermeiden.

Schreitet die Orbitopathie trotz Erreichens der Euthyreose fort, werden **Glukokortikoide** eingesetzt. Man beginnt mit 50 mg Decortin pro Tag und reduziert 1- bis 2wochenweise um 5 mg; der Glukokortikoidstoß kann auch bedarfsweise wiederholt werden. Zeitigt er kaum eine Besserung des Exophthalmus oder nimmt dieser sogar zu, sollte frühzeitig eine Retrobulbärbestrahlung mit Röntgenstrahlen o. ä. vorgenommen werden. Bei progressiver Orbitopathie (maligne Orbitopathie) können in Extremfällen Entlastungsoperationen zum Schutz des Auges und der Sehkraft erforderlich werden (Dekompressionsoperation nach *Naffziger*).

Bei fortschreitender Orbitopathie trotz Erreichens der Euthyreose, führt man einen **Glukokortikoidstoß** mit nachfolgender langsamer Dosisreduzierung durch, bei weiterer Verschlechterung oder ungenügender Wirksamkeit erfolgt eine Retrobulbärbestrahlung mit Röntgenstrahlen.
Extremfälle (maligner Exophthalmus) können eine Dekompressionsoperation zum Schutz des Auges erforderlich machen.

Noch nicht endgültig zu beurteilen im Hinblick auf die Verläßlichkeit der Wirkung sind **Immunsuppressiva** sowie **Plasmapherese**. Manche Therapeuten empfehlen auch die totale Strumaresektion (wie bei Schilddrüsenkarzinom) zum Versuch der Antigenverminderung von seiten der Schilddrüse.

Die **Schilddrüsenresektion** ist die Behandlung der Wahl bei persistierender Hyperthyreose vom Immuntyp, insbesondere bei großen Strumen, jüngeren Patienten, zusätzlichen, abklärungsbedürftigen Knoten, dem Erfordernis eines raschen Erfolges der ablativen Therapie, z. B. bei jodinduzierter Hyperthyreose (die häufiger bei der Autonomie vorkommt).

Die partielle bzw. subtotale **Schilddrüsenresektion** gehört zu den definitiven, ablativen Behandlungsmaßnahmen bei der Immunhyperthyreose. Grundsätzlich ist sie zu diskutieren, wenn die thyreostatische Therapie nach einjährigem Behandlungsversuch nicht zur bleibenden Remission führt. Alternativ bietet sich die Radiojodbehandlung an. Man tendiert bei größeren Strumen eher zur Operation. Weitere Indikationen für die Operation sind jugendliches Alter, zusätzliche, abklärungswürdige Knoten in der Schilddrüse, der Wunsch nach raschem Wirksamwerden der ablativen Therapie (die Radiojodbehandlung benötigt bis zum Maximum ihrer Wirkung mehrere Wochen, siehe unten). Damit wird die Operation wegen ihres schnellen Wirkungseintritts das Mittel der Wahl bei der jodinduzierten, teilweise thyreostatikarefraktären Hyperthyreose (häufiger bei Autonomie, seltener bei Immunhyperthyreose).

Bei sehr großer und trotz Erreichens der Euthyreose noch schwirrender Struma kann eine Verminderung der Durchblutung durch eine **»Plummerung«** versucht werden (hochdosierte Jodidgabe, *vgl.* ▤ F-**10**) Nach 10–14tägiger Therapie ist die Operation anzustreben.

Bei sehr großer und trotz Erreichens der Euthyreose noch schwirrender Struma kann eine Verminderung der Durchblutung durch eine **»Plummerung«** versucht werden. Sie besteht in einer hochdosierten Jodidgabe, entsprechend der Therapie der thyreotoxischen Krise (*vgl.* ▤ F-**10**). Man verabreicht täglich 5–15 Tropfen Lugolsche Lösung über 10–14 Tage. Anschließend ist die Operation anzustreben. Verschiebt sich der Operationszeitpunkt, besteht die Gefahr, daß die Hyperthyreose nach Abklingen des blockierenden Jodeffektes exazerbiert. Die Plummerung setzt daher unbedingt ausreichende Erfahrung voraus.

Die **Radiojodtherapie** bietet sich alternativ bei eher kleinen Strumen, erhöhtem Operationsrisiko etc. an. Zu erwägen ist sie ab dem 20. Lebensjahr. Bei noch florider Hyperthyreose, in der Schwangerschaft oder während der Stillzeit wird nicht radiotherapiert.

Ist dagegen beim Wunsch zur definitiven Therapie die Schilddrüse eher klein und in ihrer Struktur unauffällig oder ist das Operationsrisiko beim Patienten erhöht, hat die **Radiojodtherapie** ihre Vorteile. Sie ist weniger invasiv, und die erforderlichen Strahlendosen sind nicht besonders hoch. Die Risikoberechnung hat dazu geführt, daß man die Radiojodbehandlung durchaus auch jüngeren Menschen (etwa ab dem 20. Lebensjahr) empfehlen kann (Ausnahmen auch darunter sind möglich). Bei noch florider Hyperthyreose, in der Schwangerschaft oder während der Stillzeit wird nicht radiojodtherapiert.

Die volle Wirkung der Radiojodtherapie ist nach 2–3 Monaten erreicht.

Die volle Wirkung der Radiojodtherapie ist nach 2–3 Monaten erreicht. Der Therapeut versucht eine Strahlendosis zu applizieren, die die Hyperthyreose behebt, ohne in jedem Fall zur Hypothyreose zu führen.

Merke ▶

▶ ***Merke.*** Trotz dieser Bemühung kommt es im Lauf der Jahre bei einem Teil der Radiojodtherapierten zur **Späthypothyreose**, so daß auch nach erfolgreicher Behandlung, d.h. nach Erreichen der Euthyreose, jährliche Kontrollen der Schilddrüsenfunktion unbedingt anzuempfehlen sind.

Auch nach der Schilddrüsenoperation kann es zur Späthypothyreose kommen. Sonstige mögliche Komplikationen sind postoperativer Hypoparathyreoidismus und Stimmbandparese. Jährliche Kontrollen der Schilddrüsenfunktion sind auch hier angezeigt.

Gleiches gilt für die Schilddrüsenoperation, denn auch hier gibt es neben den seltenen Rezidiven in der Restschilddrüse Späthypothyreosen. Sonstige mögliche Komplikationen der Schilddrüsenoperation sind: postoperativer Hypoparathyreoidismus und Stimmbandlähmung durch Rekurrensparese (bei unkomplizierten Operationen in weniger als 1 % jeweils).

Verlauf und Prognose Die Immunhyperthyreose kommt nach thyreostatischer Therapie über 1 Jahr mit 50 %iger Wahrscheinlichkeit in Remission. Persistenz bzw. Rezidiv treten in unterschiedlichen Zeitabständen auf. Im Falle der Persistenz der Immunhyperthyreose ist die definitive Therapie anzustreben, um nicht jahrelang Thyreostatika geben zu müssen.
Die klinischen Symptome der Hyperthyreose bessern sich unter Therapie rasch. Bleibende Schäden sind die Ausnahme.

Verlauf und Prognose. Wie erwähnt, erfährt etwa die Hälfte der Patienten mit Immunhyperthyreose nach konsequenter thyreostatischer Therapie (empfehlenswert ein Jahr lang) eine bleibende Remission. Bei den übrigen Patienten treten nach kürzeren oder längeren Zeiträumen alle Übergänge zwischen der unmittelbaren Persistenz und dem Rezidiv auf. Aus diesem Grund ist die definitive, ablative Therapie bei erkennbarer Persistenz anzustreben, um den Organismus nicht jahrelang mit Thyreostatika (wenngleich in niedriger Dosis) zu belasten.

Die klinischen Symptome der Hyperthyreose bessern sich unter der Behandlung nach Erreichen der Euthyreose sehr rasch. Vegetativ stimulierte Menschen können allerdings durch die Erfahrung der Erkrankung sehr verunsichert sein und manche Symptome protrahiert erleiden. Bleibende Schäden sind ausgesprochen selten, körperliche Veränderungen wie Haarausfall und Gewichtsabnahme restituieren sich in der Regel.

Die endokrine Orbitopathie kann im Sinne einer Defektheilung in nur

Am schwierigsten ist der Komplex der endokrinen Orbitopathie. Hier sind Defektheilungen im Sinne eines bleibenden Exophthalmus möglich. Gele-

gentlich ist dann eine korrigierende Operation an den äußeren Augenmuskeln zur Vermeidung von Doppelbildern indiziert.
Sowohl bei der in die Remission eingetretenen Immunhyperthyreose als auch nach Schilddrüsenoperation oder Radiojodtherapie kommen Späthypothyreosen vor. Aus diesem Grund sollte jedem Patienten eingeschärft werden, etwa **einmal jährlich zur Kontrolle** der Schilddrüsenfunktion zum Arzt zu gehen.
Die gefährlichste Komplikation der Hyperthyreose ist die thyreotoxische Krise, in der trotz Behandlung unter Intensivbedingungen ein Teil der Betroffenen verstirbt.

partieller Besserung persistieren, ein bleibender Exophthalmus ist möglich. Dann kann eine korrigierende Operation an den äußeren Augenmuskeln notwendig werden.
Späthypothyreosen kommen bei allen Behandlungsformen vor. Daher sind jährliche Kontrollen nach überstandener Hyperthyreose angezeigt.

Klinischer Fall

Eine 53jährige Frau suchte wegen Beschwerden im Bereich der Augen (Augenbrennen, sandiges Gefühl bei Augenbewegungen, leichte Lichtscheu) den Augenarzt auf. Die Inspektion war verhältnismäßig unauffällig, lediglich eine leichte Schwellung der Unterlider und eine angedeutete Chemosis waren bemerkenswert (*vgl.* F-**9c**). Die mit dem Ophthalmometer nach *Hertel* gemessenen Werte des Bulbusstandes in der Orbita betrugen beidseits 16 mm. Da keine vorausgehenden Messungen vorlagen, war nicht eindeutig festzustellen, ob ein leichter Exophthalmus vorlag. Die Patientin wurde zur Überprüfung der Schilddrüsenfunktion zum Internisten überwiesen. Es fanden sich Normalwerte für T_4 und T_3, der TRH-Test war mit einem TSH-Anstieg um 5,5 mU/l eindeutig normal positiv. Die Schilddrüsenantikörper waren negativ. Verdachtsdiagnose war die der Möglichkeit einer endokrinen Orbitopathie bei Euthyreose, Kontrollen wurden anempfohlen. Bei der Wiederholung der Schilddrüsendiagnostik nach 3 Monaten war der TRH-Test nur noch von einem TSH-Anstieg um 2,5 mU/l gefolgt – erneut 3 Monate später lag eine leichte Hyperthyreose mit nunmehr supprimiertem TRH-Test vor. Die Orbitopathie hatte sich erfreulicherweise nicht verschlechtert. Die Patientin wurde ein Jahr lang thyreostatisch therapiert, ohne daß es zur Progression der Augenkomponente kam, Restbeschwerden blieben. Nach dem Absetzen des Thyreostatikums lebt die Patientin euthyreot (seit 2 Jahren), restliche Augenbeschwerden werden toleriert.

2.4.2 Schilddrüsenautonomie

2.4.2 Schilddrüsenautonomie

Definition. Als Autonomie wird die Situation beschrieben, wenn Zellkomplexe innerhalb der Schilddrüse Schilddrüsenhormon produzieren, ohne noch der hemmenden Rückkopplung durch das Hypophysenhormon TSH zu unterliegen und ohne durch erkennbare Faktoren wie thyreoideastimulierende Immunglobuline (TSI) wie im Falle der Immunhyperthyreose angestoßen zu sein. Die Autonomie kann sich auf ein solitäres Adenom beschränken oder multilokulär bzw. selten diffus in Erscheinung treten.

◄ Definition

Epidemiologie. Hierzulande verursachen Autonomien etwa die Hälfte der Hyperthyreosen, im Gegensatz dazu überwiegen in Ländern mit ausreichender Jodversorgung die Immunhyperthyreosen.

Epidemiologie Die Hälfte der Hyperthyreosen in der Bundesrepublik Deutschland sind durch Autonomien verursacht.

Ätiologie und Pathogenese. Es ist davon auszugehen, daß ein chronischer Stimulationsreiz in der Schilddrüse lokal begrenzt Autonomien induziert. Die Induktion von Mutationen im TSH-Rezeptor führt zu dessen konstitutiver Aktivierung. Der häufigste Anreiz zur Entwicklung einer Autonomie ist der chronische Jodmangel mit der Folge einer dauernden Stimulierung durch leicht angestiegene (nicht zwangsweise erhöhte) TSH-Spiegel. Ähnlich wirken (wenngleich viel seltener vorkommend) zum Beispiel chronisch erhöhte Wachstumshormonspiegel. Auch der hypertrophisierende Reiz des STH bei der Akromegalie führt neben dem Strumawachstum zur Autonomie. Schließlich wird vermutet, daß auch die thyreoideastimulierenden Immunglobuline bei dauernder Exposition eine Autonomie induzieren könnten. Auch die gesunde Schilddrüse enthält autonome Areale (physiologische, basale Autonomie).
Solange der Grad der Autonomie nicht sehr ausgeprägt (< 3% des Schilddrüsengewebes) und die autonome Gewebemenge bzw. das autonome Adenom klein sind, wird es keine biologischen Folgen geben: Die pro-

Ätiologie und Pathogenese Vermutlich induziert ein kontinuierlicher TSH-Reiz infolge des endemischen Jodmangels Mutationen im TSH-Rezeptor mit konstitutiver Aktivierung. Ähnlich wirken ein Wachstumshormonexzeß (Akromegalie) und vermutlich auch schilddrüsenstimulierende Autoantikörper.

Sobald die Hormonproduktion durch das autonome Gewebe den Bedarf des Körpers übersteigt, entwickelt sich eine Hyperthyreose.

Szintigraphisch lassen sich alle Übergangsstufen zwischen einem Adenom mit geringer Aktivität und einem solchen mit Hormonexzeß bis zur Überfunktion mit supprimiertem TRH-Test nachweisen (S F-12). Der Verlauf der Autonomie ist unterschiedlich: Neben Progressionen, insbesondere bei Jodexposition, kommen stagnierende Formen und (eher selten) spontane Regressionen vor.

duzierte Hormonmenge mag zwar einen Teil des täglichen Schilddrüsenhormonbedarfs ausmachen und damit zu einer gewissen Senkung des TSH führen, die Steuerung der Sekretion durch das gesunde restliche Schilddrüsengewebe steht jedoch im Vordergrund. Die Funktionslage ist noch »kompensiert«.
Wenn die vom autonomen Gewebe produzierte Hormonmenge jedoch weiter zunimmt und schließlich die Hormonsynthese des gesunden Restgewebes supprimiert, entwickelt sich schließlich die manifeste Hyperthyreose, das autonome Adenom ist »dekompensiert«. Erkennbar ist dies szintigraphisch und laborchemisch (supprimierter TRH-Test; S F-**12**).

S Synopsis F-**12: Entwicklung eines autonomen Schilddrüsenadenoms mit zunehmender Störung der Funktion der Schilddrüsenhormonachse**

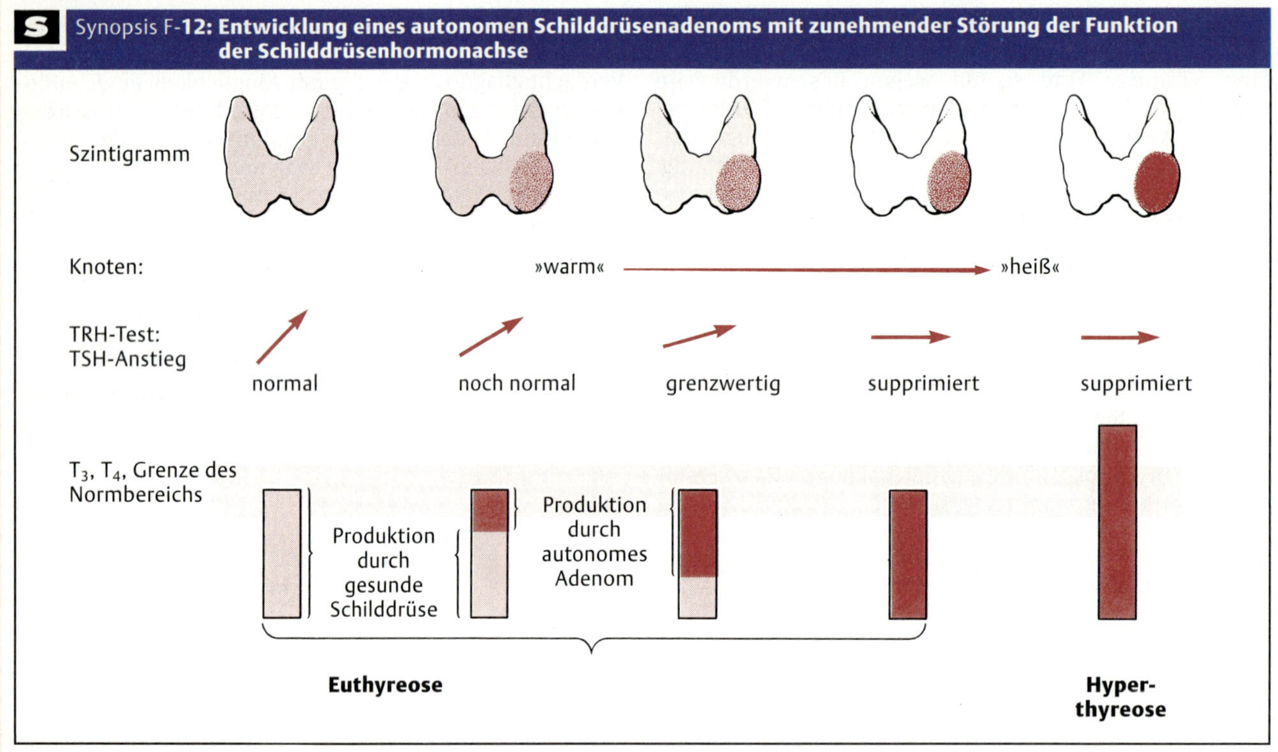

Die Entwicklung zur Überfunktion läuft jedoch nicht zwangsweise ab – autonome Adenome können ohne Progression in jedem Funktionszustand über längere Zeiträume verharren und gelegentlich auch wieder an Aktivität abnehmen, d. h. im Szintigramm als heißer Knoten verschwinden. Auslösend für den Umschlag in die Überfunktion kann eine stärkere Jodexposition sein (über die Ernährung oder iatrogen durch jodhaltige Medikamente bzw. Kontrastmittel).

Klinik **Die Klinik gleicht der Immunhyperthyreose, unterschieden ist die Symptomatik jedoch durch das Fehlen der Immunphänomene** (*s. S. 790 ff.*).

Klinik. Das noch nicht dekompensierte autonome Schilddrüsenadenom (gleiches gilt für multilokuläre oder diffuse Autonomien) macht in der Regel keine klinischen Beschwerden. Bei größeren Adenomen sind lokale Druckgefühle möglich. Manchmal wird auch ein sichtbarer Schilddrüsenknoten nur kosmetisch als störend empfunden.

Merke ▶

Merke. Bei peripherer Euthyreose, aber supprimiertem TRH-Test, sind erste klinische Symptome möglich (Verdacht auf »latente« Hyperthyreose). Bei Tachykardien, Herzarrhythmien und vegetativen Störungen ist an die Möglichkeit der Auslösung durch ein autonomes Adenom zu denken.

Ex juvantibus kann ein Therapieversuch (Thyreostatika) unternommen werden.

Gelegentlich kann erst ex juvantibus, d. h. durch thyreostatische Therapie der Autonomie, beantwortet werden, ob der Zusammenhang tatsächlich gegeben ist.

Produziert die Autonomie derart viel Schilddrüsenhormon, daß die peripheren Spiegel deutlich erhöht sind, entwickeln sich in wechselnder Verteilung die Krankheitssymptome, wie sie in F-**10** dargestellt sind (mit Ausnahme der Symptome der Immunhyperthyreose).
Ein Sympathikotonus kann eine gewisse Lidspaltenerweiterung induzieren, ohne daß dies mit einem Exophthalmus verwechselt werden darf – die endokrine Orbitopathie kommt nur beim Morbus Basedow vor.

Sind die peripheren Hormonspiegel deutlich erhöht, entwickeln sich die in F-10 dargestellten Krankheitssymptome.

Merke. Besonders beim älteren Menschen kann die Klinik oligo- oder monosymptomatisch sein – bei absoluter Arrhythmie durch Vorhofflimmern ist immer auch eine Funktionsstörung der Schilddrüse auszuschließen.

◀ Merke

Laborbefunde. Die manifeste Hyperthyreose durch Autonomie unterscheidet sich hinsichtlich der Hormonspiegel nicht von der Immunhyperthyreose: T_3 und T_4 sind erhöht (gelegentlich nur T_3; man nennt das Bild **T_3-Hyperthyreose**), TSH ist beim TRH-Test supprimiert. Die **Schilddrüsenantikörper** sind in der Regel **negativ**. Nachdem auch schilddrüsengesunde Menschen gelegentlich meßbare Schilddrüsenantikörper aufweisen können, gilt dies natürlich auch für Patienten mit Autonomien. Die Diagnosestellung, d. h. die Abgrenzung von der Immunhyperthyreose, kann hierdurch erschwert werden.

Laborbefunde T_3 und T_4 sind erhöht, eher selten kommt eine **reine T_3-Hyperthyreose** vor. TSH ist beim TRH-Test supprimiert. Die **Antikörper**-Bestimmungen sind **negativ**, allerdings auch gelegentlich (wie bei Schilddrüsengesunden) unspezifisch positiv.

Diagnostik und Differentialdiagnose. Die Indikation zur Diagnostik stellt die klinische Symptomatik der Hyperthyreose – ein Teil der Fälle mit Autonomie wird jedoch auch bei der Abklärung einer Struma bzw. Knotenstruma aufgedeckt. Sonographisch imponiert ein autonomes Schilddrüsenadenom echoarm, zentral liegt nicht selten ein echofreier Bezirk im Sinne einer zystischen Umwandlung vor. Gelegentlich ist ein autonomes Adenom aber auch echogleich. Diffuse Autonomien können im Sonogramm ein inhomogenfleckiges Bild erzeugen.

Diagnostik und Differentialdiagnose Wichtigste diagnostische Aufgabe ist die Unterscheidung zwischen Immunhyperthyreose (ohne Augensymptome) und Autonomie. Beim solitären autonomen Adenom sind Sonographie und Szintigraphie richtungweisend.

Merke. Im Schilddrüsenszintigramm imponiert das autonome Adenom als »warmer« oder »heißer« Knoten (F-**7** und F-**11**). Im ersteren Falle ist das gesunde Restgewebe noch erkennbar, im letzten nicht, es kann dann durch die Technik der Übersteuerung sichtbar gemacht werden.

Natürlich ist der Nachweis des nichtspeichernden Schilddrüsengewebes neben dem autonomen Adenom auch szintigraphisch möglich. Die quantitative Messung der Jodaufnahme in den autonomen Bezirken kann zur Diagnosestellung der Autonomie genutzt werden.
Bei unklarer Speicherung in komplex veränderten Schilddrüsen bleibt die Frage der Autonomie bei positivem TRH-Test gelegentlich unbeantwortet, es empfiehlt sich dann ein **Suppressionsszintigramm**: Man verabreicht den Patienten 7 Tage lang 60 µg Trijodthyronin oder 14 Tage lang 150–200 µg L-Thyroxin. Anschließend erfolgt ein Suppressionsszintigramm. Autonome Bezirke nehmen das Isotop weiterhin auf, während sich gesundes, d. h. der Rückkopplung unterworfenes Gewebe nicht mehr darstellt – es ist vollständig supprimiert. Die früher gelegentlich durchgeführte Darstellung der Restschilddrüse nach Stimulation durch exogenes TSH wird heute nicht mehr vorgenommen. Die **Differentialdiagnosen** der Autonomie sind die anderen Formen der Hyperthyreose und die ebenfalls echoarme Struma maligna (*s.* F-**9,** *S. 789* und *S. 814*).

Das Szintigramm kann quantifiziert werden, um die Stärke der Nuklidaufnahme diagnostisch zu verwenden.

Bei unklarer Aussage des Szintigramms kann nach hochdosierter Einnahme von T_3 oder T_4 ein **Suppressionsszintigramm** durchgeführt werden. Hier stellen sich nur noch die autonomen Areale dar.

Zur **Differentialdiagnose** der anderen Hyperthyreoseformen *siehe* **F-9.** Bei echoarmem Befund ist eine Struma maligna (szintigraphisch kalt) auszuschließen.

Therapie. Auch die Hyperthyreose durch Autonomie wird **zunächst thyreostatisch** therapiert, um nach Erreichen der Euthyreose die definitive Therapie anzustreben. **Eine thyreostatische Langzeittherapie über Jahre ist nicht empfehlenswert**, da die Spontanremission zu selten vorkommt (*Nebenwirkungen s. S. 796*).

Therapie Bei Autonomie mit Hyperthyreose werden zunächst Thyreostatika gegeben. Nach Erreichen der Euthyreose folgt die definitive Therapie. **Eine thyreostatische Langzeittherapie ist nicht empfehlenswert.**

Die **Operation** wird bei großen Adenomen, zusätzlich abklärungsbedürftigen, z. B. »kalten« Knoten und besonders jungen Patienten (bis 20 Jahre) erwogen.
Kleine Adenome, diffuse Autonomien und Situationen des erhöhten Operationsrisikos sprechen für die **Radiojodtherapie**.

Ist der Patient euthyreot, kann die definitive Therapie ohne Vorbereitung erfolgen. Als definitive Therapiemaßnahmen stehen einerseits die Operation, andererseits die Radiojodtherapie zur Verfügung.
Zur **Operation** wird man vor allem bei sehr jungen Patienten (bis etwa 20 Jahre) und großen autonomen Adenomen neigen, auch bei zusätzlichen abklärungsbedürftigen Befunden wie »kalten« Knoten wird eher das operative Vorgehen angeraten sein.
Alternativ kommt vor allem bei kleinen Adenomen, aber auch diffusen Autonomien die **Radiojodtherapie** in Betracht – die früher übliche empirische Altersgrenze von 40 Jahren gilt nicht mehr – es können durchaus auch jüngere Patienten (ab 20 Jahre) dieser gering belastenden Therapie unterzogen werden. Vorteile bietet die Radiojodtherapie naturgemäß gerade bei älteren Patienten mit erhöhtem Operationsrisiko.

Die **Langzeitüberwachung** (zumeist jährlich) ist nach der Behandlung anzuraten: Eine lebenslange **Struma-Rezidivprophylaxe** ist empfehlenswert, eine Späthypothyreose sollte nicht übersehen werden. In Betracht kommt die **Jodidsupplementierung** oder bei größeren Strumen mit zusätzlichen regressiven Veränderungen auch die **L-Thyroxin-Therapie**.

Nach der definitiven Therapie ist eine **Langzeitüberwachung** anzuraten. Lag ein solitäres Adenom in einer ansonsten gesunden Schilddrüse vor, ist das Organ nach Entfernung oder Stillegung des Adenoms in die ursprüngliche Situation des endemischen Jodmangels zurückversetzt, es sollte also auf eine lebenslange **Struma-Rezidivprophylaxe** geachtet werden. In Betracht kommt die **Jodidsupplementierung** oder (bei größeren Strumen mit zusätzlichen regressiven Veränderungen) auch die **L-Thyroxin-Therapie** (*vgl. S. 787f.*).
Bei geringerem TSH-Anstieg im TRH-Test nach Operation oder Radiojodtherapie muß nicht unbedingt mit L-Thyroxin therapiert werden, jodiertes Speisesalz ist aber mindestens anzuraten. Jährliche Kontrollen dienen dazu, eine Entwicklung zur Hypothyreose nach Radiojodbehandlung nicht zu übersehen.

Verlauf und Prognose Die Prognose ist bei adäquater Therapie günstig. Rezidive sollen durch eine Strumaprophylaxe vermieden werden.

Verlauf und Prognose. Die Prognose ist nach adäquater Therapie des autonomen Adenoms bzw. der Autonomie sehr günstig, Rezidive sollten jedoch durch entsprechende Strumaprophylaxe nach Möglichkeit vermieden werden. Gelegentlich treten sie dennoch auf, möglich sind auch Späthypothyreosen nach Radiojodtherapie. Jährliche Kontrollen sind zur Überprüfung ausreichend.

Klinischer Fall

Eine 50jährige Frau berichtete ihrem Hausarzt, sie leide anfallsweise unter beschleunigtem Pulsschlag. Das Elektrokardiogramm erbrachte einen normalen Stromkurvenverlauf. Nachdem die Periodenblutung unregelmäßig geworden war, wurden die Beschwerden als klimakterisch gedeutet. Therapeutisch wurden Valeriana-Präparate versucht.
Da keinerlei Besserung eintrat, wurde die Diagnostik erweitert. Die Schilddrüsendiagnostik ergab einen Spiegel des Gesamt-T_4 von 115 ng/ml (Normbereich 40–120 ng/ml) und ein Gesamt-T_3 von 2,0 ng/ml (Normbereich 0,7–2,2 ng/ml). Das basale TSH war supprimiert. Sicherheitshalber wurde ein TRH-Test ergänzend durchgeführt – auch nach Stimulation blieb das TSH supprimiert. Nachfolgend wurde bei palpatorisch unauffälliger Schilddrüse (ein Ultrasonogramm erfolgte nicht) ein Schilddrüsenszintigramm durchgeführt (F-**11**). Es zeigte ein gerade noch kompensiertes autonomes Schilddrüsenadenom im unteren Pol des linken Schilddrüsenlappens. Das nun nachträglich angefertigte Ultrasonogramm der Schilddrüse ergab links-kaudal einen echoarmen Bezirk, vereinbar mit einem autonomen Adenom. Man entschloß sich zu einer Radiojodtherapie, die nach mehrtägiger Einnahme von 20–40 mg T_3 (Thybon®) erfolgte, um die Restspeicherung des gesunden Schilddrüsengewebes völlig zu supprimieren. Nach 3 Monaten war das basale TSH meßbar geworden, Tachykardien waren nicht mehr aufgetreten.
Weitere Kontrollen der Patientin sind hinsichtlich der Funktion der Restschilddrüse erforderlich, um das TSH auch nicht zu hoch ansteigen zu lassen. Im vorliegenden Fall wird man bei einer späteren Struma-Rezidivprophylaxe, wenn man bei lebhaftem TSH-Verhalten mit L-Thyroxin therapieren muß, so vorsichtig dosieren, daß das TSH keinesfalls vollständig supprimiert wird, um nicht erneut (und nunmehr iatrogen) kardiale Symptome zu provozieren.

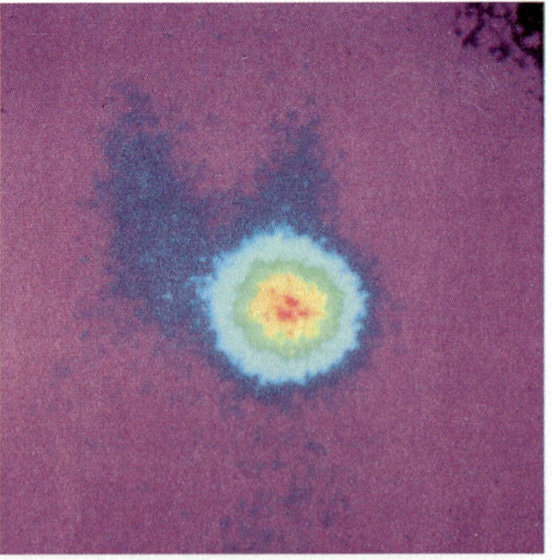

F-**11: Autonomes Schilddrüsenadenom** im linken unteren Schilddrüsenpol.

2.4.3 Sonstige Formen der Hyperthyreose

Neben den beiden Hauptformen der Hyperthyreose – Immunhyperthyreose und Autonomie – kommen wesentlich seltener andere Formen der Schilddrüsenüberfunktion vor (*vgl.* S F-**9**). Das klinische Bild ist jeweils das des Schilddrüsenhormonexzesses (ohne die Stigmata der Immunhyperthyreose).

2.4.3 Sonstige Formen der Hyperthyreose

Hyperthyreose bei Thyreoiditis

Vor allem die subakute **Thyreoiditis de Quervain** (*s. S. 811*) kann in ihrer Anfangsphase mit der Überproduktion von Schilddrüsenhormonen (und supprimiertem TSH) einhergehen. Vorübergehend kann zusätzlich zu sonstigen therapeutischen Maßnahmen (*s. S. 812*) die Gabe von β-Blockern erforderlich sein. Bei den anderen Formen der Schilddrüsenentzündung sind Hyperthyreosephasen wesentlich seltener.

Hyperthyreose bei Thyreoiditis

Besonders die **Thyreoiditis de Quervain** kann anfangs von einer Hyperthyreose begleitet sein. Vorübergehend sind dann β-Blocker erforderlich.

Zentrale (hypophysäre) Hyperthyreose

Im Vergleich zu den Überfunktionszuständen der anderen Hypophysenhormone wie Akromegalie oder zentrales Cushing-Syndrom ist ein TSH-produzierendes Adenom der Hypophyse eine Rarität. Bei typischer Hyperthyreose-Klinik finden sich dann überraschenderweise **neben erhöhten T_3- und T_4-Spiegeln auch erhöhte TSH-Spiegel**. Therapeutisch kommt eine transsphenoidale Adenomexstirpation in Betracht, symptomatisch die Gabe von Thyreostatika oder auch die Radiojodtherapie. Bei fehlendem Hypophysenadenomnachweis bei TSH-Rezeptordefekt (Schilddrüsenhormonresistenz) und einer sehr großen Struma und damit des Erfordernisses des operativen Vorgehens muß eine möglichst vollständige Entfernung der Schilddrüse angestrebt werden.

Ebenfalls als Rarität ist die extrahypophysäre paraneoplastische Überproduktion von TSH anzusehen – dieses Hormon wird nur ganz ausnahmsweise paraneoplastisch gebildet. Zu nennen ist als eine Möglichkeit das **Chorionkarzinom**.

Extrem selten ist die Schilddrüsenhormonüberproduktion durch ein **Schilddrüsenkarzinom**.

Zentrale (hypophysäre) Hyperthyreose

Sehr selten ist ein Hypophysenadenom mit **TSH-Überproduktion**. Hier ist eine neurochirurgische Operation angezeigt.

Symptomatisch lindern Thyreostatika oder die Radiojodtherapie die periphere Hyperthyreose. Bei fehlendem Adenomnachweis bei TSH-Rezeptordefekt und einer sehr großen Struma ist die totale Thyreoidektomie anzustreben.

Die extrahypophysäre paraneoplastische TSH-Sekretion mit der Folge einer Hyperthyreose ist eine Rarität; zu denken ist an ein **Chorionkarzinom**. Extrem selten erzeugt ein **Schilddrüsenkarzinom** eine Hyperthyreose.

Hyperthyreosis factitia (Hyperthyreose durch exogene Schilddrüsenhormonzufuhr)

Bei der Therapie des differenzierten Thyreozytenkarzinoms wird nach Operation und Radiojodgabe unterstützend die suppressive **Substitution mit Schilddrüsenhormon** eingesetzt. Die erforderlichen Dosen (200–250 oder 300 µg L-Thyroxin täglich) können gelegentlich Symptome einer milden Hyperthyreose hervorrufen. In derartigen Fällen sollte versucht werden, die Dosis zu vermindern. Allerdings muß auf Dauer auch das TRH-stimulierte TSH immer supprimiert bleiben.

Möglichkeiten der iatrogen induzierten Hyperthyreose sind Verschreibungsfehler oder auch Einnahmefehler von seiten des Patienten. Beabsichtigt ist die überhöhte Einnahme von Schilddrüsenhormon gelegentlich zum inadäquaten Versuch des Abbaus von Übergewicht. Eine Rarität ist die Erzeugung von Tachykardien etc. im Sinne eines Münchhausen-Syndroms (Selbstschädigung). Im weiteren Sinne ist auch die Auslösung einer **Hyperthyreose durch jodhaltige Kontrastmittel** »iatrogen« – allerdings ist dann immer die unerkannte latente Hyperthyreose (zumeist durch Autonomie) vorauszusetzen.

Hyperthyreosis factitia (Hyperthyreose durch exogene Schilddrüsenhormonzufuhr)

Schilddrüsenhormondosen über 200 µg tgl. können milde Hyperthyreosen induzieren, darunter liegende Dosen eher selten (cave: ältere Patienten).
Die Induktion einer Hyperthyreose ist kein Behandlungsweg für Adipositas.

Die **jodinduzierte Hyperthyreose** ist im weiteren Sinne auch »iatrogen«, allerdings muß vorab eine latente Hyperthyreose (zumeist Autonomie) bestehen.

Klinischer Fall

Eine 46 Jahre alte Frau war nach operativer Entfernung eines autonomen Schilddrüsenadenoms auf 100 µg L-Thyroxin als Strumarezidivprophylaxe eingestellt; das basale TSH lag darunter bei 0,47 µU/ml. Nach zwei Kontrollen im Abstand von jeweils 6 Monaten, d.h. etwa ein Jahr nach der Schilddrüsenoperation, erschien sie und klagte über Herzjagen und Schlafstörungen und versicherte, an ihrer Therapie nichts geändert zu haben. Ultrasonographisch waren die Schilddrüsenreste unauffällig, d.h. kein Verdacht auf Immunthyreopathie in der Restschilddrüse, desgleichen kein Verdacht auf neuerliches autonomes Adenom. Bei leicht erhöhten peripheren Spiegeln für T_3 und T_4 war TSH nunmehr supprimiert.
Die behandelnden Ärzte gingen von einer beginnenden Immunhyperthyreose aus, ohne daß zunächst Immunphänomene nachweisbar waren. Die Messung des Thyreoglobulins als ein in diesem Falle geeigneter Marker funktionierender Thyreozyten ergab einen praktisch nicht meßbaren Wert, so daß auf eine iatrogene Hyperthyreose geschlossen wurde.
Die Patientin wurde mit diesen Daten konfrontiert und gab dann folgendes Verhalten zu: Während sie zur Zeit der Hyperthyreose durch autonomes Adenom keine Gewichtsprobleme hatte, tendierte sie nach Gesundung zur Gewichtszunahme (gewichtsbewußte Frauen sollten auf diese Möglichkeit hingewiesen werden!). Sie hatte gehört, daß Schilddrüsenhormon der Gewichtsabnahme dienen kann und so die dreifache Dosis ihres Schilddrüsenhormons eingenommen, ohne sich ärztlich zu beraten. Die Schlafstörungen begannen etwa 3 Monate später. Dieser Fall ist also als ein nicht seltenes Beispiel der Selbstmedikation ohne Rücksprache mit dem Arzt einzuordnen. Die Diagnosestellung wurde dadurch verlängert, daß die Patientin die überhöhte Dosierung zunächst verschwieg. Bei unplausiblem Krankheitsverlauf ist der betreuende Arzt gehalten, auch an die Möglichkeit der Erzeugung eines Krankheitsbildes durch den Patienten selbst (Münchhausen-Syndrom) zu denken und die Diagnostik entsprechend zu erweitern.

2.5 Hypothyreose

Synonyme: Schilddrüsenunterfunktion, Myxödem

Definition ▶

2.5 Hypothyreose

Synonyme: Schilddrüsenunterfunktion, Myxödem

Definition. Krankheitsbild des Ausfalls der peripheren Schilddrüsenhormone, sei es durch Fehlen oder Verlust der Glandula thyreoidea (= primäre Hypothyreose), infolge des Ausfalls des hypophysären TSH (= sekundäre Hypothyreose) oder infolge des Ausfalls des hypothalamischen TRH (= tertiäre Hypothyreose).

Epidemiologie Auf 4000 Neugeborene kommt 1 angeborene Hypothyreose.
In der Erwachsenenbevölkerung ist mit 1 % Häufigkeit zu rechnen.

Epidemiologie. In der Größenordnung von 1:4000 findet sich beim Neugeborenen eine Hypothyreose, in der Regel aufgrund einer fehlenden Schilddrüsenanlage. Seltenere Ursachen sind extremer Jodmangel oder Zerstörung durch Thyreoiditis. Die erworbene Hypothyreose ist häufiger – in der erwachsenen Bevölkerung ist mit einer Hypothyreosehäufigkeit von 1% zu rechnen.

2.5.1 Primäre Hypothyreose

Definition ▶

2.5.1 Primäre Hypothyreose

Definition. Die Schilddrüse selbst ist zur Hormonproduktion (T_3, T_4) nicht in der Lage, die zentrale Steuerung (Hypothalamus: TRH; Hypophysenvorderlappen: TSH) ist intakt.

Ätiologie und Pathogenese Am häufigsten entsteht die **primäre Hypothyreose (= Ausfall der Schilddrüse)** beim Erwachsenen **nach Hashimoto-Thyreoiditis** (S F-13).
Bei Schilddrüsenhormonmangel kommt es zu Störungen der Wärmeproduktion (Verminderung), des Fett- und Eiweißstoffwechsels, der Muskelkontraktion und der Herzfrequenz.
Beim Kind und Heranwachsenden sind Gehirn- und Skelettentwicklung gestört.

Ätiologie und Pathogenese. Die häufigste Form der Schilddrüsenunterfunktion ist die des **Ausfalls der peripheren Drüse** – man spricht von einer **primären Hypothyreose** (S **F-13**). Am häufigsten entsteht sie beim Erwachsenen nach einer **Hashimoto-Thyreoiditis**. Die klinischen Folgen sind die des Schilddrüsenhormonmangels: Alle vom Schilddrüsenhormon abhängigen biologischen Prozesse sind verlangsamt. Beim wachsenden Organismus betrifft dies vor allem die **Entwicklung und Reifung von Gehirn und Knochengerüst**, beim ausgewachsenen Menschen sind Wärmeproduktion, Fettstoffwechsel, Eiweißstoffwechsel, Muskelkontraktionsfähigkeit und Herzfrequenz eingeschränkt. Selten treten zusätzliche Krankheitszeichen der Auslösung der Hypothyreose hinzu (Erkrankungen mit lokaler Zerstörung der Schilddrüse).

Synopsis F-13: Formen der Hypothyreose

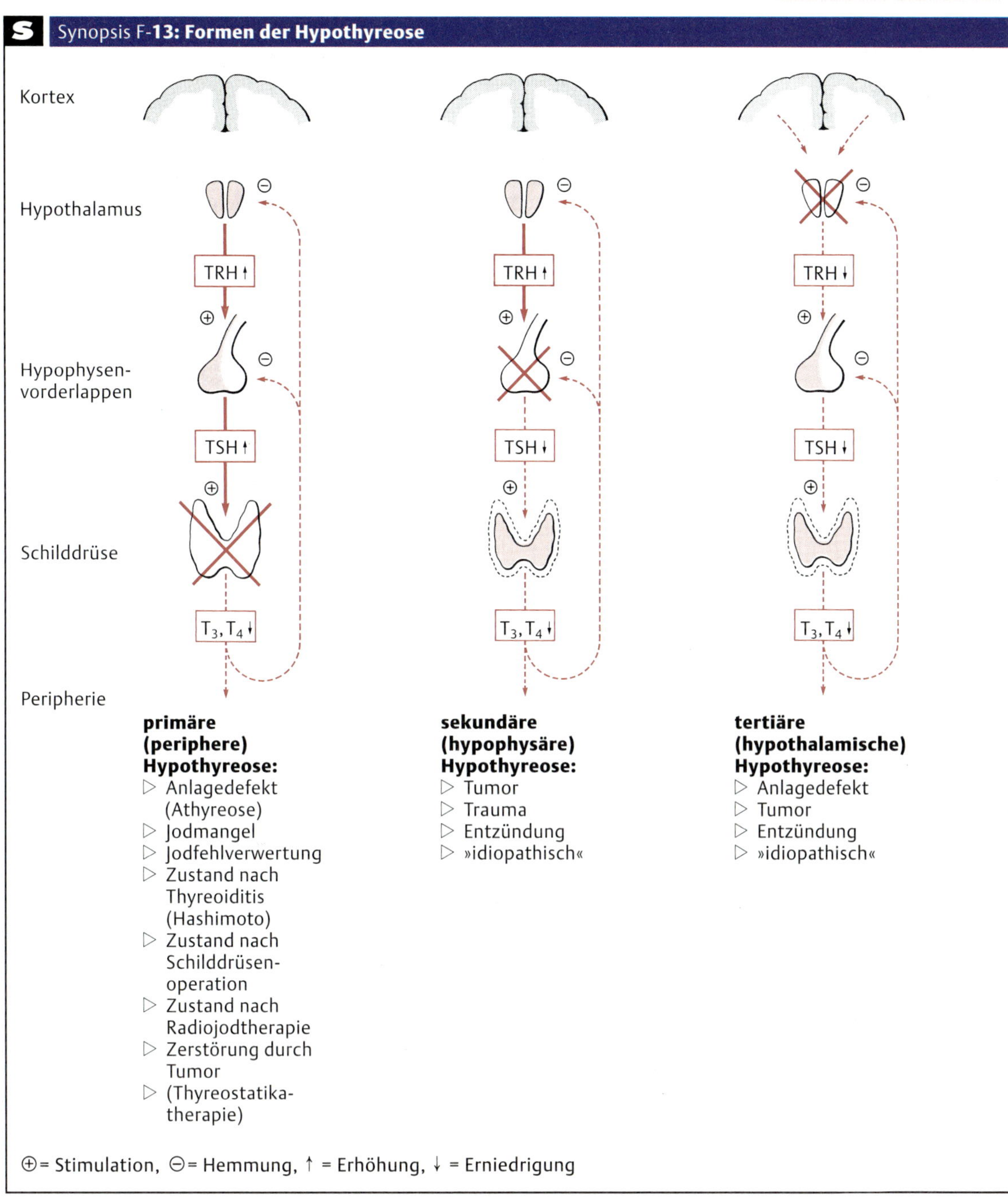

Ursachen der primären Hypothyreose sind im Neugeborenenalter neben der fehlenden Anlage die seltene Zerstörung durch Thyreoiditis und der extreme Jodmangel. Bei den sich anschließenden Altersgruppen steht dann die Zerstörung der Schilddrüse durch Autoimmunprozesse im Vordergrund (Endzustand der Hashimoto-Thyreoiditis). Selten findet sich die Zerstörung des Organs durch Tumoren. Gelegentlich prägen sich Jodmangel und Jodfehlverwertung auch erst im erwachsenen Alter aus. Seltene Einflüsse sind chronischer Jodexzeß oder unkontrollierte Therapie mit Thyreostatika oder Lithium. Schließlich kommt es bei einem Teil der Patienten mit anderen Schilddrüsenerkrankungen gelegentlich **nach Schilddrüsenoperation** (gewollt beim differenzierten Schilddrüsenkarzinom), nicht zu selten auch nach **Radiojodtherapie** zur Hypothyreose. Allen diesen Formen ist gemeinsam, daß die Zentrale intakt und das TSH damit reaktiv erhöht ist.

Ursachen der primären Hypothyreose sind fehlende Anlage, Zerstörung durch Thyreoiditis oder Tumor, extremer Jodmangel.
Seltener: Jodfehlverwertung, chronischer Jodexzeß, unkontrollierte Einnahme von Thyreostatika oder Lithium. Ein Teil der Patienten entwickelt die Hypothyreose **postoperativ** oder **nach Radiojodtherapie**. Beim differenzierten Schilddrüsenkarzinom ist die Hypothyreose mit TSH-Erhöhung vor einer postoperativen Radiojodtherapie erwünscht. Allen diesen Formen ist gemeinsam, daß die Zentrale der Schilddrüsenachse intakt und das TSH damit erhöht ist.

Klinik Bei der **angeborenen Hypothyreose** ist ohne Therapie eine adäquate Entwicklung nicht möglich. **Gehirnreifung** und **Skelettwachstum** bleiben **irreparabel geschädigt** (daher **TSH-Screening** beim Neugeborenen am 5. Tag!).
Beim Beginn der Hypothyreose im Erwachsenenalter entwickeln sich die Symptome langsam.

S F-**14** zeigt die klinischen Symptome: Die Patienten frieren, klagen über Schwäche und Leistungsunfähigkeit. Das Körpergewicht nimmt zu.

Vigilanz- und Erinnerungsstörungen sind häufig, psychotische Bilder sind möglich.

Klinik. Liegt eine **Schilddrüsenunterfunktion** bereits **zum Zeitpunkt der Geburt** oder kurz danach vor, kann sich der Mensch überhaupt nicht normal entwickeln – **schwere Entwicklungsstörungen** der Gehirnreifung und Wachstumsstörungen (Kretinismus) sind die Folge. Hier sei auf die pädiatrischen Lehrbücher verwiesen (gesetzlich vorgeschriebenes **TSH-Screening** im Rahmen der U2 beim Neugeborenen am 5. Lebenstag!).
Beim Beginn der Erkrankung im Erwachsenenalter entwickeln sich die Symptome auch beim akuten Ausfall der Schilddrüse nicht schlagartig, sondern allmählich im Laufe von Wochen. Für diesen langsamen Verlauf ist die lange Halbwertzeit des L-Thyroxins verantwortlich zu machen (im Gegensatz zu den akuten Folgen etwa des Ausfalls der Nebennierenrinden oder des endokrinen Pankreas).
S F-**14** gibt eine Übersicht über die typischen Symptome: Das Allgemeinbefinden des Patienten ist durch eine Neigung zum Frieren auch bei normaler Außentemperatur eingeschränkt, geklagt wird über eine allgemeine Schwäche und eine Abnahme der Leistungsfähigkeit. Das Körpergewicht tendiert zur Zunahme.
Nicht immer dem Patienten selbst, sondern eher der Umgebung fallen Einschränkungen der intellektuellen Leistungsfähigkeit auf: Müdigkeit, Schläfrigkeit sind verbunden mit nachlassendem Gedächtnis, Antriebs- und Denkschwäche, auch psychotische Bilder sind möglich.

S Synopsis **14: Klinik der Hypothyreose**

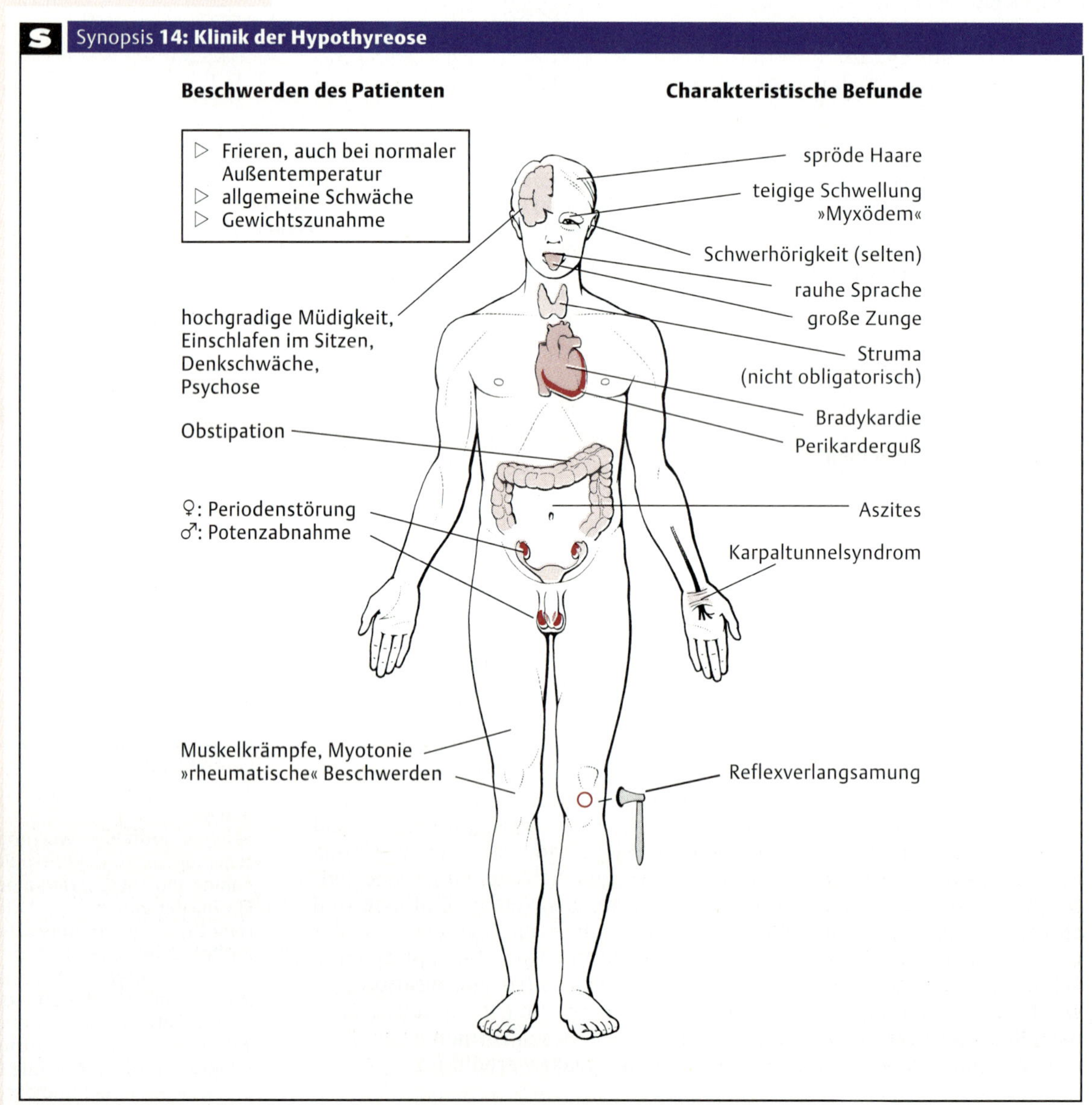

Häufig wird über Obstipation geklagt. Frauen im gebärfähigen Alter klagen über Periodenstörungen, bei Männern zeigt sich eine Abnahme von Libido und Potenz. Diese Störungen der Genitalfunktion sind naturgemäß bei älteren Menschen weniger eindrucksvoll. Am Bewegungsapparat kommt es zu Muskelkrämpfen, Myotonie – undifferenzierte »rheumatische« Beschwerden können geklagt werden.

Weitere Klagen sind Obstipation, Periodenstörungen, beim Mann Abnahme von Libido und Potenz. »Rheumatische« Beschwerden sind oft schwer zu deuten.

> ***Merke.*** Ein **häufiger Fehler** ist das Übersehen einer Hypothyreose beim alten Menschen: im Senium ist die Erkrankung nicht selten oligosymptomatisch, und einzelne Symptome werden dann als Alterserscheinung verkannt: der müde Habitus, die Verlangsamung, das verstärkte Frieren, die Verstopfung u. a.

◀ **Merke**

Bei voller Ausprägung des Krankheitsbildes ist der Aspekt charakteristisch: Das **Integument** ist **teigig geschwollen** (daher die Bezeichnung »Myxödem«; auf Druck bleibt im Gegensatz zum echten Ödem keine Delle), Ausdruck, Mimik und Bewegungen sind hochgradig reduziert (schwere Augenlider) (F-**12**). Haut und Haare sind trocken und spröde, infolge einer vergrößerten Zunge ist die Sprache kloßig, gelegentlich in sehr charakteristischer Weise rauh. An den Extremitäten kann ein Karpaltunnelsyndrom gefunden werden, die Reflexe sind verlangsamt. Flüssigkeitsansammlungen können sich als Perikarderguß und Aszites manifestieren. Als Myxödemherz bezeichnet man die Kombination von Bradykardie, Herzvergrößerung mit digitalisrefraktärer Insuffizienz und Niedervoltage im EKG.

Die **Haut** ist **teigig geschwollen** (»Myxödem«). Die Augenlider hängen herab, Haut und Haare sind trocken, die Zunge ist vergrößert, die Sprache kloßig (F-**12**). Ein Karpaltunnelsyndrom kann vorkommen, die Reflexe sind verlangsamt. Perikarderguß und Aszites sind ebenfalls möglich. Das Myxödemherz ist bradykard vergrößert, digitalisrefraktär insuffizient und zeigt im EKG eine Niedervoltage.

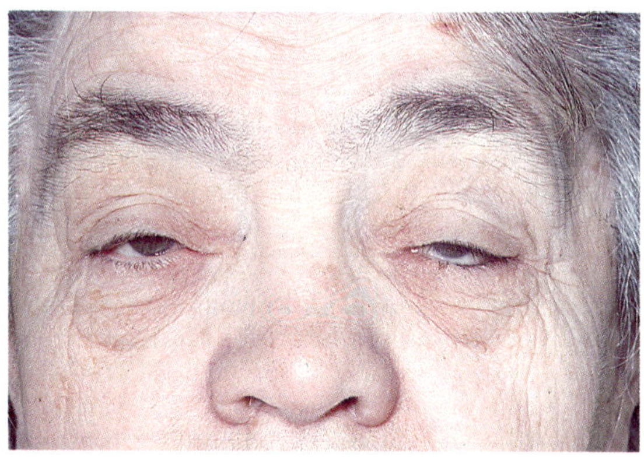

F-**12:** Aspekt einer Patientin mit **Hypothyreose.**

Die schwerste Form der Schilddrüsenunterfunktion ist das **Myxödem-Koma**. Infolge zusätzlicher Belastungen wie schwere Infekte, Auskühlung und Überanstrengung bei der unerkannten Hypothyreose kann ein Abgleiten in die Somnolenz und schließlich ins Koma erfolgen. Begleiterscheinungen sind die Entwicklung einer echten Untertemperatur, Zunahme von Obstipation und Bradykardie sowie Hypotonie. **Das Myxödem-Koma ist eine lebensgefährdende Situation mit hoher Letalität.**

Das Myxödem-Koma ist lebensgefährdend: Nach Infekten, Auskühlung, Überanstrengung gleitet der Patient in die Somnolenz und ins Koma. Klinische Zeichen sind Untertemperatur, Obstipation, Bradykardie und Hypotonie.

Laborbefunde. Die Labordiagnose der primären Hypothyreose ergibt sich aus der **Konstellation erniedrigter peripherer Schilddrüsenhormone bei gleichzeitig erhöhtem basalen TSH**; dieses kann zehnfach oder höher über der oberen Norm liegen. Der TRH-Test ist dann überflüssig.
Bei noch nicht vollständig ausgefallenem Schilddrüsengewebe ist gelegentlich das T_4 bereits eindeutig erniedrigt, das T_3 jedoch gerade noch normal. Dennoch signalisiert das erhöhte basale TSH, daß die Hypothyreose bereits wirksam ist. Bei der Autoimmungenese durch Hashimoto-Thyreoiditis finden sich erhöhte **Schilddrüsenantikörper** (stark erhöhte antimikrosomale TPO-AK, mäßig erhöhte Anti-Thyreoglobulin-AK).
Das Blutbild zeigt eine hypochrome Anämie, die BSG kann durch Eiweißverschiebung beschleunigt sein. Eine Hypercholesterinämie ist nicht obligatorisch. Schwerere Hypothyreosen gehen mit Erhöhung der Kreatinphosphoki-

Laborbefunde Das **erhöhte basale TSH** beweist die primäre Hypothyreose, die peripheren Spiegel für T_4 und T_3 sind erniedrigt. Konstellationen einer latenten Hypothyreose kommen vor. Bei Autoimmunogenese sind **Schilddrüsenantikörper** erhöht.

Weitere Blutveränderungen sind hypochrome Anämie, BSG-Beschleunigung, Hypercholesterinämie und CK-Erhöhung.

nase (CK) einher. Hypercholesterinämie und hohe CK sind Indikatoren, die Aufsättigung mit Schilddrüsenhormon nicht zu rasch vorzunehmen, da sonst kardiovaskuläre Komplikationen wie Herzinfarkt besonders beim älteren Menschen heraufbeschworen werden können (Ausnahme: Myxödem-Koma; hier ist das Risiko durch zu langsame Substitution für den Patienten größer).

Im **Myxödem-Koma** finden sich respiratorische Azidose, Hyponatriämie, Hypochlorämie, gelegentlich Hypoglykämie.

Beim **Myxödem-Koma** fällt unter den nichtthyreoidalen Laborparametern eine respiratorische Azidose, eine Hyponatriämie, eine Hypochlorämie sowie gelegentlich eine Hypoglykämieneigung auf.

Diagnostik und Differentialdiagnose
Das klinische Vollbild ist pathognomonisch. Bei schleichender Entwicklung ist jedoch die Verkennung über Jahre möglich **(sog. latente Hypothyreose).**

Diagnostik und Differentialdiagnose. Das Vollbild der Hypothyreose gestattet bereits eine Blickdiagnose, die Verifizierung geschieht über die Laborparameter. Bei **latenten Hypothyreosen** kann das klinische Bild verschleiert sein, die eindeutigen Laborwerte ermöglichen die Klarstellung. Die gleiche Situation ergibt sich nicht selten bei der Nachkontrolle älterer Patienten nach Radiojodtherapie oder Schilddrüsenoperation, die jahrelang nicht überwacht wurden.

Patienten nach Radiojodtherapie oder Strumaresektion sollten auch in der Langzeitüberwachung jährlich einmal kontrolliert werden. Sonographisch können Verdachtsmomente für die Genese erhoben werden (fehlende Anlage, Echoarmut als Zeichen durchgemachter Entzündungen etc.).

Patienten nach Radiojodtherapie oder Strumaresektion sollten auch in der Langzeitüberwachung jährlich einmal kontrolliert werden.
Mit Hilfe der Sonographie gewinnt man zusätzlich Informationen über den Lokalbefund der Schilddrüse: Sie kann klein und »vernarbt« sein, seltener sind große nodöse Strumen, bei denen das restliche funktionierende Schilddrüsengewebe nicht mehr zur Versorgung des Organismus ausreicht (schwerer Jodmangel).
Durch die Sicherheit der Schilddrüsenhormonbestimmung ist eine Verwechslung mit anderen Krankheitsbildern wie auch alimentärer Adipositas oder Ödemerkrankungen ausgeschlossen. Für die Therapie ist die Abklärung der Ursache der primären Hypothyreose nicht bis ins letzte erforderlich.

Merke ▶

> ▶ ***Merke.*** Positive Schilddrüsenantikörperbefunde lassen daran denken, daß die primäre Hypothyreose auf Autoimmunbasis gelegentlich mit anderen Endokrinopathien (Diabetes mellitus, Morbus Addison) vergesellschaftet ist.

Das **»Syndrom des niedrigen T_3«** bei Patienten auf der Intensivstation (T_3 erniedrigt, T_4 normal oder erniedrigt, TSH inadäquat niedrig) **ist keine Hypothyreose und nicht substitutionsbedürftig.** Bei differentialdiagnostischen Schwierigkeiten der Abgrenzung einer Hypothyreose kann eine Therapie mit Schilddrüsenhormon erforderlich sein.

Bei vital erkrankten Menschen (Intensivstation) kann die Funktion der Schilddrüsenhormonachse zentral »herunterreguliert« werden. Es finden sich dann niedrige Spiegel des T_3, weniger des T_4, ohne daß das TSH adäquat erhöht ist (sog. **Syndrom des niedrigen T_3**). Kompensatorisch ist das reverse T_3 erhöht. **Krankheitswert besitzt diese Konstellation nicht**, eine Substitution mit Schilddrüsenhormon führt nicht zur Besserung des Zustandes der Patienten. Sie kann jedoch notwendig werden, wenn eine echte Hypothyreose differentialdiagnostisch zur Diskussion steht.

Therapie

Therapie. Bei der Aufsättigung der Hypothyreose des Patienten mit Schilddrüsenhormon ist in der Regel kein Grund zur Eile geboten.

Merke ▶

> ▶ ***Merke.*** Zu schnelle Steigerungen der Schilddrüsenhormongaben können zu pektanginösen Beschwerden und Herzrhythmusstörungen führen. Auch über Herzinfarkte wurde berichtet.

Die Substitutionstherapie mit L-Thyroxin sollte **langsam einsetzen**. Man beginnt mit 12,5–25 µg pro Tag und steigert um diese Dosis in Abständen von 1–2 Wochen bis zur Enddosis zwischen 100 und 200 µg pro Tag (selten mehr). **Ältere Menschen sind oft überempfindlich und benötigen niedrigere Dosen.** TSH soll nicht völlig supprimiert sein.

Man beginnt mit 12,5–25 µg L-Thyroxin pro Tag und steigert im Abstand von 1–2 Wochen in dieser Größenordnung, bis in Zeiträumen von 2–3 Monaten die Enddosis erreicht ist. Diese liegt zwischen 100 und 200 µg (selten 250 µg) pro Tag. Das Wohlbefinden des Patienten ist in die Geschwindigkeit der Dosissteigerung ebenfalls einzubeziehen. Ältere Menschen sind oft überempfindlich und benötigen niedrigere Dosen. Sinnvollerweise steuert man vor allem beim älteren Menschen zunächst die Dosis von 100 µg pro Tag an, um nach Einnahme dieser Dosis über 6–8 Wochen mittels TRH-Test zu überprüfen, ob das TSH ausreichend abgefallen ist. Falls nicht, steigert man neuerlich um 25–50 µg, bis die ausreichende Substitution erreicht ist. Von ihr ist auszugehen, wenn das TSH bei 0,3 bis 0,5 liegt und beim

TRH-Test noch leicht (Anstieg um bis zu 3 mU/l) reagiert. **Es ist darauf zu achten, daß hypothyreote Patienten gegenüber Sedativa überempfindlich sind.**

Hypothyreote Patienten sind gegenüber Sedativa überempfindlich.

Therapie des Myxödem-Komas. Bei dieser lebensbedrohlichen Situation muß **L-Thyroxin hochdosiert intravenös** verabreicht werden (500 μg L-Thyroxin pro 24 Stunden, ab 2. Tag 100 μg pro 24 Stunden). Zusätzlich sind **Glukokortikoide** erforderlich (100–200 mg Hydrocortison pro Tag). Intubation und Beatmung, die Infusion von Plasmaexpandern, Glukose und Elektrolyten sind Begleiterfordernisse. Beim Behandlungsversuch der Kreislaufschwäche sind Katecholamine wirkungslos. Die Erwärmung soll endogen durch das verabreichte Schilddrüsenhormon erfolgen.

Therapie des Myxödem-Komas Hier wird L-Thyroxin intravenös infundiert (500 μg/24 h, ab 2. Tag 100 μg/24 h). Zusätzlich sind **Glukokortikoide** erforderlich sowie intensivmedizinische Maßnahmen.

Verlauf und Prognose. Die Erholung des hypothyreoten Patienten unter adäquater Substitution ist ausgezeichnet und oft erstaunlich. Bei rechtzeitiger Erkennung der Unterfunktion und adäquater Überwachung sind Einschränkungen der Lebenserwartung nicht zu befürchten. Langjährig unbehandelte Hypothyreosen können über die Hypercholesterinämie zu einer Arteriosklerose führen. Nach jahrelanger Einschränkung des Denkvermögens ist die Restitution im fortgeschrittenen Alter nicht einfach zu beurteilen.

Verlauf und Prognose Die Prognose ist bei adäquater Therapie gut. Die lange unbehandelte Hypothyreose kann über die Hypercholesterinämie zur Arteriosklerose führen.

Klinischer Fall

Ein älterer Mann fühlte sich in undefinierbarer Weise nicht voll leistungsfähig, ohne jedoch diesen Zustand als stärker belastend zu empfinden. Wegen kleiner Ungenauigkeiten im Dienst (Eisenbahner: beim Stellen von Signalen und Weichen kam es zu Fehlern) wurde er mit 61 Jahren vorzeitig pensioniert. Familiär fiel auf, daß der früher eher etwas aufbrausende Mann sehr »bequem« geworden war. Erstaunlich war den Angehörigen, daß er die noch vor einigen Jahren geliebte Gartenarbeit anderen überließ. Bei einer eher zufälligen Untersuchung fielen eine Bradykardie und eine Hypercholesterinämie auf. Die Überweisung in die Spezialklinik erfolgte zur Diätberatung und Einstellung der vermuteten Hyperlipoproteinämie.

Anamnestisch ergab sich eine subtotale Strumaresektion im Alter von 40 Jahren. Ratschläge für spätere Kontrollen wurden nach Angaben des Patienten nicht gegeben. Der äußere Aspekt war der eines »gemütlich« wirkenden adipösen Herrn, der erst auf gezielte Fragen seine Neigung zum Frieren zugab.
Die **Labordiagnostik** ergab den Befund der primären Hypothyreose.
Nach adäquater Einstellung auf 175 μg L-Thyroxin/d waren die Neigung zur Müdigkeit und die Interesselosigkeit geschwunden. Im Alter von 63 Jahren war eine Wiedereingliederung in den Beruf nicht mehr sinnvoll.

2.5.2 Sekundäre und tertiäre Hypothyreose

2.5.2 Sekundäre und tertiäre Hypothyreose

Definition. Bei der **sekundären Hypothyreose** (hypophysäre Hypothyreose) sind die thyreotropen Zellen des Hypophysenvorderlappens insuffizient, während die Schilddrüse selbst und der Hypothalamus intakt sind.
Bei der **tertiären Hypothyreose** (hypothalamische Hypothyreose) betrifft die Insuffizienz den Hypothalamus (Kern der TRH-Produktion).

◀ **Definition**

Ätiologie und Pathogenese. Bei der **sekundären (hypophysären) Hypothyreose** fehlt bei intaktem Hypothalamus das TSH – das erhöhte TRH kann in diesem Falle (ebenso wie bei der primären Hypothyreose) zum Prolaktinanstieg führen. Meist sind auch andere hypophysäre Hormone gestört. Hypophysäre Ursachen dieser Erkrankung können sein: Tumor, Trauma, Entzündung sowie eine »idiopathische« Entstehung.
Noch seltener ist die **tertiäre, hypothalamische Hypothyreose**: Infolge von Anlagedefekten, Tumor, Entzündung oder »idiopathisch« fehlt das Kerngebiet der TRH-Produktion – nachfolgend sind sowohl TSH als auch periphere Schilddrüsenhormone erniedrigt.

Ätiologie und Pathogenese Bei der **sekundären, hypophysären Hypothyreose** fehlt das TSH (bei erhöhtem TRH). Ursachen sind Hypophysentumor, -trauma, -entzündung sowie »idiopathische« Entstehung. Hier sind zumeist auch andere hypophysäre Hormone gestört.
Die **tertiäre, hypothalamische Hypothyreose** kommt als Anlagedefekt, als Folge einer Tumorerkrankung, Entzündung oder »idiopathisch« vor.

Klinik. Das klinische Bild deckt sich völlig mit dem der primären Hypothyreose. Fallweise können andere Krankheitssymptome hinzutreten, wenn etwa bei Hypophysenausfall auch ein Mangel an Nebennierenrinden- und

Klinik Die klinischen Symptome der sekundären oder tertiären Hypothyreose unterscheiden sich nicht von

denen der primären Form, sie entwickeln sich jedoch langsamer.
Bei Hypophyseninsuffizienz treten andere Symptome z. B. durch ACTH-Mangel (NNR-Insuffizienz) in Erscheinung.

Gonadenhormonen wirksam wird. Der Schweregrad der Hypothyreose erreicht oft nicht das Ausmaß wie bei der primären Hypothyreose, ein isoliertes Myxödem-Koma kommt kaum vor – eher handelt es sich bei Zuständen der Bewußtlosigkeit um ein hypophysäres Koma (bei Hypophysenvorderlappeninsuffizienz).

Laborbefunde T_3 und T_4 sind niedrig-normal oder erniedrigt – dabei ist das TSH ebenfalls niedrig und steigt im TRH-Test nicht an. Bei tertiärer Hypothyreose kann das TSH durch TRH-Gabe während einiger Tage »aufgeweckt« werden, praktische Konsequenzen hat die Unterscheidung nicht.
Hinsichtlich der Therapie ist die Unterscheidung zwischen sekundärer und tertiärer Hypothyreose unerheblich, auf jeden Fall muß aber ein **Hypophysenprozeß** ausgeschlossen werden.
Diagnostik und Differentialdiagnose
Neben die Labordiagnostik treten bildgebende Verfahren für Hypophyse und Hypothalamus (CT, NMR).

Laborbefunde. Die peripheren Schilddrüsenhormonspiegel sind erniedrigt oder niedrig-normal. Nicht selten finden sich Werte im Grauzonenbereich mit leicht erniedrigtem T_4 und noch normalem T_3. Der **TRH-Test** ist für die Diagnose wichtig und darf nicht als »supprimiert« fehlgedeutet werden.
Bei Verdacht auf tertiäre Hypothyreose kann man TRH einige Tage lang hintereinander geben, um die nichtstimulierten thyreotropen Zellen des Hypophysenvorderlappens »aufzuwecken«. Die Differentialdiagnose zwischen tertiärer und sekundärer Hypothyreose hat für die Therapie lediglich akademisches Interesse, für die Praxis muß jedoch in jedem Fall ein **Hypophysenprozeß** ausgeschlossen werden.

Diagnostik und Differentialdiagnose. Klinik und Laborspektrum ergeben die Diagnose der Unterfunktion der Schilddrüse auf zentralem Niveau. Mit den bildgebenden Verfahren wird **die Hypophyse überprüft** (Computertomogramm, Kernspintomographie).

Therapie Die Behandlung erfolgt wie bei der primären Hypothyreose mit L-Thyroxin. Die Aufsättigung kann etwas schneller erfolgen. **TSH ist kein Parameter für die Kontrolle der Einstellung.** Man muß sich am T_4 und am T_3 orientieren.

Therapie. Die Behandlung der sekundären und tertiären Hypothyreose gleicht der der primären. Da die Hypothyreose meist nicht so ausgeprägt ist (ersichtlich an noch meßbaren Schilddrüsenhormonspiegeln), kann die Aufsättigung mit L-Thyroxin etwas schneller erfolgen. Naturgemäß kann das TSH nicht zur Kontrolle der Einstellung herangezogen werden, man muß sich auf die peripheren Schilddrüsenhormonspiegel beschränken (T_4 im oberen, T_3 im mittleren Normbereich; bei vegetativen Störungen eventuell leichte Dosisverminderung).
Gegebenenfalls tritt neben die Behandlung der Hypothyreose die Substitution weiterer fehlender Hormonachsen.

Verlauf und Prognose Entscheidend kann die Prognose der Grundkrankheit sein (Hypophysentumor).

Verlauf und Prognose. Unter adäquater Therapie sind keine Spätfolgen zu befürchten. Entscheidend kann die Prognose der Grundkrankheit sein (Hypophysentumor).

2.5.3 Thyreoiditiden

Synonym: Schilddrüsenentzündungen

Epidemiologie Thyreoiditiden (F-**12**) mit klinischer Symptomatik sind eher selten.

2.5.3 Thyreoiditiden

Synonym: Schilddrüsenentzündungen

Epidemiologie. Thyreoiditiden (F-**12**) mit klinischer Symptomatik sind eher selten – etwas häufiger findet sich der Zustand nach symptomlos durchgemachter Immunthyreoiditis unter den Patienten mit Hypothyreose.

F-12: Formen der Thyreoiditis (nach der Klassifizierung der Deutschen Gesellschaft für Endokrinologie)

I. Akute Thyreoiditis
- A eitrig
- B nicht eitrig (z. B. strahlenbedingt)

II. Akut-subakute Thyreoiditis de Quervain

III. Chronische Thyreoiditis
- A Immunthyreoiditis
  1. Struma lymphomatosa Hashimoto
  2. atrophische Thyreoiditis
  (3. Morbus Basedow)
- B invasiv-sklerosierende Thyreoiditis (Riedel-Struma)
- C spezifische Thyreoiditis
  1. Tuberkulose
  2. Sarkoidose
  3. Lues
- D andere Formen
  1. sog. »silent thyroiditis«
  2. postpartale Thyreoiditis

Akute Thyreoiditis

Akute Thyreoiditis

Definition. Akute, meist durch bakterielle Erreger verursachte Entzündung, die aber auch als »Strahlenthyreoiditis« nach Radiojodtherapie auftreten kann.

◀ Definition

Ätiologie und Pathogenese. Auch die Schilddrüse kann Ansiedlungsort einer akuten bakteriellen, eitrigen Entzündung werden, denen häufig ein Fokus im Halsbereich (z. B. Tonsillen) oder eine Septikämie zugrunde liegt. Seltenere infektiöse Ursachen sind Mykobakterien (Tbc), Parasiten (Echinococcus), Pilze (Pneumocystis carinii) und Spirochäten (Treponema pallidum). Eine virale Genese akuter Thyreoiditiden konnte bislang nicht nachgewiesen werden. Nach Radiojodtherapie kommt es in ca. 1% der Fälle zu einer akuten Strahlenthyreoiditis. Auch Traumen können eine Entzündungsreaktion verursachen. Im Rahmen von Schilddrüsentumoren und Fremdmetastasen in der Schilddrüse kann es zu einer reaktiven lymphozytären Entzündungsreaktion (perineoplastische Thyreoiditis) kommen.

Ätiologie und Pathogenese In der Schilddrüse können akute eitrige Entzündungen ausbrechen, denen häufig ein Fokus im Halsbereich (z. B. Tonsillen) oder eine Septikämie zugrunde liegt. Trauma, Strahlentherapie oder Tumoren (perineoplastische Thyreoiditis) können ähnliche Bilder hervorrufen.

Klinik. Die Schilddrüse ist schmerzhaft und druckschmerzhaft sowie vergrößert. Zeichen der Inflammation wie Fieber, lokale Schwellung, Fluktuation und Rötung können die eitrige Thyreoiditis begleiten. Bei den anderen Formen sind die anamnestischen Angaben zum Trauma oder zur Strahlentherapie wegweisend.

Klinik Die Schilddrüse ist spontan schmerzhaft und druckschmerzhaft, geschwollen, gelegentlich ist die Region gerötet. Fieber und Entzündungserscheinungen treten hinzu.

Laborbefunde. Eitrige Formen zeigen eine Erhöhung der Blutsenkung sowie eine Leukozytose mit Linksverschiebung. Eher selten sind passagere Erhöhungen der Schilddrüsenhormonspiegel im Blut.

Laborbefunde BSG-Erhöhung, Leukozytose mit Linksverschiebung. Selten sind die Schilddrüsenhormonspiegel erhöht.

Diagnostik und Differentialdiagnose. Aufgrund der Klinik wird der Verdacht ausgesprochen, er wird gestützt von den Laborwerten. Im Ultraschall imponiert die Schilddrüse inhomogen, aufgelockert und eher **echoarm**. Der Diagnosesicherung dient die **Feinnadelpunktion**.
Differentialdiagnostisch kann die subakute Thyreoiditis de Quervain Anlaß zur Verwechslung geben.

Diagnostik und Differentialdiagnose Klinik und Laborwerte begründen den Verdacht, die **Feinnadelbiopsie** sichert die Diagnose. Das Ultraschallbild zeigt **Echoarmut**. Differentialdiagnostisch kommt die subakute Thyreoiditis de Quervain in Betracht.

Therapie. Die akute Thyreoiditis wird **antibiotisch** (i.v.) behandelt, eventuell sind auch **Antiphlogistika** zur Schmerzbekämpfung und Fiebersenkung erforderlich. Kühlende Auflagen wie die Eiskrawatte können lindern. Bei Abszedierung muß chirurgisch interveniert werden (Abszeßspaltung). Die seltene Begleithyperthyreose bedarf nur ausnahmsweise der vorübergehenden Therapien mit β-Blockern.
Bei den nicht eindeutig einzuordnenden akuten Thyreoiditiden ohne Bakteriennachweis wird man sicherheitshalber auch ein Antibiotikum geben.

Therapie Therapiert wird mit intravenösen **Antibiotika** und **Antiphlogistika**, lokal wirkt die Eiskrawatte schmerzlindernd. Abszesse werden chirurgisch drainiert.
Bei der seltenen Begleithyperthyreose ist nur ausnahmsweise eine Therapie notwendig.

Subakute Thyreoiditis (de Quervain)

Subakute Thyreoiditis (de Quervain)

Definition. Subakute, granulomatöse Parenchymentzündung, die sich histologisch durch die charakteristischen Langhansschen Riesenzellen auszeichnet.

◀ Definition

Ätiologie und Pathogenese. Der Entstehungsmechanismus dieser als parainfektiös eingestuften, eher subakuten Entzündung ist weiterhin unklar. Viren (z. B. Mumpserreger oder Viren der oberen Luftwege) werden als Auslöser vermutet. Es besteht eine HLA-Bw-35-Assoziation, Frauen sind häufiger betroffen. Das Krankheitsgeschehen erzeugt Lokalbeschwerden, aber auch ein allgemeines Krankheitsgefühl.

Ätiologie und Pathogenese Es handelt sich um ein infektiöses Geschehen unklarer Genese.

Klinik Neben **erheblichen Lokalbeschwerden** einschließlich **Druckschmerzhaftigkeit** bei der Untersuchung tritt ein schweres allgemeines Krankheitsgefühl mit Schwäche und Kraftlosigkeit auf. Anfangs kann eine Hyperthyreose bestehen.

Klinik. Die Patienten empfinden zunächst etwas undifferenzierte, dann **ausstrahlende Schmerzen im Bereich der Schilddrüse**. Die Ausstrahlung erstreckt sich nach kranial zum Ohr oder auf den ganzen Kopf, nach kaudal in den Thorax hinein. Einprägsam ist ein allgemeines Krankheitsgefühl, das beim Vollbild als absolute Schwäche und Kraftlosigkeit geschildert wird. Kopfschmerzen, Fieber und Myalgien können hinzutreten. Die Entwicklung des ganzen Krankheitsbildes ist eher etwas protrahiert (Wochen bis Monate). Es können klinische Zeichen einer Schilddrüsenüberfunktion bestehen.

Laborbefunde Die **BSG ist stark erhöht** (> 50 mm/1 h), keine stärkere Leukozytose. Die peripheren Schilddrüsenhormonspiegel können anfangs erhöht sein, sind aber häufiger normal.

Laborbefunde. Die **BSG ist stark beschleunigt** (häufig bis zu 100 mm n. W. in der ersten Stunde und darüber) und das CRP erhöht, ohne daß eine stärkere Leukozytose vorliegt. Die peripheren Schilddrüsenhormonspiegel sind eher normal, bei einem Teil der Patienten jedoch vorübergehend erhöht. Bei schnellem Verlauf muß der TRH-Test dabei noch nicht völlig supprimiert sein.

Diagnostik und Differentialdiagnose Klinik und BSG begründen die Diagnose, die Zytologie aus der **Feinnadelpunktion** sichert sie (**Langhanssche Riesenzellen**.
Sonographisch ist die **Schilddrüse echoarm** und inhomogen. Differentialdiagnostisch abzugrenzen sind schleichende Formen der akuten Thyreoiditis, Erkrankungen des lymphatischen Gewebes, selten Malignome.

Diagnostik und Differentialdiagnose. Der Verdacht ergibt sich aus der Klinik: Verdächtig ist die hohe Blutsenkung. Der Beleg der Diagnose ist aus der **Feinnadelzytologie** möglich: Das Zellbild zeigt die typischen Granulome mit ungeordneten **Langhansschen Riesenzellen** um Kolloidreste.
Der Wert der Schilddrüsenantikörperbestimmung ist gering.
Sonographisch imponiert die **Schilddrüse** fleckig **echoarm** und inhomogen. Differentialdiagnostisch abzugrenzen sind schleichende Formen einer akuten Thyreoiditis, Entzündungsprozesse des lymphatischen Gewebes, eher selten maligne Erkrankungen.

Therapie Leichte Formen sprechen auf Antiphlogistika an, schwere erfordern **Glukokortikoide**. Innerhalb von Wochen schleicht man sie aus. Ein Rezidiv der Beschwerden kann eine Erhöhung der Glukokortikoiddosis erforderlich machen. Der Krankheitsverlauf kann sich über Monate hinziehen. Die Erkrankung heilt aber spontan aus.

Therapie. Leichtere Formen der subakuten Thyreoiditis de Quervain lassen sich durch Antiphlogistika sehr gut lindern, es hilft dann bereits Acetylsalicylsäure.
Bei schwereren Verläufen kommt man jedoch um eine **Glukokortikoidtherapie** nicht herum; eine nicht zu zögerliche Entscheidung bedeutet dann für den Patienten eine enorme Erleichterung und rasche Befreiung von seinen Beschwerden. Man gibt einen Prednisonstoß (50 mg pro Tag) und reduziert alle 1 bis 2 Wochen um 5 mg. Dabei verschwinden sowohl das schwere Krankheitsgefühl als auch die örtlichen Beschwerden. Über Wochen schleicht man sich aus, Rückfälle bei individuell zu rascher Dosisverminderung sind jedoch möglich. Der Verlauf der subakuten Thyreoiditis kann zwischen einigen Wochen bis Monaten liegen, nur selten zieht sich die Krankheit über ein Jahr hin.

Bei transienter Hyperthyreose sind vorübergehend Betablocker erforderlich.

Wenn die Schilddrüsenhormonspiegel gleichzeitig deutlich erhöht sind und klinische Symptome auch auf diese zusätzliche Komponente der Erkrankung zu beziehen sind, muß vorübergehend z. B. mit Betablockern therapiert werden. Meist klingt die hyperthyreote Phase der Erkrankung innerhalb weniger Wochen ab.

Verlauf und Prognose Die Prognose ist gut. Die Thyreoiditis de Quervain heilt auch ohne Therapie aus. Allerdings macht die Schwere des Krankheitsverlaufs die symptomatische Therapie oft unerläßlich. Nur selten entwickeln sich substitutionsbedürftige Späthypothyreosen.

Verlauf und Prognose. Die subakute Thyreoiditis de Quervain ist für den Patienten oft belastender als es der tatsächlichen medizinischen Gefährdung entspricht. Die Therapie ist rein symptomatisch und kann den Verlauf der Thyreoiditis kaum beeinflussen, die Stärke der Symptome bestimmt die Intensität der Therapie. Auch ohne Therapie kommt es allmählich zum Sistieren der Entzündung. Je nach Grad der entzündlichen Gewebszerstörung kann eine passagere Hypothyreose auftreten, die nur in etwa 2–5 % d. F. dauerhaft substitutionsbedürftig ist.

Chronische Thyreoiditis (Hashimoto)

Chronische Thyreoiditis (Hashimoto)

▶ ***Definition.*** Durch einen immunogenen, chronischen lymphozytären Entzündungsprozeß kommt es allmählich zur Verödung der Schilddrüse.

◀ **Definition**

Ätiologie und Pathogenese. Diese chronische Form der Schilddrüsenentzündung führt zum Komplex der Immunthyreopathien. Überschneidungen mit der Immunhyperthyreose vom Typ Basedow sind möglich. Der autoimmune Befall der Schilddrüse durch T-Lymphozyten und Plasmazellen (TPO-AK, TAK) bewirkt im Laufe von Jahren den Untergang der funktionsfähigen Thyreozyten, woraus eine primäre Hypothyreose resultieren kann. Gelegentlich treten weitere Autoimmundefekte auf: Morbus Addison, Diabetes mellitus Typ I, perniziöse Anämie.

Ätiologie und Pathogenese Diese chronische lymphozytäre Entzündung gehört zu den Immunthyreopathien (wie der Morbus Basedow). Häufige Krankheitsfolge ist die spätere primäre Hypothyreose.

Klinik. Der eigentliche Entzündungsvorgang verläuft in der Regel ohne Symptome, milde Lokalbeschwerden können übersehen werden. Klinisch manifest wird die chronische Hashimoto-Thyreoiditis erst im Stadium der Schilddrüsenunterfunktion mit Hypothyreose.

Klinik Die Klinik ist in der Regel stumm, leichte Lokalbeschwerden sind möglich. Die Diagnose wird meist erst im Stadium der Hypothyreose gestellt.

Laborbefunde. Die Schilddrüsenfunktionsparameter sind lange Zeit völlig normal, erst im Stadium des »Ausgebranntseins« ergibt sich die Konstellation der primären **Hypothyreose**. Die Schilddrüsenantikörper gegen Thyreoglobulin (TAK) und Mikrosomen (MAK) bzw. TPO sind oft stark erhöht.

Laborbefunde Anfangs sind lediglich TAK und MAK bzw. TPO-AK erhöht, erst spät ergibt sich das Laborspektrum der primären **Hypothyreose**.

Diagnostik und Differentialdiagnose. In der Regel wird die Erkrankung erst im Stadium der Hypothyreose diagnostiziert. Gelegentlich kommt es zur Zufallsdiagnose einer Hashimoto-Thyreoiditis infolge etwa einer Echoarmut im Sonogramm. Auch erhöhte Schilddrüsenantikörper ohne klinische Symptome können Anlaß zur Diagnosestellung sein. Andere Autoimmunerkrankungen sollten ausgeschlossen werden (F-**13**).

Diagnostik und Differentialdiagnose Vor dem Stadium der Hypothyreose wird die Hashimoto-Thyreoiditis eher zufällig diagnostiziert (Echoarmut im Sonogramm, erhöhte Schilddrüsenantikörper; F-**13**).

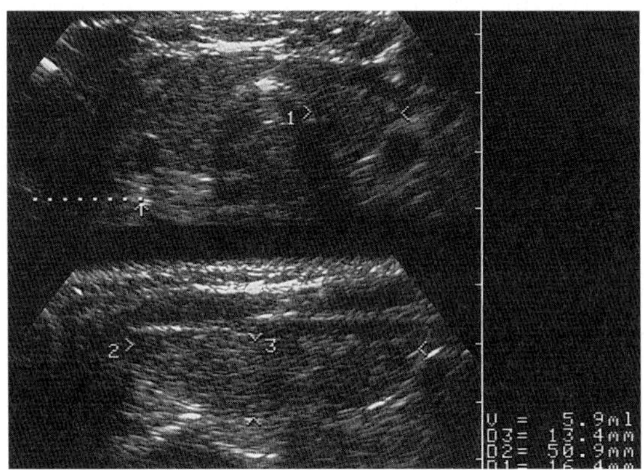

F-**13: Hashimoto-Thyreoiditis im Sonogramm:** inhomogene Echoarmut.

Therapie. Die Entzündung als solche bedarf keiner Therapie. Unnötigerweise wird gelegentlich beim Befund hoher Antikörpertiter ohne klinische Beschwerden antiphlogistisch, antibiotisch oder gar mit Glukokortikoiden therapiert. Therapiebedürftig ist jedoch die Hypothyreose. Die L-Thyroxin-Dosierung richtet sich nach dem individuellen Bedarf wie auf *S. 808* angegeben und sollte TSH-Spiegel im mittleren Normbereich erzielen.

Therapie Eine Therapie der zufallsentdeckten Entzündung ist nicht nötig. Zu achten ist auf die Entwicklung einer Hypothyreose, die substituiert werden muß. Glukokortikoide sind wirkungslos.

Verlauf und Prognose. Eine Gefährdung des Patienten besteht nur bei unbehandelter Hypothyreose. Durch jährliche Kontrollen nach zufallsentdeckter Hashimoto-Thyreoiditis wird eine Späthypothyreose rechtzeitig entdeckt, unter Substitution ist der Patient wie ein Gesunder zu betrachten.

Verlauf und Prognose Die Prognose ist gut, die Substitution der späteren Hypothyreose vorausgesetzt.

Seltene Formen einer chronischen Thyreoiditis

- **Riedel-Struma:** Bei dieser seltenen Entzündung imponiert die Schilddrüse »eisenhart«. Eine medikamentöse Therapie ist nicht möglich (evtl. Versuch mit Glukokortikoiden) – palliativ wird operativ verkleinert.
- **Tuberkulose, Lues (selten andere Infektionen):** Bei spezifischen Thyreoiditiden wird die Grundkrankheit (Tuberkulose, Lues) therapiert.
- **Die symptomlose Thyreoiditis** heilt in 75% aus. Die **postpartale Thyreoiditis** ist durch eine zu starke Jodzufuhr bedingt.

Seltene Formen einer chronischen Thyreoiditis

- **Riedel-Struma (»eisenharte Struma«):** Unter eher milden Lokalbeschwerden kommt es zu einer sklerosierenden Verhärtung der Schilddrüse mit geringer Infiltration auch der Nachbarorgane. Eine autoimmune Genese ist wahrscheinlich, da in 50% d.F. Schilddrüsenautoantikörper gefunden werden und eine Assoziation mit dem Morbus Basedow besteht. Eine medikamentöse Beeinflussung ist nicht möglich (eventuell Versuch mit Glukokortikoiden). Palliativ wird das Organ chirurgisch verkleinert. Je nach Funktion der Restschilddrüse wird Schilddrüsenhormon substituiert. Die Vergesellschaftung mit einer Takayasu-Arteriitis oder einer retroperitonealen Fibrose kommt vor.
- **Tuberkulose, Lues (selten andere Infektionen):** Auch seltene chronische Infektionskrankheiten wie die Tuberkulose oder die Lues können die Schilddrüse befallen, die Schilddrüse stellt dann nur ein Glied im allgemeinen Infektionsgeschehen dieser Erkrankungen dar. Eine spezifische schilddrüsenbezogene Therapie (neben der selbstverständlichen Substitution einer ungenügenden Schilddrüsenhormonproduktion) ist nicht erforderlich. Die systemische Therapie der Grundkrankheit deckt auch die Schilddrüse ab.
- Die sogenannte **symptomlose (»silent«) Thyreoiditis** erholt sich in 75%. Die ihr zugeordnete **postpartale Thyreoiditis** hängt evtl. von zu starker Jodzufuhr ab (z.B. in USA).

2.6 Struma maligna

Synonyme: Schilddrüsenmalignom, Schilddrüsenkrebs

Definition ▶

2.6 Struma maligna

Synonyme: Schilddrüsenmalignom, Schilddrüsenkrebs

Definition. Die Schilddrüse kann wie jedes andere Organ maligne entarten, dabei kommen Malignome aller in der Schilddrüse angesiedelten Elemente vor (F-**13**).

F-13: Formen der Schilddrüsentumoren (WHO-Konferenz Zürich 1986)

Tumorart	Häufigkeit in %
I. Epitheliale Tumoren	
A **gutartig**	
1. follikuläres Adenom	
2. andere	
B **bösartig**	
1. follikuläres Karzinom 2. papilläres Karzinom	> 50
3. medulläres Karzinom	5
4. undifferenziertes (anaplastisches) Karzinom	25
5. andere	
II. Nichtepitheliale Tumoren **III. Malignes Lymphom** **IV. Verschiedene Tumoren** **V. Sekundäre Tumoren** **VI. Unklassifizierte Tumoren** **VII. Tumorähnliche Läsionen**	< 20

- Dem Schilddrüsenparenchym selbst gehören die **differenzierten Karzinome der Thyreozyten**, das follikuläre und das papilläre Schilddrüsenkarzinom an, vermutlich auch das **anaplastische Schilddrüsenkarzinom**.
- Den C-Zellen entstammen die **medullären Schilddrüsenkarzinome** (= C-Zell-Karzinome).
- Auf das Stroma gehen **Sarkome, Hämangioendotheliome** etc. zurück.

- In der Region der Schilddrüse können sich auch maligne Lymphome finden.
- Gelegentlich ist die Schilddrüse auch Ort der Metastasierung extrathyreoidaler Malignome.

Epidemiologie. Pro Jahr tritt auf etwa 30 000 Einwohner ein neuer Fall eines Schilddrüsenkarzinoms auf, über die Hälfte sind papilläre und follikuläre Schilddrüsenkarzinome, etwa ein Viertel ist anaplastisch. 5 % sind medulläre Schilddrüsenkarzinome, die restlichen Fälle entfallen auf die seltenen Malignomformen.
Bei den Schilddrüsenkarzinomen sind Frauen dreimal häufiger betroffen als Männer. Eine Ausnahme ist lediglich das C-Zell-Karzinom, bei dem ein Geschlechtsverhältnis von etwa 1 : 1 vorliegt.

Epidemiologie Jährlich tritt auf 30 000 Einwohner ein neuer Schilddrüsenkarzinomfall auf. Mehr als 50 % sind papillär und follikulär, ¼ ist anaplastisch, 5 % sind medulläre Schilddrüsenkarzinome.
Bei differenzierten Karzinomen sind überwiegend Frauen betroffen.

2.6.1 Differenziertes Karzinom der Thyreozyten (papilläres, follikuläres Schilddrüsenkarzinom)

2.6.1 Differenziertes Karzinom der Thyreozyten (papilläres, follikuläres Schilddrüsenkarzinom)

Definition. Es liegt eine maligne Entartung der Thyreozyten ohne Entdifferenzierung vor.

◀ **Definition**

Ätiologie und Pathogenese. Die Genese dieser Karzinome ist unbekannt, jedoch erhöht ionisierende Strahlung das Risiko erheblich. Bei Jodmangel scheint es nicht zu einer Zunahme der Karzinomhäufigkeit zu kommen, jedoch tendieren jodreichere Gebiete eher zum prognostisch günstigeren papillären als zum follikulären Schilddrüsenkarzinom. Mikrokarzinome kommen in einem gewissen Prozentsatz (ethnisch unterschiedlich häufig) vor. Das auslösende Moment zum progressiven Tumorwachstum einschließlich Metastasierung ist unbekannt. Die Krankheitszeichen entstehen durch das lokale Tumorwachstum und die Metastasierung, nur ausnahmsweise produzieren die Schilddrüsenkarzinome im Exzeß Schilddrüsenhormon bis zur Hyperthyreose.

Ätiologie und Pathogenese Die Genese ist unbekannt, jedoch erhöht ionisierende Strahlung das Risiko erheblich. Ausreichende Jodzufuhr führt zur Zunahme der papillären (prognostisch günstigeren) Schilddrüsenkarzinome bei Abnahme der follikulären mit etwas schlechterer Prognose.

Klinik. Das **papilläre Schilddrüsenkarzinom** kommt recht häufig als lokal begrenztes Mikrokarzinom vor (< 1,5 cm Durchmesser).

Klinik Kleine **papilläre Schilddrüsenkarzinome** sind klinisch stumm.

Merke. Bei Fortschreiten neigt das **papilläre Schilddrüsenkarzinom** eher zur **Ausbreitung auf dem Lymphwege**, die hämatogene Ausbreitung ist seltener.

◀ **Merke**

Fernmetastasen kommen aber ebenfalls vor. Vermehrt betroffen sind eher ältere Menschen, bevorzugt das weibliche Geschlecht, während das follikuläre Karzinom mehr Frauen im mittleren Lebensalter betrifft.
Wenn ein papilläres Schilddrüsenkarzinom auch follikuläre Strukturen enthält, verhält es sich dennoch klinisch zumeist wie der papilläre Typ und wird diesem zugeordnet.
In Erscheinung tritt das Karzinom zunächst als Strumaknoten, gelegentlich auch bereits als Lymphom am Hals. Zeichen des fortgeschrittenen Tumorwachstums sind Infiltrationen in die Umgebung (Halsmuskulatur, Trachea, Ösophagus) und insbesondere Läsionen nervaler Strukturen (Rekurrensparese, Horner-Syndrom). In diesem Krankheitsstadium treten Schmerzen und mechanische Lokalsymptome auf. Fernmetastasen betreffen das Skelettsystem und die Lunge.

Fernmetastasen kommen vor. Betroffen sind v. a. ältere Menschen, bevorzugt Frauen.
Papillär-follikuläre Schilddrüsenkarzinome werden dem papillären Typ zugeordnet.
Die Symptome beginnen mit dem Wachstum harter Knoten, Lymphome können hinzutreten. Infiltrationen in die Umgebung kommen vor. Neurologische Ausfälle (Rekurrensparese, Horner-Syndrom) schließen sich an. Fernmetastasen betreffen das Skelett und die Lunge.

Merke. Das **follikuläre Schilddrüsenkarzinom** metastasiert vorwiegend **hämatogen**.

◀ **Merke**

Ein endokrin aktives differenziertes Schilddrüsenkarzinom mit Hyperthyreose ist eine Rarität.

Die Infiltrationstendenz der follikulären Formen ist größer als die des papillären Schilddrüsenkarzinoms.
Sehr selten verursacht das Schilddrüsenkarzinomgewebe durch endokrine Überaktivität eine Hyperthyreose. Hier ist dann bis zum Wirksamwerden der Radiojodtherapie eine thyreostatische Therapie angezeigt.

Laborbefunde Die Schilddrüsenfunktionslage ist euthyreot. Bei zunehmender Tumormasse kann das Thyreoglobulin erhöht sein.

Laborbefunde. Die Schilddrüsenfunktionsparameter sind unauffällig. Im Fall einer bereits weitgehenden Metastasierung kann das Thyreoglobulin (TG) im Blut erhöht sein. Es dient als Tumormarker bei der Steuerung der Therapie.

Diagnostik und Differentialdiagnose Der Verdacht ergibt sich aus der Klinik und dem Befund szintigraphisch kalter und echoarmer Bezirke bzw. aus der Zytologie einer Feinnadelpunktion. Die Diagnosesicherung erfolgt histologisch.

Diagnostik und Differentialdiagnose. Der häufigste Weg zur Diagnosestellung ist die Abklärung einer Struma nodosa: Verdächtige, d. h. szintigraphisch kalte und echoarme Bezirke der Schilddrüse werden feinnadel-punktiert, bei verdächtiger Zytologie oder auch unbefriedigender diagnostischer Situation erfolgt die histologische Klärung nach Resektion des verdächtigen Befundes.
Vor der Halsoperation können metastatische Lymphknoten mit Lymphomen anderer Genese verwechselt werden.

Therapie Beim gut abgegrenzten papillären Schilddrüsenkarzinom bis zu 15 mm Durchmesser ist die einseitige Thyreoidektomie des befallenen Lappens möglich. Bei allen anderen Situationen (papilläres Karzinom > 15 mm, follikuläres Karzinom in jedem Fall) erfolgt eine **totale Thyreoidektomie** (F-**14**) und Entfernung der regionalen Halslymphknoten.

Therapie. Eine exakte histologische Diagnosestellung ist unabdingbare Voraussetzung für die korrekte Therapie des differenzierten Thyreozytenkarzinoms, die dann aber auch die hohe Wahrscheinlichkeit einer Heilung einschließt. Ergibt die histologische Diagnose ein papilläres Karzinom von weniger als 15 mm Durchmesser mit guter Abgrenzung von der Umgebung und ohne Hinweise auf Lymphknotenmetastasen etc., reicht die ausgiebige **Resektion des gleichseitigen Lappens** und der regionalen Halslymphknoten als adäquate chirurgische Maßnahme aus. Ist das papilläre Karzinom dagegen größer oder schlecht abgrenzbar, oder liegt ein follikuläres Schilddrüsenkarzinom vor, muß die **totale Thyreoidektomie** angestrebt werden (F-**14**). Ergibt sich die histologische Diagnose erst nach der Erstoperation als Überraschungsbefund, muß sich die einseitige subtotale Thyreoidektomie (beim papillären Mikrokarzinom) oder die beidseitige totale Thyreoidektomie anschließen.

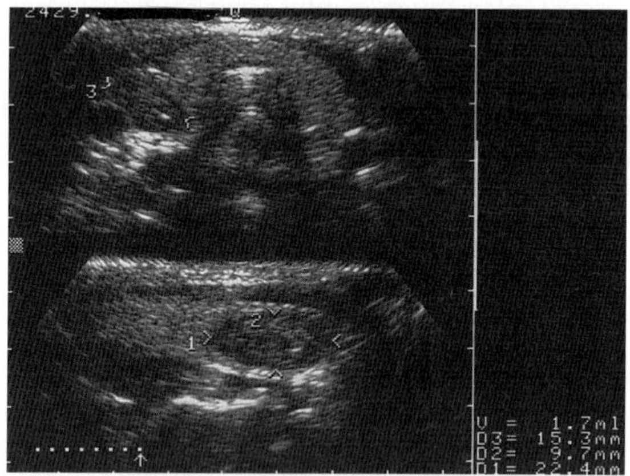

F-**14:** Inhomogen-echoarmer Knoten (Volumen 1,7 ml) im rechten kaudalen Schilddrüsenlappen: **follikuläres Schilddrüsenkarzinom.**

An die Operation schließt sich 10–14 Tage später die **Radiojodtherapie** zur Eliminierung von Restgewebe an.

Die Radiojodtherapie der gesunden Thyreozyten dient der Verlaufskontrolle: Einerseits können nach der Bestrahlung dann speichernde Tumorreste oder Metastasen aufgedeckt werden, zum anderen ist nach Thyreoidektomie und Radiojodtherapie das TG negativ und kann als Tumormarker herangezogen werden.

An die Operation schließt sich 10–14 Tage später die **Radiojodtherapie zur Eliminierung restlicher Zellverbände** von Thyreozyten an. Die Szintigraphie zeigt die Menge des noch vorhandenen Gewebes prätherapeutisch auf. Sinn der Radiojodtherapie zunächst der gesunden Schilddrüsenreste ist es, alle gesunden Thyreozyten mit folgenden Zielen zu eliminieren: Zum einen sind die differenzierten Schilddrüsenkarzinome im Vergleich zu normalen Thyreozyten weniger jodavide. Sie imponieren im Szintigramm daher in der Regel als »kalt«. Sobald die Schilddrüsenzellen mit normaler Kapazität für die Jodaufnahme eliminiert sind, führt das geringere Speicherverhalten der Schilddrüsenkarzinomzellen – sei es im Primärtumor, sei es in den Metastasen – nunmehr zur Darstellung des malignen Gewebes. Diese Möglichkeit der Darstellung gilt es bei der Langzeitkontrolle der Karzinompatienten auszunutzen.

Zum anderen produzieren die differenzierten Thyreozytenkarzinome ebenfalls **Thyreoglobulin**, so wie es auch das normale Schilddrüsengewebe tut. Ist solches noch vorhanden, kann man bei meßbarem Thyreoglobulin (TG) nicht feststellen, ob es normalen oder tumorösen Schilddrüsenzellen entstammt. Wenn die Restschilddrüse jedoch eliminiert ist, ist ein in der Verlaufsbeobachtung feststellbarer Anstieg des TG auf ein neuerliches Tumorwachstum bzw. auf eine Metastasierung zu beziehen.

Die erste Phase der Behandlung des differenzierten Thyreozytenkarzinoms ist also nach Thyreoidektomie und (mehrfacher) Radiojod-Nachbehandlung bis zum fehlenden Nachweis restlicher Jodspeicherherde abgeschlossen. Die Patienten werden dann einem langjährigen Kontrollprogramm unterzogen (S F-**15**). Nachdem das Ganzkörper-Szintigramm negativ geworden ist, reichen halbjährliche Kontrollen des TG im Blut und des sonographischen Halsstatus aus, um ein Tumorrezidiv rechtzeitig aufzudecken. Die früher üblichen jährlichen Ganzkörper-Szintigraphien nach Absetzen der Schilddrüsenhormonsubstitution sind bei nicht meßbarem TG nicht mehr erforderlich.

Erfreulicherweise nehmen im Verlauf neu aufgetretene Metastasen zumeist so viel radioaktives Jod auf, daß sie durch eine Radiojodtherapie erneut neutralisiert werden können. Allerdings ist bei einigen Patienten im Verlauf der

Thyreoglobulin (TG) ist der Tumormarker für das differenzierte Thyreozytenkarzinom. Ein Wiederanstieg nach posttherapeutischer Nicht-Meßbarkeit zeigt das Tumorrezidiv an.

S F-15 zeigt als Flußschema das Vorgehen beim differenzierten Thyreozytenkarzinom.

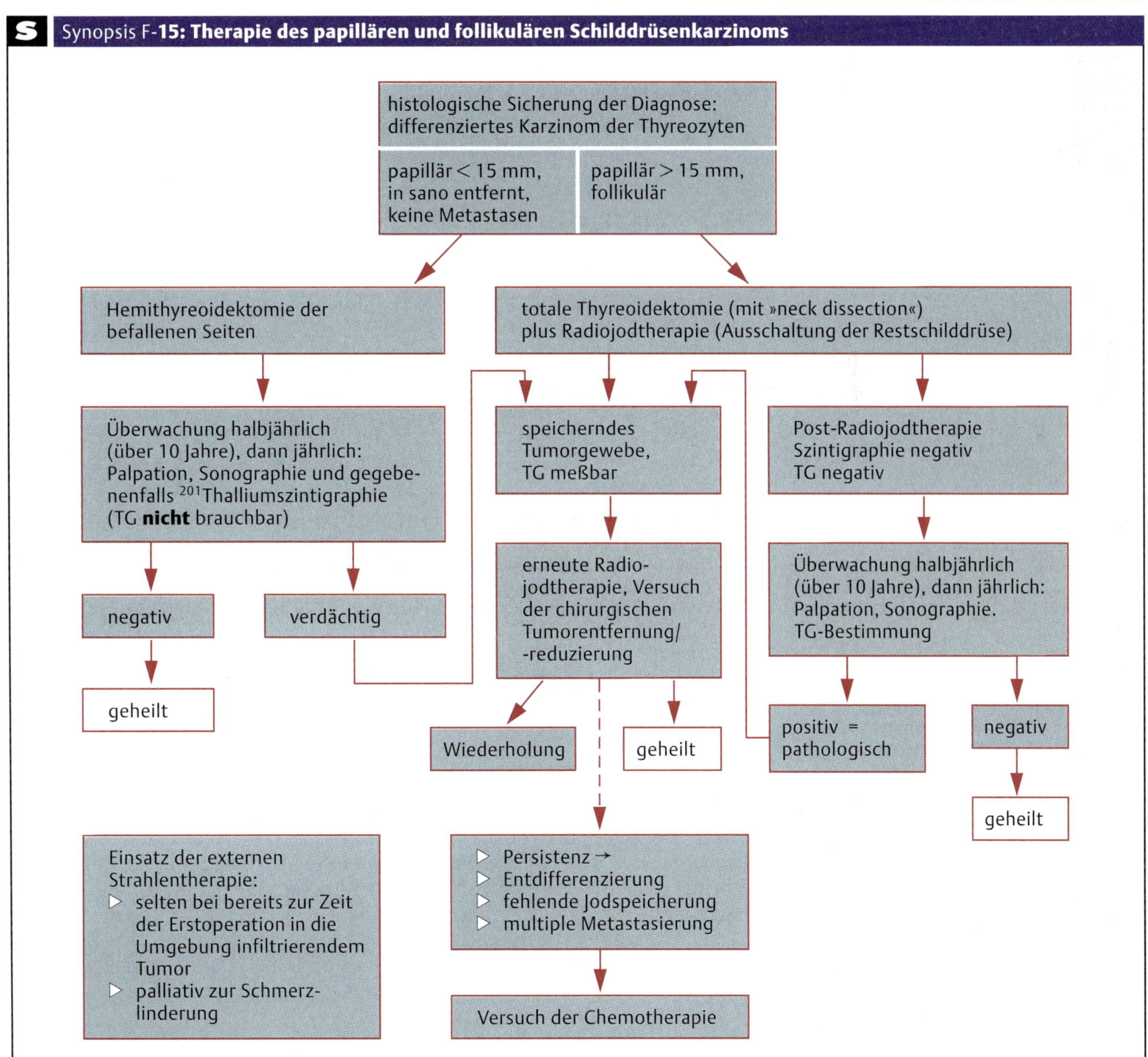

Die externe Strahlentherapie hat nur palliative Bedeutung. Im Endstadium (Nicht-mehr-Ansprechen der Radiojodtherapie, Entdifferenzierung) kann eine Chemotherapie mit Adriamycin/Bleomycin versucht werden.

Unverzichtbare Komponente der Therapie ist die **völlige Suppression des TSH**, da die differenzierten Thyreozytenkarzinome unter TSH-Reiz wachsen können. Die L-Thyroxin-Dosen liegen (wie die komplette Suppression des TSH beim TRH-Test) zwischen 200 µg und 300 µg L-Thyroxin pro Tag, selten darunter.

Erkrankung auch eine Entdifferenzierung in dem Sinne möglich, daß die Speicherung für eine Therapie nicht mehr ausreicht.

Eine externe Radiatio hat nur palliative Bedeutung (bei starken Schmerzen durch die Metastasen). Ein chirurgisches Vorgehen (Entfernung einzelner günstig sitzender Metastasen) kommt begrenzt zum Einsatz. Im Stadium der Entdifferenzierung und breiten Tumorausbreitung kann eine Chemotherapie mit Adriamycin/Bleomycin versucht werden. Etwa ein Drittel der Patienten spricht darauf an.

Essentielles Element der adäquaten Therapie des differenzierten Schilddrüsenkarzinoms ist die **völlige Suppression des TSH**, da das Wachstum dieser Tumoren durch das stimulierende Hypophysenhormon angeregt wird. Es ist **also nicht ausreichend, daß nur das basale TSH supprimiert ist, auch nach TRH-Stimulation darf sich kein Anstieg zeigen.** Der individuelle Bedarf für das Erreichen dieses Zieles liegt bei 200–300 µg L-Thyroxin pro Tag.

Verlauf und Prognose Das papilläre Schilddrüsenkarzinom zeigt in 80 % der Fälle nach adäquater Therapie eine Heilung (10-Jahresüberlebensrate). Beim follikulären Schilddrüsenkarzinom liegt die Heilungsprognose um etwa 10 % schlechter.

Verlauf und Prognose. Bei adäquater Therapie ist das papilläre Schilddrüsenkarzinom in rund 80% der Fälle heilbar (10-Jahresüberlebensrate). Dies gilt auch für Patienten, bei denen die Diagnose erst im Stadium der bereits erfolgten Metastasierung gestellt wird.

Die Prognose des follikulären Schilddrüsenkarzinoms ist etwas schlechter (Heilung bei etwa 60%).

Im Fall der erfolgreichen Therapie ist die Lebenserwartung kaum eingeschränkt. Bei den ungünstigen Verläufen kommt es entweder bereits recht rasch oder auch erst nach Jahren bis Jahrzehnten zu der beschriebenen Entdifferenzierung und dem Versagen der endogenen Strahlentherapie. Die Patienten erliegen dann zumeist der Tumorkachexie.

2.6.2 Anaplastisches Schilddrüsenkarzinom

Ätiologie und Pathogenese Das anaplastische Schilddrüsenkarzinom ist die höchste maligne Entdifferenzierung der Thyreozyten.

Klinik Innerhalb kurzer Zeit kommt es zur Ausbildung eines meist asymmetrischen Halstumors, ggf. mit Heiserkeit und Schluckbeschwerden.

Merke ▶

Laborbefunde Bei Euthyreose ist die BSG erhöht.

Diagnostik und Differentialdiagnose Sonographisch ist das anaplastische Schilddrüsenkarzinom echoarm, szintigraphisch ist es kalt (F-**15**). Die diagnostische Biopsie sichert die Diagnose.

Therapie Mit Strahlentherapie läßt sich das Tumorwachstum verlangsamen, eine Heilung ist aber nur selten möglich. Die Operation hat nur palliative Bedeutung. Zytostatika sind praktisch wirkungslos.

2.6.2 Anaplastisches Schilddrüsenkarzinom

Ätiologie und Pathogenese. Die Ursache für die Entstehung dieses Karzinoms ist nicht bekannt. Es handelt sich um einen ausgesprochen bösartigen, rasch aufschießenden, undifferenzierten Tumor, der vermutlich von den Thyreozyten ausgeht.

Klinik. In kurzer Zeit tritt sichtbar eine zumeist asymmetrische Halsschwellung ggf. mit Heiserkeit und Schluckbeschwerden auf, die sich rasch vergrößert.

> ▶ ***Merke.*** Es gilt also, bei schnellen Halsschwellungen rasch diagnostisch tätig zu werden.

Laborbefunde. Sie sind, bezogen auf die Schilddrüsenfunktion, unauffällig; die BSG ist erhöht.

Diagnostik und Differentialdiagnose. Die Sonographie der Schilddrüse zeigt die Echoarmut des wachsenden Bereiches (neben einer im übrigen unauffälligen Schilddrüse oder Struma) (F-**15**). Szintigraphisch ist der Bezirk »kalt«. Die Feinnadelbiopsie erlaubt die Verdachtsdiagnose. Eine diagnostische Biopsie dient der Diagnosesicherung (Ausschluß Lymphom). Eine größere Resektion ist kaum sinnvoll.

Therapie. Die Therapie der Wahl ist die **externe Röntgenbestrahlung**. Sie erbringt für eine begrenzte Zeit einen Rückgang der Tumorgröße und ein Nachlassen der lokalen Symptome (Druck auf Nachbarorgane). Eine Heilung ist die Ausnahme. Die operative Tumorverkleinerung hat – außer als Palliativmaßnahme – keinen Sinn. Zytostatika sind praktisch wirkungslos.

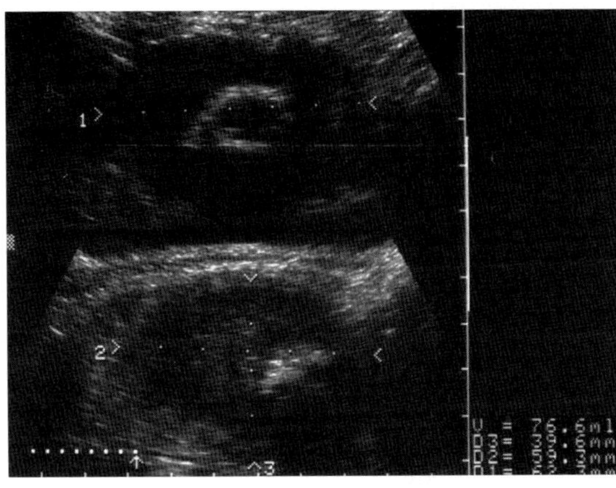

F-15: Anaplastisches Schilddrüsenkarzinom: Von der Umgebung sehr unscharf abgegrenzter inhomogen-echoarmer Strumaknoten.

Verlauf und Prognose. Das anaplastische Schilddrüsenkarzinom ist praktisch nicht heilbar, die mittlere Überlebenszeit nach Diagnosestellung beträgt ca. 6 Monate. Die Strahlentherapie bewirkt nur eine Eindämmung auf Zeit. Innerhalb weniger Wochen bis Monate nimmt das Tumorwachstum am Hals mit Ausbreitung in die Umgebung erneut zu, nicht selten ist ein Tracheostoma erforderlich. Der Tod tritt in der Tumorkachexie unter Einschluß von Komplikationen von seiten der Lungen o.a. ein. Unter allen Schilddrüsenkarzinomen weist das anaplastische mit 10% oder weniger die niedrigste 5-Jahres-Überlebensrate auf.

Verlauf und Prognose Die Prognose ist ausgesprochen schlecht. Der Tod erfolgt in der Regel in der Tumorkachexie, gelegentlich mit schweren Kompressionserscheinungen im Halsbereich. die 5-Jahres-Überlebensrate liegt unter 10%.

2.6.3 Medulläres Schilddrüsenkarzinom (C-Zell-Karzinom)

Definition. Es handelt sich um eine maligne Entartung der C-Zellen ohne Entdifferenzierung mit erhöhter Kalzitoninproduktion.

◀ **Definition**

Ätiologie und Pathogenese. Auch die C-Zellen der Schilddrüse, die das Kalzitonin produzieren, können maligne entarten, die auslösende Ursache ist unbekannt. Bei den familiären Formen liegen verschiedene Mutationen im RET-Proto-Onkogen auf Chromosom 11 vor, die mit einer Krebsmanifestation bereits im Kindesalter oder später einhergehen. Die genetischen Formen dieses Karzinoms umfassen einerseits isoliert das C-Zell-Karzinom, andererseits seine Kombination mit dem Phäochromozytom o. a. im Rahmen der multiplen endokrinen Neoplasie (MEN) Typ II (*s. S. 893*).

Ätiologie und Pathogenese Die maligne Entartung der C-Zellen der Schilddrüse führt zum medullären Schilddrüsenkarzinom. Genetische Formen sind entweder auf das C-Zell-Karzinom beschränkt oder mit dem Phäochromozytom kombiniert (s. MEN IIa, *S. 893*).

Klinik. Der Einzelfall eines nichthereditären C-Zell-Karzinoms wird in der Regel erst verhältnismäßig spät anhand der Histologie eines Schilddrüsenresektates diagnostiziert. Gleiches gilt für den ersten Fall in einer Familie mit hereditärer Belastung, ehe ein Screening unter Blutsverwandten begonnen hat. Anlaß zur Untersuchung und Operation ist zumeist ein Schilddrüsenknoten, der in der weiteren Untersuchung (Sonographie, Feinnadelpunktion) verdächtig ist – gelegentlich wird auch als erstes eine Lymphknotenmetastase oder auch einmal eine Fernmetastase biopsiert und histologisch gesichert. In diesem Stadium der Erkrankung liegen außer den Zeichen der Struma und der eventuellen Lymphknotenmetastasen keine Beschwerden vor, obwohl die Patienten bereits stark erhöhte Kalzitoninspiegel aufweisen. In späteren Krankheitsstadien entwickeln sich bei einem Drittel der Patienten **therapierefraktäre Durchfälle**, die auf der paraneoplastischen Sekretion vasoaktiver Substanzen beruhen, nicht auf dem Hyperkalzitoninismus. Im späteren Verlauf können Metastasen Beschwerden machen (durch pathologische Frakturen der betroffenen Knochen, durch Druck auf Nerven etc.). Patienten mit multipler endokriner Neoplasie zeigen zusätzlich Symptome eines Phäochromozytoms, eines primären Hyperparathyreoidismus oder auch äußere Stigmata wie Neurome und Marfan-Habitus.

Klinik Die Klinik ist lange stumm. Entweder fallen Strumaknoten oder Lymphome am Hals oder auch Fernmetastasen z. B. im Skelett auf.
Das erhöhte Kalzitonin bewirkt keine Symptome – Späterscheinungen sind **therapieresistente Durchfälle** durch eine paraneoplastische Sekretion vasoaktiver Substanzen.

Bei der multiplen endokrinen Neoplasie treten Phäochromozytom-Symptome und Stigmata (Neurome, Marfan-Habitus) hinzu.

Labor Das **erhöhte Kalzitonin** im Blut ist der Tumormarker des C-Zell-Karzinoms. Auch **CEA** ist erhöht, aber erst später im Krankheitsverlauf.

Beim Staging nach Operation ist die Frühdiagnose von Tumorresten durch die Kalzitoninbestimmung, insbesondere nach Stimulation durch **Pentagastrin**, möglich.
Die Kalzitoninbestimmung nach Körpervenenkatheterisierung dient auch der Lokalisierung von Tumorknoten (Hormonlandkarte).

Labor. **Charakteristischer Marker des C-Zell-Karzinoms ist der Kalzitoninspiegel** im Blut: Er ist mehrfach bis über tausendfach erhöht (charakteristischerweise hat sich der Organismus an diese erhöhten Hormonspiegel gewöhnt, biologische Auswirkungen des Kalzitonins sind nicht feststellbar). Parallel zum Kalzitonin steigt auch das **karzinoembryonale Antigen (CEA)** an. Besonders im Spätstadium der Erkrankung (beginnende Entdifferenzierung) nimmt das CEA proportional stärker zu als das Kalzitonin.
Für die Stellung einer Frühdiagnose oder bei der Kontrolle eines C-Zell-Karzinom-Patienten nach der operativen Therapie bewährt sich der **Pentagastrintest**: Man injiziert 0,5 µg Pentagastrin pro Kilogramm Körpergewicht i.v. im Schuß (cave: Blutdruckreaktion) und mißt nach 2 und 5 Minuten den Kalzitoninanstieg. Bei Phäochromozytom-Patienten kann anstelle des Pentagastrin-Stimulus eine Kalziumbelastung durchgeführt werden.
Parallel zum Kalzitonin steigt auch das äquimolar sezernierte Katakalzin an, für die Diagnostik des Normalfalles spielt es keine zusätzliche Rolle.
Die Kalzitoninbestimmung nach Körpervenenkatheterisierung kann auch für die Erstellung einer »Hormonlandkarte« zur Lokalisierung von Tumorgewebe herangezogen werden.

Diagnostik und Differentialdiagnose
Diagnosebeweisend sind die Histologie und das erhöhte Kalzitonin.
Geringere Hyperkalzitoninämien finden sich beim Phäochromozytom, bei Pankreatitis, bei Niereninsuffizienz oder Paraneoplasien.

Da die Immunhistologie spezifisch ist, sollte bei fraglicher konventioneller Histologie eine **immunhistologische Untersuchung mit Kalzitoninantikörpern** durchgeführt werden.

Diagnostik und Differentialdiagnose. Die Diagnose des C-Zell-Karzinoms ergibt sich aus der Histologie (im Zweifelsfalle Immunhistologie), ist aber auch über den Kalzitoninspiegel möglich (vorausgesetzt, es wird an die Möglichkeit eines C-Zell-Karzinoms z. B. bei Durchfällen gedacht – ein allgemeines Screening bei allen Schilddrüsenknoten ist wenig sinnvoll).
Differentialdiagnostisch findet sich eine Kalzitoninerhöhung ohne C-Zell-Karzinom selten einmal bei Phäochromozytom, im geringen Ausmaß auch bei Pankreatitis und Niereninsuffizienz. Die paraneoplastische Kalzitoninproduktion kommt ebenfalls vor. Höhere Spiegel treten jedoch bei den genannten Konstellationen kaum auf.
Hinzuweisen ist auf die Gefahr einer Fehldeutung des histologischen Befundes eines C-Zell-Karzinoms, vor allem wenn es das sonst typische mit Kongorot anfärbbare Amyloid nicht enthält. In Zweifelsfällen sollte daher auf jeden Fall bei einem nicht eindeutig klaren Schilddrüsenkarzinom eine **immunhistologische Untersuchung mit Kalzitoninantikörpern** durchgeführt werden.

Therapie Die Behandlung des C-Zell-Karzinoms ist soweit wie möglich **chirurgisch**, auch bei Metastasen. Der Lokalisierung dienen Katheterisierungen mit Kalzitoninbestimmung, Sonographie, Computertomographie und Skelettszintigraphie.
Das Flußschema in S F-**16** zeigt das logistische Vorgehen beim C-Zell-Karzinom.

Die Radiojodtherapie ist in der Regel wirkungslos (Ausnahme: möglicher Tumorrest in der Nähe speichernder Thyreozyten beim Fehlen von Metastasen).

Die **Hypothyreose** nach Thyreoidektomie muß nur **substitutiv**, nicht suppressiv **behandelt** werden.
Bei den familiären Formen ist die Heilung der Erkrankung durch präklini-

Therapie. Die Behandlung des C-Zell-Karzinoms ist eine durchgehend **chirurgische** in einem Zentrum mit spezieller Erfahrung – dies gilt sowohl für den Primärtumor als auch für vereinzelte Metastasen, sobald sie lokalisierbar sind. Im Regelfall wird die Diagnose erst postoperativ im Stadium einer bereits erfolgten Metastasierung gestellt. Der erfahrene Chirurg vermag eventuell in einer zweiten Sitzung durch diffizile Halspräparation lokale Lymphknotenmetastasen zu entfernen. Sind die Kalzitoninspiegel postoperativ noch erhöht, schließt sich eine Metastasensuche mittels Sonographie und Computertomographie des Halsbereiches, Skelettszintigraphie, Lebersonographie und gegebenenfalls Körpervenenkatheterisierung mit nachfolgender Kalzitoninbestimmung an (S F-**16**). Eine externe Strahlentherapie des Operationsgebietes bringt keinen Vorteil. Die Bedeutung der Strahlentherapie liegt lediglich auf dem Gebiet palliativer Linderungen bei schmerzhaften Haut- oder Knochenmetastasen.
Eine Radiojodtherapie ist in der Regel nicht sinnvoll, da die C-Zellen kein Jod speichern. Ausnahme ist die Situation nach Thyreoidektomie, wenn das Kalzitonin noch gering erhöht ist, ohne daß Lokal- oder Fernmetastasen feststellbar sind. Es könnten in einem derartigen Fall noch einige tumoröse C-Zellen in der Nähe der Thyreozyten der Schilddrüse sitzen, die dann durch die Radiojodtherapie inaktiviert werden. Diese Situation ist extrem selten.
Der thyreoidektomierte C-Zell-Karzinom-Patient ist naturgemäß **hypothyreot**. Er bedarf lediglich einer normalen **Substitutionstherapie mit L-Thyroxin** wie bei primärer Hypothyreose. Suppressive Dosen wie beim follikulären oder papillären Schilddrüsenkarzinom sind nicht erforderlich.
Bei den familiären Formen des C-Zell-Karzinoms gelingt häufiger durch

S Synopsis F-**16: Therapie des C-Zell-Karzinoms**

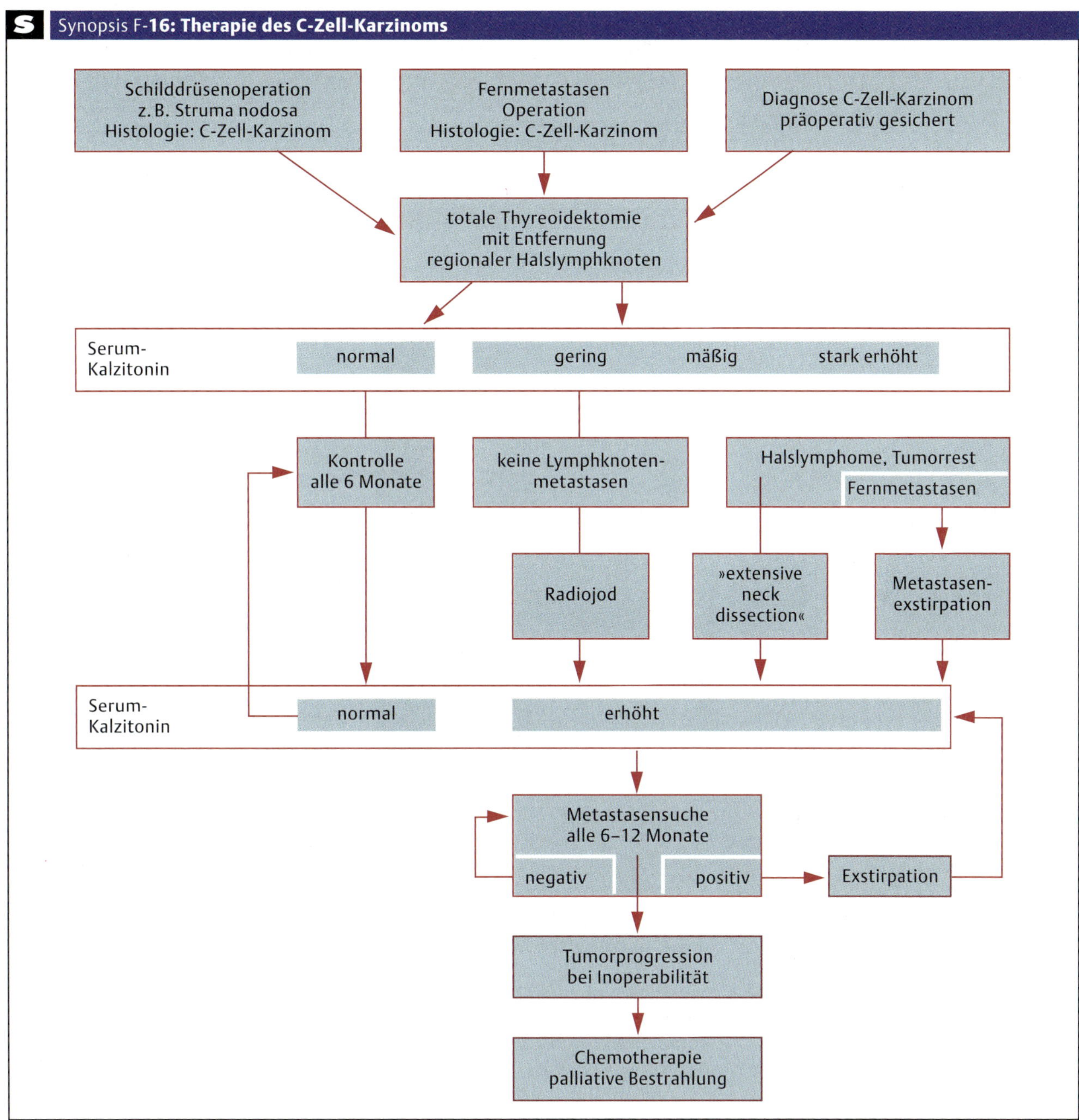

Untersuchung von Familienangehörigen die Frühdiagnose eines C-Zell-Karzinoms, bevor es klinisch in Erscheinung tritt. Diese Patienten können durch totale Thyreoidektomie geheilt werden.

Selbst wenn die nicht geheilte Strumaerkrankung über Jahre durch wiederholte Entfernungen von Tumorgewebe (sei es aus dem Halsbereich, sei es durch Exstirpation von Fernmetastasen) im Zaume gehalten werden kann, droht im späteren Verlauf eine partielle Entdifferenzierung, ersichtlich am zunehmenden Anstieg des Kalzitonins und, noch ausgeprägter, des CEA. Hier kann ein Chemotherapieversuch unternommen werden. Mit Adriamycin/Bleomycin läßt sich bei etwa einem Drittel der Patienten eine Remission bzw. partielle Remission erzielen. Die Durchfälle sind durch übliche Antidiarrhoika kaum zu beeinflussen, häufig bedarf es der Gabe von Tinctura opii.

sche Diagnosestellung und nachfolgende Thyreoidektomie möglich.

Mit einer Chemotherapie (Adriamycin/Bleomycin) läßt sich im Spätstadium teilweise eine Remission erzielen. Gegen die Durchfälle hilft am besten Tinctura opii.

Verlauf und Prognose Die Prognose ist nur wenig schlechter als beim follikulären Schilddrüsenkarzinom. Die 5-Jahres-Überlebensraten liegen bei 70–80%.

Verlauf und Prognose. Die Prognose des C-Zell-Karzinoms ist nur wenig schlechter als beim follikulären Schilddrüsenkarzinom (5-Jahres-Überlebensraten im Bereich von 70–80%). Bei den familiären Formen ist bei Frühdiagnose eine bessere Prognose gegeben. Der Tod tritt zumeist unter den Zeichen der diffusen Metastasierung und der Tumorkachexie ein, erschwert durch die therapieresistenten Durchfälle.

Klinischer Fall

Die 50jährige Patientin entwickelte ein Ischiassyndrom links, das trotz üblicher Therapieversuche an Schmerzhaftigkeit zunahm. Die neurologische Untersuchung deckte Nervenausfälle auf. Es wurde (vor der Verfügbarkeit des Computertomogramms) auf einen proliferativen Prozeß im Bereich des Plexus ischiadicus geschlossen. Die operative Freilegung erbrachte den Befund eines schwierig einzuordnenden differenzierten Karzinoms. Schließlich wurde die Schilddrüse als Ausgangspunkt angenommen.
Im Szintigramm zeigte sich ein kalter Knoten, der zur Thyreoidektomie Anlaß gab. Die histologische Diagnose war die eines C-Zell-Karzinoms. Nach den beiden Eingriffen war die Patientin beschwerdefrei. Zwei Jahre später wurde auf einer Thoraxaufnahme ein verkalkter/verknöcherter Knoten entdeckt (F-**16**) – die erste Deutung war die eines verkalkten Hämatoms.

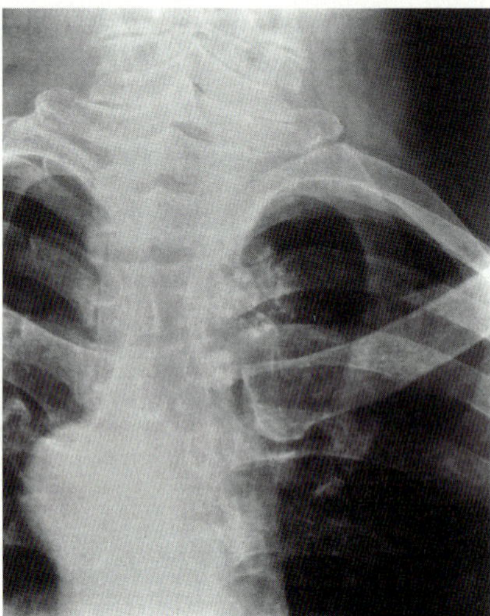

F-16: Verknöcherte Metastase eines C-Zell-Karzinoms.

Nachdem eine Blutspiegelbestimmung einen erhöhten Kalzitoninspiegel ergab (als Hinweis auf noch vorhandenes C-Zell-Karzinomgewebe), wurde im Thorax eine Metastase angenommen, die sich bei der operativen Entfernung bestätigte.
Anschließend fiel das Kalzitonin etwas ab, ohne normal zu werden. Nach einigen Jahren wurden bei den regelmäßigen Durchuntersuchungen Metastasen in der Schädelkalotte aufgedeckt und entfernt. 7 Jahre nach Entfernung der 1. Metastase ergab sich das Stadium der Entdifferenzierung mit kaum mehr beherrschbaren Durchfällen und so zahlreichen Metastasen, daß ein operatives Vorgehen nicht mehr sinnvoll war. Der kachexiebedingte Tod der Patientin war nach Ausschöpfung der medizinischen Möglichkeiten nicht mehr abwendbar.

2.6.4 Sonstige Malignome

Nichtthyreoidalen Ursprungs sind nicht selten Lymphome, verwechselbar mit dem anaplastischen Schilddrüsenkarzinom. Selten kommen Metastasen nichtthyreoidaler Malignome vor (Therapie je nach Tumortyp).

2.6.4 Sonstige Malignome

Neben den obengenannten Malignomformen kommen am Hals nicht selten Lymphome vor, die auch mit einem anaplastischen Schilddrüsenkarzinom verwechselt werden können. Die Behandlung erfolgt nach den Richtlinien der Hämatologie.
Bei Absiedlung anderer nichtthyreoidaler Malignome in die Schilddrüse hat eine Entfernung lediglich palliative Bedeutung. Man beschränkt sich darauf, bei Entwicklung einer Hypothyreose mit Schilddrüsenhormon zu substituieren bzw. die Tumorausbreitung nach Möglichkeit einzugrenzen.

3 Störungen der Kalziumhomöostase und des Knochenstoffwechsels

R. Ziegler

3 **Störungen der Kalziumhomöostase und des Knochenstoffwechsels**

3.1 Mechanismen zur Aufrechterhaltung der Kalziumhomöostase

3.1 **Mechanismen zur Aufrechterhaltung der Kalziumhomöostase**

In der Kalziumhomöostase kooperieren **Parathormon, Kalzitriol** (aktives Vitamin D) und **Kalzitonin** bei der Aufrechterhaltung der Eukalzämie (S F-**17**). Das Skelett dient als Kalziumspeicher für Situationen der verminderten Kalziumzufuhr.

Kalziumhomöostase und Knochenstoffwechsel sind integriert ineinander verflochten (S F-**17**). In der Aufrechterhaltung der Normokalzämie als biologischem Ziel für das normale Funktionieren aller Zellsysteme im Hinblick auf ihren Kalziumbedarf kooperieren die **kalziotropen Hormone Parathormon (PTH), Vitamin-D-Hormon (1,25-Dihydroxy-Vitamin D = Kalzitriol) und Kalzitonin**. Sie sorgen dafür, daß das mit der Nahrung angebotene Kalzium bedarfsgerecht absorbiert wird und für die Bildung des Kalziumdepots im Knochen zur Verfügung gestellt wird. Im Knochen ist die Stützfunktion, ermöglicht durch die Härte der dem Kollagen angelagerten Minerale (v.a.

S Synopsis F-17: Kalziumhomöostase

Bei Hypokalzämie wird die PTH-Sekretion stimuliert, PTH und Hypokalzämie steigern die Bildung von 1,25-$(OH)_2$-Vitamin D, so daß mehr Kalzium im Darm absorbiert wird. PTH vermindert auch die Kalzurie. Erhöhte alimentäre Kalziumzufuhr stimuliert die Kalzitoninsekretion, wodurch die intestinale Kalziumabsorption verlangsamt wird. Die Gefahr von postabsorptiven Kalziumverlusten wird vermindert.

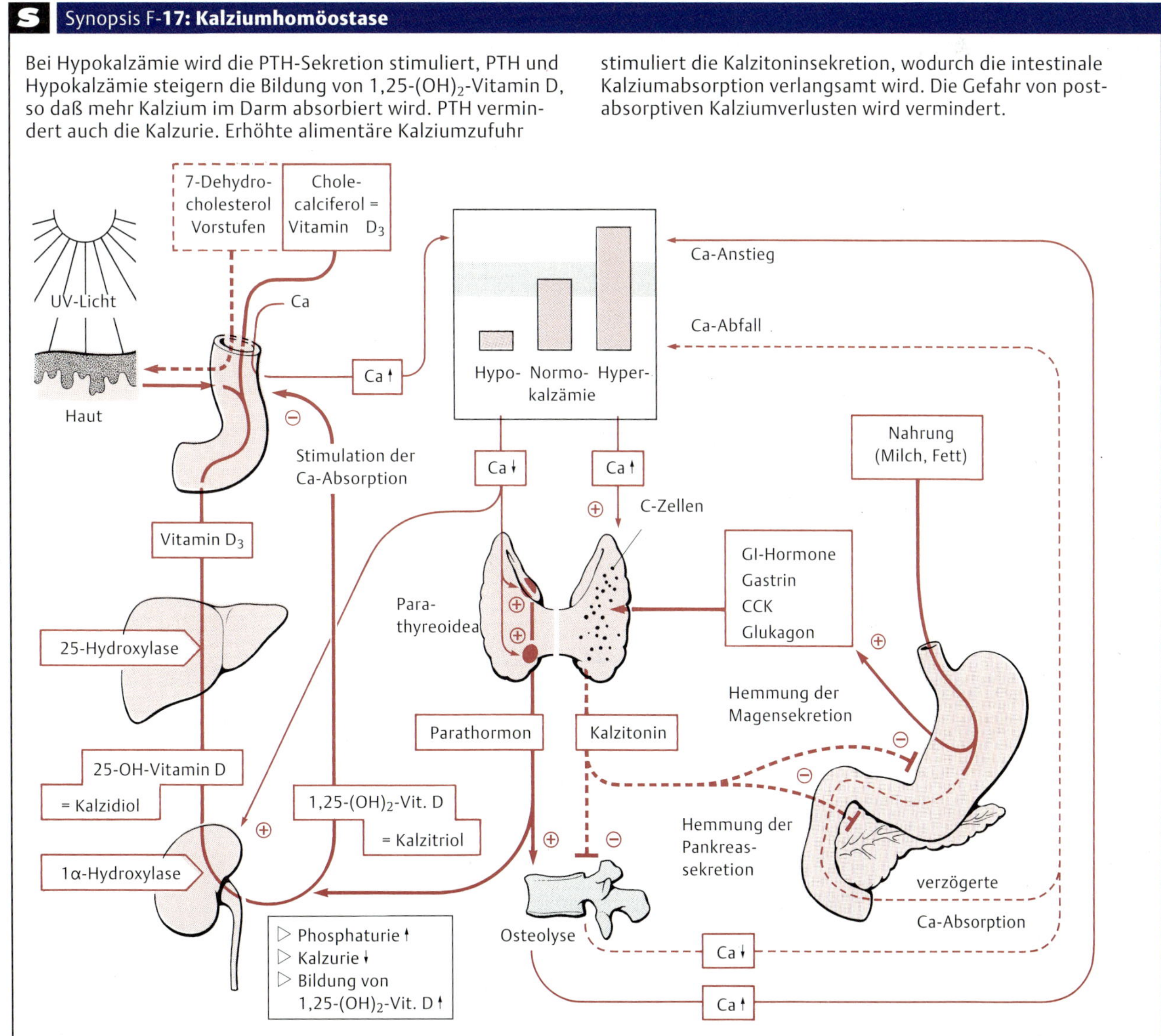

In den Auf- und Abbau des Knochens greifen auch Schilddrüsenhormone, das Wachstumshormon, die Sexualhormone und die Glukokortikoide ein. Über Darm und Nieren nimmt der Organismus Kalzium und Phosphor auf bzw. scheidet sie aus.

Hydroxylapatit), mit der Depotfunktion eines großen Kalziumspeichers verbunden. **In den Auf- und Umbau des Knochens greifen neben den kalziotropen Hormonen andere wie Schilddrüsenhormone, Wachstumshormon, Sexualhormone und Glukokortikoide ein.** Darm und Nieren sind die Organe der Aufnahme und Ausscheidung der wesentlichen Bausteine des Knochenminerals, Kalzium und Phosphor.

3.2 Untersuchungsmethoden

Bei Verdacht auf eine Erkrankung der Kalziumhomöostase werden zunächst Blut und Urin untersucht.

Bei Verdacht auf Erkrankungen der Kalziumhomöostase erfolgen Untersuchungen der Körperflüssigkeiten (Blut, Urin), des Knochens und zusätzlich beteiligter Organe wie Nieren, Intestinaltrakt und endokrine Drüsen.

3.2.1 Labor

Der führende Laborparameter der Kalziumhomöostase ist der Serumkalziumspiegel. Daneben wird Phosphat in Blut und Urin bestimmt (F-**14**).

F-**14** zählt die wichtigen Laborparameter der Kalziumhomöostase auf. Im **Blut** werden vor allem **Kalzium und Phosphat** bestimmt, oft sind auch die **Kalzurie** und **Phosphaturie** wesentlich.

F-14: Laborparameter des Kalziumstoffwechsels

Parameter	Dimension	Normalbereich
▷ Serumkalzium (gesamt)	mg % mval/l mmol/l	9 –10,4 4,5 –5,2 2,25–2,6
(ionisierte Fraktion)	mmol/l	1,13–1,3
▷ Serumphosphat	mg % mmol/l	2,4 –1,7 0,8 –1,5
▷ alkalische Serumphosphatase	U/l	50 –170
▷ saure Serumphosphatase	U/l	bis 12
▷ Serumchlorid	mmol/l	98 –112
▷ Serummagnesium	mmol/l	0,75–1,05
▷ PTH im Serum	pg/ml	11 –54
▷ PTHrP im Serum	abhängig vom Standard	laborspezifisch
▷ Kalzitonin im Serum	pg/ml	♂ < 6,6 ♀ < 4,4
▷ 25-OH-Vitamin D im Serum	ng/l	15–95 (Sommer) 12–62 (Winter)
▷ 1,25-$(OH)_2$-Vitamin D im Serum	ng/l	6 –65
▷ Urinkalzium	mg/24 h mmol/24 h	100 –300 2,0 –7,5
▷ Urinphosphat	mg/24 h mmol/24 h	300 –1000 10 –32
▷ Phosphatclearance	ml/min	6 –16
▷ TRP (tubuläre Phosphatrückresorptionsquote)	%	82 –90
▷ Hydroxyprolin im Urin	mg/24 h pro m^2 mmol/24 h pro m^2	4,8 –24,9 37 –190
▷ Pyridinolin-Crosslinks	nmol/mmol Crea	♂ 32,8 ± 15,7 ♀ 43,6 ± 19,1
▷ Desoxypyridinolin-Crosslinks	nmol/mmol Crea	♂ 8,6 ± 4,2 ♀ 11,9 ± 5,7

Die **kalziotropen Hormone** sind der direkten und zuverlässigen Messung (zumeist mit Radioimmunoassays) zugänglich. Bei der PTH-Bestimmung bewährt sich nur die des intakten Moleküls. Die Abschätzung der biologischen PTH-Wirkung über die Messung des zyklischen Adenosinmonophosphates (cAMP) im Urin tritt in den Hintergrund.

Die **kalziotropen Hormone** werden zuverlässig durch Radioimmunoassays und Enzymimmunoassays bestimmt.

Parameter des Knochenanbaus im Blut ist die **alkalische Serum-Phosphatase** (die Gesamt-AP setzt sich aus den intestinalen Isoenzymen, vor allem aus der Leber, und dem ossären Isoenzym zusammen). Die knochenspezifische AP entspricht der Osteoblastentätigkeit. Gleiches gilt auch für das Osteokalzin. Der **Knochenabbau (Osteoklastentätigkeit)** reflektiert sich in der **Ausscheidung von Kollagenvernetzungsbruchstücken (Pyridinolin-Crosslinks) im Urin**; bei sehr starker Osteoklasie steigt auch die tartratresistente saure Serum-Phosphatase an.

Parameter des **Knochenanbaus** ist die **alkalische Phosphatase**. Die ossäre Komponente der AP (Isoenzym) spiegelt die Osteoblastentätigkeit wider. Der **Knochenabbau** (Osteoklastentätigkeit) reflektiert sich in der **Ausscheidung von Pyridinolin-Crosslinks** im Urin.

3.2.2 Röntgen

Die Standardtechnik zur morphologischen Skelettdiagnostik ist das Röntgen. Viele Erkrankungen zeigen ein pathognomonisches Bild. Andererseits können sich hinter dem röntgenologischen Bild einer Osteoporose viele unterschiedliche Knochenerkrankungen verbergen (z.B. ein Plasmozytom, F-**17a**).

3.2.2 Röntgen

Durch das konventionelle Röntgen können viele Fragestellungen beantwortet werden (z. B. beim Morbus Paget) (F-**17a**).

3.2.3 Szintigraphie

Regionen des **gesteigerten Knochenumbaus** werden sehr zuverlässig durch die Skelettszintigraphie mit einem Radiopharmakon (99^mTechnetium-markierte Diphosphonate) aufgedeckt. Sie ist sehr hilfreich bei Skelettmetastasen oder dem Morbus Paget (F-**17b**).

3.2.3 Szintigraphie

Die Skelettszintigraphie mit 99^mTc eignet sich zum **Nachweis von Zonen gesteigerten Knochenumbaus** (Beispiele: Morbus Paget, Metastasen, F-**17b**).

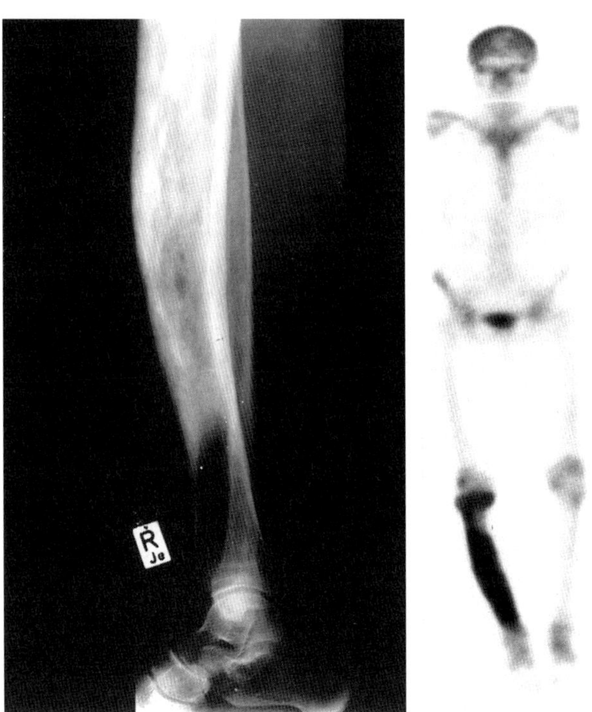

F-**17a, b: Hartstrahl-Röntgenaufnahme vs. Szintigraphie bei Morbus Paget** der rechten Tibia.

Merke ▶

> **Merke.** Kleine osteolytische Herde **ohne** gesteigerten benachbarten Umbau (wie auch z.B. beim Plasmozytom) können szintigraphisch stumm sein.

3.2.4 Computertomographie

Die CT dient dem Nachweis von Knochenkonturenveränderungen, aber auch der Bestimmung von Knochendichte bzw. Knochenmasse (quantitatives CT). Bei niedrigerer Strahlenbelastung erfüllen die **Absorptionsmeßgeräte** den gleichen Zweck.
Die Zwei-Energie-Röntgentechnik für die Knochendichtebestimmung (**DXA**) ist das bewährte diagnostische Verfahren (F-**18**).

3.2.4 Computertomographie

Die Computertomographie dient dem Nachweis von Veränderungen der Knochenkonturen, etwa in Gestalt der Einengung des Spinalkanals. Zunehmend ist auch die **intraossäre Strukturdarstellung** möglich. Die **quantitative Computertomographie** liefert auch Aussagen zur Knochendichte bzw. Knochenmasse. Für diese Fragestellung werden auch Absorptiometer mit niedrigerer Strahlenbelastung verwendet. Die **Zwei-Energie-Röntgentechnik** für die Knochendichtebestimmung (**DXA**) ist die Methode der Wahl für diese diagnostische Aufgabe (F-**18**).

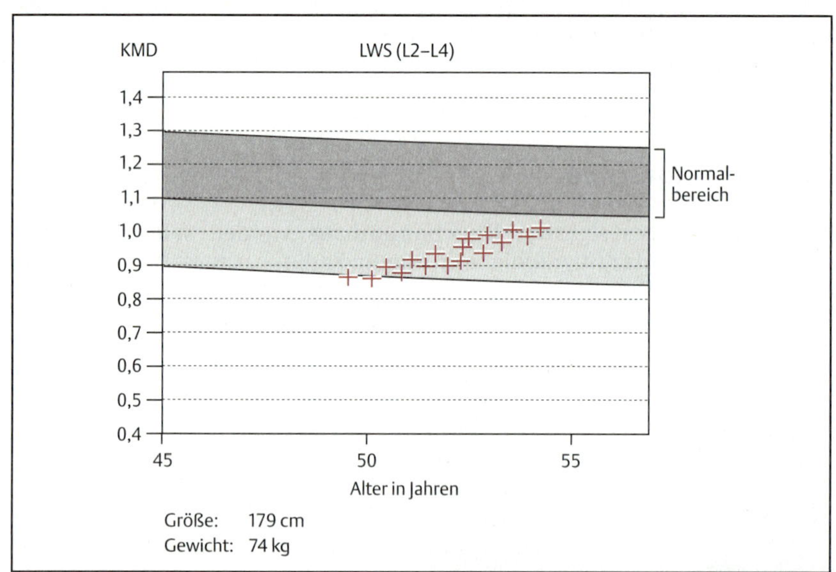

F-**18: Zunahme der Knochendichte unter Fluoridtherapie bei Osteoporose.**
Technik: DXA (Dualphotonenröntgenabsorptiometrie).

Histologie

Die Knochenhistologie dient der Sicherung der Diagnose in unklaren Fällen. Eine Therapiekontrolle nach Applikation neuer Medikamente ist hierdurch ebenfalls möglich. Mit Hilfe der **quantitativen Morphometrie** der Knochenhistologie (nach Tetrazyklinmarkierung) kann ein Einblick in die Dynamik des Knochenumbaus gewonnen werden (langsamer bzw. schneller Knochenumbau).

Histologie

Die Knochenhistologie dient der Verifizierung der Diagnose in unklaren Fällen oder zur Therapiekontrolle nach Verabreichung neuer Medikamente. Bei lokalisierten Osteopathien muß die Biopsie herdbezogen erfolgen, bei generalisierten Knochenerkrankungen ist die Entnahme eines Zylinders aus dem Beckenkamm (Spina iliaca ventralis) üblich. Mit Hilfe der **quantitativen Morphometrie der Knochenhistologie**, insbesondere nach vorausgehender Tetrazyklinmarkierung, können Einblicke in die Dynamik des Knochenumbaus gewonnen werden. Zur Unterscheidung einer Osteoporose mit langsamem oder schnellem Umbau ist das Verfahren sinnvoll.
Die Untersuchung anderer in die Kalziumhomöostase involvierter Organe wie Niere oder Intestinaltrakt (z.B. beim sekundären Hyperparathyreoidismus) ist in den entsprechenden Organkapiteln dargestellt.

3.3 Erkrankungen der Nebenschilddrüsen

3.3.1 Primärer Hyperparathyreoidismus (pHPT)

3.3 Erkrankungen der Nebenschilddrüsen

3.3.1 Primärer Hyperparathyreoidismus (pHPT)

◀ **Definition**

Definition. Beim primären Hyperparathyreoidismus sezerniert eine (oder mehrere) Nebenschilddrüse unkontrolliert Parathormon. Durch seine Wirkungen kommt es zur vermehrten Kalziumabsorption im Darm, zur verminderten Kalziumausscheidung in den Nieren und zur gesteigerten Kalziumfreisetzung aus dem Knochen. Die Hyperkalzämie führt zu den wesentlichen Krankheitssymptomen des Hyperkalzämie-Syndroms, der renalen und der intestinalen Manifestation. Die ossäre Manifestation wird durch das erhöhte PTH direkt hervorgerufen.

Epidemiologie. Die Häufigkeit des primären Hyperparathyreoidismus liegt in der Größenordnung von ca. 2 : 10 000. Unter internistischen stationären Patienten findet sich eine Hyperkalzämie in der Häufigkeit von etwa 1 : 1000; etwa 20 % der Betroffenen leiden an einem primären Hyperparathyreoidismus. Frauen sind etwas häufiger betroffen als Männer. Die Häufigkeitsgipfel liegen bei Frauen im 7. Lebensjahrzehnt, bei Männern im 5. Lebensjahrzehnt.

Epidemiologie Hyperparathyreoidismus tritt vorwiegend in der zweiten Lebenshälfte auf. Frauen sind deutlich häufiger betroffen als Männer. Die Häufigkeit in der Bevölkerung liegt bei ca. 2 : 10 000.

Ätiologie und Pathogenese. In ca. 80 % der Fälle verursacht ein **solitäres parathyreoidales Adenom** die exzessive Parathormonsekretion. Dem Adenom liegt eine monoklonale Zellproliferation zugrunde, die wahrscheinlich auf der Inaktivierung von Tumorsuppressorgenen auf Chromosom 11 beruht. Seltener kommen **Mutationen des Kalziumrezeptors** mit gestörter Rückkoppelung durch erhöhte Kalziumspiegel vor. Eine **Hyperplasie** der Hauptzellen oder der wasserhellen Zellen **der Epithelkörperchen** ist zu 15 % Ursache eines pHPT. Die Ursache **polyklonaler Adenome** in Form von 2- bis 4-Drüsenerkrankungen (ca. 5 % aller pHPT-Fälle) ist unklar, bei Auftreten im Rahmen einer multiplen endokrinen Neoplasie (Typ I und II a) sind genetische Faktoren wahrscheinlich. Das **parathyreoidale Karzinom** (ca. 1 % der pHPT-Fälle) geht offenbar auf einen Verlust des Retinoblastom-Suppressorgens zurück, gelegentlich läßt sich eine frühere Röntgenbestrahlung im Halsbereich als mögliche Mutationsursache eruieren.

S F-**18** zeigt die Folgen des unkontrollierten PTH-Exzesses auf: **als glandotropes Hormon fördert PTH in der Niere die Bildung des Kalzitriols** (Vitamin D_3), **das die Kalziumaufnahme im Darm steigert**. Gleichzeitig wird die Kalziumrückresorption erhöht. Dieser renale Effekt mit der Folge einer Hypokalzurie wird erst später im Stadium der Hyperkalzämie in der Weise überspielt, daß der Kalziumexzeß im Blut die »Wehrfunktion« der Nieren für Kalzium unwirksam macht. Es kommt zu einer **Adiuretin-refraktären Polyurie** mit der Folge der Polydipsie.

Ätiologie und Pathogenese
Häufigste Ursache sind in ca. 80 % der Fälle solitäre monoklonale Adenome **der Nebenschilddrüsen**, weiterhin kommen Hyperplasien und (selten) Karzinome der Epithelkörperchen vor. Genetische Ursachen sind bei allen Formen anzunehmen, insbesondere beim Auftreten im Rahmen einer MEN. Gelegentlich lassen sich frühere Röntgenbestrahlungen der Halsregion als mutagenes Ereignis eruieren.

S F-**18** zeigt die **Folgen des PTH-Exzesses:**
- gesteigerte intestinale Kalziumabsorption
- erhöhte renale Kalziumrückresorption
- gesteigerter Skelettumsatz.

Eine **ADH-refraktäre Polyurie** führt zur Polydipsie.

S Synopsis F-**18: Pathophysiologie des primären Hyperparathyreoidismus**

Der autonome PTH-Exzeß verstärkt (über 1,25-[OH]$_2$-Vitamin D) die enterale Kalziumabsorption und die Osteolyse. In der Niere wird zunächst Kalzium retiniert, bis diese »Wehrfunktion« vom anflutenden Kalzium überspült wird.

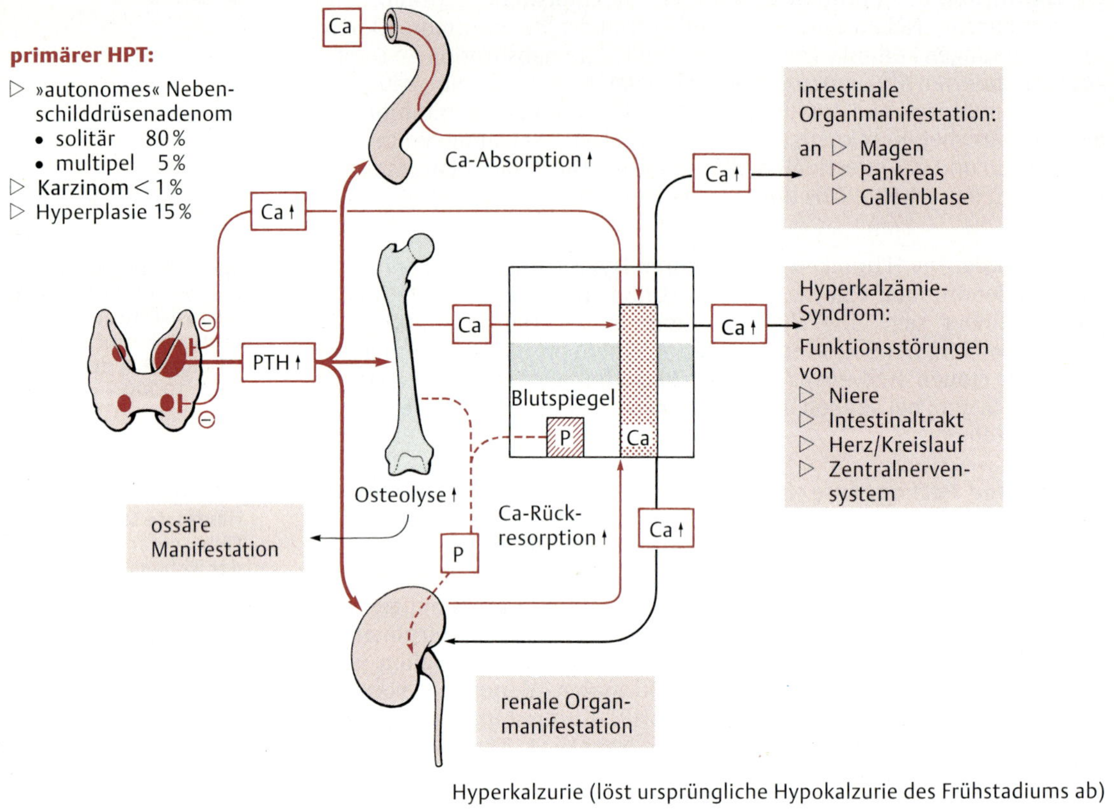

primärer HPT:

- ▷ »autonomes« Nebenschilddrüsenadenom
  - solitär 80 %
  - multipel 5 %
- ▷ Karzinom < 1 %
- ▷ Hyperplasie 15 %

Ca
Ca-Absorption ↑
Ca ↑
PTH ↑
Ca
Blutspiegel
P
Ca
Osteolyse ↑
Ca-Rückresorption ↑
P
Ca ↑
Ca ↑

intestinale Organmanifestation:
an ▷ Magen
▷ Pankreas
▷ Gallenblase

Hyperkalzämie-Syndrom:
Funktionsstörungen von
▷ Niere
▷ Intestinaltrakt
▷ Herz/Kreislauf
▷ Zentralnervensystem

ossäre Manifestation

renale Organmanifestation

Hyperkalzurie (löst ursprüngliche Hypokalzurie des Frühstadiums ab)

Die durch die PTH gesteigerte Skelettresorption und der dadurch angekurbelte Knochenneubau können über lange Zeit auf erhöhtem Niveau ein Gleichgewicht halten.
In späteren Krankheitsstadien überwiegt der Abbau (generalisierte Kalksalzverminderung, **F-19**).
Ein **Spätstadium** der Skelettmanifestation ist die Ausbildung osteoklastärzystischer Pseudotumoren (**Ostitis fibrosa generalisata cystica von Recklinghausen**).

Am Knochen steigert PTH die Skelettresorption, die ihrerseits zunächst den Knochenneubau ankurbelt. Über lange Zeit kann hier ein Gleichgewicht auf erhöhtem Umbauniveau gehalten werden, bis in späteren Krankheitsstadien die Osteoklasie überwiegt. Es entstehen dann Skelettschäden in Gestalt einer **generalisierten Kalksalzverminderung**, der histologisch eine **Fibroosteoklasie** entspricht (F-**19**).
Ein **Spätstadium** der Skelettmanifestation ist die Ausbildung osteoklastärzystischer Pseudotumoren (sogenannte »braune« Tumoren), die das Krankheitsstadium der **»Ostitis fibrosa generalisata cystica von Recklinghausen«** dokumentieren.

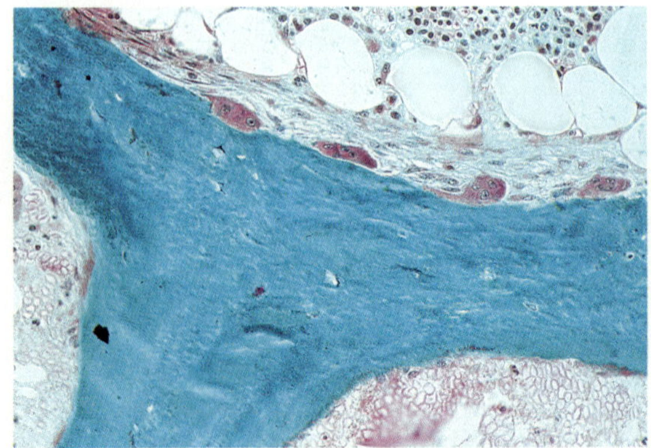

F-**19: Knochenhistologie bei primärem Hyperparathyreoidismus** (Goldner-Färbung): Aus dem verkalkten Knochen (grün) resorbieren die aktivierten Osteoklasten vermehrt Knochengewebe. Im darüberliegenden Mark entwickelt sich eine Fibrose (Bild der Fibroosteoklasie).

Der Kalziumanstieg im Blut führt in den Nieren zum Umschlag der Hypokalzurie in die Hyperkalzurie, die in Verbindung mit der PTH-induzierten Hyperphosphaturie eine **Prädisposition zur Nierensteinbildung** mit sich bringt. Auch die Ausbildung einer **Nephrokalzinose** ist möglich. **Die Hyperkalzämie belastet den gesamten Organismus**. Sensible Organe reagieren mit Funktionsstörungen, die sich im Hyperkalzämie-Syndrom addieren (*vgl. Klinik*).

Durch Kalziumanstieg im Blut kommt es allmählich zur **Hyperkalzurie**. Gemeinsam mit der **Hyperphosphaturie** stellt sie eine Prädisposition zur **Nierensteinbildung** und **Nephrokalzinose** dar. Die Hyperkalzämie belastet den gesamten Organismus.

Klinik

Klinik

> **Merke.** Die Krankheitssymptome des primären Hyperparathyreoidismus umfassen die der Organmanifestationen und die funktionellen Beschwerden des Hyperkalzämie-Syndroms (S F-**19**).

◀ **Merke**

Letztere sind nach Normalisierung des Serumkalziumspiegels reversibel. Sie sind also unspezifisch und gestatten keinen Schluß auf die Verursachung der Hyperkalzämie (*vgl.* S F-**18** und S F-**19**). Die **renale Symptomatik** läßt in Verbindung mit der **intestinalen Symptomatik** (Übelkeit, Erbrechen, Gewichtsabnahme) durchaus an eine Zuckerkrankheit denken, die leicht

Die Symptome des **Hyperkalzämie-Syndroms** sind:
- Polyurie → Polydipsie
- Übelkeit, Erbrechen
- endokrines Psychosyndrom

Synopsis F-19: Klinik des primären Hyperparathyreoidismus

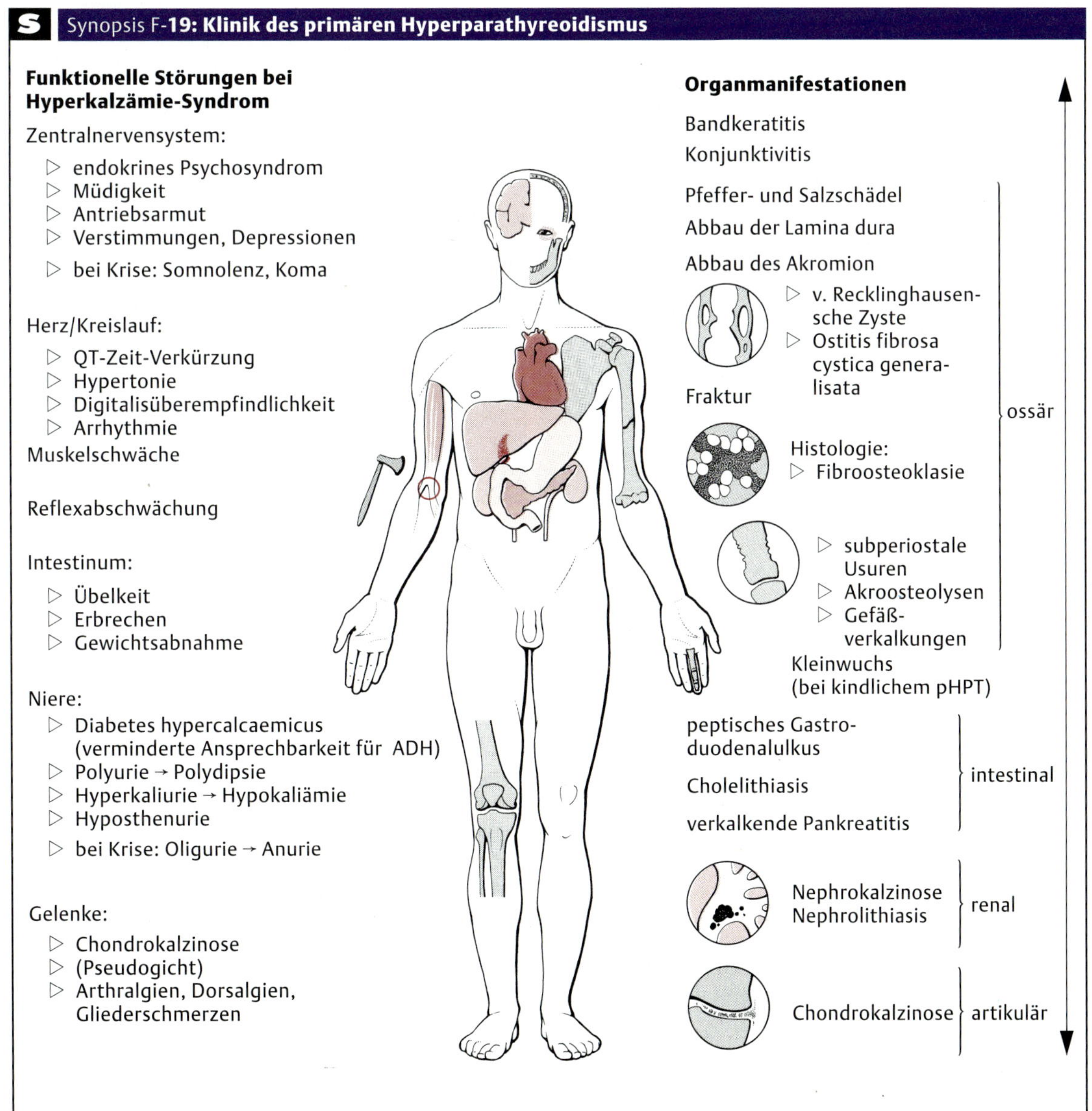

- Reflexabschwächung, Adynamie
- partielle Hypertonie
- Digitalisüberempfindlichkeit (s. **F-19**).

durch Blut- und Urinzuckerbestimmung auszuschließen ist. Die Hyperkalzämie kann ein klassisches **endokrines Psychosyndrom** mit Verstimmungen bis zur Depression, Antriebsstörungen, Erinnerungsstörungen induzieren. Die **Reflexabschwächung** entwickelt sich parallel zur **Adynamie**. Schließlich sieht man beim pHPT auch häufiger als sonst eine **arterielle Hypertonie**. Der hyperkalzämische Patient ist **überempfindlich gegenüber Digitalis**.

Zu den **Organmanifestationen** **F-19**) gehören
- **renal**: Nephrolithiasis, Nephrokalzinose
- **ossär**: Knochenschmerzen, pathologische Frakturen z. B. im Bereich von Recklinghausenscher Zysten (**F-20**, Gelenkbeschwerden durch Chondrokalzinose [Pseudogicht])
- **intestinal**: rezidivierende peptische Gastroduodenalulzera, Pankreatitis, Cholelithiasis.

Zu den **Organmanifestationen (F-19**) an den **Nieren** gehören das Nierensteinleiden, das Koliken hervorrufen kann, und die weniger Beschwerden bereitende Nephrokalzinose. **Knochenschmerzen** können durch das Osteoporosebild hervorgerufen werden, aber auch durch pathologische Frakturen im Bereich von Recklinghausenscher Zysten (F-**20 a–c**). Ursache von Gelenkbeschwerden ist gelegentlich eine Chondrokalzinose (Pseudogicht). **Intestinal** können die peptischen Ulzera des Magens oder Duodenums zu Oberbauchbeschwerden führen. Eine akute Pankreatitis erzeugt das entsprechende schwere Krankheitsbild. Symptomärmer sind die bei pHPT häufiger als sonst auftretenden Gallensteine.

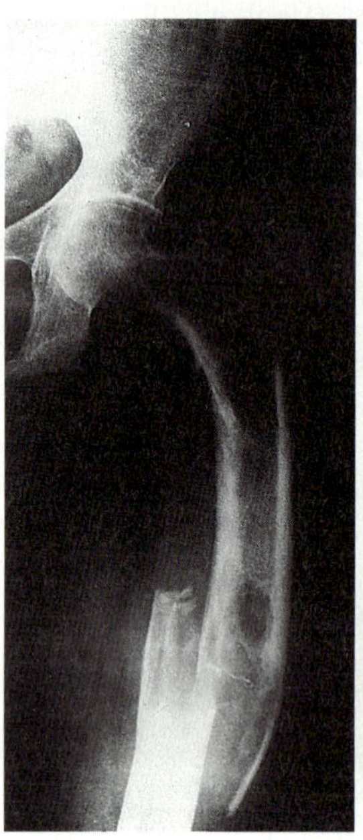
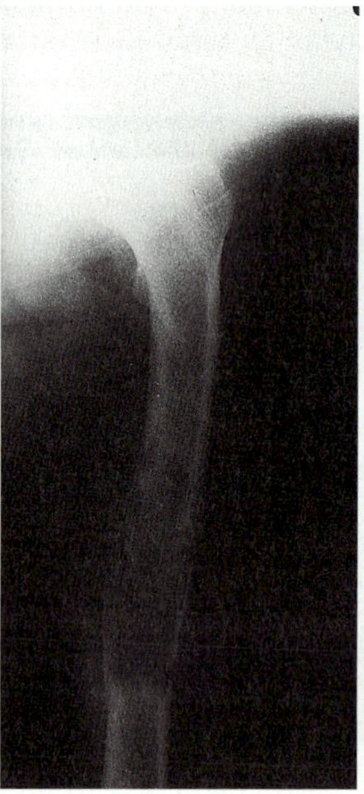
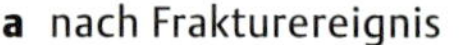
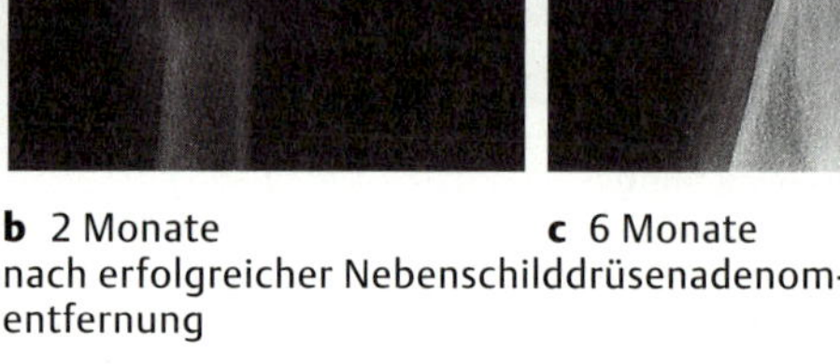

a nach Frakturereignis **b** 2 Monate **c** 6 Monate
nach erfolgreicher Nebenschilddrüsenadenomentfernung

F-20 a–c: Pathologische Fraktur in einer von Recklinghausenschen Zyste bei primärem Hyperparathyreoidismus.

Hyperkalzämische Krise: Leitsymptome sind **Nierenversagen** (Oligurie bis Anurie) und **Bewußtseinsstörungen** (Somnolenz bis Koma). Der Anstieg des Serumphosphatspiegels kann **in diversen Organen** zum **Ausfällen von Kalzium-Phosphat-Komplexen** führen.

Hyperkalzämische Krise: Auch bei blandem Verlauf des primären Hyperparathyreoidismus ist die Exazerbation in die hyperkalzämische Krise möglich. Sie hat die **Leitsymptome des Nierenversagens**, wenn die Polyurie in die Oligurie/Anurie umschlägt. Auslöser kann ungenügendes Trinken, Bettlägerigkeit oder eine Behandlung mit Thiaziden sein. Man hat auch häufige Halspalpationen bei großen Nebenschilddrüsentumoren angeschuldigt, wenn sich die Krise während des diagnostischen Prozesses entwickelte. Neben die renale Leitsymptomatik der Krise tritt die zentralnervöse: Es kommt zu **Bewußtseinsstörungen**, der Patient kann über eine Somnolenz ins **Koma** eintreten. Der renal bedingte Phosphatanstieg im Serum kann zu **Kalzifizierungen verschiedener Organe** führen.

Merke ▶

▶ ***Merke.*** Bei jedem Koma nicht eindeutiger Ursache ist daher die Kalziumdiagnostik unbedingt erforderlich.

Labor. **Die Hyperkalzämie ist das laborchemische Leitsymptom des primären Hyperparathyreoidismus.** Allerdings sollten z.B. bei rezidivierenden Nierensteinen und Kalziumspiegeln im obersten Normbereich alle Anstrengungen unternommen werden, eine primäre Nebenschilddrüsenüberfunktion nicht zu übersehen. Eine durch Hyperkalzämie induzierte akute Pankreatitis kann durch ihre kalziumsenkende Wirkung die Ausgangssituation verschleiern.
Nach Feststellung der Hyperkalzämie ist die PTH-Bestimmung indiziert. **Die Koinzidenz von Hyperkalzämie und eindeutig erhöhtem PTH sichert die Diagnose**. Die Messung der cAMP-Ausscheidung im Urin liefert keine zusätzlichen Informationen, die über die der PTH-Spiegel hinausgingen. Dies gilt insbesondere für die Situation des hochnormalen PTH. Sie hat die Bedeutung eines hochgradigen Verdachtes, da bei Hyperkalzämie anderer Ursachen ein supprimiertes PTH zu fordern ist. Es sollte heute nur noch das intakte PTH gemessen werden – die sog. PTH-Fragment-Assays sind obsolet.
Andere Laborbefunde wie **Hypophosphatämie** und **erhöhte alkalische Serum-Phosphatase** besitzen eine mindere diagnostische Bedeutung. Pathologisch sind die genannten Parameter nur etwa bei der Hälfte der Patienten. Ähnliches gilt für Kalzurie und Phosphaturie. Sie sind auch bei osteolytischen Prozessen häufig uncharakteristisch erhöht, ohne daß das PTH erhöht ist. Wichtig ist bei Hyperkalzämie und fraglich erhöhtem PTH die Kalziumausscheidung im Urin dennoch: Eine seltene Differentialdiagnose ist die benigne familiäre hypokalzurische Hyperkalzämie (*s. u.*). Infolge der Polyurie liegt bei der Hyperkalzämie zumeist eine Hypokaliämie vor. Längerdauernde Hyperkalzämien führen zur Verschlechterung der Nierenfunktion (zunächst Hyposthenurie, später allmählich Kreatininanstieg).

Labor **Die Hyperkalzämie ist das laborchemische Leitsymptom des pHPT**: Es erfordert anschließend die PTH-Bestimmung. Bei rezidivierenden Nierensteinen und einem Kalziumspiegel im oberen Normbereich sollte durch PTH-Bestimmung ein pHPT ausgeschlossen werden.
Die Koinzidenz von Hyperkalzämie und eindeutig erhöhtem PTH sichert die Diagnose.

Laborparameter wie eine **Hypophosphatämie** und **erhöhte alkalische Phosphatase** besitzen eine mindere diagnostische Bedeutung. Ähnliches gilt für Kalzurie und Phosphaturie. Infolge der Polyurie liegt bei der Hyperkalzämie zumeist eine Hypokaliämie vor. Längerdauernde Hyperkalzämie führt zu einer Niereninsuffizienz.

Diagnostik und Differentialdiagnose. Eine Diagnostik ist indiziert, wenn die Symptome einer möglichen Organmanifestation oder auch des Hyperkalzämie-Syndroms beim Patienten vorliegen. Zwingend wird die Diagnostik beim Zusammentreffen mehrerer Symptome. Ein Hemmschuh kann hier die Unkenntnis des endokrinen Psychosyndroms sein, wenn etwa ein Patient mit bekannter Hyperkalzämie wegen psychischer Veränderungen unnötigerweise zum Psychiater geschickt wird. Mehr und mehr fallen Hyperkalzämien vor einem gezielten Verdacht durch Laborscreening auf.
Parallel zur Labordiagnostik müssen Ausschlußuntersuchungen im Hinblick auf die Differentialdiagnose der Hyperkalzämie erfolgen (s. ▤ F-**15**).

Diagnostik, Differentialdiagnose
Nur ca. 20 % der Patienten mit Hyperkalzämie leiden an einem primären Hyperparathyreoidismus. Bei rund zwei Drittel der Patienten mit pathologisch erhöhtem Serumkalzium liegt eine Tumorerkrankung vor (Mammakarzinom, Bronchialkarzinom, Plasmozytom, akute Leukämie etc.).
Zur Differentialdiagnose der Hyperkalzämie s. ▤ F-**15**.

> ***Merke.*** Immerhin stellt der primäre Hyperparathyreoidismus nur 20 % der Patienten mit Hyperkalzämie. Nur bei ihnen ist eine kausale Therapie möglich. Bei rund zwei Drittel der Patienten mit Hyperkalzämie liegt eine Tumorerkrankung vor.

◀ **Merke**

In der Häufigkeit führen metastasierende Karzinome der Mamma bei der Frau oder das Bronchialkarzinom, gefolgt von Systemerkrankungen wie Plasmozytom, akute Leukämie etc. Im Prinzip vermag jede **Tumorerkrankung** mit einer Hyperkalzämie einherzugehen. Der Befund des erhöhten PTH beim Hyperkalzämiker gestattet eine Reduktion der Tumorsuche auf ein Minimum, wir selbst empfehlen ein Programm mit Röntgen-Thorax (Ausschluß eines Bronchialkarzinoms oder von Lungenmetastasen), Oberbauch-Sonographie (Ausschluß von Hepatomen, Pankreastumoren, Nierentumoren), eine gynäkologische Untersuchung bei der Frau und eine Rektaluntersuchung beim Mann. Bei Tumoranamnese oder -verdacht muß das Programm ausgeweitet werden – je nach Konstellation werden Skelettszintigraphie, Knochenmarkausstrich bzw. Beckenkammbiopsie und andere Laborparameter hinzugezogen.
Die paraneoplastische Produktion von echtem PTH ist eine Rarität. Dagegen findet man bei einem beträchtlichen Teil der Tumor-Hyperkalzämiker **erhöhte Werte des PTH-ähnlichen Peptids**, des PTHrP.

Im Prinzip vermag jede **Tumorerkrankung** mit einer Hyperkalzämie einhergehen (im Sinne eines paraneoplastischen Syndroms).

PTH wird extrem selten paraneoplastisch sezerniert. Recht häufig finden sich bei Tumor-Hyperkalzämikern **erhöhte Werte des PTH-ähnlichen Peptids**, des PTHrP.

F-15: Differentialdiagnose der Hyperkalzämie

Erkrankung	Mechanismus	Stichwort zur Diagnostik
▷ Primärer Hyperparathyreoidismus	▷ Kalziumfreisetzung aus Knochen ↑	▷ Ca ↑, PTH ↑
▷ Tertiärer Hyperparathyreoidismus	▷ Kalziumfreisetzung aus Knochen ↑	▷ Anamnese: langjähriger sekundärer HPT
▷ Tumor-Hyperkalzämie einschließlich Plasmozytom, Leukämien, Lymphomen	▷ Sekretion osteolytischer Wirkstoffe wie PTH-artiges Peptid, IL 1, IL 6, TNFα, Prostaglandine, 1,25-DHCC	▷ Tumorsuche, Blutbild, Knochenmark, Skelettszintigramm, evtl. PTHrP
▷ Immobilisation bei Osteoporose	▷ gesteigerte Kalziumfreisetzung aus dem Skelett	▷ Anamnese, Röntgen
▷ Schwere Frakturen (Jüngere)		▷ Anamnese, Röntgen
▷ Morbus Paget (cave: Koinzidenz mit primärem HPT)		▷ Anamnese, Röntgen
▷ Akute intermittierende Porphyrie		▷ Urindiagnostik, Porphyrie
▷ Hyperthyreose	▷ gesteigerter Knochenstoffwechsel	▷ T_3, T_4, TSH
▷ Ausfall der Glukokortikoide: • akuter Morbus Addison • Zustand nach Operation eines Cushing-Syndroms	▷ Ausfall eines »PTH-Antagonisten«	▷ NNR-Diagnostik
▷ Akutes Nierenversagen	▷ Verminderung Kalzurie	▷ Anamnese, Nierenfunktion
▷ Exsikkose	▷ Verminderung Kalzurie	▷ Anamnese, Nierenfunktion
▷ Familiäre benigne hypokalzurische Hyperkalzämie	▷ Verminderung Kalzurie	▷ Kalzurie, Phosphaturie (Ca, PTH)
▷ Hartes-Wasser-Syndrom	▷ Dialyse mit zu hohem Ca	▷ Überprüfung Dialyse
▷ Sarkoidose	▷ vermehrte Bildung von 1,25-DHCC	▷ Röntgen – Lunge, ACE, Leberbiopsie
▷ Tuberkulose	▷ vermehrte Bildung von 1,25-DHCC	▷ Röntgen – Lunge, ACE, Tbc-Diagnostik
▷ Histoplasmose	▷ vermehrte Bildung von 1,25-DHCC	▷ Röntgen – Lunge, Serologie
▷ AIDS	▷ Osteolyse durch Viren	▷ Anamnese, Serologie
▷ Infantile idiopathische Hyperkalzämie	?	▷ Kindesalter, Ausschluß anderer Ursachen
Medikamente	**Mechanismus**	**Stichwort zur Diagnostik**
▷ Vitamin-D-Intoxikation etc.	▷ Kalziumabsorption ↑, Osteolyse ↑	▷ Anamnese, Spiegelbestimmung
▷ Vitamin-A-Intoxikation	▷ Osteolyse ↑	▷ Anamnese
▷ Thiazidmedikation (bei »belasteter« Kalziumhomöostase)	▷ Kalzurie ↓	▷ Anamnese
▷ Tamoxifen bei Brustkrebsmetastasen	▷ Aufflammen des Krebses	▷ Anamnese
▷ Theophyllin	?	▷ Anamnese
▷ ASS-Intoxikation	?	▷ Anamnese

Zahlreiche Bemühungen der Medizin galten immer wieder der **Lokalisationsdiagnostik eines Nebenschilddrüsentumors**. Bei klarer Laborkonstellation (Hyperkalzämie und erhöhtes PTH) ist lediglich die **Sonographie** des Halses anzuraten. Sie gestattet eine Vermutung des Sitzes des Nebenschilddrüsentumors bei etwa zwei Drittel der Patienten (F-**21**). Bei den übrigen sollte eine weitergehende Diagnostik wie Computertomographie oder Versuch der Szintigraphie nur aus besonderem Grunde durchgeführt werden, da die Finderrate des erfahrenen Chirurgen mit weit über 90% wesentlich höher ist als alle Lokalisationsverfahren. Umgekehrt ersetzt die Lokalisationsdiagnostik keinesfalls die Erfahrung des Chirurgen, die für dieses Krankheitsbild unbedingt zu fordern ist. Nach erfolgloser Erstoperation (vergebliche Suche nach einem Epithelkörperchentumor) ist die komplette Lokalisationsdiagnostik durchaus empfehlenswert (neben Sonographie die Computertomographie auch des Substernalraums bis zum Herzen). Hilfreich kann auch die Körper- und Halsvenenkatheterisierung mit nachfolgender PTH-Bestimmung sein, eine entsprechende Erfahrung vorausgesetzt.

Als **Lokalisationsdiagnostik eines Nebenschilddrüsentumors** ist bei klarer Laborkonstellation (Hyperkalzämie und erhöhtes PTH) ist nur die **Sonographie** des Halses anzuraten. Sie gestattet in ca. zwei Drittel der Fälle, den vermuteten Tumor anzugeben (F-**21**). Bei den übrigen Patienten sollte eine weitergehende Diagnostik (CT) nur bei spezieller Fragestellung herangezogen werden, da der erfahrene Chirurg in über 90% den Tumor findet.

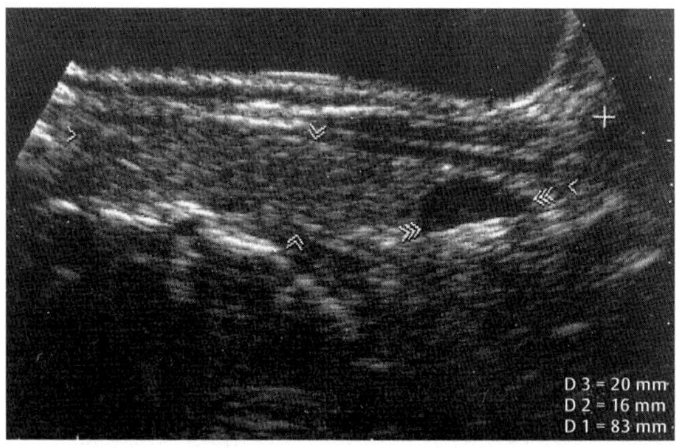

F-**21: Sonographische Darstellung eines Nebenschilddrüsenadenoms**: Im längs geschnittenen echonormalen linken Schilddrüsenlappen liegt kaudal-dorsal das Adenom als echoarmer (dunklerer) länglich-halbmondförmiger Herd.

Geröntgt werden nur symptomatische Skelettanteile. Nur noch selten zeigen sich pathognomonische Veränderungen im Sinne einer Ostitis fibrosa generalisata cystica. Folgende röntgenologische Veränderungen wurden in früheren Zeiten häufiger gesehen:

- pfefferstreuähnliche Schädelstruktur
- Osteolysen am Akromioklavikulargelenk und
- Chondrokalzinosen (Pseudogicht).

Die Suchaufnahme im Hinblick auf eine Fibroosteoklasie der Zahnköcher, um einen Abbau der Lamina dura nachzuweisen, bewährt sich nicht mehr, da diese Veränderung auch bei der Parodontose unspezifisch vorkommt. Allenfalls ist eine Handaufnahme in Mammographietechnik (mit Lupenbetrachtung) zu empfehlen, um an der radialen Seite des zweiten Strahls eventuell subperiostale Usuren aufzudecken.

Geröntgt werden nur symptomatische Skelettanteile. Nur noch selten zeigen sich pathognomonische Veränderungen im Sinne einer Ostitis fibrosa generalisata cystica.

Allenfalls ist eine Handaufnahme in Mammographietechnik zu empfehlen, um subperiostale Usuren aufzudecken.

Therapie. Bei jedem sicher diagnostizierten Fall von primärem Hyperparathyreoidismus **mit Symptomen** ist die **Operation anzustreben.** Die Halsrevision mit Resektion des parathyreoidalen Adenoms oder der hyperplastischen Nebenschilddrüsen sollte **nur** ein Chirurg mit reichlicher Erfahrung auf diesem Gebiete vornehmen, sonst drohen unnötig häufig postoperative Komplikationen wie Stimmbandparese oder Hypoparathyreoidismus. Bei totaler Parathyreoidektomie wird ein Epithelkörperchen in die Armmuskulatur transplantiert, um einem Hypoparathyreoidismus vorzubeugen. Postoperativ sind regelmäßige Serumkalzium-Kontrollen notwendig.

Sicher asymptomatische Fälle können unter sorgfältiger Überwachung zunächst beobachtet werden. Beim Auftreten von Beschwerden wie Hypertonie, psychische Verstimmungen, Anstieg des Kalziums auf mehr als 3 mmol/l, Verschlechterung der Nierenfunktion, Abnahme der Knochendichte etc. ist zur Operation zu raten. Wird die Operation vom Patienten abgelehnt, sollte er sich zumindest der regelmäßigen ärztlichen Kontrolle

Therapie Beim primären HPT **mit Symptomen** ist die **Operation** mit Resektion der ursächlichen Nebenschilddrüsen (Parathyreoidektomie) **anzustreben. Asymptomatische Fälle** können unter sicherer **Überwachung** beobachtet werden. Beim Auftreten von typischen Symptomen (Hypertonus, psychische Verstimmung, Anstieg des Kalziums > 3 mmol/l) des pHPT sollte dann operiert werden.

stellen und sich kalziumarm ernähren (reichliches Trinken kalziumarmer Flüssigkeiten). Bei Frauen nach der Menopause kann der Versuch gemacht werden, Östrogene als milde PTH-Antagonisten zu verabreichen.

Merke ▶

> ▶ ***Merke.*** Ein verhältnismäßig **häufiger Fehler** ist das Verschleppen der Operationsentscheidung bei angeblich asymptomatischen Patienten, bei denen das Abfragen der Symptome unvollständig war.

Jeder Patient mit Hyperkalzämie sollte sofort auf **ausreichende Flüssigkeitszufuhr** achten (Urinmenge von > 2 Litern pro Tag). Milch und kalziumhaltige Mineralwässer sind zu meiden.

Wenn der Kalziumspiegel höher ist und der Patient die empfohlene Trinkmenge nicht erreicht, kann durch **Infusion von physiologischer Kochsalzlösung** ein Kalziumabfall erzielt werden (▤ F-**16**).

Weil der diagnostische Prozeß einige Zeit in Anspruch nehmen kann (Tage bis gelegentlich Wochen), sind immer wieder Maßnahmen zur **symptomatischen Kalziumsenkung** erforderlich. Jedem Patienten, bei dem eine Hyperkalzämie festgestellt wurde, sollte sofort eingeschärft werden, **auf ausreichende Flüssigkeitszufuhr zu achten** (Urinmenge von > 2 Litern pro Tag). Milch (und Milchprodukte) sind zu meiden, kalziumarme Mineralwässer zu bevorzugen.
Wenn der Serumkalziumspiegel höher ist und der Patient die empfohlene Trinkmenge nicht schafft, kommt in der Klinik die **Infusion von physiologischer Kochsalzlösung** zum Zuge (▤ F-**16**). Durch Infusion von 2–3 Litern läßt sich oft ein wünschenswerter Kalziumabfall erreichen, gegebenenfalls

F-16: Symptomatische Therapie der Hyperkalzämie

Mittel	Dosis	Spezielle Indikation	Wirkungs-mechanismus	Komplikationen
Rascher Wirkungseintritt				
▷ reichliches Trinken Ca-armer Flüssigkeit	2–3 l/d	universal	Steigerung der Kalzurie	keine
▷ 0,9 % NaCl i.v.	4–6 (10) l/d	universal	Steigerung der Kalzurie	Hypokaliämie, Volumenbelastung (Übelkeit)
▷ Kalzitonin	200–500 IE/d	universal	Hemmung der Osteolyse, Analgesie	
▷ Furosemid	20–40–500 mg/d	universal bei Retention	Steigerung der Diurese	Hypokaliämie, Hypomagnesiämie
	100 mg/h → 24 h	universal bei Retention	Steigerung der Kalzurie	
▷ Hämodialyse	Ca-freies Dialysat	**Krise** mit akutem Nierenversagen	Herausdialysieren von Kalzium	dialysebedingt
Langsamer Wirkungseintritt (Tage)				
▷ Bisphosphate:				
• Clodronat (Ostac®)	300 mg i.v./d (über mehrere Stunden)	bevorzugt Malignome	Hemmung der Osteolyse	Niereninsuffizienz (bei zu schneller Infusion)
	400–3200 mg oral/d über Tage bis Wochen			
• Pamidronat (Aredia®)	15–90 mg i.v. (über mehrere Stunden)	bevorzugt Malignome	Hemmung der Osteolyse	gelegentlich passager Fieber, Niereninsuffizienz (bei zu schneller Infusion)
• Ibandronat (Bondronat®)	2–6 mg i.v. (über 2 h)	bevorzugt Malignome	Hemmung der Osteolyse	
▷ Ca-, Vitamin-D-arme Diät	< 100 mg Ca/d	universal	Verminderung der Kalziumabsorption	–
▷ Prednison	40–100 mg/d	Vitamin-D-Intoxikation, Sarkoidose	Hemmung der Kalziumaufnahme	iatrogener Cushing
▷ Phosphat p.o.	500–1500 mg/d	Hypophosphatämie	Ausfälle von Ca/P-Komplexen	Gewebsverkalkung

kann auf 6–10 Liter pro 24 Stunden gesteigert werden. Kommt es dabei zur Flüssigkeitsretention, ist Furosemid das Diuretikum der Wahl. **Thiazide sind dagegen kontraindiziert**, da sie die Kalziumausscheidung vermindern. Immer wieder manifestiert sich eine Hyperkalzämie erst nach Gabe eines Thiaziddiuretikums.

Zu den kontraindizierten Medikamenten gehört auch Digitalis. Glykoside steigern über eine Erhöhung der Ca^{++}-Konzentration die Kontraktionskraft der Herzmuskelzelle. Bei Hyperkalzämie wird dieser Effekt bis zur toxischen Wirkung gesteigert.

Nach der forcierten Diureses ist **Kalzitonin** (5–10 IE/kg KG/d als Infusion in 0,9% NaCl) ein Mittel zur Beherrschung kritischer Hyperkalzämien oder bei Intoleranz der empfohlenen oralen Flüssigkeitsaufnahme. Es bietet einen schnellen Wirkungseintritt und hat eine gute analgetische Wirkung bei Knochenschmerzen. **Bisphosphonate** (Clodronat, Pamidronat, Ibendronat) bewirken noch potenter eine Hemmung der Osteoklastenaktivität z.B. bei Tumorosteolysen mit Hyperkalzämie; sie sind heutzutage das Mittel der Wahl.

Die **Maßnahmen mit sehr langsamer Wirkung** auf den Kalziumspiegel wie kalziumarme Diät oder Glukokortikoide spielen beim primären Hyperparathyreoidismus praktisch keine Rolle. Sie sind für Erkrankungen wie Vitamin-D-Intoxikation, Tumor-Hyperkalzämie sinnvoll.

Bei Niereninsuffizienz durch eine hyperkalzämische Krise kann die **kalziumfreie Hämodialyse** erforderlich sein.

Verlauf und Prognose. Der rechtzeitig behandelte Patient mit primärem Hyperparathyreoidismus hat eine sehr gute Prognose: Es kommt zum Stillstand der Nierensteinerkrankung und auch der intestinalen Manifestationen, ossäre Veränderungen bilden sich sehr gut zurück. Da die Diagnose der Erkrankung heutzutage um ein Jahrzehnt früher gestellt wird als in der Vergangenheit, sind auch bleibende Störungen der Nierenfunktion seltener geworden. Die Gefahr der Metastasierung von Nebenschilddrüsenkarzinomen nimmt ebenfalls bei konsequenter Frühbehandlung ab. Bei der seltenen Situation eines nicht mehr kausal operablen Nebenschilddrüsenkarzinoms empfiehlt es sich dennoch, jeglichen lokalisierbaren Tumoranteil immer wieder operativ anzugehen, um das Leben auf diese Weise zu verlängern. Eine Röntgenbestrahlung dieses sehr differenzierten und endokrin aktiven Tumors hat wenig Erfolgsaussicht. Die Bisphosphonate werden auch hier symptomatisch eingesetzt.

Bei notwendigem Einsatz von Diuretika ist Furosemid das Mittel der Wahl. **Thiazide und Digitalis sind kontraindiziert** (Thiazide vermindern die Kalziumausscheidung, Digitalis und Kalzium wirken am Herzmuskel synergistisch – Gefahr des Herztodes).

Bei kritischer Hyperkalzämie oder Intoleranz der empfohlenen oralen Flüssigkeitsmengen wirkt Kalzitonin kalziumsenkend und analgetisch (Knochenschmerzen) zugleich. Bei Tumorosteolysen sind die potenteren Bisphosphonate Mittel der Wahl.

Maßnahmen mit sehr langsamer Wirkung auf den Kalziumspiegel wie kalziumarme Diät oder Glukokortikoide spielen beim pHPT keine Rolle. Sie sind bei Vitamin-D-Intoxikation und Tumor-Hyperkalzämie sinnvoll. Bei Niereninsuffizienz durch eine hyperkalzämische Krise kann die **kalziumfreie Hämodialyse** erforderlich sein.

Verlauf und Prognose Bei rechtzeitiger Behandlung kommt es zum Stillstand der Nierensteinerkrankung und der intestinalen Manifestationen (Ulzera, Pankreatitis). Ossäre Veränderungen bilden sich sehr gut zurück. Bei nicht mehr kausal operablem Nebenschilddrüsenkarzinom empfiehlt es sich, jeglichen lokalisierbaren Tumoranteil wiederholt operativ anzugehen. Eine Bestrahlung hat wenig Erfolgsaussicht.

Klinischer Fall

Die 63jährige Patientin stolperte nur leicht und verspürte danach einen starken Schmerz im Oberschenkel, der sie hinfallen ließ. Das Gehen war nicht mehr möglich. In der Chirurgischen Klinik wurde eine Oberschenkelfraktur im Bereich einer osteolytischen Läsion diagnostiziert, die Labordiagnostik ergab eine Hyperkalzämie. Nach Reposition des Bruchs und Fixierung im Gips erfolgte in der Inneren Klinik die Ursachenabklärung. Die PTH-Erhöhung und der Ausschluß anderer Ursachen für die Hyperkalzämie führten zur Diagnose eines primären Hyperparathyreoidismus.

Bei der sorgfältigen Anamneseerhebung kamen Symptome wie vermehrter Durst und Müdigkeit während der letzten Monate heraus, die hausärztlicherseits lediglich zum Ausschluß eines Diabetes mellitus mittels Harn- und Blutzuckerbestimmung geführt hatten.

Nach Diagnosestellung wurde das verantwortliche Nebenschilddrüsenadenom 12 Tage nach der Fraktur entfernt – innerhalb von 6 Monaten war die Fraktur bestens ausgeheilt, und der osteolytische Bereich der Läsion füllte sich auf (*vgl.* F-**20 a–c**, *S. 830*).

3.3.2 Sekundärer Hyperparathyreoidismus

Synonym: reaktiver, regulativer Hyperparathyreoidismus

Definition ▶

3.3.2 Sekundärer Hyperparathyreoidismus

Synonym: reaktiver, regulativer Hyperparathyreoidismus

▶ ***Definition.*** Chronische Stimulation der Parathormonsekretion der Nebenschilddrüsen durch eine anhaltende Hypokalzämie.
Häufigste Form ist die Hypokalzämie bei Niereninsuffizienz (= renaler sekundärer Hyperparathyreoidismus).
Seltenere Form ist die Unterversorgung mit Kalzium durch Maldigestion, Malabsorption (= intestinaler sekundärer Hyperparathyreoidismus).

Renaler sekundärer Hyperparathyreoidismus (rsHPT)

Epidemiologie Der rsHPT droht jedem Patienten mit terminaler Niereninsuffizienz. Nach Einführung der künstlichen Niere mit Lebensverlängerung der niereninsuffizienten Patienten entstand das Problem der **renalen Osteopathie.** Die Häufigkeit des Auftretens des rsHPT hängt direkt von der Güte der ärztlichen Überwachung Niereninsuffizienter ab.

Ätiologie und Pathogenese Chronische Hypokalzämie führt zur Nebenschilddrüsenhyperplasie. **S F-20** stellt die Mechanismen bei der Entstehung der rsHPT mit der Folge der renalen

Renaler sekundärer Hyperparathyreoidismus (rsHPT)

Epidemiologie. **Der rsHPT droht jedem Patienten mit terminaler Niereninsuffizienz**. Nach Einführung der Dialyse mit Lebensverlängerung der niereninsuffizienten Patienten um Jahre entstand das Problem der **renalen Osteopathie** (*vgl. Kap. E Nierenerkrankungen*). Zahlreiche Patienten nahmen hierdurch Schaden, denn durch die Komplikationen von seiten des Skelettes wurde der Gewinn an Lebenszeit zum Teil wieder in Frage gestellt. In den nachfolgenden Jahren wurden effektive Maßnahmen zur Prävention und Therapie entwickelt, denen zufolge der rsHPT deutlich zurückgegangen ist. Die Häufigkeit seines Auftretens hängt jedoch direkt von der Güte der Überwachung durch die betreuenden Ärzte ab.

Ätiologie und Pathogenese. **S** F-**20** stellt die Mechanismen bei der Entstehung des rsHPT mit der Folge der renalen Osteopathie dar. Zentrale Rolle besitzt der infolge der Niereninsuffizienz **erhöhte Phosphatspiegel** im Blut. Durch das Ionengleichgewicht von Kalzium und Phosphat **senkt er den Kalziumspiegel in erniedrigte Bereiche**. Zum anderen ist die insuffiziente

S Synopsis F-**20: Pathophysiologie des renalen sekundären Hyperparathyreoidismus**

Niereninsuffizienz führt zu Hypokalzämie, da infolge des Mangels des in der Niere gebildeten 1,25-$(OH)_2$-Vitamin D weniger Kalzium im Darm absorbiert wird und die Hyperphosphatämie als Folge der gestörten Ausscheidung des anorganischen Phosphats den Kalziumspiegel senkt. Darüber hinaus fehlt in den Nebenschilddrüsen für die Hemmung der PTH-Sekretion ebenfalls das 1,25-$(OH)_2$-Vitamin D.

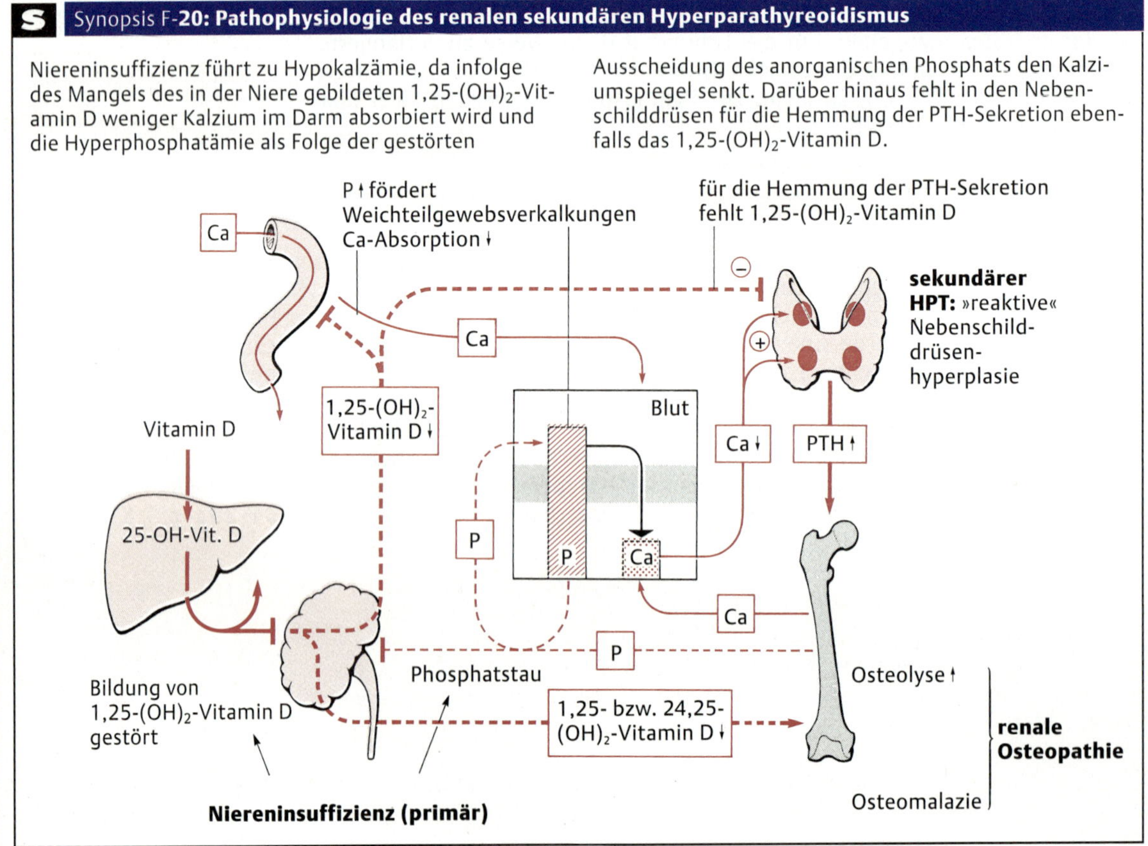

Niere nicht mehr in der Lage, das für die Kalziumabsorption erforderliche **Vitamin-D-Hormon** (1,25-Dihydroxy-Cholecalciferol, Kalzitriol) herzustellen (*vgl. S. 848*). Die ungenügende Kalziumzufuhr aus dem Darm trägt zur Hypokalzämie bei. Diese stimuliert ihrerseits die Nebenschilddrüsen dauernd zur Mehrsekretion von PTH. Es entfällt auch der hemmende Effekt des Kalzitriols auf die PTH-Sekretion durch die Nebenschilddrüsenzellen. Unter dem Dauerreiz werden die vier Drüsen hyperplastisch.
Das reaktiv im Exzeß sezernierte PTH stimuliert am Skelettsystem die Osteolyse – der Knochen zeigt die Zeichen der verstärkten Resorption (Osteoklasie). Zum anderen ist der Knochen durch das fehlende Vitamin-D-Hormon in Verbindung mit dem Kalziummangel geschädigt. Es zeigen sich Charakteristika einer Osteomalazie. **Die PTH-induzierte Osteoklasie, die auch von einer Fibrose etwas geringeren Ausmaßes als beim primären Hyperparathyreoidismus begleitet wird (Fibroosteoklasie), und die Osteomalazie machen die »renale Osteopathie« aus.** F-17 gibt die histologischen Typen dieser Knochenerkrankung an.

Osteopathie dar. Eine zentrale Rolle besitzt der infolge der Niereninsuffizienz **erhöhte Phosphatspiegel. Der Kalziumspiegel ist erniedrigt.**
Die insuffiziente Niere ist nicht mehr in der Lage, **Vitamin-D-Hormon** herzustellen. Die ungenügende Kalziumzufuhr aus dem Darm trägt zur Hypokalzämie bei. Hieraus resultiert eine Mehrsekretion von PTH. Das im Exzeß sezernierte PTH stimuliert am Skelett die Osteolyse. Zum anderen ist der Knochen durch das fehlende Vitamin-D-Hormon und den Kalziummangel geschädigt. Am Skelett finden sich Charakteristika einer Osteomalazie. **Die PTH-induzierte Fibroosteoklasie und die Osteomalazie machen die renale Osteopathie aus** (F-17).

F-17: Formen der renalen Osteopathie (nach *Delling*)

Merkmale	Typ	Zusatzbedingungen
Fibroosteoklasie	I	▷ Umbauoberflächen: • vermindert • normal – gering erhöht • extrem erhöht
Osteoidose (Osteomalazie)	II	▷ Knochenmasse: – Osteopenie + Osteosklerose
Kombination von Fibroosteoklasie und Osteoidose	III	

Klinik. Der Kranke entwickelt Knochen- und Gelenkschmerzen sowie eine proximal betonte Muskelschwäche. Es kann sich um wenig differenzierte Rückenschmerzen handeln, der Begriff »rheumatisch« kommt auch hier zur Anwendung. Durch Einsenkungen der Wirbel kann es zum **Rundrücken** kommen. Tragende Knochen verformen sich, insbesondere Becken- und Röhrenknochen. **Frakturen sind bereits bei geringsten Traumen möglich**. Gelenkbeschwerden werden angegeben, wenn ein kritisches Kalzium-Phosphat-Produkt ($Ca \times P > 6$ mmol/l) zu **extraossären, periartikulären Verkalkungen** führt.
Mit dem reaktiv vermehrten Parathormon wurden auch Komplikationen der Niereninsuffizienz wie Anämie, Hautjucken, Enzephalopathie etc. in Verbindung gebracht, ohne daß dies zu beweisen wäre. Beim primären Hyperparathyreoidismus fehlen derartige Symptome. Beim **Kind** entwickelt sich in Verbindung mit dem rsHPT auch ein **Minderwuchs** (renaler Minderwuchs), da neben den Knochenschädigungen auch eine Störung der Wachstumshormonsekretion infolge der Azotämie vorliegt.

Klinik Die Patienten klagen über **Beschwerden am Bewegungsapparat.** Durch Einsenken der Wirbelkörper kann es zum Rundrücken kommen. **Frakturen** sind bereits bei kleinsten Traumen möglich. Durch **extraossäre, periartikuläre Verkalkungen** entstehen Gelenkbeschwerden.

Beim **Kind** entwickelt sich in Verbindung mit dem rsHPT ein **Minderwuchs**, da neben den Knochenschädigungen eine Störung der Wachstumshormonsekretion vorliegt (renaler Minderwuchs).

Labor. **Die typische Laborkonstellation ist die der Hyperphosphatämie bei Hypokalzämie** (in Verbindung mit erhöhten harnpflichtigen Substanzen). Die Messung eines **erhöhten intakten PTH** ist ein guter Indikator der beginnenden renalen Osteopathie. **Die Erhöhung der alkalischen Serum-Phosphatase ist ein guter Parameter für das Ausmaß der Knochenbeteiligung** (nach Ausschluß einer hepatischen Erkrankung). Vitamin-D-Metaboliten sind niedrig bzw. erniedrigt, jedoch für die Diagnose wenig hilfreich. Urinparameter sind infolge der Niereninsuffizienz nicht aussagekräftig.

Labor Die typische Laborkonstellation ist die der **Hyperphosphatämie bei Hypokalzämie. PTH** sollte mit einem System zur Messung des intakten Moleküls kontrolliert werden. Die **Erhöhung der alkalischen Serum-Phosphatase** ist ein guter Parameter für das Ausmaß der Knochenbeteiligung.

Diagnostik und Differentialdiagnose. Die Diagnose wird durch Röntgen gesichert.

Diagnostik, Differentialdiagnose
Die Diagnose wird durch Röntgen gesichert.

Merke ▶

Merke. Frühzeichen des rsHPT sind subperiostale Usuren an den Radialseiten der Phalangen des zweiten Strahls. Fortgeschrittene Stadien zeigen Mischbilder des primären Hyperparathyreoidismus und der Osteomalazie (Loosersche Umbauzonen etc.) (F-**22**).

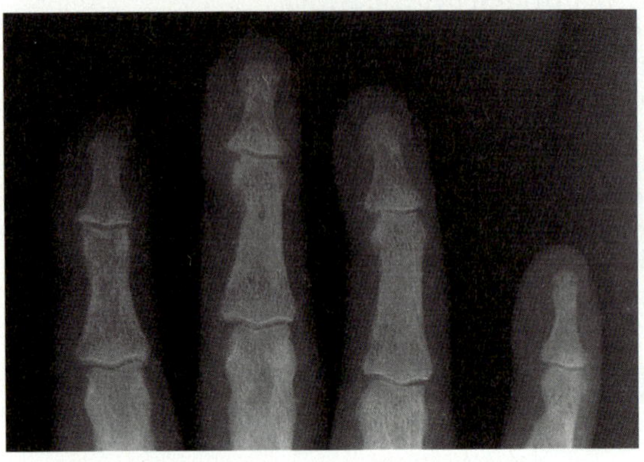

F-**22: Usuren** an den radialseitigen Fingerphalangen **bei HPT.**

Typisch sind auch **Gefäßverkalkungen** (F-**23**). Die Knochenhistologie ergibt die Typen der renalen Osteopathie gemäß F-**17**).

Typisch sind neben den dargestellten pathologischen Knochenveränderungen auch **Gefäßverkalkungen** (F-**23**). Für die exakte Differenzierung der Pathomorphologie gibt die **Knochenhistologie** aus einer Beckenkammbiopsie die verläßlichste Aussage (*vgl. histologische Typen,* F-**17**).

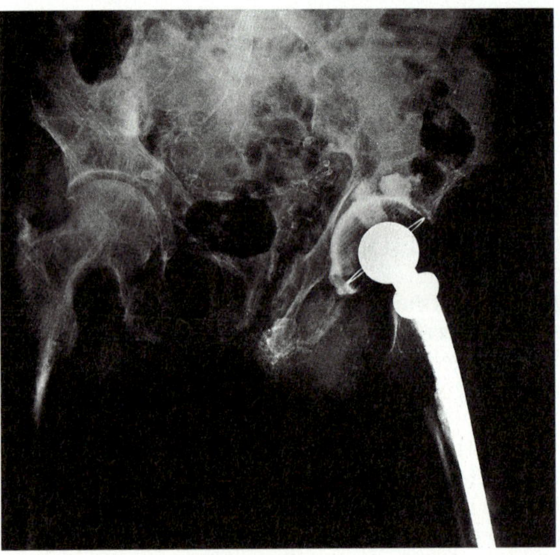

F-**23: Röntgenbild des Beckens bei rsHPT**: Verformung des Beckens und Coxa vara rechts, infolge renaler Osteopathie, Ersatz des linken Hüftgelenkes durch totale Hüftendoprothese, Verkalkungen der Beckengefäße.

Differentialdiagnostisch muß vor allem an ein **Mischbild von Osteoporose und renaler Osteopathie,** dialysebedingte Knochenamyloidose und Aluminiumosteopathie gedacht werden.

Differentialdiagnostisch muß bei der renalen Osteopathie natürlich an die Möglichkeit einer koexistenten anderweitigen Knochenerkrankung gedacht werden, so kommt es zu **Mischbildern zwischen Osteoporose und renaler Osteopathie** und dergleichen. Weitere naheliegende Differentialdiagnosen sind Amyloidose (Dialyse) und Aluminiumosteopathie.

Therapie Sie besteht in der **Überwachung und Normalisierung des Phosphat- und Kalziumspiegels.** Hierzu gehört die Verabreichung von **Kalziumbindern** (Kalziumkarbonat).
Da die Metabolisierung des Vitamin D gestört ist, sind zur Steigerung der Kalziumabsorption **Vitamin-D-Metaboliten** mit einer Hydroxylgruppe in

Therapie. Nachdem die Hypokalzämie bei jedem Patienten mit Niereninsuffizienz absehbar ist, gehört es zum selbstverständlichen Kontrollprogramm, die **Phosphat- und Kalziumspiegel zu überwachen** und Anstiege des Phosphorspiegels durch Präventivmaßnahmen zu verhindern. Hierzu dient die **Verabreichung von Phosphatbindern**. Aluminiumhydroxid war in der Vergangenheit das Mittel der Wahl; da dies gelegentlich zur Hyperaluminämie mit der Folge einer zusätzlichen Knochenschädigung und wahrscheinlich auch der Dialysedemenz führen kann, werden Mittel wie **Kalziumkarbonat**

vorgezogen. Neben der Phosphatbindung liefert es auch Kalziumionen (▤ F-**18**).
Da die Metabolisierung des Vitamin D gestört ist, sind **zur Steigerung der Kalziumabsorption Vitamin-D-Metaboliten Medikamente der Wahl** (insbesondere solche, die bereits die Hydroxylgruppe enthalten, die zum Wirksamwerden des Vitamin D in der Niere am Kohlenstoffatom 1 angeheftet werden muß, so z. B. das 1,25-Dihydroxy-Vitamin-D = **Rocaltrol**®). Genuines Vitamin D oder auch AT 10 kumuliert im Körper und erhöht die Intoxikationsgefahr, die bei den Vitamin-D-Metaboliten infolge ihrer kurzen Halbwertszeit nicht gegeben ist.

1α-Position Medikamente der Wahl (▤ F-**18**).

F-18: Therapie des renalen sekundären Hyperparathyreoidismus

Substanz	Dosis	Mechanismus/Ziel	Komplikationen/Gefahren
Kalziumkarbonat	3–6 g/Tag p.o.	Verminderung der Phosphatabsorption im Darm → Senkung des Serumphosphats	Verdauungsbeschwerden
Kalziumsalze (Kalziumglukonat o. ä.)	0,5–1,5 g Ca^{++}/Tag p.o.	verstärktes Kalziumangebot im Darm → passive Steigerung der Ca-Absorption	Hyperkalzämie
1,25-$(OH)_2$-Vitamin D_3 (Rocaltrol®)*	0,14–2,7 µg/Tag. p.o.	Anhebung des Serumkalziums Steigerung der Kalziumabsorption, Förderung der Osteoidverkalkung (direkt oder indirekt?)	Hyperkalzämie, Weichteilgewebsverkalkungen (Kumulierung?)
* Mittel der Wahl			

Bei Überdosierung droht eine Hyperkalzämie, bei der differentialdiagnostisch auch an ein »Hartes-Wasser-Syndrom« gedacht werden muß: Dabei handelt es sich um eine Dialyse mit zu hohem Kalziumgradienten.
Bei osteoporotischen Verlaufsformen der renalen Osteopathie kann ein Behandlungsversuch mit Fluoriden unternommen werden, wobei die Dosierung im Hinblick auf die Niereninsuffizienz sehr vorsichtig erfolgen muß.

Bei Überdosierung droht eine Hyperkalzämie.
Bei osteoporotischen Verlaufsformen der renalen Osteopathie können Fluoride angewendet werden. (Cave: Dosierung wegen Niereninsuffizienz.)

Verlauf und Prognose

Verlauf und Prognose

> ▶ ***Merke.*** Ohne prophylaktische Maßnahmen zur Phosphatsenkung und Kalziumanhebung droht der rsHPT jedem Patienten mit Niereninsuffizienz.

◀ **Merke**

Das Ausmaß der Schädigung, die bis zur völligen Immobilisierung gehen kann, hängt von der Überlebenszeit mit Hilfe der Dialyse ab. Bei frühzeitig einsetzender und konsequenter Prophylaxe ist die Gefahr wesentlich vermindert, allerdings gibt es immer wieder Patienten, die trotz optimierter Prophylaxe eine renale Osteopathie entwickeln. Sie zeichnen sich durch ein sekretionsstarres PTH aus, das trotz Anhebung des Kalziumspiegels nicht wieder ausreichend zurückgedämmt wird. Es entwickelt sich ein **autonomer oder tertiärer Hyperparathyreoidismus**. Dem kann eine Adenombildung in einer hyperplastischen Drüse zugrunde liegen. Die Übergänge sind hier fließend, da offenbar auch die Gewebemenge der hyperplastischen Nebenschilddrüsen eine Rolle spielt, wie Beobachtungen nach erfolgreicher Nierentransplantation gezeigt haben. Eine posttransplantäre Hyperkalzämie kann noch Monate anhalten, bis sich die exzessive PTH-Sekretion allmählich wieder zurückbildet.
Bei medikamentös nicht beeinflußbarem tertiärem Hyperparathyreoidismus, erkennbar an hoch-normalen bis erhöhten Kalziumspiegeln, wird gelegentlich die Operation zur Verminderung des Nebenschilddrüsengewe-

Die Schädigung des Skelettes kann zur völligen Immobilisierung führen. Bei frühzeitiger Prophylaxe ist die Gefahr wesentlich vermindert. Trotz optimierter Prophylaxe entsteht bei einigen Patienten eine renale Osteopathie. Sie zeichnet sich durch ein sekretionsstarres PTH aus, das trotz Anhebung des Kalziumspiegels nicht normalisiert werden kann. Es entwickelt sich ein **autonomer oder tertiärer Hyperparathyreoidismus.**
Dieser medikamentös kaum beeinflußbare tertiäre HPT ist an hoch-normalen bis erhöhten Kalziumspiegeln erkennbar. Gelegentlich ist eine operative Verminderung des Nebenschilddrüsengewebes erforderlich.

Man wählt die **totale Parathyreoidektomie mit Autotransplantation** einiger Fragmente der Drüse in die Muskulatur oder die Resektion von 3½ Drüsen.

bes erforderlich. Man wählt die **totale Parathyreoidektomie mit Autotransplantation** einiger Fragmente der kleinsten Drüse in die Muskulatur, z. B. des Oberschenkels oder die Resektion von 3½ Drüsen.

Intestinaler sekundärer Hyperparathyreoidismus (isHPT)

Intestinaler sekundärer Hyperparathyreoidismus (isHPT)

Definition ▶

Definition. Bei nutritiv-intestinaler Unterversorgung mit Kalzium wird die chronische Hypokalzämie zum Dauerreiz für die PTH-Sekretion.

Epidemiologie Zu rechnen ist mit einem isHPT bei extrem **kalziumarmer Ernährung** und bei **chronischer Maldigestion oder Malabsorption.** Weitere seltene Ursachen sind **Leberzirrhose** und **Cholestase.**

Epidemiologie. Der isHPT ist nicht besonders häufig, weist jedoch eine gewisse Dunkelziffer auf. Zu rechnen ist mit dieser Knochenerkrankung bei Menschen mit extrem **kalziumarmer Ernährung** sowie bei **chronischen Zuständen von Maldigestion oder Malabsorption.** Weitere seltene Ursachen sind **Leberzirrhose** und **Cholestase.**

Klinik Diffuse **Skelettschmerzen**, Deformierungen wie **Rundrücken oder Beinkrümmung sind möglich.** Anamnestisch können chronische Darmerkrankungen, lange zurückliegende Magenresektionen und Ernährungsgewohnheiten eruiert werden. **Tetanien** können auftreten.

Klinik. Das Krankheitsbild zeichnet sich durch diffuse **Skelettschmerzen** aus, die in Regionen wie Rücken, Beckenbereich oder auch an Röhrenknochen kulminieren können. Deformierungen wie **Rundrücken oder Beinkrümmung sind möglich.** Ursächliche Umstände können zum Teil anamnestisch eruiert werden (Art der Ernährung, Magenresektion vor Jahren oder Jahrzehnten, chronische Leber- und Pankreaserkrankungen wie Sprue, Morbus Crohn, Colitis ulcerosa). Gelegentlich ist die Symptomatik jedoch so diskret, daß die auslösende Störung jahrelang übersehen wurde. **Tetanien** können als Folge der Hypokalzämie hinzutreten.

Labor **Hypokalzämie, Hypophosphatämie, erhöhte AP** und **erhöhtes PTH** sind die laborchemischen Leitsymptome. Die Nierenfunktion ist ungestört. **25-OH-Vitamin D ist zumeist erniedrigt.** Im Urin ist die Kalziumausscheidung erniedrigt, die Phosphatausscheidung meist vermehrt.

Labor. Bei voller Entwicklung des Krankheitsbildes zeigt sich eine **Hypokalzämie bei gleichzeitiger Hypophosphatämie**; die Nierenfunktion ist ungestört. **Die alkalische Phosphatase ist zumeist erhöht, gleiches gilt für das Parathormon.**
25-OH-Vitamin D ist zumeist erniedrigt. Im Urin ist die Ausscheidung des Kalziums verringert, die des Phosphors vermehrt (soweit der Phosphatspiegel dies noch zuläßt).

Diagnostik, Differentialdiagnose Vorgeschichte, Klinik und Röntgenbild erlauben die Verdachtsdiagnose. Labordiagnostik und, wenn nötig, eine **Knochenbiopsie** sichern die Diagnose weiter ab.

Differentialdiagnostisch ist an die reine **Osteomalazie**, seltener an eine **Mischform von Osteoporose und Osteomalazie** zu denken. Eine Unterscheidung vom rsHPT ist durch die Nierenfunktionsparameter einfach.

Diagnostik und Differentialdiagnose. Vorgeschichte, Klinik und Röntgenbild erlauben die Verdachtsdiagnose. Falls die Labordiagnostik keine ausreichenden Informationen liefert, ist noch die **Knochenbiopsie** hilfreich. Die Histologie zeigt die Zeichen der gesteigerten PTH-Wirkung – Charakteristika des Vitamin-D-Mangels können hinzutreten, wenn zusätzlich zuwenig Vitamin D zur Verfügung stand.
Differentialdiagnostisch ist an die reine **Osteomalazie**, seltener an die **Osteoporose mit osteomalazischem Einschlag** zu denken. Die Unterscheidung vom rsHPT ist durch die physiologischen Nierenfunktionsparameter einfach. Beim isHPT ist die Entwicklung zur Autonomie im Sinne eines tertiären Hyperparathyreoidismus eine Rarität.

Therapie Durch Beseitigung der auslösenden Ursache oder Korrektur pathologischer Zustände gelingt es meist, eine rasche Ausheilung zu erzielen. Häufige Erkrankungen, die zum isHPT führen, sind die exokrine Pankreasinsuffizienz und die Sprue. Zur raschen Ausheilung empfiehlt sich **Vitamin D in Verbindung mit oralen Kalziumpräparaten.** Je nach Grundkrankheit ist eine Vitamin-D-Erhaltungsdosis notwendig.

Therapie. Man optimiert die **Zufuhr von Kalzium** oder **korrigiert** Zustände der **Maldigestion** wie bei der exokrinen Pankreasinsuffizienz bzw. gibt eine **glutenfreie Kost bei Sprue.** Zur raschen Ausheilung der Knochenerkrankung empfiehlt sich **Vitamin D** in mittleren Dosen (Größenordnung 10 000 I.E. pro Tag) in Verbindung mit **oralen Kalziumpräparaten.** Bei Zweifeln an der Absorption von Vitamin D kann auch an eine parenterale Vitamin-D-Gabe gedacht werden (*vgl. S. 851*). Nach Ausheilung der Knochenerkrankung, ersichtlich am Anstieg des Serumkalziumspiegels und am Abfall von alkalischer Phosphatase und Parathormon, kann man je nach Grundkrankheit niedrigere Erhaltungsdosen von Vitamin D (1000 bis 2000 I.E. pro Tag) beibehalten.

Verlauf und Prognose. Das Ansprechen auf die Behandlung vollzieht sich in Tagen bis Wochen. Sehr rasch wird der Patient beschwerdefrei. Bereits eingetretene Deformierungen des Skelettes können verständlicherweise kaum korrigiert werden. Die Rezidivprophylaxe ist eine wesentliche Aufgabe für den Erhalt der (Rest-)Gesundheit.

Verlauf und Prognose Das Ansprechen auf die Behandlung vollzieht sich in Tagen bis Wochen. Der Patient wird rasch beschwerdefrei. Der Rezidivprophylaxe kommt eine große Bedeutung zu.

Klinischer Fall

Der 70 Jahre alte Patient hatte bereits seit mehreren Jahren diffuse Rückenschmerzen, die als Abnutzung bzw. Altersosteoporose abgetan wurden. Allmählich wurde er durch Rippenverformung und Rundrückenausbildung zunehmend behindert. Auch die Atmung wurde erschwert.
Die Diagnostik ergab eine Hypokalzämie von 1,9 mmol/l bei einer Hypophosphatämie von 0,6 mmol/l. Die AP lag bei 350 U/l (bei normalen Leberparametern), das PTH an der oberen Normgrenze. Aufgrund der Angabe eines dünnen und häufigen Stuhls erfolgte eine Dünndarmbiopsie, die zur Diagnose einer Sprue führte.
Unter einer Kombinationstherapie von glutenfreier Kost sowie zunächst 20 000 I.E. Vitamin D pro Tag, die nach 14 Tagen auf 2000 I.E. pro Tag reduziert wurden, in Verbindung mit oralen Kalziumsalzen, kam es rasch zu einer Abnahme der Beschwerden. Mit einer für das Schädigungsbild doch erfreulich gebesserten Beweglichkeit konnte der Patient entlassen werden.

3.3.3 Hypoparathyreoidismus

3.3.3 Hypoparathyreoidismus

Synonym: Nebenschilddrüsenunterfunktion

Synonym: Nebenschilddrüsenunterfunktion

Definition. Ausfall der PTH-Sekretion durch fehlende Anlage, Untergang oder chirurgische Entfernung der Nebenschilddrüsen.
Pseudohypoparathyreoidismus: Unwirksamkeit des vorhandenen PTH mit den gleichen Folgen wie im Falle des PTH-Mangels.

◀ **Definition**

Epidemiologie. Der **idiopathische Hypoparathyreoidismus** (vermutlich Autoimmungenese) ist eine seltene Endokrinopathie. Familiäre Formen kommen vor. Der **postoperative Hypoparathyreoidismus** nach Strumaresektion ist in Strumaendemiegebieten häufiger.

Epidemiologie Die **idiopathische Form** ist selten. Familiäre Formen kommen vor. **Der postoperative Hypoparathyreoidismus** ist in Strumaendemiegebieten häufiger.

Ätiologie und Pathogenese. Selten kommt ein Hypoparathyreoidismus infolge fehlender Organanlage vor (DiGeorge-Syndrom = **Aplasie** von Thymus und Nebenschilddrüsen). Der idiopathische Hypoparathyreoidismus gilt als Folge einer **Immunparathyreoiditis**, die asymptomatisch verläuft. Postoperativ kann eine Nebenschilddrüsenunterfunktion sowohl nach Schild- als auch Nebenschilddrüsenoperation entstehen (»parathyreoprive Tetanie«) Die Formen des Pseudohypoparathyreoidismus werden weiter unten besprochen.
Ein **passagerer reversibler Hypoparathyreoidismus** besteht vorübergehend bei Neugeborenen mit Unreife oder mütterlichem primärem Hyperparathyreoidismus.
Wenn das Parathormon (oder seine Wirkung) fehlt, entwickelt sich eine **Hypokalzämie in Verbindung mit einer Hyperphosphatämie** (Ausfall der PTH-Wirkungen in Gestalt der Steigerung der Skelettresorption, der Rückresorption des Kalziums und Bildung des 1,25-Dihydroxy-Cholecalciferols in Verbindung mit einem Ausfall der phosphaturischen PTH-Wirkung).
Folgen sind einerseits das **tetanische Syndrom**, andererseits **paradoxe Verkalkungen**, typischerweise in den Basalganglien und in der Augenlinse, infolge Hyperphosphatämie trotz Hypokalzämie.

Ätiologie und Pathogenese Selten kommt ein Hypoparathyreoidismus infolge **fehlender Organanlage** vor. Der idiopathische Hypoparathyreoidismus gilt als Folge einer **Immunparathyreoiditis.** Postoperatives Auftreten ist nach **Schild- und Nebenschilddrüsenoperationen** möglich.

Bei Fehlen des Parathormons entwickeln sich eine **Hypokalzämie** und **Hyperphosphatämie.**

Folgen sind das **tetanische Syndrom** und **paradoxe Verkalkungen,** typischerweise in den Basalganglien und in der Augenlinse.

Klinik. Das klinische Bild setzt sich einerseits aus den Erscheinungen des **tetanischen Syndroms**, andererseits aus den **Organmanifestationen** als Spätfolgen der unbehandelten Nebenschilddrüsenunterfunktion zusammen (S F-**21**).

Klinik Das klinische Bild setzt sich aus dem **tetanischen Syndrom** und den **Organmanifestationen** zusammen (S F-**21**).

Synopsis F-21: Klinik des Hypoparathyreoidismus

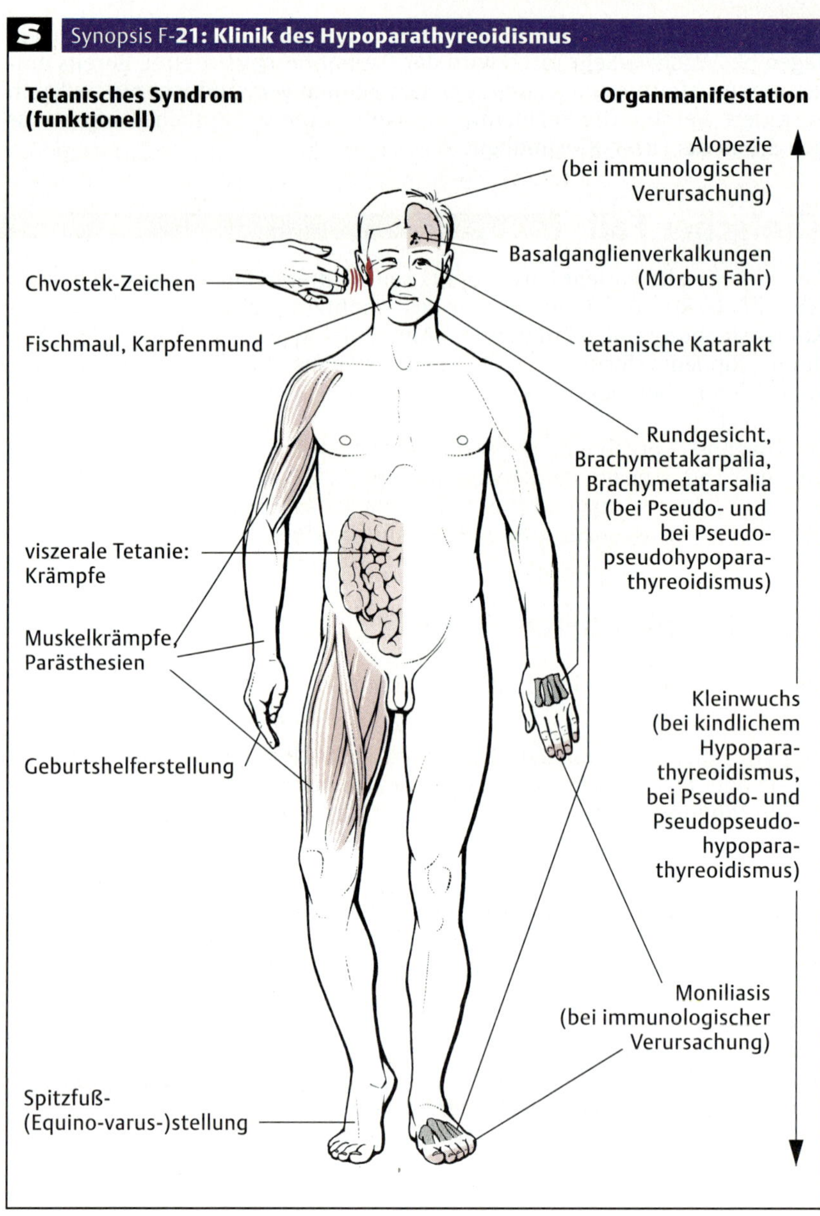

Die Tetanie ist Folge einer Steigerung der neuromuskulären Erregbarkeit.

Nach **Vorzeichen wie Parästhesien** perioral und an Händen und Armen (selten auch Beinen) kommt es zu **Verkrampfungen der Muskulatur im Gesicht, an Armen und Beinen.** Es kann zu typischen Verkrampfungen des Daumens kommen (Geburtshelferstellung; S F-**21**). Der periorale Krampf erzeugt ein Fischmaul. Die **Verkrampfung der intestinalen Muskulatur** kann durch Bauchschmerzen imponieren. **Durchfälle** und **Harndrang** sind Begleiterscheinungen. **Das Bewußtsein bleibt erhalten.** Im Anfallsintervall – und auch bei Menschen ohne tetanischen Anfall – können **tetanoide Äquivalente** wie Ziehen und Kribbeln empfunden werden.

Die Tetanie ist die Folge einer Steigerung der neuromuskulären Erregbarkeit, beim Hypoparathyreoidismus infolge der Verminderung des ionisierten Kalziums. Beim Vollbild eines tetanischen Anfalls kommt es nach **Vorzeichen wie Parästhesien um den Mund sowie an Händen und Armen** (selten auch Beinen) zu Verkrampfungen der Muskulatur. Der Daumen wird in die Hohlhand gezogen (**Pfötchen- oder Geburtshelferstellung**), der **periorale Krampf** erzeugt ein Karpfen- oder Fischmaul. Die Beine können in Spitzfußstellung verkrampfen. Die Verkrampfung der **intestinalen Muskulatur kann als Bauchschmerzsyndrom in Erscheinung treten (viszerale Tetanie), Durchfälle und Harndrang** sind Begleiterscheinungen. Ein Stimmritzenkrampf (Laryngospasmus) prägt sich eigentlich nur im Kindesalter aus. **Das Bewußtsein bleibt erhalten**. Ausnahmen sind der kindliche Stimmritzenkrampf (Hypoxämie des Gehirns) oder eine epileptische Bereitschaft. Eine Neigung zur Hyperventilation verstärkt die Tetanie (siehe Differentialdiagnose). Der Anfall ist wesentlich dramatischer und angsteinflößender als es der tatsächlichen Gefährdung des Patienten entspricht. Im Anfallsintervall (und auch bei Menschen ohne tetanischen Anfall) können latente, **wenig charakteristische tetanoide Äquivalente wie Ziehen, Kribbeln etc.** empfunden werden, bei denen sich eine Überschneidung mit dem Komplex vegetativer Beschwerden mit Einschluß des Hyperventilationssyndroms ergibt.

Hervorzuheben ist, daß **etwa ein Viertel der Patienten mit Hypoparathyreoidismus keinen tetanischen Anfall erleidet**. Bei diesen Menschen ist die Gefahr der Nichterkennung der Erkrankung mit den Folgen der Organschäden groß.
Die schlimmste Organmanifestation des langjährig unbehandelten Hypoparathyreoidismus ist die **tetanische Katarakt.** Es handelt sich um eine **paradoxe Verkalkung der Augenlinse,** vermutlich infolge stark schwankender Hyperphosphatämie und trotz erniedrigter Kalziumspiegel. **Paradoxe Verkalkungen können sich auch im Bereich der Basalganglien des Gehirns** entwickeln (Morbus Fahr). Ob dadurch zerebrale Funktionsstörungen entstehen, ist schwer zu beantworten, da zumeist eine neurologische Vergleichsuntersuchung vor Entwicklung des Hypoparathyreoidismus fehlt (F-**24**).

Ca. ein Viertel der Patienten mit Hypoparathyreoidismus erleidet keinen tetanischen Anfall. Bei diesen Menschen ist die Gefahr von Organschäden groß.
Die schlimmste Organmanifestation des langjährig unbehandelten Hypoparathyreoidismus ist die **tetanische Katarakt. Verkalkungen in den Basalganglien** (Morbus Fahr) können ebenfalls auftreten (F-**24**).

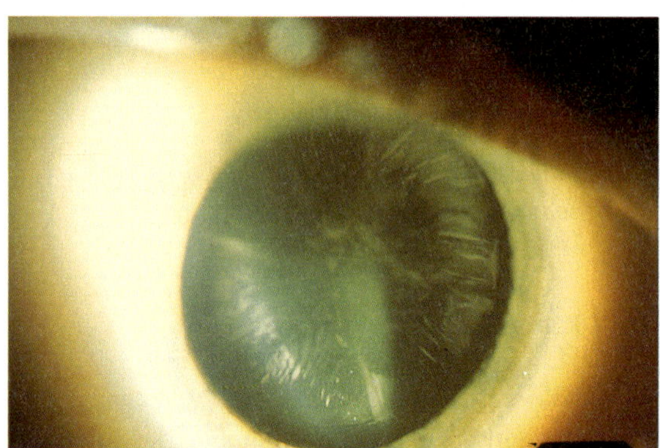

F-24: Tetanische Katarakt.

Die unbehandelte Nebenschilddrüsenunterfunktion des Kindesalters führt zu **Zahnentwicklungsstörungen** und **Minderwuchs**.
Der idiopathische, autoimmunologisch bedingte Hypoparathyreoidismus kann mit anderen immundefektbedingten Störungen wie Candidiasis (Moniliasis) an Finger- und Zehennägeln sowie auch Alopezie einhergehen. Familiär gehäuft findet sich der idiopathische Hypoparathyreoidismus zum Teil **vergesellschaftet mit anderen endokrinen Ausfallserkrankungen** wie Morbus Addison, primärer Hypothyreose, Diabetes mellitus Typ I und primärer Ovarialinsuffizienz (multiple endokrine Autoimmuninsuffizienz, Schmidt-Syndrom, thyreosuprarenales Syndrom).

Die unbehandelte Nebenschilddrüsenunterfunktion des Kindesalters führt zu **Zahnentwicklungsstörungen** und **Minderwuchs.**

Familiär gehäuft findet sich der idiopathische Hypoparathyreoidismus. Eine **Vergesellschaftung mit anderen endokrinen Ausfallserkrankungen** wie Morbus Addison, primärer Hypothyreose und Diabetes mellitus Typ I kommt vor.

Labor. **Hypokalzämie und Hyperphosphatämie bei normalen harnpflichtigen Substanzen** sind richtungweisend. Gleichzeitig ist das **PTH vermindert**. Die **AP** ist **normal**. Beim Pseudohypoparathyreoidismus (*s. S. 847*) findet sich die gleiche Laborkonstellation mit Ausnahme eines hochnormalen oder erhöhten PTH, auf das der Organismus nicht anspricht.

Labor Hypokalzämie und Hyperphosphatämie bei erniedrigtem PTH (bei Pseudohypoparathyreoidismus erhöhtes PTH!) und **normalen Nierenwerten** sind richtungweisend. Die AP ist normal.

Diagnostik und Differentialdiagnose. Die Frage eines Hypoparathyreoidismus stellt sich bei Patienten mit Tetanie, bei Hypokalzämie auch ohne Tetanie, sowie bei den Organmanifestationen. F-**19** zählt Erkrankungen mit Hypokalzämie auf, die auszuschließen sind.
Bei den nutritiven bzw. intestinal bedingten Hypokalzämien im Sinne eines intestinalen sekundären Hyperparathyreoidismus ist der Phosphatspiegel erniedrigt, das PTH erhöht. Gleiches gilt für Rachitis und Osteomalazie. Bei der Hypokalzämie durch Niereninsuffizienz sind die harnpflichtigen Substanzen und die Phosphatspiegel erhöht, darüber hinaus haben diese Patienten infolge ihrer Azidose praktisch nie eine Tetanie. Die **Pankreatitis**, die eine Hypokalzämie erzeugt, geht mit entsprechenden Krankheitserscheinungen einher. Bei den Hypokalzämien durch Komplexbildner ist der anamnestische bzw. iatrogene Zusammenhang ersichtlich. Hypokalzämien bei Antibiotikatherapie mit Viomycin oder bei Leukämie sind extrem selten.

Diagnostik, Differentialdiagnose
Die Frage eines Hypoparathyreoidismus stellt sich bei Patienten mit Tetanie, bei Hypokalzämie auch ohne Tetanie und bei Organmanifestationen (F-**19**).
Bei den nutritiven bzw. intestinal bedingten Hypokalzämien (isHPT) ist der Phosphat-Spiegel erniedrigt und das PTH erhöht. Gleiches gilt für Rachitis und Osteomalazie. Bei der Hypokalzämie durch Niereninsuffizienz sind die harnpflichtigen Substanzen und die Phosphatspiegel erhöht. Infolge einer Azidose haben diese Patienten fast nie eine Tetanie. Die **Pankreatitis** mit Hypokalzämie ist unschwer durch die Begleitsymptome erkennbar.

F-19: Differentialdiagnose der hypokalzämischen Erkrankungen mit Tetanie

▷ Hypoparathyreoidismus	▷ idiopathisch bei fehlender Organanlage ▷ als Autoimmuninsuffizienz ▷ nach Schilddrüsen- oder Nebenschilddrüsen-operation ▷ vorübergehend beim Neugeborenen mit Unreife oder mütterlichem primärem Hyperparathyreoidismus
▷ Pseudoidiopathischer Hypoparathyreoidismus	▷ Produktion von unwirksamem PTH
▷ Pseudohypoparathyreoidismus	▷ Typ I: Defekt des Adenylzyklasesystems ▷ Typ II: Defekt in der Übertragung der cAMP-Botschaft
▷ Nutritive Hypokalzämie	▷ Kalziummangelernährung
▷ Intestinale Hypokalzämie	▷ Kalziummalabsorption, -maldigestion
▷ Rachitis, Osteomalazie	▷ Vitamin-D-(Metaboliten-)Mangel
▷ Niereninsuffizienz (in der Regel ohne Tetanie)	▷ Hyperphosphatämie, Mangel an Vitamin-D-Hormon
▷ Pankreatitis	▷ Gewebeverkalkung (senkt Kalzium über seine Ausfällung), Glukagonwirkung (wirkt kalzitoninähnlich)
▷ Oxalatvergiftung ▷ Zitratbluttransfusion ▷ Phosphatgabe ▷ Sulfatgabe	▷ Kalziumkomplexbildung
▷ Viomycintherapie	▷ Kalziumsenkung durch Hyperphosphatämie
▷ Leukämie	▷ Kalziumsenkung durch Hyperphosphatämie (infolge Erhöhung des Ionenproduktes $Ca \times P$)

Wesentlich häufiger stellt sich die Frage der Tetanie mit Normokalzämie (DD siehe F-**20**). **Die häufigste Tetanie beim Menschen ist die Hyperventilationstetanie.** Betroffen sind überwiegend Frauen zwischen 20 und 40 Jahren. Durch unbewußte, dauernd leichte Hyperventilation bedarf es bei Streß nur einer geringen Steigerung dieser Fehlatmung, um infolge einer respiratorischen Alkalose ein tetanisches Bild auszulösen. Richtungweisend sind Alter und Situation der Patienten. Im Zweifelsfall sollte – **nach Asservierung einer Blutprobe** Kalzium appliziert werden.
Die Therapie der Hyperventilationstetanie besteht in der psychosomatischen Betreuung. Möglichkeit zur Selbsthilfe ist die Rückatmung in eine Plastiktüte.

Wesentlich häufiger stellt sich die Frage der Tetanie mit Normokalzämie. F-**19** zählt die Differentialdiagnose auf. **Die häufigste Tetanie beim Menschen überhaupt ist die Hyperventilationstetanie.** Hierbei handelt es sich um eine psychosomatische Reaktionsform vor allem bei jüngeren Frauen zwischen 20 und 40 Jahren. In der Art einer Reaktionsform auf Konflikte wird unbewußt dauernd leicht hyperventiliert. Bei Streß braucht es dann nur eine geringe Steigerung dieser Fehlatmung, um infolge einer respiratorischen Alkalose ein tetanisches Bild auszulösen. **Dieses gleicht vollständig dem Bild, wie es durch Kalziummangel beim Hypoparathyreoidismus auftreten kann.** Richtungweisend sind Alter und Situation der Patienten. Im Zweifelsfalle ist bei Notaufnahmen im Krankenhaus während der Nacht keine Wahrscheinlichkeitsdiagnose möglich, und die symptomatische Therapie mit Kalziumgabe ist angezeigt. Wichtig dabei ist, **vor der Kalziumgabe eine Blutprobe zu asservieren**, um später zur Frage Stellung nehmen zu können, ob zur Zeit der Tetanie eine Hypokalzämie vorlag oder nicht.
Die sinnvollste Therapie der Hyperventilationstetanie ist die psychosomatische Betreuung. Möglichkeiten zur Selbsthilfe sind die Rückatmung in eine Plastiktüte (um durch die Wiedereinatmung der Kohlensäure die Alkalose zu beheben und damit die Tetanie zu lösen). Auch Sedativa, insbesondere Benzodiazepine, kommen kurzfristig zum Einsatz. Auf jeden Fall sollte der Patient nicht den Eindruck gewinnen, daß er an einem Kalziummangel leidet und nun eine Dauertherapie mit Kalzium- oder gar Vitamin-D-Präparaten benötigt.

Ebenfalls mit einer Alkalose geht die **Magentetanie** bei Schwangeren mit Hyperemesis einher.

Ebenfalls mit einer Alkalose geht die **Magentetanie** einher, wie man sie infolge Hyperemesis bei schwangeren Frauen beobachten kann.
Bei schwer hypokaliämischen Patienten kann eine Kaliuminfusion zur Zeit eines größeren Mißverhältnisses zwischen intra- und extrazellulärem Kalium eine Tetanie bewirken. Rarität ist die **Magnesiummangeltetanie**, etwa bei Alkoholismus. Seltenere normokalzämische Tetanieformen sind die bei Vergiftungen mit Strychnin, Atropin oder Blei. Der Mechanismus der tetanieartigen Krämpfe bei schweren Infektionen oder hirnorganischen Erkrankungen muß als neurogene Störung gedeutet werden.

Rarität ist die **Magnesiummangeltetanie**, etwa bei Alkoholikern. Seltene normokalzämische Tetanien sind die bei Vergiftungen mit Strychnin, Atropin und Blei.

F-20: Differentialdiagnose der normokalzämischen Tetanie

Erkrankung	Vorkommen
▷ Hyperventilationstetanie	▷ respiratorische Alkalose
▷ Magentetanie	▷ Hyperemesis mit Salzsäureverlust
▷ akute Hyperkaliämie	▷ bei Therapie einer Hypokaliämie
▷ Magnesiummangeltetanie	▷ bei Alkoholismus u. a.
▷ Intoxikationen	▷ mit Strychnin, Atropin, Blei u. a.
▷ Infektionskrämpfe	▷ ohne Elektrolytentgleisung
▷ zerebrale Tetanie	▷ bei hirnorganischen Erkrankungen

Zur Untersuchung einer tetanischen Bereitschaft dient die Prüfung der Reflexe. Bei der Prüfung des **Chvostek-Reflexes** (Zucken der perioralen Muskulatur beim Beklopfen des Nervus facialis vor dem Ohr) muß beachtet werden, daß dieser Reflex vor allem bei vegetativ stimulierten Menschen auch ohne tetanische Neigung positiv ausfallen kann. Die **Geburtshelferstellung der Hand kann durch Stauen des Oberarms mit der Blutdruckmanschette ausgelöst werden** (Trousseau-Versuch). Dieses Zeichen der tetanischen Bereitschaft kann noch durch Hyperventilation provoziert werden. Eine Objektivierung der tetanischen Bereitschaft gelingt mit dem **Elektromyogramm:** Es zeigt typische Dupletten und Tripletten.

Zur Untersuchung einer tetanischen Bereitschaft dient die Prüfung des Chvostek-Reflexes. Dieser kann jedoch auch bei vegetativ stimulierten Menschen positiv ausfallen. Die **Geburtshelferstellung der Hand** (Trousseau-Zeichen) kann durch Stauung des Oberarmes ausgelöst werden. Eine Objektivierung der tetanischen Bereitschaft gelingt mit dem **Elektromyogramm.**

Therapie. Bei der Behandlung des Hypoparathyreoidismus ist zwischen der Akuttherapie des tetanischen Anfalls und der Langzeittherapie zu unterscheiden (▤ F-**21**).

- **Im Anfall** injiziert man (nach Abnahme einer Blutprobe für die spätere Kalziumbestimmung) 10–20 ml einer 10- oder 20%igen Kalziumlösung. Die Injektion sollte langsam erfolgen, um unangenehme Wärmegefühle zu vermeiden. Beim digitalisierten Patienten sollte besonders langsam injiziert werden, um es nicht vorübergehend zu einer gefährdenden Hyperkalzämie (Zunahme der Glykosidempfindlichkeit!) kommen zu lassen. Bei einer **Dauertetanie** (Status tetanicus) ist gelegentlich eine Kalziumdauerinfusion über Stunden erforderlich.
- Für die **Dauertherapie** verwendet man zum einen Vitamin-D-artig wirkende Substanzen, um die Kalziumabsorption zu steigern, zum anderen Kalziumpräparate zur Garantie eines gleichmäßigen Angebots im Darm. Milch und Milchprodukte sind hierfür nicht so gut geeignet, da sie gleichzeitig phosphatreich sind.

Therapie

Bei zugrundeliegendem Hypoparathyreoidismus werden Akut- und Dauertherapie differenziert.

- **Im Anfall** injiziert man – nach Abnahme einer Blutprobe – 10–20 ml einer 10–20 %igen Kalziumlösung.

Beim **Status tetanicus** ist evtl. eine Kalziumdauerinfusion notwendig.

- Für die **Dauertherapie** verwendet man Vitamin-D-artige Substanzen, um die Kalziumabsorption zu steigern. Kalziumpräparate sorgen für ein gleichmäßiges Angebot im Darm.

> ***Merke.*** Wenn man orale Kalziumpräparate zu hoch dosiert, kann es bei Kalziummengen über 2000 mg/Tag zu einer Durchfallsneigung kommen, die dann die Kalziumabsorption verschlechtert anstatt zu verbessern.

◀ **Merke**

F-21: Therapie des Hypoparathyreoidismus

I. Akuttherapie	II. Langzeittherapie
▷ beim tetanischen Anfall (**nach** Blutentnahme für Ca): 10–20 ml Kalziumlösung 10 % (= 90–180 mg Kalziumionen) oder 20 % (= 183–360 mg Kalziumionen) i.v. in 2–5 min, z. B. Calcium-Sandoz® 10 % oder 20 % ▷ beim Status tetanicus: 10–20 mg Kalziumionen/kg KG als Dauerinfusion über 2–12 h i.v. (Beispiel: 10 Amp. 10 % bzw. 5 Amp. 20 % Kalziumlösung in 500 ml physiol. NaCl- oder 5 %-Glukoselösung)	▷ zur Steigerung der Kalziumabsorption: Vitamin D_3 oder Vitamin D_2: 0,5–2,5 mg/Tag per os (z. B. 1 oder 2–4 Tbl. zu 5 mg Vitamin D_3/Woche) oder Dihydrotachysterin 0,5–1,5 mg/Tag oder 1,25-Dihydroxy-Vitamin D_3 (Rocaltrol®) 0,5–2,0 µg/Tag ▷ zur Garantie eines gleichmäßigen Kalziumangebotes: 500–1500 mg Kalziumionen pro Tag per os (z. B. 3 × 1 Tbl. Calcium-Sandoz® forte/Tag)

Beachte: regelmäßige Serumkalziumkontrollen dienen der Sicherheit!

Da genuines Vitamin D kumuliert, muß man sich von »unten« an die erforderliche Dosis herantasten.

Das **Behandlungsziel** ist erreicht, wenn der **Serum-Kalziumspiegel im unteren Normbereich** liegt.
Lediglich in der Einstellungsphase kann bei stärkeren und anhaltenden Beschwerden Vitamin-D-Hormon verabreicht werden.

Bei genuinem Vitamin D liegt der Tagesbedarf des Patienten mit Hypoparathyreoidismus zwischen 0,5 und 2,5 mg pro Tag (entsprechend 20 000 I.E. bis 100 000 I.E.). Man tastet sich an die erforderliche Dosis von »unten« heran, da Vitamin D kumuliert. So beginnt man z. B. mit 1 Tablette zu 5 mg Vitamin D_3 pro Woche und steigert im Verlauf von Wochen auf die erforderliche Tablettenzahl. Das **Behandlungsziel** ist erreicht, wenn der **Serumkalziumspiegel im unteren Normbereich** liegt. Alternativ kann Dihydrotachysterin (0,5–1,5 mg pro Tag) verwendet werden, ohne Vorteile zu bieten. In der Einstellungsphase kann bei stärkeren und anhaltenden tetanischen Beschwerden Vitamin-D-Hormon (1,25-Dihydroxy-Vitamin D) verabreicht werden. 0,5 µg pro Tag sind häufig bereits ausreichend. Nach Ansteigen des Kalziumspiegels kann dieses Medikament wieder abgesetzt werden.

Im Prinzip ist die Einstellung des Hypoparathyreoidismus auch mit **Vitamin-D-Metaboliten** möglich. Vorteile sind die bessere Steuerbarkeit und ein rascheres Abklingen bei Überdosierung, nachteilig ist der mehrfach höhere Preis.
Die Folgen einer Vitamin-D-Überdosierung sind auf *S. 852* dargestellt (Hyperkalzämie mit Komplikationen).

Im Prinzip ist die Einstellung des Hypoparathyreoidismus auch mit den **Vitamin-D-Metaboliten** möglich. Vorteile sind die bessere Steuerbarkeit und das raschere Abklingen der Wirkung bei Überdosierung, von Nachteil ist der mehrfach höhere Preis. Zur Anwendung kommen Cholecalciferol (Vigantol®), Kalzitriol (z. B. Rocaltrol®) oder Dihydrotachysterol (z. B. AT 10®), *siehe auch* ▤ F-**21** und **22**. Die Folgen einer Vitamin-D-Überdosierung sind auf *S. 852* dargestellt (Hyperkalzämie mit Komplikationen).

Bei Patienten mit Hypoparathyreoidismus und Hyperventilationsneigung sollte unbedingt eine Aufklärung über die Zusammenhänge zwischen Überatmung und tetanischen Beschwerden hingewiesen werden, damit nicht versucht wird, durch eine Übertherapie die Hyperventilationsneigung »wegtherapieren« zu wollen: Die Gefahr einer Überdosierung ist hierbei groß.

▤ F-**22**gibt eine Übersicht über die Potenz von Vitamin D und seiner Metaboliten bei der Behandlung des Hypoparathyreoidismus.

▤ F-**22** gibt eine Übersicht über die Potenz von Vitamin D und seinen Metaboliten im Hinblick auf die bei Behandlung des Hypoparathyreoidismus erforderlichen Dosen.

▤ F-22: Vitamin D und seine Metaboliten: Vergleich der Wirksamkeit. Im Vergleich zur Ausgangssubstanz (Vitamin D) hat 1,25-$(OH)_2$-Vitamin D infolge seiner aktivierenden Metabolisierung eine 1000fach stärkere Potenz

	Vitamin D	Dihydrotachysterin	25-OH-Vitamin D	1,25-$(OH)_2$-Vitamin-D
Erhaltungsdosis/Tag (µg)	500–2500 (= 0,5–2,5 mg)	250–1500	50–200	0,5–2,0
Potenz (bezogen auf Vitamin D)	1	2–3	10–15	1000–1500
Dauer bis zum Erreichen der Normokalzämie in Wochen	4–8	2–4	1–2	½–1
Dauer des Abklingens einer Hyperkalzämie in Wochen	6–18 (bis viele Monate!)	3–12	1–12	½–1

Verlauf und Prognose Die Nebenschilddrüsenunterfunktion ist recht gut behandelbar. Die Patienten sollten auf die Gefahr einer Hyperventilation hingewiesen werden. Nach der Einstellungsphase sollten **Kontrollen der Kalzium- und Phosphatspiegel etwa viertel- bis halbjährlich erfolgen**. Ein **Behandlungsausweis** ist empfehlenswert.

Verlauf und Prognose. Die Nebenschilddrüsenunterfunktion ist recht gut behandelbar. In den meisten Fällen gelingt es, die Patienten beschwerdefrei zu halten. Auf das Erfordernis, die Gefahr einer Hyperventilation zu erklären und zu demonstrieren, wurde bereits hingewiesen. Nach der Einstellungsphase sollten **Kontrollen des Kalzium- und Phosphatspiegels etwa viertel- bis längstens halbjährlich erfolgen.** Die Patienten sollten auch in den Symptomen einer möglichen Überdosierung unterrichtet werden, ein **Behandlungsausweis** ist von Vorteil.

Die Arbeitsfähigkeit ist nicht wesentlich eingeschränkt – ungünstig sind Akkordarbeit o. ä., da sie eher mit einer Gefahr der Hyperventilation bei Zeitdruck verbunden sind.

Verschleppte Diagnosestellung bedroht den nicht-tetanischen Patienten, z. B. nach Schilddrüsenoperation, bei dem nicht in gewissen Abständen nach dem Eingriff eine Blut-Kalzium-Kontrolle erfolgte.

Unbehandelt drohen dem Patienten mit Hypoparathyreoidismus die oben geschilderten Sekundärkomplikationen. Bedroht durch verschleppte Diagnosestellung ist der nicht-tetanische Patient z. B. nach Schilddrüsenoperation, bei dem nicht nochmals im gewissen Abstand vom operativen Eingriff eine Blut-Kalzium-Kontrolle erfolgte.

Klinischer Fall

Wegen der Entwicklung einer Katarakt, die rechts stärker ausgeprägt war als links, mußte sich eine 57jährige Frau der Kataraktextraktion in der Augenklinik unterziehen. Das Laborprofil ergab eine Hypokalzämie bei Hyperphosphatämie; anamnestisch waren nie tetanische Anfälle oder Beschwerden zu eruieren. 19 Jahre vorher war eine Strumaresektion erfolgt.
Postoperative Kontrollen der Parameter der Nebenschilddrüsenfunktion waren nicht zu eruieren.

Nach Einstellung der Patientin auf 60 000 I.E. Vitamin D und 1000 mg Kalzium pro Tag normalisierten sich Kalzium- und Phosphatspiegel, die Patientin registrierte ein schwer definierbares Gefühl der allgemeinen subjektiven Besserung. Die Katarakt des anderen Auges zeigte seit Behandlung des Hypoparathyreoidismus keine Progression mehr.

Sonderform: Pseudohypoparathyreoidismus

Bei diesem Krankheitskomplex produziert der Patient Parathormon (PTH), es kommt jedoch infolge Endorganresistenz nicht zur Wirkung. Die Kranken können unter **Tetanien** leiden, desgleichen unter den **Organmanifestationen des Hypoparathyreoidismus**. Erblichkeit kommt vor, wobei gleichzeitig folgende (von der Kalziumstoffwechselstörung nicht abhängige) **körperliche Stigmata** auftreten können: Kleinwuchs, Rundgesicht, Brachymetatarsie und Brachymetakarpie. Einschränkungen der Intelligenz sind nicht obligatorisch.
Folgende Typen des Krankheitskomplexes werden unterschieden:

- **Pseudohypoparathyreoidismus Typ I**, bei dem in den Körperzellen auch kein zyklisches Adenosinmonophosphat regeneriert wird (fehlende cAMP-Ausscheidung nach PTH-Gabe).
- **Pseudohypoparathyreoidismus Typ II**, bei dem nach PTH noch cAMP gebildet wird, jedoch die nachfolgende Phosphaturie ausbleibt.
- **Pseudoidiopathischer Hypoparathyreoidismus**, bei dem ein abartiges, biologisch unwirksames PTH produziert wird.

Die Labordiagnostik zeigt die **Konstellation von Hypokalzämie und Hyperphosphatämie bei erhöht meßbarem PTH**. Die Testung des Patienten im Hinblick auf das Ansprechen auf exogenes PTH (= Ellsworth-Howard-Test) ist von akademischem Interesse (Typ I ohne cAMP-urie, aber ohne Phosphaturie) und ohne Konsequenzen für die Therapie.
Für die Behandlung ist **1,25-Dihyroxy-Vitamin D** mit einer kürzeren Halbwertszeit vorzuziehen (in Verbindung mit Kalziumpräparaten), da es **bei einem Teil der Patienten nach Normalisierung des Serum-Kalziumspiegels überraschenderweise zum Verschwinden der Endorganresistenz kommt** (vorübergehend oder auch bleibend). Die Situation der nicht mehr feststellbaren Kalziumstoffwechselstörung bei den genannten körperlichen Stigmata wird als **»Pseudo-Pseudohypoparathyreoidismus«** bezeichnet. Somit können sich im Leben eines derartigen Patienten Phasen der Pseudo- und der Pseudo-Pseudohypoparathyreoidismus-Situation abwechseln.

Sonderform: Pseudohypoparathyreoidismus

Bei diesem Krankheitskomplex produziert der Patient PTH. Infolge einer **Endorganresistenz** kommt es nicht zur Wirkung. Die Kranken können unter Tetanien und unter den Organmanifestationen des Hypoparathyreoidismus leiden. Bei Erblichkeit können Kleinwuchs, Rundgesicht, Brachymetatarsie und Einschränkung der Intelligenz vorkommen.
Es werden drei Typen des Krankheitskomplexes unterschieden. Beim Pseudo-HPT Typ I liegt ein Defekt des PTH-Rezeptors bzw. der Adenylatzyklase vor, beim Typ II ein Fehlen der phosphaturischen Wirkung von PTH trotz cAMP-Bildung. Beim pseudoidiopathischen HPT wird unwirksames PTH gebildet.

Die Labordiagnostik zeigt die **Konstellation von Hypokalzämie** und **Hyperphosphatämie** bei **erhöht meßbarem PTH.**
Bei der Therapie sollten Vitamin-D-Metaboliten (kürzere Halbwertszeit) eingesetzt werden, **daneben Kalziumpräparate, da es bei einem Teil der Patienten nach Normalisierung des Serumkalziumspiegels zum Verschwinden der Endorganresistenz kommt.** Die Situation der nicht mehr feststellbaren Kalziumstoffwechselstörung bei vorhandenen körperlichen Stigmata wird als **Pseudo-Pseudohypoparathyreoidismus** bezeichnet.

3.4 Störungen des Vitamin-D-Stoffwechsels

Physiologie Vitamin D ist ein **Prohormon**. Der Organismus bildet bedarfsweise aus Vitamin D das **Vitamin-D-Hormon** (S F-22).

3.4 Störungen des Vitamin-D-Stoffwechsels

Physiologie. Vitamin D wird nach heutiger Auffassung nicht mehr der Definition eines Vitamins gerecht, sondern es ist als Prohormon anzusehen, aus dem bedarfsweise vom Organismus gesteuert das **Vitamin-D-Hormon** (1,25-Dihydroxycholecalciferol) entsteht (S **F-22**).

S Synopsis F-22: Stoffwechsel von Vitamin D und seinen Metaboliten

Signale des Mineralionenmangels wie Hypokalzämie, Hypophosphatämie und erhöhtes PTH stimulieren die 1α-Hydroxylase und fördern so die Bildung des 1,25-$(OH)_2$-Cholecalciferols (und damit die Kalziumabsorption).

Bei Kalziumüberangebot wird der alternative Enzymweg der Bildung von 24,25-$(OH)_2$-Cholecalciferol beschritten, das biologisch weniger aktiv ist.

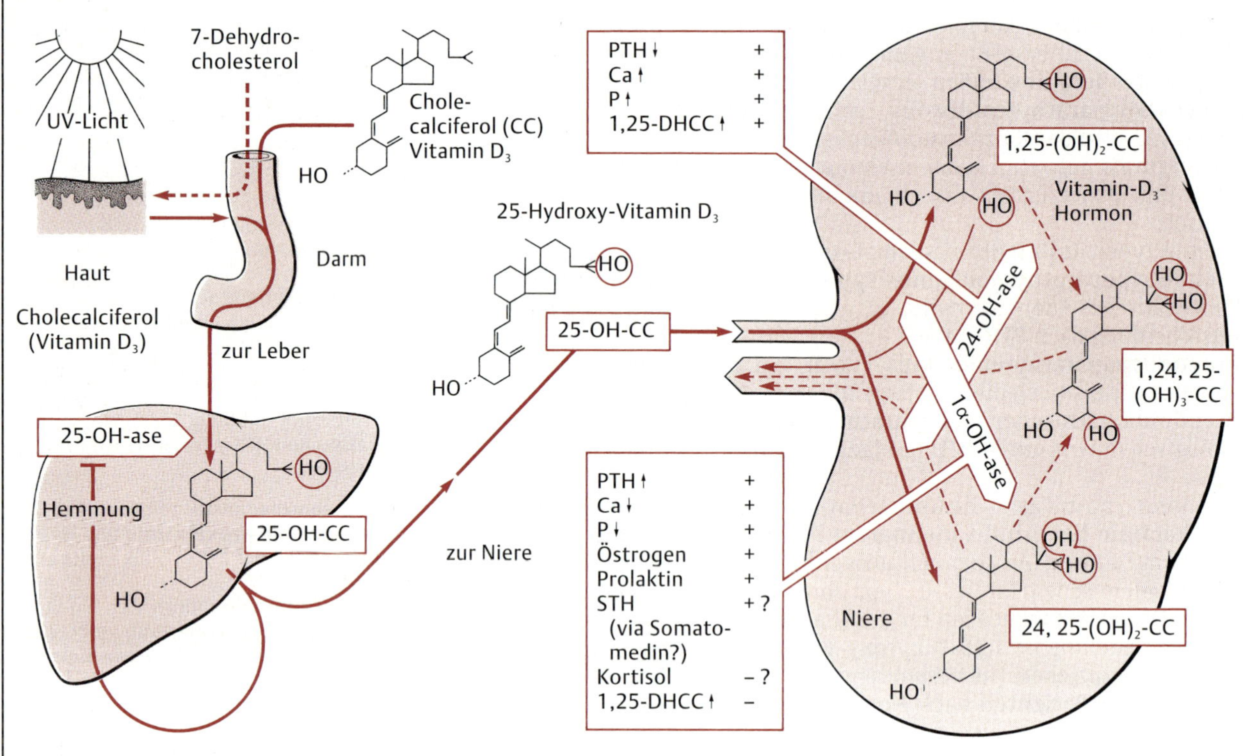

Genuines Vitamin D wird entweder durch die Nahrung bezogen (Vitamin D_3 und Vitamin D_2) oder es entsteht aus 7-Dehydrocholesterol in der Haut unter UV-Licht.

Genuines Vitamin D wird entweder durch die Nahrung bezogen (Vitamin D_3 = Cholecalciferol, tierischer Herkunft, oder Vitamin D_2 = Ergocalciferol, pflanzlicher Herkunft), oder es entsteht aus 7-Dehydrocholesterol in der Haut unter dem Einfluß des ultravioletten Lichtes der Sonne. 1 mg Vitamin D entspricht 40 000 I.E. Vitamin D gelangt auf dem Blutwege in die Leber; hier wird es am Kohlenstoffatom 25 hydroxyliert. Der erste Metabolit, 25-Hydroxy-Vitamin D, gelangt erneut in die Blutbahn, um in der Niere divergierend hydroxyliert zu werden: Unter dem Einfluß des Enzyms 1α-Hydroxylase entsteht das Vitamin-D-Hormon 1,25-Dihydroxy-Vitamin D (Kalzitriol). Die 24-Hydroxylase katalysiert den Weg zum 24,25-Dihydroxy-Vitamin D, das nach heutiger Auffassung weitgehend unwirksam ist (bzw. eine exakte Funktion ist noch nicht bekannt).

Die dem Vitamin D zugeschriebenen Wirkungen werden von seinen Metaboliten 1,25-Dihydroxy-Vitamin D entfaltet (Steigerung der **Kalziumabsorption im Darm**). Die Bildung von Vitamin-D-Hormon wird durch Hypokalzämie und erhöhtes PTH gefördert, durch gegenteilige Signale gehemmt.

Die bekannten, dem Vitamin D zugeschriebenen Wirkungen werden von seinem Metaboliten **1,25-Dihydroxy-Vitamin D** entfaltet, insbesondere die **Steigerung der Kalziumabsorption im Darm** über die Induktion des kalziumbindenden Proteins. Darüber hinaus hat das Vitamin-D-Hormon wahrscheinlich differenzierende Wirkungen an zahlreichen Organsystemen einschließlich der weißen Blutzellen. Die Bildung des Vitamin-D-Hormons wird durch Hypokalzämie und erhöhtes PTH gefördert, durch gegenteilige Signale aber gehemmt.

3.4.1 Rachitis, Osteomalazie

Synonym: Englische Krankheit

Definition. Ungenügende Verkalkung des neugebildeten Osteoids infolge eines unzureichenden Angebotes an Kalzium- und/oder Phosphationen. Beim Erwachsenen erkrankt der zunächst gesunde Knochen allmählich in Abhängigkeit von seinem Umbau (**Osteomalazie**), beim Kind entsteht im Wachstum ein primär geschädigter Knochen einschließlich Epiphysenfugen (**Rachitis**). Kalzipenische Formen werden von phosphopenischen Formen unterschieden.

Epidemiologie. Vollbilder des Mangels an Vitamin-D-Hormon werden in unseren Breiten selten beobachtet. Die kindliche Rachitis und Erwachsenenform (Osteomalazie) finden sich in unseren Breiten am häufigsten bei Einwanderern mit dunklerer Pigmentierung aus südlichen Ländern (türkische Gastarbeiter) und bei Heimbewohnern.
Die **erblichen kalzipenischen Rachitisformen** (Pseudo-Vitamin-D-Mangelrachitis Typ I und II) sind Rarität. Nicht so selten sind die **phosphopenischen Rachitisformen** (X-chromosomale hypophosphatämische Rachitis) durch einen meist renalen Phosphatverlust.

Ätiologie und Pathogenese. Eine Störung ist bei jedem Schritt des Weges von Vitamin D im Organismus (*vgl.* F-**22**) möglich: Es kann ein Mangel an Vitamin D oder seiner Vorstufen in der Nahrung vorliegen, die Besonnung kann unzureichend sein, es kann zu einer **Störung** bei der **25-Hydroxylierung in der Leber** oder auch der **1α-Hydroxylierung in der Niere** kommen. Intestinale Malabsorption ist eine weitere mögliche Ursache. Schließlich kommt als Rarität auch eine Endorganresistenz gegen Vitamin-D-Hormon vor (Pseudo-Vitamin-D-Mangelrachitis Typ II). Die Folgen sind weitgehend übereinstimmend: Das ständig im Knochenumbau neu gebildete **Osteoid verkalkt unzureichend**, infolgedessen ist die **Stabilität des Knochens nicht ausreichend**, und er kann der mechanischen Belastung in der Art einer **Verbiegung**, aber auch der schleichenden Umbauzonen (**Pseudofraktur**, Looser-Umbauzone) nachgeben. **Frakturen** im Sinne der Kontinuitätsunterbrechung sind infolge einer gewissen Elastizität des osteomalazischen Knochens eher seltener.

Klinik. Bei der **Rachitis**, das heißt der Erkrankung des Kindes, entwikkelt sich je nach Alter der Manifestation angeboren die **Kraniotabes** (fehlender Fontanellenschluß). Osteophytische Verdickungen der Stirnknochen führen zum **Caput quadratum**. Auftreibungen der Rippen an der Knochenknorpelgrenze erzeugen den **rachitischen Rosenkranz**. Der verformte **Thorax ist glockenförmig**, das **Becken wird kartenherzförmig** (F-**25**).
Krumme Beine (Coxa vara) gehen mit verdickten Regionen der Epiphysen einher. Auch Zahnbildung und -entwicklung sind defizitär.
Die Manifestation der Erkrankung im Erwachsenenalter, jetzt als **Osteomalazie** bezeichnet, trifft zunächst auf ein normal ausgebildetes Skelett. Es dauert längere Zeit, bis es zu **Verformungen** kommt. Undifferenzierbare Schmerzen ins-

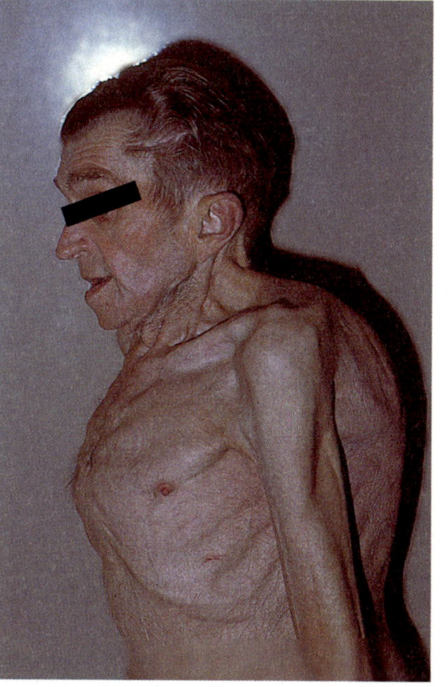

F-**25: Rachitis-Patient.**

3.4.1 Rachitis, Osteomalazie

Synonym: Englische Krankheit

◀ **Definition**

Epidemiologie Vollbilder des Vitamin-D-Hormonmangels sind in unseren Breiten selten. **Rachitis** und **Osteomalazie** finden sich am häufigsten bei Südländern mit dunkler Pigmentierung und Heimbewohnern. Die **erblichen kalzipenischen Rachitisformen** sind Rarität. Nicht so selten sind die **phosphopenischen Rachitisformen**, die meist auf einem renalen Phosphatverlust beruhen.

Ätiologie und Pathogenese Eine Störung ist bei jedem Schritt des Weges von Vitamin D im Organismus möglich (*vgl.* F-**22**). (Mangel an Vitamin D bzw. der Vorstufen, unzureichende Besonnung oder **Störung** der **Hydroxylierung in Leber oder Niere**). Intestinale Malabsorption ist eine weitere mögliche Ursache. Die Folgen sind: Das **Osteoid verkalkt unzureichend.** Durch ungenügende Stabilität des Knochens kommt es zu **Verbiegungen, Pseudofrakturen** (Looser-Umbauzonen), evtl. auch zu echten **Frakturen.**

Klinik Bei der **Rachitis** entwickelt sich je nach Alter der Manifestation die **Kraniotabes**, das **Caput quadratum,** der **rachitische Rosenkranz, krumme Beine** (Coxa vara) und eine **gestörte** Zahnbildung. Der **Thorax ist glockenförmig**, das **Becken kartenherzförmig** (F-**25**).
Bei der **Osteomalazie** dauert es eine längere Zeit, bis es zu **Verformungen** kommt. Schmerzen im Rücken und Hüftbereich können vorausgehen. Der Gang dieser Patienten wird als **Watschelgang** bezeichnet. Die **Muskelkraft ist herabgesetzt.**
Ohne Behandlung kann es im Verlauf zu Verbiegungen von Femur (Coxa vara) und Tibia (Genu varum) kommen.

besondere im Hüftbereich und im Rücken können vorausgehen und zunächst der Diagnosestellung entgehen. Der Gang wird als **Watschelgang** bezeichnet. Die **Muskelkraft ist in der Regel herabgesetzt**. Jahrelang fehlende Behandlung führt auch beim Erwachsenen zum **Krummwerden der Beine**.

Labor Typisch ist die **Erhöhung der alkalischen Serum-Phosphatase.** Kalzium und Phosphor können noch normal sein. Im Laufe der Zeit kommt es jedoch zur **Hypokalzämie** und **Hypophosphatämie** infolge eines **sekundären HPT.** 25-OH-Vitamin D ist erniedrigt.

Labor. Typisch ist die **Erhöhung der alkalischen Serum-Phosphatase** als Signal der verstärkten kompensatorischen Osteoblastentätigkeit (nach Ausschluß einer Lebererkrankung bzw. bei Bestimmung der Isoenzyme zum Nachweis einer ossären Herkunft). Kalzium und Phosphor können allenfalls noch normal sein, im Lauf der Zeit kommt es jedoch zur Hypokalzämie und auch zur Hypophosphatämie infolge eines sekundären Hyperparathyreoidismus, der dann durch ein ansteigendes PTH zu belegen ist. 25-OH-Vitamin D ist im Blut erniedrigt.

Diagnostik, Differentialdiagnose Richtungweisend ist beim Vollbild der Erkrankung das **Röntgenbild** (F-**26**). Beim Erwachsenen sind **Pseudofrakturen** hoch verdächtig.

Im Zweifelsfall ist eine **Knochenbiopsie** erforderlich (unverkalkte Osteoidsäume). Im Verlauf der Erkrankung kann sich ein sHPT entwickeln. Die **Differentialdiagnose** umfaßt die verschiedenen Formen der Rachitis bzw. Osteomalazie (F-**23**).

Diagnostik und Differentialdiagnose. Richtungweisend ist beim Vollbild der Erkrankung das **Röntgenbild** (F-**26**), es zeigt eine verwaschene Knochenstruktur bei geringem Kalksalzgehalt. Beim Kind sind die Epiphysenfugen erweitert und aufgefasert. Beim Erwachsenen sind die Pseudofrakturen hoch verdächtig (Looser-Umbauzonen). Sie finden sich häufig am Becken (Sitz- und Schambeine), aber auch am Schenkelhals oder an den langen Röhrenknochen.

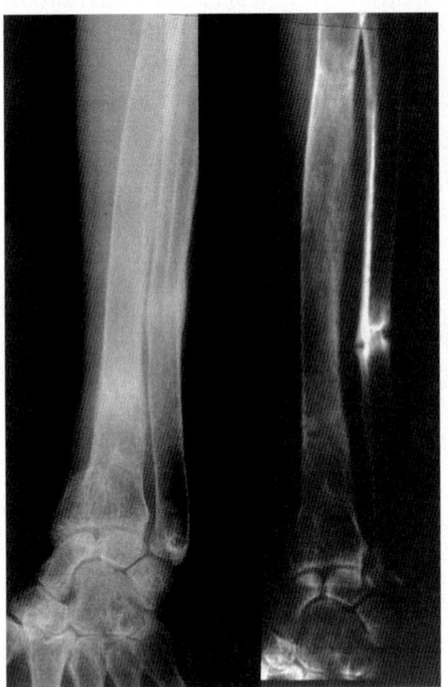

F-26: Röntgenbild der Unterschenkelknochen bei Osteomalazie vor (links) und nach Therapie (rechts): Alle Skelettanteile sind kalkarm. Die Fibula zeigt einen queren Spalt mit Randreaktionen der angrenzenden Fibulaanteile ohne durchbauten Kallus. In der Tibia weiter kaudal noch nicht ganz so weit fortgeschrittene Umbauzone (Looser). Gute Heilung wenige Monate nach Therapie mit Vitamin D.

Im Zweifelsfall ist eine **Knochenbiopsie** erforderlich. Die Histologie zeigt die **typische Vermehrung der unverkalkten Osteoidsäume.** Tritt später der sekundäre Hyperparathyreoidismus hinzu, lassen sich dann auch die Zeichen der erhöhten Parathormonwirkung registrieren. Die **Differentialdiagnose** betrifft die Frage nach der Form der Rachitis bzw. Osteomalazie. F-**23** zählt die kalzipenischen Rachitis- bzw. Osteomalazieformen auf. Durch Anamnese einschließlich Medikamentenanamnese, körperliche Untersuchung und Suche nach Erkrankungen mit möglichem Einfluß auf den Vitamin-D-Stoffwechsel ist eine weitgehende Abklärung möglich. Die Bildung des Vitamin-D-Hormons in der Niere ist zum einen bei der Niereninsuffizienz gestört, zum anderen (sehr selten) bei der hereditären Pseudo-Vitamin-D-Mangelrachitis Typ I. Hier fällt die Erniedrigung des 1,25-Dihydroxy-Vitamin D im Blut bei normalem 25-Hydroxy-Vitamin D auf. Beim Typ II, der Endorganresistenz gegenüber dem Vitamin-D-Hormon, sind beide Parameter normal.

F-23: Kalzipenische Rachitisformen

Art der Störung	Verhalten der Vitamin-D-Metaboliten 25-OH-D	1,25-$(OH)_2$-D
Rachitis durch Vitamin-D-Mangel		
▷ mangelhafte UV-Bestrahlung	↓	(↓) n
▷ mangelhafte Zufuhr oder Malabsorption von Vitamin D	↓	(↓) n
Rachitis durch Vitamin-D-Stoffwechselstörungen		
▷ vermehrter Katabolismus		
• durch Antikonvulsiva	↓	(↑) n
• durch Lebererkrankungen	↓ (n)	↓ (n)
▷ verminderte 1α-Hydroxylierung		
• bei chronischer Niereninsuffizienz	n (↓)	↓
• bei hereditärer Pseudo-Vitamin-D-Mangelrachitis Typ I	n	↓
▷ Endorganresistenz gegenüber	n	n
• 1,25-$(OH)_2$-D bei der Pseudo-Vitamin-D-Mangelrachitis Typ II		

n = normal, ↓ = erniedrigt, ↑ = erhöht

Abzugrenzen sind die phosphopenischen Rachitisformen (F-**24**). Hier liegt zumeist ein extremer Phosphatverlust des Körpers über die Nieren infolge eines Defektes im entsprechenden Transportsystem im Vordergrund, seltener eine ungenügende Phosphatzufuhr. **Das klinische Bild deckt sich weitgehend mit den kalzipenischen Rachitisformen**. Diagnostisch hinweisend ist die extreme **Hypophosphatämie**.

Abzugrenzen sind die phosphopenischen Rachitisformen (F-**24**).
Das klinische Bild deckt sich weitgehend mit den kalzipenischen Rachitisformen. Diagnostisch hinweisend ist die **Hypophosphatämie**.

F-24: Phosphopenische Rachitisformen

Störungen der renal-tubulären Phosphatrückresorption
(Formen des Phosphatdiabetes)

- ▷ Fanconi-Syndrom (Phosphaturie, Aminoazidurie, Glukosurie)
- ▷ X-chromosomale hypophosphatämische Rachitis
- ▷ renale tubuläre Azidose (distaler Typ)
- ▷ Phosphatdiabetes bei Tumoren (mit phosphaturischer Aktivität)

Rachitis durch mangelhafte Phosphataufnahme

- ▷ parenterale Hyperalimentation
- ▷ phosphatarme Ernährung von Frühgeborenen

Therapie. Die Rachitis/Osteomalazie infolge eines unzureichenden Angebots oder einer gestörten Aufnahme von Vitamin D wird mit **genuinem Vitamin D** behandelt. Man verabreicht oral 10 000–20 000 I.E. Vitamin D pro Tag. Bei klinischen Anzeichen einer gestörten Fettverdauung und Absorption (Vitamin D ist fettlöslich) hat die parenterale Therapie mit Vitamin D ihre Vorteile. Früher nahm man hier eine Stoßtherapie mit 600 000 I.E. (= 15 mg) vor. Angesichts der Kumulations- und Überdosierungsgefahr zieht man heute niedrigere Dosen den hochdosierten Injektionen vor.
Zusätzlich zum Vitamin D soll für ein **ausreichendes Kalziumangebot** (1 bis 2 g/d p.o.) gesorgt werden. Milch und Milchprodukte sind sinnvoll, da ja auch Phosphat fehlt. Die Heilungsphase der Osteomalazie kann gelegentlich vorübergehend eine Hypokalzämie erzeugen (»Hunger« des Knochens nach Kalzium: Die reichlichen Osteoidsäume saugen das Kalzium geradezu auf). **Parameter** der Wirksamkeit der Therapie ist der **Abfall der alkalischen Phosphatase** innerhalb von Wochen bis Monaten. Bei ungenügendem Ansprechen ist an eine der seltenen Formen der Vitamin-D-Stoffwechselstörungen zu denken.
Große Bedeutung hat die **Vitamin-D-Prophylaxe im Kindesalter** (insbesondere bei Kindern mit dunkler Pigmentierung, z. B. türkischer Herkunft!). Hier gibt man im Sommer 500 I.E., im Winter 1000 I.E. Vitamin D pro Tag.

Therapie Die Rachitis/Osteomalazie infolge eines unzureichenden Angebots oder einer gestörten Aufnahme von Vitamin D wird mit **genuinem Vitamin D** behandelt (oral 10 000–20 000 I.E. pro Tag). Bei klinischen Anzeichen einer gestörten Fettverdauung und Absorption muß Vitamin D parenteral appliziert werden.
Zusätzlich zum Vitamin D soll **ausreichend Kalzium** (1–2 g/d p.o.) angeboten werden. Milch und Milchprodukte sind hier sinnvoll, da auch Phosphat fehlt. Parameter der Wirksamkeit ist der **Abfall der AP.**

Große Bedeutung hat die **Vitamin-D-Prophylaxe im Kindesalter.** Eine Vitamin-D-Stoßtherapie mit hohen Dosen ist gefährlich.

Bei der Osteomalazie infolge **Langzeiteinnahme von Antiepileptika und Lebererkrankungen** kann mit 25-Hydroxy-Vitamin D therapiert werden.
Bei der **Niereninsuffizienz** kommt 1,25-Dihydroxy-Vitamin D zur Anwendung (*vgl.* ▤ F-**21**).
1,25-Dihydroxy-Vitamin D ist auch bei der Pseudo-Vitamin-D-Mangelrachitis Typ I wirksam. Bei Typ II sind hiervon hohe Dosen erforderlich.

Typisch ist, daß Therapieversuche mit Vitamin D unbefriedigend sind. Ein Therapieerfolg zeigt sich erst nach Eliminierung der Noxe (Entfernung eines Tumors oder nach Phosphatsubstitution).

Bei der **Osteomalazie infolge der Langzeitgabe von Antiepileptika** kann mit 25-Hydroxy-Vitamin D therapiert werden, gleiches gilt für schwerere **Lebererkrankungen**.
Bei der **Niereninsuffizienz** kommt 1,25-Dihydroxy-Vitamin D zur Anwendung. ▤ F-**21** (*S. 846*) gibt eine Übersicht über die Potenz von Vitamin D und seinen Metaboliten.
1,25-Dihydroxy-Vitamin D ist auch bei der Pseudo-Vitamin-D-Mangelrachitis Typ I wirksam, bei Typ II sind aber von diesem Vitamin-D-Hormon extreme Dosen erforderlich (bis zu 36 µg pro Tag!), um durch ein sehr hohes Substratangebot eine gewisse Aktivierung der Rezeptoren zu versuchen.
Familiär gehäuft kommt die X-chromosomale hypophosphatämische Rachitis vor, die sehr selten auch einmal autosomal dominant oder rezessiv vererbt werden kann. Bei den hypophosphatämischen Rachitisformen ist es typisch, daß Therapieversuche mit Vitamin D einschließlich Metaboliten in der Regel unbefriedigend sind. Ein Therapieerfolg zeigt sich erst nach Eliminierung der Noxe (etwa im Falle der Entfernung eines Tumors mit phosphaturischer Aktivität) oder nach ausreichender Phosphatsubstitution, etwa bei der X-Chromosom-gebundenen hypophosphatämischen Rachitis.

Verlauf und Prognose Bei unbehandelter Rachitis bzw. Osteomalazie kommt es bei **Kindern zu Wachstumsstörungen** (Verformung des Skeletts). **Bei Erwachsenen sinkt das Skelett allmählich zusammen,** die Patienten haben Schmerzen und werden zunehmend immobil.

Verlauf und Prognose. Der Verlauf der unbehandelten Rachitis bzw. Osteomalazie ist ungünstig: Kinder bleiben im Wachstum zurück, ihr Skelettsystem ist charakteristisch verformt, und eine Restitution ist bei zu spätem Therapiebeginn kaum noch möglich. Beim Erwachsenen sinkt das Skelett ebenfalls allmählich in sich zusammen. Die Schmerzen nehmen zu, das Krankheitsbild mündet in eine finale Immobilität. Die rechtzeitig behandelte Vitamin-D-Mangelerkrankung heilt sehr gut aus. Wesentlich ist die Prophylaxe, d. h. die lebenslange ausreichende Versorgung je nach auslösender Ursache.

3.4.2 Vitamin-D-Intoxikation

Synonym: Vitamin-D-Vergiftung

3.4.2 Vitamin-D-Intoxikation

Synonym: Vitamin-D-Vergiftung

Epidemiologie Die Häufigkeit der Vitamin-D-Intoxikation hat abgenommen. Die früher übliche Stoßtherapie mit extremen Dosen ist obsolet.

Epidemiologie. Nach unserer Erfahrung hat die Häufigkeit der Vitamin-D-Intoxikation abgenommen. Insbesondere die früher übliche Stoßtherapie mit Vitamin D (600 000 I.E.) wird sinnvollerweise nicht mehr angewendet. Die Warnungen vor unkritischen Verschreibungen und Einnahmen von Vitamin D werden meist beherzigt.

Ätiologie Eine längerdauernde Überversorgung mit Vitamin D führt allmählich zur Hyperkalzämie (verstärkte Kalziumabsorption).

Ätiologie. Eine längerdauernde Überversorgung des Organismus mit Vitamin D führt allmählich über eine verstärkte Kalziumabsorption, vermutlich auch durch direkte Osteolyse, allmählich zur Hyperkalzämie, da durch Substratdruck die an sich den Vitamin-D-Stoffwechsel regulierenden Enzymsysteme durchbrochen werden. Die Hyperkalzämie gefährdet dann den Patienten.

Klinik In Abhängigkeit von der Höhe des Kalziumspiegels stellen sich die Störungen des **Hyperkalzämie-Syndroms** ein (vermehrter Durst, Harndrang, Übelkeit, Erbrechen, Adynamie, Reflexabschwächung, endokrines Psychosyndrom). Oligurie und Anurie können auftreten. Gefürchtet ist das **Kalziumkoma.**

Klinik. In Abhängigkeit von der Höhe des Kalziumspiegels stellen sich die Störungen des **Hyperkalzämie-Syndroms** ein: Hinweisende Symptome sind vermehrter Durst und Harndrang (Polyurie und Polydipsie), intestinal prägen sich Appetitlosigkeit, Übelkeit hin bis zum Erbrechen aus, zentralnervös fallen einerseits Adynamie und Reflexabschwächung, andererseits das endokrine Psychosyndrom auf. Extraossäre Verkalkungen kommen vor. Die Nierenfunktionsstörung kann in der Oligurie und Anurie enden, zentralnervös droht das **Kalziumkoma**.

Labor **Leitparameter ist die Hyperkalzämie.** PTH ist supprimiert, Vitamin-D-Metaboliten finden sich erhöht. Im Urin zeigt sich eine Hyperkalzurie bei normaler Phosphatausscheidung.

Labor. **Leitparameter ist die Hyperkalzämie**, der Phosphatspiegel kann trotz Unterdrückung der phosphaturischen PTH-Wirkung durch die Hyperkalzämie ebenfalls gesenkt, aber auch normal sein. **PTH ist supprimiert, Vitamin-D-Metaboliten** (insbesondere 25-Hydroxy-Vitamin D) **erhöht**. Die alkalische Phosphatase ist normal (zumindest die ossäre Komponente). Es zeigt sich eine **Hyperkalzurie bei normaler Phosphatausscheidung.**

Diagnostik und Differentialdiagnose. Wesentlich sind anamnestische Angaben zur Vitamin-D-Zufuhr in Verbindung mit dem erhöhten 25-OH-Vitamin-D-Spiegel. Differentialdiagnostisch sind alle Formen der Hyperkalzämie abzugrenzen (*vgl.* ▦ F-**14**).

Diagnostik, Differentialdiagnose
Neben der Anamnese ist der Nachweis von erhöhtem Vitamin D im Serum wichtig.
Differentialdiagnose: alle Formen der Hyperkalzämie (*vgl.* ▦ F-**14**).

Therapie. Zur Anwendung kommen die symptomatischen Maßnahmen zur Kalziumsenkung: reichliches Trinken, bedarfsweise intravenöse Kochsalzinfusionen, Furosemid. **Frühzeitig sollte mit der Gabe von Glukokortikoiden begonnen werden,** da diese eine Art Antidot gegen das Vitamin D und seine Wirkung darstellen. Kalzitonin kann versucht werden, besser jedoch Bisphosphonate. Digitalispräparate sind wegen der Gefahr von Arrhythmien zu vermeiden.

Therapie Zur Kalziumsenkung eignet sich reichliches Trinken, bedarfsweise Kochsalzinfusionen, evtl. unterstützt durch Furosemid. Frühzeitig Gabe von Glukokortikoiden. Kalzitonin, besser Bisphosphonate können versucht werden. Digitalispräparate sind wegen der Gefahr von Arrhythmien zu vermeiden.

Verlauf und Prognose. Tödlich verlaufende Vitamin-D-Intoxikationen sind in der Vergangenheit mehrfach beschrieben worden, kommen heute aber nur noch selten vor. Mit gelegentlich nicht erkannten Fällen ist zu rechnen.

Verlauf und Prognose Eine tödlich verlaufende Vitamin-D-Intoxikation kommt heute selten vor.

3.5 Weitere metabolische Knochenerkrankungen (Osteopathien)

Der Begriff der metabolischen Knochenerkrankungen ist nicht sehr scharf definiert: Zum einen bezieht man die **Erkrankungen der gestörten Nebenschilddrüsenfunktion** in diesen Begriff ein, zum anderen gehören teilweise **hormonabhängige Knochenerkrankungen wie die Osteoporose** zu diesem Krankheitskomplex. Schließlich werden auch Knochenerkrankungen mit unbekannter Ätiologie, die teilweise hormonelle Einflüsse vermuten oder erkennen lassen, wie die **Osteogenesis imperfecta** oder der **Morbus Paget**, in diese Krankheitsgruppe einbezogen.

3.5 Weitere metabolische Knochenerkrankungen (Osteopathien)

Der Begriff ist nicht scharf definiert. Er bezieht **Erkrankungen der gestörten Nebenschilddrüsenfunktion,** hormonabhängige Knochenerkrankungen wie die **Osteoporose** und Knochenerkrankungen unbekannter Ätiologie (**Morbus Paget, Osteogenesis imperfecta**) mit ein.

3.5.1 Osteoporose

3.5.1 Osteoporose

▶ ***Definition.*** Osteoporose ist der mit Frakturen einhergehende Verlust von Knochenmasse, -struktur und -funktion. Zu differenzieren ist die Altersatrophie (Osteopenie) des gesunden alten Menschen, die naturgemäß auch ein erhöhtes Frakturrisiko beinhaltet.

◀ **Definition**

S F-**21** zeigt schematisch die Unterschiede zu anderen metabolischen Osteopathien.

S F-**21** zeigt die Unterschiede zu anderen metabolischen Osteopathien.

Epidemiologie. Die Osteoporose wird oft als Volkskrankheit bezeichnet. Beim weiblichen Geschlecht sind schätzungsweise 10–25 % nach der Menopause betroffen. Vorherrschend ist die sogenannte idiopathische, primäre Osteoporose. Sekundäre Osteoporosen sind wesentlich seltener. Bei über 70jährigen Menschen wird das Geschlechterverhältnis Frauen zu Männer, das im Alter von 60–70 Jahren 6 : 1 beträgt, auf 2 : 1 reduziert.

Epidemiologie Bei Frauen findet sich in 10–25 % nach der Menopause eine Osteoporose. Vorherrschend ist die idiopathische, primäre Osteoporose. Die sekundäre Form ist wesentlich seltener.

Ätiologie. Die Entwicklung einer Osteoporose ist vor dem natürlichen Schicksal der Knochenmasse im Laufe des Lebens zu sehen (S F-**23**). Im Kindesalter wächst der Knochen zunächst unabhängig von den Sexualhormonen – ab der Pubertät wird er bei beiden Geschlechtern von diesen Hormonen abhängig.
Bei normaler Pubertät wird ein Optimum an Knochenmasse aufgebaut, das sich dann für 1–2 Jahrzehnte hält. Anschließend erfolgt ein Abfall mit einer Geschwindigkeit von ½ bis maximal 1 % pro Jahr beim gesunden Individuum. Beim Mann verläuft die Kurve gleichmäßig bis ins hohe Alter. Der 90jährige Patient wird auch ohne Osteoporose eine Frakturrisikozone erreichen. Ein Osteoporoserisiko läßt sich konstatieren, wenn ein Mensch in jüngeren Jahren beschleunigt Knochenmasse verliert, so daß er in einer Lebensphase mit noch größerer intellektueller und körperlicher Aktivität Gefahr

Ätiologie Im **Kindesalter** wächst der Knochen unabhängig von den Sexualhormonen. Ab der Pubertät ist er bei beiden Geschlechtern von diesen abhängig (S F-**23**).

Bei normaler Pubertät wird ein Optimum an Knochenmasse aufgebaut, das sich für 1–2 Jahrzehnte hält. Der anschließende Abfall erfolgt beim Gesunden mit ½ bis (maximal) 1 % pro Jahr.

Synopsis F-23: Schematische Darstellung der verkalkten und unverkalkten Anteile der spongiösen Knochenmasse als Volumenanteil des gesamten Knochens und Verhalten der Osteoblasten und Osteoklasten bei häufigen Knochenerkrankungen

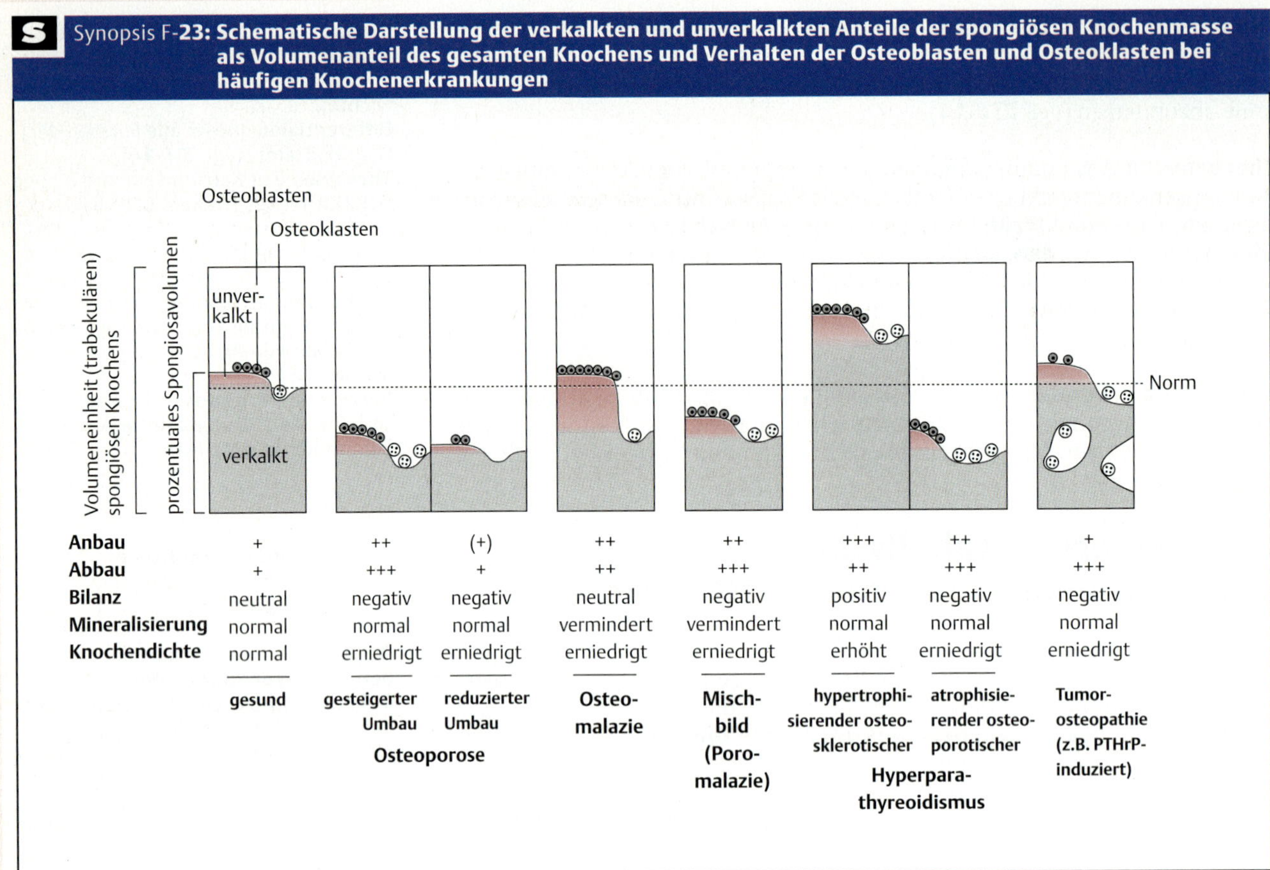

	gesund	gesteigerter Umbau (Osteoporose)	reduzierter Umbau (Osteoporose)	Osteomalazie	Mischbild (Poromalazie)	hypertrophierender osteosklerotischer Hyperparathyreoidismus	atrophisierender osteoporotischer Hyperparathyreoidismus	Tumorosteopathie (z.B. PTHrP-induziert)
Anbau	+	++	(+)	++	++	+++	++	+
Abbau	+	+++	+	++	+++	++	+++	+++
Bilanz	neutral	negativ	negativ	neutral	negativ	positiv	negativ	negativ
Mineralisierung	normal	normal	normal	vermindert	vermindert	normal	normal	normal
Knochendichte	normal	erniedrigt	erniedrigt	erniedrigt	erniedrigt	erhöht	erniedrigt	erniedrigt

Mit dem Ausfall der Östrogenproduktion (Menopause) entfällt für die Frau ein Schutzfaktor für das Skelett. Die Folge ist ein beschleunigter Knochenmassenverlust. Es hängt vom Ausgangsniveau, dem Ausmaß des Verlustes und seiner Zeitdauer ab, ob eine Frau nach 10–15 Jahren nach der Menopause die sogenannte **postmenopausale Osteoporose** entwickelt. Der Knochenverlust ist für alle Frauen gegeben. Ungeklärt ist bisher, welche Frau prädisponiert ist, eine Osteoporose zu entwickeln.

Osteoporoseinduzierte Noxen bei beiden Geschlechtern sind:
- Hyperkortisolismus
- langdauernder Kalziummangel
- Mangelernährung mit ungenügender Eiweißzufuhr
- chronische Entzündungen
- langdauernde unbehandelte Hyperthyreose.
- körperliche Inaktivität
- Hypogonadismus

Die häufigsten Frakturlokalisationen bei der Osteoporose finden sich an der Wirbelsäule, an Femur (Schenkelhals) und Radius.

läuft, relativ früh eine kritische frakturgefährdende Mindestknochenmasse zu unterschreiten.

Mit der Menopause, d.h. mit dem Ausfall der Östrogenproduktion, entfällt ein Schutzfaktor für das Skelett. Die Folge ist für einen Zeitraum von mehreren Jahren ein beschleunigter Knochenmassenverlust, der als »rascher Knochenumsatz« zu sehen ist. Es ist die Frage des Ausgangsniveaus, des Ausmaßes des Verlustes und seiner Zeitdauer, ob eine Frau dann 10–15 Jahre nach der Menopause die sogenannte **postmenopausale Osteoporose** (Typ I) entwickelt. Der Knochenverlust ist für alle Frauen gegeben. Ungeklärt ist die Frage, welche Frau prädisponiert ist, dann tatsächlich die Osteoporose zu entwickeln. Die Suche nach Risikofaktoren wie hereditäre Belastung, sehr zarter Körperbau mit Neigung eher zu Untergewicht, vermehrtes Rauchen ist im Gange.

Andere **osteoporoseinduzierende Noxen** können bei beiden Geschlechtern sein:
- Hyperkortisolismus (sei es beim endogenen Cushing-Syndrom, sei es bei Glukokortikoidtherapie)
- langdauernde Unterversorgung mit Kalzium
- Mangelernährung mit ungenügender Eiweißzufuhr
- chronische Entzündungen
- langdauernde, unbehandelte Hyperthyreose u. a.
- körperliche Inaktivität
- Hypogonadismus.

Die vor der physiologischen Zeit (Senium) verminderte Knochenmasse bedeutet ein gesteigertes Frakturrisiko bei schon geringen Belastungen (abgestuft pathologische Frakturen). Bei der postmenopausalen Osteoporose ist vor allem der trabekuläre Knochen vermindert, der an der Wirbelsäule vorherrscht. Die Wirbelfraktur steht im Vordergrund. Bei der späteren **senilen Osteoporose** (Typ II) ist auch der kompakte Knochen mitbetroffen, Frakturen der Röhrenknochen (Schenkelhals) treten hinzu.

Synopsis F-24: Osteoporose und Knochenmasse

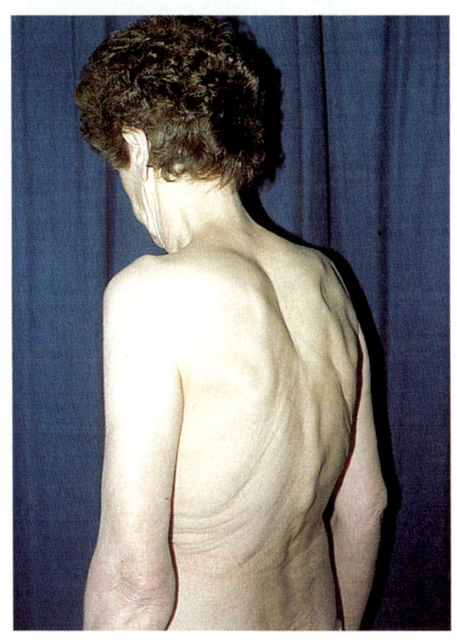

◀ Rückenansicht einer Patientin mit postmenopausaler Osteoporose: Durch Verkürzung des Oberkörpers infolge von Wirbelsäulenbrüchen schwingen Hautfalten wie die Äste einer Tanne von der Wirbelsäule aus nach rechts und links (Tannenbaumphänomen), die Dornfortsätze von Keilwirbeln (untere BWS) zeichnen sich verstärkt ab.

a

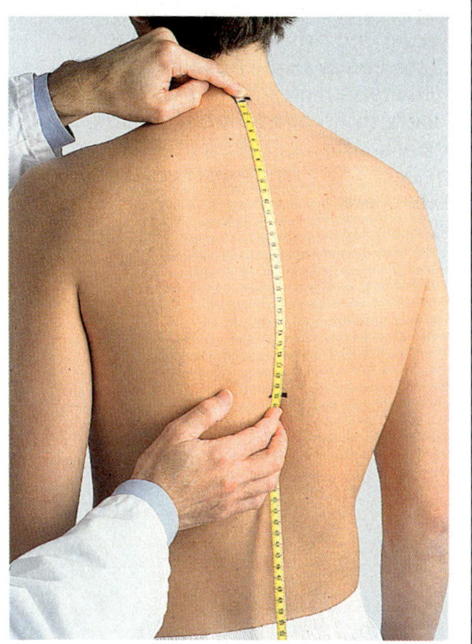

Normalbefund. ▶

b

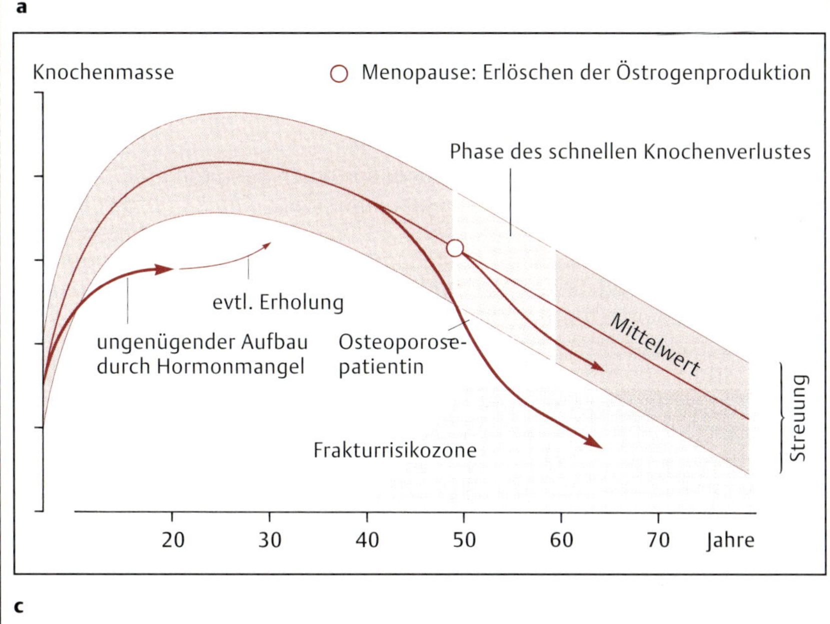

c

◀ Verhalten der Knochenmasse beim Menschen im Lauf des Lebens. Nur mit Hilfe der Sexualhormone wird nach der Pubertät die maximal mögliche Knochenmasse (»peak bone mass«) aufgebaut; beim weiblichen Geschlecht bringt der Östrogenausfall nach der Menopause für einige Jahre einen beschleunigten Knochenmassenverlust mit sich.

Klinik. Typischerweise spielt sich die postmenopausale Osteoporose zunächst an der Wirbelsäule ab (S F-**24**). Bei geringen Belastungen, aber auch ohne erkennbaren Anlaß, kann es zu **akuten Schmerzsyndromen im Rücken** in Verbindung mit dem Einbrechen oder dem Einsinken eines oder mehrerer Wirbel kommen (▣ F-**27**). Das Zusammensintern der Wirbel kann auch schleichend und relativ schmerzarm erfolgen. Hier konstatiert die Patientin dann nach einer gewissen Zeit, daß sie an Körpergröße abgenommen hat. **Die Längenmessung der alten Menschen gehört daher zum Untersuchungsprogramm des Arztes.** Andere Osteoporotiker fallen durch eine Fraktur der Extremitäten auf: Häufig sind **distale Radiusfrakturen oder Schenkelhalsfrakturen**. Die Schmerzsymptomatik der Osteoporose an der Wirbelsäule ist nicht pathognomonisch. Sie kann sich mit anderen Erkrankungen des Bewegungsapparates wie Bandscheibenschaden, Morbus

Klinik Typischerweise spielt sich die postmenopausale Osteoporose zunächst an der Wirbelsäule ab (S F-**24**). Bei Frakturen nach nur geringen Belastungen, aber auch ohne erkennbaren Anlaß kann es zu akuten Schmerzsyndromen kommen. Das Zusammensintern der Wirbel (▣ F-**27**) kann auch schleichend und relativ schmerzarm erfolgen. Die **Längenmessung der alten Menschen gehört zum Untersuchungsprogramm des Arztes.** Häufig sind auch **distale Radiusfrakturen** und **Schenkelhalsfrakturen.**

Labor Die idiopathische Osteoporose zeigt keine pathologischen Laborbefunde. Kalzium und Phosphor in Serum und Urin, die alkalische Phosphatase und auch die Abbaumarkerausscheidung sind normal. ▤ F-**25** zeigt die weiterführende Labordiagnostik und die häufigsten Differentialdiagnosen bei röntgenologischem Befund Osteoporose.

Bechterew oder anderen Erkrankungen des rheumatischen Formenkreises überschneiden.

Labor. **Die idiopathische Osteoporose zeigt keine pathologischen Laborbefunde:** Man mißt Normalwerte für Kalzium und Phosphor im Serum und im Urin, die alkalische Phosphatase und auch Abbauparameter des Knochens wie die Hydroxyprolinausscheidung sind normal. Pathologische Laborwerte weisen darauf hin, daß es sich um eine **sekundäre Osteoporose** handelt (siehe Differentialdiagnose). Als Minimal-Laborprogramm bei röntgenologischem Befund einer Osteoporose ist das in ▤ F-**25** gezeigte zu empfehlen.

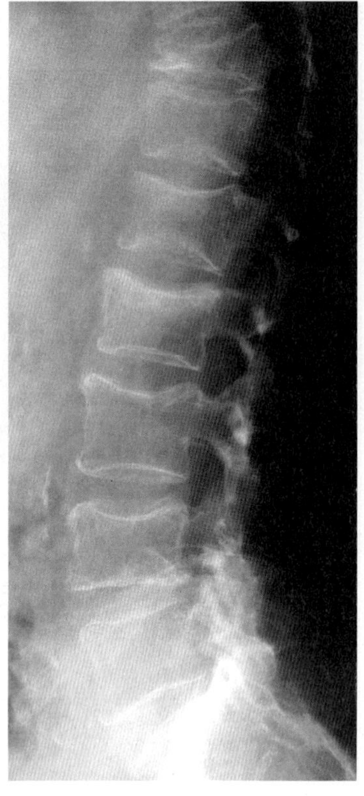

F-27: Röntgenbild einer Patientin mit sekundärer Osteoporose durch Plasmozytom: Das Bild zeigt lediglich unspezifische Veränderungen (Eindellungen mehrerer Grund- und Deckplatten, Keilwirbelbildung von BWK 11).

Diagnostik und Differentialdiagnose Die Diagnose einer Osteoporose ist durch die **typische Entkalkung der Wirbel in Verbindung mit einer sog. Rahmenstruktur** durch das Hervortreten der Grund- und Deckplatten sowie der vertikalen Trabekulierung gegeben. Ein oder mehrere Wirbeleinbrüche bis hin zur Keilwirbelbildung lassen sich häufig nachweisen. Die Art einer Osteoporose ist dabei nur selten ersichtlich, z. B. bei gleichzeitigem Vorkommen von Looser-Zonen als Hinweis auf eine Osteomalazie.

Diagnostik und Differentialdiagnose. Bei einer Symptomatik, die an die Möglichkeit einer Osteoporose denken läßt (siehe Klinik), ist das Röntgen der Wirbelsäule bzw. der schmerzenden oder frakturierten Skelettregion erforderlich. Die Diagnose einer Osteoporose ist gegeben durch die **typische Entkalkung der Wirbel in Verbindung mit einer sog. Rahmenstruktur** durch das Hervortreten der Grund- und Deckplatten sowie der vertikalen Trabekulierung und dem Nachweis einer oder mehrerer Wirbeleinbrüche in allen Abstufungen hin bis zur Keilwirbelbildung. Die Hinterkante der Wirbel bricht nur ganz selten ein. Die Art der Osteoporose ist dabei nur selten ersichtlich (beispielsweise bei gleichzeitigen Veränderungen im Sinne einer Ostitis fibrosa cystica generalisata von Recklinghausen als Hinweis auf einen Hyperparathyreoidismus oder bei Nachweis einer Looser-Zone als Hinweis auf eine Osteomalazie).

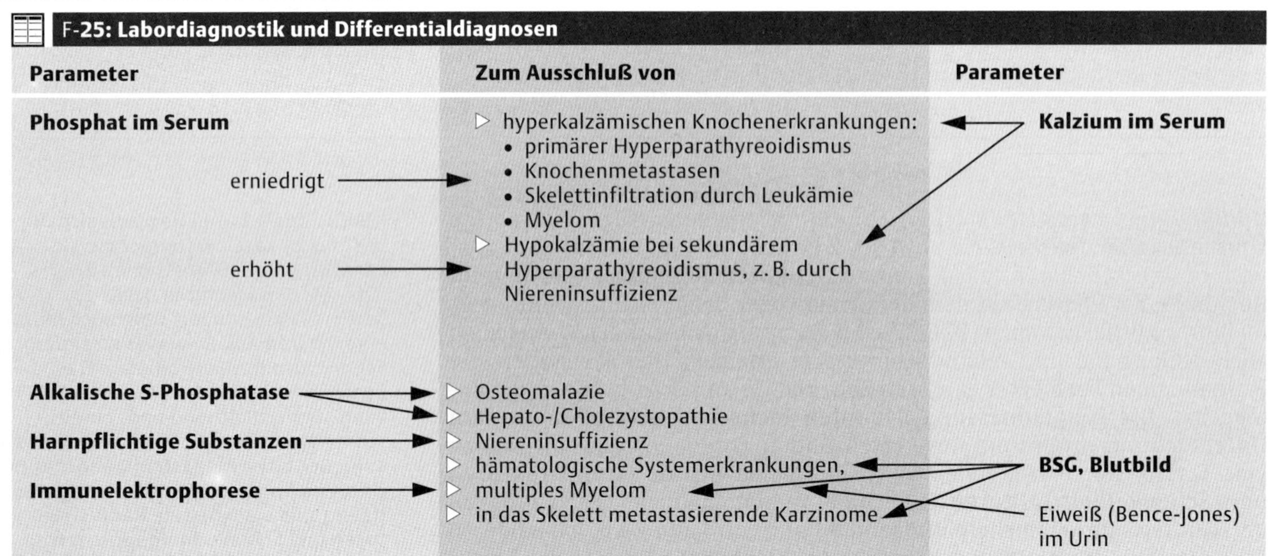

F-25: Labordiagnostik und Differentialdiagnosen

Parameter	Zum Ausschluß von	Parameter
Phosphat im Serum erniedrigt →	▷ hyperkalzämischen Knochenerkrankungen: • primärer Hyperparathyreoidismus • Knochenmetastasen • Skelettinfiltration durch Leukämie • Myelom	← **Kalzium im Serum**
Phosphat im Serum erhöht →	▷ Hypokalzämie bei sekundärem Hyperparathyreoidismus, z. B. durch Niereninsuffizienz	← **Kalzium im Serum**
Alkalische S-Phosphatase →	▷ Osteomalazie	
Alkalische S-Phosphatase →	▷ Hepato-/Cholezystopathie	
Harnpflichtige Substanzen →	▷ Niereninsuffizienz	
	▷ hämatologische Systemerkrankungen,	← **BSG, Blutbild**
Immunelektrophorese →	▷ multiples Myelom	← Eiweiß (Bence-Jones) im Urin
	▷ in das Skelett metastasierende Karzinome	← **BSG, Blutbild**

Wenn aus Anamneseerhebung, körperlicher Untersuchung und dem Laborprogramm von F-**25** Zweifel hervorgehen, daß es sich um eine banale Osteoporose handelt, ist eine **Knochenbiopsie** zur Absicherung empfehlenswert. Sie trägt zum Ausschluß einer der Ursachen für eine sekundäre Osteoporose (F-**26**) bei.

Wenn Zweifel bestehen, daß es sich um eine primäre Osteoporose handelt, ist eine **Knochenbiopsie** empfehlenswert. Sie trägt zur Klärung der Ursache bei (s. F-**26**). Vor allem dürfen **Neoplasien nicht übersehen** werden.

F-26: Einteilung der Osteoporosen

Idiopathische Osteoporosen (primäre Osteoporosen)
- kindliche und juvenile Osteoporosen
- prämenopausale Osteoporose
- postmenopausale Osteoporose (= Typ I)
- senile Osteoporose (= Typ II)

Sekundäre Osteoporosen
- endokrinologisch verursachte Osteoporose
  - Hormonmangel: z. B. Sexualhormonmangel (Hypogonadismus)
  - Hormonüberschuß:
    Hyperkortisolismus
    Hyperthyreose
- Osteoporose im Rahmen komplexer Osteopathien
  - intestinale Verursachung: Malabsorption, Maldigestion
  - besondere Formen der renalen Osteopathie
- neoplastische Erkrankungen, z. B. myeloproliferative und lymphodysplastische sowie maligne Systemerkrankungen wie Plasmozytom und Mastozytose
- entzündliche Erkrankungen
- Osteoporose im Rahmen hereditärer Bindegewebserkrankungen, z. B. Osteogenesis imperfecta
- Reduktion der statischen Kräfte am Knochen, z. B. Immobilisation, Schwerelosigkeit

Je nach Verdacht kommen zur Absicherung der Osteoporoseformen die entsprechenden diagnostischen Möglichkeiten zum Zuge. Vor allem **Neoplasien dürfen nicht übersehen werden** (seien es diffuse Skelettmetastasierungen, seien es Systemerkrankungen wie Plasmozytom oder Leukämie). Das Skelettszintigramm dient zur Suche von Umbauherden, die dann nachgeröntgt werden. Verfahren zur noninvasiven Knochendichtemessung wie z. B. **quantitative Computertomographie (QCT), quantitative digitale Radiographie (DEXA)** und duale Photonenabsorptiometrie (DPA) kommen insbesondere bei frühen Osteoporoseformen und in der Verlaufskontrolle z. B. postmenopausaler Osteoporose zum Einsatz. Hierzu ist die DEXA durch geringe Strahlenbelastung und gute Reproduzierbarkeit Methode der Wahl.

Das **Skelettszintigramm** dient zur Suche von Umbauherden.
Die **Bestimmung der Knochendichte** ist zur Verlaufskontrolle hilfreich.
Zur exakten noninvasiven Quantifizierung der Knochendichte bei jungen Patienten und zur Verlaufskontrolle bei postmenopausaler Osteoporose eignen sich **quantitative CT** und **DEXA.**

Die im Jugendalter, d. h. zur Zeit der Pubertät, beobachtete **juvenile Osteoporose** ist noch völlig ungeklärt und schwierig einzuordnen. Sie zeichnet sich durch eine gute spontane Restitution zur Zeit des Abschlusses des Wachstums aus.

Die Entstehung der **juvenilen Osteoporose** ist noch ungeklärt. Sie zeichnet sich durch eine spontane Restitution zur Zeit des Abschlusses des Wachstums aus.

Therapie

Therapie

> ***Merke.*** Hohen Einsatz verdienen **präventive Maßnahmen** zur Verhinderung einer Osteoporose. Sie müssen im Jugendalter beginnen: Jugendliche sollten sowohl ausreichend Milch und Milchprodukte zur Kalziumversorgung zu sich nehmen als auch eine ausreichende **körperliche Betätigung** (Sport) entfalten, um ihr Optimum an Knochenmasse wirklich aufzubauen. Besondere Beachtung wird in Zukunft die **Vermeidung eines Sexualhormonmangels** haben.

◀ **Merke**

Hierauf sollte schon zum Zeitpunkt des Eintritts der Pubertät geachtet werden, da man gesehen hat, daß Sportlerinnen, die so stark trainieren, daß sie ihre Menarche verspätet bekommen oder auch wieder eine Amenorrhö ent-

Bei Eintritt der Menopause sollte bei entsprechender Symptomatik und vorliegenden Risikofaktoren eine

Substitution mit einem Östrogen-/Gestagengemisch erfolgen. Tritt die Menopause vorzeitig ein (sei es spontan oder durch Ovarektomie), sollte z. B. bei einer 45jährigen auf jeden Fall zu einer **Östrogen-/Gestagen-Substitution** geraten werden.

wickeln, später ein stärkeres Frakturrisiko aufweisen. Dies ist in der Sportmedizin Anlaß, auch in dieser Lebensphase an eine **hormonelle Substitution** zu denken. Der nächste wichtige Zeitpunkt für die Überlegung einer Prävention ist dann die **Menopause**. Tritt sie vorzeitig ein (sei es durch Ovarektomie, sei es spontan), so sollte z. B. bei einer 45 Jahre alten Frau auf jeden Fall zu einer **Östrogen-/Gestagen-Substitution** geraten werden. Bei den Frauen mit normal-später Menopause (um das 50. Lebensjahr) sollte überlegt werden, ob sie Risikofaktoren für ihr Skelett wie bereits vorhandene Rückenschmerzen, erkennbare Demineralisation, familiäre Belastung o. ä. aufweisen. **Im Zweifelsfall sollte immer eine Östrogen-/Gestagen- Substitution eingeleitet werden.**
Aktuelle Bemühungen gehen dahin, durch Laborparameter eines gesteigerten Knochenstoffwechsels (vermehrte Ausscheidung der Pyridin/Pyridinolin-Crosslinks, Osteokalzinanstieg) oder durch rasche Knochenmassenabnahmen bei der Knochendichtebestimmung Risikopersonen zu erkennen.

Tritt die erste osteoporotische Fraktur wenige Jahre postmenopausal auf, befindet sich der Knochenstoffwechsel noch im Stadium des beschleunigten Umsatzes (F-**28**). Neben der Östrogen-/Gestagen-Substitution werden Antiresorptiva wie Kalzitonin (z. B. Karil®) oder Bisphosphonate (z. B. Didronel®, Fosamax®) eingesetzt.

Tritt die erste osteoporotische Wirbelfraktur (= Osteoporose Typ I, den trabekulären Knochen betreffend) bereits wenige Jahre nach der Menopause auf, befindet sich der Knochenstoffwechsel noch im Stadium des beschleunigten Umsatzes (»high turnover«, F-**28**). Medikamente, die diesen Umsatz bremsen, bezeichnet man als **Antiresorptiva**. Zu ihnen zählen:

- Östrogene (in substitutiven Dosen)
- Kalzitonin
- Bisphosphonate (z. B. Alendronat, 10 mg tgl. p.o. plus Kalzium, getrennt einzunehmen; Etidronat, 400 mg tgl. p.o. über 14 Tage, dann tgl. Kalzium für den Rest eines Quartals).

Wird die Diagnose einer Osteoporose erst im Stadium des langsamen Knochenumsatzes gestellt, kommen Medikamente zur **»Aufforstung« der verbliebenen Knochenmasse** zum Zuge. Mittel der Wahl ist die Gabe von **Fluoriden.**

Wird die Diagnose einer Osteoporose mit Wirbelfraktur, wie es häufiger der Fall ist, erst im Stadium des langsamen Knochenumsatzes (»low turnover«) 15–20 Jahre nach der Menopause gestellt, so kommen Medikamente zum Versuch der »Aufforstung« der verbliebenen Knochenmasse zum Zuge. Hier ist die **Gabe von Fluoriden das Mittel der Wahl** (Anabolika stehen in Erprobung).

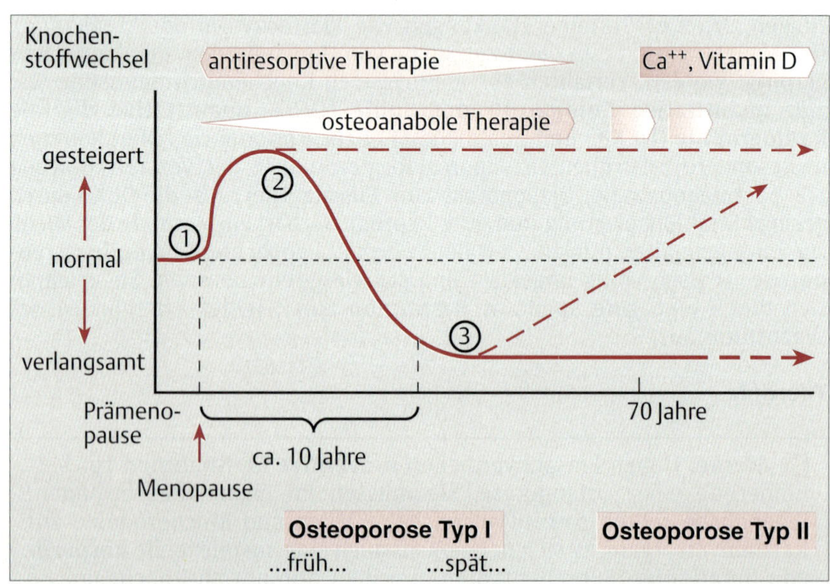

F-**28: Knochenumbau bei den Osteoporosetypen**: In den Jahren direkt nach der Menopause ist der Knochenstoffwechsel beschleunigt (»high turnover«). Nach Jahren verlangsamt sich der Stoffwechsel (»low turnover«). Betroffen ist zunächst der spongiöse, trabekuläre Knochen (Osteoporose Typ I). Bei der senilen Osteoporose (Typ II) sind auch die Röhrenknochen betroffen, bevorzugt bricht der Schenkelhals. Durch latenten Kalzium- und Vitamin-D-Mangel kann nun wieder ein beschleunigter Knochenstoffwechsel mit sekundärem Hyperparathyreoidismus vorliegen.

Fluoride stimulieren die Osteoblasten zur vermehrten Tätigkeit. **Die Therapie muß über 3–4 Jahre konsequent fortgesetzt werden.** Jährliche Röntgenkontrollen schließen das Risiko der Komplikation der Entwicklung einer Fluorose aus. F-**27** gibt Dosierungshinweise. **Natriumfluorid sollte getrennt von der empfohlenen adjuvanten Kalziumgabe verabreicht werden**, damit sich keine Komplexe bilden, die die Absorption verschlechtern.

Die Therapie muß über 3–4 Jahre konsequent fortgesetzt werden. Jährliche Röntgenkontrollen sollen die Komplikationen einer Fluorose ausschließen. F-**27** gibt Dosierungshinweise. **Natriumfluorid sollte getrennt von der empfohlenen adjuvanten Kalziumgabe verabreicht werden.**

F-27: Medikamentöse Therapie der Osteoporose mit Fluoriden, Kalzium und Vitamin D

Präparat	»Volldosis« F	Halbierte bzw. reduzierte Dosis F =	Regelempfehlungen für Adjuvanzien: CA^{++}	Vitamin D
Natriumfluorid				
Ospur® F 25 NaF 25 Baer Ossiplex® ret. (25 mg)	3 Tabl. = 33,9 mg	2 Tbl. 22,6 mg (selten 1 Tbl. = 11,3 mg)	1000 mg	1000 I.E.
Ossin® (40 mg)	2 Tbl. = 36,2 mg	1 Tbl. = 18,1 mg		
Monofluorophosphat				
Tridin®	4 Tbl. = 20 mg	2 Tbl. = 10 mg	enth. 600 mg enth. 300 mg	1000 I.E.
Mono-Tridin®	2 Tbl. = 20 mg	1 Tbl. = 10 mg	1000 mg	

Einige Patienten reagieren auf die Fluoridtherapie nach Wochen bis Monaten mit **paraartikulären Beschwerden**, insbesondere im Bereich der Sprunggelenke. Dies ist als Zeichen einer relativen **Überdosierung** zu deuten. Man legt dann eine Therapiepause von 4 Wochen ein und therapiert mit der halbierten Dosis weiter.

Die typische Zeit für die Schenkelhalsfraktur, d.h. eines kompakten Knochens (= Osteoporose Typ II; senile Osteoporose), liegt um das 80. Lebensjahr. Der Knochenstoffwechsel ist jetzt bei den Erkrankten häufig neuerlich beschleunigt. Dieser »high turnover« ist jedoch nicht mehr der des Östrogenentzugs, sondern der eines latenten Kalzium- und Vitamin-D-Mangels mit sekundärem Hyperparathyreoidismus. Die Behandlung mit Kalzium (etwa 1000 mg pro Tag) und Vitamin D (1000–3000 I.E. pro Tag) oder D-Metaboliten zeigt nunmehr eine gute Wirksamkeit.

Eine Dauertherapie mit Antiresorptiva ist bei der »Low-turnover«-Osteoporose weniger aussichtsreich im Hinblick auf die Vermehrung der noch vorhandenen Knochenmasse. Allerdings weist **Kalzitonin analgetische Wirkungen** auf, die bei einer Kurzzeittherapie über wenige Wochen im Stadium akuter Frakturen mit Schmerzen nützlich sein kann.

Die **Schmerzbekämpfung** ist ein wesentliches Element der Osteoporosetherapie, um den Patienten für eine möglichst kurze Zeit immobil zu lassen. Hierzu werden auch NSAR, z.B. **Diclofenac** eingesetzt. Der Schmerzlinderung können auch **vorübergehend getragene Stützmieder** dienen. Auch hier gilt, daß das Erfordernis eines Mieders nur bei Instabilität oder starken Schmerzen, die sonst nicht zu beherrschen sind, gegeben ist. Längerfristiges Miedertragen sollte vermieden werden, um nicht eine Entlastungsatrophie zu induzieren.

Einige Patienten reagieren auf die Fluoridtherapie mit **paraartikulären Beschwerden.** Dies ist als Zeichen einer relativen **Überdosierung** zu deuten.

Bei der Schenkelhalsfraktur 80jähriger Patienten, die meist einen »high turnover« ihres Knochens durch latenten Kalzium- und Vitamin-D-Mangel haben (sekundärer Hyperparathyreoidismus), helfen Kalzium (1000 mg) und Vitamin D (1000–3000 I.E.) recht gut.

Eine Dauertherapie mit Antiresorptiva ist bei »low turnover« wenig aussichtsreich. Allerdings weist **Kalzitonin gewisse analgetische Wirkungen** auf, die bei einer Kurzzeittherapie (wenige Wochen) im Stadium akuter Frakturen nützlich sein kann.

Die Schmerzbekämpfung ist ein wesentliches Element der Osteoporosetherapie, um den Patienten für eine möglichst kurze Zeit immobil zu lassen. Hierzu werden auch NSAR, z.B. **Diclofenac**, eingesetzt.

Die medikamentöse Osteoporosetherapie (einschließlich Schmerzbekämpfung) wird durch die **physikalische Therapie** begleitet. Der Patient muß möglichst rasch wieder mobilisiert werden. Die körperliche Aktivität sollte durch Krankengymnastik, Schwimmen etc. so trainiert werden, daß der Patient derartige Übungen auch beibehält.

Die medikamentöse Osteoporosetherapie wird durch die **physikalische Therapie** begleitet.

Merke. Das Wirksamwerden der Fluoridtherapie im Sinne der Vermehrung der Knochensubstanz hängt entscheidend von der Remobilisierung ab, da sich eine nicht geforderte Knochenmasse auch nicht auf Dauer halten läßt.

◀ **Merke**

Auch bei der **glukokortikoidinduzierten Osteoporose** bewährt sich die Behandlung mit **Fluoriden**.

Bei den Formen der sekundären Osteoporose wird einerseits die Grunderkrankung, andererseits die Osteoporose therapiert: **Auch bei der glukokortikoidinduzierten Osteoporose bewährt sich die Behandlung mit Fluoriden.** Als Prophylaxe gegen die Entwicklung einer glukokortikoidinduzierten Osteoporose (bei Patienten, die über längere Zeiträume Glukokortikoide jenseits der sogenannten Cushing-Schwelle erhalten) kann als Minimalprophylaxe Kalzium (1000 mg pro Tag) und Vitamin D (2000–3000 I.E. pro Tag) gegeben werden.
Wird bei einem Mann eine Osteoporose infolge eines Hypogonadismus festgestellt, so erfolgt einerseits die Substitution des fehlenden Testosterons, zum anderen die Osteoporosebehandlung mit Fluorid.
Zu erwähnen ist noch bei schweren Schmerzzuständen die analgetisierende Wirkung einer Behandlung mit ionisierenden Strahlen.

Verlauf und Prognose Die unbehandelte Osteoporose führt je nach Ausmaß und Dynamik zu einem kontinuierlichen Verfall des Skelettes. Unter Therapie ist ein Abfangen des Frakturgeschehens möglich. Allerdings setzen sich die Frakturen im ersten Behandlungsjahr fort. Nach mehrjähriger Behandlung kann die Medikation bei ausreichender Stabilisierung unterbrochen werden. Bei erneutem Auftreten kann wieder mit der Therapie begonnen werden.

Verlauf und Prognose. Die unbehandelte Osteoporose führt je nach Ausmaß und Dynamik zu einem kontinuierlichen Verfall des Skelettes. An der Wirbelsäule schließt sich ein Wirbelbruch oder eine weitere Einsenkung vorhandener Brüche einander an. Die Frakturrate liegt bei knapp einer Fraktur pro Jahr. Ein Stillstand kommt vor, es kann jedoch nicht mit ihm gerechnet werden. Wenn die Therapie einsetzt, ist ein Abfangen des Frakturgeschehens möglich. Allerdings setzen sich die Frakturen im ersten Behandlungsjahr in der Regel noch fort. Es ist also eine Defektheilung zu erreichen. Nach mehrjähriger Behandlung kann die Medikation bei ausreichender Stabilisierung unterbrochen werden. Kommt es nach Jahren erneut zu einem Schub, kann wieder damit begonnen werden. Therapieresistente Fälle kommen vor.

Klinischer Fall

Ein 55jähriger Mann suchte wegen starker Schmerzen den Arzt auf. Er konnte sich nicht mehr gerade aufrichten. Beim Messen der Körpergröße fiel ein Längenverlust von 6 cm auf. Das Röntgenbild zeigte eine starke Demineralisierung, BWK VIII und BWK IX waren keilförmig deformiert.
Die Anamneseerhebung ergab eine Abnahme der Potenz vor etwa 8 Jahren. Infolge einer Trennung von der Partnerin war die Abnahme von Libido und Potenz nicht als Mangel empfunden worden. Bei der körperlichen Untersuchung fanden sich sehr weiche und etwas geschrumpft erscheinende Hoden. Bei der Durchuntersuchung waren die Parameter des Kalzium- und Knochenstoffwechsels normal, das Testosteron war stark erniedrigt, die Gonadotropine erhöht.
Es wurde die Diagnose eines primären Hypogonadismus gestellt, ohne daß die Ursache des Erlöschens der Testosteronproduktion eruiert werden konnte (möglicherweise Mumps im Erwachsenenalter).
Zur Behandlung des Hypogonadismus erhielt der Patient alle 3 Wochen eine Substitution mit 250 mg eines Testosteron-Depot-Präparates. Die sekundäre Osteoporose wurde über 3 Jahre mit 80 mg Natriumfluorid (abends gegeben), 1000 mg Kalzium (morgens gegeben) und 3000 I.E. Vitamin D (über den Tag verteilt) therapiert. Nach 3 Jahren wurde der Knochen als ausreichend stabil eingeschätzt, zu weiteren Frakturen war es nicht gekommen.

3.5.2 Osteogenesis imperfecta

Synonym: Glasknochenkrankheit

Definition ▶

3.5.2 Osteogenesis imperfecta

Synonym: Glasknochenkrankheit

Definition. Angeborene, teilweise erbliche Minderwertigkeit der Knochensubstanz durch Störungen der Kollagensynthese und der periostalen Knochenformation mit der Folge einer gesteigerten Fragilität (Osteopsathyrose).

Epidemiologie Seltene, z. T. vererbte Erkrankung.

Epidemiologie. Es handelt sich um eine seltene, teilweise vererbte Erkrankung. Exogene Auslöser sind nicht bekannt.

Ätiologie und Pathogenese Die **nicht vollwertige Grundsubstanz** bedingt die späteren **Frakturen.**

Ätiologie und Pathogenese. Anhaltspunkte für eine **gestörte Kollagensynthese** liegen vor. Die **nicht vollwertige Grundsubstanz** bedingt die späteren **Frakturen**.

Klinik. Die **Osteogenesis imperfecta congenita** (Typ II) zeichnet sich zum Teil durch Frakturen bereits im Mutterleib aus. **Die Kinder sind praktisch nicht lebensfähig**. Sie haben plumpe Gliedmaßen mit reichlich Kallusbildung, man findet Kraniotabes und offene Schädelnähte.
Die anderen Formen der **Osteogenesis imperfecta tarda** (Typ I, selten III und IV) **manifestieren sich erst im Kindesalter**, abgeschwächte Formen werden gelegentlich auch erst später diagnostiziert. Je nach Zahl der Brüche resultieren **Minderwuchs, Hypakusis, Mikromelie und Deformierungen** (*s.* F-**29**). **Zum Teil sind die Patienten rollstuhlbedürftig. Die Skleren sind typisch bläulich.**

Klinik Die **Osteogenesis imperfecta congenita** (Typ II) zeichnet sich z.T. durch im Mutterleib eingetretene Frakturen aus. **Die Kinder sind nicht lebensfähig.**
Die **Osteogenesis-imperfecta-tarda-Formen** (Typ I) manifestieren sich erst im Kindesalter. Je nach Zahl der Brüche resultieren **Minderwuchs, Mikromelie, Hypakusis** und **Deformierungen** (*s.* F-**29**).

Labor. Eine typische Laborkonstellation ist nicht bekannt. Befunde eines gesteigerten Knochenumsatzes, einer gestörten Schilddrüsenfunktion (im Sinne einer Hyperthyreose) haben sich nicht verläßlich bestätigt.

Labor Eine typische Laborkonstellation gibt es nicht.

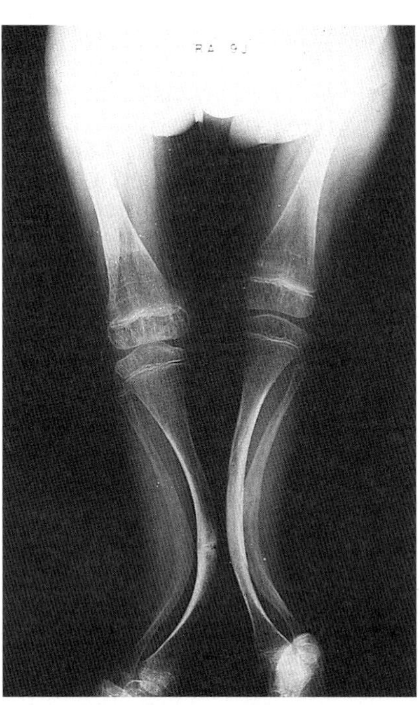

F-**29: Knochenveränderungen bei Osteogenesis imperfecta**: Die durch Kollagendefekte nicht belastungsfähigen tragenden Knochen verbiegen sich in kaum zu beeinflussender Weise.

Diagnostik und Differentialdiagnose. Bei der kongenitalen Form (Typ II, Vrolik) ist eine pränatale sonographische Diagnose möglich. Bei Vorhandensein der **blauen Skleren** ist die Diagnose einfach. Ohne dieses Zeichen kann bei leichten Formen eine Abgrenzung von der juvenilen Osteoporose schwierig sein, gleiches gilt für unterentwickelten Körperbau bei Anorexie etc. Charakteristischer **Röntgenbefund** ist eine ausgeprägte Osteoporose mit Ausdünnung der Kortikalis. Die Knochenhistologie ist wenig aussagekräftig, eine Differenzierung der Typen I und IV ist anhand von Fibroblastenkulturen oder aus Chorionzotten möglich. Für die Therapie sind sie ohne Belang.

Diagnostik, Differentialdiagnose
Bei Vorhandensein der **blauen Skleren** ist die Diagnose einfach. Ohne diese Zeichen kann bei leichten Formen eine Abgrenzung von der juvenilen Osteoporose schwierig sein. Charakteristischer **Röntgenbefund** ist eine ausgeprägte Osteoporose mit Ausdünnung der Kortikalis.

Therapie. Eine wirksame Therapie ist nicht bekannt. Orthopädische Maßnahmen wie Stützhülsen, Achsenkorrekturen und intramedulläre Teleskopnägel lindern die Beschwerden. Im Laufe der Pubertät findet eine gewisse spontane Abnahme der Frakturhäufigkeit statt. Nach dem 20. Lebensjahr sind Frakturen seltener. Das Knochengerüst bleibt jedoch relativ zart, so daß eine gewisse Anfälligkeit erhalten bleiben kann.
Medikamentöse Maßnahmen der Osteoporoseprophylaxe erscheinen sinnvoll. Bei Erwachsenen können Fluoride versucht werden.

Therapie Eine wirksame Therapie ist nicht bekannt. Orthopädische Maßnahmen zur Vertikalisierung der Kinder, z. B. mit Hilfe von Orthesen oder intramedullären Teleskopnägeln, lindern die Beschwerden.

Verlauf und Prognose. Der Grad der Behinderung hängt von der Schwere der Erkrankung ab. Nach Beendigung der Zeit der Frakturserien können operative Korrekturen vorgenommen werden. Die Lebenserwartung ist nicht wesentlich eingeschränkt (es sei denn durch respiratorische Komplikationen etwa bei stark deformiertem Thorax).

Verlauf und Prognose Der Grad der Behinderung hängt von der Schwere der Erkrankung ab. Die Lebenserwartung ist nicht wesentlich eingeschränkt.

3.5.3 Morbus Paget des Skelettes

Synonyme: Ostitis deformans, Osteodystrophia deformans

Definition ▶

Epidemiologie Die Prävalenz beträgt in Mitteleuropa ca. 3 %, es ist aber nur ca. 1 von 25 000 behandlungsbedürftig.

Ätiologie und Pathogenese Der Morbus Paget wird als **langsame Viruserkrankung** angesehen. Eine **vermehrte Osteoklasie** im befallenen Knochen wird von einem kompensatorischen Neubau von **vermehrten Osteoblasten** beantwortet. **Der überstürzte Knochenumbau bewirkt eine minderwertige Architektur** (Geflechtknochen). Hieraus resultiert ein vergrößerter Knochen.

Klinik In der Mehrzahl der Fälle verläuft die Erkrankung symptomlos und wird als **Zufallsbefund** bei Röntgenuntersuchungen entdeckt. In der zweiten Lebenshälfte entwickeln sich **langsam Verformungen einzelner Knochen.** Im Laufe der Zeit kann das erkrankte Areal schmerzhaft werden. **Schmerzen** treten auch in den angrenzenden Gelenken auf. Bei Wirbelbefall sind durch die Vergrößerung radikuläre Beschwerden möglich.

Bevorzugt sind **Beckenknochen,** nachfolgend **Ober- und Unterschenkel** betroffen (◘ **F-30**). Es folgen **Lendenwirbel** und **Schädelknochen.** Ein Drittel der Patienten hat die **monostotische Form.**

Die **Paget-Knochen sind frakturanfällig**, Brüche heilen gut.

3.5.3 Morbus Paget des Skelettes

Synonyme: Ostitis deformans, Osteodystrophia deformans

▶ ***Definition.*** Lokalisierte Osteopathie unbekannter Ursache des älteren Erwachsenen jenseits des 40. Lebensjahres. Der überstürzte Knochenumbau resultiert in einer Verdickung des befallenen Areals in Verbindung mit mechanischer Minderwertigkeit.

Epidemiologie. Die Prävalenz beträgt bei der mitteleuropäischen Bevölkerung zwischen dem 4. und 9. Dezennium ca. 3 %, es ist aber nur ca. einer von 25 000 Einwohnern behandlungsbedürftig.

Ätiologie und Pathogenese. In den Osteoklasten der Paget-Areale finden sich elektronenmikroskopisch an Viren erinnernde Einschlüsse. Aufgrund dieses Befundes wird der **Morbus Paget als langsame Viruserkrankung angesehen**. Auslösend könnte ein banales Virus sein, das Mutationen erfahren hat. Die befallenen Osteoklasten sind vergrößert, kernreicher und überaktiv.
Die vermehrte Osteoklasie wird von einem kompensatorischen Neubau ebenfalls vermehrter Osteoblasten beantwortet. **Der gesteigerte Knochenumbau im betroffenen Areal ist jedoch überstürzt, so daß eine minderwertige Architektur (Geflechtknochen) im ganzen vergrößerten Knochen resultiert.**

Klinik. In der Mehrzahl der Fälle verläuft die Erkrankung symptomlos und wird als **Zufallsbefund** bei Röntgenuntersuchungen entdeckt. In der zweiten Lebenshälfte entwickeln sich **langsam Verformungen einzelner Knochen:** So kann ein Ober- oder Unterschenkel (Säbelscheidentibia) allmählich im Laufe von Jahren krumm werden. Es zeigt sich ein verdickter Knochen. Die Beschwerden sind anfangs gering, im Laufe der Zeit kann das erkrankte Areal aber sehr schmerzhaft werden. **Schmerzen** treten auch in den angrenzenden Gelenken auf, da die Achsenstellung verschoben wird. Bei Wirbelbefall sind durch die Vergrößerung der Außenkontur mit Einengung der Foramina vertebralia radikuläre Beschwerden (Schmerzen, seltener Ausfälle) möglich. Bei Schädelkalottenbefall wird der **Kopfumfang größer** (Hut paßt nicht mehr); Kopfschmerzen sind erfreulicherweise selten. Bei Schädelbasisbefall mit Einschluß des Felsenbeins kann sich eine Schwerhörigkeit entwickeln. Bevorzugt sind **Beckenknochen**, nachfolgend **Ober- und Unterschenkel** (◘ **F-30**) **betroffen**, es folgen **Lendenwirbel** und **Schädelknochen.** Die anderen Areale sind seltener befallen. **Ein Drittel der Patienten hat die monostotische Form der Erkrankung** (nur ein Knochen ist befallen), es folgen in abnehmender Häufigkeit Befallsmuster von 2, 3 und mehr Knochen (bei unserem schwersten Fall waren 56 Knochen, also ein Viertel aller Knochen des Körpers, befallen). Zu den genannten Symptomen können lästige **Wärmegefühle** über den befallenen Arealen hinzutreten. Seltene Komplikationen sind die Verstärkung einer Herzinsuffizienz (infolge Volumenbelastung) oder ein Nierensteinleiden. Die **Paget-Knochen sind frakturanfällig**, wobei die Brüche jedoch gut heilen.

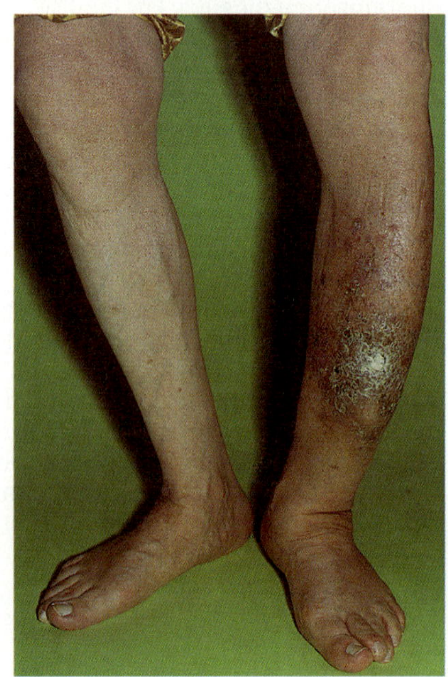

◘ **F-30:** Verbiegung und Auftreibung eines Unterschenkels bei einem Patienten mit **Morbus Paget.** Klinischer Befund.

Labor. **»Marker« der Krankheitsaktivität ist die alkalische Serum-Phosphatase** als Signal der gesteigerten Osteoblastentätigkeit (nach Ausschluß einer Lebererkrankung bzw. belegt durch Bestimmung der Isoenzyme, d. h. Knochen-AP). Als Abbauparameter des Knochens ist die **Pyridinolinausscheidung** erhöht. Kalzium- und Phosphorspiegel sind normal, die Kalziumausscheidung kann gesteigert sein. Parathormon ist ebenfalls normal.

Labor Marker der Krankheitsaktivität ist die **alkalische Serum-Phosphatase.** Die **Pyridinolinausscheidung ist erhöht.** Kalzium- und Phosphorspiegel sowie PTH sind normal.

Diagnostik und Differentialdiagnose. Zumeist kommt der Patient wegen seiner Beschwerden in der betroffenen Region zum Arzt. Das **Röntgenbild** ist in der Regel **pathognomonisch** (F-**31 a, b**). Typisch ist die **Erweiterung der Außenkontur** in Verbindung mit einer **Auflösung der normalen Struktur**. Die Kompakta ist aufgefasert, die übliche Trajektorienstruktur des trabekulären Knochens ist teilweise wolkig-sklerotisch, teilweise osteolytisch verändert.

Diagnostik, Differentialdiagnose Das **Röntgenbild** ist in der Regel **pathognomonisch** (F-**31 a, b**).

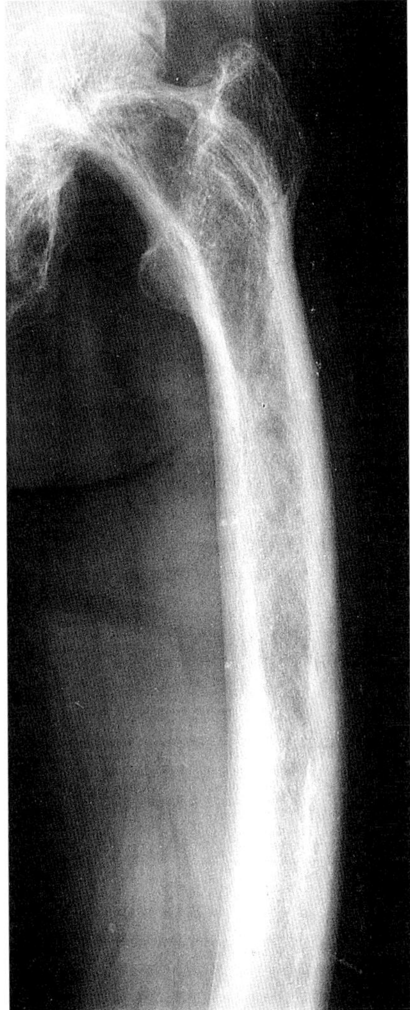

a Femurbefall.

b Tibiabefall.

F-**31 a, b: Röntgenologische Knochenveränderungen bei Morbus Paget**: Typisch ist die Erweiterung der Außenkontur in Verbindung mit einer Auflösung der normalen Struktur. Der lokal aufgetriebene Knochen zeigt teilweise osteolytische, teilweise osteosklerotische Bezirke. Die Belastbarkeit ist reduziert.

Das **Skelettszintigramm** dient zur **Aufdeckung unbekannter Herde.** Ein asymptomatischer Morbus Paget kann auch über eine erhöhte AP auffallen.

Im Knochenszintigramm zeigen Paget-Areale eine enorme Aktivitätsanreicherung (erhöhter Umbau). Das **Skelettszintigramm** dient zur **Aufdeckung unbekannter Herde.** Ein asymptomatischer Morbus Paget kann auch über eine erhöhte AP bei normalen Leberwerten auffallen. Hier führt dann auch das Skelettszintigramm zur Aufdeckung der Lokalisation des Herdes.

Differentialdiagnostisch kommen Knochenmetastasen, Osteomyelitis und Osteosklerosen in Betracht. Im Zweifelsfalle ist eine **Knochenbiopsie** erforderlich.

Differentialdiagnostisch kommen Knochenerkrankungen wie Knochenmetastasen, Osteomyelitis, Osteosklerosen in Betracht. Im Zweifelsfalle ist eine **Knochenbiopsie** aus dem fraglichen Herd erforderlich. Allerdings sollte vor dieser Maßnahme immer ein Radiologe befragt werden, der mit Morbus Paget Erfahrung hat, um dem Patienten eine unnötige Biopsie zu ersparen.

Therapie Indikationen zur Behandlung des Morbus Paget sind in F-28 aufgeführt. Patienten mit Beschwerden sollen therapiert werden. Ein Paget-Herd ohne größere Aktivität und an nicht gefährdender Stelle ist kein Grund, sofort eine Therapie zu beginnen.

Therapie. Indikationen zur Behandlung des Morbus Paget sind in F-**28** aufgeführt. Selbstverständlich sollen Patienten mit Beschwerden Medikamente erhalten. Auf der anderen Seite ist ein zufallsentdeckter Paget-Herd ohne größere Aktivität und an nicht gefährdender Stelle kein Grund, sofort eine Therapie zu beginnen.

F-28 Indikationen zur Behandlung bei Morbus Paget des Skelettes

Absolute Indikationen

- Knochenschmerzen
- fortschreitende Verbiegung und Deformierung mit Arthrosefolge
- Frakturanfälligkeit
- Nervenausfälle
- Schädelbasisbefall
- starke Umbauaktivität (ASP um 600–800 E/l und darüber)
- (Hyperkalzämie, nach Ausschluß eines pHPT)

Relative Indikationen

- jugendliches Alter mit mittlerer Krankheitsaktivität
- Schädelkalottenbefall
- lästiges Wärmegefühl
- radiologische Progression
- Vorbereitung auf operative Korrekturen (Gelenkersatz)
- Herzinsuffizienz (mit Volumenbelastung durch Morbus Paget)

Keine automatische Indikation

- zufallsentdeckter Morbus Paget ohne Symptome
  - mit geringer Umbauaktivität (ASP 200–300)
  - beim Älteren
  - Befall weniger gefährdeter Knochen (Arm, Rippen)

Für die Therapie stehen **Kalzitonine** und **Bisphosphonate** zur Verfügung. Mit dieser Therapie kann die Krankheitsaktivität auf etwa die Hälfte herabgesetzt werden (Abfall der AP). Bei schwereren Fällen mit polyostotischer Manifestation kann das potentere Tiludronat eingesetzt werden, begründet in Zentren auch intravenöse Bisphosphonate wie Pamidronat oder Ibandronat (für Morbus Paget noch nicht zugelassen).

Die Therapie verhindert oder verzögert das Fortschreiten der Erkrankung.

Für die Behandlung stehen sowohl **Kalzitonin** als auch **Bisphosphonate** wie Etidronat und Tiludronat zur Verfügung. Sowohl mit Kalzitonin (100 I.E. täglich) als auch mit Etidronat (5 mg pro Kilogramm Körpergewicht und Tag oral) kann man die Krankheitsaktivität im Laufe einiger Monate auf etwa die Hälfte herabsenken (Abfall der alkalischen Phosphatase auf etwa 50% des Ausgangsniveaus). Nicht zu schwere Krankheitsfälle sind damit normalisiert. Bei schweren mit polyostotischer Manifestation und Ausgangswerten der alkalischen Phosphatase von 2000 bis 3000 U/l kann dieser Effekt ungenügend sein. Es empfiehlt sich dann Tiludronat, 400 mg täglich oral über 3–6 Monate. Der Abfall der alkalischen Phosphatase erfolgt dann im Mittel auf 25% des Ausgangsniveaus. Für den Morbus Paget noch nicht zugelassene potentere Bisphosphonate (Pamidronat, Ibandronat) können in Zentren mit Erfahrung über wenige Tage intravenös infundiert werden, ihre Wirkung hält dann über Monate bis ein Jahr und länger an. Neuerlich wird die Therapie wieder angesetzt, wenn es zum deutlichen Wiederanstieg der AP oder zum erneuten Auftreten der Beschwerden kommt. **Die Therapie verhindert oder verzögert zumindest das Fortschreiten der Erkrankung.** Schlecht beeinflußbar sind allerdings z.B. sekundärarthrotische Veränderungen an den Gelenken, die an einen vom Morbus Paget befallenen Knochen angrenzen.

Verlauf und Prognose. **Die Prognose des Morbus Paget ist gut**, eine Lebensverkürzung ist kaum zu konstatieren. Allerdings wurden das Wohlbefinden und die Beweglichkeit der Patienten vor der Zeit der Verfügbarkeit der heutigen Medikamente sehr eingeschränkt. Mit der Behandlung kann das Schicksal der Behinderung in den schweren Fällen doch deutlich abgemildert werden. **In 1 % der Fälle kann sich ein Paget-Sarkom entwickeln;** dieses muß frühzeitig operiert werden. Ob die medikamentöse Therapie diese Komplikation hinauszögert oder verhindert, kann noch nicht abgeschätzt werden.

Verlauf und Prognose Die Prognose des Morbus Paget ist gut. Eine Lebensverkürzung ist kaum zu konstatieren. Mit der Behandlung kann das Schicksal der Behinderung in den schweren Fällen deutlich abgemildert werden. **In 1 % der Fälle kann sich ein Paget-Sarkom entwickeln.**

Klinischer Fall

Bei einem Patienten, der leichte und undifferenzierte Bauchbeschwerden hatte, fiel eine erhöhte alkalische Serum-Phosphatase auf. Ihm wurde geraten, den Alkoholverbrauch zu senken. Er unternahm auch einmal auf eigene Veranlassung eine Kur in einem Sanatorium für Lebererkrankungen, ohne daß sich die AP günstiger veränderte.
5 Jahre, nachdem der Verdacht auf eine Lebererkrankung ausgesprochen und der Patient entsprechend stigmatisiert worden war, wurde einmal eine Isoenzym-Bestimmung der alkalischen Serum-Phosphatase veranlaßt. Dabei ergab sich eine Erhöhung der ossären Komponente. Dies war Anlaß zur Anfertigung eines Skelettszintigramms, das eine Anreicherung in der linken Beckenhälfte zeigte. Die nachfolgende Röntgenaufnahme deckte einen Morbus Paget auf, der keinerlei Beschwerden machte.
Aufgrund dieses Befundes konnte dem Patienten die Sorge einer Lebererkrankung genommen werden, für weitere Auflagen der Vorsorge in dieser Richtung war kein Anlaß. Bei nur mäßiger Aktivität (AP 390 U/l) und fehlenden Beschwerden ist der Morbus Paget bisher nicht medikamentös therapiebedürftig.

4 Erkrankungen der Nebennierenrinde

D. Klingmüller und H.-U. Schweikert

4 Erkrankungen der Nebennierenrinde

4.1 Physiologische Vorbemerkungen

Das hypothalamische **Kortikotropin-Releasinghormon** (CRH) stimuliert im Hypophysenvorderlappen (HVL) die Sekretion von **ACTH**, das in der **Zona fasciculata der Nebennierenrinde** seinerseits die **Kortisolausschüttung** anregt. Kortisol unterdrückt durch negative Rückkopplung die Sekretion von CRH und ACTH. Die ACTH- und Kortisolsekretion unterliegen einem zirka- und ultradianen Rhythmus. **Aldosteron** wird in der Zona glomerulosa gebildet. Seine Sekretion wird vorwiegend über den **Renin-Angiotensinogen-Mechanismus** gesteuert. In der Zona reticularis werden **Androgene** gebildet.

4.1 Physiologische Vorbemerkungen

Das hypothalamische **CRH** stimuliert im HVL die Sekretion von **ACTH.** Dieses regt in der **Nebennierenrinde** die **Kortisolausschüttung** an. Kortisol unterdrückt durch negative Rückkopplung die Sekretion von CRH und ACTH. Die **Aldosteronsekretion** wird vorwiegend über **Renin-Angiotensinogen** gesteuert. In der Zona reticularis werden **Androgene** gebildet.

4.2 Untersuchungsmethoden

4.2.1 Hormonbestimmungen

Kortisol kann im Plasma bzw. Urin und ACTH im Plasma zuverlässig mit immunchemischen Methoden gemessen werden. Die Nachweissysteme erfassen das freie und das an Transkortin (CBG = kortikosteroidbindendes Globulin) gebundene Kortisol. Bei erhöhter Transkortinkonzentration (Schwangerschaft, Östrogeneinnahme) ist daher das Gesamtkortisol ebenfalls erhöht. Die radioimmunologische Bestimmung von Aldosteron im Plasma und Urin ist auch heute noch schwierig. Die Plasmareninaktivität wird über die Messung der Zunahme von Angiotensin I zuverlässig ermittelt.

4.2 Untersuchungsmethoden

4.2.1 Hormonbestimmungen

Kortisol, ACTH, Aldosteron und Reninaktivität werden mit radioimmunologischen Methoden bestimmt.

4.2.2 Funktionstests

Stimulationstests

- Mit dem **ACTH-Test** können eine **Nebennierenrindeninsuffizienz** und bestimmte **Steroidsynthesedefekte** erkannt werden (z. B. 21-Hydroxylasemangel).
- Mit dem **CRH-Test** wird überprüft, ob die **Hypophyse** ausreichend ACTH sezernieren kann.

Suppressionstests

Mit dem **Dexamethason-Hemmtest** kann mit großer Sicherheit ein Cushing-Syndrom ausgeschlossen werden (*vgl.* F-**28**).
- Der **Kurztest** mit **2 mg Dexamethason** dient dem Ausschluß eines Hyperkortisolismus.
- Der **hochdosierte Dexamethason-Hemmtest** (8 mg) ermöglicht eine Differentialdiagnostik der Ursache eines nachgewiesenen Hyperkortisolismus (*s.* F-**29**).

4.2.2 Funktionstests

Stimulationstests

ACTH-Test: Dieser Test dient zum **Ausschluß und Nachweis einer Nebennierenrindeninsuffizienz**. Die primäre Nebennierenrindeninsuffizienz kann bereits an dem basal erhöhten ACTH bei subnormalem Kortisol erkannt werden. Der Test wird außerdem bei Verdacht auf **Steroidsynthesedefekte**, insbesondere auf 21-Hydroxylasemangel, angewendet. Beim nichtklassischen 21-Hydroxylasedefekt ist das 17-OH-Progesteron basal erhöht und wird nach ACTH überschießend sezerniert. Bei heterozygoten Merkmalsträgern ist 17-OH-Progesteron basal normal, reagiert aber ebenfalls überschießend (*s. Kap. 4.5, S. 875*).
CRH-Test: Damit wird geprüft, ob die **Hypophyse** ausreichend ACTH sezernieren kann. Der Test ist daher indiziert bei Verdacht auf Hypophysenvorderlappeninsuffizienz, ferner bei der Differentialdiagnose des Cushing-Syndroms und der sekundären bzw. tertiären Nebennierenrindeninsuffizienz.

Suppressionstests

Mit dem **Dexamethason-Hemmtest** kann mit großer Sicherheit ein Cushing-Syndrom ausgeschlossen werden.
- **Dexamethason-Kurztest mit 2 mg:** Dexamethason wird um 23 Uhr oral verabreicht. Am nächsten Morgen zwischen 8 und 9 Uhr erfolgt die Plasma-Kortisolbestimmung. Bei Gesunden werden die Kortisolwerte auf unter 2 bis 3 µg/dl (56–84 nmol/l) supprimiert. Bei Streß, endogener Depression und bestimmten Medikamenten kann der Dexamethason-Stoffwechsel beschleunigt sein, so daß keine ausreichende Suppression erzielt wird.
- **Dexamethason-Hemmtest mit 8 mg:** Der **hochdosierte Dexamethason-Hemmtest** ermöglicht eine Differentialdiagnostik der Ursache eines nachgewiesenen Hyperkortisolismus. Testdurchführung wie oben. Beim zentralen Morbus Cushing soll die Kortisolkonzentration um mindestens 50 % supprimiert werden (*vgl.* F-**29**), während beim adrenalen oder paraneoplastischen Hyperkortisolismus keine Suppression erfolgt.

F-29: Differentialdiagnose bei Hyperkortisolismus

Ursache	Zentral (Morbus Cushing) **ACTH-abhängig**	**Peripher** **ACTH-unabhängig**	**Paraneoplastisch** **ACTH (ektop)-abhängig**
▷ ACTH	n, ↑	↓	↑
▷ Kortisolsuppression mit:			
• 2 mg Dexamethason	nicht unter 2 µg/dl	nein	nein
• 8 mg Dexamethason	< 50 %	nein	selten < 50 %
▷ ACTH-Stimulation durch CRH	ja	nein	(nein)

4.3 Hyperkortisolismus (Cushing-Syndrom)

Definition ▶

Epidemiologie Über die Häufigkeit gibt es keine genauen Angaben. Die häufigste Form ist das iatrogene Cushing-Syndrom.

4.3 Hyperkortisolismus (Cushing-Syndrom)

Definition. Die Erkrankung ist bedingt durch chronischen Glukokortikoidexzeß unterschiedlicher Genese und geht u. a. einher mit Stammfettsucht, Mondgesicht, Muskelschwäche, Hypertonie und pathologischer Glukosetoleranz.

Epidemiologie. Über die Häufigkeit des Cushing-Syndroms gibt es keine genauen Angaben. Die häufigste Form ist das iatrogene Cushing-Syndrom durch Langzeittherapie mit Glukokortikosteroiden oder ACTH. Die Häufigkeit des (zentralen) Morbus Cushing beträgt schätzungsweise 10 und die des Nebennierenrindenkarzinoms 2 pro 1 Million Einwohner und Jahr.

Pathogenese. Das Cushing-Syndrom kann ACTH-abhängig bzw. -unabhängig sein. Beim **ACTH-abhängigen Cushing-Syndrom** unterscheidet man die ACTH-bildenden Adenome der Hypophyse (Morbus Cushing) und das ektope ACTH-Syndrom (paraneoplastische ACTH-Bildung durch nichthypophysäre Tumoren). Auch durch eine vermehrte Sekretion von CRH aus dem Hypothalamus oder nichthypothalamischen Tumoren (ektopes CRH-Syndrom) kann ein ACTH-abhängiges Cushing-Syndrom hervorgerufen werden. Diese Ursache ist jedoch sehr selten. Das ACTH-abhängige Cushing-Syndrom führt zur **bilateralen** adrenalen Hyperplasie.
Das **ACTH-unabhängige Cushing-Syndrom** wird dagegen meist durch **einseitige** primäre Adenome oder Karzinome, selten durch bilaterale mikronoduläre Dysplasien oder makronoduläre Hyperplasien der Nebenniere verursacht. Langdauernde, **hochdosierte Gabe von Glukokortikoiden** kann ebenfalls zum **ACTH-unabhängigen (iatrogenen) Cushing-Syndrom** führen.

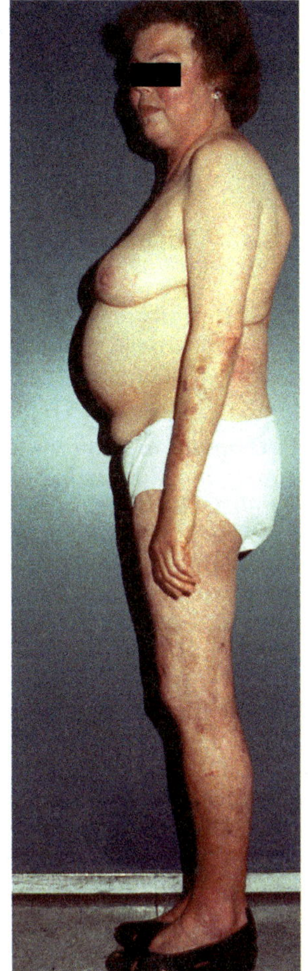

F-**32:** 45jährige Patientin mit Hyperkortisolismus infolge eines kortisolbildenden Nebennierentumors. Typisch sind Stammfettsucht, Mondgesicht, Gesichtsrötung und livide Striae.

Pathogenese Das Cushing-Syndrom kann **ACTH-abhängig** (Morbus Cushing, ektopes ACTH- bzw. CRH-Syndrom) bzw. **ACTH-unabhängig** (Nebennierenrindenadenom bzw. -karzinom, hochdosierte Glukokortikoidgabe) sein. Das ACTH-abhängige Cushing-Syndrom führt zur bilateralen adrenalen Hyperplasie.

Im Gegensatz dazu ist beim **ACTH-unabhängigen Cushing-Syndrom** meist nur eine Nebenniere beteiligt. Ursache sind Nebennierenadenome oder -karzinome.
Häufigste Ursache ist eine überschwellige **Langzeittherapie mit Glukokortikoiden.**

Klinik. Ein Hauptsymptom (F-**30**) ist die Fettverteilungsstörung mit **Stammfettsucht, Mondgesicht** sowie Fettpolster im Bereich der Supraklavikulargruben und des Nackens (Büffelnacken). Arme und Beine sind bei Erwachsenen dagegen meist dünn. Gewöhnlich bestehen eine **Schwäche** und eine **Atrophie, insbesondere der proximalen Muskulatur**. Die meisten Patienten haben daher Mühe, aus der Hocke aufzustehen oder Treppen zu steigen. Die **Haut atrophiert**; sie wird so dünn und transparent, daß die subkutanen Blutgefäße sichtbar werden. Auch wird sie brüchig, so daß die typischen **Striae rubrae** entstehen. Häufig entwickelt sich eine **diabetische Stoffwechsellage** (F-**32**).

Klinik Typisch für das Cushing-Syndrom sind:
- Stammfettsucht
- Mondgesicht
- Muskelschwäche
- Striae rubrae
- Zyklusstörungen
- Impotenz.

Häufig entwickelt sich eine diabetische Stoffwechsellage (F-**32**).

F-30: Symptome des Cushing-Syndroms

Symptom	ungefähre Häufigkeit
Stammbetonte Fettsucht	90 %
Vollmondgesicht	85 %
Hirsutismus	80 %
Hypogonadismus (Zyklusstörungen, Impotenz)	75 %
Hypertonie	75 %
Osteoporose	65 %
Striae rubrae	60 %
Muskelschwäche	60 %

Der **Mineralokortikoidüberschuß** führt zur mäßigen **Hypertonie** mit eher mäßiger Erhöhung des Serumnatriums und einer Hypokaliämie, der **Androgenüberschuß** zur Akne und bei der Frau zum Hirsutismus. Kinder zeigen im Gegensatz zum Erwachsenen eine generalisierte Fettsucht. Typisch ist

Der **Mineralokortikoidüberschuß** führt zur mäßigen **Hypertonie**, zu einer Erhöhung des Serumnatriums und einer Hypokaliämie.

Der **Androgenüberschuß** führt zur **Akne** und bei der Frau zum **Hirsutismus.**
Osteoporose, Frakturen und Knochenschmerzen treten nach entsprechend langem Verlauf (bzw. bei massivem Hyperkortisolismus) auf.

bei Kindern außerdem die Verminderung der Wachstumsgeschwindigkeit. Alle Symptome sind von Ausmaß und Dauer des Hyperkortisolismus abhängig. Dies trifft insbesondere auch für die **Osteoporose** und die damit verbundenen Frakturen und Knochenschmerzen zu. Die Patienten sind meist depressiv verstimmt, klagen über einen Verlust an Energie und Libido; gelegentlich treten Panikattacken und paranoide Vorstellungen auf.

4.3.1 Morbus Cushing (zentrales Cushing-Syndrom)

Definition ▶

4.3.1 Morbus Cushing (zentrales Cushing-Syndrom)

▶ ***Definition.*** Beim Morbus Cushing oder zentralen Cushing-Syndrom ist der chronische Glukokortikoidexzeß hypophysär und selten hypothalamisch bedingt.

Pathogenese Der Morbus Cushing kann durch eine verstärkte Sekretion von ACTH (**hypophysär**) oder CRH (**hypothalamisch**) bedingt sein.

Pathogenese. Man unterscheidet abhängig von der Pathogenese zwei Typen des Morbus Cushing: **Die Ursache des Morbus Cushing kann auf hypothalamischer oder hypophysärer Ebene liegen.** Im ersteren Fall führt eine Übersekretion von CRH zu einer Hyperplasie der kortikotropen Zellen. Diese können dann nach entsprechend langer Stimulation adenomatös entarten und autonom, also CRH-unabhängig, ACTH sezernieren. Sehr viel häufiger sind allerdings Störungen auf hypophysärer Ebene: Kortikotrope Adenome entstehen direkt in der Hypophyse und bilden vermehrt ACTH.

Klinik Die Beschwerden entsprechen denen des Cushing-Syndroms (Stammfettsucht, Mondgesicht, Muskelschwäche, Striae, Glukoseintoleranz, Depression etc.)

Klinik. Die Klinik ist durch den Hyperkortisolismus geprägt. Die mäßige ACTH-Überproduktion führt zu einem mäßigen Kortisolüberschuß. Stammfettsucht, Mondgesicht, Striae, Muskelschwäche, Glukoseintoleranz, Zyklusstörungen, Rückenschmerzen, Depression, verminderte Libido und Impotenz sind die typischen Symptome. Meist tritt infolge einer vermehrten adrenalen Androgensynthese ein geringer Hirsutismus auf. Eine weitergehende Virilisierung ist selten. Der Blutdruck ist häufig erhöht. Eine Hyperpigmentierung ist ungewöhnlich. Die Diagnose wird meist 3–6 Jahre nach Auftreten der Erstsymptome gestellt.

Diagnostik Typisch sind:
- eine erhöhte Kortisolausscheidung
- eine normale bzw. erhöhte ACTH-Konzentration im Plasma trotz erhöhter Kortisolproduktion
- eine relative bzw. absolute Resistenz von ACTH bzw. Kortisol auf Dexamethason und
- eine aufgehobene Tagesrhythmik der Kortisolsekretion.

Diagnostik. Zur Diagnostik und Differentialdiagnostik sind erforderlich:
- Bestimmung der Ausscheidung des freien Kortisols im 24-Stunden-Urin (erhöht)
- Bestimmung der basalen ACTH-Plasma-Konzentration (normal bzw. erhöht **trotz** erhöhter Kortisolproduktion)
- Dexamethason-Hemmtest, niedrig- bzw. hochdosiert (relative bzw. absolute Resistenz von ACTH bzw. Kortisol auf Dexamethason: Beim Morbus Cushing wird die Kortisolkonzentration durch Dexamethason meist auf unter 50 % des Ausgangswertes supprimiert)
- Kortisoltagesprofil (aufgehobene Tagesrhythmik)
- ggf. CRH-Test (überschießender Anstieg von ACTH und Kortisol).

Die **Kernspintomographie** der Hypophyse ist das wichtigste bildgebende Verfahren zum Nachweis eines Morbus Cushing.

Das **Kernspintomogramm der Hypophyse** ist das wichtigste bildgebende Verfahren zum Nachweis eines Morbus Cushing. Zu berücksichtigen ist, daß bis zu 90 % der Patienten Mikroadenome (Durchmesser < 1 cm) haben, die die Sella nicht vergrößern. Mehr als die Hälfte der Adenome haben einen Durchmesser < 5 mm. Gegebenenfalls kann eine CT-Untersuchung der Nebennieren erforderlich sein. Eine bilaterale diffuse Hyperplasie ist typisch.

Therapie Therapie der Wahl ist die **transsphenoidale Entfernung des Hypophysenadenoms.** Die Heilungsrate beträgt bei Mikroadenomen bis zu 90 %. Werden die Patienten nicht geheilt, kann reoperiert oder die Hypophyse bestrahlt werden. Die Bestrahlung hat eine deutlich geringere Heilungsrate. Medikamente wie z. B. Ketoconazol werden nur als Überbrükkung gegeben.

Therapie. Die Therapie der ersten Wahl ist die **transsphenoidale Entfernung des Hypophysenadenoms.** Bei erfahrenen Neurochirurgen beträgt die Heilungsrate bei Vorliegen von Mikroadenomen bis zu 90 % und bei Makroadenomen bis zu 50 %. Werden die Patienten nicht geheilt, kann entweder reoperiert oder die Hypophyse bestrahlt werden mit insgesamt 42–45 Gy, die in Einzeldosen von je etwa 1,8 Gy appliziert werden. Kinder werden hiermit zu 80 %, Erwachsene nur zu 15 % geheilt. Dabei muß berücksichtigt werden, daß der Therapieerfolg bei Kindern etwa nach 3, bei Erwachsenen erst nach 12–18 Monaten einsetzt. In der Zwischenzeit können die Patienten medikamentös mit Mitotan, einem Adrenokortikolytikum, behandelt werden. Die wichtigsten Nebenwirkungen dieser Substanz sind Übelkeit, Erbrechen und Gewichtsabnahme. Durchfälle, Ataxie, Gynäkomastie, Arthralgien und Leukopenien können ebenfalls auftreten. Neben Mitotan werden heute Inhibitoren der Nebennierenrindenenzyme wie Ketoconazol bevorzugt. Die medikamentöse Therapie führt natürlich nicht zu einer dauerhaften Heilung, als Nebenwirkung kann in seltenen Fällen bei Ketoconazol, einem der wirksamsten Medikamente, unter anderem eine Leberzellschädigung auftreten. Bei einem Hypokortisolismus muß Kortisol substituiert werden.

Gelegentlich ist eine bilaterale Adrenalektomie notwendig.

Wenn es beim Morbus Cushing zu einem Rezidiv kommt oder die bislang erwähnten Therapien nicht zum gewünschten Erfolg führen, ist die bilaterale Adrenalektomie erforderlich. Die Drüsen müssen in toto entfernt werden. Die zarte Kapsel sollte nicht beschädigt werden, denn versprengte Nebennierenzellen können zu einem späteren Rezidiv führen. Bei etwa 30% dieser Patienten kann sich ein Nelson-Syndrom (progressiv wachsendes ACTH-bildendes Hypophysenadenom, meist charakterisiert durch eine Hyperpigmentierung der Haut) entwickeln (F-**33**).

S Synopsis F-**25: Morbus Cushing (klinisches Beispiel)**

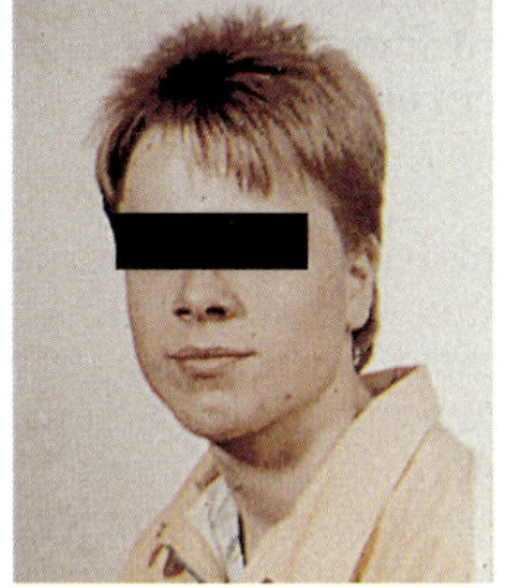

Sommer '90

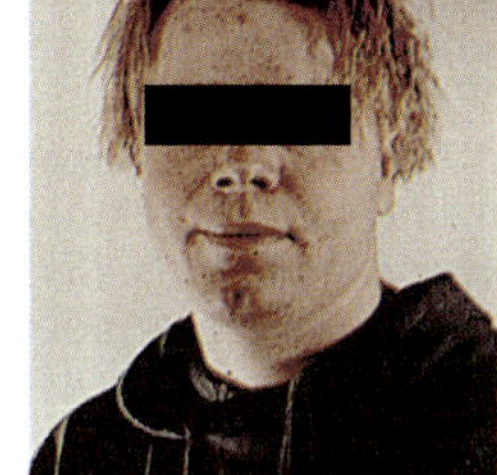

Dezember '90

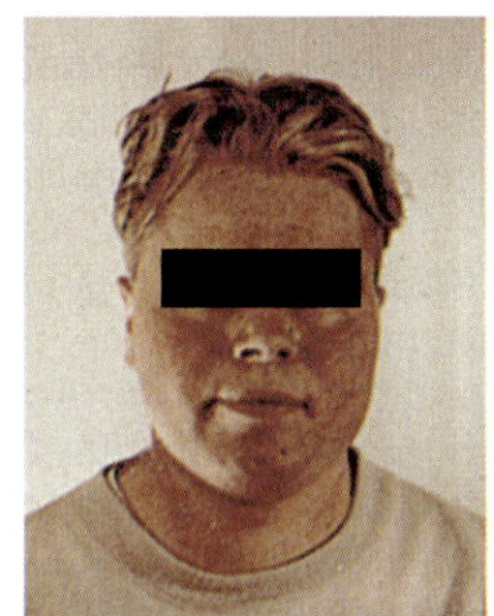

April '91

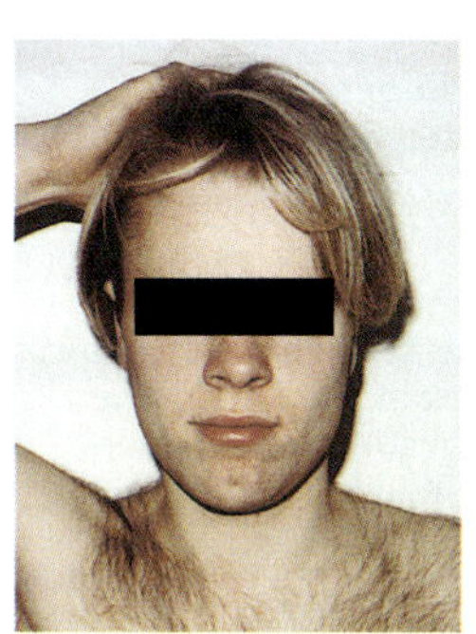

nach Operation

a Der 18jährige Patient vor und nach erfolgreicher Entfernung des Hypophysenadenoms. Das Gesicht ist gerötet und rund. Auffällig ist die Akne.

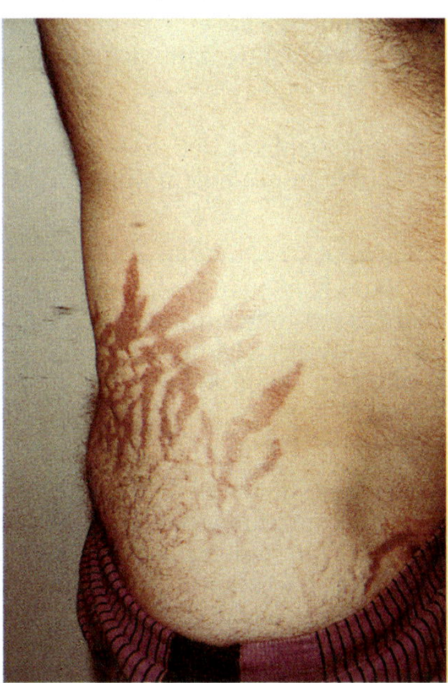

b Die ausgeprägten, dunkelroten Striae an den Flanken sind typisch.

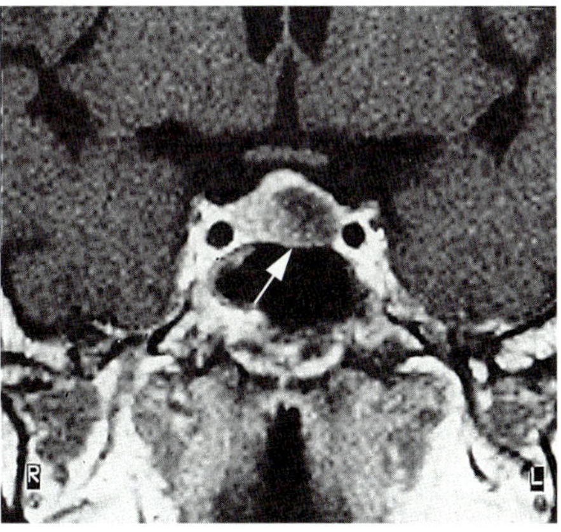

c Das Kernspintomogramm zeigt das Hypophysenadenom.

Klinischer Fall

Der 18jährige Patient klagte über einen Leistungsknick und Muskelschwäche. Bei der körperlichen Untersuchung fielen eine Stammfettsucht, ein rundes Gesicht (Facies lunata), eine schwere Akne und ausgeprägte, breite, dunkelrote Striae an Flanken und Beinen auf. Der Blutdruck war erhöht auf 140/110 mmHg. Laborchemisch fielen eine Hypokaliämie (3,4 mmol/l) und eine diabetische Stoffwechsellage auf. Bei der endokrinologischen Untersuchung war um 8 Uhr morgens Kortisol auf 41 µg/dl und ACTH auf 167 pg/ml erhöht. Im Dexamethason-Hemmtest mit 2 mg waren Kortisol und ACTH nicht supprimierbar, mit 8 mg Suppression um 68%. Im Kernspintomogramm der Hypophyse zeigte sich ein Makroadenom. Die klinische Diagnose Morbus Cushing war somit gesichert. Nach der transsphenoidalen Adenomektomie normalisierte sich der Zustand des Patienten vollständig (S F-**25**).

4.3.2 Peripheres bzw. ACTH-unabhängiges Cushing-Syndrom

Definition ▶

Ätiologie und Pathogenese Die Ursache der Tumoren ist unbekannt.

Klinik Bei Nebennierenrindenadenomen nehmen die Zeichen des Hyperkortisolismus langsam, bei Karzinomen rapide zu. Häufig bestimmt die Hyperandrogenämie die Klinik.

Diagnostik Typisch sind eine erhöhte Kortisolausscheidung bei niedrig normalem bzw. subnormalem ACTH im Plasma und einer absoluten Resistenz von ACTH bzw. Kortisol auf Dexamethason. ACTH läßt sich durch CRH meist nicht stimulieren.

Therapie und Verlauf Therapie der Wahl ist die operative Entfernung des Tumors. Patienten mit Adenom werden hierdurch fast immer geheilt.

Merke ▶

Patienten mit Nebennierenrindenkarzinom haben abhängig vom Tumorstadium eine schlechte Prognose (mittlere Überlebensrate = 1–3 Jahre). Der Hyperkortisolismus kann mit Mitotane® behandelt werden.

4.3.2 Peripheres bzw. ACTH-unabhängiges Cushing-Syndrom

▶ ***Definition.*** Beim sogenannten peripheren Cushing-Syndrom handelt es sich um eine Erkrankung mit einem Hyperkortisolismus, der durch Adenome bzw. Karzinome der Nebennierenrinde verursacht wird.

Ätiologie und Pathogenese. Die Ursache dieser Tumoren ist unbekannt. Es ist unklar, ob eine exzessive ACTH-Stimulation oder eine erhöhte Sensitivität gegenüber ACTH pathogenetisch eine Rolle spielt.

Klinik. Während bei den Adenomen der Nebennierenrinde die Zeichen des Hyperkortisolismus nur langsam zunehmen und ein Hirsutismus oder andere durch die Androgene bedingten Symptome meist fehlen, hat der Hyperkortisolismus beim Nebennierenrindenkarzinom einen akuten und progressiven Verlauf. Bei Frauen bestimmt eine Hyperandrogenämie häufig das klinische Bild. Gelegentlich sind die Tumoren so groß, daß sie im Bereich der Lende zu tasten sind und dort Schmerzen verursachen.

Diagnostik. Die basale Kortisolproduktion ist erhöht und damit die 24-Stunden-Kortisolausscheidung im Urin, die basale ACTH-Konzentration im Plasma ist meist subnormal oder nicht nachweisbar. Die Steroidproduktion läßt sich auch durch hohe Dosen von Dexamethason nicht hemmen. ACTH läßt sich in der Regel durch CRH nicht stimulieren. Bei einem Teil der Patienten mit Adenomen – nicht jedoch mit Karzinomen – läßt sich durch ACTH die Steroidsekretion stimulieren.

Therapie und Verlauf. Therapie der ersten Wahl der Nebennierenrindentumoren ist ihre operative Entfernung. Patienten mit einem Adenom werden so fast immer geheilt.

▶ ***Merke.*** Da bei den Patienten die Hypothalamus-Hypophysen-Nebennierenrinden-Achse supprimiert und das gesunde kontralaterale Nebennierenrindengewebe atrophiert ist, muß nach Adrenalektomie eine Glukokortikoid-Substitutionstherapie über einige Monate bis zu zwei Jahren durchgeführt werden.

Im Gegensatz dazu haben Patienten mit einem Nebennierenrindenkarzinom eine schlechte Prognose. Sie ist abhängig vom Tumorstadium. Auch wenn der Tumor entfernt wurde, bestehen meist Mikrometastasen in Lunge und Leber. Der Median der Überlebensrate beträgt 1–3 Jahre. Der Hyperkortisolismus kann mit Mitotane® behandelt werden, wobei darauf zu achten ist, daß ggf. ein Hypokortisolismus substituiert wird.

4.3.3 Paraneoplastisches Cushing-Syndrom bzw. ektopes ACTH-Syndrom

4.3.3 Paraneoplastisches Cushing-Syndrom bzw. ektopes ACTH-Syndrom

Definition. Unter einem »paraneoplastischen Cushing-Syndrom« versteht man einen Hyperkortisolismus, der durch eine ektope Sekretion von ACTH in Tumoren, meist Karzinomen, bedingt ist.

◀ **Definition**

Pathogenese. Die Ursache für die verstärkte ACTH-Sekretion ist im einzelnen unbekannt. Bemerkenswert ist, daß sie nicht über den negativen Feedback-Mechanismus der Glukokortikoide supprimiert wird.

Pathogenese Die Ursache für die verstärkte ACTH-Sekretion ist unbekannt.

Klinik. Das klinische Bild wird durch den Tumor und den ausgeprägten Hyperkortisolismus bestimmt. Die Hälfte der Patienten hat kleinzellige Lungenkarzinome mit der entsprechenden Klinik. Gewichtsverlust und Anämie sind häufig. Da die Plasma-ACTH-Konzentration häufig sehr hoch ist und ACTH Melanozyten-stimulierende Aktivität besitzt, besteht meist eine **Hyperpigmentierung** (F-**33**). Diese Form des Cushing-Syndroms mit Bluthochdruck, Muskelschwäche und Glukoseintoleranz hat einen akuten und progressiven Verlauf. Dennoch sind wegen des Tumors die typischen Zeichen des Cushing-Syndroms häufig nicht entwickelt.

Klinik Die Tumoren (meist Lungenkarzinome) und der Hyperkortisolismus prägen das Bild. Meist besteht infolge der hohen ACTH-Konzentration eine **Hyperpigmentierung** (F-**33**). Diese Form des Cushing-Syndroms mit Bluthochdruck, Muskelschwäche und Glukoseintoleranz hat einen akuten, progressiven Verlauf.

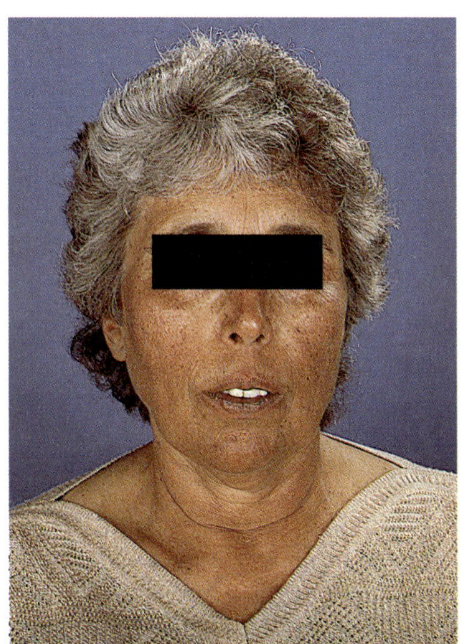

a 56jährige Patientin mit progressiv wachsendem ACTH-bildendem Hypophysenadenom. Typisch ist die **Hyperpigmentierung der Haut.**

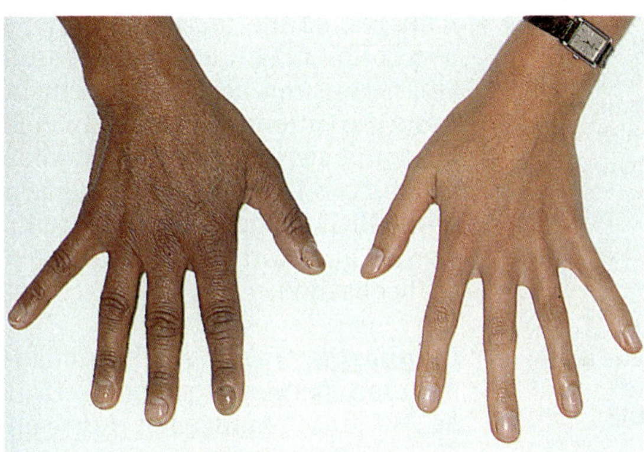

b **Pigmentierte Hand** der Patientin im Vergleich zu der eines Gesunden.

F-**33 a, b: Hyperpigmentierung bei Nelson-Syndrom.**

Diagnostik. Die Kortisolproduktion ist erhöht (24-Stunden-Urin-Ausscheidung). Die Plasma-ACTH-Konzentration ist üblicherweise höher als bei Patienten mit Morbus Cushing. Die Kortisolsekretion läßt sich auch im hochdosierten Dexamethason-Hemmtest nicht supprimieren. In der Regel läßt sich die ACTH-Sekretion durch CRH nicht, die Kortisolsekretion durch ACTH allerdings normal bzw. verstärkt stimulieren. Gelegentlich ist zur Lokalisation des Tumors eine Katheterisierung, ausgehend von der V. iliaca bis zum Sinus petrosus, mit stufenweiser Blutabnahme zur Bestimmung von ACTH notwendig.

Die Plasma-ACTH-Konzentration zeigt keinen zirkadianen Rhythmus.

Radiologische Untersuchungen: Bronchialtumoren werden bei etwa der Hälfte der Patienten durch eine Röntgenuntersuchung oder ein CT der Lunge erfaßt. Beide Nebennieren sind meist diffus vergrößert.

Diagnostik Die Kortisolausscheidung ist erhöht. Die ACTH-Konzentration im Plasma ist meist höher als beim Morbus Cushing. Die Kortisolsekretion läßt sich durch Dexamethason nicht supprimieren.

Radiologische Untersuchungen dienen der Erfassung von Bronchialtumoren.

Therapie Die operative Entfernung des Tumors ist nur bei bis zu 10% der Patienten möglich. Chemotherapie, Bestrahlung oder Adrenalektomie sind weitere Therapieverfahren.

Therapie. Die Tumoren sollten wenn möglich reseziert werden. Dies ist allerdings bei weniger als 10% der Patienten möglich. Bei den anderen Patienten kann eine Chemotherapie oder Bestrahlung hilfreich sein. Der Hyperkortisolismus wird zumindest zu Anfang mit Inhibitoren der Nebennierenrindenenzyme behandelt (*s.o.*) bzw. mit Mitotane®. Gelegentlich ist eine bilaterale Adrenalektomie erforderlich.

4.3.4 Iatrogenes Cushing-Syndrom

4.3.4 Iatrogenes Cushing-Syndrom

Definition ▶

Definition. Beim iatrogenen Cushing-Syndrom ist der Hyperkortisolismus durch die langdauernde Gabe synthetischer Glukokortoide in pharmakologischer Dosierung (d.h. Dosisäquivalente, die höher als die normale Kortisol-Tagesproduktion von 20–30 mg sind), selten durch die Gabe von ACTH, verursacht.

Pathogenese Die in exzessiven Mengen zugeführten Glukokortikoide hemmen die Synthese und Sekretion von CRH und supprimieren die ACTH-Synthese.

Pathogenese. Ursache ist die Zufuhr exzessiver Mengen an Glukokortikoiden. Eine sorgfältige Medikamentenanamnese ist daher notwendig. Die Steroide hemmen die hypothalamische Synthese und Sekretion von CRH und supprimieren die hypophysäre ACTH-Synthese und Ausscheidung.

Klinik Meist bestehen nur Zeichen des Glukokortikoidüberschusses, da die meisten synthetischen Glukokortikoide nur geringe mineralokortikoide und keine androgene Wirkung haben. Im übrigen finden sich die typischen Zeichen des Cushing-Syndroms.

Klinik. Die Patienten haben meist nur Zeichen eines Glukokortikoidüberschusses, da die meisten synthetischen Glukokortikoide nur eine geringe bzw. keine mineralokortikoide und auch keine androgene Wirkung haben. Ein Hirsutismus besteht daher nicht, und eine Hypertonie liegt nur dann vor, wenn die Patienten ohnehin an einer Hypertonie leiden oder wenn sie Kortikoide mit ausgeprägter mineralokortikoider Wirkung einnehmen.
Im übrigen finden sich die typischen Zeichen des Cushing-Syndroms einschließlich Myopathie, Glukoseintoleranz und Osteoporose. Gelegentlich werden eine Kortison-Katarakt oder eine aseptische Nekrose des Femurkopfes beobachtet.

Diagnostik Durch das exogene Kortikoid sind die endogene Kortisol- und ACTH-Sekretion vermindert. Die Nebennieren sind atrophiert.

Diagnostik. Die Hypothalamus-Hypophysen-Nebennierenrindenfunktion ist typischerweise supprimiert. Entsprechend sind die morgendlichen ACTH- bzw. endogenen Kortisolkonzentrationen im Serum erniedrigt. Ebenso ist die Kortisolausscheidung im Urin erniedrigt. Im CRH- bzw. ACTH-Test zeigt sich keine bzw. eine abgeschwächte Antwort. Beide Nebennieren sind atrophiert.

Therapie Wegen der Gefahr einer Addison-Krise muß das **Steroid schrittweise, meist über Wochen, ausgeschlichen werden.**

Therapie. Die Therapie besteht in der Beendigung der Steroidmedikation. Da eine Hypothalamus-Hypophysen-Nebennierenrinden-Insuffizienz vorliegt, darf die Beendigung nicht abrupt erfolgen. **Das Steroid muß schrittweise**, meist über Wochen, ausgeschlichen werden.

Merke ▶

Merke. Ein gutes Maß für die Nebennierenrindenfunktion ist die morgendliche Bestimmung von Kortisol im Serum.

4.4 Hyperaldosteronismus

4.4.1 Primärer Hyperaldosteronismus (Conn-Syndrom)

4.4 Hyperaldosteronismus

4.4.1 Primärer Hyperaldosteronismus (Conn-Syndrom)

Definition ▶

Definition. Die Erkrankung ist charakterisiert durch eine Hypertonie und Hypokaliämie infolge eines aldosteronbildenden Nebennierenrindenadenoms, -karzinoms, einer bilateralen mikronodulären oder selten einer makronodulären Nebennierenrindenhyperplasie. Sehr selten ist der glukokortikoidsupprimierbare Hyperaldosteronismus.

Epidemiologie. Weniger als 1 % aller Hypertoniker haben einen Hyperaldosteronismus. Frauen sind häufiger betroffen als Männer. Der Altersgipfel liegt zwischen 30 und 50 Jahren.

Epidemiologie Weniger als 1 % aller Hypertoniker haben einen Hyperaldosteronismus.

Ätiologie und Pathogenese. In 60–80 % ist der Hyperaldosteronismus durch ein einseitiges Nebennierenrindenadenom, ansonsten (20–40 %) durch eine beidseitige Nebennierenrindenhyperplasie (idiopathischer Hyperaldosteronismus) bedingt. Die Ursache der bilateralen Hyperplasie ist unbekannt. Möglicherweise spielt ein aldosteronstimulierender Faktor der Hypophyse eine Rolle. Nebennierenrindenkarzinom und unilaterale Nebennierenrindenhyperplasie sind sehr seltene Ursachen eines Hyperaldosteronismus.

In Folge des Hyperaldosteronismus wird **vermehrt Natrium und entsprechend Wasser retiniert**. Der Gesamtnatriumgehalt des Körpers nimmt zu. Allerdings kommt es zu einem Escape-Phänomen, das wahrscheinlich durch eine kompensatorisch verstärkte Sekretion des atrialen natriuretischen Faktors (ANF) bedingt ist. Die Ursache für die Hypertonie ist daher nicht nur eine Volumenexpansion, der periphere Gefäßwiderstand kann ebenfalls erhöht sein. Die Einschränkung der renalen Konzentrationsfähigkeit führt zur Hyposthenurie bei gleichzeitiger Polyurie.

Bei der bilateralen adrenokortikalen Hyperplasie ist die Aldosteronkonzentration nicht so hoch wie bei Adenomen. Hypokaliämie und Reninsuppression sind auch nicht so ausgeprägt. Somit ist die Grenze zur essentiellen Hypertonie mit niedrigem Renin unscharf. Auch die Pathogenese der bilateralen Nebennierenrindenhyperplasie ist unklar. Sie kann durch eine subtotale Adrenalektomie geheilt werden. Der glukokortikoidsupprimierbare Hyperaldosteronismus ist eine autosomal dominant vererbte Erkrankung, bei der die Aldosteron-Synthetase durch ACTH kontrolliert wird.

Ätiologie und Pathogenese Der Hyperaldosteronismus wird meist durch ein Adenom, selten durch eine Hyperplasie oder ein Karzinom der Nebennierenrinde verursacht.

Der Hyperaldosteronismus führt zu einer Natrium- und Wasserretention. Diese Volumenexpansion und wahrscheinlich ein erhöhter peripherer Gefäßwiderstand bewirken die Hypertonie.

Klinik. Typisch ist, daß gleichzeitig eine **Hypertonie** und eine **Hypokaliämie** bestehen. Gelegentlich können Kopfschmerzen, Muskelschwäche bzw. Krämpfe, Parästhesien und eine Polyurie mit Durst auftreten.

Klinik Typisch sind eine **hypokaliämische Hypertonie**, gelegentlich mit Kopfschmerzen und Muskelschwäche.

Diagnostik. Vor einer hormonellen Diagnostik sollten β-Blocker und Diuretika inklusive Aldosteronantagonisten wenigstens 10 Tage, ACE-Hemmer mindestens 3 Wochen abgesetzt werden. Der Blutdruck kann dann mit Kalziumantagonisten, Clonidin oder Dihydralazin eingestellt werden. Dabei ist jedoch zu berücksichtigen, daß die Reninaktivität weniger beeinflußt wird als die Aldosteronsekretion. Bei Frauen sollten die Untersuchungen in der ersten Zyklushälfte durchgeführt werden, da in der zweiten Hälfte Progesteron, ein Aldosteronantagonist, stört.

Als erste Untersuchung wird **Aldosteron im 24-Stunden-Urin sowie im Plasma nach einer 3stündigen Orthostase** untersucht. In der gleichen Blutprobe sollte auch die Reninaktivität bestimmt werden, denn **das Verhältnis der Aldosteronkonzentration zur Plasmareninaktivität ist für die Diagnostik wichtig**. Ist der Quotient aus Plasmaaldosteronkonzentration (ng/100 ml) und Plasmareninaktivität (ng/ml/h) größer als 20, ist dies ein deutlicher Hinweis auf einen primären Hyperaldosteronismus. In diesem Fall sollte untersucht werden, ob sich die Aldosteronsekretion durch **Natriumbelastung** supprimieren läßt. Dazu werden beispielsweise 4 Stunden lang 300–500 ml isotone Kochsalzlösung pro Stunde intravenös appliziert. Normalerweise wird dadurch die Aldosteronkonzentration auf unter 10 ng/100 ml supprimiert. Als Alternative bietet sich der **Captopriltest** an, insbesondere dann, wenn durch die Natriumbelastung eine Verschlechterung der hypertensiven Lage zu befürchten ist. Dabei werden 25 mg Captopril (Angiotensin-Converting-Enzym-Inhibitor) oral appliziert. Nach 2 Stunden ist die Plasmaaldosteronkonzentration im Normalfall kleiner als 15 ng/100 ml.

Diagnostik Zur »Screening«-Untersuchung sollten die Aldosteronausscheidung im Urin und die Aldosteronkonzentration und Reninaktivität nach 3stündiger Orthostase bestimmt werden. Das **Verhältnis der Aldosteronkonzentration zur Plasmareninaktivität ist für die Diagnostik entscheidend.**

Die Unterscheidung zwischen Adenom und bilateraler Hyperplasie ist wegen der unterschiedlichen Therapie (*s. u.*) **besonders wichtig.** Der Hyperaldosteronismus ist im allgemeinen beim Adenom stärker und die Suppression der Reninaktivität bei der Hyperplasie entsprechend weniger stark ausgeprägt. Die Plasmareninaktivität und die Aldosteronkonzentration

Die Unterscheidung zwischen Adenom und bilateraler Hyperplasie ist wegen der unterschiedlichen Therapie (s. u.) wichtig.

Der Hyperaldosteronismus und die Suppression der Reninaktivität ist beim Adenom meist stärker ausgeprägt als bei der Hyperplasie.
Zur **Lateralisierung** ist ggf. die **Katheterisierung der Nebennierenrindenvenen** erforderlich. Nach kontinuierlicher i.v. ACTH-Zufuhr ist die Aldosteronkonzentration auf der Tumorseite mindestens 10fach höher als auf der gesunden Seite.

nehmen daher bei Hyperplasie nach 2–4 Stunden in aufrechter Position zu, während beim Adenom Renin supprimiert bleibt und die Aldosteronkonzentration nicht zunimmt.
Im Vergleich zum Adenom sind beim aldosteronproduzierenden Nebennierenrindenkarzinom Bluthochdruck und Hypokaliämie stärker ausgeprägt und die Tumoren in der Regel erheblich größer. **Zur Lateralisation** ist gelegentlich eine technisch schwierige **Katheterisierung der Nebennierenrindenvenen** notwendig. Dazu sollte ACTH 5 IE/h kontinuierlich intravenös zugeführt werden, um die streßbedingten Sekretionsschübe der Nebennierenrindensteroide zu mindern. Die Blutabnahmen erfolgen zeitgleich aus beiden Nebennierenrindenvenen und aus einer peripheren Vene. Auf der Tumorseite ist die Aldosteronkonzentration wenigstens 10fach höher als auf der gesunden Seite.

CT und insbesondere MRT sind indiziert, ergänzend evtl. eine Szintigraphie mit ^{131}Jod-markiertem Cholesterin.

Als bildgebende Diagnostik sind CT und insbesondere Kernspintomogramm geeignet und indiziert. Ergänzend können szintigraphische Untersuchungen mit Jod-markiertem Cholesterin notwendig sein.

Therapie 70 % der Patienten mit Adenom werden durch eine Operation geheilt. Patienten mit einer bilateralen Hyperplasie werden im allgemeinen mit Spironolacton behandelt, gelegentlich auch mit Kalziumantagonisten.

Therapie. Ein Nebennierenrindenadenom wird operativ entfernt. Die Langzeitheilungsrate beträgt etwa 70%. Die Patienten sollten mit Spironolacton einige Wochen lang vorbehandelt werden, um Blutdruck und Kaliumhaushalt zu normalisieren. Nach der Operation normalisiert sich der Kaliumhaushalt unmittelbar, während die Normalisierung des Blutdruckes Monate dauern kann. Einige Patienten mit primärer bilateraler Nebennierenrindenhyperplasie können durch eine subtotale Adrenalektomie geheilt werden. Allerdings gibt es bisher keine zuverlässige Methode, diese Patienten präoperativ herauszufinden. Im allgemeinen werden Patienten mit bilateraler adrenaler Hyperplasie medikamentös mit Spironolacton, alternativ mit Amilorid behandelt. Gelegentlich werden Kalziumblocker mit Erfolg eingesetzt.

4.4.2 Sekundärer Hyperaldosteronismus

Definition ▶

4.4.2 Sekundärer Hyperaldosteronismus

▶ ***Definition.*** Hierbei handelt es sich um einen Hyperaldosteronismus, der durch extraadrenale Faktoren bedingt ist.

Pathogenese Erkrankungen mit peripheren Ödemen führen zu einer Abnahme des Blutvolumens (z. B. Herzinsuffizienz, Leberzirrhose oder ein nephrotisches Syndrom) und stimulieren (sekundär) die Renin- und Aldosteronsekretion. Weitere Ursachen sind die Nierenarterienstenose, die maligne Hypertonie, ein reninproduzierender Nierentumor und das Bartter-Syndrom.
Klinik Sie ist abhängig von der Grundkrankheit.
Diagnostik Im Serum sind Renin und Aldosteron erhöht, Kalium erniedrigt.

Therapie Sie richtet sich nach der Grundkrankheit.

Pathogenese. Eine Reihe von Erkrankungen (z. B. Herzinsuffizienz, Leberzirrhose oder ein nephrotisches Syndrom) führt zu peripheren Ödemen und damit zu einer Abnahme des Blutvolumens. Infolgedessen werden vermehrt Renin und Aldosteron gebildet. Weitere Ursachen sind die Nierenarterienstenose, die maligne Hypertonie, ein reninproduzierender Nierentumor und das Bartter-Syndrom. Daneben kann bei Patienten mit Leberzirrhose der Aldosteronmetabolismus gestört sein.

Klinik. Die Symptome sind abhängig von der Grundkrankheit.

Diagnostik. Aldosteron und Renin sind erhöht. Es besteht eine Hypokaliämie.

Therapie. Entscheidend ist die Behandlung der Grundkrankheit. Bei Ödemen empfiehlt sich eine Kombination von Saluretika mit Spironolacton oder anderen kaliumsparenden Diuretika.

4.5 Adrenogenitales Syndrom

Definition. Beim adrenogenitalen Syndrom (**AGS**) handelt es sich um eine Nebennierenrindendysfunktion aufgrund einer Synthesestörung des Kortisols, gelegentlich auch der Mineralokortikoide, in Kombination mit einer vermehrten Bildung von Androgenen.

Ätiologie und Pathogenese. Ursache sind autosomal rezessiv vererbte Enzymdefekte:
- 21-Hydroxylase-Defekt
- 11-Hydroxylase-Defekt
- 3β-Hydroxysteroid-Dehydrogenase-Defekt.

Dies führt zu einer Störung der Kortisolsynthese und in der Folge zu einem Anstieg von ACTH und einer Nebennierenrindenhyperplasie (kongenitale adrenale Hyperplasie, CAH). Der 21-Hydroxylase-Defekt ist die weitaus häufigste Störung. Die Homozygotenhäufigkeit beträgt etwa 1 : 5000–1 : 15 000 und die Heterozygotenfrequenz somit etwa 1 : 40.
Beim **21-Hydroxylase-Defekt unterscheidet** man **3 Formen**, die beiden klassischen Formen:
- das adrenogenitale Salzverlustsyndrom mit Störung der Kortisol- und Aldosteronsynthese,
- das unkomplizierte AGS nur mit Kortisolsynthesestörung und
- die »nichtklassische Form« des AGS.

Trotz der biochemischen Veränderungen beginnt bei der nichtklassischen Form die Virilisierung der Mädchen erst während der Pubertät (late onset form) oder sie fehlt (cryptic form).

Klinik. **Mädchen** mit AGS fallen bei Geburt durch ihr **intersexuelles äußeres Genitale mit mehr oder minder starker Virilisierung** auf. Meist besteht eine Klitorishypertrophie, an deren Ventralseite eine Urogenitalrinne ausgebildet sein kann. Das innere Genitale ist immer weiblich.
Ohne Behandlung führt der Androgenexzeß zu einer **Beschleunigung des Körperwachstums und der Knochenreifung** mit Hochwuchs im Kindesalter, aber frühem Wachstumsstopp mit geringer Endgröße. Bereits im Kindesalter wächst die Geschlechtsbehaarung, und der Körperbau wird männlich. Beim Mädchen besteht eine primäre Amenorrhö, und die Brustentwicklung bleibt aus. **Beim Knaben bleiben die Hoden trotz vorzeitiger Vermännlichung klein**, da die Androgene die Sekretion der Gonadotropine hemmen. Für das Salzverlustsyndrom sind um den Beginn der zweiten Lebenswoche Gewichtsverlust und Erbrechen mit Hyperkaliämie und Hyponatriämie typisch.

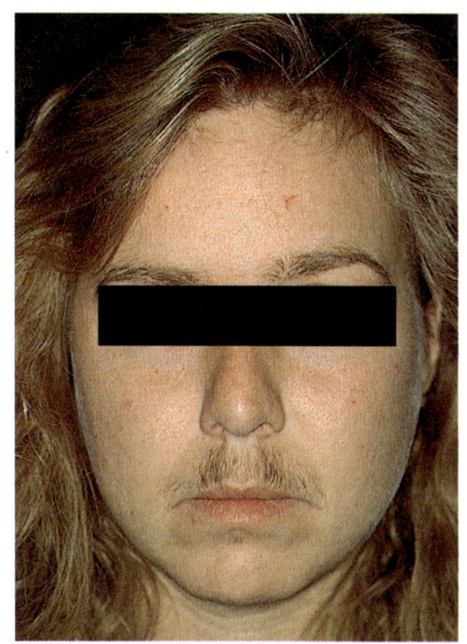

F-**34: Hirsutismus bei 23jähriger Patientin mit adrenogenitalem Syndrom.**

Diagnostik. **17α-Hydroxyprogesteron, Androstendion und Testosteron sind im Serum erhöht.** Richtungsweisende Metaboliten im Urin sind Pregnantriol und Pregnantriolon, die sich am besten zur Therapieüberwachung eignen. Bei der nichtklassischen Form des AGS wird 17α-OH-Progesteron basal und nach Gabe von ACTH verstärkt sezerniert – bei heterozygoten Merkmalsträgern ist die Sekretion basal normal und erst nach ACTH-Gabe verstärkt. Die Plasmareninaktivität ist bei Kindern mit Salzverlustsyndrom erhöht. Typischerweise ist Kortisol im Serum erniedrigt, ACTH hingegen erhöht.

4.5 Adrenogenitales Syndrom

◀ **Definition**

Ätiologie und Pathogenese Ursache sind autosomal rezessiv vererbte Störungen der Kortisolsynthese (Enzymdefekte). Durch die gestörte Kortisolsynthese kommt es zu einem Anstieg von ACTH und einer Nebennierenrindenhyperplasie.

Beim häufigsten Enzymdefekt, dem 21-Hydroxylase-Defekt unterscheidet man die klassischen Formen des AGS mit und ohne Salzverlust sowie die »nichtklassische Form«.

Klinik **Mädchen** fallen bei Geburt durch ihr **intersexuelles äußeres Genitale** auf. Der Androgenexzeß führt später zu **Virilisierung** (Körperbau, Geschlechtsbehaarung) und Amenorrhö. Beim **Jungen** sind die Testes trotz vorzeitiger Vermännlichung klein.

Diagnostik Wichtig ist die **Erhöhung des 17α-Hydroxyprogesterons** im Serum. Bei der nichtklassischen Form des AGS wird 17α-OH-Progesteron basal und nach Gabe von ACTH verstärkt sezerniert – bei heterozygoten Merkmalsträgern ist die Sekretion basal normal und erst nach ACTH-Gabe verstärkt.

Therapie Substitution mit Hydrokortison, dessen Dosis individuell angepaßt werden muß.

Therapie. Einerseits muß soviel Hydrokortison gegeben werden, daß die Virilisierung nicht fortschreitet, andererseits darf keine Cushing-Symptomatik bzw. Wachstumshemmung auftreten. Die Dosis muß individuell angepaßt werden. In der Regel werden insgesamt 15–25 mg/m² KOF/Tag Hydrokortison und bei einem Salzverlustsyndrom zusätzlich 0,05–0,15 mg/m²/Tag 9α-Fluorkortisol in 3 Einzeldosen gegeben.

Prognose Bei entsprechender Behandlung gut. Bei Streß muß die Kortikoiddosis erhöht werden.

Prognose. Bei einer entsprechenden Behandlung ist die Prognose gut. Gelegentlich wird jedoch in Streßsituationen die Kortikoiddosis nicht erhöht, so daß es immer wieder zu Todesfällen durch eine Addison-Krise kommt.

4.6 Nebennierenrindeninsuffizienz

4.6 Nebennierenrindeninsuffizienz

Definition ▶

Definition. Es handelt sich um eine Erkrankung der Nebennierenrinde selbst, die mit Kortisol- und Aldosteronmangel einhergeht (**primäre Nebennierenrindeninsuffizienz, Morbus Addison**).
Die **sekundäre Nebennierenrindeninsuffizienz** ist durch einen **ACTH-Mangel** bedingt, der nur zu einem Kortisolmangel führt. Die Aldosteronsekretion ist in der Regel nicht eingeschränkt, da die Produktion dieses Mineralokortikoids in erster Linie durch das Renin-Angiotensin-System gesteuert wird.
Das gleiche gilt für die **tertiäre Nebennierenrindeninsuffizienz (CRH-Mangel)**.

Pathogenese

- Die **primäre Nebennierenrindeninsuffizienz** kann durch autoimmunologische oder granulomatöse Erkrankungen, durch Metastasen, Hämorrhagien oder auch durch Medikamente bedingt sein (▤ F-**31**).

Pathogenese

- **Primäre Nebennierenrindeninsuffizienz (Morbus Addison):** Bei der primären Nebennierenrindeninsuffizienz sind gewöhnlich alle 3 Zonen der Nebennierenrinde geschädigt. Ursache können autoimmunologische Erkrankungen im Rahmen einer Autoimmunendokrinopathie (z. B. Schmidt-Syndrom, Carpenter-Syndrom) sein, die isoliert die Nebennierenrinde oder mehrere Drüsen gleichzeitig befallen können. Granulomatöse Erkrankungen wie Tuberkulose oder Histoplasmose, Metastasen von Lungen- oder Brustkarzinom, Hämorrhagien im Rahmen einer Antikoagulanzientherapie, CMV-Infektionen bei AIDS oder Meningokokkeninfektionen (Waterhouse-Friderichsen-Syndrom) können ebenfalls zu einer primären Nebennierenrindeninsuffizienz führen. Weiterhin sind einige seltene Erbkrankheiten wie die Adrenoleukodystrophie zu nennen. Wenigstens 90% der Nebennierenrinde müssen zerstört sein, um entsprechende Beschwerden zu machen (▤ F-**31**).

Auch **Medikamente**, die die Synthese von Kortisol beeinträchtigen, können bei Patienten mit eingeschränkter Hypophysen-Nebennieren-Achse zu einer Nebenniereninsuffizienz führen (z. B. Ketoconazol, Etomidat).

Eine Reihe von **Medikamenten**, die die Synthese von Kortisol beeinträchtigen oder dessen Metabolismus beschleunigen, können bei Patienten mit eingeschränkter Hypophysen-Nebennieren-Achse zu einer manifesten Nebennierenrindeninsuffizienz führen. Zur ersten Medikamentengruppe gehören das Anästhetikum Etomidat, das Antimykotikum Ketoconazol, das Antiparasitikum Suramin, der Glukokortikoidbiosynthese-Inhibitor Metyrapon und das Aminoglutethimid. Zur zweiten Gruppe gehören Substanzen wie Phenytoin oder Barbiturate.

- Eine **sekundäre Nebennierenrindeninsuffizienz** wird durch Störungen von Hypophyse bzw. Hypothalamus (z. B. Tumoren oder Entzündungen) verursacht. Sie kann auch durch die abrupte Beendigung einer Glukokortikoidtherapie hervorgerufen werden.

- **Sekundäre Nebennierenrindeninsuffizienz:** Eine ganze Reihe von Hypophysenerkrankungen können zu einer verminderten ACTH-Sekretion und damit zu einer sekundären Nebennierenrindeninsuffizienz führen: Hypophysenadenome, Kraniopharyngeome, Entzündungen, Traumen, Metastasen oder Sheehan-Syndrom (Hypophyseninsuffizienz infolge postpartaler Blutung und Nekrose der Hypophyse). Meist sind hierbei aber auch andere Hypophysen-Partialfunktionen gestört. Selten tritt ein isolierter ACTH-Ausfall ein. Der Nachweis von Autoantikörpern gegen Hypophysengewebe spricht für eine Autoimmunerkrankung.

- Die **tertiäre Nebennierenrindeninsuffizienz** kann durch Störungen auf hypothalamischer Ebene (Tumoren, Radiatio des ZNS) hervorgerufen werden.

- **Tertiäre Nebennierenrindeninsuffizienz:** Störungen auf hypothalamischer Ebene wie Tumoren, infiltrative Erkrankungen wie Sarkoidose oder Schädelbestrahlungen können zur tertiären Nebennierenrindeninsuffizienz führen.

Die **häufigste Ursache ist** sicher **die lang andauernde Gabe von Glukokortikoiden**. Sie führt zu einer Abnahme der CRH- und damit ACTH-Sekretion. Die Zona fasciculata und reticularis der Nebennierenrinde atrophieren hierdurch langfristig.

Häufigste Ursache ist die **lang andauernde Gabe von Glukokortikoiden.**

> ***Merke.*** Die Mineralokortikoid-Sekretion ist bei den sekundären und tertiären Formen weitgehend normal, da diese Funktion ACTH-unabhängig vorwiegend durch das Renin-Angiotensin-System gesteuert wird.

◄ **Merke**

Klinik. Patienten mit einer Nebennierenrindeninsuffizienz sind schwach und leicht ermüdbar. Appetitlosigkeit, Erbrechen und Diarrhö führen zum Gewichtsverlust. Typisch für die primäre Nebennierenrindeninsuffizienz sind zusätzlich Hyperpigmentierung und Hypotonie (F-**32**).

Klinik Schwäche, Abgeschlagenheit, Appetitlosigkeit und Erbrechen sind typisch. Eine Hyperpigmentierung tritt nur bei der primären Nebennierenrindeninsuffizienz auf (F-**32**).

F-31: Ursachen des Morbus Addison

Diagnose	Prozent d. F.
Autoimmunadrenalitis	▷ 70 %
Nebennierentuberkulose	▷ 10–25 %
Adrenoleukodystrophie (nur Knaben und Männer)	▷ selten
Nebennierenrindenmetastasen (z. B. Mamma-, Bronchialkarzinom)	▷ selten
Nebennierenbeteiligung bei AIDS	▷ selten

F-32: Symptome bei Morbus Addison

Symptom	ungefähre Häufigkeit
Schwäche (Adynamie)	▷ 100 %
Gewichtsverlust	▷ 100 %
Appetitlosigkeit	▷ 100 %
Hyperpigmentierung	▷ 90 %
Hypotonie	▷ 90 %
Übelkeit und Erbrechen	▷ 80 %

Diagnostik. Beim Morbus Addison ist das Plasma-Kortisol erniedrigt, das ACTH erhöht. Nach ACTH-Gabe kommt es zu **keinem ädaquaten** Kortisolanstieg.
Bei der sekundären und tertiären Nebennierenrindeninsuffizienz ist ACTH vermindert oder nicht nachweisbar.
Im **ACTH-Kurztest** erfolgt eine Serumbestimmung vor und 1 h nach i.v. Injektion von ACTH 1–24 (1 Amp. Synacthen®), bei Morbus Addison sind beide Werte erniedrigt.

Diagnostik Morbus Addison: Plasma-Kortisol ist erniedrigt, ACTH erhöht.

Im **ACTH-Kurztest** erfolgt eine Serumbestimmung vor und 1 h nach i.v. Injektion von ACTH 1–24 (1 Amp. Synacthen®), bei Morbus Addison sind beide Werte erniedrigt.

Therapie. Man substituiert Glukokortikoide analog zur Kortisol-Tagesrhythmik, z. B. mit Hydrokortison 15–5–5 mg oder Kortisonazetat 25 mg morgens und 12,5 mg am Spätnachmittag. Die Mineralokortikoidsubstitution erfolgt mit Fludrokortison 0,05 bis 0,2 mg/Tag. Bei außergewöhnlichen Belastungen (z. B. Fieber, Operation) muß die Hydrokortisondosis in Abhängigkeit der Belastung auf das 2- bis 10fache erhöht werden.

Therapie Substitution mit Hydrokortison, 15–5–5 mg, und Fludrokortison, 0,05–0,2 mg/Tag.

> ***Merke.*** Zur Prophylaxe einer Addison-Krise sollen alle Patienten einen Notfallausweis erhalten und mit sich tragen.

◄ **Merke**

Prognose. Ursprünglich betrug die Lebenserwartung bei Nebennierenrindeninsuffizienz nur wenige Wochen. Seitdem Kortison therapeutisch eingesetzt wird, ist die Lebenserwartung in der Regel nicht eingeschränkt. Die Substitution muß fachgerecht kontrolliert werden. Insbesondere ist darauf zu achten, daß in Belastungssituationen die Substitution erhöht wird.

Prognose Die Lebenserwartung ist in der Regel nicht eingeschränkt, seitdem Kortison therapeutisch eingesetzt wird.

4.6.1 Akute Nebennierenrindeninsuffizienz (Addison-Krise)

4.6.1 Akute Nebennierenrindeninsuffizienz (Addison-Krise)

> ***Definition.*** Als Addison-Krise bezeichnet man eine akute lebensbedrohliche Nebennierenrindeninsuffizienz (F-**33**).

◄ **Definition**

Ätiologie Dekompensation einer unerkannten chronischen Insuffizienz infolge Streßsituation (Infekt, Trauma, Operation), evtl. auch das abrupte Absetzen einer chronischen Glukokortikoidtherapie.

Ätiologie. Ursache können eine Dekompensation einer unerkannten chronischen Insuffizienz infolge einer Streßsituation (Infektion, Trauma, Operation), ein Infarkt oder eine Blutung (z. B. bei Meningokokkensepsis, Waterhouse-Friderichsen-Syndrom) der Nebennierenrinde sein. Gelegentlich führt auch das abrupte Absetzen einer chronischen Glukokortikoidtherapie zur Addison-Krise.

F-33: Addison-Krise

Ursachen	▷ akute Belastung bei unerkannter NNR-Insuffizienz ▷ unzureichende Erhöhung der Kortikoiddosis bei akuter Belastung und bekannter NNR-Insuffizienz ▷ NNR-Infarkt bei Sepsis (Waterhouse-Friderichsen-Syndrom) ▷ NNR-Blutung z. B. bei Antikoagulanzientherapie ▷ abruptes Absetzen einer chronischen Kortikoidtherapie
Symptome	▷ akut auftretende progrediente Schwäche ▷ Übelkeit, Erbrechen, Durchfall, Pseudoperitonitis ▷ Hypotonie bis zum Kreislaufschock ▷ Somnolenz bis zum Koma ▷ Exsikkose, Oligurie
Diagnostik	▷ Hyponatriämie »trotz« Dehydratation ▷ Hyperkaliämie ▷ Hypoglykämie ▷ Hämatokriterhöhung ▷ Lymphozytose (Eosinophilie) ▷ Blutkultur bei Infektionsverdacht ▷ Plasma für Kortisol, ACTH und Aldosteron-Bestimmung sicherstellen
Therapie	**Sofortmaßnahmen vor Klinikeinweisung** **Nach Blutabnahme:** ▷ Injektion von 100 (200) mg Hydrokortison ▷ Infusion von 1–2 l 0,9 % Kochsalzlösung mit 5 % Glukose
	Maßnahmen in der Klinik ▷ Flüssigkeit, 0,9 % Kochsalzlösung wenigstens 3 l am ersten Tag entsprechend der Dehydratation; zentraler Venendruck! ▷ Zusatz von Glukose nach Bedarf: • Glukose 20 g i.v., wenn Blutglukose unter 70 mg% • Hydrokortison, per infusionem, 100 mg alle 8 Stunden **Nach Bedarf:** ▷ Intubation ▷ Schocktherapie ▷ Antibiotika ▷ Azidoseausgleich ▷ Thrombembolieprophylaxe
Anmerkung ▷ keine Sedativa bzw. Narkotika! ▷ es sollte mit Hydrokortison und nicht mit einem reinen Glukokortikoid, etwa Dexamethason, substituiert werden. Eine Gabe von Mineralokortikoiden ist dann meist nicht notwendig ▷ nach der Krise Reduktion des Hydrokortison auf die Erhaltungsdosis von 15–30 mg pro Tag ▷ keine K^+-haltigen Infusionen geben.	

Klinik Typisch sind Hypotonie, hohes Fieber, Dehydratation, Übelkeit, Erbrechen, Schwäche, Apathie, Koma.

Klinik. Typisch sind Hypotonie bis zum Kreislaufschock, hohes Fieber, Dehydratation, Übelkeit, Erbrechen, Schwäche, Apathie bis zum Koma.

Diagnostik Im Plasma ist Kortisol erniedrigt, ACTH erhöht. Es besteht eine Hypovolämie.

Diagnostik. Als Folge des Hypokortisolismus ist im Plasma Kortisol erniedrigt, ACTH erhöht, Natrium, Glukose erniedrigt, Kalium und Hämatokrit (Hypovolämie) erhöht.

Therapie Intensivmedizinische Überwachung, Infusion von Hydrokortison und Flüssigkeit.

Therapie. Intensivmedizinische Überwachung, sofortige Gabe von 100 mg Hydrokortison (**nach** Blutabnahme für Kortisol und ACTH!) und danach Infusion von 200–300 mg über 24 Stunden sowie Zufuhr von Flüssigkeit (5 % Glukose- bzw. isotonische NaCl-Lösung) zum Ausgleich der Hypovolämie.

4.7 Inzidentalome der Nebennieren

Definition. Mit Inzidentalom werden zufällig diagnostizierte, meist hormoninaktive Tumoren der Nebennieren bezeichnet.

Epidemiologie. **Bei bis zu 2 % der Patienten werden zufällig im Rahmen eines CTs oder Kernspintomogramms des Abdomens Tumoren der Nebennieren gefunden.**

Ätiologie. Dabei kann es sich um gut- oder bösartige Tumoren, um Tumoren der Nebennierenrinde oder des Marks, Metastasen von z. B. Brust- oder Lungenkarzinom, Zysten bzw. Myelolipome, Neurofibrome, Hamartome etc. handeln. Die große Mehrheit der Tumoren ist gutartig. Die Prävalenz eines klinisch stummen Nebennierenrindenkarzinoms beträgt weniger als 1 pro 250 000, bei großen Tumoren mit einem Durchmesser größer als 6 cm allerdings 1 pro 4000. Große, inhomogene, unilaterale Tumoren, insbesondere solche mit unregelmäßiger Abgrenzung, schnellem und invasivem Wachstum, sprechen für ein Karzinom (S F-**26**).

Diagnostik. Die überwiegende Mehrzahl der Tumoren ist endokrin inaktiv. Die häufigsten endokrin aktiven Tumoren sind das Aldosteronom, das Phäochromozytom und selten das glukokortikoidbildende Adenom. Zur Diagnostik sind daher neben einer sorgfältigen klinischen Untersuchung die

4.7 Inzidentalome der Nebennieren

◄ **Definition**

Epidemiologie **Bei bis zu 2 % der Patienten werden zufällig im Rahmen eines CTs oder Kernspintomogramms des Abdomens Tumoren der Nebennieren gefunden.**

Ätiologie Die große Mehrheit der Tumoren ist gutartig. Große, inhomogene, unilaterale Tumoren mit unregelmäßiger Abgrenzung und schnellem Wachstum sprechen für ein Karzinom. Endokrin aktive Tumoren sind das Aldosteronom, das Phäochromozytom und das glukokortikoidbildende Adenom. Die überwiegende Mehrzahl der Tumoren ist endokrin inaktiv.

Diagnostik Zur orientierenden Diagnostik gehören eine gründliche klinische Untersuchung sowie die Bestimmung von Katecholaminen, Renin und Aldosteron.

S Synopsis F-26: Vorgehen beim Nebenniereninzidentalom

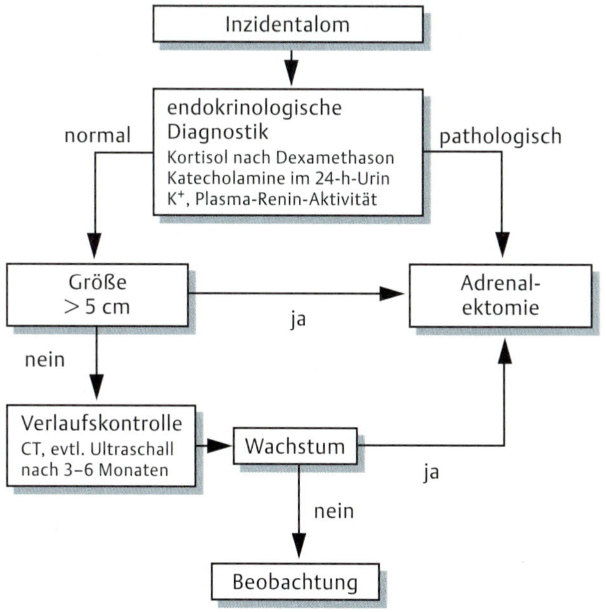

Differentialdiagnostik des Nebenniereninzidentaloms

- ▷ Nebennierenrindenadenom
  - endokrin inaktiv
  - kortisolproduzierend
  - aldosteronproduzierend
  - androgenproduzierend
  - östrogenproduzierend
- ▷ noduläre Hyperplasie
- ▷ Phäochromozytom
- ▷ Ganglionneurom
- ▷ Hamartom
- ▷ Karzinom
- ▷ Lipom
- ▷ Myelolipom
- ▷ Metastasen
- ▷ Neurofibrom
- ▷ Zyste

Bestimmung der Katecholamine und/oder ihrer Metaboliten, der Plasmareninaktivität, des Aldosterons und ein Dexamethason-Hemmtest (*s. S. 866*) notwendig. Hypertonie, Hypokaliämie und Stammfettsucht können richtungweisend sein.

Merke ▶

> **Merke.** Eine Operation ist indiziert bei hormonaktiven Tumoren, bei Malignomverdacht und bei Tumoren, deren Durchmesser größer als 5 cm ist.

Therapie Operationsindikation besteht für maligne sowie endokrin aktive NNR-Tumoren.

Therapie. Nebennierenrindentumoren müssen operativ entfernt werden, wenn sie endokrin aktiv bzw. maligne sind. Es sollten Serum-Kalium und -Kortisol nach Dexamethason sowie die Katecholaminausscheidung im 24-h-Urin bestimmt werden. Endokrin inaktive Tumoren müssen bei Malignitätsverdacht entfernt werden, wenn sie im Durchmesser kleiner als 5 cm sind und im Beobachtungszeitraum rasch an Größe zunehmen, oder wenn sie größer als 5 cm im Durchmesser sind (F-**26**).

Klinischer Fall

Bei der 55jährigen Patientin war wegen unspezifischer abdomineller Beschwerden ein Sonogramm des Abdomens durchgeführt worden. Als Zufallsbefund wurde ein glatt begrenztes Adenom der linken Nebenniere entdeckt, im CT betrug der maximale Durchmesser 3,4 cm. Es ergab sich kein Hinweis für eine endokrine Aktivität. Die Serumkonzentrationen von Natrium und Kalium sowie die Reninaktivität lagen im Normbereich. Kortisol war durch Dexamethason ausreichend supprimierbar, und im 24-Stunden-Urin waren die Katecholamine nicht erhöht. DHEAS als Marker der Nebennierenrindenandrogene lag ebenfalls im Normbereich. Eine Operationsindikation bestand daher nicht. Eine CT-Kontrolle nach $\frac{1}{2}$ und nach 2 Jahren zeigte keine Größenzunahme (F-**35**).

Diagnose: Inzidentalom.

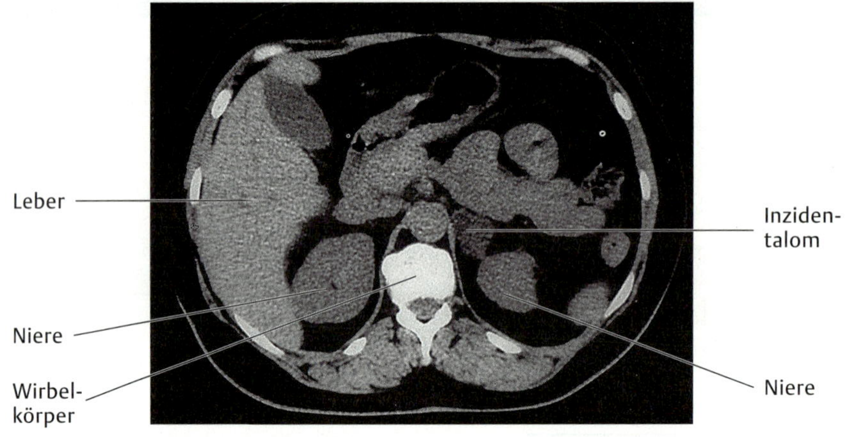

F-35: Inzidentalom – hier ein glatt begrenztes Adenom der linken Nebenniere – im CT.

Cave!

Kortisol kommt im Serum in freier Form und an Transkortin gebunden vor. Bei Frauen, die Östrogene einnehmen, ist das Gesamtkortisol (freies und gebundenes) im Serum, das üblicherweise bestimmt wird, erhöht. Ursache ist die erhöhte Transkortinkonzentration. Häufig wird daher fälschlicherweise der Verdacht auf ein Cushing-Syndrom gestellt. Zum Ausschluß sollte im Urin, in dem kein Transkortin erscheint, Kortisol oder im Serum nur das freie Kortisol bestimmt werden.

Bei Patienten mit Nebennierenrindeninsuffizienz erfolgt eine Substitutionstherapie mit Hydrokortison. In Streßsituationen wie bei Infekten, Operationen oder auch einem Magenulkus muß die Dosis kontrolliert erhöht werden. Gelegentlich wird aus Unkenntnis die Dosis reduziert. Dies kann fatale Folgen, z. B. in Form einer lebensbedrohlichen Addison-Krise, haben.

Gelegentlich werden asymptomatische Nebenniereninzidentalome, die endokrin inaktiv bzw. nicht malignitätsverdächtig sind, operativ entfernt. Dies gilt als Kunstfehler. Eine ausreichende endokrinologische Abklärung – zumal präoperativ – ist immer erforderlich.

Eine Feinnadelpunktion eines Nebenniereninzidentaloms ist fast nie notwendig. Ausnahme: wenn im Rahmen eines Tumorstagings ein Nebennierentumor der einzige metastasenverdächtige Befund ist.

5 Erkrankungen des Nebennierenmarkes

R. Ziegler

5 Erkrankungen des Nebennierenmarkes

5.1 Physiologie

5.1 Physiologie

S F-**27** stellt die Biosynthese und die Abbauwege der Nebennierenmarkhormone (Katecholamine) dar: Aus Tyrosin entstehen über Dopa und Dopamin Noradrenalin und Adrenalin. Noradrenalin ist der Überträgerstoff des gesamten sympathischen Nervensystems sowie auch der Synapsen des Zentralnervensystems. Die Umwandlung von Noradrenalin zu Adrenalin erfolgt

Bei der Biosynthese der Hormone des Nebennierenmarkes entstehen die Katecholamine Noradrenalin und Adrenalin aus Tyrosin über Dopa und Dopamin (S F-**27**).

S Synopsis F-**27: Stoffwechselwege der Nebennierenmarkhormone**

Tyrosin

Hydroxylierung

Dopa

Decarboxylierung

Dopamin

Hydroxylierung

Noradrenalin

N-Methylierung

Adrenalin

Katecholamine

O-Methylierung (OMT)

Normethyladrenalin = Normetanephrin

Methyladrenalin = Metanephrin

Metanephrine

oxydative Desaminierung (MAO)

Dihydroxymandelsäure

Vanillinmandelsäure (VMS)

diagnostisch bedeutsame Substanzen

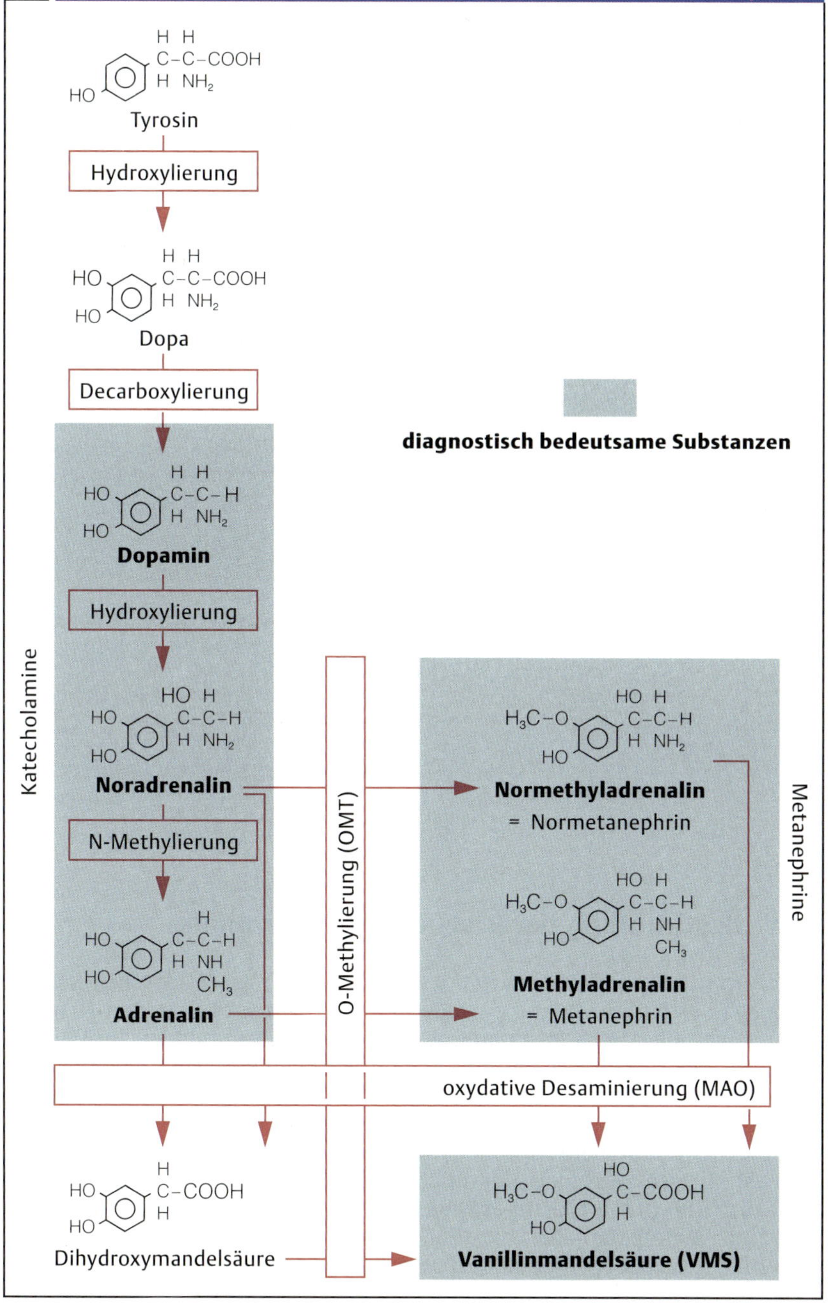

Die Umwandlung von Noradrenalin zu Adrenalin erfolgt im **chromaffinen Gewebe** (Nebennierenmark, Paraganglien).

im **chromaffinen Gewebe**, d.h. in den beiden **Nebennierenmarkorganen** sowie in den **Paraganglien**, z.B. dem Zuckerkandlschen Organ (Paraganglion am Arteria-mesenterica-inferior-Abgang).

5.2 Untersuchungsmethoden

Bei der **Unterfunktion des Nebennierenmarkes** fehlt bei Orthostase der Adrenalinanstieg (**Dysautonomie**). Bei Verdacht auf **Überfunktion des Nebennierenmarkes** (= **Phäochromozytom**) sind folgende Untersuchungen indiziert (F-**34**).

5.2 Untersuchungsmethoden

Die Diagnose des **Unterfunktionszustandes des Nebennierenmarkes** ist nur selten zu stellen – sie erfolgt über den Nachweis, daß es nach dem Aufstehen aus liegender Position nicht zum erwarteten Katecholaminanstieg im Plasma kommt (**Dysautonomie**). Eine wesentlich größere Bedeutung besitzt der Nachweis der **Überfunktion des Nebennierenmarkes** beim Krankheitsbild des **Phäochromozytoms**. Bei dieser Fragestellung werden folgende diagnostische Wege eingeschlagen (F-**34**):

F-34: Labordiagnostik bei Phäochromozytom

Parameter	Bedingungen	Norm	Störfaktoren (falsch-positiv und falsch-negativ)
▷ **Plasma**			
Adrenalin Noradrenalin Dopamin	in Ruhe	▷ 0,10–0,80 nmol/l ▷ 0,15–3,50 nmol/l ▷ 0,04–4,50 nmol/l	▷ Hypovolämie, Vasodilatatoren, Theophyllin, Betablocker, Alphablocker, Clonidin-Entzug, Phenothiazine, MAO-Inhibitoren. Zum Teil erhöht bei essentiellem Hypertonus, nicht ausreichenden Ruhebedingungen → Clonidin-Test
Adrenalin Noradrenalin	nach 300 µg Clonidin p.o.	▷ Abfall in den Normbereich nach 3 h	▷ fälschlich normaler Ausfall bei **Frühstadium** eines Phäochromozytoms möglich
▷ **Urin**			
Adrenalin	angesäuerter Urin	▷ 17–94 nmol/24 h (3–17 µg/24 h)	▷ L-Dopa, α-Methyldopa, sympathikomimetische Medikamente wie Theophyllin, Isoproterenol etc.
Noradrenalin		▷ 100–450 nmol/24 h (17–77 µg/24 h)	
Metanephrine		▷ bis 1 mg/24 h	▷ **falsch-positiv:** MAO-Inhibitoren, Benzodiazepine, Phenothiazine ▷ **falsch-negativ:** Propranolol, jodhaltige Kontrastmittel (u.U.)
Vanillinmandelsäure		▷ bis 7 mg/24 h	▷ **falsch-positiv:** Chloralhydrat, Lithium, Nicotinsäure, Chinin, Chinidin, Tetrazykline, Salizylate ▷ **falsch-negativ:** Clofibrat, Disulfiram, MAO-Inhibitoren, Mandelamine, Phenothiazine, Salizylate

5.2.1 Bestimmung der Blut- und Urinparameter

Zum Ausschluß eines Phäochromozytoms sollten mindestens 2 **Urinparameter im 24-h-Urin** bestimmt werden: Katecholamine und Metanephrine bzw. Vanillinmandelsäure. Ist der Blutdruck am Tag der Testung normal, können bei 10% der Fälle falsch-negative Befunde erhoben werden.
Zur Nachweisdiagnostik treten neben die **Urinparameter die Plasma-Katecholamine**. Im Grauzonenbereich bewährt sich der Clonidin-Test: Nach 300 µg des α_2-Sympathomimetikums

5.2.1 Bestimmung der Blut- und Urinparameter

Zum Ausschluß eines Phäochromozytoms bei geringer Wahrscheinlichkeit sollte mindestens ein, besser zwei **Urinparameter im 24-Stunden-Urin** bestimmt werden, z.B. Katecholamine und Metanephrine oder Vanillinmandelsäure. Bei starkem Hochdruck haben Normalwerte eine ausreichende Ausschlußbedeutung. Ist der Blutdruck am Sammeltag normal, kommt in 10% der Fälle eine falsch-negative Aussage vor. Bedarfsweise muß die Diagnostik wiederholt werden, bzw. es schließt sich die Nachweisdiagnostik an. Zum definitiven Nachweis des Phäochromozytoms sollten die **Katecholamine im Blut und ein Urinparameter im 24-Stunden-Urin** bestimmt werden. Sind beide Parameter trotz Vorliegen einer Hypertonie normal, reicht dies zum Ausschluß eines Phäochromozytoms aus. Liegen die Parameter, insbesondere die Plasma-Katecholamine, im Grenzbereich oder sind sie

leicht erhöht, empfiehlt sich der Clonidin-Test: Nach 300 mg des α_2-Sympathomimetikums per os fallen beim Nicht-Phäochromozytom-Patienten (z. B. dem essentiellen Hypertoniker) die Katecholamine in den Normbereich ab. Wesentlich ist, daß blutdrucksenkende Medikamente 1–4 Tage vor der Diagnostik abzusetzen sind. Allerdings werden hochpathologische Katecholamin- und Metabolitenwerte kaum durch Medikamente normalisiert.
Bei der Blutabnahme ist auf standardisierte Bedingungen zu achten (Venüle legen, dann 60 Minuten Ruhezeit, dann erst Blutabnahme), damit es nicht zu falsch-positiven Ergebnissen durch Streß kommt.

per os normalisieren sich grenzwertige Katecholamine beim Patienten ohne Phäochromozytom.

5.2.2 Lokalisationsdiagnostik

Zur morphologischen Untersuchung der Nebennieren eignen sich Sonographie, Computertomographie und Kernspintomographie. Diese Techniken zeigen zumeist eine Vergrößerung des gesamten Organs der Nebenniere ohne Differenzierung zwischen Mark und Rinde. Gleiches gilt für die kaum noch erforderliche Arteriographie oder die retrograde Phlebographie (bei Phäochromozytom risikoreich, da unter Umständen mit Blutdruckanstieg verbunden; zu überlegen ist die vorausgehende Alphablockade).
Eine wichtige Erweiterung des Spektrums der Lokalisationsdiagnostik ist die **Szintigraphie oder SPECT mit ^{125}I-Metajodbenzylguanidin (MIBG).** Allerdings sind auch mit diesen recht spezifischen Verfahren je nach Größe und Aufnahmefähigkeit 10–20 % der Phäochromozytome nicht darstellbar.
Die **etagenweise venöse Blutabnahme** zur Bestimmung der lokalen Katecholaminkonzentration bzw. eines Gradienten ist nur noch selten erforderlich, etwa bei biochemisch nachgewiesener Überaktivität von chromaffinem Gewebe ohne Nachweis vergrößerter Nebennieren und bei negativem MIBG-Szintigramm.

5.2.2 Lokalisationsdiagnostik

Lokalisationsmethoden bei Phäochromozytomverdacht sind: Ultrasonographie, CT, MRT, Angiographie.
Hohen Stellenwert besitzt bei der Lokalisationsdiagnostik des Phäochromozytoms die **Szintigraphie oder SPECT mit ^{125}Iod-Metajodbenzylguanidin (MIBG).**

5.3 Phäochromozytom

Synonym: Überfunktion des Nebennierenmarkes oder anderer chromaffiner, extraadrenaler Gewebe)

5.3 Phäochromozytom

Synonym: Überfunktion des Nebennierenmarkes oder anderer chromaffiner, extraadrenaler Gewebe

Definition. Im chromaffinen Gewebe des Nebennierenmarkes (85 %) oder in anderen chromaffinen Geweben, etwa der Paraganglien wie dem Zuckerkandlschen Organ, können sich gutartige (in 90 %), seltener bösartige (in 10 %) Tumoren mit autonomer Überproduktion der Katecholamine ausbilden.

◄ **Definition**

Epidemiologie. Bei dem recht häufigen Krankheitsbild der arteriellen Hypertonie ist das Phäochromozytom eine seltene Ursache – vermutlich liegt bei ca. **0,1 % der Hypertoniker** eine Überfunktion des Nebennierenmarkes zugrunde. Bei dieser somit seltenen Ursache (Finderrate) ist eine grundsätzliche Diagnostik zum Ausschluß eines Phäochromozytoms bei jedem Hypertoniker sicherlich nicht machbar, auf der anderen Seite sollte bei klinischen Verdachtsmomenten (*s. u.*) und bei schwieriger werdender Therapie eines Menschen mit vermuteter essentieller Hypertonie noch beizeiten eine Ausschlußdiagnostik erfolgen, ehe relevante Hochdruckkomplikationen eingetreten sind.
Die Häufigkeit des Phäochromozytoms ist bei beiden Geschlechtern etwa gleich (Ausnahme ist lediglich das Malignom, bei dem das weibliche Geschlecht häufiger betroffen wird). Die meistbetroffenen Jahrgänge liegen im **3.–5. Lebensjahrzehnt**, es kommen jedoch auch Phäochromozytome bei Jüngeren einschließlich Kindern und bei älteren Menschen vor. Beim Sipple-Syndrom (MEN II) ist es mit einem medullären Schilddrüsenkarzinom kombiniert.
Eine überzufällige Häufung des Phäochromozytoms findet sich des weiteren bei der Neurofibromatose von Recklinghausen und beim Hippel-Lindau-

Epidemiologie **Ca. 0,1 % der Hypertoniker** leiden an einem Phäochromozytom.
Bei klinischen Verdachtsmomenten (*s. u.*) muß beizeiten eine Ausschlußdiagnostik erfolgen, ehe Hochdruckkomplikationen eingetreten sind.
Beide Geschlechter sind gleich häufig betroffen. Bevorzugt sind die Jahrgänge des **3.-5. Lebensjahrzehnts.**

Phäochromozytome begleiten überzufällig häufig die Neurofibromatose sowie das Hippel-Lindau-Syndrom und sind beim Sipple-Syndrom (MEN II) kombiniert mit einem medullären Schilddrüsenkarzinom.

Syndrom (zerebelläre Angiome). Vermehrt findet sich das Phäochromozytom ebenfalls bei seltenen Erkrankungen wie der tuberösen Sklerose.

Ätiologie und Pathogenese Die familiären Formen sprechen für einen angeborenen Defekt (Neuralleiste), der sich durch nachfolgende Schritte manifestiert.
Neben dem familiär gehäuften Phäochromozytom kommt die **Kombination mit dem C-Zell-Karzinom als multiple endokrine Neoplasie** (MEN II, Sipple-Syndrom) vor.
Der Katecholaminexzeß beruht bei einem Drittel der Patienten auf **Adrenalin** mit der Folge von **Tachykardien;** zwei Drittel sezernieren Adrenalin **und Noradrenalin**, sie leiden stärker unter **Hochdruck** und Tachykardien. Das **maligne Phäochromozytom** bildet vermehrt **Dopamin**. Beim Karzinom tritt neben die kardiale Dekompensation das progressive Tumorleiden.

Ätiologie und Pathogenese. Die Auslösung der Tumorbildung ist unbekannt, lediglich bei den genetischen Formen ist ein Defekt vorauszusetzen, der wahrscheinlich die Neuralleiste betrifft. Das Phäochromozytom kommt entweder familiär gehäuft vor, oder es findet sich die **Vergesellschaftung des Phäochromozytoms mit einem C-Zell-Karzinom** und anderen Abnormitäten im Rahmen der multiplen endokrinen Neoplasie (*s. S. 893*).
Die exzessiv sezernierten Katecholamine verursachen die typische Symptomatik, die von Menge und Art des Katecholamins bestimmt wird: Bei einem Drittel der Patienten wird nur **Adrenalin** sezerniert, und die **Tachykardie** steht im Vordergrund. Zwei Drittel der Patienten sezernieren Adrenalin **und Noradrenalin**, sie leiden stärker an der **Hypertonie** in Verbindung mit Tachykardien. Beim **malignen Phäochromozytom** wird vermehrt **Dopamin** gebildet.
Beim Karzinom mit ungenügender Beeinflußbarkeit des Katecholaminexzesses tritt neben die Gefährdung des Betroffenen durch die Herzüberlastung die Möglichkeit des zerstörerischen Tumorwachstums im Stadium der Metastasierung hinzu.

Klinik *Hierzu s.* S **F-28**.

Klinik. S **F-28** stellt die Beschwerden und Befunde schematisch dar, die sich in unterschiedlichen Kombinationen beim Phäochromozytom feststellen lassen. Zumeist geben Beschwerden bei gleichzeitigem Bluthochdruck Anlaß, an die Möglichkeit eines Phäochromozytoms zu denken. Beim völlig asymptomatischen, zufallsentdeckten Hypertonus ist die Wahrscheinlichkeit einer Überfunktion des Nebennierenmarkes geringer. Verdächtig ist eine **anfallsweise Hypertonie**, insbesondere wenn sie sehr hohe Werte bis zu 300 mmHg erreicht. Begleiterscheinungen sind dann **starke Kopfschmerzen**, die nicht selten klopfenden Charakter haben (in pulssynchroner, rhythmischer Ausprägung). Weitere Beschwerden sind Übelkeit, Sehstörungen, **Schweißausbrüche** und Gesichtsblässe. Thorax- oder Bauchschmerzen können ebenfalls vorliegen. Gelegentlich läßt sich das Anfallsgeschehen mechanisch auslösen, etwa bei Palpation des Abdomens, beim Bücken oder bei der Bauchpresse beim Stuhlgang bzw. beim Urinieren im Falle des seltenen Phäochromozytoms in der Blase.

Besondere Verdachtsmomente sind **anfallsweise hohe Blutdruckspitzen** bis zu 300 mmHg, starke **klopfende Kopfschmerzen**, Übelkeit, Sehstörungen, weiterhin **Schweißausbrüche** und Gesichtsblässe (periphere Vasokonstriktion). Seltene Erscheinungen sind Thorax- oder Bauchschmerzen mit Anfallsauslösung etwa durch Bauchpresse.

Anfallsauslösend können wirken: Streß, Nikotin, Narkosemittel.

Bei anderen ist die psychische Situation ein Triggerfaktor, insbesondere durch Angst oder »Streß«. Eine pharmakologische Auslösung ist durch Nikotin oder Narkosemittel möglich.

Gefäßschäden (Herzinfarkt, Apoplexie) können der Diagnosestellung vorausgehen.

Bei schon längerem Verlauf kann die Hypertonie bereits Gefäßschäden gesetzt haben – Herzinfarkte und Apoplexien sind beim Phäochromozytom vor Diagnosestellung möglich.

Nach einer Blutdruckkrise kann es zur gesteigerten Diurese kommen.

Nach einer Blutdruckkrise ist der Patient oft zerschlagen und ermattet, nicht untypisch ist eine dem Anfall folgende gesteigerte Diurese.

Alle Zeitabläufe kommen beim Hochdruck vor: **50 %** haben eine **paroxysmale Hypertonie** mit Anfällen und Spitzen, Hochdruckphasen über Stunden, **50 %** haben einen **Dauerhochdruck**. Seltener sind Bradykardien.
Das Körpergewicht nimmt eher ab.
Diabetes mellitus kommt vor.
Bei der multiplen endokrinen Neoplasie Typ II tritt das Phäochromozytom oft später auf als das C-Zell-Karzinom.

Bei den **50%** der Patienten mit **paroxysmalem Hochdruck** wechselt die Dauer der Hochdruckzeiten von Minuten bis zu Stunden – alle Übergänge bis zum **Dauerhochdruck**, der bei den anderen **50%** vorliegt, sind möglich. Seltener sieht man Bradykardien. Vom Körpergewicht her neigen die Patienten eher zum Abnehmen. Ein kleinerer Teil der Betroffenen erleidet einen **sekundären Diabetes mellitus** mit den typischen Beschwerden, da Katecholamine blutzuckersteigernd = kontrainsulinär wirken.
Im Rahmen der multiplen endokrinen Neoplasie Typ II, die sich durch die Kombination eines C-Zell-Karzinoms und eines Phäochromozytoms auszeichnet, wird das C-Zell-Karzinom oft als erste Endokrinopathie diagnostiziert, eher später treten dann die anderen Komponenten des Krankheitskomplexes wie das Phäochromozytom dazu.

S Synopsis F-28: Klinik des Phäochromozytoms

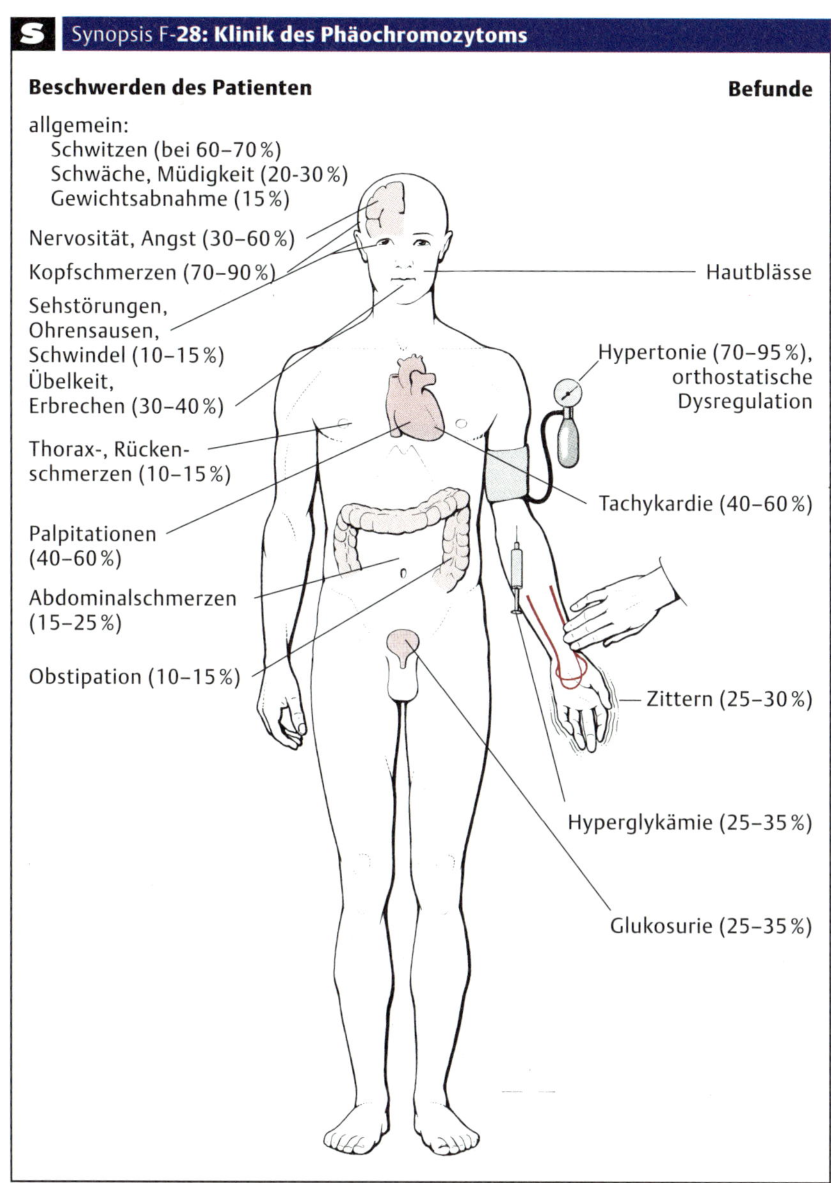

Laborbefunde. Das voll ausgebildete Phäochromozytom zeigt sowohl im **Plasma** als auch im Urin eine eindeutige Erhöhung der **Katecholamine** oder ihrer **Metaboliten** *(vgl.* ▦ F-**33**). Schwierigkeiten bereiten gering erhöhte Parameter, die dann die Wiederholung der Labordiagnostik unter exakter Einhaltung der Bedingungen (Absetzen von Medikamenten) und die Durchführung des Clonidin-Tests einschließen.
Wenn neben den Katecholaminen im Plasma auch Dopamin gemessen und besonders stark erhöht gefunden wird, muß man an die Möglichkeit eines malignen Tumors, d. h. eines malignen Phäochromozytoms oder eines Phäochromoblastoms denken.

Labor Beim Vollbild des Phäochromozytoms sind **Katecholamine und -metaboliten im Plasma** und **Urin** erhöht (s. ▦ F-**33**). Bei fraglicher Erhöhung empfiehlt sich der Clonidin-Test.

Erhöhtes Dopamin (bei erhöhten Katecholaminen) deutet auf ein malignes Phäochromozytom oder -blastom hin.

Diagnostik und Differentialdiagnose. Die Diagnose hat zum einen die Frage zu beantworten, ob ein Phäochromozytom vorliegt – zum anderen gilt es anschließend zu klären, wo das Phäochromozytom sitzt.
S F-**29** charakterisiert den diagnostischen Weg. Mit Hilfe der Plasma- und Urindiagnostik gelingt der Nachweis des klinisch relevanten Phäochromozytoms mit ausreichender Sicherheit. Frühfälle müssen gelegentlich bis zum eindeutigen Nachweis der Überfunktion des Nebennierenmarkes über einige Jahre kontrolliert werden, bis der allmähliche Anstieg der Parameter

Diagnostik, Differentialdiagnose
Die wesentlichen Fragen sind:
- Liegt ein Phäochromozytom vor?
- Wo liegt es? (vgl. diagnostischer Weg, **S** F-**29**).

Biochemisch noch nicht faßbare Frühstadien des Phäochromozytoms sind in der Regel klinisch nicht gefährdend.

die Erkrankung belegt. In der Regel sind aber derartig kleine Phäochromozytome für den Patienten nicht gefährdend bzw. leicht symptomatisch behandelbar. Die **24-Stunden-Blutdruckregistrierung** kann diagnostisch hilfreich sein.

Der **Lokalisierung** des Phäochromozytoms, das **in 90 % adrenal** liegt, dienen **Sonographie, CT und MRT.**

Bei begründetem Verdacht oder nach dem Beleg der metabolischen Aktivität eines Phäochromozytoms müssen die Nebennieren morphologisch untersucht werden. Orientierend führt bereits die **Sonographie** zu einer Aussage. Sie wird bei fraglichem Resultat durch die **Computertomographie** bzw. **Kernspintomographie** ergänzt. Etwa **90 % der Phäochromozytome gehen von den Nebennieren aus**, von ihnen sind wiederum etwa 90 % einseitig, wobei die rechte Seite etwas häufiger betroffen ist als die linke. Der beidseitige Sitz findet sich häufiger bei den familiären Krankheitsformen.

Synopsis F-**29: Diagnostisches Vorgehen bei Phäochromozytom**

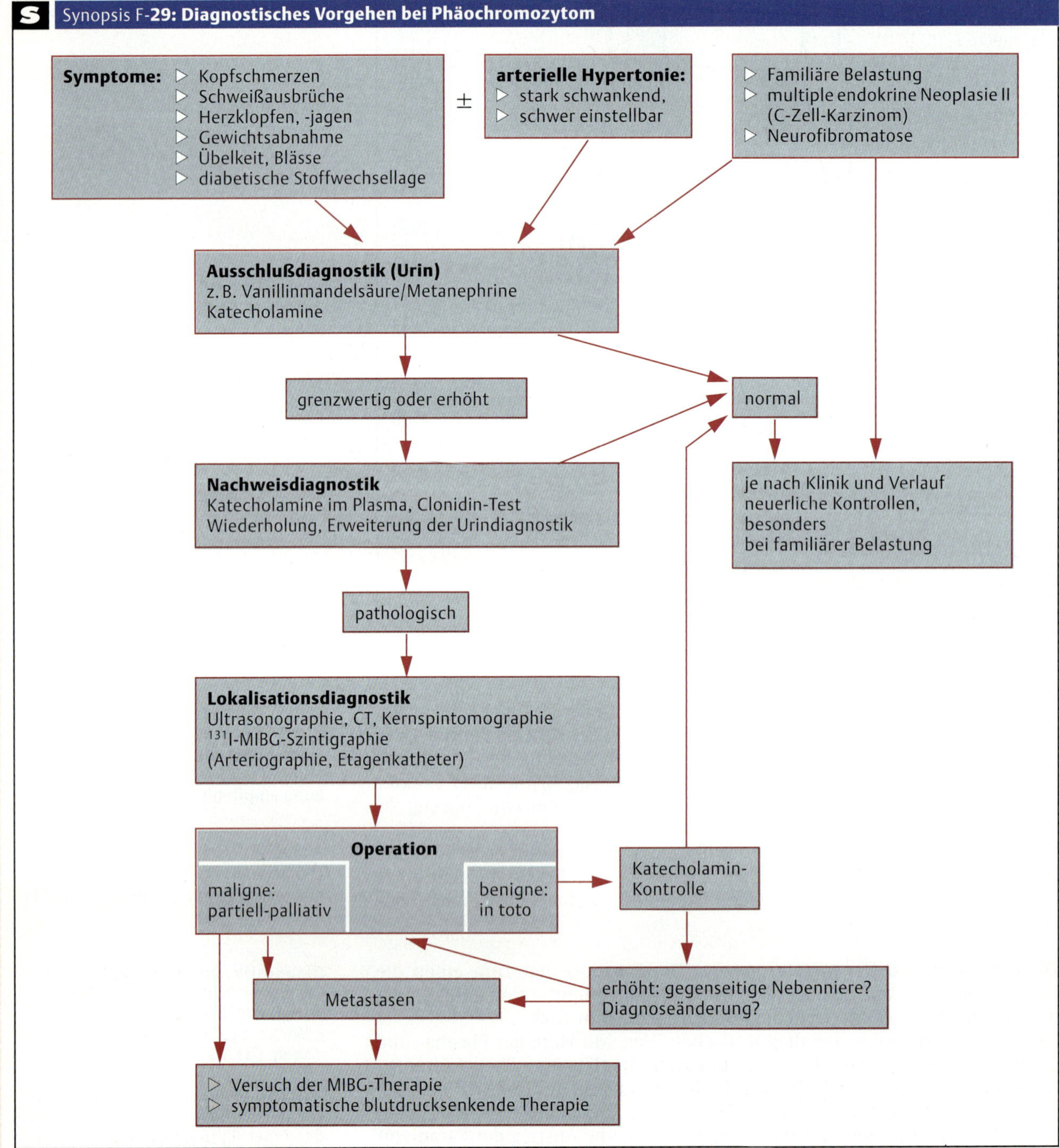

Die **extraadrenalen paraganglionären Phäochromozytome** können entlang der gesamten Aorta zwischen Aortenbogen und Blase liegen. Gerade für den extraadrenalen Sitz besitzt die **MIBG-Szintigraphie** eine große Bedeutung zur Lokalisierung (seltener die etagenweise Venenblutabnahme für die Katecholaminbestimmung).

F-**35** zählt die **differentialdiagnostisch** wichtigen Krankheitsbilder auf, bei denen gelegentlich aufgrund der Klinik oder einzelner Befunde an ein Phäochromozytom gedacht wird. Die Ausschlußdiagnostik erfolgt wie bei den Untersuchungsmethoden und in S F-**24** dargestellt.

Große Bedeutung besitzt das **MIBG-Szintigramm**, insbesondere bei extraadrenalem Phäochromozytomsitz (entlang der gesamten Aorta).
Zur **Differentialdiagnostik** sowohl der Hypertonie als auch der vegetativen Symptome des Phäochromozytoms *siehe* S **F-24**.

F-35: Differentialdiagnose des Phäochromozytoms (nach *Käser*)

▷ Primäre, arterielle (essentielle) Hypertonie	▷ Diabetes mellitus
▷ Renovaskuläre Hypertonie	▷ Renale Glukosurie
▷ Endokrine Hypertonien (Conn-Syndrom etc.)	▷ Hypoglykämie
▷ Vasomotorische Krisen	▷ Hyperthyreose
▷ Funktionelle, vegetative Störungen	▷ Karzinoid
▷ Psychoneurosen	▷ Cushing-Syndrom
▷ Paroxysmale Tachykardie	▷ Akutes Abdomen
▷ Angina pectoris	▷ Cholelithiasis
▷ Orthostatische Hypotonie	▷ Akute Porphyrie
▷ Zerebrale Durchblutungsstörungen	▷ Bleiintoxikation
▷ Migräne	▷ Nahrungsmittelunverträglichkeit
▷ Menopause	▷ Akute/chronische Infektionen
▷ Gestationstoxikose	▷ Mastozytose
▷ Akrodynie	

Therapie. Die Therapie der Wahl für das Phäochromozytom ist die chirurgische, d.h. die einseitige, selten beidseitige **Adrenalektomie** zur Entfernung des Nebennierenmarktumors. Die Rinde ist dabei kaum zu schonen, so daß nach beidseitiger Adrenalektomie mit **Gluko- und Mineralokortikoiden substituiert** werden muß (iatrogener Morbus Addison). Längeres Abwarten bei gestellter Diagnose ist nicht sinnvoll, da die Malignitätsrate mindestens 10% beträgt.
Die Sicherheit der Operation hängt in leider oft unterschätztem Umfange von der adäquaten Prämedikation ab.

Therapie Die operative Entfernung des Phäochromozytoms ist das Mittel der Wahl, notfalls auch beidseitig. Nach beidseitiger **Adrenalektomie** muß mit **Gluko- und Mineralokortikoiden substituiert** werden.

Merke. Die Operation eines Phäochromozytoms ohne Prämedikation mit Alpharezeptorenblockern ist, selbst wenn der Patient normoton sein sollte, ein Therapiefehler. Intraoperative, nicht beherrschbare Blutdruckabfälle können die Folge sein!

◀ **Merke**

Das Medikament der Wahl ist **Phenoxybenzamin** als Alpharezeptorenblokker. Man beginnt einschleichend mit 10 mg und steigert in 1–2 Wochen auf Dosen von 60 oder 120 mg pro Tag (in Abhängigkeit vom Hochdruck bzw. dem Ausmaß der Katecholaminerhöhung). Sobald nach Ansprechen der Alphablockade nach einigen Tagen ein Herzfrequenzanstieg zu beobachten ist, wird ggf. ein **Betablocker** (z.B. Propranolol) hinzugegeben. Die erforderlichen Dosen richten sich nach der Frequenz (40–80 mg Propranolol oder mehr). **Der Betablocker darf nie ohne Alphablockade verabreicht werden.**

Das Medikament der Wahl ist **Phenoxybenzamin.** Nach Ansprechen der Alphablockade (Herzfrequenzanstieg) wird ggf. ein **Betablocker** hinzugegeben.

Bei der Operation selbst ist auf ausreichenden Volumenersatz zu achten, für Blutdruckkrisen kann zusätzlich Nitroprussid-Na (Nipruss®) im Perfusor, 10–200 µg/min i.v., eingesetzt werden.
Ergibt die histologische Diagnose ein malignes Phäochromozytom oder Phäochromoblastom muß mit der Metastasierung gerechnet werden. Gelegentlich deckt bereits die ^{131}I-MIBG-Szintigraphie Metastasen präoperativ auf, sofern der Tumor ^{131}I-MIBG speichert. Die Operation hat hier den

Intraoperativ ist für Volumenersatz zu sorgen, bei Blutdruckkrisen hilft Nitroprussid-Na.

Beim malignen metastasierenden Phäochromozytom kann eine endogene Strahlentherapie mit ^{131}I-MIBG versucht werden, falls es der Tumor speichert.

Eine externe Radiatio hat bei schmerzhaften Metastasen nur palliativen Charakter.

Charakter einer Palliativmaßnahme, um die bei Fortschreiten der Tumormasse in hohen Dosen erforderlichen Medikamente etwas einschränken zu können – eine aussichtsreiche Chemotherapie steht nicht zur Verfügung. Als Strahlentherapie ist unbedingt ein Versuch der Radionuklidtherapie mit ^{131}I-MIBG vorzunehmen. Die externe Bestrahlung hat bei schmerzhaften Metastasen lediglich palliativen Charakter.

Verlauf und Prognose Die guten Aussichten auf Restitution bei Frühdiagnose und -therapie nehmen mit der Dauer des Hochdrucks ab.

Verlauf und Prognose. Bei frühzeitiger Diagnosestellung ist die Prognose des gutartigen Phäochromozytoms durchaus gut: Gefäßschäden sind dann noch nicht eingetreten, die gesunde Nebenniere übernimmt die Aufgabe der entfernten auch im Hinblick auf die Produktion der Steroidhormone.

Merke ▶

▶ ***Merke.*** **Bei beidseitigem Befall ist postoperativ der Status eines Morbus Addison gegeben – die lebenslange Substitution mit Gluko- und Mineralokortikoiden ist erforderlich.** Katecholamine müssen auch beim Ausfall beider Nebennieren nicht chronisch substituiert werden (höchstens unmittelbar postoperativ). Sie werden im ausreichenden Umfang im sympathischen System produziert und sezerniert.

Ist die Hochdruckerkrankung zur Zeit der Diagnosestellung bereits fortgeschritten, hängt es davon ab, wieweit etwa durch Herzinfarkt oder Apoplexie ein Schaden an Herz oder Hirn eingetreten ist, weiterhin ist entscheidend, ob sich der Hochdruck bereits verselbständigt hat und wie konsequent er behandelt wird.

Die Prognose des malignen Phäochromozytoms ist infolge des Mangels wirksamer Therapieformen schlecht. Am Ende ist das Hochdruckgeschehen auch mit hohen Dosen von Rezeptorenblockern kaum beherrschbar.

Die Prognose des malignen Phäochromozytoms bzw. Phäochromoblastoms ist nicht gut: Durch das Fehlen einer ausreichend wirksamen Tumortherapie, sei es eine Chemotherapie, sei es eine wirksame Bestrahlung, nimmt die Tumormasse allmählich zu, die Einstellung des Blutdrucks wird immer problematischer. Hohe Dosen von Alpha- und Betablockern sowie andere Antihypertensiva werden benötigt. Das Ende führt eine nicht mehr beherrschbare Hochdruckkrankheit oder auch die Tumorkachexie herbei.

Klinischer Fall

Eine 47 Jahre alte, eher schlanke Frau, bei der über mehrere Jahre ein als essentiell angesehener Hochdruck nicht besonders konsequent behandelt worden war, wurde mit starkem und von ihr beängstigend empfundenem Druckgefühl in die Klinik aufgenommen. Die Diagnose war ein mittelgroßer Hinterwandinfarkt. Die Anamneseerhebung im Hinblick auf Symptome, die auf ein Phäochromozytom hätten hindeuten können, war negativ.

Bei der späteren nochmaligen Durchuntersuchung im Stadium der Stabilisierung (nach 3 Wochen) fiel eine rechtsseitig vergrößerte Nebenniere im Oberbauch-Sonogramm auf; es wurde nun auch die Nebennierenmarkfunktionsdiagnostik im Labor angeordnet.

Das Resultat war eine auf das 2½fache der Norm erhöhte Ausscheidung an Vanillinmandelsäure im 24-Stunden-Urin, auch die Plasma-Katecholamine waren erhöht. Beim Glukosetoleranztest zeigte sich eine verzögerte Glukoseassimilation. Nachdem die Diagnose eines Phäochromozytoms auf diese Weise gestellt war, wurde beschlossen, bis zur ausreichenden Vernarbung des Herzinfarktes konservativ zu verfahren. Unter sorgfältiger Blutdruckkontrolle wurde die Patientin 5 Monate observiert, Blutdruckspitzen über 150 mmHg systolisch wurden nicht beobachtet.

Zur Vorbereitung der Operation erfolgte eine stationäre Aufnahme zur Einstellung auf das prätherapeutisch wünschenswerte hohe Niveau der Alpha- und Betablockade: Mit 60 mg Phenoxybenzamin und 60 mg Propranolol wurde die Patientin der Operation (rechtsseitige Adrenalektomie) unterzogen, die komplikationslos gelang. Histologisch fand sich ein 4 cm messender Tumor aus Zellnestern typischer chromaffiner Zellen in einem kapillarreichen Bindegewebe. Die Rinde war peripher zu einem schmalen Saum ausgezogen. Nunmehr 3 Jahre nach der Operation ist die Patientin normoton und beschwerdefrei.

5.4 Dysautonomie

Synonyme: Unterfunktion des Nebennierenmarkes und des sympathischen Systems, asympathikotones Syndrom, autonome Neuropathie

Epidemiologie. Es handelt sich um ein ausgesprochen seltenes Krankheitsbild.

Ätiologie und Pathogenese. Die Entstehung der Erkrankung ist unklar: Bei früher gesunden Menschen, vorwiegend Männer jenseits des 50. Lebensjahres, kommt es zur **schweren orthostatischen Blutdruckregulationsstörung.** Die Ursache ist unbekannt. Bei der Variante des **Shy-Drager-Syndroms**, das beide Geschlechter nach dem 40. Lebensjahr befallen kann, treten zur autonomen Insuffizienz extrapyramidale Symptome sowie zerebelläre, kortikobulbäre und kortikospinale Störungen hinzu. Bei der familiären Dysautonomie (Riley-Day-Syndrom) handelt es sich um eine angeborene Form, die vorwiegend bei Ashkenasi-Juden auftritt. Eine sekundäre autonome Neuropathie kann beim Diabetes mellitus auftreten.

Klinik. Bei der reinen autonomen Insuffizienz prägen sich allmählich körperliche Schwäche, Gewichtsverlust, Durchfallsneigung, Abnahme der Libido, Blaseninkontinenz aus. Beim Gehen kommt es durch einen ausgeprägten orthostatischen Blutdruckabfall zu Schwindelerscheinungen und Unsicherheit. Blässe, Schweißausbrüche und Tachykardie begleiten die Ereignisse. Beim Shy-Drager-Syndrom treten neurologische Ausfälle der obengenannten Systeme hinzu.

Labor. Wenn man beim Orthostasetest (Schellong-Test) das Plasmanoradrenalin zunächst im Liegen und dann nach dem Aufstehen mißt, kommt es beim Gesunden zu einer Verdopplung der Ruhewerte. Bei der Dysautonomie bleibt dieser Anstieg aus.

Diagnostik und Differentialdiagnose. Das Verhalten des Noradrenalins beim Orthostasetest in Verbindung mit der Klinik belegt die Diagnose. Beim Shy-Drager-Syndrom ist sie noch einfacher und sicherer zu stellen als bei der isolierten Dysautonomie. Differentialdiagnostisch kommen konstitutionelle Hypotonien, Trainingsmangel, Herzinsuffizienz o.a. in Betracht.

Therapie. »Milde« physikalische Maßnahmen wie Stützstrümpfe etc. sind kaum vom Erfolg gekrönt, wenig hilfreich ist auch die physikalische Therapie. Eine gewisse Erleichterung bringen die belästigenden Druckanzüge mit Verminderung des Volumens in der unteren Körperhälfte.
Medikamentös können Metoclopramid (3 × 10 mg pro Tag) oder Indometacin (2 × 75 mg pro Tag) versucht werden. Mineralokortikoide wie Fludrokortisonazetat bergen eher die Gefahr einer Hypokaliämie. Eine befriedigende Besserung ist kaum zu erzielen.

Verlauf und Prognose. Die Ursache ist nicht zu beheben, in seltenen erfreulichen Fällen kommt es zu einer gewissen Besserung. Schwere Verläufe führen zur Immobilisierung, da der Patient außerhalb der liegenden Position kaum ohne Fremdhilfe existieren kann. Todesursache sind Folgen der Immobilisierung und Gefäßkomplikationen einschließlich Thromboembolien.

5.4 Dysautonomie

Synonyme: Unterfunktion des Nebennierenmarkes und des sympathischen Systems, asympathikotones Syndrom

Epidemiologie Sehr seltene Erkrankung.

Ätiologie und Pathogenese Die Ursache der Insuffizienz des sympathischen Systems einschließlich des Nebennierenmarks ist unbekannt. Es kommt zu **schweren orthostatischen Blutdruckregulationsstörungen**.

Klinik Körperliche Schwäche, Gewichtsverlust, Durchfallsneigung, Hypogonadismus, Blaseninkontinenz begleiten schwere orthostatische Insuffizienzerscheinungen.

Labor Beim Orthostasetest kommt es nach dem Aufstehen nicht zum Anstieg der Katecholamine.

Diagnostik, Differentialdiagnose Das Verhalten des Noradrenalins beim Orthostasetest und die Klinik sichern die Diagnose. Differentialdiagnosen sind konstitutionelle Hypotonie, Trainingsmangel, Herzinsuffizienz.

Therapie Physikalische Therapie (»Kreislauftraining«) hilft kaum, Druckanzüge können nützlich sein, sind aber lästig.
Medikamentös werden Metoclopramid oder Indometacin versucht. Eine befriedigende Besserung ist kaum zu erreichen.

Verlauf und Prognose Die Prognose ist mäßig – infolge Hypotonie entwikkelt sich bald eine Abhängigkeit von Fremdhilfe. Zum Tode führen Immobilisierung und Gefäßkomplikationen wie Thromboembolien.

6 Pluriglanduläre Syndrome

6.1 Multiple endokrine Neoplasie (MEN)
Synonyme: multiple endokrine Adenomatose (MEA), APUDomatose

6.1.1 MEN Typ I (Wermer-Syndrom)

Definition ▶

6 Pluriglanduläre Syndrome

R. Ziegler

In diesem Kapitel sind endokrine Krankheitsbilder mit Beteiligung mehrerer Drüsen dargestellt, bei denen eine übergeordnete Störung vorliegt. Zum einen handelt es sich um verschiedene Typen von Überfunktionszuständen, zum anderen um kombinierte Organinsuffizienzen.

6.1 Multiple endokrine Neoplasie (MEN)

Synonyme: multiple endokrine Adenomatose (MEA), APUDomatose

6.1.1 MEN Typ I (Wermer-Syndrom)

▶ ***Definition.*** Bei dieser Polyendokrinopathie des Hormonexzesses kommt es in wechselnder Verteilung zu Tumoren der Nebenschilddrüsen, des endokrinen Pankreas und der Hypophyse (S F-**30**). Am häufigsten (in 80 % der Fälle) ist ein primärer Hyperparathyreoidismus beteiligt, in abnehmender Häufigkeit folgen die Pankreastumoren (60–70 %) und die Hypophysentumoren (50–60 %), wobei die zeitliche Abfolge der Manifestation der jeweiligen Endokrinopathien unterschiedlich ist.

S Synopsis F-**30: Komponenten der multiplen endokrinen Neoplasie (MEN)**

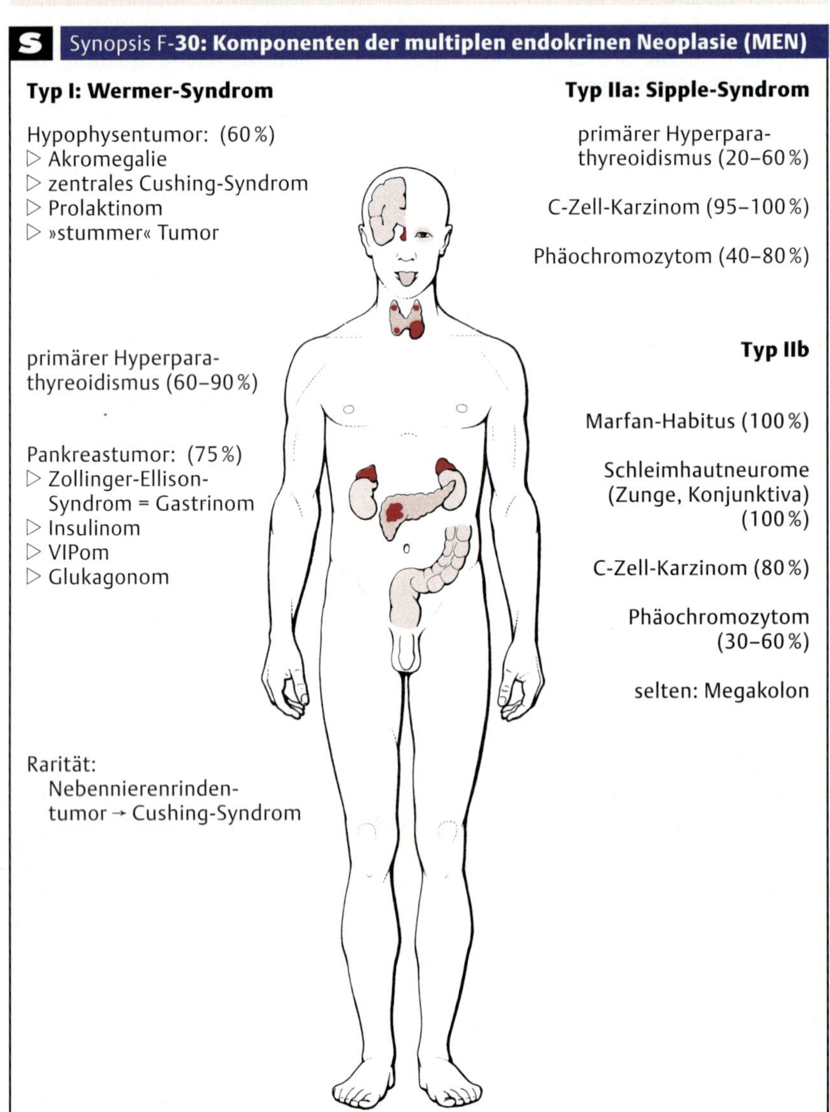

Epidemiologie. Der Typ I ist mit ca. 50% d. F. die häufigste Form der (an sich seltenen) MEN. Beim Wermer-Syndrom führt die Beteiligung der Nebenschilddrüsen. Von den Fällen von primärem Hyperparathyreoidismus gehören nur wenige Prozent (sicherlich unter 5%) der multiplen endokrinen Neoplasie an.

Epidemiologie Multiple endokrine Neoplasien sind seltene Erkrankungen. Beim Typ I ist die häufigste Manifestation der pHPT.

Ätiologie und Pathogenese. Das Krankheitsbild kann sporadisch, aber auch familiär gehäuft auftreten – in letzterem Falle wird ein autosomal dominanter Erbgang angenommen. Sowohl bei der sporadischen als auch bei der familiären Form betrifft der Bildungsdefekt das Stadium der Ausbildung des Endokriniums, ausgehend von der Neuralleiste – früher Defekt im **d**iffusen **n**euro**e**ndokrinen **S**ystem (**DNES**). *Pearse* schuf den Begriff des **APUD-Systems** (**a**mine **p**recursor **u**ptake and **d**ecarboxylation) nach dem histologischen Verhalten vieler beteiligter endokriner Organe, Amin-Präkursoren aufzunehmen und zu dekarboxylieren.

Das Marker-Gen (MEN bzw. MENin-Gen) liegt auf Chromosom 11 (q13) und ist der familiären Genanalyse zugänglich; es fungiert als Tumorsuppressorgen.

Ätiologie und Pathogenese Die MEN I kommt sporadisch und familiär gehäuft vor (autosomal dominanter Erbgang im letzteren Falle). Zugrunde liegt ein früher Defekt im **diffusen neuroendokrinen System (DNES).** Synonym wird auch die ältere Terminologie des **APUD-Systems** verwendet (= **a**mine **p**recursor **u**ptake and **d**ecarboxylation).

Das Krankheitsbild entwickelt sich von den Symptomen her in der Reihenfolge, wie sich der jeweilige endokrine Tumor ausbildet. Dabei sind Benignität (z. B. primärer Hyperparathyreoidismus) und Malignität (Karzinoid) durchaus gemischt.

Das Krankheitsbild hängt von der Manifestation der Einzelkomponenten ab, benigne und maligne Endokrinopathien kommen nebeneinander vor.

Klinik. Der Patient kommt mit dem **Leitsymptom einer der beteiligten Endokrinopathien** zum Arzt. Dabei kann es sich z. B. um eine Akromegalie, ein Prolaktinom oder ein zentrales Cushing-Syndrom handeln (das periphere Cushing-Syndrom kommt als Komponente eher ausnahmsweise vor). Bei anderen Patienten steht ein rezidivierendes Ulkusleiden als Ausdruck eines Zollinger-Ellison-Syndroms im Vordergrund, auch die Hypoglykämien durch Insulinom können das Leitsymptom sein. Schließlich sind auch die Symptome des primären Hyperparathyreoidismus wie rezidivierendes Nierensteinleiden etc. zu nennen. Zu den einzelnen Symptomen der Komponenten sei auf die entsprechenden Kapitel verwiesen.

Klinik Die **Leitsymptomatik** hängt von dem sich zuerst **manifestierenden Überfunktionszustand** ab, sei es ein Hypophysentumor wie Akromegalie oder Prolaktinom (selten Cushing-Syndrom), sei es das rezidivierende Ulkusleiden beim Gastrinom oder die Hypoglykämie beim Insulinom. Der pHPT kann als Nierensteinleiden in Erscheinung treten.

Obwohl der primäre Hyperparathyreoidismus am häufigsten Teil des Syndroms ist, steht er klinisch eher etwas im Hintergrund in Entsprechung zu der Erfahrung, daß die Nebenschilddrüsenüberfunktion jahrelang stumm verlaufen kann. Im Hinblick auf die Manifestation können die Endokrinopathien gleichzeitig, aber auch zeitlich auseinandergezogen auftreten (vgl. den klinischen Fall). Neben den endokrin aktiven kommen auch klinisch stumme Tumoren der genannten Organe vor, wobei zum einen an sogenannte schweigende Hormone (»silent hormones«), also Hormone ohne spürbare Wirkung, zu denken ist, zum anderen an Adenome mit so geringer Aktivität, daß es nicht zum Überfunktionszustand kommt.

Besonders der pHPT verläuft oft lange Zeit stumm. Bei endokrin inaktiven Tumoren sind auch noch unbekannte, schweigende Hormone zu vermuten, also Hormone mit so geringer Aktivität, daß es nicht zum Überfunktionszustand kommt.

Labor. Die Labordiagnostik der jeweiligen Endokrinopathie ist in dem spezifischen Abschnitt beschrieben.

Labor Die beteiligten Endokrinopathien sind in den spezifischen Kapiteln abgehandelt.

> ***Merke.*** Wesentlich ist, daß man bei Patienten mit endokrinen Tumoren an die Möglichkeit einer MEN denkt.

◀ **Merke**

Die Indikation zur Diagnostik hängt von der Klinik ab, lediglich bei Gennachweis bei bekannter hereditärer MEN sollte ein aufwendiges regelmäßiges Programm mit Einschluß von Stimulationstests durchgeführt werden, um die Frühdiagnose vor Ausbruch von Krankheitserscheinungen zu ermöglichen. Die Wahrscheinlichkeit des Betroffenseins um 50% rechtfertigt hier einen größeren diagnostischen Aufwand.

Bei bekannter hereditärer MEN ist ein regelmäßiges Diagnostikprogramm gerechtfertigt.

Diagnostik und Differentialdiagnose. Beweisend ist die Autonomie der Hormonproduktion der betreffenden Drüse(n). Bei Krankheitskomponenten wie dem primären Hyperparathyreoidismus ist die Koinzidenz von Hyperkalzämie und erhöhtem Parathormon beweisend, bei den Hypophysentumoren die Erhöhung des jeweiligen Hormons, sei es STH oder Prolaktin –

Diagnostik, Differentialdiagnose Diagnoseweisend sind erhöhte Hormone der jeweiligen Drüse sowie fehlende Supprimierbarkeit bei den Suppressionstests.

beim Cushing-Syndrom ist das ACTH in der Messung weniger zuverlässig als das Kortisol. Stark erhöhte Gastrinwerte belegen das Zollinger-Ellison-Syndrom, Hypoglykämien und Hyperinsulinismus das Insulinom und erhöhte 5-Hydroxyindolessigsäure im Urin das Karzinoid. Für den Nachweis seltener Tumoren wie das VIPom müssen Speziallaboratorien z. B. für die VIP- (vasoaktives intestinales Polypeptid) Bestimmung in Anspruch genommen werden.

Differentialdiagnostische Schwierigkeiten gibt es infolge der Eigentümlichkeit der MEN kaum. Zufällige Koinzidenzen etwa eines pHPT mit einem nicht endokrin aktiven Nebennieren-»Tumor« kommen vor.

Aufgrund der Eigentümlichkeit der Kombination der endokrinen Tumoren gibt es kaum Verwechslungsmöglichkeiten. Es kommt höchstens einmal die Verkennung einer sporadischen, solitären Endokrinopathie mit einem MEN-Syndrom in Betracht, wenn etwa ein primärer Hyperparathyreoidismus mit einem klinisch stummen Nebennieren-»Tumor« einhergeht, der sich später als harmloses, endokrin inaktives Lipom entpuppt.

Therapie der Wahl ist die chirurgische Intervention.

Therapie. Die Behandlung ist die chirurgische, wie in den Kapiteln der Einzelkomponenten angegeben. Der pHPT ist in der Regel eine Vierdrüsenerkrankung mit der Folge einer 7/8-Resektion.

Verlauf und Prognose Der Verlauf eines Indexfalles ist ungünstiger als die Verläufe nachfolgender, familiärer Fälle, bei denen eine Frühdiagnose und auch Heilung (im Falle maligner Entitäten) möglich ist.

Verlauf und Prognose. Beim solitären Fall und beim ersten Fall einer Familie ist die Prognose nicht immer günstig, da es überraschend lange Zeiträume benötigen kann, bis die zweite Endokrinopathie diagnostiziert ist. Infolge der Seltenheit ist die Möglichkeit des Auftretens eines zweiten endokrinen Tumors den Ärzten nicht sehr vertraut, dies kann zur Unterschätzung der klinischen Relevanz der als zweites in Erscheinung tretenden Komponente führen. Wesentlich günstiger ist die Prognose bei Familienangehörigen, die sich nach Feststellung der familiären Belastung der regelmäßigen Kontrolluntersuchung stellen. Hier denken wir in der Regel an jährliche Abstände, die bei der Langsamkeit der meisten Endokrinopathien ausreichen.

Klinischer Fall

Im Alter von 31 Jahren begannen bei der Patientin »Absencen«. Da die Zustände bis zur Bewußtlosigkeit gingen, wurde die Patientin in einer neurologischen Abteilung aufgenommen, und eine Therapie mit Antiepileptika wurde eingeleitet. Im Laborspektrum fiel dann eine Hyperkalzämie auf, die zuvor nicht bekannt gewesen war. Nach der Verlegung in unsere Abteilung zur Abklärung der Hyperkalzämie kam es trotz der antiepileptischen Therapie erneut zur Bewußtlosigkeit. Die Blutzuckerbestimmung deckte eine schwere Hypoglykämie von 25 mg/dl auf. Erneut waren die typischen Begleiterscheinungen der schweren Hypoglykämie wie Tremor und Schweißausbruch nicht aufgetreten. Wir diagnostizierten zwei Endokrinopathien: einen primären Hyperparathyreoidismus und ein Insulinom, das auch computertomographisch darstellbar war.
In einer ersten Operation wurde ein Inselzelladenom von 1,5 cm Größe im Pankreasschwanz entfernt. Beim Palpieren schien ein zweites Adenom möglich, wurde jedoch noch nicht reseziert. 5 Wochen später wurde am Hals ein Nebenschilddrüsenadenom entfernt. Serumkalzium und Parathormon normalisierten sich. Es persistierte jedoch eine Tendenz zur Hypoglykämie, derenthalben eine Einstellung auf Diazoxid erfolgte.
Eine zweite Pankreasrevision wurde 3 Jahre später durchgeführt. Dabei wurde ein kleines Adenom (histologisch: B-Zellen) entfernt, ohne daß die Tendenz zu Hypoglykämien völlig verschwand. Der Bedarf von Diazoxid war nicht ganz sicher zu beurteilen, da die Patientin auch leichte psychische Fehlreaktionen erkennen ließ, die die sichere Diagnose erschwerten. Mit den bildgebenden Verfahren war eine eindeutige Aussage zu weiteren Pankreasadenomen nicht möglich. Wahrscheinlich liegt eine multiple Adenomatose der β-Zellen vor. Unter symptomatischer Therapie (Diabetesdiät und Diazoxid) ist der Zustand tolerabel. Zur Zeit, d. h. 9 Jahre nach der Diagnose der multiplen endokrinen Neoplasie, ist die Patientin nach jahrelanger Normokalzämie hyperkalzämisch geworden – es ist davon auszugehen, daß ein Rezidiv des primären Hyperparathyreoidismus vorliegt.

6.1.2 MEN Typ IIa (Sipple-Syndrom) und IIb

6.1.2 MEN Typ IIa (Sipple-Syndrom) und IIb

◀ Definition

▶ ***Definition.*** Dieses Syndrom tritt in zwei Formen auf:
Beim **Typ IIa** liegt die Kombination eines C-Zell-Karzinoms (95–100%) mit einem Phäochromozytom (40–80%) und seltener einem primären Hyperparathyreoidismus (30–60%) vor. Die überwiegend männlichen Patienten haben äußerlich keine Auffälligkeiten.
Beim **Typ IIb** zeigt sich äußerlich ein typischer Marfan-Habitus in Verbindung mit Neuromen der Mukosa und Megakolon. Gleichzeitig liegt ein C-Zell-Karzinom bei 80%, ein Phäochromozytom bei 30–60% der Betroffenen vor.

Epidemiologie 5% der Schilddrüsenmalignome sind C-Zell-Karzinome; davon sind wiederum 20% familiär.

Epidemiologie. Von den C-Zell-Karzinom-Patienten aus gesehen, die 5% aller Schilddrüsenmalignome stellen, ist ein familiärer Verlauf bei 20% der C-Zell-Karzinom-Träger zu erwarten.

Ätiologie und Pathogenese Der Neuralleiste entstammen sowohl C-Zellen als auch Nebennierenmarkzellen (und auch neurale Strukturen, die später Neurome ausbilden). Der Defekt tritt während der Neuralleistendifferenzierung auf, die manifestierenden späteren Schritte sind unbekannt.

Ätiologie und Pathogenese. Die Situation ist ähnlich wie bei der MEN Typ I (s.o.). Die Neuralleiste ist als Herkunftsort sowohl der C-Zellen der Schilddrüse als auch der Nebennierenmarkzellen und darüber hinaus auch der involvierten neuralen Strukturen die Leitstruktur, auf die sich der Defekt zurückführen läßt. Bei der MEN Typ IIa ist die Genanalyse des Defektes gelungen: Es handelt sich um Punktmutationen im Bereich des extrazellulären Anteils des RET-Proto-Onkogens auf Chromosom 10, und zwar im Bereich der Codons 609, 611, 618, 620, 634. Beim familiären C-Zellkarzinom (ohne Begleitstörungen) können die gleichen Codons wie bei MEN IIa betroffen sein, aber auch intrazelluläre Anteile des Onkogens, die Codons 768 und 804. Bei der MEN Typ IIb hat die molekulargenetische Analyse einen Defekt des Codons 918 ergeben, ebenfalls den intrazellulären Bereich betreffend. Die manifestierenden Ereignisse des zweiten Schritts liegen noch im dunkeln.

Klinik Das C-Zell-Karzinom ist lange Zeit klinisch stumm (ein Hyperkalzitoninismus verursacht keine Symptome). Spätsymptome sind Durchfälle. Das Phäochromozytom manifestiert sich als Hochdruckleiden. Beim selteneren primären Hyperparathyreoidismus kommen Nierensteine etc. vor.

Klinik. Bei der MEN Typ IIa tritt das C-Zell-Karzinom beim sporadischen Fall und auch beim ersten Fall einer Familie als stummer Schilddrüsenknoten oder vielleicht auch bereits als Lymphom im Sinne einer Metastase in Erscheinung. Symptome allgemeiner Art fehlen in frühen Stadien der Erkrankung. Sie treten hinzu, wenn das C-Zell-Karzinom weiter fortgeschritten ist. Ein Drittel der Betroffenen entwickelt therapieresistente Durchfälle. Bei anderen manifestiert sich das Hochdruckleiden des Phäochromozytoms, bei einigen Patienten steht auch die klinische Symptomatik des primären Hyperparathyreoidismus im Vordergrund, sofern er in das Syndrom eingeschlossen ist.

MEN Typ IIb verrät sich durch den Habitus. Die Blickdiagnose ist möglich, wenn zu einem **Marfan-Habitus** gleichzeitig Neurome an der Zunge (F-**36**) oder z. B. auch unter der Conjunctiva bulbi vorkommen.

Beim Typ IIb ist eine Blickdiagnose möglich, wenn ein Kind, Jugendlicher oder junger Erwachsener bei **Marfan-Habitus** gleichzeitig Neurome an der Zunge (F-**36**) oder z.B. auch unter der Konjunktiva des Bulbus aufweist. Die Klinik des C-Zell-Karzinoms ist, wie oben dargelegt, eher stumm. Das Phäochromozytom äußert sich als Hochdruckerkrankung mit Begleiterscheinungen.

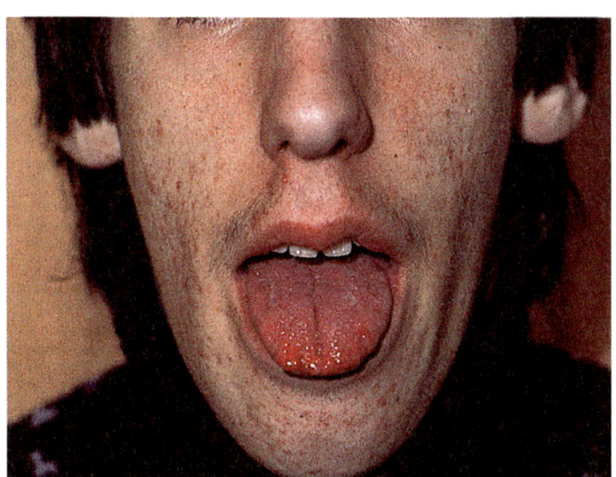

F-36: Schlanke Gesichtsform (Marfan-Habitus), wulstige Lippen und Neurome auf der Zunge bei MEN Typ IIb.

Labor Verläßlicher Tumormarker des C-Zell-Karzinoms ist das **erhöhte Kalzitonin**, später ist auch **CEA** erhöht. Kalzitonin wird durch **Pentagastrin** stimuliert (alternativ durch Kalzium). Die Phäochromozytomdiagnostik erfolgt über Katecholamine im Urin und Plasma. Der pHPT wird durch Hyperkalzämie und erhöhtes PTH bewiesen. Bei familiärer Belastung werden die Genträger identifiziert.

Labor. Der verläßliche Marker des C-Zell-Karzinoms ist das **erhöhte Kalzitonin** im Blut; begleitend, aber erst später den pathologischen Bereich erreichend, steigt das **karzinoembryonale Antigen** (CEA) an. Der klassische Stimulationstest für das Kalzitonin ist der Pentagastrintest, ersatzweise der Kalzium-Stimulationstest (*s. S. 820*).
Das Phäochromozytom wird über die Katecholamine im Urin (sowie ihre Metaboliten) und im Plasma diagnostiziert (*s. S. 885*).
Die Diagnose des primären Hyperparathyreoidismus erfolgt durch die Koinzidenz von Hyperkalzämie und erhöhtem Parathormon.

Diagnostik, Differentialdiagnose Nach Diagnosestellung einer der Endokrinopathien muß an die Möglichkeit der anderen gedacht werden, um präklinisch eine Diagnose zu stellen.

Diagnostik und Differentialdiagnose. Bei MEN Typ IIa ist es erforderlich, bei allen drei involvierten Endokrinopathien (C-Zell-Karzinom, Phäochromozytom, primärer Hyperparathyreoidismus) an die Möglichkeit der Zweit- oder gar Dritterkrankung zu denken und bei klinischem Verdacht die entsprechende Labordiagnostik durchzuführen. Die Identifizierung von Genträgern ist jetzt möglich.
Bei der MEN Typ IIb ist die Blickdiagnose dem Erfahrenen möglich.

Merke ▶

▶ ***Merke.*** Wesentliche Aufgabe ist es, einmal bei allen Betroffenen eine **Untersuchung der Blutsverwandten** durchzuführen. Ohne Verdacht eines zweiten Falles kann man es bei der einmaligen Durchuntersuchung der Verwandten belassen. In den Familien mit nachgewiesener Vererbung sind Genträger zu therapieren (Thyreoidektomie vor Manifestation des C-Zell-Karzinoms).

Differentialdiagnostisch kann der Marfan-Habitus des Typs MEN IIb mit dem eigentlichen Marfan-Syndrom verwechselt werden.

Therapie Die Therapie ist chirurgisch: komplette Thyreoidektomie und Metastasenresektion beim C-Zell-Karzinom, Entfernung eines Phäochromozytoms, totale Parathyreoidektomie bei Vierdrüsenerkrankung durch primären Hyperparathyreoidismus (nachfolgend Autotransplantation von Fragmenten).

Therapie. Die Therapie erfolgt chirurgisch: Das C-Zell-Karzinom ist auch im Stadium des Rezidivs und der Metastasierung möglichst weitgehend chirurgisch anzugehen (spezielle extensive Metastasenchirurgie). Durch Familien-Screening aufgedeckte Frühfälle im Kindesalter können bereits im Stadium der C-Zell-Hyperplasie (vor der Karzinommanifestation) durch totale Thyreoidektomie geheilt werden. Auch das – häufig beidseitige – Phäochromozytom ist zu exzidieren. Beim primären Hyperparathyreoidismus des Typs IIa herrscht die Vierdrüsenerkrankung vor. Hier kommt dann die totale Parathyreoidektomie mit Autotransplantation von Fragmenten der kleinsten Drüse in die Muskulatur des Unterarms in Betracht.

Verlauf und Prognose Beim Indexfall einer Familie ist die Prognose des C-Zell-Karzinoms schlecht. Früh entdeckte familiäre Fälle haben eine sehr gute Aussicht auf Heilung.
Das Phäochromozytom ist für die Prognose weniger entscheidend. Cave: Operationsvorbereitung!
Bei betroffenen Familienangehörigen von C-Zell-Karzinom-Patienten ist durch die Genanalyse (Familien-Screening) eine Frühdiagnose und Frühtherapie (Thyreoidektomie) mit der Aussicht auf Heilung möglich.

Verlauf und Prognose. Beim sporadischen Fall sowie beim Index-Fall einer Familie ist die Prognose – abhängig vom C-Zell-Karzinom – mäßig: Dieses kann in der Regel nicht mehr geheilt werden. Durch zahlreiche Operationen gelingt die Lebensverlängerung über beträchtliche Zeiträume, die 5-Jahres-Überlebensrate liegt dann über 60%.
Das Phäochromozytom ist für die Prognose weniger entscheidend, es kann höchstens bei Unkenntnis seines Vorliegens und ungenügender Operationsvorbereitung (*s. S. 887*) deletär sein.
Wesentlich besser ist die Prognose bei den frühdiagnostizierten Familienangehörigen eines MEN-II-Patienten. Durch die Kalzitoninbestimmung kann das Frühstadium des C-Zell-Karzinoms, das sich als C-Zell-Hyperplasie darstellt, erkannt werden. Durch totale Thyreoidektomie des Genträgers vor der Karzinommanifestation ist die Heilung möglich. Angepaßt an die Familienuntersuchungen hat somit das familiär gehäufte C-Zell-Karzinom statistisch gesehen eine bessere Prognose als das solitär episodisch auftretende.

Klinischer Fall

Bei der Patientin fielen im Kindesalter von 8 Jahren kleine polypenartige Höcker auf der Zunge auf, die exzidiert wurden. Das histologische Ergebnis war das eines gutartigen Neuroms. Leider war den damals behandelnden Ärzten die morphologische Manifestation der MEN Typ IIb offenbar nicht bekannt, denn es erfolgte keine Untersuchung der C-Zell-Funktion und keine Empfehlung der Schilddrüsenuntersuchung oder Langzeitüberwachung.
Im Alter von 14 Jahren wurde unterhalb einer kleinen Struma rechtsseits ein Lymphom entdeckt und exzidiert – die Diagnose war die einer C-Zell-Karzinom-Metastase. Die Diagnose wurde durch das im Blut erhöhte Kalzitonin bestätigt. Ultrasonographisch fand sich im rechten Schilddrüsenlappen ein echoarmer, verdächtiger Bezirk. Die totale Thyreoidektomie wurde angeschlossen, es erfolgte auch eine Neck dissection der rechten Seite, bei der unter den entfernten Lymphknoten mehrere befallen waren. Postoperativ fiel das Kalzitonin auf mäßig erhöhte Werte ab, das CEA war hoch-normal.
In halbjährlichen Abständen wurden Kalzitoninbestimmungen, CEA-Messungen und Halssonographien durchgeführt. Nach 2 Jahren entstand der Eindruck zweier Lymphome rechtsseits in Kehlkopfhöhe. Durch Halsvenenkatheterisierung mit nachfolgender Kalzitoninbestimmung wurde ein Kalzitoningradient in diesem Bereich bestätigt. Bei der Operation fand sich dort C-Zell-Karzinom-Metastasengewebe. Postoperativ sank das Kalzitonin wiederum ab, ohne normal zu werden. Die Beobachtungsstrategie wird unverändert fortgesetzt.

6.2 Multiple endokrine Autoimmuninsuffizienz

Synonyme: multiglanduläre Autoimmun-Atrophien, autoimmune polyglanduläre Syndrome (APS)

6.2 Multiple endokrine Autoimmuninsuffizienz

Synonyme: multiglanduläre Autoimmun-Atrophien, APS

Definition. Bei den betroffenen Patienten fallen nebeneinander oder nacheinander mehrere endokrine Organe durch Autoimmunprozesse aus. Gelegentlich finden sich zusätzlich nichtendokrine Autoimmunerkrankungen wie die perniziöse Anämie oder dermale Erkrankungen wie Candidiasis bzw. Haarausfall.

◀ **Definition**

Epidemiologie. Es handelt sich um ausgesprochen seltene Krankheitsbilder. Um so mehr gilt es, bei bereits mit einer substitutionsbedürftigen Erkrankung betroffenen Patienten nicht durch das Übersehen einer zweiten den Leidensdruck zu erhöhen.

Epidemiologie Seltene Erkrankung. Wesentlich ist, bei einer endokrinen Autoimmuninsuffizienz an die Möglichkeiten anderer zu denken.

Ätiologie und Pathogenese. Aufgrund eines wahrscheinlich genetischen Defektes können sich, ausgelöst z. B. auch durch Viruserkrankungen, Autoantikörper gegen endokrine Organe ausbilden. In der Regel ist nur ein Organ betroffen (vergleiche Diabetes mellitus Typ I, Hashimoto-Thyreoiditis, idiopathischer Morbus Addison etc.). Bei der polyendokrinen Autoimmuninsuffizienz werden in unterschiedlicher Verteilung mehrere endokrine Organe betroffen. Die Klinik hängt dann vom Ausfall der peripheren Hormone ab.

Ätiologie und Pathogenese Auf der Basis eines genetischen Defektes können z. B. nach Viruserkrankungen Prozesse der Autoantikörperbildung in Gang kommen.

Klinik. Beim **Typ I** der APS, das sich eher bei Kindern und Jugendlichen manifestiert, findet man am ehesten einen Hypoparathyreoidismus und einen Morbus Addison, eine primäre Gonadeninsuffizienz kann hinzutreten. Die Hypothyreose durch Hashimoto-Thyreoiditis ist eher selten. Begleiterscheinungen sind Symptome von seiten des Integumentes wie Candidiasis, Alopezie und Vitiligo. Auch die perniziöse Anämie kommt vor. Die Klinik ist ein Mischbild aus den Erscheinungen der einzelnen Komponenten (siehe entsprechende Abschnitte).
Beim **Typ II** sind eher Frauen im erwachsenen Alter (seltener Männer) betroffen. Typischerweise ist ein Morbus Addison in Verbindung mit einer primären Hypothyreose durch Hashimoto-Thyreoiditis (Schmidt-Syndrom) zu beobachten, Komponente des Syndroms kann auch ein Diabetes mellitus Typ I sein (Carpenter-Syndrom, ▤ F-**36**).

Klinik Bei **Typ I** der APS (eher bei Kindern und Jugendlichen) treten auf: Hypoparathyreoidismus, Morbus Addison, selten primäre Gonadeninsuffizienz. Dermale Manifestationen des Immundefektes (Candidiasis, Alopezie, Vitiligo) können hinzutreten, gleiches gilt für die perniziöse Anämie.
Typ II betrifft Erwachsene (Frauen häufiger als Männer). Es finden sich: Morbus Addison, primäre Hypothyreose (Schmidt-Syndrom), gelegentlich auch Diabetes mellitus Typ I (Carpenter-Syndrom, ▤ F-**36**).

F-36: Komponenten der polyglandulären Autoimmuninsuffizienz

Typ	Betroffene endokrine Drüse*	Erkrankung
I	▷ Nebenschilddrüse ▷ Nebennierenrinde ▷ Ovarien	▷ idiopathischer Hypoparathyreoidismus ▷ idiopathischer Morbus Addison ▷ Amenorrhö, Östrogenmangelerscheinungen
II	▷ Nebennierenrinde ▷ Schilddrüse ▷ endokrines Pankreas	▷ idiopathischer Morbus Addison ▷ Hypothyreose (Typ Hashimoto) ▷ Diabetes mellitus Typ I

* Bei Typ I sind evtl. assoziiert: perniziöse Anämie, Vitiligo, Alopezie, Candidiasis

Häufiger sind periphere endokrine Organe betroffen, seltener die Hypophyse.

In der Mehrzahl sieht man also den Ausfall der peripheren endokrinen Organe, allerdings gibt es auch selten eine Hypophysenvorderlappeninsuffizienz durch Hypophysitis auf Autoimmunbasis. Hier folgen verständlicherweise die Ausfallserscheinungen der peripheren Drüsen nach.

Labor Die Diagnostik betrifft die Hormone der einzelnen Komponenten.

Labor. Die Labordiagnostik erstreckt sich auf die Ausschluß- oder Nachweisdiagnostik der klinisch verdächtigen endokrinen Drüsen. Für Einzelheiten sei auf die speziellen Abschnitte verwiesen.

Diagnostik, Differentialdiagnose Infolge der Seltenheit des Syndroms kommen Verkennungen vor – bei familiärem Vorkommen erfolgt die Diagnosestellung nach »Sensibilisierung« durch den Indexfall schneller. **Regelmäßige Überprüfungen der betroffenen Achsen** sind empfehlenswert.

Diagnostik und Differentialdiagnose. Die Diagnose des Syndroms ist verhältnismäßig selten, da nicht immer an die Möglichkeit einer übergeordneten Störung gedacht wird. Das Erkennen der ersten Endokrinopathie ist zumeist leichter, das Feststellen der zweiten Endokrinopathie nimmt gelegentlich einen längeren Zeitraum in Anspruch, da Restbeschwerden der Ersterkrankung das Bild verwischen können. Bei Familien, in denen mehrere Mitglieder betroffen sind, ist ein **regelmäßiges Austesten bzw. die Vorstellung der Familienmitglieder bei endokrinologisch erfahrenen Ärzten zu empfehlen**.
Differentialdiagnostisch kommen endokrine Ausfälle unterschiedlicher Ursachen in Betracht (z. B. primäre Hypothyreose durch Hashimoto-Thyreoiditis, Morbus Addison durch Organtuberkulose).

Therapie Die ausgefallenen endokrinen Drüsen werden substituiert, wie bei Einzelerkrankung.

Therapie. Die Behandlung ist die Substitution der einzelnen Hormonachsen. Insofern besteht kein wesentlicher Unterschied im Vergleich z. B. zu einer Hypophysenvorderlappeninsuffizienz.

Verlauf und Prognose Die Prognose ist nach Diagnosestellung gut, die optimale lebenslange Substitution unter adäquater Überwachung vorausgesetzt.

Verlauf und Prognose. Nach Erkennung der Ausfallserkrankung ist die Prognose gut, eine lebenslange optimale Substitution mit adäquater Überwachung vorausgesetzt.

7 Erkrankungen der männlichen Gonaden

H.-U. Schweikert

7.1 Physiologische Grundlagen

7.1.1 Regulation der Hodenfunktion

Die Hoden erfüllen zwei Aufgaben. Die **Synthese männlicher Geschlechtshormone** (endokrine Funktion) dient der Ausprägung und Erhaltung des männlichen Phänotyps, während die **Spermatogenese** (exokrine Funktion) die Fortpflanzung ermöglicht (F-**37**).

F-37: Parameter der normalen Hodenfunktion beim Erwachsenen

Endokrine Funktion (Leydig-Zellen)	
▷ Testosteronproduktion	5–10 mg/Tag
▷ Testosteron im Serum	3–10 ng/ml
Durch Rückkopplung von Testosteron auf die Hypophyse:	
▷ LH im Serum	0,5–9 mU/ml
▷ Östradiolproduktion	40 µg/Tag*
▷ Östradiol im Serum	24–40 pg/ml
Exokrine Funktion (Tubuli seminiferi)	
▷ Ejakulationsvolumen	< 2 ml
▷ Spermatozoendichte	20–100 x 10^6 Zellen/ml
▷ Beweglichkeit und normale Form der Spermatozoen	> 60 %
▷ Hodengröße	>12 ml/Testis
Durch Rückkopplung (Inhibin) auf die Hypophyse:	
▷ FSH im Serum	2–11 mU/ml

* Nur etwa 10–20 % sind testikulären Ursprungs, der Rest wird im extratestikulären (peripheren) Gewebe aus im Blut zirkulierendem Testosteron und Androstendion gebildet.

Spermatogenese und Testosteronsynthese werden durch Hormone des Hypothalamus und der Hypophyse gesteuert. Die von der Hypophyse sezernierten Gonadotropine, das luteinisierende Hormon (LH) und das follikelstimulierende Hormon (FSH) üben folgende Wirkungen aus: **LH** stimuliert die Testosteronsynthese, **FSH** regt die Spermatogenese und die Bildung eines zweiten Hodenhormons, des Inhibins, an. Durch chemische Rückkoppelung auf Hypothalamus und Hypophyse wirken die Hodenhormone auf die Gonadotropinfreisetzung ein, indem sie die Empfindlichkeit der Hypophyse gegenüber dem vom Hypothalamus ausgeschütteten Gonadotropin-Releasing-Hormone (GnRH) – Synonym »Luteinizing hormone-releasing hormone« (LHRH) – vermindern. Die Bedeutung dieser Rückkopplung liegt darin, daß hiermit ein empfindlicher Mechanismus zur Kontrolle der Testosteronproduktion und der Spermatogenese zur Verfügung steht (S F-**31**).

7 Erkrankungen der männlichen Gonaden

7.1 Physiologische Grundlagen

7.1.1 Regulation der Hodenfunktion

Die Hoden erfüllen zwei Aufgaben: Sie produzieren **Testosteron** (endokrine Funktion) und **Spermatozoen** (exokrine Funktion) (F-**37**).

Spermatogenese und Testosteronsynthese werden durch Hormone des Hypothalamus (GnRH; Synonym LHRH) und der Hypophyse (LH und FSH) gesteuert.
LH stimuliert die Testosteronsynthese. **FSH** regt die Spermatogenese und die Sekretion von Inhibin an. Durch chemische Rückkopplung auf Hypothalamus und Hypophyse wirken die Hodenhormone auf die Gonadotropinfreisetzung ein (S F-**31**).

Synopsis F-31a: Regulation der Hodenfunktion | **b: Testosteronbiosynthese und -Konversion zu biologisch aktiven Metaboliten in extratestikulären Geweben**

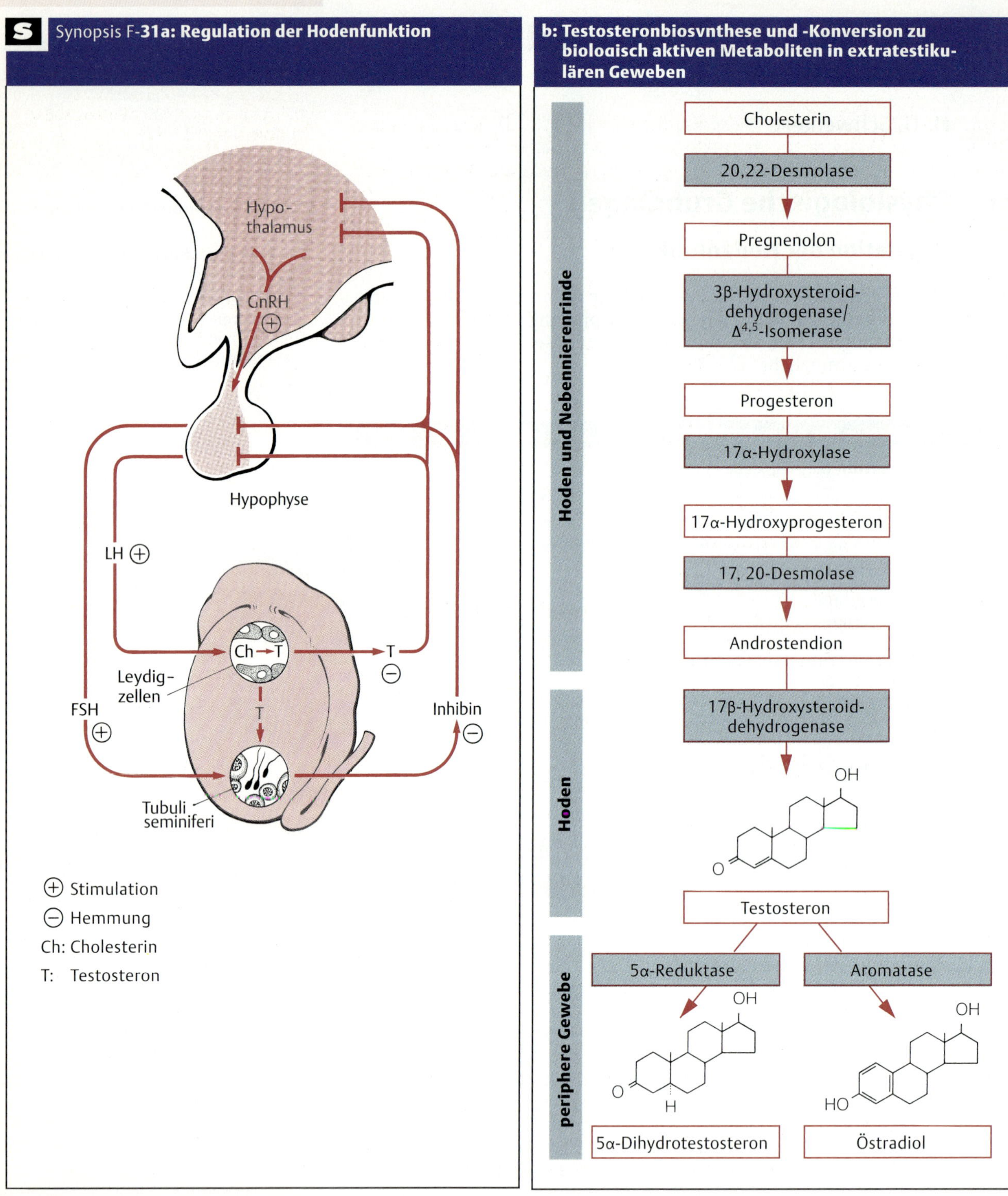

7.1.2 Intrazelluläre Testosteronwirkung

Testosteron ist das intrazellulär wirksamste Hormon für die Regulation der Gonadotropinsekretion und die Spermatogenese. Während der Embryonalzeit stimuliert es die Differenzierung der Wolffschen Gänge in Epididymis, Ductus deferens und Samenblasen.

7.1.2 Intrazelluläre Testosteronwirkung

Testosteron ist im Plasma an Trägerproteine, Albumin und sexualhormonbindendes Globulin (SHBG) gebunden. Das proteingebundene Steroid steht im Gleichgewicht mit ungebundenem, »freiem« Testosteron. Nur das zu 1–3 % in freier Form vorliegende Hormon kann in die Zelle diffundieren. Dort wird es an den Androgenrezeptor gebunden oder, je nach androgenem Zielorgan, durch das Enzym 5α-Reduktase in das biologisch wirksame 5α-Dihydrotestosteron reduziert, welches dann an den Androgenrezeptor gebunden wird. Der Hormon-Rezeptorkomplex bindet im Zellkern an spezifische DNS-

Sequenzen, die die Aktivität androgenabhängiger Gene regulieren. Auf diese Weise wird die Bildung von Boten-RNA bewirkt, wodurch die metabolische Botschaft der Androgene in ihren Zielzellen, die Neubildung von Proteinen anzuregen, vermittelt wird.
Testosteron ist das intrazellulär wirksamste Hormon für die Regulation der Gonadotropinsekretion, der Spermatogenese sowie der Differenzierung der Wolffschen Gänge, 5α-Dihydrotestosteron vermittelt die Wirkung der Androgene im Sinus urogenitalis und im äußeren Genitale während der Embryogenese. Während und nach der Pubertät ist es für die Aufrechterhaltung der Funktion der akzessorischen Geschlechtsmerkmale sowie die Virilisierung verantwortlich (S F-**32**).

Dihydrotestosteron bewirkt während der Embryogenese Wachstum und Differenzierung des äußeren männlichen Genitale und der Prostata, während und nach der Pubertät die Virilisierung (S F-**32**).

S Synopsis F-**32: Wirkungsmechanismus des Testosterons im Zielorgan**

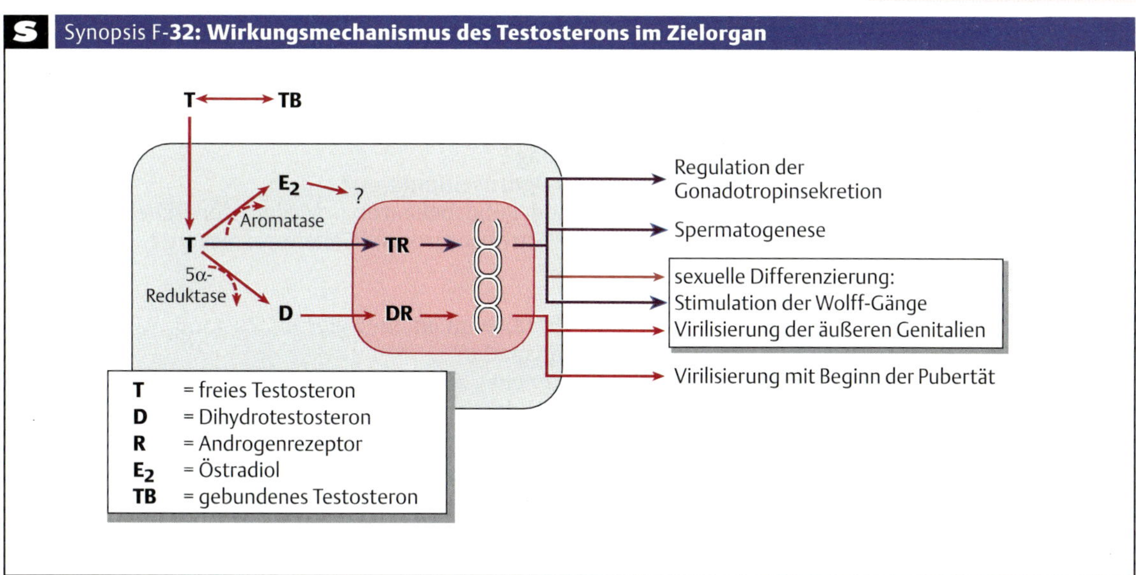

7.1.3 Hodenfunktion im Alter

Obwohl sich mit Zunahme des Lebensalters das Hodengewicht kaum verändert, **nehmen Zahl und Aktivität der Leydig-Zellen ab**. Diese Veränderungen werden etwa in der sechsten Lebensdekade deutlich und verursachen bei den Betroffenen einen allmählichen **Abfall der Testosteronkonzentration** im Blut. Als Folge kommt es zu einem Anstieg der Gonadotropine und zu einer vermehrten Umwandlung zirkulierender Androgene in Östrogene in peripheren Geweben. Man nimmt an, daß diese hormonellen Veränderungen zur Entstehung der benignen Prostatahyperplasie und der Altersgynäkomastie beitragen. Überzeugende Befunde, daß die hormonellen Veränderungen im Alter direkte Folgen für die Sexualfunktion des alternden Mannes haben, gibt es nicht.

7.1.3 Hodenfunktion im Alter

Durch eine allmähliche Abnahme der Zahl und Aktivität der Leydig-Zellen **nimmt der Serumtestosteronspiegel etwa ab der 6. Lebensdekade ab.** Der Östrogenspiegel bleibt unverändert. Vermutlich begünstigen diese Veränderungen die Entwicklung der benignen Prostatahyperplasie sowie der Altersgynäkomastie. Überzeugende Befunde für ein Klimakterium virile gibt es nicht.

7.2 Untersuchungsgang und -methoden

7.2.1 Anamnese einschließlich Sexualanamnese

Bei der Erhebung der Krankengeschichte sind folgende Punkte von Bedeutung und müssen erfragt werden:
- Erkrankungen, die zu einer Beeinträchtigung der Hodenfunktion führen können: Hypertonus, Diabetes mellitus, vaskuläre oder neurogene Erkrankungen, Schilddrüsendysfunktion, Adipositas
- Entzündungen der Geschlechtsorgane: bakterielle Infektionen, venerische Erkrankungen, Mumpsorchitis?
- Traumata oder Operationen an den Geschlechtsorganen: mechanische Traumen, Hodentorsion, Hypospadiekorrektur?

7.2 Untersuchungsgang und -methoden

7.2.1 Anamnese einschließlich Sexualanamnese

In der Anamnese sind wichtig:
- Erkrankungen, Anomalien, Traumata der Geschlechtsorgane
- Erkrankungen, die zu einer Beeinträchtigung der Hodenfunktion führen oder auf eine mangelhafte Hodenfunktion hinweisen (Hypertonus, Diabetes mellitus, vaskuläre oder neurogene Erkrankungen, bakterielle und virale Erkrankungen)

- Pubertätsentwicklung
- Rückenschmerzen (Hinweis auf durch Androgenmangel entstandene Osteoporose)
- regelmäßige Einnahme von Medikamenten oder Drogen
- Libido und Potenz
- bei Infertilität – psychogene Situation.

- Riechvermögen? (eingeschränkt oder fehlend, z.B. beim Kallmann-Syndrom)
- Pubertätsentwicklung
- Rückenschmerzen? (als Hinweis für eine durch Androgenmangel entstandene Osteoporose)
- regelmäßige Einnahme von Medikamenten oder Drogengebrauch?
- Libido und Potenz: Erektion, Ejakulation, Kohabitationsfrequenz, Zahl der leiblichen Kinder?
- bei Infertilität: psychogene Situation – Harmonie mit der Partnerin? Dauer eines unerfüllten Kinderwunsches? Liegt eine psychische oder physische Streßsituation vor?

7.2.2 Körperliche Untersuchung

Bei der körperlichen Untersuchung achtet man besonders auf die **Ausprägung der Androgenisierung (Sekundärbehaarung**, Muskulatur, Fettverteilung, äußeres **Genitale**).
Man palpiert Leiste und Leistenkanal, Skrotalinhalt (insbesondere die Hoden) und die Prostata.

7.2.2 Körperliche Untersuchung

Besonderes Augenmerk sollte gelegt werden auf:
- Körperbau: Verhältnis zwischen Unterlänge und Oberlänge, Spannweite, Muskulatur, Fettverteilung?
- Haut: Beschaffenheit, Talgdrüsenfunktion?
- **Behaarung:** Axillar- und Pubesbehaarung, Muster der Pubesbehaarung, Bartwuchs vorhanden? Stirnhaargrenze (Geheimratsecken)?
- Kehlkopf: Stimmlage?
- **Genitale**
  Phallus: Länge und Umfang im nichterigierten Zustand, Mündung der Urethra, Hypospadie, Epispadie?
  Hoden: Lage (Maldescencus), Konsistenz und Größe? Die Hodengröße wird durch Palpation, bei der man den Hoden gleichzeitig nach Tumoren untersucht, ermittelt. Sie hängt hauptsächlich von der Entwicklung der Tubuli seminiferi ab, die Leydig-Zellen tragen zur Hodengröße nur wenig bei. Am einfachsten bestimmt man die Hodengröße durch vergleichende Palpation mit Hodenmodellen bekannter Volumina (Orchidometer). Vor der Pubertät beträgt das Volumen eines Hodens 1–2 ml, die endgültige Größe eines Hodens beträgt beim Mann etwa 12–25 ml (Hodenlänge: 3,5–5,5 cm).
  Hodengefäße: Ist eine Varikozele vorhanden? Aus anatomischen Gründen findet sich eine Erweiterung der V. spermatica meist links. Die erweiterten Venen lassen sich beim Valsalva-Preßversuch besonders leicht tasten.
- Leistenkanal: Hernie? Lymphknoten?
- Prostata: Größe, Konsistenz, Oberfläche?

7.2.3 Laboruntersuchungen

Basisdiagnostik

- **Funktion der Leydig-Zellen:** Die endokrine Funktion des Hodens wird durch Bestimmung von Testosteron und LH im Serum ermittelt (*vgl.* F-**37**).
- **Funktion der Tubuli seminiferi:** Die exokrine Funktion der Hoden wird mit dem **Spermiogramm** erfaßt (*vgl.* F-**37**).
- **FSH:** Normalbereich: 2–11 mU/ml

7.2.3 Laboruntersuchungen

Basisdiagnostik

- **Funktion der Leydig-Zellen**: Sie wird durch die Bestimmung von Testosteron und LH im Serum ermittelt (*vgl.* F-**37**). Hierzu nimmt man in 15minütigem Abstand 3 Blutproben ab und bestimmt die Hormonspiegel in den zusammengefaßten Serumproben (Poolserum). Die Serumtestosteronspiegel erreichen vor der Pubertät Werte von etwa 0,2 ng/ml; beim Mann betragen sie 3–10 ng/ml. Der LH-Normalbereich vor der Pubertät liegt unter 0,5 mU/ml; beim Mann bei 0,5–9 mU/ml.
- **Funktion der Tubuli seminiferi**: Sie wird mit dem **Spermiogramm** (Samenanalyse) erfaßt (*vgl.* F-**37**). Man untersucht Ejakulatvolumen, Spermatozoendichte sowie Beweglichkeit und Form der Spermatozoen; vor der Untersuchung ist eine sexuelle Karenz von 2–3 Tagen notwendig.
- **Follikelstimulierendes Hormon**: Der Normalbereich liegt beim Mann zwischen 2 und 11 mU/ml.

Merke ▶

Merke. Das FSH ist erhöht, wenn eine Schädigung des Keimepithels vorliegt und die Hypophysenfunktion intakt ist.

Weiterführende Diagnostik bei besonderen Fragestellungen (spezielle Diagnostik)

- **hCG-Test**: Dieser Test dient bei niedrigen LH-Werten zur Bestimmung der endokrinen Reservekapazität der Hoden. Er ist **vor der Pubertät** zur Abklärung der Differentialdiagnose Kryptorchismus – Anorchie und zur Diagnostik von Testosteronsynthesestörungen im Rahmen einer Abklärung bei Intersexualität indiziert.
Durchführung: Bestimmung von Testosteron in einer basalen Blutprobe und 72 Stunden nach i.m. Verabreichung von hCG (Dosierung altersabhängig, über 5 Jahre: 5000 IE hCG); physiologischer Anstieg auf > 3 ng/ml. **Bei erhöhten Gonadotropinwerten ist der Test diagnostisch wertlos.**
- **LHRH-Test**: Zur Erfassung der Gonadotropinreserve. Der Test dient
  - zur Differenzierung zwischen niedrig normalen und pathologisch niedrigen LH- und FSH-Werten,
  - zur Differenzierung zwischen hypothalamisch und hypophysärem Hypogonadismus. Falls bei diesem Verdacht in einem ersten LHRH-Test kein Anstieg der Gonadotropine erfolgt, Wiederholung nach einwöchiger pulsatiler LHRH-Behandlung (ohne derartige Vorbehandlung wertlos, der Test sollte in Abteilungen mit spezieller Erfahrung durchgeführt werden),
  - zur Differenzierung zwischen konstitutioneller Pubertas tarda und isoliertem hypogonadotropem Hypogonadismus (*s. dort*),
  - im Rahmen eines Globaltests zur Bestimmung aller Hypophysenvorderlappenfunktionen (*s. S. 753*).

Durchführung: Bestimmung von LH und FSH in einer basalen Serumprobe sowie 30 und 45 Minuten nach i.v.-Injektion von 100 µg LHRH. Dabei steigt normalerweise LH auf das mindest 3–5fache, FSH auf das zweifache des Basalwertes an. **Bei erhöhten Gonadotropinwerten ist der Test diagnostisch wertlos.**
- **Prolaktin** im Serum bei Verdacht auf Prolaktinom.
- **β-hCG und α-Fetoprotein (AFP)** im Serum: Tumormarker bei Hodenmalignomen.
- **Chromosomenanalyse** bei Verdacht auf Chromosomenaberrationen (z. B. Klinefelter-Syndrom) und bei Intersexualität.
- **Hodenbiopsie**: Sie erlaubt die Beurteilung der Spermatogenese; bei hohen FSH-Werten kann darauf verzichtet werden, da sich keine therapeutischen Konsequenzen ergeben. Die Hodenbiopsie ist bei Verdacht auf Verschluß der ableitenden Samenwege (Azoospermie mit normalem FSH) und zur Tumorfrüherkennung indiziert.

Weiterführende Diagnostik bei besonderen Fragestellungen (spezielle Diagnostik)

- Der **hCG-Test** dient der Bestimmung der endokrinen Reservekapazität der Hoden. Er ist vor der Pubertät zur Abklärung der Differentialdiagnose Kryptorchismus – Anorchie und bei Testosteronsynthesestörungen (z. B. bei Intersexualität) indiziert.
- Mit dem **LHRH-Test** wird die Gonadotropinreserve erfaßt.
Er dient:
  - zur Differenzierung zwischen niedrig normalen und pathologisch niedrigen LH- und FSH-Werten,
  - zur Differenzierung zwischen hypothalamisch und hypophysärem Hypogonadismus,
  - zur Differenzierung zwischen konstitutioneller Pubertas tarda und isoliertem hypogonadotropem Hypogonadismus,
  - im Rahmen eines Globaltests zur Bestimmung aller Hypophysenvorderlappenfunktionen (*s. S. 753*).
- **Prolaktin** im Serum wird bei Verdacht auf ein Prolaktinom bestimmt.
- Bei Hodentumoren bestimmt man **β-hCG** und **α-Fetoprotein** (AFP) als Tumormarker.
- Die **Chromosomenanalyse** ist bei Verdacht auf Chromosomenaberrationen und Intersexualität indiziert.
- Eine **Hodenbiopsie** ist bei Verdacht auf Hodentumoren und Verschluß der ableitenden Samenwege indiziert.

7.2.4 Bildgebende Verfahren

- **Radiologische Untersuchungen**: Linke Hand a.p. (zur Bestimmung des Knochenalters), BWS, LWS, ggf. Densitometrie (bei Verdacht auf Osteoporose). Bei Verdacht auf Hypophysenerkrankung: MRT zur Beurteilung der Sellagröße und -inhalt (Tumor?).
- **Sonographie**: Skrotalinhalt, Hoden, Nebenhoden, Plexus pampiniformis und Leistenkanal lassen sich mittels Sonographie darstellen. Neben der objektiven Größenbeurteilung der Hoden können Parenchymveränderungen von Hoden und Nebenhoden, Tumoren, Zysten sowie eine Hydrozele nachgewiesen werden. Prostata und Samenblasen lassen sich ebenfalls mittels transvesikaler oder besser transrektaler Sonographie genau darstellen (F-**37**).

7.2.4 Bildgebende Verfahren

- **Radiologische Untersuchungen** dienen zur Bestimmung von Knochenalter und Knochendichte sowie zur Erfassung von Tumoren im Bereich der Hypophyse und des Hypothalamus. Bei Verdacht auf Hypophysenerkrankung: **MRT**.
- Die **Sonographie** eignet sich besonders zur Untersuchung von Skrotalinhalt, Leistenkanal und Prostata (F-**37**).

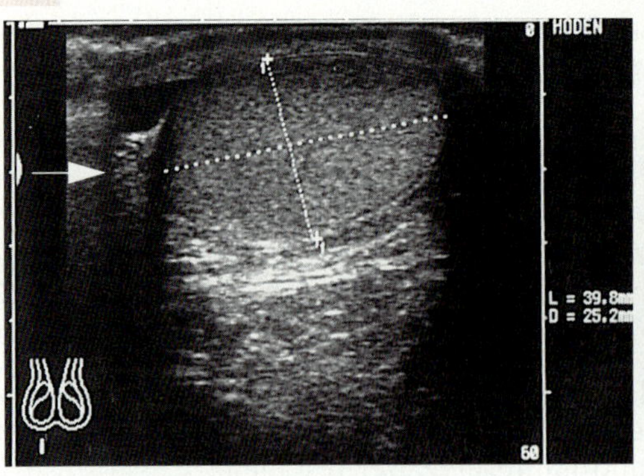

a Normaler Hoden des Erwachsenen im Längsschnitt: regelrechtes Parenchymmuster. Geringfügig vermehrte Flüssigkeitsansammlung in der Tunica vaginalis testis, hierdurch Nebenhoden (→) am oberen Hodenpol gut sichtbar.

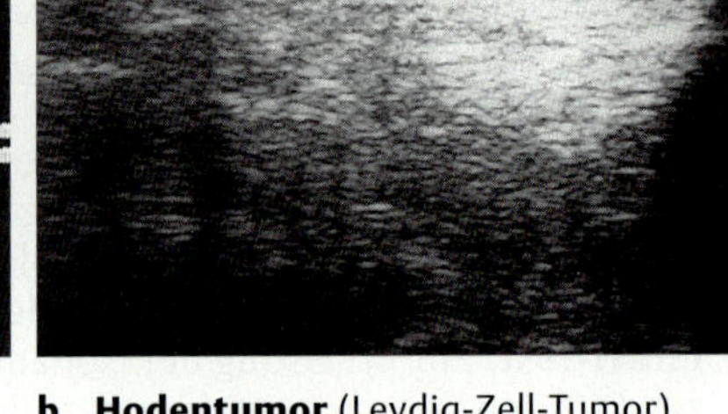

b Hodentumor (Leydig-Zell-Tumor). Großer echoarmer Tumor im Bereich des oberen Hodenpols.

F-37 a, b: Hodensonographie.

7.3 Maldescensus testis

Die Hoden liegen normalerweise bei der Geburt im Skrotum.

7.3 Maldescensus testis

Beim Menschen wandert der Hoden bereits während der Fetalzeit aus dem Abdomen ins Skrotum; zur Zeit der Geburt oder spätestens im ersten Lebensjahr ist dieser Vorgang abgeschlossen.

Definition ▶

Definition. Liegt der Hoden postnatal außerhalb des Skrotums, spricht man vom Maldescensus testis.
Man unterscheidet nach der erreichten Position der Testes folgende Lageanomalien:

- **Kryptorchismus**: der Hoden liegt intraabdominal.
- **Leistenhoden**: der Hoden liegt im Inguinalkanal.
- **Gleithoden**: der Hoden liegt im Leistenkanal und kann ins Skrotum herabgedrückt werden; beim Loslassen gleitet er jedoch an seine ursprüngliche Lage zurück.
- **Pendelhoden**: der Hoden »pendelt« spontan, beispielsweise auf Kältereiz, zwischen Leistenkanal und Skrotum hin und her.
- **Hodenektopie**: der Hoden liegt außerhalb des physiologischen Deszensusweges, beispielsweise perineal.

Epidemiologie Beim Neugeborenen beträgt die Inzidenz 3–4 %, beim Einjährigen etwa 0,6–0,8 %, beim Erwachsenen 0,5 %.

Epidemiologie. Beim Neugeborenen beträgt die Inzidenz 3–4%; beim Einjährigen etwa 0,6–0,8%; beim Erwachsenen ca. 0,5%. In 10–20% der Fälle sind beide Hoden betroffen.

Ätiologie und Pathogenese Ursachen des Maldescensus testis sind endokrine und mechanische Faktoren. Die wichtigsten Folgen des Maldescensus testis sind die **Entwicklung maligner Tumoren im retinierten Hoden** und **Fertilitätsstörungen**.

Ätiologie und Pathogenese. Als Ursache werden endokrine Faktoren (unzureichende Synthese von Gonadotropinen und/oder Testosteron) während der Fetalzeit oder ein ungenügender intraabdomineller Druck, d. h. eine fehlende vis a tergo, diskutiert. Die wichtigsten Folgen des Kryptorchismus treten nach der Pubertät auf als **Störungen der Spermatogenese** und **Entwicklung maligner Tumoren im retinierten Hoden.** Die **Einschränkung der Fertilität** beruht auf der erhöhten Umgebungstemperatur des retinierten Hodens, die ca. 1,5–4 °C höher ist als im Skrotum. Hierdurch wird die Tubulusentwicklung gehemmt, wobei die morphologischen Veränderungen um so ausgeprägter sind, je länger die Hoden in ihrer abnormen Position verbleiben. Die Leydig-Zellfunktion ist jedoch normal. Da bei einseitigem Hodenhochstand der kontralaterale deszendierte Hoden nach der Pubertät eine Einschränkung der Spermatogenese aufweist, liegen offensichtlich weitere pathogenetische Prinzipien vor.

Klinik. Gewöhnlich bestehen keine Beschwerden, es sei denn, daß bei unilateralem Maldeszensus eine Hodentorsion oder ein Trauma vorliegt oder daß sich ein maligner Hodentumor entwickelt hat. Im Erwachsenenalter suchen die Patienten den Arzt meist wegen Fertilitätsproblemen auf.

Klinik Die Untersuchung von Skrotalinhalt und Leistenkanal ist die wichtigste diagnostische Maßnahme.

Labor. Beim Erwachsenen ist die Testosteronproduktion nicht oder nur wenig, die **Spermatogenese jedoch erheblich eingeschränkt**. Im Ejakulat findet man keine (Azoospermie) oder nur wenige reife Spermatozoen.

Labor Beim Erwachsenen ist die **Spermatogenese erheblich eingeschränkt**, die Testosteronproduktion nicht oder nur gering.

Diagnostik und Differentialdiagnose. Die sorgfältige Untersuchung von Skrotalinhalt und Leistenkanal ist die wichtigste diagnostische Maßnahme. Mit bildgebenden Verfahren lassen sich kryptorche Hoden nachweisen. Die Diagnose wird anhand des klinischen Befundes, beim Kryptorchismus durch den sonographischen Nachweis der Hoden gestellt. Differentialdiagnostisch ist die Monorchie und bei beidseits leerem Skrotum und leerem Inguinalkanal die Anorchie auszuschließen.

Diagnostik, Differentialdiagnose Sie wird anhand des klinischen Befundes, z. B. beim Kryptorchismus, durch Sonographie gestellt. Monorchie und Anorchie sind auszuschließen.

Therapie. Die Therapie sollte, um spätere Fertilitätsstörungen zu vermeiden, vor dem zweiten, besser noch kurz nach dem ersten Geburtstag erfolgen; man wartet bis zum 3. Lebensmonat, ob ein Spontandeszensus stattfindet. Bei Kindern kann zunächst der Versuch gemacht werden, den Deszensus durch i.m. Gabe von hCG, alternativ durch nasale GnRH-Applikation zu erreichen. Die Erfolgsrate für beide Therapieformen liegt bei etwa 30–50%, wobei der Erfolg vom Alter der Kinder und der Lokalisation der Hoden abhängt. Bleibt die medikamentöse Therapie erfolglos, muß die chirurgische Korrektur mittels Orchidopexie erfolgen.

Therapie Um spätere Fertilitätsstörungen zu vermeiden, ist eine möglichst frühzeitige Therapie notwendig. Bei Kindern kann versucht werden, den Deszensus durch i.m. Gabe von hCG oder nasaler GnRH-Applikation zu erreichen. Bleibt die medikamentöse Therapie erfolglos, muß eine Orchidopexie erfolgen.

> ***Merke.*** Eine Orchidopexie sollte beim Erwachsenen etwa bis zum 50. Lebensjahr durchgeführt werden, da eine medikamentöse Therapie erfolglos ist und das **Malignitätsrisiko** bis zu diesem Lebensalter das Anästhesierisiko übersteigt.

◀ **Merke**

Verlauf und Prognose. Die wichtigsten klinischen Folgen des Maldescensus testis sind beim Erwachsenen Störungen der Spermatogenese und ein erhöhtes Risiko der malignen Entartung im retinierten Hoden.

Verlauf und Prognose Der Maldescensus testis führt häufig zu Fertilitätsstörungen.

> ***Merke.*** Maligne Hodentumoren entwickeln sich beim Maldescensus testis etwa 10mal häufiger als bei Männern mit regelrecht deszendierten Hoden, wobei Seminome am häufigsten vorkommen.

◀ **Merke**

7.4 Störungen der Hodenfunktion und Pubertät

7.4 Störungen der Hodenfunktion und Pubertät

Vor der Pubertät ist die Gonadotropinsekretion der Hypophyse niedrig. Die Pubertät kündigt sich beim Knaben durch einen Anstieg der Gonadotropine während des Schlafes an; während der Pubertät wird die Gonadotropinausschüttung auf den ganzen Tag ausgedehnt, wodurch die Testosteronspiegel schließlich die Erwachsenenwerte erreichen.
Diese Änderungen beruhen darauf, daß das Hypothalamus-Hypophysen-System während der Wachstums- und Reifungsphase immer unempfindlicher auf den negativen Rückkopplungseffekt des im Blut zirkulierenden Testosterons reagiert, wodurch infolge der vermehrten LH-Sekretion auch vermehrt Testosteron produziert wird.

Die Pubertät wird durch einen Anstieg der Gonadotropinsekretion (während des Schlafes) eingeleitet, während der Pubertät wird die Gonadotropinausschüttung auf den ganzen Tag ausgedehnt; hierdurch steigt die Testosteronproduktion in den Bereich des Erwachsenen an.

7.4.1 Pubertas praecox

7.4.1 Pubertas praecox

Siehe Sitzmann, Duale Reihe Pädiatrie.

Siehe Sitzmann, Duale Reihe Pädiatrie.

7.4.2 Pubertas tarda

Definition ▶

Ätiologie und Pathogenese Die (idiopathische) Pubertas tarda beruht auf einer verzögerten Reifung hypothalamischer Zentren. Die Retardierung der Pubertät ist Folge des verspätet einsetzenden Anstiegs der Gonadotropin- und Testosteronsekretion.

Klinik Wichtigste klinische Zeichen sind ein Testisvolumen unter 4ml nach dem 14. Geburtstag oder fehlende Schambehaarung nach dem 15.

Diagnostik Das Knochenalter ist retardiert, die Gonadotropin- und Testosteronspiegel liegen im präpubertären Bereich.

Diagnostik, Differentialdiagnose Hilfreich bei der Diagnosestellung ist die Angabe, daß bei mindestens einem Elternteil die Pubertät auch verspätet auftrat, und der Patient normal riechen kann.
Differentialdiagnostisch müssen vor allem **Anomalien** oder **Erkrankungen** im Bereich **von Hypothalamus** und **Hypophyse** sowie **primär testikuläre Erkrankungen** ausgeschlossen werden. Auch **chronische Erkrankungen** und **Unterernährung** gehen mit einer Verzögerung der Pubertät einher.

Therapie Falls aus psychosozialen Gründen die verspätet einsetzende Pubertät nicht toleriert wird, verabreicht man passager hCG oder niedrig dosiert Testosteron.

7.5 Störungen der Hodenfunktion beim Erwachsenen

7.5.1 Hypogonadismus

Definition ▶

7.4.2 Pubertas tarda

▶ ***Definition.*** Geschlechtsentwicklung beim Knaben um mehr als 2,5 Standardabweichungen gegenüber dem Mittelwert von 13 Jahren verspätet, d. h., erste Pubertätsmerkmale sind auch nach Vollendung des 15. Lebensjahres noch nicht vorhanden.

Ätiologie und Pathogenese. Die genaue Ursache der Entwicklungsverzögerung ist nicht bekannt; vermutlich handelt es sich um eine Normvariante der Reifung hypothalamischer Zentren. Sie tritt familiär gehäuft auf. Die (idiopathische) Pubertas tarda beruht auf einer verzögerten Reifung hypothalamischer Zentren. Die Retardierung der Pubertät ist Folge des verspätet einsetzenden Anstiegs der Gonadotropin- und Testosteronsekretion.

Klinik. Wichtigste klinische Zeichen sind ein Testisvolumen unter 4 ml nach dem 14. Geburtstag und/oder fehlende Schambehaarung nach dem 15. Geburtstag.

Diagnostik. Die Röntgenaufnahme der Hand zeigt ein gegenüber dem chronologischen Alter retardiertes Knochenalter. Die Gonadotropin- und Testosteronspiegel liegen im präpubertären Bereich.

Diagnose und Differentialdiagnose. Hilfreich bei der Diagnosestellung ist die Angabe, daß bei mindestens einem Elternteil die Pubertät ebenfalls verspätet auftrat. Normales Riechvermögen spricht gegen eine ursächliche hypophysäre Erkrankung.
Differentialdiagnostisch sind folgende Möglichkeiten auszuschließen:

- **Hypothalamo-hypophysäre Erkrankungen** (vgl. hierzu »hypogonadotroper Hypogonadismus«): Der einmalige LHRH-Test ist zur prognostisch und therapeutisch wichtigen Unterscheidung zwischen einer idiopathischen Pubertas tarda (passagere Form des hypothalamischen Hypogonadismus) von den permanenten Formen des hypothalamischen Hypogonadismus nicht geeignet. Die Differenzierung zwischen der idiopathischen Pubertas tarda und einem isolierten hypophysär bedingten Gonadotropinmangel ist mit einem LHRH-Test nach einwöchiger pulsatiler Vorbehandlung mit LHRH möglich. Beim hypothalamisch bedingten Hypogonadismus läßt sich ein Anstieg der Gonadotropine nachweisen, während dies bei hypophysär bedingtem Hypogonadismus nicht der Fall ist.
- **Primär testikuläre Erkrankungen** gehen mit einem hypergonadotropen Hypogonadismus einher; im Serum sind bereits die Basalwerte der Gonadotropine erhöht.
- **Chronische Erkrankungen und Unterernährung** bedingen ebenfalls eine Verzögerung der Pubertät; ihre Diagnose stützt sich auf Anamnese und klinischen Befund.

Therapie. Falls keine organische Ursache vorliegt, und der Zeitpunkt des verzögerten Pubertätseintrittes aus psychosozialen Gründen nicht toleriert wird, behandelt man 3 Monate mit hCG (2500 IE, i.m., einmal wöchentlich) oder billiger und ebenso zweckmäßig mit einem Depottestosteronpräparat (50 mg wöchentlich), bis ein Knochenalter von 13 Jahren erreicht ist.

7.5 Störungen der Hodenfunktion beim Erwachsenen

7.5.1 Hypogonadismus (allgemein)

▶ ***Definition.*** Unter dem Begriff »männlicher Hypogonadismus« sind alle Störungen der Hodenfunktion beim Erwachsenen, also sowohl Störungen der Hormon- als auch der Samenproduktion zusammengefaßt.

Ätiologie und Pathogenese. Folgende Ursachen lassen sich unterscheiden:

- **Defekte oder Läsionen im Hoden**: primäre testikuläre Insuffizienz, hypergonadotroper Hypogonadismus.
- **Defekte oder Läsionen im Bereich des Hypothalamus und der Hypophyse**: sekundäre testikuläre Insuffizienz, hypogonadotroper Hypogonadismus.
- **Partielle oder vollständige Unempfindlichkeit der androgenen Zielorgane gegenüber der Wirkung von Testosteron**: Androgenresistenzsyndrome.
- **Hypogonadismus** bei systemischen und neurologischen Erkrankungen sowie durch Medikamente.

Ätiologie und Pathogenese
Man unterscheidet folgende Ursachen:
- **Primär testikuläre** Erkrankungen: hypergonadotroper Hypogonadismus.
- Defekte oder Läsionen im Bereich von **Hypothalamus** oder **Hypophyse:** hypogonadotroper Hypogonadismus.
- Unzureichende oder fehlende Empfindlichkeit der Wirkung von Testosteron: **Androgenresistenzsyndrome.**
- **Hypogonadismus** bei systemischen und neurologischen Erkrankungen sowie durch Medikamente verursachter Hypogonadismus.

Klinik. Unabhängig von der Ursache der Erkrankung ist das klinische Erscheinungsbild nur durch den Androgenausfall geprägt, während Störungen der Spermatogenese ohne Einfluß auf die Körpergestalt bleiben.

Allgemeine Symptomatik: Die klinische Ausprägung des Hypogonadismus hängt vom Zeitpunkt des Auftretens des Androgenmangels ab. Tritt dieser bereits **während der Embryogenese** auf, kann **Intersexualität** resultieren. Bleibt der Anstieg des Testosterons **zum Zeitpunkt der normalerweise einsetzenden Pubertät** aus, führt dies zu **Eunuchoidismus**. Erwartungsgemäß fehlen dann die sekundären Geschlechtsmerkmale.

Aufgrund der fehlenden Androgenwirkung verzögert sich der Schluß der Epiphysen erheblich oder bleibt aus, was zum eunuchoiden Hochwuchs führt. Phallus und Hoden sind auch beim Erwachsenen von kindlichem Ausmaß. Die Ausbildung der Muskulatur bleibt selbst beim körperlich Tätigen unterentwickelt. Infolge Bindegewebsschwäche findet man häufig Genu vara, Plattfüße, Varizen und Hämorrhoiden. Die Haut ist blaß, zart und dünn und wird im Alter besonders faltenreich. Die Hautanhangsgebilde bleiben unterentwickelt. Das Haupthaar ist dicht und fein, eine Regression der Haarlinie an der Stirn (Geheimratsecken) tritt ebensowenig auf wie eine Glatzenbildung. Der Bartwuchs und die männliche Behaarung an Stamm und Extremitäten fehlen. Die Pubes- und Axillarbehaarung kann ebenfalls fehlen; meist bewirken aber die von der Nebenniere sezernierten Androgene eine Sekundärbehaarung wie bei der Frau. Da der Kehlkopf unterentwickelt bleibt, kommt es nicht zum Stimmbruch, und die Patienten fallen durch die hohe Stimmlage auf.

Der Ausfall des Testosterons mit seiner anabolen Stoffwechselwirkung führt zur Osteoporose, die schon im 3.-4. Lebensjahrzehnt mit Rückenschmerzen einhergeht.

Tritt der **Androgenmangel nach der Pubertät** ein, weichen die somatischen Merkmale nur wenig vom Normalen ab. Die Körperproportionen sind normal und die Stimme bleibt tief, da der Larynx nicht mehr kleiner wird. Auch Phallus und Skrotum behalten ihre ursprüngliche Größe, während die Hoden atrophieren. Die Sekundärbehaarung - insbesondere der Bartwuchs – wird spärlicher. Der postpuberale Androgenmangel führt weiter zu einem allmählichen Erlöschen von Geschlechtstrieb und Potenz. Gelegentlich treten Symptome eines endokrinen Psychosyndroms, wie Verstimmung und Depression, auf.

Klinik Das klinische Erscheinungsbild des Hypogonadismus hängt vom Zeitpunkt des Auftretens und vom Ausmaß des Androgenmangels ab.
Androgenmangel **während der Embryogenese** kann zu **Intersexualität** führen.
Androgenmangel **während der Pubertätsjahre** führt zum **Eunuchoidismus.**
Tritt der Androgenmangel **nach abgeschlossener Pubertät** auf, wird die Sekundärbehaarung spärlicher, Muskelmasse und Libido nehmen ab, das Fettgewebe nimmt zu. Durch vorzeitigen Knochenmassenverlust entsteht eine Osteoporose.

Diagnose und Differentialdiagnose. Da die klinische Symptomatologie des Hypogonadismus keine oder nur bedingt Rückschlüsse auf Ätiologie und Pathogenese des zugrundeliegenden Prozesses erlaubt, ist die exakte Diagnosestellung im Hinblick auf die Therapie unumgänglich (*siehe Untersuchungsmethoden*).

Diagnostik, Differentialdiagnose
Da die klinischen Symptome keine oder nur bedingt Rückschlüsse auf die Ursache des Hypogonadismus erlauben, ist die exakte Diagnosestellung für eine differenzierte Therapie unumgänglich.

Labor. Die typischen Hormonbefunde sind:

- **beim hypergonadotropen Hypogonadismus** erhöhte Serumspiegel der Gonadotropine (FSH in der Regel höher als LH), Testosteron im unteren Normalbereich respektive erniedrigt,
- **beim hypogonadotropen Hypogonadismus** erniedrigte Serumspiegel der Gonadotropine und des Testosteron,
- **bei Androgenresistenzsyndromen** sind die Gonadotropin- und Testosteronspiegel in der Regel erhöht oder liegen im oberen Normalbereich (*s. Androgenresistenzsyndrome, S. 923ff.*).

Labor Typische Hormonbefunde:
- beim **hypergonadotropen Hypogonadismus:** erhöhte Gonadotropine, Testosteron im unteren Normbereich oder erniedrigt,
- beim **hypogonadotropen Hypogonadismus:** Gonadotropine und Testosteronspiegel sind erniedrigt,
- bei **Androgenresistenzsyndromen:** Gonadotropin- und Testosteronspiegel sind erhöht.

Therapie Medikamentös wird der Hypogonadismus durch **Hormonsubstitution** behandelt.
- **Testosteron** wird zur Dauertherapie des hyper- und hypogonadotropen Hypogonadismus eingesetzt. Dosierung: 250 mg Depot-Testosteron alle 2–3 Wochen i.m.

Alternativ: Testosteron transdermal 2 Pflaster, 5 mg/d (2 Pflaster Androderm® 2,5 mg) oder transskrotal 1 Pflaster/d (Testoderm® 15). Oral: Testosteronundecanoat 3–4 × 40 mg/d.

- **Gonadotropine** sind nur zur Behandlung von Patienten mit hypogonadotropem Hypogonadismus sinnvoll, bei denen Fertilitätswunsch vorliegt.

- **Gonadotropin Releasing Hormone (GnRH)** ist indiziert bei Patienten mit hypothalamischem Hypogonadismus und versuchsweise bei Kindern mit Maldescensus testis.

Therapie. Bei der Therapie des männlichen Hypogonadismus steht die **Hormonsubstitution** im Vordergrund.

- **Testosteron** ist das Mittel der Wahl, um die Virilisierung einzuleiten oder aufrechtzuerhalten; auch dann, wenn die Induktion der Spermatogenese nicht möglich (d.h. bei allen Formen des hypergonadotropen Hypogonadismus und bei partieller Androgenresistenz) oder nicht erwünscht ist. Drei Zubereitungsformen stehen zur Verfügung: Depotpräparate zur i.m. Gabe, Membranpflaster zur transdermalen oder transskrotalen Testosteronzufuhr, Testosteronundecanoat zur oralen Gabe. Standardtherapie beim Erwachsenen: 250 mg Testosteronenantat alle 2–3 Wochen i.m.

Alternativ: Testosteron transdermal 2 Pflaster, 5 mg/d (2 Pflaster Androderm® 2,5 mg) oder transskrotal 1 Pflaster/d (Testoderm® 15). Oral: Testosteronundecanoat 3–4 × 40 mg/d.

- **Gonadotropine**: Ihre Anwendung ist ausschließlich bei Patienten mit hypophysär bedingtem Hypogonadismus sinnvoll, bei denen außerdem Fertilitätswunsch besteht. Da die Therapie aufwendig und teuer ist, wird sie nur zeitlich begrenzt angewendet, bis zur Erzielung der Fertilität. Danach wird wieder mit Testosteronpräparaten substituiert. Die Therapie wird mit humanem Choriongonadotropin (hCG) begonnen, das die Entwicklung der Leydig-Zellen und das Wachstum des Hodens fördert. Man verabreicht 2 × 2500 bis 2 × 5000 IE pro Woche. Die therapeutische Wirksamkeit wird mit folgenden Parametern überprüft: Virilisierung, Zunahme des Hodenvolumens und Anstieg des Testosterons, wobei Werte im männlichen Normalbereich erreicht werden sollen. Ist dies der Fall, wird zusätzlich die Gabe von humanem Menopausengonadotropin (hMG) notwendig, das wie FSH wirkt. Üblicherweise verabreicht man 75–225 IE (2–3 Ampullen täglich). Die hMG-Behandlung muß mindestens 90 Tage anhalten, da der Zyklus der Spermatogenese alleine schon 70 Tage dauert. Der Behandlungserfolg wird mit dem Spermiogramm überprüft.

Bei Hodenhochstand läßt sich bei Kindern mit hCG (oder GnRH) ein Deszensus erreichen (vgl. Lageanomalien der Testes).

- **Gonadotropin Releasing Hormone** (GnRH, Synonym LHRH): Die Indikationen zu ihrer Anwendung sind:
  - Kinderwunsch bei Vorliegen eines hypothalamisch bedingten Hypogonadismus. Die Therapie erfolgt »pulsatil«. Mit einer am Körper getragenen kleinen, computergesteuerten Infusionspumpe werden subkutan alle 120 Minuten 5–20 µg LHRH pro Injektionspuls verabreicht. Die Dosisanpassung erfolgt anhand der Serumtestosteronspiegel, die in den Normalbereich für Männer ansteigen sollen.
  - Behandlung des Hodenhochstandes (vgl. Maldescensus testis).

7.5.2 Primäre testikuläre Insuffizienz (hypergonadotroper Hypogonadismus)

Konnatale Anorchie (Syndrom der fehlenden Testes)

Definition ▶

7.5.2 Primäre testikuläre Insuffizienz (hypergonadotroper Hypogonadismus)

Konnatale Anorchie (Syndrom der fehlenden Testes)

▶ ***Definition.*** Die konnatale Anorchie ist durch folgende Merkmale gekennzeichnet: Der Karyotyp der Betroffenen ist männlich 46,XY; postnatal läßt sich kein Hodengewebe nachweisen.

Epidemiologie Ca. 1 auf 20 000 männliche Neugeborene.

Epidemiologie. Die geschätzte Inzidenz ist etwa 1 auf 20 000 männliche Neugeborene.

Ätiologie und Pathogenese Verlust von Hodengewebe während der Embryogenese. Die Genitaldifferenzierung hängt vom Zeitpunkt des Hodenverlustes ab.

Ätiologie und Pathogenese. Pränatal muß funktionsfähiges Hodengewebe vorgelegen haben, da die Müllerschen Derivate (Uterus und Tuben) fehlen oder nur rudimentär angelegt sind.

Klinik Der wichtigste klinische Befund ist das leere Skrotum. Auch mit bildgebenden Verfahren läßt sich weder im Leistenkanal noch im

Klinik. Die klinischen Symptome hängen davon ab, zu welchem Zeitpunkt der Embryogenese die Hoden untergegangen sind. Die somatische Sexualdifferenzierung umfaßt somit ein weites Spektrum, das vom völligen Ausbleiben der Virilisierung bis zu phänotypisch normalen männlichen Individuen mit Anorchie und infantilem Genitale, aber normalem inneren Genitale, reichen kann (F-**38**).

Abdomen Hodengewebe nachweisen (F-**38**).

Labor. Beim Erwachsenen findet man die Serumtestosteronspiegel weiterhin im präpuberalen Bereich, die Gonadotropine sind stark erhöht.

Labor Beim Erwachsenen finden sich präpuberale Testosteronspiegel, die Gonadotropine sind stark erhöht.

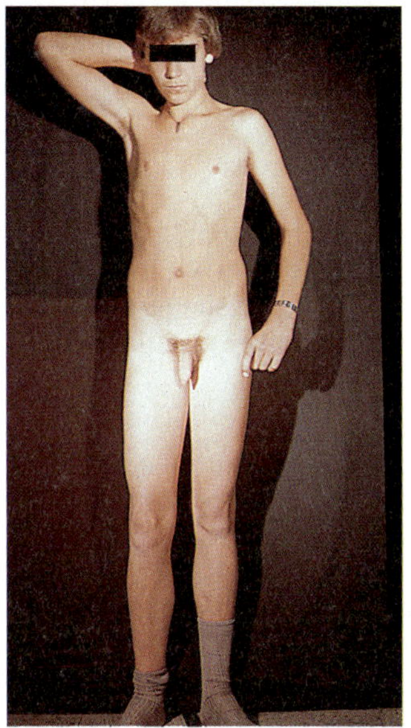

a Phänotyp eines 19jährigen Patienten, der mit Testosteronenanthat substituiert wird.

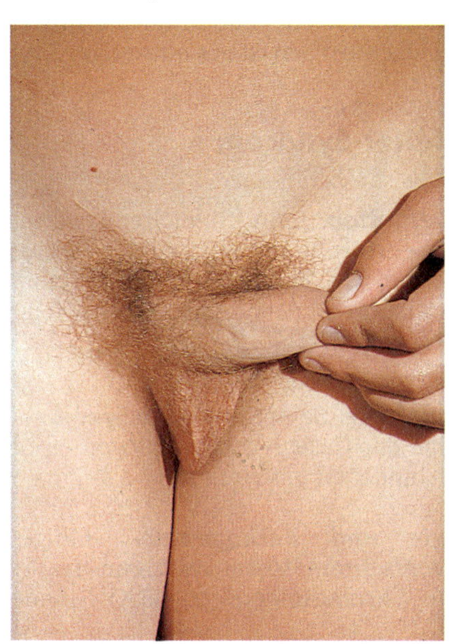

b Leeres Skrotum.

F-**38 a, b: Konnatale Anorchie.**

Diagnostik und Differentialdiagnose. Bei normaler männlicher Entwicklung ist der wichtigste klinische Befund das **leere Skrotum**, im Leistenkanal läßt sich kein Hodengewebe nachweisen.
Die **wichtigste Differentialdiagnose** ist der **Kryptorchismus**. Liegt beim Kind eine Anorchie vor, führt der Stimulationstest mit hCG zu keinem Anstieg des Serumtestosterons, während dies beim Kryptorchismus der Fall ist. Beim Erwachsenen mit Kryptorchismus liegen die Testosteron- und LH-Spiegel im normalen Bereich. Schließlich lassen sich beim Kryptorchismus mit bildgebenden Maßnahmen Hoden nachweisen, während dies bei der Anorchie nicht der Fall ist. Differentialdiagnostisch sind weiterhin die testikuläre Atrophie und die erworbene Anorchie in Betracht zu ziehen.

Diagnostik, Differentialdiagnose
Bei normaler männlicher Entwicklung ist der wichtigste klinische Befund das **leere Skrotum**; im Leistenkanal läßt sich kein Hodengewebe nachweisen.
Die **wichtigste Differentialdiagnose** ist der **Kryptorchismus**. Bei Anorchie bewirkt die hCG-Gabe im Gegensatz zum Kryptorchismus keinen Anstieg des Testosterons.

Therapie und Prognose. Zur Zeit der Pubertät beginnt man mit einer ansteigenden (i.m.) Testosteronsubstitution. Hiermit können alle Folgen der Anorchie voll kompensiert werden, mit Ausnahme der Infertilität.

Therapie und Prognose Eine ansteigende Testosteronsubstitution ab Pubertät kompensiert die Folgen der Anorchie mit Ausnahme der Infertilität.

Erworbene Anorchie

Der postnatale Verlust der Hoden kann Folge von Traumen, Entzündungen und Operationen sein. Bei beidseitigem Hodenverlust ist nach der Pubertät die Substitution mit Testosteron notwendig, um die unerwünschten Folgen des Hypogonadismus zu verhindern.

Erworbene Anorchie

Der postnatale Verlust der Hoden kann Folge von Traumen, Entzündungen oder Operationen sein.

Testikuläre Atrophie

Die testikuläre Atrophie, die sowohl die interstitiellen als auch die tubulären Elemente des Hodens betrifft, kann das Endstadium bei Traumen, Durchblutungsstörungen (Hodentorsionen, Hernienoperationen), ionisierenden Strahlen, Zytostatika, Schädigung durch Wärme und Entzündungen sein.

Testikuläre Atrophie

Sie kann das Endstadium nach Trauma, Entzündung, Durchblutungsstörung, Wärmeschädigung oder nach medikamentöser Therapie sein.

Monorchie

Die Monorchie ist viermal häufiger als die konnatale Anorchie. Die Hodenfunktion ist regelrecht. Differentialdiagnostisch ist ein einseitiger Kryptorchismus auszuschließen.

Monorchie

Die angeborene Monorchie ist etwa viermal häufiger als die konnatale Anorchie. Sie bedarf keiner Therapie, da der unilateral vorhandene und regelrecht deszendierte Hoden eine normale exokrine und endokrine Funktion aufweist und nach der Pubertät für Virilisierung und Fertilität ausreicht. Differentialdiagnostisch ist ein einseitiger Kryptorchismus auszuschließen.

Klinefelter-Syndrom

Klinefelter-Syndrom

Definition ▶

Definition. Dem Klinefelter-Syndrom liegt eine numerische Chromosomenstörung mit einem oder mehreren überzähligen X-Chromosomen zugrunde. Das Syndrom ist mit einer Hodendysgenesie verbunden, die im Erwachsenenalter zu einem Hypogonadismus unterschiedlicher Ausprägung führt.

Epidemiologie Häufigste Anomalie der Geschlechtschromosomen (1–2 auf 1000).

Epidemiologie. Beim Klinefelter-Syndrom handelt es sich um die häufigste Anomalie der Geschlechtschromosomen beim Menschen: es kommt unter 1000 männlichen Individuen etwa 1–2mal vor.

Ätiologie und Pathogenese Das Klinefelter-Syndrom beruht auf einer numerischen Chromosomenaberration (häufigster Karyotyp 47,XXY). Es ist mit einer **Hodendysgenesie** verbunden. Diese führt beim Erwachsenen zum Hypogonadismus. Die Betroffenen bleiben infertil.

Ätiologie und Pathogenese. Infolge einer Non-disjunction der Geschlechtschromosomen während der Meiose entwickelt sich nicht der normale Chromosomensatz 46,XY, sondern es entsteht der **Karyotyp 47,XXY**.

Außer dieser klassischen Form kommen Varianten vor, am häufigsten die Mosaikform 46,XY/47,XXY; sie entstehen nach der Fertilisation durch mitotische Non-disjunction einer 46,XY- oder 47,XXY-Zygote.

Die Hoden bleiben unterentwickelt, histologisch findet man bereits in der Pubertät ein Schwinden der Keimzellen und eine beginnende Tubulussklerose. Beim Erwachsenen sind die Tubuli seminiferi atrophiert bzw. degeneriert; die Betroffenen bleiben infertil. Auch die Funktion der Leydig-Zellen ist gestört.

Klinik Beim Erwachsenen sind die kleinen und festen **Hoden, die immer weniger als 4 ml Volumeninhalt aufweisen**, der charakteristischste Befund. Die phänotypische Entwicklung des Patienten ist extrem variabel; sie hängt von der jeweiligen Testosteronproduktion ab (F-**39**).

Klinik. Beim Erwachsenen sind die kleinen und festen **Hoden, die immer weniger als 4 ml Volumeninhalt aufweisen** (normale Größe eines Hodens > 12 ml) der wichtigste, charakteristischste Befund (F-**39**). Die übrige phänotypische Entwicklung der Patienten ist extrem variabel und ist zum Teil von der jeweiligen Androgenproduktion abhängig. In der Regel ist die Körper- und Gesichtsbehaarung spärlich, die Muskulatur schwach entwickelt und die Fettverteilung weiblich. In einem Teil der Fälle ist das Längenwachstum überdurchschnittlich, wobei insbesondere das Überwiegen des unteren Körpersegments auffällt. Bei etwa 60% der Patienten tritt postpubertär eine Gynäkomastie auf, die auf einer Verschiebung des Androgen-Östrogenquotienten zugunsten der Östrogene beruht. Hierzu trägt einerseits die verminderte Androgenproduktion, andererseits die durch die erhöhten LH-Spiegel induzierte testikuläre Östrogenproduktion bei. Die Sexualfunktion der Klinefelter-Patienten ist zunächst normal; meist nach der 2. Lebensdekade nehmen Potenz und Libido stark ab. Eine Osteoporose nach dem 40. Lebensjahr ist nahezu obligat.

Labor Ab Pubertätsbeginn findet man erhöhte Gonadotropinspiegel, insbesondere FSH ist stark erhöht. Die Testosteronspiegel erreichen beim jungen Erwachsenen meist den untersten Normbereich; nach dem 25. Lebensjahr sinken sie schnell in den pathologischen Bereich ab. Im Spermiogramm besteht Azoospermie.

Labor. Bereits zum Zeitpunkt des normalen Pubertätsbeginns beim Knaben lassen sich bei den Patienten erhöhte Gonadotropinspiegel, in erster Linie FSH, nachweisen. Der Anstieg des Testosteronspiegels während der Pubertät erfolgt verzögert, die Testosteronspiegel des jungen Erwachsenen liegen meist im untersten Normbereich und sinken beginnend etwa um das 25. Lebensjahr schnell in den pathologischen Bereich ab. Im Spermiogramm findet man eine Azoospermie.

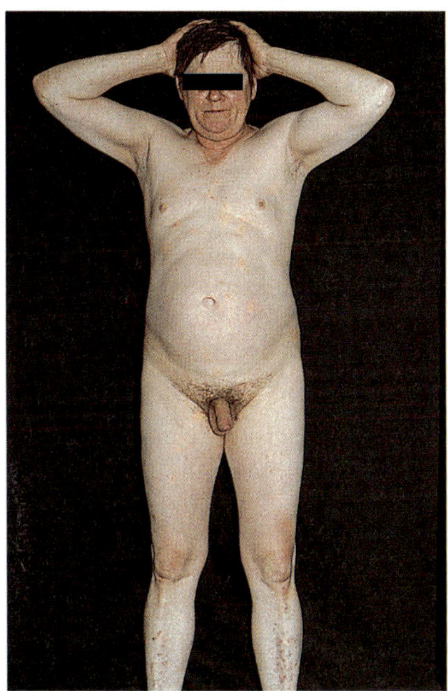

a Habitus.

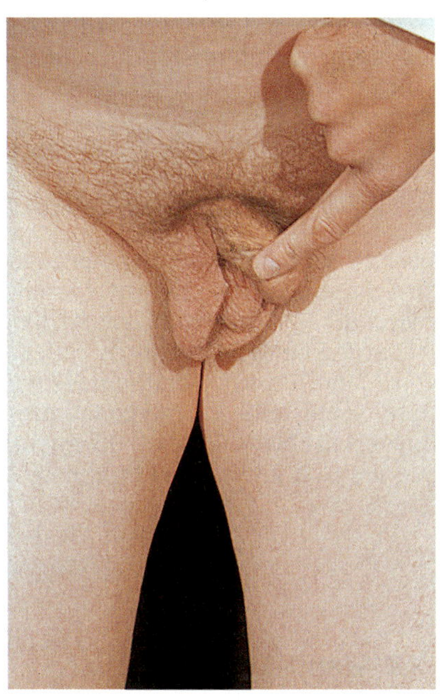

b Genitalbefund eines Patienten mit **Klinefelter-Syndrom** (47,XXY). Der 48jährige Patient weist leicht erkennbare Symptome des Hypogonadismus wie spärliche Sexualbehaarung und eunuchoide Körperproportionen auf. Daneben besteht eine Gynäkomastie, die Hoden sind klein und fest.

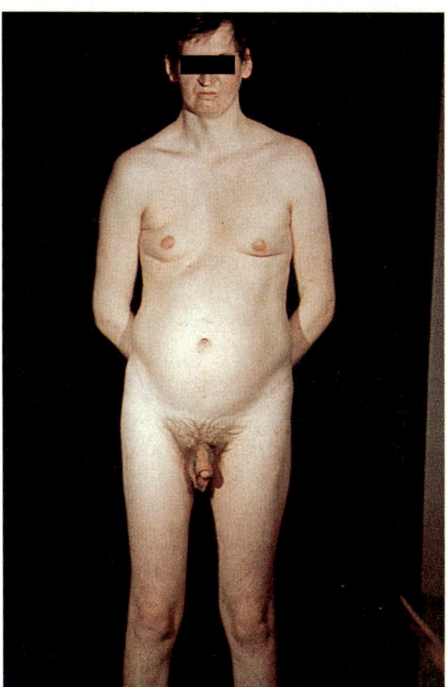

c 48,XXXY-Syndrom. Oligophrener Patient mit sehr kleinen und festen Hoden, ausgeprägte Gynäkomastie, spärliche Sexualbehaarung, schwache Muskulatur. **Im Gegensatz zum** Klinefelter-Syndrom nehmen bei den höhergradigen Chromosomenaberrationen Schweregrad der somatischen und gonadalen Anomalien zu; außerdem liegen fast immer intellektuelle Defekte vor.

F-**39 a, b: Klinefelter-Syndrom (47,XXY), c: 48,XXXY-Syndrom.**

Diagnostik und Differentialdiagnose. Im typischen Fall suchen die Patienten den Arzt wegen einer verzögerten Pubertät, wegen nachlassender Potenz und Libido oder Infertilität auf. Ab dem 3. Lebensjahrzehnt treten oft Lumbalgien auf. Das klinisch wichtigste Symptom stellen die kleinen festen Hoden dar. Die klinische Verdachtsdiagnose wird durch die Chromosomenanalyse bestätigt.
Differentialdiagnose: *siehe Varianten des Klinefelter-Syndroms, XX-Mann-Syndrom und XYY-Syndrom.*

Diagnostik, Differentialdiagnose
Typische Symptome sind verzögerte Pubertät, Nachlassen der Potenz, Rückenschmerzen und kleine, feste Hoden. Die Verdachtsdiagnose wird durch die Chromosomenanalyse bestätigt.
Differentialdiagnose: Varianten des Klinefelter-Syndroms, XX-Mann-Syndrom, XYY-Syndrom.

Therapie. Beim Auftreten von Zeichen des Androgenmangels beginnt man mit der Testosteronsubstitution, um die unerwünschten Nebenwirkungen des Hormonmangels zu vermeiden.

Therapie Testosteronsubstitution unter Kontrolle der Serumspiegel.

Verlauf und Prognose. Die Infertilität der Patienten ist nicht therapierbar. Der Zeitpunkt, ab wann die Testosteronsubstitution einsetzen sollte, läßt sich anhand klinischer Kontrollen sowie der Messung des Serumtestosteronspiegels bestimmen.

Verlauf und Prognose Die Infertilität ist nicht therapierbar, Sekundärkomplikationen wie Osteoporose können durch Testosteronsubstitution abgewendet werden.

Varianten des Klinefelter-Syndroms

Varianten des Klinefelter-Syndroms

Am häufigsten ist die Mosaikform 46,XY/47,XXY. Die somatischen und endokrinologischen Abnormitäten sind bei diesen Patienten meist weniger stark ausgeprägt als beim klassischen Klinefelter-Syndrom.

Am häufigsten kommt die Mosaikform 46,XY/47,XXY vor. Die somatischen und endokrinologischen Abnormitäten sind bei diesen Patienten meist weniger stark ausgeprägt als beim klassischen Klinefelter-Syndrom. Beispielsweise ist das Testesvolumen meist größer.
Dem Klinefelter-Syndrom ähnliche Syndrome: Hierzu gehören Patienten mit dem Karyotyp 48,XXXY (F-**39c**), 48,XXYY und 49,XXXXY. Generell läßt sich feststellen, daß mit Zunahme der überzähligen X-Chromosomen

Häufigkeit und Schweregrad der somatischen und gonadalen Anomalien zunehmen. Außerdem findet man hier fast immer intellektuelle und häufig auch psychosoziale Defekte; ist dies der Fall, ist die Testosteronsubstitution meist nicht geboten.

Klinischer Fall

Der 51jährige Angestellte wird vom Hausarzt bei beidseits durchgeführter Mastektomie wegen Schmerzen in der rechtsseitigen Operationsnarbe überwiesen.
Anamnese: Wegen rezidivierender Vergrößerung beider Brustdrüsenkörper erfolgte im Abstand von 2 Jahren eine Resektion von Brustdrüsengewebe beidseits; histologisch habe im resezierten Gewebe kein Hinweis für Malignität vorgelegen. Die Ehe sei trotz Kinderwunsch kinderlos geblieben.

Bei der **klinischen Untersuchung** findet man beidseits reizlose Mastektomienarben, die Pubesbehaarung ist vom weiblichen Muster, das Hodenvolumen beträgt beidseits 2ml; die Hoden sind von fester Konsistenz.
Sämtliche **Laboruntersuchungen** sind bis auf einen hypergonadotropen Hypogonadismus unauffällig (Testosteron 0,7 ng/ml, LH 27 mU/ml, FSH 50 mU/ml).
Die Chromosomenanalyse ergibt einen 47,XXY-Karyotyp.
Diagnose: Klinefelter-Syndrom.
Therapie: Testosteronsubstitution.

XX-Mann-Syndrom

XX-Mann-Syndrom

Definition ▶

▶ ***Definition.*** Individuen mit männlichem Phänotyp und weiblichem Karyotyp 46,XX.

Epidemiologie Inzidenz: 1 : 20 000 männliche Neugeborene.

Epidemiologie. Die geschätzte Inzidenz ist 1 auf 20 000 männliche Neugeborene.

Ätiologie und Pathogenese Verlust des Y-Chromosoms, Mosaikbildung oder Translokation Y-chromosomaler Substanz auf das X-Chromosom.

Ätiologie und Pathogenese. Als Ursache wird der Verlust des Y-Chromosoms während der Embryonalzeit, eine auf wenige Zellinien begrenzte und somit nicht nachweisbare Mosaikbildung oder eine Translokation von Y-chromosomaler Substanz auf das X-Chromosom angenommen.

Klinik Die Symptomatologie ist weitgehend identisch mit dem des Klinefelter-Syndroms. Kleine, feste Hoden, Testis < 4 ml.

Klinik. Die Symptomatologie des XX-Mannes gleicht in vieler Hinsicht dem typischen 47,XXY Klinefelter-Syndrom; das äußere Genitale ist normal entwickelt, die Hoden sind klein und derb, die Patienten sind infertil. Im Gegensatz zum Klinefelter-Syndrom ist das Längenwachstum normal (kein Hochwuchs).

Labor, Diagnostik und **Therapie** *s. Klinefelter-Syndrom.*

Labor. Wie beim Klinefelter-Syndrom (*s.o.*).

Diagnostik und Differentialdiagnose. Wie beim Klinefelter-Syndrom.

Therapie. Wie beim Klinefelter-Syndrom.

XYY-Syndrom

XYY-Syndrom

Definition ▶

▶ ***Definition.*** Das Syndrom ist genetisch durch eine numerische Chromosomenaberration charakterisiert, der männliche Karyotyp weist ein überzähliges Y-Chromosom auf, so daß der Karyotyp 47,XYY vorliegt. Mosaikformen kommen ebenfalls vor.

Epidemiologie Ca. 1 auf 1000 Männer.

Epidemiologie. Etwa 1 auf 1000 männliche Individuen.

Klinik Das klinisch konstanteste Merkmal des XYY-Syndroms ist ein **übermäßiges Längenwachstum.**

Klinik. Das konstanteste Symptom ist ein **übermäßiges Längenwachstum.** Die übrige phänotypische Entwicklung ist variabel, von normal männlich bis hin zu Patienten mit Intersexualität oder solchen mit psychosozialen Defekten.

Diagnostik und Differentialdiagnose. Bei normaler Virilisierung ist das Syndrom bei der Abklärung eines Hochwuchses differentialdiagnostisch mit in Erwägung zu ziehen. Die Diagnose erfolgt durch die Bestimmung des Karyotyps.

Diagnostik, Differentialdiagnose Diagnose durch Chromosomenanalyse. Das XYY-Syndrom ist bei der Abklärung von Hochwuchs in Erwägung zu ziehen.

Therapie. Die therapeutischen Maßnahmen sind von der phänotypischen Entwicklung und von der Testosteronproduktion abhängig. Beim Vorliegen eines Androgenmangels substituiert man beispielsweise mit Testosteron.

Therapie Sie ist von der phänotypischen Entwicklung und der Testosteronproduktion abhängig.

Tubuläre Insuffizienz

Tubuläre Insuffizienz

Definition. Unter dem Begriff tubuläre Insuffizienz versteht man eine Störung der Tubulusfunktion, die sich in einem pathologischen Spermiogramm manifestiert. Die endokrine Funktion des Hodens (Testosteronsynthese) ist hiervon nicht betroffen.

◀ **Definition**

Epidemiologie. Die **tubuläre Insuffizienz** ist bei Männern mit Infertilität mit einer geschätzten Inzidenz von 20–50% die **häufigste Ursache der männlichen Infertilität.**

Epidemiologie Sie ist die häufigste Ursache der männlichen Infertilität.

Ätiologie und Pathogenese. Eine Reihe exogener Faktoren führt zu Störungen der Spermatogenese, die zum Teil irreversibel sind. Bei einem großen Teil der Patienten mit tubulärer Insuffizienz bleibt die Ursache jedoch auch bei adäquater Suche unklar; **die idiopathische tubuläre Insuffizienz ist daher eine Ausschlußdiagnose.**
Im Gegensatz zu den Leydig-Zellen ist das Keimepithel der Tubuli außerordentlich empfindlich gegen **exogene Noxen**. Bei der Untersuchung von Hodenbiopsien dieser Patienten findet man ein Spektrum an tubulären Schädigungen, das vom isolierten Ausfall der Keimzellen bis zur vollständigen Fibrose der Tubuli reicht; die Leydig-Zellen sind von der Schädigung nicht betroffen. Die tubuläre Insuffizienz kann angeboren, Folge von Schädigung durch Entzündungen oder Wärme, ionisierenden Strahlen, Zytostatika und Umweltgiften sein.
Entzündungen: Viren sind die häufigste Ursache einer Orchitis, wobei der Mumpserreger die wichtigste Stelle einnimmt. Im Gegensatz zu Knaben, bei denen Mumps selten zu einer Orchitis führt, ist die Erkrankung beim Mann in einem Viertel der Fälle mit Orchitis vergesellschaftet, die aber bei zwei Dritteln unilateral verläuft und in etwa der Hälfte der Fälle zur Atrophie führt. Falls keine Atrophie der Hoden eingetreten ist, kommt es bei einem Teil der Betroffenen zur Infertilität als Folge einer Tubulusschädigung.
Wärme: Eine Schädigung des Keimepithels durch eine erhöhte Umgebungstemperatur wird als Ursache der Infertilität bei der **Varikozele** vermutet. Sie entsteht durch eine variköse Erweiterung der V. spermatica sowie ihrer Äste im Skrotum, dem Plexus pampiniformis. Sie tritt in 85% der Fälle links auf und entsteht infolge einer kongenitalen Aplasie der Venenklappe, die vor der Einmündung der Vena spermatica in die Nierenvene liegt.
Etwa 10–15% der männlichen Bevölkerung haben eine Varikozele; die Inzidenz ist bei infertilen Männern mit etwa 40% deutlich höher. Im Spermiogramm wird meist eine Oligo-Astheno-Teratozoospermie (OAT-Syndrom) beobachtet. Durch die chirurgische Korrektur mittels einer hohen Ligatur kommt es bei den meisten Patienten zu einer Verbesserung der Spermiogrammparameter; eine Wiederherstellung der Fertilität (Erzielung einer Schwangerschaft) wird in 20–50% erreicht.

Ätiologie und Pathogenese Die tubuläre Insuffizienz wird verursacht durch:
- unbekannte Faktoren (**idiopathische Form**)
- **exogene Faktoren** (Entzündungen, v.a. virale wie z.B. Mumps, Wärme, ionisierende Strahlen, Zytostatika, Noxen).

Eine **Schädigung** des Keimepithels **durch Wärme** wird auch bei der häufig vorkommenden **Varikozele** angenommen. Diese entsteht durch eine variköse Erweiterung der V. spermatica sowie des Plexus pampiniformis.

Das Spermiogramm zeigt meist ein OAT-Syndrom, Oligo-Astheno-Teratozoospermie.

Klinik. Die Betroffenen suchen den Arzt in der Regel wegen **Infertilität** auf.

Klinik Die Betroffenen kommen wegen **Infertilität** in die Sprechstunde.

Labor. Bei der Untersuchung des Spermiogramms findet man pathologische Ejakulationsparameter, wobei Morphologie und Zahl der Spermien betroffen sind. Da die Leydig-Zellfunktion nicht betroffen ist, findet man im Serum normale Werte für Testosteron und LH, während die FSH-Werte in der Regel erhöht sind. Ist das FSH dagegen normal und liegt eine schwere Oligozoo-

Labor Charakteristisch ist ein **pathologisches Spermiogramm; FSH** ist in der Regel **erhöht. LH** und **Testosteron** sind **normal.**

Bei Oligo- oder Azoospermie mit jedoch normalem FSH ist differentialdiagnostisch eine Obstruktion der ableitenden Samenwege auszuschließen.

Therapie und Prognose Da die Ursache meist nicht bekannt ist, gibt es auch keine kausale Therapie. Bei bekannten Ursachen kommen symptomatische, präventive und chirurgische Maßnahmen zur Anwendung.

7.5.3 Sekundäre testikuläre Insuffizienz (hypogonadotroper Hypogonadismus)

Definition ▶

Hypogonadotroper Hypogonadismus aufgrund von Störungen im Bereich des Hypothalamus

Isolierter hypogonadotroper Hypogonadismus
Synonyme: eunuchoider Hypogonadismus, Kallmann-Syndrom, fertile Eunuchen

Definition ▶

Epidemiologie 1 auf 10000 Individuen

Ätiologie und Pathogenese Der isolierte hypogonadotrope Hypogonadismus beruht auf einer **angeborenen hypothalamischen Funktionsstörung** (isolierter Mangel bzw. Ausfall der Gonadotropinsekretion).

Klinik Man unterscheidet drei Varianten:
- **Eunuchoider Hypogonadismus**: Die LH- und FSH-Sekretion ist vermindert.
- **Kallmann-Syndrom**: Zusätzlich zur verminderten oder fehlenden Gonadotropinsekretion liegt eine Hyp- oder Anosmie vor.
- **Pasqualini-Syndrom**: Verminderte LH- und FSH-Sekretion; beim Erwachsenen Spermatogenese vorhanden, aber Symptome des Androgenmangels (Eunuchoidismus).

spermie oder Azoospermie vor, ist differentialdiagnostisch an eine Obstruktion der ableitenden Samenwege zu denken. Bei dieser Konstellation ist eine Hodenbiopsie indiziert, da der Verschluß ggf. operativ behoben werden kann.

Therapie und Prognose. Da die Ursache in der Mehrzahl der Fälle unbekannt ist, gibt es keine kausale Therapie zur Besserung der Infertilität. Bei bekannten Ursachen kommen symptomatische, präventive und chirurgische Maßnahmen zur Anwendung.

7.5.3 Sekundäre testikuläre Insuffizienz (hypogonadotroper Hypogonadismus)

▶ ***Definition.*** Die Hodeninsuffizienz ist die (sekundäre) Folge eines Gonadotropinmangels. Ursache hierfür sind Defekte der Hypophyse oder des Hypothalamus. Der Gonadotropinmangel kann hierbei isoliert oder im Rahmen von Erkrankungen auftreten, bei denen zwei oder mehrere Hypophysenhormone ausfallen (*vgl. Kap. Hypothalamus – Hypophyse, S. 749, 751, 766ff.*).

Hypogonadotroper Hypogonadismus aufgrund von Störungen im Bereich des Hypothalamus

Isolierter hypogonadotroper Hypogonadismus

Synonyme: eunuchoider Hypogonadismus, Kallmann-Syndrom, fertile Eunuchen

▶ ***Definition.*** Das Syndrom entwickelt sich infolge eines isoliert auftretenden Mangels der Gonadotropinsekretion; die übrigen Hypophysenhormone werden regelrecht sezerniert.

Epidemiologie. Die geschätzte Inzidenz beträgt 1 auf 10 000 männliche Individuen.

Ätiologie und Pathogenese. Infolge einer **angeborenen hypothalamischen Funktionsstörung**, die durch eine fehlende oder inadäquate Sekretion von GnRH charakterisiert ist, kommt es zum Ausfall bzw. Mangel der Gonadotropinsekretion. Das Syndrom tritt sporadisch oder vererbt auf. Der Vererbungsmodus erscheint dann autosomal dominant oder X-chromosomal.

Klinik. Das Syndrom tritt klinisch in folgenden Varianten auf:
- **Eunuchoider Hypogonadismus**: Die LH- und FSH-Sekretion ist vermindert bzw. ist im Serum nicht nachweisbar. Der unbehandelte Erwachsene weist dann die typische Symptomatologie des eunuchoiden Hypogonadismus auf.
- **Kallmann-Syndrom**: Zusätzlich zur verminderten oder fehlenden Gonadotropinsekretion besteht eine Einschränkung des Geruchssinns, die sich als Hyp- oder Anosmie manifestiert. Pathologisch-anatomisch handelt es sich um eine Anlagestörung im Bulbus olfactorius sowie in den Bezirken des Hypothalamus, in denen GnRH produziert wird. Fakultativ werden bei einigen Patienten noch dysmorphe Merkmale wie Lippen-Kiefer-Gaumenspalte beobachtet. Man vermutet deshalb, daß das Syndrom auf einer Entwicklungsstörung im Bereich der Mittellinie von Schädel und Gehirn beruhen könnte.
- **Pasqualini-Syndrom**, Syndrom des »fertilen Eunuchen«: die Sekretion von FSH ist normal, während die LH-Sekretion vermindert ist. Nach der Pubertät findet man infolge des Testosteronmangels Symptome des Eunuchoidismus. Da FSH sezerniert wird, sind die Hoden gewachsen; das Hoden-

volumen ist meist normal und die Spermatogenese ist vorhanden. Wenn Ejakulate produziert werden, sind Volumen und Spermadichte meist vermindert. Die FSH-Produktion beruht vermutlich darauf, daß die GnRH-Sekretion nicht völlig ausgefallen ist, Amplitude oder Frequenz der GnRH-Pulse jedoch vermindert sind.

Diagnostik und Differentialdiagnose. Die Diagnose wird meist erst dann gestellt, wenn die erwartete Pubertät ausbleibt. Hilfreich bei der Diagnosestellung ist der Nachweis von Riechstörungen, die zu eruieren sind, da der Einschränkung bzw. dem Fehlen des Geruchssinns von den Patienten meist keine Beachtung geschenkt wird und erst durch gezielte Fragen eruiert und durch die Prüfung des Riechvermögens diagnostiziert werden kann.
Differentialdiagnostisch ist die Pubertas tarda in Erwägung zu ziehen und auszuschließen (siehe dort). Außerdem sind organische Ursachen (tumoröse und granulomatöse Veränderungen, ischämische und hämorrhagische Läsionen im Bereich des Hypothalamus, Traumen und ionisierende Strahlen) als Ursache einer gestörten GnRH-Sekretion in Erwägung zu ziehen.

Diagnostik, Differentialdiagnose
Die Diagnose wird erst dann gestellt, wenn die Pubertät ausbleibt. Differentialdiagnose: 1. Pubertas tarda, 2. Läsionen im Bereich des Hypothalamus.

Therapie. Die Therapie hängt davon ab, ob Kinderwunsch vorliegt oder nicht (*s. Therapie des Hypogonadismus, S. 906*).

Verlauf und Prognose. Wird die Erkrankung vor Ausbildung des eunuchoiden Habitus behandelt, läßt sich dieser verhindern. Gegebenenfalls kann auch Fertilität erzielt werden.

Therapie Ohne Kinderwunsch Testosteronsubstitution. Mit Kinderwunsch passager Gabe von hCG/hMG oder pulsatile GnRH-Applikation.
Verlauf und Prognose Bei Behandlung vor Ausbildung des eunuchoiden Habitus läßt sich dieser verhindern. Ggf. kann auch Fertilität erzielt werden.

Klinischer Fall

Der 19jährige Lehrling wird wegen noch nicht eingetretener Pubertät überwiesen.
Bei der Erhebung der **Anamnese** ist zu erfahren, der Pubertätseintritt sei bei den Eltern normal erfolgt. Duftstoffe konnten nie gerochen werden, bisher keine Erektionen.
Bei der **Untersuchung** des 178 cm großen mit 95 kg übergewichtigen Patienten fällt ein eunuchoider Habitus auf, Unterlänge mit 97 cm betont, kein Bartwuchs, spärliche Schambehaarung, kindliche Stimmlage, Hodenvolumen beidseits 1–2 ml.
Technische Untersuchungen: LH und FSH nicht nachweisbar. Testosteron mit 0,2 ng/ml im präpuberalen Bereich. Olfaktometrie: Anosmie. Sella-Zielaufnahme, NMR von Sella und Hypophyse sind unauffällig, das Kernspintomogramm des Riechhirns zeigt einen atrophen Tractus olfactorius. Die Schilddrüsen- und Nebennierenfunktion sind regelrecht.
Diagnose: Kallmann-Syndrom.
Therapie und Verlauf: Unter pulsatiler GnRH-Gabe mit einer tragbaren Pumpe Pubertätseintritt und vollständige Virilisierung. Sofort nach Beginn der GnRH-Gabe Anstieg der LH- und FSH-Sekretion und in der Folge Zunahme des Hodenvolumens beidseits auf über 12ml mit regelrechter maturer exokriner und endokriner Hodenfunktion (normales Spermiogramm, Testosteronwerte im mittleren Normbereich für Männer). Nach 1½jähriger Therapie mit pulsatiler GnRH-Gabe Umstellung der Behandlung auf die Substitution mit Testosteron (250 mg, i.m., alle 2½ Wochen).

Hypogonadotroper Hypogonadismus aufgrund von Störungen im Bereich der Hypophyse

Hypogonadotroper Hypogonadismus aufgrund von Störungen im Bereich der Hypophyse

Hypophyseninsuffizienz

siehe Kap. Hypothalamus – Hypophyse (S. 749ff., 766ff.).

Hypophyseninsuffizienz und Hyperprolaktinämie
s. Kap. Hypothalamus – Hypophyse.

Hyperprolaktinämie

siehe Kap. Hypothalamus – Hypophyse (S. 754ff.).

Prader-Labhart-Willi-Syndrom

Prader-Labhart-Willi-Syndrom

Definition ▶

▶ ***Definition.*** Neben Hypogonadismus ist das Syndrom durch extremes Übergewicht, Minderwuchs, eingeschränkte Intelligenz, dysmorphe Merkmale (beispielsweise Strabismus, Skoliose) und eine ausgeprägte Muskelschwäche während der Neugeborenenperiode charakterisiert.

Epidemiologie Die Häufigkeit wird auf 1:10000 bis 1:25000 geschätzt.

Epidemiologie. Die Häufigkeit wird auf 1:10000 bis 1:25000 geschätzt, wobei das männliche Geschlecht 1,5–2mal häufiger betroffen ist als das weibliche.

Ätiologie und Pathogenese Der Hypogonadismus beruht auf einer inadäquaten GnRH- und Testosteronsynthese.

Ätiologie und Pathogenese. Bei einer Reihe von Patienten kann eine Deletion von Teilen des langen Arms des Chromosoms 15 nachgewiesen werden. Der Hypogonadismus beruht zum Teil auf einer inadäquaten GnRH-Sekretion mit daraus resultierendem Gonadotropin- und Testosteronmangel. Zusätzlich scheint jedoch auch die Testosteronsynthese gestört zu sein.

Klinik Die charakteristischen Merkmale sind: Hypogonadismus (F-**40**), Adipositas, Minderwuchs, eingeschränkte Intelligenz.

Klinik. Beim Knaben findet sich ein ausgeprägter Hypogenitalismus mit Kryptorchismus und Mikropenis. Das Skrotum ist nie vom Damm abgesetzt; es kann fehlen. Bei Erwachsenen sind die sekundären Geschlechtsmerkmale erwartungsgemäß spärlich ausgebildet, der Penis bleibt klein (F-**40**). Bei einem Teil der Patienten entwickelt sich ein Diabetes mellitus vom Typ II.

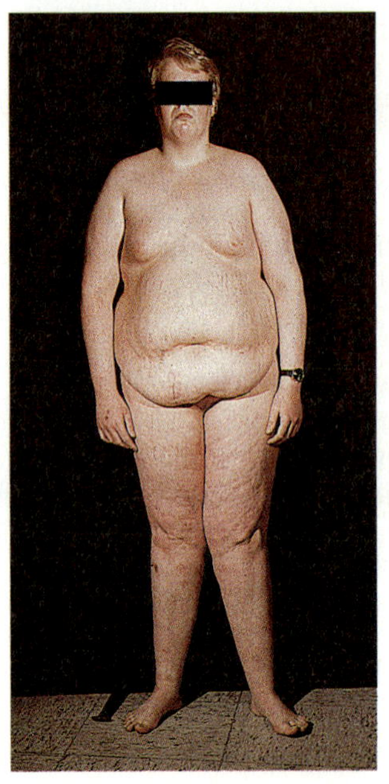

a **Habitus**, 16jähriger stark übergewichtiger Patient.

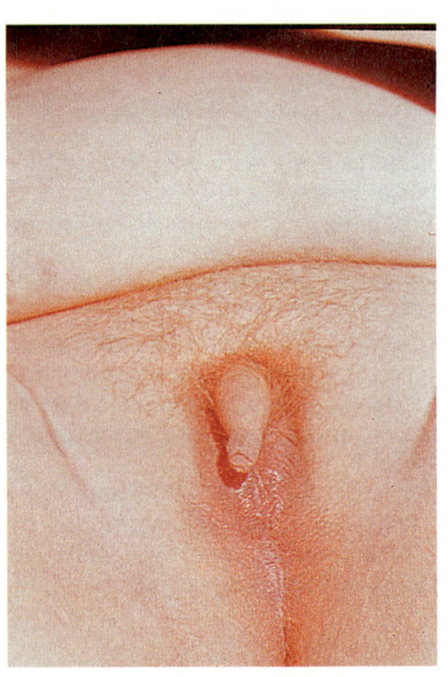

b **Ausgeprägter Hypogenitalismus** mit Kryptorchismus und Mikropenis, das Skrotum ist nicht vom Damm abgesetzt.

F-**40 a, b: Prader-Labhart-Willi-Syndrom.**

Diagnostik, Differentialdiagnose Die Diagnose wird anhand der Anamnese (Muskelhypotonie während der Neugeborenenperiode) und den charakteristischen klinischen Befunden gestellt. Differentialdiagnose: Laurence-Moon-Bardet-Biedl-Syndrom.

Diagnostik und Differentialdiagnose. Die Diagnose wird anhand der Anamnese (Muskelhypotonie während der Neugeborenenperiode) und den klinischen Befunden gestellt.
Differentialdiagnostisch ist das Laurence-Moon-Bardet-Biedl-Syndrom auszuschließen.

Therapie Keine kausale Therapie bekannt.

Therapie. Eine kausale Therapie ist nicht bekannt.

Laurence-Moon-Bardet-Biedl-Syndrom

Neben einem Hypogonadismus sind eine Retinitis pigmentosa, Polydaktylie und/oder Syndaktylie, Adipositas, eingeschränkte Intelligenz, gelegentlich auch ein Diabetes mellitus die wichtigsten Merkmale des Syndroms. Die Therapie besteht bei männlichen Patienten gegebenenfalls in einer Testosteronsubstitution.

Laurence-Moon-Bardet-Biedl-Syndrom
Die wichtigsten Symptome sind Hypogonadismus, Adipositas, Polydaktylie, eingeschränkte Intelligenz und eine Retinitis pigmentosa. Therapie: ggf. Testosteronsubstitution.

Hypogonadismus bei Androgeninsensitivität

siehe Kap. Androgenresistenzsyndrome, (S. 923, 925ff.).

Hypogonadismus bei Androgeninsensitivität

s. Kap. Androgenresistenzsyndrome.

Medikamentös bedingter Hypogonadismus

Eine Reihe von Pharmaka können sowohl die endokrine als auch die exokrine Funktion des Hodens beeinträchtigen. In hohen Dosen blockiert **Spironolacton** die Testosteronsynthese. **Cimetidin**, Spironolacton und **Antiandrogene**, beispielsweise Cyproteronacetat, sind kompetitive Hemmer des Testosterons am Rezeptor und wirken somit antiandrogen. Weitere Substanzen, die zu einer Minderung der Androgenwirkung führen, sind **Digitalis, Marihuana** und **Alkohol**.

Medikamentös bedingter Hypogonadismus
Spironolacton, Cimetidin, Antiandrogene, Digitalis, Marihuana, chronischer Alkoholexzeß können beim Mann zum Hypogonadismus führen.

Hypogonadismus bei systemischen und neurologischen Erkrankungen

Die wichtigsten systemischen Erkrankungen, die zu einem Hypogonadismus führen, sind **chronische Lebererkrankungen** (Leberzirrhose und in seltenen Fällen Hepatitis) und **Niereninsuffizienz**, die wichtigsten neurologischen Erkrankungen sind **Myotonia dystrophica** und **Paraplegien**.

Hypogonadismus bei systemischen und neurologischen Erkrankungen

Chronische **Lebererkrankungen, Niereninsuffizienz, Myotonia dystrophica** und **Paraplegien** sind weitere Ursachen des männlichen Hypogonadismus.

7.6 Infertilität

7.6 Infertilität

Definition. Von Infertilität spricht man, wenn in einer heterosexuellen Partnerschaft trotz regelmäßigem, ungeschütztem Geschlechtsverkehr und Kinderwunsch nach 2 Jahren keine Schwangerschaft eingetreten ist.

◄ **Definition**

Epidemiologie. Schätzungsweise 15 % aller Ehen bleiben ungewollt kinderlos. Die Ursache der Kinderlosigkeit liegt in etwa zu 40 % beim Mann, zu 40 % bei der Frau und in 20 % bei beiden Partnern.

Epidemiologie Etwa 15 % aller Ehen bleiben ungewollt kinderlos. Die Ursache liegt zu je etwa 40 % bei der Frau und beim Mann, in 20 % bei beiden Partnern.

Klinik. Die Betroffenen suchen den Arzt wegen ungewollter Kinderlosigkeit auf.

Klinik Grund für den Arztbesuch ist die Kinderlosigkeit.

Diagnostik und Differentialdiagnose. Bereits nach Erhebung der Anamnese einschließlich der Sexualanamnese und der vollständigen körperlichen Untersuchung lassen sich eine Reihe anatomischer (z. B. Kryptorchismus), urologischer (z. B. Varikozele), neurogener oder vaskulärer Ursachen der Infertilität feststellen (▤ F-**38**). Mit einfachen Laboruntersuchungen lassen sich ein Diabetes mellitus oder Funktionsstörungen der Schilddrüse ausschließen. Als erste Spezialuntersuchung wird dann das Ejakulat untersucht. Wegen erheblicher spontaner Schwankungen der Seminalparameter müssen bei pathologischem Ausfall mindestens zwei Untersuchungen (unter Standardbedingungen nach WHO-Richtlinien) durchgeführt werden.

Diagnostik, Differentialdiagnose
Die wichtigsten Ursachen der männlichen Infertilität sind (▤ F-**38**):
- Tubuläre Insuffizienz (häufigste Ursache)
- Störungen der Erektion und Ejakulation
- Störungen der Spermatogenese infolge Hypogonadismus
- Immunologische Ursachen.

Therapie. Eine Übersicht über die therapeutischen Maßnahmen ist in ▤ F-**38** zusammengestellt.

Therapie *S.* ▤ F-**38**.

F-38: Ursachen und Therapie der männlichen Infertilität

Ursache	Therapie
Störungen der Erektion und Ejakulation	
▷ neurogen (z. B. Rückenmarkerkrankungen, multiple Sklerose, diabetische Neuropathie)	▷ Behandlung der Grundkrankheit
▷ vaskulär (z. B. diabetische Angiopathie)	▷ bei erektiler Dysfunktion: Sildenafil (Viagra), Schwellkörper-Autoinjektionstherapie vasoaktiver Substanzen, externe Vakuumapplikation, Penisprothesenimplantat ▷ bei retrograder Ejakulation: Spermagewinnung aus dem postkoitalen Urin, homologe Insemination
▷ Psychisch	▷ Psychotherapie
Urologische Erkrankungen	
▷ Lageanomalie des Hodens	▷ Versuch mit LHRH respektive hCG. Operation.
▷ Varikozele	▷ ggf. Operation
▷ Okklusion der ableitenden Samenwege	▷ Operation: Vaso-Vasotomie, Epididymovasotomie usw.
▷ Infektion der Urogenitalorgane	▷ Antibiotika
▷ vegetatives Urogenitalsyndrom	▷ Psychotherapie
Störungen der Spermatogenese infolge Hypogonadismus	
▷ primäre testikuläre Insuffizienz	▷ keine kausale Therapiemöglichkeit. Substitution mit Androgenen
▷ sekundäre testikuläre Insuffizienz • hypothalamisch bedingt • hypophysär bedingt	▷ pulsatile LHRH-Applikation ▷ Kombination von hCG und hMH ▷ ohne Kinderwunsch: Substitution mit Androgenen
Idiopathische Oligoasthenoteratozoospermie (OAT-Syndrom) häufigste Ursache der männlichen Infertilität:	
▷ bedingt durch tubuläre Insuffizienz	▷ homologe Insemination, In-vitro-Fertilisation, intrazytoplasmatische Spermieninjektion (ICSI)
▷ keine erkennbare kausale Hormonstörung	▷ Therapieversuche mit Gonadotropinen, Antiöstrogenen, Androgenen sind obsolet
Zytostatika, ionisierende Strahlen	▷ ggf. Kryokonservierung von Spermaproben vor Einsatz dieser Therapeutika
Immunologische Ursachen	
▷ Sterilität bei Normospermie	▷ homologe Insemination, In-vitro-Fertilisation, intrazytoplasmatische Spermieninjektion (ICSI)

Merke ▶

Merke. Die männliche Infertilität beruht auf Mißbildungen oder Erkrankungen im Bereich der Hoden, respektive im Bereich der Genitalorgane, Störungen der Spermatogenese infolge Hypogonadismus, vaskulären, neurogenen, immunologischen oder psychogenen Ursachen.

7.7 Gynäkomastie

7.7 Gynäkomastie

Definition ▶

Definition. Unter einer Gynäkomastie versteht man eine gutartige Vermehrung des Drüsengewebes der männlichen Brust. Ist dagegen nur das Fettgewebe (Lipomatosis) vermehrt, spricht man von einer Pseudogynäkomastie.

Man unterscheidet: die physiologische und pathologische Gynäkomastie (F-39).

Generell lassen sich zwei Formen der Gynäkomastie unterscheiden: die physiologische und pathologische Gynäkomastie (F-**39**).

F-39: Klassifikation der Gynäkomastie

Physiologische Gynäkomastie

▷ Neugeborenengynäkomastie
▷ Pubertätsgynäkomastie
▷ Altersgynäkomastie

Pathologische Gynäkomastie

Ursachen:

▷ **Verminderung der Androgenproduktion und/oder -wirkung**
- Erkrankungen oder Syndrome, die durch eine primäre testikuläre Insuffizienz charakterisiert sind
- Androgenresistenz-Syndrome
- systemische Erkrankungen (chronische Lebererkrankungen, Nierenversagen)

▷ **Erhöhte Östrogenproduktion**
- endokrin aktive Hodentumoren
- β-hCG-Synthese im Rahmen von Paraneoplasien (z. B. Bronchialkarzinome)
- Hermaphroditismus verus
- erhöhte Östrogenproduktion im extratestikulären Gewebe (Hyperthyreose, Lebererkrankungen, Adipositas, Nebennierentumoren)

▷ **Medikamente und Drogen**
- Hemmer der Testosteronsynthese oder -wirkung (GnRH-Analoga, Ketoconazol, Spironolacton, Cimetidin, Antiandrogene, Digitalis, Marihuana, Heroin)
- Östrogene
- Gonadotropine

▷ **Unklare Mechanismen**
- Busulfan
- Isoniazid
- trizyklische Antidepressiva

Epidemiologie. Die genaue Häufigkeit der unter physiologischen Bedingungen auftretenden Gynäkomastie ist nicht bekannt. Während der Pubertät entwickelt ein Teil der Adoleszenten (bis zu 40% sind beschrieben) eine meist diskrete, häufig unilaterale Gynäkomastie, die sich in den meisten Fällen bis zum 20. Lebensjahr wieder zurückbildet. Bei älteren Männern wurde eine Inzidenz von bis zu 40% beschrieben, wobei die Häufigkeit mit steigendem Lebensalter zunimmt.

Inzidenz Die Pubertätsgynäkomastie (eine physiologische Form der Gynäkomastie) ist häufig, sie ist in den meisten Fällen passager.

Ätiologie und Pathogenese. Obwohl die Gynäkomastie im Rahmen unterschiedlichster physiologischer oder pathologischer Bedingungen auftritt, läßt sie sich in den meisten Fällen auf eine **Verschiebung** des normalerweise im männlichen Organismus vorliegenden **Gleichgewichtes zwischen Androgenen und Östrogenen zugunsten der Östrogene** zurückführen. Beim jungen Mann beträgt die tägliche Testosteronproduktion etwa 5–10 mg, die Östradiolproduktion ist dagegen etwa 100–200mal kleiner und liegt bei durchschnittlich 40 µg. Etwa 85% der Östradiolproduktion erfolgt in extratestikulären Geweben, hauptsächlich im Fettgewebe, aus den im Blut zirkulierenden Androgenen Testosteron und Androstendion. Unter physiologischen Bedingungen betragen die Testosteron- und Östradiolspiegel im Serum beim jüngeren Mann durchschnittlich 6 ng/ml resp. 20–40 pg/ml, woraus sich ein Testosteron-Östradiol-Quotient von 200–300 ergibt. Somit führt jede Verminderung der Androgen- oder Steigerung der Östrogenproduktion, respektive beide Vorgänge zusammen, zu einer Verschiebung des Androgen-Östrogen-Quotienten zugunsten der Östrogene, wodurch die Entwicklung einer Gynäkomastie angeregt wird, da das Drüsengewebe der Brust außerordentlich empfindlich für die wachstumsstimulierende Wirkung der Östrogene ist.

Ätiologie und Pathogenese Die Gynäkomastie beruht in den meisten Fällen auf einer **Verschiebung des Gleichgewichts zwischen Androgenen und Östrogenen** zugunsten der Östrogene.

Klinik. Führendes klinisches Symptom ist die Ausbildung eines Drüsenkörpers (F-**41**).

Klinik Leitsymptom ist die Ausbildung eines Drüsenkörpers (**F-41**).

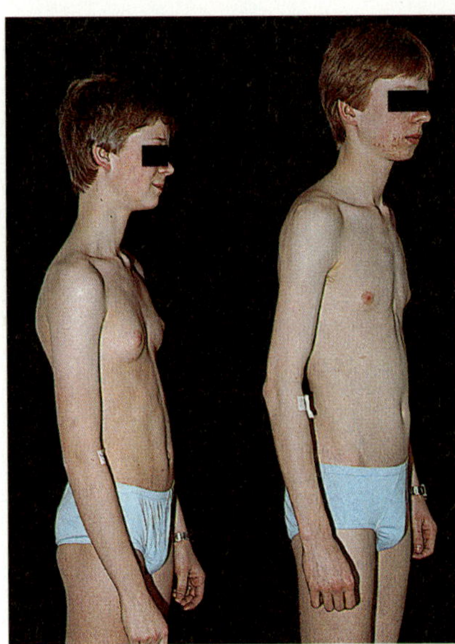

a Pubertätsgynäkomastie bei zwei Brüdern als Beispiel für eine **»physiologische« Gynäkomastie.**

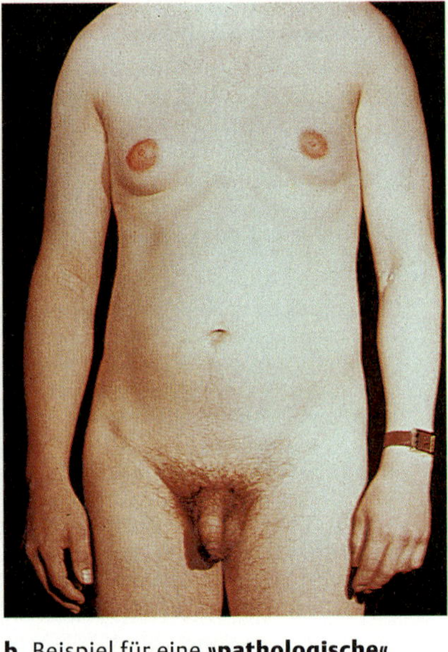

b Beispiel für eine **»pathologische« Gynäkomastie**, verursacht durch einen endokrin-aktiven Hodentumor (Leydig-Zelltumor).

F-**41 a, b: Gynäkomastie.**

Labor Parameter in Abhängigkeit von der vermuteten Ursache bestimmen, z. B. Leberenzyme, Kreatinin; LH, FSH, Testosteron, Östradiol, DHEAS, β-hCG, α-Fetoprotein, TSH. Prolaktin nur bei Verdacht auf ein Prolaktinom.
Technische Untersuchungen: Sonographie der Hoden, ggf. Thoraxröntgen, Sonographie (evtl. CT) des Abdomens, Mammographie, Chromosomenanalyse.

Labor. Die notwendigen Parameter sind abhängig von den möglichen Ursachen. Beim Erwachsenen sind neben den Leberenzymen und Kreatinin insbesondere folgende Parameter von Bedeutung: LH, FSH, Testosteron, Östradiol, Dehydroepiandrosteron-sulfat (DHEAS), β-hCG und α-Fetoprotein; Prolaktin nur bei Verdacht auf ein Prolaktinom.
Notwendige **technische Untersuchungen** sind die Sonographie der Hoden, gegebenenfalls Röntgenaufnahmen des Thorax in zwei Ebenen zum Tumorausschluß, Sonographie des Abdomens (eventuell CT) bei Verdacht auf einen Nebennierentumor. Zum Ausschluß des seltenen, unilateralen Mammakarzinoms die Mammographie. Chromosomenanalyse bei Verdacht auf Störungen der Geschlechtsdifferenzierung.

Diagnostik, Differentialdiagnose
Führendes klinisches Symptom ist die Ausbildung eines Drüsenkörpers. Differentialdiagnostisch ist die **Pseudogynäkomastie** abzugrenzen, die durch eine Vermehrung des Fettgewebes der Brust ohne nachweisbaren Drüsenkörper charakterisiert ist.

Diagnostik und Differentialdiagnose. Da die Gynäkomastie lediglich ein Symptom, jedoch keine Erkrankung sui generis darstellt, muß die ihr zugrundeliegende Ursache eruiert werden *(vgl.* F-**39**). Wichtig bei der Diagnosestellung sind zunächst die Anamnese (Medikamente, Drogen) und die körperliche Untersuchung. Hierbei ist insbesondere auf die Hodengröße und -konsistenz zu achten. Bei Adoleszenten vor dem 15. Lebensjahr ist meist keine weitergehende Diagnostik notwendig.
Differentialdiagnostisch ist die **Pseudogynäkomastie** abzugrenzen, die durch eine Lipomatose (Fettgewebe) der Brust ohne Drüsenkörper charakterisiert ist.

Therapie
Pubertätsgynäkomastie: meist keine Therapie notwendig, da passager.
Pathologische Gynäkomastie: Therapie der Ursache.

Therapie. Da die **Pubertätsgynäkomastie** sich in den meisten Fällen von selbst zurückbildet, sollte der Patient darüber aufgeklärt werden, daß es sich um ein passageres Symptom handelt. In den seltenen Fällen, in denen keine ausreichende Rückbildung auftritt, wird nach dem 20. Lebensjahr eine Mastektomie durchgeführt. Bei den **pathologischen Formen** der Gynäkomastie richtet sich die Behandlung nach den Ursachen.

Merke ▶

Merke. Eine Gynäkomastie entsteht durch ein Ungleichgewicht des im männlichen Organismus vorliegenden Testosteron-Östradiol-Quotienten zugunsten der Östrogene. Da die Gynäkomastie lediglich ein klinisches Symptom eines weiten Spektrums physiologischer und zum Teil schwerwiegender pathologischer Veränderungen darstellt, ist die exakte Diagnosestellung der Ursache der Gynäkomastie unbedingt erforderlich.

7.8 Hodentumoren

Epidemiologie. Hodentumoren machen ungefähr 0,5–1% der Malignome beim Mann aus. Hodentumoren können in jedem Lebensalter auftreten. Am häufigsten sind junge Männer im Alter von 18–35 Jahren betroffen; ein weiteres, aber geringeres Häufigkeitsmaximum findet sich nach dem 65. Lebensjahr. Kinder unter dem 14. Lebensjahr sind sehr selten betroffen.

7.8 Hodentumoren

Epidemiologie Hodentumoren machen ungefähr 0,5–1 % der Malignome beim Mann aus. Am häufigsten sind junge Männer betroffen (18.-35. Lebensjahr).

Einteilung. Folgende Tumorformen lassen sich unterscheiden (F-**40**):

Einteilung s. F-**40**.

F-40: Hodentumoren und ihre Häufigkeit

Tumorform	Häufigkeit
Keimzelltumoren, davon	~95%
▷ Seminome	~40%
▷ nichtseminomatöse Keimzelltumoren (Teratome, Chorionkarzinome, embryonales Karzinom, Dottersack-Tumoren)	~32%
▷ Kombinationstumoren, d.h. Keimzelltumoren mit mehr als einem histologischen Typ	~14%
Stromatumoren, davon	3–6%
▷ Leydig-Zelltumoren	~3%
▷ Sertoli-Zelltumoren	2–3%
Andere Tumoren, wie	
▷ Lymphome	~1,5%
▷ Metastasen	~0,5%

- **Seminome** sind die häufigsten malignen Hodengeschwülste. Sie treten meist zwischen dem 3. und 5. Lebensjahrzehnt auf und befallen meist nur einen Hoden, wobei der rechte Hoden bevorzugt wird. Seminome sind selten endokrin aktiv; da sie aber in etwa 15% der Fälle mit anderen Keimzelltumoren vergesellschaftet sind, die ihrerseits häufig β-hCG produzieren, findet man bei etwa 10% eine Erhöhung des β-hCGs. Die Tumoren sind außerordentlich empfindlich gegenüber ionisierenden Strahlen und Chemotherapeutika.
- **Nichtseminomatöse Keimzelltumoren (Nicht-Seminome)** sind fast ausnahmslos maligne; etwa 70% produzieren β-hCG. Die Tumoren sind wenig strahlen-, aber außerordentlich chemotherapieempfindlich.
- **Leydig-Zelltumoren** machen nur etwa 3% aller Hodentumoren aus und sind in etwa 90% benigne. Da die Tumoren Steroide bilden, wird die Erkrankung in der Kindheit oft erst deshalb bemerkt, weil eine Pseudopubertas praecox auftritt, während postpubertär häufig Gynäkomastie und Libidoverlust die führenden klinischen Symptome sind.
- **Sertoli-Zelltumoren** sind sehr selten: 15% sind maligne, wobei eine Metastasierung in die retroperitonealen Lymphknoten, Leber und Lunge erfolgen kann. Das Tumorgewebe produziert gelegentlich Östrogene und Androgene, die zu denselben klinischen Symptomen wie bei den Leydig-Zelltumoren führen.

- **Seminome** sind die häufigsten malignen Hodentumoren. Sie treten bevorzugt zwischen dem 3. und 5. Lebensjahrzehnt auf. Meist ist nur ein Hoden betroffen. Seminome sind sehr strahlensensibel.
- **Nichtseminomatöse Keimzelltumoren (Nicht-Seminome)** sind maligne, produzieren in einem hohen Prozentsatz β-hCG; sie sind wenig strahlen- aber außerordentlich chemotherapieempfindlich.
- **Leydig-Zelltumoren** sind selten und meist benigne.
- **Sertoli-Zelltumoren** sind selten und meist benigne.

Ätiologie und Pathogenese. Die Keimzelltumoren entwickeln sich vermutlich alle nach einer verschieden langen Latenzzeit aus einer Primärläsion, dem Carcinoma in situ, dessen pluripotente DNA-reiche Zellen im betroffenen Hoden diffus intratubulär verteilt sind.

Ätiologie und Pathogenese Die Keimzelltumoren entwickeln sich vermutlich aus einer Primärläsion, dem Carcinoma in situ.

Klinik. Liegt ein **Carcinoma in situ** vor, ist der Hoden meist schmerzlos und beim Erwachsenen gewöhnlich kleiner als der normale Hoden. Da bisher keine Tumormarker für das Carcinoma in situ bekannt sind, kann die Läsion nur durch eine Biopsie entdeckt werden. Ist die **Tumorentwicklung** über das Stadium des Carcinoma in situ **fortgeschritten**, ist das führende Symptom eine in der Regel schmerzlose, umschriebene oder diffuse **Schwellung**

Klinik Hodentumoren lassen sich palpatorisch häufig durch Schwellung oder härtere Konsistenz vom gesunden Gewebe abgrenzen. Beim Erwachsenen sind Gynäkomastie, Libido- und Potenzverlust, in fortgeschrittenen Stadien auch Rückenschmerzen wichtige klinische Symptome.

im Hoden. Gelegentlich fällt der Tumor auch durch seine härtere Konsistenz im Vergleich zum kontralateralen Hoden auf. Bei fortgeschrittenen Stadien suchen die Patienten den Arzt zumeist wegen **Schmerzen im Lumbalbereich** auf, die durch das verdrängende Wachstum der Lymphknotenmetastasen im Retroperitonealraum entstehen. Endokrine Störungen treten nur in etwa 5% der Fälle auf. Präpuberal kann sich eine Pseudopubertas praecox entwickeln; postpuberal sind vor allen Dingen die Gynäkomastie, gelegentlich auch das Nachlassen der Libido wichtige klinische Symptome (das vom Tumor sezernierte hCG stimuliert die Östrogenproduktion im Hoden und in extratestikulären Geweben und führt zur Feminisierung).

Labor Man bestimmt im Serum neben Testosteron und LH die Tumormarker β-hCG, α-Fetoprotein, bei Feminisierung zusätzlich Östradiol und DHEAS.

Labor. Im Serum werden neben Testosteron und LH die Tumormarker β-hCG und α-Fetoprotein (AFP) bestimmt; bei Zeichen einer Feminisierung werden zusätzlich Östradiol und Dehydroepiandrosteronsulfat (DHEAS) im Serum bestimmt. DHEAS entstammt nahezu ausschließlich den Nebennieren und kann als Vorstufe zur Bildung von Östrogenen dienen.

Diagnostik, Differentialdiagnose
Die Festlegung des Tumorstadiums erfolgt mittels **Sonographie** von Skrotalinhalt, Inguinalkanal und Abdomen. Weitere bildgebende Maßnahmen sind Röntgenaufnahmen des Thorax in 2 Ebenen, ggf. **CT** von Thorax und Abdomen und **Lymphographie**. Palpiert man im Hoden eine Schwellung, sind neben Hodentumoren folgende Ursachen **differentialdiagnostisch zu erwägen**: Entzündungen des Hodens und Nebenhodens, Hernie, Hydrozele, Spermatozele.

Diagnostik und Differentialdiagnose. Neben der **klinischen Untersuchung** mit besonderer Beachtung der **Hoden**, der **Lymphknoten im Inguinalbereich und in der Supraklavikulargrube** sowie der **Mammae** gehören zur Festlegung des Tumorstadiums (Staging) folgende weitere Untersuchungen:

- **Sonographie** der Hoden und des Leistenkanals
- Sonographie des Abdomens zur Beurteilung der retroperitonealen Lymphknoten und der Leber
- Röntgenaufnahme des Thorax in 2 Ebenen
- ggf. eine **Computertomographie** des Thorax und des Abdomens sowie
- eine bipedale **Lymphographie**.

Findet sich im Hoden eine umschriebene oder diffuse Schwellung, so sind neben Hodentumoren folgende Ursachen **differentialdiagnostisch in Erwägung zu ziehen**: Entzündungen des Hodens und des Nebenhodens, Inguinalhernie, Hydrozele, Varikozele und Spermatozele. Mit Hilfe der Sonographie wird die Differentialdiagnose rasch weiter eingeengt. Falls ein Tumor nicht mit Sicherheit ausgeschlossen werden kann, ist die chirurgische, von inguinal auszuführende Exploration notwendig.

Therapie Die primäre Maßnahme ist die Orchidektomie. Histologie und Ausbreitung des Tumors bestimmen die weiteren therapeutischen Maßnahmen (Operation, Bestrahlung, Chemotherapie).

Therapie. Die primäre Maßnahme ist die Orchidektomie mit sorgfältiger histologischer Untersuchung des Hodens. Histologie und Ausbreitung des Tumors sind die wichtigsten Kriterien für die Therapiewahl (Operationsverfahren, Bestrahlung, Chemotherapie).
Bei der **Nachsorge** ist auf Lokalrezidive und Metastasierung zu achten. Die Tumormarker werden bestimmt, außerdem erfolgt zur Kontrolle der Funktion des verbleibenden Hodens eine Bestimmung der Testosteron- und Gonadotropinspiegel (ggf. auch Spermiogramm).

Verlauf und Prognose Die 5-Jahres-Überlebenszeit ist gut, z. B. bei Seminomen im Frühstadium 90–95%.

Verlauf und Prognose. Die 5-Jahres-Überlebenszeit ist gut: Sie beträgt für Seminome im Frühstadium 90–95%, disseminiert bis 70%; andere maligne Keimzelltumoren lokalisiert bis 90%, disseminiert bis etwa 70%.

Merke ▶

> ***Merke.*** Eine diffuse oder umschriebene Schwellung (Tumor) im Bereich der Hoden ist bis zum Beweis des Gegenteils als maligne anzusehen. Eine exakte Diagnosestellung ist daher zwingend notwendig.

Klinischer Fall

Ein 37jähriger Gärtner wird vom Hausarzt wegen rezidivierender druckschmerzhafter Brustdrüsenschwellung beidseits vorgestellt. Vor 2 Jahren sei ein Knoten im Bereich des rechten Nebenhodens festgestellt worden.

Anamnese: Der Patient verneint die Einnahme von Medikamenten oder Drogen, es liege keine Störung der Sexualfunktion vor.

Bei der klinischen **Untersuchung** ist beidseits submamillär ein Drüsenkörper tastbar, das Hodenvolumen beträgt rechts 12 ml, links 10 ml, am oberen Pol des rechten Hodens ist ein 1,5–2 cm großer derber Tumor zu tasten.

Technische Untersuchungen: Sonographie und Mammographie der Brust: Beidseits Drüsengewebe nachweisbar, mammographisch kein Anhalt für Malignität.

Sonographie der Hoden: Kongruent mit dem tastbaren Hodentumor findet sich ein 1,5 cm im Durchmesser großer, homogen-echoarmer, unregelmäßig konfigurierter, deutlich gegenüber dem übrigen Hodenparenchym abgegrenzter Bezirk, der Nebenhoden ist normal. Der linke Hoden zeigt ein regelrechtes Reflexmuster. Das sonographisch ermittelte Hodenvolumen beträgt rechts 11 ml, links 8 ml. Hormonbefunde: Testosteron im Poolserum (Serum von 3 Blutproben, die im Abstand von 15 Minuten gewonnen werden) mit 1,6 ng/ml deutlich vermindert. Östradiol mit 61 pg/ml erhöht, LH und FSH im unteren Normbereich (2,2 resp. 2,3 mU/ml). Die übrigen klinischen und technischen Untersuchungen (Sella, Sonographie, CT des Abdomens sowie die Tumormarker) sind normal.

Therapie und Verlauf: Orchidektomie rechts; die histologische Untersuchung ergibt einen Leydig-Zelltumor ohne Hinweis auf Metastasierung. 6 Monate nach der Orchidektomie beschwerdefreier Patient, keine Gynäkomastie mehr nachweisbar, linker Hoden sonographisch regelrechtes Reflexmuster. Größe 14 ml; Sonographie des Abdomens und Tumormarker (β-hCG- und α-Fetoprotein) normal.

7.9 Störungen der männlichen Geschlechtsdifferenzierung

7.9 Störungen der männlichen Geschlechtsdifferenzierung

7.9.1 Fehlentwicklungen des chromosomalen Geschlechts

7.9.1 Fehlentwicklungen des chromosomalen Geschlechts

◀ Definition

Definition. Fehlentwicklungen des chromosomalen Geschlechts sind Folge einer numerischen oder strukturellen Abnormalität des X- oder Y-Chromosoms.

Klinefelter-Syndrom

Klinefelter-Syndrom

Siehe S. 908ff.

s. S. 908ff.

XX-Mann-Syndrom

XX-Mann-Syndrom

Siehe S. 910.

s. S. 910.

XYY-Syndrom

XYY-Syndrom

Siehe S. 910f.

s. S. 910f.

Gemischte Gonadendysgenesie

Gemischte Gonadendysgenesie

◀ Definition

Definition. Die gemischte Gonadendysgenesie ist durch das Vorliegen eines mehr oder minder differenzierten Hodens auf der einen Seite und einer dysgenetischen Gonade auf der anderen Seite charakterisiert. Fakultativ finden sich Minderwuchs und Dysmorphiemerkmale wie beim Ullrich-Turner-Syndrom.

Epidemiologie Zweithäufigste Ursache für intersexuelles Genitale.

Epidemiologie. Nach dem adrenogenitalen Syndrom ist die gemischte Gonadendysgenesie die zweithäufigste Ursache für ein intersexuelles Genitale.

Ätiologie und Pathogenese Meist findet sich ein 45,X/46,XY-Chromosomenmosaik. Fast obligat kommen Uterus und Tuben vor. Das äußere Genitale ist inkomplett virilisiert.

Ätiologie und Pathogenese. Meist findet sich ein 45,X/46,XY-Chromosomenmosaik. Gelegentlich werden auch ein 46,XX/46,XY-Mosaik oder kompliziertere Mosaikformen beobachtet. Das fast obligatorische Vorkommen von Uterus und Tuben sowie die inkomplette Virilisierung des äußeren Genitale weist auf eine verzögerte embryonale Hodenentwicklung und/oder eine ungenügende testikuläre Sekretion von Androgenen und Müllerian-Inhibiting-Hormone während der embryonalen Sexualdifferenzierung hin.

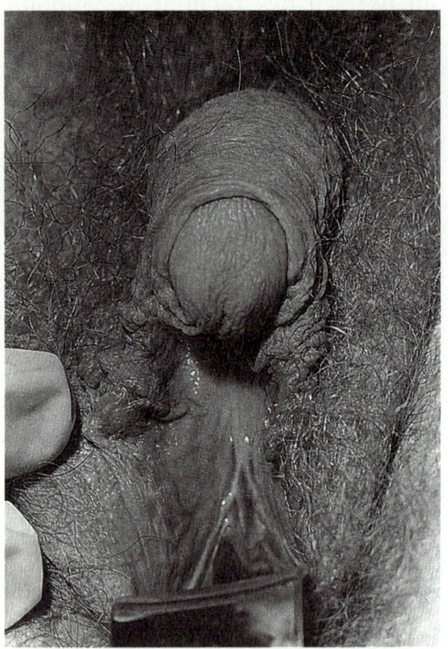

F-42: Gemischte Gonadendysgenesie. Äußeres Genitale. Der Karyotyp des Patienten ist 45,X/46,XY. Auffällig sind ein Mikrophallus und eine Vagina. Bei der Laparotomie fand sich ein hypoplastischer Uterus, bilaterale Tuben sowie eine Streak-Gonade auf der rechten Seite und ein Hoden auf der linken Seite.

Klinik Das äußere Genitale ist meist zwittrig angelegt (F-**42**).

Klinik. Das äußere Genitale kann das ganze Spektrum zwischen männlicher und weiblicher Form aufweisen, wobei ein rein männliches oder rein weibliches Genitale die Ausnahme darstellt (F-**42**).

Labor Mit der Pubertät kommt es bei den meisten Patienten zu einer Virilisierung, die Testosteronspiegel steigen in den männlichen Bereich an.

Labor. Bei nahezu allen Patienten kommt es in der Pubertät zu einer Virilisierung, wobei die Testosteronspiegel in den männlichen Bereich ansteigen.

Therapie Bei Vorhandensein von Uterus, Vagina und eines Mikropenis ist es meist richtig, in der Neugeborenenperiode die weibliche Geschlechtszuweisung vorzunehmen (Hodenresektion).

Therapie. Da die meisten Patienten Uterus und Vagina und einen Mikropenis haben, ist es meist richtig, in der Neugeborenenperiode die weibliche Geschlechtszuweisung vorzunehmen und die Hoden zu resezieren, da diese bereits im Kindesalter maligne entarten können.

Hermaphroditismus verus

Hermaphroditismus verus

Definition ▶

Definition. Als echte Hermaphroditen (echte Zwitter) bezeichnet man Individuen, die ein Ovar und einen Hoden haben oder Gonaden aufweisen, in welchen testikuläre und ovarielle Elemente nebeneinander vorkommen (Ovotestes).

Epidemiologie Bisher sind 400 Fälle bekannt.

Epidemiologie. Bisher sind etwa 400 Fälle bekannt geworden.

Ätiologie und Pathogenese Bei der Mehrzahl der Patienten findet man einen weiblichen Karyotyp 46,XX. Die Entwicklung von Hodengewebe beruht bei Vorliegen eines 46,XX-Karyotyps vermutlich auf translozierten Y-chromosomalen Substanzen.

Ätiologie und Pathogenese. Die Ursache der bisexuellen Gonadenentwicklung ist unbekannt. Bei der Mehrzahl der Patienten findet man einen weiblichen Karyotyp 46,XX; bei einem kleinen Teil ist der Karyotyp männlich oder es finden sich Mosaikformen. Man vermutet, daß die Entwicklung von Hodengewebe auf translozierte Y-chromosomale Substanzen zurückzuführen ist, Mosaikbildung oder Translokation zwischen Y- und X-Chromosom sind denkbar.

Klinik Das äußere Genitale kann das ganze Spektrum zwischen männlich und weiblich aufweisen, ist jedoch meist zwittrig (F-**43**).

Klinik. Die äußeren Genitalien können in ihrer Ausbildung das ganze Spektrum vom typisch männlichen bis zum typisch weiblichen Phänotyp aufweisen, obwohl meist die Entwicklung in Richtung des männlichen Phänotyps vorherrscht (F-**43**). Mit Beginn der Pubertät entwickelt sich bei einem großen Teil der Patienten eine Gynäkomastie, und etwa die Hälfte dieser Personen menstruiert; bei phänotypischen Männern kommt es dann zu einer zyklischen Hämaturie.

Diagnostik und Differentialdiagnose. Die Diagnose muß immer bei zwittrigem Genitale in Betracht gezogen werden. Man bestimmt zunächst den Karyotyp. Per exclusionem ist ein männlicher oder weiblicher Pseudohermaphroditismus auszuschließen. Die Diagnose wird schließlich durch den **bioptischen Nachweis** von ovariellem und testikulärem Gewebe gesichert.

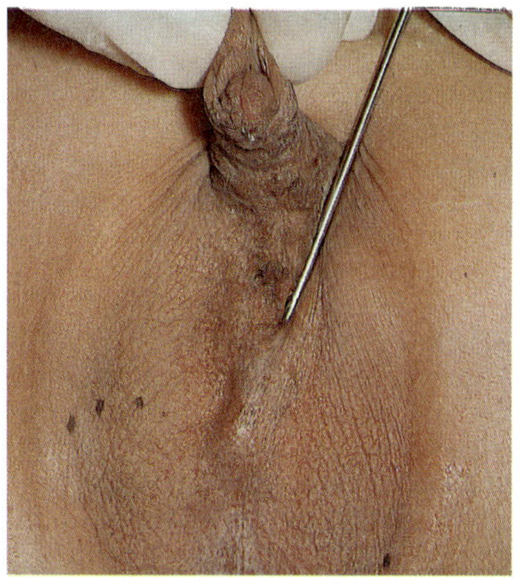

F-43: **Hermaphroditismus verus.** 6jähriges Kind, als Junge erzogen. Äußeres Genitale. Sonde im Sinus urogenitalis.

Therapie. Die therapeutischen Maßnahmen sind zum Teil vom Alter und vom Grad der Virilisierung des äußeren Genitale des Patienten abhängig. Wegen der Gefahr der malignen Entartung werden die Gonaden reseziert. In Übereinstimmung mit der Geschlechtszuordnung oder -identität werden die gegengeschlechtlichen Genitalien entfernt, ggf. sind feminisierende oder maskulinisierende Maßnahmen notwendig.

Diagnostik, Differentialdiagnose
Per exclusionem ist ein männlicher oder weiblicher Pseudohermaphroditismus auszuschließen.
Die Diagnose wird durch den **bioptischen Nachweis** von ovariellem und testikulärem Gewebe gesichert.

Therapie Die therapeutischen Maßnahmen hängen vom Grad der Virilisierung des äußeren Genitale, und bei Patienten, die älter sind als 2 Jahre, von der Geschlechtsidentität ab.

7.9.2 Fehlentwicklung des phänotypischen Geschlechts

Definition. Fehlentwicklungen des phänotypischen Geschlechts liegen dann vor, wenn das chromosomale und gonadale Geschlecht übereinstimmen, die phänotypische Entwicklung hiervon abweicht: **Pseudohermaphroditismus masculinus**.

◀ **Definition**

Ätiologie. Ursachen des vererbten männlichen Pseudohermaphroditismus sind Störungen der testikulären Testosteronsynthese oder Resistenz der Ziel- oder Endorgane gegenüber Testosteron (Androgenresistenzsyndrome).

Ätiologie Störungen der testikulären Testosteronsynthese oder Resistenz der Ziel- oder Endorgane gegenüber Testosteron.

Männlicher Pseudohermaphroditismus infolge von Störungen der Testosteronsynthese

Siehe Sitzmann, Duale Reihe Pädiatrie.

s. Sitzmann, Duale Reihe Pädiatrie.

Pseudohermaphroditismus masculinus bei Androgenresistenz: Androgenresistenzsyndrome

Trotz normaler Testosteronsynthese ist die Wirkung des Hormons in den Zielorganen gestört, wobei entweder die Bildung von 5α-Dihydrotestosteron beeinträchtigt ist oder ein Androgenrezeptordefekt vorliegt.

Trotz normaler Testosteronsynthese ist die Wirkung des Hormons in den Zielorganen gestört.

Gestörte Dihydrotestosteronbildung: 5α-Reduktasedefekt

Definition. Bei diesem Syndrom findet man einen normalen männlichen Karyotyp 46,XY, Hoden und ein zwittriges Genitale.

◀ **Definition**

Epidemiologie. Die Inzidenz ist unbekannt. Bisher sind etwa 60 Patienten mit diesem Syndrom in der Literatur beschrieben. Das Syndrom tritt spontan oder autosomal rezessiv vererbt auf.

Epidemiologie Etwa 60 Patienten mit diesem Syndrom sind bisher beschrieben.

Ätiologie und Pathogenese Dem Syndrom liegt eine Störung der Dihydrotestosteronbildung zugrunde.

Ätiologie und Pathogenese. Dem Syndrom liegt eine Störung der Dihydrotestosteronbildung aus Testosteron infolge eines Defektes des Enzyms 5α-Reduktase zugrunde. Da Dihydrotestosteron während der Embryogenese das entscheidende Androgen für die Differenzierung des äußeren männlichen Genitale darstellt, während Testosteron das intrazellulär bestimmende Androgen für die Differenzierung der Wolffschen Gänge darstellt, führt der Mangel an Dihydrotestosteron bei gleichzeitig normaler Testosteronbildung zum typischen Genitalbefund.

Klinik Die wichtigsten Charakteristika des seltenen 5α-Reduktasedefektes sind beim Erwachsenen die subnormale Entwicklung des Phallus, eine normal ausgebildete männliche Brust, eine fehlende respektive hypoplastische Prostata und eine fehlende oder schwer beeinträchtigte Spermatogenese (S F-**33**).

Klinik. Bei normal männlicher Ausbildung der inneren Geschlechtsorgane liegen Entwicklungsstörungen der äußeren Genitalien vor. Das Spektrum der anatomischen Veränderungen reicht von mäßiggradigen Virilisierungsstörungen wie einer isoliert auftretenden Hypospadie oder einem Mikrophallus zu höhergradigen Defekten, die bei der Mehrzahl der Betroffenen vorliegen. Bei diesen erscheint das Genitale zur Zeit der Geburt und während der Kindheit eher weiblich. Typischerweise findet sich eine blind endende Vagina, klaffende Skrotalwülste, ein Mikrophallus und eine höhergradige (perineoskrotale) Hypospadie. Mit der Pubertät kommt es bei allen Patienten dann zu einer Zunahme der Virilisierung (Wachstum des Penis sowie der Muskulatur), eine Gynäkomastie entwickelt sich nicht. Die wichtigsten Charakteristika des Syndroms sind beim Erwachsenen die subnormale Entwicklung des Phallus, eine normal ausgebildete männliche Brust, eine fehlende respektive hypoplastische Prostata und eine fehlende oder schwer beeinträchtigte Spermatogenese (S F-**33**).

S Synopsis F-**33: 5α-Reduktasedefekt**

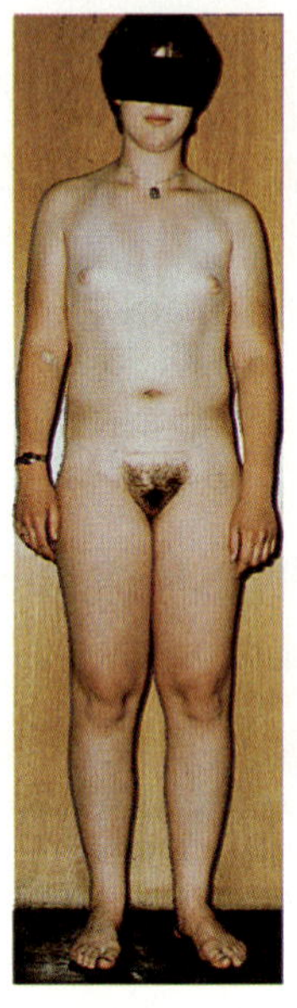

a Habitus. Brustbildung durch Östrogensubstitution nach Orchidektomie.

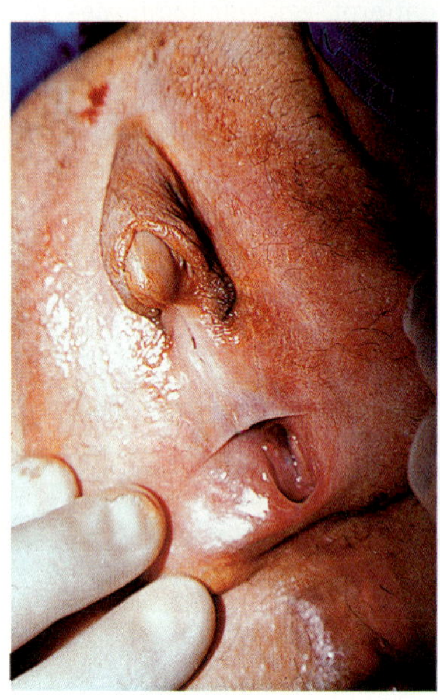

b Äußeres Genitale. Mikrophallus mit perineoskrotaler Hypospadie, blind endende Vagina.

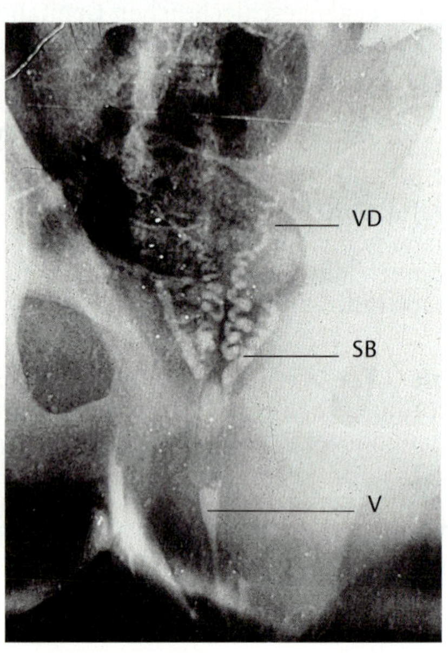

c Inneres Genitale. Samenleiter und Samenbläschen münden in eine distal blind endende Vagina (fehlender Uterus). VD: Vas deferens, SB: Samenbläschen, V: Vagina.

Labor Normales Testosteron im Serum, aber erniedrigte Dihydrotestosteronspiegel.

Labor. Nach der Pubertät finden sich die Serumspiegel der Gonadotropine und des Testosterons im Normalbereich für Männer, die Dihydrotestosteronspiegel sind jedoch stark erniedrigt, wodurch sich der Quotient Testosteron zu Dihydrotestosteron zugunsten des Testosterons verändert. Mit molekularbiologischen Methoden läßt sich schließlich der dem Syndrom zugrundeliegende Defekt (verschiedenartige Mutationen des 5α-Reduktase 2-Gens, das auf dem kurzen Arm von Chromosom 2 lokalisiert ist) bestimmen. Diese Untersuchungen sind derzeit nur für spezielle Fragestellungen, nicht jedoch für die Routinediagnostik angezeigt.

Diagnostik. Die Diagnose wird aufgrund der klinischen Symptomatologie vermutet und mit Hilfe der typischen Laborbefunde erhärtet.

Diagnostik Genitalbefund, Virilisierung während der Pubertät, normale männliche Brust.

Therapie. Bei weiblicher Geschlechtszuordnung oder -identität sobald als möglich Kastration, um die mit der Pubertät auftretende Virilisierung zu verhindern, ggf. plastische Genitaloperationen. Unbehandelte Patienten entwickeln mit der Pubertät meist eine männliche Geschlechtsidentität; dann entsprechende plastische Operationen.

Therapie Bei weiblicher Geschlechtszuordnung oder -identität Kastration, um die mit der Pubertät auftretende Virilisierung zu verhindern, ggf. plastische Operation.

Testikuläre Feminisierung (komplette Androgenresistenz)

Testikuläre Feminisierung (komplette Androgenresistenz)

Definition. Die testikuläre Feminisierung stellt das extremste Beispiel der defekten Virilisierung beim männlichen Pseudohermaphroditismus dar; Karyotyp, Hoden und Testosteronsekretion sind männlich, der Phänotyp ist typisch weiblich.

◀ **Definition**

Epidemiologie. Eine testikuläre Feminisierung findet sich bei schätzungsweise 1 : 20 000 bis 1 : 60 000 männlichen Neugeborenen. Das Syndrom wird geschlechtsgebunden rezessiv vererbt, oder es tritt als Spontanmutation auf.

Epidemiologie Eine testikuläre Feminisierung findet sich bei ca. 1 : 20 000 bis 1 : 60 000 männlichen Neugeborenen.

Ätiologie und Pathogenese. Dem Syndrom liegt eine völlige Unempfindlichkeit aller Zielorgane der Androgene gegenüber der Wirkung der männlichen Geschlechtshormone zugrunde. Die vollständige Hormonunempfindlichkeit beruht auf Abnormalitäten des Androgenrezeptors. Dieser besteht aus 919 Aminosäuren. Durch eine Sequenzanalyse der für den Rezeptor kodierenden Nukleotide des Androgenrezeptorgens, das auf dem X-Chromosom lokalisiert ist, lassen sich die zugrundeliegenden Defekte im Androgenrezeptormolekül identifizieren. Bei der testikulären Feminisierung werden meist Punktmutationen gefunden, die zu einem Austausch von Aminosäuren im Androgenrezeptor führen, wodurch dessen Funktionsverlust verursacht wird.

Ätiologie und Pathogenese Völlige Unempfindlichkeit aller Zielorgane der Androgene gegenüber männlichen Geschlechtshormonen.

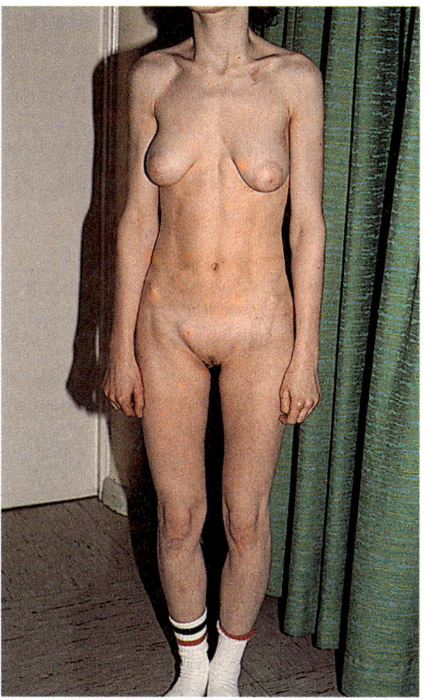

F-44: Komplette Androgenresistenz (testikuläre Feminisierung). 18jährige Patientin. Karyotyp 46,XY. Hoden beidseits im Leistenkanal; Serumtestosteronspiegel im oberen Normalbereich für Männer, LH erhöht. Weiblicher Phänotyp. Fehlende Axillar-, Pubes- und grobe Körperbehaarung (hairless woman).
Die Androgenunempfindlichkeit bei dieser Patientin wird durch eine Mutation im Androgenrezeptorgen bedingt (Austausch der Nukleotidbase G gegen C im Kodon 686). Hierdurch wird die Aminosäure 686 des Androgenrezeptormoleküls, Asparaginsäure, durch Histidin ersetzt, wodurch der Androgenrezeptor seine Funktion, Androgene zu binden, verliert.

Klinik. Der Phänotyp und die Geschlechtsidentität dieser Patienten sind immer typisch weiblich (F-**44**). Beim Erwachsenen sind die Mammae gut ausgebildet, das äußere Genitale ist weiblich, die Axillar- und Pubesbehaarung ist äußerst spärlich oder fehlt (hairless

Klinik Karyotyp, Hoden und Testosteronsynthese sind männlich, der Phänotyp ist typisch weiblich (F-**44**). Die Vagina endet blind, die inneren Geschlechtsorgane fehlen.

women). Die Vagina endet blind, und die inneren Geschlechtsorgane fehlen. Die Hoden liegen entweder intraabdominal, im Inguinalkanal oder in den Labia majora.

Labor Beim Erwachsenen finden sich sowohl die Serumspiegel von Testosteron und LH im oberen Normalbereich für Männer oder sind erhöht. Die Östrogenproduktion ist erhöht.

Labor. Beim Erwachsenen finden sich die Serumtestosteronspiegel im oberen Normalbereich für Männer oder sind sogar deutlich erhöht. LH ist normal oder erhöht, die Östrogenproduktion ist erhöht. Der Androgenrezeptordefekt kann in kultivierten Fibroblasten, die aus einer Biopsie des äußeren Genitale kultiviert werden, nachgewiesen werden (◘ F-**44**).

Diagnostik Die Diagnose stützt sich auf die Diskrepanz zwischen normal männlichem Karyotyp, aber vollständig weiblichem Phänotyp und Vorliegen von Hoden, die Testosteron sezernieren, und beim Erwachsenen auf die typische Hormonkonstellation der Androgenresistenz.

Therapie Orchidektomie nach Diagnosestellung. Östrogensubstitution zur Einleitung der Pubertät und/oder Aufrechterhaltung der Feminisierung.

Diagnostik. Die Diagnose stützt sich auf die Diskrepanz zwischen normalem männlichem Karyotyp, aber vollständig weiblichem Phänotyp, und beim Erwachsenen auf die typische Hormonkonstellation der Androgenresistenz. Die Diagnose wird häufig erst im Pubertätsalter gestellt; die Betroffenen suchen den Arzt dann wegen einer primären Amenorrhö auf.

Therapie. Orchidektomie spätestens nach Pubertätsabschluß. Dann Substitution mit Östrogenen. Da die maligne Entartung der Hoden vor dem 20. Lebensjahr selten ist, jedoch beschrieben wurde, sollte die Orchidektomie – auch aus psychischen Gründen – baldmöglichst nach Diagnosestellung durchgeführt werden.

Partielle Androgenresistenz (Reifenstein-Syndrom)

Partielle Androgenresistenz (Reifenstein-Syndrom)

Definition ▶

▶ ***Definition.*** Unter dem Begriff »Partielle Androgenresistenz (Reifenstein-Syndrom)« faßt man eine Reihe von verschieden stark ausgeprägten Formen des männlichen Pseudohermaphroditismus zusammen, bei denen die vorherrschende Differenzierung des männlichen Genitale normal ist.

Epidemiologie Die Inzidenz ist unbekannt.

Ätiologie und Pathogenese Dem Syndrom liegt eine partielle Androgenresistenz zugrunde.

Epidemiologie. Die Inzidenz ist unbekannt.

Ätiologie und Pathogenese. Der Vererbungsmodus ist X-chromosomal rezessiv; Spontanmutationen sind ebenfalls bekannt. Dem Syndrom liegt eine partielle Androgenresistenz zugrunde. Die molekularbiologische Analyse des Androgenrezeptors ergibt wie bei der testikulären Feminisierung meist Punktmutationen, die mit einem Austausch von Aminosäuren verbunden sind und auf diese Weise die Funktionsminderung des Androgenrezeptors verursachen.

Klinik Hoden und ableitende Samenwege sind vorhanden, das äußere Genitale zeigt Virilisierungsstörungen unterschiedlichen Ausmaßes.
Am häufigsten findet man den von *Reifenstein* beschriebenen Phänotyp einer perineoskrotalen Hypospadie, verbunden mit einer in der Pubertät auftretenden Gynäkomastie.

Klinik. Bei familiärem Auftreten ist die Vererbung X-chromosomal rezessiv. Klinisch findet man eine Entwicklungsstörung des äußeren Genitale bei normaler Ausbildung von Samenbläschen und Samenleitern. Die Virilisierung kann nahezu fehlen, andererseits aber auch normal sein, die betroffenen Männer sind dann infertil und weisen eine Gynäkomastie auf. Am häufigsten findet man die von *Reifenstein* beschriebene Symptomatologie. Kardinalsymptome sind hier die perineoskrotale Hypospadie und die mit der Pubertät auftretende Gynäkomastie (◘ F-**45**).

Labor Infolge der verminderten Androgenempfindlichkeit auch der hypothalamisch hypophysären Zentren findet man beim Erwachsenen Testosteron, Östradiol und LH erhöht.

Labor. Infolge der verminderten Androgenempfindlichkeit auch der hypothalamisch-hypophysären Zentren ist beim Erwachsenen folgende Hormonkonstellation im Serum typisch: Testosteron, Östradiol, LH und FSH sind erhöht. Biochemisch findet man in kultivierten Genitalhautfibroblasten eine normale Dihydrotestosteronbildung. Die Bindung der Androgene an den Rezeptor ist jedoch meist gestört.

Diagnostik Männlicher Karyotyp, partiell-männlicher Phänotyp, typische Hormonkonstellation.

Diagnostik. Die Diagnose beruht auf folgender Konstellation: männlicher Karyotyp, partiell-männlicher Phänotyp, typische Hormonkonstellation, Abnormalitäten des Androgenrezeptors.

Therapie. Die Behandlung hängt vom Ausmaß der anatomischen Defekte und nach dem 2. Lebensjahr von der Geschlechtsidentität ab. Bei vorherrschendem weiblichen Phänotyp werden feminisierende Maßnahmen durchgeführt. Bei ausreichender Virilisierung des äußeren Genitale werden aufbauende plastische Korrekturen am äußeren Genitale durchgeführt. Die in der Pubertät auftretende Gynäkomastie kann nur chirurgisch erfolgreich behandelt werden. Im Einzelfall läßt sich mit sehr hohen Testosterongaben (500 mg/Woche) eine Besserung der Virilisierung erreichen.

Therapie Die therapeutischen Maßnahmen richten sich nach dem Ausmaß der anatomischen Defekte und der Geschlechtsidentität.

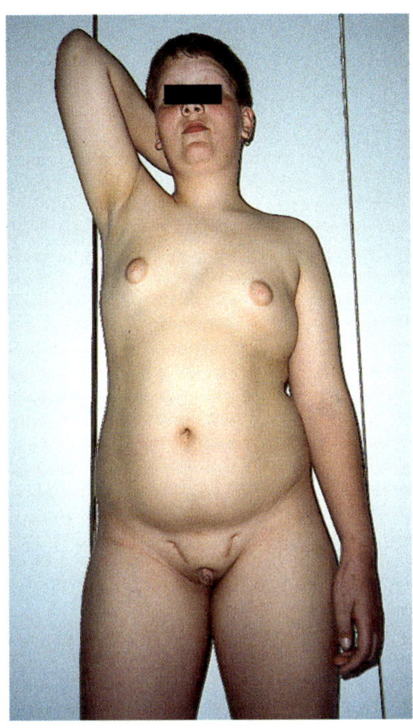

a Habitus. 13jähriger Patient. Ausgeprägte Gynäkomastie. Fehlende sekundäre Geschlechtsbehaarung. Intersexuelles Genitale. Der Patient zeigt den von *Reifenstein* beschriebenen Phänotyp (Reifenstein-Syndrom).

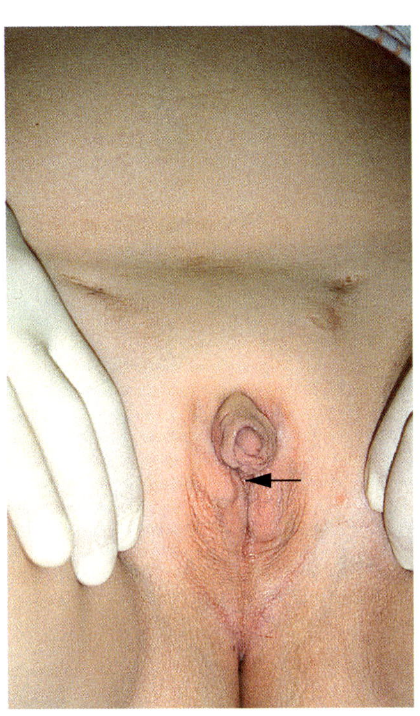

b Äußeres Genitale. Zustand nach Orchidopexie. Perineoskrotale Hypospadie (→) Mündung der Urethra.

F-**45 a, b Partielle Androgenresistenz.**

Oviduktpersistenz

Oviduktpersistenz

Definition. Bei normalem männlichem Karyo- und Phänotyp liegen Deszensusstörungen des Hodens und Derivate der Müllerschen Gänge mit rudimentären Tuben und Uterus vor.

◀ **Definition**

Ätiologie und Pathogenese. Das Syndrom kommt wahrscheinlich durch eine fehlende oder verspätete Sekretion von Müllerian-Inhibiting-Hormone während der Sexualdifferenzierung zustande.

Ätiologie und Pathogenese Das Syndrom beruht auf einer inadäquaten Sekretion des Müllerian-Inhibiting-Hormone während der Sexualdifferenzierung.

Klinik. Da die Entwicklung der primären und sekundären Geschlechtsmerkmale normal ist, wird die Diagnose meist nur zufällig bei Kryptorchismus- oder Hernienoperationen gestellt. Fertilitätsstörungen sind häufig.

Klinik Bei normalem männlichem Karyotyp und Phänotyp sind Derivate der Müllerschen Gänge ausgebildet.

Therapie. Resektion der Müllerschen Derivate.

Therapie Resektion der Müllerschen Derivate.

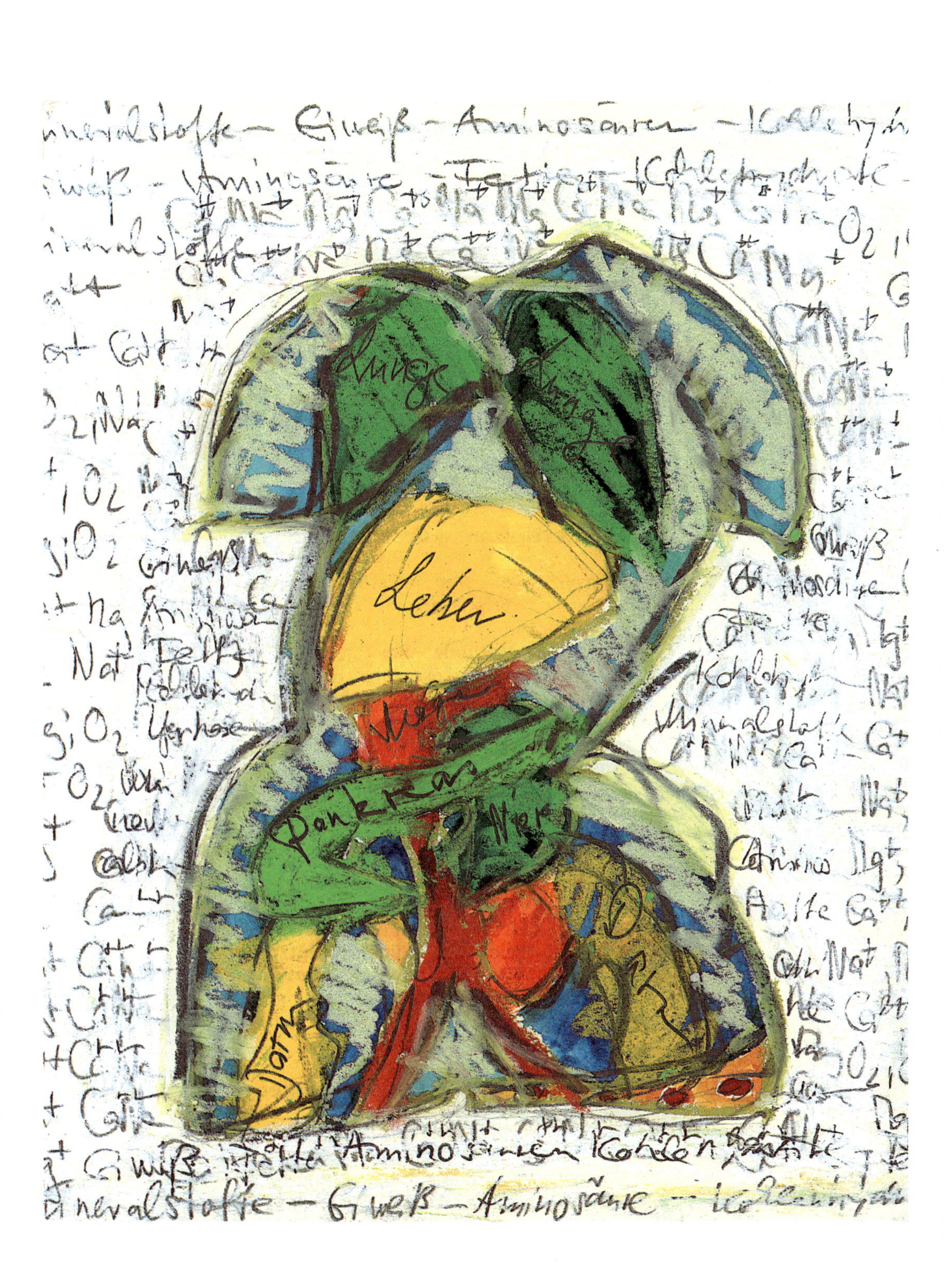

Stoffwechsel

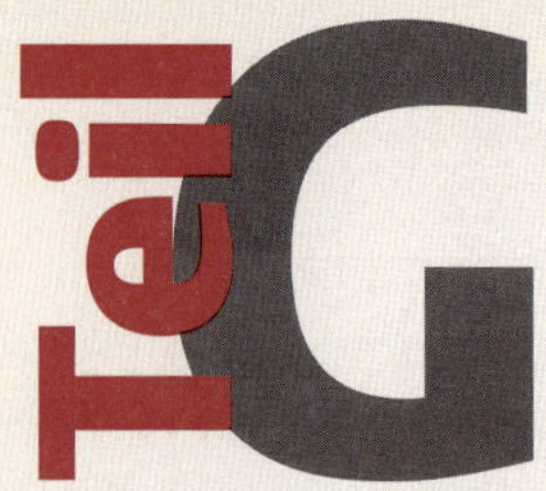

Stoffwechsel

P. Wahl

1 Störungen des Kohlenhydratstoffwechsels

1.1 Untersuchungsmethoden

Die Diagnose Diabetes mellitus kann durch Anamnese und klinischen Untersuchungsbefund vermutet werden, gesichert wird die Diagnose durch die Bestimmung des Blutzuckers.

1 Störungen des Kohlenhydratstoffwechsels

1.1 Untersuchungsmethoden

Die Diagnose Diabetes mellitus bzw. Hyperglykämie kann bei der Mehrzahl der Patienten durch Anamnese und klinischen Untersuchungsbefund vermutet werden, gesichert wird die Diagnose aber allein durch die Bestimmung des Blutzuckers.

1.1.1 Bestimmung des Blutzuckers

Die genaueste Blutzuckerbestimmung ist mit **enzymatischen Methoden** möglich, verwendet werden dazu die:

- Hexokinase-Methode
- Glukose-Dehydrogenase-Methode
- Glukoseoxidase-Peroxidase-Methode.

1.1.1 Bestimmung des Blutzuckers

Die **enzymatische Blutzuckerbestimmung** ist auch für den Verlauf und die Therapiekontrolle unerläßlich. Folgende Methoden stehen zur Verfügung:

- **Hexokinase-Methode**: photometrische Bestimmung von $NADPH_2$ nach Umsetzung mit Glukose durch Hexokinase mit ATP und anschließender Oxidation zu Glukonat-6-Phosphat und $NADPH_2$
- **Glukose-Dehydrogenase-Methode**: photometrische Bestimmung von NADH, das sich bei der Umwandlung von β-Glukose bildet
- **Glukoseoxidase-Peroxidase-Methode**: Bestimmung des bei der Bildung von Glukonat entstehenden H_2O_2 durch eine Peroxidase-Farbreaktion.

Zur Blutzuckerselbstkontrolle und Notfalldiagnostik gibt es Teststreifen zur semiquantitativen Bestimmung und Meßgeräte mit ausreichender Genauigkeit.
Der **Normbereich des Nüchternblutzuckers** im kapillaren Vollblut liegt **zwischen 70 und 100 mg/dl.** Im Kapillarblut sind die Blutzuckerwerte 20 bis 30 mg/dl höher als im venösen Vollblut. Im Serum liegt die Glukosekonzentration höher als im Vollblut.

Zur Blutzuckerselbstkontrolle und zur Notfalldiagnostik stehen Teststreifen zur semiquantitativen Glukosebestimmung und Meßgeräte zur Verfügung mit denen mittels Teststreifen der Blutzucker schnell (innerhalb von 12 bis 60 s) reflektometrisch oder potentiometrisch bestimmt werden kann. Die Meßgenauigkeit steht den klinischen Methoden wenig nach.
Der **Normbereich des Nüchternblutzuckers im kapillaren Vollblut beträgt 70–100 mg/dl (3,9–5,5 mmol/l).** Im Kapillarblut sind die Blutzuckerwerte 20–30 mg/dl höher als im venösen Vollblut. Die Glukosekonzentration im Serum oder Plasma liegt höher als im Vollblut.

1.1.2 Bestimmung von Urinzucker und Ketonkörpern

Zur Bestimmung der Glukose im Urin werden Teststreifen auf enzymatischer Basis verwendet. Die Glukosurie ist von der **Nierenschwelle** der Glukose abhängig, sie liegt beim Gesunden bei ca. 180 mg/dl, ist z.T. bei Kindern und Schwangeren erniedrigt, bei alten und nierenkranken Diabetikern erhöht.

1.1.2 Bestimmung von Urinzucker und Ketonkörpern

Zur quantitativen und semiquantitativen Bestimmung der Glukose im Urin werden Teststreifen auf enzymatischer Basis verwendet. Die Glukosurie ist von der **Nierenschwelle der Glukose abhängig**, sie liegt beim Gesunden bei **ca. 180 mg/dl**. Glukose wird im Nierenglomerulus zunächst filtriert und über ein tubuläres Transportsystem rückresorbiert. Steigt die Glukosekonzentration im Blut und damit im Primärharn über die maximale Transportkapazität für Glukose im Tubulus, so wird Glukose im Urin ausgeschieden. Diese Glukosekonzentration heißt Nierenschwelle. Sie ist nicht selten **bei Kindern, Jugendlichen und Schwangeren erniedrigt, bei älteren Diabetikern und bei Diabetikern mit Nierenerkrankungen erhöht.** Die Glukosebestimmung im Urin ist wegen ihrer Einfachheit und Schmerzlosigkeit als Selbstkontrolle vor allem für ältere Patienten gut geeignet.

Die Bestimmung des Urins auf **Ketonkörper** (Azetessigsäure, Azeton) dient zur Erfassung der ketotischen Entgleisung des Diabetikers. Sie kann mit Teststreifen (Legalsche Probe mit Natriumnitroprussid) erfaßt werden.

Die Bestimmung des Urins auf **Ketonkörper** dient zur Erfassung der ketotischen Entgleisung des Diabetikers. Sie kann mit Teststreifen erfaßt werden.

1.1.3 Bestimmung von Plasmainsulin und C-Peptid

Die Bestimmung des **Plasmainsulins** zur Diagnostik und zur Verlaufskontrolle des Diabetes mellitus ist in der Praxis entbehrlich. Die Bestimmung des sogenannten **C-Peptids** als Maß für die noch vorhandene endogene Insulinsekretion kann gelegentlich erforderlich sein.

1.1.3 Bestimmung von Plasmainsulin und C-Peptid

Die Bestimmung des **Plasmainsulins** und des **C-Peptids** dient der Differenzierung von Hypoglykämien (z. B. Insulinom).

Merke. Das C-Peptid ist eine Aminosäurenkette des Proinsulins, die bei der Umwandlung zu Insulin abgespalten wird. Daher entstehen bei der Sekretion von Insulin äquimolare Mengen C-Peptid, das einen **direkten Rückschluß auf die noch erhaltene Insulinproduktion erlaubt.**

◄ **Merke**

Zur Differenzierung von Hypoglykämien, vor allem zur Diagnostik eines Insulinoms, ist die Bestimmung des Insulins **und** des C-Peptids notwendig.

1.1.4 Immundiagnostik und HLA-Typisierung

Die Bestimmung der Inselzellantikörper (ICA), Insulinautoantikörper (IAA), Autoantikörper gegen Glutamatdecarboxylase (GADA) und Tyrosinphosphatase-verwandte Proteine (IA-2) und die HLA-Typisierung (DR-Locus) sind aufwendige Untersuchungen zur Bestätigung der Diagnose eines Typ-1-Diabetes, sind aber zur Routinediagnostik nur in seltenen Fällen indiziert, haben jedoch bei wissenschaftlichen Studien zur Frühdiagnostik und Frühintervention Bedeutung.

1.1.4 Immundiagnostik und HLA-Typisierung

Die Bestimmung von Autoantikörpern (ICA, IAA, GADA, IA-2) und die HLA-Typisierung sind in der Routinediagnostik nicht indiziert.

1.1.5 Bestimmung des Glykohämoglobins HbA_{1c}

Zur Beurteilung der Stoffwechseleinstellung eines Diabetikers dient die Bestimmung des Glykohämoglobins HbA_{1c}). Dieses modifizierte Hämoglobin entsteht durch eine nichtenzymatische Glykierung des Hämoglobinmoleküls, die kontinuierlich während der 120tägigen Lebensdauer der Erythrozyten abläuft und von der Glukosekonzentration abhängig ist. Der Wert des HbA_{1c} ist ein ausgezeichnetes Maß für die während der vorausgegangenen 8–10 Wochen bestehenden durchschnittlichen Glukosekonzentrationen. Der Normalwert für Nichtdiabetiker für das HbA_{1c} beträgt 4–6 %. Der HbA_{1c}-Wert läßt die Güte der Stoffwechseleinstellung erkennen und ist im Gegensatz zu den Angaben des Patienten nicht manipulierbar.

1.1.5 Bestimmung des Glykohämoglobins HbA_{1c}

Zur Beurteilung der Stoffwechseleinstellung eines Diabetikers dient die Bestimmung des Glykohämoglobins HbA_{1c}. Dieser Parameter ist ein ausgezeichnetes Maß für die während der vorausgegangenen 8–10 Wochen bestehenden durchschnittlichen Glukosekonzentrationen.
Der Normalwert für Nichtdiabetiker für das HbA_{1c} beträgt 4–6 %.

1.1.6 Oraler Glukosetoleranztest (oGTT)

Vor dem Test wird über 3 Tage eine kohlenhydratreiche Ernährung (ca. 200 g KH/Tag) durchgeführt. Am Untersuchungstag trinkt der Patient nüchtern 75 g Glukose, gelöst in ca. 300–400 ml warmem Tee, oder 75 g eines Oligosaccharidgemischs. Die Blutzuckerbestimmung erfolgt nüchtern, nach 30, 60, 90 und 120 min. Bei Verdacht auf eine reaktive Hypoglykämie wird der Test verlängert und zusätzliche Glukosebestimmungen nach 150, 180, 210 und 240 min vorgenommen.

1.1.6 Oraler Glukosetoleranztest (oGTT)

Nach Belastung mit 75 g Glukose wird der Blutzucker nach 30, 60, 90 und 120 min bestimmt. Bei Verdacht auf eine reaktive Hypoglykämie werden zusätzlich die Werte nach 150, 180, 210 und 240 min bestimmt. Bei eindeutig pathologischem Nüchternblutzucker erübrigt sich der oGTT.

Zur Bewertung des oGTT s. G-1.

Die Bewertung des oGTT zeigt G-**1**. Längere Bettruhe, Magen- und Lebererkrankung, Infektionen, Menstruation, Hunger und Streßsituationen wirken sich auf den Test verfälschend aus.

G-1: Bewertung des oralen Glukosetoleranztests (Kapillarblut) nach Definition der WHO (1985)

Belastungsdosis (Glukose [g])	Bewertungs-Zeitpunkt (min)	Normalbereich	Gestörte Glukosetoleranz	Manifester Diabetes
75	0	< 100 mg/dl	< 120 mg/dl	≥ 120 mg/dl
	120	< 140 mg/dl	> 140 <200 mg/dl	> 200 mg/dl

2 Stunden nach Glukoseaufnahme gelten Glukosekonzentrationen unter 140 mg/dl als sicher normal, über 200 mg/dl als sicher pathologisch.

1.2 Diabetes mellitus

1.2 Diabetes mellitus

Definition ▶

Definition. Der Begriff Diabetes mellitus umfaßt chronische Stoffwechselkrankheiten mit verminderter Insulinbildung oder Insulinwirkung. Gemeinsames Leitsymptom bei unbehandelten Patienten ist die chronische Hyperglykämie.

Die neue (ätiologische) Klassifikation (ADA, WHO 1997) zeigt G-**2.**

Die neue (ätiologische) Klassifikation entsprechend den Empfehlungen der American Diabetes Association (ADA) und der WHO (1997) zeigt G-**2.** Der Begriff der gestörten Glukosehomöostase (»impaired fasting glucose«) wurde neu eingeführt, da epidemiologische Studien erkennen lassen, daß ab einer Plasmaglukose von 110 mg/dl (6,1 mmol/l) die Retinopathieprävalenz und ab 126 mg/dl (7,0 mmol/l) das Risiko für kardiovaskuläre Komplikationen ansteigt. Der OGTT zur Diagnose einer pathologischen Glukosetoleranz wird nur noch für den Gestationsdiabetes empfohlen.

1.2.1 Typ-1- und Typ-2-Diabetes

1.2.1 Typ-1- und Typ-2-Diabetes

Epidemiologie Die Diabeteshäufigkeit in der Bundesrepublik beträgt ca. 4%, 80–90% sind Typ-2-Diabetiker.

Ätiologie und Pathogenese Der **Typ-1-Diabetes** ist eine Autoimmunkrankheit. Bei genetischer Disposition setzt ein noch nicht identifizierter Faktor eine langsame Zerstörung der B-Zellen in Gang. Der Diabetes manifestiert sich, wenn 80–90% der B-Zellen zerstört sind. Bei frisch entdeckten Typ-1-Diabetikern lassen sich Insulinitis und Autoantikörper (ICA, IAA, GADA IA_2) nachweisen. Bei einem Teil der Typ-1-Diabetiker kommt es nach Ausbruch der Krankheit zu einer Remission mit starkem Absinken des Insulinbedarfs.

Epidemiologie. In der Bundesrepublik Deutschland schätzt man die Diabeteshäufigkeit auf ca. 4%. 80–90% der Diabetiker sind Typ-2-Diabetiker.

Ätiologie und Pathogenese. Die **Ätiologie des Typ-I-Diabetes** ist durch eine genetische Disposition und durch exogene Faktoren bestimmt. Die HLA-Typisierung läßt eine Häufung von HLA-DR3 und/oder -DR4 beim Typ-1-Diabetiker erkennen, eine negative Assoziation besteht zu HLA-DR2. Die Konkordanz bei eineiigen Zwillingen beträgt jedoch nur 50%, d.h., daß ein exogener Faktor hinzukommen muß, der einen Autoimmunprozeß in Gang setzt, der im Laufe von Monaten bis Jahren zur Zerstörung der B-Zellen führt. Dieser Umweltfaktor ist noch nicht identifiziert, diskutiert werden Virusinfekte, z.B. Mumps, Röteln, Coxsackie-Virus B4, Enzephalomyokarditis, Zytomegalie, Influenza, Toxine und Chemikalien. Erst wenn 80–90% der B-Zellen zerstört sind, manifestiert sich der Typ-1-Diabetes. Für den Autoimmunprozeß spricht die bei frisch entdeckten Typ-1-Diabetikern nachweisbare Insulinitis mit lymphozytärer Infiltration und das Auftreten von Autoantikörpern (ICA, IAA, GADA, IA_2), die im Laufe weniger Jahre wieder verschwinden. Die Konstellation der mit einem Typ-1-Diabetes assoziierten HLA-Antigene und die unterschiedliche Persistenz von Inselzellantikörpern deuten darauf hin, daß es sich um kein einheitliches Krankheitsbild handelt. So können bei einer kleinen Gruppe der mit HLA-DR3 assoziierten Typ-1-Diabetiker noch andere autoimmune endokrine Mangelzustände bestehen (Morbus Addison, Hypothyreose, Polyendokrinopathie). Bei einem Teil der Typ-1-Diabetiker kommt es nach dem Ausbruch der Krankheit zu einer Remissionsphase unterschiedlicher Dauer (Wochen, Monate), während der der Insulinbedarf stark absinkt.

G-2: Neue (ätiologische) Klassifikation des Diabetes mellitus (ADA/WHO 1997)

I. Typ-1-Diabetes
(β-Zell Destruktion, welche üblicherweise zur absoluten Insulindefizienz führt):
- ▷ immunologisch vermittelt
- ▷ idiopathisch

II. Typ-2-Diabetes
(dieser kann sich erstrecken von einer vorwiegenden Insulinresistenz mit relativem Insulinmangel bis zu einem vorwiegend sekretorischen Defekt mit Insulinresistenz)

III. Andere spezifische Typen:

▷ **Genetische Defekte der β-Zell-Funktion**
- Chromosom 12, HNF-1α (frühere Bezeichnung MODY 3)
- Chromosom 7, Glukokinase (frühere Bezeichnung MODY 2)
- Chromosom 20, HNF-4α (frühere Bezeichnung MODY 1)
- mitochondriale DNA
- andere

▷ **Genetische Defekte der Insulin-Wirkung**
- Typ-A-Insulinresistenz
- Leprechaunismus
- Rabson-Medenhall-Syndrom
- lipatrophischer Diabetes
- andere

▷ **Krankheiten des exokrinen Pankreas**
- Pankreatitis
- Trauma/Pankreatektomie
- Neoplasie
- zystische Fibrose
- Hämochromatose
- fibrosierend, verkalkende Pankreatitis (Fibrocalculous pancreatopathy-FCPD)
- andere

▷ **Endokrinopathien**
- Akromegalie
- Cushing-Syndrom
- Glukagonom
- Phäochromozytom
- Hyperthyreoidismus
- Somatostatinom
- Alderosteronom
- andere

▷ **Drogen- oder chemikalieninduziert**
- Vacor
- Pentamidin
- Nikotinsäure
- Glukokortikoide
- Schilddrüsenhormone
- Diazoxid
- β-adrenerge Agonisten
- Thiazide
- Dilantin
- α-Interferon
- andere

▷ **Infektionen**
- kongenitale Rötelninfektion
- Zytomegalievirus
- andere

▷ **Seltene Formen eines immunvermittelten Diabetes**
- »Stiff-man«-Syndrom
- Anti-Insulin-Rezeptor-Antikörper
- andere

▷ **Andere genetische Syndrome, die gelegentlich mit Diabetes vergesellschaftet sind**
- Down-Syndrom
- Klinefelter-Syndrom
- Turner-Syndrom
- Wolfram-Syndrom
- Friedreich-Ataxie
- Chorea Huntington
- Laurence-Moon-Biedl-Syndrom
- Myotone Dystrophie
- Porphyrie
- Prader-Willi-Syndrom
- andere

IV. Gestationsdiabetes (GDM): pathologischer Glukosetoleranztest während der Schwangerschaft

Risikofaktoren für zukünftigen Diabetes und kardiovaskuläre Krankheiten

Pathologische Glukosetoleranz:
- ▷ im OGTT 2-Std.-Wert 140–200 mg/dl (7,8–11 mmol/l)

Gestörte Glukose-Homöostase (»impaired fasting glucose«, IFG)*:
- ▷ Nüchtern-Plasmaglukose 110–126 mg/dl (6,1–7,0 mmol/l)
- ▷ Kapillarblut ≈ 100–110 mg/dl

* Die IFG wurde als neu definiertes Stadium eingeführt, das auf der Bestimmung der Nüchtern-Plasma-Glukose beruht.

Die **genetische Disposition ist bei Typ-2-Diabetes sehr stark.** Der **wichtigste Manifestationsfaktor ist die Adipositas.** Bei Typ-2-Diabetes bestehen wahrscheinlich eine diabetesspezifische Insulinresistenz und eine begrenzte Kompensationsfähigkeit des Pankreas. Diskutiert werden ein Kinasedefekt der Insulinrezeptoren und eine Verminderung der sog. Glukosetransporter.

Bei **Typ-2-Diabetikern** ist der genetische Faktor wesentlich stärker ausgeprägt, **die Konkordanz bei eineiigen Zwillingen beträgt fast 100%. Der wichtigste Manifestationsfaktor des Typ-2-Diabetes ist die Adipositas.** Auch endokrine Faktoren (z. B. Schwangerschaft), schwere Infekte, Streßsituationen und Lebererkrankungen können manifestationsfördernd wirken. Schon Jahre vor Manifestation eines Typ-2-Diabetes besteht wahrscheinlich eine zelluläre Insulinresistenz, die zunächst noch durch eine erhöhte Insulinsekretion kompensiert wird. Eine ähnliche Situation findet sich auch beim adipösen Menschen, ohne daß sich zwangsläufig ein Diabetes entwikkelt. Beim Typ-2-Diabetiker bestehen zusätzlich wahrscheinlich eine diabetesspezifische Ursache für die Insulinresistenz und eine begrenzte Kompensationsfähigkeit der Bauchspeicheldrüse, die Insulinresistenz zu überwinden. Diskutiert werden ein Kinasedefekt der Insulinrezeptoren und eine Verminderung der sog. Glukosetransporter. Möglicherweise liegen verschiedene Defekte vor, die die Insulinresistenz am Skelettmuskel hervorrufen.

Das **metabolische Syndrom** umfaßt **Hypertonie, Hyperlipoproteinämie, Adipositas vom androiden Typ** und **Typ-2-Diabetes.**
Es ist mit einem **stark erhöhten KHK-Risiko** verknüpft. Die pathologische Störung ist wahrscheinlich eine genetisch determinierte Insulinresistenz mit kompensatorischer Hyperinsulinämie (S G-1).

Als **metabolisches Syndrom** wird heute die schon lange bekannte Syntropie von **Hyperlipoproteinämie, Hypertonie, Adipositas vom androiden Typ** (stammbetonte Fettverteilung) und **Typ-2-Diabetes** bezeichnet, die mit einem **stark erhöhten Risiko für eine koronare Herzkrankheit** verbunden ist. Die diesem Syndrom zugrundeliegende pathophysiologische Störung ist wahrscheinlich eine genetisch determinierte Insulinresistenz, die durch eine Hyperinsulinämie kompensiert wird. Daraus resultieren zunächst Hypertonie und Hypertriglyzeridämie. Androide (stammbetonte) Fettverteilung und Adipositas begünstigen die weitere Entwicklung. Erst spät (Jahre, wahrscheinlich Jahrzehnte) manifestiert sich die diabetische Stoffwechselstörung, oft zusammen mit dann schon bestehenden kardiovaskulären Komplikationen. Der Typ-2-Diabetes ist damit der Endpunkt einer viele Jahre bestehenden Insulinresistenz.

S Synopsis G-**1: Metabolisches Syndrom**

Eine genetisch determinierte Insulinresistenz führt zu einer kompensatorischen Hyperinsulinämie, als deren Folge Hypertonie, Hypertriglyzeridämie, erniedrigte HDL und Glukoseintoleranz auftreten. Androide Fettverteilung, Adipositas und Inaktivität verstärken das Syndrom. Nur bei einem Teil der Patienten entwickelt sich als Endpunkt ein manifester Typ-2-Diabetes mellitus.

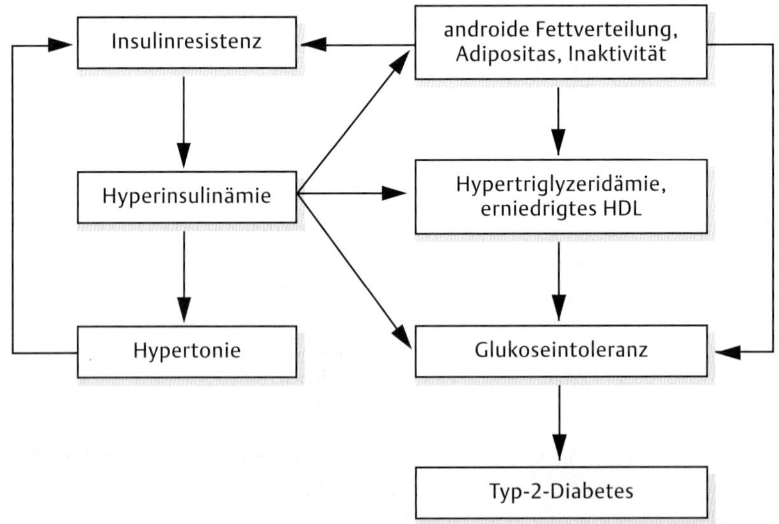

Die **sekundären Diabetesformen** bei Überfunktion extrapankreatischer innersekretorischer Drüsen (z. B. Akromegalie, Cushing-Syndrom, Phäochromozytom) sind durch einen **relativen Insulinmangel** gekennzeichnet. Diese Hormone wirken insulinantagonistisch entweder durch eine Unterempfindlichkeit des Gewebes gegenüber Insulin, eine Hemmung der Insulinfreisetzung oder aber über eine gesteigerte Glukoneogenese. Nur selten besteht nach Behandlung der Grundkrankheit der Diabetes weiter, sonst sind diese Diabetesformen reversibel. Dies gilt auch für den **Steroiddiabetes**, d. h. bei der Therapie mit Glukokortikoiden. Neben den Glukokortikoiden können noch andere Medikamente wie Thiazide, Ovulationshemmer und Nikotinsäure manifestationsfördernd oder verschlechternd auf einen schon bestehenden Diabetes wirken.

Die **sekundären Diabetesformen** bei Überfunktion extrapankreatischer innersekretorischer Drüsen (z. B. Akromegalie, Cushing-Syndrom, Phäochromozytom) sind durch einen **relativen Insulinmangel** gekennzeichnet. Die Hormone wirken insulinantagonistisch. Nur selten besteht nach Behandlung der Grundkrankheit der Diabetes weiter. Der sog. **Steroiddiabetes** ist reversibel.

In der **Schwangerschaft** besteht eine hormonell bedingte (HPL, Kortison u. a.) periphere Insulinresistenz. Der erforderliche Anstieg der Insulinproduktion nach dem 1. Trimenon auf das 2–3fache übersteigt bei einigen Frauen die Kapazität des Pankreas, es resultiert eine pathologische Glukosetoleranz, die als Gestationsdiabetes bezeichnet wird. Nach der Geburt normalisiert sich die Glukosetoleranz fast immer.

In der **Schwangerschaft** besteht eine periphere Insulinresistenz. Übersteigt der Insulinbedarf die Kapazität des Pankreas, entsteht ein Gestationsdiabetes, der nach der Geburt verschwindet.

Klinik. Der **Typ-1-Diabetes** manifestiert sich im jugendlichen Alter mit einem Erkrankungsgipfel zwischen dem 15. und 25. Lebensjahr. Je stärker der Insulinmangel, desto ausgeprägter ist die Symptomatik, unter Umständen manifestiert er sich sogar mit einem Coma diabeticum.

Klinik Der **Typ-1-Diabetes** manifestiert sich zwischen dem 15. und 25. Lebensjahr.

Merke. Klassische Symptome sind Durst, große Urinmengen, Gewichtsabnahme und Leistungsschwäche.

◀ **Merke**

Bleibt der Diabetes länger unentdeckt, können ein Pruritus, bakterielle oder mykotische Hautinfektionen (Furunkulose, Candidamykose), eine Balanitis oder Schmerzen und Mißempfindungen in den Füßen und Unterschenkeln auftreten. Die Patienten sind meist abgemagert und exsikkiert (trockene, borkige Zunge, stehende Hautfalten. Der übrige klinische Befund ist unauffällig, evtl. bestehen Sensibilitätsstörungen (Parästhesien) im Bereich der Füße und Unterschenkel. Ist der Diabetes ketotisch entgleist, läßt sich ein obstähnlicher Azetonfötor riechen.

Die klassische Symptomatik des Insulinmangels besteht bei **Typ-2-Diabetikern** selten. Die Diagnose wird häufig zufällig bei einer Routineuntersuchung des Blutzuckers gestellt; nur gelegentlich klagen die Patienten über Beschwerden wie Pruritus, Balanitis, nachlassende Libido oder auch über Mißempfindungen und Schmerzen in den Beinen. **Die Patienten sind meist älter als 40 Jahre und fast immer übergewichtig.** Sie haben häufig eine »gesunde Gesichtsfarbe« (Rubeosis diabetica, **G-1**), eine **Hypertonie**, eine **vergrößerte Leber** (Fettleber) und eine **Erhöhung der Triglyzeride** (metabolisches Syndrom).

Die Patienten sind abgemagert und exsikkiert. Pruritus, Furunkulose und Balanitis können Ausdruck eines unentdeckt gebliebenen Diabetes sein.
Evtl. bestehen Sensibilitätsstörungen im Bereich der Füße und Unterschenkel. Ist der Diabetes ketotisch entgleist, läßt sich ein obstähnlicher Fötor (Azeton) riechen.
Bei **Typ-2-Diabetikern** wird die Diagnose häufig zufällig bei einer Routineuntersuchung des Blutzuckers gestellt. Nur gelegentlich klagen die Patienten über Pruritus, Balanitis, nachlassende Libido oder Mißempfindung und Schmerzen in den Beinen.
Die Patienten sind älter als 40 Jahre und fast immer übergewichtig.

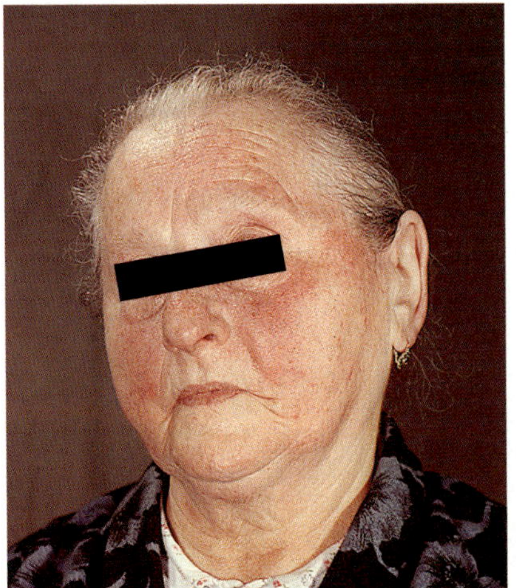

G-1: Rubeosis diabetica.

Als **MODY-Typ** wird ein nicht insulinabhängiger Typ-2-Diabetes bei Patienten unter 25 Jahren bezeichnet. Typisch ist eine starke familiäre Belastung.

Als **MODY-Typ** (maturity onset diabetes of the young) wird ein nicht insulinabhängiger Typ-2-Diabetes bei Patienten unter 25 Jahren bezeichnet. Charakteristisch sind eine starke familiäre Belastung, eine viele Jahre erhaltene Eigeninsulinproduktion und ein gutartiger Verlauf.
Bei diesem Diabetes-Typ bestehen genetische Defekte der β-Zell-Funktion.

Diagnose Die Diagnose eines Diabetes ist einfach. Typische Symptomatik und erhöhte Blutzuckerwerte sichern die Diagnose. Als **grenzwertig** gelten für den **Nüchternblutzucker 110 mg/dl**, für Blutzuckerwerte **nach einer Mahlzeit 200 mg/dl**. In Zweifelsfällen muß ein oGTT durchgeführt werden.

Diagnose. Die Diagnose eines Diabetes mellitus ist einfach. Typ-1-Diabetiker haben fast immer die typische Symptomatik, der Blutzucker ist stark erhöht, es besteht eine massive Glukosurie und meist auch eine Azetonurie. Auch bei Typ-2-Diabetikern ist der Blutzucker meist eindeutig erhöht; als **Grenzwerte gelten für den Nüchternblutzucker 110 mg/dl**, für Blutzuckerwerte **nach einer Mahlzeit 200 mg/dl**. Sind die Blutzuckerwerte nicht eindeutig, muß ein oraler Glukosetoleranztest durchgeführt werden.

Differentialdiagnose Bei **renaler Glukosurie** sind die Blutzuckerwerte normal, ebenso bei der renalen Schwangerschaftsglukosurie.

Differentialdiagnose. Bei der **renalen Glukosurie** ist die tubuläre Rückresorption von Glukose gestört, die Patienten haben eine Glukosurie, aber normale Blutzuckerwerte. Auch in der Schwangerschaft kann die Nierenschwelle für Glukose herabgesetzt sein (renale Schwangerschaftsglukosurie), es muß allerdings immer ein Schwangerschaftsdiabetes durch einen Glukosetoleranztest ausgeschlossen werden.

Magenresezierte Patienten zeigen manchmal nach kohlenhydratreichen Mahlzeiten einen starken Blutzuckeranstieg mit Glukosurie ohne Diabetes. Auch bei **Streßsituationen** und **akuter Hepatitis** kann eine pathologische Glukosetoleranz kurzfristig auftreten.

Magenresezierte Patienten zeigen manchmal nach kohlenhydratreichen Mahlzeiten resorptionsbedingt einen starken Blutzuckeranstieg mit Glukosurie, ohne daß ein Diabetes vorliegt. Auch bei akuten **Streßsituationen** (Ausschüttung von diabetogenen Hormonen wie Glukokortikoide, Katecholamine) kann eine pathologische Glukosetoleranz mit erhöhten Blutzuckerwerten kurzfristig auftreten. Patienten mit **akuter Hepatitis** haben eine pathologische Glukosetoleranz, die sich nach Abheilen der Krankheit wieder völlig normalisiert.

1.2.2 Coma diabeticum

Das Coma diabeticum ist die schwerste Form der diabetischen Stoffwechselentgleisung. **Die Letalität liegt bei 6–10%.**

1.2.2 Coma diabeticum

Das Coma diabeticum ist die schwerste Form der diabetischen Stoffwechselentgleisung und ein Notfall der inneren Medizin. Die jährliche Häufigkeit wird mit 3–5 Fällen pro 1000 Diabetiker angegeben. **Die Letalität liegt mit 6–10% relativ hoch.** Die Prognose ist abhängig von der Schwere und der Dauer der Stoffwechselentgleisung sowie vom Alter des Patienten.

Ätiologie und Pathogenese Das Coma diabeticum wird in das **ketoazidotische** und **hyperosmolare nichtketotische Coma diabeticum** unterteilt (G-**3**). Auslösende Faktoren sind Infekte und/oder eine adäquate Insulintherapie.

Ätiologie und Pathogenese. Das Coma diabeticum wird in das **ketoazidotische** und **hyperosmolare nichtketotische Coma diabeticum** unterteilt (G-**3**). Auslösende Faktoren sind Infekte und/oder eine inadäquate Insulintherapie, die Erstmanifestation spielt heute keine so große Rolle mehr.

G-3: Einteilung und Definition des Coma diabeticum

	Ketoazidotisches Coma diabeticum	**Hyperosmolares Coma diabeticum**
Alter	junger Patient	alter Patient
Diabetes-Typ	Typ 1	Typ 2
Insulinmangel	absolut	relativ
Blutzucker	oft < 600 mg/dl	meist über 600 mg/dl
Ketonurie	+++	0
pH-Wert	< 7,2	normal
Standardbikarbonat	< 10 mmol/l	normal
Plasma-Osmolalität	erhöht	stark erhöht
Kußmaul-Atmung	+	–
Pseudoperitonitis diabetica	+	–

Das **ketoazidotische Koma** ist durch die Hyperglykämie (gesteigerte Glukoneogenese und Glykogenolyse bei verminderter peripherer Verwertung) und die Lipolysesteigerung mit Bildung von Ketokörpern in der Leber und verringerter Utilisation mit nachfolgender Ketoazidose charakterisiert. Ursachen sind der Insulinmangel und die vermehrte Ausschüttung insulinantagonistischer Hormone (Glukagon, Katecholamine, STH, Kortisol). Die Folgen dieser pathophysiologischen Veränderungen sind Verluste des Körpers an Glukose, Wasser, Kationen (Natrium, Kalium) und Ketokörpern.
Beim **hyperosmolaren Koma** besteht nur ein relativer Insulinmangel (meist Typ-2-Diabetes). Die noch vorhandene Insulinsekretion verhindert eine überschießende Lipolyse und damit die Bildung von Ketonkörpern (Acetessigsäure, Beta-Hydroxybuttersäure, Azeton) in der Leber und damit auch die Entwicklung einer metabolischen Azidose.

Das **ketoazidotische Koma ist durch Hyperglykämie** und **Lipolysesteigerung** mit Bildung von **Ketokörpern** in der Leber und verringerter Utilisation mit nachfolgender Ketoazidose charakterisiert. Ursachen sind der Insulinmangel und die vermehrte Ausschüttung insulinantagonistischer Hormone. Die Folgen sind Verluste des Körpers an Glukose, Wasser, **Kationen und Ketokörpern.**
Beim **hyperosmolaren Koma** reicht die noch vorhandene Restinsulinsekretion zur Verhinderung der Ketoazidose aus.

Klinik. Nur 10% der Patienten sind bewußtlos, obwohl der Begriff »Koma« Bewußtseinsverlust bedeutet. 70% haben einen Bewußtseinsstatus zwischen ungetrübt und komatös, bei 20% der Patienten besteht trotz schwerer Ketoazidose keine Störung des Sensoriums. Ein Koma entwickelt sich meist im Verlauf einiger Tage mit den typischen Symptomen der Hyperglykämie, **Polyurie** und **Polydipsie**; praktisch nie fehlen **gastrointestinale Beschwerden** wie Übelkeit, Brechreiz und Erbrechen, welche die **Exsikkose** verstärken, da das Volumendefizit durch vermehrte Flüssigkeitsaufnahme nicht mehr kompensiert werden kann. Gelegentlich klagen die Patienten auch über **heftige abdominelle Schmerzen**, die an ein akutes Abdomen denken lassen (Pseudoperitonitis diabetica). Zeichen der Exsikkose sind eine trokkene Haut mit stehenden Hautfalten und eine trockene borkige Zunge, Ausdruck der Ketoazidose ist die tiefe **Kußmaulsche Atmung** mit **obstähnlichem Azetongeruch**. Hinzu kommen Blutdruckabfall, Oligurie oder Anurie, Hypothermie und Reflexausfälle.

Klinik Nur 10% der Patienten sind bewußtlos. Das Koma entwickelt sich meist im Verlauf einiger Tage mit **Polyurie** und **Polydipsie.** Praktisch nie fehlen **Übelkeit, Brechreiz** und **Erbrechen**, welche die Exsikkose verstärken. Gelegentlich bestehen **heftige abdominelle Beschwerden,** die an ein akutes Abdomen denken lassen (Pseudoperitonitis diabetica). Zeichen der **Exsikkose** sind eine trockene Haut und Zunge; **Kußmaulsche Atmung** und **obstähnlicher Azetongeruch** sind Ausdruck der Ketoazidose.

Labor. Der Blutzucker ist im Koma immer erhöht, die Höhe des Blutzuckers ist jedoch nicht mit der Schwere der **Ketoazidose** korreliert. pH-Wert, Standardbikarbonat und Pco_2 sind erniedrigt (metabolische Azidose, teilweise respiratorisch kompensiert). Im Urin sind Glukose und Ketonkörper (bei der ketoazidotischen Form) stark positiv. Es bestehen Polyglobulie, Leukozytose und eine erhöhte Plasma-Osmolalität.
Trotz K^+-Verlust durch die Polyurie und aufgrund einer Verschiebung von K^+ in den Extrazellulärraum bei Azidose sind die K^+-Werte im Serum vor Beginn der Insulintherapie meist normal oder leicht erhöht.
Beim **hyperosmolaren Koma** ist der Blutzucker meist über 600, häufig über 1000 mg/dl erhöht, es fehlt die Ketoazidose.

Labor Der Blutzucker ist erhöht, aber nicht mit der Schwere der **Ketoazidose** korreliert. pH-Wert, Standardbikarbonat und Pco_2 sind erniedrigt (metabolische Azidose, teilweise respiratorisch kompensiert).

Bei **hyperosmolarem Koma** ist der Blutzucker häufig über 1000 mg/dl erhöht, es fehlt die Ketoazidose.

Diagnose und Differentialdiagnose. Die Diagnose ist bei typischen Symptomen einfach; wegen der gastrointestinalen Symptomatik und der tiefen Atmung, die subjektiv als Atemnot empfunden wird, werden jedoch immer wieder Fehldiagnosen gestellt (z.B. Appendizitis, Hyperventilationstetanie). Nur selten ist die Differentialdiagnose Koma oder hypoglykämischer Schock schwierig. **Ein Koma entwickelt sich langsam**, Exsikkose und Erbrechen fehlen nie.
Der hypoglykämische Schock entsteht plötzlich aus gutem Befinden, die Patienten zeigen feuchte Haut und Schleimhäute und Hyperreflexie. Da heute mit Schnelltests innerhalb weniger Minuten der Blutzucker bestimmt werden kann, sollten Fehldiagnosen eigentlich der Vergangenheit angehören.

Diagnose und Differentialdiagnose
Die Diagnose ist einfach. Fehldiagnosen sind z.B. Appendizitis, Hyperventilationstetanie. Die Differentialdiagnose Koma oder hypoglykämischer Schock ist nur selten schwierig.
Ein Koma entwickelt sich langsam. Der hypoglykämische Schock entsteht plötzlich aus gutem Befinden. Fehldiagnosen sollten, da innerhalb weniger Minuten der Blutzucker bestimmt werden kann, heute der Vergangenheit angehören.

G-4: Notfall Coma diabeticum

Definition:	Das Coma diabeticum ist die schwerste Form der diabetischen Stoffwechselentgleisung. Man unterscheidet zwei Formen: ▷ ketoazidotisches Coma diabeticum ▷ hyperosmolares Coma diabeticum. **Beide Komaformen** sind gekennzeichnet durch Blutzuckererhöhung, Exsikkose und Hyperosmolalität des Blutes. Beim **ketoazidotischen Koma** bestehen außerdem Ketose und metabolische Azidose. Der klinische Begriff Koma (Bewußtlosigkeit) ist nicht mit der Schwere der biochemischen Veränderungen korreliert.
Symptomatik:	Das Coma diabeticum **entwickelt sich in der Regel langsam** (Ausnahme Kinder). Typische Symptome sind zunehmend stärker werdender Durst, Polyurie, Gewichtsabnahme, Leistungsschwäche, Übelkeit, Brechreiz, Erbrechen, Bauchschmerzen, subjektiv Atemnot, Somnolenz, Bewußtlosigkeit.
Klinik:	▷ ausgeprägte Exsikkose (Haut, Zunge) ▷ Bewußtseinseinschränkung (Somnolenz, Koma) ▷ Kußmaulsche Atmung ▷ Azetongeruch des Atems ▷ Bauchschmerzen (Pseudoperitonitis) ▷ verminderte Reflexe
Diagnostik:	▷ Bewertung von Anamnese bzw. Fremdanamnese ▷ Diagnose der Hyperglykämie, Blutzuckerschnelltest ▷ Diagnose von Glukosurie und Ketonurie mit Teststreifen
Therapie:	▷ wichtigste Maßnahme ist die Infusion von Flüssigkeit: ca. 1 Liter pro Stunde (z. B. 0,9 % NaCl-Lösung) ▷ Normalinsulin 20 E. i.v. oder i.m. ▷ sofortiger Transport ins Krankenhaus mit liegender Infusion

1.2.3 Diabetisches Spätsyndrom

1.2.3 Diabetisches Spätsyndrom

S Synopsis G-2: **Diabetisches Spätsyndrom**

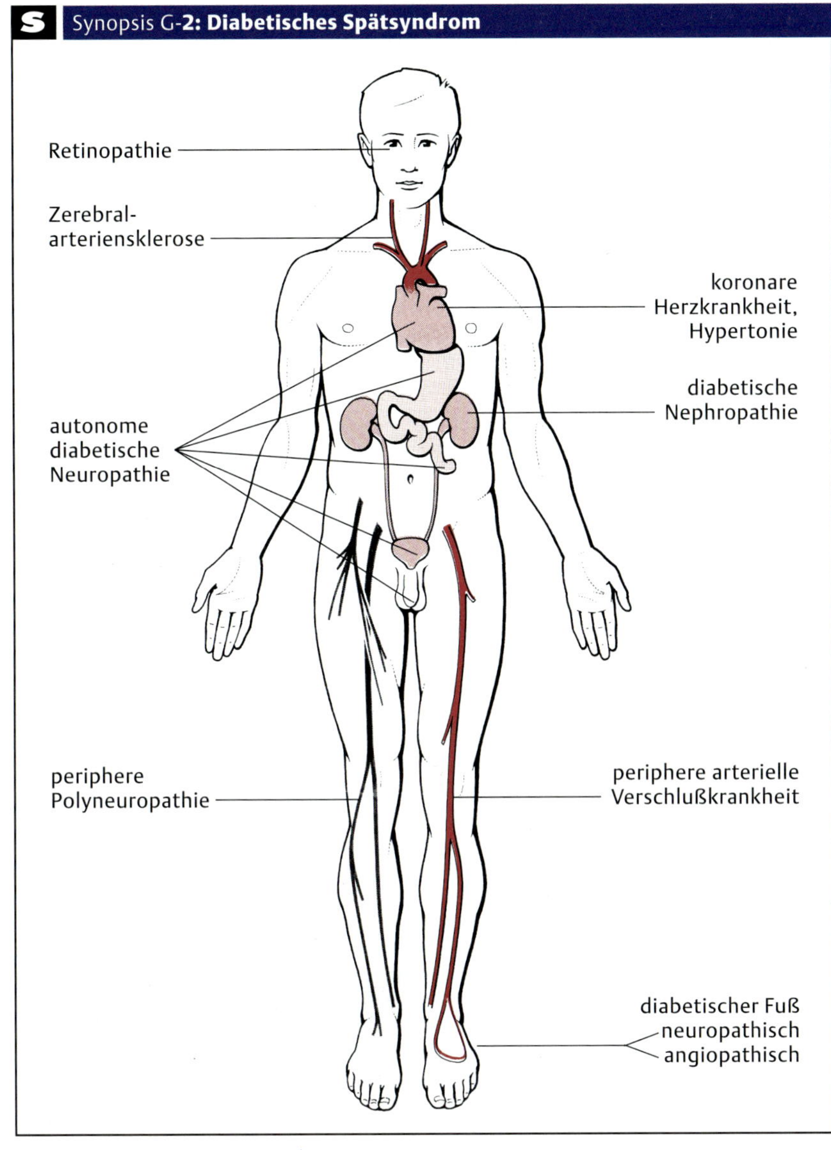

Diabetische Angiopathie

Diabetische Angiopathie

Ca. 1 % der Diabetiker versterben im Koma, 70–80 % an vaskulären Komplikationen. Die Angiopathie wird in eine **Mikro- und Makroangiopathie** unterteilt.

Lebenserwartung und -qualität werden heute nicht mehr durch metabolische, sondern durch die vaskulären Komplikationen des Diabetes bestimmt. Ca. 1 % aller Diabetiker versterben im Koma, 70–80 % aber an vaskulären Komplikationen. Diese Angiopathie wird in eine **Mikro-** und **Makroangiopathie** unterteilt.

Diabetische Mikroangiopathie

Diabetische Mikroangiopathie

Ätiologie und Pathogenese Die diabetische Mikroangiopathie ist ein **generalisierter diabetesspezifischer Prozeß**, von dem alle Kapillargebiete betroffen sind. Sie manifestiert sich in erster Linie als **Retino-** und **Nephropathie.**

Ätiologie und Pathogenese. Die diabetische Mikroangiopathie ist ein **generalisierter diabetesspezifischer Prozeß**, von dem alle Kapillargebiete betroffen sind. Je nach Organgebiet ist das klinische Bild unterschiedlich. Die Mikroangiopathie manifestiert sich in erster Linie als **Retino-** und **Nephropathie**. Weitere betroffene Gefäßgebiete sind **Herz** und **Füße**, die **Muskelkapillaren, Konjunktivalgefäße** und die **Vasa vasorum und nervorum**.

Wahrscheinlich ist die Mikroangiopathie die direkte Folge der Stoffwechselstörung. Eine zentrale Rolle spielt die Hyperglykämie. Sie führt zur **nichtenzymatischen Glykosylierung zahlreicher Proteine** mit entsprechenden Funktionsänderungen. Die Folgen sind quantitative und qualitative Veränderungen der kapillaren Basalmembran, ein gestörter Sauerstofftransport der Erythrozyten und veränderte Fließeigenschaften des Blutes. Zusätzliche Risikofaktoren sind **Hypertonie** und **Zigarettenrauchen.**

Die **Pathogenese** ist noch nicht in allen Einzelheiten geklärt. Am wahrscheinlichsten ist die **metabolische Theorie**, nach der die Mikroangiopathie direkte Folge der Stoffwechselstörung ist. Dafür spricht, daß sie mit der Manifestation des Diabetes beginnt und um so stärker ausgeprägt ist, je länger der Diabetes dauert und je schlechter die Stoffwechselkontrolle ist. Eine zentrale Rolle bei der Entwicklung spielt dabei die Hyperglykämie. Sie führt zur **nichtenzymatischen Glykosylierung zahlreicher Proteine** (Hämoglobin, Serumproteine, Basalmembran, Erythrozytenmembran, Lipoproteine usw.) mit Bildung sogenannter AGE-Produkte (advanced glycosylated end products) und mit entsprechenden Funktionsänderungen. Die Folgen sind eine Verdickung und qualitative Veränderung der kapillaren Basalmembran, ein gestörter Sauerstofftransport der Erythrozyten und veränderte Fließeigenschaften des Blutes. Weitere Auswirkungen der Hyperglykämie sind eine vermehrte Sorbitbildung in verschiedenen Zellsystemen, eine Störung der Hämostase und eine vermehrte Bildung von Wachstumshormon und Wachstumsfaktoren. Die meisten dieser Veränderungen sind bei Normalisierung des Blutzuckers reversibel. Zusätzliche Risikofaktoren, die den Verlauf der Mikroangiopathie negativ beeinflussen, sind **Hypertonie** und **Zigarettenrauchen**.

Diabetische Retinopathie

Diabetische Retinopathie

Nach 20jähriger Diabetesdauer beträgt die Häufigkeit bei Typ-I- und Typ-II-Diabetikern 80–90%.

Die Entwicklung der Retinopathie ist eng mit der Diabetesdauer korreliert, nach 20jähriger Diabetesdauer beträgt die Häufigkeit bei Typ-I- und Typ-II-Diabetikern 80–90%. Während Typ-I-Diabetiker bei Diabetesmanifestation praktisch nie eine Retinopathie aufweisen, haben Typ-II-Diabetiker in ca. 10% solche Veränderungen. Die wahrscheinliche Erklärung ist die Symptomarmut bei Typ-II-Diabetikern, die deshalb jahrelang unentdeckt bleiben.

Stadien der Retinopathie:
Stadium I: Vasodilatation, kapillare Schlängelung, Mikroaneurysmen.
Stadium II: Blutungen und Exsudate.
Stadium III: Neovaskularisationen, die zu Glaskörperblutungen führen (G-**2**).

Die ersten Stadien der Retinopathie werden vom Patienten selbst meist nicht bemerkt. Im **Stadium I** lassen sich eine Vasodilatation, kapillare Schlängelungen und vereinzelt Mikroaneurysmen, fluoreszenzangiographisch Mikrogefäßverschlüsse und Permeabilitätsstörungen nachweisen. Das **Stadium II** ist durch zusätzliche retinale Blutungen und harte und weiche Exsudate (degenerierte, nicht mehr perfundierte Areale) charakterisiert. Im **Stadium III**, der proliferativen Retinopathie, treten intra- und präretinal Neovaskularisationen auf, die zu Glaskörperblutungen mit anschließender fibrogliöser Narbenbildung führen (G-**2**).

Blutungen, Narbenbildung und **Netzhautablösung führen schließlich zur Erblindung**. Bei ca. 20% der Patienten mit Retinopathie muß mit dieser schwersten Komplikation gerechnet werden.

Blutungen, Narbenbildung und **traktionsbedingte Netzhautablösung führen schließlich zur Erblindung**. In diesem Stadium kann sich auch ein schmerzhaftes hämorrhagisches Sekundärglaukom entwickeln. Die proliferative Retinopathie entwickelt sich nicht zwangsläufig, nur bei 20% der Patienten mit Retinopathie muß mit dieser schwersten Komplikation gerechnet werden.

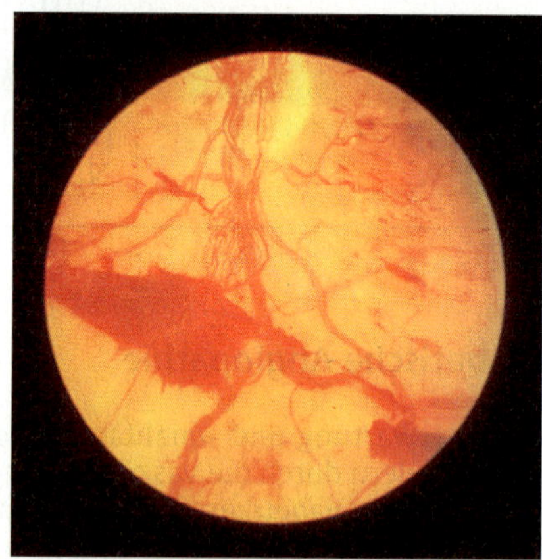

G-2: Proliferative diabetische Retinopathie.

Merke ▶

Merke. Da die Retinopathie vom Patienten unbemerkt entsteht, sind **regelmäßige ophthalmoskopische Untersuchungen des Augenhintergrundes**, zunächst jährlich, nach zehnjähriger Diabetesdauer halbjährlich erforderlich, um möglichst frühzeitig therapeutisch eingreifen zu können.

Diabetische Nephropathie

Auch die Häufigkeit der diabetischen Nephropathie zeigt eine deutliche Abhängigkeit von der Diabetesdauer; allerdings entwickeln nur ca. 40% der Typ-1-Diabetiker eine Nephropathie, wahrscheinlich ist das Risiko für Typ-2-Diabetiker ähnlich hoch.
Das pathologisch anatomische Substrat der Mikroangiopathie der Glomerulumkapillaren ist die **diffuse** und **noduläre Glomerulosklerose** (Kimmelstiel-Wilson). Da häufig arteriosklerotische und pyelonephritische Veränderungen hinzukommen, wird allgemein etwas unscharf von der diabetischen Nephropathie gesprochen. Sie entwickelt sich schleichend und wird heute in fünf Stadien unterteilt (G-**5**).

Diabetische Nephropathie

40% der Typ-1-Diabetiker und wahrscheinlich auch der Typ-2-Diabetiker entwickeln eine Nephropathie.

Pathologisch anatomisch findet man eine **diffuse** und/oder **noduläre Glomerulosklerose** (Kimmelstiel-Wilson).
Die Nephropathie wird in 5 Stadien unterteilt G-**5**).

Merke. Die frühzeitige Diagnose der beginnenden Nephropathie durch Nachweis einer Mikroalbuminurie (30–300 mg/24 h) ist von besonderer Bedeutung für die Prognose, da dieses Stadium noch therapeutisch beeinflußt werden kann.

◀ **Merke**

G-5: Stadien der diabetischen Nephropathie

Stadium		Diabetesdauer (Jahre)	Befunde
I	Hypertrophie-Hyperfunktionsstadium	0–2	große Nieren, GFR und RPF erhöht
II	histologische Veränderungen ohne klinische Symptome	2–5	Verdickung der kapillaren Basalmembran, Ausweitung des Mesangiums
III	beginnende Nephropathie	5–15	Mikroalbuminurie (30–300 mg/d), Anstieg des Blutdrucks
IV	klinisch manifeste Nephropathie	10–25	persistierende Proteinurie, GFR und RPF abnehmend, Hypertonie ca. 60%
V	Niereninsuffizienz	15–30	Serumkreatinin erhöht, Hypertonie ca. 90%

GFR = glomeruläre Filtrationsrate
RPF = renaler Plasmafluß

Diabetische Makroangiopathie (Arteriosklerose)

Die Arteriosklerose ist die **häufigste Komplikation des Diabetikers**; etwa 65% aller Diabetiker sterben an dieser Komplikation, rund 50% allein am Herzinfarkt. Die Arteriosklerose verläuft beim Diabetiker schwerer, beginnt früher und läßt lokalisatorische Besonderheiten erkennen. Bevorzugt sind die peripheren Arterien, die Koronar-, die Becken- und Zerebralarterien betroffen (G-**3**). Eine unterschiedliche Geschlechtsverteilung besteht im Gegensatz zu nichtdiabetischen Patienten nicht. KHK und Schlaganfall sind bei Diabetikern 2–3mal häufiger, eine KHK bei diabetischen Frauen sogar 5–6mal häufiger.

Diabetische Makroangiopathie (Arteriosklerose)

Die Arteriosklerose ist die **häufigste Komplikation des Diabetikers.** Sie verläuft schwerer, beginnt früher und betrifft bevorzugt die peripheren Arterien (G-**3**). Eine unterschiedliche Geschlechtsverteilung besteht nicht. KHK und Schlaganfall sind bei Diabetikern 2–3mal häufiger. Die hohe Morbidität der Diabetiker wird auf die häufigeren Risikofaktoren der Arteriosklerose und auf diabetesspezifische Faktoren **(Hyperinsulinismus)** zurückgeführt.

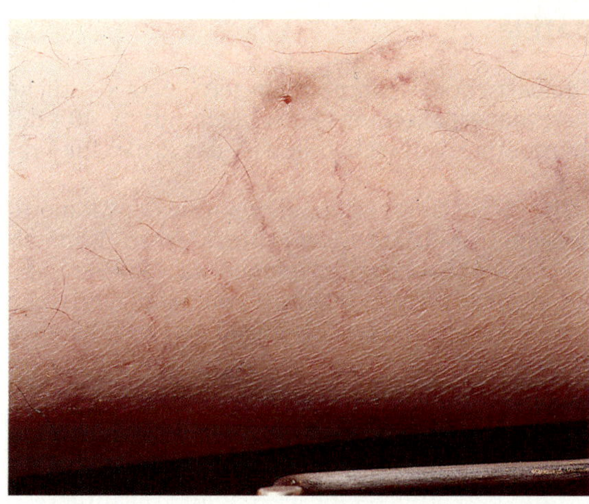

G-3: **Umbauzone mit Gefäßsprossung nach arteriosklerotischem Gefäßverschluß** (Diabetes-Patient). Neben der – nicht nur beim Diabetiker auftretenden – Necrobiosis lipoidica (Dermatitis lipoides atrophicans) sind als Folge der für den Diabetes charakteristischen und frühzeitig histologisch nachweisbaren Wandverdickungen der kleinsten Hautgefäße andere lokale Gefäßprozesse zu beobachten.

Welche pathogenetischen Faktoren die hohe Arteriosklerosemorbidität der Diabetiker fördern, ist noch nicht entschieden. Neben den bekannten Risikofaktoren der Arteriosklerose wie Hypertonie, Hyperlipidämie und Zigarettenrauchen, die bei Diabetikern häufiger gefunden werden, kommen wahrscheinlich noch diabetesspezifische Faktoren, wie z.B. der **Hyperinsulinismus**, hinzu. Grundsätzlich ist die **Arteriosklerose** eine **diabetestypische**, aber keine **diabetesspezifische** Komplikation.

Die Klinik unterscheidet sich grundsätzlich nicht von der des Nichtdiabetikers. **Symptomarme** oder sogenannte stumme **Herzinfarkte** sind bei Diabetikern häufiger.

Die klinischen Manifestationen der Arteriosklerose wie KHK und Herzinfarkt, Schlaganfall und periphere arterielle Verschlußkrankheit unterscheiden sich grundsätzlich nicht von denen des Nichtdiabetikers. **Symptomarme** oder sogenannte stumme **Herzinfarkte** sind bei Diabetikern häufiger.

Die typische **Claudicatio intermittens** bei peripherer arterieller Verschlußkrankheit kann bei Diabetikern fehlen.

Die typische **Claudicatio intermittens** bei peripherer arterieller Verschlußkrankheit kann bei Diabetikern wegen einer zusätzlich bestehenden Neuropathie fehlen. Bei Diabetikern mit einer Arteriosklerose der Zerebralarterien können Hypoglykämien protrahiert verlaufen, wie auch Hypoglykämien apoplexieähnliche Bilder hervorrufen können.

Diabetische Polyneuropathie

Diabetische Polyneuropathie

Die Polyneuropathie umfaßt **chronische Störungen der Funktion und Struktur motorischer, sensibler und autonomer Nerven.** Die Häufigkeit wird mit ca. 50 % angegeben.

Die diabetische Polyneuropathie umfaßt **chronische Störungen der Funktion und Struktur motorischer, sensibler und autonomer Nerven.** Sie ist häufiger bei älteren Patienten, bei längerer Diabetesdauer, bei schlechter Stoffwechseleinstellung und bei Patienten mit ausgeprägter Mikroangiopathie. Insgesamt wird die Häufigkeit nach 10 Krankheitsjahren mit ca. 50 % angegeben.

Pathogenetische Faktoren sind wahrscheinlich metabolische Veränderungen und eine Mikroangiopathie der Vasa nervorum.

Als pathogenetische Faktoren werden metabolische Veränderungen (Anhäufung von Sorbit in den Schwannschen Zellen, Myoinositolmangel, Glykosylierung von Myelinscheidenproteinen bei schlechter Stoffwechseleinstellung) und eine Mikroangiopathie der Vasa nervorum diskutiert.

Merke ▶

Merke. Von der eigentlichen diabetischen Neuropathie sind akute, funktionelle, **schnell reversible neurologische Störungen** abzugrenzen, die **bei Diabetesbeginn oder nach einem Koma** auftreten können. Sie äußern sich in sensorischen Reizerscheinungen und bilden sich nach der Stoffwechselnormalisierung rasch zurück.

Bei der diabetischen Neuropathie lassen sich folgende Formen abgrenzen:

- symmetrische, periphere sensomotorische Neuropathie
- asymmetrische, proximale vorwiegend motorische (amyotrophe) Neuropathie
- Mononeuropathie
- autonome Neuropathie.

Alle Formen können isoliert oder kombiniert auftreten. **Am häufigsten ist die symmetrische sensomotorische Neuropathie** mit distal betonten sensiblen Mißempfindungen **an den unteren Extremitäten.** Sie äußern sich in Taubheitsgefühl, Kribbeln, Ameisenlaufen, Kältegefühl, brennenden Schmerzen und Wadenkrämpfen. Typisch ist die Zunahme der Beschwerden bei Nacht (die Bettdecke auf Füßen und Beinen wird nicht mehr toleriert).

Bei der asymmetrischen, motorischen Neuropathie treten Schwäche und Schmerzen im Bereich der Oberschenkel und der Beckenmuskulatur auf.

Von der **Mononeuropathie** können sowohl Hirnnerven (z. B. N. facialis oder N. oculomotorius) als auch periphere Nerven (N. medianus, N. peronaeus) betroffen sein, sie äußert sich dann in einer Parese.

Die autonome diabetische Polyneuropathie kann grundsätzlich alle Funktionen des vegetativen Nervensystems beeinträchtigen, die einzelnen Organsysteme können jedoch unterschiedlich stark betroffen sein. Ruhetachykardie, Herzfrequenzstarre und orthostatische Hypotonie sind Symptome der autonomen Neuropathie des **kardiovaskulären Systems**; am **Gastrointestinaltrakt** äußert sie sich in (nächtlichen) Durchfällen, Obstipation oder Gastroparese.

Erektile Impotenz, retrograde Ejakulation und Blasenatonie sind Ausdruck eines Befalls des **Urogenitalsystems. Trophische Störungen** zeigen sich als Hyperkeratose, Malum perforans pedis oder Osteoarthropathie. Auch Schweißsekretionsstörungen lassen sich gelegentlich nachweisen.

Es lassen sich folgende Formen abgrenzen:

- symmetrische, periphere sensomotorische Neuropathie
- asymmetrische, proximale vorwiegend motorische (amyotrophe) Neuropathie
- Mononeuropathie
- autonome Neuropathie.

Alle Formen können isoliert und kombiniert auftreten. **Am häufigsten ist die symmetrische sensomotorische Neuropathie** mit distal betonten sensiblen Mißempfindungen **an den unteren Extremitäten** (burning feet). Typisch ist die Zunahme der Beschwerden bei Nacht. Bei der **asymmetrischen, motorischen Neuropathie** treten Schwäche und Schmerzen im Bereich der Oberschenkel- und Beckenmuskulatur auf. Von der **Mononeuropathie** können Hirn- und periphere Nerven betroffen sein, sie äußert sich in einer Parese. Die **autonome diabetische Polyneuropathie** kann **alle** Funktionen des vegetativen Nervensystems beeinträchtigen. Ruhetachykardie, Herzfrequenzstarre und orthostatische Hypotonie sind Symptome der autonomen Neuropathie des **kardiovaskulären Systems**; am **Gastrointestinaltrakt** äußert sie sich in Durchfällen, Obstipation oder Gastroparese. Erektile Impotenz, retrograde Ejakulation und Blasenatonie sind Ausdruck eines Befalls des **Urogenitalsystems. Trophische Störungen** zeigen sich als Hyperkeratose, Malum perforans pedis oder Osteoarthropathie.

Diabetischer Fuß

Unter diesem Begriff werden die akralen Läsionen (Gangrän, Ulkus) des Diabetikers an den Füßen zusammengefaßt. Ätiologisch sind Makroangio-, Mikroangio- und Neuropathie an der Entstehung beteiligt. Auslösende Faktoren sind häufig schon geringfügige lokale Traumen durch falsche Nagelpflege oder drückende Schuhe und Infektionen durch mangelnde Fußhygiene (Fußpilze). Die Läsionen manifestieren sich in der Regel an Zehen und Ferse als **Gangrän** und im Bereich starker Verhornungen z. B. an Groß- und Kleinzehenballen als **scharf ausgestanzte Geschwüre** (Mal perforant, G-**4**).

Diabetischer Fuß

Ätiologisch sind Makroangio-, Mikroangio- und Neuropathie an der Entstehung beteiligt. Auslösende Faktoren sind geringfügige Traumen und Infektionen. Die Läsionen manifestieren sich als **Gangrän** an Zehen und Ferse und im Bereich starker Verhornungen, z. B. am Groß- oder Kleinzehenballen als **scharf ausgestanzte Geschwüre** (Mal perforant, G-**4**).

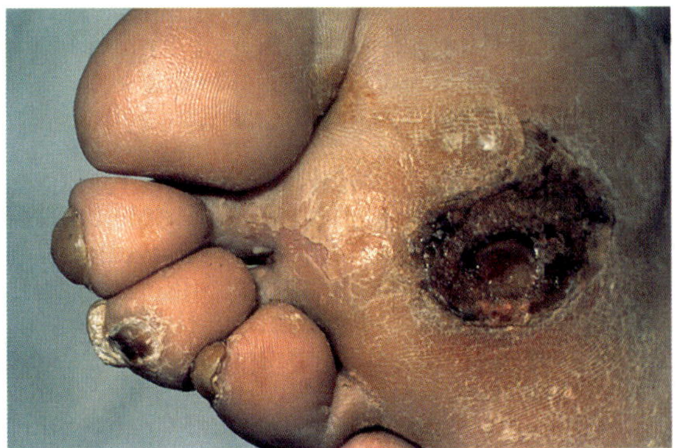

G-**4: Mal perforant.**

Beim **angiopathischen Fuß** sind die **Fußpulse nicht tastbar.**
Der **neuropathische Fuß** (G-5) wird vorwiegend durch eine Neuropathie verursacht. Typisch für diese Gangrän sind **Schmerzlosigkeit** und die **gut tastbaren Fußpulse.**

Steht die Makroangiopathie (arterielle Verschlußkrankheit) bei der Entstehung im Vordergrund, spricht man vom **angiopathischen Fuß**, die **Fußpulse sind dann nicht tastbar.** Verglichen mit Nichtdiabetikern ist die Symptomatik wegen der oft mitbeteiligten Neuropathie diskreter, d.h., die typische Claudicatio intermittens kann fehlen. Davon scharf **abgegrenzt werden muß der neuropathische Fuß (G-5), der vorwiegend durch eine Neuropathie verursacht wird.** Typisch für diese Läsion sind die **Schmerzlosigkeit** und die **gut tastbaren Fußpulse.** Die Patienten suchen deshalb oft sehr spät ihren Arzt auf. Bei der Entwicklung des diabetischen Fußes sind häufig alle genannten Faktoren beteiligt, bei jüngeren Typ-I-Diabetikern vor allem die Neuropathie.

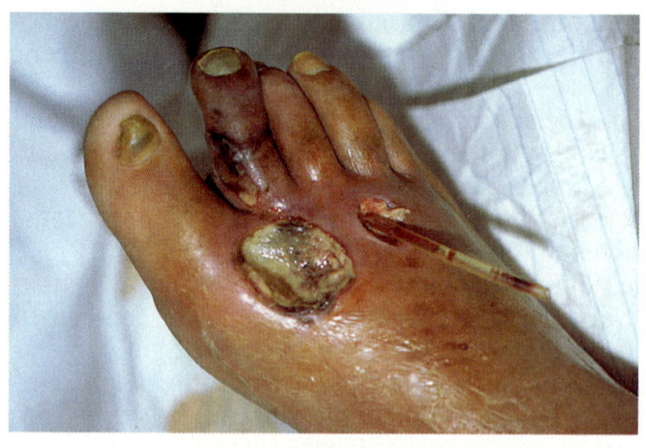

G-5: Neuropathischer Fuß.

1.2.4 Diabetestherapie

Ziel der Diabetestherapie ist die **Vermeidung metabolischer** und **vaskulärer Komplikationen**, was durch eine weitgehende **Normalisierung des Stoffwechsels** erreicht werden kann.
Fundamente der Therapie:
- Information und Patientenschulung
- Selbstkontrolle
- angepaßte Ernährung
- körperliche Bewegung
- Insulin bzw. orale Antidiabetika.

1.2.4 Diabetestherapie

Ziel der Diabetestherapie ist die **Vermeidung metabolischer** und **vaskulärer Komplikationen** zur Verbesserung von Lebensqualität und Lebenserwartung. Dies läßt sich nur durch eine weitgehende **Normalisierung des Stoffwechsels** erreichen, d.h. normnahe Blutzuckerwerte sowie eine Normalisierung des Körpergewichtes, des Blutdrucks und der Serumlipide.
Die Therapie ruht heute auf 5 Fundamenten:
- Information und Patientenschulung
- Selbstkontrolle
- angepaßte Ernährung
- körperliche Bewegung
- Insulin bzw. orale Antidiabetika.

Schulung

Merke ▶

Inhalte der Schulung sind vor allem Ursachen des Diabetes, **Ernährung, Hypoglykämien, Selbstkontrolle, Spätschäden, Insulinapplikation** und **Dosisanpassung.**

Schulung

▶ ***Merke.*** Die Schulung ist integraler Bestandteil der Diabetestherapie.

Die Schulung soll den Patienten dazu führen, seine Krankheit zu akzeptieren, ihn zu Selbständigkeit und Unabhängigkeit erziehen und ihn positiv motivieren, eine optimale Stoffwechseleinstellung zu erzielen und aufrechtzuerhalten. Sie sollte, wenn möglich, von einem Team (Arzt, Schwester, Ernährungsberaterin) durchgeführt werden, die Schulungsinhalte sollen in einer **patientengerechten** und verständlichen **Sprache** vermittelt werden. Die Inhalte der Schulung umfassen alle diabetesrelevanten Probleme wie Ursachen des Diabetes, **Ernährung, Hypoglykämien, Selbstkontrolle,** Diabetes und Sport, Krankheit, Verkehr, Reisen, **Spätschäden,** Fußpflege usw. Bei insulinabhängigen Diabetikern müssen **Insulininjektionstechnik, Wirkprofile** der Insuline, **Dosisanpassung** usw. ausführlich besprochen werden. Die Inhalte der Schulung sollen in kleinen Schritten vermittelt und häufig wiederholt werden. Die Schulung kann im Einzel- oder Gruppenunterricht durchgeführt werden. Der Einzelunterricht hat den Vorteil, daß auf jeden Patienten individuell eingegangen werden kann, für den Gruppenunterricht spricht die sich entwickelnde Gruppendynamik, die sich positiv auf die Motivation der Patienten auswirken kann.

Selbstkontrolle

Ohne eine **regelmäßige Selbstkontrolle** ist eine moderne Diabetestherapie heute kaum noch vorstellbar. Sie stützt die Selbstsicherheit und Verantwortung und bezieht den Patienten aktiv in die Therapie ein. Bei Typ-1-Diabetikern sind regelmäßige **Blutzuckerselbstkontrollen zur Anpassung der prandialen Insulindosis** selbstverständlich, bei Typ-2-Diabetikern, die mit Diät allein oder mit oralen Antidiabetika behandelt werden und bei älteren Patienten genügen auch Urinselbstkontrollen. Die Werte sollten schriftlich dokumentiert werden.

Selbstkontrolle

Ohne **regelmäßige Selbstkontrolle** ist eine moderne Diabetestherapie kaum noch vorstellbar. Sie stützt die Selbstsicherheit und Verantwortung und bezieht den Patienten aktiv in die Therapie ein. Sie schafft die Voraussetzung zur **Anpassung der prandialen Insulindosis.**

Angepaßte Ernährung

> **Merke.** Diabetesbehandlung ohne angepaßte Ernährung ist sinnlos.

Die **Ernährungsberatung** ist deshalb wesentlicher Bestandteil der Schulung, sie umfaßt viel Zeit, Geduld, Einfühlungsvermögen und Sachverstand. Patienten, die oft jahrelang ohne Diät behandelt wurden, sind nur noch schwer vom Sinn einer vernünftigen Ernährung zu überzeugen. Steht die Ernährungsberatung am Anfang der Therapie, kann der Patient oft schon durch Besserung der Symptome von ihrem Nutzen überzeugt werden. Die Kost des Diabetikers sollte den Grundsätzen einer modernen Ernährung entsprechen. Dies bedeutet, daß ca. **50–55% der Kalorien auf komplexe Kohlenhydrate, 30% auf Fett und 15% auf Eiweiß entfallen.** Die Kost soll ballaststoffreich sein (ca. 30 g täglich). Der Fettanteil der Nahrung sollte zu einem großen Teil **ungesättigte Fette** enthalten. Schnell resorbierbare Kohlenhydrate, die zu einem raschen und hohen Anstieg des Blutzuckers führen können, sind nicht erwünscht, besser geeignet sind Vollkornprodukte, Obst und ballaststoffreiche Rohkost. Bei Patienten, die mit Diät allein, mit oralen Antidiabetika bzw. mit einer konventionellen Insulintherapie behandelt werden, ist auf eine **gleichmäßige Verteilung der Kohlenhydrate auf 5–6 Mahlzeiten** zu achten.

Der Nahrungs- bzw. Kalorienbedarf richtet sich nach Gewicht, Alter und körperlicher Tätigkeit. Der tägliche Energiebedarf beträgt je nach körperlicher Arbeit 25–40 kcal/kg Normalgewicht. Langfristig ist eine Normalisierung des Körpergewichts bei Typ-2-Diabetikern anzustreben. Als Berechnungsbasis für Kohlenhydrate dient in der Bundesrepublik zur Zeit noch die **BE (Broteinheit, besser: Berechnungseinheit**).

◄ Merke

Die **Ernährungsberatung** ist ein wesentlicher Bestandteil der Schulung. Die Kost des Diabetikers sollte den Grundsätzen einer modernen Ernährung entsprechen. **50–55% der Kalorien entfallen auf komplexe Kohlenhydrate, 30% auf Fett und 15% auf Eiweiß.** Der Fettanteil sollte zu einem großen Anteil **ungesättigte Fette** enthalten. Auf eine gleichmäßige Verteilung der Kohlenhydrate auf **5-6 Mahlzeiten** ist bei Patienten zu achten, die mit Diät allein, mit oralen Antidiabetika bzw. mit einer konventionellen Insulintherapie behandelt werden.

Als Berechnungsbasis für Kohlenhydrate dient in der Bundesrepublik zur Zeit noch die **BE (Berechnungseinheit):**
BE ≙ 12 g reine Kohlenhydrate.

1 BE = 12 g reine Kohlenhydrate

1 BE entspricht z.B. 25 g Schwarzbrot, 60 g Kartoffeln, ca. 15 g Teigwaren bzw. Nährmittel, ca. 100 g Obst oder 1/4 l Milch. Neuerdings wird als Berechnungseinheit auch die **KE (Kohlenhydrateinheit**) verwendet. Sie entspricht 10 g reinen Kohlenhydraten. Die bei der BE mitberechneten, nicht resorbierbaren Kohlenhydrate (Ballaststoffe) sind dabei nicht berücksichtigt.

BE = KE + Ballaststoffe

Deshalb entspricht die KE praktisch der BE. Sogenannte **Zuckeraustauschstoffe** (Sorbit, Xylit, Fruktose) **müssen in die BE-Berechnung einbezogen werden.** Alkoholische Getränke sind nicht verboten, sie müssen allerdings bei der Kalorienberechnung berücksichtigt werden.

Sogenannte **Zuckeraustauschstoffe** (Sorbit, Xylit, Fruktose) **müssen in die BE-Berechnung einbezogen werden.** Alkoholische Getränke sind nicht verboten, sie müssen allerdings bei der Kalorienberechnung berücksichtigt werden.

> **Merke.** Jeder Diabetiker sollte darauf hingewiesen werden, daß Alkohol den Blutzucker senkt und zu Hypoglykämien führen kann.

◄ Merke

Jeder Patient benötigt einen **individuell ausgearbeiteten Ernährungsplan. Kalorientabellen** und **Austauschtabellen für KH (BE) und fetthaltige Nahrungsmittel** ergänzen den Plan.

Jeder Patient benötigt einen seinen Bedürfnissen und seinem Tagesablauf angepaßten individuell ausgearbeiteten Ernährungsplan, der die tägliche Energiezufuhr und die Verteilung der Nahrungsmittel auf die einzelnen Mahlzeiten enthält. **Kalorientabellen** und **Austauschtabellen für Kohlenhydrate (BE) und fetthaltige Nahrungsmittel** ergänzen den Plan.

Klinischer Fall

Bei der 58jährigen, deutlich übergewichtigen Patientin war anläßlich einer Routinekontrolle beim Hausarzt auch der Blutzucker mitbestimmt worden. Er lag bei 223 mg/dl. Auch die Untersuchung des Urins zeigt eine leichte Glukosurie, Azeton war negativ. Bei der Bestimmung der Serumlipide waren die Triglyzeride auf 278 mg/dl erhöht, das Cholesterin betrug 225 mg/dl. Der HbA_1-Wert lag bei 9,5%.
Die Patientin war beschwerdefrei und gab auf Befragen nur an, daß auch die Mutter »Alterszucker« gehabt hätte. Das jüngste ihrer drei Kinder habe bei der Geburt 4200 g gewogen. Bei der klinischen Untersuchung hatte die Patientin ein Gewicht von 87,5 kg bei einer Körpergröße von 168 cm, die Leber war ca. 3 cm vergrößert tastbar, der Blutdruck betrug 165/100 mmHg. Der übrige klinische Befund war unauffällig.

Der Patientin wurde bei einer ausführlichen Ernährungsberatung eine Kost mit 1200–1500 kcal (12–15 BE) empfohlen. Sie wurde in die Selbstkontrolle des Urinzuckers eingewiesen. Zwei Wochen nach Beginn der Ernährungstherapie hatte die Patientin 1,5 kg an Gewicht abgenommen, der Blutzucker postprandial nach dem Frühstück bestimmt lag bei 165 mg/dl, eine Glukosurie bestand auch nach den von der Patientin durchgeführten Untersuchungen nicht mehr. Die Triglyzeride hatten sich normalisiert. Der Blutdruck lag bei 145/90 mmHg. Da sich der Stoffwechsel durch die Ernährungstherapie völlig normalisiert hatte, war der Einsatz von oralen Antidiabetika überflüssig.

Orale Antidiabetika

Sulfonylharnstoffe

Sulfonylharnstoffe **stimulieren die Insulinsekretion aus den B-Zellen des Pankreas.**

Am häufigsten wird **Glibenclamid** verordnet. Die Dosis liegt zwischen 1,75 und 10,5 mg/d.
Glimepirid wirkt etwas stärker. Die Dosis liegt zwischen 1–3 mg.

Orale Antidiabetika

Sulfonylharnstoffe

Sulfonylharnstoffe stimulieren die Insulinsekretion aus den B-Zellen des Pankreas durch erhöhtes Ansprechverhalten der B-Zellen auf die Glukosespiegel. Sie haben auf **Insulinsynthese und Neubildung von B-Zellen keinen Einfluß.** Auch extrapankreatische Angriffspunkte (z. B. Insulinrezeptoren) werden beschrieben, sind aber klinisch zu vernachlässigen.
Von den vielen Sulfonylharnstoffderivaten wird am häufigsten **Glibenclamid**, das unter zahlreichen Handelsnamen erhältlich ist, verordnet. Die Dosierung liegt zwischen 1,75 und 10,5 mg/d.
Der neue Sulfonylharnstoff Glimepirid (Amaryl®) ist im Vergleich zu Glibenclamid etwas stärker wirksam und scheint zu einer geringeren Insulinsekretion zu führen. Die tägliche Einmaldosis liegt zwischen 1 und 3 mg.

Merke ▶

Merke. Sulfonylharnstoffe sind nur indiziert für Typ-2-Diabetiker, wenn andere Therapiemaßnahmen wie Diät, Metformin und Acarbose nicht zu einer guten Stoffwechseleinstellung führen, bzw. bei zunehmendem endogenen Insulinmangel.

Dosierung: Um Hypoglykämien zu vermeiden werden Sulfonylharnstoffe **einschleichend dosiert,** beginnend mit ½ Tablette morgens vor dem Frühstück. Die Dosis wird allmählich gesteigert, bei höherer Dosis auf 2 Einzelgaben, morgens und abends, verteilt. **Höchstdosis 3 Tabletten.** Auch Glimepirid wird einschleichend dosiert. Die Höchstdosis beträgt 3 mg.
Nebenwirkungen: Selten Allergien oder Leuko- und Thrombopenien. **Hypoglykämien** sind einer falschen Indikationsstellung zuzuschreiben.

Obwohl diese Indikationsstellung unbestritten ist, wird in der Bundesrepublik Deutschland fast jeder neu diagnostizierte Typ-2-Diabetiker sofort mit Sulfonylharnstoffen behandelt. Häufig dient diese »Therapie der Bequemlichkeit« einem Diätersatz und schadet dem Patienten eher als sie nützt.
Dosierung: Sulfonylharnstoffe sollen, um Hypoglykämien zu vermeiden, **einschleichend dosiert** werden, beginnend mit einer halben Tablette (1,75 mg) morgens vor dem Frühstück. Bei nicht ausreichender Senkung des Blutzuckers wird die Dosis allmählich gesteigert und bei höherer Dosis (ab 1½ Tabletten) auf zwei Einzelgaben, morgens und abends, verteilt. Die **Höchstdosis liegt bei 3 Tabletten** (2 morgens, 1 abends). Auch Glimepirid wird einschleichend dosiert und allmählich gesteigert. Eine Verteilung der Dosis ist nicht erforderlich. Die Höchstdosis beträgt 3 mg. Sulfonylharnstoffe können mit anderen oralen Antidiabetika kombiniert werden.

Nebenwirkungen: Mit einer chronischen Toxizität ist nicht zu rechnen. Sehr selten treten Allergien oder Leuko- und Thrombopenien auf. **Hypoglykämien** werden immer wieder beobachtet, sind aber nicht dem Medikament, sondern einer falschen Indikationsstellung oder Dosierung zuzuschreiben.

Biguanide

Biguanide hemmen die intestinale Kohlenhydratresorption, die hepatische Glukoneogenese und verbessern die periphere Glukoseutilisation. Wegen schwerer Nebenwirkungen (lebensbedrohliche Laktazidosen) wurden zwei Derivate 1978 aus dem Handel gezogen. Verblieben ist Metformin, das nach dem Verbot der anderen Biguanide nur selten eingesetzt wurde. Seit einigen Jahren ist eine Neubewertung zu beobachten, da **Metformin** die bei Typ-2-Diabetes mit Übergewicht bestehende Insulinresistenz mit Hyperinsulinämie günstig beeinflussen kann. Es ist deshalb grundsätzlich dann indiziert, wenn mit Diät allein eine Normalisierung der Blutzuckerwerte nicht erzielt wird. Kontraindikationen sind Niereninsuffizienz, Herzinsuffizienz, respiratorische Insuffizienz, Zustände, die zu einer Gewebshypoxie prädisponieren oder mit ihr einhergehen, Leberzirrhose und Alkoholismus. Bei strenger Beachtung der Kontraindikationen ist eine Laktazidose unwahrscheinlich. Metformin soll einschleichend dosiert werden, die Dosis beträgt 1- bis 3mal 500–850 mg/d. Als Nebenwirkungen werden gastrointestinale Störungen gelegentlich beobachtet. Biguanide können mit anderen oralen Antidiabetika kombiniert werden.

Biguanide

Biguanide, z. B. **Metformin**, hemmen die intestinale Kohlenhydratresorption, die hepatische Glukoneogenese und verbessern die periphere Glukoseutilisation. Sie sind bei übergewichtigen Typ-2-Diabetikern nach Beachtung der Kontraindikationen nach Diätversagen Medikation der 1. Wahl.

Substanzen mit Beeinflussung der Glukoseresorption

Acarbose ist ein Pseudotetrasaccharid und hemmt die intestinale α-Glukosidase. Dadurch werden die Kohlenhydratspaltung und -absorption verzögert, wodurch der **postprandiale Blutzuckeranstieg vermindert** wird. Acarbose kann bei Typ-2-Diabetes eingesetzt werden, wenn ernährungstherapeutische Maßnahmen allein nicht zu einer befriedigenden Stoffwechseleinstellung führen. Auch eine Kombination mit Sulfonylharnstoffen ist möglich. Die Behandlung soll einschleichend mit einer Dosis von 25 mg abends unmittelbar vor der Mahlzeit begonnen werden. Die Dosierung kann dann bis zu 3 × 100 mg täglich gesteigert werden. Als subjektiv sehr lästige Nebenwirkungen können Meteorismus, Flatulenz und Diarrhöen auftreten, vor allem wenn saccharosehaltige Nahrungsmittel gegessen werden. Acarbose kann mit anderen oralen Antidiabetika kombiniert werden.

Substanzen mit Beeinflussung der Glukoseresorption
Acarbose verzögert den postprandialen Blutzuckeranstieg durch die Hemmung der intestinalen α-Glukosidase. Sie ist indiziert bei Typ-2-Diabetikern, die mit Ernährungstherapie allein unbefriedigend eingestellt sind, oder in Kombination mit Sulfonylharnstoffen. Nebenwirkungen sind Meteorismus, Flatulenz und Diarrhöen, deshalb soll einschleichend dosiert werden.

Insulin

Insulin wird in Internationalen Einheiten (IE) dosiert. Fast alle in der Bundesrepublik erhältlichen Insuline enthalten 40 IE/ml **(U-40-Insuline)**. Insuline für Injektionshilfen (sog. Pens) enthalten 100 IE/ml **(U-100-Insuline)**. Insulin wird als Proteohormon **subkutan injiziert**. Einstichstellen sind die Oberschenkel (Vorderseite), die Oberarme (Außenseite) und Hüften und die Bauchregion. Auf eine Desinfektion der Haut kann verzichtet werden, da Insulinlösungen bakterizide Substanzen enthalten. In der Regel wird heute gentechnologisch hergestelltes **Humaninsulin** verwendet.
Nach Wirkdauer und Wirkprofil werden drei Gruppen unterschieden (▤ G-**6**).

- **Normal-(Alt-)Insuline:** sie haben einen schnellen Wirkungseintritt nach 15–30 Minuten und eine kurze Wirkdauer von 4–6 Stunden
- **Analog-Insulin:** sofortiger Wirkungseintritt, sehr kurze Wirkdauer 2–5 Stunden.
- **Verzögerungsinsuline:** langsamer bzw. sehr langsamer Wirkungseintritt (45–60 Minuten) und Wirkungsdauer, je nach Verzögerungsprinzip, 12–28 Stunden
- **Mischinsuline:** Mischinsuline sind fixe Mischungen aus Normal- und NPH-Insulin (= Neutral Protamin Hagedorn). Die Wirkprofile addieren sich.

Insulin

Insulin wird in Internationalen Einheiten dosiert. Fast alle in der Bundesrepublik erhältlichen Insuline enthalten **40 IE/ml (U-40-Insuline).** Insuline für Injektionshilfen (sogenannte Pens) enthalten **100 IE/ml (U-100-Insuline)**. Insulin wird **subkutan injiziert. In der Regel wird heute gentechnologisch hergestelltes Humaninsulin** angewendet. Nach Wirkdauer und Wirkprofil werden 3 Gruppen unterschieden (▤ G-**6**):

- **Normal-(Alt-)Insuline:** schneller Wirkungseintritt (15–30 min) und kurze Wirkdauer (4–6 Std.)
- **Analog-Insulin:** sofortiger Wirkungseintritt, sehr kurze Wirkdauer (2–5 Stunden).
- **Verzögerungsinsuline:** langsamer Wirkungseintritt (45–60 min) und Wirkungsdauer (12–28 h)
- **Mischinsuline:** fixe Mischungen aus Normal- und NPH-Insulin. Die Wirkprofile addieren sich.

G-6: Humaninsuline (U-40-Insuline für Spritzen)

Insulin	Zusammensetzung	Wirkprofil
Normalinsuline		
H-Insulin Hoechst®[1] Huminsulin Normal®[1] Insulin Actrapid® HM[1,2]	gelöste Insuline	schneller Wirkungseintritt nach 30 min, Wirkungsdauer ca. 6 Stunden, Maximum ca. 1–3 Stunden
Analog-Insulin		
Humalog Lilly®[1]	gelöstes Insulin, B28Lys, B29Pro	sofortiger Wirkungseintritt, Wirkdauer 2–5 Stunden, Maximum 0,5–1,5 Stunden
Verzögerungsinsuline		
Basal-Insulin Hoechst®[1] Huminsulin Basal®[1] Insulin Protaphan® HM[1,2]	kristallines Protamin–Humaninsulin NPH (= **N**eutrales **P**rotamin **H**agedorn)	langsamer Wirkungseintritt innerhalb einer Stunde, Wirkdauer bis 20 Stunden, Maximum 4.-12. Stunde
Insulin Monotard® HM	30 % amorphes + 70 % kristallines Zinkinsulin	langsamer Wirkungseintritt nach 2 Stunden, Wirkungsdauer bis 22 Stunden, Maximum nach 6–16 Stunden
Insulin Ultratard® HM	kristallines Zinkinsulin	sehr langsamer Wirkungseintritt nach 2 Stunden, Wirkungsdauer bis 28 Stunden
Mischinsuline	**(Normal : NPH-Insulin)**	
Huminsulin Profil I®[1]	10:90	
Insulin Actraphane® HM 10/90 Novo[3]	10:90	
Depot-H-15-Insulin Hoechst®[1]	15:85	
Huminsulin Profil II®1	20:80	
Depot-H-Insulin Hoechst®[1]	25:75	
Insulin Actraphane® HM 30/70 Novo[1]	30:70	
Huminsulin Profil III®[1]	30:70	
Huminsulin Profil IV®[1]	40:60	
Insulin Actraphane® HM 40/60 Novo[3]	40:60	
Insulin Actraphane® HM 50/50 Novo[3]	50:50	
Komb-H-Insulin Hoechst®[1]	50:50	

[1] auch als U-100-Insulin für Pens erhältlich
[2] auch als U-100-Insulin für Fertigspritzen (Novolet®) erhältlich
[3] nur als U-100-Insulin für Pens und Fertigspritzen (Novolet®) erhältlich.
Bei der Verwendung von Pens muß derselbe Hersteller für das Insulin verwendet werden.

Allgemeine Vorbemerkungen

Die physiologische Basalsekretion bei Gesunden beträgt ca. 1 IE/h und entspricht ca. 40–50 % der täglichen Insulinproduktion. Der prandiale Insulinbedarf ist morgens meist höher als mittags und abends.

Allgemeine Vorbemerkungen

Die physiologische Insulinsekretion bei Gesunden ist durch eine Basalsekretion einerseits und eine prandiale Insulinausschüttung andererseits gekennzeichnet. Die Basalsekretion bei Gesunden beträgt ca. 1 IE/h und entspricht ca. 40–50 % der täglichen Insulinproduktion. Der prandiale Insulinbedarf ist morgens höher als mittags und abends.
Die Ersteinstellung eines Patienten auf Insulin kann bei parallel laufender Schulung und Kooperation ambulant durchgeführt werden. Voraussetzung sind engmaschige Kontrollen des Blutzuckers.

Indikationen der Insulintherapie

- **Typ-1-Diabetes**
- Präkoma, Coma diabeticum
- Typ-2-Diabetiker, die auf Sulfonylharnstoffe und Diät nicht mehr ansprechen
- Schwangere mit Gestationsdiabetes, bei denen der Stoffwechsel mit Diät allein nicht normalisiert werden kann
- pankreopriver Diabetes.

Indikationen der Insulintherapie

- **Typ-1-Diabetes**
- Präkoma, Coma diabeticum
- Typ-2-Diabetiker, die auf Sulfonylharnstoffe und Diät nicht (mehr) ansprechen
- Schwangere mit Gestationsdiabetes, bei denen der Stoffwechsel mit Diät allein nicht normalisiert werden kann
- pankreopriver Diabetes.

Nebenwirkungen: Die häufigste Nebenwirkung der Insulintherapie sind **Hypoglykämien.** Jeder Patient muß deshalb genau über die Symptome einer Hypoglykämie informiert werden. Häufige Ursachen sind Diätfehler, übermäßiger Alkoholkonsum, Insulinüberdosierung, stärkere körperliche Aktivität oder eine Kombination dieser Faktoren. Bei Beginn der Insulinbehandlung kann sich vorübergehend das Brechungsvermögen der Linse verändern (**Refraktionsanomalie**). Die Sehstörungen bilden sich nach 2–3 Wochen zurück.

Nebenwirkungen: Die häufigsten Nebenwirkungen sind **Hypoglykämien.**
Bei Beginn der Insulinbehandlung kann sich vorübergehend das Brechungsvermögen der Linse verändern **(Refraktionsanomalie).**

Eine heute seltene Komplikation ist die sogenannte **Insulinlipodystrophie**, bei der es sich um einen Schwund oder eine Wucherung des Fettgewebes im Bereich der selten gewechselten Insulininjektionsstellen handelt.
Am Anfang der Insulinbehandlung werden selten **Ödeme** beobachtet, die nach kurzer Zeit spontan wieder verschwinden.
Die **Insulinallergie** ist als eine lokale oder generalisierte (selten) nach Insulin auftretende allergische Reaktion charakterisiert. Bei der lokalen Hautreaktion vom verzögerten Typ entwickelt sich nach ca. 8–24 Stunden ein **derbes, schmerzhaftes Infiltrat**. Als Ursachen kommen das Hormon selbst, Verzögerungsstoffe, Lösungsmittel usw. in Betracht. Handelt es sich um eine echte Überempfindlichkeit gegen das Insulinmolekül, sollte der Patient auf Humaninsulin umgestellt werden.
Als **Insulinresistenz** im engsten Sinne ist ein Insulinbedarf von 200 IE und mehr pro Tag definiert. Die Ursachen sind **immunologischer** (humorale Insulinantikörper) und **nichtimmunologischer Natur** (z. B. Akromegalie, Leberzirrhose). Auch hier sollte zunächst auf Humaninsulin umgestellt werden.

Eine seltene Komplikation ist die **Insulinlipodystrophie** mit Schwund oder Wucherung des Fettgewebes im Bereich der Injektionsstelle.
Gelegentlich werden **Ödeme** am Beginn der Insulinbehandlung beobachtet.
Die **Insulinallergie** ist eine lokale oder generalisierte (selten) nach Insulin auftretende allergische Reaktion. 8–24 Stunden nach Injektion entwickelt sich ein **derbes, schmerzhaftes Infiltrat.**

Als **Insulinresistenz** ist ein Insulinbedarf von 200 IE und mehr pro Tag definiert. Die Ursachen sind **immunologischer** und **nichtimmunologischer Natur.**

Konventionelle Insulintherapie

Bei dieser Form der Insulintherapie, die auch heute noch häufig durchgeführt wird, wird Insulin zweimal täglich in einer **fixen Mischung aus Verzögerungs-(NPH-)Insulin und Normalinsulin** vor dem Frühstück und dem Abendessen verabreicht. **Die Insulindosis liegt bei ca. 0,6–1,0 IE/kg Körpergewicht täglich, das Verhältnis Morgen- zu Abenddosis beträgt 2–4 zu 1.** Der Normalinsulinanteil richtet sich nach der Kohlenhydratzufuhr und den **postprandialen Blutzuckerwerten.** Diese Therapieform setzt einen relativ starren Tagesablauf mit konstanten Essenszeiten voraus, eine Anpassung der Ernährung und der Insulindosis ist nur in gewissen Grenzen möglich. Eine konventionelle Insulintherapie sollte nur bei Patienten durchgeführt werden, die damit ein normales HbA_1 haben bzw. bei Patienten, die eine Selbstkontrolle des Blutzuckers nicht durchführen wollen. Auch bei älteren Patienten, bei denen die Erhaltung der Lebensqualität im Vordergrund steht, genügt oft diese Therapieform.

Konventionelle Insulintherapie

Bei dieser Therapieform wird Insulin zweimal täglich in einer **fixen Mischung aus Verzögerungs- und Normalinsulin** vor dem Frühstück und dem Abendessen verabreicht. Die **Insulindosis liegt bei ca. 0,6–1 IE/kg Körpergewicht täglich**, das **Verhältnis Morgen- zu Abenddosis liegt bei 2–4 zu 1.** Diese Therapieform setzt einen starren Tagesablauf mit konstanten Essenszeiten voraus, eine Anpassung der Ernährung und der Insulindosis ist nur in gewissen Grenzen möglich.

Intensivierte konventionelle Insulintherapie (ICT)

Ziel dieser modernen Form der Insulinsubstitution (Basis-/Boluskonzept) ist es, der physiologischen Insulinsekretion und damit der Normalisierung des Blutzuckers möglichst nahe zu kommen. Der **basale Insulinbedarf** wird durch zwei tägliche Insulininjektionen eines mittellang wirksamen Insulins (NPH) oder durch die einmalige Gabe eines langwirksamen Insulins am Abend ersetzt. Der **prandiale Insulinbedarf** wird durch drei tägliche Insulininjektionen jeweils ca. 20–30 Minuten vor den Hauptmahlzeiten abgedeckt. Grundsätzlich kann dabei der basale Insulinbedarf im Fastenzustand völlig vom prandialen Insulinbedarf getrennt werden, d. h. der Patient spritzt Normalinsulin, wenn er essen will. Die Dosierung der prandialen Insulindosis (Bolus) richtet sich nach der vorgesehenen Kohlenhydratzufuhr und nach den aktuellen vor der Mahlzeit gemessenen Blutzuckerwerten. In der Regel bedeutet dies, daß morgens, mittags und abends vor den Mahlzeiten Normalinsulin und morgens und meist spätabends Verzögerungsinsulin gespritzt werden muß. Bei Patienten mit Dawn-Phänomen (erhöhter

Intensivierte konventionelle Insulintherapie (ICT)

Bei dieser Therapieform (Basis-/Boluskonzept) wird der **basale Insulinbedarf** durch 2 tägliche Insulininjektionen eines mittellang wirksamen Insulins (NPH) oder durch die einmalige Gabe eines langwirksamen Insulins am Abend, der **prandiale Insulinbedarf** durch 3 tägliche Insulininjektionen jeweils ca. 20–30 Minuten vor den Hauptmahlzeiten abgedeckt.
Die Dosierung der prandialen Insulindosis (Bolus) richtet sich nach der vorgesehenen Kohlenhydratzufuhr und den vor der Mahlzeit gemessenen Blutzuckerwerten.

morgendlicher Insulinbedarf durch Blutzuckeranstieg nach nächtlich vermehrter STH-Sekretion [vor allem bei Diabetes mellitus Typ 1]) ist eine Verschiebung der abendlichen Gabe von Verzögerungsinsulin auf einen Zeitpunkt vor dem Schlafengehen oft sinnvoll.
Hohe Nüchternblutzuckerwerte bei Diabetikern können drei Ursachen haben:

- reaktiv nach nächtlichen Hypoglykämien (Somogy-Effekt)
- »Dawn«- (= Morgengrauen) Phänomen.
- zu geringe Insulindosis am Vorabend.

Merke ▶

> ***Merke.*** Bei der intensivierten Insulintherapie lassen sich folgende Richtwerte angeben:
> - **basaler Insulinbedarf:** ca. 0,7–1,5 IE/h
> - **prandialer Insulinbedarf:** ca. 1,5–2,5 IE/BE (Morgenwert, mittags und abends weniger)
>   **1 IE Normalinsulin senkt den Blutzucker um ca. 30–50 mg/dl**
>   **1 BE erhöht den Blutzucker um ca. 40–50 mg/dl**
>   Der basale Insulinbedarf beträgt ca. 40–50% des täglichen Insulinbedarfs.

Die intensivierte Insulintherapie setzt eine gründliche Schulung und **regelmäßige Kontrollen des Blutzuckers** voraus (mindestens 3× tgl.).

Die intensivierte Insulintherapie setzt eine gründliche Schulung und **regelmäßige Kontrollen des Blutzuckers (mindestens 3mal täglich)** voraus. Je besser ein Diabetiker diese Therapieform beherrscht, um so freier kann er seinen Tagesablauf gestalten.

Klinischer Fall

Der 22jährige Patient bemerkte seit einigen Wochen ein zunehmendes Durstgefühl. Er mußte mehrere Liter Flüssigkeit täglich trinken und häufig und viel Wasser lassen, auch in der Nacht. Sein Gewicht hatte während dieser Zeit deutlich um 3 kg abgenommen, er fühlte sich schlapp und müde. Der Hausarzt, den er konsultierte, bestimmte einen Blutzuckerwert morgens nach dem Frühstück von 324 mg/dl, die Untersuchung des Urins ließ eine massive Glukosurie und Azetonurie erkennen. Klinisch erschien der Patient abgemagert (Gewicht 69,3 kg bei einer Körpergröße von 178 cm), der Hautturgor war schlaff, die Zunge trocken, der Atem roch obstähnlich. Es bestanden keine abdominellen Beschwerden und keine Dyspnoe. Die laborchemischen Untersuchungen bestätigten die Befunde des Hausarztes, der zusätzlich bestimmte HbA_{1c}-Wert betrug 12,7%. Harnstoff, Kreatinin und Elektrolyte lagen im Normbereich, die Blutgasanalyse ergab Normalwerte für pH, Pco_2 und Standardbikarbonat.
Da nach der Befundkonstellation die Diagnose der Erstmanifestation eines Typ-1-Diabetes gesichert war, wurde der Patient ausführlich über seine neu aufgetretene Krankheit informiert, eine erste Ernährungsberatung durchgeführt und sofort mit der Insulinbehandlung begonnen. Die Schwester der Diabetikerambulanz erklärte dem Patienten die Spritztechnik und verabreichte 8 IE eines NPH-Insulins. Am nächsten Tag fühlte sich der Patient deutlich besser, der Durst hatte nachgelassen, die Nykturie war verschwunden. Der Blutzucker lag postprandial nach dem Frühstück bestimmt bei 284 mg/dl, Azeton war nur noch in Spuren nachweisbar. Die 2. Insulinspritze verabreichte sich der Patient unter Aufsicht schon selbst. Die Schulungsinhalte wurden wiederholt und der Patient in die Selbstkontrolle des Urinzuckers eingewiesen. Ab dem 4. Tag spritzte der Patient sich selbst, die Schulung wurde auf die Selbstkontrolle des Blutzuckers ausgedehnt. Die Insulindosis wurde allmählich auf 16 IE NPH-Insulin gesteigert. Nach 2½ Wochen hatten sich die Blutzuckerwerte fast völlig normalisiert, die Insulindosis konnte, da leichtere hypoglykämische Symptome auftraten, in kleinen Schritten auf 8 IE reduziert werden (Remissionsphase). Der Patient ist beschwerdefrei und kontrolliert regelmäßig 2- bis 3mal täglich vor den Hauptmahlzeiten seinen Blutzucker.

Therapie mit Insulinpumpen

Die Behandlung mit Insulinpumpen unterscheidet sich prinzipiell nicht von der intensivierten Therapie. Die **Basalrate** wird subkutan infundiert, jeweils vor den Mahlzeiten wird vom Patienten eine **prandiale Rate** zusätzlich abgerufen. Da kein Feedback besteht, muß der Patient täglich mindestens **4-5mal seinen Blutzucker selbst bestimmen.**

Therapie mit Insulinpumpen

Prinzipiell unterscheidet sich die Behandlung mit Insulinpumpen nicht von der intensivierten Therapie. Mit dieser kontinuierlichen subkutanen Insulinsubstitution (CSII) wird zur Abdeckung des basalen Insulinbedarfs Normalinsulin subkutan infundiert. Je nach Pumpentyp kann die **Basalrate** noch stündlich variiert werden. Jeweils vor den Mahlzeiten wird vom Patienten eine **prandiale Rate** zusätzlich abgerufen (**Bolus**). Da bei den Pumpen kein Feedback besteht, muß der Patient **täglich mindestens 4- bis 5mal seinen Blutzucker selbst bestimmen.**

Eine Behandlung mit der Insulinpumpe kann bei kooperativen Typ-1-Diabetikern in Betracht gezogen werden, bei denen andere Therapieformen zur guten Stoffwechseleinstellung ausgeschöpft sind. Da bei der Behandlung mit der Insulinpumpe kein subkutanes Insulindepot besteht, kann bei Aussetzen der Pumpe bzw. Verstopfung des Katheters sich eine Ketoazidose innerhalb weniger Stunden entwickeln.
Bei Rückumstellung einer Pumpentherapie auf eine intensivierte Insulintherapie wird die Basalrate wieder auf zwei Einzeldosen eines NPH-Insulins aufgeteilt und der prandiale Bolus als Normalinsulin zugeführt.

Diese Behandlung kann bei kooperativen Typ-1-Diabetikern in Betracht gezogen werden, bei denen andere Therapieformen ausgeschöpft sind.

Insulinbehandlung des Typ-2-Diabetes (Sekundärversagen)

Als Sekundärversager bezeichnet man Patienten mit Typ-2-Diabetes, die mit Sulfonylharnstoffen nicht mehr gut einstellbar sind. Diese meist älteren Patienten haben trotz Diätadhärenz schlechte HbA_{1c}-Werte (> 19%), die Umstellung auf Insulin wird häufig (zu) lange, auch aus Angst vor der Spritze, aufgeschoben. Zunächst sollte eine Kombinationstherapie versucht werden, unter der Vorstellung einer noch erhaltenen Restinsulinsekretion. Die Tabletten werden in einer Dosierung von 2 × 3,5 mg Glibenclamid täglich weitergegeben, zusätzlich werden 6–8 IE eines Verzögerungsinsulins morgens gespritzt. Die Dosis wird um 2 IE im Abstand von 4–6 Tagen gesteigert, bis eine gute Stoffwechseleinstellung erreicht ist. Bei manchen Patienten mit erhöhten Nüchternblutzuckerwerten ist es sinnvoll, das Verzögerungsinsulin spät abends zu verabreichen, um die nächtliche Glukoseproduktion zu hemmen. Übersteigt die Insulindosis ca. 20 IE, werden die Tabletten abgesetzt und auf eine Insulinmonotherapie mit zwei täglichen Spritzen eines Mischinsulins mit einem Normalinsulinanteil von 15–20% umgesetzt. Nur selten ist bei diesen meist älteren Patienten eine intensivierte Therapie indiziert.

Insulinbehandlung des Typ-2-Diabetes (Sekundärversagen)

Sekundärversager sind Patienten mit Typ-2-Diabetes, die mit Sulfonylharnstoffen nicht mehr gut einstellbar sind. Zunächst wird eine Kombinationstherapie versucht, die Tabletten werden in einer Dosis von 2 x 3,5 mg Glibenclamid täglich weitergegeben. Zusätzlich werden 6–8 IE eines Verzögerungsinsulins morgens gespritzt. Die Dosis wird allmählich gesteigert. Übersteigt die Insulindosis ca. 20 IE, werden die Tabletten abgesetzt und auf eine Insulinmonotherapie mit 2 täglichen Spritzen eines Mischinsulins umgesetzt.

Therapie des Coma diabeticum

Das Coma diabeticum ist ein ernster Notfall und bedarf der **Intensivüberwachung und -behandlung**. Die Prognose wird entscheidend durch die Dauer des Komas bestimmt. Die Therapie muß deshalb nach Diagnosestellung ohne Verzögerung schon vom Hausarzt begonnen werden. **Ziel der Koma-Behandlung ist der Ausgleich des Flüssigkeits- und Elektrolytverlusts, die Behebung des Insulinmangels und Beseitigung der Azidose**. Die erforderlichen therapeutischen Maßnahmen sind in G-7 zusammengefaßt. Bei **hyperosmolarem Koma** muß Insulin meist niedriger dosiert werden. Auch sollten bei dieser Komaform keine hypotonen Lösungen infundiert werden, um eine rasche Änderung der Osmolalität und damit die Ent-

Therapie des Coma diabeticum

Das Coma diabeticum ist ein Notfall. Es bedarf der **Intensivüberwachung und -behandlung**. Ziel der Behandlung ist der Ausgleich des Flüssigkeits- und Elektrolytverlusts, die Behebung des Insulinmangels und die Beseitigung der Azidose. Die erforderlichen therapeutischen Maßnahmen sind in **G-7** zusammengefaßt.

G-7: Therapie des Coma diabeticum

Hausarzt	
▷ Flüssigkeit	sofort mit Infusionstherapie beginnen (z. B. 500 ml 0,9%ige NaCl-Lösung)
▷ Normalinsulin	5–10 IE i.v. oder i.m.
Klinik	
▷ Flüssigkeit	insgesamt 6–8 l (ca. 10% des Körpergewichtes) innerhalb 24 h (ZVD-Kontrolle!), in den ersten 2 h ca. 2 l isotone (0,9%) NaCl-Lösung, bei Blutzuckerwerten um 250 mg/dl 5%ige Glukoselösung
▷ Normalinsulin	4–12 IE/h mit der Infusionspumpe Senkung des Blutzuckers pro h: < 100 mg/dl (cave: Hirnödem, nicht unter 250 mg/dl absenken)
▷ Kalium	10-20 mmol/h mit Beginn der Insulintherapie, bei Kalium > 5,5 mmol/l abwarten!
▷ Bikarbonat	umstritten, eventuell bei pH < 7,0 50 mmol i.v.
▷ allgemeine Maßnahmen	Intensivüberwachung mit engmaschigen Laborkontrollen, zentralvenösen Zugang, Warmhalten, Antibiotika, Thromboembolieprophylaxe

wicklung eines osmotischen Gradienten zwischen Liquor- und Extrazellulärraum mit der Gefahr des Gehirnödems zu verhindern. Auch beim **ketoazidotischen Koma** sollte grundsätzlich ein zu schneller Abfall der Osmolalität vermieden werden. **Als Faustregel gilt, daß der Blutzucker in 4–8 Stunden nicht mehr als 50% abfallen soll.**

Therapie der diabetischen Spätkomplikationen

Die therapeutischen Möglichkeiten schon bestehender Spätkomplikationen sind begrenzt.

Therapie der diabetischen Spätkomplikationen

Die therapeutischen Möglichkeiten schon bestehender diabetischer Spätkomplikationen sind begrenzt. Um so wichtiger ist deshalb eine konsequente, optimale Stoffwechselführung von Beginn an, da dadurch die Entwicklung und der Verlauf der Mikroangiopathie entscheidend beeinflußt werden können.

Retinopathie

Die Therapie der Wahl ist die **rechtzeitige Laserkoagulation.** Die medikamentöse Therapie ist umstritten.

Retinopathie

Die Therapie der Wahl bei bestehender Retinopathie ist die **rechtzeitige Laserkoagulation.** Auch die sogenannte Vitrektomie wird heute bei ausgeprägten proliferativen Veränderungen und Einblutungen in den Glaskörper mit Erfolg eingesetzt. Die medikamentöse Therapie mit sog. gefäßabdichtenden Substanzen ist umstritten. Bisher konnte für keines der eingesetzten Medikamente die Wirksamkeit gesichert werden.

Nephropathie

Die **frühzeitige Diagnose im Stadium der Mikroalbuminurie** und die **konsequente Normalisierung des Blutdrucks und des Blutzuckers** kann die Progression beeinflussen. Nach Erschöpfung konservativer Therapiemaßnahmen muß eine Dialysebehandlung begonnen bzw. eine Nierentransplantation durchgeführt werden.

Nephropathie

Die **frühzeitige Diagnose schon im Stadium der Mikroalbuminurie** und die **konsequente Normalisierung des Blutdrucks und des Blutzuckers** können die Progression der Nephropathie wesentlich beeinflussen. Die Ernährung sollte nicht eiweißreich, sondern eher eiweißbeschränkt sein. Sind die Möglichkeiten einer konservativen Therapie erschöpft, muß eine Dialysebehandlung begonnen bzw. eine Nierentransplantation vorgenommen werden. Die Dialysebehandlung und die Anlage eines Shunts sollten bei Diabetikern früher als bei anderen Patienten durchgeführt werden.

Polyneuropathie

Die Therapie der diabetischen Polyneuropathie ist unbefriedigend. Wichtig ist eine Stoffwechselnormalisierung, ein Versuch mit Thioctsäure ist gerechtfertigt.

Polyneuropathie

Die Therapie der diabetischen Polyneuropathie ist unbefriedigend. Unbedingt ist eine Stoffwechselnormalisierung anzustreben, ein Versuch mit Thioctsäure ist gerechtfertigt.

Diabetischer Fuß

Da der neuropathische Fuß keine Schmerzen hervorruft, sind **Prophylaxe** und **Früherkennung** besonders wichtig. Vorbeugende Maßnahmen sind regelmäßige gründliche Fußpflege, Vermeidung von Verhornungen und nichtdrückendes Schuhwerk. Der Arzt muß regelmäßig die Füße untersuchen.
Hat sich ein Mal perforant entwickelt, besteht die Therapie in absoluter Entlastung des Fußes, in der Normalisierung des Stoffwechsels und bei infizierter Gangrän in einer gezielten antibiotischen Behandlung. Wenn notwendig, sollte der Chirurg nur zurückhaltend intervenieren.

Diabetischer Fuß

Die Behandlung des diabetischen Fußes ist wesentlich dankbarer. Da der neuropathische Fuß meist keine Schmerzen hervorruft, sind **Prophylaxe** und **Früherkennung** besonders wichtig. Vorbeugende Maßnahmen sind regelmäßige gründliche Fußpflege, die Vermeidung von Verhornungen und geeignetes, nichtdrückendes Schuhwerk. Der behandelnde Arzt sollte, auch wenn der Patient spontan keine Beschwerden angibt, regelmäßig die Füße untersuchen.
Hat sich ein diabetischer Fuß (Mal perforant, Gangrän bei tastbaren Fußpulsen) entwickelt, besteht die Therapie zunächst in der absoluten Entlastung des Fußes (Bettruhe), in der Normalisierung des Stoffwechsels und bei infizierter Gangrän in einer gezielten antibiotischen Behandlung. Die Behandlung erfordert viel Geduld, es dauert oft Monate, bis eine diabetische Gangrän abheilt. Wenn notwendig, sollte der Chirurg nur zurückhaltend intervenieren. Besteht eine Gangrän bei arterieller Verschlußkrankheit (Makroangiopathie), entspricht die Therapie der bei Nichtdiabetikern.

Cave!

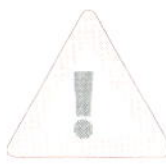
Mangelnde Information und Schulung einschließlich Ernährungsberatung.

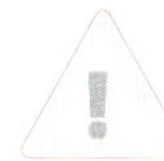
Mangelnde positive Motivation der Patienten.

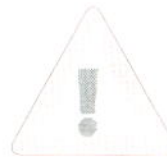
Ungenügende Aufklärung der Patienten über Sinn und Ziel einer guten Diabeteseinstellung.

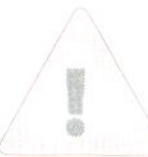
Medikamentöse Therapie des Typ-2-Diabetes mit Sulfonylharnstoffen als Ersatz einer Ernährungstherapie (Pille der Bequemlichkeit).

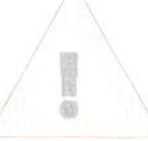
Zu langes Hinausschieben einer Insulintherapie bei Sekundärversagen.

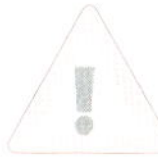
Falsche Interpretation hoher Nüchternblutzuckerwerte (Somogyi-Effekt, Dawn-Phänomen).

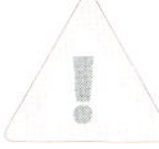
Verharmlosung der Angst des Patienten vor Hypoglykämien.

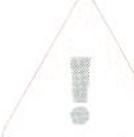
Konventionelle Insulintherapie trotz schlechter HbA_{1c}-Werte.

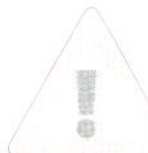
Zu späte Erkennung und Behandlung des diabetischen Fußes, insbesondere Vernachlässigung der Prophylaxe.

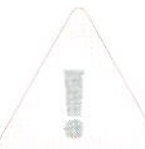
Fehldiagnose periphere arterielle Verschlußkrankheit bei typischem neuropathischem Fuß.

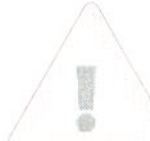
Blutzuckerselbstkontrolle als Selbstzweck.

1.2.5 Diabetes und Schwangerschaft

Die **Schwangerschaft wirkt diabetogen**. Dies ist in erster Linie auf die insulinantagonistische Wirkung von humanem Plazentalaktogen (HPL) zurückzuführen. Bei manifestem Typ-1-Diabetes erhöht sich der Insulinbedarf. Entwickelt sich während der Schwangerschaft ein pathologischer Glukosetoleranztest oder ein manifester Diabetes, der nach der Schwangerschaft wieder verschwindet, spricht man von einem **Gestationsdiabetes**. Auch die Erstmanifestation eines Typ-1-Diabetes während der Schwangerschaft ist möglich.

In früheren Jahren war die Schwangerschaft der Diabetikerin mit einer hohen kindlichen Mortalität, einer 2- bis 3mal höheren Mißbildungsrate und häufiger mit Gestosen und Hydramnion belastet. Sogenannte Riesenkinder mit einem Geburtsgewicht über 4000 g (Makrosomie) mit pulmonaler Reifungsstörung und Atemnotsyndrom waren die Folge mütterlicher Hyperglykämie, die einen fetalen Hyperinsulinismus auslöst.

Durch strenge Kriterien der Stoffwechselkontrolle während der gesamten Schwangerschaft und enger Zusammenarbeit mit dem Geburtshelfer können die Risiken für Mutter und Kind weitgehend denen nichtdiabetischer Schwangerer angenähert werden. **Die erhöhte Mißbildungsrate läßt sich durch eine schon präkonzeptionelle Normalisierung und Planung der Schwangerschaft beeinflussen.** Da schon bei nichtdiabetischen Schwangeren der Blutzucker erniedrigt ist, sollten bei der schwangeren Diabetikerin die Blutzuckerwerte zwischen **60 und 130 mg/dl, die HbA_{1c}-Werte im unteren Normbereich** liegen. Dieses Ziel läßt sich nur durch eine lückenlose Selbstkontrolle des Blutzuckers und durch eine intensivierte Insulintherapie oder mit der Insulinpumpe verwirklichen. Praktisch immer sind drei und mehr Insulininjektionen erforderlich. Stärkere Hypoglykämien sind selten, eine Gefährdung des Feten durch Hypoglykämien nicht gesichert. Meist steigt der Insulinbedarf ab dem 2. Trimenon an. Bei ungestörtem Schwangerschaftsverlauf kann die Entbindung am Termin erfolgen, bei erhöhtem Risiko (z.B. Gestose) vorzeitig in enger Zusammenarbeit mit dem Geburtshelfer.

1.2.5 Diabetes und Schwangerschaft

Die **Schwangerschaft wirkt diabetogen.** Bei manifestem Typ-I-Diabetes erhöht sich der Insulinbedarf. Als **Gestationsdiabetes** wird ein pathologischer Glukosetoleranztest oder ein manifester Diabetes bezeichnet, der nach der Schwangerschaft wieder verschwindet.

Früher war die Schwangerschaft der Diabetikerin mit einer hohen kindlichen Mortalität, einer 2- bis 3mal höheren Mißbildungsrate und häufiger mit Gestosen und Hydramnion belastet. Riesenkinder mit einem Geburtsgewicht über 4000 g (Makrosomie) waren die Folge mütterlicher Hyperglykämie mit folgendem fötalem Hyperinsulinismus.
Schon präkonzeptionell soll der Stoffwechsel völlig normalisiert werden, um die Mißbildungsrate zu erniedrigen. Während der gesamten Schwangerschaft sollen die **Blutzuckerwerte zwischen 60 und 130 mg/dl** liegen, die **HbA_{1c}-Werte im unteren Normbereich.** Dieses Ziel läßt sich durch eine lückenlose Selbstkontrolle des Blutzuckers und durch eine intensivierte Insulintherapie bzw. Insulinpumpe verwirklichen.

1.2.6 Langzeitprognosen

Die Inzidenz diabetischer Spätschäden hängt entscheidend von der **metabolischen Kontrolle** ab.

Merke ▶

Nach 20 Jahren Diabetesdauer haben etwa 25 %, nach 40 Jahren mehr als 40 % der Patienten eine klinisch manifeste **Nephropathie** entwickelt.

Auch bei **Typ-2-Diabetikern** ist eine hohe Inzidenz einer dialysepflichtigen terminalen Niereninsuffizienz feststellbar. Etwa ein Viertel aller Dialysepatienten haben eine diabetische Nephropathie.

Nach 20jähriger Diabetesdauer findet sich bei ca. 80 % aller Patienten eine **Retinopathie**. In der Altersgruppe der 30- bis 60jährigen ist der Diabetes mellitus die häufigste Erblindungsursache.

Die **Neuropathie** hat bei Diabetikern eine Prävalenz von etwa 30 %. Der diabetische Fuß ist von ganz entscheidender Bedeutung für die Morbidität.

Bei Typ-1-Diabetes mellitus haben Männer ein 5fach erhöhtes und Frauen ein 11fach erhöhtes Risiko für **Herzinfarkte**. Bei Typ-2-Diabetikern findet sich eine 2- bis 3fach erhöhte Mortalität an **koronarer Herzerkrankung.**

Eine gezielte Diagnostik und konsequente Therapie (besonders der arteriellen Hypertonie) kann wahrscheinlich die Prognose verbessern.

1.2.6 Langzeitprognosen

Die Inzidenz diabetischer Spätschäden hängt entscheidend von der **metabolischen Kontrolle** ab. Die Diabetes control and complications trial (DCCT-Studie) zeigte bei 1441 Typ-1-Diabetikern eindrucksvoll eine Reduktion der Retino-, Nephro- und Neuropathie um ca. 60 % bei verbesserten HbA_{1c}-Werten um 2 %. Es steht heute außer Zweifel, daß die primäre Ursache für die diabetische Mikroangiopathie die Hyperglykämie ist. Die Makroangiopathie ist nicht spezifisch für Diabetiker, findet sich jedoch hier häufiger und frühzeitiger. Genetische und andere Faktoren mögen dazu beitragen, daß sich die vaskulären Komplikationen bei den einzelnen Patienten unterschiedlich rasch und schwer manifestieren.

▶ ***Merke.*** Bei Typ-1-Diabetikern findet sich eine Gesamtletalität nach 40jähriger Krankheitsdauer von etwa 50 %. Bei Typ-2-Diabetikern ist die noch verbleibende Lebenserwartung um ca. 6-10 Jahre vermindert.

Nephropathie: Die Lebenserwartung junger Diabetiker wird durch das Auftreten der diabetischen Nephropathie bestimmt. Nach 20 Jahren Diabetesdauer haben etwa 25 %, nach 40 Jahren mehr als 40 % der Patienten eine klinisch manifeste Nephropathie entwickelt. Die relative Mortalität dieser Patienten ist um mehr als das 100fache erhöht. Hingegen sind nach 40jähriger Diabetesdauer etwa 40 % immer noch frei von Nephropathie.
Auch bei **Typ-2-Diabetikern** ist eine hohe Inzidenz einer dialysepflichtigen terminalen Niereninsuffizienz feststellbar; etwa ein Viertel aller Dialysepatienten haben eine diabetische Nephropathie. Bei gleichzeitigem Vorliegen weiterer kardiovaskulärer Risikofaktoren wie arterieller Hypertonie und Hyperlipoproteinämie findet sich bei diesen Patienten eine besonders hohe Mortalität aus kardiovaskulärer Ursache heraus: die mittlere 1-Jahres-Überlebenszeit liegt bei 78 % und die 5-Jahres-Überlebenszeit bei 23 %.
Retinopathie: Nach 20jähriger Diabetesdauer findet sich bei ca. 80 % aller Patienten eine Retinopathie; erblindet sind einer englischen Studie nach 2 % aller Diabetiker. In der Altersgruppe der 30-60jährigen ist der Diabetes mellitus die häufigste Erblindungsursache. Eine zunehmende Inzidenz der diabetischen Erblindung trotz verbesserter Behandlungsmethoden (Laserkoagulation, Glaskörperchirurgie) basiert auf der erhöhten Lebenserwartung der Diabetiker.
Neuropathie: Die Neuropathie hat bei Diabetikern eine Prävalenz von etwa 30 %, und ist nur selten für sich allein Ursache einer erhöhten Mortalität; bei diabetischem Fuß jedoch von ganz entscheidender Bedeutung für die Morbidität.
Kardiovaskuläre Erkrankung: Bei Diabetes mellitus Typ 1 haben Männer ein 5fach erhöhtes und Frauen ein 11fach erhöhtes Risiko für Herzinfarkte gegenüber der Normalbevölkerung. Bei Typ-2-Diabetikern findet sich eine 2–3fach erhöhte Mortalität an koronarer Herzerkrankung. Somit sind vor allem makrovaskuläre Erkrankungen für die Letalität und mikrovaskuläre Erkrankungen für die Morbidität verantwortlich.
Wie in S G-**2** dargestellt, sind Diabeteskomplikationen ungefähr nur in der Hälfte der Fälle bekannt. Leider werden besonders die diabetischen Folgeschäden beim »Alterszucker« unterschätzt. Eine gezielte Diagnostik und konsequente Therapie (besonders der arteriellen Hypertonie) kann wahrscheinlich die Prognose bei bereits bestehenden Komplikationen verbessern.

1.3 Hypoglykämien

1.3 **Hypoglykämien**

Definition. Als Hypoglykämie wird ein **Absinken des kapillaren Blutzuckers unter 50 mg/dl** bezeichnet. Der mit der Hypoglykämie verbundene Symptomenkomplex kann einerseits auch bei Blutzuckerwerten um 30 mg/dl fehlen, andererseits schon bei Blutzuckerwerten um 80 mg/dl auftreten und ist abhängig von der Geschwindigkeit des Blutzuckerabfalls und der Dauer der Hypoglykämie.

◄ **Definition**

Eine **Einteilung** der Hypoglykämien zeigt G-**8**.

Eine **Einteilung** der Hypoglykämien zeigt G-**8**.

G-8: Einteilung der Hypoglykämien

Spontane Hypoglykämien

Nüchternhypoglykämien:
- ▷ Insulinom und Inselzellkarzinom
- ▷ extrapankreatische Tumoren
- ▷ Lebererkrankungen
  - Glykogenosen
  - erworbene diffuse Lebererkrankungen
- ▷ Endokrinopathien
  - Unterfunktion von Nebenniere und Hypophyse
  - Glukagonmangel
- ▷ Alkoholexzeß bei Nahrungskarenz

Reaktive Hypoglykämien:
- ▷ reaktiv funktionell
- ▷ Diabetesfrühstadien
- ▷ nach Magenoperation (Dumping)

Exogen verursachte Hypoglykämien
- ▷ Überdosierung von Insulin oder Sulfonylharnstoffen
  - iatrogen
  - suizidal
  - versehentlich (Dosierungsfehler, Auslassen einer Mahlzeit)

Epidemiologie. Die absolute oder relative Überdosierung von Insulin oder Sulfonylharnstoffen bei Diabetikern ist die häufigste Ursache der Hypoglykämie. Wesentlich seltener sind spontane Hypoglykämien. Es handelt sich dabei häufig um eine funktionelle reaktive Hypoglykämie, sehr selten um einen organischen Hyperinsulinismus (Insulinom).

Epidemiologie Die häufigste Ursache ist die absolute oder relative Überdosierung von Insulin oder Sulfonylharnstoffen bei Diabetikern.

Ätiologie und Pathogenese. Die Hypoglykämie resultiert aus einer Störung des Gleichgewichts zwischen Glukoseangebot (Nahrung, Glykogenolyse, Glukoneogenese) und Glukoseverbrauch (Glukoseoxidation, Glykolyse, Glykogensynthese). Die Leber nimmt bei der Glukosehomöostase eine zentrale Rolle ein, sie regelt den Zu- und Abstrom von Glukose. **Der blutzuckersenkenden Wirkung von Insulin steht die blutzuckererhöhende Wirkung anderer Hormone wie Adrenalin, Glukagon, STH und Kortison gegenüber**. Das physiologische Zusammenspiel dieser Hormone bewirkt, daß auch bei Nahrungskarenz Hypoglykämien nicht auftreten und die Energieversorgung des ZNS, das ausschließlich auf Glukose angewiesen ist, sichergestellt wird.

Der Hypoglykämie können folgende Ursachen zugrunde liegen:
- erhöhter Insulinspiegel: nach Insulininjektion, bei Insulinom, nach Sulfonylharnstoffen, bei Frühdiabetes
- Produktion insulinähnlicher Substanzen bei extrapankreatischen Tumoren
- erhöhter Glukoseverbrauch (Verlust): extrapankreatische Tumoren, renale Glukosurie, Muskelarbeit
- verminderte Glukoseproduktion: Störung der Glukoneogenese bzw. der Glykogenolyse bei STH-, Glukokortikoid-, Katecholamin-, Glukagonmangel, bei Lebererkrankungen, Fruktoseintoleranz, nach Äthanol, Mangelernährung

Ätiologie und Pathogenese Die Hypoglykämie resultiert aus einer Störung des Gleichgewichts zwischen Glukoseangebot und Glukoseverbrauch.

Der blutzuckersenkenden Wirkung von Insulin steht die **blutzuckererhöhende Wirkung von Adrenalin, Glukagon, STH und Kortison gegenüber.**

Der Hypoglykämie können folgende Ursachen zugrunde liegen:
- erhöhter Insulinspiegel
- Produktion insulinähnlicher Substanzen bei extrapankreatischen Tumoren
- erhöhter Glukoseverbrauch (Verlust)
- verminderte Glukoseproduktion.

Die **reaktive funktionelle Hypoglykämie** als häufigste spontane Hypoglykämie tritt oft bei jungen, psychisch labilen Frauen auf.
Die **alkoholinduzierte Hypoglykämie** bei Nahrungskarenz ist auf eine Entleerung der Glykogenspeicher und Hemmung der Glukoneogenese zurückzuführen.

Die **reaktive funktionelle Hypoglykämie** als häufigste spontane Hypoglykämie tritt oft bei jungen, psychisch labilen Frauen auf und ist in ihrer Pathogenese nicht sicher geklärt. Es besteht wahrscheinlich keine Störung der Insulinsekretion.
Die **alkoholinduzierte Hypoglykämie** bei Nahrungskarenz ist auf eine Entleerung der Glykogenspeicher und eine Hemmung der Glukoneogenese zurückzuführen. Bei Gesunden kann Alkohol nach längerem Fasten Hypoglykämien auslösen, bei leberkranken Alkoholikern schon nach wesentlich kürzerer Zeit.

Insulinome sind kleine solitäre, selten multiple, meist gutartige insulinproduzierende Adenome des Pankreas. Ursache der Hypoglykämie ist eine autonome, nicht von Glukose gesteuerte Insulinsekretion.

Inselzelltumoren (Insulinome) sind meist nur wenige Gramm schwere solitäre oder in ca. 5% multiple, dann auch ektopisch liegende, meist gutartige insulinproduzierende Adenome des Pankreas; 10–20% sind maligne. Ursache der Hypoglykämie ist eine autonome, nicht von Glukose gesteuerte Insulinsekretion, die sich vor allem nüchtern auswirkt.
Die Pathogenese der sehr seltenen Hypoglykämien bei großen extrapankreatischen Tumoren ist nicht befriedigend geklärt; insulinähnliche Substanzen, erhöhter Glukoseverbrauch und die Glukoneogenese hemmende Substanzen des Tumors werden diskutiert. Es handelt sich um große abdominelle Tumoren. Zu ca. 50% sind es Sarkome, in der Häufigkeit folgen Leber-, Nebennierenkarzinome und Karzinome des Gastrointestinaltrakts.

Klinik In G-9 sind die Symptome einer Hypoglykämie zusammengestellt.
Die Symptomatik ist auf die durch die Katecholaminausschüttung hervorgerufene **adrenerge Gegenregulation (Warnsymptome!)** und durch die **Neuroglukopenie**, die zu zentralnervösen Ausfällen führt, bedingt.

Klinik. Die Symptome hypoglykämischer Zustände verschiedener Ätiologie unterscheiden sich grundsätzlich nicht. Das Erscheinungsbild ist sehr bunt, jedoch ist das Anfallsmuster individuell für denselben Patienten typisch. Die Symptomatik ist auf zwei pathogenetische Mechanismen zurückzuführen, nämlich die durch Katecholaminausschüttung hervorgerufene **adrenerge Gegenregulation (Warnsymptome!)** und durch die **Neuroglukopenie**, die zu zentralnervösen Ausfällen führt. In G-**9** sind die Symptome zusammengestellt. Je rascher der Blutzucker abfällt, desto ausgeprägter sind im allgemeinen die Warnsymptome, bei sehr langsamem Blutzuckerabfall und bei Diabetikern mit autonomer Neuropathie können sie fehlen; die psychischen und neurologischen Veränderungen treten dann in den Vordergrund, ohne vom Patienten selbst bemerkt zu werden.

Merke ▶

Merke. Die Symptomatik führt nicht selten zu psychiatrischen oder neurologischen Fehldiagnosen (z. B. Psychose, Alkoholrausch, apoplektischer Insult).

Dauert ein hypoglykämischer Schock länger als eine Stunde, kann es zu irreversiblen ZNS-Schäden, selten auch zum Tod kommen.

Die Prognose kurz dauernder Hypoglykämien ist gut; dauert ein hypoglykämischer Schock länger als eine Stunde, können irreversible Schäden des ZNS, selten auch Todesfälle auftreten. Bei Kindern, die häufig Hypoglykämien erleiden, ist mit Entwicklungsstörungen zu rechnen.

G-9: Symptome der Hypoglykämie

Vegetativ	Psychisch	Neurologisch
Herzklopfen Tachykardie kalter Schweiß Zittern Hunger	Angst, Unruhe Beklommenheit Kritiklosigkeit Verwirrtheit Somnolenz depressive Verstimmung verstärkte Reizbarkeit Konzentrationsstörungen Teilnahmslosigkeit Apathie Krämpfe psychotische oder delirante Zustände	Kopfschmerzen Müdigkeit Parästhesien Sehstörungen Sprachstörungen Paresen Koma

Diagnose und Differentialdiagnose. Die Diagnose Hypoglykämie beruht auf dem Nachweis der Whippleschen Trias:

- **klinische Symptome**
- **Nachweis einer Blutzuckererniedrigung unter 50 mg/dl**
- **Besserung der Symptome nach Glukosegabe.**

Als »Nichthypoglykämie« bezeichnet man die Symptome einer Katecholaminausschüttung ohne Hypoglykämie. Zur Erkennung eignet sich die Selbstbestimmung des Blutzuckers durch den »Patienten« bei entsprechenden Symptomen.

Die Diagnose Hypoglykämie bei mit Tabletten bzw. Insulin behandelten Diabetikern wird bei entsprechender Symptomatik entweder durch den Nachweis eines erniedrigten Blutzuckerspiegels oder nach Verabreichung von Kohlenhydraten bzw. Glukose (oral bzw. i.v.) ex juvantibus gesichert. **Sulfonylharnstoffinduzierte Hypoglykämien verlaufen bei älteren Patienten (bei eingeschränkter Nierenfunktion oder zu hoher Dosierung) oft atypisch, protrahiert und neigen zu Rezidiven. Sie können als apoplektischer Insult verkannt werden.** Das Leitsymptom für die Differentialdiagnose der spontanen Hypoglykämien ist der Zeitpunkt des Auftretens (*zum diagnostischen Vorgehen: s.* G-**10**).

Diagnose und Differentialdiagnose
Die Diagnose beruht auf dem Nachweis der Whippleschen Trias:

- **klinische Symptome**
- **Nachweis einer Blutzuckererniedrigung unter 50 mg/dl**
- **Besserung der Symptome nach Glukosegabe.**

Das **Leitsymptom für die Differentialdiagnose der spontanen Hypoglykämie** ist der Zeitpunkt des Auftretens (*diagnostisches Vorgehen: s.* **G-10**).

G-10: Diagnostisches Vorgehen bei Verdacht auf spontane Hypoglykämie

▷ **Sorgfältige, gezielte Anamnese und klinische Untersuchung**
- reaktive Hypoglykämie?
- Nüchternhypoglykämie?
- therapiebedingte Hypoglykämie bei Diabetes?

▷ **Bei Verdacht auf reaktive Hypoglykämie**
- oraler Glukosetoleranztest
- Messung des Blutzuckers über 5 Stunden (*Bewertung s. Text*)

▷ **Bei Verdacht auf Nüchternhypoglykämie**
Insulinomverdacht
- mehrfache Bestimmung von Blutzucker und Insulin nüchtern bzw. Erfassung einer Hypoglykämie mit Blutzucker- und Insulinbestimmung (BZ < 50 mg/dl und Insulin > 10 mIE/ml verdächtig auf Insulinom)
- Hungerversuch über 72 Stunden bzw. bis zum Auftreten einer Hypoglykämie mit entsprechenden Symptomen. Blutzucker und Insulin vor Beginn und alle 8 Stunden während des Versuchs bestimmen. Ermittlung des Insulin/Glukose-Quotienten
- Zusatzuntersuchungen (Spezialzentren), wenn noch Zweifel an der Diagnose bestehen (ca. 5–10 % der Fälle)
- zur Lokalisationsdiagnostik Sonographie, CT, NMR, selektive Angiographie, transhepatische Katheterisierung der Pankreasvenen mit Insulinbestimmung

▷ **Tumorverdacht**
- gründliche internistische Untersuchung

▷ **Insuffizienz von Hypophyse, Nebennierenrinde und A-Zellen des Pankreas**
- entsprechende Funktionsdiagnostik und Glukagonbestimmung

▷ **Bei Verdacht auf artefizielle Hypoglykämie**
- Bestimmung von C-Peptid und Insulin (C-Peptid x, Insulin e)
- Nachweis von Insulinantikörpern als Zeichen von Insulininjektionen
- Bestimmung des Sulfonylharnstoff-Blutspiegels

Die **Nüchternhypoglykämie** ist typisch für Lebererkrankungen, Morbus Addison, Glukagonmangel, STH-Mangel, renale Glukosurie und extrapankreatische Tumoren. In aller Regel sind bei diesen Erkrankungen andere spezifische Symptome führend. Die Diagnose bereitet deshalb keine Schwierigkeiten.

Auch beim **Insulinom** sind Nüchternhypoglykämien typisch, die allerdings oft lange verkannt werden. Die Patienten kompensieren hypoglykämische Reaktionen durch regelmäßige, auch nächtliche Nahrungszufuhr und sind deshalb oft übergewichtig. Die neoplastische Zelle unterscheidet sich von der normalen B-Zelle durch eine autonome, nicht durch Glukose gesteuerte Insulinsekretion und durch einen gegenüber normalen B-Zellen deutlich erhöhten Proinsulinanteil (bis zu 90 %, normal 5–22 %). Der wichtigste diagnostische Test ist der bis zu 72 Stunden dauernde **Hungerversuch** und die mehrmalige Bestimmung des sogenannten **Insulin/Glukose-Quotienten**, der während des Hungerversuchs bei Normalpersonen abfällt, bei Patienten

Nüchternhypoglykämien sind typisch für das **Insulinom.** Der wichtigste diagnostische Test ist der bis zu 72 Stunden dauernde **Hungerversuch** und die mehrmalige Bestimmung des sogenannten **Insulin/Glukose-Quotienten**, der während des Hungerversuchs bei Normalpersonen abfällt, bei Patienten mit Insulinom auf Werte über 0,3 ansteigt. Ergänzend können **Proinsulin** und **C-Peptid** bestimmt werden.

mit Insulinom auf Werte über 0,3 ansteigt. Ergänzend können **Proinsulin-** und **C-Peptid-Bestimmungen** durchgeführt werden. Ist durch diese Laboruntersuchungen ein Insulinom wahrscheinlich gemacht worden, müssen weitere Untersuchungen zur Lokalisation des Tumors durchgeführt werden.

Reaktive Hypoglykämien sind durch hypoglykämische Symptome 2–5 Stunden nach Einnahme einer kohlenhydratreichen Mahlzeit charakterisiert. Die Diagnose wird durch einen **oralen Glukosetoleranztest mit Blutzuckerbestimmungen über 5 Stunden** gesichert. Typischerweise fällt der Blutzucker in der 2.–5. Stunde auf Werte um 50 mg/dl ab und steigt dann spontan wieder an.

Reaktive Hypoglykämien sind durch hypoglykämische Symptome 2–5 Stunden nach Einnahme einer kohlenhydratreichen Mahlzeit, meist nach dem Frühstück, charakterisiert. Die Blutzuckerwerte liegen nur selten unter 50 mg/dl. Die Symptomatik beschränkt sich meist auf die adrenergen Warnsymptome. Am häufigsten ist die **reaktive funktionelle Hypoglykämie**. Die Symptome dauern ca. 10–20 Minuten und verschwinden spontan bzw. nach oraler Glukosezufuhr. Die Diagnose wird durch einen **oralen Glukosetoleranztest mit Blutzuckerbestimmungen über 5 Stunden** gesichert. Bei normalem Nüchternblutzucker fällt der Blutzucker in der 2.-5. Stunde auf Werte um oder unter 50 mg/dl ab, es treten entsprechende Symptome auf. Die Blutzuckerwerte steigen spontan wieder an; eine »Hypoglykämie-Symptomatik« ohne hypoglykämische Blutzuckerwerte ist möglich. Bei Frühdiabetes (meist übergewichtige Patienten) zeigt die Belastungskurve einen diabetischen Verlauf und einen Blutzuckerabfall in der 3.-4. Stunde unter 50 mg/dl, bedingt durch eine verzögerte, aber überschießende Insulinsekretion nach Glukosereiz. Ähnlich verläuft die Belastungskurve bei magenoperierten Patienten. Die rasche Resorption der Kohlenhydrate führt zu einer verstärkten postprandialen Hyperglykämie mit erhöhter Insulinsekretion und nachfolgender Hypoglykämie. Die **Leukinempfindlichkeit** findet sich ausschließlich bei Kindern und verschwindet im späteren Alter. Bei **Fruktoseintoleranz** fehlt das Enzym Fruktose-1-Phosphat-Aldolase. Es kommt zur Anhäufung von Fruktose-1-Phosphat und zur Hemmung von Glukoneogenese und Glykogenolyse.

Die **Leukinempfindlichkeit** findet sich nur bei Kindern. Sie verschwindet im späteren Alter. Bei **Fruktoseintoleranz** fehlt die Fruktose-1-Phosphat-Aldolase. Es häuft sich Fruktose-1-Phosphat an, und die Glukoneogenese und Glykogenolyse werden gehemmt.

Therapie Die Therapie besteht in der raschen Gabe von 40–60 ml 50%iger Glukose i.v. oder, falls dies nicht möglich ist, in der Injektion von 1–2 mg Glukagon (s.c., i.m., i.v.; s. ▤ G-**11**). Bei leichteren Hypoglykämien und bewußtseinsklaren Patienten genügt die orale Zufuhr von Kohlenhydraten.

Therapie. Der hypoglykämische Schock ist ein internistischer Notfall. Die Therapie besteht in der raschen Gabe von 40–60 ml 50%iger Glukose i.v. oder, falls dies nicht möglich ist, in der Injektion von 1–2 mg Glukagon (s.c., i.m., i.v.) – bei fehlendem Leberglykogen wirkungslos! Bei leichteren Hypoglykämien und bewußtseinsklaren Patienten genügt die orale Zufuhr von Kohlenhydraten in Form von Traubenzucker, Obstsäften etc. (▤ G-**11**).

Merke ▶

Merke. Sulfonylharnstoffinduzierte Hypoglykämien verlaufen bei älteren Patienten oft prolongiert und können rezidivieren; sie erfordern deshalb eine länger dauernde (stationäre) Überwachung mit laufenden Bestimmungen des Blutzuckers.

Bei der reaktiven funktionellen Hypoglykämie sollen rasch resorbierbare Kohlenhydrate weggelassen und die Kohlenhydrate auf 4 kleine Mahlzeiten verteilt werden.

Nach Abklärung der Hypoglykämie ist, wenn möglich, eine kausale Therapie durchzuführen. Bei exogenen Hypoglykämien muß die Diabetestherapie überprüft und evtl. geändert werden.

Die Therapie des **Insulinoms** besteht in der operativen Entfernung des Tumors. Ist der Tumor inoperabel, muß Diazoxid bzw. Streptozotozin verabreicht werden.

Die Therapie des **Insulinoms** besteht in der operativen Entfernung des Tumors. Eine medikamentöse Therapie kann erforderlich werden, wenn die Operation erfolglos verläuft bzw. der Tumor maligne ist. Sie besteht in der Verabreichung von Diazoxid bzw. Streptozotozin. Auch die Behandlung von **Tumorhypoglykämien** besteht in der operativen Entfernung des Tumors. Ist diese nicht möglich, muß die Hypoglykämie symptomatisch behandelt werden. Die kausale Behandlung von Hypoglykämien bei Endokrinopathien besteht in der Behandlung des Grundleidens. Die Hypoglykämie in den Endstadien einer Leberinsuffizienz ist lediglich einer symptomatischen Behandlung zugänglich.

Die **reaktive funktionelle Hypoglykämie** wird durch psychische Führung und diätetisch behandelt (viele kleine Mahlzeiten).

Die **reaktive funktionelle Hypoglykämie** wird durch psychische Führung des Patienten und diätetisch behandelt. Rasch resorbierbare Kohlenhydrate sollten weggelassen, die Kohlenhydrate auf viele kleine Mahlzeiten verteilt werden. Bei Frühdiabetes wird eine kalorienreduzierte Diabetesdiät verordnet.

> **Merke.** Bei der hereditären Fruktoseintoleranz müssen wegen der Gefahr schwerer Hypoglykämien fruktosehaltige Nahrungsmittel (Obst, Zucker oder Honig) vollständig aus der Nahrung eliminiert werden. Auch fruktosehaltige Infusionslösungen dürfen nicht verabreicht werden.

◀ **Merke**

G-11: Notfall hypoglykämischer Schock

Definition:	Als hypoglykämischer Schock wird eine schwere, potentiell lebensbedrohliche Unterzuckerung bezeichnet. Durch Störungen des Bewußtseins sind die Patienten nicht mehr fähig, die Hypoglykämie zu erkennen und selbst zu behandeln.
Symptomatik:	▷ Störungen des Bewußtseins (Somnolenz, Sopor, Koma) ▷ psychische Veränderungen: Aggressivität, Apathie, Depressivität, Angst, Kritiklosigkeit, auch psychotisches oder delirantes Verhalten ▷ Sprachstörungen, Paresen, Krämpfe ▷ vegetative Symptome: Zittern, Schwitzen, Tachykardie (können auch fehlen).
Diagnostik:	▷ Eigen-/Fremdanamnese ▷ Blutzuckerbestimmung (Blutzucker in der Regel < 50 mg/dl).
Therapie:	40–60 ml 50%ige Glukose langsam i.v., evtl. mehr, nie eine orale Kohlenhydratzufuhr erzwingen (Aspirationsgefahr!). Nach Erwachen sofort oral Kohlenhydrate (2–4 BE), weitere Überwachung (Blutzuckerkontrollen). Einweisung ins Krankenhaus bei protrahiertem oder rezidivierendem Verlauf und bei neurologischen Ausfällen (apoplektiforme Bilder).

2 Störungen des Lipidstoffwechsels

2.1 Untersuchungsmethoden

Die **Basisdiagnostik** umfaßt die Bestimmung von **Gesamtcholesterin** und **Triglyzeriden** im Nüchternserum. Damit lassen sich Hypertriglyzeridämien, Hypercholesterinämien und gemischte Hyperlipidämien voneinander abgrenzen, ohne daß ätiologisch oder genetisch einheitliche Krankheitsbilder exakter definiert werden können.

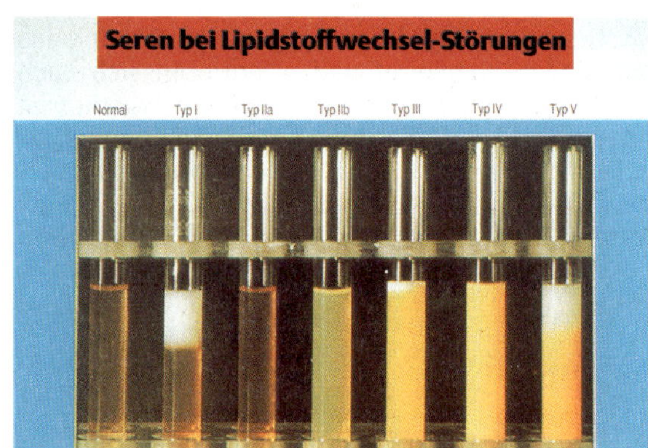

G-6: **Kühlschranktest.**

2 Störungen des Lipidstoffwechsels

2.1 Untersuchungsmethoden

Die **Basisdiagnostik** (Kühlschranktest, G-6) umfaßt die Bestimmung von **Gesamtcholesterin** und **Triglyzeriden** im Nüchternserum. Damit lassen sich Hypertriglyzeridämien, Hypercholesterinämien und gemischte Hyperlipidämien voneinander abgrenzen. Wird diese Basisuntersuchung durch eine sorgfältige Anamnese (Familienanamnese von Herz-Kreislauferkrankungen) und klinische Untersuchung des Patienten ergänzt **(Xanthome, Xanthelasmen, Arcus lipoides)**, lassen sich fast alle Hyperlipidämien diagnostizieren und klassifizieren.

Der **Kühlschranktest** (Betrachtung des Serums nach Aufbewahren bei 4 °C, s. G-**6**) erlaubt eine zusätzliche Differenzierung. Bei exogener Hypertriglyzeridämie (Chylomikronen) rahmt das Serum auf. Bei Vermehrung der VLDL-Triglyzeride ist das Serum trübe. Wird diese Basisuntersuchung durch eine sorgfältige Anamnese (Familienanamnese von Herz-Kreislauferkrankungen) und eine klinische Untersuchung des Patienten, bei der vor allem nach **Xanthomen, Xanthelasmen** (G-**7**) und einem **Arcus lipoides** (G-**8**) gesucht werden sollte, ergänzt, lassen sich fast alle Hyperlipidämien bzw. Hyperlipoproteinämien diagnostizieren und klassifizieren.

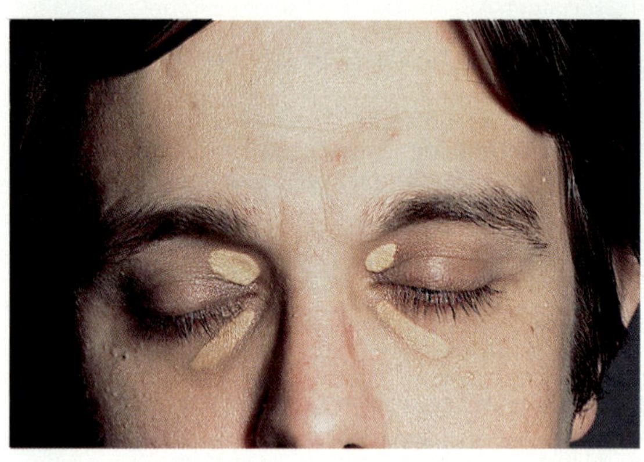

G-**7**: **Xanthelasma palpebrarum** bei einer 32jährigen Frau.

Die **Lipoproteinelektrophorese** zur Differenzierung von Hypercholesterinämien insbesondere bei Vorliegen weiterer Risikofaktoren ist nur selten erforderlich. Die Bestimmung des **HDL-Cholesterins** dient der Erkennung von Patienten mit erhöhtem koronarem Risiko. Das **LDL** kann nach der **Friedewald-Formel** ermittelt werden.

Die Auftrennung der Lipoproteine mit Hilfe der **Lipoproteinelektrophorese** oder der **Ultrazentrifuge** zur Differenzierung der Hyperlipoproteinämien ist nur **selten erforderlich**.
Die Bestimmung des **HDL-Cholesterins** dient der Erkennung von Patienten mit erhöhtem koronarem Risiko und sollte bei Vorsorgeuntersuchungen bzw. bei Patienten mit erhöhten Cholesterin- oder Triglyzeridwerten durchgeführt werden. Das **LDL** kann dann nach der **Friedewald-Formel** rechnerisch ermittelt werden:

$$\text{LDL-Cholesterin} = \text{Gesamt-Cholesterin} - \left(\frac{\text{Triglyzeride}}{5} - \text{HDL-Cholesterin}\right)$$

Als **obere Normgrenzen** werden für das **Cholesterin 200 mg/dl**, für die **Triglyzeride 200 mgdl** angenommen. Diesen »Normalwerten« stehen heute sog. **empfohlene Lipidwerte** gegenüber. Sie orientieren sich nach dem Arterioskleroserisiko. Die Werte sind in G-**12** aufgeführt.

Die Bestimmung der Apo-Proteine ist entbehrlich. Der Bestimmung des **Lipoproteins (a) (Lp[a])**, das aus einer LDL- und einer plasminogenähnlichen Komponente besteht und bei erhöhten Plasmawerten über ca. 30 mg/dl die Plasminogenwirkung am Endothel hemmt, kommt zur Abschätzung des koronaren Risikos zur Differenzierung von Hypercholesterinämien insbesondere bei Vorliegen weiterer Risikofaktoren eine gewisse Bedeutung zu. Als **obere Normgrenzen** werden für das **Cholesterin 200 mg/dl**, für die **Triglyzeride 200 mg/dl** angenommen. Diesen »Normalwerten« stehen heute sog. **empfohlene** oder wünschenswerte **Lipidwerte** gegenüber. Sie sind aus epidemiologischen Untersuchungen abgeleitet und orientieren sich nach dem Arterioskleroserisiko, wobei als lipidunabhängige Risikofaktoren familiäre Belastung, Zigarettenrauchen, Hypertonie und Diabetes zusätzlich berücksichtigt werden. Diese Werte sind in G-**12** aufgeführt. Sie gelten jeweils für Erwachsene (30–50 Jahre). Die Normalwerte für Gesamt-Cholesterin und LDL-Cholesterin sind altersabhängig, für HDL-Cholesterin geschlechtsabhängig.

G-12: Zielwerte für Plasmacholesterin und LDL-Cholesterin

	Arterioskleroserisiko	Zielwerte	
		Cholesterin (mg/dl)	LDL-Cholesterin (mg/dl)
Primär-Prävention	**gering** ▷ Gesamtcholesterin 200–300 mg/dl und keine weiteren Risikofaktoren	195–230	≤ 150
Primär-Prävention	**mäßig** ▷ Gesamtcholesterin 200–300 mg/dl und • ein weiterer Riskofaktor oder • HDL < 35 mg/dl	195	≤ 130
Sekundär-Prävention	**hoch** ▷ manifeste KHK oder pAVK oder ▷ familiäre Hypercholesterinämie oder ▷ Gesamtcholesterin > 300 mg/dl oder ▷ Gesamtcholesterin 200–300 mg/dl und 2 weitere Risikofaktoren	175–195	≤ 100

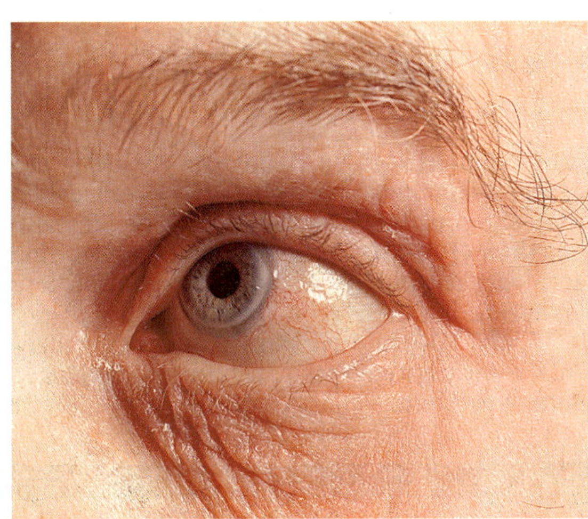

G-8: **Arcus lipoides** bei 60jährigem Patienten mit seit 10 Jahren bekanntem Diabetes mellitus und Hypercholesterinämie.

2.2 Hyperlipoproteinämien

2.2 Hyperlipoproteinämien

◀ **Definition**

Definition. Als Hyperlipidämien werden Krankheiten bezeichnet, bei denen die Blutfette im Nüchternserum erhöht sind. Da Lipide grundsätzlich an Proteine (Apolipoproteine) gebunden sind, sind Hyperlipidämien immer auch Hyperlipoproteinämien.

Die Hyperlipoproteinämien werden in **primäre** und **sekundäre Formen** unterteilt. Die primären Hyperlipoproteinämien sind genetisch determinierte Störungen des Fettstoffwechsels, sekundäre Hyperlipoproteinämien werden bei zahlreichen Organ-, Stoffwechsel- oder endokrinologischen Erkrankungen beobachtet (G-**13**).

Die Hyperlipoproteinämien werden in **primäre** und **sekundäre Formen** unterteilt. Die primären Hyperlipoproteinämien sind genetisch determinierte Störungen des Fettstoffwechsels, sekundäre Hyperlipoproteinämien werden bei zahlreichen anderen Erkrankungen beobachtet (G-**13**).

G-13: Sekundäre Hyperlipoproteinämien

▷ **Diabetes mellitus (metabolisches Syndrom)**

▷ **Lebererkrankungen**
- akute und chronische Hepatitis
- Cholestase, primär biliäre Zirrhose
- Alkoholkonsum, Zieve-Syndrom

▷ **Nierenerkrankungen**
- Niereninsuffizienz
- Zustand nach Nierentransplantation
- nephrotisches Syndrom

▷ **Hypothyreose**

▷ **Dysproteinämien**
- Myelom, Makroglobulinämie
- Lupus erythematodes, Autoimmunhyperlipidämie
- Amyloidose

▷ **Exogene Ursachen**
- Alkohol, »Pille«, Thiazide, Kortikosteroide

▷ **Sonstiges**
- Akromegalie, Morbus Cushing, Hyperparathyreoidismus, idiopathische Hyperkalzämie, Hypophyseninsuffizienz, Schwangerschaft, Pankreatitis
- Glykogenosen, Porphyrie
- Malignome, Anorexia nervosa, Stein-Leventhal-Syndrom

Die **primären Hyperlipoproteinämien** werden nach dem Vorschlag der WHO entsprechend ihrem **Lipoproteinmuster nach** *Fredrickson* unterteilt. In G-**14** sind die wichtigsten Merkmale primärer, familiärer Hyperlipoproteinämien zusammengestellt.

Die **primären Hyperlipoproteinämien** werden nach dem Vorschlag der WHO entsprechend ihrem Lipoproteinämiemuster unterteilt **(Typisierung nach** *Fredrickson).* Da sich das Lipoproteinmuster durch exogene Einflüsse (Ernährung, Alkohol) ändern kann (Typenwechsel), erlaubt es weder eine Differenzierung von primären oder sekundären Formen noch eine sichere ätiologische Zuordnung. Ergänzend müßten dann Differenzierungen der Lipoproteine (z. B. in VLDL, IDL und LDL) mit der Ultrazentrifuge durchgeführt werden. In G-**14** sind die wichtigsten Merkmale primärer, familiärer Hyperlipoproteinämien zusammengestellt.

G-14: Primäre hereditäre Hyperlipoproteinämien (nach *Motulski)*

Bezeichnung	**Serumlipide**		**Lipoprotein-Muster** (*Fredrickson*)	**Erbgang**	**Frühzeitige KHK**	**Häufigkeit (Allgemeinbevölkerung)**
	Cholsterin	**Triglyzeride**				
Familiäre Hypercholesterinämie	↑	meist normal	IIa (IIb)	autosomal dominant	++++	0,1–0,5 %
Polygene Hypercholesterinämie	↑	meist normal	IIa (IIb)	polygen	++	je nach Definition des Normalwertes 10–20 %
Familiäre Hypertriglyzeridämie	normal	↑	IV (V)	autosomal dominant	+	0,2-0,3 %
Familiäre kombinierte Hyperlipidämie	↑ (bei ⅔)	↑ (bei ⅔)	IIa, IIb, IV, (V)	autosomal dominant	+++	0,3–0,5 %
Familiärer Lipoproteinase-Mangel	mäßig	↑	I	autosomal rezessiv	–	sehr selten
Familiäre Dysbetalipoproteinämie	↑	↑	III	autosomal dominant	+++	selten
Typ-V-Hyperlipoproteinämie	↑	↑	V (IV)	?	++	0,2 %

Physiologie und Pathophysiologie. Die einzelnen Lipoproteine bestehen aus mehreren Apoproteinen und Lipidfraktionen (Triglyzeride, Cholesterin und Cholesterinester, Phospholipide). Die charakteristische Zusammensetzung ermöglicht eine Auftrennung entsprechend der Dichte mittels der Ultrazentrifuge oder entsprechend der Wanderungsgeschwindigkeit in der Lipoproteinelektrophorese. Es können folgende Lipoproteine unterschieden werden:

- **Chylomikronen (Dichte < 0,95) transportieren die exogenen mit der Nahrung aufgenommenen Triglyzeride.** Ihr Lipidanteil beträgt 98–99,5%. Sie werden durch Lipoproteinlipasen rasch abgebaut und sind im Nüchternserum nicht nachweisbar. In der Elektrophorese zeigen sie fast keine Wanderung.
- Die **VLDL** (very low density lipoproteins, Dichte 0,95–1,006) werden entsprechend ihrer Mobilität in der Elektrophorese als Präbetalipoproteine bezeichnet. **Sie transportieren endogen in der Leber gebildete Triglyzeride und bestehen zu 85–90% aus Lipiden.**
- **LDL** (low density lipoproteins, Dichte 1,006–1,063) wandern in der Elektrophorese als Betalipoproteine und sind **cholesterinreich. Sie transportieren den Hauptteil des Cholesterins (65–70%) und enthalten ca. 75% Lipide.**
- **HDL** (high density lipoproteins, Dichte 1,063–1,25) werden ihrer Mobilität in der Elektrophorese entsprechend als Alpha-Lipoproteine bezeichnet. Sie enthalten 50% Protein und 50% Lipide und transportieren ca. 20% des Cholesterins.

Das **Nahrungsfett** wird nach Verdauung und Resorption zu **Chylomikronen** umgebaut und über den Ductus thoracicus in die Blutbahn transportiert. In den Kapillaren werden die Chylomikronen durch die Lipoproteinlipasen rasch gespalten, die frei werdenden Fettsäuren je nach Energiebedarf entweder im Fettgewebe gespeichert oder aber oxidiert. Es entstehen triglyzeridarme Lipoproteine, die nur noch aus Apoproteinen, Phospholipiden und Cholesterin bestehen. Sie werden an HDL angelagert oder als **»Remnants«** (Überbleibsel) **zur Leber transportiert** und dort weiter verstoffwechselt. Das **Cholesterin** wird zum Teil in Gallensäuren umgewandelt und ebenso wie die Phospholipide über die Galle in den Dünndarm ausgeschieden. Über den **enterohepatischen Kreislauf** wird der größte Teil unter Bildung von Chylomikronen wieder aufgenommen.

Das **endogen gebildete Fett** stammt aus der Leber, die aus überschüssigen Nahrungskalorien (vorwiegend Kohlenhydrate) **VLDL** synthetisiert. Diese gelangen in die Kapillaren der Zielorgane (Muskel- und Fettgewebe), wo sie durch Lipoproteinlipasen hydrolysiert werden. Die frei werdenden Fettsäuren werden entweder zur Energiegewinnung verwandt oder im Fettgewebe gespeichert. Die übriggebliebenen Bestandteile der VLDL, die **IDL** (intermediate density lipoproteins), werden zur Hälfte wieder zur Leber transportiert, der andere Teil wird intravasal in **LDL** umgewandelt.

Die **cholesterinreichen LDL** versorgen die peripheren Zellen mit dem Grundbaustein Cholesterin, das entweder in den Leberzellen synthetisiert wird oder aus der Nahrung stammt. Die **Aufnahme von Cholesterin in die Zellen wird durch Rezeptoren gesteuert.** Ist die Aufnahme von LDL in die Zellen durch Defekte der Rezeptoren gestört, gewinnen unspezifische Abbauwege durch Makrophagen und andere Zellen des RES an Bedeutung. Die Makrophagen entarten in der Gefäßwand zu Schaumzellen. Damit kommt den **LDL in der Atherogenese eine Schlüsselrolle** zu. Im Gegensatz dazu besitzen die **HDL eine antiatherogene Wirkung**, da sie Cholesterin aus den Zellen aufnehmen und an die Leber abgeben können.

Bei der **familiären Hypercholesterinämie** besteht ein Mangel oder eine **Fehlfunktion der LDL-Rezeptoren**. Die polygenen Hypercholesterinämien entstehen durch eine jahrelange Überernährung mit Fett und Cholesterin, die bei entsprechender Anlage ebenfalls zu einer Minderung der Zahl und Aktivität der LDL-Rezeptoren führt.

Bei der **familiären Hypertriglyzeridämie** und bei den **kombinierten Hyperlipoproteinämien** ist der **metabolische Defekt noch nicht sicher bekannt** und wahrscheinlich heterogen. Manifestationsfördernde exogene Faktoren (Überernährung mit Adipositas, Hyperinsulinismus) überwiegen

Physiologie und Pathophysiologie
Die einzelnen Lipoproteine bestehen aus mehreren Apoproteinen und Lipidfraktionen. Es können folgende Lipoproteine unterschieden werden:

- **Chylomikronen** transportieren die exogenen mit der Nahrung aufgenommenen Triglyzeride. In der Elektrophorese wandern sie praktisch nicht.
- Die **VLDL** (very low density lipoproteins) transportieren endogen in der Leber gebildete Triglyzeride, sie wandern in der Elektrophorese als Präbetalipoproteine.
- Die **LDL** (low density lipoproteins) transportieren den Hauptteil des Cholesterins und wandern als β-Lipoproteine.
- Die **HDL** (high density lipoproteins) wandern als Alpha-Lipoproteine und transportieren Cholesterin.

Nahrungsfett wird zu **Chylomikronen** umgebaut und durch Lipoproteinlipasen rasch gespalten. Die frei werdenden Fettsäuren werden im Fettgewebe gespeichert oder oxidiert. Die verbliebenen triglyzeridarmen Lipoproteine werden an HDL angelagert oder als **Remnants** zur Leber transportiert. Das **Cholesterin** wird zum Teil in Gallensäuren umgewandelt und ebenso wie die Phospholipide über die Galle in den Dünndarm ausgeschieden. Über den **enterohepatischen Kreislauf** wird der größte Teil unter Bildung von Chylomikronen wieder aufgenommen.
Die Leber bildet aus überschüssigen Kalorien **VLDL**, die in den Zielorganen hydrolysiert werden. Frei werdende Fettsäuren werden oxidiert oder gespeichert. Die übrig bleibenden **IDL** werden entweder zur Leber zurücktransportiert oder in **LDL** umgewandelt.
LDL versorgen die peripheren Zellen mit **Cholesterin**, das aus der Leber oder aus der Nahrung stammt. **Die Aufnahme in die Zellen wird durch Rezeptoren gesteuert.** Bei einem Defekt der Rezeptoren wird Cholesterin über andere Wege, z. B. durch Makrophagen, abgebaut. Die **LDL besitzen eine Schlüsselrolle in der Atherogenese**. Die **HDL haben eine antiatherogene Wirkung.**

Bei der **familiären Hypercholesterinämie** besteht eine **Fehlfunktion der LDL-Rezeptoren.** Die polygenen Hypercholesterinämien entstehen durch jahrelange Überernährung.

Bei der **familiären Hypertriglyzeridämie** und bei den **kombinierten Hyperlipoproteinämien** ist der **metabolische Defekt nicht sicher bekannt.**

Synopsis G-3: Lipoproteinstoffwechsel mit den bei primären Hyperlipoproteinämien zugrundeliegenden Störungen

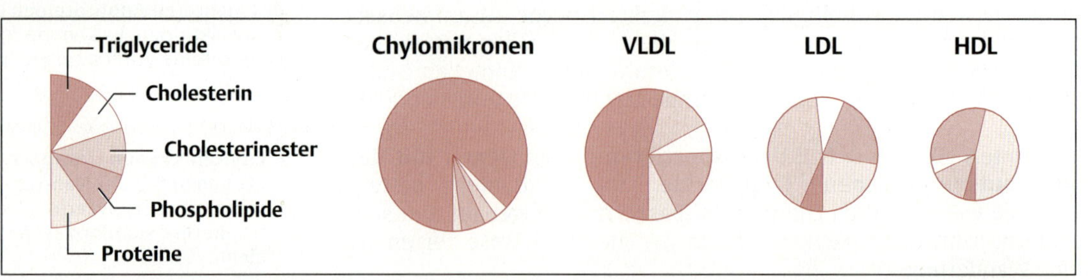

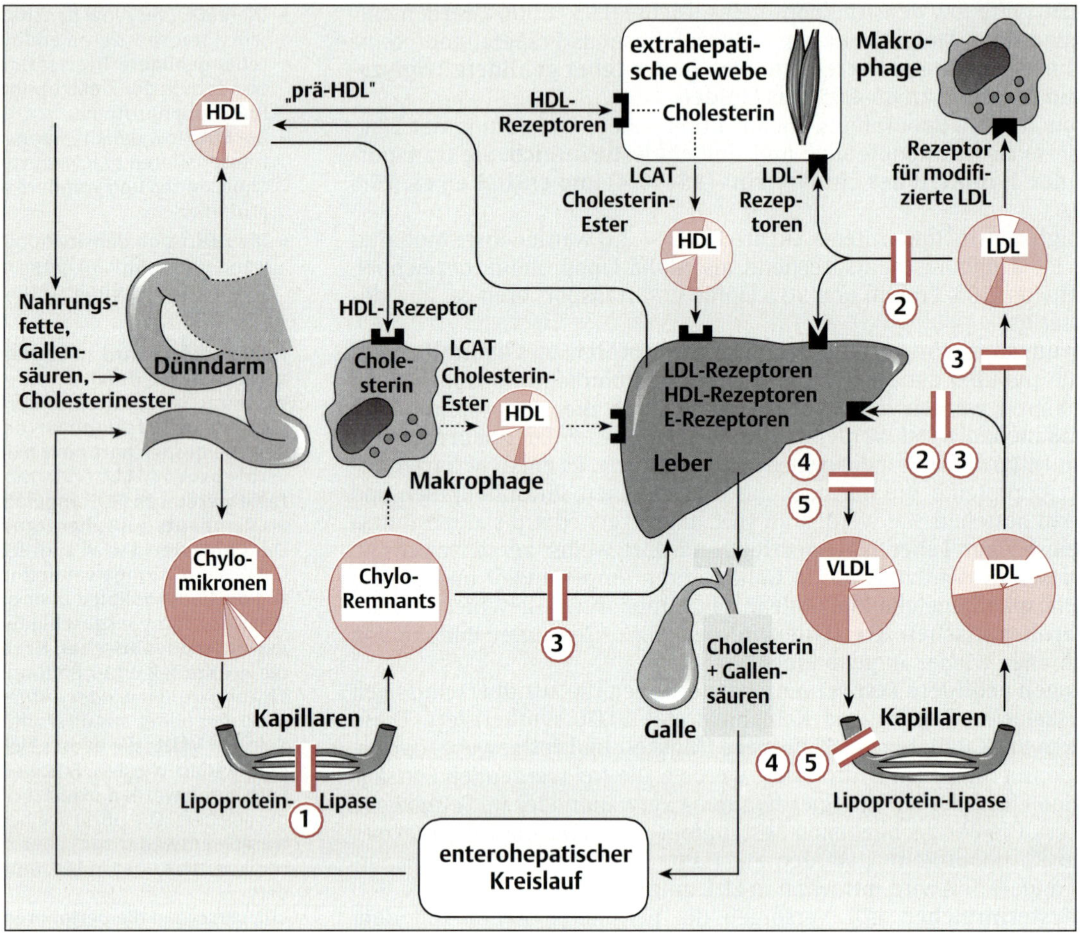

HDL
„prä-HDL"
HDL-Rezeptoren
extrahepatische Gewebe
Cholesterin
Makrophage
Rezeptor für modifizierte LDL
LCAT Cholesterin-Ester
LDL-Rezeptoren
HDL
LDL
Nahrungsfette, Gallensäuren, Cholesterinester
Dünndarm
HDL-Rezeptor
Cholesterin
LCAT Cholesterin-Ester
HDL
Makrophage
LDL-Rezeptoren
HDL-Rezeptoren
E-Rezeptoren
Leber
Chylomikronen
Chylo-Remnants
VLDL
IDL
Cholesterin + Gallensäuren
Galle
Kapillaren
Lipoprotein-Lipase
Kapillaren
Lipoprotein-Lipase
enterohepatischer Kreislauf

(1) Lipoproteinlipase- oder Apolipoprotein-C-II-Mangel (Hyperlipidämie Typ I): Störung der Triglyzeridhydrolyse

(2) familiäre Hypercholesterinämie (Hyperlipidämie Typ IIa): LDL-Rezeptor-Defekt

(3) familiäre Dysbetaproteinämie (prädisponiert zur familiären Hyperlipidämie Typ III): Abbaustörung vonVLDL-und Chylomikronen-Remnants

(4) familiäre Hypertriglyzeridämie (Hyperlipidämie Typ IV): Überproduktion von Triglyzeriden in der Leber oder VLDL-Abbaustörung, fakultativ kombiniert

(5) kombinierte Hyperlipidämie (Hyperlipidämie Typ IIa, IIb oder IV): Apolipoprotein-B-Überproduktion und fakultativ VLDL-Abbaustörung

sicher die genetische Disposition. Pathogenetisch bestehen wahrscheinlich eine gesteigerte VLDL-Produktion und ein gestörter Katabolismus. Dies gilt auch für die kombinierte Hyperlipoproteinämie.

Exogene Faktoren überwiegen die genetische Disposition.

Bei der **Hyperchylomikronämie (Typ I)** besteht ein **vererbter Lipoproteinasemangel** oder Apolipoprotein-C-II-Mangel mit erheblich gestörtem Abbau der Chylomikronen. Auch bei Patienten mit einer **Typ-V-Hyperlipoproteinämie** läßt sich häufig ein Lipoproteinasemangel zusätzlich zur VLDL-Vermehrung nachweisen.

Bei der **Hyperchylomikronämie** besteht ein **vererbter Lipoproteinasemangel** oder Apolipoprotein-C-II-Mangel.

Bei der **Typ-III-Hyperlipoproteinämie** liegt eine Abbaustörung der Chylomikronen und VLDL mit Anhäufung von IDL vor. Bei den Patienten besteht eine **Apo-E2-Homozygotie** (normal E3), die zu einer Störung des hepatischen Apo-E-Rezeptors führt. Eine Übersicht des komplexen Fett- und Lipoproteinstoffwechsels und seiner häufigsten Störungen gibt S G-**3**.

Bei **Typ-III-Hyperlipoproteinämie** besteht eine **Apo-E2-Homozygotie** mit Störung des hepatischen Apo-E-Rezeptors. Eine Übersicht des komplexen Fett- und Lipoproteinstoffwechsels und seiner häufigsten Störungen gibt S G-**3**.

2.2.1 Primäre Hyperlipoproteinämien

Familiäre Hypercholesterinämie

Diese Hyperlipoproteinämie ist durch eine **Anhäufung von LDL** im Plasma infolge fehlender, defekter oder fehlverteilter LDL-Rezeptoren charakterisiert. Die Krankheit wird autosomal dominant vererbt, die Häufigkeit heterozygoter Patienten wird auf ca. 2‰, die homozygoter Patienten auf 1/Million geschätzt.

Es besteht eine **Anhäufung von LDL** wegen eines LDL-Rezeptordefekts. Die Vererbung ist autosomal dominant.

Klinisch lassen sich **Arcus lipoides** (juvenilis), **Xanthelasmen** und **Sehnenxanthome** (Achillessehne) nachweisen, um so häufiger, je älter die Patienten sind und je höher der Cholesterinspiegel liegt. Sehr **früh entwickelt sich eine koronare Herzkrankheit**, bei homozygoten Patienten werden schon im Kindesalter Herzinfarkte beschrieben (S G-**4**).

Klinisch bestehen **Arcus lipoides, Xanthelasmen, Sehnenxanthome. Sehr früh entwickelt sich eine koronare Herzkrankheit** bei homozygoten Patienten schon im Kindesalter (S G-**5**).

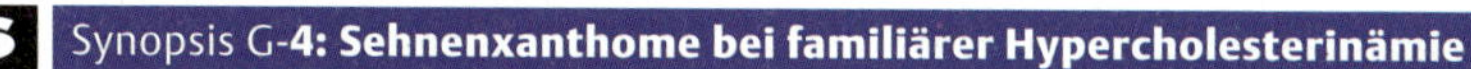

S Synopsis G-**4: Sehnenxanthome bei familiärer Hypercholesterinämie**

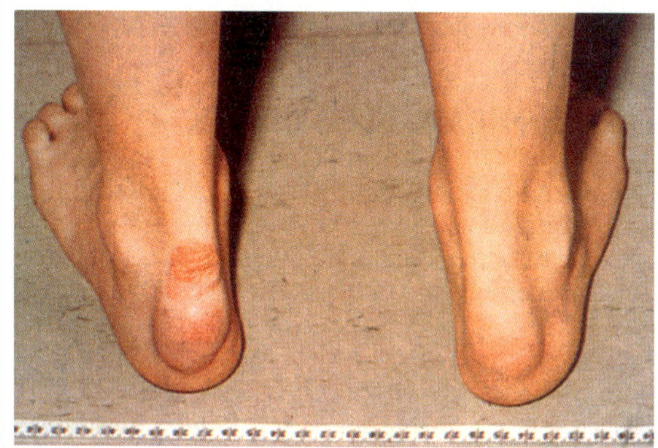

a Strecksehnenxanthome der Achillessehne

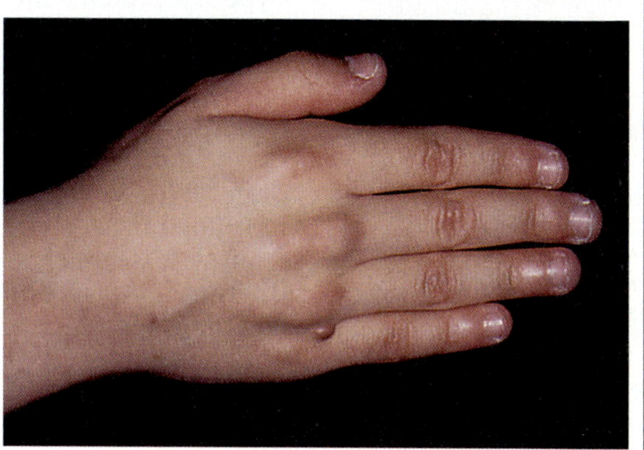

b Xanthome der Fingerstrecksehnen bei heterozygoter familiärer Hypercholesterinämie.

Diagnose und Differentialdiagnose. Das Serum ist klar, die Cholesterinspiegel liegen über 300 mg/dl, das LDL ist über 200 mg/dl erhöht. Die Triglyzeride sind normal (Typ IIa) oder nur mäßig erhöht (Typ IIb). Die typischen Xanthome und Familienuntersuchungen bestätigen die Diagnose. Sekundäre Hyperlipoproteinämien mit Erhöhung des Serum-Cholesterins müssen ausgeschlossen werden.

Diagnose und Differentialdiagnose
Die Cholesterinspiegel sind über 300 mg/dl, das LDL über 200 mg/dl erhöht. Die Triglyzeride sind normal oder nur mäßig erhöht. Sekundäre Hyperlipoproteinämien müssen ausgeschlossen werden.

Polygene Hypercholesterinämie

Die Mehrzahl aller Patienten mit einer isolierten Hypercholesterinämie (10–20 % der Bevölkerung) haben **keine hereditären Defekte** des Fettstoffwechsels. Die Hypercholesterinämie ist bei entsprechender Disposition **erworben und ernährungsinduziert**.

Es bestehen **keine hereditären Defekte**, die polygene Hypercholesterinämie ist **ernährungsinduziert**.

Die Patienten sind **erhöht herzinfarktgefährdet**. Eine typische Klinik besteht nicht.

Der Cholesterinspiegel ist in der Regel weniger stark erhöht, Xanthome werden nicht beobachtet. Patienten mit einer polygenen Hypercholesterinämie sind jedoch **erhöht herzinfarktgefährdet**, allerdings nicht so ausgeprägt wie Patienten mit familiärer Hypercholesterinämie. Eine typische klinische Symptomatik besteht nicht.

Diagnose und Differentialdiagnose
Die Diagnose wird nach Ausschluß familiärer oder sekundärer Hypercholesterinämie gestellt.

Diagnose und Differentialdiagnose. Die Diagnose wird nach Ausschluß familiärer oder sekundärer Hypercholesterinämie gestellt. Das Cholesterin ist erhöht, die Triglyzeride sind meist normal (Typ IIa, IIb).

Familiäre Hypertriglyzeridämie

Familiäre Hypertriglyzeridämie

Sie wird autosomal dominant vererbt (Familienuntersuchungen).
Die Hypertriglyzeridämie ist **mit Übergewicht, gestörter Glukosetoleranz** bzw. **Diabetes mellitus** und **Hyperurikämie** vergesellschaftet.
Klinisch verläuft sie asymptomatisch. Das Arterioskleroserisiko ist nur mäßig erhöht.

Die autosomal dominant vererbte Störung kann nur durch Familienuntersuchungen diagnostiziert werden, da der biochemische Defekt nicht bekannt ist. Möglicherweise ist er heterogen und auf eine Überproduktion oder verminderten Katabolismus der VLDL zurückzuführen. Häufig ist dieser Typ mit **Übergewicht, gestörter Glukosetoleranz bzw. Diabetes mellitus und Hyperurikämie** vergesellschaftet.
Klinisch verläuft die familiäre Hypertriglyzeridämie meist Jahrzehnte asymptomatisch, das Arterioskleroserisiko ist nur mäßig erhöht.

Diagnose und Differentialdiagnose
Die **Triglyzeride** sind **stark erhöht** (> 400 mg/dl), HDL vermindert, Cholesterin normal oder nur mäßig erhöht.

Diagnose und Differentialdiagnose. Die **Triglyzeride** sind **deutlich erhöht** (> 400 mg/dl), das **Serum** ist **oft getrübt**, die VLDL sind vermehrt, HDL vermindert. Der Cholesterinspiegel normal oder nur mäßig erhöht (Typ IV). Eine sehr fettreiche Kost kann zusätzlich zum Auftreten von Chylomikronen führen (Typ V). Eine familiäre Hypertriglyzeridämie kann angenommen werden, wenn mehrere Verwandte 1. Grades ebenfalls Hypertriglyzeridämien haben.

Bei Diabetikern mit Typ-IV-Hyperlipoproteinämie ist die Differentialdiagnose schwierig.

Differentialdiagnostische Probleme ergeben sich besonders bei Diabetikern mit Typ-IV-Hyperlipoproteinämie. Eine sichere Unterscheidung, ob die Hyperlipoproteinämie primär oder sekundär ist, läßt sich häufig nicht treffen.

Familiäre kombinierte Hyperlipoproteinämie

Familiäre kombinierte Hyperlipoproteinämie

Diese häufigste familiäre Form wird autosomal dominant vererbt.
Klinisch bestehen **Übergewicht** und **Glukoseintoleranz** bzw. **Diabetes**. Das **Herzinfarktrisiko ist stark erhöht.**

Diese Hyperlipoproteinämie ist die häufigste familiäre Form. Sie wird autosomal dominant vererbt. Die Häufigkeit wird mit 0,3–0,5 % angegeben.
Klinisch lassen sich spezifische Befunde nicht nachweisen, häufig besteht **Übergewicht** und **Glukoseintoleranz bzw. Diabetes mellitus.** Das **Herzinfarktrisiko** ist **stark erhöht.**

Diagnose und Differentialdiagnose
Cholesterin- und Triglyzeridspiegel sind erhöht (Fredrickson-Typen IIa, IIb oder IV).

Diagnose und Differentialdiagnose. Die Patienten haben erhöhte Cholesterin- und Triglyzeridspiegel (Typ IIb), bei Familienuntersuchungen haben je ein Drittel eine isolierte Hypercholesterinämie (Typ-IIa-Muster), eine isolierte Triglyzeridämie (Typ IV) oder eine kombinierte Hyperlipoproteinämie (Typ-IIb). Die Patienten sind meist über 30 Jahre alt, die Cholesterinwerte sind nicht so hoch wie bei der familiären Hypercholesterinämie.

Familiärer Lipoproteinase- oder Apolipoprotein-C-II-Mangel (Hyperchylomikronämie, Typ-I-Hyperlipoproteinämie)

Familiärer Lipoproteinase- oder Apolipoprotein-C-II-Mangel (Hyperchylomikronämie, Typ-I-Hyperlipoproteinämie)

Er ist sehr selten und autosomal rezessiv vererbt. Die Krankheit manifestiert sich im Kindesalter (G-**9**).
Symptome sind **eruptive Xanthome, Hepatosplenomegalie** und **abdominelle Krisen** bzw. **Pankreatitiden.**

Diese sehr seltene, autosomal rezessiv vererbte Hyperlipoproteinämie ist durch einen stark gestörten Katabolismus der Chylomikronen charakterisiert. Die Krankheit manifestiert sich schon im Kindesalter, typische Symptome sind **eruptive Xanthome, Hepatosplenomegalie** und **rezidivierende abdominelle Krisen** bzw. **Pankreatitiden** (G-**9**).

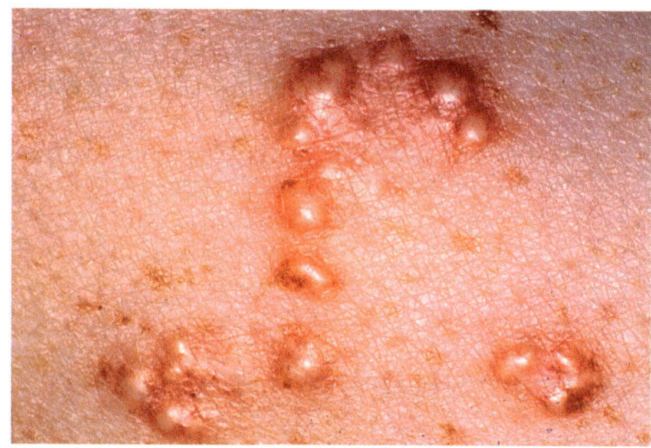

G-9: **Eruptive Xanthome.**

Diagnose und Differentialdiagnose. Die Triglyzeride sind stark erhöht (2–10 g/dl), das **Serum** ist lipämisch und **rahmt im Kühlschranktest auf**, die Cholesterinspiegel sind normal oder nur geringfügig erhöht. In der Lipoproteinelektrophorese zeigt sich eine deutliche Chylomikronenbande.

Diagnose und Differentialdiagnose
Die Triglyzeride sind auf 2–10 g/dl erhöht. Das **Serum rahmt im Kühlschranktest auf.**

Familiäre Dysbetalipoproteinämie (Typ-III-Hyperlipoproteinämie)

Familiäre Dysbetalipoproteinämie (Typ-III-Hyperlipoproteinämie)

Diese Form der Hyperlipoproteinämie entsteht, wenn eine Strukturmutante des Apolipoproteins E (Apo-E2-Homozygotie) mit anderen manifestationsfördernden exogenen Faktoren für eine Hyperlipoproteinämie zusammentrifft. Der Katabolismus triglyzeridreicher Lipoproteine ist gestört, da die Apo-E-Rezeptoren die Apo-E2-Partikel vermindert binden. Dies führt zu einer Abbaustörung von Chylomikronen und VLDL mit Anhäufung von IDL. In der Lipoproteinelektrophorese zeigt sich eine verbreiterte Beta-Bande (broad beta disease), in der Ultrazentrifuge ein abnorm leichtes Beta-Lipoprotein (β-VLDL).
Klinisch besteht eine typische **Xanthomatose** mit **gelben Handlinien, tuberösen Xanthomen** an Streckseiten, Rücken und Gesäß, aber auch **eruptive Xanthome** (stecknadelkopf- bis linsengroße generalisierte Knötchen). Häufig besteht **Glukoseintoleranz bzw. ein Diabetes mellitus** und eine **Hyperurikämie**. Die Krankheit manifestiert sich im Erwachsenenalter, koronare Herzerkrankung und periphere arterielle Verschlußkrankheit finden sich gehäuft.

Sie ist auf eine Strukturmutante des Apolipoproteins E (Apo-E2-Homozygotie) zusammen mit exogenen Faktoren zurückzuführen.

Klinisch besteht eine **Xantghomatose** und häufig eine **Glukoseintoleranz** bzw. ein **Diabetes mellitus** und eine **Hyperurikämie. Koronare Herzerkrankung** und **periphere arterielle Verschlußkrankheit sind gehäuft.**

Diagnose und Differentialdiagnose. Cholesterin und Triglyzeride sind gleich stark erhöht, im Kühlschranktest rahmt das Serum auf. Zur Sicherung der Diagnose kann mit der isoelektrischen Fokussierung der Apo-E2-Phänotyp bestimmt werden.

Typisch ist ein Quotient $\frac{\text{VLDL-Chol}}{\text{TG}} = > 0{,}3.$

Auch bei schweren Lebererkrankungen, diabetischer Ketoazidose und Dysglobulinämie kann ein Typ-III-Muster auftreten.

Diagnose und Differentialdiagnose
Cholesterin und Triglyzeride sind gleich stark erhöht, das Serum rahmt auf.

Typ-V-Hyperlipoproteinämie

Typ-V-Hyperlipoproteinämie

Es ist nicht gesichert, ob dieser Typ mit Vermehrung exogener und endogener Triglyzeride eine eigenständige Hyperlipoproteinverlaufsform darstellt, da er auch bei Familienmitgliedern von Typ-IV-Hyperlipoproteinämie-Patienten gefunden wird. Er kann deshalb auch als **entgleister Typ IV** definiert werden.
Die klinischen Symptome ähneln der Typ-I-Hyperlipoproteinämie, der Typ V manifestiert sich erst im Erwachsenenalter. Häufig besteht eine Störung der Glukosetoleranz bzw. ein Diabetes mellitus. Arteriosklerotische Komplikationen sind häufig.

Es handelt sich um eine **entgleiste Typ-IV-Hyperlipoproteinämie.** Die klinischen Symptome ähneln der Typ-I-Hyperlipoproteinämie.

Diagnose und Differentialdiagnose
Die **Triglyzeride** sind **stark**, das **Cholesterin deutlich erhöht**. Das **Serum** ist milchig und **rahmt auf.**

Sekundäre Typ-V-Hyperlipoproteinämien müssen ausgeschlossen werden (entgleister Diabetes Typ 1, Nierenerkrankung, Dysglobulinämie, Alkoholismus, Pankreatitis).

Diagnose und Differentialdiagnose. Die **Triglyzeride sind stark, das Cholesterin deutlich erhöht.** Das **Serum ist milchig und rahmt auf.** In der Lipoproteinelektrophorese zeigt sich eine Vermehrung der Chylomikronen und Präbetalipoproteine (VLDL).
Sekundäre Typ-V-Hyperlipoproteinämien müssen ausgeschlossen werden (entgleister Diabetes Typ 1, Nierenerkrankung, Dysglobulinämie, Alkoholismus, Pankreatitis). Auch nach oralen Kontrazeptiva kann aus einem Typ-IV- ein Typ-V-Muster entstehen. Bei Familienuntersuchungen finden sich sowohl Typ-IV-, Typ-V- als auch normale Lipoproteinmuster.

2.2.2 Sekundäre Hyperlipoproteinämien

Sekundäre Hyperlipoproteinämien treten bei vielen Krankheiten auf (*vgl.* ▤ G-**13**).

2.2.2 Sekundäre Hyperlipoproteinämien

Sekundäre Hyperlipoproteinämien treten bei vielen Krankheiten auf (*vgl.* ▤ G-**13**) und sind definitionsgemäß nach Behandlung oder Heilung der Grundkrankheit nicht mehr nachweisbar. Die Häufigkeit ist abhängig vom Patientenkollektiv. In Praxis und Klinik ist der Anteil sekundärer Hyperlipoproteinämien höher als bei Screening-Untersuchungen, bei denen primäre Hyperlipoproteinämien überwiegen.

Diabetes mellitus: Sekundäre Hyperlipoproteinämien sind bei Typ-2-Diabetikern sehr häufig. Meist besteht ein Typ-IV-Muster. Ursache ist eine VLDL-Überproduktion bei Hyperinsulinismus, Adipositas und erhöhtem Blutzucker.

Diabetes mellitus: Sekundäre Hyperlipoproteinämien sind bei Typ-2-Diabetikern sehr häufig (ca. 50%), meist besteht ein Typ-IV-Muster. Ursache ist eine VLDL-Überproduktion bei Hyperinsulinismus, Adipositas und erhöhtem Blutzucker. Ob die Hyperlipoproteinämie sekundär oder primär ist, läßt sich häufig nicht sicher entscheiden, da bei beiden Krankheiten eine Adipositas besteht und auch Patienten mit familiärer Hypertriglyzeridämie häufig einen Diabetes haben. Nur wenn bei optimaler Diabeteseinstellung die Triglyzeride sich normalisieren, kann eine sekundäre Hyperlipoproteinämie sicher angenommen werden.

Davon **abzugrenzen sind:** Bei **schlecht eingestelltem Typ-1-Diabetes** oder **ketoazidotischer Entgleisung** entsteht eine Hyperlipoproteinämie Typ I oder V.

Davon **abzugrenzen sind** sekundäre Hyperlipoproteinämien bei **schlecht eingestelltem Typ-1-Diabetes** oder **ketoazidotischer Entgleisung.** Dabei handelt es sich um eine durch den Insulinmangel hervorgerufene Störung der Lipoproteinlipase mit einem Typ-I- oder -V-Muster. Nach Normalisierung des Stoffwechsels ist diese Hyperlipoproteinämie voll reversibel.

Leberkrankheiten: Bei **primärer biliärer Zirrhose** ist das Cholesterin deutlich erhöht. Es treten Xanthome und Xanthelasmen auf. Ursache ist ein abnormes Lipoprotein (LPX).
Bei **Hepatitis** besteht eine Hypertriglyzeridämie.

Leberkrankheiten: Bei **primärer biliärer Zirrhose** ist das Cholesterin deutlich erhöht, es treten Xanthome und Xanthelasmen auf. Ursache ist ein abnormes Lipoprotein (LPX) in der LDL-Fraktion, das auch bei Cholestasen anderer Genese nachweisbar ist.
Bei **Hepatitis** besteht eine Hypertriglyzeridämie, bedingt durch eine Verminderung des Lipoproteinlipasesystems. Das Lipoproteinmuster ist durch eine Verbreiterung der Beta-Bande gekennzeichnet, da die VLDL wegen eines Apo-A mit verminderter Bindungskapazität langsamer wandern.

Nierenkrankheiten: 75% der Patienten mit **eingeschränkter Nierenfunktion** haben eine Hyperlipoproteinämie, die Triglyzeride sind erhöht.
Bei **nephrotischem Syndrom** steigen zunächst das Cholesterin, später die Triglyzeride an.
Bei **nierentransplantierten Patienten** besteht eine Hyperlipoproteinämie Typ IIb.

Nierenkrankheiten: Bei eingeschränkter Nierenfunktion werden Hyperlipoproteinämien bei ca. 75% der Patienten beobachtet. Es besteht eine Hypertriglyzeridämie durch Vermehrung der VLDL. Ursache ist ein verminderter Triglyzeridabbau und eine vermehrte Triglyzeridsynthese bei Hyperinsulinismus. Beim nephrotischen Syndrom steigt zunächst das Cholesterin (LDL) an, in schweren Fällen sind auch die Triglyzeride (VLDL) erhöht. Es besteht ein Typ-IIa- oder -IIb-Muster. Auch bei nierentransplantierten Patienten besteht eine Hyperlipoproteinämie (Typ-IIb-Muster). Ursache ist wahrscheinlich die Kortikosteroidbehandlung.

Schilddrüsenunterfunktion: Bei Hypothyreose ist das LDL-Cholesterin erhöht.

Schilddrüsenunterfunktion: Bei Hypothyreose ist der Cholesterinkatabolismus verlangsamt, das Cholesterin (LDL-Fraktion) erhöht.

Pankreatitis: Bei akuter Pankreatitis findet man häufig ein Typ-I-, -IV- oder -V-Muster.

Pankreatitis: Bei akuter Pankreatitis finden sich häufig starke Erhöhungen der Triglyzeride mit Typ-I-, -IV- oder -V-Muster. Ursache ist eine durch Fettgewebsnekrosen erhöhte Mobilisierung von Triglyzeriden. Die differentialdiagnostische Abgrenzung von primären Hyperlipoproteinämien (Typ I bzw. V) ist oft schwierig.

Exogene Ursachen: Alkohol steigert die endogene Triglyzeridsynthese besonders zusammen mit fettreicher Nahrung. Das Lipoproteinmuster entspricht einem Typ IV oder V. Auch **Thiazide** erhöhen den Triglyzeridspiegel, ebenso **Östrogene** und **Kortikosteroide**, die zusätzlich zu einer Hypercholesterinämie (LDL-Vermehrung) führen.

Exogene Ursachen: Alkoholabusus führt zu einem Typ-IV- oder Typ-V-Muster. **Thiazide** erhöhen den Triglyzeridspiegel, ebenso **Östrogene** und **Kortikosteroide**, die zusätzlich zu einer Hypercholesterinämie führen.

2.3 Therapie

Grundlage und wichtigste Maßnahme jeder Behandlung von Hyperlipoproteinämien ist eine **Umstellung der Ernährung**, kombiniert mit regelmäßiger körperlicher Bewegung. Nur wenn damit eine Senkung von Cholesterin- und Triglyzeridspiegeln unter 230 bzw. 200 mg/dl nicht erreicht wird, sind zusätzlich (nicht anstatt!) **Medikamente** in Betracht zu ziehen.

2.3 Therapie

Grundlage ist eine **Umstellung der Ernährung** und regelmäßige körperliche Aktivität. Nur wenn eine Senkung von Cholesterin- und Triglyzeridspiegeln unter 230 bzw. 200 mg/dl nicht erreicht wird, sind **Medikamente** indiziert.

> ***Merke.*** Die Ernährungstherapie ist bei allen Patienten ausreichend, bei denen sich erst im Erwachsenenalter durch Fehl- und Überernährung die Hyperlipoproteinämie manifestiert hat.

◀ **Merke**

2.3.1 Behandlung der Hypercholesterinämien

Basis ist eine kalorienangepaßte, fettreduzierte und modifizierte, cholesterinarme und ballaststoffreiche Kost. Dies bedeutet die Elimination gesättigter Nahrungsfette durch starke Beschränkung tierischer Fette, die Verminderung cholesterinreicher Nahrungsmittel (Eier und Innereien) und den Einsatz linolsäurereicher Öle und Margarinen. Bei bestehendem Übergewicht ist zusätzlich die Energiezufuhr zu kontrollieren.

2.3.1 Behandlung der Hypercholesterinämien

Basis ist eine kalorienangepaßte, fettreduzierte und modifizierte, cholesterinarme und ballaststoffreiche Kost.

> ***Merke.*** Allein mit diätetischen Maßnahmen kann der Cholesterinspiegel um 10–25 % gesenkt werden.

◀ **Merke**

Sie sind ausreichend bei Patienten, bei denen durch Fehlernährung der Cholesterinspiegel erhöht ist.
Bei Patienten mit familiärer Hypercholesterinämie ist in der Regel eine zusätzliche medikamentöse Therapie erforderlich. Es stehen CSE-Hemmer, die die Cholesterinsynthese hemmen, Anionenaustauscher und Clofibratanaloga zur Verfügung. In einer Langzeitstudie (4S-Studie) konnte jetzt gezeigt werden, daß Simvastatin bei Patienten mit KHK die Überlebensrate deutlich verbessert.
Bei therapieresistenten homozygoten Typ-II-Patienten müssen Verfahren der extrakorporalen LDL-Elimination eingesetzt werden (Plasmaaustausch, Immunabsorptionsbehandlung, LDL-Apherese).

Bei familiärer Hypercholesterinämie ist eine zusätzliche medikamentöse Therapie notwendig. Es kommen CSE-Hemmer, Anionenaustauscher und Clofibratanaloga in Betracht.

Bei homozygoten Typ-II-Patienten müssen Verfahren der extrakorporalen LDL-Elimination eingesetzt werden.

2.3.2 Behandlung der Hypertriglyzeridämien

Bei der Mehrzahl der Patienten können die Triglyzeride mit diätetischen Maßnahmen allein normalisiert werden. Im Vordergrund steht eine kalorienbeschränkte Ernährung mit dem Ziel der Gewichtsreduktion. Die Kost soll alkoholreduziert und ballaststoffreich sein und entspricht in ihrer Nahrungszusammensetzung einer Diabetesdiät. Nur selten sind diätetische Maßnahmen durch Medikamente zu ergänzen. Am besten eignen sich Clofibratanaloga, evtl. auch Nikotinsäurederivate.
Bei **Typ V** sind eine fettarme Kost und medikamentös Nikotinsäurederivate und Fibratanaloga wirksam. Die **familiäre Hyperchylomikronämie** (Typ I) wird rein diätetisch, zunächst fettfrei, dann fettarm (< 25 g/d) behandelt. Medikamente sind wirkungslos.

2.3.2 Behandlung der Hypertriglyzeridämien

Meist können die Triglyzeride mit diätetischen Maßnahmen allein normalisiert werden. Die Diät ist kalorienbeschränkt, alkoholreduziert und ballaststoffreich. Nur selten müssen zusätzlich Clofibratanaloga oder Nikotinsäurederivate eingesetzt werden.

Bei **Typ V** sind fettarme Kost und Nikotinsäurederivate und Fibrate wirksam. Die **familiäre Hyperchylomikronämie** wird rein diätetisch, fettfrei bzw. fettarm behandelt.

Cave!

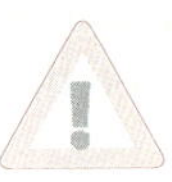

Der häufigste Fehler, der bei der Behandlung von Hyperlipoproteinämien gemacht wird, ist die Verordnung lipidsenkender Medikamente ohne entsprechende Ernährungsberatung und Therapie (Pille statt Behandlung).

Es wird oft vergessen, daß Alkohol häufigste Ursache erhöhter Triglyzeridwerte ist.

2.3.3 Lipidsenkende Medikamente

Clofibrinsäure und -derivate

Diese Medikamente senken die VLDL-Triglyzeride und in geringerem Maße das LDL-Cholesterin, HDL-Cholesterin steigt leicht an.

Die Verträglichkeit ist gut. Selten sind gastrointestinale Nebenwirkungen.

CSE-Hemmer

Diese Medikamente hemmen die HMG-CoA-Reduktase und damit die Cholesterinsynthese. Sie senken das LDL-Cholesterin um ca. 30 %. HDL-Cholesterin steigt an. Die Triglyzeride werden kaum beeinflußt.

Nebenwirkungen sind gastrointestinale Beschwerden, Kopfschmerzen und Schlafstörungen, Mundtrockenheit, Geschmacksstörungen. Selten wird ein Anstieg der Transaminasen oder CK beobachtet. Die Patienten sollen regelmäßig auf Linsentrübungen untersucht werden.

Anionenaustauscher

Anionenaustauscher hemmen die Rückresorption von Gallensäuren und senken das LDL-Cholesterin um ca. 15–35 %.

Unerwünschte Wirkungen sind Übelkeit, Obstipation, Völlegefühl und Verstärkung von Hämorrhoidalbeschwerden.

2.3.3 Lipidsenkende Medikamente

Clofibrinsäure und -derivate

Diese Medikamentengruppe senkt die VLDL-Triglyzeride und in geringerem Maße das LDL-Cholesterin, HDL-Cholesterin steigt etwas an. Von diesen sehr häufig eingesetzten Lipidsenkern sind zahlreiche Derivate auf dem Markt: u.a. Bezafibrat (Cedur®), Fenofibrat (Lipidil®, Lipanthyl®, Normalip pro®), Gemfibrozil (Gevilon®). Die einmalige tägliche Dosis der Retardformen liegt zwischen 200 und 900 mg.
Die Verträglichkeit ist gut, nur selten werden gastrointestinale Nebenwirkungen (Übelkeit, Brechreiz, Diarrhö) beobachtet. Potenzstörungen und CK-Anstiege mit Muskelschmerzen sind beschrieben. Möglicherweise besteht ein erhöhtes Risiko der Gallensteinbildung. Die Wirkung von Cumarinderivaten und Sulfonylharnstoffen kann verstärkt werden, bei Niereninsuffizienz muß die Dosis reduziert werden.

Cholesterolsynthese-Enzym-(CSE-)Hemmer

Diese Wirkstoffgruppe hemmt die HMG-CoA-Reduktase und damit die Cholesterinsynthese. Sie senken das LDL-Cholesterin um ca. 30 %, HDL-Cholesterin steigt leicht an, auf die Triglyzeride haben sie kaum einen senkenden Einfluß.
Folgende Derivate sind im Handel: Lovastatin (Mevinacor®), Simvastatin (Zocor®, Denan®), Pravastatin (Pravasin®, Liprevil®), Fluvastatin (Locol®, Cranoc®). Die empfohlene Tagesdosis als abendliche Einmalgabe beträgt je nach Präparat 5–80 mg.
Der neue CSE-Hemmer Atorvastatin (Sortis®) soll eine noch stärkere cholesterin- und triglyzeridsenkende Wirkung haben. Die Dosierung beträgt 10 bis 80 mg/d.
Als Nebenwirkungen können gastrointestinale Erscheinungen, Kopfschmerzen, Schlafstörungen, Mundtrockenheit und Geschmacksstörungen auftreten. Ein Anstieg der Transaminasen wird gelegentlich beobachtet und ist vorübergehend, bei Anstieg der Werte über das Dreifache soll die Behandlung abgebrochen werden. Auch ein Anstieg der CK und myositisähnliche Syndrome wurden beobachtet. Während der Behandlung sollen die Patienten regelmäßig auf Linsentrübungen untersucht werden.

Anionenaustauscher

Die Anionenaustauscher Colestipol-HCl und Colestyramin hemmen die Rückresorption von Gallensäuren und senken das LDL-Cholesterin um ca. 15–35 %. Die Dosierung beträgt für Colestipol (Cholestabyl®) 15–30 g, für Colestyramin (Quantalan®) 16–32 g/d. Zur besseren Verträglichkeit wird die Tagesdosis auf zwei Einzelgaben verteilt, sie soll nicht mit anderen Medikamenten, die gebunden werden können, verabreicht werden.
Unerwünschte Wirkungen sind Übelkeit, Obstipation, Völlegefühl, Flatulenz und Verstärkung von Hämorrhoidalbeschwerden. Bei längerer Anwendung höherer Dosen sind Hypovitaminosen (fettlösliche Vitamine) und Fettmal-

absorption möglich. Bei jüngeren Patienten kann eine hyperchlorämische Azidose auftreten.

Nikotinsäure und -derivate

Nikotinsäure und -derivate werden heute kaum noch eingesetzt. Sie senken die VLDL-Triglyzeride und in höherer Dosis auch das LDL-Cholesterin. HDL-Cholesterin ändert sich nicht oder steigt leicht an. Die Dosierung von Xantinolnicotinat (Complamin spezial®) beträgt 1–3 g/d, von Inositolnicotinat (Hexanicit forte®) 400–800 mg.
Als unerwünschte Wirkungen werden Flush, Pruritus, Diarrhöen, Erbrechen und Oberbauchbeschwerden beschrieben. Es empfehlen sich Kontrollen des Blutzuckers, der Harnsäure und der Transaminasen. Auch Blutdrucksenkungen können auftreten.

Nikotinsäure und -derivate

Nikotinsäure und -derivate senken die VLDL-Triglyzeride und in höherer Dosierung auch das LDL-Cholesterin.

Unerwünschte Wirkungen sind Flush, Pruritus, Diarrhöen, Erbrechen, Oberbauchbeschwerden.

β-Sitosterin

β-Sitosterin (Sito-Lande®) wird nicht aus dem Darm resorbiert und hemmt die Gallensäurerückresorption. Es senkt LDL-Cholesterin, VLDL-Triglyzeride werden nicht beeinflußt.
Die Dosis beträgt 6–12 g/d. Als Nebenwirkungen werden Obstipation, Völlegefühl, Meteorismus und Inappetenz beobachtet.

β-Sitosterin

β-Sitosterin wird nicht aus dem Darm resorbiert und hemmt die Gallensäurerückresorption. Es senkt LDL-Cholesterin, VLDL-Triglyzeride werden nicht beeinflußt.
Nebenwirkungen sind gastrointestinale Erscheinungen.

2.4 Seltene Formen von Hypolipoproteinämien

2.4 Seltene Formen von Hypolipoproteinämien

2.4.1 Abetalipoproteinämie (Bassen-Kornzweig-Syndrom)

2.4.1 Abetalipoproteinämie (Bassen-Kornzweig-Syndrom)

Definition. Bei dieser sehr seltenen Erkrankung fehlt aufgrund einer gestörten Synthese das Apolipoprotein B.

◄ **Definition**

Klinik. Die Erkrankung manifestiert sich im Kindesalter. Erste Symptome sind Steatorrhö, Bauchschmerzen; Längenwachstum und Gewichtszunahme sind verzögert. Zwischen dem 5. und 10. Lebensjahr entwickeln sich eine Retinitis pigmentosa und neurologische Symptome, ähnlich der Friedreich-Ataxie.

Klinik Steatorrhö, Bauchschmerzen, verzögertes Längenwachstum und Gewichtszunahme. Zwischen dem 5. und 10. Lebensjahr entwickeln sich eine Retinitis pigmentosa und neurologische Symptome.

Laborbefunde und Histologie. Die Cholesterinspiegel im Plasma sind erniedrigt (< 100 mg/dl), ebenso Triglyzeride und Phospholipide. Die Fettsäurenzusammensetzung ist in allen Lipidklassen verändert, es fehlen Chylomikronen, Präbeta- und Betalipoproteine. Es besteht ein Vitamin-A- und -E-Mangel. Die Erythrozyten haben Stechapfelform (Akanthose). Biopsien des Dünndarms zeigen histologisch pathognomonische Mukosaveränderungen mit Lipidablagerungen in den Spitzen der Dünndarmzotten.

Laborbefunde und Histologie Cholesterin, Triglyzeride und Phospholipide sind erniedrigt. Es besteht ein Vitamin-A- und -E-Mangel. Histologie: pathognomonische Mukosaveränderungen mit Lipidablagerungen im Dünndarm.

Diagnose. Die Diagnose stützt sich auf die klinische Symptomatik, die erniedrigten Cholesterinwerte und den immunologischen Nachweis des Fehlens von Apolipoprotein B.

Diagnose Klinik, erniedrigte Cholesterinwerte und das Fehlen von Apolipoprotein B.

Therapie. Die Behandlung besteht in einer fettarmen Kost und häufigen kleinen Mahlzeiten, Substitution von Triglyzeriden mit mittelkettigen Fettsäuren, Vitamin A und E sollten parenteral verabreicht werden.

Therapie Fettarme Kost, häufige kleine Mahlzeiten, Substitution von Triglyzeriden mit mittelkettigen Fettsäuren, Vitamin A und E parenteral.

2.4.2 Familiäre Hypoalphalipoproteinämie (Tangier-Krankheit)

Definition ▶

Klinik Leitsymptom sind **orangefarbene, vergrößerte Tonsillen.**

Diagnose Die Diagnose stützt sich auf den klinischen Befund und auf erniedrigte Cholesterinwerte (< 100 mg/dl).

Therapie Nicht bekannt.

2.4.2 Familiäre Hypoalphalipoproteinämie (Tangier-Krankheit)

▶ ***Definition.*** Bei dieser ebenfalls sehr seltenen Stoffwechselkrankheit, die vermutlich autosomal rezessiv vererbt wird, bestehen ein Strukturdefekt und eine Verminderung der Alphalipoproteine. Das Verhältnis der Apolipoproteine A1 und A2 (normal 3 : 1) beträgt 1 : 11, ist also stark vermindert. Die Folge sind **Cholesterinablagerungen im RES**.

Klinik. Leitsymptom sind **orangefarbene, vergrößerte Tonsillen**. Oft bestehen Hepatosplenomegalie und neurologische Symptome (Muskelschwäche, Sensibilitätsstörungen an den unteren Extremitäten).

Diagnose. Die Diagnose stützt sich auf den typischen klinischen Befund und auf erniedrigte Cholesterinwerte (< 100 mg/dl). **Histologisch findet man Schaumzellen im Knochenmark, im RES und vereinzelt in der Haut.**

Therapie. Eine Therapie ist nicht bekannt.

Klinischer Fall

Der 49jährige Patient wurde mit allen Symptomen eines akuten Herzinfarktes stationär aufgenommen. Die Anamnese war leer, er gab an, daß der Vater mit 64 Jahren an einem Herzinfarkt verstorben war. Bei der Untersuchung des Patienten wurde als einziger Risikofaktor ein erhöhter Cholesterinspiegel von 327 mg/dl bestimmt. Das HDL-Cholesterin lag bei 30 mg/dl, die Triglyzeride bei 158 mg/dl. Klinisch ergaben sich keine Hinweise auf eine Hypercholesterinämie (Xanthelasmen, Xanthome), das Körpergewicht war normal.
Bei der Entlassung wurde dem Patienten empfohlen, neben den kardiologisch notwendigen Medikamenten eine kalorienangepaßte, fettreduzierte und modifizierte, cholesterinarme, ballaststoffreiche Ernährung einzuhalten. Da bei einer Kontrolle nach 8 Wochen der Cholesterinspiegel immer noch auf 285 mg/dl erhöht war, wurde eine medikamentöse Behandlung mit Lovastatin (40 mg mit dem Abendessen) begonnen. Nach 4 Wochen war der Cholesterinspiegel auf 190 mg/dl, das LDL-Cholesterin auf 100 mg/dl zurückgegangen, die Kontrolle von Transaminasen und CK zeigten Normalwerte.
Die bei dem Patienten bestehende polygene Hypercholesterinämie ist wesentlicher ätiologischer Faktor der bestehenden KHK. Die Progression kann durch die sekundäre Prävention wesentlich beeinflußt werden.

3 Störungen durch Über- und Untergewicht

3.1 Adipositas

Definition ▶

Das **Normalgewicht** wird **nach der Broca-Formel** ermittelt.

3 Störungen durch Über- und Untergewicht

3.1 Adipositas

▶ ***Definition.*** Als **Adipositas** (Fettsucht) wird eine Erhöhung des Fettgewebsanteils des Körpers bezeichnet. **Übergewicht** bezeichnet hingegen eine Zunahme der Körpermasse (Muskulatur, Fett, Wasser). Für praktische Zwecke kann der Fettgewebsanteil aus dem längenbezogenen Körpergewicht mit ausreichender Genauigkeit bestimmt werden.

Das **Normalgewicht** wird in Europa meist nach der Formel nach *Broca* ermittelt:

Körpergewicht = Körpergröße (cm) – 100

Diese Formel gilt für Erwachsene mit einer Körpergröße zwischen 160 und 180 cm, außerhalb dieser Grenzen ist sie nur eingeschränkt brauchbar.
In den USA wird der **Body Mass Index** (**BMI**) angewandt:

In den USA wird der **Body Mass Index (BMI)** angewandt.

$$\text{BMI} = \frac{\text{Körpergewicht (kg)}}{\text{Körperlänge (m)}^2}$$

Der normale BMI beträgt für Männer 20–25, für Frauen 19–24 (*s. dazu auch* G-**10**).

Der normale BMI beträgt für Männer 20–25, für Frauen 19–24.

Merke. Eine behandlungsbedürftige Adipositas liegt vor, wenn das Körpergerwicht 20 % und mehr über dem Normalgewicht liegt, weil dann mit einem erhöhten Mortalitätsrisiko und einer potentiellen Gesundheitsgefährdung zu rechnen ist.

◀ **Merke**

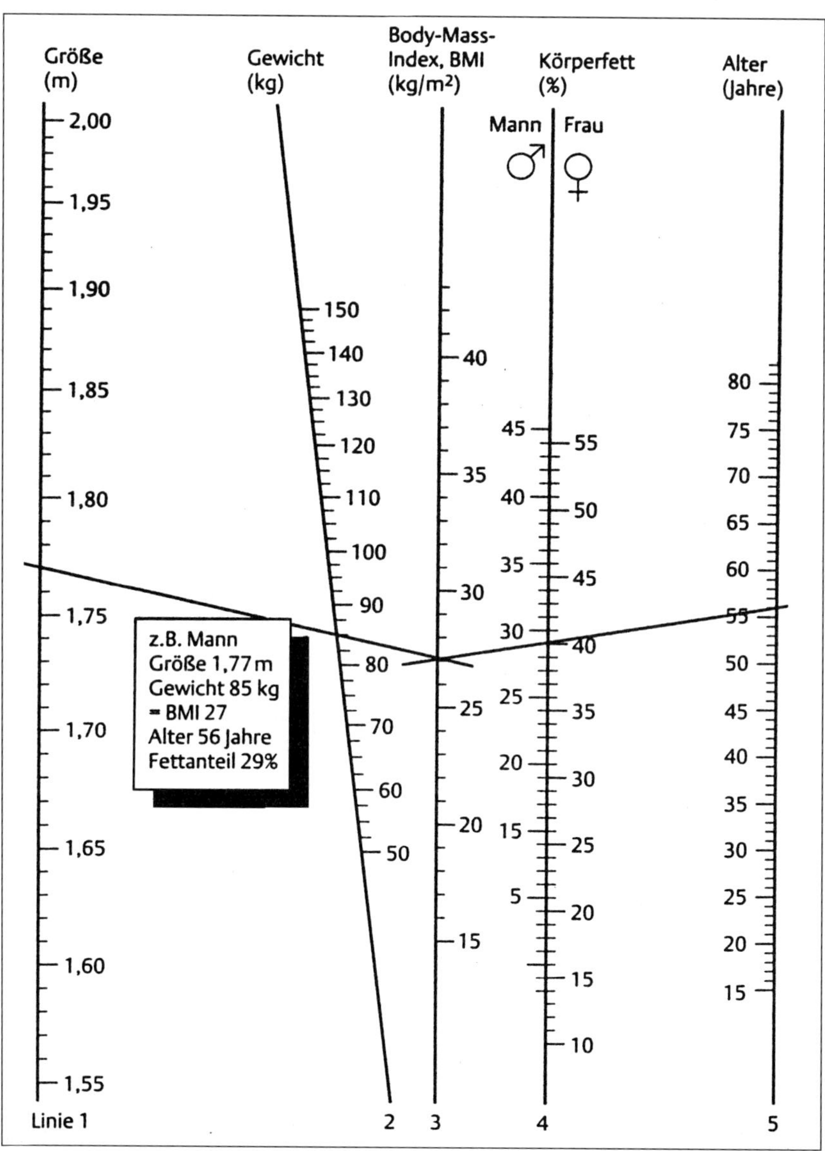

G-**10: Nomogramm.** Zur Ermittlung des BMI verbindet man mit einem Lineal die Größe (Linie 1) mit dem Gewicht (Linie 2). Am Schnittpunkt mit Linie 3 läßt sich der BMI ablesen. Soll zusätzlich der Körperfettanteil abgeschätzt werden, verbindet man den BMI mit dem Alter (Linie 5). Am Schnittpunkt mit Linie 4 erhält man den ungefähren Körperfettanteil in Prozent.

Epidemiologie In Deutschland hat jeder Dritte ein Körpergewicht über dem Normalgewicht.

Epidemiologie. Die Adipositas gehört zu den häufigsten Krankheiten der westlichen Industrieländer. In Deutschland hat jeder Dritte ein Körpergewicht über dem Normalgewicht.

Ätiologie und Pathogenese Die Adipositas ist die **Folge einer positiven Energiebilanz.**

Genetische und Umweltfaktoren wirken bei der Entwicklung zusammen (z. B. veränderte nutritive Thermogenese, gestörte Appetitregulation, Störungen der Insulinsekretion). Hinzukommen muß als exogener Faktor eine erhöhte Energiezufuhr und eine verminderte körperliche Aktivität.

Ätiologie und Pathogenese. Die Adipositas ist die **Folge einer positiven Energiebilanz,** d. h. die Energiezufuhr mit der Nahrung ist größer als der Energieverbrauch. Bei ihrer Entwicklung wirken **genetische und Umweltfaktoren** zusammen. Als genetisch determinierte Faktoren werden eine veränderte nutritive Thermogenese (»gute Futterverwerter«?), eine gestörte Appetitregulation bzw. Hunger-Sättigungsregulation und Störungen der Insulinsekretion diskutiert.
Vor einigen Jahren wurde ein Fettgewebshormon entdeckt, das bei bestimmten Mäusestämmen (ob/ob Maus) das Gewicht senkt. Deshalb wird dem als Leptin bezeichneten Wirkstoff eine Rolle bei der Regulation des Körpergewichts zugeschrieben. Welche Bedeutung **Leptin** in der Pathogenese der Adipositas spielt, ist noch unklar. Adipöse haben stark erhöhte Leptinkonzentrationen. Es wird deshalb vermutet, daß bei diesen Menschen eine hypothalamische Leptinresistenz besteht. Im Gegensatz zu Tiermodellen konnten beim Menschen bisher keine Hinweise für genetische Defekte des Leptins oder Leptinrezeptorgens gefunden werden.
Grundsätzlich hinzukommen muß aber ein exogener Faktor, d. h. eine erhöhte Energiezufuhr und eine verminderte körperliche Aktivität. Die übermäßige Nahrungszufuhr wird durch das große Angebot kalorienreicher Nahrungsmittel begünstigt.

Merke ▶

Merke. Der sich entwickelnde **Hyperinsulinismus**, der mit dem relativen Körpergewicht korreliert, führt zu einer **peripheren Insulinresistenz**, die bei entsprechender Disposition zu gestörter Glukosetoleranz bzw. manifestem Diabetes mellitus führt.

Die Steigerung der Triglyzeridsynthese führt zur **Hypertriglyzeridämie.** Häufig besteht eine **Hypertonie.**

Aus der Steigerung der Triglyzeridsynthese resultiert die **Hypertriglyzeridämie.** Die häufig zu beobachtende **Hypertonie** bei Adipösen ist möglicherweise auf die erhöhte Kochsalzzufuhr mit der Nahrung und eine gestörte Na/K-ATPase-Aktivität zurückzuführen.

Klinik Die Beschwerden sind durch kosmetische Auswirkungen und durch die **Überbeanspruchung** der verschiedenen **Organsysteme** (kardiovaskuläres und respiratorisches System, Wirbelsäule, Varizen, Ödeme) geprägt.

Klinik. Das Beschwerdebild adipöser Patienten ist einerseits durch kosmetische Auswirkungen der übermäßigen Fettansammlung, andererseits durch die bei länger bestehender Adipositas resultierende Überbeanspruchung verschiedener Organsysteme geprägt. Rasche **Ermüdbarkeit, Dyspnoe** und Zeichen der Herzinsuffizienz sind Ausdruck einer **Überlastung des kardiovaskulären und respiratorischen Systems**, Wirbelsäulen- und Gelenkbeschwerden weisen auf eine Mehrbelastung des **Skelettsystems** hin. Hinzu kommen Beschwerden wegen einer Varikosis der Beine und intertriginöse Ödeme. Bei ausgeprägter Adipositas besteht eine deutliche Tendenz zu Ödemen mit stärkeren Gewichtsschwankungen.

Metabolische Komplikationen sind **Diabetes mellitus, Hyperlipoproteinämie, Hyperurikämie** und **Cholelithiasis.** Eine Hypertonie ist häufig. Es gibt keine diagnosetypischen Laborbefunde.

Als metabolische Komplikationen sind **Diabetes mellitus, Hyperlipoproteinämie, Hyperurikämie** und **Cholelithiasis** häufige Begleitkrankheiten der Adipositas. Auch eine Hypertonie wird häufig beobachtet.
Diagnosetypische Laborbefunde lassen sich nicht nachweisen. Grundsätzlich sollte nach den genannten Begleiterkrankungen gefahndet werden. Für die klinische Diagnose der Fettsucht ist die Inspektion und die Bestimmung von Körpergewicht und Körpergröße ausreichend. Eine Bestimmung der Hautfaltendicke mit Meßzirkeln wird nur selten durchgeführt.

Therapie Die Therapie besteht in einer **langfristigen Negativierung der Energiebilanz**, d. h. eine **Verringerung der Energiezufuhr** und eine **Erhöhung des Energieverbrauchs durch vermehrte körperliche Bewegung.** Entscheidend ist die Motivation des Patienten.

Therapie. Besteht ein **Übergewicht von mehr als 20%**, ist die Adipositas **behandlungsbedürftig**. Das Prinzip besteht in einer **langfristigen Negativierung der Energiebilanz**. Das bedeutet nicht nur eine **Verringerung der Energiezufuhr**, sondern auch eine **Erhöhung des Energieverbrauchs durch vermehrte körperliche Bewegung**. Voraussetzung für einen dauerhaften Erfolg ist die **Motivation des Patienten**, die durch den Arzt entscheidend mitgeprägt wird. Dabei sollte jede negative Motivation vermieden und der schwierigen Situation des Adipösen Verständnis entgegengebracht werden. Ernährungs- und Bewegungsprotokolle, ebenso wie Gruppentherapie und Selbsthilfegruppen können die Motivation unterstützen. Eine Psychotherapie der Adipositas ist kaum erfolgversprechend.

Merke. Grundsätzlich ist eine allmähliche, nicht eine rasche Gewichtsabnahme anzustreben.

◀ Merke

Dazu eignet sich eine **energiereduzierte, ballaststoffreiche Kost**, bei der sehr energiereiche Nahrungsmittel und schnell resorbierbare Kohlenhydrate eingeschränkt werden sollten. Besondere Beachtung sollte dem Alkohol als Kalorienträger geschenkt werden.

Geeignet ist eine **energiereduzierte, ballaststoffreiche Kost**, bei der sehr energiereiche Nahrungsmittel und schnell resorbierbare KH eingeschränkt werden.

Merke. Wird die tägliche Energiezufuhr um 500 kcal gesenkt, erreicht man in 14 Tagen eine Gewichtsabnahme von 1 kg.

◀ Merke

Ergänzt wird die Reduktionskost durch erhöhte körperliche Bewegung, z.B. Freizeitsport.
Eine rasche Gewichtsabnahme erreicht man mit dem **modifizierten Fasten** (400 kcal/d, eiweißreich und fettarm). Der Gewichtsverlust beträgt dann 400–500 g pro Tag, anfänglich durch Wasserverluste mehr. Diese Therapie ist jedoch nur bei ausgeprägten metabolischen Komplikationen kurzfristig von Nutzen, **der Dauererfolg ist gering**.
Auch einseitige Kostformen und sogenannte Außenseiterdiäten sind nur kurzfristig erfolgreich, da sie die Einhaltung der Diät erleichtern, weil schnell eine Übersättigung erreicht wird. Sie führen aber langfristig zu einer Minderversorgung mit Eiweiß, Vitaminen und Spurenelementen.

Eine rasche Gewichtsabnahme erreicht man mit dem **modifizierten Fasten** (400 kcal/d, eiweißreich und fettarm). Der Gewichtsverlust beträgt dann 400–500 g pro Tag, anfänglich durch Wasserverluste mehr.

3.2 Unterernährung

3.2 Unterernährung

Definition. Als Unterernährung wird ein Zustand bezeichnet, bei dem der Mindestbedarf an Energie und essentiellen Nahrungsbestandteilen nicht gedeckt ist. Als Mindestbedarf ist die kleinste Nährstoffmenge definiert, die klinische und biochemische Mangelerscheinungen verhindert. Magersucht bedeutet ein Absinken des Körpergewichts unter 75% des Normalgewichts (nach *Broca*).

◀ Definition

Ätiologie. Häufigste Ursache für eine Unterernährung ist eine verminderte Nahrungsaufnahme bedingt durch einen Mangel an Nahrungsmitteln (Entwicklungsländer). Andere Ursachen sind psychosomatische bzw. psychiatrische Krankheiten (v.a. **Anorexia nervosa**), Erkrankungen des Gastrointestinaltraktes mit Maldigestion oder Malabsorption und ein erhöhter Energieumsatz (Hyperthyreose, konsumierende Erkrankungen, chronische Infekte). Ein Gewichtsverlust bis 25% des Normalgewichts kann von gesunden Menschen ohne Lebensgefahr toleriert werden, **als lebensgefährlich gilt eine Unterschreitung des Soll-Gewichts von 50% und mehr**. Im Verlauf der Gewichtsabnahme entwickeln sich Energiesparmechanismen, Ruheumsatz und Körpertemperatur sinken ab. Die körperliche Bewegung wird eingeschränkt. Der Blutzuckerspiegel sinkt ab, ohne daß hypoglykämische Symptome auftreten, das Gehirn stellt seinen Energiebedarf von Glukose auf Fett (Ketonkörper) um, der Insulinspiegel ist erniedrigt. Die Aktivität des sympathischen Nervensystems ist erniedrigt, Ausdruck dafür ist ein verminderter Noradrenalinspiegel. Blutdruck, Puls und Herzminutenvolumen nehmen ab. Durchfälle und Meteorismus sind auf Tonusverluste des Darms zurückzuführen. Wie Insulin und Noradrenalin sinkt auch Trijodthyronin (T_3) ab, während Wachstumshormone und Kortisol ansteigen. **Libidoverlust, Impotenz** und **Amenorrhö** sind auf hypothalamische Regulationsstörungen zu beziehen. Weitere Zeichen der Mangelernährung sind **Mundwinkelrhagaden, Hungerosteopathie, trophische Haut-, Muskel- und Organveränderungen**, z.B. Herzmuskelatrophie. Ein Eiweißmangel äußert sich in Polyurie,

Ätiologie Häufigste Ursache ist eine verminderte Nahrungsaufnahme bedingt durch einen Mangel an Nahrungsmitteln (z.B. in den Entwicklungsländern). Andere Ursachen sind psychosomatische, psychiatrische Krankheiten (v.a. **Anorexia nervosa**), Maldigestion, Malabsorption, erhöhter Energieumsatz (z.B. Hyperthyreose). Ein Gewichtsverlust bis 25% des Normalgewichts kann von Gesunden ohne Lebensgefahr toleriert werden. **Als lebensgefährlich gilt eine Unterschreitung des Soll-Gewichts von 50% und mehr.** Im Verlauf der Gewichtsabnahme entwickeln sich Energiesparmechanismen, Ruheumsatz und Körpertemperatur sinken ab. Insulin, Noradrenalin und T_3 sinken ab, Wachstumshormone und Kortisol steigen an.
Libidoverlust, Impotenz und **Amennorrhö** sind Ausdruck hypothalamischer Regulationsstörungen. Mundwinkelrhagaden, Hungerosteopathie, trophische Haut-, Muskel- und Organ-

veränderungen sind weitere Zeichen. Eiweißmangel äußert sich in Polyurie, später in Hungerödemen.

später in Hungerödemen; Depressionen und Antriebslosigkeit sind Folgen zerebraler Mangelerscheinungen.

4 Erkrankungen des Harnsäurestoffwechsels

4 Erkrankungen des Harnsäurestoffwechsles

4.1 Untersuchungsmethoden

4.1 Untersuchungsmethoden

Typische Anamnese und klinischer Untersuchungsbefund lassen eine manifeste Gicht vermuten. Zur Sicherung der Diagnose ist die **enzymatische Bestimmung** der Harnsäure mit **Erhöhung über 7,0 mg/dl** erforderlich. Wegen nutritiv bedingter Schwankungen der Serumspiegel sind ggf. mehrere Messungen notwendig.
In der **Gelenkflüssigkeit** können polarisationsmikroskopisch **Harnsäurekristalle** in den polymorphzelligen Leukozyten nachgewiesen werden. In den **Weichteiltophi** kann Urat mit der **Murexid-Probe** bestimmt werden.

Knochentophi lassen sich radiologisch als sog. Lochdefekte nachweisen.

Typische Anamnese und klinischer Untersuchungsbefund lassen eine klinisch manifeste Gicht vermuten. Zur Bestätigung und Sicherung der Diagnose ist die **enzymatische Bestimmung** der Harnsäure im Serum mit **Erhöhung über 7,0 mg/dl** notwendig. Wegen nutritiv bedingter Schwankungen der Serumspiegel sind ggf. mehrere Messungen notwendig. Die Normalwerte der Harnsäure liegen bei Männern im Bereich bis 6,4 mg/dl, bei Frauen vor der Menopause wegen der wahrscheinlich urikosurischen Östrogenwirkung um ca. 0,5 bis 1 mg/dl niedriger.
In der **Gelenkflüssigkeit** der befallenen Gelenke können polarisationsmikroskopisch **Harnsäurekristalle** in den polymorphzelligen Leukozyten nachgewiesen werden. Auch der Nachweis von Uratablagerungen in sogenannten **Weichteiltophi** mit der **Murexid-Probe** (Rotfärbung des Punktats bei Erhitzen mit einem Tropfen Salpetersäure) kann zur Diagnostik herangezogen werden.
Radiologisch lassen sich Knochentophi (am häufigsten an den Großzehengrundgelenken und Fingergelenken) als sogenannte Lochdefekte nachweisen.

4.2 Hyperurikämie und Gicht

4.2 Hyperurikämie und Gicht

Definition ▶

▶ ***Definition.*** Als **Hyperurikämie** wird eine chronische Erhöhung des Serum-Harnsäurespiegels über 7,0 mg/dl bezeichnet (Normalwerte: Mann bis 6,4 mg/dl, Frau vor der Menopause 0,5–1 mg niedriger). Sie resultiert aus einer positiven Harnsäurebilanz durch gesteigerte endogene Harnsäuresynthese bzw. vermehrte Zufuhr von Nahrungsproteinen und/oder einer verminderten renalen Harnsäureausscheidung.
Als **Gicht** wird die klinisch manifeste Hyperurikämie bezeichnet.

Einteilung der Gicht
Primäre familiäre Gicht:
- Störung der renalen Harnsäuresekretion (99 %)
- gesteigerte Harnsäuresynthese bei Enzymdefekt (1 %)

Sekundäre Gicht:
Zu Ursachen der sekundären Gicht s. G-**15**.

Einteilung der Hyperurikämie
Primäre familiäre Gicht:
- mit Störung der renalen Harnsäuresekretion (99 %)
- mit gesteigerter Harnsäuresynthese bei definiertem Enzymdefekt (1 %)

Sekundäre Gicht
Die Ursachen der sekundären Gicht sind in G-**15** aufgeführt.

G-15: Ursachen der sekundären Gicht

Mit vermehrter Harnsäurebildung
▷ Hämoblastosen, Polyzythämie
▷ alimentär (z. B. Fleisch, Bohnen)
▷ Zytostatika und Bestrahlung
▷ Glukose-6-Phosphatase-Mangel
Mit verminderter renaler Harnsäureausscheidung
▷ Laktazidose
▷ Alkoholabusus
▷ Ketoazidosen
▷ Fasten
▷ Medikamente, z. B. Saluretika, Salizylate, Nikotinsäure, Ethambutol
▷ Nierenkrankheit

Epidemiologie. Genaue Häufigkeitsangaben über Hyperurikämie und Gicht liegen nicht vor. Man schätzt heute die Häufigkeit einer Hyperurikämie auf ca. 15%, mit deutlicher Bevorzugung des männlichen Geschlechts. Die klinisch manifeste Gicht ist wesentlich seltener und wird auf 1–2% geschätzt. Je höher der Harnsäurespiegel ansteigt, um so wahrscheinlicher ist die Manifestation einer Gicht, bei Harnsäurewerten unter 6 mg/dl kommt es in 0,6%, über 9 mg/dl in ca. 90% zur klinischen Manifestation.

Epidemiologie Die Häufigkeit einer Hyperurikämie wird auf ca. 15% geschätzt, das männliche Geschlecht ist bevorzugt. Die klinisch manifeste Gicht wird auf 1–2% geschätzt.

Ätiologie und Pathogenese. Der Erbgang ist wegen der zahlreichen exogenen Faktoren, die den Harnsäurespiegel beeinflussen können, nicht sicher geklärt. Wahrscheinlich handelt es sich um einen **polygenetischen Erbgang** mit bei Frauen geringerer Expressivität und Penetranz. Nur bei der kleinen Gruppe mit definiertem Enzymdefekt wird ein an das X-Chromosom gekoppelter Erbgang angenommen. Nur die Anlage wird vererbt.

Ätiologie und Pathogenese Wahrscheinlich handelt es sich um einen **polygenetischen Erbgang,** nur die Anlage wird vererbt.

Manifestationsfördernd wirken: Überernährung, vor allem purinreiche Ernährung, übermäßiger Alkoholkonsum und berufliche Streßsituationen. Auch Unterkühlung, Fastenkuren und Ketoazidosen können einen Gichtanfall auslösen. Da die Gicht in Zeiten des Wohlstands sehr häufig, in Not- und Kriegszeiten selten ist, kann sie als typische Wohlstandskrankheit, wie z.B. der Diabetes mellitus, bezeichnet werden.

Manifestationsfördernd wirken: Überernährung, übermäßiger Alkoholkonsum, berufliche Streßsituationen, Unterkühlung, Fastenkuren und Ketoazidosen.

99% aller Patienten mit primärer Hyperurikämie haben eine Störung der renalen tubulären Harnsäureexkretion. Die Ursache ist noch nicht geklärt. Nur 1% aller Patienten haben einen Enzymdefekt mit Steigerung der Harnsäureproduktion. Am häufigsten besteht ein Hypoxanthin-Guanin-Phosphoribosyl-Transferase-Mangel (HGPRT). Fehlt dieses Enzym fast völlig, entwickelt sich das **Lesch-Nyhan-Syndrom**, das sich neben den klinischen Zeichen der Gicht in Mißbildungen wie Choreoathetose und Mikrozephalie und mit Aggressivität, Lippenbeißen und Selbstverstümmelung äußert. Seltener ist eine erhöhte Phosphoribosyl-Pyrophosphat-Synthetase (PRPP-Synthetase), die auch zu einer vermehrten Harnsäuresynthese führt.

Besteht eine genetische Veranlagung, beginnt die Hyperurikämie beim Mann mit der Pubertät, bei der Frau nach der Menopause. Es dauert ca. 20–30 Jahre bis sich die Gicht manifestiert. Die positive Harnsäurebilanz führt allmählich zu einer Erhöhung des Harnsäurepools mit **Ablagerung von Uraten** in Gelenkknorpel und Synovien, Sehnenscheiden und Bursae, Helix und Subkutis, sowie im Interstitium und im Tubulus der Nieren. Reaktiv entstehen Fremdkörperreaktionen und in der Niere Fibrose.

99% aller Patienten mit einer **primären** Hyperurikämie haben eine **Störung der renalen tubulären Harnsäureexkretion**. Die Ursache ist nicht geklärt. **1% der Patienten haben einen Enzymdefekt** mit Steigerung der Harnsäureproduktion, am häufigsten einen Hypoxanthin-Guanin-Phosphoribosyl-Transferase-Mangel. Fehlt dieses Enzym völlig, entwickelt sich das **Lesch-Nyhan-Syndrom** (Gicht, Choreoathetose, Mikrozephalie, Selbstverstümmelung).

Es dauert ca. 20–30 Jahre, bis sich die Gicht manifestiert. Die positive Harnsäurebilanz führt zur Erhöhung des Harnsäurepools mit **Ablagerung von Uraten in verschiedenen Geweben**.

Die **Harnsäuresteine** entstehen bei den Hyperexkretoren (Enzymdefekte mit Steigerung der Harnsäuresynthese) durch die erhöhte Harnsäureausscheidung und bei den anderen Patienten durch den renalen tubulären Sekretionsdefekt. Hinzu kommt eine verminderte Löslichkeit der Harnsäure durch vermehrte Harnsäuerung (Säurestarre des Urins mit $pH < 5{,}4$) und vermehrte Harnsäureausscheidung.

Die **Harnsäuresteine** entstehen durch die erhöhte Harnsäureausscheidung und durch den renalen tubulären Sekretionsdefekt. Hinzu kommt eine verminderte Löslichkeit der Harnsäure durch vermehrte Harnsäuerung.

Der **akute Gichtanfall** ist auf eine **Ausfällung von Uraten** bei Erhöhung der Harnsäure in der Gelenkflüssigkeit mit **reaktiver Invasion von Leukozyten** und nachfolgender **Entzündung** zurückzuführen. Die Entzündung führt durch Überwärmung und Hyperämie zu einer besseren Löslichkeit und einem vermehrten Abtransport der Harnsäure, die Leukozyteninvasion zum Abbau der Harnsäure, daraus resultiert auch ohne Behandlung die »Selbstheilung«.

Der **akute Gichtanfall** ist auf eine **Ausfällung von Uraten** bei Erhöhung der Harnsäure in der Gelenkflüssigkeit mit **reaktiver Invasion von Leukozyten** und **nachfolgender Entzündung** zurückzuführen.

Merke ▶

▶ *Merke.* Bei sekundären Hyperurikämien führen Krankheiten mit vermehrtem Zellumsatz über eine vermehrte Bildung von Purinkörpern zur Hyperurikämie. Hier sind in erster Linie die **myeloproliferativen Erkrankungen** zu nennen. **Zytostatika** verstärken die Urikämie. Zahlreiche sekundäre Hyperurikämien sind die Folge einer verminderten Harnsäureausscheidung. Bei **Nierenkrankheiten** führt die verminderte glomeruläre Filtration von Harnsäure zu der Hyperurikämie, **Saluretika** wirken über eine Volumenkontraktion und verstärkte Rückresorption im proximalen Tubulus harnsäureerhöhend. Auch bestimmte andere **Medikamente**, wie niedrig dosierte Salizylate, Pyrazinamid, Ethambutol oder Nikotinsäure hemmen die Harnsäureausscheidung über noch nicht geklärte renale Angriffspunkte. **Vermehrter Anfall von organischen Säuren** (Laktazidose und Ketoazidose) bei diabetischer Azidose, **Alkoholintoxikation** und **Fasten** hemmen kompetitiv die Harnsäureausscheidung.

Klinik 4 Stadien der Gicht werden unterschieden:
- asymptomatische Hyperurikämie
- akuter Gichtanfall
- interkritische Gicht
- chronische Gicht.

Klinik. Es werden vier Stadien der Gicht unterschieden:
1. asymptomatische Hyperurikämie
2. akuter Gichtanfall
3. interkritische Gicht (symptomloses Intervall)
4. chronische Gicht.

Akuter Gichtanfall: Die akute Gichtarthritis ist nach meist ca. 20jähriger symptomloser Urikämie die erste klinische Manifestation. Auslösefaktoren sind reichliche Mahlzeiten, erhöhter Alkoholkonsum, Kälteeinwirkungen, Traumen, Operationen oder psychischer Streß. Betroffen ist vorwiegend das **Metatarsophalangealgelenk der Großzehe**, seltener Finger-, Hand-, Knie- und Ellenbogengelenk (G-**11**). Typisch sind die schmerzhafte **Schwellung, Rötung und Überwärmung des Gelenkbereichs**. Nach 3–5 Tagen, bei weiteren Anfällen nach 1–2 Wochen, klingen die Erscheinungen ohne Therapie spontan ab. Der Harnsäurespiegel ist fast immer erhöht.

- **Akuter Gichtanfall:** Die akute Gichtarthritis ist nach meist 20- bis 30jähriger symptomloser Urikämie die erste klinische Manifestation. Sie tritt plötzlich – oft nachts – auf. Häufig ist eine Ursache nicht erkennbar, reichliche Mahlzeiten, erhöhter Alkoholkonsum, Kälteeinwirkungen, Traumen und Operationen, aber auch psychischer Streß können einen Gichtanfall auslösen. Überwiegend ist das **Metatarsophalangealgelenk der Großzehe (Podagra 90%)** betroffen, seltener Finger-, Hand- (Chiragra) und Kniegelenke. Bei ca. 90% der Patienten ist nur ein Gelenk betroffen. Typisch sind die schmerzhafte **Schwellung, Rötung und Überwärmung des Gelenkbereichs** (G-**11**), begleitet von Allgemeinsymptomen wie Fieber, Kopfschmerzen und Tachykardie. Die BSG ist beschleunigt, die Leukozytenzahl erhöht. Nach 3–5 Tagen, bei weiteren Anfällen nach 1–2 Wochen, klingen die Erscheinungen auch ohne Therapie spontan ab und hinterlassen eine Schuppung und Hautjucken über dem betroffenen Gelenkbereich. Der Harnsäurespiegel ist fast immer erhöht, kann allerdings, wenn eine harnsäuresenkende Therapie voranging, normal sein.

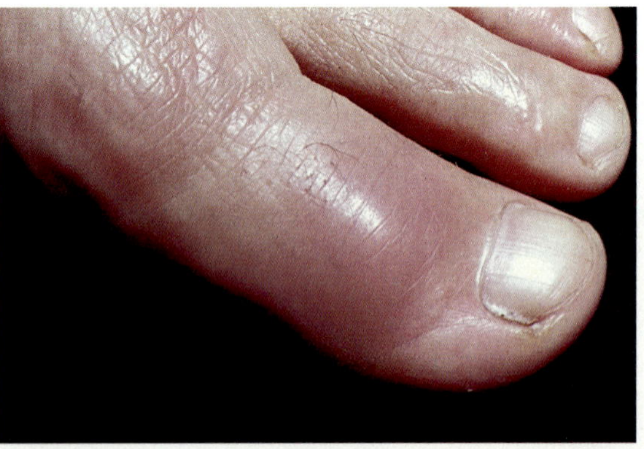

G-**11: Akute Arthritis urica** (Podagra).

Interkritische Gicht: Das **symptomfreie Intervall** kann sich über Jahre ausdehnen. Bei späteren Anfällen sind mehrere Gelenke betroffen.

- **Interkritische Gicht:** Das **symptomfreie Intervall** kann sich über Jahre ausdehnen. Nur wenige Patienten haben innerhalb eines Jahres einen zweiten Gichtanfall. Bei späteren Anfällen sind mehrere Gelenke betroffen. Der Anfall ist schwerer, länger und häufiger mit Fieber verbunden.

• **Chronische Gicht:** Die chronische Gicht ist durch **Weichteil- und Knochentophi** (Uratablagerungen) gekennzeichnet (S G-**5**). Sie finden sich bevorzugt an den Ohrmuscheln, Händen, Füßen und am Olekranon. Die Uratablagerungen in Gelenken und gelenknahen Knochenanteilen, ebenso wie die Beteiligung von Sehnen und Sehnenscheiden können zu erheblichen Funktionseinschränkungen führen.

Chronische Gicht: Die chronische Gicht ist durch **Weichteil- und Knochentophi** gekennzeichnet (S G-**5**). Sie finden sich bevorzugt an Ohrmuscheln, Händen, Füßen und am Olekranon. Auch Sehnen und Sehnenscheiden können beteiligt sein.

S Synopsis G-**5: Chronische Gicht**

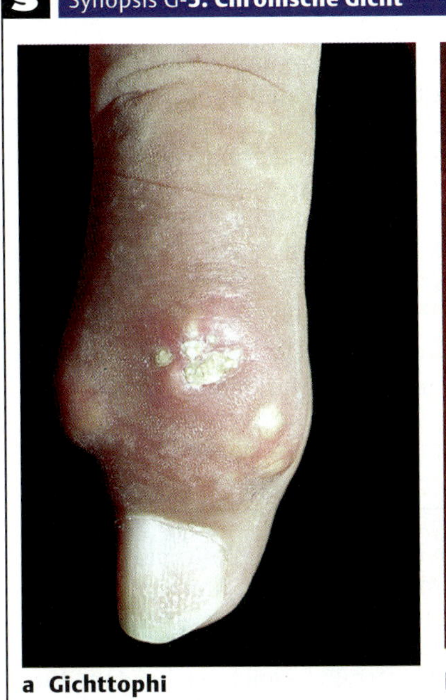

a Gichttophi

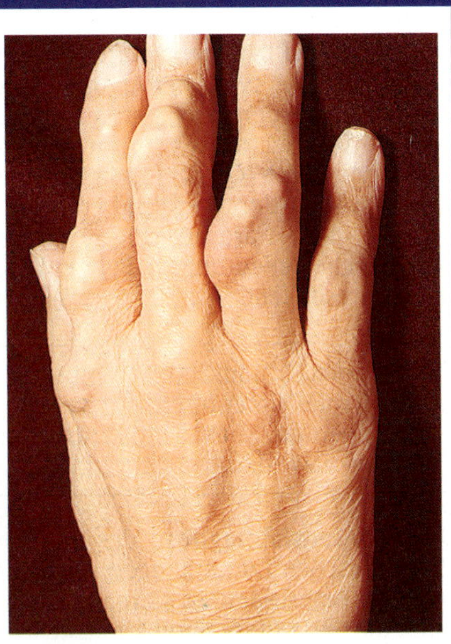

b Massive Uratablagerungen an allen Fingern und Fingergelenken der rechten Hand.

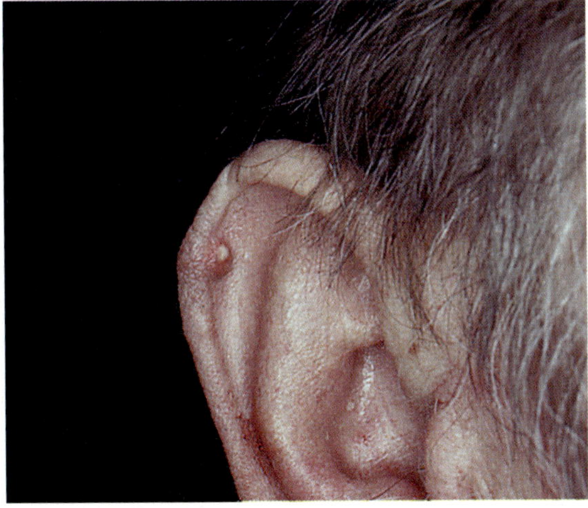

c Gichttophus.

• **Nephrolithiasis und Gichtniere:** Eine Uratnephrolithiasis findet man bei Patienten ohne Gicht nur in 0,01 %, bei Gichtpatienten aber bis zu 25 %, bei sogenannten Hyperexkretoren sogar bis zu 40 %. Die Gichtniere ist durch **interstitielle Ablagerungen von Uratmikrokristallen** im Sinne einer **abakteriellen interstitiellen Nephritis** gekennzeichnet. Frühzeitig tritt eine Proteinurie auf. Hämaturie und Leukozyturie sind auf die zusätzlich häufig bestehende Nephrolithiasis und die Pyelonephritis zurückzuführen. Neuere Untersuchungen lassen erkennen, daß Hyperurikämie und Gicht allein nicht zur Einschränkung der Nierenfunktion führen, wohl aber,

Nephrolithiasis und Gichtniere: 25 % der Gichtpatienten haben eine Uratnephrolithiasis.
Die Gichtniere ist durch **interstitielle Ablagerungen von Uratmikrokristallen** im Sinne einer **abakteriellen interstitiellen Nephritis** gekennzeichnet.

wenn andere Faktoren wie Hypertonie und höheres Lebensalter hinzukommen.

Andere mit Gicht assoziierte Krankheiten: Bei Patienten mit Gicht findet man häufig **Übergewicht, Hypertriglyzeridämie, Hypertonie** und eine **gestörte Glukosetoleranz**, deshalb ist das **Arterioskleroserisiko erhöht.**

- **Andere mit Gicht assoziierte Krankheiten:** Bei Patienten mit Gicht findet man häufig **Übergewicht, Hypertriglyzeridämie, Hypertonie** und eine **gestörte Glukosetoleranz**. Die **erhöhte Arteriosklerosegefährdung** des Gichtpatienten ist eher diesen Begleitkrankheiten als der Gicht selbst zuzuschreiben.

Diagnose und Differentialdiagnose
Die Diagnose des akuten Gichtanfalls ist bei typischer Anamnese und klinischem Befund, bei schlagartiger Besserung der Beschwerden auf Kolchizin und bei erhöhten Harnsäurewerten gesichert. Bei chronischer Gicht kommt den Harnsäureablagerungen als Tophi wesentliche diagnostische Bedeutung zu.

Diagnose und Differentialdiagnose. Die Diagnose des akuten Gichtanfalls ist gesichert bei typischer Anamnese und klinischem Befund, bei schlagartiger Besserung der Beschwerden auf Kolchizin und bei erhöhten Harnsäurewerten. Der Nachweis von Harnsäurekristallen in den polymorphkernigen Leukozyten von Gelenkflüssigkeit (nur selten wird diese diagnostische Untersuchung durchgeführt) erhärtet die Diagnose. Bei chronischer Gicht kommt den Harnsäureablagerungen (Weichteil- und Knochentophi) wesentliche Bedeutung zu. Bei der Bewertung des Harnsäurespiegels ist der harnsäuresenkende Einfluß verschiedener Medikamente zu beachten.

Merke ▶

> ▶ ***Merke.*** Grundsätzlich sollte bei jeder Hyperurikämie der Urin auf Eiweiß, die Nierenretentionswerte und ebenso die Serum-Lipide untersucht werden. Mit der Nephrosonographie können Nierensteine ausgeschlossen werden.

Die **Differentialdiagnose** des akuten Gichtanfalls umfaßt praktisch alle rheumatischen Erkrankungen.
Als **Pseudogicht** wird ein Krankheitsbild bezeichnet, bei dem durch **Kalkablagerungen** an den Gelenken, an fibrösen und Kollagenstrukturen Gelenkbeschwerden auftreten.
Die **Weichteiltophi** müssen von Rheumaknoten, Kalkknoten, Xanthomen oder Heberden-Knoten abgegrenzt werden.

Die **Differentialdiagnose** des akuten Gichtanfalls umfaßt praktisch alle rheumatischen Erkrankungen, vor allem aber Psoriasis, Morbus Reiter und reaktive Arthritiden (z. B. Yersiniose) und die Monarthritis bei Gonorrhö. Auch die Sarkoidose kann ähnliche akute Gelenkbeschwerden hervorrufen.
Als **Pseudogicht** wird ein seltenes Krankheitsbild bezeichnet, bei dem durch **Kalkablagerungen** an den Gelenken, an fibrösen und Kollagenstrukturen ebenfalls Gelenkbeschwerden auftreten können. Betroffen sind dabei allerdings vorwiegend die großen Gelenke, in erster Linie das Kniegelenk.
Die **Weichteiltophi** müssen von Rheumaknoten, Kalkknoten, Xanthomen oder Heberden-Knoten abgegrenzt werden. Wichtig ist dann die chemische oder histologische Untersuchung.

Therapie Kupierung des akuten Gichtanfalls und langfristig die Verminderung des Harnsäurepools.

Therapie. Ziele der Therapie sind die Kupierung des akuten Gichtanfalls und langfristig die Verminderung des Harnsäurepools zur Vermeidung von chronischen Schädigungen.

Therapie des akuten Gichtanfalls: Allgemeine Maßnahmen sind Ruhigstellung des Gelenkes, kühlende Umschläge und Bettruhe.
Kolchizin ist heute nicht mehr das Mittel der ersten Wahl; behandelt wird mit **nichtsteroidalen Antiphlogistika** (Indometacin, Diclofenac).
Wird hierdurch der Gichtanfall nicht beherrscht, können **Kortikosteroide** gegeben werden.

- **Therapie des akuten Gichtanfalls:** Allgemeine Maßnahmen sind Ruhigstellung des betroffenen Gelenks, kühlende Umschläge und evtl. Bettruhe. Das Mittel der ersten Wahl war früher, wegen seiner spezifischen Wirksamkeit, **Kolchizin**. Oral werden 0,5–1 mg zu Beginn und dann stündlich 0,5 mg verabreicht, bis die Schmerzen nachlassen oder Nebenwirkungen (Übelkeit, Brechreiz, Erbrechen, Diarrhö) auftreten. Die Tageshöchstdosis von 6–8 mg sollte nicht überschritten werden. Durchfälle können symptomatisch mit Imodium® behandelt werden.
Wegen der hohen Nebenwirkungsrate wird Kolchizin kaum noch verwendet und ist durch **nichtsteroidale Antiphlogistika** ersetzt (z. B. Indometacin, Diclofenac). Man gibt 50–100 mg per os oder als Suppositorium und dann alle 6–8 Stunden 25–50 mg bis zum Abklingen der Beschwerden. Die Nebenwirkungen dieser nichtsteroidalen Antiphlogistika sind zu beachten. Wenn der Gichtanfall durch diese Medikamente nicht beherrscht wird, können **Kortikosteroide** (z. B. 2×25–50 mg Prednison) gegeben werden.

Lokaltherapie: kühlende Umschläge, Bein hochlagern.

- **Lokaltherapie:** kühlende (Alkohol) Umschläge, Bein ruhig lagern.

• **Langzeittherapie:** Die Langzeittherapie hat die Normalisierung des Uratpools zum Ziel. Dabei sollte der Harnsäurespiegel dauerhaft auf Werte unter 5 mg/dl gesenkt werden.

Langzeittherapie: Das Ziel der Langzeittherapie ist die Normalisierung des Uratpools mit Senkung des Harnsäurespiegels auf Werte unter 5 mg/dl.

> ▶ ***Merke.*** Die niedrigen Harnsäurekonzentrationen führen zu einer Auflösung der Uratablagerungen und vorübergehend in den ersten Monaten zu hohen interstitiellen Harnsäurekonzentrationen, die einen erneuten Gichtanfall auslösen können. Eine Prophylaxe mit niedrigen Dosen eines nichtsteroidalen Antiphlogistikums oder mit Kolchizin (0,5–1 mg/d) kann deshalb von Nutzen sein.

◀ **Merke**

• **Diät:** Diätetische Maßnahmen bestehen in der Normalisierung des Körpergewichts und in einer Einschränkung der Purin- und Alkoholzufuhr. Purinreiche Nahrungsmittel sind Innereien, bestimmte Fischsorten und Fleisch, sie sollten deshalb weggelassen bzw. der Fleischkonsum auf 100–150 g pro die reduziert werden. Alkohol führt über eine Erhöhung des Laktats und einer Aktivierung des Adeninnukleotidumsatzes zu einer Harnsäureerhöhung, zu berücksichtigen ist auch der Puringehalt einiger alkoholischer Getränke (z. B. Bier). Der Verbrauch sollte deshalb eingeschränkt werden. Die diätetische Behandlung ist bei Harnsäurewerten bis 9 mg/dl ausreichend. Eine Arzneitherapie ist überflüssig.

Diät: Die Diät besteht in einer Kalorienreduzierung zur Normalisierung des Körpergewichts und in einer Einschränkung der Purin- und Alkoholzufuhr.

• **Medikamentöse Therapie:** Die medikamentöse Therapie ist indiziert, wenn mit diätetischen Maßnahmen allein der Harnsäurespiegel nicht gesenkt werden kann. Das Mittel der Wahl ist heute **Allopurinol**, das urikostatisch wirkt. Es hemmt die Hypoxanthinoxidase und damit die Bildung von Harnsäure, ebenso die De-novo-Purinsynthese. Der Serum-Harnsäurespiegel wird gesenkt, die Ausscheidung von Hypoxanthin ist erhöht. Die Dosierung ist abhängig von der Senkung des Harnsäurespiegels; sie beträgt 100–300 mg täglich. Nur selten ist eine höhere Dosis erforderlich.
Unerwünschte Wirkungen sind selten, gelegentlich werden gastrointestinale Störungen oder allergische Reaktionen beobachtet. Wechselwirkungen bestehen mit anderen Medikamenten. So muß bei gleichzeitiger Behandlung mit 6-Mercaptopurin und Azathioprin die Dosis deutlich reduziert werden. Auch die Wirkung von Dicumarol wird verstärkt.
Urikosurika werden kaum noch eingesetzt. Sie steigern die Harnsäureexkretion durch Hemmung der tubulären Rückresorption. Die renale Harnsäureausscheidung ist in den ersten Wochen erhöht, es besteht **die Gefahr der Nierensteinbildung**, wenn nicht für eine reichliche Flüssigkeitszufuhr und eine **Alkalisierung des Harns** gesorgt wird. Die noch im Handel befindliche Substanz ist Benzbromaron (Tagesdosis 50–80 mg/d). Bei renaler Symptomatik ist es kontraindiziert, als Nebenwirkungen werden gastrointestinale Störungen und allergische Reaktionen beobachtet. Grundsätzlich ist zur Behandlung der Gicht Allopurinol bevorzugt einzusetzen, es sei denn, es besteht eine Allopurinol-Allergie.

Medikamentöse Therapie: Sie ist indiziert, wenn mit diätetischen Maßnahmen allein der Harnsäurespiegel nicht gesenkt werden kann. Das Mittel der Wahl ist **Allopurinol**, das urikostatisch wirkt. Es hemmt die Hypoxanthinoxidase und die Bildung von Harnsäure. Die einmalige tägliche Dosis beträgt 300 mg.

Unerwünschte Wirkungen sind selten, gelegentlich kommt es zu gastrointestinalen Störungen oder allergischen Reaktionen.

Urikosurika werden kaum noch eingesetzt. Sie sind nur noch indiziert, wenn eine Allopurinolallergie besteht.
In den ersten Wochen besteht die **Gefahr der Nierensteinbildung.** Deshalb sollte für eine **reichliche Flüssigkeitszufuhr** und **Alkalisierung des Harns** gesorgt werden.

• **Therapie der sekundären Hyperurikämien:** Eine Therapie der Hyperurikämie bei Patienten mit Niereninsuffizienz ist nur notwendig, wenn der Harnsäurespiegel über 9 mg/dl liegt und klinische Zeichen einer Gicht auftreten. Die Dosierung liegt zwischen 100 und 150 mg Allopurinol täglich. Bei myeloproliferativen Erkrankungen und bei Zytostatika-Therapie ist eine Behandlung mit Allopurinol bei Harnsäurewerten über 10 mg/dl angezeigt. Bei den übrigen sekundären Hyperurikämien sollte die zugrundeliegende Ursache behandelt bzw. eliminiert werden.

• **Therapie der sekundären Hyperurikämien:** Die Behandlung richtet sich nach der jeweils zugrundeliegenden Ursache. Eine Therapie der Hyperurikämie bei Patienten mit Niereninsuffizienz ist in der Regel nicht erforderlich.

Klinischer Fall

Der 51jährige, deutlich übergewichtige Patient war nach einem Familienfest, bei dem er reichlich gegessen und Alkohol getrunken hatte, in der Nacht mit heftigen Schmerzen im Bereich des rechten Großzehenballens aufgewacht, die Gelenkgegend war geschwollen, hochrot und fühlte sich heiß an. Die Temperatur betrug 38,5 °C. Die Schmerzen wurden im Laufe der Nacht immer stärker, es war ihm unmöglich, Strümpfe oder Schuhe anzuziehen.

Auf Befragen gab der Patient an, daß auch sein Vater an solchen Schmerzanfällen gelitten hätte. Bei der Untersuchung zeigte das Großzehengrundgelenk alle Zeichen einer akuten Entzündung: Calor, Rubor, Dolor und Tumor. Die Leukozytenzahl war auf 11 000 erhöht, die Harnsäure betrug 10,8 mg/dl.

Unter einer Behandlung mit Diclofenac/Supp. 50 mg 3 × täglich klangen die Beschwerden rasch ab, die Gelenkgegend zeigte eine Schuppung und Hautjucken. Eine Ernährungsberatung wurde durchgeführt und eine Behandlung mit Allopurinol (300 mg/d) eingeleitet.

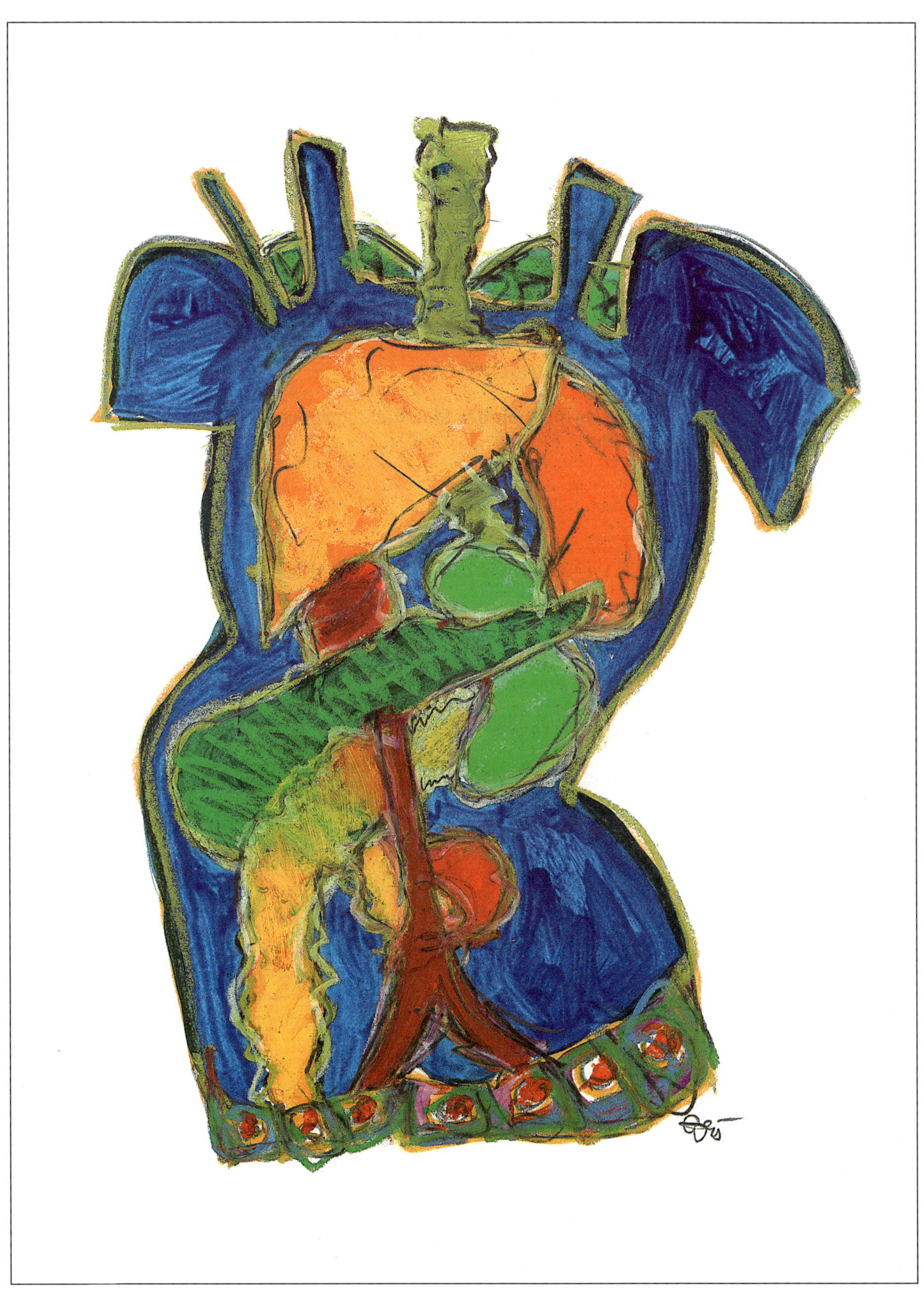

Gastroenterologie

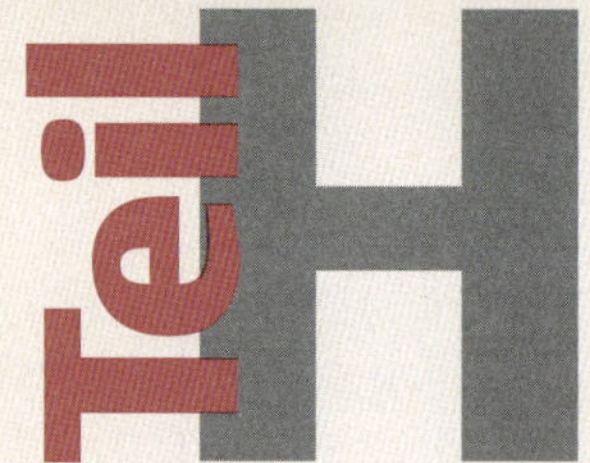

Gastroenterologie

W. Rösch

1 **Erkrankungen der Mundhöhle und des Rachens**

1 Erkrankungen der Mundhöhle und des Rachens

1.1 **Mundhöhle**

1.1 Mundhöhle

Die Inspektion der Mundhöhle gehört zur klinischen Routineuntersuchung.

Die Inspektion der Mundhöhle gehört zur klinischen Routineuntersuchung: Fachspezifische Erkrankungen fallen in das Gebiet des Dermatologen oder Hals-Nasen-Ohren-Arztes. Im folgenden sollen deshalb nur einige wenige Krankheitsbilder kursorisch dargestellt werden, bei denen die Mundhöhle als erste Etappe des Verdauungstrakts imponiert.

1.1.1 **Cheilitis, Makrocheilie**

1.1.1 Cheilitis und Makrocheilie

Eine **Cheilitis** findet sich bei Eisen- und Vitamin-B-Mangel sowie im Rahmen einer Herpes-simplex-Infektion.

Bei den Infektionen dominieren Herpes simplex und Mykosen (▤ H-**1**).

Eine entzündliche Veränderung im Lippenbereich kann Begleiterscheinung einer allgemeinen Stoffwechselstörung (Eisenmangel, Ariboflavinose), aber auch durch ekzematöse Reaktionen auf Kontaktallergene, evtl. mit bakterieller Sekundärinfektion, bedingt sein.
Bei den primär infektiösen Entzündungen dominieren Virusinfekte (Herpes simplex) und mykotische Infektionen (▤ H-**1**).

H-1: Nosologische Einteilung der Cheilitiden

Primär infektiöse Entzündungen

- ▷ virale Infektionen (z. B. Herpes simplex)
- ▷ bakterielle Infektionen (z. B. Impetigo contagiosa)
- ▷ mykotische Infektionen (z. B. Candida albicans)

Nichtinfektiöse Entzündungen

- ▷ radiogen (z. B. durch UV-Licht)
- ▷ allergisch (z. B. Kontaktekzem)
- ▷ autoimmunologisch (z. B. Lupus erythematodes)
- ▷ dermatologisch (z. B. Psoriasis, Lichen planus)
- ▷ dysmetabolisch (z. B. Eisen-, Vitamin-B-Mangel)

Beim Quincke-Ödem kommt es häufig zu einer **Makrocheilie**.

Eine **Makrocheilie** findet sich beim Quincke-Ödem als angioneurotische Reaktion auf Arzneimittel oder Nahrungsmittelallergene, häufig mit Zungen- und Glottisbeteiligung. Eine chronische Makrocheilie ist häufigstes Symptom des Melkersson-Rosenthal-Syndroms (idiopathische familiäre periphere Fazialisparese mit Lippen- und Gesichtsschwellung und Lingua plicata).

1.1.2 **Mundwinkelrhagaden**

1.1.2 Mundwinkelrhagaden

Sie können Ausdruck eines Eisen- und Vitamin-B-Mangels sein und treten bei Ekzemkrankheiten, Neurodermitis sowie bei entzündlichen Reaktionen (z. B. Staphylokokkeninfektionen) auf.

Faulecken (Perlèche) entstehen im Zusammenwirken verschiedener exogener Noxen mit einer Disposition zu entzündlichen Reaktionen, z. B. als Staphylokokken- oder Streptokokkeninfekt, bei Eisen- und Vitamin-B-Mangel, bei Ekzemkrankheiten einschließlich Neurodermitis und bei Kandidainfektion.

1.1.3 Stomatitis aphthosa

Jeder 10. Erwachsene leidet an »habituellen Aphthen«, linsenförmigen fibrinbedeckten Epitheldefekten, die schmerzhaft sind und zu Rezidiven neigen.
In 16% verbirgt sich hinter einer hartnäckigen Aphthose ein Malabsorptionssyndrom, daneben ist an einen Morbus Behçet zu denken.
Bei habituellen Aphthen ist keine Therapie möglich, bei einer Herpes-simplex-Infektion antivirale Therapie, z. B. mit Zovirax.

1.1.3 Stomatitis aphthosa

Habituelle Aphthen neigen zum Rezidiv. In 16% liegt bei diesen Patienten ein Malabsorptionssyndrom vor.

1.1.4 Symptom »graue, glatte Zunge«

Ursachen der grauen, glatten Zunge, die an eine Leukoplakie erinnert, sind Lichen ruber planus atrophicus, häufig mit Diabetes mellitus vergesellschaftet, Sklerodermie, Amyloidose, A-Hypovitaminose und Eisenmangel.

1.1.4 Symptom »graue, glatte Zunge«

Eine graue, glatte Zunge kann auf einen Vitamin-A-Mangel hinweisen. Andere Ursachen: Lichen ruber planus atrophicus, Sklerodermie, Amyloidose.

1.1.5 Symptom »rote, glatte Zunge«

Die chronische rote, glatte Zunge wird häufig bei allgemeinen Stoffwechselstörungen, Malabsorptionssyndromen und Lebererkrankungen gefunden; die Möller-Hunter-Glossitis weist im Rahmen einer Autoimmunopathie auf eine Perniziosa hin. Neben einem Vitamin-B_{12}-Mangel ist wie beim Plummer-Vinson-Syndrom an einen komplexen Eisen- und Vitaminmangel zu denken, insbesondere auch an B-Hypovitaminosen, wie sie z. B. auch im Rahmen einer protrahierten Antibiotikatherapie beobachtet werden können.

1.1.5 Symptom »rote, glatte Zunge«

Die rote, glatte Zunge findet sich häufig bei Leberzirrhose, aber auch bei Malabsorption. Die Möller-Hunter-Glossitis weist im Rahmen einer Autoimmunopathie auf eine Perniziosa hin.

1.1.6 Symptom »trockener Mund«

Chronische Mundtrockenheit ist meist Ausdruck eines mangelnden Speichelflusses (**Xerostomie**). Zu den häufigsten Ursachen gehören eine Langzeitmedikation mit Psychopharmaka, Antidepressiva und Antihypertensiva wie Clonidin, α-Methyldopa und Guanethidin. Ferner ist an das zu den Autoimmunerkrankungen des rheumatischen Formenkreises zu rechnende Sjögren-Syndrom (Sicca-Syndrom) zu denken.

1.1.6 Symptom »trockener Mund«

Ein trockener Mund wird nicht selten unter einer Langzeitmedikation mit Psychopharmaka und Antihypertensiva beobachtet. Auch ist an das Sjögren-Syndrom zu denken.

1.1.7 Gingivitis

Entzündliche Veränderungen in der Mundhöhle können infektiöse, hämatopathische, endokrine oder toxisch-systemische Ursachen haben. Erinnert sei an die leicht blutende hyperplastische Gingivitis bei Avitaminose C (Skorbut), die ulzeröse Gingivitis bei der Plaut-Vincent-Angina oder unter Immunsuppression, die chronische Gingivitis bei Diabetes mellitus und Anorexia nervosa und entsprechende Veränderungen bei Morbus Crohn, Amyloidose und malignen Hämoblastosen.

1.1.7 Gingivitis

Eine Gingivitis findet sich bei der Avitaminose C, bei Diabetes mellitus, bei malignen Hämoblastosen, bei der Plaut-Vincent-Angina und unter Immunsuppression.

1.2 Rachen

1.2 Rachen

1.2.1 Akute und chronische Pharyngitis

Eine isolierte Entzündung des Rachens ist selten, meist handelt es sich um eine Mitreaktion der Schleimhaut und des lymphatischen Rachenrings bei viralen oder bakteriellen Infekten.
Dauert das Krankheitsbild mit Halskratzen, Schmerzen beim Schlucken und Trockenheitsgefühl im Rachen länger als 3 Wochen an, muß nach einer chronischen Nasennebenhöhlenentzündung oder einer chronischen Tonsillitis gefahndet werden.

1.2.1 Akute und chronische Pharyngitis

Bei der Pharyngitis handelt es sich meist um eine Mitreaktion des Rachenraums im Rahmen bakterieller und viraler Infekte.
Dauert das Krankheitsbild länger als 3 Wochen an, muß an eine chronische Nasennebenhöhlenentzündung oder Tonsillitis gedacht werden.

1.2.2 Halitosis, Foetor ex ore

Mundgeruch findet sich bei mangelhafter Mundhygiene und Zahnpflege, Parodontose, schlecht sitzenden Zahnprothesen, Entzündungen, beim Zenkerschen Divertikel, bei Achalasie, Tumoren des oberen Verdauungstrakts und einer Magenausgangsstenose.

1.2.2 Halitosis, Foetor ex ore

Mundgeruch ist ein weitverbreitetes Phänomen und weist auf einen ausgeprägten Nikotinkonsum, Erkrankungen der Atemwege oder des Verdauungstraktes sowie der Mundhöhle hin. Ist der Foetor ex ore für die Umgebung nicht reproduzierbar, muß eine endogene Depression ausgeschlossen werden.
Mangelhafte Mundhygiene und Zahnpflege, Parodontose, schlecht sitzende und zur Belagsbildung neigende Zahnprothesen sowie Entzündungen oder zerfallende Tumoren sind die häufigsten Ursachen. Von seiten des Gastrointestinaltraktes ist in erster Linie an ein Zenkersches Divertikel, eine Achalasie, ein Ösophagus-, Kardia- oder Magenkarzinom oder eine benigne Magenausgangsstenose zu denken. Bei Foetor ex ore können Prokinetika, aber auch Chlorophyllpräparate empfohlen werden.

2 Erkrankungen der Speiseröhre

2.1 Anatomie und Pathophysiologie des Ösophagus

Der ca. 25 cm lange Ösophagus reicht vom Ringknorpel bis zur Kardia. In ihrer Funktion als Sphinkter verhindert die Kardiamuskulatur den Reflux von Mageninhalt in die Speiseröhre. Die Auskleidung der Speiseröhre mit **Plattenepithel** reicht bis zur **Ora serrata** (Z-Linie), der Grenze zum Zylinderepithel des Magens.
Die 3 physiologischen Engen (S H-**1**) stellen **Prädilektionsstellen für Malignome dar.**

Durch gerichtete peristaltische Wellen werden Nahrung und Flüssigkeit in den Magen befördert.
Unter **Dysphagie** versteht man Schwierigkeiten beim Schlucken und beim Transport der Nahrung. Dies kann ein Hinweis auf eine organische oder funktionelle Stenose sein. Die **Odynophagie** (Schmerzen beim Schlucken), die **Aphagie** (Bolusobstruktion) sowie das **Sodbrennen** (retrosternales und pharyngeales Brennen) sind weitere Leitsymptome ösophagealer Erkrankungen.

Je nach Lokalisation des Passagehindernisses können ein **retrosternales Druckgefühl,** ein **epigastrischer Schmerz** und **Regurgitation** hinzukommen (S H-**1**).

2 Erkrankungen der Speiseröhre

2.1 Anatomie und Pathophysiologie des Ösophagus

Der Ösophagus, etwa 25 cm lang, beginnt in Höhe des Ringknorpels und endet an der Kardia, die als funktioneller Sphinkter physiologischerweise einen Reflux von Mageninhalt in die Speiseröhre verhindert. Er ist mit **Plattenepithel** ausgekleidet; die Grenze zum Zylinderepithel der Kardia, **Ora serrata** genannt (Z-Linie), verläuft 2–3 cm oberhalb der anatomischen Kardia und ist, insbesondere bei einer axialen Hernie, als ringförmige Struktur (Schatzki-Ring) ausgebildet. Der Ösophagus hat keinen Serosaüberzug. Als **physiologische Engen** werden der **Ösophagusmund** (oberer Sphinkter), eine **leichte Einengung in Höhe des Aortenbogens** und der **untere Ösophagussphinkter** bezeichnet. Sie stellen **Prädilektionsstellen für Malignome** dar (S H-**1**).
Primäre Aufgabe der Speiseröhre ist der aktive Transport der Nahrung, auch gegen die Schwerkraft, in den Magen. Bei einer Reihe von funktionellen Erkrankungen ist diese gerichtete Peristaltik gestört, wobei der Übergang zu organischen Läsionen fließend ist, wenn das Prinzip der Einbahnstraße verlassen wird.
Leitsymptome von Ösophaguserkrankungen sind
- die **Dysphagie**, d.h. Schwierigkeiten beim Schlucken und Transport durch die Speiseröhre als Hinweis auf eine organische oder funktionelle Stenose
- die **Odynophagie** (Schmerzen beim Schlucken)
- die **Aphagie** (Bolusobstruktion)
- **Sodbrennen** (retrosternales und pharyngeales Brennen) als Hinweis auf eine Refluxkrankheit und
- die **Hypersalivation**.

Je nach Lokalisation eines Passagehindernisses können noch ein **retrosternales Druckgefühl, ein epigastrischer Schmerz** und **Regurgitationen** hinzukommen. Unter dem **Globusgefühl** versteht man die Mißempfindung, daß etwas »im Halse stecken geblieben« ist. Dabei ist eine normale Nahrungsaufnahme möglich.
Allein die Tatsache, daß sich die Speiseröhre bei einem Patienten bemerkbar macht, daß der Patient sozusagen **seinen Ösophagus spürt, rechtfertigt eine gezielte Untersuchung des Organs.**

Synopsis H-1: Physiologische Engen

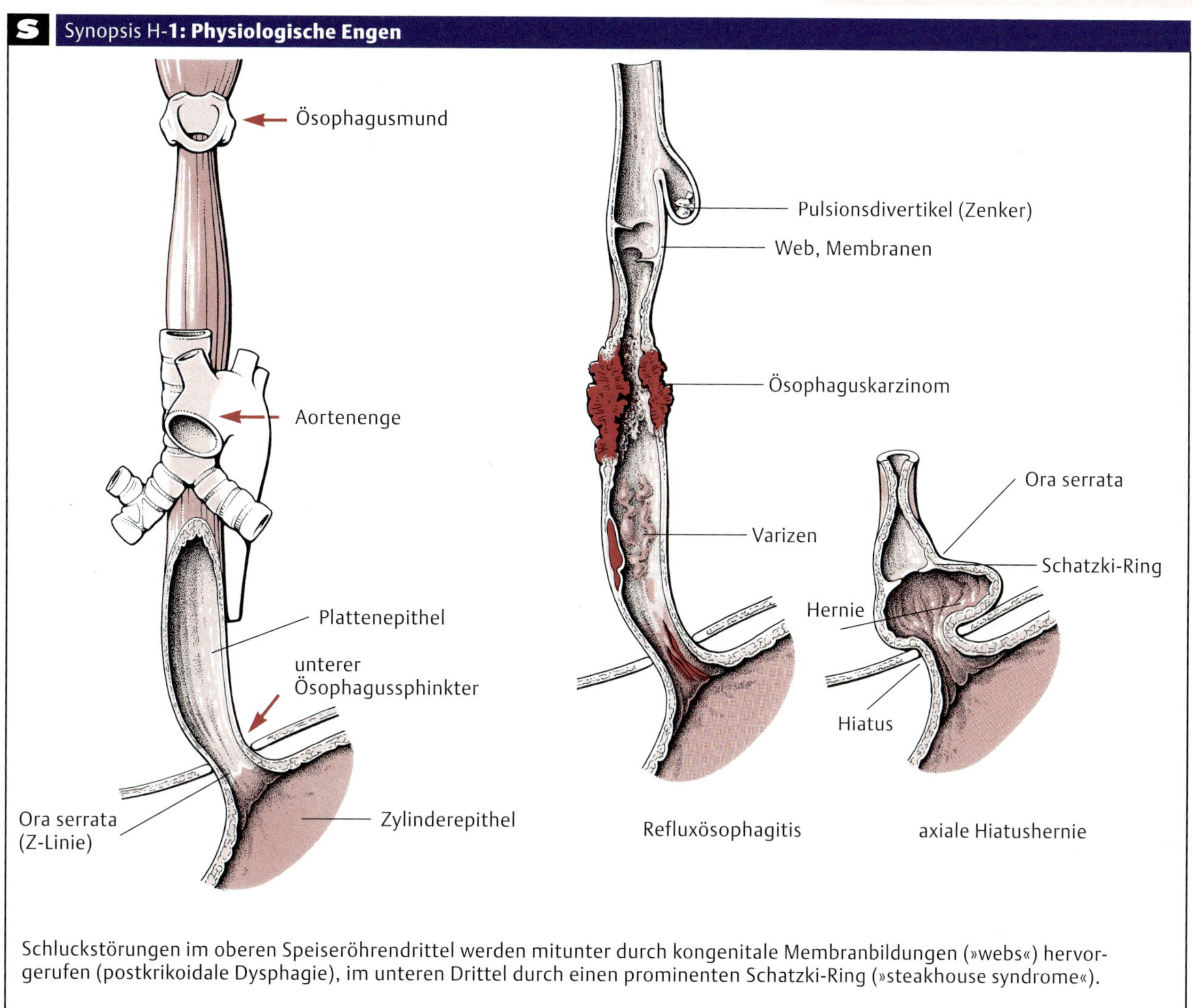

Schluckstörungen im oberen Speiseröhrendrittel werden mitunter durch kongenitale Membranbildungen (»webs«) hervorgerufen (postkrikoidale Dysphagie), im unteren Drittel durch einen prominenten Schatzki-Ring (»steakhouse syndrome«).

Im folgenden (H-**2**) sind die wichtigsten Erkrankungen, die mit dem Leitsymptom Dysphagie einhergehen, exemplarisch aufgelistet.

H-2: Ursachen von Dysphagie

Mechanische Läsionen	(65 %)	**Neuromuskuläre Motilitätsstörungen**	(15 %)
▷ Ösophagustumoren	(40 %)	▷ neurogene oder myogene Funktionsstörungen	
▷ mediastinale Prozesse		▷ Achalasie	
▷ peptische Stenosen		▷ diffuser Ösophagusspasmus	
▷ Narben, Membranen und Ringe (z. B. Plummer-Vinson-Syndrom)		▷ Kollagenosen	
▷ Zenker-Divertikel		**Schleimhautläsionen**	(15 %)
▷ Osteophyten		▷ Ösophagusulkus	
▷ Hiatushernie		▷ Ösophagitis	
		Ohne organischen Befund	(5 %)

◀ **Merke**

Merke. Das Leitsymptom Dysphagie muß immer ernst genommen werden, da in 40 % die Ursache dieses Leitsymptoms ein Ösophaguskarzinom ist.

Die **Dysphagie** ist auf eine organische oder funktionelle Stenose zurückzuführen.
Bei der **Pseudodysphagie** (Globus hystericus) ist eine normale Nahrungsaufnahme möglich.

Während bei der Dysphagie, die auf eine organische oder funktionelle Stenose zurückzuführen ist, die Schluckstörungen während der Nahrungsaufnahme bestehen, ist bei der **Pseudodysphagie** (Globus hystericus) die Nahrungsaufnahme unproblematisch; das Fremdkörpergefühl besteht zwischen den Mahlzeiten. Gelegentlich läßt sich hierbei manometrisch eine **»hohe Achalasie«** (krikopharyngeale Achalasie) nachweisen, die durch eine chirurgische Inzision des Musculus cricopharyngeus angehbar ist, häufig liegt jedoch eine neurotische Persönlichkeit vor. Eine Refluxkrankheit sollte allerdings vor der chirurgischen Therapie unbedingt ausgeschlossen werden, weil eine Myotonie dann kontraindiziert ist.
Bei der **Dysphagia lusoria** führt eine Aortenbogenanomalie zu einer röntgenologisch nachweisbaren Ösophagusimpression, die jedoch im allgemeinen keiner Therapie bedarf.

Die **oropharyngeale Dysphagie** geht auf Koordinationsstörungen im Bereich des Ösophagusmunds zurück (H-**3**).

Je nach Sitz der Mißempfindungen während des Schluckens wird eine **oropharyngeale Dysphagie** (H-**3**), in der Regel hervorgerufen durch eine zentralnervöse Erkrankung mit Koordinationsstörung im Bereich des Ösophagusmundes, von einer **ösophagealen Dysphagie** differenziert.

H-3: Differentialdiagnose der oropharyngealen Dysphagie

Zentralnervöse Systemerkrankungen

- Bulbärparalyse
- zerebrale Ischämie

Myogene Erkrankungen

- Muskeldystrophie
- Myasthenia gravis
- thyreotoxische Myopathie

Postoperative Dysphagie nach ausgedehnten Eingriffen am Oropharynx

Idiopathische Dysfunktion, Zenker-Divertikel

Seltene Ursachen sind die Dysphagia lusoria bei Gefäßanomalien, eine retrosternale Struma, ein Aortenaneurysma, Mediastinaltumoren und das Plummer-Vinson-Syndrom (postkrikoidale Membranen bei Eisenmangel)

2.2 Funktionelle Erkrankungen

2.2.1 Achalasie

Definition ▶

Definition. Der Achalasie liegt eine neuromuskuläre Erkrankung der gesamten Speiseröhre zugrunde. Es fehlt eine gerichtete Peristaltik, auf einen Schluckakt hin unterbleibt die Öffnung des unteren Sphinkters (Kardiospasmus), so daß es zu einer Nahrungsretention mit Ausbildung eines Megaösophagus kommt. Funktionell handelt es sich um eine partielle parasympathische Denervierung des Plexus myentericus Auerbach.

Epidemiologie Die Achalasie ist selten: Jährlich erkranken 1 : 100 000 Einwohner.

Epidemiologie. Der Häufigkeitsgipfel der Achalasie liegt zwischen dem 40. und 50. Lebensjahr, Männer erkranken gleich häufig wie Frauen. Die jährliche Neuerkrankungsrate beträgt 1 : 100 000.

Ätiopathogenese Die Ätiologie der **primären Achalasie** ist nicht bekannt, eine **sekundäre Achalasie** findet sich bei der Chagas-Krankheit und gelegentlich beim Kardiakarzinom.

Ätiopathogenese. Die Ätiologie der **primären Achalasie** ist unklar; nicht immer läßt sich eine Reduktion der Ganglienzellzahl nachweisen. Eine **sekundäre Achalasie** findet sich bei der Chagas-Krankheit (Trypanosoma cruzei) und beim Kardiakarzinom, wenn durch das Tumorwachstum die intramuralen Plexus zerstört wurden.

Klinik. Leitsymptom der Achalasie ist die **Dysphagie für flüssige und feste Speisen,** wobei psychische Einflüsse diskutiert werden. **Retrosternalschmerz** (spontan) und **Regurgitation** unverdauter Nahrung sind häufig, vor allem nachts kann es zu Aspirationen kommen. Mit zunehmender Ausbildung eines **Megaösophagus** stellt sich ein Gewichtsverlust ein, wenn es dem Patienten nicht mehr gelingt, durch Nachtrinken von Flüssigkeit oder Preßmanöver die Nahrung durch die Engstellung der Kardia in den Magen zu befördern.

Klinik Leitsymptom der Achalasie ist die **Dysphagie für flüssige und feste Speisen.** Retrosternalschmerz und Regurgitation unverdauter Nahrung sind häufig, letztere kann über eine nächtliche Aspiration zur Pneumonie führen. Durch fortschreitende Einengung kommt es zum **Megaösophagus** mit Gewichtsverlust, weil die Kardia kaum noch passierbar ist.

Diagnose (Tabelle H-**4**). Eine Verbreiterung des Mediastinums sowie Plätschergeräusche bei körperlicher Bewegung können auf eine Achalasie hinweisen. Die Diagnose wird röntgenologisch gestellt (Synopsis H-**2**). Die Endoskopie dient primär dem **Ausschluß eines Kardiakarzinoms.** Bei der Thoraxaufnahme fehlt häufig die Magenblase, das Mediastinum ist verbreitert und läßt Flüssigkeitsspiegel erkennen.

Diagnose (Tabelle H-**4**) Die Diagnose der Achalasie wird röntgenologisch gestellt (Synopsis H-**2**). Die Endoskopie dient dem **Ausschluß eines Kardiakarzinoms.**

H-4: Diagnostische Kriterien der Achalasie

Röntgenuntersuchung / Endoskopie	Manometrie
Röntgenuntersuchung	▷ simultane, häufig repetitive Kontraktionen
▷ Megaösophagus	▷ erhöhter Ruhedruck im tubulären Ösophagus
▷ Verlust propulsiver Kontraktionen	▷ erhöhter Sphinkterdruck
▷ fadendünnes trichterförmiges Kardiasegment	▷ inkomplette oder fehlende Erschlaffung
Endoskopie	▷ abnorme Sensitivität gegenüber Cholinergika, Pentagastrin und CCK
▷ weiter Ösophagus mit segmentalen Kontraktionsringen	▷ Normalisierung des Sphinkters auf Glukagon
▷ Flüssigkeits- oder Nahrungsretention	
▷ glatte Kardiapassage auf Druck	
▷ Stase-Ösophagitis	

Synopsis H-2: Megaösophagus bei Achalasie

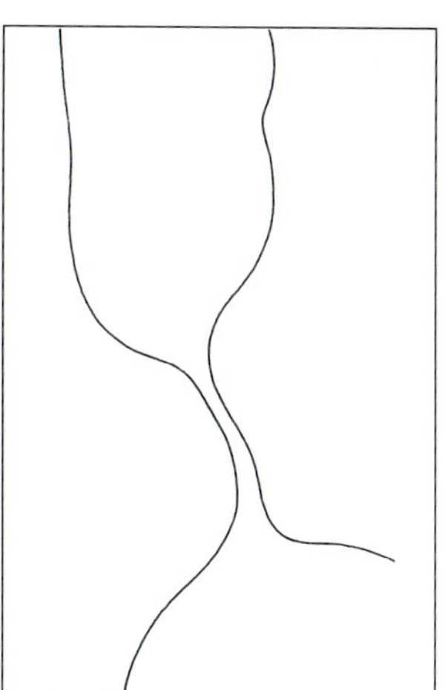

fast immer Achalasie

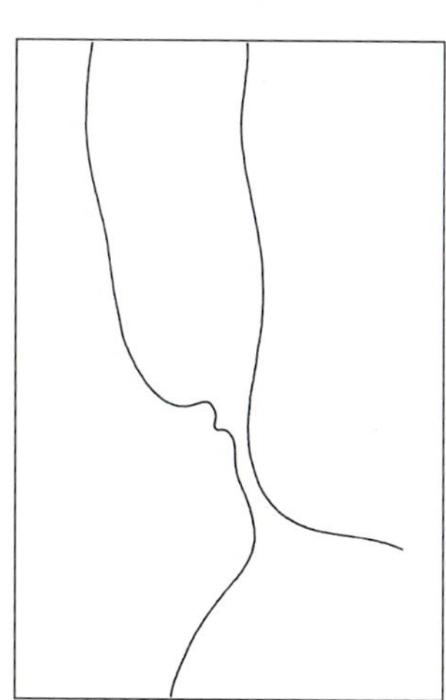

Achalasie?
Kardiakarzinom?

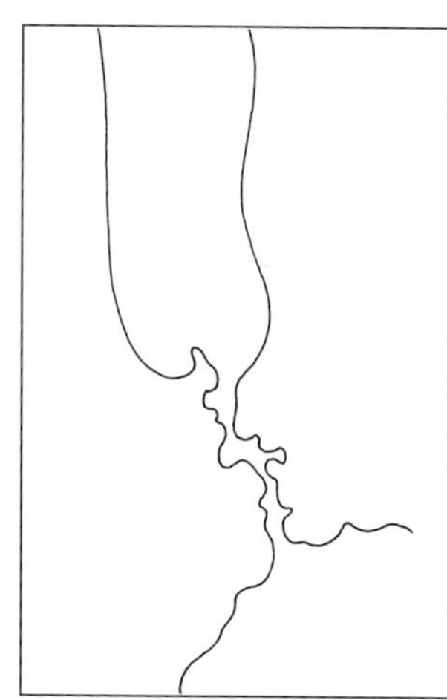

immer Karzinom

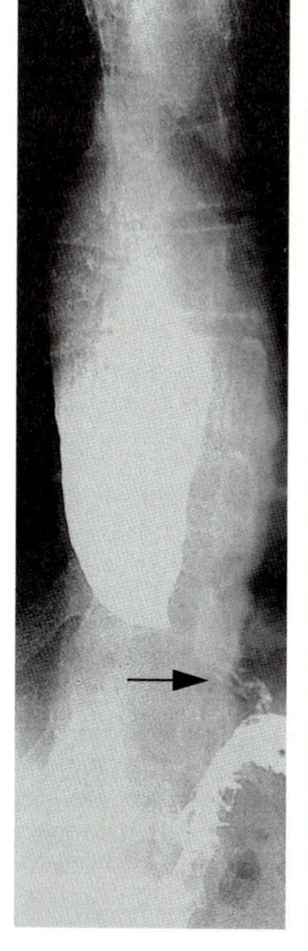

Differentialdiagnose:
Achalasie – Kardiakarzinom – Megaösophagus

Nahrungsreste und eine Retentionsösophagitis sind indirekte Hinweiszeichen auf eine Achalasie. Für die Diagnostik wegweisend ist die Engstellung des Kardiasegments (s. H-2), die mit dem Endoskop problemlos überwunden werden kann.
Zur **Differenzierung zwischen Achalasie und diffusem Ösophagospasmus** dient die manometrische Untersuchung der Speiseröhre, wobei eine hypermotile Form von einer hypomotilen Form der Achalasie unterschieden wird.

Beweisend sind:
- eine fehlende Erschlaffung des unteren Ösophagussphinkters
- eine Erhöhung des Ruhedrucks
- eine Überempfindlichkeit gegenüber Parasympathikomimetika.

Komplikationen der Achalasie sind rezidivierende **Bronchopneumonien** sowie, wenn auch selten, ein **Plattenepithelkarzinom** der Speiseröhre. Das Krebsrisiko ist um den Faktor 10 erhöht (*vgl. S. 993*).

Je nach Ausbildung eines Megaösophagus werden bei der Bariumdarstellung **drei Schweregrade** unterschieden, wobei im **Stadium I** eine unkoordinierte Motorik bei Flüssigkeitsretention, im **Stadium II** eine Dilatation und im **Stadium III** (dekompensierte Achalasie) eine massive Nahrungsretention nachweisbar ist. Kennzeichnend ist eine trichterförmige Engstellung des Kardiasegments (Sektglasform, s. H-2) mit fehlendem oder stark verzögertem Übertritt des Kontrastmittels in den Magen.
Diese Engstellung kann bei der Endoskopie problemlos überwunden werden; die Ösophagusmukosa weist häufig Zeichen einer **Retentionsösophagitis** auf. Retinierte Flüssigkeit oder Speisereste weisen auf eine funktionelle Entleerungsstörung hin, mitunter findet sich auch ein Soorbefall.
Insbesondere zur Differenzierung zwischen Achalasie und diffusem Ösophagospasmus (*s. u.*) dient eine manometrische Untersuchung der Speiseröhre, wobei eine hypermotile Form (»vigorous achalasia«) von einer hypomotilen Form unterschieden wird.
Beweisend sind eine fehlende Erschlaffung des unteren Ösophagussphinkters, eine Erhöhung des Ruhedrucks sowie eine Überempfindlichkeit **gegenüber Parasympathikomimetika**, dabei lassen sich durch **Mecholyl** schmerzhafte Kontraktionen auslösen. Eine gerichtete Peristaltik fehlt, jegliche peristaltische Aktivität läuft simultan ab (tertiäre Kontraktionen).
Viele Patienten weisen eine langjährige Anamnese mit zunehmenden Schluckbeschwerden auf, bevor sie den Arzt aufsuchen. Im Spätstadium liegt oft eine ausgeprägte Kachexie vor, kompliziert durch rezidivierende bronchopulmonale Infekte. **Eine Spätkomplikation ist die Ausbildung eines Plattenepithelkarzinoms** (*vgl. S. 993*) im mittleren Drittel, das wegen der schon jahrelang bestehenden Dysphagie fast immer zu spät erkannt wird. Das Karzinomrisiko ist um den Faktor 10 höher als bei einem Kontrollkollektiv.

Differentialdiagnose In erster Linie ist an ein Kardiakarzinom, aber auch an seltene Motilitätsstörungen, wie Nußknacker-Ösophagus und hypertensiven unteren Ösophagussphinkter, zu denken (H-**5**).

Differentialdiagnose. Differentialdiagnostisch ist in erster Linie ein Kardiakarzinom auszuschließen, das gelegentlich durch Zerstörung der intramuralen Plexus sogar eine sekundäre Achalasie zu induzieren vermag. Dann bereitet aber die endoskopische Passage in den Magen Probleme (H-**5**).

H-5: Differenzierung Achalasie – Ösophagusneoplasie

	Achalasie	Ösophagusneoplasma
▷ Spontaner Retrosternalschmerz	ja	nein
▷ Rasche Zunahme	nein	ja
▷ Dysphagie für feste Speisen	nein	ja
▷ Besserung bei langsamem Essen	ja	nein
▷ Schmerzen bei Beginn des Essens	nein	ja

Therapie Eine medikamentöse Therapie der Achalasie gibt es nicht, Nifedipin ist nur im Anfangsstadium hilfreich.
Ziel der Behandlung ist eine mechanische Aufdehnung (Sprengung) der Kardiamuskulatur (pneumatische Dilatation, H-**3**).
In jüngster Zeit werden endoskopisch auch 4-Quadranteninjektionen mit insgesamt 100 E Botulinustoxin (Botox®) vorgenommen, der Effekt hält etwas 1 bis 2 Jahre an.

Eine operative Behandlung ist nur bei extremem Megaösophagus und bei

Therapie. Eine medikamentöse Therapie der Achalasie gibt es nicht. Nifedipin perlingual senkt den Druck im unteren Ösophagussphinkter und bringt insbesondere im Anfangsstadium einer Achalasie vorübergehende Erleichterung. Ziel der Therapie ist die mechanische Aufweitung des enggestellten Kardiasegments, entweder mit der Starkschen Sonde oder als **pneumatische Dilatation mit einer Ballonsonde** (H-**3**). In der Regel wird mit dem Browne-McHardy-Dilatator bei einem Druck von 300 mmHg im Abstand von einigen Tagen mehrfach eine »Kardiasprengung« vorgenommen, das Risiko einer Perforation liegt bei etwa 1%.
In jüngster Zeit werden endoskopisch auch 4-Quadranteninjektionen mit insgesamt 100 E Botulinustoxin (Botox®) vorgenommen, der Effekt hält etwa ein bis zwei Jahre an.
Bei weit fortgeschrittenem Megaösophagus und bei Kindern wird die **Hellersche Myotomie,** eine Längsspaltung der Sphinktermuskulatur über min-

S Synopsis H-3: **Mechanische Aufweitung der Kardiamuskulatur mit einem pneumatischen Dilatator**

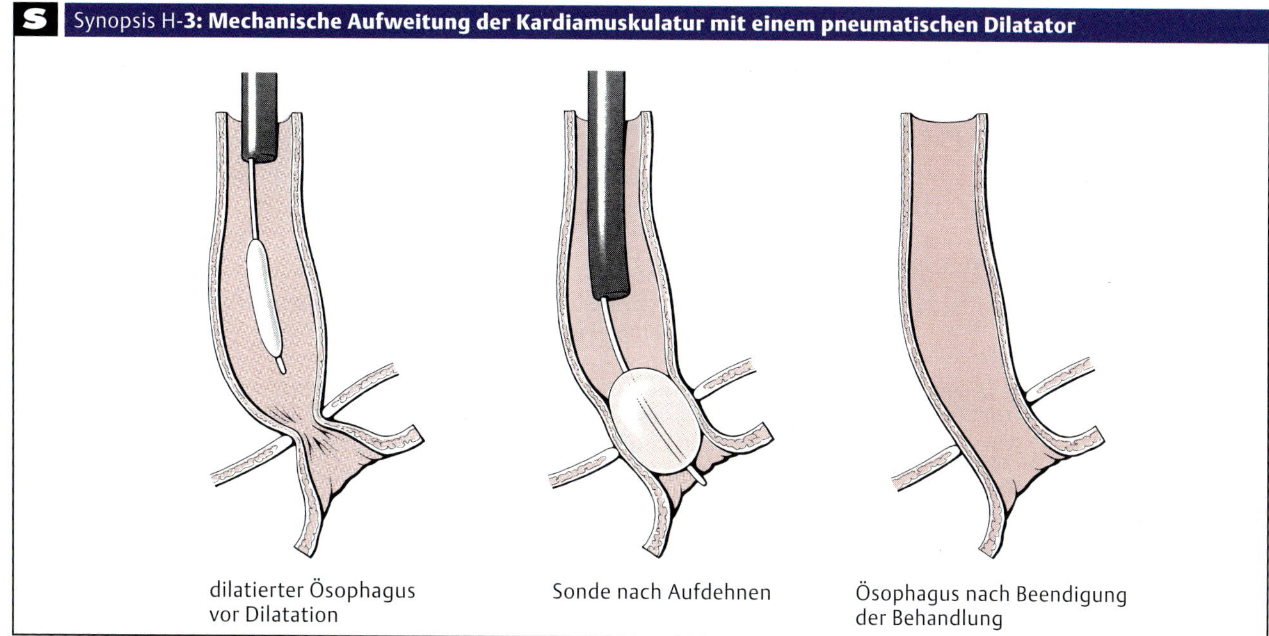

dilatierter Ösophagus vor Dilatation

Sonde nach Aufdehnen

Ösophagus nach Beendigung der Behandlung

destens 5 cm durchgeführt; sie wird häufig mit einer Antirefluxoperation (Fundoplikatio) kombiniert.
Eine sekundäre Refluxösophagitis findet sich nach einer Myotomie etwa doppelt so häufig wie nach einer pneumatischen Dehnung, da der untere Ösophagussphinkter komplett durchtrennt wird.

Kindern in Form der **Hellerschen Myotomie** indiziert.
Gelegentlich kommt es nach einer Myotomie und der pneumatischen Dehnung zu einer sekundären Refluxösophagitis.

Prognose. Die Prognose ist im allgemeinen gut, bei fortgeschrittener Achalasie ergeben sich jedoch nicht selten Ernährungsprobleme.
Pneumatische Dilatationen führen in bis zu 90% zum Erfolg; sie können problemlos in mehrjährigen Intervallen wiederholt werden.

Prognose Die Prognose des Achalasie-Patienten ist in der Regel gut.

Merke. Wegen der Gefahr eines sich entwickelnden Plattenepithelkarzinoms sollten in Abständen von 3–5 Jahren endoskopische Kontrolluntersuchungen durchgeführt werden.

◀ **Merke**

2.2.2 Diffuser idiopathischer Ösophagospasmus

2.2.2 Diffuser idiopathischer Ösophagospasmus

Definition. Der Ösophagospasmus ist eine Erkrankung des älteren Menschen, gekennzeichnet durch plötzlich einsetzende heftige retrosternale Schmerzen in Verbindung mit einer Dysphagie.

◀ **Definition**

Ätiopathogenese. Die Ursache dieser **spastischen Kontraktionen,** die zur Ausbildung von epiphrenischen Divertikeln (*vgl. S. 1005 f.*) führen können, ist unklar. Die Kardia erschlafft regelrecht, im Korpusteil der Speiseröhre finden sich abnorm kräftige und langanhaltende simultan ablaufende Kontraktionen, die zu einer Boluseinklemmung führen können. Pathologisch-anatomisch läßt sich eine Hypertrophie der glatten Muskulatur im unteren und mittleren Drittel nachweisen.

Ätiopathogenese Die Ursache der vorliegenden **spastischen Kontraktionen** ist unklar. Letztendlich resultiert eine Hypertrophie der glatten Muskulatur im unteren und mittleren Drittel. Simultan ablaufende Kontraktionen mit hoher Amplitude bei unauffälligem Sphinkter können zu einer Boluseinklemmung führen.

Epidemiologie. Die Prävalenz des symptomatischen Ösophagospasmus ist, nicht zuletzt wegen des intermittierenden Auftretens, nicht bekannt.

Epidemiologie Es sind keine epidemiologischen Daten verfügbar.

Klinik. Etwa 70% aller Patienten klagen über Schluckbeschwerden, 80–90% über retrosternale Schmerzen, die in der Hälfte der Fälle während der Nahrungsaufnahme (häufig nach kalten Getränken) auftreten. Bei 10–20% kommt es zu einer Boluseinklemmung mit konsekutiver Aphagie.

Klinik Anfallsartig auftretende retrosternale Schmerzen, in 50% während der Nahrungsaufnahme sowie Dysphagie (häufig nach kalten Getränken) sind kennzeichnend.

Während einer solchen Phase kann es zu einer Boluseinklemmung mit Aphagie kommen.

Offensichtlich bestehen fließende Übergänge zur hypermotilen Form der Achalasie.

Merke ▶

Merke. Bei allen Patienten mit unklaren retrosternalen Schmerzen, bei denen sich ein unauffälliges Belastungs-EKG bzw. Koronarangiogramm findet, sollte an das Krankheitsbild des diffusen idiopathischen Ösophagusspasmus gedacht werden.

Nur selten kommt es zu einem Gewichtsverlust, in der Regel weil der Patient Angst vor den Schmerzen während der Nahrungsaufnahme hat, weniger wegen Passageschwierigkeiten.

Diagnose **Im Anfall,** gegebenenfalls provoziert durch Pentagastrin, findet sich röntgenologisch das Bild der **Pseudodivertikulose oder des Korkenzieher-**(Rosenkranz-)**Ösophagus** (H-1).

Diagnose. Da die Beschwerden nur intermittierend auftreten, kann die Ösophagusbreipassage unauffällig sein. **Im Anfall findet sich das Bild der Pseudodivertikulose oder des Korkenzieher-Ösophagus** (H-**1**), wobei die spastischen Kontraktionen durch Parasympathikomimetika oder Pentagastrin provoziert werden können. Endoskopisch muß ein tumoröser Prozeß ausgeschlossen werden, bei einer Boluseinklemmung wird dieser extrahiert oder in den Magen durchgestoßen.

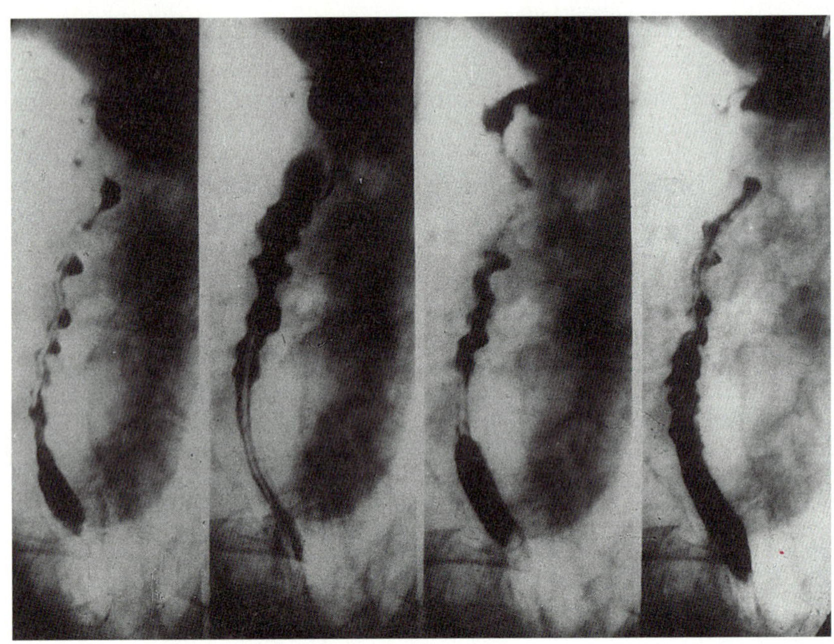

H-**1: Korkenzieher-Ösophagus (Röntgenbefund).**

Bewiesen wird der Ösophagospasmus durch die **manometrische Untersuchung der Speiseröhre.**
Die Endoskopie dient dem Ausschluß einer organischen Erkrankung.

Die Diagnose selbst wird manometrisch gestellt: Bei der Druckmessung findet man abnorm hohe, langanhaltende Werte simultan ablaufender Kontraktionen bei normaler Sphinktererschlaffung, es besteht eine Überempfindlichkeit gegenüber Mecholyl, Tensilon und Pentagastrin.

Differentialdiagnose Sie umfaßt die hypermotile Form der Achalasie, den **Nußknacker-Ösophagus**, den hypertensiven unteren Ösophagussphinkter und das Kardiakarzinom.

Differentialdiagnose. Differentialdiagnostisch ist in erster Linie an eine Achalasie, ein Kardiakarzinom, einen hypertensiven unteren Ösophagussphinkter und einen **Nußknacker-Ösophagus** (abnorm hohe Amplituden bei erhaltener Peristaltik), aber auch an eine Angina pectoris zu denken. Eine Differentialdiagnose ist meist nur manometrisch möglich.

Therapie Spasmolytika und Nitropräparate lösen den Spasmus; zur Prophylaxe wird die regelmäßige Einnahme von Nitrolangzeitpräparaten oder Kalziumantagonisten 30 Minuten vor

Therapie. Die anfallsartig auftretenden Schmerzen lassen sich durch Spasmolytika, z. B. Buscopan®, oder Nitropräparate kupieren. Als Prophylaxe wird die Einnahme 30 Minuten vor Nahrungsaufnahme empfohlen, wobei Langzeitpräparate oder Kalziumantagonisten (Nifedipin) eingesetzt werden können. Bei einer Boluseinklemmung wirken meist Buscopan® oder Gluka-

gon i.v., um den Bolus freizubekommen und in den Magen durchtreten zu lassen; ansonsten ist eine endoskopische Extraktion indiziert.
Die Ergebnisse einer Bougierungs- oder Dilatationsbehandlung mit einer Ballonsonde sind nicht überzeugend, auch eine ausgedehnte Längsmyotomie ist nur ausnahmsweise indiziert. Wegen der meist intermittierenden Symptomatik ist die Prognose günstig.

Nahrungsaufnahme empfohlen. Bei einer Bolusobstruktion helfen Buscopan® oder Glukagon i.v.
Bougierung, Dilatation und Längsmyotomie sind von zweifelhaftem Wert.

Klinischer Fall

Der 74jährige Patient klagte seit seinem 38. Lebensjahr über Schluckbeschwerden sowohl für flüssige wie für feste Speisen. Gelegentlich traten krampfartige retrosternale Schmerzen auf. Mit 45 wurde röntgenologisch eine Achalasie diagnostiziert und eine Behandlung mit der Starkschen Sonde vorgenommen. Diese Therapie wurde mehrfach im Abstand von einigen Jahren wiederholt, zuletzt vor 8 Jahren.
Bei einer Röntgenaufnahme vor einigen Wochen wegen anhaltendem Gewichtsverlust fand sich ein mit Speisen gefüllter Megaösophagus. Endoskopisch konnte ein ausgedehntes, zentral nekrotisch zerfallendes Plattenepithelkarzinom (H-**2**) in Ösophagusmitte bei unverändert bestehender Achalasie mit Flüssigkeits- und Nahrungsretention nachgewiesen werden. Computertomographisch fanden sich vergrößerte Hiluslymphknoten, sonographisch Lebermetastasen, weshalb auf eine tumororientierte Therapie verzichtet wurde.

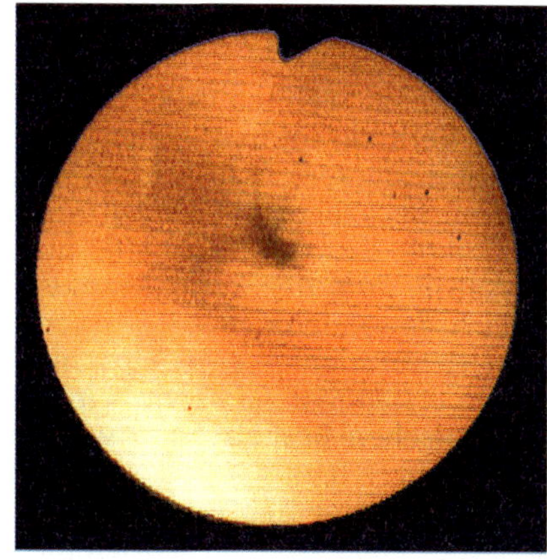

a Achalasie mit enger Kardia.

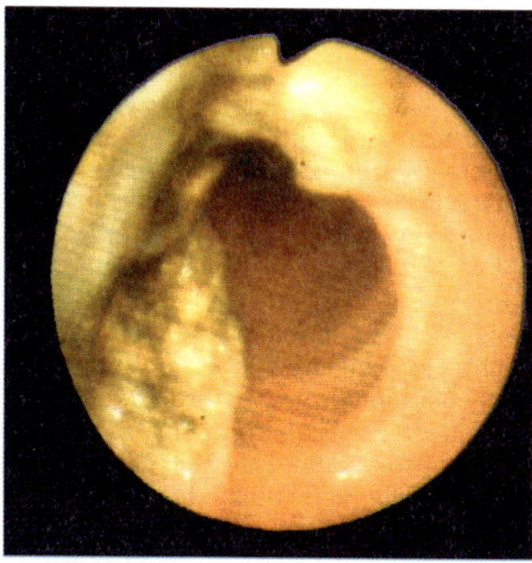

b Zentral zerfallendes Plattenepithelkarzinom.

H-**2**: **Endoskopischer Nachweis eines zentral zerfallenden Plattenepithelkarzinoms** auf dem Boden einer langjährigen Achalasie.

2.3 Organische Erkrankungen

2.3.1 Refluxkrankheit der Speiseröhre

Synonym: Refluxösophagitis Grad 0

2.3 Organische Erkrankungen

2.3.1 Refluxkrankheit der Speiseröhre

Synonym: Refluxösophagitis Grad 0

Definition. Ein pathologischer Reflux (zu häufig, zu lange) von Mageninhalt in die Speiseröhre führt zur Refluxkrankheit. Etwa 25 % der Refluxkranken entwickeln eine Refluxösophagitis, wobei die Aggressivität des Refluats das Ausmaß der Epithelläsionen bestimmt. Ursache ist eine Inkompetenz (Insuffizienz) des unteren Ösophagussphinkters. Sekundäre Motilitätsstörungen führen zum Leitsymptom Sodbrennen.

◀ **Definition**

Epidemiologie. Die Prävalenz der Refluxkrankheit nimmt mit dem Alter zu; bei etwa 10% aller Patienten, die wegen unklarer Oberbauchbeschwerden endoskopiert werden, läßt sich eine Refluxösophagitis nachweisen, die offensichtlich in Schüben verläuft. 5–10% der »gesunden« Bevölkerung leiden an einer Refluxkrankheit, davon entwickeln ein Viertel eine Refluxösophagitis.

Epidemiologie Die Refluxkrankheit nimmt mit dem Alter zu, sie verläuft in Schüben. 5–10 % der »gesunden« Bevölkerung leiden an einer Refluxkrankheit, davon entwickeln ein Viertel eine Refluxösophagitis.

Ätiologie und Pathogenese. Bei 95% aller Patienten mit einer Refluxkrankheit findet sich eine Hiatushernie, aber nur 5% aller Träger einer Hiatushernie entwickeln eine Refluxkrankheit. Reflux von Mageninhalt ist physiologisch, z.B. nach einem opulenten Mahl, nach Hefegebäck, nach Weißwein mit hohem Fruchtsäuregehalt oder beim Aufstoßen. Ein gesteigerter, in erster Linie **nachts auftretender Reflux** bei einer **erhöhten Schleimhaut-**

Ätiologie und Pathogenese Bei 95 % aller Patienten mit einer Refluxkrankheit findet sich eine Hiatushernie, aber nur 5 % aller Hernienträger entwickeln eine Refluxkrankheit.
Eine Überempfindlichkeit der Speiseröhre gegenüber aggressiven Noxen

bedingt **Epitheldefekte im Rahmen des pathologischen Refluxes.**
Voraussetzung ist ein **Verlust der Druckbarriere** zwischen dem Hochdrucksystem Abdomen und dem Niederdrucksystem Thorax durch eine **Insuffizienz des unteren Ösophagussphinkters.**
Die Refluxkrankheit geht immer mit **Motilitätsstörungen** einher.
Ein Ersatz des Platten- durch Zylinderepithel (**Barrett-Syndrom**) gilt als Präkanzerose.

empfindlichkeit gegenüber aggressiven Noxen führt zu **Epithelschädigungen** bis hin zu Ulzera. Grundvoraussetzung ist ein **Verlust der Druckbarriere** zwischen dem Hochdrucksystem Abdomen und dem Niederdrucksystem Thorax durch eine **Insuffizienz des unteren Ösophagussphinkters**, welcher der Kardiamuskulatur entspricht, die auf eine Reihe gastrointestinaler Hormone, aber auch auf Pharmaka spezifisch reagiert.
Die Refluxkrankheit geht immer mit **Motilitätsstörungen** einher, das heißt, das Refluat wird nur verzögert durch die peristaltische Aktivität wieder in den Magen befördert (**gestörte Clearance**).
Die Refluxösophagitis kann ohne Narbenbildung durch Regeneration des Plattenepithels ausheilen. Nicht selten findet sich jedoch, insbesondere bei fortgeschrittenen Stadien, ein Zylinderzellersatz des zerstörten Plattenepithels (**Barrett-Syndrom**), das als Präkanzerose für ein Adenokarzinom der Speiseröhre gilt.

Klinik **Sodbrennen** und **epigastrischer Schmerz** gelten als **Leitsymptome** der Refluxkrankheit. Sie werden verstärkt durch Liegen, Heben schwerer Lasten, Bücken, Nahrungsaufnahme, Streß, Alkohol- und Nikotinkonsum.
70 % der Refluxkranken sind übergewichtig, die meisten Patienten schlafen flach. Häufig wird eine jahrelange Anamnese angegeben.
Ein Symptomwandel zur Dysphagie weist auf die Ausbildung einer peptischen Striktur hin.
Anfallsartige retrosternale Schmerzen können durch einen **refluxbedingten Spasmus** der Speiseröhre bedingt sein. Auch eine chronische Laryngitis, chronischer Husten und rezidivierende Pneumonien können Ausdruck eines nächtlichen Refluxes sein.

Klinik. **Sodbrennen und epigastrischer Schmerz sind die Leitsymptome der Refluxkrankheit**; sie werden verstärkt durch Liegen, Heben schwerer Lasten, Bücken, Nahrungsaufnahme, Alkohol- und Nikotinkonsum sowie Streß. Besonders schlecht vertragen werden heiße Getränke, konzentrierter Alkohol, Karminativa (Pfefferminztee), Fruchtsaftgetränke, Gewürze und Aspirin. **70 % der Refluxkranken sind übergewichtig**, fast alle schlafen flach, gewöhnen sich jedoch offensichtlich ganz gut an die Refluxsymptome, da viele Patienten eine jahrelange Anamnese angeben, wenn sie den Arzt zum ersten Mal aufsuchen. **Ein Symptomwandel mit zunehmenden dysphagischen Beschwerden weist auf Komplikationen der Refluxkrankheit hin** (z. B. Ausbildung einer Striktur). Viele Patienten praktizieren auch eine **Selbstmedikation durch Einnahme von Antazida** und suchen den Arzt erst auf, wenn diese Therapie nicht mehr greift.
Nicht nur bei Sodbrennen, sondern auch bei anfallsartig auftretenden retrosternalen Schmerzen (nichtkardialer Thoraxschmerz) sollte an einen **refluxbedingten Spasmus der Speiseröhre** gedacht werden. Eine chronische Laryngitis, chronischer Husten und rezidivierende Pneumonien können Ausdruck eines nächtlichen Refluxes sein. Bei Patienten mit Asthma oder chronisch obstruktiver Lungenerkrankung findet sich häufig ein pathologischer Reflux, wobei der Reflux eine reflektorische Bronchokonstriktion auszulösen vermag.

Diagnose Hiatushernie und gastroösophagealer Reflux lassen sich röntgenologisch problemlos dokumentieren (*vgl.* **S** H-**5**). Die Auswirkungen des Refluats auf die Ösophagusmukosa sind nur endoskopisch faßbar. Die Refluxkrankheit mit morphologischen Veränderungen wird in **4 Schweregrade** eingeteilt (**S** H-**4**). An dieser Einteilung orientiert sich die Therapie.

Diagnose. Körperliche Untersuchung und Labordiagnostik sind in der Regel unauffällig, die Röntgenuntersuchung deckt zwar häufig eine Hiatushernie mit gesteigertem Reflux auf (*vgl.* **S** H-**5**), die Auswirkungen des pathologischen Refluxes auf die Ösophagusschleimhaut sind jedoch nur endoskopisch verifizierbar. Deshalb wird heute eine Refluxkrankheit ohne morphologisch faßbare Veränderungen (Stadium 0) von der eigentlichen Refluxkrankheit unterschieden, die einem Vorschlag von *Savary* und *Miller* folgend in **4 Schweregrade** eingeteilt wird (**S** H-**4**). An dieser Stadieneinteilung orientiert sich auch die Therapie (*s. u.*).
Eine neuere Klassifikation nach *Ottenjann* und *Siewert* berücksichtigt nur 2 Stadien (▤ H-**6**), wobei eine Besserung dann registriert wird, wenn die weiße fibrinoide Nekrose abgestoßen wird.
Grundsätzlich sind zwei Fragen zu beantworten:
- Besteht ein pathologischer Reflux?
- Hat der Reflux die Ösophaguswand geschädigt?

H-6: Klassifikation der Refluxösophagitis nach *Ottenjann* und *Siewert*

Stadium Ia:	rote Flecken	**Stadium Ib:**	weiße Flecken
Stadium IIa:	rote Streifen	**Stadium IIb:**	weiße Streifen

Die Ösophago-Gastro-Duodenoskopie dient der Klassifikation der Veränderungen und dem Ausschluß einer Magenausgangsstenose bei sekundärer Refluxkrankheit (▤ H-**7**).

Die Ösophago-Gastro-Duodenoskopie dient jedoch nicht nur der Klassifikation der entzündlichen Schleimhautveränderungen, sondern auch dem Ausschluß einer Magenausgangsstenose als Ursache einer sekundären Refluxkrankheit (▤ H-**7**).

Synopsis H-4: Einteilung der Refluxkrankheit in 4 Schweregrade

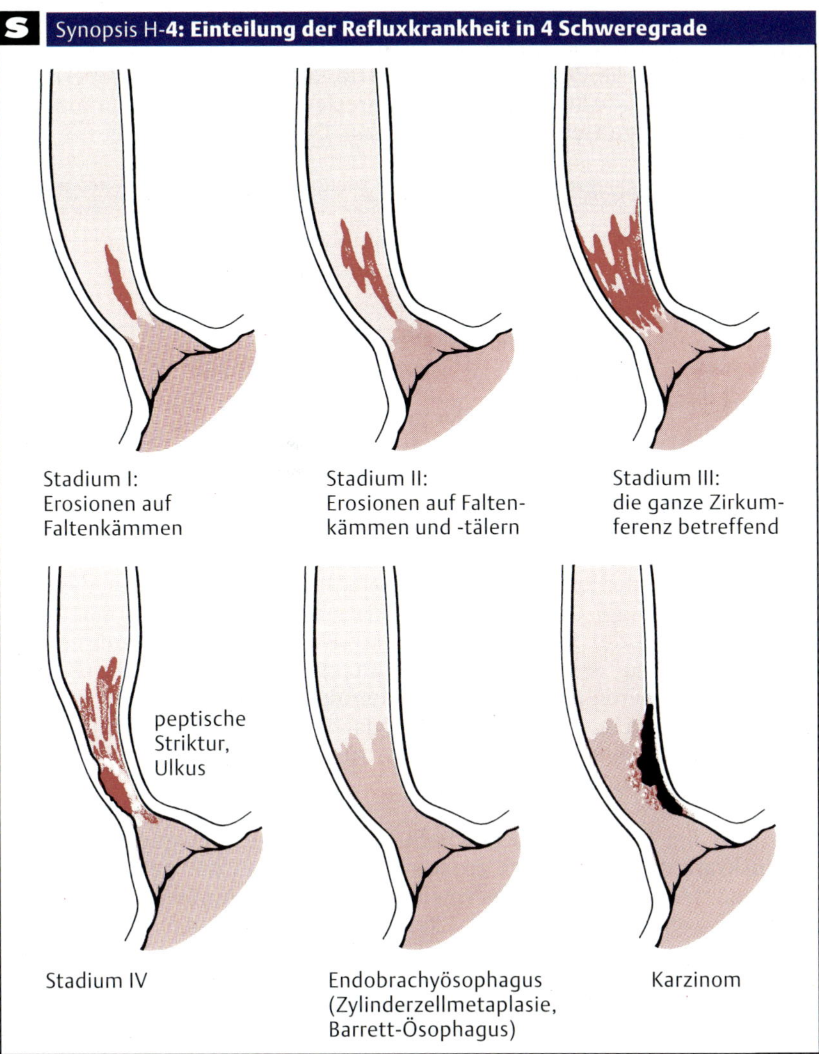

H-7: Auslösung von Reflux

Faktoren, welche die primäre Refluxkrankheit verstärken oder auslösen

- hohes Alter, Presbyösophagus
- Schwächung durch Medikamente, Nahrungs- und Genußmittel, z. B. Anticholinergika, Koronardilatanzien, Kontrazeptiva, Fett, Nikotin, Alkohol
- Schwächung durch endogene Hormone, z. B. Schwangerschaft
- Überforderung des Sphinkters durch einen hohen Abdominaldruck: Obstipation, Adipositas, Aszites, Schwangerschaft
- psychische Faktoren, »Streß«

Ursachen einer sekundären Refluxkrankheit

- Zerstörung des Sphinkters durch operative Eingriffe (z. B. Hellersche Myotomie oder Resektion der Kardia)
- Schwächung bzw. Zerstörung des Sphinkters bei internistischen Erkrankungen, z. B. Sklerodermie
- Magenstase nach Operationen oder bei Erkrankungen mit Pylorusstenose, Antrumstenose oder Duodenalstenose
- Erkrankungen mit langdauerndem massivem Erbrechen, z. B. Hyperemesis gravidarum
- Unreife des Sphinkterapparates bei Frühgeburten

Grenzfälle primärer/sekundärer Refluxkrankheit

- ungünstige Körperhaltung, z. B. Immobilisation in Rückenlage
- Intubation des Magens mit Nährsonde

Der Klinik vorbehalten sind Spezialuntersuchungen wie Manometrie, pH-Metrie, Bernstein-Test, Bestimmung der Säureclearance und Szintigraphie. Sie dienen präoperativen Fragestellungen (▤ H-**8**).

In zunehmendem Maße finden auch szintigraphische Untersuchungen Anwendung; der Klinik vorbehalten bleiben spezielle Untersuchungsverfahren wie Manometrie, 24-Stunden-pH-Metrie, Bernstein-Test (Säureperfusion der Speiseröhre) und Bestimmung der Säureclearance. Sie dienen präoperativen Fragestellungen und tragen wenig zur Diagnosefindung bei (▤ H-**8**).

H-8: Diagnoseschema der Refluxkrankheit

Sphinkterfunktionsdiagnostik	Speiseröhrenfunktionsdiagnostik
▷ Manometrie • Ruhedruck • Abdominalkompression • Stimulation mit Pentagastrin (Pharmakomanometrie) ▷ Röntgen: • Refluxnachweis durch Provokation • ph-Metrie	▷ Säureclearance (»Selbstreinigung«) ▷ Manometrie des tubulären Ösophagus ▷ Langzeit-pH-Metrie ▷ Röntgen mit saurem Bariumsulfat **Morphologische Diagnostik** ▷ Ösophagoskopie (mit Biopsie) **Provokationstest** ▷ Säureperfusionstest (Bernstein-Test)

Komplikationen sind:
- peptische Striktur
- marginales Ulkus
- Endobrachyösophagus (Barrett-Syndrom)
- Adenokarzinom.

Auf dem Boden des Endobrachyösophagus (Präkanzerose) kann sich noch nach Jahren ein Adenokarzinom entwickeln!

Komplikationen der Refluxösophagitis sind die **peptische Striktur**, das **marginale Ulkus** an der Grenze zwischen Platten- und Zylinderepithel (Übergangsulkus) und der **Endobrachyösophagus** (Zylinderzellmetaplasie, Barrett-Syndrom), auf dessen Boden sich zum einen ein Ulkusleiden (Barrett-Ulkus), zum anderen nach Jahren ein **Adenokarzinom** entwickeln kann. Im allgemeinen kann man davon ausgehen, daß von 1000 Personen mit Refluxsymptomen 100 eine Refluxösophagitis, 10 ein Barrett-Syndrom und einer ein Adenokarzinom entwickeln wird.

Therapie In erster Linie muß eine **Steigerung des Sphinktertonus** erzielt werden. Vermieden werden sollten drucksenkende Pharmaka (▤ H-**9**). Durch Neutralisation des Refluats wird die Noxe eliminiert.

Therapie. Bei der Therapie der Refluxkrankheit geht es darum, die **Verschlußkraft des Sphinkters zu stärken**, sphinkterschädigende Maßnahmen und Medikamente zu vermeiden, die den Sphinkterdruck senken, sowie das aggressive Potential des Refluats zu neutralisieren (▤ H-**9**).

H-9: Allgemeine Maßnahmen zur Behandlung der Refluxkrankheit

- ▷ Gewichtsreduktion
- ▷ Schlafen mit erhöhtem Oberkörper
- ▷ Nikotinabstinenz
- ▷ Verzicht auf harte alkoholische Getränke
- ▷ Fett- und kohlenhydratarme, eiweißreiche Kost
- ▷ Keine einengenden Kleider (Gürtel, Korsett) tragen
- ▷ Verzicht auf Abendmahlzeit
- ▷ Vermeidung von Streß
- ▷ Obstipationstherapie bzw. -prophylaxe
- ▷ Verzicht auf sphinkterdrucksenkende Medikamente wie Anticholinergika, Spasmolytika, Karminativa, Nitropräparate, Kalziumantagonisten, orale Kontrazeptiva

Die Refluxkrankheit **ohne endoskopisch nachweisbare Epitheldefekte** wird symptomatisch mit Antazida in Gelform und Gastroprokinetika behandelt.

Bei der **Refluxösophagitis mit Erosionen oder Ulzera** gelten H_2-Blocker, in schweren Fällen Omeprazol, als Therapie der Wahl. Die Dauer der Einnahme sollte 6–12 Wochen betragen (▤ H-**10**).

Die Refluxkrankheit ohne endoskopisch nachweisbare Epitheldefekte wird rein symptomatisch mit Antazida in Gelform und Gastroprokinetika wie Metoclopramid, Bromoprid, Domperidon oder Cisaprid behandelt. Diese Substanzen tonisieren zum einen den Sphinkter, zum anderen verstärken sie die Peristaltik. Bei leichten Fällen einer Refluxösophagitis (**Stadium I** nach *Savary* und *Miller)* führen H_2-Rezeptor-Antagonisten nach 6- bis 12wöchiger Therapie zur Ausheilung der Epithelläsionen. Mittel der Wahl, insbesondere bei den schwereren Formen, ist der Protonenpumpenhemmer Omeprazol (20 mg), der je nach Ausmaß der Läsionen für 4–6 Wochen gegeben werden sollte. Kommt es nach Absetzen der Therapie zu einem Rezidiv, muß eine Dauertherapie mit 10–20 mg praktiziert werden. Therapieresistente Fälle sprechen auf eine Dosisverdoppelung an (▤ H-**10**).

H-10: Therapie der Refluxkrankheit

Refluxsymptome ohne endoskopisch nachweisbare Epitheldefekte

- ▷ probatorische Therapie vor Endoskopie
- ▷ Antazida in Gelform oder in Kombination mit Alginsäure (Gaviscon®)
- ▷ Prokinetika wie Metoclopramid (z. B. Paspertin®), Bromoprid (Viaben®, Cascapride®), Domperidon (Motilium®), Cisaprid (Propulsin®, Alimix®) 3 × 10 mg

Refluxösophagitis, Stadium I

- ▷ H_2-Rezeptorantagonisten
  - Cimetidin (800 mg),
  - Ranitidin (300 mg),
  - Famotidin (40 mg),
  - Nizatidin (300 mg),
  - Roxatidin (150 mg)
- ▷ bei Therapieresistenz in Kombination mit Prokinetika, evtl. Dosisverdoppelung oder Protonenpumpenblocker

Refluxösophagitis, Stadium II bis IV

- ▷ Protonenpumpenblocker:
  - Omeprazol 20 mg
  - Lansoprazol 30 mg
  - Pantoprazol 40 mg

Peptische Striktur

- ▷ Bougierung und Omeprazol 40 mg

Barrett-Ulkus

- ▷ Omeprazol 40 mg

Alkalische Refluxösophagitis

- ▷ Sucralfat (z. B. Ulcogant®) 4 × 1 g als Suspension

Langzeittherapie

- ▷ bei leichten Fällen H_2-Blocker in therapeutischer Dosis
- ▷ sonst Omeprazol 10–20 mg

Bei Therapieresistenz

- ▷ Fundoplikatio (evtl. laparoskopisch)

Bei einer **peptischen Striktur** als Narbenstadium einer tiefgreifenden Refluxösophagitis ist eine Bougierungsbehandlung mit konsekutiver Dauertherapie mit Protonenpumpenhemmern indiziert. Die Bougierung selbst wird über einen endoskopisch plazierten Führungsdraht mit Metalloliven, Stufenbougies oder einem Grüntzig-Ballonkatheter unter Röntgenkontrolle durchgeführt und muß bei erneuten dysphagischen Beschwerden wiederholt werden.

Bei einer **peptischen Striktur** ist eine Bougierung im Abstand von ca. 3 Monaten indiziert. Sie sollte mit einer Omeprazoltherapie kombiniert werden.

Mittel der Wahl bei der **alkalischen Refluxösophagitis**, z. B. nach Gastrektomie, ist Sucralfat in einer Dosierung von 4 × 1 g als Granulat. Gallensäurebindende Medikamente wie Aluminiumhydroxid oder Colestyramin haben sich hingegen nicht bewährt.

Bei der **alkalischen Refluxösophagitis** (z. B. nach Gastrektomie) ist Sucralfat Medikament der Wahl.

Spricht der Refluxkranke auf eine konservative Therapie nicht an oder liegt ein fortgeschrittenes Stadium einer Refluxkrankheit vor, muß operativ vorgegangen werden, wobei die **Fundoplikatio** nach *Nissen* als Verfahren der Wahl gilt. Bei der präoperativen Diagnostik, insbesondere vor Durchführung einer Fundoplikatio, finden **Mehrpunktmanometrie** (Beurteilung der Schluckperistaltik und ihr Zusammenspiel mit den Sphinkteren), die **Durchzugsmanometrie** (Bestimmung der Drücke der Sphinkteren in Ruhe), die **24-Stunden-pH-Metrie** und die **Messung der Säureclearance** (Instillation von n/10 HCl in die Speiseröhre) eine zunehmende Rolle.

Bei Versagen der konservativen Therapie, einem fortgeschrittenen Stadium der Refluxkrankheit oder Komplikationen muß operativ vorgegangen werden. Die **Fundoplikatio** stellt das Verfahren der Wahl dar.

Nebenwirkungen der Fundoplikatio sind das Unvermögen aufzustoßen (Gas-bloat-Syndrom), eine zu enge Manschette (Dysphagie) oder ein Hernienrezidiv. Alternative Operationsverfahren sind die Gastropexie, die Teresplastik (dabei wird das Ligamentum teres von der Leber abgelöst und um die Kardia geschlungen) und die Angelchick-Prothese, bei der ein Plastikring um die Kardia gelegt wird.

Ausheilungsstadium der schweren Refluxösophagitis ist die Zylinderzellmetaplasie (Endobrachyösophagitis, Barrett-Syndrom, *vgl.* H-**3**).

Ausheilungsstadium der schweren Refluxösophagitis ist die Zylinderzellmetaplasie (Barrett-Syndrom).

> ***Merke.*** In einem Barrett-Ösophagus kann sich ein Ulkus, aber auch viele Jahre nach Bestehen des Endobrachyösophagus, der fast immer erworben ist, auch ein Adenokarzinom entwickeln (*s. o.*).

◀ **Merke**

Differentialdiagnose. Im Rahmen der Differentialdiagnose der Refluxkrankheit der Speiseröhre sind virale Infektionen (Herpes simplex, Morbilli), bakterielle Infekte (Scharlach, Lobärpneumonie), eine Pilzinfektion (Soor-Ösophagitis) sowie eine Mitbeteiligung bei Systemerkrankungen wie Sarkoidose und Morbus Crohn zu sehen.

Differentialdiagnose Die häufigsten differentialdiagnostisch in Frage kommenden Erkrankungen sind virale und bakterielle Infekte, Pilzinfektionen, Sarkoidose und Morbus Crohn.

Stehen nur retrosternale Schmerzen im Vordergrund: diffuser Ösophagospasmus, KHK (▦ H-11).

Stehen nur retrosternale Schmerzen im Vordergrund, ist an einen diffusen Ösophagospasmus, einen Nußknackerösophagus (hyperkontraktiler Ösophagus) und an eine koronare Herzkrankheit zu denken (▦ H-11).

H-11: Differentialdiagnose der Refluxösophagitis

- Virusösophagitis (Herpes, Zytomegalie)
- Bakterielle Ösophagitis (Scharlach, Streptokokken)
- Soorösophagitis
- Systemerkrankungen (Lymphom, Sarkoidose, Morbus Crohn)
- Medikamenteninduzierte Ulzera
- Verätzungen

Eine besondere Bedeutung nehmen **medikamenteninduzierte Ulzerationen** ein. Leitsymptom ist hierbei die Odynophagie. Um eine umschriebene Verätzung der Mukosa zu verhindern, sollten die **Medikamente mit mindestens 120 ml Flüssigkeit eingenommen werden.**
Verätzungen durch Säuren und Laugen führen zu Nekrosen der Mukosa und bedürfen einer frühzeitigen Kortison- und Bougierungstherapie.

Eine besondere Bedeutung nehmen in jüngster Zeit **medikamenteninduzierte Ulzera** im Bereich der physiologischen Engstellen, insbesondere in Höhe des Aortenbogens, ein. Leitsymptom ist dabei die Odynophagie, d.h. heftige Schmerzen beim Schlucken einige Stunden nach Einnahme von Medikamenten wie Tetrazykline, Emepromiumbromid oder Clomethiazol. Infolge hoher Konzentration dieser Medikamente kommt es zu einer umschriebenen Verätzung der Mukosa, wenn die Tabletten oder Kapseln nicht mit einem großen Schluck Wasser (mindestens 120 ml) in den Magen gespült werden.
Verätzungen durch akzidentiell oder in suizidaler Absicht verschluckte Säuren oder Laugen führen zu ausgedehnten Nekrosen der Mukosa des oberen Verdauungstraktes und bedürfen einer frühzeitigen Kortisontherapie und Bougierungsbehandlung.

Hiatushernie Bei der peptischen Refluxösophagitis findet sich fast immer eine axiale Hiatushernie. **25% der Hernienträger entwickeln Refluxsymptome, 5% eine Refluxösophagitis.**
Von der axialen **Gleithernie** abzugrenzen ist die **paraösophageale Hernie** (▣ H-5). Leitsymptome der paraösophagealen Hernie sind der epigastrische Schmerz und eine Eisenmangelanämie. Die Anämie ist Folge von Schleimhauterosionen im Hiatusbereich.
Mischhernien stellen eine Kombination aus axialer und paraösophagealer Hernie dar. Beim **»upside-down«-Magen** liegt eine Totalverlagerung des Magens in den Thoraxraum vor. Bei dieser Lageanomalie besteht die Gefahr eines **Volvulus.**
Außer dem »upside-down«-Magen stellen die paraösophageale Hernie, der Mischbruch (Thoraxmagen) sowie die axiale Hernie mit schwerer Ösophagitis eine Operationsindikation dar.
Das **Mallory-Weiss-Syndrom** und das **Boerhaave-Syndrom** sind praktisch immer mit einer axialen Hiatushernie assoziiert. Gemeinsames pathogenetisches Prinzip ist ein gastroösophagealer Prolaps beim Würgen. Beim Mallory-Weiss-Syndrom kommt es zu blutenden Einrissen der Schleimhaut des gastroösophagealen Überganges, beim Boerhaave-Syndrom zu einer kompletten Ruptur der Speiseröhre mit Pleuraerguß und Mediastinalemphysem.

Hiatushernie. Bereits einleitend wurde betont, daß sich bei der peptischen Refluxösophagitis praktisch immer eine axiale (Hiatus-, Gleit-)Hernie findet. **25% der Hernienträger entwickeln Refluxsymptome, 5% eine Refluxösophagitis.** Mit zunehmendem Lebensalter wird eine Hiatushernie immer häufiger angetroffen, vor allem, wenn im Rahmen einer Röntgenuntersuchung mit abdomineller Kompression in Kopftieflage gearbeitet wird. Von der axialen **Gleithernie** abzugrenzen ist die **paraösophageale Hernie** (▣ H-5), bei der die Kardia in normaler Position anzutreffen ist und sich parakardial eine Verlagerung eines Magenabschnitts in den Thoraxraum findet. Leitsymptome der Paraösophagealhernie sind der epigastrische Schmerz und eine Eisenmangelanämie durch rezidivierende Strangulation (blutende Schleimhauterosionen) der Hernie im Hiatusbereich. **Mischhernien** stellen eine Kombination aus axialer und paraösophagealer Hernie dar. Der **»upside-down«-Magen** beinhaltet eine Totalverlagerung des Magens in den Thoraxraum: Kardia und Pylorus liegen praktisch nebeneinander. Es handelt sich somit um eine Extremvariante der Paraösophagealhernie. Wegen der Gefahr eines **Volvulus** sollte diese Lageanomalie operativ korrigiert werden. Auch die paraösophageale Hernie gilt bei Blutungsanämie **als operationsbedürftig,** während bei der axialen Hernie erst dann operiert wird, wenn eine schwere Refluxösophagitis nachgewiesen werden kann. Beim Mischbruch (Thoraxmagen) stellen nicht selten Verdrängungserscheinungen und postprandiale Thoraxschmerzen die Indikation zur Korrektur (in der Regel eine Gastropexie) dar, wobei der hernierte Magenanteil reponiert und am Zwerchfell fixiert wird.
Zwei Krankheitsbilder sind praktisch immer mit einer axialen Hiatushernie assoziiert: das **Mallory-Weiss-Syndrom** und das **Boerhaave-Syndrom** (spontane atraumatische Ösophagusruptur). Gemeinsames pathogenetisches Prinzip ist ein ausgeprägter gastroösophagealer Prolaps beim Würgen, wobei die große Kurvatur des Magens pilzförmig in den Ösophagus hochgleitet und es dabei zu Einrissen im Bereich der fixierten kleinen Kurvatur kommt. Folge ist zum einen eine akute Blutung aus Längsrissen der Mukosa des gastroösophagealen Übergangs, meist innerhalb der Hernie (Mallory-Weiss-Syndrom), zum anderen eine komplette Ruptur der Speiseröhre mit Ausbildung eines linksseitigen Pleuraergusses und eines Mediastinalemphy-

Synopsis H-5: Paraösophageale Hernie

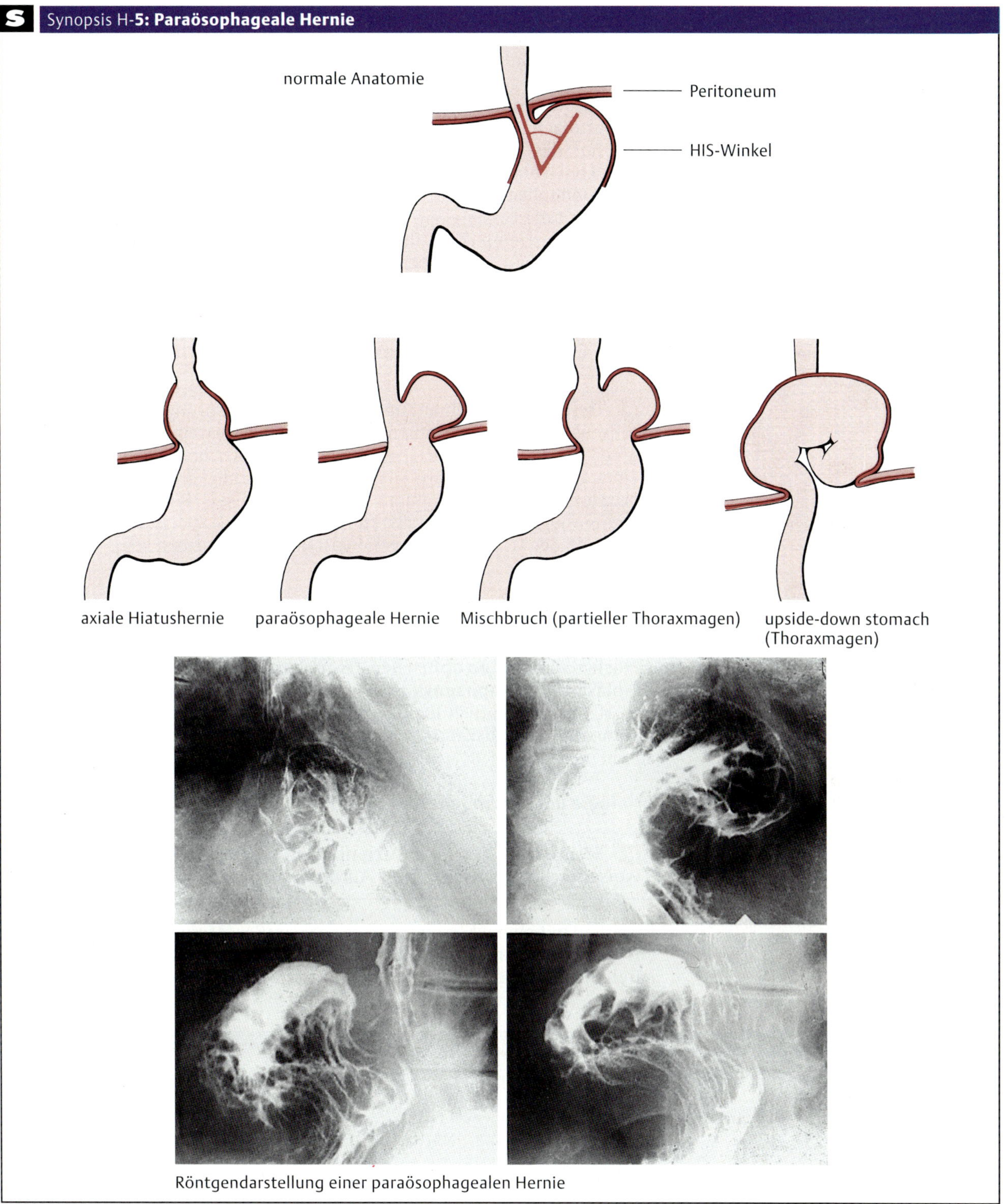

Röntgendarstellung einer paraösophagealen Hernie

sems (Boerhaave-Syndrom). Während die Blutung aus einem Mallory-Weiss-Syndrom in 90% spontan zum Stillstand kommt, bedarf die Ösophagusruptur einer umgehenden chirurgischen Versorgung.

Prognose. Die meisten Patienten haben sich an ihre Refluxbeschwerden gewöhnt und praktizieren eine Selbstmedikation, in der Regel mit Antazida. Ernste Komplikationen der Refluxkrankheit sind selten, eine rezidivierende Aspiration des Refluats kann zu Bronchopneumonien und zu Asthmaanfäl-

Prognose Die Prognose der Refluxösophagitis ist günstig. Eine Ausheilung gelingt mitunter erst durch einen operativen Eingriff. Hauptindikationen

sind eine Bronchopneumonie sowie der Asthmaanfall nach Aspiration.
Als schwerste Komplikation kann es beim **marginalen Ulkus** an der Grenze zwischen Platten- und Zylinderepithel sowie beim **Barrett-Ulkus** zu massiven Blutungen und zur Perforation kommen.
Nach der Fundoplikatio kann sich bei zu enger Manschette ein **»gas bloat syndrome«** (Unfähigkeit, Luft aufzustoßen) entwickeln. Bei zu weiter Manschette persistieren die Beschwerden oder es kommt zum **Teleskop-Phänomen.**

len führen. Blutungen aus einer Refluxösophagitis sind selten und machen sich durch Kaffeesatzerbrechen bemerkbar; lediglich beim **marginalen Ulkus** an der Grenze zwischen Plattenepithel der Speiseröhre und Zylinderepithel des Magens und beim Barrett-Ulkus sind massive Blutungen oder eine Perforation des Geschwürs in ein Nachbarorgan möglich. Wiederholte Bougierungen bei peptischer Striktur beinhalten ein geringes Perforationsrisiko. Auf das Karzinomrisiko des Barrett-Ösophagus wird im folgenden Kapitel noch eingegangen.
Nach Fundoplikatio kann sich ein **»gas bloat syndrome«** bei zu enger Manschette mit der Unfähigkeit, Luft aufzustoßen, einstellen. Bei zu weiter Manschette persistieren die Refluxbeschwerden oder es kommt zu einem **Teleskop-Phänomen,** dem Hochgleiten von Magenschleimhaut mit Einklemmungserscheinungen.

2.3.2 Ösophaguskarzinom

2.3.2 Ösophaguskarzinom

Definition ▶

Definition. Maligner Tumor epithelialen Ursprungs, von der Speiseröhrenschleimhaut ausgehend, in der Regel Plattenepithelkarzinom, seltener, z.B. beim Barrett-Ösophagus, Adenokarzinom. Die Abgrenzung eines auf den Ösophagus übergreifenden Kardiakarzinoms von einem primären Ösophaguskarzinom kann schwierig sein. Beim Ösophaguskarzinom sollten drei Viertel der Tumormasse in der Speiseröhre lokalisiert sein und der Tumor allseits von Plattenepithel umgeben sein.

Epidemiologie Selten in den westlichen Industrieländern, häufig in der Transkei, am Kaspischen Meer und China. **Umweltfaktoren** führen zu einer **atrophischen Ösophagitis** und dann über eine **Epitheldysplasie** zum **Ösophaguskarzinom.** Prädilektionsalter ist das 6. bis 7. Lebensjahrzehnt.

Epidemiologie. Beim Ösophaguskarzinom lassen sich große geographische Unterschiede feststellen: Als Endemiegebiete galten die Transkei, die Gegend um das Kaspische Meer und China, wobei **Umweltfaktoren** zunächst zu einer **atrophischen Ösophagitis** und dann über die **Epitheldysplasie** zum **Ösophaguskarzinom** führen. In der westlichen Welt erkranken Männer wesentlich häufiger als Frauen (♂:♀ zwischen 3:1 und 10:1) an einem Ösophaguskarzinom. Prädilektionsalter ist das 6. bis 7. Lebensjahrzehnt.

Ätiologie und Pathogenese

Ätiologie und Pathogenese

Merke ▶

Merke. **60–70% aller Patienten mit einem Ösophaguskarzinom weisen anamnestisch einen Alkohol- und/oder Nikotinabusus auf.**

Das Risiko, ein Ösophaguskarzinom zu bekommen, ist bei einem primären Karzinom der »Tabakstraße« um den Faktor 10 erhöht. Weitere präkanzeröse Konditionen s. H-**12**.

Patienten mit einem Karzinom der »Tabakstraße« (Mundhöhle, Larynx, Bronchus) haben ein um den Faktor 10 erhöhtes Risiko eines metachronen Zweitkarzinoms der Speiseröhre. Weitere **präkanzeröse Konditionen** s. H-**12**.

H-12: Präkanzeröse Bedingungen für das Ösophaguskarzinom

Tumortyp	Präkanzeröse Bedingungen	Risiko
Plattenepithelkarzinom	▷ Zustand nach Laugenverätzung	▷ 0,2–5%
	▷ nicht oder unbehandelte Achalasie	▷ 0,5–29%
	▷ Karzinom in anderen Abschnitten	▷ 2–3%
	▷ Plummer-Vinson-Syndrom (Patterson-Kelly-Syndrom)	▷ 4–16%
	▷ postkrikoidale Webs	
	▷ Sklerodermie, Dermatomyositis	▷ ?
	▷ Tylosis palmaris et plantaris	▷ 95%
	▷ Zustand nach Röntgenbestrahlung	▷ ?
	▷ benigne Striktur	▷ 1,2%
Adenokarzinom	▷ Barrett-Ösophagus	▷ 10–15%
Vorsorgeuntersuchungen empfohlen alle 3 Jahre, bei Laugenverätzung und Achalasie frühestens nach 15 Jahren.		

Vielen dieser Risikokonditionen gemein ist eine langjährige Passagestörung, so daß eine mechanische Komponente im Sinne einer chronischen Irritation ausschlaggebend sein dürfte.
Bevorzugte Lokalisation sind deshalb die »physiologischen Engen«. Während beim **Adenokarzinom** auf dem Boden der **Zylinderzellmetaplasie** der Weg über das Adenom gehen dürfte, entsteht das **Plattenepithelkarzinom** nicht selten multizentrisch aus **Epitheldysplasien** über das Carcinoma in situ. Durch Intravitalfärbung mit Lugolscher Lösung oder O-Toluidinblau lassen sich präkanzeröse Schleimhautveränderungen sichtbar machen.

Das **Adenokarzinom** entwickelt sich auf dem Boden der **Zylinderzellmetaplasie** über ein Adenom.
Das **Plattenepithelkarzinom** entsteht häufig multizentrisch aus **Epitheldysplasien** über das Carcinoma in situ.

Merke. Je nach Infiltrationstiefe wird ein Frühkarzinom (Mukosa- oder Submukosainvasion) von einem fortgeschrittenen Karzinom unterschieden.

◄ **Merke**

Regionäre Lymphknotenmetastasen betreffen im oberen Speiseröhrendrittel die paratrachealen und retropharyngealen, im mittleren Drittel die parabronchialen und im unteren Drittel die paraösophagealen und parakardialen Lymphknoten. **Der fehlende Serosaüberzug bedingt eine frühe Infiltration der Nachbarstrukturen.** Ein submuköses Vorwachsen des Tumors führt zu negativen Biopsien. Die lymphogene Metastasierung greift früh Platz, die hämatogene Metastasierung erst spät und wird meist nicht mehr erlebt.
Von prognostischer Bedeutung für die Therapieplanung ist **die Stadien- und TNM-Klassifikation.** Das Prozedere orientiert sich jedoch auch an der **Lokalisation**, wobei 20% der Karzinome im oberen Drittel, 35% im mittleren Drittel und 45% im unteren Drittel lokalisiert sind.
Von einem Adenokarzinom auf dem Boden eines Barrett-Ösophagus sollte erst gesprochen werden, wenn ein primäres Kardiakarzinom ausgeschlossen werden kann und wenn der Tumor allseits von Zylinderepithel umgeben ist.

Der fehlende Serosaüberzug bedingt eine frühe Infiltration der Nachbarstrukturen.

Von prognostischer Bedeutung (Therapieplanung) ist die **Stadien- und TNM-Klassifikation.** Das Prozedere orientiert sich jedoch auch an der Lokalisation.

Klinik. Leitsymptom des Ösophaguskarzinoms ist die Dysphagie. Erst wenn zwei Drittel der Zirkumferenz durch den Tumor verlegt wird, machen sich Passagestörungen im Sinne einer Dysphagie bemerkbar. Im Frühstadium besteht allenfalls eine vage retrosternale Sensation, mitunter gepaart mit einer Hypersalivation. Gewichtsverlust, retrosternale Schmerzen, Erbrechen, Appetitlosigkeit und Aufstoßen sind weitere, häufig geklagte Symptome. Heiserkeit weist auf eine tumorbedingte Rekurrensparese hin, häufig besteht zum Zeitpunkt der Diagnosestellung bereits Inoperabilität.

Klinik Leitsymptom des Ösophaguskarzinoms ist die **Dysphagie,** die sich erst bemerkbar macht, wenn zwei Drittel der Zirkumferenz durch den Tumor verlegt wird. Gewichtsverlust, retrosternale Schmerzen und Heiserkeit (tumorbedingte Rekurrensparese) sind häufig geklagte Symptome.

Diagnose. Fortgeschrittene Ösophaguskarzinome lassen sich problemlos durch einen **Bariumbreischluck** darstellen (▣ H-**3**), wobei insbesondere auch eine Abweichung aus der Längsachse, die Länge der Tumorstenose und eventuelle Fisteln zu Nachbarorganen beurteilt werden können. Der bioptischen Verifizierung dient die **endoskopische Untersuchung,** die jedoch auch in der Lage ist, präkanzeröse Schleimhautveränderungen und Frühstadien des Karzinoms zu erfassen. In Endemiegebieten tragen Röntgenreihenuntersuchungen und eine blinde Bürstenzytologie zur Früherkennung bei.

Diagnose Ein **Röntgenbreischluck** (▣ H-**3**) läßt die Tumorausdehnung erkennen, die **Endoskopie mit Biopsien** sichert die Diagnose.

Dem lokalen Staging dient die **Endosonographie,** mit der sich das T-Stadium und meist auch ein Lymphknotenbefall (N-Stadium) erfassen lassen. Im Rahmen der weiteren Therapieplanung müssen Lebermetastasen durch die Sonographie, regionäre Lymphknotenmetastasen (und Lungenmetastasen) durch Thoraxübersicht, Computertomographie und Endosonographie ausgeschlossen werden.
Die Labordiagnostik ist in der Regel wenig ergiebig: Die BSG wird bei einer ausgeprägten Dysproteinämie beschleunigt sein, häufig findet sich eine Eisenmangelanämie. Eine Erhöhung der alkalischen Phosphatase ist dringend verdächtig auf das Vorliegen von Lebermetastasen.

Endosonographisch läßt sich die Tiefenausdehnung und eine mögliche regionale Lymphknotenmetastasierung erfassen.
Zur weiteren Therapieplanung sind Sonographie, Thoraxaufnahme in 2 Ebenen, CT und Endosonographie erforderlich.
Beschleunigte BSG, Eisenmangelanämie und eine Erhöhung der alkalischen Phosphatase bei Lebermetastasen sind unspezifische pathologische Laborparameter.

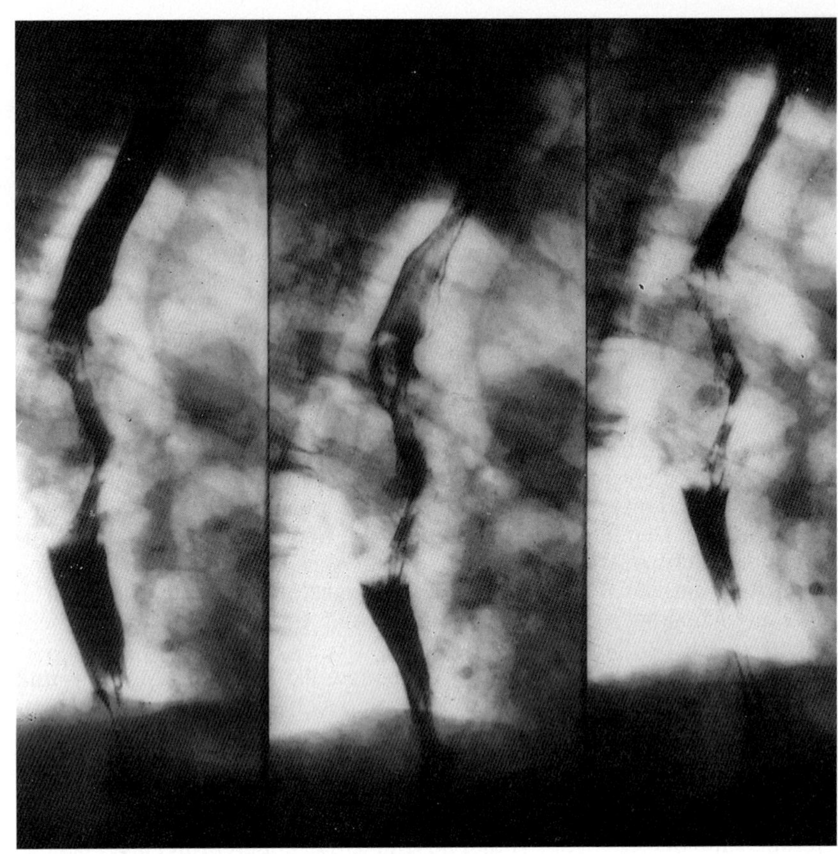

H-3: **Ösophaguskarzinom (Röntgenbefund).**

Differentialdiagnose Die Differentialdiagnose zwischen benignen (z. B. Zysten, Polypen etc.) und malignen Ösophagustumoren ist einfach, zwischen benigner und maligner Striktur mitunter außerordentlich schwierig.

Differentialdiagnose. Gutartige Tumoren wie Zysten, Polypen, Papillome und mesenchymale Strukturen (Myom, Fibrom, Neurofibrom, Hämangiom) sowie die sarkomatöse Entartung derselben sind abzugrenzen. Schwierigkeiten bereitet nicht selten die Differenzierung zwischen einer benignen und einer malignen Striktur. Bei den benignen Ösophagustumoren steht das Papillom, gefolgt von mesenchymalen Tumoren (Neurinom, Fibromyom, Granularzellmyoblastom) im Vordergrund.

Therapie Die Operabilität wird häufig durch eine schlechte Lungenfunktion und einen reduzierten Allgemeinzustand eingeschränkt. Bei längerer Tumorstenose (> 8–10 cm) besteht Inoperabilität.
In der Regel sind Karzinome im oberen Drittel inoperabel, da ein Sicherheitsabstand von 5 cm eingehalten werden sollte (H-**13**).
Derzeit bevorzugt wird eine zervikale oder pharyngeale Anastomose zwischen Ösophagus und hochgezogenem Magen.
Eine **Strahlentherapie** kann beim strahlensensiblen Plattenepithelkarzinom unter kurativen oder palliativen Aspekten durchgeführt werden. Beim wenig strahlensensiblen Adenokarzinom sollte keine Radiatio erfolgen.
Die **Chemotherapie** hat die in sie gesetzten Erwartungen nicht erfüllt.

Therapie. Das Ösophaguskarzinom ist ein Alterskrebs; die Operabilität wird deshalb nicht selten durch andere Faktoren wie schlechten Allgemeinzustand und niedriges Serumalbumin eingeschränkt. Je länger die Tumorstenose ist (über 8–10 cm), desto eher besteht Inoperabilität.
In der Regel sind Karzinome im oberen Drittel einer chirurgischen Therapie nicht zugänglich, da ein Sicherheitsabstand von 5 cm eingehalten werden sollte (H-**13**).
Derzeit bevorzugt wird eine zervikale oder pharyngeale Anastomose zwischen Ösophagus und Magen nach stumpfer Ösophagusdissektion bzw. Ausräumung der regionären Lymphknoten. Die 5-Jahres-Überlebensrate liegt zwischen 10 und 20 %, die Operationsletalität zwischen 15 und 20 %.
Die **Strahlentherapie** wird beim strahlensensiblen Plattenepithelkarzinom, insbesondere im oberen Drittel unter kurativen und palliativen Gesichtspunkten mit 50–60 Gy durchgeführt, um dem Patienten eine normale Nahrungsaufnahme zu ermöglichen. Derzeit in der Diskussion steht die präoperative Radiatio. Beim Adenokarzinom hingegen hat die Strahlentherapie keinen Erfolg gebracht.
Auch die **Chemotherapie** des Plattenepithelkarzinoms der Speiseröhre hat die in sie gesetzten Erwartungen nicht erfüllen können, aktuell ist derzeit die Kombinationstherapie mit Cisplatin, Bleomycin und Vincristin mit Remissionsraten von 15–20 %. Zur neoadjuvanten (präoperativen) Chemotherapie lassen sich noch keine definitiven Aussagen machen.

H-13: Ösophaguskarzinom – lokal differenzierte Therapie

Lokalisation	Therapieindikation	primäre Therapie	sekundäre Therapie
Supraaortale Karzinome	▷ primär radiotherapeutisch	▷ Strahlentherapie	▷ Chemotherapie ▷ photodynamische Therapie (in Erprobung)
Infraaortale Karzinome	▷ primär chirurgisch	▷ Ösophagektomie (transthorakal, bei Risikopatienten auch sogenannte stumpfe Dissektion möglich) ▷ partielle (bei kardianahem CA auch totale) Gastrektomie mit Ersatzplastik (primärer Magenhochzug oder sekundäre Koloninterposition)	▷ Strahlentherapie ▷ Chemotherapie ▷ photodynamische Therapie (in Erprobung)

Als weitere, derzeit aktuelle **Palliativmaßnahmen** kommen die Tumorablation durch **Laserlicht** nach vorheriger Bougierung und die endoskopische **Implantation von Überbrückungstuben** (S H-**6**) in Betracht. Insbesondere bei Tumorfisteln zum Bronchialsystem hin stellt die Tubusüberbrükkung die einzig gangbare Alternative dar, wenn es nicht gelingt, mit einem Fibrinkleber die Fistel zu verschließen. Dadurch ist der inoperable Patient in der Lage, bis zu seinem Tode weitgehend normal Nahrung zu sich zu nehmen. Nur in Ausnahmefällen erscheint heute noch die Anlage einer Witzel-Fistel indiziert, vorzuziehen ist dabei die endoskopisch perkutane Gastrostomie (PEG) (S H-**7**).

Als Palliativmaßnahmen kommen die Tumorablation durch **Laserlicht** und die endoskopische **Implantation von Überbrückungstuben** (S H-**6**) in Betracht. Insbesondere bei Tumorfisteln zum Bronchialsystem hin stellt die Tubusüberbrückung oft die einzig gangbare Alternative dar.
In Ausnahmefällen kann auch nach Anlage einer **endoskopisch perkutanen Gastrostomie** (PEG) Nahrung zugeführt werden (S H-**7**).

Synopsis H-**6: Implantation von Überbrückungstuben**

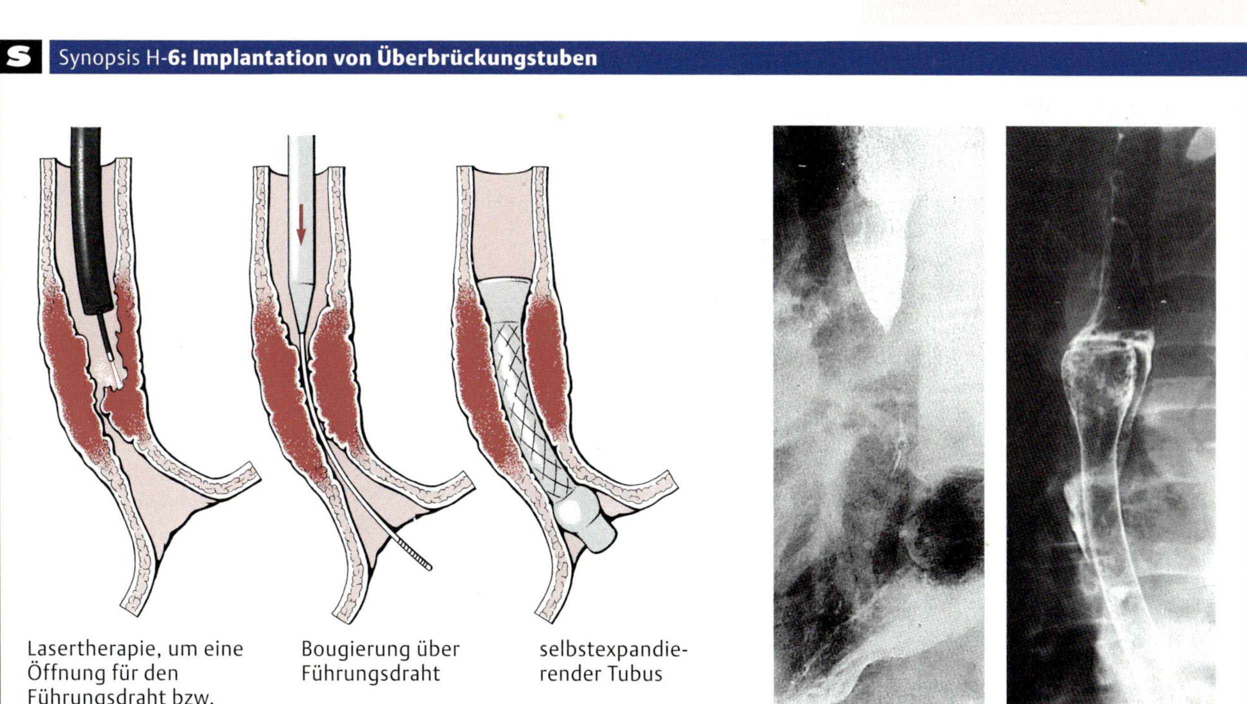

Lasertherapie, um eine Öffnung für den Führungsdraht bzw. die Bougierung zu schaffen

Bougierung über Führungsdraht

selbstexpandierender Tubus

Tumor-Überbrückung durch Celestin-Tubus

S Synopsis H-**7: Perkutane endoskopische Gastrostomie (PEG)**

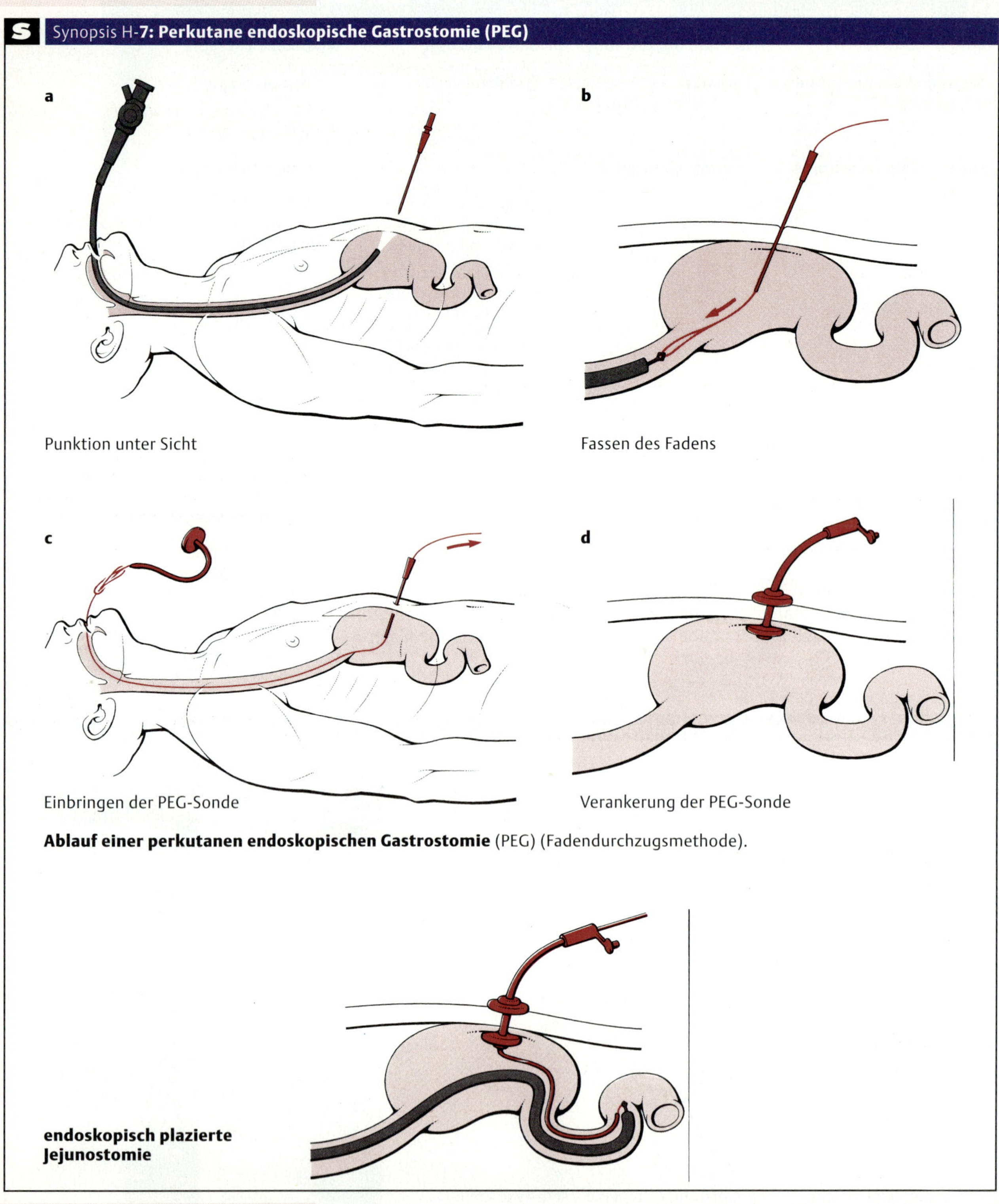

Ablauf einer perkutanen endoskopischen Gastrostomie (PEG) (Fadendurchzugsmethode).

Prognose Ohne Operation liegt die Überlebenszeit unter 12 Monaten. Die 5-Jahres-Heilung beträgt bei kurativen Eingriffen 20 %, bei der palliativen Resektion mit Bestrahlung 4 %.

Prognose. 40 % aller Patienten mit einem Ösophaguskarzinom werden als kurativ operabel angesehen. Die Überlebenszeit des Ösophaguskarzinoms ohne Operation liegt unter 12 Monaten. Die 5-Jahres-Heilung beträgt bei kurativen Eingriffen 20 %, bei der palliativen Resektion mit Bestrahlung rund 4 %. Haupttodesursache war früher die Anastomoseninsuffizienz, heute ist es die postoperative Ateminsuffizienz.

2.3.3 Ösophagusdivertikel

2.3.3 Ösophagusdivertikel

Definition. In der Speiseröhre werden **Traktionsdivertikel** durch Zug von außen, die alle Wandschichten umfassen (echte Divertikel), von **Pulsionsdivertikeln** (Pseudodivertikeln) unterschieden, bei denen sich nur die Schleimhaut durch eine Wandlücke ausstülpt. Traktionsdivertikel sitzen in Höhe der Bifurkation, Pulsionsdivertikel im oberen und unteren Drittel der Speiseröhre. Sie gehen mitunter auf Motilitätsstörungen zurück.

◄ Definition

Epidemiologie. 70% aller Divertikel sind im Hypopharynx als **Zenkersche Divertikel** im Bereich des Killianschen Dreiecks lokalisiert. Männer erkranken häufiger als Frauen, meist sind die Patienten über 60, bevor sich Symptome einstellen. Parabronchiale Divertikel (Bifurkationsdivertikel, 20%), möglicherweise Abortivformen einer angeborenen Ösophago-Trachealfistel, finden sich bei 0,02% der Bevölkerung. Epiphrenische Divertikel finden sich bei 10% und sind häufig Ausdruck einer Motilitätsstörung (Achalasie, idiopathischer Ösophagusspasmus).

Epidemiologie Am häufigsten findet sich das **Zenkersche Divertikel**, gefolgt von parabronchialen Divertikeln. Epiphrenische Divertikel sind selten.

Klinik. Symptome ruft in erster Linie das Zenkersche Divertikel hervor. Je nach Größe reicht die Symptomatik von der Dysphagie bis zur Aphagie, wenn das nahrungsgefüllte Divertikel die normale Passage zudrückt. Rapider Gewichtsverlust ist dann die Folge bei gleichzeitiger Regurgitation unverdauter Nahrung und rezidivierender Aspiration. Nicht selten findet der Patient beim morgendlichen Erwachen Nahrungsreste auf dem Kopfkissen, daneben besteht häufig ein ausgeprägter Foetor ex ore. Mitunter kann der Patient das Divertikel auf der linken Halsseite tasten und den Inhalt exprimieren.

Klinik Dysphagie, Regurgitation unverdauter Nahrung und rezidivierende Aspiration sind die Leitsymptome des Zenkerschen Divertikels.

Diagnose. Nachweis und Dokumentation eines Ösophagusdivertikels sind eine Domäne der Radiologie (▣ H-**4**). Endoskopisch können Divertikel durchaus übersehen werden, bei Verdacht auf ein Zenkersches Divertikel ist eine besonders vorsichtige Instrumentation erforderlich, um eine Perforation zu vermeiden. Eine Divertikulitis, eine Pilzbesiedlung eines Divertikels oder ein Divertikelkarzinom sind Raritäten. Bei den parabronchialen Divertikeln können Thoraxaufnahme und Durchleuchtung Hinweise auf mediastinale und hiläre Prozesse geben.

Diagnose Die Divertikeldokumentation erfolgt durch einen Gastrografinschluck, da die Gefahr einer Aspiration besteht (▣ H-**4**).
Bei der Durchleuchtung lassen sich mitunter bei parabronchialen Divertikeln Hinweise auf Hiluserkrankungen finden.

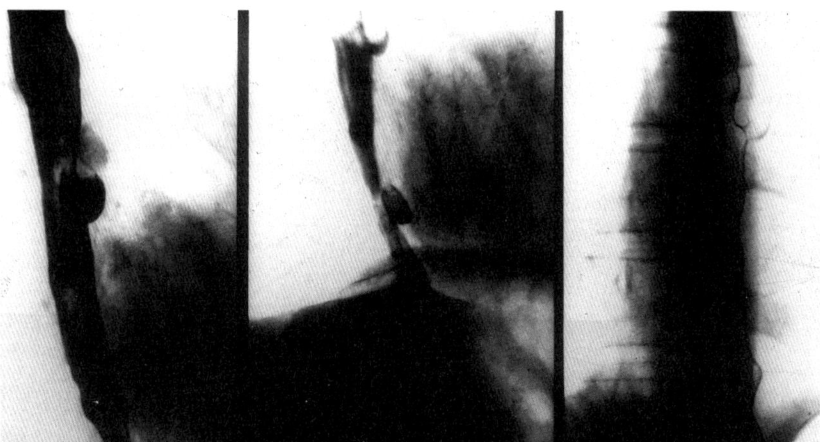

▣ H-**4: Zenkersches Divertikel (Röntgenbefund nach Kontrastmittel-Breischluck).**

Therapie. Das Zenkersche Divertikel sollte operativ abgetragen werden, wenn es Symptome macht. Da häufig auch eine Funktionsstörung im Bereich des oberen Ösophagussphinkters vorliegt, wird die Abtragung gerne mit

Therapie Divertikelabtragung und Längsmyotomie des M. cricopharyngeus sind die Therapie der Wahl beim Zenkerschen Divertikel.

Traktionsdivertikel und epiphrenische Divertikel bedürfen in der Regel keiner Therapie.
Bei der Therapie der epiphrenischen Divertikel muß die häufig nachweisbare Grundkrankheit (Achalasie, peptische Striktur) primär angegangen werden.

einer Längsmyotomie des Musculus cricopharyngeus kombiniert. Diese Myotomie ist auch endoskopisch durch den HNO-Arzt praktikabel.
Parabronchiale Divertikel stellen nur bei Fistelbildung zum Tracheobronchialsystem eine Operationsindikation dar. Bei der Therapie der **epiphrenischen Divertikel** muß die häufig nachweisbare Grundkrankheit (Achalasie, peptische Striktur) primär angegangen werden, wobei kleine epiphrenische Divertikel rückbildungsfähig sind.

3 Erkrankungen des Magens und des Duodenums

3 Erkrankungen des Magens und des Duodenums

3.1 Anatomie und Physiologie

3.1 Anatomie und Physiologie

Drei funktionell unterschiedliche Zonen werden unterschieden (S H-**8**, S H-**9**):
- **Kardiaregion** (schleimbildende Drüsen)
- **Korpusregion** (Haupt- und Belegzellen)
- **Antrumregion** (gastrinproduzierende Zellen).

Im Bereich des Magens werden drei funktionell unterschiedliche Zonen unterschieden (S H-**8**, S H-**9**):
- die mit schleimbildenden Drüsen ausgekleidete **Kardiaregion**
- die Haupt- und Belegzellen tragende **Korpusregion** und
- die gastrinproduzierende Zellen enthaltende **Antrumregion.**

S Synopsis H-**8: Lokalisation von Magenerkrankungen**

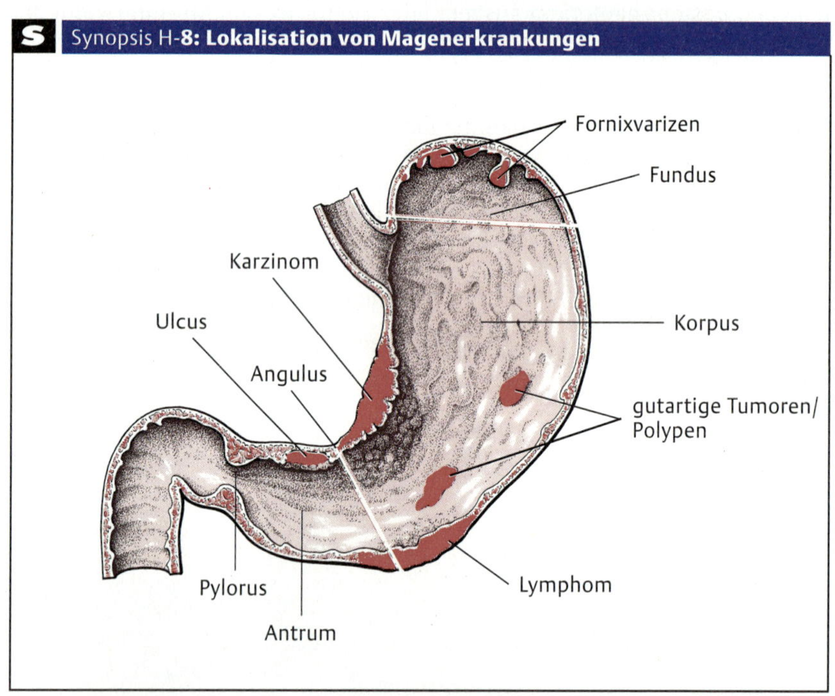

In den **Hauptzellen** wird Pepsin, in den **Belegzellen** Säure und Intrinsic factor produziert.

In den **Hauptzellen wird Pepsin**, in den **Belegzellen** Säure sowie der Intrinsic factor produziert, der für die Vitamin-B_{12}-Resorption notwendig ist.
Pro Tag werden 1–3 Liter Magensekret produziert. Die Säuresekretion beträgt dabei – in Abhängigkeit von Alter und Geschlecht – unter Basalbedingungen 0–5 mmol/h, unter Stimulationsbedingungen, z. B. nach Nahrungsaufnahme, durchschnittlich 25 mmol/h.

Die Belegzellen besitzen Rezeptoren für Histamin, Acetylcholin (Vagus), Gastrin und Prostaglandin E_1 (S H-**10**).

Für die Säureproduktion verantwortlich sind etwa 1 Milliarde Belegzellen, die an ihrer Oberfläche Rezeptoren für Histamin, den Vagusübertragungsstoff Acetylcholin, für Gastrin und für Prostaglandin E_1 tragen (S H-**10**). Gemeinsame Endstrecke intrazellulär ist eine Protonenpumpe (K^+-H^+-

Synopsis H-9: Pathologische Befunde im Zwölffingerdarm

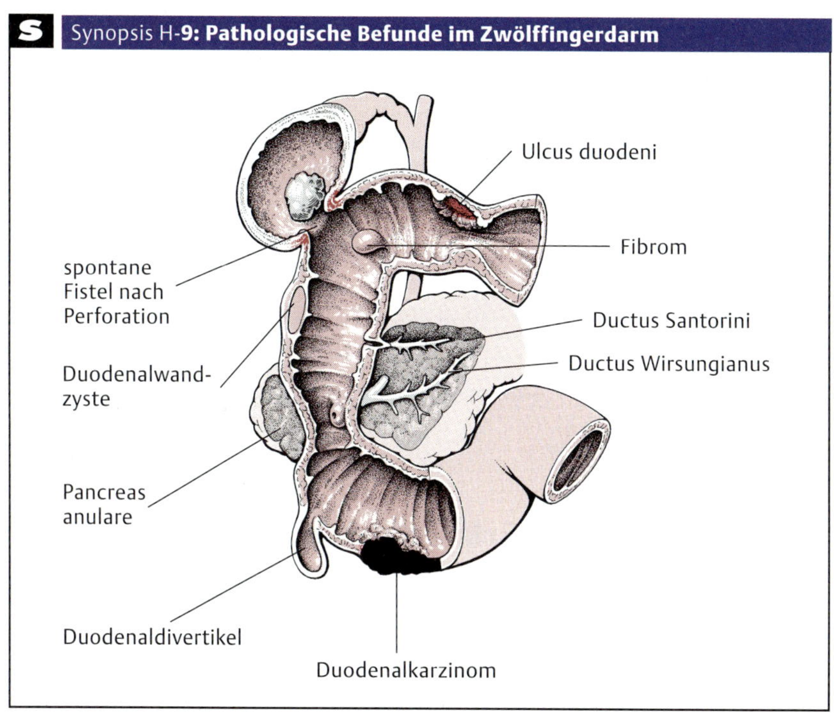

Synopsis H-10: Belegzellen

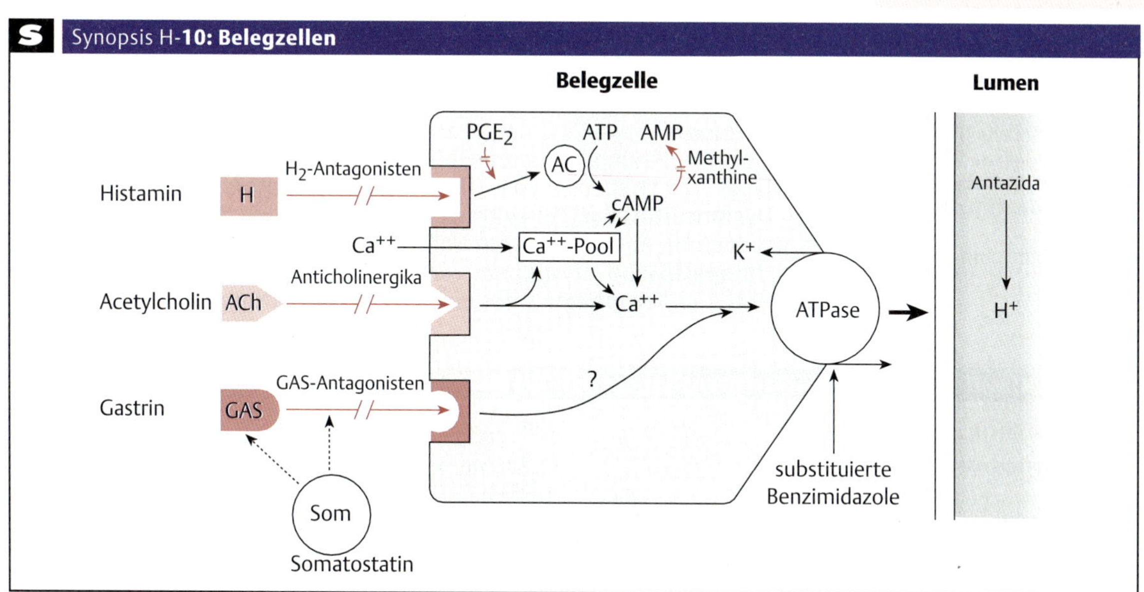

ATPase), die Wasserstoffionen im Austausch gegen K-Ionen in den sekretorischen Kanal abgibt.

Bei der Magensekretion dominiert unter Basalbedingungen (BAO = basal acid output) der Vaguseinfluß, die postprandiale Säuresekretion wird unterschieden in:

- die **kephale Phase** (vagale Stimulation auf optische Signale, Riechen und Schmecken der Speisen)
- die **gastrale Phase** (Gastrinfreisetzung durch Antrumdehnung) und
- die **intestinale Phase** (Säurehemmung durch Dünndarmhormone).

Ein kompliziertes, durch Prostaglandine gesteuertes System aus Schleim und Bikarbonat hält die Schleimhautintegrität aufrecht und verhindert eine Selbstandauung der Magenmukosa.

Die Magenmotorik wird über Dehnungsrezeptoren im oberen Magendrittel von einem Schrittmacherzentrum aus gesteuert. Sie sorgt in Form einer gerichteten, in Richtung Antrum laufenden Peristaltik für eine Verkleine-

Die postprandiale Säuresekretion wird unterschieden in:

- die **kephale Phase** (vagale Stimulation auf optische Signale, Riechen und Schmecken)
- die **gastrale Phase** (Gastrinfreisetzung)
- die **intestinale Phase** (Säurehemmung durch Dünndarmhormone).

Ein durch Prostaglandine gesteuertes System aus Schleim und Bikarbonat verhindert eine Selbstandauung der Magenmukosa.

Über Dehnungsrezeptoren wird die Magenmotorik von einem Schrittmacherzentrum aus gesteuert. Die Peristaltik in Richtung Antrum sorgt für eine Verkleinerung der Nahrungspartikel in der Antrummühle. Nur 1–2 mm große Brocken können den Pylorus passieren.
Bei der **Magensekretionsanalyse** wird über 1 Stunde in 15minütigem Abstand Magensaft gewonnen und der Basalwert (BAO) bestimmt. Nach Pentagastrin-Stimulation wird dann der maximale Säureausstoß (Normalwert 10–25 mmol/l) ermittelt.

rung der Nahrungspartikel in der sogenannten Antrummühle. Nur 1–2 mm große Brocken können den Pylorus passieren, größere unverdauliche Partikel bleiben zunächst im Fornix liegen und werden zwischen den Mahlzeiten in Form eines migrierenden Motorkomplexes weitertransportiert, wobei es gleichzeitig zu einer Ausschüttung von Magensekret, Galle und Bauchspeichel kommt, einer »inneren Wasserspülung« entsprechend (Selbstreinigung des Magens).
Die früher übliche **Magensekretionsanalyse** wird heute nur noch in geringem Umfang praktiziert. Nach einer einstündigen Basalperiode, in der in 15minütigem Abstand Magensaft über eine Sonde gewonnen wird, erfolgt eine Stimulation mit Pentagastrin (6 µg/kg KG s.c. oder 1,5 µg/kg KG als Infusion).
Für eine Stunde wird dann der maximale Säureausstoß (MAO = maximal acid output) bestimmt, der zwischen 10 und 25 mmol/l liegt. Messungen mittels pH-Elektroden dienen der Orientierung über die Säureverhältnisse im Magen.

3.2 Funktionelle Erkrankungen

3.2.1 Nichtulzeröse Dyspepsie (Reizmagen-Syndrom)

Definition ▶

3.2 Funktionelle Erkrankungen

3.2.1 Nichtulzeröse Dyspepsie (Reizmagen-Syndrom)

▶ ***Definition.*** Der Reizmagen (»non-ulcer dyspepsia«) ist Teilsubstrat des Reizdarm-Syndroms. Beim Überwiegen von Oberbauchsymptomen und Fehlen von Stuhlunregelmäßigkeiten (Reizkolon, *s. S. 1062 ff.*) kann nach Ausschluß einer organischen Erkrankung von funktionellen Oberbauchbeschwerden ausgegangen werden.

Epidemiologie Je nach Leitsymptom unterscheidet man: Dyspepsie vom **Ulkustyp**, vom **Dysmotilitätstyp**, vom **Refluxtyp** und eine **idiopathische Dyspepsie** (▤ **H-14**).
Die **Aerophagie** stellt eine eigene Untergruppe dar.

Epidemiologie. Etwa 27 % der gesunden Bevölkerung klagt im Laufe eines Jahres über funktionelle Oberbauchbeschwerden. Je nach Leitsymptom werden dabei eine Dyspepsie vom **Ulkustyp** (Leitsymptom Nüchternschmerz), vom **Dysmotilitätstyp** (Leitsymptom frühes Sättigungsgefühl, postprandiales Völlegefühl, Aufstoßen), vom **Refluxtyp** (Leitsymptom Sodbrennen) und eine **idiopathische Dyspepsie** (wechselnde Symptome) unterschieden (▤ H-**14**). Die **Aerophagie** stellt eine eigene Untergruppe dar.

H-14: Klassifikation der nichtulzerösen Dyspepsie (NUD) und Symptome der verschiedenen Formen

NUD vom Refluxtyp ▷ **Leitsymptom:** Sodbrennen ▷ epigastrische Beschwerden, retrosternales Brennen, Säureregurgitation ▷ Beschwerdeverstärkung durch Nahrungsaufnahme, Bücken, Rückenlage, Streß **NUD vom Ulkustyp** ▷ **Leitsymptom:** Nüchternschmerz ▷ Aufwachen durch Magenschmerzen während der Nacht, episodische Oberbauchschmerzen ▷ Schmerzlinderung durch Nahrungsaufnahme oder Antazida	**NUD vom Dysmotilitätstyp** ▷ **Leitsymptom:** postprandiales Völlegefühl, frühes Sättigungsgefühl ▷ Aufstoßen, Flatulenz, Meteorismus, Übelkeit ▷ selten Erbrechen, meist langanhaltend **Idiopathische (essentielle) NUD** ▷ kein eindeutiges Beschwerdebild

Ätiopathogenese Bei bis zu 60 % aller Patienten mit Reizmagensymptomen läßt sich eine verzögerte Magenentleerung nachweisen.

Ätiopathogenese. Entgegen der landläufigen Meinung scheint eine Übersäuerung beim Reizmagen (Säurereiz) eher die Ausnahme zu sein. Bei vielen Patienten (60 %) läßt sich eine verzögerte Magenentleerung nachweisen. Inwieweit eine Besiedlung der Magenschleimhaut mit Helicobacter pylori zu dyspeptischen Symptomen führen kann (*s. S. 1013 ff.*), ist Gegenstand der Diskussion. Auch der Einfluß zentralnervöser Störungen (nervöser Magen) ist umstritten.

Klinik. Epigastrischer (Nüchtern-)Schmerz, postprandiales Völlegefühl, Aufstoßen, Übelkeit, Erbrechen und Meteorismus kennzeichnen den Patienten mit einer Reizmagensymptomatik, wobei die Beschwerden konstant oder intermittierend auftreten können. Nicht selten finden sich zusätzlich Zeichen der vegetativen Dystonie wie Schlaflosigkeit, kalte Extremitäten, Neigung zu Palpitationen, Dysmenorrhö und depressiver Verstimmung (H-**15**).

Klinik Epigastrischer Schmerz, postprandiales Völlegefühl, Aufstoßen, Sodbrennen, Übelkeit, Erbrechen und Meteorismus sind häufige Symptome bei der nichtulzerösen Dyspepsie (H-**15**).

H-15: Verdachtssymptome bei nichtulzeröser Dyspepsie (Reizmagen)

Allgemein
- Patient fühlt sich weiterhin wohl
- Körpergewicht konstant
- »besorgter Typ«

Refluxähnliche Symptome
- retrosternale Beschwerden: besonders beim Bücken, nach üppigen Mahlzeiten, bei flachem Liegen
- brennender Retrosternalschmerz (hinter dem Brustbein): temporäre Besserung durch Antazida
- zyklisch wechselnder Schweregrad
- Gewichtszunahme neueren Datums

Motilitätsstörung
- Auftreibung des Leibes
- hungrig, aber vorzeitig gesättigt
- Völlegefühl im Oberbauch
- variable, multiple Nahrungsmittelunverträglichkeiten
- diffuser Schmerz, oft mehrere Schmerzformen, nicht in der Nacht
- vor allem Übelkeit
- ähnliche Erscheinungen wie beim Colon irritabile
- falls Erbrechen: »Ich kann kein Essen mehr sehen«
- nicht episodisch, eher kontinuierlich

Diagnose und Differentialdiagnose. Der Reizmagen gilt nach wie vor als klassische Ausschlußdiagnose, auch wenn derzeit an einer positiven Diagnosestellung anhand von Computerprogrammen mit Symptomscores gearbeitet wird. Durch bildgebende Verfahren wie Endoskopie und Ultraschall müssen organische Erkrankungen wie Refluxösophagitis, peptisches Geschwür, Neoplasma, Cholelithiasis und chronische Pankreatitis ausgeschlossen werden.

Diagnose und Differentialdiagnose Beim Reizmagen handelt es sich um eine klassische **Ausschlußdiagnose:** Durch Endoskopie und Ultraschall muß eine organische Erkrankung wie eine Refluxösophagitis, ein peptisches Geschwür, ein Neoplasma, eine Cholelithiasis und eine chronische Pankreatitis ausgeschlossen werden.

Merke. Dabei wird empfohlen, auch bei unauffälliger Magenschleimhaut durch eine Antrumbiopsie mittels Urease-Schnelltest eine Helicobacter-pylori-Besiedlung der Magenschleimhaut auszuschließen.

◄ **Merke**

Therapie. Funktionelle Erkrankungen zeichnen sich durch eine hohe Plazebo-Ansprechrate aus. Die kleine Psychotherapie steht deshalb bei der Häufigkeit des Leidens ganz im Vordergrund, d.h. der Patient muß über die Harmlosigkeit seiner Krankheit aufgeklärt werden. Ferner empfiehlt sich eine leitsymptomorientierte symptomatische Therapie, d.h. der Einsatz antisekretorisch aktiver Substanzen, z.B. Pirenzepin, H_2-Blocker, beim dominierenden Symptom Nüchternschmerz (»Ulcus sine ulcere«), Gastroprokinetika bei Sodbrennen und postprandialem Völlegefühl und eine Eradikationstherapie bei diffusen abdominellen Beschwerden und positivem H.-pylori-Nachweis. Psychopharmaka sollten nach Möglichkeit vermieden werden.

Therapie Im Vordergrund steht die kleine Psychotherapie durch Aufklärung über Häufigkeit und Harmlosigkeit des Leidens.
Zur symptomatischen Behandlung eignen sich antisekretorisch aktive Substanzen bei Nüchternschmerz und Sodbrennen, Gastroprokinetika bei Sodbrennen und postprandialem Völlegefühl sowie eine Eradikationstherapie bei H.-pylori-Nachweis.

Prognose Ein Übergang einer funktionellen Oberbaucherkrankung in eine organische Erkrankung, z. B. ein Ulkusleiden, ist nicht zu erwarten.

Prognose. Die Langzeitprognose ist gut, ein Übergang in eine organische Erkrankung ist nicht zu erwarten. Einer symptomatischen Besserung gastrointestinaler Symptome folgt nicht selten eine Verlagerung auf kardiovaskuläre Beschwerden.

3.2.2 Aerophagie

Definition ▶

▶ ***Definition.*** Der Aerophagie liegt die Angewohnheit zugrunde, durch Trockenschlucken von Speichel oder während der Nahrungsaufnahme große Mengen von Luft zu verschlucken und diese dann durch entsprechendes Rülpsen wieder herauszulassen.

Epidemiologie Zahlen über die Häufigkeit des Symptoms Aerophagie gibt es nicht.

Epidemiologie. Zahlen über die Häufigkeit des Symptoms Aerophagie existieren nicht, zumal das Krankheitsbild als Teilsubstrat der nichtulzerösen Dyspepsie gilt.

Ätiopathogenese Bei anhaltendem Aufstoßen wird kontinuierlich Luft in den Magen gepumpt, so daß die Magenblase eher größer wird.

Ätiopathogenese. Anhand der radiologischen Beobachtung der Magenblase läßt sich zeigen, daß während des Aufstoßens, insbesondere wenn es exzessiv betrieben wird, größere Mengen Luft in den Magen gepreßt werden, so daß die Magenblase eher größer wird.

Klinik Konstantes Luftschlucken führt zu einem Dehnungsschmerz der Magenwand, evtl. auch zu kardialen Beschwerden (Palpitationen, Rhythmusstörungen). Rülpsen verschafft Erleichterung, doch wird dabei wieder Luft in den Magen gesaugt.

Klinik. Konstantes Luftschlucken führt zu einem Dehnungsschmerz der Magenwand, Hochdrängen des Zwerchfells und nicht selten kardialen Sensationen wie Palpitationen, Thoraxschmerz und Rhythmusstörungen. Rülpsen verschafft dem Patienten Erleichterung, doch wird dabei wiederum Luft in den Magen gesaugt.

Diagnose Radiologisch kann die vergrößerte Magenblase gut dargestellt werden.

Diagnose. Eine spezifische Diagnostik ist nicht erforderlich, auch wenn der Patient glaubt, daß die Luft im Magen entstünde. Es kann ganz hilfreich sein, ihm seine Magenblase bei der Röntgendurchleuchtung zu zeigen, vor allem den geringen Effekt des Aufstoßens.

Therapie Diätetische und Verhaltensmaßnahmen tragen zur Linderung bei. Gastroprokinetika und Entschäumer wirken wenig überzeugend.

Therapie. Eine spezifische Therapie gibt es nicht. Der Patient sollte angehalten werden, langsam zu essen, gut zu kauen, kohlensäurehaltige Getränke zu meiden, auf Rauchen zu verzichten und nach Möglichkeit seinen Kummer nicht herunterzuschlucken. Geräuschloses Trinken sowie das Verbot, aktiv Luft aufzustoßen, sind nicht immer zu praktizieren, ein zwischen die Zähne geklemmter Bleistift macht das Herunterschlucken von Luft und Speichel unmöglich. Gastroprokinetika und Entschäumer sind in ihrer Wirkung häufig nicht überzeugend.

3.2.3 Singultus

Definition ▶

▶ ***Definition.*** Dem Singultus (Schluckauf) liegt eine spastische Kontraktion des Zwerchfells zugrunde, der zu einem »hicksenden« Geräusch bei der Verschiebung von Atemgasvolumina führt.

Epidemiologie Praktisch jeder leidet ab und zu an Singultus, der nur ausnahmsweise therapiert werden muß.

Epidemiologie. Singultus hat nahezu jeder schon einmal oder mehrfach selbst erlebt. Meist handelt es sich um selbstlimitierende Episoden, die nur selten einer Therapie bedürfen.

Ätiopathogenese Zentralnervöse, infektiös-toxische, intraabdominelle und thorakozervikale Alterationen können zu einem meist linksseitigen Spasmus des Zwerchfells über den N. phrenicus führen.
Äußere Einflüsse wie Temperaturwechsel, psychische Belastung, Intoxikationen sowie organische

Ätiopathogenese. Dem Singultus liegt eine Vielzahl von Erkrankungen zugrunde, die von zentralnervös über infektiös-toxisch bis zur lokalen Alteration des Nervus phrenicus reichen. Diskutiert wird ein supraspinales, vom Atemzentrum unabhängiges Schluckaufzentrum, afferente Fasern des Reflexgeschehens laufen im Nervus vagus, sensorische Fasern im Bereich Th_{6-12}. Plötzlicher Temperaturwechsel, Frösteln, kalte Füße, rasches Trinken von heißen oder eiskalten Getränken, psychische Belastung, komatöse oder toxische Zustände (Leberkoma, diabetisches Koma, Alkoholintoxikation) sowie organische Erkrankungen im Hals-, Thorax- und Abdominalbereich (Lymphome, Refluxösophagitis, Peritonitis, Metastasen, Prostatakarzinom) können einen Singultus auslösen. Die Frequenz des Singultus ist unterschiedlich und kann bis zu 100/min betragen; mit zunehmender Azidose (Rückatmung in Plastiktüte) kommt es zu einem Frequenzabfall.

Erkrankungen im Verlaufe des N. phrenicus können einen Singultus auslösen.

Diagnose und Differentialdiagnose. Der meist linksseitige über den Nervus phrenicus vermittelte Zwerchfellspasmus sistiert häufig nach einiger Zeit spontan, kann jedoch bei längerem Anhalten zu Störungen des Allgemeinbefindens führen.
Bei persistierendem oder rezidivierendem Singultus sind metabolische Störungen sowie ein tumoröser Prozeß im Hals- und Thoraxbereich möglich, ein therapieresistenter Schluckauf kann jedoch auch erstes Symptom einer schweren Refluxösophagitis oder eines metastasierenden Prostatakarzinoms sein.

Diagnose und Differentialdiagnose
Der über den N. phrenicus vermittelte Zwerchfellspasmus sistiert meist nach einiger Zeit spontan.
Bei persistierendem oder rezidivierendem Singultus sind metabolische Störungen oder ein tumoröser Prozeß möglich. Ein therapieresistenter Schluckauf kann auch Symptom einer Refluxösophagitis oder eines Prostatakarzinoms sein.

Therapie. Neben sogenannten Hausmitteln, wie grober Zucker trocken geschluckt, Atemanhalten, Pharynxreizung, Druck auf beide Bulbi, Zug an der Zunge, Auslösen eines Niesreizes, Trinken von Eiswasser und psychische Ablenkungsmanöver wie Erschrecken, spielen medikamentöse Maßnahmen eine untergeordnete, in seltenen Fällen jedoch wichtige Rolle. Neben einer Rückatmung über eine Plastiktüte kann eine Lokalanästhesie der Rachenwand oder eine Beatmung mit 10–15 % CO_2 versucht werden. Metoclopramid, Triflupromazin (Psyquil®), Chlorpromazin (Megaphen®), Amitryptilin (Saroten®), Carbamazin (Tegretal®) sowie Chinidin sind erfolgreich eingesetzt worden. Als letzte Möglichkeit bleibt mitunter nur die Ausschaltung des Nervus phrenicus nach vorheriger Bestimmung der Lungenfunktion. Unserer Erfahrung nach sollte gezielt nach einer Refluxösophagitis gefahndet werden. Unter einer Protonenpumpen-Blockertherapie sistiert der Singultus innerhalb weniger Stunden.

Therapie Initial sollten sogenannte Hausmittel zum Einsatz kommen. Ansonsten können Metoclopramid, Triflupromazin, Chlorpromazin, Amitryptilin, Carbamazin oder Chinidin gegeben werden. Bei Therapieresistenz: Ausschaltung des N. phrenicus. Nach einer Refluxösophagitis sollte gezielt gefahndet werden. Unter Protonenpumpen-Blockertherapie sistiert dann der Singultus innerhalb von wenigen Stunden.

3.3 Organische Erkrankungen

3.3.1 Gastritis

Akute Gastritis

3.3 Organische Erkrankungen

3.3.1 Gastritis

Akute Gastritis

Definition. Der Begriff der **akuten Magenschleimhautentzündung** (Gastritis) ist nicht sehr präzise definiert, da von einigen Autoren die Klinik, von anderen die auslösenden Noxen oder auch die histologisch nachweisbare granulozytäre Infiltration in den Vordergrund gestellt wird. Ein Mischbild stellt dabei der Begriff der aktiven chronischen Gastritis dar.

◀ **Definition**

Epidemiologie. Wegen der unpräzisen Definition lassen sich keine epidemiologischen Daten angeben. Es sei auf das Kapitel Reizmagen und auf die Helicobacter-pylori-induzierte chronische Gastritis verwiesen. Berücksichtigt man die akute Infektion der Magenschleimhaut mit Helicobacter pylori, so ist von weltweit 3,5 Milliarden Erkrankter auszugehen.

Epidemiologie Zahlenangaben sind wegen der unpräzisen Definition nicht möglich!

Ätiopathogenese. Der **akuten Gastritis** liegt eine Schädigung der Magenschleimhaut durch exogene oder endogene Noxen zugrunde, die zu einer **Zerstörung der Schleimhautbarriere mit Rückdiffusion von H^+-Ionen und Schleimhautblutungen bis hin zur erosiven Gastritis** führen.
Unter den **endogenen Noxen** sind neben Infektionskrankheiten Stoffwechselstörungen (Urämie) sowie eine portale Hypertension zu nennen (▤ H-**16**).
Unter den **exogenen Noxen** spielen Bakterien und deren Toxine (Staphylokokken, Streptokokken) eine untergeordnete Rolle, über die Bedeutung von H. pylori kann nur spekuliert werden. Nach akuter Inokulation löst er eine Gastritis mit granulozytärer Infiltration und vorübergehender Hypochlorhydrie aus (epidemische Hypochlorhydrie), die spontan verschwinden oder in

Ätiopathogenese **Exogene** (Bakterien, Alkohol, Medikamente) und **endogene** (Urämie, Sepsis, portale Hypertension) **Noxen bedingen eine Zerstörung der Schleimhautbarriere mit Mukosablutungen.** H. pylori löst nach akuter Aufnahme eine Gastritis aus, die spontan verschwinden kann, i.a. aber in ein chronisches Stadium übergeht. Eine untergeordnete Rolle spielen Radiatio, thermische und korrosive Noxen sowie allergische Reaktionen der Magenschleimhaut.

H-16: Ursachen einer akuten Gastritis

- **Exogene Noxen:**
  - Alkohol
  - Acetylsalicylsäure
  - nichtsteroidale Antirheumatika
  - Zytostatika
- **Bakterien** (H. pylori) **und deren Toxine** (Staphylokokken)
- **Endogene Noxen:**
  - Urämie
  - portale Hypertension
- **Radiatio, Verätzung**
- **Streßinduzierte Ischämie**
- **Nahrungsmittelallergie**

Am häufigsten tritt eine Gastritis **nach Alkoholgenuß** und nach Einnahme von **Pharmaka** auf (insbesondere nach nichtsteroidalen Antirheumatika) (H-**16**).
Weitere auslösende Faktoren sind Virusinfekte, thermische Schädigungen und allergische Reaktionen auf Nahrungsmittel (eosinophile Gastroenteritis).

ein chronisches Stadium übergehen kann. **Häufigste Auslöser einer Gastritis sind jedoch Alkohol und Pharmaka,** insbesondere Acetylsalicylsäure und nichtsteroidale Antirheumatika.
Als auslösende Faktoren kommen ferner eine abdominelle Bestrahlung, Virusinfekte, thermische Schädigungen und allergische Reaktionen auf Nahrungsmittel (eosinophile Gastroenteritis) in Frage. Eine Sonderstellung nimmt schließlich die akute Ätzgastritis nach akzidenteller Einnahme von Säuren und Laugen ein.

Klinik Die Symptome der akuten Gastritis entsprechen denen einer Magenverstimmung mit epigastrischem Schmerz, Inappetenz, Übelkeit, Erbrechen und Durchfall.

Klinik. Die akute Gastritis zeigt die gleichen Symptome wie eine akute Magenverstimmung: Schmerzen im Epigastrium, Übelkeit, Inappetenz, Erbrechen und Durchfall, gelegentlich auch schlechter Mundgeruch (Halitosis). Bei Patienten, die unter der Einnahme von Medikamenten über Magenunverträglichkeitserscheinungen klagen, findet man in über 50% endoskopisch keine Mukosaläsionen, so daß eine Motilitätsstörung anzunehmen ist.

Merke ▶

Merke. Es muß betont werden, daß Magenunverträglichkeitserscheinungen nicht mit einer akuten Gastritis gleichgesetzt werden dürfen.

Eine gastrointestinale Blutung aus akuten Erosionen wird unter Antirheumatika beobachtet.

Hämatemesis oder Teerstuhl weisen auf eine hämorrhagisch erosive Gastritis, heute besser als akute Schleimhauterosionen definiert, hin. Eine gastrointestinale Blutung aus akuten Erosionen wird unter Antirheumatika beobachtet. Eine Magenperforation wird gelegentlich bei der korrosiven Gastritis gesehen.

Differentialdiagnose Alle Erkrankungen, die sich auf den Oberbauch projizieren (peptisches Ulkus, Refluxkrankheit, Pankreas- und Gallenblasenaffektionen).

Differentialdiagnose. Im Rahmen der differentialdiagnostischen Überlegungen sind alle Erkrankungen, die sich auf den Oberbauch projizieren, wie das peptische Ulkus, die Refluxkrankheit der Speiseröhre, Pankreas- und Gallenblasenaffektionen zu sehen.

Therapie Nahrungskarenz, Antazida, Spasmolytika und Motilitätsregulatoren führen innerhalb weniger Tage zu Beschwerdefreiheit, eine spezielle Diagnostik ist nur bei Hämatemesis und Teerstuhl erforderlich.

Bei Therapie und Prophylaxe **medikamentöser Schleimhautschädigungen durch NSAR** spielen orale Prostaglandine eine Rolle. Mittel der Wahl bei der H.-pylori-Gastritis sind Antibiotika in Kombination mit Protonenpumpenhemmern.

Bei der **Ätzgastritis** sollte frühzeitig Kortison gegeben werden (Verhinderung einer narbigen Schrumpfung).

Therapie. Unter Nahrungskarenz und der (symptomatischen) Gabe von Antazida, Spasmolytika oder Gastroprokinetika klingen die Symptome meist innerhalb weniger Tage ab, eine spezielle Diagnostik ist nur bei Zeichen einer akuten gastrointestinalen Blutung erforderlich.
Zur Therapie und insbesondere zur Prophylaxe von **Schleimhautschädigungen durch nichtsteroidale Antirheumatika** werden orale Prostaglandine, z.B. Misoprostol (Cytotec® mite, 2 × 200 µg/d) empfohlen. Bei der H.-pylori-induzierten akuten Gastritis kommen Antibiotika in Kombination mit Protonenpumpenhemmern in Frage.
Eine Sonderstellung nimmt die **Ätzgastritis**, z.B. nach Ingestion von Abflußreinigern, Salzsäure etc. ein. Hier sollte möglichst rasch durch eine endoskopische Untersuchung das Ausmaß der Schleimhautschädigung erfaßt werden. Ein frühzeitiger Einsatz von Kortison verhindert eine narbige Schrumpfung tiefergreifender Läsionen.

Prognose. Der Lehrsatz, daß eine akute Gastritis nie in eine chronische Gastritis übergehen kann, gilt zumindest für die H.-pylori-induzierte Gastritis nicht mehr. In der Regel klingen jedoch die Gastritissymptome innerhalb weniger Tage ab, auch Erosionen heilen, ohne eine Narbe zu hinterlassen, innerhalb von 24 bis 48 Stunden ab. Verätzungen der Antrummukosa können zu einer narbigen Magenausgangsstenose führen, die einen operativen Eingriff erzwingen kann. Der Übergang von akuten Erosionen zu chronischen Erosionen ist umstritten, bei einer längerfristigen Einnahme nichtsteroidaler Antirheumatika finden sich neben Erosionen auch zunehmend Ulzera.

Prognose In der Mehrzahl der Fälle heilt die akute Gastritis folgenlos aus, nur bei der H.-pylori-Infektion ist ein Übergang in ein chronisches Stadium die Regel. Auch Erosionen verschwinden nach Absetzen der Noxe rasch, bei längerer Einnahme von NSAR können sich Geschwüre ausbilden.

Chronische Gastritis

Chronische Gastritis

Definition. Die chronische Gastritis ist durch eine Infiltration der Lamina propria mit Lymphozyten und Plasmazellen gekennzeichnet. Dabei wird eine **Oberflächengastritis** von einer **chronisch atrophischen Gastritis** unterschieden, bei der es zu einem Schwund des **spezifischen Drüsenkörpers und zu einer intestinalen Metaplasie** kommt. Findet sich zusätzlich eine Infiltration mit Granulozyten, spricht man von einer aktiven chronischen Gastritis, die in der Regel Ausdruck einer H.-pylori-Infektion der Magenschleimhaut ist.

◀ **Definition**

Epidemiologie. Da eine chronische Gastritis mit oder ohne Magenbeschwerden mit zunehmendem Lebensalter immer häufiger wird (über 50% der über 65jährigen Patienten weisen eine chronische Gastritis auf), sprach man lange Zeit von einem physiologischen Alterungsprozeß der Magenschleimhaut. Unter pathophysiologischen Gesichtspunkten muß die chronische Gastritis heute differenzierter betrachtet werden. Sie tritt jedoch so häufig auf, daß immer wieder diskutiert wird, ob ihr überhaupt eine klinische Bedeutung beizumessen ist. In Ländern mit einer hohen Prävalenz für das Magenkarzinom ist auch die chronisch atrophische Gastritis entsprechend häufiger zu finden.

Epidemiologie Die histologisch definierte chronische Gastritis ist außerordentlich häufig: Über 50% der über 65jährigen weisen eine chronische Gastritis auf.
In Ländern mit einer hohen Prävalenz für das Magenkarzinom ist auch die chronisch atrophische Gastritis entsprechend häufiger zu finden.

Ätiopathogenese. Unter ätiopathogenetischen Gesichtspunkten werden heute verschiedene Gastritisformen differenziert:

- eine Autoimmungastritis (Typ A)
- eine bakterielle, H.-pylori-assoziierte Gastritis (Typ B)
- eine chemisch-toxische Refluxgastritis (Typ C)
- Sonderformen (lymphozytäre, granulomatöse, spezifische Gastritis, z.B. Morbus Crohn, Sarkoidose, Tuberkulose, Lues, Candidiasis).

Bei der auf die Korpusschleimhaut beschränkten **Autoimmungastritis Typ A** finden sich in 90% Belegzell- und in 50% Intrinsic-factor-Antikörper, so daß das Bild einer **histaminrefraktären Achlorhydrie** resultiert. Das Fehlen von Intrinsic factor bedingt eine Vitamin-B_{12}-Mangelanämie mit entsprechenden neurologischen Ausfallserscheinungen (funikuläre Spinalerkrankung). Da bei der Achylia gastrica der Regelkreis zwischen G-Zellen des Antrums und den Parietalzellen des Korpus unterbrochen ist, resultiert eine exzessive Hypergastrinämie, die in 3–7% zur Bildung einer Mikrokarzinoidose bzw. von Karzinoidtumoren der Korpusschleimhaut führt. Daneben werden auch andere Autoimmunkrankheiten wie Morbus Addison oder Hashimoto-Struma gefunden; Schilddrüsenantikörper sind fast immer nachweisbar.
Mischformen einer Typ-A-Gastritis mit einer Typ-B-Gastritis kommen vor; dann liegen die Gastrinspiegel in der Regel im Normbereich.
Während man früher die **Typ-B-Gastritis,** die bevorzugt im Antrum lokalisiert ist, auf einen gesteigerten duodenogastralen Reflux zurückführte, steht heute außer Zweifel, daß diese Gastritisform auf H. pylori (H-**5**) zurückzuführen ist. Bei der vor allem im operierten Magen anzutreffenden eigentlichen **Refluxgastritis** findet sich weniger eine zelluläre Infiltration der Magenschleimhaut als vielmehr ein Ödem und eine Fibrose der Tunica propria.

Ätiopathogenese Folgende Gastritisformen sollten differenziert werden:

- Autoimmungastritis (Typ A)
- H.-pylori-Gastritis (Typ B)
- Refluxgastritis (Typ C)
- Sonderformen.

Typ A (Autoimmungastritis) ist auf die Korpusschleimhaut beschränkt. Hier finden sich in 90% Belegzell- und in 50% Intrinsic-factor-Antikörper, so daß eine **histaminrefraktäre Achlorhydrie** resultiert: Das Fehlen des Intrinsic factors bedingt eine Vitamin-B_{12}-Mangelanämie und eine funikuläre Spinalerkrankung.

Mischformen (Typ-A- und Typ-B-Gastritis) kommen vor.
Beim operierten Magen trifft man häufig eine **Refluxgastritis** an (histologisches Korrelat: Schleimhautödem und Fibrose der Tunica propria).
Die **Typ-B-Gastritis** ist bevorzugt im Antrum lokalisiert und auf eine Besiedlung mit H. pylori zurückzuführen (H-**5**).

Zur Gegenüberstellung der Charakteristika von Typ-A- und Typ-B-Gastritis s. H-**17**.

Eine Gegenüberstellung der Charakteristika von Typ-A- und Typ-B- Gastritis zeigt H-**17**.

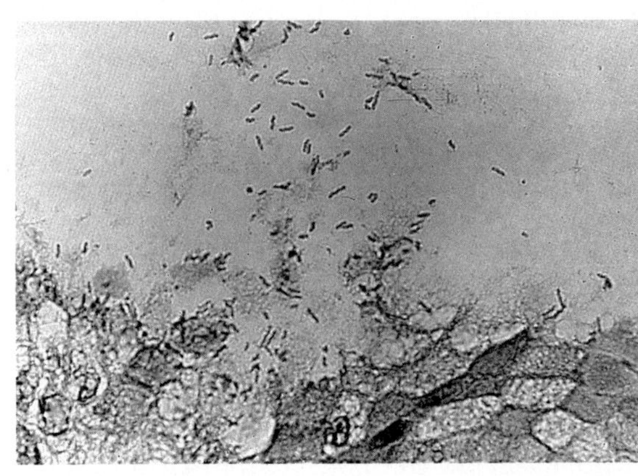

H-**5**: **Helicobacter pylori** auf dem Oberflächenepithel der Magenschleimhaut (HE-Färbung).

H-**17: Klassifikation der chronischen Gastritis** nach *Strickland* und *Mackay*

Parameter	Typ-A-Gastritis	Typ-B-Gastritis
▷ Häufigkeit	1	10
▷ Perniziosa	+	–
▷ Achlorhydrie	+	Hypochlorhydrie
▷ Parietalzellantikörper	+	–
▷ Intrinsic factor AK	+	–
▷ Serumgastrin	erhöht	normal
▷ Ulcus ventriculi	–	+
▷ Operierter Magen	–	+
▷ Genetische Disposition	+	–
▷ Assoziation mit anderen Autoimmunerkrankungen	+	–

Bei den seltenen Sonderformen handelt es sich zumeist um eine Mitbeteiligung bei Systemerkrankungen.

Bei den Sonderformen ist eine pathogenetische Zuordnung entweder noch nicht möglich, oder es handelt sich um eine Mitbeteiligung des Magens im Rahmen von Systemerkrankungen.

Klinik **Reizmagen-Symptome** wie Sodbrennen, postprandiales Völlegefühl, Aufstoßen, Nüchternschmerz und **ulkusähnliche Symptome finden sich nur bei jedem zweiten Patienten** mit histologisch nachweisbarer Gastritis. Eine eingeschränkte oder fehlende Säure- bzw. Pepsinsekretion führt nicht zu Verdauungsstörungen.
Zur **Autoimmungastritis Typ A** gehört eine **Vitamin-B_{12}-Resorptionsstörung** infolge Intrinsic-factor-Mangel bei Achlorhydrie mit einer hyperchromen Anämie (Perniziosa-Antikörper gegen Belegzellen und Intrinsic factor lassen sich immer, Schilddrüsenantikörper gelegentlich nachweisen).
Die Serumgastrinspiegel sind exzessiv erhöht.

Klinik. Die meisten Patienten mit einer histologisch verifizierten chronischen Gastritis sind beschwerdefrei.
Uncharakteristische Oberbauchbeschwerden wie Sodbrennen, postprandiales Völlegefühl, Aufstoßen, Inappetenz, Nüchternschmerz, Meteorismus und ulkusähnlicher Schmerz **werden nur von jedem zweiten Patienten geklagt, bei dem sich eine chronische Gastritis nachweisen läßt.** Eine Korrelation zwischen diesen Symptomen bei einem Reizmagen (»nichtulzeröse Dyspepsie«) und einer histologisch nachweisbaren chronischen Gastritis ergeben sich häufig nicht, vielleicht geringfügig (Faktor 1,6) häufiger bei Patienten mit positivem H.-pylori-Nachweis. Auch der zunehmende Verlust der sekretorischen Leistung macht keine Symptome, selbst bei der histaminrefraktären Achlorhydrie des Perniziosapatienten bei Typ-A-Gastritis resultiert keine gestörte Verdauungsleistung, sondern allenfalls eine vermehrte Anfälligkeit für gastrointestinale Infekte (agastrische Diarrhö).
Beim Vollbild der **Perniziosa** auf dem Boden einer **Autoimmungastritis Typ A** mit Antikörpern gegen Belegzellen und Intrinsic factor kommt es zu einer hyperchromen (megaloblastären) Anämie mit übersegmentierten Leukozyten und entsprechenden Knochenmarksveränderungen bei Vitamin-B_{12}-Mangel. Ferner finden sich **Antikörper gegen Belegzellen und Intrinsic factor, gelegentlich auch Schilddrüsenantikörper sowie eine ausgeprägte Hypergastrinämie**, die sekundär zu einer Hyperplasie der enterochromaffinen (ECL-)Zellen und einer Mikrokarzinoidose der Magenschleimhaut führen kann.

Folge einer eingeschränkten Säureproduktion kann (einmal) eine Eisenmangelanämie sein; eine medikamentöse Normalisierung der Eisenspiegel führt jedoch nicht zu einem Rückgang der entzündlichen Infiltrate der Magenmukosa.

Diagnose und Differentialdiagnose

Diagnose und Differentialdiagnose

> ***Merke.*** **Die Diagnose einer chronischen Gastritis kann definitionsgemäß nur histologisch gestellt werden.** Da die Typ-A-Gastritis in der Regel nur die Korpusmukosa betrifft, sind Gewebeproben aus Antrum **und** Korpus erforderlich, um eine Gastritis klassifizieren zu können.

◀ **Merke**

Bei der H.-pylori-induzierten Gastritis erfolgt heute eine Beurteilung in drei Schwere- und drei Aktivitätsgrade, Zusatzbefunde wie Atrophie, intestinale Metaplasie (Magentyp, Kolontyp) und Lymphfollikelnachweis bedürfen der besonderen Erwähnung.
Indirekte Hinweiszeichen bei der Magen-Darm-Passage sind ein vergröbertes Schleimhautrelief, bei der endoskopischen Untersuchung eine fleck- oder streifenförmige Rötung der Schleimhaut bei der aktiven chronischen Gastritis sowie transparente Gefäße bei der Atrophie.
H. pylori kann histologisch (H.E.-Färbung, Silberimprägnierung, Giemsa), kulturell, serologisch (IgA-, IgG-Antikörper) sowie mittels ^{13}C- oder ^{14}C-Harnstoff-Atemtest nachgewiesen werden. In der Praxis durchgesetzt hat sich der Urease-Schnelltest, bei dem Magenschleimhautbiopsien in ein 10%iges Harnstoffmedium gegeben werden. Die Ureaseaktivität des Keims setzt Ammoniak frei, der durch 2 Tropfen Kongorot an einem Farbumschlag nachgewiesen werden kann. Eine erfolgreiche Eradikationstherapie läßt sich durch einen Abfall der Antikörpertiter oder mittels Atemtest sichern.

H. pylori kann histologisch, kulturell, serologisch (IgA-, IgG-Antikörper), mittels Urease-Schnelltest und durch einen ^{13}C- oder ^{14}C-Atemtest nachgewiesen werden.
Eine erfolgreiche Eradikationstherapie läßt sich durch einen Antikörpertiterabfall oder durch den Atemtest sichern.

Eine Magensekretionsanalyse ist im Rahmen der Gastritisdiagnostik nicht sinnvoll, da sie zu aufwendig und zu wenig aussagekräftig ist, auch wenn beim Vollbild der Typ-A-Gastritis eine Achlorhydrie vorliegt, die bei einer Typ-B-Gastritis nie erreicht wird.
Dem Nachweis einer gestörten Vitamin-B_{12}-Resorption dient der Schilling-Test, der mit und ohne Intrinsic factor mittels radioaktiv markiertem B_{12}-Tracer durchgeführt wird. Die Messung der im terminalen Ileum resorbierten Menge erfolgt im Urin.
Motilitätsstörungen, in der Regel eine verzögerte Magenentleerung, lassen sich relativ häufig bei einer chronischen Gastritis nachweisen; der methodische Aufwand dafür ist jedoch relativ hoch.

Eine Magensekretanalyse oder Motilitätsmessungen sprengen den Rahmen der Routinediagnostik. **Bei der Perniziosa sollte der Serumgastrinspiegel bestimmt werden.**

Beim früher Riesenfaltengastritis genannten **Morbus Ménétrier** findet sich eine **foveoläre Hyperplasie** der Magenschleimhaut mit oder ohne chronische Gastritis. Ein Morbus Ménétrier kann bei einem massiven Mukosabefall mit H. pylori vorgetäuscht werden. Hier empfiehlt sich eine entsprechende Eradikationstherapie. Die histologische Sicherung erfolgt durch eine Dickenmessung der Schleimhaut, bei der der foveoläre Anteil auf über 1 mm verbreitert ist.
Zum klinischen Bild des Morbus Ménétrier gehören eine Anämie und ein gastraler Eiweißverlust, der sich mit radioaktiv markiertem Albumin nachweisen läßt und zu ausgeprägten Ödemen im Rahmen der exsudativen Gastropathie führen kann.

Bei der Riesenfaltengastritis (**Morbus Ménétrier**) finden sich eine foveoläre Hyperplasie, Anämie und ein gastraler Eiweißverlust. Der Eiweißverlust kann im Rahmen der exsudativen Gastropathie zu Ödemen führen. Der Helicobacter-pylori-Nachweis ist häufig positiv.

> ***Merke.*** Der Morbus Ménétrier neigt zur malignen Entartung und bedarf der endoskopischen Überwachung, wenn nicht der Eiweißverlust, der durch Anticholinergika nur gelegentlich reduziert werden kann, zu einer Magenresektion zwingt.

◀ **Merke**

Differentialdiagnostisch muß eine glanduläre Hyperplasie, bei der der belegzellentragende Anteil der Korpusmukosa verbreitert ist (klassischerweise beim Gastrinom), abgegrenzt werden. Mischformen zwischen foveolärer und glandulärer Hyperplasie werden gelegentlich beobachtet (hyper-

Differentialdiagnostisch muß eine glanduläre Hyperplasie, eine lymphatische Hyperplasie bei Non-Hodgkin-Lymphom und eine Amyloidose der

Mukosa abgegrenzt werden. Ein diffus infiltrierend wachsendes Karzinom kann eine Riesenfaltengastritis vortäuschen.

Merke ▶

Therapie **Die chronische Gastritis ist primär nicht behandlungsbedürftig.** Bei Achlorhydrie ist keine Säure- oder Pepsinsubstitution erforderlich, da die Verdauungsfunktion der Bauchspeicheldrüse nicht tangiert wird.
Bei der aktiven chronischen Typ-B-Gastritis ist gegenwärtig insbesondere bei Beschwerdefreiheit keine Antibiotikagabe in Kombination mit Omeprazol indiziert.
Die symptomatische Therapie orientiert sich am Leitsymptom:

- **bei Sodbrennen:** Antazida, H_2-Blocker, Gastroprokinetika
- **bei postprandialem Völlegefühl:** Gastroprokinetika
- **bei Aufstoßen und Aerophagie:** Entschäumer.

Feuchtwarme Kataplasmen wirken über viszerokutane Reflexbögen positiv auf die Beschwerden.
Auch autogenes Training oder psychotherapeutische Maßnahmen können erfolgreich eingesetzt werden.

Prognose Der Übergang von der Oberflächengastritis zur chronisch atrophischen Gastritis dauert etwa 20 Jahre; er ist therapeutisch nur bedingt beeinflußbar.

Merke ▶

Eine Typ-B-Gastritis ist praktisch immer beim Ulcus duodeni und häufig bei Ulcus ventriculi und der nichtulzerösen Dyspepsie nachweisbar.

Merke ▶

sekretorische Gastropathie). Riesenfalten finden sich jedoch auch bei einer lymphatischen Hyperplasie, z. B. bei Non-Hodgkin-Lymphom und bei der Amyloidose der Magenmukosa. Ein diffus infiltrierend wachsendes Karzinom (Magenszirrhus) kann eine Riesenfaltengastritis vortäuschen.

> ▶ ***Merke.*** Foveoläre Hyperplasie = Morbus Ménétrier.
> Glanduläre Hyperplasie = Gastrinom (Zollinger-Ellison-Syndrom).

Eine Magensekretionsanalyse ist im Rahmen der Gastritisdiagnostik nicht sinnvoll; die Serumgastrinbestimmung ist Teil der Perniziosadiagnostik.

Therapie. **Die chronische Gastritis ist primär nicht behandlungsbedürftig.** Kortison oder Immunsuppressiva sind beim Typ A wegen der bekannten Nebenwirkungen bei Dauermedikation nicht indiziert. Eine Säure- oder Pepsinsubstitution bei Achlorhydrie ist nicht erforderlich, da die Verdauungsfunktion der Bauchspeicheldrüse nicht tangiert ist.
Der Einsatz von Antibiotika (Amoxicillin, Metronidazol, Clarithromycin) in Verbindung mit Protonenpumpenhemmern zur Eradikation von H. pylori ist bei der aktiven chronischen Typ-B-Gastritis primär nicht indiziert, eine Wismutmonotherapie bedingt in der Regel nur eine Keimsuppression, entsprechende Oberbauchbeschwerden bessern sich allerdings bei rund 70% der Patienten. Bestimmte Formen der Gastritis (Riesenfaltengastritis mit und ohne Eiweißverlust, Gastritis mit starker lymphozytärer Infiltration) sollten allerdings behandelt werden.
Ist bei der Typ-A-Gastritis durch Serum-Vitamin-B_{12}-Bestimmung oder Schilling-Test ein B_{12}-Mangel nachgewiesen, muß Vitamin B_{12} in einer Dosierung von 500 bis 1000 µg/Monat parenteral substituiert werden.
Für die rein symptomatische Therapie des Reizmagens sollte man sich am Leitsymptom orientieren. Bei Sodbrennen kommen Antazida, H_2-Blocker oder Gastroprokinetika, bei postprandialem Völlegefühl Gastroprokinetika, bei Aufstoßen und Aerophagie Entschäumer vom Typ des Simethicons in Frage.
Feuchtwarme Kataplasmen wirken sich über viszerokutane Reflexbögen positiv auf die Beschwerden aus.
Auch autogenes Training oder psychotherapeutische Maßnahmen können erfolgreich eingesetzt werden.

Prognose. Die chronische Gastritis verläuft in Schüben; der Übergang von der Oberflächengastritis zur chronisch atrophischen Gastritis nimmt etwa **20 Jahre in Anspruch**. Ob er therapeutisch beeinflußt werden kann, ist auch angesichts der H.-pylori-Diskussion noch ungewiß.

> ▶ ***Merke.*** **Bei der Typ-A-Gastritis besteht ein deutlich erhöhtes Magenkarzinomrisiko,** das nicht in gleichem Maße aber auch für die Typ-B-Gastritis gilt. Endoskopische Kontrolluntersuchungen zur Früherkennung eines sich über die Dysplasie oder ein Adenom entwickelndes Adenokarzinom erscheinen in 3- bis 5jährigem Intervall ratsam.

Eine Typ-B-Gastritis ist praktisch immer beim Ulcus duodeni und in über 70% beim Ulcus ventriculi und der nichtulzerösen Dyspepsie nachweisbar. Von 7 Patienten mit einer H.-pylori-Besiedlung der Magenschleimhaut entwickeln vier Beschwerden, aber nur bei einem Patienten sind diese Beschwerden auf H. pylori zurückzuführen. Jeder 9. Patient mit positivem H.-pylori-Nachweis soll im Laufe seines Lebens an einem Ulcus duodeni erkranken.

> ▶ ***Merke.*** Wegen der bei der Typ-A-Gastritis möglichen Assoziation mit Autoimmunerkrankungen wie einer Hashimoto-Struma, einer Hypothyreose oder Hyperthyreose und einem Morbus Addison u. ä. sollte eine erweiterte Diagnostik durchgeführt werden.

3.3.2 Das peptische Geschwür

Ulcus duodeni

Definition. Im Gegensatz zur Erosion, bei der der Gewebsdefekt die Muscularis mucosae nicht überschreitet und die ohne Vernarbung abheilt, liegt beim Ulkus eine bis tief in die Muscularis propria reichende Läsion vor. Das Ulcus duodeni ist zu 95% im Bulbus lokalisiert, bevorzugt an der Vorderwand, bei einem Drittel der Patienten finden sich zwei und mehr Ulzera. 80% der Geschwüre rezidivieren innerhalb eines Jahres.

Epidemiologie. Die jährliche Inzidenz des Ulcus duodeni beträgt 0,2% für Männer und 0,1% für Frauen mit einem Anstieg im höheren Lebensalter.
Bei etwa zwei Drittel aller beobachteten Geschwüre handelt es sich um ein Rezidivulkus (Ulkuskrankheit). Das noch vor einigen Jahren beobachtete Geschlechtsverhältnis Männer:Frauen wie 4:1 verschiebt sich derzeit zu Lasten der Frauen. Insgesamt läßt sich jedoch festhalten, daß in den westlichen Industrienationen die Ulcus-duodeni-Inzidenz abnimmt und daß auch die Dominanz des Ulcus duodeni gegenüber dem Ulcus ventriculi rückläufig ist. **80% der Ulkuspatienten sind Raucher.** Das Ulcus duodeni ist drei- bis viermal häufiger als das Ulcus ventriculi.

Ätiopathogenese. Für die Entstehung eines peptischen Geschwüres wird ein Ungleichgewicht zwischen protektiven und aggressiven Faktoren verantwortlich gemacht (S H-**11**). Für das Ulcus duodeni spielt neben einer genetischen Disposition (Blutgruppe 0, Non-secretor-Status) der Säurefaktor eine ausschlaggebende Rolle: Die Belegzellzahl ist erhöht, es besteht eine Hyperpepsinogenämie I, die Ansprechbarkeit der Belegzelle auf Gastrin ist erhöht, postprandial wird vermehrt Gastrin freigesetzt und die Magenentleerung ist beschleunigt, so daß pro Zeiteinheit zuviel Säure in den Bulbus ausgeworfen wird. Im Duodenum läßt sich eine verminderte Bikarbonatpro-

3.3.2 Das peptische Geschwür

Ulcus duodeni

◄ **Definition**

Epidemiologie Jeder 10. erkrankt im Laufe seines Lebens an einem Ulcus duodeni.
Männer erkranken häufiger an einem Ulcus duodeni als Frauen.
80% der Ulkuspatienten sind Raucher.
Das Ulcus duodeni ist drei- bis viermal häufiger als das Ulcus ventriculi.

Ätiopathogenese Bei der Ulkuspathogenese dominiert der aggressive über den defensiven Faktor (S H-**11**).
Eine erhöhte Belegzellzahl, gesteigerte Säure- und Pepsinsekretionskapazität, eine vermehrte Ansprechbarkeit der Belegzelle auf Gastrin, eine beschleunigte Magenentleerung, eine erhöhte Gastrinfreisetzung auf Nahrungsreiz

Synopsis H-**11: Entstehung eines Zwölffingerdarmgeschwürs durch Ungleichgewicht zwischen protektiven und aggressiven Faktoren**

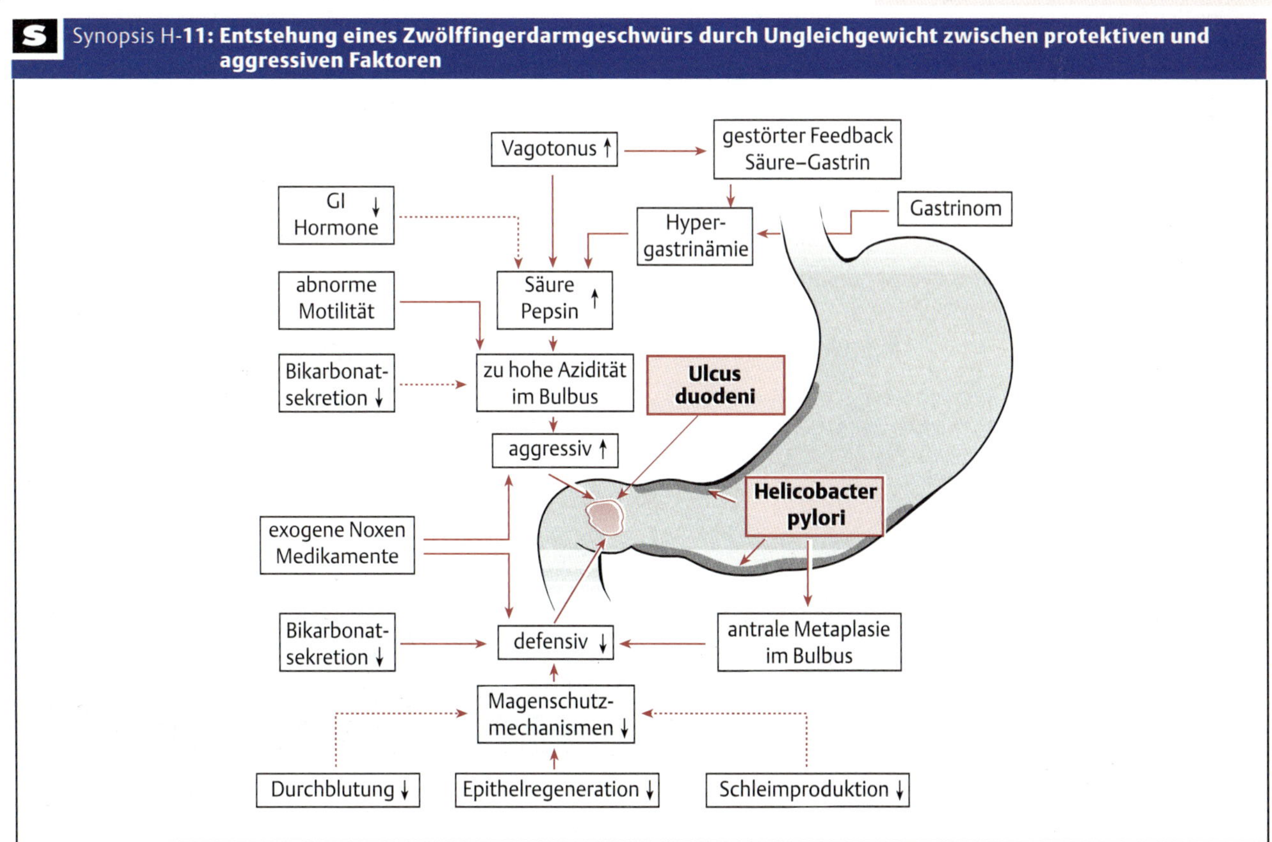

und verminderte Mukosaresistenz führen zum Ulkus.

duktion infolge einer reduzierten Produktion von Prostaglandinen nachweisen. Ob Streßsituationen ein Ulcus duodeni auszulösen vermögen, ist umstritten, desgleichen ein spezifisches Persönlichkeitsprofil des Ulkuskranken.

Begleiterkrankungen wie chronisch obstruktive Lungenerkrankung, Leberzirrhose, rheumatoide Arthritis, Niereninsuffizienz und einige seltene Syndrome erhöhen die Ulkusinzidenz. Blutgruppe 0 und ein »Non-secretor-Status« erhöhen ebenfalls die Inzidenz. Bei 100 % der Ulcus-duodeni-Patienten läßt sich eine H.-pylori-Besiedlung der Antrummukosa, seltener auch der Duodenalschleimhaut nachweisen.

Gehäuft finden sich Ulzera bei chronisch obstruktiver Lungenerkrankung, bei rheumatoider Arthritis, bei chronischer Niereninsuffizienz, nach Ileumresektion, bei Leberzirrhose, bei systemischer Mastozytose, bei der multiplen endokrinen Adenomatose, beim Hyperparathyreoidismus (Kalzium setzt Gastrin frei) und der Amyloidose Typ IV. Auf das Gastrinom als Ursache eines therapieresistenten Ulkusleidens wird in einem gesonderten Kapitel (*S. 1193*) eingegangen.

Es gilt heute als gesichert, daß die Helicobacter-pylori-Infektion die Hauptbedingung für die mögliche Entstehung von Geschwüren im Duodenum und Magen ist. Bei 100 % der Ulcus-dodeni-Patienten läßt sich eine Helicobacter-pylori-Besiedlung der Antrummukosa und bei 50 % auch der Duodenalschleimhaut nachweisen.

Klinik Schmerzen im Epigastrium, ein Druckschmerz rechts paraumbilikal mit deutlicher Besserung nach Nahrungsaufnahme sind typisch.

Klinik. Schmerzen im Epigastrium, vorwiegend nüchtern, mit Besserung nach Nahrungsaufnahme oder der Einnahme eines Antazidums, gelten als relativ typisch. Viele Patienten wachen wegen dieser Schmerzen in den frühen Morgenstunden auf, was auf die gesteigerte Nüchternsekretion während der Nacht zurückzuführen ist. Die Schmerzlokalisation wird meist rechts paraumbilikal angegeben, doch muß betont werden, daß etwa 30 % aller Ulcera duodeni klinisch stumm verlaufen können. Sodbrennen, Übelkeit, Brechreiz und Gewichtsverlust sind selten und weisen meist auf eine Magenausgangsstenose hin. Eine Änderung des Schmerzcharakters, insbesondere ein in den Rücken ausstrahlender Dauerschmerz, kennzeichnen eine Ulkuspenetration z. B. in das Pankreas.

Sodbrennen, Übelkeit, Erbrechen und Gewichtsverlust weisen auf eine organische Magenausgangsstenose hin, ein in den Rücken ausstrahlender Dauerschmerz auf eine Ulkuspenetration. Ca. 40 % aller Geschwüre verlaufen klinisch stumm.

Typisch ist die Periodizität der Beschwerden mit einem in letzter Zeit umstrittenen Frühjahrs- und Herbstgipfel. Allerdings verlaufen bis zu 40 % aller Geschwüre klinisch stumm und machen sich erst durch Komplikationen der Ulkuskrankheit wie Blutung oder Perforation bemerkbar.

Diagnose Die Diagnose eines Ulcus duodeni wird radiologisch (▣ H-**6**) oder endoskopisch gestellt. Verfahren der Wahl ist die Endoskopie, die häufig zusätzliche Veränderungen aufdeckt (Kombinationsulkus im Magen und Zwölffingerdarm, Refluxösophagitis).

Diagnose. Die Diagnose eines Ulcus duodeni wird endoskopisch oder radiologisch gestellt. Bei der Röntgenuntersuchung findet sich in einem kleeblattförmig deformierten Bulbus eine Ulkusnische, im Abheilungsstadium ein Faltenstern (▣ H-**6**). Verfahren der Wahl ist heute die Endoskopie, die nicht selten multiple Geschwüre (Kombinationsulkus in Magen und Zwölffingerdarm) oder zusätzliche Veränderungen, z. B. eine sekundäre Refluxösophagitis, aufzudecken vermag.

Die erosive Duodenitis kann als Teilsubstrat des Ulkusleidens gewertet werden.

25 % der endoskopisch gesicherten Ulcera duodeni entgehen dem Röntgennachweis, 10 % der radiologisch vermuteten Ulzera bestätigen sich bei der Endoskopie nicht.

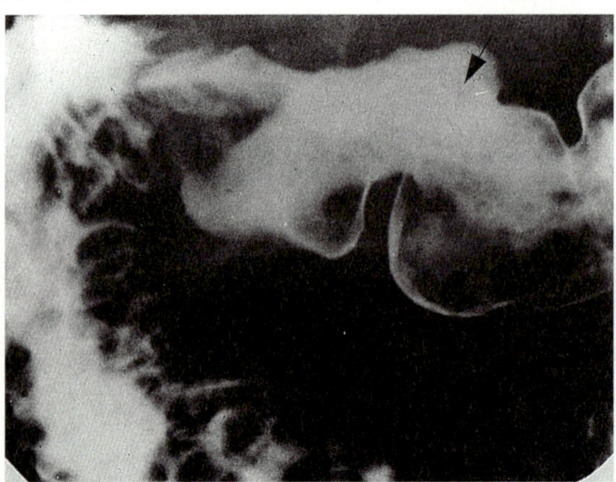

a Röntgenbefund.

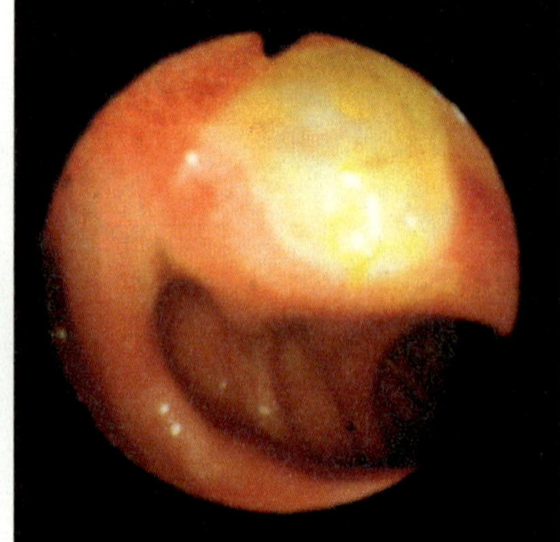

b Endoskopischer Aspekt.

▣ H-**6 a, b: Ulcus duodeni in Narbenbulbus.**

Erosive Schleimhautdefekte im Bulbus (Duodenitis) sind wahrscheinlich Teilsubstrat einer chronisch rezidivierenden Ulkuskrankheit.

> ▶ ***Merke.*** **Auf eine Biopsie des Ulcus duodeni kann fast immer verzichtet werden,** da Malignome in diesem Bereich mit 0,35% sehr selten sind (malignes Lymphom, Metastasen, Duodenalkarzinom).

◀ **Merke**

Beim blutenden Ulkus dient der bioptische H.p.-Nachweis im Ureaseschnelltest der Differenzierung zwischen idiopathischem rezidivierenden Ulkusleiden und dem medikamenteninduzierten Ulkus.
Eine Säuresekretionsanalyse wird nur bei Verdacht auf das Vorliegen eines Gastrinoms für erforderlich gehalten; die Serumgastrinbestimmung ist verläßlicher. **Bei Therapieresistenz** erscheint eine Überprüfung der erzielten Säuresuppression durch eine **Langzeit-pH-Metrie** sinnvoll.
Bei abgeheiltem Ulkus und persistierenden Beschwerden muß nach anderen Oberbaucherkrankungen gefahndet werden. Diese Patienten sind allerdings auch besonders rezidivgefährdet.

Beim blutenden Ulkus dient der bioptische H.p.-Nachweis im Ureaseschnelltest der Differenzierung zwischen idiopathischem rezidivierenden Ulkusleiden und dem medikamenteninduzierten Ulkus.
Die Magensekretionsanalyse ist verlassen worden, da sie keinen Einfluß auf die Therapie hat. **Bei Therapieresistenz** ist eine Überprüfung der Säuresuppression durch **Langzeit-pH-Metrie** ratsam.

Differentialdiagnose. Die Differentialdiagnose erfaßt alle organischen und funktionellen Oberbaucherkrankungen wie Refluxkrankheit, Magenulkus und -karzinom, Reizmagen, Cholelithiasis, chronische Pankreatitis und Pankreaskarzinom.
Differentialdiagnostisch ist beim Nachweis eines Ulcus duodeni auch an einen Morbus Crohn, eine Tuberkulose, einen Morbus Boeck und eine Lues zu denken.

Differentialdiagnose Sie umfaßt alle organischen und funktionellen Oberbaucherkrankungen wie Refluxkrankheit, Magenulkus und -karzinom, Reizmagen, chronische Pankreatitis, Pankreaskarzinom. Bei nachgewiesenem Ulcus duodeni kommt als Ursache auch ein Morbus Crohn, Tbc, Morbus Boeck und die Lues in Frage.

Therapie. Die Ziele der Ulkustherapie, nämlich Linderung der Beschwerden, Beschleunigung der Ulkusheilung, Vermeiden von Komplikationen und Verhinderung eines Rezidivs, lassen sich durch eine vernünftige Lebensweise, insbesondere durch einen Verzicht auf Nikotin, nachhaltig unterstützen. Diätetische Restriktionen sind nicht mehr angebracht, von individuellen Nahrungsmittelunverträglichkeiten abgesehen, die Berücksichtigung finden sollten.
Erfahrungsgemäß werden leichte Kost, häufige kleine Mahlzeiten und ein Verzicht auf eine Spätmahlzeit besser toleriert. Weißwein, Zitrussäfte, konzentrierter Alkohol und Koffein gelten als »Säurelocker« und können zu einer Verstärkung der Beschwerden führen.
Bei der hohen Spontanheilungsrate (3 von 4 Geschwüren heilen spontan innerhalb von 4–6 Wochen ab) sollte der Patient essen und trinken, was ihm bekommt, Kaffee und Alkohol in Maßen genossen sind nicht verboten.
Eine stationäre Behandlung oder Bettruhe ist nicht erforderlich, ulzerogene Medikamente, insbesondere nichtsteroidale Antirheumatika und Kortikosteroide, sind zu vermeiden.
Zur Behandlung psychovegetativer Allgemeinstörungen oder psychischer Reaktionen auf das Ulkusleiden können Psychopharmaka mit gleichzeitiger säuredepressorischer Wirkung, z. B. Trimipramin, eingesetzt werden.

Therapie Ziele der Ulkustherapie:
- Linderung der Beschwerden
- Beschleunigung der Ulkusheilung
- Vermeiden von Komplikationen
- Verhinderung von Rezidiven.

Allgemeinmaßnahmen:
- Nikotinverbot
- Berücksichtigung von Nahrungsmittelunverträglichkeiten
- keine Bettruhe
- keine stationäre Behandlung
- keine spezielle Ulkusdiät.

- **Medikamentöse Akuttherapie**

Säuresuppression: Die meisten heute in der Ulkustherapie eingesetzten Pharmaka reduzieren die Säurebildung bzw. neutralisieren die Säure. **Antazida,** postprandial eingenommen, neutralisieren die Säure für einige Stunden, wobei Dosen zwischen 120 und 1000 mmol Neutralisationskapazität im Gespräch sind. In der Regel reicht es aus, viermal pro Tag ein Antazidum einzunehmen. Als Richtzahl gilt eine Neutralisationskapazität von 50mmol pro Einzeldosis.
Zumeist handelt es sich heute um Gemische aus Aluminiumhydroxid, Magnesiumhydroxid und Kalziumkarbonat. Aluminiumhydroxidhaltige Antazida adsorbieren Medikamente wie Eisen, Tetrazyklin u. ä., z. T. unter Komplexbildung, und sollten deshalb eine Stunde zeitversetzt gegeben werden. Aluminiumhydroxid und Kalziumkarbonat führen zu Obstipation, Magnesiumhydroxid eher zu Durchfall. Starke pH-Verschiebungen ins alkalische Milieu können die Resorption von Pharmaka, z.B. Nizoral, erschweren.

- **Medikamentöse Akuttherapie**

Säuresuppression: Antazida mit einer Neutralisationskapazität von 50 mmol pro Einzeldosis, 4mal täglich.

Anticholinergika: Pirenzepin 2 × 50 mg. Nebenwirkungen: Akkommodationsstörung, Mundtrockenheit.
Sie spielen in der Ulkustherapie heute eine untergeordnete Rolle.

Anticholinergika spielen heute nur noch eine untergeordnete Rolle in der Ulkustherapie. Selektive, an Muskarinrezeptoren angreifende Substanzen wie das Pirenzepin werden unter dem Aspekt einer medikamentösen Vagolyse in einer Dosierung von 2x50 mg gegeben. Als Nebenwirkungen sind Akkommodationsstörungen, Mundtrockenheit und Blasenauslaßstörungen bemerkenswert.

H_2-Blocker: Einmaldosierung abends (z. B. Cimetidin, Ranitidin, Famotidin). Innerhalb von 4 Wochen heilen über 80 %, innerhalb von 8 Wochen 95 % der Geschwüre ab.

Dominiert wird der Ulkusmarkt heute von den **H_2-Rezeptorantagonisten**, die in einer **Einmaldosierung nach dem Abendessen** gegeben, insbesondere die nächtliche Nüchternsekretion hemmen. Innerhalb von 4 Wochen heilen über 80% der Geschwüre, innerhalb von 8 Wochen 95% ab, wobei die Symptome meist innerhalb weniger Tage abklingen. Wegen Arzneimittelinteraktionen im Lebermetabolismus (Hemmung des Arzneimittelabbaus über Cytochrom P450) sind die H_2-Blocker der ersten Generation (Cimetidin) etwas in den Hintergrund getreten. Die Nebenwirkungsrate liegt bei 2–3%. Es sind dies Kopfschmerzen, Allergien, Obstipation, Diarrhö, Transaminasenanstieg und Blutbildveränderungen.

Protonenpumpenhemmer: Stärkster Säurehemmer ist das Omeprazol, das in einer Dosierung von 20 mg/d den Magen-pH-Wert über 18 Stunden auf über 3 anhebt. 90 % der Säureproduktion werden blockiert.
Hauptindikationen sind das therapieresistente Ulkus, das Ulkus bei Gastrinom und die Refluxösophagitis.

Als stärkste Medikamente zur Säuresuppression gelten heute die **Protonenpumpenhemmer,** substituierte Benzimidazole, die in einer Dosierung von 20 mg Omeprazol, 30 mg Lansoprazol oder 40 mg Pantoprazol den Magen-pH-Wert für etwa 18 Stunden auf über 3 anheben und damit 90% der Säureproduktion blockieren. Hauptindikationen sind das therapieresistente Ulkus, das Ulkus bei Gastrinom und die Refluxösophagitis. Unter einer Omeprazol-Therapie kommt es zu einem Anstieg des Serumgastrin auf das Doppelte des Normbereichs. Im Tierversuch, nicht jedoch beim Menschen, wurden bei lebenslänglicher Dosierung in Höchstdosen gelegentlich ECL-Zellkarzinoide beobachtet, wie sie in 3–5% beim Perniziosakranken auch gesehen werden. Das übrige Nebenwirkungsprofil entspricht dem der H_2-Blokker.

Ulkusprotektive Substanzen:
Sucralfat (Ulcogant®, 4 × 1 g/d bindet sich an den Nekroseschorf des Geschwürgrundes. Nebenwirkung: Obstipation.

Ulkusprotektive Substanzen: Bereits die Antazida lassen einen dualen Angriffspunkt erkennen, da sie zum Teil als Filmbildner wirken, zum Teil die Prostaglandinsynthese anregen. Ähnliches gilt für das **Carbenoxolon-Natrium** (Biogastrone®), das wegen seiner mineralokortikoiden Nebenwirkungen heute keine Rolle mehr spielt, und das **Sucralfat** (Ulcogant®), Dosierungsempfehlung 4 × 1 g/d, das als basisches Aluminiumsucrosesulfat an den Nekroseschorf des Geschwürgrunds bindet. Als unerwünschte Wirkung kann es zur Obstipation kommen.

Orale Prostaglandine, z. B. **Misoprostol** (Cytotec® 2 × 400 µg/d, Cytotec® mite 2 × 200 µg/d), spielen in erster Linie beim Schleimhautschutz vor nichtsteroidalen Antirheumatika eine Rolle.

Orale Prostaglandine wie das **Misoprostol** (Cytotec®) spielen in erster Linie beim Schleimhautschutz vor nichtsteroidalen Antirheumatika eine Rolle. Wegen uterotroper Nebenwirkungen und einer bei 10% der Patienten zu beobachtenden Diarrhö ist ihr Indikationsspektrum eingeschränkt. Nebenwirkungen: Menorrhagien.
Bei Frauen im gebärfähigen Alter dürfen orale Prostaglandine nur unter Kontrazeption verabreicht werden (Gefahr des Aborts).

Wismutpräparate (z. B. Jatrox®) werden primär wegen ihrer bakteriziden Wirkung auf H. pylori eingesetzt, bilden zusätzlich jedoch auch einen Schutzfilm.
Nebenwirkung: Schwarzfärbung der Zunge und des Stuhls; DD Meläna!
Die kombiniert antibiotisch-antisekretorische Therapie von Ulcus duodeni und Ulcus ventriculi bei positivem Helicobacter-pylori-Nachweis ist zwischenzeitlich Standard geworden. Therapieschema beim unkomplizierten Helicobacter-pylori-positiven Ulkus s. ▤ H-**18**.

Wismutpräparate (Jatrox®, Telen®) werden primär unter dem Aspekt ihrer bakteriziden Wirkung auf H. pylori eingesetzt. Nebenwirkung: Obstipationsneigung, Schwarzfärbung von Zunge und Stuhl (DD Teerstuhl).
Die kombiniert antibiotisch-antisekretorische Therapie von Ulcus duodeni und Ulcus ventriculi bei positivem Helicobacter-pylori-Nachweis ist zwischenzeitlich Standard geworden, hat sich doch bei jetzt zehnjähriger Nachbeobachtung gezeigt, daß eine Reinfektion praktisch nicht vorkommt und daß das **Ulkusleiden somit zur Ausheilung gebracht** werden kann.
Therapieschema beim unkomplizierten Helicobacter-pylori-positiven Ulkus s. ▤ H-**18**.

H-18: Therapieschemata beim unkomplizierten Helicobacter-pylori-positiven Ulkus

▷ **Modifizierte Tripel-Therapie** (»italienische« Tripel-Therapie)

• Protonenpumpenhemmer (2 × 1 Standarddosis*/d)	7 Tage
• Clarithromycin (2 × 250 mg/d)	7 Tage
• Metronidazol (2 × 400 mg/d)	7 Tage

Kosten: etwa DM 210,–, Nebenwirkungen: etwa 15 %, Therapieabbrüche: < 5 %

▷ **Alternativ: modifizierte Tripel-Therapie** (»französische« Tripel-Therapie)

• Protonenpumpenhemmer (2 × 1 Standarddosis*/d	7 Tage
• Clarithromycin (2 × 500 mg/d)	7 Tage
• Amoxicillin (2 × 1 g/d)	7 Tage

Kosten: etwa DM 254,–, Nebenwirkungen: etwa 30 %, Therapieabbrüche: < 5 %

▷ **Reserveschema: Quadrupel-Therapie**

• Protonenpumpenhemmer (2 × 1 Standarddosis*/d)	Tag 1–10
• Wismutsalz (4 × täglich)	Tag 4–10
• Tetrazyklin (4 ×500 mg/d)	Tag 4–10
• Metronidazol (3 ×400 mg/d)	Tag 4–10

Kosten: etwa DM 280,–, Nebenwirkungen: etwa 80 %, Therapieabbrüche: 5–10 %

In der Regel ist nach der Helicobacter-pylori-Sanierungs-Therapie nur dann eine antisekretorische Nachbehandlung erforderlich, wenn der Patient persistierende Beschwerden hat oder Acetylsalicylsäure bzw. nichtsteroidale Antiphlogistika einnimmt.

* Standarddosen der Protonenpumpenhemmer:
Omeprazol 20 mg
Lansoprazol 30 mg
Pantoprazol 40 mg

• **Intermittierende Therapie:** Viele erfahrene Ulkuspatienten praktizieren heute eine intermittierende Therapie mit H_2-Blockern. Sie nehmen bei erneuten Magenbeschwerden, die auf ein Ulkus zurückzuführen sein könnten, für einige Tage einen H_2-Blocker ein und fahren damit sehr gut, da sie rasch wieder beschwerdefrei werden. Allerdings muß offen gelassen werden, ob es sich jedesmal um ein Ulkusrezidiv oder lediglich um Beschwerden im Sinne einer nichtulzerösen Dyspepsie gehandelt hat. Bei dieser Strategie werden endoskopische Kontrollen in 2- bis 3jährlichem Intervall empfohlen, um z. B. ein sich entwickelndes Karzinom nicht zu verpassen, obwohl festgehalten werden muß, daß Magenkarzinome bei Ulcus-duodeni-Patienten eine Rarität darstellen.

• **Intermittierende Therapie:** H_2-Blocker bei Bedarf für einige Tage zur Kupierung eines Ulkusschubs ohne den sicheren endoskopischen Nachweis. Hierbei muß offen bleiben, ob es sich jedesmal um ein Ulkusrezidiv handelt oder um Beschwerden im Sinne einer nichtulzerösen Dyspepsie.
Bei dieser Strategie werden endoskopische Kontrollen in 2- bis 3jährlichen Abständen empfohlen, um ein evtl. sich entwickelndes Karzinom nicht zu übersehen.

• **Langzeitrezidivprophylaxe:** Von den im vorigen Kapitel aufgeführten Ulkustherapeutika eignen sich vor allem die **H_2-Blocker** und Protonenpumpenhemmer für eine medikamentöse Rezidivprophylaxe. In der halben therapeutischen Dosis eingenommen, reduzieren sie das Rezidivrisiko von 80 % pro Jahr auf etwa 20 %. Unter einer vollen Dosis heilen Durchbruchulzera meist rasch ab, viele Rezidive verlaufen unter einer Dauertherapie asymptomatisch und werden eher zufällig entdeckt. Komplikationen sind unter einer Rezidivprophylaxe praktisch nicht zu erwarten.

• **Langzeitrezidivprophylaxe:** Von den aufgeführten Ulkustherapeutika eignen sich vor allem **H_2-Blocker** in halber therapeutischer Dosis.
Indikation ist das aggressive Ulkusleiden (mehr als 2–3 Rezidive pro Jahr) und der Patient, der das Risiko einer Ulkuskomplikation nicht eingehen kann.

• **Operative Therapie:** Neben Ulkuskomplikationen (Blutung, Perforation, Penetration, Magenausgangsstenose) machen ein entsprechender Leidensdruck bei langjähriger Ulkusanamnese und gelegentlich eine Therapieresistenz nach mindestens 3monatiger medikamentöser Therapie mit H_2-Blokkern oder Omeprazol ein operatives Vorgehen erforderlich. Operation der Wahl ist heute die selektiv proximale Vagotomie, bei der die Vagusfasern durchtrennt werden, die zur Korpusmukosa ziehen (Parietalzellvagotomie). Dadurch wird die Säuresekretionskapazität um etwa 50 % gesenkt. Die Denervierung betrifft nur den säureproduzierenden Magenanteil. Die Antruminnervation und damit die Entleerungsfunktion bleibt erhalten. Trunkuläre Vagotomie und selektiv gastrale Vagotomie machen eine zusätzliche Pyloroplastik erforderlich. Die Rezidivrate liegt bei einem Beobachtungszeitraum von 5 Jahren um 15 %, bei 10 Jahren um 25 %. Vorteil der selektiv proximalen Vagotomie ist eine Letalität von ungefähr 0,2 %.

• **Operative Therapie:** Therapie der Wahl ist die **selektiv proximale Vagotomie.** Hierbei werden die Vagusfasern durchtrennt, die zur Korpusmukosa ziehen. Die Denervierung betrifft nur den säureproduzierenden Magenanteil. Die Antruminnervation, d. h. die Entleerungsfunktion, bleibt erhalten.
Indikationen:
- Ulkuskomplikationen (Blutung, Perforation, Magenausgangsstenose)
- langjährige Ulkusanamnese mit entsprechendem Leidensdruck
- Therapieresistenz.

Prognose Wegen Therapieresistenz und Komplikationen mußte in der Zeit vor den modernen Ulkustherapeutika jeder vierte Patient operiert werden. Die Zahl der Operationen wegen Blutung und Perforation hat nicht abgenommen.

Ulkuskomplikationen, die ein operatives Vorgehen zwingend erforderlich machen, sind die freie und die gedeckte Perforation, die Magenausgangsstenose und die Blutung (S H-**12**). Eine **Perforation** wird fast ausschließlich bei Männern beobachtet. Bevorzugte Lokalisation ist die Vorderwand von Antrum und Bulbus.

Merke ▶

Prognose. Früher mußte jeder vierte Patient im Laufe seines Lebens wegen Therapieresistenz oder Ulkuskomplikationen operiert werden. Auch wenn die Zahl der Operationen wegen Komplikationen wie Blutung und Perforation nicht abgenommen hat, ist doch die Zahl der Elektivoperationen um über 50% zurückgegangen. Auch die Angabe, daß 11% aller Ulkuspatienten an ihrem Leiden versterben, dürfte sich heute unter dem Einfluß moderner Ulkustherapeutika nicht mehr aufrechterhalten lassen.
Als **Ulkuskomplikationen** gelten die freie und gedeckte Perforation (Penetration), die Magenausgangsstenose und die Ulkusblutung (S H-**12**).
Eine **freie Perforation** ist wahrscheinlich, wenn sich bei einem Patienten mit Ulkusanamnese plötzlich (der Patient kann die Uhrzeit angeben) heftigste Schmerzen im Epigastrium, gefolgt von brettharter Abwehrspannung, Tachykardie, Blässe, Tachypnoe und Schweißausbruch, einstellen. Eine Perforation wird fast ausschließlich bei Männern beobachtet, bevorzugte Lokalisation ist die Vorderwand von Antrum und Bulbus. Ein Verschwinden der Leberdämpfung weist auf freie Luft im Abdomen hin, subphrenische Luftsicheln im Röntgenbild beweisen die Perforation.

▶ ***Merke.*** Eine **Penetration (gedeckte Perforation**) ist dann wahrscheinlich, wenn die Periodizität des Schmerzes einem Dauerschmerz Platz macht und Therapiemaßnahmen, die bislang Beschwerdefreiheit brachten, nicht mehr greifen.

S Synopsis H-**12: Ulkuskomplikationen**

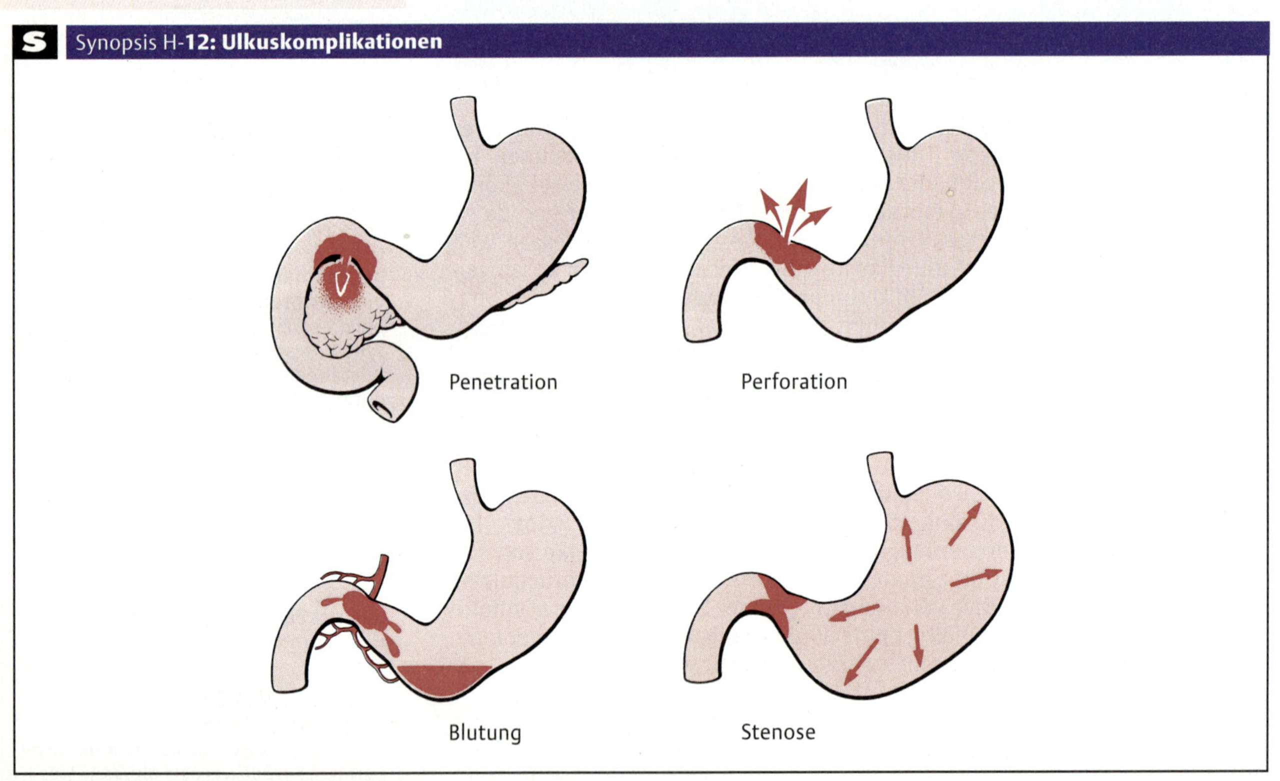

Ein florides Ulcus ad pylorum oder rezidivierende Ulzera in einem Narbenbulbus können zu einer **akuten Magenausgangsstenose** führen. Symptome sind Völlegefühl, Übelkeit, Erbrechen im Schwall und Gewichtsverlust.

Bei jedem 10. Ulkuspatienten kommt es im Laufe der Jahre zu einer akuten

Gelegentlich kommt es durch Penetration oder Perforation eines Geschwürs aus dem Antrum in den Bulbus oder umgekehrt zur Ausbildung eines meist folgenlosen Doppelpylorus.
Ein florides Ulcus ad pylorum oder rezidivierende Ulzera in einem Narbenbulbus können zu einer **akuten Magenausgangsstenose** mit anhaltendem Erbrechen mit der Gefahr einer metabolischen Alkalose führen. Völlegefühl, Übelkeit, Erbrechen im Schwall und anhaltender Gewichtsverlust weisen auf diese Komplikation hin.
Präoperativ ist eine entsprechende Flüssigkeits- und Elektrolytsubstitution erforderlich. Bei jedem 10. Ulkuspatienten kommt es im Laufe der Jahre zu

einer akuten **gastrointestinalen Blutung** mit Hämatemesis oder Meläna. Unter stationären Bedingungen sollte die Blutungsquelle lokalisiert und das individuelle Risiko anhand des endoskopischen Befundes mittels der Forrest-Kriterien abgeschätzt werden (S H-**13**).

gastrointestinalen Blutung. Die Blutungsquelle muß lokalisiert werden und das Risiko anhand des endoskopischen Befunds (*s. Forrest-Klassifikation*, S H-**13**) abgeschätzt werden.

> ***Merke.*** Bei arterieller Blutung oder einem sichtbaren Gefäßstumpf sollte sofort oder nach endoskopischer Blutstillung im blutungsfreien Intervall operativ vorgegangen werden.

◀ **Merke**

Bei einer Sickerblutung können Lokalmaßnahmen (Unterspritzung der Blutung mit Suprarenin 1:10000 und/oder Aethoxysklerol®), Fibrinkleber oder eine systemische Gabe von Somatostatin (Senkung der Durchblutung im Splanchnikusgebiet) oder Sekretin (Verbesserung der Mikrozirkulation, antisekretorisch) greifen. Ist die Blutung spontan zum Stillstand gekommen, sollte eine medikamentöse Blutungsprophylaxe in Form einer Kombinationstherapie H_2-Blocker und Pirenzepin erfolgen (S H-**14**) oder Protonenpumpenhemmer.
Erste Daten lassen auch bei anhaltender Sickerblutung an den Einsatz von Omeprazol i.v. (80 mg als Bolus, 3 × 40 mg i.v./d) denken.
Allgemein liegt das Komplikationsrisiko bei 2,7 % pro Jahr, nach einer einmal durchgemachten Komplikation bei 5 % pro Jahr.

Bei einer Sickerblutung können Lokalmaßnahmen wie Unterspritzung der Blutungsquelle mit verdünntem Suprarenin®, Fibrinkleber oder systemische Gabe von Somatostatin greifen. Ist die Blutung spontan zum Stillstand gekommen, sollte eine Blutungsprophylaxe durch Kombination von H_2-Blocker und Pirenzepin bzw. Protonenpumpenhemmer erfolgen (S H-14).

S Synopsis H-**13: Stadieneinteilung der Ulkusblutung**

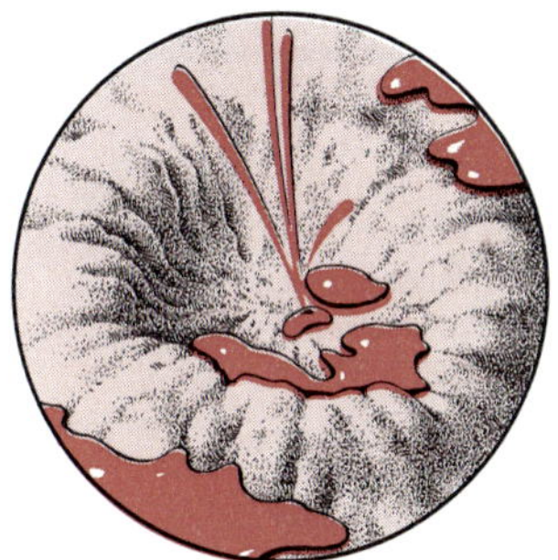

Forrest I a:
spritzende Blutung
Therapie: Operation, eventuell nach Lokalmaßnahme

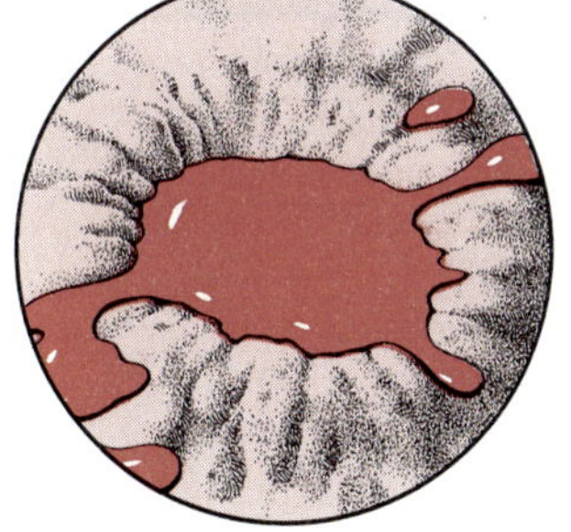

Forrest I b:
Sickerblutung
Therapie: Unterspritzung, Koagulation
Sekretin oder Somatostatin

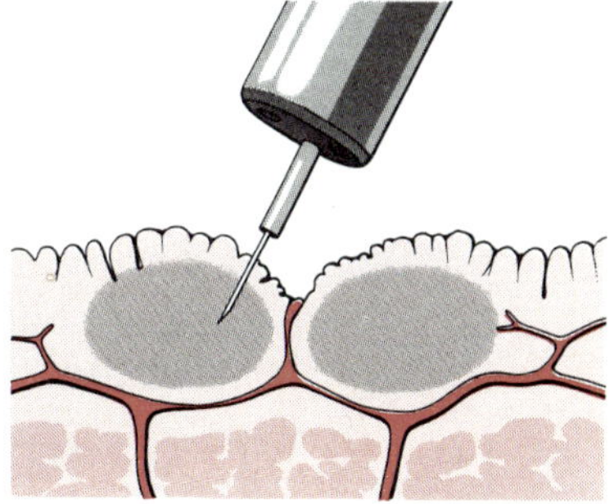

Unterspritzung zur Kompression eines blutenden Gefäßes

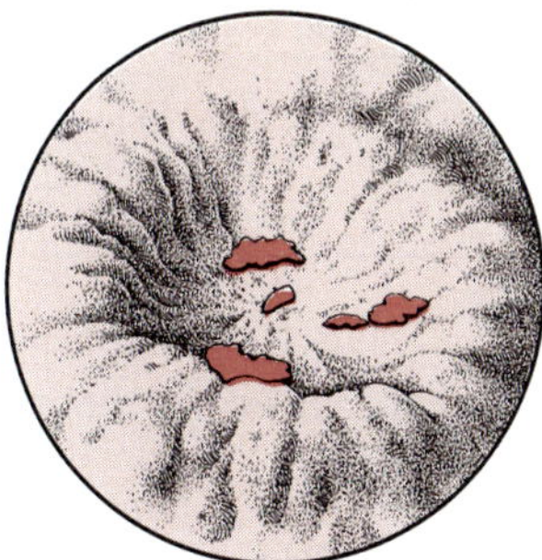

Forrest II a:
Gefäßstumpf im Ulkusgrund
Therapie: Operation

Forrest II b:
Koagel oder Hämatinbelag
Therapie: konservativ: Protonenpumpenhemmer, evtl. H.-p.-Therapie

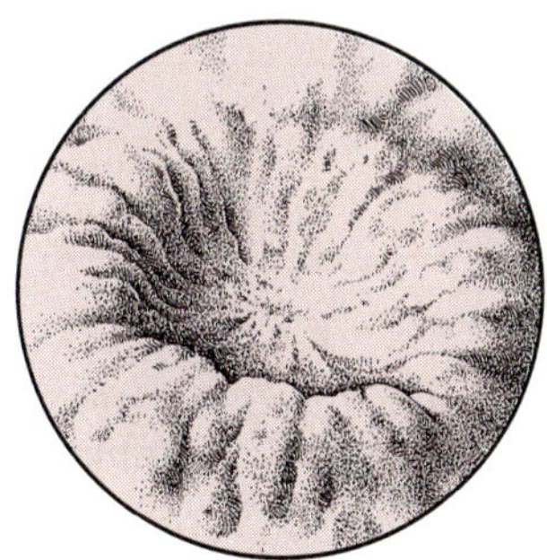

Forrest III:
Ulkus ohne Zeichen der vorausgegangenen Blutung
Therapie: konservativ: Standardtherapie

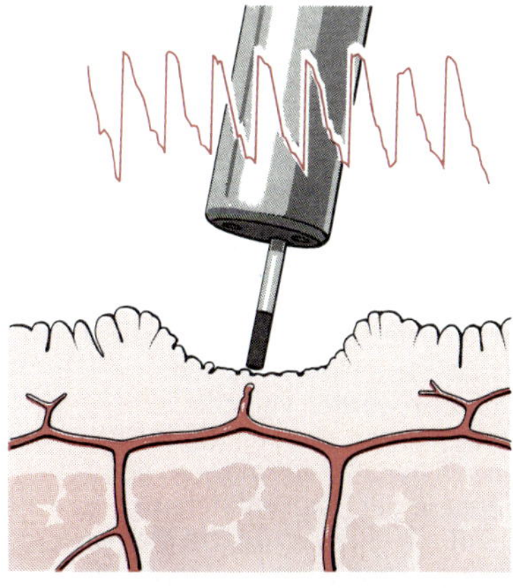

Endoskopische dopplersonographische Untersuchung zur Detektion eines Gefäßstumpfes

Ulcus ventriculi

Definition ▶

Ulcus ventriculi

▶ ***Definition.*** Beim Ulcus ventriculi handelt es sich um einen bevorzugt im Bereich der kleinen Kurvatur lokalisierten, häufig über 1 cm^2 großen, tiefgreifenden Defekt, der in der Regel durch konzentrische Verkleinerung oder in Form eines linearen Ulkus abheilt. Atypisch, z.B. im Bereich der großen Kurvatur lokalisierte Ulzera sind malignomverdächtig (Karzinom, Lymphom) oder sprechen für eine medikamentös-toxische Genese (ASS, NSAR).

Epidemiologie Das Ulcus ventriculi ist seltener als das Ulcus duodeni. Der Altersgipfel liegt im 6. Lebensjahrzehnt. Männer erkranken gleich häufig wie Frauen.

Epidemiologie. Das Ulcus ventriculi ist seltener als das Ulcus duodeni (UD:UV = 4:1). Etwa 0,5% der erwachsenen Bevölkerung erkranken pro Jahr an einem Magengeschwür. Der Altersgipfel liegt im 6. Lebensjahrzehnt, Männer erkranken gleich häufig wie Frauen.

Ätiopathogenese Beim Ulcus ventriculi spielt das Ungleichgewicht zwischen aggressiven und protektiven Faktoren ebenfalls eine entscheidende Rolle (S H-**14**). NSAR hemmen die Prostaglandinsynthese in der Magenschleimhaut und beeinflussen damit die Schleim- und Bikarbonatsekretion, die Mukosadurchblutung und Epithelregeneration negativ.

Ätiopathogenese. Auch für das Ulcus ventriculi gilt das Dictum von Schwarz: Ohne Säure kein Ulkus. Allerdings steht beim Ungleichgewicht zwischen aggressiven und protektiven Faktoren hier ein Mangel der letztgenannten im Vordergrund (S H-**14**), wobei die Einnahme nichtsteroidaler Antirheumatika eine große Rolle zu spielen scheint.
NSAR hemmen die Prostaglandinsynthese in der Magenschleimhaut und beeinflussen damit die Schleim- und Bikarbonatsekretion, die Mukosadurchblutung und die Epithelregeneration negativ.

S Synopsis H-**14: Ungleichgewicht zwischen aggressiven und protektiven Faktoren bei Ulcus ventriculi**

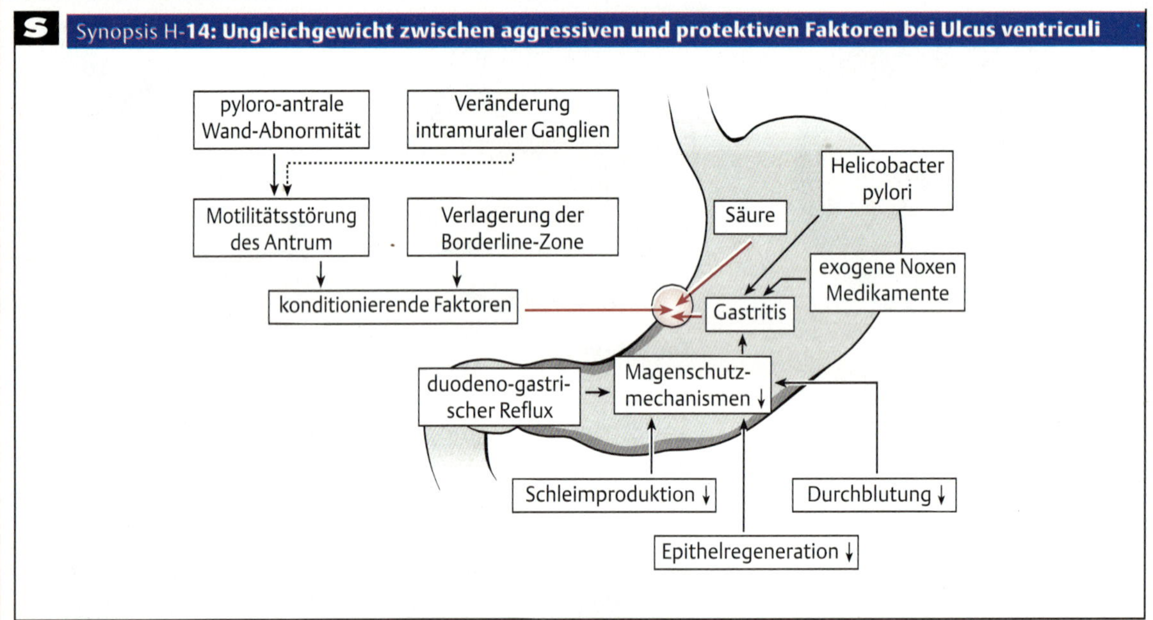

Hauptbedingung für die Entstehung des Ulcus ventriculi ist wie beim Ulcus duodeni die H.-pylori-Infektion. Nach *Johnson* werden verschiedene Ulkustypen unterschieden (S H-**15**). Diese oben genannten Faktoren der Pathogenese der Ulkusentstehung werden durch eine verzögerte Magenentleerung, einen gesteigerten duodenogastralen Reflux, eine chronische Gastritis und durch Nikotinkonsum gefördert.

Hauptbedingung für die Entstehung des Ulcus ventriculi ist wie beim Ulcus duodeni die H.-pylori-Infektion.
Je nach Lokalisation werden verschiedene Ulkustypen nach *Johnson* unterschieden (S H-**15**), wobei festzuhalten ist, daß die Säuresekretion um so niedriger ist, je kardianaher das Geschwür lokalisiert ist. Dies hängt mit der zunehmenden Ausbreitung der Gastritis zusammen. Im Rahmen der Umbaugastritis wird nämlich der spezifische Drüsenkörper, der für die Säuresekretion verantwortlich ist, immer mehr im Sinne einer intestinalen Metaplasie umgebaut, ohne daß allerdings die Säuresekretion ganz zum Erliegen kommt.
An der kleinen Kurvatur fehlt ein submuköser Gefäßplexus, der für die Schleimhautdurchblutung wesentlich ist. Hinzu kommen eine gestörte Mukus- und Bikarbonatssekretion, eine verzögerte Magenentleerung, ein

Synopsis H-15: Ulkustypen nach *Johnson*

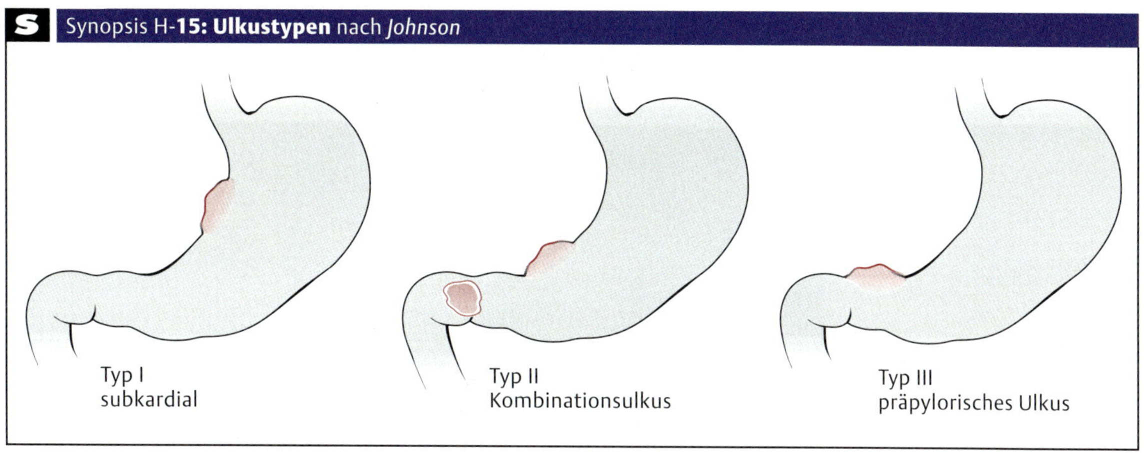

gesteigerter duodenogastraler Reflux und eine gestörte Epitheldegeneration.
Rauchen führt zu einer Hemmung der Prostaglandinsynthese in der Magenmukosa, auch wenn betont werden muß, daß die Daten über Nikotinkonsum und Ulcus ventriculi nicht so eindeutig sind wie beim Ulcus duodeni.

Diagnose. Die körperliche Untersuchung ist häufig wenig hilfreich, gelegentlich besteht ein Palpationsschmerz im Epigastrium. Die Schmerzlokalisation ist zumeist links paraumbilikal. Nahrungsaufnahme verstärkt häufig die Beschwerden. In 30% werden nächtliche Schmerzen angegeben. Viele Patienten klagen über eine Gewichtsabnahme.
Die Blutsenkung ist fast immer beschleunigt, nicht selten sind eine leichte Anämie und eine Dysproteinämie nachweisbar. Asymptomatische Verlaufsformen scheinen beim Ulcus ventriculi häufiger vorzukommen als beim Ulcus duodeni.
Bei der **Röntgenuntersuchung** findet sich ein die Magenkontur überschreitender Defekt, auf den nicht selten eine spastische Einziehung der großen Kurvaturen hindeutet (»Ulkusfinger«) (H-**7**).

Diagnose Die körperliche Untersuchung ist meist wenig hilfreich. Gelegentlich besteht ein Palpationsschmerz im Epigastrium. Nahrungsaufnahme verstärkt häufig die Beschwerden. 30% geben nächtliche Schmerzen an, viele Patienten klagen über eine Gewichtsabnahme.
Bei der **Röntgenuntersuchung** finden sich die in H-**7** erwähnten Kriterien.

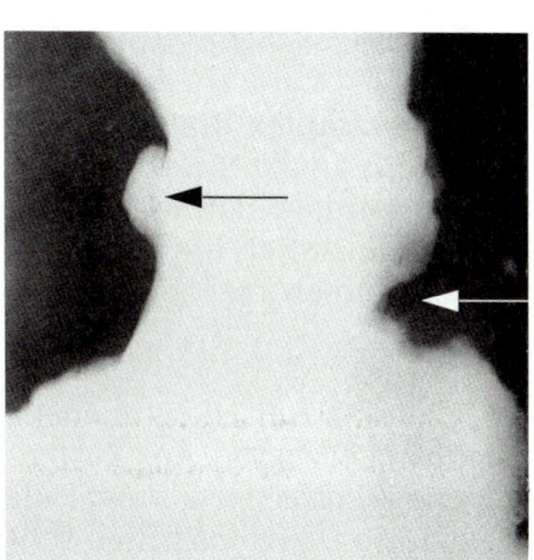

H-7: Ulkusnische (schwarzer Pfeil) mit auf die Nische zeigendem »Finger« (weißer Pfeil).

Bei subtiler Untersuchungstechnik läßt sich radiologisch eine Hampton-Linie nachweisen, die überhängenden Schleimhauträndern entspricht (H-**8** und H-**19**).

H-19: Röntgenkriterien des benignen Ulkus

- ▷ Nische bzw. Kontrastdepot außerhalb der Magenkontur
- ▷ Radiäre, auf das Ulkus zuziehende Falten
- ▷ Ulkusfinger (auf Ulkus hindeutende Einziehung der großen Kurvatur)
- ▷ Hampton-Linie (überhängender Mukosarand)

Im Abheilungsstadium bildet sich ein Faltenstern aus (H-**8** und H-**19**), der noch 1–2 Jahre nach Abheilung nachweisbar sein kann.

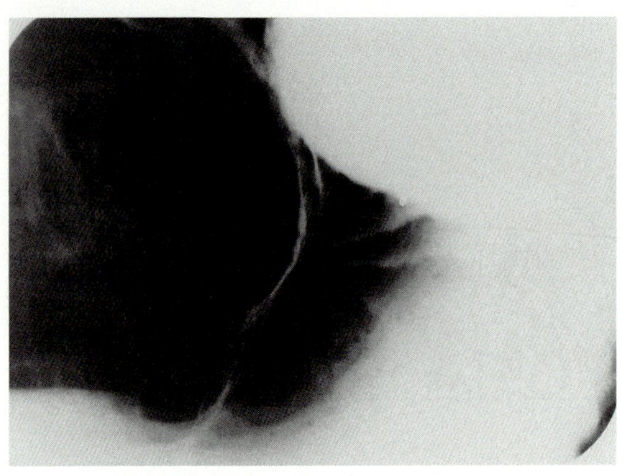

H-8: Faltenstern als Hinweis auf abgeheiltes Ulcus ventriculi.

Diagnostisches Verfahren der Wahl ist die Gastroskopie. Zum Ausschluß eines Malignoms müssen 6–8 Gewebeproben vor Therapiebeginn entnommen werden.

Merke ▶

Diagnostisches Verfahren der Wahl ist heute die **Gastroskopie,** deren primäre Aufgabe es ist, anhand von 6–8 Gewebeproben eine Differenzierung zwischen benignem und malignem Ulkus zu gewährleisten.

> ***Merke.* 5% aller Magengeschwüre sind maligne. Daher gilt eine konservative Therapie ohne endoskopisch-bioptische Aufklärung heute als Kunstfehler.** Da bei großen Geschwüren repräsentative Gewebeentnahmen problematisch sein können, muß die **Gastroskopie** am Ende der Therapie noch einmal wiederholt werden.

Magensekretionsanalyse und Serumgastrinbestimmung sind nur bei Verdacht auf Zollinger-Ellison-Syndrom indiziert.

Magensekretionsanalyse und Serumgastrinbestimmung sind beim Ulcus ventriculi nur in Ausnahmefällen indiziert (z. B. bei Verdacht auf ein Zollinger-Ellison-Syndrom).

Differentialdiagnose Sie umfaßt das **exulzerierte Karzinom**, das **maligne Lymphom** und die **Exulceratio simplex Dieulafoy**, bei der eine Gefäßanomalie (Kaliberpersistenz) zu lebensbedrohlichen Blutungen Anlaß geben kann.

Differentialdiagnose. Im Rahmen der Differentialdiagnose ist neben dem **exulzerierten Karzinom** in erster Linie an das **maligne Lymphom** zu denken, bei dem sich häufig multiple Exulzerationen der Schleimhaut neben einer Infiltration mit Riesenfalten finden.
Eine Sonderform stellt schließlich die **Exulceratio simplex Dieulafoy** dar, bei der ein großlumiges Gefäß ohne Aufzweigung bis an die Mukosa heranreicht (Kaliberpersistenz) und peptisch angedaut wird, so daß es zu einer lebensbedrohlichen Blutung kommt. Endoskopisch imponiert ein aus einem flachen Ulkus im oberen Korpusdrittel ins Magenlumen ragender Gefäßstumpf, aus dem es arteriell blutet.

Therapie Diätvorschriften sind nicht notwendig.
Auch beim Ulcus ventriculi sollte Nikotinverzicht eingehalten werden.

Therapie. Beim Magengeschwür hat sich, im Gegensatz zum Ulcus duodeni, eine stationäre Behandlung mit Bettruhe als günstig erwiesen. Aus Kostengründen läßt sich dies jedoch heute nicht mehr rechtfertigen, zumal die medikamentöse Therapie sehr effizient geworden ist. Diätvorschriften sollten nicht erlassen werden, auf Nikotinverzicht ist hinzuarbeiten.

Beim blutenden Ulkus wird durch Unterspritzung mit z. B. verdünntem Suprarenin versucht, die Blutung zu stillen.

Bei der akuten Magenblutung, sei es aus Ulzera, sei es aus Erosionen, steht heute die endoskopische Blutstillung durch Unterspritzung mit Suprarenin 1 : 10 000, Fibrinkleber oder Polidocanol ganz im Vordergrund. Bei sichtbarem Gefäßstumpf kann ein gefäßokkludierender Clip gesetzt werden.

- **Medikamentöse Therapie:** Medikamente der ersten Wahl sind H_2-Blocker oder Omeprazol. Das Ulcus ventriculi stellt eine absolute Indikation für die Sanierungsbehandlung der Helicobacter-pylori-Infektion dar (H-**20**). Zur Therapie *s. Kap. Ulcus duodeni, S. 1019ff.*

- **Medikamentöse Therapie:** Mittel der Wahl sind auch beim Ulcus ventriculi Protonenpumpenhemmer oder H_2-Blocker. Das Ulcus ventriculi stellt eine absolute Indikation für die Sanierungsbehandlung der Helicobacter-pylori-Infektion dar. Gesicherte, sinnvolle, fragliche und offene Indikationen für eine Sanierung der Helicobacter-pylori-Infektion sind in H-**20** zusammengefaßt. Zur Therapie *s. Kap. Ulcus duodeni, S. 1019ff.*

H-20: Indikationen für eine Sanierungsbehandlung der Helicobacter-pylori-Infektion

Krankheit	Indikation
▷ Erstes Ulcus ventriculi	sinnvoll
▷ Rezidiverendes Ulcus ventriculi	gesichert
▷ Ulcus ventriculi, Helicobacter-pylori-positiv, NSAR-Therapie	sinnvoll*
▷ Erstes Ulcus duodeni	sinnvoll
▷ Rezidivierendes Ulcus duodeni	gesichert
▷ Blutendes Ulcus duodeni/ventriculi	gesichert
▷ Anastomosenulkus im operierten Magen	nicht gesichert
▷ Riesenfaltengastritis	sinnvoll (möglichst nur in Studien)
▷ MALT-Lymphom (niedrig-maligne)	sinnvoll (nur in Studien)
▷ Erosive Helicobacter-pylori-positive Gastritis	nicht gesichert
▷ Funktionelle Dyspepsie	nicht gesichert
▷ Prophylaxe des Magenkarzinoms	nicht gesichert
▷ Vor Langzeitsäuresuppression	nicht gesichert

* Sanierungsbehandlung schützt aber nicht vor persistierender Schädigung durch nichtsteroidale Antiphlogistika (NSAR)

Zur **Rezidivprophylaxe** haben sich Protonenpumpenhemmer und H_2-Blokker bewährt. Bei der gleichzeitigen Einnahme nichtsteroidaler Antirheumatika scheinen orale Prostaglandine und Omeprazol ulkusprotektiv zu wirken, während für die Therapie von bereits bestehenden vorwiegend im Antrum lokalisierten, häufig multiplen, durch nichtsteroidale Antirheumatika induzierten Geschwüren alle Ulkustherapeutika Verwendung finden.

Zur **Rezidivprophylaxe** sind ausschließlich H_2-Blocker zu verwenden. Muß der Patient wegen einer entsprechenden Grundkrankheit dauernd NSAR einnehmen, sollten prophylaktisch orale Prostaglandine gegeben werden. Ist es durch Antirheumatika bereits zu Ulzerationen gekommen, können alle Ulkustherapeutika eingesetzt werden.

- **Operative Therapie**

- **Operative Therapie**

Merke. Nach wie vor gilt der Grundsatz: Wenn ein Magengeschwür nicht innerhalb von 4 Wochen zu 50%, innerhalb von 8 Wochen zu 90% und innerhalb von 12 Wochen vollständig abgeheilt ist, sollte operativ interveniert werden, um nicht ein Malignom zu übersehen.

◀ **Merke**

Indikationen für eine operative Therapie sind:
- Therapieresistenz nach 3monatiger konservativer Behandlung
- Ulkuskomplikationen wie Sanduhrstenose, Perforation, Magenausgangsstenose und endoskopisch nicht beherrschbare Ulkusblutung sowie
- starker Leidensdruck bei langjährigem Ulkusleiden.

Verfahren der Wahl ist eine **Billroth-I-Resektion** mit Gastroduodenostomie. Alternativ kann eine Ulkusexzision in Verbindung mit einer proximal selektiven Vagotomie vorgenommen werden.

Indikationen:
- Therapieresistenz nach 3monatiger konservativer Behandlung
- Ulkuskomplikationen wie Sanduhrstenose, Perforation, Magenausgangsstenose und endoskopisch nicht beherrschbare Blutung
- starker Leidensdruck bei langjährigem Ulkusleiden.

Verfahren der Wahl ist eine **Billroth-I-Resektion.**

Prognose. Im allgemeinen gilt das über die Prognose des Ulcus duodeni Gesagte: Die Zahl der Elektiveingriffe nimmt dank stark verbesserter medikamentöser Therapie kontinuierlich ab, die Zahl der wegen Ulkuskomplikationen erforderlich werdenden Eingriffe bleibt hingegen konstant. Etwa 11% aller Ulkuspatienten versterben am Grundleiden. Eine maligne Entartung eines Ulcus ventriculi kommt allenfalls in 1–2% der Fälle in Betracht.

Prognose Etwa 11% aller Ulkuspatienten versterben am Grundleiden. Eine maligne Entartung eines Ulcus ventriculi kommt allenfalls in 1–2% in Frage.

Akutes Ulkus (Streßulkus)

Akutes Ulkus (Streßulkus)

Definition. Man spricht heute von Streßläsionen, wenn es unter definierten Streßbedingungen zum Auftreten von Erosionen und/oder Ulzera der Magen- und Duodenalschleimhaut mit dem Leitsymptom Blutung (selten Perforation) kommt.

◀ **Definition**

Das akute Ulkus (Streßulkus) geht nie in ein chronisches Ulkusleiden über und bleibt meist ein einmaliges Ereignis.

Das akute Ulkus geht nie in ein chronisches Ulkusleiden über.

Epidemiologie Gefährdet sind Patienten mit ausgedehnten Verbrennungen, nach Polytrauma, nach neurochirurgischen Eingriffen, Sepsis und Leberkoma sowie langzeitbeatmete Patienten. Ohne Streßulkusprophylaxe können in bis zu 100 % Streßläsionen nachgewiesen werden (H-9).

Epidemiologie. Gefährdet sind Patienten mit ausgedehnten Verbrennungen, polytraumatisierte Patienten, nach neurochirurgischen Eingriffen, Sepsis oder renaler, hepatischer und pulmonaler Insuffizienz. Dabei kommt es innerhalb weniger Tage zu multiplen, vorwiegend im Korpus lokalisierten blutenden Erosionen, nach einer Woche zu mehr umschriebenen Ulzera in Magen und Duodenum. Vor Einführung einer Streßulkusprophylaxe fanden sich Streßläsionen bei bis zu 100%, heute kommt es nur noch selten zu mitunter lebensbedrohlichen Blutungen aus Streßläsionen (H-**9**).

Ätiopathogenese Eine schockbedingte Schleimhautischämie induziert eine Andauung durch aggressive Noxen, insbesondere Salzsäure und Pepsin, so daß Mukosagefäße freiliegen, die häufig bluten.

Ätiopathogenese. Am Anfang der Streßläsionen dürfte eine Ischämie der Mukosa stehen, die zu einem Zusammenbruch der protektiven Faktoren führt. Eine während des Stresses (mit Ausnahme der Sepsis) sogar eher reduzierte Säureproduktion reicht jedoch aus, um zusammen mit Pepsin, Lysolezithin und Gallensäuren erosive Schleimhautdefekte zu induzieren, die häufig bluten. Während in den ersten Tagen multiple Erosionen (hämorrhagisch-erosive Gastritis) dominieren, kommt es nach etwa 8 Tagen zu tiefgreifenden Streßulzera.

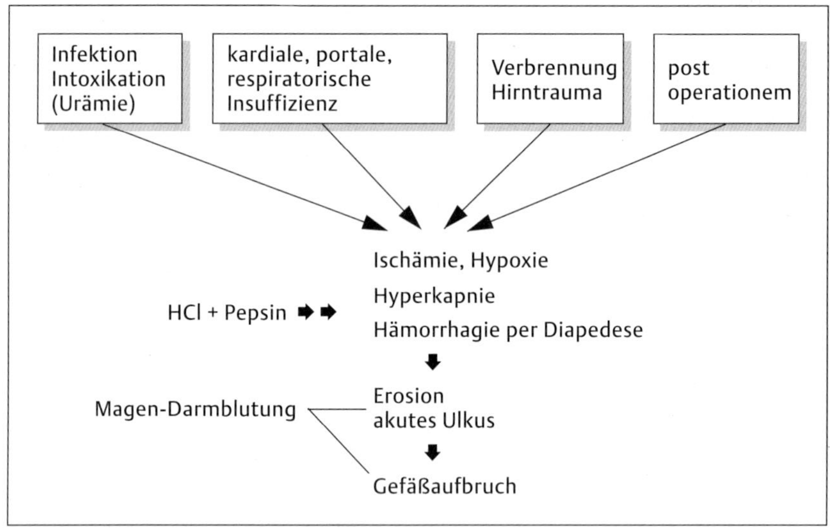

H-**9**: **Streßulkus** – Ätiopathogenese.

Diagnose Leitsymptom der Streßläsionen ist die akute Blutung, fast immer aus »heiterem Himmel«, ohne Magensymptomatik, die sich durch Hämatemesis und/oder Meläna äußern. Die **liegende Magensonde** erfaßt schon kleine Blutmengen.
Bei direkten oder indirekten Zeichen einer klinisch relevanten Blutung sollte eine **Notfallendoskopie** durchgeführt werden. Eine **Magenverweilsonde** erlaubt nur bedingt Rückschlüsse auf das aktuelle Geschehen.

Diagnose. Die Blutung aus Streßläsionen erfolgt fast immer »aus heiterem Himmel« ohne gleichzeitige Magensymptome. Blutdruckabfall, Tachykardie, Kaltschweißigkeit, Oligurie und Anurie können der Manifestation durch Hämatemesis und/oder Meläna um Stunden vorausgehen. Bei **liegender Magensonde** können häufig schon kleine Blutbeimengungen erfaßt werden. Eine **Magenverweilsonde** erlaubt nur bedingt Rückschlüsse auf die Blutungsgefährdung. Bei indirekten oder direkten Zeichen einer klinisch relevanten Blutung sollte eine **Notfallendoskopie** durchgeführt werden. Der Haemoccult-Test (im Stuhl oder im Magenaspirat) ist für die Überwachung des Patienten ungeeignet.
Prophylaktische Gastroskopien, z.B. in zweitägigem Intervall, sind nicht gerechtfertigt; sie dienen eher wissenschaftlichen Fragestellungen über die Effizienz einer Streßulkusprophylaxe.

Therapie Neben einer Volumensubstitution, falls notwendig mit Blut, müssen bei Gerinnungsstörungen Fresh-frozen-Plasma oder Gerinnungsfaktoren gegeben werden.
Eine Magenspülung mit Eiswasser hat keinen vasokonstriktiven Effekt.

Therapie. Im Vordergrund der therapeutischen Maßnahmen stehen eine Volumensubstitution, falls notwendig mit Blut, sowie eine Korrektur möglicher Gerinnungsstörungen mit Fresh-frozen-Plasma oder Gerinnungsfaktoren. Bei einer diffusen Blutung greifen endoskopische Blutstillungsmaßnahmen häufig nicht. Die Gabe von Secretin (0,2–0,5 KE [kgKG/h]) oder Somatostatin [250 µg/h]) kann versucht werden. Eine operative Intervention (Gastrektomie) ist nur selten erforderlich. **Eine Magenspülung mit Eiswasser hat keinen vasokonstriktiven Effekt.**

Prophylaxe. Die beste Streßulkusprophylaxe ist sicherlich eine **frühe enterale Ernährung.** Ist dies nicht möglich, wird eine Anhebung des Magen-pH-Werts auf über 3,5 versucht. Dies kann durch stündliche Gabe von Antazida über eine Magensonde mit Titrierung auf einen pH-Wert über 3,5, durch intravenöse Gabe eines H_2-Blockers (z.B. 4×50 mg Ranitidin pro 24 h), Pirenzepin 2 bis 3×10 mg i.v. oder Omeprazol erreicht werden. In jüngster Zeit wurde darauf aufmerksam gemacht, daß insbesondere bei langzeitbeatmeten Patienten die Gefahr einer aszendierenden Aspirationspneumonie bei Alkalisierung des Magens mit konsekutiver bakterieller Besiedlung besteht. Diskutiert wird auch der Einsatz von Sucralfat 4×1 g, das die protektiven Faktoren der Magenschleimhaut zu unterstützen vermag.

Prophylaxe Die beste Streßulkusprophylaxe ist eine **frühe enterale Ernährung.** Bei Langzeitbeatmeten kann es durch die medikamentöse pH-Anhebung zu einer bakteriellen Fehlbesiedlung des Magens durch gramnegative Keime mit der Gefahr der Keimaszension (Aspirationspneumonie) kommen. Sucralfat hat keinen Einfluß auf den Magen-pH-Wert und wird deshalb bei Langzeitbeatmeten zur Unterstützung der protektiven Faktoren eingesetzt.

Klinischer Fall

Bei dem jetzt 50jährigen Patienten war vor 18 Jahren eine Magenperforation zunächst übernäht worden. 3 Jahre später wegen eines Ulkusrezidivs dann eine B-II-Resektion durchgeführt worden. 3 Jahre später Entwicklung einer gastrokolischen Fistel mit Kolonresektion. Im Jahr darauf Fistel zwischen Magen und Bauchhaut, die exzidiert wurde. Zwischenzeitlich 3mal ausgedehnte Anastomosenulzera. Ein Zollinger-Ellison-Syndrom und ein Adenom der Nebenschilddrüse waren ausgeschlossen worden. Serumgastrin im oberen Normbereich. Wegen erneuter anhaltender Beschwerden mit gelegentlichem Erbrechen stationäre Aufnahme. Endoskopisch multiple Anastomosenulzera bei Zustand nach B-II-Resektion. Schlingenbiopsie: kein Anhalt für Belegzellhyperplasie.
Magensekretionsanalyse: BAO 2,97 mmol HCl/h, PAO 6,44 mmol/h.
Im Duodenalstumpf konnte ein großer Antrumrest als Ursache der rezidivierenden peptischen Geschwüre nachgewiesen werden. Offensichtlich war bei der B-II-Resektion die Übernähung für den Pylorus gehalten worden und die Resektionslinie nicht in den Pyloruskanal, sondern 3 cm proximal davon gelegt worden. Nach Revision des Duodenalstumpfs und Nachresektion der Anastomose ist der Patient beschwerdefrei (H-**10**).

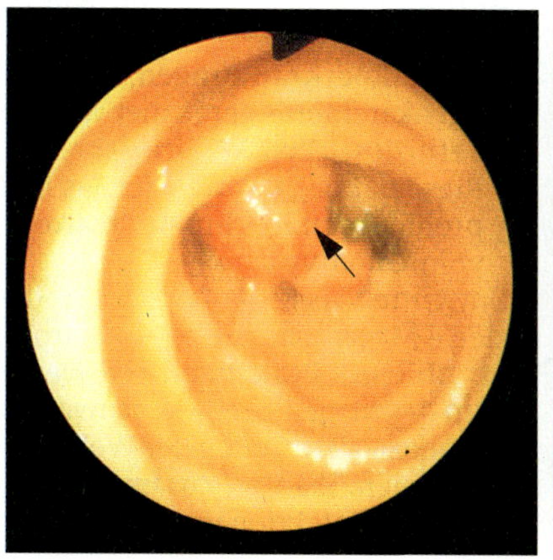
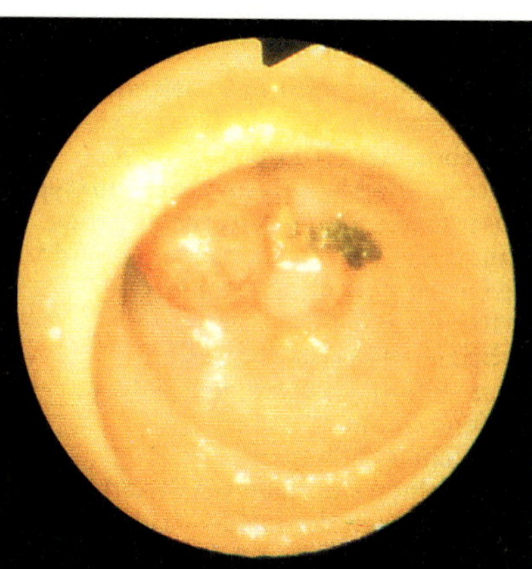

H-**10: Antrumrest im Duodenalstumpf als Ursache rezidivierender peptischer Geschwüre.**

3.3.3 Magenkarzinom

3.3.3 Magenkarzinom

Definition. Maligner epithelialer Tumor des Magens, bei dem heute nach *Lauren* unter pathobiologischen Gesichtspunkten ein mehr umschrieben wachsendes Karzinom vom Intestinalzelltyp (Adenokarzinom) und ein diffuses Karzinom (entdifferenziertes Karzinom, Siegelringzellkrebs) unterschieden werden.

◄ **Definition**

Epidemiologie. Während das diffuse Karzinom weltweit in etwa gleicher Häufigkeit angetroffen wird (**endemischer Krebs**), ist das Auftreten des Intestinalzellkarzinoms mit der Prävalenz der chronisch atrophischen Gastritis in der Bevölkerung assoziiert (**epidemischer Krebs**). Zu den Ländern mit hoher Prävalenz für das Magenkarzinom gehören Japan, Kolumbien, Finnland, Österreich und die Bundesrepublik, auch wenn in den letzten 40 Jahren eine kontinuierliche Abnahme in den westlichen Ländern, insbesondere in den USA, zu registrieren ist. Offensichtlich spielen hier Umweltfaktoren, vor allem Ernährungsgewohnheiten, eine Rolle. So scheinen sich gesalzene und geräucherte Speisen ungünstig auszuwirken, während Obst und frisches Gemüse einen positiven Effekt zeitigen.

Epidemiologie Trotz weltweit rückläufiger Inzidenz steht das Magenkarzinom bei Männern an 3. Stelle in der Todesursachenstatistik. In Ländern mit hoher Magenkarzinomprävalenz dominiert das Intestinalzellkarzinom. Für die geographischen Unterschiede werden Umweltfaktoren verantwortlich gemacht.

Vermutlich wirken sich gesalzene und geräucherte Speisen ungünstig aus, während Obst und frisches Gemüse einen protektiven Effekt haben.
Die Blutgruppe A ist bei Magenkarzinomträgern überdurchschnittlich häufig vertreten. H.-pylori-positive Patienten weisen ein 3- bis 6fach erhöhtes Risiko auf, an einem Magenkarzinom zu erkranken.
Nach der WHO werden verschiedene histologische Typen unterschieden.

Bei Männern steht das Magenkarzinom in der Todesursachenstatistik an dritter Stelle.
Eine familiäre Häufung wird gelegentlich beobachtet, die Blutgruppe A ist bei Magenkarzinomträgern überdurchschnittlich häufig vertreten. Helicobacter-pylori-positive Patienten weisen ein 3- bis 6fach erhöhtes Risiko auf, an einem Magenkarzinom zu erkranken.
Die WHO unterscheidet folgende histologische Typen:

- Adenokarzinom
- adenomuzinöses Karzinom
- Plattenepithelkarzinom
- undifferenziertes Karzinom und
- nicht klassifizierbares Karzinom.

Zwei Drittel der Magenkarzinome sind im Antrum lokalisiert, wobei in den letzten 20 Jahren eine Zunahme des Kardiakarzinoms zu registrieren ist.

Ätiopathogenese Bei Personen mit der Blutgruppe A wird das Magenkarzinom gehäuft angetroffen. Zur Diskussion steht die Nitrosaminbildung durch bakterielle Fehlbesiedlung bei chronisch atrophischer Gastritis und Achlorhydrie.

Ätiopathogenese. Die Entstehung des Magenkarzinoms ist multifaktoriell. Unter den genetischen Faktoren scheint die Blutgruppe A eine Rolle zu spielen. Diskutiert wird auch eine Nitrosaminbildung durch bakterielle Fehlbesiedlung des Magens bei chronisch atrophischer Gastritis, wie sie beim Intestinalzellkrebs fast immer angetroffen wird. Allerdings finden sich die höchsten Nitrosaminwerte in einem sauren Magensaft; die nitratreduzierende Potenz gramnegativer Bakterien in einem alkalischen Milieu erreicht die Nitrosaminkonzentrationen, wie sie bei einem pH unter 3 gefunden werden, praktisch nicht.

Als **Risikoerkrankungen** gelten:

- Perniziosa
- Morbus Ménétrier
- intestinale Metaplasie vom Kolontyp.

Umstritten sind der polypentragende Magen, der teilresezierte Magen und die banale chronisch atrophische Gastritis als Risikofaktoren.
Obligate Präkanzerosen sind

- das seltene tubuläre oder villöse Adenom und
- die schwere Dysplasie.

Es gibt einen signifikanten Zusammenhang zwischen der Inzidenz der H.-pylori-Infektion und der Inzidenz der Magenkarzinome.

Als **Risikoerkrankungen**, bei denen gehäuft mit dem Auftreten eines Magenkarzinoms gerechnet werden muß, gelten (▦ H-**21**):

- Perniziosa (Typ A Gastritis)
- Riesenfaltengastritis (Morbus Ménétrier)
- proliferierende chronisch atrophische Gastritis (intestinale Metaplasie vom Kolontyp).

Umstritten als Risikofaktoren sind der polypentragende Magen, der teilresezierte Magen und die banale chronisch atrophische Gastritis.
Als **obligate Präkanzerosen** werden das seltene tubuläre und villöse Adenom des Magens und die schwere Dysplasie angesehen.
In nahezu allen Teilen der Welt haben epidemiologische Studien einen statistisch signifikanten Zusammenhang zwischen der Inzidenz der Helicobacter-pylori-Infektion und der Inzidenz der Magenkarzinome ergeben.

H-21: Präkanzeröse Bedingungen des Magens

Krankheitsbild	Risiko	Zeitabstände der Kontrolluntersuchungen
Präkanzeröse Bedingungen		
▷ Morbus Ménétrier	10 –40 %	alle 1 bis 2 Jahre
▷ Perniziosa (Typ A-Gastritis) keine oder leichte Dysplasie mittelgradige Dysplasie	0,5–14,8 %	alle 3 Jahre alle 1 bis 2 Jahre
▷ chronisch atrophische Gastritis, Typ B	0 –13,8 %	alle 5 Jahre
▷ operierter Magen ab 50. Lebensjahr bei mittelgradiger Dysplasie	1 –16 %	alle 3 bis 5 Jahre alle 2 Jahre
▷ Zustand nach Ektomie eines hyperplasiogenen Magenpolypen	1 – 9 %	alle 3 bis 5 Jahre
▷ Zustand nach Ektomie eines Adenoms	2 – 4 %	zunächst halbjährlich, dann alle 1 bis 2 Jahre
▷ allgemein erhöhtes Tumorrisiko: Acanthosis nigricans – Dermatomyositis	?	alle 1 bis 2 Jahre
▷ schwere Dysplasie • bei Perniziosa • im B-II-Magen bei chonisch-atrophischer Gastritis		halbjährlich

Die Senkung der Helicobacter-pylori-Durchseuchung in den entwickelten Ländern der Welt – inklusive Japan – hat nämlich auch zum Rückgang der Magenkrebsinzidenz in diesen Teilen der Welt geführt.
Die Weltgesundheitsorganisation (WHO) hat Helicobacter pylori im Jahr 1994 in die Gruppe der definitiven Karzinogene eingeordnet (H-**22**).

Die Weltgesundheitsorganisation (WHO) hat Helicobacter pylori im Jahr 1994 in die Gruppe der definitiven Karzinogene eingeordnet (H-22).

H-22: TNM-Klassifikation des Magenkrebses nach den Vorschlägen der UICC 1966. Magenfrühkrebs: P_1, P_2

T-Klassifikation (Primärtumor nach Röntgen und Endoskopie)	
T_1	Beschränkt auf Mukosa oder Mukosa und Submukosa **a** maligner pendelnder Polyp **b** maligne breitbasige Läsion **c** krebsige Erosion **d** krebsige Erosion am Rande oder um peptisches Ulkus
T_2	Tiefeninvasion, Tumor nicht größer als Hälfte einer Region
T_3	Tiefeninvasion, Tumor größer als Hälfte einer Region, aber nicht größer als eine Region
T_4	Tiefeninvasion, Tumor größer als eine Region oder Ausdehnung auf benachbarte Strukturen
P-Klassifikation (histologisch bestimmte Tiefeninvasion des Primärtumors)	
P_1	Nur Mukosa
P_2	Submukosa (nicht Muscularis propria)
P_3	Muscularis propria oder Subserosa
P_4	Serosa oder weiter
N-Klassifikation (histologisch bestimmte Metastasierung in regionalen Lymphknoten)	
NX	Regionale Lymphknoten histologisch nicht untersucht
NX–	Regionale Lymphknoten histologisch tumorfrei
NX + a	Nur perigastrische Lymphknoten, tumorbefallen
NX + b	Auch andere operativ entfernbare Lymphknoten histologisch tumorbefallen (z. B. entlang A. gastrica sinistra, A. lienalis, Truncus coeliacus, Lymphknoten des Lig. hepatoduodenale)
NX + c	Lymphknoten befallen, die sich operativ nicht entfernen lassen (z. B. entlang der Aorta abdominalis, A. mesenterica superior und inferior, iliakale Lymphknoten)
M_0	Keine Fernmetastasen
M_1	Fernmetastasen
5-Jahres-Überlebensraten	
T_1	90–95 %
T_2	50 %
T_3	20 %
N_1, N_2, M	5 %
Regionen:	**a** oberes Drittel (Kardia + Fundus) **b** mittleres Drittel (Korpus) **c** unteres Drittel (Antrum)
Grenzlinien:	kleine und große Kurvatur werden durch 2 gleich weit voneinander entfernte Punkte in 3 Abschnitte unterteilt, die dann miteinander verbunden werden

Eine Acanthosis nigricans kann auf ein Magenkarzinom hinweisen, ferner findet sich der Magenkrebs gehäuft bei Patienten mit Dermatomyositis und Sklerodermie. Hierbei handelt es sich um eine in nahezu 100% der Fälle mit einer viszeralen Neoplasie (meist Adenokarzinom) einhergehende Hautveränderung im Sinne eines paraneoplastischen Syndroms.
Unter prognostischen Gesichtspunkten wird beim Magenkarzinom ein Frühkrebs, bei dem das karzinomatöse Wachstum auf die Mukosa bzw. die Mukosa und Submukosa beschränkt ist, von einem fortgeschrittenen Karzinom unterschieden. Beim Frühkrebs finden sich bereits bei auf die Mukosa beschränktem Wachstum in 3%, bei Infiltration der Submukosa in 20% regionäre Lymphknotenmetastasen, eine hämatogene Metastasierung ist jedoch selten.

Eine Acanthosis nigricans kann auf ein Magenkarzinom hinweisen. Magenkrebs findet sich gehäuft bei Patienten mit Dermatomyositis und Sklerodermie.

Beim Magenfrühkrebs ist das Tumorwachstum noch auf Mukosa bzw. Mukosa und Submukosa beschränkt. Ist der Tumor bis in die Muscularis propria vorgedrungen, verschlechtert sich die Prognose signifikant.

Das makroskopische Erscheinungsbild (H-11) spielt für die Diagnostik eine wesentliche Rolle (Differenzierung zwischen Intestinalzellkrebs und diffusem Karzinom).

Das makroskopische Erscheinungsbild (H-11) läßt eine gewisse Differenzierung zwischen Intestinalzellkrebs (polypöses Wachstum) und diffusem Karzinom (Szirrhus) zu.

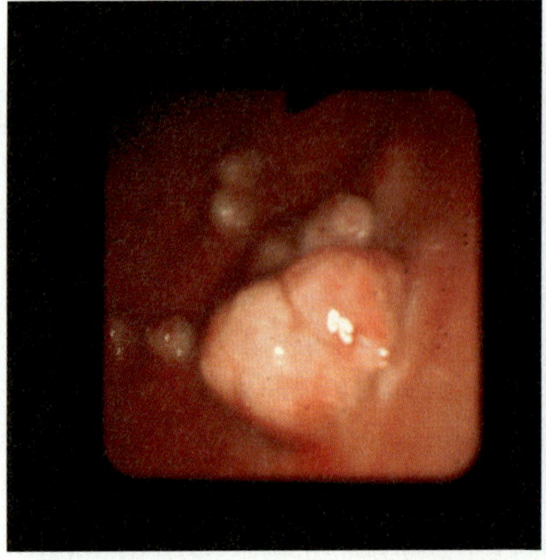

a Polypös wachsendes Adenokarzinom neben benignen hyperplastischen Magenpolypen.

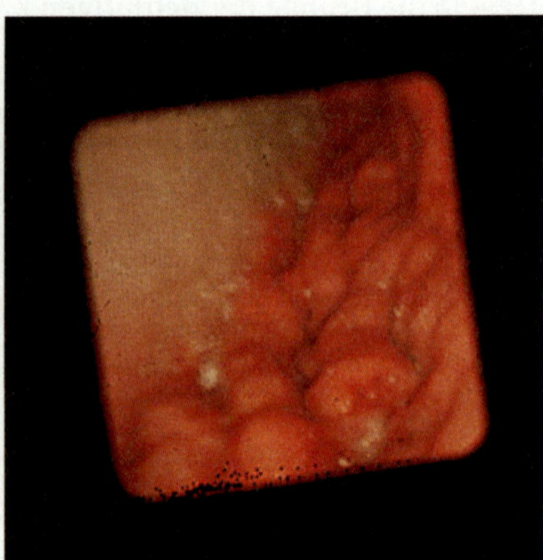

b Szirrhöses Magenkarzinom mit Magenentleerungsstörung.

H-**11 a, b:** Das **makroskopische Erscheinungsbild** ermöglicht die Differenzierung zwischen Intestinalzellkrebs und diffusem Karzinom.

Für die Prognose ist ausschließlich die TNM-Klassifikation von Bedeutung (H-**22**).

Von größerer Bedeutung ist die TNM-Klassifikation (H-**22**), ergänzt durch die P-Klassifikation des postoperativen Stagings. Die beste Prognose haben Patienten mit einem Frühkarzinom ($T_1N_0M_0$), die schlechteste Patienten mit Fernmetastasen (M_1), ausgedehntem Tumorbefall (T_3 oder N_3) oder makroskopisch erkennbarem Tumorgewebe im Operationsgebiet (R_2).

Klinik Bei kardianaher Lokalisation stehen die Dysphagie, bei pylorusnaher Lokalisation Erbrechen im Vordergrund.
Häufiger finden sich uncharakteristische Oberbauchbeschwerden wie Völlegefühl, Nüchternschmerz, Inappetenz, Übelkeit und Erbrechen gefolgt von Gewichtsverlust.
25 % der Patienten klagen über Ulkussymptome (malignes Ulkus). Ferner finden sich in 50 % ein palpabler Tumor, in 20 % eine Druckdolenz, in 5 % Lymphknotenmetastasen links supraklavikulär (Virchow-Drüse).

Klinik. Die Symptomatik des Magenkarzinoms wird weitgehend von der Lokalisation des Tumors bestimmt. Kardianahe Tumoren machen sich früh durch dysphagische Beschwerden bemerkbar, pylorusnahe Tumoren durch Magenentleerungsstörungen (maligne Magenausgangsstenose). Selbst beim Frühkrebs finden sich fast immer Symptome wie Gewichtsverlust, postprandiales Völlegefühl, Inappetenz, Übelkeit und Erbrechen, hinzu kommt bei einer peptischen Andauung des Tumors als Leitsymptom die gastrointestinale Blutung, wie überhaupt betont werden muß, daß jeder vierte Patient über Ulkussymptome (malignes Ulkus) klagt. Widerwillen gegen Fleisch wird nur gelegentlich angegeben, es ist keineswegs ein Hinweis auf ein tumoröses Geschehen.
Beim fortgeschrittenen Karzinom findet sich in rund 50% ein palpabler Tumor im Epigastrium, in 20% eine Druckdolenz, in 5% ein palpabler Lymphknoten links supraklavikulär (Virchow-Drüse). In 3% weist eine Hepatomegalie auf Lebermetastasen hin, in 2% findet sich ein tumoröser Aszites, nicht selten in Verbindung mit Krukenberg-Tumoren der Ovarien (Abtropfmetastasen eines Siegelringzellkarzinoms).

Diagnose Laborbefunde wie Eisenmangelanämie, Hypoproteinämie und Blutsenkungsbeschleunigung sind uncharakteristisch.

Diagnose. Die Labordiagnostik ist beim Magenkarzinom wenig ergiebig: Häufig findet sich eine Eisenmangelanämie, seltener eine hyperchrome Anämie bei Perniziosa, die BSG ist in der Regel beschleunigt, das Gesamteiweiß kann vermindert sein, bei länger anhaltendem Erbrechen besteht die Gefahr einer hypochlorämischen Alkalose.
Die Hälfte aller Karzinome ist im Antrum lokalisiert, 20% im Bereich der kleinen Kurvatur, 10–20% im Kardiabereich und 10% im Korpus bzw. im Bereich der großen Kurvatur.

Die Diagnose wird heute endoskopisch-bioptisch mit einer Trefferquote von 98 % gestellt. Nur bei einer

Während früher die Diagnose eines Magenkarzinoms vorwiegend radiologisch gestellt wurde, dominiert **die Gastroskopie mit Biopsie (Trefferquote 98%)**, zumal sich gezeigt hat, daß insbesondere das Magenfrühkarzinom dem Röntgennachweis nicht selten entgeht. Bei Verdacht auf eine diffuse Magenwandinfiltration sollte jedoch immer auf das Röntgenverfahren zurückgegriffen werden, weil sich eine starre Magenwand (»schwimmendes Brett«) so leichter darstellen läßt (S H-**16**).

Magenwandinfiltration (Szirrhus) empfiehlt sich eine zusätzliche Röntgenuntersuchung (**S H-16**).

S Synopsis H-**16: Verschiedene Erscheinungsformen eines Magenkarzinoms**

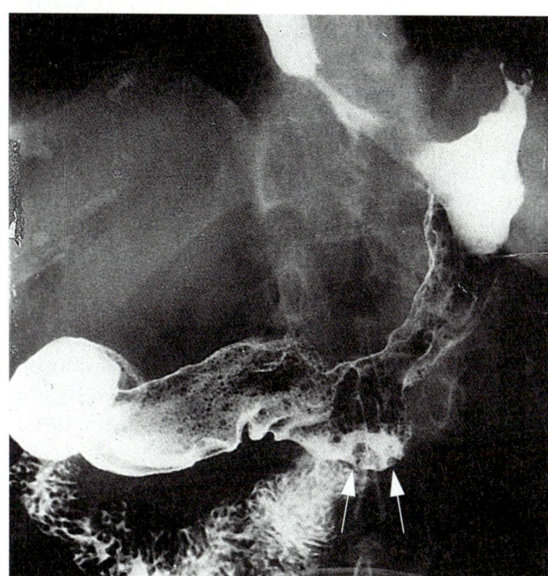

Magenkarzinom (Röntgenbefund Szirrhus) (→).

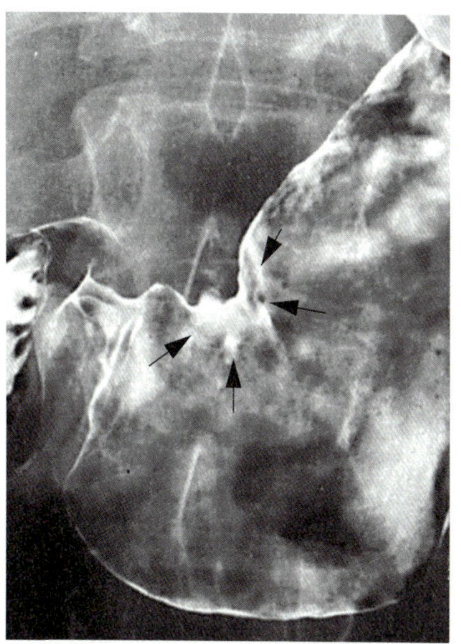

Besonders das **Magenfrühkarzinom hier am Angulus** kann dem Röntgennachweis entgehen (→).

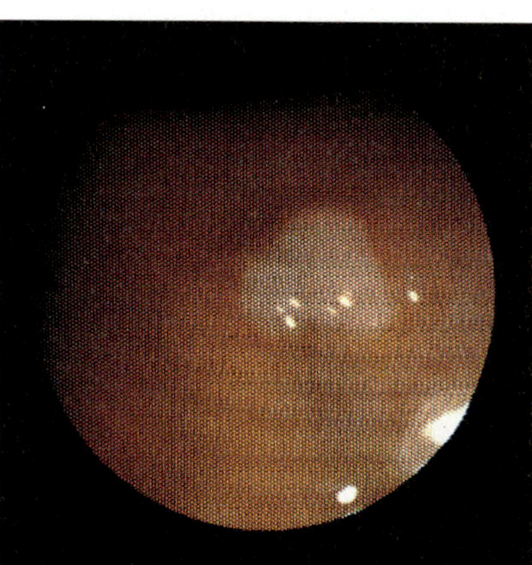

Polypös wachsendes Magenfrühkarzinom (Intestinalzellkrebs).

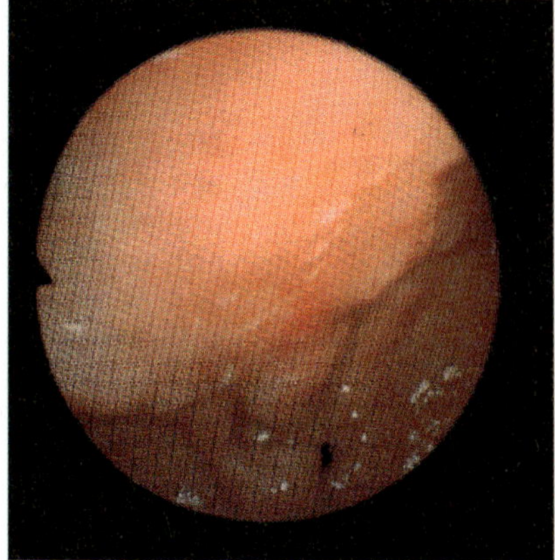

Eingesenkte Läsion eines diffus wachsenden Magenfrühkarzinoms.

Die Magensekretionsanalyse spielt bei der Diagnostik keine Rolle, auch wenn bei rund der Hälfte der Fälle eine Achlorhydrie nachweisbar ist. Nach wie vor gilt jedoch der Merksatz: **Ein Ulkus bei Achlorhydrie ist mit großer Wahrscheinlichkeit ein Magenkrebs.**

Auf eine Magensekretionsanalyse sollte verzichtet werden. **Ein Ulkus bei Achlorhydrie ist mit großer Wahrscheinlichkeit ein Magenkrebs.**

Differentialdiagnose. Zunächst ist im Rahmen der differentialdiagnostischen Erwägungen an so häufige Erkrankungen wie Reizmagen, Refluxösophagitis, Ulkuskrankheit, Gallenwegs- und Pankreaserkrankungen zu denken.

Differentialdiagnose Differentialdiagnostisch ist an den Reizmagen, eine Refluxösophagitis, Ulkus, Gallenwegs- und Pankreaserkrankungen zu denken.

Zur sicheren Differenzierung zwischen Magenfrühkrebs und fortgeschrittenem Karzinom gewinnt die **Endosonographie** an Bedeutung.
Sonographisch, evtl. durch CT, müssen Leber- und Lymphknotenmetastasen, durch Thoraxaufnahmen Lungenmetastasen ausgeschlossen werden.
Neben den benignen Magentumoren ist auch an das **Magenlymphom** zu denken.

Zur sicheren Differenzierung zwischen Magenfrühkrebs und fortgeschrittenem Karzinom gewinnt die **Endosonographie** zunehmend an Bedeutung, insbesondere unter dem Aspekt möglicher lokaler Maßnahmen (Polypektomie, Laservaporisation). Im Rahmen des Tumorstagings müssen sonographisch, evtl. durch CT, Leber- und Lymphknotenmetastasen und durch eine Thoraxaufnahme Lungenmetastasen nachgewiesen bzw. ausgeschlossen werden.
Neben den benignen Magentumoren ist insbesondere das **Magenlymphom** zu nennen, das 5% aller malignen Magentumoren umfaßt. Die Differenzierung zwischen primärem Magenlymphom und Mitbeteiligung des Organs im Rahmen eines generalisierten Lymphoms erfordert ein ausgedehntes Staging. Bei isoliertem Magenbefall (primäres Magenlymphom) wird operativ vorgegangen, in fortgeschrittenen Stadien kommt eine Chemotherapie, z.B. mit Cyclophosphamid, Oncovin und Prednisolon, in Frage. Die 5-Jahres-Überlebensrate liegt bei 50%. In über 95% kann beim Magenlymphom eine Helicobacter-pylori-Infektion nachgewiesen werden.

Das Magenfrühlymphom spricht in 70% auf eine Helicobacter-pylori-Therapie an.

In etwa 70% dieser malignen Tumoren kommt es nach einer erfolgreichen Helicobacter-pylori-Therapie im Frühstadium zu einer völligen Regression des Tumors.

Mesenchymale maligne Tumoren machen etwa 1% aller Magenmalignome aus.

Mesenchymale maligne Tumoren wie das Leiomyosarkom machen etwa 1% aller Magenmalignome aus. Leitsymptom dieser großen Tumoren ist die gastrointestinale Blutung durch Exulzeration des Tumors. Therapie der Wahl ist die operative Entfernung des Tumors. Chemotherapie und Radiatio sind ineffektiv.

Therapie Beim **diffusen Karzinom** muß in jedem Tumorstadium, also auch beim Frühkrebs, eine Gastrektomie durchgeführt werden. Beim **Intestinalzellkrebs** des Antrums ist eine Magenteilresektion mit Ausräumung der Lymphknoten gerechtfertigt.
Beim **Kardiakarzinom** ist die Gastrektomie das Verfahren der Wahl.

- **Palliativmaßnahmen:** Palliativeingriffe verbessern die Lebensqualität. Der Einsatz der Polychemotherapie wird zurückhaltend beurteilt.
Das Magenkarzinom spricht in der Regel nicht auf eine Strahlentherapie an.

Therapie. Eine kurative Therapie ist nur durch die vollständige Entfernung des Tumors möglich. **Beim Intestinalzellkrebs mit Lokalisation im Antrum ist eine Magenteilresektion mit Ausräumung der Lymphknotenstationen ausreichend, beim diffusen Karzinom ist in jedem Fall, auch bei einem Frühkrebs, eine Gastrektomie anzustreben.**
Bei kardianaher Lokalisation ist ebenfalls die Gastrektomie Verfahren der Wahl.

- **Palliativmaßnahmen:** eine palliative Resektion wird auch beim Vorliegen von Lebermetastasen zu diskutieren sein, wenn man nicht eine Gastroenterostomie beim Vorliegen einer Magenausgangsstenose vorzieht. Blutende Tumoren können durch Laservaporisation angegangen werden, beim stenosierenden Kardiakarzinom kann ein tumorüberbrückender Tubus implantiert werden. **Die Ergebnisse der Polychemotherapie sind eher enttäuschend,** diskutiert wird der Einsatz von 5-Fluorouracil, Methotrexat und Adriamycin. **Die Strahlentherapie** hat sich beim Magenkarzinom als weitgehend ineffektiv erwiesen.

Tumormarker (CEA, Ca 19-9) sind häufig nur bei ausgedehnter Metastasierung positiv.

Im Rahmen der Tumornachsorge empfehlen sich endoskopische Kontrolluntersuchungen in 6monatigem Intervall, desgleichen sonographische Verlaufsbeobachtungen zur Früherkennung von **Lebermetastasen.** Tumormarker wie CEA und Ca 19-9 fallen nur relativ selten positiv aus, es sei denn, es liegt bereits eine ausgedehnte Lebermetastasierung vor.

Prognose Die 5-Jahres-Überlebensrate beträgt beim Frühkarzinom 95%, beim fortgeschrittenen Karzinom 30%, 50% aller Magenkarzinome sind inkurabel, nach 5 Jahren leben noch 10% der Patienten.

Prognose. Die Prognose hängt entscheidend vom Tumorstadium ab: Beim Magenfrühkarzinom beträgt die 5-Jahres-Überlebensrate 90–95%, beim fortgeschrittenen Karzinom nur 30%. Da zum Zeitpunkt der Diagnosestellung über 50% aller Magenkarzinome inkurabel sind, leben nach 5 Jahren insgesamt weniger als 10% der Patienten noch. Besonders wichtig ist deshalb eine frühzeitige Diagnosestellung.

Merke ▶

▶ ***Merke.*** Bei Magenbeschwerden sollte deshalb nur ein zeitlich begrenzter Therapieversuch unternommen werden. Spätestens nach 2–3 Wochen muß eine gezielte endoskopische Diagnostik veranlaßt werden. Bei Risikopatienten empfehlen sich regelmäßige endoskopische Kontrollen in 1- bis 5jährlichem Intervall.

3.3.4 Gutartige Magentumoren (Polypen)

Definition. Der Begriff Polyp beinhaltet rein deskriptiv eine kugelig ins Magenlumen vorspringende »Erhabenheit«, wobei dieser eine **epitheliale** oder eine **mesenchymale** Proliferation zugrunde liegen kann. Im engeren Sinne handelt es sich immer um einen gutartigen Tumor, der Begriff des malignen Polypen sollte zugunsten des Begriffs polypös wachsendes Karzinom verlassen werden.

3.3.4 Gutartige Magentumoren (Polypen)

◀ **Definition**

Epidemiologie. Bei etwa 0,5–1% aller Erwachsenen lassen sich gutartige Magentumoren nachweisen. Am häufigsten handelt es sich um umschriebene fokale Hyperplasien der Magenschleimhaut als Restzustand chronischer Erosionen (*vgl. S. 1036*), echte Polypen sind selten.

Epidemiologie Epitheliale und mesenchymale Magentumoren sind selten; am häufigsten finden sich fokale Schleimhauthyperplasien.

Ätiopathogenese. 90% aller Magenpolypen werden als hyperplastisch (hyperplasiogen) eingestuft. Sie finden sich gehäuft bei chronisch atrophischer Gastritis, können oberflächlich exulzerieren und zeichnen sich durch ein proliferierendes, gut differenziertes Epithel mit Gefäß- und Bindegewebskomponente sowie zystischer Erweiterung von Drüsenschläuchen aus. Hyperplasiogene Magenpolypen entarten praktisch nicht, zeigen jedoch möglicherweise die Neigung der Magenmukosa an, einen Krebs zu entwickeln (Indikatorfunktion).

Ätiopathogenese 90% aller Magenpolypen sind organotypisch für den Magen, nämlich als hyperplasiogene (hyperplastische) Magenpolypen einzustufen.
Sie entarten praktisch nicht, zeigen jedoch möglicherweise die Neigung der Magenmukosa an, einen Krebs zu entwickeln (Indikatorfunktion).

Merke. Das echte Adenom des Magens, dem tubulären Adenom des Kolons entsprechend, ist für 5% aller Magenpolypen verantwortlich zu machen. Es stellt eine echte Neoplasie mit der Gefahr der malignen Entartung dar und muß deshalb entfernt werden (*s. Therapie, S. 1037*).

◀ **Merke**

Bevorzugte Lokalisation ist der Antrum- und Kardiabereich (S H-**17**). Eine Variante stellt das flache Adenom, früher »borderline lesion« genannt, dar.

Bevorzugte Lokalisation ist der Antrum- und Kardiabereich (S H-**17**).

Synopsis H-**17: Mesenchymale Magentumoren**

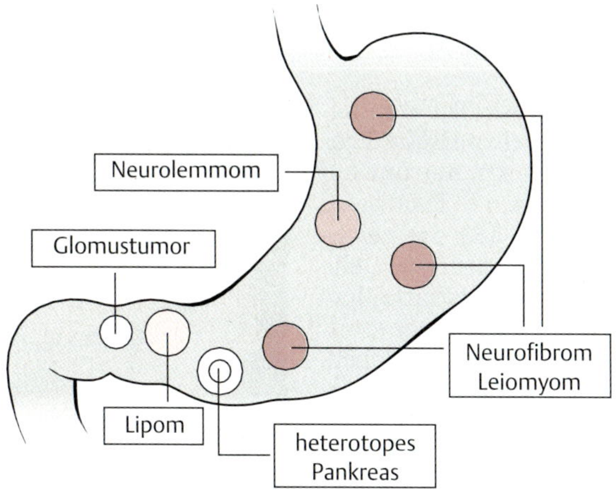

Auf die Korpusregion beschränkt sind die **Drüsenkörperzysten**, nicht selten in Form einer Polyposis ventriculi auftretend. Hierbei handelt es sich um eine »Funktionsstörung« der Korpusschleimhaut mit Zystenbildung im spezifischen Drüsenkörper.

Bei den auf die Korpusregion beschränkten **Drüsenkörperzysten** handelt es sich um eine harmlose Funktionsstörung der Magenschleimhaut.

Mesenchymale Magentumoren sind selten (◘ H-12), die **Pankreasheterotopie** sitzt praktisch immer im Bereich der großen Kurvatur des präpylorischen Antrums.

Magenpolypen finden sich auch im Rahmen von Polyposesyndromen.

Mesenchymale Magentumoren sind selten, sie finden sich, je nach morphologischem Substrat, in unterschiedlicher Lokalisation im Magen (◘ H-**12**). Pathognomonisch ist der Aspekt der **Pankreasheterotopie** (versprengtes Pankreasgewebe von Erbsen- bis Kirschgröße) im Bereich der großen Kurvatur des präpylorischen Antrums.
Magenpolypen finden sich, wenn auch selten, im Rahmen von Polyposesyndromen wie Peutz-Jeghers-Syndrom, familiärer Adenomatosis coli und Cronkhite-Canada-Syndrom (*s. S. 1093ff.*).

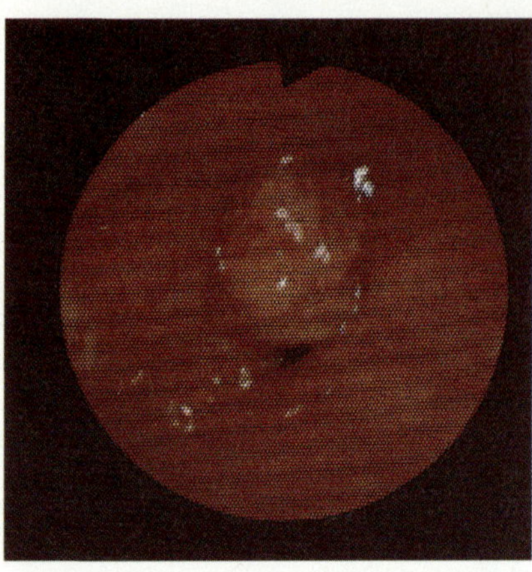

◘ H-**12: Mesenchymaler Magenpolyp präpylorisch.**

Klinik Magenpolypen machen nur selten Beschwerden, ab einer bestimmten Größe bei oberflächlicher Exulzeration allenfalls eine Eisenmangelanämie.
Mesenchymale Magentumoren können ab einem Durchmesser von 3 cm massiv bluten.
Hyperplasiogene Polypen finden sich nicht selten bei Perniziosa und bei einem Magenkarzinom.

Klinik. Polypen machen selten Symptome, z.B. Passagestörung (Dysphagie, Pylorusstenose) und werden in der Regel zufällig radiologisch oder endoskopisch entdeckt.
Mesenchymale Polypen tendieren ab einer Größe über 3cm zur Ulzeration und können zu massiven Blutungen Anlaß geben. **Hyperplasiogene Polypen finden sich nicht selten bei Perniziosa und in einiger Entfernung von einem Magenkarzinom.**
Da 95% aller Magenpolypen nichtneoplastischer Natur sind, handelt es sich um ein »kosmetisches Problem«.

Diagnose Magenpolypen werden **radiologisch** durch dosierte Kompression dargestellt. **Endoskopisch** weisen epitheliale Polypen eine dunkelrote Farbe auf, mesenchymale Tumoren hingegen sind von einer normalen Mukosa bedeckt (Brückenfalten, Zeltzeichen). Die **Zangenbiopsie** klärt die Dignität.

Diagnose. Unter dosierter Kompression der entsprechenden Magenregion lassen sich Magenpolypen **radiologisch** problemlos darstellen. **Endoskopisch** imponieren sie als selten gestielte, meist breitbasig oder tailliert aufsitzende Gebilde.
Endoskopisch weisen epitheliale Polypen eine dunklere Farbe auf, mesenchymale Tumoren hingegen sind von einer normalen Mukosa bedeckt. **Die Zangenbiopsie klärt die Dignität**. Für mesenchymale Magentumoren kennzeichnend sind Brückenfalten, die über die tumoröse Vorwölbung ziehen, und die Tatsache, daß die Mukosa über dem Tumor zeltförmig angehoben werden kann (Brückenfalten, Zeltzeichen).

Endosonographisch läßt sich die Ausdehnung eines mesenchymalen Tumors festlegen.

Endosonographisch läßt sich die Ausdehnung eines mesenchymalen Magentumors exakt festlegen, da vom Lumen her mitunter nur die Spitze eines Eisberges sichtbar ist.

Differentialdiagnose Differentialdiagnostisch sind **chronische Erosionen** abzugrenzen (◘ H-**13**). Da bei diesen Patienten in 95% H. pylori nachweisbar ist, wird eine Therapie der Infektion empfohlen.

Auch der **Morbus Ménétrier** kann eine Polypenbildung vortäuschen.

Differentialdiagnose. Differentialdiagnostisch sind **chronische Erosionen**, bevorzugt im Antrum auf den Faltenkämmen lokalisiert, abzugrenzen (◘ H-**13**). Sie zeichnen sich durch eine zentrale Delle (Dellengastritis, Gastritis varioliformis) aus und können zu einer exsudativen Gastropathie Anlaß geben. Da bei diesen Patienten Helicobacter pylori in über 95% nachweisbar ist, wird eine Therapie der H.-pylori-Infektion, ähnlich wie bei der »Riesenfaltengastritis« empfohlen. Auch beim **Morbus Ménétrier** kann eine Polypenbildung vorgetäuscht werden.

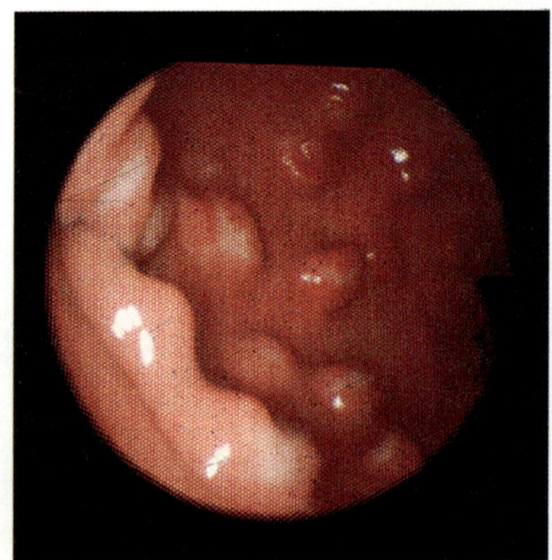

◘ H-**13: Chronische Erosion als Differentialdiagnose der Magenpolypen.** Multiple chronische polypensimulierende Antrumerosionen.

Therapie. Eine Therapie von hyperplasiogenen Polypen ist nur bei mechanischen Problemen im Kardia- und Pylorusbereich indiziert.
Da eine Drüsenkörperzystenpolypose in bis zu 50% bei einer familiären Adenomatosis coli (hohes Entartungsrisiko) angetroffen wird, sollte in jedem Fall eine Kolondiagnostik durchgeführt werden.

Therapie Bei einer Drüsenkörperzystenpolypose sollte wegen in bis zu 50% gleichzeitig vorliegender familiärer Adenomatosis coli (Entartungsrisiko hoch!) das Kolon untersucht werden.

> ***Merke.*** Adenome müssen in toto endoskopisch mit der Diathermieschlinge oder durch chirurgische Exzision entfernt werden. Mesenchymale Tumoren sollten ab einer Größe von 2–3 cm chirurgisch enukleiert werden, da die Gefahr einer sarkomatösen Entartung besteht.

◀ **Merke**

Prognose. Der Magen mit den seltenen neoplastischen Polypen (Adenomen) sollte endoskopisch in **ein- bis zweijährlichen Intervallen überwacht** werden. Das Karzinomrisiko des Magens mit hyperplasiogenen Polypen beträgt um 2%; wenn überhaupt, können Vorsorgeuntersuchungen in größeren Intervallen, z. B. alle 3–5 Jahre, durchgeführt werden. Bei der familiären Adenomatosis coli gehört heute die endoskopische Untersuchung des oberen Verdauungstraktes nach Sanierung des Kolons zum diagnostischen Standard, um Magen- und Duodenalkarzinome rechtzeitig zu erkennen.

Prognose Bei Patienten, bei denen ein Adenom entfernt wurde, werden **1–2jährliche endoskopische Kontrollen** empfohlen.
Der Magen mit hyperplasiogenen Polypen entwickelt in 2% ein Karzinom. Hier sollte in 3–5jährlichen Intervallen kontrolliert werden. Bei Patienten mit operierter Adenomatosis coli müssen Magen und Duodenum auf Krebsvorstufen hin überwacht werden.

3.3.5 Der operierte Magen

Bei der Vielzahl der heute üblichen Magenoperationen, die von der form- und funktionsgerechten Magenchirurgie (proximal selektive Vagotomie) über die Magenteilresektion nach Billroth I und II bis zur totalen Gastrektomie reichen, ist nur eine kursorische Darstellung der wichtigsten Krankheitsbilder, wie sie in S H-**18** wiedergegeben sind, möglich.

3.3.5 Der operierte Magen

Unter dem Begriff der **Postgastrektomiesyndrome** werden folgende Krankheitsbilder zusammengefaßt (S H-**18**):
- Syndrom des kleinen Magens
- Syndrom der zuführenden Schlinge

Synopsis H-**18: Postgastrektomiesyndrome**

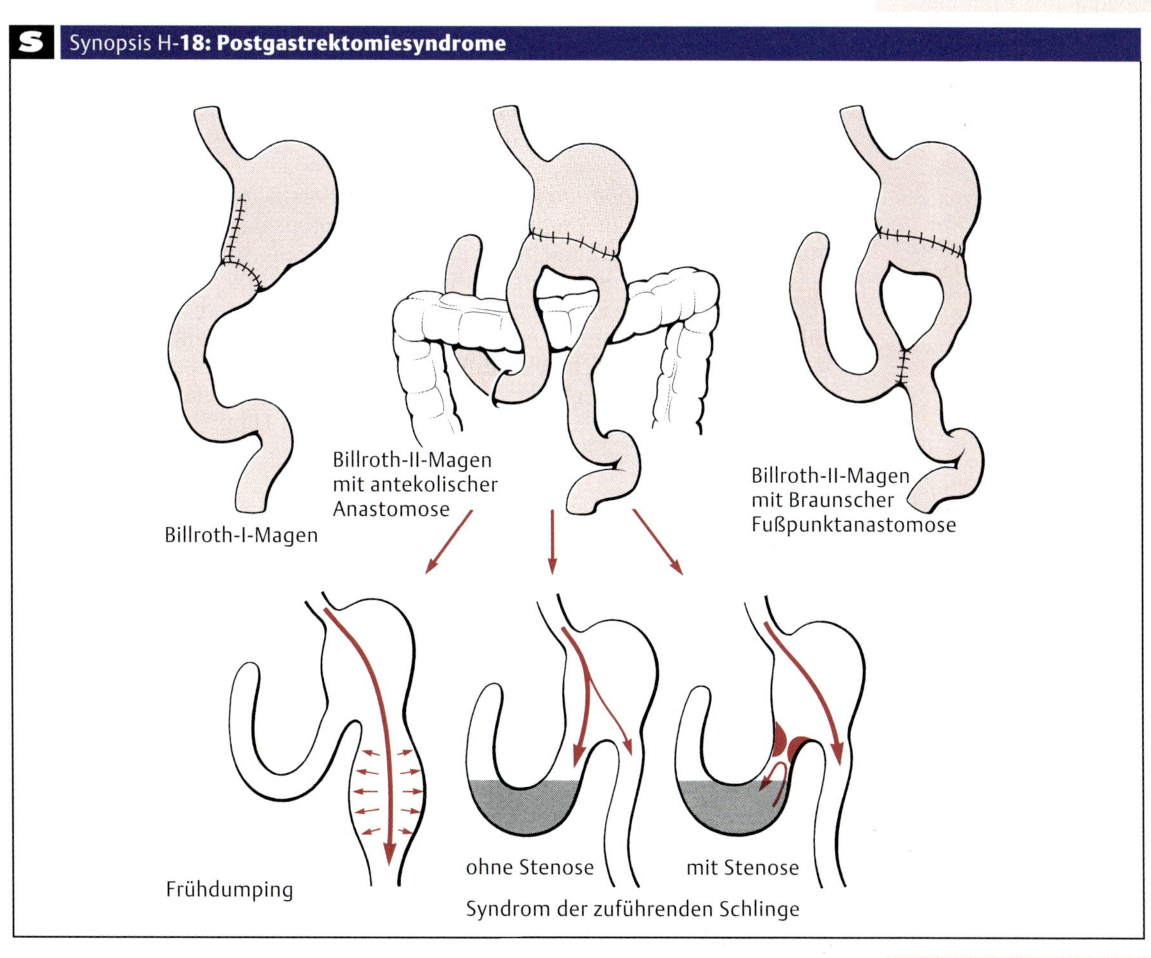

- Dumping
- Obstruktion der abführenden Schlinge
- Ulcus jejuni pepticum
- Postvagotomiesyndrom.

Dabei spielen unter den **»Postgastrektomiesyndromen«** operationstaktische Fehler ebenso eine Rolle wie Funktionsstörungen, die entweder auf eine gestörte Physiologie der Verdauung oder auf metabolische Spätfolgen zurückzuführen sind.

Das Anastomosenulkus (Rezidivulkus im operierten Magen)

Das Anastomosenulkus (Rezidivulkus im operierten Magen)

Definition ▶

Definition. Rezidivulzera im operierten Magen gehen auf eine ungenügende Ausschaltung des aggressiven Faktors Säure zurück. Nach Vagotomie tritt das Rezidivulkus meist im Bulbus duodeni, seltener als Staseulkus im Magen, nach Billroth-I-Resektion im Restmagen und nach Billroth-II-Resektion im Jejunum auf.

Epidemiologie Nach proximal selektiver Vagotomie beträgt die Ulkusrezidivrate rund 15 %, nach einem resezierenden Verfahren 3–5 %. Rezidivulzera werden häufiger nach Operation eines Ulcus duodeni beobachtet.

Epidemiologie. Nach proximal selektiver Vagotomie treten innerhalb von 5 Jahren in rund 15 %, innerhalb von 10 Jahren in 25 % Rezidivulzera im Bulbus duodeni auf, von denen rund ein Drittel asymptomatisch sind. Nach Magenteilresektion beträgt die Rate an Rezidivulzera 3–5 %, wobei in über 90 % Männer betroffen sind. Die Rezidivneigung ist beim Magenulkus deutlich geringer ausgeprägt als beim Duodenalgeschwür.

Ätiopathogenese Ursachen des Ulkusrezidivs im operierten Magen:

- inkomplette Vagotomie
- ungenügende Resektion
- belassener Antrumrest
- Zollinger-Ellison-Syndrom
- ulzerogene Medikamente
- primärer Hyperparathyreoidismus.

Ätiopathogenese. Häufigste Ursache eines Ulkusrezidivs ist eine ungenügende Säurereduktion durch inkomplette Vagotomie, ungenügende, zu kleine Resektion oder operationstaktische Fehler (belassener Antrumrest, Gastroileostomie).
Selten stellt ein gastrinproduzierender Tumor der Bauchspeicheldrüse oder der Duodenalwand (Gastrinom; Zollinger-Ellison-Syndrom) die Ursache für therapieresistente Rezidivulzera dar. Auch an die Einnahme ulzerogener Medikamente sollte gedacht werden. Ob ein primärer Hyperparathyreoidismus zu Rezidivulzera führen kann, ist umstritten, ebenso wie die Stenose der zuführenden Schlinge oder eine Braunsche Enteroanastomose als Erklärung für ein Rezidivulkus im operierten Magen nicht allgemein akzeptiert werden.

Klinik Typische Ulkusschmerzen, die durch Nahrungsaufnahme oder die Einnahme eines Antazidums nur kurzfristig verschwinden, weisen auf ein Ulkusrezidiv im operierten Magen hin. Mitunter ist eine akute Magenblutung erstes Symptom. Fast immer läßt sich ein Druckschmerz im Epigastrium nachweisen.

Klinik. Ulzera im operierten Magen treten bevorzugt in den ersten Jahren nach dem Eingriff in Erscheinung. Die Patienten klagen wieder über die ihnen schon bekannten Schmerzen im Epigastrium, meist stärker als präoperativ imponierend, außerdem über Übelkeit, Erbrechen und Gewichtsverlust. Nicht selten ist eine gastrointestinale Blutung erstes Symptom eines Ulkusrezidivs. Auch eine Eisenmangelanämie und eine Senkungsbeschleunigung sind häufig nachweisbar. Bei der Palpation des Abdomens läßt sich fast immer ein Druckschmerz im Epigastrium nachweisen. Nach proximal selektiver Vagotomie (SPV) verläuft ein Drittel der Ulkusrezidive asymptomatisch.

Diagnose Rezidivulzera im operierten Magen werden am sichersten endoskopisch diagnostiziert. Beim Ulcus jejuni pepticum sollte eine Biopsie aus dem Duodenalstumpf angestrebt werden. Bei Verdacht auf eine gastrokolische Fistel sollte diese radiologisch durch MDP und KE dargestellt werden. Serumgastrinbestimmung und Provokationstest mit Secretin lassen eine Differenzierung zwischen belassenem Antrumrest und Zollinger-Ellison-Syndrom zu.
Die Magensekretionsanalyse im operierten Magen trägt wenig zur Diagnose bei. Eine hohe Basalsekretion weist auf eine Hypergastrinämie hin.

Diagnose. Die Diagnose des Anastomosenulkus wird endoskopisch gestellt, da bis zu 50% dem Röntgennachweis entgehen. Im B-II-Magen sitzen Anastomosenulzera bevorzugt auf dem Steg zwischen zu- und abführender Schlinge. Hier sollte in jedem Fall eine Inspektion der zuführenden Schlinge versucht werden, um einen belassenen Antrumrest bioptisch nachzuweisen. Bei Verdacht auf eine gastrokolische Fistel infolge Penetration eines Anastomosengeschwüres ins Kolon mit dem Leitsymptom Halitosis und rapidem Gewichtsverlust ist eine Röntgenuntersuchung des oberen und unteren Gastrointestinaltraktes erforderlich.
Zum Ausschluß eines belassenen Antrumrestes (physiologisch einziger Ort der Gastrinproduktion) und eines Gastrinoms sollte eine Serumgastrinbestimmung erfolgen. Im Rahmen der Differentialdiagnose zwischen diesen beiden Krankheitsbildern wird der Secretin-Test empfohlen. Nach Gabe von 100 IE Secretin (dem physiologischen Gegenspieler des Gastrins) kommt es beim belassenen Antrumrest zu einem Gastrinabfall, beim keiner hormonellen Gegenregulation mehr unterliegenden Gastrinom des Zollinger-Ellison-

Syndroms zu einem weiteren (paradoxen) Gastrinanstieg. Die Magensekretionsanalyse trägt wenig zur Diagnostik bei. Eine hohe Basalsekretion weist auf eine Hypergastrinämie hin. Die Serumgastrinspiegel im teilresezierten Magen liegen im übrigen, durch duodenales Gastrin bedingt, nur halb so hoch wie im nichtresezierten Magen.

Therapie. Patienten mit einem Rezidivulkus nach proximal selektiver Vagotomie sprechen im allgemeinen auf die übliche H_2-Blocker- oder eine Protonenpumpenblockertherapie hervorragend an. Auch beim Ulcus jejuni pepticum kann nach Ausschluß seltener Ursachen eine PPI-Therapie versucht werden, allerdings sollte diese als Dauertherapie praktiziert werden, da nach Absetzen der Medikation mit einem Ulkusrezidiv innerhalb weniger Wochen zu rechnen ist.
Operationstaktische Fehler, insbesondere ein belassener Antrumrest, machen einen erneuten operativen Eingriff mit einer Revision des Duodenalstumpfes erforderlich. Ähnliches gilt bei einem Versagen der medikamentösen Therapie (Komplettierung der Vagotomie, transthorakale trunkuläre Vagotomie, Nachresektion).
Beim Gastrinom wird heute nach endoskopischem Ausschluß eines duodenalen, gastrinproduzierenden Karzinoidtumors nicht mehr die Entfernung des Erfolgsorgans durch Gastrektomie propagiert, sondern eine hochdosierte H_2-Blockade, z. B. mit 600–900 mg Ranitidin oder mit 60–80 mg Omeprazol, wobei sich die Dosierung an der durch Langzeit-pH-Metrie ermittelten Säuresuppression orientiert.

Therapie Rezidivulzera nach proximal selektiver Vagotomie sprechen auf die übliche medikamentöse Ulkustherapie gut an. Beim Ulcus jejuni pepticum sollte eine Dauermedikation mit H_2-Blockern oder Protonenpumpenhemmer praktiziert werden.

Operationstaktische Fehler bedürfen einer erneuten Operation, z. B. Komplettierung der Vagotomie, transthorakaler trunkulärer Vagotomie, Revision des Duodenalstumpfes, Nachresektion.
Beim Zollinger-Ellison-Syndrom wird nach Ausschluß eines zu operierenden duodenalen Gastrinoms eine hochdosierte Therapie mit Protonenpumpenhemmern der Gastrektomie vorgezogen.

Prognose. In der überwiegenden Mehrzahl der Fälle kann das Ulkusleiden durch die aufgezählten Maßnahmen beherrscht werden, nur ausnahmsweise, insbesondere bei hartnäckigen Rauchern, versagen alle Maßnahmen, so daß nach mehreren erfolglosen Eingriffen schließlich nur die Gastrektomie zur Sanierung des Geschwürleidens übrig bleibt. Die Prognose beim Zollinger-Ellison-Syndrom ist ungünstiger zu stellen, liegt doch in etwa 60 % ein malignes Karzinoid vor. Aber auch bei ausgedehnter Metastasierung läßt sich das früher therapieresistente Ulkusleiden durch H_2-Blocker, Omeprazol oder Somatostatin beherrschen, die 5-Jahres-Überlebensrate liegt bei deutlich über 50 %.

Prognose Durch Beseitigung operationstaktischer Fehler bzw. durch eine effiziente medikamentöse Therapie lassen sich Rezidivulzera gut beherrschen. Lediglich bei schwerem Nikotinabusus ergeben sich mitunter Probleme.

Syndrom der abführenden Schlinge (Dumping-Syndrom)

Syndrom der abführenden Schlinge (Dumping-Syndrom)

Definition. Unter dem Begriff der Mageninkontinenz werden beim B-II-Magen zwei Krankheitsbilder zusammengefaßt: ein **Frühdumping durch Sturzentleerung** und ein **Spätdumping als reaktive Hypoglykämie**.

◄ **Definition**

Epidemiologie. In 8 bis 15 % klagen Patienten nach trunkulärer Vagotomie mit Pyloroplastik oder einer Magenteilresektion über subjektive Symptome im Sinne eines Dumping; Frauen sind häufiger betroffen als Männer.

Epidemiologie Dumpingsymptome werden in rund 10 % nach trunkulärer Vagotomie mit Pyloroplastik oder einer Magenteilresektion geklagt.

Ätiopathogenese. Durch operative Eingriffe am Pylorus bzw. durch eine Antrektomie geht die **Reservoirfunktion des Magens weitgehend verloren** (Frühdumping). Durch eine Sturzentleerung wird zuviel hyperosmolare Lösung pro Zeiteinheit dem Dünndarm angeboten. Ein rascher osmotischer Ausgleich zwischen intra- und extraluminaler Flüssigkeit führt zu einem deutlichen Abfall des zirkulierenden Plasmavolumens, freigesetzte vasoaktive Substanzen wie Bradykinin verstärken die **Hypovolämie**.
Während sich das Frühdumping etwa 30 Minuten nach Nahrungsaufnahme bemerkbar macht, stellt das **postalimentäre Spätdumping** nach 2 bis 4 Stunden eine **reaktive Hypoglykämie** auf eine vermehrte Insulinfreisetzung dar.

Ätiopathogenese Durch vorausgegangene operative Eingriffe geht die **Reservoirfunktion des Magens weitgehend verloren.**
Durch eine Sturzentleerung wird zuviel hyperosmolare Lösung dem Dünndarm angeboten. Hierdurch kommt es zu einer **Hypovolämie** (Frühdumping). Dem **Spätdumping** (2 bis 4 Stunden postprandial) liegt eine **Hypoglykämie** auf eine vermehrte reaktive Insulinfreisetzung zugrunde.

Klinik Schweißausbruch, Tachykardie, Blutdruckabfall, Schwindel, Übelkeit, hörbare Darmgeräusche, Flush und mitunter explosionsartige Durchfälle gelten als klassische Dumping-Symptome. Treten diese Symptome **10 bis 20 Minuten** nach Nahrungsaufnahme auf, spricht man von einem **Frühdumping**. Ähnliche Symptome **2–4 Stunden** nach Nahrungsaufnahme kennzeichnen das **Spätdumping**.

Klinik. **10 bis 20 Minuten** nach Nahrungsaufnahme einsetzende Symptome wie Schweißausbruch, Tachykardie, Blutdruckabfall, Schwindel, Übelkeit, Borborygmi (hörbare Darmgeräusche), Flush-Symptome und gelegentlich explosionsartige Durchfälle kennzeichnen das Frühdumping. Häufig müssen sich die Patienten hinlegen, in Einzelfällen beeinträchtigen die Symptome den Patienten so sehr, daß er sich vor der Nahrungsaufnahme fürchtet und deshalb drastisch an Gewicht verliert.
In 1–3% kommt es zu ähnlichen Symptomen **2–4 Stunden** nach Nahrungsaufnahme als Folge einer hypoglykämieinduzierten Adrenalinfreisetzung. Nur selten treten Früh-und Spätdumping beim selben Patienten auf.

Diagnose Die radiologisch nachweisbare Sturzentleerung korreliert häufig nicht mit Dumping-Symptomen. Hinweise ergibt die orale Glukosebelastung, bei der es zunächst zu einer massiven Hyperglykämie und nach 2–3 Stunden zu einer reaktiven Hypoglykämie kommt.

Diagnose. Da es sich um subjektive Angaben des Patienten handelt, ist eine Objektivierung durch Untersuchungsverfahren schwierig. Die Magen-Darm-Passage kann eine Sturzentleerung zeigen, doch braucht diese nicht mit Symptomen einherzugehen. Gewisse Hinweise ergibt die orale Glukosebelastung, bei der sich zunächst deutlich hyperglykämische Werte, nach 2–3 Stunden eine ausgeprägte Hypoglykämie finden.

Therapie **In den meisten Fällen verschwinden die Dumping-Symptome spontan.** Trockene Mahlzeiten, Meiden monomerer Kohlenhydrate, schlackenreiche Kost und Hinlegen nach dem Essen schwächen die Dumping-Symptome ab, eine medikamentöse Therapie mit Anticholinergika, Serotoninantagonisten oder Betablockern ist nur ausnahmsweise erforderlich. Die Gabe oraler Antidiabetika verhindert die Dumping-Symptome. Guarpräparate verzögern die Glukoseresorption. Eine Operation ist nur selten gerechtfertigt.

Therapie. **Im Verlauf von 1–2 Jahren nach dem operativen Eingriff verschwinden Dumping-Symptome bei den meisten Patienten spontan.** Diätetische Maßnahmen wie das Meiden monomerer Kohlehydrate (Einfachzucker), die Einnahme »trockener« Mahlzeiten und eine schlackenreiche Kost wirken günstig. Flaches Liegen für 30 Minuten nach Nahrungsaufnahme wird als angenehm empfunden. Anticholinergika, Serotoninantagonisten und Betablocker wirken symptomatisch.
Zur Vermeidung des postalimentären Spätsyndroms werden häufiger kleine Mahlzeiten, der Einsatz oraler Antidiabetika sowie von Substanzen wie Guar oder Acarbose empfohlen, welche die Glukoseresorption verzögern. Nur in seltenen Fällen ist eine Umwandlungsoperation (B II in B I, Roux-Y-Anastomose, antiperistaltische Jejunumschlinge) gerechtfertigt.

Prognose In der Mehrzahl der Fälle kommt es innerhalb von 6–18 Monaten zu einer Adaption des Darmes an die Sturzentleerung.

Prognose. Die meisten Patienten mit Dumping-Symptomen lernen, mit ihren Symptomen zu leben und diese durch diätetische Maßnahmen zu beherrschen. In der überwiegenden Mehrzahl der Fälle kommt es innerhalb von 6–18 Monaten zu einer Adaption des Darmes an die anatomischen Gegebenheiten.

Postvagotomie-Syndrome

Postvagotomie-Syndrome

Definition ▶

Definition. Komplikationen funktioneller Art nach den derzeit üblichen Vagotomieverfahren sind eine verzögerte Magenentleerung, häufig mit Phytobezoarbildung (Knäuel aus Pflanzenfasern), und Inkontinenzerscheinungen wie Dumping und Diarrhö.

Epidemiologie Nach trunkulärer Vagotomie mit Pyloroplastik werden von 20% der Patienten über episodisch auftretende Durchfälle geklagt.

Epidemiologie. Magenentleerungsstörungen werden bevorzugt nach zu ausgedehnter proximal selektiver Vagotomie ohne Pyloroplastik gesehen, Postvagotomiediarrhöen in bis zu 20% nach trunkulärer Vagotomie, meist episodisch auftretend, nur ausnahmsweise als Dauerzustand.

Ätiopathogenese Bei einer **verzögerten Magenentleerung** ist zu ausgiebig vagotomiert worden. Folge kann eine **Phytobezoarbildung** und eine sekundäre **Refluxösophagitis** sein.
Postvagotomiedurchfälle gehen auf eine rasche Magenpassage, eine gesteigerte Motilität und ein vermehrtes Angebot an Gallensäuren im Kolon zurück.

Ätiopathogenese. Wird der zum Antrum ziehende Latarjetsche Ast des Vagus durchtrennt, geht die Antrummotorik verloren, so daß die Nahrung im Magen liegen bleibt. Folge ist nicht selten eine **Phytobezoarbildung** aus pflanzlichen Zellulosefasern, die im Röntgenbild einen Tumor simulieren kann, auf der anderen Seite macht sie als persistierender Fremdkörper bei entsprechender Größe eine normale Nahrungsaufnahme unmöglich. Auch eine **Refluxösophagitis** kann als Folge der gestörten Magenentleerung auftreten. Eine rasche Magenentleerung, eine gesteigerte intestinale Motilität und ein Überangebot an unkonjugierten Gallensäuren werden für die **Postvagotomiedurchfälle** verantwortlich gemacht.

Klinik. Bei vagotomiebedingter Magenentleerungsstörung klagen die Patienten über frühes Sättigungsgefühl, Aufstoßen, Inappetenz und schlechten Mundgeruch. Postvagotomiedurchfälle bilden sich zumeist innerhalb eines Jahres spontan zurück, in 50% finden sich zusätzliche klassische Dumpingsymptome. Die Durchfälle halten einen oder mehrere Tage an und kehren periodisch wieder.

Klinik Frühes Sättigungsgefühl, Aufstoßen, Inappetenz und Halitosis weisen auf eine vagotomiebedingte Magenentleerungsstörung hin. Postvagotomiedurchfälle treten episodisch auf, in 50% bestehen zusätzlich Dumping-Symptome.

Diagnose und Differentialdiagnose. Verzögerte und beschleunigte Magenentleerung lassen sich radiologisch dokumentieren. Durch Laktosebelastung, Dünndarmbiopsie und entsprechende Stuhluntersuchungen müssen andere Ursachen einer Durchfallserkrankung ausgeschlossen werden, wobei es nicht ungewöhnlich ist, daß sich eine Laktoseintoleranz oder eine Sprue erst nach einem operativen Eingriff am oberen Verdauungstrakt manifestieren.

Diagnose und Differentialdiagnose Radiologisch lassen sich eine verzögerte oder eine beschleunigte Magenentleerung sowie eine rasche Dünndarmpassage objektivieren; andere Ursachen für die Durchfälle (z. B. Laktoseintoleranz und Sprue) müssen ausgeschlossen werden.

Therapie. Bezoare aus Zellulose lassen sich durch zellulasehaltige Enzympräparate auflösen; auch eine mechanische Zerstückelung im Rahmen der Endoskopie, z.B. durch Waterpik, kommt in Frage. Gastroprokinetika, z.B. Metoclopramid oder Cisaprid, wirken im denervierten Magen nur bedingt. Zur Behandlung der Postvagotomiediarrhö werden Quellmittel (z.B. Metamucil®) neben klassischen Antidiarrhoika wie Loperamid, Diphenoxilat oder Codein empfohlen (z.B. Reasec®, Imodium®). Stehen chologene Diarrhöen im Vordergrund, müßte Cholestyramin 3 × 4 g/d (z.B. Quantalan®) innerhalb von 2 Wochen zum Verschwinden der Durchfälle führen.

Therapie Vagotomiebedingte Magenentleerungsstörungen sprechen wegen der Denervierung nur bedingt auf Gastroprokinetika an.
Phytobezoare lassen sich mechanisch, endoskopisch oder durch zellulasehaltige Enzympräparate auflösen.
Quellmittel, Antidiarrhoika und Cholestyramin werden zur symptomatischen Therapie von Postvagotomie-Diarrhöen eingesetzt.

Prognose. Nur ausnahmsweise lassen sich vagotomiebedingte postoperative Störungen durch einen erneuten operativen Eingriff beseitigen; zumeist normalisieren sich die Veränderungen spontan.

Prognose Operative Korrektureingriffe sind nur ausnahmsweise erforderlich, da eine hohe Spontanheilungschance besteht.

Das Karzinom im operierten Magen (Magenstumpfkarzinom)

Das Karzinom im operierten Magen (Magenstumpfkarzinom)

▶ ***Definition.*** Von einem Magenstumpfkarzinom wird dann gesprochen, wenn es 5 Jahre nach Operation wegen eines histologisch gesicherten benignen Ulkus zur Karzinomentwicklung im operierten Magen kommt.

◀ **Definition**

Epidemiologie

Epidemiologie

▶ ***Merke.*** Das Krebsrisiko im operierten Magen ist doppelt so hoch wie im nichtoperierten Magen.

◀ **Merke**

Eine Zweidrittelresektion des Magens verringert zunächst das Krebsrisiko. Ab dem 15. Jahr nach dem operativen Eingriff steigt das Krebsrisiko jedoch deutlich an und scheint im B-II-Magen höher zu liegen als im B-I-Magen. Das beschwerdefreie Intervall ist um so länger, je jünger der Patient zum Zeitpunkt der Operation war. Der Altersgipfel des Magenstumpfkarzinoms ist identisch mit dem des Karzinoms im nichtoperierten Magen, auch die Verteilung Intestinalzellkrebs zu diffusem Karzinom ist identisch. **Allgemein besteht ein erhöhtes Krebsrisiko**, insbesondere auch für das Bronchialkarzinom.

Altersgipfel und Verhältnis Intestinalzellkrebs zu diffusem Krebs sind identisch. Der B-II-Magen weist ein höheres Risiko auf als der B-I-Magen; **allgemein besteht ein erhöhtes Krebsrisiko** (Bronchialkarzinom).

Ätiopathogenese. Während man früher von einem Operationsfolgekarzinom sprach, ist man heute bei der Beurteilung des Kausalzusammenhangs wesentlich zurückhaltender. Diskutiert wird neben einem gesteigerten duodenogastralen Reflux, der An- bzw. Hypazidität und einer bakteriellen Fehlbesiedlung mit Produktion kanzerogener Nitrosamine eine primäre durch Umweltfaktoren (Nikotin) erhöhte Disposition, da ein generell erhöhtes Krebsrisiko (Lunge, Kolon, Pankreas, Gallenwege) besteht.

Ätiopathogenese Gesteigerter duodenogastraler Reflux, An- bzw. Hypazidität, bakterielle Fehlbesiedlung und Umweltfaktoren (Nikotin) tragen zur Karzinogenese im operierten Magen bei.

Klinik Ein Leistungsknick, Magenbeschwerden, Gewichtsverlust und eine Anämie müssen an ein Magenstumpfkarzinom denken lassen.

Klinik. An die Möglichkeit eines Magenstumpfkarzinoms sollte immer dann gedacht werden, wenn es bei einem Magenoperierten zu einem Leistungsknick kommt. Neu auftretende Oberbauchbeschwerden, Gewichtsverlust und eine Eisenmangelanämie weisen auf das Tumorgeschehen hin.

Diagnose **Methode der Wahl** zur Früherkennung des Magenstumpfkarzinoms ist die **Gastroskopie mit Biopsie.**

Diagnose. Die radiologische Früherkennung eines Magenstumpfkarzinoms ist schwierig, **Verfahren der Wahl ist die Gastroskopie mit Biopsie.** Etwa die Hälfte der Stumpfkarzinome sind anastomosennah lokalisiert. **Zur Früherkennung empfohlen werden deshalb Routinebiopsien aus der anastomosennahen Magenschleimhaut** ab dem 10. postoperativen Jahr. Da häufig bereits Inoperabilität besteht, ist ein ausgedehntes **Tumorstaging erforderlich**, zumal die Restgastrektomie mit einem hohen Operationsrisiko belastet ist.

Therapie Nur in 20% besteht bei der Diagnose noch die Chance eines kurativen Eingriffes, daher sind **Vorsorgeendoskopien** wichtig.

Therapie. Nur in 20% besteht beim Magenstumpfkarzinom Operabilität (Restgastrektomie). Wegen der schlechten Prognose werden deshalb **Vorsorgeuntersuchungen**, beginnend ab dem 10. Jahr nach dem Primäreingriff, diskutiert.

Syndrom der zuführenden Schlinge (Afferent-loop-Syndrom), Syndrom der blinden Schlinge (Blind-loop-Syndrom)

Definition ▶

Syndrom der zuführenden Schlinge (Afferent-loop-Syndrom), Syndrom der blinden Schlinge (Blind-loop-Syndrom)

▶ ***Definition.*** Fließt die zugeführte Nahrung wegen fehlerhafter Anastomosentechnik vorwiegend in die zuführende Schlinge oder staut sich dort Galle- und Pankreassekret, spricht man von einem Syndrom der zuführenden Schlinge (Afferent-loop-Syndrom). Nicht selten findet sich gleichzeitig, meist bei zu langer zuführender Schlinge, eine bakterielle Fehlbesiedlung, so daß ein Blind-loop-Syndrom resultiert. Es handelt sich um eine typische, jedoch seltene Erkrankung nach B-II-Resektion.

Epidemiologie Ursache ist ein Anastomosenulkus und/oder ein Karzinomrezidiv mit Stenose der abführenden Schlinge.

Epidemiologie. Beide Krankheitsbilder sind selten. Mischformen kommen vor. Ursache ist mitunter ein atypisch gelegenes Anastomosenulkus oder ein extraluminales Karzinomrezidiv mit Stenose der zuführenden Schlinge.

Ätiopathogenese Man unterscheidet beim **Syndrom der zuführenden Schlinge** einen **Typ I ohne Stenose** und einen **Typ II mit Stenose** (*vgl.* S H-**18**).
Beim **Syndrom der blinden Schlinge** ist in der Regel die zuführende Schlinge zu lang, so daß es zur bakteriellen Fehlbesiedlung kommt.

Ätiopathogenese. Wie in S H-**18** wiedergegeben, wird ein **Typ I des Syndroms der zuführenden Schlinge** als Folge einer inadäquaten Operationstechnik von einem **Typ II** unterschieden, bei dem es zu einer Stenose oder Abknickung der zuführenden Schlinge kommt. Beim **Syndrom der blinden Schlinge** ist die zuführende Schlinge in der Regel zu lang gewählt, so daß es zu einer Fehlbesiedlung mit Enterokokken, Bacteroides-Spezies und Clostridien kommt (bakterielles Kontaminationssyndrom).

Klinik Morgendliches bzw. postprandiales Erbrechen von Nahrung und Galle kennzeichnen das Afferent-loop-Syndrom.
Beim Typ I fließt Nahrung bevorzugt in den falschen Anastomosenschenkel. Ursache einer chronischen Stenose ist häufig eine Torsion des anastomosierten Darmes.
Wird nur reine Galle im Schwall erbrochen, dürfte eine Stenose der zuführenden Schlinge (Typ II) vorliegen.
Die bakterielle Fehlbesiedlung beim Syndrom der blinden Schlinge führt zu Gewichtsverlust, Diarrhö, Steatorrhö, Vitaminmangel, Anämie und Nierensteinbildung (Oxalat).

Klinik. Beim Typ I des Syndroms der zuführenden Schlinge fließt die Nahrung bevorzugt in den falschen Anastomosenschenkel. Ursache einer chronischen Stenose ist nicht selten eine Torsion des anastomosierten Darms, während unmittelbar postoperativ entweder ein Ödem der Anastomosenschleimhaut oder eine Invagination vorliegt. Die Folge ist postprandiales Erbrechen, das Erleichterung von dem Völlegefühl im Oberbauch bringt. Beim Typ II mit Stenose werden bevorzugt morgens große Mengen Galle und Pankreassekret ohne Nahrungsbeimengung erbrochen, wenn der Druck im zuführenden Schenkel zu groß geworden ist, so daß er die Stenosierung zu überwinden vermag. Gewichtsverlust, Steatorrhö, Diarrhö, Vitaminmangelerscheinungen, Anämie und Neigung zur Nierensteinbildung (Oxalatsteine) sind kennzeichnend für das Syndrom der blinden Schlinge, wie es auch nach trunkulärer Vagotomie, bei der Dünndarmdivertikulose und nach Dünn- und Dickdarmeingriffen beobachtet wird.

Diagnose **Die Diagnose des Syndroms der zuführenden Schlinge wird radiologisch gestellt. H_2-Atemtest und ^{14}C-Glykocholattest dienen dem Nachweis einer bakteriellen**

Diagnose. Wie bei allen postoperativen Funktionsstörungen wird die **Diagnose des Afferent-loop-Syndroms radiologisch gestellt.** Bei der Magen-Darm-Passage fließt das Röntgenkontrastmittel bevorzugt in die zuführende Schlinge. Endoskopisch kann ein sogenanntes Doppelflintenstoma

(Abgang der zu- und abführenden Schlinge liegen wie bei einer Doppelflinte nebeneinander) auf das Krankheitsbild hinweisen. Der Nachweis einer bakteriellen Fehlbesiedlung ist direkt nicht möglich. **H_2-Atemtest und ^{14}C-Glykocholat-Test** machen bei pathologischem Ausfall ein Syndrom der blinden Schlinge wahrscheinlich. Einfacher ist natürlich eine probatorisch antibiotische Therapie, die bei Ansprechen als indirekter Hinweis auf ein bakterielles Kontaminationssyndrom dient.

Fehlbesiedlung. Im Zweifelsfall scheint eine probatorische antibiotische Therapie sinnvoll, die bei Ansprechen als indirekter Hinweis dient.

Therapie. Beim Syndrom der zuführenden Schlinge ist eine **operative Korrektur** unumgänglich. Lediglich unmittelbar nach der Magenteilresektion kann eine endoskopische Reposition einer Invagination oder eine Schienung der abführenden Schlinge mittels Nährsonde erfolgversprechend sein.
Die Durchfälle des Syndroms der blinden Schlinge werden entweder rein symptomatisch mit Antidiarrhoika oder durch intermittierende Gabe eines Antibiotikums für 1–2 Wochen, z. B. 3 × 500 mg Tertrazyklin oder 100 mg Vibramycin, behandelt. Auch ein gegen Anaerobier gerichteter Versuch mit Metronidazol, 2 × 400 mg, erscheint erfolgversprechend.

Therapie Beim chronischen Syndrom der zuführenden Schlinge ist eine **operative Korrektur** unumgänglich. Lediglich unmittelbar postoperativ kann eine endoskopische Reposition einer Invagination oder die Plazierung einer Nährsonde in die abführende Schlinge Erfolg versprechen.
Das Syndrom der blinden Schlinge wird symptomatisch mit Antidiarrhoika oder besser intermittierend mit Antibiotika therapiert.

Prognose. Die Prognose beider Krankheitsbilder ist im allgemeinen gut; beim Syndrom der blinden Schlinge muß die medikamentöse Therapie intermittierend erneut eingesetzt werden.

Prognose Die Prognose beider Krankheitsbilder ist günstig, wenn entsprechend therapiert wird.

Metabolische Folgezustände nach Magenresektion

Metabolische Folgezustände nach Magenresektion

Definition. Postoperative Mangelzustände können bereits unmittelbar nach der Operation (Syndrom des zu kleinen Magens), häufig aber erst viele Jahre nach einem resezierenden Eingriff auftreten. Zum Teil spielt dabei eine postzibale Asynchronie (Entkoppelung von Nahrungspassage und Pankreassekretion) eine Rolle, zum Teil spielt neben der Maldigestion auch eine Malabsorption mit hinein.

◀ **Definition**

Epidemiologie. Etwa 50 % aller Magenresezierten erleiden postoperativ bis zu 5 kg **Gewichtsverlust**, wobei nur 50 % ihr Ausgangsgewicht wieder erreichen. Eine **Eisenmangelanämie** und eine **Osteoporose** findet sich 15–20 Jahre postoperativ bei 10–20 %. Eine **alkalische Refluxösophagitis** im Gefolge einer totalen Gastrektomie wird schließlich bei bis zu 50 % aller Patienten angetroffen.

Epidemiologie Neben einem **Gewichtsverlust** können eine **Eisenmangelanämie, Osteoporose** und bei totaler Gastrektomie eine **alkalische Refluxösophagitis** auftreten.

Ätiopathogenese. Eine beschleunigte Magen-Darm-Passage, eine verminderte Kontaktzeit zwischen Nahrungsbrei und Dünndarm sowie eine ungenügende Durchmischung mit Pankreasenzymen führen bei vielen Patienten zu **Diarrhö** und **Steatorrhö**. Im Laufe der Jahre stellen sich eine **Eisenmangelanämie** bei ausgeschalteter Duodenalpassage (B II), eine **Osteoporose** oder gar eine **Osteomalazie** (durch Malabsorption von Kalzium und Vitamin D) ein (erniedrigte Kalzium-, erhöhte Phosphatasewerte). Etwa 2–3 Jahre nach totaler Gastrektomie macht sich ein Vitamin-B_{12}-Mangel in Form einer **makrozytären Anämie** bemerkbar, da die Produktion von Intrinsic factor in den Belegzellen der Korpusschleimhaut entfällt.

Ätiopathogenese **Durchfälle** und **Steatorrhö** sind Ausdruck einer relativen Pankreasinsuffizienz.
Im Laufe der Jahre kommt es zu einer **Eisenmangelanämie** und durch Malabsorption von Kalzium und Vitamin D zu einer **Osteoporose bzw. Osteomalazie.** Nach totaler Gastrektomie fällt die Intrinsic-factor-Produktion in den Belegzellen der Korpusschleimhaut weg; Folge ist eine **makrozytäre Anämie**.

Klinik. Knochenschmerzen (Kalzium-, Vitamin-D-Mangel), Hautblutungen (Vitamin-K-Mangel), Nachtblindheit (Vitamin-A-Mangel) und trophische Hautstörungen (Mangel an essentiellen Fettsäuren) finden sich nur selten als Ausdruck einer schweren Malassimilation. Fettstühle weisen auf eine ungenügende Aufschlüsselung der Nahrung hin. Zumeist stabilisiert sich der postoperative Gewichtsverlust jedoch auf einem niedrigeren Niveau, beim **Syndrom des zu kleinen Magens** besteht bereits wenige Minuten nach Beginn der Nahrungsaufnahme (infolge des geringen Fassungsvermögens) ein **Völlegefühl.**

Klinik Nach totaler Gastrektomie kommt es zu einer makrozytären Anämie. Beim **Syndrom des zu kleinen Magens** besteht ein frühes Sättigungsgefühl.

Bei der **alkalischen** Refluxösophagitis steht anhaltendes Sodbrennen im Vordergrund. Eine Dysphagie weist auf eine zunehmende Stenosierung im Rahmen der Entzündung hin. Bei schwerer Refluxösophagitis kann es auch zu einer akuten Blutung aus der Speiseröhre kommen.

Anhaltendes Sodbrennen weist auf eine **alkalische Refluxösophagitis**, Dysphagie auf eine zunehmende Stenosierung hin. Eine ösophageale Blutung ist selten.

Diagnose Die alkalische Refluxösophagitis des Gastrektomierten wird endoskopisch nachgewiesen. Ein unter probatorischer Enzymsubstitution erfolgter Anstieg des Körpergewichts beweist die relative Pankreasinsuffizienz. Knochendichtemessungen erfassen die Osteoporose oder Osteomalazie. Ein Eisen-, Folsäure- oder Vitamin-B_{12}-Mangel wird durch Serumbestimmungen verifiziert.

Diagnose. Eine alkalische Refluxösophagitis nach totaler Gastrektomie wird endoskopisch diagnostiziert. Eine funktionelle Pankreasinsuffizienz läßt sich am einfachsten durch eine probatorische Enzymsubstitution mit konsekutivem Gewichtsanstieg nachweisen. Osteoporose und Osteomalazie bedürfen der Knochenhistologie bzw. der Knochendichtemessung im CT, eine Eisenmangelanämie, ein Folsäuremangel und ein Vitamin-B_{12}-Mangel können durch Blutbildveränderungen oder direkt durch entsprechende Serumuntersuchungen nachgewiesen werden.

Therapie

Therapie

Merke ▶

▶ ***Merke.*** Eine frühzeitige Substitutionstherapie verhindert Mangelzustände. Beim Gastrektomierten ist die **parenterale Vitamin-B_{12}-Substitution**, z. B. Cytobion® 500 bis 1000 µg alle 4 Wochen, obligat.

Bei einer Eisenmangelanämie sollten 200 mg Eisensulfat gegeben werden. Pankreasenzympräparate werden am besten in Granulatform verabreicht. Fettlösliche Vitamine und Kalzium sollten bei Steatorrhö substituiert werden.

Zur Vermeidung metabolischer Spätschäden empfiehlt sich eine **Eisensubstitution**, z. B. 200 mg Fe-Sulfat für 3 Monate im Jahr. **Pankreasfermente** sollten in Granulatform unter die Nahrung gemischt werden, z. B. Panzytrat® 20 000 oder Kreon®. Bei Zeichen der Malabsorption empfiehlt sich Cholecalciferol (z. B. Vigantol® forte, 1 Ampulle alle 4–6 Wochen), fettlösliche Vitamine (z. B. Adek-Falk®, 1 Ampulle pro Woche) und Calcium forte (1–2 Brausetabletten täglich). Der Einsatz von Anabolika ist auch bei anhaltender Gewichtsreduktion umstritten.

Die alkalische Refluxösophagitis spricht auf Sucralfat, aluminiumhaltige Antazida und Cholestyramin an.
Nur selten ist eine Umwandlungsoperation notwendig.

Zur Behandlung der häufig hartnäckigen alkalischen Refluxösophagitis werden schleimhautschützende Medikamente (Sucralfat 4 × 1 Beutel Granulat) oder Antazida, z. B. Aluminiumhydroxid oder der Ionenaustauscher Cholestyramin, z. B. Quantalan®, empfohlen. Nur selten ist eine Umwandlungsoperation (Roux-Y-Anastomose) oder eine Jejunoplicatio erforderlich.

Prognose Postoperative Mangelzustände können die Lebensqualität erheblich beeinträchtigen.

Prognose. Schwere postoperative Mangelzustände sind selten, jedoch nicht immer korrigierbar.
Die Lebenserwartung wird kaum beeinträchtigt, wohl aber die Lebensqualität.

4 Erkrankungen des Dünndarms

Duodenum, Jejunum und Ileum bilden mit einer Gesamtlänge von 4–7 m den Dünndarm; die Resorptionsfläche beträgt 75 000 cm².
Im Duodenum werden bevorzugt Kalzium und Eisen, im Jejunum Kohlenhydrate, Fette und Eiweißspaltprodukte resorbiert, das Ileum dient als Reservefläche. Ausschließlich im terminalen Ileum werden Gallensäuren und Vitamin B_{12} resorbiert (S H-**19**, S H-**20**). Die digestiv-absorptive Funktion des Darms besteht aus vier Teilen:

- einer intraluminalen Phase mit Verdauung durch Pankreasfermente
- einer Bürstensaumphase, in der Nahrungsbestandteile durch Zellenzyme weiter aufgespalten und zur Absorption vorbereitet werden
- einer intrazellulären Phase und
- einer basalen Membranphase, die teils dem Abtransport zum Portalblut und zur Lymphe, teils der Energiebereitstellung für den Transport dient.

Während im Duodenum noch blatt- oder leistenförmige Zotten nachweisbar sind, nehmen die Dünndarmzotten im Jejunum und Ileum Fingerform an und tragen damit zu einer wesentlichen Oberflächenvergrößerung bei (*s.* S H-**21**). Dem Duodenum kommt die Aufgabe zu, durch Absorption oder Sekretion osmotische Differenzen auszugleichen. Der Inhalt des Jejunums ist isoton oder hypoton, der des unteren Ileums praktisch immer isoton, wobei 85 % der Wasserabsorption des Menschen im Dünndarm erfolgt.

4 Erkrankungen des Dünndarms

Duodenum, Jejunum und Ileum bilden mit einer Gesamtlänge von 4–7 m den Dünndarm; die Resorptionsfläche beträgt 75 000 cm².
Im Duodenum werden v.a. Kalzium und Eisen, im Jejunum Kohlenhydrate, Fette und Eiweißspaltprodukte, im Ileum Vitamin B_{12} und Gallensäuren resorbiert (S H-19, S H-20).
Die digestiv-absorptive Funktion besteht aus 4 Phasen:

- **intraluminale Phase**
- **Bürstensaumphase**
- **intrazelluläre Phase**
- **basale Membranphase.**

Das Duodenum kann durch Absorption oder Sekretion osmotische Differenzen ausgleichen.
Der Inhalt des Jejunums ist isoton oder hypoton, das untere Ileum praktisch immer isoton. 85 % der Wasserabsorption erfolgt im Dünndarm.

S Synopsis H-**19: Lokalisation der Absorption einzelner Substanzen im Dünndarm**

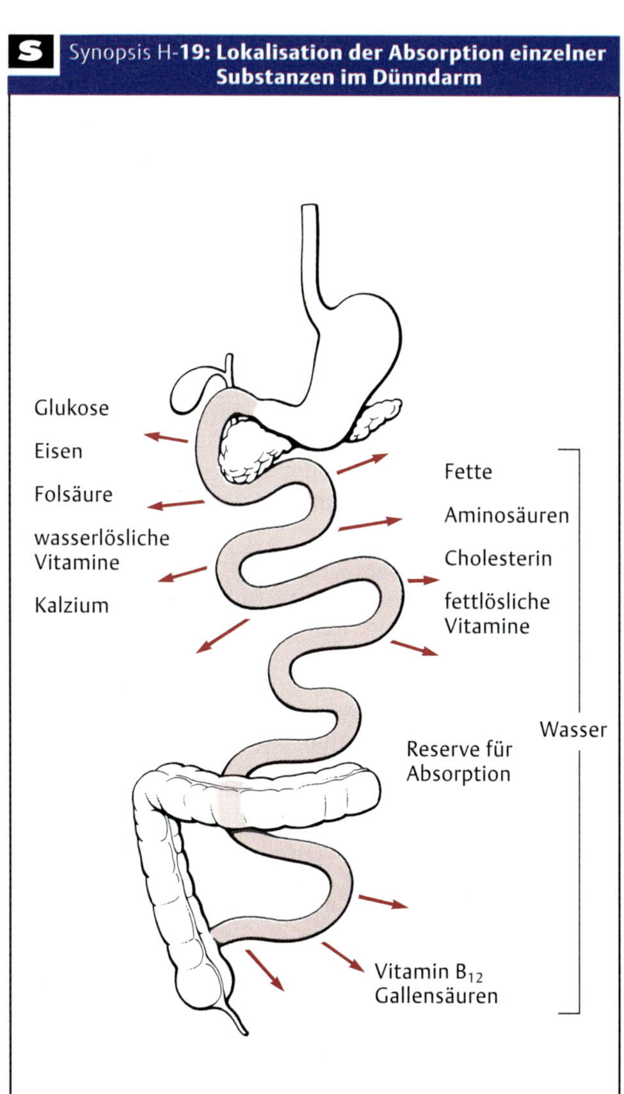

S Synopsis H-**20: Flüssigkeitsbilanz**

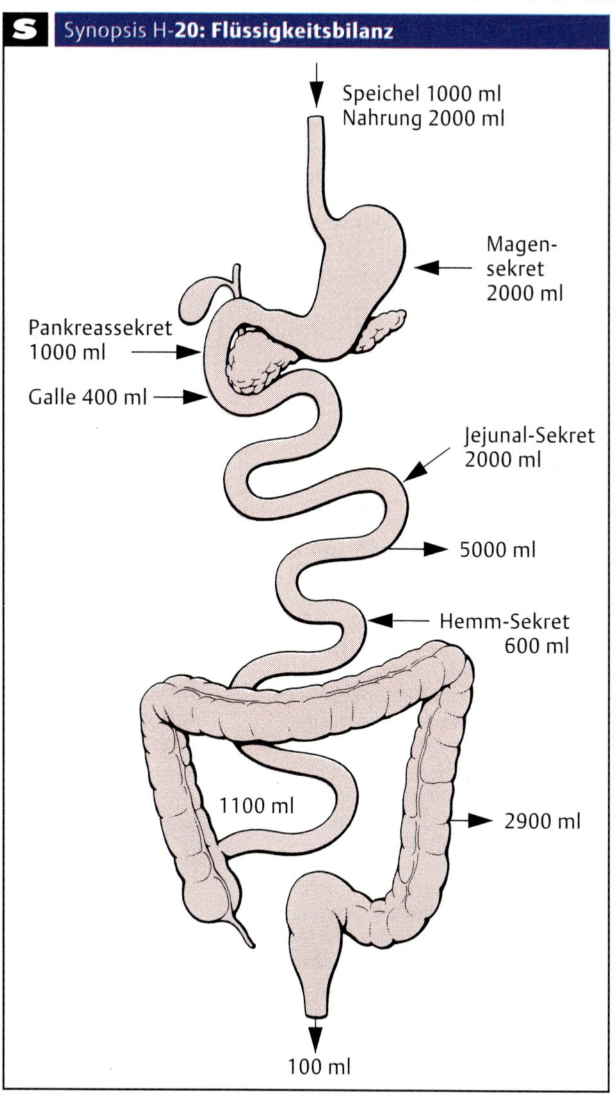

Merke ▶

Merke. Gedeihstörungen gehen auf eine Malassimilation der zugeführten Nahrung zurück. Durch eine entsprechende Diagnostik muß geklärt werden, ob als Ursache der Malassimilation eine **Maldigestion** vorliegt, in der Regel im Rahmen einer chronischen Pankreatitis, oder ob die Nahrung zwar aufgeschlüsselt, aber wegen einer Dünndarmerkrankung nicht resorbiert werden kann (**Malabsorption**). Diese scharfe Trennung beider Definitionen ist in jüngster Zeit wieder fallengelassen worden, da jede Maldigestion zu einer Malabsorption führt.

4.1 Glutenenteropathie (Zöliakie im Erwachsenenalter, Sprue)

4.1 Glutenenteropathie (Zöliakie im Erwachsenenalter, Sprue)

Definition ▶

Definition. Der einheimischen (nichttropischen Sprue liegt eine allergische Reaktion gegenüber dem Klebereiweiß (Gluten) der europäischen Getreidearten zugrunde, die zu einer Zottenatrophie mit konsekutivem Malabsorptionssyndrom führt.

Epidemiologie Die Prävalenz der Sprue beträgt 1:300 bis 1:3000. Die HLA-Antigene B8 und DR3 finden sich in 60–90 %, aber nur 2 % der Träger erkranken.

Epidemiologie. Die Prävalenz der Erkrankung liegt bei 1:300 bis 1:3000 mit deutlichen geographischen Unterschieden, gelegentlich wird eine familiäre Häufung beobachtet. 60–90% der Sprue-Patienten weisen die HLA-Antigene B8 und DR3 auf, aber nur 2% der Personen mit dieser Antigenkonstellation erkranken an einer Zöliakie. Frauen sind häufiger betroffen als Männer.

Ätiopathogenese Im Serum finden sich **Antikörper gegen Gluten**, gelegentlich besteht eine **Assoziation mit der Dermatitis herpetiformis Duhring** (S H-**21**). Bei Kontakt mit Gluten kommt es zu einer Zottenatrophie (Kolonisation der Dünndarmschleimhaut).

Ätiopathogenese. Im Serum nachweisbare **Antikörper gegenüber der Gliadenfraktion des Glutens** (Klebereiweiß) und die **Assoziation mit der Dermatitis herpetiformis Duhring** (S H-**21**) weisen auf eine immunologische Genese der Erkrankung hin. Bei Kontakt mit Gluten kommt es zu einer Zottenreduktion bis hin zum Zottenkahlschlag (Kolonisation der Dünndarmschleimhaut) und zur Ansammlung IgM- und IgA-haltiger Rundzellen.
Die Schleimhautdicke ist trotz des Zottenkahlschlags nicht reduziert, da die Regenerationszone verbreitert ist (hyperregeneratorische Enteropathie).

Merke ▶

Merke. Die Zottenreduktion bzw. Atrophie führt zu einer **Malabsorption** und Reduktion der Bürstensaumenzyme und damit zu einer verminderten Disaccharidspaltung. Entsprechende **Mangelerscheinungen** (Ca, Mg, Fe, Zn) und eine **Laktoseintoleranz** sind die Folge.

Diagnose und Differentialdiagnose In weniger als der Hälfte der Fälle finden sich Hinweise auf Gedeihstörungen im Kindesalter. Ein Rundrücken sowie Streßfrakturen sind Ausdruck einer Osteomalazie.
Eiweißmangelödeme, Polyneuropathie und trophische Hautstörungen sind Zeichen der Malabsorption.
Das Stuhlgewicht liegt, bei 1–4 Entleerungen eines voluminösen, ranzig riechenden Stuhles, deutlich über 250 g, der Fettgehalt über 7 g.

Bei der neurologischen Untersuchung kann eine Übererregbarkeit (Hypokalzämie), aber auch eine Reflexabschwächung (Hypokaliämie) nachweisbar sein. Das Abdomen ist meteoristisch gebläht.

Diagnose und Differentialdiagnose. In weniger als der Hälfte der Fälle finden sich in der Anamnese Hinweise auf eine Gedeihstörung im Kindesalter, der Sprue-Patient ist klein, untergewichtig, der Bauch aufgetrieben; ein Rundrücken weist auf eine Osteomalazie hin.
Tetanie, Spontanfrakturen mit Looserschen Umbauzonen, Blutungsneigung, Eiweißmangelödeme oder Polyneuropathie, trophische Hautstörungen bis hin zur Pellagra sind Ausdruck der Malabsorption. Stuhlgewicht (Norm bis 250 g) und -fettgehalt (Norm bis 7 g) sind deutlich erhöht, die Zahl der Stuhlentleerungen pro Tag liegt zwischen 1 und 4.
Im späten Erwachsenenalter werden mitunter monosymptomatische Formen beobachtet, bei der eine Osteoporose bzw. Osteomalazie ganz im Vordergrund steht.
Bei der körperlichen Untersuchung imponieren ein seidiges, brüchiges Haar bei schütterem Haarwuchs, dystrophe Veränderungen an den Nägeln, eine dünne atrophe Haut mit petechialen Blutungen (Zigarettenpapierhaut). Das Abdomen ist meteoristisch gebläht, bei der Palpation finden sich glucksende Geräusche als Hinweis auf einen vermehrten Flüssigkeitsgehalt der Dünndarmschlingen. Eiweißmangelödeme sind häufig. Neurologisch steht eine Übererregbarkeit (Kalziummangel), gelegentlich aber auch eine Reflexabschwächung mit Wulstbildung (Hypokaliämie) im Vordergrund.

Synopsis H-21: Zottenatrophie der Dünndarmschleimhaut bei Sprue

	Struktur	Zunahme der Oberfläche (Zylinder = 1)	Oberfläche (m^2)
Darm als Zylinder	4 cm; 280 cm	1	0,33
Kerckringsche Falten		3	1
Zotten (Villi)		30	10
Mikrovilli		600	200

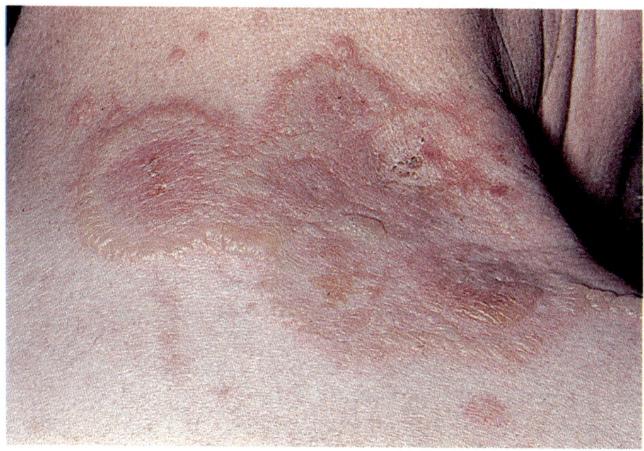

Dermatitis herpetiformis Duhring mit starkem Brennen. Die akuten, stark entzündlichen Herde zeigen randständig eine urtikarielle Schwellung mit beginnender Blasenbildung.

Bei der **Dermatitis hepetiformis Duhring** findet sich eine fleckförmige Zottenatrophie, die durch Stufenbiopsien aus Jejunum und Ileum erfaßt werden kann. Die mit starkem Juckreiz einhergehenden Bläschen und Papeln sprechen auf Sulfapyridin oder Dapson an.

Bei der Sprue ist das Jejunum stärker als das Ileum betroffen, beim Morbus Duhring liegt eine fleckförmige Zottenatrophie vor.

▶ ***Merke.*** Als Komplikationen werden bei langjährigem Verlauf Lymphome und Karzinome des Gastrointestinaltraktes sowie selten Ulzera und Strikturen in Dünn- und Dickdarm beobachtet. Die Ulzera können zu Blutung und Perforation führen.

◀ **Merke**

Fast immer finden sich: BSG-Erhöhung, Eisenmangel- oder Vitamin-B_{12}-Mangelanämie, eine Erhöhung der alkalischen Phosphatase und ein erniedrigter Quickwert.
Die Röntgenuntersuchung des Dünndarms ergibt nur unspezifische Hinweise auf ein Malabsorptionssyndrom.
Die Dünndarmbiopsie beweist die Zottenatrophie (H-14). Ein Verlust der Kerckringschen Falten gilt als endoskopischer Hinweis.

Die BSG ist in der Regel deutlich beschleunigt, es besteht eine Eisenmangel-, seltener eine Vitamin-B_{12}-Mangelanämie. Eine erhöhte alkalische Phosphatase weist auf eine Osteomalazie hin. Der Quickwert ist bei Malabsorptionserscheinungen erniedrigt, desgleichen Gesamteiweiß und Albumin. Die Röntgenuntersuchung läßt dilatierte Schlingen mit Fragmentation und Flokkulation des Kontrastmittels erkennen, eine über die Verdachtsdiagnose eines Malabsorptionssyndroms hinausgehende Diagnose ist jedoch nicht möglich.
Diagnostisch beweisend ist die Dünndarmbiopsie (H-**14**), die heute nicht mehr als blinde Saugbiopsie aus dem Jejunum, sondern unter endoskopischer Sicht aus dem tiefen Duodenum entnommen wird. Ein Verlust der Kerckringschen Falten weist auf eine Glutenenteropathie hin. Bereits lupenmikroskopisch ist der Verlust der Zottenstruktur erkennbar, in Speziallabors können auch die deutlich reduzierten Bürstensaumenzyme analysiert werden.

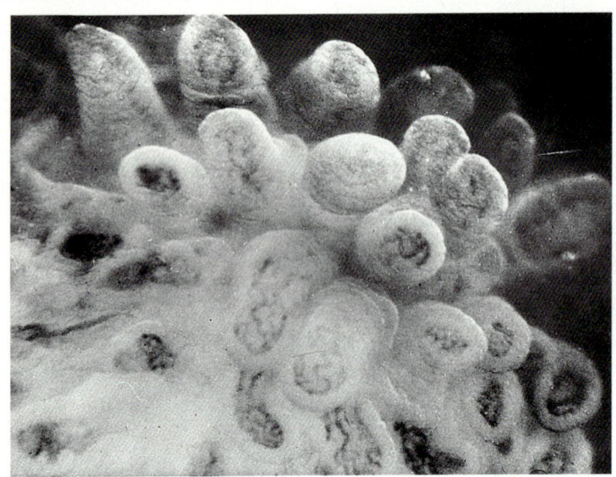

a Normale fingerförmige Zotten unter dem Lupenmikroskop.

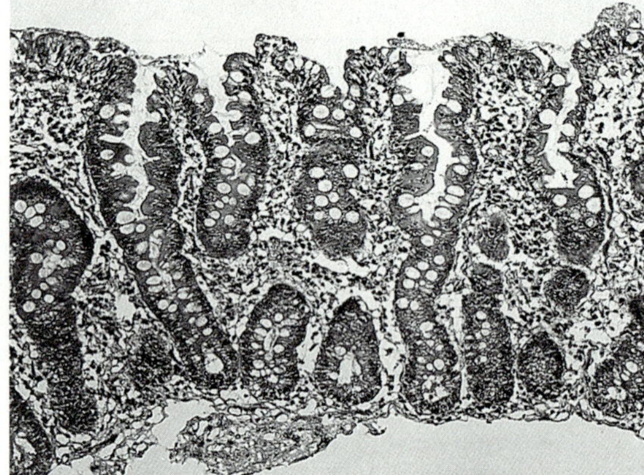

b Totale Zottenatrophie (Sprue, histologisch).

H-**14 a, b: Dünndarmbiopsie.**

Resorptionstests wie quantitative **Fettbestimmung im Stuhl, D-Xylose-Test, Laktosebelastung, Schilling-Test** und **Eisenbelastung** dienen der Untermauerung, bei Knochenschmerzen sollten ein Skelettszintigramm und eine gezielte Röntgenuntersuchung von Anreicherungen veranlaßt werden.

Zum Nachweis funktioneller Störungen steht eine Reihe von Resorptionstests zur Verfügung. Neben der **quantitativen Stuhlfettbestimmung** sind dies

- der **D-Xylose-Test** (25 g Xylose in Tee verabreicht, bei Malabsorption werden in 5 Stunden weniger als 4 g im Urin ausgeschieden)
- der **Schilling-Test** (Vitamin-B_{12}-Resorptionstest: Nach oraler Gabe einer Testdosis von radioaktiv markiertem B_{12} wird die renale Ausscheidung auch nach Gabe von Intrinsic factor vermindert)
- die **Laktosebelastung** (nach Gabe von 50 g Laktose darf bei Laktasemangel im Bürstensaum die Serumglukose nur um maximal 20 mg/dl ansteigen) und
- **Eisenresorptionsstudien.**

Bei Knochenschmerzen sollten ein Skelettszintigramm und eine gezielte Röntgenuntersuchung von Anreicherungszonen (»hot spots«) veranlaßt werden.

Differentialdiagnostisch sind die tropische Sprue, eine Hypogammaglobulinämie, ein diffuses Lymphom, die Kollagensprue, die eosinophile Gastroenteritis, eine Lambliasis, die Strahlenenteritis, Morbus Crohn sowie Morbus Whipple zu nennen.

Differentialdiagnostisch ist an eine tropische Sprue bei entsprechendem Auslandsaufenthalt, an Immunmangelzustände (selektiver IgA-Mangel, Hypogamma- und Agammaglobulinämie), ein diffuses Lymphom, die kollagene Sprue, die eosinophile Gastroenteritis, eine Lambliasis, einen Morbus Crohn, eine Strahlenenteritis und einen Morbus Whipple zu denken.

Merke ▶

Merke. Im Rahmen der Differentialdiagnose des Malassimilationssyndroms muß die Malabsorption von der Maldigestion (*vgl. S. 1046*) unterschieden werden.

Therapie. Wichtigste Therapiemaßnahme ist eine **glutenfreie Diät**. Weizen, Roggen, Gerste und Hafer sind zu meiden. Dabei ist zu berücksichtigen, daß diese Getreide auch in zahlreichen Fertigprodukten wie Soßen, Konserven, Wurstwaren, Pudding und Bier enthalten sind. **Erlaubt sind** Mais, Reis, Kartoffeln, reine Stärke, Buchweizen, Sojamehl, Tapioka, Zucker, Obst und Gemüse, Eiweiß aus Fleisch sowie Fett kann in jeder Form gegessen werden. Glutenfreie Kost wird bei uns von der Firma *Hammermühle*, 67487 Maikammer-Kirrweiler, den *Deutschen Maizena Werken*, Hamburg, und bei *N. Wirsching*, 64683 Einhausen, angeboten. Sehr empfehlenswert ist der Kontakt zur *Deutschen Zöliakie-Gesellschaft*, Filderhauptstraße 61, 70599 Stuttgart, wo Informationen über glutenfreie Nahrungsmittel, Einkaufsquellen, Ferienmöglichkeiten u.ä. eingeholt werden können.
Nur in schweren Fällen wird initial Kortison, z.B. 20 mg Prednison, eingesetzt. Eine Substitution der fettlöslichen Vitamine A, D, E und K parenteral, z.B. ADEK-Falk in regelmäßigen Abständen, ist immer erforderlich. Mineralsalzdefizite oder eine metabolische Azidose müssen entsprechend ausgeglichen werden.

Therapie Wichtigste Therapiemaßnahme ist die **glutenfreie Diät**. Nahrungsmittel, die Weizen, Roggen, Gerste und Hafer enthalten, sind zu meiden. Erlaubt sind Mais, Reis, Kartoffeln, Buchweizen, Sojamehl, Zucker, Obst, Gemüse und Tapioka. Keine Einschränkung besteht hinsichtlich Eiweiß und Fett.

Nur in schweren Fällen ist initial Prednison (20 mg) indiziert. Die parenterale Gabe der fettlöslichen Vitamine A, D, E, K ist empfehlenswert, ebenso der Ausgleich von Mineralsalzdefiziten und metabolischer Azidose.

> ***Merke.*** Wegen der Reduktion der Bürstensaumenzyme sollte zunächst eine milchfreie Kost eingesetzt werden, später wird Milch vertragen, wenn eine ausreichende Laktaseaktivität im Bürstensaumepithel gebildet wird.

◄ **Merke**

Prognose. Unter einer glutenfreien Kost bilden sich die Malabsorptionserscheinungen langsam zurück, allerdings kommt es nicht immer zu einer vollständigen Normalisierung der Zottenarchitektur. Nach Diätfehlern sind Rückfälle häufig, bei Therapieresistenz ist an eine kollagene Sprue (Ablagerung von Kollagen in der Tunica propria) zu denken. Auf die **Häufung von malignen Tumoren**, insbesondere malignen intestinalen Lymphomen und Ösophaguskarzinomen, viele Jahre nach Beginn der Erkrankung sei noch einmal hingewiesen.

Prognose Unter einer glutenfreien Kost kommt es zu einer Rückbildung der Malabsorptionserscheinungen, seltener zu einer völligen Normalisierung der Zottenatrophie. Diätfehler bedingen Rückfälle. **Maligne Lymphome und Karzinome der Speiseröhre kommen gehäuft bei Sprue-Patienten vor.**

4.2 Morbus Whipple (Lipodystrophia intestinalis)

4.2 Morbus Whipple (Lipodystrophia intestinalis)

> ***Definition.*** **Infektionskrankheit** durch das Bacterium Tropheryma Whippelii.

◄ **Definition**

Epidemiologie. Das Krankheitsbild wird bevorzugt bei Männern im dritten und vierten Lebensjahrzehnt angetroffen. Es ist selten; bei 900000 Sektionen fanden sich 15 Fälle von Morbus Whipple.

Epidemiologie Seltenes Krankheitsbild, bei dem bevorzugt Männer im 3. und 4. Lebensjahrzehnt betroffen sind.

Ätiopathogenese. Infolge eines Defektes der zellulären Immunabwehr kommt es zu einer bakteriellen Invasion (Corynebakterien) der Darmmukosa. Von dort breiten sich die Bakterien lymphogen über den gesamten Organismus aus und werden von Makrophagen phagozytiert. **PAS-(periodacid Schiff-)positive Makrophagen** mit sichelförmiger Struktur (**SPC-Zellen**) finden sich in der Lamina propria der Mukosa, in Lymphknoten, seltener in serösen Häuten, Gelenken, im Herzmuskel, Lunge und ZNS.
Durch Verstopfung der Lymphbahnen mit PAS-positivem Material kommt es zu einer zystischen Erweiterung der Lymphgefäße (deshalb frühere Bezeichnung Lipodystrophia intestinalis).

Ätiopathogenese Infolge eines immunologischen Defektes des Mukosablocks durchdringen Bakterien die Mukosa und werden von Makrophagen phagozytiert (**SPC-Zellen**). **PAS-positive Makrophagen** lassen sich in fast allen Organen nachweisen. Es kommt zu zystischen Erweiterungen der Mukosalymphgefäße.

Klinik. Nicht selten gehen den Malabsorptionssymptomen **Arthralgien** (chronische nichtdestruierende Oligo- oder Polyarthritis) voraus. Hinzu kommen geringe Temperaturerhöhungen, Appetitlosigkeit, Übelkeit, postprandiale Bauchschmerzen und Gewichtsverlust. Eine abnorme **Hautpigmentierung, Eiweißverlust** und **Lymphknotenschwellungen**

Klinik Eine chronische nichtdestruierende **Oligo- oder Polyarthritis** kann dem **Malabsorptionssyndrom** um Jahre vorausgehen. Eine Polyserositis, eine Endo- oder Perikarditis und ein Befall des ZNS sind seltene Begleiterscheinungen des Morbus Whipple. Abnorme Hautpigmentierung, Eiweißverlust, Lymphknotenschwellungen und eine Steatorrhö weisen auf den Morbus Whipple hin.

weisen in Verbindung mit der zunehmenden Steatorrhö auf das Krankheitsbild hin.
Seltenere Symptome sind eine Polyserositis, eine Endokarditis sowie als Hinweis auf eine ZNS-Beteiligung ein amnestisches Syndrom, eine Blicklähmung, tonisch-klonische Anfälle, Nystagmus und Ataxie.

Diagnose Eine BSG-Beschleunigung, eine hypochrome Anämie, eine Leukozytose, erniedrigtes Eisen und Albumin sowie eine Steatorrhö sind häufig, der Haemoccult-Test ist positiv. HLA-B27 kann meist nachgewiesen werden. **Beweisend ist die Dünndarmbiopsie** mit verplumpten Zotten und PAS-positivem Material in Makrophagen. Die Schleimhaut ist durch riesig aufgetriebene Lymphspalten geschwollen (H-**15**).

Diagnose. Laborchemisch finden sich eine beschleunigte Blutsenkung, eine hypochrome Anämie, eine Leukozytose, ein erniedrigtes Serumeisen und -albumin sowie eine Steatorrhö.
Der Haemoccult-Test ist in der Regel positiv. Der Röntgenbefund ist uncharakteristisch: Die Kontrastmittelhaftung ist vermindert, die Kerckringschen Falten verplumpt. Im CT sind ebenso wie sonographisch vergrößerte abdominelle Lymphknoten nachweisbar.
Diagnostisch beweisend ist die Dünndarmbiopsie, wobei endoskopisch bereits eine vermehrte Verletzlichkeit der Mukosa und weiße Stippchen, den geschwollenen Zotten entsprechend, auffallen. In der PAS-Färbung lassen sich die charakteristischen Makrophagen mit SPC-Zellen in verplumpten Zotten nachweisen, die Lymphgefäße sind ektatisch erweitert (H-**15**).

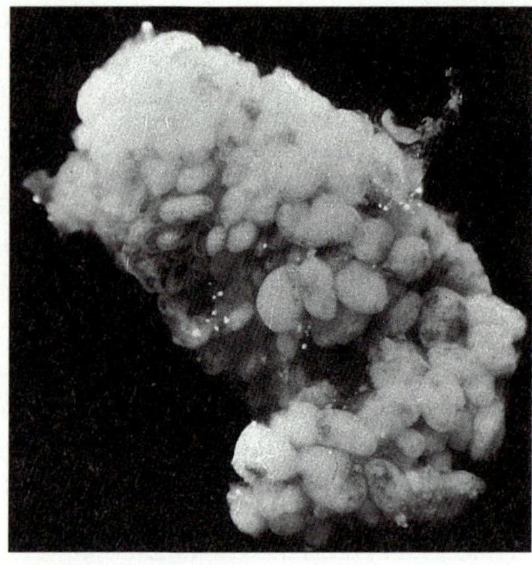

H-**15**: **Dünndarmbiopsie bei Morbus Whipple** mit kolbig verplumpten Zotten (Lupenbetrachtung).

Merke ▶

Merke. Eine Dünndarmbiopsie sollte bei allen Patienten mit unklarer seronegativer Polyarthritis, ungeklärter Steatorrhö oder enteralem Eiweißverlustsyndrom, bei Patienten mit Blicklähmung und Merkverlust veranlaßt werden, da die Durchfallsymptomatik mitunter recht dezent ausgeprägt ist.

Funktionstests (z.B. der Xylose-Test) fallen pathologisch aus. HLA-B27 ist häufig nachweisbar.

Differentialdiagnose Andere Formen des Malassimilationssyndroms, z.B. intestinales Lymphom. H-**23** zeigt Krankheiten auf, die mit einem enteralen Eiweißverlust einhergehen.

Differentialdiagnose. Differentialdiagnostisch ist an alle Formen der Malassimilation, insbesondere auch an ein malignes Lymphom des Bauchraums, zu denken. H-**23** zeigt Krankheiten auf, die mit einem enteralen Eiweißverlust einhergehen und differentialdiagnostisch in Betracht gezogen werden müssen.

Therapie Unter einer **antibiotischen Therapie** mit Penicillin, Tetracyclinen oder Cotrimoxazol, bei ZNS-Beteiligung Chloramphenicol, kommt es rasch zu einer Normalisierung der Beschwerden und Laborparameter, während die SPC-Zellen noch jahrelang nachweisbar sein können.

Therapie. Bereits wenige Tage nach einer **antibiotischen Therapie** bessern sich die intestinalen, rheumatischen und kardiopulmonalen Symptome, die Patienten nehmen rapide an Gewicht zu. Noch lange nach Normalisierung der Laborparameter können jedoch noch SPC-Zellen nachweisbar sein, Initial werden Penicilline, bei ZNS-Beteiligung Chloramphenicol oder Minocyclin empfohlen, für die etwa einjährige Dauertherapie eignen sich Tetracycline und Cotrimoxazol.

Prognose Vorzeitiges Absetzen des Antibiotikums führt zum Rezidiv, ansonsten ist die **Prognose günstig** zu stellen.

Prognose. Während der Morbus Whipple früher zum Tode durch Kachexie führte – daher der Name Lipodystrophia intestinalis –, ist heute die **Prognose als günstig zu bezeichnen**. Ein frühzeitiges Absetzen der antibiotischen Therapie führt allerdings zu einem Rezidiv.

H-23: Krankheiten, die mit einem enteralen Eiweißverlust einhergehen können

Erkrankungen des intestinalen Lymphgefäßsystems

▷ idiopathische Form
- intestinale Lymphangiektasie

▷ sekundäre Formen
- entzündliche und neoplastische Infiltration des Lymphsystems und/oder des Mesenteriums, Tuberkulose, Sarkoidose, Filariasis; Lymphom; Lymphogranulom; Lymphknotenmetastasen, Obstruktion und Kompression der Cisterna chyli und des Ductus thoracicus
- Chylusfistel in den Darm

Erkrankungen des Verdauungstrakts

▷ Ösophagus
- Karzinom

▷ Magen
- atrophische Gastritis, Gastropathia hypertrophica gigantea (Morbus Ménétrier), Magenpolypen, Magenkarzinom, esosinophile Granulome, erosive Gastritis, Resektionsmagen, gastrokolische Fistel, Zollinger-Ellison-Syndrom

▷ Darm
- akute und chronische spezifische und unspezifische Enterokolitis, einheimische und tropische Sprue, Morbus Crohn, Morbus Whipple, Colitis ulcerosa, Dünndarmdivertikulose, Darmtumoren, allergische Enteropathie, Strahlenenteritis
  Mesenterialgefäßverschluß, Amyloidose, Parasitosen, Morbus Hirschsprung, chronische Enteritis bei Antikörpermangelsyndrom, Steatorrhö, Blind-loop-Syndrom

Erkrankungen extraintestinaler Systeme

▷ Kardiopathien
- Pericarditis constrictiva, Rechtsherzinsuffizienz

Nephropathien: nephrotisches Syndrom

▷ Verschiedenes
- Kwashiorkor, Mukoviszidose, Mastozytose, Thyreotoxikose, hereditäres angioneurotisches Ödem

Klinischer Fall

Der 40jährige Patient klagte über seit 2 Jahren bestehende Inappetenz sowie über seit 18 Monaten bestehende wechselnde wäßrige Durchfälle mit 3 bis 5 Stuhlentleerungen pro Tag ohne Blut und Schleimbeimengungen. Daneben bestanden eine wechselnde Arthritis aller großen Gelenke sowie rezidivierend Knoten an der Streckseite des rechten Ellenbogens. Insgesamt war eine Gewichtsabnahme von 13 kg innerhalb des letzten Jahres zu verzeichnen gewesen.

Bei den Laboruntersuchungen fiel eine mit 15/45 leicht beschleunigte BSG sowie ein erniedrigter Serumeisenspiegel mit 34 pg/dl auf, alle übrigen Laborparameter lagen im Normbereich, HLA-B 27 war nicht nachweisbar. Die endoskopische Untersuchung des oberen und unteren Verdauungstrakts einschließlich terminalem Ileum verlief negativ, eine aus dem tiefen Duodenum entnommene Dünndarmbiopsie wurde als unauffällig interpretiert.

In einer aus dem Jejunum entnommenen Dünndarmbiopsie fanden sich jedoch deutlich verplumpte Zotten mit massenhaft Makrophagen, so daß die Diagnose eines Morbus Whipple gestellt werden konnte. Unter einer Tetrazyklin-Therapie kam es zu einer raschen Besserung der Symptomatik. Im weiteren Verlauf entwickelte der Patient eine Aortenklappenendokarditis mit arterieller Embolie, so daß eine Klappenprothese implantiert werden mußte.

Aus der vorliegenden Kasuistik läßt sich der Schluß ziehen, daß zum einen der makroskopische Aspekt der Dünndarmschleimhaut (Duodenum, terminales Ileum) täuschen kann und daß bei entsprechendem klinischen Verdacht auf das Vorliegen eines Morbus Whipple eine Duodenalschleimhautbiopsie nicht ausreicht, sondern im Zweifelsfall in »klassischer Weise« Gewebsproben aus dem Jejunum entnommen werden müssen.

4.3 Laktoseintoleranz

Definition ▶

Epidemiologie In den Tropen und Subtropen leiden 40–100 % der Bevölkerung an Laktoseintoleranz, in unseren Breiten 10–15 %. Sie manifestiert sich in den ersten beiden Lebensjahrzehnten.

Ätiopathogenese Ein Überangebot an Milchzucker führt bei einem relativen Laktasemangel zu einer bakteriellen Vergärung. Milchsäure bedingt einen sauren Stuhl-pH, CO_2 und H_2 führen zu Flatulenz. Die erhöhte Osmolarität induziert einen Wassereinstrom.

Klinik Heftige **wäßrige Durchfälle, Leibschmerzen, Borborygmi** und **Flatulenz** kennzeichnen die Laktoseintoleranz.

Diagnose Neben einer **Messung des Stuhl-pH-Werts** mit Lackmuspapier (pH 4,2–6,0) dient der **Laktosetoleranztest** der Verifizierung des Krankheitsbildes (H-**16**).

In einer **Dünndarmbiopsie** kann die Laktaseaktivität direkt gemessen werden. Der H_2-Atemtest mißt die bakterielle Aktivität im Rahmen der Laktosevergärung.

4.3 Laktoseintoleranz

Definition. Infolge fehlender oder erniedrigter Laktaseaktivität im Bürstensaum des Dünndarms kommt es zu einer Malassimilation des Milchzuckers mit Durchfällen und Darmsymptomen.

Epidemiologie. Die erworbene primäre Laktoseintoleranz findet sich in den Tropen bei 40–100% der Bevölkerung, in Mitteleuropa bei 10–15%. Sie manifestiert sich bei entsprechender Exposition (Milchkonsum) bis zum 20. Lebensjahr. Der sekundäre Laktasemangel ist Folge einer anderen Dünndarmerkrankung (z. B. Glutenenteropathie).

Ätiopathogenese. Häufig besteht nur ein relativer Laktasemangel, der sich erst nach Zufuhr größerer Laktosemengen manifestiert. Die Patienten klagen über heftige wäßrige Durchfälle, Leibschmerzen, Borborygmi und Flatulenz. Ursache ist eine bakterielle Vergärung des Milchzuckers, der physiologischerweise in Glukose und Galaktose gespalten wird, zu Milchsäure, CO_2 und H_2.
Die erhöhte Osmolarität im Darmlumen bedingt einen vermehrten Wassereinstrom.

Klinik. Viele Patienten schränken die Zufuhr von Milch und Milchprodukten ein, da sie bei entsprechender Exposition unter **profusen wäßrigen Durchfällen, Leibgrimmen, Flatulenz** u. ä. zu leiden haben. Der Stuhl ist sauer. Nur bei Kindern kommt es mitunter zu schweren Gedeihstörungen mit Azidose und Steatorrhö.

Diagnose. Beim **Laktosetoleranztest** werden 50 g Laktose in 400 ml Tee verabreicht. Neben den geschilderten Symptomen kommt es bei pathologischem Ausfall zu einem Glukoseanstieg von unter 20 mg/dl, der **Stuhl-pH-Wert** liegt unter 5 (H-**16**). Gibt man 25 g Glukose und 25 g Galaktose, treten keine Symptome auf, die Glukose steigt an.

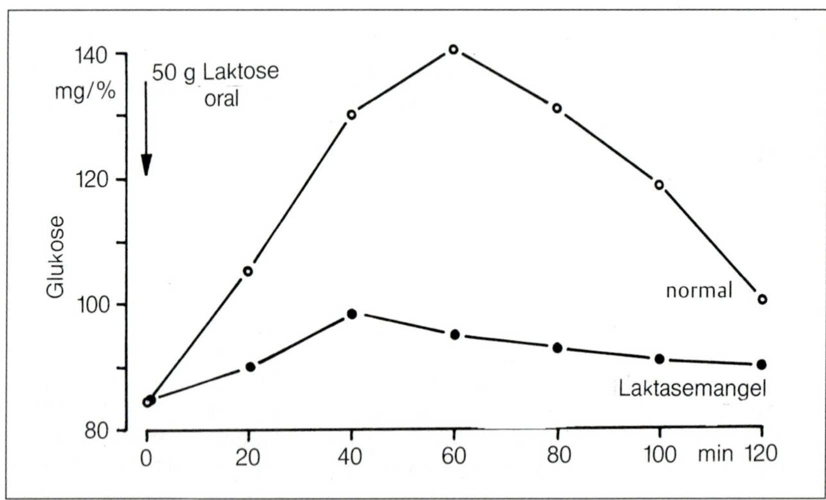

H-**16: Diagnostik der Laktoseintoleranz.**

In einer **Dünndarmbiopsie** kann die Laktaseaktivität direkt bestimmt werden. Der ^{14}C-Laktoseexhalationstest und **H_2-Atemtest** messen die bakterielle Aktivität im Darm nach entsprechender Resorption der entstehenden Gase. In der Praxis genügt die Angabe des Patienten, daß er auf Milchgenuß mit Durchfällen reagiert; die Laktosebelastung beweist die Intoleranz.

Differentialdiagnose. Differentialdiagnostisch ist an eine **Milcheiweißallergie** zu denken.

Differentialdiagnose Milcheiweißallergie

Therapie. Die Therapie besteht in einer Einschränkung der Laktosezufuhr, also in einem Vermeiden von Milch und Milchprodukten.
100 g Milch enthalten 5 g Laktose. In Joghurt und Sauermilch ist der Milchzucker zum Teil vergoren. Käse enthält etwa die halbe Laktosemenge wie Milch. Die Empfindlichkeit der Patienten gegenüber Milchzucker ist recht variabel, manche tolerieren über 20 g, andere nur 5 g. Laktose ist jedoch auch in Trockenmilch enthalten sowie in vielen Fertignahrungsmitteln, Tabletten, Dragees und Elementardiäten.
Eine strenge diätetische Restriktion ist nur selten erforderlich, jedoch bei Patienten mit Reizdarmsyndrom oder chronisch entzündlichen Darmerkrankungen ratsam.

Therapie Das Vermeiden von Milch und Milchprodukten steht an erster Stelle.

Die individuell tolerierte Milchzuckermenge schwankt stark, da nur ein relativer Laktasemangel besteht.

Eine strenge milchfreie Diät ist in der Regel nicht erforderlich.

Prognose. Bei der Laktoseintoleranz handelt es sich um eine harmlose, aber lästige Erscheinung; nur bei Kindern können die Diarrhöen lebensbedrohlich sein.

Prognose Die Laktoseintoleranz ist eine lästige, aber benigne Erscheinung.

4.4 Gallensäurenverlustsyndrom

4.4 Gallensäurenverlustsyndrom

▶ ***Definition.*** Störung des enterohepatischen Kreislaufes der Gallensäuren durch Verlust des terminalen Ileums mit chologenen Diarrhöen.

◀ **Definition**

Epidemiologie. Seltenes Krankheitsbild im Gefolge eines Kurzdarmsyndroms (nach Resektion des terminalen Ileums, bei Ileitis terminalis Crohn oder Blindsacksyndrom, *vgl. S. 1055*).

Epidemiologie Sekundäre Folge eines Kurzdarmsyndroms (nach Resektion des terminalen Ileums, bei Morbus Crohn oder Blindsacksyndrom).

Ätiopathogenese. Gallensäuren (und Vitamin B_{12}) werden selektiv im terminalen Ileum resorbiert. Bei Funktionsausfall dieses Darmabschnitts oder Reduktion auf weniger als 100 cm kommt es zu einer ungenügenden Rückresorption von Gallensäuren mit konsekutiver bakterieller Dekonjugation und Schaffung endogener Laxanzien, die zu einer Motilitätssteigerung sowie zur Hemmung der Flüssigkeits- und Elektrolytresorption führen.
Auch bei einer bakteriellen Fehlbesiedlung im Rahmen eines Blindsacksyndroms, z.B. nach einer Seit-zu-Seit-Anastomose, kann sich ein Gallensäurenverlustsyndrom einstellen.
Infolge des Gallensäurenverlustes (Zunahme der Lithogenität der Galle) können sich **Cholesteringallensteine** bilden (10%). Ferner gehen im Rahmen der Steatorrhö durch Verseifung der Fette Kalziumionen verloren, die zur Bindung von Oxalsäure im Darmlumen benötigt würden. Daraus resultiert eine gesteigerte Oxalatresorption mit **Hyperoxalurie** und Ausbildung von **Oxalsteinen** im Bereich der ableitenden Harnwege (10%) (S **H-22**).

Ätiopathogenese Bei fehlender Resorption der Gallensäuren kommt es zu einer bakteriellen Dekonjugation. Dabei entstehen endogene Laxanzien.

Im Rahmen der Steatorrhö kommt es zu einer gesteigerten Oxalatresorption mit Ausbildung von **Oxalatsteinen** (10%). Der Gallensäurenverlust induziert wiederum eine lithogene Galle, bei 10% der Patienten kommt es zur Ausbildung von **Cholesteringallensteinen** (S **H-22**).

Diagnose und Differentialdiagnose. **Krampfartige Schmerzen und Durchfälle, die unter Nahrungskarenz sistieren, sind kennzeichnend (chologene Diarrhö).** Gelegentlich findet sich eine Diarrhö.
An ein Gallensäurenverlustsyndrom ist immer dann zu denken, wenn es nach einem resezierenden Dünndarmeingriff zu **weitgehend therapieresistenten Durchfällen** kommt. Der direkte Nachweis der gesteigerten Gallensäurendekonjugation geschieht durch den ^{14}C-Glykocholat- oder den SECAT-Test (^{15}Selenohomocholsäure-Taurin wird nur zu 2%/Tag bakteriell dekonjugiert – Absorption spezifisch von intaktem Ileum abhängig).
Ein Gallensäurenverlustsyndrom findet sich auch nach Vagotomie (*vgl. S. 1037ff.*), so daß im Rahmen der Differentialdiagnose an diese Krankheitsbilder zu denken ist.

Diagnose und Differentialdiagnose Krampfartige Schmerzen und Durchfälle, die unter Nahrungskarenz sistieren, sind kennzeichnend (chologene Diarrhö).
Chologene Diarrhöen sprechen auf die üblichen Antidiarrhoika kaum an.
Nachweis der bakteriellen Dekonjugation von Gallensäuren durch **^{14}C-Glykocholat-Atemtest** sowie **SECAT-Test.**

Differentialdiagnostisch ist an Postvagotomiedurchfälle sowie das Blind-loop-Syndrom zu denken.

Synopsis H-22: Folgen der Malabsorption von Gallensäuren

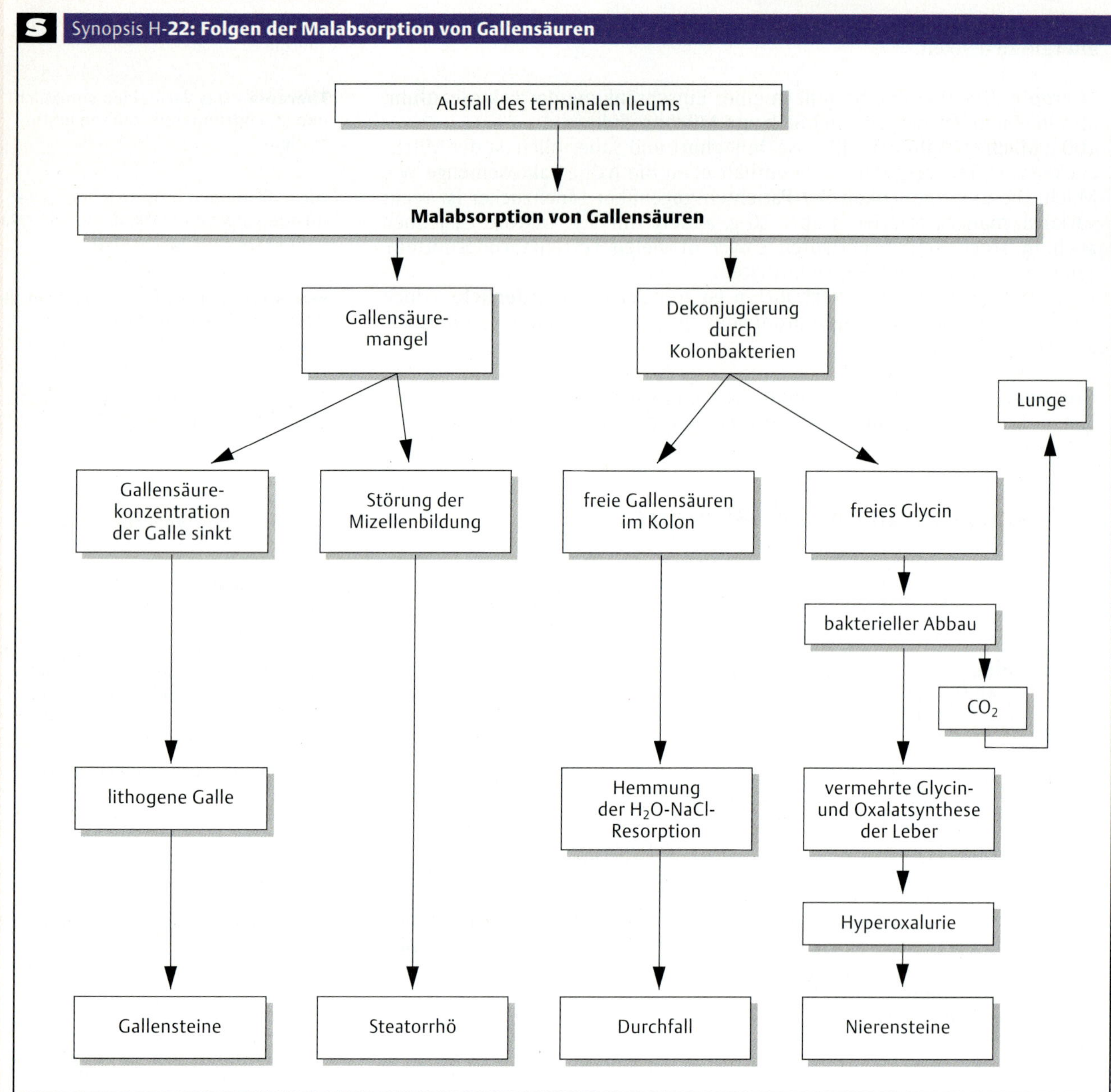

Therapie Mittel der Wahl bei der chologenen Diarrhö ist Cholestyramin. Bei Steatorrhö müssen MCT-Fette und fettlösliche Vitamine gegeben werden.

Therapie. Mittel der Wahl bei der chologenen Diarrhö ist Cholestyramin (4–12 g/d). Es dient der Gallensäurenadsorption. Zur symptomatischen Therapie eignen sich Antidiarrhoika wie Tinctura opii simplex, Diphenoxylat (Reasec®) oder Loperamid (Imodium®). Bei Steatorrhö muß das Nahrungsfett durch mittelkettige Fettsäuren ersetzt, und die fettlöslichen Vitamine müssen parenteral gegeben werden. Beim Blindsacksyndrom erfolgt eine antibiotische Therapie, z. B. 3 × 500 mg Tetracylin über 5 Tage.

Prognose Die Prognose ist im allgemeinen gut, auch wenn es selten gelingt, die Durchfälle vollständig zu beseitigen.

Prognose. Die Prognose des Gallensäurenverlustsyndroms ist im allgemeinen gut, unter Cholestyramin kann die Steatorrhö zunehmen. Eine Normalisierung der Stuhlfrequenz gelingt allerdings nur selten.

4.5 Kurzdarmsyndrom

4.5 Kurzdarmsyndrom

Definition. Unter Kurzdarmsyndrom versteht man die metabolischen und nutritiven Folgen einer ausgedehnten Dünndarmresektion. Ohne parenterale Ernährung ist ein Überleben mit einem Darm, der das Duodenum und weniger als 20–30 cm Jejunum umfaßt, kaum möglich.

◀ Definition

Ätiopathogenese. Eine operative Entfernung von etwa 50% des mittleren Jejunums wird problemlos kompensiert. Werden Duodenum und oberes Jejunum reseziert, resultiert eine gestörte Resorption von Zucker, Kalzium, Eisen, NaCl und Wasser. Bei ausgedehnten Resektionen von Jejunum und Ileum steht die mangelnde Resorption von Wasser, später auch von Zucker, Eiweiß und Fetten im Vordergrund.
Die Resektion des Ileums bedingt einen Vitamin-B_{12}-Mangel und ein Gallensäurenverlustsyndrom (*vgl. S. 1053*). Werden mehr als 1 m Ileum reseziert, reicht die Gallensäurensyntheseleistung der Leber nicht mehr aus, und es kommt zur Steatorrhö, da nicht genug Gallensäuren für die Mizellenbildung zur Verfügung steht (dekompensiertes Gallensäurenverlustsyndrom). Die operative Entfernung der Ileozökalklappe kann schließlich zu einer Keimaszension ins Ileum führen, so daß ein bakterielles Kontaminationssyndrom (Blindsacksyndrom) resultiert.

Ätiopathogenese Eine Resektion des Duodenums führt zur Malabsorption von Zucker, Kalzium, Eisen und Wasser. Ausgedehnte Resektionen von Jejunum und Ileum beeinträchtigen die Resorption von Wasser, Zucker, Eiweiß und Fetten.
Da im Ileum selektiv Vitamin B_{12} und Gallensäuren resorbiert werden, resultiert bei Entfernung von über 1 m Ileum eine Steatorrhö. Eine Resektion der Ileozökalklappe hat ein bakterielles Kontaminationssyndrom zur Folge.

Klinik. Der Restdarm ist häufig in der Lage, durch eine Mukosahyperplasie den Verlust an Resorptionsfläche zu kompensieren, insbesondere, wenn nicht mehr als 50–60 cm reseziert wurden. Die wäßrige Diarrhö mit Exsikkoseerscheinungen klingt dann rasch ab, bei ausgedehnter Resektion stellen sich jedoch bald Zeichen der Malabsorption mit Fett- und Muskelschwund ein. Folge der profusen Durchfälle sind häufig perianale Hautreizungen. Eine durch eine ausgedehnte Resektion induzierte Hyperchlorhydrie (Wegfall des Gastrin-Hemmhormons Enterogastrone) kann zu einer Ulcus-duodeni-Bildung führen, der genaue Mechanismus ist unbekannt.

Klinik Profuse Durchfälle führen zu Exsikkose und perianalen Hautreizungen, später stellen sich Zeichen der Malabsorption ein.
Eine durch die Darmresektion ausgelöste Hyperchlorhydrie kann ein Ulcus duodeni initiieren.

Diagnose und Differentialdiagnose. Die Länge des verbliebenen Dünndarms sollte radiologisch dokumentiert werden, Mangelerscheinungen lassen sich am besten durch die serologische Bestimmung der entsprechenden Parameter nachweisen. Ein Gallensäurenverlustsyndrom ist entsprechend zu berücksichtigen.

Diagnose und Differentialdiagnose Die Diagnose wird klinisch gestellt. Differentialdiagnostisch ist ein Gallensäurenverlustsyndrom zu erwägen.

Therapie. Über einen zentralen Zugang ist eine erfolgreiche Bilanzierung häufig problemlos möglich, Ziel der Behandlung ist jedoch eine enterale Ernährung durch Formuladiäten (Astronautenkost).
Hochkonzentrierte Nährlösungen führen häufig zu osmotischer Diarrhö, eine sekundäre Laktoseintoleranz (*vgl. S. 1052f.*) muß Berücksichtigung finden. Die Diarrhö kann durch Diphenoxylat (Reasec®) oder Loperamid (Imodium®) symptomatisch angegangen werden.

Therapie Bewährt haben sich Pumpensysteme für die enterale Sondenkost, doch sollte eine normale Kost angestrebt werden. Gegen die Diarrhö können Diphenoxylat oder Loperamid gegeben werden.

Prognose. Die Prognose ist von der Länge des resezierten Dünndarmabschnitts sowie der Grundkrankheit abhängig. In Extremfällen kann eine heimparenterale oder pumpengesteuerte enterale Ernährung das Überleben gewährleisten. Mit Katheterkomplikationen muß allerdings gerechnet werden.

Prognose Durch heimparenterale oder pumpengesteuerte enterale Ernährung kann das Überleben gewährleistet werden.

4.6 Dünndarmkarzinoid

Definition ▶

Epidemiologie Die Inzidenz beträgt 1:100000 pro Jahr. 5–7% entwickeln ein Karzinoidsyndrom.
Nach der Appendix (45%) und dem Ileum (30%) ist das Rektum (10%) häufig betroffen.

Ätiopathogenese Die in einem Drittel der Fälle multipel auftretenden Karzinoide neigen, anders als das oft zufällig entdeckte Appendixkarzinoid, zu Lebermetastasen. Neben Serotonin werden in den argentaffinen Tumorzellen Substanz P, Enteroglukagon und Bradykinin produziert.

Klinik Kolikartige oder diffuse Leibschmerzen bis zum Subileus weisen auf ein Dünndarmkarzinoid hin. Beim Karzinoidsyndrom finden sich
- Hauterscheinungen
- Magen-Darm-Störungen
- asthmoide Anfälle
- paroxysmale Tachykardien.

Zu diesem Zeitpunkt liegt bei 95% aller Patienten bereits eine ausgedehnte Leberfilialisierung vor.
Eine bläulich livide Verfärbung der oberen Körperhälfte weist auf die meist anfallsartige Freisetzung vasoaktiver Substanzen hin. Weitere Symptome sind Teleangiektasien, Zyanose, rezidivierende Asthmaanfälle und explosionsartige Durchfälle durch Freisetzung vasoaktiver Substanzen (Serotonin, Prostaglandine).

Diagnose Durch die Bestimmung der 5-Hydroxyindolessigsäure (Abbauprodukt des Serotonins) läßt sich ein Karzinoid nachweisen.

Der Tumor selbst läßt sich schwer darstellen. Lebermetastasen werden sonographisch oder im CT erfaßt. Die Feinnadelbiopsie sichert die Diagnose.

4.6 Dünndarmkarzinoid

▶ ***Definition.*** Vom APUD-System ausgehender epithelialer Tumor mit Produktion von Serotonin und Kallikrein, der zu 90% im Dünndarm, zu 10% im Bronchialsystem lokalisiert ist. Serotoninproduzierende Karzinoide finden sich bevorzugt im Ileum und in der Appendix (argentaffine Karzinoide), peptidhormonproduzierende Karzinoide in Pankreas und Duodenum. Serotonin wird durch Monoaminooxidasen der Leber abgebaut; Karzinoide machen deshalb, mit Ausnahme der Bronchuskarzinoide, erst bei ausgedehnter Lebermetastasierung Symptome.

Epidemiologie. Die Inzidenz von Karzinoiden liegt bei 1 pro 100000 pro Jahr, der Häufigkeitsgipfel zwischen dem 40. und 70. Lebensjahr. Nach Appendix (45%, meist solitär, gutartig, Zufallsbefund) und Ileum (30%, in einem Drittel multipel, metastasierend) ist das Rektum (10%) häufig betroffen; dort sind die Karzinoide jedoch meist hormoninaktiv. Drei Viertel aller Karzinoide bleiben asymptomatisch. Nur in 5–7% entwickelt sich ein Karzinoidsyndrom mit Flush-Symptomatik.

Ätiopathogenese. Karzinoide entstehen aus einer APUD-Hyperplasie aufgrund Hypergastrinämie. Die zwischen 3 und 30 mm großen, in einem Drittel der Fälle multiplen Dünndarmkarzinoide bilden im Gegensatz zum Appendixkarzinoid, das nicht selten einen Zufallsbefund darstellt, Metastasen in Lymphknoten und Leber. In den argentaffinen Tumorzellen werden Serotonin, Substanz P, Enteroglukagon, gelegentlich auch Kallikrein, Prostaglandin, Dopamin und Noradrenalin produziert.

Klinik. Uncharakteristische abdominelle Schmerzattacken, sowohl kolikartig als auch diffus, und Subileuszustände kennzeichnen das nichtmetastasierende Dünndarmkarzinoid, gelegentlich findet sich eine akute gastrointestinale Blutung bei Exulzeration des Tumors. Mitunter führen erst Lebermetastasen zur Diagnose. Das Karzinoidsyndrom setzt sich aus 4 Hauptsymptomen zusammen (S H-**23**):
- Hauterscheinungen (Flush)
- Magen-Darm-Störungen (explosionsartige Durchfälle)
- asthmoide Anfälle
- kardiovaskuläre Reaktionen, insbesondere paroxysmale Tachykardien.

In 95% findet sich zu diesem Zeitpunkt eine ausgedehnte Lebermetastasierung, die dafür verantwortlich zu machen ist, daß die vom Tumor abgegebenen Hormone nicht in der Leber inaktiviert werden.
Eine anfallsartig auftretende bläulich livide Verfärbung der oberen Körperhälfte kennzeichnet den bradykinininduzierten Flush, Teleangiektasien, eine permanente Zyanose und Gesichtsrötung weisen auf eine Dauerintoxikation mit vasoaktiven Substanzen hin. Krampfartige Bauchschmerzen, hörbare Darmgeräusche und explosionsartige Durchfälle sind Folge der Serotonin- und Prostaglandinfreisetzung. Asthmaattacken zusammen mit Tachypnoe und Flush sind seltener. Dauerfolge ist eine Endokardfibrose des rechten Herzens mit Pulmonalisstenose (Cassidy-Scholte-Syndrom). Der Tumor kann auch in seiner unmittelbaren Umgebung zur **Fibrosierung** von Peritoneum und Mesenterium führen.

Diagnose. Durch die Bestimmung der 5-Hydroxyindolessigsäure als Abbauprodukt des Serotonins im 24-Stunden-Urin läßt sich bei Werten über 25 mg ein Karzinoid nachweisen. Allerdings verfälschen zahlreiche Medikamente und Nahrungsmittel (Käse, Bananen) diese in einem angesäuerten Urin (pH 3) durchgeführte Untersuchung.
Der Tumor selbst läßt sich endoskopisch oder radiologisch schwer darstellen, angiographisch imponiert ein gefäßreicher Tumor. Lebermetastasen werden sonographisch oder computertomographisch erfaßt. Die Feinnadelbiopsie sichert die Diagnose.

Synopsis H-23: Karzinoid-Syndrom

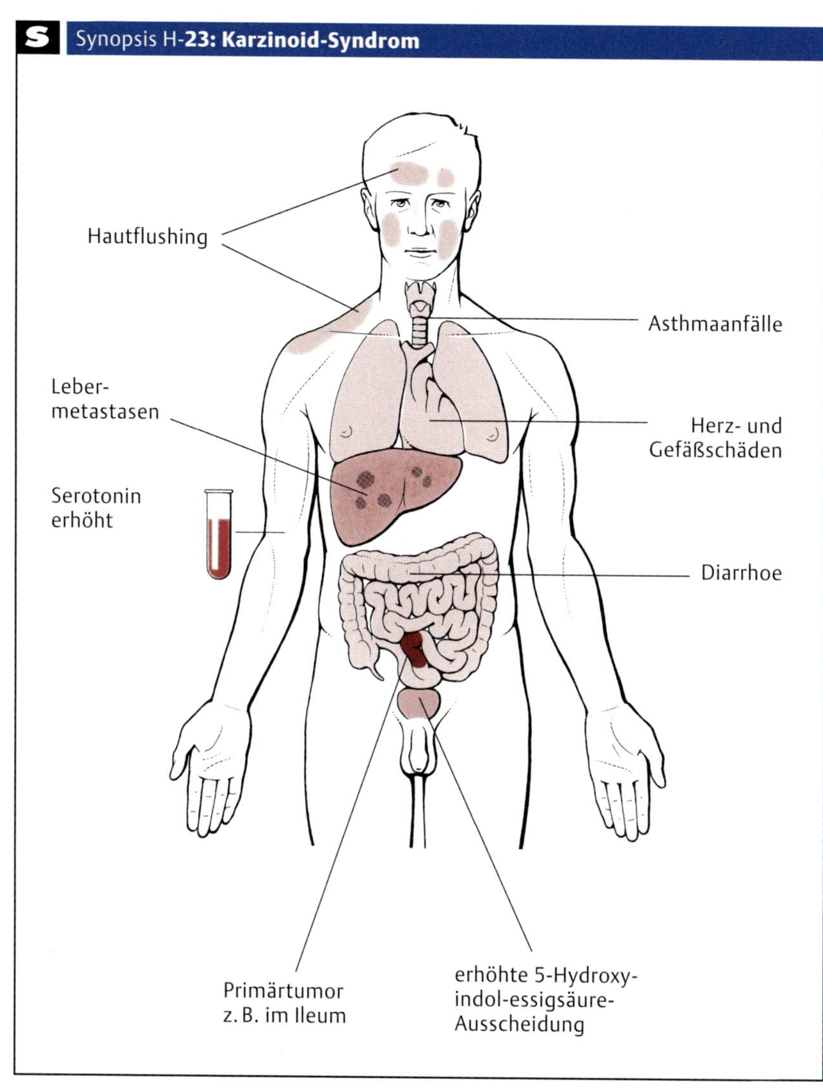

Differentialdiagnose. Differentialdiagnostisch kommen peptidhormonproduzierende Tumoren des Duodenums (Gastrinom), benigne und maligne epitheliale Tumoren (▤ H-**25**), die Urticaria pigmentosa und Non-Hodgkin-Lymphome in Frage. Zur Differentialdiagnose des Flush s. ▤ H-**24**.

Differentialdiagnose Peptidhormon-produzierende Tumoren des Duodenums, benigne und maligne epitheliale Tumoren (▤ H-**25**) und das Non-Hodgkin-Lymphom. Zur Differentialdiagnose des Flush s. ▤ H-**24**.

H-24: Differentialdiagnose des Flush

▷ Hypertonie	▷ Systemische Mastozytose
▷ Hyperthyreose	▷ Analgetika-Intoleranz-Syndrom (ASS)
▷ Karzinoid-Syndrom	▷ Affekterythem
▷ Medulläres Schilddrüsenkarzinom	▷ Fieberzustände
▷ Phäochromozytom	▷ Klimakterisches Syndrom

Therapie. Ein zufällig entdecktes Dünndarmkarzinoid ist in der Regel einer chirurgischen Exzision zugängig. Bei Lebermetastasen ist die Entfernung des Primärtumors nur bei lokalen Komplikationen indiziert oder wenn die Lebermetastasen resektabel erscheinen. Zur symptomatischen Therapie finden Somatostatin und der **Serotoninantagonist Ketanserin** Verwendung, des weiteren Deseril® (6–24 mg/d), Nuran bzw. Periactinol (6–20 mg/d). Die Flush-Anfälle lassen sich mit Dibenzyran® (10–30 mg/d) oder Presinol®

Therapie Zufällig entdeckte Karzinoide sind häufig resektabel, beim metastasierenden Karzinoidsyndrom sollte in jedem Fall eine Verkleinerung der Tumormasse angestrebt werden.

Therapie der Wahl ist heute der **Serotoninantagonist Ketanserin** sowie das Hormon **Somatostatin**.

(1–2 g/d) kupieren. Die Ergebnisse der Chemotherapie mit Streptozotozin, 5-Fluorouracil und Adriamycin sind wenig überzeugend.
Therapie der Wahl ist heute die subkutane Applikation des Hemmhormons **Somatostatin** 3× täglich, was ein weitgehendes Verschwinden der Symptomatik und einen gewissen Tumorstillstand garantiert.

H-25: Klassifikation der Dünndarmtumoren

Gutartig	Bösartig	Andere seltene Tumoren
▷ Adenom	▷ Adenokarzinom	▷ Metastasen
▷ Leiomyom	▷ Leiomyosarkom	▷ Fibrosarkom
▷ Lipom	▷ Lymphosarkom	▷ Lymphozytom
▷ Hämangiom	▷ Retothelsarkom	▷ Plasmozytom
▷ Lymphangiom	▷ Lymphogranulomatose	▷ Osteofibrom
▷ Fibrom	▷ Hämangioendotheliom	▷ Teratom
▷ Villöses Adenom	▷ Makrofollikuläres Lymphom	▷ Hamartom
▷ Neurofibrom	▷ Lymphangioendotheliom	▷ Hämangioperizytom
▷ Adenomyom	▷ Rhabdomyosarkom	▷ Retikulofibromatose
▷ Adenofibrom	▷ Karzinoide	
▷ Fibromyxom		
▷ Fibrolipom		
▷ Lipoleiomyom		
▷ Zystadenom		
▷ Endometriom		

Die Flush-Anfälle lassen sich mit Dibenzyran® oder Presinol® kupieren.

Eine Kombinationstherapie von Sandostatin mit einer »klassischen Chemotherapie« befindet sich derzeit in klinischer Erprobung.

Prognose Die Prognose des inoperablen Karzinoids ist ungünstig.

Prognose. Die Prognose des nichtresezierbaren Karzinoids ist ungünstig, auch wenn die Tumorprogression langsamer verläuft als beim Karzinom. Die 5-Jahresüberlebensrate liegt zwischen 30 und 40%.

4.7 Vaskuläre Veränderungen

4.7 Vaskuläre Veränderungen

Definition ▶

Definition. Gefäßmißbildungen und -geschwülste, die zu einer akuten gastrointestinalen Blutung Anlaß geben.

Epidemiologie 1-5% aller gastrointestinalen Blutungen stammen aus dem Dünndarm, häufigste Ursache sind Tumorblutungen und Blutungen aus einer **Angiodysplasie:** Unter diesem Oberbegriff werden verschiedene Gefäßveränderungen zusammengefaßt (multiple Phlebektasien, kavernöse Hämangiome, Haemangioma simplex, Angiomatose, z. B. Morbus Osler-Weber).
Ätiopathogenese Angiodysplasien sind in Mukosa und/oder Submukosa gelegene Gefäßkonvolute, **die nicht selten mit einer Aortenstenose** (Heide-Syndrom) **kombiniert** oder mit einem Morbus von Willebrand-Jürgens assoziiert sind. Das Spektrum der Angiodysplasien des Verdauungstraktes findet sich in ▤ H-**26**.

Epidemiologie. Nur 1–5% aller gastrointestinalen Blutungen haben ihre Ursache im Dünndarm. Am häufigsten bluten Tumoren, wobei sich Hämangiome, neurogene Tumoren und Leiomysarkome durch eine besonders hohe Blutungsneigung auszeichnen. Unter dem Oberbegriff **Angiodysplasie** werden Gefäßveränderungen zusammengefaßt, die als multiple Phlebektasien, kavernöse Hämangiome, Haemangioma simplex oder als Angiomatose im Rahmen des Rendu-Osler-Weber-Syndroms in Erscheinung treten können.

Ätiopathogenese. Kennzeichnend für Angiodysplasien sind Gefäßkonvolute in Mukosa und Submukosa aus mittelgroßen Arterien und Venen, die von einem dünnen Epithel ausgekleidet sind. Eine **Assoziation mit dem Morbus von Willebrand-Jürgens** wird häufig beobachtet, bei Kombination mit einem **Aortenvitium** spricht man von einem **Heide-Syndrom**.
Das Spektrum der Angiodysplasien des Verdauungstraktes findet sich in ▤ H-**26**.

H-26: Spektrum der Angiodysplasien des Verdauungstraktes

Krankheitsbild Lokalisation:	Magen	Dünndarm	Dickdarm
▷ hereditäre hämorrhagische Teleangiektasien	+	+	+
▷ von-Willebrand-Jürgens-Syndrom	+	+	+
▷ Bean-Syndrom (angeboren, »blue« rubber naevus)	+	+	+
▷ CRST-Syndrom (Calcinosis, Raynaud, Sklerodaktylie, Teleangiektasie)	+		
▷ Angiodysplasie bei Aortenstenose	+	+	+
▷ Angiodysplasie ohne Aortenstenose	+	+	+
▷ strahleninduzierte Angiodysplasie	+		+

Diagnose. Je nach klinischem Syndrom findet sich eine Reihe von zum Teil wegweisenden Begleitkrankheiten. Leitsymptom ist zum einen eine lebensbedrohliche gastrointestinale Blutung, eine unklare Eisenmangelanämie oder ein konstant positiver Haemoccult-Test.
Verfahren der Wahl ist die **Angiographie**, die nicht nur im akuten Blutungsstadium (**Kontrastmittelextravasat**), sondern auch im blutungsfreien Intervall die **Gefäßmißbildung** (Konvolut, frühdrainierende Vene, AV-Shunt) erkennen läßt. Endoskopisch lassen sich Angiodysplasien als **kirschroter Fleck** in der Schleimhaut leicht identifizieren (H-**17**).

Diagnose Eine akute, nicht selten lebensbedrohliche gastrointestinale Blutung, eine unklare Eisenmangelanämie oder ein konstant positiver Haemoccult-Test können auf eine Angiodysplasie hinweisen.
Mittel der Wahl ist die **Angiographie**. Im akuten Blutungsstadium findet sich ein **Kontrastmittelaustritt**, im blutungsfreien Intervall ein **Gefäßknäuel** mit frühdrainierender Vene. Endoskopisch imponiert ein kirschroter Fleck in der Schleimhaut (**H-17**).

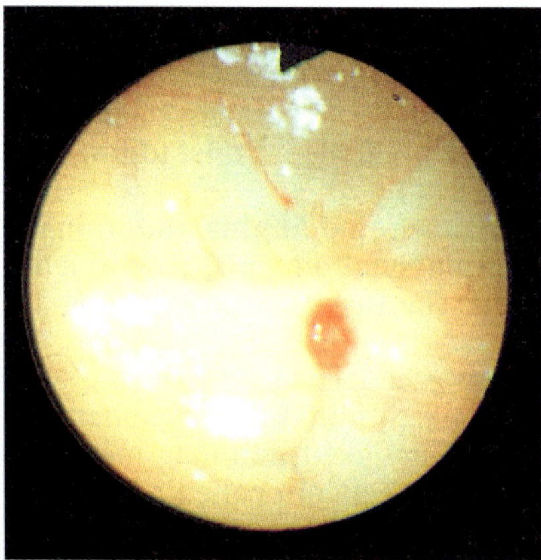

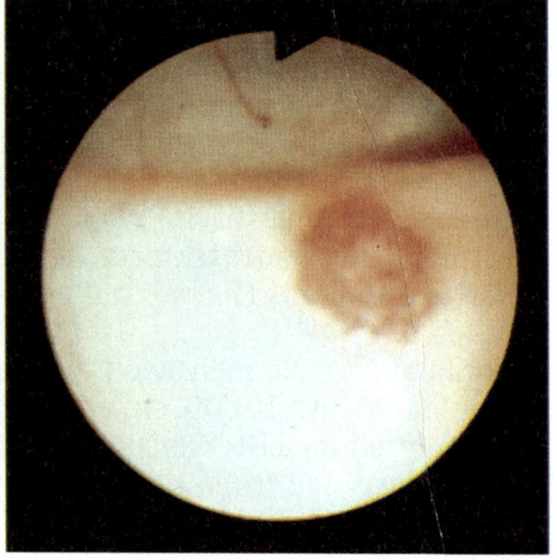

H-**17: Angiodysplasien** imponieren endoskopisch als kirschrote Flecken.

Differentialdiagnose. Differentialdiagnostisch sind Varizen im Rahmen einer portalen Hypertension bzw. einer kavernösen Transformation der Pfortader abzugrenzen.

Differentialdiagnose Varizen bei portaler Hypertension bzw. kavernöse Veränderung der Pfortader.

Therapie. Im Dünndarm ist meist eine chirurgische Blutstillung (Segmentresektion) erforderlich, wobei es sich empfiehlt, intraoperativ den Darm nach weiteren Angiodysplasien abzusuchen. In anderen Darmabschnitten lassen sich Angiodysplasien endoskopisch therapieren (Elektrokoagulation, Laser, Fibrinunterspritzung). Östrogen-/Progesteron-Kombinationspräparate und niedrigdosiertes Kortison (10 mg) scheinen die Blutungsbereitschaft herabzusetzen.

Therapie Die Behandlung der Angiodysplasie erfolgt chirurgisch, endoskopisch oder bei Inoperabilität konservativ mit Kortikosteroiden und Östrogen-/Progesteron-Kombinationspräparaten.

4.8 Durchblutungsstörungen

4.8.1 Akuter Mesenterialinfarkt

Definition ▶

Epidemiologie Der akute Mesenterialinfarkt wird bevorzugt bei Männern über 50 Jahren beobachtet.

Ätiopathogenese Quelle eines embolischen Verschlusses ist fast immer das Herz (Parietalthromben nach Infarkt, Herzohrthromben bei Rhythmusstörungen). Bevorzugt betroffen ist die A. mesenterica superior.

Klinik **Initialstadium** (1–2 Stunden): heftigste periumbilikale Schmerzen, Unruhe, Schweißausbruch, Blutdruckabfall, Pulsanstieg, Durchfall, Erbrechen, Fieber.
Intervallstadium (2–12 Stunden): Rückgang der Beschwerden, Leukozytose.
Endstadium: paralytischer Ileus, Dehydratation, Meteorismus, blutige Durchfälle.
Diagnose Anamnestisch findet sich fast immer eine **Angina abdominalis** (postprandialer Bauchschmerz, Malabsorptionssyndrom).
Pathologische Laborbefunde sind: Leukozytose 15 000–30 000, metabolische Azidose, LDH-Anstieg.
Abdomenübersicht und Sonographie zeigen alterierte Darmschlingen.
Diagnostisch beweisend ist die **Mesenterikographie**.

Differentialdiagnose Perfusionsischämie (hämorrhagische Enteropathie) im Rahmen eines Schocks.
Fokale Ischämien bei Strangulation, Vaskulitis, Strahlenenteritis, Einnahme kaliumhaltiger Dragees.

Therapie **Frühzeitige Embolektomie, die nur in den ersten 12 Stunden Erfolg hat.** Danach ist nur eine ausgedehnte Resektion des infarzierten Darms möglich. Gefahr des Kurzdarmsyndroms.

Prognose

Merke ▶

4.8 Durchblutungsstörungen

4.8.1 Akuter Mesenterialinfarkt

Definition. Akuter embolischer oder thrombotischer Verschluß eines Mesenterialgefäßes mit konsekutiver Gangrän des infarzierten Darmsegmentes.

Epidemiologie. Der akute Mesenterialinfarkt ist eine Erkrankung des älteren Menschen: 75% sind älter als 50 Jahre, Männer überwiegen im Verhältnis 3 : 1.

Ätiopathogenese. Verschlüsse der Mesenterialgefäße verursachen 0,4% aller Fälle eines akuten Abdomens. In 62% liegt ein arterieller Verschluß (26% Embolie, 24% arterielle Thrombose, 12% keine faßbare Ursache), in 33% eine venöse Thrombose, in 5% ein gemischter Verschluß vor.
Emboliequelle ist fast immer das Herz (Ventrikelthromben nach Infarkt, Rhythmusstörungen, z.B. Vorhofflimmern, Herzklappenfehler), bevorzugt betroffen die Arteria mesenterica superior proximal oder distal des Abgangs der Arteria colica media. Die Mesenterialarterienthrombose entwickelt sich meist auf dem Boden einer ausgeprägten Arteriosklerose.

Klinik. Im **Initialstadium** finden sich abrupt einsetzende heftige abdominelle Schmerzen, die auch durch stärkste Analgetika kaum zu beherrschen sind. Die periumbilikal lokalisierten kolikartigen Schmerzen gehen nach 1–2 Stunden in ein Stadium des »faulen Friedens« von 2–12 Stunden Dauer über (Intervallstadium), in dem die Beschwerden deutlich weniger werden, bis sich eine Durchwanderungsperitonitis ausbildet mit paralytischem Ileus, fortschreitender Dehydrierung und blutigen Durchfällen (**Endstadium**).

Diagnose. Anamnestisch findet sich fast immer eine **Angina abdominalis** (postprandialer Bauchschmerz, Malabsorptionssyndrom, intraabdominelles Gefäßgeräusch) als Hinweis auf eine chronische Durchblutungsstörung des Darmes.
Laborparameter können wichtige Hinweise geben: Eine Leukozytose zwischen 15 000 und 30 000, ein erhöhter Serumkreatinin- und -phosphatspiegel, ein erhöhter LDH-Gehalt der Peritonealflüssigkeit und eine metabolische Azidose sind frühe Hinweiszeichen auf eine abdominelle Katastrophe. Sonographisch imponieren verdickte Darmschlingen bei Meteorismus, die Abdomenübersichtsaufnahme zeigt initial einen auffallend gasleeren Darm, später das Bild eines paralytischen Ileus mit unbeweglichen verdickten Darmschlingen. Verfahren der Wahl ist die **Mesenterikographie**, insbesondere beim arteriellen embolischen Verschluß.

Differentialdiagnose. Differentialdiagnostisch ist an eine Perfusionsischämie (hämorrhagische Enteropathie) im Rahmen eines Schockgeschehens zu denken ohne nachweisbaren Gefäßverschluß (20–50% aller Darminfekte).
Fokale Ischämien finden sich bei Strangulation, Vaskulitis, Strahlenenteritis und nach Einnahme kaliumhaltiger Dragees.

Therapie. Einzige Therapiemöglichkeit ist die **frühzeitige chirurgische Intervention zur Embolektomie, die nur in den ersten 6–12 Stunden Erfolg hat.** Später müssen die infarzierten Darmsegmente großzügig reseziert werden, was nicht selten, wenn die Patienten überleben, zu einem Kurzdarmsyndrom führt.

Prognose

Merke. Die Letalität des Mesenterialinfarktes beträgt über 80%, da die meisten Patienten zu spät einer operativen Intervention zugeführt werden.

4.8.2 Mesenterialvenenthrombose

Definition. Thrombotischer Verschluß der Mesenterialvenen, idiopathisch, als Anschlußthrombose bei Pfortaderthrombose oder durch Kompression.

Epidemiologie. 10–45% aller abdominellen Gefäßverschlüsse betreffen das venöse System. Eine Alters- und Geschlechtsdisposition besteht nicht, sieht man von jungen Frauen ab, bei denen die Thrombose unter der Einnahme oraler Kontrazeptiva aufgetreten ist.

Ätiopathogenese. Idiopathische Thrombose, häufig bei Patienten mit Thrombophlebitis der unteren Extremitäten, bei Thrombophlebitis migrans, sekundär nach Trauma, umschriebener Infektion (Pylephlebitis nach Appendizitis), Volvulus, Hernie, Tumorkompression oder bei arterieller Verschlußkrankheit.
Eine Thrombose der Vena mesenterica superior führt zu einer lividen Verfärbung des Darms, der mit blutigem Exsudat gefüllt ist. Der infarzierte Darm läßt sich makroskopisch gut vom gesunden Darm abgrenzen. Es zeigt sich eine starke Verdickung des Mesenteriums mit serosanguinösem Aszites.

Diagnose und Differentialdiagnose. Meistens setzen die Symptome bei der Mesenterialvenenthrombose **langsam ein** mit Oberbauch- oder Periumbilikalschmerz, Inappetenz, Erbrechen und Durchfall. Hämatemesis und Teerstuhl treten früher auf als beim arteriellen Verschluß, in 80% findet sich früh ein sonographisch zu verifizierender **Aszites**. Bei tiefer Palpation kann das Abdomen druckdolent sein, eine Bauchdeckenspannung fehlt in der Regel, die Leukozyten sind nur mäßig erhöht (H-**27**).

H-27: Differentialdiagnose arterieller und venöser Verschluß

Arterieller Verschluß	Venöse Thrombose
▷ schlagartiger Beginn	schleichender Verlauf
▷ heftiger Dauerschmerz	kolikartig, langsam an Intensität zunehmend
▷ Leukozytose bis 50000	mäßige Leukozytose
▷ metabolische Azidose mit Basendefizit	Blut-pH-Wert häufig normal
▷ erhöhter LDH-Gehalt im Aszites	serosanguinöser Aszites
▷ Hämatemesis/Meläna (Spätsymptom)	frühzeitig blutige Durchfälle
▷ häufig Schocksymptomatik mit Blutdruckabfall	normaler oder erniedrigter Blutdruck

Radiologisch finden sich bei der Abdomenleeraufnahme starre, fixierte Darmschlingen mit verdickter Wandung, die sich auch sonographisch darstellen lassen. Wegweisend ist bei der Ultraschalluntersuchung der Nachweis von Aszites, der diagnostisch punktiert werden sollte. Bei der **angiographischen Darstellung** gilt eine verlängerte arterielle Phase bei fehlender Anfärbung des venösen Systems als pathognomonisch.
Die Differentialdiagnose zum intramuralen Hämatom unter Antikoagulanzien kann mitunter schwierig sein: bei der fortlaufenden Magen-Darm-Passage findet sich hier ein deutlicher Pelotteneffekt, bevorzugt im Duodenum und Jejunum.

Therapie. Wenn es der Allgemeinzustand des Patienten erlaubt, muß der infarzierte Darmabschnitt reseziert werden. Postoperativ empfiehlt sich eine Antikoagulanzientherapie.

Prognose. Die Letalität liegt abhängig vom Ausmaß der Infarzierung um 20%.

4.8.2 Mesenterialvenenthrombose

◀ **Definition**

Epidemiologie 10-45% aller abdominellen Gefäßverschlüsse betreffen das venöse System.

Ätiopathogenese Idiopathische Thrombose häufig bei Thrombophlebitis der unteren Extremität, bei Thrombophlebitis migrans, nach Trauma, umschriebener Infektion (z. B. Pylephlebitis) und arterieller Verschlußkrankheit.
Livide Verfärbung der Darmwand, gut vom gesunden Darm abgrenzbar, mit Verdickung des Mesenteriums und serosanguinösem Aszites.

Diagnose und Differentialdiagnose **Langsam einsetzende Symptome im Oberbauch oder periumbilikal.** Inappetenz, Erbrechen, Durchfall. Hämatemesis und Teerstuhl treten früher auf als beim arteriellen Verschluß. In 80% ist ein serosanguinöser **Aszites** sonographisch verifizierbar (H-**27**).

Die Abdomenleeraufnahme läßt starre, fixierte Darmschlingen erkennen, die eine verdickte Wandung aufweisen. Die Verdickung der Darmwand läßt sich auch sonographisch nachweisen, ebenso der Aszites, der zur Diagnostik punktiert werden sollte. Beweisend ist die Angiographie mit fehlender venöser Darstellung.
Differentialdiagnose: intrarenales Hämatom.

Therapie Eine Resektion des infarzierten Darmabschnitts ist erforderlich. Anschließend muß antikoaguliert werden.

Prognose Die Letalität liegt bei 20%.

5 Erkrankungen des Dickdarms

5.1 Funktionelle Dickdarmerkrankungen

5.1.1 Habituelle Obstipation

Definition ▶

5 Erkrankungen des Dickdarms

5.1 Funktionelle Dickdarmerkrankungen

5.1.1 Habituelle Obstipation

▶ ***Definition.*** Unter Obstipation wird ein verzögertes und erschwertes Absetzen meist zu geringer Stuhlmengen verstanden, bei einer Frequenz von weniger als dreimal pro Woche.
Bei der **spastischen Obstipation** bestehen zusätzlich zu schafkotartigem Stuhl krampfartige Bauchschmerzen. Bei der **atonischen Obstipation** des alten Menschen findet sich häufig eine Hypokaliämie, bei der **rektalen Obstipation** (Dyschezie) bleibt infolge eines unterdrückten Defäkationsreflexes (z.B. Analfissur) der Stuhldrang aus. Die **habituelle Obstipation** zeichnet sich durch eine verstärkte Motorik bei verlängerter Passagezeit aus und besteht meist schon viele Jahre.

Epidemiologie Mit zunehmendem Lebensalter klagen immer mehr Patienten über zu harten Stuhl, Schmerzen bei der Defäkation oder Völlegefühl nach dem Stuhlgang. Ein Laxanzienabusus unterhält zusätzlich diese Situation.

Ätiopathogenese Bewegungs- und Ballaststoffmangel, falsche Ernährungsgewohnheiten und ein gestörter Defäkationsreflex sind die wichtigsten Ursachen einer **habituellen Obstipation.**
Funktionelle Störungen der Dickdarmmotilität müssen von der endokrinologischen, metabolischen, medikamentösen, toxischen, neurologischen oder psychiatrisch bedingten Obstipation abgegrenzt werden.

Klinik Die **spastische Obstipation** ist meist mit den Symptomen des Colon irritabile assoziiert. Blutbeimengungen weisen auf eine Analfissur oder ein Hämorrhoidalleiden hin. Eine »getarnte« Obstipation imponiert durch flüssige Stühle mit festen Kotbrocken.

Diagnose und Differentialdiagnose Die akute Obstipation infolge Änderung der Lebensgewohnheiten bedarf keiner Diagnostik.

Weitere Ursachen für Obstipation finden sich in ▤ H-**28**, ▤ H-**29**.

Epidemiologie. Mit zunehmendem Lebensalter klagen immer mehr Patienten über Obstipation, das heißt, der Stuhlgang ist zu hart, es bestehen Schmerzen bei der Defäkation oder es liegt ein Völlegefühl im Abdomen vor. Ein chronischer Laxanzienabusus unterhält diese Situation bei den meisten Obstipierten.

Ätiopathogenese. Regelmäßiger Stuhlgang ist eine Frage des Temperaments, der Stimmungslage, der vegetativen Tonuslage, der Nahrungszusammensetzung (Ballaststoffanteil) und der körperlichen Aktivität. Bei der **habituellen Obstipation** werden vier Formen unterschieden:

- verlangsamte Kolonpassage durch gesteigerte Segmentation im Sigma (**spastische Obstipation**)
- Störung der Entleerung bei gestörtem Defäkationsreflex (**rektale Obstipation**)
- Obstipation bei Stoffwechselerkrankungen (Diabetes, Hypothyreose) und neuromuskulären Erkrankungen (**atonische Obstipation**)
- **Medikamentös induzierte Obstipation** (Sedativa, Tranquilizer, Antiparkinsonmittel, Anticholinergika, Aluminiumhydroxid).

Ein organisches Passagehindernis muß ausgeschlossen werden.

Klinik. Die **spastische Obstipation** ist häufig mit den Symptomen eines Colon irritabile (*s.u.*) assoziiert. Blutbeimengungen (hellrotes Blut) weisen auf anale Läsionen wie Analfissur oder ein Hämorrhoidalleiden hin.
Ein verlängerter Aufenthalt des Chymus im Darmlumen bedingt eine gesteigerte Rückresorption von Wasser und ein Eindicken des Stuhls. Auf der anderen Seite werden flüssige Stühle bei der »getarnten« Obstipation beobachtet, wenn ein vermehrter Dehnungsreiz bei Aufstau vor einem Hindernis zu einer gesteigerten Sekretion führt und wenn diese dann die harten Stuhlmassen herausschwemmt.

Diagnose und Differentialdiagnose. Die akute Obstipation, hervorgerufen durch Änderungen der Lebensgewohnheiten wie Urlaub, Kostwechsel, therapeutisches Fasten und Flüssigkeitsdefizit bedarf keiner weiteren Diagnostik.
Weitere Ursachen für Obstipation finden sich in ▤ H-**28** und ▤ H-**29**.

H-28: Ursache der akuten (transitorischen) Obstipation

▷ Akute fieberhafte Erkrankung (Adnexitis, Cholezystitis)	▷ Zerebral (Meningitis, Parkinson-Krankheit, Zerebralsklerose)
▷ Reflektorische Ruhigstellung (Gallen-, Nierenkolik, Ulcus duodeni)	▷ Intoxikation (Porphyrie, Bleivergiftung)
▷ Hormonell (Gravidität)	▷ Funktionell (längere Bettruhe, Ortswechsel, Nahrungskarenz)

H-29: Ursache der chronischen Obstipation	
▷ Angeborene Anomalie: Megacolon congenitum, Dolichokolon	▷ Endokrin: Hypothyreose, Sheehan-Syndrom, Anorexia mentalis
▷ Entzündung: Proktitis	▷ Zerebral: Depression, Zerebralsklerose
▷ Kompression: Genitaltumoren	▷ Habituell: Colon irritabile
▷ Obstruktion: Kolonkarzinom	
▷ Atonie: Hypokaliämie	

Merke. Setzt die Obstipation relativ unvermittelt ein und bleibt länger bestehen, muß nach einem lumenobstruierenden Prozeß in der linken Kolonhälfte gefahndet werden.

◀ Merke

Neben die digitale Untersuchung und Inspektion des Analkanals treten Endoskopie, Röntgen, Biopsie (Cholinesterasebestimmung bei Verdacht auf Morbus Hirschsprung) und Manometrie.
Laboruntersuchungen wie BSG, Blutbild, Kalium, Blutzucker, T_3/T_4, Haemoccult dienen dem Nachweis bzw. Ausschluß einer Hypokaliämie, eines Diabetes mellitus, einer Hypothyreose oder eines Tumors. Eine gezielte Medikamentenanamnese ist unabdingbar, besonders nach verborgenen Laxanzien muß gefahndet werden. Eine Pseudomelanosis coli (Ablagerung von Pseudomelanin in der Kolonschleimhaut) weist auf anthrachinonhaltige Laxanzien hin, Phenolphthalein läßt sich durch Alkalisierung des Stuhls nachweisen.

Neben die digitale Untersuchung und Inspektion des Analkanals treten Endoskopie und Biopsie (Cholinesterasebestimmung bei Morbus Hirschsprung), Röntgen und Manometrie.
Durch eine Reihe von Laboruntersuchungen müssen eine Hypokaliämie, ein Diabetes mellitus, eine Hypothyreose und ein Tumorgeschehen ausgeschlossen werden. Eine gezielte Medikamentenanamnese ist ebenfalls wichtig.

Therapie. Ziel der Behandlung der habituellen Obstipation ist die **Entwöhnung von Laxanzien durch reichliche Flüssigkeitszufuhr, Bewegung, Training des Defäkationsreflexes** und **Ballaststoffzufuhr**. Der gastrokolische Reflex kann durch das Trinken eines Glases abgestandenen Wassers vor dem Frühstück gebahnt werden, eine faserreiche Kost (Früchte, Gemüse, Trockenobst, Vollkornbrot) und das Meiden von obstipierenden Nahrungsmitteln (Schokolade, Tee) wirken darmregulierend.
Abführmittel lassen sich in vier Hauptgruppen einteilen:

- Gleitmittel (z. B. Paraffinöl)
- salinische Abführmittel (z. B. Glaubersalz)
- schleimhautirritierende Laxanzien (z. B. Bisacodyl, Natriumpicosulfat, Rhizinusöl, Drastika)
- Quell- und Füllmittel (z. B. Weizenkleie, Leinsamen, Muzilaginosa).

In der Entwöhnungsphase sind Suppositorien und Klysmen neben osmotisch wirksamen Laxanzien erlaubt.
Nur in Ausnahmefällen (Sigma elongatum, Dolichokolon, Morbus Hirschsprung) sowie beim funktionslosen Laxanzienkolon muß operativ eingegriffen werden.

Therapie Die **Entwöhnung vom Laxanzienmißbrauch durch reichliche Flüssigkeitszufuhr, Bewegung, Training des Defäkationsreflexes** und **Ballaststoffe** stehen im Vordergrund. Allenfalls dürfen osmotisch wirksame Laxanzien wie Laktulose oder Magnesiumsulfat bzw. Suppositorien oder Klysmen in der Entwöhnungsphase eingesetzt werden.
Die Therapie der habituellen Obstipation ist konservativ, nur in Ausnahmefällen ist ein operatives Vorgehen notwendig (z. B. funktionsloses Laxanzienkolon).

Prognose. Während die **Pseudomelanosis coli** rückbildungsfähig ist, bedingen manche schleimhautirritierende Laxanzien eine irreversible **Schädigung der intramuralen Plexus.** Eine laxanzieninduzierte Hypokaliämie kann die Darmatonie verstärken und über eine Nierenschädigung zu einem Bartter-Syndrom (Hypertrophie des juxtaglomerulären Apparates mit Hyperaldosteronismus) führen.

Prognose Die **Pseudomelanosis coli** ist rückbildungsfähig, **Schädigungen der intramuralen Plexus** jedoch nicht. Eine chronische Hypokaliämie verstärkt die Darmatonie.

5.1.2 Colon irritabile

5.1.2 Colon irritabile

Definition. Das Colon irritabile ist Teilsubstrat des Reizdarm-Syndroms, bei dem abdominelle Symptome mit Störungen der Defäkation und vegetativen Symptomen zusammentreffen.
Es wird eine **emotionelle Diarrhö** (10%) ohne Schmerzen von einem **spastischen Kolon** mit Schmerzen und Obstipation (gelegentlich im Wechsel mit Durchfällen) unterschieden.

◀ Definition

Epidemiologie 20–30 % der Bevölkerung leiden konstant oder intermittierend unter Reizdarm-Symptomen, Frauen bevorzugt.

Ätiopathogenese Beim Reizkolon lassen sich folgende Parameter nachweisen:
- herabgesetzte Schmerzschwelle auf Dehnungsreize
- gesteigerte Motorik im Sigma
- gesteigerter Gasreflux in den Magen
- pathologische Transitzeit.

Klinik 90 % der Reizkolonpatienten klagen über wechselnde, meist linksseitige Bauchschmerzen bei Obstipation, 10 % über morgendliche Durchfälle, wobei der erste Stuhl fest, der zweite breiig und der dritte wäßrig ist. Meist finden sich Zeichen der vegetativen Dysregulation.
Zahlreiche Nahrungsmittel werden als auslösend geschildert, eine echte Nahrungsmittelallergie ist jedoch selten. Häufig besteht eine ausgeprägte Karzinophobie. Eine Exploration des psychischen Backgrounds ist anzustreben. Häufig kommt es zu einer spontanen Besserung im Urlaub.
Häufige Symptome sind:
- Schafkot- oder Bleistiftstuhl
- morgendliche Durchfälle
- Schleimbeimengungen (ohne Blut)
- wechselnde, meist linksseitige Bauchschmerzen
- Nahrungsmittelunverträglichkeit
- vegetative Symptome wie Schlaflosigkeit, Neigung zu Kopfschmerzen, Dysurie.

Diese Parameter lassen jedoch keine sichere Diagnose zu.

Diagnose und Differentialdiagnose Bei organischen Erkrankungen sind die Schmerzangaben der Patienten präzise, beim Reizkolon häufig diffus wechselnd lokalisiert. Ein Ileozökalgurren, eine Walze im Unterbauch oder ein druckschmerzhafter Kolonrahmen sind typisch.
Zur Erstuntersuchung bei Verdacht auf ein Reizdarm-Syndrom gehört neben der körperlichen Untersuchung mit rektaler Austastung, BSG, kleines BB, GOT, GPT, GGT, Kreatinin, Urinstatus, Stuhlanalyse auf Blut und Parasiten, Rektoskopie mit Biopsie, Kolondoppelkontrast oder Koloskopie, Sonographie, bei Durchfällen Laktosebelastung, Dünndarmbiopsie im Rahmen der ÖGD.
Patienten mit einem Reizkolon weisen eine psychoneurotische Störung mäßigen Grades auf.

Epidemiologie. 20–30% der »gesunden« Bevölkerung dürfte unter den verschiedenen Varianten des Reizdarm-Syndroms leiden, zwei Drittel sind Frauen, der Beginn der Symptomatik fällt ins frühe Erwachsenenalter.

Ätiopathogenese. Patienten mit einem Reizkolon zeigen eine herabgesetzte Schmerzschwelle auf Dehnungsreiz, eine gesteigerte motorische Aktivität im Sigma, einen vermehrten Gasreflux aus dem Dünndarm in den Magen, eine pathologische Transitzeit, Änderungen im Elektromyogramm sowie eine gesteigerte Motorik nach Nahrungsaufnahme. Allerdings läßt die Quantifizierung dieser Parameter keine sichere Differenzierung zwischen Gesunden und Reizdarmpatienten zu.

Klinik. 90% aller Patienten mit einem Colon irritabile klagen über wechselnde Bauchschmerzen, bevorzugt im linken Unterbauch. Nahrungsaufnahme bedingt eine Zunahme der Symptome mit Völlegefühl, Flatulenz, hörbaren Darmgeräuschen (Borborygmi), Meteorismus, Aufstoßen und Sodbrennen, nicht selten in Verbindung mit kardialen Symptomen (Roemheld-Komplex). 10% der Patienten klagen über morgendliche Durchfälle, wobei der erste Stuhl fest, der zweite breiig und der dritte wäßrig ist. Eine Massage des Bauches sowie eine Defäkation bringen Erleichterung, doch verbleibt häufig ein Gefühl der unvollständigen Entleerung. Viele Patienten schuldigen bestimmte Nahrungsmittel als schmerz- oder symptomauslösend an, wobei es sich meist um individuelle Nahrungsunverträglichkeiten und nur ausnahmsweise um eine Nahrungsmittelallergie handelt.

Fast immer lassen sich die folgenden Symptome eruieren:
- Schafkot- oder Bleistiftstuhl
- morgendliche Durchfälle
- Schleimbeimengungen
- Depression
- Überängstlichkeit
- Schlaflosigkeit
- Kopfschmerzen
- Karzinophobie
- Dysmenorrhö.

Da das Reizkolon seine Ursache häufig in einer psychischen Störung mit vegetativer Dysregulation bei entsprechender Persönlichkeitsstruktur hat, sollte immer der Versuch einer Exploration des psychischen Hintergrunds erfolgen. Bei Männern ist der Konfliktstoff oft im Berufsleben, bei Frauen im familiären Umfeld zu suchen, wobei eine deutliche Besserung der Symptome im Urlaub nicht zu verkennen ist.

Diagnose und Differentialdiagnose. Während bei organischen Erkrankungen die Schmerzangaben der Patienten sehr präzise sind, sind sie beim Reizkolon häufig diffus, wechselnd lokalisiert und wechselnd intensiv. Ein Ileozökalgurren, eine Walze im rechten oder linken Unterbauch oder ein druckschmerzhafter Kolonrahmen gelten als typisch, aber keineswegs als beweisend.
Zur Erstuntersuchung bei Verdacht auf ein Reizdarm-Syndrom gehört neben der körperlichen Untersuchung mit rektaler Austastung BSG, kleines Blutbild, GOT, GPT, GGT, Kreatinin, Urinstatus, Stuhlanalyse auf Blut und Parasiten, Rektoskopie mit Biopsie, Kolondoppelkontrast oder Koloskopie und Sonographie.
Während bislang die Diagnose »funktionelle abdominelle Beschwerden« eine reine Ausschlußdiagnostik nach einer mehr oder weniger invasiven Diagnostik war, geht man heute zunehmend dazu über, anhand eines Symptomscores (bei Durchfällen Laktosebelastung, Dünndarmbiopsie im Rahmen der ÖGD) eine Differenzierung zwischen organischen und funktionellen Erkrankungen zu erzielen.
Patienten mit einem Reizkolon weisen eine psychoneurotische Störung mäßigen Grades auf.
Betont werden muß ferner, daß sich im Laufe der Jahre bei einem Patienten mit einem Reizkolon eine organische Erkrankung als unabhängiges Phänomen entwickeln kann. Für diese Entwicklung sprechen:

- schlechter Allgemeinzustand
- Gewichtsverlust
- Wechsel oder Verstärkung der Beschwerden
- Blut im Stuhl
- Durchfälle unabhängig von der Nahrungsaufnahme
- nächtliche Beschwerden
- BSG-Beschleunigung
- Eisenmangelanämie.

Da zwischen 10 und 100% der Patienten mehr oder weniger chronisch Laxanzien einnehmen, sind Übergänge zum Laxanzienkolon keine Seltenheit.

Im Laufe der Jahre kann sich bei Patienten mit Reizkolon eine organische Erkrankung des Darmes als unabhängiges Phänomen entwickeln.

Da zwischen 10 und 100% der Patienten mehr oder weniger chronisch Laxanzien einnehmen, sind Übergänge zum Laxanzienkolon keine Seltenheit.

Therapie. Eine wirksame, kausale Therapie ist nicht bekannt. Die Therapie des Reizdarm-Syndroms ist deshalb vielschichtig und beginnt mit der »kleinen Psychotherapie« durch den Hausarzt, der den Patienten von der Häufigkeit und der Harmlosigkeit seiner Symptome zu überzeugen hat. Nicht immer kommt man mit einer ganzheitlichen Beurteilung des Patienten zum Ziel, Psychotherapie und autogenes Training wirken unterstützend. Erfahrungsgemäß verträgt der Patient mit funktionellen Beschwerden fette und blähende Speisen schlecht, desgleichen zu heiße und zu kalte Getränke, kohlensäurehaltige Mineralwasser und rohes Obst. Eine faserreiche Kost, eventuell ergänzt durch Weizenkleie oder Muzilaginosa mit reichlich Flüssigkeit, führt zu einer beschleunigten Darmpassage und einer Erhöhung des Stuhlvolumens. Durch die große Wasserbindungskapazität von Weizenkleie, Leinsamen, indischem Flohsamen u.ä. lassen sich auch funktionelle Durchfälle erfolgreich therapieren.

Die Wirkung von Anticholinergika/Spasmolytika wird unterschiedlich beurteilt, in Verbindung mit Tranquilizern sieht man jedoch häufig einen positiven Effekt. Mebeverinhydrochlorid (Duspatal®) wirkt glattmuskulär relaxierend, ein Effekt, der auch den Kalziumantagonisten nachgesagt wird, auch wenn diese Substanzgruppe in der Gastroenterologie nur selten eingesetzt wird. Pfefferminzöl in dünndarmlöslicher Form wirkt ebenfalls entkrampfend (Mentacur®), günstige Ergebnisse liegen auch für Sulpirid (Dogmatil®) und Trimipramin (Stangyl®) vor.

Entschäumer vom Typ des Dimethicons sowie Phytotherapeutika wie Asa foetida sind in ihrer Wirkung umstritten, während von dem Gastroprokinetikum Cisaprid (Propulsin®) günstige Erfahrungsberichte vorliegen. Dominieren Durchfälle, sollten moderne Opiatabkömmlinge wie Diphenoxylat (Reasec®) oder Loperamid (Imodium®) zum Einsatz kommen. Eventuell können auch lokale rektale Entleerungshilfen (z.B. Microklyst®, Lecicarbon® Supp.) bei hartem Stuhl im Rektum eingesetzt werden. 30–50% der Patienten sprechen auch auf eine Plazebo-Medikation gut an.

Therapie Im Vordergrund der therapeutischen Bemühungen steht die »kleine Psychotherapie«, evtl. ergänzt durch autogenes Training. Diätempfehlungen sind subjektiv und nicht übertragbar. Bei spastischer Obstipation empfiehlt sich eine faserreiche Kost, ergänzt durch Weizenkleie oder Muzilaginosa. Auf Quellstoffe sprechen auch funktionelle Durchfälle gut an.

Anticholinergika, evtl. in Kombination mit Tranquilizern, Mebeverinhydrochlorid, Kalziumantagonisten, Phytotherapeutika (Pfefferminzöl, Asa foetida), Cisaprid, Sulpirid, Trimipramin, Entschäumer und diverse Kombinationspräparate werden beim Reizkolon erfolgreich eingesetzt. Funktionelle Durchfälle sollten mit Diphenoxylat oder Loperamid normalisiert werden.

30–50% der Patienten sprechen auch auf eine Plazebomedikation gut an.

Prognose. Ein Übergang eines Reizkolons in eine organische Erkrankung ist nicht zu erwarten, abgesehen vielleicht von der Divertikulose. Die schmerzlose Diarrhö hat im allgemeinen eine bessere Prognose als die spastische Obstipation. Die Prognose ist, was Heilung oder wesentliche Besserung anlangt, eher ungünstig, eine Verkürzung der Lebenserwartung besteht beim Reizkolon jedoch nicht. Kranke mit offenkundigen psychischen Problemen weisen eine schlechtere Prognose auf, wenn es nicht gelingt, die Schwierigkeiten auszuräumen.

Prognose Ein Übergang einer funktionellen Darmerkrankung in eine organische ist nicht zu erwarten, vielleicht mit Ausnahme der Divertikulose.

5.2 Organische Dickdarmerkrankungen

5.2.1 Chronisch-entzündliche Darmerkrankungen

Morbus Crohn (Enterocolitis regionalis granulomatosa, Ileitis terminalis)

Definition ▶

Epidemiologie Die Inzidenz des Morbus Crohn beträgt 2–4/100 000, die Prävalenz 20–40/100000 Einwohner. Männer wie Frauen sind gleich häufig betroffen, es findet sich ein Häufigkeitsgipfel um das 30. Lebensjahr, ein zweiter Gipfel um das 60. Lebensjahr.

Ätiopathogenese Die Ursache des Morbus Crohn ist unbekannt, eine familiäre Häufung kommt vor. Diskutiert wird eine infektiöse Genese mit sekundären Immunphänomenen. Patienten mit HLA-B27 erkranken häufig zusätzlich an einem Morbus Bechterew. Der Morbus Crohn kann **den gesamten Gastrointestinaltrakt betreffen**, z. B. Speiseröhre, Magen und Duodenum in 3 %, in 30 % nur das terminale Ileum, in 50 % Ileum und Kolon und in 20 % ausschließlich das Kolon. **Kennzeichnend sind ein segmentärer Befall, eine disproportionierte transmurale Entzündung mit Granulombildung sowie die Neigung zu Fissur-, Fistel- und Strikturbildung** (S H-**24**). Makroskopisch imponieren **aphthoide Läsionen** neben bizarren **Ulzera,** ein **Pflastersteinrelief** und kurz- oder langstreckige **Stenosen** (H-**30**).

5.2 Organische Dickdarmerkrankungen

5.2.1 Chronisch-entzündliche Darmerkrankungen

Morbus Crohn (Enterocolitis regionalis granulomatosa, Ileitis terminalis)

▶ ***Definition.*** Der Enterocolitis regionalis Crohn liegt eine chronische **alle Wandschichten des Darmes** umfassende granulomatöse Entzündung mit bevorzugter Lokalisation im terminalen Ileum (Ileitis terminalis) und Kolon zugrunde. Bei diskontinuierlichem Befall **kann der gesamte Gastrointestinaltrakt** von der Mundhöhle bis zum After betroffen sein.

Epidemiologie. Die Inzidenz liegt bei 2–4 pro 100 000 Einwohner, die Prävalenz bei 20–40 pro 100 000. In den vergangenen Jahrzehnten war ein kontinuierlicher Anstieg der Crohn-Fälle zu beobachten; die Häufigkeit hat einen Gipfel erreicht und zeigt mancherorts bereits eine rückläufige Tendenz.
Männer und Frauen sind gleich häufig betroffen, es läßt sich ein Inzidenzgipfel im 3. Lebensjahrzehnt nachweisen. Dabei kann man davon ausgehen, daß bei vielen Patienten die Krankheit zunächst unerkannt im Kindes- oder Jugendlichenalter beginnt. Zur Diskussion steht ein zweiter Altersgipfel um das 60. Lebensjahr.

Ätiopathogenese. Die Ursache der Crohnschen Erkrankung ist unbekannt. Diskutiert wird eine persistierende Virusinfektion oder eine Infektion mit Paratuberkulosebakterien mit sekundären Immunphänomenen; eine familiäre Häufung kommt vor. Patienten mit Morbus Crohn, die HLA-B27-positiv sind, entwickeln häufig zusätzlich einen Morbus Bechterew (ankylosierende Spondylitis).
Bei etwa 30 % der Patienten befällt der Morbus Crohn nur das terminale Ileum, in 50 % Ileum und Kolon und in 20 % nur den Dickdarm. Das Rektum ist bei Kolonbeteiligung nur in 5 % der Fälle erkrankt. **Der Morbus Crohn kann den gesamten Magen-Darm-Trakt betreffen. Kennzeichnend ist ein segmentärer Befall mit dazwischenliegenden unauffälligen Darmsegmenten. Der Entzündungsprozeß reicht transmural und ist durch eine disproportionierte Infiltration (ausgeprägter in der Submukosa), die Neigung zu Fissur- und Fistelbildung und durch Granulome gekennzeichnet** (S H-**24**).
Makroskopisch imponieren im Initialstadium **aphthöse Schleimhautdefekte**, später tiefgreifende, bizarr konfigurierte **Ulzera** neben **Pflastersteinrelief** und Stenosen bzw. Strikturen (H-**30**).

H-30: Haut- und Schleimhautveränderungen beim Morbus Crohn

Spezifische Symptome	Unspezifische Symptome
▷ perianale Fisteln und Fissuren	▷ Analekzem
▷ perianale Ulzerationen, Knoten oder Plaques	▷ habituelle orale Aphthen
▷ pflastersteinartige Mundschleimhautinfiltrate	▷ Erythema nodosum
▷ orale Ulzerationen	▷ Pyoderma gangraenosum
▷ Cheilitis granulomatosa	▷ Nagelveränderungen
▷ metastasierender Morbus Crohn	▷ Zinkmangeldermatose

Beweisend sind **Epitheloidzellgranulome** in der Histologie.
Ein Ileumbefall führt häufig zu einer Malabsorption von Gallensäuren und Vitamin B_{12}, zur chologenen Diarrhö und zu Eiweißverlust.

Beweisend ist bei der feingeweblichen Untersuchung der **Nachweis von Epitheloidzellgranulomen** (in 20–40 %); ferner findet sich eine Hyperplasie der zugehörigen Lymphknoten in bis zu 70 % der Fälle.
Der Ileumbefall kann zu einer Malabsorption von Gallensäuren und Vitamin B_{12}, einer chologenen Diarrhö und einem Eiweißverlustsyndrom führen.

Eine Eisenmangelanämie geht mitunter auf eine Eisenresorptionsstörung zurück.

Diagnose. Die Symptome bei Morbus Crohn wechseln je nach Akuität des Entzündungsprozesses und sind stark abhängig von der Lokalisation. Häufig beginnt das Krankheitsbild schleichend mit uncharakteristischen Bauchschmerzen, Durchfall (3–6 weiche Stühle, auch nachts), Flatulenz, Gewichtsverlust, Fieber und Senkungsbeschleunigung. **(Nur) bei Rektumbefall finden sich Blutbeimengungen im Stuhl,** die Ileitis terminalis wird nicht selten als akute Appendizitis verkannt.
Mitunter gehen auch perianale Fistelbildungen dem klassischen Krankheitsbild voraus oder weisen auf einen Morbus Crohn hin. Bei Stenoseerscheinungen im terminalen Ileum findet sich ein Subileus, häufig sind die entzündlich veränderten Darmschlingen zu einem Konglomerattumor verbakken. Bei 50% finden sich Trommelschlegelfinger oder Uhrglasnägel als Hinweis auf enterale AV-Shunts. **Die häufigsten lokalen Komplikationen sind Fisteln, Abszesse und Stenosen.** Innere Fisteln sind in 30–45% nachweisbar, Fisteln zur Blase bedingen eine Pneumaturie und therapieresistente Harnwegsinfekte.

Diagnose 3–6 weiche Stühle, auch nachts, Bauchschmerzen mit Borborygmi und Flatulenz, Gewichtsverlust, Fieber und Senkungsbeschleunigung sind häufig, **Blutbeimengungen sind nur bei Rektumbefall zu erwarten.** Eine Ileitis terminalis kann eine akute Appendizitis vortäuschen.
Bei Lumenstenose resultiert eine **Ileussituation.** Nicht selten weisen **Perianalfisteln** auf einen noch unbekannten Morbus Crohn hin.

Die häufigsten Komplikationen sind Fisteln, Abszesse und Stenosen.

> ***Merke.*** Vor Therapie einer Analfistel muß in jedem Fall ein Morbus Crohn ausgeschlossen werden, da Analfisteln der klinischen Manifestation eines Morbus Crohn um Jahre vorausgehen können.

◄ **Merke**

Eine freie Perforation ist bei dem transmuralen, zur Wandverdickung neigenden Krankheitsbild selten, desgleichen ein toxisches Megakolon. Intraperitoneale Abszesse können durch Kompression des Ureters zu einer meist rechtsseitigen Hydronephrose führen.
An **extraintestinalen Manifestationen** werden neben Wachstumsstörungen im Kindesalter eine sklerosierende Cholangitis, Hautveränderungen wie Erythema nodosum, Pyoderma gangraenosum und Erythema exsudativum multiforme beobachtet. Konjunktivitis, Chorioiditis, Episkleritis, Iridozyklitis oder Vaskulitis der Fundusgefäße sieht man bei etwa 5%, die Häufigkeit der Skelettmanifestationen liegt bei 2–7% (Arthritis, Polyarthritis, ankylosierende Spondylitis) (S H-**25**). Im Rahmen des Gallensäurenverlustsyndroms (*s. S. 1053f.*) findet man bei bis zu 10% Nierensteine (Oxalat), gelegentlich kommt es zur Entwicklung einer Amyloidose.
In 20–50% findet man bei der Palpation des Abdomens eine schmerzhafte Resistenz im rechten Unterbauch, die rektal-digitale Untersuchung läßt fast immer eine Infiltration des Analkanals neben Fissur- oder Fistelbildungen erkennen.

Selten sind eine freie Perforation oder ein toxisches Megakolon.
Ein Abszeß im Ileozökalbereich kann durch Kompression zu einer Hydronephrose führen.
Extraintestinale Manifestationen sind: sklerosierende Cholangitis; Hautveränderungen wie Erythema nodosum, Erythema exsudativum multiforme etc.; ophthalmologische Veränderungen; Arthritiden einschließlich Morbus Bechterew (S H-**25**); Nierensteine (im Rahmen des Gallensäurenverlustsyndroms); Amyloidose.
In 20–50% läßt sich eine druckschmerzhafte Resistenz im rechten Unterbauch nachweisen. Die rektal-digitale Untersuchung bestätigt eine Infiltration des Analkanals.

> ***Merke.*** Nach Diagnosestellung muß der gesamte Verdauungstrakt nach weiteren Manifestationen abgesucht werden.

◄ **Merke**

Da in etwa 3% auch der obere Gastrointestinaltrakt betroffen ist, muß die gastroenterologische Diagnostik nicht nur Kolon (Koloskopie oder Doppelkontrasteinlauf) und terminales Ileum, sondern auch eine Ösophago-Gastro-Duodenoskopie umfassen. Kennzeichnend sind der Verlust des Schleimhautreliefs, Pflastersteinstruktur und Stenosierung im Röntgenbild (H-**18**). Endoskopisch lassen sich »Schießscheibenläsionen« als Frühmanifestation des Morbus Crohn neben ausgestanzt erscheinenden Ulzera (s. S H-**24**) in einer weitgehend normalen Schleimhaut nachweisen. Biopsien sollten aus normaler Mukosa und Ulzerationen entnommen werden; da der Granulomnachweis nur in 20–30% gelingt, kommt dem Befund des Nebeneinander von unauffälliger Mukosa und einer chronischen disproportionierten Entzündung eine besondere Bedeutung zu.
Die **Sonographie** ist zur Erfassung intraabdomineller Abszesse und einer rechtsseitigen Hydronephrose obligat.

Röntgen und Endoskopie (s. S H-**24**) mit Biopsie sind zur Erfassung der Ausdehnung des Entzündungsprozesses und zur histologischen Sicherung erforderlich.

Eine **Sonographie** ist zur Erfassung intraabdomineller Abszesse und einer Hydronephrose obligat.

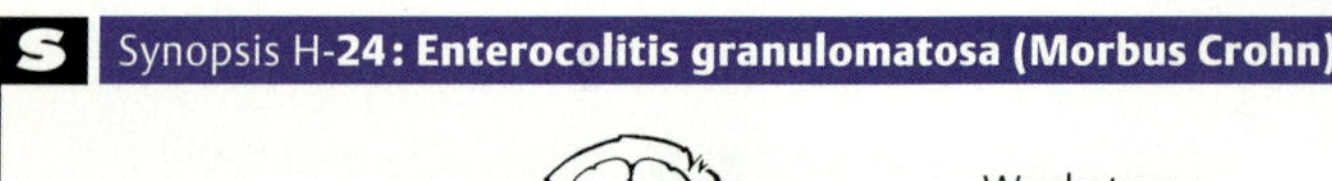

Synopsis H-24: Enterocolitis granulomatosa (Morbus Crohn)

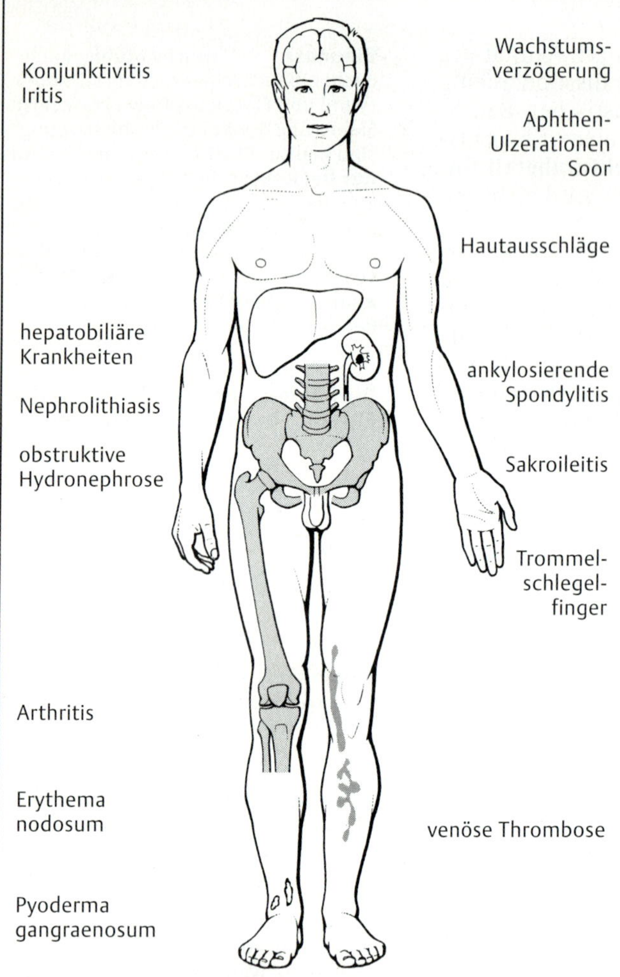

Extraintestinale Manifestationen des Morbus Crohn.

Aphthe
Fissur
transmurale Entzündung
Granulome

Kennzeichnend für den Morbus Crohn sind ein **segmentärer Befall**, eine **disproportionierte transmurale Entzündung mit Granulombildung** sowie die Neigung zu **Fissur-**, **Fistel-** und **Strikturbildung.**

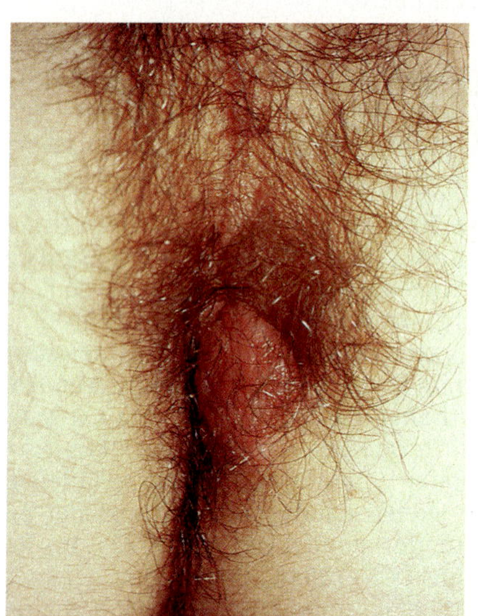

Perianales Crohn-Infiltrat.

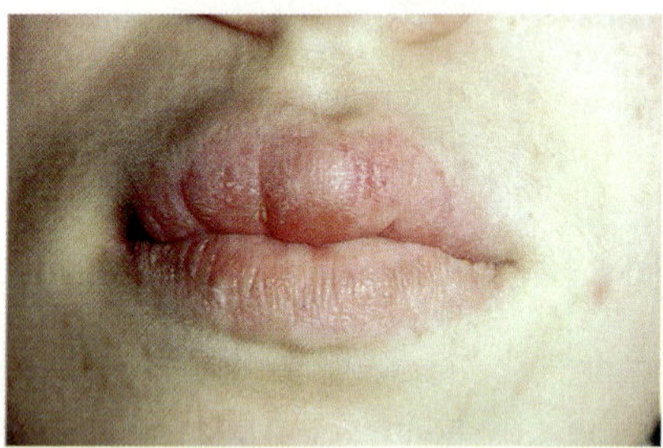

Cheilitis granulomatosa.

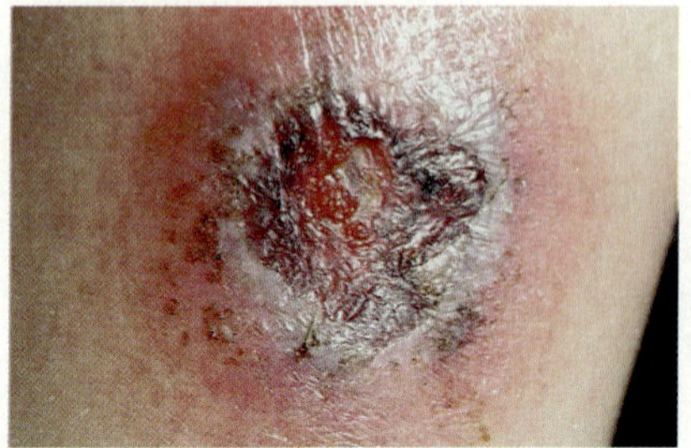

Pyoderma gangraenosum. Beginnende, extrem schmerzhafte Ulzeration mit randständiger Blasenbildung.

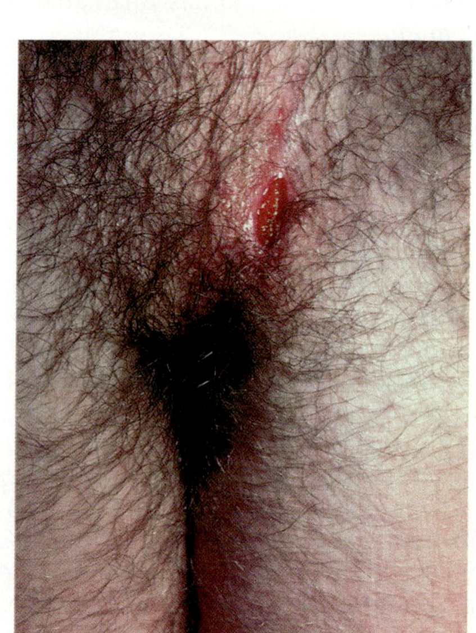

Perianale Fistel.

S Synopsis H-**24** (Fortsetzung)

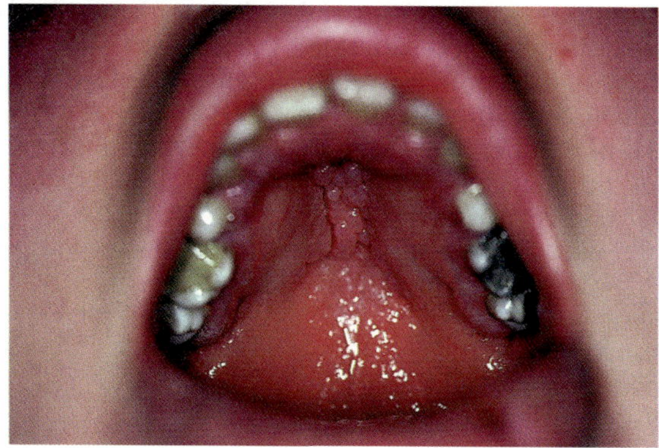

Pflastersteinartiges Relief der Gaumenschleimhaut.

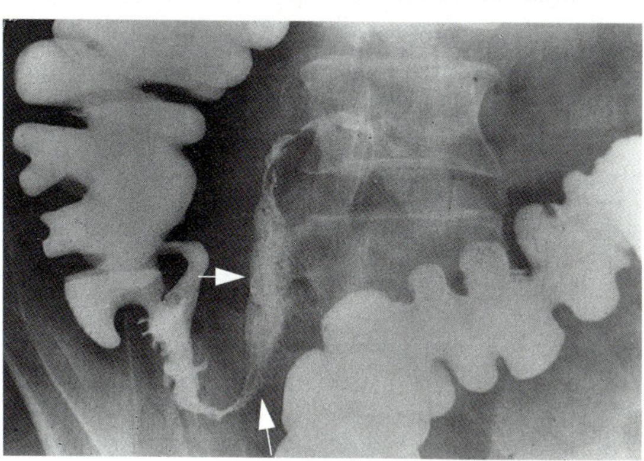

Pflastersteinstruktur und Stenosierung im Röntgenbild.

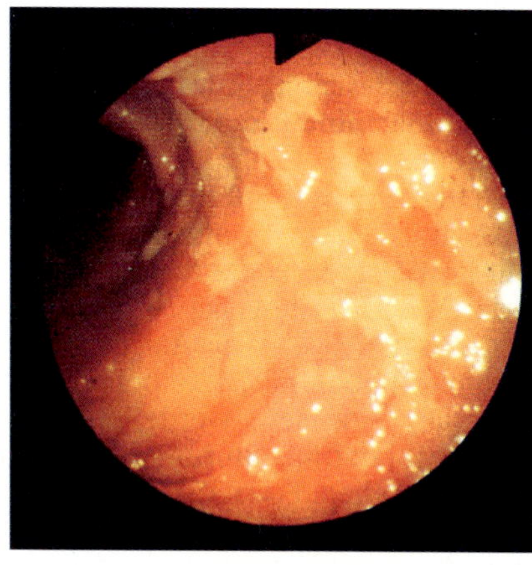

Crohn-Ulzera in sonst unauffälliger Schleimhaut.

Da nicht selten ein akuter Entzündungsschub durch eine bakterielle oder virale Superinfektion ausgelöst wird, sollte **immer eine bakteriologische Stuhluntersuchung veranlaßt werden.**

Senkungsbeschleunigung und Leukozytose kennzeichnen den akuten Schub, eine hypochrome Anämie weist auf einen chronischen intestinalen Eisenverlust hin. Serumeisen und Eisenbindungskapazität (chronische Entzündung) sind erniedrigt. Der Eiweißstoffwechsel ist in der akuten Phase deutlich gestört; typisch ist ein erniedrigtes Albumin.

Eine Vitamin-B_{12}-Anämie ist eher selten, auch bei ausgedehnter Ileitis terminalis.

Die Aktivität des Krankheitsbildes wird heute vielerorts anhand eines **Aktivitätsindex** ermittelt. Bei einem Aktivitätsindex über 150 gilt der Morbus Crohn als behandlungsbedürftig. Da sehr viele subjektive Parameter in diesen Index einfließen, sind Modifikationen vorgeschlagen worden, die sich jedoch nicht durchgesetzt haben.

Der spontane klinische Verlauf ist nicht im voraus zu bestimmen. Es finden sich Perioden des Aufflackerns und der relativen Inaktivität.

Bei jedem akuten Schub empfiehlt sich eine **bakteriologische Stuhluntersuchung.**

BSG-Beschleunigung, Leukozytose und niedriges Albumin kennzeichnen den akuten Schub. Eine Eisenmangelanämie ist häufig, während ein Vitamin-B_{12}-Mangel nur selten nachweisbar ist.

Zur Beurteilung der Aktivität des Morbus Crohn dient ein **Aktivitätsindex.** Bei einem Index über 150 gilt der Morbus Crohn als behandlungsbedürftig.

Differentialdiagnose. Differentialdiagnostisch ist an eine **akute Ileitis**, verursacht durch Yersinia enterocolitica oder pseudotuberculosis, eine **Campylobacter-jejuni-Infektion**, eine **Ileozökaltuberkulose** und eine **ischämische Kolitis** zu denken. Auf die Differenzierung zur Colitis ulcerosa wird noch speziell eingegangen.

Differentialdiagnosen
- akute Ileitis, hervorgerufen durch Yersinia enterocolitica oder Yersinia pseudotuberculosis,
- Campylobacter-Infektion
- Darmtuberkulose
- ischämische Kolitis
- Colitis ulcerosa.

Therapie. Mangelzustände an Blut, Eiweiß, Flüssigkeit, Elektrolyten und Mineralien müssen vorrangig ausgeglichen werden. Bei **schwerem Krankheitsverlauf** empfiehlt sich eine Ruhigstellung des Darmes durch parente-

Therapie Bei **schwerer Verlaufsform** ist eine parenterale Ernährung oder der Einsatz von Formuladiäten erforderlich.

40–60 mg Predniso(lo)n i.v. sowie systemisch wirkende Breitbandantibiotika sind indiziert.
Bei Erkrankung **nur des distalen Darms** werden neben Antibiotika lokale Kortisoninstillationen und Klysmen mit Salazosulfapyridin bzw. Aminosalicylsäure durchgeführt.
Bei **mittelschwerer Verlaufsform** orientiert sich die Therapie an der Lokalisation:
- bei Ileitis terminalis Kortikosteroide
- bei Ileokolitis Sulfasalazin plus Kortison
- bei Colitis granulomatosa Salazosulfapyridin bzw. 5-ASA.

Mittel der zweiten Wahl sind
- Azathioprin
- 6-Mercaptopurin
- Metronidazol.

Im allgemeinen ist die Therapie nach 3 bis maximal 6 Monaten beendet (Normalisierung des Aktivitätsindex). Eine Rezidivprophylaxe wie bei der Colitis ulcerosa ist nicht notwendig. Ergänzend können Antidiarrhoika oder bei chologenen Diarrhöen Cholestyramin eingesetzt werden.
Komplikationen erzwingen in 25 % ein operatives Vorgehen (Letalität 11 %). Postoperative Rezidive sind in 30–50 % zu erwarten, deshalb **sparsame Resektion** oder **Strikturoplastik** (Längsinzision und Quervernähung im Bereich kurzstreckiger Stenosen).

Eine Psychotherapie kann insbesondere bei der nicht seltenen Neigung zur Anorexia nervosa hilfreich sein. Auch Selbsthilfegruppen können wertvolle Hilfe leisten.

Prognose Kohlenhydratarme Diät und Psychotherapie haben keinen Einfluß auf die Langzeitprognose. Das **Sterblichkeitsrisiko ist doppelt so hoch wie bei der Normalbevölkerung.**

Merke ▶

rale Ernährung und/oder durch Formuladiäten. Kann ein intraabdomineller Abszeß ausgeschlossen werden, erfolgt eine systemische Applikation von Kortikosteroiden (40–60 mg/d Prednison) plus systemisch wirkende Breitbandantibiotika. Bei Erkrankungen nur des **distalen Darms** wird eine Antibiose durch **lokale Kortisoninstillationen und Klysmen mit Salazosulfapyridin bzw. 5-Aminosalicylsäure** durchgeführt.
Bei **mittelschwerem Verlauf** empfiehlt es sich aufgrund der Ergebnisse der Amerikanischen und der Europäischen Crohn-Studie, differenziert nach Befall des Gastrointestinaltraktes vorzugehen:
- Bei der Ileitis terminalis wird Prednison in absteigender Dosierung pro Woche gegeben:
  1. Woche 60 mg Prednison
  2. Woche 40 mg Prednison
  3. Woche 30 mg Prednison
  4. Woche 25 mg Prednison.

Weitere Dosisreduktion um 5 mg/Woche.
- Bei der Ileokolitis ist eine Kombinationstherapie aus Salazosulfapyridin und Kortikosteroiden indiziert.
- Beim reinen Kolonbefall wird nur Salazosulfapyridin oder 5-ASA in einer Dosierung von 3 (bis 6) g eingesetzt.

Als Mittel der zweiten Wahl gelten bei Therapieresistenz Immunsuppressiva wie Azathioprin 2,5–4,0 mg/kg/d bzw. 6-Mercaptopurin 1,5 mg/kg/d. Bewährt hat sich ferner Metronidazol 750–1000 mg/d.
Im allgemeinen wird die **Therapie nach 3 bis maximal 6 Monaten beendet**, wenn es zu einer Normalisierung des Aktivitätsindex gekommen ist. Mitunter ist jedoch eine Dauermedikation mit Kortikosteroiden erforderlich, eine Erhaltungstherapie unter dem Aspekt der Rezidivprophylaxe ist im Gegensatz zur Colitis ulcerosa nicht indiziert. Zusätzlich können Antidiarrhoika wie Quellmittel (z. B. Metamucil), Loperamid (Imodium®) oder bei chologenen Diarrhöen Cholestyramin oder Cholestabyl eingesetzt werden.
Komplikationen wie Perforation, toxische Dilatation, Blutung oder Ileus zwingen nicht selten zu einem operativen Vorgehen. Etwa 25 % aller Patienten müssen sich im Verlauf ihrer Erkrankung einer Operation unterziehen, die mit einer Letalität von 11 % belastet ist. Besonders ungünstig ist dabei die Prognose der Patienten mit einer Ileokolitis.
Da postoperative Rezidive in 30–50 % beobachtet werden, ist man heute mit resezierenden Eingriffen sehr zurückhaltend und versucht, so organerhaltend wie möglich vorzugehen. Dabei gewinnt die **Strikturoplastik** (Längsinzision und Quervernähung im Bereich kurzstreckiger Strikturen) zunehmend an Bedeutung.
Eine Psychotherapie kann insbesondere bei der nicht seltenen Neigung zur Anorexia nervosa hilfreich sein, Selbsthilfegruppen *(DCCV e. V. = Deutsche Morbus Crohn – Colitis ulcerosa Vereinigung bzw. Bundesverband für entzündliche Erkrankungen des Verdauungstraktes in Leverkusen)* können wertvolle Hilfe leisten.

Prognose. Die Erfolge einer diätetischen Behandlung sind wenig überzeugend. Da eine Ausheilung durch therapeutische Maßnahmen nicht zu erzielen ist, ist die Lebenserwartung bei dem chronisch rezidivierenden Krankheitsbild eingeschränkt. Nach 10 Jahren leben noch 77% der Patienten. **Das Sterblichkeitsrisiko ist etwa doppelt so hoch wie bei der Normalbevölkerung.**

> ▶ ***Merke.*** Insbesondere bei Patienten mit einem Morbus Crohn des Dickdarms läßt sich ein **erhöhtes Krebsrisiko** nachweisen. Da es sich um ein Kollektiv junger Menschen handelt, kann mit einem um den Faktor 20 erhöhten Risiko gerechnet werden. Dabei soll die Inzidenz eines kolorektalen Karzinoms innerhalb der ersten 10 Krankheitsjahre bei 0,8, innerhalb von 20 Jahren bei 3 % liegen.

Vereinzelt wurden auch Lymphome im Ileum beobachtet. Ferner muß **bei einer Behandlung mit Azathioprin mit einem erhöhten Tumorrisiko gerechnet werden.**
Wird eine Schwangerschaft geplant, sollte kein aktives Crohn-Stadium vorliegen, da mit einer erhöhten Abortrate zu rechnen ist. Allerdings muß bei einem Drittel der Crohn-Patienten mit Infertilität gerechnet werden. Bei Kindern führt ein Morbus Crohn oft zu Wachstumsstörungen. Während einer Schwangerschaft dürfen Kortison und Salazosulfapyridin weiter eingenommen werden, nicht jedoch Immunsuppressiva.

Bei einer Behandlung mit Azathioprin muß mit einem erhöhten Tumorrisiko gerechnet werden.
Wird eine Schwangerschaft geplant, sollte kein aktives Crohn-Stadium vorliegen.

Colitis ulcerosa

Colitis ulcerosa

Definition. Die Colitis ulcerosa ist eine diffuse chronische mit Ulzerationen einhergehende Erkrankung der Kolonschleimhaut unbekannter Ätiologie, die in Schüben verläuft. Die Erkrankung beginnt im Rektum und breitet sich kontinuierlich proximalwärts aus, so daß eine Proktitis, eine Rektosigmoiditis, eine Linksseiten-Kolitis, eine subtotale Kolitis (bis zur rechten Flexur) und eine Colitis ulcerosa totalis unterschieden werden. Greift der Entzündungsprozeß auf die letzten 10–20 cm des terminalen Ileums über, spricht man von einer »Backwash-Ileitis« (selten) (S H-**25**).

◀ **Definition**

Epidemiologie. Die Inzidenz der Colitis ulcerosa wird mit 3–10 Fällen/Jahr pro 100 000 Einwohner angegeben, die Prävalenz mit 40–80 Fällen pro 100 000 Einwohner. Das Krankheitsbild wird in Nordamerika sowie Nord- und Mitteleuropa häufiger beobachtet als in südlichen Ländern. Weiße, insbesondere Juden, erkranken viermal häufiger an Colitis ulcerosa als Farbige. Es besteht ein deutliches Nord-Süd-Gefälle mit besonderer Häufung in den skandinavischen Ländern.

Epidemiologie Die Inzidenz beträgt 3–10 Fälle pro 100 000 Einwohner pro Jahr, die Prävalenz 40–80 Erkrankungen pro 100 000 Einwohner. Die Krankheitshäufigkeit ist in Nordamerika und Nord- und Mitteleuropa häufiger als in südlichen Ländern. Weiße erkranken viermal häufiger als Farbige.

Ätiopathogenese. Die Ursache der Colitis ulcerosa ist nicht bekannt. Es besteht eine familiäre Häufung. Bei gleichzeitig vorliegender Spondylitis ankylosans (Morbus Bechterew) ist der Patient immer HLA-B27-positiv. Diskutiert werden ernährungsbedingte Ursachen, eine infektiöse Genese, psychosomatische Faktoren sowie eine abnorme Immunreaktion.
Für die Colitis ulcerosa kennzeichnend ist eine **entzündliche Infiltration von Mukosa und Submukosa mit Kryptenabszessen, Becherzellschwund und Epitheldysplasien.** Tiefere Wandschichten sind - mit Ausnahme des toxischen Megakolons – nicht betroffen. Die Drüsen verarmen an Muzin oder werden zerstört. Stehengebliebene Schleimhautinseln und Regenerate imponieren als entzündliche **Pseudopolypen**. Bei langjährigem Verlauf kann es zu einer Epitheldysplasie als Vorläufer einer **malignen Entartung** (Adenokarzinom) kommen.
Makroskopisch erscheint die Mukosa diffus gerötet und vermehrt verletzlich, granuliert und mit kleinen Ulzerationen und Fibrinausschwitzungen übersät.

Ätiopathogenese Die Ursache der Colitis ulcerosa ist unbekannt. Es besteht eine familiäre Häufung. Diskutiert werden Ernährungsfaktoren, eine infektiöse Genese, ein Einfluß der Psyche sowie eine pathologische Immunreaktion.
Kennzeichnend ist eine **auf die Mukosa und Submukosa begrenzte granulozytäre und eosinophile Infiltration** mit Kryptenabszessen, Becherzellschwund und Epitheldysplasien, die bei langjährigem Verlauf Vorläufer einer malignen Entartung sein können. Stehengebliebene Schleimhautinseln und Regenerate imponieren als entzündliche **Pseudopolypen**.

Diagnose. **Leitsymptom der Colitis ulcerosa sind blutig-schleimige Durchfälle,** deren Intensität vom Ausmaß des Kolonbefalls abhängt.
Aufgrund der klinischen Symptome (▤ H-**31**) werden **drei Schweregrade** differenziert, an denen sich die Therapie orientiert. Häufig findet sich bei den Laborparametern in Abhängigkeit von der Akuität der Entzündung eine Senkungsbeschleunigung, eine Leukozytose mit Linksverschiebung, eine hypochrome Anämie und eine Hypoproteinämie. Eine Thrombozytose weist ebenso wie eine **erniedrigte Cholinesterase** auf ein florides Stadium hin.
Etwa 60% leiden an einer **leichten** Verlaufsform (Proktitis). Der Patient setzt, ohne wesentliche Beeinträchtigung des Allgemeinbefindens, kleine, mit Blut und Schleim vermengte Stuhlmengen ab. In 90% bleibt der Entzündungsprozeß auf das Rektum beschränkt, in 75% verschwinden die Symptome wieder. Nur bei 10% kommt es zu einer Progression mit Befall der höher gelegenen Kolonabschnitte.

Diagnose **Leitsymptom der Colitis ulcerosa sind blutig-schleimige Durchfälle**, deren Intensität vom Kolonbefall abhängig ist. Aufgrund der klinischen Symptome werden eine **leichte**, eine **mittelschwere** und eine **schwere Verlaufsform** unterschieden (▤ H-**31**).

Bei der **leichten** Verlaufsform (60%) besteht keine wesentliche Beeinträchtigung des Allgemeinbefindens. Der Patient setzt geringe Mengen von blutig-schleimigen Stühlen ab.

Synopsis H-25: Befallsmuster bei Colitis ulcerosa

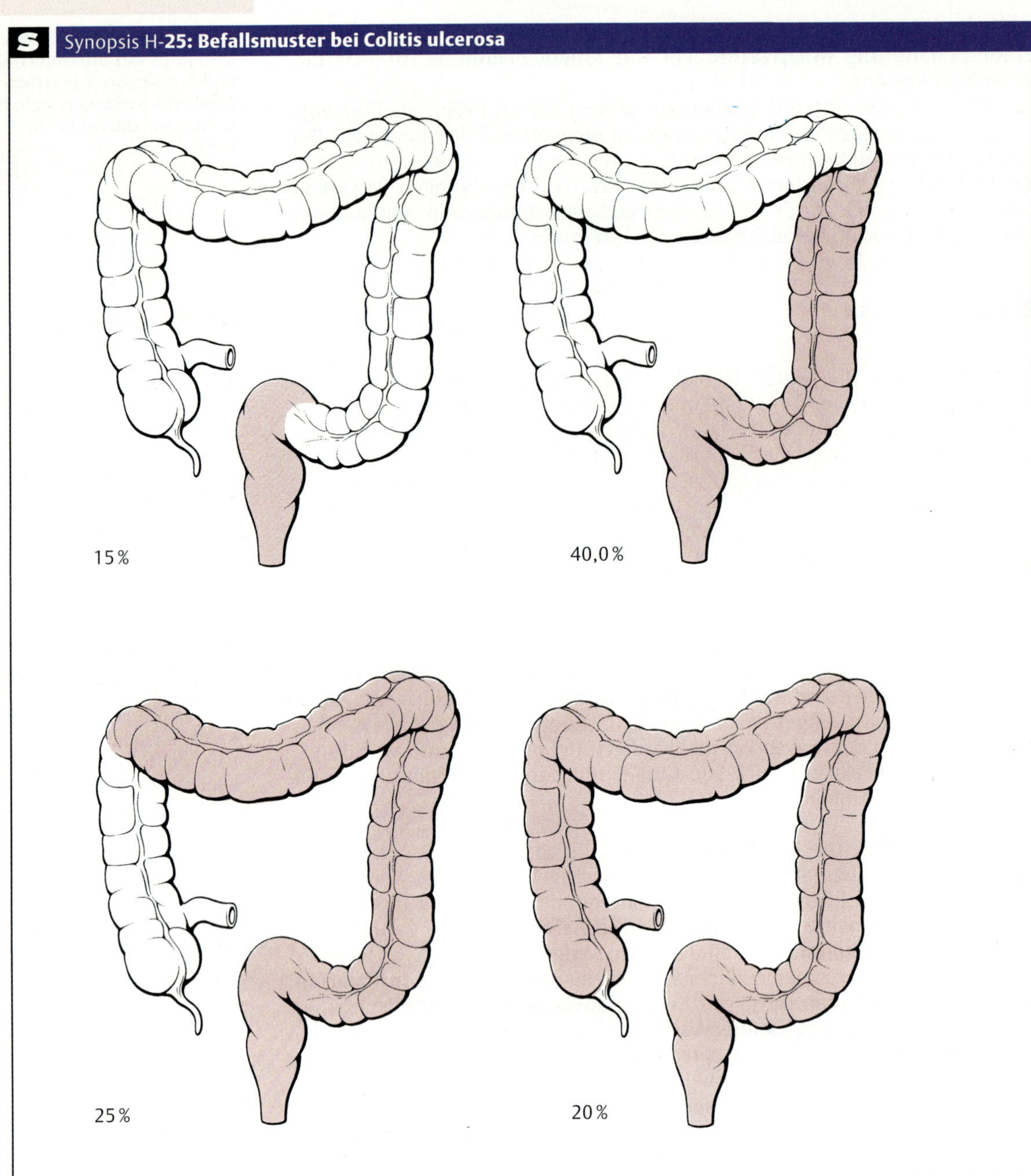

H-31: Schweregrade der Colitis ulcerosa

Leichter Schub:	▷ etwa bis zu 5 blutig-schleimige Entleerungen pro Tag, vermengt mit durchfälligem Stuhl oder unabhängig vom Stuhlgang bei gleichzeitiger Obstipation ▷ keine Temperaturerhöhung ▷ Allgemeinbefinden nicht oder nur wenig gestört
Mittelschwerer Schub:	▷ etwa 6–8 durchfällige, blutig-schleimige Entleerungen ▷ eventuell subfebrile bis febrile Temperaturen (~ 38 °C) ▷ deutliches Krankheitsgefühl
Schwerer Schub:	▷ zahlreiche blutige Entleerungen (> 8) ▷ hohes Fieber (> 38 °C) ▷ hohe Pulsfrequenz (> 100/min.) ▷ Hypoproteinämie und Anämie

Bei der **mittelschweren** (25%) Verlaufsform werden 6–8 flüssige Stühle/Tag abgesetzt. Die Patienten klagen über Tenesmen, abdominelle Krämpfe, Appetitlosigkeit und leichtes Fieber.
In 10% entwickelt sich ein **schweres** Krankheitsbild mit 10 bis 20 wäßrig-blutigen Stühlen, druckschmerzhaftem Abdomen, Fieber und toxischen Allgemeinerscheinungen.
Beim **toxischen Megakolon** schließlich (in 1–2,5%) kommt es zu einem Übergreifen des Entzündungsprozesses auf die **gesamte Darmwand** mit Dilatation auf über 10 cm und der Gefahr einer Durchwanderungsperitonitis bzw. Perforation. **Wiederholte Abdomenübersichtsaufnahmen** weisen auf diese Komplikation hin, die einer Operation bedarf, wenn das toxische Megakolon nicht innerhalb von 1–2 Tagen auf eine konservative Intensivtherapie (Dekompressionssonde, parenterale Ernährung) anspricht.
Systemmanifestationen, etwas häufiger als beim Morbus Crohn, wie Arthritis, Pyoderma gangraenosum, Erythema nodosum, Uveitis und sklerosierende Cholangitis finden sich bei allen Formen der Colitis ulcerosa.
Die Krankheit verläuft in Schüben, wobei diese durch interkurrente intestinale oder systemische Infektionen, nach Behandlung mit Breitbandantibiotika, in Streßsituationen oder zu Beginn der Menstruation ausgelöst werden können.
Man unterscheidet:

- einen chronisch-rezidivierenden Verlauf (80%)
- einen chronisch-kontinuierlichen Verlauf ohne komplette Remission (10%)
- einen akut fulminanten Verlauf (5%) mit einer Letalität von 30%.

Bei einer foudroyant verlaufenden Colitis ulcerosa ist eine Koloskopie oder ein Kolonkontrasteinlauf kontraindiziert.
Verglichen mit der infektiösen Kolitis ist die Colitis ulcerosa eine seltene Erkrankung. Die Anamnese mit blutig-schleimigen Durchfällen ist wegweisend, bei der Proctitis ulcero-haemorrhagica besteht häufig eine Obstipation. Entscheidend ist die Inspektion der Dickdarmschleimhaut durch Prokto-Rekto-Sigmoidoskopie, bei schwerer Erkrankungsform zunächst nur orientierend, um den Patienten durch abführende Maßnahmen nicht unnötig zu belasten.
Die Schleimhaut ist hyperämisch, vermehrt verletzlich und mit Ulzerationen durchsetzt, die Biopsie bestätigt die zelluläre Infiltration mit Kryptenabszessen (H-**18**). Je nach klinischer Symptomatik, evtl. erst nach Einleiten einer gezielten Behandlung und Besserung des Allgemeinzustandes, erfolgt eine Koloskopie, um die Ausdehnung des Entzündungsprozesses zu erfassen. Die Sonographie kann grob-orientierend zur Erfassung der Ausdehnung der Kolitis auch im hochfloriden Stadium eingesetzt werden.

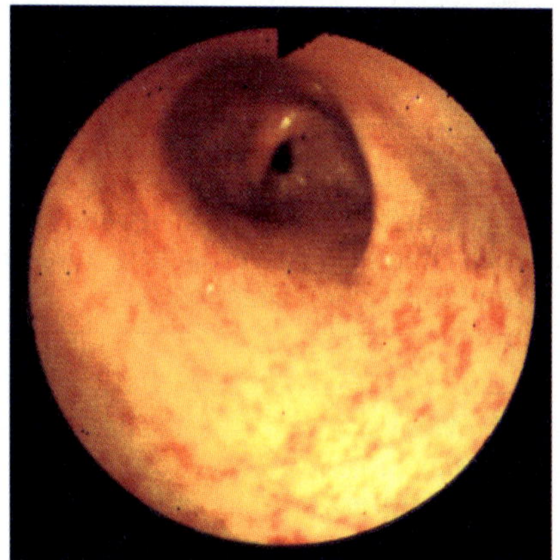

H-**18:** Endoskopischer Aspekt bei **Colitis ulcerosa.**

Die Röntgenuntersuchung des Dickdarms spielt heute nur noch eine untergeordnete Rolle: im floriden Stadium sieht man Kragenknopfulzera (H-**19a**) oder eine feine Schummerung der Mukosa, bei **ausgebrannter Kolitis (Fibrose) ein haustrenloses Kolon** (»Fahrradschlauchphänomen«) (H-**19b**).

Die **mittelschwere** Verlaufsform betrifft etwa 25% mit 6–8 flüssigen Stühlen pro Tag, Tenesmen, abdominellen Krämpfen, Appetitlosigkeit und leichtem Fieber.
In 10% entwickelt sich ein **schweres** Krankheitsbild mit 10–20 wäßrig-blutigen Stühlen, druckschmerzhaftem Abdomen, Fieber und toxischen Allgemeinerscheinungen.
Bei 1–2,5% kann sich ein **toxisches Megakolon** entwickeln mit der Gefahr einer Perforation. **Wiederholte Abdomenübersichtsaufnahmen** weisen auf diese Komplikation hin.
Systemmanifestationen sind Arthritis, Erythema nodosum, Pyoderma gangraenosum, Uveitis und sklerosierende Cholangitis.
Die **in Schüben verlaufende Krankheit** kann in Streßsituationen, nach Infektionen oder zu Beginn der Menstruation ausgelöst werden.

Bei schwerer Verlaufsform ist eine Koloskopie oder ein Kontrasteinlauf kontraindiziert.
Wichtigste diagnostische Maßnahme nach Anamnese, körperlicher Untersuchung und Labor ist die direkte Inspektion der Dickdarmschleimhaut durch Prokto-Rekto-Sigmoidoskopie.

Typisch sind kleine bis flächige diffuse Ulzerationen in einer hyperämischen, leicht verletzlichen Mukosa (H-**18**).
Je nach Symptomatik, evtl. erst nach einer Besserung des Allgemeinzustandes unter Behandlung, erfolgt eine Koloskopie zur Erfassung der Ausdehnung des Entzündungsprozesses.

Radiologisch findet sich eine feine Schummerung der Mukosa bis hin zu Kragenknopfulzera (H-**19a**), im ausgebrannten Stadium ein Haustrenverlust (»Fahrradschlauchphänomen«, H-**19b**).

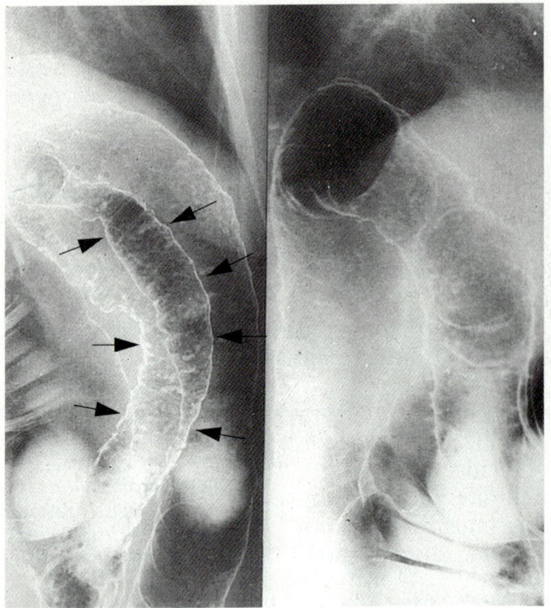

a **Kragenknopfulzera.** b **»Fahrradschlauchphänomen«.**

H-**19 a, b:** Röntgenbefund bei **Colitis ulcerosa.**

Merke ▶

Merke. Wichtig ist die radiologische Überwachung durch Abdomenleeraufnahme bei schwerer Verlaufsform, um die Entwicklung eines toxischen Megakolons (Durchmesser des Darmlumens über 10 cm) zu erfassen.

Merke ▶

Merke. Bei Verdacht auf das Vorliegen eines toxischen Megakolons sind Koloskopie und Kontrasteinlauf wegen der Perforationsgefahr verboten.

Merke ▶

Merke. Jede umschriebene Stenose im endoskopischen oder radiologischen Bild ist verdächtig auf ein Neoplasma und bedarf einer gezielten bioptischen Diagnostik.

Merke ▶

Merke. Zur Früherfassung des Kolitiskarzinoms, das fast ausschließlich bei subtotaler oder totaler Kolitis beobachtet wird, werden **jährliche Koloskopien** mit der Entnahme von **Stufenbiopsien** aus dem Kolon **ab dem 10. Erkrankungsjahr** gefordert. Findet sich eine schwere Dysplasie, wird dieser Befund von einem zweiten Pathologen bestätigt, und ist er bei einer Kontrolluntersuchung nach 6 Monaten reproduzierbar, so ist die Indikation für eine prophylaktische Kolektomie gegeben.

Differentialdiagnose Eine Differenzierung zwischen Morbus Crohn und Colitis ulcerosa kann Schwierigkeiten bereiten (H-**20**, H-**32**). In 10–20 % muß die Diagnose Colitis ulcerosa im Verlauf revidiert werden, da es sich um einen Morbus Crohn handelte. Beide Krankheitsbilder kommen nicht nebeneinander vor und gehen auch nicht ineinander über.

Differentialdiagnose. Nicht selten macht die Differenzierung der beiden chronisch entzündlichen Darmerkrankungen, nämlich Morbus Crohn und Colitis ulcerosa, Schwierigkeiten (H-**20**, H-**32**). **In 10–20 % der Fälle zeigt sich, daß die ursprüngliche Diagnose Colitis ulcerosa durch die Verlaufsbeobachtung revidiert werden muß und daß es sich doch um einen Morbus Crohn gehandelt hat.**
Beide Krankheitsbilder kommen nicht nebeneinander vor und gehen auch nicht ineinander über.

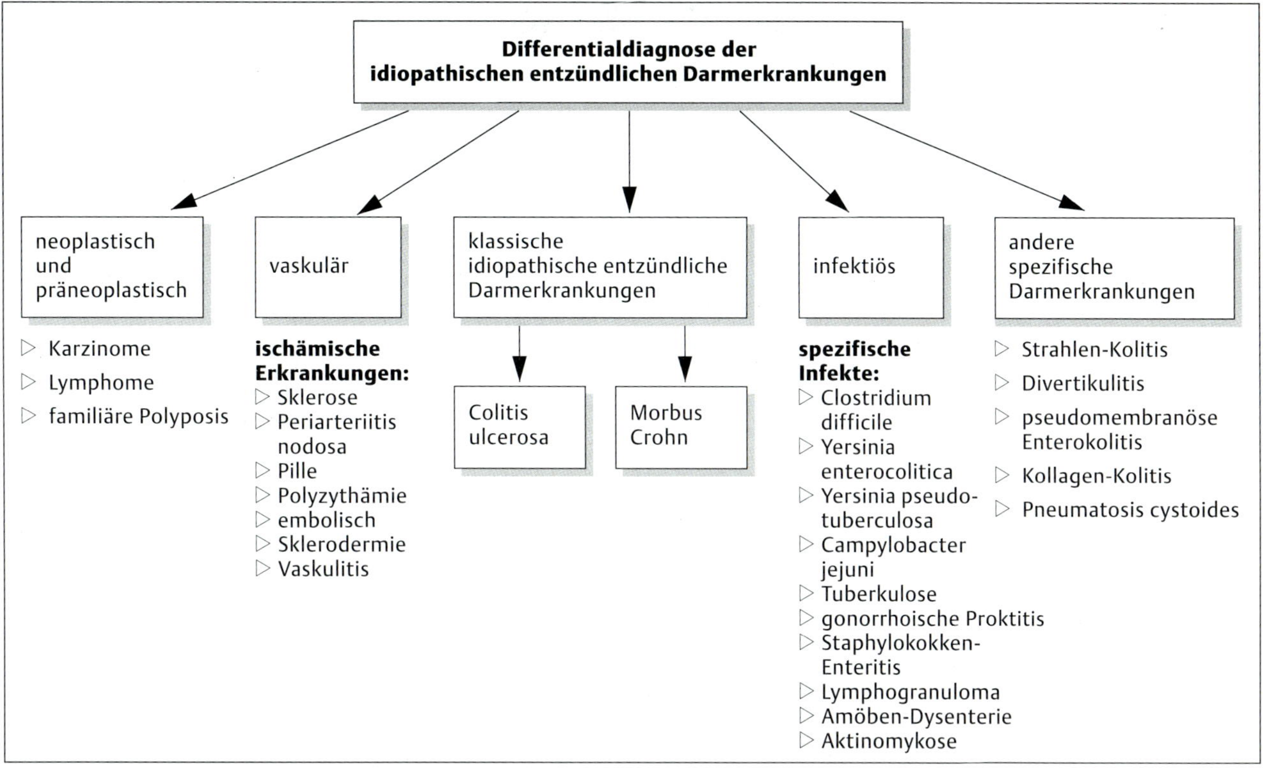

H-**20: Differentialdiagnose der idiopathischen entzündlichen Darmerkrankungen.**

H-32: Vergleich von Colitis ulcerosa mit Morbus Crohn in den verschiedenen Krankheitsstadien und in der Entwicklung im Kolon

	Colitis ulcerosa	**Morbus Crohn**
Frühstadium	▷ petechiale Blutungen ▷ Hyperämie ▷ gesteigerte Vulnerabilität ▷ Granulationen	aphthoide Läsionen fleckförmige Rötung selten Kontaktblutungen unauffällige Areale
Florides Stadium	▷ multiple konfluierende Ulzera ▷ keine Fissuren ▷ keine Fisteln ▷ Kryptenabszesse ▷ keine Epitheloidzellgranulome	solitäre Ulzera Fissuren Fisteln Pflastersteinrelief Epitheloidzellgranulome
Spätstadium	▷ Schleimhautatrophie ▷ fehlende Haustrierung ▷ Pseudopolypen ▷ Schleimhautsegel ▷ keine Strikturen	Narbenbildung Deformation Pflastersteinrelief keine Schleimhautsegel Stenosierung
Ausbreitung	▷ kontinuierlich ▷ konzentrisch ▷ oralwärts ▷ Lumen normal/erweitert	diskontinuierlich exzentrisch analwärts Lumen normal/verengt

Bei etwa einem Drittel aller Patienten, die mit der Verdachtsdiagnose einer Colitis ulcerosa oder eines Morbus Crohn untersucht werden, finden sich erregerbedingte Kolitiden. In Frage kommen folgende Keime (H-33).

Im Rahmen der Differentialdiagnose ist am ehesten an **erregerbedingte Kolitiden** zu denken. Bei etwa einem Drittel aller Patienten, die mit der Verdachtsdiagnose einer Colitis ulcerosa oder eines Morbus Crohn untersucht werden, finden sich erregerbedingte Kolitiden, die durchaus auch einen protrahierten Verlauf nehmen können. In Frage kommen folgende Keime (H-**33**).

H-33: Infektiöse Kolitiden

Bakterien	Viren
• Salmonellen • Shigellen • Staphylococcus aureus • enteropathogene E. coli • Clostridium difficile • Yersinien • Campylobacter jejuni et coli • Aeromonas hydrophila • Bacillus sterius • Plesiomonas shigelloides • Edwardsiella tarda • Mycobacterium tuberculosis • atypische Mykobakterien (M. avium intracellulare) • Pseudomonas? • (Klebsiellen, Citrobacter?) • (Vibrio actinomyces israeli) • Gonorrhö • Syphilis	• Rotaviren • Norwalk-Virus • Adenovirus • Zytomegalie • Herpes simplex ▷ **Protozoen** • Kryptosporidien • Lamblien • Amöben • Balantidium coli • Bilharziose ▷ **Würmer** ▷ **Pilze**

Zum Screening auf bakterielle Kolitiden eigenen sich der Nachweis von Leukozyten im Stuhl und der Hämoccult-Test (H-34).

Zum Screening auf bakterielle Kolitiden eignen sich der Nachweis von Leukozyten im Stuhl mit einer Sensitivität von 80 % und einer Spezifität von 88 % und der Hämoccult-Test (Sensitivität 65 %, Spezifität 73,5 %).
Zur Differentialdiagnose einer akuten Diarrhö s. H-**34**.

H-34: Mit Fieber einhergehende Durchfallerkrankungen

Profuse Durchfälle	Blutige Durchfälle
▷ enteritische Salmonellosen: plötzlicher Beginn, wäßrig- bis schleimig-blutige Stühle, subfebrile Temperaturen ▷ bakterielle Ruhr, Shigellosen: Tenesmen, blutig-schleimige Durchfälle ▷ Koli-Enteritis: Übelkeit, Erbrechen, wäßrige Durchfälle, Tenesmen **Wäßrige Durchfälle** ▷ Yersinia enterocolitica: Pseudoappendizitis, Infektarthritis, Erythema nodosum, starke Leibschmerzen ▷ Yersinia pseudotuberculosa: Pseudoappendizitis, Hepatosplenomegalie ▷ Virusenteritis: Übelkeit, grippale Erscheinungen ▷ Malaria: Hepatosplenomegalie, Anämie, Ikterus ▷ Poliomyelitis: Meningitis, Lähmungen ▷ Trichinose: Muskelschmerzen, Eosinophilie, Ödeme	▷ Typhus abdominalis: Kontinua, Roseolen, Bradykardie ▷ Paratyphus A, B, C: hohes Fieber ▷ hämorrhagisches Denguefieber: Exanthem, hämorrhagische Diathese **Schleimig-blutige Durchfälle** ▷ enteritische Salmonellosen ▷ bakterielle Ruhr ▷ Koli-Enteritis **Durchfälle mit Erbrechen** ▷ ECHO-Viren: Hals- und Kopfschmerzen, Lymphknotenschwellung, Meningismus ▷ Virusenteritis ▷ Koli-Enteritis ▷ Aktinomykose ▷ Lassa-Fieber

H-**35** und H-**36** geben einen Überblick über verschiedene Colitis-ulcerosa- bzw. Morbus-Crohn-imitierende Kolitiden

Faßt man das eben Gesagte zusammen, so empfiehlt es sich, neben der **Serologie** auch **Kulturen** von koloskopisch gewonnenen Gewebsproben anzulegen. H-**35** und H-**36** geben einen Überblick über verschiedene Colitis-ulcerosa- bzw. Morbus-Crohn-imitierende Kolitiden.

H-35: Colitis-ulcerosa-imitierende Erkrankungen

▷ Akute ischämische Kolitis ▷ Akute Strahlenkolitis ▷ Artefizielle Kolitis	▷ Infektiöse Kolitis durch Salmonellen, Shigellen, Campylobacter jejuni und Amöben ▷ Medikamentös induzierte Kolitis durch Gold, Laxanzien und Cimetidin

H-36: Morbus-Crohn-imitierende Kolitiden

- ▷ Chronische ischämische Kolitis
- ▷ Chronische Strahlenkolitis
- ▷ Infektiöse Kolitiden: Yersiniose, Campylobacter und Tuberkulose
- ▷ Ergotamin-Kolitis

H-37: Kolitiden unklarer Genese

- ▷ Ischämische Kolitis
- ▷ Nekrotisierende Kolitis
- ▷ Morbus Behçet
- ▷ Kollagene Kolitis
- ▷ Kolonulzera bei Zöliakie
- ▷ Colitis cystica profunda
- ▷ Ulcus recti simplex

Eine Sonderform stellen medikamenteninduzierte Kolitiden dar, von denen die antibiotikainduzierte **pseudomembranöse Kolitis**, hervorgerufen durch das Toxin von Clostridium difficile, die größte klinische Bedeutung hat. Der makroskopische Aspekt ist kennzeichnend mit kleieartigen Belägen auf einer vulnerablen Schleimhaut nach einer Breitbandantibiose, wobei praktisch alle Antibiotika angeschuldigt werden müssen. Im Vordergrund stehen allerdings Clindamycin, Lincomycin sowie Ureido-Penicilline, Tetrazyklin, Aminoglykoside und Cephalosporine. Die Symptome reichen von einigen wäßrigen, selbstlimitierenden Durchfallstühlen bis zu profusen, schleimig-blutigen Durchfällen mit hohem Fieber und Abdominalkoliken. Mittel der Wahl ist die orale Gabe von 3 × 250 bis 3 × 500 mg Vancomycin, Mittel der zweiten Wahl ist Metronidazol bzw. Bacitrazin.

Eine Sonderform stellen medikamenteninduzierte Kolitiden dar, von denen die antibiotikainduzierte **pseudomembranöse Kolitis**, hervorgerufen durch das Toxin von Clostridium difficile, die größte klinische Bedeutung hat.

Auch nach Schwermetalleinnahme wird ein Colitis-ulcerosa-ähnliches Krankheitsbild beobachtet, insbesondere nach Einnahme von Medikamenten, die Arsen, Quecksilber, Silber oder Gold enthalten. Ferner findet sich gelegentlich ein Colitis-ulcerosa-ähnliches Bild unter der Einnahme von D-Penicillamin.

Abschließend sei noch an AIDS-assoziierte Erkrankungen erinnert, da bei zwei Drittel aller Patienten Durchfälle das erste Symptom einer HI-Virusinfektion darstellen. Tritt bei diesem Kollektiv eine anhaltende Durchfallserkrankung auf, sollte gezielt nach folgenden Erregern bzw. Erkrankungen gesucht werden (H-**38**).

H-38: Durchfallursachen bei HIV-positiven Patienten

- ▷ Soor
- ▷ Zytomegalie-Virus
- ▷ Herpes simplex
- ▷ Mycobacterium avium intracellulare
- ▷ Salmonellen (non typhii)
- ▷ Campylobacter
- ▷ Shigellen
- ▷ Cryptosporidium
- ▷ Isospora belli
- ▷ Kaposi-Sarkom
- ▷ B-Zell-Lymphome

Eine präzise Differenzierung zwischen chronisch entzündlichen Darmerkrankungen und bakteriellen Kolitiden ist bei einer einmaligen bzw. einer Erstuntersuchung nicht möglich. Erst im Verlauf, meist nach 3 bis 6 Monaten, ist eine eindeutige Zuordnung in die beiden Gruppen möglich, da, wie gesagt, auch bakterielle Kolitiden protrahiert über Monate verlaufen können.

Therapie. Die Therapie der Colitis ulcerosa orientiert sich zum einen am klinischen Beschwerdebild, zum anderen an der Lokalisation der Erkrankung. So ist bei der Proktitis und der Rektosigmoiditis in der Regel eine Lokalbehandlung ausreichend (Suppositorien oder Klysmen), bei der Linksseitenkolitis und der Colitis ulcerosa totalis eine systemische Therapie erforderlich. Leichte Verlaufsformen können ambulant behandelt werden, während schwerere Verlaufsformen einer stationären Behandlung bedürfen (H-**39**).

Therapie Bei leichten Verlaufsformen und wenig ausgedehnter Kolitis kann eine Lokalbehandlung mit Suppositorien oder Klysmen ausreichen (H-**39**). Bei Linksseitenkolitis und Colitis ulcerosa totalis muß systemisch behandelt werden.

H-39: Medikamentöse Therapie des akuten Kolitisschubes

Leichter Schub:	▷ Sulfasalazin 3(–5) g/Tag oral ▷ alternativ: Sulfasalazin- oder Steroidklysmen (Azulfidine®-Klysmen, Betnesol®-Rektal-Instillation, Phoscortil-Klys®)
Mittelschwerer Schub:	▷ Prednisolon 40–60 mg/Tag kombiniert mit Sulfasalazin 3(–5) g/Tag, evtl. kombiniert mit Sulfasalazin- oder Steroidklysmen
Schwerer Schub:	▷ komplette parenterale Ernährung, parenterale Substitution von Flüssigkeit, Elektrolyten, Humanalbumin, Blut ▷ Prednisolon 50–100 mg/Tag i.v. ▷ Antibiotika (bei septischen Komplikationen) (Sulfasalazin 3–5 g/Tag)

Salazosulfapyridin bzw. dessen aktiver Metabolit **5-Aminosalicylsäure** (Mesalazin) und **Kortikosteroide** sind die Mittel der Wahl. Nebenwirkungen des Salazosulfapyridins umfassen: Übelkeit, Kopfschmerzen, Agranulozytose, Leukopenie, Hämolyse, allergische Alveolitis, toxische Hepatitis und reversible Infertilität des Mannes.

Prinzipiell werden bei der Behandlung der Colitis ulcerosa zwei Substanzgruppen eingesetzt, nämlich **Salazosulfapyridin bzw. 5-Aminosalicylsäure (5-ASA, Mesalazin), die eigentliche Wirksubstanz, und Kortikosteroide.** Nebenwirkungen des Sulfasalazins werden auf das Trägermolekül Sulfapyridin zurückgeführt, das im Dickdarm durch Anaerobier abgespalten und in der Leber verstoffwechselt wird.

An unerwünschten Wirkungen werden Übelkeit, Kopfschmerzen, Agranulozytose, Leukopenie, Hämolyse, allergische Alveolitis und eine reversible Infertilität des Mannes beobachtet.

Suppositorien erreichen etwa 15 cm des Rektums, Klysmen die linke Flexur. Zäpfchen sollen dreimal täglich, Klysmen oder Kortisonschäume 1- bis 3mal täglich appliziert werden.

Salazosulfapyridin (Azulfidine®, Colo-Pleon®) und 5-ASA (Salofalk®, Claversal®) entsprechen sich weitgehend, die Dosis bei der 5-ASA-Präparation liegt um 50% niedriger (3 × 500 mg) als beim Salazosulfapyridin.

Beim Olsalazin (Azodisalicylat; z.B. Dipentum®) sind zwei Moleküle 5-ASA über eine Azobrücke verbunden. 90% der Substanz erreicht das Kolon, wo durch eine bakterielle Spaltung zwei Moleküle 5-ASA freigesetzt werden. Häufige Nebenwirkung sind Durchfälle.

In Erprobung befinden sich derzeit schwer resorbierbare Kortikosteroide wie Budesonid oder Beclomethasondiproprionat, die weniger systemische Nebenwirkungen zeigen sollen.

Der akute Schub der leichten Kolitis wird mit 30 mg Predniso(lo)n und 3 g Salazosulfapyridin oder 1,5 g 5-ASA behandelt.
Bei der **mittelschweren Kolitis** muß die Kortisondosis höher angesetzt werden (50–60 mg Predniso[lo]n). Die Salazosulfapyridindosis kann auf bis zu 3 × 2 g erhöht werden.
Bei der **schweren Kolitisform** Nulldiät und parenterale Ernährung sowie hohe Kortisondosen.
Cave: Kortikosteroide können eine Perforation maskieren.
Spricht die schwere Kolitis nicht innerhalb von 5 Tagen auf eine konservative Therapie an, ist die Indikation zur Proktokolektomie mit **pouchanaler Anastomose** gegeben.

Der akute Schub der leichten Colitis ulcerosa wird mit Kortison (z.B. 30 mg Predniso[lo])n und 3 g Salazosulfapyridin oder 1,5 g 5-ASA behandelt. Bei der **mittelschweren Kolitis** muß die Kortisondosis höher angesetzt werden (50–60 mg Predniso[lo]n), die Salazosulfapyridindosis kann auf 4 × 1 bis 3 × 2 g erhöht werden. Nach 2–3 Wochen wird die Kortisonmedikation stufenweise reduziert.

Bei der **schweren akuten Kolitis** muß der Darm ruhiggestellt werden. Nulldiät und parenterale Ernährung, Blut, Albumin und Elektrolytsubstitution sowie hohe Kortisongaben (100 mg i.v.) sind erforderlich, um das toxische Krankheitsbild zu durchbrechen.

Cave: Kortikosteroide können eine Perforation maskieren.

Die systemische Gabe von Breitbandantibiotika ist nicht generell akzeptiert. **Kommt es nicht innerhalb von 5 Tagen zu einer deutlichen Besserung des klinischen Bildes, ist eine Kolektomie mit pouchanaler Anastomose zu diskutieren.** Tritt eine Besserung ein, werden die Durchfälle weniger und normalisieren sich die Temperaturen, kann auf eine orale Ernährung mit Elementardiäten übergegangen werden.

Bei einem **toxischen Megakolon** kann zunächst eine **Darmdekompression** versucht werden (S H-26). Bessert sich hierdurch die Situation nicht, muß reseziert werden.

Entwickelt sich ein **toxisches Megakolon**, muß eine **Darmdekompression** mit einer über das Koloskop eingeführten Sonde angestrebt werden (S H-**26**). Bessert sich die Situation innerhalb von 1–2 Tagen nicht, muß wegen der bestehenden Perforationsgefahr operiert werden.

Synopsis H-26: Dekompressionssonde

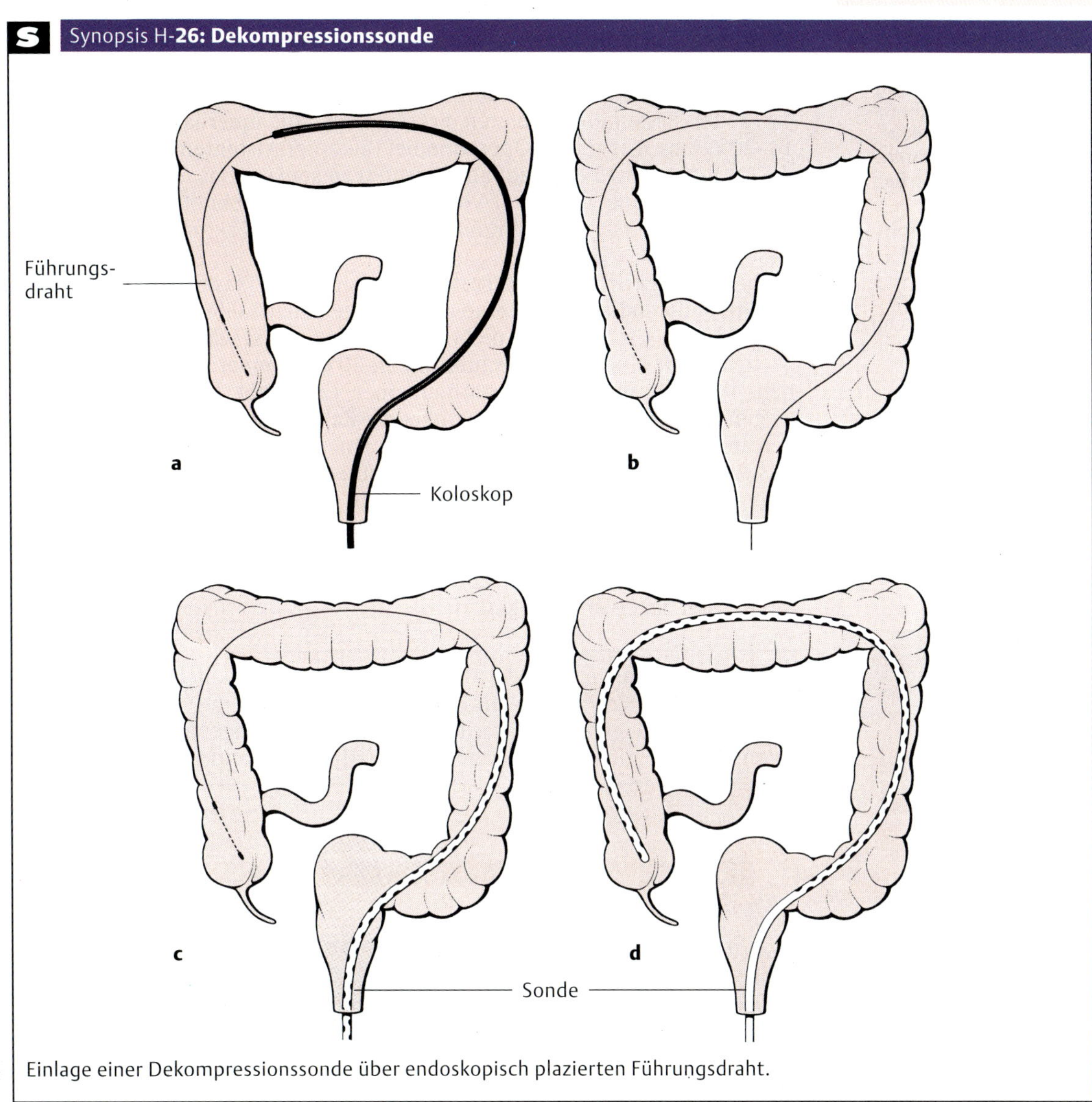

Einlage einer Dekompressionssonde über endoskopisch plazierten Führungsdraht.

Eine spezifische Kolitisdiät gibt es nicht; der Wert einer ballaststoffarmen Kost sollte nicht überschätzt werden. Milchzuckerunverträglichkeiten sollten Berücksichtigung finden.

Eine spezielle Kolitisdiät gibt es nicht. An die Möglichkeit einer Laktoseintoleranz sollte allerdings gedacht werden.

Merke. Im Gegensatz zum Morbus Crohn verhindert eine Dauermedikation mit 2 g Salazosulfapyridin Rezidive einer Kolitis weitgehend.

◄ **Merke**

Unter dieser Dauermedikation sind **regelmäßige Blutbildkontrollen** wegen der oben genannten möglichen Nebenwirkungen ratsam.
Operationsindikationen stellen profuse Blutungen, das toxische Megakolon und eine schwere Erkrankung dar, die innerhalb von 5 Tagen durch konservative Maßnahmen nicht deutlich gebessert werden kann. Da das Rektum praktisch immer betroffen ist, muß eine Mukosektomie mit pouchanaler Anastomose (Dünndarmdurchzug mit Schaffung einer Ersatzampulle) durchgeführt werden, wenn die Kontinenz erhalten werden soll, ansonsten muß ein Ileostoma angelegt werden.
Eine prophylaktische Kolektomie ist nur dann gerechtfertigt, wenn schwere Epitheldysplasien nachweisbar sind.

Unter Dauermedikation sind **regelmäßige Blutbildkontrollen** wichtig. Operationsindikationen sind unstillbare Blutungen, das toxische Megakolon sowie ein therapeutisch nicht beeinflußbarer Verlauf. Da das Rektum praktisch immer betroffen ist, muß eine Mukosektomie mit pouchanaler Anastomose durchgeführt werden, um die Kontinenz zu erhalten. Eine prophylaktische Kolektomie ist nur bei schweren Epitheldysplasien indiziert.

Prognose Das Sterblichkeitsrisiko liegt um den Faktor 1,7 über dem der Normalbevölkerung; es ist abhängig von der Ausdehnung und Krankheitsdauer sowie vom Schweregrad der Erkrankung. Von den Patienten mit primär schwerem Verlauf versterben innerhalb von 5 Jahren 40%.
Wird eine Patientin mit aktiver Kolitis schwanger, kann in 50% mit einer Verschlechterung, in 20% mit einer Verbesserung des Krankheitsbildes gerechnet werden. Die Indikation für eine Schwangerschaftsunterbrechung ist nicht gegeben.

Prognose. Auch die Lebenserwartung hängt von der Ausdehnung des chronischen Entzündungsprozesses ab. Bei ausschließlichem Rektumbefall ist die Prognose nicht eingeschränkt. Bei schweren Verlaufsformen versterben 4–6% der Patienten im ersten Erkrankungsjahr, innerhalb von 5 Jahren 14–20%. Eine frühzeitige Operation bei therapieresistentem Verlauf vermag die Letalität von 15–30% auf annähernd 0 zu senken. Das toxische Megakolon ist durch eine Mortalität von 23–30% gekennzeichnet. Insgesamt liegt das Sterblichkeitsrisiko von Kolitispatienten um den Faktor 1,7 höher als bei Gesunden.
Während einer Schwangerschaft kann es zu einer Exazerbation der Kolitis kommen, die Indikation zu einem Schwangerschaftsabbruch ist ebenso wie beim Morbus Crohn jedoch nicht gegeben. In 50% ist während der Schwangerschaft mit einer Verschlechterung, in 20% mit einer Besserung zu rechnen. Die Therapie sollte während einer Gravidität fortgesetzt werden; wegen der intensiven Betreuung liegt die Zahl der kindlichen Komplikationen sogar niedriger als bei gesunden Frauen.

Etwa 6% aller Patienten mit einer Colitis ulcerosa totalis oder subtotalis müssen in Europa mit einem **Kolitiskarzinom** ab dem 10. Jahr nach Beginn der Erkrankung rechnen.

Das Risiko, an einem **Kolitiskarzinom** zu erkranken, wird unterschiedlich angegeben. Es betrifft nur Patienten mit einem totalen oder subtotalen Befall des Kolons. Die von amerikanischen Autoren stammenden Zahlen, daß das Krebsrisiko im 1. Dezennium 3% betrage und dann pro Dekade um 20% ansteigen würde, trifft offenbar für Mitteleuropa nicht zu. Es dürfte in unseren Breiten bei etwa 6% liegen.

Merke ▶

▶ ***Merke.*** Die Colitis ulcerosa ist durch eine Proktokolektomie heilbar, beim Morbus Crohn muß praktisch nach jedem operativen Eingriff mit einem Rezidiv gerechnet werden. Deshalb bei Versagen der konservativen Therapie nicht mit der Operation warten: Operation = Heilung!

Klinischer Fall

Der 35jährige Patient wurde wegen anhaltender Durchfälle und Gewichtsverlust stationär aufgenommen. Seit 16 Jahren ist eine histologisch gesicherte Colitis ulcerosa bekannt, wiederholt bestand ein Erythema nodosum. Dauermedikation mit 1,5 g Salazosulfapyridin. Mehrfach stationäre Behandlung wegen Exazerbation, radiologisch Fahrradschlauchphänomen des gesamten Dickdarms sowie bleistiftdicke zirkuläre Stenose in 9 cm Höhe, 3 cm lang. Gewichtsverlust 14 kg, BSG 94/127, Hb 7,5 g/dl. Erythrozyten 3,5 Mill., Retikulozyten 67%; Serum-Fe 20 µg. GPT 22 mU, GOT 32 mU, alkalische Phosphatase 438 mU, LAP 48 mU. Oberer Verdauungstrakt endoskopisch und radiologisch unauffällig, ERCP: sklerosierende Cholangitis (H-**21**). Rektoskopie: Stenose in 9 cm Höhe, nicht passierbar, 1 cm lange inkomplette Analfistel. Histologisch: unspezifische chronische Proktitis. Terminales Ileum unauffällig. Wegen Sekretspiegel in Aszendens und Transversum und Ausbildung eines Subileus Laparotomie. Dreifach-Karzinom im Kolon, der große Tumor im Transversum nicht mehr kurabel resezierbar. Histologisch als Grundkrankheit Morbus Crohn mit Nachweis von Epitheloidzellgranulomen.
Der Patient verstirbt 8 Monate später an einer diffusen Lebermetastasierung, die sklerosierende Cholangitis kann autoptisch bestätigt werden. Epikrise: Bei dem Patienten lag ein Morbus Crohn vor, der wegen des ausschließlichen Kolonbefalls und des histologischen Befunds als Colitis ulcerosa fehlinterpretiert wurde.

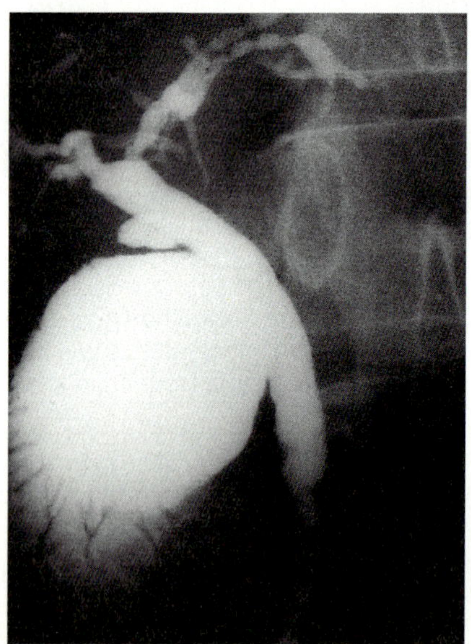

H-**21: Sklerosierende Cholangitis.**

5.2.2 Chronische Diarrhö

5.2.2 Chronische Diarrhö

Definition. Unter einer chronischen Diarrhö sollen mehr als drei tägliche Entleerungen konsistenzverminderter Stühle mit einem Stuhlgewicht von über 250 g verstanden werden, die länger als vier Wochen bestehen. Die vier Funktionen des Darmes Sekretion, Digestion, Absorption und Motorik können deshalb gestört sein.

◀ **Definition**

Dünndarmstühle sind meist großvolumig und basieren auf Sekretions- oder Absorptionsstörungen (z.B. Infektion), Malabsorption durch Schleimhautatrophie (z.B. bei Sprue), reduzierter Schleimhautoberfläche (z.B. Kurzdarmsyndrom), Entzündungen (z.B. Morbus Crohn) oder Fermentmangel (z.B. Laktoseintoleranz).
Der Stuhl zeichnet sich durch einen übermäßigen Wasseranteil und Speiserückstände aus, das Stuhlvolumen beträgt mehr als 200 ml/24 Stunden.
Dickdarmstühle entstehen bei fehlender Resorption osmotisch wirksamer Substanzen im Dünndarm, die dann eine Sekretion auslösen, so daß sie großvolumig imponieren. Bei Erkrankungen des distalen Kolons und Rektums werden kleinvolumige Durchfälle bei gleichzeitigem Abgang von Blut und Schleim beobachtet, die auf eine Zerstörung der Schleimhautoberfläche hinweisen.

Dünndarmstühle sind meist großvolumig und basieren auf Sekretions- und Absorptionsstörungen.

Der Stuhl zeichnet sich durch einen übermäßigen Wasseranteil und Speiserückstände aus, das Stuhlvolumen beträgt mehr als 200 ml/24 Stunden.

Bei Erkrankungen des distalen Kolons und Rektums werden kleinvolumige Durchfälle bei gleichzeitigem Abgang von Blut und Schleim beobachtet.

Merke. Flüssiger Stuhl, häufiger Stuhlgang, Stuhldrang und Tenesmen sind charakteristische Merkmale für eine Proktitis oder Rektosigmoiditis ulcerosa, ein Karzinom oder ein villöses Adenom.

◀ **Merke**

Eine **falsche Diarrhö** liegt dann vor, wenn primär eine Obstipation besteht (Obstipationsdiarrhö) und kleine Mengen flüssigen Stuhls im Rektum festsitzenden harten Stuhl umfließen.
Beim **Colon irritabile** reicht das Spektrum der geklagten Beschwerden von der »funktionellen Diarrhö« mit meist drei morgendlichen Stuhlentleerungen über die Diarrhö im Wechsel mit Obstipation bis zum Schafkotstuhl bei schmerzhafter Obstipation, wobei das Beschwerdebild sich je nach »Streßsituation« ändern kann.

Beim **Colon irritabile** reicht das Spektrum der geklagten Beschwerden von der »funktionellen Diarrhö« bis hin zur schmerzhaften Obstipation.

Pathophysiologie. Die Konsistenz des Stuhls wird weitgehend durch Änderungen der Peristaltik und die intestinale Transitzeit geprägt. Bei der **osmotischen Diarrhö** wird Wasser durch osmotisch aktive Substanzen wie Mannit, Laktulose, salinische Abführmittel oder nicht resorbierte Nahrungsbestandteile (z.B. bei Malabsorption) im Lumen gebunden. Bei der **exsudativen Diarrhö** sind Resorption und Sekretion von Ionen durch die Darmschleimhaut gestört. Eine **erhöhte Ionensekretion** findet sich unter dem Einfluß gastrointestinaler Hormone (VIP), nach Gabe oder Freisetzung von Prostaglandinen und beim villösen Adenom. Eine **erniedrigte Ionenresorption** wird unter dem Einfluß von Gallensäuren nach Resektion oder Erkrankung des terminalen Ileums (z.B. Gallensäurenverlustsyndrom) oder dem Einfluß hydroxylierter Fettsäuren (z.B. Syndrom der blinden Schlinge) als Ursache chronischer Durchfälle diskutiert. **Durchfälle infolge von Motilitätsstörungen können** zum einen auf eine erhöhte propulsive Peristaltik, zum anderen auf eine Reduzierung der segmentierenden Kontraktionen zurückgeführt werden. Das Spektrum der zugrundeliegenden Erkrankungen reicht dabei von der Hyperthyreose bis zur diabetischen, alkoholischen oder durch Amyloidose induzierten Polyneuropathie; auch das Laxanzienkolon ist durch eine Störung der propulsiven Peristaltik und der Segmentation gekennzeichnet.

Pathophysiologie
- osmotische Diarrhö
- exsudative Diarrhö
- erhöhte Ionensekretion
- erniedrigte Ionenresorption
- Motilitätsstörungen.

Ätiologie. Faßt man die Ursachen einer chronischen Diarrhö beim Erwachsenen zusammen, so ergeben sich eine Vielzahl von Erkrankungen, an die im Rahmen der Differentialdiagnose gedacht werden muß (▤ H-**40**).

Ätiologie Mögliche Ursachen einer chronischen Diarrhö sind in ▤ H-**40** zusammengefaßt.

H-40: Ursachen chronischer Durchfallerkrankungen

Entzündliche Darmerkrankungen

- ▷ chronisch entzündliche Darmerkrankungen: Colitis ulcerosa, Morbus Crohn
- ▷ chronisch infektiöse Kolitiden: Shigellose, Yersiniose, Campylobacter-Enteritis, Amöbiasis, Balantidiose
- ▷ chronische Enteritis: Lambliasis
- ▷ Parasitosen: Ankylostomiasis, Strongyloidiasis
- ▷ Divertikulitis

Tumoröse Erkrankungen

- ▷ Adenomatosis coli, Cronkhite-Canada-Syndrom, Peutz-Jeghers-Syndrom, villöses Rektumadenom
- ▷ Malignome
  - Karzinom, Non-Hodgkin-Lymphom

Malassimilationssyndrome

- ▷ Maldigestion: chronische Pankreatitis, Mukoviszidose, Pankreaskarzinom, biliäre Zirrhose, Verschlußikterus, Billroth-II-Magen, Zustand nach Gastrektomie
- ▷ Malabsorption: Sprue, Morbus Whipple, Lymphangiektasie, Laktoseintoleranz, Amyloidose, Durchblutungsstörungen

Endokrine Krankheiten

- ▷ Morbus Addison, Hyperthyreose, Hypoparathyreoidismus
- ▷ hormonell aktive Tumoren: Zollinger-Ellison-Syndrom, Verner-Morrison-Syndrom, Karzinoid, medulläres Schilddrüsenkarzinom
- ▷ Urticaria pigmentosa

Neurogene Krankheiten

- ▷ Diabetes mellitus, Amyloidose, alkoholische Enteropathie

Nebenwirkungen von Medikamenten

- ▷ Antibiotika, magnesiumhaltige Antazida, Reserpin, Digitalis, Eisenpräparate, Laxanzien

Postoperative Störungen

- ▷ trunkuläre Vagotomie, Kurzdarmsyndrom, Syndrom der blinden Schlinge, innere Fisteln, postoperative Inkontinenz

Funktionelle Störungen

- ▷ irritables Darmsyndrom mit und ohne Divertikulose

Pseudodiarrhö

- ▷ Colon irritabile, anale Prozesse aller Art, marantische Kotstauung, organisches Psychosyndrom

Diagnose Bereits die **Anamnese** kann wichtige diagnostische Hinweise bei der chronischen Diarrhö liefern.

Diagnose. Bereits die **Anamnese** kann wichtige diagnostische Hinweise bei der chronischen Diarrhö liefern. Gezielt muß gefragt werden, ob im Stuhl Wasser, Schleim, Blut, Eiter oder Fett sowie unverdaute Nahrungsbestandteile erkannt werden können.

Merke ▶

Merke. Nächtliche Durchfälle sind praktisch immer auf eine organische Erkrankung zurückzuführen, morgendliche und unmittelbar nach einer Nahrungsaufnahme einsetzende Stühle sind eher funktioneller Natur.

Wichtige Fragen sind in H-**41** aufgelistet.

Wichtige Fragen umfassen das Alter des Patienten beim Auftreten der ersten Symptome, die Dauer der Symptome bzw. das Eintreten von Phasen der Symptomfreiheit, Gewichtsverlust, frühere Operationen, den Aufenthalt in tropischen Breiten, Nikotin-, Alkohol-, Kaffee- und Teekonsum und die Einnahme von Medikamenten (H-**41**).

H-41: Anamnestische Hinweise bei chronischer Diarrhö

Dauer seit Kindheit
- ▷ Mukoviszidose (mit Bronchitis)
- ▷ Zöliakie (seit »Breialter«)

Körpergewicht
- ▷ konstant bei funktioneller Diarrhö

Wechsel Obstipation/Diarrhö
- ▷ Reizdarmsyndrom, diabetische Neuropathie, Divertikulitis, Karzinom, Darmstenosen

Nächtliche Diarrhö
- ▷ fast immer organisch

Fieber
- ▷ Morbus Crohn, Colitis ulcerosa, Tuberkulose, Amöbiasis, malignes Lymphom

Auslandsaufenthalte
- ▷ Protozoen, tropische Sprue, Salmonellosen

Medikamente
- ▷ Laxanzien, Schlankmacher, Cholestyramin, Biguanide

Unverträglichkeiten
- ▷ Milch, Eier

Operationen
- ▷ Resektion von Magen und Dünndarm, Vagotomie, Strumaresektion (Rezidiv einer Hyperthyreose oder Hypoparathyreoidismus)

Flush und Asthma
- ▷ Karzinoid

Arthritis
- ▷ chronisch entzündliche Darmerkrankungen, Morbus Whipple

Neuropathie
- ▷ Diabetes, chronischer Alkoholabusus, Amyloidose

Leberkrankheiten
- ▷ Zirrhose, Metastasen, chronisch entzündliche Darmerkrankungen

Generalisierte Arteriosklerose
- ▷ ischämische Enterokolitis, Striktur

Chronische Infekte
- ▷ nephrotisches Syndrom, Amyloidose, Hypogammaglobulinämie

Peptische Ulzera
- ▷ Zollinger-Ellison-Syndrom

Hautveränderungen
- ▷ Sklerodermie, Erythematodes visceralis

Urticaria pigmentosa

Zustand nach Bestrahlung
- ▷ Strahlenenteritis, Strahlenkolitis

Lungenerkrankungen
- ▷ Mukoviszidose, Tuberkulose

Eine der wichtigsten orientierenden Maßnahmen ist die Stuhlinspektion. Die wesentlichen Informationen, die daraus gewonnen werden können, sind in H-**42** zusammengefaßt.

Eine der wichtigsten orientierenden Maßnahmen ist die Stuhlinspektion. Die wesentlichen Informationen, die daraus gewonnen werden können, sind in H-**42** zusammengefaßt.

H-42: Charakteristik der Stühle bei nicht infektiös bedingtem chronischem Durchfall

Fettstühle
- ▷ mit abdominellen Beschwerden:
  chronische Pankreatitis, Pankreaskarzinom, Enteritis regionalis Crohn, Karzinoid
- ▷ ohne Schmerzsymptomatik:
  Lymphangiektasien, malignes Lymphom, Sprue, Morbus Whipple, Hypogammaglobulinämie, Diabetes mellitus, Sklerodermie, Abetalipoproteinämie, Mukoviszidose, Hämochromatose
- ▷ acholische Diarrhö:
  Verschlußikterus, intrahepatische Cholestase, biliäre Zirrhose

Wäßrige Durchfälle
- ▷ funktionelle Diarrhö, Verner-Morrison-Syndrom (WDAH-Syndrom, Vipom), villöses Adenom

Schleimige Durchfälle
- ▷ mit Tenesmen
  Colon irritabile, Enteritis regionalis Crohn
- ▷ ohne wesentliche Schmerzsymptome
  anaphylaktische Diarrhö

Blutig-schleimige Durchfälle
- ▷ mit Fieber, Leukozytose, Tenesmen
  Colitis ulcerosa, Divertikulitis
- ▷ postprandialer Schmerz
  ischämische Kolitis
- ▷ gelegentlich Blutbeimengungen
  kolorektales Karzinom, Adenomatosis coli

Uncharakteristische Stühle
- ▷ mit Koliken und Meteorismus
  Laktoseintoleranz
- ▷ unter medikamentöser Therapie
  Abführmittel, Antibiotika, Cholestyramin, Zytostatika

Bei der körperlichen Untersuchung ist auf Druckschmerzhaftigkeit der Bauchdecke, Meteorismus, Resistenzen, Zeichen der Anämie und Mangelernährung, Epiphänomene chronisch entzündlicher Darmerkrankungen und perianale Läsionen zu achten. Fieber als Symptom entzündlicher Erkrankungen unterschiedlicher Genese findet sich auch bei Malignomen, besonders beim rechtsseitigen Kolonkarzinom und lymphoproliferativen Systemerkrankungen. Eine Temperaturerhöhung in Verbindung mit einer Senkungs-

Bei der körperlichen Untersuchung ist auf Druckschmerzhaftigkeit der Bauchdecke, Meteorismus, Resistenzen, Zeichen der Anämie und Mangelernährung, Epiphänomene chronisch entzündlicher Darmerkrankungen und perianale Läsionen zu achten.

beschleunigung kann erstes Symptom einer Enteritis regionalis Crohn sein, auch wenn die Durchfälle dem Patienten noch nicht bewußt geworden sind. Wichtigste organische Dünndarmerkrankung, die mit einer Malabsorption einhergeht, ist die Glutenenteropathie. Häufigste Maldigestionsursache ist die chronische Pankreatitis, bei der sich jedoch eine Steatorrhö erst dann einstellt, wenn 90% der Drüse zerstört sind.

Für die Diagnostik von Durchfallerkrankungen stehen eine Vielzahl von Tests zur Verfügung.

Ein diagnostisches Schema für Durchfallserkrankungen aufzustellen, verbietet sich bei der Fülle der in Frage kommenden Erkrankungen. In H-**43** finden sich Tests, die in der Praxis durchgeführt werden können sowie Zusatz- und Spezialuntersuchungen, die dem Krankenhaus bzw. dem gastroenterologischen Zentrum vorbehalten sind.

H-43: Diagnostisches Schema bei Durchfallerkrankungen

Tests in der Praxis

- ▷ Stuhluntersuchungen
  makroskopisch, mikroskopisch auf Fett, mikroskopisch auf Parasiten, pH
- ▷ Laktosetoleranztest
  Blutglukose, Stuhl-pH
- ▷ Blutuntersuchungen
  Blutsenkungsgeschwindigkeit, Blutbild, Gesamteiweiß und Albumin, Kalzium, Magnesium, alkalische Phosphatase, Serumeisen, Folsäure, Vitamin B_{12}, Cholesterin, Triglyzeride, Eisenbindungskapazität, T_3, T_4
- ▷ Abdomenleeraufnahme auf Pankreasverkalkungen
- ▷ Sonographie
- ▷ Magen-Darm-Passage, Kolondoppelkontrasteinlauf
- ▷ sondenlose Pankreasfunktionstests
  Chymotrypsin im Stuhl, Pankreolauryltest, *p*-Aminobenzoesäure-Test, Elastase im Stuhl
- ▷ endoskopische Untersuchung mit Dünndarmbiopsie, Koloskopie
- ▷ therapeutischer Versuch
  Elimination von Milch und Milchprodukten, glutenfreie Kost, Substitution von Pankreasfermenten, Breitbandantibiotika, Schilddrüsenhormon, Vitamin D, Kalzium

In den meisten Krankenhäusern durchführbare Zusatzuntersuchungen

- ▷ Sternal- und/oder Beckenkammpunktion, eventuell mit Tetrazyklinmarkierung
- ▷ D-Xylose-Test mit 25 g D-Xylose
- ▷ quantitative Stuhlfettbestimmung aus 72-Stunden-Stuhl
- ▷ Stickstoffbestimmung im Stuhl
- ▷ Schilling-Test mit und ohne Intrinsic-Faktor
- ▷ Dünndarmsaugbiopsie, eventuell mit Enzymbestimmung
- ▷ Angiographie und Lymphographie

Untersuchungen in Speziallabors oder Zentren

- ▷ Serumgastrin, -serotonin, -kalzitonin
- ▷ H_2-Atemtest nach Belastung mit 50 g Laktose
- ▷ $^{13}CO_2$-Exhalationstest nach oraler Gabe von ^{13}C-Glykocholat zur Erfassung einer bakteriellen Fehlbesiedelung
- ▷ Chromalbumintest eines enteralen Eiweißverlustes
- ▷ Sekretin-Pankreozymin-(Zärulein-)Test oder Lundh-Test
- ▷ endoskopisch retrograde Cholangiopankreatikographie (ERCP)
- ▷ ^{47}Ca-Resorptionstest

Nicht selten zeigt sich jedoch am Ende einer aufwendigen Diagnostik, auf der der Patient meist besteht, daß den dramatisch geschilderten Durchfällen entweder eine Variante des Reizdarmsyndroms oder die verheimlichte Einnahme von Medikamenten zugrunde liegt. Es erfordert häufig kriminalistisches Geschick, z.B. die Zugabe von Natriumhydroxid zum Stuhl zum Nachweis phenolphthaleinhaltiger Laxanzien, um »fündig« zu werden.

Therapie Für die **symptomatische Therapie** stehen adsorbierende Mittel wie Kaolin, Pectin, Siliziumdioxid, Tannin oder allgemeine Quellmittel, die Wasser binden, zur Verfügung.

Therapie. Für die **symptomatische Therapie** stehen adsorbierende Mittel wie Kaolin, Pectin, Siliziumdioxid, Tannin oder allgemeine Quellmittel, die Wasser binden, zur Verfügung. So sprechen viele Patienten mit Reizdarmsyndrom positiv auf »Faserstoffe«, z.B. Metamucil an, gleichgültig, ob eine Obstipation oder ein rezidivierender Durchfall im Vordergrund stehen.

Morphin und Kodein bewirken eine Erhöhung des Tonus der glatten Muskulatur und der Segmentation bei gleichzeitiger Dämpfung der Peristaltik: die Passagezeit wird verlängert, es kann mehr Flüssigkeit absorbiert werden. Während den genannten Präparaten wegen der Suchtgefahr bei der chronischen Diarrhö nur eine untergeordnete Rolle zukommt, spielen Opioide wie Lomotil und Loperamid eine größere Rolle bei der symptomatischen Therapie. Diphenoxylat (Reasec®), dem eine geringe Menge Atropin zugesetzt wurde, um die Gefahr der Gewöhnung zu mindern, muß alle sechs Stunden eingenommen werden. Loperamid (Imodium®) wirkt lokal auf den Darm ohne zentrale Nebenwirkungen und kehrt die Prozesse in der Mukosa um, die zu den Flüssigkeitsverlusten geführt haben. Flüssigkeits- und Elektrolytverluste sollten durch entsprechende parenterale Zufuhr ausgeglichen wer-

Loperamid (Imodium®) wirkt lokal auf den Darm ohne zentrale Nebenwirkungen und kehrt die Prozesse in der Mukosa um, die zu den Flüssigkeitsverlusten geführt haben.

den, zumal eine Hypokaliämie die Darmatonie noch verstärken kann. Einige Formen der chronischen Diarrhö sind einer kausalen Therapie zugänglich, sieht man von der glutenfreien Kost bei der einheimischen Sprue einmal ab. Cholestyramin, ein stark basisches Ionenaustauscherharz, bindet Gallensäuren und gilt deshalb als Mittel der Wahl bei der chologenen Diarrhö, bei Durchfällen nach Vagotomie und bei der diabetischen Polyneuropathie mit Durchfällen. Da auch andere Medikamente absorbiert werden können, sollten diese eine Stunde nach Einnahme des Cholestyramins eingenommen werden.

Flüssigkeits- und Elektrolytverluste sollten durch entsprechende parenterale Zufuhr ausgeglichen werden, zumal eine Hypokaliämie die Darmatonie noch verstärken kann. Cholestyramin bindet Gallensäuren und gilt deshalb als Mittel der Wahl bei der chologenen Diarrhö.

Beim bakteriellen Kontaminationssyndrom (Syndrom der blinden Schlinge), aber auch bei der diabetischen Diarrhö erscheint eine probatorische antibiotische Therapie für 5 bis 7 Tage, z. B. mit 3 × 500 mg Tetracyclin, empfehlenswert, um die bakterielle Fehlbesiedlung in den Griff zu bekommen.

Beim bakteriellen Kontaminationssyndrom (Syndrom der blinden Schlinge), aber auch bei der diabetischen Diarrhö erscheint eine probatorische antibiotische Therapie für 5 bis 7 Tage, z. B. mit 3 × 500 mg Tetracyclin, empfehlenswert, um die bakterielle Fehlbesiedlung in den Griff zu bekommen.

Bei der pankreatogenen Diarrhö haben sich zwei Präparate bewährt, die eine optimale Lipasezufuhr bei moderner Galenik gestatten: Kreon® und Panzytrat 20 000®. Läßt sich mit anderen Pankreasfermentpräparaten eine Normalisierung des Stuhlgewichts nicht erreichen, müssen zusätzlich H_2-Blokker verabreicht werden, um eine Inaktivierung der Lipase durch die Salzsäure im Magen zu verhindern. H_2-Blocker bzw. Omeprazol gelten auch als Mittel der Wahl bei den durch eine Hypergastrinämie induzierten Durchfällen des Zollinger-Ellison-Syndroms.

Serotoninantagonisten und synthetisches Somatostatin stellen eine Alternative zu einem operativen Vorgehen beim metastasierenden Karzinoidsyndrom dar. Ferner soll nicht unerwähnt bleiben, daß Indometacin in einer Dosierung von 3 × 25 mg bei therapieresistenter chronischer Diarrhö versucht werden kann, wobei man sich die Hemmung der Prostaglandinsynthese zunutze macht. Bei Verdacht auf eine (seltene) Nahrungsmittelallergie kann Dinatriumchromoglykat (Colimune®) versucht werden; die Ergebnisse sind jedoch widersprüchlich, so daß man sich häufig mit einer Eliminationsdiät zufriedengeben muß.

Klinischer Fall

Der 54jährige Patient klagt seit 8 Wochen über breiige Durchfälle. Seit 3 Jahren besteht ein zunehmendes Kältegefühl mit Schmerzen in den Beinen. Es läßt sich eine Hypästhesie und Analgesie beider Beine, der Oberschenkel und der Rumpfvorderseiten bis in Brusthöhe feststellen. Elektromyographisch findet sich eine Demyelinisierungspolyneuropathie mit Befall der motorischen, sensorischen und autonomen Fasern. Zunehmend Schwindel, hypotone Blutdruckwerte. Erniedrigte 17-OH-KS- und Aldosteronausscheidung im Urin, verminderte Stimulierbarkeit auf ACTH. Sämtliche Laborwerte außer dem Serumeisen sind im Normbereich. D-Xylose-Ausscheidung 0,3 g im 5-Stunden-Urin. Röntgenuntersuchung des oberen und unteren Gastrointestinaltraktes o. B., desgleichen Gastroskopie, Koloskopie und ERCP, Sonographie, Schilddrüsendiagnostik, Manometrie und Bakteriologie.

Unter einer symptomatischen Therapie mit Hydrokortison, Astonin® H und Imodium® deutliche Besserung. In der lupenmikroskopisch unauffälligen Dünndarmbiopsie sowie in einer Rektumbiopsie läßt sich die Verdachtsdiagnose einer Amyloidose der kleinen Gefäße durch Kongorotfärbung und fluoreszenzmikroskopisch bestätigen, für welche die Trias Polyneuropathie, Nebenniereninsuffizienz und Malabsorption gesprochen hatte.

5.2.3 Ileus

5.2.3 Ileus

Definition. Die Hyperperistaltik des Darms gegen ein Hindernis, aber auch das Gegenteil davon, die Darmparese tragen den Namen Ileus. Beide Formen stellen eine mehr oder weniger schwere Motilitätsstörung im Sinne einer gerichteten Peristaltik dar. Folge ist eine Erweiterung des Darms und eine vermehrte Darmwandspannung.

◀ **Definition**

Pathogenese. Erbrechen und Sequestration von an und für sich resorbierbarer Flüssigkeit ins Darmlumen führen zu Verlust von Wasser, Elektrolyten und Eiweiß. Durch die Erhöhung des intraluminalen Druckes entsteht ein Darmwandödem und eine Minderfusion. Die Stase fördert das Wachstum pathogener Bakterien, deren Endotoxine ein septisches Schockgeschehen

Pathogenese Durch die Erhöhung des intraluminalen Druckes entsteht ein Darmwandödem und eine Minderperfusion.

In Folge von Mikrozirkulationsstörungen (Sludge) kommt es zunächst zu Schleimhauterosionen, später zu einer Durchwanderungsperitonitis und schlielich zu einer freien Perforation.
Ätiologie Beim Ileus werden nach den Ursachen zwei Hauptformen unterschieden (▤ H-**44**): der **mechanische** und der **funktionelle** Ileus. Beim mechanischen Darmverschluß kann eine Obturation durch Verlegung des Darmlumens von innen, zum Beispiel durch Tumor oder Fremdkörper, vorliegen. Seltener ist der reine Okklusionsileus durch einen komprimierenden Prozeß von außen.

auslösen können. In Folge von Mikrozirkulationsstörungen (Sludge) kommt es zunächst zu Schleimhauterosionen, später zu einer Durchwanderungsperitonitis und schließlich zu einer freien Perforation.

Ätiologie. Beim Ileus werden nach den Ursachen zwei Hauptformen unterschieden (▤ H-**44**): der **mechanische** und der **funktionelle** Ileus. Beim mechanischen Darmverschluß kann eine Obturation durch Verlegung des Darmlumens von innen, zum Beispiel durch Tumor oder Fremdkörper, vorliegen. Seltener ist der reine Okklusionsileus durch einen komprimierenden Prozeß von außen. Der Strangulationsileus schließlich führt über Zirkulationsstörungen der Darmwand infolge Drosselung der Mesenterialgefäße rasch zu Darmwandnekrose und Perforation. Der Dünndarm ist die Prädilektionsstelle für einen Strangulationsileus, während der Dickdarmileus meist auf eine Obturation zurückzuführen ist.

H-44: Ursachen für Ileus

Nach den Ursachen unterscheiden wir:

Mechanischer Ileus
- ▷ Okklusionsileus (Einengung von außen)
- ▷ Obturationsileus
- ▷ Obstruktionsileus (Verlegung im Inneren)
- ▷ Strangulationsileus (mit Gefäßbeteiligung)

Funktioneller Ileus
- ▷ paralytischer Ileus
- ▷ reflektorischer Ileus
- ▷ Ileus durch Störung der nervalen Innervation
- ▷ Ileus durch Störung der muskulären Leistung

Spastischer Ileus
- ▷ infektiös-toxisch bedingter Ileus
- ▷ Ileus durch Störung der Blutversorgung
- ▷ Ileus infolge Koordinationsstörung der Darmmotorik

Adhäsionen und **Briden** sind in 40–60 % Ursache für den mechanischen Dünndarmileus. In 15–25 % stellen äußere Hernien die Ursache dar.

Im Kolon ist das **Karzinom** für 45–55 % aller Fälle von mechanischem Ileus verantwortlich zu machen, gefolgt von **Divertikulitis** (10–15 %).
Beim funktionellen Ileus wird ein **paralytischer Ileus** von einem **spastischen Ileus** unterschieden (▤ H-**44**).
In den letzten Jahren hat die **intestinale Pseudoobstruktion** zunehmende differentialdiagnostische Bedeutung erlangt, die Grenzen zum funktionellen Ileus sind fließend.
▤ H-**45** zeigt die verschiedenen Formen der Pseudoobstruktion.
Kennzeichnend ist eine **massive Gasdilatation des rechten Hemikolons ohne distale organische Läsion und ohne intraabdominelle Ursache der Darmparalyse.**

Adhäsionen und **Briden** sind in 40–60 % Ursache für den mechanischen Dünndarmileus. In 15–25 % stellen äußere Hernien (inguinal 40–60 %, femoral 20–30 %) die Ursache dar. Primäre Dünndarmtumoren, Peritonealkarzinose, Morbus Crohn, Strahlenschäden und Fremdkörper spielen ätiologisch nur eine untergeordnete Rolle.
Im Kolon ist das **Karzinom** für 45–55 % aller Fälle von mechanischem Ileus verantwortlich zu machen, gefolgt von **Divertikulitis** (10–15 %), **Volvulus** (5–10 %) und seltenen Ursachen.
Beim funktionellen Ileus wird ein **paralytischer Ileus** von einem **spastischen Ileus** unterschieden (▤ H-**44**).
In den letzten Jahren hat die **intestinale Pseudoobstruktion** zunehmende differentialdiagnostische Bedeutung erlangt, die Grenzen zum funktionellen Ileus sind fließend. Es werden eine akute und ein chronische Variante unterschieden, ätiopathogenetisch neben einer primären und sekundären Pseudoobstruktion eine myogene und eine neurogene Form (▤ H-**45**). Kennzeichnend für das 1948 von *Ogilvie* beschriebene Syndrom ist eine **massive Gasdilatation des rechten Hemikolons ohne distale organische Läsion und ohne intraabdominelle Ursache der Darmparalyse**. Die Diagnose läßt sich heute durch manometrische Untersuchungen stellen bei Störungen des interdigestiven Motorkomplexes oder unkoordinierten Kontraktionen, wobei eine Ösophagusmanometrie bereits wichtige Hinweise liefern kann. Im Rahmen der symptomatischen Therapie kommt der **endoskopischen Darmkompression** oder dem Legen einer **Dekompressionssonde** eine wichtige Rolle zu.

Klinik Der klassische Ileus mit aufgetriebenem Abdomen, Hyperperistaltik, Erbrechen, Exsikkose und hypovolämischem Schock stellt bereits einen präterminalen Zustand dar.

Klinik. Das klassische Ileussyndrom mit aufgetriebenem Abdomen, Hyperperistaltik, Erbrechen, Exsikkose, Ateminsuffizienz und hypovolämischem Schock stellt bereits einen präterminalen Zustand dar. Erstes Leitsymptom eines Strangulationsileus ist die **abdominelle Kolik**, die nur wenige Sekunden bis Minuten anhält. Bald folgen Stuhl- und Windverhaltung bei zunehmendem Meteorismus, gefolgt von Erbrechen. Die Symptomatik ist abhängig von der Höhe der Obstruktion (H-**46**).

> **Merke.** Je höher der Ileus, desto stürmischer das Erbrechen im Gegensatz zum langsamen Verlauf beim Dickdarmileus.

Erstes Symptom eines Strangulationsileus ist die **abdominelle Kolik**. Die Symptomatik ist abhängig von der Höhe der Obstruktion (H-**46**).

◀ **Merke**

H-45: Erkrankungen mit begleitender akuter Pseudoobstruktion des Kolons

Neurologische Erkrankungen	**Postoperativ**
▷ zerebrovaskuläre Erkrankungen	▷ Schädel-/Hirn-OP
▷ Morbus Parkinson	▷ urologische OP
▷ Multiple Sklerose	▷ gynäkologische OP
▷ Meningitis	▷ Herz-OP
▷ Guillain-Barré-Syndrom	▷ abdominelle OP
▷ Pseudocholinesterase-Mangel	▷ Nierentransplantation
▷ Tumoren	
▷ akute Myelitis	**Posttraumatisch**
▷ Kompressionen im Spinalkanal	▷ Frakturen
Herz-Kreislauferkrankungen	▷ Polytrauma
▷ Herzfehler	▷ Nachgeburtsperiode
▷ Myokardinfarkt	**Medikamente**
▷ Herzversagen	▷ Phenothiazine
▷ Hypertonie	▷ trizyklische Antidepressiva
▷ Hypotonie	▷ Laxanzienabusus
Lungenerkrankungen	**Verschiedenes**
▷ chronisch obstruktive Erkrankungen	▷ Chemotherapie wegen akuter Leukämie
▷ Narkolepsie	▷ Hypokaliämie/Hyponatriämie
Akutes/chronisches Nierenversagen	▷ chronischer Alkoholismus
Intraabdominelle Entzündungen	▷ Beckenbestrahlung
▷ akute Cholezystitis	▷ Infektionen
▷ bakterielle Peritonitis bei Leberzirrhose	▷ metastasierende Tumoren
Retroperitoneale Erkrankungen	▷ Herpes zoster
▷ Tumoren	▷ anorektaler Herpes simplex
▷ Blutungen, Hämatome	▷ Intoxikationen
▷ akute Pankreatitis	

H-46: Symptomatik des Ileus in Abhängigkeit von der Höhe der Obstruktion

	Erbrechen	Schmerz	Meteorismus	Stuhl- und Windverhaltung
Hoher Dünndarmileus	▷ früh, heftig würgend ▷ Speisen, Magensaft, Galle	▷ schockartig, heftig, intermittierend, um den Nabel	▷ fehlt oder minimal	▷ fehlt
Tiefer Dünndarmileus	▷ nach dem Schmerz weniger profus, fäkulant	▷ heftig, krampfartig, diffus um den Nabel	▷ ausgeprägt, Abdomenmitte	▷ anfänglich noch Stuhl und Flatus möglich
Kolonileus	▷ selten (Spätsymptom)	▷ krampfartig, weniger heftig	▷ stark, Flanken ▷ bei Sigmavolvulus in Bauchmitte	▷ vollständig, eventuell Obstipation und Durchfall abwechselnd ▷ Tenesmen mit Blut- und Schleimabgang

Diagnose Klingende Darmgeräusche (**Durchspritzperistaltik**) weisen auf einen länger bestehenden mechanischen Ileus hin, während beim paralytischen Ileus Darmgeräusche fehlen (**Totenstille im Bauchraum**).

Puls- und Temperaturanstieg sowie eine Leukozytose über 18 000 sind wichtige Hinweise auf einen Strangulationsileus. Die Röntgenübersichtsaufnahme des Abdomens zeigt etwa 4 bis 5 Stunden nach Beginn der Erkrankung geblähte Darmschlingen mit Flüssigkeitsspiegeln proximal des Hindernisses.

Therapie Im Vordergrund steht zunächst die Saugdekompression des Magen-Darm-Traktes, die Infusionstherapie (Überwachung des Flüssigkeits- und Elektrolytverlusts) und die antibiotische Abschirmung, gefolgt von der Frühoperation zur Wiederherstellung der normalen Darmpassage.

5.2.4 Divertikelkrankheit

Divertikulose

Definition ▶

Epidemiologie Die Kolondivertikulose ist eine Alterskrankheit. Über 60jährige weisen in bis zu 50 % Divertikel auf; jeder vierte Divertikelträger erkrankt im Laufe seines Lebens an einer Divertikulitis.

Ätiopathogenese

Merke ▶

Divertikel entwickeln sich mit Vorliebe entlang der Gefäße der Kolonwand, dem Ort des geringsten Widerstands. Arteriosklerotische Veränderungen der durch das Divertikel ausgewalzten Gefäße führen zu Blutungen.

Diagnose. Bei der Untersuchung werden zunächst das Abdomen und die Bruchpforten inspiziert. Klingende Darmgeräusche (**Durchspritzperistaltik**) weisen auf einen länger bestehenden mechanischen Ileus hin, während beim paralytischen Ileus Darmgeräusche fehlen (**Totenstille im Bauchraum**). Bei der Palpation des Abdomens werden die Bruchpforten abgetastet und nach Resistenzen gesucht, wobei die rektale Palpation nicht vergessen werden darf.
Puls- und Temperaturanstieg sowie eine Leukozytose über 18 000 sind wichtige Hinweise auf einen Strangulationsileus. Die Röntgenübersichtsaufnahme des Abdomens zeigt etwa 4 bis 5 Stunden nach Beginn der Erkrankung geblähte Darmschlingen mit Flüssigkeitsspiegeln proximal des Hindernisses. Die abnorm lufthaltigen Dünndarmschlingen haben dabei die Tendenz, sich steigleiterartig aufzurichten. Die Zökumblähung ist das wichtigste Unterscheidungsmerkmal zwischen Dünndarm- und Dickdarmileus. Findet sich Luft im Zökum, kann zur Lokalisationsdiagnostik des Hindernisses ein Kontrasteinlauf mit Gastrografin durchgeführt werden.

Therapie. Im Vordergrund steht zunächst die Saugdekompression des Magen-Darm-Traktes, die Infusionstherapie (Überwachung des Flüssigkeits- und Elektrolytverlusts) und die antibiotische Abschirmung, gefolgt von der Frühoperation zur Wiederherstellung der normalen Darmpassage. Über Detailmaßnahmen sei auf chirurgische Lehrbücher verwiesen.
Beim paralytischen Ileus fehlt die Hypovolämie; die Infusionstherapie dient in erster Linie der Bilanzierung der Flüssigkeit und der Kaliumsubstitution. Zur Anregung der Peristaltik dienen Substanzen wie Bepanthen, Prostigmin und CCK (Takus); im Vordergrund steht die Behandlung der Grundkrankheit.

5.2.4 Divertikelkrankheit

Divertikulose

▶ ***Definition.*** Divertikel sind überwiegend Ausstülpungen von Mukosa und Submukosa (Grasersche Pseudodivertikel) durch die Muscularis propria entlang der Gefäße mit bevorzugter Lokalisation im Sigma und Deszendens. Im Zökum und Aszendens finden sich gelegentlich solitäre echte, alle Wandschichten des Darmes umfassende Divertikel.

Epidemiologie. Eine Kolondivertikulose wird mit zunehmendem Lebensalter immer häufiger angetroffen. So weisen über 60jährige in bis zu 50% multiple Divertikel, mitunter sogar im gesamten Kolon, auf. Jeder vierte Divertikelträger erkrankt im Laufe seines Lebens an einer Divertikulitis. Da die Differenzierung zwischen symptomatischer Divertikulose und einer protrahiert verlaufenden Divertikulitis mitunter schwierig ist, wird zunehmend nur noch von einer Divertikelkrankheit gesprochen.

Ätiopathogenese

▶ ***Merke.*** Kolondivertikel sind in der Regel Pulsionsdivertikel, hervorgerufen durch hohe Druckamplituden im Sigmabereich bei chronischer Obstipation und Bindegewebsschwäche, so daß es zu Mukosaausstülpungen am Orte des geringsten Widerstands, nämlich den Gefäßdurchtrittspforten entlang der Tänien, kommt.

Infolge hoher Druckamplituden ist häufig die Ringmuskulatur verdickt. Eine ballaststoffarme Kost soll der Segmentation des Sigmas und damit der Divertikelbildung Vorschub leisten. Arteriosklerotische Veränderungen der durch das Divertikel ausgewalzten Gefäße geben zu Blutungen Anlaß. Der Divertikulitis geht häufig eine Kotsteinbildung mit Mikroperforation eines Druckulkus voraus. Blutungen aus arteriosklerotischen Gefäßen entstehen vorwiegend aus Divertikeln mit weitem Hals, eine Divertikulitis aus Divertikeln mit engem Hals.

Klinik. Häufig wird eine Divertikulose als Zufallsbefund erhoben, etwa die Hälfte der Patienten klagt über intermittierende oder konstante Schmerzen im linken Unterbauch. Nicht selten ist, wie beim Colon irritabile, eine druckschmerzhafte Walze im linken Unterbauch zu tasten. Ob ein langjährig bestehendes Reizkolon (*vgl. S. 1063ff.*) zu einer Divertikulose prädisponiert, ist umstritten, Stuhlunregelmäßigkeiten sind häufig nachweisbar. Träger von Divertikeln sollen häufiger an Gallensteinen leiden, doch muß betont werden, daß es sich bei der Saintschen Trias (axiale Hiatushernie, Cholelithiasis, Kolondivertikulose) sicher um ein zufälliges Zusammentreffen häufiger gastroenterologischer Erkrankungen handelt.
Komplikationen der Divertikulose sind die Divertikulitis (*s. u.*), profuse Blutungen und Spontanperforationen (besonders beim Zökumdivertikel).

Klinik In 50 % der Fälle handelt es sich bei der Divertikulose um einen Zufallsbefund, in 50 % finden sich Symptome eines Reizkolons (*vgl. S. 1063ff.*) mit linksseitigen Unterbauchschmerzen, Obstipation und/oder Diarrhö.

Komplikationen sind Divertikulitis, Blutung und Perforation.

Diagnose und Differentialdiagnose. Verfahren der Wahl zum Nachweis von Divertikeln ist das Röntgenverfahren: Divertikel füllen sich mit Barium; beim Kolonkontrasteinlauf (aber auch bei der Magen-Darm-Passage) lassen sich Divertikel problemlos darstellen. Nach Gabe eines Spasmolytikums dehnen sich spastische Kontraktionen auf, während eine divertikulitische Engstellung unbeeinflußt bleibt (H-**22**).
Nicht immer gelingt es radiologisch, Divertikel als Ausstülpungen von Sigmapolypen als »Einstülpungen« sicher zu differenzieren. Im Zweifelsfall muß deshalb endoskopisch die Situation geklärt werden, da beide Erkrankungen wegen ihrer Häufigkeit simultan auftreten können.

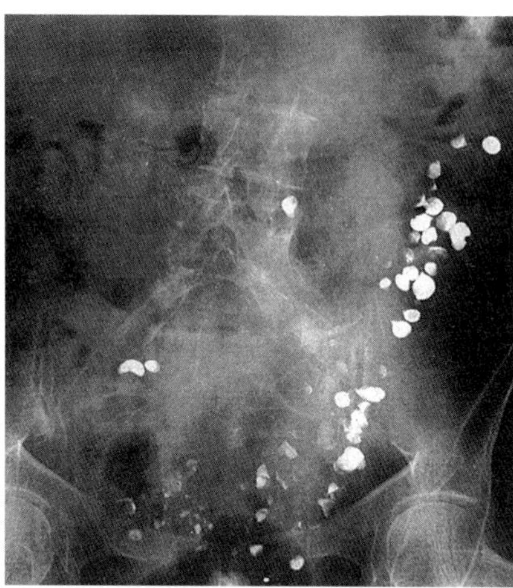

H-**22: Mit Kontrastmittel gefüllte Kolondivertikel** etwa 10 Tage nach Röntgenmagenuntersuchung.

Diagnose und Differentialdiagnose Divertikel lassen sich endoskopisch und radiologisch darstellen; wegen der besseren Aussagekraft ist allerdings dem Röntgenverfahren der Vorzug zu geben. Durch i.v. Gabe eines Spasmolytikums kann eine funktionelle Engstellung von einer divertikulitischen Stenose abgegrenzt werden (H-**22**).

> ***Merke.*** Zur Differenzierung einer massiven Divertikelblutung von einer Blutung aus einer Angiodysplasie (erworbene arteriovenöse Shunts als Spider-ähnliches Gefäßknäuel) ist eine angiographische Untersuchung erforderlich.

◄ **Merke**

Die Divertikelblutung erfolgt meist aus dem linksseitigen, die Blutung aus einer Angiodysplasie fast immer aus dem rechtsseitigen Kolon.
Die unkomplizierte Divertikulose bietet keine Auffälligkeiten im Laborbereich.
Differentialdiagnostisch ist an einen Morbus Crohn, ein Kolonkarzinom, aber auch an ein Reizdarmsyndrom oder gynäkologische Erkrankungen zu denken.

Differentialdiagnostisch ist an einen Morbus Crohn, ein Kolonkarzinom, das Reizdarmsyndrom oder gynäkologische Erkrankungen zu denken.

Therapie. Da für die Entstehung einer Divertikulose eine faserarme Kost mitverantwortlich gemacht wird, wird allgemein eine **faserreiche Kost** empfohlen, die den Stuhl weich und geschmeidig machen soll, damit er sich nicht in den Divertikeln verfängt. Gleichzeitig bestehende Schmerzen sprechen auf Anticholinergika oder das glattmuskulär relaxierende Mebeverinhydrochlorid (Duspatal®, 3 × 100–200 mg) an. Eine operative Intervention ist primär nicht erforderlich, solange es nicht zu divertikulitischen Komplikationen gekommen ist. Die Längsmyotomie ist wieder verlassen worden. Die in 3–5% massive transfusionsbedürftige Blutung kann eine Hemikolektomie erforderlich machen, wenn es nicht konservativ durch Substitutionstherapie oder den Einsatz von Vasokonstriktiva bzw. endoskopisch durch Gefäßkoagulation gelingt, die Blutung zu beherrschen.

Therapie Eine **faserreiche**, somit **ballaststoffreiche Kost** soll den Stuhl geschmeidig machen und ein Eindicken in Divertikeln verhindern. Bei bestehenden Schmerzen empfehlen sich Spasmolytika. Eine Operation ist primär nicht indiziert. Die in 3–5 % transfusionsbedürftige Divertikelblutung kann eine Hemikolektomie erforderlich machen. Konservativ kann durch Vasokonstriktiva oder endoskopisch durch Gefäßkoagulation versucht werden, die Blutung zu stillen.

Prognose Die unkomplizierte Divertikulose hat eine gute Prognose. Bei 25% aller Divertikelblutungen muß mit Blutungsrezidiven gerechnet werden. Ca. 35% der symptomatischen Divertikelträger müssen sich einer Operation unterziehen.

Prognose. Die unkomplizierte Divertikulose hat eine gute Prognose. Bei etwa einem Viertel der Patienten mit Blutung muß mit Rezidivblutungen gerechnet werden. 30–40% der konservativ behandelten Patienten mit einer Divertikelkrankheit fühlen sich 5 Jahre später wohl, 29–35% haben Symptome, 2% sterben an Komplikationen der Divertikelkrankheit wie Blutung oder Perforation. 21–35% werden bei der ersten Krankenhausaufnahme wegen divertikulitischer Komplikationen operiert, 4–6% später.

Divertikulitis

Divertikulitis

Definition ▶

Definition. Die Divertikulitis ist primär eine Peridivertikulitis nach Drucknekrose eines Kotsteins (Fäkolith) in einem vorbestehenden Divertikel. Je nach Ausdehnung des Entzündungsprozesses kann es zu Perforation, Abszeßbildung, Peritonitis, Ileus und Fistelbildung kommen.

Epidemiologie Zwischen 12 und 25% aller Divertikelträger machen im Laufe ihres Lebens einen oder mehrere Divertikulitisschübe durch.

Epidemiologie. Zwischen 12 und 25% aller Divertikelträger erleiden eine Divertikulitis. Für die Bundesrepublik rechnet man mit 14 Millionen Divertikelträgern, von denen 45000 Symptome aufweisen und 100000 operiert werden müssen.

Ätiopathogenese Mikroabszeß und Mikroperforation, ausgelöst durch einen retinierten Fäkolith, induzieren einen Entzündungsprozeß im peridivertikulären Fettgewebe, der zu Stenose, Ileus, Abszeß und Fistel führen kann.

Ätiopathogenese. Ein in einem Divertikel retinierter Fäkolith bewirkt eine Mukosaabrasion mit nachfolgender Entzündung (Mikroabszeß) und Übergreifen auf das angrenzende Fettgewebe. Zunächst resultiert eine Divertikulitis mit Engstellung und Subileussymptomen, über einen intramuralen Abszeß kann es zur Fistelbildung in die Blase oder Vagina kommen. Auch systemische Komplikationen wie Pylephlebitis und Arthritiden werden beobachtet.

Klinik Fieber, linksseitige Unterbauchschmerzen mit Druckschmerz und Abwehrspannung weisen auf eine akute Divertikulitis hin. BSG-Erhöhung, Leukozytose und Linksverschiebung sind häufig. Eine Pneumaturie oder therapieresistente Harnwegsinfekte sind wichtige Hinweise auf eine Sigma-Blasen-Fistel. Je nach Ausprägung der Stenose finden sich Subileus- bis Ileuszeichen.

Klinik. Kennzeichnend für eine akute Divertikulitis ist die »Linksseitenappendizitis«, linksseitige Unterbauchschmerzen mit umschriebener Peritonitis, Fieber, Leukozytose, Linksverschiebung und Senkungsbeschleunigung. Nicht selten ist ein walzenförmiger Tumor tastbar, im Stuhl finden sich Eiter und Schleim, daneben bestehen dysurische Beschwerden. Da es sich fast immer um eine gedeckte Perforation handelt, sind freie Luft im Abdomen oder eine diffuse Peritonitis selten. Je nach Ausprägung der Stenose finden sich Ileus- oder Subileuszeichen. Eine Pneumaturie, therapieresistente Harnwegsinfekte oder Stuhlabgang mit dem Urin weisen auf eine Sigma-Blasen-Fistel hin. Septische Temperaturen sind meist Ausdruck eines umschriebenen Abszesses.

Diagnose Je nach Akuität des Krankheitsbildes wird man sich mit einer Abdomenleeraufnahme begnügen (freie Luft subphrenisch?) oder vorsichtig einen Kontrasteinlauf mit Gastrografin (wegen der Perforationsgefahr) vornehmen.

Diagnose. Je nach Allgemeinzustand des Patienten wird man sich mit einer Abdomenleeraufnahme (freie Luft subphrenisch?) begnügen oder mittels Kontrasteinlauf die anatomische Situation darzustellen versuchen. Im allgemeinen wird empfohlen, mit dem Kontrasteinlauf wegen der Perforationsgefahr bis zum Abklingen der akuten Symptome zu warten. Dem Gastrografineinlauf ist dabei gegenüber dem Barium der Vorzug zu geben.

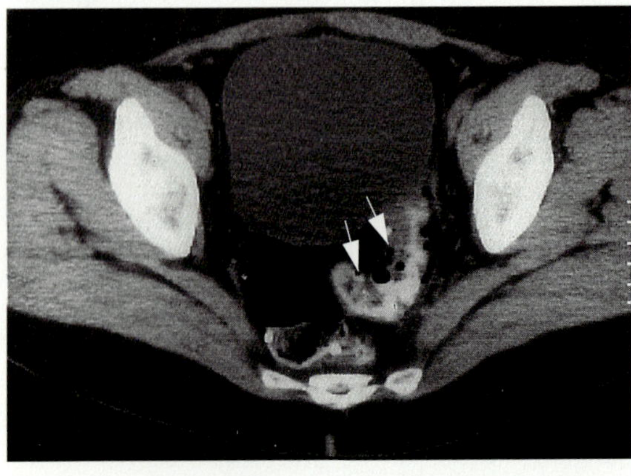

H-23: Divertikulitis im CT.

Endoskopisch läßt sich eine Divertikulitis nur indirekt anhand einer Passagestörung oder ödematös gequollenen Falten vermuten. Bei Verdacht auf Abszeßbildung kommen Sonographie und CT zum Einsatz (H-23), eventuell auch eine gezielte Entlastung mittels Drainagekatheter. Fisteln zur Blase können radiologisch und zystoskopisch dargestellt werden.

Eine Divertikulitis kann endoskopisch nur vermutet werden; die Sigmoidoskopie dient in erster Linie der Differenzierung eines Sigmakarzinoms. Bei V. a. einen Abszeß kommen Sonographie und CT zum Einsatz (H-23).

Differentialdiagnose. Im Rahmen der Differentialdiagnose ist in erster Linie an ein Sigmakarzinom (H-**47**), den Morbus Crohn, eine ischämische Kolitis und Strahlenschäden am Darm zu denken.

Differentialdiagnose Sie umfaßt Sigmaneoplasien (H-**47**). Morbus Crohn, ischämische und aktinische Kolitis.

H-47: Differentialdiagnose Divertikulitis – Karzinom anhand der Kontrastmitteldarstellung

Divertikulitis	Karzinom
▷ lange Stenose ▷ Stenose konisch verlaufend ▷ erhaltenes Schleimhautrelief ▷ veränderliches Bild	▷ kurze Stenose mit überhängendem Rand ▷ zerstörtes Schleimhautrelief ▷ konstantes Bild (endoskopisch-bioptische Klärung erforderlich)

Therapie. Die Divertikulitis wird in der Regel stationär behandelt, nur in leichten Fällen empfiehlt sich eine **frühzeitige ambulante Antibiose** mit Ampicillin oder Trimethoprim-Sulfamethoxazol (Bactrim®, Eusaprim®). Ziel der Therapie ist zunächst die **Ruhigstellung des Darmes** durch **Nulldiät** und **parenterale Ernährung.** Eine Eisblase soll den Entzündungsschmerz lindern und eine Ausbreitung des Prozesses verhindern.
Bei schwereren Fällen werden Antibiotikakombinationen wie Mezlocillin 3 × 4 g plus Gentamicin 2 × 80 mg plus Metronidazol 2 × 500 mg eingesetzt. Nur in 15–30% ist wegen Therapieresistenz, Abszeß, Ileus oder Fistelbildung ein operativer Eingriff erforderlich. Notfalleingriffe wegen Perforation oder Blutung sind mit einer Letalität von über 50% belastet. Im allgemeinen wird eine **elektive chirurgische Behandlung** 2–3 Monate nach der zweiten Attacke einer Divertikulitis empfohlen; die Letalität liegt dann bei 1–2% (H-**48**).

Therapie **Nulldiät** und **parenterale Ernährung** dienen der **Ruhigstellung des Darmes.** Bei leichter Divertikulitis können ambulant **frühzeitig Antibiotika** eingesetzt werden. Bei schwereren Fällen empfiehlt sich eine Kombinationstherapie mit Mezlocillin, Gentamicin und Metronidazol. In 15–30% muß operiert werden. Empfohlen wird die **Elektivoperation** nach dem zweiten Schub (H-**48**).

H-48: Operationsverfahren bei Divertikulitis

Indikation	Verfahren
Absolute Indikation	
▷ Peritonitis ▷ Perforation	dreizeitige Operation
Dringliche Indikation	
▷ Fisteln ▷ Divertikulitistumor	zweizeitige Operation
Relative Indikation	
▷ rezidivierende Divertikulitis	einzeitige Operation

Prognose. Im allgemeinen bedürfen weniger als 10% der Divertikulitiden einer chirurgischen Intervention. Die prophylaktische Frühoperation, vor allem bei Patienten unter 55 Lebensjahren, hat nicht allgemeine Anerkennung gefunden.

Prognose Die unkomplizierte Divertikulose hat eine gute Prognose. Bei 25% aller Divertikelblutungen muß mit Blutungsrezidiven gerechnet werden.

5.2.5 Akute Appendizitis

Definition. Akute seröse bis phlegmonöse Entzündung des Wurmfortsatzes mit Zeichen des akuten Abdomens unklarer Ätiologie. Die »chronische Appendizitis« ist häufig eine Verlegenheitsdiagnose bei unklaren rechtsseitigen Unterbauchschmerzen.

◀ **Definition**

Epidemiologie Männer erkranken häufiger als Frauen, der Altersgipfel liegt zwischen dem 20. und 30. Lebensjahr.

Epidemiologie. Männer erkranken häufiger an einer akuten Appendizitis als Frauen, bevorzugt ist das 20.-30. Lebensjahr. Im Kindes- und Greisenalter verläuft die Appendizitis symptomärmer, dafür um so schwerer.

Ätiopathogenese Die Ursache der Appendizitis ist unbekannt. Ausgehend von einem in den Krypten beginnenden Primäraffekt breitet sich der Entzündungsprozeß bis zur Serosa hin aus und ruft entweder eine lokale Peritonitis mit perityphlitischem Abszeß oder eine diffuse Peritonitis hervor.

Ätiopathogenese. Die Ursache der Appendizitis ist unbekannt. Einer Infektion vom Lumen her (Kotstein) kommt ebenso eine Bedeutung zu wie systemischen Infektionen. Die akute Appendizitis beginnt als Primäraffekt in der Tiefe der Schleimhautkrypten, wobei sich die Entzündungsherde submukös ausbreiten und konfluieren, so daß nach 24–48 Stunden das Bild einer phlegmonösen oder ulzerösen Appendizitis vorliegt. Der Krankheitsprozeß kann örtlich begrenzt bleiben oder zu einer diffusen Peritonitis führen, über eine Phlebitis können sich multiple Leberabszesse entwickeln.

Klinik Die zunächst kolikartigen, später kontinuierlichen Schmerzen beginnen häufig meist im Epigastrium und ziehen im Verlauf von wenigen Stunden in den rechten Unterbauch. Typisch ist eine rektal-axilläre Temperaturdifferenz von über 0,5 °C bei Temperaturen um 38 °C.
Kennzeichnend sind:

- Druckschmerz am McBurney- oder Lanzschen Punkt
- Loslaßschmerz nach *Blumberg*
- Rovsingsches Zeichen
- positiver Psoastest.

Bei retrozökaler Lage ist der Psoastest positiv. Bei der rektalen/vaginalen Untersuchung wird neben der Ampulle ein Druckschmerz angegeben.

Klinik. Die akute Appendizitis beginnt plötzlich mit Schmerzen in der Magengegend, die im Verlauf von Stunden in den rechten Unterbauch wandern und von Übelkeit, Brechreiz, Obstipation oder Durchfall begleitet sein können. Die Schmerzen selbst sind zunächst mehr kolikartig, später kontinuierlich bohrend. Die Temperaturen liegen unter 38 °C; charakteristisch ist eine rektal-axilläre Temperaturdifferenz von über 0,5 °C.
Bei Lokalisation des Wurmfortsatzes in der Fossa iliaca (70 %) finden sich praktisch immer als Hinweis auf eine peritoneale Reizung ein umschriebener Druckschmerz am McBurney-, am Lanzschen oder am Kümmelschen Punkt, ein positiver Loslaßschmerz nach *Blumberg* sowie positive Rovsingsche Zeichen (*s. Lehrbücher der Chirurgie*).
Bei retrozökaler Lage ist der Psoastest positiv. Bei einer rektal/vaginalen Untersuchung wird neben der Ampulle ein Druckschmerz angegeben. Bei Perforation eines Abszesses in die Bauchhöhle kann es zu einer vorübergehenden Schmerzerleichterung kommen, bis sich die Zeichen einer diffusen Peritonitis einstellen.

Diagnose Zur körperlichen Untersuchung gehört immer eine **rektale/ vaginale Exploration** neben Perkussion und Auskultation des Abdomens. Die **Sonographie** des rechten Unterbauchs ist heute obligat (H-**24**).

Diagnose. Neben die körperliche Untersuchung (stets **rektale/vaginale Untersuchung** durchführen) treten die Perkussion und Auskultation (Darmgeräusche?) des Abdomens und die **Sonographie** (H-**24**), mit der entzündliche Infiltrate im rechten Unterbauch recht verläßlich diagnostiziert werden können.

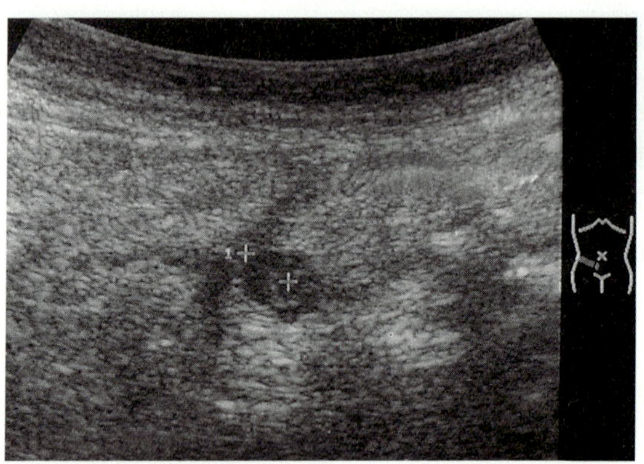

H-**24: Akute Appendizitis im Sonogramm.** Exsudat aus dem Wurmfortsatz.

Fast immer findet sich eine Leukozytose zwischen 10 000 und 15 000. Das Harnsediment ist meist unauffällig.

Laborchemisch findet sich häufig eine Leukozytose von 10 000–15 000. Im Rahmen der Differentialdiagnose sollte immer ein Harnsediment durchgeführt werden, das unauffällig sein sollte. Erythrozyten können im Harn vorkommen und sprechen nicht gegen eine Appendizitis (Mitbeteiligung des Ureters bei der lokalen Entzündung).

Merke ▶

> ***Merke.*** Mit einer atypischen Verlaufsform ist bei retrozökaler Lage (20 %) und dann zu rechnen, wenn die Appendix nach medial mesozökal umgeschlagen ist, ferner im Säuglings- und Greisenalter sowie während der Schwangerschaft.

Differentialdiagnose. Im Rahmen der Differentialdiagnose ist an alle Krankheitsbilder zu denken, die mit einem akuten Abdomen einhergehen können.
Besonders zu achten ist auf die akute Ileitis im Rahmen einer Yersiniose (Y. pseudotuberculosa oder enterocolitica) und den Morbus Crohn (Ileitis terminalis). Ein Meckelsches Divertikel (meist mit ektoper Magenschleimhaut und Ulkusbildung) wird in der Regel erst intraoperativ entdeckt.

Differentialdiagnose Alle Formen des akuten Abdomens, wie z. B. eine akute Ileitis durch Yersinia pseudotuberculosis oder Y. enterocolitica, ein Meckelsches Divertikel und ein Morbus Crohn.

Therapie. Die akute Appendizitis bedarf der frühen Operation (die Komplikationen der Appendizitis sind gefährlicher als die Operation). Bei unklarem Krankheitsbild muß der Patient engmaschig überwacht werden. Nur beim umschriebenen perityphlitischen Infiltrat oder bei einem schlecht abgrenzbaren Konglomerattumor ist ein vorsichtiges Abwarten, eventuell bei gleichzeitiger Gabe eines Antibiotikums, erlaubt.
Zahlreiche Komplikationen einer verschleppten Appendizitis machen weitere chirurgische Interventionen erforderlich, so z.B. ein vorderer wandständiger Abszeß, Flankenabszeß, Douglasabszeß, subphrenischer Abszeß und Leberabszeß.

Therapie Therapie der Wahl ist bei eindeutiger Diagnose die Frühoperation. Nur bei einem gut abgegrenzten periappendizitischen Infiltrat oder einem schlecht abgrenzbaren Konglomerattumor kann vorsichtig, evtl. unter Antibiotikaschutz, zugewartet werden.
Komplikationen einer verschleppten Appendizitis sind Douglasabszeß, subphrenischer und Leberabszeß.

Prognose. Bei einer Frühoperation beträgt die Letalität der akuten Appendizitis 0,01%, bei perforierter Appendizitis mit diffuser Peritonitis 5%. In 0,7% ist eine Relaparotomie wegen lokaler Komplikationen erforderlich.

Prognose Die Letalität der akuten Appendizitis liegt bei einer frühen Operation bei 0,01%, bei Peritonitis bei 5%.

5.2.6 Kolonpolypen und Polyposis coli

Definition. Der Begriff Polyp beschreibt rein deskriptiv eine kugelig ins Darmlumen vorspringende Vorwölbung. Pathologisch anatomisch werden **epitheliale** und **mesenchymale** Polypen unterschieden. **Im engeren Sinne meint Polyp eine benigne epitheliale Geschwulst im Sinne eines tubulären Adenoms.** 95% aller Kolonpolypen sind neoplastisch (Adenome), 5% nichtneoplastisch (hyperplastisch, entzündlich). Von einer Polyposis spricht man bei einer beetartigen Auskleidung der Mukosa mit Polypen, meist über 1000 auf hereditärer, seltener auf erworbener Basis.

◀ **Definition**

Epidemiologie. Mit zunehmendem Lebensalter findet man tubuläre Adenome immer häufiger, bei über 60jährigen in etwa 15%. Bevorzugte Lokalisation ist das Rektum und das Sigma. In 90% handelt es sich um Solitärpolypen, in 10% finden sich zwei oder mehr Polypen, sieht man von Adenomknospen einmal ab.
Die familiäre Adenomatosis coli wird autosomal dominant vererbt und findet sich in einer Häufigkeit von 1:8000. Männer und Frauen sind gleich häufig betroffen.

Epidemiologie Tubuläre Adenome werden mit zunehmendem Lebensalter immer häufiger angetroffen. Bevorzugte Lokalisation sind Rektum und Sigma.
Die familiäre Adenomatosis coli wird autosomal dominant vererbt.

Ätiopathogenese. Die Neigung zur Entwicklung tubulärer Adenome scheint genetisch fixiert zu sein, wobei Umweltfaktoren eine wesentliche Bedeutung zukommt. Von den in H-**49** aufgeführten gutartigen epithelialen Tumoren nach einer Einteilung der WHO kommt den neoplastischen Polypen eine Sonderstellung zu, da nur diese maligne entarten können. Die **Adenom-(Dysplasie-)Karzinom-Sequenz** spielt dabei eine wesentliche Rolle, geht man doch heute davon aus, daß 95% aller Kolonkarzinome sich auf dem Boden eines tubulären Adenoms entwickeln (S H-**27**).

Ätiopathogenese Neben einer genetischen Fixierung kommen Umweltfaktoren (Ernährung) bei der Entwicklung tubulärer Adenome eine besondere Rolle zu. Von klinischer Bedeutung sind die neoplastischen Polypen (tubuläres, tubulovillöses und villöses Adenom) (H-**49**). Die **Adenom-(Dysplasie-) Karzinom-Sequenz** ist für 95% aller Kolonkarzinome verantwortlich zu machen (S H-**27**).

H-**49: Gutartige epitheliale Tumoren** (nach *WHO*)

Mesenchymal	Epithelial	Tumorähnlich
▷ Leiomyom	▷ Adenom	▷ Hamartome
▷ Lipom/Fibrom	▷ Adenomatosis coli	▷ Peutz-Jeghers-Polyp
▷ Neurinom/Fibrom	▷ Karzinoid	▷ juvenile Polypose
▷ Hämangiom		▷ hyperplastischer Polyp
		▷ benigner, lymphoider Polyp
		▷ entzündlicher Polyp

Synopsis H-27: Adenom-(Dysplasie-)Karzinom-Sequenz

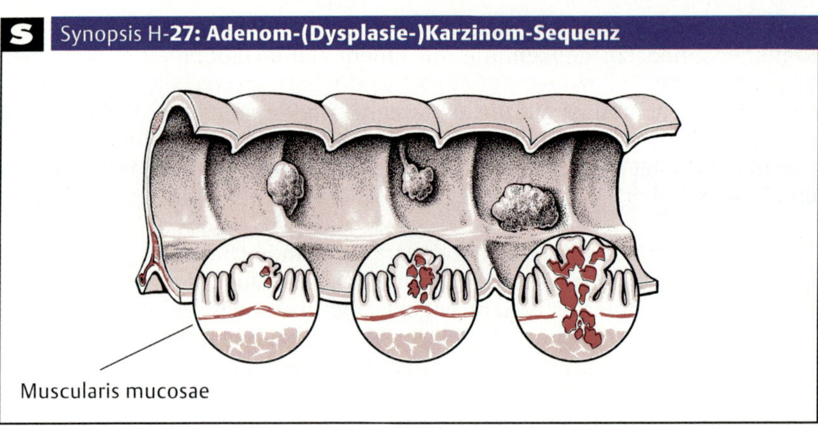

Die Gefahr der malignen Entartung nimmt mit dem Adenomdurchmesser, von 1 cm beginnend, zu. Breitbasig aufsitzende Adenome entarten früher als gestielte, das villöse Adenom weist häufiger ein invasives Karzinomwachstum auf als das tubuläre Adenom.

Schließt man die nur wenige Millimeter großen, harmlosen, bevorzugt im Rektum lokalisierten hyperplastischen Polypen mit ein, so kann man davon ausgehen, daß von 1000 Kolonpolypen 900 hyperplastisch sind, 100 tubuläre Adenome darstellen, 9 davon mit schwerer Zellatypie und eines mit einem invasiven Karzinom. Von einem Karzinom spricht man erst, wenn die Submukosa, in der die Lymphgefäße verlaufen, von Tumorzellen infiltriert ist. **Im allgemeinen kann man davon ausgehen, daß die Gefahr einer malignen Entartung ab 1 cm Durchmesser beginnt und bei über 2 cm Durchmesser sich in 12–40% ein invasives Karzinom nachweisen läßt.** Breitbasig aufsitzende Polypen sind eher maligne als gestielte, das villöse Adenom entartet früher als das tubuläre Adenom.

Merke ▶

▶ ***Merke.*** **Die familiäre Adenomatosis coli gilt als obligate Präkanzerose** mit einem Entartungsrisiko bis zum 40. Lebensjahr von 80–100%.

Es werden primäre und sekundäre sowie hereditäre und nichthereditäre Polyposeformen unterschieden (H-**50**).

Zahlreiche Varianten, nichthereditäre Polyposeformen und die Differenzierung zwischen primären und sekundären Polyposeformen sind in H-**50** wiedergegeben.

H-50: Intestinale Polyposis

Primäre Polyposis	**Sekundäre Polyposis**
▷ Adenomatosis coli	▷ lymphatische Polyposis (benigne, maligne)
▷ Gardner-Syndrom – Turcot-Syndrom	▷ metaplastische Polyposis
▷ juvenile Polyposis	▷ Pseudopolyposis (entzündlich)
▷ Peutz-Jeghers-Syndrom	▷ lipomatöse Polyposis
▷ Cronkhite-Canada-Syndrom	▷ Neurofibromatosis intestini (Recklinghausen)
	▷ Ganglioneurofibromatosis intestini

Klinik Das Adenom ist meist symptomlos, mitunter finden sich peristaltikabhängige ziehende Schmerzen. Leitsymptom ist die peranale Blutung in Koagelform, häufig auch nur okkult, durch entsprechende Stuhluntersuchung nachweisbar.
Bei der familiären Adenomatosis coli beginnen um das 20. Lebensjahr Durchfälle mit Blutbeimengungen.
In 85% liegt bei diesen Patienten eine **kongenitale Hypertrophie des retinalen Pigmentepithels** vor (Identifizierung von Familienangehörigen).

Klinik. Das Adenom entwickelt sich meist symptomlos, mitunter weisen ziehende Schmerzen im Darm darauf hin, daß ein gestieltes Adenom mit der Peristaltik mittransportiert wird. Leitsymptom ist bei entsprechender Größe die peranale Blutung in Koagelform, häufig okkult und nur mit entsprechenden Stuhluntersuchungen faßbar. Villöse Adenome von über 5 cm Durchmesser, bevorzugt im Rektum und unterem Sigma lokalisiert, können aktiv Natrium, Kalium, Eiweiß und Wasser sezernieren. Sie führen somit zu einer massiven Diarrhö mit Exsikkose und hypokalämischer Nephropathie.
Bei der familiären Adenomatosis coli (meist tubuläre Adenome) beginnen die Durchfälle mit Blutbeimengungen um das 20. Lebensjahr. Extraintestinale Veränderungen (Gardner-, Turcot-Syndrom) können zunächst im Vordergrund stehen. Mehr oder weniger obligat (85%) ist eine **kongenitale Hypertrophie des retinalen Pigmentepithels** (CHRPE), die auch zur Identi-

fizierung von betroffenen Familienangehörigen herangezogen werden kann. Durch entsprechende endoskopische **Vorsorgeuntersuchungen bei Verwandten 1. Grades, ab dem 14. Lebensjahr** beginnend, wird das Krankheitsbild heute früher erkannt (H-**51**).

Vorsorgeuntersuchungen müssen bei Verwandten 1. Grades ab dem 14. Lebensjahr durchgeführt werden (H-51).

H-51: Verschiedene Ebenen der Diagnostik bei familiärer adenomatöser Polyposis

Präsymptomatische Diagnostik von Anlageträgern

- ▷ molekulargenetische Untersuchung (direkt und indirekt)
- ▷ ophthalmologische Fundoskopie
- ▷ Kieferpanorama-Aufnahme (Osteome)
- ▷ Epidermoidzysten

Klinische Diagnostik

- ▷ Rektosigmoidoskopie: Nachweis von Polypen (Adenome!)
- ▷ Histologie: Nachweis des adenomatösen Charakters der Polypen

Diagnose und Differentialdiagnose. Polypen des Dickdarms werden zum einen im Rahmen von Vorsorgeuntersuchungen ab dem 45. Lebensjahr in 5jährigen Abständen (nach positivem Haemoccult-Test) oder bei entsprechender Symptomatik radiologisch anhand eines Doppelkontrasteinlaufs oder koloskopisch diagnostiziert. Das letztgenannte Verfahren erlaubt im gleichen Arbeitsgang die therapeutische Polypektomie.

Diagnose und Differentialdiagnose
Vorsorgeuntersuchungen mit oder ohne vorausgegangenen Haemoccult-Test sowie eine gezielte radiologische oder endoskopische Diagnostik bei Symptomen dienen der Auffindung von Adenomen.

▶ ***Merke.*** Eine Probebiopsie ist wenig aussagekräftig, da sie nicht alle Anteile des Polypen erfassen kann, gefordert wird die **Biopsie in toto** (Polypektomie), weil eine prognostische Aussage (schwere Dysplasie oder Karzinom) nur bei subtiler Aufarbeitung des ganzen Polypen in Stufenschnitten möglich ist.

◀ **Merke**

▶ ***Merke.*** Bei Patienten mit familiärer Adenomatosis coli muß nach Sicherung der Diagnose durch Abtragung mehrerer Adenome auch der obere Verdauungstrakt endoskopisch untersucht werden, da sich dort vereinzelt ebenfalls Adenome nachweisen lassen.

◀ **Merke**

Häufiger ist jedoch mit etwa 50 % eine als Polyposis ventriculi imponierende **Drüsenkörperzystenpolypose,** die absolut harmlos ist und keiner Therapie oder Überwachung bedarf.
Im Rahmen der Differentialdiagnose der diversen Polyposeformen ist auf assoziierte Erkrankungen, wie sie sich in H-**52** finden, zu achten.

Die bei 50 % aller Patienten zu findende **Drüsenkörperzystenpolypose** des Magens ist harmlos.
Differentialdiagnostisch ist auf assoziierte Erkrankungen (H-**52**) zu achten.

Therapie. **Tubuläre Adenome von über 5 mm Durchmesser werden heute mit der Diathermieschlinge endoskopisch abgetragen** (S H-28). Nur bei breitbasig aufsitzenden villösen Adenomen oder bei einem Durchmesser von über 3 cm ist ein operatives Vorgehen ratsam. Findet sich bei der

Therapie **Tubuläre Adenome ab 5 mm Durchmesser werden endoskopisch abgetragen** (S H-**28**). Breitbasig aufsitzende villöse Adenome und

S Synopsis H-**28: Endoskopische Polypektomie mit Diathermieschlinge**

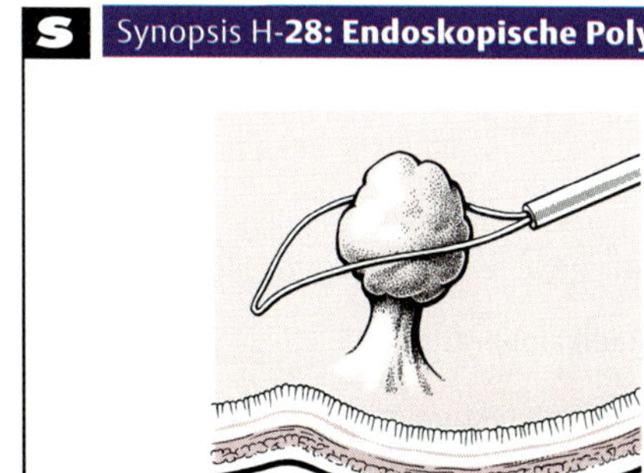

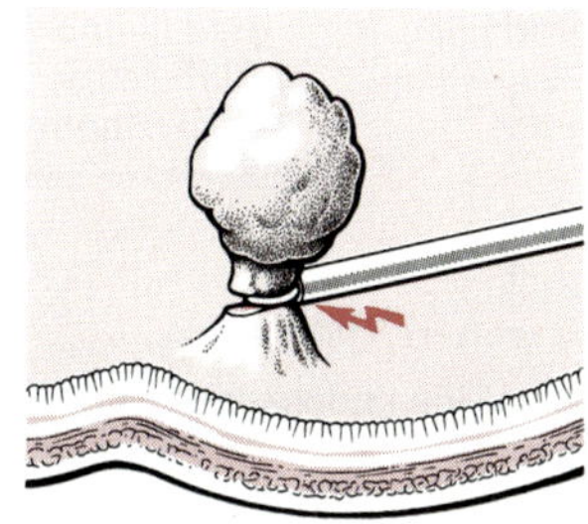

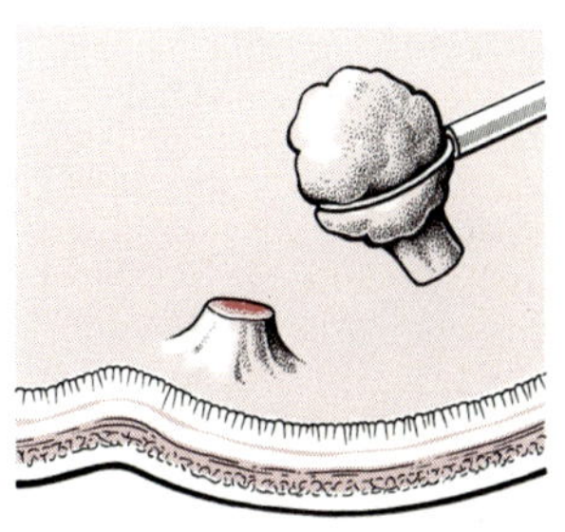

Adenome mit über 3 cm Durchmesser sollten chirurgisch exzidiert werden.

pathologisch anatomischen Untersuchung des abgetragenen Polypen ein invasives Karzinom, wird nach dem Schema der H-**25** vorgegangen.

H-52: Intestinale Polyposis-Syndrome

Krankheitsbild	Gastrointestinale Symptomatik	Hautveränderungen	Sonstige Symptome
Cowden-Syndrom	▷ intestinale Polypose (besonders Kolon) bei ca. 30 % der Patienten (kein Karzinomrisiko)	▷ Tricholemmome (Lippen) ▷ Mundschleimhautpapillome ▷ Vitiligo, Lingua plicata ▷ »Vogelgesicht«	▷ Zahnanomalien ▷ Zysten, Adenome, Karzinome (besonders Mamma, Schilddrüse); Karzinomrisiko bei Frauen bis 50 %, bei Männern gering
Cronkhite-Canada-Syndrom	▷ generalisierte gastrointestinale Polypose (Karzinomrisiko ca. 20 %) ▷ abdominelle Schmerzen ▷ Diarrhöen	▷ Hyperpigmentierungen (Lentigines), besonders an Armen ▷ Alopezien ▷ Nageldystrophien	▷ Elektrolytverschiebungen
Gardner-Syndrom	▷ Polypose des Kolons ▷ seltener Magen, Duodenum (Karzinomrisiko fast 100 %)	▷ Epidermoidzysten ▷ Pilomatrixome	▷ Zahnanomalien ▷ Osteome, Osteofibrom ▷ Karzinome (Schilddrüse, Nebenniere, Pankreas)
Hornstein-Knickenberg-Syndrom	▷ Kolonpolypen	▷ Fibrofollikulome ▷ Fibromata pendulantia	▷ Spontanpneumothorax
Muir-Torre-Syndrom	▷ Kolonpolypen (hohes Karzinomrisiko)	▷ Keratoakanthome ▷ Talgdrüsenhyperplasien ▷ Talgdrüsenadenome ▷ Talgdrüsenkarzinome	▷ maligne Lymphome ▷ Nieren-, Ovarial-, Larynx-, Zervixkarzinome (hohes Karzinomrisiko)
Peutz-Jeghers-Syndrom	▷ Dünndarmpolypen ▷ seltener Magen- und Kolonpolypen (Karzinomrisiko 2–3 %) ▷ Invaginationen häufig	▷ fleckförmige, sommersprossenähnliche Hyperpigmentierungen (Perioralregion, Lippen, Wangenschleimhaut)	▷ Mammakarzinom ▷ Ovarial-, Hodenkarzinom

Karzinomrisiko: Risiko eines Patienten, im Laufes seines Lebens ein Karzinom zu entwickeln

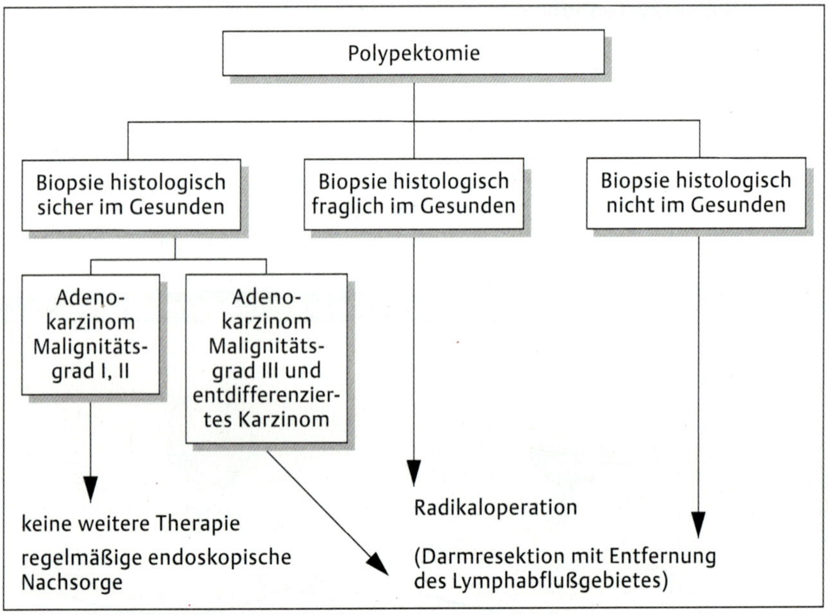

H-**25:** Vorgehen bei **endoskopischer Abtragung eines malignen Polypen.**

Gelingt es, ein invasives Frühkarzinom auf dem Boden eines tubulären Adenoms im Gesunden zu resezieren, so ist die Wahrscheinlichkeit einer bereits erfolgten Metastasierung 10mal niedriger als das Risiko einer chirurgischen Segmentresektion.
Bei der familiären Adenomatosis coli ist eine totale Kolektomie mit pouchanaler Anastomose zum Zeitpunkt der Diagnosestellung indiziert, auch wenn noch keine Malignitätskriterien vorliegen. Bei den übrigen Polyposeformen werden vereinzelt stehende Polypen endoskopisch entfernt, beim Cronkhite-Canada-Syndrom wird konservativ behandelt.

Beim Kolonfrühkarzinom auf dem Boden eines tubulären Adenoms genügt die Schlingenabtragung, wenn der Tumor im Gesunden reseziert werden kann.
Therapie der Wahl bei der familiären Adenomatosis coli ist die totale Kolektomie mit pouchanaler Anastomose.

Prognose. Die Tumorverdopplungszeit des tubulären Adenoms beträgt 10–15 Jahre.

Prognose

Merke. Die endoskopische Abtragung eines tubulären Adenoms ist eine Krebsprophylaxe, auch wenn nur 5 % aller Adenome maligne entarten dürften. Da der adenomtragende Darm krebsgefährdet ist, sollten endoskopische Kontrolluntersuchungen zunächst nach einem Jahr, bei polypenfreiem Darm dann alle 3–5 Jahre durchgeführt werden (H-**53**).

◀ **Merke**

H-53: Nachsorgeprogramm nach Entfernung von Polypen/Tumoren im Darm

Ausgangsbefund	Erstkontrolle	Weitere Nachsorge
Adenom	nach 1 Jahr	bleibt der Darm polypenfrei, dann Kontrolle alle 3–5 Jahre
Multiple Adenome	nach 1 Jahr	alle 2 Jahre
Adenom mit invasivem Karzinom (im Gesunden entfernt)	zunächst alle 3 Monate	nach 1 Jahr alle 6 Monate
Resektion eines Karzinoms	im 1. Jahr alle 6 Monate	jährlich, 5 Jahre lang Parallel dazu: ▷ CEA-Bestimmung ▷ Sonographie des Abdomens ▷ CT des kleinen Beckens bei Rektumkarzinom

Bei der familiären Adenomatosis coli weisen 60% aller Patienten bei Diagnosestellung bereits ein Karzinom auf, das die weitere Prognose bestimmt. Durch Vorsorgeuntersuchungen (in 1- bis 2jährigem Abstand, mit dem 14. Lebensjahr beginnend) bei Familienangehörigen läßt sich diese Rate auf 12,5 % senken. Während früher eine subtotale Kolektomie mit endoskopischer Überwachung des Rektumstumpfes praktiziert wurde, wobei es in bis zu 20 % zu einem Rektumkarzinom kam, ist die Gefahr bei einer totalen Kolektomie nicht mehr gegeben. Heute sterben mehr Patienten mit einer familiären Adenomatosis coli an einem Magenkarzinom als an den Folgen der Kolonerkrankung, was die Bedeutung der Vorsorgeuntersuchungen durch Gastroskopie unterstreicht.

Die Prognose der familiären Adenomatosis coli wird durch das bei 60 % der Patienten bereits bei Diagnosestellung vorliegende Kolonkarzinom bestimmt und kann allein durch Vorsorgeendoskopien auf 12,5 % verbessert werden.

5.2.7 Das kolorektale Karzinom

5.2.7 Das kolorektale Karzinom

Definition. Das Dickdarmkarzinom, ein Adenokarzinom, ist für 95 % aller malignen Kolontumoren verantwortlich zu machen. Von einem **Frühkarzinom** spricht man, wenn das karzinomatöse Wachstum auf Mukosa und Submukosa beschränkt ist, während man nur von einem **Adenom mit schwerer Zellatypie** spricht, wenn die karzinomatösen Strukturen die Muscularis mucosae nicht durchbrochen haben. Da im Kolon die Lymphgefäße nur bis zur Submukosa reichen, ist somit eine Metastasierung bei Beschränkung der Veränderungen auf die Submukosa nicht möglich.

◀ **Definition**

Epidemiologie Das kolorektale Karzinom ist die zweithäufigste Tumorerkrankung des Menschen. Zwei Drittel aller Dickdarmkarzinome sind im Rektosigmoid lokalisiert (S H-**29**). Einer von 30 Männern und eine von 25 Frauen müssen mit der Entwicklung eines kolorektalen Karzinoms rechnen.

Epidemiologie. Das kolorektale Karzinom ist nach dem Bronchialkarzinom die **zweithäufigste Tumorerkrankung des Menschen.** Einer von 30 Männern und eine von 25 Frauen müssen damit rechnen, im Laufe ihres Lebens an einem kolorektalen Karzinom zu erkranken. Der Altersgipfel der Erkrankten liegt um das 70. Lebensjahr. 40% der Tumoren sind im Rektum, 60% im Kolon lokalisiert, wobei in den letzten Jahren eine Verlagerung aus dem Rektosigmoid (zwei Drittel aller Tumoren) in höhergelegene Abschnitte zu beobachten war (S H-**29**).

S Synopsis H-**29: Verteilung der Karzinome im Dickdarm**

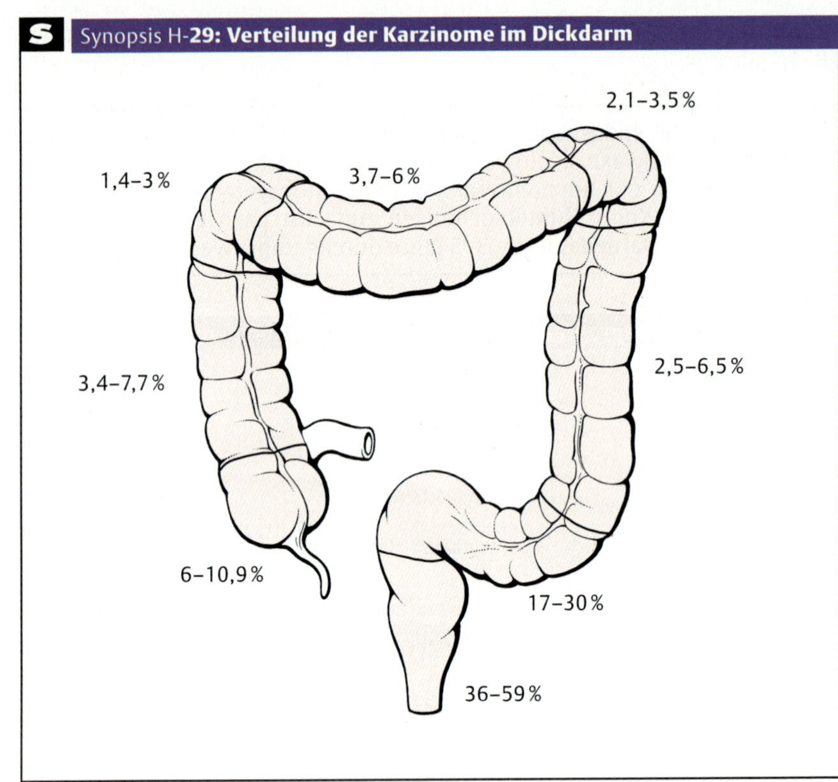

Ätiopathogenese

Ätiopathogenese

Merke ▶

▶ ***Merke.*** Über 95% aller Kolonkarzinome gehen aus einem Adenom hervor (*vgl. Adenom-Karzinom-Sequenz,* S H-**27**).

Hoher Fett- und Eiweißverzehr sowie ein geringer Ballaststoffgehalt der Nahrung gelten als begünstigende Umweltfaktoren.
Diskutiert wird ein cokarzinogener Effekt der Gallensäuren.

Neben genetischen Faktoren (familiäre Adenomatosis coli, Lynch-Syndrom) spielen Ernährungsfaktoren wie hoher Fett- und Eiweißkonsum, Übergewicht, niedriger Ballaststoffgehalt der Nahrung eine Rolle, Gallensäuren können als Cokarzinogene wirken, während Vitamin C und der Acetylsalicylsäure protektive Eigenschaften zugeschrieben werden. Bei einigen Darmerkrankungen wie Colitis ulcerosa totalis oder Morbus Crohn besteht ein erhöhtes Krebsrisiko.

Als Risikogruppen für ein kolorektales Karzinom gelten:
- familiäre Adenomatosis coli
- Colitis ulcerosa totalis
- Morbus Crohn
- Zustand nach Ureterosigmoidostomie
- Patienten mit Mamma-, Ovarial- und Uteruskarzinom
- kolorektales Adenom über 10 mm
- Patienten mit kolorektalem Karzinom in der Familie.

Als **Risikogruppen** für ein kolorektales Karzinom gelten:
- familiäre Adenomatosis coli 100%
- Colitis ulcerosa totalis 20%
- Morbus Crohn 3%
- Zustand nach Ureterosigmoidostomie 10%
- Patienten mit Mamma-, Ovarial- und Uteruskarzinom 10%
- Patienten mit kolorektalem Adenom über 20 mm Durchmesser 50%
- Patienten mit kolorektalem Adenom über 10 mm Durchmesser 5–10%
- Patienten mit kolorektalem Karzinom in der Familie 10%
- Normalbevölkerung 2–5%.

H-54 gibt einen Überblick über empfohlene Vorsorgeuntersuchungen bei verschiedenen Risikoerkrankungen.

H-54 gibt einen Überblick über empfohlene Vorsorgeuntersuchungen bei verschiedenen Risikoerkrankungen.

H-54: Vorsorgeuntersuchungen zur Früherkennung des kolorektalen Karzinoms

Familiäre Adenomatosis coli
- ab dem 14. Lebensjahr beginnend, rektoskopisch, jährlich bis zum 50. Lebensjahr
- nach Ileorektostomie alle 6 Monate
- Ösophagogastroduodenoskopie alle 2 bis 3 Jahre

Non-polyposis hereditary cancer
- ab dem 30. Lebensjahr Koloskopie alle 5 Jahre
- alle 3 Jahre nach Polypektomie

Adenom/Karzinom ohne hereditäre Basis
- erste Kontrolle 1 Jahr nach Polypektomie, dann bei polypenfreiem Darm alle 4 Jahre
- bei primär multiplen Adenomen alle 2 Jahre
- nach kolorektalem Karzinom zunächst jährliche Kontrolle, dann alle 4 Jahre
- bei Karzinom plus Adenom alle 2 Jahre

Colitis ulcerosa totalis oder subtotalis
- ab dem 10. Lebensjahr nach Erkrankungsbeginn Koloskopie alle 1 bis 2 Jahre
- bei schwerer Dysplasie Kontrolle nach 6 Monaten, wenn Befund reproduzierbar (und von zweitem Pathologen bestätigt) Kolektomie

Ureterosigmoidostomie
- ab dem 10. postoperativen Jahr alle 2 bis 3 Jahre Sigmoidoskopie

Klinik. Blut im Stuhl (sichtbar oder okkult) sowie Änderungen der Stuhlgewohnheiten, Leibschmerzen, Gewichtsverlust, Leistungsschwäche, Anämie, gelegentlich unklares Fieber (bei Lokalisation im rechten Kolon) weisen auf ein kolorektales Karzinom hin. Mitunter sind tastbare Lebermetastasen bzw. Ikterus erste Hinweiszeichen auf ein okkultes Neoplasma. Bei jedem zweiten Patienten ist eine Resistenz im Abdomen tastbar.

Klinik Blut im Stuhl, Änderungen der Stuhlgewohnheiten, Bauchschmerzen, Gewichtsverlust, Anämie, Fieber und Ileuserscheinungen weisen auf ein lumenobstruierendes Karzinom hin.

Merke. Jede Änderung der Stuhlgewohnheiten mit einer Dauer von über 3 Wochen sowie jede peranale Blutung sind, besonders beim älteren Menschen, auf ein Karzinom verdächtig. Bei jedem Patienten mit positivem Blutnachweis im Stuhl sollte der gesamte Dickdarm röntgenologisch oder endoskopisch untersucht werden.

◀ **Merke**

Das Karzinom im Colon ascendens verläuft lange Zeit wegen der noch flüssigen Stuhlkonsistenz klinisch stumm, während das linksseitige Karzinom sich durch Obstruktionserscheinungen bis hin zum mechanischen Ileus bemerkbar macht.
Bei Lokalisation im Rektum ist häufig Blut im Stuhl sichtbar, beim rechtsseitigen Karzinom findet sich nur selten (15 %) eine makroskopisch erkennbare Blutung.

Das **Karzinom im Colon ascendens** verläuft lange Zeit wegen der noch flüssigen Stuhlkonsistenz klinisch stumm, während das **linksseitige Karzinom** sich durch Obstruktionserscheinungen bemerkbar macht.

Merke. Nie mit der Diagnose »Hämorrhoiden« zufriedengeben: 50 % aller Karzinompatienten bluten auch aus Hämorrhoiden. Nie Hämorrhoiden behandeln, ohne durch digital-rektale Untersuchung und Rektosigmoido-/Koloskopie ein Karzinom ausgeschlossen zu haben.

◀ **Merke**

Diagnose. Mit der rektal-digitalen Austastung lassen sich 10 % aller kolorektalen und 25 % aller Rektumkarzinome erfassen. Die Rektosigmoidoskopie deckt 60 % aller Neoplasien auf, die restlichen Tumoren werden mittels Koloskopie (Verfahren der Wahl, da histologische Sicherung möglich) (**H-26**) oder Kolondoppelkontrasteinlauf (**H-27**) diagnostiziert. Bei etwa 15–20 % finden sich zum Zeitpunkt der Diagnosestellung bereits sonographisch Lebermetastasen.

Diagnose Rektal-digital lassen sich nur 10 % aller kolorektalen, aber 25% aller Rektumkarzinome erfassen. Die Rektosigmoidoskopie deckt 60 % aller Neoplasmen auf. Koloskopie (**H-26**) und/oder Doppelkontrastverfahren (**H-27**) führen zur Diagnostik höher gelegener Malignome.
In 15–20 % bestehen bereits sonographisch faßbare Lebermetastasen.

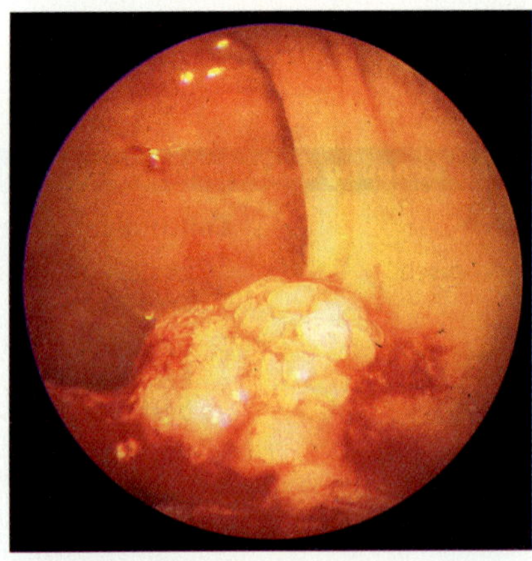

H-26: **Koloskopischer Befund.** Bei einem Teil dieser Patienten dürfte das Krankheitsbild des hereditären, Non-Polypose-Krebs-Syndroms (HNPCC, Lynch-Syndrom) vorliegen, bei dem eine genetische, durch molekulargenetische Diagnostik erfaßbare Neigung zur Entwicklung kolorektaler Karzinome vorliegt.

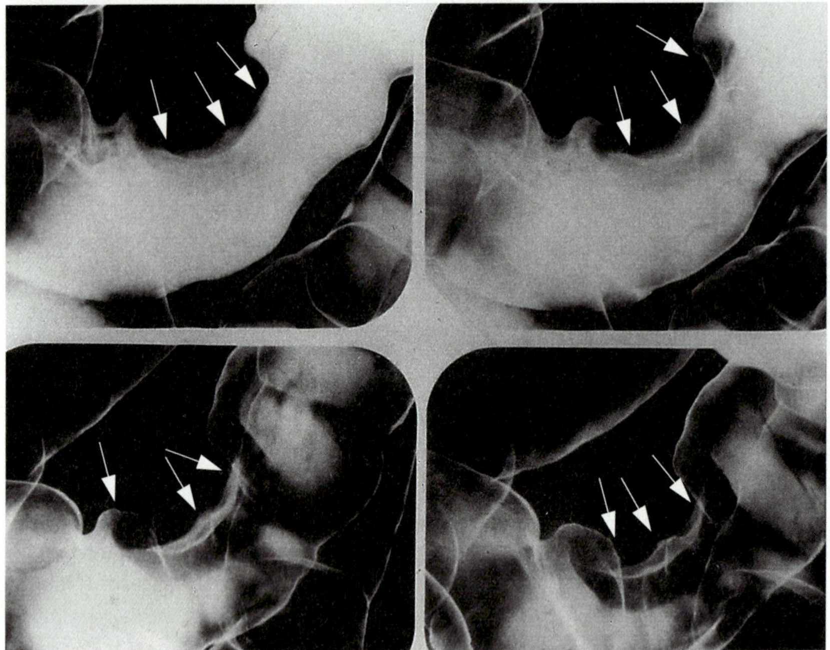

H-27: **Kolondoppelkontrasteinlauf eines Sigmakarzinoms** (→).

Die lymphogene Ausbreitung des **Rektumkarzinoms** erfolgt über 3 Metastasenstraßen.

Die lymphogene Ausbreitung des **Rektumkarzinoms** erfolgt je nach Tumorsitz über 3 Metastasenstraßen. Die Prognose ist um so ungünstiger, je tiefer das Karzinom, von der Anokutanlinie aus betrachtet, sitzt:

- hochsitzend (8–16 cm): 1 Metastasenstraße paraaortale Lymphknoten
- mittlere Etage (4–8 cm): 2 Metastasenstraßen (zusätzlich Beckenwand)
- tiefsitzend (0–4 cm): Metastasenstraßen (zusätzlich inguinale Lymphknoten).

Die hämatogene Ausbreitung erfolgt zunächst in die Leber, von dort in die Lunge, erst dann ist eine generalisierte Ausbreitung möglich (Kaskadentheorie).

CEA und **CA19-9** dienen der postoperativen Verlaufskontrolle.

Serum-CEA und **CA 19-9** korrelieren ganz gut mit der Tumormasse und dienen in erster Linie der postoperativen Überwachung; sie sind zur Diagnosestellung nicht geeignet, da zu unspezifisch.

Mit **radioaktiv markierten CEA-Antikörpern** lassen sich im Rahmen der Immunszintigraphie Metastasen, z. B. in paraaortale Lymphknoten, nachweisen, wenn ansteigende CEA-Werte eine Metastasierung wahrscheinlich machen.

Haemoccult-Test und **Latex-Agglutinationstest** können zu Screening-

Zur Früherkennung des kolorektalen Karzinoms wurde 1977 der **Haemoccult-Test** in die gesetzlichen Krebsfrüherkennungsmaßnahmen aufgenommen. Bei der Untersuchung der Stuhlprobe auf okkultes Blut reagiert durch Zusatz von H_2O_2 die Pseudoperoxidase des Hämoglobins mit einem Chromogen (Guajakol oder σ-Toluidin). Leider sind falsch positive Reaktionen relativ häufig (Ablesefehler, Diätfehler). Der Reduktion falsch positiver Screening-Tests dient der Einsatz immunologischer Verfahren (**Latex-Agglutinationstest**). In zunehmendem Maße wird auch die Sigmoidoskopie als Vorsorgeuntersuchung eingesetzt (H-**28**).

Untersuchungen eingesetzt werden (H-28). Leider sind falsch positive Reaktionen relativ häufig.

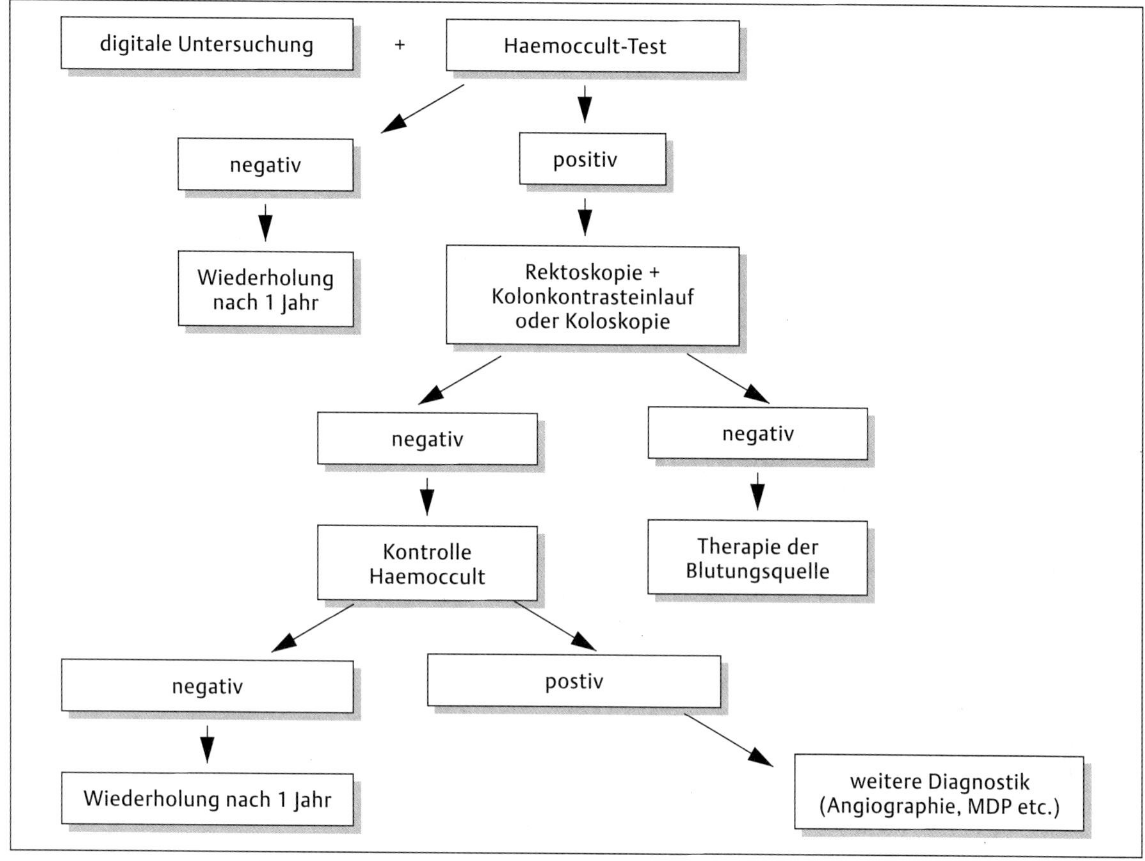

H-**28: Screeninguntersuchung** asymptomatischer Patienten auf ein okkultes kolorektales Neoplasma (jährliches Minimalprogramm).

Differentialdiagnose. Je nach Symptomatik ist im Rahmen der Differentialdiagnose an gutartige Polypen, chronisch-entzündliche Darmerkrankungen, eine Ileozökaltuberkulose oder proktologische Erkrankungen wie Hämorrhoiden, Analfissur, Proktitis, Kryptitis u.ä. zu denken.

Differentialdiagnose Differentialdiagnostisch ist an gutartige Polypen, chronisch-entzündliche Darmerkrankungen, Ileozökaltuberkulose und proktologische Erkrankungen (Hämorrhoiden, Analfissur etc.) zu denken.

Therapie. Beim **Rektumkarzinom** wird eine En-bloc-Resektion mit Entfernung des regionalen Lymphabflußgebietes angestrebt.

- Sphinkter-(kontinenz-)erhaltende anteriore Rektumresektion (Tumor im oberen und mittleren Drittel)
- abdominoperineale Rektumexstirpation mit Anlage eines Kolostomas (Hartmann-Operation) (Tumor im unteren Drittel, wenn Sicherheitsabstand kleiner als 3 cm).

Beim **Kolonkarzinom** wird ebenfalls eine En-bloc-Resektion mit Entfernung des regionalen Lymphabflußgebietes in der »no touch«-Technik angestrebt, um eine intraoperative Tumorzellverschleppung möglichst zu vermeiden. Je nach Lokalisation erfolgt eine rechts- oder linksseitige Hemikolektomie bzw. eine Transversumresektion. Als Palliativmaßnahmen werden beim Kolonkarzinom Umgehungsanastomosen oder ein Anus praeter gewählt. Beim inoperablen Rektumkarzinom kann eine Tumorverkleinerung mit Wiederherstellung eines ausreichend weiten Darmlumens durch Laser-, Kryo- oder Elektrotherapie erfolgen.

Therapie Nur bei einem polypös wachsenden Frühkrebs kann eine endoskopische Abtragung diskutiert werden.
Beim fortgeschrittenen Karzinom muß nach den Regeln der klassischen Tumorchirurgie vorgegangen werden.
Regelmäßige Nachsorgeuntersuchungen dienen der Erfassung des Frührezidivs bzw. eines **metachronen Zweitkarzinoms** (5–10%).
Die Strahlentherapie kommt in erster Linie als Schmerztherapie in Frage, eine Chemotherapie auf der Basis von 5-Fluorouracil, meist mit Methotrexat, ist kontrollierten Studien vorbehalten.

Beim **Analkarzinom** (Plattenepithelkarzinom) kommt eine Strahlentherapie in Kombination mit Chemotherapie zum Tragen.

Im Stadium Dukes C sollte 5-FU mit Levamisol kombiniert werden. Die Behandlung mit monoklonalen Antikörpern wird derzeit in kontrollierten Studien evaluiert.

Regelmäßige Nachsorgeuntersuchungen mittels Labor, Endoskopie und Sonographie dienen dem Nachweis eines Frührezidivs, das häufig operabel ist (auch Lebermetastasen) bzw. der Erfassung **metachroner Zweitkarzinome** (5–10%).

Eine Strahlentherapie kommt in erster Linie als Schmerzbestrahlung bei Tumorinfiltration im kleinen Becken in Frage. Die Ansprechrate auf Chemotherapie, meist 5-Fluorouracil mit Methotrexat, wird unterschiedlich beurteilt. Sie sollte deshalb nur in Tumorzentren oder im Rahmen kontrollierter Studien praktiziert werden.

Beim **Analkarzinom**, einem Plattenepithelkrebs, der bei HIV-Infektion häufiger zu beobachten ist, kommt eine Strahlentherapie in Kombination mit Chemotherapie zum Tragen.

Prognose **Die Prognose des kolorektalen Karzinoms ist abhängig vom TNM- bzw. Dukes-Stadium (S H-30, H-55).** Beim Frühkrebs beträgt die 5-Jahres-Überlebensrate praktisch 100%, bei über 15 Lymphknotenmetastasen liegt sie unter 10%.

Prognose. **Die Prognose des kolorektalen Karzinoms ist abhängig vom TNM- bzw. Dukes-Stadium (S H-30, H-55).** Im Stadium Dukes A beträgt die 5-Jahres-Überlebensrate 90%, bei Dukes B 50% und bei Dukes C 20–30%. Mit einem Lokalrezidiv ist in rund 20% zu rechnen, doch selbst bei Lebermetastasen ist mitunter noch eine kurative Behandlung möglich, wenn es gelingt, die Metastasen zu resezieren.

S Synopsis H-**30: Dukes-Stadien des kolorektalen Karzinoms**

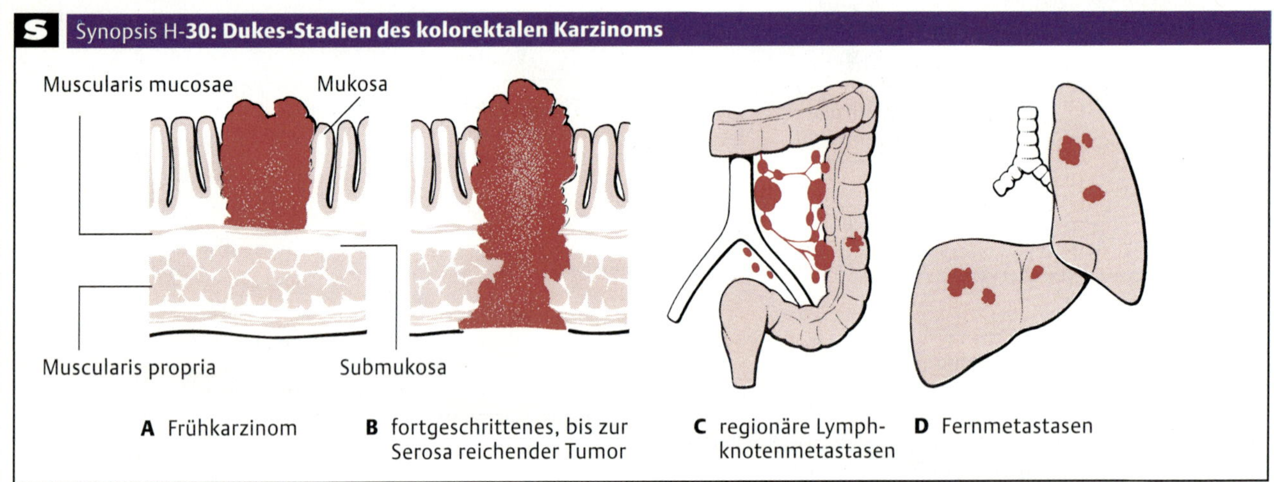

A Frühkarzinom **B** fortgeschrittenes, bis zur Serosa reichender Tumor **C** regionäre Lymphknotenmetastasen **D** Fernmetastasen

H-**55: TNM-Klassifikation der Kolon- und Rektumkarzinome**

Klinisch

T	**primärer Tumor**
T_X	nicht gut beurteilbarer primärer Tumor
T_0	klinisch kein Nachweis eines primären Tumors
T_{is}	Carcinoma in situ
T_1	Tumor auf Submukosa beschränkt
T_2	Tumor invadiert Muscularis propria
T_3	Tumor invadiert durch die Muscularis propria, die Subserosa oder das nichtperitonealisierte perikolische oder perirektale Gewebe **a** ohne Fistelbildung **b** mit Fistelbildung
T_4	Tumor dringt durch das viszerale Peritoneum oder invadiert andere Organe oder Strukturen inklusive andere Kolonteile (z. B. Sigmoid/Zäkum)

N	**regionale Lymphknoten**
N_X	nicht gut beurteilbare regionäre Lymphknoten
N_0	keine regionären Lymphknotenmetastasen
N_1	Metastasen in 1–3 perikolischen oder perirektalen Lymphknoten
N_2	Metastasen in 4 oder mehr perikolischen oder perirektalen Lymphknoten
N_3	Metastasen in einem der Lymphknoten entlang einem Gefäß, das bereits benannt werden kann
M	**Fernmetastasen**

Pathologisch

pT, pN und pM entsprechen T, N und M

Histopathologische Gradierung

G_1	hoher Grad der Differenzierung
G_2	mittlerer Grad der Differenzierung
G_3	geringer Grad der Differenzierung oder Entdifferenzierung

5.2.8 Proktologische Erkrankungen

Unter den proktologischen Erkrankungen sollen eine Reihe von Befindensstörungen wie Jucken und Brennen (Pruritus ani, ▦ H-**56**), Knoten am After (Thrombose, Hämorrhoiden, Prolaps, Marisken) sowie Schmerzen und Entzündungen (Analfissur, Fistel, Pilonidalsinus) zusammengefaßt werden, die keine gemeinsame Ursache haben (S H-**31**, S H-**32**).

5.2.8 Proktologische Erkrankungen

Unter den proktologischen Erkrankungen werden Befindensstörungen wie Jucken und Brennen (Pruritus ani, ▦ H-56), Knoten am After (z. B. Marisken) sowie Schmerzen und Entzündungen zusammengefaßt (S H-31, S H-32).

S Synopsis H-**31: Häufige proktologische Befunde**

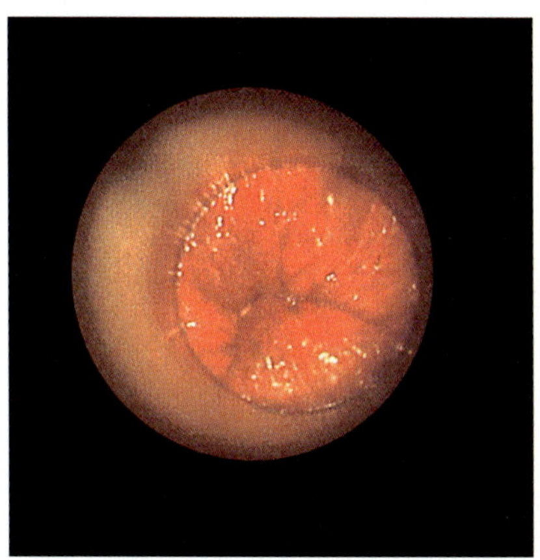

Rektoskopisches Bild von **Hämorrhoiden I. Grades bei 3 und 7 Uhr und düsterroter Vorwölbung der Schleimhaut.**

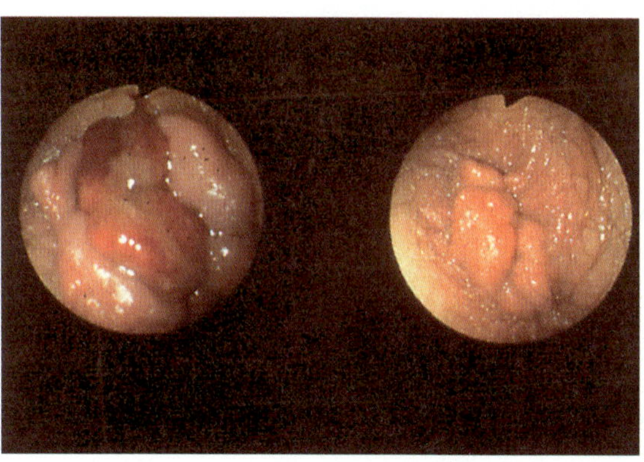

Hämorrhoiden III. Grades mit Vorfall von Analschleimhaut, vor und nach dessen digitaler Reposition.

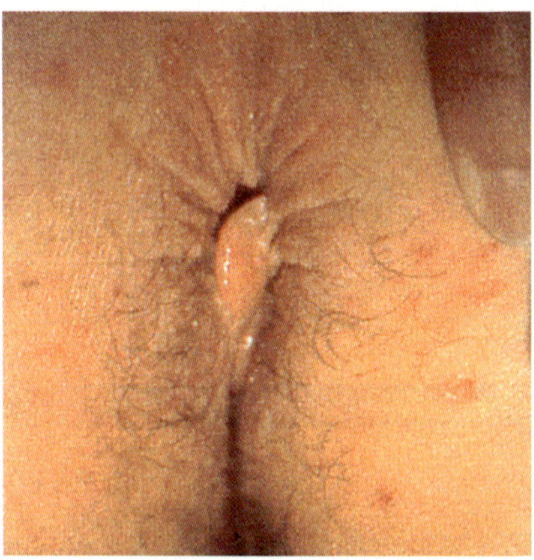

Mittelgroße Mariske (Analfalte).

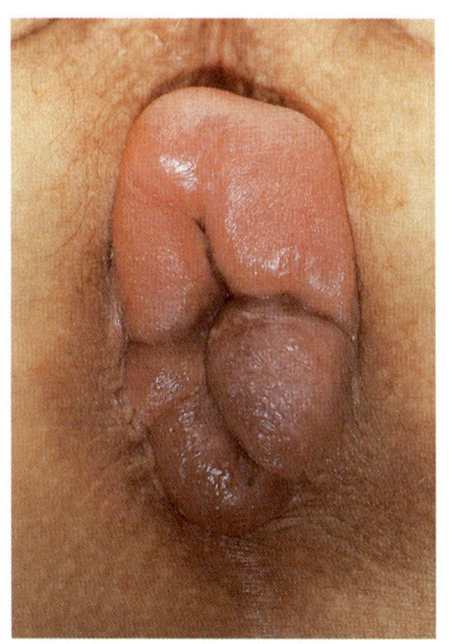

Nicht ganz frische Perianalthrombose etwa 3–4 Tage alt bei 4 bis 6 Uhr, umfänglicher mehrkammriger Thrombosebezirk, ausgeprägtes Kollateralödem.

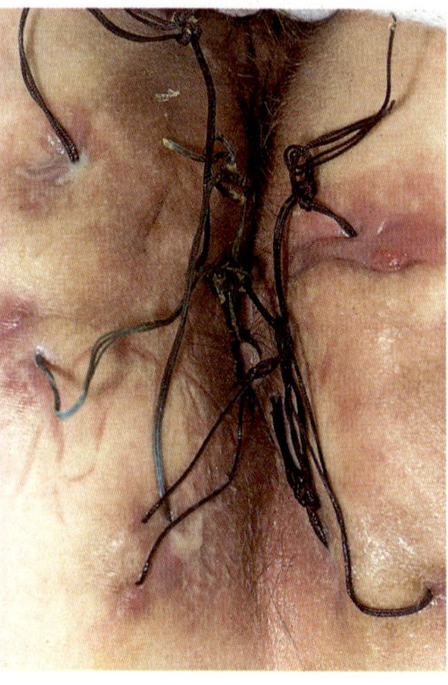

Ausgedehnt perianal fistelnder Morbus Crohn mit teilweise pyodermieartiger Ausbreitung. Auch eine sehr aufwendige Fadendrainage kann den Entzündungsprozeß nur mühsam kontrollieren. Als Dauerlösung ungeeignet.

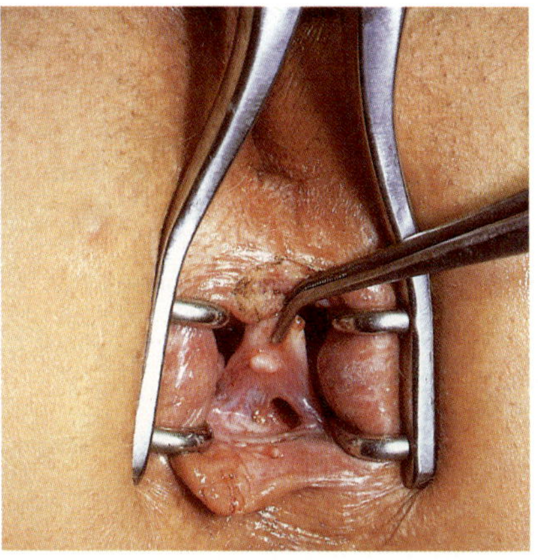

Chronische Analfissur mit inkompletter Fistelbildung. Die Fissur ist weitgehend narbig ausgeheilt. In dieser deutlichen Form selten anzutreffen, erkennt man die Perforation der Krypte an der Basis einer großlappigen hypertrophen Analpapille (durch Pinzette hochgehalten). Charakteristisch weiterhin für die Befundkonstellation die ausgeprägte Vorpostenfaltenbildung der hinteren Kommissur.

H-56: Ursachen des Pruritus ani

Systemische Erkrankungen	Lokalisierte anorektale Erkrankungen	Dermatosen	Allergien	Psychogene Erkrankungen	Besonderheiten
Parasitosen (z. B. Oxyuren)	Hämorrhoiden	Hyperhidrosis	Arzneimittel (z. B. Laxanzien, Salben, Heroin)	Depressionen	wollene Unterwäsche
Tuberkulose	Analfisteln	Mykosen	Nahrungsmittel (z. B. Gewürze, Süßigkeiten)	Hysterie	Trichteranus
Lues	Analfissuren	Erythrasma	Genußmittel (z. B. Alkohol, Nikotin, Koffein)	Anorektalphobie	
Diabetes mellitus	Marisken	Psoriasis (isomorpher Reizeffekt)	Parfümstoffe (z. B. Intimspray, Toilettenpapier)	Analneurose	
Gicht	Condylomata acuminata	toxisches Exanthem (z. B. Seife)			
Leukämie	Condylomata lata	langdauernde lokale Kortikoidtherapie			
Diarrhö (z. B. Morbus Crohn, Colitis ulcerosa)	Analkarzinome				
Ikterus	Morbus Paget, Morbus Bowen Anal- oder Rektumprolaps radiogene Proktitis/Anitis				

S Synopsis H-**32: Häufige Befunde in Rektum und Anus**

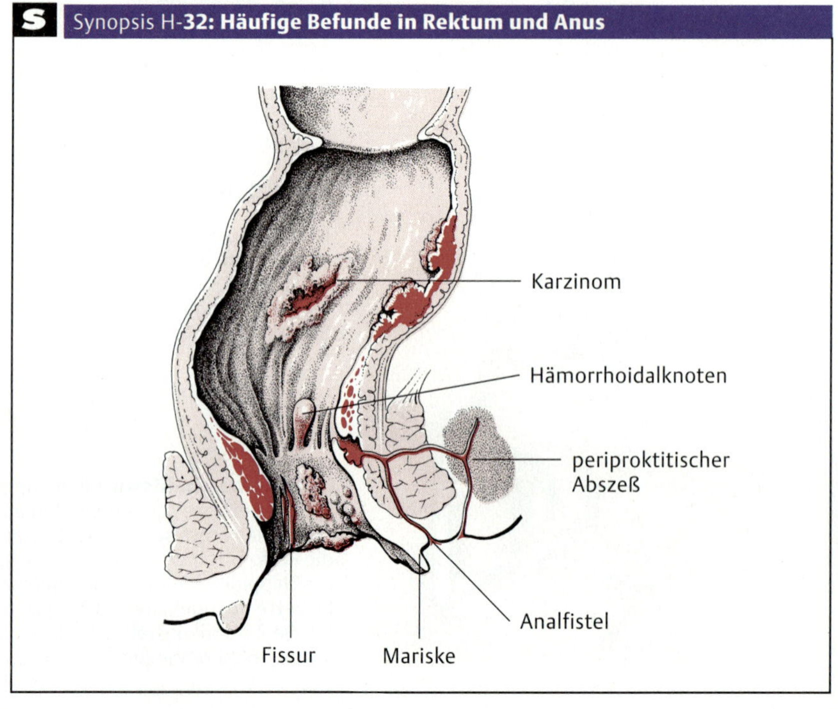

Epidemiologie. Perianale Beschwerden sind außerordentlich häufig, werden jedoch nur selten statistisch erfaßt. Proktologische Erkrankungen sind weit verbreitet. Praktisch jeder erkrankt im Laufe seines Lebens mehrfach an Beschwerden, die sich auf den After projizieren.

Epidemiologie Proktologische Erkrankungen sind weit verbreitet. Praktisch jeder erkrankt im Laufe seines Lebens mehrfach an Beschwerden, die sich auf den After projizieren.

Ätiopathogenese. Hämorrhoiden sind als **physiologischer Schwellkörper** aufzufassen. Anhaltendes Pressen bei chronischer Obstipation führt zur Knotenbildung des Hämorrhoidalplexus, meist bei 3, 7 und 11 Uhr in Steinschnittlage.
»Äußere« Hämorrhoiden stellen intravasale Gerinnsel im Plexus haemorrhoidalis inferior (venös) dar (Perianalthrombose), sie sind schmerzhaft. **»Innere« Hämorrhoiden (arteriell) sind, wenn sie nicht prolabieren, nur endoskopisch sichtbar**.

Ätiopathogenese Hämorrhoiden sind ein **physiologischer Schwellkörper.** **»Äußere« Hämorrhoiden** sind schmerzhafte Knoten am Rande des Afters (perianale Thrombose). **»Innere« Hämorrhoiden** (arteriell) sind, wenn sie nicht prolabieren, nur endoskopisch sichtbar.

S Synopsis H-**33: Gradeinteilung der Hämorrhoiden**

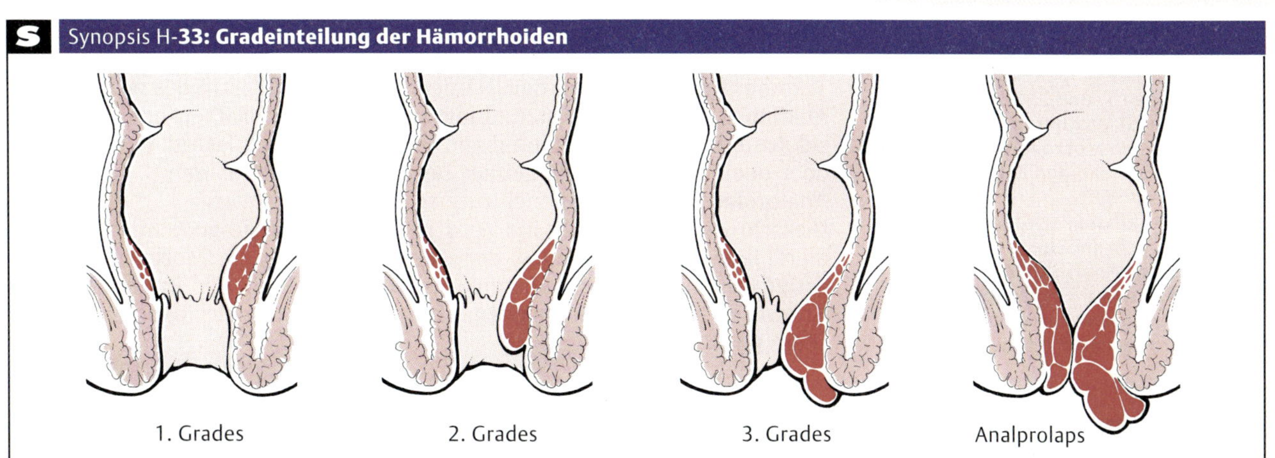

Es werden drei Schweregrade des Hämorrhoidalleidens unterschieden (**S** H-**33**):
- I°: nur proktoskopisch sichtbare submuköse Polster
- II°: auf Bauchpresse in den unteren Analkanal oder vor den Anus prolabierende Knoten mit spontaner Retraktion
- III°: prolabierende Knoten ohne Retraktion.

Das rektale Prolapssyndrom führt zu einem oft über Jahre persistierenden **Ulcus recti simplex,** Ursache dürfte eine Ischämie der Darmmukosa sein, da sich ähnliche Ulzera auch unter der Einnahme von ergotaminhaltigen Suppositorien zur Migränetherapie finden.
Der **Analfissur** liegt ein kleines Ulkus nach Thrombose im sensiblen Anokutanbereich zugrunde, das zu einer Kontraktion des Musculus sphincter internus führt. Der hochrote, schmerzhafte Einriß der Analschleimhaut reicht dabei bis zur Linea dentata.
Ausgangspunkt des **Fistelleidens** ist in über 90% ein Abszeß im Bereich der Proktodäaldrüsen. Fisteln können sich bei intermuskulären Abszessen, ischiorektalen Abszessen und auf dem Boden chronisch-entzündlicher Darmerkrankungen entwickeln. Man unterscheidet komplette (Darmlumen – äußere Haut), inkomplette innere (Öffnung ins Darmlumen) und inkomplette äußere Fisteln (keine Darmverbindung).
Die Pathogenese der **Proctalgia fugax** (anfallsartige Schmerzen im Proktum) ist unklar, ein Pruritus ani ist meist Ausdruck einer mangelnden Analhygiene.

Es werden 3 Schweregrade des Hämorrhoidalleidens unterschieden (**S** H-**33**):
- I°: nur proktoskopisch sichtbare submuköse Polster
- II°: auf Bauchpresse in den unteren Analkanal oder vor den Anus prolabierende Knoten mit spontaner Retraktion
- III°: prolabierende Knoten ohne Retraktion.

Das rektale Prolapssyndrom führt zu einem **Ulcus recti simplex**.
Die **Analfissur** induziert eine schmerzhafte Kontraktion des Musculus sphincter internus.
Fistel und **Analabszeß** gehen auf eine Infektion der Proktodäaldrüsen zurück.

Klinik. Während beim Pruritus ani das Jucken und Brennen im After den Patienten meist während der Nacht belästigt, führt die **akute Perianalthrombose** zu plötzlich einsetzenden heftigen Schmerzen, so daß der Patient nicht mehr sitzen kann. Beim Hämorrhoidalleiden steht entweder eine akute hellrote Blutung oder ein reponibler Prolaps des Hämorrhoidalplexus im Vordergrund. Bei der Analfissur ist die Defäkation außerordentlich schmerzhaft, so daß sich eine Dyschezie (chronische Obstipation wegen Angst vor schmerzhafter Defäkation) entwickelt.

Klinik Zum Pruritus ani gehören Brennen und Jucken im After. Die sehr schmerzhafte akut einsetzende **Perianalthrombose** macht ein Sitzen unmöglich.
Das Hämorrhoidalleiden imponiert durch eine akute hellrote peranale Blutung oder durch einen Prolaps.
Bei der Analfissur versucht der Patient, wegen der Schmerzen die Defäkation

zu unterdrücken. Häufigste Ursache anorektaler Inkontinenz ist eine Mischung aus neurogenen, sensorischen und muskulären Faktoren.

Heftige krampfartige Schmerzen im After von bis zu 15 Minuten Dauer kennzeichnen die Proctalgia fugax. Inkontinenzerscheinungen können sensorischer, muskulärer, neurogener oder gemischter Natur sein.

Diagnose und Differentialdiagnose Die proktologische Untersuchung umfaßt Inspektion, digitale Austastung, Proktoskopie und Rektosigmoidoskopie. Eine parasitologische Stuhluntersuchung und ein Defäkogramm sind mitunter angezeigt.

Diagnose und Differentialdiagnose. Zu einer vollständigen proktologischen Untersuchung gehören eine Inspektion des Afters mit und ohne Pressen, eine digitale Austastung, eine Proktoskopie und eine Rektosigmoidoskopie, eventuell ergänzt durch eine Röntgenuntersuchung (Defäkogramm, Kontrasteinlauf) oder eine Koloskopie. Ergänzt werden sollte sie durch eine parasitologische Stuhluntersuchung.

Therapie Sorgfältige Analhygiene und Sitzbäder befreien von **Pruritus ani**, Vorsicht vor kortisonhaltigen Salben (Angehen einer Mykose).
Die akute **Perianalthrombose** muß in Lokalanästhesie gespalten werden. Hämorrhoiden 1. und 2. Grades werden konservativ (Sklerotherapie, Gummibandligatur, Infrarotkoagulator, Analdehner), Hämorrhoiden 3. Grades operativ behandelt.
Die akute **Analfissur** wird in Narkose gedehnt, die chronische Analfissur exzidiert. Jede **Analfistel** bedarf der Operation, ein Morbus Crohn muß ausgeschlossen werden. Auch der **Rektumprolaps** muß operiert werden (S H-**34**).

Therapie. **Pruritus ani** ist häufig Ausdruck einer mangelhaften Analhygiene. Waschungen nach der Defäkation sowie Sitzbäder in Eichenrindenextrakt schaffen Erleichterung. Cave: Kortisonhaltige Salben erleichtern das Angehen einer Mykose.
Die akute **Perianalthrombose** muß in Lokalanästhesie inzidiert und der Thrombus exprimiert werden. Hämorrhoiden 1. und 2. Grades werden nach Abklingen der akuten Entzündungszeichen mittels Salben oder Zäpfchen sklerosiert, mit einem Gummiband ligiert, mit dem Infrarotkoagulator verödet oder mit einem Analdehner behandelt. Hämorrhoiden 3. Grades mit Analprolaps bedürfen einer chirurgischen Therapie.
Die schmerzhafte **Analfissur** wird in Lokalanästhesie gedehnt oder exzidiert. Jede **Analfistel** bedarf der Operation, wobei ein Morbus Crohn als Grundkrankheit ausgeschlossen werden muß. Auch der **Rektumprolaps** ist konservativ nicht anzugehen, ähnliches gilt für viele Inkontinenzursachen (S H-**34**).

S Synopsis H-**34: Differentialdiagnostik des Prolapses**

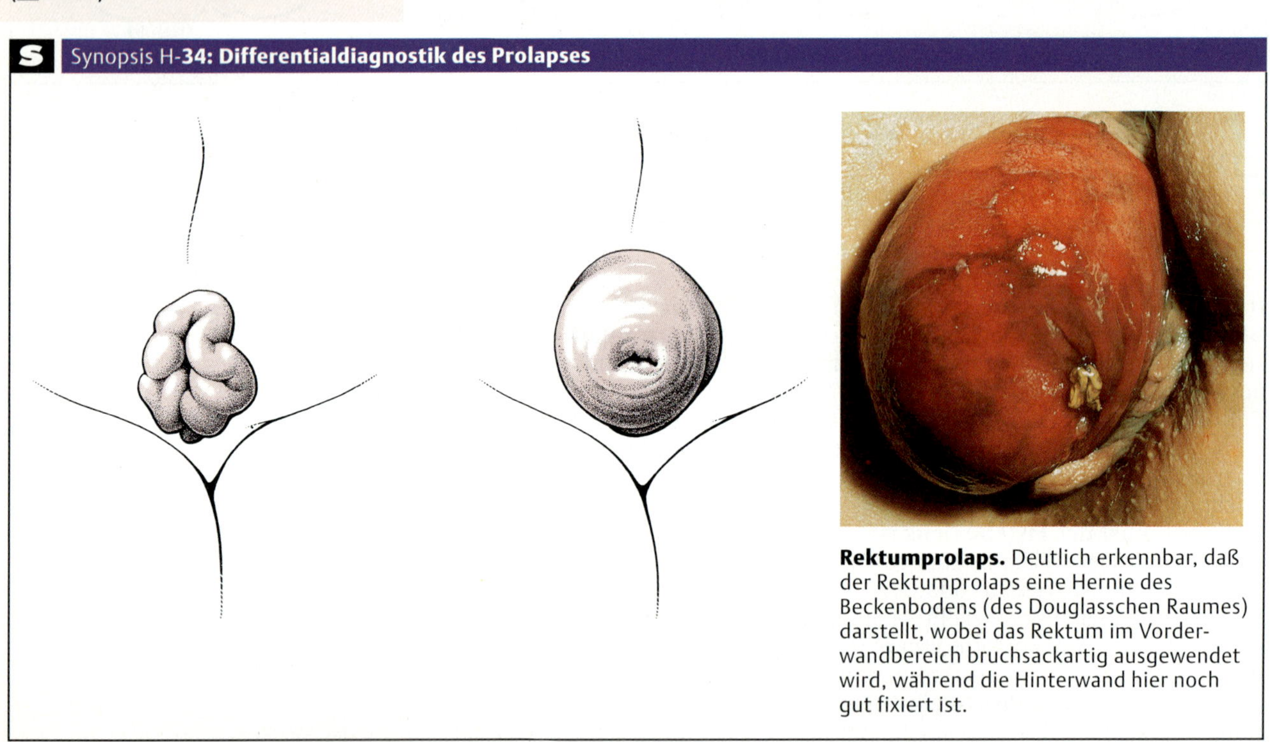

Rektumprolaps. Deutlich erkennbar, daß der Rektumprolaps eine Hernie des Beckenbodens (des Douglasschen Raumes) darstellt, wobei das Rektum im Vorderwandbereich bruchsackartig ausgewendet wird, während die Hinterwand hier noch gut fixiert ist.

Die **Proctalgia fugax** ist therapeutisch schwer beeinflußbar. Sitzbäder und lokale Wärmeapplikation verschaffen Erleichterung.

Die **Proctalgia fugax** ist therapeutisch schwer angehbar; Sitzbäder und eine lokale Wärmeapplikation schaffen Erleichterung.

Prognose Hämorrhoidal- und Fistelleiden neigen zu Rezidiven.

Prognose. Beim Hämorrhoidalleiden und bei der Perianalfistel ist mit Rezidiven zu rechnen. Im allgemeinen ist die Prognose proktologischer Erkrankungen günstig, wenn es gelingt, annähernd normale anatomische Verhältnisse wiederherzustellen (Prolaps, Inkontinenz).

6 Erkrankungen der Leber

Physiologie und Pathophysiologie. Die Leber ist das zentrale Stoffwechselorgan des Menschen: Mit Ausnahme der Fette, die über dem Ductus thoracicus direkt in den großen Kreislauf gelangen, fließen über die Pfortader alle Nahrungsstoffe, die aus dem Darm resorbiert wurden, in die Leber und werden dort unter Mitwirkung von Hormonen und vegetativen Nerven verstoffwechselt. Diese enge Verbindung zwischen Gastrointestinaltrakt und Leber wird auch bei Erkrankungen deutlich. Oftmals erkranken die Organe gemeinsam wie bei schweren Entzündungen oder Vergiftungen. Tumorerkrankungen metastasieren primär in die Leber: Auf der anderen Seite haben primäre Lebererkrankungen auch Auswirkungen auf den Gastrointestinaltrakt, z. B. beim Pfortaderhochdruck oder beim hepatogenen Ulkus.
Im Rahmen der Anamnese wird man deshalb versuchen, äußere Einflüsse (Medikamente, Alkohol, Auslandsreisen, Transfusionen) und endogene Faktoren, die sich auf die Leberfunktion auswirken können, zu eruieren.
Patienten mit Lebererkrankungen haben wenig faßbare Beschwerden, insbesondere fehlen Schmerzen. Viele Erkrankungen nehmen einen chroni-

6 Erkrankungen der Leber

Physiologie und Pathophysiologie
Mit Ausnahme der Fette fließen über die Pfortader alle Nahrungsstoffe, die aus dem Darm resorbiert werden, in die Leber und werden dort verstoffwechselt. Die enge Verbindung zwischen GI-Trakt und Leber wird durch die oft bestehenden gemeinsamen Erkrankungen deutlich (Entzündungen, Vergiftungen und Tumormetastasen). Patienten mit Lebererkrankungen haben wenig faßbare Beschwerden. Viele Erkrankungen nehmen einen chronischen Verlauf.

S Synopsis H-**35: Leber-Haut-Zeichen bei Leberzirrhose**

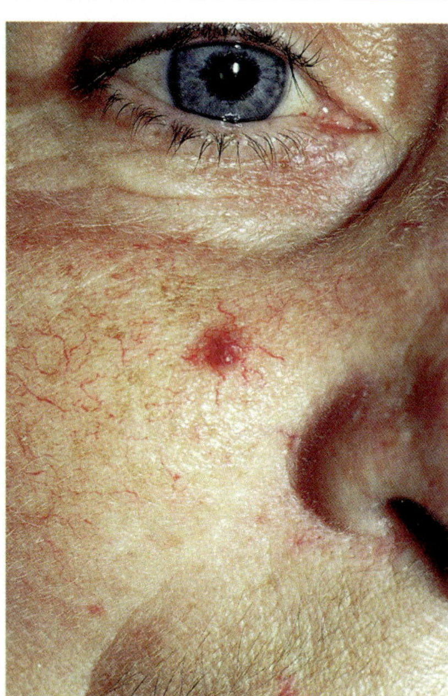

Spider-Nävus.

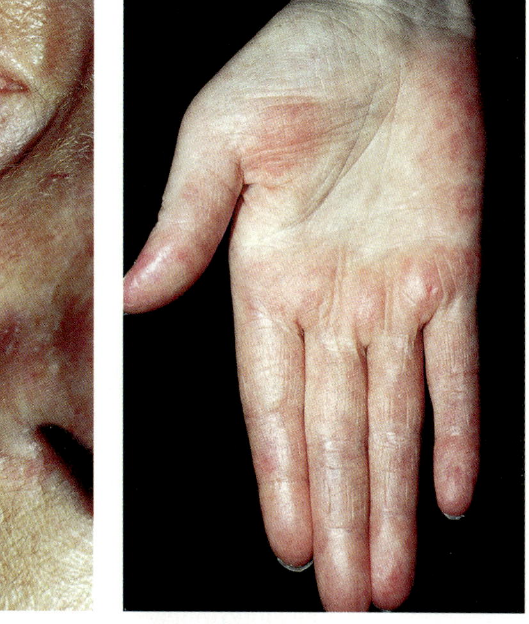

Palmarerythem.

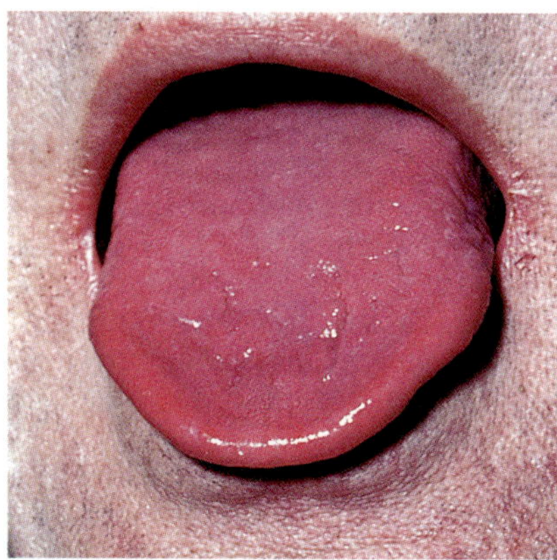

Lackzunge.

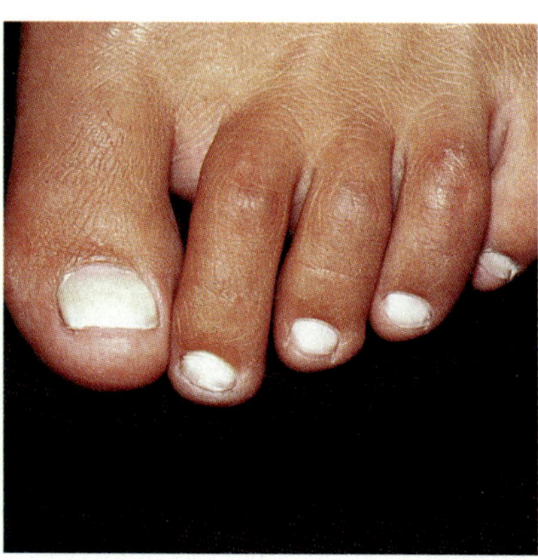

Weißnägel.

Typische Leber-Haut-Zeichen finden sich in S H-35.

schen, sich über viele Jahre erstreckenden Verlauf. Hier können eine Reihe von Leber-Haut-Zeichen wie Palmarerythem, Weißnägel, Spider-Nävi, Lackzunge, Bauchglatze, Aszites oder Ikterus auf die chronische Lebererkrankung hinweisen (S H-**35**).

Untersuchungsverfahren Die Größe der Leber kann palpatorisch und perkutorisch bestimmt werden. Der Leberunterrand sollte bei tiefer Inspiration eben in der MCL tastbar sein. Eine exakte Größe läßt sich sonographisch bestimmen. Im Ultraschall, in der CT und NMR können Aussagen über die Textur der Leber gemacht werden. Ergänzende Methoden der Leberuntersuchung sind die Farbdoppleruntersuchung, das nuklearmedizinische Verfahren, die Laparoskopie.

Untersuchungsverfahren. Die **Größe der Leber** wird palpatorisch und perkutorisch bestimmt, wobei der Leberunterrand bei tiefer Inspiration eben in der Medioklavikularlinie tastbar ist. Eine Größenzunahme findet sich bei der Fettleber, bei akuten Entzündungsprozessen und bei der chronischen Hepatitis, während die Leber bei der fortgeschrittenen Zirrhose schrumpft. Eine exakte Größenbestimmung läßt sich sonographisch treffen, wobei hier auch Änderungen der Textur erfaßbar sind, z. B. eine Zunahme der Echogenität im Rahmen einer Fettleber.
Weitere **bildgebende Verfahren** sind CT und NMR, die bei umschriebenen Läsionen oder Speicherkrankheiten zum Einsatz kommen, sowie die Farbdoppleruntersuchung, die zur Erfassung der Durchströmung der Leber (zentrifugaler oder zentripetaler Fluß in der Pfortader) dient. Im Rahmen der **nuklearmedizinischen Diagnostik** stehen Leberszintigraphie (Metastasen), Sequenzszintigraphie (FNH), Perfusionsszintigraphie und Blood-pool-Szintigraphie (Hämangiome) zur Verfügung.
Zur Gewinnung eines morphologischen Eindrucks von der Leberoberfläche kann die **Laparoskopie**, von histologischem Material die ultraschallgesteuerte Feinnadel- bzw. Blindpunktion angewandt werden. Zur **invasiven Diagnostik** gehört auch die Angiographie, die neben der Gefäßdiagnostik auch interventionell zur Embolisation von Metastasen eingesetzt wird.

Stoffwechselfunktionen Die Aufgaben der Hepatozyten ist:
- Aufnahme und Verteilung der Aminosäuren und Körperproteine
- Abbau von Aminosäuren bzw. Ammoniak zu Harnstoff
- Herstellung von Proteinen
- Nahrungskohlenhydrate werden in der Leber als Glykogen gespeichert. Wird die Speicherkapazität überschritten, kann in Fett umgewandelt werden
- bei Absinken des Glukosespiegels wird Glykogen in Glukose zurückverwandelt oder neu synthetisiert
- Synthese von Triglyzeriden aus Kohlenhydraten oder Aminosäuren
- Synthese von Apoproteinen für den Triglyzeridtransport
- Synthese verschiedener Fette als Bausteine der Zellmembran
- Abbau der Fettsäuren.

Stoffwechselfunktionen. $2{,}5 \times 10^{11}$ Hepatozyten bearbeiten das nährstoffreiche Blut aus dem Gastrointestinaltrakt, bilden und scheiden die Galle aus und regulieren und koordinieren verschiedene Stoffwechselprozesse. Die Aufgabe der Hepatozyten im **Aminosäuren- und Eiweißstoffwechsel** sind:
- Aufnahme und Verteilung der Aminosäuren aus der Nahrung
- Aufnahme und Verteilung der Körperproteine. Von den 400g, die pro Tag anfallen, werden ein Viertel in Glukose umgewandelt oder abgebaut, drei Viertel rezirkuliert
- Abbau von Aminosäuren bzw. Ammoniak zu Harnstoff. Täglich werden im Harnstoffzyklus 6–20 g als Harnstoff gebundener Stickstoff erzeugt und im Urin ausgeschieden
- Herstellung von Proteinen. Die tägliche Eiweißsynthese liegt bei rund 50 g, 50% davon sind Plasmaproteine.

Beim Leberversagen werden vor allem die Synthese der Gerinnungsenzyme, des Albumins, der Cholinesterase sowie der Abbau von Ammoniak zu Harnstoff beeinträchtigt.
Bei der Regulation des **Kohlenhydratstoffwechsels erfüllt die Leber folgende Funktionen:**
- Nahrungskohlenhydrate aus dem Pfortaderblut (80% Glukose, 10% Galaktose, 10% Fruktose) werden in der Leber als Glykogen gespeichert. Galaktose und Fruktose werden in den Glukosestoffwechsel eingeschleust. Wird die Speicherkapazität von 300–400 g überschritten, kann eine Umwandlung in Fett (Triglyzeride) erfolgen
- Bei Absinken des Glukosespiegels oder bei erhöhtem Bedarf in der Peripherie wird Glykogen in Glukose rückverwandelt oder Glukose neu synthetisiert, z. B. auch aus Muskelprotein.

Beim akuten Leberversagen wird infolge der Störung der Glukoneogenese eine Hypoglykämie beobachtet, chronische Lebererkrankungen gehen mit einer gestörten Glukosetoleranz einher. Eine überkalorische Ernährung oder Stoffwechselerkrankungen (z. B. Diabetes) führen zu einer Fettleber.

Im **Fettstoffwechsel** besitzt die Leber folgende Funktionen:
- Synthese von Triglyzeriden aus Kohlenhydraten oder Aminosäuren, die entweder in der Leber deponiert oder als VLDL-Lipoproteine ins Blut abgegeben werden
- Synthese von Apoproteinen für den Transport von Triglyzeriden im Blut

- Synthese verschiedener Fette als Bausteine der Zellmembranen (Cholesterin, Phospholipide) oder der Galle (Cholesterin, Gallensäure, Lezithin)
- Abbau der Fettsäuren.

Patienten mit alkoholischer Hepatitis weisen häufig exzessiv erhöhte Triglyzeridspiegel auf, die sich unter Alkoholkarenz innerhalb weniger Tage normalisieren. Bei Patienten mit chronischen Lebererkrankungen finden sich oft verminderte Fett- und Lipoproteinspiegel als Ausdruck einer verminderten Syntheseleistung. Ein abnormes Lipoprotein (Lipoprotein X) kennzeichnet die Cholestase.

Die Leber bildet als exokrine Drüse täglich 700–1300 ml **Galle**, die neben Wasser (80–95 %), Gallensäuren (Cholate, Chenodesoxycholsäure, Ursodesoxycholate, Lithocholate, Desoxycholate (67 Rel. %), Phospholipide (22 Rel. %), Cholesterin (4 Rel. %), Bilirubin (0,3 Rel. %), Proteine (4,5 Rel. %), Hormone, Vitamine und gegebenenfalls Medikamente enthält.
Lezithin und Gallensäuren wirken dabei als Lösungsvermittler für wasserunlösliche Stoffe (Mizellenbildung). Die Galle hat folgende Aufgaben:

- Förderung der Fettverdauung
- Ausscheidung verschiedener Substanzen (z. B. Bilirubin)
- Hemmung der Austrocknung des Kolons (Gallensäuren).

Die **Gallensäuren** durchlaufen dabei einen **enterohepatischen Kreislauf** (S H-**36**), wobei von den 3 g zirkulierender Gallensäuren 96 % im Rahmen von 4–12 Kreisläufen im terminalen Ileum resorbiert werden. Die Elimination erfolgt über Stuhl (0,2–0,6 g/d) und Urin (0,5 g/d), die Neusynthese erfolgt in der Leber aus Cholesterin als primäre Gallensäuren (Cholsäure, Chenodesoxycholsäure). Sekundäre Gallensäuren entstehen im Darm unter bakterieller Einwirkung (Desoxycholsäure, Lithocholsäure). Störungen der Gallenbildung können alle Sekretionsvorgänge betreffen (Cholestase). Liegt die Störung im Bereich der gallesezernierenden Hepatozyten, spricht man von einer **intrahepatischen Cholestase**. Eine **extrahepatische Cholestase** ist zu erwarten, wenn der Druck in den Gallenwegen den Sekretionsdruck von 23 mmHg übersteigt.

Die Leber bildet täglich 700–1300 ml **Galle** (80–95 % Wasser, Gallensäuren, Cholesterin, Bilirubin, Hormone und evtl. Medikamente).
Die Aufgabe der Galle:

- Förderung der Fettverdauung
- Ausscheidung verschiedener Substanzen
- Hemmung der Austrocknung des Kolons.

Die Gallensäuren durchlaufen einen **enterohepatischen Kreislauf** (S H-**36**). Die Neusynthese erfolgt in der Leber aus Cholesterin. Störungen der Gallenbildung werden in **intrahepatische** und **extrahepatische Cholestase** unterschieden.

S Synopsis H-**36: Enterohepatischer Kreislauf**

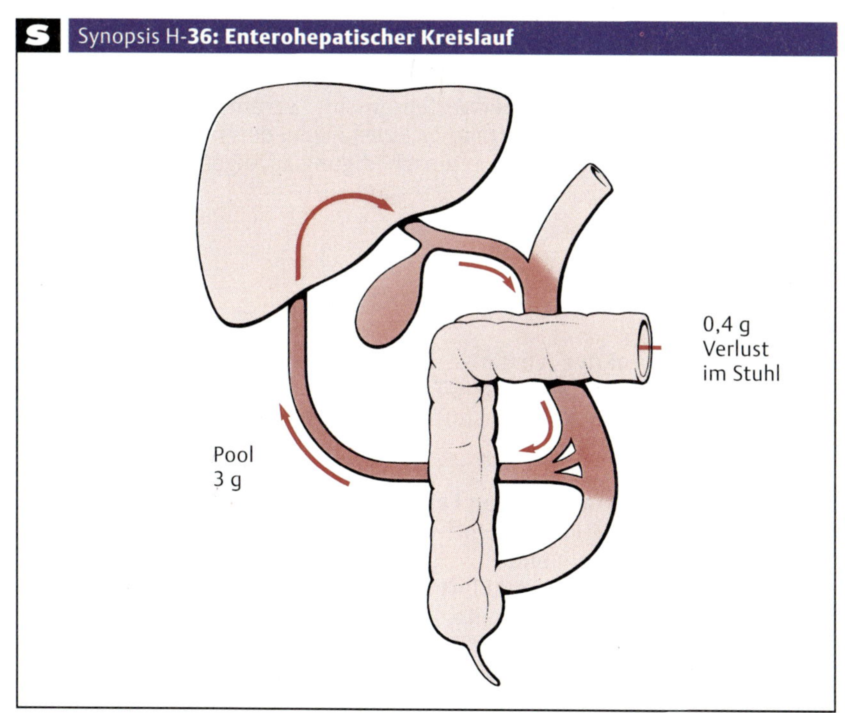

Bilirubin entsteht als Abbauprodukt des Hämoglobins alter Erythrozyten (75 %), des Myoglobins und in den Zellen des RES in einer Menge von 250–300 mg. Bilirubin ist primär wasserunlöslich (unkonjugiertes oder indirektes Bilirubin), wird an Albumin gebunden und in die Leber transportiert, wo

Bilirubin entsteht als Abbauprodukt des Hämoglobins (75 %) und des Myoglobins. Das an Albumin gebundene Bilirubin wird in der Leber an

Glukuronsäure gebunden und im Darm weiter abgebaut. Eine **Hyperbilirubinämie** ist ab einer Serumkonzentration von 2,5 mg/dl an Haut und Skleren erkennbar.

die Konjugation mit 1 oder 2 Molekülen Glukuronsäure erfolgt (konjugiertes oder direktes Bilirubin). Das Konjugat wandert mit der Galle in den Darm. Der weitere Abbau erfolgt durch die Darmflora, wobei farbloses Urobilinogen und dunkel pigmentierte Sterkobiline entstehen.
Die Mehrzahl der Lebererkrankungen, Hämolysen mit vermehrtem Anfall von Bilirubin oder Abflußhindernisse im Bereich der abführenden Gallenwege können zu Störungen des Bilirubinstoffwechsels führen. Je nach Ursache kommt es zu einem Anstieg des direkten oder indirekten Bilirubins.
Eine **Hyperbilirubinämie** ist nur im Neugeborenenalter (Kernikterus) gefährlich. Eine Einlagerung von Bilirubin in die Skleren bzw. die Haut ist ab einer Serumkonzentration von 2,5 mg/dl erkennbar (**Gelbsucht**), bei längerem Ikterus mit steigenden Bilirubinwerten kann es auch zu einer Grün- oder Schwarzfärbung (**Melasikterus**) kommen. Bei vermehrter Ausscheidung von konjugiertem Bilirubin nimmt der Urin eine bierbraune Farbe an. Ein lehmfarbener acholischer Stuhl ist kennzeichnend für eine fehlende Bilirubinausscheidung in der Galle.
Beim Gilbert-Meulengracht-Syndrom findet sich, der Gaußschen Verteilungskurve entsprechend, eine Hyperbilirubinämie von über 1,5 mg/dl ohne Lebererkrankung. Bei Fasten steigt das Bilirubin weiter an, Therapiebedürftigkeit besteht nicht.

- **Leberenzyme:** Die Leber besitzt Enzyme, die wasserunlösliche Stoffe (Steroide, Medikamente) oxidiert und anschließend konjugiert, d. h. wasserlöslich macht. Hierdurch können toxische Substanzen entgiftet werden oder toxische Metaboliten entstehen.

- **Leberenzyme:** In der Mikrosomenfraktion bzw. dem endoplasmatischen Retikulum besitzt die Leber ein Enzymsystem, das wasserunlösliche Stoffe (Steroidhormone, Prostaglandine, Medikamente) oxidiert (Phase I) und anschließend mit Glukuronid, Sulfat oder Glykokoll konjugiert (Phase II), d. h. wasserlöslich macht. Durch diese Biotransformation können toxische Substanzen entgiftet werden, aber auch Metaboliten mit toxischer Wirkung entstehen. Die Aktivität dieser Enzyme unterliegt individuellen Schwankungen (langsame und schnelle Metabolisierer), eine Aktivitätssteigerung ist durch Theophyllin und Phenobarbital zu erzielen (Enzyminduktion). Bei Comedikation verschiedener Medikamente kann es durch Interaktionen zu einem verzögerten Arzneimittelabbau kommen, wie dies vom Cimetidin bekannt ist.

Leberkrankheiten gehen mit einer Schädigung der Hepatozyten, d. h. mit einer Funktionseinschränkung einher.

Zellständige Substanzen, die eine Schädigung der Hepatozyten anzeigen, sind: **GOT, GPT, GLDH, LDH, Ferritin und Vitamin B_{12}.**

Leberkrankheiten gehen mit einer Schädigung der Hepatozyten, d. h. mit einer Funktionseinschränkung, einher. Diese Vorgänge lassen sich durch klinisch-chemische Untersuchungsverfahren im Serum indirekt erfassen (**Leberfunktionsproben**). Zellständige Substanzen, deren vermehrter Übertritt ins Blut eine direkte Hepatozytenschädigung anzeigen, sind:
- GOT
- GPT
- GLDH
- LDH
- Ferritin
- Vitamin B_{12}.

Indikatoren für reaktive Vorgänge sind die **Gamma-GT**, die **alkalische Phosphatase** und das **Alpha-Fetoprotein.**

Indikatoren für reaktive Vorgänge in der Leber sind Cholestaseenzyme (Gamma-Glutamyltranspeptidase-GT, alkalische Phosphatase, alpha-Fetoprotein. Parameter des Kollagenstoffwechsels/Monoaminoxidase, Prokollagen, Hydroxyprolin).

Testverfahren zur Erfassung von Leberfunktionseinschränkungen:
- verminderte Elimination von Stoffwechselprodukten aus dem Blut: Bilirubin, Gallensäuren, Ammoniak
- eingeschränkte Synthese von Blutbestandteilen: Albumin, Cholinesterase, Gerinnungsenzymen und Lipoproteinen
- eingeschränkte Abbauraten bei »Belastungstests« mit gallenpflichtigen Substanzen: Bromthalein etc.

Testverfahren zur Erfassung von Leberfunktionseinschränkungen:
- verminderte Elimination von Stoffwechselprodukten aus dem Blut: Bilirubin, Gallensäuren, Ammoniak
- eingeschränkte Synthese von Blutbestandteilen: Albumin, Cholinesterase, Gerinnungsenzyme, Lipoproteine
- eingeschränkte Abbauraten bei »Belastungstests« mit gallenpflichtigen Substanzen: Bromthalein, Indozyaningrün, Bengalrosa und harnpflichtigen bzw. abzubauenden Substanzen: Galaktose, Antipyrin/Aminopyrin, markiertes Humanalbumin
- Immunreaktionen anderer Organe: Immunoglobuline, Autoantikörper, zelluläre Immunreaktion.

Die **Halbwertszeiten der Elimination von diagnostischen Leberenzymen aus dem Serum** betragen:

- GOT/AST 17± 5 h
- GPT/ALT 47± 10 h
- AP 72–144 h
- γ-GT 72– 96 h
- Cholinesterase ca. 10 Tage
- Faktor VII ca. 4 h
- Faktor V ca. 24 h
- Faktor II ca. 72 h.

Klinisch-chemische Untersuchungsverfahren dienen sowohl der Erkennung und Klassifizierung als auch der Verlaufskontrolle von Leberkrankheiten. Sie werden ergänzt durch die modernen indirekten bildgebenden Verfahren wie Sonographie, CT u. a. In vielen Fällen, insbesondere bei chronischen Lebererkrankungen, wird man jedoch auf eine morphologische Diagnostik (Laparoskopie, Histologie) nicht verzichten können.

6.1 Entzündliche Lebererkrankungen

6.1.1 Akute Hepatitis

Akute Virus-A-Hepatitis

Definition. Infektionen des Organismus durch ein hepatotropes Enterovirus Typ 72, das in erster Linie die Leber, aber auch andere Organsysteme (Meningoenzephalitis, Arthritis, Kryoglobulinämie, hämolytische Anämie) befallen kann. Die Krankheit tritt sporadisch, endemisch und pandemisch auf. Der Übertragungsmodus ist fäkal-oral.

Epidemiologie. In der Bundesrepublik werden jährlich 30–40 Neuerkrankungen pro 100 000 Einwohner den Gesundheitsämtern gemeldet, in Tschechien und Polen 150–250. Bei den über 50jährigen findet sich eine gleichmäßige Durchseuchung von 50–60 % anhand der HAV-Antikörper (H-**29**, H-**30**). Als Risikofaktoren gelten Auslandsreisen und Kontakt zu anderen Hepatitisfällen. Bei der **fäkal-oralen Übertragung** werden entsprechende Epidemien durch kontaminierte Nahrungsmittel oder durch verdorbenes Trinkwasser beobachtet. Nicht selten erfolgt die Übertragung von Kindern ausgehend, die meist asymptomatisch erkranken, auf ältere Geschwister oder Eltern, bei denen sich ein ikterischer Verlauf einstellt. Lokale Epidemien wurden bei männlichen Homosexuellen mit oral-analen Sexualprakti-

6.1 Entzündliche Lebererkrankungen

6.1.1 Akute Hepatitis

Akute Virus-A-Hepatitis

◀ Definition

Epidemiologie In der Bundesrepublik werden jährlich 30–40 Neuerkrankungen pro 100 000 Einwohner gemeldet. Risikofaktoren sind Auslandsreisen und Kontakt zu Hepatitiskranken. Der **Übertragungsweg ist meist fäkal-oral.** Etwa 20–30 % aller Hepatitisfälle gehen auf eine Infektion mit HAV zurück, bei den über 50jährigen findet man eine Durchseuchungsrate von 50–60 % (Anti-HAV) (H-**29**, H-**30**). Auch eine sexuelle und perinatale Übertragung ist möglich.

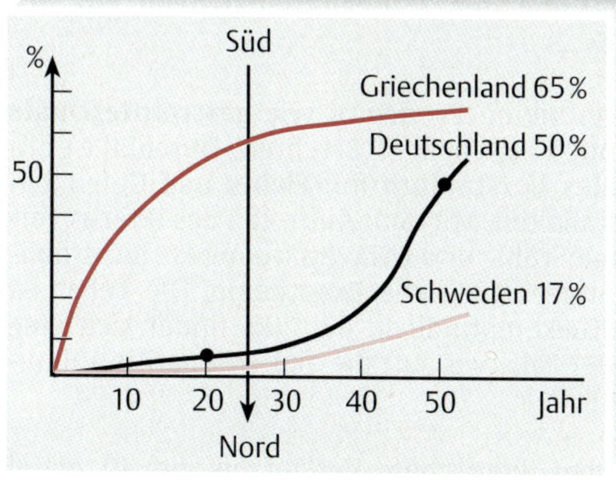

H-**29: Die Durchseuchung mit Hepatitis A nimmt in Europa von Norden nach Süden zu.** Von den 20jährigen sind in Hamburg nur 5 % immun, in Griechenland aber 50 %!

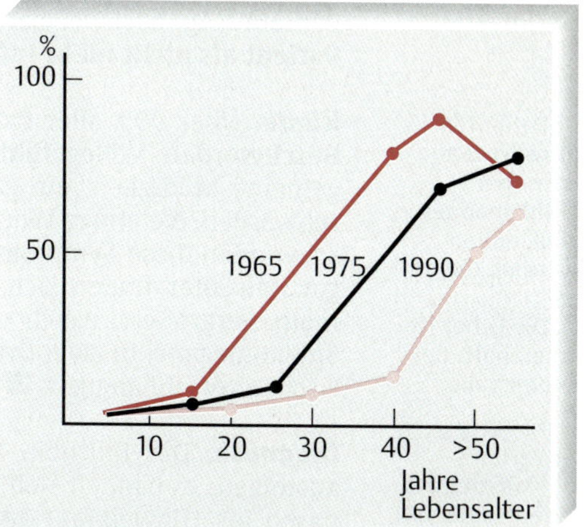

H-**30: Die Durchseuchung mit Hepatitis A hat in Deutschland in den letzten Jahrzehnten deutlich und kontinuierlich abgenommen.**

Ätiopathogenese Das Hepatitis-A-Virus (HAV) gehört zu den Picornaviren, hat einen Durchmesser von 27 nm und läßt sich in Zellkulturen vermehren.
Reife HAV-Partikel (Virionen) überstehen Erhitzen auf 56 °C für eine Stunde, hingegen zerstört ein pH unter 4 die gereinigten Viruspartikel.

Die Inkubationszeit liegt bei 14–40 Tagen. Zum Zeitpunkt des Auftretens des Ikterus ist das HAV im Stuhl noch für 1–2 Wochen nachweisbar. Gleichzeitig werden **Antikörper der IgM-Klasse** gebildet, die durchschnittlich 180 Tage nachgewiesen werden können. IgA-**Antikörper bleiben lebenslänglich erhalten** (H-31).

ken beschrieben. Etwa 20–30 % aller Hepatitisfälle gehen auf eine Infektion mit HAV zurück. Eine Übertragung ist auch sexuell und perinatal möglich.

Ätiopathogenese. 1973 wurde das Hepatitis-A-Virus (HAV), ein Picornavirus, im Stuhl durch Immunelektronenmikroskopie identifiziert. Es hat einen Durchmesser von 27 nm. Das Genom (eine RNA) wurde inzwischen kloniert und sequenziert. Zwischenzeitlich steht ein Impfstoff für eine aktive Immunisierung zur Verfügung (Havrix®).
Reife HAV-Partikel (Virionen) überstehen Erhitzen auf 56 °C für eine Stunde. Hingegen zerstört ein pH-Wert unter 4 die gereinigten Viruspartikel, die in verschiedenen Zellkultursystemen vermehrt werden können, die vom Menschen oder von Primaten stammen.
Die Inkubationszeit liegt bei 14–40 Tagen, im Durchschnitt bei 28 Tagen. Tierexperimentell ist auch eine parenterale Infektion möglich, Übertragungen durch Bluttransfusionen wurden nur in Einzelfällen gesehen. Die Zahl der befallenen Leberzellen liegt bei 5–10 % bei oraler Infektion, bei 100 % bei parenteraler Infektion. Die Leberschädigung beginnt etwa 3 Wochen nach der Inokulation. **Über die Galle gelangt das Virus in den Darm und wird über die Fäzes ausgeschieden.**
Antikörper gegen HAV werden zu Beginn der klinischen Symptome nachweisbar. IgM-Antikörper können für 30–420 Tage nach der Infektion nachweisbar sein, IgG-Antikörper bleiben lebenslang erhalten (H-**31**).

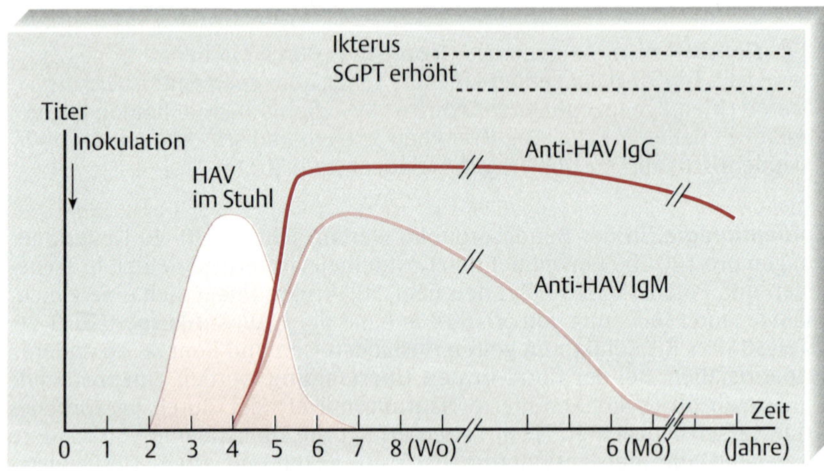

H-**31: Antikörper gegen HAV.**

Mit Ende der 3. Krankheitswoche gilt der Patient als nicht mehr infektiös.

Bei 50 % der Patienten ist zum Zeitpunkt des Auftretens des Ikterus im Stuhl das HAV-Ag nachweisbar. **Mit Ende der 3. Krankheitswoche gilt der Patient als nicht mehr infektiös.**

Klinik Bei über 90% aller Patienten findet sich ein **grippales Prodromalstadium mit gastrointestinalen Symptomen** wie Völlegefühl, Inappetenz, Übelkeit und Durchfall, neben Fieber und Gelenkbeschwerden, die mit dem Auftreten des Ikterus verschwinden (s. H-**31**). Die Leber ist vergrößert und druckschmerzhaft. Bei 20 % findet sich eine Splenomegalie.

Klinik. Über 90 % aller Patienten bieten **Prodromi wie gastrointestinale Beschwerden** (Völlegefühl, Inappetenz, Übelkeit, Brechreiz, Durchfälle), allgemeine Müdigkeit, ein **grippales Vorstadium** mit Fieber und Gelenkbeschwerden, die einige Wochen anhalten. Mit dem Auftreten des Ikterus verschwinden diese Symptome. Eine Stuhl- und Urinverfärbung ist nicht obligat. Mitunter finden sich flüchtige urtikarielle Exantheme. Die Leber ist meist vergrößert, weich und druckempfindlich. Bei 20 % findet sich eine Splenomegalie. In zwei Drittel der Fälle verläuft die akute Hepatitis anikterisch (altersabhängig, s. H-**31**).

Diagnose Bei ikterischer Verlaufsform findet sich ein Bilirubinanstieg bis 40mg/dl. Prognostisch bedeutsamer ist der Transaminasenanstieg als Hinweis auf Leberzellnekrosen. Bei Transaminasen über 500 U/l ist eine akute Hepatitis sehr wahrscheinlich; **der de-Ritis-**

Diagnose. Das Bilirubin kann bei ikterischem Verlauf bis auf 40 mg/dl ansteigen; es handelt sich vorwiegend um direktes Bilirubin. Die Transaminasen als Hinweis auf Leberparenchymnekrosen steigen auf Werte über 1000 U/l an, **der de-Ritis-Quotient, das Verhältnis SGOT/SGPT ist mit 0,6–0,8 kleiner als 1.** Die Dauer der Transaminasenerhöhung kann im Einzelfall bis zu 15 Monaten betragen, ein zweiter Transaminasenanstieg kann

bis zu 16 Wochen nach Hepatitisbeginn erfolgen, dann ist HAV im Stuhl wieder nachweisbar. Cholestatische Verläufe über viele Wochen mit einem Bilirubin über 10 mg/dl sind bekannt; sie sprechen auf Kortikosteroide an. Dem Transaminasenanstieg parallel geht häufig ein Anstieg von Eisen und Kupfer. Eine unspezifische Reaktion stellt der Anstieg des ASL-Titers dar. **Von prognostischer Bedeutung ist der Quickwert: Bei einem Abfall unter 30 % ist mit einem Leberzerfallskoma zu rechnen.**
Die Hepatitis A ist dann ausgeheilt, wenn sich die Transaminasen weitgehend normalisiert haben und es unter körperlicher Belastung nicht zu einem erneuten Transaminasenanstieg kommt.
Histologisch ist die akute Hepatitis durch eine Sternzellproliferation, Einzelzellnekrosen und Councilman-Körperchen, ballonierte Leberzellen und eine entzündliche Mitreaktion der Glissonschen Felder gekennzeichnet. Im abklingenden Stadium findet sich eine Ceroidpigment- und Eisenanhäufung in Phagozyten.
Auf eine morphologische Sicherung der Diagnose durch Laparoskopie oder Leberbiopsie kann praktisch immer verzichtet werden. Der **Nachweis von HAV im Stuhl**, eine **Serokonversion**, d. h. der Umschlag von Anti-HAV negativ in Anti-HAV positiv, sowie der **Nachweis von Antikörpern der IgM-Klasse** sind in Verbindung mit einem massiven **Transaminasenanstieg** beweisend für das Vorliegen einer Hepatitis A.

Quotient (SGOT/SGPT) liegt unter 1. Eisen und Kupfer im Serum sind erhöht. Ein deutlicher Anstieg von γ-GT und AP sprechen für eine cholestatische Komponente.
Von prognostischer Bedeutung ist der Quickwert. Bei einem Abfall unter 30 % ist mit einem Leberzerfallskoma zu rechnen.

Der Nachweis von **HAV im Stuhl**, eine **Serokonversion** und der Nachweis von **Anti-HAV-IgM** beweisen bei deutlich erhöhten **Transaminasen** eine Hepatitis-A-Infektion. Eine histologische Sicherung der Diagnose ist nicht indiziert.

Differentialdiagnose. Im Rahmen der Differentialdiagnose müssen andere Hepatitisformen durch Epstein-Barr-, Zytomegalie-, Herpes-simplex- und Coxsackie-Virus neben der B-Hepatitis und der C-Hepatitis abgegrenzt werden. Ferner ist an medikamentös-toxische Leberschäden, die akute Alkoholhepatitis mit hoher γ-GT und die akute Stauungsleber zu denken (H-**57**).

Differentialdiagnose Differentialdiagnostisch sind andere virale Hepatitisformen, medikamentös-toxische Leberschäden und die akute Alkoholhepatitis abzugrenzen (H-**57**).

H-57: Differentialdiagnose der akuten Virushepatitis

Begleithepatitiden bei anderen Infektionen	Parasitäre Infektionen
Virusinfektionen	▷ Malaria
▷ Herpes-simplex-Virus	▷ Amöbiasis
▷ Coxsackie-Virus	▷ Arzneimittelhepatitis und Alkoholhepatitis
▷ Epstein-Barr-Virus	▷ akuter Schub einer chronischen Hepatitis
▷ Zytomegalie-Virus	▷ andere Lebererkrankungen (Zirrhose, Tumoren, Stoffwechselkrankheiten, Morbus Wilson, Hämochromatose)
Bakterielle Infektionen	
▷ Brucellosen	▷ Pankreaskarzinom
▷ Leptospirosen	▷ Choledocholithiasis
▷ Typhus abdominalis	

Therapie. Die Hepatitis A ist meldepflichtig. Eine Isolierung des Patienten ist nicht erforderlich. Empfohlen wird aber eine eigene Toilette. Bei der insgesamt günstigen Prognose der Hepatitis A ist eine **spezifische Therapie nicht erforderlich**, eine stationäre Behandlung ist nur bei hohen Bilirubinwerten, einer raschen Verkleinerung der Leber und einem Abfall des Quickwertes zu empfehlen, ferner bei einer bekannten Vorschädigung der Leber. Die Bedeutung der Bettruhe ist umstritten; sie ist angeraten, wenn der Patient über starke Allgemeinsymptome und Müdigkeit klagt. Eine Infusionstherapie ist nur bei anhaltendem Erbrechen indiziert, ansonsten **gibt es keine spezifische Leberdiät**, auch eine Fettrestriktion ist nicht indiziert. Multivitaminpräparate, Orotsäure und essentielle Phospholipide wirken allenfalls roborierend. Der Einsatz von Kortikosteroiden ist auch bei extrem hohen Transaminasen primär nicht gerechtfertigt, weil sie die Viruselimination verhindern, den Übergang in eine chronische Verlaufsform begünstigen und beim Absetzen einen erneuten Schub auslösen können (Transaminasenkosmetik).
Bei Reisen in Gebiete mit einer hohen HAV-Durchseuchung empfiehlt sich eine **aktive Impfung** (H-**58**). Die Dauer einer **passiven Immunisierung** beträgt mehrere Monate. Standardimmunglobuline sind sowohl für die pränatale wie für die postexponentielle Prophylaxe geeignet (H-**59**).

Therapie Die Hepatitis A ist meldepflichtig. Eine Isolierung der Patienten ist nicht erforderlich. Bei der günstigen Prognose der Hepatitis A sind **keine spezifischen Therapiemaßnahmen** erforderlich. Sie kann zumeist zu Hause behandelt werden. Bei starker Beeinträchtigung des Allgemeinbefindens empfiehlt sich Bettruhe. Eine Infusionstherapie ist nur bei anhaltendem Erbrechen gerechtfertigt.
Eine spezifische Leberdiät gibt es nicht, auch Fett ist erlaubt. Kortikosteroide sollten nicht verabreicht werden. Bei Reisen in Gebiete mit einer hohen Durchseuchung empfiehlt sich eine **aktive Immunisierung** (H-**58**). Die Dauer einer **passiven Immunisierung** beträgt mehrere Wochen (H-**59**).

H-58: Impfindikation (aktiv) Hepatitis A

- Reisende in Endemiegebiete aus Ländern mit niedriger Antikörperprävalenz
- Beschäftigte im Gesundheitswesen
- Personal im Gesundheits- und Schuldienst
- Personal in der Lebensmittelzubereitung
- Personal in der Abwasserentsorgung

H-59: Indikation und Dosierung von Immunglobulinen in der Prophylaxe der Virus-A-Hepatitis

Art der Exposition	Umstand der Exposition	Dosis	Häufigkeit der Applikation
Oral expositionell	▷ Tätigkeit mit Primaten	0,05 ml/kg KG	4- bis 6monatlich
	▷ Reisende in tropische Länder:		
	Aufenthalt unter 3 Monate	0,02 ml/kg KG	einmalig
	Aufenthalt über 3 Monate	0,05 ml/kg KG	4- bis 6monatlich
Postexpositionell	▷ Kontaktperson von Virus-A-Hepatitis-Erkrankten (Haushalt, Gefangene, Heime für geistig Behinderte)	0,02 ml/kg KG oder 2 ml (unter 20 kg KG) 5 ml (über 20 kg KG)	einmalig

Prognose Regelmäßige Ausheilung nach 4–8 Wochen, keine Virusträger, **kein Übergang in eine chronische Hepatitis.** Es besteht eine lebenslange Immunität. Die Letalität liegt unter 2,0 %.

Prognose. Im allgemeinen ist eine akute Hepatitis A **nach 4–8 Wochen vollständig ausgeheilt**: ein Übergang in ein **chronisches Stadium ist nicht bekannt.** Ein protrahierter Verlauf kommt vor, möglicherweise mitverursacht durch Alkohol- oder Medikamentenschädigung. Eine **fulminante Verlaufsform**, die im Leberzerfallskoma mündet, ist selten. Ein tödlicher Ausgang der Erkrankung wird in 0,5–2,0% der Fälle gesehen. Bei drohendem Leberversagen wird derzeit eine Transplantation diskutiert.

Akute Virus-B-Hepatitis

Akute Virus-B-Hepatitis

Definition ▶

Definition. Der Serum- oder Transfusionshepatitis liegt eine Infektion mit dem Hepatitis-B-Virus (HBV) zugrunde, einem DNA-Virus von 42 nm Durchmesser. HBV-Dane-Partikel, bestehend aus Hülle (Surface) und Kern (Core).

Folgende Virusbestandteile lassen sich nachweisen:

- HBV-DNA (DNS)
- HBV-DNA (Polymerase DNSp)
- 4 Antigene – korrespondierende AK
- PräS-kodiertes Oberflächenprotein (PräS) – Anti-PräS
- Surface-Antigen (HB_s-Ag) – Anti-HB_s
- Core-Antigen (HB_c-Ag) – anti-HB_c
- Envelope-Antigen (HB_e-Ag) – Anti-HB_e

Epidemiologie Weltweit gelten 200 Millionen Menschen als HBV-infiziert. Die Häufigkeit des **primären Leberzellkarzinoms** deckt sich mit der HB_s-Ag-Carrier-Rate. In unseren Breiten ist mit 0,5–1,5 % HB_s-Ag-positiven Personen und mit 4–15 % Anti-HBs-Positiven zu rechnen.
Die meisten HBV-Infektionen verlaufen asymptomatisch. 50–60 % aller gemeldeten Hepatitisfälle gehen auf HBV zurück.
Ein erhöhtes Infektionsrisiko besteht bei angeborener oder erworbener Immunschwäche.

Epidemiologie. Weltweit rechnet man mit etwa 200 Millionen Trägern des HBV, vorwiegend in Südostasien und Zentralafrika, wobei die Carrier-Daten dort sehr hoch liegen (HB_s-Ag-positiv 20%, Anti-HB_c-positiv 80%), während die Prävalenz der HBV-Infektion in unseren Breiten bei 0,5–1,5% HB_s-Ag-Positiven und bei 4–15% Anti-HB_s-Positiven liegt. Die Häufigkeit **des primären Leberzellkarzinoms** entspricht weitgehend der HB_s-Ag-Carrier-Rate. Die meisten HBV-Infektionen verlaufen asymptomatisch. Im höheren Lebensalter weisen bis zu 30% der Bevölkerung Antikörper auf. 50–60% aller gemeldeten Hepatitisfälle gehen bei uns auf das HBV zurück. Ein erhöhtes Infektionsrisiko besteht bei Patienten mit Down-Syndrom, chronisch lymphatischer Leukämie sowie angeborener oder erworbener Immunschwäche. **Die Übertragung erfolgt überwiegend parenteral.** Entsprechend gefährdet sind das medizinische Personal durch Nadelstichverletzungen (H-**32**), Dialysepatienten, Patienten, die auf Blutkonserven oder Plasmaprodukte (10–15% aller Posttransfusionshepatitiden) angewiesen sind, und Drogenabhängige.

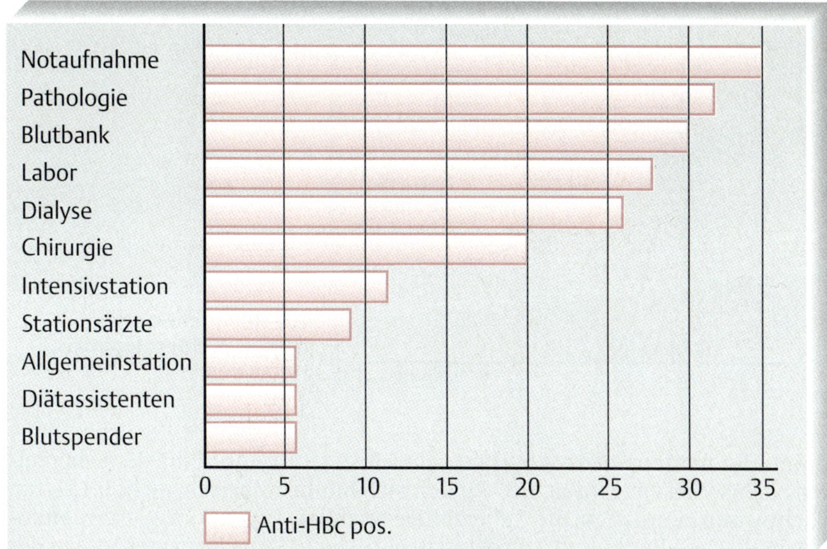

H-32: Anteil HB_c-positiven Personals in der Klinik.

Neben dem parenteralen Übertragungsmodus kommen **Infektionen durch sexuellen Kontakt** zwischen hetero- und homosexuellen Partnern vor. Auch eine **Infektion des Säuglings durch die HB_s-Ag-positive Mutter** perinatal oder postpartal durch Speichel und Muttermilch ist möglich. Daneben kommt eine Infektion im Rahmen einer Tätowierung oder bei der Akupunktur vor.

Neben der überwiegend **parenteralen Übertragung** kann eine Infektion auch durch Tätowierung, Akupunktur, Nadelstiche (H-**32**), Wundkontamination, sexuellen Kontakt und perinatal erfolgen.

Ätiologie und Pathogenese. Das HBV, auch als Dane-Partikel bekannt, besteht aus einer äußeren Lipoproteinhülle und einem Innenkörper, der die DNA enthält. Das HBV-Virus gehört zu den Hepadnaviren (Hepa = hepatotrop; dna = DNA-Virus). Im Blut der Patienten lassen sich neben dem kompletten Virus auch sphärische Partikel (Australia-Antigen) und tubuläre Gebilde nachweisen. Diese kleinen Gebilde sind HB_s-Antigen-Träger, also Bestandteile der Hülle (s = surface). Der Innenkörper des HBV weist das HB_c-Antigen auf (c = core). In struktureller Beziehung zum Innenkörper existiert auch noch das HB_e-Antigen. Gegen alle 3 Antigene werden bei vollständiger Ausheilung der Erkrankung homologe Antikörper gebildet. Aus der typischen Folge der Antigene und Antikörper sowie ihrer Verweildauer im Blut des Patienten lassen sich Schlüsse auf die Infektiosität, den Infektionsablauf und die klinischen Verlaufsformen der Hepatitis ziehen.

Ätiologie und Pathogenese Das HBV besteht aus einer Lipoproteinhülle und einem Innenkörper, der die DNA enthält.

Das HBV zeichnet sich durch eine recht komplexe Struktur aus, wobei Oberflächenantigene und Kernantigene unterschieden werden. Das **HB_s-Ag** (früher Australia-Antigen genannt) induziert die Bildung eines Antikörpers (Anti-HB_s), der bei einem Titer von über 10 einen Schutz vor einer Neuinfektion bietet. Gleichzeitiges Vorkommen von HB_s-Ag und Anti-HB_s-IgM-Komplexen soll eine chronische Infektion anzeigen.

HB_c-Ag ist das Antigen des Viruskerns; es kann im Serum nur aus kompletten Partikeln durch Detergenzienbehandlung freigelegt werden. Anti-HB_c wird in der frühen Phase der Infektion, der Rekonvaleszenz (Anti-HB_c-IgM) und bei Carrier-Status nachgewiesen.

HB_s-Ag ist das Hüllprotein (s = surface) des HBV. Es induziert die Bildung neutralisierender Antikörper.
HB_c-Ag (c = core), das Antigen des Viruskerns, induziert die Bildung von Anti-HB_c; es kommt im Serum nicht vor. Anti-HB_c wird in der frühen Phase der Infektion, der Rekonvaleszenz (Anti-HB_c-IgM) und bei Carrier-Status nachgewiesen.

Anti-HB_c-IgG ist ein Durchseuchungsmarker; **Anti-HB_c schützt nicht vor einer Reinfektion** (H-33). Ferner findet sich noch ein e-Antigen des Hepatitis-B-Virus (**HB_e-Ag**), das ein erhöhtes Infektionsrisiko beinhaltet, sowie Antikörper gegen das e-Antigen (Anti-HB_e), die gegen Ende der akuten Hepatitisepisode nachweisbar werden. Anti-HB_e bei einem HB_s-Ag-Träger signalisiert ein geringes Infektionsrisiko.

Anti-HB_c-IgG ist ein Durchseuchungsmarker; **Anti-HB_c schützt nicht vor einer Reinfektion** (H-**33**). Ein e-Antigen (HB_e-Ag) zeigt eine hohe Infektiosität, insbesondere bei Carriern an. Ferner finden sich Antikörper gegen das e-Antigen (**Anti-HB_e**), die gegen Ende der akuten Hepatitisepisode nachweisbar werden.

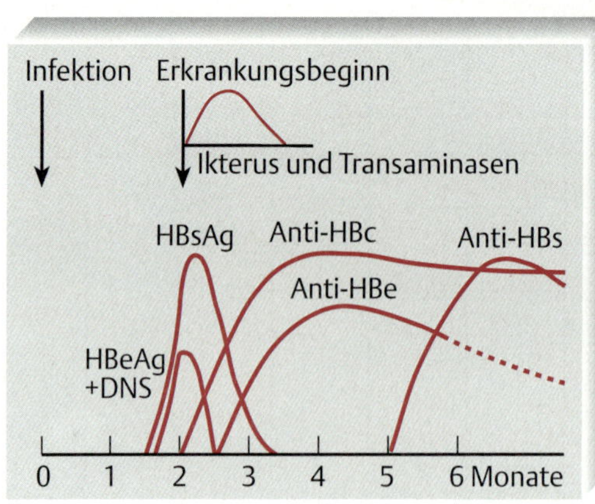

H-**33:** Schema des **Verlaufs einer Hepatitis-B-Infektion.**

Immunfluoreszenzmikroskopisch kann HB_s-Ag im Zytoplasma der Leberzellen nachgewiesen werden. HB_c-Ag läßt sich nur histologisch, nicht im Serum nachweisen. Enthalten die Leberzellen reichlich HB_s-Ag im glatten endoplasmatischen Retikulum, spricht man von Milchglashepatozyten, die in der üblichen HE-Färbung identifiziert werden können.

Klinik **Die Inkubationszeit beträgt 60–120 Tage** in Abhängigkeit von der Infektionsdosis. Der Beginn ist häufig symptomarm, der weitere, meist langwierige Verlauf um so schwerer mit **hohen Transaminasen** und **hohem Bilirubin.**
Bei besonders schwerem und protrahiertem Verlauf ist an eine **Superinfektion mit dem Delta-Virus** zu denken.
Als extrahepatische Manifestationen gelten ein serumkrankheitsähnliches Bild in der Inkubationsphase (**Gianotti-Syndrom**) und die chronische membranöse Glomerulonephritis.

Klinik. **Die Inkubationszeit der akuten Hepatitis B liegt zwischen 60 und 120 Tagen** in Abhängigkeit von der Infektionsdosis. Der Beginn ist häufig symptomarm. Prodromi fehlen nicht selten. Dafür ist der Verlauf im Vergleich zur Hepatitis A meist schwerer mit **hohen Transaminasen, hohem Bilirubin, Abfall des Quickwertes und langem Krankheitsverlauf**, besonders bei vorgeschädigter Leber.
Anikterische Verläufe finden sich bei Kleinkindern und immunsupprimierten Patienten. Bei besonders schwerem und protrahiertem Verlauf ist an eine **Superinfektion mit dem Delta-Virus** zu denken. Als extrahepatische Manifestationen gelten ein serumkrankheitsähnliches Bild in der Inkubationsphase, das **Gianotti-Syndrom** (infantile papulöse Akrodermatitis) im Mittelmeerraum und Japan, sowie die chronische membranöse Glomerulonephritis. 30–60% der Patienten mit Panarteriitis nodosa haben Immunkomplexe aus HB_s-Ag in der Gefäßwand, bei HB_s-Ag-positiven Patienten mit einer rheumatoiden Arthritis finden sich Immunkomplexe in der Synovia.

Diagnose Bei der serologischen Diagnostik der akuten HBV-Infektion spielen das HB_s-Ag und Anti-HB_c-IgM die wichtigste Rolle; bei positivem Ausfall von HB_e-Ag besteht erhöhte Infektiosität.
Beweisend für eine akute HBV-Infektion sind HB_s-Ag, gleichzeitig HB_e-Ag und hohe Anti-HB_c-IgM-Titer.

Diagnose. Die Diagnose der B-Hepatitis wird serologisch gestellt. Bei entsprechender Enzymaktivität und Verdacht auf das Vorliegen einer HBV-Infektion genügt zunächst der Nachweis von HB_s-Ag, evtl. in einem Schnelltest, zur Orientierung. Bei akuter Hepatitis B ist Anti-HB_c-IgM immer, das HB_s-Ag in 90% der Fälle positiv. In der Frühphase ist das HB_e-Ag, in der Spätphase Anti-HB_e nachweisbar. Sehr früh ist auch Anti-HB_c-IgM positiv. Immer untersucht werden sollte als Marker für die Infektiosität das HB_e-Ag. Beweisend für eine akute HBV-Infektion sind HB_s-Ag, gleichzeitiges HB_e-Ag und hohe Anti-HB_c-IgM-Titer (H-**60**).

H-**60: Labordiagnose und Interpretation bei HBV-Infektionen**

HB_s-Ag	HB_e-Ag	Anti-HB_e	Anti-HB_c-IgM	Anti-HB_c-IgG	Anti-HB_s	Interpretation	Infektiosität (Blut)
+	+	–	(+)	+	–	Inkubationszeit	hoch
+	+	–	+	+	–	akute Hepatitis B	hoch
–	–	+	+	–	+	Rekonvaleszenz	keine
–	–	–	–	+	(+)	Jahre nach Erkrankung	keine
–	–	–	–	–	+	Zustand nach Schutzimpfung	keine
+	+	–	+	+	–	chronisch aktive Hepatitis	hoch
+	–	+	+	+	–	chronisch aktive Hepatitis	gering
+	–	(+)	–	+	–	persistierende Hepatitis	gering
+	–	–	–	+	–	HB_s-Ag-Träger	sehr gering

> **Merke.** In der späten akuten Phase können HB_s-Ag und HB_e-Ag bereits verschwunden, Anti-HB_s und Anti-HB_c noch nicht nachweisbar sein. Hier ist die Diagnose nur durch hohe Anti-HB_c-Titer zu stellen.

◀ **Merke**

Eine **Spontanheilung** zeigt eine Abnahme des HB_s-Titers in der ersten Krankheitswoche um mindestens 50% an, HB_e-Ag wird negativ.
Chronische Verläufe sind gekennzeichnet durch hohe persistierende HB_s-Ag-Titer. Ein hohes HB_e-Ag gilt als Hinweis für eine schlechte Prognose.
Zur Erfassung von HBV-Trägern (Blutspende) dient der Nachweis von HB_s-Ag.

Eine **Spontanheilung** zeigt eine Abnahme des HB_s-Ag-Titers in der ersten Krankheitswoche um mindestens 50% an, HB_e-Ag wird negativ.
Chronische Verläufe: Hohe persistierende HB_s-Ag-Titer. Ein hohes HB_e-Ag ist Hinweis auf eine schlechte Prognose.
Differentialdiagnose Hier ist u. a. an einen akuten Schub einer chronischen Hepatitis zu denken (*s. a.* H-**57**).

Differentialdiagnose. Differentialdiagnostisch ist an die im vorigen Kapitel genannten Krankheitsbilder, aber auch an einen akuten Schub einer chronischen Hepatitis zu denken (*s. a.* H-**57**, *S. 1113*).

Therapie. Wie bei der akuten Hepatitis A ist bei der HBV-Infektion der Einsatz von Kortikosteroiden nicht indiziert, da sie die Viruselimination verzögern. Bettruhe und Alkoholabstinenz stellen die Grundpfeiler der Therapie dar. Alle hepatotoxischen Medikamente wie Zytostatika, Immunsuppressiva, Phenylbutazon, Östrogene, INH, Methyldopa sollten weggelassen werden. Zur Prophylaxe der B-Hepatitis kommt die **postexpositionelle passive Immunisierung mit Hepatitis-B-Hyperimmunglobulin** in einer Dosierung von 0,05 ml/kg KG in Frage, die **innerhalb von 6–12 Stunden** erfolgen sollte, z. B. nach einer Nadelstichverletzung (H-**61**). Anstelle der früher üblichen zweiten Injektion nach 4 Wochen wird heute eine **aktive Immunisierung** empfohlen, wobei gentechnologisch hergestellte Impfstoffe bevorzugt werden.

Therapie Bettruhe und strenge Alkoholabstinenz stehen bei der Therapie im Vordergrund. Kortikosteroide sind kontraindiziert. Bei entsprechender Exposition, z. B. durch Nadelstich, ist innerhalb von 6–12 Stunden eine **passive Immunisierung durch HBV-Hyperimmunglobulin** zu empfehlen (H-**61**), **simultan mit einer aktiven Immunisierung**.

H-61: Indikation zur passiven Immunisierung gegen Hepatitis B mit Hyperimmunglobulin

- ▷ Nadelstichverletzung oder Schleimhautkontakt mit HB_s-Ag-positivem Material
- ▷ Kinder HB_s-Ag-positiver Mütter
- ▷ Sexualpartner von HB_s-Ag-positiven Personen (einmalige oder seltene Kontakte)

In Deutschland beschränkt sich die aktive Immunisierung auf Risikogruppen (medizinisches Personal, Dialysepatienten) (H-**62**, H-**63**). HBV selbst wird durch Formaldehyd bzw. Glutaraldehyd im Rahmen von Desinfektionsmaßnahmen abgetötet.
Eine Hepatitis B ist meldepflichtig; die Isolierung des Patienten ist nicht erforderlich.

Letztgenannte Maßnahme wird bei besonders exponierten Personen mit gentechnologisch gewonnenem Impfstoff durchgeführt (H-**62**, H-**63**). Hepatitis B ist meldepflichtig, die Isolierung des Patienten ist nicht erforderlich.

H-62: Impfindikationen (Aktivimpfung) Hepatitis B

- ▷ HBV-gefährdetes medizinisches Personal
- ▷ Dialysepatienten, Patienten mit häufiger Übertragung von Blut, vor ausgedehnten chirurgischen Eingriffen
- ▷ Patienten in psychiatrischen Anstalten
- ▷ Patienten mit engem Kontakt zu HB_s-Ag-Positiven
- ▷ Risikogruppen; Prostituierte, Homosexuelle, Militär, Drogenabhängige, Strafgefangene
- ▷ Reisende in HBV-Endemie-Gebiete mit engem Kontakt zur Bevölkerung
- ▷ Personen, die sich einer Akupunktur, Tätowierung oder Ohrlöcherstechen unterziehen

H-63: Titerkontrollen und Nachimpfzeitpunkt nach Hepatitis-B-Impfung

Anti-HB_s nach Grundimmunisierung	Vorgehen
< 10	Wiederimpfung 3 Monate nach Grundimmunisierung
11–100	Wiederimpfung 3–6 Monate nach Grundimmunisierung
101–1000	Anti-HB_s-Kontrolle ½–1½ Jahre nach Grundimmunisierung, gegebenenfalls Wiederimpfung*
1001–10 000	Anti-HB_s-Kontrolle 1½–3½ Jahre nach Grundimmunisierung, gegebenenfalls Wiederimpfung*
> 10 000	Anti-HB_s-Kontrolle 3½–6 Jahre nach Grundimmunisierung, gegebenenfalls Wiederimpfung

Prognose **In 5–15 % geht die akute HBV-Infektion in ein chronisches Stadium über**, in 1 % kommt es auch dann noch zu einer Viruselimination, was für ein infektallergisches Geschehen spricht. Ein chronischer Verlauf kann über eine aktiv chronische Hepatitis und die Leberzirrhose bis zum Leberzellkarzinom führen.
Die Letalität beträgt 2–15 % (H-**34**).

Prognose. **5–15% der HBV-Infektionen nehmen einen chronischen Verlauf**, in 1% kommt es auch dann zu einer Viruselimination. Das Spektrum reicht dabei vom gesunden Carrier mit minimalen histologischen Veränderungen und normalen Enzymen bis zur chronisch persistierenden, der chronisch aktiven Hepatitis bis zur Leberzirrhose und zum Leberzellkarzinom. Die Letalität der akuten B-Hepatitis beträgt je nach Abwehrlage 2–15%, insbesondere bei Drogenabhängigen ist die Prognose ungünstig zu stellen (H-**34**).

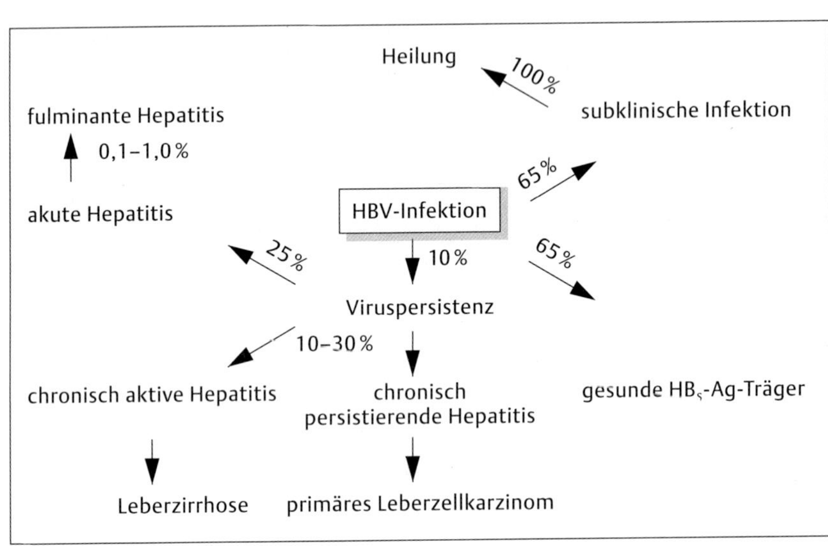

H-**34: Verlauf der HBV-Infektion.**

Infektion mit Hepatitis-Delta-Virus

Infektion mit Hepatitis-Delta-Virus

Ätiologie und Pathogenese **Das Delta-Virus (HDV) benötigt HBV als Helfervirus.**
In Endemiegebieten sind bis zu 90 % der HB_s-Ag-Träger anti-HDV-positiv. Die Übertragung erfolgt durch Bluttransfusionen und gepooltes Serum, unter Drogensüchtigen und durch sexuellen Kontakt.

Ätiologie und Pathogenese. Das Delta-Virus (HDV) benötigt das HBV als Helfervirus. Es ist endemisch in Süditalien, dem Balkan, dem nahen Osten sowie Afrika und Südamerika, wo bis zu 90% der HB_s-Ag-Träger anti-HDV-positiv sind. Beim Hepatitis-D-Virus handelt es sich um ein defektes RNA-Virus. Es verwendet das HB_s-Ag des HBV als Hüllprotein. Seine Vermehrung kann deshalb nur in Anwesenheit des Hepatitis-B-Genoms stattfinden. Die Übertragung erfolgt auf demselben Wege wie beim HBV parenteral durch Bluttransfusionen, unter Drogensüchtigen, durch Tätowierung oder durch Wundkontakt. Auch eine Übertragung durch sexuellen Kontakt kommt in Frage.

Diagnose Die Diagnose wird serologisch gestellt. HD-Ag erscheint ca. 3 Wochen nach dem HB_c-Ag in der Leber (H-**64**).

Diagnose. Die Diagnose einer HDV-Infektion kann zuverlässig durch den Nachweis des Antigens in der Leber (Punktat) mittels Immunfluoreszenztechnik erfolgen. HD-Ag im Serum kann durch Enzymimmunassay oder

Radioimmunassay, Anti-HD vom IgM- oder IgG-Typ mit einem käuflichen Radioimmunassay bestimmt werden. HD-Ag erscheint etwa 3 Wochen nach dem HB_c-Ag in der Leber (H-64).

H-64: Serologie der HDV-Infektion

Simultaninfektion HBV und HDV

- nach 1–8 Wochen HB_s-Ag +, in Leberzelle HB_c-Ag+
- 4 Wochen nach Auftreten von HB_s-Ag zweigipfliger Transaminasenanstieg
- ab 9.-12. Woche anti-HB_c-Ag +

Superinfektion eines chronischen HB_s-Ag-Trägers mit HD-Ag

- HD-Ag nach der 3. Woche in bis zu 80 % in Leberzellen+
- rapide Abnahme der HB_c-Ag-positiven Hepatozyten.

Die Inkubationszeit beträgt bei simultaner Infektion 12–15 Wochen (Co-Infektion), bei Superinfektion eines chronischen HB_s-Ag-Trägers 3 Wochen.

Die Inkubationszeit beträgt 12–15 Wochen bei simultaner Infektion, bei Superinfektion eines HB_s-Ag-Trägers 3 Wochen.

◀ Merke

Merke. Bei schwerem oder fulminantem Verlauf einer B-Hepatitis sollte nach HDV gefahndet werden; insbesondere bei einer Superinfektion kann es zu einem letalen Verlauf kommen.

Prognose. Der Übergang in eine Zirrhose scheint bei einer chronischen HDV-Infektion besonders rasch zu erfolgen.
HDV führt in bis zu 80 % zu einem chronischen Verlauf.
Die Infektion von chronischen Trägern des HBV mit HDV bewirkt eine Reaktivierung der bis dahin blanden Hepatitis mit der Folge einer chronisch aktiven Hepatitis.
Die Prophylaxe der HDV-Infektion folgt den Regeln der Prophylaxe der B-Hepatitis.

Prognose Der Übergang in eine Zirrhose scheint bei der chronischen HDV-Infektion rasch zu erfolgen. HDV führt in 80 % zu einem chronischen Verlauf.

Hepatitis C (Non-A-non-B-Posttransfusionshepatitis)

Hepatitis C (Non-A-non-B-Posttransfusionshepatitis)

◀ Definition

Definition. Der Erreger der Non-A-non-B-Hepatitis ist durch die Polymerasekettenreaktion identifiziert und als Hepatitis-C-Virus klassifiziert worden.
Das HCV ist ein RNA-Virus von 50–60 nm Durchmesser, wahrscheinlich ein entfernter Verwandter der Flaviviren (Gelbfiebererreger). Dabei können mindestens 3 Stämme unterschieden werden, zumal das Virus seine Struktur zu ändern vermag.

Epidemiologie. HCV kann bei 0,5–1,5 % aller Blutspender nachgewiesen werden. 50 % aller Anti-HCV-Positiven haben das infektiöse Virus im Blut, auf der anderen Seite sind einige Blutspender Virusträger, aber über einen längeren Zeitraum Anti-HCV-negativ. Patienten mit einer Thalassämie sind wegen wiederholter Transfusionen in 10–50 % Anti-HCV-positiv, Bluter, die häufiger Faktor-VIII-Konzentrate erhalten haben, sogar in 50–90 %. Anti-HCV wird signifikant häufiger bei HIV-Positiven und bei Patienten mit Hinweisen auf eine durchgemachte HBV-Infektion gefunden.
Das Virus wird parenteral, aber auch durch sexuellen Kontakt übertragen. HCV ist jedoch weniger infektiös als HBV.

Epidemiologie HCV kann bei 0,5–1,5 % aller Blutspender nachgewiesen werden.

Das HCV wird parenteral, selten sexuell übertragen.

Klinik. Die Inkubationszeit beträgt 5–12 Wochen. Nur 25 % der Infizierten weisen einen Ikterus auf. Die Infektion kann vollkommen asymptomatisch verlaufen. Ein fulminanter Verlauf ist selten, mit Ausnahme bei HIV-positiven Patienten.
Komplikationen der akuten HCV-Infektion sind aplastische Anämie, Agranulozytose und periphere Neuropathie. Die Transaminasen sind bis zum 15fa-

Klinik Die Inkubationszeit beträgt 5–12 Wochen. Nur 25 % weisen einen Ikterus auf. Ein fulminanter Verlauf ist bei HIV-Positiven möglich.
Die Transaminasen sind bis zum 15fachen der Norm erhöht, beginnend nach 7–8 Wochen.

Zu 50% chronischer Verlauf, in 20% Übergang in Zirrhose.
Ein Jahr nach einer Posttransfusionshepatitis weisen 50% der Infizierten noch erhöhte Transaminasen auf. **Eine HCV-Infektion ist häufig mit einem hepatozellulären Karzinom assoziiert.**

chen der Norm erhöht, nach 7–8 Wochen beginnend. Serum-HCV-RNA kann 1–2 Wochen nach Infektion nachgewiesen werden; es verschwindet nach Ausheilung, während die Antikörper über Monate persistieren.
Ein Jahr nach einer Posttransfusionshepatitis weisen 50% der HCV-Infizierten noch erhöhte Transaminasen auf. Die meisten von ihnen entwickeln eine chronische Hepatitis, in 20% entwickelt sich eine Zirrhose. **Eine HCV-Infektion ist häufig mit einem hepatozellulären Karzinom assoziiert.**

Prävention Eine routinemäßige Testung von Blutspendern auf Anti-HCV ist erforderlich.
Eine Impfung gibt es bislang nicht.

Prävention. Eine routinemäßige Testung von Blutspendern auf Anti-HCV dürfte die Rate an Posttransfusionshepatitiden deutlich senken; ähnliches gilt für Plasmakonzentrate.
Eine Impfung ist derzeit nicht in Sicht.
Offensichtlich spielen bei der Posttransfusionshepatitis noch andere Viren eine Rolle, da derzeit nur 87% aller »infektiösen Blutspender« anti-HCV-positiv sind. Bei 10–15% anti-HCV-negativen sporadischen Non-A-non-B-Hepatitiden steht zu erwarten, daß das Hepatitisalphabet auf die Buchstaben F, G, H etc. expandiert werden muß.

Hepatitis E (Non-A-non-B-Hepatitis)

Hepatitis E (Non-A-non-B-Hepatitis)

Definition ▶

▶ ***Definition.*** Das Hepatitis-E-Virus ist ein 32–34 nm großes RNA-Virus, wie das Norwalk-Virus zur Gruppe der Calciviren gehörend. Es wird fäkal-oral übertragen und spielt vorwiegend in Entwicklungsländern als Erreger von Hepatitisepidemien eine Rolle.

Ätiopathogenese Das HEV besitzt einen fäkal-oralen Übertragungsmodus.

Ätiopathogenese. Das HEV ist bei einer Reihe von Patienten mit einer Non-A-non-B-Hepatitis im Stuhl nachgewiesen worden, bei denen eine enterale Infektion angenommen werden konnte. Ein ELISA für Anti-HEV-IgG und -IgM steht zur Verfügung, um entsprechende Fälle identifizieren zu können.

Klinik Verlauf wie bei Hepatitis A, kein Übergang in ein chronisches Stadium bekannt. Nur ein Teil der Patienten wird ikterisch.
Bei Schwangeren im letzten Trimenon liegt die Letalität bei bis zu 25%.

Klinik. Die Hepatitis E ähnelt der Hepatitis A, betrifft vorwiegend junge Erwachsene und nimmt einen blanden, selbstlimitierenden Verlauf. Ein Übergang in ein chronisches Stadium ist nicht bekannt, nur ein Teil der Patienten entwickelt einen Ikterus. Bei Frauen, die im letzten Trimenon der Schwangerschaft an HEV erkranken, wird allerdings eine Letalität von bis zu 25% beobachtet.
Histologisch findet man eine kanalikuläre Cholestase, eine Aufblähung der Hepatozyten und eine ausgeprägte polymorphkernige Infiltration der Periportalfelder.

Prävention Eine Trinkwasserhygiene ist notwendig. Eine Immunprophylaxe durch die Gabe von Immunglobulinen ist möglich.

Prävention. Präventivmaßnahmen umfassen eine subtile Trinkwasserhygiene. Eine Immunprophylaxe durch Gabe von Immunglobulinen von Blutspendern aus Ländern mit einer hohen Prävalenz an HEV erscheint möglich, bei schwangeren Frauen sogar ratsam.
Eine Zusammenfassung der Differenzierungsmerkmale viraler Hepatitiden findet sich in ▤ H-**65**.

H-65: Differenzierungsmerkmale viraler Hepatitiden

	Hepatitis A	Hepatitis B	Hepatitis C	Hepatitis D	Hepatitis E
Erreger	RNA-Virus Picornaviridae Enterovirus 72 HAV	DNA-Virus Hepadnaviridae HBV	RNA-Virus Flaviviridae HCV	RNA-Virus HDV	RNA-Virus Caliciviridae HEV
Übertragungs-modus	oral	parenteral perinatal Intimverkehr	parenteral Intimverkehr	parenteral perinatal Intimverkehr	oral
Infektiöses Material	Stuhl	Blut, Serum, Sexualsekrete, Speichel	Blut, Serum, Sexualsekrete	Blut, Serum, Sexualsekrete	Stuhl
Inkubationszeit	2–6 Wochen	2–6 Monate	2–10 Wochen		ca. 6 Wochen
Gesunde Ag-»Dauer«-Träger	nein	ja	ja	ja	nein
Inapparente Krankheitsverläufe	ca. 50 %	60–80 %	unbekannt	fraglich	unbekannt
Chronische Krankheitsverläufe	nein	ca. 7 %	ca. 50 %	ja	nein
Prävention	aktive Schutzimpfung passiv: Immunglobulin	aktive Schutzimpfung passiv: Immunglobulin		aktive Schutzimpfung passiv: Immunglobulin	
Labordiagnostik	Serologie	Serologie	Serologie	Serologie	Ausschluß-diagnose

6.1.2 Chronische Hepatitis

Definition. Sammelbegriff für entzündliche Lebererkrankungen unterschiedlicher Ätiologie, die ohne Besserung mindestens 6 Monate andauern. Im Gegensatz zur Hepatitis A und E können andere Virushepatitiden (HBV, HCV, HDV) in eine chronische Hepatitis übergehen, bei der unter pathobiologischen Gesichtspunkten eine chronisch aktive und eine chronisch lobuläre Form unterschieden werden. Daneben werden eine Autoimmunhepatitis (»lupoide Hepatitis«) sowie die durch Noxen (Alkoholhepatitis) und Medikamente ausgelösten Hepatitiden unterschieden.

Epidemiologie. 5–15 % der HBV-Infektionen gehen in ein chronisches Stadium über; mit einem chronischen Verlauf ist zu rechnen, wenn **6 Monate** nach Beginn der Erkrankung das **HB_s-Ag noch positiv** ist. **Es gibt jedoch auch eine HB_s-Ag-negative chronische HBV-Infektion.** Eine chronische HDV-Infektion entsteht nach einer Superinfektion eines chronischen HB_s-Ag-Trägers, nicht nach Simultaninfektion. Die Häufigkeit der chronischen HCV-Hepatitis wird mit 22–64 % angegeben (Posttransfusionshepatitis): sie liegt bei anderem Übertragungsmodus bei 4–27 %.

Ätiologie und Pathogenese. Die chronischen Virushepatitiden stellen den Hauptanteil, gefolgt von medikamentös-toxischen Veränderungen und der Autoimmunhepatitis. Morbus Wilson und Alpha-1-Antitrypsinmangel hingegen gehören zu den seltenen Krankheiten. Im Detail wird auf die Ätiopathogenese später noch eingegangen werden. Die nachfolgenden näheren Erläuterungen richten sich nach der pathologisch-anatomischen Einteilung (H-**66**).

6.1.2 Chronische Hepatitis

◀ **Definition**

Epidemiologie 5-15 % der HBV-Infektionen werden chronisch. Mit einem chronischen Verlauf ist zu rechnen, wenn 6 Monate nach Beginn der Hepatitis das HB_s-Ag noch positiv ist.
Es gibt auch eine HB_s-Ag-negative chronische Hepatitis.

Ätiologie und Pathogenese Die chronischen Virushepatitiden stellen den Hauptanteil, gefolgt von medikamentös-toxischen Veränderungen und der Autoimmunhepatitis. Morbus Wilson und Alpha-1-Antitrypsinmangel hingegen gehören zu den seltenen Krankheiten (H-**66**).

H-66: Klassifikation der chronischen Hepatitiden

Pathologisch-anatomische Einteilung
- chronisch persistierende Hepatitis
- chronisch aggressive Hepatitis
- chronisch lobuläre Hepatitis

Ätiologische Klassifikation
- Hepatitisviren (HBV, HDV, HCV)
- Noxen und Medikamente (Oxyphenisatin, Isoniazid, α-Methyldopa, u. a.)
- Immunphänomene (Autoimmunhepatitis, lupoide Hepatitis)
- Stoffwechselerkrankungen (Morbus Wilson, Hämochromatose)
- Alpha-1-Antitrypsinmangel
- primär biliäre Zirrhose

Chronisch persistierende Hepatitis (CPH)

Definition ▶

Chronisch persistierende Hepatitis (CPH)

Definition. Die CPH ist durch entzündliche, auf die Periportalfelder beschränkte Infiltrate und entsprechende Symptome gekennzeichnet, die mindestens ein Jahr anhalten. Die morphologische Diagnose muß persistent, durch mehrere Leberpunktionen im Abstand von mindestens 6–12 Monaten gesichert sein.

Ätiologie und Pathogenese Die CPH geht aus einer anikterischen perinatal übertragenen oder einer klinisch apparenten akuten B-Hepatitis **infolge einer Störung der Immunabwehr hervor.**
Zwei Typen können unterschieden werden:
- **Core-Träger**
- **Surface-Träger.**

Ursache ist eine fehlende oder gestörte Immunabwehr.

Ätiologie und Pathogenese. Die CPH geht aus einer anikterischen perinatal übertragenen oder einer klinisch apparenten akuten B-Hepatitis **infolge einer Störung der Immunabwehr hervor.**
Zwei Typen können unterschieden werden:
- **»Core-Träger«**, bei denen HB_s-Ag in fast allen Leberzellen nachweisbar ist, und
- **»Surface-Träger«** bei denen nur in wenigen Zellen HB_c-Ag, dafür massenhaft zytoplasmatisches HB_s-Ag nachgewiesen werden kann (Milchglaszellen).

Seltenere Ursachen sind eine HCV-Infektion, die immunsuppressiv behandelte chronische HB_s-Ag-positive Hepatitis, eine erfolgreich behandelte Autoimmunhepatitis, medikamentös toxische Einflüsse und die oben genannten Systemerkrankungen.

Klinik Häufig wird wegen der uncharakteristischen Symptome wie Müdigkeit, Gewichtsverlust und Oberbauchbeschwerden an einen schleichenden grippalen Infekt, eine larvierte Depression oder eine vegetative Labilität gedacht, zumal die Leber allenfalls gering vergrößert imponiert.

Klinik. Müdigkeit, verminderte Konzentrationsfähigkeit, Gewichtsverlust, Fett- und Alkoholunverträglichkeit, Appetitlosigkeit, Völlegefühl und Blähungen werden von vielen Patienten geklagt. Leber und Milz sind nur gering vergrößert, nicht konsistenzvermehrt oder druckschmerzhaft, ein Ikterus fehlt fast immer. Im allgemeinen fühlen sich die Patienten wohl, von Episoden mit klinischen Symptomen abgesehen, die nicht mit einem Transaminasenanstieg zusammenfallen. Wegen der uncharakteristischen Symptomatik wird häufig an eine larvierte Depression, eine vegetative Labilität oder einen schleichenden grippalen Infekt gedacht.

Diagnose und Differentialdiagnose Wegweisend ist ein Transaminasenanstieg auf das Zwei- bis Dreifache der Norm, wobei Episoden einer Normalisierung mit einem Anstieg auf etwa 200 U/l wechseln können.
Bei 30 % der Patienten ist HB_s-Ag nachweisbar zusammen mit Anti-HB_c, Anti-HB_e oder HB_e-Ag.
Ausschlaggebend ist die wiederholt im Abstand von 6 Monaten gewonnene Leberbiopsie.

Diagnose und Differentialdiagnose. Meist sind die Transaminasen nur gering auf das Zwei- bis Dreifache der Norm erhöht, Bilirubin, Gerinnungsparameter, Elektrophorese und Blutbild weisen keine Pathologika auf. Die GPT ist im allgemeinen höher als die GOT. Phasenweise kann es zu einer Normalisierung, aber auch zu einem Transaminasenanstieg bis auf 200 U/l kommen.
Bei 30% findet sich ein positives HB_s-Ag, begleitet von Anti-HB_c, Anti-HB_e oder HB_e-Ag.
Entscheidend ist die mehrfach im Abstand von 6 Monaten gewonnene Leberbiopsie mit intakter Grenzlamelle, einer vorwiegend lymphozytären Periportalfeldinfiltration und geringer portaler Fibrose.

Therapie. Sogenannte Leberschutzpräparate, die häufig Orotsäure o.ä. enthalten, sind in ihrer Wirkung nicht gesichert, wirken roborierend und erinnern den Patienten daran, daß er an einer chronischen Lebererkrankung leidet. Eine spezifische Therapie der CPH gibt es nicht. Kortikosteroide, Immunsuppressiva oder Interferon sind nicht indiziert. Diätetisch ist alles erlaubt, was dem Patienten bekommt, auf Alkohol sollte allerdings verzichtet werden.

Therapie Die CPH heilt spontan aus; der Einsatz von Kortikosteroiden, Immunsuppressiva oder Interferon ist nicht gerechtfertigt. Auf Alkoholabstinenz sollte Wert gelegt werden, ansonsten darf der Patient essen, was ihm bekommt.

Prognose. **Die Prognose der CPH ist günstig,** noch nach Jahren kann das HB_s-Ag verschwinden, Verläufe über mehr als 15 Jahre wurden beschrieben. Bei den Angaben, daß in 10% ein Übergang in eine chronisch aggressive Hepatitis und in 5% in eine Leberzirrhose zu erwarten ist, müssen Zweifel dahingehend geäußert werden, ob es sich nicht primär um milde Verlaufsformen einer CAH gehandelt hat.

Prognose **Die Prognose der CPH ist günstig:** diskutiert wird ein Übergang in eine CAH in 10% und in eine Leberzirrhose in 5%. Wahrscheinlich handelt es sich in diesen Fällen aber um eine milde CAH.

Chronisch aggressive Hepatitis (chronisch aktive Hepatitis, CAH)

Chronisch aggressive Hepatitis (chronisch aktive Hepatitis, CAH)

Definition. Für die chronisch aggressive Hepatitis sind chronisch entzündliche Infiltrate der Periportalfelder mit Übergreifen auf das Leberparenchym (**Mottenfraßnekrose**) und Ausbildung intralobulärer Septen kennzeichnend. Die Grenzlamelle ist zerstört. Parallel dazu finden sich klinische Symptome einer Lebererkrankung sowie ein deutlicher Transaminasenanstieg.

◄ **Definition**

Ätiologie und Pathogenese. In etwa 3% entsteht aus einer akuten Hepatitis B eine chronisch aktive Hepatitis, bevorzugt bei Frauen. Die T-Lymphozyten sind vermindert, ihre Funktion jedoch nicht gestört. Insgesamt sind etwa 30% der Patienten mit einer CAH HB_s-Ag-positiv. In Endemiegebieten für das Delta-Virus weisen über 50% der Patienten mit einer HB_s-Ag-positiven chronischen Hepatitis HD-Antigen auf. Die chronische Autoimmunhepatitis wird bevorzugt bei Frauen im Alter zwischen 15 und 25 beobachtet. Beim Neugeborenen und bei Immunsupprimierten können Virusinfekte wie Zytomegalie zu einer chronischen Hepatitis führen, ferner gehen toxische Leberschädigungen (Methyldopa, INH) sowie ein α_1-Antitrypsinmangel mit dem Bild einer CAH einher. Mitunter sieht man auch bei der Leberbiopsie eines Alkoholikers das Bild einer CAH (H-**67**).

Ätiologie und Pathogenese Bei 30–40% aller Patienten mit CAH läßt sich HB_s-Ag nachweisen. Bei der chronischen HDV-Infektion ist die CAH besonders häufig (über 50%).
Der Anteil der NANB-Hepatitiden wird mit 10–80% angegeben (H-**67**).

H-67: Differentialdiagnose der chronisch aktiven Hepatitis

	Autoimmunhepatitis (lupoide Hepatitis)	HBV	HCV
Geschlechtsprädominanz	Frauen	Männer	beide gleich
Altersgruppen	15–25	Ältere	alle Altersgruppen
Serum-HB_s-Ag	Menopause	Neugeborene	0
Serum-Anti-HCV	0	0	+
Autoimmunerkrankungen	häufig	selten	selten
Serumgammaglobulin	ausgeprägt	mäßig	mäßig erhöht
Glattmuskuläre AK und ANA	hohe Titer	niedrige Titer (70%)	fehlende Titer
Erhöhte virale und bakterielle AK-Titer	+	0	0
Lebermembran AK	+	0	0
Leberzellkarzinomrisiko	niedrig	hoch	hoch
Ansprechen auf Kortikosteroide	gut	schlecht	schlecht

Klinik. Die Symptome der CAH sind wesentlich stärker ausgeprägt als bei der CPH mit Müdigkeit, Konzentrationsschwäche, Aggressivität, Appetitlosigkeit und Leibschmerzen. Fieber, Arthralgien, Diarrhö und Ikterus finden sich gelegentlich. Leber und Milz sind vergrößert und druckdolent. In

Klinik Die Symptome der CAH sind wesentlich ausgeprägter als bei der CPH: Müdigkeit, Inappetenz, Bauchschmerzen, Fieber, Ikterus und Arthralgien.

Leber und Milz sind druckschmerzhaft vergrößert. In 15–30 % finden sich Leber-Haut-Zeichen und Ösophagusvarizen.

15–30 % weisen ein Palmarerythem, Spider-Nävi und Ösophagusvarizen auf den Übergang zur Leberzirrhose hin. Die Krankheit verläuft in Schüben, die nicht selten einen cholestatischen Einschlag erkennen lassen.

Diagnose und Differentialdiagnose
Je nach Aktivitätsgrad der CAH findet sich eine Transaminasenerhöhung auf 100 bis 300 U/l und eine Hyperbilirubinämie. Alkalische Phosphatase und γ-GT sind nur mäßig erhöht.
Hohe Gammaglobuline weisen (bei den bevorzugt befallenen Frauen) **in Verbindung mit ANA und SMA auf eine lupoide Hepatitis hin.**
Es bestehen Querverbindungen zu anderen Autoimmunerkrankungen wie Alveolitis, Myokarditis, Glomerulonephritis, rheumatoider Arthritis, Hashimoto-Struma und Diabetes mellitus.
Diagnostisch beweisend ist die **Leberbiopsie**. Hinweise liefern **Sonographie** und **Laparoskopie**.

Diagnose und Differentialdiagnose. Je nach Aktivitätsgrad der CAH findet sich eine Transaminasenerhöhung zwischen 100 und 300 U/l, eine Hyperbilirubinämie, aber nur ein geringgradiger Anstieg der Cholestaseparameter, alkalische Phosphatase und γ-GT. Mit zunehmender Progredienz kommt es zu einer Gammaglobulinvermehrung.
Die Syntheseleistung der Leber ist in fortgeschrittenen Fällen deutlich eingeschränkt, HBV-DNS bei der chronischen B-Hepatitis deutlich erhöht. Bei der autoimmunen CAH (lupoide Hepatitis) ist mit erheblichen Beschwerden, dem Vorkommen extrahepatischer Autoimmunerkrankungen, kontinuierlich erhöhten Transaminasen, einer frühzeitigen Syntheseminderung, einer Gesamteiweiß- und γ-Globulinerhöhung, negativen Virusmarkern und dem Nachweis typischer Autoantikörper zu rechnen.
Je nach Autoantikörpermuster werden vier Subtypen unterschieden:

- klassische (lupoide) autoimmune Hepatitis (Lebermembran-AK, ANA, SMA-AK)
- Leber-Nieren-Membranen-(LKM-)positive CAH
- Soluble-liver-AK-(SLA-)positive CAH
- glattmuskuläre-AK-(SMA-)positive CAH.

Bei der lupoiden Hepatitis, die bevorzugt Frauen betrifft, dominiert eine polyklonale Gammaglobulinvermehrung mit antinukleären Antikörpern (ANA) und Antikörpern gegen glatte Muskulatur (SMA).
Antikörper gegen ein- und zweisträngige DNA finden sich in 40 %, seltener gegen Schilddrüsengewebe und Parietalzellen. Auf eine Autoimmunerkrankung weisen Pleuritis, Alveolitis, Perimyokarditis, eine Glomerulonephritis, Erkrankungen des rheumatischen Formenkreises, eine Hashimoto-Struma sowie ein Diabetes mellitus hin. In der diagnostisch beweisenden **Leberbiopsie** weisen die **»piecemeal«-Nekrosen** auf kontinuierlichen Zelluntergang, die Faserneubildung auf den beginnenden Umbau hin. Sonographisch läßt sich eine homogene Strukturverdichtung nachweisen, die **Laparoskopie** dient in erster Linie der Abgrenzung der CAH von der Zirrhose.

Therapie Bei der **chronisch aktiven Hepatitis B** erfolgt eine Interferonbehandlung mit 5–10 Mill. E/3 × pro Woche für 12 Wochen.
Beim Ansprechen der Therapie verschwinden HB_e-Ag und HBV-DNS. Nach 6 Monaten kommt es zum Auftreten von Anti-HB_e. Ansprechrate ca. 30–40 % (H-**68**, H-**69**).

Therapie. Bei dem Patienten mit chronischer Hepatitis B sollte insbesondere bei HB_e-Ag-Positivität eine Familien- bzw. Partneruntersuchung auf Anti-HB_s und Anti-HB_c und bei negativem Ausfall eine Hepatitis-B-Vakzination erfolgen. Bettruhe und eine spezielle Leberdiät sind nicht erforderlich, der Alkoholkonsum sollte eingeschränkt werden. Der HB_e-Ag- und HBV-DNA-positive Patient kann mit Interferon 5–10 Millionen E, dreimal pro Woche subkutan appliziert, für 12 Wochen behandelt werden. Als Nebenwirkungen dieser Therapie sind grippeähnliche Symptome, Myalgie, Kopfschmerzen, Übelkeit und Durchfall zu erwarten. Beim Ansprechen der Behandlung verschwinden HB_e-Ag und HBV-DNS mit einem vorübergehenden Anstieg der Transaminasen nach etwa 8 Wochen, nach 6 Monaten kommt es zum Auftreten von Anti-HB_e. Die Ansprechrate liegt bei 30–40 % (H-**68**, H-**69**).

H-68: Wirkungsmechanismen der Interferone

Antivirale Wirkungen

▷ Hemmung der Virus-RNS-Synthese
▷ Hemmung der Protein-Synthese
▷ Hemmung des Virus-Eintritts in die Wirtszelle

Immunmodulatorische Wirkungen

▷ erhöhte HLA-Expression
▷ Aktivierung von Makrophagen
▷ Aktivierung von NK-Zellen
▷ Aktivierung von T-Lymphozyten

H-69: Voraussetzungen für eine Interferon-Therapie bei chronischer Hepatitis B und C

- ▷ Chronizität (länger als 6 Monate)
- ▷ Möglichst histologische Sicherung
- ▷ Komplette serologische Diagnostik (PCR für HBV und HCV)
- ▷ Komplette Autoimmunserologie, besonders LKM-Antikörper
- ▷ Hepatitis B: Nachweis von e-Antigen bzw. HBV-dNA
- ▷ Ausschluß von Kontraindikationen
  - dekompensierte Leberzirrhose
  - Psychose
  - anamnestisch Depression
  - Leukopenie und Thrombopenie
  - Autoimmunerkrankungen
  - Schwangerschaft
  - maligne Tumoren

Kortikosteroide verstärken die Virusreplikation; sie sind primär nicht indiziert. Diskutiert wird jedoch derzeit die Gabe von 30 mg/d mit Reduktion der Dosis innerhalb von 2 Wochen auf 0 und Beginn der üblichen Interferon-Therapie nach einer zweiwöchigen Pause für insgesamt 3 Monate.
Beim HB_e-Ag- und HBV-DNS-negativen Patienten ist eine antivirale Therapie nicht indiziert. Hier können 250mg Ursodesoxycholsäure/d zu einer Senkung der Transaminasen führen.

Kortikosteroide sind primär nicht indiziert, Bettruhe und eine Leberdiät sind nicht erforderlich.
Bei HB_e-Ag- und HBV-DNS-negativen Patienten können 250 mg Ursodesoxycholsäure eingesetzt werden.

Merke. Bei HB_sAg-positiven Patienten mit chronischer Hepatitis oder Zirrhose sollten regelmäßige Screeninguntersuchungen in jährlichem Abstand auf ein hepatozelluläres Karzinom (Alphafetoprotein, Sonographie) erfolgen.

◀ **Merke**

Bei der **chronischen Hepatitis C** wird bei jüngeren Patienten eine Interferontherapie mit 3 Millionen E s.c., dreimal pro Woche appliziert, über 6–12 Monate empfohlen, insbesondere wenn die Transaminasen auf das 5- bis 10fache der Norm erhöht sind. Die Ansprechrate liegt bei 50%.
Bei der **Autoimmunhepatitis** erfolgt eine Behandlung mit 30 mg Prednisolon/Tag für eine Woche, in der zweiten und dritten Woche erfolgt eine Dosisreduktion auf eine Erhaltungsdosis von 10–15 mg. Kommt es klinisch, biochemisch und histologisch zu einer Remission nach 6monatiger Behandlung, wird die Kortisonmedikation über 2 Monate ausgeschlichen. Bei einem Rückfall muß erneut behandelt werden, häufig über Jahre oder lebenslang. Um Kortison einzusparen, können 50–100 mg Azathioprin gegeben werden.
Bei der **medikamenteninduzierten chronischen Hepatitis** kommt es nach Weglassen der Noxe zu einer deutlichen Besserung, eine Reexposition führt zu einer Exazerbation.

Bei der **chronischen C-Hepatitis** wird eine Interferontherapie mit 3 Millionen E/3 × pro Woche für 6–12 Monate empfohlen. Ansprechrate ca. 50%.
Die **Autoimmunhepatitis** wird mit initial 30 mg Prednisolon, dann mit einer Dauergabe von 10–15 mg über mindestens 6–24 Monate behandelt. Bei Azathiopringabe kann Kortison eingespart werden. Nach Ausschleichen der Therapie kann es zur Remission kommen, andernfalls muß erneut behandelt werden, häufig über Jahre oder lebenslang.
Bei der **medikamentös-toxischen chronischen Hepatitis** reicht das Weglassen der Noxe aus, um eine Remission zu erzielen.

Prognose. Patienten mit einer milden chronischen aktiven Hepatitis B kommen häufig, mit oder ohne Therapie, in Remission mit dem histologischen Bild der chronisch persistierenden Hepatitis. In 20% entwickelt sich eine Zirrhose, wobei fortgeschrittenes Lebensalter, Brückennekrosen in der Leberbiopsie, Persistenz von HBV-DNA und eine Delta-Virus-Superinfektion auf eine schlechte Prognose hinweisen.
Die Prognose der chronischen Hepatitis C ist außerordentlich variabel; in einer Reihe von Fällen kommt es innerhalb von 1–3 Jahren zu einer biochemischen Ausheilung, bei anderen führen chronisch persistierende Hepatitis oder chronisch aktive Hepatitis bis zur Zirrhose, doch sind die Patienten meist asymptomatisch, ein Leberversagen wird selten beobachtet.
Bei der Autoimmunhepatitis beträgt die 10-Jahres-Überlebensrate 70%, die Mortalität ist in den ersten 2 Jahren nach Diagnosestellung am höchsten.

Prognose Bei der chronischen Hepatitis B kommt es in 20% zur Entwicklung einer Zirrhose.
Die chronische Hepatitis C kann nach 1 bis 3 Jahren ausheilen oder in ein progressives Stadium bis zur Zirrhose übergehen.
Die sachgerecht behandelte chronische Autoimmunhepatitis weist eine 10-Jahres-Überlebensrate von 70% auf.

Leberfibrose

Eine Leberfibrose geht immer auf eine hepatozelluläre Nekrose zurück.

Leberfibrose

Eine Fibrose geht immer auf eine hepatozelluläre Nekrose zurück, Piecemeal-Nekrosen induzieren portal-portale fibröse Brücken, die konfluierenden Nekrosen um die Zentralvenen führen zu zentral-portalen Brückenbildungen und die fleckförmigen Nekrosen führen zu fleckförmigen Fibrosen.

6.2 Toxische und alimentäre Leberschäden

Definition ▶

6.2 Toxische und alimentäre Leberschäden

▶ ***Definition.*** Unter dem Begriff der toxisch-alimentären Leberschädigung sollen die Steatose der Leber, die Alkoholhepatitis, das Zieve-Syndrom (Ikterus, Hyperlipidämie, hämolytische Anämie), toxische Leberschäden durch Medikamente sowie Leberschäden durch Nahrungsmittel und ihre Beimengungen sowie durch gewerbliche Gifte zusammengefaßt werden.

6.2.1 Alkoholische Leberschäden

Epidemiologie Etwa **zwei Drittel aller Leberzirrhosen sind äthyltoxischer Natur**, aber nur 20 % aller Alkoholiker entwickeln eine Leberzirrhose. Die Lebenserwartung des Alkoholikers liegt um 10–15 Jahre unter dem statistischen Durchschnitt, die Sterblichkeitsrate ist um den Faktor 3, die Suizidrate um den Faktor 12 erhöht.
Als kritische Grenze werden heute bei 20jährigem kontinuierlichem Konsum 40 g Alkohol pro Tag beim Mann und 20 g bei der Frau angesehen.
Zusätzliche Risikofaktoren bei der Zirrhose sind eine Mangelernährung, eine genetische Suszeptibilität, weibliches Geschlecht und eine veränderte Alkoholabbaurate.

6.2.1 Alkoholische Leberschäden

Epidemiologie. Zwischen 1950 und 1980 stieg der Pro-Kopf-Alkoholkonsum von 3,6 l auf 12,7 l pro Jahr. Man rechnet mit 1,5 Millionen Alkoholikern in der Bundesrepublik. Die Lebenserwartung des Alkoholikers liegt um 10–15 Jahre unter dem statistischen Durchschnitt, die Sterblichkeitsrate ist um den Faktor 3, die Suizidrate um den Faktor 12 erhöht. Unter den Todesursachen spielt die alkoholische Leberschädigung eine entscheidende Rolle. **Bei bis zu zwei Dritteln aller Leberzirrhosen liegt ein Alkoholabusus zugrunde.** Ein täglicher Konsum von 60–80 g Alkohol erhöht die Zirrhosemorbidität beim Mann um den Faktor 15, bei der Frau um über 500. Die kritische Grenze einer Lebertoxizität wird heute nicht mehr bei 80 g Alkohol pro Tag, sondern bereits bei 40 g für den Mann und 20 g bei der Frau gesehen, einen regelmäßigen Konsum über mehr als 20 Jahre vorausgesetzt. Dabei entsprechen 2 l Bier, 0,75 l Wein, 0,5 l Sherry oder 0,2 l Whisky 60 g Alkohol. Da nur 20 % aller Alkoholiker eine Leberzirrhose entwickeln, müssen noch andere Faktoren wie genetische Disposition, Mangelernährung und unterschiedliche Alkoholabbauraten eine Rolle spielen.

Ätiologie und Pathogenese Alkohol (7,1 kcal/g) wird durch die Alkoholdehydrogenase zu Acetaldehyd abgebaut, das in Azetat umgewandelt wird. Alkohol steigert die hepatische Lipogenese; die Folge ist eine **Leberzellverfettung.** Eine vermehrte Kollagensynthese führt zur **Fibrose.**
Initial kommt es zu einer Leberzellverfettung mit **perivenulärer Fibrose.** Die Fibrose schreitet dann bis zu den Periportalfeldern fort. Endstadium ist eine **kleinknotige Leberzirrhose.** Kennzeichnend sind **Mallory-Bodies.**

Ätiologie und Pathogenese. Alkohol mit einem Kaloriengehalt von 7,1 kcal/g wird in der Leber oxidiert (Alkoholdehydrogenase), wobei Acetaldehyd entsteht, das zu Acetat umgewandelt wird. Die Überflutung der Leberzelle durch Stoffwechselprodukte der Alkoholoxidation bedingt eine Hyperlaktazidämie, eine Laktazidose, eine Ketose und eine Hyperurikämie. Die Stimulation der Fettsäuresynthese durch die Ketonkörper führt zu einer **Leberzellverfettung.** Aber auch der Kohlenhydrat- und Aminosäurenstoffwechsel erfahren eine Störung. Acetaldehyd schädigt die Mikrotubuli und die Mitochondrien und steigert die Lipidoxidation. Acetat begünstigt die **hepatische Steatose.**
Eine vermehrte Kollagensynthese führt zur **Fibrose** der Periportalfelder und damit schon sehr frühzeitig zu einer Druckzunahme im Pfortaderbereich. Pathohistologisch finden sich in der Frühphase der alkoholischen Lebererkrankung eine Leberzellverfettung und eine Proliferation des glatten endoplasmatischen Retikulums (Fettsynthese).
Im Stadium der alkoholischen Fettleber kommt eine **perivenuläre Fibrose** hinzu, die bei kontinuierlicher Alkoholzufuhr bis zu den Periportalfeldern fortschreitet. Bei der alkoholischen Hepatitis kommen Zellnekrosen und eine Leukozyteninfiltration hinzu. Als relativ alkoholspezifisch gelten **Mallory-Bodies**, d. h. hyaline Strukturen im Zytoplasma, die aus Aggregaten von Filamenten bestehen. **Die alkoholische Leberzirrhose ist mikronodulär** und kann nach Alkoholabstinenz in eine gemischtknotige Form übergehen. Es müssen somit drei Formen bzw. Stadien der alkoholischen Fettleber unterschieden werden:

Drei Stadien der alkoholischen Fettleber werden unterschieden:

- reine Fettleber (Steatosis hepatis) ohne entzündliche Reaktion
- Fettleberhepatitis (Fettleber mit entzündlicher Reaktion)
- Fettzirrhose (mikronoduläre Leberzirrhose).

- reine Fettleber ohne Entzündung
- Fettleberhepatitis
- Fettzirrhose.

Alkoholische Fettleber

Man differenziert bei der Steatose der Leber eine **Leberverfettung** (weniger als 50% der Leberzellen sind verfettet und eine **Fettleber** (über 50% der Leberzellen sind betroffen) (▤ H-**70**).

Alkoholische Fettleber

Man differenziert bei der Steatose der Leber eine **Leberverfettung** (mit weniger als 50 % der betroffenen Leberzellen) und eine **Fettleber** (mehr als 50 %) (▤ H-**70**).

H-70: Steatose der Leber

Leberverfettung:

Weniger als 50 % der Leberzellen sind verfettet

▷ leicht	(5–10 %)
▷ mäßig	(10–25 %)
▷ erheblich	(25–50 %)

Fettleber

Mehr als 50 % der Leberzellen sind verfettet

▷ I	(ohne Mesenchymaktivierung = Bindegewebsvermehrung)
▷ II	(mit Mesenchymaktivierung)
▷ III	(Fettzirrhose)

Klinik. Es besteht eine deutliche Diskrepanz zwischen der tastbar vergrößerten Leber und der meist völligen Beschwerdefreiheit des Patienten. Zunächst handelt es sich um einen reversiblen Vorgang, der bei 75% der Patienten zu einer Hepatomegalie führt. Eine begleitende Milzvergrößerung weist auf eine Fettzirrhose hin.

Klinik Die Fettleber bedingt bei 75 % der Patienten eine deutliche Lebervergrößerung. Eine Splenomegalie weist auf eine Fettleberzirrhose hin.

Diagnose. Sonographisch ist der Leberrand abgerundet, das Echomuster deutlich verdichtet (weiße Leber). Laborchemisch imponiert ein deutlicher Anstieg der γ-GT, während die Transaminasen nur mäßig und alkalische Phosphatase und Bilirubin meist nicht erhöht sind. **Neben dem γ-GT-Anstieg ist eine Erhöhung des mittleren korpuskulären Volumens der Erythrozyten ein guter Marker für einen Alkoholabusus.** Häufig besteht eine Hypertriglyzeridämie (Hyperlipoproteinämie Typ IV, V). Zumindest im Anfangsstadium ist die Fettleber bei Alkoholabstinenz voll rückbildungsfähig (◘ H-**35**).

Diagnose Sonographisch findet sich ein deutlich verdichtetes Echomuster bei abgerundetem Leberrand. γ-GT und erhöhtes MCV weisen auf die Alkoholgenese hin. Die Transaminasen sind nur mäßig erhöht. Häufig besteht eine Hyperlipoproteinämie Typ IV oder V. Bei Alkoholabstinenz ist die Fettleber im Anfangsstadium voll reversibel (◘ H-**35**).

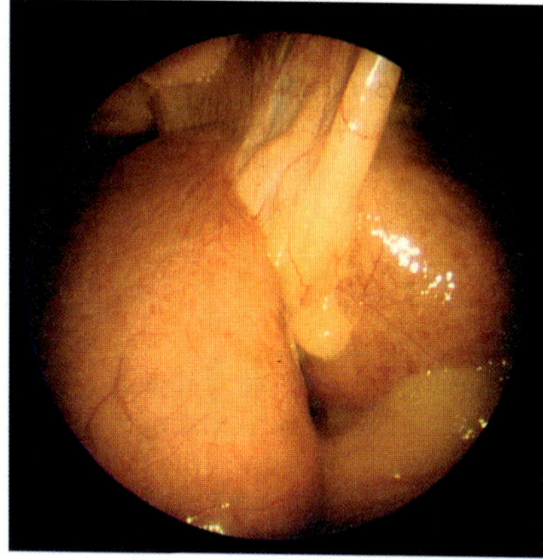

a Laparoskopie.

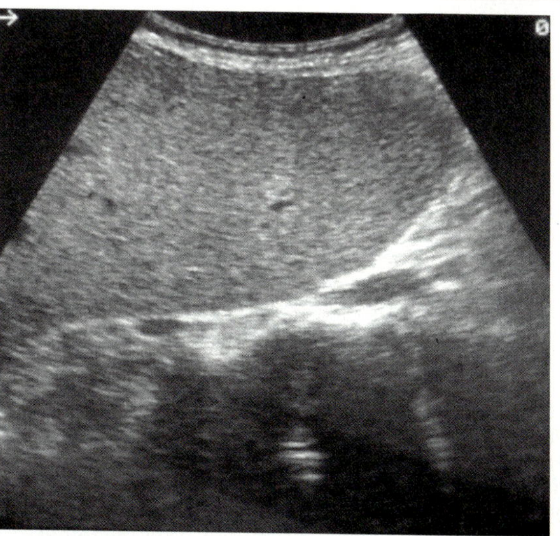

b Sonographie.

◘ H-**35: Fettleber.** Typisch sind abgerundeter Leberrand, gelber Farbton und vermehrte Echostruktur im Sonogramm.

Differentialdiagnose Diabetische Fettleber. Ernährungsfaktoren, Medikamente und toxische Einflüsse. Zur Abgrenzung der im folgenden aufgeführten alkoholtoxischen Lebererkrankungen dienen **Leberpunktion** und **Laparoskopie**.

Differentialdiagnose. Differentialdiagnostisch sind eine diabetische Fettleber, Ernährungsfaktoren (Übergewicht, Eiweißmangel), Medikamente (Tetrazykline, Kortikosteroide) und toxische Einflüsse (Phosphor, chlorierte Kohlenwasserstoffe) auszuschließen.
Zur Abgrenzung der im folgenden aufgeführten alkoholtoxischen Lebererkrankungen dient die **Leberpunktion** und die **Laparoskopie.**

Akute Alkoholhepatitis

Zusätzlich zur Fettleber treten noch massive Leberzellnekrosen, Ablagerung von alkoholischem Hyalin und eine Maschendrahtfibrose hinzu.

Akute Alkoholhepatitis

Bei der Fettleberhepatitis oder akuten Alkoholhepatitis treten zur Fettleber noch massive Leberzellnekrosen mit leukozytärer Infiltration, Ablagerung von alkoholischem Hyalin (Mallory-Bodies) und eine Maschendrahtfibrose hinzu.

Klinik Klinisch liegt ein schweres Krankheitsbild mit abdominellen Schmerzen, Gewichtsverlust, Fieber, Ikterus, Aszites, Hepatosplenomegalie und hepatischer Enzephalopathie vor.

Klinik. Klinisch besteht im fortgeschrittenen Stadium der Alkoholkrankheit ein schweres Krankheitsgefühl mit Appetitlosigkeit, Übelkeit, Erbrechen, Gewichtsverlust, Fieber, Ikterus, Aszites, Hepatosplenomegalie und erheblichem Kapseldehnungsschmerz der rasch an Größe zunehmenden Leber. Zunehmende Konzentrationsschwäche ist erstes Anzeichen einer portalen Enzephalopathie.

Diagnose Es bestehen eine Leukozytose, eine Hyperbilirubinämie mit hohen AP-Werten und ein Abfall des Quickwertes.
Die Transaminasen sind nur mäßig (100 U/l) erhöht. **Der de-Ritis-Quotient (GOT/GPT) liegt über 1,5**. Albumin und Cholinesterase sind erniedrigt, IgA erhöht.

Merke ▶

Diagnose. Dem Bilirubinanstieg parallel geht ein Abfall des Quickwertes, so daß an einen Verschlußikterus gedacht wird, der sich jedoch sonographisch ausschließen läßt. Es besteht eine Leukozytose, die Transaminasen sind mäßig erhöht, **der de-Ritis-Quotient (GOT/GPT) liegt über 1,5.** Auch die AP ist meist exzessiv erhöht. Als Zeichen der gestörten Eiweißsynthese ist das Albumin (und die Cholinesterase) erniedrigt, die Immunglobuline (IgA) sind erhöht.

> ▶ ***Merke.*** Prognostisch ungünstige Zeichen sind ein Quickwert unter 20%, ein Albumin unter 2 g/l, ein Bilirubin über 20mg/dl und das Auftreten einer hepatischen Enzephalopathie bei ansteigenden Serumammoniakwerten.

Ein Teil der Patienten verstirbt im Leberzerfallskoma, auch ein Übergang in eine komplette Zirrhose ist möglich.

Alkoholische Leberzirrhose

Die Klinik der Alkoholzirrhose unterscheidet sich nicht von der anderer Ätiologie. Bemerkenswert erscheint ein **gehäuftes Auftreten des hepatozellulären Karzinoms, wenn HB_s-Ag positiv ist.**

Alkoholische Leberzirrhose

Zwischen der Trinkmenge, der Dauer des Alkoholabusus und der Intensität des Mesenchymumbaus läßt sich eine lineare Korrelation herstellen. Die Klinik der Alkoholzirrhose entspricht der von Zirrhosen anderer Ätiologie, bemerkenswert erscheint ein **gehäuftes Auftreten eines hepatozellulären Karzinoms**, vor allem dann, wenn ein HB_s-Ag-Carrier-Status vorliegt. Die Prognose der Alkoholzirrhose ist dann als absolut schlecht zu bezeichnen, wenn der Alkoholabusus fortbesteht.

Zieve-Syndrom

Die **Trias Ikterus, Hyperlipidämie und hämolytische Anämie bei alkoholtoxischer Leberschädigung** weist auf ein Zieve-Syndrom hin, das auch in einer inkompletten Form auftreten kann. Hinweise auf die **intrahepatische Cholestase** sind eine gesteigerte Lipoproteinsynthese, eine Erhöhung der AP, des direkten Bilirubins und der γ-GT. Die BSG ist stark beschleunigt, die Erythrozytenüberlebensdauer verkürzt.

Zieve-Syndrom

Das von *Zieve* 1958 beschriebene Syndrom ist durch die **Trias Ikterus, Hyperlipidämie und hämolytische Anämie bei alkoholtoxischer Leberschädigung** gekennzeichnet. Bevorzugt erkranken Männer. Die Erhöhung der Serumlipide ist auf eine gesteigerte Lipoproteinsynthese in der Leber zurückzuführen, der Ikterus ist Ausdruck einer passageren **intrahepatischen Cholestase.** Entsprechend sind das direkte Bilirubin, die alkalische Phosphatase und die γ-GT erhöht. Es besteht **eine starke Senkungsbeschleunigung.** Die Erythrozyten weisen eine verkürzte Lebensdauer auf, im Sternalmark liegt eine gesteigerte Erythropoese mit megaloblastärem Einschlag vor, ferner finden sich Fettspeicherzellen.

Histologisch findet man eine **massive Leberzellverfettung mit intrahepatischer Cholestase.** Bei vollständiger Alkoholkarenz normalisieren sich die Serumlipide, nach 3 Wochen kommt es zu einer Retikulozytenkrise, nach 3 Monaten normalisiert sich das Blutbild. Bilirubin und Transaminasen kehren nach 2, die γ-GT nach 3–4 Wochen zur Norm zurück.

Histologisch liegt eine **massive Leberzellverfettung mit intrahepatischer Cholestase vor.**

Alkoholdelir

Desorientiertheit, motorische Unruhe, Tremor, ängstliche Affektlage und schwere Halluzinationen kennzeichnen das Alkoholdelir, das Folge eines chronischen Alkoholkonsums, häufiger aber Folge eines akuten Alkoholentzugs ist. Offenbar besteht eine individuelle Disposition.
Auslösende Faktoren können eine Abnahme der Hirndurchblutung, Elektrolytentgleisung, eine Laktatazidose, ein Ammoniakanstieg im Serum oder ein Vitaminmangel sein.
Unter einer strengen Alkoholkarenz, einer Elektrolytsubstitution und Clomethiazol-Behandlung (Distraneurin®) eventuell in Kombination mit Piracetam (Nootrop®) oder Haloperidol (Haldol®), einem Derivat des Vitamins B_1, normalisiert sich das neurologisch-psychiatrische Krankheitsbild, wobei eine Infusionsbehandlung mit Distraneurin® wegen der Atemdepression nur **unter Intensivbedingungen** erlaubt ist.

Alkoholdelir

Das Delirium tremens kann Folge eines chronischen Alkoholkonsums, aber auch eines akuten Entzugs sein.
Desorientiertsein, motorische Unruhe, Tremor, ängstliche Affektlage und schwere Halluzinationen sprechen auf eine i.v. Behandlung mit dem atemdepressiv wirkenden Clomethiazol (Distraneurin®) gut an.
Eine **intensivmedizinische Betreuung** ist bei der Infusionstherapie mit Distraneurin® unabdingbar.

6.2.2 Toxische Leberschäden durch Medikamente

Derzeit sind weit über 200 Medikamente bekannt, die als hepatotoxisch eingestuft werden müssen. Dabei sind Substanzen zu differenzieren, die **direkt hepatotoxisch** wirken und die **dosisabhängig** bei allen exponierten Personen nach kurzer Latenzzeit meist charakteristische Leberschäden induzieren. **Indirekt hepatotoxische Substanzen** bedingen **dosisabhängig** nur bei einigen Personen nach variabler Latenz uncharakteristische Leberveränderungen.
Leberschäden durch direkt hepatotoxische Substanzen sind relativ selten; sie hemmen bevorzugt die Mitochondrienfunktion und führen zu einer Leberzellverfettung.
Bei den indirekt hepatotoxischen Substanzen ist die Leberschädigung im Tierversuch nicht reproduzierbar. Cholestase, Entzündung, Leberzellschädigung, Störung der Ausscheidungsfunktion und Kombinationen sind möglich. Entsprechend lassen sich pathologisch-anatomisch keine verbindlichen Aussagen über die Ätiologie eines medikamentös induzierten Leberschadens machen, reicht doch die Palette der Veränderungen vom Bild der Virushepatitis mit cholestatischem Einschlag über die Fettleber bis zur intrahepatischen Cholestase. Entsprechende Suchlisten können wertvolle Hinweise liefern, ob die Einnahme eines bestimmten Medikamentes für die beobachtete Leberzellschädigung in Frage kommt.
Im Prinzip werden **4 Formen von Arzneimittelschädigung der Leber unterschieden:**
- cholestatischer Typ
- Hepatitis-Typ
- Granulome
- Tumoren
- Mischformen zwischen 1 und 2.

6.2.2 Toxische Leberschäden durch Medikamente

Man unterscheidet Substanzen, die bei allen Exponierten direkt hepatotoxisch wirken und dosisabhängig nach kurzer Latenzzeit charakteristische Schäden induzieren (können) und zu Leberzellverfettung führen.
Indirekt hepatotoxische Substanzen bedingen **dosisunabhängig** nur bei einigen Personen nach variabler Latenz uncharakteristische Schäden.

Pathologisch anatomisch findet sich ein breites Spektrum an Leberzellschäden, das von der Fettleber über die Hepatitis bis zur intrahepatischen Cholestase reicht. Suchlisten erleichtern die Identifizierung möglicher toxischer Medikamente.

Man unterscheidet 4 Formen von Arzneimittelschädigungen der Leber
- cholestastischer Typ
- Hepatitis-Typ
- Granulome
- Tumoren
- Mischformen zwischen 1 und 2.

Cholestatischer Typ

H-71 zeigt die wichtigsten Medikamente, die eine Cholestase auslösen können.

Cholestatischer Typ

Zu den **Medikamenten mit vorwiegender** Cholestase gehören die in H-**71** aufgeführten Präparategruppen.

H-71: Medikamente, die eine Cholestase auslösen können

▷ Antibiotika	▷ Diuretika
▷ Antidepressiva	▷ Hormonpräparate
▷ Antidiabetika	▷ Phenothiazine
▷ Antiepileptika	▷ Sedativa
▷ Antikoagulanzien	▷ Zytostatika

AP, LAP, γ-GT und Bilirubin sind erhöht, die Transaminasen und der Quickwert meist normal. Es findet sich eine Dunkelfärbung des Urins, heller Stuhl und Juckreiz.
Differentialdiagnostisch muß ein mechanischer Ikterus durch Sonographie und/oder ERCP ausgeschlossen werden, bevor eine Leberbiopsie erfolgt.

Klinisch stehen eine Dunkelfärbung des Urins, heller Stuhl, Ikterus und starker Juckreiz im Vordergrund. AP, LAP, γ-GT und Bilirubin sind stark erhöht, während die Transaminasen und der Quickwert nicht mitziehen. Mitunter findet sich eine Bluteosinophilie, Serumeisen und -kupfer sind im Gegensatz zur Hepatitis normal. Ursache ist eine intrahepatische Cholestase.
Im Rahmen der **Differentialdiagnose** muß naturgemäß ein mechanischer Ikterus durch Sonographie und/oder ERCP ausgeschlossen werden, bevor die Diagnose durch eine Leberbiopsie gesichert werden kann.

Hepatitis-Typ

Zytotoxisch wirkende Medikamente, die das Bild einer akuten Hepatitis imitieren können, sind in H-**72** aufgelistet.

Hepatitis-Typ

Zytotoxisch wirkende Medikamente, die das Bild einer akuten Hepatitis imitieren können, sind in H-**72** aufgeführt.

H-72: Medikamente, die das Bild einer Hepatitis imitieren können

▷ **Antibiotika**	▷ Laxanzien
▷ Oxyphenisatin	▷ Malariamittel
▷ Antimykotika	▷ Narkotika
▷ **Antidiabetika**	▷ **Phenothiazine**
▷ Antipyretika	▷ **Sedativa**
▷ **Antikoagulanzien**	▷ Zytostatika
▷ Antirheumatika	

Die fett gedruckten Präparate können gleichzeitig eine Cholestase verursachen.

Dem histologischen Bild einer akuten Hepatitis entsprechend findet sich eine deutliche Transaminasenaktivität, aber auch AP, γ-GT und Bilirubin sind erhöht. die Oxyphenisatin-Hepatitis verläuft unter dem Bild der chronisch aktiven Hepatitis.

Immer finden sich eine deutliche Erhöhung der Transaminasen, aber auch von γ-GT, AP und Bilirubin, eine Erniedrigung von Albumin und Quickwert und eine Eosinophilie, das LE-Phänomen kann positiv sein, auch Antikörper gegen glatte Muskulatur (SMA) sind mitunter nachweisbar. Das histologische Bild entspricht dem einer akuten Hepatitis mit ausgedehnten Leberzellnekrosen. Die Oxyphenisatin-Hepatitis verläuft unter dem Bild der chronisch aktiven Hepatitis, die nach Absetzen der Noxe abklingt. Ein Beweis für die Hepatotoxizität ist nur im Expositionsversuch zu führen, bei dem vor, während und nach einer 3tägigen Exposition Laborkontrollen erforderlich sind.

Granulome

Lebergranulome werden unter Einnahme der in H-**73** aufgeführten Medikamente gesehen.

H-73: Medikamente, die zu Lebergranulomen führen können	
▷ Allopurinol	▷ Methyldopa
▷ Diazepam	▷ Penicillin
▷ Halothan	▷ Phenylbutazon
▷ Hydralazin	▷ Sulfonamide

Differentialdiagnostisch sind eine Sarkoidose, eine Tuberkulose, eine Kollagenose und eine primär biliäre Zirrhose in Erwägung zu ziehen.

Tumoren

Von besonderer Bedeutung sind naturgemäß Medikamente, die zu einer Tumorbildung in der Leber Anlaß geben können (H-**74**).

H-74: Medikamente, die zu einer Tumorbildung führen können	
▷ Thorotrast	▷ Thorotrastleber
▷ Orale Kontrazeptiva	▷ Hamartome, Adenome, FNH
▷ Anabolika	▷ Lebertumoren

Thorotrast, eine kolloidale Lösung von Thoriumoxid, ist ein Alpha-Strahler und wird in Leber und Milz gespeichert. Das früher zur Angiographie verwandte Kontrastmittel induziert eine Leberzirrhose mit konsekutiver Karzinombildung.
Unter der Langzeiteinnahme **oraler Kontrazeptiva** werden Leberadenome, fokal noduläre Hyperplasie, Leberhamartome und eine Peliosis hepatis (große blutgefüllte Hohlräume) beschrieben, die zu schweren intraabdominellen Blutungen Anlaß geben können. Ein Übergang der Adenome in ein hepatozelluläres Karzinom scheint nur selten vorzukommen, zur Abgrenzung der fokal nodulären Hyperplasie vom Adenom eignen sich Sonographie, CT und hepatobiliäre Sequenzszintigraphie.
Hohe Dosen **anaboler Steroide** scheinen die Entstehung eines Leberzellkarzinoms zu begünstigen (im Zusammenhang mit Doping etc., »body building«.)

6.2.3 Leberschäden durch Nahrungsmittel

Pilztoxine, insbesondere **Phalloidin** und **Amanitidin** des Knollenblätterpilzes, führen nach einer Latenzzeit von 24 Stunden zu einem schweren Krankheitsbild mit Erbrechen, starken Durchfällen, heftigen abdominellen Schmerzen, Muskelkrämpfen und einem Blutdruckabfall. Parallel zum Bilirubin- und Transaminasenanstieg kommt es nach 3–5 Tagen zu einer größerwerdenden druckdolenten Leber, gefolgt von einem Leberzerfallskoma. Nur **frühzeitige Entgiftungsmaßnahmen** (Magenspülung, Aktivkohle, Abführen) können den schweren Verlauf günstiger gestalten, der Einsatz von Sylimarin, Kortison u.ä. ist nicht eindeutig gesichert.
Mykotoxine, insbesondere **Aflatoxine**, gebildet von Aspergillus niger, wie sie u.a. auch in Erdnüssen nachgewiesen werden können, können schwere Leberzellnekrosen induzieren, die zu einer Leberzirrhose und zu Leberzellkarzinom führen können. Über Milch oder Fleisch aufgenommene Insektizide können ebenfalls zu Leberzellnekrosen führen.

Granulome

Lebergranulome werden unter Einnahme der in H-**73** aufgeführten Medikamente gesehen.

Differentialdiagnosen sind: Sarkoidose, Tbc, Kollagenose, primär biliäre Zirrhose.

Tumoren

Von besonderer Bedeutung sind naturgemäß Medikamente, die zu einer Tumorbildung in der Leber Anlaß geben können (H-**74**).

Thorotrast (nicht mehr verwendetes Kontrastmittel) führt zur Thorotrastleber mit Zirrhose und Krebsbildung.
Unter der Langzeiteinnahme **oraler Kontrazeptiva** werden Leberadenome, Leberhamartome, eine fokal noduläre Hyperplasie sowie eine Peliosis hepatis beschrieben.
Leitsymptom ist häufig eine massive intraabdominelle Blutung.
Unter hohen Dosen **anaboler Steroide** sind Leberzellkarzinome beobachtet worden.

6.2.3 Leberschäden durch Nahrungsmittel

Pilztoxine des Knollenblätterpilzes, nämlich **Phalloidin** und **Amanitidin**, führen nach einer Latenzzeit von 24 Stunden zu schweren Intoxikationserscheinungen. Nach 3 bis 5 Tagen kommt es zu einem Leberzerfallskoma.
Nur **frühzeitige Entgiftungsmaßnahmen** können den schweren Verlauf günstiger gestalten.
Unter den Mykotoxinen können v. a. die **Aflatoxine** schwere Leberzellschädigungen verursachen.
Über Nahrungsmittel aufgenommene Insektizide können auch zu Leberzellnekrosen führen.

6.2.4 Leberschäden durch gewerbliche Gifte

Chlorkohlenwasserstoff wirkt wegen seiner hohen Fettlöslichkeit direkt hepatotoxisch (**Chloroform, Tri** und **Per**).

Schwermetallverbindungen aus Quecksilber, Gold, Mangan, Arsen und gelbem Phosphor sind schwer hepatotoxisch, desgleichen **DDT** und **Hexachlorcyclohexan**.

Arbeiter, die bei der **PVC**-Herstellung eingesetzt werden, erkranken überzufällig häufig an einer schweren Leberfibrose und einem Angiosarkom der Leber.

6.2.4 Leberschäden durch gewerbliche Gifte

Chlorkohlenwasserstoff wirkt wegen seiner hohen Fett- und Lipoidlöslichkeit direkt hepatotoxisch. Chloroform, Trichlorethylen (Tri), Dichlor- und Tetrachlorethylen (Per) sind die wichtigsten Vertreter für akute und chronische Vergiftungen, die mit einem Ikterus, einem Transaminasenanstieg und einem Abfall der Gerinnungsfaktoren sowie einer tubulären Nierennekrose einhergehen.
Hochgradig lebertoxisch sind ferner **Schwermetalle** wie Quecksilber, Gold, Mangan, Arsen und Phosphor; sie führen zu schweren Leberzellnekrosen. Ebenfalls schwer lebertoxisch sind **DDT** und **Hexachlorcyclohexan**. Mit leichten Leberschäden muß man nach längerer Inhalation von Mitteln zur Holzkonservierung rechnen, die **PCP** (Pentachlorphenol) enthalten.
Bei Arbeitern, die mit der Herstellung von **Polyvinylchlorid (PVC)** beschäftigt sind, wurden gehäuft Leberfibrosen und Angiosarkome der Leber beobachtet. Schließlich führt die chronische Exposition von Arbeitern mit **Benzolderivaten** wie Trinitrotoluol, Dinitrophenol und Toluol zu akuten Leberschäden.

6.3 Leberzirrhose

6.3.1 Zirrhose als Spätstadium verschiedener Lebererkrankungen

Definition ▶

6.3 Leberzirrhose

6.3.1 Zirrhose als Spätstadium verschiedener Lebererkrankungen

▶ ***Definition.*** Bei der Zirrhose als Spätstadium verschiedener Lebererkrankungen liegt ein irreversibler Umbau des Leberparenchyms mit diffuser Bindegewebsvermehrung und Zerstörung der Läppchenstruktur vor, wobei Regeneratknoten das makroskopische Erscheinungsbild prägen. Funktionelle Folgen sind Leberinsuffizienz und portale Hypertension.

Epidemiologie Die Sterbefälle an Leberzirrhose liegen zwischen 25 und 30 pro 100 000 Einwohner pro Jahr.

Epidemiologie. Pro Jahr sterben in der Bundesrepublik etwa 25–30 Patienten pro 100 000 Einwohner an den Folgen einer Leberzirrhose. Bei Männern findet sich eine alkoholinduzierte Zirrhose etwa doppelt so häufig wie bei Frauen.

Ätiopathogenese Etwa 50 % aller Zirrhosen sind äthyltoxischer Natur. 60 g Alkohol pro Tag beim Mann und 20–40 g bei der Frau können bereits zu einer Zirrhose führen. Regelmäßiger Alkoholkonsum ist gefährlicher als Intervalltrinken.

In 15–30 % dürfte eine Virushepatitis Ursache einer Zirrhose sein. 10 % der B-Hepatitiden verlaufen chronisch, die Hälfte geht in eine Zirrhose über.

Bei der **kryptogenen Zirrhose** (10–15 %) dürfte ein Teil der Fälle auf eine Hepatitis C zurückzuführen sein. 30–40 % der C-Hepatitiden werden chronisch, 10 % gehen in eine Zirrhose über.
Unter makroskopischen Gesichtspunkten werden eine **mikronoduläre** (Alkohol), eine **makronoduläre** (Hepatitis) und eine **gemischtknotige Zirrhose** unterschieden (▤ H-**75**, ▤ H-**76**, ◘ H-**36**).

Ätiopathogenese. Bei über 50 % aller Zirrhosepatienten findet sich anamnestisch ein Alkoholabusus, wobei eine enge Korrelation zwischen der Höhe des Alkoholkonsums und dem Auftreten einer Zirrhose besteht. Bei einem täglichen Verbrauch von 60 g reinem Alkohol ist bei 20jährigem Abusus bei rund 50 % der Alkoholiker mit einer Zirrhose zu rechnen. Beim Mann beginnt die Zirrhosegefährdung bei 40–60 g Alkohol pro Tag, bei der Frau bei 20 bis 40 g, regelmäßige Trinker sind mehr gefährdet als Intervalltrinker. Eine individuelle Disposition ist nicht zu verkennen, genetische Faktoren determinieren offensichtlich eine besondere Anfälligkeit der Leber gegenüber Alkohol. Zweithäufigste Ursache ist, besonders im Mittelmeerraum, Afrika und Asien verbreitet, in 15–30 % eine Virushepatitis, wobei die Entwicklung zur Zirrhose relativ rasch im Rahmen einer akuten nekrotisierenden Hepatitis oder mehr schleichend über eine chronisch aktive Hepatitis erfolgen kann. 10 % der B-Hepatitiden gehen in eine chronische Verlaufsform über, wovon etwa die Hälfte in einer Zirrhose mündet.
Unter den 10–15 % **kryptogenen Zirrhosen**, bei denen die Ursache nicht feststellbar ist, müssen auch Endstadien der HCV-Hepatitis subsumiert werden. 30–40 % der HCV-Hepatitiden verlaufen chronisch, davon gehen 10 % in eine Zirrhose über.
Nach makroskopischen Gesichtspunkten wird eine **mikronoduläre** (Regeneratknoten bis 3 mm Durchmesser), eine **makronoduläre** (Durchmesser 3 mm bis 3 cm) und eine **gemischtknotige Form** der Leberzirrhose unterschieden (▤ H-**75**). Die mikronoduläre Form findet sich gehäuft bei der alkoholtoxischen Leberschädigung, die makronoduläre Form bei der hepatitischen Zirrhose (▤ H-**76**, ◘ H-**36**).

H-75: Morphologische Einteilung der Leberzirrhose

Klinisch	Laparoskopisches Bild
▷ Leber tastbar vergrößert ▷ Leber normal groß ▷ Leber nicht tastbar (klein)	▷ Knotengröße • knollig • grobknotig > 0,3 cm • kleinknotig < 0,3 cm • gemischt ▷ Aufbau • multilobulär • monolobulär • pseudolobulär

H-76: Ätiologie der Leberzirrhose

Toxine und Medikamente ▷ Alkohol ▷ Fremdstoffe und Arzneimittel (Tetrachlorkohlenstoff, Methotrexat, α-Methyldopa, INH u. a.) **Infektionen** ▷ Hepatitis-B-, -D-, -NANB-Viren ▷ Schistosomiasis **Autoimmunität** ▷ autoimmune chronische Hepatitis ▷ primär biliäre Zirrhose **Gallenwegserkrankungen** ▷ Atresie ▷ Stenose ▷ Choledocholithiasis ▷ primär sklerosierende Cholangitis	**Stoffwechselerkrankungen** ▷ Morbus Wilson ▷ Hämochromatose ▷ α_1-Antitrypsin-Mangel ▷ Glykogenose ▷ Galaktosämie ▷ Tyrosinose ▷ Mukoviszidose ▷ jejunoilealer Bypass **Kardiovaskuläre Erkrankungen** ▷ Budd-Chiari-Syndrom ▷ venookklusive Erkrankung ▷ Pericarditis constrictiva ▷ chronische Rechtsherzinsuffizienz **»Kryptogene Zirrhose«**

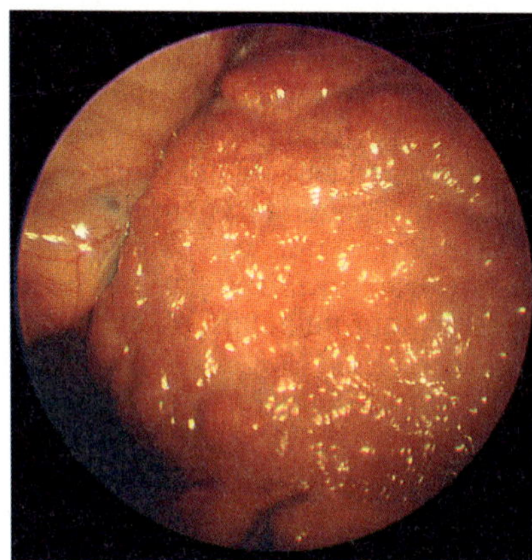

a Mikronoduläre Zirrhose.

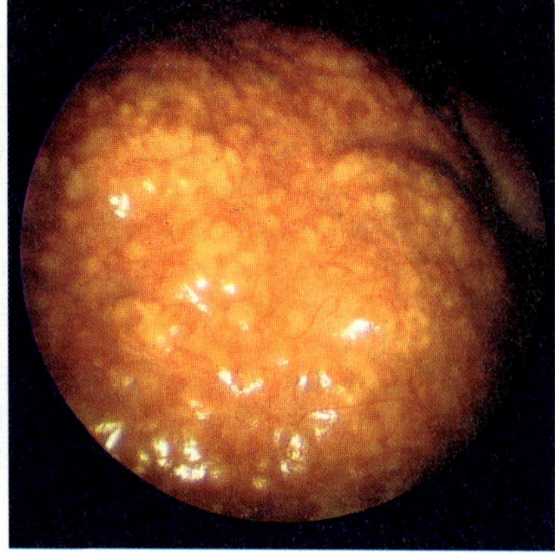

b Makronoduläre Zirrhose.

H-36 a, b: Leberzirrhose.

Eine weitere Einteilungsform differenziert die septale (portale, Laennecsche) Zirrhose, wie sie für Alkoholabusus typisch ist, von der hepatitisinduzierten postnekrotischen Zirrhose.

Unter klinischen Aspekten werden eine aktiv fortschreitende, z. B. auf dem Boden einer chronisch aktiven Hepatitis mit Nekrose und Entzündung, von einer inaktiven oder ruhenden Zirrhose unterschieden, ferner eine kompensierte Zirrhose von einer dekompensierten Zirrhose mit portaler Hypertension und hepatischer Enzephalopathie.

Eine weitere Einteilung trennt eine portale oder septale Zirrhose (Laennec-Zirrhose, alkoholinduziert) von einer postnekrotischen Zirrhose (posthepatitisch).

Unter klinischen Aspekten werden eine latente, eine inaktive, eine aktive, eine kompensierte und eine dekompensierte Zirrhose unterschieden.

Bei der Zirrhose lassen sich immer 4 Kriterien nachweisen:
- Leberzellnekrosen
- Bindegewebsproliferation mit Ausbildung von Pseudolobuli
- Parenchymregeneration
- Kollagenisierung der Kapillarwände und Gallengangsproliferation.

Morphologie, Ätiologie und Klinik lassen sich häufig nicht in Einklang bringen, auch wenn die folgenden vier Kriterien immer nachweisbar sind:
- Leberzellnekrose mit Parenchymschwund
- Vermehrung des reparativen Bindegewebes mit narbiger Septenbildung und Ausbildung von Pseudolobuli
- klein- bis grobknotige Parenchymregeneration mit Zellatypie
- Umbau der Läppchenarchitektur, Kollagenisierung der Kapillarwände und Gallengangswucherungen.

Die Zerstörung der Gefäßstruktur hat zwei Folgen:
- portale Hypertension (reduzierter Gesamtgefäßquerschnitt der Leber)
- Bildung intrahepatischer Shunts zwischen Portalgefäßen und Lebervenen mit Minderperfusion der Leber.

Klinik Eine kompensierte Leberzirrhose verläuft häufig klinisch stumm, allenfalls finden sich uncharakteristische Beschwerden mit Müdigkeit, Leistungsschwäche, Inappetenz und Gewichtsverlust.

Biochemische Parameter wie Transaminasen, Elektrophorese, Gerinnungsfaktoren und Cholinesterase geben Auskunft über die Aktivität der Zirrhose, während die Dekompensation durch Zeichen des Pfortaderhochdruckes wie Ösophagusvarizen und Aszites gekennzeichnet ist.
Zahlreiche Leber-Haut-Zeichen wie Spider-Nävi, Palmarerythem, Geldscheinhaut, Weißnägel, Dupuytrensche Kontraktur und Zungenatrophie sowie Lacklippen weisen auf eine Leberzirrhose hin (S H-**37**).
Eine Splenomegalie, ein Kollateralkreislauf im Thorax- und Abdominalbereich sowie ein Caput medusae sind Zeichen einer **portalen Hypertension**.
Petechiale Hautblutungen gehen auf eine Thrombopenie und auf Gerinnungsstörungen zurück.
Für die primär biliäre Zirrhose typisch sind ein frühzeitig einsetzender Juckreiz, **Xanthelasmen** und **Xanthome** sowie ein rasch progredienter **Ikterus**.

Klinik. Ein zirrhotischer Umbau der Leber kann klinisch stumm verlaufen und sich ähnlich der chronischen Hepatitis oder der Fettleber nur durch uncharakteristische Symptome wie leichte Ermüdbarkeit, Leistungsschwäche, Appetitlosigkeit und Gewichtsabnahme bemerkbar machen. Mit zunehmender Progredienz des Parenchymumbaus finden sich jedoch Zeichen der Leberzellinsuffizienz und der portalen Hypertension.
Biochemische Parameter wie Transaminasen, Elektrophorese, Gerinnungsfaktoren und Cholinesterase geben Auskunft über die Aktivität der Zirrhose, während die Dekompensation durch Zeichen des Pfortaderhochdrucks wie Ösophagusvarizen und Aszites gekennzeichnet ist.
Zahlreiche Leber-Haut-Zeichen wie Spider-Nävi, Palmarerythem, Geldscheinhaut, Weißnägel, Dupuytrensche Kontraktur und Zungenatrophie sowie Lacklippen deuten auf eine Leberzirrhose hin, ein zunehmend femininer Behaarungstyp (Bauchglatze) weist beim Mann in Verbindung mit einer Gynäkomastie auf einen gestörten Abbau des Östrogens in der Leber hin. Potenz und Libido nehmen ab, bei Frauen ist der Menstruationszyklus gestört (S H-**37**).
Die Leber ist meist vergrößert, von derber Konsistenz, erst im Spätstadium einer Leberschrumpfung ist die Leber nicht mehr palpabel. Eine Milzvergrößerung sowie oberflächliche Kollateralvenen im Thorax- und Abdominalbereich, insbesondere ein Caput medusae (erweiterte Periumbilikalvenen, Cruveilhier-Baumgarten-Syndrom) weisen auf eine **portale Hypertension** hin.
Mit Ausnahme der primär biliären Zirrhose, bei der sich auch sehr früh ein Juckreiz einstellt, findet sich meist nur ein gering- bis mäßiggradiger **Ikterus. Xanthelasmen** und **Xanthome** sieht man praktisch nur bei der primär biliären Zirrhose. **Petechiale Hautblutungen** gehen sowohl auf die Thrombopenie (verstärkter Abbau in großer Milz, splenogene Markhemmung) als auch auf Gerinnungsstörungen (verminderte Produktion von Gerinnungsfaktoren) zurück, sie werden noch provoziert durch Kratzeffekte bei **Juckreiz.** Unterschenkelödeme sind häufig, meist hypoproteinämisch, selten kardial bedingt.

Beim **Zirrhotiker** besteht eine **hyperdyname Kreislaufsituation.**
Eine **Kardiomyopathie** geht auf eine Alkoholschädigung oder auf eine Hämochromatose zurück.
Wichtige Begleiterkrankungen sind das **»hepatogene Ulkus«**, die **Neigung zu Gallensteinen**, eine **chronische Pankreatitis** und ein **Diabetes mellitus**.

Der Kreislauf des Zirrhotikers ist hyperdynam. Blutvolumen und Herzzeitvolumen sind erhöht, der periphere Gefäßwiderstand reduziert. Die Haut fühlt sich warm an, es besteht selten ein Hypertonus. **Kardiomyopathien** mit Rhythmusstörungen finden sich vor allem bei der Alkoholzirrhose und der Hämochromatose. Wichtige Begleiterkrankungen einer Leberzirrhose sind das »hepatogene Ulkus« (verminderter Gastrinabbau, portale Hypertension) in 5–13 %, die **Neigung zu Gallensteinen**, meist aus Bilirubinat bestehend, eine chronische, ebenfalls **alkoholinduzierte Pankreatitis** und ein **Diabetes mellitus.** Besteht primär ein Diabetes mellitus, der durch eine sich entwickelnde Leberzirrhose kompliziert wird, sind hohe Insulindosen erforderlich, während ein sich spät entwickelnder Diabetes bei primärer Zirrhose zumeist gut auf Diät oder orale Antidiabetika anspricht.

Synopsis H-37: Symptome der Leberzirrhose

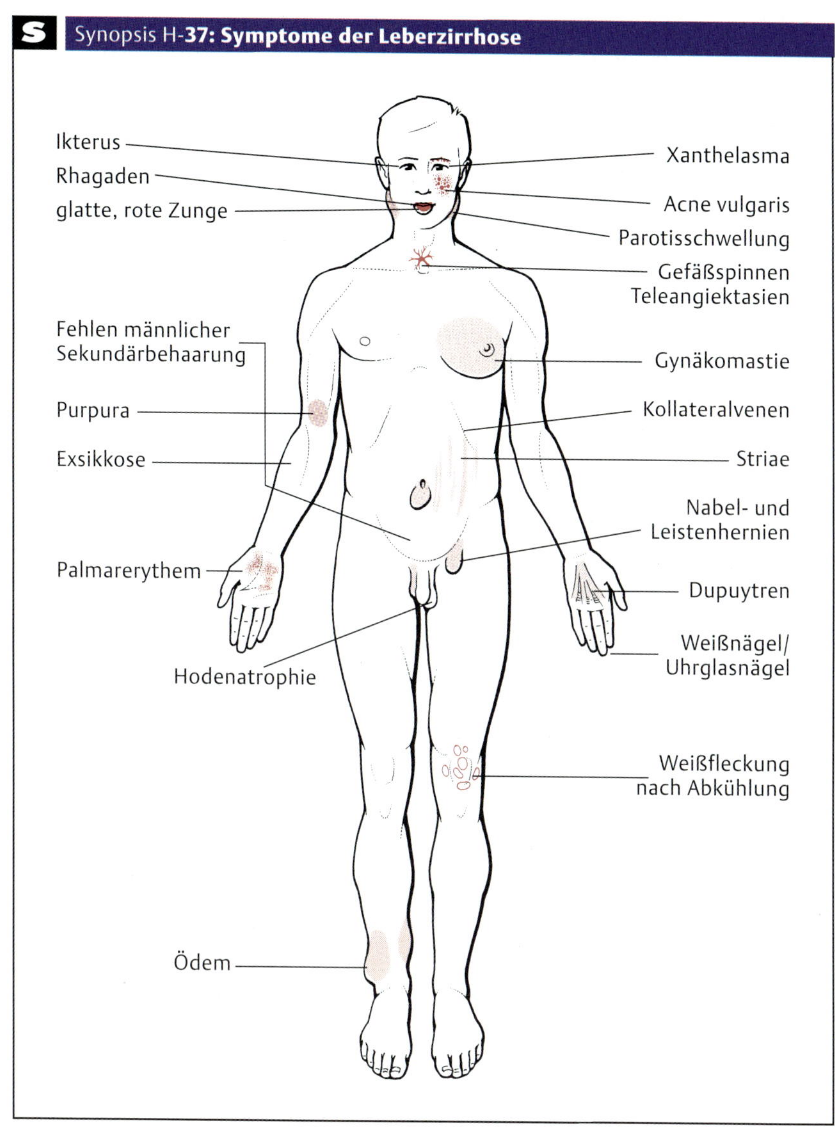

Diagnose. Die wichtigsten biochemischen Veränderungen bei einer Leberzirrhose sind in H-77 zusammengefaßt.

Diagnose Zahlreiche biochemische Veränderungen weisen auf die gestörte Leberfunktion hin (H-77).

H-77: Die wichtigsten biochemischen Veränderungen bei Leberzirrhose

- ▷ Störung der Eiweißsynthese (Albumin erniedrigt, Cholinesterase, Gerinnungsfaktoren erniedrigt)
- ▷ Störung der Entgiftungsfunktion (Ammoniak erhöht)
- ▷ Störung der Ausscheidungsfunktion (Bromthalein, Indozyaningrün)
- ▷ Störung des Bilirubinstoffwechsels (Bilirubin erhöht, AP erhöht)
- ▷ Entzündliche Aktivität (Transaminasen erhöht)

Es muß jedoch betont werden, daß »normale Leberwerte« wie Bilirubin, Elektrophorese und Transaminasen eine Zirrhose keineswegs ausschließen. Hohe Bilirubinwerte beinhalten meist eine ernste Prognose. die Transaminasen informieren über die Aktivität des Prozesses, wobei die γ-GT am empfindlichsten reagiert. **Der de-Ritis-Quotient (GOT/GPT) beträgt meist 3 : 1.** Ein Abfall des Albumins auf unter 3 g/dl, eine erniedrigte Cholinesterase und niedrige Gerinnungsfaktoren sind Ausdruck der verminderten Syntheseleistung der Leber, **eine breitbasige Erhöhung der Gammaglobuline**

Normale Leberwerte schließen eine Zirrhose nicht aus. Hohe Bilirubinwerte beinhalten in der Regel eine schlechte Prognose.
Der de-Ritis-Quotient (GOT/GPT) beträgt meist 3 : 1.
Niedriges Albumin, abfallender Quickwert und erniedrigte Cholinesterase

kennzeichnen die gestörte Syntheseleistung der Leber.
Die IgM-Fraktion ist insbesondere bei der primär biliären Zirrhose stark erhöht, während bei der Alkoholzirrhose die IgA-Fraktion und bei der posthepatitischen Zirrhose die IgG-Fraktion in erster Linie betroffen ist.
Häufig besteht ein sekundärer **Hyperaldosteronismus.**
Blutbildveränderungen: hypochrome Anämie, hyperchrome Anämie (Alkohol), Hämolyse, Thrombopenie, Leukopenie (splenogene Markhemmung). **Sonderuntersuchungen:** Ammoniak, Hepatitismarker, SMA, ANA, AMA, Alpha-1-Antitrypsin, Alpha-Fetoprotein (Leberzellkarzinom), Serumferritin (Hämochromatose), Caeruloplasmin (Morbus Wilson). Eine gute Orientierung über die aktuelle Situation des Patienten erlaubt die Klassifikation nach *Child* (▤ H-**78**).

betrifft vorwiegend die IgM-Fraktion, die insbesondere bei der primär biliären Zirrhose stark erhöht ist, während bei der Alkoholzirrhose die IgA-Fraktion, bei der posthepatitischen Zirrhose die IgG-Fraktion in erster Linie betroffen ist.
Die alkalische Phosphatase ist in erster Linie bei cholestatischen Verlaufsformen und bei der biliären Zirrhose stark erhöht. Eisen und Kupfer sind ebenfalls erhöht, das Kalium erniedrigt oder im unteren Normbereich, das Natrium eher im Sinne eines **sekundären Hyperaldosteronismus** erhöht (verminderter Abbau von Aldosteron in der Leber).
Oft findet man eine leichte hypochrome Anämie, bei Alkoholikern öfter auch eine makrozytäre Anämie, desgleichen leichte Hämolysen. Eine ausgeprägte Thrombopenie sowie eine Leukopenie weisen auf eine splenogene Markhemmung hin. Empfehlenswert ist ferner die Bestimmung des Serumammoniaks bei Verdacht auf hepatische Enzephalopathie, der Hepatitismarker, von Antikörpern gegen glatte Muskulatur, nukleäre Faktoren und Mitochondrien, des Alpha-1-Antitrypsins, des Alpha-Fetoproteins, von Serumferritin, und Caeruloplasmin.
Eine gute Orientierung über die aktuelle Situation des Patienten erlaubt die **Klassifikation nach Child**, bei der einige klinische Parameter sowie einige Laborbefunde Anhaltspunkte über die Prognose liefern (▤ H-**78**).

H-78: Klassifikation der Leberzirrhose nach *Child*

	Punkte 1	Punkte 2	Punkte 3	Stadium	Punkte
▷ Bilirubin (mg/dl)	< 2,0	2,0–3,0	> 3,0	A	5–6
▷ Albumin (g/dl)	> 3,5	3,0–3,5	< 3,0	B	7–9
▷ Quick (%)	> 70	40–70	< 40	C	9–15
▷ Aszites	0	leicht	schlecht zu behandeln		
▷ Neurologische Störung	0	gering	fortgeschritten		

Die **Sonographie** erlaubt eine Beurteilung der Leber- und Milzgröße, der Leberoberfläche, der Bindegewebsvermehrung von Aszitesbildung und der Portalvene.
Die direkte Inspektion der Leber (**Laparoskopie**) ist der Leberblindpunktion vorzuziehen (◘ H-**36**). Letztere weist eine Fehlerquote von 20 % auf.

Gastroskopisch müssen Ösophagus- und Fornixvarizen ausgeschlossen werden.

Die **Ultraschalluntersuchung** erlaubt eine sehr gute Beurteilung der Umbauvorgänge der Leber mit Strukturverdichtung, Formveränderung und Hinweisen auf eine portale Hypertension.

Schon minimale Aszitesmengen sind problemlos erfaßbar. Da die Leberblindpunktion eine Fehlerquote von bis zu 20 % aufweist, insbesondere wenn Regeneratknoten erfaßt werden, stellt die **Laparoskopie** das diagnostische Verfahren der Wahl dar. Die makroskopische Beurteilung liefert wichtige Hinweise über Genese und Aktivität der Zirrhose, Zeichen der portalen Hypertension sowie Hinweise auf ein Leberzellkarzinom auf dem Boden einer Zirrhose (◘ H-**37**). Lymphektasien oder Lymphzystchen gelten als Vorstufen einer Aszitesbildung.
Im Rahmen einer **Gastroskopie** lassen sich Ösophagus- und Fornixvarizen wesentlich verläßlicher diagnostizieren als bei der Magen-Darm-Passage.

Differentialdiagnose Hier ist an eine Infiltration bei Systemerkrankungen, eine Schistosomiasis, eine Pfortader- und/oder Milzvenenthrombose sowie eine Stauungsleber zu denken.

Differentialdiagnose. Im Rahmen der Differentialdiagnose ist an eine Infiltration der Leber bei Systemerkrankungen, eine Schistosomiasis, eine Pfortaderthrombose und eine Stauungsleber zu denken. Bei der isolierten Milzvenenthrombose, meist auf dem Boden einer chronischen Pankreaserkrankung, finden sich in der Regel isolierte Magenvarizen ohne Ösophagusvarizen.

Therapie Ausgewogene Diät mit 1 g Protein/kg KG, 300 mg Ursodesoxycholsäure/d, bei Ödemen und Aszites Kochsalzeinschränkung, bei beginnender Enzephalopathie Eiweißreduktion. Eine reduzierte Fettzufuhr ist

Therapie. Empfohlen wird eine ausgewogene Diät mit 1g Protein/kg KG, **eine eingeschränkte Fettzufuhr ist nicht erforderlich, ebensowenig die Gabe von Methionin, Orotsäure oder anderen »Leberschutzpräparaten«.** Verzweigtkettige Aminosäuren brauchen bei einer stabilen kompensierten Leberzirrhose nicht gegeben werden. 150 mg Ursodesoxycholsäure, zweimal/d, vermag biochemische Parameter zu verbessern, Ödeme und Aszites

machen eine Einschränkung der Kochsalzzufuhr erforderlich, bei einer beginnenden portalen Enzephalopathie muß die Eiweißzufuhr reduziert werden.
Diskutiert wird die Verabreichung antifibrotisch wirkender Medikamente wie Colchizin (1 mg/d für 5 Tage in der Woche) und Kortikosteroiden (Hemmung der Prolylhydroxylase).

nicht erforderlich, ebensowenig die Gabe von Methionin und Orotsäure.

> **Merke.** Wesentliche Aufgabe des Arztes bei der Betreuung des kompensierten Zirrhotikers ist die Früherkennung des hepatozellulären Karzinoms, das einer Resektionsbehandlung zugängig ist. Es empfehlen sich sonographische Kontrollen in 6monatigem Abstand und AFP-Bestimmung alle 12 Monate.

◀ **Merke**

In zunehmendem Maße gewinnt, insbesondere bei den metabolisch bedingten Leberzirrhosen, die Lebertransplantation an Bedeutung.
H-**79** faßt die verschiedenen Behandlungsmöglichkeiten in Abhängigkeit von der Ätiologie zusammen.
H-**80** listet mögliche Kandidaten für eine Lebertransplantation auf.

Eine Lebertransplantation gewinnt bei metabolisch bedingten Leberzirrhosen zunehmend an Bedeutung. In H-79 sind die Behandlungsmöglichkeiten je nach Ätiologie aufgeführt.
H-80 listet mögliche Kandidaten für eine Lebertransplantation auf.

H-79: Behandlungsmöglichkeiten der Leberzirrhose in Abhängigkeit von der Ätiologie

Ätiologie	Behandlung
▷ Virushepatitis (B, C und D)	antiviral?
▷ Alkohol	Abstinenz
▷ metabolisch	
• Eisenüberlastung	Aderlaß, Desferrioxamin
• Kupferüberlastung (Morbus Wilson)	Penicillamin
• Alpha-1-Trypsinmangel	Transplantation?
• Typ-IV-Glykogenese	Transplantation?
• Galaktosämie	Vermeiden von Milch und Milchprodukten
• Tyrosinämie	Vermeiden von Tyrosin, Transplantation?
▷ Cholestase (biliäre)	Beseitigung des Gallenstaus
▷ Lebervenenobstruktion	
• Budd-Chiari-Syndrom	Beseitigung der Blockade
• Herzinsuffizienz	Ursachenbehandlung
▷ immunologisch (lupoide Hepatitis)	Prednisolon
▷ Toxine oder Medikamente (z. B. Methotrexat, Amiodaron)	Exposition vermeiden
▷ Indian childhood	Penicillamin?

H-80: Erkrankungen, die für eine Lebertransplantation in Frage kommen

Zirrhose
- ▷ kryptogen
- ▷ autoimmun
- ▷ Virus B (HBV-DNA negativ)
- ▷ Virus C
- ▷ alkoholisch

Cholestatische Lebererkrankungen
- ▷ primär biliäre Zirrhose
- ▷ Gallengangsatresie
- ▷ primär sklerosierende Cholangitis
- ▷ sekundär sklerosierende Cholangitis
- ▷ Graft-versus-host-Disease
- ▷ cholestatische Sarkoidose

Primäre Stoffwechselkrankheiten
- ▷ α_1-Antitrypsin-Mangel
- ▷ Morbus Wilson
- ▷ Tyrosinämie
- ▷ Glykogenspeicherkrankheit
- ▷ Crigler-Najjar-Syndrom
- ▷ Protoporphyrie

Primäre Oxalurie Typ I
- ▷ homozygote Hypercholesterinämie

Fulminantes Leberversagen

Maligne primäre Lebertumoren (hepatozelluläres Karzinom, Hämangioendotheliom, Sarkom)

Verschiedenes
- ▷ Budd-Chiari-Syndrom
- ▷ Kurzdarm—Syndrom

Prognose Die 5-Jahres-Überlebensrate beträgt 50 %, nach 8 Jahren leben noch 20 %. Nach **Alkoholabstinenz** bessert sich die Prognose, insbesondere dann, wenn sich noch keine Dekompensationszeichen finden.
Die beste Prognose hat die Hämochromatose, die schlechteste die kryptogene Zirrhose.

Prognose. Der Verlauf einer Leberzirrhose wird durch die im folgenden aufgeführten Komplikationen geprägt. Die 5-Jahres-Überlebensrate liegt bei 50 %, nach 8 Jahren leben noch 20 %. Entscheidend ist die Frage der **Alkoholabstinenz**: Die Prognose der weitertrinkenden Patienten ist, insbesondere dann, wenn einmal Komplikationen eingetreten sind, deutlich schlechter als bei abstinenten Patienten. Auch die Genese der Zirrhose spielt bei der Prognose eine Rolle: Am längsten leben Patienten mit einer Hämochromatose, die schlechteste Prognose hat die kryptogene Zirrhose. Häufigste Todesursache ist die Leberinsuffizienz einschließlich Hepatom, gefolgt von der Varizenblutung.

6.3.2 Komplikationen der Leberzirrhose

Portale Hypertension

Bei der portalen Hypertension steigt der Druck auf über 15 mmHg an. Es werden ein **prähepatischer**, ein **intrahepatischer** und ein **posthepatischer Block** unterschieden (▤ H-**81**).
Folge ist ein **Umgehungskreislauf**, der über die ösophagealen Venen, den Plexus haemorrhoidalis erfolgen kann.

Der Druck im Pfortadersystem kann intraoperativ, aber auch durch direkte Punktion, z. B. von Ösophagusvarizen gemessen werden. Steigt der Druck im Pfortaderbereich über 15 mmHg an, spricht man von einer portalen Hypertension. Dabei wird je nach Lokalisation des Widerstands ein **prähepatischer**, ein **intrahepatischer** und ein **posthepatischer Block** unterschieden (▤ H-**81**). Folge der gestörten Strömungsverhältnisse ist die Ausbildung eines **Umgehungskreislaufes**, der über die ösophagealen Venen, aber auch über den Plexus haemorrhoidalis, gastrophrenikorenale Kollateralen oder retroperitoneale Venen erfolgen kann.

H-81: Krankheiten mit portaler Hypertension

Lokalisation des Strömungshindernisses	Häufige Erkrankungen	Seltene Erkrankungen
▷ prähepatisch	▷ Pfortaderthrombose	▷ arterio-portalvenöse Fisteln
▷ intrahepatisch präsinusoidal	▷ primär biliäre Zirrhose	▷ Schistosomiasis* ▷ Sarkoidose ▷ Hämoblastosen ▷ myeloproliferatives Syndrom ▷ lymphatische Systemerkrankungen ▷ Kollagenosen ▷ kongenitale hepatische Fibrose ▷ idiopathische portale Hypertension
▷ Sinusoidal	▷ Leberzirrhose ▷ alkoholbedingte Leberschädigung	▷ noduläre Hyperplasie
▷ postsinusoidal	▷ Leberzirrhose ▷ alkoholbedingte Leberschädigung	▷ Venenverschlußsyndrom ▷ Budd-Chiari-Syndrom
▷ posthepatisch	▷ Rechtsherzinsuffizienz ▷ Trikuspidalinsuffizienz ▷ Pericarditis constrictiva	▷ Budd-Chiari-Syndrom ▷ Mißbildung der Lebervene oder Vena cava ▷ Thrombose der Lebervene oder Vena-cava-Kompression (Tumor)

* Weltweit eine der häufigsten Ursachen der portalen Hypertension, selten in Europa

Ösophagusvarizen (S H-38) finden sich bei 20–60 % aller Zirrhotiker, häufiger bei der alkoholischen Zirrhose als bei der posthepatitischen Zirrhose. Ursache der Varizenblutung ist eine plötzliche Druckerhöhung

Ösophagusvarizen (S H-**38**) finden sich bei 20–60 % aller Patienten mit Leberzirrhose, häufiger bei der alkoholischen als bei der posthepatitischen Form. Duodenal- und Kolonvarizen im Rahmen einer portalen Hypertension sind eher selten. Plötzliche Druckerhöhungen im Pfortadersystem, z. B. auch nach einem Alkoholexzeß, führen zu einer Blutung, wobei allerdings keine Korrelation zwischen dem gemessenen Druck und dem Blutungs-

S Synopsis H-**38: Ösophagusvarizen und deren Behandlung**

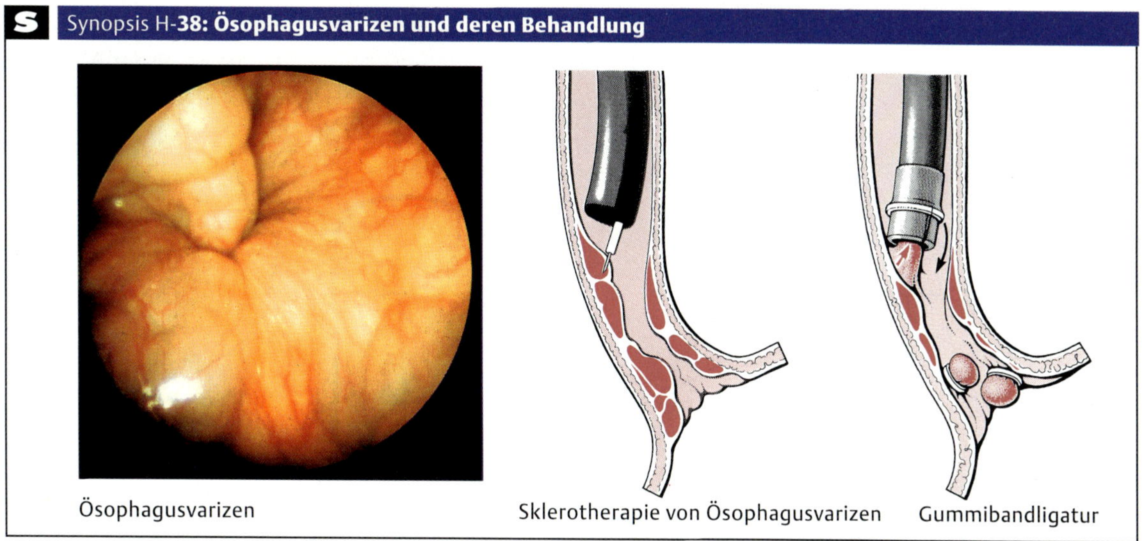

Ösophagusvarizen Sklerotherapie von Ösophagusvarizen Gummibandligatur

risiko besteht. **Varizen auf Varizen** (cherry-red-spots) scheinen hingegen bei stark prominenten Varizen eine Blutungsgefahr zu signalisieren.

Ösophagusvarizen sind in 15–20% Ursache einer endoskopisch verifizierten gastrointestinalen Blutung. Nicht jeder Zirrhosekranke blutet jedoch aus Ösophagus- oder Fornixvarizen: in 25% liegt ein Ulkus, in 25% eine Erosionsblutung vor, wobei jedoch betont werden muß, daß bei bekannter Leberzirrhose andere Blutungsquellen, insbesondere Erosionen bei Leberinsuffizienz, häufig gefunden werden.

im Pfortadersystem, nicht ein gastroösophagealer Reflux.

Mittel der Wahl bei einer diagnostizierten Varizenblutung ist heute die **endoskopische Sklerotherapie** mit Polidocanol (Aethoxysklerol bzw. die Gummibandligatur; Erfolgsrate 90%). Als Überbrückungsmaßnahme hat sich eine Ballontamponade (Sengstaken-Blakemore-Sonde bei Ösophagusvarizen, Linton-Nachlas-Sonde bei Fornixvarizen) bewährt. Wegen der Gefahr von Drucknekrosen sollte die Sengstaken-Sonde nur maximal 6 Stunden geblockt bleiben (**S** H-**39**).

Weitere Komplikationen sind eine Atemwegsobstruktion im Falle eines Hochrutschens des Ösophagusballons sowie die Aspiration von Blut und Sekret mit konsekutiver Aspirationspneumonie (regelmäßiges Absaugen erforderlich). Unterstützt werden kann die Ballontamponade noch durch die Gabe von Vasopressin oder Terlipressin bzw. die Gabe von Nitroglycerin oder Somatostatin. Diese Substanzen senken den Druck im Pfortadersystem um 30–40%.

Therapie der Wahl einer Varizenblutung ist die **endoskopische Sklerotherapie**, evtl. nach initialer Ballontamponade. Bei der Ösophagusvarizenblutung aus der terminalen Speiseröhre hat sich die **Sengstaken-Blakemore-Sonde**, bei Fornixvarizen die **Linton-Nachlas-Sonde** bewährt (**S** H-**39**).

Im Rahmen der **Komaprophylaxe** ist auf eine rasche Elimination des Blutes aus dem Darm durch eine Darmlavage und auf eine Reduktion der bakteriellen Ammoniakproduktion durch Gabe von Laktulose und nichtresorbierbare Antibiotika wie Neomycin oder Paromomycin Wert zu legen.

Die Letalität der akuten Ösophagusvarizenblutung beträgt 25–50%, wobei über die Hälfte der Patienten im Leberversagen versterben. Sie ist abhängig von der Intensität der Blutung, dem Ausmaß der Leberschädigung (Child-C-Stadium über 70%) und dem Auftreten von Rezidivblutungen, mit dem in bis zu 50% innerhalb der ersten Woche zu rechnen ist.

Parallel zur Behandlung der Hypovolämie geht die **Komaprophylaxe** durch eine orale Darmlavage sowie rektale Einläufe mit Acetatpuffer pH 4,5, die Gabe von Laktulose sowie nichtresorbierbarer Antibiotika.

Die **Letalität der akuten Ösophagusvarizenblutung beträgt 25–50%**, in bis zu 50% kommt es innerhalb der ersten Woche zu einer Rezidivblutung.

Eine prophylaktische Sklerosierung wird derzeit von den meisten Autoren abgelehnt, die medikamentöse Drucksenkung durch Gabe von Betablockern oder Nitropräparaten ist meist erfolgreich. Bei ungünstiger Lebersituation, insbesondere im Stadium Child C wird eine Langzeitsklerotherapie durchgeführt, im Stadium A ist nach erfolgreicher Blutstillung eine Shuntoperation (portokaval, mesenterikokaval, splenorenal) zu diskutieren. Nachteil der Shuntoperation ist eine Zunahme der Enzephalopathieproblematik durch das an der Leber vorbeigleitende Portalblut. **Prophylaktische Shuntoperationen werden nicht mehr praktiziert**, der Notfallshunt bei unstillbarer Blutung ist durch Sperroperationen (Devaskularisierung des Magens) abgelöst worden.

Eine prophylaktische Sklerotherapie wird derzeit von den meisten Autoren abgelehnt, ebenso eine prophylaktische Shuntoperation. Ein Elektivshunt ist bei Child-A-Patienten nach erfolgreicher Blutstillung zu diskutieren. Auch der Notfallshunt ist zugunsten von Sperroperationen wieder verlassen worden (**S** H-**39**).

Synopsis H-39: Ballontamponade der Ösophagusvarizenblutung

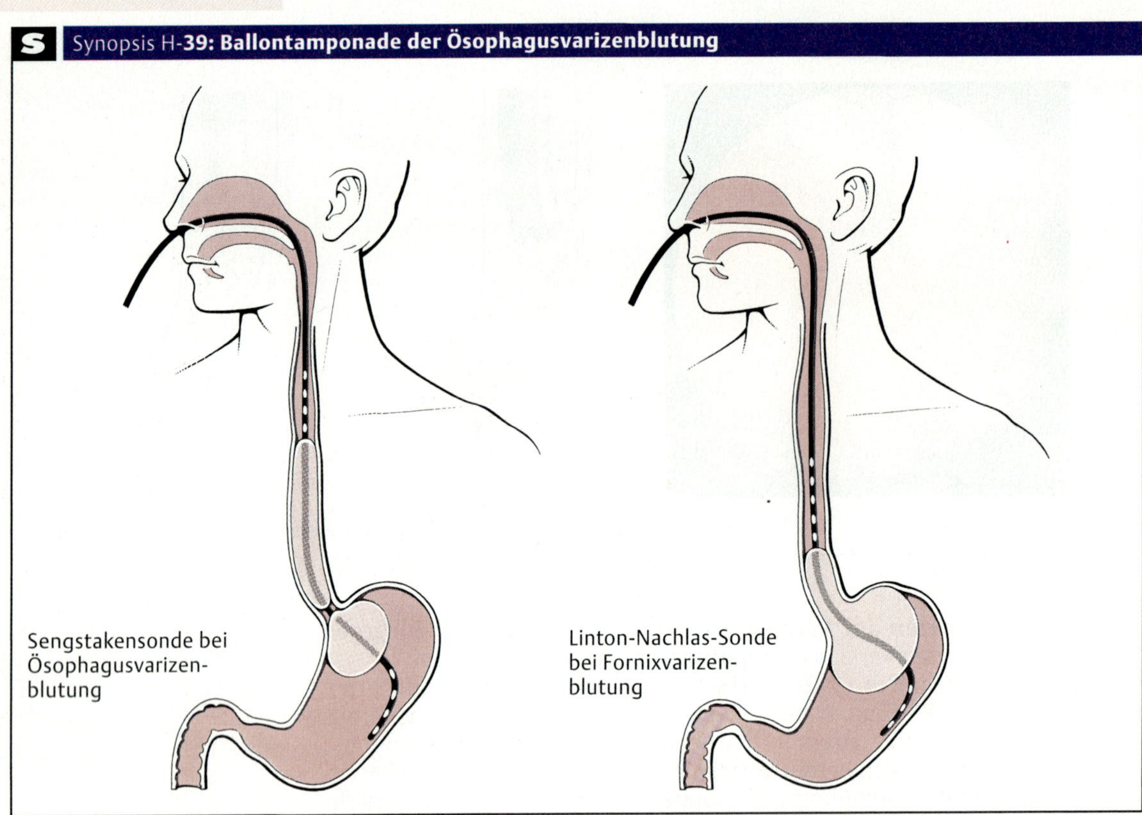

Zunehmende Bedeutung gewinnt der transjuguläre intrahepatische portosystemische Stent-Shunt (TIPSS), bei dem nach Punktion der Halsvene und Schaffung einer Kommunikation zwischen Lebervene und Pfortader unter sonographischer oder röntgenologischer Kontrolle ein Stent implantiert wird. Die Thrombosegefahr ist allerdings, längerfristig betrachtet, relativ hoch (S H-**40**).

Synopsis H-40: Transjugulärer portosystemischer Shunt (TIPPS)

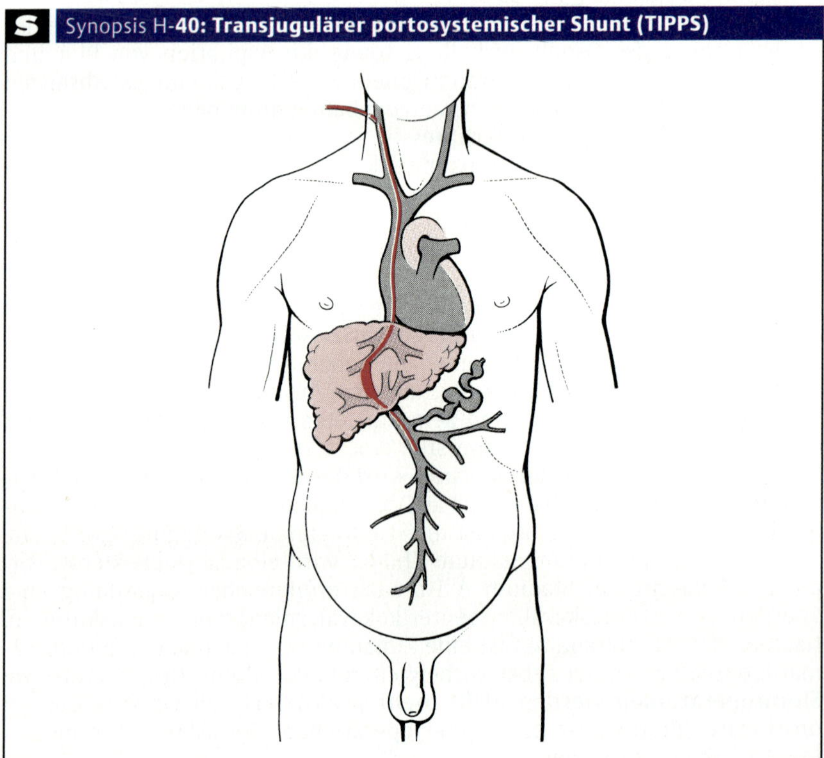

Aszites

Aszites

Definition. Unter Aszites versteht man die Ansammlung von freier Flüssigkeit in der Bauchhöhle.

◀ **Definition**

Pathogenese. Ein erhöhter hydrostatischer Druck, eine erhöhte Kapillarpermeabilität, eine lymphatische Komponente, eine renale Dysfunktion und endokrine Faktoren (Renin-Angiotensin-Aldosteron-System, ADH, natriuretisches Hormon) spielen bei der Aszitesentstehung auf dem Boden einer Leberzirrhose eine Rolle. Der kolloidosmotische Druck ist im Rahmen der Hypalbuminämie vermindert, es bestehen eine ausgeprägte Natriumretention und eine reduzierte Kapazität, freies Wasser auszuscheiden. Die Verminderung des effektiven Plasmavolumens bedingt eine sekundäre Aktivierung humoraler und hormonaler Faktoren. Hyponatriämie infolge vergrößertem extrazellulärem Volumen und Hypokaliämie können eine hepatische Enzephalopathie auslösen.

Pathogenese Verminderung des effektiven Plasmavolumens und eine endokrin bedingte Nierenfunktionsstörung bedingen eine Salz- und Wasserretention. Eine Erhöhung des portalen und sinusoidalen Drucks sowie die Abnahme des kolloidosmotischen Drucks führen zu einer intraperitonealen Flüssigkeitsansammlung. Hyponatriämie und Hypokaliämie können ein Leberausfallskoma (Elektrolytkoma) provozieren.

Diagnose. Ein vorgewölbtes Abdomen, im Liegen ausladende Flanken, ein verstrichener Nabel, evtl. sogar eine Nabelhernie sowie ein Mißverhältnis zwischen den abgemagerten Extremitäten und dem geblähten Abdomen (»Vor dem Regen kommt der Wind«) kennzeichnen den Patienten mit einer dekompensierten Leberzirrhose mit Aszites.
Der Aszitesnachweis kann klinisch (Nachweisgrenze 1000 ml) durch Ballotement (Fluktuationswelle), Flankendämpfung und Dämpfungswechsel bei Lageänderung und durch Perkussion in Knie-Ellenbogen-Lage (Nachweisgrenze 100 ml) verifiziert werden. Am sensitivsten (ab 30 ml) ist jedoch die Sonographie. Im Rahmen einer diagnostischen Punktion, eventuell unter sonographischer Kontrolle, werden Laboruntersuchungen (spezifisches Gewicht, Eiweißgehalt, LDH), Bakteriologie und Zytologie (Erythrozyten, Leukozyten, Tumorzellen) durchgeführt (H-**82**, H-**37**). Zur Unterscheidung eines Transsudates von einem Exsudat s. H-**83**.

Diagnose Aszites kann klinisch durch Ballottement (Fluktuationswelle), Flankendämpfung und Dämpfungswechsel bei Lageänderung und durch Perkussion in Knie-Ellenbogen-Lage verifiziert werden.
Am sensitivsten ist die **Sonographie**. Durch **diagnostische Punktion** können spezifisches Gewicht, Eiweißgehalt, LDH, Bakteriologie und Zytologie bestimmt werden (H-**82**, H-**37**). Zur Unterscheidung zwischen Exsudat und Transsudat s. H-**83**.

H-82: Untersuchung der Aszitesflüssigkeit

Standardprogramm

▷ Leukozytenzahl/Zellzahl	Laktat
▷ Leukozytendifferenzierung	pH
▷ Zytologie	Albumin
▷ Gramfärbung	Fibronektin
▷ Ziehl-Neelsen-Färbung	Cholesterin
▷ aerobe und anaerobe Kultur	
▷ Tuberkelbakterien- und Pilzkultur	

Zusatzuntersuchungen

▷ LDH	Glukose
▷ CEA	Polarisationsmikroskopie
▷ AFP	

H-83: Unterscheidungsmerkmale zwischen Transsudat und Exsudat

Unterscheidungsmerkmale	Transsudat	Exsudat
▷ spezifisches Gewicht	bis 1016	über 1016
▷ Eiweißgehalt	< 2,5 g/l	> 2,5 g/l
▷ Albumin (Serum-/Aszites-Albuminquotient)	> 1,1	< 1,1

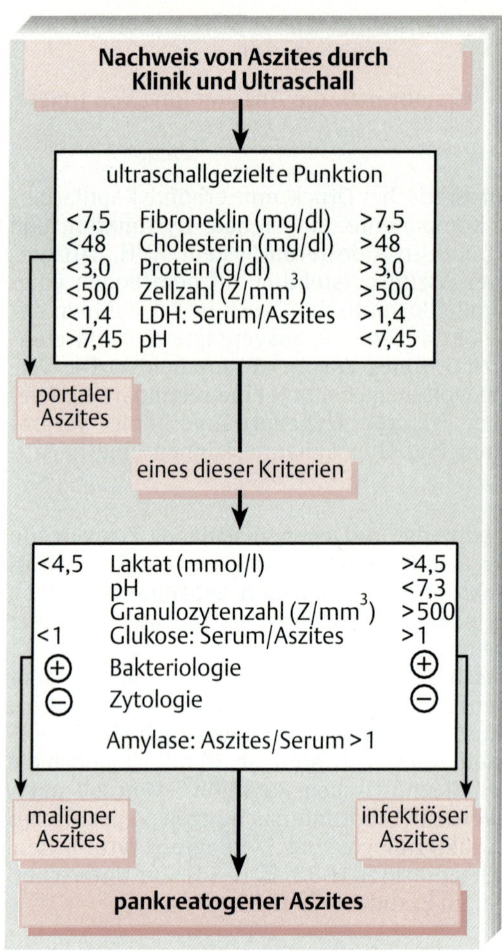

H-**37:** Untersuchungen des Aszites zur Differentialdiagnose der wichtigsten Aszitesformen.

Bei etwa 8 % aller Patienten mit einer Leberzirrhose und Aszites kommt es zu einer **spontanen bakteriellen Peritonitis**, meist hämatogen bedingt, wobei in 60–80 % aerobe gramnegative Keime nachgewiesen werden können. Im Aszites sind dann mehr als 250 Polymorphkernige pro ml nachweisbar. Fieber, Bauchschmerzen, Abwehrspannung und systemische Leukozytose weisen auf diese Komplikation hin, die immer mit einer Dekompensation der Leberfunktion und einer hepatischen Enzephalopathie vergesellschaftet ist. Eine **Breitbandantibiose** ist immer indiziert, auch dann, wenn keine klinischen Symptome bestehen, aber mehr als 500 Leukozyten pro ml Aszites nachgewiesen werden können. Die Prognose ist ernst, insbesondere wenn der pH-Wert des Aszites unter pH 7,15 abfällt.

Differentialdiagnose Zur Differentialdiagnose des Aszites muß ein weites Spektrum an Erkrankungen einbezogen werden (H-**84**). Aussehen bzw. Zusammensetzung des Aszites und/oder noch vorhandene Symptome grenzen die Diagnose ein.

Differentialdiagnose. Zur Differentialdiagnose des Aszites muß ein weites Spektrum an Erkrankungen einbezogen werden (H-**84**). Aussehen bzw. Zusammensetzung des Aszites und/oder noch vorhandener Symptome grenzen die Diagnose ein.

H-84: Verschiedene Aszitesformen und ihre Ursachen

Portaler Aszites
- ▷ Leberzirrhose
- ▷ Budd-Chiari-Syndrom
- ▷ Lebervenenthrombose
- ▷ Alkohol-Hepatitis
- ▷ Pfortader-Thrombose (selten)

Kardialer Aszites
- ▷ Rechtsherzinsuffizienz
- ▷ Pericarditis constrictiva

Maligner Aszites
- ▷ Peritonealkarzinose
- ▷ intraabdominelle Tumoren
- ▷ hepatozelluläres Karzinom
- ▷ Metastasenleber
- ▷ Mesotheliom
- ▷ lymphatische Systemerkrankungen
- ▷ Pseudomyxom

Entzündlicher Aszites
- ▷ bakterielle Peritonitis
- ▷ Tuberkulose
- ▷ Vaskulitis
- ▷ eosinophile Gastroenteritis

Pankreatogener Aszites
- ▷ Pankreatitis vom Schweregrad II–III

Seltene Aszitesformen
- ▷ schwere Hypalbuminämie
- ▷ Mesenterialvenenthrombose
- ▷ Peritonealdialyse
- ▷ Morbus Whipple
- ▷ Hypothyreose
- ▷ Amyloidose
- ▷ Stärkeperitonitis

Therapie (H-**85**). Bettruhe sowie tägliche Bäder (Umverteilung der Flüssigkeit unter Ausnutzung des Auftriebs) bedingen eine spontane Besserung der renalen Perfusion, Diurese und Natriurese. Eine eingeschränkte Flüssigkeits- und NaCl-Zufuhr (3 g/d) sowie eine Kaliumsubstitution unterstützen diätetische Maßnahmen. eine Parazentese ist bei akuter Dyspnoe und stark angespanntem Abdomen erlaubt (S H-**41**).

Therapie(H-**85**) Bettruhe, ein tägliches Bad, eine Flüssigkeitsreduktion auf 1,5 l/d sowie eine Kochsalzzufuhr von maximal 3 g/d bringen die Natriurese in Gang.
Aszitespunktion s. S H-**41**.

H-85: Stufenplan der Aszitestherapie

Stufe 1
- ▷ Bettruhe
- ▷ Natrium- (≤ 3 g/Tag) und Wasserrestriktion (1–1,5 l/Tag)
- ▷ eventuell Kaliumsubstitution
- ▷ Albuminzufuhr, wenn Serumalbumin < 3 g/dl (435 µmol/l)
- ▷ Gewichtskontrolle (Ziel maximal 500 g/Tag, bei Ödemen bis 1000 g/Tag Gewichtsabnahme)
- ▷ Enzephalopathiekontrolle

Stufe 2
Wenn nach 4 Tagen kein Gewichtsverlust von 300 g/Tag
- ▷ Spironolacton (100 mg/Tag) und Xipamid (10 mg/Tag)
- ▷ bei Wirkungslosigkeit (d. h. kein Gewichtsverlust über 300 g/Tag) Dosiserhöhung: Spironolacton auf 400 mg/Tag, Xipamid auf 40 mg/Tag
- ▷ Elektrolyt-, Kreatinin-, Enzephalopathiekontrolle
- ▷ bei Elektrolytentgleisung, Kreatininanstieg oder Enzephalopathiezeichen Diuretika absetzen

Stufe 3
Wenn bei maximaler Diuretikatherapie kein Gewichtsverlust
- ▷ Ursachen der Therapieresistenz überprüfen
- ▷ nach Beseitigung eventueller Ursachen erneut Stufe 2

Stufe 4
Wenn erneut kein Therapieerfolg oder keine Compliance
- ▷ chirurgische Therapie (peritoneovenöser Shunt)
- ▷ Aszitespunktion mit Albuminsubstitution

Merke ▶

Merke. Bei der Punktion größerer Aszitesmengen (über 3 l) muß eine Eiweißsubstitution (8 g Albumin/1 l Aszites) bzw. die Gabe eines Plasmaexpanders (z. B. Haemaccel®) erfolgen, um Kreislaufreaktionen zu vermeiden.

Aldosteronantagonisten (Spironolacton 300–600 mg) in Verbindung mit Furosemid (40–120 mg) oder Thiaziden gelten als Diuretika der Wahl, wobei eine **Gewichtsreduktion von täglich 0,5 bis maximal 1,0 l** angestrebt werden sollte.

300–600 mg Spironolacton gelten als Mittel der Wahl; der Aldosteronantagonist kann mit einem Schleifendiuretikum, z. B. 40–120 mg Furosemid, oder einem Thiazid kombiniert werden. Dabei ist eine **tägliche Gewichtsreduktion von 0,5–1,0 l** anzustreben. Auf regelmäßige Elektrolytbestimmungen ist besonderer Wert zu legen.

Synopsis H-**41: Aszitestherapie**

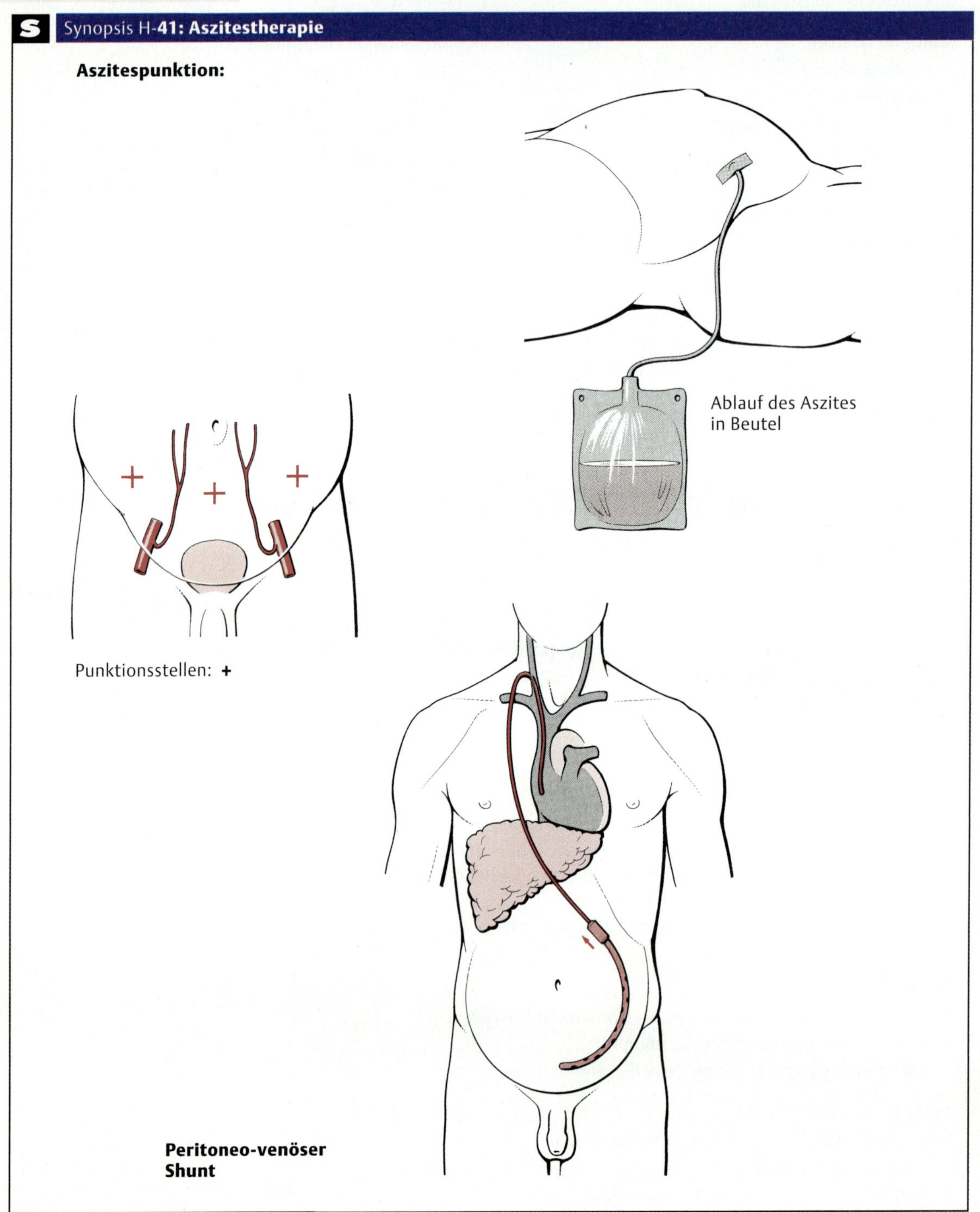

Bei einem therapierefraktären Aszites ist ein **peritoneovenöser Shunt** (Aszitesretransfusion mittels Shunt nach *LeVeen, Denver, Agishi*) zu diskutieren, der über einen subkutan implantierten Katheter den Aszites in die obere Hohlvene leitet.

Bei Therapieresistenz ist ein **peritoneovenöser Shunt** zu diskutieren.

Prognose. Die Prognose des Zirrhosepatienten mit Aszites ist mit einer 2-Jahres-Überlebensrate von 50% nicht günstig.

Prognose Nach 2 Jahren leben nur noch 50% der Zirrhotiker mit ausgeprägter Aszitesbildung.

Hepatorenales Syndrom

Hepatorenales Syndrom

Definition. Mit zunehmender Leberinsuffizienz (fulminante Hepatitis 30%, Zirrhose 40 bis 75%) lassen sich Nierenfunktionsstörungen nachweisen. Pathohistologisch zeigt die Niere keine Veränderungen. Das hepatorenale Syndrom ist durch eine **reversible** Niereninsuffizienz bei fortgeschrittener Lebererkrankung wie Zirrhose, fulminanter Hepatitis, bei Lebertumoren und nach Hemihepatektomie gekennzeichnet.

◀ **Definition**

Klinik. Klinisch stehen eine **Azotämie**, eine **Natriumretention**, eine **Oligurie** und eine **Hyponatriämie** im Vordergrund. Das hepatorenale Syndrom wird nicht selten durch eine forcierte Diurese, eine ausgiebige Parazentese oder eine gastrointestinale Blutung provoziert. Klassischerweise liegt die Urinosmolalität über der des Plasmas, die Natriumausscheidung unter 10 mmol/l.

Therapie. Eine kausale Therapie ist nicht bekannt, günstige Ergebnisse werden nach Implantation eines peritoneovenösen Shunts berichtet. Die Letalität liegt bei 90%, Spontanremissionen sind selten.

Klinik **Azotämie, Natriumretention, Oligurie** und **Hyponatriämie** stehen im Vordergrund, ausgelöst z. B. durch eine forcierte Diurese, eine ausgiebige Parazentese oder eine Varizenblutung. Die Urinosmolalität ist höher als die im Plasma, die Natriumausscheidung im Urin unter 10 mmol/l.
Therapie Eine kausale Therapie ist nicht bekannt. Die Letalität liegt bei 90%.

Hepatische Enzephalopathie

Hepatische Enzephalopathie

Bei der hepatischen Enzephalopathie, zentralnervösen Störungen im Gefolge einer schweren Lebererkrankung, werden vier Schweregrade unterschieden (H-**86**).

Die hepatische (portosystemische) Enzephalopathie ist durch zentralnervöse Störungen im Gefolge einer schweren Lebererkrankung charakterisiert. H-**86** informiert über die Schweregrade der hepatischen Enzephalopathie.

H-86: Definition der Stadien des Coma hepaticum

Koma-Stadium	Bewußtseinslage	Flapping Tremor (Asterixis)	EEG-Veränderungen
▷ Stadium I (Prodromalstadium)	Euphorie, gelegentlich Depression, geringe Verwirrtheit, Verlangsamung, verwaschene Sprache, Schlafstörungen	leicht	im allgemeinen fehlend
▷ Stadium II (drohendes Koma)	stärker ausgeprägte Symptome des Stadiums I, schläfrig, inadäquates Verhalten, Sphinkterkontrolle erhalten	vorhanden	vorhanden
▷ Stadium III (Stupor)	Patient schläft die meiste Zeit, erweckbar, unzusammenhängende Sprache	vorhanden (falls der Patient mitarbeitet)	vorhanden
▷ Stadium IV (tiefes Koma)	Patient reagiert noch oder reagiert nicht mehr auf Schmerzreize	gewöhnlich fehlend	vorhanden

Häufig findet sich eine Hyperventilation, die zu einer respiratorischen und metabolischen Alkalose führen kann.
Der Reitan-Test (Ziffern müssen in numerischer Reihenfolge verbunden werden) und eine Schriftprobe orientieren rasch über den Schweregrad einer hepatischen Enzephalopathie.

Der Reitan-Test (Ziffern müssen in numerischer Reihenfolge verbunden werden) und eine Schriftprobe orientieren rasch über den Schweregrad einer hepatischen Enzephalopathie.

Pathogenese Auslösend sind ein endogenes Koma (Leber**zerfall**skoma) oder ein exogenes Koma (Leber**ausfall**skoma). Über die Ätiologie des Leberversagens informiert ▤ H-**87**. Das exogene Leberkoma (Leberausfallskoma) ist Folge einer Leberzirrhose. Es entwickelt sich langsam, provoziert durch Alkoholexzeß, Diätfehler, Varizenblutung etc.

Pathogenese. Auslösende Faktoren sind ein **endogenes Leberkoma** (Leber**zerfall**skoma) als Folge einer massiven **Leberzellnekrose unterschiedlicher Ätiologie** oder ein exogenes Koma (Leber**ausfall**skoma) als Folge einer fortgeschrittenen Leberzirrhose.
Letzteres entwickelt sich im Gegensatz zum Leber**zerfall**skoma langsam, häufig provoziert durch Alkoholexzeß, Diätfehler, Varizenblutung und Elektrolytverschiebungen (▤ H-**87**).

▤ H-87: Ätiologie des akuten Leberversagens

Virus-Hepatitis
- ▷ A, B, C, D, E, selten: Herpes simplex, CMV?, EBV?

Medikamente
- ▷ Halothan, Paracetamol, INH, Rifampicin, Alpha-Methyldopa, Valproinsäure, Monoaminooxidasehemmer, Ketoconazol, Cotrimoxazol, Disulfiram, nichtsteroidale Antirheumatika wie Pirprofen, Phenothiazine, Phenhydan etc.

Toxine und Chemikalien
- ▷ Amanita phalloides, CCl_4, $CHCl_3$, gelber Phosphor

Andere Ursachen
Ischämie
- ▷ akutes Kreislaufversagen
- ▷ Hitzschlag
- ▷ Budd-Chiari-Syndrom und veno-occlusive disease

Massive maligne Infiltrationen der Leber
- ▷ Metastasen
- ▷ akute Leukämie
- ▷ Morbus Hodgkin
- ▷ Non-Hodgkin-Lymphome

Morbus Wilson* (Erstmanifestation)

Kleintropfige Verfettung
- ▷ Schwangerschaftsfettleber
- ▷ Reye-Syndrom

Angeborene Stoffwechselanomalien im frühesten Kindesalter
- ▷ Galaktosämie
- ▷ hereditäre Fruktoseintoleranz
- ▷ hereditäre Tyrosinämie

Klinik Der Transaminasensturz weist darauf hin, daß ein großer Teil der Leber zerstört ist. Klinisch schrumpft die Leber. Der Abfall der Gerinnungsparameter ist ein prognostisch ungünstiges Zeichen (Quick < 20 %). Bei ca. 50 % kommt es zu **Verbrauchskoagulopathien** und zu **gastrointestinalen Blutungen.**

Klinik. Das Auftreten einer hepatischen Enzephalopathie im Rahmen einer akuten Lebererkrankung weist auf einen schweren Verlauf hin. Die Höhe der Transaminasen korreliert mit der Zahl der Zellnekrosen, ein Transaminasensturz weist darauf hin, daß ein großer Teil der Leber zerstört ist. Klinisch schrumpft die Leber. Ein Abfall der Gerinnungsparameter, zunächst Faktor VII, dann V, ist ein prognostisch ungünstiges Zeichen (Quick unter 20 %), bei 50 % kommt es auch zu einer **Verbrauchskoagulopathie** (DIC) mit einer verstärkten Blutungsneigung. In 70 % der Fälle ist ein Hirnödem nachweisbar, in 50 % **gastrointestinale Blutungen**, bevorzugt aus Magenerosionen.
Der Schweregrad der Enzephalopathie korreliert mit dem Schweregrad des Komas. **Ammoniak** stammt bei kataboler Stoffwechsellage aus Aminosäuren. Im ZNS greift Ammoniak in verschiedene Stoffwechselvorgänge ein. Es kommt zur Bildung von Glutamin. Der sogenannte Malat-Aspartat-Shuttle wird beeinflußt, aromatische Aminosäuren werden vermehrt ins ZNS transportiert. Weitere Stoffe, die zur Entstehung der hepatischen Enzephalopathie beitragen, sind Mercaptane, Fettsäuren und GABA.
Bei über 90 % aller Patienten mit einer hepatischen Enzephalopathie finden sich **erhöhte Ammoniakspiegel** (> 100 µg/ml) im Blut. In der Diskussion ist die Entstehung falscher Neurotransmitter, insbesondere der Gammaaminobuttersäure (GABA).

Ammoniak stammt bei kataboler Stoffwechsellage aus Aminosäuren. Im ZNS greift Ammoniak in verschiedene Stoffwechselvorgänge ein. Auch Mercaptane, Fettsäuren und GABA tragen zur hepatischen Enzephalopathie bei.
Bei über 90 % aller Patienten findet sich ein **erhöhtes Serumammoniak** (> 100 µg/ml). Es kommt zur Entstehung falscher Neurotransmitter, aromatische Aminosäuren gelangen vermehrt ins ZNS.

Therapie (▤ **H-88**) Darmreinigung, Laktulose und nichtresorbierbare Antibiotika (z. B. Neomycin) dienen der Darmdekontamination von ammoniakbildenden Bakterien.

Therapie (▤ H-**88**). Bei der Aufnahme toxischer Substanzen sind Entgiftungsmaßnahmen erforderlich, eventuell Antidotgabe (z. B. Acetylcystein bei Paracetamolintoxikation).
Darmreinigung, Laktulose (3 × 30 ml) und nichtresorbierbare Antibiotika wie Neomycin und Paromomycin dienen der Darmdekontamination von ammoniakbildenden Bakterien.
Die Proteinzufuhr sollte auf 0,5 g/kg KG reduziert werden, einen günstigen Einfluß scheint pflanzliches Eiweiß zu haben. Der günstige Effekt einer parenteralen Applikation verzweigtkettiger Aminosäurelösungen ist umstritten.
Die Lebertransplantation bei akutem Leberversagen ergibt eine Überlebensrate von 50–70 %; allerdings versterben 12–25 % in der Vorbereitungsphase auf die Transplantation.

Die Proteinzufuhr sollte auf 0,5 g/kg KG reduziert werden.

Hämofiltration, Hämoperfusion und Lebertransplantation sind beim Leberzerfallskoma zu diskutieren.

H-88: Therapeutische Maßnahmen beim akuten Leberversagen

Allgemeine Intensivpflege
- ▷ Infektionsprophylaxe (Schutzkleidung)
- ▷ zentralvenöser Katheter
- ▷ nasogastrale Sonde
- ▷ suprapubischer Blasenkatheter
- ▷ kalorisch adäquate, proteinarme Ernährung (≤ 20 g Protein/Tag), parenteral oder über Sonde; verzweigtkettige Aminosäuren oder ihre Ketoanaloga
- ▷ Überwachung von Blutdruck, Puls, Atemfrequenz, Temperatur (Dokumentation!)
- ▷ Gewichtskontrolle (Bettwaage)
- ▷ Flüssigkeitsbilanz (Ausfuhr stündlich messen)
- ▷ Pneumonieprophylaxe (Abklatschen)

Pharmakotherapie
- ▷ keine Sedierung
- ▷ Neomycin oder Paromomycin und/oder Laktulose
- ▷ Ranitidin oder Famotidin zur Prophylaxe gegen obere gastrointestinale Blutungen

Bei Infektion
- ▷ gezielte Antibiotika (Blutkultur)

Atmung
- ▷ Intubation
- ▷ O_2-Beatmung bei respiratorischer Insuffizienz

Elektrolytentgleisung, Azidose, Alkalose
- ▷ Ausgleich einer Hypokaliämie (K^+ per Infusion)
- ▷ Ausgleich einer Hyperkaliämie (Resonium, Hämodialyse)
- ▷ Ausgleich einer Hyponatriämie (Flüssigkeitsrestriktion, keine hypertone NaCl-Lösung!)
- ▷ Ausgleich einer Azidose oder Alkalose

Niereninsuffizienz
- ▷ bei Hypalbuminämie kochsalzfreie Albuminlösung
- ▷ Hämodialyse und Hämofiltration bei akutem Nierenversagen

Blutung
- ▷ Frischblut, FFP, Prothrombinkomplexkonzentrat
- ▷ Thrombozytenkonzentrat
- ▷ eventuell Antithrombin III-Konzentrat und niedrig dosierte Heparingaben bei drohender Verbrauchskoagulopathie (DIC)

Hirnödem
- ▷ Mannitol 20 %ig, intravenöse Infusion
- ▷ Oberkörper hochlagern

Prognose. Die Letalität der fulminanten Hepatitis beträgt im Stadium IV 80 %, die der schweren alkoholischen Hepatitis 20 %.
Prognostische Parameter beim akuten Leberversagen sind in ▤ H-**89** zu finden.

Prognose Die Letalität der fulminanten Hepatitis beträgt im Stadium IV 80 %, die der schweren alkoholischen Hepatitis 20 %. ▤ H-**89** zeigt prognostische Parameter beim ALV auf.

H-89: Ungünstige prognostische Parameter beim akuten Leberversagen

Rapide Verschlechterung des neurologischen Status von Komastadium I zum Stadium III

Abfall von Faktor V auf < 20 % der Norm
der Nachweis beider Merkmale soll eine Letalität von ca. 95 % zur Folge haben

Bei ursächlichen Hepatitiden und Medikamenten
- ▷ Alter > 40 bzw. < 11 Jahre;
- ▷ verlängertes Zeitintervall zwischen Auftritt von Ikterus und Enzephalopathie (> 7 Tage)
- ▷ Prothrombinzeit > 50 s,
- ▷ Serumbilirubin > 17,5 mg%

Bei Paracetamol:
- ▷ Blut-pH < 7,30
- ▷ Serumkreatinin > 3,4 mg%
- ▷ Prothrombinzeit > 100 sec

6.3.3 Sonderformen der Leberzirrhose

Primär biliäre Zirrhose

6.3.3 Sonderformen der Leberzirrhose

Primär biliäre Zirrhose

Definition. Die primär biliäre Zirrhose (PBC, nichteitrige destruierende Cholangitis) ist eine chronisch verlaufende cholestatische Lebererkrankung unklarer Ätiologie, die durch eine Zerstörung der intrahepatischen Gallengänge mit der Entwicklung einer Zirrhose gekennzeichnet ist.

◀ **Definition**

Epidemiologie. Etwa 1–2 % aller Leberzirrhosen sind der primär biliären Zirrhose zuzuordnen, die in über 90 % Frauen, meist über 40, betrifft. Manchmal findet sich eine familiäre Häufung, bei nahen Verwandten können gelegentlich Antikörper gegen glatte Muskulatur oder Zellkerne nachgewiesen werden (SMA, ANA).

Epidemiologie 1-2 % aller Zirrhosen sind der primär biliären Zirrhose zuzuordnen, die in über 90 % Frauen betrifft.

Ätiologie und Pathogenese Die Ätiologie der primär biliären Zirrhose, wegen der initialen Veränderungen auch nichteitrige destruierende Cholangitis genannt, ist unbekannt. Diskutiert werden Autoimmunphänomene, wofür auch der Nachweis von **mitochondrialen Antikörpern** spricht. **AMA vom Typ M_2 kommen nur bei der PBC vor.**

Ätiologie und Pathogenese. Die Ätiologie der primär biliären Zirrhose ist unbekannt; diskutiert wird ein infektiöses Agens. Da eine Reihe von Immunphänomenen nachweisbar sind wie Anergie bei Hauttestung, Lebergranulome, zirkulierende Immunkomplexe und Komplementaktivierung, kann man von einer Autoimmunerkrankung im Sinne einer Graft-versus-host-Reaktion ausgehen. Mitunter finden sich beim selben Patienten auch andere Autoimmunkrankheiten. Den **mitochondrialen Antikörpern** kommt unter diagnostischen Gesichtspunkten eine besondere Bedeutung zu, denn die **AMA vom Subtyp M_2 sind ausschließlich bei der PBC vorhanden.**

Klinik Bei der primär biliären Zirrhose werden 5 Stadien unterschieden (▤ H-**90**).

Klinik. Bei der primär biliären Zirrhose werden die in ▤ H-**90** aufgeführten fünf klinischen Stadien unterschieden.

H-90: Erkrankungsstadien der primären biliären Zirrhose

- ▷ Präsymptomatisches Stadium mit pathologischen Leberwerten und histologisch nachweisbaren Veränderungen (floride Gallengangsläsionen)
- ▷ Oligosymptomatisches Stadium mit Juckreiz und Cholestase (AP, γ-GT-Erhöhung)
- ▷ Symptomatisches anikterisches Stadium mit Pruritis, Xanthelasmen, Zirrhose und Medikamentenempfindlichkeit
- ▷ Ikterisches Stadium mit Zirrhose, Neuropathie, Malabsorptionssyndrom, intestinaler Osteopathie (Osteoporose, Osteomalazie)
- ▷ Stadium des Leberversagens mit portaler Hypertension, Aszites, Hyperspleniesyndrom und hepatischer Enzephalopathie

Mit der PBC können eine Reihe von Autoimmunerkrankungen assoziiert sein (s. ▤ H-**91**).
- Sjögren-Syndrom
- Rheumatoide Arthritis
- Sklerodermie
- Schilddrüsenerkrankungen etc.

Mit der PBC können eine Reihe von Autoimmunerkrankungen assoziiert sein wie Sjögren-Syndrom, rheumatoide Arthritis, Sklerodermie, Hashimoto-Struma, Sicca-Syndrom, CREST-Syndrom, Raynaud-Phänomen, Polymyositis, Lupus erythematodes, Vitiligo und Lichen planus (▤ H-**91**).

H-91: Autoimmunerkrankungen, die mit der primären biliären Zirrhose assoziiert sein können

▷ Sicca-Syndrom	▷ Vitiligo
▷ Raynaud-Phänomen	▷ Lupus erythematodes disseminatus
▷ CREST-Syndrom	▷ Sklerodermie
▷ Thyreoiditis	▷ Lichen planus
▷ Rheumatoide Arthritis	▷ Pankreashyposekretion
▷ Polymyositis	

Frühsymptom ist ein zunächst unerklärlicher, wechselnder **Juckreiz. Ikterus, Xanthome** und **Xanthelasmen** sind Spätsymptome. Malabsorptions-Symptome und Knochenschmerzen stellen sich im Verlauf ein.

Frauen im mittleren Alter sind bevorzugt betroffen. Die Krankheit beginnt zunächst schleichend mit uncharakteristischem Krankheitsgefühl. Schon früh findet sich ein **Juckreiz** wechselnder Intensität, der den Patienten häufig den Hautarzt aufsuchen läßt. **Ikterus** und **hypercholesterinämiebedingte Xanthelasmen** sind Spätsymptome. Mit der Hellfärbung des Stuhls stellen sich Malabsorptionssymptome und Knochenschmerzen ein (◘ H-**38**).

Diagnose Eine Hepatoplenomegalie findet sich erst im fortgeschrittenen Stadium.

Diagnose. Anti-M2 ist spezifisch für PBC, ein Antikörpertiter über 1 : 100 ist beweisend. Außerdem finden sich in 75 % Antikörper gegen Gallengangsepithelien. Eine Hepatosplenomegalie zeigt sich meist in einem bereits fortgeschrittenen Stadium.

Merke ▶

▶ ***Merke.*** Unter den Laborparametern wegweisend ist eine **Erhöhung der alkalischen Phosphatase**, meist ist auch die γ-GT erhöht.

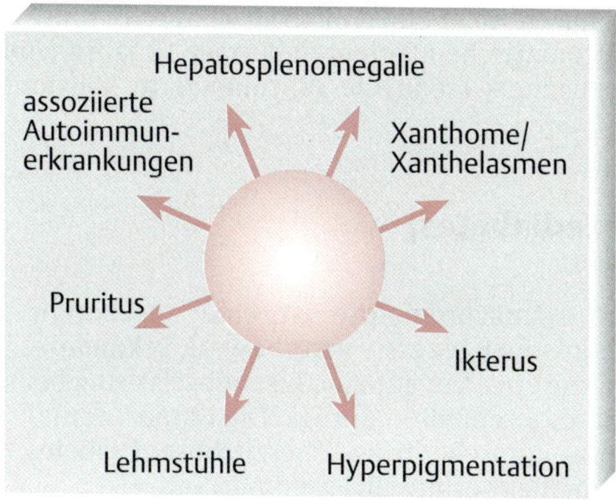

H-38: Leitsymptome der primär biliären Zirrhose.

Die Transaminasen steigen nur geringfügig an, eine Hyperbilirubinämie findet sich erst im Spätstadium. Das Cholesterin steigt parallel zu den Cholestaseenzymen. Bei über 90% der Patienten sind **antimitochondriale Antikörper** (AMA) nachweisbar, doch finden sich diese mitunter auch bei der chronisch aktiven Hepatitis, bei Kollagenosen und anderen Autoimmunerkrankungen. Ebenfalls erhöht ist die IgM.

Sonographisch läßt sich ein diffuser Leberzellschaden nachweisen, die **retrograde Cholangiographie (ERC) dient dem Ausschluß einer sklerosierenden Cholangitis.** Im **Leberpunktat** finden sich floride Gallengangsläsionen mit dichten Rundzellinfiltrationen und Granulombildung, später duktuläre Proliferationen, die schließlich einer Fibrose und narbigen Septierung Platz machen.

Kennzeichnend im Leberpunktat sind 4 histologische Stadien:

I. floride Gallengangsläsion
II. duktuläre Proliferation
III. Fibrose
IV. Zirrhose.

In über 90% finden sich **AMA**. Auch **IgM** ist fast immer erhöht.
Die ERC dient dem Ausschluß einer sklerosierenden Cholangitis.

Kennzeichnend sind im **Leberpunktat** 4 histologische Stadien:

I. floride Gallengangsläsion
II. duktuläre Proliferation
III. Fibrose
IV. Zirrhose.

Differentialdiagnose. Im Rahmen der Differentialdiagnose sind der mechanische Ikterus, die bakterielle Cholangitis, die sklerosierende Cholangitis, der Drogenikterus und die chronische Hepatitis mit cholestatischem Einschlag auszuschließen. Zur Differentialdiagnose des Pruritus *s.* H-**92**.

Differentialdiagnose Mechanischer Ikterus, bakterielle Cholangitis, Drogenikterus und chronische Hepatitis mit cholestatischem Einschlag. Zur Differentialdiagnose des Pruritus *vgl.* H-**92**.

H-92: Differentialdiagnose des Pruritus

▷ Medikamentenallergie	▷ Maligne Lymphome
▷ Hauterkrankungen	▷ Niereninsuffizienz
▷ Cholestase	▷ Polycythaemia vera
▷ PBC	▷ Seniler Pruritis
▷ Diabetes mellitus	▷ Psychogener Pruritus

Therapie. Eine kausale Therapie der PBC gibt es nicht. Symptomatisch läßt sich der Juckreiz mit Ingelan®-Puder angehen, Cholestyramin (Quantalan®) oder Cholestabyl hemmen die Gallensäurenrückresorption.

Auch eine Plasmapherese kann versucht werden. Bei Malabsorptionserscheinungen müssen die fettlöslichen Vitamine A, D, E und K substitutioniert werden, bei Steatorrhö sind MCT-Fette (mittelkettige Triglyzeride) indiziert. D-Penicillamin (Metalcaptase®, Trolovol®) ist in der Lage, eine erhöhte Kupferablagerung in der Leber zu mobilisieren, doch ist die Substanz durch zahlreiche Nebenwirkungen belastet. Ein entscheidender Durchbruch hinsichtlich Cholestaserückbildung und Sistieren der Fibrosierung läßt sich möglicherweise durch die Gabe von Gallensäuren, z. B. Ursodesoxycholsäure 500–750 mg/d, erzielen. Zu diskutieren ist ferner eine Lebertransplantation, die insbesondere bei jüngeren Patienten mit hohen Bilirubinwerten angezeigt ist.

Therapie Eine kausale Therapie gibt es nicht. Symptomatisch wirksam gegen den Juckreiz sind Ingelan®-Puder und Cholestyramin.
Bei Malabsorption müssen die fettlöslichen Vitamine parenteral gegeben werden, bei Steatorrhö sind MCT-Fette indiziert. D-Penicillamin ist durch zahlreiche Nebenwirkungen belastet. Günstige Effekte sind unter Ursodesoxycholsäure beobachtet worden. Bei jungen Patienten mit ansteigenden Bilirubinwerten sollte eine Lebertransplantation erwogen werden.

Prognose Sie hängt vom Krankheitsstadium ab (bei symptomatischen Patienten durchschnittlich 12 Jahre).

Prognose. Eine Spontanremission ist nicht zu erwarten. Die durchschnittliche Lebenserwartung bei symptomatischen Patienten beträgt 12 Jahre. Von einer Spätphase ist dann auszugehen, wenn die Bilirubinwerte konstant erhöht sind.

Hämochromatose (Bronzediabetes)

Hämochromatose (Bronzediabetes)

Definition ▶

Definition. Die primäre Hämochromatose ist eine angeborene Eisenspeicherkrankheit, die autosomal rezessiv vererbt wird. Sekundäre, erworbene Formen (Hämosiderose) gehen auf eine Eisenüberlastung bei Hämolyse, Anämie oder erhöhter Eisenzufuhr zurück. Die Hämochromatose ist nachweisbar durch die klinische Trias Leberzirrhose, Diabetes mellitus und vermehrte Hautpigmentierung (Bronzediabetes).
Während die Hämosiderose in erster Linie die Leber betrifft, ist bei der idiopathischen Hämochromatose eine exzessive Eisenablagerung in allen Organen nachweisbar.

Epidemiologie Manifest Erkrankte finden sich in 1 : 4000, heterozygote Träger in 1 : 20. Die idiopathische Hämochromatose ist mit den Gewebsantigenen HLA-A3, -B7 und -B14 assoziiert. Männer erkranken 5mal häufiger als Frauen.

Epidemiologie. Eine Hämochromatose findet sich in Deutschland bei 1 von 4000 Einwohnern, die Zahl der heterozygoten Träger wird mit 1 : 20 angegeben. Es besteht ein autosomal rezessiver Erbgang mit unterschiedlicher Penetranz, wobei eine perinatale Form mit einer immer letal verlaufenden intrauterinen Leberzirrhose und eine adulte Form, die meist Männer zwischen dem 40. und 60. Lebensjahr betrifft, unterschieden werden. Bei diesen sind in etwa 25 % Eisen und Ferritin im Serum erhöht, eine Leberschädigung liegt jedoch nicht vor. Es besteht eine Assoziation mit HLA-A3, -B7 und -B14. Männer erkranken 5mal häufiger als Frauen, möglicherweise bedingt durch den physiologischen Blutverlust während der Menstruation.

Ätiologie und Pathogenese Bei der Hämochromatose ist die **Eisenresorption auf das 3fache gesteigert**, unabhängig von der Höhe der Eisenspeicher. Eisen zerstört die lysosomalen Membranen und induziert eine Steigerung der Kollagensynthese, so daß zunächst eine Fibrose, später eine **Pigmentzirrhose** resultiert.

Ätiologie und Pathogenese. Die Eisenresorption erfolgt bevorzugt im Duodenum und proximalen Jejunum, der Transport im Plasma durch das Transferrin. Bei der Hämochromatose ist die Resorption auf das 3fache gesteigert, unabhängig von der Höhe der Eisenspeicher, die Leber scheint vermehrt Eisen aufzunehmen, die Zellen des RES hingegen fangen wenig Eisen ab. Beim Vollbild der Hämochromatose steigt der Gesamtgehalt des Körpers an Eisen auf 20–50 g (Normalwerte Männer 3,5 g, Frauen 2,5 g) an, die Konzentration in Leber und Pankreas auf das 50- bis 100fache der Norm. Eisen zerstört die lyosomalen Membranen und stimuliert die Kollagensynthese, so daß zunächst eine Fibrose, später eine **Pigmentzirrhose** resultiert.

Klinik Die klassische Trias umfaßt
- **Leberzirrhose**
- **Diabetes mellitus**
- **Hyperpigmentierung der Haut** (◘ H-**39**).

Klinik. Die klassische Symptomentrias im Spätstadium der Erkrankung besteht aus **Leberzirrhose, Diabetes mellitus** und **Hyperpigmentation der Haut.** (◘ H-**39**). Weitere Symptome beinhalten Kardiomyopathie, Arthropathie und Endokrinopathie (Gonaden, Nebennieren und Hypophyse) (▦ H-**93**).

Merke ▶

Merke. Im Frühstadium, in dem heute das Krankheitsbild diagnostiziert werden sollte, stehen unspezifische Symptome wie Inappetenz, Gewichtsverlust, Müdigkeit, Impotenz, Libidoverlust und Oberbauchschmerzen im Vordergrund.

Bei 70–90 % findet sich eine Hepatomegalie, zunächst mit noch normalen Leberwerten, später mit allen Zeichen der Leberzirrhose. Bronzepigmentierung und insulinpflichtiger Diabetes mellitus haben zur Bezeichnung Bronzediabetes geführt. Häufig sind Kardiomyopathie, Arthropathie und Endokrinopathie (◘ H-**40**).

Bei 70–90 % findet sich eine Hepatomegalie, wobei die Leberfunktion normal sein kann. Im Spätstadium dominieren die Zeichen der fortgeschrittenen Leberzirrhose mit Aszites, portaler Hypertension bis hin zum hepatozellulären Karzinom. Bronzepigmentierung und insulinpflichtiger Diabetes mellitus haben dem Krankheitsbild auch den Namen Bronzediabetes gegeben. Ferner läßt sich eine direkte Schädigung des Hypophysenvorderlappens mit sekundärem Hypogonadismus nachweisen, bei 15 % eine dilatative digitalisrefraktäre Kardiomyopathie mit Rhythmusstörungen sowie eine Arthropathie mit Chondrokalzinose, die alle durch die exzessive Eisenablagerung bedingt sind (◘ H-**40**).

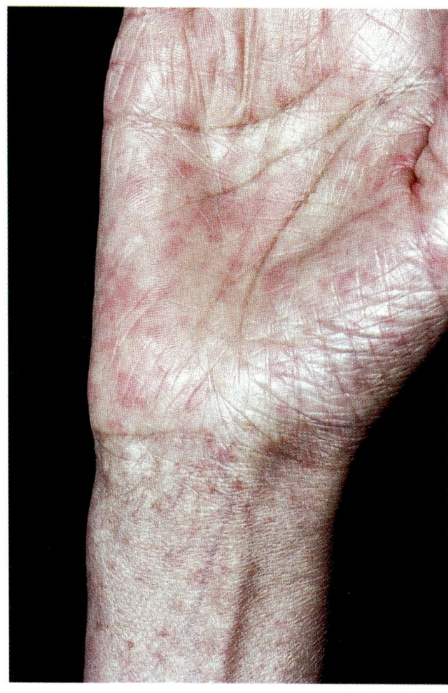

H-39: **Hyperpigmentierte Handlinien bei Hämochromatose.**

H-93: Symptome der Hämochromatose

Lebererkrankung
- ▷ Hepatomegalie 75–95%
- ▷ Zirrhose, Ikterus 10%
- ▷ Leberhautzeichen 36%
- ▷ portale Hypertension (Varizen, Aszites, Splenomegalie) 50%

Hauterscheinungen
- ▷ Bronzepigmentierung 75–90%
- ▷ Verlust der Kopf-, Achsel-, Schambehaarung
- ▷ Ichthyose, Nagelveränderungen

Diabetes mellitus 60–80%
- ▷ genetische Disposition
- ▷ schwere Leberparenchymschädigung
- ▷ direkte β-Zellschädigung des Pankreas durch Eisenablagerung

Endokrine Störungen
- ▷ Libido-, Potenzverlust 20–70%

Kardiologische Störungen
- ▷ dilatative Kardiomyopathie 15%
- ▷ pathologische EKG-Veränderungen 50%

Arthropathie
- ▷ Metakarpophalangealgelenke II und III 20–50%
- ▷ Hüft- und Kniegelenke mit Chondrokalzinose

Diagnose. Eine Erhöhung des Serumeisens über 180 µg% findet sich nur bei 80% der Hämochromatosepatienten. Eine **über 60%ige Sättigung des Transferrins** (normal 20–50%) ist verdächtig auf eine Eisenspeicherkrankheit. **Ferritin-Werte über 300 ng/ml** (normal bis 250 ng/ml) deuten auf eine Eisenüberlastung hin. Der Desferal-Test hat heute keine nennenswerte Bedeutung mehr: Nach Gabe von 0,5 g Desferrioxamin i.m. steigt die Eisenausscheidung im 24-Stunden-Urin von 1,5 mg auf über 8 mg an (H-**94**). Gesichert wird die Diagnose durch die **Leberbiopsie** und die quantitative Eisenbestimmung im Leberzylinder bzw. semiquantitativ in der Preußischblaufärbung. Auch die Dichtemessung der Leber in der Computertomographie kann zur Diagnostik herangezogen werden; sie ist deutlich erhöht.
Eine Eisenablagerung in Haut oder Schleimhäuten, z.B. in der gastroskopischen Biopsie, beweist die Hämochromatose.

Diagnose Serumeisen: (normal 60–160 µg%) bei Hämochromatose über 180 µg%. Eine über 60%ige **Transferrinsättigung** (normal 20–50%) ist verdächtig auf eine Eisenspeicherkrankheit.
Ferritin-Werte (normal 25–250 ng/ml) über 300 ng/ml deuten auf eine Eisenüberlastung hin (H-**94**).
Sicherung der Diagnose durch **Leberbiopsie** mit histochemischer und chemischer Bestimmung des Lebereisengehaltes.

Merke. **Familienuntersuchungen** unter Verwendung der HLA-Typisierung sind ratsam, um bei Geschwistern eines Hämochromatosepatienten prognostische Aussagen machen zu können.

◀ **Merke**

H-94: Laborbefunde bei Hämochromatose

	Normalwerte	**Hämochromatose**
▷ Serumeisen	60–160 µg%	> 180 µg%
▷ Transferrinsättigung	25–50%	> 60%
▷ Serumferritin	25–250 ng/l	> 300 ng/l
▷ Eisenausscheidung im Urin*	< 2 mg/6 h	4–6 mg/6 h
▷ Lebereisengehalt:		
• histochemisch	0 1ı	3ı 4ı
• chemisch	< 1 mg/g	> 2,5 mg/g
▷ HLA-Bestimmung		Häufung von: A_3, B_7 und B_{14}
▷ Dichtemessung im CT:		
• CT-Einheiten	11–36 U	36–48 U
• Houndsfield-Einheiten	22–72 U	72–96 U

* nach i.m. Gabe von 0,5 g Deferrioxamin

Differentialdiagnose **Sekundäre** Eisenüberladung, z. B. bei Thalassaemia major, sideroblastischer Anämie, Porphyria cutanea tarda.

Differentialdiagnose. Im Rahmen der Differentialdiagnose müssen **sekundäre** Eisenüberladungen, z.B. bei Thalassaemia major, sideroblastischer Anämie oder Porphyria cutanea tarda ausgeschlossen werden.
Die gespeicherten Eisenmengen erreichen bei den sekundären Formen meist nicht das Ausmaß wie bei der primären Form. Durch eine Transfusion werden 250 mg Eisen zugeführt. Bei Alkoholikern läßt sich praktisch immer eine Eisenablagerung in der Leber nachweisen.

Therapie Eine **eisenarme Diät** und **Aderlässe** dienen der Reduktion des Körpereisens.
Das Hb darf dabei nicht unter 12 g/dl, das Gesamteiweiß nicht unter 6 g/dl abfallen. **Die Aderlaßtherapie sollte nie unterbrochen werden.** Im weiteren Verlauf reichen 4–8 Aderlässe/Jahr aus (H-**40**).

Therapie. Therapieziel ist eine nachhaltige Reduktion des Körpereisens durch **verminderte Zufuhr** (eisenarme Diät) und erhöhte Ausscheidung. Initial werden wöchentlich 2 **Aderlässe** à 500 ml durchgeführt, was einem Eisenverlust von 500 mg entspricht. Das Hb darf dabei nicht unter 12 g/dl und das Gesamteiweiß nicht unter 6 g/dl abfallen. Zur Therapiekontrolle sollte alle 2 Monate das Ferritin bestimmt werden. Fällt es unter 30 ng/ml ab, wird die Zahl der Aderlässe auf 1 pro Monat reduziert. **Die Aderlaßtherapie sollte nie aufgegeben werden.** Im weiteren Verlauf reichen allerdings 4–8 Aderlässe pro Jahr aus, um die genetisch bedingte erhöhte Eisenresorptionsrate zu kompensieren (H-**40**).

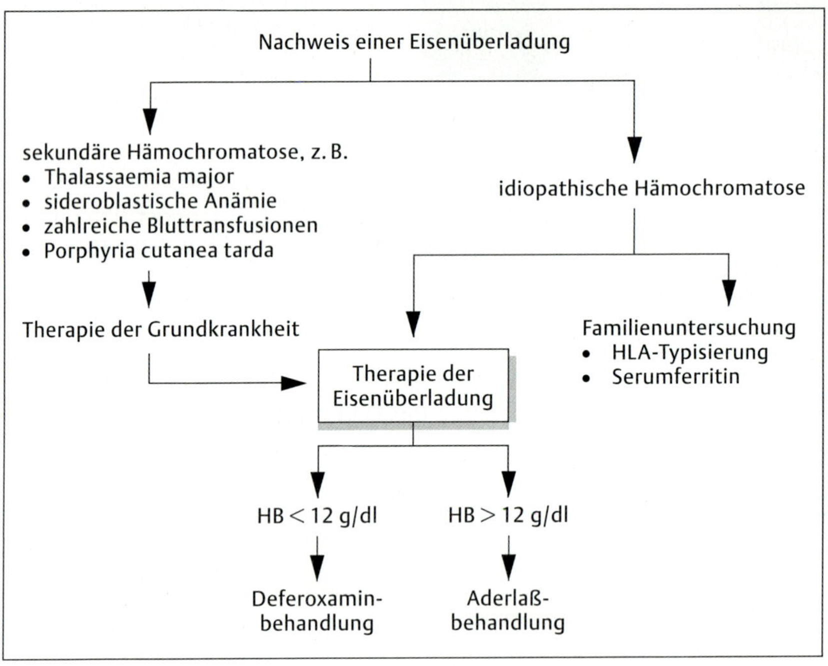

H-**40: Flußdiagramm zur Therapie der Eisenüberladung** (nach *Stremmel*).

Merke ▶

Merke. Eine frühzeitige Aderlaßtherapie verhindert irreversible organische Schäden und reduziert auch das Risiko der Entwicklung eines hepatozellulären Karzinoms.

Der Diabetes mellitus verbessert sich unter einer Aderlaßtherapie in der Regel, nicht jedoch Hypogonadismus und Arthropathie.

Ist eine Aderlaßtherapie nicht möglich, kann Desferal® in einer Dosierung von 25–50 mg/kg/d als s.c. Dauerinfusion über 12 Stunden gegeben werden.

Ist eine Aderlaßtherapie, z. B. bei schwerster kardialer Dekompensation oder gleichzeitiger Beta-Thalassämie nicht möglich, kann eine Desferal®-Therapie (vermehrte Eisenausscheidung) versucht werden. Dabei werden 25–50 mg/kg/d als s. c. Dauerinfusion über 12 Stunden verabreicht, wobei auf neurotoxische Reaktionen (Hörschwäche, Visusverschlechterung, Verlust des Farbsehens) zu achten ist.

Prognose. Die Prognose des Hämochromatosepatienten ohne Leberzirrhose und ohne Diabetes mellitus ist identisch mit der der Normalbevölkerung. Unter einer konsequenten eisenentspeichernden Therapie kommt es zu einer deutlichen Besserung der klinischen Symptomatik, Lebergröße und Transaminasen normalisieren sich.
Eine Leberfibrose ist weitgehend reversibel, nicht jedoch eine Pigmentzirrhose. Entscheidend ist die Frühdiagnose, insbesondere auch **bei Verwandten** von Hämochromatosepatienten.

Prognose Patienten ohne Zirrhose und Diabetes mellitus haben eine normale Lebenserwartung, das Vorhandensein einer Zirrhose verschlechtert die Prognose signifikant. Entscheidend ist die Früherkennung (**Verwandtenuntersuchungen**).

Merke. Wegen des Risikos, ein hepatozelluläres Karzinom zu entwickeln, sollte regelmäßig in 6- bis 12monatigem Intervall sonographiert werden.

◀ **Merke**

Morbus Wilson (hepatolentikuläre Degeneration)

Morbus Wilson (hepatolentikuläre Degeneration)

Definition. Der Morbus Wilson, eine autosomal rezessiv vererbte Erkrankung, geht auf eine Störung des Kupferstoffwechsels in der Leberzelle zurück und führt zu einer Kupferüberladung von Leber, Gehirn, Augen, Nieren und anderen Organen.

◀ **Definition**

Epidemiologie. An einem Morbus Wilson erkrankt einer von 200 000 Einwohnern, die Zahl der Heterozygoten liegt bei 1 : 200. Nach einem asymptomatischen Stadium von etwa 6 Jahren stellen sich die ersten Symptome ein.

Epidemiologie Homozygote Wilson-Patienten werden in einer Häufigkeit von 1 : 200 000, heterozygote Träger in 1 : 200 angetroffen.

Ätiologie und Pathogenese. In der Leber wird das mit der Nahrung aufgenommene Kupfer, täglich 2–5 mg, in das Caeruloplasmin eingebaut. Bei Patienten mit Morbus Wilson besteht ein durch eine Synthesestörung bedingter **Caeruloplasmin-Mangel**, bei Heterozygoten ist der Caeruloplasmin-Spiegel in 20 % der Fälle vermindert. Die Kupferausscheidung in der Galle ist auf 0,2–0,4 mg vermindert, die Exkretion über die Niere auf 1 mg erhöht, so daß eine positive Kupferbilanz entsteht. Normalerweise werden 2 mg über die Galle ausgeschieden. Die Serumkupferspiegel sind erniedrigt, da das Kupfer in zahlreichen Organen gespeichert wird. In Leber und Gewebe finden sich extrem hohe Kupferwerte. Freies Kupfer ist stark zytotoxisch und wandert rasch aus der Blutbahn ins Gewebe. **Frühzeitig finden sich mitochondriale Veränderungen in den Leberzellen mit Verfettung und Lochkernen**, ferner Mallory-Bodies. Später erinnert das Bild an eine aktive chronische Hepatitis, seltener finden sich schwere Leberzellnekrosen unter dem Bild der fulminanten Hepatitis. **Im Endstadium ist eine Fibrose oder Zirrhose nachweisbar.** Bei allen Jugendlichen mit unklarer chronischer Hepatitis sollte gezielt nach einem Morbus Wilson gefahndet werden.

Ätiologie und Pathogenese Bei normaler Kupferresorption findet sich eine erniedrigte Kupferausscheidung in der Galle; es besteht ein **Mangel an Caeruloplasmin**, die Kupferkonzentration in Leber und Gewebe ist massiv erhöht.
Der Serumkupferspiegel ist erniedrigt. **Frühveränderungen** betreffen die Mitochondrien mit Leberzellverfettung und Lochkernen sowie Mallory-Körperchen.
Im **Spätstadium** nach Durchlaufen einer Phase einer aktiv chronischen Hepatitis finden sich Fibrose und Zirrhose.

Klinik. Manifestationen im Kindesalter als Lebererkrankung, nach dem 12. Lebensjahr zusätzlich neurologische Symptomatik. Am häufigsten ist sicher die tubuläre Nierenschädigung mit Proteinurie und Glukosurie.
Beim Morbus Wilson finden sich akute und chronische Leberschäden bei uncharakteristischer Symptomatik. Das Spektrum reicht dabei von der fulminanten Hepatitis, die häufig mit einer schweren **Hämolyse** (15 %) einhergeht, bis zur aktiv chronischen Hepatitis. Mitunter weisen erst die Zeichen einer fortgeschrittenen Leberzirrhose auf das Krankheitsbild hin.

Klinik Bei Morbus Wilson finden sich akute und chronische Leberschäden. Häufig kommt es zu **hämolytischen Krisen**, besonders bei fulminantem Verlauf.

Bei 40 % aller Patienten stehen neurologische Symptome im Vordergrund, die in erster Linie die Motorik betreffen und durch Koordinationsstörungen, Tremor und Speichelfluß gekennzeichnet sind. Psychische Veränderungen bis hin zu katatoner Psychose und Demenz können parallel gehen. Von besonderer diagnostischer Bedeutung sind der Kayser-Fleischersche Kornealring (◘ H-**41**), Kupferablagerungen entsprechend, sowie eine Sonnenblumenkatarakt. Nierensteine, eine Nephrokalzinose sowie eine Niereninsuffizienz sind Ausdruck der **Kupferablagerung in der Niere.** Weiterhin bestehen psychiatrische Störungen (20–30 %), Skelettmanifestationen und

Bei 40 % der Patienten dominieren neurologische Störungen, das motorische System betreffend, und psychische Veränderungen. Charakteristisch ist der **Kayser-Fleischersche Kornealring** (◘ H-**41**), hervorgerufen durch Kupfergranula sowie eine **Sonnenblumenkatarakt.**
Eine **Tubulusschädigung der Niere** macht sich durch eine Proteinurie

bemerkbar. Ferner finden sich **Nierensteine und eine Nephrokalzinose** (▤ H-**95**).

eine Herzbeteiligung. ▤ H-**95** zeigt die klinischen Verlaufsformen des Morbus Wilson.

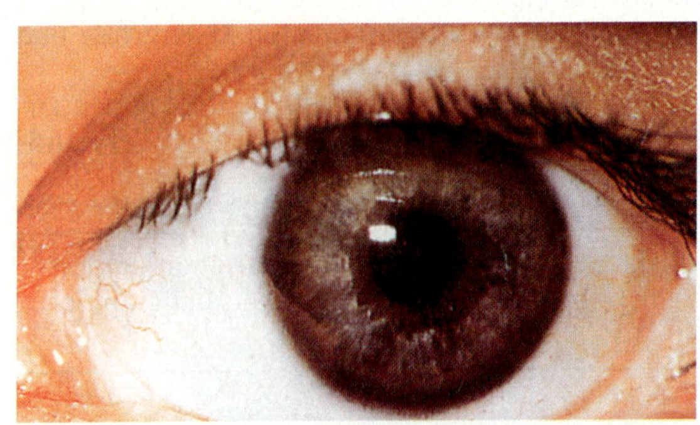

H-**41: Kayser-Fleischer-Kornealring-** Bei Morbus Wilson Kupferablagerungen in der Kornea.

H-95: Klinische Verlaufsformen bei Morbus Wilson

Frühsymptome
- flüchtige ikterische Schübe
- Hämolyse
- Anämie
- Leukopenie
- Thrombozytopenie
- Hepatomegalie

Hepatozerebrale Verlaufsform
- Rigor
- Akinesie
- Hypomimie
- Dysarthrie
- Hypersalivation
- Retraktion der Oberlippe
- läppische Euphorie
- psychischer Abbau

Hepatische Verlaufsform
- schwer verlaufende aktive Hepatitis mit rascher Progredienz zur postnekrotischen Zirrhose
- Tod im Leberversagen
- selten neurologische Symptomatik

Neurologische Verlaufsform
- chronisch progrediente neurologische Ausfälle mit Intentionstremor
- unkoordinierter Bewegungsablauf
- skandierende Sprache
- zunehmende Hilflosigkeit
- selten Leberbeteiligung

Der **Kayser-Fleischersche Kornealring** ist mit der Spaltlampe nachweisbar. Kupferbestimmungen in Serum und Urin und die Bestimmung des Caeruloplasminwerts sind diagnostisch wegweisend (▤ H-**96**). Durch eine **Leberbiopsie** können das Kupfer quantitativ bestimmt werden und die roten Kupfergranula nachgewiesen werden.

Diagnose. Neben dem bei entsprechendem Verdacht mit der Spaltlampe leicht nachweisbaren **Kayser-Fleischer-Kornealring** sind Kupferbestimmungen im Serum und Urin sowie ein Caeruloplasminwert < 20 mg/dl (bei 95 % der Morbus-Wilson-Patienten, aber auch bei 10–20 % der gesunden Träger) diagnostisch wegweisend (▤ H-**96**). In der **Leberbiopsie** kann das Kupfer quantitativ bestimmt werden, ein Gehalt von über 250 µg ist verdächtig. Durch eine Rhodaminfärbung lassen sich die roten Kupfergranula im Zytoplasma nachweisen.

H-96: Relevante Laborparameter beim Morbus Wilson

	Normalwerte	**Morbus Wilson**
Serumkupfer (µg%)	80–140	< 70
Caeruloplasmin (mg%)	27–44	< 10
Urinkupfer (µg/24 h)	< 100	> 400
Leberkupfer (µg)	< 100	> 500

In Zweifelsfällen trägt eine Radiokupferkinetik (Gabe von radioaktiv markiertem Kupfer und Messung der Syntheserate von Caeruloplasmin) zur Klärung bei, insbesondere auch bei der Untersuchung asymptomatischer Verwandter.

Differentialdiagnose. Differentialdiagnostisch ist bei einem erniedrigten Caeruloplasmin auch an ein nephrotisches Syndrom, eine exsudative Enteropathie, an Malabsorptionssyndrome und eine Malnutrition zu denken.

Differentialdiagnose Nephrotisches Syndrom, eine exsudative Enteropathie und Malabsorptionssyndrome.

Therapie. Zur Entspeicherung der Kupferdepots wird heute in erster Linie **D-Penicillamin** eingesetzt. Dabei werden 900–1800 mg/d auf 3 Einzeldosen verteilt jeweils eine halbe Stunde vor dem Essen eingenommen. Unter dieser Therapie soll der Kayser-Fleischer-Ring langsam verschwinden, die Urinkupferausscheidung steigt unter der Behandlung erheblich an. Eine Normalisierung von Kupfer und Caeruloplasmin im Serum zeigen den Erfolg der Behandlung an, auch nach einer Remission empfehlen sich halbjährliche Kontrollen.
Neben Exanthemen und gastrointestinalen Beschwerden werden an Nebenwirkungen in 20–30% eine Leukopenie, Agranulozytose, ein nephrotisches Syndrom, ein Lupus erythematodes, Myasthenia gravis und ein Goodpasture-Syndrom beobachtet. Aus diesem Grund empfehlen sich regelmäßige Blutbild- und Urinkontrollen.
Als alternatives, ungefährliches Medikament gilt **Triäthylen-Tetramin-Dihydrochlorid** (TRIEN) in einer Dosierung von 1,0–1,5 g/d. Günstige Effekte wurden auch unter **Zinksulfat** 3mal 200mg jeweils 1 Stunde vor jeder Hauptmahlzeit gesehen. Zink vermindert die Kupferresorption.
Kupferreiche Nahrungsmittel wie Seefrüchte, Innereien, Nüsse, Rosinen, Pilze und Kakao sind zu meiden.
Bei der fulminanten Form wird derzeit eine Lebertransplantation diskutiert.

Therapie Mittel der Wahl bei der Entleerung der Kupferspeicher ist **D-Penicillamin.** Unter dieser Therapie soll der Kayser-Fleischer-Ring langsam verschwinden. Eine Normalisierung von Kupfer und Caeruloplasmin im Serum zeigen den Erfolg der Behandlung an. Die selten zu beobachtenden schweren Nebenwirkungen der Therapie wie aplastische Anämie, Myasthenia gravis, L.E. und Goodpasture-Syndrom können ein Ausweichen auf **TRIEN** erzwingen. Auch die orale Gabe von **Zink** hat sich als wirksam erwiesen.
Eine kupferarme Diät unterstützt die medikamentösen Maßnahmen.

Prognose. Ohne Therapie ist die Prognose infaust. Unter einer D-Penicillamin-Behandlung bessern sich die klinischen Erscheinungen, die psychiatrischen Symptome sind allerdings nur begrenzt rückbildungsfähig. Eine Zirrhose ist nicht mehr reversibel, hier können sich Leberkoma und portale Hypertension entwickeln. Da im Frühstadium unter einer konsequenten Dauermedikation die Veränderungen voll rückbildungsfähig sind, kommt der Früherkennung ähnlich wie bei der Hämochromatose eine entscheidende Bedeutung zu.

Prognose Nur eine frühzeitig einsetzende, lebenslang zu praktizierende Therapie kann ein Fortschreiten der Leberschädigung bis zur Zirrhose verhindern. Die psychischen Veränderungen sind nur bedingt rückbildungsfähig.

Alpha$_1$-Antitrypsinmangel

10–20% der Patienten mit einem Alpha$_1$-Antitrypsinmangel entwickeln eine Leberdysfunktion, zunächst in Form einer cholestatischen Gelbsucht innerhalb der ersten 4 Lebensmonate, im jugendlichen Erwachsenenalter dann in Form einer Zirrhose mit deren Komplikationen. An dieses Krankheitsbild ist in erster Linie bei Patienten zu denken, die als Kind »leberkrank« waren und bei denen in Verbindung mit einer Leberzirrhose ein Lungenemphysem besteht. In der Elektrophorese fehlt das alpha$_1$-Globulin fast völlig. Therapie der Wahl ist heute eine Lebertransplantation.

Alpha$_1$-Antitrypsinmangel

10–20% der Patienten mit einem Alpha$_1$-Antitrypsinmangel entwickeln eine Leberdysfunktion, zunächst in Form einer cholestatischen Gelbsucht innerhalb der ersten 4 Lebensmonate, im Jugendlichen Erwachsenenalter dann in Form einer Zirrhose mit deren Komplikationen. Therapie der Wahl ist heute eine Lebertransplantation.

6.4 Porphyrien

Definition ▶

6.4 Porphyrien

▶ ***Definition.*** Porphyrien entstehen bei primären oder sekundären Störungen des Porphyrinstoffwechsels, wobei **hepatische** (zytochrome Peroxidasen, Katalasen) und **erythropoetische** (Hämoglobin) Formen unterschieden werden, je nachdem, in welchem Organ (Knochenmark oder Leber) die Hämsynthesestörung lokalisiert ist. Zu den akuten hepatischen Porphyrien gehören die akute intermittierende Porphyrie (Enzymdefekt: Porphobilinogendeaminase), die Porphyria variegata, die Porphyria cutanea tarda und die hereditäre Koproporphyrie. Entscheidend ist dabei die Delta-Aminolävulinsäurebildung durch die ALA-Synthese. Zu den erythropoetischen Porphyrien gehören die erythropoetische Protoporphyrie und die kongenitale erythropoetische Porphyrie (Morbus Günther).

6.4.1 Erythropoetische Protoporphyrie

Dominant vererbte Erythroporphyrie mit Photosensitivität und Leberfunktionsstörung.

6.4.1 Erythropoetische Protoporphyrie

Der Defekt liegt in der Ferrochelatase, die Vererbung ist dominant. Im Gewebe und im Urin ist das Protoprophyrin erhöht. Kennzeichnend ist eine Photosensitivität sowie eine Vergröberung und Verdickung (s. H-**42 a**) der Haut. In der Leberbiopsie finden sich Pigmentablagerungen, die Protoporphyrinkristalle enthalten. Hämatininfusionen verringern die Porphyrinproduktion, Cholestyramin steigert die Protoporphyrinausscheidung, eine Eisengabe verbessert die Leberfunktion. Bei schwerer Leberfunktionsstörung sollte eine Lebertransplantation diskutiert werden (H-**42**).

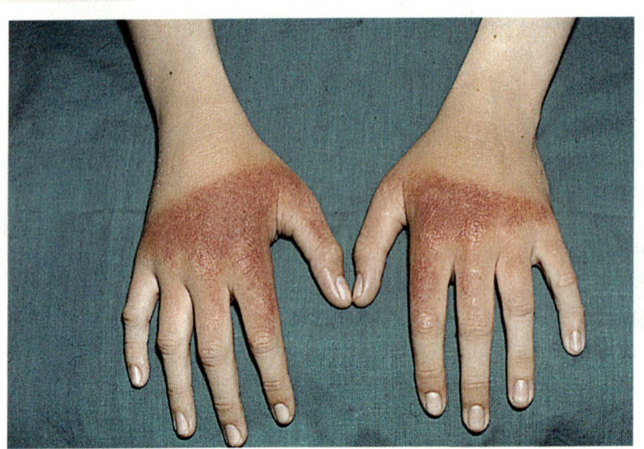

a Persistentes Erythem der lichtexponierten Handrücken mit deutlicher Abzeichnung des kleidungsgeschützten Vorderarms.

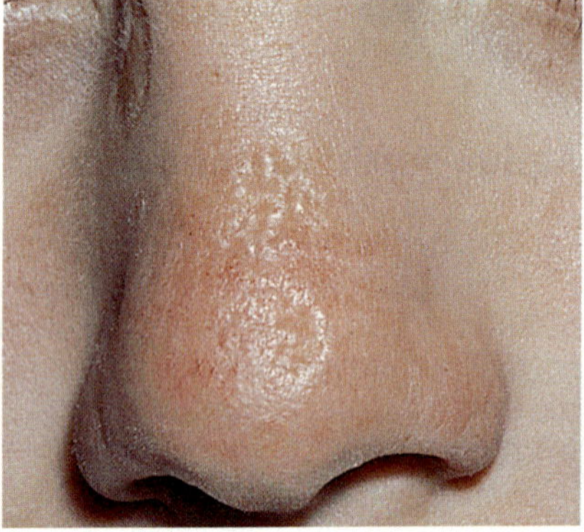

b Pachydermie des öfters exponierten Nasenrückens mit Einlagerung pathologischer Glykoproteine.

H-**42 a, b: Erythropoetische Protoporphyrinämie (EEP).**

6.4.2 Porphyria erythropoetica congenita (CEP)

Definition ▶

6.4.2 Porphyria erythropoetica congenita (CEP)

▶ ***Definition.*** Es handelt sich um eine sehr seltene, schwere Porphyrinkrankheit mit Lichtempfindlichkeit, Mutilationen der mehrfach befallenen Stellen, vorab der Akren, mit Narbenkarzinomen. Komplikationen entstehen durch die Splenomegalie und eine hämolytische Anämie.

6.4.3 Akute hepatische Porphyrie

Epidemiologie. Die **akute intermittierende Porphyrie** ist bei Frauen 3- bis 4mal häufiger als bei Männern. Alle akuten hepatischen Porphyrien werden autosomal dominant vererbt. Hauptmanifestationsalter ist das 2. bis 4. Lebensjahrzehnt, wobei die akuten Attacken durch Medikamente, Schwangerschaft, Menstruation sowie Hunger und Fasten ausgelöst werden.
Die **gemischte Porphyrie (P. variegata)** (Enzymdefekt: Protoporphyrinogenoxidase) mit Symptomen der akuten und chronischen Porphyrie tritt bevorzugt in Südafrika und Schweden, nur ganz vereinzelt in Deutschland auf.
Die **hereditäre Koproporphyrie** (Enzymdefekt: Koproporphyrinogenoxidase) ist sehr selten, nur bei der Hälfte der Träger kommt es zu Symptomen.

Ätiologie und Pathogenese. Der primäre Enzymdefekt bei der **akuten intermittierenden Porphyrie** ist eine etwa 50%ige Reduktion der Uroporphyrinogen-I-Synthese (*s.* ◘ H-**43**). Daraus resultiert eine Aktivitätszunahme der ALA-Synthase mit vermehrter Bildung von Delta-Aminolävulinsäure (ALA) und Porphobilinogen, die im Urin ausgeschieden werden.
Kommt es durch Medikamente oder Hormone zu einem gesteigerten Hämbedarf, z. B. weil mehr Cytochrom P 450 gebraucht wird, entwickelt sich rasch ein **Hämmangel** mit entsprechenden Symptomen.

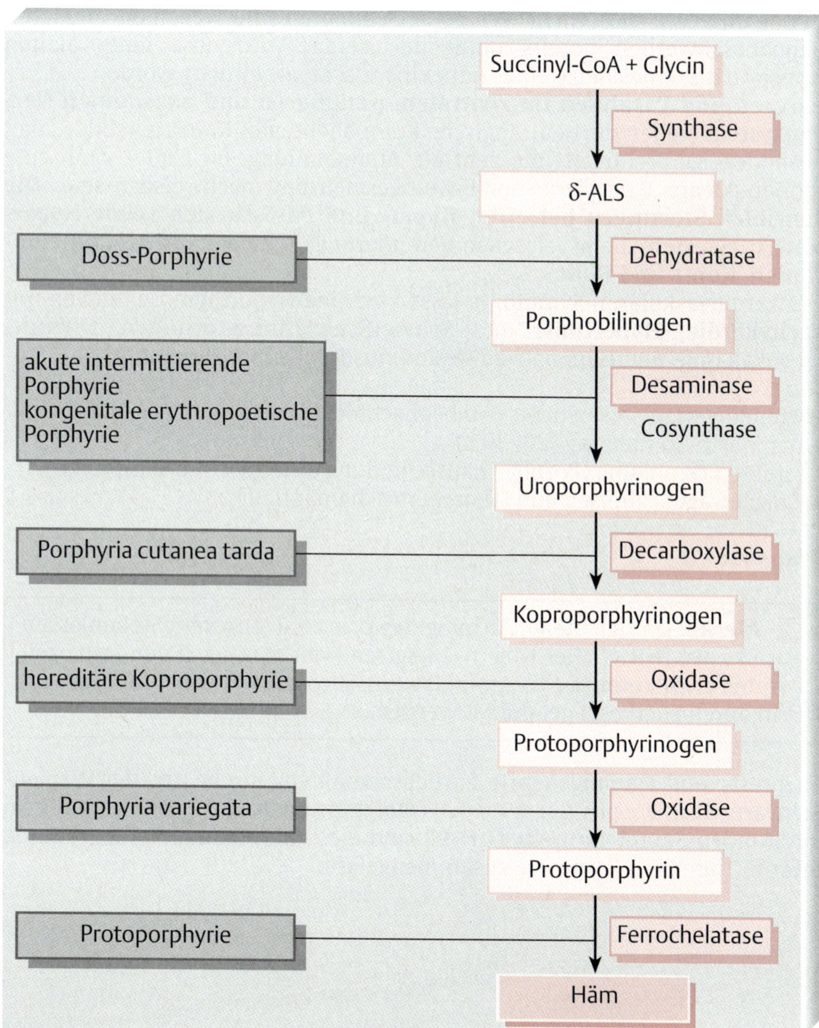

◘ H-**43: Modell der Hämbiosynthese.** Succinyl-CoA = Succinyl-Coenzym A, δ-ALS = δ-Aminolävulinsäure.

6.4.3 Akute hepatische Porphyrie

Epidemiologie Alle akuten hepatischen Porphyrien werden autosomal dominant vererbt. Frauen erkranken an einer **akuten intermittierenden Porphyrie** 3–4mal häufiger als Männer, bevorzugtes Manifestationsalter ist das 20. bis 40. Lebensjahr.
Die Attacken werden durch Medikamente, Schwangerschaft, Menstruation oder Hungern ausgelöst. Die **P. variegata** und die **hereditäre Koproporphyrie** sind äußerst seltene Krankheiten.

Ätiologie und Pathogenese Der **akuten intermittierenden Porphyrie** liegt ein Hämmangel zugrunde.
Ursache ist eine Reduktion der Uro-I-Synthase um 50 % (*s.* ◘ H-**43**).

Atypische Metaboliten der Hämsynthese werden in bestimmten Zellen gespeichert und führen in der Leber über eine Verfettung und Zellnekrose bis zur Hepatitis, an der Haut zur **Photodermatose**. Weil das Eisen nicht in das Häm eingebaut wird, kommt es zur **Hepatosiderose**.

Atypische Metaboliten der Hämsynthese werden in bestimmten Zellen gespeichert und führen zu einer **Zellschädigung** (in der Haut entstehen durch Licht freie Radikale – **Photodermatose**). Der Syntheseort sind die intrahepatischen Mitochondrien. Es kommt zur Mitochondrienschädigung durch Ablagerungen. Ein hinzukommender Mangel an Katalase (Abbauenzym zytotoxischer Peroxide) bedingt eine Zunahme zytotoxischer Substanzen, eine **Leberzellschädigung** ist die Folge. Diese kann über Verfettung und Zellnekrose bis hin zur reaktiven Hepatitis reichen. Weil das Eisen nicht in das Häm eingebaut wird, resultiert zusätzlich eine **Hepatosiderose.**

Bei der **P. variegata** liegt der Enzymdefekt bei der Protoporphyrinogenoxidase oder der Ferrochelatase, bei der hereditären Koproporphyrie der Koproporphyrinogenoxidase (H-**43**).

Ursache der **P. variegata** ist ein Enzymdefekt bei der Protoporphyrinogenoxidase oder der Ferrochelatase, der primäre genetische Defekt bei der **hereditären Koproporphyrie** ist ein Mangel an Koproporphyrinogenoxidase (H-**43**). Als Folge der partiellen Hämsynthesestörung ist auch bei diesen beiden Formen die ALA-Synthese sekundär gesteigert.

Klinik Kennzeichnend ist eine **Kombination aus abdominellen, neurologischen, psychischen und kardiovaskulären Symptomen.**

Im Vordergrund stehen **heftige, kolikartige Unterbauchschmerzen** ohne Abwehrspannung mit Spiegelbildung und **Obstipation**, so daß nicht wenige Patienten unter der Diagnose eines akuten Abdomens laparotomiert werden.

Klinik. Aufgrund der vielgestaltigen Klinik kommt es häufig zu Fehldiagnosen. Kennzeichnend ist eine **Kombination aus abdominellen, neurologischen, psychischen und kardiovaskulären Symptomen** als Ausdruck einer Fehlsteuerung des peripheren und vegetativen Nervensystems.

Im Vordergrund stehen **heftige, kolikartige Leibschmerzen**, meist im Unterbauch lokalisiert, mit Dünndarmspiegeln, Fieber und Leukozytose. 60–80% aller Patienten klagen über eine anhaltende, therapeutisch nur schwer zu beeinflussende **chronische Obstipation.** Rötlicher, beim Stehenlassen nachdunkelnder Urin ist ein wegweisendes Merkmal (dunkle Flecken in der Unterwäsche). Nicht wenige der Patienten sind wegen der unklaren Bauchbeschwerden bereits unter der Verdachtsdiagnose einer akuten Appendizitis, eines Ileus, einer Adnexitis u. ä. laparotomiert worden.

Die motorischen Ausfälle bis hin zur zentralen Atemlähmung werden von psychischen Symptomen begleitet, die kardiovaskulären Beschwerden erinnern an eine Hyperthyreose (Tachykardie, Hypertonie).

Paresen und Paralysen im zentralen, peripheren und autonomen Nervensystem stellen die neurologische Komponente des Krankheitsbildes dar, besonders gefürchtet ist die zentrale Atemlähmung. Im Liquor kann eine mononukleäre Pleozytose bei Eiweißvermehrung nachweisbar sein. **Die sensiblen Störungen betreffen Hyper- und Parästhesien sowie Hyper- und Analgesien**, die psychischen Veränderungen reichen bis zu **Halluzinationen, Koma und Delir.**

Die kardiovaskulären Symptome lassen an eine Hyperthyreose denken mit **Tachykardie, Hypertonie** und **Schweißsekretionsstörungen.** Oligurie, Hypokaliämie und Hyponatriämie sind Ausdruck einer Nierenfunktionsstörung.

Folgende Verlaufsformen werden beobachtet:

- manifeste Erkrankung (20–30%)
- latente Erkrankung (Porphyrinausscheidung erhöht, keine Symptome)
- Anlageträger (klinisch und laborchemisch unauffällig).

Diagnose

Diagnose

Merke ▶

Merke. Da sich die Rotfärbung des Urins bei längerem Stehenlassen nur in zwei Drittel aller Fälle nachweisen läßt, muß nach den farblosen Porphyrinvorstufen Delta-Aminolävulinsäure und Porphobilinogen im Urin durch Suchtests gefahndet werden.

Die umgekehrte Ehrlichsche Aldehydprobe und der Watson-Schwartz-Test dienen dem Nachweis farbloser Porphyrinvorstufen.
Bei positivem Ausfall der Suchtests ist eine quantitative Bestimmung des Porphobilinogens und der δ-Aminolävulinsäure erforderlich.
Laborbefunde bei der akuten intermittierenden Porphyrie faßt H-**97** zusammen.

Suchtests sind die umgekehrte Ehrlichsche Aldehydprobe und der Watson-Schwartz-Test. Bei positivem Ausfall erfolgt die quantitative Bestimmung im 24-Stunden-Sammelurin. In H-**97** sind die Laborbefunde bei der akuten intermittierenden Porphyrie zusammengefaßt.

H-97: Laborbefunde bei der akuten intermittierenden Porphyrie

- ▷ Dunkler Urin – roter Urin durch Uroporphyrin (nur bei 2/3)
- ▷ Achtung bei stark positivem Urobilinogen und negativem Urobilinogen!
- ▷ Umgekehrte Ehrlichsche Aldehydprobe:
  1 Tropfen Urin zu 1 ml Ehrlichs Reagenz ergibt eine kirschrote Färbung
- ▷ Watson-Schwartz-Test auf Porphobilinogen
- ▷ Quantitative Bestimmung der ALA und Porphyrine
- ▷ Weitere pathologische Laborbefunde:
  - BSG und Transaminasen leicht erhöht
  - Cholesterin, PBJ, Östrogene, Androsteron erhöht
  - Natrium erniedrigt

Differentialdiagnose. Im Rahmen der Differentialdiagnose müssen alle Erkrankungen, die mit einem »akuten Bauch« einhergehen, ausgeschlossen werden. Eine peritonitische Bauchdeckenspannung fehlt, Laparotomien sind bei der AIP wegen der Anästhetika nicht ungefährlich (Exazerbation). Blei- und Thalliumvergiftungen können ähnliche Symptome hervorrufen (Psychosen, neurologische Krankheitsbilder).

Differentialdiagnose Laparotomien sind bei der akuten intermittierenden Porphyrie gefährlich. Im Rahmen der Differentialdiagnose ist auch an eine Blei- oder Thalliumvergiftung zu denken.

Therapie. **Patienten mit einer AIP sind intensivstationspflichtig, da eine bulbäre Atemlähmung bei aufsteigender Paralyse eintreten kann.**
Die Therapie gliedert sich in 4 Abschnitte:
- Absetzen auslösender Ursachen
- Intensivtherapie
- Hemmung der ALA-Synthese durch Glukose und Hämatin
- Therapie von Komplikationen.

Eine **forcierte Diurese** dient der Ausschwemmung der Stoffwechselmetaboliten. **Sedierung** und **Schmerzbekämpfung** erfolgen mit Salizylaten, Morphin, Chlorpromazin, Chloraldurat oder Tinctura valeriana. Eine **hochdosierte Glukosezufuhr** (300–500 g) in Form einer 20%igen Lösung/24 h oder pyrogenfreies **Hämatin** 4 mg/kg KG alle 12–24 Stunden steigern die ALA- und PBG-Ausscheidung im Urin. Tachykardie und Hypertonie können erfolgreich mit Betablockern, z.B. Propranolol 50–200 mg/24 h, sowie Reserpin 0,5 mg/24h therapiert werden. Die akute Obstipation spricht auf Neostigmin 0,25–1 mg i.m. an.
Von entscheidender Bedeutung ist die **Prophylaxe**, werden doch die meisten **Attacken durch Alkohol oder Medikamente ausgelöst.** Zu meiden sind Barbiturate, Sulfonamide, Metoclopramid, Pyrazolderivate, Ergotaminpräparate und Östrogene. Entsprechende Suchlisten helfen bei der Entscheidung, welche Präparate dem Patienten verordnet werden dürfen und welche er meiden muß. Dies gilt vor allem für Medikamente, die mit einer Enzyminduktion einhergehen.
Chirurgische Maßnahmen erfordern eine sorgfältige Narkosetechnik, wobei Halothan vermieden werden sollte, während die Mehrzahl der Muskelrelaxanzien erlaubt ist. Auch wenn in Einzelfällen Porphyrieattacken durch eine Gravidität ausgelöst werden, besteht primär keine Indikation zur Interruptio. Familienscreening und Eheberatung sollten Patienten mit einer AIP nahegebracht werden.

Therapie **Patienten mit einer AIP sind intensivstationspflichtig, da eine bulbäre Atemlähmung bei aufsteigender Paralyse eintreten kann. Sedierung und Schmerzbekämpfung** erfolgen mit Salizylaten, Morphinderivaten, Chlorpromazin u. ä. 300–500 g **Glukose** i.v. oder **Hämatin** 4 mg/kg KG gelten als Mittel der Wahl zur Steigerung der ALA- und PBG-Ausscheidung. Betablocker und Reserpin normalisieren Tachykardie und Hypertonus.

Porphyriekranke müssen über ihre Krankheit und mögliche auslösende Medikamente wie Barbiturate, Pyrazolderivate u. a. informiert werden. Die **Prophylaxe** besteht im Schutz vor Medikamenten, Hunger, KH-Mangel, Alkohol.

6.4.4 Porphyria cutanea tarda

6.4.4 Porphyria cutanea tarda

▶ ***Definition.*** Die Porphyria cutanea tarda, eine Photodermatose, ist durch chronische Haut- und Leberveränderungen ohne neurologische Symptome und durch eine Porphyrinurie gekennzeichnet.

◀ **Definition**

Epidemiologie. Häufigste Form (55%) der Porphyrie, an der Männer bevorzugt im Alter zwischen 40 und 60 Jahren 10mal häufiger als Frauen erkranken. Häufig besteht ein chronischer Alkoholabusus.

Epidemiologie Männer im Alter zwischen 40 und 60 Jahren erkranken 10mal häufiger als Frauen.

Ätiologie und Pathogenese Eine Verminderung der hepatischen und erythrozytären Uroporphyrinogen-Decarboxylase-Aktivität und eine chronische Leberschädigung durch Alkohol, Eisen, Lösungsmittel u. ä. lösen das Krankheitsbild aus. Der HLA-Status entspricht dem bei der Hämochromatose, die Eisenresorption ist erhöht. Im **braunrot gefärbten Urin** wird vermehrt Uroporphyrin III ausgeschieden.

Ätiologie und Pathogenese. Eine genetisch fixierte **Enzymschwäche** der erythrozytären Uroporphyrinogen-Decarboxylase-Aktivität führt in Verbindung mit einer **toxischen Leberschädigung durch Alkohol, Lösungsmittel, Östrogene oder Hexachlorbenzol** zur Manifestation der Erkrankung. Regelmäßig ist eine **Hämosiderose** wegen mangelnden Eisenverbrauchs nachweisbar, der HLA-Status entspricht dem bei der idiopathischen Hämochromatose. Es findet sich eine erhöhte Eisenresorption. Infolge des Uroporphyrinogen-Decarboxylase-Defekts kommt es zu einer gesteigerten Ausscheidung von Uroporphyrin III und Koproporphyrin im Urin, der burgunder- bis braunrot gefärbt ist. In der Haut führen die erhöhten Porphyrine zur Photosensitivität, in der Leber bei Untersuchung des Biopsates unter UV-Licht zur Rotfluoreszenz.

Klinik Im Vordergrund steht eine **braune Pigmentierung der atrophen Haut** mit Neigung zu **Bläschenbildung** an lichtexponierten Stellen, die unter Depigmentierung abheilen. Ferner bestehen häufig eine periorbitale Hypertrichose und eine konjunktivale Injektion.

Klinik. An den lichtexponierten Stellen bilden sich **Bläschen** (photoinduzierte zytotoxische Radikale), die platzen und mit depigmentierten Narben abheilen. Insgesamt ist die **Haut braun pigmentiert** (H-**44**). Es bestehen eine periokulare Hypertrichose und eine konjunktivale Injektion. Die Leber ist in der Regel vergrößert. Sonographisch finden sich Zeichen der Fettleber oder der Leberzirrhose. Oft finden sich eine diabetische Stoffwechsellage sowie kardiovaskuläre Störungen, eine leichte Verletzbarkeit der Haut und vermehrte Faltenbildung.

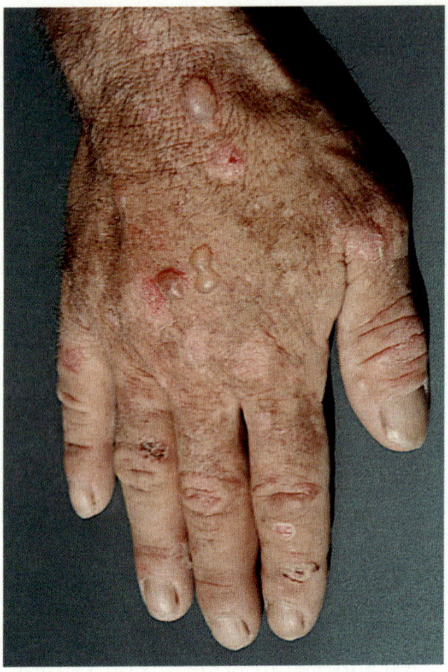

H-**44: Porphyria cutanea tarda (PCT)** mit Blasen, Krusten, Narben und Narbenmilien an den lichtexponierten Handrücken eines Patienten mit chronischem Leberleiden.

Diagnose **Unter UV-Licht fluoresziert ein Leberzylinder rot**, histologisch findet sich eine ausgeprägte **Siderose bei Fettleber**, chronischer Hepatitis oder Leberzirrhose. Serumeisen und Ferritin sind stark erhöht, Transferrin vermindert.

Diagnose. Am einfachsten läßt sich die Diagnose einer Porphyria cutanea tarda anhand einer **Leberbiopsie** stellen: Unter UV-Licht (Woodsche Lampe) kommt es zu einer **typischen Rotfluoreszenz.** Histologisch findet sich eine ausgeprägte **Siderose bei Fettleber,** chronischer Hepatitis oder Leberzirrhose. Das Serumeisen ist stark erhöht, das Ferritin ebenfalls, das Transferrin vermindert.

Therapie Konsequente **Alkoholabstinenz, Aderlässe, Chloroquin** und eine **Alkalisierung des Urins** mobilisieren das Uroporphyrin aus der Leber und steigern die Ausscheidung.

Therapie. Konsequente Ausschaltung von Alkohol und Östrogenen bzw. oralen Kontrazeptiva und ein **Aderlaß** (500 ml pro Woche bzw. Monat) von insgesamt 4–8 l normalisieren die Porphyrinurie. Ziel der Therapie ist die Ausschwemmung von Porphyrinen aus der Leber durch metabolische Alkalisierung des Urins mittels Uralyt® U 8 g/d (Urin-pH bei sofortiger Messung im Spontanurin zwischen pH 7,0 und 7,4). Die Mindesttrinkmenge sollte 1,5 Liter nicht unterschreiten. Bei der klinisch manifesten Form der chronischen hepatischen Porphyrie (Typ D) empfiehlt sich Chloroquin (Resochin®) 500 mg/d für 7 Tage bei normaler Leberfunktion, sonst 25 mg 2mal pro Woche über 6–20 Monate, bis die tägliche Porphyrinausscheidung im Urin 0,2 mg/24 h unterschreitet.
Lichtschutzsalben schützen vor der Photodermatose.

Prognose Die Prognose hängt vom Ausmaß der Leberschädigung ab, ist im allgemeinen aber gut. **Benigne und maligne Lebertumoren werden gehäuft gefunden.**

Prognose. Die Prognose der Porphyria cutanea tarda ist günstig in Abhängigkeit vom Ausmaß der Leberschädigung und dem Meiden von Noxen. Wie bei der Hämochromatose werden **benigne und maligne Lebertumoren gehäuft** angetroffen.

6.5 Primäres Leberzellkarzinom (HCC)

6.5 Primäres Leberzellkarzinom (HCC)

◀ Definition

Definition. Das hepatozelluläre Karzinom (HCC) ist der häufigste maligne Lebertumor neben dem Cholangiokarzinom, dem Hämangiosarkom und dem Hepatoblastom.

Epidemiologie Die Inzidenz beträgt 1–7 pro 100 000 Einwohner. Männer erkranken 2,5mal häufiger als Frauen.

Epidemiologie. Die Inzidenz des primären Leberzellkarzinoms (HCC) liegt bei 1–7 pro 100 000 Einwohner bei steigender Tendenz. Männer erkranken 2,5mal häufiger als Frauen, Hauptmanifestationsalter ist das 5. bis 6. Lebensjahrzehnt. Es bestehen ausgeprägte geographische Unterschiede zwischen Europa (3/100 000 pro Jahr) und Asien (17/100 000 pro Jahr) bzw. Mosambik (98/100 000).

Ätiologie und Pathogenese HB_s-Ag-Träger haben ein massiv erhöhtes Risiko, an einem HCC zu erkranken. Als Cokarzinogene gelten Aflatoxine und Nitrosamine. Bei uns werden die meisten Leberzellkarzinome auf dem Boden einer Alkoholzirrhose gesehen. Drei Typen werden unterschieden:
- nodulär
- massiv
- diffus.

Feingeweblich sind das gut differenzierte, das mäßig differenzierte und das anaplastische Karzinom zu trennen. Vom Wachstumstyp werden ferner ein trabekuläres und ein pseudoglanduläres Karzinom differenziert.

Ätiologie und Pathogenese. HB_s-Ag- und HCV-Träger haben ein deutlich erhöhtes Risiko, an einem primären Leberzellkarzinom zu erkranken. Clonorchis sinensis (Leberegel) und Schistosomiasis prädisponieren ebenfalls zum HCC.
Ferner gelten Aflatoxine als Cokarzinogene, ebenso Nitrosamine und Pyrroliazidin-Derivate. Vereinzelt wurde über die Entwicklung eines Leberzellkarzinoms nach oralen Kontrazeptiva, hochdosierten Androgenen und Thorotrast berichtet, ferner bei Alpha-1-Antitrypsin-Mangel, bei Hämochromatose und nach Behandlung mit Methotrexat. Am häufigsten findet sich bei uns das HCC auf dem Boden einer alkoholischen Leberzirrhose (80 %).
In 75 % handelt es sich beim HCC um den **nodulären Typ**, der **massive Typ** betrifft vorwiegend die nichtzirrhotische Leber, der **diffuse Typ** ist selten. Feingeweblich werden gut differenzierte, mäßig differenzierte und anaplastische Formen unterschieden, ferner eine trabekuläre Form und eine pseudoglanduläre Form.

Klinik Neben unspezifischen Symptomen weisen ein therapieresistenter Aszites, eine Varizenblutung infolge Pfortaderthrombose oder ein Hämoperitoneum auf das HCC auf dem Boden einer Leberzirrhose hin. Paraneoplastische Manifestationen sind häufig.

Klinik. Druck im rechten Oberbauch, subfebrile Temperaturen, Gewichtsverlust und Inappetenz sind unspezifische Symptome, Ikterus ist ein Spätsymptom, überlagert wird das Ganze durch Beschwerden von seiten der zugrundeliegenden Leberzirrhose. Häufig sind paraneoplastische Manifestationen (durch ektop gebildete Hormone) wie Hyperkalzämie, Hypoglykämie, Hypercholesterinämie, Hypertriglyzeridämie, Erythrozytose, Pubertas praecox, Gynäkomastie und Dysfibrinogenämie. Nicht selten weist erst ein therapieresistenter Aszites oder eine Ösophagusvarizenblutung bzw. ein Hämoperitoneum auf das PLC hin.

Diagnose **Ein Alpha-1-Fetoproteinspiegel von 200–300 ng/ml gilt als diagnostisch wegweisend.** Sonographie mit Feinnadelpunktion, CT und Laparoskopie sichern die Diagnose (H-**45**).

Diagnose. Diagnostisch wegweisend ist der **Nachweis des onkofetalen Antigens Alpha-1-Fetoprotein**, das allerdings auch bei Embryonalzelltumoren (Hodentumoren), der akuten und chronischen Hepatitis sowie der Leberzirrhose erhöht sein kann. Werte über 200–300 ng/ml gelten als weitgehend beweisend. Das Tumorwachstum selbst läßt sich sonographisch, im CT oder laparoskopisch-bioptisch erfassen (H-**45**).

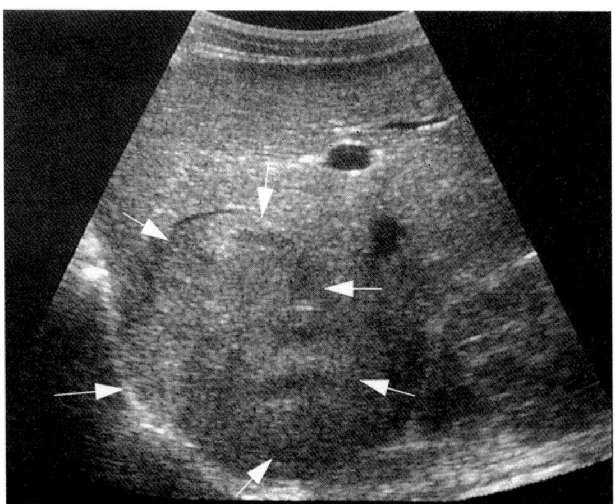

H-**45: Leberzellkarzinom.**

Differentialdiagnose Hierzu s. H-98.

Differentialdiagnose. Die Differentialdiagnose umfaßt neben Lebermetastasen eine Reihe von gutartigen und malignen Tumoren sowie zystische Leberveränderungen, die in H-**98** aufgelistet sind.

H-98: Differentialdiagnose der Lebertumoren

Gutartige Tumoren	Maligne Tumoren	Zystische Leberveränderungen
▷ Leberhämangiome	▷ primäres hepatozelluläres Karzinom (HCC)	▷ multiple dysontogenetische Zysten
▷ Leberzelladenom	▷ Cholangiokarzinom	▷ solitäre Leberzysten
▷ fokal noduläre Hyperplasie	▷ embryonales Hepatoblastom	▷ zystische Echinokokkose
▷ Gallengangsadenom	▷ Angiosarkom	▷ Leberabszeß
▷ intrahepatisches Gallengangszystadenom	▷ Lebermetastasen	▷ Hämatom
▷ intrahepatische Gallengangspapillomatose		

Die Diagnostik reicht dabei von den bildgebenden Verfahren Sonographie und CT über die Feinnadelpunktion, Angiographie bis zur Funktionsdiagnostik (FNH-Hepato-BIDA).
Zum Beispiel können zur Abgrenzung eines durch die Anti-Baby-Pille induzierten Adenoms bzw. einer fokal nodulären Hyperplasie eine Angiographie und eine Lebersequenzszintigraphie erforderlich werden.

Therapie Leberteilresektion und -transplantation können nur selten kurativ eingesetzt werden. Als Palliativmaßnahmen gelten die Tumorembolisation, eine lokale Injektionsbehandlung mit Alkohol und die Chemotherapie.

Prognose Tumorkachexie, Leberkoma und Blutung terminieren das Leben in wenigen Wochen bis Monaten.

Therapie. Leberteilresektion und Lebertransplantation sind die einzigen therapeutischen Alternativen, durch die eine Heilung möglich erscheint. Palliativ können eine Tumorembolisation, eine sonographisch gezielte Tumorverödung mit konzentriertem Alkohol und eine Chemotherapie mit 5-FU, Cyclophosphamid, Methotrexat und Vincristin versucht werden.

Prognose. Die meisten Patienten mit HCC versterben rasch an einer Tumorkachexie, einem Leberausfallskoma oder einer Varizenblutung. Die Überlebenszeit beträgt wenige Wochen bis Monate. Häufig besteht wegen vorausgehender chronischer Krankheiten schon ein reduzierter Allgemeinzustand.

7 Erkrankungen der Gallenwege und der Gallenblase

7 Erkrankungen der Gallenwege und der Gallenblase

Typische Erkrankungen der Gallenblase und der Gallenwege sind in S H-42 zusammengefaßt.

Typische Erkrankungen der Gallenblase und der Gallenwege sind in S H-42 zusammengefaßt.

Synopsis H-**42: Typische Erkrankungen der Gallenblase und der Gallenwege**

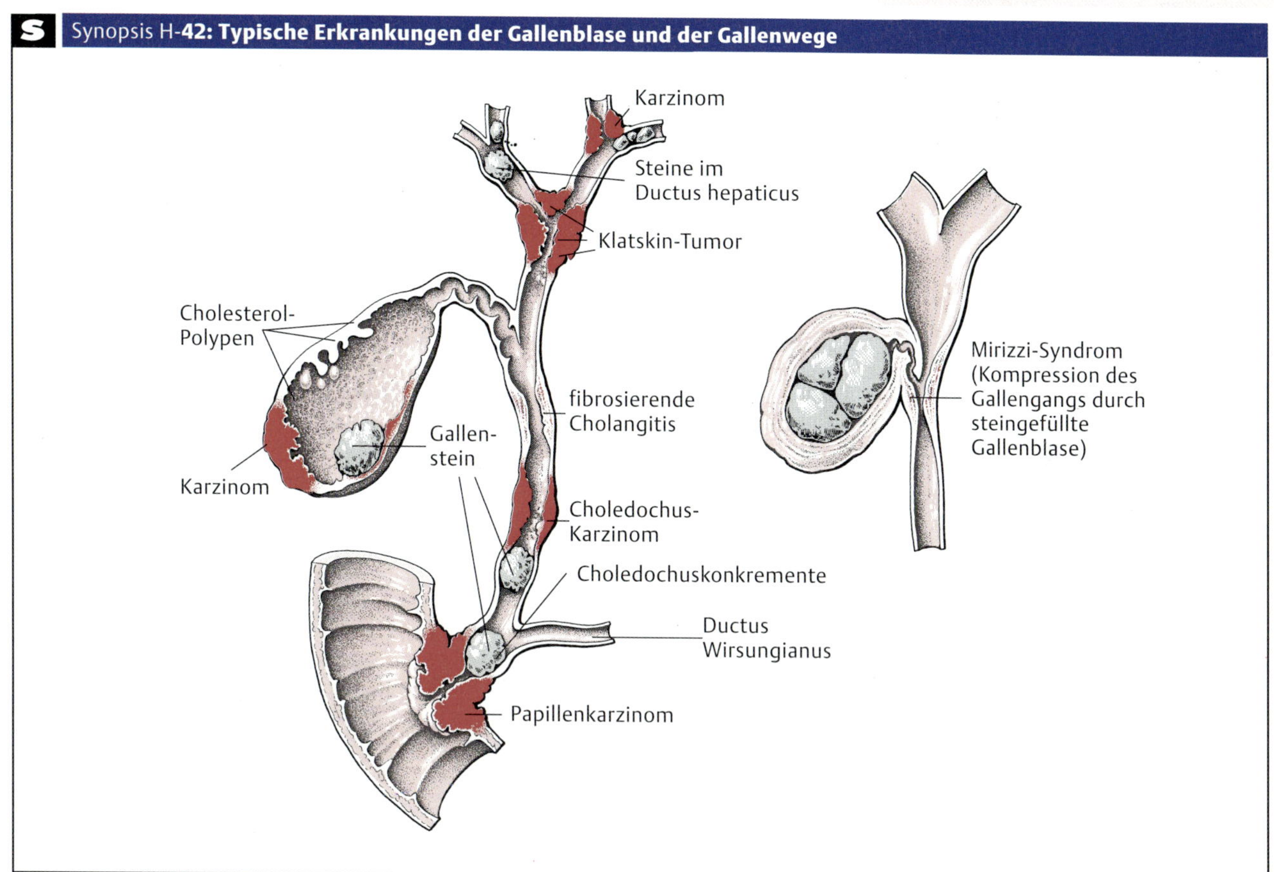

7.1 Cholangitis

7.1 Cholangitis

◄ Definition

Definition. Der Cholangitis liegt eine bakterielle oder seltener abakterielle Entzündung der intra- und extrahepatischen Gallengänge zugrunde.

Epidemiologie Die akute **bakterielle Cholangitis** ist mit der Prävalenz des Gallensteinleidens eng korreliert, die **chronische, nichteitrige, destruierende Cholangitis** (primär biliäre Zirrhose) ist eine seltene Autoimmunerkrankung, die **chronische sklerosierende Cholangitis** findet sich in 1–3 % als Komplikation einer chronisch entzündlichen Darmerkrankung.

Epidemiologie. Häufigste Ursache der **bakteriellen Cholangitis** ist ein Galleabflußhindernis, in der Regel eine Choledocholithiasis. Sie ist somit von der Prävalenz des Gallensteinleidens abhängig (Cholezysto-Choledocholithiasis), oder es ist eine Cholezystektomie vorausgegangen. Die **chronische, nichteitrige, destruierende Cholangitis (primär biliäre Zirrhose**) stellt eine seltene Autoimmunerkrankung dar (*vgl. S. 1147ff.*), die **chronische sklerosierende Cholangitis** findet sich in 1–3% als Komplikation einer chronisch entzündlichen Darmerkrankung.

Ätiologie und Pathogenese Abflußstörungen im Bereich der ableitenden Gallenwege führen häufig zu einer aszendierenden bakteriellen Infektion. Der Entzündungsprozeß kann auf das angrenzende Lebergewebe übergreifen und zu einer **gramnegativen Sepsis**,

Ätiologie und Pathogenese. Jede Behinderung des Gallenabflusses, bei der es zu einer bakteriellen Infektion kommt, kann zu einer akuten eitrigen Cholangitis führen, z.B. bei Choledocholithiasis, biliodigestiver Anastomose oder peripapillärem Duodenaldivertikel. Neben der aszendierenden Infektion spielt eine lymphogene oder hämatogene Ausbreitung nur eine untergeordnete Rolle. Als Erreger kommen in erster Linie Darmkeime wie E. coli,

einem **Leberabszeß** und seltener zu einer **sekundären biliären Zirrhose** führen.

Proteus, Klebsiellen und Enterokokken in Frage, seltener Anaerobier wie Clostridien, Bacteroides u. a. Eine akute eitrige Cholangitis kann Ausgangspunkt einer **gramnegativen Sepsis** sein, weitere Komplikationen umfassen **Abszeßbildungen** im Leberparenchym und seltener eine **sekundäre biliäre Zirrhose.**

Klinik **Rechtsseitige Oberbauchschmerzen, z. T. kolikartig** mit umschriebener Abwehrspannung, **Fieber** und **Ikterus** sind typische Symptome. Rasch entwickelt sich eine Hepatomegalie.

Klinik. Die akute eitrige Cholangitis ist durch **rechtsseitige kolikartige Oberbauchschmerzen, Fieber** und **Ikterus** (Charcotsche Trias) gekennzeichnet. Zumeist besteht eine Hepatomegalie, der rechte Oberbauch ist deutlich druckschmerzhaft bis hin zu einer lokalen Abwehrspannung mit Zwerchfellhochstand. Das Fieber beginnt mit Schüttelfrost und Schweißausbruch, gefolgt von einer Continua oder septisch intermittierenden Temperaturen. Stase fördert Entzündung, Entzündung fördert Stase, so daß sich ein Circulus vitiosus ergibt.

Diagnose Eine Leukozytose mit Linksverschiebung, eine BSG-Erhöhung, ein Anstieg der Cholestaseparameter und der Transaminasen sind typisch.
Im Status febrilis sollten mehrere Blutkulturen abgenommen werden. **Sonographie** und **ERCP** (H-**46**) klären die anatomische Situation der Abflußstörung, die im Falle einer Choledocholithiasis durch eine **endoskopische Papillotomie** mit Steinextraktion saniert werden kann (H-**43**).
Leukozytäre Infiltrate sind kennzeichnend für den histologischen Befund.

Diagnose. Eine Leukozytose mit ausgeprägter Linksverschiebung, eine erhöhte BSG, eine Erhöhung der Cholestaseparameter (AP, γ-GT, Bilirubin), aber auch eine deutliche Transaminasenaktivität sind typisch für die akute Cholangitis. Blutkulturen sind häufig positiv; sie müssen während des Fieberanstiegs entnommen werden. Die **Sonographie** dient dem Nachweis erweiterter Gallenwege und zum Ausschluß eines Leberabszesses. Mittels endoskopisch retrograder **Cholangiographie (ERCP)** (H-**46**) läßt sich in der Regel die Ursache der Abflußstörung nachweisen und bei der häufig vorliegenden Choledocholithiasis gleich durch eine **endoskopische Sphinkterotomie mit Steinextraktion** beseitigen (H-**43**). Histomorphologisch lassen sich ausgeprägte leukozytäre Infiltrate in den Periportalfeldern nachweisen.

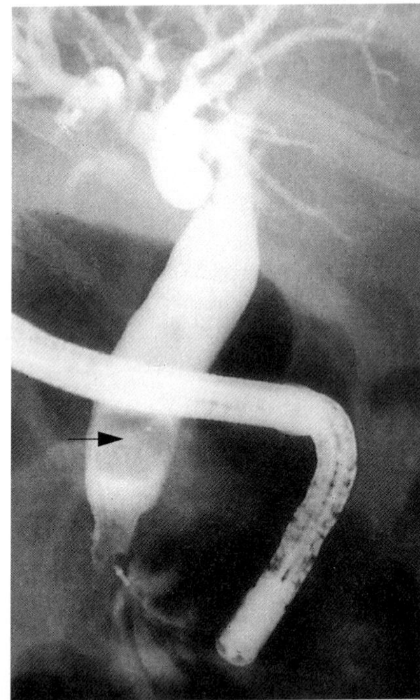
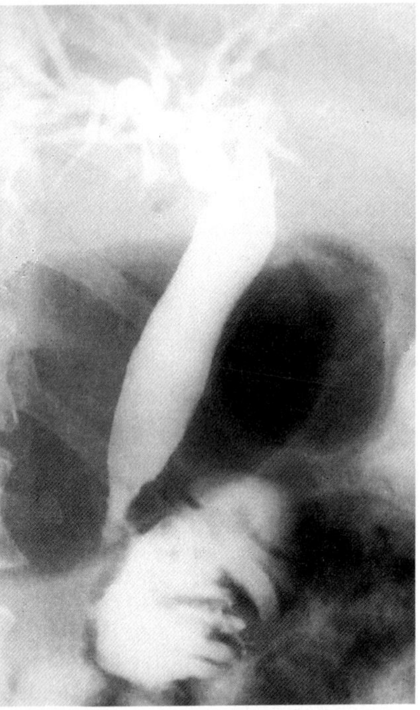

H-46: Choledocholithiasis vor und nach endoskopischer Sphinkterotomie.

Differentialdiagnose Hier ist an eine Malaria, eine Pylephlebitis, eine Endokarditis und an einen subphrenischen Abszeß zu denken. Die primär biliäre Zirrhose wird histomorphologisch und anhand der AMA, die chronische sklerosierende Cholangitis mittels ERCP diagnostiziert.

Differentialdiagnose. Differentialdiagnostisch werden eine akute bakterielle Cholangitis, die chronische, nichteitrige, destruierende Cholangitis (primär biliäre Zirrhose) und die sklerosierende Cholangitis unterschieden. Auch ist an eine Malaria, eine septische Pfortaderthrombose, eine septische Endokarditis und einen subphrenischen Abszeß zu denken. Die chronische nichteitrige destruierende Cholangitis wird anhand der charakteristischen Laborveränderungen, insbesondere der AMA, sowie histomorphologisch (Leberbiopsie) diagnostiziert, die chronische sklerosierende Cholangitis anhand des ERCP-Befundes.

S Synopsis H-**43: Endoskopische Untersuchung der Gallengänge, Sphinkterotomie und Steinextraktion**

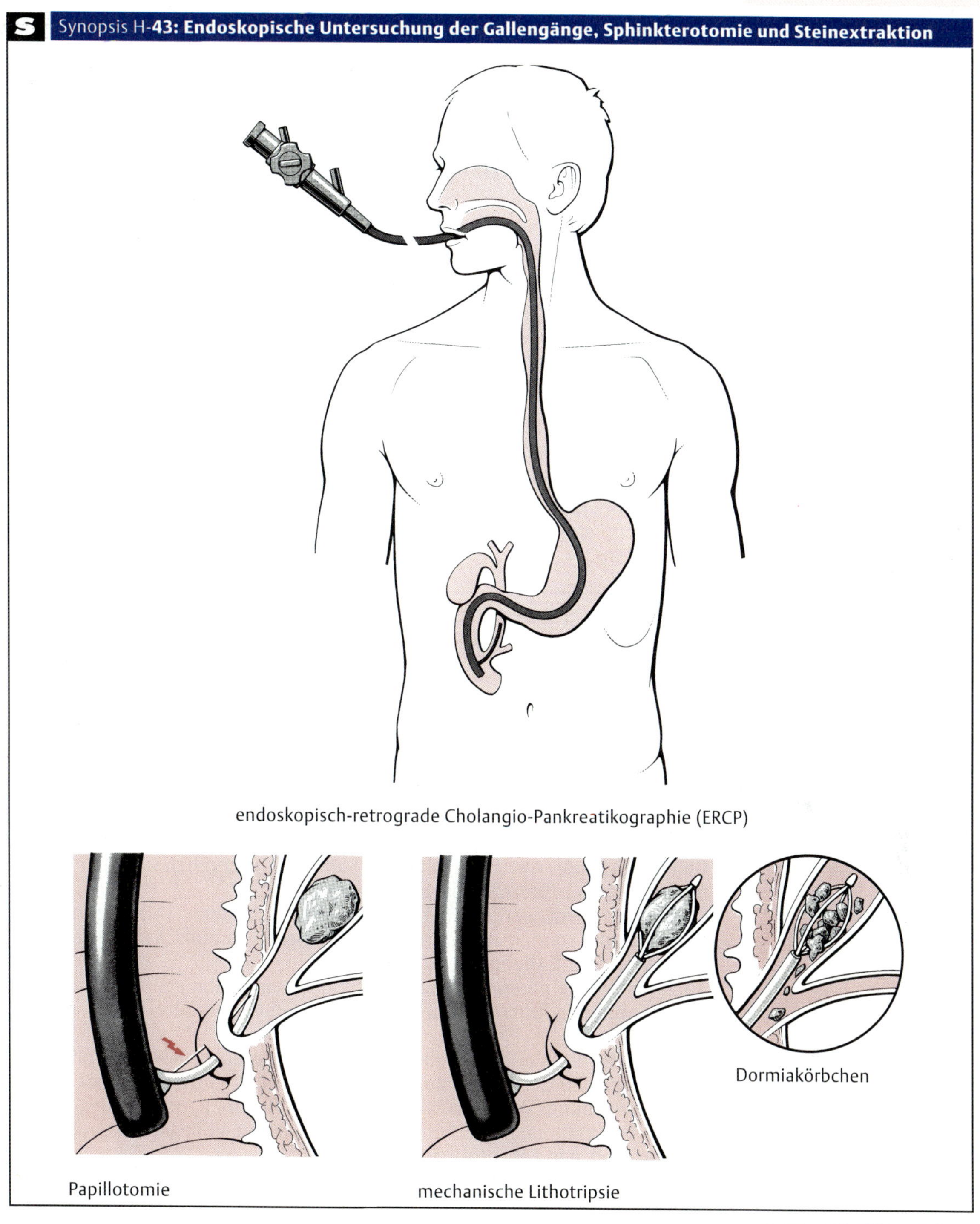

Therapie. Kurativ ist nur die Beseitigung der Abflußstörung. Bis zur operativen oder endoskopischen Sanierung benötigt der Patient Analgetika und Spasmolytika, eine parenterale Ernährung sowie eine antibiotische Therapie, in der Regel Cephalosporine oder Breitspektrumpenicilline wie Mezlocillin oder Piperacillin. Mitunter müssen zusätzlich Aminoglykoside oder Metronidazol eingesetzt werden.

Therapie Bis zur operativen oder endoskopischen Beseitigung der Abflußstörung benötigt der Patient Analgetika und Spasmolytika, eine parenterale Ernährung sowie eine Breitspektrumantibiose.

Merke. Je ausgeprägter die Cholestase und je höher die Bilirubinerhöhung, desto weniger werden Antibiotika in die Galle sezerniert. Deshalb sollte eine umgehende Beseitigung des Abflußhindernisses erfolgen.

◀ **Merke**

Prognose Kann das Abflußhindernis rasch beseitigt werden, ist die Prognose günstig. Bei Sepsis besteht eine hohe Letalität. Die chronisch rezidivierende Cholangitis kann zu einer sekundären biliären Zirrhose führen.

Prognose. Die Prognose ist günstig, wenn das Galleabflußhindernis rasch beseitigt werden kann. Bei Ausbildung einer gramnegativen Sepsis mit Schock ist die Letalität hoch, eine chronisch rezidivierende Cholangitis kann zu einer sekundären biliären Zirrhose führen.

7.2 Gallensteinleiden

7.2 Gallensteinleiden

Definition ▶

▶ ***Definition.*** Das Gallensteinleiden umfaßt die Bildung von Kalk-, Cholesterin- oder Pigmentsteinen in Gallenblase, Gallengang oder intrahepatischen Gallenwegen.

Epidemiologie 50 % der Frauen und 35 % der Männer weisen autoptisch Gallensteine auf; in 90 % liegen Cholesterinsteine, in 10 % Pigmentsteine vor.

Epidemiologie. Etwa 50% der Frauen und 35% der Männer weisen laut Sektionsstatistiken zum Zeitpunkt des Todes eine Cholezystolithiasis auf. In 90% handelt es sich dabei um Cholesterinsteine, in 10% um Pigmentsteine, der Rest sind Mischsteine.

Ätiologie und Pathogenese Risikofaktoren sind Übergewicht, Diabetes mellitus, Leberzirrhose, Erkrankungen des terminalen Ileums, Hämolyse und Östrogentherapie.

Ätiologie und Pathogenese. Prädisponierende Faktoren sind dabei genetische Faktoren, Diabetes mellitus, Leberzirrhose und Erkrankungen des terminalen Ileums (z.B. Morbus Crohn). Gravidität und die Einnahme oraler Kontrazeptiva oder Clofibrat begünstigen ebenfalls die Entstehung eines Steinleidens.

Merke ▶

▶ ***Merke.*** **5-F-Regel: female, forty, fat, fair, fecund.** Hämolytische Anämien können zu Bilirubinatsteinen führen.

Cholesterin wird durch Phospholipide und Gallensäuren in Lösung gehalten. Eine Störung dieses Gleichgewichts führt zu einem Anstieg des lithogenen Index und zur Auskristallisation von Cholesterin um einen Nidationspunkt (Bakterien, Schleim). Neben der Cholesterinübersättigung der Gallenblase spielen eine Hypomotilität der Gallenblase, eine Verminderung des Gallensäurepools (bei Leberzirrhose) oder ein erhöhter Verlust (bei Ileitis terminalis) eine Rolle. Eine lange parenterale Ernährung oder eine »Abmagerungskur« kann zur Steinbildung führen.

Cholesterin wird durch Phospholipide und Gallensäuren in Lösung gehalten. Eine Störung dieses Gleichgewichts führt zu einer Erhöhung des lithogenen Index und zur Auskristallisation von Cholesterin um einen Nidationspunkt wie Bakterien oder Schleimflocken. Neben der Cholesterinübersättigung der Gallenblase, der eine HMG-CoA-Reduktasestörung der Leber zugrunde liegt, spielen eine Hypomotilität der Gallenblase mit verlängerter Verweildauer der Galle in der Gallenblase (Schwangerschaft) und eine Verminderung des Gallensäurepools durch verminderte Synthese (Leberzirrhose) oder erhöhten Verlust (Ileitis terminalis) eine Rolle.
Nach ihrer Form werden Cholesterinpigmentkalksteine (Maulbeersteine), Facetten- und Tonnensteine, erdige Pigmentsteine, braunschwarze Pigmentkalksteine oder Gallengrieß differenziert.
Auch eine lange parenterale Ernährung oder eine »Abmagerungskur« kann zur Steinbildung führen, da die Gallenblase nicht »gefordert« wird.

Klinik 50 % aller Gallensteine sind klinisch stumm und werden zufällig entdeckt. Häufig finden sich uncharakteristische rechtsseitige Oberbauchbeschwerden, meist postprandial.
Eine Steineinklemmung im Ductus cysticus oder im Bereich der Papilla Vateri führt zu Koliken mit rechtsseitigen Oberbauchschmerzen und ausstrahlenden Schmerzen in die rechte Schulter.
Seltene Komplikationen sind Hydrops, Empyem, akute Cholezystitis, biliäre Pankreatitis und Perforation.

Klinik. Über 50% aller Gallensteinträger verspüren keine Symptome, der »stumme« Gallenstein wird zufällig anläßlich einer Ultraschall- oder Röntgenuntersuchung (verkalkte Steine) entdeckt. Andere Patienten klagen über leichte postprandiale Oberbauchbeschwerden mit Völlegefühl, Aufstoßen, Meteorismus und Fettintoleranz.
Koliken gehen auf eine Steineinklemmung im Zystikusbereich oder im Papillenbereich zurück, der rechtsseitige Oberbauchschmerz strahlt dann in die rechte Schulter und Halsseite aus. Seltenere Komplikationen sind die akute Cholezystitis, ein Gallenblasenhydrops bei Zystikusverschluß, ein Empyem, eine akute biliäre Pankreatitis bei passagerer Steineinklemmung sowie eine Perforation in die freie Bauchhöhle oder angrenzende Darmabschnitte (Gallensteinileus mit Aerocholie).

Diagnose Biochemisch bietet die unkomplizierte Cholelithiasis keine Besonderheiten. Verfahren der Wahl zum Nachweis von Gallensteinen ist die Sonographie (◘ H-**46**), die Röntgenuntersuchung differenziert zwischen röntgennegativen Cholesterin- und röntgendichten kalkhaltigen Pigment-

Diagnose. Die unkomplizierte Cholezystolithiasis geht in der Regel ohne pathologische Laborbefunde einher. Sonographisch lassen sich Gallensteine in über 95% problemlos nachweisen (◘ H-**46a**), wobei immer auch die Gallenblasenwandung auf chronisch entzündliche Veränderungen hin untersucht werden sollte (Verdickung der Wand). Eine sonographische Differenzierung der Gallensteine bezüglich der chemischen Zusammensetzung ist nur bedingt möglich. Die Röntgendarstellung (peroral oder intravenös) hat darüber hinaus die **Funktionsfähigkeit der Gallenblase** mittels Reizmahlzeit zu beurteilen und nach Kalkschalen zu fahnden (Porzellangallenblase). Bilirubin- und Cholesterinsteine sind nicht schattengebend bei der Röntgendurchleuchtung. Im CT ist anhand einer Dichtemessung eine Differenzierung möglich. Pigmentsteine sedimentieren am Boden der Gallenblase, während kleine Cholesterinsteine in der Galle schweben (Aufnahme im Stehen) (H-**47 b**). Kalkhaltige Steine (20%) erkennt man auf der Röntgenaufnahme als Kontrastschatten, den Rest als Aussparung nach Kontrastmittelgabe. Werden sonographisch Steine anläßlich eines abdominellen Screenings gefunden, ergeben sich 3 Fragestellungen:

- Handelt es sich um einen stummen Stein?
- Handelt es sich um einen Cholesterin- oder einen Kalkstein (Abdomenleeraufnahme)?
- Ist der Ductus cysticus frei durchgängig (Reizmahlzeit)?

steinen (H-**47**). Darüber hinaus kann hierdurch die Funktionsfähigkeit der Gallenblase mittels Reizmahlzeit beurteilt werden.

Werden sonographisch Steine gefunden, ergeben sich 3 Fragen:

1. Stummer Stein?
2. Cholesterin- oder Kalkstein (Abdomenleeraufnahme)?
3. Ist der Ductus cysticus frei durchgängig (Reizmahlzeit)?

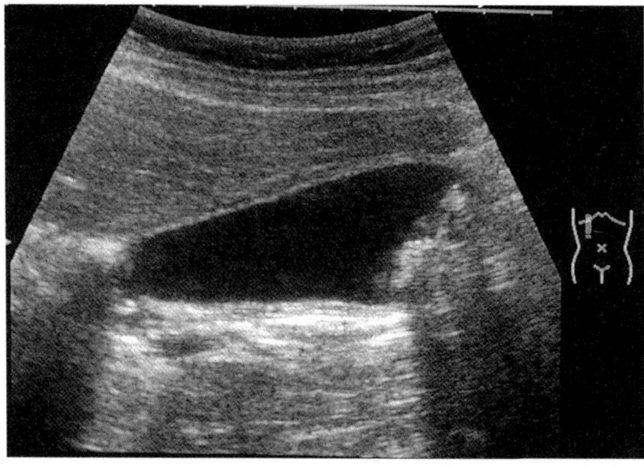

a Gallensteine mit Schallschatten im Sonogramm.

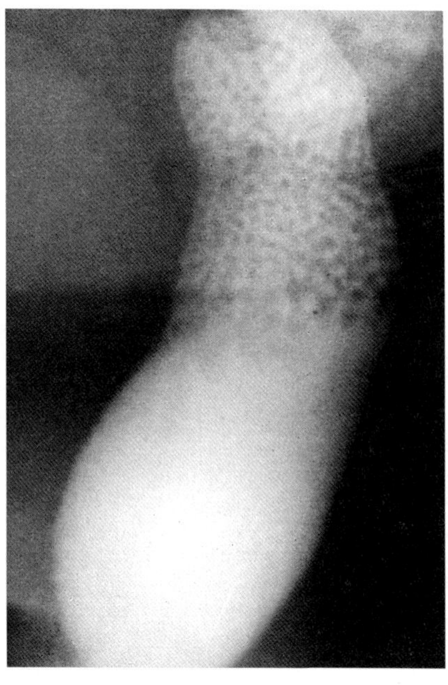

b Diagnostik von Gallenblasensteinen.

H-**47 a, b: Schwebende Gallensteine in der kontrastmittelgefüllten Galle.**

Nur selten, z.B. nach einer B-II-Resektion oder Gastrektomie, wird eine biliäre Sequenzszintigraphie erforderlich, um ein Galleabflußhindernis nachzuweisen. Die ERCP ist zum Nachweis einer Cholezystolithiasis nur bedingt verwertbar, da häufig nur unzureichend Kontrastmittel in die Gallenblase fließt. ERCP und PTC (perkutane transhepatische Cholangiographie) haben ihre Indikation in erster Linie beim Nachweis einer Choledocholithiasis.

Mitunter drückt die steingefüllte Gallenblase auf den Choledochus, insbesondere nach einer gedeckten Perforation und bedingt einen mechanischen Ikterus (Mirizzi-Syndrom); die diagnostische Klärung erfolgt mittels ERCP.

◀ Merke

> ***Merke.*** Vor Durchführung einer Cholezystektomie sollte immer eine Ösophagogastroduodenoskopie veranlaßt werden, um ein Ulkusleiden auszuschließen, welches die eigentliche Ursache für die Beschwerden sein kann.

Die Funktionstüchtigkeit der Gallenblase wird röntgenologisch oder sonographisch mittels Reizmahlzeit beurteilt. Dabei muß es zu einer Verkleinerung des Gallenblasenvolumens um mindestens 50% kommen.

Differentialdiagnose Differentialdiagnostisch ist an ein Ulkusleiden, eine Pankreatitis, eine Lebererkrankung, ein Nierensteinleiden, einen Dickdarmprozeß und an den Hinterwandinfarkt zu denken.

Therapie Der klinisch stumme Stein bedarf keiner Therapie. Gallenkoliken erfordern den Einsatz von intravenösen Spasmolytika und/oder Analgetika.

Differentialdiagnose. Rechtsseitige Oberbauchbeschwerden können auch durch ein Nierensteinleiden, eine Lebererkrankung, einen Hinterwandinfarkt, ein Pankreaskarzinom, eine chronische Pankreatitis oder eine fibrosierende Cholangitis, ein Ulkusleiden, eine entzündliche, tumoröse oder funktionelle Darmerkrankung hervorgerufen werden.

Therapie. Der klinisch stumme Stein bedarf keiner Behandlung, da er nur in 20% im Laufe von 10–15 Jahren symptomatisch wird. Eine prophylaktische Cholezystektomie ist nur in Ausnahmefällen (Reisen ins Ausland für längere Zeit) indiziert.

H-99: Indikationen für die nichtoperative Therapie

Orale Lyse	ESWL + orale Lyse	Direkte Lyse (MTBE) + orale Lyse
▷ schwache Beschwerden, seltene Koliken	schwache Beschwerden, seltene Koliken	starke Beschwerden, häufige Koliken
▷ reine Cholesterinsteine	reine Cholesterinsteine, eventuell leicht randverkalkt	reine Cholesterinsteine, leichte diffuse Verkalkung
▷ Steindurchmesser: • 1 Stein ≤ 1,5 • 2–10 Steine < 1 cm • 10 Steine Schwebesteine	Steindurchmesser: 1 Stein 1,5–3 cm bis 3 Steine ca. 1 cm	Steindurchmesser: beliebige Steingröße und Steinzahl

H-100: Kontraindikationen der nichtoperativen Verfahren

Orale Lyse	ESWL + orale Lyse	Direkte Lyse (MTBE) + orale Lyse
Allgemeine Kontraindikationen		
▷ akute und chronisch aktive Hepatitis	Gerinnungsstörungen	Gerinnungsstörungen
▷ Leberzirrhose	Leberzirrhose	Koloninterposition
▷ entzündliche ulzeröse Magen-Darmerkrankung	entzündliche ulzeröse Magen-Darmerkrankung	Hämolyse
▷ Gravidität	Gravidität	Gravidität
Kontraindikationen von seiten der Gallenwege		
▷ nichtfunktionierende Gallenblase ▷ akute oder chronische Cholezystitis ▷ Cholangitis ▷ Verdacht auf Gallenblasenkarzinom ▷ Zystikusverschluß (röntgennegative Gallenblase) ▷ Stein im Ductus choledochus		
Kontraindikationen von seiten der Steine		
▷ schattengebende Steine (Verkalkung)	Homogen- und stark randverkalkte Steine	verkalkte Steine
▷ Steine < 5 mm, die bei Röntgenaufnahmen im Stehen sedimentieren (Pigmentsteine)	Pigmentsteine Steine > 3 cm, zu viele Steine	Pigmentsteine
▷ Steine mit Gasspalten (Mercedesstern-Phänomen)		
▷ röntgentransparente, jedoch CT-homogen-verkalkte Steine		
▷ Steine > 1,5 cm		

Bei symptomatischen Gallensteinen besteht Handlungsbedarf. Gallenkoliken lassen sich durch die intravenöse Verabreichung von Spasmolytika, wie Butylscopolamin (z. B. Baralgin®, Buscopan® comp. oder Spasmo-Cibalgin®) kupieren, der Einsatz von Morphinderivaten (cave: Sphinkterspasmus!) (z. B. Dolantin®, Fortral®) plus Atropin ist nur selten erforderlich. Auch Nitropräparate wirken spasmolytisch.

Der Einsatz von Morphinderivaten (cave: Sphinkterspasmus!) plus Atropin ist selten erforderlich.

Rezidivierende Koliken und insbesondere Komplikationen des Gallensteinleidens machen einen operativen Eingriff (Cholezystektomie) erforderlich, der heute bevorzugt laparoskopisch vorgenommen wird.

Rezidivierende Koliken oder Komplikationen machen eine Cholezystektomie erforderlich.

Bei uncharakteristischen Oberbauchbeschwerden ist neben einer diätetischen Führung eine medikamentöse Auflösung von Cholesterinsteinen durch orale Zufuhr von Gallensäuren (Chenodesoxycholsäure plus Ursodesoxycholsäure 750 mg abends über 12–24 Monate eingenommen) möglich. Die Lyseraten liegen bei 50–60 %, die Rezidivraten innerhalb eines Jahres bei 20 %. Daneben ist eine Auflösung durch Instillation von tertiärem Methylbutyläther (MTBE) nach direkter Punktion der Gallenblase (Lyseraten 90 % innerhalb von 24 h) zu diskutieren, wobei allerdings die Gefahr einer galligen Peritonitis besteht. Die extrakorporale Stoßwellenlithotripsie (ESWL) wird erfolgreich bei Solitärsteinen von unter 2 cm Durchmesser eingesetzt; sie wird mit einer 6monatigen Chemolitholysetherapie kombiniert. Indikationen und Kontraindikationen für nichtoperative Verfahren s. H-**99**, H-**100**.

Bei uncharakteristischen Symptomen und funktionstüchtiger Gallenblase können Cholesterinsteine durch eine Kombinationsbehandlung mit Cheno- und Ursodesoxycholsäure, durch Instillation von Äther oder durch extrakorporale Stoßwellen (ESWL) angegangen werden. Die ESWL wird erfolgreich bei Solitärsteinen < 2 cm Durchmesser eingesetzt. sie wird mit einer 6monatigen Chemolitholyse kombiniert.

Merke. Voraussetzung aller konservativen Maßnahmen zur Beseitigung von Gallensteinen ist eine funktionsfähige Gallenblase.

◀ **Merke**

Prognose. Die Letalität der Cholezystektomie liegt, abhängig vom Alter des Patienten, zwischen 0,5 und 3 %; bei einem Drittel der Patienten persistieren die Beschwerden, so daß man von einem **Postcholezystektomie-Syndrom** gesprochen hat (S H-**44**). Eine medikamentöse Litholyse gelingt in knapp 60 % aller über 18–24 Monate laufenden Lyseversuche, die Rezidivrate liegt um 40 %. Rezidive lassen sich verhindern durch Gewichtsreduktion, ballaststoffreiche Kost und Vermeidung von Östrogentherapie und Lipidsenkern vom Clofibrat-Typ.

Prognose Die Letalität der Cholezystektomie liegt altersabhängig zwischen 0,5 und 3 %. Bei einem Drittel der Patienten persistieren die Beschwerden nach der Operation (sog. **Postcholezystektomiesyndrom**, S H-**44**). Nach 18- bis 24monatiger oraler Lysetherapie sind 60 % der Steine gelöst, die Rezidivrate liegt bei 40 %. Rezidive lassen sich verhindern durch Gewichtsreduktion, ballaststoffreiche Kost und Vermeiden einer Östrogentherapie und von Clofibrateinnahme.

Synopsis H-**44**: **Die häufigsten Ursachen persistierender oder neu aufgetretener Beschwerden nach Cholezystektomie**

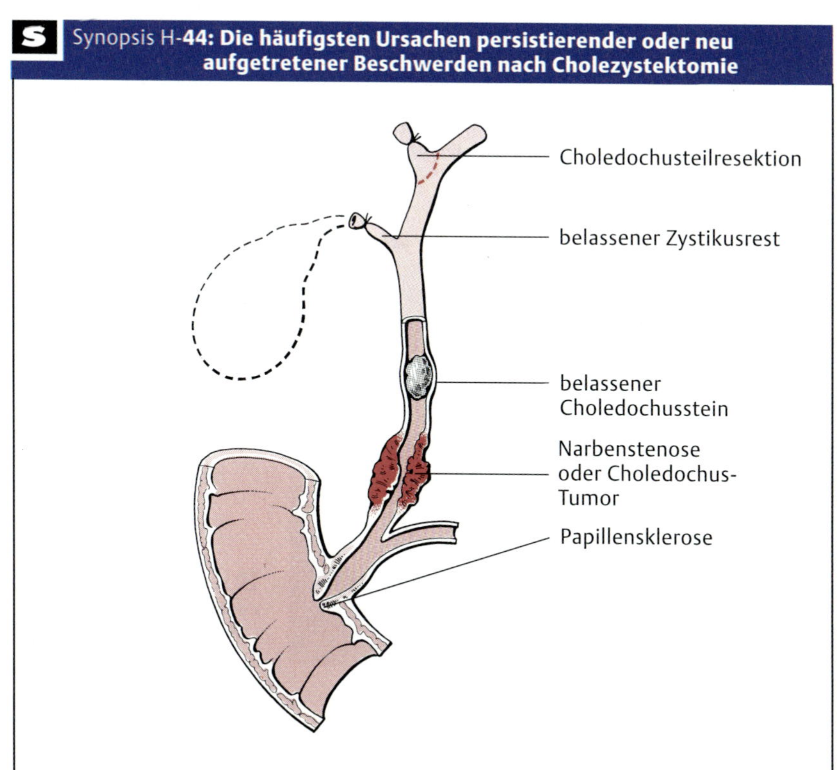

7.3 Cholezystitis

Definition ▶

Epidemiologie Bei 5 % aller Cholezystektomien findet sich eine akute Cholezystitis, bei über 90 % Gallensteine.

Ätiologie und Pathogenese Die akute Cholezystitis ist zunächst abakteriell, hervorgerufen durch eine Steineinklemmung. Erst sekundär finden sich bei 50–70 % Darmkeime im Lumen, in 20 % Anaerobier, so daß das Bild der Cholezystitis emphysematosa entstehen kann.
Bei der chronischen Cholezystitis findet sich ein bindegewebiger Umbau der Muskulatur der Gallenblasenwand. Folge ist eine funktionslose Schrumpfgallenblase, in die Kalk eingelagert sein kann (Porzellangallenblase).

Klinik Übelkeit, Erbrechen, Fieber und ein leichter Sklerenikterus weisen in Verbindung mit einem deutlichen Druck- und Spontanschmerz im rechten Oberbauch auf eine akute Cholezystitis hin. Kennzeichnend ist das **Murphy-Zeichen**.

Diagnose Bei der akuten Cholezystitis bestehen eine Leukozytose, eine BSG-Erhöhung und eine geringe Transaminasenaktivität. Sonographisch imponiert neben dem Steinleiden eine ödematöse Auflockerung der Wand (H-**48**).
Bei der chronischen Cholezystitis besteht eine Wandverdickung oder eine Schrumpfgallenblase.

7.3 Cholezystitis

▶ ***Definition.*** Akute oder chronische Entzündung der Gallenblasenwand, in über 90% Folge eines Steinleidens.

Epidemiologie. Bei 5% aller Cholezystektomien findet sich eine akute Cholezystitis, bei über 90% Gallensteine. In 20% handelt es sich um Solitärsteine, eine steinfreie Cholezystitis ist in der Regel Folge einer Durchblutungsstörung.

Ätiologie und Pathogenese. Meist liegt der akuten Cholezystitis eine abakterielle Genese zugrunde, hervorgerufen durch eine Steineinklemmung mit Ausbildung eines Hydrops und lokaler Störung der Mikrozirkulation durch Wandüberdehnung. Erst sekundär kommt es zur Keimbesiedlung, so daß in 50–70% zum Zeitpunkt der Operation Keime nachweisbar sind. Eine Sonderform stellt die Cholezystitis emphysematosa bei Infektion durch Anaerobier dar, die mit einer deutlich höheren Letalität belastet ist.
Eine chronische Cholezystitis ist in der Regel Folge rezidivierender Entzündungsschübe; sie ist durch eine deutliche Wandverdickung mit bindegewebigem Umbau der Muskulatur gekennzeichnet. Folge ist eine funktionslose Schrumpfgallenblase, in die Kalk eingelagert werden kann (Porzellangallenblase).

Klinik. Für die akute Cholezystitis typisch sind ein ausgeprägter Spontan- und Druckschmerz unter dem rechten Rippenbogen als Ausdruck einer umschriebenen Peritonitis. Übelkeit, Erbrechen, Fieber und Ikterus bis 4 mg/dl Bilirubin sind häufig, die Gallenblase kann tastbar werden. Kennzeichnend ist das **Murphy-Zeichen:** bei tiefer Inspiration stößt die entzündlich vergrößerte Gallenblase an die Finger der palpierenden Hand. Der dadurch ausgelöste Schmerz läßt den Patienten sofort die Inspiration beenden. Bei der rektalen Untersuchung ist der Douglas-Raum schmerzfrei.

Diagnose. Bei der akuten Cholezystitis bestehen eine Leukozytose und eine Senkungsbeschleunigung, eine Zunahme der α_2- und β-Globuline und eine geringe Transaminasenaktivität. Sonographisch lassen sich neben dem Steinleiden eine ödematöse Auflockerung der Gallenblasenwandung und ein Begleitödem perivesikulär nachweisen (H-**48**).
Bei der chronischen Cholezystitis ist die Wand deutlich fibrös verdickt oder narbig geschrumpft.

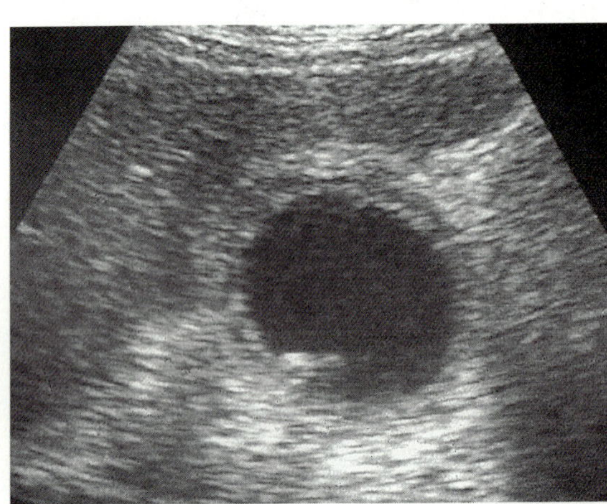

H-**48: Akute Cholezystitis** mit Ödem der Gallenblasenwand im Sonogramm.

▶ ***Merke.*** Eine Kontrastierung der Gallenblase im Rahmen einer intravenösen Cholangiocholezystographie ist nur bis zu einem Bilirubinwert von 2,5 mg/dl möglich.

◀ **Merke**

Eine ERCP ist nur bei Verdacht auf eine zusätzlich bestehende Choledocholithiasis indiziert.

Differentialdiagnose. Differentialdiagnostisch ist an Gallenkoliken bei Cholelithiasis, eine akute Appendizitis, ein Ulkusleiden, eine Pankreatitis, eine akute Porphyrie und eine rechtsseitige Pyelonephritis bzw. Nephrolithiasis zu denken. Beim **Mirizzi-Syndrom** komprimiert die steingefüllte Gallenblase den Choledochus, so daß zusätzlich noch eine Verschlußkomponente besteht. Intrahepatische Gallensteine sind beim **Caroli-Syndrom** Ausdruck einer Gallengangsfehlbildung und können unabhängig von einem Steinleiden der Gallenblase entstehen, aber zu rezidivierenden Koliken und Entzündungsschüben führen. Während die **Gallengangsatresie** sich bereits in den ersten Lebenswochen durch einen zunehmenden Verschlußikterus bemerkbar macht, sind **Choledochuszysten** durch eine langsam zunehmende Erweiterung des Gallengangs auf Gallenblasengröße gekennzeichnet. Fast immer bestehen auch Mißbildungen im Bereich des Ductus Wirsungianus. Im Vordergrund der Beschwerden steht ein Druckschmerz im rechten Oberbauch, eventuell rezidivierende Pankreatitiden. Bei einer **Choledochozele** prolabiert Choledochusmukosa im Papillenbereich ins Duodenallumen (DD: intraluminales Duodenaldivertikel).

Differentialdiagnose Differentialdiagnostisch sind Gallenkoliken bei Cholelithiasis, eine akute Appendizitis, ein Ulkusleiden, eine Pankreatitis, eine Porphyrie und ein rechtsseitiges Nierenleiden zu erwägen.

Therapie. Unter parenteraler Ernährung und der Gabe von Spasmolytika und Analgetika klingt die akute Cholezystitis in der Regel rasch ab, eine antibiotische Behandlung ist nicht zwingend erforderlich. Da fast immer ein Steinleiden besteht, wird heute eine Frühoperation nach 24–48 Stunden angestrebt, während man früher noch für eine Intervallcholezystektomie nach 2–3 Wochen plädiert hat. Die chronische Cholezystitis stellt eine Indikation zur Elektiv-Cholezystektomie dar.

Therapie Parenterale Ernährung sowie die Gabe von Spasmolytika und Analgetika stellen die Grundpfeiler der Therapie der akuten Cholezystitis dar, gefolgt von einer Frühoperation nach 24–48 Stunden. Die chronische Cholezystitis wird elektiv operiert.

Prognose. Gangrän und Perforation erhöhen das Operationsrisiko deutlich, besonders hoch ist es bei der akalkulösen Cholezystitis ischämischer Genese. Im allgemeinen kann jedoch davon ausgegangen werden, daß die Letalität der Frühoperation nur unwesentlich über der eines Elektiveingriffes liegt.
Die chronische Cholezystitis stellt keine Präkanzerose dar, auch wenn sich beim Gallenblasenkarzinom fast immer Steine nachweisen lassen.

Prognose Gangrän, Perforation und gallige Peritonitis bedingen eine deutliche Verschlechterung der Prognose. Die Letalität der Frühoperation liegt nur unwesentlich über der eines Elektiveingriffes.

▶ ***Merke.*** Cholelithiasis, chronische Cholezystitis und Porzellangallenblase sind Risikokonditionen für die Entstehung eines Gallenblasenkarzinoms, doch berechtigt dies nicht zur Durchführung einer prophylaktischen Cholezystektomie.

◀ **Merke**

Oberbauchbeschwerden nach Cholezystektomie (Postcholezystektomie-Syndrom) gehen nur in weniger als 3% auf eine organische Ursache im Bereich der ableitenden Gallenwege zurück.

Dem Postcholezystektomie-Syndrom liegt nur in 3% eine organische Ursache im Operationsgebiet zugrunde; meist handelt es sich um **funktionelle Störungen**.

7.4 Gallenblasenkarzinom

7.4 Gallenblasenkarzinom

▶ ***Definition.*** Bei Tumoren der Gallenblase und der Gallenwege handelt es sich zumeist um Adenokarzinome.

◀ **Definition**

Epidemiologie. Etwa 1,5% aller gastrointestinaler Tumoren betreffen Gallenblase und -wege. Der Altersgipfel liegt um das 70. Lebensjahr. Frauen erkranken 4mal häufiger als Männer an einem Karzinom.

Epidemiologie Etwa 1,5% aller gastrointestinaler Tumoren betreffen Gallenblase und Gallenwege.

Ätiologie und Pathogenese 95% aller Patienten mit einem Gallenblasenkarzinom sind Steinträger. Bei einem Teil der Patienten entsteht das Adenokarzinom aus einem Adenom der Gallenblase.

Ätiologie und Pathogenese. 95% aller Patienten mit einem Krebs der Gallenblase sind Steinträger, wobei unklar ist, ob sich das Karzinom auf dem Boden einer **chronischen Cholezystitis** entwickelt hat oder ob es sekundär zur Gallensteinbildung gekommen ist. Zumindest bei einem Teil der Patienten scheint die Karzinogenese über ein benignes Adenom der Gallenblase, ähnlich wie im Dickdarm, zu erfolgen.

Klinik Ein rasch zunehmender Ikterus ist meist Spätsymptom eines auf den Gallengang oder die Leber übergreifenden Gallenblasenkarzinoms.

Klinik. Das Karzinom der Gallenblase macht sich zumeist durch einen Verschlußikterus bemerkbar; in einem Teil der Fälle wird es zufällig anläßlich einer Cholezystektomie gefunden.

Diagnose Die Cholestaseparameter sind fast immer massiv erhöht. Sonographisch läßt sich ein intrahepatischer Aufstau und eine tumoröse Infiltration des Gallenblasenbettes nachweisen.

Diagnose. In der Regel sind die Cholestaseparameter massiv erhöht. Sonographisch läßt sich neben der Dilatation der intrahepatischen Gallengänge häufig auch eine tumoröse Infiltration des Gallenblasenbettes nachweisen (H-**49**). ERCP, PTC und CT komplettieren die Diagnostik, insbesondere auch unter dem Aspekt einer möglichen palliativen Therapie.

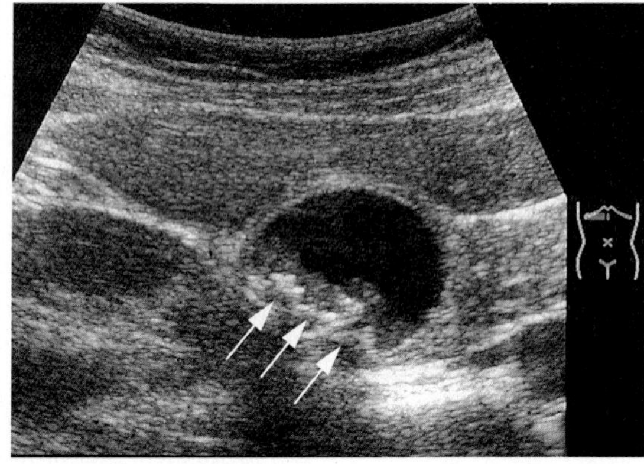

a Rechter Oberbauchquerschnitt: **nur Tumor sichtbar** (weiße Pfeile)

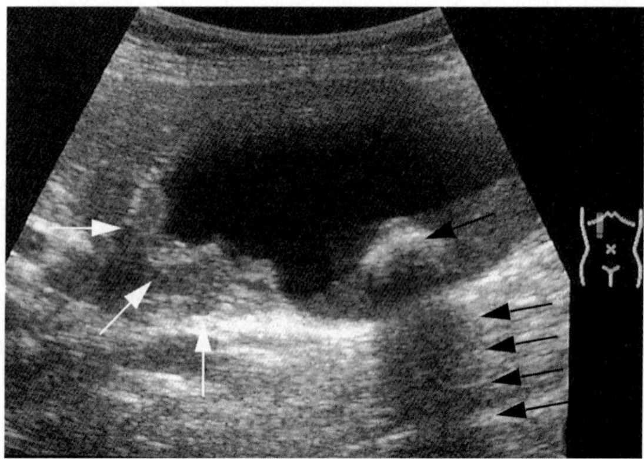

b Rechter Oberbauchlängsschnitt: **Tumor** (weiße Pfeile) und Stein (schwarzer Pfeil) mit Schallschatten (schwarze Pfeile).

H-**49 a, b: Gallenblasenkarzinom**, das auf die Leber übergreift, im Sonogramm.

Differentialdiagnose Pankreaskopfkarzinom und Gallengangskarzinome machen sich frühzeitig durch einen Verschlußikterus bemerkbar, ähnliches gilt für den sog. **Klatskin-Tumor** im Bereich der Hepatikusgabel. Das **Courvoisiersche Zeichen** (Ikterus, schmerzlose Schwellung der Gallenblase) ist immer durch einen papillennahen Tumor bedingt.

Differentialdiagnose. Das Pankreaskopfkarzinom, seltener ein auf den Choledochus übergreifendes Gallenblasenkarzinom, bedingt eine massive Vergrößerung der Gallenblase, die bis ins kleine Becken reichend tastbar wird (Courvoisiersches Zeichen). Gallengangskarzinome machen sich frühzeitig durch einen Verschlußikterus bemerkbar, ähnliches gilt für den sogenannten **Klatskin-Tumor**, der im Bereich der Hepatikusgabel lokalisiert ist. Das **Courvoisiersche Zeichen** (Ikterus + schmerzlose Schwellung der Gallenblase) ist immer durch einen papillennahen Tumor bedingt. Der Rückstau von Galle dilatiert die Gallenblase, ohne daß diese entzündlich verändert wäre. Die Obstruktion entsteht langsam, die Gallenblase wird allmählich erweitert und schmerzt nicht. Bei einem plötzlich einsetzenden Verschluß durch einen Stein entsteht eine schmerzhafte Kolik, da die Gallenblase gegen das Hindernis »ankämpft«. Eine Entzündung ist ebenfalls oft schmerzhaft (akute Entzündung) oder sie führt zu einer kleinen Gallenblase durch Schrumpfung (chronische Entzündung).

Alle Ursachen einer extrahepatischen Cholestase kommen in Betracht (H-**101**, H-**50**). Gutartige Tumoren der Gallenblase (**Polypen**) sind selten.

Im Rahmen der Differentialdiagnose kommen alle Ursachen einer extrahepatischen Cholestase in Betracht (H-**101**, H-**50**). Gutartige Tumoren der Gallenblase sind selten, in erster Linie ist dabei an **Gallenblasenpolypen** zu denken.

H-101: Differentialdiagnose der Cholestase

Obstruktiv bedingte Cholestasen	Nicht obstruktiv bedingte Cholestasen
Extrahepatische Obstruktion ▷ Cholelithiasis ▷ Cholangiokarzinom ▷ Kompression der Gallenwege (Lymphknoten, Pankreastumor) ▷ Cholangitis, Pericholangitis selten: ▷ Pankreatitis, Pankreaszyste ▷ Parasiteninfektionen (Fasziolosis, Askaridiasis) ▷ Choledochuszyste ▷ Duodenaldivertikel ▷ Gallengangsatresie ▷ Mirizzi-Syndrom **Intrahepatische Obstruktion** ▷ intrahepatische Tumoren oder Metastasen ▷ intrahepatische Gallensteine (Hepatikolithiasis) selten: ▷ Entzündung und Fibrose im Bereich der Portalfelder	**Primäre Cholestasen** ▷ Arzneimittel (Östrogene, Phenothiazine u.v.a.) ▷ andere Fremdstoffe (gewerbliche Toxine, Pilzgifte u.v.a.) ▷ endogene Substanzen (Endotoxine, atypische Gallensäuren?) selten: ▷ familiäre Cholestasen ▷ idiopathische Schwangerschaftscholestase ▷ familiäre intrahepatische Cholestasen: Byler-Syndrom, ▷ Alagille-Syndrom, Dubin-Johnson-Syndrom u. Rotor-Syndrom **Sekundäre Cholestasen** ▷ Virushepatitis ▷ Alkoholhepatitis ▷ primär biliäre Zirrhose ▷ andere Zirrhoseformen selten: ▷ Rechtsherzinsuffizienz ▷ Protoporphyrinurie ▷ totale parenterale Ernährung

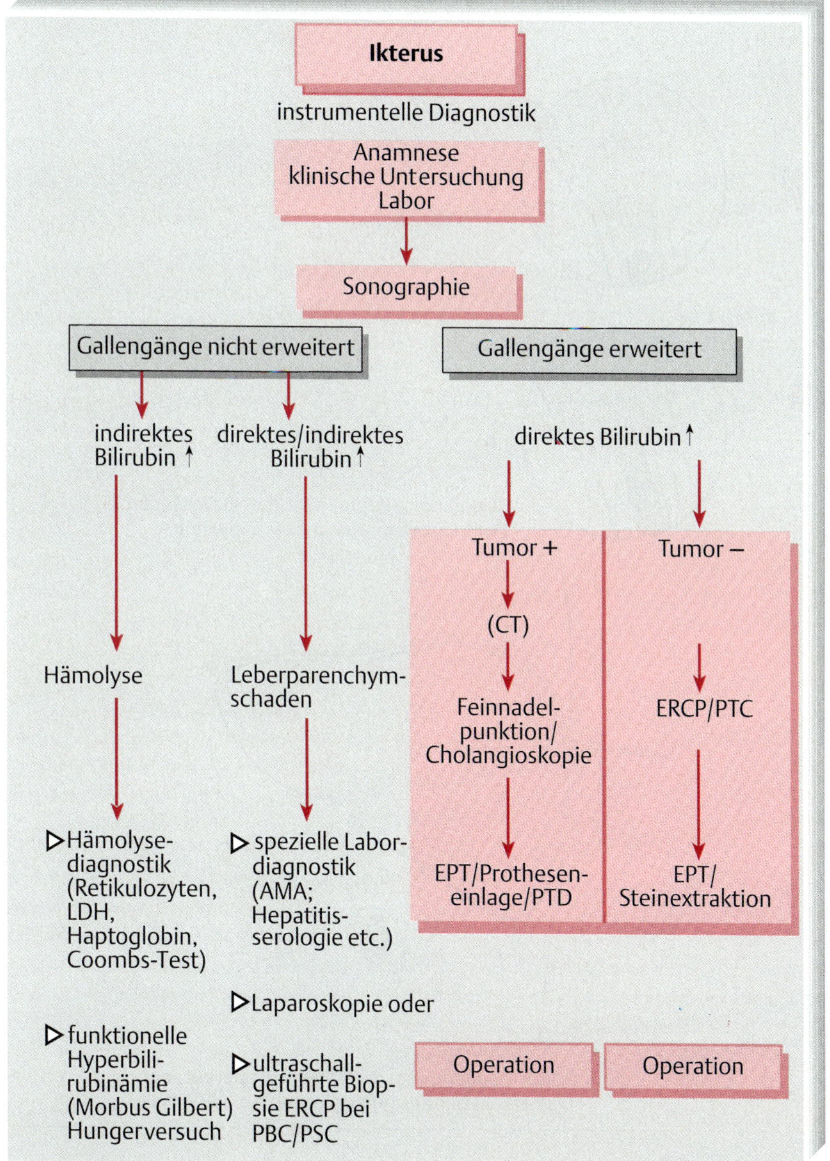

H-50: Diagnosealgorithmus bei der Abklärung des Ikterus (EPT endoskopische Papillotomie, PTD perkutane transhepatische Drainage).

Merke ▶

> **Merke.** Bei Gallenblasenpolypen handelt es sich entweder um Cholesteatosen oder um Adenome, die auf Größenzunahme hin alle 6–12 Monate untersucht werden sollten. Bei einer Größe von über 1 cm ist die Indikation zur Cholezystektomie gegeben (Adenom-Karzinom-Sequenz).

Gallenblasenpolypen ändern ihre Lage beim Aufstehen nicht und rufen keine Schallschatten hervor.

Gallenblasenpolypen lassen sich von Gallensteinen dadurch unterscheiden, daß sie bei Änderung der Körperposition (Aufstehen, Liegen) ihre Lage nicht ändern. Ferner rufen sie keine Schallauslöschung (Schallschatten) hervor.

Therapie Fast immer ist das Gallenblasenkarzinom zum Zeitpunkt der Diagnosestellung inoperabel. Klatskin-Tumoren lassen sich hingegen häufig resezieren. Als Palliativmaßnahme kommt eine **externe und interne Galleableitung durch Pigtail-Katheter** (S H-**45**) in Frage, eventuell kombiniert mit einer Strahlentherapie im Afterloading-Verfahren, während Zytostatika meist unwirksam sind.

Therapie. In der überwiegenden Mehrzahl der Fälle besteht zum Zeitpunkt der Diagnosestellung Inoperabilität, selbst die Anlage einer biliodigestiven Anastomose ist häufig nicht mehr möglich (Hepatikojejunostomie). Klatskin-Tumoren hingegen lassen sich häufig noch kurativ angehen, wobei meist eine ausgedehnte Segmentresektion erforderlich ist. Bei einem Versuch einer kurativen Operation sollte immer eine **Leberteilresektion** des Gallenblasenbettes vorgenommen werden. Tumoren im Leberhilusbereich lassen sich häufiger erfolgreich angehen durch eine Multisegmentresektion mit anschließender Hepatikojejunostomie.
Als Palliativmaßnahme wird heute bevorzugt eine **externe und interne Galleableitung durch Drainagekatheter** (S H-**45**) eingesetzt, daneben kann

S Synopsis H-**45: Endoskopische Therapie von Gallengangserkrankungen**

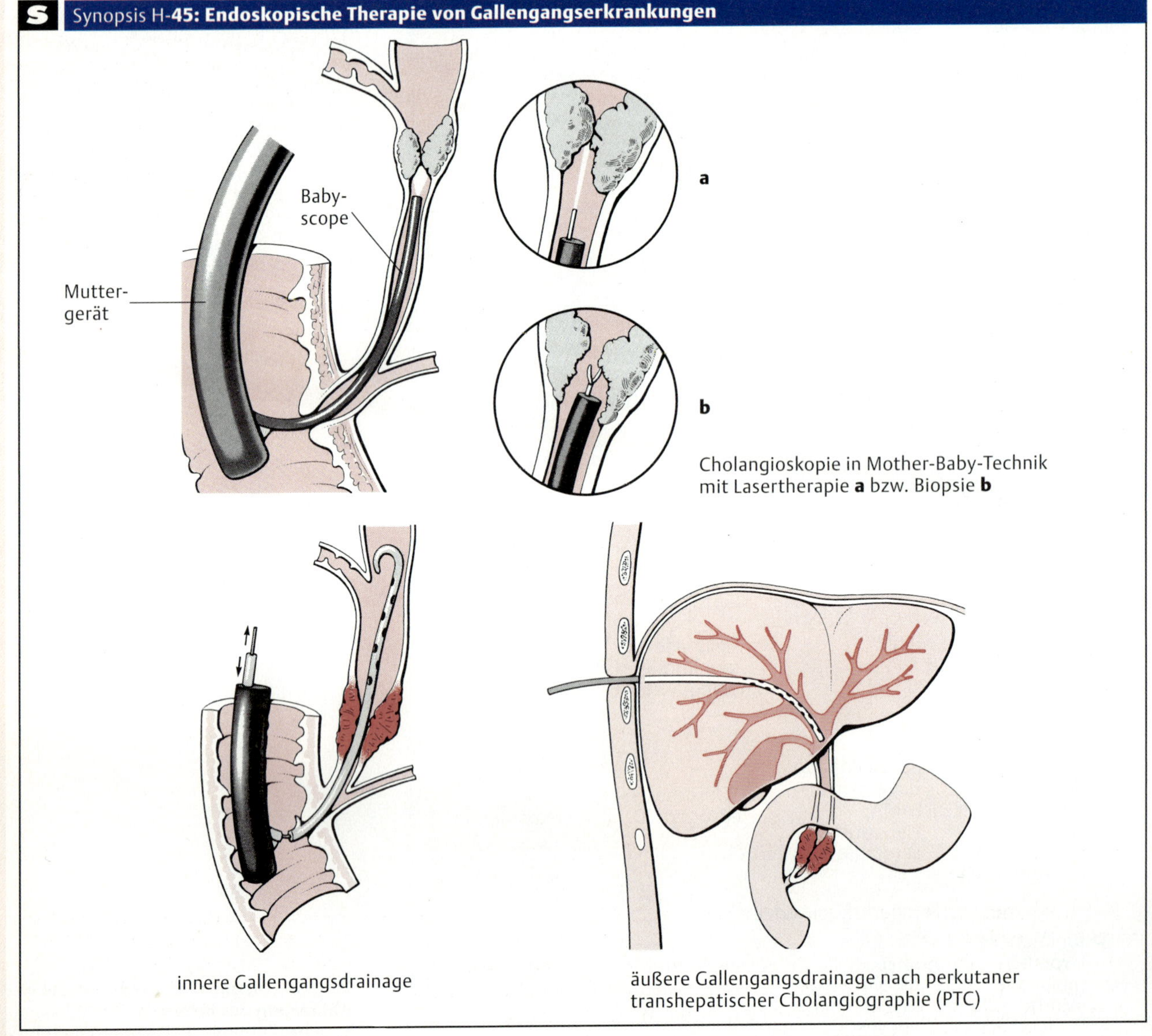

Cholangioskopie in Mother-Baby-Technik mit Lasertherapie **a** bzw. Biopsie **b**

innere Gallengangsdrainage

äußere Gallengangsdrainage nach perkutaner transhepatischer Cholangiographie (PTC)

eine Strahlentherapie im Afterloading-Verfahren versucht werden. Behandlungsversuche mit Zytostatika sind hingegen wenig erfolgversprechend. Endoskopisch plazierte Stents müssen alle 4–6 Monate gewechselt werden, da sie durch Sludgebildung verstopfen, so daß es zu einer eitrigen Cholangitis kommt.

Prognose. Die Prognose des Gallenblasen- und Gallengangkarzinoms ist infaust, die Patienten überleben zumeist nur wenige Monate. Selbst beim zufällig entdeckten Gallenblasenkarzinom sind 5-Jahres-Überlebende selten.

Prognose Die Prognose des Gallenblasenkarzinoms ist infaust.
Selbst zufällig entdeckte Krebse haben eine schlechte Prognose.

8 Erkrankungen des Pankreas

8 Erkrankungen des Pankreas

Physiologie und Pathophysiologie (S H-**46**). Das Pankreas hat eine Länge von 15–23 cm und wiegt 70–150 g. Um den Ductus Wirsungianus und den häufig rudimentär ausgebildeten Ductus Santorini (bei 7% aller Menschen verschmelzen die zwei embryonal angelegten Pankreasanlagen nicht = Pancreas divisum) gruppiert sich das Drüsengewebe aus Lobi und Lobuli, wobei die exokrinen Zellen in den Azini angeordnet sind. In den kubischen Epithelien der Gangepithelien findet die Sekretion von Wasser und Elektrolyten statt (hydrokinetische Funktion, stimulierbar durch Sekretin). In den Azini werden pro 24 Stunden 15 bis 20 g Enzyme gebildet, deren Freisetzung durch Cholezystokinin-Pankreozym (CCK-Pz) gesteuert wird. Proteolytische Enzyme umfassen Trypsinogen, Chymotrypsinogen A und B, Proteasen, Procarboxypeptidase A und B und Kallikreinogen. Stärkespaltendes Enzym ist die Amylase, fettspaltende Enzyme Lipase, Colipase, Phospholipase A_s und Carboxyesterhydrolase. Ferner werden die Nukleasen Ribonuklease und Desoxyribonuklease gebildet. Nichtenzymatische Proteine im menschlichen Pankreassaft sind sekretorisches Immunglobulin, Laktoferrin, CEA und Albumin sowie die Immunglobuline IgA, IgG und IgM. Die exokrine Funktion der Bauchspeicheldrüse (Enzymsekretion) unterliegt einer nervalen (Vagus) und hormonellen (CCK-PZ) Steuerung, wobei eine kephalische, eine gastrale und eine intestinale Phase unterschieden werden.

Physiologie und Pathophysiologie Um den Ductus Wirsungianus und den Ductus Santorini gruppiert sich das Drüsengewebe (Lobi und Lobuli). Die exokrinen Zellen sind in den Azini angeordnet. In den Gangepithelien findet die Sekretion von Wasser und Elektrolyten statt (stimulierbar durch Sekretin). In den Azini werden Enzyme gebildet, deren Freisetzung durch Cholezystokinin-Pankreozym gesteuert wird. Die exokrine Funktion unterliegt einer nervalen und hormonellen Steuerung.

S Synopsis H-**46: Erkrankungen des Pankreas**

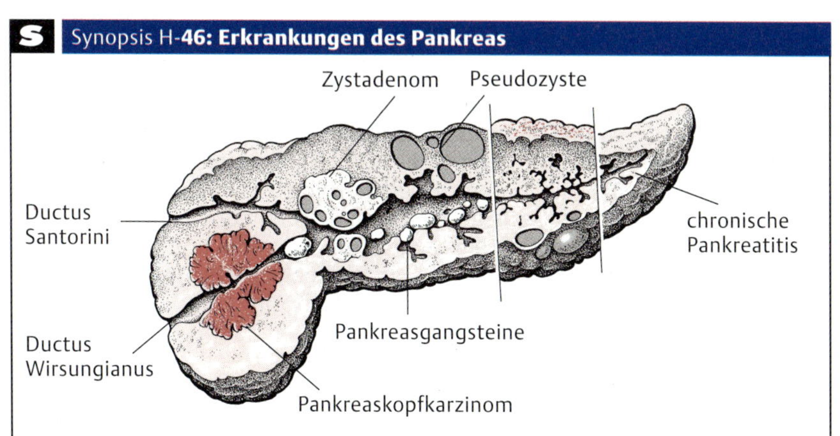

- **Pankreasanomalien:** Bei etwa 7% der Bevölkerung findet sich ein sogenanntes **Pancreas divisum** (S H-**47**), bei dem die dorsale und die ventrale Anlage des Organs nicht zu einer Drüse verschmolzen sind (Fusionsanomalie), so daß keine Kommunikation zwischen dem Ductus Wirsungianus (ventrale Anlage) und dem Ductus Santorini (dorsale Anlage) besteht.

- **Pankreasanomalien:** Bei etwa 7% der Bevölkerung findet sich ein sogenanntes **Pancreas divisum** (S H-**47**), bei dem die dorsale und die ventrale Anlage des Organs nicht zu einer

einer Drüse verschmolzen sind (Fusionsanomalie), so daß keine Kommunikation zwischen dem Ductus Wirsungianus (ventrale Anlage) und dem Ductus Santorini (dorsale Anlage) besteht.

Beide Organsysteme können somit getrennt erkranken, wobei derzeit umstritten ist, ob diese Fusionsanomalie zu einer akuten oder chronischen Pankreatitis prädisponiert (S H-**47**). Die Diagnose wird im Rahmen einer ERCP gestellt, wobei bei entsprechender Symptomatik die Major- und die Minor-Papille getrennt sondiert werden müssen. Umstritten ist derzeit auch, ob bei einer chronisch rezidivierenden Pankreatitis des Ductus Santorini eine endoskopische Sphinkterotomie der Minorpapille versucht werden sollte.

S Synopsis H-**47: Pancreas divisum mit chronischer Pankreatitis im Bereich des Ductus Santorini**

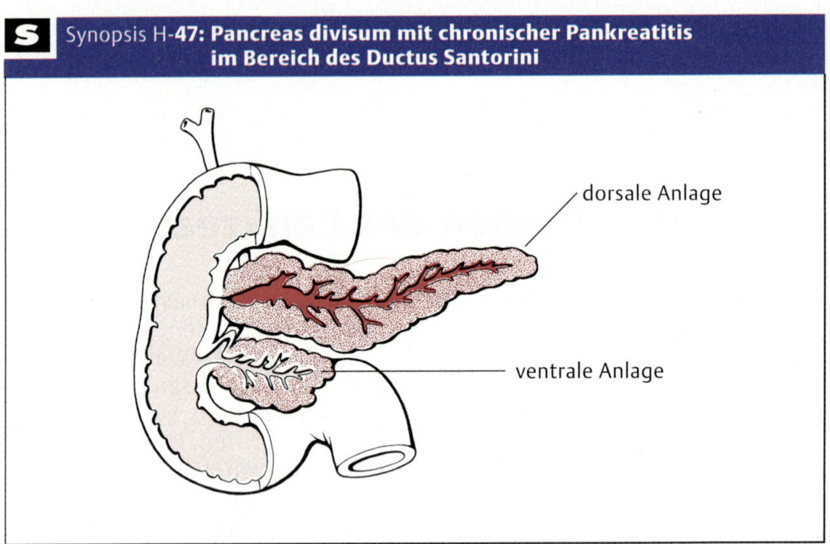

Das **Pancreas annulare** führt zu einer Duodenalstenose der Pars descendens duodeni mit entsprechender Stenosesymptomatik. Beim Pancreas minus liegt ein hypoplastisches Pankreas vor.

Das **Pancreas annulare** führt zu einer Duodenalstenose der Pars descendens duodeni mit entsprechender Stenosesymptomatik. Dabei kann die gesamte Bauchspeicheldrüse das Duodenum umgreifen, mitunter ist es nur ein Seitenast oder der Ductus Santorini.
Beim **Pancreas minus** liegt ein hypoplastisches Pankreas vor, das für chronisch entzündliche Veränderungen anfällig sein soll.

Klinischer Fall

Bei der 48jährigen Patientin, bei der im Vorjahr eine Nephrektomie wegen eines rechtsseitigen Hypernephroms vorgenommen war, fiel anläßlich einer Gastroskopie wegen dyspeptischer Beschwerden eine Öffnung im postbulbären Duodenum auf, die an eine Choledochoduodenostomie erinnerte. Die Patientin war jedoch nie an Gallenblase oder Gallenwegen operiert worden, hatte nie über Koliken geklagt und wies sonographisch eine steinfreie Gallenblase auf.
Bei der Duodenoskopie fand sich etwa 3 cm oberhalb der unauffällig erscheinenden Vaterschen Papille eine schlitzförmige Öffnung, in unmittelbarer Nachbarschaft ein etwa 2 mm großes zweites Loch, so daß versucht wurde, mittels Kontrastmittelkatheter eine Klärung der anatomischen Situation zu erreichen.
Bei der Sondierung der Majorpapille färbte sich eine unauffällige ventrale Anlage eines Pancreas divisum an. Nach Sondierung der an eine Choledochoduodenostomie erinnernden Öffnung kam es zur Darstellung eines steinfreien extra- und intrahepatischen Gallengangs bei Aerocholie, wobei das Kontrastmittel auch über die Papille abfloß. Eine Sondierung der 1 mm großen Öffnung führte zur Anfärbung eines normalkalibrigen Ductus Santorini. Da die Patientin über keinerlei Beschwerden klagte, wurde auf eine Korrektur der Choledochoduodenostomie (Verschluß der Fistelöffnung) verzichtet, nicht zuletzt auch wegen der engen nachbarschaftlichen Beziehungen zur Mündung des Ductus Santorini.

Verstreut im exokrinen Gewebe finden sich zu Inseln zusammengefaßte endokrine Zellen (**Langerhans-Inseln**), die aus A-Zellen (20 %), B-Zellen (75 %) und D-Zellen (5 %) zusammengesetzt sind. Vereinzelt kommen auch Zellen aus dem APUD-System, die pankreatisches Polypeptid (PP) oder vasoaktives intestinales Polypeptid (VIP) bilden, vor.

Verstreut im exokrinen Gewebe finden sich zu Inseln zusammengefaßte endokrine Zellen (**Langerhans-Inseln**), die aus A-Zellen (20%; Glukagon), B-Zellen (75%; Insulin) und D-Zellen (5%; Somatostatin) zusammengesetzt sind. Vereinzelt sieht man auch aus dem APUD-System stammende Zellen, die pankreatisches Polypetid (PP) oder vasoaktives intestinales Polypeptid (VIP) bilden. Diesen Zellen kommt bei der Bildung hormonproduzierender Tumoren der Bauchspeicheldrüse eine besondere Bedeutung zu.

Funktionsdiagnostik. Im Rahmen der Funktionsdiagnostik der Bauchspeicheldrüse kann zum einen die Aktivität einiger Enzyme in Körperflüssigkeiten (**Amylase** in Serum, Urin, Exsudat; **Lipase** im Serum), zum anderen eine Analyse der pankreasabhängigen Vorgänge im Darm herangezogen werden. Als direkte Messung und empfindlichster Parameter dient dabei der **Sekretin-Pankreozymin-Test** (S-P-Test), bei dem nach Gabe der beiden Hormone in einstündigem Abstand mittels Duodenalsonde Bauchspeichel zur Analyse der hydrokinetischen und exokrinen Funktion der Bauchspeicheldrüse gewonnen wird. Beim **Lundh-Test** erfolgt die Stimulation der Bauchspeicheldrüse durch eine Testmahlzeit.
Als sondenlose Pankreasfunktionstests liefern die **Chymotrypsin- und Elastasebestimmung** im Stuhl (3 Tage lang dürfen keine Pankreasfermentpräparate eingenommen werden), der orale Belastungstest mit para-Aminobenzoesäure **(PABA-Test)** und der **Pankreolauryltest** (Substrat Fluorescein-Dilaurat) orientierende Anhaltspunkte über die Funktion der Bauchspeicheldrüse mit einer Treffsicherheit von 70–80%. Mit zunehmender Pankreasinsuffizienz besteht eine höhere Treffsicherheit.
Die **Stuhlgewichtsbestimmung** (pathologisch über 350 g/d; an 3 aufeinanderfolgenden Tagen gemittelt) und die **Stuhlfettbestimmung** nach *van de Kamer* (pathologisch über 7 g Fettausscheidung/d) erfreuen sich im Labor keiner großen Beliebtheit wegen der Geruchsbelästigung.
Bei chronischer Pankreatitis wird im Pankreassaft vermehrt Albumin und Laktoferrin ausgeschieden. Im reinen Sekret, mittels ERCP gewonnen, können CEA, Ca 19–9 und andere Tumormarker bestimmt und zytologische Untersuchungen vorgenommen werden.
Der **Glukosetoleranztest** ist die klassische Untersuchung zur Testung des Inselzellapparates. Daneben können radioimmunologisch Insulin, C-Peptid und Glukagon bestimmt werden.

Funktionsdiagnostik Es kann die Aktivität der **Amylase** und der **Lipase** gemessen werden. Ein empfindlicher Parameter ist der **Sekretin-Pankreozymin-Test**. Weitere Tests zur orientierenden Funktion sind der PABA-Test, der Pankreolauryltest und die Chymotrypsin- und Elastasebestimmung im Stuhl.

Mit dem Glukosetoleranztest untersucht man den Inselzellapparat.

8.1 Pankreatitis

8.1.1 Akute Pankreatitis

Definition. Der akuten Pankreatitis liegt eine virale, bakterielle oder chemisch-toxisch induzierte Entzündung der Bauchspeicheldrüse zugrunde, die mit Störungen der exokrinen und endokrinen Funktion einhergeht.
Das Krankheitsbild kann in Schüben verlaufen, in der Regel kommt es jedoch nicht zu einer Defektheilung, wenn man von der Ausbildung von Pseudozysten absieht.

◀ **Definition**

Epidemiologie. Pro 100000 Einwohner erkranken 15–20 an einer akuten Pankreatitis. Als auslösendes Agens steht bei Frauen das **Gallensteinleiden** (akute biliäre Pankreatitis), bei Männern **Alkoholabusus** im Vordergrund. Entsprechend finden sich unterschiedliche Altersgipfel: Bei Männern liegt dieser zwischen dem 20. und 40. Lebensjahr, bei Frauen zwischen dem 5. und 6. Jahrzehnt.

Epidemiologie 15–20 Fälle einer akuten Pankreatitis werden pro 100000 Einwohner beobachtet. Bei Frauen überwiegt die **akute biliäre Pankreatitis** mit einem Altersgipfel zwischen 50 und 60, bei Männern die **Alkoholpankreatitis** zwischen 20 und 40.

Ätiologie und Pathogenese. Neben einer Cholezysto(Choledocho)lithiasis (30%) kommt dem Alkoholabusus eine wichtige pathogenetische Rolle (50%) zu. Seltenere Ursachen sind ein stumpfes Bauchtrauma, medikamentös-toxische Einflüsse (Kortison, Thiazide, Azathioprin), Infekte (Mumps) oder eine mechanische Komponente mit Behinderung des Sekretflusses. Somit wirken häufig verschiedene Pathomechanismen wie Sekretstau (Konkrement, Tumor), Reflux von Galle oder Duodenalsekret (hoher Ileus), eine Änderung der Sekretzusammensetzung (Alkohol, Hyperparathyreoidismus) und eine primäre Schädigung der Azini (Infektion, Medikamente, Durchblutungsstörungen, ERCP) zusammen.
In 10–20% läßt sich eine Ursache nicht eruieren, so daß von einer idiopathischen Pankreatitis gesprochen wird (▤ H-**102**).

Ätiologie und Pathogenese Cholezysto(Choledocho)lithiasis und Alkoholabusus sind häufige Ursachen. Bei der Pathophysiologie wirken verschiedene Faktoren zusammen:

- Sekretstau: Konkremente, Tumoren, Anomalien
- Reflux von Galle oder Duodenalsekret: Konkremente, hoher Ileus
- Änderung der Sekretzusammensetzung: Alkohol, eiweiß- und fettreiche Mahlzeiten, Hyperparathyreoidismus
- primäre Schädigung der Azini: Infektionen (Mumps), Medikamente, Durchblutungsstörungen.

In 10–20 % läßt sich die Ursache nicht eruieren (idiopathische Pankreatitis) (H-**102**).

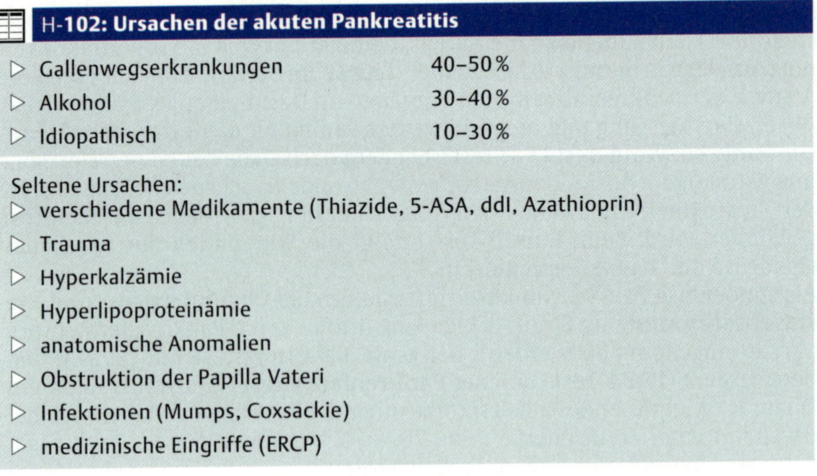

H-102: Ursachen der akuten Pankreatitis

▷ Gallenwegserkrankungen	40–50 %
▷ Alkohol	30–40 %
▷ Idiopathisch	10–30 %

Seltene Ursachen:
- ▷ verschiedene Medikamente (Thiazide, 5-ASA, ddI, Azathioprin)
- ▷ Trauma
- ▷ Hyperkalzämie
- ▷ Hyperlipoproteinämie
- ▷ anatomische Anomalien
- ▷ Obstruktion der Papilla Vateri
- ▷ Infektionen (Mumps, Coxsackie)
- ▷ medizinische Eingriffe (ERCP)

Folge ist eine **Autodigestion der Bauchspeicheldrüse durch aktivierte Enzyme**, wobei dem Trypsin eine Schlüsselrolle zukommt (H-**51**).

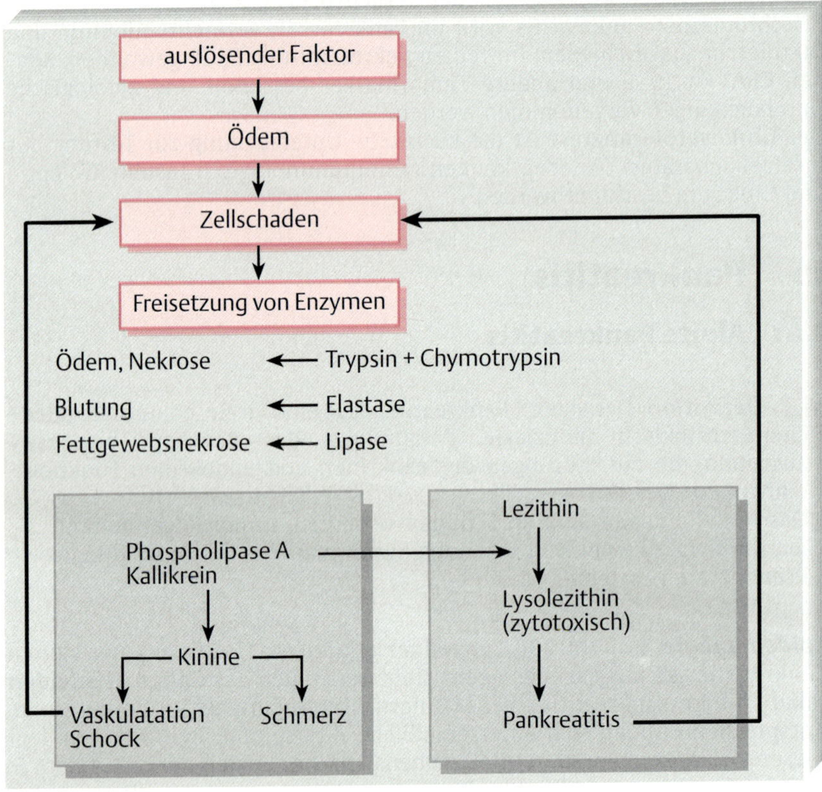

H-**51: Pathophysiologie der akuten Pankreatitis.**

Am Anfang steht ein Speichelödem mit deutlicher Organvergrößerung; der Entzündungsprozeß kann die Organgrenzen überschreiten und zu einer Kolliquationsnekrose des peripankreatischen Fettgewebes bis zur hämorrhagisch-nekrotisierenden Pankreatitis führen, wobei bis zu 30 % des Plasmavolumens verlorengehen können. Zirkulierende Enzyme induzieren in Verbindung mit dem hypovolämischen Schock eine renale und pulmonale

Über die Lymphe in die Blutbahn gelangte Enzyme sind für die systemischen Auswirkungen verantwortlich. Initial findet sich ein Speichelödem mit Vergrößerung des Organs um das Zwei- bis Dreifache, das durch Einschmelzung von Pankreasgewebe mit Bildung einer Kolliquationsnekrose bis zur **hämorrhagisch-nekrotisierenden Pankreatitis** (Pankreasapoplexie) fortschreiten kann. Durch Freisetzung von Lipase kommt es zu einer Verseifung der Fettsäuren mit Kalzium (Kalkspritzer), bei Übergreifen des Entzündungsprozesses auf das peripankreatische Fettgewebe entstehen ausgedehnte Nekrosen, die bis ins kleine Becken reichen können und durch Gefäßarrosion zu Blutungen ins Retroperitoneum Anlaß geben, wobei bis zu 30 % des zirkulierenden Blutvolumens verlorengehen können: Nierenversagen, respiratorische Insuffizienz und Enzephalopathie sind die Folgen. Gefürchtet ist die Infektion der Nekrosen durch Anaerobier. Zumeist gehen die Nekrosen in **Abszesse** oder blande **Pseudozysten** über (S H-**48**).

Insuffizienz. Gefürchtet ist die Infektion der Nekrosen durch Anaerobier. Meist gehen die Nekrosen in Abszesse oder Pseudozysten über.

Synopsis H-**48: Stadien der chronischen Pankreatitis**

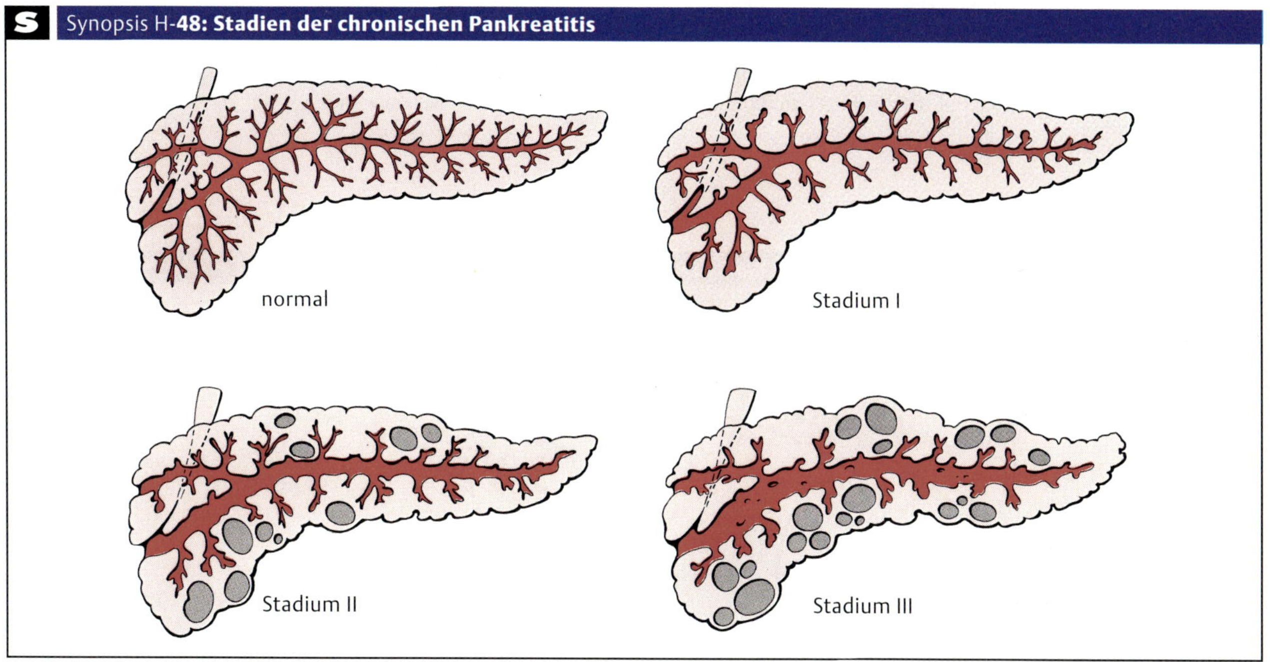

Klinik. Leitsymptom der akuten Pankreatitis ist der heftige, meist 8–12 Stunden nach einem opulenten Mahl oder einem Alkoholexzeß einsetzende Schmerz im Epigastrium, in den Rücken und nach links ausstrahlend. Übelkeit und Erbrechen sind praktisch immer vorhanden, Meteorismus, Subileus oder Ileus sowie ein Temperaturanstieg gelten als Frühsymptome (H-**103**).

Klinik Leitsymptom der akuten Pankreatitis ist der heftige, meist 8–12 Stunden nach einem opulenten Mahl oder einem Alkoholexzeß einsetzende Schmerz im Epigastrium, in den Rücken und nach links ausstrahlend (H-**103**).

H-**103: Symptome der akuten Pankreatitis**

Symptom	%	Symptom	%
▷ Intensive abdominelle Schmerzen	90–100 %	▷ Schock	30-50 %
▷ Schmerzausstrahlung in den Rücken	50 %	▷ Subikterus	30-50 %
▷ Übelkeit, Erbrechen	70-90 %	▷ Passagere Hypertonie	10-15 %
▷ Meteorismus, Darmparese	70-80 %	▷ Anurie, Oligurie	20 %
▷ Elastische Bauchdeckenspannung	50 %	▷ Hämatemesis, Meläna	5 %
▷ Aszites	50-70 %	▷ Enzephalopathie	10-15 %
▷ Fieber	40-50 %		

Je nach Ausmaß der Parenchymnekrosen dominiert ein Schockgeschehen mit Auswirkungen auf Niere, Leber und Lunge und den Zeichen einer Verbrauchskoagulopathie. Bei der körperlichen Untersuchung gilt eine elastische Bauchdeckenspannung (»Gummibauch«) als kennzeichnend. Freigesetzte Bradykinine führen zu einer recht typischen Rubeosis faciei, selten hingegen sind Blutungen periumbilikal (Cullen-Zeichen) oder im Flankenbereich (Grey-Turner-Zeichen) als Hinweis auf eine hämorrhagisch-nekrotisierende Pankreatitis. Ein linksseitiger Pleuraerguß geht auf eine Zwerchfelldurchwanderung freigesetzter Enzyme mit Irritation der Pleura zurück. Die möglichen Komplikationen bei akuter Pankreatitis sind in H-**104** aufgeführt.

Je nach Ausmaß der Parenchymnekrosen dominiert ein Schockgeschehen mit Auswirkungen auf Niere, Leber und Lunge und Zeichen einer Verbrauchskoagulopathie. Komplikationen der akuten Pankreatitis zeigt H-**104**.

H-104: Komplikationen der akuten Pankreatitis

Lokal	Systemisch
▷ Pseudozysten	▷ Kreislaufschock
▷ bakterielle Superinfektion (Anaerobier)	▷ Verbrauchskoagulopathie
▷ Penetration in Nachbarorgane	▷ Herzinsuffizienz
▷ Arrosionsblutung	▷ respiratorische Insuffizienz
▷ pankreatogener Aszites bei Fistelbildung	▷ akutes Nierenversagen
▷ Milz- und Pfortaderthrombose	▷ metabolische Psychose, Koma

Synopsis H-49: Komplikationen der akuten Pankreatitis

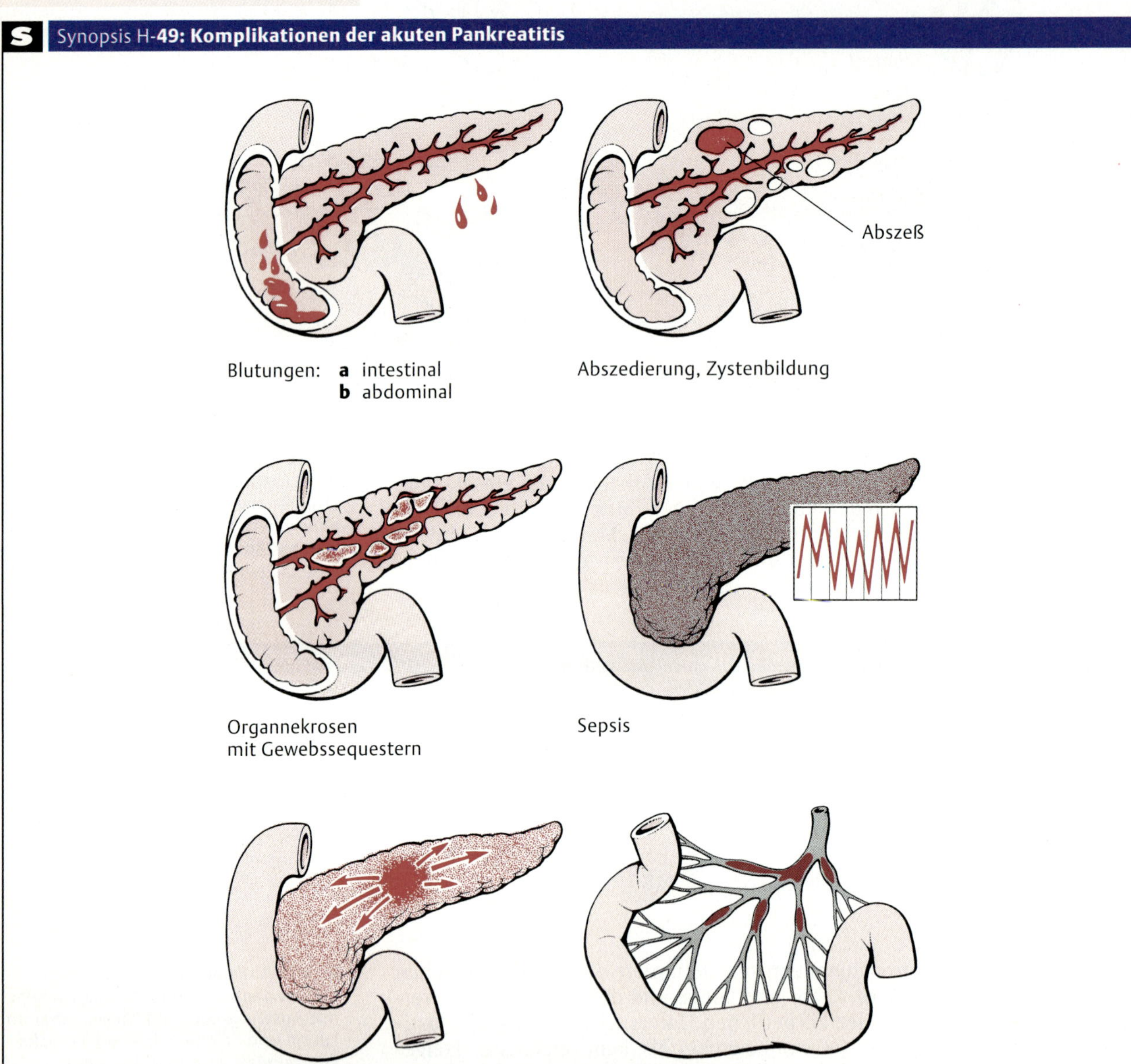

Sonographisch läßt sich ein bei Punktion hämorrhagischer Aszites nachweisen. Ein Ikterus, hervorgerufen

Sonographisch in Knie-Ellenbogen-Lage, häufig auch klinisch, läßt sich ein bei Punktion hämorrhagischer Aszites mit hohem Enzymanteil nachweisen. Ein durch eine Gallengangskompression durch den entzündlich vergrößerten Pankreaskopf bedingter Ikterus ist meist passagerer Natur. Im EKG finden sich nicht selten Veränderungen im Sinne einer Außenschichtalteration des Herzens, die an einen akuten Hinterwandinfarkt denken lassen (S H-**49**).

durch die Kompression des Gallenganges infolge des entzündlich vergrößerten Pankreaskopfes, ist meist passagerer Natur.

Diagnose. Anamnese und körperliche Untersuchung erwecken den Verdacht auf das Vorliegen einer akuten Pankreatitis, eine Amylase- und Lipaseerhöhung im Serum bzw. Urin bestätigen die Diagnose. Dabei ist die Lipase pankreasspezifisch, eine Hyperamylasämie findet sich hingegen bei einer Reihe von Erkrankungen (Niereninsuffizienz, akutes Abdomen, Parotitis).
Sonographie und CT lassen, wenn auch häufig unter erschwerten Untersuchungsbedingungen, das Ausmaß der Organdestruktion erkennen (H-**52**) und dienen in erster Linie auch der weiteren Überwachung des Patienten sowie der Suche nach lokalen Komplikationen.

Diagnose Anamnese und körperliche Untersuchung, ergänzt durch eine Lipase-und Amylaseerhöhung sichern die Diagnose.

Sonographie und CT erfassen das Ausmaß des Parenchymuntergangs (H-**52**) und dienen der weiteren Überwachung.

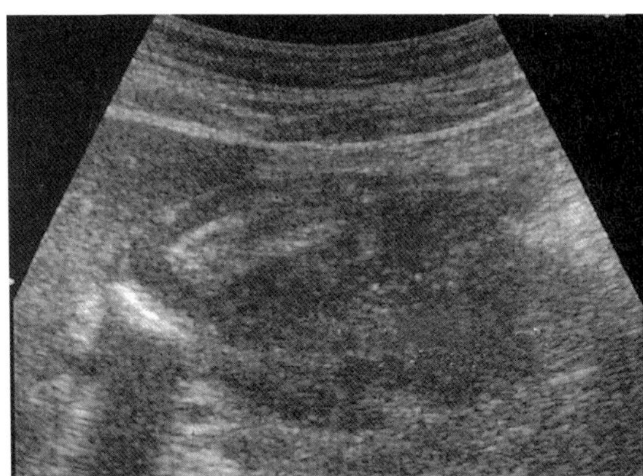

H-**52:** Das Ausmaß des **Parenchymuntergangs** zeigt sich im Sonogramm.

Die endoskopisch retrograde Cholangiopankreatikographie (ERCP) kann heute in Kombination mit der endoskopischen Sphinkterotomie als Verfahren der Wahl bei Verdacht auf **akute biliäre Pankreatitis** eingesetzt werden, auch wenn häufig der zunächst inkarzerierte Stein spontan abgegangen ist.
Neben der obligaten Enzymdiagnostik müssen harnpflichtige Substanzen, Elektrolyte, Blutbild, Gerinnungsstatus, Blutzucker, Gesamteiweiß, Cholestaseenzyme sowie der Säure-Basen-Haushalt täglich überprüft werden, um Komplikationen frühzeitig zu erkennen.
Als prognostisch ungünstige Parameter gelten ein Alter über 65 Jahre, ein Blutzucker über 200 mg/dl, eine Leukozytose über 16000, eine LDH über 700, eine GOT über 166 U/l und Fieber über 38,5 °C rektal gemessen. Weitere ungünstige Zeichen sind ein Hämatokritabfall um über 10%, ein Serumkalzium unter 2mmol/l, ein Basendefizit über 4 mval/l, eine arterielle Sauerstoffspannung unter 60 mmHg und eine Flüssigkeitsretention von über 6 l innerhalb der ersten 48 Stunden.
Für eine nekrotisierende Pankreatitis sprechen eine Erhöhung von LDH, CPR, α_1-Antitrypsin und ein Abfall des α_2-Makroglobulins, für eine biliäre Genese eine Erhöhung von Bilirubin, AP, GGT, LAP und GOT.

Bei Verdacht auf eine **biliäre Pankreatitis** wird heute im Rahmen einer ERCP eine Sphinkterotomie eingesetzt. Tägliche Labor-und Sonographiekontrollen sind erforderlich.

Prognostisch ungünstige Parameter sind:
- Blutzucker > 200 mg/dl
- Leukozyten > 16000
- LDH > 700 IE/l
- GOT > 166 U/l
- Fieber über 38,5 °C
- Alter über 65
- Kalzium < 8 mg/dl
- Hämatokritabfall > 10%
- Serumkalzium < 2 mmol/l
- Basendefizit > 4 mval/l
- arterielle Sauerstoffkonzentration < 60 mmHg
- Flüssigkeitsretention > 6 l innerhalb der ersten 48 Stunden.

Merke. Die Höhe der Serumamylase und Lipase läßt keinen Rückschluß auf den Schweregrad oder die Prognose der Erkrankung zu.

◀ **Merke**

Für die Therapie wichtig ist ferner eine Abschätzung der Schweregrade der akuten Pankreatitis aufgrund der klinischen Symptome. Die leichte (ödematöse) Pankreatitis ist durch Schmerzen und Amylaseanstieg gekennzeichnet (20–40%), die mittelschwere (20–45%) durch Schock und Ileus, die schwere (10–20% durch Hypokalzämie und Oligurie und die inkurable (5–20%) durch einen irreversiblen Schock und Anurie.

Bei der ödematösen Pankreatitis (20–40%) stehen Amylaseanstieg und Schmerzen im Vordergrund. Schock, Ileus, Hypokalzämie und Oligurie weisen auf ausgedehnte Nekrosen hin.

Röntgenthorax (Atelektasen, Pleuraerguß), Abdomenleeraufnahme (Pankreasverkalkungen, Gallensteine, Subileus) dienen der groben Orientierung. Sonographie und CT lassen das Ausmaß der Schäden und Nekrosestraßen erkennen.

Röntgenthorax (Atelektasen, linksseitiger Pleuraerguß) und Abdomenleeraufnahme (Pankreasverkalkungen, Gallensteine, Subileus mit typischer Luftverteilung) dienen der groben Orientierung. Sonographie und CT legen das Ausmaß der Drüsenschädigung und eventuell vorhandenen Nekrosestraßen fest; die Verlaufskontrolle erfolgt bevorzugt sonographisch in kurzen Intervallen.

Differentialdiagnose Differentialdiagnostisch kommen alle Erkrankungen mit den Symptomen des akuten Bauches in Frage, ferner Lungenembolie, Hinterwandinfarkt, akute Porphyrie, disseziierendes Aortenaneurysma etc.

Differentialdiagnose. Im Rahmen der Differentialdiagnose kommen alle mit dem Symptom des akuten Bauches assoziierten Erkrankungen in Frage, ferner ein Hinterwandinfarkt, die Lungenembolie, eine basale Pneumonie, ein dissezierendes oder rupturiertes Aortenaneurysma, das Praecoma diabeticum, die akute Porphyrie, die Addison-Krise u. a.

Therapie Die Basistherapie umfaßt: Nahrungskarenz (Nulldiät), Magenverweilsonde, parenterale Flüssigkeitszufuhr (2,5–3,0 l in 24 h), Humanalbumin (H-**105**).

Therapie. Die Behandlung der akuten Pankreatitis ist primär konservativ. Die Basistherapie umfaßt: Nahrungskarenz (Nulldiät), Magenverweilsonde, parenterale Flüssigkeitszufuhr (2,5–3,0 l in 24 h), Humanalbumin (H-**105**).

H-105: Konservative Therapieprinzipien der akuten Pankreatitis

Direkte Hemmung der Pankreassekretion	Förderung der Mikrozirkulation
▷ Atropin	▷ Antifibrinolytika
▷ Kalzitonin	**Entfernung toxischer Substanzen**
▷ Glukagon	▷ Peritoneallavage
▷ Somatostatin	**Entzündungshemmung**
▷ Carboanhydrasehemmer	▷ Indometacin
Hemmung autodigestiver Enzyme	▷ Prostaglandine
▷ Aprotinin	**Bindung freier Sauerstoffradikale**
▷ Gabexat-Mesilat/Camostat	▷ Acetylcystein
▷ Phospholipasehemmer	
▷ Fresh-frozen-Plasma	

Eine standardisierte, mindestens 4tägige **Intensivbehandlung**, bei der die **Volumensubstitution** im Vordergrund steht, hat sich bewährt (H-**106**).

Eine standardisierte, mindestens 4 Tage währende **Intensivbehandlung**, bei der die **Volumensubstitution im Vordergrund** steht, hat sich bewährt. Je nach zentralem Venendruck müssen 2,5–3,0 l Elektrolyt-, Eiweißlösung oder Vollblut gegeben werden (H-**106**).

H-106: Intensivmedizinisches Überwachungsprogramm bei akuter Pankreatitis

Mehrmals täglich	
▷ klinische Untersuchung	▷ Kreatinin, Harnstoff
▷ Palpation und Auskultation des Abdomens	▷ Blutzucker-Tagesprofil
▷ Blutdruck- und Pulskontrolle	▷ Serumkalzium
▷ Flüssigkeitsbilanzierung	▷ Gesamt-Eiweiß, Albumin
▷ Urinausscheidung	▷ Gerinnungsstatus
▷ ZVD-Kontrolle	▷ Elektrolyte
Täglich	**2– bis 3tägig sowie bei Verschlechterung**
▷ Amylase und Lipase im Serum	▷ Oberbauchsonographie
▷ Amylase im Urin	▷ Abdomen-CT unter i.v. Gabe von KM
▷ Blutbild (Leukozyten, Hb, HK)	▷ Röntgen-Thorax
▷ arterieller pO_2	▷ Abdomenübersicht
▷ Säure-Basen-Haushalt	▷ chirurgisches Konsil

Das Pankreas muß durch eine **Nulldiät** ruhiggestellt werden. Eine **Magensonde** entlastet den Ileus, **H_2-Blocker** hemmen die Säuresekretion und

Der Ruhigstellung des Organs dient die **Nulldiät**. Eine **Magensonde** entlastet den paralytischen (Sub)Ileus, **H_2-Blocker** hemmen die Säuresekretion und dienen der Streßulkusprophylaxe (H-**107**). Mit einer oralen Nahrungsaufnahme sollte erst begonnen werden, wenn die Serumenzyme eine eindeutige Tendenz zur Normalisierung erkennen lassen, da sonst die Gefahr eines Rezidivs besteht.

dienen der Streßulkusprophylaxe (H-**107**).

H-107: Basistherapie der akuten Pankreatitis

- Sofortige Klinikeinweisung
- Intensivmedizinische Überwachung
- Magenverweilsonde
- Orale Nahrungskarenz
- Ausreichende parenterale Volumensubstitution, ZVD-Kontrolle
- Bei protrahiertem Verlauf ausreichende parenterale Kaloriensubstitution (Elektrolyt-Glukose-Aminosäuren-Fettemulsionen)
- Ausreichende Analgesie
- Streßulkusprophylaxe
- Antibiotikaprophylaxe bei schwerer Verlaufsform sowie bei biliärer Pankreatitis

Zur **Schmerztherapie** hat sich Procain, 2 g/24 h p.i., bewährt. Alternativ können Pentazocin, Pethidin oder Tilidin eingesetzt werden, **Morphinderivate (Papillenspasmus) sind kontraindiziert.**
Der Einsatz von Sekretionshemmern wie Lachskalzitonin (60 µg/24 h) oder Somatostatin (250 µg/24 h) ist umstritten, das gleiche gilt für Enzyminhibitoren wie Trasylol oder Foy. Bei einer Verbrauchskoagulopathie sollte Frischplasma gegeben werden. Antibiotika sollten nur bei einer durch Feinnadelpunktion gesicherten Infektion der Nekrosen gegeben werden.
Bei der Therapie pulmonaler Komplikationen kommt der Sauerstoffgabe bei einem Abfall des pO_2 unter 70 mmHg eine besondere Bedeutung zu; eventuell muß mit PEEP beatmet werden, um einem ARDS vorzubeugen. Ein Kreatininanstieg auf über 4 mg/dl stellt eine Indikation zur Dialyse dar.
Bei der hämorrhagisch-nekrotisierenden Pankreatitis sollte nach ca. 8 Tagen eine **Nekrosektomie** angestrebt werden. Indikationen hierfür sind therapieresistente Temperaturen, ein kontinuierlicher Hb-Abfall, eine Leukozytose zwischen 20 000 und 30 000, eine zunehmende Atem- und Niereninsuffizienz und Kompressionserscheinungen, die häufig das Colon transversum betreffen (H-**108**).

Zur **Schmerztherapie** hat sich Procainhydrochlorid bewährt. Alternativ: Pethidin, Tilidin: **Morphinderivate sind kontraindiziert.**
Erweiterte Therapie: Sekretionshemmung durch Lachskalzitonin 60 µg/24 h und Somatostatin 250 µg/24 h (umstritten), Mezlocillin, Cefalotin oder Cefamandol bei Fieber und Leukozytose.
Ergänzungsprogramm: Schockbehandlung mit Katecholaminen, Frischplasma bei DIC, Thrombozytenkonzentrate bei Thrombopenie (< 20 000), Hämodialyse bei Nierenversagen, PEEP bei Schocklunge.
Indikationen zur **Nekrosektomie** sind therapieresistente Temperaturen, kontinuierlicher Hb-Abfall, ausgeprägte Leukozytose, zunehmende Atem- und Niereninsuffizienz und Kompressionserscheinungen (H-**108**).

H-108: Operationsindikationen bei akuter Pankreatitis

- Versagen des konservativ-intensivmedizinischen Vorgehens (mindestens über 3 Tage)
- Progredientes Multiorganversagen (Lunge, Nieren)
- Akutes Abdomen, schwere Peritonitis
- Schock
- Sepsis
- Ausgedehnte übergreifende Nekrose
- Infizierte Pankreasnekrose, ausgedehnter Abszeß
- Massive Hämorrhagien

Zur Erfassung einer Defektheilung empfiehlt sich eine Kontrolluntersuchung nach 6 Monaten. 50 % aller im Rahmen einer akuten Pankreatitis entstandenen Pseudozysten bilden sich spontan zurück.

> ***Merke.*** Rezidivierende Attacken einer akuten Pankreatitis lassen eine ERCP ratsam erscheinen, um anatomische Ursachen für die wiederholten Schmerzereignisse auszuschließen.

◀ **Merke**

Davon unberührt sind die **endoskopische Sphinkterotomie** zur Therapie der akuten biliären Pankreatitis, die nach Steinextraktion meist innerhalb weniger Tage abklingt, und die **sonographische Therapie** (ultraschallgezielte Punktion) von Pankreaspseudozysten und -abszessen (H-**53**).

Zur Therapie der biliären Pankreatitis ist eine umgehende endoskopische Sphinkterotomie angezeigt.

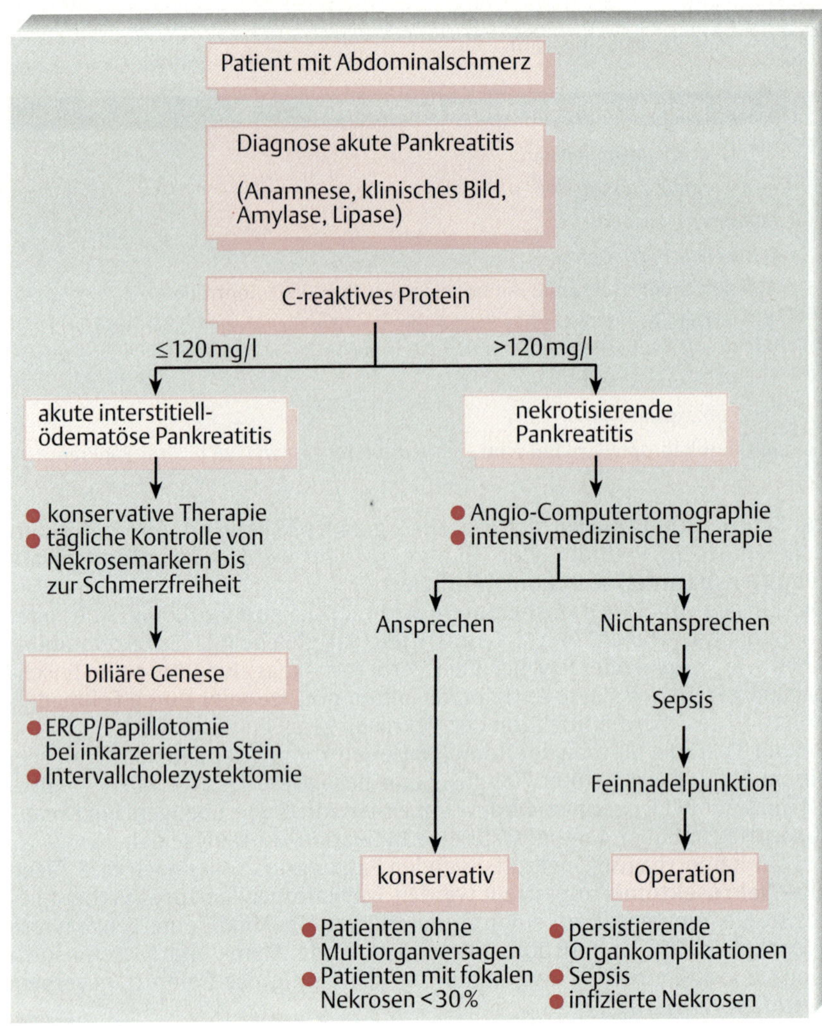

H-53: Entscheidungsbaum zur Therapie der akuten Pankreatitis.

Prognose Günstig ist die Prognose bei der akuten alkoholischen und biliären Pankreatitis, ungünstig bei der postoperativen, der steroidinduzierten Form, während der Schwangerschaft und nach Nierentransplantation.

Prognose. Die Prognose der akuten alkoholischen und biliären Pankreatitis ist relativ günstig zu stellen, während die postoperative Form, die steroidinduzierte Pankreatitis, die Schwangerschaftspankreatitis und die Pankreatitis nach Nierentransplantation zurückhaltender beurteilt werden müssen. Die Gesamtletalität beträgt 11 %; sie reicht von 6 % bei der ödematösen Pankreatitis bis zu 80–100 % bei der hämorrhagisch-nekrotisierenden Form.

8.1.2 Chronische Pankreatitis

8.1.2 Chronische Pankreatitis

Definition ▶

Definition. Persistierende funktionelle und morphologische Veränderungen, rezidivierende akute Schmerzepisoden oder persistierende Schmerzen und chronisch irreversible, meist progrediente Veränderungen kennzeichnen die chronische Pankreatitis. Die morphologischen Veränderungen, den Parenchymverlust betreffend, können dabei fokal, segmental oder diffus sein und mit und ohne Verkalkungen einhergehen. Die chronisch obstruktive Form ist durch eine gleichmäßige diffuse Fibrosierung bei einem papillennahen Hindernis für das Pankreassekret gekennzeichnet.

Epidemiologie Inzidenz: ca. 2–4 auf 100 000, Tendenz steigend. Männer erkranken viermal häufiger als Frauen.

Epidemiologie. Die Inzidenz der chronischen Pankreatitis ist bei uns mit 2–4 pro 100 000 Einwohner anzunehmen, wobei eine steigende Tendenz nicht zu verkennen ist, bedingt durch den zunehmenden Alkoholkonsum und Fortschritte in der Diagnostik. Entsprechend erkranken mehr Männer als Frauen, das Durchschnittsalter liegt zwischen 30 und 40 Jahren.

Durchschnittsalter: zwischen 30 und 40 Jahre.

Ätiologie und Pathogenese. **70–90% aller Fälle von chronischer Pankreatitis gelten als alkoholinduziert** (H-**109**), wobei dieser direkt toxisch auf die Azinuszellen wirken dürfte. Chronischer Alkoholkonsum führt zu einer Zunahme der Viskosität des Bauchspeichels infolge vermehrter Eiweißsekretion; es bilden sich Proteinplaques, die verkalken können, so daß ein Sekretaufstau resultiert.

Ätiologie und Pathogenese 70–90% aller Fälle von chronischer Pankreatitis sind alkoholinduziert (H-**109**). Alkohol wirkt direkt toxisch auf die Azinuszellen: Der Bauchspeichel wird eingedickt, es kommt zu Präzipitaten im Gangsystem, die verkalken.

Auch die Sekretion abnormer Proteine in den Bauchspeichel spielt offensichtlich eine Rolle (stone protein).

Seltenere Ursachen sind ein Eiweißmangel (Kwashiorkor), Anomalien des Pankreasgangsystems, ein Hyperparathyreoidismus, hereditäre Faktoren sowie eine Mitreaktion bei primär biliärer Zirrhose oder einer sklerosierenden Cholangitis, während die Rolle von Gallenwegserkrankungen im Gegensatz zur akuten Pankreatitis umstritten ist.

In 10% der Fälle läßt sich keine Ursache finden, so daß von einer idiopathischen chronischen Pankreatitis gesprochen wird.

Pathologisch anatomisch findet sich eine zunehmende Fibrosierung der Bauchspeicheldrüse mit Untergang des Parenchyms, während die Inseln länger erhalten bleiben. Intrakanalikulär lassen sich Eiweißpräzipitate und maulbeerartige Kalziumoxalatsteine nachweisen.

H-109: Ätiologie der chronischen Pankreatitis in Europa und den USA

	Häufigkeit
Alkohol	70%
Idiopathisch	10-25%
▷ juvenile Form	
▷ senile Form	
Seltene Ursachen	5–20%
▷ hereditär	
▷ Hyperparathyreoidismus	
▷ Nierentransplantation?	
▷ Choledocholithiasis?	
▷ Obstruktion?	
▷ Analgetikaabusus	
▷ Trauma	
▷ Pancreas divisum	

Weitere Ursachen sind ein Eiweißmangel, eine Hyperlipoproteinämie, ein Hyperparathyreoidismus und chronische Gallenwegserkrankungen.
In ca. 10% läßt sich keine Ursache finden (idiopathische Form).
Ursachen der **obstruktiven** chronischen Pankreatitis sind die **Mukoviszidose** sowie lumenobstruierende Prozesse im Papillen- und Pankreaskopfbereich (H-**110**).

In zunehmendem Maße erreichen Kinder mit einer zystischen Pankreasfibrose (Mukoviszidose) das Erwachsenenalter. Im Vordergrund stehen eine chronische Pankreasinsuffizienz, die mit Pankreasfermenten substituiert werden muß, und die Neigung zur chronisch obstruktiven Lungenerkrankung auf dem Boden der Dyskrinie.

Die **Mukoviszidose** führt zu einer chronisch **obstruktiven** Pankreatitis, wie dies auch bei Papillenprozessen und Pankreaskopftumoren mit Gangobstruktion zu finden ist (H-**110**).

H-110: Ursachen der chronischen Pankreatitis

Anatomisch	**Metabolisch**
▷ Pancreas divisum	▷ Hyperparathyreoidismus
▷ Pancreas minus (rudimentäre Bauchspeicheldrüse)	▷ Hämochromatose
▷ Duodenalwandzysten (Rinnen-Pankreatitis)	**Toxisch**
Biliär	▷ Alkohol
▷ Chole(docho)lithiasis	**Hereditär**
▷ sklerosierende Cholangitis	▷ Mukoviszidose
Traumatisch	▷ hereditäre chronisch kalzifizierende Pankreatitis
▷ nach stumpfem Bauchtrauma mit Gangläsion	**Obstruktiv**
	▷ Papillenkarzinom
	▷ Pankreaskopfkarzinom

Klinik Man unterscheidet **Symptome der Pankreaserkrankung** (▦ H-111) von den **Symptomen der exkretorischen Insuffizienz** (▦ H-112).

Klinik. Bei der klinischen Symptomatik sollten die **Symptome der eigentlichen Pankreaserkrankung** (▦ H-**111**), bei denen der konstante oder intermittierende Schmerz im Epigastrium dominiert, von den **Symptomen der exkretorischen Insuffizienz** (▦ H-**112**) unterschieden werden, zumal 10% der chronischen Pankreatitiden schmerzlos verlaufen.

H-111: Symptome der chronischen Pankreatitis

Symptom	Häufigkeit
▷ Oberbauchschmerzen	80–90%
▷ Übelkeit, Erbrechen	70%
▷ Ikterus	20–30%
▷ Depression	50%
▷ Diabetes mellitus davon latent	25% 50%
▷ Obstipation	20%
▷ Thrombophlebitis	10%
▷ Lokale Komplikationen (Pseudozysten, Abszeß, Milzvenenthrombose)	10%

H-112: Symptome der exkretorischen Insuffizienz

Symptom	Häufigkeit
▷ Gewichtsverlust	90%
▷ Diarrhö	25%
▷ Steatorrhö	10%
▷ Meteorismus	50%
▷ Ödeme	25%
▷ Nachtblindheit	selten
▷ Gerinnungsstörungen	selten
▷ Osteomalazie	selten
▷ Alkoholabhängigkeit	70%
▷ Analgetikaabhängigkeit	10%
▷ Allgemeine Tumorsymptome	5%

Wenn ca. 90% des Pankreas zerstört sind, finden sich eine **Steatorrhö** als Ausdruck einer Maldigestion und Anzeichen eines Mangels an fettlöslichen Vitaminen.

In (etwa) 50 % läßt sich ein latenter Diabetes mellitus nachweisen. Bei 25 % findet sich als Ausdruck einer weit fortgeschrittenen Zerstörung ein insulinpflichtiger Diabetes. Die anhaltenden Schmerzen können zu einem Analgetikaabusus führen.
Nach ca. 15 Jahren kommt es zu einem »Ausbrennen der Drüse«. Die Schmerzen nehmen kontinuierlich ab. Im Frühstadium besteht noch eine reversible, später das Vollbild der Insuffizienz.

Eine **Steatorrhö** als Ausdruck einer Maldigestion bei exokriner Insuffizienz findet sich nur bei wenigen Patienten, da 90% der Bauchspeicheldrüse zerstört sein müssen, bevor das Stuhlvolumen über 250 g und die Stuhlfettausscheidung auf mehr als 7 g/d ansteigen. Dann finden sich zunehmend auch Zeichen eines Mangels an fettlöslichen Vitaminen (A, D, E, K).
Nach einer entsprechenden Glukosebelastung läßt sich in 50% ein latenter Diabetes mellitus nachweisen, bei 25% findet sich ein zumeist insulinpflichtiger Diabetes mellitus als Hinweis auf eine weit fortgeschrittene Zerstörung der Bauchspeicheldrüse. Die anhaltenden Schmerzen können die Alkoholabhängigkeit verstärken, auf der anderen Seite führen sie nicht selten zu einem Analgetikaabusus.
Im Verlaufe der Jahre nehmen die Schmerzen kontinuierlich ab, nach etwa 15 Jahren kommt es zu einem »Ausbrennen der Drüse«. Während im Frühstadium eine reversible Insuffizienz besteht, liegt im Spätstadium das Vollbild einer digestiven Insuffizienz mit Diabetes mellitus vor.
Im Gegensatz zur akuten Pankreatitis sind Pseudozysten im Gefolge einer chronischen Pankreatitis nur wenige Zentimeter groß und häufig multipel. Alterationen von Nachbarorganen sind häufig (Duodenalstenose, Kompression des Choledochus mit »Röhrenstenose«, Milzvenenthrombose mit Ausbildung von Fornixvarizen).

Diagnose Die körperliche Untersuchung ist in der Regel wenig ergiebig, da sich nur indirekte Hinweise auf das Grundleiden finden.
In der Praxis werden folgende Verfahren zur Diagnostik eingesetzt:
- Stuhlinspektion
- Stuhlgewicht
- Chymotrypsin und Elastase im Stuhl
- Pankreolauryl-,
- PABA-Test
- Glukosetoleranztest
- Abdomenleeraufnahme (◙ H-**54 a**)
- Sonographie (◙ H-**54 b**)

Der Klinik vorbehalten sind:
- quantitative Stuhlfettanalyse
- Sekretin-Pankreozymin-Test
- endokrine Funktionsdiagnostik
- ERCP
- CT, evtl. DSA
- Zöliakographie.

Diagnose. Bei der körperlichen Untersuchung läßt sich nur selten eine Raumforderung im Kopfbereich tasten. Eine Cutis marmorisata im Oberbauch weist auf eine langfristige Wärmeapplikation zur Linderung der Bauchschmerzen hin. Gelegentlich besteht ein leichter Sklerenikterus, hervorgerufen durch eine Kompression der Gallengänge durch die vergrößerte Bauchspeicheldrüse.
Serumamylase und -lipase können, besonders im akuten Schub, müssen jedoch nicht erhöht sein, ähnliches gilt für Stuhlgewicht und Fettausscheidung. Sondenlose Tests wie Chymotrypsin- und Elastasebestimmung im Stuhl, Pankreolauryltest und PABA-Test fallen bei fortgeschrittener exkretorischer Insuffizienz positiv aus, wichtiger sind jedoch Abdomenleeraufnahme (◙ H-**54 a**) und Sonographie (◙ H-**54 b**), die Hinweise auf morphologische Veränderungen geben.
Der Klinik sind invasivere Verfahren wie die ERCP (Kaliberunregelmäßigkeiten von Hauptgang und Seitenästen), die Computertomographie und der Sekretin-Pankreozymintest vorbehalten, wobei letzterer als empfindlichster Parameter für eine Einschränkung der sekretorischen Leistung der Bauchspeicheldrüse gilt.
Beim Sekretin-Pankreozymintest wird zunächst die hydrokinetische (Wasser und Bikarbonat) und dann die exokrine Funktion der Bauchspeichel-

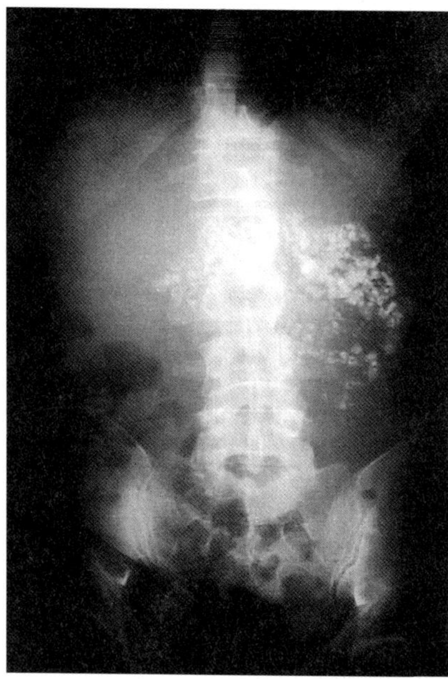

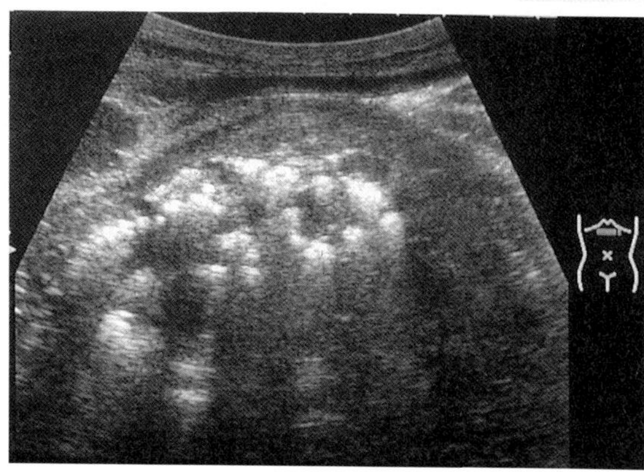

b Sonographischer Befund: vergrößerte Bauchspeicheldrüse mit Verkalkungen.

a Abdomenleeraufnahme: ausgedehnte Pankreasverkalkungen.

H-54 a, b: Diagnose der chronischen kalzifizierenden Pankreatitis.

drüse analysiert, wobei schon geringe Funktionseinbußen ohne klinische Auswirkungen erfaßbar sind.
Die Chymotrypsinbestimmung im Stuhl ist einfach (Stuhl, 5 g, kann auf dem Postwege an ein entsprechendes Labor verschickt werden). Bei den sondenlosen Tests (Pankreolauryl, PABA) wird die lipolytische (Fluoresceindilaurat) bzw. proteolytische Potenz des Pankreas photometrisch im Sammelurin bestimmt.
Lassen sich bei der Abdomenleeraufnahme Pankreasverkalkungen nachweisen, steht die Diagnose einer chronischen (kalzifizierenden) Pankreatitis fest. Eine weitere Diagnostik ist nicht erforderlich, es sei denn, es ist ein operativer Eingriff geplant. Dann kann mitunter eine digitale Subtraktionsangiographie bzw. eine Zöliakographie zur Festlegung der anatomischen Gegebenheiten erforderlich werden.

Der Nachweis von Pankreasverkalkungen reicht zur Diagnose einer chronischen Pankreatitis aus.

Differentialdiagnose. Im Rahmen der Differentialdiagnose müssen alle mit anhaltenden Oberbauchbeschwerden einhergehenden Erkrankungen Berücksichtigung finden. In erster Linie ist dabei an ein Ulkusleiden, ein Magenkarzinom, eine Cholezystolithiasis oder ein Reizdarm-Syndrom zu denken. Die Abklärung erfolgt durch Endoskopie und Sonographie. Schwierigkeiten bereitet mitunter die Differenzierung chronisch entzündlicher Veränderungen von einem Pankreaskarzinom.

Differentialdiagnose Mitunter ist ein Pankreaskarzinom schwierig von einem entzündlichen Pseudotumor der Bauchspeicheldrüse abzugrenzen.

Therapie. Nur eine **absolute Alkoholkarenz** oder eine Beseitigung von Grunderkrankungen läßt den Zerstörungsprozeß in der Bauchspeicheldrüse zum Stillstand kommen. Ziel der konservativen Therapie ist eine Gewichtszunahme, eine Reduktion des Stuhlgewichtes auf unter 350 g und der Stuhlfettausscheidung auf unter 15 g.
Eine **proteinreiche** (100–200 g/d), **fettarme** (20–25 % der Kalorien) **Kost**, ergänzt durch mittelkettige Fettsäuren (Ceres-Margarine) ist zu empfehlen, am besten auf viele kleine Mahlzeiten verteilt. Ballaststoffe werden wegen ihres Blähpotentials im allgemeinen schlecht vertragen. Bei ausgeprägter Kachexie kann auch einmal eine Elementardiät oder eine parenterale Ernährung erforderlich werden. Auf eine ausreichende Substitution der **fettlöslichen Vitamine** (A, D, E, K) ist Wert zu legen.
Entscheidend ist die **Zufuhr von Pankreasfermentpräparaten**, wobei 3–6 g Pankreatin erforderlich sind. Bei den Substitutionspräparaten, die heute frühzeitig auch als analgetikaeinsparende Maßnahme zur Ruhigstellung der Bauchspeicheldrüse eingesetzt werden, ist auf einen hohen Lipasegehalt

Therapie Im Vordergrund der Therapie sollte eine **absolute Alkoholkarenz** stehen.
Therapieziel ist eine Gewichtszunahme, eine Reduktion des Stuhlgewichts auf unter 350 g und der Stuhlfettausscheidung auf unter 15 g/d.
Proteinreiche Kost. Die **Fettzufuhr muß auf 20–25 % der Kalorienzufuhr reduziert werden; MCT-Fette** (Ceres-Margarine) werden leichter resorbiert. Viele kleine Mahlzeiten sind vorteilhaft.
Die **fettlöslichen Vitamine** (A, D, E, K) müssen substituiert werden.
Pankreasfermentpräparate sparen Analgetika ein; entscheidend ist der Lipasegehalt. Empfehlenswert sind

Kreon® oder Panzytrat® 20000 3 × 1 bis 2 Kapseln pro Mahlzeit.
Orale Antidiabetika wirken in der Regel bei chronischer Pankreatitis nicht: Der Patient ist **insulinpflichtig**.
Alkoholinduzierte Hypoglykämien gefährden den insulinpflichtigen Pankreatitiker.

Wert zu legen. Bewährt haben sich mikroverkapselte Enzyme (z.B. Kreon® oder Panzytrat® 20000 3 × 1 bis 2 Kapseln pro Mahlzeit), da die Lipase im Magen durch die Säure sehr rasch irreversibel zerstört wird, wenn nicht eine medikamentöse Säureblockade, z.B. mittels H_2-Blockern, betrieben wird. Eine verminderte Glukagonsekretion bedingt eine erhöhte Insulinempfindlichkeit; der Patient mit chronischer Pankreatitis benötigt ca. 20–24 E Insulin morgens und 8–12 E abends. Unregelmäßige Nahrungseinnahme und alkoholinduzierte Hypoglykämien gefährden nicht selten den insulinpflichtigen Pankreatitiker.

Merke ▶

> ***Merke.*** Da bei etwa 10% aller Patienten wegen der anhaltenden Schmerzen mit einer Analgetikaabhängigkeit gerechnet werden muß, sollten Schmerzmittel zurückhaltend eingesetzt werden.

Empfehlenswert sind Acetylsalicylsäure, Tilidinhydrochlorid, Pentazocin oder Buprenorphin. Eine Kombination mit Neuroleptika kann sinnvoll sein. Therapieresistente Schmerzen, ein tumorverdächtiger Befund, Pseudozysten und lokale Komplikationen stellen die Indikation für ein operatives Vorgehen dar. Dabei sollte versucht werden, möglichst viel des Inselapparates zu erhalten.

Empfehlenswerte Analgetika reichen von Acetylsalicylsäure über Tilidinhydrochlorid bis zu Pentazocin und Buprenorphin. Eine Kombination mit Neuroleptika kann sinnvoll sein.
Therapieresistente Schmerzen stellen eine Indikation für eine operative Intervention dar. Weitere Indikationen sind Pseudozystenbildung und lokale Komplikationen. Dabei ist man im Ausmaß der Resektion zunehmend zurückhaltender geworden und hat die totale Duodenopankreatektomie zugunsten der Whippleschen Operation, bei der der Pankreasschwanz erhalten bleibt, verlassen, um den Insulinapparat zu schonen.
Drainierende Verfahren finden bei Pseudozysten und einer massiven Gangektasie Verwendung. Eine Kompression des Gallengangs durch den entzündlichen Kopftumor kann eine biliodigestive Anastomose erforderlich machen.
Endoskopische Verfahren wie Pankreasgangokklusion, Stents im Pankreasgang, Sphinkterotomie und ESWL oder Zystendrainagen über die Papille sind noch nicht abschließend bezüglich ihrer längerfristigen Effizienz evaluiert.

Prognose Die Prognose wird wesentlich mitbestimmt vom Fortbestehen des Alkoholabusus: Nach 10 Jahren leben nur noch 60–70% der Patienten.

Prognose. Nicht wenige Patienten erleben das Ausbrennen des Entzündungsprozesses nicht mehr, weil sie bereits zuvor Komplikationen erlegen sind. Die Letalität beträgt 30–40% innerhalb von 10 Jahren, wobei Komplikationen von seiten des Alkoholismus dominieren.

Pankreaspseudozysten

Pankreaspseudozysten

Definition ▶

> ***Definition.*** Pankreaspseudozysten sind in 95% postpankreatitischer Natur und bestehen aus einer Ansammlung von altem Blut, Pankreasenzymen, Gewebsflüssigkeit und nekrotischem Gewebe. Die Wandung besteht aus narbigem Bindegewebe.

Epidemiologie Solitärzysten gehen meist auf eine akute Pankreatitis, multiple Zysten auf eine chronische Pankreatitis zurück. Sie können sich in über 50% spontan zurückbilden.

Epidemiologie. Im Verlaufe einer akuten Pankreatitis entwickeln in Abhängigkeit vom Schwerebild der Erkrankung bis zu 30% der Patienten Pseudozysten, die sich in über 50% spontan zurückbilden. Bei der chronischen Pankreatitis finden sich praktisch immer meist multiple, nur wenige Zentimeter große Zysten, die z.T. auch als Retentionszysten imponieren. Sie stehen mit dem Ductus Wirsungianus in Verbindung; ihre Wandung besteht aus Gangepithel.

Ätiologie und Pathogenese Peripankreatische Nekrosen werden zu Pseudozysten verflüssigt und z.T. resorbiert, bei einer Kommunikation mit dem D. Wirsungianus werden sie kontinuierlich größer.

Ätiologie und Pathogenese. Peripankreatische Nekrosen neigen zur Verflüssigung und imponieren dann als Pseudozyste. Besteht eine Kommunikation zum Gangsystem können sie extrem groß werden und bis in den Halsbereich reichen und tastbar sein, wenn zusätzlich ein Abflußhindernis vorliegt oder eine Gangruptur besteht. Spontanrupturen können sie verschwinden lassen (spontane innere Drainage). Die Retentionszysten der chronischen Pankreatitis werden selten größer als 3 cm.

Klinik. Druckschmerz im Oberbauch, Übelkeit, Erbrechen und Gewichtsverlust sind die Leitsymptome der Pankreaspseudozysten. Verdauungsbeschwerden mit Durchfällen, nach links ausstrahlende Schmerzen, Koliken und Ikterus sind seltenere Begleiterscheinungen.
Bei der Hälfte der Patienten ist eine tastbare Resistenz im Oberbauch nachweisbar, nicht selten sieht man die Vorwölbung des Abdomens besser, als daß man den Tumor bei den prall elastischen Bauchdecken tasten kann. Ist ein Aszites nachweisbar, besteht meist eine pankreatogene Fistel. Häufig bestehen auch Symptome durch Kompression von Nachbarorganen wie Magen und Duodenum, Kolon, Ductus choledochus, Pfortader, Milzvene, Niere und Plexus coeliacus (H-**113**).

Klinik Die Symptome bei einer großen Pankreaspseudozyste zeigt H-**113**.

H-113: Symptome bei Pankreaspseudozysten

Symptom		Symptom	
▷ Palpabler Tumor	50 %	▷ Nach links ausstrahlender Schmerz	35 %
▷ Druckschmerz im Oberbauch	50 %	▷ Gewichtsabnahme	30 %
▷ Oberbauchkoliken	40 %	▷ Ikterus	17 %
▷ Verdauungsbeschwerden	40 %	▷ Diabetes	12 %
▷ Erbrechen	40 %	▷ Aszites	10 %

Diagnose. Bei 50 % der Patienten findet man eine konstante Erhöhung der Serumamylase. Fieber, eine Leukozytose über 18 000, Zeichen des paralytischen Ileus und positive Blutkulturen (in der Regel E. coli) sprechen für eine **infizierte Zyste** im Sinne eines Abszesses, bei dem gelegentlich Luft oder »Seifenblasen« im Retroperitoneum nachweisbar sind.
Die Thoraxaufnahme kann als Hinweis auf eine Pankreaspseudozyste einen linksseitigen Zwerchfellhochstand, basale Plattenatelektasen oder einen Pleuraerguß, durch die lokale Reizung, erkennen lassen. Die Abdomenleeraufnahme zeigt Pankreasverkalkungen, Überlagerungen des Psoasschattens oder eine Verdrängung der Nierenkonturen. Bei der Magen-Darm-Passage läßt sich in 75 % aller Fälle eine Verlagerung der Eingeweide, insbesondere von Magen (H-**55 a**) und Kolon nachweisen.
Diagnostisches Verfahren der Wahl ist die Sonographie (H-**55 b**), auch zur Verlaufsbeobachtung und bei Persistenz zur sonographisch gezielten Punktion. Einige dem Verdauungstrakt eng anliegende Pseudozysten lassen sich auch endoskopisch angehen und durch einen Pigtail-Katheter ins Darmlumen drainieren.

Diagnose In 50 % findet man eine konstante Hyperamylasämie. Fieber, eine Leukozytose, Zeichen des paralytischen Ileus und positive Blutkulturen sind Symptome einer **infizierten Zyste.**
Im Rahmen der Diagnostik sind eine Thoraxaufnahme, eine Abdomenübersicht, eine fortlaufende Magen-Darm-Passage (H-**55 a**) und eine Sonographie (H-**55 b**) empfehlenswert.

Vor einer Zystenoperation sollte kurzfristig eine ERCP veranlaßt werden, um eine Kommunikation mit dem Gangsystem auszuschließen bzw. zu dokumentieren.

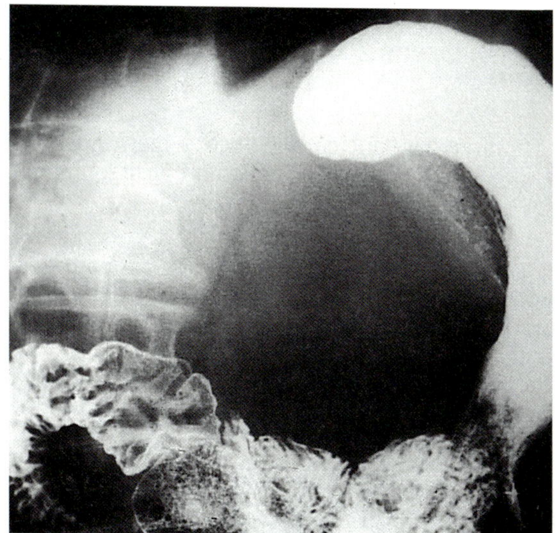

a Magen-Darm-Passage: **Verlagerung von Eingeweiden** durch Pankreaspseudozyste.

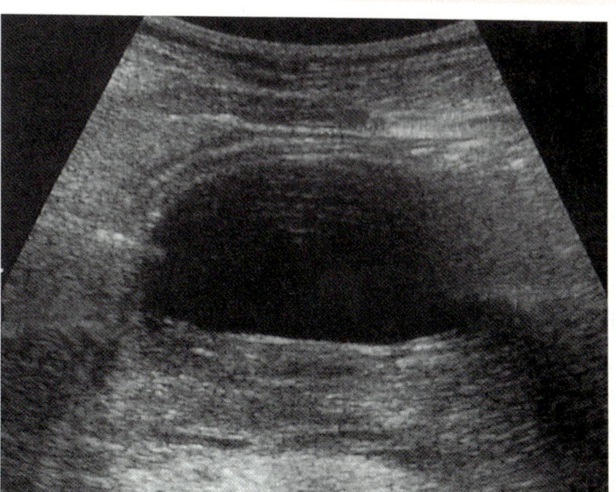

b **Pankreaspseudozysten** im Sonogramm.

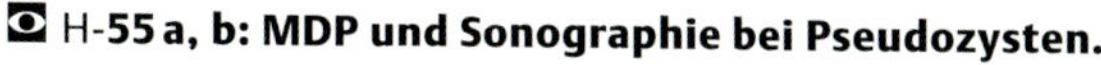

H-**55 a, b: MDP und Sonographie bei Pseudozysten.**

Die Computertomographie spielt hingegen nur eine untergeordnete Rolle. Vor einer Zystenoperation sollte kurzfristig eine ERCP veranlaßt werden, um eine Kommunikation mit dem Gangsystem auszuschließen bzw. zu dokumentieren.

Merke ▶

> ▶ ***Merke.*** Eine ERCP sollte wegen der Gefahr der Zysteninfektion nur unmittelbar präoperativ vorgenommen werden.

Differentialdiagnose Echte Zysten mit Epithelauskleidung und zystische Tumoren.

Differentialdiagnose. Differentialdiagnostisch sind echte Zysten mit einer Epithelauskleidung und zystische Tumoren der Bauchspeicheldrüse abzugrenzen.

Therapie Zwei Drittel aller Pankreaspseudozysten verlaufen komplikationslos. Häufig bilden sie sich spontan zurück. **Ab einem Durchmesser von 5cm wird die Indikation zu einem aktiven Vorgehen gestellt.** Verfahren der Wahl ist die **ultraschallgezielte Drainage**, die **Zystojejunostomie** oder eine Teilresektion des zystentragenden Pankreassegments. Gefürchtete Komplikationen sind **Spontanrupturen in Nachbarorgane** oder in die **freie Bauchhöhle, Blutungen** in die Zyste oder **Arrosion der Milzarterie.**

Prognose In 10–20 % kommt es nach einer Zystojejunostomie zu einem Rezidiv. Eine Blutung in eine Zyste, die mit dem Pankreasgang kommuniziert (Wirsungorrhagie oder Haemosuccus pancreaticus) hat eine 20 %ige Letalität.

Therapie. Etwa zwei Drittel aller Pankreaspseudozysten verlaufen komplikationslos, häufig bilden sie sich spontan innerhalb von 6–12 Wochen zurück. Die Indikation zu einem operativen Vorgehen, entweder eine ultraschallgezielte oder operative Drainage sowie eine Pankreasteilresektion des zystentragenden Abschnittes, wird bei einem Durchmesser über 5 cm gestellt. Eine Zyste sollte mindestens 6 Wochen lang nachweisbar sein, bevor die Indikation zu einer Operation gestellt wird, es sei denn, lokale Komplikationen machen einen Eingriff erforderlich.
Gefürchtete Komplikationen, denen man durch eine Operation zuvorkommen will, sind **Spontanrupturen in Nachbarorgane** wie Milz und Kolon oder die **freie Bauchhöhle** sowie **Blutungen in die Zyste** oder eine **Arrosion der Milzarterie**.

Prognose. Nach einer operativen Zystendrainage ist mit einem Rezidiv in 10–20% zu rechnen, insbesondere bei Patienten mit chronischer Pankreatitis. Die Blutung in eine Zyste, die mit dem Pankreasgang kommuniziert und die sich durch eine **Wirsungorrhagie (Haemosuccus pancreaticus** = Blutung in den Pankreasgang) bemerkbar macht, ist mit einer Letalität von über 20% belastet.

8.2 Pankreastumoren

Benigne Tumoren sind selten. Im Vordergrund steht das vom Pankreasgangepithel ausgehende Pankreaskarzinom. Zystische Tumoren und hormonell aktive Tumoren kommen ebenfalls vor.

8.2 Pankreastumoren

Benigne Tumoren der Bauchspeicheldrüse sind selten. Im Vordergrund steht das vom Pankreasgangepithel ausgehende Pankreaskarzinom. Daneben werden zystische Tumoren (Zystadenom, Zystadenokarzinom) und hormonell aktive, vom Inselzellapparat bzw. APUD-Zellen ausgehende Tumoren differenziert.

8.2.1 Pankreaskarzinom

Definition ▶

8.2.1 Pankreaskarzinom

> ▶ ***Definition.*** Maligne Tumoren der Bauchspeicheldrüse, meist Adenokarzinome, gehen in der Regel vom Gangepithel aus und besitzen eine schlechte Prognose.

Epidemiologie Gegenwärtig steht das Pankreaskarzinom beim Mann an 6., bei der Frau an 8. Stelle aller malignen Neoplasien. Die 5-Jahres-Überlebensrate liegt unter 1 %.

Epidemiologie. Das Pankreaskarzinom, häufigster Tumor des Gastrointestinaltraktes nach Kolon- und Magenkarzinom, läßt in den westlichen Industrienationen eine kontinuierliche Zunahme erkennen. Es liegt gegenwärtig bei uns beim Mann an 6. und bei der Frau an 8. Stelle in der Karzinomstatistik mit einer 5-Jahres-Überlebensrate von unter 1%. Die Mehrzahl der Patienten steht zwischen dem 60. und 80. Lebensjahr.

Ätiologie und Pathogenese Die Ätiologie des Pankreaskarzinoms ist nicht bekannt. Als disponierende Faktoren werden Alkohol-, Nikotin- und Kaffeekonsum diskutiert. 80–90 % aller Pankreaskarzinome sind im Pankreaskopfbereich lokalisiert.

Ätiologie und Pathogenese. Die Ätiologie des Pankreaskrebses ist unbekannt; diskutiert werden Nikotin-, Kaffee- und Alkoholkonsum. Diabetes mellitus, chronische Pankreatitis und organische Lösungsmittel gelten als disponierende Faktoren.
80–90% aller Pankreaskarzinome sind im Pankreaskopfbereich lokalisiert. Zum Zeitpunkt der Diagnosestellung bestehen fast immer bereits regionäre Lymphknotenmetastasen.

> **Merke.** Ab einer Größe von 2 cm wird die Pankreaskapsel durchbrochen, ohne daß zu diesem Zeitpunkt Symptome bestehen. Dies erklärt, weshalb die Diagnosestellung in der Regel zu spät erfolgt.

◀ Merke

Klinik. Vom Verschlußikterus abgesehen, der bei der bevorzugten Lokalisation im Pankreaskopf häufig beobachtet wird, weisen in den Rücken ausstrahlende Schmerzen, anhaltender Gewichtsverlust, Neigung zu rezidivierenden Thrombophlebitiden (als paraneoplastisches Syndrom) und eine depressive Verstimmung auf das Tumorgeschehen hin.
Der Tumor selbst ist nur ausnahmsweise tastbar; eher sind noch seine Auswirkungen bei Gallestau, z. B. die ektatisch erweiterte Galleblase zu tasten (Courvoisiersches Zeichen). Eine häufig nachweisbare Anämie ist nur selten auf eine gastrointestinale Blutung aus dem Tumorbereich selbst zurückzuführen, sondern Ausdruck des allgemeinen Tumorgeschehens.

Klinik Frühsymptome sind nicht bekannt. Gewichtsverlust, rezidivierende Thrombophlebitiden, Rückenschmerzen und Verschlußikterus weisen auf einen fortgeschrittenen Befund hin.

Diagnose. Laborparameter sind nur selten diagnostisch wegweisend, gelegentlich weist eine Hyperamylasämie oder ein Parameter einer akuten Pankreatitis auf die Tumorobstruktion des Bauchspeicheldrüsenganges hin. Tumormarker wie CEA oder Ca 19-9 tragen nicht zur Frühdiagnostik bei und dienen eher der postoperativen Verlaufskontrolle.
Die größte Bedeutung kommt heute bei der Früherkennung des Pankreaskarzinoms der **Sonographie** zu. Typische Tumorzeichen sind neben dem peripheren Aufstau des Gallengangs Konturunregelmäßigkeiten der Organbegrenzung, inhomogene Schallechos, umschriebene Einschmelzungen und ein aufgeweiteter Ductus Wirsungianus (H-**56a**). Ab einer Größe von 1,5–2,0 cm lassen sich Pankreastumoren auch problemlos im CT darstellen (H-**56b**).

Diagnose Nur ausnahmsweise weist eine Hyperamylasämie auf ein Pankreaskarzinom hin. Tumormarker wie CEA oder Ca 19-9 sind meist erst bei fortgeschrittenem Tumorwachstum und Metastasierung erhöht. Sie dienen der Verlaufskontrolle.
Verfahren der Wahl, insbesondere im Rahmen von Screening-Untersuchungen bei uncharakteristischen Oberbauchbeschwerden, ist heute die **Sonographie** (H-**56a**).

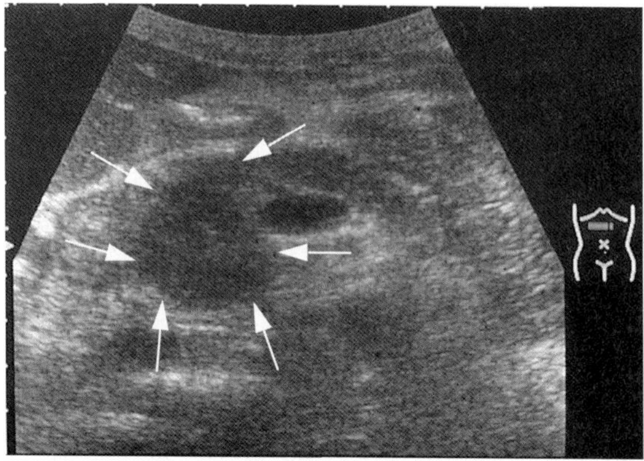

a Sonographischer Befund.

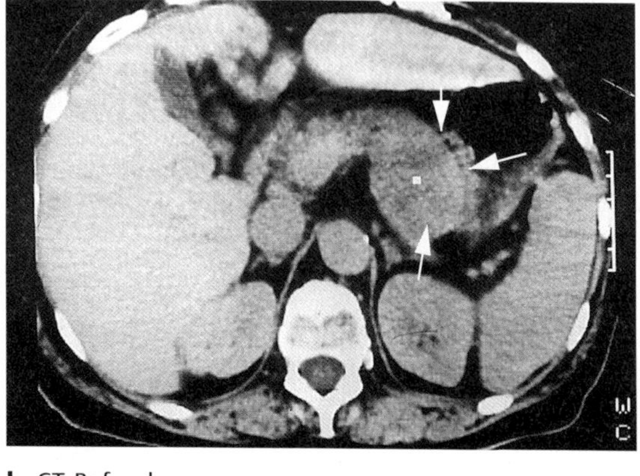

b CT-Befund.

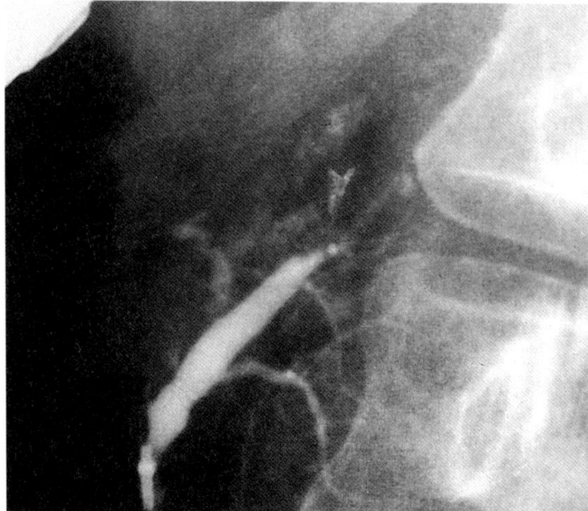

c ERCP-Befund (Gangabbruch).

H-**56a–c: Pankreaskarzinom.**

Im CT lassen sich Tumoren ab einer Größe von 1,5–2 cm darstellen (▣ H-**56b**).
Am aussagekräftigsten ist die ERCP (▣ H-**56c**).

Die Diagnose eines Pankreaskarzinoms sollte **zytologisch**, insbesondere bei Inoperabilität, gesichert werden **(ultraschall- oder CT-gezielte Feinnadelpunktion).**

Da 95% aller Pankreaskarzinome vom Gangepithel ausgehen, ist die ERCP das aussagekräftigste Verfahren. Typisches Merkmal ist der Gangabbruch (▣ H-**56c**) oder eine Stenose mit prästenotischer Dilatation, häufig beide Gangsysteme (»double duct sign«) betreffend, seltener eine Tumorzerfallshöhle.
Die Diagnose wird heute häufig durch eine **ultraschall- oder CT-gesteuerte Feinnadelpunktion** gesichert, insbesondere auch die Inoperabilität bei Nachweis von Lebermetastasen. Ein Einbruch ins Duodenum beinhaltet ebenfalls in der Regel Inoperabilität.
Aktuell ist derzeit eine Einteilung in 4 Stadien, insbesondere unter prognostischem Aspekt:
1. Tumor auf das Pankreas beschränkt
2. Pankreas und angrenzendes Gewebe betroffen
3. auch regionale Lymphknoten befallen
4. Fernmetastasen.

Therapie Die einzige kurative Therapie besteht in einer Resektion des Tumors.
Palliativmaßnahmen wie biliodigestive Anastomose oder endoskopische Cholangiodrainage garantieren beim Verschlußikterus eine Lebenserwartung von 6–9 Monaten.
Die Ansprechrate der Chemo- und Strahlentherapie liegt bei 5–25%. Die Strahlentherapie kann zur Linderung der Schmerzen eingesetzt werden.
Pankreasenzympräparate sind bei Steatorrhö indiziert.

Therapie. Eine kurative Behandlung, z. B. durch eine Pankreaskopfresektion nach *Whipple*, ist nur bei wenigen Patienten wegen der späten Diagnosestellung möglich; auch dann liegt die 5-Jahres-Überlebensrate unter 5%. Die Mortalität liegt bei 20%, die Morbidität bei 50%. Bei der überwiegenden Mehrzahl müssen palliative Eingriffe angewandt werden, die eine Überlebenszeit von 6–9 Monaten garantieren. Diese reichen von der Anlage einer biliodigestiven Anastomose, häufig kombiniert mit einer Gastroenterostomie, über die perkutane transhepatische Cholangiodrainage bis zur endoskopisch plazierten inneren Galleableitung.
Die Ergebnisse der Strahlen- und Chemotherapie sind mit Ansprechraten von 5–25% eher enttäuschend, die Schmerzbestrahlung kann jedoch zur Linderung des nicht selten analgetikaresistenten Pankreasschmerzes erfolgreich eingesetzt werden. Auch eine Blockade des Ganglion coeliacum mit absolutem Alkohol kann zur Schmerzausschaltung versucht werden.
Supportivmaßnahmen wie die Gabe von Pankreasenzympräparaten sind in erster Linie bei Steatorrhö indiziert.

Prognose Die 5-Jahres-Überlebensrate liegt unter 1%, bei den »kurativ« resezierten Patienten unter 5%.

Prognose. Schwierige Diagnose, schwierige Therapie, schlechte Prognose kennzeichnen das Pankreaskarzinom. Die 5-Jahres-Überlebensrate liegt unter 1%, bei den »kurativ« resezierten Patienten unter 5%.

8.2.2 Hormonell aktive Tumoren der Bauchspeicheldrüse

8.2.2 Hormonell aktive Tumoren der Bauchspeicheldrüse

Definition ▶

Definition. Hormonproduzierende Tumoren der Bauchspeicheldrüse (Inselzelltumoren) gehen auf die hellen Zellen der Neuralleiste zurück und können als umschriebene Tumoren (**Apudome**) oder als **diffuse Hyperplasie** in Erscheinung treten, wobei ein Hormon, nicht selten jedoch mehrere (multihormonelle Tumoren, Facettentumor) produziert werden.

Hormonell aktive Tumoren sind sehr selten. Häufige Symptome s. ▤ H-**114**.

Hormonell aktive Tumoren der Bauchspeicheldrüse sind selten. Aus diesem Grunde werden die einzelnen Krankheitsbilder hier nur kursorisch abgehandelt. Häufige Symptome sind Diarrhö, verminderte Glukosetoleranz und Flush (▤ H-**114**).

H-114: Peptide und Hormone mit im Fall einer exzessiven Überproduktion ähnlichen klinischen Symptomatik

Diarrhö	Verminderte Glukosetoleranz	Flush
▷ vasoaktives Intestinales Peptid (VIP)	▷ Glukagon	▷ VIP
▷ Gastrin	▷ VIP	▷ Serotonin
▷ Calcitonin	▷ Somatostatin	▷ Substanz P
▷ Serotonin (5-Hydroxy-Tryptamin)	▷ Wachstumshormon	▷ Kallikrein
▷ Prostaglandine	▷ ACTH	
▷ Bradykinine		
▷ Kallikrein		

Insulinom

Insulinome sind mit 70–75 % die häufigsten endokrin aktiven Geschwülste der Bauchspeicheldrüse. Die unkontrollierte, vom Blutglukosespiegel unabhängige Insulinausschüttung führt zu **nüchternhypoglykämischen Zuständen** mit vasomotorischen Symptomen. Mit zunehmender Dauer der Erkrankung dominieren zentralnervöse Störungen im Sinne einer **Neuroglukopenie**, so daß viele Patienten in psychiatrische Behandlung kommen. Ein weiteres wichtiges Symptom ist die **Insulinmast** durch vermehrte Zufuhr leicht aufschließbarer Kohlenhydrate. Unter einer Whipple-Trias werden Spontanhypoglykämien bei Nahrungskarenz, hypoglykämische Symptome wie Schweißausbruch, Muskelzittern, Hypotonie, eine prompte Besserung auf Glukosegabe verstanden. In 90 % handelt es sich um Solitärtumoren, in 10 % um multiple Geschwülste, **eventuell im Rahmen einer MEN I**.
Hungerversuch, Insulinprovokationstest, Insulinsuppressionstest und Proinsulinbestimmung tragen zur Diagnostik bei, die Lokalisation erfolgt durch **Angiographie** und **Angio-CT**. Im Gegensatz zur Hypoglycaemia factitia ist der **C-Peptid-Spiegel erhöht**.
Die zu 90 % benignen Insulinome lassen sich bei einer Größe von wenigen Zentimetern meist problemlos operieren.
Bei Inoperabilität kann ein Versuch mit Diazoxid (Proglicem®) über eine Insulinsekretionshemmung oder mit Streptozotocin und 5-FU (B-Zell-Zerstörung) gemacht werden.

Insulinom

Leitsymptom des Insulinoms ist die **Nüchternhypoglykämie.**
Mit zunehmender Dauer kann sie zu neurologischen Ausfallserscheinungen führen. Weitere Symptome sind zentralnervöse Störungen im Sinne einer **Neuroglukopenie**. Durch vermehrte Zufuhr leicht aufschließbarer Kohlenhydrate kommt es zur **Insulinmast.**
In 90 % handelt es sich um Solitärtumoren, in 10 % um multiple Geschwülste, **eventuell im Rahmen einer MEN I.**
Diagnostische Maßnahmen: Hungerversuch, Insulinprovokationstest, Insulinsuppressionstest und Proinsulinbestimmung. Die Lokalisation erfolgt durch Angiographie und Angio-CT.
Die zu 90 % benignen Insulinome lassen sich meist problemlos operieren. Bei Inoperabilität kann Diazoxid (Insulinsekretionshemmung) oder Streptozotocin und 5-FU (B-Zellzerstörung) versucht werden.

Gastrinom (Zollinger-Ellison-Syndrom)

Gastrinproduzierende Tumoren der Bauchspeicheldrüse oder der Duodenalwandung führen zum **Zollinger-Ellison-Syndrom**): **therapieresistente Magen- und Zwölffingerdarmgeschwüre infolge einer exzessiven Säureproduktion.** Bei jedem 4. Patienten finden sich Ulzera an atypischer Stelle in Speiseröhre, postbulbär oder im Jejunum.
Nicht wenige Patienten klagen über Steatorrhö und Durchfälle infolge irreversibler Inaktivierung der Lipase. Das Gastrinom ist zu 80 % im Pankreas, zu 20 % in der Duodenalwand lokalisiert. In 20 % besteht eine MEN Typ I. Differentialdiagnostisch ist auch an eine G-Zell-Hyperplasie des Antrums zu denken. Magensekretionsanalyse, Serumgastrinbestimmung mit Provokationstests und histologischer Nachweis einer Belegzellhyperplasie sichern die Diagnose. Bei Inoperabilität des in 60 % malignen Gastrinoms erfolgt eine hochdosierte Therapie mit Protonenpumpenhemmern.

Gastrinom (Zollinger-Ellison-Syndrom)

Gastrinome induzieren zum einen ein therapieresistentes Geschwürsleiden (Zollinger-Ellison-Syndrom), zum anderen führen sie häufig infolge exzessiver Säureproduktion zu Durchfällen mit Steatorrhö.
Differentialdiagnose: G-Zell-Hyperplasie des Antrums.
Die Diagnose wird durch Gastrinbestimmung, Provokationstests und histologischen Nachweis (Belegzellhyperplasie) gestellt. Mittel der Wahl ist der Einsatz hochdosierter Protonenpumpenhemmer.

Karzinoid

Karzinoide des Pankreas sind selten (0,5 % aller Karzinoide). Leitsymptome sind Abdominalschmerzen und wäßrige Durchfälle. Das vom Tumor gebildete Serotonin, nachgewiesen durch die 5-Hydroxy-Indolessigsäure im Urin, führt zu einer intestinalen Hypermotilität. Erst bei einer ausgedehnten Lebermetastasierung kommt es zum klassischen Karzinoidsyndrom mit Flush, Endokardfibrose und Asthma bronchiale.

Karzinoid

Karzinoide der Bauchspeicheldrüse sind selten. Leitsymptome sind Abdominalschmerzen und wäßrige Durchfälle. Erst nach Lebermetastasierung kommt es zu Flush, Asthma bronchiale und Endokardfibrose.

Verner-Morrison-Syndrom (Vipom)

Das auch WDAH-Syndrom genannte Krankheitsbild ist gekennzeichnet durch **wäßrige Durchfälle**, eine **Hypokaliämie** und eine **Achlorhydrie**, hervorgerufen durch eine Überproduktion von **vasoaktivem intestinalem Polypeptid** (VIP). Man spricht auch von einer pankreatischen Cholera. VIP aktiviert wie Choleratoxin die intestinale und pankreatische Adenylzyklase, was zu starker Pankreas-/Dünndarmsekretion führt. Bei einem Vipom stehen massive wäßrige Durchfälle von 4–6 l pro Tag im Vordergrund. Diese führen sekundär über die Hypokaliämie nicht selten zu einer tubulären Niereninsuffizienz. Nebensymptome sind eine pathologische Glukosetoleranz,

Verner-Morrison-Syndrom (Vipom)

Starke wäßrige Durchfälle, eine Hypokaliämie und eine Achlorhydrie als Leitsymptome haben dem Verner-Morrison-Syndrom auch den Namen WDAH-Syndrom eingebracht. Die Bestimmung des überschießend produzierten vasoaktiven intestinalen Polypeptids (VIP) sichert die Diagnose.

Ist eine Tumorenukleation nicht möglich, kommt eine symptomatische Therapie mit Somatostatin oder Streptozotocin in Frage.

eine Hypomagnesiämie, eine Hyperkalzämie und Flush-Attacken. Die **Plasma-VIP-Bestimmung sichert die Diagnose** (evtl. zusätzlich Bestimmung von pankreatischem Polypeptid und Prostaglandin E). Ist eine Tumorenukleation nicht möglich, kommt eine symptomatische Therapie mit Somatostatin oder Streptozotocin in Frage.

Glukagonom

Tumoren der A-Zellen der Bauchspeicheldrüse sind selten und bedingen eine pathologische Glukosetoleranz neben einem nekrolytischen Erythema migrans, eine atrophische Glossitis und Stomatitis.
Therapie: chirurgische Exstirpation.

Glukagonsezernierende A-Zell-Tumoren der Bauchspeicheldrüse sind selten. Zumeist findet sich ein nekrolytisches Erythema migrans, eine Hypaminoazidämie, eine atrophische Glossitis und Stomatitis sowie eine pathologische Glukosetoleranz. Die Serumglukagonspiegel liegen in der Regel über 300 pmol/l.
Therapie der Wahl ist die chirurgische Exstirpation.

Somatostatinom

Auch beim Somatostatinom (D-Zellen) steht eine gestörte Glukosetoleranz im Vordergrund, zudem kann eine Steatorrhö und eine gastrale Hypochlorhydrie vorliegen.
Die Diagnose wird durch die Serum-Somatostatin-Bestimmung nach Tolbutamid-Stimulation gestellt.

Somatostatinproduzierende Pankreastumoren gehen auf die D-Zellen des Inselapparates zurück. Entsprechend der Hemmwirkung des Somatostatins auf alle Stoffwechselvorgänge finden sich eine pathologische Glukosetoleranz, eine Steatorrhö, eine gastrale Hypochlorhydrie und eine erhöhte Inzidenz von Gallensteinen. Die Diagnose wird durch die Serum-Somatostatin-Bestimmung nach Tolbutamid-Stimulation gestellt.
H-**115** zeigt eine Übersicht über klinische Symptome.

H-115: Hormonstörungen und klinische Symptome beim Wermer-Syndrom (MEN Typ I)

Tumor-Lokalisation	Hormone	Klinische Symptome
Hypophyse	▷ Wachtumshormon	▷ Akromegalie
	▷ ACTH	▷ Morbus Cushing
	▷ Prolaktin	▷ Amenorrhö ▷ Galaktorrhö ▷ asymptomatisch
	▷ nichtfunktionelle Tumoren	▷ Hypopituitarismus ▷ Gesichtsfeldausfälle ▷ asymptomatisch
Nebenschilddrüse	▷ Parathormon	▷ Hyperkalzämie, Urolithiasis ▷ Pankreatitis, Ulcus pepticum
Pankreas	▷ Gastrin ▷ Insulin ▷ VIP ▷ Glukagon	▷ Zollinger-Ellison-Syndrom ▷ Hypoglykämie ▷ Verner-Morrison-Syndrom ▷ Glukagonom-Syndrom

Neurotensinom

Neurotensin steigert die Motilität des Dünndarms. Entsprechend müßten sich Durchfälle und evtl. ein gesteigerter jejunoösophagealer Reflux bei Gastrektomierten finden.
Ein eigenständiges Krankheitsbild eines Neurotensinoms ist bislang nicht bekannt.

Neurotensinproduzierende N-Zellen wurden vereinzelt in Gastrinomen der Bauchspeicheldrüse gefunden. Deshalb ist unklar, welche Symptome neben den vom Zollinger-Ellison-Syndrom her bekannten zu erwarten sind. Neurotensin steigert die Motilität des Dünndarms; entsprechend müßten sich Durchfälle und eventuell ein gesteigerter jejunoösophagealer Reflux bei Gastrektomierten finden.

Multiple endokrine Adenomatose (MEA), multiple endokrine Neoplasie (MEN)

Ein familiär gehäuftes Auftreten von Tumoren der Hypophyse, der Nebenschilddrüsen und des Pankreasinselapparates wurde von *Wermer* als eigenständiges Krankheitsbild deklariert (H-**116**). Am häufigsten findet sich die Kombination eines Epithelkörperchenadenoms und eines Gastrinoms. Als **Sipple-Syndrom (multiple endokrine Adenomatose [MEN] Typ II)** wird die Kombination eines medullären Schilddrüsenkarzinoms mit einem meist beidseitigen Phäochromozytom bezeichnet.

Multiple endokrine Adenomatose (MEA), multiple endokrine Neoplasie (MEN)

Bei der multiplen endokrinen Neoplasie Typ I (Wermer-Syndrom) bestehen Adenome der Hypophyse, Inselzelltumoren und Nebenschilddrüsenadenome.
Zum Sipple-Syndrom (MEN II) gehören ein medulläres Schilddrüsenkarzinom, ein Phäochromozytom und ein Nebenschilddrüsenadenom.

H-116: Screening-Untersuchungen bei Verdacht auf Wermer-Syndrom (MEN Typ I)

Eigenanamnese

Familienanamnese

Suche nach klinischen Symptomen

▷ **hypophysär bedingte Störungen**
- Basalwerte für ACTH, Prolaktin, Wachstumshormon, LH, FSH
- Provokationstests (LH–RH, TRH, insulininduzierte Hypoglykämie)
- 17-Hydroxy- und 17-Ketosteroid-Ausscheidung im Urin
- Dexamethason-Hemmtest

▷ **Nebenschilddrüsen-Erkrankungen**

synchrone Bestimmung von Parathormon und Kalzium

▷ **Pankreas-Veränderungen**
- Nüchternblutzucker
- Basalwerte für Gastrin, Insulin, C-Peptid, VIP und Glukagon
- Magensaft-Analyse
- Sekretin-Test
- Hungerversuch
- orale Glukosebelastung über fünf Stunden mit Bestimmung von Insulin und C-Peptid

Merke

◄ **Merke**

Synonym: Wermer-Syndrom

MEN I	=	Hypophysen-, Nebenschilddrüsen-, Inselzelltumoren
MEN II	=	Nebenschilddrüsen-, Nebennierenmark-, C-Zell-Karzinome
MEN II a	=	(Sipple-Syndrom) medulläres Schilddrüsenkarzinom, meist bilaterales und extraadrenales Phäochromozytom
MEN II b	=	(Gorlin-Syndrom) zusätzlich multiple und mukokutane Neurome, multiple Ganglioneurome des Gastrointestinaltrakts und Polyposis coli.

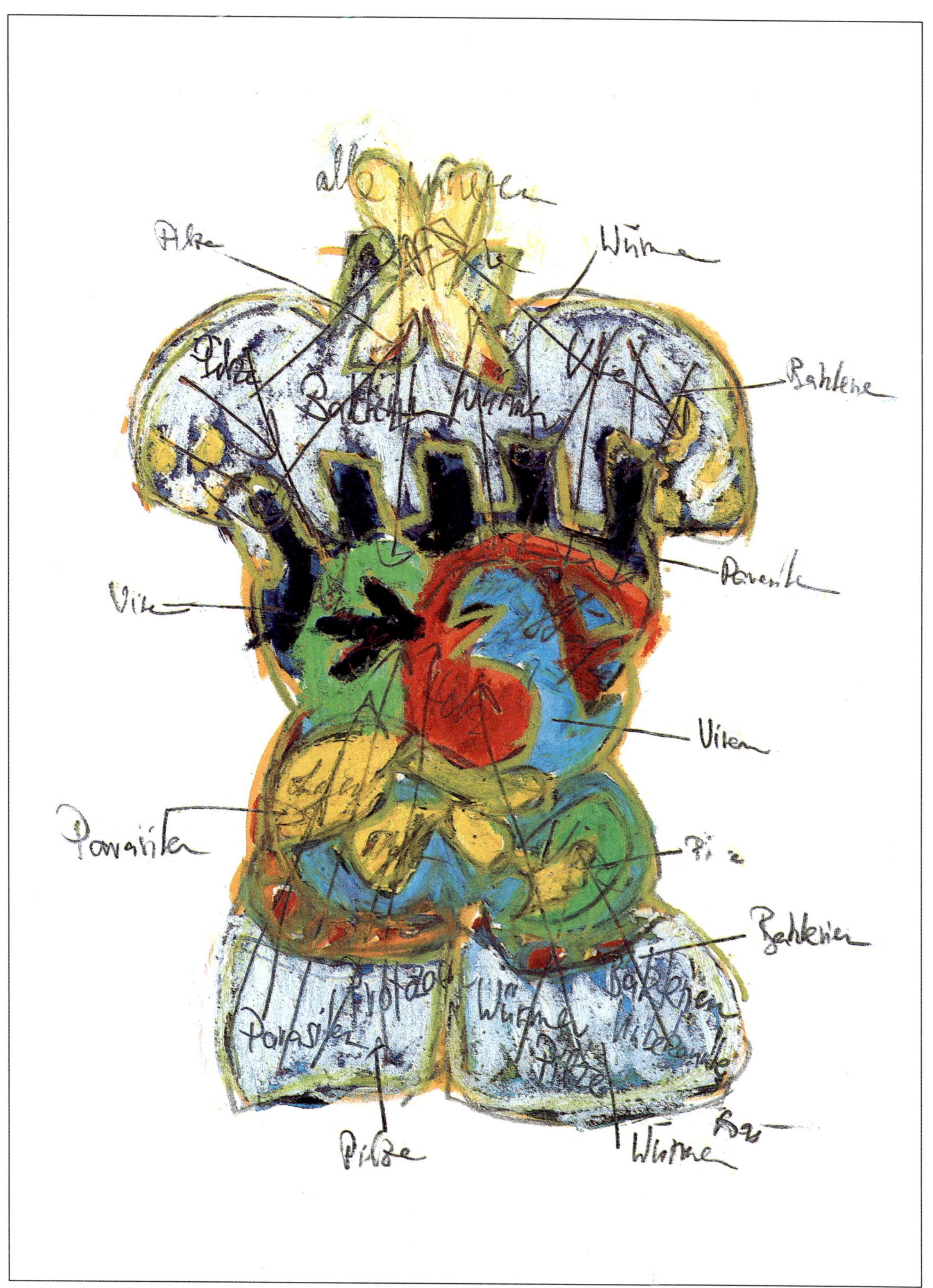

Infektionskrankheiten

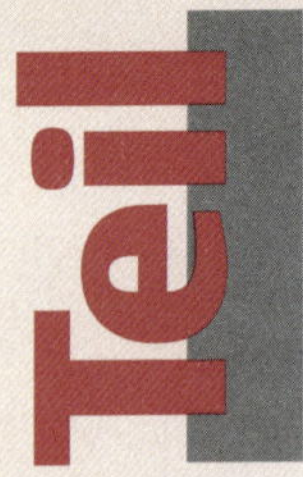

Infektionskrankheiten

J. H. Hengstmann

1 Einleitung

1 Einleitung

Definition ▶

▶ ***Definition.*** Eine Infektionskrankheit ist eine durch Einwirkung eines Infektionserregers (z. B. Viren, Bakterien, Pilze, Parasiten) hervorgerufene Erkrankung mit erregerspezifischen, meist typisch in Stadien ablaufenden klinischen Symptomen und Laborbefunden (▦ I-**1**).

I-1: Leitsymptome bei Infektionskrankheiten

Erkrankung	Seite	Inkubationszeit (Tage)	Exanthem	Lymphadenopathie	Ikterus	Splenomegalie	ZNS
▷ Adenoviren	1282	3–8	((+))	(+)	–	–	((+))
▷ Aktinomykose	1206	Wochen	–	–!	(+)	–	–
▷ Amöben	1286	Wochen	–	–	(+)	–	(+)
▷ Anthrax	1207	2–5	–	–	–	–	((+))
▷ Aspergillose	1283	?	–	–	–	–	(+)
▷ Bilharziose	1291	42	+	–	–	(+)	((+))
▷ Botulismus	1211	½–1½	–	–	–	–	+
▷ Brucellosen	1211	7–21	(+)	++	(+)	+	–
▷ Campylobakteriosen	1213	1–7	–	–	–	–	–
▷ Candida-Mykosen	1284	?	–	–	–	–	–
▷ Chlamydien	1214						
• Ornithose/C. pneumoniae		7–14	–	–	(+)	(+)	?
• Trachom		7–21 (?)	–	–	–	–	–
• Urethritis		7–21	–	–	–	–	–
• Lymphogranuloma venereum		3–21	–	+	–	–	–
▷ Cholera	1217	1–5	–	–	–	–	–
▷ Coxsackieviren	1262	2–8	(+)	+	–	–	(+)
▷ Denguefieber	1266	5–8	++	+	–	+	–
▷ Diphtherie	1218	2–5	–	+	–	–	–
▷ ECHO-Viren	1264	ca. 5	(+)	–	(+)	–	–
▷ Erysipel	1241	Tage	–	(+)	–	–	((+))
▷ Escherichia coli, enteropathogen	1220	Stunden	–	–	–	–	–
▷ Fasciola hepatica	1293	Wochen	((+))	–	((+))	((+))	–
▷ Fleckfieber, epidemisches	1232	7–14	++	–	–	–	+
▷ Fleckfieber, murines	1232	7–14	+	–	–	–	(+)
▷ Frühsommer-Meningoenzephalitis	1267	7–14	–	–	–	–	(+)
▷ Gelbfieber	1267	3–6	(+)	–	(+)	–	–
▷ Gonorrhö	1221	Tage	((+))	–	–	–	–
▷ Hantaviren	1268	14–21	–	–	–	–	–
▷ Herpes simplex	1269	2–7	+	+	–	–	(+)
▷ HIV	1253						
• akut		5–90	+	+	–	–	–
• Lymphadenopathie		Jahre	–	+	–	–	–
• AIDS related complex		Jahre	(+)	+	–	–	–
• Vollbild		bis 15 Jahre	(+)	–	–	–	+

I-1 Fortsetzung

Erkrankung	Seite	Inkubations-zeit (Tage)	Exanthem	Lymphadeno-pathie	Ikterus	Spleno-megalie	ZNS
▷ Influenza	1275	1–3	–	(+)	–	–	–
▷ Katzenkratzkrankheit	1233	7–14	–	+	–	–	–
▷ Keuchhusten	1222	7–21	–	–	–	–	–
▷ Lamblien	1298	3–42	–	–	–	–	–
▷ Legionellen	1223	2–13	–	–	–	–	+
▷ Leishmanien (Kala-Azar)	1299	60–120	–	+	(+)	++	–
▷ Leptospirosen	1225	7–12	–	–	++	(+)	–
▷ Listeriose	1226	7–28	–	+	–	–	(+)
▷ Lyme-Borreliose	1208	7–60	–	+	–	–	(+)
▷ Malaria	1300	6–21	–	+	(+)	–	(+)
▷ Masern	1277	8–13	++	+	–	–	+
▷ Meningokokken-Meningitis	1227	Tage	(+)	–	–	–	++
▷ Mononukleose	1272	28–70	(+)	+	(+)	+	(+)
▷ Mumps	1279	14–21	–	(+)	–	–	++
▷ Mycoplasma pneumoniae	1230	14–21	(+)	–	–	–	+
▷ Mykoplasmen, urogenitale	1231	Tage (?)	–	–	–	–	–
▷ Paratyphus	1248	2–21	+	–	–	–	–
▷ Pneumokokken-Meningitis	1227	Tage	–	–	–	–	++
▷ Poliomyelitis	1264	3–35	–	–	–	–	+
▷ Q-Fieber	1234	14–21	–	–	–	–	(+)
▷ Röteln	1280	14–21	+	+	–	–	((+))
▷ Rückfallfieber	1210	3–10	(+)	+	(+)	+	–
▷ Salmonellen-Enteritis	1235	1–5	–	–	–	–	–
▷ Scharlach	1241	2–4	+	+	–	–	–
▷ Shigellen-Ruhr	1238	2–7	–	–	–	–	–
▷ Staphylococcus aureus	1239	Tage	(+)	–	–	–	–
▷ Streptokokken-Angina	1241	2–4	–	+	–	–	–
▷ Syphilis	1245	14–42	++	++	(+)	(+)	((+))
▷ Tetanus	1247	7–14	–	–	–	–	++
▷ Tollwut	1281	21–84	–	–	–	–	++
▷ Toxoplasmose	1305	Wochen	–	+	–	–	(+)
▷ Trichinellen	1296	3–7	–	–	–	–	+
▷ Trypanosomiasis	1307	10–21	+	+	–	(+)	++
▷ Typhus abdominalis	1248	7–21	+	+	–	(+)	–
▷ Windpocken	1271	10–23	+	(+)	(+)	–	(+)
▷ Würmer	1288						
• invasiv		Wochen	(+)	–	–	(+)	((+))
• nichtinvasiv		Wochen	–	–	–	–	–
▷ Yersiniosen	1250						
• Yersinia pestis		1–7	–	++	–	+	–
• Yersinia pseudotuberculosis		1–11	–	++	(+)	(+)	–
• Yersinia enterocolitica		4–14	–	+	–	–	–
▷ Zoster	1271	–	+	–	–	–	(+)
▷ Zytomegalie	1274	Wochen	(+)	(+)	(+)	(+)	–

++ sehr häufig
+ häufig
(+) selten
((+)) sehr selten
– praktisch nie vorkommend

Epidemiologie und Pathogenese
Klinische Epidemiologie fragt nach ähnlichen Fällen in der Umgebung, versucht Infektionswege zu klären.

Das Wissen um die Pathogenese erleichtert die diagnostische Planung. Bei **Lokalinfektionen** werden die Schleimhäute besiedelt, die Erkrankung wird durch resorbierte Toxine und die Immunitätslage bestimmt. Das diagnostische Mittel der Wahl ist die Untersuchung von Rachenabstrich, Sputum oder Stuhlproben.
Zyklisch ablaufende Infektionskrankheiten werden durch Eindringen der Erreger, Reaktion der Immunabwehr und Muster der befallenen Organe bestimmt.
Mikrobiologischer und/oder molekularbiologischer Nachweis des Erregers und Nachweis neu entstandener Antikörper beweisen die Diagnose.

Klinik In der Klinik wird durch Erkennen **betroffener Organe**, gestützt durch Laborergebnisse, ein Muster zusammengestellt, das das differentialdiagnostische Spektrum einschränkt. Es schließen sich die Fragen an nach **ähnlichen Fällen in der Umgebung** (Familie, Bekannte, Arbeitsplatz), die auch **Essensgewohnheiten, Hobbys, sexuelle Gewohnheiten und Reisen** umfassen. Die Erfassung des Impfstatus schränkt die Differentialdiagnose ein.

Diagnostik Die Vermutung einer Infektion verlangt die mikrobiologische Bestätigung durch den **Nachweis des Erregers und/oder Beweis seiner Auseinandersetzung mit der Immunabwehr.**

Epidemiologie und Pathogenese. Klinische Epidemiologie fragt nach ähnlich gelagerten Fällen in der Umgebung und versucht, durch Fragen nach z. B. Essensgewohnheiten, Hobbys, sexuellen Gewohnheiten und Reisen Infektionswege zu klären.
Das Wissen um die Pathogenese erleichtert die Planung diagnostischer Untersuchungen: Bei bakteriellen **Lokalinfektionen** werden die Schleimhäute des Nasen-Rachen-Raumes oder des Darmtraktes besiedelt, die klinischen Symptome werden durch die individuelle Immunitätslage und die Auswirkung resorbierter Toxine bestimmt. Das diagnostische Mittel der Wahl ist die mikrobiologische Untersuchung von Rachenabstrich (z. B. Diphtherie, Scharlach), Sputum (Infektion der tiefen Atemwege) oder von Stuhlproben (z. B. Cholera, Salmonellen-Enteritis).
Bei **zyklisch ablaufenden Infektionskrankheiten** wird das Krankheitsbild durch Eindringen und Vermehrung des Krankheitserregers, Einbruch in die Blutbahn, Reaktion der Immunabwehr und Muster der befallenen Organe bestimmt.
Mikrobiologischer und/oder molekularbiologischer Nachweis des Krankheitserregers, Nachweis von spezifischen, neu entstandenen Antikörpern gegen diesen Krankheitserreger beweisen die Diagnose.

Klinik. In der Klinik wird durch Erkennen **pathologisch veränderter Organe (z. B. Haut/Schleimhaut, Lymphknoten, Leber, Lunge, Darmtrakt, Zentralnervensystem),** gestützt durch passende Laborergebnisse ein Muster zusammengestellt, das das differentialdiagnostische Spektrum einschränkt. Fragen nach **ähnlich gelagerten Fällen in der Umgebung** (Familie, Bekannte, Arbeitsplatz), aber auch (außergewöhnliche) **Essensgewohnheiten, Hobbys** (Haustiere, Tierhaltung, Freizeitaktivitäten), **sexuelle Gewohnheiten** und **Reisen** schließen sich an. Die Erfassung des Impfstatus schränkt die Differentialdiagnose ein, erweitert gelegentlich aber das Spektrum durch Einbeziehen mitigierter Abläufe (z. B. mitigierte Masern nach Masernimpfung).

Diagnostik. Die Vermutung einer Infektion oder einer Infektionskrankheit verlangt die mikrobiologische Bestätigung durch den **Nachweis des Erregers und/oder weitgehend zweifelsfreien Beweis seiner Auseinandersetzung mit der Immunabwehr des Erkrankten.**
Die richtige Interpretation der Ergebnisse beruht auf der Qualität der mikrobiologischen Untersuchung **und** der Sorgfalt und Erfahrung des Klinikers.

I-2: Vermeidbare Mängel bei der Gewinnung von Untersuchungsmaterial

Für den Nachweis von Bakterien und Pilzen:

- ungeeignetes Material
- Abnahme zur falschen Zeit
- Abnahme am falschen Ort
- nicht ausreichende/ungeeignete Desinfektion
- Kulturmedium nicht vorgewärmt oder ungeeignet
- Aufbewahrung bei falscher Temperatur
- Transportzeit zu lange

Für den Nachweis viraler Infektion:

- Material nicht repräsentativ (direkter Nachweis)
- Blutabnahme für Antikörpernachweis zu spät/früh
- zweite Blutabnahme nicht möglich/nicht gemacht
- Aufbewahrung bei falscher Temperatur
- Transportzeit zu lange

Für den Nachweis von Parasiten:

- Entnahme nicht geeignet
- Material nicht geeignet oder nicht repräsentativ (direkter Nachweis)
- Abnahme zur falschen Zeit
- Blutabnahme für Antikörpernachweis zu früh
- Transport nicht organisiert

Der Mikrobiologe ist von sorgfältig durchgeführter Anamnese und Untersuchung und der qualifizierten Mitteilung bei Einsendung von Untersuchungsmaterial abhängig.
Der beste Mikrobiologe und der beste Kliniker müssen aber bei ihrer Interpretation mit Fehleinschätzungen rechnen, wenn das Untersuchungsmaterial Mängel aufweist (▦ I-**2**).
Alle Kenntnis um das **Wann, Wo und Wie** nützt nichts, wenn dem anschließenden Transport nicht die ausreichende Aufmerksamkeit gewidmet wird! Übersteigen die Transportzeiten 1 bis 2 Stunden, kann das Ergebnis durch Überwuchern durch nicht relevante Bakterien oder Absterben der relevanten Keime verfälscht sein und zu therapeutischen Fehlern führen. Also ist vorherige Information – in Zweifelsfällen beim mikrobiologischen Labor – über günstiges Transportmedium und optimale Temperatur bei zwischenzeitlicher Aufbewahrung notwendig.

Die richtige Interpretation der Ergebnisse beruht auf der Qualität der mikrobiologischen Untersuchung **und** der Sorgfalt und Erfahrung des Klinikers.
Anamnese, Untersuchung und qualifizierte Mitteilung bei Einsendung von Untersuchungsmaterial sind wichtig (▦ I-**2**).
Kürzeste Transportzeit!
Bei Transportzeiten von mehr als 1 bis 2 Stunden kann das Ergebnis verfälscht sein und zu therapeutischen Fehlern führen.

- **Grundsätzlich gilt:** Ist Begleitflora möglich (**Sputum, Bronchialsekret**) und die Keimzahl wichtig, sollte im Kühlschrank gelagert werden.
Für **Mittelstrahlurin** Eintauchnährböden verwenden (nicht für Tbc-Diagnostik, Chlamydien, Mykoplasmen). Nach Katheterisierung oder Blasenpunktion (Urin in der Spritze belassen) bei Zimmertemperatur aufbewahren.
Nach **Abstrich** von offenen Wunden Tupfer in ein Transportmedium bringen und bei Zimmertemperatur lagern.
Stuhlproben, wenn z. B. Shigellen vermutet werden, warm und schnell ins Labor transportieren oder Transportmedium verwenden.
Blutkulturen nur in vorgewärmten Medien ansetzen, möglichst rasch bei 37 °C bebrüten.
Liquor ohne Abkühlung zur Weiterverarbeitung einsenden, ansonsten in vorgewärmte Blutkulturmedien füllen.
- **Serologie:** Die Sicherung der Genese vermuteter Infektionen stößt mit konventioneller Technik (Nativfärbung von Direktpräparaten, Kultur) bei geringer Keimzahl oder empfindlichen Erregern häufig auf Schwierigkeiten. Die Bestimmung von erregerspezifischen Antikörpern ist wohl die verbreitetste Methode. Damit ist zunächst einmal eine Auseinandersetzung mit **diesem Erreger zu irgendeinem Zeitpunkt** bewiesen. Erst der Nachweis eines Anstiegs der Antikörpertiter, z. B. von einer Verdünnung von z. B. 1 : 4 auf 1 : 64 (mindestens aber 2 Titerstufen), oder der Nachweis spezifischer Antikörper in der IgM-Fraktion lassen in der Regel eine erstmalige Auseinandersetzung annehmen. Damit ist dann bei **passendem klinischem Bild** die Genese weitestgehend gesichert.
Die Synthese mit dem klinischen Bild ist die Aufgabe des versierten Klinikers, zum einen da die Qualität eingesetzter Testsysteme nicht immer optimal ist, zum anderen aber, da IgM-Antikörper über Monate persistieren können, **Rheumafaktoren, polyklonale B-Zellaktivierungen oder sehr hohe Konzentrationen von IgG-Antikörpern** ein »positives« Ergebnis vortäuschen können.
Der »**E**nzyme **I**mmuno **A**ssay« (EIA) ist einfach und schnell durchführbar, hat meist hohe Sensitivität und Spezifität.
Der **i**ndirekte **I**mmun**f**luoreszenz**t**est (IIFT) ist hochspezifisch, erfordert aber Zellkulturen, frisches Gewebe oder hochgereinigte Antigenpräparationen.
Die **K**omplement**b**indungs**r**eaktion (KBR) reagiert langsamer, erlaubt aber den spezifischen Nachweis der erfolgreichen Auseinandersetzung mit vielen Infektionserregern. Die hiermit nachgewiesenen Antikörper bleiben über einige Monate bis Jahre nachweisbar.
Die Technik der **Polymerase Chain Reaction (PCR)** ist eine rasch durchführbare, zwar kostenintensive, aber extrem sensitive Methode zum Nachweis von Erregern auf der Ebene ihres genetischen Codes. Testdurchführung und Interpretation verlangen höchste Sorgfalt.

- **Grundsätzlich gilt:** Bei **Sputum und Bronchialsekret** ist die Keimzahl wichtig, Lagerung im Kühlschrank.
Für **Mittelstrahlurin** Eintauchnährböden verwenden (nicht für Tbc-Diagnostik, Chlamydien, Mykoplasmen).
Wundabstrich in ein Transportmedium bringen und bei Zimmertemperatur lagern.
Stuhlproben (z. B. Shigellen) warm und schnell ins Labor oder Transportmedium verwenden.
Blutkulturen in vorgewärmten Medien möglichst rasch bei 37 °C bebrüten.
Liquor sofort einsenden, ansonsten in vorgewärmte Blutkulturmedien füllen.
- **Serologie:** Die Sicherung der Genese vermuteter Infektionen stößt bei geringer Keimzahl oder empfindlichen Erregern häufig auf Schwierigkeiten.
Spezifische Antikörper beweisen den Kontakt **zu irgendeinem Zeitpunkt**.
Der Anstieg der Antikörpertiter oder der signifikante Nachweis spezifischer **Antikörper in der IgM-Fraktion** lassen bei **passendem klinischem Bild** die Genese weitestgehend sichern.
Vorsicht ist bei der Interpretation geboten, da IgM-Antikörper über Monate persistieren können, **Rheumafaktoren, polyklonale B-Zellaktivierungen oder sehr hohe Konzentrationen von IgG-Antikörpern** ein »positives« Ergebnis vortäuschen können.
Gängige Methoden sind »**E**nzyme **I**mmuno **A**ssay« (EIA, einfach und schnell durchführbar, meist hohe Sensitivität und Spezifität), der **i**ndirekte **I**mmun**f**luoreszenz**t**est (IIFT, hochspezifisch) und die **K**omplement**b**indungs**r**eaktion (KBR).
Die KBR erlaubt den spezifischen Nachweis der Auseinandersetzung mit vielen Infektionserregern. Sie bleibt über Monate bis Jahre positiv.
Die Technik der **Polymerase Chain Reaction (PCR)** ist rasch durchführbar, kostenintensiv, aber extrem sensitiv.

1.1 Impfung

Definition ▶

Klinik Schockreaktionen (v.a. Atemnot, Kreislaufkollaps) kommen bei Gabe von Immunglobulinen selten vor (1 : 100 000).
Die Präparate zur Infusion sollen langsam körperwarm infundiert werden. Besonders gefährdet für Reaktionen sind Patienten mit IgA-Mangel.

Simultan aktiv-passive Impfung wird zum Schutz vor Organbefall als Überbrückung des Intervalls zwischen Infektion und Entwicklung aktiver, eigener Antikörper eingesetzt.
Öffentlich empfohlene Impfungen in I-3, erforderliche Impfungen in I-4.

Auffrischimpfungen sind im Erwachsenenalter für Diphtherie, Tetanus und Poliomyelitis erforderlich.
Kontraindikationen gegen aktive Impfung sind akute Infektionen. In der Schwangerschaft sollten keine Lebendimpfstoffe außer Poliomyelitis angewendet werden.

1.1 Impfung

▶ ***Definition.*** **Passive Immunisierung:** präformierte, protektive Antikörper (Immunglobuline) schützen rasch, aber kurz.
Aktive Impfung: Impfstoffe stimulieren den Körper zur langsam eintretenden, aber langfristigen Produktion eigener spezifischer Antikörper.

Klinik. Schockreaktionen (v.a. Atemnot, Kreislaufkollaps) nach i.m. Gabe von Immunglobulinen kommen mit einer Häufigkeit von 1 : 100 000 vor. Wahrscheinlich ist die Häufigkeit bei i.v. Gabe gleich groß. Die Präparate zur Infusion sollen körperwarm sein und nicht zu schnell infundiert werden. Besonders gefährdet für Reaktionen sind Patienten mit IgA-Mangel.

- Zur Prophylaxe: Als gesichert gilt die Indikation zur Prophylaxe von Hepatitis infectiosa A und Masern.
- Zur Substitution: Bei Patienten mit primären Erkrankungen des Immunsystems i.v.-Präparate.
- Spezielle Immunglobuline: Diese Präparate dienen zur Prophylaxe und in besonderen Fällen zur Therapie.
  - FSME (i.m.)
  - Hepatitis B (i.m., i.v.)
  - Masern (i.m.)
  - Pertussis (i.m.)
  - Tetanus (i.m.)
  - Varizella-Zoster (i.m., i.v.)
  - Tollwut (i.m.)
  - Zytomegalie (i.m., i.v.).

Simultane aktiv-passive Impfung wird zum Schutz vor Organbefall durch Virämie, als Überbrückung des Intervalls zwischen Infektion und Entwicklung aktiver, eigener Antikörper eingesetzt.

Die **öffentlich empfohlenen Impfungen** sind in I-**3**, erforderliche Impfungen in I-**4** aufgeführt.

I-3: Öffentlich empfohlene Impfungen

▷ Diphtherie	▷ Röteln
▷ Meningitis durch Haemophilus influenzae Typ b	▷ Wundstarrkrampf (Tetanus)
▷ Keuchhusten	▷ Virusgrippe (Influenza)
▷ Masern	▷ Virushepatitis B
▷ Poliomyelitis	

Wer durch eine öffentlich empfohlene Impfung einen Schaden erleidet, erhält auf Antrag Versorgung.

I-4: Indikationsimpfungen

▷ Cholera	▷ Tollwut
▷ Frühsommer-Meningoenzephalitis	▷ Tuberkulose
▷ Gelbfieber	▷ Typhus
▷ Meningokokken	▷ Varizellen
▷ Mumps	▷ Virushepatitis A
▷ Pneumokokken	

Auffrischimpfungen sind im Erwachsenenalter für Diphtherie (halbe Dosis), Tetanus und Poliomyelitis alle fünf bis zehn Jahre erforderlich.
Kontraindikationen gegen aktive Impfung stellen akute Infektionen dar. In der Schwangerschaft sollten außer Poliomyelitis keine Lebendimpfstoffe angewendet werden.

Als Injektionsort für i.m. Applikation hat sich der Musculus deltoideus bewährt.
An unerwünschten Wirkungen sind – wenn überhaupt – lokale Reaktionen an der Injektionsstelle (Rötung, Schwellung) oder kurzdauerndes Fieber zu beobachten. Nach Ablauf der Inkubationszeit der jeweiligen Erkrankung können abgemilderte Symptome auftreten.

Unerwünschte Wirkungen sind lokale Reaktionen an der Injektionsstelle (Rötung, Schwellung) und kurzdauerndes Fieber. Nach Ablauf der Inkubationszeit können abgemilderte Symptome auftreten.

1.2 Antimikrobielle Chemotherapeutika

1.2 Antimikrobielle Chemotherapeutika

◄ Definition

Definition. **Antimikrobielle Chemotherapeutika** sind antibakteriell, antiviral, antimykotisch oder antiparasitär wirksame Substanzen, die das Wachstum der für den Menschen pathogenen Erreger hemmen (z. B. Bakteriostase) oder in Ausnahmefällen die Keime abtöten (z. B. Bakterizidie). Unabdingbare Erfordernisse sind hierfür eine ausreichende Konzentration des wirksamen Chemotherapeutikums (minimale Hemmkonzentration) am Ort der Infektion und eine intakte Immunabwehr.

Epidemiologie. Obwohl nahezu alle Bakterien, Pilze und Parasiten und viele Viren chemotherapeutisch zu behandeln sind, sterben auch heutzutage noch viele Menschen an Infektionen. Dies kann an übersehener Diagnose liegen, an nicht beherrschbaren Komplikationen – der Eiterherd wurde nicht beseitigt –, an zu spätem Therapiebeginn oder an fehlender Unterstützung durch die körpereigene Abwehr.
In zunehmendem Maße tauchen aber auch resistente Keime auf, sowohl Bakterien, als auch Parasiten, Pilze und Viren. Als Antwort wird versucht, effektivere Chemotherapeutika zu synthetisieren.
Ein heute aber bereits zu verwirklichender Punkt ist ein hoher Hygienestandard in der Klinik und hier besonders auf Intensivstationen. Es gibt Meinungen, die von einem zu hohen Verbrauch von Breitbandantibiotika dort sprechen. Im Schnitt bekommt ein Drittel der Patienten Antibiotika, der Selektionsdruck wird dadurch hoch.
Ebenfalls ist das Durchsetzen einer hohen Compliance bei ambulanter Therapie erforderlich. Erfahrungsgemäß ist die Entwicklung von Resistenzen häufiger, wenn nicht ausbehandelte Infektionen immer wieder behandelt werden müssen, da sie weiterbestehen, die aktuelle Resistenzlage aber potentere Mittel erfordert.
Auch bedingen subinhibitorische Konzentration des Antibiotikums am Wirkort oder eine defekte Immunabwehr, daß mit der »Standarddosierung« kein Therapieerfolg erwartet werden kann. Die pharmakokinetischen Kenndaten eines Antibiotikums (Resorptionsquote, Verteilung in die Organe, Metabolisierung durch Mensch oder Bakterium und Ausscheidung) haben daher neben der Empfindlichkeit des Bakteriums gegenüber dem anzuwendenden Antibiotikum die entscheidende Bedeutung.

Epidemiologie Obwohl nahezu alle Bakterien, Pilze und Parasiten und viele Viren chemotherapeutisch angehbar sind, sterben auch heutzutage noch viele Menschen an Infektionen.

In zunehmendem Maße tauchen resistente Keime auf, sowohl Bakterien, als auch Parasiten, Pilze und Viren.

Ein hoher Hygienestandard ist in der Klinik durchzusetzen, besonders auf Intensivstationen. Viele Patienten bekommen Antibiotika, der Selektionsdruck wird dadurch hoch.
Compliance ist auch bei ambulanter Therapie erforderlich. Die Entwicklung von Resistenzen ist höher, wenn nicht ausbehandelte Infektionen immer wieder behandelt werden müssen.
Subinhibitorische Konzentrationen des Antibiotikums am Wirkort oder eine defekte Immunabwehr bedingen mit der »Standarddosierung« fehlenden Therapieerfolg. Pharmakokinetische Kenndaten eines Antibiotikums haben ebenfalls entscheidende Bedeutung.

◄ Merke

Merke. Grundsätzlich muß anfangs die Frage gestellt werden, ob überhaupt ein Erreger die Ursache der Erkrankung ist, oder ob nicht Fortbestand oder Wiederauftreten von Fieber Ausdruck von Nebenwirkungen des Medikamentes sind.

Diagnostik. Bei dem größten Teil der unter ambulanten oder stationären Bedingungen diagnostizierten und zu behandelnden bakteriellen Infektionen ist die Isolierung und Empfindlichkeitsprüfung des verursachenden Erregers nicht möglich oder notwendig. Die »klinische Erfahrung« hat **Standardempfehlungen** erbracht, die mit einem hohen Grad an Effizienz einen therapeutischen Erfolg erwarten lassen.

Diagnostik Bei vielen bakteriellen Infektionen sind Isolierung und Empfindlichkeitsprüfung des Erregers nicht möglich.

◄ Merke

Merke. Trotzdem bleiben der Versuch der Erregerisolierung und die Empfindlichkeitstestung vor dem Therapiebeginn das Optimum, sie sind zu fordern bei Therapieversagern oder Rezidiven.

Therapie Die »klinische Erfahrung« hat Standardempfehlungen erbracht, die mit einem hohen Grad an Effizienz einen therapeutischen Erfolg erwarten lassen.
Kalkulierte und optimierte antibiotische Therapie sollte die Antwort auf Fragen sein (▤ I-**5**), auf das Individuum abgestimmt werden und nicht schematisch dem neuesten Trend folgen.

Therapie. Die »klinische Erfahrung« hat Standardempfehlungen erbracht, die mit einem hohen Grad an Effizienz einen therapeutischen Erfolg erwarten lassen. Angina tonsillaris durch hämolysierende Streptokokken, Lobärpneumonie durch Pneumokokken oder eitrige Meningitis durch Meningokokken können ohne Empfindlichkeitsprüfung mit Penicillin behandelt werden. Trotzdem sollte die geplante antibiotische Therapie das Ergebnis der Antwort auf die folgenden Fragen sein, auf das Individuum abgestimmt werden und nicht schematisch dem neuesten Trend folgen. Nur so kann kalkuliert und optimiert behandelt werden (▤ I-**5**).

I-5: Notwendige Fragen *vor* antibiotischer Therapie

- ▷ Ist der **Erreger bekannt** oder nach dem klinischen Bild weitgehend zweifelsfrei anzunehmen?
- ▷ Ist **nach dem klinischen Bild** eine **Infektion zu vermuten**, und rechtfertigt der Zustand des Patienten einen »Behandlungsversuch« entsprechend dem erwarteten Erreger (z. B. E. coli bei Harnwegsinfekt)?
- ▷ Welche Antibiotika sind entsprechend der **Resistenzprüfung** wirksam oder als wirksam anzunehmen, wenn keine mikrobiologischen Daten vorliegen?
- ▷ Wo ist der **Ort der Infektion** (Harnwege, tiefe Atemwege, Gallenwege usw.), und **gelangt das** als empfindlich getestete **Antibiotikum auch dorthin**?
- ▷ Erlaubt die Funktion von Leber und/oder Niere die Anwendung des ausgewählten Antibiotikums bei **diesem Patienten**, oder ist mit einer **Kumulation** und damit möglicherweise **toxischen Wirkungen** zu rechnen?
- ▷ Besteht bei diesem Patienten eine bekannte **Allergie gegen dieses Antibiotikum**, oder hat er auf ein gruppenverwandtes Antibiotikum schon einmal mit unerwünschten Wirkungen reagiert?
- ▷ Ist aufgrund von Erregerart und/oder Infektlokalisation eine **Kombination von Antibiotika** erforderlich?
- ▷ Wurde bei gleicher Wirksamkeit **das wirtschaftlichste Antibiotikum** ausgewählt?
- ▷ Habe ich bei ambulanter Therapie **dem Patienten den Therapieplan** eindeutig nach täglicher Dosierung und Zeitdauer **klar gemacht** und ihn von der Notwendigkeit überzeugt? Die **Besprechung der** im Beipackzettel erwähnten **unerwünschten Arzneimittelwirkungen** hilft der Therapietreue (Compliance).

1.3 Quo vadis?

1.3 Quo vadis?

Definition ▶

▶ ***Definition.*** Planung einer Reise in Tropen/Subtropen verlangt vorherige Definition von
- einzugehenden Gesundheitsrisiken
- zu planenden Impfungen
- Inhalt der Reiseapotheke (▤ I-**6**)
- Expositionsprophylaxe
- Umgang mit »banalen« Erkrankungen
- Umgang mit tropentypischen Erkrankungen
- notwendigen Maßnahmen nach der Rückkehr.

Epidemiologie Die **Reisediarrhö** steht bei Touristen an erster Stelle, auch Infekte der Atemwege sind häufig.
Diese Fakten bedeuten, daß Reisende mit einem höheren Risiko thrombembolischer Komplikationen auf die Reise verzichten sollten.
Infektionen mit **Malaria** sind – abhängig vom Reiseziel – das **zweithäufigste Risiko.**
Nur wenige Promille machen alle weiteren Infektionen aus.

Epidemiologie. Die **Reisediarrhö** steht mit **über 30% der Infektionen** bei Touristen an erster Stelle. Auch fieberhafte Infekte der Atemwege kommen häufig vor.
Dies bedeutet, daß Reisende mit einem hohen Risiko thrombembolischer Komplikationen (hochgradige arterielle Verschlußkrankheit, koronare Herzerkrankung, Venenthrombose/Lungenembolie, chronisch obstruktive Lungenerkrankung) auf die Reise verzichten sollten.
Malariainfektionen sind – allerdings abhängig vom Reiseziel – das **wichtigste Risiko.** In Deutschland ist mit ca. 1000 Fällen pro Jahr zu rechnen.
Nur **wenige Promille machen alle weiteren Infektionen aus** (Amöbiasis, Hepatitis infectiosa A, Shigellose, Typhus, Cholera).

Diagnostik. Wann immer möglich sollte im Erkrankungsfalle während der Reise ärztlicher Rat eingeholt werden. In Touristenzentren und Großstädten stellt das keine Schwierigkeit dar. Allerdings sollte **dringend** schon bei der Blutabnahme für diagnostische Maßnahmen darauf geachtet werden, daß **Einmalnadeln** und **-spritzen** verwendet werden. Bei banalen Durchfallepisoden kann nahezu immer auf die Diagnostik verzichtet werden.

Therapie. Die meisten **Durchfallepisoden** können durch orale Rehydratation mit Glukose-Elektrolytlösung überstanden werden. Bei schwererem Verlauf (hohes Fieber, Dauer > 5 Tage) kann zur Einnahme von 2 × 500 mg Ciprofloxacin geraten werden, wenn keine ärztliche Hilfe in Anspruch genommen werden kann.

Diagnostik Im Erkrankungsfalle sollte während der Reise ärztlicher Rat eingeholt werden. **Dringend** sollte bei der Blutabnahme darauf geachtet werden, daß **Einmalnadeln und -spritzen** verwendet werden. Bei banalen Durchfallepisoden kann nahezu immer auf Diagnostik verzichtet werden.
Therapie Bei den meisten **Durchfallepisoden** sind orale Rehydratation mit Glukose-Elektrolytlösung ausreichend. Bei schwerem Verlauf (hohes Fieber, Dauer > 5 Tage) können 2 × 500 mg Ciprofloxacin eingenommen werden.

I-6: Reiseapotheke und Notfalltherapie der Malaria

▷ Analgetikum	▷ Antibiotikum	▷ Insektenrepellents	▷ Sonnenschutz
▷ Schlafmittel	▷ Antimykotikum	▷ Kohletabletten	▷ Verbandsmaterial
▷ Antiallergikum	▷ Malariaprophylaxe	▷ Kochsalztabletten	
▷ Antiemetikum	▷ Malariatherapie (Notfall) s. u.	▷ Elektrolytersatz	

Schema für Notfalltherapie der Malaria je nach durchgeführter Prophylaxe

Prophylaxe	Therapie
▷ Chloroquin	▷ Mefloquin
▷ Chloroquin + Proguanil	▷ Mefloquin/Halofantrin
▷ Mefloquin	▷ Halofantrin

Das Hauptproblem stellt aber die **Malaria** dar. Durch zunehmende Resistenzen sind in nahezu allen Endemiegebieten »Durchbrüche« bei medikamentöser Prophylaxe möglich. Empfehlenswert ist das Mitführen einer **therapeutischen Dosis** eines die Resistenzen berücksichtigenden Medikaments, damit bei Fehlen ärztlicher Hilfe eine Selbstmedikation erfolgen kann (s. I-**6**).

Prophylaxe. Lange genug vor der Reise ist ein **Impfplan** aufzustellen (s. **I-7**).

Das Hauptproblem ist die **Malaria**. Durch zunehmende Resistenzen sind »Durchbrüche« auch bei Prophylaxe möglich. Bei Fehlen ärztlicher Hilfe: **als Notfalltherapie Selbstmedikation.** Das in therapeutischer Dosis mitzuführende Mittel muß mögliche Resistenzen berücksichtigen (s. **I-6**).
Prophylaxe Vor der Reise ist ein **Impfplan** aufzustellen (**I-7**).

I-7: Immunisierung bei Fernreisen

	Wirkgrad	%	Wirkdauer ab Tag	bis	Wirkungsweise
▷ Poliomyelitis	p.o.	> 99	28	10 Jahre	aktiv
▷ Gelbfieber	s.c.	> 99	10 (1)	10 Jahre	aktiv
▷ Tetanus	i.m.	> 99	28	10 Jahre	aktiv
▷ Tollwut	s.c.	> 99	7	2–3 Jahre	aktiv
▷ Typhus abdominalis	p.o.	ca. 90	14	3 Jahre	aktiv
▷ Diphtherie	i.m.	ca. 80	14	5 Jahre	aktiv
▷ Cholera	s.c.	ca. 50	6 (1)	6 Monate	aktiv
▷ Hepatitis A	i.m.	ca. 90	28	10 Jahre	aktiv
▷ Hepatitis B	i.m.	95	180	10 Jahre	aktiv

Der Glaube, gegen alles geimpft zu sein, darf nicht die Beachtung der einfachsten **Regeln der Hygiene** außer Kraft setzen!

- nur frisch gekochte, heiße Speisen
- keine Salate
- kein rohes Gemüse
- Obst schälen
- kein Eis (Speiseeis, Eiswürfel)

Man sollte stets die einfachsten **Regeln der Hygiene** beachten!

- Wasser im Zweifelsfall kochen (auch zum Zähneputzen)
- nur pasteurisierte Milch – keinen Frischkäse.

Merke ▶

Merke. »Cook it, boil it, peel it or forget it!«

2 Bakterielle Infektionen

2.1 Aktinomykose

Definition ▶

2 Bakterielle Infektionen

2.1 Aktinomykose

Definition. Die anaeroben Bakterien der Familie Actinomyces lösen nur nach Eindringen in nekrotisierende Prozesse subakute, fistelnde Entzündungen aus.

I-8: Aktinomykose

Vorkommen	Übertragungsweg	Kardinalsymptome	Komplikationen	Diagnostik	Therapie	Prophylaxe	Meldepflicht
▷ Mundhöhle	▷ durch Verletzung, Operation	▷ bretttharte Schwellung, Fistelgänge	▷ abdominelle, hepatische Aktinomykose	▷ Drusen in Eiter/Gewebe, Serologie	▷ Penicillin, Amoxicillin	▷ Mund-hygiene	▷ entfällt

Epidemiologie und Pathogenese
Aktinomyzeten (fast immer A. israelii) werden pathogen, wenn sie in die Tiefe verschleppt werden, sonst sind sie **bakterielle Kommensalen.**
Infolge operativer Eingriffe am Darm, z. B. bei Nahtinsuffizienz, können chronisch-entzündliche Prozesse entstehen. Anaerobe Bedingungen durch **bakterielle Begleitflora** ist obligat.

Klinik Zervikofaziale Form: schmerzlose fistelnde Prozesse im Kieferbereich mit harter Schwellung und Fistelgängen. Bei Fortschreiten Arrosion benachbarter Knochen. Keine Lymphknotenschwellungen.

Abdominelle Manifestation **mit Konglomerattumoren und Fistelbildung** sind häufiger. **Besiedlung der Leber:** Fieber, Leukozytose, Ikterus und Hepatomegalie. **Lungenbefall** ist eine Rarität.

Diagnostik Histologie: **Drusen im Eiter oder Gewebe.** Anzüchtung durch spezielle anaerobe Kulturverfahren ist möglich. Die Serologie ist bei negativer Kultur gelegentlich hilfreich.

Therapie Therapie der Wahl ist **Penicillin G. Bakterielle Begleitflora muß ebenfalls resistenzgerecht behandelt werden.** Bei größeren Prozessen ist chirurgische Intervention erforderlich. **Kontrolluntersuchungen über lange Zeit** sind erforderlich.

Epidemiologie und Pathogenese. Aktinomyzeten (fast immer Actinomyces israelii) sind **bakterielle Kommensalen** in der Mundhöhle des Menschen. Sie werden pathogen, wenn sie von der Oberfläche der Schleimhaut in Begleitung anderer bakterieller Entzündungen in die Tiefe verschleppt werden. Die Annahme, durch Kauen von z. B. Gras- oder Strohhalmen sich zu infizieren, darf wohl auf die dabei entstehenden Mikrotraumata der Mundschleimhaut zurückzuführen sein. Infolge operativer Eingriffe am Darm, z. B. bei Nahtinsuffizienz, können Aktinomyzeten zu chronisch-entzündlichen Prozessen führen. Anaerobe Bedingung durch **bakterielle Begleitflora** ist obligat.

Klinik. Die **zervikofaziale Form** mit zum Teil schmerzlosen, fistelnden Prozessen im Kieferbereich war am häufigsten. Es fand sich eine **typische brettharte subkutane Schwellung**, aus **Fistelgängen** entleerten sich kleine harte Körnchen. Bei Fortschreiten können durch Granulationen benachbarte Knochen arrodiert werden. In den regionalen Abflußgebieten finden sich **keine Lymphknotenschwellungen**.
Zur Zeit ist aber die **abdominelle Manifestation** mit Konglomerattumoren und Fistelbildung häufiger, sie ist meist Folge chirurgischer Eingriffe. Besiedlung der Leber nach Streuung über die Pfortader führt zur **hepatischen Aktinomykose** mit Fieber, Leukozytose, Ikterus und Hepatomegalie. **Lungenbefall** (Lungenaktinomykose) nach Aspiration ist eine Rarität.

Diagnostik. Histologisch finden sich typische **Drusen im Eiter oder in Gewebeproben.** Eine Anzüchtung ist durch spezielle anaerobe Kulturverfahren möglich. Serologische Verfahren können bei negativer Kultur gelegentlich hilfreich sein.

Therapie. Therapie der Wahl ist **Penicillin G**, die Dosierung beträgt 2 × 10 Mega täglich. i.v., die Therapiedauer sechs Wochen.
Die eventuell vorhandene bakterielle Begleitflora muß ebenfalls resistenzgerecht behandelt werden.
Bei größeren Prozessen ist nach Vorbehandlung mit Penicillin chirurgische Intervention erforderlich.
Rückfälle können auftreten, so daß **Kontrolluntersuchungen über lange Zeit** erforderlich sind.

2.2 Anthrax (Milzbrand)

2.2 Anthrax (Milzbrand)

◀ Definition

Definition. Anthrax bezeichnet eine meist lokale Hautinfektion mit Bacillus anthracis (Milzbrandkarbunkel), nach Inhalation von Sporen entsteht eine Sepsis (Lungenmilzbrand).

I-9: Milzbrand (Anthrax)

Vorkommen	Übertragungsweg	Kardinalsymptome	Komplikationen	Diagnostik	Therapie	Prophylaxe	Meldepflicht
▷ tierisches Material, Erde	▷ Inokulation, aerogen, oral	▷ Milzbrandkarbunkel	▷ Lungenmilzbrand	▷ tiefer Abstrich, Mikroskopie	▷ Penicillin	▷ Meiden kontaminierter Felle	▷ Verdacht, Erkrankung, Tod

Epidemiologie und Pathogenese. Pflanzenfressende Tiere erkranken nach Aufnahme von Bacillus anthracis und versterben nach rasanter Vermehrung des Erregers. **Kontamination mit erregerhaltigen Körperflüssigkeiten** stellt die meist **berufsbedingte Infektionsquelle** für den Menschen dar, da Sporen über Jahre z.B. auf den Fellen überleben können. Nach Infektion einer Hautläsion mit den Sporen entwickelt sich ein lokales Ulkus mit Ödem. Extrem selten kommt es zur hämatogenen Aussaat mit Sepsis und Meningitis.
Inhalation von Sporen führt zu **Lungenmilzbrand** mit rasantem septischem Verlauf. Beide Krankheitsbilder sind sehr selten.

Epidemiologie und Pathogenese
Kontaminierte Tierprodukte sind die **Infektionsquelle**, da Sporen über Jahre z. B. auf den Fellen überleben können. Nach Infektion einer Hautläsion entwickelt sich ein Ulkus mit Ödem. Extrem selten ist hämatogene Aussaat mit Sepsis und Meningitis.
Inhalation von Sporen führt zu **Lungenmilzbrand** mit rasantem septischem Verlauf.

Klinik. Ulzera können zwei bis fünf Tage nach Infektion an allen Körperstellen auftreten, sie beginnen wie ein Pickel. Nach zwei bis drei Tagen entwickelt sich **ohne Schmerzen** ein Ulkus, das bald von einer schwarzen Kruste bedeckt ist (◘ I-**1**). In der Umgebung bilden sich zahlreiche Bläschen und ein manchmal ausgedehntes Ödem aus. **Eiterbildung spricht gegen Milzbrand.**

Klinik Beginn ohne Schmerzen wie ein Pickel. Nach 2–3 Tagen entwickelt sich **ohne Schmerzen** ein **Ulkus**, das bald von einer schwarzen Kruste bedeckt ist (◘ I-**1**). In der Umgebung bilden sich zahlreiche Bläschen. **Eiterbildung spricht gegen Milzbrand.**

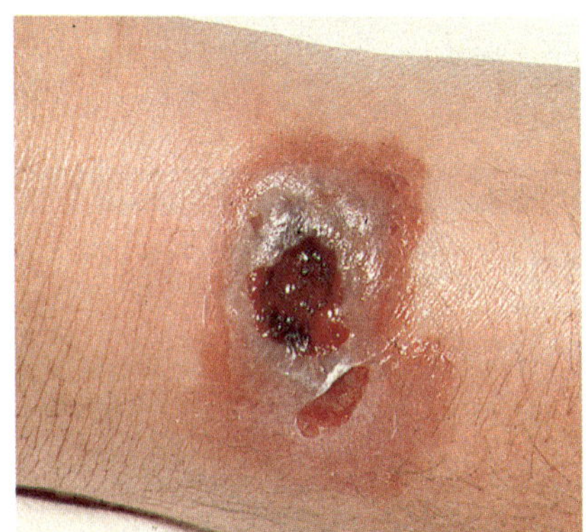

a Beginnendes **Milzbrandkarbunkel** mit zentraler Ulzeration und schwärzlicher Schorfbildung, die von einem konfluierenden Pustelsaum umgeben ist.

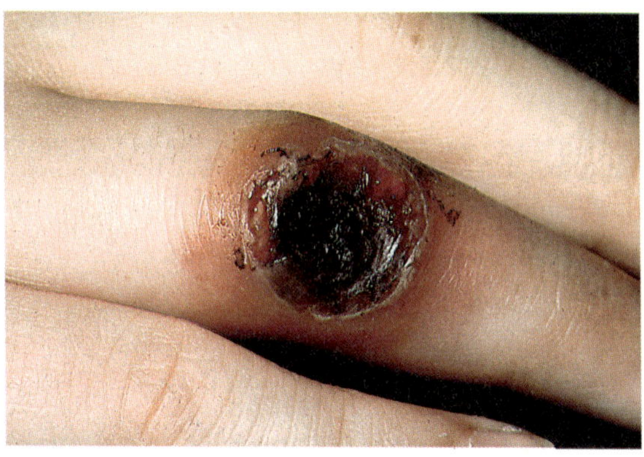

b Schwarze, festhaftende tiefe **Nekrose**, von einem noch teilweise erkennbaren Pustelsaum sowie Rötung und Schwellung umgeben.

◘ I-1 a, b: Milzbrand.

Der **Lungenmilzbrand** beginnt wenige Tage nach Inhalation als Infekt der oberen Luftwege, um dann rasch in ein hochakutes, septisches Krankheitsbild überzugehen. Auffallend ist im Röntgenbild des Thorax ein verbreitertes Mediastinum bei freien Lungen trotz Dyspnoe, Zyanose und blutigem Sputum.

Lungenmilzbrand beginnt wenige Tage nach Inhalation als Infekt der oberen Luftwege und geht rasch in ein hochakutes septisches Krankheitsbild über.

Darmmilzbrand, Meningitis und Sepsis sind **extrem selten.**

Alle anderen Formen (**Darmmilzbrand, Meningitis und Sepsis**) sind **extrem selten,** bleiben meist unerkannt. Sie zeigen das klinische Bild eines akuten Abdomens, einer Meningitis oder Sepsis.

Diagnostik Mikroskopische Untersuchung von Material aus der Hautläsion läßt die Diagnose sehr wahrscheinlich werden. **Bestätigung durch Kultur.**

Diagnostik. Die **mikroskopische Untersuchung** eines tiefen Abstrichs aus der Läsion läßt schon zusammen mit dem klinischen Bild die Diagnose sehr wahrscheinlich werden. **Bestätigung in der Kultur** ist möglich. **Alles verwendete Material**, sei es beim Abstrich verwendet, sei es Verbandsmaterial, **muß sorgfältig sterilisiert werden**.

Therapie Penicillin

Therapie. Schon kurze Behandlung mit **Penicillin**, 4 × 1 Mega täglich für eine Woche, reicht aus, um die Hautläsion zu sterilisieren und auszuheilen.

Merke ▶

▶ ***Merke.*** Chirurgische Maßnahmen sind kontraindiziert.

Bei Lungen- oder Darmmilzbrand, Meningitis, Sepsis ist mit Penicillin G, 3 × 10 Mega täglich i.v., frühestmöglich zu beginnen.

Prophylaxe Ein Risiko in Deutschland ist praktisch ausgeschlossen. Impfung ist in Hochrisikogebieten möglich.

Prophylaxe. Ein Risiko in Deutschland ist bei entsprechenden Vorsichtsmaßnahmen (Luftabsaugung, Sterilisation der Produkte) in industriell verarbeitenden Betrieben praktisch ausgeschlossen. Reisesouvenirs könnten ein Risiko sein. Eine aktive Impfung ist für Menschen in Hochrisikogebieten möglich. Meldung an die Berufsgenossenschaft ist bei berufsbedingter Exposition nicht zu vergessen.

Meldepflicht bei Verdacht, Erkrankung und Tod.

Meldepflicht bei Verdacht, Erkrankung und Tod.

2.3 Borreliosen

2.3 Borreliosen

Definition ▶

▶ ***Definition.*** Borreliosen sind bakterielle Infektionen, die durch Zecken- oder Läusebiß übertragen werden. Sie umfassen die Lyme-Borreliose (Borrelia burgdorferi) und das Rückfallfieber (Borrelia recurrentis).

2.3.1 Lyme-Borreliose

2.3.1 Lyme-Borreliose

I-10: Lyme-Borreliose

Erreger	Übertragungsweg	Kardinalsymptome	Komplikationen	Diagnostik	Therapie	Prophylaxe	Meldepflicht
▷ Zecken	▷ Zeckenbiß	▷ Erythema migrans	▷ Neuritis, Akrodermatitis, Arthritis	▷ Serologie	▷ Doxycyclin, Amoxicillin, Makrolide	▷ Kleidung	▷ Verdacht, Erkrankung, Tod

Epidemiologie und Pathogenese Borrelia burgdorferi wird durch den Biß von Zecken in ganz Deutschland übertragen. Klinisch relevante Infektionen treten nur bei 2 % der von Zecken Gebissenen auf.
Am Ort des Bisses findet sich eine lymphozytäre Reaktion, frühe hämatogene Aussaat und Invasion in den Liquorraum sind möglich.
Der Ablauf läßt sich in Stadien beschreiben (▤ I-11).

Epidemiologie und Pathogenese. Borrelia burgdorferi wird durch den Biß von Zecken übertragen, Herde sind in ganz Deutschland vorhanden, jedoch nur ca. 10 % der Zecken sind infektiös. Nur ca. ein Drittel seropositiver Menschen entwickelt überhaupt Symptome, so daß klinisch relevante Infektionen nur bei 2 % der von Zecken Gebissenen auftreten.
Nach Infektion kann es am Ort des Bisses zu einer lymphozytären Reaktion kommen, bereits **frühzeitig sind hämatogene Aussaat und Liquorinvasion möglich.**
In Spätstadien wird durch Kapillarwandveränderungen die Diffusion von Antibiotika in die Gewebe schwierig.
Der Ablauf läßt sich ähnlich der Lues in Stadien beschreiben (▤ I-11).

I-11: Stadieneinteilung der Lyme-Borreliose

Stadium	Zeitraum	Klinik – lokal	– systemisch	Serologie
I (lokalisierte Infektion)	bis 2 Monate	Erythema migrans/evtl. multipel, Lymphadenosis cutis	Fieber, Lymphadenitis, Arthritis	IgM-Antikörper ++ IgG-Antikörper (+)
II (disseminierte Infektion)	bis 1 Jahr	unauffällig	Meningopolyneuritis, rezidivierende Arthritiden, Karditis	IgM-Antikörper ++ IgG-Antikörper ++
III (chronische Infektion)	> 1 Jahr	unauffällig	Polyneuritis, Enzephalomyelitis, Polyarthritis, Acrodermatitis chronica atrophicans	IgM-Antikörper (+) IgG-Antikörper ++

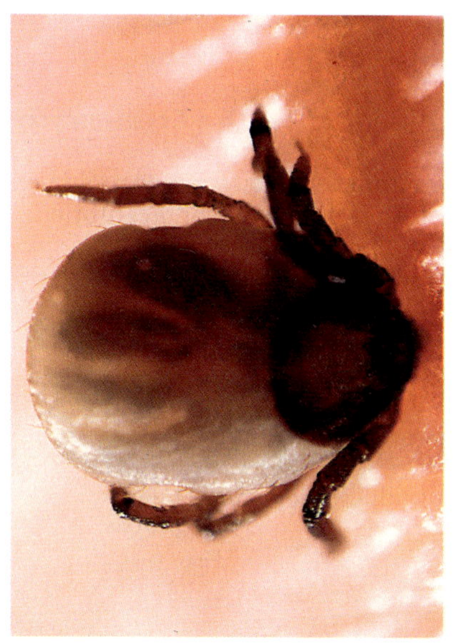

a Infektion.

b Erythema migrans als »Primäraffekt«.

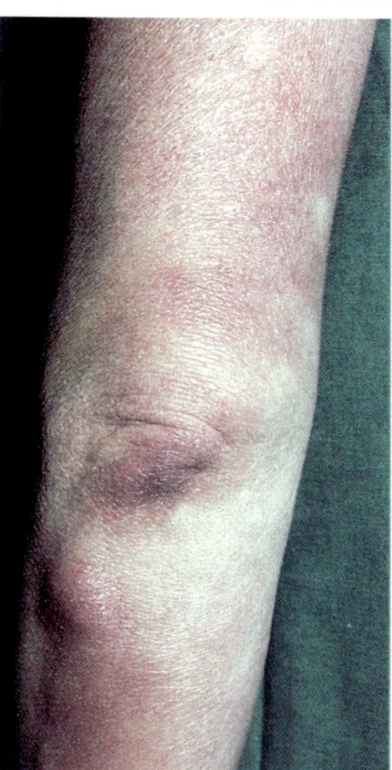

c Acrodermatitis chronica atrophicans mit juxta-artikulären fibroiden Knoten.

I-2 a–c: Borreliosen.

Klinik. Der Zeckenbiß bleibt meist unbemerkt, nur ca. 50% der Infizierten können sich an ein Ereignis erinnern. Wenige Tage bis Wochen später **(Stadium I)** kommt es an der Bißstelle zu einem **Erythem,** das sich ausbreitet und dabei in der Mitte abblaßt (I-2 **b**).

Daran können sich als Beginn des **Stadiums II** Tage bis Wochen später rötlich-blaue Knötchen **(Lymphozytom)** bilden. Eine hämatogene Aussaat mit **Fieber, Kopf- und Nackenschmerzen** führt zu den frühen Organmanifestationen einer **Meningopolyneuritis oder Polyneuritis** (radikuläre Schmerzen, Sensibilitätsstörungen besonders im Gebiet des N. facialis), **seltener einer Paraparese oder Myoperikarditis** mit AV-Block und linksventrikulärer Dysfunktion. **Immer wiederkehrende Arthritiden** nur weniger Gelenke sind möglich.

Im **chronischen Stadium III** kann sich nach einem Zeitraum von Jahren bis Jahrzehnten eine **Acrodermatitis atrophicans** (I-2 **c**) mit entzündlichen Veränderungen an den Streckseiten der Extremitäten entwickeln, die zunehmend atrophisch werdende Haut und sensible Ausfälle aufweisen. **Oligo- oder Monarthritis** besonders der großen Gelenke können diese Beschwerden begleiten, aber auch allein auftreten **(Lyme-Arthritis)**.

Klinik Der Zeckenbiß bleibt meist unbemerkt. Wenige Tage später (**Stadium I**) kommt es an der Bißstelle zu einem **Erythem** mit rötlich-blauen Knötchen (Lymphozytom) (I-2 **b**). Wochen später treten nach hämatogener Aussaat **Fieber, Kopf- und Nackenschmerzen** auf (**Stadium II**). An frühen Organmanifestationen sind **Meningopolyneuritis, Polyneuritis, seltener Paraparese, Myoperikarditis** mit AV-Block oder **rezidivierende Oligoarthritiden** möglich.

Im chronischen **Stadium III**, nach Jahren bis Jahrzehnten, entsteht die **Acrodermatitis atrophicans. Oligo- oder Monarthritis** besonders der großen Gelenke (**Lyme-Arthritis**) können diese Beschwerden begleiten.

Diagnostik Im **Frühstadium I** ist die Diagnose **klinisch (Hautveränderungen)** zu stellen.
Im **Stadium II** finden sich fast immer **positive Antikörper**, bei neurologischen Symptomen im **Liquor** eine lymphozytäre Pleozytose.
Im **Stadium III** sind **Antikörper** immer vorhanden.

Diagnostik. Im **Frühstadium I** ist die Diagnose vor allem **klinisch** aufgrund der **Hautveränderungen** zu stellen. Frühe serologische Hinweise (IgM-Antikörper) sind bei bis zu 50% der Infizierten zu finden. Nach hämatogener Streuung **(Stadium II)** sind dann bei bis zu **90% der Patienten Antikörper** vorhanden. Bei neurologischen Symptomen findet sich im **Liquor** eine lymphozytäre Pleozytose, Eiweißvermehrung bei positivem Antikörperbefund. Im chronischen **Stadium III** sind bei praktisch allen Patienten **hochtitrige IgG-Antikörpertiter** nachzuweisen.

Therapie Möglichst **frühzeitiger Behandlungsbeginn mit Doxycyclin, Amoxicillin oder Erythromycin p.o.**

In den späteren **Stadien II und III** hohe tägliche **i.v. Dosierungen (Ceftriaxon, Doxycyclin, Penicillin).**

Bei Allergien gegen β-Laktamantibiotika **Erythromycin.** Im Stadium III kann ein weiterer Behandlungszyklus angeschlossen werden. Manchmal ist allerdings keine Restitutio ad integrum zu erreichen.
Meldepflicht!

Therapie. Die kurative antibiotische Therapie ist in allen Stadien möglich. Entscheidend ist der **möglichst frühzeitige Behandlungsbeginn.** Dann reichen im **Stadium I** als **orale Therapie** für zehn bis zwanzig Tage:
Doxycyclin 200 mg täglich,
alternativ **Amoxicillin** 3 × 1 g täglich,
alternativ **Erythromycin** 3 × 0,5 g täglich.
Bei Organmanifestationen in den **Stadien II und III** sind **deutlich höhere tägliche Dosierungen** erforderlich, daher sind die Antibiotika grundsätzlich i.v. über mindestens zehn, besser zwanzig Tage, zu geben:
Doxycyclin 2 × 100 mg täglich, besser **Ceftriaxon** 1 × 2 g täglich,
Penicillin G 4 × 5 Mega täglich.
Bei **Allergien** gegen β-Laktamantibiotika kann auf 3 × 0,5 g **Erythromycin** ausgewichen werden.
Im Stadium III kann bei Persistenz der Symptome ein weiterer Behandlungszyklus angeschlossen werden. Manchmal ist allerdings keine Restitutio ad integrum zu erreichen.
Meldepflicht bei Verdacht, Erkrankung, Tod.

2.3.2 Rückfallfieber

2.3.2 Rückfallfieber

I-12: Rückfallfieber

Vorkommen	Übertragungsweg	Kardinalsymptome	Komplikationen	Diagnostik	Therapie	Prophylaxe	Meldepflicht
▷ Südamerika, Südostasien, Westen USA	▷ bei Biß von Läusen, Zecken	▷ Fieber, Meningismus, Ikterus	▷ Hypotonie, Blutungen	▷ direkter Nachweis im Blut	▷ Penicillin, Tetracycline, Volumen	▷ entfällt	▷ Verdacht, Erkrankung, Tod

Die Übertragung erfolgt durch **Läuse** oder **Zecken.** Erkrankungen sind in Europa Raritäten. Die Erreger dringen durch verletzte Haut ein.
Die Inkubationszeit beträgt 3–10 Tage. Danach Schüttelfrost, hohes Fieber. **Hepatosplenomegalie, Ikterus und Blutungen** sind häufig.
Nach wenigen Tagen Temperaturabfall, nach ca. 1 Woche **ohne Therapie Rückfall,** der sich mehrmals wiederholen kann, dabei sind **Hypovolämie und Hypotonie** möglich.

Das Rückfallfieber ist eine Zoonose und wird während des Bisses entweder von **Läusen** (Borrelia recurrentis) oder **Zecken** übertragen. Reservoire in Europa gibt es nicht mehr, Erkrankungen sind bei uns Raritäten, sie werden aus Südamerika, Südostasien (B. recurrentis) oder den westlichen USA importiert. Die Erreger dringen durch verletzte Haut ein und vermehren sich in allen Organen.
Nach drei bis zehn Tagen setzen plötzlich mit Schüttelfrost hohes Fieber, Kopf- und Muskelschmerzen und Erbrechen ein. **Meningismus, Hepatosplenomegalie** und **Ikterus** sowie **Blutungen** sind häufig. Nach wenigen Tagen fallen die Temperaturen rasch ab, um nach ca. einer Woche bei ausbleibender Therapie **erneut aufzutreten.** Während des Fieberabfalls sind **hypotone Phasen** aufgrund einer Hypovolämie zu erwarten.

Diagnose **Direkter Nachweis im Blut** während der Fieberattacken ist schwierig.

Diagnose. Die **Diagnosestellung** ist schwierig, der Versuch des **direkten Nachweises im Blut** während der Fieberattacken ist erforderlich.

Therapie **Penicillin** oder **Tetracycline.**

Meldepflicht!

Therapie. Ohne Therapie ist die Letalität hoch. Therapeutisch sind **Penicillin** oder **Tetracycline** einzusetzen. Nach der ersten Gabe kann eine **Jarisch-Herxheimer-Reaktion** auftreten. Hypovolämie ist durch Infusion zu beseitigen.
Meldepflicht bei Verdacht, Erkrankung, Tod.

2.4 Botulismus

2.4 Botulismus

◀ Definition

Definition. Botulismus ist eine mit Paralyse einhergehende Lebensmittelintoxikation mit hoher Mortalität.

I-13: Botulismus

Vorkommen	Übertragungsweg	Kardinalsymptome	Komplikationen	Diagnostik	Therapie	Prophylaxe	Meldepflicht
▷ verdorbene Konserven	▷ enteral	▷ Mundtrockenheit, Augenmuskelparesen	▷ Atemlähmung, Hypotonie	▷ Toxinnachweis	▷ polyvalentes Antiserum	▷ gründliches Kochen	▷ Verdacht, Erkrankung, Tod

Epidemiologie und Pathogenese. Wenn in **Konserven** oder Räucherware (Fleisch, Fisch, Pilze) unter Luftabschluß bei Wachstum von **Clostridium botulinum** ein hitzelabiles, enteral resorbierbares Neurotoxin produziert wird, treten nach oraler Aufnahme des kontaminierten Nahrungsmittels durch Hemmung der neuronalen Acetylcholinwirkung in Sympathikus und Parasympathikus typische Symptome auf.
Bei Säuglingen wird Botulismus nach Besiedlung des Darmes mit C. botulinum und lokaler Toxinproduktion und -resorption beschrieben.

Epidemiologie und Pathogenese Bei Wachstum von **Clostridium botulinum** entsteht in **Konserven** unter Luftabschluß ein Neurotoxin, das typische neurologische Symptome (Mundtrokkenheit, Augenmuskelparesen) auslöst.

Klinik. Nach einer Latenzzeit von meist zwölf bis 36 Stunden, aber auch bis zu acht Tagen, treten Mundtrockenheit, Schwindel und **Paresen zunächst der Hirnnerven mit Akkommodationsstörung** auf, später »Halsschmerzen«, Durst, **Schluckstörungen und Muskelschwäche**.
Nach zunehmender **Schwäche der Extremitätenmuskulatur** werden Hypotonie ohne reflektorische Tachykardie und **Lähmung der Atemmuskulatur** zu den entscheidenden prognostischen Zeichen. Das Sensorium ist während des ganzen Ablaufs nicht beeinträchtigt.

Klinik Nach 12–36 Stunden treten **Paresen der Hirnnerven mit Akkommodationsstörung**, zunehmende **Schwäche der Extremitätenmuskulatur**, Hypotonie und **Lähmung der Atemmuskulatur** auf, jedoch keine Beeinträchtigung des Sensoriums.

Diagnostik. **Toxinnachweis** ist in Blut (**nicht nach Gabe von Antitoxin!**), Magensaft, Stuhl oder Erbrochenem möglich.

Diagnostik **Toxinnachweis** in Blut, Magensaft, Stuhl oder Erbrochenem.

Therapie. Frühestmöglich muß **polyvalentes Antiserum** langsam infundiert, bei ausbleibender Besserung intrathekal gegeben werden. Ob Kortikosteroide oder Magenspülung Erfolg bringen, ist zweifelhaft. Ob Antibiotika (z.B. Penicillin) eingesetzt werden sollen, ist umstritten. Da aber im Gastrointestinaltrakt Verstorbener noch Clostridien gefunden wurden, kann die Behandlung sinnvoll sein. In schweren Fällen mit Ateminsuffizienz ist intensivmedizinische Behandlung mit Beatmung erforderlich.

Therapie Frühestmöglich muß **polyvalentes Antiserum** gegeben werden. In schweren Fällen mit Ateminsuffizienz ist intensivmedizinische Behandlung mit Beatmung erforderlich.

Prophylaxe. Zehnminütiges Kochen von Konserveninhalt und Verwerfen von unter Druck stehenden Dosen verhindert die Intoxikation.
Meldepflicht bei Verdacht, Erkrankung, Tod.

Prophylaxe Gründliches Kochen von Konserveninhalt.

Meldepflicht!

2.5 Brucellosen

2.5 Brucellosen

◀ Definition

Definition. Brucellosen sind weltweit vorkommende bakterielle Infektionskrankheiten von Tieren (Zoonose), sie können auch auf den Menschen durch Nahrungsaufnahme oder Kontakt mit infizierten Tieren übertragen werden.

I-14: Brucellosen

Übertragungsweg	Kardinalsymptome	Komplikationen	Diagnostik	Therapie	Prophylaxe	Meldepflicht
▷ oral, perkutan	▷ Fieberschübe, Lymphome, Hepatomegalie	▷ Osteomyelitis, Arthritis, granulomatöse Hepatitis	▷ Blutkultur, Serologie	▷ Doxycyclin, Cotrimoxazol, Rifampicin	▷ Vermeiden von Tierkontakt und von Genuß roher Milch	▷ Erkrankung, Tod

Epidemiologie und Pathogenese
Brucella abortus (Rind) verursacht beim Menschen den **Morbus Bang.** **Brucella melitensis** (Schaf/Ziege) tritt vor allem im Mittelmeerraum auf. Es verursacht beim Menschen das **Maltafieber** (Febris undulans). **Brucella suis** erzeugt dem Maltafieber ähnliche Symptome. **Infektionsquellen** sind der Genuß von kontaminierter Milch und Milchprodukten sowie Kontakt mit infizierten Tieren oder deren Ausscheidungen. Die Erreger können durch scheinbar unverletzte Haut eindringen. In Deutschland erworbene Infektionen sind extrem selten.

Epidemiologie und Pathogenese. **Brucella abortus** verursacht das Verwerfen der Rinder, nach Infektion des Menschen entwickelt sich der **Morbus Bang**. **Brucella melitensis** tritt bei Schaf und Ziege vor allem im Mittelmeerraum auf und verursacht beim Menschen das **Maltafieber** (Mittelmeerfieber, Febris undulans). **Brucella suis** kommt vor allem in den Schweinebeständen Nordamerikas vor, das Krankheitsbild beim Menschen ähnelt dem Maltafieber.
Menschen infizieren sich durch Kontakt mit infizierten Tieren oder deren Ausscheidungen, die Tiere müssen nicht erkennbar erkrankt sein. Die Erreger können auch durch scheinbar unverletzte Haut eindringen. Weiter ist der Genuß von kontaminierter Milch und Milchprodukten eine Infektionsquelle, wenn diese nicht pasteurisiert oder abgekocht wurde. In Deutschland erworbene Infektionen sind extrem selten.

I-15: Brucellen

Erreger	Vorkommen	Erkrankung
Brucella abortus	▷ Rind	▷ Morbus Bang
Brucella melitensis	▷ Schaf/Ziege	▷ Maltafieber
Brucella suis	▷ Schwein	▷ ähnlich Maltafieber

Klinik Nach einer Inkubationszeit von 1–3 Wochen beginnen die Prodromi bei **Morbus Bang** mit Kopf- und Gliederschmerzen, Fieber, Konjunktivitis, Bronchitis, Angina. Später tritt **remittierendes Fieber** bis 39 °C auf, dabei **relative Bradykardie, Hepatosplenomegalie und Lymphknotenschwellungen**, gelegentlich ein flüchtiges **polymorphes Exanthem und Serositis.**
Bei **chronischem Verlauf** treten in größeren Abständen Fieberschübe, Hepatosplenomegalie mit typischen Granulomen, Osteomyelitis, Arthritis und Epididymo-Orchitis auf.
B. melitensis oder suis: Febris undulans mit abendlichen Spitzen und stark beeinträchtigtes Allgemeinbefinden.

Klinik. Nach einer Inkubationszeit von ein bis drei Wochen kommen im Prodromalstadium bei **Morbus Bang** Kopf- und Gliederschmerzen, Konjunktivitis, Gastritis, Bronchitis oder Angina vor. Nach uncharakteristischem Fieber mit Splenomegalie kann er spontan ausheilen. Es ist aber auch **remittierendes Fieber** von abendlich 39 °C und höher möglich, auffallend ist dabei eine **relative Bradykardie.** Grundsätzlich sind **Hepatosplenomegalie und Lymphknotenschwellungen** zu finden. Gelegentlich finden sich in diesem Stadium ein flüchtiges **polymorphes Exanthem und Serositis.** Spontan oder bei frühzeitiger Therapie können die Brucellosen ausheilen. Entwickelt sich aber ein **chronischer Verlauf,** treten in größeren Abständen bei erneuter hämatogener Aussaat Fieberschübe auf. Hepatosplenomegalie mit dem Nachweis typischer Granulome, Osteomyelitis, Arthritis, Epididymo-Orchitis und gelegentlich ZNS-Beteiligung sind typische Zeichen.
Bei Infektion mit B. melitensis oder suis tritt ein typischer wellenförmiger Fieberverlauf mit täglichen abendlichen Spitzen auf, abgelöst von ein bis zwei Wochen ohne Fieber. Das Allgemeinbefinden ist während der Fieberphasen stark beeinträchtigt.

Diagnostik Mikrobiologischer Nachweis des Erregers und Serologie, Kulturen von Blut, Sternal- oder Gelenkpunktat sind nach 3–7 Tagen positiv. In Lymphknoten finden sich epitheloidzellige Granulome.
Ein negativer Ausfall der **Widal-Reaktion** zu Beginn der Erkrankung schließt die Diagnose nicht aus (Wiederholung!).

Diagnostik. Bei anfangs oft uncharakteristischen Symptomen stützt sich die Diagnose auf den mikrobiologischen Nachweis des Erregers und serologische Ergebnisse. Kulturen von Blut, Lymphknoten, Sternal- oder Gelenkpunktat sind nach drei bis sieben Tagen positiv. Ein negativer Ausfall der **Widal-Reaktion** zu Beginn der Erkrankung schließt die Diagnose nicht aus, Wiederholung in wöchentlichen Abständen ist empfehlenswert. Günstiger scheint die Komplement-Bindungsreaktion zu sein. Bei inkompletten Antikörpern hat sich der Coombs-Test bewährt.

Therapie Doxycyclin in Kombination mit Rifampicin. Bei intrazerebraler Manifestation ist Chloramphenicol gerechtfertigt. Nicht in allen Fällen gelingt die Eliminierung des Erregers.

Therapie. Die Therapie der Brucellosen muß die intrazelluläre Lage der Erreger berücksichtigen. 200 mg Doxycyclin täglich (oder Cotrimoxazol »forte«, 2 × 1 Tablette täglich) in Kombination mit 800 mg Rifampicin täglich sind über sechs Wochen bis drei Monate notwendig. Bei intrazerebraler Manifestation ist auch der Einsatz von Chloramphenicol (Paraxin) gerechtfertigt.
Bei rechtzeitiger und konsequenter Therapie ist ein günstiger Verlauf anzunehmen. Trotzdem ist nicht in allen Fällen mit einer Eliminierung des Erregers zu rechnen. Immer wiederkehrende Fieberschübe können selbst nach Jahren Zeichen für Rezidive sein, die auch heute noch große therapeutische Schwierigkeiten darstellen.

Meldepflicht!

Meldepflicht bei Erkrankung und Tod.

Klinischer Fall

Ein 52jähriger, bisher gesunder Mann verspürte langsam zunehmende, nach wenigen Wochen unerträgliche Kreuzschmerzen ohne neurologische Ausfälle. Die diagnostische Abklärung ergab eine seronegative Arthritis, die Behandlung mit Antirheumatika erbrachte Besserung. Nach sechs Wochen waren die Rückenschmerzen kaum noch medikamentös zu beherrschen. Nach einer erneuten Röntgenaufnahme der Lendenwirbelsäule fiel jetzt eine Osteolyse im dritten Lendenwirbel auf. Mit dem Verdacht einer Tumormetastasierung erfolgte die Einweisung zur operativen Klärung. Während der Vorbereitung zur Operation traf die aus Spanien stammende Ehefrau des Patienten eine spanische Freundin auf dem Marktplatz und erzählte die Leidensgeschichte ihres Mannes. Vorher sei ihr Mann doch immer gesund gewesen, die alljährlich in ihrer spanischen Heimat auf einem Dorf verbrachten Ferien seien auch dieses Jahr wunderschön gewesen, die roten Flecken nach der Rückkehr hätten nicht gejuckt, seien nach wenigen Tagen verschwunden. Auch sei die Entzündung des »Hodens« nach zwei Wochen ohne Behandlung verschwunden. Wenn da nicht die fürchterlichen Rückenschmerzen gekommen wären. Die spanische Freundin konnte daraufhin nur auf ihren Ehemann verweisen, der vor fünf Jahren mit diesen Symptomen als Morbus Bang diagnostiziert und behandelt worden sei. Er sei jetzt gesund. Auf den Hinweis der Ehefrau wurde eine Brucellen-Serologie veranlaßt, die hochpositiv ausfiel. Nach Kombinationstherapie mit Doxycyclin und Rifampicin war der Patient innerhalb von zwei Monaten beschwerdefrei.

2.6 Campylobakteriosen

2.6 Campylobakteriosen

Definition. Campylobacter (C. jejuni und C. coli) kommt weltweit bei vielen Tieren vor. Durch diese Bakterien können beim Menschen fieberhafte Enteritis-Episoden ausgelöst werden.

◀ Definition

I-16: Campylobakteriosen

Vorkommen	Übertragungsweg	Kardinalsymptome	Komplikationen	Diagnostik	Therapie	Prophylaxe	Meldepflicht
▷ weltweit, Tier	▷ oral	▷ Durchfall, Fieber	▷ Arthritis	▷ Stuhl	▷ Selbstheilung, Gentamicin bei Sepsis	▷ entfällt	▷ Erkrankung, Tod

Epidemiologie und Pathogenese. Campylobacter (C. jejuni und C. coli) kommt weltweit bei Tieren vor. Seit Kulturverfahren für die Identifizierung im Stuhl routinemäßig zur Verfügung stehen, hat sich die Zahl diagnostizierter Fälle deutlich erhöht und vielfach die Zahlen der Salmonellen erreicht. **Enteritis-Campylobacter** wird oral aufgenommen, nur wenige Keime führen im Jugend- und frühen Erwachsenenalter zur Infektion. Die Erreger vermehren sich und dringen in die Darmmukosa von Dünndarm und Kolon ein. Nachweis in der Blutkultur ist eine Seltenheit. Die Enteritis wird durch sezernierte Enterotoxine ausgelöst.
Die Erkrankung ist nahezu immer selbstlimitiert, eine begrenzte Immunität wird wohl erworben. Eine Übertragung von Mensch zu Mensch kommt praktisch nicht vor.
C. fetus subspecies fetus ist nur **bei immunsupprimierten Patienten** Ursache für septische Erkrankungen.

Epidemiologie und Pathogenese
Campylobacter (C. jejuni und C. coli) kommt weltweit bei Tieren vor. **Enteritis-Campylobacter** wird oral aufgenommen, wenige Keime führen zur Infektion mit Eindringen in die Darmwand. Die Enteritis wird durch sezernierte Enterotoxine ausgelöst. Die Erkrankung ist nahezu immer selbstlimitiert.
Eine Übertragung von Mensch zu Mensch kommt praktisch nicht vor.

C. fetus subspecies fetus ist bei Immunsupprimierten Ursache für septische Erkrankungen.

Klinik. Nicht jeder Infizierte erkrankt. Auch im Erkrankungsfall sind nach einer Inkubationszeit von ein bis sieben Tagen die **Symptome sehr variabel,** von wenigen weichen Stühlen für kurze Zeit bis zu häufigen, dünnen, teilweise mit Blut und Schleim vermengten Stühlen und heftigem Erbrechen. Gleichzeitig bestehen Bauchschmerzen und der Auskultationsbefund vermehrter Peristaltik. In Anpassung an die Schwere der Infektion bewegen sich die Körpertemperaturen zwischen normal und hochfieberhaft. Spätestens nach fünf Tagen ist die Erkrankung vorbei, obwohl Campylobacter noch mehrere Wochen lang im Stuhl nachweisbar sein kann.
Septische Verläufe sind sehr selten, praktisch nur bei Patienten mit Immundefekten möglich.
Postinfektiöse reaktive Arthritis und **Erythema nodosum** sind bei disponierten Patienten möglich.

Klinik Nicht jeder Infizierte erkrankt. Die Inkubationszeit beträgt 1–7 Tage. Die **Symptome sind sehr variabel.** Wenige weiche Stühle für kurze Zeit, aber auch häufige, dünne, teilweise mit Blut und Schleim vermengte Stühle und Erbrechen kommen vor.
Gleichzeitig bestehen Bauchschmerzen und vermehrte Peristaltik.
Septische Verläufe sind Raritäten.

Postinfektiöse reaktive Arthritis und Erythema nodosum sind möglich.

Diagnostik Die fäkale Leukozytenausscheidung ist vermehrt. Der Nachweis von Campylobacter im Stuhl ist leicht zu führen.
Bei reaktiver Arthritis ist die Serologie bei 90 % positiv.

Diagnostik. Die Leukozytenausscheidung im Stuhl ist bei ausgeprägter Enteritis positiv. Der Nachweis von Campylobacter im Stuhl ist bei Verwendung von Selektivmedien leicht zu führen. Zur Einordnung einer reaktiven Arthritis ist der serologische Nachweis der durchgemachten Infektion möglich und auch bei 90 % positiv.
Bei septischem Verlauf sind Blutkulturen indiziert.

Therapie Selbstheilung ist die Regel bei Campylobacter-Enteritis. **Wichtig ist die Bilanzierung von Wasser und Elektrolyten.** Gentamicin bei septischem Verlauf einsetzen.

Meldepflicht!

Therapie. Selbstheilung ist die Regel bei Campylobacter-Enteritis. Selbst das in vitro hochwirksame Erythromycin bringt keine Verkürzung der Symptome. **Auf die Bilanzierung von Wasser und Elektrolyten ist zu achten.** Bei septischen Verläufen ist Gentamicin (Refobacin) als wirksames Antibiotikum einzusetzen.
Meldepflicht bei Erkrankung und Tod.

2.7 Chlamydien

2.7 Chlamydien

Definition ▶

▶ ***Definition.*** Die obligat intrazellulär lebenden Chlamydien umfassen Chlamydia psittaci, C. pneumoniae und C. trachomatis. Chlamydia psittaci und pneumoniae sind Ursache **atypischer Pneumonien**. Chlamydia trachomatis teilt sich in drei unterschiedliche Serotypen auf. Serotyp A bis C ist weltweit die häufigste Ursache der Erblindung durch **chronische Keratokonjunktivitis** (**Trachom**). Die Gruppe C. trachomatis L 1 bis 3 verursacht die Geschlechtskrankheit **Lymphogranuloma inguinale**.

I-17: Einteilung der Chlamydien

Erreger	Serogruppe	Klinisches Bild
C. psittaci	▷ –	▷ Bronchitis, atypische Pneumonie
C. pneumoniae	▷ früher TWAR	▷ wie C. psittaci
C. trachomatis	▷ A – C ▷ D – K ▷ L 1–3	▷ Trachom ▷ okulogenitale Form ▷ Lymphogranuloma inguinale

2.7.1 Ornithose

2.7.1 Ornithose

I-18: Ornithose

Vorkommen	Übertragungsweg	Kardinalsymptome	Komplikationen	Diagnostik	Therapie	Prophylaxe	Meldepflicht
▷ Vögel	▷ aerogen	▷ Bronchitis, Pneumonie	▷ Sepsis, Meningitis, Endokarditis	▷ Serologie	▷ Doxycyclin, Erythromycin	▷ Quarantäne der Vögel	▷ Verdacht, Erkrankung, Tod

Epidemiologie und Pathogenese **Chlamydia psittaci** wird **von Vögeln** weltweit mit dem Kot ausgeschieden. Die Infektion des Menschen erfolgt durch Einatmen des Erregers. Keine Übertragung von Mensch zu Mensch für C. psittaci, jedoch bei C. pneumoniae möglich.
Die Infektion äußert sich als Bronchitis, eine atypische Pneumonie kann sich anschließen.

Epidemiologie und Pathogenese. **Chlamydia psittaci** ist in der **Vogelwelt** weit verbreitet und wird von Vögeln mit dem Kot ausgeschieden. Der Erreger wird aerogen auf den Menschen übertragen. Übertragung von Mensch zu Mensch ist praktisch ausgeschlossen. Für eine neue Untergruppe, Chlamydia pneumoniae, wird eine Übertragung von Mensch zu Mensch angenommen. C. psittaci und C. pneumoniae vermehren sich im Flimmerepithel des Respirationstraktes, dadurch kommt es zu bronchitischen Symptomen. Eine Bakteriämie mit den entsprechenden Organmanifestationen (z.B. atypische Pneumonie) kann sich anschließen.

Klinik Nach einer Inkubationszeit von 1–2 Wochen verläuft die Ornithose meist als »grippaler Infekt« mit Fieber, trockenem Husten, Stirnkopfschmerz.

Klinik. In den meisten Fällen verläuft die Ornithose nach einer Inkubationszeit von ein bis zwei Wochen als »grippaler Infekt« mit Fieber, trockenem Husten und starkem Stirnkopfschmerz. Selten wird aufgrund der Schwere des Hustens und beginnenden schleimigen Auswurfs ohne pneumonietypi-

schen Untersuchungsbefund eine Röntgenaufnahme des Thorax durchgeführt, die dann den Befund fleckförmiger Infiltrate (interstitielle **atypische Pneumonie**) ergibt. Bei der septischen Form findet sich eine **Hepatomegalie.**
Weitere Komplikationen wie **Pleuritis, Meningitis, Neuropathien, Myokarditis, Endokarditis** oder bakterielle Superinfektionen sind sehr selten. Insgesamt ist die Letalität der Ornithose nicht sehr hoch, wenn bei schweren Verläufen rechtzeitig therapiert wird. Bei zu kurzer Therapiedauer sind Rezidive möglich.

Selten werden radiologisch fleckförmige **Infiltrate** (interstitielle Pneumonie) erfaßt. Bei der septischen Form findet sich eine **Hepatomegalie.**

Komplikationen wie **Pleuritis, Meningitis, Neuropathien, Myokarditis und Endokarditis** sind selten.

Diagnostik. Eine Leukozytose findet sich trotz des schweren Verlaufs bei atypischer Pneumonie oder anderen Komplikationen nicht. Die Blutsenkung ist jedoch deutlich beschleunigt. **Serologische Verfahren** sind das Standbein der Diagnostik. Die bisher verwendeten Antigene sind allerdings wenig spezifisch. Bei Chlamydien (C. psittaci, C. pneumoniae, C. trachomatis) ist eine Artdiagnose mit KBR oder ELISA nicht möglich, nur Immunfluoreszenz gegen artspezifische Initialkörperchen kann eine Abgrenzung ermöglichen.

Diagnostik Keine Leukozytose trotz des schweren Verlaufs, beschleunigte BSG.
Durch **Routine-Serologie** kann keine Artdiagnose gestellt werden, sondern nur durch Immunfluoreszenz.

Therapie. Doxycyclin (initial 200 mg und dann täglich 2 × 100 mg p.o.), alternativ Makrolidantibiotika (z.B. Erythromycin 3 × 500 mg p.o.) oder Gyrasehemmer über mindestens 14 Tage sind ausreichend.

Therapie Doxycyclin, Erythromycin oder Gyrasehemmer.

Prophylaxe. Elimination erkrankter Vögel und prophylaktische Behandlung von Vögeln in Massentierhaltung sowie Quarantäne für importierte Ziervögel minimieren das Infektionsrisiko. Das Risiko durch freilebende Tauben, besonders in Großstädten, dürfte kaum zu eliminieren sein.
Meldepflicht bei Verdacht, Erkrankung, Tod.

Prophylaxe Elimination erkrankter Vögel, prophylaktische Behandlung bei Massentierhaltung. Quarantäne für importierte Ziervögel.

Meldepflicht!

Klinischer Fall

Ein 16jähriger Patient entwickelte Fieber, Kopfschmerzen, Husten und verspürte zwei Tage später linksthorakale Schmerzen und Atemnot. EKG und Röntgenaufnahme des Thorax nach jetzt erfolgter Klinikeinweisung waren jedoch unauffällig.
Die Berufsanamnese ergab eine Tätigkeit in einem Hühnerzuchtbetrieb seit acht Monaten.
Die daraufhin durchgeführte serologische Untersuchung auf Antikörper gegen Chlamydien ergab einen positiven IgM-Antikörpertiter.
Innerhalb weniger Tage nach Beginn der Behandlung mit 200 mg Doxycyclin täglich trat Beschwerdefreiheit ein, der Patient konnte entlassen werden. Drei Monate später war der IgM-Titer negativ, der IgG-Titer deutlich positiv.

2.7.2 Chlamydia trachomatis

Das **Trachom** beginnt wenige Tage nach Infektion als Konjunktivitis mit Papillenhypertrophie (**I-3**). Dann wächst der **»Pannus trachomatosus«** von oben nach zentral, es entwickeln sich Hornhautgeschwüre. Die Abheilung unter Narbenbildung bedingt die Erblindung.
Meldepflicht bei Erkrankung.

2.7.2 Chlamydia trachomatis

Das **Trachom** beginnt als Konjunktivitis, dann wächst der **»Pannus trachomatosus«** (**I-3**), es entwickeln sich Hornhautgeschwüre. Die folgende Narbenbildung bedingt die Erblindung.
Meldepflicht!

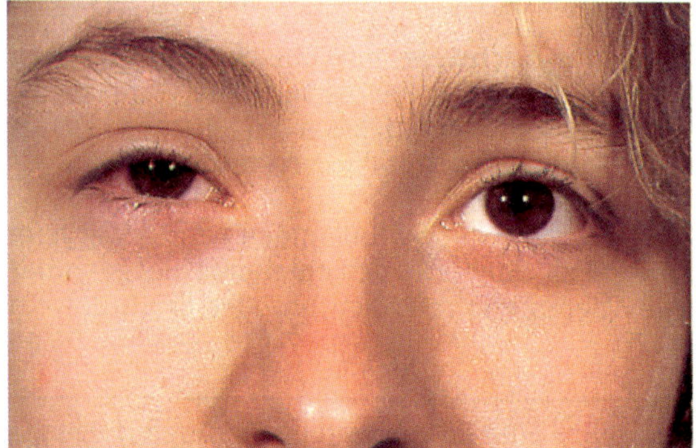

a Konjunktivitis und Lidödem des rechten Auges durch Chlamydien des Serotyps D-K.

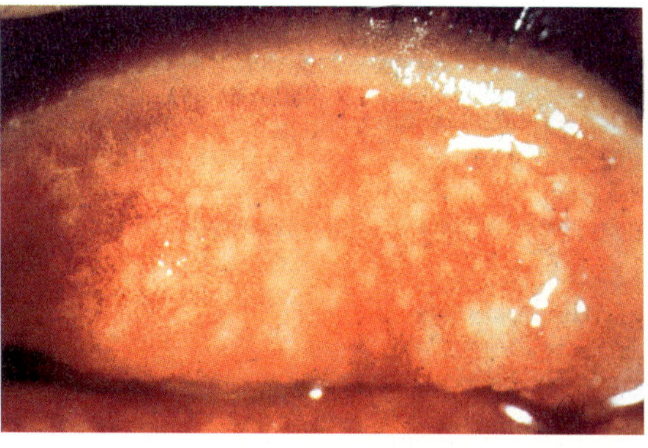

b Konjunktivitis mit Papillenhypertrophie.

I-3 a, b: Chlamydia trachomatis.

I-19: Chlamydia trachomatis

Vorkommen	Übertragungsweg	Kardinalsymptome	Komplikationen	Diagnostik	Therapie	Prophylaxe	Meldepflicht
▷ Mensch	▷ Geschlechtsverkehr	▷ Urethritis, Lymphogranuloma, Konjunktivitis	▷ Salpingitis, Perihepatitis, Arthritis, Konjunktivitis	▷ Mikroskopie	▷ Tetracycline, Sulfonamide	▷ Partnerbehandlung	▷ Fall bzw. Erkrankung, Tod

Die **okulogenitale Infektion** und das **Lymphogranuloma inguinale** werden während des Geschlechtsverkehrs übertragen.

Die **okulogenitale Infektion** durch Chlamydien des Serotyps D bis K wird ebenso wie das **Lymphogranuloma inguinale** (Chlamydien des Serotyps L 1 bis 3) während des Geschlechtsverkehrs von infizierter Vaginal-, Urethral- oder Analschleimhaut übertragen.

Klinik Beim **Mann** finden sich Dysurie, Urethritis und gelegentlich eine Epididymitis. Bei der **Frau** treten Zervizitis, praktisch ohne Beschwerden, Endometritis und Salpingitis auf. Peritonitis und Perihepatitis sind selten. Eine postinfektiöse Arthritis (**Reiter-Syndrom**) kommt vor. Bei Infektion der **Konjunktiven** (Neugeborene, Schwimmbad) tritt ein dem Trachom ähnliches Bild auf. Beim **Lymphogranuloma inguinale** bilden sich Bläschen am Ort der Infektion, Wochen später eine einschmelzende Lymphadenitis (I-4).

Klinik. Bei Serotyp D bis K sind beim **Mann** Dysurie mit morgendlichem Ausfluß (Urethritis), gelegentlich Epididymitis, bei der **Frau** Zervizitis, praktisch ohne Beschwerden, evtl. Fluor zu finden. Die Zervizitis kann zur Endometritis und Salpingitis aufsteigen, beidseitige Salpingitis mit narbiger Abheilung kann Ursache von Infertilität der Frau sein. Peritonitis und Perihepatitis sind seltene Komplikationen. Postinfektiöse Arthritis **(Reiter-Syndrom)** kommt vor.
Bei Infektion der **Konjunktiven** (Neugeborene während der Geburt, chlamydienhaltiges Wasser im Schwimmbad) bildet sich ein dem Trachom ähnliches Bild aus.
Bei dem während des Geschlechtsverkehrs übertragenen **Lymphogranuloma inguinale** entwickelt sich am Ort der Infektion ein kleines Bläschen (I-**4**). Drei Wochen später tritt eine einseitige inguinale Lymphknotenschwellung mit Einschmelzung auf.

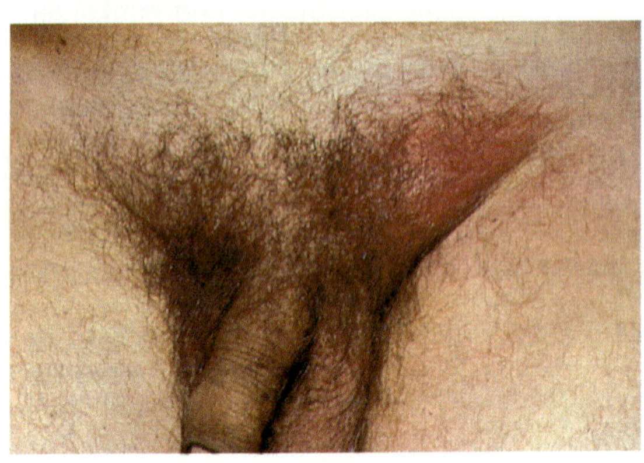

I-4: Lymphogranuloma inguinale durch Chlamydia trachomatis Serotyp L 1–3.

Diagnostik **Mikroskopischer Nachweis von Einschlußkörperchen.** Erregernachweis bei genitaler Infektion im Abstrich, besser Abradat.

Diagnostik. Der **mikroskopische Nachweis** von **Einschlußkörperchen** macht bei Trachom und okulogenitaler Infektion die Diagnose wahrscheinlich. Der Erregernachweis ist bei genitaler Infektion im Abstrich, besser Abradat, mit Immunfluoreszenz- und Kulturverfahren möglich.

Therapie Sulfonamide oder Tetracyclin lokal.
Bei genitaler Infektion systemisch Tetracyclin oder Erythromycin über 10 Tage.

Therapie. Je früher die lokale Therapie mit Sulfonamiden oder Tetracyclin bei Trachom einsetzt, um so weniger Dauerschäden entstehen. Bei genitaler Infektion ist eine zehntägige Therapie mit Tetracyclin oder Erythromycin indiziert.

Merke ▶

Merke. Wenn möglich, sollte eine Partnermitbehandlung erfolgen.

Meldepflicht!

Es besteht **Meldepflicht** des Falls.

2.8 Cholera

2.8 Cholera

Definition. Cholera ist eine lokale Infektion des Dünndarms mit Vibrio cholerae, die durch Durchfälle zu hohem Flüssigkeitsverlust führt.

◀ Definition

I-20: Cholera

Vorkommen	Übertragungsweg	Kardinalsymptome	Komplikationen	Diagnostik	Therapie	Prophylaxe	Meldepflicht
▷ Südamerika, Asien, Afrika	▷ oral	▷ Durchfall	▷ Exsikkose, Nierenversagen	▷ Mikroskopie	▷ Volumen- und Elektrolytsubstitution	▷ Hygiene	▷ Verdacht, Erkrankung, Tod, Ausscheidung

Epidemiologie und Pathogenese. Im Jahre 1991 war wieder ein deutlicher Anstieg der Meldungen von Cholerafällen zu beobachten, 400 000 Fälle in Mittel-/Südamerika (1992 immer noch 200 000), 150 000 in Afrika, 50 000 in Asien, selbst in Europa 316 Fälle. Auch in Gegenden mit hoher Durchseuchung gibt es monatelange Intervalle ohne Erkrankung. Der Mensch ist während der Epidemien das Reservoir, menschliche Dauerausscheider sind nicht nachgewiesen. Ein zusätzliches tierisches Reservoir ist noch nicht zweifelsfrei bekannt, Muscheln, Krabben, Hummer und Austern werden diskutiert. **Bei Epidemien ist dann aber fast ausschließlich durch den Menschen kontaminiertes Trinkwasser die Ursache.**
In Abhängigkeit vom pH im Magen sind 10^9 (pH 1,5) bis 10^3 (pH 7) Keime erforderlich, um eine Infektion auszulösen. Die Erreger bilden ein **Exotoxin** (Enterotoxin), das in allen Dünndarmabschnitten die intestinale Adenylatzyklase stimuliert und zu einem **isotonen Volumenverlust** führt. Die histologischen Veränderungen sind nur geringgradig.
Bei Überleben der Infektion entwickelt sich eine **lokale Immunantwort**, die nur beim klassischen Biotyp protektiv ist, **nicht aber beim Biotyp El Tor**. Mangelernährung mit folgender Immunschwäche kann hierfür verantwortlich sein.

Epidemiologie und Pathogenese
Erkrankungen an Cholera verlaufen in Wellen, mit zum Teil jahrelangen Intervallen. Ein tierisches Reservoir ist nicht bekannt, menschliche Dauerausscheider sind nicht nachgewiesen.
Bei Epidemien ist kontaminiertes Trinkwasser die Ursache.
Die Erreger bilden ein Exotoxin (Enterotoxin), das die Durchfälle verursacht und zu einem **isotonen Volumenverlust** führt.
Bei Überleben der Infektion entwickelt sich bei der klassischen Cholera eine **lokale Immunantwort, nicht beim Biotyp El Tor.**

Klinik. Abhängig von der in den Dünndarm gelangenden Erregerzahl entwickeln sich nach einer Inkubationszeit von zwölf Stunden bis fünf Tagen plötzlich **ohne Fieber Durchfälle** unterschiedlicher Ausprägung. Die tägliche Stuhlmenge kann mehr als zwei Liter betragen. **Erbrechen** tritt fast zur gleichen Zeit auf. Bestimmt ist das Bild durch die rasch auftretenden Symptome der **Exsikkose**. Der weitere Verlauf ist durch den raschen Ersatz von Wasser und Elektrolyten geprägt. Wird er versäumt, sind **hypovolämischer Schock und akutes Nierenversagen mit hoher Mortalität** die unausweichliche Folge.

Klinik Nach 12 Stunden bis 5 Tagen treten plötzlich **ohne Fieber Durchfälle** mit Stuhlmengen > 2 Liter auf, fast gleichzeitig **Erbrechen** und **Exsikkose.** Ohne Therapie sind **hypovolämischer Schock, akutes Nierenversagen mit hoher Mortalität** die Folge.

Diagnostik. **Mikroskopie** eines sofort ausgeführten Ausstrichs einer Stuhlprobe macht die Diagnose wahrscheinlich, wenn bewegliche kommaförmige Stäbchen zu sehen sind. Die Bestätigung erfolgt durch **Stuhlkultur** und Typisierung. Zeigen die allgemeinen Laborwerte Zeichen der Exsikkose, ist die Therapie vor Eintreffen jeglicher Bestätigung durch die Mikrobiologie einzuleiten.

Diagnostik **Mikroskopie** einer **Stuhlprobe** macht die Diagnose wahrscheinlich, die Bestätigung erfolgt durch **Stuhlkultur.**

Therapie. Das Überleben ist entscheidend von der frühzeitigen Therapie abhängig, dem Ersatz von Wasser und Elektrolyten. Bei ausgeprägter Exsikkose muß per Infusion das ermittelte Defizit an Elektrolyten und Volumen ersetzt werden, bei geringerer Ausprägung kann der Ersatz per os erfolgen.
Die Lösung für orale Rehydratation enthält:
3,5 g Kochsalz, 2,5 g Natriumbikarbonat, 1,5 g Kaliumchlorid und 20 g Glukose pro Liter Wasser.

Therapie Bei Exsikkose sofortige Therapie vor exakter Mikrobiologie. Das Überleben ist entscheidend abhängig vom frühzeitigen Ersatz von Wasser und Elektrolyten.

Merke ▶

> **Merke.** Unterstützende antibiotische Therapie mit Tetracyclin oder Cotrimoxazol beseitigt nicht die Erkrankung, führt aber zu einem Verschwinden der Vibrionen aus dem Stuhl und einer Verkürzung der Krankheitsdauer.

Prophylaxe Impfung bedeutet für das Individuum nur einen sehr begrenzten Schutz. Sie verhindert nicht die Ausscheidung von Vibrionen.

Grundregeln der **Hygiene** beachten.

Prophylaxe. Die früher von vielen Ländern bei Einreise geforderte Impfung bedeutet für das Individuum nur einen sehr begrenzten Schutz, sie verhindert nicht die Ausscheidung von Vibrionen. Reisende gehen bei kurzen Aufenthalten in Endemiegebieten kaum ein Infektionsrisiko ein (1:500000), wenn sie die Grundregeln der **Hygiene** beachten. Mangelhafte hygienische Bedingungen sind das Grundübel, aus dem heraus sich explosionsartig Seuchen entwickeln.

Meldepflicht!

Meldepflicht bei Verdacht, Erkrankung, Tod, Ausscheidung.

2.9 Diphtherie

2.9 Diphtherie

Definition ▶

> ***Definition.*** Diphtherie ist eine lokale Infektion des Nasen-Rachen-Raumes durch Corynebacterium diphtheriae, das resorbierte Diphtherietoxin verursacht die Organschäden.

I-21: Diphtherie

Vorkommen	Übertragungsweg	Kardinalsymptome	Komplikationen	Diagnostik	Therapie	Prophylaxe	Meldepflicht
▷ weltweit, Mensch	▷ Tröpfchen	▷ feste Beläge im Rachen, schmerzlos	▷ Myokarditis Neuritis	▷ Abstrich – Kultur, Toxinnachweis	▷ Antitoxin, Penicillin (Erythromycin)	▷ Impfung, Wiederauffrischung	▷ Erkrankung, Tod

Epidemiologie und Pathogenese Dank der Schutzimpfung ist die Diphtherie in Deutschland aus dem Alltag praktisch verschwunden. Einzelerkrankungen und Kleinraumepidemien sind aber möglich. C. diphtheriae wird von Mensch zu Mensch übertragen. Nur ein Viertel der Infizierten erkrankt. Bei Lokalisation in Rachenraum und Trachea wird Toxin resorbiert, es entstehen **irreversible toxische Schäden an Herz und motorischen und sensorischen Nerven.**

Epidemiologie und Pathogenese. Dank der im Kindesalter weitgehend durchgeführten Schutzimpfung ist das Krankheitsbild bei uns aus dem klinischen Alltag verschwunden. Einzelerkrankungen, gelegentlich Kleinraumepidemien sind aber möglich. Die Quelle ist fast immer in weniger entwickelten Ländern zu suchen.
Corynebacterium diphtheriae (viele Subtypen, Toxin bildend bzw. nicht bildend) wird von Mensch zu Mensch übertragen, andere Wege sind bedeutungslos.
Die Infektion durch Toxinbildner kann unterschiedliche Verläufe nehmen, abhängig von Lokalisation, Toxinproduktion und Immunstatus. Nur ein Viertel der Infizierten erkrankt. Bei Befall der vorderen Nasenschleimhaut besteht zwar hohe Infektiosität, aber kaum Toxinresorption. Bei Lokalisation in Rachenraum und Trachea wird Toxin resorbiert, es finden sich die **toxischen Organschäden an Nerven und Herz. Motorische und sensorische Nerven werden irreversibel geschädigt**. Am Herzen finden sich fettige Degeneration der Muskelfasern und entzündliche Infiltrate, die später zur Fibrosierung führen.

Klinik Nach einer Inkubationszeit von 2–5 Tagen bilden sich ohne Schmerzen gelblich-weißliche Flecken auf den **Tonsillen.** Sie breiten sich in Mund und Nasen-Rachen-Raum aus (◘ I-5). Die **fest haftenden Beläge** konfluieren, werden gräulich, mit rotem Randsaum, dann zentral nekrotisch. Beim Versuch, sie abzustreifen, blutet es. Der Patient ist in diesem Stadium schwer krank, **Rhythmusstörungen und toxisches Herz-Kreislauf-Versagen** drohen.

Klinik. Die Erkrankung beginnt langsam nach einer Inkubationszeit von zwei bis fünf Tagen. Gelblich-weißliche Flecken bilden sich ohne Schmerzen auf den **Tonsillen**, sie breiten sich langsam in Mund und Nasen-Rachen-Raum aus (◘ **I-5**). Die zervikalen Lymphknoten sind in diesem Stadium nur wenig geschwollen, Schmerzen bestehen nicht. Die **fest haftenden Beläge** konfluieren und werden gräulich, von einem roten Randsaum umgeben. Zentral werden die Beläge bei schwerem Verlauf nekrotisch, riechend. Bei dem Versuch, sie abzustreifen, blutet es. Der Patient ist in diesem Stadium schwer krank, **Rhythmusstörungen und toxisches Herz-Kreislauf-Versagen** drohen.

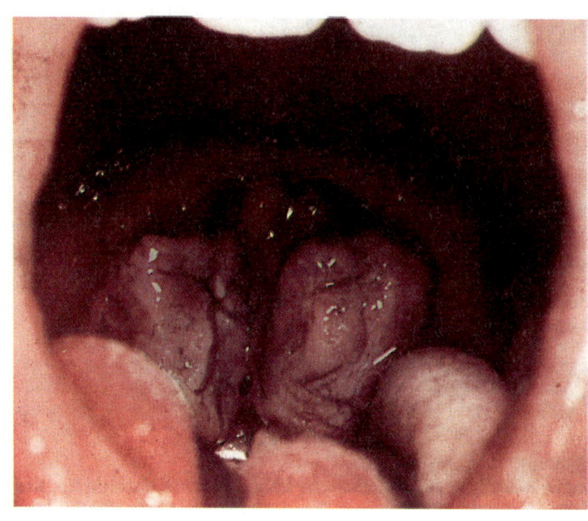

I-5: **Rachendiphtherie.** Dicke, weißliche, festhaftende Beläge auf beiden Tonsillen.

Diagnostik. Das **klinische Bild** mit unter Blutung schwer abstreichbaren Belägen muß den Entschluß zur Therapie bringen. Leukozytenzahl und Differentialblutbild lassen eine andere Genese weitgehend ausschließen. Bestätigung durch **Kultur mit Toxinnachweis** ist erforderlich.

Diagnostik Das **klinische Bild** mit unter Blutung schwer abstreichbaren Belägen muß den Entschluß zur Therapie bringen. Bestätigung durch **Kultur mit Toxinnachweis.**

> ***Merke.*** Tägliche EKG-Kontrollen sind zur rechtzeitigen Erkennung von Rhythmusstörungen durchzuführen.

◀ **Merke**

Therapie

Therapie

> ***Merke.*** Die Neutralisierung zirkulierenden, noch nicht gewebegebundenen Toxins durch parenterale Gabe von Antitoxin ist im begründeten Verdachtsfall sofort erforderlich.

◀ **Merke**

Erforderlich sind 200–1000 IE i.m. pro kg Körpergewicht. In schweren Fällen kann die Hälfte i.v. gegeben werden.
Da z.Z. nur Pferdeserum zur Verfügung steht, ist mit **anaphylaktischen Reaktionen** zu rechnen.
Eine Vortestung mit verdünntem Serum (1 : 100, 1 : 10 in 15minütigem Abstand auf die Konjunktiven getropft) kann das Risiko verringern, nicht eliminieren.
Die **gleichzeitige bakterizide Behandlung mit Penicillin** eliminiert rasch weitere Toxinproduktion.
Erythromycin (nur bei sicherer Penicillinallergie) ist deutlich weniger wirksam!

Anaphylaktische Reaktionen auf das (Pferde-)Antiserum sind möglich!

Bakterizide Behandlung mit Penicillin eliminiert die Toxinproduktion. Erythromycin (bei Penicillinallergie) ist deutlich weniger wirksam!

Prophylaxe. **Aktive Impfung mit Toxoid-Impfstoff** gehört zu den unbedingt erforderlichen Erstimpfungen im frühen Kindesalter. Eine Wiederholung mit der halben Dosis im 12. Lebensjahr, später entsprechend dem Infektionsrisiko, sollte nicht vergessen werden.
Meldepflicht bei Erkrankung und Tod.

Prophylaxe **Aktive Impfung mit Toxoid-Impfstoff** im Kindesalter. Wiederholung im 12. Lebensjahr nicht vergessen!

Meldepflicht!

2.10 Enteropathogene Escherichia coli

Definition ▶

Epidemiologie und Pathogenese
I-22 faßt die Enteritis-E.-coli-Stämme zusammen.

2.10 Enteropathogene Escherichia coli

Definition. Im allgemeinen ist **Escherichia coli** ein Erreger unspezifischer bakterieller Infektionen, z. B. der Blase und der Gallenwege, mit möglicher Sepsis. Einige Stämme können spezifische Krankheitsbilder des Intestinaltraktes verursachen.

Epidemiologie und Pathogenese. I-22 faßt die verschiedenen Enteritis-E.-coli-Stämme zusammen.

I-22: Einteilung der Enteritis-E.-coli-Stämme

Stamm	Krankheitsbild	Diagnostik	Therapie
Enteropathogene E. coli (EPEC)	Säuglingsdyspepsie	Stuhlkultur	Volumenersatz
Enterotoxigene E. coli (ETEC)	Reisediarrhö	überflüssig	Cotrimoxazol, Chinolone
Enteroinvasive E. coli (EIEC)	Dysenterie	Stuhlkultur, Abstrich, Schleimhautbiopsie	nach Antibiogramm
Enterohämorrhagische E. coli (EHEC)	ulzerative Kolitis, hämolytisch-urämisches Syndrom? Moschcowitz-Syndrom	Stuhlkultur, Toxinnachweis	Chinolone, kein Cotrimoxazol

Enteropathogene E. coli (EPEC) sind für viele Säuglingsdiarrhöen verantwortlich.
Enterotoxigene E. coli (ETEC) besitzen eine **hohe Kontagiosität**. Die Infektion entsteht nach Genuß von kontaminiertem **Wasser oder Nahrungsmittel.** Enterotoxine lösen **ähnlich der Cholera** wäßrige Durchfälle aus. Die Inzidenz ist hoch.

Enteroinvasive E. coli (EIEC) verursachen eine **hämorrhagische Kolitis.**
Enterohämorrhagische E. coli (EHEC): Dysenterie wie bei der Shigellen-Ruhr. Ein Zusammenhang mit dem **hämolytisch-urämischen Syndrom** ist möglich.

Enteropathogene E. coli (EPEC) werden für viele im **Säuglingsalter** auftretende **Durchfallepisoden** verantwortlich gemacht (I-**22**).
Enterotoxigene E. coli (ETEC) besitzen eine **hohe Kontagiosität**, sie kommen besonders in subtropischen und tropischen Ländern endemisch vor. Die Infektion des Reisenden geschieht rasch, vor allem mit dem **Wasser oder Nahrungsmitteln**. Sie bilden Enterotoxine, die **ähnlich der Cholera** durch Stimulation der Adenylatzyklase in der Dünndarmschleimhaut wäßrige Durchfälle auslösen. Die Inzidenz ist hoch, da bei dieser Gruppe keine lokale Immunität besteht.
Enteroinvasive E. coli (EIEC) bilden ein Zytotoxin, das Ursache einer **hämorrhagischen Kolitis** ist.
Enterohämorrhagische E. coli (EHEC) bilden ein Zytotoxin, das wie bei der schweren Shigellen-Ruhr eine **Dysenterie** verursachen kann. Sie werden im **Zusammenhang mit dem hämolytisch-urämischen Syndrom** und thrombotisch-thrombozytopenischer Purpura diskutiert.

Klinik ETEC lösen **Reisediarrhö** aus mit kurzdauernden Durchfallepisoden und gelegentlich Fieber. Rasches Sistieren ohne spezifische Therapie.
Bei EIEC und EHEC kommt es zu Dysenterie mit Blut und Schleim.
Bei EHEC werden auch Hämolyse, Nierenversagen und eine DIC als Folge diskutiert.

Klinik. ETEC lösen meist kurzdauernde, gelegentlich mit Fieber einhergehende, ausgeprägte Durchfallepisoden aus (**Reisediarrhö**, z. B. »Montezumas Rache«), die in allen Ländern der Tropen und Subtropen überwiegend in der ersten Woche des Aufenthaltes auftreten. Nach ein bis drei Tagen sistieren sie ohne spezifische Therapie. Bei EIEC und EHEC beginnt es mit Durchfall und Fieber, die Stühle werden schnell blutig-schleimig, der Verlauf ähnelt der Shigellen-Ruhr. Bei EHEC werden auch Hämolyse, Nierenversagen und intravasale disseminierte Gerinnung als Folge diskutiert.

Diagnostik Nachweis von E. coli im Stuhl ist nicht ausreichend, Serotypisierung und Toxinnachweis sind erforderlich. Bei der Reisediarrhö (ETEC) erübrigt sich eine Diagnostik.

Diagnostik. Der Nachweis von E. coli im Stuhl allein ist nicht ausreichend, die O-Serogruppen müssen für EPEC und EIEC typisiert werden. Für EHEC ist der Toxinnachweis erforderlich, der zur Zeit noch nicht routinemäßig durchführbar ist. Bei der Reisediarrhö (ETEC) erübrigt sich eine Diagnostik.

Therapie Bei Säuglingsdyspepsie und Reisediarrhö **frühzeitiger Ersatz von Wasser und Elektrolyten.** Bei Dysenterie Antibiose.

Therapie. Bei der Säuglingsdyspepsie und der Reisediarrhö ist der **frühzeitige und ausreichende Ersatz von Wasser und Elektrolyten** essentiell. Fertigpräparate, die Glukose enthalten und mit (nicht-kontaminiertem!) Wasser aufgefüllt werden, haben sich bewährt (*s. a. S. 1217* und *S. 1236*).

Bei Dysenterie ist antibiotische Therapie entsprechend der Resistenztestung indiziert. **Bei EHEC wird eine Steigerung der Toxinproduktion durch Cotrimoxazol beschrieben**, so daß hierbei auf diese **Substanz verzichtet** werden soll.

Bei EHEC wird eine Steigerung der Toxinproduktion durch Cotrimoxazol beschrieben, so daß hierbei auf diese **Substanz verzichtet** werden soll.

Prophylaxe. Säuglingsnahrung sollte nur mit abgekochtem Wasser zubereitet werden.
Zur Vermeidung der **Reisediarrhö** ist die Beachtung der Grundregeln der Hygiene von Vorteil, medikamentöse Prophylaxe ist von zweifelhaftem Wert.
Meldepflicht bei Verdacht, Erkrankung, Tod und Ausscheidung.

Prophylaxe Abgekochtes Wasser. Hygiene!

Meldepflicht!

2.11 Gonorrhö

2.11 Gonorrhö

Synonym: Tripper

Definition. Die Gonorrhö ist eine bakterielle Infektion durch Neisseria gonorrhoeae (Gonokokken), die Übertragung erfolgt fast ausschließlich durch Geschlechtsverkehr.

◀ **Definition**

I-23: Gonorrhö

Vorkommen	Übertragungsweg	Kardinalsymptome	Komplikationen	Diagnostik	Therapie	Prophylaxe	Meldepflicht
▷ weltweit	▷ Geschlechtsverkehr, selten Schmierinfektion	▷ Dysurie, Ausfluß, Prostatitis, Salpingitis	▷ Sepsis, Endokarditis, Arthritis, Meningitis	▷ Direktabstrich, Serologie	▷ Penicillin, Cephalosporine, Gyrasehemmer	▷ Kondome	▷ anonym

Epidemiologie und Pathogenese. Gonokokken kommen weltweit vor, die Zahl der Erkrankungen nimmt in den letzten Jahren wieder deutlich zu. Sowohl Erkrankte als auch asymptomatische Keimträger sind bei Geschlechtsverkehr die Quellen für Neu- oder Reinfektionen. Nur selten sind Schmierinfektionen die Ursache. Bei der **Frau** steht die Zervizitis im Vordergrund, die Urethritis macht wenig Symptome. Per continuitatem kommt es zur Endometritis, Salpingitis, seltener zu einer Perihepatitis. Narbiges Ausheilen mit Strikturen kann Ursache der Sterilität sein. Beim **Mann** steht die eitrige Urethritis im Vordergrund. Per continuitatem sind selten Entzündung von Samenblasen, Nebenhoden und Prostata möglich. Zunehmend ist bei beiden Geschlechtern eine Proktitis zu beobachten. Nach Eindringen in die Blutbahn sind Sepsis, Endokarditis, Meningitis oder eitrige Arthritis möglich. Infektion der Konjunktiven des Neugeborenen ist während der Geburt möglich.

Epidemiologie und Pathogenese
Erkrankte und asymptomatische Keimträger sind Quellen für Neu- oder Reinfektionen. Schmierinfektionen sind selten. Bei der **Frau** steht die Zervizitis im Vordergrund. Beim **Mann** ist die eitrige Urethritis führend. Zunehmend ist eine Proktitis zu beobachten. Sepsis, Endokarditis, Meningitis oder eitrige Arthritis sind möglich, ebenso eine peripartale Infektion der Konjunktiven des Neugeborenen.

Klinik. Nach einer Inkubationszeit von wenigen Tagen steht vor allem beim **Mann** die **Urethritis mit Dysurie** im Vordergrund. Schleimiger, sich grünlich-gelb verfärbender Ausfluß lassen die Diagnose ahnen. Bei aufsteigender Infektion erst kommt es im Rahmen der Prostatitis oder Epididymitis zu Fieber.
Die Dysurie verläuft bei der **Frau** häufig kurz und symptomarm, wegweisend wird die **Zervizitis mit eitrigem Ausfluß.** Symptome können aber auch fehlen oder nur minimal sein, so daß kein Krankheitsgefühl auftritt. Auch hier entsteht Fieber erst bei aufsteigender Infektion (Salpingitis).
Grundsätzlich kann die Infektion unbehandelt ausheilen, Gonokokken können in der Prostata oder in Zervixdrüsen persistieren (**I-6**).

Klinik Nach einer Inkubationszeit von wenigen Tagen steht die **Urethritis mit Dysurie** im Vordergrund. Schleimiger, grünlich-gelber Ausfluß läßt die Diagnose ahnen. Bei aufsteigender Infektion kommt es beim Mann zu Prostatitis oder Epididymitis, bei der **Frau** zu **Zervizitis mit eitrigem Ausfluß** oder zur Salpingitis. Grundsätzlich kann die Infektion unbehandelt ausheilen, Gonokokken können aber persistieren (**I-6**).

Diagnostik **Urethraexprimat** wird auf einer Kulturplatte ausgestrichen. Bei begründetem Verdacht sind auch **Rektalabstriche** vorzunehmen. **Mikroskopie** erlaubt den raschen Nachweis **intrazellulär liegender Diplokokken**. Der **kulturelle Nachweis** weist höhere Spezifität und Sensitivität auf. **Serologie** hat nur Bedeutung bei disseminierten Infektionen.

Diagnostik. Nach **Inspektion der Urethra wird durch Exprimieren Sekret** gewonnen, mit einer Platinöse wird auf zwei Objektträger und eine Kulturplatte ausgestrichen. Bei begründetem Verdacht sind auch **Rektalabstriche** vorzunehmen. Die **einfachen mikroskopischen Verfahren** nach Anfärben (Methylenblau, Gramfärbung) erlauben den raschen Nachweis **intrazellulär liegender Diplokokken**. Der **kulturelle Nachweis** weist höhere Spezifität und Sensitivität auf. Zu beachten ist hierbei die große Empfindlichkeit der Gonokokken gegenüber Umwelteinflüssen. **Serologische Verfahren** haben nur Bedeutung bei disseminierten Infektionen.

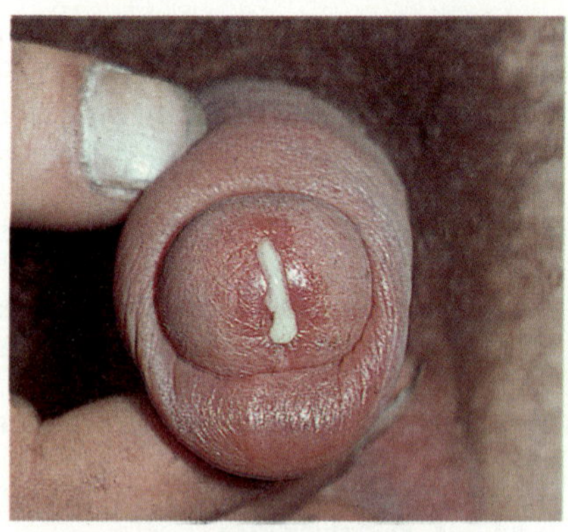

I-6: Akute Urethritis gonorrhoica anterior mit gelb-grünem eitrigen Ausfluß und gerötetem Orificium urethrae und Präputiumödem.

Therapie Einmalige i.m. Gabe eines Cephalosporins. Günstiger ist Einmaltherapie mit Gyrasehemmern, da zusätzlich Chlamydien miterfaßt werden. Eine gleichzeitige Infektion mit Lues wird nicht verschleiert.

Therapie. Bis zum Aufkommen resistenter Stämme war die Einmaltherapie mit Penicillin Therapie der Wahl. Das ist abgelöst durch die einmalige i.m. Gabe eines Cephalosporins. Cefuroxim (2 g), Cefotaxim (0,5 g), Ceftriaxon (0,5 g) oder Cefoxitin (2 g) sind möglich. Günstiger scheint die Einmaltherapie mit neueren Gyrasehemmern zu sein, da zusätzlich Chlamydien miterfaßt werden und eine gleichzeitige Infektion mit Lues nicht verschleiert wird (Ciprofloxacin 0,5 g, Ofloxacin 0,2 g).

Prophylaxe Kondome.

Anonyme Meldepflicht!

Prophylaxe. Die Verwendung von Kondomen ist effektiv. Eine Impfung ist nicht möglich.
Anonyme Meldepflicht!

2.12 Keuchhusten (Pertussis)

2.12 Keuchhusten (Pertussis)

Definition ▶

Definition. Keuchhusten (Pertussis) ist eine akute bakterielle Infektion (Bordetella spp.) der Atemwege mit hoher Kontagiosität.

I-24: Pertussis

Vorkommen	Übertragungsweg	Kardinalsymptome	Komplikationen	Diagnostik	Therapie	Prophylaxe	Meldepflicht
▷ Respirationstrakt, Mensch	▷ Tröpfchen	▷ Katarrh, Husten, Würgereiz	▷ Otitis media, Pneumonie	▷ entfällt	▷ Erythromycin, (Doxycyclin)	▷ Impfung	▷ Tod

Epidemiologie und Pathogenese Tröpfcheninfektion mit hoher Kontagiosität. Der Mensch ist das einzige Reservoir von B. pertussis. Häufungen von Erkrankungen treten in Zyklen von 4–6 Jahren auf.

Epidemiologie und Pathogenese. Nach aerogener Aufnahme entwickelt sich ein akuter respiratorischer Infekt, während dieses Stadiums werden durch Tröpfchen bei engem Kontakt die Erreger weitergegeben (meist B. pertussis, selten B. parapertussis). Der Mensch ist das einzige Reservoir von B. pertussis.
Häufungen von Erkrankungen treten in Zyklen von vier bis sechs Jahren auf. Nach Einstellung der Impfung im Kindesalter kam es zu deutlich mehr Erkrankungsfällen.
Keuchhusten **kann in jedem Lebensalter auftreten**, es wird **keine dauerhafte Immunität** erworben. Erwachsene erkranken ebenfalls – auch erneut – meist allerdings mit leichteren Symptomen. Das paroxysmale Stadium mit Giemen über der Lunge (Post-Pertussis-Syndrom) wird als Allergisierung des Bronchialsystems aufgefaßt.
Bordetella spp. vermehren sich auf dem Respirationsepithel, sie sind nicht invasiv. Pertussis-Toxin stört die Epithelzellfunktion nachhaltig.

Keuchhusten **kann in jedem Lebensalter**, auch bei Erwachsenen **auftreten** und hinterläßt **keine dauerhafte Immunität**. Post-Pertussis-Syndrom: Allergisierung des Bronchialsystems (Giemen über der Lunge).

Klinik. Keuchhusten ist eine typische Kinderkrankheit, sie ist beim Erwachsenen seltener. Stark belastend ist die gleichzeitige Ersterkrankung des Kindes und die Wiedererkrankung der Mutter. Ein bis drei Wochen nach Exposition beginnt das **katarrhalische Stadium**, wegweisend ist der eine Woche später beginnende stark ausgeprägte Husten (**Stadium convulsivum**), der vor allem nachts als mehrmalige Attacke auftritt, und häufig begleitet ist von Würgereiz bis zum Erbrechen. Diese Symptome können wochenlang persistieren. Bei Nachlassen tritt häufig ein paroxysmales Stadium mit inspiratorischem Giemen über der Lunge auf. Da zu diesem Zeitpunkt kein Bordetella mehr nachweisbar ist, wird ein Post-Pertussis-Syndrom durch Allergisierung angenommen. Die Erkrankung nimmt dann über wenige Wochen an Schwere ab (**Stadium decrementi**), die bronchitischen Symptome flauen ab. **Atelektasen, Pneumonie und Otitis media** sind als **Komplikation** durch antibiotische Therapie selten geworden.
Bei Wiedererkrankung oder nach Impfung verlaufen die Symptome deutlich milder, für Keuchhusten untypisch als hartnäckige Bronchitis, vor allem mit nächtlichen Hustenattacken.

Klinik Keuchhusten ist beim Erwachsenen selten. 1-3 Wochen nach Exposition beginnt das **katarrhalische Stadium**. Wegweisend ist der anschließende stark ausgeprägte **Husten**, häufig begleitet von Würgereiz bis zum Erbrechen – **Stadium convulsivum**. Bei Nachlassen häufig paroxysmales Stadium mit inspiratorischem Giemen. Die Erkrankung nimmt über Wochen an Schwere ab **(Stadium decrementi)**. **Atelektasen, Pneumonie und Otitis media** sind als **Komplikation** durch antibiotische Therapie selten geworden.
Bei Wiedererkrankung oder nach Impfung deutlich milderer Verlauf als hartnäckige Bronchitis.

Diagnostik. Die Blutsenkung ist normal, die Leukozytenzahl ist selten auffällig, auch die bei Kindern ausgeprägte Lymphozytose wird beim Erwachsenen vermißt. Die mikrobiologische Untersuchung von Sputum hat für die Entscheidung zur antibiotischen Therapie wenig Wert.

Diagnostik Keine auffälligen Laborbefunde. Sputumkulturen sind ohne großen Wert.

Therapie. Wenn, dann nur im frühen katarrhalischen Stadium hat antibiotische Behandlung einen individuellen Nutzen, später reduziert sie bestenfalls die Keimausscheidung. Erythromycin, beim Erwachsenen auch Doxycyclin, sind wirksam.

Therapie Erythromycin, beim Erwachsenen auch Doxycyclin, sind allerdings nur in der Frühphase wirksam.

Prophylaxe. **Impfung mit Ganzkeim-Vakzine** (Pertuvac) führt zu einem fast 90%igen Schutz, der allerdings nur drei bis zwölf Jahre anhält. Eine Eradikation der Erkrankung durch Impfung ist zwar nicht möglich, jedoch eine deutliche Senkung der Erkrankungszahlen.
Wiederimpfung im späteren Kindesalter bei gefährdeten Gruppen ist empfehlenswert.
Meldepflicht bei Tod.

Prophylaxe **Impfung** führt zu einem fast 90%igen Schutz.
Wiederimpfung im späteren Kindesalter bei gefährdeten Gruppen ist empfehlenswert.

Meldepflicht bei Tod.

2.13 Legionellen

2.13 Legionellen

Definition. Legionellen sind weltweit nachgewiesene gramnegative bakterielle Erreger von Atemwegserkrankungen, häufig schwer verlaufenden Pneumonien.

◀ **Definition**

I-25: Legionellen

Vorkommen	Übertragungsweg	Kardinalsymptome	Komplikationen	Diagnostik	Therapie	Prophylaxe	Meldepflicht
▷ Warmwasser	▷ aerogen	▷ Fieber, trockener Husten, Dyspnoe, Zyanose	▷ Verwirrtheit, Durchfälle, Nierenversagen	▷ Antigennachweis in Urin/Sputum, Serologie	▷ Erythromycin, Rifampicin	▷ Warmwasser > 60 °C erhitzen	▷ als nosokomiale Erkrankung

Epidemiologie und Pathogenese. Mindestens 17 verschiedene Spezies sind für den Menschen pathogen. Schätzungsweise 3% der Pneumonien unklarer Genese sollen durch L. pneumophila verursacht sein.
Der bevorzugte Standort ist **warmes Leitungswasser** (bis 60 °C). Die Infektion wird per inhalationem z.B. beim Duschen erworben. Übertragung von Mensch zu Mensch kommt nicht vor. Expositionsdauer und aufgenommene Keimzahl sowie prädisponierende Faktoren entscheiden über den weiteren Verlauf. Die Erreger vermehren sich in Makrophagen.

Epidemiologie und Pathogenese Bevorzugter Standort der Legionellen ist bis 60 °C **warmes Leitungswasser**. Die Infektion wird per inhalationem erworben (z.B. beim Duschen). Eine Übertragung von Mensch zu Mensch ist nicht bekannt.

Klinik Infekt der oberen Atemwege mit Fieber (**Pontiac-Fieber**), spontane Ausheilung innerhalb weniger Tage.

Legionärskrankheit:
Eine Pneumonie tritt nach einer Inkubationszeit von 2–13 Tagen auf mit akut hohem Fieber, Schüttelfrost, trockenem Husten und Dyspnoe. Häufig tritt **Verwirrtheit** auf.
Bei nosokomialer Form schwerer Verlauf, hohe Mortalität.

Klinik. Die Infektion kann lediglich als Infekt der oberen Atemwege mit Fieber und katarrhalischem Bild (**Pontiac-Fieber**) nach einer kurzen Inkubationszeit innerhalb weniger Tage spontan ausheilen.
Bei der sporadischen pneumonischen Verlaufsform (**Legionärskrankheit**) kommt es nach einer Inkubationszeit von zwei bis dreizehn Tagen akut zu hohem Fieber, meist mit Schüttelfrost, trockenem Husten, Dyspnoe, Zyanose und Kopf- und Gliederschmerzen. Erstaunlich **häufig tritt Verwirrtheit** auf, auch Durchfälle und Niereninsuffizienz kommen vor.
Bei der nosokomial, z.B. beim Duschen, erworbenen Form ist der Verlauf aufgrund bereits bestehender Grunderkrankungen schwerer, die Mortalität sehr hoch.

Diagnostik Häufig sind Leukozytose, beschleunigte BSG, Hypalbuminämie und Hyponatriämie. Variable radiologische Befunde im Röntgen-Thorax (I-7).

Diagnostik. Häufig vorkommend, aber nicht beweisend sind Leukozytose, beschleunigte BSG, Hypalbuminämie und Hyponatriämie. Die radiologischen Befunde im Röntgen-Thorax sind sehr variabel, sie reichen von wenigen fleckförmigen Infiltraten bis zu ausgedehnten Bronchopneumonien (I-7).

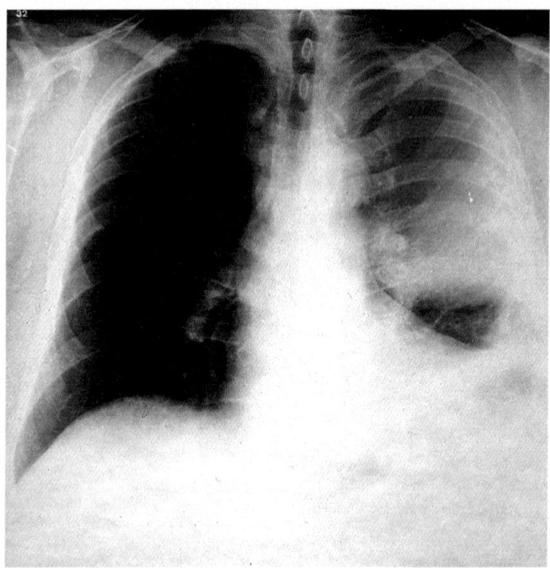

I-7: Legionellose. Nahezu homogene Verschattung der linken Lunge mit Broncho-Aerogramm im Mittel- und Oberfeld, vor allem dorsal und basal. Rechts geringgradige Zeichnungsvermehrung im Anschluß an den oberen Hiluspol.

Nachweis von Antigen in Urin, Sputum – besser Bronchiallavage – oder Biopsiematerial.
Beweisend ist ein vierfacher **Titeranstieg.**

Im Vordergrund steht der Nachweis von Antigen in Urin, Sputum – besser Bronchiallavage – oder Biopsiematerial.
Ebenfalls **beweisend** ist der Nachweis eines mindestens vierfachen **Titeranstiegs in gepaarten Serumproben** mit Hilfe monovalenter Immunassays, Bestätigung durch indirekte Immunfluoreszenz.

Therapie Erythromycin, zusätzlich in schweren Fällen Rifampicin für mindestens 3 Wochen.

Therapie. Wegen der intrazellulären Lage der Legionellen kommen nur wenige Antibiotika in Frage. Bei leichten Fällen sind $4 \times 0{,}5$ g Erythromycin täglich ausreichend, in schweren Fällen, besonders bei schlechter Blutgasanalyse oder ZNS-Symptomen, sollte auf 4×1 g gesteigert werden, zusätzlich 10 mg/kg Körpergewicht Rifampicin.
Die Therapiedauer sollte 3 Wochen nicht unterschreiten.

Prophylaxe **Warmwassertemperaturen über 60 °C** sind geeignet, die Vermehrung der Legionellen zu verhindern.

Prophylaxe. **Warmwassertemperaturen über 60 °C bzw. entsprechende Wasseraufbereitung** sind wohl geeignet, die Vermehrung der Legionellen zu verhindern.

2.14 Leptospirosen

2.14 **Leptospirosen**

Definition. Leptospirosen sind selten vorkommende Anthropozoonosen, akute fieberhafte Infektionen mit Spirochäten der Gattung Leptospira interrogans (viele Serotypen). Charakteristisch ist der zweigipflige Fieberverlauf mit Organschäden, atypische, subklinische Verläufe sind häufig.

◀ **Definition**

I-26: Leptospirosen

Vorkommen	Übertragungsweg	Kardinalsymptome	Komplikationen	Diagnostik	Therapie	Prophylaxe	Meldepflicht
▷ Tierurin	▷ durch verletzte Haut	▷ Fieber, Konjunktivitis, Ikterus	▷ Nierenversagen, Blutungen, Anämie	▷ Blutkultur, Hämolyse, Proteinurie	▷ Penicillin G hochdosiert	▷ Meiden kontaminierter Gewässer	▷ Erkrankung, Tod

Epidemiologie und Pathogenese. Leptospiren werden weltweit mit dem Urin infizierter Säugetiere (meist Ratten) in das Wasser oder auf das Erdreich ausgeschieden. Bei feucht-warmer Umgebung und neutralem pH können sie längere Zeit überleben. Bei Kontakt dringen die Erreger durch verletzte Haut oder über die intakte Schleimhaut ein, daran schließt sich **ohne Reaktion am Ort des Eindringens** eine Bakteriämie an. Gegen Ende der zweiten Woche entwickelt sich als Ausdruck einer Immunreaktion erneut hohes Fieber, bei schwerem Verlauf (**Morbus Weil**) treten Ikterus, Nierenversagen und aseptische Meningitis auf.
Leichtere »grippeähnliche« Verläufe sind ebenfalls möglich, insgesamt wohl häufiger.

Epidemiologie und Pathogenese
Die Erreger dringen bei Kontakt mit kontaminiertem Wasser (meist Ratten) durch verletzte Haut oder die Schleimhaut ein, anschließend kommt es, **ohne Reaktion am Ort des Eindringens**, zur Bakteriämie.
Gegen Ende der 2. Woche (Immunreaktion) bei schwerem Verlauf (**Morbus Weil**) tritt ein 2. Fiebergipfel auf.
Leichtere (grippeartige) Verläufe sind ebenfalls möglich.

Klinik. Nach einer Inkubationszeit von ein bis zwei Wochen (extrem bis 26 Tage) treten plötzlich hohes Fieber und Kopf- und Muskelschmerzen für drei bis acht Tage auf. **Fast immer fallen eine Rötung der Konjunktiven, Muskelschmerzen, gelegentlich Schienbeinschmerz auf**. Bei schwerer Erkrankung kann schon gegen Ende der ersten Woche ein Ikterus auftreten. Trockener Husten, feuchte Rasselgeräusche und gelegentlich blutiges Sputum sind Zeichen der pulmonalen Mitbeteiligung.
Nach kurzzeitigem Fieberrückgang beginnt die **zweite Phase der Organmanifestation mit hohem Fieber, Hepatomegalie und Ikterus, Haut- und Schleimhautblutungen, Nierenversagen, Anämie, und Bewußtseinsstörungen** (**I-8**).
Die bei Befall des Auges auftretende **Iridozyklitis** kann bis zu vier Wochen anhalten.
Eine selten vorkommende Myokardbeteiligung ist praktisch ohne ernsthafte Folgen. Todesfälle kommen in < 10 % vor.

Klinik Nach 1–2 Wochen treten plötzlich Fieber, Kopf- und **Muskelschmerzen, gelegentlich Schienbeinschmerz** und Ikterus auf. Typisch ist eine ausgeprägte **konjunktivale Injektion.**
Trockener Husten, feuchte Rasselgeräusche, gelegentlich blutiges Sputum sind Zeichen der pulmonalen Mitbeteiligung.
Die **2. Phase beginnt mit hohem Fieber, Hepatomegalie und Ikterus, Haut- und Schleimhautblutungen, Nierenversagen, Anämie und Bewußtseinsstörungen** (**I-8**).
Die **Iridozyklitis** kann bis zu 4 Wochen anhalten.
Todesfälle kommen in < 10 % vor.

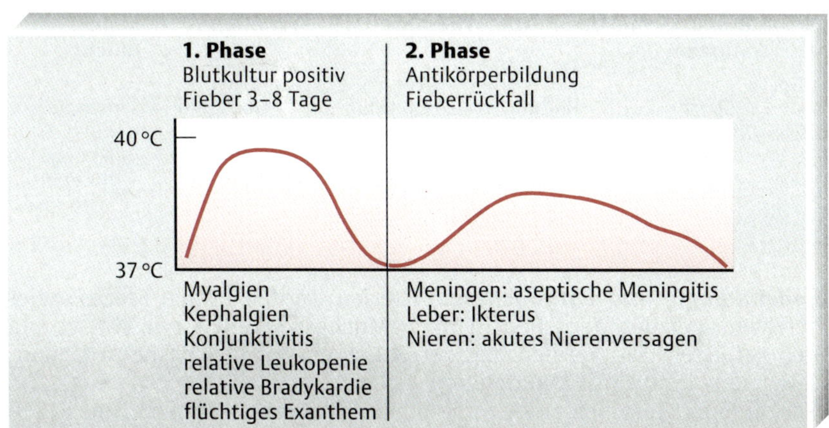

I-8: Verlauf der **Leptospirose** in zwei Phasen.

Die 2. Phase muß nicht oder kann in nur sehr abgemilderter, »grippeähnlicher« Form ablaufen.

Es sind aber auch zahlreiche Fälle beschrieben worden, bei denen die zweite Phase nicht oder nur in sehr abgemilderter »grippeähnlicher« Form ablief (früher viele Eigennamen).

Diagnostik Normale Leukozytenzahl, aber deutliche Linksverschiebung, intravasale Hämolyse, pathologische Urinbefunde (Hämaturie, Proteinurie).
1. Phase: Fluoreszenz-Antikörpertechnik (ab 6. Tag positiv) oder ELISA (ab 4. Tag positiv) können die Diagnosestellung beschleunigen.

2. Phase: Nierenversagen, Thrombopenie und Gerinnungsstörungen.
Anfangs Anstieg der IgM-Antikörper, später auch der IgG-Antikörper.

Diagnostik. Normale Leukozytenzahl, aber deutliche Linksverschiebung sind nicht wegweisend.
Zeichen intravasaler Hämolyse (Anämie, Erhöhung von Bilirubin und LDH), mäßige Erhöhung der Transaminasen – < 100 mU/l –, pathologische Urinbefunde (Hämaturie, Proteinurie) müssen bei entsprechendem klinischen Bild (erste Fieberphase) Anlaß für die Abnahme von **Blutkulturen** sein. Positive Ergebnisse werden in der Kultur für die rechtzeitige Therapie zu spät erhalten, Fluoreszenz-Antikörpertechnik (ab dem sechsten Tag positiv) oder ELISA (ab dem vierten Tag positiv) können die Diagnosestellung beschleunigen.
In der **zweiten Phase** sind Kreatininerhöhung bei Nierenversagen, Thrombopenie und Gerinnungsstörungen wegweisend. Während dieser Phase sind serologische Parameter hilfreich. **Anfangs** ist der **Anstieg der IgM-Antikörper** ausgeprägt, er hält mehrere Wochen an. Später sind auch IgG-Antikörper für lange Zeit nachweisbar.

Therapie **Jarisch-Herxheimer-Reaktion!**
In der **2. Erkrankungsphase Ausgleich von Flüssigkeit und Elektrolyten.**
Antibiotika sind nutzlos.

Therapie. Erfolgversprechend ist die **hochdosierte Gabe von Penicillin G i.v.** (3 × 5 Mega) nur innerhalb der ersten fünf Tage. Alternativ kann Doxycyclin (200 mg tgl.) eingesetzt werden.
Mit einer **Jarisch-Herxheimer-Reaktion** muß gerechnet werden.
Da es sich in der **zweiten Erkrankungsphase** um eine Immunkomplexerkrankung handelt, sind Antibiotika nutzlos, es sind **Ausgleich von Flüssigkeit und Elektrolyten, evtl. Dialyse, und Gerinnungsfaktoren** erforderlich.

Prophylaxe Meiden von stehenden Gewässern sowie Tragen von Schutzkleidung (Kanalarbeiter, Landwirte, Tierpfleger). Für diese Gruppen ist eine Impfung empfehlenswert.
Meldepflicht!
Bei beruflicher Exposition Meldung an die Berufsgenossenschaft.

Prophylaxe. Das Meiden von kontaminierten stehenden Gewässern (Ratten) sowie das Tragen von Schutzkleidung für gefährdete Berufsgruppen (Kanalarbeiter, Landwirte, Tierpfleger) wird empfohlen. Für diese Gruppen ist eine Impfung empfehlenswert.
Meldepflicht bei Erkrankung und Tod.
Bei beruflicher Exposition ist Meldung an die Berufsgenossenschaft erforderlich.

2.15 Listeriose

2.15 Listeriose

Definition ▶

Definition. Listeriose ist eine weltweit vorkommende, durch Listeria monocytogenes ausgelöste bakterielle Infektionskrankheit mit vielgestaltigem klinischem Bild.

I-27: Listeriose

Vorkommen	Übertragungsweg	Kardinalsymptome	Komplikationen	Diagnostik	Therapie	Prophylaxe	Meldepflicht
▷ Rahm, Milch, Weichkäse	▷ oral	▷ Sepsis, Meningitis	▷ Abort, Frühgeburt	▷ Kultur	▷ Ampicillin, Gentamicin (Erythromycin)	▷ Milch und Weichkäse vermeiden	▷ Erkrankung, Tod an angeborener Listeriose

Epidemiologie und Pathogenese
Listerien werden u. a. in Milch, Milchprodukten, Eiern, Wasser und Erde gefunden. Erwärmung für wenige Minuten tötet sie ab.
In den meisten Fällen kommt es zu keiner Erkrankung.

Epidemiologie und Pathogenese. Listerien werden in den Faeces vieler Tierarten, auch des Menschen, in Milch, Milchprodukten, Eiern, Wasser und Erde gefunden. Die Vermehrung der Bakterien findet auch bei 4 °C statt, Erwärmung für wenige Minuten tötet sie ab.
Die Stämme unterscheiden sich stark in ihrer Virulenz, in den meisten Fällen kommt es zu keiner Erkrankung.

Aus dem distalen Dünndarm dringt L. monocytogenes bei Abwehrschwäche durch die Schleimhaut ein und vermehrt sich dann intrazellulär. Es entstehen **disseminierte Granulome, sogenannte Listeriome.** Von dort aus gelangen dann die Erreger in Blut oder Lymphe und damit in die Organe.

Listerien dringen bei Abwehrschwäche in den Körper ein und bilden **disseminierte Granulome, sog. Listeriome.** Von dort aus gelangen sie in Blut oder Lymphe und damit in die Organe.

Klinik. Nach einer Inkubationszeit von wahrscheinlich ein bis vier Wochen kann sich ein septisches Krankheitsbild mit **eitriger Meningitis/Meningoenzephalitis** entwickeln, seltener eine Angina mit Lymphknotenschwellungen (Pseudo-Pfeiffer) oder eine Endokarditis. **Problematisch ist die Infektion von Schwangeren**, die meist als »grippaler Infekt« oder Pyelonephritis angesehen wird. Die Bakteriämie kann zur septischen Granulomatose des Feten führen mit der Konsequenz des **Fruchttodes**, der **Frühgeburt** oder einer **tödlich verlaufenden Neugeborenensepsis**.

Klinik Nach einer Inkubationszeit von 1–4 Wochen kann sich eine **eitrige Meningitis/Meningoenzephalitis** entwickeln, seltener eine Angina mit Lymphknotenschwellungen. **Problematisch ist die Infektion von Schwangeren** mit den Konsequenzen: **Fruchttod, Frühgeburt** und **Neugeborenensepsis.**

Diagnostik. Eine sichere Diagnose beruht allein auf dem mikrobiologischen Nachweis von L. monocytogenes in Blutkulturen, Liquor oder Punktaten, meist auch im Urin der Mutter post partum.
Serologische Daten sind ohne Aussagewert.

Diagnostik Der Nachweis ist in Blut, Liquor, Punktat und Urin möglich. **Serologie ist ohne Aussagewert.**

Therapie. Mittel der Wahl ist Ampicillin in einer Dosis von 12–15 g täglich i.v. in drei bis vier Dosen. Eine Kombination mit einem Aminoglykosid in schweren Fällen einer Meningitis ist möglich, z. B. 5–6 mg/kg Körpergewicht Gentamicin täglich. Bei β-Laktam-Allergie ist auch der Einsatz von Erythromycin, 2 × 2 g täglich. i.v., möglich.

Therapie Mittel der Wahl ist Ampicillin, in schweren Fällen in Kombination mit einem Aminoglykosid. Bei β-Laktam-Allergie ist auch Erythromycin möglich.

Prophylaxe. Impfungen sind nicht verfügbar. Während der Schwangerschaft sollte auf kontaminierte, nicht ausreichend gekochte oder unpasteurisierte Milch und Milchprodukte (besonders Weich- und Frischkäse) verzichtet werden.
Meldepflicht bei Erkrankung und Tod bei Listeriose des Neugeborenen.

Prophylaxe Während der Schwangerschaft keine nicht gekochten oder unpasteurisierten Milchprodukte zu sich nehmen.

Meldepflicht!

2.16 Meningokokken- und Pneumokokken-Meningitis

2.16 Meningokokken- und Pneumokokken-Meningitis

Definition. Infektion der Häute des Zentralnervensystems durch Meningo- und Pneumokokken, eine Mitbeteiligung des Zentralnervensystems (Meningoenzephalitis) ist fast immer vorhanden.

◄ **Definition**

I-28: Meningitis

Erreger	Übertragungsweg	Kardinalsymptome	Komplikationen	Diagnostik	Therapie	Prophylaxe	Meldepflicht
Pneumokokken	▷ endogene Quelle	▷ Kopfschmerz, Fieber, Erbrechen, Meningismus, Vigilanzstörung	▷ fokale Krämpfe, Abszesse, Waterhouse-Friderichsen-Syndrom	▷ Lumbalpunktion, Zellzahl, Gramfärbung, Kultur	▷ Penicillin G als Infusion, Cephalosporin 3. Generation, Chloramphenicol	▷ Impfung bei Z. nach Splenektomie	▷ Erkrankung, Tod
Meningokokken	▷ Tröpfchen					▷ Rifampicin, Impfung	

Merke. Andauernder starker Kopfschmerz, Fieber, Erbrechen, Vigilanzstörungen und Nackensteifigkeit **müssen** den Verdacht einer Infektion des Zentralnervensystems aufkommen lassen!

◄ **Merke**

Epidemiologie und Pathogenese. Bakterielle Meningitiden kommen in Deutschland nur sporadisch vor.

Epidemiologie und Pathogenese Häufige Erreger sind: Pneumokokken, Meningokokken, Listeria monocytogenes;

seltene Erreger sind: Haemophilus influenzae, Staphylococcus aureus, gramnegative Bakterien.
Es kommt zur **Freisetzung von Endotoxin**, Adhäsion von Granulozyten am Kapillarendothel, damit zu erhöhter Permeabilität, Hirnödem und vermindertem Liquorabfluß. Erhöhter Hirndruck führt zu verminderter Perfusion, Hypoxie und Zellschädigung.

Im Erwachsenenalter sind im allgemeinen Streptokokken (vor allem S. pneumoniae = Pneumokokken), Meningokokken und Listeria monocytogenes, seltener Haemophilus influenzae, Staphylococcus aureus oder gramnegative Bakterien als Ursache festzustellen.
Es kommt zur bakteriellen Invasion mit **Freisetzung von Endotoxin**, Adhäsion von Granulozyten am Kapillarendothel und Freisetzung von Mediatoren. Daraus resultiert eine erhöhte Permeabilität, ein Hirnödem und ein verminderter Liquorabfluß. Der erhöhte Hirndruck führt zu verminderter Perfusion und Hypoxie mit nachfolgender Zellschädigung.
Meningokokken (Neisseria meningitidis, drei Serotypen A-B-C) sind weltweit vorkommende Erreger einer foudroyant verlaufenden bakteriellen Sepsis mit Meningitis.

Die **Meningokokken-Meningitis (Serotyp B)** kommt bei uns nur sporadisch vor. Sie ist eine foudroyant verlaufende bakterielle Sepsis mit Meningitis. Das Erregerreservoir ist der Mensch, symptomloses Vorkommen im Nasen-Rachen-Raum ist nicht selten. Durch Tröpfcheninfektion erfolgt die Neubesiedlung Nicht-Immuner. Die erworbene Immunität, z. B. nach »Schleimhautkatarrh«, ist am häufigsten. Nach Invasion und Bakteriämie kann sich eine eitrige Meningitis oder eine foudroyant verlaufende Sepsis noch ohne meningitische Zeichen **(Waterhouse-Friderichsen-Syndrom)** entwickeln.

Pneumokokken gehören zur normalen Besiedlung des Menschen. Sie gelangen aus einem Herd (Lunge, Nasennebenhöhlen, Mittelohr) in die Meningen.

Während in tropischen und subtropischen Ländern noch häufig Epidemien vorkommen, ist die **Meningokokken-Meningitis (Serotyp B)** bei uns eine nur sporadisch vorkommende Erkrankung geworden. Das einzige Erregerreservoir ist der Mensch, symptomloses Vorkommen im Nasen-Rachen-Raum ist nicht selten. In Epidemiezeiten sollen es bei engem Zusammenleben bis zu 80% sein können, unter normalen Bedingungen wenige Prozent. Von diesen ausgehend, erfolgt durch Tröpfcheninfektion die Neubesiedlung Nicht-Immuner. Besonders Kinder unter fünf Jahren sind betroffen, aber auch bis zum 25. Lebensjahr kommen noch Infektionen vor. Die erworbene Immunität, z. B. nach »Schleimhautkatarrh«, ist wohl am häufigsten. Wenn Meningokokken aber in die Blutbahn eindringen, kann sich eine foudroyant verlaufende Sepsis mit intravasaler disseminierter Gerinnung noch ohne meningitische Zeichen **(Waterhouse-Friderichsen-Syndrom)** entwickeln. Nach Bakteriämie am häufigsten ist aber die Ausbildung einer akut verlaufenden eitrigen Meningitis.
Pneumokokken gehören zur normalen Besiedlung des Menschen. Sie gelangen über eine Bakteriämie nach Invasion aus einem Herd (Lunge, Nasennebenhöhlen, Mittelohr) in die Meningen. Patienten mit Pneumokokken-Meningitis sind gewöhnlich älter als Patienten mit Meningokokken-Meningitis.

Klinik Inkubationszeit von wenigen Tagen, plötzlich nach Schüttelfrost hohes Fieber, **Erbrechen,** starke Kopfschmerzen, Apathie, binnen kurzem Nackensteifigkeit und Vigilanzstörungen.
Bei **Meningokokken-Meningitis** kann ein Exanthem Ausdruck der Streuung in die Haut sein.
Die **Meningokokkensepsis** imponiert mit DIC, massiven Hautblutungen und Ausfall der Nebennieren. Eine meningeale Beteiligung kann fehlen.

Klinik. Nach kurzer Inkubationszeit von wenigen Tagen treten plötzlich nach Schüttelfrost hohes Fieber, **Erbrechen** und starke Kopfschmerzen auf. Der Patient wirkt apathisch. Innerhalb von Stunden entwickeln sich Zeichen meningealer Reizung mit Nackensteifigkeit und positivem Kernig- und Brudzinski-Zeichen, Vigilanzstörungen fallen auf.
Das bei **Meningokokken-Meningitis** in der Hälfte der Fälle zu beobachtende **vielgestaltige Exanthem** ist Ausdruck der Meningokokkenstreuung in die Haut.
Der schwerste Verlauf ist die Meningokokkensepsis (**Waterhouse-Friderichsen-Syndrom**), bei der die disseminierte intravasale Gerinnung den Verlauf mit massiven epidermalen Blutungen, Nekrosen der Akren und der Nebennieren – damit akute Nebenniereninsuffizienz – bestimmt. Dieser Verlauf ist gelegentlich so akut, daß Zeichen der meningealen Beteiligung fehlen.

Bei **Pneumokokken-Meningitis** sind fokale Anfälle, bei älteren Patienten auch Halbseitensymptomatik eher selten. Nach **Splenektomie** besteht ein deutlich höheres **Risiko.**

Bei der **Pneumokokken-Meningitis** sind Hirnnervenbeteiligung, fokale Anfälle, bei älteren Patienten auch Halbseitensymptomatik eher seltene frühzeitige Ereignisse. Nach **Splenektomie** besteht ein deutlich **höheres Risiko**.

Diagnostik Frühzeitige Lumbalpunktion!

Diagnostik. Die **frühzeitige Lumbalpunktion** nach vorheriger Augenhintergrundspiegelung (Stauungspapille?) ergibt praktisch immer trüben Liquor. Das erste (sterile) Gläschen mit ca. 2 ml ist für die mikrobiologische Untersuchung vorzusehen. Das zweite Gläschen ist für die Bestimmung der Glukose, der Zellzahl und den Ausstrich mit Gramfärbung bestimmt. Gleichzeitige Blutabnahme für Glukose im Serum ist bei unklaren Fällen ratsam. Bei Liquorzellzahlen über 700/µl (= 2100/3) sind nach zweistündigem Stehen immer niedrige Glukosewerte zu finden!

> **Merke.** Ausstrich und Gramfärbung sind die in kürzester Zeit zu erhaltenden Ergebnisse, sie leiten die Therapie!

◀ **Merke**

Nach Vorliegen des Befundes von Kokken ist keine weitere Zeit zu verlieren, es muß die antibiotische Therapie sofort begonnen werden.

Nach dem Nachweis von Kokken sofortige antibiotische Therapie.

Therapie. **Penicillin G** (Benzylpenicillin), **hochdosiert als längerdauernde Infusion** (10 Mega in 5% Glukose oder Lävulose über zwei Stunden alle acht Stunden) ist die Therapie der Wahl. Kurzinfusionen sind bei gestörter Blut-Liquor-Schranke, vor allem bei Niereninsuffizienz, Auslöser des bekannten **Krampfpotentials von Penicillin.** Vom frühzeitigen Beginn hängt die Häufigkeit von Folgeschäden ab (Augenmuskelparesen, Hydrozephalus, epileptische Anfälle). Die Therapiedauer beträgt mindestens zehn Tage. Bei Besserung des Meningismus ist auf zwanzigminütige Infusionsdauer überzugehen.
Angaben über »Penicillin-Allergie« sind äußerst kritisch zu überprüfen, da jedes andere Antibiotikum geringere Effektivität aufweist. Im Zweifelsfall ist die Probe mit einem Tropfen (6 µg Penicillin in 0,9% NaCl) auf die Konjunktiven durchzuführen (Rötung nach 20 Minuten) oder eine intravenöse Schnelldesensibilisierung durchzuführen. Bei echter Penicillinallergie sind Cephalosporine der sog. dritten Generation (z.B. Ceftriaxon – cave Parallelallergie) oder Chloramphenicol die Ausweichpräparate.
Bei septischen Verläufen kann die Gabe von Dexamethason erwogen werden. Ob initiale Gabe von Dexamethason die Prognose verbessert, bleibt noch zu bestimmen.

Therapie **Hochdosiert Penicillin G i.v.** ist die Therapie der Wahl. Bei Infusionen, vor allem bei Niereninsuffizienz, **Krampfpotential von Penicillin beachten!** Therapiedauer mindestens 10 Tage. Bei echter Penicillinallergie Cephalosporine der dritten Generation (z.B. Ceftriaxon – cave: Parallelallergie) oder Chloramphenicol.

> **Merke.** Kortikosteroide sind Pflicht beim Waterhouse-Friderichsen-Syndrom.

◀ **Merke**

Mikrobiologische **Kontrollen** der Keimfreiheit **des Liquors** sollen nach zwei bis drei Tagen durchgeführt werden. Bei Ansprechen auf die Therapie ist zu diesem Zeitpunkt bereits der Zustand des Patienten besser, die Zellzahl im Liquor deutlich zurückgegangen.

Mikrobiologische **Kontrollen des Liquors** nach 2–3 Tagen durchführen.

> **Merke.** Die Prognose hängt ganz entscheidend vom frühzeitigen Therapiebeginn ab.

◀ **Merke**

Prophylaxe

Prophylaxe

> **Merke.** Eine antibiotische Prophylaxe mit Rifampicin wird für enge Kontaktpersonen bei **Meningokokken-Meningitis** empfohlen.

◀ **Merke**

Gleichzeitige Erkrankung von Erwachsenen ist in Zeiten von Epidemien nicht beschrieben, das behandelnde Personal weist kein erhöhtes Risiko auf. Die Prophylaxe sollte also für **Kinder unter 15 Jahren** mit engem Kontakt zu dem Erkrankten reserviert werden.
Eine Impfung mit **Pneumokokkenvakzine** ist **nach** einer **Splenektomie** durchzuführen. Eine Impfung mit Meningokokkenvakzine (allerdings nur A und C) ist im Bedarfsfall möglich.
Meldepflicht bei Erkrankung und Tod.

Behandelndes Personal weist kein erhöhtes Risiko auf.
Impfung mit Pneumokkenvakzine nach Splenektomie durchführen, Impfung mit Meningokokkenvakzine ist im Bedarfsfall möglich.

Meldepflicht!

2.17 Mykoplasmen

Definition ▶

2.17 Mykoplasmen

Definition. Mycoplasma pneumoniae ist ein Erreger von Infektionen der oberen und tiefen Atemwege (atypische Pneumonie), urogenitale Mykoplasmen (Mycoplasma hominis, Mycoplasma genitalium und Ureaplasma urealyticum) sind Erreger unspezifischer Infektionen des Urogenitaltraktes.

2.17.1 Mykoplasmen-Pneumonie

2.17.1 Mykoplasmen-Pneumonie

I-29: Mykoplasmen-Pneumonie

Vorkommen	Übertragungsweg	Kardinalsymptome	Komplikationen	Diagnostik	Therapie	Prophylaxe	Meldepflicht
▷ Mensch	▷ Tröpfchen	▷ Pharyngitis, trockener Husten, Fieber	▷ Pneumonie, Meningitis, Enzephalitis	▷ Serologie, Kälteagglutinine	▷ Doxycyclin, Erythromycin	▷ entfällt	▷ entfällt

Epidemologie und Pathogenese
Mycoplasma pneumoniae ist weltweit zu finden. Meist erfolgt im Kindesalter durch Tröpfcheninfektion Neubesiedlung.
Eine Reinfektion kann eintreten. Einwanderung von Leukozyten ist wahrscheinlich für die pneumonischen Infiltrate verantwortlich. Bakteriämien kommen wohl nicht vor.

Epidemiologie und Pathogenese. Mycoplasma pneumoniae ist weltweit häufig im Respirationstrakt des erwachsenen Menschen zu finden. Meist im Kindesalter tritt bei nahem Kontakt durch Tröpfcheninfektion die Neubesiedlung ein. Affinität besteht zu den Epithelzellen des Respirationstraktes, die lokale Vermehrung ist von der ortsständigen Antikörpersekretion abhängig. Reinfektion kann später wieder eintreten, infektiöse Episoden nach dem 40. Lebensjahr sind allerdings selten. Reaktive Einwanderung von Leukozyten in das Lungenparenchym ist wahrscheinlich für die pneumonischen Infiltrate verantwortlich. Bakteriämien kommen wohl nicht vor.

Klinik Nach einer Inkubationszeit von 2–3 Wochen kommt es zu subfebrilen Temperaturen und **Pharyngitis ohne Schnupfen.**
Langsam zunehmend entwickelt sich eine Tracheobronchitis **(fast trockener Husten)** für 1–2 Wochen. Der Auskultationsbefund der Lunge bleibt weitgehend unauffällig. Nur bei schwereren Allgemeinerscheinungen sollte der Thorax geröntgt werden: Untypische, meist segmentale »milchglasartige« Infiltrate, selten lappenfüllend (I-9). Pleuraergüsse sind möglich.

Klinik. Nach einer Inkubationszeit von zwei bis drei Wochen beginnt es mit subfebrilen Temperaturen und **Pharyngitis ohne Schnupfen.**

Ein über mehrere Tage zunehmendes Zeichen einer Tracheobronchitis ist **fast trockener Husten,** der ein bis zwei Wochen anhalten kann. Der Auskultationsbefund der Lunge ergibt erst in der späteren Phase nur wenige feuchte Rasselgeräusche. Diese Symptomatik ist wohl am häufigsten. Ohne Diagnose einer Pneumonie und ohne antibiotische Therapie erfolgt die Heilung. Nur bei ausgeprägtem Husten und schwereren Allgemeinerscheinungen, wie höheres Fieber, retrosternaler hustenabhängiger Schmerz und starker Kopfschmerz kann dann die Indikation zu einer Thorax-Röntgenaufnahme gestellt werden. Dabei finden sich atypische, häufig hilusnahe, meist segmentale »milchglasartige« Infiltrate, die nur sehr selten lappenfüllend sind (I-**9**). Kleinere Pleuraergüsse sind möglich. Das Ausmaß der Infiltrate korreliert meist mit dem Zustand des Patienten.

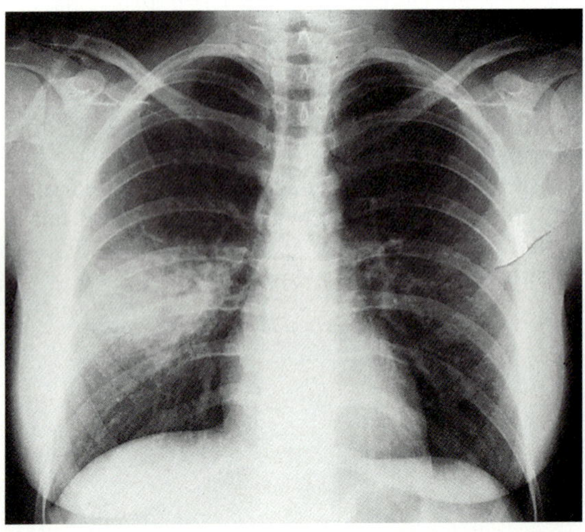

I-9: Mycoplasma pneumoniae. 19jährige Frau, Röntgenthorax p.a. vom 4. Krankheitstag. Pneumonie beidseitig, vorwiegend fleckig-streifig, bevorzugt zentral in den Mittel- und Unterfeldern. Außerdem rechts im Mittellappen, etwas inhomogene Verdichtung.

Zahlreiche **Komplikationen in Einzelfällen** wurden beschrieben (**Haut** – Exantheme, Erythema nodosum; **ZNS** – Enzephalitis, Meningitis, Polyneuritis; **Herz** – Myokarditis, Perikarditis; **Gelenke** – Arthralgien, Polymyositis). Diese Symptome sind wahrscheinlich Folge der Immunreaktion.

Komplikationen in Einzelfällen:
Haut: Exanthem, Erythema nodosum.
ZNS: Enzephalitis, Meningitis, Polyneuritis. **Herz:** Myokarditis, Perikarditis.
Gelenke: Arthralgien, Polymyositis.

Diagnostik. Die BSG ist bei atypischer Pneumonie immer deutlich beschleunigt. Leukozytose ist die Ausnahme, im Differentialblutbild finden sich keine eindeutigen Hinweise. Der mikrobiologische Sputumbefund ergibt Standortflora. Höhere Titer für Kälteagglutinine sind häufig zu finden, klinische Relevanz kommt ihnen selten zu. Die kulturelle Isolierung von Mykoplasmen ist aufwendig, so daß routinemäßig die **Diagnose serologisch mit der KBR** erfolgt.
In der Thorax-Röntgenaufnahme finden sich häufig hilusnahe, meist segmentale »milchglasartige« Infiltrate, die nur selten lappenfüllend sind.
In der zweiten Woche der Erkrankung, meist dem Zeitpunkt des Erstkontaktes mit dem Patienten, sind schon signifikante Titer vorhanden, eine Diagnose ist also nur über einen Titeranstieg von > 4 Stufen möglich.

Diagnostik Die BSG ist immer deutlich beschleunigt. Leukozytose ist die Ausnahme. Höhere Titer für Kälteagglutinine sind häufig zu finden, ohne beweisend zu sein. Die **Diagnose** erfolgt **serologisch mit der KBR.**
In der Thorax-Röntgenaufnahme finden sich untypische, meist segmentale »milchglasartige« Infiltrate.
Eine Diagnose ist über einen Titeranstieg von > 4 Stufen möglich.

Therapie. Mykoplasmen sind grundsätzlich penicillinresistent. **Doxycyclin** in normaler Dosierung kann bei frühzeitigem Einsatz den Verlauf abkürzen, die Therapiedauer soll zehn Tage nicht unterschreiten, da **Relapse bei zu kurzer Therapiedauer** beschrieben sind. **Bei Kindern und in der Schwangerschaft ist Erythromycin das Ausweichpräparat**.

Therapie **Doxycyclin** sollte nicht unter 10 Tagen gegeben werden, da sonst **Relapse auftreten.**
Bei Kindern und in der Schwangerschaft Erythromycin.

Klinischer Fall

Ein 18jähriger Schüler klagte zwei Wochen nach einer Klassenfahrt über Husten und Kopfschmerzen. Da die Beschwerden sich nicht in der folgenden Woche besserten, sich der Husten sogar verstärkte, die Temperatur auf 37,8 °C anstieg, wurde eine Röntgenaufnahme des Thorax durchgeführt, gleichzeitig eine mikrobiologische Sputumuntersuchung veranlaßt. Es fanden sich ein Infiltrat eines unteren Oberlappensegments links, im Sputum massenhaft Pneumokokken. Daraufhin wurde eine orale Therapie mit Penicillin V eingeleitet. Nachdem eine Röntgenkontrolle nach einer Woche immer noch das Infiltrat in unveränderter Größe zeigte, erfolgte die Vorstellung in der Klinikambulanz. Bei der klinischen Untersuchung fand sich jetzt ein guter Allgemeinzustand, der Auskultationsbefund der Lunge war unauffällig. Der erbetene Tuberkulintest war negativ. Der Mykoplasmen-Antikörpertiter betrug jetzt 1:512. Es erfolgte mit der Diagnose einer durchgemachten Mykoplasmenpneumonie der Rat, jegliche weitere Maßnahme zu unterlassen.
Kritik: Die Anamnese wurde nicht beachtet, zwei Wochen nach vermutetem Kontakt mit Tbc ist eine klinische Symptomatik bei einem ansonsten gesunden Jugendlichen nicht anzunehmen. Das Röntgenbild wurde behandelt aufgrund eines Sputumbefundes (Probe kam erst nach 20 Stunden im Labor an). Eine Röntgenkontrolle mit einer Woche Abstand bei einem inzwischen gesunden Jugendlichen ist absolut kontraindiziert.

2.17.2 Urogenitale Mykoplasmen

2.17.2 Urogenitale Mykoplasmen

I-30: Urogenitale Mykoplasmen

Vorkommen	Übertragungsweg	Kardinalsymptome	Komplikationen	Diagnostik	Therapie	Prophylaxe	Meldepflicht
▷ Urogenitaltrakt, Mensch	▷ Geschlechtsverkehr	▷ Urethritis, Prostatitis, Salpingitis	▷ Sterilität	▷ Erregernachweis	▷ Tetracyclin Erythromycin	▷ Kondome	▷ entfällt

Mykoplasmen (**Mycoplasma hominis, Mycoplasma genitalium und Ureaplasma urealyticum**) besiedeln häufig den Urogenitaltrakt des Menschen. Sie werden vor allem beim Geschlechtsverkehr übertragen. Klinische Symptome sind trotz des häufigen Nachweises aber selten. Beim Mann sind sie ein Grund der **unspezifischen Urethritis,** eventuell auch einer Prostatitis. Bei der Frau können sie zur **Salpingitis** führen.
Urogenitale Mykoplasmen sind immer **tetracyclin- und erythromycinempfindlich**, eine einwöchige Therapie ist ausreichend.

Urogenitale Mykoplasmen sind häufig im Urogenitaltrakt zu finden. Die Übertragung erfolgt beim Geschlechtsverkehr. Klinische Symptome sind selten. Beim Mann: **unspezifische Urethritis,** evtl. Prostatitis, bei der Frau: **Salpingitis.**

Urogenitale Mykoplasmen sind immer **tetracyclin- und erythromycinempfindlich.**

2.18 Rickettsiosen

Definition ▶

2.18 Rickettsiosen

▶ ***Definition.*** **Rickettsiosen** werden auf allen Kontinenten der Erde durch rickettsienhaltige Sekrete oder Exkremente von Läusen oder Flöhen auf den Menschen übertragen, sie gehen mit Fieber und Exanthem einher.

I-31: Erregertypen, Vorkommen und Erkrankung

Überträger	Erreger	Vorkommen	Erkrankung
▷ Laus	▷ R. prowazekii	▷ Afrika, Anden, Irak	▷ epidemisches Fleckfieber (Flecktyphus)
▷ Floh	▷ R. typhi	▷ Hafenstädte, Handelszentren weltweit	▷ murines Fleckfieber (endemischer Typhus)
▷ Zecke	▷ R. rickettsii ▷ R. conorii ▷ R. australis ▷ R. sibirica	▷ Amerika ▷ Mittelmeer, Ostafrika ▷ Queensland ▷ Sibirien, Mongolei	▷ Rocky Mountain spotted fever ▷ fièvre boutonneuse ▷ Queensland-Zeckenbißfieber ▷ asiatisches Zeckenbißfieber
▷ Milbe	▷ R. tsutsugamushi	▷ Ostasien, Australien	▷ Scrub typhus, Tsutsugamushi-Fieber
▷ Laus	▷ Rochalimaea quintana	▷ Osteuropa, Afrika, Mittel-/Südamerika	▷ Wolhynisches Fieber
▷ Katze	▷ Rochalimaea henselae	▷ weltweit	▷ Katzenkratzkrankheit
▷ aerogen	▷ Coxiella burneti	▷ weltweit	▷ Q-Fieber

2.18.1 Epidemisches und murines Fleckfieber

Epidemiologie und Pathogenese
Fleckfieber werden aus Endemiegebieten eingeschleppt.
Rickettsien gelangen aus kontaminierten Faeces durch Hautverletzungen in den Körper oder als Staubbeimengung in die Lunge.
Nach Befall von Gefäßendothelzellen entstehen perivaskuläre Infiltrate und Thrombosen, die Exanthem und DIC erklären.
Rickettsien lösen bei nachlassender Immunitätslage **Rezidive (Morbus Brill-Zinsser)** aus. Das **murine Fleckfieber** weist einen gleichartigen Ablauf auf.

Klinik 1-2 Wochen nach Infektion tritt Fieber mit unspezifischen Allgemeinerscheinungen auf, eine Woche später ein makulopapulöses Exanthem. Seltener kommt eine Hautnekrose an der Eintrittspforte vor.
Die **Reiseanamnese** ist wegweisend. Nur bei schwerem Verlauf entwickeln sich **Enzephalitis, Perimyokarditis, Pneumonie, akutes Nierenversagen und Gerinnungsstörungen.**
Das **murine Fleckfieber** verläuft milder.

Merke ▶

Diagnostik Antikörperreaktionen werden zu spät positiv, die **Weil-Felix-Reaktion ist nicht zuverlässig**, sie

2.18.1 Epidemisches Fleckfieber (Flecktyphus) und murines Fleckfieber

Epidemiologie und Pathogenese. Fleckfieber kommen in Deutschland nicht mehr endemisch vor, sie werden aus Endemiegebieten eingeschleppt. Der Mensch ist das einzige Reservoir für R. prowazekii und R. typhi, Läuse bzw. Flöhe sind die Überträger. Die Rickettsien gelangen aus den infizierten Tieren entweder direkt mit dem Speichel während des Bisses, aus kontaminierten Faeces durch Hautverletzungen oder als Staubbeimengung in den Menschen. Nach kurzer Zeit erfolgt der Befall von Gefäßendothelzellen, anschließend entstehen perivaskuläre entzündliche Infiltrate und thrombotischer Gefäßverschluß. Diese Phänomene erklären die Befunde des teilweise hämorrhagischen Exanthems und der Verbrauchskoagulopathie. Rikkettsien können im Körper für Jahrzehnte persistieren, bei nachlassender Immunitätslage können **Rezidive (Morbus Brill-Zinsser)** auftreten.
Für das **murine Fleckfieber** sind Flöhe die Überträger, es weist einen gleichartigen, jedoch milderen Ablauf auf.

Klinik. Ein bis zwei Wochen nach Infektion treten akut Fieber, Kopfschmerzen, Schluckbeschwerden, Übelkeit und Myalgien auf. Ein makulopapulöses Exanthem entwickelt sich am Ende der ersten Krankheitswoche, sich vom Stamm auf die Extremitäten ausbreitend.
Reiseanamnese und Frage nach der dortigen Tätigkeit sind wegweisend: **Wo waren Sie? Was haben Sie dort gemacht?** sind die wichtigen Punkte, die den Verdacht auf Fleckfieber lenken können.
Hautnekrosen an der Eintrittspforte und Lymphome kommen nur bei der Hälfte der Patienten vor. Nur bei sehr schwerem Verlauf entwickeln sich **Enzephalitis, Perimyokarditis, Pneumonie, akutes Nierenversagen und Gerinnungsstörungen mit intravasaler disseminierter Koagulopathie**.
Das **murine Fleckfieber** verläuft ähnlich, aber milder.

▶ ***Merke.*** Frühzeitiger Therapiebeginn ist essentiell bei Fleckfieber, da ohne antibiotische Therapie der Ausgang häufig mit dem Tod endet.

Diagnostik. Der Antikörpernachweis spielt für die Akutdiagnostik nur eine untergeordnete Rolle. Titeranstiege beweisen im nachhinein die Erkrankung. **Die Weil-Felix-Reaktion ist weder zuverlässig noch spezifisch**. Der

Erregernachweis aus Blut im Tierversuch ist langwierig. Einige Antigene können in Hautbiopsien nachgewiesen werden. Verläßliche Routinediagnostik ist zur Zeit nicht möglich.

spielen für die Akutdiagnostik keine Rolle.
Verläßliche Routinediagnostik ist zur Zeit nicht möglich.

Therapie. Bei der intrazellulären Lage der Erreger kommen Doxycyclin (200 mg täglich), ersatzweise Chloramphenicol (50 mg/kg Körpergewicht täglich) in Frage, die Therapiedauer soll 14 Tage nicht unterschreiten. Bei schweren Verläufen ist auf die Gerinnungsstörungen und die Nierenfunktion zu achten. Bei Relaps ist die gleiche Therapie erfolgreich.

Therapie Doxycyclin, ersatzweise Chloramphenicol. Nicht unter 14 Tage. Bei Relaps gleiche Therapie.

Prophylaxe. Die Beseitigung des Parasitenbefalls des Patienten und wenn nötig seiner Wohnstätte sind erforderlich, sorgfältige Ganzkörperwaschung verhindert die Infektion des behandelnden Personals.
Meldepflicht bei Verdacht, Erkrankung, Tod.

Prophylaxe Beseitigung des Parasitenbefalls sowie sorgfältige Ganzkörperwaschung des Patienten.

Meldepflicht!

2.18.2 Katzenkratzkrankheit

2.18.2 Katzenkratzkrankheit

Definition. Die Katzenkratzkrankheit ist eine bakterielle Infektion mit Rochalimaea henselae. Es kommt zu regionaler Lymphadenopathie.

◀ **Definition**

I-32: Katzenkratzkrankheit

Vorkommen	Übertragungsweg	Kardinalsymptome	Komplikationen	Diagnostik	Therapie	Prophylaxe	Meldepflicht
▷ weltweit	▷ Biß oder Kratzer	▷ Papel/Pustel, Lymphadenopathie	▷ Pneumonie, Enzephalitis, Osteomyelitis	▷ Kultur von Blut/Haut/Lymphknoten, Serologie	▷ Erythromycin	▷ Verletzung durch Katzen meiden	▷ entfällt

Epidemiologie und Pathogenese. Die Katzenkratzkrankheit kommt weltweit hauptsächlich bei Katzenbesitzern nach Biß- oder Kratzverletzung vor, wenn die **Katze jünger als ein Jahr alt** ist. An der Verletzungsstelle entsteht eine **rote Papel oder eine Pustel**. In den regionalen Lymphknoten entwickelt sich ein verkäsendes Granulom. Lympho-/hämatogene Streuung ist sehr selten, wohl an Immundefizienz gebunden.

Epidemiologie und Pathogenese Die Infektion kommt weltweit nach Katzenbiß oder -kratzverletzung vor. In den regionalen Lymphknoten entsteht ein verkäsendes Granulom. Lympho-/hämatogene Streuung ist sehr selten.

Klinik. Innerhalb von ein bis zwei Wochen nach Verletzung entsteht an dieser Stelle eine **Papel oder Pustel.** Meist sind diese Veränderungen verschwunden, wenn sich wenige Wochen später eine subakute **Lymphadenitis** in den drainierenden Lymhknoten entwickelt. Allgemeinsymptome treten selten, dann auch nur kurzfristig auf. Nach wenigen Wochen sind die Lymphome spontan verschwunden. Abszeßbildung oder Perforation sind sehr selten.
Nur sehr selten werden lympho-/hämatogene Streuung mit atypischer Pneumonie, Enzephalitis, Hepatitis und Osteomyelitis beobachtet.

Klinik Nach 1–2 Wochen entsteht an der Verletzungsstelle eine **Papel oder Pustel**. Wenige Wochen später entwickelt sich eine **Lymphadenitis**. Allgemeinsymptome treten selten und nur kurzfristig auf.

Diagnostik. Der Erreger kann in Blutkulturen und in Abklatschpräparaten von Ulzera oder Lymphknoten nachgewiesen werden. Ebenfalls sind inzwischen serologische Methoden einsetzbar. Diese Ergebnisse müssen aber noch durch die typischen klinischen Zeichen (Katzenkontakt - Verletzung – typische Histologie – Ausschluß anderer Ursachen) gesichert werden.

Diagnostik Der Nachweis ist in Blutkulturen, Abklatschpräparaten von Ulzera oder Lymphknoten und serologisch möglich.

Therapie. Die Lymphadenopathie ist selbstlimitiert und heilt im allgemeinen innerhalb von Wochen spontan aus. Bei schwereren Verläufen sind Erythromycin (4×500 mg täglich für vier Wochen) oder Doxycyclin (200 mg täglich für vier Wochen) mit gutem klinischem Erfolg einzusetzen.

Therapie Die Lymphadenopathie heilt meist innerhalb von Wochen spontan aus. Bei schwereren Verläufen sind Erythromycin oder Doxycyclin einzusetzen.

Prophylaxe. Eine Impfung steht nicht zur Verfügung. Das Meiden von Kontakt mit jungen Katzen ist wahrscheinlich effektiv.
Es besteht keine Meldepflicht.

Prophylaxe Das Meiden von Kontakt mit jungen Katzen ist empfehlenswert.

2.18.3 Q-Fieber

Definition ▶

2.18.3 Q-Fieber

▶ ***Definition.*** Q-Fieber ist eine durch Coxiella burneti verursachte Zoonose mit weltweitem Vorkommen. Der Erreger ist sehr resistent gegen physikalische Einflüsse. Nach Inhalation entstehen beim Menschen Bronchitis und Pneumonie.

I-33: Q-Fieber

Vorkommen	Übertragungsweg	Kardinalsymptome	Komplikationen	Diagnostik	Therapie	Prophylaxe	Meldepflicht
▷ weltweit, Staub	▷ aerogen	▷ Schüttelfrost, Bronchitis	▷ atypische Pneumonie, Endokarditis	▷ Serologie	▷ Doxycyclin, Cotrimoxazol	▷ Impfung von Exponierten	▷ Erkrankung, Tod

Epidemiologie und Pathogenese
Die Infektionsquellen sind **erregerhaltiger Staub** (Schlachthof, Molkerei und häuteverarbeitende Industrie). Das Wirtsspektrum umfaßt Zecken, Nager, Wild, Vögel und Haustiere. Eine Übertragung von Mensch zu Mensch ist eine Rarität. Klinisch inapparente Infektionen sind mit 30–50 % häufig.

Epidemiologie und Pathogenese. Weltweit kommt es immer wieder zu meist berufsbedingten begrenzten Ausbrüchen (Schlachthof, Molkerei, häuteverarbeitende Industrie), aber auch zu Einzelfällen, da der Erreger **monatelang im Staub überstehen kann.** Das Wirtsspektrum umfaßt Zecken, Nager, Wild, Vögel und Haustiere.
Die Infektion beginnt mit dem Einatmen von erregerhaltigem Staub. Bei einer vermuteten Erkrankung ist daher nach tierischen Quellen (Rind, Schaf) zu suchen. Eine Rarität ist die Übertragung von Mensch zu Mensch. Klinisch inapparente Infektionen sind mit 30–50 % häufig.

Klinik Innerhalb von 3 Tagen entwickeln sich **Fieber (39–40 °C), Kopf- und Muskelschmerzen und schweres Krankheitsgefühl** mit oft quälendem, trockenem Reizhusten, in 50 % eine **atypische Pneumonie** (◘ I-10).
Komplikationen: meningeale Reizzustände, granulomatöse Hepatitis und Epididymo-Orchitis. Die subakute Q-Fieber-Endokarditis pfropft sich meist auf vorgeschädigte Herzklappen auf.

Klinik. Die Inkubationszeit beträgt im allgemeinen zwei bis drei Wochen (durchschnittlich 19 Tage), längstens 39 Tage. Die Länge der Inkubationszeit scheint durch die Infektionsdosis bedingt zu sein.
Das Prodromalstadium ist uncharakteristisch mit Müdigkeit, Appetitlosigkeit und diffusen Schmerzen. Innerhalb von drei Tagen entwickelt sich dann das **Vollbild** der Erkrankung mit **Schüttelfrost, Fieber bis 40 °C, Kopf- und Muskelschmerzen** sowie eine **atypische Pneumonie** bei der Hälfte der Erkrankten. Die röntgenologischen Veränderungen können variabel sein, neben einzelnen oder multiplen Infiltraten wurden auch pseudolobuläre Pneumonien, miliare (Pseudo-Miliar-Tbc) oder perihiläre Infiltrate (Pseudo-Ca) beobachtet (◘ I-**10**). An **Komplikationen** sind meningeale Reizzustände, häufig langwierig verlaufende granulomatöse Hepatitis und Epididymo-Orchitis möglich. Die subakute Q-Fieber-Endokarditis pfropft sich meist auf vorgeschädigte Herzklappen auf. Auch effiziente langdauernde Antibiotikatherapie verhindert meist nicht den notwendigen Klappenersatz.

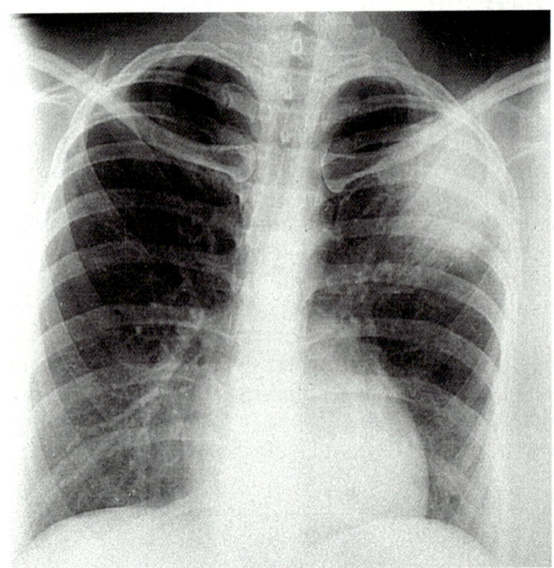

◘ I-**10:** Dichtes Infiltrat im linken Oberfeld, fleckig- streifige Zeichnungsvermehrung in beiden Unterfeldern.

Diagnostik. Routinemäßig erhobene Laborwerte spiegeln höchstens die Schwere der Erkrankung wider, sie sind nicht wegweisend. Die Blutsenkung ist beschleunigt, die Leukozytenzahl meist normal.
Im Röntgen-Thorax können neben einzelnen oder multiplen Infiltraten auch pseudolobuläre Pneumonien, miliare oder perihiläre Infiltrate gefunden werden.
Beweisend ist der Titeranstieg in der Komplement-Bindungs-Reaktion.

Diagnostik Die BSG ist erhöht, die Leukozytenzahl normal.
Im Röntgen-Thorax werden segmentale, miliare oder perihiläre Infiltrate gefunden.
Beweisend ist der Titeranstieg in der KBR.

Therapie. Doxycyclin, aber auch Cotrimoxazol in Standarddosierung sind ausreichend wirksam, β-Laktam-Antibiotika (Penicilline, Cephalosporine) sind unwirksam. Die Erkrankung heilt bei Therapie in der Regel komplikationslos aus (bei 4300 gemeldeten Fällen 20 Todesfälle).

Therapie Doxycyclin, Cotrimoxazol. Die Erkrankung heilt bei Therapie in der Regel komplikationslos aus.

Prophylaxe. Eine aktive Impfung ist möglich und bei besonders exponierten Berufsgruppen indiziert.
Meldepflicht bei Erkrankung und Tod.

Prophylaxe Aktive Impfung ist bei exponierten Berufsgruppen indiziert.
Meldepflicht!

Klinischer Fall

Eine 28jährige Verwaltungsangestellte verspürte während einer Zugfahrt plötzlich stärkste Kopf- und Muskelschmerzen, die so schlimm waren, daß sie die Fahrt abbrach und sich in der Medizinischen Klinik vorstellte. Bei der Untersuchung fanden sich außer einer Körpertemperatur von 39 °C keine klinischen Auffälligkeiten. Die Blutsenkung betrug 35 mm in der ersten Stunde, die Leukozytenzahl war normal. Da die Patientin vor sieben Wochen aus Nordafrika zurückgekommen war, wurde ein Blutausstrich für die Malariadiagnostik durchgeführt, der negativ ausfiel. Im Routine-Thorax-Röntgenbild zeigte sich eine Infiltration im linken Oberlappen. Mit der Diagnose einer atypischen Pneumonie wurde eine Behandlung mit 200 mg Doxycyclin täglich begonnen. Bei der serologischen Abklärung wurde wegen des Nordafrikaaufenthaltes auch das Q-Fieber in Betracht gezogen.
Es fand sich nach zehn Tagen ein signifikanter Anstieg von 1 : 16 auf 1 : 256 in der KBR. Da nach der Rückkehr die längste bekannte Inkubationszeit bereits verstrichen war, mußten andere Infektionsquellen gesucht werden. Ein Schafswollteppich, der vor Ort gekauft und mit dem Schiff nachgesandt worden war, wurde als Infektionsquelle wahrscheinlich gemacht. Er war zwei Wochen vor Beginn der Erkrankung eingetroffen. Drei Bekannte hatten geholfen, den Teppich auszupacken, nur einer war an einem schweren »grippalen« Infekt erkrankt gewesen. Auch bei diesem waren nach einigen Wochen deutlich positive Antikörper nachzuweisen.

2.19 Salmonellen-Enteritis

2.19 Salmonellen-Enteritis

▶ ***Definition.*** Die Salmonellen-Enteritis ist eine toxinvermittelte Durchfallerkrankung, ein septischer Verlauf ist selten.

◀ **Definition**

I-34: Salmonellen-Enteritis

Vorkommen	Übertragungsweg	Kardinalsymptome	Komplikationen	Diagnostik	Therapie	Prophylaxe	Meldepflicht
▷ Tierwelt, weltweit, Eier	▷ oral	▷ Durchfall, Fieber	▷ Exsikkose, Sepsis	▷ Stuhlkultur, Blutkultur	▷ Wasser und Elektrolyte (Antibiotika)	▷ ausreichend kochen oder braten	▷ Verdacht, Erkrankung, Tod

Epidemiologie und Pathogenese. In den letzten 20 Jahren haben die Infektionen durch Enteritis-Salmonellen deutlich zugenommen. Moderne, räumlich enge Tierhaltung mit Salmonellenbefall von Geflügel und dessen Eiern sowie Schlachtvieh sind zu einem großen Teil daran schuld.

Epidemiologie und Pathogenese Salmonellenbefall von Schlachtvieh und Geflügel durch enge Tierhaltung.

▶ ***Merke.*** Normalerweise ist die nötige Infektionsdosis hoch, sie wird praktisch nur erreicht, wenn nicht oder ungenügend erhitzte kontaminierte Lebensmittel vor dem Verzehr ungekühlt über längere Zeit aufbewahrt werden.

◀ **Merke**

Enteritis und Allgemeinerscheinungen werden durch bakterielle Toxine ausgelöst. Eine Bakteriämie mit Organmanifestation ist nur bei reduzierter Immunabwehr zu beobachten.

Abhängig von Zahl (10^3 bis 10^6) und Virulenz der Salmonellen kommt es zur Infektion. Die Enteritis-Salmonellen haften am Darmepithel, dringen in die Mukosa ein und lösen eine Entzündung aus. Enteritis und Allgemeinerscheinungen sind dann lokal durch sezernierte, systemisch durch resorbierte Toxine ausgelöst. Bakteriämie mit Organmanifestation ist praktisch nur bei noch wenig entwickelter (Kinder) oder reduzierter Immunabwehr zu beobachten.

Klinik Nach einer Inkubationszeit von 1–5 Tagen verläuft die Erkrankung häufig ohne Fieber. Die Erkrankung ist **selbstlimitiert**, die Durchfälle hören spätestens nach 5 Tagen spontan auf. Bei schwererem Verlauf kommen Fieber, Bauchschmerzen, dünnflüssige Stühle, selten Erbrechen, Exsikkose vor. **Auf Zeichen der Exsikkose ist dringend zu achten.**
Bakteriämie ist selten. Ein septischer Verlauf ohne eindeutige Hinweise (Kleinkinder, alte Menschen, immunsuppressive Therapie, AIDS) mit Abszeßbildung ist allerdings möglich, ebenso eine postinfektiöse reaktive Arthritis bei disponierten Patienten.

Klinik. Die Infektion verläuft nach einer Inkubationszeit von ein bis fünf Tagen bei vielen Menschen ohne Fieber, unter Umständen mit nur kurzfristigen Durchfallepisoden. Die Erkrankung ist meist **selbstlimitiert**, die Durchfälle hören spätestens nach fünf Tagen spontan auf.
Abhängig von Infektionsdosis und Salmonellenart kommen aber auch die typischen akuten Symptome mit Fieber, Bauchschmerzen, mehrmals täglichen dünnflüssigen Stühlen – selten Erbrechen – und dadurch Exsikkose vor. Über dem Abdomen sind die typischen zischenden, gurgelnden Geräusche vermehrter Dünndarmaktivität zu hören, an wechselnden Lokalisationen sind prall gefüllte, bei Palpation zu verschiebende Darmschlingen zu finden. **Auf Zeichen der Exsikkose ist dringend zu achten**, denn diese entscheidet vor allem über das Überleben der Patienten.
Bei insgesamt selten vorkommender Bakteriämie (< 5%) sind bei septischem Verlauf ohne eindeutige Hinweise für eine Salmonellengenese septische Metastasen in Knochen, Gelenken und anderen Organen zunächst nicht zu erkennen. Sie sind aber besonders bei Immunsuppression (z. B. Nierentransplantation, AIDS) möglich. Postinfektiöse reaktive Arthritis bei disponierten Patienten ist möglich.

Diagnostik Das allgemeine Labor ist nicht wegweisend. Unbedingt ist zu achten auf **Zeichen der Exsikkose** mit ansteigendem Hämatokrit und Kreatinin, hohem Gesamt-Eiweiß, niedrigen Konzentrationen von Natrium und Chlorid im Serum.
Entscheidend sind mikrobiologische **Untersuchungen von Stuhlproben sowie Blutkultur bei septischem Verlauf** oder bekannter Immunschwäche.

Diagnostik. Die allgemeinen Zeichen bakterieller Infektion, beschleunigte BSG und Leukozytose mit Linksverschiebung sind nicht eindeutig wegweisend. Unbedingt ist therapeutisch zu reagieren auf **Zeichen der Exsikkose** mit ansteigendem Hämatokrit und Kreatinin, hohem Gesamt-Eiweiß, niedrigen Konzentrationen von Natrium und Chlorid im Serum. Auf jeden Fall sollten Informationen über diese Werte vor Erkrankung eingeholt werden, denn »Normalwerte« bei einem Risikopatienten (z. B. renale Anämie) können bereits erstes Anzeichen bedrohlicher Komplikationen sein.
Entscheidend sind **mikrobiologische Untersuchungen von Stuhlproben**. Bei septischem Verlauf oder bekannter Immunschwäche ist zusätzlich die Abnahme von **Blutkulturen** indiziert. Bei bekannter Immunsuppression sind Punktionen von Herdbefunden, die sich sonographisch oder computertomographisch in vielen Organen finden lassen können, zur mikrobiologischen Diagnosefindung notwendig.
Serologische Befunde sind zu spät verfügbar, um noch für die rechtzeitige therapeutische Intervention zur Verfügung zu stehen.

Therapie **Ausreichender Ersatz von Wasser und Elektrolyten** bei starkem Flüssigkeitsverlust.
Ist oraler Flüssigkeitsersatz nicht möglich, muß dieser i.v. erfolgen. **Antibiotische Therapie** verhindert nicht die Folgen der Exsikkose, sondern **verlängert eher die Ausscheidungsdauer** für Enteritis-Salmonellen.

Therapie. **Ausreichender Ersatz von Wasser und Elektrolyten** steht bei starkem Flüssigkeitsverlust an allererster Stelle. Die zu ersetzende Menge richtet sich nach dem enteralen Verlust.
Fertig abgepackten Konzentraten ist der Vorzug zu geben, auf eine adäquate Glukosekonzentration ist zu achten (< 100 mmol/l). Ersatzlösungen (Cola + Salzstangen) sind keine ideale Lösung. Aktivkohle oder andere Präparate (z. B. Kieselerde, Perenterol®) sind verfehlte Therapie bei Exsikkose. Ist oraler Flüssigkeitsersatz nicht möglich, muß dieser intravenös erfolgen.
Antibiotikatherapie, auch bei antibiogrammgerechter Behandlung, verhindert nicht die Folgen der Exsikkose, sondern **verlängert eher die Ausscheidungsdauer** für Enteritis-Salmonellen.

Laktulose kann bei länger persistierender Erregerausscheidung eingesetzt werden.

Bei länger persistierender Erregerausscheidung kann **Laktulose** eingesetzt werden. Mit der oralen Dosis soll ein pH von 5–6 im Darmlumen erreicht werden, um das Erregerwachstum zu hemmen. Dazu muß die Dosis so lange gesteigert werden, bis die Konsistenz sämig wird. Bei zu hoher Dosis (durchfällige Stühle) wird eine geringe Dosisreduktion dieses Problem lösen.

Antibiotische Therapie bei septischem Verlauf und bei bekannten Risikogruppen.

Erforderlich ist **antibiotische Therapie bei Risikopatienten und bei septischem Verlauf**. Bewährt haben sich Amoxycillin, Cotrimoxazol und Chinolone (nicht bei Kindern).

Bei Nachweis von Abszessen ist die gezielte Punktion mit Drainage und Spülung, evtl. Instillation von Antibiotika, bei gleichzeitiger systemischer resistenzgerechter Antibiotikatherapie erforderlich.

Bei Abszessen gezielte Punktion mit Drainage und Spülung.

Prophylaxe. Eine Absonderung der Patienten ist nicht vorgeschrieben, jedoch die Benutzung einer eigenen Toilette. Unter der irrigen Vorstellung, daß wie bei Typhus oder Paratyphus Dauerausscheider das Reservoir für Neuinfektionen darstellen, ist ebenfalls der Nachweis von negativen Stuhlkulturen für die Wiederzulassung zu vielen beruflichen Tätigkeiten gesetzlich geregelt. Obwohl unter der Vorstellung einer Vermeidung von Kontamination mit Salmonellen z.B. bei Beschäftigten der Lebensmittelherstellung und im Krankenhaus oder bei Besuch von Gemeinschaftseinrichtungen gesetzlich vorgeschriebene Stuhluntersuchungen durchgeführt werden, sind die gemeldeten Erkrankungsfälle kontinuierlich angestiegen. Der Mensch selbst ist wohl - von seltensten Fällen abgesehen - kaum der Ausgangspunkt der Infektionsketten. Die Kette – infizierte Nahrungsmittel → Mensch – ist zu unterbrechen. Dazu bedarf es einer **Änderung der Tierhaltung und -ernährung, der Herstellungsverfahren und der Beachtung einer hygienischen Verarbeitung von potentiell kontaminierten Nahrungsmitteln**. Grundsätzlich sind möglicherweise kontaminierte, nicht ausreichend erhitzte Speisen – Fleisch, Eier – gekühlt aufzubewahren oder besser sofort zu verzehren.

Prophylaxe Der Nachweis negativer Stuhlkulturen für die Wiederzulassung zu vielen beruflichen Tätigkeiten ist gesetzlich geregelt.
Die Kette – infiziertes Nahrungsmittel → Mensch – ist zu unterbrechen. Dazu bedarf es einer Änderung der Tierhaltung, der Herstellungsverfahren und der Beachtung hygienischer Verarbeitung von Nahrungsmitteln.
Möglicherweise kontaminierte, nicht ausreichend erhitzte Speisen – Eier, Fleisch – sind gekühlt aufzubewahren oder besser sofort zu verzehren.

> ▶ ***Merke.*** Die beste Vermeidung von Todesfällen ist eine Exsikkose-Prophylaxe durch frühzeitigen und ausreichenden Ersatz von Flüssigkeit und Elektrolyten.

◀ **Merke**

Meldepflicht bei Verdacht, Erkrankung, Tod und Ausscheidung.

Meldepflicht!

Klinischer Fall

Ein 72jähriger Patient, bei dem seit 15 Jahren eine chronisch-obstruktive Lungenerkrankung bekannt war, erkrankte nach Verzehr eines 2 Tage zuvor zur Geburtstagsfeier zubereiteten Geflügelsalates zwei Tage später mit Fieber und allgemeinem Krankheitsgefühl. Der Allgemeinzustand verschlechterte sich in den folgenden beiden Tagen, bei hausärztlicher Konsultation konnten außer dem bekannten Befund einer obstruktiven Lungenerkrankung keine weiteren wegweisenden Befunde erhoben werden. Durchfälle bestanden nicht, die Darmgeräusche waren unauffällig. Unter der Annahme einer bakteriell bedingten Exazerbation der Grunderkrankung wurde eine Therapie mit Doxycyclin begonnen. Die Dauertherapie mit inhalativem Sympathomimetikum, einem Theophyllinpräparat und 5 mg Prednison oral wurde beibehalten.
Zwei Tage später mußte wegen anhaltenden Fiebers, Exsikkose und zunehmender Verwirrtheit die Klinikeinweisung erfolgen.
Bei Aufnahme war der Patient kaum noch ansprechbar, deutlich exsikkiert und hypoton. Das Kreatinin im Serum betrug 9,6 mg/dl. Es entwickelte sich trotz sofortiger, der Nierenfunktion angepaßter breiter Antibiotikatherapie ein septischer Schock, der Patient verstarb innerhalb von 24 Stunden. Zwei Tage später traf der positive Sputumbefund mit S. typhimurium, tetracyclinresistent, ein.

Klinischer Fall

Ein 22jähriger Patient mit Niereninsuffizienz im Stadium der kompensierten Retention bei bekannten Zystennieren verspürte aus völligem Wohlbefinden linksseitigen Flankenschmerz, der nicht bewegungsabhängig war. Die Ultraschalluntersuchung ergab die bekannten Nierenzysten, von denen eine größere auf der linken Seite ein jetzt im Gegensatz zu den anderen Zysten inhomogenes Echomuster aufwies. Durchfall hatte anamnestisch in den letzten Wochen nicht bestanden, die Körpertemperatur war normal, alle Labordaten lagen im Bereich des von früher her Bekannten.
Die Punktion dieser Zyste ergab rahmigen Inhalt, mikrobiologisch S. panama. Im Stuhl waren keine Salmonellen nachweisbar. Nach erneuter Punktion mit Spülung und oraler Behandlung mit einem Gyrasehemmer (Ciprofloxacin) über vier Wochen normalisierte sich der Befund.

2.20 **Shigellen-Ruhr**

Definition ▶

2.20 Shigellen-Ruhr

Definition. Die Shigellen-Ruhr ist eine weltweit vorkommende bakterielle Darminfektion mit Durchfallepisoden unterschiedlicher Schweregrade.

I-35: Shigellen-Ruhr

Vorkommen	Übertragungsweg	Kardinalsymptome	Komplikationen	Diagnostik	Therapie	Prophylaxe	Meldepflicht
▷ weltweit, Mensch	▷ fäkal-oral	▷ Durchfall, Tenesmen, Schleim, Blut	▷ reaktive Arthritis	▷ Stuhl	▷ Cotrimoxazol, Gyrasehemmer	▷ nur Gekochtes oder Gebratenes	▷ Verdacht, Erkrankung, Tod, Ausscheidung

Epidemiologie und Pathogenese
Für Shigellen (S. dysenteriae, S. boydii, S. flexneri und S. sonnei) ist der Mensch das Erregerreservoir. Ausscheider kontaminieren Wasser und Lebensmittel, direkte Übertragung von Mensch zu Mensch ist möglich. Auch Fliegen sind Vehikel zu den Speisen. **Schon geringe Erregermengen lösen eine Erkrankung aus.**

Shigellen dringen in die Dickdarmwand ein und führen zu zytotoxinbedingter **Entzündung mit Epitheldefekten.** Adenylatzyklasestimulierendes **Enterotoxin** wird ebenfalls gebildet und führt im **Dünndarm** zu **wäßrigen Durchfällen.** Zur Bakteriämie kommt es nicht.

Epidemiologie und Pathogenese. Für Shigellen (S. dysenteriae, S. boydii, S. flexneri und S. sonnei) ist der Mensch das einzige Erregerreservoir, eine Vermehrung außerhalb des Menschen ist nicht anzunehmen. In Europa sind lediglich die klinisch milderen Varianten S. sonnei, seltener S. flexneri endemisch, der hochpathogene Stamm S. dysenteriae ist nicht mehr zu finden. Ausscheider kontaminieren Wasser und Lebensmittel, die direkte Übertragung von Mensch zu Mensch ist bei engem Kontakt möglich.
Schon geringe Erregermengen von wenigen Hundert Shigellen können eine Erkrankung auslösen. Daher gelten auch Fliegenbeine als Vehikel für den Transport der Shigellen von den Faeces zu den Speisen.
Nach oraler Aufnahme vermehren sich die Shigellen im Darm rasant. Mehrere Millionen Keime pro Milliliter Stuhl sind die Regel bei typischem Krankheitsbild. Die Shigellen dringen in die **oberflächliche Dickdarmwandschicht** ein und verursachen in schweren Fällen eine zytotoxinbedingte **Entzündung mit Epitheldefekten**. Adenylatzyklasestimulierendes **Enterotoxin** wird ebenfalls gebildet und gelangt in das Epithel des **Dünndarms**, in der Folge kommt es zu **wäßrigen Durchfällen** (verstärkt durch Retropulsion?). Bakteriämien kommen nicht vor.

Klinik Die Inkubationszeit beträgt 2–7 Tage. Häufig bestehen als erste und einzige Phase wäßrige Durchfälle, manchmal mit Fieber und Muskelschmerzen.
Bei schwererem Verlauf treten rechtsseitige Bauchschmerzen auf.
Akute Appendizitis ist eine häufige Fehldiagnose.

Fieberfreiheit ist genauso möglich wie Temperaturen von 39 °C. Kurz vor der Defäkation treten besonders quälende **Tenesmen** auf. Der Stuhl enthält **Beimengungen von Blut und Schleim.** Das Colon descendens ist als schmerzhafter, walzenförmiger Strang zu tasten.

Reaktive Arthritis oder **Reiter-Syndrom** sind möglich.

Klinik. Die Inkubationszeit liegt zwischen zwei und sieben Tagen. Sie scheint von der Infektionsdosis abhängig zu sein, da bei hoher Dosis auch nur zwölf Stunden zwischen Aufnahme und Krankheitsbeginn liegen können. Häufig verläuft die Infektion nur mit unspezifisch aussehender Enteritis (wäßrige Durchfälle), bisweilen nur mit geringen weiteren Symptomen wie Fieber und Muskelschmerzen.
Bei schwererem Verlauf treten nach diesen anfänglichen Beschwerden zunächst rechtsseitige Bauchschmerzen als weiteres Symptom auf. **Akute Appendizitis ist eine häufige Fehldiagnose**.
Einen typischen Fieberverlauf gibt es nicht, Fieberfreiheit ist genauso möglich wie Temperaturen von 39 °C. An typischen Befunden finden sich dann nach wenigen Tagen die in immer kürzeren Abständen auftretenden, kurz vor der Defäkation besonders quälenden **Tenesmen**. Der Stuhl ist nicht voluminös, weist aber **Beimengungen von Blut und Schleim** auf. Das Colon descendens ist als schmerzhafter, walzenförmiger Strang zu tasten.
Bei der Koloskopie sind Ödem, Hyperämie, kleine Hämorrhagien und Ulzerationen zu erkennen.
Reaktive Arthritis oder **Reiter-Syndrom** sind seltene Spätkomplikationen bei disponierten Patienten.

Diagnostik **Shigellennachweis im Stuhl** ist das Routineverfahren. Shigellen sind empfindlich gegen Wärme und Austrocknung, kein langer Transport!

Bei negativem Stuhlbefund (3 Proben) ist bei Koloskopie die Entnahme einer

Diagnostik. Der **Shigellennachweis im Stuhl** ist das Routineverfahren. Zu beachten ist, daß Shigellen empfindlich gegen Wärme und Austrocknung sind, langwieriger Transport mit der Post ist der sicherste Weg, die Diagnose zu verpassen. Die erforderlichen drei Stuhlproben sollten auf kurzem Weg im Labor ankommen.
Bei starkem klinischem Verdacht, dem endoskopischen Befund einer **ulzerativen Kolitis** und negativen Stuhlkulturen ist eine aus den Randgebieten

eines Ulkus entnommene Probe möglichst direkt auf Kulturmedien zu übertragen.

Probe aus dem Rand eines Ulkus im Rektum erfolgreicher.

Therapie. Bei Dehydratation sind orale Elektrolyt-Glukose-Lösungen notwendig. In vielen Fällen ist dies ausreichend. Entwickeln sich Fieber und Tenesmen, sollte antibiotisch behandelt werden. Da sich aber zahlreiche Resistenzen (besonders gegen Ampicillin und Tetracycline) ausgebildet haben, ist die **Primärtherapie mit Cotrimoxazol** (2 × 1 Tablette »forte« täglich) nach Erhalt des **Antibiogramms** gegebenenfalls anzupassen. Die **Therapiedauer beträgt fünf bis zehn Tage**.
Gyrasehemmer (z.B. Ciprofloxacin, 2 × 500 mg täglich, Ofloxacin, 2 × 400 mg täglich) sind hocheffektiv und werden bei Erwachsenen wohl die Primärtherapie werden. Da aber gerade bei Shigellen in den vergangenen Jahrzehnten schon viele Antibiotika durch Resistenzentwicklung aus dem therapeutischen Arsenal verschwinden mußten (unkritische Anwendung?), sollte unter hiesigen Bedingungen die endgültige **Ausrichtung der Therapie nach Antibiogramm** erfolgen.

Therapie Bei Dehydratation sind orale Elektrolyt-Glukose-Lösungen notwendig.
Entwickeln sich Fieber und Tenesmen, sollte antibiotisch behandelt werden. Die **Primärtherapie** sollte mit **Cotrimoxazol** durchgeführt werden. Nach Erhalt des **Antibiogramms** muß eventuell umgestellt werden.
Gyrasehemmer sind hocheffektiv.

Prophylaxe. Eine Absonderung des Patienten ist nicht vorgeschrieben, jedoch empfehlenswert, zumindest sollte eine eigene Toilette benutzt werden. Nach Ende der Therapie sind die gesetzlich vorgeschriebenen Stuhlproben zur Überprüfung der Beendigung der Shigellen-Ausscheidung zu veranlassen.
Zur Zeit ist **keine Impfung verfügbar,** so daß die **Grundregeln der Hygiene**, nämlich einwandfreies Trinkwasser, nichtkontaminierte Nahrungsmittel und Desinfektion der Toiletten, die von Kranken oder Ausscheidern benutzt werden, die einfachste Möglichkeit der Prophylaxe darstellen. Bei Aufenthalt in hyperendemischen Ländern (Tropen, Subtropen) sollte an die Chlorierung des Trinkwassers, auch des Wassers zum Zähneputzen, gedacht werden, ebenso ist der Verzicht auf Salate, ungekochte Speisen und ungeschältes Obst dringend zu empfehlen.
Meldepflicht besteht bei Verdacht, Erkrankung, Tod und Ausscheidung.

Prophylaxe Absonderung ist nicht vorgeschrieben, jedoch empfehlenswert. Wichtig ist die Benutzung einer eigenen Toilette. Nach Ende der Therapie müssen die gesetzlich vorgeschriebenen Stuhlproben zum Nachweis der Beendigung der Ausscheidung durchgeführt werden. Die **Grundregeln der Hygiene** müssen eingehalten werden.

Meldepflicht!

2.21 Staphylococcus aureus

2.21 Staphylococcus aureus

▶ ***Definition.*** Staphylococcus aureus ist ein bakterieller Erreger lokaler und septischer Allgemeininfektionen sowie spezifischer toxinvermittelter Durchfälle.

◀ **Definition**

I-36: Staphylococcus aureus

Vorkommen	Übertragungsweg	Kardinalsymptome	Komplikationen	Diagnostik	Therapie	Prophylaxe	Meldepflicht
▷ Haut, Schleimhaut	▷ Verletzung, i.v. Drogenabusus	▷ Furunkel, Lymphangitis	▷ Osteomyelitis, Sepsis, Toxic-Shock-Syndrom, Lyell-Syndrom	▷ Abstrich, Kultur	▷ chirurgisch, Antibiotika		▷ Meldung bei nosokomialer Infektion
▷ Nahrungsmittel	▷ oral	▷ Durchfall	▷ Exsikkose	▷ entfällt	▷ Wasser, Elektrolyte	▷ Hygiene	

Epidemiologie und Pathogenese. Bei vielen Menschen ist Staphylococcus aureus auf Haut und Schleimhaut nachzuweisen, besonders bei Diabetikern, Dialysepatienten, i.v. Drogenabhängigen und Krankenhauspersonal. Von hier aus ist die Besiedlung anderer Menschen möglich. Ausbrüche von Staphylokokkeninfektionen sind beim Auftreten neuer Stämme z.B. in Krankenhäusern möglich. Durch Hautverletzungen können Staphylokokken eindringen und zu **Haut- und Wundinfektionen mit Lymphangitis oder Lymphadenitis** führen. Direkte Ausbreitung in Knochen oder Gelenken ist möglich (**lokaler direkter Weg**).

Epidemiologie und Pathogenese
Bei vielen Menschen ist Staphylococcus aureus auf Haut und Schleimhaut nachzuweisen.
Staphylokokken können zu **Hautinfektionen, Lymphangitis/Lymphadenitis** führen, Ausbreitung in die Tiefe ist möglich (**lokaler direkter Weg**).

Bei Eindringen in die Blutbahn kann es zur Absiedlung in allen Organen kommen (**Sepsis**).
Einige Staphylokokken produzieren **Toxine**, die eine **toxische Epidermolyse** oder das **»Toxic Shock Syndrome«** auslösen.
Nahrungsmittel können mit Staphylokokkentoxin kontaminiert sein, es entsteht eine **Enteritis.**

Bei Eindringen in die Blutbahn kann es zur Absiedlung in allen Organen kommen (**Sepsis**). Schocksymptome sind bei allen Ausbreitungswegen möglich.
Einige Staphylokokkenstämme produzieren **Toxine,** die entweder eine **toxische Epidermolyse** oder das **»Toxic Shock Syndrome«** (Synonym Staphylokokken-Scharlach) auslösen.
Sind **Nahrungsmittel durch Enterotoxinproduzierende Staphylokokken kontaminiert**, entstehen unter ungünstigen Umständen hohe Toxinmengen, die oral aufgenommen eine **Enteritis** auslösen.

Klinik Inkubationszeit der **toxischen Enteritis** ist nur 2–3, maximal 6 Stunden. Zu Beginn treten **heftige Bauchkrämpfe** und massive wäßrige Durchfälle auf, jedoch kein Fieber.
Lokale Reaktionen sind: **Furunkel, Karbunkel** und **Rötung an Einstichstellen.**
Bei Defekten der Immunabwehr sind ausgedehnte Weichteilinfiltrate bis in Knochen und Gelenke möglich.
Auch eine Parotitis kommt bei schlechter Mundpflege schwerkranker Patienten vor.

Klinik. Die Inkubationszeit der **toxischen Enteritis** beträgt nur zwei bis drei, maximal sechs Stunden. Zu Beginn treten **heftige Bauchkrämpfe** auf, nach kurzer Zeit gefolgt von massiven, wäßrigen Durchfällen. Zu Fieber kommt es nicht. Durch den massiven Flüssigkeitsverlust ist in kurzer Zeit ein Kreislaufkollaps möglich. Das Ausmaß der **lokalen Reaktion** hängt von den Begleiterkrankungen ab. Beim Gesunden entwickeln sich **Furunkel, Karbunkel oder Rötungen an Einstichstellen** von Plastikkanülen, die nach Inzision oder Entfernen des Fremdmaterials meist ohne weitere Maßnahmen abheilen. Bei Defekten der Immunabwehr (Diabetes, Niereninsuffizienz, i.v. Drogenabusus) sind ausgedehnte Weichteilinfiltrate, unter Umständen bis in Knochen und Gelenke möglich.
Auch eine eitrige Parotitis bei schlechter Mundpflege schwerkranker Patienten kommt vor. Bei Druck auf die geschwollene, schmerzhafte Speicheldrüse tritt hellgelber Eiter aus dem Ausführungsgang.

Eine **Epidermolyse** kommt i.d.R. nur bei Kindern vor. Das Bild des **»Toxic-Shock-Syndroms«** gleicht dem Scharlach (**I-11**), die **Angina fehlt.** Fieber, Durchfälle, Kreislaufkollaps mit evtl. Nierenversagen, später feinfleckiges Exanthem, typischer feinlamellärer Schuppung der Hände und Füße sind zu beobachten.

Die **Epidermolyse** bei Staphylokokken kommt im Gegensatz zum Lyell-Syndrom praktisch nur bei Kindern vor. Nach abruptem Beginn mit Fieber und Erythem löst sich in kurzer Zeit die Haut unter Blasenbildung ab. Flüssigkeits- und Elektrolytverlust stehen im Vordergrund.
Das Bild des **»Toxic-Shock-Syndroms«** gleicht vom Aspekt dem Scharlach, **die Angina** (I-11) **jedoch fehlt**. Risikofaktoren stellen unter anderem Wundinfektionen dar. Plötzliches Fieber, heftige Durchfälle, Stupor und Kreislaufkollaps mit evtl. Nierenversagen sind bei ausgeprägten Fällen zu beobachten, später ein feinfleckiges Exanthem an Stamm und Extremitäten. In der Heilungsphase tritt eine typische feinlamelläre Schuppung der Hände und Füße auf.

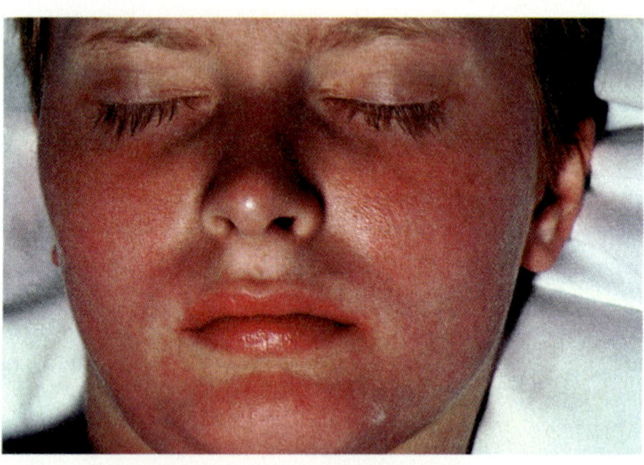

I-11: Toxinschocksyndrom. Ödematöses Gesichtserythem mit perioraler Blässe.

Der **septische Verlauf** ist foudroyant.

Der **septische Verlauf** ist häufig foudroyant und folgt den Gesetzen der Septikämie. Er fällt im Röntgenbild des Thorax durch fleckförmige, weiche Infiltrate auf. Die Letalität ist hoch.

Diagnostik Labor: Leukozytose mit Linksverschiebung und beschleunigte BSG. Oberflächliche Infektionen (Furunkel, Karbunkel) sind vom Aspekt her eindeutig. Bei Mitbeteiligung tieferer Schichten führen bildgebende Verfahren weiter. Entscheidend ist der **Nachweis des Erregers in der Blutkultur** im Punktat oder Abstrich.

Diagnostik. Wegweisend sind Leukozytose mit Linksverschiebung und beschleunigte BSG. Oberflächliche Infektionen (Furunkel, Karbunkel) sind vom Aspekt her eindeutig. Bei Mitbeteiligung von tieferen Schichten können bildgebende Verfahren (Sonographie, Knochenszintigramm, Computertomographie) weiterführen. **Entscheidend ist der Nachweis des Erregers im Punktat, intraoperativ gewonnenem Material und in der Blutkultur**. Bei den toxinvermittelten Krankheitsbildern ist der Toxinnachweis möglich, bei Enteritis aber verzichtbar, da daraus keine Änderung der Therapie erwächst.

Therapie. Für alle lokalisierten Infektionen gilt nach wie vor: **»ubi pus, ibi evacua«** (chirurgische Abszeßdrainage). Bei »Abwehrschwäche« ist der begleitende Einsatz wirksamer **Antibiotika** ratsam. **β-Laktamase-stabile Penicilline** (Flucloxacillin) sind bei der inzwischen zu beobachtenden Resistenzlage Mittel der ersten Wahl. **Bei septischem Verlauf ist die Kombination** mit z.B. einem Aminoglykosidantibiotikum ratsam. Ist der Staphylokokkus penicillinempfindlich, ist das Umsetzen von therapeutischem Nutzen. Clindamycin, Fosfomycin, Rifampicin oder Vancomycin sind Alternativen bei Allergie gegen β-Laktam-Antibiotika oder bei Resistenzen.
Bei **toxinvermittelter Enteritis** steht der **Volumenersatz** im Vordergrund. Bei schwerem Verlauf ist intensivmedizinische Betreuung obligat.

Therapie Bei lokaler Infektion gilt: **»ubi pus, ibi evacua«**. Der Einsatz wirksamer **Antibiotika** ist ratsam (Flucloxacillin, alternativ Clindamycin, Fosfomycin, Rifampicin oder Vancomycin), **bei Sepsis in Kombination** mit einem Aminoglykosidantibiotikum.
Bei **toxischer Enteritis** steht der **Volumenersatz** im Vordergrund.
Bei schwerem Verlauf ist intensivmedizinische Betreuung obligat.

Prophylaxe. Eine Impfung ist nicht möglich. Frühzeitige Erkennung lokaler Probleme (Verweilkanülen) und u.U. chirurgische Intervention sind wirksam. Krankenhaushygiene mit Überwachung der Erreger- und Resistenzsituation sind entscheidend, wenn Epidemien vermieden werden sollen. Dazu gehören Diagnostik und **Meldung im Einzelfall**.

Prophylaxe Hygiene, insbesondere im Krankenhaus mit Überwachung der Erreger- und Resistenzsituation sind entscheidend.

Meldepflicht!

Klinischer Fall

Auf einer Urlaubsreise aß eine vierköpfige Familie an einem Imbißstand Currywurst mit Pommes frites. Nach drei Stunden verspürte der Vater heftigste Bauchschmerzen und Übelkeit, eine halbe Stunde später traten Tenesmen und wäßrige Durchfälle ohne Fieber auf. Bei der Ehefrau traten mit zeitlicher Verzögerung von einer Stunde gleiche, wenn auch mildere Symptome auf. Die zwei Kinder waren beschwerdefrei. Nach zehn Stunden mit häufigen Durchfallepisoden und Tenesmen besserte sich bei oraler Flüssigkeitszufuhr spontan das klinische Bild, nach zwölf Stunden bestand Beschwerdefreiheit.
Bei näherem Nachfragen ergab sich, daß die Kinder das Curry-Ketchup ihrem Vater überlassen hatten, während die Ehefrau ihre Portion selbst genossen hatte.

Klinischer Fall

Eine 48jährige Frau entwickelte sieben Tage nach abdomineller Hysterektomie abendliche Fieberschübe bis 38,5 °C. Zwei Tage später wurde sie bewußtlos in der Toilette aufgefunden. Der Blutdruck betrug 80/40 mmHg, der Puls 110/min. Nach Verlegung in die Medizinische Klinik und ausreichender Substitution von Flüssigkeit klarte die noch fiebernde Patientin auf und berichtete von heftigen Durchfällen in den letzten zwölf Stunden. Abgenommene Blutkulturen waren steril, die Leukozytenzahl nur gering erhöht. Zeichen der Hämokonzentration fehlten, da durch höheren intraoperativen Blutverlust eine Anämie bestanden hatte. Die Wundverhältnisse waren reizlos.
Am nächsten Tag war die Patientin bei weiterer oraler Flüssigkeitszufuhr beschwerdefrei.
Zwei Tage später trat aus der zuvor reizlosen Narbe Eiter aus, in dem Staphylococcus aureus der Phagengruppe I isoliert wurde. Nach lokaler Wundbehandlung erfolgte die reizlose Abheilung.
Am neunten Tag nach Fieberbeginn trat eine feinlamelläre Schuppung an Händen und Füßen auf, sie bestätigte die Annahme eines Staphylokokken-Scharlachs.

2.22 Streptokokken

2.22 Streptokokken

▶ ***Definition.*** Streptokokken können nach lokaler Besiedlung typische Krankheitsbilder (Tonsillitis/Pharyngitis, Scharlach, Erysipel, Impetigo) auslösen oder Ursache einer Sepsis sein. Immunologisch bedingte Nacherkrankungen sind möglich.

◀ **Definition**

I-37: Streptokokken

Vorkommen	Übertragungsweg	Kardinalsymptome	Komplikationen	Diagnostik	Therapie	Prophylaxe	Meldepflicht
A-Streptokokken:							
▷ Haut, Rachen	▷ Verletzung, aerogen	▷ Scharlach Erysipel, Angina	▷ Sepsis, Nacherkrankungen	▷ Abstrich, Serologie	▷ Penicillin, Erythromycin	▷ entfällt, Penicillin langfristig	▷ Erkrankung an Scharlach
B-Streptokokken:							
▷ Darm, Haut, Schleimhaut	▷ perkutan	▷ Sepsis	▷ Meningitis, Osteomyelitis	▷ Blutkultur	▷ Penicillin, Aminoglykosid	▷ entfällt	▷ entfällt

Epidemiologie und Pathogenese
Streptokokken der Gruppe A (S. pyogenes), C und G sind häufig ohne Krankheitserscheinungen in Mund und Rachen zu finden. Neubesiedlung kann zu lokalen Infektionen führen, **Angina, Erysipel oder Impetigo.** Die meisten Symptome werden durch **sezernierte Toxine** verursacht, die z. B. bei fehlender antitoxischer Immunität (Anti-Erythrotoxine) zum **Scharlach** führen.
B-Streptokokken haben Bedeutung als Erreger der Neugeborenen-Sepsis.
Nach Splenektomie ist das Risiko, eine **Sepsis** zu erleiden, deutlich erhöht.

Epidemiologie und Pathogenese. β-hämolysierende Streptokokken der Gruppe A (S. pyogenes), C und G besiedeln häufig ohne Krankheitserscheinungen den menschlichen Mund und Rachen. Neubesiedlung kann zu lokaler Infektion wie **Tonsillitis/Pharyngitis (Streptokokken-Angina), Erysipel oder Impetigo** führen. Die meisten Symptome werden durch **sezernierte Toxine** verursacht, **Scharlach** z. B. entsteht bei fehlender antitoxischer Immunität (Anti-Erythrotoxine).
Streptokokken der Gruppen C und G sind ebenfalls bei lokalen Infektionen zu finden, sie besitzen jedoch kein Erythrotoxin. Streptokokken der Gruppe B werden häufig als apathogene Besiedlung von Mund, Rachen, Darm oder Vagina gefunden. Sie haben Bedeutung als Erreger der Neugeborenensepsis, im Erwachsenenalter sind sie selten pathogen.
Nach Splenektomie besteht ein deutlich erhöhtes **Risiko für** eine foudroyant verlaufende **Sepsis**.

Merke ▶

> ***Merke.*** Alle Streptokokken können ausgehend von lokaler Infektion zu Bakteriämie und damit zur Sepsis führen. Pneumokokken und B-Streptokokken besitzen eine besondere Affinität zu den Meningen.

Klinik Das **Erysipel** tritt meist an den Unterschenkeln, seltener an Arm oder Gesicht auf. Anfangs besteht Druckgefühl. Es bildet sich rasch eine flächenhafte, meist scharf begrenzte Rötung der Haut, mit deutlicher Überwärmung (**I-12**) und evtl. zentralen Bläschen. Fieber und schweres Krankheitsgefühl bis zur Somnolenz können schon früh auftreten. Nach der **Eintrittspforte** ist zu suchen. Oft finden sich Ekzem, Stauungsdermatitis, Interdigitalmykose oder kleine Hautverletzungen. Mit Rezidiven an der gleichen Stelle ist zu rechnen. Es besteht keine Kontagiosität.

Klinik. Ein häufig vorkommendes Krankheitsbild ist das **Erysipel**. Meist an den Unterschenkeln, selten am Arm oder im Gesicht beginnend, verspürt der Patient anfangs ein Druckgefühl. In wenigen Stunden, manchmal erst nach Tagen oder Wochen, bildet sich eine meist scharf begrenzte Rötung der Haut, gelegentlich mit zentral gerichteten Ausläufern, leicht erhaben mit deutlicher Überwärmung (I-**12**). Zentral können Bläschen oder größere Blasen auftreten, die bei Streptokokkengenese selten hämorrhagisch werden. Fieber und schweres Krankheitsgefühl bis zur Somnolenz treten gleichzeitig auf. Nach einer **Eintrittspforte** ist zu suchen, oft finden sich Ekzem, Stauungsdermatitis, eine Interdigitalmykose oder kleine Hautverletzungen, recht oft ist die Suche aber erfolglos. Rezidive mit gleicher Lokalisation sind häufig. Die Erkrankung weist praktisch keine Kontagiosität auf.

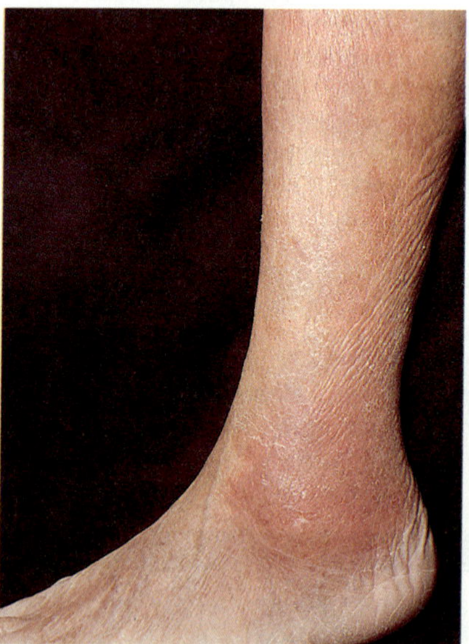

a Beginnendes Erysipel. Das erst nur mäßig ausgeprägte entzündliche Erythem zeigt noch keine wesentliche Schwellung.

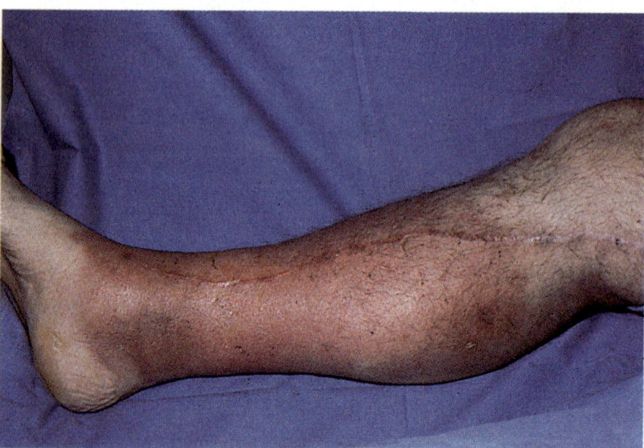

b Fortgeschrittenes Erysipel des gesamten Unterschenkels.

I-12 a, b: Streptokokken.

Streptokokken-Angina und Scharlach sind vor allem im Kindesalter vorkommende, in den letzten Jahrzehnten an Häufigkeit und Schwere wieder zunehmende lokale Infektionen des Rachens mit toxinbedingten Allgemeinerscheinungen. Die Inkubationszeit beträgt zwei bis vier, selten bis zu sieben Tage. Es beginnt mit Kopfschmerzen, Schluckbeschwerden, Fieber über 39 °C am zweiten Tag, Erbrechen. Bauch- und Halsschmerzen sind anfangs uncharakteristisch. Die Tonsillen sind geschwollen, dunkelrot und weisen weißliche Beläge auf. Die zervikalen Lymphknoten sind druckdolent und fest. Das Enanthem tritt an Rachenhinterwand, **weichem** Gaumen und Uvula auf, gelegentlich sind punktförmige Blutungen zu sehen (**I-13**). Die Zunge ist gelblich-weiß belegt.

Streptokokken-Angina und Scharlach sind vor allem im Kindesalter vorkommende lokale Infektionen des Rachens mit toxinbedingten Allgemeinerscheinungen. Die Inkubationszeit beträgt 2–7 Tage, danach abrupter Beginn mit Halsschmerzen, Fieber über 39 °C am 2. Tag. Die Tonsillen sind dunkelrot und weisen **weißliche Beläge** auf, **Enanthem** an Rachenhinterwand, **weichem** Gaumen und Uvula (**I-13**).
Die zervikalen Lymphknoten sind fest, geschwollen.

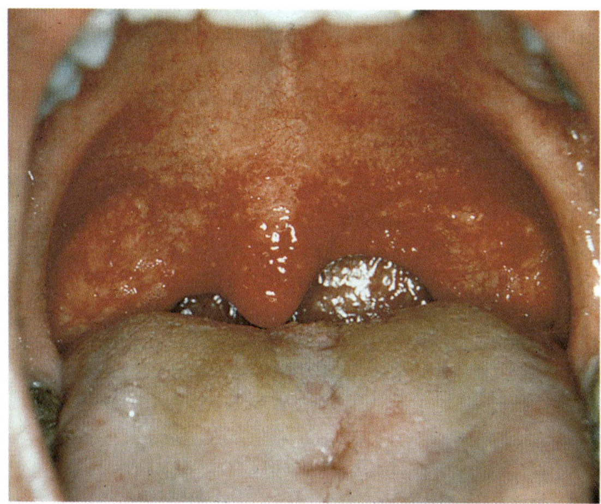

a **Streptokokkeninfektion.** Akute Streptokokkeninfektion mit hochrot-entzündlichen Veränderungen der Pharynx-Schleimhaut, der Tonsillen und der Uvula. Auf den Tonsillen sind gelbe Stippchen zu erkennen, die Uvula ist stark ödematös aufgetrieben, die Entzündung greift auf den weichen Gaumen über.

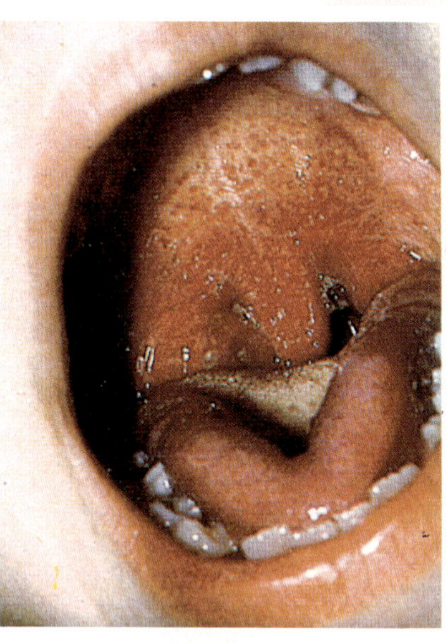

c **Scharlach-Enanthem** an Rachenhinterwand und Uvula. Die Zunge zeigt die typische Himbeerfärbung.

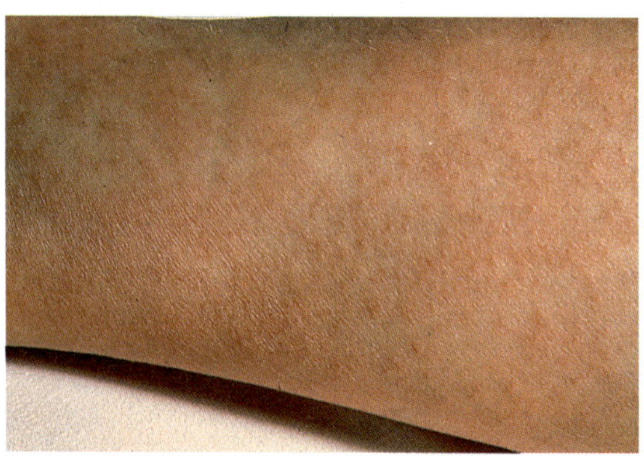

b Die Extremitäten sind die letzten Manifestationsstellen des **Scharlachexanthems**, das hier follikulär betont erscheint.

I-13 a–c: Streptokokken-Angina; Scharlach.

Bei **Scharlach** tritt 12–48 Stunden nach Krankheitsbeginn das typische Exanthem an Hals und oberem Thorax auf, das sich dann auf Rumpf und Extremitäten ausbreitet. Das Gesicht bleibt meist ausgespart. Es beginnt mit einzelnen roten Pünktchen, die Sandpapiercharakter haben und später zu Flächen verlaufen können. Bei Druck auf die Haut mit einem Glasspatel bleiben kleine rote Pünktchen bestehen. Das **Rumpel-Leede-Zeichen ist positiv**. Nur selten finden sich Ikterus und Hepatopathie.

Bei **Scharlach** breitet sich ein typisches Exanthem aus. Das Gesicht bleibt meist ausgespart. Beginn mit roten Pünktchen, die später zu Flächen verlaufen. Das **Rumpel-Leede-Zeichen ist positiv.** Nur selten finden sich Ikterus und Hepatopathie.

Obligat ist das Auftreten einer Schuppung an Händen und Füßen am Ende der ersten Woche.
Per continuitatem kann sich ein **Peritonsillarabszeß** entwickeln, ebenso **Sinusitis und Otitis media.**

Das Auftreten der meist großflächigen Schuppung an Händen und Füßen am Ende der ersten Woche kann praktisch als Sicherung der Diagnose angesehen werden.
Von der Streptokokken-Angina ausgehend können sich per continuitatem **Peritonsillarabszeß, Sinusitis und Otitis media** entwickeln.
Streptokokken-Nacherkrankungen (Arthritis, rheumatisches Fieber, Endokarditis, Glomerulonephritis) sind selten.

Diagnostik Beim **Erysipel** indirekte Hinweise erst später über ASL-O, Antistreptodornase oder Antihyaluronidase möglich.
Bei **Scharlach** ist das klinische Bild entscheidend. Nachweis von Streptokokken mit Typisierung ist anzustreben.

Diagnostik. Beschleunigte Blutsenkung, Leukozytose mit Linksverschiebung und Lymphopenie, seltener zum Ende der ersten Woche zunehmende Eosinophilie und Albuminurie sind zu finden.
Beim **Erysipel** ist der direkte Nachweis nicht möglich. Indirekt kann die Diagnose anhand von Immunreaktionen (Antistreptolysin-O, Antistreptodornase, Antihyaluronidase) im nachhinein wahrscheinlich gemacht werden.
Bei **Scharlach** ist das klinische Bild entscheidend. Nachweis von Streptokokken im Rachenabstrich oder ein Schnelltest sind nicht aussagekräftig, da Streptokokken häufig vorhanden, aber nicht immer die Ursache sind. Die Typisierung kann weiterhelfen.

Immunologische Parameter (ASL-O, Antistreptodornase, Antihyaluronidase) sind im Akutstadium ohne Wert. Titeranstieg ist bei Verdacht auf Streptokokken-Nacherkrankung wertvoll.

Bei allen Streptokokkenerkrankungen sind Bakteriämie und Sepsis möglich.

Immunologische Parameter sind für die Indikation zur Behandlung ohne Wert. Anstiege von Titern für Antistreptolysin-O (ASL-O), Antistreptodornase oder Antihyaluronidase sind erst zwei Wochen nach Krankheitsbeginn signifikant. Sie sind von Wert bei Verdacht auf Streptokokken-Nacherkrankung.
Bei allen lokalen Streptokokkenerkrankungen muß mit der Möglichkeit von Bakteriämie und Sepsis gerechnet werden, bei septischem Verlauf sind **Blutkulturen** erforderlich.

Therapie Streptokokken sind grundsätzlich **penicillinempfindlich**. Deutlich weniger effektiv ist Erythromycin.

Therapie. Streptokokken sind grundsätzlich **penicillinempfindlich**. Bei Lokalinfektion sind 3–6 Mega Penicillin V oral täglich ausreichend, bei schwerem Verlauf 3×5–10 Mega Penicillin G i.v. erforderlich. Deutlich weniger effektiv bei Pencillinunverträglichkeit ist Erythromycin.

Prophylaxe 24 Stunden nach Beginn der Penicillintherapie ist keine Kontagiosität mehr anzunehmen. Bei Streptokokken-Nacherkrankungen Penicillintherapie für ca. 1 Jahr.

Meldepflicht!

Prophylaxe. 24 Stunden nach Beginn der Penicillintherapie ist keine Kontagiosität bei Streptokokken-Angina und Scharlach mehr anzunehmen.
Bei Streptokokken-Nacherkrankungen (Arthritis, rheumatisches Fieber, Endokarditis, Glomerulonephritis) ist die langfristige Behandlung mit Penicillin in niedriger Dosierung für ca. ein Jahr durchzuführen (z.B. 1 Mega Penicillin V p.o. täglich oder Depot-Penicillin alle zwei bis vier Wochen).
Meldepflicht bei Erkrankung an Scharlach.

Klinischer Fall

Eine 62jährige Patientin war vor 3 Jahren an einem Mammakarzinom operiert und anschließend nachbestrahlt worden. Es bestand seither ein Lymphödem des Armes. Mitte April hatte sie, wie jedes Jahr, die Rosen in ihrem Garten zurückgeschnitten. Mitte Juni fühlte sie sich nicht mehr voll leistungsfähig, verspürte nachts vermehrtes Schwitzen. Sieben Tage später bemerkte sie eine geringe Zunahme des Lymphödems und vermehrtes Druckgefühl im Arm. Daraufhin ließ sie sich verstärkt mit Lymphdrainage behandeln.
Eine Woche später trat Schüttelfrost auf, die Körpertemperatur betrug anschließend 40,2 °C. Bei Eintreffen in der Klinik war die Patientin somnolent, der Unterarm war bis zum Ellenbogen flammend gerötet, heiß und deutlich mehr als vorher geschwollen. Am Handrücken fand sich eine 2 mm lange reizlose, mit Schorf belegte Hautläsion.
Bei den Laborwerten fanden sich mäßige Leukozytose und deutliche Beschleunigung der Blutsenkung. Alle anderen Werte waren unauffällig. In Blutkulturen ließen sich A-Streptokokken nachweisen.
Am zweiten Tag der Behandlung mit 3×5 Mega Penicillin G i.v. war die Patientin aufgeklart und fieberfrei. Der Arm war noch geschwollen, Rötung und Überwärmung waren rückläufig. Die Behandlung wurde ambulant noch für weitere sechs Wochen mit Penicillin V fortgesetzt. Nach vier Monaten kam es erneut zu Schwellung, Schmerz und subfebrilen Temperaturen. Der sofortige Beginn mit Penicillin V brachte Besserung in zwei Tagen. Auch diesmal wurde die Behandlung für sechs Wochen durchgeführt. Trotzdem kam es in den folgenden zwei Jahren noch zu zwei Rezidiven, die jedesmal auf Penicillin V ansprachen. Seither ist die Patientin rezidivfrei.

2.23 Syphilis

Synonyme: Lues, harter Schanker

2.23 Syphilis

Synonyme: Lues, harter Schanker

Definition. Die Syphilis ist eine in Stadien ablaufende, zu den Geschlechtskrankheiten zählende bakterielle Infektion durch Treponema pallidum.

◀ **Definition**

I-38: Syphilis

Vorkommen	Übertragungsweg	Kardinalsymptome	Komplikationen (Stadium)	Diagnostik	Therapie	Prophylaxe	Meldepflicht
▷ weltweit, Mensch	▷ Geschlechtsverkehr	▷ I: Ulcus durum II: Exanthem III: leer IV: Aortitis/ZNS	▷ verpaßte Diagnose	▷ Serologie	▷ Penicillin, Erythromycin, Cefuroxim	▷ Kondom, Partnerbehandlung	▷ Erkrankung als Fall

Epidemiologie und Pathogenese. Die Syphilis ist weltweit rückläufig, zum Teil aufgrund großer Behandlungskampagnen in Afrika, Mittel- und Südamerika. In Deutschland waren die Infektionsmeldungen rückläufig, in Folge der Zunahme von AIDS und Drogenabhängigkeit sind die Erkrankungen wieder häufiger. Sie haben vor allem ihr Erscheinungsbild geändert.
Häufigster Übertragungsweg ist **Geschlechtsverkehr während des Stadiums I**, der Infektionsort ist von den Sexualpraktiken abhängig, der Ablauf wird in vier Stadien eingeteilt.

Epidemiologie und Pathogenese
Die Syphilis ist weltweit rückläufig, in Deutschland sind die Erkrankungen durch die Zunahme von AIDS und Drogenabhängigkeit wieder häufiger. Der häufigste Übertragungsweg ist der **Geschlechtsverkehr**, der Infektionsort ist von den Sexualpraktiken abhängig.

Klinik. Ungefähr 2–6 Wochen nach Infektion bildet sich am Ort der Infektion eine Papel, die in ein schmerzloses **Ulkus mit derbem Randwall (Ulcus durum)** übergeht. Wenige Tage später schwellen die regionalen Lymphknoten an, werden derb **(Stadium I).** Unter Narbenbildung heilt das Ulkus auch ohne Behandlung ab. Nach Generalisation und Antikörperentwicklung tritt nach drei bis vier Monaten das **vielgestaltige Bild des Stadium II** auf. Es ist gekennzeichnet durch **Exantheme**, die **alle** bei viralen und bakteriellen Infektionen und Arzneimittelreaktionen bekannten **Bilder** imitieren können. Gleichzeitig treten derbe **generalisierte Lymphknotenschwellungen** auf, routinemäßig sollten auch die Stationen am Ellenbogen erfaßt werden. Eitrige Angina, weißliche Papeln an der Mundschleimhaut und Condylomata lata sind treponemenhaltige typische Befunde. Nach einigen Monaten klingen die Hautveränderungen spontan ab. **Rezidive** können in den folgenden Jahren immer wieder auftreten, typisch sind die **Papeln an Handflächen und Fußsohlen** (S I-1).

Klinik (S I-1)
Stadium I: 2–6 Wochen nach Infektion bildet sich am Ort der Infektion eine Papel, dann ein **Ulkus mit derbem Randwall** (Ulcus durum). Wenige Tage später treten regionale Lymphknotenschwellungen auf.
Stadium II: Nach 3–4 Monaten tritt das **vielgestaltige Bild** des Stadium II auf: **Exanthem – alle Bilder** können vorkommen, gleichzeitig derbe Lymphknotenschwellungen, eitrige Angina, weißliche Papeln an der Mundschleimhaut und Condylomata lata.
Rezidive können immer wieder auftreten, **typisch sind die Papeln an Handflächen und Fußsohlen.**

Merke. In diesen Stadien, besonders im Stadium I, besteht **hohe Kontagiosität**!

◀ **Merke**

Im folgenden **Latenzstadium (Stadium III)** bestehen keine Beschwerden. Gummen kommen heute praktisch nicht mehr vor.
Bei **Nachlassen der Immunität (Stadium IV)** entwickeln sich viele Jahre später **chronisch-entzündliche Gefäßprozesse an ZNS oder Aorta.** Progressive Paralyse (chronische Enzephalitis mit Beeinträchtigung von Psyche und Intellekt) und Tabes dorsalis bzw. Aortitis und Aneurysma der Aorta ascendens sind das heute sehr selten vorkommende klinische Korrelat.

Stadium III: Latenzstadium, keine Beschwerden. Gummen kommen heute praktisch nicht mehr vor.
Stadium IV: Bei **Nachlassen der Immunität** entwickeln sich (selten) viele Jahre später **chronisch-entzündliche Gefäßprozesse an ZNS oder Aorta.**

Diagnostik. Die **frische Infektion** zeigt neben dem typischen Primäraffekt einen Nachweis von **treponemenspezifischen IgM-Antikörpern**. Im klinisch wichtigen **Stadium II** finden sich diese Antikörper in der IgM- **und** IgG-Fraktion im Treponema-pallidum-Hämagglutinations-Test (TPHA) oder Fluoreszenz-Treponema-Antikörper-Test (FTA). IgM-Antikörper werden bei

Diagnostik. Frische Infektionen, spezifische IgM-Antikörper, im **Stadium II** in der IgM- und IgG-Fraktion, im TPHA- oder FTA-Test. IgM-Antikörper werden bei Behandlung

Synopsis I-1: Klinische Manifestationen der Lues

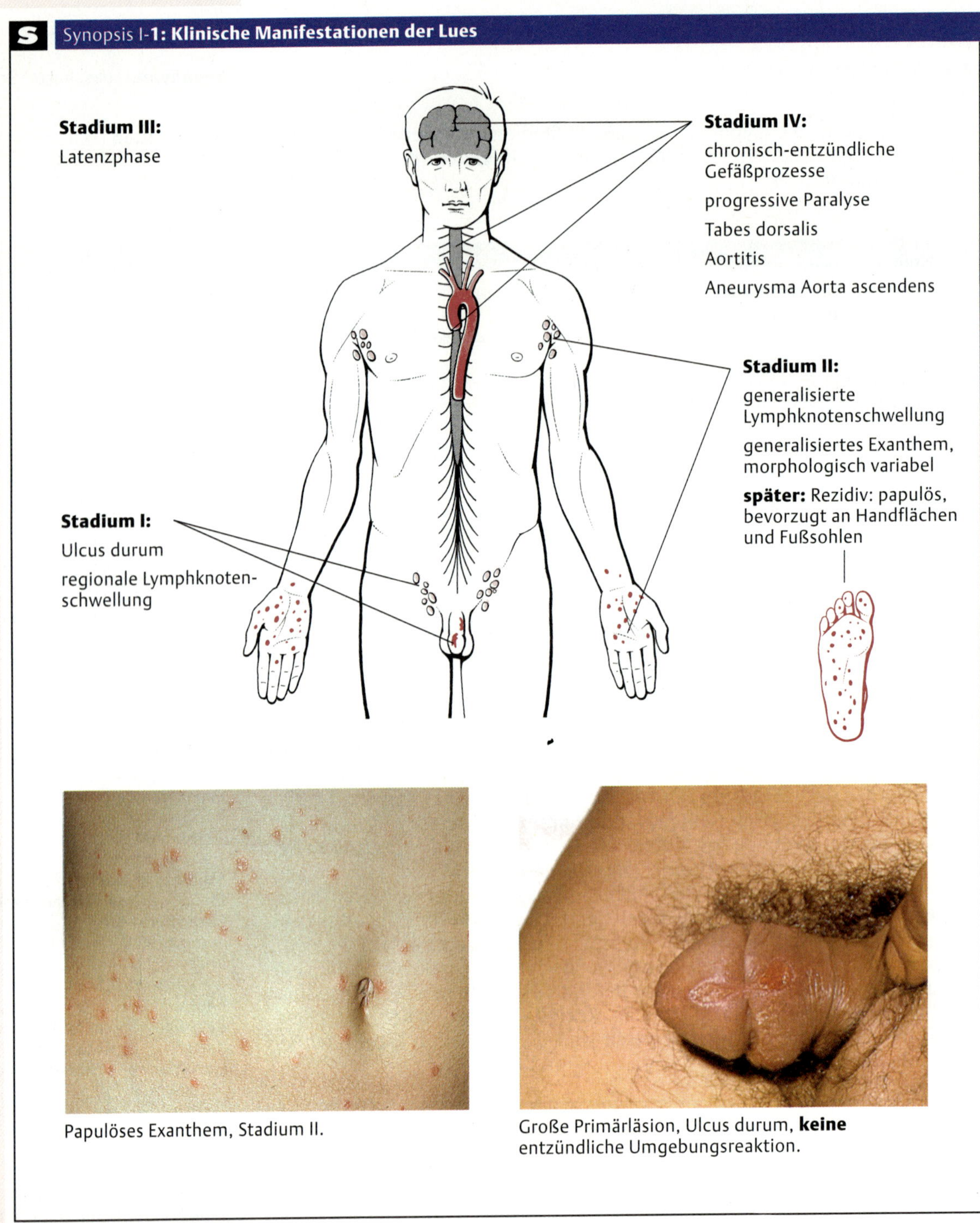

Papulöses Exanthem, Stadium II.

Große Primärläsion, Ulcus durum, **keine** entzündliche Umgebungsreaktion.

nach Monaten negativ, IgG-Antikörper bleiben nachweisbar. Bei **Neurolues** finden sich im Liquor eine lymphozytäre Pleozytose und **IgG-Antikörper.** Als Therapiekontrolle eignet sich der **VDRL-Test.**

Therapie **Penicillin** ist das Mittel der Wahl.

Bei Penicillinallergie Erythromycin oder Cefuroxim.

Behandlung nach Monaten negativ, IgG-Antikörper bleiben lebenslang bestehen (anamnestischer Titer).

Bei der **Neurolues** finden sich im Liquor neben einer lymphozytären Pleozytose **IgG-Antikörper**. Als Therapiekontrolle eignet sich der **VDRL-Tes**t.

Therapie. Nach wie vor ist Penicillin Mittel der Wahl. Im Stadium I und II sind 2,4 Mega Benzathin-Penicillin einmalig i.m. als Depot meist ausreichend, besser sind jedoch 1,2 Mega täglich für 14 Tage. Besteht die Infektion länger als ein Jahr, sind drei Injektionen von 2,4 Mega in wöchentlichen Abständen günstiger.

Herxheimer-Reaktionen sind möglich, sie sind **keine Allergie!**

Bei Penicillinallergie kann auf Erythromycin, 4×500 mg täglich p.o. (drei Wochen), oder Cefuroxim, 2 g täglich. i.m (zwei Wochen), ausgewichen werden.
Nach behandelter Syphilis besteht **keine lebenslange Immunität!**
Im **Stadium IV (ZNS-Befall)** sind für vier Wochen hohe parenterale Dosen erforderlich, 2×10 Mega Penicillin G täglich.

Nach behandelter Syphilis besteht **keine lebenslange Immunität!**

> ***Merke.*** Serologische Kontrolle des Therapieerfolgs mit dem VDRL-Test muß vierteljährlich durchgeführt werden.

◀ **Merke**

Prophylaxe. An Diagnostik und Therapie der Partner ist zu denken. **Anonyme Meldepflicht** bei Erkrankung und Tod.

Prophylaxe Diagnostik und Therapie der Partner.
Anonyme Meldepflicht!

2.24 Tetanus

2.24 Tetanus

> ***Definition.*** Tetanus (Wundstarrkrampf) entsteht nach Infektion mit dem Anaerobier Clostridium tetani durch dessen Exotoxin, das tonische Muskelkrämpfe auslöst.

◀ **Definition**

I-39: Tetanus

Vorkommen	Übertragungsweg	Kardinalsymptome	Komplikationen	Diagnostik	Therapie	Prophylaxe	Meldepflicht
▷ weltweit	▷ Verletzung, Inokulation	▷ Trismus, Dysphagie	▷ Aspiration, Atemlähmung	▷ klinisch	▷ Hyperimmunglobulin, Penicillin/Doxycyclin, Muskelrelaxation, Beatmung	▷ Impfung	▷ Verdacht, Erkrankung, Tod

Epidemiologie und Pathogenese. Das anaerobe Bakterium Clostridium tetani kommt weltweit in der Darmflora von Mensch und Tier, **vor allem aber in Staub und Erde** vor. Die Sporen sind sehr widerstandsfähig gegen Hitze und können über lange Zeit infektionsfähig bleiben. Bei Verletzung, auch der kleinsten, können Erreger unter die Haut gebracht werden. Hauptsächlich in warmen, tropischen Gegenden kommt Tetanus gehäuft vor, in Mitteleuropa ist das Krankheitsbild durch höheren medizinischen Standard selten. Insgesamt wird von der WHO angenommen, daß pro Jahr weltweit eine Million Menschen an Tetanus versterben.
Die Clostridien vermehren sich am Ort des Einbringens, stark wirksame **Exotoxine** gelangen auf dem Blutweg oder diffundieren direkt in motorische und sympathische Nervenfasern, nach zentripetaler Wanderung werden die **inhibitorischen Neurone irreversibel gehemmt**. **Tonussteigerung** überwiegt und **reflektorisch ausgelöste Spasmen** der Muskeln verstärken das Bild. Die Extremitäten werden wenig betroffen.

Epidemiologie und Pathogenese
C. tetani kommt weltweit **vor allem in Staub und Erde** vor. Seine Sporen sind widerstandsfähig gegen Umwelteinflüsse und können über lange Zeit infektionsfähig bleiben.
Clostridien vermehren sich am Ort des Einbringens. Stark wirksame **Exotoxine** gelangen in motorische und sympathische Nervenfasern, **inhibitorische Neurone werden irreversibel gehemmt. Tonussteigerung** überwiegt, und **reflektorisch ausgelöste Spasmen** der Muskeln verstärken das Bild.

Klinik. Die Inkubationszeit beträgt für gewöhnlich ein bis zwei Wochen, nur selten kürzer (drei Tage) oder länger (drei Monate). **Tonischer Krampf der Kaumuskulatur (Trismus),** der mimischen Muskulatur und der Schlundmuskeln stehen am Anfang. Hals-, Rücken- und Bauchmuskeln folgen. Gleichzeitig reflektorisch auftretende Spasmen ganzer Muskelgruppen führen z.B. zum Opisthotonus und können Atembewegungen unmöglich machen. **Hypersalivation** und Schluckstörung verursachen beim anschließenden Atemholen Aspiration und Pneumonie. Langdauernder Larynxspasmus führt zur Asphyxie.

Klinik Beginn mit **tonischem Krampf der Kaumuskulatur (Trismus)**, der mimischen Muskulatur und der Schlundmuskeln. Hals-, Rücken- und Bauchmuskeln folgen. Gleichzeitig treten reflektorische Spasmen ganzer Muskelgruppen, z.B. Opisthotonus und der Atemmuskulatur, auf. **Hypersalivation** und Schluckstörung sind Vorbedingung für Aspiration und Pneumonie. Larynxspasmus führt zur Asphyxie.

Diagnostik. Die Diagnose muß **klinisch gestellt** werden. Laborergebnisse (Antikörpernachweis) tragen kaum zur Diagnosefindung bei.

Diagnostik Die Diagnose muß **klinisch gestellt** werden. Laborergebnisse (Antikörpernachweis) kommen zu spät.

Therapie **Humanes Tetanus-Hyperimmunglobulin** und **chirurgische Revision** der Wunde, antibiotische Therapie mit **Penicillin G**, bei Penicillinallergie **Doxycyclin**, sorgt für verminderten Toxinanfall, **ausreichende Sedierung** (Diazepam) und **Muskelrelaxation**, Beatmung, parenterale Ernährung und Ausgleich von Elektrolyten unter intensivmedizinischen Bedingungen.

Therapie. **Humanes Tetanus-Hyperimmunglobulin**, abhängig von der Schwere des Krankheitsbildes 5000–10 000 IE i.m. am ersten Tag, anschließend 3000 IE täglich, sind der Beginn der antitoxischen Therapie. Wenn noch möglich, muß die vermutliche **Eintrittspforte chirurgisch gründlich revidiert** werden. Antibiotische Therapie mit **Penicillin G**, 4×5 Mega als Kurzinfusion, **bei Penicillinallergie Doxycyclin** 200 mg täglich i.v., sorgt für Keimreduktion und damit verminderten Toxinanfall.
Entscheidend für das Überleben sind **ausreichende Sedierung** (Diazepam), **Muskelrelaxation**, Beatmung, parenterale Ernährung und Ausgleich von Elektrolyten unter intensivmedizinischen Bedingungen.

Prophylaxe **Simultanimpfung** mit Tetanus-Hyperimmunglobulin und Tetanus-Toxoid. **Fortführung** mit Tetanus-Toxoid nach 2–4 Wochen und 1 Jahr.
Bei kurz zurückliegender Auffrischung reichen 0,5 ml Tetanus-Toxoid.
Bei stark kontaminierten Wunden ist neben chirurgischer Sanierung Penicillin V p.o. oder Doxycyclin p.o. für 10 Tage ratsam.

Meldepflicht!

Prophylaxe. **Simultanimpfung** mit Tetanus-Hyperimmunglobulin (250 IE i.m.) und Tetanus-Toxoid (0,5 ml i.m.) an unterschiedlichen Stellen (links/rechts) ist erforderlich bei fehlender, zweifelhafter oder mehr als sieben Jahre zurückliegender Grundimmunisierung. Die **Fortführung der aktiven Schutzimpfung** mit Tetanus-Toxoid nach zwei bis vier Wochen und nach einem Jahr **muß eindringlich betont** werden.
Bei nicht länger als einem Jahr zurückliegender Auffrischung reicht eine Injektion von 0,5 ml Tetanus-Toxoid.
Bei stark kontaminierten Wunden ist neben gründlicher chirurgischer Sanierung die Behandlung mit Penicillin V (3×1 Mega p.o. täglich) oder Doxycyclin (100 mg p.o. täglich) für zehn Tage ratsam.
Meldepflicht bei Verdacht, Erkrankung, Tod.

2.25 Typhus und Paratyphus

2.25 Typhus und Paratyphus

Definition ▶

▶ ***Definition.*** Typhus und Paratyphus (A,B,C) sind bei uns seltene, septisch verlaufende bakterielle Infektionen.

I-40: Typhus/Paratyphus

Vorkommen	Übertragungsweg	Kardinalsymptome	Komplikationen	Diagnostik	Therapie	Prophylaxe	Meldepflicht
▷ Mensch	▷ fäkal, oral	▷ Fieber, Roseolen, Somnolenz	▷ Darmblutung, Darmperforation, Dauerausscheider	▷ Blutkultur (Stuhlkultur), (Serologie)	▷ Ampicillin, Cotrimoxazol, Chinolone	▷ Impfung	▷ Verdacht, Erkrankung, Tod, Ausscheider

Epidemiologie und Pathogenese Salmonella typhi und paratyphi kommen **nur beim Menschen** vor, Ausscheider sind die Quellen neuer Infektionen.
Kontaminiertes Wasser während des Urlaubs in Ländern mit hygienisch nicht einwandfreier Wasserversorgung ist meist die Ursache.
Nach **oraler Aufnahme** dringen die Salmonellen in die Darmwand ein und vermehren sich in den mesenterialen Lymphknoten. Von dort gelangen **Bakterien in die Blutbahn**. Dadurch ist die **Besiedlung der Organe**, z. B. Haut, Gallengänge, möglich.
Die Erreger werden über die Galle wieder in den Darm ausgeschieden.
Bei **erneuter Invasion** in Darmwand und Lymphknoten treten **hypergische Reaktionen** mit ggf. akuter intestinaler Blutung auf.

Epidemiologie und Pathogenese. Der Mensch als Ausscheider von Salmonella typhi und paratyphi ist die Quelle neuer Infektionen, da diese Salmonellen im Gegensatz zu den Enteritis-Salmonellen **ausschließlich beim Menschen** vorkommen. Bei Epidemien ist meist durch den Menschen kontaminiertes Trinkwasser die Infektionsquelle. Für hier vorkommende Fälle sind Fehler während des Urlaubs in Ländern mit hygienisch nicht einwandfreier Wasserversorgung verantwortlich. Genuß von Muscheln, Krabben, Hummer und Austern werden ebenfalls diskutiert.
Nach **oraler Aufnahme** kontaminierter Speisen und Getränke dringen die Typhus-Salmonellen in die Darmwand ein, vermehren sich zunächst unter Granulombildung dort, dann in den mesenterialen Lymphknoten. Von dort gelangen zunächst geringe Mengen an **Bakterien** auf dem Lymphweg **in die Blutbahn.** Die langsame Präsentation von Antigen führt zu klinisch wenig typischen Reaktionen. Jetzt ist die **Besiedlung der Organe** (z.B. Haut – Roseolen, Gallengänge – Gallensteine!) möglich, die **Erreger werden über die Galle wieder in den Darm ausgeschieden**. In Galle, Gallengängen und Darm herrschen für die Vermehrung der Salmonellen günstige Bedingungen. Kommt es jetzt zur **erneuten Invasion** in Darmwand und Lymphknoten, sind **hyperergische Reaktionen** zu erwarten, die die Ursache für akute intestinale Blutungskomplikationen sind.

S. paratyphi zeigt bei septischem Verlauf das gleiche Bild, die Infektion bietet jedoch auch oft das Bild eines schweren Verlaufs bei Infektion mit Enteritis-Salmonellen.

Paratyphus kann auch wie eine fieberhafte Enteritis aussehen.

Klinik. Das klinische Bild von Typhus und häufig auch von Paratyphus ist im formalen Ablauf gleichartig. Nach 7–21Tagen mit **anfangs schleichendem, uncharakteristischem Beginn** ist der **Status febrilis ohne führende Organsymptome** das »Leitsymptom«. Schüttelfrost ist eine ausgesprochene Rarität. Auffallend in diesem Stadium sind die **Benommenheit** der Patienten, die auf Nachfrage **nächtliche Alpträume** angeben, und feinblasige Rasselgeräusche über den basalen Lungenabschnitten. Kopfschmerz, relative Bradykardie und Splenomegalie sind eher untypisch oder selten.
Fragen nach Auslandsaufenthalt oder Besonderheiten der Ernährung (Trinkwasser, Austern) gehören zum Anamnesestandard. Tägliche Suche nach **Roseolen am Bauch**, wenige Millimeter groß, auf Druck nicht verschwindend, gehören zur Diagnostik, da sie fast immer die Diagnose klinisch sichern (I-**14**).

Klinik Typhus und häufig auch Paratyphus sind im formalen Ablauf gleichartig. Nach 7–21 Tagen ist der **Status febrilis ohne führende Organsymptome das »Leitsymptom«.**
Auffallend sind die **Benommenheit** und **feinblasige Rasselgeräusche** über den Lungen, selten Kopfschmerz, relative Bradykardie und Splenomegalie.
Fragen nach Auslandsaufenthalt oder Besonderheiten der Ernährung (z. B. Trinkwasser, Austern) sind zu stellen. Tägliche Suche nach **Roseolen am Bauch**, da diese die Diagnose klinisch sichern (I-**14**).

I-14: Roseolen bei Typhus.

Im allgemeinen sind bei rechtzeitiger Therapie keine Komplikationen zu beobachten, mit Entfieberung ist nach drei bis fünf Tagen zu rechnen.
Intestinale Blutung aus Ulzera im terminalen Dünndarm kommt selten in fortgeschrittenem Stadium vor. Gallensteinträger haben ein erhöhtes Risiko, zu Dauerausscheidern zu werden.
Die Vorschriften des Bundesseuchengesetzes (eigene Toilette) sind zu beachten. Die Entlassung aus dem Krankenhaus kann nach Entfieberung und bei **Nachweis negativer Stuhlkulturen** erfolgen – in Abhängigkeit von den örtlich geltenden Durchführungsvorschriften.

Bei rechtzeitiger Therapie keine Komplikationen, Entfieberung nach 3–5 Tagen.
Intestinale Blutung kommt selten vor. Gallensteinträger haben ein erhöhtes Risiko, zu Dauerausscheidern zu werden.
Die Vorschriften des Bundesseuchengesetzes sind zu beachten. Die Entlassung kann nach Entfieberung und **negativen Stuhlkulturen** erfolgen.

Diagnostik. **Leukopenie** und **Eosinopenie** können zwar bei Vorhandensein wegweisend sein, sind aber keineswegs obligat. Fehlender Anstieg der Leukozytenzahlen trotz septischen Verlaufs ist eher als Ausschluß anderer Erkrankungen zu werten.

Diagnostik **Leukopenie** und **Eosinopenie** können bei Vorhandensein wegweisend sein, sind aber nicht beweisend.

Merke. Abnahme einer ausreichenden Anzahl von **Blutkulturen** im frühen Stadium ist entscheidend.

◀ **Merke**

Erst in späteren Wochen, nur sehr selten frühzeitig, sind Kulturen von Stuhl oder Urin positiv. Aufgrund weltweit zunehmender Resistenzen ist auf die **Resistenztestung** nach Erhalt zu reagieren.
Der Nachweis von Antikörpern mit der **Gruber-Widal-Reaktion ist wenig zuverlässig**, häufig in den für den Therapiebeginn entscheidenden Phasen negativ.

Auf die **Resistenztestung** ist zu reagieren. Der Nachweis von Antikörpern mit der **Gruber-Widal-Reaktion ist wenig zuverlässig**.

Therapie Chloramphenicol, weltweit das Standardantibiotikum, heilt den Typhus, sollte aber nicht mehr Standard sein, da die Rate an Dauerausscheidern dem Verlauf bei Spontanheilung entspricht.
Cotrimoxazol oder Ampicillin i.v. über 2 Wochen sind bessere Alternativen.
Chinolone werden diese Therapie wahrscheinlich ablösen.

Prophylaxe Frühzeitige Therapie ist die beste Voraussetzung für die Verhinderung von Dauerausscheidern. Prophylaktische orale Schutzimpfung vor Reisen in südliche Länder (kein 100 %iger Schutz).
Trotzdem Beachten der Grundregeln der Hygiene!

Meldepflicht!

Therapie. Ziel der antibiotischen Therapie ist die Beseitigung der Sepsis und die Verhinderung des Ausscheidertums. Chloramphenicol, weltweit das Standardantibiotikum, heilt den Typhus, die Rate an Dauerausscheidern entspricht aber dem Verlauf bei Spontanheilung. **Cotrimoxazol** in einer Dosierung von zwei »forte«-Tabletten täglich über zwei Wochen ist eine Alternative. Günstigere Ergebnisse, da bei ausreichender Dosierung kaum Dauerausscheider resultieren, sind mit **Ampicillin** 3×4 g i.v. täglich über zwei Wochen zu erreichen. **Chinolone** (Gyrasehemmer) werden diese Therapieschemata wahrscheinlich ablösen.

Prophylaxe. Frühzeitige und effektive Therapie bietet die besten Voraussetzungen für die Verhinderung der Dauerausscheidung. Denn der Mensch ist das einzige Reservoir der Typhus-Salmonellen. Dies wäre der entscheidende Schritt zur Elimination.
Prophylaktisch ist eine orale Typhus-Schutzimpfung (Typhoral) vor Reisen in südliche Länder verfügbar. Es wird allerdings kein vollständiger Schutz erreicht (ca. 90 %). **Werden die Hygieneregeln mißachtet, ist trotzdem eine Infektion möglich.**
Meldepflicht bei Verdacht, Erkrankung, Tod und Ausscheidern.

2.26 Yersiniosen

Definition ▶

Definition. Yersiniosen sind bakterielle Infektionen (Anthropozoonosen), die beim Menschen Durchfall (Y. enterocolitica, Y. pseudotuberculosis) oder das septische Bild der Pest (Y. pestis) verursachen können.

I-41: Yersiniosen

Vorkommen	Übertragungsweg	Kardinalsymptome	Komplikationen	Diagnostik	Therapie	Prophylaxe	Meldepflicht
▷ Yersinia enterocolitica ▷ Y. pseudotuberculosis	▷ Wasser, Milch, Nahrungsmittel	▷ Durchfall, ▷ Lymphadenitis mesenterica	▷ Pseudoappendizitis, Erythema nodosum, Arthritis	▷ Stuhlkultur Serologie,	▷ meist Spontanheilung, evtl. Doxycyclin, Cotrimoxazol, Ciprofloxazin	▷ Hygiene	▷ Verdacht, Erkrankung, Tod
▷ Y. pestis (Ratte, Floh)	▷ Flohbiß, Inhalation	▷ Sepsis		▷ Lymphknotenaspirat	▷ Doxycyclin, Streptomycin	▷ Hygiene, Rattenbekämpfung	▷ Verdacht, Erkrankung, Tod

Epidemiologie und Pathogenese
Die Infektion durch **Yersinia enterocolitica und Y. pseudotuberculosis** scheint im kühleren Klima häufiger zu sein.
Nach oraler Aufnahme **kontaminierter Nahrungsmittel** (rohes Fleisch, Milch, Wasser) vermehrt sich **Y. enterocolitica** im menschlichen Dünndarm, es entsteht **Durchfall.**
Y. pseudotuberculosis wird nach Kontakt mit Tieren oral aufgenommen und verursacht mesenteriale Lymphadenitis besonders im **Ileozökalbereich.** Durchfälle sind selten.
Der infizierte Mensch ist praktisch keine Infektionsquelle.
Es kann zur **Pseudoappendizitis, zu postinfektiösen Arthritiden und Erythema nodosum** kommen.
Bakteriämien sind selten.

Epidemiologie und Pathogenese. Die genaue Häufigkeit der Infektion durch **Yersinia enterocolitica und Y. pseudotuberculosis** ist weltweit nur zu schätzen. Im kühleren Klima tritt sie häufiger auf, ein Anteil von ca. 2 % der **Durchfallerkrankungen** dürfte für Europa eine realistische Schätzung sein. Nicht alle isolierten Serotypen besitzen Pathogenität, eine Subtypisierung ist zur Einordnung der Kausalität bei Erkrankung erforderlich.
Nach oraler Aufnahme kontaminierter Nahrungsmittel vermehrt sich **Y. enterocolitica** im pH-Bereich des menschlichen Dünndarms optimal. **Kontaminierte Nahrungsmittel** (rohes Fleisch, Milch) und Wasser sind für die Weiterverbreitung des Erregers aus dem Tierreservoir anzunehmen. Genaue Daten über die minimal notwendige Infektionsdosis sind nicht bekannt.
Y. pseudotuberculosis wird vorzugsweise im Winter nach Kontakt mit Tieren oral aufgenommen, es kommt zur Entzündung der mesenterialen Lymphknoten besonders im Ileozökalbereich. Durchfälle sind seltener.
Der infizierte Mensch ist praktisch keine Infektionsquelle.
Im Kindesalter kommt es vor allem zur **Pseudoappendizitis**, im Erwachsenenalter eher zu den Komplikationen der **postinfektiösen Arthritis** oder des **Erythema nodosum**.
Bakteriämien kommen vor, sie verlaufen bei Grunderkrankungen mit beeinträchtigter Makrophagenfunktion schwer.

Klinik. Nach einer Inkubationszeit von ein bis elf Tagen stehen bei **Y. enterocolitica Durchfall**, nicht sehr hohes Fieber und **besonders bei Kindern** Bauchschmerzen im Vordergrund, seltener Erbrechen. Diese Symptome verschwinden fast immer nach wenigen Tagen.
Seltener sind zusätzlich **Entzündung und Ulzerationen im Bereich von terminalem Ileum und Kolon** mit diffusem Schmerz im rechten Unterbauch und Blutbeimengungen im Stuhl. In schweren Fällen kann sich ein **toxisches Megakolon** entwickeln.
Nach Bakteriämie kann es bei Grunderkrankungen mit beeinträchtigter Makrophagenfunktion (Leberzirrhose, Alkoholkrankheit, Hämochromatose, hämolytische Anämien, Mangelernährung) ohne Durchfall zu Absiedelung und **Abszeßbildung** in vielen Organen kommen. Die Mortalität ist dann sehr hoch.
Die **Y.-pseudotuberculosis**-Infektion verläuft invasiv zur Lymphadenitis im Mesenterialbereich. Die **Pseudoappendizitis**, vorzugsweise im Kindesalter, macht sich durch Fieber und Schmerzen im rechten Mittel- und Unterbauch bemerkbar. Häufig sind auch Pharyngitis und Mitbeteiligung zervikaler Lymphknoten zu finden.
Postinfektiöse Komplikationen sind bei Yersinien zu beobachten, **Erythema nodosum** (I-15), selten Reiter-Syndrom, Glomerulonephritis, Myokarditis, am häufigsten **reaktive Arthritiden**. Bis zwei Wochen nach Infektion sind ein oder mehrere große Gelenke, selten Sprunggelenke, betroffen. Die Beschwerden halten mehrere Monate an, um dann spontan zu verschwinden.

Klinik **Y. enterocolitica:** Inkubationszeit von wenigen Tagen, **Durchfall**, wenig Fieber und Bauchschmerzen für einige Tage. Seltener **Entzündung und Ulzerationen im Bereich von terminalem Ileum** mit Schmerz im rechten Unterbauch, in schweren Fällen **toxisches Megakolon** mit hoher Mortalität.

Bei schweren Grunderkrankungen kann nach Bakteriämie **Abszeßbildung** in vielen Organen mit hoher Mortalität vorkommen.

Y. pseudotuberculosis: Lymphadenitis im Mesenterialbereich; **Pseudoappendizitis** (Fieber und Schmerzen im rechten Mittel- und Unterbauch), Pharyngitis und zervikale Lymphome.

Postinfektiöse Komplikationen: Erythema nodosum (**I-15**), Reiter-Syndrom, Myokarditis, Glomerulonephritis, am häufigsten **reaktive Arthritiden.**

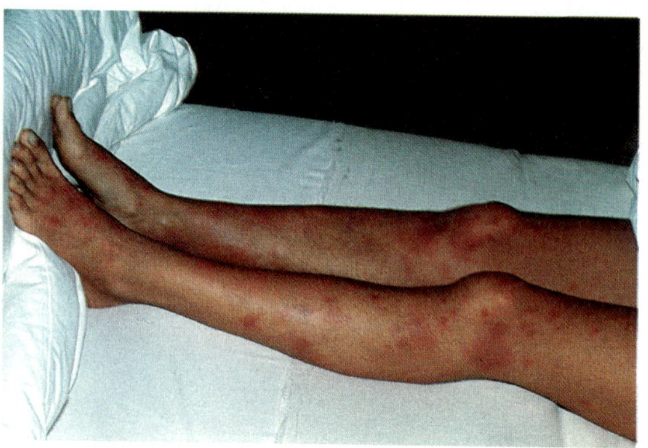

I-15: Erythema nodosum nach Yersinia-enterocolitica-Enteritis.

Diagnostik. Unspezifische Laborparameter wie beschleunigte BSG und Leukozytose mit Linksverschiebung müssen zusammen mit den **klinischen Symptomen** zur Verdachtsdiagnose führen. Alle beweisenden Ergebnisse treffen zu spät für die Entscheidung zur Therapie ein.

Diagnostik Laborparameter müssen zusammen mit **klinischen Symptomen** zur Verdachtsdiagnose führen.

> ***Merke.*** Bei Einsendung von Stuhl oder anderen Materialien zur mikrobiologischen Untersuchung muß auf die Möglichkeit von Yersinien hingewiesen werden, die besondere Kultivierungsverfahren erfordern.

◀ **Merke**

Positive Ergebnisse brauchen lange Zeit, stellen also keine Entscheidungskriterien für die Therapie dar. Serologische Parameter werden ab der zweiten Krankheitswoche positiv, auch dies ist zu spät für die Festlegung der Therapie. Sie sind aber zur Abklärung bei Arthritis von Wert. Auf Kreuzreaktionen (Brucellen, Salmonellen, Rickettsien, Morganella) muß geachtet werden. Die Antikörper bleiben über Jahre nachweisbar, was die Deutung bei reaktiver Arthritis erschwert.
In Gelenkpunktaten finden sich neben vermehrt Granulozyten Yersinia-Antigene, jedoch keine kultivierbaren Yersinien.

Positive Ergebnisse von Stuhlkulturen brauchen zu lange für die Entscheidung zur Therapie.
Serologische Parameter werden ab der 2. Krankheitswoche positiv. Sie sind zur Abklärung bei reaktiver Arthritis von Wert.

Therapie. Die meisten Infektionen bedürfen **keiner Therapie**, sie sind selbstlimitiert. Antibiotische Therapie konnte klinisch keine positive Beeinflussung aufzeigen.

Therapie Die meisten Infektionen bedürfen **keiner Therapie**, sie sind selbstlimitiert.

Bei **Lymphadenitis mit Pseudoappendizitis** hat sich die Behandlung mit **Doxycyclin, Cotrimoxazol oder Ciprofloxacin** bewährt. Bei septischen Verläufen und Immunsuppression ist die Kombination mit einem Aminoglykosid ratsam.

In klinischer Praxis hat sich die Behandlung schwerer Verläufe (**Lymphadenitis mit Pseudoappendizitis**) über eine Woche bewährt: **Doxycyclin** 2 × 100 mg täglich (nicht bei Kindern vor dem achten Lebensjahr), **Cotrimoxazol** »forte«. 2 × 1 Tablette täglich, **Ciprofloxacin** 2 × 500 mg täglich (nicht bei Kindern im Wachstumsalter).
Bei septischen Verläufen ist die Kombination mit einem Aminoglykosid (z. B. Gentamicin) bis zum Vorliegen der Resistenztestung ratsam, ebenfalls bei Immunsuppression. Die älteren Cephalosporine sind wirkungslos, ob die neueren Entwicklungen mehr leisten können ist noch unsicher.
Meldepflicht bei Erkrankung und Tod.

Meldepflicht!

Bei der **Pest** ist die Ratte das Reservoir, der Rattenfloh der Vektor. An der Bißstelle bildet sich eine Pustel mit Einschmelzung der Lymphknoten (**Bubonenpest, I-16**).
Nach Inhalation der Erreger kommt es in kürzester Zeit zu **Lungenpest.**

Die **Pest,** die früher in großen Seuchenzügen viele Opfer forderte, führt heute nur noch selten zu Erkrankungen, die auf die Endemiegebiete Südostasiens, Ostafrikas und Amerikas beschränkt sind. Die Ratte ist das Reservoir, der Rattenfloh der Vektor. Beim Beißvorgang regurgitieren infizierte Flöhe **Y.-pestis**-haltigen Mageninhalt auf die menschliche Haut, es kommt an der Bißstelle zur Pustelbildung mit Einschmelzung der regionalen Lymphknoten (**Bubonenpest, I-16 a, b**)). Fortschreiten mit Bakteriämie führt zu einer sehr häufig letalen Sepsis. Nach Inhalation der Erreger entwickelt sich die foudroyant in kürzester Zeit zum Tode führende **Lungenpest.**

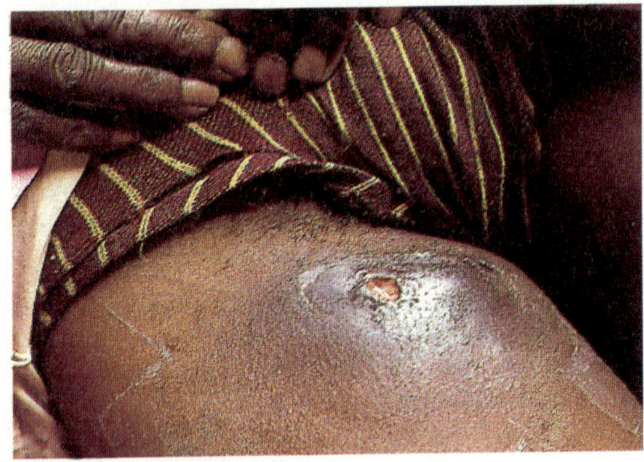

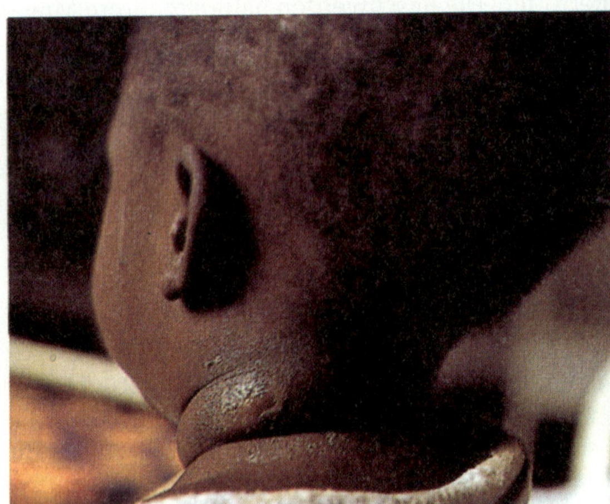

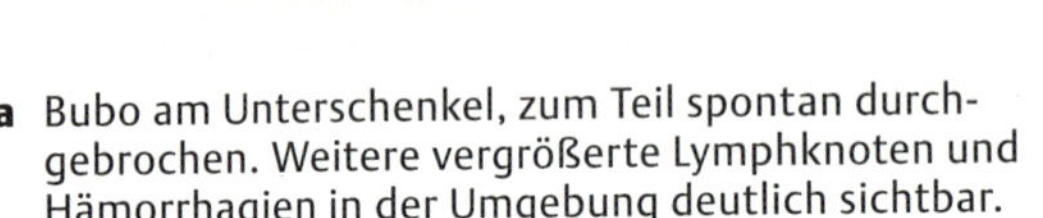

a Bubo am Unterschenkel, zum Teil spontan durchgebrochen. Weitere vergrößerte Lymphknoten und Hämorrhagien in der Umgebung deutlich sichtbar.

b Bubo am Hals.

I-16 a, b: Pest.

Der Erregernachweis ist nach **Feinnadelaspiration aus Lymphknoten** und im Sputum bei Lungenpest möglich. Bei Bakteriämie sind Blutkulturen positiv. **Alles Material – Aspirat, Sputum bei Lungenpest! – ist hochinfektiös.** Tetracycline und Streptomycin sind wirksam.
Meldepflicht!

Bei der Bubonenpest ist nach **Feinnadelaspiration aus Lymphknoten** der Erregernachweis möglich, bei bakteriämischer Form sind Blutkulturen positiv.
Sämtliches Material – Aspirat, Sputum (Übertragung von Mensch zu Mensch!) bei Lungenpest! – ist höchstinfektiös.
Tetracycline (Doxycyclin) und Streptomycin sind wirksam.
Meldepflicht bei Verdacht, Erkrankung, Tod. Für Erkrankte besteht **Absonderungspflicht.**

3 Virusinfekte

3.1 AIDS

Definition. AIDS ist die Abkürzung für »**A**cquired **I**mmuno**d**eficiency **S**yndrome«, das **erworbene Immundefekt-Syndrom.**
Damit wird das Endstadium einer Infektion mit dem »**h**uman **i**mmunodeficiency **v**irus **1**« (**HIV-1**, früher HTLV-III) oder HIV-2 verstanden. Weitere Viren sind in der Diskussion.

3 Virusinfekte

3.1 AIDS

◀ Definition

Pathogenese. HIV ist ein **Retrovirus**, das neben Hüllproteinen als wichtigste Bestandteile Virus-RNA sowie die Enzyme Protease und »reverse transkriptase« enthält. Das Virus kann sich nach Infektion an alle Zellen binden, die den Antigenrezeptor CD4 tragen, vor allem T-Helferzellen. Es gibt aber offensichtlich noch andere Wege der Penetration in Zellen. Gleichzeitig scheint es aber auch einigen Individuen möglich zu sein, durch »richtige T-Zell-Antwort« eine Infektion zu verhindern.
Außer dem zellgebundenen HIV sind in Abhängigkeit vom jeweiligen Infektionsstadium auch sehr große Mengen zellfreie HIV im Plasma infizierter Menschen nachweisbar.
Nach Integration in das Wirtsgenom beginnt das Stadium der Latenz. In dieser Zeit entgeht das Virus den Eliminationsmechanismen der Immunabwehr, serologisch ist die Infektion aber durch den Nachweis von Antikörpern gegen HIV bereits zu beweisen.
Auslöser für die Weiterentwicklung der Infektion, Virusreplikation und Befall weiterer Zellen könnte die Fähigkeit des Virus sein, ständig zu mutieren und so der Immunabwehr so lange zu entgehen, bis ein Zeitpunkt einer längeren Phase der Immunsuppression aus anderen Gründen erreicht ist. Dann wäre der entscheidende Sprung im Befall infizierter Zellen geschafft (**sogenanntes Mutationsmodell**).
Höhere Wahrscheinlichkeit könnte dem sogenannten **Erschöpfungsmodell** zukommen. Hohe Virusreplikationsraten führen zu hohen **Verlusten von CD4-Zellen**, deren Bildungsrate schließlich erschöpft wird, die Zellzahl sinkt ab. Das Stadium der Immundefizienz ist erreicht. Die dann zu findende hohe Viruslast ist auf die Vermehrung in Makrophagen zurückzuführen.

Pathogenese HIV ist ein **Retrovirus**, das die Enzyme Protease und »reverse transkriptase« enthält.
Bindung an den Antigenrezeptor CD4 vor allem der T-Helferzellen.

Außer zellgebundenem HIV ist auch zahlreich zellfreies HIV im Plasma infizierter Menschen nachweisbar. Nach Integration in das Wirtsgenom beginnt das Stadium der Latenz. In dieser Zeit entgeht das Virus den Eliminationsmechanismen der Immunabwehr, Nachweis von Antikörpern gegen HIV.
Die Weiterentwicklung der Infektion könnte durch ständige Mutation des Virus gefördert werden. In einer Zeit längerer Immunsuppression wäre der entscheidende Sprung im Befall infizierter Zellen geschafft (sog. **Mutationsmodell**).
Höhere Wahrscheinlichkeit hat das sog. **Erschöpfungsmodell**. Hohe Virusreplikationsraten führen zu hohen **Verlusten von CD4-Zellen**, deren erschöpfte Bildungsrate führt in das Stadium der Immundefizienz.
Gradmesser ist die Gesamtzahl der T-Helferzellen im peripheren Blut, kritische Grenze 200 pro µl.

Das Krankheitsbild wird vor allem durch die klinische Phänomenologie beschrieben, als Gradmesser der Schwere wird die Gesamtzahl der T-Helferzellen im peripheren Blut herangezogen.
Bei einem mittleren Abfall von 50 Zellen pro µl und Jahr wird eine Grenze von 200 pro µl als kritisch betrachtet.

Epidemiologie. Die wesentlichen **Wege der Übertragung** waren schon früh bekannt (▦ I-**42**):
1. Geschlechtsverkehr (anal, oral und vaginal)
2. Übertragung von kontaminiertem Blut, Blutbestandteilen oder -produkten
3. Infektion in utero und peripartal.

Die Infektionsgefährdung des medizinischen Personals ist äußerst gering, selbst bei penetrierenden Hautverletzungen mit kontaminiertem Material (z. B. Nadelstichverletzung) beträgt die Infektionsrate 4‰.
Andere Übertragungswege (Haushalt, Geschirr, Toilette, Speichel, Insekten) sind nicht erwiesen.
Da bis zu 15 Jahre zwischen Infektion und Ausbruch der Erkrankung liegen können, ist z. Z. nur ein Teil der Infizierten bekannt. Für die Bundesrepublik wurde eine Verdoppelung der Zahl an AIDS Erkrankter alle 12 Monate angenommen. Diese Annahme scheint sich jedoch nicht zu bestätigen.
1988 betrug die Zahl der gemeldeten Fälle über 2000. Davon entfielen 75% auf Intimkontakte, 10% auf i.v. Drogenabhängige und 8% auf Übertragung durch Blut oder Blutprodukte.

Epidemiologie Die **wesentlichen Übertragungswege** sind ungeschützter Geschlechtsverkehr, Inokulation von Blut(-bestandteilen) und Infektionen in utero oder peripartal.

Die Infektionsgefährdung des medizinischen Personals ist gering. Bei penetrierenden Hautverletzungen mit kontaminiertem Material (z. B. Nadelstichverletzung) Infektionsrate 4‰.

Viele Jahre liegen zwischen Infektion und Ausbruch, es ist zur Zeit nur ein Teil der Infizierten bekannt. Für die Bundesrepublik wurde eine Verdoppelung der Zahl Erkrankter alle 12 Monate angenommen. Diese Annahme scheint sich nicht zu bestätigen.

I-42: Häufigkeit der Infektion mit HIV

HIV-1-Exposition	Infektions-Wahrscheinlichkeit	Anteil an Erkrankungen
Geschlechtsverkehr	< 1 %	ca. 75 %
i.v. Drogen	ca. 5 %	ca. 10 %
Transfusion	> 90 %	ca. 5 %
Perinatal	30 %	ca. 10 %
Medizinpersonal	< 0,1 %	< 0,01 %

Klinik Die Inkubationszeit beträgt 5 Tage bis 3 Monate. Neben unspezifischen Allgemeinsymptomen treten in der 1. Phase auch eine Vielzahl anderer Symptome auf (I-**43**).

Klinik. Zwischen Infektion und ersten Krankheitserscheinungen, einem mononukleoseähnlichen Bild, liegen 5 Tage bis 3 Monate. Fieber, Abgeschlagenheit, Schweißausbrüche, Kopf-, Gelenk-, Glieder- und Muskelschmerzen, Angina, Lymphknotenschwellungen und ein makulo-papulöses Exanthem treten plötzlich auf und können bis zu 14 Tage andauern. Seltener, aber ebenso, können der Magen-Darmtrakt mit Diarrhöen und das Nervensystem mit Neuropathien oder Meningoenzephalitis als Erstmanifestation möglich sein. Im Blutbild sind die für Virusinfektionen typischen Befunde von Leukopenie und häufiger auch Thrombozytopenie zu sehen (I-**43**).

I-43: Symptome der 1. Phase

	Häufigkeit
▷ Fieber	fast 100 %
▷ Lymphknotenschwellungen	80 %
▷ Angina	80 %
▷ Makulo-papulöses Exanthem	70 %
▷ Glieder-, Muskelschmerzen	60 %
▷ Thrombozytopenie	50 %
▷ Leukopenie	40 %
▷ Erhöhte Leberwerte	25 %
▷ Diarrhöen	30 %
▷ Neuropathien	10 %
▷ Meningoenzephalitis	10 %

Nach langem symptomfreiem Intervall, **2. Phase** der Infektion, das **LAS** (**L**ymph**a**denopathie-**S**yndrom) mit generalisierten Lymphomen.
In der 3. Phase, **ARC** (**A**IDS **r**elated **c**omplex), kommen zahlreiche Symptome (I-**44**) dazu.

Danach schließt sich ein meist jahrelanges symptomfreies Intervall an. Dann stellt sich die **2. Phase** der Infektion ein, das **LAS** (**L**ymph**a**denopathie-**S**yndrom). In diesem Stadium der generalisierten Lymphadenopathie finden sich an mindestens zwei extrainguinalen Lokalisationen schmerzlose, > 1 cm große Lymphome ohne Druckschmerz oder Rötung.
In einer 3. Phase, dem **ARC** (**A**IDS **r**elated **c**omplex), fallen zusätzlich auf:

I-44: Symptome der 3. Phase

- ▷ Lymphknotenschwellungen
- ▷ Ungeklärte subfebrile Temperaturen
- ▷ Gewichtsverlust
- ▷ Konzentrationsschwäche, Müdigkeit
- ▷ Nachtschweiß
- ▷ Durchfälle
- ▷ Kopfschmerzen
- ▷ Unspezifische Hauteffloreszenzen

Merke ▶

Merke. Es gibt aber praktisch kein Symptom und keinen Befund, der nicht durch HIV-Infektion bedingt sein kann.

Entscheidend ist die **Zahl der T-Helferzellen.**

Entscheidend für den weiteren Verlauf in dieser Phase ist die **absolute Zahl der T-Helferzellen** im peripheren Blut.

I-45: Krankheitsbilder, die nach der Falldefinition für Europa bei Jugendlichen (≥ 13 Jahre) und Erwachsenen zur Diagnose AIDS führen

Krankheitsbild/Erreger	Diagnose AIDS wird gestellt: nur bei diagnostisch gesicherter Erkrankung*	auch bei klinischem Verdacht**
▷ Candidiasis des Ösophagus		ja
▷ Candidiasis der Trachea, Bronchien, Lunge	ja	
▷ HIV-Enzephalopathie	ja	
▷ Herpes-simplex-Virus-bedingte chronische Ulzera (> 1 Monat), Bronchitis, Pneumonie, Ösophagitis	ja	
▷ Histoplasmose, extrapulmonal oder disseminiert	ja	
▷ Isosporidiasis	ja	
▷ Kaposi-Sarkom		ja
▷ Kokzidioidomykose, extrapulmonal oder disseminiert	ja	
▷ Kryptokokkose, extrapulmonal	ja	
▷ Kryptosporidiose, chronisch intestinal (> 1 Monat)	ja	
▷ Lymphome, Burkitt-Typ	ja	
▷ Lympome, immunoblastischer Typ	ja	
▷ Lymphome, primär zerebral	ja	
▷ **Mycobacterium-avium-**Komplex oder **M. kansasii** extrapulmonal oder disseminiert		ja
▷ **Mycobacterium tuberculosis**, alle Formen	ja	
▷ Mykobakterien, andere und nicht klassifizierte Typen, extrapulmonal oder disseminiert	ja	
▷ **Pneumocystis-carinii-**Pneumonie		ja
▷ Pneumonien, wiederholt (> 1 in 12 Monaten)	ja	
▷ progressive multifokale Leukenzephalopathie	ja	
▷ Salmonellen-Septikämie, wiederholt	ja	
▷ Toxoplasmose des Gehirns		ja
▷ Wasting-Syndrom (HIV-Kachexie)	ja	
▷ Zervixkarzinom, invasiv	ja	
▷ Zytomegalie-Virus-(CMV-)Erkrankung (anderer Organe als Leber, Milz oder Lymphknoten)	ja	
▷ Zytomegalie-Virus(CMV-)Retinitis		ja

* histopathologischer bzw. mikrobiologischer Nachweis
** nur bei gesicherter HIV-Infektion

Am nützlichsten für die klinische Arbeit erscheint die **Frankfurter Stadieneinteilung** (I-46).
Seit 1995, dem Zeitpunkt der antiretroviralen Kombinationstherapie mit Proteasehemmstoffen, muß ein dramatischer Wandel an Morbidität und Mortalität an opportunistischen Infektionen registriert werden.
Frühzeitige Diagnostik schon bei geringstem Verdacht soll nach ausführlicher Schilderung der derzeitigen prophylaktischen Therapiemöglichkeiten angestrebt werden.

Antiretrovirale Kombinationstherapie mit Proteasehemmern hat einen dramatischen Wandel opportunistischer Infektionen bewirkt.
Frühzeitige Diagnostik bei geringstem Verdacht soll nach ausführlicher Schilderung der derzeitigen prophylaktischen Therapiemöglichkeiten angestrebt werden.

Diagnostik. Nach Infektion mit HIV können **direkte Verfahren** zum Virusnachweis, nach Einsetzen der Antikörperantwort **indirekte immunologische Methoden** eingesetzt werden.
Von den direkten Verfahren ist die **Polymerase-Kettenreaktion (PCR)** zur Zeit das empfindlichste Verfahren. Ebenso wie der **HIV-p24-Antigentest** ist die PCR aber besonderen Fragestellungen vorbehalten.

Diagnostik Es gibt **direkte Verfahren** zum Virusnachweis, nach Einsetzen der Antikörperantwort **indirekte immunologische Methoden. Polymerase-Kettenreaktion (PCR)** ebenso wie **p24-Antigentest** sind besonderen Fragestellungen vorbehalten.

I-46: Frankfurter Stadieneinteilung der HIV-Infektion

Stadium	Definition
1 a	gesunde Personen mit erhöhtem Risiko für eine HIV-Infektion, AK negativ
1 b	asymptomatische HIV-Träger
2 a	HIV-positive Patienten mit/ohne LAS, mäßiger Immundefekt (CD4/8 0,5–1,0)
2 b	HIV-positive Patienten mit/ohne LAS, schwerer Immundefekt (CD4/8 < 0,5), CD4-Zellen < 350/µl
3	Patienten mit AIDS (CDC-Definition)

Merke ▶

▶ ***Merke.*** **Standard-Suchtest ist der HIV-ELISA** als Nachweis der Immunantwort auf eine HIV-Infektion.

Hochspezifischer Bestätigungstest ist der **Western blot**. Es gibt nichts Schlimmeres als aufgrund technischer Fehler falsch-positiv oder falsch-negativ ausgefallene Ergebnisse zu übermitteln.

Die **generalisierte Lymphadenopathie** ist morphologisch nicht eindeutig. Histologie, Zytologie, Kulturverfahren oder Antigennachweis in repräsentativem Material sind die Methoden zur Sicherung der Diagnose einer auf AIDS hinweisenden Erkrankung.

Als Bestätigungstest im positiven Fall wird der **»Western blot«** am häufigsten angewandt. Wichtig ist bei berechtigtem klinischem Verdacht die Diskussion der übermittelten Ergebnisse mit dem durchführenden Labor, erst recht wenn diese nicht mit den Erwartungen übereinstimmen. Es gibt nichts Schlimmeres als aufgrund technischer Fehler falsch-positiv oder falsch-negativ ausgefallene Ergebnisse zu übermitteln.
Histologisch läßt sich bei **generalisierter Lymphadenopathie** eine unspezifische follikuläre Hyperplasie nachweisen, die morphologisch nicht eindeutig ist. Daher ist aggressives Vorgehen mit Biopsie, Histologie und mikrobiologischer Untersuchung (Bakterien, Pilze, Viren) bei entsprechendem Verdacht anzustreben.
Histologischer oder zytologischer Nachweis, Kulturverfahren oder Antigennachweis in repräsentativem Material, sind Methoden zur Sicherung der Diagnose einer auf AIDS hinweisenden Erkrankung.

Prognose Die mittlere Inkubationszeit für AIDS scheint bei zehn Jahren zu liegen, länger für HIV-2 als für HIV-1. Die mittlere Lebenserwartung nach Entwicklung des Vollbildes AIDS liegt bei einem Jahr, weniger als 20 % leben noch drei Jahre nach Diagnosestellung. Prophylaxe opportunistischer Infektionen hat die mittlere Überlebenszeit nur unwesentlich verlängert.
Der Anteil »gesunder Langzeitpositiver« beträgt 10–14 Jahre nach Infektion ein Drittel.

Prognose. Die mittlere Inkubationszeit für AIDS liegt wohl bei zehn Jahren, sie scheint für HIV-2 länger als für HIV-1 zu sein. Die mittlere Lebenserwartung nach Entwicklung des Vollbildes AIDS liegt bei einem Jahr, weniger als 20% leben noch drei Jahre nach Diagnosestellung. Dies gilt nicht für HIV-Infizierte in Afrika oder Südamerika, da hier das Erkrankungsrisiko für andere Infektionen deutlich höher liegt.
Die Einführung von Maßnahmen zur Prophylaxe opportunistischer Infektionen hat die mittlere Überlebenszeit nur unwesentlich verlängert.
Der Anteil »gesunder Langzeitpositiver« beträgt 10–14 Jahre nach Infektion immerhin ein Drittel, was ungefähr den »Erfahrungen« der großen Seuchenzüge im Europa des Mittelalters entspricht.

3.1.1 Lungenerkrankungen bei AIDS

3.1.1 Lungenerkrankungen bei AIDS

I-47: Infektiöse Ursachen pulmonaler Infiltrate

Häufig:	▷ Pneumocystis carinii ▷ Mycobacterium tuberculosis (kb) ▷ Streptococcus pneumoniae (kb) ▷ Staphylococcus aureus (kb) ▷ Haemophilus influenzae
Selten:	▷ Zytomegalie ▷ Kryptokokken ▷ Nokardien (kb) ▷ Coccidioides ▷ Histoplasmose
Sehr selten:	▷ atypische Mykobakterien ▷ Legionellen ▷ Aspergillen ▷ Toxoplasmose ▷ Strongyloides stercoralis

kb = Kavernenbildung möglich

S Synopsis I-2: **Prima-vista-AIDS-Diagnosen bei typischen opportunistischen Infekten**

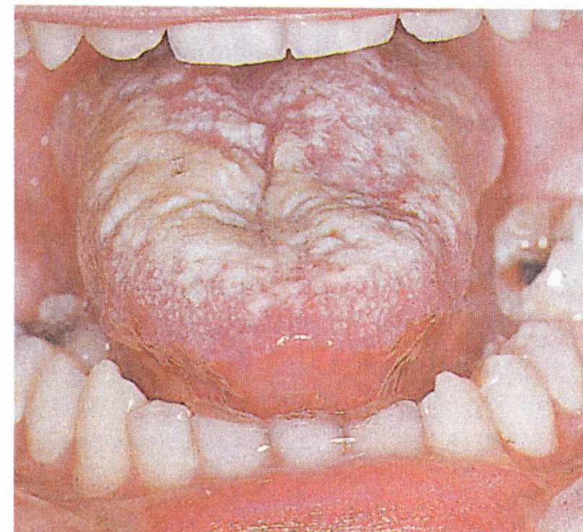

Soor von Zunge und Rachen.

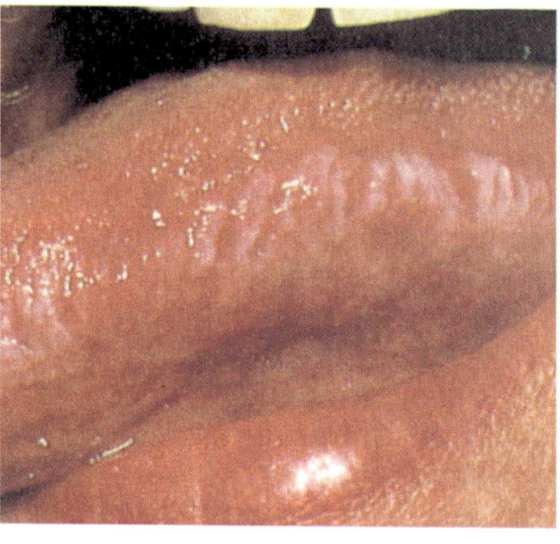

Orale Haarleukoplakie an den seitlichen Zungenrändern. **Längsgestreifte weißliche verruköse Infiltrate durch Epstein-Barr-Virus.**

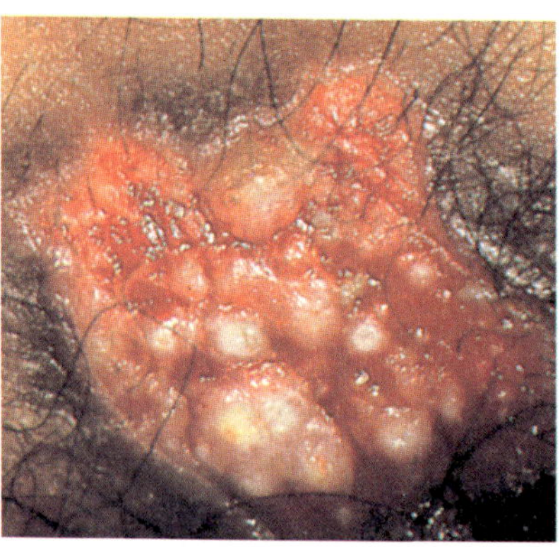

Ulzeröser Herpes simplex analis.

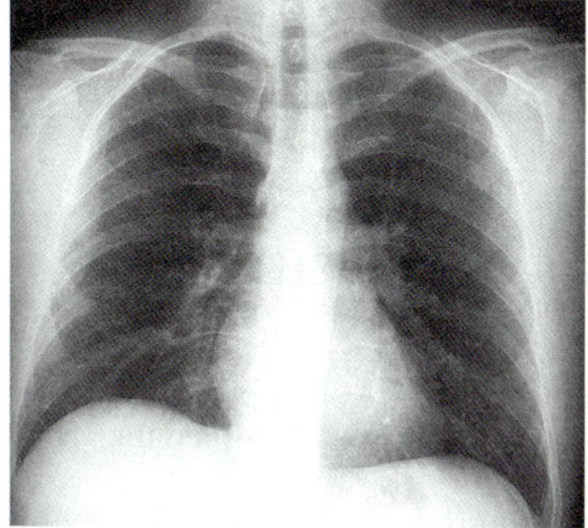

Thorax-Röntgenbild a.p. unspezifisch, diffuse Dichteerhöhung perihilär bei einem **Patienten mit PCP und AIDS.**

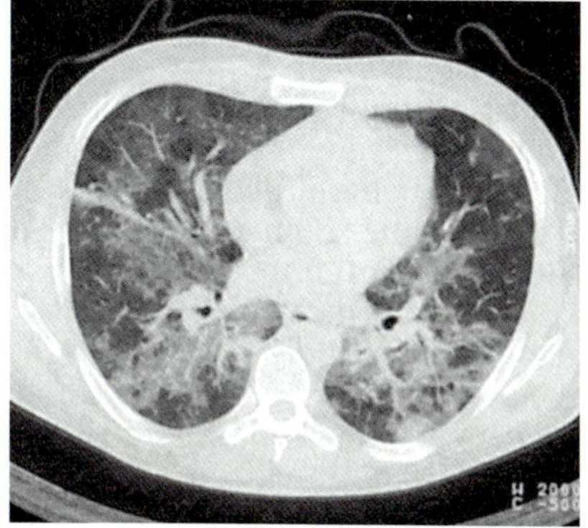

CT der Lunge einer PCP bei AIDS. Über die ganze Lunge verteilte diffuse inhomogene Dichteerhöhung mit dazwischenliegenden Bereichen normalen Lungengewebes.

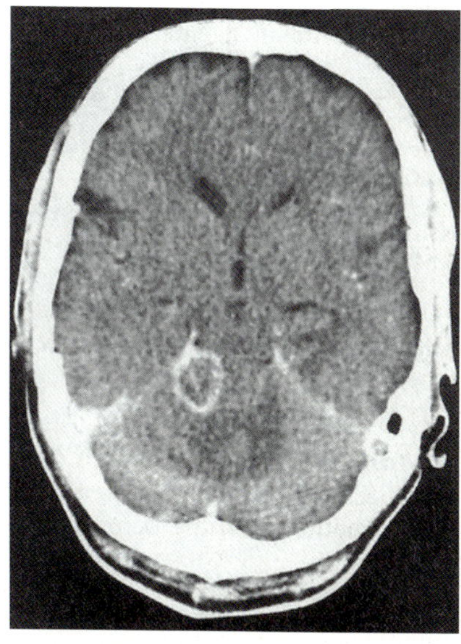

Toxoplasmoseherd im Hirn. Ringförmige Kontrastmittelanreicherung.

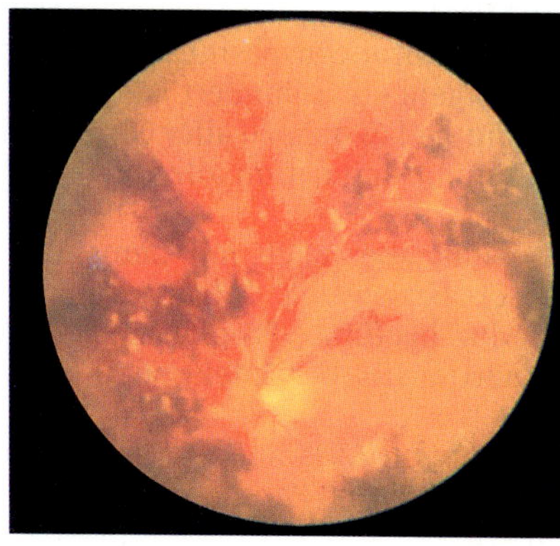

Retinitis durch Zytomegalievirus. Netzhautnekrose mit flächigen Blutungen, weißen Gefäßen als Ausdruck der Vaskulitis und **Cotton-wool-Herde** als Zeichen der Ischämie.

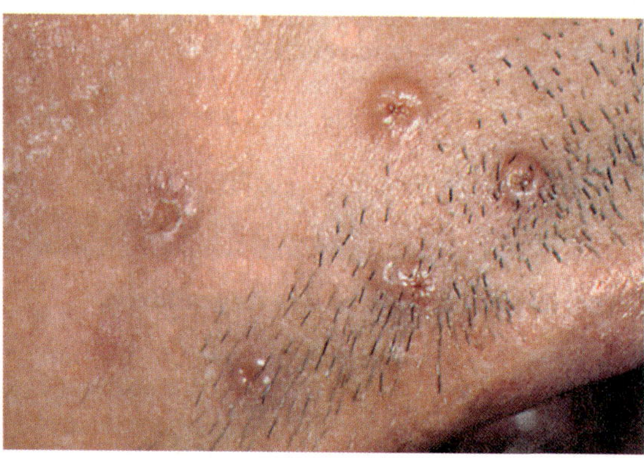

Kutane Kryptokokkose im Gesicht.

Merke ▶

▶ ***Merke.*** Eine **Pneumocystis-carinii-Pneumonie** ist die häufigste opportunistische Infektion und muß Anlaß sein, die Vermutungsdiagnose AIDS zu stellen.

Bei progredienter **Belastungsdyspnoe** entwickeln sich eingeschränkte körperliche Leistungsfähigkeit, subfebrile Temperaturen.
Der Untersuchungsbefund der Lunge ist wie der Röntgen-Thorax im Frühstadium lange trügerisch unauffällig.
Gelegentlich finden sich lobäre Infiltrate, im **Computertomogramm oder Galliumszintigramm** typische **interstitielle Infiltrate.**

Arterieller P_{O2} ist < 70 mmHg, die relative respiratorische Diffusionskapazität < 80 % des erwarteten Wertes. Als nächster Schritt sollten sich **induziertes Sputum oder Bronchoskopie mit Lavage** anschließen. Das gewonnene Material sollte extensiv mikrobiologisch und zytologisch untersucht werden.
Im späteren Verlauf zeigen sich bilaterale Verschattungen.
Mit dem Behandlungsbeginn ist keine Zeit zu verlieren.
Zwei Alternativen kommen in Frage, **Cotrimoxazol in hoher Dosierung** oder **Pentamidin** für 3 Wochen.

Beide Substanzen zeichnen sich durch zahlreiche potentielle Nebenwirkungen aus.

Bei respiratorischer Insuffizienz (P_{O2} < 70 mmHg) verbessert **Prednison** die Prognose.

Die Mortalität ist hoch.
Daher grundsätzlich frühzeitig eine **präventive Aerosoltherapie mit Pentamidin** einleiten.

Die Prävention beginnt bei T-Helferzellzahlen < 200/µl mit der einmal monatlichen Inhalation von 300 mg Pentamidin über einen Vernebler.
Disseminierung von Pneumocystis carinii kann nicht verhindert werden.
Alternativ kann mit dem Vorteil gleichzeitiger Prophylaxe der Toxoplasmosereaktivierung Cotrimoxazol eingesetzt werden (▤ I-**48**).

Pilzpneumonien treten erst spät auf. Nachweis von Pilzen im Sputum heißt nicht Pilzpneumonie! Diese sind selten.

Die Infektion mit dem Pilz **Histoplasma capsulatum** verläuft primär pulmonal progressiv, chronisch maligne. Die Infektion erfolgt **weltweit aerogen** (Vogelkot).

Bei über bis zu 12 Wochen progredienter **Belastungsdyspnoe** mit **trockenem Husten** und eingeschränkter körperlicher Leistungsfähigkeit entwikkeln sich schleichend subfebrile Temperaturen. Der physikalische Untersuchungsbefund der Lunge bleibt lange trügerisch unauffällig, ebenso wie eine Routine-Röntgenaufnahme des Thorax im Frühstadium meist keine Erklärung gibt. Gelegentlich finden sich lobäre Infiltrate. Nach Wochen mit langsamer Progredienz steigert sich die Dyspnoe zu zentraler Zyanose. Im konventionellen Röntgen-Thoraxbild, besser **im Computertomogramm oder Galliumszintigramm** finden sich jetzt **diffuse bilaterale interstitielle Infiltrate.**
Der arterielle Sauerstoffdruck liegt < 70 mmHg, die relative respiratorische Diffusionskapazität beträgt weniger als 80% des erwarteten Wertes. Als nächster Schritt sollte sich entweder Sputumprovokation durch Inhalation hypertoner Kochsalzlösung oder eine **Bronchoskopie mit Lavage** anschließen, da spontan expektoriertes Sputum nur selten einen positiven Erregernachweis ergibt. Das gewonnene Material sollte extensiv mikrobiologisch und zytologisch untersucht werden (Bakterien einschließlich Mykobakterien, Viren, Pilze).
Meist erst im späteren Verlauf zeigen sich radiologisch bilaterale Verschattungen, die zunehmen, bis die Lunge milchglasartig getrübt ist.
Mit dem Behandlungsbeginn ist keine Zeit zu verlieren.
Zur **Therapie** kommen 2 Alternativen in Frage:
Cotrimoxazol: 100 mg Sulfamethoxazol + 20 mg Trimethoprim pro kg KG i.v. in 4 Dosen täglich.
Pentamidin: 4 mg/kg KG täglich i.v.
Beide Substanzen zeichnen sich aber durch zahlreiche potentiell schwere Nebenwirkungen aus, die die 3 Wochen erfordernde Therapiedauer häufig unmöglich machen.
Bei respiratorischer Insuffzienz (P_{O2} < 70 mmHg) verbessern Kortikosteroide die Prognose, wenn sie **frühzeitig** eingesetzt werden.

Prednison:	**Tag 1– 5**	40 mg 2mal täglich
	Tag 6–10	40 mg täglich
	Tag 11–21	20 mg täglich.

Trotz allem ist die primäre Mortalität hoch, ebenso das Risiko eines Rezidivs. Daher sollte grundsätzlich frühzeitig eine **präventive Aerosoltherapie bzw. Rezidivprophylaxe mit Pentamidin** eingeleitet werden, die lediglich Bronchospasmen als Nebenwirkung aufweisen kann.
Die Prävention beginnt bei T-Helferzellzahlen < 200/µl mit der einmal im Monat erfolgenden Inhalation von 300 mg Pentamidin über einen Vernebler, der eine Teilchengröße < 3 µm ermöglicht. Der Bronchospasmus kann durch Zugabe eines β_2-Sympathomimetikums weitgehend verhindert werden.
Disseminierung von Pneumocystis carinii mit Befall nahezu aller Organe, die im Endstadium auftritt, kann durch Pentamidin-Inhalation allerdings nicht verhindert werden.
Alternativ kann, zwar mit höherer Toxizität, aber auch mit dem Vorteil gleichzeiter Prophylaxe der Toxoplasmosereaktivierung, Cotrimoxazol eingesetzt werden (▤ I-**48**). Die konsequent durchgeführte Prophylaxe bewirkt ebenfalls eine Verzögerung anderer opportunistischer Infektionen (Toxoplasmose).
Pilzpneumonien treten erst spät im Verlauf von AIDS auf. Auf keinen Fall darf auf den Nachweis von Pilzen im Sputum auf eine Penumonie geschlossen werden! Echte Pilzpneumonien sind selten.
Die Infektion mit dem Pilz **Histoplasma capsulatum** (amerikanische Histoplasmose) verläuft nach primär pulmonalem Befall progressiv, chronisch maligne. Die Infektion erfolgt **weltweit aerogen**, Vogelkot ist das Reservoir. Während sie normalerweise subklinisch verläuft, kommt es bei AIDS-Patienten rasch zum Progreß.

I-48: Behandlung typischer Infektionen bei AIDS-Patienten

Erreger	Medikamente	tägliche Dosis	Dauer
Pneumocystis carinii	Cotrimoxazol	20 mg Trimethoprim + 100 mg Sulfamethoxazol pro kg KG (= 3 × 2 Ampullen i.v. pro 25 kg KG) (= 3 × 1 »forte«-Tbl. p.o. pro 25 kg KG)	3 Wochen
	oder Pentamidin	4 mg/kg KG i.v.	3 Wochen
	oder Trimethoprim + Dapson	3 × 20 mg/kg KG p.o. 100 mg p.o.	3 Wochen 3 Wochen
Histoplasmose	Amphotericin B	1 mg/kg KG	2 Monate
Kokzidioidomykose (pulmonal) disseminiert	 Ketoconazol Ketoconazol	 800 mg p.o. 2000 mg p.o.	 2 Monate 6 Monate
	oder Amphotericin B	1 mg/kg KG i.v.	8 Wochen
Kryptokokkose	Amphotericin B	1 mg/kg KG i.v.	8 Wochen
	oder Amphotericin B + Flucytosin	0,3 mg/kg KG i.v. 4 × 100 mg/kg KG i.v.	8 Wochen 8 Wochen
	oder Fluconazol	1. Dosis 400, dann 200 mg	3 Monate
Nokardiose	Cotrimoxazol	3 × 2 Ampullen pro 25 kg KG	bis 2 Monate
	oder Sulfadiazin + Amikacin	3 × 2 g p.o. 10 mg/kg KG i.v.	bis 2 Monate bis 2 Monate
Herpes simplex mukokutan disseminiert Enzephalitis	 Aciclovir Aciclovir Aciclovir	 3 × 5 mg/kg KG i.v. 4 × 5 mg/kg KG i.v. 3 × 10 mg/kg KG i.v.	 10 Tage 10 Tage > 14 Tage
Varizella-Zoster lokal generalisiert	 Aciclovir Aciclovir	 5 × 800 mg p.o. 3 × 10 mg/kg KG i.v.	 10 Tage 14 Tage
Zytomegalie	Ganciclovir oder Foscarnet	2 × 5 mg/kg KG i.v. 3 × 40 mg/kg KG	2 Wochen 2 Wochen
Toxoplasmose	Sulfadiazin + Pyrimethamin + Folinsäure	3 × 2 g p.o. 100 mg p.o. 15 mg p.o.	bis 2 Monate bis 2 Monate bis 2 Monate
	oder Pyrimethamin + Folinsäure + Clarithromycin	75 mg p.o. 15 mg p.o. 4 × 500 mg p.o.	bis 2 Monate bis 2 Monate bis 2 Monate
Kryptosporidiose	symptomatische Therapie		
Candida • **Mundhöhle**	 Itraconazol oder Ketoconazol oder Fluconazol	 100 mg p.o. 2 × 200 mg p.o. 100 mg p.o.	 1 Woche 1 Woche 1 Woche
• **Ösophagus**	Ketoconazol oder Fluconazol bei fehlendem Ansprechen Amphotericin B	400 mg p.o. 1. Dosis 200, dann 100 mg p.o. 0,3 mg/kg KG i.v.	2 Wochen 2 Wochen 2 Wochen
Systemische Mykose	Amphotericin B evtl. + Flucytosin	1 mg/kg KG i.v. (Testdosis, langsame Steigerung) 35 mg/kg KG i.v.	2 Monate 2 Monate
	oder Fluconazol	1. Dosis 400, dann 200 mg p.o.	2 Monate

KG = Körpergewicht

Fieber und fleckförmige **disseminierte Lungeninfiltrate** treten nach 2 Wochen akut auf. In der bronchoalveolären Lavage, in Hautulzera läßt sich Histoplasma nachweisen. **Therapeutisch** Amphotericin B (▤ I-**48**).
Die Infektion mit dem Pilz **Coccidioides immitis** verläuft nach aerogener Infektion primär pulmonal. **Reiseanamnese.** Makulöse Hautherde lassen **histologisch** Granulome mit zentraler Verkäsung erkennen.
Mikrobiologischer Nachweis im Sputum sichert die Diagnose. Therapie mit **Ketoconazol** (▤ I-**48**).

Fieber und fleckförmige **disseminierte Lungeninfiltrate** treten nach 2 Wochen akut auf. In der bronchoalveolären Lavage, bei Hautherden in Abstrichen von Ulzera läßt sich Histoplasma nachweisen.
Therapeutisch muß Amphotericin B eingesetzt werden (▤ I-**48**).

Die Infektion mit dem Pilz **Coccidioides immitis** verläuft primär pulmonal. Nach aerogener Infektion (Südwesten der USA, Mittel-/Südamerika) treten Fieber, Husten und Nachtschweiß auf. Reiseanamnese ist also wichtig! Nach kurzfristiger Lungenmanifestation kommt es zur lympho- und hämatogenen Aussaat. Makulöse generalisierte Hauterscheinungen lassen **histologisch** Granulome mit zentraler Verkäsung erkennen.
Mikrobiologischer Nachweis der Erreger im Sputum stellt bei uns die Sicherung der Diagnose dar, **therapeutisch** kann bei alleiniger pulmonaler Beteiligung **Ketoconazol** (Nizoral®) in einer Dosis von 800 mg/die eingesetzt werden, bei Disseminierung 2000 mg/die.

Die Infektion mit **Cryptococcus neoformans** verläuft nach aerogener Infektion primär pulmonal. Bei AIDS-Patienten kommt es rasch zum Progreß, zu Meningoenzephalitis, seltener metastatischen Hautläsionen. **Diagnostisch** können pleuranah gelegene Herde auffallen. **Therapeutisch** Amphotericin B in Kombination mit Flucytosin (▤ I-**48**).
Die Infektion mit **Nocardia asteroides** erfolgt aerogen. Blutig-eitriges Sputum und Pneumonie stehen am Anfang. Bei AIDS-Patienten kommt es rasch zum Progreß, Meningoenzephalitis steht dann im Vordergrund.
Radiologisch fallen Pleuraerguß oder Kavernen auf. Die Erreger lassen sich in Punktaten nachweisen.
Therapeutisch sind Sulfadiazin in Kombination mit Amikacin oder Cotrimoxazol einzusetzen (▤ I-**48**).

Die Infektion mit dem Pilz **Cryptococcus neoformans** (europäische Blastomykose) verläuft chronisch mit primär pulmonalem Befall. Die Infektion erfolgt aerogen, Taubenkot und Pflanzen sind das Reservoir. Bei AIDS-Patienten kommt es rasch zum Progreß, die Meningoenzephalitis steht dann im Vordergrund. Auch metastatische Hautläsionen können vorkommen. **Diagnostisch** können ein oder mehrere pleuranah gelegene Herde auffallen, in denen bioptisch Kryptokokken nachgewiesen werden.
Therapeutisch sind Amphotericin B in Kombination mit Flucytosin einzusetzen (▤ I-**48**).
Die bakterielle Infektion mit **Nocardia asteroides** erfolgt aerogen, sie verläuft ähnlich der Aktinomykose meist mit primär pulmonalem Befall. Blutig-eitriges Sputum bei Tracheobronchitis, Pneumonie mit disseminierten oder lobären Infiltraten stehen am Anfang.
Bei AIDS-Patienten kommt es rasch zum Progreß, die metastatische Meningoenzephalitis steht dann im Vordergrund.
Radiologisch fallen Pleuraerguß oder Kavernen auf. Bei subkutanen Abszessen lassen sich die Erreger in Punktaten nachweisen.
Therapeutisch sind Sulfadiazin in Kombination mit Amikacin oder Cotrimoxazol einzusetzen (▤ I-**48**).

Merke ▶

> ▶ ***Merke.*** Zu beachten ist, daß auch reaktivierte pulmonale Tuberkulose, atypische Mykobakteriosen, pulmonale Aspergillose und bakterielle Pneumonien durch bekannte Bakterien (z.B. Pneumokokken) vorkommen.

3.1.2 Neurologische Symptomatik

Im Verlauf können jederzeit neurologische Symptome auftreten. Differentialdiagnostisch sind wegweisend.
Diffuse Symptomatik
akute HIV-Enzephalitis, Herpes-simplex-Enzephalitis, Zytomegalie-Enzephalitis, Toxoplasmose-Enzephalitis, metabolisch bedingte Enzephalitis.

Fokale Symptomatik
Toxoplasmose, Herpes simplex, Varizella-Zoster, Kryptokokken, primäres Lymphom, tuberkulöser Abszeß, progressive multifokale Leukenzephalopathie.

3.1.2 Neurologische Symptomatik

Im Verlauf können jederzeit neurologische Symptome wie periphere Neuropathien, fokale oder diffuse ZNS-Symptome auftreten. Differentialdiagnostisch sind zu bedenken:

Diffuse Symptomatik
- akute HIV-Enzephalitis
- Herpes-simplex-Enzephalitis
- Zytomegalie-Enzephalitis
- Toxoplasmose-Enzephalitis
- metabolisch bedingte Enzephalitis.

Fokale Symptomatik
- Toxoplasmose
- Herpes simplex
- Varizella-Zoster
- Kryptokokken
- primäres Lymphom
- tuberkulöser Abszeß
- progressive multifokale Leukenzephalopathie.

Die **zerebrale Toxoplasmose** ist bei AIDS häufig, eine Reaktivierung latenter Toxoplasmoseherde bei zunehmender Immunschwäche.

Die **zerebrale Toxoplasmose** ist eine häufig bei AIDS zu beobachtende ZNS-Erkrankung. Es handelt sich um eine Reaktivierung latenter Toxoplasmoseherde bei zunehmender Immunschwäche.

Bei klinischem Hinweis auf fokale ZNS-Läsionen sollte ein kraniales Computertomogramm durchgeführt werden, das dann Läsionen mit starker ringförmiger Kontrastmittelanreicherung zeigt.
Empirische Therapie mit Pyrimethamin, Folinsäure und Sulfadiazin (▤ I-**48**) führt rasch zu klinischer Besserung.
Als **Rezidivprophylaxe** kann, zwar mit höherer Toxizität, aber mit dem Vorteil gleichzeitiger Prophylaxe der Pneumocystis-carinii-Pneumonie **Cotrimoxazol** eingesetzt werden (▤ I-**48**).
Die häufigste Ursache einer Meningitis ist die **Kryptokokken-Meningitis.** Minimale Kopfschmerzen können anfangs das einzige klinische Symptom sein. Im **Liquor** lassen sich im Tuschepräparat **bekapselte Hefen** darstellen. **Amphotericin B in Kombination mit Flucytosin** stellt die Therapie der Wahl dar.

Bei klinischem Hinweis finden sich im kranialen CT Läsionen mit ringförmiger Kontrastmittelanreicherung. **Therapie mit Pyrimethamin** plus **Leukovorin** und **Sulfadiazin** führt rasch zu klinischer Besserung (▤ I-**48**).Als **Rezidivprophylaxe Cotrimoxazol** (▤ **I-48**). **Kryptokokken** sind die häufigste Ursache einer Meningitis mit anfangs minimalen Kopfschmerzen. Im **Liquor** lassen sich **bekapselte Hefen** darstellen. **Amphotericin B in Kombination mit Flucytosin** stellt die Therapie der Wahl dar.

3.1.3 Gastrointestinale Symptome

Diarrhö ist zu jeder Zeit bei AIDS-Patienten zu beobachten. Neben der HIV-Enteritis kommen Bakterien, Viren und Parasiten als Ursache in Frage.
- Salmonellen
- Shigellen
- Campylobacter
- Mykobakterien, typische und atypische
- Cryptosporidium
- Zytomegalievirus
- Clostridium difficile.

3.1.3 Gastrointestinale Symptome

Diarrhö ist zu jeder Zeit bei AIDS-Patienten zu beobachten. Neben der HIV-Enteritis kommen Bakterien, Viren und Parasiten als Ursachen in Frage.

3.1.4 Kutane Reaktionen

Neben Hauttumoren sind **allergische Reaktionen auf Medikamente** bei AIDS-Patienten sehr häufig. Ca. jeder 4. Patient erlebt eine oder mehrere Episoden, drei Viertel hat morbilliformen Charakter, nicht so häufig ist Urtikaria. Selten sind Juckreiz, Vaskulitis, Erythema multiforme, exfoliative Dermatitis oder Photodermatitis.
Von einer Vielzahl an Substanzen waren bei weitem am häufigsten **Sulfonamide und β-Laktam-Antibiotika** die Auslöser.

3.1.4 Kutane Reaktionen

Neben Hauttumoren sind **allergische Reaktionen auf Medikamente** bei AIDS-Patienten sehr häufig. Episoden mit morbilliformem Exanthem, seltener anderen Formen sind häufig. Bei weitem am häufigsten waren **Sulfonamide** und **β-Laktam-Antibiotika** die Auslöser.

3.1.5 Betreuung HIV-positiver Patienten

Nach Stellung der eindeutigen Diagnose einer HIV-Infektion sollte der Patient umgehend über die Diagnose aufgeklärt werden. Adressen von Hilfsorganisationen und Beratungsstellen sollten übermittelt werden.
Ferner dienen als Ausgangspunkt für den weiteren Verlauf:
- eingehende körperliche Untersuchung
- Röntgenaufnahme des Thorax
- Serologie:
  - Toxoplasmose
  - Lues
  - Hepatitis B
  - Zytomegalie
- Blutbild einschließlich Differentialblutbild
- Zahl der Viruskopien im Serum (PCR)
- Zahl der T-Helferzellen im peripheren Blut.

Bei T-Helferzellen < 200/µl sollte auf die Möglichkeit des Aufschubs durch Zidovudin (fraglich) oder besser eine **Kombinationstherapie** und die prophylaktische Aerosoltherapie mit Pentamidin aufmerksam gemacht werden.

3.1.5 Betreuung HIV-positiver Patienten

Nach Stellung der Diagnose sollte der Patient über die Diagnose aufgeklärt werden. Daten für den weiteren Verlauf:
Eingehende körperliche Untersuchung, Röntgenaufnahme des Thorax, Serologie (Toxoplasmose, Lues, Hepatitis B, Zytomegalie).
Blutbild einschließlich Differentialblutbild, T-Helferzellzahl im peripheren Blut.

Bei T-Helferzellen < 200/µl sollte auf **antiretrovirale Therapie** und die prophylaktische Aerosoltherapie mit Pentamidin aufmerksam gemacht werden.

Präventive Therapie

Präventive Maßnahmen bei HIV-Infizierten sind gegen **Eintreten und Fortschreiten des Immundefektes** bzw. gegen **sekundäre infektiöse Komplikationen** gerichtet.

Präventive Therapie

Prävention ist gegen **Eintreten und Fortschreiten des Immundefektes** bzw. gegen **sekundäre infektiöse**

Hemmung durch antiretrovirale Kombinationstherapie stellt die Vorbedingung für die Verlangsamung, eventuell Heilung der Erkrankung dar.
Neue Substanzen könnten das möglich machen. Unsicherheiten bestehen über den idealen Zeitpunkt des Therapiebeginns und die günstigsten Kombinationen. Es gibt eindeutige Beweise bei symptomatischen Patienten.
Bei asymptomatischen Patienten wird die Indikation bei raschem Abfall der CD4-Lymphozytenzahl gesehen.

Pausenlose Virusvermehrung und Zellzerstörung bestimmen das Fortschreiten der Erkrankung. Eine wirksame Hemmung durch antiretrovirale Kombinationstherapie stellt die Vorbedingung für die Verlangsamung, eventuell Heilung der Erkrankung dar. Durch die Einführung neuer Substanzen ist diese Aussicht näher gerückt. Es bestehen zwar noch Unsicherheiten über den idealen Zeitpunkt des Therapiebeginns und die günstigsten Kombinationen, dennoch ist der Rückgang an Morbidität und Mortalität in den Ländern, die sich diese Therapieformen leisten können, ein eindeutiger Beweis der Notwendigkeit des Einsatzes bei symptomatischen Patienten.
Bei asymptomatischen Patienten wird die Therapieindikation bei raschem Abfall der CD4-Lymphozytenzahl gesehen.

I-49: Therapieindikation und Empfehlung der deutsch-österreichischen Kosensuskonferenz Dezember 1997

▷ **Postexpositionsprophylaxe**		Zidovudin + Lamivudin + Nelfinavir Zidovudin + Lamivudin + Indinavir
▷ **HIV-assoziierte Symptome**	unabhängig von Laborwerten	Zidovudin + Lamivudin + Indinavir Zidovudin + Didanosin + Ritonavir Zidovudin + Zalcitabin + Nelfinavir
▷ **Asymptomatische Patienten**	**350–500 CD4⁺-Zellen oder** > 10 000 Genomkopien HIV-RNS/ml	Zidovudin + Lamivudin + Nelfinavir Zidovudin + Lamivudin + Indinavir
	> 500 CD4⁺-Zellen oder < 10 000 Genomkopien HIV-RNS/ml	noch offen
▷ **Akutes retrovirales Syndrom**		Zidovudin + Lamivudin + Nelfinavir Zidovudin + Lamivudin + Indinavir

Vorschriftsmäßige Einnahme trotz komplizierter Einnahmeschemata ist wesentlich für den Therapieerfolg. Denn **entstehende Resistenzen** sind das Problem der Therapie neben häufigen unerwünschten Arzneimittelwirkungen. **Unregelmäßige Medikamenteneinnahme oder Unterbrechungen beschleunigen diese Entwicklung.**

Vorschriftsmäßige Einnahme auch bei den notwendigen komplizierten Einnahmeschemata ist eine wesentliche Voraussetzung für Therapieerfolg. Denn **entstehende Resistenzen**, wenn sie auch durch Kombinationstherapie nicht oder langsamer entstehen, sind das Problem der Therapie neben den nicht seltenen unerwünschten Arzneimittelwirkungen. **Unregelmäßige Medikamenteneinnahme oder Unterbrechungen beschleunigen diese Entwicklung.**
In der nächsten Zeit werden noch zahlreiche neue Ergebnisse zu erwarten sein.
Ausführliche und neueste Informationen zur Therapie der HIV-Infektion sind auf der Homepage des Robert-Koch-Institutes zu sehen (http://www.rki.de).

3.2 Enteroviren

Enteroviren gehören zu den Picornaviren, dazu zählen u. a. Coxsackie-, ECHO- und Poliomyelitisviren.

3.2 Enteroviren

Enteroviren gehören zur Familie der Picornaviren (piko = klein, + RNA), bestehend u.a. aus Coxsackie-, ECHO- und Poliomyelitisviren. Sie sind RNA-haltige Viren, die bei epidemiologischen Untersuchungen zur Genese der Poliomyelitis aus dem menschlichen Intestinaltrakt isoliert wurden. Sie kommen nur beim Menschen vor, sind säurestabil und gelangen so nach oraler Aufnahme infektionsfähig in den Gastrointestinaltrakt. Sie hinterlassen lebenslange Immunität.

3.2.1 Coxsackieviren

3.2.1 Coxsackieviren

Definition ▶

Definition. Infektionen mit Coxsackieviren (Gruppe A: 24 Subtypen, Gruppe B: sechs Subtypen) verlaufen meist stumm oder mit geringen Beschwerden.

I-50: Coxsackieviren

Vorkommen	Übertragungsweg	Kardinalsymptome	Komplikationen	Diagnostik	Therapie	Prophylaxe	Meldepflicht
▷ weltweit, Mensch	▷ Tröpfchen	▷ Fieber, Angina, Enteritis	▷ Myokarditis, Perikarditis, Pleurodynie	▷ meist überflüssig, Serologie	▷ entfällt	▷ entfällt	▷ Verdacht, Erkrankung, Tod bei Meningitis

Epidemiologie und Pathogenese. Die Eintrittspforte stellt meist der Mund dar. Schmierinfektion ist der Infektionsweg einer akuten oder epidemischen Konjunktivitis. Nur wenige Typen lösen nach Tröpfcheninfektion Symptome der oberen Atemwege oder eine Enteritis aus.
Zellen der Rachenschleimhaut, meist des Intestinaltraktes werden infiziert. Nach ausgeprägter Virusvermehrung werden die befallenen Zellen lysiert, hauptsächlich mit dem Stuhl werden dann hohe Infektionsdosen ausgeschieden.

Epidemiologie und Pathogenese Rachenschleimhaut, meist Intestinaltrakt, seltener Respirationstrakt sind betroffen. Die befallenen Zellen werden lysiert, hauptsächlich mit dem Stuhl werden dann hohe Infektionsdosen ausgeschieden.

- **Herpangina:** Wenige Tage nach Infektion steigt die Körpertemperatur rasch an, gefolgt von Kopf- und starken Halsschmerzen. Besonders am geröteten weichen Gaumen treten Bläschen auf, die zu schmerzhaften, wie ausgestanzt wirkenden Ulzerationen werden.
- **Pleurodynie (Bornholmsche Krankheit):** Die Pleurodynie tritt epidemieartig, vorzugsweise im Sommer und Herbst auf. Nach einer Inkubationszeit von zwei bis acht Tagen treten plötzlich krampfartige Schmerzen in der Bauchmuskulatur auf, die atemabhängig sein können, zusätzlich Fieber und Kopfschmerzen, selten Pharyngitis oder Erbrechen. Pleurareiben ist bei 25% der Fälle zu auskultieren. **Myokarditis oder Perikarditis** sind aufgrund von EKG-Veränderungen häufig zu vermuten. Die Symptome sind meist nach 1 Woche abgeklungen.
- **Aseptische Meningitis:** Nach plötzlichem Beginn mit gerötetem Rachen, Fieber, Kopf- und Halsschmerzen treten Meningismus, Übelkeit und Erbrechen auf.

Herpangina: Mit Fieber, Kopf- und starken Halsschmerzen entstehen am geröteten Gaumen Bläschen, die zu schmerzhaften Ulzerationen werden.

Pleurodynie (Bornholmsche Krankheit): Sie tritt meist im Sommer und Herbst auf. Fieber, Kopfschmerzen, krampfartige atemabhängige Schmerzen in der Bauchmuskulatur, Pleurareiben, selten Pharyngitis oder Erbrechen sind die Symptome, häufig begleitend **Myo- oder Perikarditis.**

Aseptische Meningitis: Symptome sind Hals- und Kopfschmerzen, Meningismus, Übelkeit und Erbrechen. Im Liquor findet sich eine geringgradige lymphozytäre Pleozytose.

- ▶ Im Liquor findet sich eine geringgradige lymphozytäre Pleozytose (< 500/ml).
- ▶ Selten finden sich Durchfall, Hepatitis, Pankreatitis, Orchitis oder eine akute Glomerulonephritis nach Infektion mit Coxsackieviren.
- ▶ **Meldepflicht** bei Verdacht, Erkrankung und Tod für Meningitis.

Meldepflicht!

Diagnostik. Außer den **üblichen unspezifischen Zeichen einer Virusinfektion** finden sich keine auffälligen Befunde. Wenn überhaupt nötig, bei Epidemien, kann die Virusisolierung aus Rachenspülwasser oder Stuhlproben versucht werden.

- ▶ Eine serologische Bestätigung der Diagnose stößt wegen der Vielzahl der möglichen Serotypen auf Schwierigkeiten.

Diagnostik Die **üblichen unspezifischen Zeichen einer Virusinfektion** wie Fieber und Lymphozytose sind zu finden. Nur wenn erforderlich, sollte die Virusisolierung aus Stuhlproben angestrebt werden. Die serologische Bestätigung ist schwierig.

Therapie. Es sind lediglich **symptomatische Maßnahmen** möglich, da **keine spezifische Therapie** existiert. Bei Hinweisen für eine kardiale Mitbeteiligung sollten schwere körperliche Belastungen (z.B. Sport) für vier bis sechs Wochen vermieden werden, um nicht plötzlichen Tod durch Herzrhythmusstörungen zu riskieren.

Therapie **Symptomatische Maßnahmen**, da keine spezifische Therapie möglich.
Schwere körperliche Belastungen (z.B. Sport) sollten vermieden werden.

Prophylaxe. Sorgfältige persönliche Hygiene minimiert das Infektionsrisiko, besonders bei Aufenthalt in tropischen oder subtropischen Ländern oder während Kleinraumepidemien. Möglicherweise kontaminierte Nahrungsmittel sind ausreichend zu kochen, Trink- oder Zahnputzwasser kann auch chloriert werden.
Impfmöglichkeiten bestehen nicht.

Prophylaxe Sorgfältige persönliche Hygiene minimiert das Infektionsrisiko.

3.2.2 ECHO-Viren

ECHO-Viren haben den gleichen Infektionsweg. Sie verursachen wie die Coxsackieviren selten wegweisende klinische Symptome. Nur gelegentlich treten Infekte der Atemwege, Exanthem, Enanthem, lymphozytäre Meningitis, exsudative Perikarditis, Myokarditis oder Hepatitis auf.

3.2.2 ECHO-Viren

ECHO-Viren (»**E**nteric **C**ytopathogenic **H**uman **O**rphan«, 34 Typen) gehören ebenfalls zur Gruppe der Enteroviren und haben den gleichen Infektionsweg. Sie verursachen ebenso wie die Coxsackieviren größtenteils keine wegweisenden klinischen Symptome. Nur gelegentlich treten Infekte der oberen und/oder tiefen Atemwege, Exanthem, Enanthem, lymphozytäre Meningitis, exsudative Perikarditis, Myokarditis oder Hepatitis auf.
Diagnostische Virusisolierung dürfte nur bei Meningitis erforderlich sein, ansonsten besteht lediglich in Einzelfällen die Notwendigkeit der Bestätigung durch die Serologie.

3.2.3 Poliomyelitis

Definition ▶

3.2.3 Poliomyelitis

Definition. Poliomyelitisviren (drei Typen) sind weltweit Ursache häufig abortiver, selten mit neurologischer Symptomatik, wie z. B. Lähmung peripherer motorischer Nerven **(Kinderlähmung),** einhergehende Erkrankungen.

I-51: Poliomyelitis

Vorkommen	Übertragungsweg	Kardinalsymptome	Komplikationen	Diagnostik	Therapie	Prophylaxe	Meldepflicht
▷ weltweit, Mensch	▷ fäkal, oral	▷ Enteritis	▷ Meningitis, schlaffe Parese	▷ Serologie	▷ entfällt	▷ Impfung	▷ Verdacht, Erkrankung, Tod

Epidemiologie und Pathogenese
Das Erregerreservoir stellt der Mensch dar, der die **Viren mit dem Stuhl** über Monate ausscheidet. Besonders in weniger entwickelten Ländern kommt die Infektion häufig vor, verläuft aber vergleichsweise **selten mit Lähmung peripherer Nerven (Kinderlähmung).** Es besteht **keine Kreuzimmunität!**

Epidemiologie und Pathogenese. Das Erregerreservoir stellt der Mensch dar, der in der Frühphase kurzzeitig durch **Tröpfcheninfektion** aus dem Nasen-Rachen-Raum, hauptsächlich aber durch seine **Virusausscheidung mit dem Stuhl** über Monate Infektionsquelle ist. Die Erreger dringen über die Schleimhaut von Nasen-Rachen-Raum oder Darm ein und vermehren sich primär im lymphatischen Gewebe. Besonders in weniger entwickelten Ländern kommt sie bei Kleinkindern häufig vor, verläuft aber vergleichsweise **selten mit Lähmung peripherer Nerven (Kinderlähmung)**. Es besteht keine Kreuzimmunität zwischen den drei Typen!

Klinik Nach einer Inkubationszeit von meist 1–2 Wochen kommt es bei **über 90 % der Infizierten zu keinen auffälligen Symptomen.**
Nur bei ca. **1 % der Infizierten** entwickeln sich nach kurzem symptomfreien Intervall erneut **Fieber, Muskelkrämpfe und -schmerzen, Nackensteife und Hyperästhesien, die Muskeleigenreflexe sind gesteigert.**
Bei seröser Meningitis findet sich eine Liquorpleozytose mit geringer Proteinvermehrung.
In diesem Stadium kann die Erkrankung **ohne Folgen ausheilen**, sie kann sich aber auch foudroyant zur **kompletten schlaffen Lähmung** entwickeln.
Enzephalitis und **autonome Neuropathie** sind selten.

Klinik. Nach einer Inkubationszeit von meist ein bis zwei Wochen (drei bis 35 Tage) kommt es bei den meisten Infizierten **(über 90 %) zu keinen auffälligen Symptomen**, bei einigen zu einer banalen fieberhaften Episode mit Symptomen des Respirations- oder Intestinaltraktes **(Übelkeit, Bauchschmerzen, Durchfall)**. Nur bei ca. **1 % der Infizierten** entwickelt sich eine neurologische Symptomatik. Das **symptomfreie Intervall** beträgt wenige Tage, dann treten erneut **Fieber, Muskelkrämpfe und -schmerzen, Nackensteife und Hyperästhesien auf, die Muskeleigenreflexe sind gesteigert**. Als Zeichen einer serösen Meningitis findet sich eine Liquorpleozytose bis höchstens 150 Zellen/µl mit nur geringer Proteinvermehrung.
In diesem Stadium kann die Erkrankung **ohne folgende Lähmungen ausheilen**, sie kann aber auch foudroyant innerhalb weniger Stunden oder langsam in bis zu fünf Tagen sich von einer Muskelschwäche zur **kompletten schlaffen Lähmung** mehr oder weniger großer Muskelgruppen entwickeln. Diejenigen Muskelgruppen scheinen mehr betroffen zu sein, die während des Frühstadiums größerer Beanspruchung ausgesetzt waren.
Eine Enzephalitis mit Befall von Atem- und Kreislaufzentrum und Hirnnerven stellt eine Rarität dar. Dann treten meist auch Zeichen einer Mitbeteiligung des autonomen Nervensystems auf mit Hochdruck, ausgeprägtem Schwitzen, Harnverhalt und Rhythmusstörungen.

Diagnostik. Rachenspülflüssigkeit oder Stuhl sollten zum direkten Virusnachweis eingesetzt werden, ein Virusnachweis im Liquor hat nur selten Erfolg. Der Nachweis **typenspezifischer Antikörper der IgM-Fraktion** (Typ 1, 2 oder 3) in der Frühphase kann Hinweis für eine akute Infektion sein.

Diagnostik Direkter Virusnachweis in Rachenspülflüssigkeit, Stuhl. **IgM-Antikörper** im Serum können Hinweis für eine akute Infektion sein.

Therapie. Eine **kausale Therapie ist in keinem Stadium der Erkrankung möglich**. Im Reparationsstadium sind **krankengymnastische Betreuung** und sorgfältige Lagerung des Patienten äußerst wichtig. Bei Symptomen einer Enzephalitis ist **intensivmedizinische Betreuung** mit Beatmung und Behandlung der anderen Komplikationen (Hochdruck, Rhythmusstörungen, Blasenentleerungsstörung) erforderlich.
In den ersten Tagen kommt es meist zu einer deutlichen Besserung der Ausfälle, es läßt sich aber erst nach mehreren Monaten der Grad der bleibenden Ausfälle beurteilen.

Therapie Eine kausale Therapie der Erkrankung ist nicht möglich.
Im Reparationsstadium sind **krankengymnastische Betreuung** und sorgfältige Lagerung des Patienten wichtig.
Bei Enzephalitis ist **intensivmedizinische Betreuung** erforderlich.

Prophylaxe. Die **aktive Schluckimpfung** mit dem Impfstoff nach *Sabin* stellt die wirksamste Form der Prophylaxe dar und kann schon im Kleinkindesalter gar nicht genug propagiert werden. Auf eine Durchimpfung mit allen 3 Typen ist zu achten.

Prophylaxe Schluckimpfung als aktive orale Impfung mit dem Impfstoff nach *Sabin* schon im Kleinkindesalter.

> ***Merke.*** Auffrischung nach zwei Jahren und erneut im Erwachsenenalter alle fünf bis sieben Jahre, besonders vor Reisen in die Endemiegebiete der Tropen und Subtropen ist wichtig!

◄ **Merke**

Meldepflicht bei Verdacht, Erkrankung, Tod.

Meldepflicht!

3.3 Flaviviren

3.3 Flaviviren

Flaviviren gehören mit dem Rötelnvirus und den Alphaviren in die Gruppe der Togaviren. In der Vergangenheit wurden sie fälschlicherweise mit Viren anderer Familien (besonders Bunyaviren) als ARBO-Viren (**ar**thropod **bo**rne = von Insekten übertragen) zusammengefaßt.
Über 60 Flaviviren sind bekannt, für die **Mücken oder Zecken** als Überträger in Frage kommen. Weniger als die Hälfte führt zu Erkrankungen des Menschen, häufig sind nur Einzelfälle oder Laborinfektionen beschrieben worden.

Flavi-, Alpha- und Rötelnviren gehören in die Gruppe der Togaviren.
Über 60 Flaviviren sind bekannt, für die **Mücken oder Zecken als Überträger** in Frage kommen (▤ **I-52**).

I-52: Klinisch wichtige Flaviviren

Erkrankung	Überträger	Vorkommen	Organbefall
▷ Australienenzephalitis	Mücke	Australien	ZNS
▷ Japanenzephalitis	Mücke	Ost-/Südasien	ZNS
▷ Kyasanur-Forest-Krankheit	Zecke	Indien	ZNS/HD
▷ St. Louis-Enzephalitis	Mücke	Nord-/Südamerika	ZNS
▷ Omsker hämorrhagisches Fieber	Zecke	ehemals zentrale UdSSR	HD
▷ Denguefieber	Mücke	Westafrika, Süd-/Südostasien, Neuguinea, Pazifische Inseln, Karibik, nördliches Südamerika	HD
▷ Gelbfieber	Mücke	Zentralafrika, Amazonasgebiet	ZNS/HD
▷ Frühsommer-Meningoenzephalitis			
Variante 1	Zecke	Zentraleuropa	ZNS
Variante 2	Zecke	ehemals östliche UdSSR	ZNS

* (ZNS ≙ Enzephalitis; HD ≙ hämorrhagische Diathese)

3.3.1 Denguefieber

Definition ▶

3.3.1 Denguefieber

Definition. Dengue tritt nach Mückenstich durch Übertragung von Dengueviren (vier Typen) in Tropen und Subtropen auf. Es verläuft meist gutartig mit biphasischem Fieberverlauf und Exanthem.

I-53: Denguefieber

Vorkommen	Übertragungsweg	Kardinalsymptome	Komplikationen	Diagnostik	Therapie	Prophylaxe	Meldepflicht
▷ Tropen, Subtropen	▷ Mückenstich	▷ Fieber, Exanthem	▷ hämorrhagische Diathese, Schock	▷ Leukopenie, Thrombopenie, Serologie	▷ supportiv	▷ entfällt	▷ entfällt

Epidemiologie und Pathogenese
4 Typen der Dengueviren sind in Süd-/Südostasien, einigen Gebieten Westafrikas, dem Pazifik und der Karibik endemisch.
Eine länger dauernde Parallelimmunität scheint nicht zu bestehen.
Bei der einheimischen Bevölkerung werden schwere Verläufe (**hämorrhagisches Dengue**) beobachtet, Einwanderer und Urlauber aus nichtendemischen Gegenden erkranken am klassischen Dengue.

Epidemiologie und Pathogenese. Alle vier Typen der Dengueviren sind besonders in Süd-/Südostasien, einigen Gebieten Westafrikas, dem Pazifik und der Karibik endemisch, Gegenden, in denen die Überträgermücke ständig aktiv ist. Der Mensch scheint das einzige Erregerreservoir zu sein.
Die Virustypen können gleichzeitig, aber auch nacheinander grassieren. Eine länger dauernde Parallelimmunität scheint nicht zu bestehen.
In Südostasien, dem westlichen Pazifik und in Kuba werden zunehmend unter der einheimischen Bevölkerung schwere Verläufe (**hämorrhagisches Dengue**) beobachtet. Es scheint eine Zweitinfektion mit einem anderen Virustyp die Vorbedingung für den Verlauf mit Schocksymptomatik zu sein (Immunkomplexerkrankung?). Einwanderer und Urlauber aus nichtendemischen Gegenden erkranken am klassischen Dengue.

Klinik 5-8 Tage nach dem Mückenstich setzen **Fieber, Kopfschmerzen**, besonders retroorbital, Glieder- und **Muskelschmerzen** ein. Ab dem 3. Tag entsteht ein **makulopapulöses Exanthem**: Stamm → Gesicht → Extremitäten. Spontanheilung nach 10 Tagen ist die Regel.
Bei schwerer Verlaufsform treten **ohne Exanthem hämorrhagische Diathese,** Hepatomegalie und Schocksymptomatik auf.

Klinik. Von der klassischen Form des Denguefiebers werden besonders ältere Kinder und Erwachsene befallen. Fünf bis acht Tage nach Mückenstich setzen **Fieber, Kopfschmerzen**, besonders retroorbital, Glieder- und **Muskelschmerzen** ein. Ab dem dritten Tag breitet sich ein **makulopapulöses Exanthem** vom Stamm auf Gesicht und Extremitäten aus. Selten kommt es zu petechialen Blutungen. Spontanheilung nach zehn Tagen ist die Regel. Bei jüngeren Kindern kann es auch lediglich mit den Symptomen einer Bronchitis ablaufen.
Bei der **schweren Verlaufsform** kommt es **ohne Exanthem** im Fieberabfall zu **hämorrhagischer Diathese**, Hepatomegalie und rasch einsetzender Schocksymptomatik.

Diagnose Leukopenie mit Lymphozytose und Thrombozytopenie werden ab dem 2. Tag beobachtet.
Bei **hämorrhagischer Form** Zeichen einer DIC. Sicherung der Diagnose durch Bestimmung der **Antikörpertiter.**

Diagnose. Im Blutbild finden sich Zeichen eines Virusinfektes (Leukopenie mit Lymphozytose ab dem zweiten Tag), niedrige Thrombozytenzahlen.
Bei der **hämorrhagischen Form** finden sich Zeichen der Verbrauchskoagulopathie sowie niedrige Eiweiß- und Natriumkonzentrationen im Blut. Die Sicherung der Diagnose ist durch den **Anstieg der Antikörpertiter** in gepaarten Seren zu erhalten.

Therapie Eine **spezifische Therapie existiert nicht**. Schock und hämorrhagische Diathese bzw. DIC müssen intensivmedizinisch behandelt werden.

Therapie. Eine **spezifische Therapie existiert nicht**. Wenn Zeichen des Volumenmangelschocks auftreten, müssen Plasmaverlust und metabolische Störungen ausgeglichen werden. Gelegentlich sind Transfusionen, Ersatz von Gerinnungsfaktoren oder Thrombozytenkonzentrate erforderlich.

Prophylaxe Ein Impfstoff existiert nicht.

Prophylaxe. Ein Impfstoff steht nicht zur Verfügung, er dürfte auch angesichts der möglichen Autoimmunkomplexgenese des schweren hämorrhagischen Verlaufs von wenig Nutzen sein.
Die Kontrolle des Vektors (Mückenbrutplätze) kann das Auftreten einschränken.

3.3.2 Gelbfieber

3.3.2 Gelbfieber

Definition. Gelbfieber tritt nach Übertragung von Gelbfiebervirus durch Mückenstich auf. Es zeichnet sich durch einen biphasischen Fieberverlauf, in schweren Fällen hämorrhagische Diathese, Leber- und Nierenversagen aus.

◀ **Definition**

I-54: Gelbfieber

Vorkommen	Übertragungsweg	Kardinalsymptome	Komplikationen	Diagnostik	Therapie	Prophylaxe	Meldepflicht
▷ Urwald, Südamerika, Afrika	▷ Mückenstich	▷ Fieber, hämorrhagische Diathese	▷ Nierenversagen, Ikterus	▷ Serologie	▷ supportiv	▷ Impfung	▷ Verdacht, Erkrankung, Tod

Epidemiologie und Pathogenese. Gelbfieberherde bestehen heute nur noch in Urwaldgebieten Südamerikas und Zentralafrikas. Affen stellen das Erregerreservoir dar. Nur gelegentlich traten in den letzten Jahrzehnten in benachbarten Gebieten (z.B. Äthiopien, Senegal) größere Epidemien auf. Ansonsten werden nur vereinzelte Fälle in ländlichen Gebieten Südamerikas und Westafrikas berichtet.

Epidemiologie und Pathogenese
Gelbfieberherde gibt es heute nur noch in Urwaldgebieten Südamerikas und Afrikas.
In den letzten Jahrzehnten kam es nur in Äthiopien und Senegal zu größeren Epidemien.

Klinik. Sehr viele Infektionen (80 bis 90%) verlaufen subklinisch. Ansonsten setzen nach einer Inkubationszeit von drei bis sechs Tagen plötzlich Fieber, Kopf- und Rückenschmerzen ein, konjunktivale Injektion, Erythem des Gesichts, Übelkeit und Erbrechen.
Nach kurzer Zeit entwickeln sich eine **hämorrhagische Diathese** (Zahnfleischbluten, Ekchymosen, Hämatemesis, Meläna) und **Nierenversagen** (Albuminurie, Oligo- bis Anurie).
Der Ikterus (»Gelbfieber«) wird nur in der Heilungsphase beobachtet.

Klinik Viele Infektionen verlaufen subklinisch. Sonst setzen nach 3–6 Tagen plötzlich Fieber, Kopf- und Rückenschmerzen, konjunktivale Injektion, Erythem des Gesichts, **hämorrhagische Diathese** und **Nierenversagen** ein, Ikterus (»Gelbfieber«) nur in der Heilungsphase.

Diagnostik. Leukopenie, Albuminurie und relative Bradykardie sind unspezifische Zeichen. Der Virusnachweis im Blut gelingt bis zum fünften Tag der Erkrankung. Beweisend sind **Titeranstiege neutralisierender Antikörper**.

Diagnostik Virusnachweis im Blut ist nur bis zum 5. Tag möglich. Beweisend ist ein **Titeranstieg der Antikörper.**

Therapie. Im Vordergrund stehen Aufrechterhaltung von Flüssigkeits- und Elektrolytbilanz, da eine **spezifische Therapie nicht verfügbar** ist.

Therapie **Keine spezifische Therapie**. Flüssigkeits- und Elektrolytbilanzierung.

Prophylaxe. Die **aktive Immunisierung** mit attenuierter Lebendvakzine hinterläßt eine lange Immunität (bis zehn Jahre) und ist vor Reisen in die Endemiegebiete obligatorisch.
Meldepflicht bei Verdacht, Erkrankung, Tod.

Prophylaxe Immunisierung hinterläßt lange Immunität (bis 10 Jahre).

Meldepflicht!

3.3.3 Frühsommer-Meningoenzephalitis

3.3.3 Frühsommer-Meningoenzephalitis

Definition. Die Frühsommer-Meningoenzephalitis (FSME) ist eine seltene, nach Zeckenbiß auftretende Virusinfektion mit zweigipfligem Verlauf und neurologischen Symptomen.

◀ **Definition**

I-55: FSME

Vorkommen	Übertragungsweg	Kardinalsymptome	Komplikationen	Diagnostik	Therapie	Prophylaxe	Meldepflicht
▷ Süddeutschland, Österreich	▷ Zeckenbiß (Milch)	▷ »Grippe«	▷ Meningitis, Enzephalitis, Myelitis/Neuritis	▷ Serologie	▷ entfällt, symptomatisch	▷ passive Immunisierung, aktive Impfung	▷ Erkrankung, Tod

Epidemiologie und Pathogenese
In den Endemiegebieten treten in < 1% der Zeckenbisse Infektionen mit FSME-Virus auf, Reservoir sind Tiere. **Höhepunkt der Zeckenaktivität** ist **Juni, Juli und September**.
60 bis 70% der Infektionen verlaufen symptomlos.

Epidemiologie und Pathogenese. In den Endemiegebieten (hauptsächlich Süddeutschland, Österreich, Südschweden) treten selten, in < 1% der Zeckenbisse Infektionen mit dem FSME-Virus auf. Das Reservoir stellen Tiere, auch Rind oder Ziege dar, Überträger sind Zecken.
Die Aktivität der Zecken erreicht ihren **Höhepunkt in Juni, Juli und September**. Milch ist nur sehr selten die Infektionsquelle.
60 bis 70% der Infektionen verlaufen symptomlos.

Klinik Nach 1–2 Wochen treten bei einem Drittel **grippeähnliche Symptome** auf.
Nur bei 10% treten mit einem zweiten Fieberanstieg eine benigne **seröse Meningitis**, eine **Enzephalitis**, sehr **selten schlaffe Paresen** auf. Tödliche Verläufe sind äußerst selten.
Nach 2 Wochen sind die neurologischen Symptome verschwunden, Restsymptome verbleiben sehr selten.

Klinik. Nach einer Inkubationszeit von 1–2 Wochen treten bei einem Drittel der Infizierten **grippeähnliche Symptome** auf, Kopf-, Hals- und Gliederschmerzen. Diese Symptome verschwinden innerhalb von einer Woche.
Nur bei 10% treten mit einem zweiten Fieberanstieg neurologische Symptome auf, zur Hälfte eine benigne selbstlimitierte **seröse Meningitis**, in einem Drittel zusätzlich Zeichen einer **Enzephalitis** (Krämpfe, Bewußtseinsstörungen, Psychosen), **selten schlaffe Paresen** als Zeichen der Myelitis. Tödliche Verläufe sind sehr selten (< 1‰).
Spätestens nach 2 Wochen sind die neurologischen Symptome verschwunden, Restsymptome verbleiben bei weniger als jedem Zehnten.

Diagnostik Allgemeine Laborbefunde sind nicht wegweisend, im Liquor ist **bei Meningitis** eine **Pleozytose** zu finden. Diagnosesicherung durch **Nachweis spezifischer IgM-Antikörper**.

Diagnostik. Allgemeine Laborbefunde sind nicht wegweisend, im Liquor ist **bei Meningitis** eine **Pleozytose** zu finden.
Die Diagnose ist anhand des **Nachweises spezifischer IgM-Antikörper** ab der 3. Woche nach Infektion zu stellen, bei Meningitis auch im Liquor.

Therapie Eine Therapiemöglichkeit besteht nicht.

Therapie. Eine Therapiemöglichkeit besteht nicht.

Prophylaxe Da keine therapeutischen Möglichkeiten bestehen, wird die **Indikationsimpfung** für Menschen mit besonderem **Expositionsrisiko** (land- und forstwirtschaftlich Beschäftigte) empfohlen.

Der Zeckenkörper soll entfernt werden.

Meldepflicht!

Prophylaxe. Da keine therapeutischen Möglichkeiten bei Eintritt der neurologischen Symptome mehr bestehen, wurde ein breiter Einsatz der Impfung befürwortet (Einwohner oder Urlauber in Endemiegebiet). In letzter Zeit haben Beobachtungen von Impfreaktionen (ähnlich den neurologischen Symptomen nach Infektion) zum Überdenken der breiten Empfehlungen geführt. Nur noch die **Indikationsimpfung** für Menschen mit besonderem Expositionsrisiko (land- und forstwirtschaftlich Beschäftigte) kann befürwortet werden.
Nach Zeckenbiß soll der Zeckenkörper mit einer angewinkelten Pinzette durch drehende Bewegung entfernt werden.
Meldepflicht bei Erkrankung, Tod.

3.4 Hantaviren

3.4 Hantaviren

Definition ▶

Definition. Nach Infektion mit Hantaviren kann ein hämorrhagisches Fieber mit Nieren- oder Lungenversagen auftreten.

I-56: Hantaviren

Vorkommen	Übertragungsweg	Kardinalsymptome	Komplikationen	Diagnostik	Therapie	Prophylaxe	Meldepflicht
▷ weltweit	▷ fäkal-oral, aerogen?	▷ hämorrhagisches Fieber	▷ Nierenversagen, hypovolämischer Schock, Pneumonie	▷ Serologie	▷ entfällt	▷ keine	▷ Erkrankung, Tod

Epidemiologie und Pathogenese
Weltweit sind **Nagetiere** das Reservoir für Hantaviren, die mit dem Urin hohe Virusmengen auf das Erdreich oder ins Wasser ausscheiden.

Epidemiologie und Pathogenese. Weltweit sind **Nagetiere** das Reservoir für Hantaviren. Hauptsächlich mit dem Urin werden hohe Virusmengen auf das Erdreich oder ins Wasser ausgeschieden. Über das Wasser, vielleicht auch aerogen, erfolgt die Infektion.

Klinik Häufig verläuft die Infektion ohne Symptome. Nach einer Inkubationszeit von 2–3 Wochen treten

Klinik. Häufig verläuft die Infektion – besonders in Zentraleuropa – ohne Symptome. Im Vordergrund stehen ansonsten nach einer Inkubationszeit von zwei bis drei Wochen **hämorrhagische Diathese, Fieber und Protein-**

urie. In Europa verläuft die Erkrankung meist folgenlos, in Einzelfällen kann sich ein akutes Nierenversagen entwickeln. In Ostasien ist der Verlauf im allgemeinen deutlich schwerer, Nierenversagen, hypovolämischer Schock und Lungenödem machen eine Hämodialyse häufig erforderlich.

hämorrhagische Diathese, Fieber und Proteinurie auf. In Europa entwickelt sich nur in Einzelfällen ein **akutes Nierenversagen.** In Ostasien ist der Verlauf deutlich schwerer.

Diagnostik. In den ersten Tagen findet sich der typische Ablauf bei Virusinfektionen, nach kurzdauernder Leukozytose Leukopenie mit Lymphozytose. Proteinurie und Mikrohämaturie sind Zeichen der beginnenden Nierenmitbeteiligung. Thrombozytopenie begleitet die hämorrhagischen Komplikationen.
Die Sicherung der Diagnose erfolgt **serologisch**, IgM-Antikörper sind nach einer Woche, IgG-Antikörper nach zwei Wochen nachweisbar, diese persistieren über Jahre.

Diagnostik In den ersten Tagen findet sich eine Leukopenie mit Lymphozytose. Proteinurie und Mikrohämaturie bedeuten Nierenmitbeteiligung. Thrombozytopenie begleitet die hämorrhagischen Komplikationen.
Die Sicherung der Diagnose erfolgt **serologisch.**

Therapie. Nierenversagen und hypovolämischer Schock bedürfen der **Volumensubstitution** unter Kontrolle von zentralvenösem Druck und Elektrolyten. Hämodialyse kann vorübergehend erforderlich sein. Medikamentöse Therapie hat keinen gesicherten Wert, Ribavirin (10 mg/kg Körpergewicht) kann versucht werden.

Therapie Bei Nierenversagen und hypovolämischem Schock **Volumensubstitution** unter Kontrolle von zentralvenösem Druck und Elektrolyten, evtl. Hämodialyse.

Prophylaxe. Eine Impfung steht noch nicht zur Verfügung.

Prophylaxe Impfung steht nicht zur Verfügung.

3.5 Herpesviren

Beim Menschen kommen vier Herpesviren vor (Herpes simplex, Varizella-Zoster, Epstein-Barr, Zytomegalie), die nach der Primärinfektion in ein Latenzstadium übergehen und später wieder reaktiviert werden können. Die Symptome bei Erstinfektion sind häufig uncharakteristisch und blande.

3.5 Herpesviren

Die beim Menschen vorkommenden vier Herpesviren sind Herpes simplex, Varizellen-Zoster, Epstein-Barr und Zytomegalie.

3.5.1 Herpes simplex

3.5.1 Herpes simplex

▶ ***Definition.*** Herpes-simplex-Viren verursachen eine fieberhafte Infektion mit Bläschenbildung an Haut und Schleimhaut, Herpes-simplex-Virus Typ 1 (HSV 1) wird im Kopfbereich, Typ 2 (HSV 2) vor allem im Genitalbereich gefunden. Der Mensch stellt das alleinige Erregerreservoir dar.

◀ **Definition**

I-57: Herpes simplex

Vorkommen	Übertragungsweg	Kardinalsymptome	Komplikationen	Diagnostik	Therapie	Prophylaxe	Meldepflicht
▷ weltweit, Mensch	▷ Tröpfchen, (Schmierinfektion)	▷ Lymphknotenschwellungen, Bläschen	▷ Meningitis, Enzephalitis	▷ klinisches Bild, (Serologie)	▷ nur bei schweren Fällen Aciclovir	▷ entfällt	▷ Meningitis, Enzephalitis

Epidemiologie und Pathogenese. Herpesviren sind zytotoxisch, sie **persistieren bei ca. 60% der Infizierten** in den Ganglienzellen, die den Infektionsort sensorisch versorgen, vorzugsweise an der Haut-Schleimhaut-Grenze, und neigen zu Rezidiven. Nach Eindringen durch Hautdefekte, Binde- oder Schleimhaut, bilden sich charakteristische Bläschen.

Epidemiologie und Pathogenese Herpesviren kommen weltweit vor. Der Mensch ist das Erregerreservoir. Die **Durchseuchung** ist bereits im Jugendalter **hoch. In 60% d. F. besteht eine Viruspersistenz** in Ganglienzellen.

Klinik. Die Primärinfektion verläuft meist unbemerkt, häufig nur mit geringem Krankheitsgefühl. Der **Durchseuchungsgrad** ist mit **ca. 90%** hoch. Nur selten kommt es zu schweren Erkrankungen. Dann beginnen nach kurzer Inkubationszeit von zwei bis sieben Tagen **uncharakteristische Hals-, Muskel-, Gelenkschmerzen** und generalisierte halsbetonte **Lymphknotenschwellungen.** Anschließend schießen, begleitet von Juckreiz aus geröteter Haut/Schleimhaut, meist in Gruppen stehende **Bläschen im Kopf-Hals-Bereich** auf (**I-17**), die zu Pusteln werden und innerhalb einer Woche

Klinik Die Primärinfektion verläuft meist unbemerkt. Nach kurzer Inkubationszeit und **uncharakteristischen Symptomen** treten zunächst im Kopf-Hals-Bereich von Juckreiz begleitet **in Gruppen stehende Bläschen** auf (**I-17**), die sich in Pusteln, später Krusten umwandeln.

Bei **Kindern** bestehen häufig hohes Fieber und eine **schmerzhafte Stomatitis aphthosa.**

Herpes genitalis tritt im Erwachsenenalter auf (I-18).

unter Krustenbildung eintrocknen. Bei Erstinfektion im **Kindesalter** findet man häufig eine mit hohem Fieber einhergehende, sehr **schmerzhafte Stomatitis aphthosa**.

Herpes genitalis (Vulvovaginitis herpetica, Herpes progenitalis) mit schmerzhaften Ulzerationen tritt bei Erstinfektion mit HSV 2 im Erwachsenenalter auf (**I-18**).

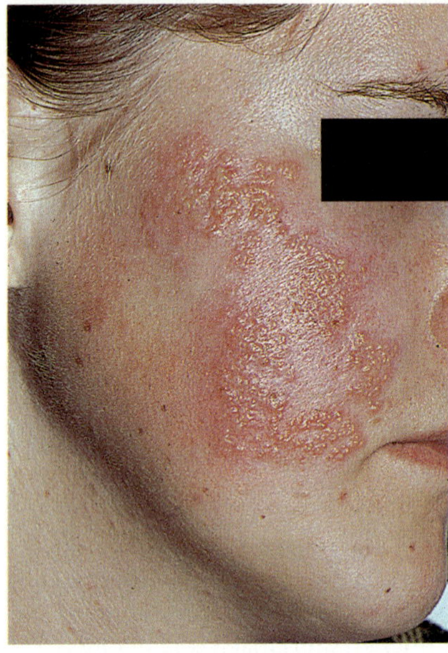

I-17: Herpes simplex, Primärinfektion der rechten Wange mit ausgedehnten, teils konfluierenden Herpesfeldern, Lymphknotenschwellung und Fieber.

I-18: Herpes genitalis der Glans penis.

Eine **Herpesmeningitis** (HSV 2) ist meist harmlos. Die **Herpesenzephalitis** (HSV 1) ist selten, sie hat eine **sehr schlechte Prognose.**

Die **Herpes-simplex-Meningitis** (HSV 2) führt zu typischen meningitischen Zeichen (Nackensteife, Kopfschmerzen, Lichtscheu, lymphozytäre Liquorpleozytose) ohne fokale Zeichen. Sie ist gutartig und heilt spontan aus.

Eine **Herpesenzephalitis** (HSV 1) ist selten, sie tritt meist bei Erstinfektion im Erwachsenenalter auf. Im phasenweisen Ablauf treten starke Kopfschmerzen, ein psychotisches Bild, fokale Krämpfe und Dysphasien auf. Sie hat eine **sehr schlechte Prognose**.

Merke ▶

Merke. Das Hauptproblem stellt die **Reaktivierung latenter Infektionen** dar, die als Begleiterscheinung **(z. B. Herpes labialis)** bei anderen schweren Infekten, aber auch durch physischen oder psychischen Streß ausgelöst, auftreten kann.

Diagnostik Die Diagnose ist **klinisch** zu stellen, Serologie in Ausnahmefällen.

Diagnostik. Das **typische klinische Bild** macht die Diagnose leicht, nur bei Erstinfektion ist der serologische Nachweis von IgM-HSV-Antikörpern verwertbar.

Therapie Nur in schweren Fällen systemische Therapie mit **Aciclovir**, ansonsten austrocknende Maßnahmen (z. B. Zinkpaste).

Therapie. Systemische antivirale Therapie – frühzeitig begonnen – mit **Aciclovir** ist nur bei schwerem Verlauf (Enzephalitis, Patienten mit Immunschwäche [i.v.] und bei Keratitis herpetica als Augensalbe) einzusetzen, ansonsten reichen austrocknende Lokalmaßnahmen, wie Auftragen von Zinkpaste.

Eine wirksame **Impfprophylaxe** ist nicht möglich, einen allgemein akzeptierten Impfstoff gibt es nicht.

Meldepflicht bei Meningitis und Enzephalitis.

Meldepflicht von Erkrankung und Tod an Meningitis und Enzephalitis.

3.5.2 Windpocken und Zoster

3.5.2 Windpocken und Zoster

◀ Definition

Definition. **Windpocken** sind eine durch das **Varizella-Zoster-Virus** (VZV) ausgelöste hochkontagiöse Infektionskrankheit, die mit schubweise auftretenden polymorphen Effloreszenzen einhergeht.
Zoster (Gürtelrose) stellt die Reaktivierung intrazellulär persistierender Viren bei eingeschränkter Immunität dar.

I-58: Windpocken, Varizellen und Zoster

Vorkommen	Übertragungsweg	Kardinalsymptome	Komplikationen	Diagnostik	Therapie	Prophylaxe	Meldepflicht
▷ weltweit, Mensch	▷ Tröpfchen, (Schmierinfektion)	▷ Exanthem mit Juckreiz, Bläschen	▷ Pneumonie, Meningitis, Enzephalitis	▷ klinisches Bild, (Serologie)	▷ nur bei schweren Fällen Aciclovir	▷ entfällt	▷ entfällt

Epidemiologie und Pathogenese. Die Varizella-Zoster-Viren (VZV) können durch Tröpfcheninfektion oder Kontakt mit Bläscheninhalt besonders in den ersten Tagen vor und nach Erkrankungsbeginn übertragen werden. Bei ca. 30% der Kontaktpersonen verläuft die Infektion allerdings inapparent.

Epidemiologie und Pathogenese
Tröpfcheninfektion oder Kontakt mit Blaseninhalt in den ersten Tagen der Erkrankung sind der Übertragungsweg.

Klinik. Nach einer Inkubationszeit von zehn bis 23 Tagen entwickeln sich Fieber und Exanthem. Zentrifugal, zuerst an Rumpf und Kopf, später auch an den Extremitäten, gelegentlich auch an den Schleimhäuten, entsteht aus dem **Exanthem unter starkem Juckreiz** rasch ein makulöses, dann vesikuläres und pustulöses Stadium, das in Schüben bis zu einer Woche immer wieder von neuem abläuft. **Effloreszenzen unterschiedlichen Alters bestehen nebeneinander** (I-**19a**). Die Pusteln trocknen innerhalb einer Woche ein, die Krusten fallen ohne Narbenbildung ab. Erst ab diesem Zeitpunkt besteht keine Infektiosität mehr. Narben bilden sich nur bei Sekundärinfektion.
Bei Erwachsenen verläuft die Erkrankung meist schwerer. Bei bis zu 30% entwickelt sich eine **atypische Pneumonie** mit radiologisch nachweisbaren,

Klinik Nach einer Inkubationszeit von 10–23 Tagen kommt es zu **Fieber, Exanthem und Juckreiz**. Es entwickelt sich rasch ein buntes Bild mit Makulae, Bläschen und Pusteln.
Effloreszenzen unterschiedlichen Alters bestehen nebeneinander.
Die Pusteln trocknen ein, die Krusten fallen ohne Narbenbildung ab, ab diesem Zeitpunkt besteht keine Infektiosität mehr (I-**19a**).

Bei Erwachsenen ist der Verlauf schwerer, häufig ist eine **atypische**

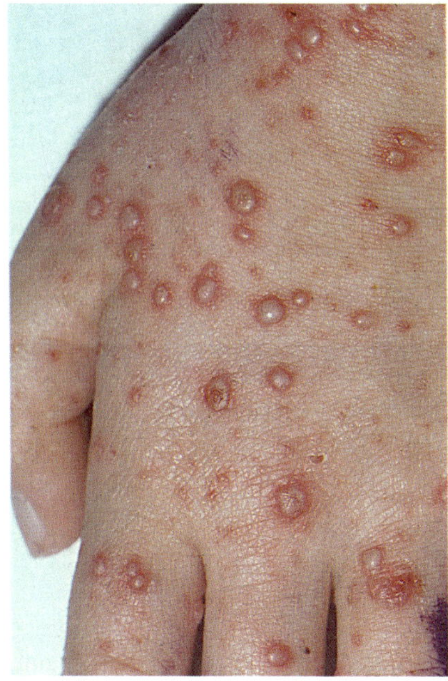

a Varizellen-Exanthem. Detail eines Handrückens mit unterschiedlich reifen Elementen (Sternenhimmel).

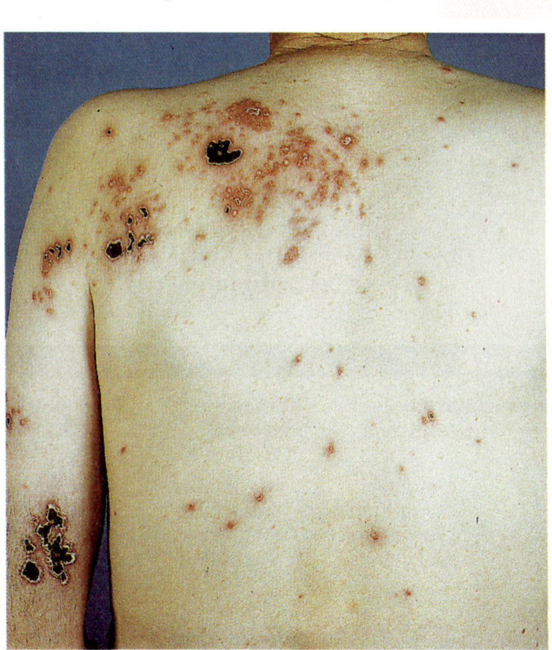

b Generalisierung eines Herpes zoster bei einem Patienten mit CML.

I-19a, b: Varizellen und Zoster.

Pneumonie. An Komplikationen sind **Enzephalitis, Arthritis und Hepatitis** möglich. Bei Immunsupprimierten kommt es zu schwersten Verläufen.

Erstinfektion in der Frühschwangerschaft kann selten zu einer **Embryopathie** führen.

Zoster (Gürtelrose) – gleiches morphologisches Bild wie Windpocken, begrenzt auf ein oder zwei Dermatome. Bei Immunsuppression **Generalisation (Enzephalitis)!**

gelegentlich über Monate persistierenden, meist fleckförmigen Infiltraten. Selten treten als Komplikationen **Enzephalitis, Arthritis oder Hepatitis** auf. Komplikationen sind bei immunsupprimierten Patienten dagegen häufig und verlaufen schwer.
Die Erstinfektion einer Schwangeren im ersten Trimenon kann selten (1%) zu **rötelnähnlichen Mißbildungen** führen, in der Spätschwangerschaft kommt es zu Varizellen des Neugeborenen.

- **Zoster (Gürtelrose):** Der Zoster zeigt das gleiche morphologische Bild wie die Windpocken, meist begrenzt auf ein oder zwei Dermatome. Er tritt meist einmal, nur selten mehrere Male im Laufe des Lebens auf.
Bei Immunsuppression kann es allerdings zu einer **Generalisation mit Zosterenzephalitis** kommen (I-**19b**).

Diagnostik Das klinische Bild sollte die Diagnose nicht verpassen lassen! Serologie sollte sehr seltenen Zweifelsfällen vorbehalten sein.

Diagnostik. Das **eindeutige klinische Bild** erlaubt ohne weiteres die Diagnosestellung.
Nur sehr selten sollte die serologische Bestätigung der Diagnose nötig sein. Der elektronenmikroskopische Nachweis von Varizella-Zoster-Virus sollte auf extreme Zweifelsfälle beschränkt bleiben.

Therapie Die Therapie ist symptomatisch, Antibiotika nur bei bakterieller Superinfektion. Aciclovir ist nur bei immunsupprimierten Patienten indiziert.
Bei unkompliziertem Bild des **Zoster** gleiche Therapie wie bei Windpocken. Bei **Zosterneuralgie** oder **Generalisation frühzeitig** Aciclovir.

Therapie. Die Therapie beschränkt sich auf lokal austrocknende Pasten, eventuell Antibiotikagabe bei bakteriellen Sekundärinfektionen.
Antivirale Therapie mit Aciclovir ist nur bei immunsupprimierten Patienten indiziert, muß dann aber zum frühestmöglichen Zeitpunkt einsetzen.
Für den **Zoster** gelten die gleichen therapeutischen Grundsätze wie für Windpocken. Bei Neuralgien, erst recht bei beginnender Generalisation, ist die Behandlung mit Aciclovir innerhalb der ersten 48 Stunden nach Beginn der Symptome zu beginnen, bei Befall des 2. Trigeminusastes (Zoster ophthalmicus) ist zusätzlich eine lokale Behandlung mit Aciclovir-Augensalbe erforderlich.

Impfung Aktive Impfung ist möglich. Passive Immunisierung mit Hyperimmunglobulin bei Schwangeren ohne Windpockenanamnese.

Impfung. Eine aktive Impfung ist möglich, sie sollte bei immunsupprimierten Kindern eingesetzt werden.
Es kann passiv mit Hyperimmunglobulin behandelt werden, wenn eine Schwangere ohne Windpockenanamnese Kontakt mit einem Erkrankten hatte.

3.5.3 Mononucleosis infectiosa

Synonyme: Pfeiffersches Drüsenfieber, »kissing disease«

Definition ▶

3.5.3 Mononucleosis infectiosa

Synonyme: Pfeiffersches Drüsenfieber, »kissing disease«

Definition. Mononucleosis infectiosa ist eine akute fieberhafte Infektion mit **Epstein-Barr-Virus (EBV)**. Sie verläuft bei Kleinkindern als fieberhafter Infekt, bei älteren Kindern und Erwachsenen als **»Pfeiffersches Drüsenfieber«**.

I-59: Mononucleosis infectiosa

Vorkommen	Übertragungsweg	Kardinalsymptome	Komplikationen	Diagnostik	Therapie	Prophylaxe	Meldepflicht
▷ weltweit	▷ Speichel	▷ Angina, Lymphome, Hepatosplenomegalie	▷ Meningitis, Enzephalitis, Arzneimittelexanthem	▷ Serologie	▷ evtl. Prednison	▷ entfällt	▷ entfällt

Epidemiologie und Pathogenese EBV-Virus befällt nach Tröpfcheninfektion das Epithel von Mund, Rachen und Speicheldrüsen, anschließend B-Lymphozyten. Schon frühzeitig ist eine **hohe Durchseuchung** der Bevölkerung erzielt.

Epidemiologie und Pathogenese. Durch Tröpfcheninfektion bei engem Kontakt wird EBV von Mensch zu Mensch weitergegeben. Die Infektion erfolgt in der Regel bereits im frühen Kindesalter. Weltweit sind **95% der Erwachsenen** mit **EBV infiziert.** Zunächst erfolgt der Befall des Epithels von Mund, Rachen und Speicheldrüsen. Dort erfolgt die Virusreplikation, anschließend die Besiedlung der B-Lymphozyten, die ausgeprägt stimuliert werden. Einige infizierte B-Lymphozyten entgehen der Immunabwehr, andere werden neu von Epithelzellen aus besiedelt, der Grund für Reaktivierungen.

Klinik. Die Infektion läuft **im Kindesalter nahezu unbemerkt** ab. Auch bei Infektion im Erwachsenenalter kommt es nur bei 25 bis 50% aller Infizierten zu den typischen Symptomen. Nach einer recht langen Inkubationszeit von vier bis zehn Wochen kommt es zu **Fieber, Pharyngitis, zervikalen Lymphknotenschwellungen, Kopfschmerzen** bei nahezu allen Erkrankten. **Entzündliche Schwellung der Tonsillen**, später mit abstreifbaren **weißlichen Belägen**, Enanthem mit manchmal petechialen Blutungen (**I-20**). Generalisierte **Lymphome** und **Hepatosplenomegalie** stellen bei fast der Hälfte der Erkrankten eine typische Konstellation dar. Eine geringgradige Thrombozytopenie ist die Regel, es kommt aber nur selten zu Purpura oder Ekchymosen. Agranulozytose ist eine Rarität, dann kann eine schwere bakterielle Superinfektion das Bild beherrschen.

Klinik Die Infektion läuft **im Kindesalter nahezu unbemerkt** ab.
Bei Infektion im Erwachsenenalter kommt es zu **Pharyngitis, Kopfschmerzen, Fieber, Enanthem, Lymphknotenschwellungen** und **Tonsillitis mit weißlichen Belägen**, seltener zu **Hepatosplenomegalie** (I-20).

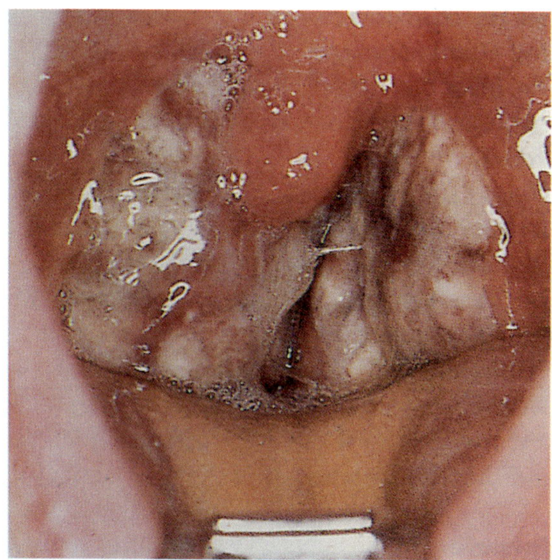

a Enoraler Befund: stark vergrößerte Gaumenmandeln mit grauen Belägen.

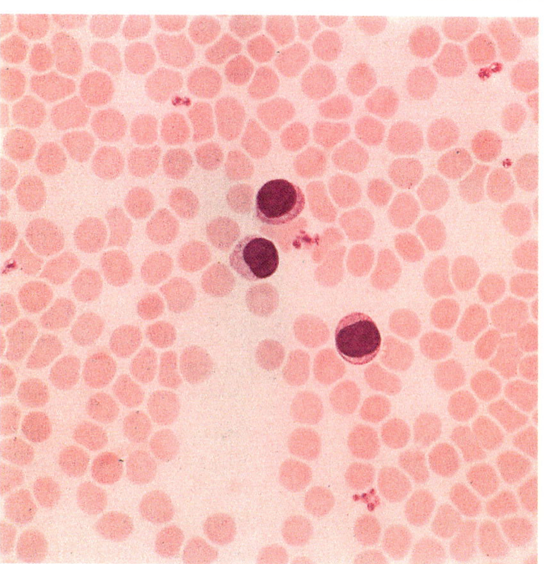

b Typischer Befund im Blutbild: atypische, lymphomonozytoide Zellen.

I-20 a, b: Pfeiffersches Drüsenfieber (Mononucleosis infectiosa).

Häufig sind als Zeichen der Mitbeteiligung der Leber die **Transaminasen erhöht**, selten kommt es zum Ikterus.
Die häufig erwähnte **Milzruptur ist ein extrem seltenes Ereignis**, sie bedarf jedoch sofortiger chirurgischer Therapie.
Die häufigste neurologische Manifestation ist eine benigne **lymphozytäre Meningitis**. Gelegentlich kommt es zur Lähmung einzelner Nerven.
Die **chronische Mononukleose** weist einen Kontrast zwischen ausgeprägtem subjektivem Krankheitsgefühl und fast fehlenden klinischen Befunden auf. Über Monate werden Fieber, Gewichtsverlust, Kopfschmerzen, Lymphknotenschwellungen und Hepatosplenomegalie angegeben. Auch eine interstitielle Pneumonie oder eine Hemmung der Hämatopoese wird beschrieben.

Bei Mitbeteiligung der Leber sind die **Transaminasen erhöht**, selten kommt es zum Ikterus. **Eine Milzruptur ist sehr selten.** Eine benigne **lymphozytäre Meningitis**, auch Ausfall einzelner Nerven sind möglich. Bei der **chronischen Mononukleose** besteht ein ausgeprägtes Krankheitsgefühl bei fast fehlenden klinischen Befunden. Evtl. bestehen Fieber, Gewichtsverlust, Kopfschmerzen, Lymphknotenschwellungen, Hepatosplenomegalie, auch interstitielle Pneumonie und Hemmung der Hämatopoese.

Diagnostik. Im Stadium des Drüsenfiebers dürfte die Diagnose kaum zu verfehlen sein. Gleichzeitige mäßige Erhöhung der Transaminasen, zervikale Lymphome, Splenomegalie können den Verdacht untermauern. Spätestens bei Vorliegen eines Differentialblutbildes mit der typischen Vermehrung der lymphoiden Zellen (Virozyten) wird die Diagnose noch leichter. Trotzdem kann es in Zweifelsfällen notwendig werden, eine serologische Bestätigung

Diagnostik Neben dem typischen klinischen Bild findet sich eine charakteristische Vermehrung »lymphoider« Zellen. Serologie: Heterophile Antikörper **(Paul-Bunnell-Reaktion)** sind häufig (70%) erst in der 2. Woche

positiv, auch unspezifisch positiv möglich!
IgM- und IgG-anti-EBV-VCA sind schon zu Beginn der Symptome positiv. Antikörper gegen EBV-Kernantigen (**Anti-EBNA**) sind zu diesem Zeitpunkt noch negativ bzw. niedrigtitrig positiv. **Bei durchgemachter Infektion** imponieren hohe Titer gegen Kernantigen (Anti-EBNA) und hohe Titer von IgG-anti-VCA (**I-60**).

mit Nachweis heterophiler Antikörper zu veranlassen. Die **Paul-Bunnell-Reaktion** ist häufig erst in der zweiten Krankheitswoche positiv, sie weist spezifische und unspezifische Antikörper (z. B. antinukleäre Faktoren, Rheumafaktoren) nach. Die spezifischen Antikörper werden nur bei ca. 70%, vor allem bei Jugendlichen, gefunden. Die spezifische humorale Immunantwort erfolgt sehr rasch. Die meisten Patienten haben schon zu Beginn der Erkrankung sehr hohe Titer für **IgG- oder IgM-Antikörper gegen EBV-VCA-Kapselantigen** (»anti**v**iral-**c**apsid **a**ntibody«), Antikörper gegen Kernantigen (**Anti-EBNA**) sind noch negativ bzw. niedrigtitrig positiv. Das Stadium der durchgemachten Infektion läßt sich an hohen Titern gegen dieses Antigen und gleichzeitig hohen Titern von IgG-anti-VCA ablesen (**I-60**).

I-60: Antikörperbildung bei infektiöser Mononukleose

Erkrankung	Anti-VCA IgM	Anti-VCA IgG	Anti-VCA IgA	Anti-EA	Anti-EBNA	Heterophile AK
▷ Akuter Infekt	+	++	+/–	–	–	+
▷ Durchgemachte Infektion	–	+	–	–	+	–
▷ Chronische Infektion	–	+++	+/–	++	+/–	–

Therapie **Symptomatische Therapie**. Prednison ist nur bei schwerstem Verlauf indiziert.

Therapie. Die **Therapie ist symptomatisch.** In schweren Fällen (ausgeprägtes Ödem des Rachenraumes, Thrombozytopenie, Polyneuritis) führt der Einsatz von initial 75–100 mg Prednison täglich, innerhalb einer Woche ausschleichend, zu rascher Besserung.

Merke ▶

Merke. Vor der Gabe von β-Laktam-Antibiotika (z. B. Ampicillin) ist eindringlich zu warnen, da Arzneimittelexantheme und schwere Komplikationen bis zum Lyell-Syndrom auftreten können.

Sind zusätzlich Streptokokken nachweisbar, ist Erythromycin das Antibiotikum der Wahl.

Sollten im Rachenabstrich zusätzlich Streptokokken nachgewiesen werden, ist Erythromycin das Antibiotikum der Wahl.

Prophylaxe Praktisch nicht möglich.

Prophylaxe. Vermieden werden sollte der Kontakt mit Speichel. Absonderung und Desinfektion sind ohne Nutzen. Ein Impfstoff ist noch nicht verfügbar.

3.5.4 Zytomegalie

3.5.4 Zytomegalie

Definition ▶

Definition. Zytomegalie ist eine weltweit vorkommende Virusinfektion, die bei postpartaler Infektion Fieber und Lymphknotenschwellungen, bei intrauteriner Infektion Mißbildungen auslösen kann.

I-61: Zytomegalie

Vorkommen	Übertragungsweg	Kardinalsymptome	Komplikationen	Diagnostik	Therapie	Prophylaxe	Meldepflicht
▷ weltweit, Mensch	▷ Tröpfchen	▷ Lymphknotenschwellungen	▷ Hepatitis, Polyneuritis, Retinitis	▷ Serologie	▷ Ganciclovir, Hyperimmunserum	▷ Impfung	▷ bei Embryopathie

Epidemiologie und Pathogenese Zytomegalievirus **persistiert** nach Infektion in menschlichen Zellen **lebenslang**. Eine spätere Reaktivierung ist möglich.

Epidemiologie und Pathogenese. Das Zytomegalievirus (ZMV) gehört zur Herpesgruppe, es **persistiert** nach Infektion in menschlichen Zellen **lebenslang** und wird besonders von Kindern noch monatelang mit Speichel und Urin ausgeschieden. Eine spätere Reaktivierung ist möglich.
Antikörper gegen ZMV finden sich in unseren Breiten bei 40 bis 70% der Frauen in gebärfähigem Alter, so daß konnatale Infektionen normalerweise

der Primärinfektion der Schwangeren folgen. Sie können aber auch bei Reinfektion oder Reaktivierung vorkommen.

Klinik. Als Inkubationszeit müssen mehrere Wochen angenommen werden (zwei bis sechs Wochen nach Transfusion ZMV-haltigen Blutes).
Die meisten erworbenen Infektionen verlaufen unbemerkt. Nur bei wenigen entwickeln sich ähnlich wie bei der Mononukleose Fieber für ein bis vier Wochen und **zervikal betonte Lymphknotenschwellungen**, selten eine Hepatitis oder Polyneuritis.
Ein Problem stellen **immunsupprimierte Patienten** dar (Nierentransplantation, Leukämie, Zytostatikatherapie, AIDS). Wochenlanges Fieber, gelegentlich **schwere Pneumonien** mit bakterieller Sekundärinfektion und diffuse Ulzerationen im Magen-Darm-Trakt (**CMV-Kolitis**) sind möglich, bei **AIDS**-Patienten auch häufig eine **Chorioretinitis**.
Intrauterine Infektionen (Inzidenz 1:50 bis 1:500) verursachen im ersten und zweiten Trimenon **Mißbildungen** von Magen-Darm-Trakt, kardiovaskulärem System, Muskeln und Skelett. Das Neugeborene entwickelt Symptome einer Zytomegalieinfektion häufig erst Wochen oder Monate post partum (Hepatosplenomegalie, Ikterus, thrombozytopenische Purpura, neurologische Defekte).

Klinik Die meisten Infektionen verlaufen unbemerkt. Nur selten treten Fieber, **zervikal betonte Lymphknotenschwellungen**, Hepatitis oder Polyneuritis auf.
Problematisch sind **immunsupprimierte Patienten**: sie haben wochenlang Fieber, gelegentlich **schwere Pneumonien**, Sekundärinfektionen, **CMV-Kolitis**, bei **AIDS**-Patienten kommt auch häufig eine **Chorioretinitis** vor.
Im 1. und 2. Trimenon können **Mißbildungen** von Magen-Darm-Trakt, kardiovaskulärem System, Muskeln und Skelett entstehen.

Diagnostik. Bei dem klinischen Bild von **Fieber** und **Lymphadenitis** finden sich **Lymphozytose und atypische Lymphozyten** bei negativem Paul-Bunnell-Test.
Serologisch läßt sich die Erstinfektion durch positive IgM-Antikörper beweisen. Ein Anstieg der IgG-Antikörper findet sich bei Erstinfektion, aber auch bei Reaktivierung. Virusisolierung aus Rachenspülwasser oder Urin ist möglich, kann jedoch irreführen, da besonders bei Kindern ZMV sehr lange ausgeschieden werden kann.

Diagnostik **Fieber, Lymphozytose** und **atypische Lymphozyten** bei negativem Paul-Bunnell-Test sind richtungweisend.
Die Erstinfektion läßt sich durch positive IgM-Antikörper beweisen. Ein Anstieg der IgG-Antikörper findet sich bei Erstinfektion, aber auch bei Reaktivierung.

Therapie. Eine spezifische Therapie ist bei Immunkompetenten nicht nötig, **lediglich symptomatische Behandlung**.
Bei immunsupprimierten Patienten mit ZMV-Pneumonie ist auf Zeichen der bakteriellen Superinfektion zu achten und entsprechend antibiotisch zu behandeln. Aciclovir ist meist wirkungslos, Therapie mit Ganciclovir oder Foscarnet ist besser wirksam.

Therapie Eine spezifische Therapie ist nicht nötig, lediglich **symptomatische Behandlung**. Bei Immunsupprimierten sollte Ganciclovir oder Foscarnet gegeben werden.

Prophylaxe. Ein **Impfstoff** steht zur Verfügung, er scheint **bei Risikopatienten (z.B. Nierentransplantation)** sinnvoll, um die Symptome einer Erstinfektion zu mitigieren. Auch hohe Dosen von Hyperimmunglobulin, prophylaktisch i.v. gegeben, schwächen den Verlauf ab.
Bei CMV-negativen immunsupprimierten Patienten hat sich der Verzicht auf die Gabe von CMV-Antikörper-positivem Blut oder Blutprodukten bewährt.
Meldepflicht bei Embryopathie.

Prophylaxe Ein Impfstoff steht für Risikopatienten (Nierentransplantations-Kandidaten) zur Verfügung.
Hyperimmunglobulin schwächt den Verlauf ab.
Verzicht auf CMV-positives Blut und Blutprodukte hat sich bewährt.
Meldepflicht bei Embryopathie!

3.6 Influenza

3.6 Influenza

Definition. Die echte Grippe (Influenza) ist ein fieberhafter viraler Infekt mit häufig dramatischem Beginn, meist schwerem Krankheitsgefühl und Komplikationen, besonders beim alten Menschen.

◀ **Definition**

I-62: Influenza

Vorkommen	Übertragungsweg	Kardinalsymptome	Komplikationen	Diagnostik	Therapie	Prophylaxe	Meldepflicht
▷ weltweit	▷ Tröpfchen	▷ Rhinitis, Bronchitis, Gliederschmerzen	▷ Pneumonie, Peri-/Myokarditis	▷ Serologie	▷ entfällt	▷ Impfung	▷ Tod

Epidemiologie und Pathogenese Influenzaviren (Typ A, selten B) werden durch **Tröpfcheninfektion** von Mensch zu Mensch übertragen. **Typ A** löst **Pandemien** aus, da durch »Antigenshift« neue Varianten entstehen, die die vorhandene Immunität umgehen.
Die Influenza bleibt ein häufig schweres Krankheitsbild, eine permanente Bedrohung besonders für gefährdete Personen (Kinder, Herz-Kreislauf-Kranke, Schwangere, immunsupprimierte Patienten).

Epidemiologie und Pathogenese. Von drei in der Struktur ähnlichen **Influenzavirustypen (A, B, C)** aus der Gruppe der Myxoviren wird **hauptsächlich Typ A, selten Typ B**, praktisch nie Typ C für das Krankheitsbild der Influenza verantwortlich gemacht.
Influenzaviren werden durch **Tröpfcheninfektion** von Mensch zu Mensch übertragen (Infektiosität wenige Tage vor bis eine Woche nach Erkrankungsbeginn).
Während die Typen B und C sporadisch epidemisch hauptsächlich bei Kindern und jungen Erwachsenen vorkommen, zeichnet sich **Typ A** vor allem durch in zehn- bis zwanzigjährlichen Abständen auftretendende **Pandemien** aus. Da die Immunität in wenigen Jahren verlorengeht und sich durch »Antigenshift« stets neue Varianten bilden, bleibt dieses häufig schwere Krankheitsbild eine permanente Bedrohung besonders für gefährdete Personen (Kinder, Herz-Kreislauf-Kranke, Schwangere, immunsupprimierte Patienten).
Da Influenzaviren Wegbereiter einer Gewebsinvasion für ortsständige Bakterien sein können, erklärt sich die Neigung zu schweren pulmonalen Komplikationen.

Klinik Nach einer **Inkubationszeit von 1–3 Tagen** tritt ein **hochfieberhafter Infekt der oberen Atemwege** mit retroorbitalen Kopf- und Muskelschmerzen auf, möglich sind auch feuchte Rasselgeräusche über der Lunge als Zeichen einer Bronchitis. Ein Herpes labialis tritt häufig begleitend auf. Bei schweren Verläufen kann es zur **Tracheobronchitis** mit starken retrosternalen Schmerzen kommen.

Selten sind **atypische Viruspneumonien.** Sie weisen eine hohe Mortalität auf.
Häufiger gefährdend sind **Sekundärpneumonien** durch **bakterielle Superinfektion**, meist Pneumokokken oder Staphylokokken.

Klinik. Es entwickeln sich nach kurzer **Inkubationszeit von ein bis drei Tagen** meist **plötzlich Symptome der oberen Luftwege** mit **Schnupfen, Kopfdruck**, trockenem **Husten**, retrosternalem Brennen und **konjunktivaler Injektion**. Bei einigen Erkrankten (5 bis 10%) finden sich auch feuchte Rasselgeräusche über der Lunge und Pleurareiben. Die **Körpertemperatur erreicht 38 bis 40 °C**, bohrender Kopfschmerz besonders retroorbital und **allgemeine Muskelschmerzen** dauern bis zu einer Woche an. Rezidive eines Herpes labialis sind häufig. Dann verschwinden alle akuten Symptome, subfebrile Temperaturen, geringe körperliche Belastbarkeit und Orthostase-Probleme können noch für Wochen anhalten.
Bei schwererem Verlauf entwickelt sich eine **Tracheobronchitis** mit rauhem, bellendem Husten und starkem retrosternalen Schmerz.
Eine seltene, aber um so lebensbedrohlichere **Komplikation** stellt die pulmonale Mitbeteiligung in Form der **atypischen Viruspneumonie** oder der **bakteriellen Begleit- oder Sekundärpneumonie** dar. Die Influenzapneumonie mit fleckförmigen Infiltraten führt häufig innerhalb von wenigen Tagen ebenso wie die Peri- oder Myokarditis zum Tode, Patienten mit Herz-Kreislauf-Erkrankungen sind besonders gefährdet. Aber auch die **bakterielle Superinfektion** mit z. B. Staphylo- oder Pneumokokken stellt für Kinder und ältere Menschen eine große Gefährdung dar.

Diagnose Sie ergibt sich meist **durch das klinische Bild** und die Umgebungsanamnese. Labordaten sind ohne Bedeutung. **Virusnachweis im Rachenspülwasser** und serologischer Nachweis in **gepaarten Serumproben** sichern die Diagnose.

Diagnose. Die Diagnose ist meist **aufgrund des klinischen Bildes** zu stellen, die allgemeinen Labordaten geben nur wenig Hilfestellung.
Der **Virusnachweis im Rachenspülwasser** sichert die Diagnose, für den serologischen Nachweis sind **gepaarte Serumproben** aus der frühen Krankheitsperiode und nach zehn bis 14 Tagen erforderlich, um bei einem mindestens vierfachen Titeranstieg die Diagnose zu bestätigen.

Therapie Die Therapie ist symptomatisch.

Therapie. Die Behandlung besteht in symptomatischen Maßnahmen, wie Fiebersenkung, Antitussiva und Analgetika.

Merke ▶

> ***Merke.*** Die routinemäßige Verordnung von Antibiotika sollte unterbleiben.

Bei erneutem Fieberanstieg und Zeichen einer **Pneumonie** ist **antibiotische Behandlung** indiziert.

Lediglich bei erneutem Fieberanstieg mit Zeichen einer **Lobärpneumonie** muß eine Behandlung mit therapeutischen Dosen von **Antibiotika** begonnen werden.

Prophylaxe

Prophylaxe

Merke ▶

> ***Merke.*** Eine Impfung mit polyvalentem Impfstoff ist vor allem bei älteren Menschen und chronisch Kranken empfehlenswert, auch wenn der Impfschutz nur bis zu 80% beträgt und längstens ein Jahr vorhält.

Ein Nachteil ist der nur auf die entsprechenden Subtypen gerichtete Schutz, so daß bei Pandemien mit dem subtypenspezifischen Impfstoff immunisiert werden muß.
Meldepflicht besteht bei Todesfällen.

Bei Pandemien sollte mit einem subtypenspezifischen Impfstoff geimpft werden.

Meldepflicht bei Todesfällen.

Klinischer Fall

Ein 75jähriger Patient war schon seit vielen Jahren wegen einer Rechtsherzinsuffizienz und einer kompensierten Niereninsuffizienz hochdosiert mit Diuretika behandelt worden.
Am Freitagmorgen begann er zu frösteln, gegen Abend stiegen die Temperaturen ohne Schüttelfrost auf 38 °C an, es bestanden Kopf- und Gliederschmerzen. Nach hausärztlicher Untersuchung – es war der fünfte Besuch im Rahmen einer Grippeepidemie – wurde ein Antipyretikum verordnet. Fünf Tage später war die Temperatur normal, der Patient fühlte sich jedoch noch geschwächt und hüstelte häufiger. Die körperliche Untersuchung war bis auf grobblasige Rasselgeräusche über beiden Lungenunterfeldern unauffällig.
Zwei Tage später stiegen die Temperaturen unter Schüttelfrost bis auf 40 °C an, der Patient trübte ein. Erst drei Tage später wurde der Hausarzt hinzugezogen, es erfolgte die sofortige Einweisung in die Klinik. Es bestand eine Lobärpneumonie links basal, die Nierenretentionswerte waren deutlich angestiegen. In Blutkulturen wurde Streptococcus pneumoniae, penicillinempfindlich, nachgewiesen. Trotz angepaßter Penicillintherapie und Intensivmaßnahmen verstarb der Patient drei Tage später im irreversiblen Herz-Lungen-Versagen.

3.7 Masern (Morbilli)

3.7 Masern (Morbilli)

Definition. Masern ist eine hochkontagiöse, fieberhafte, virale Infektionskrankheit. Sie ist durch hohe Morbidität gekennzeichnet.

◀ Definition

I-63: Masern (Morbilli)

Vorkommen	Übertragungsweg	Kardinalsymptome	Komplikationen	Diagnostik	Therapie	Prophylaxe	Meldepflicht
▷ weltweit, Mensch	▷ Tröpfchen	▷ Exanthem/ Enanthem, Konjunktivitis	▷ Pneumonie, Enzephalitis, Otitis media	▷ klinisches Bild, Serologie	▷ symptomatisch	▷ Impfung	▷ Tod

Epidemiologie und Pathogenese. Masernviren kommen weltweit vor und werden durch Tröpfcheninfektion oder Kontakt mit Sekreten oder Urin Erkrankter übertragen. Der Mensch ist das einzige Erregerreservoir.

Epidemiologie und Pathogenese
Masern werden meist durch Tröpfcheninfektion übertragen.

Klinik. Nach einer Inkubationszeit von acht bis 13 Tagen entwickeln sich Fieber, Kopf- und Muskelschmerzen und allgemeines Krankheitsgefühl. Nur wenige Stunden später treten **Konjunktivitis** mit Lichtscheu und Tränenfluß, trockener Husten und Schnupfen hinzu. Als Vorbote des typischen Exanthems sind Petechien am harten und weichen Gaumen zu sehen mit den nahezu pathognomonischen kleinen weißen Flecken auf hellrotem Grund an der Wangenschleimhaut **(Koplikschen Flecken)** (**I-21 a**).
Zwei bis vier Tage nach Beginn des Prodromalstadiums beginnt das **typische Exanthem,** zuerst tritt ein fleckiges Erythem hinter den Ohren auf und breitet sich über den Stamm und dann die Arme und Beine aus (**I-21 b, c**). Zu Anfang ist das Exanthem (**I-21 b, c**) makulös, rot-braun, wegdrückbar, später wird es papulös, konfluierend mit hämorrhagischem Einschlag. Das Exanthem ist innerhalb von einer Woche in der Reihenfolge des Auftretens wieder verschwunden, eine feine Schuppung hinterlassend. Zu dieser Zeit ist auch das Fieber von 39 bis 40 °C lytisch abgefallen, lediglich Husten und feinblasige Rasselgeräusche als Zeichen der pulmonalen Mitbeteiligung können die Entfieberung überdauern.

Klinik Nach 1–2 Wochen entwickeln sich hohes Fieber sowie Kopf- und Muskelschmerzen mit schwerem Krankheitsgefühl. Wegweisend sind **Konjunktivitis** mit Lichtscheu, feine weiße Flecken an der Wangenschleimhaut **(Koplikschen Flecken)** (**I-21 a**) und 2–4 Tage später das Exanthem.
Das **typische Exanthem** beginnt hinter den Ohren, breitet sich über den Stamm, dann über die Extremitäten aus (**I-21 b, c**).
Innerhalb einer Woche nach dem Auftreten verschwindet es wieder in der Reihenfolge des Auftretens.

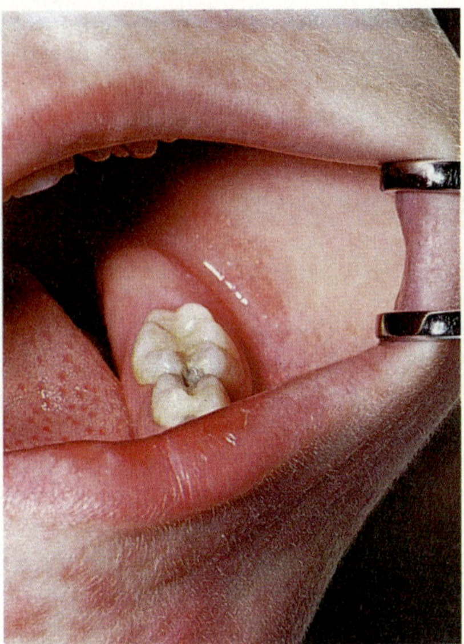

a **Kopliksche Flecken** auf der Wangenschleimhaut vor den Prämolaren.

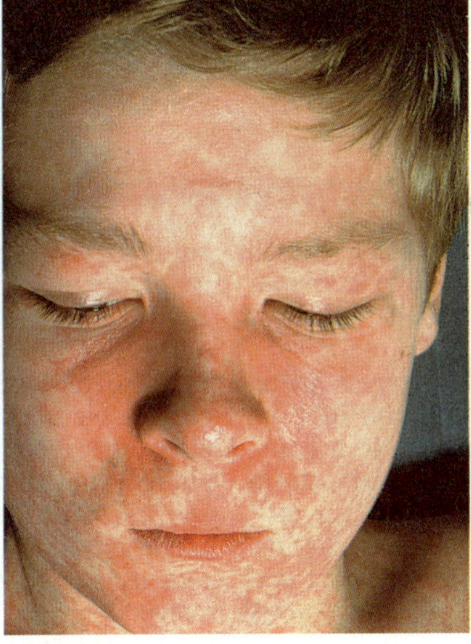

b Exanthem mit zentrofazial konfluierenden, diskreten, nicht juckenden, **papulösen Elementen**.

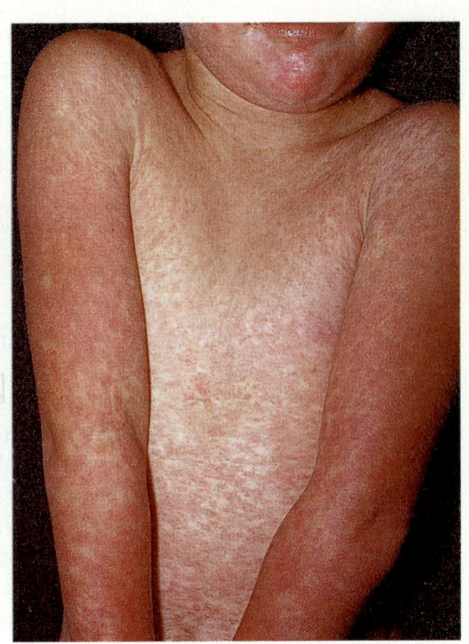

c Großfleckiger, unregelmäßig begrenzter, rotvioletter, leicht erhabener, teilweise konfluierender **Ausschlag**, der sich innerhalb von 3 Tagen abwärts über Stamm und Extremitäten ausbreitet.

I-21 a–c: Masernexanthem.

Merke ▶

> **Merke.** Jeder fieberhafte Infekt mit Konjunktivitis ist auf eine Maserninfektion verdächtig. In diesem Fall sollte nach Koplikschen Flekken an der Wangenschleimhaut gesucht werden. Bei diesen Symptomen kann die Diagnose leicht frühzeitig gestellt werden.

Komplikationen sind
- **atypische Pneumonie**
- EKG-Veränderungen (30 %) und
- **Enzephalomyelitis** (50 %).

In der Hälfte der Fälle bleiben Defekte zurück, 10 % versterben.
Auch thrombozytopenische Purpura und Reaktivierung einer Tbc (falsch-negativer Tuberkulintest) sind möglich.

Pneumonische Infiltrate, EEG-Veränderungen ohne klinische Zeichen einer Enzephalitis (50% der Kinder) oder kardiale Mitbeteiligung (in 30% EKG-Veränderungen) verschwinden ohne Folgen mit dem Überstehen der Infektion. Als direkte Folge der Maserninfektion kommt selten eine **Enzephalomyelitis** vor. Nach wenigen Tagen bis Wochen treten Kopfschmerzen, Fieber, Erbrechen und Meningismus auf, gefolgt von Krampfanfällen. Überlebt der Patient, bleiben in der Hälfte der Fälle Defekte zurück, 10% versterben.
Auch thrombozytopenische Purpura oder Reaktivierung einer Tuberkulose (falsch-negativer Tuberkulintest während der Masernerkrankung!) sind möglich.

Bakterielle Komplikationen sind
- **Otitis media** und
- **Pneumonie**

Meist **Folge einer bakteriellen Superinfektion** sind **Otitis media** und **Pneumonie**. Diese Komplikationen sind abzuklären, wenn Fieber wieder auftritt oder es nach einer Woche immer noch hoch ist. Die wahrscheinlichsten Erreger stellen in diesen Fällen Pneumokokken, hämolysierende Streptokokken, Staphylococcus aureus und Haemophilus influenzae dar. Die rechtzeitige antibiotische Therapie hat die ansonsten hohe Rate an ernsten Komplikationen deutlich reduziert.

Selten kommt **nach jahrelanger Latenz eine subakute sklerosierende Panenzephalitis (SSPE)** vor.

In sehr seltenen Fällen gelingt die Eliminierung des Virus nicht, **es entwikkeln sich sieben bis zehn Jahre nach Erstinfektion neurologische Defekte**, langsam zunehmende psychische Veränderungen, Myoklonien und epileptische Anfälle (**SSPE, subakute sklerosierende Panenzephalitis**).

Diagnostik Die Diagnose ist durch das **klinische Bild** zu stellen. Virusnachweis in Rachenspülwasser oder Urin ist möglich. Zu Beginn des Exanthems finden sich bereits erhöhte Titer in der KBR. Serologie ist nur erforderlich bei atypischem Krankheitsbild.

Diagnostik. Die zweifelsfreie Diagnose zu stellen ist aufgrund des **äußerst typischen Krankheitsbildes** leicht. Laboruntersuchungen erübrigen sich im allgemeinen. Der direkte Virusnachweis in Rachenspülwasser oder Urin ist möglich, ebenso sind in den ersten Tagen des Exanthems bereits eindeutige Titeranstiege in der Komplementbindungsreaktion zu sehen. Dies dürfte aber nur für die Patienten in Frage kommen, die ein atypisches Krankheitsbild nach früherer Impfung (meist mit Totimpfstoffen) ausbilden.

Therapie. Die Therapie besteht lediglich in **symptomatischen Maßnahmen** (Antipyretika, Antitussiva). Bei Zeichen **bakterieller Superinfektion** sofortige Gabe eines Antibiotikums (z. B. Amoxicillin, Erythromycin).

Prophylaxe. Aktive Immunisierung mit Lebendimpfstoff ist effektiv, wahrscheinlich ist so eine lebenslange Immunität zu erreichen. Ein Schutz ist in besonderen Situationen auch durch frühzeitige passive Immunisierung möglich (bis zwei bis drei Tage nach Exposition).
Meldepflicht bei Tod.

Therapie Therapie gewöhnlich **symptomatisch.** Bei Zeichen **bakterieller Superinfektion** Antibiose.

Prophylaxe Frühzeitige Impfprophylaxe, wahrscheinlich lebenslange Immunität. Schutz ist auch durch frühzeitige passive Immunisierung möglich.

Meldepflicht bei Todesfall.

3.8 Mumps (Parotitis epidemica)

3.8 Mumps (Parotitis epidemica)

▶ ***Definition.*** Mumps ist eine weltweit vorkommende, akute virale Infektionskrankheit, der Befall der Speicheldrüse ist typisch.

◀ **Definition**

I-64: Mumps

Vorkommen	Übertragungsweg	Kardinalsymptome	Komplikationen	Diagnostik	Therapie	Prophylaxe	Meldepflicht
▷ weltweit, Mensch	▷ Tröpfchen	▷ Parotitis, Pankreatitis	▷ Orchitis, Meningitis	▷ klinisches Bild, Serologie	▷ symptomatisch	▷ Impfung	▷ entfällt

Epidemiologie und Pathogenese. Der Mensch stellt das einzige Reservoir dar. Über Tröpfchen werden Viren sieben Tage vor bis neun Tage nach Erkrankungsbeginn verbreitet. Zeichen einer durchgemachten Infektion ohne Erkrankung finden sich bei ca. 30 % der Erwachsenen.

Epidemiologie und Pathogenese Der Mensch stellt das einzige Virusreservoir dar. Die Infektion wird durch Tröpfchen übertragen.

Klinik. Die Inkubationszeit beträgt zwei bis drei Wochen. Dann beginnt meist **einseitig** das Anschwellen der Ohrspeicheldrüse über zwei Tage, das Fieber steigt langsam ohne Schüttelfrost an. Nach wenigen Tagen **folgt** meist die andere Seite. Gelegentlich sind auch die weiteren Speicheldrüsen und das Pankreas betroffen. Der Verlauf ist bei Kindern milder, bei Erwachsenen steigen die Temperaturen bis 41 °C, der Organbefall ist deutlich ausgeprägter. Innerhalb von ein bis zwei Wochen sind die Symptome abgeklungen. Nach der Pubertät ist ein **Mitbefall des Hodens** in 25 % (schmerzhaft, aber kaum Ursache für Infertilität), eine **lymphozytäre Meningitis** in nahezu 50 % zu beobachten (häufigste Ursache einer lymphozytären Meningitis!) sowie eine harmlose **seröse Pankreatitis**. Postinfektiöse Arthritiden sowie Enzephalitis sind selten.

Klinik Nach einer Inkubationszeit von 2–3 Wochen Beginn mit einer meist **einseitigen** Parotisschwellung. Nach wenigen Tagen **folgt** meist die andere Seite.
Bei Kindern ist der Verlauf milder.
Im Erwachsenenalter sind **Pankreatitis, Orchitis** und **lymphozytäre Meningitis** möglich, selten sind parainfektiöse Arthritis oder Enzephalitis.

Diagnostik. Bei dem typischen Bild der Parotitis ist die Diagnose **klinisch** leicht zu stellen. Kommt es bei Erwachsenen nur zu Orchitis oder Meningitis, ist serologisch die Bestätigung durch Antikörperbestimmung in gepaarten Serumproben wertvoll.
Der Virusnachweis gelingt in der akuten Phase aus Speichel und Urin, bei Meningitis aus dem Liquor.

Diagnostik Bei dem typischen Bild der Parotitis ist die Diagnose **klinisch** leicht zu stellen. Serologie ist nur bei Orchitis oder Meningitis ohne Parotitis notwendig.
Der direkte Virusnachweis gelingt in der akuten Phase.

Therapie. Die Behandlung ist symptomatisch, kühlende bzw. warme Umschläge werden als angenehm empfunden, bei Orchitis Kühlen und Hochlagern. Nur bei schwerem Verlauf einer Orchitis oder Meningitis sollten Kortikosteroide eingesetzt werden. Prophylaktische Gabe von Antibiotika ist obsolet.

Therapie Behandlung symptomatisch.
Nur bei schwerem Verlauf Prednison.

Prophylaxe

Prophylaxe

▶ ***Merke.*** **Impfung** mit Lebendimpfstoff ist für Jungen erst kurz vor der Pubertät empfehlenswert, da der Impfschutz nur wenige Jahre anhält.

◀ **Merke**

3.9 Röteln

Definition ▶

3.9 Röteln

▶ ***Definition.*** Röteln sind eine weltweit vor allem im Frühjahr vorkommende Virusinfektion. Sie können als Komplikation bei Erstinfektion in der Frühschwangerschaft eine Embryopathie verursachen.

I-65: Röteln

Vorkommen	Übertragungsweg	Kardinalsymptome	Komplikationen	Diagnostik	Therapie	Prophylaxe	Meldepflicht
▷ weltweit, Mensch	▷ Tröpfchen	▷ Exanthem, Lymphome	▷ Embryopathie	▷ klinisches Bild, Serologie	▷ symptomatisch	▷ Impfung	▷ kongenitale Röteln

Epidemiologie und Pathogenese
Die Übertragung erfolgt durch Tröpfchen- oder Schmierinfektion. Infektiosität besteht 1 Woche vor bis 1 Woche nach Ausbruch der Krankheitssymptome.

Epidemiologie und Pathogenese. Die Übertragung erfolgt durch Tröpfchen- oder Schmierinfektion. Infektiosität besteht eine Woche vor bis eine Woche nach Ausbruch der Krankheitssymptome, allerdings häufig auch ohne daß ein Exanthem auftritt. Die natürliche Durchseuchung bei Schulkindern erreicht in unseren Ländern 50%.

Klinik 2–3 Wochen nach Infektion häufig sehr **flüchtiges, blasses Exanthem**, vom Gesicht über den Rumpf auf die Extremitäten sich ausbreitend (I-22). **Retroaurikuläre schmerzhafte Lymphknotenschwellungen** sind wegweisend.

Klinik. Zwei bis drei Wochen nach Infektion kommt es zu Rötung des Rachenrings, Kopf- und Muskelschmerzen. Fieber tritt meist nur kurz auf (um 38 °C). Am zweiten Tag tritt ein häufig nur **sehr flüchtiges, meist blasses Exanthem** auf, das sich vom Gesicht aus auf Rumpf und Extremitäten ausbreitet (**I-22**). Den wegweisenden Befund stellen die kleinen, derben, meist **schmerzhaften Lymphknoten hinter den Ohren** und okzipital dar.

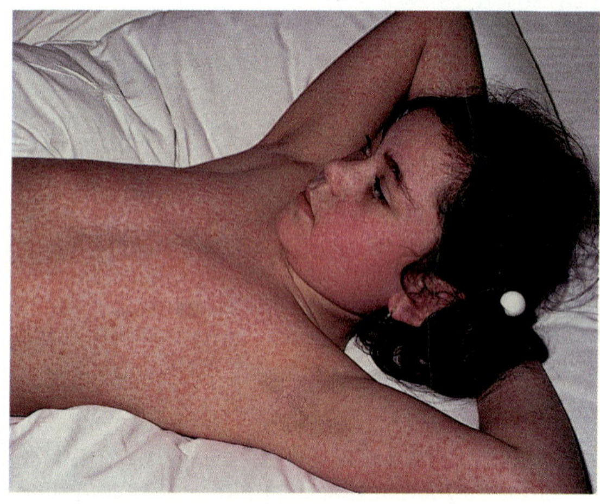

I-22: Rötelnexanthem. Makulopapulöser Ausschlag: runde und ovale, relativ kleine und gering erhabene, weit auseinanderstehende, mitunter von einem anämischen Hof umgebene, rosarote Flecken.

»Stille Feiung« ist sehr häufig.
Selten sind Arthritiden, Neuritiden oder thrombozytopenische Purpura. Die **Rötelnembryopathie** tritt bei Erstinfektion der Mutter in der Schwangerschaft auf.

»Stille Feiung« ist sehr häufig.
Nur selten kommt es zu Arthritiden, Neuritiden oder thrombozytopenischer Purpura.
Die **Rötelnembryopathie** tritt als Folge einer Erstinfektion der Mutter in den ersten vier Schwangerschaftsmonaten auf. Recht häufig (über 30%) kommt es beim Feten zu Mißbildungen an Auge, Herz, Knochen oder ZNS.

Diagnostik Bei Vorliegen von Exanthem und retroaurikulären LK-Schwellungen ist die Diagnose einfach. Leukopenie mit relativer Lymphozytose stützt die Diagnose, beweisend sind IgM-Antikörper im HA-Hemmtest.

Diagnostik. Wenn das typische Exanthem sowie retroaurikuläre Lymphknotenschwellungen beobachtet werden können, ist die Diagnose nicht mehr schwierig. Eine Leukopenie mit relativer Lymphozytose stützt die Diagnose. Beweisend ist der Antikörpernachweis (IgM-Fraktion) im Hämagglutinations-Hemmtest, der für mehr als zwei Monate nach Erstinfektion noch positiv ist.

Therapie Symptomatische Maßnahmen sind selten nötig.

Therapie. Eine Therapie aufgetretener Röteln ist nicht möglich, selbst symptomatische Maßnahmen sind praktisch nie nötig.

Prophylaxe

Prophylaxe

> **Merke.** Die passive Immunisierung exponierter, nichtimmuner Schwangerer muß frühzeitig erfolgen. Die aktive **Impfung mit Lebendimpfstoff** sollte besonders bei Mädchen vor dem 14. Lebensjahr durchgeführt werden.

◀ **Merke**

Milde Symptome können daraufhin auftreten. Bei starker initialer Impfantwort bleiben die Antikörper bis zu zehn Jahre nachweisbar. Bei einem kleinen Teil der Geimpften verlieren sie sich allerdings schon innerhalb weniger Monate.
Meldepflicht bei Erkrankung und Tod an kongenitalen Röteln.

Milde Symptome können nach Impfung auftreten. Antikörper können bis zu 10 Jahre nachweisbar sein.

Meldepflicht bei Erkrankung und Tod an kongenitalen Röteln.

Klinischer Fall

Eine 24jährige Sekretärin wurde wegen Kopfschmerzen, Fieber und Unterschenkelödemen mit Verdacht auf Glomerulonephritis eingewiesen. Bei der Aufnahmeuntersuchung fielen zusätzlich ein leicht geröteter Rachenring, zervikale und retroaurikuläre Lymphknotenschwellungen sowie eine feinfleckige Rötung von Gesicht und Hals auf. Die routinemäßig erhobenen Labordaten waren unauffällig. Am nächsten Tag hatte sich das Exanthem über Rumpf und Extremitäten ausgebreitet. Der Nachweis von Röteln-IgM-Antikörpern war eindeutig positiv. Das Exanthem blaßte in den nächsten drei Tagen ab, die Patientin konnte mit der Diagnose Röteln entlassen werden. Die Ödeme waren auf den übermäßigen Genuß von Lakritze zurückzuführen.

Klinischer Fall

Eine 27jährige Patientin wurde in der 38. Woche ihrer dritten Schwangerschaft mit Fieber und beginnenden Wehen in die Frauenklinik eingewiesen. Bei Aufnahme fiel ein Exanthem auf. Da im Mutterpaß ein positiver Röteln-Antikörpertiter vermerkt war, wurde eine Konsiliaruntersuchung erbeten. Es fanden sich bei gerötetem Rachenring schmerzhafte retroaurikuläre und zervikale Lymphknotenschwellungen und ein typisches feinfleckiges Exanthem an Rumpf und Extremitäten. Die Geburt verlief komplikationslos, das Kind war und blieb unauffällig, da sofort nach Geburt Röteln-Hyperimmunglobulin appliziert worden war.
In der sofort nach Geburt entnommenen Blutprobe waren weder bei der Mutter noch beim Kind Antikörper gegen Rötelnviren nachzuweisen, es hatte sich offensichtlich um eine Fehleintragung oder -bestimmung gehandelt.

3.10 Tollwut

3.10 Tollwut

> **Definition.** Tollwut (Rabies, Lyssa) ist eine auf der ganzen Welt endemisch vorkommende Zoonose. Die Infektion führt nahezu immer durch neurologische Komplikationen zum Tode, wenn nicht rechtzeitig immunisiert wird.

◀ **Definition**

I-66: Tollwut

Vorkommen	Übertragungsweg	Kardinalsymptome	Komplikationen	Diagnostik	Therapie	Prophylaxe	Meldepflicht
▷ Wildtiere	▷ Biß, Speichel, Kontakt	▷ Juckreiz, Hydrophobie, Spasmen	▷ generalisierte Krämpfe	▷ Untersuchung des Tieres	▷ entfällt	▷ Impfung	▷ Verdacht, Erkrankung, Tod

Epidemiologie und Pathogenese. Nach dem zweiten Weltkrieg hat die Tollwut in zunehmendem Maße auch Deutschland erfaßt. Vor allem Wildtiere (Fuchs) sind infiziert. Die Übertragung des **neurotropen Rabiesvirus** von infizierten Warmblütern (in Europa hauptsächlich **Hund, Katze, Fuchs**) geschieht direkt durch Biß oder Kontakt verletzter Haut und Schleimhaut mit infiziertem Speichel. Auch wenn im Fuchsbestand die höchste Infektionsrate besteht, ist der Hund für den größten Teil möglicher Expositionen verantwortlich. Echte, in Deutschland erworbene Tollwutinfektionen sind allerdings sehr selten.

Epidemiologie und Pathogenese
Vor allem Wildtiere (Fuchs) sind mit Tollwut infiziert.
Die Übertragung des **neurotropen Rabiesvirus** (in Europa vor allem **Hund, Katze, Fuchs**) geschieht direkt durch Biß oder Kontakt verletzter Haut und Schleimhaut mit infiziertem Speichel.

Klinik Häufig wird nach Biß- oder Kratzverletzungen oder nach Berühren kranker Tiere die Frage nach möglicher Infektion gestellt.
Bei Verletzung durch nicht mehr auffindbare Tiere ist eine aktive Impfung indiziert. Ist das Tier auffindbar, sollte Kontakt mit dem Veterinär-Gesundheitsamt aufgenommen werden.

Die Inkubationszeit ist variabel (meist 3–12 Wochen). Juckreiz, **Parästhesien oder Schmerzen an der Bißstelle** gehen häufig mit **unspezifischen Symptomen** (Fieber, Kopf- und Muskelschmerzen), **psychischen Alterationen** (Reizbarkeit, Angst, Depressionen) einher.
Im weiteren Verlauf tritt nahezu immer **Hydrophobie** auf.
Im Finalstadium führen **generalisierte Krämpfe** zum Tode.

Klinik. Häufig wird nach Biß- oder Kratzverletzungen durch fremde, streunende Tiere (Hund, Katze, Fuchs) oder nach Berühren kranker Tiere (auch z.B. Pferd, Rind, Reh – »stille Wut«) die Frage nach möglicher Infektion gestellt. Dann ist die genaue Erhebung des Vorgangs erforderlich. **Bei Verletzung durch nicht mehr auffindbare Tiere ist die aktive Impfung indiziert, wenn das Verhalten des Tieres auffällig war.** Ist das Tier auffindbar, sollte Kontakt mit dem zuständigen Veterinär-Gesundheitsamt aufgenommen werden. Erweist sich das Tier als nicht verdächtig, kann auf eine Impfung verzichtet werden.
Die **Inkubationszeit** ist, wohl je nach Infektionsort und Schwere der Verletzungen, außerordentlich variabel. Zeiträume von wenigen Tagen bis zu vielen Jahren werden angegeben. Bei dem größten Teil der Infizierten beträgt sie **zwischen drei und zwölf Wochen.**
Persistierender **Juckreiz, Parästhesien oder Schmerzen an der Bißstelle** gehen häufig den **unspezifischen Symptomen** wie Fieber, Kopf- und Muskelschmerzen, **psychischen Alterationen** (Reizbarkeit, Angst, Depressionen) voran. Im weiteren Verlauf tritt nahezu immer **Hydrophobie** auf, verbunden mit Spasmen der Schluck- und Streckmuskulatur. Im Finalstadium führen **generalisierte Krämpfe** zum Tode.
Nur selten, vor allem bei Kontakt mit Vampirfledermäusen in Mittel- und Südamerika, kann es auch zur primär paralytischen Tollwut kommen (»stille Wut«).

Diagnostik **Untersuchung des verdächtigen Tieres.** Immunfluroeszenz (Stunden) oder Tierversuch (1 Woche) erhärten den Verdacht. In der 1. Krankheitswoche läßt sich das Virus auch in Speichel, Liquor und Urin finden.

Diagnostik. Äußerster Wert ist auf die **Untersuchung des verdächtigen Tieres** zu legen. Immunfluoreszenz (Stunden) oder Tierversuch (eine Woche) von Hirngewebe des Tieres erhärten den Verdacht. Auch in bioptisch gewonnenem Nervengewebe des infizierten Menschen läßt sich Tollwutbefall nachweisen. In der ersten Krankheitswoche läßt sich das Virus auch in Speichel, Liquor oder Urin finden. Serologische Parameter (Antikörper) reagieren zu langsam.

Therapie Die klinisch manifeste Tollwut wird extrem selten überlebt. Größtmögliche Sorgfalt ist auf **Wundreinigung** zu legen.

Impfung **Bei begründetem Verdacht sofortige aktive (HDC-Impfstoff) und passive Immunisierung.**

Meldepflicht!

Therapie. Das Überleben der klinisch manifesten Tollwut ist nur in extrem seltenen Fällen unter Einsatz aller Intensivmaßnahmen möglich. Größtmögliche Sorgfalt ist auf **Wundreinigung** zu legen (notfalls Exzision).

Impfung. Bei begründetem Verdacht **sofortige aktive** (HDC-Impfstoff) **und passive Immunisierung** (humanes Immunglobulin) sollen so früh wie möglich eingesetzt werden, damit ein Befall des Nervensystems verhindert wird.
Meldepflicht bei Ansteckungsverdacht, Verdacht, Erkrankung und Tod.

3.11 Virusschnupfen (»Erkältung«, Rhinitis)
Viren können den ganzen Atemtrakt befallen. Die Infektionen werden nach dem klinisch auffälligen Infektionsort (obere oder untere Atemwege) eingeteilt.

3.11 Virusschnupfen (»Erkältung«, Rhinitis)

Viren können den ganzen Atemtrakt befallen. Aus praktischen Gründen werden die Infektionen nach dem klinisch auffälligen Infektionsort eingeteilt: obere Atemwege bis zum Larynx (Rhinitis, Pharyngitis, Laryngitis), tiefe Atemwege unterhalb des Larynx (Tracheitis, Bronchitis, Bronchiolitis, Pneumonie). Abhängig von Erreger oder Immunstatus können auch Kombinationen beider Lokalisationen auftreten (z.B. echte Grippe).

Definition ▶

Definition. Der Schnupfen (Erkältung) ist eine virale Infektion der Schleimhaut des Nasopharynx durch eine Vielzahl unterschiedlicher Viren (Adenoviren, Koronaviren, ECHO-Viren, Parainfluenzaviren, Rhinoviren, RS-Viren).

I-67: Virusschnupfen

Vorkommen	Übertragungsweg	Kardinalsymptome	Komplikationen	Diagnostik	Therapie	Prophylaxe	Meldepflicht
▷ weltweit, viele Viren	▷ Tröpfchen	▷ Schnupfen, Tonsillitis	▷ Otitis media, Keratokonjunktivitis	▷ entfällt	▷ entfällt	▷ Exposition vermeiden	▷ entfällt

Epidemiologie und Pathogenese. Der Mensch stellt das hauptsächliche Erregerreservoir dar, der Übertragungsweg geht von Mensch zu Mensch durch Tröpfcheninfektion, seltener Schmierinfektion bei engem Kontakt meist im Herbst oder Winter. Bis zum Erwachsenenalter ist die **Durchseuchung nach Infekten der oberen Luftwege** mit den meisten Typen erfolgt, Adenoviren spielen z. B. beim Erwachsenen kaum noch eine Rolle.

Epidemiologie und Pathogenese
Nach Tröpfcheninfektion werden weltweit durch viele Virustypen **Infekte der oberen** Luftwege ausgelöst.

Klinik. Die Inkubationszeit beträgt drei bis acht Tage. Außer einer simplen Erkältung mit **Schnupfen und trockenem Husten** können ebenso durch den gleichen Virustyp **fieberhafte Tonsillitis, Pharyngitis** mit weicher Schwellung der Halslymphknoten, Keratokonjunktivitis oder ein seröser Mittelohrerguß ausgelöst werden. Bei **bakterieller Superinfektion** kann eventuell eine **Otitis media** entstehen.
In diesen Fällen besteht dann die Schwierigkeit der Abgrenzung zu Infektionen mit Streptokokken. Auch ein rötelnähnliches Exanthem kann vorkommen.

Klinik Nach einer Inkubationszeit von 3–8 Tagen treten **Husten, Schnupfen, Pharyngitis, Tonsillitis**, seltener Fieber, Keratokonjunktivitis, rötelnähnliches Exanthem oder ein seröser Mittelohrerguß auf.
Bei **bakterieller Superinfektion** kann eine **Otitis media** entstehen.

Diagnostik. Die Diagnose wird meist vom Patienten selbst gestellt. **Laborwerte zu erheben ist überflüssig**, die Leukozytenzahl und die Blutsenkung sind normal bis mäßig erhöht. Lediglich für epidemiologische Zwecke lohnt sich die Virusisolierung und -typisierung aus Rachenspülwasser oder der serologische Nachweis der sich rasch entwickelnden Antikörper.

Diagnostik **Laborwerte sind überflüssig.** Nur aus epidemiologischen Gründen kommt die Charakterisierung in Frage.

Therapie. Die **Therapie ist symptomatisch**. Fiebersenkung ist nahezu nie nötig, Kopfschmerzen sprechen gut auf Acetylsalicylsäure an. **Abschwellende Nasentropfen** begünstigen die Drainage der Mittelohren und erleichtern die Nasenatmung. Bei bakterieller Superinfektion ist eine antibiotische Therapie indiziert.

Therapie **Symptomatische Therapie**; bei bakterieller Superinfektion ist antibiotische Therapie indiziert.

Prophylaxe. Eine Impfung ist z. Z. noch nicht möglich.

Prophylaxe Nicht möglich.

4 Pilzinfektionen

4.1 Aspergillose

Definition. Aspergillen sind ubiquitär vorkommende Schimmelpilze, die nach Inhalation als Saprophyt in der Lunge leben und gelegentlich invasiv werden.

4 Pilzinfektionen

4.1 Aspergillose

◀ **Definition**

I-68: Aspergillose

Vorkommen	Übertragungsweg	Kardinalsymptome	Komplikationen	Diagnostik	Therapie	Prophylaxe	Meldepflicht
▷ ubiquitär, (Blumenerde)	▷ Inhalation	▷ Pneumonie	▷ Endokarditis, Asperigllom	▷ Nachweis in Bronchiallavage	▷ Amphotericin B, Itraconazol	▷ Topfblumen entfernen	▷ entfällt

Epidemiologie und Pathogenese. Der häufigste Erreger ist der ubiquitär vorkommende Schimmelpilz **Aspergillus fumigatus**, seltener A. flavus. Nach Inhalation kann sich eine Besiedlung chronisch entzündlicher Prozesse in Mundhöhle, Atemwegen oder Darmtrakt entwickeln. Pilzknoten können sich in Bronchiektasen oder tuberkulösen Kavernen entwickeln. Bei Immunsuppression (z. B. AIDS) kann die Mykose invasiv verlaufen.

Epidemiologie und Pathogenese
Häufigster Erreger ist **Aspergillus fumigatus.** Nach Inhalation kommt es zur Besiedlung von Atemwegen oder Darmtrakt.

Klinik **Aspergilluspneumonien** sind Komplikationen bei **Patienten mit Leukämien oder AIDS. Fieber und Husten** sind einzige Hinweise.
Aspergillom: seltene, aber typische Komplikation bei kavernöser Tbc.
Bei **invasiver Aspergillose** Streuung in viele Organe.

Klinik. Inhalierte Aspergillen können Symptome eines Asthma bronchiale auslösen. **Aspergilluspneumonien** sind eine Komplikation bei **Patienten mit z. B. Leukämien oder AIDS**. Typische radiologische Zeichen fehlen, **Fieber und Husten** sind die einzigen klinischen Hinweise.
Ein **Aspergillom** ist eine sehr seltene, aber typische Komplikation der kavernösen Tbc.
In seltenen Fällen einer **invasiven Aspergillose** (Granulozytopenie, Immunsuppression) kommt es zur Streuung in Auge, Niere, Leber, Haut oder Gehirn.

Diagnostik Der Nachweis von Aspergillen im Sputum ist nur bei AIDS-Patienten mit Symptomen relevant, da dann eine **Biopsie** erforderlich ist. Serologie ist ohne Bedeutung.

Diagnostik. Der Nachweis von Aspergillus im Sputum ist ohne klinische Bedeutung. Bei AIDS-Patienten ist bei Symptomen allerdings Relevanz anzunehmen. Bei vermutetem Organbefall muß dann durch **Biopsien** die Annahme bewiesen werden.
Serologische Befunde sind wertlos, erst recht bei Immunsuppression.

Therapie Resektion bei lokalisierten Prozessen. Bei invasiver Aspergillose **Amphotericin B oder Itraconazol** (hierdurch keine Elimination!). Die Prognose ist durch Immunsuppression des Patienten limitiert.

Therapie. Chirurgisches Vorgehen bei Aspergillomen kann Heilung bedeuten. Bei invasiver Aspergillose sind **Amphotericin B** oder **Itraconazol** die Mittel der Wahl. Hierdurch wird aber lediglich eine Suppression, keine Elimination erreicht. Die Prognose ist durch das Ausmaß und die Dauer der Immunsuppression limitiert.

Prophylaxe Aspergillen sind ubiquitär vorkommende Pilze, es ist praktisch keine Prophylaxe möglich.

Prophylaxe. Aspergillen sind ubiquitär vorkommende Pilze, ob eine Reduktion der Kontamination durch Verbot von Blumentöpfen im Zimmer zu erreichen ist, sollte zweifelhaft sein.

4.2 Candidiasis

4.2 Candidiasis

Definition ▶

▶ ***Definition.*** Candidiasis ist eine weltweit vorkommende saprophytäre Besiedlung (Haut/Schleimhaut, Darm) mit Candidaspezies (Hefepilze). Es kommt zu oberflächlichen Entzündungen, selten zu Invasion mit Sepsis bei Immundefizienz.

I-69: Candidiasis

Vorkommen	Übertragungsweg	Kardinalsymptome	Komplikationen	Diagnostik	Therapie	Prophylaxe	Meldepflicht
▷ ubiquitär	▷ aus dem Darm aufsteigend	▷ weißliche Beläge in Mund/Rachen	▷ Sepsis	▷ Abstrich/ Biopsie	▷ Amphotericin B lokal/ systemisch	▷ bei Risiko oral Amphotericin B	▷ entfällt

Epidemiologie und Pathogenese Candida species ist als Kommensale auf Haut (I-23)/Schleimhaut oder im Darm häufig. **Antibiotikatherapie verschiebt das Gleichgewicht der Darmflora**, das Risiko einer Candidiasis ist erhöht, ebenso bei schweren Grunderkrankungen.
Besonders bei AIDS fällt der Befall auf, Invasion mit Sepsis ist möglich.

Epidemiologie und Pathogenese. Als Kommensale auf Haut/Schleimhaut oder im Darm ist Candida (sehr häufig C. albicans, seltener C. tropicalis, C. parapsilosis) ein häufiger Befund. Wird **durch Antibiotikatherapie das Gleichgewicht der Darmflora verschoben** (Keimzahl Candida $> 10^6$ pro Gramm Stuhl), ist das Risiko einer Candidiasis erhöht. Auch oder zusätzlich durch **Beeinträchtigung der Immunabwehr** (Diabetes mellitus, chronische Niereninsuffizienz, maligne Lymphome, akute Leukämien, Zytostatika- oder Kortikoidtherapie), **besonders aber AIDS**, ist die Grundlage für eine Entzündung von Haut und/oder Schleimhaut und nachfolgende mögliche Invasion gelegt (**I-23**).

Klinik **Weiße, fleckig/flächige Beläge in Mund/Rachen**, auf der Zunge, rissige Mundwinkel.
Retrosternale Schmerzen deuten auf einen zusätzlichen Befall des Ösophagus hin.
Invasive Candidiasis: foudroyanter, septischer Verlauf.

Klinik. Am häufigsten fallen an der Schleimhaut des Mundes, der Zunge oder des Rachens **weiße fleckige oder flächige, schwer abstreifbare Beläge auf gerötetem Grund** sowie rissige Mundwinkel auf. Retrosternale Schmerzen beim Schlucken können auf einen zusätzlichen Befall des Ösophagus hinweisen.
Die **invasive Candidiasis** (Soor-Sepsis) verläuft bei Immunsupprimierten meist foudroyant, kann aber auch besonders bei Venenverweilkathetern oder i.v. Drogenabusus mit allgemeinem Krankheitsgefühl und undulierendem Fieber beginnen. Klinische Zeichen sind diskret, im **Augenhintergrund**

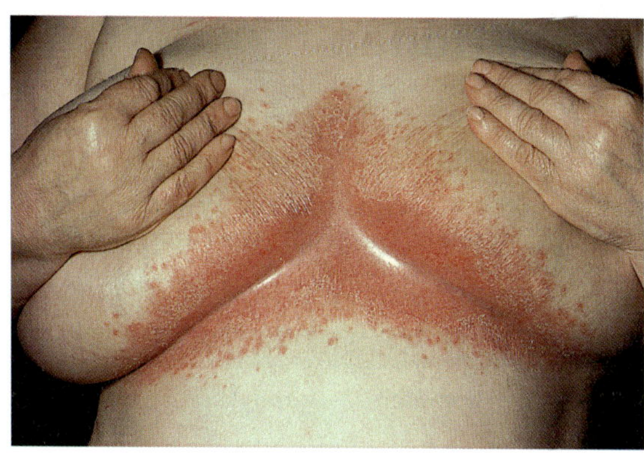

I-23: **Submammäre Candidiasis** mit tiefrot verquollener Haut zentral und zahlreichen Papeln an der Peripherie des Herdes.

können weißlich schimmernde Herde beobachtet werden, **fleckförmige Infiltrate** können auf dem **Röntgenbild des Thorax** auffallen. Leukozyturie, bei Granulozytopenie nur Mikrohämaturie, kann einziger Hinweis auf Mitbeteiligung der Niere sein.

Augenhintergrund: weißlich schimmernde Herde, auf dem Röntgen-Thorax **fleckförmige Lungeninfiltrate.** Bei Mitbeteiligung der Niere: Leukozyturie, Mikrohämaturie.

Diagnostik. Die Candidiasis von Haut und Schleimhaut ist vom Aspekt her schon weitgehend eindeutig, sie kann durch **Abstrich** und **Kultur** gesichert werden. Bei Mitbefall oder alleiniger Beteiligung des Ösophagus wird die Endoskopie die Klärung bringen.

Diagnostik Die Haut- und Schleimhaut-Candidiasis ist vom Aspekt her meist eindeutig. Die Sicherung wird durch **Abstrich und Kultur** erzielt.
Bei V. a. Soor-Ösophagitis: Endoskopie.

Merke. Der Verdacht der systemischen Candidiasis sollte durch Blutkulturen erhärtet werden. Negative Blutkulturen schließen den Verdacht zwar nicht aus. Positive Blutkulturen ohne Klinik beweisen **nicht** eine Infektion.

◀ **Merke**

Eine **Augenhintergrundspiegelung** ist bei systemischem Befall auf jeden Fall **erforderlich.**
Leukozyturie und Mikrohämaturie ohne Bakteriurie bei prädisponierenden Faktoren machen bei positiven Urinpilzkulturen eine **Nierenbeteiligung** wahrscheinlich.

Augenhintergrundspiegelung erforderlich bei systemischem Befall.
Leukozyturie und Mikrohämaturie ohne Bakteriurie bei positiven Urinpilzkulturen: V.a. **Nierenbeteiligung.**

Therapie. **Amphotericin B** oral als Suspension – mindestens 4 × täglich – mit möglichst langer Verweildauer im Mund ist bei Manifestation in Mund oder Ösophagus meist ausreichend.
Bei **invasiver systemischer Candidiasis** ist die **systemische Applikation von Amphotericin B**, unter Umständen kombiniert mit Flucytosin, für mindestens zwei Wochen erforderlich. Die Prognose ist weitestgehend von der Grunderkrankung bestimmt.

Therapie Bei Manifestation in Mund oder Ösophagus: **Amphotericin oral.**
Invasive Candidiasis: Systemische Applikation von Amphotericin B, unter Umständen kombiniert mit Flucytosin.

Prophylaxe. Wenn durch aggressive Zytostatikatherapie eine längerdauernde Myelosuppression zu erwarten ist, kann durch Amphotericin B per os eine Reduktion der Candidabesiedlung im Gastrointestinaltrakt versucht werden.

Prophylaxe Amphotericin B per os prophylaktisch bei längerdauernder Myelosuppression durch aggressive Zytostatikatherapie.

5 Parasitäre Infektionen

5.1 Amöbiasis

Definition ▶

5 Parasitäre Infektionen

5.1 Amöbiasis

▶ ***Definition.*** Amöbiasis bedeutet orale Aufnahme von Zysten des Protozoons Entamoeba histolytica. Dadurch können intestinale und extraintestinale Manifestationen entstehen.

I-70: Amöbiasis

Vorkommen	Übertragungsweg	Kardinalsymptome	Komplikationen	Diagnostik	Therapie	Prophylaxe	Meldepflicht
▷ Mensch, Tropen, Subtropen	▷ fäkal/oral, Wasser, Nahrungsmittel	▷ bei > 90% **keine** Dysenterie, Sepsis	▷ Darmblutung, Darmwandamöbom, Leberabszeß	▷ Stuhl, Serologie, Sonographie	▷ Furamid, Nitroimidazole	▷ Regeln der Hygiene	▷ Erkrankung, Tod

Epidemiologie und Pathogenese
Für Entamoeba histolytica ist der Mensch das einzige Erregerreservoir. **Zysten werden mit dem Stuhl ausgeschieden.** Typische Infektionsquellen sind **Trinkwasser, rohes Gemüse und ungeschältes Obst.**
Symptomlos bleibt die sogenannte **Darmlumeninfestation.**
Bei Eindringen in die Darmwand kommt es zur **Amöbenruhr** oder zur **extraintestinalen Amöbiasis** (z. B. **Leberamöbenabszeß**).

Epidemiologie und Pathogenese. Entamoeba histolytica ist in Tropen und Subtropen weit verbreitet. Der Mensch ist das einzige Erregerreservoir. Schätzungen der WHO besagen, daß 10% der dort lebenden Bevölkerung **Amöbenzysten mit dem Stuhl ausscheiden.** Die Zysten sind außerhalb des Menschen bis zu zehn Tage infektiös. Es gibt wohl – mikroskopisch nicht zu unterscheiden – eine häufig vorkommende apathogene und eine selten vorkommende pathogene Form. Typische Infektionsquellen sind **Trinkwasser, rohes Gemüse und ungeschältes Obst.** Meist kommt es nur zur Besiedlung des Darmes ohne Infektion, zur sogenannten **Infestation**. Insgesamt selten treten bei Eindringen der pathogenen Form in die Dickdarmschleimhaut oder die Blutbahn schwere, typische Krankheitsbilder wie **Amöbenruhr** oder **Leberamöbenabszeß** auf. Dies scheint vom Enzymbesatz der Amöbe abzuhängen.

Klinik Bei **Infestation** bestehen keine Beschwerden.
Bei **Amöbenruhr** häufige, nicht immer blutig-schleimige, mit Tenesmen verbundene Entleerungen, Druckschmerz anfangs im rechten, später im linken Unterbauch.

Klinik. Bei > 90% kommt es nach Zystenaufnahme nur zur **Infestation**, lediglich bei Routineuntersuchungen werden Amöbenzysten im Stuhl nachgewiesen. Kommt es zur Invasion in die Dickdarmschleimhaut **(Amöbenruhr)**, tritt eine bis mehrere Wochen nach Infektion langsam zunehmend dünnflüssiger, in schwereren Fällen auch blutig-schleimiger Stuhlgang mit meist sechs bis acht Entleerungen täglich auf, häufig verbunden mit Tenesmen. Anfangs besteht Druckschmerz im Zökumbereich, manchmal ist dort eine walzenförmige Resistenz zu tasten, die sich später in den Bereich von Colon descendens und Sigma verlagert. Fieber besteht selten.

Merke ▶

▶ ***Merke.*** Die Symptome halten wenige Tage bis Wochen an, können aber auch jahrelang rezidivieren, bis es zur Spontanremission kommt.

Komplikationen stellen **Darmblutung, Darmwandamöbom und Amöbenabszeß**, vor allem in der Leber, dar.

Bei etwa 20% dieser Patienten treten in Folge der Infektion Komplikationen auf, wobei die **Darmblutung am häufigsten** ist. Selten nur dehnt sich der Prozeß tumorartig über die gesamte Dickdarmwand aus **(Amöbom)**, was dann zu Stenosen führen kann.

Lebensgefährdend ist der Leberabszeß. Sepsis, Druck- und **Erschütterungsschmerz im rechten Oberbauch** sind wegweisend.
Perforation in Pleuraraum, Perikard oder Bauchhöhle kommen selten vor.

Meist ohne vorherige Ruhrepisode kann sich als Folge der Invasion der Amöben in die Blutbahn nach mehreren Monaten oder Jahren eine extraintestinale Amöbiasis, am häufigsten ein sogenannter **Leberamöbenabszeß** entwickeln. Plötzliches hohes Fieber, schmerzbedingte Schonatmung und starker Druck- und vor allem **Erschütterungsschmerz im rechten Oberbauch** sind charakteristische Zeichen. **Perforation** in Pleuraraum, Perikard oder Bauchhöhle sind hierbei sehr seltene Komplikationen.

Diagnostik Zysten werden häufig als Zufallsbefund im Stuhl nachgewiesen.

Die **Reiseanamnese** sollte erfragt werden.

Diagnostik. Der parasitologische Nachweis von Zysten im Stuhl ist häufig ein Zufallsbefund (Infestation).
Bei Verdacht einer Amöbiasis stehen **Reiseanamnese und klinischer Verdacht am Anfang der Diagnostik.**

Bei **Amöbenruhr** lassen sich im frischen Stuhl oder nach Fixation **vegetative Formen** (Trophozoiten) **mikroskopisch nachweisen.**
Bei **extraintestinaler Amöbiasis** ist die Stuhluntersuchung selten erfolgreich. Hier ist die **Serologie** von großer Bedeutung, entweder als indirekte Immunfluoreszenz oder Hämagglutination. Wegweisend sind aber **bildgebende Verfahren** wie Sonographie oder Computertomographie, die den raschen Nachweis der typischen Läsion erlauben (S I-**3**).

Für den **mikroskopischen Nachweis von vegetativen Formen** (Trophozoiten). bei **Amöbenruhr** sind frische oder fixierte Stuhlproben erforderlich. Bei **extraintestinaler Amöbiasis** ist die **Serologie** erfolgversprechend, **bildgebende Verfahren** ermöglichen die Erhärtung der Verdachtsdiagnose (S I-**3**).

S Synopsis I-**3: Entamoeba histolytica – Biologie und Infektionswege**

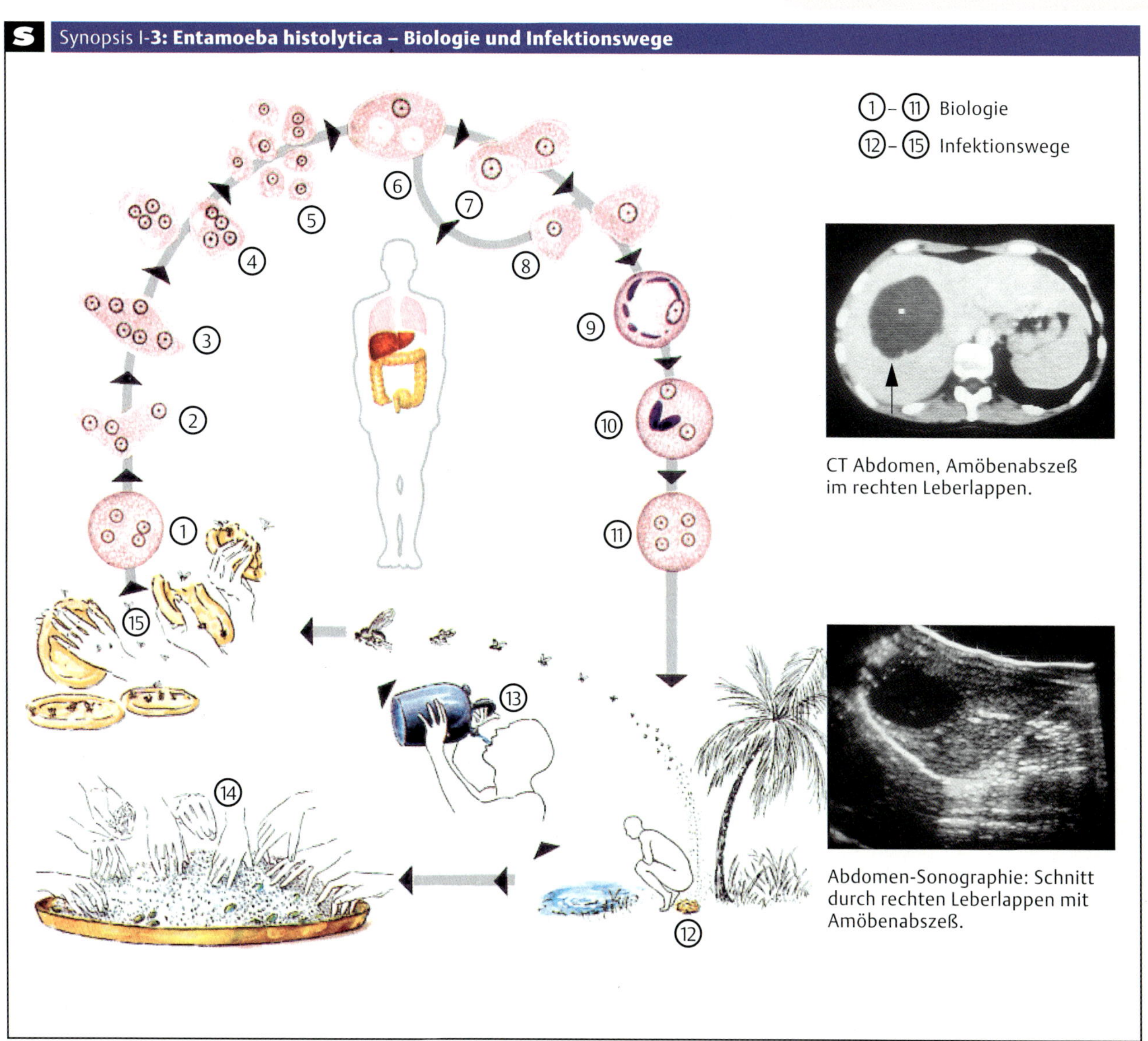

CT Abdomen, Amöbenabszeß im rechten Leberlappen.

Abdomen-Sonographie: Schnitt durch rechten Leberlappen mit Amöbenabszeß.

Therapie. Die **Darmlumeninfestation** muß nicht, kann aber behandelt werden. Mebinol bzw. Furamid können eingesetzt werden (3×500 mg täglich für zehn Tage). Zusätzlich sollte mit Metronidazol (3×400 mg täglich für zehn Tage) behandelt werden, falls invasive Formen vorhanden sind.
Bei der **Amöbenruhr** und extraintestinaler Manifestation haben sich Nitroimidazolderivate in höherer Dosierung in Verbindung mit Furamid bewährt, z.B. Metronidazol, 3×800 mg für zehn Tage, Tinidazol 2 g täglich für fünf Tage.

Therapie Die **Darmlumeninfestation** kann mit Mebinol oder Furamid behandelt werden, bei invasiven Formen zusätzlich Metronidazol geben.

Bei **Amöbenruhr** Behandlung mit Furamid, zusätzlich vorsichtshalber ein Nitroimidazolderivat.

Merke ▶

▶ ***Merke.*** Jede **extraintestinale Amöbiasis** ist ein therapeutischer **Notfall**! Durch Nitroimidazolderivate sind schnelle Entfieberung und Ausheilung zu erreichen. Der sofortige Therapiebeginn ist lebensrettend, ein Warten auf serologische Ergebnisse kann fatal sein!

Meldepflicht bei Erkrankung und Tod.

Meldepflicht bei Erkrankung und Tod.

Prophylaxe Vermeiden von kontaminierten Lebensmitteln oder nicht abgekochtem Wasser.

Prophylaxe. Einzige Prophylaxe ist das Vermeiden von kontaminierten Lebensmitteln oder nicht ausreichend lang erhitztem Wasser (fünf Minuten kochen).

Klinischer Fall

Ein 35jähriger sportlich durchtrainierter Mann war für drei Tage beruflich in Mogadishu, Somalia, eingesetzt. Vier Monate später verspürte er beim morgendlichen Fitness-Training einen stechenden Schmerz im rechten Oberbauch. Drei Tage später stieg die Körpertemperatur nach Schüttelfrost auf 39 °C an, der Schmerz im rechten Oberbauch wurde permanent. Bei der Oberbauchsonographie fiel ein fast echofreier Bezirk im rechten Leberlappen auf, die Einweisung erfolgte mit dem Verdacht eines Leberabszesses.
Es bestand eine Leukozytose von 18/nl, von den Cholostaseparametern waren die alkalische Phosphatase deutlich und die gamma-GT mäßig erhöht, Bilirubin normal. Klinisch war ein ausgeprägter Erschütterungsschmerz über der rechten unteren Thoraxhälfte auszulösen.
Daraufhin wurde die Behandlung mit 3 × 750 mg Metronidazol i.v. täglich begonnen. Nach 36 Stunden war der Patient fieberfrei. Parasitologische Stuhluntersuchungen konnten keine vegetativen Formen oder Zysten nachweisen, die serologischen Parameter waren deutlich erhöht. Die nachträgliche Befragung ergab, daß zwar eine Anlage zur Trinkwasseraufbereitung vorhanden war, aber zum Zähneputzen Leitungswasser verwendet worden war.
Die Behandlung wurde für insgesamt 10 Tage fortgesetzt. Die Laborparameter hatten sich normalisiert, die Abszeßgröße war auf ein Drittel zurückgegangen, es erfolgte die Entlassung. Während der monatlichen Kontrolluntersuchungen verkleinerte sich der Defekt kontinuierlich und war nach 6 Monaten nicht mehr nachweisbar. Die serologischen Parameter blieben deutlich positiv.

5.2 Helminthen

5.2.1 Zestoden (Bandwürmer)

Definition ▶

5.2 Helminthen

5.2.1 Zestoden (Bandwürmer)

▶ ***Definition.*** Eier **parasitierender Bandwürmer** (Rind, Schwein, Fisch) werden oral aufgenommen, der Mensch dient als Endwirt für die geschlechtsreifen Würmer.
Bei **Echinokokken, selten bei T. solium (Zystizerken)** schlüpfen die Larven im menschlichen Darm und dringen in den Körper ein.

I-71: Bandwürmer

Wurmart	Wirt	Vorkommen	Diagnostik
Taenia saginata	▷ Rind	▷ weltweit	▷ Proglottiden, Eier im Stuhl
Taenia solium	▷ Schwein	▷ Mittel-/Südamerika, Afrika, Südasien	▷ Proglottiden, Eier im Stuhl ▷ bildgebende Verfahren, Serologie
Diphyllobothrium latum	▷ Fisch	▷ nördliche Hemisphäre	▷ Proglottiden, Eier im Stuhl
Echinococcus granulosus oder **cysticus**	▷ Hund	▷ weltweit	▷ bildgebende Verfahren/Serologie
Echinococcus multilocularis oder **alveolaris**	▷ Fuchs	▷ nördliche Hemisphäre	▷ bildgebende Verfahren/Serologie

Epidemiologie und Pathogenese **Geschlechtsreife Bandwürmer** parasitieren im Darm. Proglottiden oder Eier werden mit dem Stuhl ausgeschieden.

Epidemiologie und Pathogenese. Die Infektion mit Schweine-, Rinder- oder Fischbandwurm erfolgt nach Genuß von nicht oder ungenügend erhitztem Fleisch der Zwischenwirte. Die **geschlechtsreifen Würmer** parasitieren im menschlichen Darm. Proglottiden oder Eier werden mit dem Stuhl ausgeschieden.

Nach **oraler Aufnahme von Eiern** von Echinokokken, in Deutschland praktisch nie T. solium, schlüpfen Larven im Darm, dringen durch die Darmwand in den Organismus ein, siedeln sich in Organen ab, wachsen lokal oder verkalken.

Aus verschluckten **Eiern** (Echinokokken, T. solium) schlüpfen Larven im Darm, dringen durch die Darmwand in den Körper ein.

Klinik. Lange Zeit nach Infektion werden keine Symptome verspürt. Nur gelegentlich treten völlig uncharakteristische abdominelle Beschwerden auf. Im allgemeinen wird intestinaler **Bandwurmbefall** mit Rinder-, Schweine- oder Fischbandwurm nur zufällig bei einer mikroskopischen Stuhluntersuchung entdeckt, oder weil Proglottiden makroskopisch im Stuhlgang auffallen.
Bei **Zystizerkose** machen die Larven meist keine Beschwerden, sie kapseln sich im Muskel ab, verkalken und werden zufällig bei Röntgenaufnahmen entdeckt, selten ist die Manifestation im ZNS (Neurozystizerkose).
Echinokokken werden häufig zufällig bei Röntgenaufnahmen entdeckt oder machen sich durch Druckgefühl im Abdomen (E. granulosus) oder Cholostase (E. multilocularis) bemerkbar. Erstaunlich häufig ist die Infektion mit E. granulosus bei Menschen aus Mittelmeerländern.
Platzt spontan oder intraoperativ eine Zyste, kommt es zur metastatischen Absiedlung im kontaminierten Gebiet!

Klinik Lange werden keine Symptome verspürt, gelegentlich treten völlig uncharakteristische abdominelle Beschwerden auf. Im allgemeinen wird intestinaler **Bandwurmbefall** nur zufällig bei einer Stuhluntersuchung entdeckt, oder weil Proglottiden im Stuhlgang auffallen.
Die **Zystizerkose** ist bei uns praktisch unbekannt, verkalkte Larven werden zufällig bei Röntgenaufnahmen entdeckt. Selten ist die Manifestation im ZNS.
Echinokokken werden häufig zufällig entdeckt oder machen sich durch Druck oder Cholostase bemerkbar.
Platzen Zysten, kommt es zur metastatischen Absiedlung.

Diagnostik. Die mikroskopische Untersuchung von Stuhlproben ist bei Verdacht auf **parasitierende Bandwürmer** erfolgreich.
Bei **invasiven Larven** (T. solium, Echinokokken) sind **bildgebende Verfahren** (Sonographie, Computertomographie) wegweisend (**I-24**), selten findet sich eine **Eosinophilie** als Zeichen eines Parasitenbefalls.
Die Diagnose soll durch serologische Methoden erhärtet werden.

Diagnostik Mikroskopische Untersuchung von Stuhlproben bei Verdacht auf **parasitierende Bandwürmer.** Bei **T. solium, Echinokokken** sind **bildgebende Verfahren** wegweisend. Selten findet sich eine **Eosinophilie.**
Eine Bestätigung durch Serologie ist erforderlich.

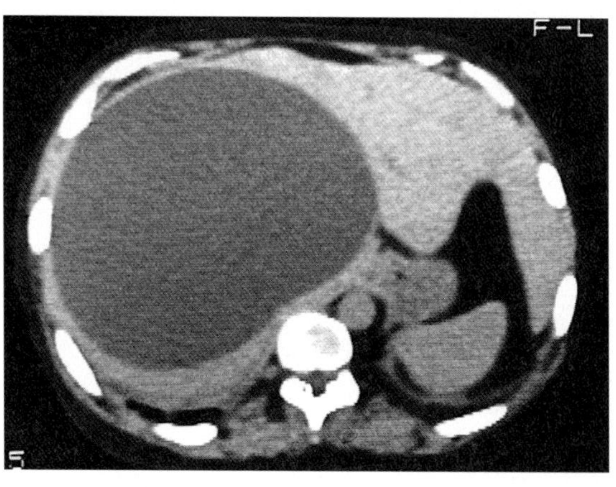

I-24: Riesige Echinokokkus-Zyste im rechten Leberlappen (Abdomen-CT).

> ***Merke.*** **Nie** darf durch Punktion zystischer Läsionen die Diagnosesicherung versucht werden, da Verschleppung infektiösen Materials droht!

◄ **Merke**

Therapie. Für **Bandwürmer im Darm** ist Praziquantel, einmalig 10 mg/kg Körpergewicht, das Mittel der Wahl.
Für die **Zystizerkose (T. solium)** hat sich Praziquantel bewährt, 50 mg/kg Körpergewicht in drei täglichen Dosen zu den Mahlzeiten, über 15 Tage.
Bei **invasivem Larvenbefall** mit **Echinokokken** ist die vollständige **operative Entfernung** der Parasiten **nach Vorbehandlung** mit Albendazol 2 × 400 mg täglich zu einer fettreichen Mahlzeit für sieben Tage, anzustreben. Bei Inoperabilität ist der Versuch einer Therapie mit 15 mg/kg Körpergewicht Albendazol täglich für ein bis drei Behandlungszyklen à 28 Tagen in Einzelfällen erfolgversprechend.

Therapie **Bandwürmer im Darm:** Praziquantel.
Zystizerkose: Praziquantel.
Invasiver Larvenbefall mit Echinokokken: operative Entfernung der Parasiten **nach Vorbehandlung** mit Albendazol.
Bei **Inoperabilität** Versuch einer Therapie mit Albendazol.

Prophylaxe. Genuß von nicht oder ungenügend erhitztem Fleisch (Schwein, Rind) oder Fisch ist zu vermeiden, ebenso rohe Nahrungsmittel, die mit Hunde- oder Fuchskot kontaminiert sein könnten.

Prophylaxe Vermeiden von ungenügend erhitzten Nahrungsmitteln oder Kontakt mit Kot von Hund oder Fuchs.

Klinischer Fall

Eine 42jährige türkische Patientin hatte über bronchitische Symptome geklagt. In dem daraufhin durchgeführten Röntgen-Thorax fiel parakardial ein 3 cm großer Rundherd auf, der drei Jahre zuvor noch nicht vorhanden gewesen war (S I-**4a**). Die Einweisung erfolgte zur weiteren Abklärung.

Die körperliche Untersuchung war völlig unauffällig. Die BSG war normal, es bestand keine Eosinophilie. Ein intrakutaner Tuberkulintest (GT 1) war deutlich positiv.

Ebenso fand sich ein deutlich positiver Titer gegen Echinokokkenantigen (IIFT). Im thorakalen Computertomogramm ließ sich die Läsion in die Lingula lokalisieren (S I-**4b**). Nach einer Minithorakotomie mit Entfernung der Lingulaspitze wurde die Diagnose einer Echinokokkuszyste histologisch gesichert (S I-**4c**).

Die Infektion war wohl drei Jahre zuvor während des letzten Heimaturlaubs in ländlicher anatolischer Gegend erworben worden.

S Synopsis I-4: Echinokokkuszyste

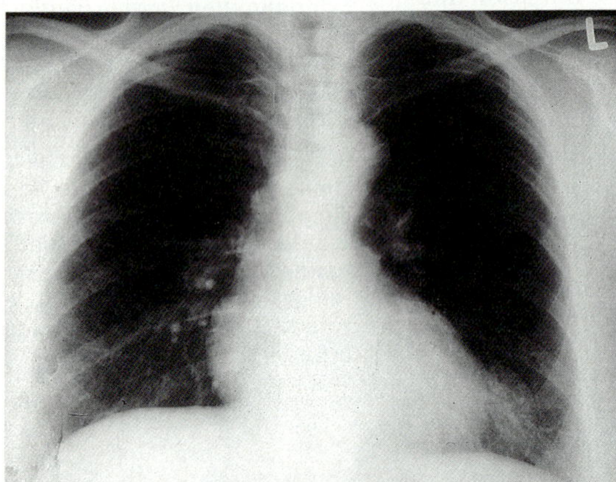

a Röntgen-Thoraxbild.

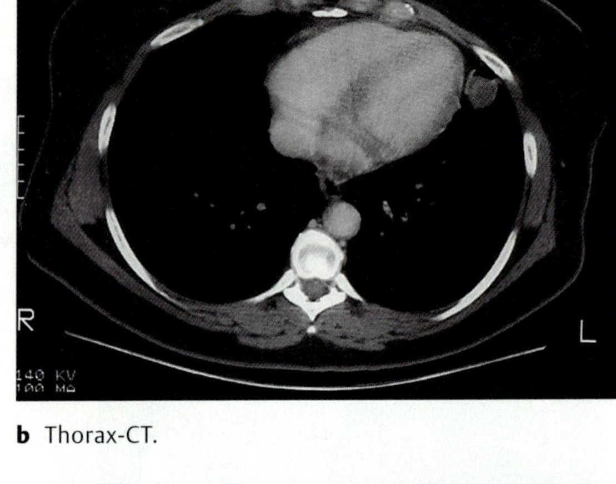

b Thorax-CT.

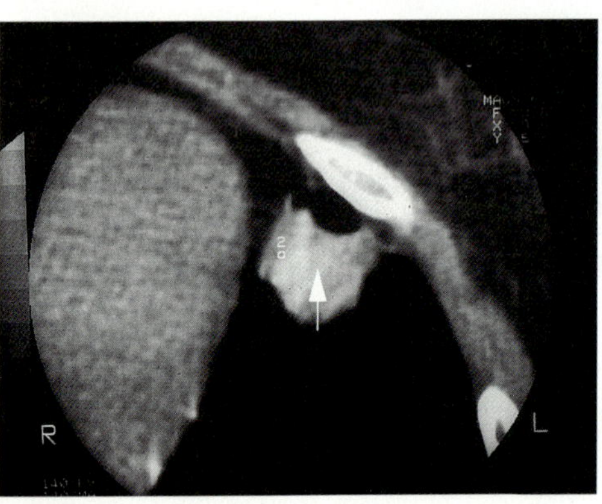

c Ausschnittvergrößerung: ovaläre Verschattung links parakardial.

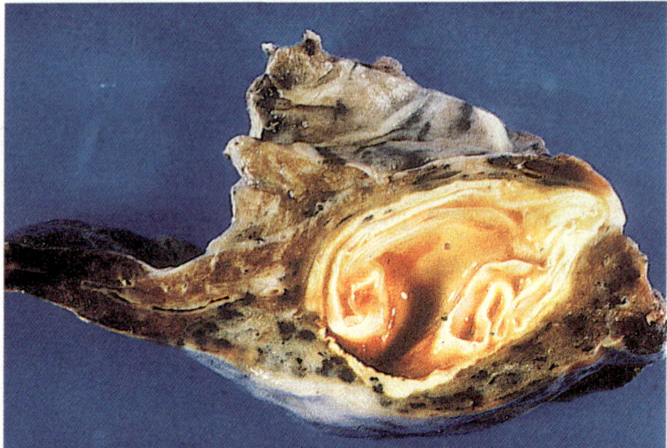

d Schnitt durch das Operationspräparat.

5.2.2 Trematoden (Saugwürmer, Egel)

Bilharziose (Schistosomiasis)

▶ *Definition.* Die Bilharziose ist eine Wurminfektion, die nach Penetration von Larven durch die Haut zur Blasen- oder Darmbilharziose führt.

I-72: Bilharziose

Erreger	Vorkommen	Übertragungsweg	Kardinalsymptome	Komplikationen	Diagnostik	Therapie	Prophylaxe
S. haematobium	▷ Afrika, Asien	▷ Hautkontakt mit Süßwasser (Baden!)	▷ Zerkariendermatitis, Hämaturie	▷ Lungenfibrose	▷ Urin, Serologie	▷ Praziquantel (Biltricide)	▷ kein Kontakt mit Süßwasser
S. mansoni	▷ Afrika, Asien		▷ Zerkariendermatitis, Blut im Stuhl	▷ Leberfibrose, Ösophagusvarizen	▷ Stuhl, Serologie		

Epidemiologie und Pathogenese. Bilharziose kommt in den tropischen und subtropischen Ländern Afrikas, Asiens und Amerikas vor.
Süßwasserschnecken sind der Zwischenwirt, der Larven (Zerkarien) in das Wasser abgibt. Dort infiziert sich der Mensch durch **Kontakt mit stehendem oder langsam fließendem Süßwasser**. Die Zerkarien dringen durch die Haut ein. Erstsymptome treten an der Eintrittspforte (**Zerkariendermatitis**) und während der Wanderungsphase der Larven (**allergische Reaktion**) auf.
Geschlechtsreife Weibchen produzieren ab 6 Wochen nach Infektion täglich zahlreiche Eier, die einerseits mit dem Blutstrom in die **Leber (S. mansoni)** oder die **Lunge (S. haematobium)** geschwemmt werden und dort Kapillaren verschließen, und andererseits durch Darm- oder Blasenwand dringen und **mit Stuhl bzw. Urin ausgeschieden werden** (Mirazidien).

Epidemiologie und Pathogenese
Bilharziose kommt in tropischen und subtropischen Ländern bei Kontakt mit **stehendem oder langsam fließendem Süßwasser** vor, in dem infizierte Schnecken leben.
Erstsymptome sind **Zerkariendermatitis und allergische Reaktionen.**
Eier gelangen mit dem Blutstrom entweder in die **Leber (S. mansoni)** oder in die **Lunge (S. haematobium)** und verschließen dort Kapillaren, oder dringen durch Darm- oder Blasenwand und werden **mit Stuhl bzw. Urin ausgeschieden.**

Klinik. An der Stelle des Durchtritts der Zerkarie durch die Haut kommt es nach wenigen Stunden zu einer flüchtigen, **juckenden, blaß-rosa Effloreszenz** (Badedermatitis). Nach drei bis sieben Wochen können dünnflüssige Stühle auftreten, gelegentlich mit kleinen Blutbeimengungen. Abhängig von der Lokalisation der erwachsenen Würmer (Darm/Blase) und der Zahl der Wurmpärchen entwickeln sich **nach Monaten Hämaturie oder Blutbeimengung zum Stuhl**. Da in Europa spätestens zu diesem Zeitpunkt die Diagnose gestellt wird, sind die **Spätfolgen** – portale Hypertension mit Ösophagusvarizenblutung bei **Leberfibrose** oder pulmonale Hypertonie durch **Lungenfibrose** – nicht zu beobachten. Bei Zuwanderern aus endemischen Gegenden muß aber damit gerechnet werden (**S** I-5).

Klinik An der Eintrittsstelle durch die Haut treten nach wenigen Stunden **juckende, blaß-rosa Effloreszenzen** auf, nach 3–7 Wochen dysenterische Stühle.
Nach Monaten treten **Hämaturie oder Blut im Stuhl** auf (**S** I-5).
Unbehandelt kann es zu den **Spätfolgen** portale Hypertension (Ösophagusvarizen!) und pulmonale Hypertonie durch Organfibrose kommen.

Diagnostik. In den ersten Wochen nach Infektion ist eine deutliche **Eosinophilie** ein wichtiger Hinweis. **Serologische Parameter** können den Kontakt mit bilharzioseverseuchtem Wasser (Zerkarien-Hüllen-Reaktion) bestätigen. Erwachsene Würmer im Menschen werden durch die **indirekte Immunfluoreszenz** (IIFT) gegen adulte Formen wahrscheinlich gemacht. Mikroskopie von Stuhl oder Urin (Mirazidienschlüpfversuch) oder Biopsie von Blasen- oder Darmschleimhaut weist das pathogene Prinzip der Eiproduktion nach.

Diagnostik In den ersten Wochen nach Infektion deutliche **Eosinophilie. Die serologischen Parameter** (Zerkarien-Hüllen-Reaktion, **IIFT**) werden nach Infektion positiv.
Einachweis ist in Stuhl- oder Urinproben, evtl. in Biopsaten zu führen.

Therapie. Praziquantel in einer Einmalbehandlung eliminiert in > 90% der Fälle die Würmer (S. haematobium und S. mansoni 40 mg/kg Körpergewicht).

Therapie Praziquantel als Einmalbehandlung.

Synopsis I-5: Schistosomiasis

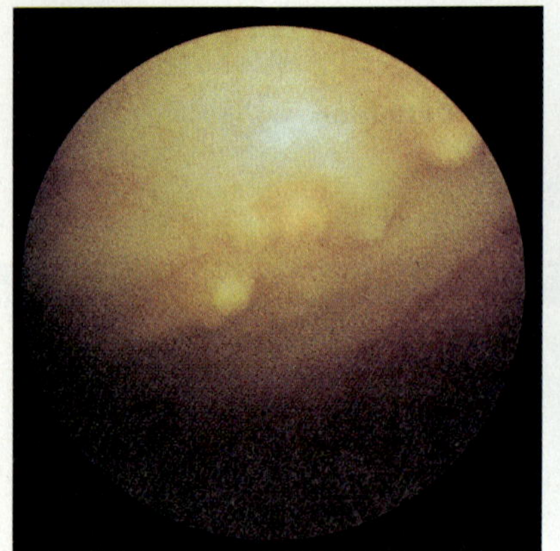

Zystoskopischer Befund bei Schistosomiasis haematobia.

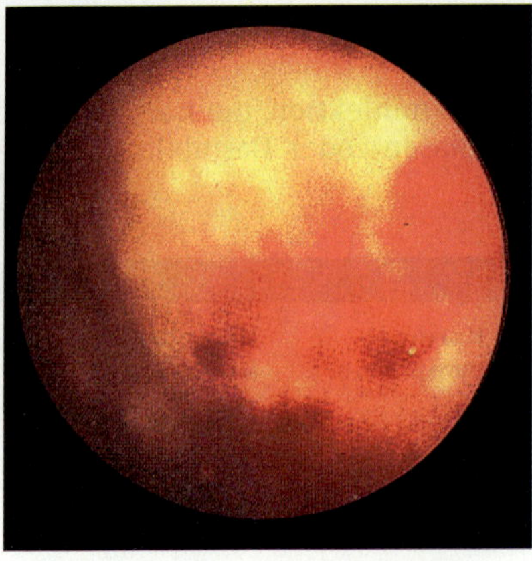

Rektosigmoidoskopischer Befund bei Schistosomiasis mansoni.

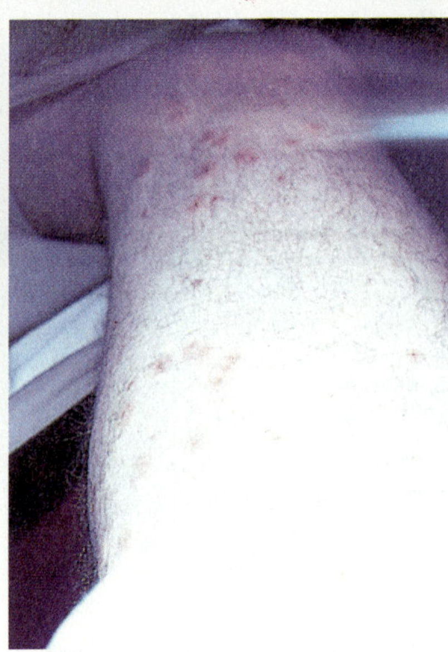

Zerkariendermatitis.

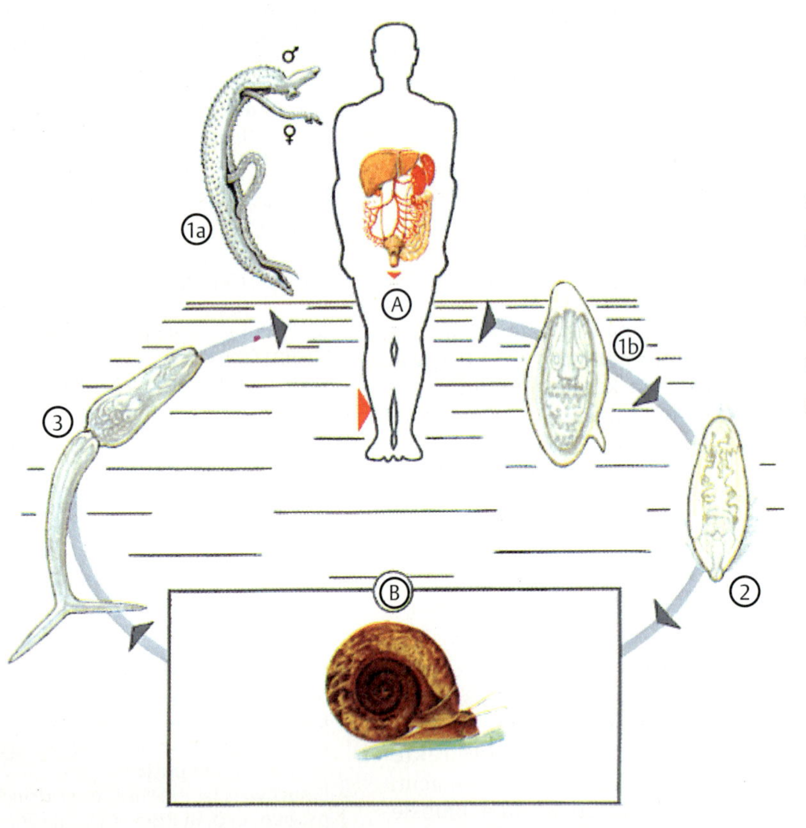

- (A) Endwirt Mensch
- (B) Zwischenwirt Wasserschnecke
- (1a) geschlechtsreifes Pärchen
- (1b) reifes Ei
- (2) Mirazidium
- (3) freie Zerkarie

Fasziolose

Definition. Die Fasziolose ist eine Wurminfektion (Fasciola hepatica), charakterisiert durch Manifestation in den Gallengängen.

I-73: Fasziolose

Erreger	Vorkommen	Übertragungsweg	Kardinalsymptome	Komplikationen	Diagnostik	Therapie	Prophylaxe
Fasciola hepatica	▷ weltweit, Pflanzenfresser	▷ Genuß von z. B. Brunnenkresse	▷ Fieber, Eosinophilie, Cholangitis	▷ Gallengangsstrikturen, Leberabszesse	▷ Stuhl, Serologie	▷ Praziquantel, Triclabendazol	▷ Vermeiden von Kresse

Epidemiologie und Pathogenese. Weltweit findet sich der geschlechtsreife Wurm **Fasciola hepatica in den Gallengängen pflanzenfressender Tiere**. Eier werden mit dem Stuhl ausgeschieden. Nach der Passage durch den **Zwischenwirt Schnecke** enzystieren sich die Larven an Gräsern oder Gemüse. Nach Genuß dieser Pflanzen schlüpfen die Larven im Darm, durchdringen die Darmwand und wandern in die Leber ein, um dann in den Gallengängen zu reifen Würmern heranzuwachsen. **Entzündliche Prozesse in Leber oder Gallengängen** sind die Folge.

Klinik. Nach einigen Wochen, abhängig von der Zahl der aufgenommenen Larven, treten **Fieber und Schmerzen im rechten Oberbauch** auf. Zeichen allergischer Reaktion – **Urtikaria, Exanthem, Eosinophilie** – kennzeichnen die Frühphase bei massiver Infektion. Meist kommt es jedoch nicht zu merklichen Symptomen.
Im **chronischen Stadium**, nach Monaten bis Jahren, sind Zeichen einer **cholestatisch verlaufenden Cholangitis** bis zur **Abszeßbildung** zu finden. **Spontanheilung** nach Absterben der Würmer **ist die Regel**.

Diagnostik. Bei **Eosinophilie** (Frühstadium) und Anamnese (Brunnenkresse?) sollte der **mikroskopische Einachweis** im Stuhl nach vier Tagen Ernährung ohne tierische Leber versucht werden. Günstiger ist die endoskopische Gewinnung und mikroskopische Untersuchung von Galle. **Serologie** ist bereits in der Frühphase positiv.

Therapie. **Praziquantel**, 50 mg/kg Körpergewicht für fünf Tage, oder das in der Veterinärmedizin eingesetzte **Triclabendazol** (10 mg/kg Körpergewicht einmalig) sind erfolgreich.

Prophylaxe. Verwendung von wildwachsenden Pflanzen (besonders Brunnenkresse) für Salate sollte vermieden werden.

Fasziolose

◀ **Definition**

Epidemiologie und Pathogenese
Weltweit findet sich **Fasciola hepatica in den Gallengängen pflanzenfressender Tiere**, Eier werden mit dem Stuhl ausgeschieden. Nach Genuß kontaminierter Pflanzen gelangen die Larven in die Gallengänge des Menschen. **Entzündliche Prozesse in Leber oder Gallengängen** sind die Folge.

Klinik **Fieber und Schmerzen im rechten Oberbauch. Urtikaria, Exanthem und Eosinophilie** kennzeichnen die Frühphase bei massiver Infektion. Meist kommt es jedoch nicht zu merklichen Symptomen.
Im **chronischen Stadium** ist **Cholangitis, gel. Abszeßbildung** zu finden. **Spontanheilung ist die Regel.**

Diagnostik Bei **Eosinophilie** und positiver Speiseanamnese sollte der **mikroskopische Einachweis** im Stuhl versucht werden. Besser ist die endoskopische Gewinnung von Galle. **Serologie** ist in der Frühphase positiv.

Therapie **Praziquantel** oder Triclabendazol.

Prophylaxe Kein Verzehr wildwachsender Pflanzen (z. B. Brunnenkresse).

5.2.3 Nematoden (Rundwürmer)

5.2.3 Nematoden (Rundwürmer)

I-74: Nematoden

Wurmart	Vorkommen	Lebensort	Lebensdauer
Darmnematoden	**Mensch**		
▷ Ascaris lumbricoides (Spulwurm)	▷ weltweit	▷ Dünndarm	▷ bis 1 Jahr
▷ Enterobius vermicularis (Oxyuren/Madenwurm)	▷ weltweit	▷ Dickdarm	▷ Wochen
▷ Trichuris trichiura (Peitschenwurm)	▷ weltweit	▷ Dickdarm	▷ Jahre
▷ Ancylostoma duodenale/Necator americanus (Hakenwürmer)	▷ Südasien/Zentral-/Nordafrika, Tropen	▷ Dünndarm	▷ bis 3 Jahre
▷ Strongyloides stercoralis (Zwergfadenwurm)	▷ Tropen/Subtropen	▷ Dünn-/Dickdarm	▷ Jahre
Trichinella spiralis	**Schwein/weltweit**	▷ Dünndarm	▷ Monate
Filarien	**Mensch/Tropen**		
▷ Wuchereria bancrofti	▷ Südasien/Mittel-/Südamerika, Afrika	▷ Lymphgefäße	▷ Jahre
▷ Brugia malayi	▷ Südasien	▷ Lymphgefäße	▷ Jahre
▷ Loa loa	▷ West-Zentralafrika	▷ wandern	▷ Jahre
▷ Onchocerca volvulus	▷ Afrika, südlich der Sahara, Mittelamerika	▷ wandern	▷ bis 20 Jahre

Darmnematoden

Darmnematoden

Definition ▶

▶ ***Definition.*** Eier von Darmnematoden werden oral aufgenommen, entwickeln sich im menschlichen Darm zu Rundwürmern und parasitieren.

Epidemiologie und Pathogenese
In Subtropen oder Tropen, seltener in Süd- oder Osteuropa, selten in Deutschland kommt es nach Genuß kontaminierter Nahrungsmittel zur Aufnahme von **Spul-, Maden- oder Peitschenwurmeiern** (S I-6).
Zwergfaden- und Hakenwurmlarven dringen bei Kontakt durch die Haut ein.
Die Symptome sind abhängig von der Zahl der aufgenommenen Eier, der Abwehrlage und dem Ernährungszustand des Infizierten, bei Immunsuppression kann es zu schwersten Symptomen kommen.

Epidemiologie und Pathogenese. Während des Aufenthalts in Subtropen oder Tropen, seltener Süd- oder Osteuropa, noch seltener in Deutschland, kommt es nach Aufnahme kontaminierter Nahrungsmittel zur Infektion mit dem **Spul-, Maden-, oder Peitschenwurm** (S I-6).
Zwergfaden- oder Hakenwurmlarven leben in feucht-warmem Milieu und dringen bei Kontakt durch die Haut ein. Sie wandern auf dem Blutweg in die Lunge, penetrieren in das Bronchialsystem, werden verschluckt und entwickeln sich im Darm zu geschlechtsreifen Würmern.
Der Zwergfadenwurm weist insofern Besonderheiten auf, als im Menschen endogene Reinfektionen möglich sind. Larven schlüpfen im Darm, durchwandern die Darmwand und führen zur erneuten Vermehrung der erwachsenen Würmer beim Infizierten.
Die Symptome sind abhängig von der Zahl der aufgenommenen Eier, der Abwehrlage und dem Ernährungszustand des Infizierten. Besonders im Stadium der Immunsuppression kann es zu schwersten allergischen Symptomen kommen, die zum Tode führen.

Klinik Meist bestehen keine typischen Beschwerden.
Askariden: gelegentlich allergisch/hyperergische Symptome, **flüchtiges Exanthem, Eosinophilie**, Hustenreiz mit leicht blutig tingiertem Auswurf, **flüchtiges Lungeninfiltrat**.
Erst 6 Wochen später, nur bei massivem Befall, sind dann Symptome zu erwarten, z. B. intestinale Obstruktion und Cholostase bei Einwandern in den Ductus choledochus (S I-6).

Klinik. Die Zahl der vorhandenen Parasiten bestimmt die klinischen Symptome. Bei geringem Befall sind keine typischen Beschwerden vorhanden, allenfalls uncharakteristisches Bauchgrimmen.
Askariden führen während der initialen Wanderungsphase (Darm → Pfortader/Leber → Lunge → Trachea → Ösophagus → Darm) gelegentlich zu allergisch/hyperergischen Symptomen wie **flüchtigem kleinfleckigem Exanthem, Eosinophilie** im Differentialblutbild, Hustenreiz mit leicht blutig tingiertem Auswurf und im Thorax-Röntgenbild **flüchtigen kleinfleckigen Lungeninfiltraten**. Erst sechs Wochen später ist die Entwicklung zur Erwachsenenform abgeschlossen, nur bei massivem Befall sind dann Symptome zu erwarten, z. B. intestinale Obstruktion und Cholostase bei Einwandern in den Ductus choledochus (S I-**6**).

S Synopsis I-**6: Spulwurm**

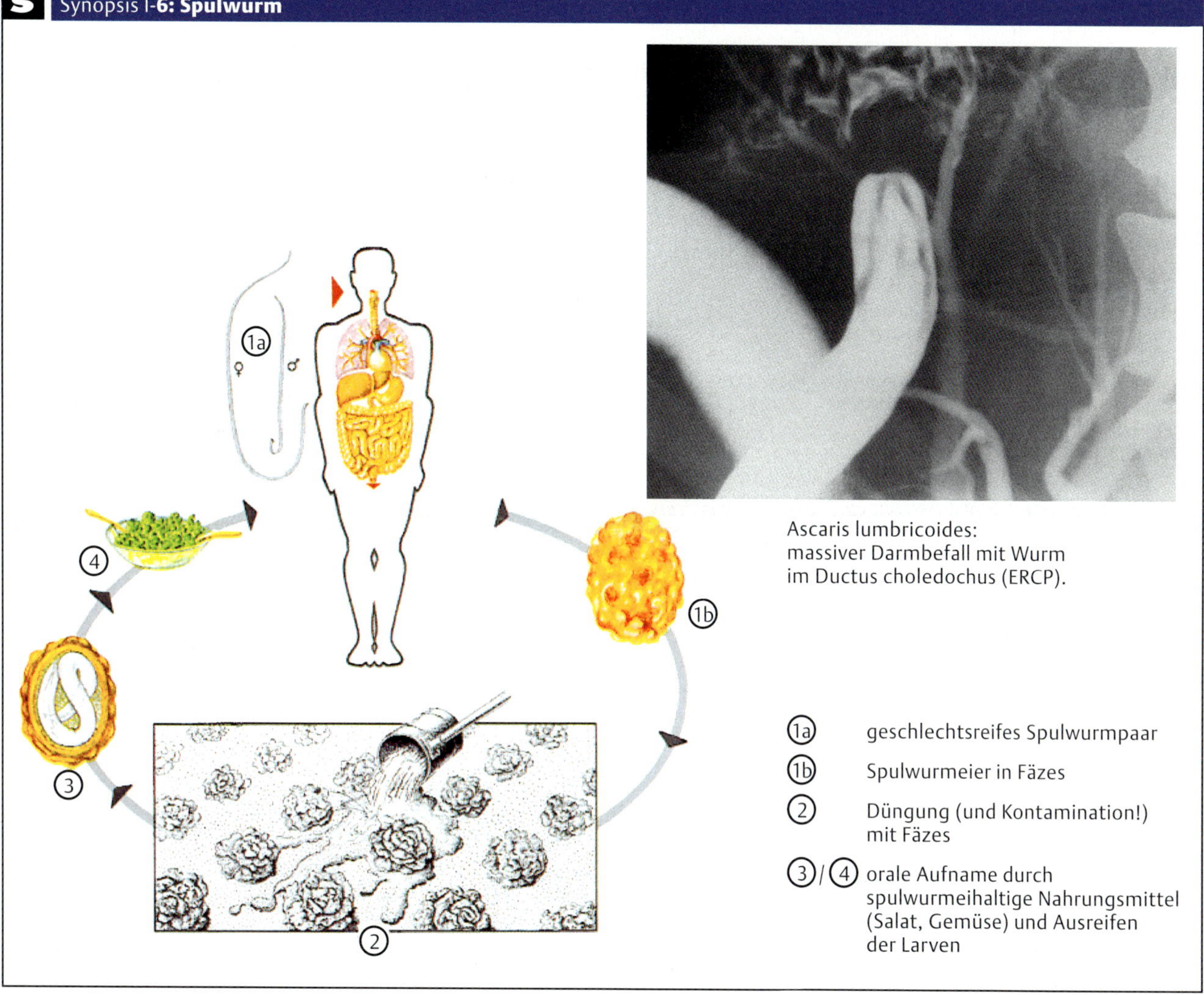

Ascaris lumbricoides: massiver Darmbefall mit Wurm im Ductus choledochus (ERCP).

(1a) geschlechtsreifes Spulwurmpaar

(1b) Spulwurmeier in Fäzes

(2) Düngung (und Kontamination!) mit Fäzes

(3)/(4) orale Aufname durch spulwurmeihaltige Nahrungsmittel (Salat, Gemüse) und Ausreifen der Larven

Enterobius macht sich durch Juckreiz am After, meist nachts, oder in Form von maximal 1 cm langen weißen Fäden auf dem Stuhl bemerkbar.

Trichuris wird ebenfalls meist nur zufällig bei Stuhluntersuchungen entdeckt, nur bei massivem Befall kann es zur Ausbildung einer Blutungsanämie kommen.

Der **Hakenwurm** führt nur bei massivem Befall zur Blutungsanämie, selten treten Zeichen intestinaler Obstruktion auf.

Bei Befall mit dem **Zwergfadenwurm** fehlen Symptome von seiten des Intestinaltraktes meist jahrelang oder bestehen in **uncharakteristischen abdominellen Beschwerden und weichen Stuhlgängen**. Bei Immunsuppression (schwere Infektionen, Diabetes mit Komplikationen, Verbrennungen, medikamentöse Immunsuppression, AIDS) kommt es zu massiver endogener Reinfektion mit letalem septischem Bild.

Enterobius: Juckreiz am After, meist nachts, evtl. ca. 1 cm lange weiße Fäden auf dem Stuhl.
Trichuris: meist zufällig bei Stuhluntersuchungen entdeckt.

Hakenwurm: nur bei massivem Befall Blutungsanämie.

Zwergfadenwurm: Symptome fehlen oder bestehen in **uncharakteristischen abdominellen Beschwerden und weichen Stühlen.**
Im Stadium der Immunsuppression massive endogene Reinfektion mit letalem septischem Bild.

Diagnostik. Nur im initialen Wanderungsstadium findet sich eine **Eosinophilie** als Zeichen des Wurmbefalls. Nach der Entwicklung adulter **Fadenwürmer** (z. B. 6 Wochen bei Ascaris) ist der mikroskopische Nachweis von Eiern in Stuhlproben erfolgreich.
Die Diagnose kann durch serologische Methoden erhärtet werden.

Therapie. Für die Therapie der Darmnematoden hat sich Mebendazol als Kurzzeittherapie bewährt.
Für Strongyloides stercoralis (Zwergfadenwurm) sollte allerdings Albendazol, 2 × 400 mg täglich für drei Tage zu einer fettreichen Mahlzeit eingenommen, als Behandlung eingesetzt werden.

Diagnostik Nur initial findet sich eine **Eosinophilie** als Zeichen des Wurmbefalls. Erst Wochen später ist der mikroskopische Einachweis in Stuhlproben erfolgreich.
Die Diagnose kann durch serologische Methoden erhärtet werden.
Therapie Mebendazol als Kurzzeittherapie.
Für Strongyloides stercoralis (Zwergfadenwurm) sollte Albendazol eingesetzt werden.

Trichinellose

Trichinellose

Definition ▶

Definition. Die Trichinellose tritt nach Genuß von infiziertem rohem Schweinefleisch auf, die Symptome werden durch Zahl der aufgenommenen Parasiten bestimmt.

Epidemiologie und Pathogenese
Bei Verzehr von rohem Schweinefleisch ist eine Infektion möglich.
Durch Fleischbeschau sind in Deutschland Infektionen selten geworden, Weibchen geben **Larven** ab, die in die Blutbahn eindringen und sich **in der quergestreiften Muskulatur** abkapseln (S I-7) und dann zu **schweren allergisch-entzündlichen Symptomen** und Muskelschmerzen führen.
Todesfälle sind selten.

Epidemiologie und Pathogenese. In weiten Teilen der Welt, einschließlich Zentral- und Mitteleuropa, ist bei Verzehr von rohen Schweinefleischprodukten (selten Bärenfleisch) eine Infektion möglich. Durch sorgfältige Fleischbeschau sind in Deutschland Infektionen selten geworden, jedoch kommen Kleinraumepidemien immer wieder vor.
Wenn sich die Weibchen zur Eiabgabe in die Dünndarmwand gebohrt haben, dringen die abgegebenen **Larven** in die Blutbahn ein, sie **kapseln sich** nach einigen Tagen **in der quergestreiften Muskulatur ein**. Während dieser Phase treten **schwere allergisch-entzündliche Symptome** und Muskelschmerzen auf. Todesfälle sind selten und kommen nur bei hoher Parasitendichte vor (S I-**7**).

S Synopsis I-**7: Trichinellen**

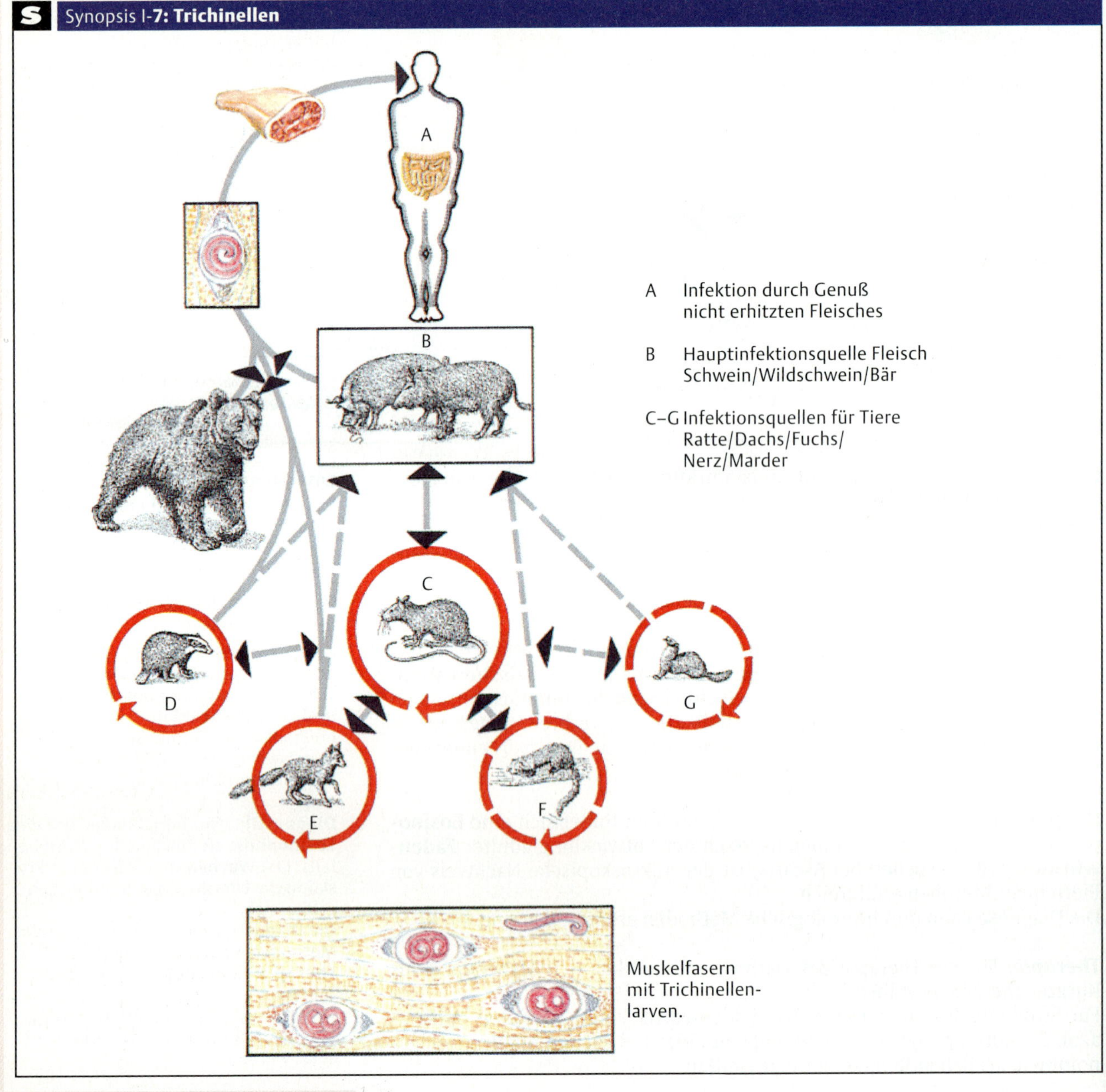

Klinik. Bei geringer Parasitenaufnahme treten keine Symptome auf. Abhängig von der Schwere des Befalls sind **enteritische Beschwerden** zu beobachten, wenn sich drei bis sieben Tage später im Darm aus den Larven erwachsene Formen entwickelt haben. Bei schwerer Infektion kommt es in der ersten Woche zu **Bauchschmerzen mit Durchfällen**, gelegentlich Fieber. Daran schließt sich die allergische Phase mit **Eosinophilie, Periorbitalödem, Muskelschmerzen**, Meningoenzephalitis oder Myokarditis an.

Klinik Bei geringer Parasitenaufnahme bestehen keine Symptome. Bei schwerer Infektion treten in der ersten Woche **Bauchschmerzen mit Durchfällen**, dann **Eosinophilie, Periorbitalödem, Muskelschmerzen**, Meningoenzephalitis oder Myokarditis auf.

Diagnose. **Ausgeprägte Eosinophilie** kann auf bedrohlich hohen Parasitenbefall hinweisen. Das klinische Bild (**Periorbitalödem**) muß bereits in der Frühphase die Vermutung stützen. In leichteren Fällen erbringt dann im Stadium des Muskelbefalls eine **Muskelbiopsie** meistens den Beweis.
Serologische Nachweismethoden werden erst ab der dritten Woche positiv.

Diagnose **Hohe Eosinophilie** und klinisches Bild **(Periorbitalödem)** sollten zur Diagnose führen.
Die **Muskelbiopsie** kann meist den Beweis erbringen.
Die Serologie wird erst ab der 3. Woche positiv.

Therapie. Die meisten Patienten werden bei geringerem Befall symptomfrei, wenn sich die Larven im Muskel abgekapselt haben.
Eine wirksame Behandlung der Trichinellose ist nur möglich, wenn die **Therapie vor der Abgabe der Larven im Darm** einsetzt. **Albendazol** hat in diesem Stadium seine Indikation, 2 × 400 mg zu einer fettreichen Mahlzeit für sechs Tage.
Bei schwerem Befall führen die hyperergischen Reaktionen (**Meningoenzephalitis, Myokarditis)** zum Tode. Die meisten Patienten werden bei **frühzeitiger** Behandlung mit Kortikoiden **(Prednison** 1 mg/kg Körpergewicht) symptomfrei, wenn sich die Larven im Muskel abgekapselt haben.

Therapie Die meisten Patienten werden bei geringerem Befall symptomfrei, wenn sich die Larven im Muskel abgekapselt haben.
Eine wirksame Behandlung der Trichinellose mit **Albendazol** gibt es nur im **Frühstadium.**
Bei ausgeprägten allergischen Reaktionen **(Meningoenzephalitis, Myokarditis)** führt **Prednison** zur symptomatischen Besserung.

Filariosen

Filariosen

Definition. Filariosen sind Wurminfektionen, die in den tropischen Endemiegebieten durch den Stich spezifischer Insekten übertragen werden.

◀ **Definition**

Epidemiologie und Pathogenese. Nach Stich der Mücke entwickeln sich die erwachsenen Würmer von Wuchereria bancrofti und Brugia malayi in den Lymphgefäßen, Loa loa und Onchocerca wandern im Körper. Während der bevorzugten Stechzeit des Vektors (Mücken) **wandern** die Larven (Mikrofilarien) im **subkutanen Gewebe**. Symptome werden entweder durch Entzündungen am Lebensort der Filarien oder durch allergische Reaktionen auf freigesetzte Mikrofilarien ausgelöst. Infektion und Erkrankung von Touristen sind sehr selten.

Epidemiologie und Pathogenese Filarien leben in Lymphgefäßen oder **wandern im Subkutangewebe.** Symptome werden entweder durch Entzündungen am Lebensort der Filarien oder durch allergische Reaktionen auf freigesetzte Larven (Mikrofilarien) ausgelöst.

Klinik. Bei den **»lymphatischen Filariosen« (Wuchereria bancrofti, Brugia malayi)** treten die durch die Würmer ausgelösten entzündlichen Reaktionen (Fieber, Lymphangitis) frühestens nach drei Monaten, dann meist rezidivierend, an Beinen oder Armen auf. Chronische Fälle mit Lymphstau der Extremitäten (Elephantiasis) dürften in Deutschland eine Rarität sein. **Loa loa** ist vergleichsweise harmlos, die wandernden Würmer führen zu flüchtigen Schwellungen, die gelegentlich jucken oder schmerzhaft sind. Die Weibchen von **Onchocerca volvulus** setzen Mikrofilarien frei, die in den oberen Hautschichten wandern und zu ausgeprägtem Juckreiz führen. Bei Wanderung durch die Konjunktiva des Auges entstehen entzündliche Reaktionen, die zur Erblindung führen können.

Klinik Bei den **»lymphatischen Filariosen« (W. bancrofti, B. malayi)** treten Fieber und Lymphangitis am Lebensort der Filarien oder allergische Erscheinungen durch freigesetzte Mikrofilarien auf.
Loa loa ist harmlos, es treten flüchtige Schwellungen auf, die jucken oder schmerzhaft sein können.
Mikrofilarien von **Onchocerca volvulus** wandern in die Haut, was zu ausgeprägtem Juckreiz führt.

Diagnose. Tropenreise in endemische Gebiete, Juckreiz und/oder Hautschwellungen sind neben einer mehr oder weniger ausgeprägten Eosinophilie der klinische Hinweis auf eine Infektion. **Serologische Parameter** machen die Diagnose wahrscheinlich, eine Speziesdifferenzierung ist dadurch aber nicht möglich. Der Nachweis von erwachsenen Würmern in einer Hautbiopsie oder von Mikrofilarien im Blut zum Zeitpunkt der Wanderung in die Subkutis (Loa loa mittags, B. malayi und W. bancrofti nachts) oder aus Hautbiopsien (Onchocerca volvulus nachts) sichert die Diagnose.

Diagnose Tropenreise in endemische Gebiete, Juckreiz und/oder Hautschwellungen und mehr oder weniger ausgeprägte Eosinophilie können Hinweis sein. **Serologische Parameter** machen die Diagnose wahrscheinlich (keine Speziesdifferenzierung). Nachweis von Mikrofilarien in Blut oder Hautbiopsien.

Therapie **Diethylcarbamazin.** Eine Wiederholung der Behandlung bei Onchocerca volvulus ist bei erneutem Auftreten möglich.

Therapie. **Diethylcarbamazin** in einschleichender Dosierung, bei ausgeprägter Mikrofilariämie in Kombination mit Prednison, tötet die Mikrofilarien ab, ebenfalls die erwachsenen Formen von Wuchereria bancrofti, Brugia malayi und Loa loa, nicht aber Onchocerca volvulus, bei diesen wird die Fertilität nur vorübergehend gehemmt. Damit sind aber die klinischen Erscheinungen gebessert. Eine Wiederholung der Behandlung bei Onchocerca volvulus ist bei erneutem Auftreten möglich.
Ob Mebendazol (in hoher Dosierung) oder Ivermectin in Zukunft die therapeutischen Möglichkeiten verbessern können, ist zur Zeit in der Erprobung.

5.3 Lambliasis

Definition ▶

▶ ***Definition.*** Das Protozoon Lamblia intestinalis (Giardia lamblia) verursacht nach oraler Aufnahme und Vermehrung im Dünndarm Durchfall.

I-75: Lambliasis

Vorkommen	Übertragungsweg	Kardinalsymptome	Komplikationen	Diagnostik	Therapie	Prophylaxe	Meldepflicht
▷ weltweit	▷ oral – Wasser, Nahrungmittel	▷ Durchfall	▷ Malabsorption	▷ Stuhl	▷ Metronidazol	▷ Regeln der Hygiene	▷ Erkrankung, Tod

Epidemiologie und Pathogenese Lamblien kommen weltweit vor, bevorzugt in den Subtropen und Tropen. Die **Aufnahme von** wenigen **Zysten mit Trinkwasser**, seltener kontaminierten Nahrungsmitteln, führt bereits zur Infektion mit Vermehrung im Dünndarm.

Epidemiologie und Pathogenese. Lamblien kommen weltweit vor, bevorzugt in den Tropen und Subtropen. Zysten sind außerhalb des Körpers bei niedrigen Temperaturen für mehrere Wochen infektionsfähig. **Aufnahme von** wenigen **Zysten vor allem mit Trinkwasser**, seltener mit kontaminierten Nahrungsmitteln, führt bereits zur Infektion mit Vermehrung im Dünndarm, Anhaften der Lamblien an der Mukosa und damit Störung der Digestion und Resorption. Dies ist die Ursache der Durchfälle. Vermehrung und Elimination der Lamblien sind von Alter, Ernährungszustand und Immunstatus des Infizierten abhängig.

Klinik Die Inkubationszeit der Lambliasis beträgt 3–42 Tage.
In hochakuten Fällen treten nach wenigen Tagen **zahlreiche Stuhlentleerungen ohne Schmerzen auf**, fast nie besteht Fieber.
Häufiger sind **breiige, glänzende und faulig-säuerlich riechende Entleerungen.** Im Vordergrund stehen dann Zeichen der Malabsorption mit Gewichtsverlust und Schwäche.

Klinik. Die Inkubationszeit der Lambliasis ist mit drei bis 42 Tagen außerordentlich variabel, ebenso wie Ausmaß (Blut, Schleim) und Dauer der Durchfälle.
In hochakuten Fällen treten bereits nach wenigen Tagen wäßrige, säuerlich riechende, manchmal geringe Mengen Blut und Schleim enthaltende **zahlreiche Stuhlentleerungen** auf, die **nicht von Tenesmen und fast nie von Fieber begleitet** sind. Auch ohne Behandlung sistieren die Durchfälle nach einigen Wochen. Häufiger kommt es zu einer **langsam zunehmenden Zahl an breiigen, im Laufe der Zeit glänzenden und faulig-säuerlich riechenden Entleerungen.** Im Vordergrund stehen jetzt Zeichen der Malabsorption mit Gewichtsverlust und Schwäche.

Diagnostik **Mikroskopisch sind im Stuhl Zysten** bzw. **Trophozoiten** nachzuweisen. Nur selten ist der Nachweis in Biopsien von **Dünndarmschleimhaut oder Duodenalaspirat** notwendig.
Parasitologische Untersuchung mehrmals wiederholen!

Diagnostik. Im Durchfallstadium finden sich **mikroskopisch im Stuhl neben Zysten Trophozoiten.** Nur in sehr seltenen Fällen sollte ein Nachweis in **Biopsien von Dünndarmschleimhaut oder Duodenalaspirat** notwendig sein. Zysten finden sich bisweilen als Zufallsbefund, ohne daß Krankheitssymptome bestehen. Da die Zystenzahl stark schwanken kann, sollte die **parasitologische Untersuchung mehrmals wiederholt werden.**
Serologische Parameter sind klinisch für den akuten Fall kaum verwertbar.

Therapie **Nitroimidazolderivate** (z. B. Metronidazol) oral über eine Woche.

Therapie. Nitroimidazolderivate (z. B. Metronidazol, 3×400 mg täglich p.o. für sieben Tage, Tinidazol, 1×2 g p.o.) führen in hohem Prozentsatz in wenigen Tagen zu klinischer Besserung und Elimination der Lamblien.

Merke. Die Mitbehandlung infizierter Familienmitglieder, auch wenn sie asymptomatisch sind, ist ebenso erforderlich wie die parasitologische Kontrolle von Stuhlproben ca. vier Wochen nach Behandlung.

◀ **Merke**

Prophylaxe. Nicht abgekochtes Trinkwasser ist ebenso zu vermeiden wie potentiell kontaminierte Lebensmittel (Salat, Obst, Gemüse).

Prophylaxe Nicht abgekochtes Trinkwasser und kontaminierte Lebensmittel vermeiden.

5.4 Leishmaniosen

5.4 Leishmaniosen

Definition. Leishmaniosen sind durch Mückenstich übertragene, chronisch verlaufende Infektionen mit Protozoen der Gattung Leishmania (L. donovani, L. tropica und major).

◀ **Definition**

I-76: Leishmaniosen

Vorkommen	Übertragungsweg	Kardinalsymptome	Komplikationen	Diagnostik	Therapie	Prophylaxe
▷ Südeuropa, Afrika, Asien, Zentral-/Südamerika	Stich der Sandmücke	▷ Kala-Azar: Fieber, Hepatosplenomegalie	▷ Blutungen, Sekundärinfektionen	▷ Sternalmark, Serologie	▷ Pentostam	Hunde (Erregerreservoir) kontrollieren
		▷ Orientbeule: Papel, Knoten	▷ keine	▷ Stanzbiopsie	▷ evtl. lokal Pentostam	

Epidemiologie und Pathogenese. Leishmaniosen treten nach Übertragung von Leishmanien mit dem Stich von Sandmücken (Phlebotomen) auf. Anschließend vermehren sich die Erreger in den Zellen des retikulo-endothelialen Systems. Durch Suppression der zellulären Abwehr werden Vermehrung und Ausbreitung der Erreger begünstigt.
Es werden **drei klinische Entitäten** unterschieden, generalisierte, viszerale Form (L. donovani, **Kala-Azar**), kutane (**Orientbeule**) (I-25) und **mukokutane Form**. Kala-Azar kommt außer in Asien, Mittel- und Südamerika und Afrika auch im gesamten **Mittelmeerraum** endemisch vor.
Das Erregerreservoir stellen Hunde dar.

Epidemiologie und Pathogenese Leishmaniosen werden durch die Übertragung von Leishmanien durch Sandmücken ausgelöst.
Man unterscheidet **3 klinische Entitäten:** generalisierte, viszerale Form **(Kala-Azar)**, kutane **(Orientbeule)** (I-25) und **mukokutane Form**.
Kala-Azar kommt auch im **Mittelmeerraum** endemisch vor. Erregerreservoir sind Hunde.

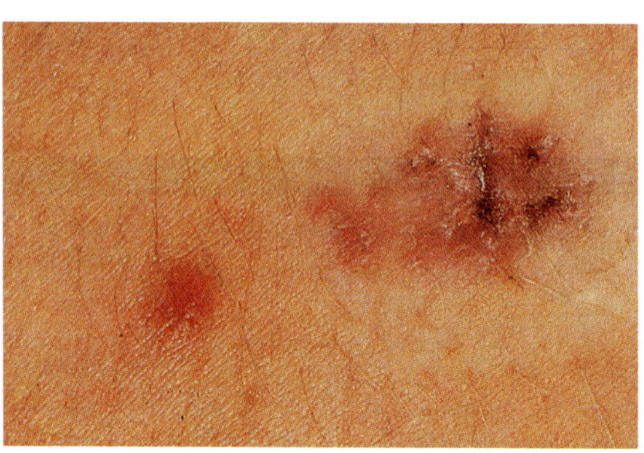

I-25: Kutane Leishmaniose mit erythematösem Infiltrat am Oberschenkel eines 12jährigen Mädchens nach einem Urlaub in Südspanien. Die größere Effloreszenz zeigt den Zustand nach Probeexzision.

Klinik. Bei der **viszeralen Form (Kala-Azar)** kommt es bei Europäern meist zwei bis vier Monate (Minimum zehn Tage, Maximum neun Monate) nach dem Stich der Mücke zu schleichend beginnenden Symptomen mit **Fieber** und starkem Schwitzen, gelegentlich auch zu raschem Anstieg bis zu 40 °C mit Schüttelfrost sowie **Splenomegalie, Gewichtsverlust, Husten und/oder Durchfall**. Das **Fieber zeigt anfangs remittierenden Charakter, später ist es undulierend** mit längeren fieberfreien Intervallen.
Im weiteren Verlauf sind starke Beeinträchtigung des Befindens und beträchtlicher Gewichtsverlust zu beobachten. Es entwickeln sich **Hepato-**

Klinik 2-4 Monate nach Mückenstich treten **bei der viszeralen Form (Kala-Azar) Fieber, anfangs remittierend, später undulierend, Splenomegalie, Gewichtsverlust, Husten und/oder Durchfall** auf.

Später kommen **Hepatosplenomegalie, Anämie, Leuko- und Thrombozytopenie und Lymphknotenschwellungen** hinzu.

Leichtere Infektionen können spontan ausheilen. Bei unbehandelten Fällen kommt es meist durch zusätzliche Infektionen zum tödlichen Ausgang. Bei der **kutanen Form (Orientbeule)** entwickelt sich **an der Stichstelle eine Papel auf erythematösem Grund**, evtl. mit zentraler Nekrose und einem bis zu 5 cm großen **Knoten**.

splenomegalie, Leuko- und Thrombozytopenie, Lymphknotenschwellungen und Anämie. Leichtere Infektionen können spontan ausheilen, bei unbehandelten Fällen kommt es jedoch in bis zu 75 % – meist durch zusätzliche Infektionen – zum tödlichen Ausgang.
Bei der **kutanen Form** (**Orientbeule**) entwickelt sich **an der Stichstelle zunächst eine Papel auf erythematösem Grund**, gelegentlich mit zentraler Nekrose. **Daraus entwickelt sich ein Knoten**, der in Wochen bis Monaten einen Durchmesser von 1–5 cm erreicht.

Diagnostik **Direkter Erregernachweis in Sternal- oder Leberpunktat** und serologische Tests sind bei Kala-Azar beweisend. Weiterhin findet man BSG-Beschleunigung, Granulozytopenie und eine hyperchrome, makrozytäre Anämie.

Bei kutaner Form ist eine **tiefe Stanzbiopsie** notwendig.

Diagnostik. Die allgemeinen Labordaten zeigen bei Kala-Azar neben einer deutlich beschleunigten Blutsenkung eine Granulozytopenie, zunehmende hyperchrome, makrozytäre Anämie, Hypalbuminämie und Hyperbilirubinämie.
Neben dem **direkten Erregernachweis** in **Sternal-, Leber- oder Milzpunktat** sind serologische Tests bei den meist vorhandenen hohen Antikörperkonzentrationen beweisend.
Bei kutaner Form ist eine **tiefe Stanzbiopsie** notwendig, da sich die Erreger nur in den tiefen Schichten der Hautläsionen finden lassen.

Therapie Zur Therapie müssen **fünfwertige Antimonpräparate** (Pentostam, Glucantine) oder **Pentamidin** über mehrere Wochen eingesetzt werden, **Antihistaminika** sollten gleichzeitig gegeben werden.

Therapie. Die Behandlung von **Kala-Azar** muß nach wie vor mit den recht toxischen **fünfwertigen Antimonpräparaten** (Pentostam oder Glucantine) oder **Pentamidin** durchgeführt werden. Zur besseren Verträglichkeit sollten **Antihistaminika** gleichzeitig gegeben werden.
Die Behandlungsdauer beträgt mehrere Wochen. Das subjektive Befinden bessert sich schnell, die Hepatosplenomegalie bildet sich nur langsam über viele Wochen oder Monate zurück. Bei Resistenzen haben sich auch Amphotericin B oder gamma-Interferon bewährt.

Die **unkomplizierte Orientbeule** heilt meist innerhalb von Monaten spontan ab, evtl. periläsionäre Umspritzung mit Pentostam.

Die **unkomplizierte Orientbeule** kann innerhalb von Monaten spontan unter Hinterlassung einer Narbe abheilen. Nur bei zu erwartender Entstellung kann periläsionäre Umspritzung mit Pentostam versucht werden.

Prävention Bekämpfung des Erregerreservoirs (Hund) und Vermeidung von Stichen.

Prävention. Die Bekämpfung des Erregerreservoirs (Hund) und der Sandfliegen sind neben der Vermeidung von Stichen z.Z. die einzige Möglichkeit zur Vermeidung der Erkrankung.

5.5 Malaria

5.5 Malaria

Definition ▶

Definition. Malaria ist eine nach Mückenstich (Anophelesmücke) auftretende, durch ein Protozoon (Plasmodium malariae, vivax, ovale oder falciparum) verursachte fieberhafte Infektionskrankheit.

I-77: Malaria

Erreger	Übertragungsweg	Kardinalsymptome	Komplikationen	Diagnostik	Therapie	Prophylaxe	Meldepflicht
Pl. falciparum M. tropica	▷ Mückenstich	▷ Fieber, Kopfschmerz	▷ Nierenversagen, Koma, Schock, Lungenödem	▷ Blutausstrich, »dicker« Tropfen	▷ Chloroquin, Mefloquin, Halofantrin, Chinin	▷ Schutz vor Mückenstich, Chloroquin, Proguanil, Mefloquin	▷ Erkrankung, Tod
Pl. vivax/ovale M. tertiana			▷ Rezidive				
Pl. malariae M. quartana			▷ nephrotisches Syndrom				

Epidemiologie und Pathogenese Malaria ist die weltweit häufigste Infektionskrankheit (S I-8).

Epidemiologie und Pathogenese. Malaria ist weltweit die bedeutendste Infektionskrankheit mit Endemiegebieten in Afrika, Asien, Mittel- und Südamerika (S **I-8**).

S Synopsis I-**8: Malariazyklus und geographische Verbreitung**

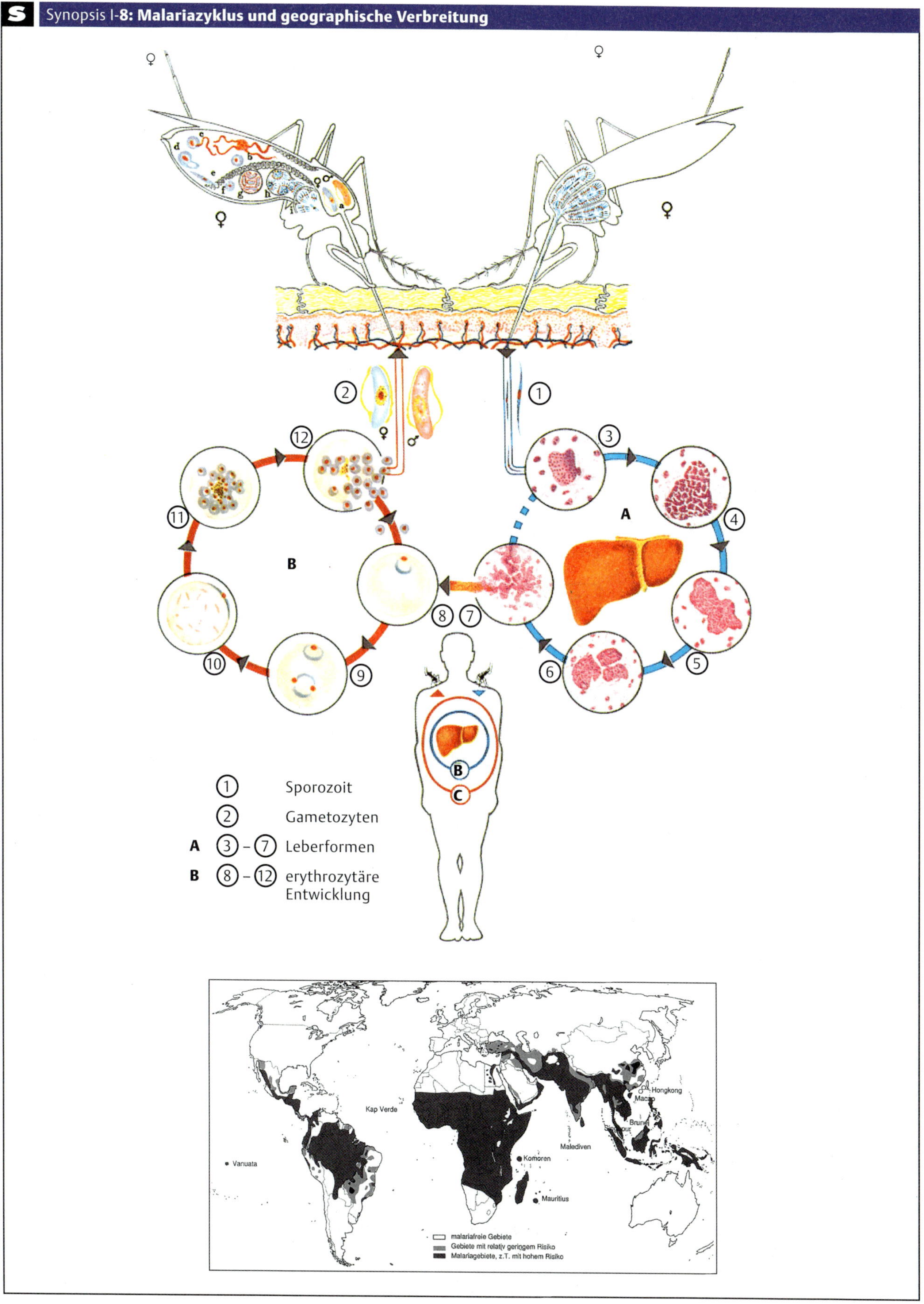

In den Endemiegebieten ist eine zunehmende Erkrankungshäufigkeit mit **hoher Morbidität und hoher Letalität** festzustellen.

Übertragung durch Stechmücken von
- Plasmodium falciparum,
- Plasmodium vivax,
- Plasmodium ovale,
- Plasmodium malariae.

Sporozoiten gelangen mit dem Speichel der Mücke über die Blutbahn in die Leberzelle, wo die ungeschlechtliche Vermehrung abläuft.
Nach 1–2 Wochen Freisetzung von Merozoiten aus der Leberzelle und Besiedlung von Erythrozyten, Vermehrung. Untergang und nachfolgend Neubesiedlung der Erythrozyten durch freigewordene Parasiten (S I-**8**).
Beginn der klinischen Symptome (Fieber, Kopf- und Muskelschmerzen) erst bei parasitenbedingtem Untergang der Erythrozyten.

Dort sterben jährlich viele Millionen Menschen, besonders Kinder, an dieser Infektion. In den letzten 20 Jahren hat die Zahl der Erkrankungen in diesen Gebieten wieder zugenommen.
Die **Mortalität** beträgt in Abhängigkeit von der Malariaform, der erworbenen Immunität und dem Grad der medizinischen Versorgung zwischen 1 und 10%. Chronische Verläufe bedeuten eine erhebliche Einschränkung der körperlichen Leistungsfähigkeit.
Ca. 50 Anophelesarten übertragen die menschenpathogenen Malariaparasiten (Plasmodium malariae, Pl. vivax, Pl. ovale und Pl. falciparum). Durch den Stich der infizierten Mücke gelangen mit deren Speichel **Sporozoiten** über die menschliche Blutbahn in Leberzellen. **Nach ungeschlechtlicher Vermehrung** (primäre Leberschizonten) werden **Merozoiten** in die Blutbahn freigesetzt und gelangen durch Endozytose in die Erythrozyten (nach sieben Tagen 40 000 pro Leberschizont bei Pl. falciparum, 10 000 bei Pl. vivax/ovale, nach 14 Tagen 2000 bei Pl. malariae). Daran schließt sich die asexuelle Vermehrung mit Ausbildung von acht bis 16 Merozoiten pro Erythrozyt an. **Nach 48 Stunden bei Pl. falciparum, vivax und ovale und nach 72 Stunden bei Pl. malariae platzt der befallene Erythrozyt**, so daß erneut acht bis 16 weitere Erythrozyten befallen werden (S I-**8**).
Erst zu diesem Zeitpunkt, bei Untergang der befallenen Erythrozyten, d.h. nach ein bis zwei Wochen bei Malaria tropica, nach ein bis drei Wochen bei M. tertiana, entstehen durch toxische Parasitenbestandteile **»grippeähnliche« Symptome – Fieber, Kopf- und Muskelschmerzen.**
Durch Synchronisation (Antikörper beseitigen die schwächeren Populationen, nur die stärkste überlebt) entwickeln sich dann bei Pl. vivax, ovale und malariae die typischen klinischen Krankheitsbilder mit Fieberanfällen jeden zweiten Tag **(M. tertiana)** oder jeden dritten Tag **(M. quartana).**

Merke ▶

> ***Merke.*** Die Erstinfektion mit **Pl. falciparum (M. tropica)** verläuft **foudroyant**, da sich keine ausreichenden Antikörper bilden, die eine Synchronisation bewirken könnten. Alle Populationen überleben.

Klinik Die Inkubationszeit beträgt 1–3 Wochen, dann stehen **am Anfang uncharakteristische »grippeähnliche« Erstsymptome: Fieber, Kopf- und Rückenschmerzen.** Bei Malaria tertiana und quartana entstehen die **typischen Fieberanfälle jeden 2. Tag (M. tertiana) oder jeden 3. Tag (M. quartana).** Bei **Malaria tropica** entsteht ein **foudroyant verlaufendes Krankheitsbild ohne typischen Fieberverlauf** (I-26).

Reiseanamnese erheben!
Innerhalb weniger Tage kann sich bei **M. tropica** der irreversible Zustand eines **Multiorganversagens** entwickeln!
Hepatomegalie, erhöhte Transaminasen und erhöhtes Bilirubin müssen nicht eine Hepatitis sein, Bauchschmerzen und dunkler Urin nicht Symptome eines Harnwegsinfekts!
Rekrudeszenzen können bei **M. tropica** und **M. quartana** nach wenigen Wochen entstehen.
Rezidive können bei **M. tertiana** nach Monaten und Jahren auftreten!

Klinik. Nach einer Inkubationszeit von ein bis drei Wochen sind die **Anfangssymptome nur uncharakteristisch: Fieber, Schüttelfrost, Kopf- und Muskelschmerzen – »grippeähnlich«!**
Bei Malaria tertiana und quartana (Pl. vivax/ovale bzw. malariae) entwickeln sich in der ersten Krankheitswoche die typischen klinischen Krankheitsbilder mit **Fieberanfällen jeden zweiten Tag (M. tertiana) oder jeden dritten Tag (M. quartana).** Hier hat das Betrachten des Fieberverlaufs seinen wegweisenden Sinn!
Bei Infektion mit **Pl. falciparum (M. tropica)** entsteht bei Nicht-Immunen ein **foudroyant verlaufendes Krankheitsbild ohne typischen Fieberverlauf** (I-**26**).
Nicht nur, aber vor allem bei sonnengebräunter Haut ist jetzt die **Reiseanamnese (!)** entscheidend. Daran muß sich unbedingt die diagnostische Abklärung anschließen, die nicht aufgeschoben werden darf.
Innerhalb weniger Tage kann sich bei **M. tropica** ein irreversibler Zustand des **Multiorganversagens** entwickeln!
Hepatomegalie, erhöhte Transaminasen und erhöhtes Bilirubin müssen nicht Zeichen einer beginnenden Hepatitis sein, ebenso sind Bauchschmerzen und dunkler Urin keineswegs immer Symptome eines Harnwegsinfekts!
Rekrudeszenzen (erneute Symptome innerhalb von Wochen) können durch intraerythrozytär persistierende Erreger entstehen, wenn durch die Therapie keine ausreichende Elimination erreicht wurde. Das Intervall beträgt wenige Wochen. Dies trifft für **M. tropica und M. quartana** zu.
Rezidive können bei **M. tertiana** nach Monaten und Jahren auftreten, da immer wieder aus infizierten Leberzellen Erreger freigesetzt werden können.

Diagnostik Allgemeine Labordaten: **Leukozytopenie, Thrombozytopenie.** Die BSG ist bei akuten Fällen von M. tropica normal!

Diagnostik. Allgemeine Labordaten haben bestenfalls wegweisenden Charakter: **niedrige Leukozytenzahlen mit Linksverschiebung im Differentialblutbild, niedrige Thrombozytenzahlen**. Die Blutsenkungsreaktion ist bei akuten Fällen von M. tropica normal!

Bei Verdacht auf M. tropica reicht meist ein **Blutausstrich**, evtl. der »dicke Tropfen«. Bei Verdacht auf M. tertiana, erst recht bei M. quartana, können wiederholte Untersuchungen (dicke Tropfen) notwendig werden.

Bei Verdacht auf M. tropica reicht meist ein **Blutausstrich**, evtl. der »dicke Tropfen«. Bei V. a. M. tertiana und M. quartana sind wiederholte Untersuchungen notwendig.

> ▶ ***Merke.*** Die Blutabnahme hat sofort zu erfolgen, nicht in Abhängigkeit von der Körpertemperatur!

◀ **Merke**

Die Serologie gibt nur Hinweise auf eine früher durchgemachte Malaria und ist positiv bei dem Rezidiv einer M. tertiana oder Rekrudeszenzen einer M. tropica oder quartana.

Die Serologie gibt nur Hinweise auf eine früher durchgemachte Malaria.

Therapie. Für **M. tertiana** und **M. quartana** ist nach wie vor **Chloroquin** das Mittel der Wahl. Eine anschließende **Rezidivprophylaxe mit Primaquin** wird empfohlen. Der Nutzen ist im Verhältnis zu den Nebenwirkungen individuell abzuschätzen.

Therapie Chloroquin (Resochin), Mefloquin (Lariam), Halofantrin (Halfan) und Chinin/Chinidin.

Größer sind die Probleme bei der Therapie der Malaria tropica durch die in Südostasien, Mittel- und Südamerika sowie West- und Ostafrika aufgetretenen **Resistenzen** geworden. Nach Rückkehr aus Ländern mit niedriger oder nicht bekannter Chloroquinresistenz kann unter klinischer Überwachung ein Therapieversuch mit Chloroquin (Kontrolle der Parasitendichte im Ausstrich alle zwölf Stunden) gewagt werden (**I-26**). Auf Resistenzen muß rasch reagiert werden.

Resistenzprobleme (v. a. Chloroquinresistenz) bestehen in West- und Ostafrika sowie Südostasien für M. tropica (**I-26**).

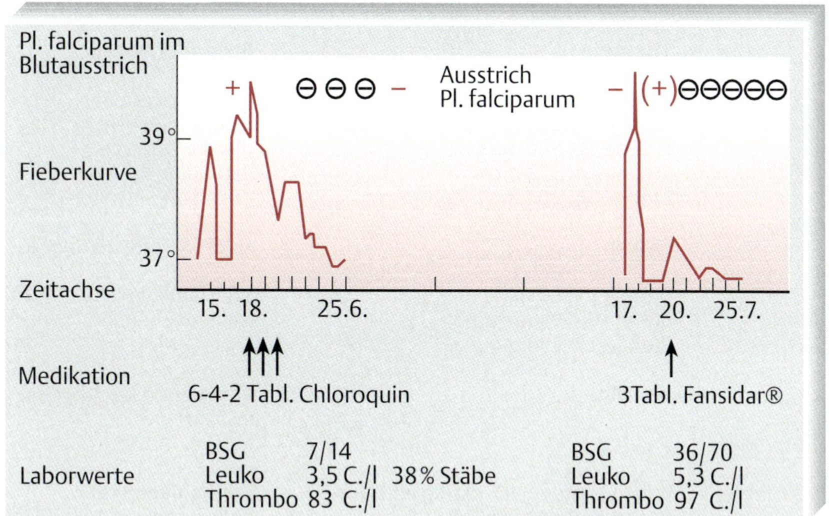

I-26: Verlauf einer chloroquinresistenten Malaria tropica (Grad 1) nach Urlaub in Kenia.

Die jüngeren Entwicklungen **Mefloquin** und **Halofantrin** zeigen noch wenig bzw. sehr wenig Resistenzprobleme. Chinin bleibt als letzte Alternative für Fälle von Malaria tropica, wenn eine orale Therapie mit Mefloquin oder Halofantrin nicht durchführbar ist.

Mefloquin und **Halofantrin** zeigen noch wenig bzw. sehr wenig Resistenzprobleme.
Chinin bleibt als letzte Alternative.

> ▶ ***Merke.*** Auch wenn die Behandlung erfolgreich war, **muß** dem Patienten der dringende Ratschlag mit auf den Weg gegeben werden, daß trotz der Behandlung vor allem in den ersten Monaten Rezidive auftreten können und dies dem behandelnden Arzt unbedingt mitgeteilt werden muß.

◀ **Merke**

Im allgemeinen ist beim **Rezidiv** die **Parasitendichte geringer**, die Anfertigung eines dicken Tropfens und ausreichend **Geduld bei der mikroskopischen Diagnostik** sind erforderlich. Die erneute Behandlung muß die Resistenzen bei M. tropica berücksichtigen. Bei M. quartana und tertiana ist erneute Behandlung mit Chloroquin erfolgreich.

Beim **Rezidiv** besteht eine **geringere Parasitendichte** (Geduld beim Mikroskopieren). Die erneute Behandlung muß die Resistenz bei M. tropica berücksichtigen. Bei M. quartana und tertiana erneut Chloroquingabe.

Prophylaxe Medikamentöse Prophylaxe ist nie 100%ig sicher. Prophylaxe muß Infektionsrisiko gegen Nebenwirkungspotential abwägen.
Malaria tropica: In Gegenden mit Chloroquin-Resistenzen: **Mefloquin:** bis 4 Wochen Prophylaxe in Gegenden mit Multiresistenz.
Bei **Aufenthaltsdauer über 4 Wochen:** Kombination von **Chloroquin und Proguanil** (Paludrin). Halofantrin (Halfan) nicht zur Prophylaxe verwenden!
Aufklärung des Patienten über Erstsymptome gehört ebenfalls zur Prophylaxe!
Bei Verdacht **sofort Diagnostik** – bei Diagnose sofort **Therapie.**

Prophylaxe. Grundsätzlich muß der Reisende wissen, daß **keine Malariaprophylaxe 100%ig sicher** und der **Schutz vor dem Mückenstich** von eminenter Bedeutung ist.
Die medikamentöse Prophylaxe der Malaria muß das Nebenwirkungspotential im Verhältnis zum Infektionsrisiko berücksichtigen. Bei sehr niedrigem Risiko, z.B. Reisen in die Türkei, überwiegt die Möglichkeit einer Arzneimittelnebenwirkung das Risiko der Infektion.
Grundsätzlich ist in den letzten Jahren die Prophylaxe durch die entstandenen **Resistenzen bei Pl. falciparum** (M. tropica) problematischer geworden. In weiten Gebieten Südostasiens, Südamerikas und West- und Ostafrikas hat Chloroquin seine Wirksamkeit in größerem Umfang verloren. Ein breiter Ersatz durch Mefloquin wird die gleichen Probleme der Resistenzentstehung nach sich ziehen, wie es für Chloroquin schon jetzt Realität ist. **Mefloquin** sollte daher auf Gegenden mit bekannter Multiresistenz beschränkt werden, wenn die **Aufenthaltsdauer vier Wochen nicht übersteigt**. Ansonsten ist die Kombination von Chloroquin und Proguanil (Paludrin) vorzuziehen.
Halofantrin (Halfan) kann und soll nicht zur Prophylaxe verwendet werden!
Zur Prophylaxe gehört ebenfalls die Aufklärung des Patienten über die ersten Krankheitssymptome! So kann zusätzlich gesichert werden, daß **sofortige Diagnostik und frühzeitiger Therapiebeginn bei der Malaria tropica** einsetzen, wenn nach einem Aufenthalt in Malariagebieten Fieber auftritt. Medikamente zur Malariaprophylaxe und Therapie sind in ▤ **I-78** beschrieben.

Medikamente zur Prophylaxe und Therapie s. ▤ **I-78**.

I-78: Medikamente zur Malariaprophylaxe und -therapie

Substanz	Prophylaxe	Therapie	Besonderheiten
▷ Chloroquinbase*	niedriges Risiko: 300 mg pro Woche hohes Risiko: 75 mg tgl.	Stunde 0: 300 mg p.o. Stunde 6: 300 mg p.o. Stunde 12: 300 mg p.o. Stunde 24: 300 mg p.o. Stunde 36: 300 mg pp.o.	kann der Patient nicht schlucken: gleiche Dosis als 2stündige Infusion. Kreislaufkontrolle!
▷ Amodiaquin	400 mg tgl.	entfällt	zu oft Nebenwirkungen
▷ Mefloquin	250 mg pro Woche	Stunde 0: 750 mg p.o. Stunde 6: 500 mg p.o. Stunde 12: 250 mg p.o.	Kreislaufkontrolle Nebenwirkungen: Leber, ZNS
▷ Proguanil	200 mg tgl., hohe Resistenzquote, nur in Kombination mit Chloroquin	entfällt	Kumulation bei Niereninsuffizienz
▷ Chinin	entfällt	0,65 g p.o. oder 15 mg/kg als Infusion über 4 Stunden alle 8 Stunden für 3–5 Tage, evtl. in Kombination mit Doxycyclin 100 mg tgl., dann Mefloquin p.o.	Kreislaufkontrolle, Blutspiegelkontrolle
▷ Primaquin	entfällt	Rezidivprophylaxe, bei M. tertiana und quartana 15 mg tgl. für 14 Tage	Nebenwirkung: Hämolyse

* Dosierungsangaben in Milligramm Base, da verschiedene Salze im Handel sind.

Klinischer Fall

Eine 21jährige Patientin war zum siebenten Mal mit ihrer Familie über Weihnachten und Neujahr in Mombasa/Kenia. Eine Malariaprophylaxe hat die ganze Familie nie durchgeführt. Zehn Tage nach Rückkehr entwickelte die Patientin Fieber bis 39°C. Als sich der Urin dunkel verfärbte, wurde ein Harnwegsinfekt vermutet und antibiotisch behandelt. Da keine Besserung in den nächsten drei Tagen eintrat, erfolgte die Verlegung in die Medizinische Klinik. Zwei Stunden später war die Patientin komatös, jedoch kreislaufstabil. Die Blutsenkung war normal, es bestanden eine Anämie, eine Leukopenie von 2,3/nl, die Thrombozyten waren auf 23/nl erniedrigt. Im Blutausstrich waren 20% der Erythrozyten mit Pl. falciparum befallen. Nach parenteraler Infusion von Chloroquin (1,8 g in 48 Stunden) entfieberte die Patientin und klarte auf. Die Blutausstriche waren innerhalb von 36 Stunden frei von Pl. falciparum und blieben frei. Kein weiteres Mitglied der Familie erkrankte.

5.6 Toxoplasmose

5.6 Toxoplasmose

◀ Definition

Definition. Nach oraler Aufnahme von Zysten des Protozoons **Toxoplasma gondii** treten beim Gesunden fast nie Symptome auf. Lebensfähige Zysten bleiben lebenslang im Körper.

I-79: Toxoplasmose

Vorkommen	Übertragungsweg	Kardinalsymptome	Komplikationen	Diagnostik	Therapie	Prophylaxe	Meldepflicht
▷ Katzenkot, rohes Fleisch	▷ oral	▷ nur selten Lymphadenopathie	▷ Erstinfektion in der Schwangerschaft, Reaktivierung (AIDS)	▷ Serologie	▷ Sulfonamid und Pyrimethamin, Spiramycin	▷ Meiden von rohem Fleisch, Katzenkontakt	▷ angeborene Toxoplasmose

Epidemiologie und Pathogenese. Toxoplasma gondii kommt weltweit vor. Je nach Altersgruppe sind in Mitteleuropa **bis zu 70 % der Bevölkerung mit Toxoplasma gondii infiziert**. Erstinfizierte Katzen scheiden Oozysten in großer Zahl mit dem Stuhl aus. Diese Oozysten sind gegen Umwelteinflüsse außerordentlich resistent, können jahrelang überleben und bei Aufnahme zur Infektion führen. Die häufigste Infektionsquelle dürfte aber der Genuß von nicht (ausreichend) gebratenem Schweine- und Schafsfleisch sein.

Epidemiologie und Pathogenese
Bis zu **70 % der Bevölkerung ist in Mitteleuropa infiziert.**
Häufigste Infektionsquelle: Genuß von rohem Schweine- und Schafsfleisch. Katzen scheiden infektiöse Oozysten mit dem Stuhl aus.

Merke. Die Infektion ist beim Gesunden nahezu immer ein **selbstlimitierter Vorgang**, eine Dissemination betrifft nur Patienten mit Abwehrschwäche (S I-**9**).

◀ Merke

Als Besonderheit muß die **Erstinfektion in der Schwangerschaft** gesehen werden (S I-**9**). Es kann zur **transplazentaren Infektion des Feten** kommen, die Häufigkeit wird auf drei bis vier Fälle pro 1000 Neugeborene geschätzt.

Besonderheit: **Erstinfektion in der Schwangerschaft mit transplazentarer Infektion des Feten** (S I-9).

Klinik. Die Infektion verläuft in der Regel unbemerkt. Ganz selten nur treten schmerzlose **Lymphknotenschwellungen, Fieber, Myalgien und Abgeschlagenheit** auf, die Wochen bis Monate anhalten können. Myokarditis oder Enzephalitis sind Raritäten.
Nach transplazentarer Infektion können **beim Neugeborenen Hydrocephalus internus/Mikrozephalus, Chorioretinitis oder intrakranielle Verkalkungen** auftreten (1987 55 gemeldete Fälle in Deutschland). In den folgenden Jahren kommen als Spätfolgen am häufigsten Chorioretinitis und mentale Retardierung vor.

Klinik Die Infektion verläuft in der Regel unbemerkt. Ganz selten nur treten **Lymphknotenschwellungen, Fieber, Myalgien und Abgeschlagenheit** auf.
Nach transplanzentarer Infektion: **Hydrocephalus internus/Mikrozephalus, Chorioretinitis oder intrakranielle Verkalkungen**, später Chorioretinitis und mentale Retardierung.

Diagnostik. **Spezifische IgM-Antikörper** machen eine frische Infektion wahrscheinlich, sie sind allerdings für mehrere Monate positiv. Gleichzeitig sind aber schon Oberflächen-Antikörper (Sabin-Feldmann-Test, Komplement-Bindungs-Reaktion, indirekter Fluoreszenzantikörpertest) nachzuweisen. Antikörper gegen lösliches Antigen (indirekte Hämagglutination, Komplement-Bindungs-Reaktion) werden erst mehrere Wochen nach Infektion positiv.
Alle **IgG-Antikörper** sind dann noch über **mehr als zehn Jahre deutlich nachweisbar**, diese allein beweisen nie eine frische Infektion.
Vor oder am Anfang der Schwangerschaft soll ein **Suchtest** durchgeführt werden. Ist dieser negativ, ist die Untersuchung mit acht bis zwölf Wochen Abstand zu wiederholen.

Diagnostik **Spezifische IgM-Antikörper** sind für mehrere Monate positiv; auch Sabin-Feldman-Test und indirekter Fluoreszenzantikörpertest. Indirekte Hämagglutination und KBR werden erst mehrere Wochen nach Infektion positiv.
Alle **IgG-Antikörper sind > 10 Jahre nachweisbar**, sie beweisen keine frische Infektion.
Im Rahmen der **Schwangerschaft Suchtest** durchführen, ist dieser negativ, Untersuchung wiederholen.

Therapie. Bei der Toxoplasmoseinfektion des immunkompetenten Menschen ist **praktisch nie eine Therapie erforderlich**. Nur in den seltenen Fällen einer ausgeprägten Lymphadenopathie, Myokarditis oder Enzephalitis ist Pyrimethamin, am ersten Tag 50, dann 25 mg täglich, mit Sulfadiazin, 4 g täglich für einen Zeitraum von zwei Wochen indiziert.
Ein Therapieerfolg bei der Chorioretinitis ist fraglich.

Therapie **Praktisch nie Therapie erforderlich**, nur bei ausgeprägter Lymphadenopathie. Bei Myokarditis oder Enzephalitis ist eine Kombination von Pyrimethamin mit einem Sulfonamid indiziert. Ein Therapieerfolg bei Chorioretinitis ist fraglich.

Synopsis I-9: Toxoplasma gondii: Entwicklungszyklus

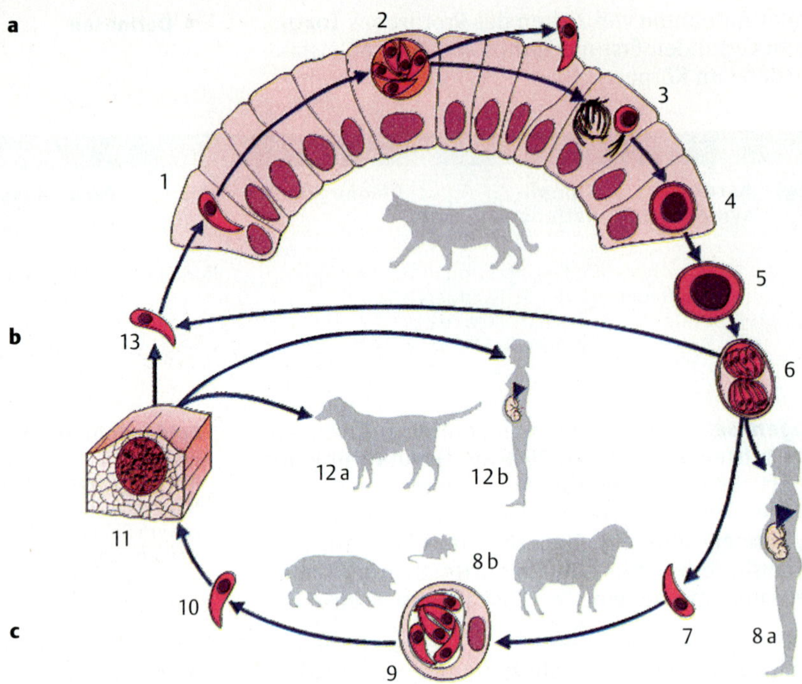

a Entwicklung im Endwirt (Katze): enteroepitheliale Phase mit Ausbildung von Geschlechtsformen:
1 in Epithelzelle des Dünndarms eingedrungenes Toxoplasma
2 ungeschlechtliches Vermehrungsstadium mit Merozoiten (diese Vermehrung kann über mehrere Generationen erfolgen
3 Ausbildung der Geschlechtsformen (Gamogonie) und Bildung der Zygote
4 Oozyste

b Externe Phase mit Sporogonie:
5 im Kot der Katze ausgeschiedene, unsporulierte Oozyste
6 sporulierte Oozyste mit 2 Sporozysten und 4 Sporozoiten

c Entwicklung im Zwischenwirt (Säugetiere, Vögel, Mensch): extraintestinale Phase, nur ungeschlechtliche Vermehrung des Parasiten:
7 im Organismus freigewordener Sporozoit nach oraler Aufnahme von Oozysten
8 a Infektion des Menschen
8 b Infektion verschiedener Tierarten
9 ungeschlechtliche Vermehrungsstadien (Endozoiten = Tachyzoiten) in einer Körperzelle
10 freier Endozoit
11 Zyste mit Zystozoiten (= Bradyzoiten) in der Muskulatur
12 a Infektion des Menschen mit Toxoplasma-Zysten
13 Infektion der Katze mit infektiösen Stadien aus Oozysten oder Zysten im Fleisch

Die **Erstinfektion in der Schwangerschaft** ist behandlungspflichtig. **Wöchentliche Blutbildkontrollen** sind erforderlich.

Die **Erstinfektion in der Schwangerschaft** ist behandlungspflichtig:
- Bis zur 16. Schwangerschaftswoche für vier Wochen: 3 g Spiramycin täglich
- Ab der 16. Schwangerschaftswoche für vier Wochen: Pyrimethamin 50 mg an Tag eins, 25 mg an folgenden Tagen,
  - + Folinsäure 10–15 mg täglich,
  - + Sulfadiazin 50 mg/kg in vier Dosen (maximal 4 g täglich).

Wöchentliche Blutbildkontrollen sind erforderlich. Im Falle allergischer Sulfonamid-Reaktionen muß auf Spiramycin ausgewichen werden.

Prophylaxe Kein Schweine- oder Schafsfleisch, **kein Kontakt mit Katzen während der Schwangerschaft**. Rohes Gemüse und Obst vor dem Verzehr waschen. **Serologisches Screening bei Schwangeren. Meldepflicht** bei angeborener Toxoplasmose.

Prophylaxe. **Während der Schwangerschaft** Vermeiden des Verzehrs von rohem oder ungenügend gekochtem Schweine- oder Schafsfleisch sowie des Kontaktes mit Katzenkot. Rohes Gemüse und Obst sind vor dem Verzehr zu waschen.
Erforderlich ist das **serologische Screening der Schwangeren.** **Meldepflicht** bei angeborener Toxoplasmose.

5.7 Trypanosomiasis

5.7 Trypanosomiasis

◀ Definition

Definition. Trypanosomiasis entsteht nach Biß der Tsetse-Fliege (**Schlafkrankheit, Afrika**) oder Inokulation von Wanzenkot (**Chagas-krankheit, Mittel-/Südamerika**) durch Übertragung von Protozoen der Gattung Trypanosoma.

I-80: Trypanosomiasis

Vorkommen	Übertragungsweg	Kardinalsymptome	Komplikationen	Diagnostik	Therapie	Prophylaxe	Meldepflicht
Trypanosoma brucei: Afrika	▷ Biß der Tsetse-Fliege	▷ Fieber, lokale Knoten, Lymphadenopathie	▷ Meningoenzephalitis	▷ Erregernachweis, Serologie	▷ Suramin, Pentamidin, Melarsoprol	▷ Expositionsprophylaxe	▷ Erkrankung, Tod
Trypanosoma cruzi: Mittel-/Südamerika	▷ Wanzenkot in Bißstelle	▷ Myokarditis, Meningoenzephalitis	▷ Kardiomyopathie	▷ Erregernachweis, Serologie	▷ Nifurtimox, Benzonidazol		

Epidemiologie und Pathogenese. Die Tsetse-Fliege ist der Zwischenwirt für **Trypanosoma brucei gambiense (West- und Zentralafrika, Reservoir Mensch) und T. b. rhodesiense (Ostafrika, Reservoir Wild).** Nach dem Biß vermehren sich Trypanosomen zunächst am Ort der Infektion, dann in Lymphozyten. Ausgeprägte Immunreaktionen sind wohl für die klinischen Symptome verantwortlich. Der Verlauf der ostafrikanischen Variante ist stürmischer, der Befall des ZNS fällt im Gegensatz zur westafrikanischen Variante klinisch kaum auf.

Epidemiologie und Pathogenese
Der Biß der Tsetse-Fliege führt zu Infektion mit **Trypanosoma brucei gambiense (West-/Zentralafrika)** oder **T. b. rhodesiense (Ostafrika).** Es treten ausgeprägte Immunreaktionen auf.

Klinik. Bei der **westafrikanischen Schlafkrankheit** ist zehn Tage bis drei Wochen nach dem Biß ein **Knötchen an der Bißstelle** zu finden. In den folgenden Wochen bis Jahren treten Fieber, kurz darauf häufig ein stammbetontes Exanthem als Symptome der invasiven Frühphase auf. **Zervikale Lymphknotenvergrößerung**, manchmal Splenomegalie, sind charakteristisch. Ein symptomfreies Intervall schließt sich an. Nach Monaten bis Jahren treten **Symptome des ZNS-Befalls** (Apathie, Persönlichkeitsveränderungen, Somnolenz, Kachexie) auf, von denen die Krankheitsbezeichnung abzuleiten ist.
Die **ostafrikanische Schlafkrankheit** ist selten, sie weist bei formal gleichem Ablauf einen wesentlich stürmischeren Verlauf auf.

Klinik Bei der **westafrikanischen Schlafkrankheit** tritt ein **Knötchen an der Bißstelle** auf, bis zu Jahre später Fieber und häufig ein Exanthem. Die **zervikalen Lymphknoten sind dann vergrößert**. Nach einem Intervall von Monaten bis Jahren schließt sich der **ZNS-Befall** an (Apathie, Somnolenz).

Die **ostafrikanische Schlafkrankheit** ist selten, stürmischer Verlauf.

Diagnostik. In der Frühphase können Trypanosomen an der Bißstelle isoliert und mikroskopisch nachgewiesen werden. In der späteren Phase ist bei der **westafrikanischen Schlafkrankheit die Punktion zervikaler Lymphknoten** mit mikroskopischem Nachweis von Trypanosomen die sicherste Methode. Bei **ZNS-Befall** sind Trypanosomen auch im **Liquor** nachweisbar. Bei der **ostafrikanischen Schlafkrankheit** ist die Parasitendichte im Blut deutlich höher, so daß hier der **Nachweis im Ausstrich** gelingen kann. Serologische Nachweisverfahren sind unsicher.

Diagnostik In der Frühphase können Trypanosomen an der Bißstelle nachgewiesen werden, später im **Punktat zervikaler Lymphknoten**, bei **ZNS-Befall** auch im **Liquor**.
Bei der **ostafrikanischen Schlafkrankheit kann der Nachweis im Blutausstrich** gelingen.
Serologische Verfahren sind unsicher.

Therapie. In Frühstadien ohne ZNS-Befall kann **Suramin** eingesetzt werden, in Spätstadien bleibt nur das liquorgängige **Melarsoprol** als Alternative.

Therapie In Frühstadien **Germanin**, bei ZNS-Befall und in Spätstadien **Melarsoprol.**

6 Sepsis/Septikämie

Definition ▶

Definition. Die **Sepsis** ist eine vorwiegend bakterielle lebensbedrohliche Allgemeininfektion, bei der von einem Eiterherd aus kontinuierlich oder intermittierend Erreger in die Blutbahn einbrechen, objektivierbare Symptome auslösen und septische Metastasen bilden. Von diesen Metastasen können erneut Erreger gestreut werden. Eine Vermehrung im Blut findet nicht statt.
Bei Sepsis haben wir also von einem Herd auszugehen, der nach Möglichkeit zu beseitigen ist. Nicht immer trifft diese Annahme zu. Der Begriff **Septikämie** erweitert daher den Begriff der Sepsis.
Die Septikämie schließt die negativen Auswirkungen von Toxinen und Bestandteilen der Erreger auf Kreislaufregulation und Gerinnungssystem ein.

Epidemiologie Praktisch alle menschenpathogenen Erreger können Ursache einer **Sepsis** sein.
Obligat pathogene Erreger verursachen einen »typischen« Symptomenkomplex (Typhus).
Häufiger sind inzwischen bei disponierenden iatrogenen Faktoren (intravasale Verweilkatheter, Blasenverweilkatheter, künstliche Herzklappen) hochakute, das Leben unmittelbar bedrohende Episoden mit drohender Schocksymptomatik (**Septikämie**).
Außerhalb des Krankenhauses tritt sie fast ausschließlich bei »abwehrgeschwächten« Patienten, aber auch als Folge bisher nicht diagnostizierter Erkrankungen auf.
Durch Antibiotikabehandlung erwerben viele Erreger, besonders gramnegative Darmkeime, Resistenzen und führen u. U. zu **nosokomialen Infektionen** mit septischem Verlauf.

Epidemiologie. Jederzeit konnten und können menschenpathogene Erreger bei einem großen Teil der Infektionen, z. B. Salmonella typhi, Leptospira interrogans und Yersinia pestis, Ursache einer **Sepsis** sein.
Diese obligat pathogenen Erreger bedingen einen »typischen« Symptomenkomplex. Ursache, Ablauf und klinische Befunde lassen sich als Krankheitsentität beschreiben (z. B. Typhus, Pest).
Einige Erreger treten nur bei disponierenden iatrogenen Faktoren (intravasale Verweilkatheter, Blasenverweilkatheter, künstliche Herzklappen) auf. Sie verursachen inzwischen wesentlich häufiger klinisch-beschreibend aufzufassende Zustände hochakuter, das Leben des Patienten unmittelbar bedrohende Episoden mit Fieber und drohender Schocksymptomatik (**Septikämie**).
Außerhalb des Krankenhauses tritt sie fast ausschließlich bei Grunderkrankungen auf, die entweder schon eine »geschwächte Abwehr« bedingen (Leberzirrhose, Alkoholkrankheit, Diabetes), aber auch als Folge bisher nicht diagnostizierter Erkrankungen (perforierte Divertikulitis, Endokarditis nach Zahnextraktion bei Mitralklappenprolaps).
Sie sind aber auch in zunehmendem Maße Alltagsgeschehen in der Medizin durch medikamentöse Eingriffe in das Abwehrsystem des Organismus (Zytostatika-, immunsuppressive Therapie) oder invasive Eingriffe (immer größere Operationen bei immer älteren Patienten, intravasale Katheter). **Krankenhausaufenthalte** führen häufiger zu septischen Episoden als früher.
Das Krankenhaus bietet nicht nur mehr invasive »therapeutische Möglichkeiten«, sondern auch ein Spektrum von Erregern an, die durch zahlreiche Passagen auf oder in mit Antibiotika behandelten Patienten vielfache Resistenzen gegen zur Verfügung stehende Antibiotika aufweisen. Zusammengefaßt wird diese krankenhaustypische Gefährdung unter dem Begriff der **nosokomialen Infektionen**, die häufig in eine Sepsis münden.

Merke ▶

Merke. Sepsis ist in **60–70% der Fälle Folge einer Infektion mit gramnegativen Bakterien**, die zum überwiegenden Teil aus dem menschlichen Gastrointestinaltrakt stammen. Die häufigsten Erreger sind E. coli, Klebsiella/Enterobacter, Proteus und Pseudomonas. Ein Drittel der Sepsisfälle ist auf **grampositive Bakterien** zurückzuführen, am häufigsten finden sich in Blutkulturen **Staphylokokken oder Pneumokokken**.

Septischer Schock als Folge tritt bei ca. 30 % dieser Patienten ein. Ausnahmefälle stellen Viren, Pilze oder Malaria tropica dar.
Pathogenese Abhängig von Zahl und Virulenz der Erreger sowie von den Möglichkeiten der zellulären und

Septischer Schock als Folgestadium schließt sich bei jedem dritten der Patienten an. Der Anteil von Viren, Pilzen oder Malaria tropica ist gering.

Pathogenese. Alle Erreger, ob grampositive oder -negative Bakterien, Viren, Pilze oder Parasiten, können nach Eindringen in die Blutbahn zur Sepsis führen. Zum einen ist dies abhängig von der Zahl und Virulenz der Erreger, zum

I-81: Sepsisauslöser bei Lymphomen und AIDS

Beispiel	Immundefekt	Bakterien	Pilze	Parasiten	Viren
▷ Akute myeloische Leukämie, auch unter Therapie	▷ Granulozyten	▷ S. pyogenes, Staph. aureus, E. coli, Klebsiella pneumoniae, Ps. aeruginosa, Enterobacter spp.	▷ Candida, Aspergillus, Mukormykose		
▷ Lymphome hoher Malignität	▷ Lymphozyten-funktion	▷ Listeria monocytogenes, Salmonellen	▷ Cryptococcus neoformans, Candida	▷ Pneumocystis carinii, Toxoplasmose, Strongyloides stercoralis	▷ Herpes simplex, Varizella, Zytomegalie, Masern
▷ unter Therapie	▷ Makrophagen	▷ Mykobakterien, Legionellen, Nokardia	▷ Histoplasma, Coccidioides		
▷ Lymphome niedriger Malignität, auch unter Therapie	▷ B-Lympho-zytenfunktion	▷ S. pneumoniae, Haemophilus influenzae, Pseudomonas aeruginosa, E. coli, Klebsiella pneumoniae		▷ Pneumocystis carinii	
▷ AIDS	▷ Lymphozyten-funktion	▷ fast alle Bakterien	▷ alle Pilze	▷ alle Parasiten	▷ viele Viren

anderen von den Möglichkeiten der zellulären und humoralen Abwehr des Individuums.
Maligne Grunderkrankungen und die Probleme während der Behandlung geben ein gutes Beispiel für diese Zusammenhänge.
AIDS hat uns drastisch vor Augen geführt, daß unser intaktes Immunsystem Schutz gegen viele Erreger bietet (z. B. Toxoplasmose, Candidiasis), **Immundefizite** aber die Gefahr bergen, nahezu an jedem jemals beschriebenen, aber für harmlos gehaltenen Erreger schwer zu erkranken und gegebenenfalls zu versterben.
Auch i.v. Drogenabusus führt mit teils bekannten, teils bisher »apathogenen« Keimen zu häufig septisch verlaufenden Erkrankungen.
Unabhängig von der Eintrittspforte (Haut, Rachen, Lunge, Gallenwege, Darm, Urogenitaltrakt, intravasaler Katheter, i.v. Injektion) kommt es im Gewebe oder im Gefäßsystem, abhängig von der Virulenz der Erreger, zur **Vermehrung**. Eine intakte Immunabwehr kann in diesem Moment im frühen Stadium das Ende der Invasion bedeuten. Schutzmechanismen der Erreger und/oder beeinträchtigte Immunabwehr sind die Bedingungen, durch die dann die weitere Vermehrung und Ausbreitung möglich ist. Der Weg zum **septischen Schock** beginnt. Endotoxine als Bestandteile der äußeren Zellwand der Erreger stoßen über Mediatoren (Zytokine, Interleukin 1, Tumornekrosefaktor) Kaskaden humoraler und zellulärer Systeme an. Gerinnungssystem und Kininsystem werden über den Hagemanfaktor aktiviert, Gerinnungsfaktoren und Thrombozyten werden verbraucht. Aktivierung von Komplementkaskade, Makrophagen und Granulozyten sind für Vasodilatation und erhöhte Kapillarpermeabilität mit den Folgen der Hypovolämie, Hypotension und Hypoxie verantwortlich (*s. a. Kap. A 15, Schock, S. 249 ff.*).
Durch die Hypoxie verstärkt sich der anaerobe Stoffwechsel, Laktat ist schon im frühen Stadium erhöht.

humoralen Abwehr können alle grampositiven und -negativen Bakterien. Viren, Pilze und Parasiten nach Eindringen in die Blutbahn zur Sepsis führen.
AIDS zeigt, daß unser intaktes Immunsystem Schutz gegen viele Erreger bietet, **Immundefizite** jedoch die Gefahr bergen, nahezu an jedem Erreger schwer zu erkranken. Aber auch i.v. Drogenabusus führt mit teils bisher »apathogenen« Keimen zu septisch verlaufenden Erkrankungen.
Unabhängig von der Eintrittspforte kommt es, je nach Virulenz der Erreger, zur **Vermehrung**. Schutzmechanismen der Erreger und/oder beeinträchtigte Immunabwehr sind die Bedingungen für die weitere Vermehrung und Ausbreitung, ggf. bis zum **septischen Schock.**
Mediatoren (Zytokine, Interleukin, Tumornekrosefaktor) stoßen Kaskaden humoraler und zellulärer Systeme an. Gerinnungsfaktoren und Thrombozyten werden verbraucht. Vasodilatation und erhöhte Kapillarpermeabilität führen zu Hypovolämie, Hypotension und Hypoxie (*s. a. Kap. A 15, Schock*).

Klinik. Man muß sich damit abfinden, daß vom Patienten selbst eher selten eine typische Vorgeschichte zu erfahren ist. Trotzdem darf nichts unterlassen werden, um wichtige Angaben über immunsuppressive oder zytostatische Therapie, Bestrahlung oder operative Eingriffe in Erfahrung zu bringen. Scharf abgesetzte flächige Hyperpigmentierung kann auf Bestrahlung, Candidiasis der Zunge auf einen Immundefekt, eine Narbe im linken Oberbauch auf eine Splenektomie, Pusteln oder Furunkel auf die Quelle, spritzerartige

Klinik Oft läßt sich keine aufschlußreiche Anamnese eruieren. Wichtig sind jegliche Hinweise u. a. auf Immundefekte, Immunsuppression, Zytostase, Bestrahlung, Splenektomie (Narben!) oder Endokarditis (Osler-Knötchen).

Plötzlicher Beginn mit Schüttelfrost und hohem Fieber können erfragt werden. Fehlen von Fieber ist bei einem schwerkranken Patienten ein schlechtes Zeichen.
Tachykardie, Tachypnoe, Somnolenz und Hypotonie müssen rasch erfaßt werden, da das Überleben vom sofortigen intensivmedizinischen Eingreifen abhängen kann.
Kein Abwarten aller Laborwerte.

Merke ▶

Blutungen an den Akren auf eine Endokarditis hindeuten. **Plötzlicher Beginn mit Schüttelfrost und hohes Fieber** können meist noch erfragt werden.
Aktuell erhöhte Temperaturen sind nicht obligat, Fehlen von Fieber ist bei einem schwerkranken Patienten mit Sepsis als Ursache ein schlechtes Zeichen. **Tachykardie, Tachypnoe, Somnolenz und Hypotonie** müssen rasch erfaßt werden, da die Überlebenschance vom sofortigen intensivmedizinischen Eingreifen abhängt. **Das Abwarten aller Laborwerte bedeutet unwiederbringlichen Zeitverlust.**

> ▶ ***Merke.*** Grundsätzlich ist die Sepsis, ob im Krankenhaus oder außerhalb erworben, ein lebensbedrohlicher Zustand, der intensivmedizinische Betreuung erfordert. Rasches diagnostisches und therapeutisches Handeln sind erforderlich, denn der Übergang in den septischen Schock kann sehr schnell erfolgen.

Diagnostik **Blutkulturen** sind bei Sepsisverdacht obligat anzulegen. Bei **kontinuierlichem Fieber** ist der Zeitpunkt der Abnahme nicht von Bedeutung.
Bei **intermittierendem Fieber** ist die **Abnahme im Fieberanstieg** günstiger (je 3 aerobe und anaerobe Kulturen).
Erkennbare **Ausgangsherde sind chirurgisch zu sanieren, Material für Kulturen** zu gewinnen.
Katheter wechseln oder entfernen.
Ein **Ausstrich mit Gramfärbung** ergibt erste wichtige Information.
Leukozytose mit Linksverschiebung ist häufig, fakultativ treten toxische Granulation oder Vermehrung der stabkernigen Granulozyten auf. Eine **metabolische Azidose ist Zeichen beginnenden Multiorganversagens.**
Fibrinogenspiegel, Thrombinzeit und Thrombozytenzahl geben Hinweise auf **intravasale disseminierte Gerinnung** (DIC).

Diagnostik. Fieber bedeutet bei unklaren Zuständen Aufforderung zur Abnahme einer ausreichenden Anzahl von **Blutkulturen.** Werden Erreger **kontinuierlich** in die Blutbahn abgegeben (z.B. von intravasalen Kathetern), ist der Zeitpunkt der Abnahme nicht von Bedeutung. Bei **intermittierendem Fieber** ist die **Abnahme im Fieberanstieg** günstiger. Ausreichend sind je drei aerobe und anaerobe Kulturen, innerhalb kurzer Zeit abgenommen. Auf vorheriges Anwärmen der Kulturmedien muß geachtet werden.
Der vermutete **Ausgangsherd der Sepsis sollte chirurgisch saniert** und dabei **Material für Kulturen** gewonnen werden. **Katheter** sollten wenn möglich entfernt und deren **Spitze mikrobiologisch untersucht** werden. Hautherde können punktiert werden, ein **Ausstrich mit Gramfärbung** kann erste wichtige Information über den Erreger erbringen.
Allgemeine Labordaten geben Hinweise, sind jedoch keine Beweise. Die Dynamik der Ergebnisse ist eher geeignet, den Verlauf zu beurteilen und die Prognose einzuschätzen. Leukozytose mit Linksverschiebung ist häufig, aber nicht obligat. Toxische Granulation der Granulozyten kann, muß aber beim alten Patienten nicht sein. Wenn eine anfängliche respiratorische Alkalose in eine **metabolische Azidose** umschlägt, ist dies ein **Zeichen beginnenden Multiorganversagens**. Fibrinogenspiegel, Thrombinzeit und Thrombozytenzahl spiegeln das Ausmaß der **disseminierten intravasalen Gerinnung** (DIC) wider.

Therapie Grundprinzip ist die Anwendung **bakterizider Antibiotika** mit breitem Spektrum.

Sinnvolle Kombinationen sind:
- Azlocillin + Cefoxitin
- Azlocillin + Cefotaxim
- Ciprofloxacin + Azlocillin
- Ciprofloxacin + Gentamicin
- Ceftazidim + Gentamicin.

Metronidazol oder Clindamycin stellen eine sinnvolle Erweiterung bei **Anaerobierbeteiligung** dar (Bauchraum, Aspirationspneumonie).
Bei **nosokomialen Infektionen** ist die **Keim- und Resistenzsituation** der Ursprungsstation einzubeziehen.
Weiterhin ist die **Aufrechterhaltung der vitalen Funktionen** durchzuführen.

Therapie. Grundprinzip ist die Anwendung **bakterizider Antibiotika** bei fehlender exakter Information mit breitem Spektrum. Dieses Ziel ist nur durch Kombination mehrerer Antibiotika zu erreichen, hohe parenterale Dosierungen sind erforderlich. Sinnvolle Kombinationen:
- Azlocillin + Cefoxitin
- Azlocillin + Cefotaxim
- Ciprofloxacin + Azlocillin
- Ciprofloxacin + Gentamicin
- Ceftazidim + Gentamicin.

Metronidazol oder Clindamycin zusätzlich stellen eine sinnvolle Erweiterung dar, wenn **Anaerobierbeteiligung** vermutet wird (Bauchraum, Aspirationspneumonie).
Bei **nosokomialen Infektionen** ist die Kenntnis der **Keim- und Resistenzsituation** auf der Station einzubeziehen, auf der der Patient sich zur Zeit der mutmaßlichen Infektion befunden hat.
Zusammen mit der antibiotischen Therapie ist die Aufrechterhaltung der vitalen Funktionen mit Beatmung, Volumenzufuhr, medikamentöser Korrektur von Herzzeitvolumen und peripherem Widerstand sowie im Bedarfsfall Ersatz von Gerinnungsfaktoren durchzuführen.

Prophylaxe Hohe **Hygienestandards** und **kritische Indikationsstellung für Verweilkatheter** sind der beste Schutz vor nosokomialer Sepsis.

Prophylaxe. Hohe **Hygienestandards** sind der beste Schutz vor nosokomialer Sepsis. Einfluß kann auch auf die Ursachen genommen werden: Je weniger **Katheter** die physiologischen Barrieren stören, um so weniger Möglichkeiten der Sepsisentstehung gibt es.

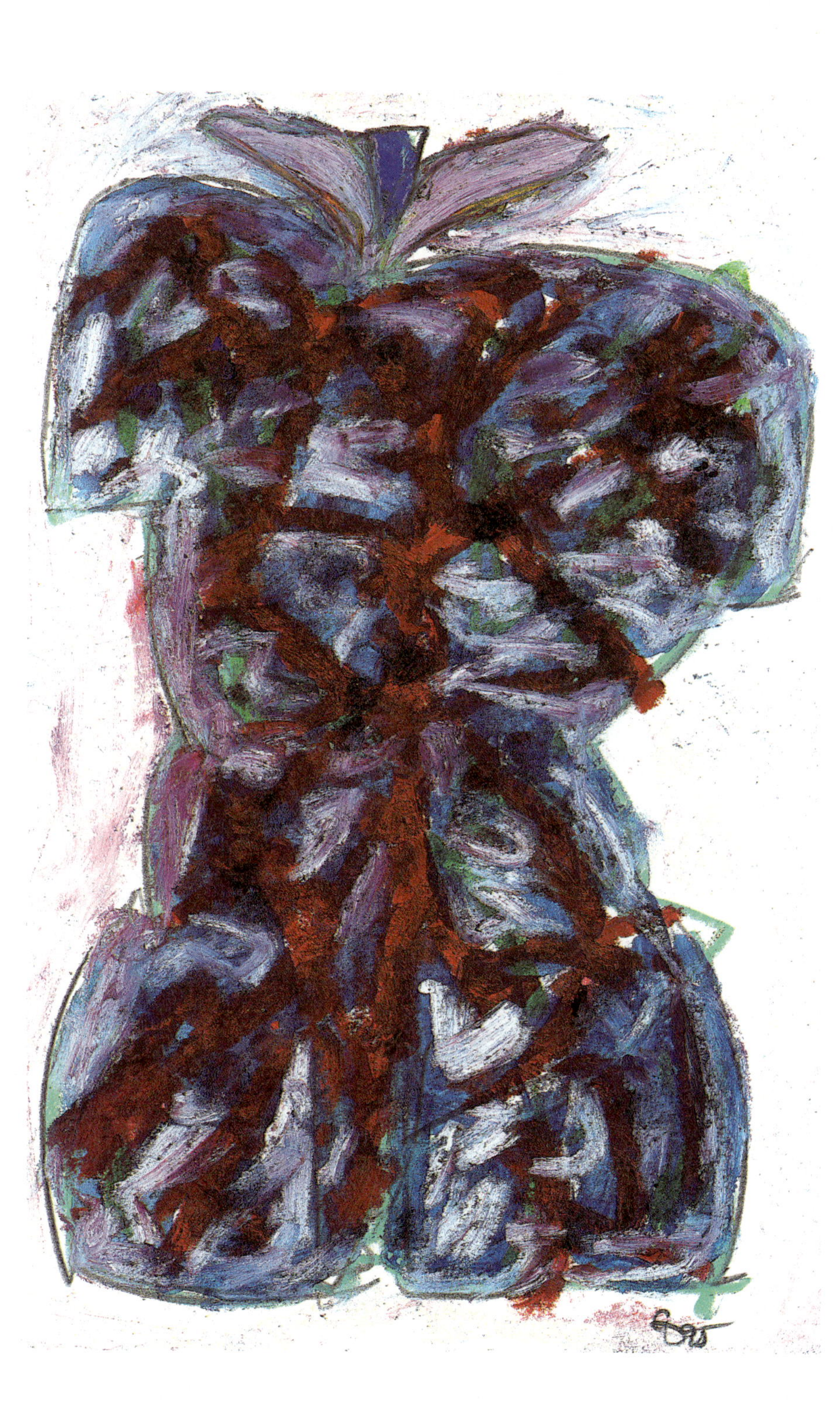

Hämatologie

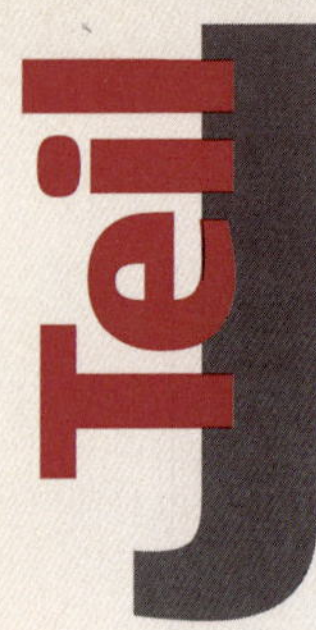

Hämatologie

D. Fritze, A. Matzdorff

1 Hämatologische Untersuchungsmethoden

1.1 Blutausstrich

Für den Blutausstrich nimmt man antikoaguliertes Blut, ein Ausstrich aus nichtantikoaguliertem Kapillarblut erfordert einige Erfahrung. Ein Blutstropfen wird auf einem Objektträger mit einem im Winkel von ca. 30° angelegten weiteren Objektträger oder Deckglas ausgestrichen (S J-1).

1 Hämatologische Untersuchungsmethoden

1.1 Blutausstrich

Für den Blutausstrich ist antikoaguliertes Blut (EDTA, Citrat, Heparin) am besten geeignet. Kapillarblut ist nicht antikoaguliert und muß unverzüglich ausgestrichen werden, was einige Erfahrung erfordert. Ein Blutstropfen wird auf einen entfetteten Objektträger aufgebracht und mit einem im Winkel von ca. 30° angelegten weiteren Objektträger oder Deckglas ausgestrichen (S J-1).

Synopsis J-1: Blutausstrich

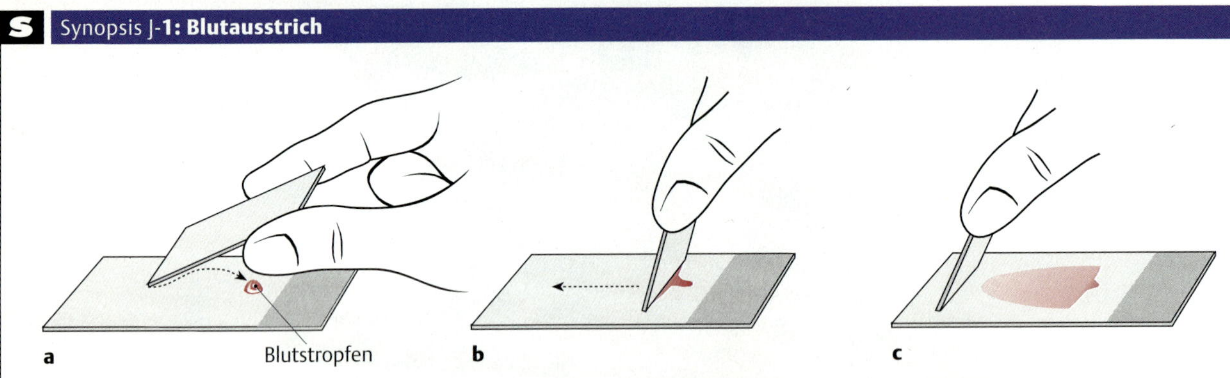

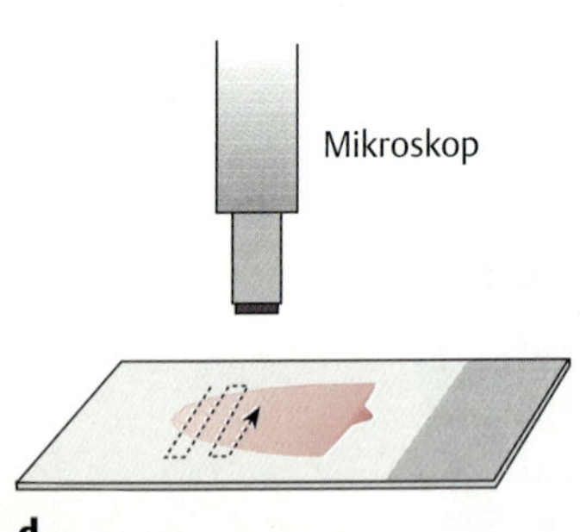

Technik des Blutausstrichs.

Ein Blutstropfen wird auf einen entfetteten Objektträger aufgebracht und mit einem im 30°- bis 45°-Winkel angelegten zweiten Objektträger oder Deckglas ausgestrichen (**a, b**). Dabei sollte der Blutstropfen in einen dünnen Film ausgestrichen werden, der bartförmig ausläuft (**c**). Danach muß der Ausstrich getrocknet und gefärbt werden.

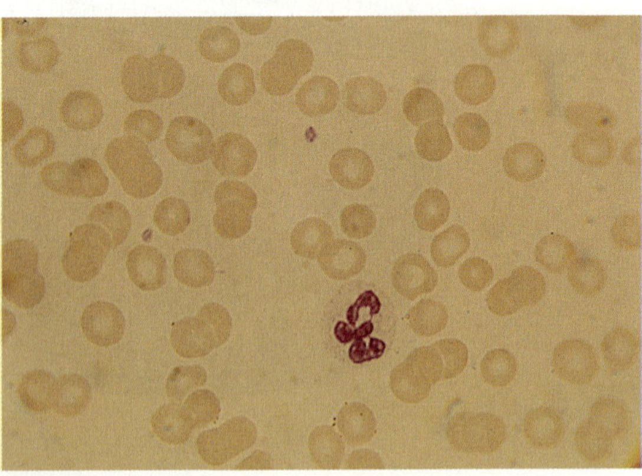

Blutausstrich.

Der Ausstrich wird »mäanderartig«, beginnend am dünn ausgestrichenen Ende, durchmustert (**d**). Man sollte den Ausstrich von Rand zu Rand durchschauen (nicht nur in der Mitte), da gerade am Rand große Zellen (z. B. Blasten) abgelagert werden.

Dabei ist darauf zu achten, daß der Blutstropfen in einen dünnen Film ausgestrichen wird und am Ende bartförmig ausläuft. Danach muß der Ausstrich getrocknet werden.
Zur **Färbung** werden vorbereitete Lösungen, die basische Farbstoffe **(Methylenblau, Azur)** und saure Farbstoffe **(Eosin)** enthalten, verwendet. Methylenblau oder Azur färben saure Zellkomponenten (Kerne, Nucleinsäuren), Eosin färbt basische Komponenten (z. B. Hämoglobin). Farbstofflösungen, die häufig eingesetzt werden, sind **May-Grünwald-Lösung** (Eosin, Methylenblau) und **Giemsa** (Eosin, Azur) (Färbung nach *Pappenheim*). Die genaue Durchführung der Färbung variiert von Labor zu Labor.
Zur Auswertung wird das Präparat zunächst mit leichter Vergrößerung (10- bis 16fach) unter dem Mikroskop betrachtet. Dadurch gewinnt man einen ersten **Überblick** über die Anzahl bestimmter Zellen (z. B. viele Leukozyten bei Leukämie) und kann sich auch den besten Bereich für die folgende genauere Betrachtung suchen. Üblicherweise ist die beste Darstellung in den dünnsten Bereichen des Blutausstriches zu finden, d. h. nahe dem Bartende.
Bei der **Feinanalyse** wählt man zunächst ein 40- bis 50fach vergrößerndes Objektiv. Man durchmustert den Blutausstrich mäanderförmig. Man kann die Zahl der Erythrozyten und Leukozyten pro Blickfeld miteinander vergleichen, auch die der Erythrozyten und Thrombozyten, und dadurch erste Rückschlüsse auf die Häufigkeit der verschiedenen Zellen ziehen. Beim gesunden Menschen sollte auf 10 bis 20 Erythrozyten ein Thrombozyt kommen. Als nächstes beurteilt man die Größe der verschiedenen Zellen und die Morphologie. Als Richtwert kann gelten, daß ein Lymphozyt ungefähr die Größe eines Erythrozyten hat (wichtig zur Beurteilung, ob kleine Erythrozyten, wie bei der Eisenmangelanämie, vorliegen oder große, wie bei der perniziösen Anämie). **Für die Feinuntersuchung von Leukozyten und anderen Zellen wählt man ein 100fach vergrößerndes Objektiv und Ölimmersion.** Leukozyten und andere größere Zellen findet man vermehrt am Rand des Blutausstriches, da die größeren Zellen beim Ausstreichen vermehrt in diesen Abschnitten zu liegen kommen.

Der Blutstropfen wird in einen dünnen Film ausgestrichen und läuft bartförmig aus.
Zur **Färbung** werden vorbereitete Lösungen verwendet **(May-Grünwald, Giemsa).** Basische Farbstoffe (**Methylenblau, Azur**) färben saure Zellkomponenten (Kerne, Nucleinsäuren), saures **Eosin** färbt basische Komponenten (z. B. Hämoglobin).

Bei Betrachtung mit leichter Vergrößerung unter dem Mikroskop gewinnt man einen ersten **Überblick** über die Anzahl bestimmter Zellen. Die beste Darstellung der Zellen ist nahe dem Bartende.

Zur **Feinanalyse** wählt man eine stärkere Vergrößerung. Man kann die Zahl der Erythrozyten und Leukozyten pro Blickfeld miteinander vergleichen, auch die der Erythrozyten und Thrombozyten. Auf 10–20 Erythrozyten sollte ein Thrombozyt kommen. Ein Lymphozyt sollte ungefähr die Größe eines Erythrozyten haben (wichtig zur Erkennung von Mikro- und Makrozytose). **Für die Feinuntersuchung von Leukozyten und anderen Zellen wählt man ein 100fach vergrößerndes Objektiv.** Leukozyten und andere größere Zellen findet man vermehrt am Rand des Blutausstriches.

1.2 Retikulozytenzählung

Retikulozyten sind **junge Erythrozyten**, die noch etwas RNA und Zellorganellen enthalten. Ihre Anzahl ist ein Hinweis auf die Aktivität der Erythropoese. Sie können im üblichen Blutausstrich nicht dargestellt werden. Man mischt deshalb einen Tropfen Blut mit einem speziellen Farbstoff **(Brillantkresylblau)** und streicht diese Mischung auf einem Objektträger aus. In einem dünnen Bereich des Ausstriches, wo die Erythrozyten nebeneinanderliegen und sich nicht überlappen, zählt man die retikulär angefärbten Erythrozyten im Verhältnis zu den anderen Erythrozyten. Man kann die Retikulozytenzahl in Prozent (normal: 0,5 bis 1,5%) oder als absolute Zahl/µl (25 000 bis 75 000/µl) angeben (J-**1**).

1.2 Retikulozytenzählung

Retikulozyten sind **junge Erythrozyten.** Ihre Anzahl ist ein Hinweis auf die Aktivität der Erythropoese. Sie werden mit einem speziellen Farbstoff **(Brillantkresylblau)** angefärbt. Man kann die Retikulozytenzahl in Prozent (relativ zu allen Erythrozyten) oder als absolute Zahl/µl angeben (J-**1**).

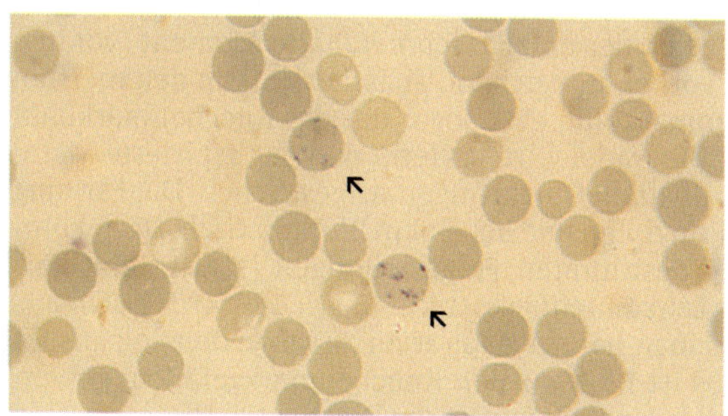

J-1: **Retikulozyten.**

Man sollte bei prozentualen Angaben den Retikulozytenwert immer mit dem Hämatokrit (Hkt) korrelieren. 2% Retikulozyten sind bei einer gesunden Person hoch, bei einer Person mit einem Hkt von 25% muß jedoch ein höherer Prozentwert vorliegen, um noch von einer normalen Hämatopoese

Man sollte bei prozentualen Angaben den Retikulozytenwert immer mit dem Hämatokrit korrelieren.

sprechen zu können. D.h. man muß den Retikulozyten-Prozentwert mit dem Hkt des Patienten korrelieren.
Außerdem würde das gesunde Knochenmark bei einer Anämie bis zu doppelt so viele Retikulozyten freisetzen (deshalb Korrekturfaktor 0,5). Es ergibt sich die Umrechnungsformel:

Merke ▶

Merke

$$\textbf{Retikulozytenindex} = \textbf{Retikulozyten (\%)} \times \frac{\textbf{Hkt des Patienten}}{\textbf{Hkt normal}} \times \textbf{0,5.}$$

Dieser Index gibt eine bessere Vorstellung der Erythropoese bei anämischen Patienten. Beispiel: Der Patient mit einer Anämie hat einen Retikulozytenwert von 2%. Das wäre bei einer gesunden Person ein erhöhter Wert (normal 0,5 bis 1,5%), und man könnte zunächst eine normale, reaktiv verstärkte Hämatopoese vermuten. Der Patient hat jedoch einen Hkt von 25% (normal 45%). Insgesamt errechnet sich ein Retikulozytenindex von 0,5%, d.h. der Retikulozytenwert ist an der Untergrenze des Normbereiches, für einen Patienten mit dieser Anämie zu gering. Folglich liegt eine Störung der Hämatopoese vor.

1.3 Automatisierte Blutanalyse

S. Kap. »Erkrankungen der Erythropoese« (S. 1316ff.).

1.3 Automatisierte Blutanalyse

Auf die automatische Blutbildanalyse wird im *Kap. »Erkrankungen der Erythropoese«* eingegangen (*S. 1316ff.*).

1.4 Knochenmarkuntersuchung

Man unterscheidet:
die **Knochenmarkaspiration** und die **Knochenmarkbiopsie.**
Aspiration: Dabei wird Knochenmark aspiriert und wie Blut auf einem Objektträger ausgestrichen. Die Punktion erfolgt an der **Spina iliaca posterior superior.** Der Patient befindet sich in Bauchlage. Die Haut wird desinfiziert und das Gewebe lokal anästhesiert.

Das **Lokalanästhetikum** muß mindestens 5 min wirken. Die Nadel wird unter Drehung durch die Haut und das Periost ca. 2–3 cm tief in den Knochen geführt (**S** J-**2**). Dann wird der Mandrin gezogen, eine 10-ml-Spritze aufgesetzt und mit einem kurzen (!) Zug ca. ½ ml Knochenmark aspiriert. Das aspirierte Material wird auf einen Objektträger ausgestrichen. Die Färbung erfolgt wie bei einem Blutausstrich. Dazu kommen Spezialfärbungen bei bestimmten Fragestellungen.

Ein häufiger Fehler ist, daß man bei der Aspiration zu lange den Sog ausübt und viel Blut, aber wenig Knochenmark aspiriert.

Bei der **Biopsie** gewinnt man einen Knochenmarkzylinder. Man verwendet dazu eine **Jamshidi-Hohlnadel.** Die Nadel wird wie bei der Aspiration in

1.4 Knochenmarkuntersuchung

Man unterscheidet die Knochenmarkaspiration und die Knochenmarkbiopsie. Zur **Aspiration** werden verschiedene Nadeltypen angeboten, zur **Biopsie** ist die **Jamshidi-Hohlnadel** am gebräuchlichsten.
Aspiration: Dabei wird Knochenmark aspiriert und anschließend auf einem Objektträger wie Blut ausgestrichen. Der üblichste Punktionsort ist der Bereich der **Spina iliaca posterior superior**. Der Patient befindet sich in Bauchlage, bei sehr adipösen Patienten ist die Punktion auch in Seitenlage möglich. Durch Tastung des Beckenkammes kann die Spina lokalisiert werden. Die Haut über der Punktionsstelle wird desinfiziert und mit einem **Lokalanästhetikum** infiltriert. Auch das Unterhautgewebe und **besonders das Periost müssen anästhesiert** werden.
Dem Medikament ist danach ausreichend Zeit zur Wirkung zu geben (5 min). Es empfiehlt sich, die Haut mit einem Skalpell kurz zu inzidieren, was das Einführen der Punktionsnadel wesentlich erleichtert. Während man die Nadel leicht dreht, führt man sie durch das Periost ca. 2 bis 3 cm tief in den Knochen (**S** J-**2**). Dann kann der Mandrin gezogen werden. Eine 10-ml-Spritze wird auf die Nadel aufgesetzt, und mit einem kurzen (!) Zug wird das Knochenmark aspiriert. Dies ist der einzige schmerzhafte Moment (vorausgesetzt das Periost wurde vorher ausreichend anästhesiert). In den meisten Fällen reicht ½ ml Knochenmarkblut, evtl. sogar nur das Knochenmarkblut, das in der Hohlnadel sitzt. Die Nadel wird entfernt und das aspirierte Material wie ein Blutausstrich auf einen Objektträger ausgestrichen. Die Färbung erfolgt nach den gleichen Prinzipien wie bei einem Blutausstrich. Dazu kommen Spezialfärbungen bei bestimmten Fragestellungen (z.B. Esterasefärbung, PAS-Färbung bei der Leukämiediagnostik).
Ein häufiger Fehler ist, daß man bei der Aspiration zu lange den Sog ausübt und viel Blut aspiriert. Dies ist Blut aus den Knochenmarkgefäßen; es verdünnt die Knochenmarkzellen und erschwert die Diagnostik. Die Aspiration von größeren Mengen Knochenmarkblut ist nur bei speziellen Untersuchungen indiziert (immunologische Untersuchungen mit Durchflußzytometrie).
Bei der **Biopsie** versucht man, ein Stück Knochenmark als Ganzes zu gewinnen. Man verwendet dazu eine **Jamshidi-Hohlnadel**. Die Nadel wird wie bei der Aspiration durch das Periost mit drehenden Bewegungen in den Markraum geführt. Dann wird der Mandrin herausgezogen und die Hohlnadel

S Synopsis J-2: **Knochenmarkspunktion an der Spina iliaca posterior superior**

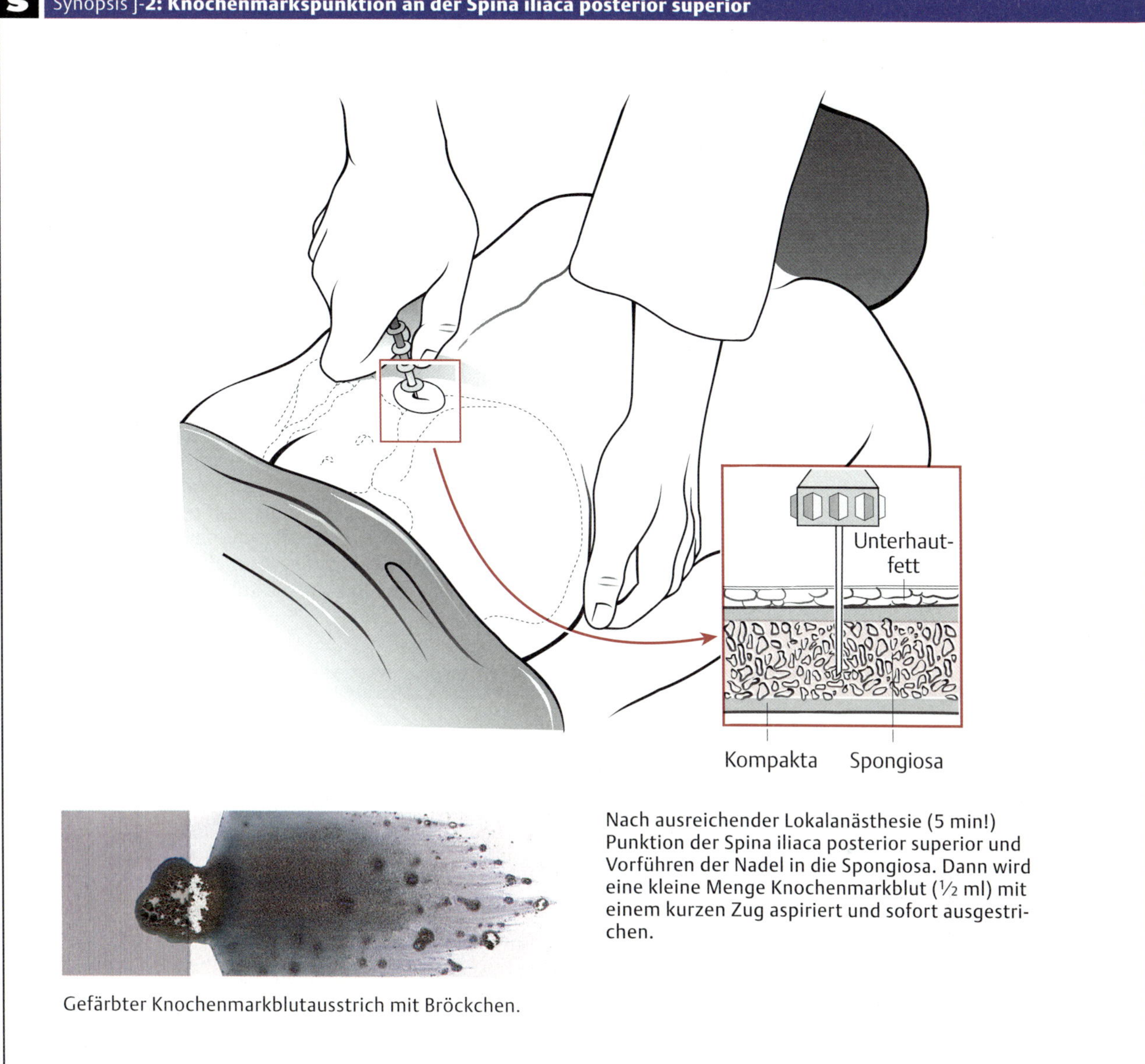

Nach ausreichender Lokalanästhesie (5 min!) Punktion der Spina iliaca posterior superior und Vorführen der Nadel in die Spongiosa. Dann wird eine kleine Menge Knochenmarkblut (½ ml) mit einem kurzen Zug aspiriert und sofort ausgestrichen.

Gefärbter Knochenmarkblutausstrich mit Bröckchen.

unter weiterhin drehenden Bewegungen noch etwa 2 bis 3 cm weitergeführt. Durch vorsichtiges Wiedereinführen des Mandrins kann man sehen, wie tief der Zylinder in der Hohlnadel steckt. Wenn das Material nicht ausreicht, wird der Mandrin wieder herausgezogen und die Hohlnadel weiter vorgebohrt. Wenn man genug Material in der Nadel hat, wird diese hin- und herbewegt, wie die Gangschaltung eines Autos, um den Zylinder vom umgebenden Gewebe abzuscheren. Dann wird die Nadel unter drehenden vorsichtigen Bewegungen wieder herausgezogen und der gewonnene Zylinder in die Fixierlösung eingebracht.
Bei hämatologischen Erkrankungen, die das Knochenmark nicht diffus, sondern nur fokal befallen, empfiehlt sich eine zweizeitige Biopsie (z. B. bei Karzinomen, Lymphomen, aber nicht bei Leukämien). Die Weiterverarbeitung des Präparats obliegt dem Pathologen und dauert oft mehrere Tage, da das Präparat erst entkalkt werden muß.
Die Aspiration von Knochenmark aus dem Sternum ist wegen der dabei nicht seltenen Komplikationen (Penetration des Sternums und Verletzung darunterliegender Strukturen) heute unüblich.

den Markraum geführt, der Mandrin herausgezogen und die Hohlnadel noch etwa 2–3 cm weitergeführt. Um den Markzylinder vom umgebenden Gewebe abzuscheren, wird die Nadel hin- und herbewegt, wie die Gangschaltung eines Autos. Dann wird die Nadel unter drehenden Bewegungen wieder herausgezogen und der Zylinder in die Fixierlösung eingebracht.
Bei Erkrankungen, die das Knochenmark nicht diffus, sondern nur fokal befallen, empfiehlt sich eine zweizeitige Biopsie.
Die Knochenmarkaspiration aus dem Sternum wird nur noch selten durchgeführt.

2 Erkrankungen des Blutes und der blutbildenden Organe

2.1 Erkrankungen der Erythropoese

Die Erythrozyten sind kernlos, sie werden im Knochenmark (Wirbelkörper, große Röhrenknochen, flache Knochen) gebildet. Aus einer **Stammzelle** entsteht über mehrere Zwischenstufen der **Normoblast** (S J-3). Er verliert den Kern, wird zum **Retikulozyt,** der zum Erythrozyten ausreift. Erythrozyten werden nach ca. 120 Tagen im retikuloendothelialen System abgebaut.

2 Erkrankungen des Blutes und der blutbildenden Organe

2.1 Erkrankungen der Erythropoese

Die roten Blutkörperchen (Erythrozyten) des Menschen haben in fixiertem und gefärbtem Zustand einen Durchmesser von 7 µm. Sie sind kernlos und enthalten zu 30 % Hämoglobin neben Wasser (67 %), Lipiden, Zucker und Salzen. Der Hämatokrit gibt den prozentualen Anteil der Erythrozyten am Volumen des Vollblutes an (Norm ♀ 40–48 %, ♂ 47–53 %).

Die Erythrozyten werden im Mark der flachen Knochen, der Wirbelkörper und der langen Röhrenknochen gebildet. Die Reifung der Erythrozyten verläuft im Knochenmark von der **Stammzelle** (über die determinierte Stammzelle) über mehrere Zwischenstufen zum Normoblasten (S J-3). **Der Normoblast** ist somit die reifste kernhaltige Zelle der Erythropoese. Aus ihm entwickelt sich der **Retikulozyt,** der in das zirkulierende Blut ausgeschwemmt wird. Er enthält keinen Kern mehr, aber noch Reste von Mitochondrien, Ribosomen und RNS. Nach 1 bis 2 Tagen sind diese Reste nicht mehr nachweisbar, und man spricht von einem reifen Erythrozyten. Bei gesteigerter Erythropoese kann der Anteil der Retikulozyten im peripheren Blut stark zunehmen. Die Lebensdauer der Erythrozyten beträgt etwa 120 Tage. Der Abbau der Erythrozyten erfolgt im retikuloendothelialen System von Milz, Leber und Knochenmark.

S Synopsis J-3: **Reifungsstadien der Erythropoese**

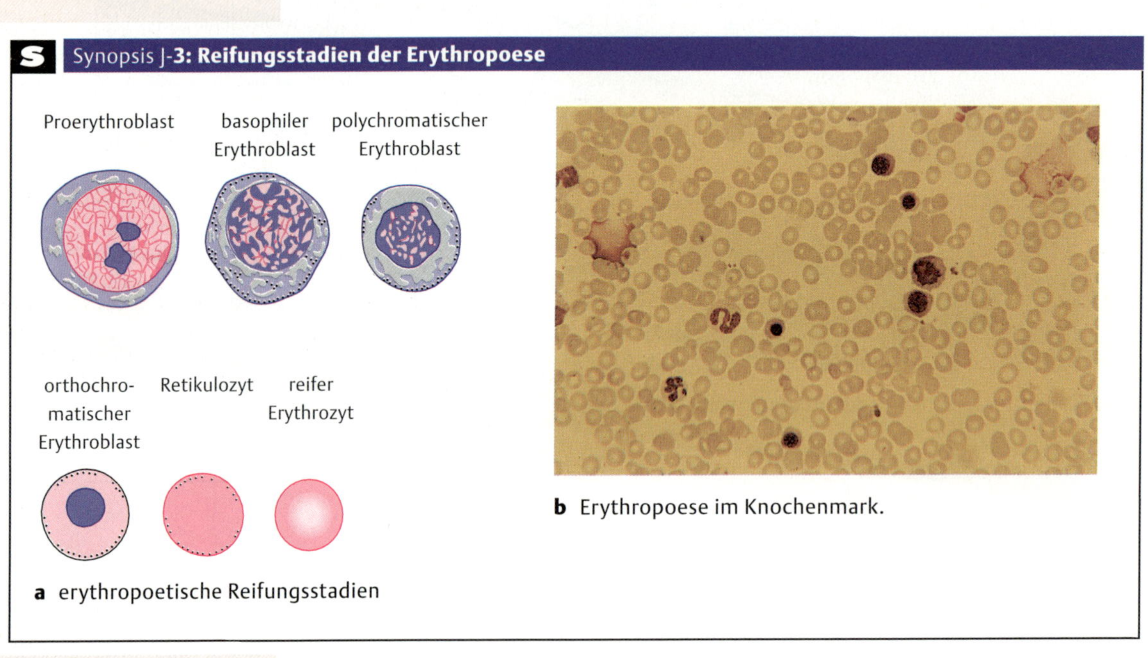

a erythropoetische Reifungsstadien

b Erythropoese im Knochenmark.

Das freigesetzte Eisen wird wiederverwendet, aus dem freigesetzten Hämoglobin wird über Zwischenstufen Bilirubin gebildet.
Das Hormon Erythropoetin steuert die Produktion der Erythrozyten.

Beim Abbau der Erythrozyten wird Hämoglobin frei, das an bestimmte Eiweißfraktionen im Serum gebunden wird (Haptoglobin). Beim Abbau des Hämoglobins entsteht Eisen, das an Transferrin gebunden und im Knochenmark zur Hämoglobinsynthese wiederverwendet wird. Aus dem roten Blutfarbstoff wird über Zwischenstufen Bilirubin gebildet, das in der Leber an Glukuronsäure gebunden und mit der Galle ausgeschieden wird. Die Zahl der im Knochenmark gebildeten Erythrozyten ist normalerweise in etwa konstant, d.h. Produktion und Abbau halten sich die Waage. Erythropoetin steuert dieses Gleichgewicht unter dem Einfluß anderer Wachstumsfaktoren, z.B. Interleukin-3. Unter Gabe von therapeutischen Dosen Erythropoetin steigt der Anteil junger Erythrozyten, d.h. der Retikulozyten, im Blut.

Erythropoetin ist ein Glykoprotein, das in der Niere, in Zellen nahe dem proximalen Tubulus, synthetisiert wird (ca. 10% auch in der Leber). Es wird aus den Nierenzellen freigesetzt, wenn die Sauerstoffsättigung im Gewebe sinkt. Es bindet an Rezeptoren der erythropoetischen Vorläuferzellen und sorgt dafür, daß diese Zellen vermehrt zu Erythrozyten ausreifen, damit die Sauerstofftransportkapazität des Blutes steigt. Die **normalen Blutspiegel sind 10 bis 20 U/l (1 bis 2 pmol/l).** J-1 zeigt Ursachen eines erhöhten oder erniedrigten Erythropoetinspiegels.

Erythropoetin ist ein Glykoprotein. Es wird in der Niere gebildet. Wenn die Sauerstoffsättigung im Gewebe sinkt, wird es vermehrt freigesetzt und stimuliert die Erythropoese. Die **normalen Blutspiegel sind 10–20 U/l (1–2 pmol/l).**

J-1: Ursachen eines erhöhten oder erniedrigten Erythropoetinspiegels

Erythropoetin ist erhöht (> 20 U/l) **bei:**
▷ Sauerstoffmangel
▷ Nierenzysten
▷ verminderter Nierendurchblutung, z. B. Nierenarterienstenose
▷ Hypernephrom
Erythropoetin ist erniedrigt (< 10 U/l) **bei:**
▷ Niereninsuffizienz
▷ HIV-Infektion
▷ Polycythaemia vera (*S. 1379ff.*)

Gentechnisch gewonnenes Erythropoetin (EPO) muß als s.c. Injektion appliziert werden. Die wichtigste Nebenwirkung der Behandlung ist bei 30 bis 50% der Patienten ein **Anstieg des Blutdrucks**. Diese Nebenwirkung tritt besonders bei Patienten mit renaler Anämie auf, weniger bei Patienten mit Anämien anderer Genese. Man nimmt an, daß Patienten mit Niereninsuffizienz auf ein Ansteigen des Hämatokrits und damit auch der Blutviskosität besonders empfindlich reagieren. Letztlich sind die genauen Ursachen aber noch unklar.
Unter einer Therapie mit Erythropoetin kommt es zu einem langsamen Ansteigen des Hkt. Ein **gleichzeitig bestehender Eisenmangel muß ausgeglichen werden**. Trotz erhöhter Erythropoetinspiegel z. B. bei Anämien oder MDS ist eine zusätzliche Gabe von Erythropoetin sinnvoll. Wegen der hohen Kosten einer Erythropoetinbehandlung wird empfohlen, die Indikation zur Therapie am Erythropoetinspiegel der Patienten zu orientieren. Bei prätherapeutischen Spiegeln <100 U/l ist die Gabe von Erythropoetin meist effektiv. Auch Patienten mit Spiegeln von 100 bis 500 U/l sprechen auf eine Behandlung häufig noch an. Bei Spiegeln über 500 U/l kann ein Therapieversuch unternommen werden, der Effekt dürfte jedoch in den meisten Fällen geringer sein. Für die Behandlung von Patienten mit Tumoranämien sind hohe Erythropoetindosen erforderlich (z. B. 3 × 5000 IE s.c. pro Woche oder mehr).

Gentechnisch gewonnenes Erythropoetin (EPO) muß s.c. appliziert werden. Bei 30–50 % der Patienten **steigt der Blutdruck**, besonders bei Patienten mit renaler Anämie.

Weil unter Gabe von Erythropoetin vermehrt hämoglobinhaltige Erythrozyten gebildet werden, sollte **zusätzlich Eisen substituiert werden.** Bei prätherapeutischen Spiegeln < 100 U/l ist die Gabe von Erythropoetin am effektivsten.

> ***Merke.*** Ein Anstieg der Retikulozytenzahl ist ein wichtiger klinischer Indikator für die Wirksamkeit einer Therapie mit Erythropoetin.

◀ **Merke**

Der **Erythrozytenumsatz** läßt sich mit folgenden Methoden **abschätzen**:
- Eine erhöhte **Retikulozytenzahl** im Venenblut und eine Steigerung der Erythropoese im Knochenmark sprechen z.B. für eine kompensatorisch gesteigerte Erythropoese (z. B. bei Blutungen, Hämolyse).
- Hämoglobin wird im Plasma an das Protein **Haptoglobin** gebunden und zur Leber transportiert, bei starker Hämoglobinfreisetzung, z. B. durch Hämolyse, wird viel Haptoglobin verbraucht, der Spiegel sinkt. Ein erniedrigter Haptoglobinspiegel ist somit ein Indikator für gesteigerten Erythrozytenabbau.
- Die Vorgänge beim Aufbau und Abbau der Erythrozyten können mit Hilfe von einem radioaktiven Tracer genau untersucht werden **(Erythrozytenszintigramm).**

Der **Erythrozytenumsatz** läßt sich **erfassen mit:**
- Retikulozytenzahl
- Haptoglobinspiegel im Serum
- Erythrozytenszintigramm.

Merke ▶

▶ ***Merke.*** **Wichtige Normwerte.** Ein Erythrozyt enthält Wasser (67 %), Hämoglobin (ca. 30 %). Der Rest sind Nicht-Hämoglobin-Proteine, Lipide, Zucker, Elektrolyte.
1 µl Vollblut enthält 4,6 bis 6,2 Mio Erythrozyten (Männer), 4,2 bis 5,4 Mio bei Frauen. 0,5 bis 1,5 % der roten Blutkörperchen sind Retikulozyten.
1 Liter Vollblut enthält 135 bis 180 g Hämoglobin (Männer), 120 bis 160 g bei Frauen.
Ein gesunder Mensch hat ca. 70 ml Blut pro kg Körpergewicht, ein 70 kg schwerer Mensch somit ca. 5 Liter Blut, davon sind ca. 2 Liter Erythrozyten.

Veränderungen des roten Blutbildes
Das **Blutbild** ist die häufigste Blutuntersuchung. Man unterscheidet das sog. **kleine** Blutbild (Erythrozyten-, Leukozyten-, Thrombozytenzahl, Hämoglobin, Hämatokrit, MCH, MCV, MCHC). Beim **großen** Blutbild wird zusätzlich noch eine Differenzierung der Leukozyten durchgeführt. Das kleine Blutbild wird heute zumeist automatisch erstellt. In diesen Geräten können Fehler dadurch entstehen, daß kleine Erythrozyten (bei Eisenmangel) nicht mitgezählt werden oder kernhaltige erythrozytäre Vorstufen und Chylomikronen als Leukozyten erfaßt werden.

Rotes Blutbild: Das **»Blutbild«** ist die häufigste Blutuntersuchung überhaupt. Blutbildveränderungen treten bei zahllosen Erkrankungen auf. Das **»kleine** Blutbild« umfaßt die Bestimmung von Hämoglobin, Erythrozytenzahl, Leukozytenzahl, Thromboztenzahl, Hämatokrit und der errechneten Erythrozytenindizes (MCH = mean corpuscular hemoglobin, alter Ausdruck HbE = Hämoglobin pro Erythrozyt, MCV = mean corpuscular volume, MCHC = mean corpuscular hemoglobin concentration). Zum **»großen** Blutbild« gehört noch das **Differentialblutbild.** Das »kleine Blutbild« wird heute überwiegend mit automatisierten Zählgeräten bestimmt. Dies hat die Qualität der Befunde verbessert. Die Erythrozyten werden in den Automaten in verdünntem EDTA-Blut gezählt. Je nach Gerätetyp kann es vorkommen, daß kleine Erythrozyten (z. B. Mikrozyten bei Eisenmangelanämie oder Thalassämie) nicht vollständig mitgezählt werden. Bei der Leukozytenzählung interferieren Chylomikronen, kernhaltige rote Vorstufen, Riesenthrombozyten oder Thrombozytenaggregate. Allerdings können die modernen Geräte solche und andere Störfaktoren weitgehend ausschalten, indem Volumenverteilungskurven elektronisch dargestellt werden. Als **Hämatokrit** bestimmen die meisten Automaten den prozentualen Anteil fester Teilchen am Volumen des Blutes. Normalerweise deckt sich dieser Wert mit dem bei der klassischen Zentrifugation ermittelten Befund. Normwerte: Frau 40 bis 48 %, Mann 47 bis 53 %. Die Erythrozytenzählung in der Zählkammer ist nur noch besonderen Situationen vorbehalten. Normwerte: Frau 4,2 bis 5,4 Mio/µl, Mann 4,6 bis 6,2 Mio/µl. Der **Hämoglobingehalt des einzelnen Erythrozyten** (HbE = MCH) errechnet sich nach folgender Formel:

Der **Hämoglobingehalt des einzelnen Erythrozyten (MCH)** wird folgendermaßen errechnet ▶

$$\mathbf{MCH} = \frac{10 \times \text{Hb (g/dl)}}{\text{Ery-Zahl } (10^6/\mu l)}$$

Normwerte: 28 bis 32 pg.
Beispiel: Hb 15g/dl, Erythrozyten 5 Mio/µl → MCH = 30 pg

Die **Hämoglobinkonzentration der Erythrozyten** (MCHC) errechnet sich nach folgender Formel:

Die **Hämoglobinkonzentration der Erythrozyten (MCHC)** wird errechnet nach ▶

$$\mathbf{MCHC} = \frac{\text{Hb (g/dl)} \times 100}{\text{Hämatokrit (\%)}}$$

Normwerte: 32 bis 36 g/dl
Beispiel: Hb 15 g/dl, Hkt 45 % → MCHC = 33 g/dl

Das **korpuskuläre Volumen** der Erythrozyten (MCV) errechnet sich nach folgender Formel:

Das **korpuskuläre Volumen** der Erythrozyten (**MCV**) errechnet sich ▶

$$\mathbf{MCV}\ (\mu m^3 = fl) = \frac{\text{Hämatokrit (\%)} \times 10}{\text{Ery-Zahl (Mio/}\mu l)}$$

Normwerte: 85 bis 95 fl
Beispiel: Hkt 45 %, Erythr. 5 Mio/µl → MCV = 90 fl

Anstelle des früher üblichen **Färbeindex** wird heute der absolute Hämoglobingehalt des einzelnen Erythrozyten (MCH) angegeben. Veränderungen des roten Blutbildes mit einem MCH von 28 bis 32 pg werden als **normochrom**, unter 28 pg als **hypochrom** und über 32 pg als **hyperchrom** bezeichnet. Beispiele für eine hypochrome Anämie sind die Eisenmangelanämien und die Thalassämien. Beispiele für eine hyperchrome Anämie sind die megaloblastären Anämien (J-**2**).

Der Hämoglobingehalt des einzelnen Erythrozyten (HbE = MCH) dient zur Unterscheidung der Begriffe **normochrom** (MCH 28–32pg), **hypochrom** (< 28 pg) und **hyperchrom** (> 32 pg). Eisenmangel und Thalassämien verursachen eine hypochrome Anämie (J-**2**).

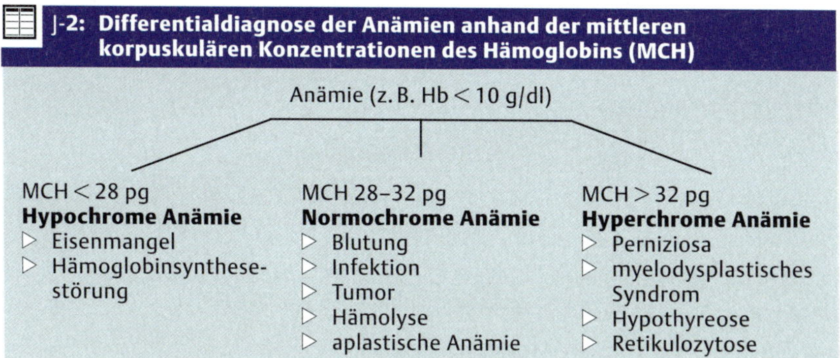

J-**2: Differentialdiagnose der Anämien anhand der mittleren korpuskulären Konzentrationen des Hämoglobins (MCH)**

Anämie (z. B. Hb < 10 g/dl)

MCH < 28 pg	MCH 28–32 pg	MCH > 32 pg
Hypochrome Anämie	**Normochrome Anämie**	**Hyperchrome Anämie**
▷ Eisenmangel ▷ Hämoglobinsynthese-störung	▷ Blutung ▷ Infektion ▷ Tumor ▷ Hämolyse ▷ aplastische Anämie	▷ Perniziosa ▷ myelodysplastisches Syndrom ▷ Hypothyreose ▷ Retikulozytose

Bei vielen hypochromen Anämien findet man eine bedeutende Verminderung sowohl des MCH als auch des MCHC. Bei der Thalassämie korreliert die Verminderung des Hämoglobingehalts im Erythrozyten (MCH) jedoch mit der Verminderung des Erythrozytenvolumens (MCV), so daß die Hämoglobinkonzentration insgesamt nur geringfügig sinkt.

Bei vielen hypochromen Anämien sinken MCH und MCHC, nur bei Thalassämien ist die MCHC oft normal.

Eine Verkleinerung des mittleren Erythrozytendurchmessers bezeichnet man als **Mikrozytose**, eine Vergrößerung desselben als **Makrozytose**. Der Geübte kann solche Unterschiede im Blutausstrich mikroskopisch erkennen. Die **Price-Jones-Kurve** stellt die Größenverteilung der Erythrozyten im Blut dar (J-**2**).

Mikrozytose bezeichnet kleine Erythrozyten (MCV < 80 fl), **Makrozytose** große Erythrozyten (MCV > 95 fl). Mit der **Price-Jones-Kurve** (J-**2**) stellt man die Größenverteilung der Erythrozyten dar.

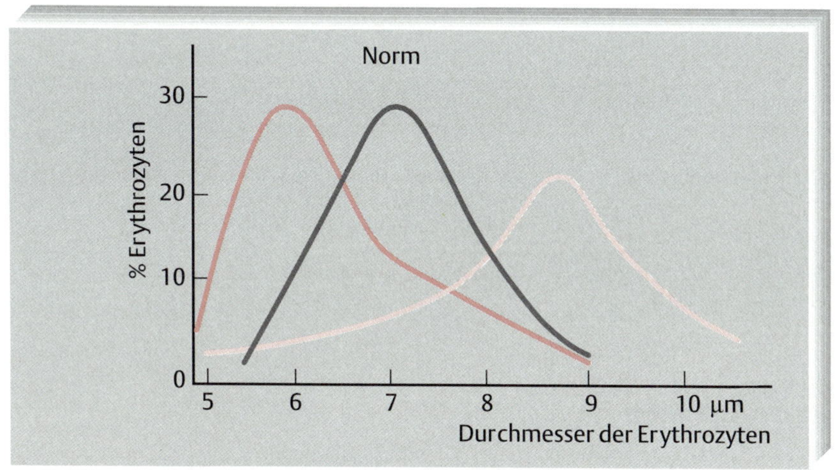

J-**2: Größenverteilung der Erythrozyten** bei Gesunden (Mitte), bei Patienten mit Kugelzellenanämie (links) und Patienten mit Perniziosa (rechts).

Starke Größenunterschiede der einzelnen Erythrozyten bezeichnet man als **Anisozytose**. Dagegen bezeichnet die **Poikilozytose** auffallende Formveränderungen der Erythrozyten (z.B. die Fragmentozyten bei der Thalassaemia major). Weitere Erythrozytenveränderungen werden mit den jeweiligen Krankheitsbildern besprochen (*vgl.* J-**3**).

Bei ungleicher Größe der Erythrozyten spricht man von **Anisozytose,** bei verschieden geformten Erythrozyten von **Poikilozytose** (J-**3**).

J-3: Erythrozytenmorphologie im Blutausstrich und differentialdiagnostische Bedeutung

Erythrozytenbefund	Beschreibung	Differentialdiagnostik
Anisozytose	ungleiche Erythrozytengröße ohne Formveränderung (bei jeder Anämie)	Regeneration der Erythropoese nach Blutung, Eisenmangel, Hämolyse oder bei Thalassämie
Anulozyten	Ringform hypochromer Erythrozyten mit vermindertem MCH	Eisenmangelanämie, *s. a.* J-**4**, *S. 1325*
basophile Tüpfelung	gepunktete Erythrozyten bei Erythropoesestörungen	Bleiintoxikation, Thalassämie, myeloproliferative Syndrome
Dakrozyten	Tränentropfenform (»teardrop«-Poikilozytose)	Osteomyelofibrose
Elliptozyten	ovale Erythrozytenform	hereditäre Elliptozytose
Fragmentozyten	fragmentierte Erythrozyten	hämolytisch-urämisches Syndrom, Morbus Moschcowitz (*s. a.* J-**12**, *S. 1376*, künstliche Herzklappen)
Heinz-Innenkörper	intraerythrozytäres, präzipitiertes Hämoglobin	Glukose-6-Phosphat-Dehydrogenase-Mangel, Methämoglobinämie, *s. a.* J-**9**, *S. 1358*)
Howell-Jolly-Körper	Kernreste in den Erythrozyten	nach Splenektomie
Makrozytose	vergrößerte Erythrozyten mit erhöhtem Volumen (MCV), häufig hyperchrom	Folsäuremangel, Vitamin-B_{12}-Mangel, Alkoholismus, myelodysplastische Syndrome
Megalozyten	vergrößerte (> 8,5 µm), ovale und hyperchrome Erythrozyten	Folsäuremangel, Vitamin-B_{12}-Mangel, *s. a.* J-**7a**, **b**, *S. 1338*)
Mikrozyten	Erythrozyten mit verminderter Größe (< 7 µm) bei normaler Form	hypochrome Anämien, z. B. Eisenmangelanämie
Normozyten	normale Erythrozyten von ca. 7–8 µm Größe	Normalbefund
Poikilozytose	ausgeprägte Formveränderungen (bei schweren Anämien)	Regeneration der Erythropoese nach Blutung, Eisenmangel, Hämolyse oder bei Thalassämie, *s. a.* J-**4**, *S. 1325*)
Schistozyten	zerrissene Erythrozyten	z. B. bei künstlichen Herzklappen
Sichelzellen	Sichelform durch abnormes HbS	Sichelzellenanämie (hereditär), *s. a.* **J-10**, *S. 1361*
Siderozyten	Erythrozyten mit Eisengranula nach Färbung mit Berliner-Blau-Lösung	vermehrt bei sideroachrestischer sowie sideroblastischer Anämie und Hämochromatose
Sphärozyten	kleine kugelförmige Erythrozyten ohne zentrale Aufhellung	Sphärozytose (hereditärer Membrandefekt der Erythrozyten) mit hämolytischer Anämie, Ikterus und Splenomegalie, *s. a.* J-**8**, *S. 1351*
Target-Zellen	Schießscheibenzellen: hypochrome Erythrozyten mit vorwiegend zentraler Färbung	Thalassämie, *s. a.* J-**4**, *S. 1332*

2.1.1 Anämien

2.1.1 Anämien

Definition ▶

Definition. Anämie (Blutarmut) ist eine Verminderung der Hämoglobinkonzentration, des Hämatokrits **oder** der Erythrozytenzahl unter folgende Grenzwerte:

Hämoglobin (Hb): < 13,5 g/dl (m)
< 12,0 g/dl (w)
Hämatokrit (Hkt): < 40 % (m)
< 37 % (w)
Erythrozyten: < 4,3 Mio/mcl (m)
< 3,9 Mio/mcl (w)

Ätiologie. Die Anämien gehören zu den häufigsten Krankheitszeichen überhaupt, entweder primär ausgelöst durch eine eigenständige Blutkrankheit oder sekundär im Rahmen anderer, meist ernster Grundleiden. Die häufigste Ursache ist der Erythrozytenverlust durch Blutung. Anämien entstehen, wenn die Erythrozyten- oder die Hämoglobinbildung im Knochenmark beeinträchtigt ist oder bei gesteigertem Erythrozytenabbau.

Ätiologie Anämien sind entweder primär durch eine Blutkrankheit ausgelöst oder sekundär im Rahmen eines Grundleidens.

Klinik. Die klinische Bedeutung ergibt sich aus der verminderten Sauerstofftransportfunktion des Blutes. Die Patienten zeigen eine Blässe der Haut und Schleimhäute und klagen über allgemeine Schwäche und Müdigkeit, Ohrensausen, Schwindel, Herzklopfen und Konzentrationsschwäche. ▦ J-**4** teilt die Anämien unter Berücksichtigung der Pathogenese ein.

Klinik Die reduzierte Sauerstofftransportfunktion des Blutes führt zu Herzklopfen, Schwindel, Ohrensausen, Müdigkeit, Blässe der Haut und Schleimhäute und Konzentrationsschwäche. Einteilung der Anämien s. ▦ J-**4**.

J-4: Einteilung der Anämien

Anämien durch Erythrozytenverluste	Anämien durch gesteigerten Erythrozytenabbau (Hämolyse)
▷ akute Blutungsanämie ▷ chronische Blutungsanämie	▷ korpuskuläre hämolytische Anämien • hereditäre Sphärozytose (Kugelzellenanämie) • Elliptozytose • Thalassämien • Hämoglobinopathien • enzymopenische hämolytische Anämie (z. B. Glukose-6-Phoshat-Dehydrogenase-Mangel, Pyruvatkinasemangel) • paroxysmale nächtliche Hämoglobinurie ▷ extrakorpuskulär (serogen) bedingte hämolytische Anämien • immunhämolytische Anämien durch Wärme- oder Kälteantikörper • toxisch bedingte hämolytische Anämien • mechanisch bedingte hämolytische Anämien ▷ Isoantikörper (Fehltransfusion, fetale Erythroblastose)
Anämien infolge Störungen der Hämoglobinsynthese ▷ Eisenmangelanämie ▷ sideroachrestische Anämie • Vitamin-B_6-Mangel ▷ Thalassämie	
Anämie infolge gestörter Erythrozytenneubildung ▷ megaloblastäre Anämien infolge • Vitamin-B_{12}-Mangel • Folsäuremangel ▷ aplastische Anämie ▷ myelodysplastische Syndrome ▷ renale Anämie ▷ hepatogene Anämie ▷ Infekt- und Tumoranämien ▷ Verdrängungsmyelopathie	

Blutungsanämien

Blutungsanämien

▶ ***Definition.*** Blutungsanämien entstehen, wenn der Blutverlust durch gesteigerte Erythropoese nicht mehr kompensiert werden kann. Akute Blutungen zeichnen sich durch eine rasche und oft schwere Symptomentwicklung aus (Schock), bei chronischen Blutungen entwickeln sich die Beschwerden schleichend.

◀ **Definition**

Epidemiologie. Akute und chronische Blutverluste finden sich bei zahlreichen Erkrankungen. Innerhalb der Inneren Medizin spielen massive Blutungen aus dem oberen Gastrointestinaltrakt eine Hauptrolle. Ein plötzlicher Verlust von 20 % oder mehr des Blutvolumens ruft Blutdruckabfall, Tachykardie, Schweißausbruch und andere Schockzeichen hervor. Ein 70 kg schwerer Mann mit einer akuten gastrointestinalen Blutung und einem Schock muß mindestens 1 bis 1,5 Liter Blut verloren haben, damit eine akute Blutungsanämie auftritt.
Drei Viertel der Fälle rühren von Ulzera des Duodenums oder Magens her. Blutungen aus Ösophagusvarizen verursachen 10 % der Fälle. Chronische Blutverluste finden sich am häufigsten bei Tumoren des Magen-Darm-Trakts, bei hämorrhagischer Gastritis, Ösophagitis oder bei Hiatushernien. Disponierend können ulzerogen wirkende Medikamente wie Acetylsalicylsäure oder toxische Substanzen wie Alkohol (in hohen Konzentrationen) wirken.

Epidemiologie 90 % der akuten Blutungen im Rahmen innerer Erkrankungen betreffen den Gastrointestinaltrakt.
Chronische Blutungsanämien treten auf bei Tumoren des Gastrointestinaltrakts, einer hämorrhagischen Gastritis oder blutenden Magen-Darm-Ulzera.

Ätiologie und Pathophysiologie Häufig sind Blutungen aus dem Magen- und Darmtrakt. Sind diese chronisch und nicht erkannt, gehen sie oft mit einem Eisenmangel einher. **Bei akutem Blutverlust über 2 Liter besteht akute Lebensgefahr.**

Ätiologie und Pathophysiologie. Massive Blutungen können durch traumatische oder spontane (Aortenaneurysma) Rupturen großer Gefäße verursacht werden. Oft blutet es aus Magen- und Zwölffingerdarmgeschwüren oder aus Ösophagusvarizen bei Patienten mit Leberzirrhose. **Bei einem akuten Blutverlust von 2 Litern befindet sich der Patient im Schock, und es besteht akute Lebensgefahr.** Kommt die Blutung zum Stehen, dann wird das verlorene Blutvolumen durch Plasma aus dem Extravasalraum ersetzt. Hierdurch und durch Behandlung mit intravenösen Infusionslösungen fällt der Hämatokrit ab. Chronische und dann oft nicht erkannte (okkulte) Blutungen finden sich bei Patienten mit Magengeschwüren, kolorektalen Karzinomen, Hämorrhoiden usw. Sie gehen oft mit einem Eisenmangel einher.

Klinik Bei akuten Blutungen stehen die Schockzeichen im Vordergrund. Die chronischen Blutungen äußern sich in einem allmählichen Kräfteverfall (Leistungsknick) und Blässe.

Klinik. Klinische Zeichen der akuten Blutung sind Kreislaufschwäche bis zum Kollaps, Schweißausbruch, Tachykardie und Tachypnoe. Der Blutdruck fällt auf Werte unter 80 mmHg. Es kann zum akuten Nierenversagen kommen (klinisches Anzeichen: Urinproduktion <30 ml/h). Chronische Blutungen verursachen allmähliche Schwäche, Leistungsknick, Ohrensausen, Kopfschmerzen, Sehstörungen, Konzentrationsschwäche usw.

Laborbefunde

Laborbefunde

Merke ▶

> ***Merke.*** Schwere akute Blutverluste zeigen **erst nach einer zeitlichen Latenz von bis zu 24 Stunden einen Abfall von Erythrozytenzahl, Hämoglobin und Hämatokrit.** Sie fallen dann entsprechend der Stärke der Blutung und dem Nachströmen von Gewebeflüssigkeit ab.

Reaktiv werden Leukozytosen und Thrombozytosen beobachtet. Chronische Blutungen zeigen eine normozytäre oder mikrozytäre Eisenmangelanämie und niedrige Ferritinspiegel.

Meist reagiert das hämatopoetische System auf die akute Blutung mit einer Leukozytose bis 30 000/μl (mit Linksverschiebung im Differentialblutbild) und einer Thrombozytose bis zu 1 Mio/μl. Dagegen findet sich bei chronischen Blutungen eine normozytäre oder mikrozytäre hypochrome Anämie. Das Serumeisen ist erniedrigt. Ferritin (ein Protein im Serum, das den Zustand der Eisenspeicher im Knochenmark anzeigt) ist bei manifestem Eisenmangel erniedrigt, kann aber bei neoplastischen Grunderkrankungen erhöht sein.

Diagnostik, Differentialdiagnose Die Diagnose der **akuten Blutung** ergibt sich aus der Anamnese (z. B. Bluterbrechen) und der Endoskopie. Bei **chronischen Blutungen** ist oft eine umfangreiche Untersuchung notwendig (Endoskopie, Stuhluntersuchung, Nuklearmedizin). Bei der Differentialdiagnose muß an die verschiedenen Ursachen der Eisenmangelanämie gedacht werden.

Diagnostik und Differentialdiagnose. Die Diagnose der **akuten** gastrointestinalen **Blutung** läßt sich oft anhand der Anamnese (z. B. bekannte Leberzirrhose) und/oder der Schmerzsymptomatik vermuten. Sie wird gesichert durch endoskopische Darstellung der Blutungsquelle. Differentialdiagnostisch sind alle anderen Schockzustände zu erwägen. Die Diagnose der **chronischen Blutungsanämie** ist in der Regel schwierig und erfordert eine umfangreiche internistische Diagnostik mit Stuhluntersuchungen auf Blut, Ösophagogastroskopie, Koloskopie usw. Für leichte Blutungen, z.B. aus einem Meckel-Divertikel oder einer Angiodysplasie sind spezielle radiologische Untersuchungen anzuwenden. Um lokalisiert werden zu können, müssen aus der Blutungsquelle mindestens 5-10 ml pro Stunde austreten. Das Blutbild mit Nachweis der normozytären oder mikrozytären Anämie hat nur eine diagnostische Indikatorfunktion. Differentialdiagnostisch sind die Eisenmangelanämie und Anämien chronischer Erkrankungen abzuklären.

Merke ▶

> ***Merke.*** Eine häufige Ursache sich langsam entwickelnder Anämien bei Krankenhauspatienten sind zu häufige Blutentnahmen. Auf tägliche Routineblutentnahmen sollte verzichtet werden.

Therapie Schockbekämpfung, Kreislaufüberwachung und Blutstillung sind die Notfallmaßnahmen. Bei einer akuten Blutung muß Volumen substituiert werden (Erythrozytenkonzentrat, bei Blutungen <1 Liter reichen oft Elektrolytlösungen), bei chronischen Blutungen steht die Suche der

Therapie. Die Therapie der akuten Blutung ist darauf ausgerichtet, die Blutungsursache so schnell wie möglich zu beseitigen. Hierzu sind oft operative Maßnahmen erforderlich. Der Chirurg muß deshalb frühzeitig konsiliarisch hinzugezogen werden. Im übrigen stehen die üblichen Maßnahmen der Schockbekämpfung im Vordergrund. Sie bestehen in Volumenersatz (Bluttransfusionen, Serumkonserven, Haemaccel, Macrodex), Kreislaufstützung und Überwachung der Nierenfunktion. Bei leichten Blutungen <1 Liter reichen oft Elektrolytlösungen und Plasmaexpander, bei größeren Blutverlusten > 1 Liter sollten zusätzlich Erythrozytenkonzentrate verabreicht werden. Die Therapie der chronischen Blutung besteht in der Auffindung und Ausschaltung der Blutungsquelle. Bei chronischen Blutungen sollten Erythrozytenkonzentrate nur verabreicht werden, wenn die Symptomatik ausgeprägt und die Diagnostik abgeschlossen ist. Bezüglich der Eisensubstitution *siehe das Kap. Eisenmangel (s. u.).*

Blutungsquelle im Vordergrund (Erythrozytenkonzentrate nur bei ausgeprägter Symptomatik).

Verlauf und Prognose. Für die Prognose der akuten Blutung ist die Schwere und Dauer des Schocks entscheidend. Im Falle der Ösophagusvarizenblutung hängt die Prognose auch von der Leberfunktion ab. Eine sich progredient verschlechternde Nierenfunktion als Ausdruck des protrahierten Schocks ist ein schlechtes Zeichen. Die Prognose der chronischen Blutung hängt im wesentlichen vom Grundleiden ab. Sie ist günstig bei benignen Grunderkrankungen, schlecht hingegen bei Blutungen aus Tumoren im Magen-Darm-Trakt, weil letztere oft fortgeschrittenen inoperablen Stadien entsprechen.

Verlauf und Prognose Bei akuter Blutung ist eine maximale Therapie erforderlich (Intensivstation), bei chronischen Blutungen steht die Therapie der Grunderkrankung im Vordergrund. Die Prognose hängt von der Blutungsursache ab, bei Ösophagusvarizen und Aortenaneurysmablutungen ist sie u. U. schlecht.

Klinischer Fall

Eine 45 Jahre alte Patientin klagt seit 6 Wochen über rezidivierende Unterleibschmerzen. Sie war deshalb vor 4 Wochen in einer gynäkologischen Abteilung stationär für einige Tage durchuntersucht und beobachtet worden. Ihre letzte Regel liegt 8 Wochen zurück. Die Patientin wird jetzt wegen zunehmender Unterleibschmerzen in die Notfallambulanz der Inneren Medizin gebracht. Die Pulsfrequenz beträgt 120/min, der Blutdruck 100/80 mmHg am rechten Arm. Das Abdomen ist geschwollen, und es besteht im rechten Unterbauch eine mäßige Abwehrspannung. Am Finger ist bei der rektalen Untersuchung kein Blut. Im Blutbild finden sich eine Leukozytose von 14000/µl und ein Hämoglobinwert von 10,2 g/dl. Auf dem Weg zur Sonographie entwickelt die Patientin plötzlich Atemnot, und der Puls ist nur noch fadenförmig tastbar. Sie ist kaltschweißig. Unter dem Eindruck einer Perforation oder Blutung wird die Patientin notfallmäßig laparotomiert. Dabei werden 2 Liter Blut abgesaugt. Die Diagnose lautet rupturierte Tubargravidität. Der Gynäkologe wird zur operativen Sanierung hinzugezogen. Die Patientin verläßt die Klinik nach 18 Tagen.

Eisenmangelanämie

Eisenmangelanämie

Definition. Eine meist chronisch verlaufende mikrozytäre, hypochrome Anämie, hervorgerufen durch einen Eisenmangel. Serumeisen und Serumferritin sind erniedrigt, die Eisenreserven in Knochenmark, Leber und Milz sind ebenfalls stark vermindert.

◀ **Definition**

Epidemiologie. Die Eisenmangelanämie ist mit ca. 80% Anteil die häufigste Anämieform überhaupt. Durch den Eisenmangel ist die Synthese des roten Blutfarbstoffs gestört. Bei männlichen Blutspendern ist in 10% der Fälle ein geringgradiger Eisenmangel erkennbar. Während einer normalen Schwangerschaft entwickeln die meisten Frauen bei fehlender Substitution einen Eisenmangel. Chronische Blutverluste durch Menstruation und bei Männern durch gastrointestinale Prozesse disponieren zum Eisenmangel.

Epidemiologie 80% aller Anämien sind Eisenmangelanämien. Durch den Eisenmangel ist die Synthese des Hämoglobins gestört. Eisenmangel tritt in der Schwangerschaft ab dem 5. Monat fast regelhaft auf, woraus sich die Indikation zur »Eisenprophylaxe« ergibt.

Ätiologie und Pathophysiologie. Der Gesamtbestand an Eisen beträgt beim gesunden Erwachsenen in Abhängigkeit vom Körpergewicht (!) etwa 3 bis 5 g (15 bis 60 mg/kg KG). Tab. J-**5** zeigt die ungefähre Eisenverteilung im Organismus. Der größte Teil (70%) des Eisens findet sich als Hämoglobineisen. Im Myoglobin sind 0,1 bis 0,3 g Eisen enthalten. Ein weiterer Teil des Eisens ist in Enzymen gebunden (Porphyrinenzyme und Eisenflavoproteine) und liegt unter 0,1g. Das Speichereisen beträgt nur 1 bis 1,5 g und ist als Hämosiderin und Ferritin hauptsächlich in Leber, Knochenmark und Milz abgelagert. Transferrin bindet das Plasmaeisen und fungiert als Transportprotein. Sein Anteil ist mit 3 mg des Körpereisens sehr gering. S J-**4** zeigt die normalen Stoffwechselwege des Eisens im Organismus.

Ätiologie und Pathophysiologie
Eisen wird für viele biochemische Reaktionen benötigt. Es ist ungleich auf verschiedene Speicher verteilt (Tab. J-**5**). Beim gesunden Erwachsenen ist die Eisenverteilung wie folgt.

- Erythrozyten (Hämoglobin) 3–5 g
- Myoglobin und Enzyme (Gewebeeisen) 200–300 mg
- Ferritin und Hämosiderin (RES-Speichereisen) 1 g bei Männern, 500 mg bei Frauen
- Transferrin (Transporteisen) < 1% des Gesamteisens

J-5: Eisenverteilung im Organismus eines Gesunden

	Eisengehalt (g)	Anteil vom Gesamteisen (%)
Hämoglobin	3	70
Myoglobin	< 0,3	6
Transferrin	0,003	< 1
Hämosiderin	0,5	12
Ferritin	0,5	12
Enzymeisen	< 0,1	< 1
Summe	~ 4,2	100

Bei normaler Ernährung (Mischkost) wird **täglich 1 mg Eisen** (vorwiegend zweiwertiges Eisen) **aus der Nahrung** resorbiert. Bei Eisenmangel (nach chronischer Blutung) ist die Absorption verstärkt, bei gestörter Hämatopoese, wenn das gespeicherte Eisen nicht verwertet werden kann (z. B. aplastische Anämie), ist die Absorption vermindert; so verhindert der Körper eine Hämosiderose.

Die Eisenausscheidung beträgt ca. 1 mg Eisen/Tag bei Männern, bei Frauen vor der Menopause sind zusätzlich 10–30 mg pro Monatsblutung zu berücksichtigen.

Nach der Absorption wird das Eisen im Blut an **Transferrin** gebunden (als dreiwertiges Eisen). Transferrin kann bis zu 440 µg Eisen/100 ml Plasma speichern **(totale Eisenbindungskapazität),** normalerweise ist es nur zu $^1/_3$ gesättigt, die restlichen $^2/_3$ sind die sog. **freie Eisenbindungskapazität.** J-3 zeigt die Beziehung zwischen Plasmaeisen und freier und totaler Eisenbindungskapazität. Transferrin ist bei Eisenmangel erhöht. **J-6** zeigt die Transferrinkonzentrationen bei verschiedenen Erkrankungen und **J-7** verschiedene Ursachen des Eisenmangels.

Der tägliche **Eisenbedarf in der Nahrung beträgt etwa 10 bis 30 mg, wovon** jedoch nur etwa höchstens **10 % im Duodenum und oberen Dünndarm absorbiert werden**. Eisen liegt in der Nahrung **als Fe^{2+} und Fe^{3+}** vor. Nach neueren Erkenntnissen wird auch Fe^{3+} resorbiert. Durch die Salzsäure des Magens wird dreiwertiges Eisen in die zweiwertige Form übergeführt. Eine partielle oder totale Gastrektomie, ein Malabsorptionssyndrom, Sprue und Zöliakie sowie Diarrhöen und ausgedehnte Dünndarmresektionen vermindern die Eisenabsorption. Die Menge des normalerweise absorbierten Eisens hängt vor allem vom Bedarf ab. Dieser wird von der Aktivität der Erythropoese und dem Füllungszustand der Eisenspeicher bestimmt. Sind die Eisenspeicher leer und die Erythropoese aktiv, wie z. B. nach chronischen Blutverlusten, dann wird vermehrt Eisen absorbiert. Ist die Erythropoese aus anderen Gründen gestört, wie z. B. bei einer aplastischen Anämie, so schützt sich der Organismus vor einer Hämosiderose durch eine verminderte Eisenabsorption.

Die Eisenausscheidung ist gering. Beim Mann beträgt die jährliche Ausscheidungsrate etwa 8 % des Gesamtkörpereisens, bei der menstruierenden Frau etwa 20 %. Dies entspricht einem täglichen Eisenverlust beim Mann von 0,3 bis 1,0 mg. Bei der Frau vor der Menopause sind die zusätzlichen Eisenverluste durch die Menstruation zu berücksichtigen – abhängig von Stärke und Dauer der Blutung – 10 bis 30 mg pro Menstruation bei einem Blutverlust von 20 bis 60 ml.

Im Blut wird das Eisenion an **Transferrin** gebunden. Transferrin ist ein spezifisch eisenbindendes Globulin, das in der Serumelektrophorese in der Betaglobulinfraktion wandert. An Transferrin wird Eisen als dreiwertiges Ion gekoppelt. Ein Molekül Transferrin bindet 2 Eisenatome. Transferrin wird in der Leber synthetisiert. Seine Konzentration im Plasma beträgt 260 mg pro 100 ml. Diese Menge kann 250 bis 440 µg Eisen aufnehmen (sogenannte **totale Eisenbindungskapazität**). Normalerweise ist jedoch nur ein Drittel des gesamten Transferrins mit Eisen gesättigt. Die restlichen zwei Drittel an ungesättigtem Transferrin bezeichnet man als **freie Eisenbindungskapazität**. **J-6** zeigt Transferrinkonzentrationen im Plasma bei verschiedenen Erkrankungen. Transferrin ist vor allem bei Eisenmangel erhöht und z. B. bei Synthesestörungen in der Leber erniedrigt. J–**3** zeigt, welche Beziehungen zwischen Plasmaeisenkonzentration, freier (ungesättigter) und totaler Eisenbindungskapazität bestehen. J-**7** stellt die Ursachen eines Eisenmangels oder einer Eisenüberladung dar.

J-6: Transferrinkonzentrationen im Plasma bei verschiedenen Erkrankungen

Transferrin erhöht	Transferrin erniedrigt
▷ Eisenmangel	▷ Infektionen ▷ Krebserkrankungen ▷ Leberzirrhose ▷ hämolytische Anämien ▷ Perniziosa ▷ myelodysplastische Syndrome

S Synopsis J-4: Stoffwechselwege und Verteilung des Eisens im Organismus

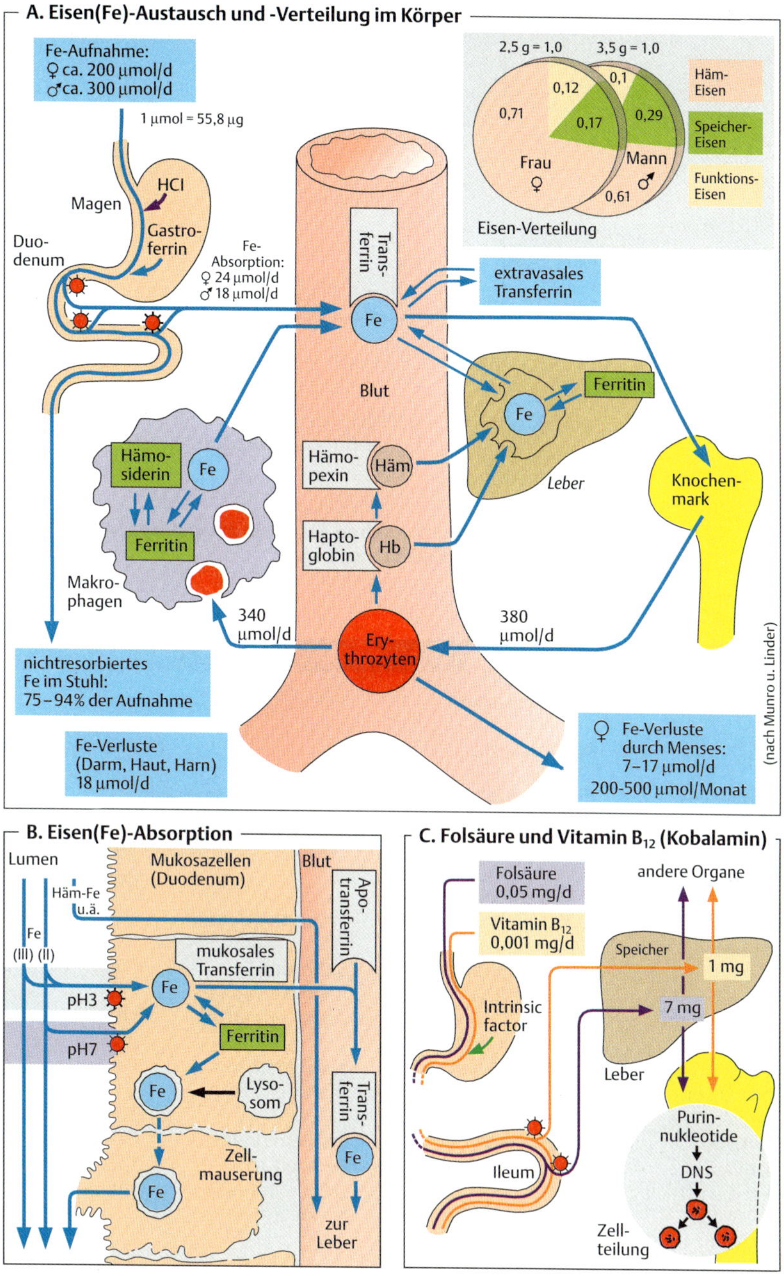

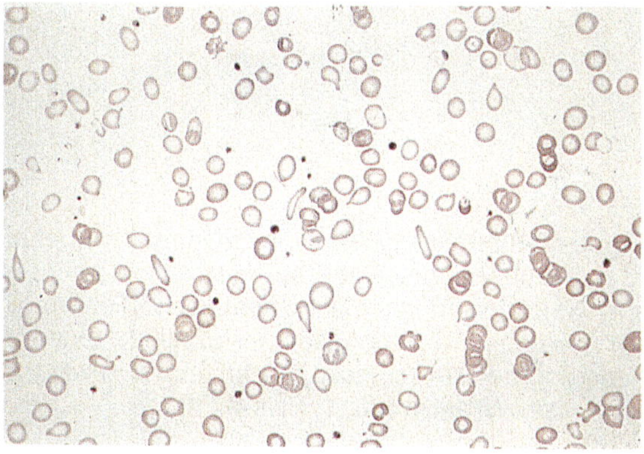

A. Eisen(Fe)-Austausch und -Verteilung im Körper

Fe-Aufnahme:
♀ ca. 200 µmol/d
♂ ca. 300 µmol/d

1 µmol = 55,8 µg

Magen
HCl
Gastroferrin
Duodenum
Fe-Absorption:
♀ 24 µmol/d
♂ 18 µmol/d

Transferrin
Fe
extravasales Transferrin
Blut

2,5 g = 1,0
3,5 g = 1,0
0,71
0,12
0,17
0,1
0,29
0,61
Frau ♀
Mann ♂
Häm-Eisen
Speicher-Eisen
Funktions-Eisen
Eisen-Verteilung

Ferritin
Fe
Leber
Knochenmark

Hämosiderin
Fe
Ferritin
Makrophagen

Hämopexin
Häm
Haptoglobin
Hb

340 µmol/d
380 µmol/d
Erythrozyten

nichtresorbiertes Fe im Stuhl: 75–94% der Aufnahme

Fe-Verluste (Darm, Haut, Harn) 18 µmol/d

♀ Fe-Verluste durch Menses: 7–17 µmol/d
200-500 µmol/Monat

(nach Munro u. Linder)

B. Eisen(Fe)-Absorption

Lumen
Mukosazellen (Duodenum)
Blut
Häm-Fe u.ä.
Fe (III) (II)
pH3
pH7
Fe
mukosales Transferrin
Apotransferrin
Ferritin
Fe
Lysosom
Fe
Zellmauserung
Transferrin
Fe
zur Leber

C. Folsäure und Vitamin B_{12} (Kobalamin)

Folsäure 0,05 mg/d
Vitamin B_{12} 0,001 mg/d
Intrinsic factor
Ileum
andere Organe
Speicher
1 mg
7 mg
Leber
Purinnukleotide
DNS
Zellteilung

Schwere Eisenmangelanämie bei einem Hb von 6,4 g%. Ausgeprägte Poikilozytose, Anisozytose und Hypochromie der Erythrozyten im peripheren Blutausstrich.

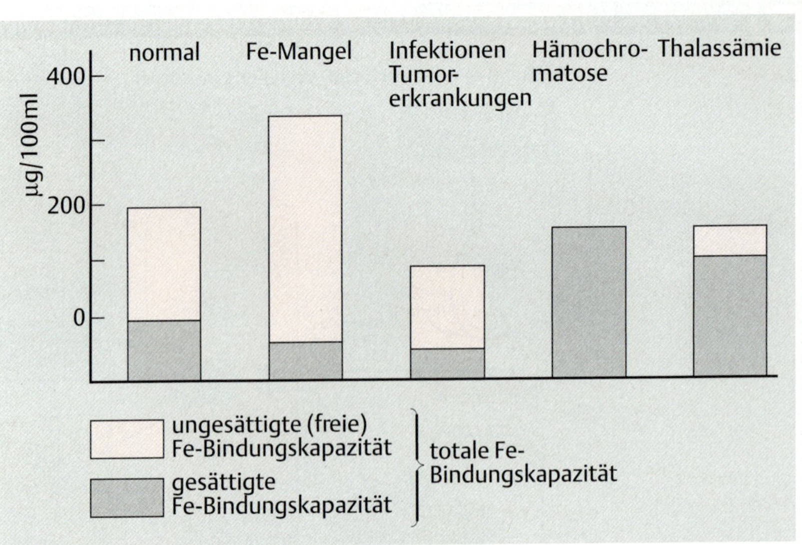

J-3: Beziehung zwischen Eisenbindungskapazität und Zuständen von Eisenmangel bzw. Eisenüberladung.

J-7: Ursachen für Eisenmangel und Eisenüberladung (nach *J. P. Kaltwasser*)

Eisenmangel					**Eisenüberladung**
Physiologischer Mehrbedarf	**Blutverluste**			**Malabsorption**	
	Gastrointestinal	**Urogenital**	**Iatrogen**		
▷ Wachstum (Kleinkinder) (Adoleszenz) ▷ Menstruation ▷ Schwangerschaft	▷ Ösophagusvarizen ▷ hämorrhagische Gastritis ▷ Magen-Darm-Ulzera ▷ Morbus Ménétrier ▷ Hiatushernie ▷ Magen-/Dünndarm-/Kolonkarzinome ▷ Leiomyome ▷ Polyposis ▷ Morbus Osler (hereditäre Teleangiektasie) ▷ Angiodysplasien ▷ Meckel-Divertikel ▷ aberrierendes Pankreas ▷ Wurminfektionen (z. B. Hakenwürmer) ▷ Enteritis regionalis ▷ Colitis ulcerosa ▷ Kolondivertikulose ▷ Hämorrhoiden ▷ Koagulopathien	▷ Hypermenorrhö (z. B. Myom, Intrauterinpessar, Karzinom) ▷ Hämoglobinurie (z. B. PNH) ▷ Schwangerschaft ▷ Nieren-/Blasensteine und Tumoren	▷ Hämodialyse ▷ exzessive Labordiagnostik ▷ Salicylate, nichtsteroidale Antirheumatika ▷ Kortikosteroide, Blutspenden ▷ selbstinduzierte Blutverluste (Münchhausen-Syndrom)	▷ idiopathische Sprue ▷ Magenresektion (Teilresektion) ▷ chronische atrophische Gastritis ▷ Tetracyclin-Langzeittherapie (Akne)	▷ primäre hereditäre, HLA-assoziierte Hämochromatose ▷ sekundäre, erworbene Hämochromatosen – assoziiert mit: ineffektiver oder hypoplastischer Erythropoese (z. B. Thalassaemia major, sideroblastische Anämien, aplastische Anämien) ▷ alimentär (z. B. Bantusiderose)

Man unterscheidet einen **prälatenten,** einen **latenten,** einen **manifesten** und einen **protrahierten** Eisenmangel (J-**8**).

Die Anämie manifestiert sich in verschiedenen, zunehmenden Schweregraden, die sich labortechnisch definieren lassen. Man unterscheidet einen **prälatenten** (Serumeisen normal, Depoteisen [Ferritin] vermindert), einen **latenten** (Serum- und Depoteisen vermindert), einen **manifesten** (zusätzlich Hämoglobineisen erniedrigt) und einen **protrahierten** Eisenmangel (auch Gewebseisen vermindert) (J-**8**).

J-8: Wichtige hämatologische Befunde bei Eisenmangel

	Eisenmangel			
	Normal	**Latent**	**Manifest**	**Schwer (protrahiert)**
Serumeisen (µg/100 ml)	60–100	<60	<20	<20
Eisenbindungskapazität (µg/100 ml)	<250	>250	>250	>250
MCH = HbE (pg)	28– 32	<30	<27	<25
Serumferritin (ng/ml)	20–200	<20	<10	0
Speichereisen im Knochenmark	+	–	–	–
Sideroblasten im Knochenmark (%)	>10	<10	0	0

Klinik. Für die Praxis ist wichtig zu wissen, daß nicht jede Eisenmangelanämie mikrozytär und hypochrom sein muß und daß Eisenmangelzustände auch ohne Anämie vorkommen können. Die **Bestimmung des Serumeisens** ist in diesen Fällen diagnostisch entscheidend. Die Patienten klagen über subjektive Beschwerden wie bei einer Eisenmangelanämie (rasche Ermüdbarkeit, Konzentrationsschwäche, Neigung zu Kopfschmerzen). Sie werden häufig als vegetative Dystoniker eingestuft. Der »latente« Eisenmangelzustand läßt sich jedoch durch erniedrigte Serumeisen- und Ferritinkonzentration erfassen (*vgl.* J-**8**). Dagegen sind die Beschwerden von seiten der Anämie (Blässe, Müdigkeit, Leistungsknick, Belastungsdyspnoe, Herzklopfen, pektanginöse Beschwerden, Tachykardie) dem manifesten Eisenmangel zuzuordnen. Die klinischen Zeichen der gestörten Zellfunktion (spröde Haut, brüchige Nägel, Haarausfall, Mundwinkelrhagaden, Zungenbrennen infolge Atrophie der Mundschleimhaut und Glossitis) sowie Schmerzen unter dem Brustbein und im Epigastrium (**Plummer-Vinson-Syndrom**) sind den späteren Stadien des protrahierten Eisenmangels zuzuordnen. Selten gehen schwere Anämien mit subfebrilen Temperaturen einher (**Eisenmangelfieber**). Ebenso selten, aber fast schon pathognomonisch sind abnorme Gelüste (Verzehr von Eis, Kalk, Erde, Stoff etc.), genannt »Pica«. Im Vordergrund der Beschwerden können auch Symptome von seiten der zugrundeliegenden Erkrankung im Magen-Darm-Trakt oder Urogenitalbereich stehen, die die chronischen Blutverluste verursachen.

Klinik Symptome des Eisenmangels sind:
Allgemein:
Ermüdbarkeit, Schwäche, Kopfschmerzen, Leistungsabfall.
Spezifische Zeichen der Anämie sind:
Blässe, Tachykardie, Belastungsdyspnoe, Herzklopfen, evtl. Angina pectoris.
Zeichen der gestörten Zellfunktion sind:
spröde Haut, brüchige und unregelmäßig gewachsene Nägel, Haarausfall, Mundwinkelrhagaden, Schleimhautatrophie (Zunge), Zungenbrennen (Glossitis).
Die Trias Glossitis, Koilonychie und Dysphagie bezeichnet man als **Plummer-Vinson-Syndrom.**
Selten treten Fieber und abnorme Verzehrgelüste (Pica) auf.

Laborbefunde. Die Blutsenkungsgeschwindigkeit ist mäßig beschleunigt. Es findet sich eine **mikrozytäre** (MCV < 80 fl), **hypochrome** (MCH = HbE < 27 pg) **Anämie**. Das Hämoglobin liegt bei Männern unter 14 g/100 ml und bei Frauen unter 12 g/100 ml. Die Retikulozyten sind niedrig bis normal. Der Serumeisenspiegel und das Serumferritin sind erniedrigt, und die Eisenbindungskapazität ist erhöht. Die Berliner-Blau-Färbung des Knochenmarks zeigt, daß die Sideroblasten auf unter 10% vermindert sind und daß in den Makrophagen kein Speichereisen mehr nachweisbar ist (J-**9**). Eine Knochenmarkuntersuchung ist nur bei differentialdiagnostisch problematischen Fällen notwendig. Die weitere Diagnostik schließt Stuhluntersuchungen auf Blut und Würmer, eine endoskopische und röntgenologische Diagnostik des Gastrointestinaltrakts, eine gynäkologische und urologische Untersuchung und in besonderen Fällen nuklearmedizinische Tests zum Nachweis der Blutungsquelle ein.

Laborbefunde Die BSG ist mäßig beschleunigt, es besteht eine **mikrozytäre, hypochrome Anämie** (MCV < 80 fl), MCH = HbE < 27 pg, die Retikulozyten sind niedrig bis normal. Serumeisen und -ferritin sind erniedrigt. Im Knochenmark fällt die Berliner-Blau-Reaktion negativ aus (J-**9**).

J-9: Wichtige Laborbefunde bei Patienten mit unterschiedlichen Stadien des Eisenmangels (nach *J. P. Kaltwasser)*

	Normal	Speicher-eisenmangel	Eisendefizitäre Erythropoese	Eisenmangel-anämie
Knochenmarkeisen (0 bis 6+)	2 bis 3+	0 bis 1+	0	0
Transferrin (µg/dl)	330 (± 30)	360	390	410
Serumferritin (µg/l)	100 (± 60)	20	10	10
Eisenabsorption	normal	↑	↑	↑
Serumeisen (µg/dl)	115 (± 50)	115	< 60	< 40
Sideroblasten (%)	40 bis 60	40 bis 60	< 10	< 10
Erythrozyten	normal	normal	normal	mikrozytär
MCH (pg)	27 bis 34	27 bis 34	27 bis 34	< 27
MCV (fl)	85 bis 100	85 bis 100	85 bis 100	< 85
MCHC (g/dl)	31,5 bis 36	31,5 bis 36	31,5 bis 36	< 31

Diagnostik, Differentialdiagnose Es besteht eine mikrozytäre, hypochrome Anämie. Serumeisen und -ferritin sind erniedrigt. Die Knochenmarkdiagnostik kann diese Befunde ergänzen. Die Differentialdiagnose schließt andere Formen einer Anämie mit Serumeisenmangel (Infekt- und Tumoranämien) und andere mikrozytäre Anämien (Thalassämie, sideroachrestische Anämie, hämolytische Syndrome bei Hämoglobinopathien) aus (J-**10**).

Diagnostik und Differentialdiagnose. Die Diagnose stützt sich vor allem auf die Zeichen und Befunde der mikrozytären, hypochromen Anämie. Die Knochenmarkuntersuchung stützt die Laborbefunde. Das Serumferritin ist ein proportionaler Indikator für die Menge des gespeicherten Eisens. Die Differentialdiagnose berücksichtigt andere Zustände mit erniedrigtem Serumeisen wie Infekt- und Tumoranämien und andere mikrozytäre Anämien wie die Thalassämie. Hämolytische Anämien sind im allgemeinen normozytär. Die sideroachrestische Anämie kann zwar auch mikrozytär und hypochrom verlaufen, das Serumferritin ist jedoch normal oder erhöht (J-**10**).

J-10: Differentialdiagnostische Abgrenzung hypochromer Anämien (nach *J. P. Kaltwasser)*

	Eisenmangel-anämie	Tumor- und Infektanämie	Sideroblastische Anämie	Thalassämien
Hb	↓	↓	↓	↓
MCH	n bis ↓	n bis ↓	↓↑	↓
Serumeisen	↓	↓	↓	n bis ↑
Transferrin	↑	n bis ↓	n bis ↓	n bis ↓
Serumferritin	↓	n bis ↑	↑	↑

↑ = erhöht, ↓ = erniedrigt, n = normal

Therapie Die Therapie der Eisenmangelanämie sollte **kausal** erfolgen. Die Ursache des Eisenmangels muß abgeklärt werden.

Therapie. Die Eisenmangelanämie ist nur ein Symptom. Primär muß die zugrundeliegende Erkrankung erkannt und **kausal** therapeutisch angegangen werden. Gleichzeitig erfolgt die Behandlung des Eisenmangels durch eine orale oder intravenöse Eisensubstitution. Diese steigert die Erythrozytopoese, was sich in einem Anstieg der Retikulozyten im peripheren Venenblut äußert, und füllt schließlich die Eisenspeicher.

> **Merke.** Ein erniedrigter Serumeisenspiegel allein indiziert eine Eisensubstitutionstherapie nicht, da z. B. eine Infekt- oder Tumoranämie vorliegen kann. In diesen Fällen fördert die Eisensubstitution nur die Ablagerung von Eisen im Gewebe (Siderose).
> **Kontraindiziert** ist eine Therapie mit Eisen bei Hämochromatose, Eisenverwertungsstörungen (z. B. sideroachrestische Anämie), chronischer Hämolyse, Thalassämie und Tumor- und Infektanämie.

◀ **Merke**

Dosierung der oralen Eisensubstitution: Eisen-II-Sulfat (z. B. Tardyferon-Dragées, 3 x 80 mg täglich p.o) oder Eisen-II-Ascorbinsäureverbindungen (z. B. Ce-Ferro forte Kapseln 3 x 1 Kps. täglich p.o.), etwa ½ Stunde vor dem Essen.
Obgleich das zweiwertige Eisenion nüchtern besser resorbiert wird, lehrt die Praxis, daß die meisten Patienten so magenempfindlich sind, daß sie ihre Eisentabletten nur kurz nach dem Essen vertragen. Bei Unverträglichkeit kann man ein Retardpräparat versuchen.
Die intravenöse Eisensubstitution mit dreiwertigem Eisen (z. B. Ferrlecit Ampullen i.v.) sollte nur durchgeführt werden, wenn die orale Gabe nicht möglich ist, z. B. bei Schluckstörungen mit Aspirationsgefahr, bei Resorptionsstörungen des Darms (z. B. nach Resektion). Täglich oder alle 2 Tage sollten nicht mehr als 1,5 mg/kg Körpergewicht gegeben werden (d. h. ca. 50 bis 100 mg Totaldosis). Die insgesamt zu verabreichende Menge wird folgendermaßen errechnet: **Eisendefizit (g) = Hb-Defizit (g/dl) × 0,25.**

Zur **oralen Eisensubstitutionsbehandlung** werden Eisen-II-Sulfat oder Eisen-II-Ascorbinsäureverbindungen verwendet.
Die intravenöse Eisensubstitutionstherapie ist auf Sonderfälle (z. B. Schluckstörung mit Aspiration, Resorptionsstörung des Darmes) zu beschränken. Täglich sollen nicht mehr als 1 bis 1,5 mg/kg Körpergewicht i. v. gegeben werden.
Die zu substituierende Eisengesamtmenge errechnet sich mit: Hb-Defizit (g/dl) × 0,25. Nebenwirkungen der i. v. Therapie sind Schmerz und Schwellung an der Injektionsstelle, anaphylaktischer Schock und Überdosierung.
Nach Eisensubstitution (p. o. oder i. v.) steigt die Erythropoese stark an (Retikulozyten ↑). Es sollten zusätzlich Folsäure und Vitamin B_{12} substituiert werden.
Die **Nebenwirkungen** oraler Eisensubstitution sind Magenunverträglichkeit, Verstopfung, Stuhlverfärbungen und bei Überdosierung eine Hämosiderose.

Beispiel: Hb 8 g/dl (normal 14 g/dl) → Defizit 1500 mg. Ein 70 kg schwerer Mensch kann pro Tag ca. 100 mg erhalten und braucht somit 14 bis 15 Dosen i.v.

Wichtige Nebenwirkungen der i.v. Therapie sind: Schmerzen und Schwellung an der Injektionsstelle, anaphylaktischer Schock (vor der therapeutischen Dosis deshalb Testdosis von ½ bis ¼ ml des Eisenpräparats geben), Überdosierung (Schmerzen, Fieber, Blutdruckabfall, Erbrechen; Therapie: Deferoxamin).
Nach Eisensubstitution kommt es zur verstärkten Erythropoese mit einem entsprechenden gesteigerten Bedarf an anderen Spurenelementen. Zusätzlich zum Eisen sollten deshalb auch Folsäure und Vitamin B_{12}, zumindest zeitweilig, gegeben werden.
Von der intramuskulären Eisentherapie ist man abgekommen, weil sie schmerzhaft ist und im Tierexperiment maligne Tumoren induzieren kann.
Nebenwirkungen der oralen Eisentherapie sind Übelkeit, Magendruck, Verstopfung, Stuhlverfärbung, Appetitlosigkeit und bei Überdosierung Hämosiderose.

> **Merke.** Orales Eisen färbt den Stuhl dunkel. Die neueren Hämoccult-Tests werden durch Eisen aber nicht positiv!

◀ **Merke**

Verlauf und Prognose. Die Prognose der Eisenmangelanämie hängt von der Ursache ab. Sie ist naturgemäß am besten, wenn die Ursache des Eisenmangels und der Anämie nur eine falsche Ernährung ist. In diesen Fällen wird durch eine gesunde Mischkost und eine orale Eisensubstitution spätestens nach 2 Monaten eine Heilung der Eisenmangelanämie erreicht.

Verlauf und Prognose Bei konsequenter oraler Eisensubstitutionsbehandlung ist die unkomplizierte Eisenmangelanämie nach etwa 8 Wochen behoben. Im übrigen richtet sich der Verlauf nach dem Grundleiden.

Klinischer Fall

Eine 42jährige Frau klagt seit 6 Monaten zunehmend über Nervosität, Schlafstörungen, Leistungsknick, fehlende Ausdauer beim Volleyball und erhöhte Reizbarkeit. Die Nägel würden brechen, in den Mundwinkeln rezidivierten Entzündungen. Sie sei auf ihre Blässe angesprochen worden. Die Regelblutungen seien unregelmäßiger und dauerten länger. Die BSG beträgt 25/45 n.W. Der Hb ist auf 10,3 g/dl erniedrigt, Leukozyten, Thrombozyten und Differentialblutbild sind normal. Das Serumeisen beträgt 30 µg/dl, das Serumferritin 12 ng/ml. Unter einer oralen Eisensubstitution steigt der Hb nach 8 Wochen auf 12,3 g%. Die weitere gynäkologische Abklärung ergibt einen Uterus myomatosus als Ursache der verstärkten und unregelmäßigen Blutungen.

Sideroachrestische Anämien

Definition ►

Epidemiologie Sideroachrestische Anämien sind selten und betreffen nur Männer.

Ätiologie und Pathophysiologie
- Anaemia hypochromica sideroachrestica: geschlechtsgebunden, rezessive Vererbung
- Anaemia sideroblastica: idiopathisch, Präleukämie
- symptomatische sideroachrestische Anämie: durch Stoffwechseldefekte und Medikamente verursacht.

Klinik Die Hautfarbe ist fahlgelb. Die Milz ist kaum vergrößert. Hämolysezeichen fehlen.

Laborbefunde Das Blutbild zeigt eine normochrome oder hypochrome Anämie, z. T. finden sich Target-Zellen und fragmentierte Erythrozyten. Das Knochenmark enthält viel Eisen mit Nachweis von Sideroblasten und Siderozyten.

Sideroblasten sind normale Erythroblasten mit Eisengranula in der Berliner-Blau-Färbung, Siderozyten sind Erythrozyten mit Eisengranula, und Ringsideroblasten sind Erythroblasten mit pathologischer perinukleärer Eisenspeicherung.

Diagnostik, Differentialdiagnose Ausschlaggebend sind die hypochrome Anämie ohne Hinweise auf Eisenmangel und die Knochenmarkzytologie.

Therapie Eine kausale Therapie ist bisher nicht möglich. Symptomatisch wird mit Vitamin B_6, B_{12} und Folsäure behandelt. Die Eisentherapie ist kontraindiziert.

Sideroachrestische Anämien

Definition. Dies sind chronische, angeborene oder erworbene Anämien, die sich dadurch auszeichnen, daß das im Knochenmark vorhandene Eisen nicht oder nur unzureichend zur Hämoglobinsynthese verwendet werden kann. Erworbene sideroachrestische Anämien werden heute zu den myelodysplastischen Syndromen (*S. 1414ff*) gerechnet.

Epidemiologie. Diese Erkrankungen sind selten. Die angeborene Form wird geschlechtsgebunden rezessiv vererbt und betrifft daher nur Männer. Frauen kommen als Überträgerinnen in Frage. Die erworbene Form entwickelt sich im Laufe des Lebens. Ihr liegt ein Enzymdefekt zugrunde.

Ätiologie und Pathophysiologie. Pathogenetisch lassen sich drei Formen unterscheiden:
- Die angeborene Anaemia hypochromica sideroachrestica
- eine idiopathische Anaemia sideroblastica und die
- symptomatischen, sideroachrestischen Anämien infolge von Bleivergiftungen, Vitamin-B_6-Mangel durch Isoniazid, Chloramphenicol oder bei myelodysplastischen Syndromen.

Die idiopathische Form wird heute den Präleukämien zugerechnet, da sie in einem Teil der Fälle (20%) in eine Leukämie übergehen kann.

Klinik. Die Haut ist fahlgelb. Hämolysezeichen fehlen. Die Milz ist nicht oder nur wenig vergrößert.

Laborbefunde. Die Anämie ist hypo- oder normochrom, das MCV dabei oft im Normbereich. Eisen und Ferritin sind im Serum erhöht. Im Blutbild können zusätzlich zur Anämie eine Leukopenie und eine Thrombozytopenie bestehen (Panzytopenie). Die gestörte Erythropoese spiegelt sich im Blutausstrich durch das Vorkommen von Target-Zellen und fragmentierten Erythrozyten wider. Im Knochenmark ist die Erythrozytopoese gesteigert. Es findet sich eine Reifungsstörung. Sideroblasten und Siderozyten sind vermehrt, ebenso das Speichereisen.
Anmerkung: Sideroblasten sind normale Erythroblasten, die nach Färbung mit Berliner-Blau-Lösung ein oder mehrere Eisengranula zeigen. Wenn nach der Ausreifung auch noch einige periphere Erythrozyten diese Eisengranula enthalten, bezeichnet man diese als Siderozyten. Ringsideroblasten sind Erythroblasten, die in den Mitochondrien Eisen gespeichert haben. Diese Eisenspeicherung ist pathologisch, tritt z.B. bei Hämochromatose, sideroblastischer und sideroachrestischer Anämie auf. Da die eisenspeichernden Mitochondrien um den Zellkern herum liegen, ergibt sich das Bild eines Ringes.

Diagnostik und Differentialdiagnose. Die Diagnose orientiert sich an der Konstellation hypo- oder normochrome Anämie, erhöhtes Serumeisen und -ferritin. Der Knochenmarkbefund deckt den sideroblastischen Charakter der Anämie auf. Die Differentialdiagnose schließt eine Eisenmangelanämie aus. Die Knochenmarkzytologie kann Schwierigkeiten bei der Abgrenzung gegenüber megaloblastären Anämien und anderen myelodysplastischen Syndromen bereiten.

Therapie. Eine kausale Therapie der zugrundeliegenden Defekte ist bisher nicht möglich. Die symptomatische Behandlung umfaßt die Gabe von Pyridoxin (auch wenn kein Vitamin-B_6-Mangel nachweisbar ist), Folsäure und Vitamin B_{12} bzw. das Absetzen von verursachenden Medikamenten. Ein Eisenentzug mit Deferoxamin (Desferal) ist indiziert, wenn Bluttransfusionen zu einer ausgeprägten Eisenüberladung mit der Gefahr der Organsiderose geführt haben (z.B. Kardiomyopathie gehäuft, wenn Ferritin > 2000 µg/l).

Verlauf und Prognose. Die Bluttransfusionen zum Ausgleich der chronischen Anämie können eine sekundäre Eisenüberladung verursachen. Die idiopathischen sideroblastischen Anämien können außerdem in eine Leukämie übergehen. Die Prognose der angeborenen Erkrankungsformen ist relativ günstig. Die symptomatischen sideroachrestischen Anämien nach Bleivergiftung können sich völlig zurückbilden.

Verlauf und Prognose Der Verlauf ist bei den angeborenen Erkrankungsformen relativ günstig. Die idiopathischen sideroblastischen Anämien gehen in einem Teil der Fälle in myeloische Leukämien über.

Thalassämien

Thalassämien

Definition. Es handelt sich um eine Gruppe angeborener, hereditärer Krankheitsbilder, die mit einer hypochromen mikrozytären Anämie einhergehen. Ihnen gemeinsam ist, daß es durch einen Defekt im Globin-Gen zu einer verminderten Synthese der α-, β-, δ-Peptidketten im Hämoglobin kommt. Je nach Schweregrad der Erkrankung unterscheidet man die Thalassaemia major (klassisch als Cooley-Anämie bezeichnet), die Thalassaemia minor und die Thalassaemia minima.

◄ Definition

Epidemiologie. Die Erkrankungen kommen gehäuft in den Mittelmeerländern, in Asien und bei schwarzen Bevölkerungsgruppen vor. Ein Zusammenhang mit dem Ausbreitungsgebiet der Malaria wird vermutet. Es ist heute möglich, mit genetischen Analysen den der jeweiligen Thalassämie zugrundeliegenden Gendefekt genau zu charakterisieren und bestimmten geographischen Ursprungsregionen zuzuordnen. Durch Gastarbeiter kommt diese Erkrankung auch gehäuft bei uns vor.

Epidemiologie Die Thalassämien kommen am häufigsten in den Mittelmeerländern vor, durch Gastarbeiter und Tourismus jedoch auch bei uns.

Ätiologie und Pathophysiologie. Den Thalassämien liegt eine **Hämoglobinsynthesestörung** durch einen autosomalen genetischen Defekt zugrunde. Die Polypeptidketten des Globins werden vermindert gebildet. Man unterscheidet **Alpha-, Beta-, Delta- und Delta/Beta-Thalassämien**. Zahlenmäßig am häufigsten sind die Thalassämien, denen eine Verminderung oder Störung der Synthese der Beta-Ketten zugrunde liegt (Beta-Thalassämie). Entsprechend kommt es zu einer **verminderten Bildung von Hämoglobin**, deshalb sind die **Erythrozyten hypochrom und mikrozytär**. Da die Synthese der anderen Peptidketten des Hämoglobins unvermindert ist, kommt es zur Akkumulation von freien, ungepaarten Peptidketten, die entweder unlöslich sind oder sich zu abnormen Hämoglobinen, z. B. Tetrameren, vereinigen. Dadurch werden die betroffenen Zellen so geschädigt, daß schon intramedullär viele Erythroblasten zugrunde gehen **(ineffektive Erythropoese)**, und die Erythrozyten, die doch noch in die Zirkulation gelangen, haben eine kürzere Überlebenszeit **(hämolytische Komponente)**. Bei Patienten mit zwei gleichen (oder ähnlichen) Thalassämiegenen (homozygote Form) ist die Hämoglobinsynthese so hochgradig gestört, daß die Hämolyse besonders schwer ist und infolge Organsiderose unbehandelt zum Tod vor dem 20. Lebensjahr führt. Dagegen sind Patienten mit einem normalen Gen plus einem Thalassämiegen heterozygot (Thalassaemia minor oder minima) und zeigen einen günstigeren Verlauf.

Ätiologie und Pathophysiologie Durch einen autosomalen genetischen Defekt werden die Globin-Ketten (2 Alpha- und 2 Betapolypeptidketten) des Hämoglobins vermindert gebildet, am häufigsten ist die Synthese der β-Kette vermindert. Insgesamt ist die **Hämoglobinsynthese reduziert (hypochrome mikrozytäre Anämie)**, und freie, ungepaarte Globinketten (z. B. die α-Ketten) präzipitieren. Die Erythrozyten lysieren dadurch schon im Knochenmark **(ineffektive Erythropoese)**, aber auch nach der Freisetzung ins Blut **(hämolytische Komponente)**. Homozygote Patienten sterben unbehandelt vor dem 20. Lebensjahr, heterozygote besitzen dagegen zusätzlich zum Thalassämiegen ein normales Gen. Bei ihnen verläuft die hämolytische Erkrankung milder.

Klinik. Homozygote Merkmalsträger mit **Thalassaemia major** (Cooley-Anämie) fallen bereits in den ersten beiden Lebensjahren wegen ihrer Haut- und Schleimhautblässe auf. Die Anämie versucht der Körper durch eine gesteigerte (aber ineffektive) Erythropoese, auch extramedullär in Milz und Leber **(Hepatosplenomegalie)**, zu kompensieren. Der gesteigerte Abbau der geschädigten Erythrozyten verstärkt besonders die Splenomegalie. Mit der Dauer der Erkrankung wird die Lebervergrößerung so massiv, daß das Abdomen ab dem 3. Lebensjahr aufgetrieben ist. Durch die Anämie ist die Sauerstoffversorgung der wachsenden kindlichen Gewebe beeinträchtigt. Die gesteigerte Blutbildung führt zu einer **Ausdehnung des Knochenmarks**. Ein dafür typischer Röntgenbefund ist der **Bürstenschädel**, bedingt durch die Erweiterung der Diploë der Schädelknochen. Insgesamt ist das Knochenwachstum vermindert. **Hoher Gaumen und Turmschädel** sind weitere typische klinische Zeichen. Es bestehen schwere endokrinologische Defekte.

Klinik Homozygote Merkmalsträger entwickeln eine **Thalassaemia major** in den ersten Lebensjahren. Die Kinder sind blaß, die kompensatorisch gesteigerte extramedulläre Erythropoese führt zur **Hepatosplenomegalie.** Das Wachstum, auch der Knochen, ist durch die Anämie beeinträchtigt; typisch sind **Bürstenschädel** und hoher Gaumen. Es bestehen endokrinologische Defekte. Gleichzeitig führt der vermehrte Erythrozytenabbau zu einer Organsiderose mit Hepatosplenomegalie, Herzvergrößerung und -insuffizienz.

Die **Thalassaemia minor** und **minima** (heterozygote Formen) gehen mit einem späteren Beginn der Zeichen der Anämie, einer unterschiedlich ausgeprägten Hepatosplenomegalie, einem Subikterus und Gallensteinen einher.

Die Kardiomegalie ist Folge der Siderose und führt zur Herzinsuffizienz. Als Folge der Hämolyse treten Gallensteine (hohe Bilirubinkonzentration der Galle) auf. Die **Thalassaemia minor** beginnt in der Regel erst zwischen dem 3. und 10. Lebensjahr. Auch hier findet sich eine Hepatosplenomegalie. Ferner bestehen Störungen des Knochenwachstums.
Die **Thalassaemia minima** tritt klinisch oft gar nicht in Erscheinung. Meist besteht keine Anämie, da die gesteigerte Hämolyse infolge kompensatorisch gesteigerter Erythropoese im Knochenmark ausgeglichen wird. Es besteht jedoch eine Hypochromie. Unter Umständen finden sich neurologische Störungen, die mit psychischen Veränderungen gekoppelt sein können.

Laborbefunde
- **Thalassaemia major:** **schwere mikrozytäre hypochrome Anämie**. Im Blutausstrich sieht man fragmentierte Erythrozyten und Target-Zellen (J-**4**). Es besteht eine Retikulozytose bis zu 20 %. Das Knochenmark ist hyperplastisch. Die osmotische Resistenz der Erythrozyten ist erhöht und verbreitert. Die Überlebenszeit der Erythrozyten ist stark verkürzt. In der Hb-Elektrophorese ist HbF auf bis zu 90 % erhöht.

Laborbefunde. Bei der **Thalassaemia major** besteht eine **schwere hypochrome Anämie** mit einem Hb von 4 bis 6 g%. Das Zellvolumen ist erniedrigt (MCV 40 bis 70 μm^3). Im Blutausstrich sieht man eine Aniso- und Poikilozytose mit Polychromasie und Erythrozytenfragmenten. Der Hb-Gehalt der Einzelzelle ist stark erniedrigt, so daß Anulozyten und Target-Zellen sichtbar sind (J-**4**). Die Retikulozytenzahl ist auf 10 bis 20% erhöht. Leukozytosen bis zur leukämoiden Reaktion kommen vor. Die Thrombozytenzahl ist meist normal. Die osmotische Resistenz der Erythrozyten ist erhöht. Die Hämolyse der Erythrozyten beginnt erst bei 0,4%iger Kochsalzlösung und endet erst bei Konzentrationen unter 0,2%. Die Überlebensdauer der Erythrozyten ist erheblich verkürzt. Im Knochenmark ist die deutlich gesteigerte Erythropoese ineffektiv, so daß bereits große Mengen Hämoglobin im Knochenmark abgebaut werden. Hauptsächlich erfolgt der Abbau der Erythrozyten in der Milz. Eisen und Ferritin sind im Serum stark erhöht, die Eisenbindungskapazität ist stark vermindert. Das indirekte Bilirubin ist erhöht. In der Hb-Elektrophorese ist HbF enorm (auf 10–90%) erhöht.

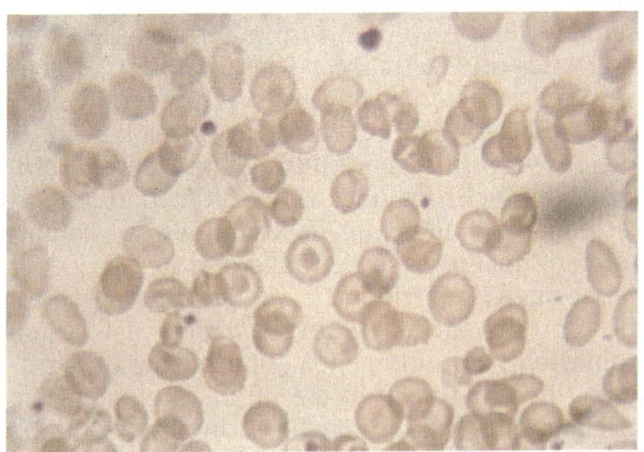

J-**4: Blutausstrich bei Thalassaemia major**: Die Erythrozyten sind hypochrom und mikrozytär. In der Mitte einzelne Schießscheibenzellen.

Die **Hb-Elektrophorese** zeigt bei den β-Thalassämien oft eine relative Erhöhung von HbA_2 (> 3 %) und HbF (J-**11**). Ein normales HbA_2 (< 5 %) schließt eine β-Thalassämie jedoch nicht grundsätzlich aus.
Bei α-Thalassämien zeigt die Hb-Elektrophorese bei den leichten Formen keine relativen Veränderungen von HbA_1, HbA_2 oder HbF, da alle gleichsinnig vermindert sind, bei schweren Formen findet man Hb-Bart's und HbH.

In der **Hämoglobinelektrophorese** erkennt man, daß bei der heterozygoten β-Thalassämie der prozentuale Anteil von HbA_1 (Peptidketten: $\alpha_2\beta_2$, normal 96 bis 98%) durch die reduzierte Produktion von β-Petidketten vermindert ist. Erhöht ist dagegen der prozentuale Anteil von HbA_2 (Peptidketten: $\alpha_2\delta_2$, normal 1,5 bis 3%) und HbF (Peptidketten: $\alpha_2\gamma_2$, normal 0,5 bis 1%) (J-**11**). In seltenen Fällen betrifft die Synthesehemmung sowohl β- als auch δ-Peptidketten, dies ist die sogenannte βδ-Thalassämie. HbA_2 ist dann nicht erhöht, wohl aber HbF. Ein normales oder niedriges HbA_2 schließt eine Thalassämie also nicht aus. Bei den α-Thalassämien ist die Synthese von α-Peptidketten gehemmt. Es gibt vier α-Globin-Gene. Wenn alle vier Gene defekt sind, wird gar keine α-Peptidkette gebildet, in der Hämoglobinelektrophorese findet man Hb-Bart's (γ_4). Wenn nur ein bis drei Gene defekt sind, werden α-Peptidketten gebildet, aber in verringerter Menge, dies bedingt Hypochromie und Mikrozytose. Man findet bei einigen Patienten HbH (β_4). Es kommt aber nicht, wie bei der β-Thalassämie, zu relativen Veränderungen von HbA_1, HbA_2 und HbF. α-Thalassämien sind seltener als β-Thalassämien.

- **Thalassaemia minor:** hypochrome mikrozytäre Anämie. Die

Bei der **Thalassaemia minor und minima** besteht meist nur eine geringe hypochrome mikrozytäre Anämie bzw. eine Hypochromie ohne Anämie. Der

J-11: Thalassämien und ihre Besonderheiten in der Hämoglobin-elektrophorese

	HbA_1	HbA_2	HbF
β-Thalassaemia major (Cooley-Anämie)	stark vermindert	normal oder leicht erhöht	erhöht, Werte zwischen 20–90 %
β-Thalassaemia minor	vermindert	leicht erhöht	normal oder erhöht bis 20 %
β-Thalassaemia minima	normal	normal	normal
α-Thalassaemia	Synthese von HbA_1, HbA_2, HbF vermindert. In schweren Fällen Auftreten von Hb-Bart's und HbH		

Hb-Gehalt (MCH) der einzelnen Erythrozyten liegt unter 28 pg. Im Blutausstrich finden sich eine Anisozytose und Poikilozytose. Target-Zellen kommen vor. Im Knochenmark ist die Erythropoese hyperplastisch. Die osmotische Resistenzbreite der Erythrozyten ist erhöht. Die Überlebenszeit der Erythrozyten ist nur wenig verkürzt. Bei der Thalassaemia minor ist das HbA_2 oft auf das Doppelte der Norm erhöht (normal bis 3 %).

Zeichen und Folgen der Hämolyse sind geringer ausgeprägt.

Diagnostik und Differentialdiagnose. Die Thalassaemia major betrifft zunächst nur Kinder oder tritt zuerst im Kindesalter auf. Entsprechend wird der Internist mit diesem Krankheitsbild nur konfrontiert, wenn die vorausgegangene Eisenentzugstherapie in der Pädiatrie erfolgreich war. Dennoch bestehen bei den Patienten in der Regel Zeichen der kardialen Insuffizienz, Wachstumsstörungen, endokrinologische Defekte und eine Hepatosplenomegalie. Serumeisen und - ferritin sind stark erhöht. Auch die Thalassaemia minor ist in der Regel vom Kinderarzt vorbehandelt worden. Die mikrozytäre hypochrome Anämie, der Blutausstrich mit Nachweis von Target-Zellen, die Leber- und Milzvergrößerung, die erhöhte osmotische Resistenz und die Hb-Elektrophorese lassen die Diagnose sichern. Die Differentialdiagnose stellt sich gegenüber anderen hämolytischen Anämien.

Diagnostik, Differentialdiagnose
Der Internist übernimmt den Patienten in der Regel vom Kinderarzt. Die Diagnose wird am klinischen Befund (Hepatosplenomegalie, Zeichen der Hämolyse) und mit der Hb-Elektrophorese gestellt. Differentialdiagnostisch sind andere hämolytische Anämien abzugrenzen.

Therapie. Eine kausale Behandlung der homozygoten oder heterozygoten Erbkrankheit war bisher nicht möglich. Die Gentherapie wird bereits erprobt. Die Indikation zur Splenektomie ist umstritten, wenngleich zu befürworten, wenn sich ein Hyperspleniesyndrom mit Anämie, Granulozytopenie und Thrombozytopenie einstellt. Therapie der Wahl der **Thalassaemia major** ist heute die Hochtransfusionsbehandlung. Sinkt die Hämoglobinkonzentration unter 10 g/100 ml, so werden die Patienten **mit gewaschenen Erythrozytenkonzentraten** intravenös behandelt. Um der damit verbundenen zusätzlichen **Eisenüberladung** zu begegnen, werden jede Nacht zwölfstündige subkutane Infusionen von 0,75 bis 1,5 g **Deferoxamin** über einen Perfusor durchgeführt. Diese Behandlung wird oft als unbequem empfunden und von vielen Patienten nicht konsequent durchgeführt. Orale Eisenchelatbildner sind zwar in der Entwicklung, aber noch nicht für den Gebrauch außerhalb streng kontrollierter Studien zugelassen. Während der Behandlung mit Deferoxamin wird empfohlen, hohe Dosen Vitamin C zu geben, was über Chelatbildung die Eisenelimination verstärken kann. Mit der Häufung der Bluttransfusionen wächst das Risiko einer Transfusionshepatitis. In einigen italienischen Zentren, die eine ausgezeichnete Erfahrung in der Behandlung der Thalassämie haben, wird in den letzten Jahren zunehmend die Knochenmarktransplantation bei schweren Fällen versucht. Dies ist noch keine Standardtherapie.

Therapie Eine kausale Therapie des Erbleidens war bisher nicht möglich. Weltweit hat sich für die Behandlung der **Thalassaemia major** die **Polytransfusion mit Erythrozytenkonzentraten unter gleichzeitiger Eisenentzugsbehandlung mit Deferoxamin** über einen Perfusor bewährt.
In jüngster Zeit wird die Knochenmarktransplantation bei Patienten mit Thalassaemia major erfolgreich eingesetzt.

▶ ***Merke.*** Die **Thalassaemia minor und minima sollen möglichst nicht behandelt werden.**

◀ **Merke**

HB-Bart's (Defekt aller 4 α-Globingene) ist nicht mit dem Leben vereinbar. Bei Frauen aus Mittelmeerländern/Asien mit mehreren Totgeburten sollten beide Eltern bezüglich α-Thalassämie untersucht werden.

Verlauf und Prognose Mit der maximalen und konsequenten Polytransfusionstherapie und konsequentem Eisenentzug mit Deferoxamin gelingt es heute, Kinder mit Thalassaemia major bis ins mittlere Erwachsenenalter zu bringen. Heilungen dieser genetisch bedingten Erkrankungen sind bisher nicht möglich. Endokrinologische Defekte müssen substituiert werden.

Verlauf und Prognose. Für die Prognose der Thalassaemia major ist entscheidend, daß mit der Hochtransfusionsbehandlung und der Eisendepletionstherapie mit Deferoxamin so frühzeitig begonnen wird, daß es zu der gefürchteten **Organsiderose** möglichst nicht oder erst spät kommt. Diese Patienten müssen deshalb im frühen Kindesalter rechtzeitig erfaßt und dann konsequent lebenslang behandelt werden. Letztlich ist durch den Einsatz aller therapeutischen Möglichkeiten nur eine Lebensverlängerung, aber keine Heilung zu erzielen. Endokrinologische Defekte müssen durch eine frühzeitige Substitutionsbehandlung beseitigt werden.

Klinischer Fall

Der 29jährige griechische Patient befindet sich seit etwa 20 Jahren in der Behandlung verschiedener hämatologischer Abteilungen. Er leidet an einer Thalassaemia major. Er hat einen Turmschädel und im Röntgenbild einen Bürstenschädel (J-**5a**, **b**). Er ist im Wachstum stark zurückgeblieben (Minderwuchs). Die Epiphysenfugen sind immer noch nicht geschlossen. Es bestehen mehrere endokrinologische Defekte (Hypothyreose, Testosteronmangel, Gonadotropine erhöht). Den Blutausstrich zeigt J-**4**, *S. 1332*. Das Serumeisen und insbesondere das Ferritin sind sehr stark erhöht. Es besteht eine Hepatosplenomegalie. Das Herz ist im Röntgen-Thorax vergrößert. Die Zeichen der Herzinsuffizienz sind jedoch kompensiert. Der Patient wird in etwa 4wöchigen Abständen mit 4 gewaschenen Erythrozytenkonzentraten behandelt, wenn sein Hb-Wert auf 10 bis 11 g/dl absinkt, um die Absorption des mit der Nahrung aufgenommenen Eisens zu vermindern. Zusätzlich behandelt er sich selbst jede Nacht 12 Stunden lang mit Deferoxamin über einen Perfusor.

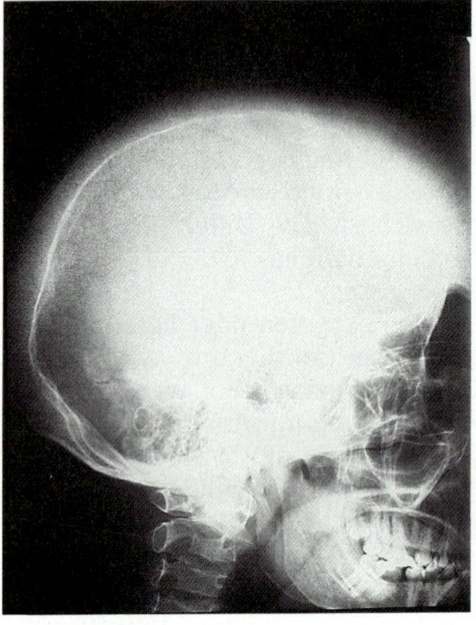

a **18jähriger Patient mit Thalassaemia major**. Die laterale Röntgenaufnahme des Schädels zeigt den Bürstenschädel mit Rarefizierung der Kortikalis infolge Erweiterung der Markräume.

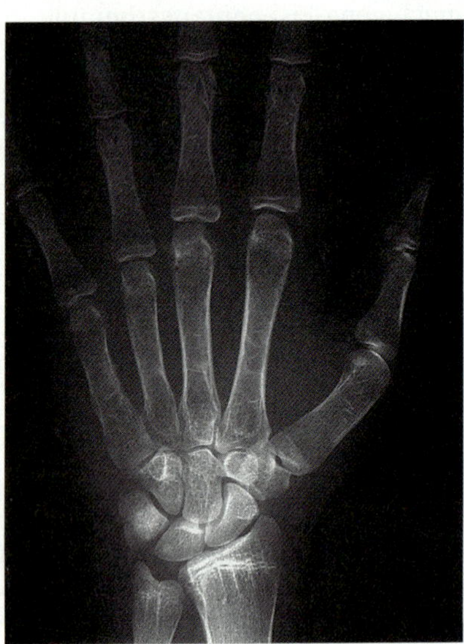

b Der gleiche Patient: **Rarefizierung der Kortikalis** durch Erweiterung der Markräume infolge Steigerung der Erythropoese.

J-**5a, b: Thalassaemia major.**

Megaloblastäre Anämien

Megaloblastäre Anämien

Definition ▶

Definition. Der Begriff »Megaloblastäre Anämie« ist eine morphologische Beschreibung einer heterogenen Gruppe von Anämien. Bei all diesen Anämien ist die DNS-Synthese gestört und die Kernreifung der erythropoetischen Zellen verlangsamt. Die Hämoglobinsynthese ist jedoch weniger beeinträchtigt. Durch diese Dyssynchronie entstehen große Erythrozyten (Makrozytose: die großen Erythrozyten heißen auch **Megalozyten**) mit vermehrt Hämoglobin (Hyperchromie, MCH > 32 pg).

Anmerkung: Der größte Teil der megaloblastären Anämien wird durch einen Mangel an Vitamin B_{12} oder Folsäure hervorgerufen. Traditionell nennt man die B_{12}-Mangelanämie auch **Morbus Biermer** oder **perniziöse** Anämie (perniciosus: lat. = destruktiv, tödlich), weil diese Anämie früher aufgrund fehlender Behandlungsmöglichkeiten nach langer Krankheit oft zum Tode führte.

Anmerkung: Die **perniziöse** Anämie **(Morbus Biermer)** ist durch Vitamin-B_{12}-Mangel bedingt und neben dem Folsäuremangel die häufigste megaloblastäre Anämie.

Perniziöse Anämie

Perniziöse Anämie

Epidemiologie. Die perniziöse Anämie kommt hauptsächlich im höheren Lebensalter vor. Dies wird in Beziehung gebracht zu der dann am häufigsten nachweisbaren chronisch-atrophischen Korpusgastritis mit einem immunologisch bedingten Mangel an Salzsäure und Intrinsic-Faktor (Achlorhydrie). In neuerer Zeit sind auch jüngere Patienten beschrieben, deren Mangel an Intrinsic-Faktor autoimmunologisch bedingt ist. Ein angeborener Intrinsic-Faktor-Mangel ist sehr selten. Die perniziöse Anämie findet man auch vermehrt bei Personen skandinavischer Abstammung.

Epidemiologie Die Perniziosa tritt zu über 90 % im höheren Lebensalter auf. Ursächlich ist oft eine atrophische Gastritis mit verminderter Produktion von Salzsäure, Intrinsic-Faktor und dadurch reduzierter Vitamin-B_{12}-Resorption verantwortlich.

Ätiologie und Pathophysiologie. Die Kausalpathogenese der perniziösen Anämie besteht in einem Vitamin-B_{12}-Mangel infolge gestörter Resorption. Aufgrund der chronisch-atrophischen Korpusgastritis mit Achlorhydrie fehlt der für die Resorption von Vitamin B_{12} notwendige Intrinsic-Faktor, der normalerweise in den Belegzellen der Magenfundus- und Korpusschleimhaut gebildet wird. Zwei Drittel der Patienten mit erworbenem Intrinsic-Faktor-Mangel haben Antikörper gegen die Vitamin-B_{12}-Bindungsstelle des Intrinsic-Faktors (sogenannter Typ-I-Antikörper). Ein weiterer Teil der Patienten hat Antikörper gegen den Komplex aus Vitamin B_{12} und Intrinsic-Faktor (sogenannter Typ-II-Antikörper). Beide Autoantikörper können auch beim selben Patienten auftreten. Sie blockieren die Resorption von Vitamin B_{12} im unteren Ileum. Bei den meisten Perniziosa-Kranken lassen sich auch Autoantikörper gegen die Parietalzellantigene der Magenschleimhaut nachweisen. Diese kreuzreagieren häufig mit Schilddrüsengewebsantigenen, bzw. Autoantikörper gegen Schilddrüsengewebsantigene kreuzreagieren mit Parietalzellantigenen.
Mit dieser immunologischen Kreuzreaktivität versucht man das zuweilen beobachtete gemeinsame Vorkommen von Perniziosa und Immunthyreoiditis oder Morbus Basedow zu erklären.
Der Vitamin-B_{12}-Mangel hemmt die DNA-Synthese, was die Zellteilung verzögert. Charakteristischerweise betrifft dies nicht nur die Vorläufer der Erythropoese, sondern auch die der **Granulozytopoese** und **Thrombozytopoese**. Makrozytäre Veränderungen finden sich daher auch an anderen, sich **relativ schnell teilenden Geweben** wie der Mund- und Darmschleimhaut. Auch das Nervensystem kann betroffen sein. Man findet Entmarkungsherde in den Hintersträngen, den Pyramidenseitensträngen und den Kleinhirnseitensträngen **(funikuläre Myelose)**. Die Pathogenese der neurologischen Störungen ist noch weitgehend ungeklärt. Seltene Ursachen des Vitamin-B_{12}-Mangels sind Maldigestion (Pankreasinsuffizienz, gestörte gastrointestinale Bakterienflora mit Überwuchern Vitamin-B_{12}-konsumierender Bakterien, Fischbandwurm) und Malabsorption (Dünndarmresektion, Dünndarmfisteln, Morbus Crohn, Sprue, Morbus Whipple). ▤ J-**12** gibt Auskunft über die wesentlichen Ursachen der megaloblastären Anämien.

Ätiologie und Pathophysiologie Die Perniziosa wird durch einen Vitamin-B_{12}-Mangel hervorgerufen, der auf einem wahrscheinlich autoimmunologisch bedingten Intrinsic-Faktor-Mangel beruht. Antikörper gegen die Vitamin-B_{12}-Bindungsstelle des Intrinsic-Faktors (Typ-I-Antikörper) oder Antikörper gegen den Vitamin-B_{12}-Intrinsic-Faktor-Komplex (Typ-II-Antikörper) blockieren oder erschweren die Resorption von Vitamin B_{12} im distalen Ileum.
Seltenere Ursachen sind Maldigestion und Malabsorption.

Die Perniziosa ist manchmal assoziiert mit Immunthyreoiditis und Morbus Basedow.

Granulozytopoese, Thrombozytopoese und weitere, sich **schnell regenerierende Gewebe** (Schleimhäute) sind ebenfalls betroffen. Neurologischerseits entwickelt sich eine Degeneration der Hinterseitenstränge **(funikuläre Myelose)** (▤ **J-12**).

Klinik. Die perniziöse Anämie beginnt schleichend. Die Patienten klagen über **Appetitlosigkeit, Druck-** und **Völlegefühl im Oberbauch** und teilweise über **Durchfälle**. Die Hälfte der Patienten klagt über Zungenbrennen. Diese Symptome können ebenso wie die **neurologischen Symptome** (funikuläre Myelose) den Blutbildveränderungen und damit den Symptomen der Anämie lange vorausgehen. Insofern ist wichtig zu wissen, daß sich Patienten mit Vitamin-B_{12}-Mangelsyndromen nicht nur mit gastrointestinalen Beschwerden, sondern auch mit neurologischen Ausfällen in der Praxis einfinden. Im Vordergrund der neurologischen Beschwerden kann ein gestörtes Vibrationsempfinden stehen, von distal nach proximal fortschreitend

Klinik Die gastrointestinalen und insbesondere die **neurologischen Symptome (funikuläre Myelose)** können der Anämie und ihren Folgesymptomen lange vorausgehen! Die **gastrointestinalen Beschwerden** bestehen in Inappetenz, Gewichtsabnahme, Druck- und Völlegefühl im Oberbauch, unklaren Durchfällen. Die Hälfte der Patienten klagt über Zungenbrennen **(Hunter-Glossitis,** ▣ J-6).

J-12: Ursachen der megaloblastären Anämie

<table>
<tr><th>Vitamin-B_{12}-Mangel</th><th>Folsäuremangel</th></tr>
<tr><td>Verminderte Aufnahme
▷ Vegetarismus</td><td>Verminderte Aufnahme
▷ Alkoholismus</td></tr>
<tr><td colspan="2">▷ Tee-und-Toast-Diät (besonders ältere Personen)
▷ Anorexie</td></tr>
<tr><td>Malabsorption
▷ perniziöse Anämie
▷ Zustand nach Magenresektion oder -bestrahlung
▷ fehlende ileale Vitamin-B_{12}-Rezeptoren (Imerslund-Gräsbeck-Syndrom)
▷ Blind-loop-Syndrom (Überwuchern Vitamin-B_{12}-verbrauchender Bakterien)
▷ Fischbandwurm</td><td>Malabsorption
▷ Alkoholismus</td></tr>
<tr><td colspan="2">▷ chronische Pankreatitis oder Zustand nach Pankreasresektion
▷ Sprue
▷ Dünndarmresektion oder Fistel
▷ Morbus Crohn
▷ Morbus Whipple
▷ Dünndarmlymphome
▷ Sklerodermie</td></tr>
<tr><td>Verminderter Metabolismus
▷ Transcobalaminmangel oder -defekt</td><td>Verminderter Metabolismus
▷ Alkoholismus
▷ Folatantagonisten (Methotrexat, Pyrimethamin, Trimethoprim, Phenylhydantoin)</td></tr>
<tr><td>Verminderte Speicherung</td><td>Verminderte Speicherung</td></tr>
<tr><td colspan="2">▷ Zirrhose
▷ Hepatom</td></tr>
</table>

Die neurologischen Symptome reichen von einer gestörten Tiefensensibilität mit gestörtem Vibrationsempfinden bis zu schweren neurologischen Ausfällen wie bei Tabes dorsalis (Areflexie, Ataxie usw.). Psychische Veränderungen bis zum Auftreten von Wahnideen können hinzutreten. Eine Optikusatrophie ist selten.

(Stimmgabeltest). In ausgeprägten Fällen besteht ein tabesähnliches Bild (Areflexie, Ataxie, Tonusverminderung, positiver Babinski, positiver Oppenheim). Selbst spastische Blasen- und Mastdarmstörungen sollen vorkommen. Die Störungen der Tiefensensibilität können sich mit **psychischen Veränderungen** paaren, die von Verwirrtheit bis zu Wahnideen reichen können. Isolierte Sehverschlechterung als Folge einer Optikusatrophie ist beschrieben.

Ist eine Anämie vorhanden, so treten die entsprechenden Symptome hinzu (Abgeschlagenheit, Müdigkeit, Leistungsknick, Belastungsdyspnoe, Stenokardien, Tachykardie, Herzinsuffizienz). Typisch für das Vollbild der perniziösen Anämie ist die glatte rote Zunge (**sog. Hunter-Glossitis,** J-**6**). Durch die Kombination von Anämie und Hämolyse erscheint das Hautkolorit strohgelb. In den Skleren findet sich ein Subikterus. Leber und Milz kön-

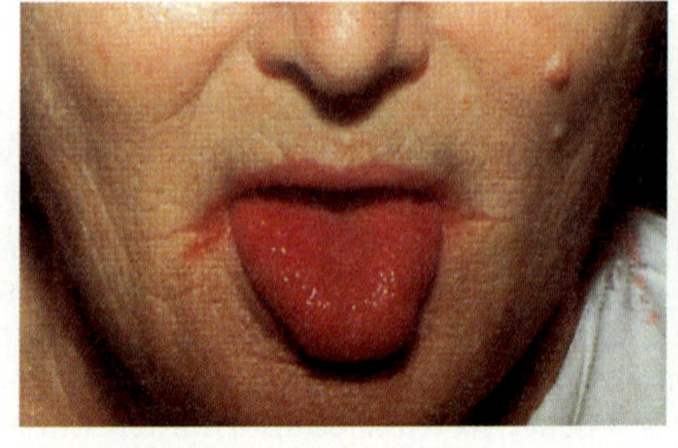

J-6: Hunter-Glossitis bei Vitamin-B_{12}-Mangel.

nen etwas vergrößert sein. Eine stark vergrößerte Milz spricht eher gegen als für eine Perniziosa.

Laborbefunde. Das charakteristische Leitsymptom ist die **makrozytäre hyperchrome Anämie**. Die Erythrozytenzahl ist stärker vermindert als der Hämoglobin- bzw. Hämatokritwert. Infolgedessen ist MCH über 32 pg und MCV über 100 μm^3 erhöht. Im Vollbild finden sich eine **Granulozytopenie** und **Thrombozytopenie**. Der Gipfel der Erythrozyten-Größenverteilungskurve ist nach rechts verschoben (**◘** J-**2**). Im Blutausstrich sind die Erythrozyten größer als gewöhnlich, oval und intensiv gefärbt (sogenannte Megalozyten). Dies ist leicht daran zu erkennen, daß die Erythrozyten größer als die Lymphozyten erscheinen (im normalen Blutbild sind beide etwa gleich groß). Das weiße Blutbild kann eine **Übersegmentierung** der segmentkernigen Granulozyten zeigen. Die Retikulozyten sind bei der unbehandelten Perniziosa in der Regel niedrig normal.
Das **Knochenmark** ist hyperplastisch (**◘** J-**7 a**, **b**). Die gesteigerte Erythrozytopoese zeigt eine Linksverschiebung mit Reifungsstörung. Dabei finden sich, z.T. nesterförmig angeordnet, Megaloblasten. Das sind große, vom Zytoplasma her reife Zellen mit relativ unreifen, normalerweise früheren Stadien der Erythropoese entsprechenden Kernen (deshalb: »Blasten«). Die Granulopoese zeigt ebenfalls eine Linksverschiebung mit Reifungsstörung. Charakteristisch sind Riesenstabkernige und Riesenmetamyelozyten. Die Megakaryozyten sind zahlenmäßig vermindert. Übersegmentierte Megakaryozyten kommen vor.
Die **BSG** ist bei unbehandelten Patienten **meist stark beschleunigt**. Als Folge der gestörten Erythropoese kommt es schon im Knochenmark, also intramedullär, zu einer ausgeprägten Hämolyse. Die **Lactatdehydrogenase (LDH)** ist oft deutlich erhöht. Eine normale LDH macht eine perniziöse Anämie eher unwahrscheinlich. Das indirekte Bilirubin liegt bei 2mg%. Im Urin fällt die Urobilinogenprobe stark positiv aus. Endoskopisch sieht man eine chronisch-atrophische Korpusgastritis mit intestinaler Metaplasie. Es besteht eine histaminrefraktäre Anazidität. Im Serum ist der **Vitamin-B_{12}-Spiegel erniedrigt**, der Folsäurespiegel dagegen normal oder erhöht. Während die megaloblastären Veränderungen im Knochenmark schon wenige Stunden nach parenteraler Vitamin-B_{12}-Substitution verschwinden oder verdeckt sein können (deshalb erst das Knochenmark punktieren, danach Vitamin B_{12} geben, häufiger Fehler!), gelingt die sichere Diagnose des Vitamin-B_{12}-Mangels auch nach bereits eingeleiteter Vitamin-B_{12}-Therapie mit dem **Schilling-Test**. Dessen Prinzip beruht darauf, daß radioaktiv markiertes Vitamin B_{12} beim Gesunden zu mehr als 10% der verabreichten Dosis nach 24 Stunden im Urin erscheint. Werden weniger als 6% im Urin ausgeschieden (vorausgesetzt, die Nierenfunktion ist normal), so spricht dies für einen Vitamin-B_{12}-Mangel. Die Vitamin-B_{12}-Resorptionsstörung im Sinne der Perniziosa läßt sich beweisen, wenn sich der Schilling-Test durch Zusatz von Instrinsic-Faktor im Testansatz normalisiert. Nur wenn der Magensaft Autoantikörper gegen den Instrinsic-Faktor-Vitamin-B_{12}-Komplex enthält (Typ-II-Antikörper) oder die Resorption im distalen Ileum aus anderen Gründen behindert ist, fällt der Schilling-Test weiterhin pathologisch aus. Der Schilling-Test kann entfallen, wenn Blutbild, Knochenmark und die Laboruntersuchungen ein eindeutiges Bild ergeben.

Laborbefunde Es besteht eine **makrozytäre hyperchrome Anämie. Die BSG ist stark beschleunigt.** Als Zeichen der intramedullären Hämolyse sind **LDH und indirektes Bilirubin erhöht.** Dagegen sind die Retikulozyten niedrig normal oder vermindert. Im Blutausstrich finden sich Megalozyten. Entsprechend ist der Gipfel der Erythrozytenverteilungskurve nach rechts verschoben (**◘** J-**2**). Das Vollbild der Perniziosa zeigt eine **Granulozytopenie** und **Thrombozytopenie.**

Im **Knochenmark** findet sich eine Linksverschiebung der hyperplastischen Erythrozytopoese mit Nachweis von Megaloblasten (**◘** J-**7 a**, **b**). Auch die Granulozytopoese und Thrombopoese zeigen eine Reifungsstörung.

Vitamin B_{12} ist erniedrigt, der Folsäurespiegel dagegen normal oder erhöht. Der **Schilling-Test** bleibt pathologisch, obwohl die megaloblastären Veränderungen im Knochenmark schon wenige Stunden nach i.v. Vitamin-B_{12}-Substitution verschwinden.

Diagnostik und Differentialdiagnose. Die Diagnose des klinischen Vollbildes der Perniziosa ist schon fast eine Blickdiagnose: strohgelbes Hautkolorit, Lackzunge, geringe derbe Milzvergrößerung, hyperchrome makrozytäre Anämie bei mäßigen Hämolysezeichen. Schwierig und oft erst im zweiten Anlauf stellt sich die Diagnose des Vitamin-B_{12}-Mangels bei den vielschichtigen neurologischen Symptomen bis hin zum Vollbild der funikulären Myelose oder bei der unspezifischen gastrointestinalen Symptomatik, wenn die charakteristischen Blutbildveränderungen noch nicht oder nur gering ausgeprägt sind.

Diagnostik, Differentialdiagnose
Typische Symptomkonstellation:
- makrozytäre hyperchrome Anämie
- mäßige Hämolysezeichen
- Lackzunge
- strohgelbe Haut.

Wenn primär die neurologischen oder unspezifische gastrointestinale Symptome im Vordergrund stehen, hilft der Schilling-Test. Differentialdiagnostisch sind die verschiedenen Ursachen der Vitamin-B_{12}-Resorptionsstörung sowie der Folsäuremangel zu bedenken.

Merke ▶

> ▶ ***Merke.*** Der Knochenmarkbefund kann zu einer Fehldiagnose verleiten, wenn, wie so häufig!, die Anämie bereits außerhalb mit Vitamin-B-Komplexen therapiert wurde. Demgegenüber sichert der Schilling-Test die Diagnose der Vitamin-B_{12}-Resorptionsstörung auch nach Beginn einer Substitutionstherapie.
> Bestimmte myelodysplastische Syndrome können im Knochenmark ein ähnliches Bild erzeugen wie die perniziöse Anämie.

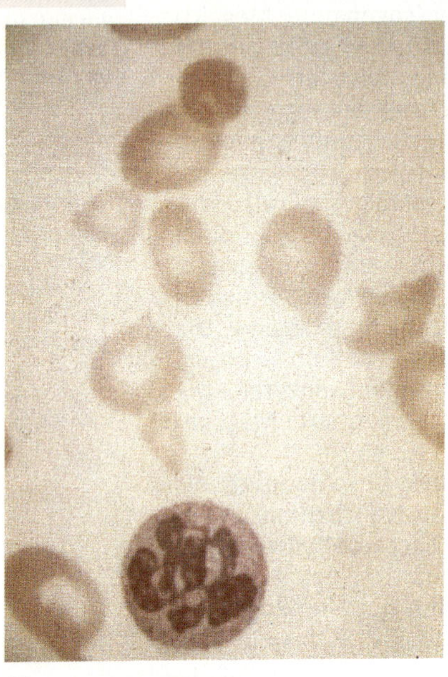

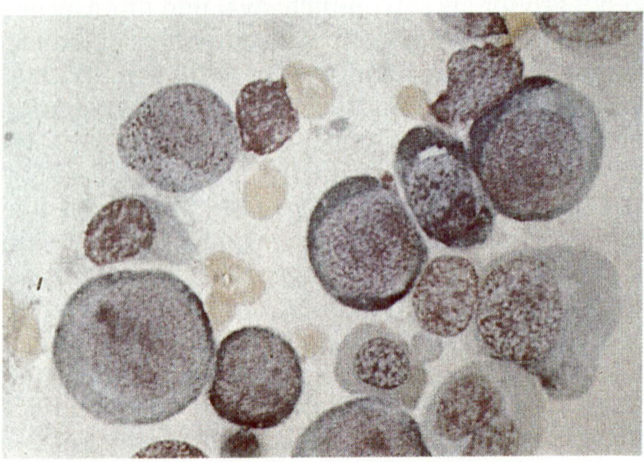

b Megaloblastäre Reifestörung der Erythropoese bei einem Patienten mit Folsäuremangel.

a Blutausstrich eines Patienten mit Perniziosa. Nachweis von Megalozyten und einem übersegmentierten Granulozyten.

J-7 a, b: Megaloblastäre Anämien.

Die **Differentialdiagnose** besteht vor allem gegenüber der Folsäuremangelanämie und anderen perniziosaähnlichen megaloblastären Anämien (z. B. Zustand nach Magenresektion, Ileumresektion, Darmstenosen, Dünndarmstrikturen, Sprue, Zöliakie, Fischbandwurmbefall) und gegenüber bestimmten myelodysplastischen Syndromen.

Therapie Empfohlen wird die parenterale Substitutionsbehandlung mit **Vitamin B_{12} i.m.** Zur Erhaltungstherapie wird Hydroxycobalamin in einer Dosis von 500 µg i.m. einmal vierteljährlich appliziert.

Therapie. Das Mittel der Wahl ist die parenterale **Vitamin-B_{12}-Substitution**. Zu empfehlen ist die intramuskuläre Gabe von 500 µg Hydroxycobalamin (z.B. Aquo-Cytobion®). Pharmakokinetischen Berechnungen zufolge sind etwa 20 Injektionen notwendig, um die entleerten Vitamin-B_{12}-Speicher anzufüllen. Zur Erhaltungstherapie genügt meist eine intramuskuläre Injektion von 500 µg Hydroxycobalamin vierteljährlich.

Merke ▶

> ▶ ***Merke.*** Die orale Behandlung nur mit Multivitaminpräparaten oder nur mit Folsäure ist ein Kunstfehler. Damit können die Blutbildveränderungen zwar normalisiert werden, aber die neurologischen Defekte bleiben unter Folsäure und Multivitaminpräparaten unverändert und sind, da sich das Blutbild normalisiert hat, viel schlechter einzuordnen.

Die **Retikulozytenkrise** wird nach 5 bis 7 Tagen erreicht. Das Blutbild hat sich nach 1 bis 2 Monaten normalisiert.

Bereits nach 2 bis 3 Tagen steigen die Retikulozyten an und erreichen nach etwa 1 Woche ihr Maximum (**sog. Retikulozytenkrise**). Nach 2 bis 3 Wochen können die Retikulozyten infolge eines sekundären Eisenmangels wieder abfallen, so daß dann eine zusätzliche Eisensubstitution erforderlich wird. Zur gesteigerten Erythropoese verbraucht der Körper Kalium, bei niedrigen Kaliumspiegeln sollte man zeitweilig Kalium substituieren. Die komplette hämatologische Remission wird nach 1 bis 2 Monaten parenteraler Therapie erreicht. Dagegen bilden sich die neurologischen Ausfallerscheinungen nur sehr langsam zurück. Restbeschwerden können bleiben.

> **Merke.** Die orale Vitamin-B_{12}-Behandlung mit Vitamin B_{12} plus Intrinsic-Faktor wird nicht durchgeführt, weil hierdurch eine Autoantikörperbildung induziert werden kann.

◀ Merke

> **Merke.** Die besonders hochdosierte parenterale Substitutionsbehandlung mit Vitamin B_{12} (z.B. 1 mg täglich i.m.) kann insofern gefährlich werden, als der überstürzte Anstieg der Thrombozyten zu thromboembolischen Komplikationen führen kann.

◀ Merke

Aus bisher ungeklärten Gründen sind Patienten mit Vitamin-B_{12}-Mangel und ausgeprägter megaloblastärer Anämie sehr empfindlich gegenüber intravasalen Volumenveränderungen und können rasch kardial dekompensieren und ein Lungenödem entwickeln. Es wird vermutet, daß der Vitaminmangel auch die kardiale Funktion beeinträchtigt. Schon ein Erythrozytenkonzentrat reicht zur Dekompensation. Erythrozytentransfusionen sollten möglichst vermieden werden: Vitamin-B_{12}-Substitution ist völlig ausreichend.

Verlauf und Prognose. Die Lebenserwartung der Patienten mit perniziöser Anämie ist normal, wenn die Substitutionsbehandlung konsequent durchgeführt wird. Für Patienten mit schweren neurologischen Störungen muß eine Langzeitbehandlung geplant werden. Es wird vermutet, daß Patienten mit atrophischer Gastritis und Perniziosa ein **erhöhtes** (2–10%) **Magenkarzinomrisiko** haben. Vermehrt treten weiterhin Erkrankungen auf, die durch die Anazidität des Magensaftes gefördert werden (Cholezystitis, Cholelithiasis, Dysfunktionen der Gallenblase). Auf die Assoziation von Schilddrüsenerkrankungen mit Perniziosa wurde bereits hingewiesen.

Verlauf und Prognose Bei weitgehend entleerten Vitamin-B_{12}-Depots erreicht die parenterale Vitamin-B_{12}-Substitutionstherapie eine klinische Remission der Anämie nach 1 bis 2 Monaten. Schilddrüsenerkrankungen und Folgestörungen der Anazidität sind bei Perniziosakranken vermehrt. Es besteht ein **erhöhtes Magenkarzinomrisiko.**

Klinische Fälle

Eine **85jährige Patientin** wird mit der Verdachtsdiagnose Leukämie vom Hausarzt eingewiesen. Hb 4,5 g/dl, Leukozytenzahl 2000/µl, Thrombozytenzahl 75000/µl. Die Patientin gibt zunehmende Schwäche seit 3 Monaten an. Außer einer ausgeprägten Blässe gibt es keine weiteren pathologischen Untersuchungsbefunde, die Leber ist nicht vergrößert, die Milz ist tastbar, aber nicht groß, die Patientin ist untergewichtig. Sie gibt jedoch an, ihr Gewicht sei unverändert, sie halte Diät. Keine Lymphknotenvergrößerung. Der Haemoccult-Test ist negativ. Die LDH ist erhöht auf 650 U/l, Gesamtbilirubin beträgt 3 mg/dl. Während die Bluttransfusion vorbereitet wird, schaut sich der behandelnde Arzt den Blutausstrich an. Megalozyten fallen auf (MCV 112 fl), ebenso einzelne hypersegmentierte Granulozyten, aber keine abnormen granulozytären oder lymphozytären Vorstufen. Die Transfusion wird gestoppt. Die Knochenmarkzytologie zeigt Megaloblasten, Proerythroblasten und Zeichen gestörter Zellreifung. Der Vitamin-B_{12}-Spiegel ist < 50 pg/ml (normal > 200 pg/ml); Folsäure im Normbereich. Auf einen Schilling-Test wird verzichtet, da das klinische Bild klassisch ist, und es wird mit der Vitamin-B_{12}-Substitution (i.m.) begonnen. Bei einer Kontrolluntersuchung nach 3monatiger Therapie durch den Hausarzt hat sich das Blutbild normalisiert. Es stellt sich heraus, daß die Patientin aus Norwegen stammt. **Ein praktischer Tip:** Bei Anämien immer den Ausstrich selber sehen, dann erst Therapie!

Der **65jährige Mann** begann nach seiner Pensionierung vor 3 Jahren größere Mengen Alkohol zu konsumieren. Vor fast 4 Jahren hatte er einen kleinen Schlaganfall durchgemacht, seitdem steht er unter einer Bluthochdrucktherapie. Seit 6 Monaten plagen ihn Gedächtnisstörungen, Konzentrationsschwäche, unklares Kribbeln und Ameisenlaufen in beiden Beinen und ein unsicherer Gang. Die fachneurologische Untersuchung wies eine gestörte Tiefensensibilität und ein gestörtes Vibrationsempfinden nach. Die Blutsenkung betrug 40/70. Das Hb betrug 13,4 g/dl, die Leukozyten 4000/µl und die Thrombozyten 120000/µl. Das MCH war auf 37 pg und das MCV auf 106 μm^3 erhöht. Die Knochenmarkpunktion deckte eine Reifungsstörung der Erythropoese auf mit »megaloblastärem Einschlag«. Die Eisenfärbung war positiv. Die Gastroskopie wies eine chronisch-atrophische Gastritis bei Zustand nach Billroth-II-Operation vor 20 Jahren nach. Eine Bestimmung des Vitamin-B_{12}-Serumspiegels unterblieb ebenso wie die Durchführung des Schilling-Tests. Es wurde eine parenterale Vitamin-B_{12}-Substitutionsbehandlung eingeleitet, die insgesamt 12 Monate durchgeführt wurde und zu einer allmählichen Besserung der neurologischen Symptome führte. Da bei Patienten mit erhöhtem chronischen Alkoholkonsum fast regelhaft eine schlechte Ernährung (kein Geld für hochwertige Nahrungsmittel) und ein kombinierter Vitaminmangel (Vitamin B_{12}, Folsäure, Thiamin) vorliegen, wurden in diesem speziellen Fall zusätzlich zu Vitamin B_{12} auch Multivitaminpräparate und Folsäure verabreicht. Dies leitet zur zweiten wichtigen Form der megaloblastären Anämie über.

Megaloblastäre Anämien durch Folsäuremangel

Definition ▶

Megaloblastäre Anämien durch Folsäuremangel

▶ *Definition.* Ein in der Regel alimentär bedingter Folsäuremangel beeinträchtigt die DNS-Synthese und kann eine makrozytäre megaloblastäre Anämie hervorrufen.

Epidemiologie Zu über 90 % findet sich der Folsäuremangel **bei Alkoholkranken.**

Epidemiologie. Die wohl häufigste Ursache des Folsäuremangels ist der chronische Alkoholabusus. Insofern finden sich Folsäuremangel und eine davon abhängige Anämie am häufigsten **bei Alkoholikern** und bei Patienten mit schweren alkoholisch bedingten Lebererkrankungen, die zuwenig Gemüse und Salate essen.

Ätiologie und Pathophysiologie Ursachen des Folsäuremangels sind **Mangelernährung, Resorptionsstörungen** und Medikamente (z. B. **Folsäureantagonisten**). Durch den Folsäuremangel wird die DNS-Synthese der hämatopoetischen Zellen gestört.

Ätiologie und Pathophysiologie. ▤ J-**12** (*S. 1336*), zeigt die Ursachen für einen Folsäuremangel. Man nimmt an, daß der Folsäuremangel beim Alkoholkranken auf **unzureichender Ernährung** sowie verminderter Speicherung und Metabolisierung von Folsäure in der geschädigten Leber beruht. Alkohol und Lebererkrankungen können außerdem die Verdauung und damit die Folsäureabsorption beeinträchtigen. Eine **unzureichende Ernährung**, eine **Malabsorption** infolge von Dünndarmerkrankungen und die Behandlung mit **Folsäureantagonisten** und anderen Medikamenten stehen bei Nichtalkoholikern im Vordergrund. Der Folsäuremangel läßt den Folsäurespiegel im Serum absinken, was nach einigen Wochen zu Störungen der DNS-Synthese führt. Eine manifeste Anämie entwickelt sich erst nach 3 bis 4 Monaten.

Klinik Die Zeichen ähneln denen der perniziösen Anämie (**Glossitis**). Neurologische und psychische Veränderungen entstehen nicht durch einen Folsäuremangel per se, wohl aber durch Alkohol oder einen zusätzlichen Vitamin-B_{12}-Mangel (*s. dort*).

Klinik. Sie ähnelt der perniziösen Anämie. Die Patienten leiden an einer **Glossitis**. Neurologische und psychische Symptome, einschließlich Pyramidenbahnschädigungen, sind beschrieben. Ihre Ursache ist nicht der Folsäuremangel per se, sondern in einer alkoholtoxischen Schädigung bzw. einem kombinierten Folat- plus Vitamin-B_{12}-Mangel zu suchen. Dies kann die Differentialdiagnose sehr erschweren.

Laborbefunde Das **hämatologische Bild ähnelt** dem bei **Perniziosa**-Kranken. Richtungweisend ist der **erniedrigte Serum-Folsäurespiegel**. Der Vitamin-B_{12}-Spiegel und der Schilling-Test sind beim reinen Folsäuremangel normal.

Laborbefunde. Die **hämatologischen Veränderungen entsprechen** denen bei **Vitamin-B_{12}-Mangel**. Sie sind jedoch nicht so stark ausgeprägt. Es ist möglich, den Folsäurespiegel im Serum (normal 5 bis 20 µg/l) und in den Erythrozyten (normal 160 bis 640 µg/l) zu bestimmen. Der Serumspiegel ist sensitiver und fällt eher als der intraerythrozytäre Spiegel. **Niedrige Serumspiegel zeigen den Folsäuremangel auf**, niedrige intraerythrozytäre Spiegel bestätigen, daß die megaloblastäre Anämie durch Folsäuremangel bedingt ist. Der Vitamin-B_{12}-Spiegel ist nicht erniedrigt, der Schilling-Test fällt normal aus.

Diagnostik, Differentialdiagnose Erniedrigte Folsäure im Serum. Vitamin B_{12} und Schilling-Test normal. Bei normalem Folsäure- und Vitamin-B_{12}-Spiegel direkte **alkoholtoxische Knochenmarkschädigung,** myelodysplastisches Syndrom oder Einnahme von Folatantagonisten erwägen (▤ J-**12**).

Diagnostik und Differentialdiagnose. Die Diagnose basiert auf dem Nachweis des erniedrigten Folsäurespiegels im Serum. Das Knochenmarkpunktat zeigt Veränderungen wie bei Perniziosa. **Alkohol** hat neben seiner Wirkung auf den Folatmetabolismus auch einen direkt **knochenmarktoxischen Effekt**. Bei chronisch Alkoholkranken findet man vermehrt Sideroblasten und Vakuolisierung von Zellen der myeloischen Reihe. Differentialdiagnostisch sind weiterhin myelodysplastische Syndrome und die Einnahme von Folatantagonisten (Methotrexat, Pyrimethamin, Trimethoprim, Phenylhydantoin) auszuschließen (*s.* ▤ J-**12**).

Therapie Die **orale Folsäuresubstitution** gleicht den Folsäuremangel innerhalb von 4 Wochen aus.

Therapie. Therapie der Wahl ist die **orale Folsäuresubstitution** mit 5 bis 15 mg täglich p.o. (z. B. Folsan 3 x 1 Tabl. täglich), wodurch der Folsäuremangel binnen etwa vier Wochen ausgeglichen werden kann. Wichtig ist die Ausschaltung der ursächlichen Noxen.

Merke ▶

▶ *Merke.* Da kombinierte Folsäure-Vitamin-B_{12}-Mangelzustände vorkommen und die Folsäuretherapie nur den Anämiebefund, nicht jedoch die neurologische Symptomatik verbessert, **muß ein Vitamin-B_{12}-Mangel in allen Fällen vor der Therapie mit Folsäure ausgeschlossen werden.**

Verlauf und Prognose. Die Prognose ist günstig. Bei konsequenter Behandlung ist die Rezidivgefahr gering. Jedoch ist die Beseitigung der Noxe Alkohol oft schwierig.

Verlauf und Prognose Der Verlauf und die Prognose sind günstig, die Beseitigung der Noxe Alkohol ist dagegen schwierig.

Aplastische Anämie (Panmyelophthise)

Aplastische Anämie (Panmyelophthise)

Definition. Aplastische Anämien (Inzidenz 4/1 Mio) sind charakterisiert durch eine Panzytopenie im peripheren Blutbild zusammen mit einer Verminderung der granulozytären und erythrozytären Vorläuferzellen und der Megakaryozyten im Knochenmark. Man spricht auch von Panmyelophthise oder Panmyelopathie. Es gibt idiopathische (50% der Fälle), medikamentös oder durch Infektionen verursachte Formen und aplastische Anämien bei Thymomen. Ein Teil der aplastischen Anämien wird den myelodysplastischen Syndromen zugerechnet.
Die aplastischen Anämien im engeren Sinne werden auch Erythroblastophthise bzw. im angloamerikanischen Schrifttum als »Pure red cell anemia« bezeichnet. Sie zeichnen sich dadurch aus, daß selektiv die Produktion der roten Blutkörperchen stark vermindert ist.

◀ **Definition**

Epidemiologie. Die **akute** Erythroblastophthise kommt besonders im Kindesalter vor. Die akute aplastische Krise entsteht ohne erkennbare Ursache, manchmal im Verlauf einer Kugelzellanämie oder auf medikamentös-toxischer Basis (Phenytoin, Chloramphenicol). Die **chronischen** Formen der Erythroblastophthise sind angeboren und treten am Ende der Neugeborenenperiode oder in den ersten Lebensjahren in Erscheinung (Blackfan-Diamond-Syndrom, Fanconi-Anämie). Letztere ist gekennzeichnet durch eine Panzytopenie, Knochenmarkaplasie und multiple Mißbildungen. Für die Klinik viel wichtiger als diese seltenen angeborenen Formen sind die erworbenen Fälle von aplastischer Anämie (J-**13**), entweder idiopathisch oder nach Einnahme von Medikamenten (J-**14**), nach bestimmten Infektionen nach Exposition gegenüber exogenen Noxen, bei Thymomen oder in der Schwangerschaft.

Epidemiologie Die angeborenen aplastischen Anämien sind sehr selten. Häufiger und klinisch bedeutsamer sind die erworbenen Fälle, entweder entstehen sie idiopathisch, d. h. eine Ursache wird nicht gefunden, oder nach Schädigung durch Chemikalien, Strahlen, bestimmte Medikamente (J-**14**), Infektionen oder in der Schwangerschaft (J-**13**).

J-13: Ursachen aplastischer Anämien

- Idiopathisch (über pathologische Reaktionen des T-Zellsystems)
- Medikamente (J-**14**), dosisabhängig oder idiosynkratisch
- Giftstoffe (Benzol), Strahlung
- Infektionen (Hepatitis B, Zytomegalie, Mononukleose, Parvoviren)
- Schwangerschaft
- Paroxysmale nächtliche Hämoglobinurie
- Angeboren (Fanconi-Anämie, Blackfan-Diamond-Syndrom)

Ätiologie und Pathophysiologie. Die angeborenen bzw. vererbbaren aplastischen Anämien sind wohl auf autosomale Gendefekte zurückzuführen. Aplastische Anämien nach Medikamenteneinnahme oder nach physikalischen Noxen (Strahlung) sind durch eine Schädigung der erythropoetischen Stammzellen bedingt. Die Zahl potentiell schädigender Medikamente ist zwar hoch (J-**14**), die tatsächliche Inzidenz jedoch unterschiedlich (z.B. Metamizol 1 : 6 000 000, Chloramphenicol 1 : 20 000).
Bei aplastischen Anämien nach Infektionen, in der Schwangerschaft, bei Thymomen und bei allen Formen ohne definierbare Ursache (idiopathische aplastische Anämie) vermutet man eine immunologische Suppression der Hämatopoese. Für Parvoviren hat man einen direkt toxischen Effekt auf die Erythropoese nachweisen können.

Ätiologie und Pathophysiologie Die Ursache der angeborenen oder vererbten Formen der aplastischen Anämie ist in genetischen Defekten zu suchen. Die erworbenen Formen nach chemischen, physikalischen und medikamentösen Noxen beruhen wohl auf einer Schädigung der Stammzellen. Immunologische Ursachen vermutet man bei aplastischen Anämien in der Schwangerschaft, bei Thymomen. Auch (Parvo-) Viren können die Stammzelle schädigen (J-**13**).

J-14: Einige Beispiele für potentiell knochenmarkschädigende Substanzen und Medikamente bis hin zur Panmyelopathie

Antibiotika	▷ Streptomycin, Penicillin, Chloramphenicol, Tetracyclin, Oxacillin, Vancomycin, Sulfonamide
Tuberkulostatika	▷ Isoniazid, Rifampicin
Malariamittel	▷ Chinin, Primaquin
Zytostatika	▷ Cyclophosphamid, Antracycline, Antimetaboliten usw.
Antikonvulsiva	▷ Phenytoin
Thyreostatika	▷ Carbimazol, Kaliumperchlorat, Thiouracile, Thiamazol
Analgetika	▷ Aminophenazon, Phenacetin, Phenylbutazon, Metamizol, Paracetamol
Antidiabetika	▷ Tolbutamid, Biguanide etc.
Neuroleptika	▷ Chlorpromazin
Sedativa	▷ Barbiturate, Meprobamat
Antiarrhythmika	▷ Chinidin, Amiodaron
Antirheumatika	▷ Goldsalze, Penicillamin, Phenylbutazon u. a.
Insektizide	▷ Hexachlorcyclohexan u. a.
Lösungsmittel	▷ Benzol

Klinik Erworbene Form: Blässe, Leistungsknick (Anämie), Infektneigung (Granulozytopenie) und Blutungsneigung (Thrombozytopenie). In 50 % ist die Noxe eruierbar.

Klinik. Das Vollbild der erworbenen Erkrankung wird von der hämatopoetischen Insuffizienz diktiert. Die Patienten erleiden einen akuten Leistungsknick (Anämie), neigen zu Infekten infolge Granulozytopenie oder zeigen eine erhöhte Blutungsbereitschaft infolge Thrombozytopenie. Hepatosplenomegalie und Lymphknotenvergrößerung sind nicht typisch.

Laborbefunde Die Erythrozyten sind normozytisch und normochrom. Es bestehen Anämie, Bizytopenie und Panzytopenie. Retikulozyten sind erniedrigt, BSG stark beschleunigt. Das Knochenmark erscheint im typischen Fall **»leer«**.

Laborbefunde. Die Erythozyten sind normo-, eventuell leicht makrozytär und normochrom. Es besteht eine Anämie, Bizytopenie oder Panzytopenie. Die Retikulozytenzahl ist niedrig, die Lymphozytenzahl im Normbereich. Kernhaltige Erythrozyten- und Leukozytenvorstufen sind nicht typisch und sollten den Verdacht auf andere Erkrankungen lenken.
Das **Knochenmark** ist zellarm, im typischen Fall auch histologisch **»leer«**. Die Eisenspeicherung im noch vorhandenen Mark ist oft normal bis vermehrt. Es finden sich auch vereinzelt Areale mit hyperzellulärem Mark, deshalb sind zur exakten Diagnosestellung oft mehrfache Knochenmarkuntersuchungen erforderlich.

Diagnostik, Differentialdiagnose Die klinischen Befunde (Leistungsabfall, Hautblässe, Anämie, Bizytopenie, Panzytopenie) und der Knochenmarkbefund sind wegweisend. Die Differentialdiagnose gegenüber einer Eisenmangelanämie, hämolytischen Anämien oder der akuten Leukämie gelingt u. a. mittels Knochenmarkpunktion.

Diagnostik und Differentialdiagnose. Die Diagnose läßt sich aus den klinischen Befunden (Leistungsabfall, reduzierter Allgemeinzustand, Haut- und Schleimhautblässe, Anämie), dem Blutbild und dem Knochenmarkbefund sicher stellen. Differentialdiagnostisch läßt sich eine Eisenmangelanämie durch die unterschiedliche Zytologie und Histologie im Knochenmark, eine hämolytische Anämie an den charakteristischen Zeichen der Hämolyse und eine akute Leukämie (in einem Drittel der Fälle mit panzytopenischem peripheren Blutbild) durch das bei Leukämien hyperplastische Knochenmark ausschließen. Folsäure- und Vitamin-B_{12}-Spiegel liegen im Normbereich.

Therapie In vielen Fällen wird symptomatisch mit Transfusion von gewaschenen Erythrozyten behandelt. In besonderen, möglicherweise durch Autoantikörper gegen Stammzellen bedingten Fällen, scheint sich eine immunsuppressive Therapie mit Ciclo-

Therapie. Bisher war meist nur eine symptomatische Therapie mit Bluttransfusionen oder Erythrozytenkonzentraten möglich. Da besonders bei der idiopathischen Form der aplastischen Anämie eine immunologische Beteiligung vermutet wird, kann eine immunsuppressive Therapie mit Ciclosporin oder Antithymozytenglobulin (Gefahr: Serumkrankheit) versucht werden. Bei jüngeren Patienten sollte jedoch bald eine allogene Knochen-

marktransplantation erwogen werden. Kortikoide und Androgene wurden vereinzelt in unkontrollierten Studien oder Fallberichten als wirksam beschrieben. Bei durch Parvoviren bedingten aplastischen Anämien scheinen Immunglobulininfusionen hilfreich zu sein. Die Effektivität von Erythropoetin und Granulozyten-Wachstumsfaktoren ist unklar.
Allgemein ist bei niedrigen Granulozytenzahlen an eine gute Hygiene, Vermeidung von Kontakt mit Infektionskranken, Isolation und sofortige antibiotische Therapie von Infekten zu denken. Bei prämenopausalen Frauen mit Thrombozytopenie im Rahmen der aplastischen Anämie sollten Menstruationsblutungen medikamentös unterdrückt werden.

sporin und/oder Antilymphozytenglobulin zu bewähren. Junge Patienten sollten eine Knochenmarktransplantation erhalten. Kortikoide und Androgene sind nicht sicher hilfreich. Gute Hygiene, Infektvermeidung und antibiotische Therapie sind wichtig.

Verlauf und Prognose. Die Prognose der symptomatisch behandelten Patienten ist sehr schlecht. Oft sind monatelange wiederholte Transfusionen von Erythrozyten- und Thrombozytenkonzentraten erforderlich. Hinzu kommt eine intensive antibiotische und fungostatische Therapie. Die Erfolge der immunsuppressiven Behandlung mit Ciclosporin und Antithymozytenglobulin sind gegenwärtig noch nicht sicher abzuschätzen. Etwa ein Viertel der Patienten scheint langfristig zu profitieren. Dagegen sind die Erfolge der Knochenmarktransplantation mit einer Langzeitremissionsrate von bis zu 80% relativ gut.

Verlauf und Prognose **Die Prognose ist schlecht, die Letalität beträgt insgesamt 70%, Todesursache sind oft Infektionen oder Blutung. Eine immunsuppressive Therapie kann bei 25 bis 50% der Fälle den Zustand stabilisieren. Bei Knochenmarktransplantation gibt es bis zu 80% Langzeitremissionen, deshalb ist diese Therapie bei jüngeren Patienten anzustreben.**

▶ ***Merke.*** Patienten haben nach immunsuppressiver Therapie ein erhöhtes Risiko, akute myeloische Leukämien oder myelodysplastische Syndrome zu entwickeln.

◀ Merke

Die schwangerschaftsassoziierte Form der aplastischen Anämie bildet sich bei einigen Patientinnen nach der Schwangerschaft wieder zurück.

Klinischer Fall

Ein 55jähriger Mann mit Hb 7,5 g/dl, Thrombozytenzahl 20000/µl, Leukozytenzahl 1200/µl. Im Knochenmark ausgeprägte Hypoplasie, aber keine atypischen Zellen. Eine schädigende Noxe läßt sich nicht nachweisen, die Medikamenten- und Berufsanamnese ist leer, keine Hinweise auf vorausgehende Infekte. Eisen-, Vitamin-B_{12}- und Folsäurespiegel sind im Normbereich. Eine Therapie mit Ciclosporin wird begonnen, dazu Substitution mit Erythrozytenkonzentraten, wenn der Patient über zunehmende Schwäche klagt oder wenn der Hb unter 8,0 abfällt. Thrombozytenkonzentrate werden nur bei Blutung (z.B. Nasenbluten) gegeben. Der Patient muß während eines halben Jahres mehrfach stationär aufgenommen werden wegen ausgeprägter Dysphagie durch Soor der Mundschleimhaut und des Ösophagus, Pneumokokkenpneumonie und schwerer gastrointestinaler Blutung. Während des letzten Aufenthaltes trat eine anaphylaktische Reaktion nach Bluttransfusion auf. Nach 9 Monaten steigt zunächst die Thrombozytenzahl, dann auch Leukozyten und Hb. Nach 1 Jahr Hb 10,5 g/dl, Leukozyten 3000/µl, Thrombozyten 89000/µl. Keine klinischen Beschwerden. Die Ciclosporintherapie wird z.Zt. noch weitergeführt und soll innerhalb des kommenden Jahres bei stabilen Blutwerten langsam abgesetzt werden.

Begleitanämien

Begleitanämien

Renale Anämie

Renale Anämie

▶ ***Definition.*** Chronisch Nierenkranke leiden an einer chronischen, meist normochromen Anämie. Dabei ist weitgehend gleichgültig, welche Nierenerkrankung der Niereninsuffizienz zugrunde liegt.

◀ Definition

Epidemiologie. Mit der Ausweitung der Indikationen für die chronische Dialyse z.B. auf Patienten mit renalen Komplikationen eines langjährigen Diabetes mellitus nimmt die Zahl der Patienten mit renalen Anämien zu. Andererseits wird der Kreis der Patienten, die für eine allogene Nierentransplantation in Frage kommen, immer begrenzt bleiben. Die Morbidität des chronisch Nierenkranken wird maßgeblich von den Folgen der chronischen Anämie bestimmt. Somit ist naheliegend, daß insbesondere die Zahl älterer Menschen mit chronisch nephrogenen Anämien eher zu- als abnehmen wird.

Epidemiologie **Die renale Anämie ist ein Begleitsymptom bei fast allen Patienten mit chronischer Urämie und mit chronischer Dialyse.**

Ätiologie und Pathophysiologie Die zentrale Rolle bei der Entstehung der nephrogenen Anämie spielt die **verminderte Erythropoetinproduktion der erkrankten Nieren.** Inwieweit »Urämietoxine« die Hämatopoese beeinträchtigen, ist unklar. Zusätzlich muß an Eisenmangel (chronische Blutverluste) und Folsäuremangel (Verlust im Dialysat) gedacht werden.

Ätiologie und Pathophysiologie. Die Kausalpathogenese der renalen Anämie ist durch zwei klinische Beobachtungen erklärt: Durch eine Erythropoetin-Substitutionstherapie läßt sich die renale Anämie beseitigen. Ebenso normalisiert sich nach einer erfolgreichen Nierentransplantation das Blutbild. **Die zentrale Rolle beim Zustandekommen einer nephrogenen Anämie spielt somit die verminderte Erythropoetinproduktion in den erkrankten Nieren**. Inwieweit Urämietoxine, die keiner bisher genau definieren konnte, beim niereninsuffizienten Patienten die Erythropoese zusätzlich beeinträchtigen oder eine leichte Hämolyse verursachen können, ist unklar. Man hat jedoch gezeigt, daß eine höhere Dialysefrequenz zur Anhebung des Hämoglobinspiegels beiträgt, was auf ein verbessertes Ansprechen der erythropoetischen Stammzellen auf Erythropoetin zurückgeführt wurde. Weitere Faktoren bei der Entstehung der renalen Anämie können ein Eisenmangel sein, verursacht durch chronische Blutverluste (bei Dialyse, Niereninsuffizienz beeinträchtigt die Hämostase, die Patienten bluten leichter) bzw. durch eine schlechtere Eisenabsorption und ein Folsäuremangel durch Übertreten der Folsäure aus dem Serum in das Dialysat.

Klinik Die Entwicklung einer normochromen Anämie zeigt eine gewisse Korrelation zur Höhe des Serumkreatinins. Das klinische Bild wird von den Folgen der chronischen Anämie und von der renalen Grunderkrankung geprägt.

Klinik. Oft besteht ein Zusammenhang zwischen dem Ausmaß der Retention harnpflichtiger Substanzen im Serum und dem Grad der Anämie. Beim Anstieg des Serumkreatinins auf Werte über 2 mg/dl entwickelt sich die Anämie. Ein Teil der Patienten mit fortgeschrittener Niereninsuffizienz leidet auch an einer **gesteigerten Hämolyse.** Zusätzlich bestimmt die renale Grunderkrankung die Symptomatik und das klinische Bild.

Laborbefunde Es besteht eine **normochrome normozytäre** Anämie; der Hb-Wert liegt bei 8–9 g/dl. Eventuell bestehen Hämolysezeichen (LDH, Haptoglobin). Bei Eisenmangel durch Blutungen kann die Anämie hypochrom sein. Auch ein Folsäuremangel kann bestehen.

Laborbefunde. Die wichtigsten Laboruntersuchungen betreffen das Blutbild und die Bestimmung der harnpflichtigen Substanzen im Serum. Die renale Anämie ist meist **normochrom** und **normozytär**. Im Knochenmark findet sich eine **Hypoplasie der Erythropoese**. In manchen Fällen findet man Zeichen einer Hämolyse (vermindertes Haptoglobin, erhöhte LDH). Eisenmangel und Folsäuremangel müssen durch Untersuchungen im Serum ausgeschlossen werden. Bei Eisenmangel durch Blutung kann die renale Anämie hypochrom sein.

Diagnostik, Differentialdiagnose Die Diagnose wird durch die chronische Niereninsuffizienz festgelegt. Differentialdiagnostisch müssen eine Eisen- und/oder Folsäuremangelanämie ausgeschlossen werden.

Diagnostik und Differentialdiagnose. Die Diagnose der renalen Anämie basiert auf dem klinischen Nachweis der chronischen Niereninsuffizienz. Die Differentialdiagnose muß eine Eisenmangelanämie oder eine Folsäuremangelanämie ausschließen.

Kommt ein Patient mit Niereninsuffizienz und Anämie erstmalig, so kann die Niereninsuffizienz, auch wenn sie erst seit kurzem zu Beschwerden führt, chronisch bestanden haben und die Anämie erklären. Man muß aber auch an Krankheiten denken, die gleichzeitig die Niere und die Hämatopoese z.T. akut angreifen, z.B. Lupus erythematodes, hämolytisch-urämisches Syndrom (= thrombotisch-thrombozytopenische Purpura).

Therapie Mittel der Wahl ist die Applikation von Erythropoetin. Wegen der zu erwartenden Nebenwirkungen (Thrombosegefährdung, Blutdruckanstieg, hypertone Enzephalopathie) muß die Therapie unter engmaschiger ärztlicher Kontrolle erfolgen.

Therapie. Beim hämodialysierten Patienten müssen etwaige Eisen- und Folsäuremangelzustände ausgeglichen werden. Bluttransfusionen müssen beim urämischen Patienten auf ein Minimum reduziert werden, weil trotz aller Vorsichtsmaßnahmen das Hepatitisrisiko wächst. Zusätzlich hemmen Bluttransfusionen die Erythropoese im Knochenmark, wahrscheinlich durch Unterdrückung der restlichen Erythropoetinproduktion in den kranken Nieren.

Mittel der Wahl für die Behandlung der renalen Anämie ist die Applikation von gentechnisch gewonnenem, rekombinantem Erythropoetin. Die Anämie der niereninsuffizienten Patienten läßt sich dadurch beheben. Die Therapie sollte mit 35 IE/kg Körpergewicht 3mal pro Woche s.c. begonnen werden, bei unzureichendem Ansprechen kann man auf 80 IE/kg erhöhen. Wenn der Hkt 30% erreicht, sollte man die Dosis dieses teuren Medikamentes reduzieren. Andererseits ist die Erythropoetinbehandlung mit einigen schwerwiegenden Nebenwirkungen verbunden. Da Hämatokrit und Blutviskosität ansteigen, erhöhen sich infolge vermehrter Koagulabilität die Thrombosegefährdung und Gerinnungsneigung des Blutes in den Dialysegeräten. Dies läßt sich durch eine adäquate Heparinbehandlung während der Dialyse ausgleichen. Der Blutdruck muß konsequent überwacht werden (Hypertonie bei bis zu 50% der Patienten), da hypertone Krisen beschrieben wurden, die mit Kopfschmerzen, Krampfanfällen und einer hypertonen Enzephalopathie einhergingen. Ob die Rate kardiovaskulärer Komplikationen zunehmen wird, ist noch nicht abschließend zu beurteilen. Jedenfalls verbessert die Erythropoetintherapie entscheidend die Lebensqualität der chronisch nierenkranken Patienten.

Verlauf und Prognose. Die renale Anämie läßt sich durch die Erythropoetinbehandlung beseitigen. Die Nebenwirkungen dieser Behandlung sind beherrschbar. Die Prognose des Patienten hängt von der renalen Grundkrankheit ab.

Verlauf und Prognose Die Behandlung mit Erythropoetin beseitigt die renale Anämie. Die Prognose hängt vom renalen Grundleiden ab.

Anämie bei Lebererkrankungen

Anämie bei Lebererkrankungen

Definition. Anämien unterschiedlicher Ursache werden bei 20 bis 30% der Patienten mit chronischen Lebererkrankungen beobachtet, in fortgeschrittenen Stadien der Lebererkrankung auch noch häufiger.

◀ **Definition**

Epidemiologie. Die genaue Inzidenz ist nicht bekannt. Das männliche Geschlecht scheint bevorzugt zu sein. Je nach Ursache der Anämie sind Patienten aller Altersstufen betroffen. Bei den meisten anämischen Leberkranken verursacht die Anämie die Hauptbeschwerden.

Epidemiologie Zu 90% sind Patienten mit Leberzirrhosen und chronischen Hepatitiden betroffen.

Ätiologie und Pathophysiologie. Man kann drei Anämieformen unterscheiden:

- **Hypochrome Anämie** als Folge von Blutungen aus dem Gastrointestinaltrakt, z.B. durch Ösophagusvarizenblutung bei Leberzirrhose.
- **Hämolytische Anämien.** Die Erythrozytenmembranen von Patienten mit starker Hämolyse enthalten abnorm viel Cholesterol, während Phospholipide vermindert sind. Diese Erythrozyten sind schlecht verformbar und werden in der Milz abgebaut. Der bei vielen Lebererkrankungen bestehende Hypersplenismus fördert die Hämolyse.
- **Hyporegeneratorische Anämien** mit verminderter Erythropoese im Knochenmark (alkoholtoxisch, Folsäure-, Vitamin-B_{12}-Mangel, Eisenmangel durch minderwertige Ernährung).

Ätiologie und Pathophysiologie Außer **hypochromen** Blutungsanämien in den Gastrointestinaltrakt kommen **hämolytische und hyporegeneratorische** Anämien vor. Toxische Einflüsse durch Alkohol und alimentär bedingte Vitamin-B_{12}- und/oder Folsäuremangelzustände können hinzukommen.

Klinik. Bei chronischen Blutungen ist die Anämie hypochrom und mikrozytär. Haemoccult-Testung und Blutungsanamnese sind obligat. Eine normochrome Anämie kann Folge der gesteigerten Hämolyse infolge Splenomegalie sein. In diesen Fällen ist die Erythropoese im Knochenmark gesteigert. Andererseits findet man bei einem Teil der Patienten mit Leberzirrhose eine Korrelation zwischen dem Ausmaß der Anämie und der Schwere der Leberfunktionsstörung (Bilirubinspiegel, Albumin). Insbesondere beim hepatorenalen Syndrom kann die Erythropoese vermindert sein, ursächlich wohl durch ein vermindertes Ansprechen auf Erythropoetin oder einen Erythropoetinmangel (Niereninsuffizienz!).
Eine Sonderform dieser Anämie ist das **Zieve-Syndrom**. Bei chronischen Alkoholikern entwickeln sich ein **Ikterus**, eine **Hyperlipidämie** und eine **Hämolyse**. Im Falle der Vitamin-B_{12}- oder Folsäuremangelanämie würde eine makrozytäre hyperchrome Anämie auftreten.

Klinik Der Charakter der Anämie ist entsprechend den verschiedenen Ursachen unterschiedlich. Chronische Blutverluste gehen mit einer mikrozytären hypochromen Anämie einher. Bei Hämolysen ist die Anämie eher normochrom. Vitamin-B_{12}- und/oder Folsäuremangelzustände lassen eine makrozytäre hyperchrome Anämie erwarten. Die bei chronischen Alkoholikern bestehende **Trias** aus Ikterus, Hyperlipidämie und Hämolyse wird als **Zieve-Syndrom** bezeichnet.

Laborbefunde. Der chronisch Leberkranke hat selten eine Anämie von weniger als 8 bis 9 g/dl. Dies ist praktisch insofern wichtig, als bei stärkeren Anämien von einer zusätzlichen Blutung in den Gastrointestinaltrakt ausgegangen werden muß. Entsprechend der unterschiedlichen Ursache kann die Anämie mikrozytär und hypochrom, normozytär und normochrom oder (z.B. bei Folsäuremangel) makrozytär und hyperchrom sein. In vielen Fällen ist die BSG stark beschleunigt. In der Serumelektrophorese findet man einen Albuminmangel und eine Vermehrung der Gammaglobuline. Bei einer stär-

Laborbefunde Es finden sich die typischen Laborzeichen der Leberzirrhose. Der Hb liegt bei etwa 9 g/dl. Die Anämie kann je nach Genese mikrozytär und hypochrom, normozytär und normochrom oder makrozytär und hyperchrom sein. Bei Splenomegalie Hämolysezeichen und Thrombopenie.

keren Splenomegalie kann die Hämolyse (indirektes Bilirubin erhöht) mit einer Thrombopenie gepaart sein.

Diagnostik und Differentialdiagnose
Die Diagnose resultiert aus der Anamnese, den Laborwerten (Blutbild, Leberfunktionswerte) und den klinischen Zeichen der Leberzirrhose. Bei Hb-Abfall unter 8–9 g/dl muß an eine Blutung gedacht werden. Anämien durch Mangelernährung (Eisen, Folsäure, Vitamin B_{12}) sind zu erwägen.

Diagnostik und Differentialdiagnose. Die Diagnose der begleitenden Anämie bei chronisch Leberkranken ergibt sich im allgemeinen aus der **Anamnese** (dekompensierte Leberzirrhose) und den **klinischen Zeichen** (Anämie, Palmarerythem, Abdominalglatze, Spider). Ein Hb-Abfall unter 8 bis 9 g/dl muß den **Ausschluß einer gastrointestinalen Blutung** veranlassen (Endoskopie). Entsprechend der Vielfalt der Ursachen müssen differentialdiagnostisch alle Formen der Anämie erwogen werden.

Therapie Die Behandlung ist symptomatisch. Bei Beschwerden wie Angina pectoris und Atemnot erfolgt eine Transfusion von Erythrozytenkonzentraten. Bei ausgeprägter hämolytischer Anämie und Thrombozytopenie durch Splenomegalie sollte eine Splenektomie erwogen werden. Bei Zieve-Syndrom hilft nur Alkoholkarenz.

Therapie. Stärkere Blutungsanämien müssen durch die Gabe von Blut bzw. Erythrozytenkonzentraten ausgeglichen werden. Dabei auch an die Substitution von Gerinnungsfaktoren (Frischplasma) denken, wenn ein Gerinnungsdefekt (erniedrigter Quick-Wert) vorliegt. Die nicht blutungsbedingten Anämien sind oft chronisch, und die Patienten haben sich an die Anämie zumeist adaptiert. Nur bei Beschwerden, z.B. Angina pectoris, Atemnot, Schwäche, sollte eine Auftransfusion auf Hb 10 bis 11 g/dl erfolgen. Die Splenektomie ist besonderen Fällen von splenogener Markhemmung und/oder Hämolyse vorbehalten.
Das Zieve-Syndrom bessert sich meist unter Alkoholkarenz.

Verlauf und Prognose Bei Patienten mit »chronisch adaptierter« Anämie bestimmt das Leberleiden die Prognose. Ösophagusvarizenblutungen führen oft zum Schock und haben eine schlechte Prognose.

Verlauf und Prognose. In vielen Fällen bestimmt die zugrundeliegende Lebererkrankung den Verlauf und die Prognose. Patienten mit Ösophagusvarizenblutung haben eine besonders schlechte Prognose, ein Drittel verstirbt an der ersten Blutung, die Hälfte im ersten Jahr. Bei Patienten mit »chronisch adaptierter« Anämie ist nicht die Anämie, sondern die Lebererkrankung ausschlaggebend für die Gesamtprognose.

Infekt- und Tumoranämien

Infekt- und Tumoranämien

Definition ▶

Definition. Als Infekt- und Tumoranämien bezeichnet man Anämien, die mit chronischen Infektionen, inflammatorischen Prozessen und Tumoren assoziiert sind und sich dadurch auszeichnen, daß das Serumeisen niedrig, das Serumferritin aber erhöht ist (charakteristischer Unterschied zur Eisenmangelanämie).

Epidemiologie Je schwerer die Infektion, das maligne Leiden oder der inflammatorische Prozeß, desto ausgeprägter die Anämie. Häufig bei Krankenhauspatienten.

Epidemiologie. Viele schwere akute, aber auch chronische Infektionen, Tumorleiden und inflammatorische Prozesse werden von dieser Form der Anämie begleitet. Die Schwere des Grundleidens korreliert mit der Schwere der Anämie. Man findet diese Anämie naturgemäß häufig bei stationären Patienten.

Merke ▶

Merke. Auch bei älteren Personen sollten Anämien immer Anlaß zu entsprechender Diagnostik sein, der **gesunde alte** Mensch ist **nicht** anämisch!

Ätiologie und Pathophysiologie
Der Eisenstoffwechsel ist gestört, dabei spielen die Proteine **Lactoferrin** und **Interleukin-1** eine Rolle. Ferritin ist erhöht, **Transferrin** und Serumeisen sind **erniedrigt**. Bei Krebskranken besteht eine Korrelation zwischen Transferrin und Ausmaß der Anämie. Das Eisen strömt in die Zellen des RES, aber nicht in die Zellen der Erythropoese.

Ätiologie und Pathophysiologie. Die Anämie ist meist hypochrom, kann aber auch normochrom sein. Im Vordergrund der Pathogenese stehen **Störungen im Eisenstoffwechsel.** Man nimmt an, daß **Interleukin-1** (IL-1), ein von Leukozyten freigesetzter Entzündungsmediator, dabei eine zentrale Rolle spielt. IL-1 veranlaßt Granulozyten, das Protein **Lactoferrin** zu sezernieren. Lactoferrin bindet (wie Transferrin) Serumeisen. Lactoferrin gibt das Eisen jedoch nicht an die Zellen der Erythropoese weiter, sondern an Makrophagen und Zellen des retikuloendothelialen Systems (RES). Eisen wird somit von der Erythropoese abgezogen und im RES von Milz, Leber und Knochenmark aufgenommen. Das Serumeisen ist somit erniedrigt, das Ferritin (als Marker der Eisenspeicherung im Knochenmark) erhöht, Transferrin ist erniedrigt, auch ein Effekt von IL-1. Bei Krebskranken besteht eine Korrelation zwischen Transferrinkonzentration und Hämoglobinwert. **Die**

Eisenbindungskapazität ist im Unterschied zur echten Eisenmangelanämie erniedrigt. Die Eisenspeicher im Knochenmark sind vermehrt, trotzdem wird dieses Eisen nicht zur Erythropoese verwendet. Mikroorganismen brauchen eine bestimmte Eisenkonzentration für optimales Wachstum. Man nimmt an, daß z. B. bei der Infektanämie durch die Senkung des Serumeisens und Umleitung in das RES das Keimwachstum beeinträchtigt werden soll. Man nimmt außerdem an, daß IL-1 die Produktion von Erythropoetin hemmt, denn der Erythropoetinspiegel ist im Vergleich zur bestehenden Anämie zu niedrig. Dies könnte eine weitere Ursache der gestörten Erythropoese bei Infekt- und Tumoranämien sein.
Nur bei entzündlichen oder tumorösen Prozessen im Gastrointestinaltrakt, die mit Blutverlusten einhergehen, kann die Anämie auf einem echten Eisenmangel beruhen.

Man nimmt an, daß der Körper durch Senkung des Serumeisenspiegels das Wachstum von Keimen bei Infektionen behindern will. Auch Erythropoetin kann erniedrigt sein.

Klinik. Die primären klinischen Zeichen werden natürlich von der jeweiligen Grunderkrankung bestimmt, z. B. subfebrile Temperaturen bei Tuberkulose, undulierendes Fieber bei Morbus Hodgkin. Die Anämie selbst führt nur in wenigen Fällen zu Symptomen, z. B. kann sich bei Koronarstenose eine Angina pectoris manifestieren.

Klinik Die primären klinischen Symptome werden von der Grunderkrankung bestimmt, z. B. subfebrile Temperaturen bei Tbc. Bei Koronarstenose kann die Anämie zu einer Angina pectoris führen.

Laborbefunde. Die Anämie ist **meist hypochrom** oder, wenn die Zellbildung im gleichen Maße wie die Hämoglobinbildung vermindert ist, **auch normochrom**. Bei Tumoranämien und Entzündungen kann als weitere Komponente eine Blutungsanämie (hypochrom) auftreten. Der Hb-Wert liegt normalerweise nicht niedriger als 9 g/dl (außer wenn zusätzlich eine Blutung besteht). Die Anämie entwickelt sich meist langsam über mehrere Wochen und bleibt dann stabil.
Das Knochenmark kann eine quantitativ verminderte Erythropoese aufweisen, mit leichter Linksverschiebung und Vermehrung des Speichereisens. Das Serumeisen und die totale Eisenbindungskapazität sind erniedrigt, das **Ferritin** ist **erhöht**. Die **BSG** ist oft stark **beschleunigt**.

Laborbefunde **Hypo- bis normochrome Anämie**, »Eisenmangel« mit erniedrigtem Serumeisen und niedriger totaler Eisenbindungskapazität. **Ferritin und BSG sind erhöht.** Im Knochenmark ist das Speichereisen vermehrt.

Diagnostik und Differentialdiagnose. Die Diagnose wird geprägt von der Anamnese und den klinischen Befunden der Grunderkrankung. Die Anämie ist ein Begleitphänomen, das aber sehr oft die führenden Symptome für die dann erfolgende Abklärung der zugrundeliegenden Erkrankung liefert. Entsprechend ist bei jeder normo- bis hypochromen Anämie mit niedrigem Serumeisen und hohem Serumferritin eine Infektions- oder Tumorerkrankung auszuschließen. Die Differentialdiagnose erfaßt alle Anämieformen.

Diagnostik, Differentialdiagnose Die Diagnostik wird vom Grundleiden bestimmt. Eine »Eisenmangelanämie« mit hohem Ferritin sollte als Indikator für eine Infektion, Tumorerkrankung oder chronische Entzündung gewertet und entsprechend weiter abgeklärt werden.

Therapie. Entscheidend ist die Behandlung der **Grundkrankheit**. Die Eisentherapie ist sinnlos, solange nicht tatsächlich ein echter Eisenmangel existiert.

Therapie Die Therapie der Tumor- bzw. Infektanämien richtet sich nach dem **Grundleiden.**

> ***Merke.*** Die viel geübte Eisensubstitution bei Krebskranken ist zwecklos, da das Eisen schnell in das retikuloendotheliale System abwandert und damit lediglich die bereits vorhandene Siderose verstärkt.

◀ **Merke**

Demgegenüber kann z. B. bei anämischen Krebspatienten durch Gabe von Erythrozytenkonzentraten oft eine deutliche Besserung des Allgemeinbefindens erreicht werden.

Verlauf und Prognose. Wie nicht anders zu erwarten, richten sich der Verlauf und die Prognose nach dem Grundleiden. Läßt sich die Infektion durch eine gezielte antibiotische Behandlung beseitigen, wird sich auch die Anämie normalisieren. Bei palliativ zytostatisch behandelten Krebskranken eignen sich Transferrin und/oder Serumferritin in manchen Fällen als Verlaufsmarker, um die Regression bzw. Progression der Erkrankung abzuschätzen.

Verlauf und Prognose Sie richten sich nach dem Grundleiden. Bei Tumorleiden kann man Ferritin und Transferrin sogar als Marker für die Progression des Tumors nutzen. Ist das Grundleiden geheilt, verschwindet die Anämie.

Klinischer Fall

Eine 85jährige Patientin, Witwe, wird vom Hausarzt wegen leichter Anämie seit einem Jahr mit Eisenpräparaten behandelt. Außer einem Gewichtsverlust von 3 kg – die Patientin gibt an, daß ihr die Einkäufe schwerfallen und daß sie wegen fehlenden Appetits wenig ißt – zunächst keine weiteren Auffälligkeiten. Wegen des Verdachts einer »Altersdepression« erhält sie außerdem ein Antidepressivum. Dann gibt sie an, ihr Stuhlgang sei dunkel. Sie wird zur gastroenterologischen Abklärung stationär aufgenommen. Wohl ist der Stuhl dunkel, aber die Haemoccult-Teste sind mehrfach negativ. Sie hat eine Anämie von 11,5 g%, MCV 80 fl, Serumeisen und Transferrin sind erniedrigt. Das Ferritin ist jedoch mit 250 µg/l erhöht. Sie wird trotzdem gastroenterologisch untersucht, und man findet ein Non-Hodgkin-Lymphom niedriger Malignität in der Magenschleimhaut. Die Stuhlverfärbung war demnach auf das Eisenpräparat zurückzuführen, und es besteht keine Blutungs-, sondern eine tumorassoziierte Anämie bei Non-Hodgkin-Lymphom des Magens. Die Patientin lehnt eine Therapie ab und wird vom Hausarzt weiter betreut. Laut dessen Angaben ist die Patientin ein halbes Jahr später an einer Lungenembolie verstorben.

Korpuskuläre hämolytische Anämien

Korpuskuläre hämolytische Anämien

Definition ▶

Definition. Korpuskuläre Anämien zeichnen sich dadurch aus, daß infolge angeborener oder erworbener zellulärer Defekte die Erythrozyten-Überlebenszeit verkürzt wird. Zur Anämie kommt es erst, wenn der Abbau der Erythrozyten im retikuloendothelialen System vor allem von Milz und Leber schneller erfolgt als ihre Nachbildung im Knochenmark. Die zellulären Defekte betreffen die Zellmembran, den Stoffwechsel oder die Hämoglobinstruktur der Erythrozyten.

Merke ▶

Merke. Würde man die pathologisch veränderten Erythrozyten in einen gesunden Menschen transfundieren, so wäre ihre Überlebenszeit immer noch verkürzt. Würde man umgekehrt gesunde Erythrozyten in den Kreislauf eines Patienten mit korpuskulärer Anämie geben, dann wäre ihre Überlebenszeit normal mit 120 Tagen.

Ätiologie und Pathophysiologie
Man unterscheidet korpuskuläre Anämien infolge von Defekten der Zellmembran, Enzymmangel oder Hämoglobinsynthesestörungen (**J-15**).

Ätiologie und Pathophysiologie. **J-15** teilt die korpuskulären hämolytischen Anämien nach der Lokalisation des zugrundeliegenden zellulären Defektes ein.

J-15: Korpuskulär bedingte hämolytische Anämien

Membrandefekte
- ▷ Kugelzellenanämie
- ▷ Elliptozytose
- ▷ paroxysmale nächtliche Hämoglobinurie

Enzymdefekte
- ▷ Glukose-6-Phosphat-Dehydrogenase-Mangel
- ▷ Pyruvatkinasemangel

Hämoglobinopathien
- ▷ Sichelzellenanämie
- ▷ Hämoglobin-C-Krankheit

Klinik Zu den klinischen Hämolysezeichen gehören Ikterus, Splenomegalie und Gallensteine. Bei den angeborenen Defekten ist die Familienanamnese oft positiv.
Laborbefunde **J-16** zeigt die Hämolysezeichen.

Klinik. Bei den angeborenen Defekten läßt sich oft eine Familienanamnese bezüglich Bluterkrankungen erheben. Das klinische Bild wird von den Zeichen der Hämolyse gekennzeichnet (Ikterus, Splenomegalie, Gallensteine).

Laborbefunde. J-16 zeigt, mit welchen Hämolysezeichen bei den Laboruntersuchungen zu rechnen ist.

J-16: Allgemeine klinische Zeichen der Hämolyse

- Normochrome Anämie (MCH 28–32 pg)
- Indirektes und Gesamtbilirubin im Serum erhöht
- Konjugiertes Bilirubin normal
- Haptoglobin erniedrigt (unter 100 mg%)
- LDH im Serum deutlich erhöht (über 240 U/l)
- Erythrozyten-Überlebenszeit verkürzt
- Freies Hb im Serum erhöht (fakultativ)
- Hämoglobinurie (fakultativ)
- Retikulozytenzahl erhöht
- Hyperregeneratorisches Mark mit Steigerung der Erythropoese
- Größen- und Formveränderungen der Erythrozyten im Ausstrich (sie richten sich nach der jeweiligen Diagnose)
- Negativer indirekter und direkter Coombs-Test

Merke. Die wichtigste Laboruntersuchung überhaupt ist eine **selber durchgeführte** und genaue Betrachtung des Blutausstrichs.

◄ **Merke**

Therapie. Diese richtet sich nach der Art des zellulären Defektes und wird dort besprochen.

Therapie Entsprechend der jeweiligen Diagnose.

Kugelzellenanämien

Synonyme: hereditäre Sphärozytose, familiärer hämolytischer Ikterus, Morbus Minkowski-Chauffard

Kugelzellenanämie

Synonyme: hereditäre Sphärozytose, familiärer hämolytischer Ikterus, Morbus Minkowski-Chauffard

Definition. Die hereditäre Sphärozytose ist eine autosomal dominant vererbte hämolytische Anämie, die dadurch entsteht, daß die **kugelförmig** deformierten Erythrozyten eine herabgesetzte mechanische Resistenz aufweisen und vermehrt im retikuloendothelialen System abgebaut werden.

◄ **Definition**

Epidemiologie. Die Kugelzellenanämie soll in der nordeuropäischen Bevölkerung bevorzugt auftreten. In den westlichen Ländern wird mit 5 bis 20 Erkrankungen pro 100 000 Einwohner gerechnet. Innerhalb Deutschlands soll sie in Süddeutschland (Württemberg) und an der Nord- und Ostsee häufiger sein als in Mittel- und Westdeutschland. Sie ist die bei uns am häufigsten vorkommende korpuskuläre hämolytische Anämie.

Epidemiologie Es ist mit 5 bis 20 Erkrankungen pro 100 000 Einwohner zu rechnen. Innerhalb Deutschlands soll die Erkrankung in Württemberg sowie an der Ost- und Nordsee gehäuft auftreten.

Ätiologie und Pathophysiologie. Der Kugelzellcharakter der Anämie ist mikroskopisch oft leicht zu erkennen. Man hat bisher keinen Defekt der Zellmembran definieren können. Im Zytoplasma des Erythrozyten gibt es jedoch das Protein Spectrin; es ist ein wichtiger Bestandteil des Zytoskeletts. Bei Patienten mit Kugelzellenanämie fand man entweder eine **Verminderung von Spectrin oder** ein **verändertes Spectrin** mit verminderter Bindung an das Membranprotein »band 4.1« (manche Erythrozytenmembranproteine sind nach ihrer Lokalisation in der Gelelektrophorese benannt). Diese Schwäche des Zytoskeletts bzw. der Skelett-Membran-Bindung scheint für die Formveränderung der Erythrozyten verantwortlich zu sein. In einer osmotischen Verdünnungsreihe von NaCl-Lösungen sind die Erythro-

Ätiologie und Pathophysiologie
Eine **Verminderung oder** ein **Defekt des Zytoskelettproteins Spectrin** scheint für die Formveränderung verantwortlich zu sein. Im Hämolysetest zeigen die Kugelzellen eine **geringe osmotische Resistenz.** Die pathologisch verformten Zellen können die Milzsinus nicht schnell genug passieren, so daß sie metabolisch verarmen und deshalb vorzeitig abgebaut werden. Der Abbau in der Milz verursacht die **Splenomegalie.**

Die **Hämolyse** verursacht einen vermehrten Anfall von indirektem Bilirubin im Serum, das in höheren Konzentrationen als normal über die Galle ausgeschieden werden muß. Dies begünstigt die Entstehung von **Gallensteinen.**

zyten weniger widerstandsfähig, d.h. ihre **Hämolyse** beginnt vorzeitig und ist auch vorzeitig abgeschlossen **(verminderte osmotische Resistenz).** Diese verminderte osmotische Resistenz beruht darauf, daß die Kugelzellen eine höhere Permeabilität für Natrium und Wasser aufweisen (→ Schwellung) als die gesunden, flachen, bikonkaven und gut dehnbaren Erythrozyten.

Die Lebenszeit der Kugelzellen ist in vivo verkürzt, weil der Durchtritt der kugeligen Zellen durch die Milzsinus infolge schlechter Elastizität behindert wird. Dadurch kommt es zu einer Stase in der Milz, was die Erythrozyten metabolisch so schädigt, daß sie in der Milz vorzeitig abgebaut werden. Dieser ständige Abbau verursacht die **Splenomegalie**.

Der gesteigerte Erythrozytenabbau in der Milz bedingt einen Ikterus. Das nichtkonjugierte (indirekte) Bilirubin ist im Serum erhöht. Zur Anämie kommt es erst, wenn die hyperregeneratorische Erythropoese im Knochenmark nicht mehr Schritt hält. Infolge der vermehrten Ausscheidung von Bilirubin in der Galle neigen Patienten mit Sphärozytose zur vermehrten Bildung von **Gallensteinen**. Das Gallepigment fällt über einer kritischen Konzentration in der Gallenblase aus und bildet die Konkremente. Die Erkrankung wird **autosomal dominant vererbt**, wobei allerdings die Manifestationsintensität variiert und somit auch mitigierte Formen vorkommen.

Die Erkrankung wird **autosomal dominant vererbt**, wobei allerdings die Manifestationsintensität variiert und somit auch mitigierte Formen vorkommen.

Merke ▶

▶ ***Merke.*** Nach Splenektomie bessert sich die Hämolyse oder verschwindet ganz, weil das die Kugelzellen schädigende Organ entfernt wurde.

Postoperativ ist der Anteil der Kugelzellen im peripheren Blut sogar größer als vor der Splenektomie. Die Lebensdauer der Kugelzellen ist jetzt aber verlängert.

Klinik Die Ausprägung der Erkrankung ist variabel, selbst bei verschiedenen Mitgliedern einer Familie.

Wird die Erkrankung schon im frühen Kindesalter symptomatisch, so beobachtet man konstitutionelle Anomalien (Turm- oder großer Rundschädel, gotischer Spitzbogengaumen, enger Kiefer und Stellungsanomalien der Zähne). Die Milz ist in diesen Fällen deutlich vergrößert. Im Erwachsenenalter dominieren **Blässe, Ikterus** und **Milztumor** von 1 bis 1,5 kg. Die Milzvergrößerung fehlt nur bei 10% der Fälle. **60% der Patienten sind Gallensteinträger. Akute hämolytische Krisen** werden durch Infekte ausgelöst.

Klinik. Die Schwere der klinischen Symptomatik ist variabel, selbst bei Patienten aus einer Familie. Die Familienanamnese ist oft positiv bezüglich Anämien, Gelbsucht, Gallensteinen oder Milzerkrankungen. Des weiteren wurden Fingeranomalien (Polydaktylie, Syndaktylie), Klumpfußbildung und Augenmißbildungen beschrieben. 25% der Patienten haben eine milde, kompensierte Hämolyse ohne Anämie. Zwei Drittel zeigen eine leichte **Anämie**, intermittierend einen **Ikterus und Splenomegalie**. Nur wenige Patienten haben eine schwere Anämie und bedürfen häufiger Transfusionen. Die Krankheit kann im frühen Kindesalter beginnen und dann zu konstitutionellen Anomalien führen, die sich durch die Splenektomie zurückbilden können! Unbehandelt bleiben die Patienten grazil, im Wachstum zurück und wirken geistig retardiert **(sog. lienaler Infantilismus)**. Sie entwickeln in 50 bis 60% einen Turm- oder großen Rundschädel, oft verbunden mit einem spitzbogenförmigen hohen Gaumen (sog. gotischer Spitzbogengaumen), engem Kiefer und Stellungsanomalien der Zähne. Die Einziehung und Verbreiterung der Nasenwurzel läßt die Patienten mongoloid aussehen. Röntgenologisch sieht man, daß die Knochenveränderungen dadurch zustande kommen, daß die Markräume verbreitert sind, die Kortikalis dagegen verschmälert ist. Die Milz ist palpatorisch oft, sonographisch regelmäßig vergrößert. Nur 10% der Patienten haben keine Splenomegalie. Bei krisenhafter Zunahme der Milzgröße klagen die Patienten über Druckgefühl im linken Oberbauch und Schmerzen (Perisplenitis). Die Kugelzellenanämie kann auch im Jugend- und Erwachsenenalter klinisch manifest werden, wenn das Ausmaß der Formveränderungen oder die Zahl der verformten Erythrozyten geringer sind. Dann dominieren Blässe, Ikterus und **Milztumor** (1 bis 1,5 kg). Manchmal erkennt man nur einen Sklerensubikterus. In anderen Fällen kommen die Patienten erstmals in ärztliche Behandlung, wenn sie eine fieberhafte »Gallenkolik« mit krampfhaften Schmerzen im rechten Oberbauch und einen passageren Ikterus bemerken. Die präformierten Gallensteine verursachen eine Cholestase, so daß in diesen Fällen auch das direkte Bilirubin im Serum ansteigt. **60% der Patienten sind Gallensteinträger.**

Infektionen können bedrohliche hämolytische Krisen auslösen. Es gibt **hämolytische und aplastische Krisen.** Akute Infektionen aktivieren und vergrößern die Milz, damit verstärkt sich auch die Hämolyse von Kugelzellen. Parvovirusinfektionen wiederum hemmen die Erythropoese. Dadurch verstärkt sich die Anämie, typischerweise ist dann die Retikulozytenzahl erniedrigt.

Laborbefunde. Der Blutausstrich zeigt kleine, dicke, hämoglobinreiche **Mikrosphärozyten** (ohne zentrale Aufhellung) (J-**8**). Bei den größeren Erythrozyten handelt es sich um Retikulozyten. Die Price-Jones-Kurve ist nach links verschoben (J-**2**). Es bestehen eine **ausgeprägte Anisozytose** und **Polychromasie**, man findet sogar vereinzelt Normoblasten, als Ausdruck der gesteigerten Erythropoese. Das **MCHC** ist > 37 g/dl **erhöht** (bei anderen mit Sphärozytose einhergehenden Anämien < 37 g/dl). MCV und MCH sind jedoch normal. Die Zahl der **Retikulozyten** ist **stark erhöht** (7 bis 20%), nach hämolytischen Krisen noch höher. Die Thrombozytenzahl ist nur bei ausgeprägter Splenomegalie vermindert. Die BSG ist relativ stark beschleunigt. Man sieht die sogenannte »Schleiersenkung«, d.h. die Erythrozytensäule läßt sich vom Serum nur unscharf abgrenzen. Dies wird durch die langsamere Sedimentation der in erhöhter Zahl vorkommenden Retikulozyten verursacht. Die Serumelektrophorese ist normal. Das indirekte Bilirubin ist im Serum erhöht, Transaminasen und alkalische Phosphatase sind normal. LDH ist erhöht, Haptoglobin ist stark erniedrigt. Das Serumeisen ist meist erhöht. Der Coombs-Test ist negativ. Die **osmotische Resistenz** ist bei 90% der Patienten **vermindert**. Die Hämolyse beginnt bereits bei 0,7- bis 0,5%iger NaCl-Lösung und ist bei 0,4%iger Lösung komplett. Im Knochenmark dominieren reife, kernhaltige erythropoetische Zellen.
Eine noch empfindlichere Untersuchung zum Nachweis von Kugelzellen kann im sogenannten **Autohämolysetest** geführt werden. Wenn antikoaguliertes Blut eines Patienten mit Sphärozytose **24 Stunden bei 37 °C aufbewahrt** und dann die osmotische Resistenz mit zunehmenden Verdünnungen von NaCl-Lösung geprüft wird, haben die glukoseverarmten Zellen eine auffällig verminderte osmotische Resistenz, verglichen mit Blut von Normalpersonen. Auch ohne osmotische Resistenzprüfung zeigen Kugelzellen nach 48 Stunden spontane **Autohämolyse,** weil sie ohne den Energieträger Glukose nicht mehr in der Lage sind, einströmende Natriumionen (damit verbunden Wasser) herauszupumpen. Durch Zugabe von Glukose oder ATP wird diese Autohämolyse verhindert. Durch radioaktiv markierte Erythrozyten ist der verstärkte Abbau in der Milz nachweisbar.

Laborbefunde Im Blutausstrich findet man **kleine Sphärozyten** (J-**8**), **Anisozytose, Polychromasie.** Die Price-Jones-Kurve ist nach links verschoben (J-**2**) MCV und MCH sind normal, **MCHC** und **Retikulozytenzahl sind erhöht.** Die **osmotische Resistenz** ist **erniedrigt**, es finden sich die allgemeinen Hämolysezeichen. Die Erythropoese im Knochenmark ist gesteigert.

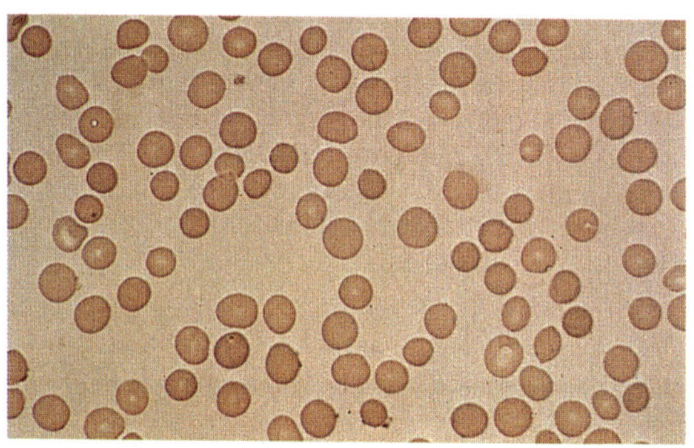

J-**8: Kugelzellenanämie (Sphärozytose)** bei einem 20jährigen Mann mit Sklerensubikterus, Splenomegalie und Cholezystolithiasis. Hb 10,2 g%, indirektes Bilirubin 2,7 mg%.

Diagnostik und Differentialdiagnose. Die Diagnose wird im klassischen Fall von der **Trias normochrome Anämie, hämolytischer Ikterus** und **Milztumor** diktiert. Konstitutionsanomalien und der Nachweis von Gallensteinen können sie ergänzen. Bewiesen wird sie durch den Nachweis der Kugelzellen im Blutausstrich, die Linksverschiebung in der Price-Jones-Kurve sowie durch die verminderte osmotische Resistenz. Radioaktiv markierte Erythrozyten werden in der Milz vermehrt abgebaut.
Differentialdiagnostisch sind besonders das Hyperspleniesyndrom und autoimmunhämolytische Anämien zu erwägen, die auch mit Kugelzellenbildung einhergehen können (aber kein erhöhtes MCHC).

Diagnostik, Differentialdiagnose Die Diagnose basiert auf dem Nachweis von Kugelzellen im Ausstrich, verschobener Price-Jones-Kurve und der **Trias: normochrome Anämie, hämolytischer Ikterus** und **Milztumor.** Eventuell findet man Gallensteine. Radioaktiv markierte Erythrozyten werden in der Milz vermehrt abgebaut. Der **Autohämolysetest** ist charakteristisch. Differentialdiagnostisch sind autoimmunhämolytische Anämien (z.T. auch mit Kugelzellenbildung) und Hyperspleniesyndrom zu erwägen.

Therapie Die **Splenektomie** ist Therapie der Wahl. Möglichst früh, um chronische Folgen der Hämolyse zu vermeiden, aber nur bei schweren Fällen vor dem 6. Lebensjahr. Wichtig ist eine präoperative Pneumokokkenimpfung.

Therapie. **Splenektomie** ist die Therapie der Wahl. Auch wenn weiterhin Kugelzellen vorliegen, so ist doch der Ort, an dem die Kugelzellen vermehrt abgebaut werden, entfernt; die Hämolyse wird stark vermindert. Auch aplastische Krisen treten viel seltener auf. Eventuell kann gleichzeitig eine Cholezystektomie erfolgen, wenn Gallensteine vorliegen. Da die Milz eine wichtige Abwehrfunktion hat, sollte die Splenektomie wenn möglich erst nach dem 6. Lebensjahr und nach vorheriger Pneumokokkenimpfung erfolgen. Umgekehrt sollte man mit der Splenektomie auch nicht erst bis in das Erwachsenenalter warten, weil sich bis dahin konstitutionelle Anomalien, Organsiderose, Herzinsuffizienz verstärkt und Gallensteine gebildet haben. Deshalb je nach Schweregrad der Hämolyse also frühe Splenektomie, aber möglichst nicht vor dem 6. Lebensjahr.

Verlauf und Prognose Die Splenektomie »heilt« die Patienten. Die Erythrozyten-Überlebenszeit normalisiert sich. Die Hämolyse hört auf. Komplikationen: Bildung von Gallensteinen, Entzündungen der Gallenwege, Gallenkoliken. Schwere Anämien und Begleitkomplikationen treten bei **hämolytischen** und **aplastischen Krisen** auf. Splenektomie kann diesen Krisen vorbeugen.

Verlauf und Prognose. Die Splenektomie normalisiert die Erythrozyten-Überlebenszeit. Wenn das nicht der Fall ist, muß an **Nebenmilzen** gedacht werden. Sie können u. U. mittels CT oder Erythrozytenszintigramm erkannt werden. Die morphologische Erythrozytenanomalie bleibt natürlich bestehen. Die Prognose ist um so schlechter, je früher die Zeichen der Hämolyse in der Kindheit auftreten. Je größer die Milz ist, desto ungünstiger ist der Krankheitsverlauf, und desto stärker ist die Hämolyse. Andererseits gibt es mitigierte Formen mit geringem Milztumor und einem Subikterus. Dennoch kann auch in diesen Fällen die langjährige Hämolyse die Entstehung von Gallensteinen begünstigen. Besonders gefährdet sind die Patienten durch **hämolytische und aplastische Krisen.** Infekte und körperliche Belastungen können hämolytische Krisen auslösen. Parvoviren, Schwangerschaft, allergische Reaktionen und Medikamente begünstigen eine aplastische Krise. In beiden Fällen kommt es zu einer schweren Anämie. Bei der aplastischen Krise findet man eine extreme Linksverschiebung der Erythropoese im Knochenmark **(Proerythroblastenmark)** oder sogar eine akute Aplasie der Erythropoese **(Erythroblastophthise)**. Fieber, Leibschmerz, kardiale Dekompensation sind die klinischen Befunde. Diesen Komplikationen kann man durch die frühe Splenektomie vorbeugen.

Klinischer Fall

Der 17jährige Lehrling kommt erstmals (mit seiner Mutter) in die Sprechstunde. Er erkrankte vor 2 Wochen akut an einer »Gallenkolik« mit krisenhaftem hohem Fieber und einer passageren Gelbsucht. Seine Mutter erzählt, daß er wegen der gleichen Symptome vor 7 Jahren bereits in der Kinderklinik behandelt worden sei. Schon damals sei eine Kugelzellenanämie festgestellt worden. Bei der körperlichen Untersuchung bestehen ein Sklerensubikterus (Serumbilirubin 3 mg/dl) und eine mäßige Splenomegalie. Die Milz überragt den linken Rippenbogen um 3 Querfinger. Die LDH ist auf 400 U/l erhöht. Es besteht eine Anämie von 12 g/dl Hb mit einer Retikulozytose von 450 000/µl. Das Haptoglobin ist unter 20 mg/dl erniedrigt. Sonographisch ist die Milz 17,4 cm im Längsdurchmesser groß. Innerhalb der Gallenblase finden sich echoarme Formationen, die am ehesten Gallenblasensludge entsprechen. Der Patient wird 3 Wochen später splenektomiert (Milzgewicht 0,9 kg). Zu Kontrolluntersuchungen ist er in den vergangenen 2 Jahren nur einmal erschienen (J-**17**). Nach telefonischer Auskunft der Mutter fühlt er sich gesund.

J-17: Parameter der Hämolyse vor und 4 Monate nach Splenektomie bei einem 17jährigen Mann mit Sphärozytose

	Vor Splenektomie	Nach Splenektomie
Hb (g/dl)	12,0	16,8
Ery (x 10^3/µl)	3,4	5,4
Retikulozyten (pro µl)	450 000	65 000
LDH (U/l)	400	153
Haptoglobin (mg/dl)	< 20	normal
Bilirubin (mg/dl)	3,0	0,9

Elliptozytose

Synonym: Ovalozytose

▶ ***Definition.*** Es handelt sich um eine familiär auftretende, vererbbare Formveränderung der Erythrozyten. Die Ursache dieser Formveränderung ist uneinheitlich, das gemeinsame Charakteristikum ist jedoch, daß mindestens 25 % aller Erythrozyten als Ovalozyten (Elliptozyten) vorliegen.

Epidemiologie. Diese genetisch determinierte Anomalie soll bei 0,01 bis 0,04 % der Bevölkerung vorkommen. Damit ist die Elliptozytose häufiger als die Sphärozytose. Da Patienten mit Elliptozytose jedoch nur in ca. 10 % eine klinisch manifeste Anämie haben, bleibt die Kugelzellenanämie weiterhin die häufigste korpuskuläre Anämie.

Ätiologie und Pathophysiologie. Die elliptische Formveränderung der Erythrozyten beruht nicht auf einem, sondern auf einer heterogenen Gruppe von erblichen Defekten. Veränderungen des Spectrin, der Spectrinpolymerisation im Zellskelett und im »band 4.1«-Protein der Zellmembran wurden beschrieben. Wie bei der Kugelzellenanämie sind die **osmotische Resistenz und die Lebensdauer der Erythrozyten verkürzt**. Die Erythrozyten werden vermehrt in der Milz abgebaut.

Klinik. Die klinische Auswirkung der Elliptozytose ist variabel, meist ist die **Hämolyse** mild, voll kompensiert und asymptomatisch. Bei etwa 10 % der Merkmalsträger entwickelt sich eine hämolytische Anämie (Elliptozytenanämie). Das Manifestationsalter reicht vom Neugeborenen bis zum Erwachsenen. Die Milz ist vergrößert. Konstitutionsanomalien können auftreten wie bei der Kugelzellenanämie.

Laborbefunde. Die Diagnose ist dadurch erschwert, daß bei Normalpersonen bis zu 10 % der Erythrozyten elliptisch erscheinen können. Bei Patienten mit hereditärer Elliptozytose sind es jedoch über 25 %. Ein elliptischer Erythrozyt hat ein Längs-Querachsen-Verhältnis von 1 : 0,8. Sollte eine Anämie vorliegen, so ist sie normochrom. Neben »Vollträgern« mit 70 bis 90 % Elliptozyten gibt es »Teilträger« mit weniger elliptisch verformten Erythrozyten. Der Schweregrad der Anämie soll von der Elliptozytenzahl jedoch unabhängig sein. Homozygotenträger leiden immer an einer Hämolyse. Die osmotische und mechanische Resistenz ist vermindert. Im Knochenmark sieht man eine kompensatorisch gesteigerte Erythropoese.

Diagnostik und Differentialdiagnose. Die asymptomatischen und nicht behandlungsbedürftigen Patienten zeigen **20 bis 30 % elliptisch verformter Erythrozyten im peripheren Blutausstrich**. Vollträger mit 70 bis 90 % Elliptozyten zeigen eine der Kugelzellenanämie entsprechende Hämolyse und Symptomatik. Dennoch besteht keine direkte Korrelation zwischen dem Schweregrad der Anämie und dem Prozentsatz elliptischer Erythrozyten. Die wesentliche Differentialdiagnose ist die Kugelzellenanämie. Bei Eisenmangelanämie (niedriges Eisen, niedriges Ferritin) und bei Thalassämien (niedriges MCV) können manchmal auch vermehrt Ovalozyten gefunden werden.

Therapie. Bei Patienten mit manifester Hämolyse normalisiert die Splenektomie die Lebensdauer der Elliptozyten.

Verlauf und Prognose. Viele Patienten mit Ovalozytose sind völlig asymptomatisch und bedürfen keiner Therapie. Sollte jedoch eine hämolytische Anämie vorliegen, dann sind die gleichen Komplikationen wie bei der Kugelzellenanämie zu erwarten.

Elliptozytose

Synonym: Ovalozytose

◀ **Definition**

Epidemiologie Die Elliptozytose soll doppelt so häufig wie die Sphärozytose vorkommen (0,01 bis 0,04 % der Bevölkerung). Bei 90 % der Betroffenen verläuft sie asymptomatisch.

Ätiologie und Pathophysiologie Die Elliptozytose beruht auf einer Gruppe verschiedener erblicher Defekte. Die **osmotische Resistenz** ist vermindert und die **Lebensdauer der Erythrozyten verkürzt**, es kommt zur Hämolyse.

Klinik Nur bei 10 % besteht eine Anämie. Meist ist die Hämolyse mild und vollständig kompensiert. Die Milz ist vergrößert.

Laborbefunde Mehr als 25 % der Erythrozyten im Blutausstrich müssen elliptisch verformt sein, um die Diagnose stellen zu können (bei Normalpersonen sind bis zu 10 % elliptisch). Bei Patienten mit Ovalozytose sind z. T. bis zu 90 % der Erythrozyten elliptisch. Die Anämie ist normochrom. Die osmotische und mechanische Resistenz ist vermindert.

Diagnostik, Differentialdiganose Die Diagnose ergibt sich aus dem **Blutausstrich mit Nachweis von > 25 % Elliptozyten**. Natürlich müssen auch Hämolysezeichen vorliegen (hohe LDH, erhöhtes Bilirubin etc.). Die **Anämie ist normochrom**. Differentialdiagnostisch muß man an die Kugelzellenanämie, eventuell auch eine Eisenmangelanämie oder eine Thalassämie denken.

Therapie In Fällen von stärkerer Hämolyse werden die Patienten splenektomiert.

Verlauf und Prognose Viele Patienten sind asymptomatisch. Wenn eine hämolytische Anämie vorliegt, hat sie die gleichen Komplikationen wie die Sphärozytose.

Paroxysmale nächtliche Hämoglobinurie
Synomyme: PNH, Marchiafava-Anämie

Paroxysmale nächtliche Hämoglobinurie

Synonyme: PNH, Marchiafava-Anämie

Definition ▶

Definition. Die PNH ist eine seltene, erworbene hämolytische Anämie, die chronisch verläuft. Sie hat den charakteristischen Befund, daß die Erythrozyten aufgrund eines Defekts der Zellmembran in angesäuertem, Komplement enthaltenden Serum hämolysieren. Es ist die einzige nichtangeborene korpuskuläre hämolytische Anämie. Sie wird als klonale Erkrankung der Erythropoese aufgefaßt.

Anmerkung: Der Name rührt daher, daß einige Patienten aufgrund nächtlicher Hämolyse morgens dunklen Urin bemerken. Synonym ist der Ausdruck **Marchiafava-Anämie** (nach dem italienischen Arzt Ettore Marchiafava), nicht zu verwechseln mit **Favismus**, einer hämolytischen Anämie durch Glukose-6-Phosphat-Dehydrogenase-Mangel.

Epidemiologie Die PNH ist eine seltene Erkrankung (2 Fälle/1 Mio).

Epidemiologie. Die PNH ist selten. 2 Erkrankungsfälle sollen auf 1 Million Menschen treffen. Im 3. und 4. Lebensjahrzehnt soll die PNH gehäuft auftreten. Man weiß heute, daß sich bei einigen Patienten eine PNH aus einer aplastischen Anämie entwickeln kann.

Ätiologie und Pathophysiologie Die Ursache der PNH ist noch nicht völlig geklärt. Besonders **im sauren Milieu**, deshalb auch nachts (Apnoe = Absinken des pH), kommt es zur **verstärkten Komplementlyse von Erythrozyten**, manchmal auch von Thrombozyten und Granulozyten. Durch Hämolysekrisen kommt es zu Hämoglobinämie, **Hämoglobinurie** und auch zum Eisenverlust. Man vermutet als Ursache des Membrandefektes eine Mutation im PIG-A-Gen. Dieser Defekt kann, wenn die Veränderung in einer pluripotenten Stammzelle erfolgt, auch Granulozyten und Thrombozyten betreffen (Granulopenie und Thrombopenie).

Ätiologie und Pathophysiologie. Die Ursache der PNH ist weitgehend geklärt. Die Krankheit zeichnet sich dadurch aus, daß ein Klon abnormer hämatopoetischer Stammzellen proliferiert und defekte Erythrozyten, z.T. aber auch Granulozyten und Thrombozyten bildet. Normale Blutzellen haben in ihrer Membran den sog. **»Decay accelerating factor« (DAF)**, der dafür sorgt, daß Komplementfaktor C3b abgebaut wird. In vivo kommt es immer zu einer geringen Komplementaktivierung und damit zum Anfall von C3b, das sich an die Erythrozytenoberfläche binden kann. Wird dieses C3b nicht durch DAF abgebaut, kann eine Aktivierung der restlichen Komplementkaskade erfolgen und damit die Lyse des Erythrozyten. Bei Patienten mit PNH fehlt DAF, folglich wird die Wirkung von C3b nicht gebremst, es kommt zur intravasalen Hämolyse. Diese Komplementreaktion ist im leicht sauren Milieu besonders stark, damit auch nachts, wenn durch Apnoephasen der pH-Wert des Blutes leicht sinkt. So kann schlagartig eine große Anzahl Erythrozyten hämolysieren, es kommt zur Hämoglobinämie und **Hämoglobinurie.** Die Hämoglobinurie kann sekundär einen Eisenmangel bedingen. Teilweise werden die Erythrozyten schon als Retikulozyten, eventuell sogar im Knochenmark, hämolysiert. Wenn der klonale Defekt so früh erfolgt ist, daß auch Stammzellen der Granulopoese oder Thrombopoese betroffen sind, kann es entsprechend zu Leukopenie und Thrombopenie kommen.
Neueste Untersuchungen lassen vermuten, daß der ursächliche Defekt in einer Mutation des sogenannten PIG-A-Gens zu suchen ist. Dieses Gen ist an der Synthese von Glycosylphosphatidylinositol-Phospholipiden (GPI) beteiligt, die Proteine, wie DAF, in der Erythrozytenmembran verankern. Fehlt GPI oder ist seine Struktur gestört, dann kann DAF nicht auf der Erythrozytenoberfläche binden und die Membran vor C3b schützen.

Klinik Die Patienten leiden an **Schwäche**, Leistungsminderung, **chronischem Ikterus** und **Splenomegalie**. Krisenhafte **Abdominalbeschwerden** verleiten zur Probelaparotomie. **Thrombophlebitiden** und **Mesenterialvenenthrombosen** sind nicht selten.

Klinik. Die Variationsbreite und Intensität der Beschwerden und Symptome wechseln; oft wird die Erkrankung für Jahre verkannt. Die Patienten klagen über **Schwäche** und Leistungsminderung. Ein **chronischer Ikterus** von Haut und Schleimhäuten kann jahrelang anhalten. Die Patienten werden dann wegen unklarer **abdominaler, lumbaler oder substernaler Schmerzen** operiert. Die Verdachtsdiagnosen im Abdominalbereich lauten Appendizitis, Cholelithiasis, Ulcus duodeni oder Strangulationsileus.

Merke ▶

Merke. Nur bei einem Viertel der Patienten kann der charakteristische Befund der krisenhaften Dunkelverfärbungen des Nachturins beobachtet werden.

Thrombophlebitiden sind häufig, auch **Thrombosen der Mesenterialvenen**. Die Ursache der Thromboseneigung ist derzeit noch unklar, könnte aber in einer komplementinduzierten erhöhten Thrombozytenaktivierbarkeit liegen. Schmerzattacken und Fieber können auftreten, die durch Infekte, Medikamente, Transfusionen oder Operationen ausgelöst werden. Die Leber ist mäßig vergrößert. Die Splenomegalie nimmt im Verlauf der Erkrankung zu.

Laborbefunde. Die **Anämie** kann normo-, mikro- oder makrozytär sein. Die Erythrozyten können unter 2 Mio/ml abfallen. Im Ausstrich sieht man eine Anisozytose, Poikilozytose, Schistozyten und andere bizarre Formveränderungen. Das Erythrozytenvolumen (MCV) ist normal, bei sekundärem Eisenmangel jedoch vermindert. Die osmotische und mechanische Resistenz ist normal. In hämolytischen Krisen ist die Retikulozytenzahl erwartungsgemäß stark erhöht (10 bis 20%). Eine Leukopenie und Thrombopenie können hinzutreten. Das Serumbilirubin ist mäßig erhöht. Das Plasma ist rötlichbraun verfärbt durch den erhöhten Gehalt an Bilirubin, freiem Hämoglobin und Methämalbumin. Das Haptoglobin ist deutlich vermindert. Kann weiter anfallendes Hämoglobin nicht mehr an Haptoglobin gebunden werden, so kommt es zur Hämoglobinurie. Die LDH ist entsprechend der Hämolyse erhöht. Im Urin ist Urobilinogen vermehrt. Die Hämoglobinurie tritt bei einem Teil der Patienten nachts im Schlaf auf. Das Hämoglobin im Urin kann durch Teststreifen oder Stäbchen nachgewiesen werden. Mikroskopisch lassen sich im Urin Hämosiderinzylinder aufsuchen. Der **Säurehämolysetest** (HAM-Test) ist sehr spezifisch (wenig falsch-positive Ergebnisse), aber weniger sensitiv. Patientenerythrozyten werden mit kompatiblem, komplementreichem Serum, pH 6,5 bis 7,0, inkubiert. Bei PNH kommt es nach 60 min zu einer Hämolyse. Einfacher, aber weniger spezifisch ist der **Wärmeresistenztest:** 5 ml steril entnommenes Venenblut werden 6 bis 12 Stunden im Brutschrank bei 37 °C aufbewahrt. Anschließend soll das durch Abzentrifugieren gewonnene Serum mehr oder weniger hämolytisch sein. Noch einfacher ist der sogenannte **Zuckerwassertest**. Er ist relativ sensitiv (wenig falsch-negative Befunde), aber weniger spezifisch. Citratblut wird mit Zukkerwasser (9 bis 10 g Zucker auf 100 ml Aqua destillata, pH 7,4) im Verhältnis 1:10 gemischt. Das Gemisch wird 30 Minuten bei 37 °C inkubiert und dann zentrifugiert. Im Überstand zeigt sich die Hämolyse.
In der Zukunft wird es Routinetests geben, die DAF in der Erythrozytenmembran quantitativ erfassen. Andere weniger spezifische, aber zur Diagnosebestätigung noch eingesetzte Untersuchungen sind der Nachweis einer verminderten leukozytenalkalischen Phosphatase und von verminderter Erythrozytencholinesterase.

Laborbefunde Es besteht eine **Anämie.** Sie kann normo-, mikro- oder makrozytär sein. Im Ausstrich findet man eine **Anisozytose, Poikilozytose, Schistozyten** und andere bizarre Formveränderungen. Die osmotische und mechanische Resistenz ist normal. Der **Säurehämolysetest** ist pathologisch, ebenso der **Zuckerwassertest.** Hämolytische Krisen führen zu einer **Hämoglobinurie.** Im übrigen bestehen die Laborzeichen der **Hämolyse. Leukopenie** und **Thrombopenie** kommen hinzu.

Diagnostik und Differentialdiagnose. Die Diagnose ist in der Minderheit der Fälle mit Hämoglobinurie und typischer hämolytischer Krise relativ einfach zu stellen, ansonsten aber schwierig (J-**18**). Es besteht ein **hämolytisches Syndrom,** z. T. auch eine Leukopenie und Thrombozytopenie. Im Urin sind Hämosiderinzylinder nachweisbar. In vielen Fällen wird die Diagnose lange verkannt und erst nach Auftreten einer Komplikation, z. B. einer Thrombophlebitis, oder bei der Abklärung einer unklaren Leukopenie, Thrombopenie an die PNH gedacht. Die Differentialdiagnose berücksichtigt aufgrund der kompensatorischen Veränderungen im Knochenmark eine Reihe myelodysplastischer und myeloproliferativer Syndrome. Letztere gehen in der Regel nicht mit Zeichen der Hämolyse einher.

Diagnostik, Differentialdiagnose
Für den klassischen Fall beweisend ist die Symptomatologie mit **Hämoglobinurie** und krisenhafter **Hämolyse,** eventuell begleitet von Leukopenie und Thrombozytopenie.
Die Differentialdiagnose berücksichtigt aufgrund der kompensatorischen Veränderungen im Knochenmark eine Reihe myelodysplastischer und myeloproliferativer Syndrome. Letztere gehen in der Regel nicht mit Zeichen der Hämolyse einher.

Therapie. Die Behandlung ist **symptomatisch. Bluttransfusionen** mit gewaschenen Erythrozyten helfen bei einem Hämoglobinabfall unter 8 g/dl. Vollbluttransfusionen sollen vermieden werden, da das zugeführte Plasma (Komplement!) die Hämolyse verstärken kann. Prinzipiell wird deshalb zur Applikation von **gewaschenen Erythrozyten** geraten. Dadurch wird auch das Auftreten von Alloantikörpern vermindert. Alloantikörper würden weitere Bluttransfusionen wesentlich erschweren. Durch Infusionen von **Dextran** gelang es, hämolytische Krisen zu bessern (1000 ml 6%ige Dextran-Lösung i.v. über 8 Stunden). Man erklärt die Wirkung mit einer Hemmung

Therapie Die Therapie ist **meist symptomatisch.** Sie schließt **Transfusionen** mit gewaschenen Erythrozyten, Kortikosteroide, **Dextraninfusionen**, in Fällen von Eisenmangel eine **Eisensubstitution** und die Gabe von **Antikoagulanzien** oder **Thrombozytenfunktionshemmern** (Acetylsalicylsäure) zur Thromboembolieprophylaxe ein.

Die Ergebnisse der Splenektomie sind widersprüchlich. In letzter Zeit wurden erfolgreiche Versuche mit allogener Knochenmarktransplantation durchgeführt.

des Properdinsystems, wodurch die Komplementkomponente C3 geschwächt werden soll. Bei einem Teil der Patienten haben **Kortikosteroide** oder Androgenpräparate die Hämolyse gebessert. Der Wirkmechanismus ist unklar. Steroide erhöhen jedoch das Infektrisiko bei PNH-Patienten, die ohnehin zu einer Leukopenie neigen. Die Therapie mit **Folsäure** ist wegen der gesteigerten Erythropoese immer hilfreich. Die **Eisensubstitution** ist nur sinnvoll, wenn es sekundär zu Eisenmangel gekommen ist. Antikoagulanzien sollen das **Thromboembolierisiko** der Patienten verringern. Im allgemeinen wurde vor Heparin gewarnt, nachdem es schwere hämolytische Krisen auslösen soll. Andererseits sind hämolytische Krisen durch **30 000** bis **50 000** E Heparin/Tag gestoppt worden. Heparin kann antikomplementär wirken. Cumarinpräparate wurden bisher ohne derartige Komplikationen eingesetzt. Andererseits ist nicht gesichert, ob sich mit Vitamin-K-Antagonisten Thrombosen wirklich effektiv verhindern lassen. Das gleiche gilt für den Thrombozytenfunktionshemmer Acetylsalicylsäure. Die Ergebnisse der Splenektomie sind widersprüchlich. Hämolyse und Hämoglobinurie können sich nach Splenektomie auch bessern, die Transfusionsintervalle können länger werden. In letzter Zeit ist es gelungen, durch allogene Knochenmarktransplantationen eine kausale Therapie durchzuführen. Bei der Knochenmarktransplantation wird die defekte erythropoetische Stammzelle zerstört und ersetzt.

Verlauf und Prognose In den leichteren Fällen sind nur selten Transfusionen mit gewaschenen Erythrozyten erforderlich. In anderen Fällen muß ständig transfundiert werden. Die Ergebnisse der allogenen Knochenmarktransplantation sind vielversprechend. Die durchschnittliche Überlebenszeit beträgt ca. 6–7 Jahre.

Verlauf und Prognose. Die PNH verläuft von Fall zu Fall unterschiedlich. Es gibt Patienten, die lediglich an einer leichten Anämie leiden und nur gelegentlich eine vor allem nachts auftretende Hämoglobinurie zeigen. In anderen Fällen bestehen eine ausgeprägte Hämoglobinurie mit häufigem Transfusionsbedarf. Besonders wenn die Patienten Alloantikörper entwickelt haben, wird diese Transfusionstherapie immer schwieriger. Die durchschnittliche Überlebenszeit beträgt ca. 6–7 Jahre, wenngleich einzelne Patienten wesentlich länger überleben.

J-18: Hämatologische Parameter bei Patient (58 J.) mit paroxysmaler nächtlicher Hämoglobinurie (Krise)

Hämoglobin	▷ 4,6 g/dl	Granulozyten	▷ 5770/µl
Erythrozyten	▷ 1,2 Mill/µl	Thrombozyten	▷ 274000/µl
Hämatokrit	▷ 13,1 %	LDH	▷ 4039 U/l
MCV	▷ 109,2 µm³	Bilirubin	▷ 2,0 mg/dl
MCH	▷ 38,8 pg	Bilirubin-Ester	▷ 0,45 mg/dl
Retikulozyten	▷ 321000/µl	Hämoglobin im Serum	▷ 31 mg/dl
Leukozyten	▷ 8500/µl		
(Später promptes Ansprechen auf Prednisontherapie)			

Merke ▶

Merke. Bei 5 bis 10% der Patienten findet man nach mehreren Jahren einen Übergang in eine akute myeloische Leukämie, die oft sehr therapierefraktär ist.

Die Langzeitergebnisse der Knochenmarktransplantation müssen abgewartet werden, sind jedoch vielversprechend.

Enzymopenische hämolytische Anämien

Unter den zahlreichen genetisch bedingten Enzymdefekten der Erythrozyten finden sich ein **Glukose-6-Phosphat-Dehydrogenase-Mangel** und der **Pyruvatkinasemangel** am häufigsten. Die anderen Defekte (z.B. Hexokinase-, ATPase-, Triosephosphatisomerase-Mangel usw.) werden hier nicht im einzelnen besprochen.
Enzymopenische hämolytische Anämien sind in Deutschland selten, bei Südländern häufiger.

Enzymopenische hämolytische Anämien
Dazu zählen der **Glukose-6-Phosphat-Dehydrogenase-Mangel**, der **Pyruvatkinasemangel** u. a.

Glukose-6-Phosphat-Dehydrogenase-Mangel

Glukose-6-Phosphat-Dehydrogenase-Mangel

Definition. Der Glukose-6-Phosphat-Dehydrogenase-Mangel (G-6-PD-Mangel) ist ein hereditärer Defekt im Stoffwechsel der Erythrozyten. Über 300 verschiedene Mutationen sind bisher beschrieben. Durch den Stoffwechseldefekt kommt es in bestimmten Situationen zu einer Schädigung der Erythrozyten und zur Hämolyse.

◀ **Definition**

Epidemiologie. Die Störung ist unter Afrikanern und Asiaten weit verbreitet, im Mittelmeerraum häufig. Besonders häufig betroffen sind Juden in Kurdistan. Mehr als die Hälfte der männlichen Juden soll dort diesen Mangel aufweisen. 30% der männlichen Bevölkerung Sardiniens und 13% der amerikanischen Farbigen sollen betroffen sein. Das Gen für Glukose-6-Phosphat-Dehydrogenase liegt auf dem **X-Chromoson;** deshalb erkranken immer betroffene Männer, Frauen bei Homozygotie. Die G-6-PD-Verminderung bei heterozygoten Frauen ist variabel und abhängig vom Anteil der Erythrozytenpopulation, in denen das defekte X-Chromosom aktiviert ist. In den somatischen Zellen ist immer nur eines der X-Chromosomen aktiv, die Auswahl ist zufällig und während der Embryogenese determiniert. 100 Mio Menschen sollen von einem Glukose-6-Phosphat-Dehydrogenase-Mangel betroffen sein. Das Auftreten einer **spontanen** Hämolyse wurde bisher nur bei 60 Fällen beschrieben. Dagegen gibt es eine lange Liste von Medikamenten, Chemikalien und Vegetabilien, die bei Glukose-6-Phosphat-Dehydrogenase-Mangel die hämolytische Anämie ausgelöst haben. Die geographische Verteilung des Defektes soll dem Verbreitungsgebiet der Malaria entsprechen. Da die Anomalieträger **für die Erkrankung an Malaria offenbar weniger anfällig** sind, sollen sie zur Erhaltung und Verbreitung des Glukose-6-Phosphat-Dehydrogenase-Mangels beitragen.

Epidemiologie Es sollen weltweit 100 Mio Menschen betroffen sein. Das Ausbreitungsgebiet deckt sich mit dem der Malaria. Hieraus wurde geschlossen, daß die Träger gegenüber der **Malariainfektion resistenter** sind. Juden in Kurdistan sollen besonders häufig betroffen sein.
Das Gen für Glukose-6-Phosphat-Dehydrogenase liegt auf dem **X-Chromosom:** deshalb sind vorwiegend Männer betroffen.

Ätiologie und Pathophysiologie. Im Hexosemonophosphatzyklus der Erythrozyten katalysiert Glukose-6-Phosphat-Dehydrogenase die Reduktion von NADP zu NADPH. NADPH wird zur Glutathionreduktion benötigt. Bei Patienten mit Glukose-6-Phosphat-Dehydrogenase-Mangel ist das reduzierte Glutathion erniedrigt. Sekundär kann auch ein Mangel an ATP hinzutreten. Reduziertes Glutathion wiederum schützt SH-Gruppen im Hämoglobin vor der Oxidation. Bei Patienten mit Glukose-6-Phosphat-Dehydrogenase-Mangel kann nach Einwirkung oxidativer Substanzen und Medikamente das reduzierte Glutathion nicht ausreichend zur Verfügung gestellt werden, so daß SH-Gruppen des Hämoglobins oxidieren, Disulfidbrücken bilden und die Hämoglobinmoleküle präzipitieren. Unter der Einwirkung dieser auslösenden Oxidanzien kommt es außerdem zu einem ATP-Mangel. Dies bewirkt, daß der **Erythrozyt hämolysiert.**

Ätiologie und Pathophysiologie
Zugrunde liegt ein Mangel an Glukose-6-Phosphat-Dehydrogenase. Dadurch werden bestimmte reduktive Vorgänge nicht katalysiert, so daß letztlich ein Mangel an reduziertem Glutathion resultiert. Normalerweise schützt reduziertes Glutathion SH-Gruppen vor der Oxidation zu Disulfiden.

Merke. Durch den Glukose-6-Phosphat-Dehydrogenase-Mangel kommt es nach Einwirkung bestimmter oxidativer Substanzen zur vermehrten Bildung von Bisulfidkomplexen aus Hämoglobin und Glutathion, die in den Erythrozyten präzipitieren und als **Heinz-Innenkörper** sichtbar werden.

◀ **Merke**

Hämolyseauslösend sind zahlreiche **Chemikalien, Medikamente** und **Bohnengemüse.**

Hämolyseauslösend wirken Analgetika (z.B. **Acetylsalicylsäure, Aminophenazon**), Malariamittel (**Chloroquin, Primaquin, Chinin**), Sulfonamide (z.B. **Sulfasalazin**), Antibiotika (**Chloramphenicol, Nitrofurantoin**) und bestimmte Vegetabilien (grüne und gekochte einheimische **Bohnen, Favabohnen**). Voraussetzung für die Auslösung einer hämolytischen Krise ist ein Abfall der Glukose-6-Phosphat-Dehydrogenase-Aktivität auf weniger als 25% in den Erythrozyten.

Die Vererbung des Glukose-6-Phosphat-Dehydrogenase-Defektes erfolgt X-chromosomal, inkomplett dominant. Krank sind daher nur Männer. Frauen erkranken sehr selten – nur wenn sie zwei defekte X-Chromosomen tragen.

Wie bereits erwähnt, sind über 300 Mutationen des auf dem X-Chromosom lokalisierten Glukose-6-Phosphat-Dehydrogenase-Gens bekannt. Diese Varianten sind auch unterschiedlich sensibel bezüglich oxidativer und damit potentiell hämolytischer Substanzen **(sogenannter genetischer Polymorphismus)**. Während einige Varianten sowohl eine Spontanhämolyse als auch eine mit bestimmten Chemikalien auslösbare Hämolyse zeigen, bewirken andere Mutationen eine Hämolyse nur nach Chemikalienexposition. Diese letztere Variante ist besonders häufig bei der farbigen Bevölkerung in den USA (bis zu 10%). Sehr selten erkranken Frauen (homozygoter X-chromosomaler Defekt). Konduktorinnen haben – je nachdem, welches X-Chromosom während der Embryogenese in den Zellen inaktiviert wurde (das gesunde oder das defekte) – einen variablen Enzymmangel.

Klinik Die Vorgeschichte muß sich auf die Einnahme von Leguminosen **(Favabohnen**, grüne und gekochte einheimische Bohnen) und bestimmte **Medikamente** konzentrieren. 1–2 Tage danach wird der Urin dunkel, ein Ikterus tritt auf und der Hämatokrit fällt ab. Bauch-, Glieder- und Rückenschmerzen stellen sich ein, ferner Fieber, Kollapsneigung, Schock und Diarrhöen.

Klinik. **1 bis 2 Tage** nach Genuß von grünen und getrockneten einheimischen Bohnen oder der **Einnahme** der auslösenden Chemikalie beginnt die Hämolyse mit Leibschmerzen, Ikterus und Hämoglobinurie. Die hämolytische Krise ist beim **Favismus** besonders ernst (Genuß von Bohnen). Schocksymptome können sich einstellen. Erstaunlich ist, daß nach etwa 1 Woche die Hämolyse aufhört (Remission), selbst wenn das auslösende Agens weiter verabreicht wird. Diese »Selbstheilung« wird damit erklärt, daß die kompensatorisch aus dem Knochenmark ausgeschwemmten jungen Erythrozyten einen höheren Glukose-6-Phosphat-Dehydrogenase-Gehalt besitzen und somit gegenüber dem auslösenden Agens weniger empfindlich reagieren. Bei disponierten Personen kann sogar das Einatmen von Favapollenstaub die Hämolyse und Hämoglobinurie hervorrufen. Solche Fälle sind jedoch selten (5%).

Laborbefunde **Heinz-Innenkörper** (◘ J-9) und **Glutathion-Stabilitätstest** dienen der Suchdiagnostik. Beweisend für den Glukose-6-Phosphat-Dehydrogenase-Mangel ist der **Nachweis einer erniedrigten Enzymaktivität** in den Erythrozyten.

Laborbefunde. Für die Suchdiagnostik haben sich der **Heinz-Innenkörpertest** und der **Glutathionstabilitätstest** bewährt. Im Heinz-Innenkörpertest werden 0,1 ml Heparinblut mit 2,0 ml Phosphatpufferlösung (pH 7,6) 4 Stunden lang inkubiert und dann auf einem Objektträger ausgestrichen. Anschließend wird (wie für die Retikulozyten) mit Brillantkresylblaulösung gefärbt. Erythrozyten mit mehr als 4 Heinz-Innenkörpern werden ausgezählt. Die Normalwerte liegen unter 10% (◘ J-9). Beim **Glutathionstabilitätstest** werden Erythrozyten mit Acetylphenylhydrazin inkubiert und der Abfall des Glutathiongehalts gemessen. Bei Gesunden beträgt er maximal 25%, bei Patienten mit Glukose-6-Posphat-Dehydrogenase-Mangel oft mehr als 90%. Leider sind beide Tests wenig spezifisch (viele falsch-positive Ergebnisse), deshalb gibt es jetzt Systeme, die die NADPH-Bildung der Erythrozyten durch Glukose-6-Phosphat-Dehydrogenase direkt quantifizieren können und den **Enzymdefekt** beweisen können.

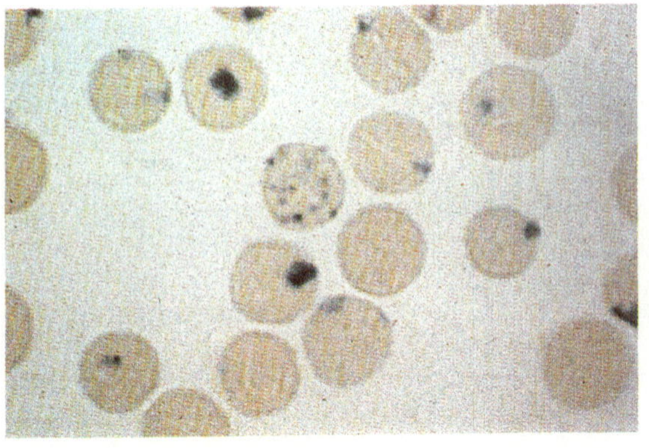

◘ J-**9: Nachweis von Heinz-Innenkörpern** der Erythrozyten bei einem Patienten mit Glukose-6-Phosphat-Dehydrogenase-Mangel (GPD-Mangel).

Diagnostik und Differentialdiagnose. Die Diagnose muß vor allem die Anamnese mit der Exposition gegenüber Chemikalien und Bohnengemüse berücksichtigen. 1 bis 2 Tage später tritt die krisenhafte Hämolyse auf. Beweisend für den Enzymdefekt ist der Nachweis stark erniedrigter Konzentrationen an Glukose-6-Phosphat-Dehydrogenase in den Erythrozyten. Die Differentialdiagnose erfaßt alle anderen korpuskulären und serogenen (Coombs-positiven) hämolytischen Anämien.

Diagnostik, Differentialdiagnose Die Diagnose basiert auf der Anamnese, der Klinik (krisenhafte Hämolyse nach 1–2 Tagen) und den Labortests. Nachweis des G-6-P-Dehydrogenase-Mangels in den Erythrozyten. Andere korpuskuläre oder serogene hämolytische Anämien muß man ausschließen.

Therapie. Eine spezifische Therapie ist bisher nicht möglich. Es gilt daher, das hämolyseauslösende Agens zu vermeiden.

Therapie Nur die Prophylaxe und somit Vermeidung des auslösenden Agens ist möglich.

Verlauf und Prognose. Beide sind günstig. Die Hämolyse klingt nach wenigen Tagen spontan ab.

Verlauf und Prognose Günstig.

Pyruvatkinasemangel

Pyruvatkinasemangel

Definition. Dieser Enzymdefekt wird autosomal rezessiv vererbt. Er verursacht eine nichtsphärozytäre hämolytische Anämie.

◀ **Definition**

Epidemiologie. Dieser Enzymdefekt ist seltener als der Glukose-6-Phosphat-Dehydrogenase-Mangel. Er soll bevorzugt bei Nordeuropäern vorkommen.

Epidemiologie Nordeuropäer sollen bevorzugt erkranken.

Ätiologie und Pathogenese. Es handelt sich um den häufigsten Defekt der erythrozytären Glykolyse (**Achtung:** der Glukose-6-Phosphat-Dehydrogenase-Mangel ist kein Defekt der Glykolyse, sondern des Hexosemonophosphatzyklus). Unterbrochen wird die biochemische Kaskade vom Glycerinaldehyd zum Pyruvat und Lactat. Reife Erythrozyten haben keine Mitochondrien mehr, deshalb ist die Glykolyse sehr wichtig zur Energiegewinnung. Der resultierende ATP-Mangel kann die Zellform und Membranstruktur der Erythrozyten nicht mehr sichern. Die Erythrozyten werden im retikuloendothelialen System vorzeitig abgebaut.

Ätiologie und Pathogenese Die intrazelluläre Glykolyse ist gestört, so daß letztlich ein ATP-Mangel resultiert. Dadurch wird die Erythrozytenmembran in ihrer Funktion und Verformbarkeit gestört, so daß die Erythrozyten vorzeitig im RES zerstört werden.

Die hämolytische Anämie bei Pyruvatkinasemangel wird besser toleriert als andere Anämien mit gleich niedrigem Hämoglobin, weil der Enzymdefekt sekundär den Gehalt der Erythrozyten an 2,3-Biphosphoglycerat (2,3-BPG) erhöht. 2,3-BPG verschiebt die Sauerstoff-Hämoglobin-Dissoziationskurve nach rechts und erleichtert die Freisetzung von Sauerstoff aus dem Hämoglobin.

Durch die Verschiebung der O_2-Hb-Dissoziationskurve nach rechts wird die Freisetzung von O_2 aus dem Hämoglobin erleichtert, so daß die hämolytische Anämie bei Pyruvatkinasemangel besser toleriert wird als andere Anämien mit gleich niedrigem Hb.

Klinik. Die **Hämolyse** kann schon im Kindesalter, in manchen Fällen auch erst nach dem 20. Lebensjahr manifest werden. Man findet dann die typischen Zeichen der Hämolyse. Im Kindesalter kommen **Skelettveränderungen** ähnlich wie bei der homozygoten Form der Thalassämie vor.

Klinik Die **Hämolyse** führt zu klinischen Zeichen meist schon im Kindes- und Jugendalter (Sklettveränderungen), gelegentlich auch erst später.

Laborbefunde. Es finden sich **vermehrt Retikulozyten** (deshalb MCV oft erhöht), jedoch keine typischen Erythrozytenverformungen wie bei den korpuskulären Anämien. Die osmotische Resistenz der Erythrozyten ist normal. Der **Autohämolysetest** fällt **pathologisch** aus. Der Coombs-Test ist negativ. Es gibt spezielle Tests, die den Pyruvatkinasegehalt der Erythrozyten messen können.

Laborbefunde Die **Retikulozyten sind erhöht**, die osmotische Resistenz ist normal, der Coombs-Test ist negativ, der **Autohämolysetest pathologisch**. Es gibt spezielle Tests für den Pyruvatkinasegehalt der Erythrozyten.

Diagnostik und Differentialdiagnose. In vielen Fällen handelt es sich um eine Ausschlußdiagnose, die durch den **Nachweis des Mangels an Pyruvatkinase in den Erythrozyten** erst gesichert wird. Die Differentialdiagnose bezieht alle hämolytischen Anämien mit ein.

Diagnostik, Differentialdiagnose Beweisend ist nur der **Nachweis des erniedrigten Pyruvatkinasegehalts in den Erythrozyten.** Die Differentialdiagnose erstreckt sich auf alle anderen hämolytischen Anämien.

Therapie. Die Behandlung schwerer hämolytischer Krisen besteht in der Splenektomie. Bei ausgeprägter Anämie mit entsprechender Symptomatik sind Erythrozytentransfusionen die Therapie der Wahl.

Therapie Bei schweren Hämolysen ist die Splenektomie indiziert, ansonsten symptomatische Behandlung mit Erythrozytentransfusionen.

Verlauf und Prognose. Die Patienten werden durch die Komplikationen der Hämolyse gefährdet (Cholelithiasis, Hämosiderose usw.). Die Langzeitprognose der Erkrankung ist unterschiedlich.

Verlauf und Prognose Die Patienten sind durch die Komplikationen der Hämolyse gefährdet (Cholelithiasis, Hämosiderose).

Anämien bei Hämoglobinopathie

Ursache ist immer ein **genetischer Defekt**; dadurch wird die Aminosäuresequenz in den Polypeptidketten des Hämoglobins verändert. Die häufigsten Hämoglobinopathien sind die **Sichelzellenanämie** und die **Hämoglobin-C-Krankheit.**
Thalassämien sind keine Hämoglobinopathien im engeren Sinne, da bei ihnen keine abnormen Peptidketten gebildet werden, sondern die Hämoglobinsynthese quantitativ verändert ist.

Anämien bei Hämoglobinopathie

Hämoglobinopathien kommen infolge einer gestörten Globinsynthese zustande. Sie sind **genetisch determiniert**. Es sind über 100 Hämoglobinanomalien bekannt. Nur ein kleiner Teil von ihnen verursacht klinische Symptome. Entweder wird zuviel physiologisches Hämoglobin (HbA_2, HbF) gebildet, oder die Aminosäuresequenz ist in einer der beiden Polypeptidketten des Globinanteils gestört. Das Charakteristikum dieser Gruppe von Erkrankungen ist also die Bildung abnormer Hämoglobine. Thalassämien gehen zwar mit einer Störung der Hämoglobinsynthese einher, diese ist jedoch nur quantitativ. Es werden keine abnormen Hämoglobine gebildet. Thalassämien gehören deshalb nicht zu den Hämoglobinopathien im engeren Sinne, z.T. werden sie auch als strukturelle Hämoglobinopathien bezeichnet. Zu den häufigsten Hämoglobinopathien gehören die **Sichelzellenanämien** und die **Hämoglobin-C-Krankheit**. Die sehr viel selteneren anderen Hämoglobinopathien werden hier nicht besprochen.

Sichelzellenanämie

Sichelzellenanämie

Definition ▶

▶ ***Definition.*** Die Sichelzellenanämie ist eine chronische hämolytische Anämie, die angeboren ist. Sie wird verursacht durch ein abnormes Hämoglobin (HbS), welches sich fast ausschließlich bei Angehörigen der schwarzen Rasse findet. In der Beta-Polypeptidkette des Hämoglobin A_1 wurde an **Position 6 die Aminosäure Glutaminsäure durch die Aminosäure Valin** ersetzt (HbS = $\alpha_2\beta_2{}^s$). Der charakteristische Befund ist eine **Sichelung der Erythrozyten im Blutausstrich**, die aber nur dann deutlich zutage tritt, wenn man das Blut mehrere Stunden unter Sauerstoffabschluß hält.

Epidemiologie Heterozygote Merkmalträger sind gegen Malaria geschützt. Das erklärt die Verbreitung in bestimmten Regionen Afrikas. Bei den Bantu sollen 30–35 % heterozygote Anomalieträger sein. Bei Weißen ist die Erkrankung sehr selten.

Epidemiologie. Bei Weißen kommt die Erkrankung nur sehr selten vor. Vorwiegend findet sie sich bei Farbigen (und Mischlingen) in Äquatorialafrika, aber auch in Süd- und Mittelamerika, in Indien, Vorderasien und im Kaukasus. In den USA sind 8 bis 9 % der Farbigen heterozygote Träger, die homozygote Form wird nur bei 0,3 bis 1,3 % beobachtet. Mehrere Millionen Menschen sind Genträger.
Heterozygote HbS-Merkmalträger sind gegen eine Malariainfektion wesentlich geschützter, dies erklärt die Häufigkeit des Gens in Malariagebieten.

Merke ▶

▶ ***Merke.*** Nur die homozygote Form (SS) führt zur chronischen hämolytischen Anämie. Die heterozygote Form weist keine oder nur geringe Krankheitszeichen auf.

Ätiologie und Pathophysiologie Die Erkrankung wird **autosomal kodominant** vererbt. In der Beta-Kette des Globinmoleküls ist eine einzelne Aminosäure vertauscht. Das Hämoglobin der homozygoten Patienten besteht zu 80–100 % aus HbS. Die heterozygoten Träger haben nur HbS-Konzentrationen von etwa 20–40 %. Sauerstoffmangel vermindert die Wasserlöslichkeit des HbS, wodurch nadelartige Kristalle gebildet werden. Dies soll die Sichelung der Erythrozyten verursachen. Die Sichelzellenmasse erhöht die Blutviskosität, wodurch sich die Neigung der Patienten zu **Thromboembolien, Gefäßverschlüssen, Infarkten** (Milz, Knochenmark), **ischämischen Nekrosen** oder **Blutungen** erklärt.

Ätiologie und Pathophysiologie. Die Ausprägung des Sichelzellengens wird **autosomal kodominant** vererbt. Im HbS ist in der Beta-Kette des Globinmoleküls lediglich eine Aminosäure vertauscht (Glutaminsäure gegen Valin in Stellung 6). Das Hämoglobin der Homozygoten enthält zu 80 bis 100 % HbS, der Rest ist HbF. Normales HbA_1 wird nicht gebildet. Die heterozygoten Merkmalträger zeigen wesentlich geringere Konzentrationen an HbS (20 bis 40 %). Der Verlust der normalen Plastizität der Erythrozyten tritt auf, wenn mehr als 50 % des gesamten Hämoglobins als HbS vorliegen. Bei Sauerstoffmangel entsteht in den Erythrozyten der homozygoten Merkmalträger eine hohe Konzentration an desoxygeniertem HbS. Desoxygeniertes HbS kann in dieser hohen Konzentration polymerisieren, nadelartige Kristalle und hierdurch Sichelzellen bilden. Eine vergleichbar hohe Konzentration kann bei heterozygoten Trägern nicht erreicht werden, ihre geringen Mengen HbS polymerisieren deshalb (fast) nicht.
Die starren Sichelzellen verwickeln sich intravasal untereinander, so daß die Blutviskosität zunimmt und die Erythrozyten langsamer befördert werden, wodurch die intrazelluläre Sauerstoffkonzentration absinkt. Dies fördert wiederum die Sichelzellenbildung, die sich klinisch äußert in einer erhöhten

Bildung von Thromben, Gefäßverschlüssen, Infarkten, ischämischen Nekrosen oder **Blutungen**. Wiederholte Milzinfarkte sind häufig. Lungenembolien aufgrund von Marknekrosen bei Knochenmarkinfarkten sind möglich. Die Sichelzellen sind mechanisch instabil; ihre Überlebenszeit ist infolge intravasaler Hämolyse oder vorzeitigem Abbau im RES stark verkürzt. So entsteht die **hämolytische Anämie**.

Gleichzeitig werden Sichelzellen vermehrt abgebaut, deshalb findet man auch Zeichen der **hämolytischen Anämie.**

Klinik. Nur die homozygoten HbS-Merkmalträger erkranken an einer chronischen hämolytischen Anämie, meist Kinder ab dem 2. Lebensjahr. Die klinischen Zeichen sind vieldeutig und schließen ein: **Blässe, hämolytischer Ikterus, Milz-, Leber- und Lymphknotenschwellungen, verzögerte Skelettreife** und **Gefäßverschlüsse.**
Die sogenannte Sichelzellenkrise bezeichnet das akute Auftreten von Schmerzen zumeist in Extremitäten, Brustkorb und Milzbereich; Gefäßverschlüsse und Mikroinfarkte in den genannten Regionen sind die Ursache. Oft läßt sich ein prädisponierender Faktor als Auslöser der Krise eruieren, z. B. Infektionen, Fieber, Kälte, Schwangerschaft, Dehydratation, Operationen. Sichelzellenkrisen verursachen per se kein Fieber. Die Schmerzkrisen können Minuten bis Tage anhalten.
Weitere typische Komplikationen der Gefäßverschlüsse bei Sichelzellenanämie sind Durchblutungsstörungen des ZNS, Hypopituitarismus, proliferative Retinopathie, Priapismus, Niereninsuffizienz, aseptische Femurkopfnekrose und Hautulzerationen an den Beinen (besonders Knöchelgegend). Das sogenannte **Acute-Chest-Syndrom** ist wahrscheinlich auch durch Infarkte der Lungenstrombahn bedingt und manifestiert sich mit Fieber, Thoraxschmerz und Leukozytose. Eine Pneumonie muß ausgeschlossen werden. Sichelzellenanämiker haben aufgrund ihrer vielen Milzinfarkte als Kinder zwar eine vergrößerte, im Alter jedoch eine kleine, funktionslose Milz (**Autosplenektomie**). Sie sind deshalb besonders durch Pneumokokken, Hämophilus, Salmonellen u. a. gefährdet. Knocheninfarkte können sekundär infiziert werden, es kommt zur Osteomyelitis (oft Salmonellen) (*s. a. Postsplenektomiesepsis, S. 1463*).
Aplastische Krisen sind lebensgefährlich und werden durch Parvovirusinfektionen hervorgerufen. Die Infektion führt zu einem akuten Stopp der Erythropoese für 5 bis 10 Tage. Der Sichelzellenpatient ist jedoch aufgrund seiner ständigen Hämolyse auf die Kompensation der Erythropoese angewiesen. Es kommt deshalb zu einer akuten schweren Anämie, die eine unverzügliche Transfusionsbehandlung erfordert.

Klinik Nur die Homozygoten erkranken an einer chronischen hämolytischen Anämie. Bei Heterozygoten ist die Hämolyse mild und nicht behandlungsbedürftig. Die thrombotischen, schmerzhaften Gefäßverschlüsse nennt man **Sichelzellenkrisen.** Anämie und thrombotische Lungenarterienverschlüsse führen zur Herzinsuffizienz. Vor allem erkranken Kinder. Unterschenkelgeschwüre finden sich überwiegend bei jüngeren und älteren Erwachsenen. Weitere Komplikationen: Priapismus, Durchblutungsstörungen des ZNS, akuter Thoraxschmerz, Knochennekrosen, Osteomyelitis.

Aplastische Krisen nach Parvovirusinfektionen sind akut lebensgefährlich.

Laborbefunde. Die Erkrankten zeigen eine **starke Anämie** mit einer Erythrozytenzahl von 1 bis 2 Mio/µl. Die Anämie ist normochrom und normozytär. Im Blutausstrich bestehen eine Anisozytose und Poikilozytose.

Laborbefunde Starke normozytäre, normochrome **Anämie** (Erys 1–2 Mio/µl) mit Anisozytose und Poikilozytose.

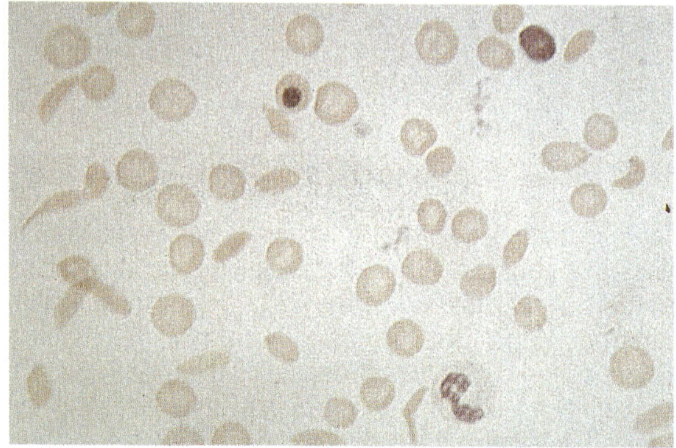

a Sichelzellenkrise bei einem 6jährigen Kind mit krampfartigen abdominellen Schmerzen, Anämie und Ikterus. Nachweis von Sichelzellen, Targetzellen und kernhaltigen Vorstufen der Erythropoese im peripheren Blutausstrich. In der Hb-Elektrophorese Nachweis von HbS.

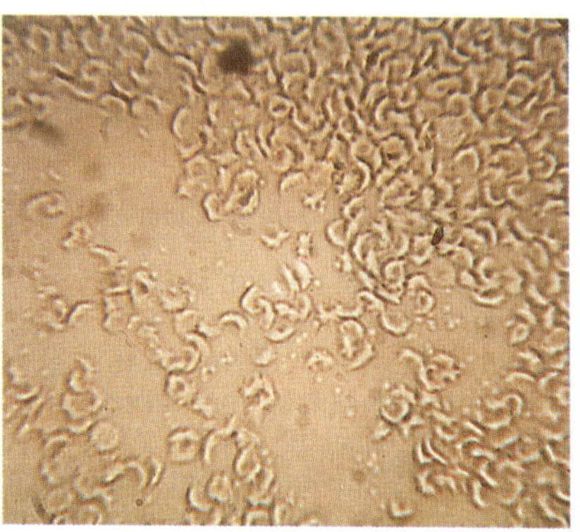

b Nachweis von Sichelzellen im Blutausstrich nach Zusatz von 2 % Natriumthiosulfat unter Luftabschluß.

J-10 a, b: Sichelzellenanämie.

Merke ▶

> **Merke.** Der Anteil der Sichelzellen ist unterschiedlich. Selbst bei schweren Anämien kann er nur 0,5 bis 25 % betragen, so daß aus dem gewöhnlichen Blutausstrich die Diagnose nicht gelingt!

Um Sichelzellen nachweisen zu können, muß man den Objektträger mit einem Deckglas abdecken und die Ränder **luftdicht** mit Wachs **verschließen.** Nach 2–6 Stunden kann man dann Sichelzellen sehen (J-**10**). Man findet eine **Retikulozytose.**

Gibt man dagegen zu einem Tropfen Blut **2%ige Natriumsulfidlösung** auf einen Objektträger, bedeckt diesen mit einem Deckglas und dichtet die Ränder mit Wachs ab, so bilden sich nach 2 bis 6 Stunden in diesem **hypoxischen Milieu** Sichelzellen (J-**10**).
Ferner bestehen die Zeichen der Hämolyse mit **Retikulozytose**, leicht erhöhter osmotischer Resistenz, aber verminderter mechanischer Resistenz. Vereinzelt findet man kernhaltige Erythrozytenvorstufen. Eine leichte Leukozytose, z.T. auch nur eine Eosinophilie, kann Ausdruck der starken Blutbildungsaktivität des Knochenmarks sein (genauer Mechanismus unbekannt).

Diagnostik, Differentialdiagnose
Beweisend ist die Hb-Elektrophorese mit dem **Nachweis von HbS.** Der Blutausstrich (unter Luftabschluß) kann das **Sichelzellenphänomen** zeigen. Genanalysen erlauben eine **pränatale Diagnose.** Die Differentialdiagnose erstreckt sich auf alle hämolytischen Anämien. Andere Hämoglobinopathien können mit HbS vergesellschaftet sein.

Diagnostik und Differentialdiagnose. Beweisend für die Sichelzellenanämie ist der **Nachweis von HbS in der Hb-Elektrophorese.** Die Sichelzellen selbst lassen sich im Blutausstrich meist nur unter Luftabschluß nachweisen. Wenn das Sichelzellengen mit anderen Hämoglobinopathien (Hämoglobin C) oder mit einer Thalassämie kombiniert auftritt, ist dies auch in der Hb-Elektrophorese erkennbar. Die Differentialdiagnose muß alle hämolytischen Anämien betreffen.
Durch **Genanalyse** von Zellen der Amnionflüssigkeit oder des Chorions läßt sich die Erkrankung bereits in der **7. bis 14. Schwangerschaftswoche** erkennen.

Therapie Nur eine symptomatische Therapie ist möglich. Bei schwerer Anämie gibt man Bluttransfusionen. Mit Teilaustauschtransfusionen kann man den Anteil normaler Erythrozyten auf 20–40% erhöhen. Bei einer **Sichelzellenkrise** gibt man Blut, Sauerstoff und Flüssigkeit. Am wichtigsten ist jedoch eine ausreichende Analgesie.

Therapie. Eine kausale Therapie ist bisher nicht möglich. Wichtig ist die Vermeidung von Sauerstoffmangel (z.B. Höhenaufenthalte, Narkose etc.). Die symptomatische Behandlung besteht in wiederholten Bluttransfusionen bei Patienten mit schwerer symptomatischer Anämie, während man wegen der Gefahr der Hämosiderose in anderen Fällen mit Transfusionen zurückhaltend sein soll. Neuerdings wird eine in 6- bis 8wöchigen Abständen erfolgende prophylaktische Teilaustauschtransfusion propagiert. Hierdurch soll der Gehalt normaler zirkulierender Erythrozyten auf etwa 15 bis 40% eingestellt werden. Die Splenektomie wird empfohlen, wenn Radioisotopenuntersuchungen tatsächlich einen vermehrten Abbau der Erythrozyten in der Milz nachweisen.
Bei einer **Sichelzellenkrise** gibt man Blut, Sauerstoff und Flüssigkeit. Am wichtigsten ist jedoch eine ausreichende Analgesie (inkl. Morphine). Wenn der Schmerz unter Kontrolle ist, sollte man einen auslösenden Faktor eruieren, bei Fieber unbedingt einen Infektionsherd suchen.

Bei **aplastischen Krisen** steht die ausreichende Substitution im Vordergrund.

Bei **aplastischen Krisen** von etwa 1–2 Wochen Dauer braucht der Patient vor allem ausreichende Transfusionen.

Klinischer Fall

Ein 23jähriger farbiger Patient kommt mit starken akuten Oberbauchschmerzen zur Aufnahme. Er hat auch Schmerzen in beiden Beinen und in der Lendenregion. Der Patient gibt an, daß er an einer Sichelzellenanämie leidet. Dies sei eine seiner typischen Krisen. Hb 8,2 g%, Bilirubin 4,3 mg/dl, LDH 650 U/l. Das Blutbild zeigt die typischen Sichelzellen. Aufgrund seiner Angabe und des typischen klinischen Bildes wird der Patient mit Erythrozytenkonzentraten, 0,9% NaCl 200 ml/h, O_2 2 l/min und Morphium behandelt.
Der Patient ist bei den behandelnden Ärzten als schmerzmittelabhängig bekannt, i.v. Drogenabusus kann nicht ausgeschlossen werden. Nach einigen Tagen fühlt sich der Patient besser. Deshalb wird die Schmerzmedikation auf orale Präparate umgesetzt und gegen heftigen Protest die Entlassung geplant. Eine häusliche Versorgung wäre gewährleistet. Am Entlassungstag wirkt der Patient unruhig, klagt über Kopf- und Gliederschmerzen, gegenüber dem Pflegepersonal ist er aggressiv und ausfallend. Er läßt sich bei der Visite nicht mehr untersuchen. Als er von der Familie abgeholt werden soll, ist der Patient delirant. Er fühlt sich heiß an, Temperatur 39,7 °C, Nackensteifigkeit. Eine sofort durchgeführte Lumbalpunktion bestätigt den Befund einer bakteriellen Meningitis. Da eine Penicillinallergie bekannt ist, wird der Patient mit Chloramphenicol behandelt und auf die Intensivstation verlegt. Die Infektion kann beherrscht werden. Aus der Liquorkultur wachsen Pneumokokken.

Wegen der **Autosplenektomie** soll man an eine rechtzeitige **Pneumokokkenimpfung** denken. Eine Folsäuresubstitution kann den gesteigerten Bedarf decken. Medikamente, die die Löslichkeit von HbS modifizieren bzw. den relativen Anteil von HbF (erhöhtes HbF schützt vor Sichelzellenkrisen) erhöhen, sind bisher nicht über die Erprobungsphase hinausgekommen.

Bei fehlender Milz oder unzureichender Milzfunktion muß eine Pneumokokkenimpfung erfolgen.

Verlauf und Prognose. Die Sichelzellenanämie ist in ihrer homozygoten Form eine Krankheit des Kindesalters. Nur wenige Patienten erreichen das Erwachsenenalter. Häufigste Todesursache sind Infektionen (z. B. Pneumokokkenmeningitis).

Verlauf und Prognose Die heterozygoten Patienten sind weitgehend beschwerdefrei, homozygote Patienten erkranken im Kindesalter und sterben meist ehe sie das Erwachsenenalter erreichen.

Hämoglobin-C-Krankheit (HbC-Krankheit)

Hämoglobin-C-Krankheit

Definition. Die HbC-Krankheit ist durch einen **Austausch von Glutaminsäure durch Lysin in Position 6 der Beta-Peptidkette** des HbA_1 bedingt. Sie kommt überwiegend bei Farbigen vor. Nur in ihrer homozygoten Form verursacht sie eine leichte chronische hämolytische Anämie mit Splenomegalie.

◀ **Definition**

Epidemiologie. Diese Hämoglobinopathie kommt **nur bei Farbigen** vor, besonders in Westafrika. Sie ist nach der Sichelzellenanämie die zweithäufigste Hämoglobinopathie. In der farbigen Bevölkerung der USA findet man 2 bis 3 % heterozygote Merkmalträger und 0,02 % homozygote.

Epidemiologie Die Krankheit kommt hauptsächlich in Westafrika vor. 2 % der amerikanischen **Farbigen** sind heterozygote Merkmalträger, 0,02 % homozygot erkrankt.

Ätiologie und Pathophysiologie. Bei HbC ist in Stellung 6 der Betakette des Globinmoleküls Lysin statt Glutaminsäure eingefügt. Heterozygote Merkmalträger haben 20 bis 40 % HbC (und 60 bis 80 % HbA); homozygot Erkrankte zeigen zu über 90 % HbC. Die alternden Erythrozyten enthalten kristallines HbC. Ihre **mangelnde Verformbarkeit und Elastizität** lassen sie frühzeitig in der Milz absterben.

Ätiologie und Pathophysiologie Austausch von Glutaminsäure durch Lysin in Position 6 der Betakette. Heterozygote 20–40 % HbC, Homozygote > 90 %. HbC führt zu **mangelnder Elastizität,** deshalb frühzeitiger Abbau der Erythrozyten in der Milz.

Klinik. Heterozygote Merkmalträger sind symptomfrei; eine Milzvergrößerung wäre untypisch. Homozygote Träger haben eine milde chronische hämolytische Anämie und **Splenomegalie.** Nach Infektionen können diese Patienten leichte **hämolytische Episoden** durchlaufen (wegen der bei Infekten gesteigerten Aktivität der Milz). Gallensteine kommen vor.

Klinik Heterozygote Träger sind symptomfrei. Auch Homozygote haben wenig Beschwerden. Es besteht bei ihnen jedoch eine **Splenomegalie** mit leichter chronischer **hämolytischer Anämie**, die sich nach Infektionen verstärken kann.

Laborbefunde. Es besteht eine leichte bis mittelschwere, **chronische, normo- bis hyperchrome hämolytische Anämie**. Entsprechend ist das Serumbilirubin nur gering erhöht. Im Blutausstrich findet man **Target-(Schießscheiben-)Zellen**, weil das HbC im Zentrum der Erythrozyten kristallisiert. Den wichtigsten Befund liefert die Hb-Analyse. Die Elektrophorese ergibt nahezu 100 % HbC bei Homozygotie.

Laborbefunde Es findet sich eine leichte **chronische hämolytische Anämie**. Die Diagnose wird mittels Hb-Elektrophorese gesichert. Der Blutausstrich zeigt **Target-Zellen.**

Diagnostik und Differentialdiagnose. Zur diagnostischen Sicherung ist die Hb-Elektrophorese erforderlich. Sie weist zu nahezu 100 % HbC nach, womit auch die Diagnose des homozygoten Status gesichert ist. HbC kann mit HbS oder mit einer Thalassämie kombiniert vorkommen. Diese Formen werden durch die Hämoglobinelektrophorese erkannt. Differentialdiagnostisch sind andere Formen hämolytischer Anämien auszuschließen.

Diagnostik, Differentialdiagnose Die Diagnose wird in der Hb-Elektrophorese gesichert. Andere Formen der hämolytischen Anämien sind auszuschließen.

Therapie. Eine spezifische Therapie ist nicht bekannt. Die Splenektomie kann bei stärkerer Hämolyse indiziert sein. Nur selten sind Bluttransfusionen notwendig.

Therapie Eine kausale Therapie ist nicht bekannt. Selten sind Bluttransfusionen notwendig oder die Splenektomie.

Verlauf und Prognose. Die Prognose der HbC-Krankheit ist gut. Die Lebenserwartung ist nicht wesentlich beeinträchtigt.

Verlauf und Prognose Die Prognose ist im allgemeinen gut.

Extrakorpuskuläre hämolytische Anämien
Das gemeinsame Merkmal dieser Gruppe hämolytischer Anämien ist, daß die Hämolyse **durch Antikörper, Toxine** etc. ausgelöst wird, nicht durch Defekte der Erythrozyten.

Extrakorpuskuläre hämolytische Anämien

Das gemeinsame Merkmal dieser in sich sehr heterogenen Gruppe hämolytischer Anämien sind **erworbene Faktoren** im Serum, die die Erythrozyten schädigen. Hierbei kann es sich um **Autoantikörper, fremde Antikörper, Toxine, chemische Substanzen, Bakterien** oder **mechanische Einwirkungen** handeln. Deshalb nennt man diese Gruppe auch extrakorpuskulär bedingte hämolytische Anämien. Sie sind niemals angeboren, sondern immer erworben.

Hämolytische Anämien durch Isoantikörper

Definition ▶

Hämolytische Anämien durch Isoantikörper

Definition. **Isoantikörper** finden sich **physiologischerweise** im Serum gesunder Personen und richten sich gegen Antigene, die bei anderen Personen, aber nicht im eigenen Körper vorkommen, z. B. Anti-A- und Anti-B-Antikörper bei Personen mit Blutgruppe 0. Isoimmunhämolytische Anämien entstehen, wenn Antikörper gegen AB0-, Rhesus- oder andere Blutgruppenantigene mit Erythrozyten, die die entsprechenden Antigene tragen, zusammentreffen, z. B. bei Fehltransfusionen, bei der fetalen Erythroblastose.

Epidemiologie Isoimmunhämolytische Anämien als Folge von **AB0- und Rh-Inkompatibilitäten** sind am häufigsten (1,5 % aller Neugeborenen).

Epidemiologie. Der Übertritt mütterlicher Antikörper in den Fetalkreislauf nach erfolgter Sensibilisierung der Mutter wird bei 1,5 % aller Neugeborenen beobachtet. In zwei Drittel der Fälle richten sich die **Isoantikörper gegen AB0**, in einem Drittel gegen das Rh-Antigen.

Ätiologie und Pathophysiologie Bei **Fehltransfusionen** durch Reaktion von präformiertem Anti-A, Anti-B mit Erythrozyten entstehen eine Hämolyse und Schock.

Bei **fetaler Erythroblastose** sind AB0- und Rh-Inkompatibilität häufig. Konstellation: Mutter Rh-negativ, Kind Rh-positiv. Nach Sensibilisierung in der 1. Schwangerschaft treten Anti-Rh-Antikörper bei der 2. Schwangerschaft in den Kreislauf des Kindes über. Der Coombs-Test wird positiv. Die Hämolyse führt beim Fetus zur Erythroblastose.
Das Risiko des Kindes, Rh-positiv zu sein, hängt davon ab, ob der Vater hetero- oder homozygot Rh-positiv ist. Eine AB0-Inkompatibilität zwischen Mutter und Kind ist häufiger, führt aber wesentlich seltener zu Symptomen, weil die Anti-A- oder Anti-B-Isoantikörper der Klasse IgM angehören, die nicht auf das Kind übertreten können und weil die A- und B-Antigene auf den fetalen Erythrozyten nur schwach ausgebildet sind.

Ätiologie und Pathophysiologie. Bei **Fehltransfusionen** lysieren präformierte Anti-A- oder Anti-B-Antikörper die gruppenfremden Erythrozyten. Es kommt zu einer intravasalen Agglutination und Hämolyse. Diese Reaktion ist um so massiver, je höher die Antikörpertiter sind oder die Menge des transfundierten Blutes ist. Die intravasale Hämolyse führt zur Hämoglobinämie, Hämoglobinurie und Schock.
Die **fetale Erythroblastose** kommt dadurch zustande, daß die Blutgruppenantigene des Feten und der Mutter inkompatibel sind. Die blutgruppenbestimmenden Gene des Feten stammen jeweils zur Hälfte von der Mutter und vom Vater. Bei der Rh-Unverträglichkeit ist die Mutter Rh-negativ (d), der Vater Rh-positiv (D). Der Fetus hat vom Vater das Rh-Merkmal geerbt und ist auch Rh-positiv. Während der ersten Schwangerschaft der Rh-negativen Mutter treten einige wenige Rh-positive Erythrozyten des Feten in den mütterlichen Kreislauf über (z. B. unter der Geburt, bei Abort). Die Mutter wird sensibilisiert und bildet Anti-Rh-Antikörper. Bei der ersten Schwangerschaft ist die Anti-Rh-Antikörperbildung gering oder setzt i.d.R. so spät ein, daß das 1. Kind nicht geschädigt wird. Ausnahme: durch eine Fehltransfusion oder einen früheren Abort ist die Mutter bereits vor dieser Schwangerschaft gegen das Rh-Antigen sensibilisiert. Bei der nächsten Schwangerschaft können diese Anti-Rh-Antikörper die Plazenta passieren und die fetalen Erythrozyten, wenn der 2. Fetus wieder Rh-positiv ist, angreifen. Bei dem 2. Feten wird in der 10. bis 16. Schwangerschaftswoche der Coombs-Test positiv. Der Fetus entwickelt eine Erythroblastose.
Ist der Vater heterozygot für das Rh-Antigen, dann hat das 2. Kind eine 50 %ige Chance, Rh-negativ zu sein und nicht zu erkranken. Ist er homozygot Rh-positiv, dann ist auch das Kind immer Rh-positiv und das Risiko entsprechend hoch.
Die Pathogenese und Ätiologie der AB0-Inkompatibilität unterscheidet sich von der eben geschilderten Rh-Inkompatibilität dadurch, daß Anti-A- oder Anti-B-Antikörper physiologischerweise, d.h. ohne vorherige Sensibilisierung, im Serum der Mutter zu finden sind. Wenn die Mutter z. B. Blutgruppe 0 hat, das Kind aber Blutgruppe A, so können IgG-Isoantikörper gegen A von der Mutter diaplazentar in den fetalen Kreislauf gelangen und die fetalen Erythrozyten zerstören. **Schon bei Erstgeborenen kann daher eine Hämolyse auftreten.** Die AB0-Inkompatibilität ist jedoch von wesentlich geringe-

rer klinischer Bedeutung als die Rh-Inkompatibilität, auch wenn sie häufiger auftritt, weil Anti-A- oder Anti-B-Isoantikörper überwiegend der Klasse IgM angehören (und daher die Plazenta nicht passieren können) und fetale Erythrozyten die Blutgruppenantigene A oder B noch relativ schwach ausgebildet haben.

Klinik. Hohes Fieber, Schocksymptome, Hautexantheme, Bronchospasmus, Glottisödem, Quinckeödem u.a. kennzeichnen den **akuten Transfusionszwischenfall**. Die Symptome beginnen während oder bis zu 1 bis 2 Stunden nach der Transfusion. Bei schwerer intravasaler Hämolyse droht ein akutes Nierenversagen. Die leichteren Transfusionszwischenfälle führen verzögert zu Fieber, Frösteln bis zum Schüttelfrost, Hautexanthem und Hämolyse. Bezüglich der klinischen Zeichen der fetalen Erythroblastose *siehe in den Lehrbüchern der Gynäkologie und Kinderheilkunde.*

Klinik Der **akute Transfusionszwischenfall** tritt sofort oder 1–2 Stunden nach der Transfusion auf. Es kommt zur akuten Hämolyse, zu einem anaphylaktischen Schock und zum Nierenversagen. Bei verzögerten leichten Transfusionsreaktionen findet man nur leichtes Fieber, Exanthem, Hämolysezeichen.

Laborbefunde

Laborbefunde

Merke. Labortests spielen keine Rolle bei der Diagnostik der akuten Transfusionsreaktion, das klinische Bild bestimmt das Handeln.

◀ **Merke**

Erst später treten Laboruntersuchungen hinzu, einerseits zur Dokumentation des Ereignisses, andererseits zur Verhinderung von Wiederholungsfällen. Typische Laborzeichen sind **fehlender Anstieg des Hb nach Transfusion,** positiver Coombs-Test, Hämoglobinämie, **Hämoglobinurie**, erhöhtes indirektes Bilirubin, erhöhtes Urobilinogen, erniedrigtes Haptoglobin. Auch bei protrahiert verlaufenden hämolytischen Reaktionen sind diese Tests hilfreich.

Labor: **fehlender Posttransfusions-Hb-Anstieg**, Hämoglobinämie, **Hämoglobinurie**, erhöhtes Bilirubin, erniedrigtes Haptoglobin.

Diagnostik und Differentialdiagnose. Der akute Transfusionszwischenfall muß aus dem **klinischen Bild** erkannt werden (Anlegen der Bluttransfusion, dramatische Verschlechterung des Allgemeinzustandes, Schocksymptome). Tiefschürfende differentialdiagnostische Überlegungen sind hier nicht vonnöten. Statt dessen handeln! Für die Differentialdiagnose der protrahierten hämolytischen Transfusionsreaktion kommen vor allem medikamentöse Ursachen einer Immunhämolyse in Betracht.

Diagnostik, Differentialdiagnose Das **klinische Bild** diktiert die richtige Diagnose und fordert auf zum sofortigen Handeln. Für protrahierte Hämolysen sind andere medikamentöse Ursachen auszuschließen.

Therapie. Beim akuten Transfusionszwischenfall **zuerst Transfusion unterbrechen**. Dann initiale Anamnese und Untersuchung:
- Bestehen Fieber, Schüttelfrost, Tachykardie, Hypotonie? Diese Zeichen ermöglichen die Einschätzung, ob eine akut lebensbedrohliche Situation vorliegt oder nur eine leichte Fieberreaktion.
- Welche Beschwerden hat der Patient: Bronchospasmus, Rückenschmerzen und Zeichen des Lungenödems verlangen die sofortige Benachrichtigung der Intensivstation.
- Bestehen Blutungszeichen? Bei schweren Transfusionszwischenfällen kann es zu einer disseminierten intravasalen Gerinnung (DIG) mit ausgeprägter Blutungsneigung kommen.
- Hat der Patient früher schon auf Transfusionen reagiert und wenn ja, wie schwer?
- Überprüfung des Namens auf der Konserve mit dem Patienten

Therapie:
- Blutdruckstabilisierung mit Elektrolytlösungen, eventuell auch Sympathomimetika
- Bei Bronchospasmus Betamimetika
- Antihistaminika und Cortison i.v.
- Einleitung einer ausreichenden Diurese zur Prophylaxe des Nierenversagens: Furosemid 40 bis 120 mg i.v. Bolus, eventuell Mannitol 20 g (100 ml einer 20%igen Lösung), maximal 100 g in 24 h, physiologische Kochsalzlösung.

Die Diurese sollte 100 ml/h erreichen. Bei therapieresistenter Oligurie kann eine frühzeitig durchgeführte Hämodialyse eventuell das Auftreten permanenter Nierenschäden verhindern.

Therapie Beim akuten Transfusionszwischenfall **zuerst Transfusion unterbrechen.** Dann initiale Anamnese und Untersuchung:
- Bestehen Fieber, Schüttelfrost, Tachykardie?
- Welche Beschwerden hat der Patient: Dyspnoe (Bronchospasmus, Lungenödem)? Rückenbeschwerden?
- Bestehen Blutungszeichen? Bei schweren Transfusionszwischenfällen DIG
- Hat der Patient früher schon auf Transfusionen reagiert?
- Überprüfung des Patientennamens und der Konserve.

Therapie:
- Blutdruckstabilisierung
- bei Bronchospasmus Betamimetika
- Antihistaminika und Cortison i.v.
- Einleitung einer ausreichenden Diurese.

Die Diurese sollte 100 ml/h erreichen. Eventuell ist eine Hämodialyse indiziert.

Laboruntersuchungen erst, wenn der Patient stabilisiert ist:
- Gerinnungstests
- Urinuntersuchung auf Hämoglobin
- Serumuntersuchung auf Hämolysezeichen
- Asservation der Konserve, der Bedside-Testkarte, erneute Blutkreuzung, Coombs-Test.

Der protrahierte Transfusionszwischenfall kann auf der Allgemeinstation behandelt werden mit Steroiden, Kreislaufkontrolle und Diurese.

Laboruntersuchungen sind erst der letzte Schritt, nachdem die Vitalwerte des Patienten stabilisiert wurden:
- Gerinnungstests: PTT, Quick-Wert, Fibrinogen, Fibrinspaltprodukte zur Erkennung einer Verbrauchskoagulopathie (DIG).
- Urinuntersuchung auf Hämoglobin.
- Serumuntersuchung auf freies Hämoglobin, Haptoglobin, Bilirubin, LDH.
- Asservation der Konserve, der Bedside-Testkarte, Wiederholung der Blutkreuzung, Untersuchung auf irreguläre Antikörper, Coombs-Test.

Der protrahierte Transfusionszwischenfall kann in der Regel auf der Allgemeinstation behandelt und überwacht werden. Steroide, Kreislaufüberwachung und Prophylaxe des Nierenversagens stehen im Vordergrund. Der Transfusionszwischenfall muß der Blutbank gemeldet und die Konserve muß untersucht werden. Therapie der Erythroblastose *siehe Lehrbücher der Gynäkologie und Pädiatrie.*

Verlauf und Prognose Der Verlauf der schweren akuten Transfusionsreaktion ist oft intensivpflichtig. Die milderen Formen lassen sich in der Regel gut beherrschen.

Verlauf und Prognose. Schwere akute Transfusionszwischenfälle verlaufen unbehandelt letal. Der frühzeitige Einsatz der Dialyse hat die Prognose erheblich verbessert. Die Prognose der milderen Reaktion ist im allgemeinen gut.

Klinischer Fall

Eine 40 Jahre alte Frau mit einer dialysepflichtigen chronischen Niereninsuffizienz wird 3mal pro Woche wegen einer Infektion für 3 Wochen hochdosiert mit einem Beta-Lactamantibiotikum behandelt. Während einer Dialysesitzung erhält sie außerdem eine Bluttransfusion. Nachdem 50 ml des Erythrozytenkonzentrats eingelaufen sind, wird die Patientin hypoton, entwickelt Rückenschmerzen und Atemnot. Therapie:
- sofortiges Beenden der Transfusion
- Abbruch der Dialyse
- Transfer auf die Intensivstation
- Gabe von Volumen und Sympathomimetika zur Blutdruckstabilisierung
- Gabe von Prednisolon 200 mg i.v., Antihistaminika.

Am nächsten Morgen ist die Situation stabil. Später werden bei ihr Antikörper gegen c-Antigen (ein Antigen der Rhesus-Gruppe) festgestellt, wohl durch vielmalige vorherige Bluttransfusionen induziert. Der direkte Coombs-Test ist positiv, Hämolyse-Zeichen sind nachweisbar. Antikörper gegen Beta-Lactamantibiotika, die für eine medikamentenassoziierte Hämolyse verantwortlich wären, finden sich nicht.

Autoimmunhämolytische Anämien

Autoimmunhämolytische Anämien

Definition ▶

Definition. Diese hämolytische Anämie entsteht dadurch, daß Autoantikörper gegen Erythrozytenantigene gebildet werden, die sich an die Erythrozyten binden und dadurch die Überlebenszeit der Erythrozyten verkürzen.

Anmerkung: Aufgrund der wechselnden Bindungsfähigkeit bei verschiedenen Temperaturen unterscheidet man **Wärme-**(IgG-Typ), **Kälte-**(IgM) und **bithermische** (IgG) **Antikörper.** Sie werden mit dem direkten Coombs-Test nachgewiesen.

Anmerkung: Aufgrund ihres thermischen Reaktionsvermögens unterscheidet man **Wärmeautoantikörper** (IgG-Typ, optimale Bindungsaktivität bei 37 °C), **Kälteautoantikörper** (IgM-Typ, optimale Bindungsaktivität bei 0 bis 10 °C) und **bithermische Autoantikörper** (IgG-Typ, optimales Bindungsvermögen 0 bis 10 °C, Hämolyse bei 37 °C). Wärme- und Kälteautoantikörper kommen auch kombiniert vor. Die Autoantikörper werden mit dem direkten Coombs-Test (Antihumanglobulintest) nachgewiesen.

Epidemiologie 70-80 % der autoimmunhämolytischen Anämien werden durch **Wärmeautoantikörper** verursacht, meist als Folge von malignen lymphoproliferativen Erkrankungen (▤ **J-19**) oder Autoaggressionserkrankungen wie dem Lupus erythematodes.

Epidemiologie. Autoimmunhämolytische Anämien sollen bei 2 von 100 000 Personen pro Jahr vorkommen. 70 bis 80% werden durch Autoantikörper vom **Wärmetyp** verursacht. Davon sind fast drei Viertel Folge von lymphoproliferativen Erkrankungen (CLL, Non-Hodgkin-Lymphome etc.), Kollagenosen (besonders Lupus erythematodes), Colitis ulcerosa, Malignomen (Magenkarzinom), aber immerhin 15 bis 20% sind medikamenteninduziert. 15 bis 20% aller chronisch-lymphatischen Leukämien und niedrigmalignen Non-Hodgkin-Lymphome gehen mit der Bildung von Autoantikörpern einher (▤ **J-19**).

J-19: Einteilung und Ursachen der autoimmunhämolytischen Anämien

Wärmeantikörper	Kälteantikörper	Bithermische Antikörper
▷ idiopathisch-primär	▷ idiopathisch-primär	▷ idiopathisch-primär
▷ symptomatisch-sekundär • lymphatische Leukämien, Lymphome, systemischer Lupus erythematodes • medikamenteninduziert	▷ symptomatisch-sekundär • Mykoplasmenpneumonie, Mononukleose, andere Viruserkrankungen • lymphoretikuläre Neoplasien	▷ symptomatisch-sekundär • Mumps, Influenza, Syphilis, Masern

Ca. 20% der autoimmunhämolytischen Anämien werden durch **Autoantikörper vom Kältetyp** verursacht. Diese Form der hämolytischen Anämie entsteht u.a. nach Mykoplasmen-, Epstein-Barr-Virus- und Zytomegalievirus- Infektionen.
Bithermische Autoantikörper werden nur in 2 bis 5% der Fälle gefunden, z.B. bei Syphilis und Virusinfekten in der Vorgeschichte.

Kälteantikörper (nach Mykoplasmen, Virusinfektionen) und **bithermische Antikörper** (nach Syphilis und Virusinfektionen) sind seltener.

Ätiologie und Pathophysiologie. Die Ursache der Autoantikörperbildung ist bis heute nicht geklärt. Familiäre Häufungen und Assoziationen von Autoimmunprozessen mit bestimmten HLA-Konstellationen sind gesichert. Mißverhältnisse zwischen T-Helfer- und T-Suppressor-Zellfunktionen sind beschrieben. Störungen im idiotypen-antiidiotypen Netzwerk wurden angenommen.
Wärmeantikörper (IgG) binden bei Körpertemperatur an die Erythrozytenmembran. Die Komplementfixation durch den Antikörper ist variabel, eine intravasale Lyse spielt oft keine große Rolle. Die Erythrozyten werden überwiegend in der Milz herausgefiltert. **Kälteantikörper (IgM)** finden sich auch bei gesunden Menschen. Sie können bei niedrigen Temperaturen (0 bis 4 °C) optimal an die Erythrozyten binden, diese Erythrozyten können agglutinieren und Komplement fixieren. Da im gesunden Körper solch niedrige Temperaturen selbst in den Akren kaum erreicht werden, findet keine Hämolyse statt. Im pathologischen Fall hat sich der Titer der Kälteantikörper erhöht, und Bindung an Erythrozyten findet auch bei höheren Temperaturen statt. Die Antikörper binden in kühlen Körperarealen an die Erythrozyten und fixieren auch Komplement auf der Erythrozytenmembran. Wenn die Erythrozyten mit der Zirkulation wieder in wärmere Körperregionen gelangen, dissoziiert der Kälteantikörper, das Komplement bleibt gebunden. Die folgende Hämolyse ist jedoch nicht primär komplementbedingt, weil Faktoren auf der Erythrozytenmembran das gebundene Komplement zerstören. Dennoch werden die Erythrozyten von Makrophagen mit Rezeptoren für Komplement (C3b) und Komplementabbauprodukte (iC3b) in Milz und Leber erkannt und aufgenommen.
Bithermische Antikörper (Donath-Landsteiner-Antikörper) gehören der IgG-Klasse an, binden an das P-Blutgruppenantigen der Erythrozyten bei kühlen Temperaturen und fixieren Komplement. Bei wärmeren Temperaturen kommt es dann durch das Komplement zu einer intravasalen Hämolyse. Der Antikörper braucht also erst die Kühle (zur Bindung), dann die Wärme (zur Hämolyse), deshalb die Bezeichnung bithermisch. Wenn dieser Antikörper nach Virusinfekten auftritt, kann er auch ohne Kälteexposition zu einer chronischen Hämolyse führen.

Ätiologie und Pathophysiologie Die Ursache der Autoantikörperbildung ist ungeklärt. Eine familiäre Häufung und Assoziation von Autoimmunprozessen mit bestimmten HLA-Konstellationen ist gesichert. **IgG-Wärmeantikörper** binden an Erythrozyten und induzieren deren Sequestration in der Milz.

Kälteantikörper (IgM) binden Komplement und dissoziieren vom Erythrozyten in der Wärme; das Komplement bleibt gebunden und wird unvollständig abgebaut. Makrophagen mit Komplementrezeptoren sequestrieren die Erythrozyten in der Leber und Milz. **Bithermische Antikörper (IgG**, Donath-Landsteiner-Antikörper) binden Komplement und führen zu intravasaler Hämolyse.

Klinik. Autoimmunhämolytische Anämien können ohne erkennbare Ursache auftreten (idiopathisch-primär). In diesen Fällen wird das klinische Bild von der hämolytischen Anämie und ihren Folgen bestimmt. Häufiger bestimmen vier Kategorien anderer Grunderkrankungen sekundär das Auftreten der Immunhämolyse. Zu diesen Krankheiten zählen:
- Krankheiten des Blutes und der blutbildenden Organe (J-**19**)
- Autoimmunkrankheiten (z.B. SLE und andere Kollagenosen)
- Infekte
- Medikamente.

Klinik Idiopathische (primäre) autoimmunhämolytische Anämien werden klinisch durch die Symptome der Anämie auffällig.
Patienten mit sekundären autoimmunhämolytischen Anämien leiden oft an den Zeichen der Grundkrankheit.
Hierbei kann es sich handeln um
- Krankheiten des Blutes und der blutbildenden Organe
- Kollagenosen und Autoimmunkrankheiten

- Infektionskrankheiten
- allergische Reaktionen auf Medikamente.

Anämien durch Wärmeantikörper verlaufen schleichend mit einem Ikterus und in einem Drittel der Fälle mit einer Hepatosplenomegalie. Kälteagglutinine induzieren in der Kälte **Raynaud-Phänomene,** Akrozyanose, Ikterus usw.
Bithermische und Kälteautoantikörper disponieren besonders zu intravasaler Hämolyse und Hämaturie.

In vielen Fällen wird das klinische Bild von der Grundkrankheit geprägt, jedoch kann in Einzelfällen die Hämolyse der dominierende Faktor sein und gelegentlich sogar auf die Grundkrankheit aufmerksam machen. Unter den klinischen Zeichen der Hämolyse stehen Blässe, Ikterus, Müdigkeit, Leistungsabfall, Tachykardie, Belastungsdyspnoe usw. im Vordergrund. Ein Drittel der Patienten mit Hämolyse durch Wärmeantikörper zeigt eine Hepatosplenomegalie. Bei Patienten mit Kälteagglutininen kommt es nach Kälteexposition zur Hämolyse mit Anämie und Ikterus. Weiterhin fallen Akrozyanose, **Raynaud-Phänomene** (Erythrozytenagglutination durch IgM stört die kapillare Zirkulation) und Hautmarmorierung auf. Der Milztumor kann fehlen, wenn die Leber der primäre Ort des Erythozytenabbaus ist und wenn ein wesentlicher Teil der Hämolyse intravasal erfolgt.
Bithermische Autoantikörper führen zur intravaskulären Hämolyse nach Kälteexposition, z.T. aber auch ohne diesen Auslöser.

Laborbefunde Bei allen autoantikörperbedingten hämolytischen Anämien findet man eine erniedrigte Hb-Konzentration, Retikulozytose, erniedrigtes Haptoglobin und erhöhte LDH im Serum.

Laborbefunde. Allen autoantikörperbedingten hämolytischen Anämien ist gemeinsam:

- erniedrigte Hb-Konzentration
- Retikulozytose
- erniedrigtes Haptoglobin
- erhöhte LDH im Serum.

Man findet z.T. ein erhöhtes MCV, bedingt durch die vielen Retikulozyten und Sphärozyten (die geschädigten Erythrozyten sind geschwollen und rund). Eine nur teilweise Sequestration von Erythrozyten führt zum Nachweis von Mikrosphärozyten. Bei der Kälteagglutinin-Krankheit verklumpt das Blut im Reagenzglas bei kühlen Temperaturen und entagglutiniert in der Wärme. Die wichtigste immunhämatologische Untersuchung ist der **direkte Antihumanglobulintest (Coombs-Test)**, eventuell mit anschließender Elution der an die Erythrozytenmembran gebundenen Antikörper und/oder Komplementfaktoren. Die EDTA-Blutprobe des Patienten wird zunächst mit einem sogenannten Breitspektrum-Antihumanglobulinserum auf Agglutination geprüft (**S** J-**5**). Dieses Antihumanglobulinserum ist polyspezifisch. Es enthält Antikörper gegen die verschiedenen Immunglobulinklassen und Komplementfaktoren. In jedem Fall muß dieses Antiserum auch Antikörper gegen die Komplementkomponente C3 enthalten. Bei positivem Coombs-Test wird mit Hilfe von monospezifischen Antiseren gegen IgG, IgA, IgM, C3, C3b, C3d sowie C4 differenziert, welche Komponente für die Immunhämolyse verantwortlich ist. Der Nachweis von IgG und C3 auf den Patientenerythrozyten spricht für eine wärmeautoantikörperbedingte Hämolyse. Es ist anzunehmen, daß in einem solchen Fall die Phagozytose stark aktiviert ist, weil Makrophagen Bindungsstellen für IgG und für aktivierte Komplementkomponenten haben. Der isolierte IgG-Nachweis läßt eher eine mildere Immunhämolyse erwarten. Dagegen ist **der isolierte C3-Nachweis oft ein Indiz für Kälteautoantikörper**. Diese gehören im allgemeinen der IgM-Fraktion an. Als solche aktivieren sie Komplement. Kälteautoantikörper lassen sich nur selten auf den Erythrozyten direkt nachweisen, weil IgM-Antikörper mit den Antigenen auf den Erythrozyten nur lockere Bindungen eingehen. Im Coombs-Test sind daher in diesem Fall nur freie Antikörper nachweisbar. Wegen der instabilen Bindung der IgM-Kälteautoantikörper an die erythrozytären Antigene sind Hämolysen selten und treten dann bevorzugt auf, wenn die Körpertemperatur in der Kälte absinkt.

Der **Coombs-Test** von EDTA-Patientenblut ermöglicht den Nachweis von erythrozytenmembranständigen Antikörpern und/oder Komplementfaktoren (**S** J-**5**)

Diagnostik, Differentialdiagnose
Die Diagnose der autoimmunhämolytischen Anämie basiert auf den klinischen Zeichen der **Hämolyse** und dem **positiven Coombs-Test.** Die Differenzierung der Wärmeantikörper ist schwierig. Kälteantikörper führen schon bei Zimmertemperatur zu einer Sturzsenkung. Zum Nachweis der bithermischen Antikörper benötigt man P-Antigen-exprimierende Testzellen. Die Differentialdiagnose muß alle hämolytischen Anämien einschließen.

Diagnostik und Differentialdiagnose. Die Diagnose wird aufgrund der Hämolyse und des positiven Coombs-Tests gestellt, wobei sich die Differenzierung der Wärmeautoantikörper am schwierigsten gestaltet. Kälteautoantikörper können bereits vermutet werden, wenn der Patient bei Zimmertemperatur eine Sturzsenkung, im Brutschrank dagegen eine wesentlich weniger beschleunigte BSG zeigt. Die bithermisch reagierenden Autoantikörper **(sogenannte Donath-Landsteiner-Antikörper)** verursachen die paroxysmale Kältehämoglobinurie. Bithermische Autoantikörper richten sich gegen Strukturen des P-Blutgruppensystems. P-Antigen-haltige Testzellen werden mit Patientenserum zuerst in Eiswasser, dann bei 37 °C inkubiert und nach Zentrifugation auf Hämolyse geprüft. Die Hämolyse tritt nur in dieser

Synopsis J-5: Darstellung des Prinzips beim direkten und indirekten Coombs-Test

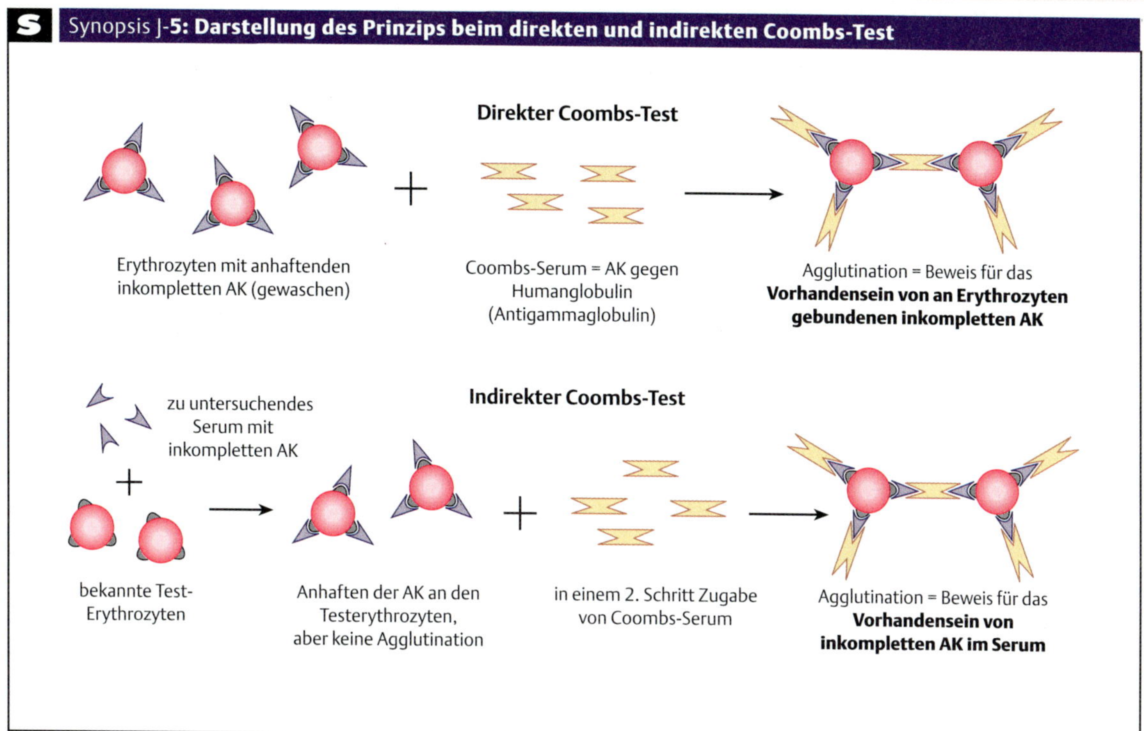

Probe auf, nicht dagegen in einem nur bei 37 °C inkubierten parallelen Ansatz. Die Differentialdiagnose muß alle hämolytischen Anämien abgrenzen.

Therapie. Die therapeutischen Möglichkeiten bei autoimmunhämolytischen Anämien sind in J-**20** zusammengestellt. Die Anämie durch *Wärmeautoantikörper* soll **nur bei vitaler Indikation** mit **Bluttransfusionen** behandelt werden. (Gewaschene Ery-Konzentrate nicht erforderlich, da Komplement an der Wärmeimmunhämolyse nicht beteiligt ist.) Jede Bluttransfusion kann hämolytische Krisen aktivieren oder reaktivieren. In vielen Fällen reichen die kompensatorischen Mechanismen aus, die Sauerstoffversorgung zu garantieren. Bluttransfusionen sind erst absolut indiziert, wenn Herz-Kreislauf-Störungen drohen (Hämoglobinabfall auf 3,5 bis 5 g/dl). Die Behandlung der Grunderkrankung, z. B. die zytostatische Therapie einer CLL, steht zunächst im Vordergrund. Ist dies nicht möglich oder nicht erfolgreich, kann man mit Prednison 60 bis 100 mg/d beginnen. Nach 5 bis 7 Tagen sollte eine Besserung eintreten. Ist nach 2 Wochen kein Erfolg eingetreten, kann man zunächst mit ^{51}Cr-markierten Erythrozyten ein **Erythrozytenszintigramm** durchführen und prüfen, ob die Milz der primäre Abbauort der Erythrozyten ist. Eine Splenektomie führt in diesen Fällen oft zu einer ausgeprägten Befundbesserung. Wenn trotz der bisherigen Therapie immer noch eine ausgeprägte Hämolyse vorliegt, kann man Immunsuppressiva (Azathioprin 50 bis 200 mg/d oder Cyclophosphamid 50 bis 150 mg/d) versuchen. Neuerdings wird bei Notfällen eine hochdosierte 7S-Immunglobulintherapie (ähnlich wie bei der Immunthrombopenie) versucht, um eine passagere Blockade des RES zu erreichen und damit die Immunhämolyse zu vermindern.

Therapie J-**20** zeigt die Therapiemöglichkeiten bei autoimmunhämolytischen Anämien. Bei einer wärmantikörperbedingten immunhämolytischen Anämie steht die Therapie der Grunderkrankung im Vordergrund. **Bluttransfusionen** gibt man **nur bei vitaler Indikation**. Ist die Grunderkrankung nicht behandelbar, gibt man Kortikosteroide, nach ca. 1 Woche sollte eine Besserung eintreten. Wenn nicht, kann man mit einem **Erythrozytenszintigramm** schauen, ob die Erythrozyten bevorzugt in der Milz abgebaut werden, dann eventuell Splenektomie. Alternativ kann man eine Therapie mit Immunsuppressiva und 7S-Immunglobulinen versuchen.

Auch bei **Kälteantikörpern** steht die Therapie der Grunderkrankung im Vordergrund. Man soll Kälteexposition vermeiden. Kortikoide und Splenektomie sind in der Regel nicht erfolgversprechend. In Fällen von idiopathischer Kälteantikörperhämolyse kann man Chlorambucil (2 bis 4 mg/d) oder Cyclophosphamid (100 bis 200 mg/d) versuchen. Transfusionen von vorgewärmten Erythrozyten-Konzentraten (37 °C, gewaschen) sind möglich.

Auch bei **Kälteantikörpern** soll zunächst die Grunderkrankung behandelt werden, Kälte ist zu meiden, eventuell kann man Chlorambucil oder Cyclophosphamid versuchen.

Bithermische Autoantikörper verursachen zumeist nur eine vorübergehende Hämolyse. Der Patient sollte vor Kälte geschützt werden. In chronischen Fällen kann man Immunsuppressiva und Glukokortikoide versuchen. Bluttransfusionen nur mit P-Antigen-negativem Blut durchführen.

Bei **bithermischen Antikörpern** ist Kälte ebenso zu meiden, eventuell helfen Kortikoide, Immunsuppressiva. Transfusionen nur mit P-Antigen-negativem Blut.

J-20: Symptomatik, Therapie und Prognose der autoimmunhämolytischen Anämien

	Wärmeantikörper	Kälteantikörper	Bithermische Antikörper
Klinische Symptomatik	▷ variabel; häufig Symptome der Anämie; akutes hämolytisches Syndrom	▷ leichte, vorübergehende Anämie; selten akutes hämolytisches Syndrom	▷ schwere Hämolysen in Schüben
Therapie	▷ Kortikoide ▷ Splenektomie ▷ bei Therapieresistenz Immunsuppressiva Bluttransfusionen nur bei vitaler Indikation	▷ Therapie der Grunderkrankung ▷ Vermeiden von Kälteexposition ▷ bei schweren Formen alkylierende Substanzen Bluttransfusionen selten erforderlich	▷ Therapie der Grunderkrankungen ▷ Vermeiden von Kälteexposition ▷ spezielle Therapie bisher nicht möglich ▷ Bluttransfusionen selten erforderlich, dann P-Antigen-negativ
Prognose	▷ schlecht, mit signifikanter Letalität	▷ gut, meist vorübergehend, bei chronischen Verlaufsformen leichte Anämie	▷ gut, da meist vorübergehend

Verlauf und Prognose Die Prognose der wärmeantikörperbedingten hämolytischen Anämie ist schlechter als die der anderen hämolytischen Anämien.

Verlauf und Prognose. Der Verlauf der autoimmunhämolytischen Anämien durch Wärmeantikörper ist schwierig, zumal in Notsituationen die Erythrozytensubstitution die Immunhämolyse verstärken kann. Die Prognose ist deshalb insgesamt schlechter als bei den anderen immunhämolytischen Anämien. Zusätzlich hängt die Prognose entscheidend vom Grundleiden ab. Durch Kälte- und bithermische Antikörper vermittelte hämolytische Anämien verlaufen im allgemeinen günstiger. Hier beeinflußt weniger die hämolytische Anämie als das Grundleiden die weitere Prognose.

Klinischer Fall

Der 19jährige Patient kommt in die Notaufnahme, weil er seit einem Infekt im Nasen-Rachen-Bereich, der mit »Penicillin« behandelt worden war, seit 2 Wochen eine zunehmende Schwäche und Kreislaufstörungen hat. Der Befund ist dramatisch. Der Patient kann nicht mehr stehen und nur noch mit Mühe sitzen. Er ist stark anämisch (Hb 4,8 g%!), die Milz überragt den linken Rippenbogen um Handbreite. Eine Kugelzellenanämie wird ausgeschlossen. Der Coombs-Test ist positiv. Die Erythrozyten binden Autoantikörper vom Wärmetyp und C3d. Es finden sich jedoch keine Antikörper gegen Penicillin. Der Patient wird sofort hochdosiert mit Kortikoiden behandelt, jedoch ohne Erfolg. Die hochdosierte 7S-Immunglobulintherapie kann die Hämolyse passager stoppen. Er wird daraufhin erfolgreich splenektomiert (J-**11**).

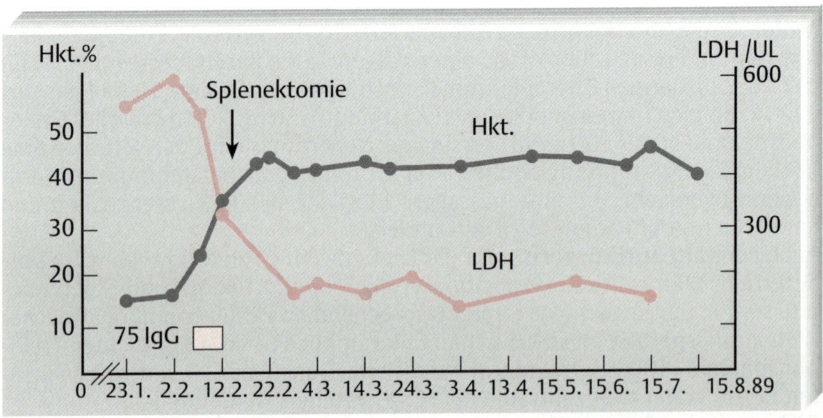

J-**11**: Verlauf der Parameter der Immunhämolyse bei einem 19jährigen Mann mit Splenomegalie und immunhämolytischer Anämie nach Gabe von IgG.

Arzneimittelbedingte immunhämolytische (allergische) Anämie

Definition. Nach Einnahme von Medikamenten, besonders nach i.v. Verabreichung, kommt es zur Reaktion dieser Substanzen mit Antikörpern und zur Aktivierung von Komplement. Dabei werden die Erythrozyten geschädigt; eine hämolytische Anämie entsteht.

Epidemiologie. Der Anteil immunhämolytischer Anämien nach Einnahme oder Applikation von Arzneimitteln ist sehr gering. Dennoch kommen sehr unterschiedliche Arzneimittel für solche Reaktionen in Frage, z.B. Alpha-Methyldopa und Penicillin (J-**21**).

J-21: Medikamente, die immunhämolytische Komplikationen oder positiven Coombs-Test auslösen können

Präparategruppe	Medikamente
▷ Antibiotika, antibakteriell oder antiparasitär wirkende Substanzen	▷ Penicillin ▷ Streptomycin ▷ Cefalotin ▷ Cefaloridin ▷ Rifampicin ▷ Stibophen ▷ Isoniazid
▷ Antikonvulsiva und Sedativa	▷ Hydantoine ▷ Chlorpromazin ▷ Chlordiazepoxid
▷ Antiphlogistika und Analgetika	▷ Indometacin ▷ Phenylbutazon ▷ Phenacetin ▷ Ibuprofen ▷ Mefenamsäurepräparate ▷ Flufenamsäurepräparate ▷ Aminosalicylsäure
▷ verschiedene	▷ Chinidin ▷ Chinin ▷ Methyldopa ▷ Levodopa ▷ Chlorpropamid

Ätiologie und Pathophysiologie. Von einer gesicherten allergischen Reaktion darf man nur sprechen, wenn spezifische Antikörper gegen die medikamentösen Antigene und/oder spezifisch gegen das Medikament sensibilisierte Lymphozyten (T-Zellen) im Blut nachgewiesen sind. Die Sensibilisierung von spezifischen T-Zellen läßt sich z.B. im Lymphozytentransformationstest nachweisen. Der Nachweis spezifischer Antikörper gelingt mit dem Antiglobulintest (Coombs-Test) bzw. durch Elution der Antikörper von der Erythrozytenoberfläche.

Grundsätzlich können **drei Reaktionstypen** unterschieden werden:

- Die **Hämolyse vom Penicillin-Typ.** Das Hapten (Penicillin) wird an die Erythrozytenmembran adsorbiert und reagiert mit einem spezifischen IgG-Antikörper gegen diesen Komplex (sog. Typ-II-Zytotoxizität). Der direkte und indirekte Coombs-Test sind positiv. Nur bei wenigen Patienten ist eine Komplementaktivierung festzustellen.
- **Hämolyse vom Immunkomplex-Typ.** Antikörper (zumeist der Klasse IgM) reagieren mit dem verabreichten Medikament und bilden Immunkomplexe. Die Immunkomplexbildung kann auf der Erythrozytenoberfläche stattfinden, aber auch im Plasma. Die Komplexe führen in beiden Fällen zu einer so starken Komplementaktivierung, daß die Erythrozyten geschädigt

Arzneimittelbedingte immunhämolytische (allergische) Anämie

◀ Definition

Epidemiologie Der Anteil der immunhämolytischen Anämien an arzneimittelbedingten allergischen Reaktionen ist sehr gering.

Ätiologie und Pathophysiologie Medikamente, die eine immunhämolytische Anämie bedingen können, s. J-**21**. Die arzneimittelbedingte Immunhämolyse kommt durch **drei Mechanismen** zustande:

- Bei der Hämolyse vom **Penicillin-Typ** wird das Hapten (z.B. Penicillin) an der Erythrozytenmembran adsorbiert und induziert die Antikörperbildung (IgG). Direkter und indirekter Coombs-Test sind positiv. Typ-II-Zytotoxizität.
- Bei der Hämolyse vom **Immunkomplex-Typ** reagieren Arzneimittel und Antikörper (IgM) unter der Bildung von Immunkomplexen, die wiederum Komplement aktivieren. Wenn dies auf der Erythrozytenoberfläche stattfindet, werden die Erythrozyten hämolysiert. Der direkte Coombs-Test ist positiv. Typ-III-Zytotoxizität.

werden. Oft reichen geringe Dosen des Medikaments, wenn der Patient früher bereits gegen dasselbe sensibilisiert worden ist. Der direkte Coombs-Test ist oft positiv, wenn die Immunkomplexe auf der Erythrozytenoberfläche sitzen. Immer ist Komplement auf den Erythrozyten nachweisbar (sog. Typ-III-Reaktion).

- Bei der Hämolyse vom **Methyldopa-Typ** werden **Antikörper (IgG) gegen Erythrozytenmembranantigene** induziert, nicht gegen das Medikament selbst, wie beim Penicillin-Typ. Möglicherweise spielt ein Verlust an Suppressorzellaktivität eine Rolle. Der direkte Coombs-Test ist positiv, der indirekte positiv oder negativ.

- **Hämolyse vom Methyldopa-Typ** durch **Autoantikörperbildung**. Patienten, die wegen einer Hypertonie mit dieser Substanz 6 bis 12 Monate behandelt worden waren, entwickelten einen positiven direkten Coombs-Test vom IgG-Typ, der indirekte Coombs-Test kann positiv oder negativ sein. Die Reaktion ist dosisabhängig und wurde nach einer Zeitspanne von 5 Monaten bis zu 4 Jahren beobachtet. Nach Absetzen des Methyldopa normalisiert sich der hämatologische Befund schnell. Der spezifische IgG-Antikörper verschwindet jedoch langsamer. Man vermutet, daß Methyldopa eine Wärmeautoantikörper-Neubildung in Gang setzt, die sich gegen membraneigene Antigene der Erythrozyten richtet. Möglicherweise kommt diese Antikörperbildung über einen Verlust an Suppressorzellfunktion zustande.

Klinik Das klinische Bild wird von der Immunhämolyse nach Medikamentenexposition geprägt, wobei u. U. der Zeitpunkt des Eintritts und die Dosis des Medikaments auf den zugrundeliegenden Pathomechanismus hinweisen können. Am wichtigsten ist die Medikamentenanamnese beim Immunkomplextyp, da hier eine frühere Exposition notwendig ist. **Hämoglobinämie** und **-urie** sind typische Symptome einer akuten Hämolyse.

Klinik. Die Vorgeschichte weist auf die Einnahme bzw. die Applikation von Medikamenten hin, die möglicherweise die hämolytischen Symptome ausgelöst haben. Für die immunhämolytische Anämie vom Penicillin-Typ müssen hohe Dosen intravenös gegeben worden sein. Die **Immunhämolyse** beginnt subakut, kann aber lebensgefährlich werden, wenn Penicillin nicht sofort abgesetzt wird. Dagegen ist man bei der Hämolyse durch Immunkomplexe darauf angewiesen, daß **anamnestisch** die frühere Applikation desselben Medikamentes bekannt wird. Hier reicht dann eine kurze erneute Exposition mit einer geringen Medikamentendosis aus, um die akute Hämolyse in Gang zu setzen. **Hämoglobinämie** und **Hämoglobinurie** sind häufige Symptome. Es droht das Nierenversagen. Die hämolytischen Symptome nach Einnahme von Alpha-Methyldopa wurden frühestens nach 18wöchiger Therapie, z. T. aber auch erst 4 Jahre nach Behandlungsbeginn beobachtet. Der direkte Coombs-Test wurde 6 bis 12 Monate nach Behandlungsbeginn positiv.

Laborbefunde
- Beim **Penicillin-Typ direkter und indirekter Coombs-Test positiv.**
- Beim **Immunkomplex-Typ** nur der **direkte Coombs-Test positiv.**
- Beim **Methyldopa-Typ direkter Coombs-Test, manchmal auch indirekter Coombs-Test positiv.**

Laborbefunde. Wichtigste Nachweisverfahren sind der direkte und indirekte Coombs-Test.
Beim **Penicillin-Typ** sind **direkter und indirekter Coombs-Test positiv**. Bei der **Immunkomplexreaktion** ist nur der **direkte Coombs-Test positiv**. Die **Alpha-Methyldopa-induzierte hämolytische Anämie** zeigt ebenfalls einen **positiven direkten Coombs-Test**, der **indirekte Coombs-Test kann positiv** oder negativ sein.

Diagnostik, Differentialdiagnose Anamnese und Coombs-Teste sichern die Diagnose. Immunhämolytische Anämien anderer Ätiologie müssen ausgeschlossen werden.

Diagnostik und Differentialdiagnose. Die Diagnose basiert auf der Anamnese (Medikamentenapplikation) und den positiven Coombs-Testen. Die Differentialdiagnose muß immunhämolytische Anämien anderer Ätiologie ausschließen.

Therapie Zuerst Absetzen des auslösenden Medikaments, Transfusionen oder Kortikoide sind nur selten nötig. Prophylaxe des Nierenversagens bei massiver Hämolyse.

Therapie. Die wichtigste Maßnahme besteht in sofortigem Absetzen des auslösenden Medikamentes. Da die Hämolyse nach Absetzen der Medikamente zumeist schnell sistiert, werden Kortikoide nur selten eingesetzt. Transfusionen sind prinzipiell möglich, aber nur selten notwendig. Prophylaxe eines drohenden Nierenversagens bei massiver Hämolyse notwendig.

Verlauf und Prognose Beide sind günstig.

Verlauf und Prognose. Sofern die Immunhämolyse beizeiten festgestellt wird, sind Verlauf und Prognose günstig.

Toxisch bedingte hämolytische Anämien

Toxisch bedingte hämolytische Anämien

Definition. Die toxische hämolytische Anämie wird durch chemische Verbindungen, tierische und pflanzliche Gifte, Medikamente oder Krankheitserreger verursacht (J-**22**).

◄ Definition

J-22: Ursachen toxisch bedingter Anämien

Chemikalien	Medikamente	Krankheitserreger
▷ Arsenwasserstoff	▷ Resorcin	▷ Malaria
▷ Blei	▷ Azulfidine	▷ Bartonellosis
▷ Kupfersulfat	▷ Sulfonamide	▷ Babesiosis
▷ Chlorate	▷ Phenacetin	▷ Clostridium welchii
▷ Aniline	**Gifte**	▷ E. coli, Shigellosis
▷ Trichloräthylen	▷ Pilzgifte	u.v.m.
▷ destilliertes Wasser	▷ Schlangengifte	
	▷ Skorpion- und Spinnengifte	

Epidemiologie. Im Gegensatz zu den immunologisch bedingten hämolytischen Anämien besteht bei den toxischen hämolytischen Anämien eine **Dosis-Wirkungs-Beziehung**. Dies bedeutet, daß das Ausmaß der Hämolyse von der zugeführten Dosis abhängt.

Epidemiologie Die toxischen Hämolysen treten **dosisabhängig** auf.

Ätiologie und Pathophysiologie. Der Wirkungsmechanismus ist in vielen Fällen unbekannt. Manche Giftstoffe schädigen die Zellmembranen, andere interferieren mit dem Stoffwechsel der Erythrozyten, z. B. stört Blei die Porphyrinsynthese. Andere Substanzen greifen in die Oxidationsprozesse ein, so daß die Erythrozyten bereits intravasal lysiert werden. Im Falle der Malaria befallen die Plasmodien die Erythrozyten und lysieren sie nach Abschluß ihrer intraerythrozytären Entwicklung. Eine Immunhämolyse spielt keine Rolle.

Ätiologie und Pathophysiologie In vielen Fällen unbekannt. Manche Giftstoffe schädigen die Zellmembranen, andere den Zellstoffwechsel. Blei schädigt die Porphyrinsynthese. Immunologische Faktoren spielen keine Rolle.

Klinik. Die **Symptome der Hämolyse** bestimmen oft das klinische Bild. Je nach schädigendem Agens, Dauer der Exposition und Dosis sind alle Übergänge von der akuten schweren hämolytischen Krise bis zu einer subakuten oder chronischen hämolytischen Anämie möglich. In schweren Fällen droht ein Nierenversagen. Die Liste der in Frage kommenden chemischen Substanzen und Medikamente ist lang (*s.* J-**22**).

Klinik Es sind alle Übergänge von schweren akuten hämolytischen Krisen bis zu subchronisch verlaufenden hämolytischen Anämien möglich. Der Schweregrad der Hämolyse hängt von der Noxe, deren Dosis und der Dauer der Exposition ab.

Laborbefunde. Es finden sich die Zeichen der Hämolyse (**erniedrigtes Haptoglobin, erhöhtes Bilirubin, LDH-Erhöhung** und **Retikulozytose**). Mit der Nilblausulfatfärbung kann man bei einigen dieser hämolytischen Anämien denaturiertes Hämoglobin in den Erythrozyten nachweisen, sog. **Heinz-Innenkörper**. Sie finden sich einzeln oder als mehrere Einschlußkörper randständig im Erythrozyten.

Laborbefunde Hämolysezeichen sind **erniedrigtes Haptoglobin, Retikulozytose, erhöhtes Bilirubin, erhöhtes LDH.** Bei einigen hämolytischen Anämien findet man **Heinz-Innenkörper** in den Erythrozyten.

Diagnostik und Differentialdiagnose. Die Diagnose basiert in erster Linie auf der Anamnese; dem Nachweis der Hämolysezeichen, einschließlich den Heinz-Innenkörpern. Die Differentialdiagnose muß hämolytische Anämien anderer Ursache ausschließen.

Diagnostik, Differentialdiagnose Die Diagnose basiert auf dem Nachweis der Hämolyse nach Exposition.

Therapie. Die Behandlung ist vor allem darauf ausgerichtet, die **Noxe** zu erkennen, **auszuschalten** und die erneute Exposition zu vermeiden. Ferner sind die Komplikationen der toxischen Hämolyse zu behandeln.

Therapie Die zugrundeliegende Noxe ist **auszuschalten**, Komplikationen sind zu behandeln.

Verlauf und Prognose. Diese hängen von dem schädigenden Agens ab. Bei Eintritt eines Nierenversagens ist die Prognose immer ernst, gegebenenfalls muß frühzeitig hämodialysiert werden.

Verlauf und Prognose Diese sind unterschiedlich. Bei Nierenversagen Hämodialyse.

Mechanisch bedingte hämolytische Anämien

Definition ▶

Mechanisch bedingte hämolytische Anämien

Definition. In diesen Fällen ist die Hämolyse mechanisch bedingt. Dies kommt vor bei stenosierenden Herzklappenfehlern, nach prothetischem Herzklappenersatz, bei der sog. Marsch-Hämoglobinurie und im Rahmen seltener Mikroangiopathien.

Epidemiologie Mechanisch bedingte Hämolysen sind selten. Bei Patienten mit Aorten-/Mitralklappenprothesen findet man sie in 10–15%.

Ätiologie und Pathophysiologie Stenosierende Herzklappenerkrankungen, prothetischer Herzklappenersatz und die sog. Marschhämoglobinurie entstehen durch **direkte mechanische Schädigungen** der Erythrozytenmembran.

Epidemiologie. Mechanisch bedingte Hämolysen sind selten. Leichte Hämolysezeichen finden sich bei ca. 10 bis 15% der Patienten mit Aorten- und/oder Mitralklappenprothesen.

Ätiologie und Pathophysiologie. Zugrunde liegt eine direkte Schädigung der Erythrozytenmembran mit nachfolgender intravasaler Hämolyse (erhöhtes Serumhämoglobin, Hämoglobinurie, Hämosiderinzylinder). Bei der **Marschhämoglobinurie** nimmt man ursächlich eine **mechanische Schädigung** der Erythrozyten im Bereich der Fußsohlen und Beinmuskulatur bei intensiver physischer Anstrengung (Märsche, Laufen) an. Bei **Herzklappenfehlern** und **prothetischen Herzklappen** wird die Fragmentierung der Erythrozyten durch Turbulenzen und sog. Shear Stress im Bereich der Klappen herbeigeführt. **Shear Stress** beruht auf den verschiedenen Strömungsgeschwindigkeiten der wandnahen, langsamer fließenden und gefäßzentralen, schnelleren Anteile des Blutplasmas. Korpuskuläre Bestandteile des Blutes, Erythrozyten und Thrombozyten, reichen aufgrund ihrer räumlichen Ausdehnung in verschiedene Strömungsgeschwindigkeitsbereiche. In Gebieten mit starken Turbulenzen und hohen Strömungsgeschwindigkeiten reichen diese Strömungsunterschiede aus, eine mechanische Schädigung herbeizuführen. Da die Drücke und daraus resultierenden Turbulenzen und der Shear Stress im linken Herzen am ausgeprägtesten sind, führen Veränderungen an der Aorten- oder Mitralklappe relativ häufiger zu Hämolysen.

Die Gruppe der **mikroangiopathischen hämolytischen Anämien** ist sehr heterogen. Durch Gerinnsel in der Mikrozirkulation werden die Erythrozyten mechanisch geschädigt. Bei der disseminierten intravasalen Gerinnung bilden sich ebenfalls Mikrothromben, die die Erythrozyten schädigen können (▤ J-23).

Die Ätiologie und Pathogenese der **mikroangiopathischen hämolytischen Anämien** ist weitgehend ungeklärt. Man unterscheidet primäre mikroangiopathische hämolytische Anämien (**thrombotisch-thrombozytopenische Purpura = TTP** und **hämolytisch-urämisches Syndrom = HUS**, wahrscheinlich bezeichnen beide Termini die gleiche Erkrankung, die sich nur klinisch unterschiedlich ausprägt) und sekundäre Formen (▤ J-**23**). Bei den letzteren ist die mikroangiopathische hämolytische Anämie Folge einer anderen Grunderkrankung. Bei primären und sekundären Formen kommt es zur Ablagerung von Mikrothromben in Kapillaren, Venolen und Arteriolen. Die zirkulierenden Erythrozyten werden durch diese Thromben mechanisch geschädigt, im Blutausstrich findet man sog. Schistozyten, Fragmentozyten, Helmformen. Bei der **disseminierten intravasalen Gerinnung** kommt es, allerdings durch einen anderen Mechanismus als bei der TTP/HUS, zur Bildung von Gerinnseln in der Mikrozirkulation mit der gleichen fragmentierenden Wirkung auf die Erythrozyten.

J-23: Ursachen der mikroangiopathischen hämolytischen Anämien (nach *Begemann*)

Primär:	▷ hämolytisch-urämisches Syndrom (HUS, Gasser-Syndrom) ▷ thrombotisch-thrombozytopenische Purpura (TTP, Morbus Moschcowitz)
Sekundär:	▷ maligne Hypertonie ▷ Spätgestosen ▷ Panarteriitis nodosa ▷ Colitis ulcerosa ▷ Wegener-Granulomatose ▷ Lupus erythematodes ▷ Sepsis ▷ Transplantatabstoßungsreaktionen ▷ metastasierende Karzinome (besonders Mamma und Magen) ▷ Zytostatika (z. B. hohe Dosen von Mithramycin)

Klinik. Bei der **Marschhämoglobinurie** ist die Anämie gering. Meist wird nur ein dunkler Urin beobachtet. Das Phänomen soll durch Druckeinwirkung auf die Fußsohlen zustande kommen. Die Mehrzahl der Patienten mit **prothetischem Klappenersatz** zeigt eine mäßige Hämolyse, die in der Regel so gut kompensiert ist, daß sie keine Anämie zur Folge hat.
Das **hämolytisch-urämische Syndrom** ist durch Fieber, kolikartige Bauchschmerzen, Erbrechen, Durchfälle und eine ausgeprägte Niereninsuffizienz gekennzeichnet. Bei der **thrombotisch-thrombozytopenischen Purpura** stehen Fieber und neurologische Ausfallerscheinungen im Vordergrund. Bei beiden Erkrankungen findet man eine Thrombozytopenie und die dadurch bedingten Petechien und Blutungsneigung. Mit der Zunahme der Mikroangiopathie kann eine schwere Hämolyse auftreten. Die Patienten sind blaß, ikterisch, im Urin finden sich Eiweiß, Erythrozyten, Leukozyten, Urobilinogen und eventuell hyaline und granulierte Zylinder.
Das klinische Bild der **disseminierten intravasalen Gerinnung (DIG)** ist durch die auslösende Grunderkrankung, durch eine Blutungsneigung und gleichzeitige Infarzierung verschiedener Organe (Haut, Niere, Nebenniere, Hypophyse etc.) geprägt.

Klinik Die mechanische Hämolyse nach Klappenersatz ist zwar häufig, jedoch in der Regel klinisch kompensiert. Bei den mikroangiopathischen hämolytischen Anämien unterscheidet man aufgrund der klinisch dominierenden Symptome das **hämolytisch-urämische Syndrom** (HUS) und die **thrombotisch-thrombozytopenische Purpura** (TTP).
Bei dem HUS steht die Niereninsuffizienz im Vordergrund, bei der TTP die neurologischen Symptome. Bei beiden findet man eine Thrombozytopenie und Zeichen der Hämolyse. Bei der **disseminierten intravasalen Gerinnung (DIG)** liegen eine Blutungsneigung, Mikroinfarkte und eine Hämolyse vor.

Laborbefunde. Nach prothetischem Klappenersatz finden sich die Laborbefunde der Hämolyse, die klinisch fast immer kompensiert wird. Eine stärkere Anämie ist somit nur selten nachweisbar. Die Laborbefunde der mikroangiopathischen hämolytischen Anämien sind komplizierter. Meist entwickelt sich innerhalb von 2 Wochen eine zunehmend schwere Hämolyse, die mit den Laborzeichen des zunehmenden Nierenversagens gekoppelt ist. Im Blutbild bestehen eine Leukozytose und Thrombozytopenie. Im Blutausstrich sieht man **Schistozyten, Helmzellen, stachelförmige Erythrozyten.** Es besteht eine Retikulozytose. Im Urin sind Eiweiß, Erythrozyten, Leukozyten, Urobilinogen und Zylinder nachweisbar. Das Haptoglobin ist im Serum stark erniedrigt. Bei der disseminierten intravasalen Gerinnung fällt der Fibrinogenspiegel ab, im Plasma lassen sich Fibrinmonomere und Fibrin/Fibrinogenspaltprodukte nachweisen. Wie bei der mikroangiopathischen hämolytischen Anämie kommt es zur Fragmentierung von Erythrozyten.

Laborbefunde Bei mechanisch bedingten Hämolysen finden sich nur mäßige Zeichen der Hämolyse und nur selten eine stärkere Anämie. Beim hämolytisch-urämischen Syndrom und anderen mikroangiopathisch-hämolytischen Anämien treten innerhalb von 1–2 Wochen zunehmend schwere Zeichen der Hämolyse auf, und die Nierenfunktion verschlechtert sich. Es bestehen eine Leukozytose und Thrombozytopenie. Bei der DIG kommt es zu einem Fibrinogenabfall mit Nachweis von Fibrin/Fibrinogenspaltprodukten. Bei TTP, HUS und DIG finden sich mechanisch geschädigte Erythrozyten im Blutausstrich **(Fragmentozyten, Schistozyten).**

Diagnostik und Differentialdiagnose. Die Diagnose der mechanisch bedingten Hämolysen basiert u. a. auf dem charakteristischen Bild (Aniso-, Poikilozytose, fragmentierte Erythrozyten, Retikulozytose). Bei der Marschhämolyse oder der durch Klappenfehler bzw. prothetischen Klappenersatz bedingten Form ergibt sich die Diagnose aus der Anamnese und der typischerweise nur mäßigen Ausprägung der Hämolyse.
Die Diagnose der mikroangiopathischen hämolytischen Anämie ist zu Beginn oft schwierig, da Fieber und gastrointestinale Störungen nur sehr unspezifische Krankheitszeichen sind. Bei den sekundären mikroangiopathischen hämolytischen Anämien kann aufgrund der Grunderkrankung die Diagnose eventuell vermutet werden. Bei der idiopathischen (primären) Form des **hämolytisch-urämischen Syndroms** ergibt sich die Diagnose aus der Kombination von **Thrombozytopenie, Zeichen der mechanischen Hämolyse im Blutbild und zunehmender Niereninsuffizienz**. Bei der **thrombotisch-thrombozytopenischen Purpura** ist die Trias **Fieber, Thrombozytopenie und neurologische Symptomatik** richtungweisend. Wahrscheinlich gibt es in praxi häufig Überlappungen beider Krankheitsbilder, weshalb man auch vermutet, daß beiden Erkrankungen der gleiche pathophysiologische Prozeß zugrunde liegt, mit individuell verschiedener klinischer Ausprägung. Eventuell kann man bei der TTP in einer Haut- oder Gingivabiopsie Mikrothromben nachweisen.
Differentialdiagnostisch ist das **Evans-Syndrom** (eine autoimmunhämolytische Anämie mit Immunthrombozytopenie) auszuschließen. Dabei kommt es auch zu einer thrombozytopenischen Purpura und Hämolyse. Diese sind jedoch nicht mechanisch, sondern autoimmun bedingt, auf Erythrozyten (Coombs-Test) und Thrombozyten lassen sich Antikörper nachweisen.
Bei der **DIG** ergibt sich die Verdachtsdiagnose aufgrund der Grunderkrankung und der Symptomkombination **hämorrhagische Diathese, Mikroinfarkte, Abfall von Fibrinogen, Auftreten von Fibrin/Fibrinogenspaltprodukten**.

Diagnostik, Differentialdiagnose
Die Diagnose der mechanischen Hämolysen nach Klappenersatz stellt sich leicht aus der Anamnese und den Zeichen der mäßigen Hämolyse. Im Blutausstrich sieht man die Aniso- und Poikilozytose, fragmentierte Erythrozyten und die Retikulozytose.
Die Diagnose der mikroangiopathischen hämolytischen Anämie basiert bei der Form des **HUS** auf der Kombination **Thrombozytopenie, Nierenversagen,** abdominelle Symptomatik, bei der **TTP** auf der Kombination **Thrombozytopenie** und **neurologische Symptomatik.** Haut- oder Schleimhautbiopsien zeigen Mikrothromben. Das **Evans-Syndrom** (hämolytische Anämie, Thrombozytopenie) kann durch den Nachweis von Antikörpern ausgeschlossen werden.

Bei der DIG finden sich die Symptome der Grunderkrankung, **hämorrhagische Diathese** und **Zeichen der Mikroinfarzierung.**

Therapie Eine Behandlung der mechanischen Hämolyse nach Herzklappenersatz ist in der Regel nicht erforderlich. Die Therapie der Marschhämoglobinurie besteht in der Prophylaxe durch weiche Einlegesohlen in den Schuhen. Bei den mikroangiopathisch-hämolytischen Anämien werden **Kortikoide** und die **Plasmapherese** eingesetzt. Bei der DIG steht die Therapie der Ursachen, danach der Einsatz von **Heparin** im Vordergrund.

Therapie. Eine spezifische Behandlung der mechanisch bedingten Hämolysen nach Klappenersatz ist in der Regel nicht erforderlich. Gegen die Marschhämoglobinurie sollen Einlegesohlen helfen. Die Behandlung der mikroangiopathischen hämolytischen Anämien ist schwierig. **Kortikoide** werden bei den primären (TTP/HUS) und sekundären mikroangiopathischen hämolytischen Anämien mit wechselndem Erfolg eingesetzt. In schweren Fällen ist die Infusion von Plasma (30 bis 40 ml/kg), neuerdings die **Plasmapherese** die Therapie der Wahl. Die noch unbekannte auslösende Noxe scheint durch diese Behandlung neutralisiert zu werden. Zur symptomatischen Behandlung muß bei ausgeprägter Niereninsuffizienz im Rahmen des HUS eine Dialysebehandlung erwogen werden.

Bei der DIG steht die Behandlung der Grunderkrankung an erster Stelle. **Heparin** vermindert das Auftreten von Mikrogerinnseln. Eine Substitution von Gerinnungsfaktoren ist bei ausgeprägtem Verbrauch indiziert.

Verlauf und Prognose Der Verlauf und die Prognose der mechanischen Hämolyse nach Herzklappenersatz sind gut. Dagegen sind der Verlauf und die Prognose der mikroangiopathischen hämolytischen Anämien oft schlecht.

Verlauf und Prognose. Der Verlauf und die Prognose der mechanischen Hämolyse nach Klappenersatz sind gut. Die Marschhämoglobinurie läßt sich u. a. durch eine einfache Prophylaxe vermeiden. Dagegen ist die Therapie der mikroangiopathischen hämolytischen Anämien sehr schwierig. Die Prognose ist deshalb oft schlecht. Wenngleich der frühzeitige Einsatz der Plasmapherese in Einzelfällen die Prognose deutlich zu verbessern scheint, wird für das hämolytisch-urämische Syndrom eine Letalität von ca. 50 % angegeben.

Klinischer Fall

Eine 32jährige Frau, 29. Schwangerschaftswoche, wird wegen ausgeprägter Thrombozytopenie eingewiesen (J-**12**). Sie gibt Sensibilitätsstörungen im Bereich des linken Armes sowie eine vorübergehende Schwäche im rechten Bein an. Diese Symptomatik besteht seit ca. 2 Wochen und fluktuiert im Schweregrad. Bei den Laboruntersuchungen fallen ein Blutdruck von 180/100, eine Temperatur von 38,4 °C, eine Niereninsuffizienz mit Kreatinin 3,5 mg%, Proteinurie und eine Thrombozytenzahl von 15 000/µl auf. Die LDH ist erhöht, Fibrinogen, Quick, PTT und Thrombinzeit sind nur unwesentlich verändert. Der Blutausstrich zeigt fragmentierte Erythrozyten und Helmzellen sowie eine ausgeprägte Retikulozytose und vereinzelt kernhaltige Erythrozytenvorstufen. Der Coombs-Test ist negativ. Damit ergibt sich die Diagnose der thrombotisch-thrombozytopenischen Purpura. Eine Behandlung mit Prednisolon 100 mg täglich wird eingeleitet. Daraufhin keine Besserung der klinischen Symptomatik. Nach 2 Tagen Beginn der Plasmapheresetherapie mit Austausch von ca. 1,5 Liter Plasma täglich. Daraufhin Verschwinden der neurologischen Symptome, die Thrombozytenzahl steigt auf 80 000/µl. Danach Versuch, die Plasmapheresehäufigkeit zu reduzieren, es kommt zu einem Wiederauftreten der Symptome. Deshalb wieder Verstärkung der Therapie und Einleitung der Geburt. Nach der Entbindung zunehmende Besserung der hämatologischen Parameter. Eine Woche postpartal ist keine Therapie mehr erforderlich.

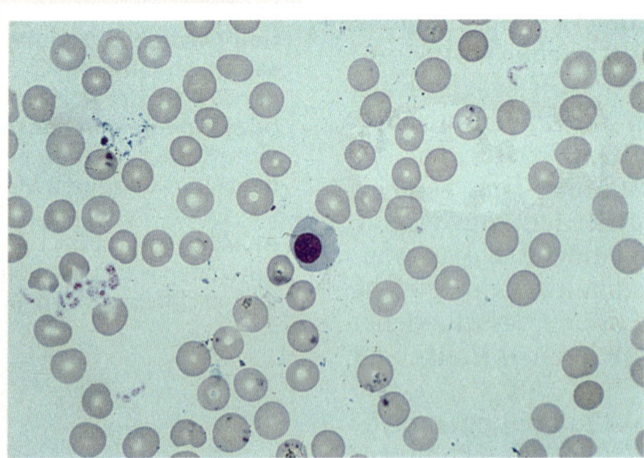

a Kernhaltige Erythrozytenvorstufe.

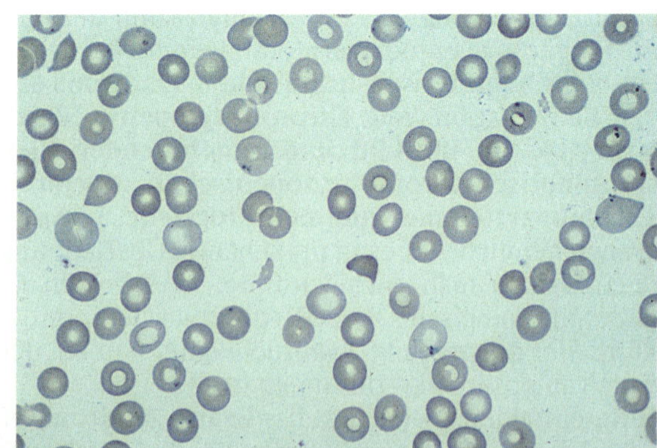

b Helmzellen und fragmentierte Erythrozyten.

J-**12:** 32jährige Frau in der 29. SSW mit Thrombopenie, Hypertonie und Anämie. Der Blutausstrich zeigt fast keine Thrombozyten. Diagnose: TTP.

Primäre und sekundäre Polyzythämie

Primäre und sekundäre Polyzythämie

◀ Definition

Definition. Unter Polyzythämie versteht man eine Vermehrung der Erythrozyten und dementsprechend einen Anstieg des Hämatokrits. Die primäre Polycythaemia vera beruht auf der autonomen klonalen Proliferation hämatopoetischer Zellen. Die sekundären Polyzythämien sind immer Folge eines anderen Grundleidens.

Sekundäre Polyglobulie (Polyzythämie)

Sekundäre Polyglobulie (Polyzythämie)

◀ Definition

Definition. Sekundäre Polyglobulien (Polyzythämien) werden durch andere Erkrankungen hervorgerufen, z.B. durch chronische Lungenerkrankungen. Ihren eigenen Krankheitswert erhalten sie dadurch, daß durch die Vermehrung der Erythrozyten und damit des Hämatokrits die Fließeigenschaften des Blutes verändert werden und daß bei Vorliegen einer Polyzythämie immer die Polycythaemia vera, eine maligne Bluterkrankung, abgegrenzt werden muß.

Epidemiologie Sekundäre Polyglobulien sind häufig, primäre sind selten.

Epidemiologie. Sekundäre Polyglobulien sind wesentlich häufiger zu beobachten als die relativ seltene Polycythaemia vera.

Ätiologie und Pathophysiologie Erythropoetin steigert die Produktion roter Blutkörperchen und verursacht damit die Polyglobulie. Nicht bei allen Polyglobulien ist Erythropoetin jedoch erhöht. Unter pathogenetischen Gesichtspunkten lassen sich die sekundären Polyglobulien wie in J-24 einteilen.

Ätiologie und Pathophysiologie. Wie der Name »sekundäre Polyglobulien« schon sagt, sind sie auf bestimmte physiologische und pathologische Ursachen zurückzuführen. Ist die Produktion von Erythropoetin gesteigert, so führt dies zur Polyglobulie. Andererseits läßt sich nicht in allen Fällen ein erhöhter Erythropoetinspiegel nachweisen. Die sekundären (symptomatischen) Polyglobulien lassen sich einteilen wie in J-**24** dargestellt.

J-24: Sekundäre (symptomatische) Polyglobulien

Physiologisch sinnvolle sekundäre Polyglobulie

- hypoxisch bedingt: Höhenadaptation, chronische Lungenerkrankung, Raucher, Herzvitien mit Rechts-links-Shunt

Pathologische sekundäre Polyglobulie

- Tumoren, die Erythropoetin oder erythropoetinähnliche Substanzen produzieren: Nierenzellkarzinom, Leberzellkarzinom, zerebellare Hämangioblastome, uterine Leiomyome
- Nierenerkrankungen, die die Erythropoetinproduktion stimulieren: z.B. Nierenarterienstenose, Zystenniere
- hormonell bedingte Polyglobulie: Nebennierenproduktion von Androgenen, exogene Zufuhr von Androgenen
- relative Polyglobulie: Durch Dehydratation kommt es bei unveränderter Menge an Erythrozyten zu einer relativen Polyglobulie (sog. Pseudopolyglobulie)

Klinik Das klinische Bild wird beherrscht von der **Plethora** mit **Zyanose** und dem erhöhten Hämatokrit. Durch den hohen Hkt steigt die **Viskosität** des Blutes, die Perfusion kleiner Gefäße ist vermindert, z.B. im ZNS.
Die Patienten klagen über **Kopfschmerzen, Schwindelgefühl, Ohrensausen**, Belastungsdyspnoe und eventuell hohen Blutdruck.

Klinik. Die sekundären Polyglobulien werden durch andere Erkrankungen hervorgerufen bzw. in deren Verlauf beobachtet. Durch die Erhöhung der Erythrozytenzahl und des Hämatokrits wird zwar die **Sauerstofftransportkapazität** des Blutes **erhöht**, gleichzeitig aber auch die **Viskosität**. Dadurch ist die zerebrale Durchblutung reduziert. Die Patienten klagen über **Kopfschmerzen, Schwindelgefühl, Ohrensausen**, Belastungsdyspnoe und eventuell hohen Blutdruck. Daneben treten die Symptome der Grunderkrankung auf. **Bei Lungenerkrankungen oder Shunts** führt die Kombination von verminderter Sauerstoffsättigung und erhöhtem Hkt zu **Plethora** und **Zyanose**. Eine Splenomegalie ist für sekundäre Polyglobulien untypisch.

Laborbefunde Der **Hämatokrit** ist meist > **60 %**, bei einem Hkt zwischen 50 und 60 % kann man mit ^{51}Cr-markierten Erythrozyten die Erythrozytenmenge genau bestimmen. Die **BSG ist verlangsamt** (½ mm/h). Leukozytose und Thrombozytose fehlen gewöhnlich. Der Index der alkalischen Leukozytenphosphatase ist im Gegensatz zur Polycythaemia vera normal. **Erythropoetin** ist **bei den renal bedingten Polyglobulien erhöht**, bei den anderen sekundären Polyglobulien z. T. erhöht, normal oder erniedrigt.

Laborbefunde. Per definitionem muß bei einer Polyglobulie die Masse an roten Blutzellen erhöht sein. Ein **Hkt > 60 %** ist ein verläßlicher Indikator einer vermehrten Erythrozytenmenge. Bei einem Hkt zwischen 50 und 60 % kann mit ^{51}Cr-markierten Erythrozyten die Erythrozytenmenge genauer bestimmt werden, um eine Polyglobulie diagnostizieren zu können. Durch die Polyglobulie ist die **Sedimentation der Erythrozyten verlangsamt** (BSG ½ mm/h). Im Gegensatz zur Polycythaemia vera sind Leukozyten und Thrombozytenzahl meist nicht erhöht. Der Index der alkalischen Leukozytenphosphatase ist im peripheren Blutausstrich normal oder nur leicht erhöht. Das indirekte Serumbilirubin kann leicht erhöht sein, ebenso die Urobilinogenausscheidung im Stuhl. Beides ist Folge des relativ erhöhten Erythrozytenauf- und -abbaus. Bei den hypoxisch bedingten Polyglobulien sind die Blutgase entsprechend verändert. Der pO_2 ist erniedrigt, der pCO_2 erhöht (arterielle Hypoxie und Hyperkapnie). Erhöhte Plasmaspiegel an Cortisol (Morbus Cushing) oder Androgenen steigern die Erythropoese offenbar über eine vermehrte Ausschüttung von Erythropoetin. Erythropoetin läßt sich radioimmunologisch im Serum messen. Man vermutet, daß die **erhöhte Erythropoetinproduktion** dadurch zustande kommt, daß die kranke Niere eine stimulierende Wirkung auf die Erythropoetinbildung der gesunden Niere ausübt.

Bei der **Pseudopolyglobulie** ist die Erythrozytenmasse unverändert, der Hkt und die Erythrozytenzahl sind **wegen Dehydratation** aber erhöht.

Bei der **Pseudopolyglobulie** sind **durch** die **Dehydratation** und Verminderung des Plasmavolumens die Erythrozytenzahl und der Hkt nur scheinbar erhöht. Eine Messung mit ^{51}Cr-markierten Erythrozyten würde eine normal oder nur minimal erhöhte Erythrozytenmasse zeigen.

Diagnostik, Differentialdiagnose Die Diagnose ergibt sich aus der **Anamnese** (Kopfschmerzen, Schwindelgefühl, Ohrensausen, Belastungsdyspnoe) und der ggf. sichtbaren Plethora mit Zyanose (ohne Milzvergrößerung) sowie den **Laborbefunden**. Im Gegensatz zur Polycythaemia vera fehlen Leukozytose und Thrombozytose. Der Index der **alkalischen Leukozytenphosphatase** ist **normal** (J-25).

Diagnostik und Differentialdiagnose. Die Diagnose ergibt sich aus der **Anamnese** (Kopfschmerzen, Schwindel, Ohrensausen, Belastungsdyspnoe, »blutunterlaufene« Augen) und den **hämatologischen Befunden**: erniedrigte BSG, Hämatokritanstieg über 50 %, Vermehrung der Erythrozytenzahl. Der Index der **alkalischen Leukozytenphosphatase** ist **normal**. Differentialdiagnostisch ist vor allem die Polycythaemia vera abzugrenzen. Bei dieser primären Polyzythämie finden sich außer den bereits genannten Symptomen und klinischen Zeichen in der Regel eine Leukozytose und Thrombozytose sowie eine Splenomegalie. Im Gegensatz zum sekundären Geschehen ist der Index der alkalischen Leukozytenphosphatase oft deutlich erhöht (J-**25**).

J-25: Differentialdiagnose Polycythaemia vera, sekundäre Polzyzythämie, Pseudopolyglobulie

	Polycythaemia vera	Sekundäre Polyzythämie	Pseudopolyglobulie
Splenomegalie	ja	nein	nein
Erythrozytenmasse	vermehrt	vermehrt	normal
Arterielle O_2-Sättigung	normal	vermindert oder normal	normal
Leukozytose	häufig	nein	nein
Thrombozytose	häufig	nein	nein
Alkalische Leukozytenphosphatase	erhöht	normal	normal
Erythropoetin	meist vermindert	meist erhöht	normal

Im Knochenmark ist die **Erythropoese relativ mehr gesteigert als die Granulozytopoese.**

Im Knochenmark ist die **Erythropoese relativ mehr gesteigert als die Granulozytopoese** – nicht wie bei der Polycythaemia vera eine Proliferation der Erythro-, Granulo- und Thrombopoese.

Therapie Primär ist die **Therapie der Grunderkrankung. Aderlässe** sind indiziert bei Beschwerden durch die Polyglobulie, wenn der Hkt > 55 % liegt, und bei Thromboserisiko.

Therapie. Die Therapie richtet sich **nach dem Grundleiden**. Symptomatisch kommen **Aderlässe** in Betracht, wenn der Hämatokrit über 55 % steigt und entsprechende Beschwerden bestehen. Die Therapie der »Raucherpolyglobulie« besteht darin, den exzessiven Nikotinabusus zu beseitigen.

Die erhöhte Blutviskosität bei schweren Polyglobulien kann das Auftreten von Thrombosen fördern, so daß man mit einer Aderlaßbehandlung nicht zu zurückhaltend sein soll, d.h. eine erniedrigte arterielle Sauerstoffsättigung (z.B. beim chronischen Bronchitiker mit Polyglobulie) ist keine Kontraindikation.

Verlauf und Prognose. Wie nicht anders zu erwarten, hängen Verlauf und Prognose der sekundären Polyglobulien von der zugrundeliegenden Erkrankung ab. Wenn die Grunderkrankung nicht gebessert werden kann, sind wiederholte Aderlässe über einen längeren Zeitraum oft notwendig.

Verlauf und Prognose Sie sind durch die Grunderkrankung bestimmt. Eventuell sind wiederholte Aderlässe über einen längeren Zeitraum notwendig.

Polycythaemia vera

Polycythaemia vera

Synonyme: primäre Polyzythämie, Morbus Vasquez-Osler

Definition. Die Polycythaemia vera ist eine vom Knochenmark ausgehende hämatologische Systemerkrankung, bei der aus unklarer Ursache eine Vermehrung der Erythropoese, Granulozytopoese und Thrombopoese beobachtet wird. Sie ist eine neoplastische hämatologische Systemerkrankung und wird dem Formenkreis der myeloproliferativen Syndrome zugerechnet.

◀ **Definition**

Epidemiologie. Diese Erkrankung soll bei etwa 5 Personen pro 1 Mio Einwohner pro Jahr auftreten. Angehörige der schwarzen Rasse erkranken sehr viel seltener als Weiße. Bei Juden soll die Erkrankung doppelt so häufig wie bei Europäern auftreten. Männer werden häufiger betroffen als Frauen (Verhältnis 2 : 1). Der Erkrankungsgipfel liegt nach dem 50. Lebensjahr. Sehr seltene Fälle bei Jugendlichen sind jedoch beschrieben.

Epidemiologie Inzidenz 5 : 1 000 000/ Jahr. Weiße erkranken häufiger als Farbige. Juden erkranken häufiger als Europäer. Der Erkrankungsgipfel liegt nach dem 50. Lebensjahr. Männer werden häufiger betroffen als Frauen (2 : 1).

Ätiologie und Pathophysiologie. Die Ätiologie dieser Erkrankung ist unklar. Neben den vielen sporadischen Fällen wurden familiäre Häufungen beschrieben. In letzteren Fällen scheint die Disposition erblich zu sein. Bei 30% der Patienten findet man chromosomale Anomalien (Deletion des langen Arms von Chromosom 5 [5q-], Deletion des kurzen Armes von Chromosom 20 [20q-], Trisomie 8 oder Trisomie 9 u.a.). Wahrscheinlich handelt es sich um eine **klonale neoplastische Transformation** beim Übergang von der pluripotenten zur determinierten Stammzelle. Dadurch kommt es zu der **typischen Hyperplasie aller drei hämatopoetischen Reihen** (Erythropoese, Granulozytopoese, Thrombozytopoese) und einer extramedullären Blutbildung. Die **Blutviskosität** ist **erhöht**. Die von der veränderten Stammzelle produzierten Thrombozyten sind in ihrer Funktion gestört, so daß bei einer **Thrombozytose** sowohl eine **Neigung zu arteriellen und venösen Thrombosen** als auch eine **Blutungsneigung** vorliegen kann.

Ätiologie und Pathophysiologie Die Ätiologie ist unklar. Eine erbliche Disposition soll bestehen. Chromosomale Defekte auf der Ebene der hämatopoetischen Stammzelle wurden beschrieben. Wahrscheinlich handelt es sich um eine **klonale neoplastische Transformation** beim Übergang von der pluripotenten zur determinierten Stammzelle. Die vermehrte Erythrozytenzahl **erhöht die Blutviskosität**. Die **Thrombozytose** bedingt sowohl eine **Blutungsneigung** als auch eine **Thrombosebereitschaft.**

Klinik. Die Erkrankung entwickelt sich schleichend. Manchmal kommen die Patienten allerdings wegen akuter Komplikationen (Thomboembolie oder Blutung) erstmals zum Arzt. Die meisten Patienten klagen über Kopfschmerzen, Schwindel, Ohrensausen, Schlaflosigkeit, leichtere Ermüdbarkeit und Belastungsdyspnoe. Bis zu 40% der Patienten klagen über **Hautjucken** (= **Erythromelalgie**, Exazerbation durch Wärme), verursacht durch die vermehrte **Histaminfreisetzung** aus Granulozyten und Thrombozyten. Eine periphere sensorische Neuropathie wurde beschrieben. Die Bindehäute der **Augen wirken blutunterlaufen**. Das **Gesicht** ist **hochrot**, und die **Akrozyanose** ist auffällig. Bei zwei Drittel der Patienten ist die **Milz deutlich tastbar vergrößert**. Bei der Hälfte der Patienten ist auch die **Leber vergrößert** (unter dem rechten Rippenbogen tastbar) (**S** J-**6**). Bei einem guten Drittel der Patienten ist der **systolische Blutdruck** über 150 mmHg am Arm **erhöht**. Bei jedem 5. Patienten sollen Ulzera im Magen-Darm-Bereich auftreten.

Klinik Wichtigste Symptome und klinische Zeichen s. **S** J-**6**. Am auffälligsten ist die **Trias Plethora, Lippenzyanose, Splenomegalie.**
Bei 50% der Patienten ist die Leber vergrößert, ein Drittel der Patienten hat eine systolische Hypertonie.
Manche Patienten haben **Hautjucken** oder Schmerzen in der Haut, besonders bei Wärme (**Erythromelalgie**).

Synopsis J-6: Polycythaemia vera

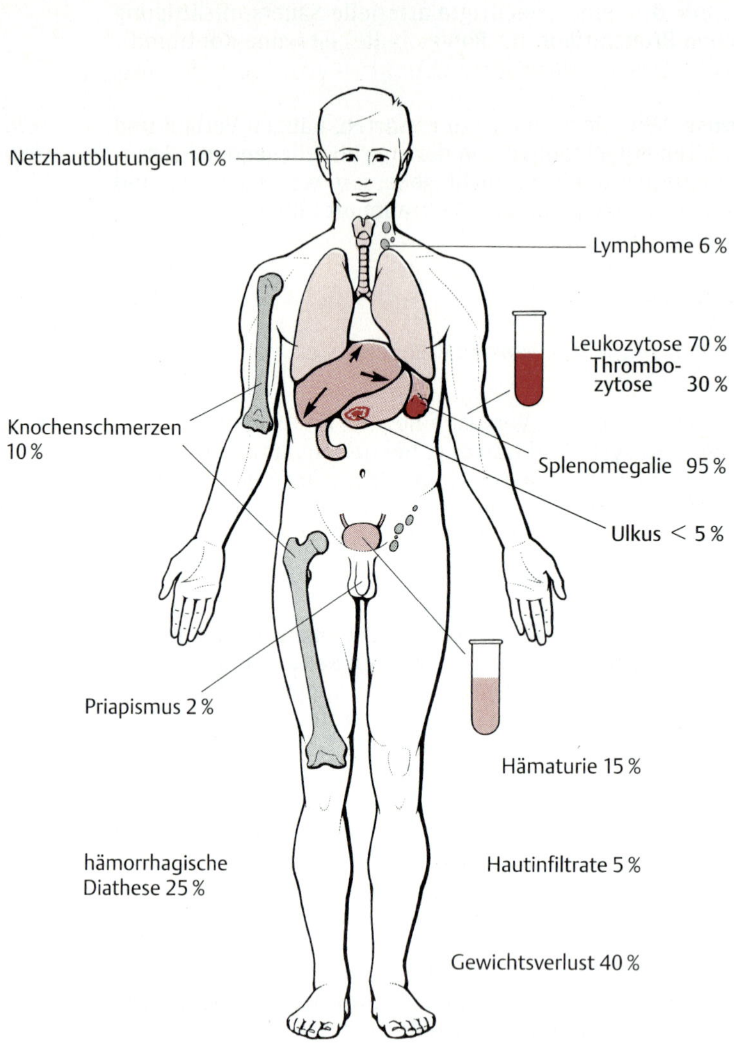

Klinische Zeichen der Polycythaemia vera.

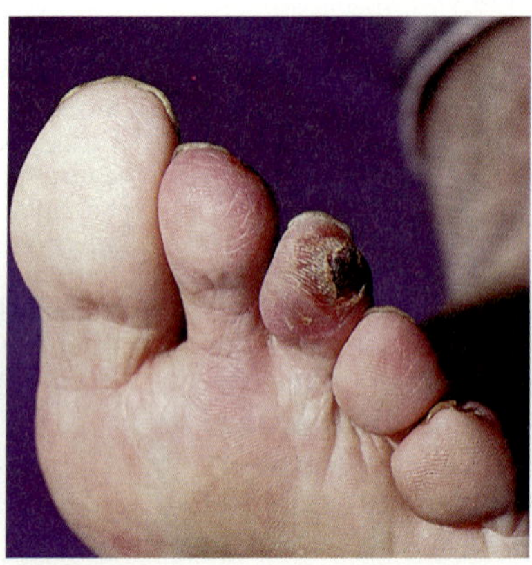

Akrale Ischämie bei Polycythaemia vera.

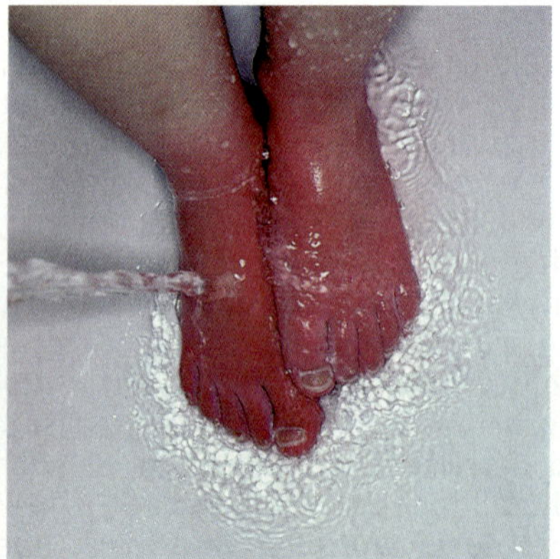

Erythromelalgie. Symptomlinderung durch kaltes Wasser.

Laborbefunde. Der **Hämatokrit** und die **Zahl der roten Blutkörperchen** sind **stark erhöht**. Der Hämoglobingehalt ist weniger erhöht als die Erythrozytenzahl, woraus ein **hypochromer** HbE (= MCH) resultiert. Ursächlich sind dafür sowohl der klonale Defekt der Stammzelle als auch ein sich entwikkelnder Eisenmangel (erhöhter Eisenverbrauch durch gesteigerte Erythropoese) verantwortlich. Kernhaltige Erythrozytenvorstufen treten auf. Es bestehen eine Leukozytose von 10 000 bis 20 000 und eine Thrombozytose bis zu 1 Mio/µl. Im Differentialblutbild besteht oft eine **Linksverschiebung mit Vermehrung der eosinophilen und basophilen Granulozyten**. Der **Index der alkalischen Leukozytenphosphatase** ist in der Regel **deutlich erhöht.** Die Gesamtblutmenge ist vermehrt. Die **BSG** ist **stark vermindert** (z. B. 0/1 mm/h). Im Knochenmarkausstrich sieht man eine massiv gesteigerte Erythropoese, meist jedoch auch eine gesteigerte Granulozytopoese und Thrombozytopoese. Die Linksverschiebung der Erythropoese ist stärker ausgeprägt als die der Granulozytopoese, so daß Myeloblasten und Promyelozyten nur wenig vermehrt sind. Die auffallende Vermehrung der Megakaryozyten und ihrer unterschiedlichen Reifungsstufen erlaubt meist die differentialdiagnostische Abgrenzung gegenüber der benignen (sekundären) Polyglobulie. Die **Vitamin-B_{12}-Spiegel** sind im Serum oft > 900 pg/ml **erhöht**. Vitamin B_{12} ist im Serum an Transcobalamin, ein Transportprotein, gebunden. Transcobalamin Subtyp III wird von Granulozyten und Granulozytenvorstufen freigesetzt. Bei verstärkter Granulozytopoese, wie sie bei der Polycythaemia vera vorkommt, wird vermehrt Transcobalamin III frei, deshalb steigen die Vitamin-B_{12}-Serumspiegel.

Bei den Serumwerten finden sich häufig sowohl eine **Hyperurikämie** als auch eine scheinbare **Hyperkaliämie** (in vitro Freisetzung von Kalium aus abnormen Thrombozyten). Wird das Kalium im Plasma bestimmt, dann ist es im Normbereich.

Die Bestimmung des Erythropoetinspiegels ist nur insofern hilfreich, als der **Erythropoetinspiegel bei der Polycythaemia vera normal oder erniedrigt ist**, d. h. ein erhöhter Spiegel macht die Diagnose unwahrscheinlich. Die Erythropoetinspiegel sind **nicht** hilfreich bei der Differentialdiagnose Polycythaemia vera versus sekundäre Polyglobulie, da die Erythropoetinspiegel bei sekundären Polyglobulien von der Grunderkrankung abhängen und stark schwanken können.

Laborbefunde Hämatokrit und Erythrozytenzahl sind **stark erhöht.** Der **HbE** ist **hypochrom.** Im Differentialblutbild finden sich eine **Linksverschiebung der Granulozytopoese** und meist nur eine mäßige Eosinophilie und Basophilie. Der **Index der alkalischen Leukozytenphosphatase** ist **erhöht.** Im Knochenmark findet man eine Vermehrung aller Zellreihen unter Bevorzugung der Erythropoese. Die **BSG** »läuft« nicht (0–1 mm/h). Erhöhte Serum-Vitamin-B_{12}-Spiegel, eine **Hyperurikämie**, eine In-vitro-**Hyperkaliämie** und **normale oder erniedrigte Erythropoetinspiegel** sind weitere Befunde.

J-26: Kriterien für die Diagnose der Polycythaemia vera

Hauptkriterien	Nebenkriterien
▷ Erythrozytenmasse • Männer ≥ 36 ml/kg • Frauen ≥ 32 ml/kg	▷ Thrombozytose > 400 000/µl
▷ arterielle Sauerstoffsättigung ≥ 92 %	▷ Leukozytose > 12 000/µl
▷ Splenomegalie	▷ erhöhte Leukozytenphosphatase > 100
	▷ Vitamin B_{12} im Serum > 900 pg/ml

Die Diagnose Polycythaemia vera ist gesichert, wenn alle drei Hauptkriterien oder wenn das erste und zweite Hauptkriterium und zwei Nebenkriterien erfüllt sind.

Diagnostik und Differentialdiagnose. Die Diagnose basiert auf den Beschwerden der Patienten (zerebrale Symptome wie Kopfschmerzen, Kopfdruck, Schwindel, Ohrensausen, Schlaflosigkeit, Gedächtnisstörungen, Reizbarkeit), der Plethora der Haut und Schleimhäute, der Hepatosplenomegalie und den anderen in **J-6** aufgelisteten Zeichen (Diagnosekriterien s. J-26). Die **Differentialdiagnose besteht gegenüber** der **sekundären Polyglobulie** (fehlende Thrombozytose, keine Leukozytose, keine Splenomegalie) **und anderen myeloproliferativen Syndromen** (s. **J-27**). Dabei kann eine **Beckenkammbiopsie** sehr hilfreich sein.

Diagnostik, Differentialdiagnose Die Diagnose ergibt sich aus den Beschwerden und der Inspektion des Patienten (Plethora, Akrozyanose, weitere klinische Zeichen in **J-6, Diagnosekriterien** s. **J-26**). Die **Differentialdiagnose** ist vor allem **gegenüber** den **sekundären Polyglobulien** (fehlende Leukozytose, Thrombozytose und Splenomegalie) **und anderen chronischen myeloproliferativen Erkrankungen** zu stellen . Zur genaueren Einordnung der letzteren empfiehlt sich eine **Beckenkammbiopsie.**

J-27: Differentialdiagnose der hämatologischen Befunde bei chronisch-myeloproliferativen Syndromen

	Hämatokrit	Leukozyten	Thrombozyten	Index der alkalischen Leukozyten-phosphatase
Chronisch myeloische Leukämie	normal	erhöht	später erniedrigt	stark erniedrigt
Osteomyelo-fibrose	erniedrigt	unter-schiedlich	später erniedrigt	erhöht
Polycyth-aemia vera	stärker erhöht	erhöht	meist erhöht	normal bis erhöht
Essentielle Thrombo-zythämie	normal	normal	stark erhöht	normal

Therapie Die **Aderlaßbehandlung** ist symptomatisch und in der Regel schnell wirksam, wenn der Hämatokrit z. B. von 60 % auf 50 % gesenkt werden soll.

Nach längerer **Aderlaßtherapie** kann ein Eisenmangel auftreten, der sich durch Mundwinkelrhagaden oder sogar ein **Plummer-Vinson-Syndrom** bemerkbar macht. In schweren Fällen können die Erythrozyten selektiv entfernt werden (**Erythrapherese**).

Zur **Dauertherapie** und besonders zur Verminderung des Thromboembolierisikos kann man **Hydroxyharnstoff (Litalir)** oder Busulfan verwenden. ^{32}P wird heute nur selten eingesetzt. Acetylsalicylsäure wird nicht zur Prophylaxe, sondern nur zur Therapie von transitorischen ischämischen Attacken oder nach arteriellen Thrombosen gegeben, bis die myelosuppressive Therapie greift.

Therapie. Die Behandlung ist symptomatisch. Sie ist in der Regel nur erforderlich, wenn der Hämatokrit über 55 % steigt und entsprechende Beschwerden bestehen. Ebenso ist sie indiziert, wenn thromboembolische Komplikationen drohen oder eine Neigung zu Blutungen. Die **Aderlaßbehandlung** sollte die Basis der Therapie sein. Aderlässe von 300 bis 500 ml zweimal die Woche werden gut toleriert und senken den Hämatokrit meist nach kurzer Zeit unter 50 %. Zu bedenken ist allerdings, daß die Thrombozytose nicht mitbehandelt wird und sich durch die Aderlaßbehandlung reaktiv verstärken kann. Nach längerer **Aderlaßtherapie** kann ein Eisenmangel Mundwinkelrhagaden oder gar ein **Plummer-Vinson-Syndrom** auslösen. Wahrscheinlich wird die Furcht vor dem Eisenmangel jedoch überschätzt. Manche Autoren befürworten eine Eisensubstitution, die eigenen Erfahrungen zufolge jedoch selten (z. B. beim Plummer-Vinson-Syndrom) notwendig ist. In besonders dramatischen Fällen gelingt es, mit einem geeigneten Zellseparator eine **Erythrapherese** (d. h. ein selektives Entfernen von Erythrozyten aus dem Blut) durchzuführen und damit Erythrozyten schnell zu entziehen. Das Risiko thromboembolischer Komplikationen korreliert eigenartigerweise weniger mit der Thrombozytenzahl als mit dem Alter der Patienten. Phlebotomien können, wie bereits erwähnt wurde, nicht das Thromboembolierisiko reduzieren, dies geht jedoch mit einer myelosuppressiven Therapie. Sie wird deshalb bei Risikopatienten (Alter über 60 Jahre, Thromboembolien oder Schlaganfall in der Anamnese) zusätzlich zu Phlebotomien empfohlen. Andererseits haben einige Myelosuppressiva ein erhöhtes Risiko, später eine myeloische Leukämie oder eine Knochenmarkaplasie zu verursachen. Die früher häufig benutzte Behandlung mit radioaktivem Phosphor (^{32}P) in Dosen von 2,3 mCi/m^2 Körperoberfläche wird in letzter Zeit kaum noch eingesetzt, weil die Dosierung von Patient zu Patient erheblich schwankt und die Therapie weniger gut steuerbar erscheint. Andererseits hält die Wirkung von ^{32}P 6 bis 24 Monate an und ist bei Patienten, die häufige Kontrollen und Medikamenteneinnahmen ablehnen, und bei Älteren manchmal hilfreich. In der Regel wird heute jedoch Hydroxyharnstoff (Litalir, 15 bis 30 mg/kg täglich) eingesetzt, das nur ein geringes Leukämierisiko birgt. Busulfan (4 bis 6 mg/d) ist u. U. schlechter steuerbar, erreicht jedoch langdauernde Remissionen, das Leukämierisiko ist geringer als mit ^{32}P. Interferon α ist eine neue, sehr wirksame Therapieoption (Dosierung *s. Kap. CML, S. 1392 ff.*)
Die **prophylaktische** Gabe von Acetylsalicylsäure oder Dipyridamol vermindert nicht das Risiko von Thromboembolien, es kommt jedoch häufiger zu Blutungskomplikationen. Nur wenn bereits eine transitorische ischämische Attacke oder eine arterielle Embolie eingetreten sind, soll man Acetylsalicylsäure geben, bis durch eine myelosuppressive Therapie die Polyzythämie unter Kontrolle ist. **Bei venösen Thrombosen** ist eine **Heparinbehandlung** durchzuführen.
Die Hyperurikämie kann mit Allopurinol behandelt werden, Magen- und Zwölffingerdarmgeschwüre mit H_2-Blockern oder Omeprazol.

Verlauf und Prognose. Ohne Therapie sterben die meisten Patienten nach 1,5 bis 3 Jahren. Mit der Aderlaßbehandlung und myelosuppressiver Therapie ist der Verlauf der Erkrankung relativ gutartig. Die Prognose wird dabei durch einige typische Komplikationen getrübt. Hierzu zählen **Blutungen** im Bereich des Magen-Darm-Kanals, des Urogenitaltrakts und des zentralen Nervensystems. In 15% der Fälle sollen **arterielle Thrombosen** auftreten. Sehr selten thrombosieren die Vv. hepaticae (**Budd-Chiari-Syndrom**). Bei einem Teil der Patienten entwickelt sich im Laufe der Jahre eine **myeloische oder myelomonozytäre Leukämie**. Die Inzidenz beträgt 1% bei alleiniger Phlebotomiebehandlung, 13,5% nach Chlorambucil, 10,2% nach ^{32}P. Wenn Patienten mit Polycythaemia vera schließlich eine akute Leukämie entwikkeln, finden sich fast immer zytogenetische Veränderungen. Umgekehrt bedeutet das Vorliegen von Chromosomenanomalien bei der Erstdiagnose der Polycythaemia vera jedoch nicht a priori eine schlechte Prognose. In anderen Fällen entwickelt sich eine zunehmende **Fibrosierung des Knochenmarks mit Panmyelophthise**. Die Gesamtüberlebenszeit der Patienten dürfte im Mittel mit Therapie bei 10 bis 15 Jahren liegen.

Verlauf und Prognose Die Polycythaemia vera verläuft bei entsprechender Therapie lange Zeit gutartig. **Haupttodesursachen** sind **Blutungen, Thrombosen, Embolien** und **akute Leukämien** bzw. eine **Knochenmarkaplasie.** Die meisten Patienten leben mit Therapie 10–15 Jahre.

Klinischer Fall

Die heute 65jährige Patientin erlitt vor 7 Jahren einen »kleinen« Schlaganfall mit rechtsseitiger armbetonter Hemiparese. Die Parese bildete sich unter Therapie innerhalb von wenigen Wochen vollständig zurück. Es blieb jedoch eine gewisse motorische Sprachstörung. Sie wurde deshalb von der Postbehörde in den vorzeitigen Ruhestand geschickt. Bei der jetzigen stationären Aufnahme klagt die Patientin über starke Kopfschmerzen, eine zunehmende motorische Aphasie, Schwäche und »Blutungen in die Augen«. Bei der Inspektion sieht man eine hochgradige Plethora der Haut und Schleimhäute und eine wirklich auffallende Lippenzyanose und Zyanose der Ohrmuscheln. Der Blutdruck beträgt 230/110 mmHg. Der Hämatokrit liegt bei 64%. Der Hb beträgt 21 g/dl. Es bestehen eine Leukozytose von 20000 und eine Thrombozytose von 975000. Die Milz überragt den linken Rippenbogen um Handbreite. Die Patientin wird mit einigen Aderlässen behandelt und auf Hydroxyharnstoff (Litalir) anfangs 2 Tabletten täglich p.o., dann 1 Tablette (500 mg) täglich p.o. als Erhaltungstherapie eingestellt. Nach 18 Monaten wird die Behandlung versuchsweise abgesetzt, woraufhin der Hämatokrit wieder ansteigt. Nach numehr 6jähriger Behandlung fühlt sich die Patientin wohl. Sie benötigt kein Antihypertonikum. Die Milz ist nicht mehr tastbar.

Akute und chronische Erythrämie

Akute und chronische Erythrämie

Synonym: erythrämische Myelose, Typ DiGuglielmo

Synonyme: erythrämische Myelose, Typ DiGuglielmo

Definition. Es handelt sich um eine bösartige Hämoblastose, bei der kernhaltige rote Vorstufen im Knochenmark, im peripheren Blut und in den inneren Organen proliferieren. Die akute Form **(Typ DiGuglielmo)** wird heute zu den akuten myeloischen Leukämien gezählt (Typ M6 nach FAB). Eine chronische Erythrämie **(Typ Heilmeyer-Schöner)** ist auch beschrieben.

◀ **Definition**

Epidemiologie. Die **akute** Erythrämie ist eine sehr seltene Form (< 3%) der akuten myeloischen Leukämien. Strahlung und zytotoxische Therapie scheinen bei einigen Patienten ursächlich beteiligt zu sein. Ein vermehrtes Auftreten wurde auch nach Erkrankungen wie Polycythaemia vera und paroxysmaler nächtlicher Hämoglobinurie beschrieben. Die **chronische Erythrämie** ist noch seltener als die akute und tritt nur im Erwachsenenalter auf.

Epidemiologie Die **akute** und **chronische Erythrämie** sind selten. Strahlung, zytotoxische Therapie und Erkrankungen der Hämatopoese scheinen bei einigen Patienten ursächlich beteiligt zu sein. Die **chronische** Erythrämie tritt erst im Erwachsenenalter auf.

Ätiologie und Pathophysiologie. Es handelt sich um eine neoplastische Erkrankung der Erythropoese mit Reifungsstörung der gesamten Hämatopoese, deren Ursache und Pathogenese ungeklärt sind. Zytogenetische Defekte finden sich bei 50% der Patienten. Durch die Proliferation der Erythropoese kommt es zu einer Beeinträchtigung der Granulozytopoese und Thrombozytopoese.

Ätiologie und Pathophysiologie Beide sind weitgehend ungeklärt.

Klinik Die Patienten leiden an einer schleichenden **Anämie** mit **Hepatosplenomegalie**. Durch **Thrombozytopenie** kommt es zu **Blutungen**. Selten sind immunologische Beschwerden wie Arthralgien, Rheumatismus, hämolytische Anämie.

Klinik. Es handelt sich um eine schleichende Erkrankung mit den Zeichen der zunehmenden **Anämie**. Eine **hämorrhagische Diathese** (z. B. Nasenbluten) kann hinzukommen. Die **Milz** ist **hochgradig vergrößert**. Auch besteht eine **Hepatomegalie**. Die Erythrämie geht mit immunologischen Veränderungen einher, deren Pathogenese noch ungeklärt ist. Einige Patienten klagen über Arthralgien und rheumatische Beschwerden. Selten kommt es zu einer immunhämolytischen Anämie.

Laborbefunde Nachweisbar sind eine Anämie und **vergrößerte unreife erythropoetische Vorstufen (Gigantoblasten)**. Im Knochenmark erkennt man die Reifungsstörung der hyperplastischen Erythropoese mit Linksverschiebung. Die **PAS-Reaktion** ist **positiv. Immunologische Veränderungen** sind nicht selten, z. B. antinukleäre Antikörper, Rheumafaktoren, Hypergammaglobulinämie, positiver Coombs-Test.

Laborbefunde. Infolge der Dyserythropoese entwickelt sich eine Anämie. Im Knochenmark findet man vergrößerte multinukleäre erythropoetische Vorläuferzellen (**Gigantoblasten**), während im peripheren Blutbild kernhaltige rote Vorstufen zu sehen sind. Die Erythrozyten erinnern an die Megalozyten bei Vitamin-B_{12}-Mangel-Anämie. Vitamin-B_{12}- und Folsäurespiegel sind jedoch nicht vermindert. Die Erythrozyten zeigen außerdem eine Aniso- und Poikilozytose und Polychromasie, die Retikulozyten sind z. T. auf 8% erhöht. Die Leukozyten- und Thrombozytenzahl kann im Anfangsstadium normal sein. Bei fortschreitender Proliferation der Erythropoese kommt es jedoch zur Verdrängung der anderen Zellreihen, eine Granulozytopenie und amegakaryozytäre Thrombozytopenie entwickeln sich. Im Knochenmark erkennt man dann die hyperplastische Erythropoese. Inselförmig gruppieren sich um Proerythroblasten zahlreiche Makro- und Normoblasten. Die **PAS-Reaktion** (*s. Differentialdiagnose der akuten myeloischen Leukämien*) ist in den Blasten **positiv**.
Häufiger als bei anderen Leukämien findet man **immunologische Veränderungen**, z.B. Hypergammaglobulinämie, positiver Coombs-Test, antinukleäre Antikörper, positiver Rheumafaktor-Nachweis.

Diagnostik, Differentialdiagnose Die Diagnose kann aus dem Blutbild und den klinischen Zeichen (Anämie, großer Milztumor) vermutet werden. Sie muß durch die **Knochenmarkpunktion** gesichert werden.

Diagnostik und Differentialdiagnose. Die Diagnose der chronischen Erythrämie kann aus den klinischen Befunden nur vermutet werden. Sie muß durch die **Knochenmarkpunktion** einschließlich Histologie gesichert werden. Die Differentialdiagnose ähnelt derjenigen bei akuten und chronischen Leukämien.

Therapie Die Behandlung ist symptomatisch: **Bluttransfusionen, Thrombozytentransfusionen** und Polychemotherapie kommen zum Einsatz.

Therapie. Eine Kausalbehandlung ist z.Z. noch nicht möglich. **Bluttransfusionen** und **Thrombozytenkonzentrate** helfen bei ausgeprägter Anämie und Blutungsneigung. Wie bei anderen akuten myeloischen Leukämien kommt die Polychemotherapie (*s. akute Leukämien*) in Betracht.

Verlauf und Prognose Die Erkrankung ist unheilbar. Der Verlauf und die Prognose der chronischen Erythrämie ähneln der CML. Die Überlebenszeit wird mit ca. 2 Jahren angegeben. Bei jüngeren Patienten ist die allogene Knochenmarktransplantation anzustreben.

Verlauf und Prognose. Der Verlauf der chronischen Erythrämie läßt sich mit dem der chronisch-myeloischen Leukämie vergleichen. Die akute Erythrämie ähnelt in ihrem Verlauf und ihrer Prognose der akuten nichtlymphatischen Leukämie. Patienten mit chronischer Erythrämie haben eine Lebenserwartung von etwa 2 Jahren.
Bei jüngeren Patienten ist die allogene Knochenmarktransplantation anzustreben. Die Ergebnisse der Chemotherapie sind schlechter als bei der AML.

2.2 Erkrankungen der Granulopoese (Leukopoese)

Man unterscheidet **reaktive Veränderungen** und **eigenständige Erkrankungen der Leukozyten**. Reaktive Veränderungen sind häufig und betreffen Granulozyten und/oder Lymphozyten. Die eigenständigen Erkrankungen der Leukozyten betreffen Leukämien und Lymphome.

2.2 Erkrankungen der Granulopoese (Leukopoese)

Man unterscheidet **reaktive Veränderungen** und **eigenständige Erkrankungen der Leukozyten**. Reaktive Veränderungen der weißen Blutkörperchen (Leukozyten) finden sich bei vielen Erkrankungen. Die Veränderungen können die Granulopoese und/oder die Lymphopoese betreffen. Den sehr viel häufigeren reaktiven Veränderungen stehen die selteneren eigenständigen Erkrankungen der Granulozytopoese (z.B. Leukämien) und Lymphopoese (z.B. maligne lymphoretikuläre Erkrankungen) gegenüber.

2.2.1 Reaktive Veränderungen des weißen Blutbildes

2.2.1 Reaktive Veränderungen des weißen Blutbildes

◀ **Definition**

Definition. Die häufigste »reaktive« Veränderung des weißen Blutbildes ist die Leukozytose. Man versteht darunter eine absolute Vermehrung der Leukozyten, im engeren Sinne nur der Granulozyten, im peripheren Blutbild.

Epidemiologie. Leukozytosen begleiten zahllose Infektionserkrankungen und reaktive Zustände. Sie sind vergleichsweise selten Ausdruck einer eigenständigen hämatologischen Systemerkrankung. Leukozytopenien weisen dagegen relativ spezifisch auf eine Schädigung der Hämatopoese hin (meist der Granulopoese).

Epidemiologie Leukozytosen sind meist unspezifische Begleitreaktionen bei Infektionen und Entzündungen. Leukopenien deuten meist auf eine spezifische granulopoetische Knochenmarkschädigung hin.

Allgemeine Anmerkungen: Von der früher üblichen Angabe in Prozent ist man weitgehend abgekommen. ▦ J-**28** stellt die prozentualen und absoluten Normalwerte der Leukozyten im Differentialblutbild bei Erwachsenen dar. **Leukozytosen** treten bei zahllosen Infektionskrankheiten bzw. akuten und chronischen entzündlichen Prozessen auf. Eine Leukozytose ist ein so unspezifisches Symptom, daß sie durch ein **Differentialblutbild** ergänzt und durch andere Untersuchungen abgeklärt werden muß. Von einer absoluten Vermehrung der Leukozyten (Leukozytose) kann man sprechen, wenn die Zahl der weißen Blutkörperchen über 11 000/μl erhöht ist. Dagegen zeigt eine **Leukozytopenie** (Abfall der Leukozyten unter 4000/μl) eine Schädigung oder Erkrankung des hämatopoetischen Systems an. Sie ist ebenfalls durch ein Differentialblutbild genauer zu definieren und oft durch eine Knochenmarkpunktion abzuklären. Sinken die Granulozyten unter 1000/μl ab

Allgemeine Anmerkungen: Im Differentialblutbild sollten die verschiedenen Leukozytenklassen immer in Absolutwerten angegeben werden (▦ J-**28**). **Leukozytosen** treten bei Infektionen und entzündlichen Prozessen auf, eine **Leukozytopenie** bei Schädigung des hämatopoetischen Systems (Einteilung des Schweregrades der Leukopenie, ▦ J-**29**). Ein **Differentialblutbild** ist zur Diagnostik von Leukozytosen und Leukozytopenien immer notwendig (S J-**7**)

S Synopsis J-**7: Stadien der Zellreifung der Granulozytopoese**

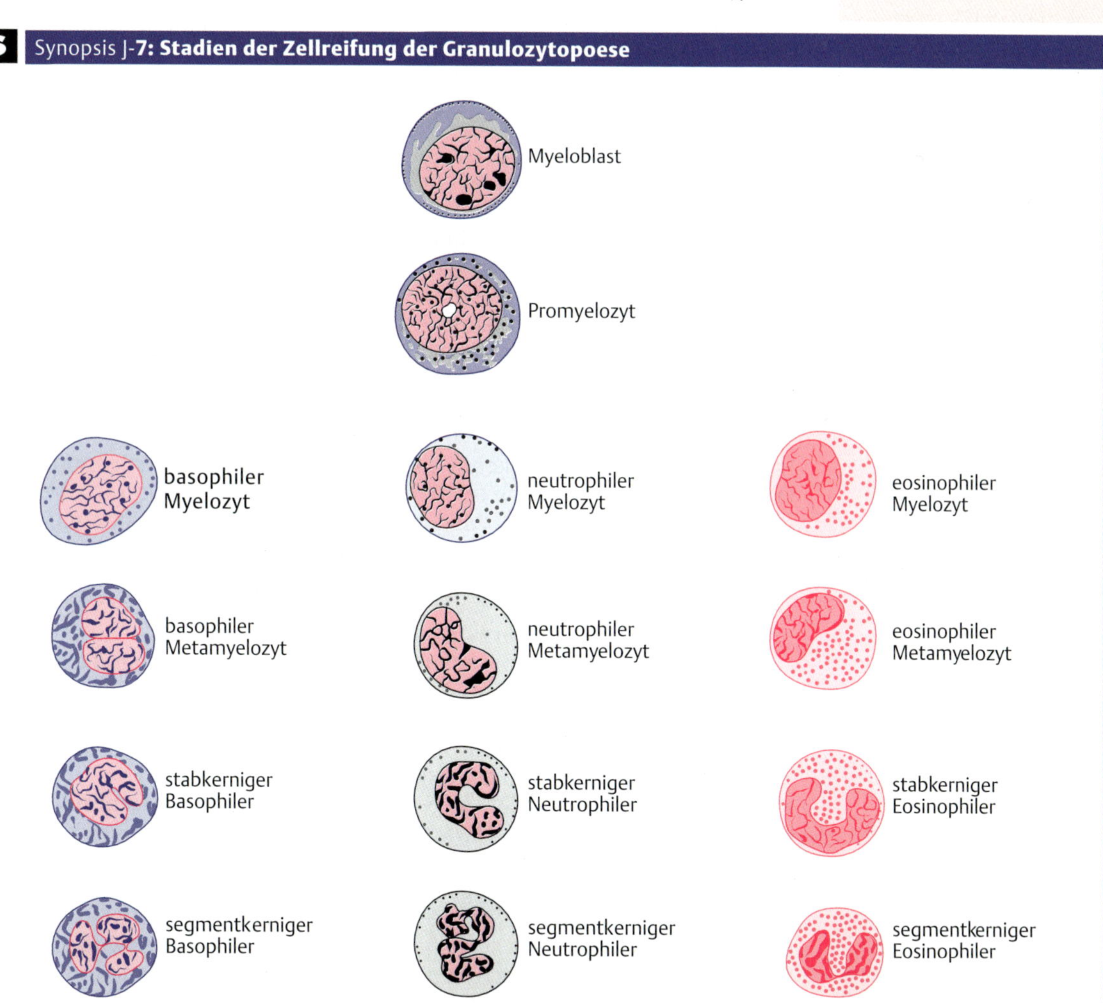

J-28: Normalwerte der Leukozyten im Differentialblutbild bei Erwachsenen

	Absolutwerte	Prozentual
Leukozyten	4000–10 000/µl	
▷ neutrophile Granulozyten ● segmentkernige Granulozyten ● stabkernige Granulozyten	 1800– 7 000/µl 0– 700/µl	 56% 3%
▷ eosinophile Granulozyten	0– 450/µl	2,7%
▷ basophile Granulozyten	0– 80/µl	0,3%
▷ Lymphozyten	1000– 4800/µl	34%
▷ Monozyten	0– 800/µl	4%

J-29: WHO-Einteilung der Leukopenie/Granulozytopenie

	Leukozyten	Granulozyten
Grad 0	≥ 4000/µl	≥ 2000/µl
Grad 1	3000–3900/µl	1500–1900/µl
Grad 2	2000–2900/µl	1000–1400/µl
Grad 3	1000–1900/µl	500–900/µl
Grad 4	< 1000/µl	< 500/µl

(Schweregrad 3 nach WHO s. J-**29**) oder gar unter 500/µl (Grad 4 nach WHO), so sind die Patienten besonders infektgefährdet. Andererseits können die Leukozyten in der Schwangerschaft, unter der Geburt, bei starken körperlichen Belastungen und Streßsituationen, bei zerebralen Krampfanfällen, beim Schlaganfall und Herzinfarkt, bei Herzrhythmusstörungen usw. deutlich ansteigen (J-**7**).

Merke ▶

Merke. Die Gabe von Kortikoiden führt zu einem Anstieg der Leukozytenzahl, genauer der Granulozyten, während die Lymphozyten absinken. Andererseits sind Patienten mit chronischer Kortikoidtherapie infektgefährdet, und ein Anstieg der Granulozyten kann somit auch auf einer beginnenden Infektion beruhen. Deshalb muß bei kortikoidbehandelten Patienten jede Granulozytose differentialdiagnostisch abgeklärt werden.

Unter **leukämoider Reaktion** versteht man eine sehr starke Vermehrung der Leukozytenzahl (bis 100 000/µl), eventuell mit Auftreten granulozytärer Vorstufen.

Eine sehr hohe Leukozytenzahl (bis 100 000/µl), oft verbunden mit einem Anstieg stabkerniger Granulozyten, selten auch mit dem Nachweis von Metamyelozyten oder Myelozyten im peripheren Blutbild, wird, da es an eine Leukämie erinnert, auch als **leukämoide Reaktion** bezeichnet. Ursache sind schwere Infekte, Vaskulitiden, Karzinome.

Aus dem oben genannten geht hervor, daß der alleinige Befund Leukozytose oder Leukozytopenie für die Diagnostik wenig hilfreich ist und in den meisten Fällen durch ein Differentialblutbild ergänzt werden muß.

Anmerkung: Zur Verlaufskontrolle **nach** abgeschlossener Diagnostik ist ein »einfaches« Blutbild ohne Differenzierung der Leukozyten u. U. ausreichend und kostensparend.

Eine **Linksverschiebung** bezeichnet die Vermehrung unsegmentierter und damit unreifer Granulozyten.

Im Differentialblutbild erkennt man die sogenannte **Linksverschiebung**. Damit bezeichnet man eine relative Vermehrung granulozytärer Vorstufen: stabkerniger Granulozyten, Metamyelozyten etc. Der Ausdruck »Linksverschiebung« kommt daher, daß bei den traditionellen mechanischen Zählgeräten die Tasten für diese Vorstufen links liegen, die Tasten für reife Granulozyten rechts. Eine **reaktive Linksverschiebung** findet man u. a. bei Infektionen.

Eine **reaktive Linksverschiebung** hat man bei Infektionen. Bei bakteriellen Infektionen erkennt man im Differentialblutbild verschiedene Phasen:
- neutrophile Kampfphase (3–4 Tage)
- monozytäre Überwindungsphase (ca. 3 Tage)
- eosinophile »Morgenröte« (Genesung)
- lymphozytäre Heilphase (ab. 8. Tag).

Im Differentialblutbild kann man die verschiedenen Stadien der Auseinandersetzung des Organismus mit einer bakteriellen Infektion anhand der Dominanz bestimmter Leukozytentypen verfolgen und zur Prognose nutzen. Man unterscheidet:
- neutrophile Kampfphase (ca. 3 bis 4 Tage)
- monozytäre Überwindungsphase (ca. 3 Tage)
- Zunahme der Eosinophilen (sogenannten Morgenröte der Genesung)
- lymphozytäre Heilphase (etwa ab Tag 8).

Im Differentialblutbild sieht man in der neutrophilen Kampfphase eine Linksverschiebung der Granulozytopoese (meist nur bis zu den Myelozyten und nur sehr selten bis zu den Myeloblasten), die durch die vermehrte Mobilisation dieser Vorstufen aus dem Knochenmark unter der **Einwirkung von granulozytenstimulierendem Wachstumsfaktor (G-CSF)** zustande kommt. Während der monozytären Überwindungsphase kann sich eine leichte Monozytose zeigen. Erscheinen die Eosinophilen, so können sich auch schwere Infektionen bald bessern (Morgenröte der Genesung). Ein Anstieg der Lymphozyten (relative oder absolute Lymphozytose) kann die Ausheilung der Infektion begleiten. Dieser reaktiven Linksverschiebung ist die **pathologische Linksverschiebung bei Leukämien** gegenüberzustellen.

Eine **pathologische Linksverschiebung** mit Auftreten von Myeloblasten und Promyelozyten findet man **bei Leukämien.**

> ▶ ***Merke.*** Die pathologische Linksverschiebung unterscheidet sich von der physiologischen (reaktiven) Linksverschiebung bei Infektionen durch das zahlreiche Auftreten von Myeloblasten und/oder Promyelozyten. In den meisten Fällen ist eine Knochenmarkpunktion zur Klärung notwendig.

◀ **Merke**

Von einer **Rechtsverschiebung** der Granulozytopoese könnte man sprechen, wenn wenig Vorstufen und relativ **viele alte übersegmentierte neutrophile Granulozyten** auftreten. Eine Rechtsverschiebung wird gelegentlich bei perniziöser Anämie beobachtet (J–**7**, *S. 1335ff.*).
Neben den quantitativen Veränderungen der Granulozytopoese geben auch **qualitative** Veränderungen diagnostische Hinweise. **Toxische Granulationen** finden sich als mittelgrobe, dunkelviolett angefärbte Granula im Zytoplasma und begleiten schwere Infektionen und toxische Reaktionen. Sog. **Döhle-Einschlußkörper** kennzeichnen kleine basophile Schlieren im Zytoplasma der neutrophilen Granulozyten. Sie treten bei Scharlach und anderen Infektionen, bei Verbrennungen und nach Zytostatikatherapie auf. Die **Pelger-Huët-Anomalie** (bilobulärer, »brillenartiger« Kern) und die **Alder-Granulationsanomalie** (dunkle, azurophile Granula in Granulozyten, seltener in Lympho- und Monozyten bei Gargoylismus und ähnlichen Erbkrankheiten) haben keinen eigenen Krankheitswert.

Eine **Rechtsverschiebung** der Granulozyten liegt vor, wenn keine jungen stabkernige, aber **viele alte übersegmentierte Formen** zu finden sind (Perniziosa, J-**7**, *S. 1335ff.*).
Qualitative Veränderungen der Granulozyten erkennt man als **toxische Granulationen (Infekte), Döhle-Einschlußkörper** (Scharlach, Verbrennungen, Zytostase), **Pelger-Huët-Anomalie** oder **Alder-Granulationen.**

Klinik. Reaktive **Leukozytosen,** d. h. Leukozytenvermehrung durch Infektionen, Entzündungen u. a. erwähnte Ursachen, erklären sich aus der Grundkrankheit. Die Symptome der Grunderkrankung bestimmen das klinische Bild. Leukozytosen im Rahmen einer hämatologischen Erkrankung, z. B. einer Leukämie, gehen mit den typischen Leukämiesymptomen wie Blutung, Infektionen, Anämie einher. In seltenen Fällen (bei AML, CML, ALL) kann durch die hohe Leukozytenzahl eine Behinderung des Blutflusses in der Mikrozirkulation auftreten. Es kommt zu Symptomen von seiten des ZNS (Desorientiertheit bis Koma, Sehstörungen), u. U. Priapismus, »Extremitäten-Thrombosen« und Störungen der Lungenperfusion, dem sog. **Leukostase-Syndrom** (*s. S. 1397ff.*).
Leukozytopenien (Leukozyten unter 4000/µl) finden sich bei manchen Infektionskrankheiten (Typhus abdominalis, Paratyphus, Morbus Bang, Miliartuberkulose, Sepsis, Peritonitis usw.), bei manchen Viruserkrankungen (Grippe, Masern, Röteln, Mumps usw.), bei bestimmten Wurmerkrankungen, Kollagenosen (z. B. Lupus erythematodes, Felty-Syndrom) und bei splenogener Markhemmung infolge Milzvergrößerung. Granulozytopenien können durch Chemikalien (z. B. Benzol, Anilin, Aminophenazon, Nitrophenol), Zytostatika, Antibiotika (Sulfonamide), Thyreostatika, Antikonvulsiva, Antirheumatika und sogar H_2-Antagonisten (Cimetidin) ausgelöst werden.

Klinik **Leukozytosen** begleiten viele Infektionserkrankungen und Leukämien. **Leukozytopenien** (Leukozyten unter 4000/µl) weisen relativ spezifisch auf eine Schädigung des hämatopoetischen Systems hin.
Bei Leukämien kann die massive Leukozytose zu einer Mikrozirkulationsstörung mit ZNS-Symptomen und Priapismus führen **(Leukostase-Syndrom).**

Leukozytopenien finden sich bei zahlreichen bakteriellen (Typhus, M. Bang, Miliar-Tbc u.v.a.), viralen (Grippe, Masern, Röteln u.v.a.) und helminthischen **Infektionen**. Weitere Ursachen sind **Kollagenosen, Splenomegalien, Chemikalien** und **Pharmaka**.

Laborbefunde

Laborbefunde

> ▶ ***Merke.*** Eine Leukozytose erfordert immer ein Differentialblutbild als ergänzende Untersuchung. Die Leukozytopenie muß durch ein Differentialblutbild und evt. eine Knochenmarkuntersuchung abgeklärt werden.

◀ **Merke**

Eine **leukämoide Reaktion** kann vom Blutbild einer echten Leukämie durch die normale Thrombozytenzahl und die normale oder nur gering veränderte Zahl von eosinophilen und basophilen Granulozyten unterschieden werden. Myeloblasten und Promyelozyten treten bei leukämoiden Reaktionen im Gegensatz zu einer myeloischen Leukämie nur sehr selten auf. Der Index der alkalischen Leukozytenphosphatase ist bei einer leukämoiden Reaktion nicht vermindert. Bei **Leukopenien** unklarer Genese sollte man u. a. antinukleäre Antikörper und antineutrophile Antikörper, Rheumafaktoren, Vitamin B_{12} und

Bei **leukämoiden Reaktionen** fehlen im Gegensatz zur echten Leukämie meist Myeloblasten und Promyelozyten. Die alkalische Leukozytenphosphatase ist nicht vermindert. Bei unklarer **Leukopenie** sollte man ANA, antineutrophile Antikörper, Rheumafaktoren, Vitamin B_{12} und Folsäure bestimmen.

Folsäure bestimmen, um Autoimmunerkrankungen oder Vitaminmangel als Ursache der Leukopenie zu erfassen.

Diagnostik, Differentialdiagnose Leukozytosen sind häufig unspezifische Begleitphänomene leichter und schwerer Erkrankungen. Leukopenien erfordern oft eine Knochenmarkpunktion.

Diagnostik und Differentialdiagnose. Leukozytosen sind oft unspezifische Begleitphänomene, finden sich aber andererseits auch bei schweren Infektions- und malignen Erkrankungen. Leukozytopenien sind im Hinblick auf hämatologische Erkrankungen spezifischer zu bewerten. Bei Verdacht auf eine Schädigung oder eigenständige Erkrankung der Hämatopoese ist die Durchführung einer Knochenmarkpunktion diagnostisch und differentialdiagnostisch wegweisend.

Therapie Die Behandlung richtet sich nach dem Grundleiden. Bei toxischen Schädigungen der Leukopoese ist die Exposition zu vermeiden.

Therapie. Die Behandlung richtet sich nach den Grundleiden. Patienten mit toxischen Reaktionen im hämatopoetischen System müssen die Exposition vermeiden. Auch Patienten mit Leukozytosen infolge Nikotinabusus sollten entsprechend beraten werden (sogenannte Raucherleukozytose).

2.2.2 Agranulozytose und andere Granulozytopenien

Definition ▶

2.2.2 Agranulozytose und andere Granulozytopenien

▶ ***Definition.*** Unter einer Granulozytopenie versteht man einen Abfall der Granulozytenwerte unter 2000/µl (nach *WHO*). Dagegen fallen bei der »Agranulozytose« die Granulozytenwerte dauerhaft auf wesentlich geringere Werte (unter 500/µl) ab.

Epidemiologie Die Ursachen der Granulozytopenie sind verschieden, entsprechend variiert auch die Inzidenz. Bei **medikamenteninduzierter allergischer Agranulozytose** beträgt die Inzidenz 2–500 pro 1 Mio Personen/Jahr.

Epidemiologie. Granulozytopenien werden in der Klinik häufig beobachtet, die Ursachen sind verschieden oder bleiben oft unklar. Epidemiologische Aussagen sind deshalb nur begrenzt möglich. Für die sogenannte **allergische Agranulozytose nach Medikamenteneinnahme (Schultz-Agranulozytose)** wird eine Inzidenz von ca. 2 pro 1 Mio Personen im Jahr angenommen, andere Statistiken sprechen von bis zu 500 pro 1 Mio Personen im Jahr. Die Häufigkeit variiert bei verschiedenen Medikamenten. Bei Metamizol soll nur 1 Fall bei 6 Mio Einnahmen vorkommen. Bevorzugt betroffen sollen Frauen in nordeuropäischen Ländern nach dem 45. Lebensjahr sein.

Ätiologie und Pathophysiologie Die Ursachen einer Granulozytopenie sind vielschichtig (J-30).

Ätiologie und Pathophysiologie. Die Ursachen einer Granulozytopenie sind vielschichtig und lassen sich in vielen Fällen nicht genau voneinander trennen (J-**30**).

J-30: Ursachen einer Granulozytopenie

Verminderte Granulozytopoese im Knochenmark	Verkürztes Überleben der Granulozyten
Angeborene Knochenmarkschäden (Schwachman-Diamond-Syndrom, Fanconi-Anämie, retikuläre Dysgenesie – treten im Kindesalter auf und werden hier nicht besprochen) **Erworbene** Knochenmarkschädigung durch ▷ **Medikamente** • Benzol • Zytostatika • Pyrazolonderivate • Penicilline • Sulfonamide • Goldpräparate ▷ **Infektionen** • Bakterientoxine • Viren ▷ **Strahlung** ▷ **Knochenmarkkarzinose** (lokale Sekretion von Hemmfaktoren der Granulopoese und Verdrängung granulopoetischer Zellen) ▷ **Leukämien** (aleukämische Formen) ▷ **aplastische Anämie** ▷ **splenogene Markhemmung** ▷ **Vitamin-B_{12}-Mangel** ▷ **Folsäuremangel** (idiopathisch)	▷ **Hypersplenismus** ▷ **Autoimmunerkrankungen** • Felty-Syndrom • systemischer Lupus erythematodes • idiopathisch ▷ **Infektionen** • Viren • Bakterien ▷ **medikamenteninduzierte Immunreaktionen** ▷ **Isoimmunneutropenie bei Neugeborenen** durch maternale Antikörper ▷ **Bluttransfusionen** ▷ **Leukämien**

> **Merke.** Während die Granulozytopenie nach Zytostatikatherapie klar auf einem direkten toxischen Effekt beruht, können andere Medikamente sowohl direkt toxisch (Sulfonamide als Folsäureantagonisten) als auch über immunologische Mechanismen granulozytopenisch wirken.

◀ **Merke**

Medikamente können als Hapten wirken, die Reaktion zwischen Medikament und Antikörper findet auf oder nahe der Leukozytenoberfläche statt und schädigt die Leukozyten. Medikamente können auch direkt antileukozytäre Antikörper induzieren. Immunreaktionen scheinen bei Agranulozytosen nach Gabe von **Sulfonamiden, Pyrazolonderivaten, Goldpräparaten** und **Penicillinen** besonders häufig beteiligt zu sein.
Für den Nachweis einer gesicherten medikamentenallergischen Reaktion muß gefordert werden, daß entweder der **Antikörper gegen das spezifische medikamentöse Antigen oder spezifisch sensibilisierte T-Lymphozyten** im Blut vorhanden sind. Erst in letzter Zeit gelang es, z. B. mit Lympozytentransformationstests, spezifisch sensibilisierte Lymphozyten nachzuweisen (*s. klinischer Fall*).

Für den Nachweis der medikamentenallergischen Granulozytopenie oder Agranulozytose müssen im Blut entweder die **spezifischen Antikörper oder die spezifisch sensibilisierten T-Lymphozyten** aufgespürt werden. Letzteres gelang in Einzelfällen z. B. mit dem Lymphozytentransformationstest (*siehe klinischer Fall*).

Klinik. Die **medikamentös-toxische Granulozytopenie** wird wahrscheinlich oft nicht bemerkt oder verläuft klinisch inapparent. In anderen Fällen ist sie ein Zufallsbefund beim Hausarzt, der z. B. die Abklärung einer unklaren Leukopenie durch Knochenmarkpunktion fordert. In vielen Fällen deckt dann die genaue Anamnese die Exposition gegenüber Chemikalien oder Medikamenten auf. ▤ J-**14** führt wichtige Medikamente auf, die eine Granulozytopenie oder Agranulozytose auslösen können.
Die **medikamentös-allergische Agranulozytose** nach Medikamenteneinnahme (Schultz-Agranulozytose) entwickelt sich innerhalb von wenigen Tagen wie eine schwere Infektionskrankheit oder eine akute Leukämie. Die Patienten fühlen sich todkrank, leiden an hohem Fieber mit Schüttelfrost, Knochenschmerzen, Gliederschmerzen und Schleimhautnekrosen im Mund- und Rachenbereich. **Septische Komplikationen** sind häufig. Die Tonsillen können nekrotische Geschwüre zeigen **(Angina agranulocytotica)**. Die schmieriggrauen Beläge erinnern an eine Diphtherie. Auch andere Übergangsstellen von Haut und Schleimhäuten können entzündet sein (Lippen, Konjunktiven, Vulva, Anus). Der McBurney-Punkt kann druckschmerzhaft wie bei Appendizitis sein. Magen- und Darmschleimhäute können an der **ulzerierenden Entzündung** teilnehmen. **Pilzsuperinfektionen** (Soor) treten hinzu. Die **Lymphknoten** am Hals und Waldeyer-Rachenring **schwellen an**, ebenso **Milz** und **Leber**. Ein Ikterus kann Folge einer toxischen Leberschädigung sein.
Die nichtimmunologische Granulozytopenie nach Medikamenteneinnahme entwickelt sich oft langsamer als die allergische Agranulozytose.
Das klinische Bild der Granulozytopenie im Rahmen anderer Erkrankungen (Leukämie, Felty-Syndrom, Lupus, Hypersplenismus, Vitaminmangel etc.) wird von der jeweiligen Grunderkrankung bestimmt.

Klinik Die **medikamentös-toxische Granulozytopenie** verläuft oft unbemerkt und wird zufällig entdeckt. Die genaue Anamnese deckt das verursachende Medikament/Chemikalie zumeist auf.

Der Beginn der **medikamentös-allergischen Agranulozytose** ist hochdramatisch wie bei einer schweren Infektionskrankheit oder einer akuten Leukämie. Die Patienten fühlen sich todkrank. Haut und Schleimhäute zeigen eine ulzerierende nekrotische Entzündung **(Angina agranulocytotica)**, die auf die Schleimhäute des Magen-Darm-Trakts übergreifen kann. Hohes Fieber und Schüttelfrost lassen an eine **Sepsis** denken. Milz und Leber schwellen an.

Laborbefunde. Die **Granulozytenzahl** liegt **bei einer Granulozytopenie** definitionsgemäß < **2000/µl,** bei der medikamentös-allergischen Granulozytopenie oft sogar < **500/µl (Agranulozytose).** Im typischen Fall sind Erythrozyten- und Thrombozytenwerte normal. Das **Knochenmark** kann je nach Ursache der Schädigung (Störung der Granulozytenbildung oder vermehrter Abbau) hypo- oder hyperplastisch sein. Bei der aplastischen Anämie, bei Leukämien und myelodysplastischen Syndromen findet man die für das jeweilige Krankheitsbild typischen Knochenmarkveränderungen. Bei nicht medikamentös bedingten Granulozytopenien kann man antinukleäre Antikörper, Rheumafaktoren, antineutrophile Antikörper, Vitamin-B_{12}- und Folsäurespiegel und die Größe der Milz bestimmen.

Laborbefunde **Granulozytenzahl** < **2000 µl** ist bei schwerer medikamentös-toxischer oder medikamentös-allergischer Granulozytopenie auf < **500/µl erniedrigt (Agranulozytose).** Das **Knochenmark** muß untersucht werden: es kann je nach Ursache der Granulozytopenie hyper- oder hypoplastisch sein. ANA, Rheumafaktoren, Vitamin B_{12} und Folsäure sollten bestimmt werden, wenn sich anamnestisch keine medikamentöse Ursache finden läßt.

Diagnostik und Differentialdiagnose. Entscheidend für die Diagnose ist neben dem Laborbefund die exakte Medikamentenanamnese. Serodiagnostische Untersuchungen sind unzuverlässig oder stehen nicht zur Verfügung. In Einzelfällen gelang der Nachweis der medikamenten-allergischen Reak-

Diagnostik, Differentialdiagnose Die Diagnose basiert vor allem auf dem Granulozytenwert, dem klinischen Befund und der Medikamentenanamnese (ggf. immunologischer Nachweis des auslösenden Agens im Lymphozytentransformationstest). Schwierig ist die Abgrenzung von aleukämischen akuten Leukosen.

Therapie **Auslösendes Medikament** sofort **absetzen**. Symptomatische Behandlung mit keimarmer Isolierung, **Antibiotika, Antimykotika,** Darmdekontamination. Bei immunologischer Ursache eventuell Steroide. Neuerdings ist **G-CSF** erfolgreich.

Verlauf und Prognose Die Prognose ist im Einzelfall schwer vorauszusehen und hängt davon ab, wie schnell die Granulopoese wieder in Gang kommt und ob **sekundäre Komplikationen** (Sepsis, Pilzinfektionen) beherrscht werden können. Durch Einsatz von **G-CSF** ist die Prognose wahrscheinlich günstiger (S J-**8**)
Wachstumsfaktoren G-CSF und **GM-CSF** sind Glykoproteine. Sie werden physiologischerweise im Knochenmark gebildet und aktivieren dort die Proliferation und Differenzierung hämatopoetischer Vorläuferzellen. Sie werden heute gentechnisch hergestellt und bei Neutropenien eingesetzt, um die Phase

tion per Lymphozytentransformationstest (*s. Klinischer Fall*). Differentialdiagnostisch bestehen von seiten des Blutbildes und des Knochenmarks zuweilen Schwierigkeiten gegenüber der Abgrenzung einer aleukämischen Verlaufsform einer akuten Leukämie. Leukämien haben meist ein zellreicheres Knochenmark.

Therapie. Die **auslösende Substanz muß** erkannt und sofort **abgesetzt werden**. Den Hauptbeitrag hierbei leistet die Anamnese! Die übrige Behandlung ist symptomatisch. Sie schließt die Gabe von **Antibiotika, Antimykotika**, lokale Maßnahmen (keimarme Isolierung des Patienten, Darmdekontamination, Mundpflege, Hautpflege) und eventuell Kortikosteroide mit ein. Der Einsatz von granulozytenstimulierendem Wachstumsfaktor (G-CSF) kann das Ansteigen der Granulozytenzahlen beschleunigen.

Verlauf und Prognose. Der Verlauf der akuten Agranulozytose ist immer noch schwer und im Einzelfall nicht sicher vorauszusagen. Die Prognose wird nur günstig, wenn die Granulozytopoese wieder in Gang kommt und **Sekundärkomplikationen** (Sepsis) beherrscht werden können. Insgesamt ist die Prognose daher ernst. Möglicherweise wird sie durch den frühzeitigen Einsatz von **granulozytenstimulierendem Faktor (G-CSF)** günstiger gestaltet (S J-**8**).
Wachstumsfaktoren G-CSF und GM-CSF. Die Wachstumsfaktoren **Granulozyten-Kolonie-stimulierender Faktor (G-CSF)** und **Granulozyten-Makrophagen-Kolonie-stimulierender Faktor (GM-CSF)** sind Glykoproteine. Physiologischerweise werden sie von Fibroblasten, Endothelzellen, Lymphozyten und Makrophagen gebildet. T-Lymphozyten bilden nur GM-CSF, nicht G-CSF. GM-CSF hat eine aktivierende Wirkung auf Vorläuferzellen der Granulopoese und Monozyten, während G-CSF primär Vorläuferzellen der Granulopoese zur Proliferation und Differenzierung anregt. Beide Faktoren können heute in großen Mengen gentechnisch hergestellt werden. Sie werden bei Neutropenien

S Synopsis J-8: Wirkung und Angriffspunkte hämotopoetischer Wachstumsfaktoren

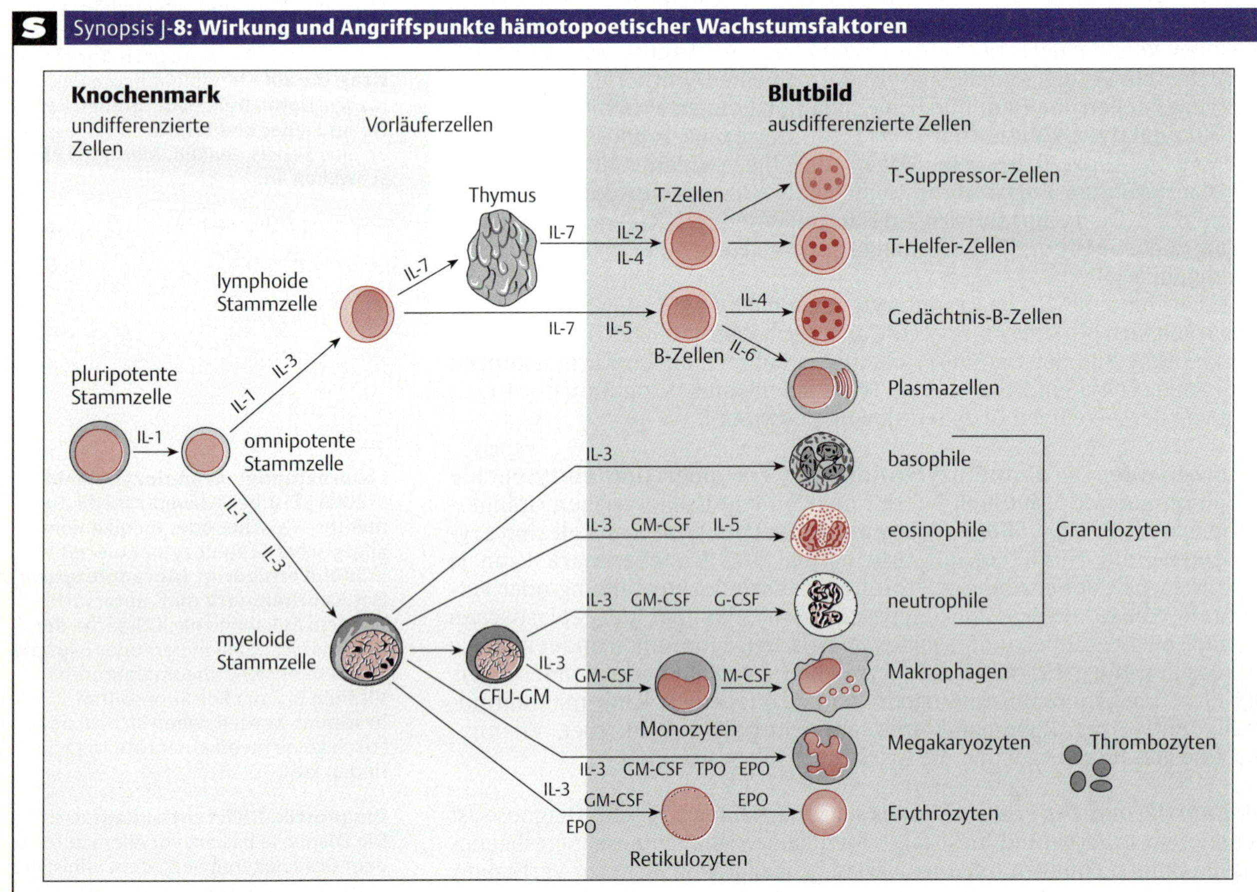

unterschiedlicher Genese (nach Zytostase, bei medikamentös-allergischer oder medikamentös-toxischer Neutropenie, bei myelodysplastischen Syndromen) eingesetzt, um die Phase der verminderten Abwehrbereitschaft zu verkürzen. Die therapeutische Gabe von G-CSF oder GM-CSF erfolgt zusätzlich zur (physiologischen) endogenen Produktion. Dies ist ein wichtiger Unterschied zum Erythropoetin, das therapeutisch dann eingesetzt wird, wenn die endogene Produktion vermindert ist.

der verminderten Abwehrbereitschaft zu verkürzen.

G-CSF induziert die Proliferation und Differenzierung granulopoetischer Vorläuferzellen. Außerdem wird die Ausreifungszeit der Granulozyten verkürzt. Das periphere Blutbild zeigt eine Granulozytose: Lymphozyten und Monozyten steigen nur gering an. **Nebenwirkungen** der **Therapie** mit G-CSF können sein:

- exzessive Leukozytose
- Knochenschmerzen
- selten Vaskulitis
- selten Thrombozytopenie.

GM-CSF hat eine breitere Wirkung als G-CSF, es stimuliert die Proliferation und Ausreifung von Granulozyten und Monozyten. Das periphere Blutbild zeigt eine Granulozytose und Monozytose, die Zahl der Eosinophilen und Thrombozyten kann gelegentlich etwas ansteigen. **Nebenwirkungen** der **Therapie** mit GM-CSF können sein:

- Myalgien
- Knochenschmerzen
- Fieber
- Hautexantheme
- Dyspnoe/pulmonale Infiltrate.

Bei Patienten mit Autoimmunerkrankungen (Immunthrombozytopenie, rheumatoider Arthritis, Autoimmunthyreoiditis etc.) und AIDS ist besondere Vorsicht geboten.

G-CSF aktiviert die Granulozytopoese, die Ausreifungszeit der Granulozyten wird außerdem verkürzt. Das periphere Blutbild zeigt eine Granulozytose. Fakultative Nebenwirkungen der Therapie mit **G-CSF**:

- exzessive Leukozytose
- Knochenschmerzen
- Vaskulitis
- Thrombozytopenie.

GM-CSF aktiviert die Granulozytopoese und die Monozytopoese. Das periphere Blutbild zeigt eine Granulozytose, Monozytose, manchmal auch eine Eosinophilie, Thrombozytose.
Fakultative Nebenwirkungen:

- Myalgien
- Knochenschmerzen
- Fieber
- Hautexantheme
- Dyspnoe/pulmonale Infiltrate.

Klinischer Fall

Der 71jährige Mann hatte früher schon Metamizol eingenommen. Er suchte den Hausarzt wegen heftiger Leibschmerzen, Durchfälle und hohem Fieber auf und wurde deshalb mit 2 g Metamizol intramuskulär behandelt. Das Fieber fiel zunächst ab, dann traten Schüttelfrost und später ein Schock auf, so daß er maschinell beatmet werden mußte. Die Leukozytenzahl fiel kurzfristig auf 500/μl ab. Nach gut 3 Wochen starb der Patient an den Folgen des protrahierten Schocks bzw. der Agranulozytose. Der Lymphozytentransformationstest zeigte in Gegenwart des Metamizol-Metaboliten einen pathologischen Stimulationsindex.

2.2.3 Zyklische Granulozytopenie

2.2.3 Zyklische Granulozytopenie

Definition. Es handelt sich um eine seltene Krankheit, die dadurch gekennzeichnet ist, daß phasenweise, für 3 bis 4 Tage alle 10–35 Tage (im Mittel 21 Tage), eine schwere Granulozytopenie und Neutrophilie (< 1500/μl) auftritt. In diesen Phasen besteht eine vermehrte Infektionsbereitschaft.

◀ **Definition**

Epidemiologie. Die Erkrankung ist selten. Bei einigen Patienten scheint ein autosomal dominanter Erbgang mit variabler Expression vorzuliegen. Die ersten Symptome treten in der Kindheit, bei manchen Patienten aber auch erst im Erwachsenenalter auf.

Epidemiologie Die Erkrankung ist selten und in einigen Fällen erblich. Erste Manifestation meist im Kindesalter.

Ätiologie und Pathophysiologie. Darüber ist nichts bekannt. In letzter Zeit sind einzelne Kasuistiken beschrieben worden, die darauf hindeuten, daß granulozytenstimulierender Faktor (G-CSF) die schwere Leukozytopenie beseitigt. Dies würde einen Defekt auf der Ebene der determinierten Stammzelle vermuten lassen.

Ätiologie und Pathophysiologie Beide sind ungeklärt. Das Ansprechen von G-CSF läßt vermuten, daß der Defekt auf der Ebene der determinierten Stammzelle liegt.

Klinik. In Phasen der Leukozytopenie erkranken die Patienten an fieberhaften pulmonalen Infektionen durch Bakterien, Viren, Pilze oder Protozoen.

Klinik In leukozytopenischen Phasen erkranken die Patienten an pulmonalen Infektionen bis zur Sepsis.

Laborbefunde. Die Labordiagnose stützt sich auf wiederholte Blutuntersuchungen (empfohlen zwei- bis dreimal/Woche für 4 bis 6 Wochen), die das

Laborbefunde Im Blutbild fällt die phasenweise auftretende **Granulozyto-**

penie (u. U. < 500 µl/ml) auf. Das **Knochenmark** zeigt eine **Hypoplasie** der Granulozytopoese. Evtl. besteht eine reaktive Monozytose.

zyklische Auftreten der **z.T. schweren Granulozytopenie (< 500 µl/ml)** dokumentieren. Bei 50% der Patienten findet man während der granulozytopenischen Phase eine kompensatorische Monozytose. Veränderungen der Retikulozyten- und Thrombozytenzahl wurden auch beschrieben. Das **Knochenmark** zeigt in der Phase der Granulozytopenie eine **Hypoplasie** der Granulozytopoese oder eine Reifungsstörung auf der Ebene der Myelozyten.

Diagnostik, Differentialdiagnose Diagnose durch Nachweis der phasenweise auftretenden Granulozytopenie. Alle septischen Krankheitsbilder mit Granulozytopenie sind differentialdiagnostisch zu erwägen.

Diagnostik und Differentialdiagnose. Die Diagnose läßt sich stellen, wenn der phasenweise auftretende Granulozytenabfall im Differentialblutbild dokumentiert ist. Differentialdiagnostisch sind alle hochfieberhaften bis septischen Erkrankungen zu erwägen, die mit Granulozytopenie einhergehen.

Therapie Symptomatische Therapie, z. B. Antibiotika bei Infektionen und Therapie mit G-CSF. Bei hochgradiger Granulozytopenie < 500/µl Infektionsschutz in keimarmen Räumen.

Therapie. Die Therapie beschränkte sich lange Zeit darauf, die bakteriellen und sonstigen infektiösen Komplikationen zu beherrschen bzw. ihnen durch keimarme Umgebung und Infektionsschutz vorzubeugen. Nun wird erfolgreich granulozytenstimulierender Faktor (G-CSF) eingesetzt, wodurch die Granulozytopenie ausgeglichen und die septischen Komplikationen besser beherrscht werden.

Verlauf und Prognose Die Prognose hängt von den infektiösen Komplikationen ab. Durch die Gabe von G-CSF ist die Prognose gut.

Verlauf und Prognose. Die Prognose hängt von den infektiösen Komplikationen ab. Mit G-CSF ist eine symptomatische Therapie während der granulozytopenischen Phasen möglich, die Erkrankung wird dadurch jedoch nicht geheilt. Es gibt Patienten mit nur wenigen Infektionsproblemen, bei ihnen ist die kompensatorische Monozytose stark ausgeprägt. Bei anderen Patienten wird das Ausmaß der Granulozytopenie mit zunehmendem Alter geringer.

2.2.4 Myeloproliferative Syndrome (MPS)

2.2.4 Myeloproliferative Syndrome (MPS)

Definition ▶

▶ ***Definition.*** Von *Dameshek* wurde 1964 der Begriff des chronischen myeloproliferativen Syndroms geprägt. Man versteht darunter eine heterogene Gruppe von Erkrankungen, zu denen die **chronische myeloische Leukämie** (CML), die **Osteomyelosklerose**, die **Polycythaemia vera** und die **Essentielle Thrombozythämie** gezählt werden. Die Splenomegalie ist ein typischer Befund aller MPS.

Die wichtigsten Befunde der MPS sind in J-31 aufgeführt.

Bezüglich Polycythaemia vera s. *Seite 1379*. In J-**31** sind die wichtigsten Befunde der MPS aufgeführt.

J-31: Chronische myeloproliferative Syndrome (nach *Heimpel*)

	Chronische myeloische Leukämie	Polycythaemia vera	Essentielle Thrombozythämie	Osteomyelofibrose
Splenomegalie	+	+	(+)	++
Erythrozytose	(+)	++	(+)	(+)
Leukozytose	++	+	(+)	+
Thrombozytose	+	+	++	+
Ph-Chromosom	+	–	–	–
Alkalische Neutrophilenphosphatase	↓	↑	normal oder ↑	normal oder ↑
Markfibrose	spät	spät	verschieden	früh
Blastenschub	häufig	selten	selten	selten
Mediane Überlebenszeit	< 3 J.	> 10 J.	> 10 J.	> 10 J.

2.2.5 Chronisch-myeloische Leukämie

Definition. Mit dem Begriff chronische myeloische Leukämie (CML) bezeichnet man eine klonale Proliferation myeloischer Zellen, wobei die Fähigkeit der Zellen zur Differenzierung erhalten bleibt. Leukozytenzahlen von > 50 000 bis zu mehreren 100 000/µl mit Linksverschiebung sind der charakteristische hämatologische Befund. Eine Splenomegalie ist häufig und prognostisch ungünstig.

Historisches: *Rudolf Virchow* beobachtete, daß bei einem seiner Patienten, der nach unserem heutigen Verständnis wohl an einer CML erkrankt war, nach Sedimentation der Blutzellen eine dicke **weiße** Zellschicht über den roten Blutzellen lag. Er prägte für diese Erkrankung 1845 den Begriff **weißes Blut** = **Leukämie** (leukos griechisch = weiß, hell). Später nannte man die dafür verantwortlichen Zellen **Leuko**zyten.

Epidemiologie. Die CML macht 20% aller Leukämien in der westlichen Hemisphäre aus. Die Inzidenz beträgt 8 bis 14 pro 1Mio Menschen/Jahr. Die Erkrankungshäufigkeit ist stabil und hat nicht, wie bei den akuten Leukämien und der chronischen lymphatischen Leukämie, in den letzten Jahrzehnten zugenommen. Männer erkranken etwas häufiger als Frauen. Der Altersgipfel liegt um das 40. bis 60. Lebensjahr. Bei Kindern und Jugendlichen ist die CML sehr selten.

Ätiologie und Pathophysiologie. Die Ursache der CML ist unbekannt. Personen, die radioaktiver Strahlung oder organischen Lösungsmitteln, besonders Benzolen, ausgesetzt sind, scheinen ein erhöhtes Krankheitsrisiko zu tragen. Initial kommt es zu einer langsam zunehmenden Granulozytenproliferation, die sich auf alle inneren Organe, insbesondere Milz und Leber, ausdehnt. Diese Phase ist stabil und dauert 3 bis 5 Jahre. Nach dieser Zeit kommt es abrupt oder langsam zu einer Zunahme der Granulozytenproliferation, im Blut finden sich vermehrt unreife Granulozytenvorstufen, Anämie und Thrombozytopenie nehmen zu. Man spricht jetzt von der **akzelerierten Phase.** Schließlich kann die CML in eine akute Leukämie (myeloisch oder lymphatisch) übergehen, diese letzte Phase bezeichnet man als **Blastenkrise.**
95% der CML-Patienten besitzen das sogenannte **Philadelphia-Chromosom**. Es handelt sich dabei um eine **erworbene chromosomale Anomalie**, die auf das erkrankte Gewebe beschränkt ist. Sie kommt also nur in den Zellen vor, die vom pathologischen Zellklon abstammen (klonale Aberation). Als Philadelphia-Chromosom wird das veränderte Chromsom 22 bezeichnet, das durch den Austausch genetischen Materials zwischen den langen Armen der **Chromosomen 9 und 22** entsteht. In der Mehrzahl der Fälle handelt es sich um eine balancierte Translokation t(9;22)(q34;q11). Es sind seltener auch andere komplexere Aberrationen beschrieben, wobei jedoch die Bruchpunkte 9q34 und 22q11 konstant beteiligt sind. Die in diesen Arealen lokalisierten Genabschnitte spielen für den neoplastischen Prozeß offensichtlich die entscheidende Rolle. Eine inkomplette Gensequenz des Chromosoms 9 (genannt Protoonkogen **c-abl** [von avian blastosis = Hühnerleukämieretrovirus]) lagert sich an eine Gensequenz des Chromosoms 22 an (**»breakpoint cluster region«, bcr-Locus**). Das Verschmelzen der beiden Gensequenzen verursacht ein aberrantes Genprodukt, wodurch eine neue genetische Informationseinheit geschaffen wird. Dies verändert die vom Onkogen kodierte Tyrosinkinase. Sie wird erhöht exprimiert, so daß die Phosphorylierung der intrazellulär gebildeten Proteine ansteigt bzw. auf einem höheren Niveau reguliert wird. Hierdurch wird die Proliferation der betroffenen Zellen stimuliert.
Bei 5% der CML-Patienten findet man kein Philadelphia-Chromosom. Bei einem Drittel dieser Philadelphia-Chromosom-negativen Patienten kann man mit modernen genetischen Analysetechniken dennoch Veränderungen des bcr-Locus nachweisen. Die Frage bleibt offen, wie die neoplastische Transformation bei Philadelphia-Chromosom-negativen und bcr-negativen Zellklonen abläuft. Der Verlauf der CML von Philadelphia-Chromosom-nega-

2.2.5 Chronisch-myeloische Leukämie

◀ **Definition**

Historisches *Rudolf Virchow* beschrieb erstmals 1845 weißes Blut = Leukämie.

Epidemiologie Die Inzidenz beträgt 8 bis 14 : 1 000 000/Jahr. Der Häufigkeitsgipfel liegt zwischen dem 40. und 60. Lebensjahr. Die CML ist bei Kindern und Jugendlichen sehr selten.

Ätiologie und Pathophysiologie Benzol und Strahlenexposition erhöhen das Risiko an einer CML zu erkranken. Die Erkrankung durchläuft eine **chronische stabile Phase** von 3–5 Jahren, dann folgen **akzelerierte Phase** und **Blastenkrise.** Das **Philadelphia-Chromosom** entsteht durch eine **Translokation eines Stückes von Chromosom 22 auf Chromosom 9.** Dadurch entsteht ein neues Genprodukt, das auf die Regulation der Granulozytopoese Einfluß nimmt.
5 % der CML-Patienten haben kein Philadelphia-Chromosom, bei einem Drittel dieser Philadelphia-Chromosom-negativen Fälle findet man dennoch Veränderungen im bcr-Locus.

tiven Patienten ist oft rascher und therapieresistenter als bei Philadelphia-positiven. Das Philadelphia-Chromosom findet sich zytogenetisch auch bei einer Untergruppe der akuten lymphatischen Leukämie. Die pathologischen Transkripte auf der DNA-Ebene sind jedoch in ihrer Größe verschieden. Wenn eine CML in eine Blastenkrise übergeht, finden sich oft weitere Chromosomenveränderungen (Trisomie 8, 9, 19, 21, Verlust von Y, zwei Kopien des Philadelphia-Chromosoms).

Klinik Die Patienten klagen über eine **Leistungsminderung (Anämie)**, Druck- und Völlegefühl im Oberbauch (zunehmende **Milzvergrößerung**) und **petechiale Haut- und Schleimhautblutungen** (Thrombozytopenie). **Knochenschmerzen** und **Fieber** kommen vor (**S J-9**). Die Diagnose wird aus der Splenomegalie und der **Leukozytose mit pathologischer Linksverschiebung** gestellt. Bei hohen Leukozytenzahlen kommt es zum **Leukostasesyndrom.**

Klinik. Außer den seltenen Fällen, die mit dem akuten Myeloblastenschub einsetzen, beginnt die chronisch-myeloische Leukämie in der Regel schleichend. Die Patienten bemerken als Folge der zunehmenden **Anämie** eine allmähliche **Leistungsminderung**. Durch die **Thrombozytopenie** kann eine **Blutungsneigung** mit Hämatomen entstehen. (Indessen ist die Thrombozytenzahl **initial** in der Hälfte der Fälle erhöht und in einem Drittel normal!) **Knochenschmerzen** (durch die Proliferation im Knochenmark) werden oft als »Gelenkrheuma« verkannt. Die meisten Patienten klagen jedoch über ein **Druck- und Völlegefühl im Oberbauch** infolge der zunehmenden **Milzvergrößerung**. Milzinfarkte können starke Schmerzen verursachen. Die hervorstechenden klinischen Zeichen zeigt **S** J-**9**. Der Milztumor und die **Leukozytose mit pathologischer Linksverschiebung** ergeben die Diagnose! Die Leukozytose kann so massiv sein, daß es zum **Leukostasesyndrom** kommt. Die Leukozytenmassen behindern die Zirkulation der Kapillaren von Niere, Lunge und besonders des ZNS; es kommt zu Dyspnoe, Nierenversagen, Somnolenz, Koma, Sehstörungen, Priapismus.

S Synopsis J-**9: Klinische Zeichen bei Patienten mit chronisch-myeloischer Leukämie (CML)**

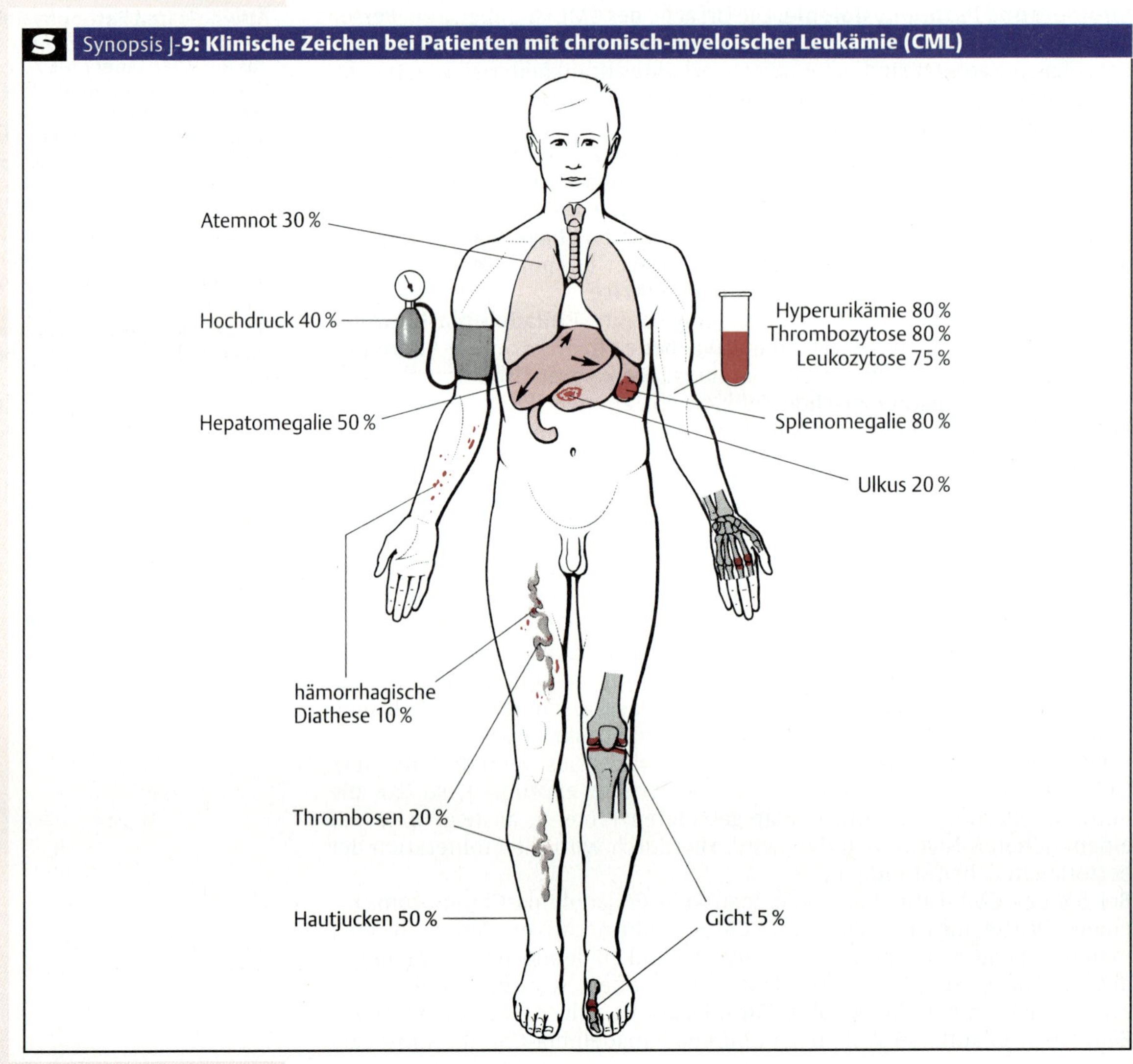

Laborbefunde. Die **Leukozytose** beträgt **50 000 bis über 300 000/µl**, in seltenen Fällen sogar über 500 000/µl. Dazu tritt eine normozytäre normochrome Anämie. Es finden sich keine Hämolysezeichen. Die Thrombozytenzahl kann vermindert sein (Splenomegalie), in einigen Fällen findet man jedoch eine ausgeprägte Thrombozytose (600 000 bis 2 Mio/µl). Die Höhe der Serum-**LDH** und **-Harnsäure** korreliert mit der Proliferation und dem vermehrten Abbau der Leukämiezellen.
Im Differentialblutbild findet man Myeloblasten, Promyelozyten, Myelozyten, Metamyelozyten, unsegmentierte und segmentierte Granulozyten (**pathologische Linksverschiebung**) (J-**13 a**). Bei akuten Leukämien findet man oft nur Blasten und ein paar reife Granulozyten, die Zwischenstufen fehlen **(Hiatus leucaemicus), bei der CML fehlt der Hiatus leucaemicus,** statt dessen sieht man die pathologische Linksverschiebung. Blasten im Blutausstrich sind in der chronischen Phase noch relativ selten. Typisch für die CML ist auch eine Vermehrung von basophilen und eosinophilen Granulozyten.
Das Knochenmark ist hyperzellulär mit einer exzessiv gesteigerten Granulopoese. Eine Vermehrung der Megakaryozyten, basophilen und eosinophilen Vorstufen wird beobachtet. 10–15 % der Patienten zeigen eine Markfibrose. **Der Index der alkalischen Leukozytenphosphatase (ALP) ist erniedrigt** (Index 0–10). Dieser für die CML charakteristische Befund hilft bei der Differentialdiagnose zu anderen Leukozytosen mit Linksverschiebung. Chromosomenanalysen zeigen das **Philadelphia-Chromosom** bei 90 % der Patienten.
Man spricht bei der CML von einer **akzelerierten Phase**, wenn ≥ 15 % Blasten oder ≥ 30 % Blasten plus Promyelozyten im peripheren Blutbild vorliegen. Eine Basophilie ≥ 20 % und eine Thrombozytopenie < 100 000/µl sowie das Auftreten zusätzlicher chromosomaler Aberrationen sprechen für die akzelerierte Phase.
Man spricht von einer **Blastenkrise**, wenn der Anteil der Blasten im Knochenmark oder peripheren Blut auf ≥ 30 % steigt (J-**13b**). Der Index der ALP steigt hierbei an.

Laborbefunde Eine **massive Leukozytose** (50 000 bis über 300 000/µl), dazu eine leichte Anämie, eventuell auch eine Thrombozytopenie sind typisch. Bei einigen Patienten entwickelt sich aber auch eine Thrombozytose. **LDH und Harnsäure** sind **erhöht**. Im Differentialblutbild finden sich alle **Vorstufen der Granulopoese** (J-**13 a**) **(kein Hiatus leucaemicus).** Das Knochenmark zeigt eine exzessiv gesteigerte Granulopoese, auch vermehrt Megakaryozyten, eosinophile und basophile Vorstufen. **Der Index der alkalischen Leukozytenphosphatase im Blutausstrich ist vermindert.** Bei 90 % der Patienten findet man das **Philadelphia-Chromosom.**

Akzelerierte Phase der CML: ≥ 15 % Blasten oder ≥ 30 % Blasten plus Promyelozyten im peripheren Blut, Basophilie, Thrombozytopenie, zusätzliche chromosomale Aberrationen.

Blastenkrise: ≥ 30 % Blasten im Blut oder Knochenmark. Anstieg des ALP-Index (J-**13 b**).

Diagnostik und Differentialdiagnose. Die Diagnose ergibt sich aus der **Trias Leukozytose, Auftreten aller granulozytärer Vorstufen (pathologische Linksverschiebung) ohne Hiatus leucaemicus, Splenomegalie.** Die alkalische Leukozytenphosphatase ist außer im Blastenschub erniedrigt. Bei der Osteomyelosklerose, der Polycythaemia vera und der essentiellen Thrombozythämie ist sie normal bis erhöht. Die **Knochenmarkuntersuchung** dient nur noch **zur Diagnosebestätigung**. Das Philadelphia-Chromosom sollte nachgewiesen werden, weil sich daraus prognostische Hinweise ergeben.

Diagnostik, Differentialdiagnose
Die Diagnose ergibt sich aus der **Trias Leukozytose, pathologische Linksverschiebung (ohne Hiatus leucaemicus), Splenomegalie.** Die erniedrigte alkalische Leukozytenphosphatase dient zur Abgrenzung anderer myeloproliferativer Erkrankungen. Nachweis des Philadelphia-Chromosoms ist für die Prognose wichtig.

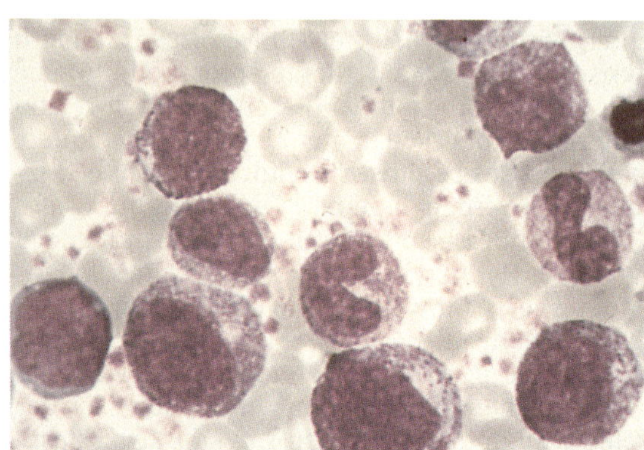

a Blutausstrich eines Patienten mit chronisch-myeloischer Leukämie: pathologische Linksverschiebung der Granulozytopoese.

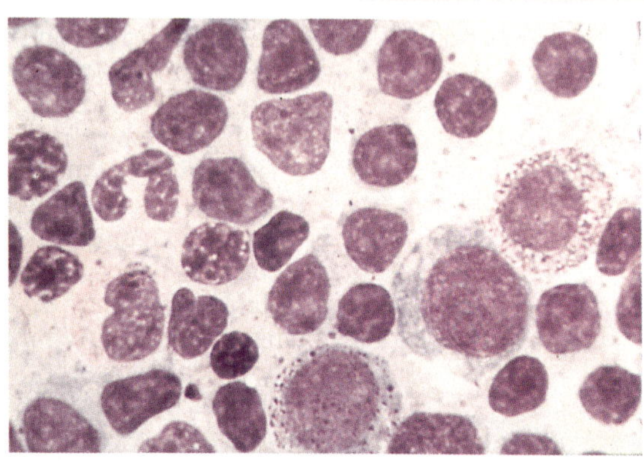

b Blutausstrich eines Patienten mit chronisch-myeloischer Leukämie **in der Phase des Blastenschubs.**

J-13 a, b: Chronisch-myeloische Leukämie.

Therapie Für die meisten Patienten hatte die Behandlung bisher rein symptomatischen Charakter. Die **symptomatische Therapie** mit **Busulfan, Hydroxyharnstoff** oder **Interferon-alpha** hatte zum Ziel, die chronische Phase zu verlängern und damit den unvermeidlichen Myeloblastenschub herauszuzögern. Wann mit dieser Behandlung begonnen werden soll, kann nur im Einzelfall festgelegt werden. Eine zunehmende Splenomegalie, Leukozytose (> 100 000/μl), Thrombopenie, Anämie mit entsprechenden Beschwerden können dazu veranlassen. Durch einen frühzeitigen Einsatz der **allogenen Knochenmarktransplantation** für Patienten mit kompatiblen Spendern besteht die Chance zur Heilung.

Die Therapie der **akzelerierten Phase** und der **Blastenkrise** ist schwierig, die Ansprechraten sind gering, außer bei einer lymphatischen Blastenkrise. Bei ausgeprägten Beschwerden durch **Splenomegalie** hilft eventuell eine Milzbestrahlung oder Splenektomie. Beim **Leukostasesyndrom** wird durch die Leukapherese die Zellzahl der Leukozyten vermindert.

Therapie. Bisher war die CML eine unheilbare Erkrankung. Erst seit Einführung der Knochenmarktransplantation besteht für einige Patienten die Möglichkeit zur Heilung.

- **Symptomatische Therapie:** Busulfan (Myleran®) in einer Dosis von 0,5 bis 0,2 mg/kg (max. 6 bis 8 mg/d) führt innerhalb von 4 bis 6 Wochen zu einer signifikanten Verminderung der Leukozytenzahl und der Splenomegalie. Wenn die Leukozytenzahl um die Hälfte gefallen ist, sollte man auch die Busulfandosis halbieren. Wenn die Leukozytenzahl unter 15 000/μl fällt, setzt man Busulfan für einige Tage ab. Meist läßt sich mit einer Dosis von 2 mg/d die Leukozytenzahl auf 10 000 bis 50 000/μl einstellen. Einige Vorteile bietet **Hydroxyharnstoff** (Litalir®, Syrea®). Es ist leichter steuerbar als Busulfan, und seine Nebenwirkungen (Myelosuppression) sind schneller reversibel. Es läßt sich gut mit **Interferon-alpha** kombinieren. Die initiale Dosis beträgt 1000 bis 1500 mg täglich. Die Erhaltungsdosis wird individuell entsprechend der Leukozytenzahl eingestellt. Busulfan hat mehr Nebenwirkungen (Lungenfibrose, Nebennierenrindeninsuffizienz, Myelosuppression). Die konventionelle Chemotherapie soll die Leukozytose kontrollieren und CML-Komplikationen wie Blutungen, Anämie, Thrombozytopenie und Infekte hinausschieben. Eine Heilung kann nicht erreicht werden.
- **Interferon-alpha** (IFNα): 3 bis 5 Mio Einheiten täglich s.c. ist heute Therapie der ersten Wahl. Häufige, vor allem initiale Nebenwirkungen sind jedoch Fieber, Schüttelfrost, Müdigkeit, rheumatische Beschwerden. Die Ansprechrate der Patienten auf Interferon-alpha ist hoch, und die mittlere Überlebenszeit beträgt 5 bis 5½ Jahre. Aufgrund der Nebenwirkungen wird die Therapie von älteren Menschen u.U. langfristig nicht gut toleriert. Bemerkenswert ist, daß **Interferon echte zytogenetische Remissionen induziert** (< 20% der Fälle).

Etwas strittig ist die Frage, wann mit der zytostatischen und/oder IFNα-Therapie begonnen werden soll, da diese Therapien nicht kurativ sind und die CML-Patienten oft nur wenige Beschwerden haben. Indikationen wären Leukozytose > 100 000/μl, zunehmende Splenomegalie, Anämie, Thrombozytopenie. Andererseits ist eine Therapie sofort nach Diagnosestellung (ohne die genannten **Symptome**) ebenso vertretbar.

- **Knochenmarktransplantation:** Allen Patienten unter 55 Jahren mit einem kompatiblen Spender sollte die allogene Knochenmarktransplantation in der frühen chronischen Phase (also so früh wie möglich!) angeboten werden. 40 bis 60% der transplantierten Patienten überleben länger als 5 Jahre, ohne daß Zeichen der CML wieder auftreten.
- **Therapie der akzelerierten Phase und Blastenkrise:** Die Knochenmarktransplantation wird auch bei Patienten in der akzelerierten Phase oder Blastenkrise versucht, 25% bzw. 15% überleben 5 Jahre ohne Krankheitszeichen. Bei Patienten in der akzelerierten Phase oder mit Blastenkrise, die nicht für eine Transplantation in Frage kommen, werden Litalir oder Kombinationen von Zytostatika eingesetzt, die Ansprechrate ist jedoch generell gering.

Eine kleine Zahl von Patienten entwickelt nicht eine myeloische, sondern eine lymphatische Blastenkrise. Standardchemotherapieprotokolle für die akute lymphatische Leukämie (ALL) sprechen bei diesen Patienten relativ gut an. Indessen sind die Remissionen deutlich kürzer als bei ALL-Patienten.

- **Therapie der Splenomegalie und des Leukostasesyndroms:** Große Milztumoren können erhebliche Beschwerden bereiten. Die Bestrahlung der Milz kann zu einer raschen Symptombesserung führen, ist insgesamt jedoch nicht effektiver als die Therapie mit Hydroxyharnstoff oder Busulfan. In Einzelfällen kann eine Splenektomie versucht werden. Die Überlebenszeit verlängert sich dadurch im allgemeinen nicht.

Beim Leukostasesyndrom wird die Leukapherese eingesetzt, während gleichzeitig mit myelosuppressiver Therapie begonnen wird. Schon nach der ersten Apherese bessern sich die Symptome deutlich (*s. a. Kap. Leukostasesyndrom*).

Verlauf und Prognose. Da sich die Beschwerden der CML schleichend entwickeln, ist der Beginn der Erkrankung oft nicht genau definierbar. Entsprechend schwanken die Angaben über die Dauer der stabilen chronischen Phase unter konventioneller Therapie zwischen 1 und 5 Jahren. Danach geht die CML in die akzelerierte Phase über, die 12 bis 18 Monate dauert. Die Patienten versterben dann in der Blastenkrise. 20 bis 25 % der Patienten gehen direkt aus der chronischen stabilen Phase in die Blastenkrise über. **Prognostisch schlechte Faktoren** während der chronischen Phase sind:

- Alter > 60 Jahre
- Milzgröße >10 cm unter dem Rippenbogen
- Thrombozytose ≥ 700 000/µl
- ≥ 7 % Basophile im peripheren Blut.

Philadelphia-Chromosom-positive Patienten haben eine längere stabile Phase als Philadelphia-Chromosom-negative Patienten. Normalerweise fühlen sich die Patienten während der chronischen stabilen Phase wohl und sind leistungsfähig. Anämie, Thrombozytopenie und zytostatikainduzierte Granulozytopenie können den Verlauf komplizieren.
Da die Ergebnisse der allogenen Knochenmarktransplantation in der frühen chronischen Phase am besten sind, sollten Patienten unter 55 Jahren mit einem allogenen Spender frühzeitig dem nächsten Transplantationszentrum vorgestellt werden. Nur so haben sie eine relativ sichere Heilungschance.

Verlauf und Prognose Ein Teil der Patienten entwickelt über Interferontherapie eine echte Remission (< 20 % d. F.). Durch den frühzeitigen Einsatz der **allogenen Knochenmarktransplantation** bietet sich zumindest für jüngere Patienten (< 55 Jahre) mit einem geeigneten HLA-identischen Spender eine Chance der Heilung.
Bei älteren Patienten ist eine Knochenmarktransplantation zu nebenwirkungsreich und meist nicht mehr durchführbar. Ohne allogene Knochenmarktransplantation geraten die Patienten nach einer stabilen Phase von 1–5 Jahren in die akzelerierte Phase und nach weiteren 12–18 Monaten in den akuten Myeloblastenschub, der meist therapierefraktär ist und daher letal endet.

Klinische Fallstudien

Zwischen April 1982 und Dezember 1986 wurden initial 25 Patienten mit Philadelphia-Chromosom-positiver chronisch-myeloischer Leukämie mit einer HLA-identischen Knochenmarktransplantation in Ulm behandelt (18 Patienten in chronischer Phase, 7 Patienten in Akzeleration oder Blastenkrise). 12 der 18 Patienten in chronischer Phase (67 %) überlebten im Mittel 570 Tage nach der Transplantation gegenüber 2 von 7 Patienten in Akzeleration bzw. Blastenschub. Fast alle Patienten mit einer chronischen Phase von weniger als 2 Jahren überlebten, während alle Patienten mit einer chronischen Phase von mehr als 2 Jahren starben. Da zur Zeit keine sicheren Risikofaktoren für das Auftreten einer Akzeleration oder Blastenkrise vorliegen, sollte eine Knochenmarktransplantation möglichst früh in der chronischen Phase der CML geplant und durchgeführt werden. Diese Ergebnisse sind inzwischen an vielen Patienten bestätigt worden.

2.2.6 Leukostasesyndrom bei Leukämie

Definition. Bei manchen Leukämien kann die Leukozytenzahl so stark ansteigen, daß sich die Fließeigenschaften des Blutes verschlechtern. Dadurch kommt es zu Durchblutungsstörungen infolge verringerter Mikrozirkulation, dem sogenannten **Leukostase-Syndrom**.

2.2.6 Leukostasesyndrom bei Leukämie

◄ **Definition**

Epidemiologie. Das Leukostasesyndrom ist am häufigsten bei der chronisch myeloischen Leukämie (CML) (bis zu 14 % der Patienten), seltener bei den akuten Leukämien, akute myeloische Leukämie (AML) 2 %, akute lymphatische Leukämie (ALL) 3 % und ganz selten bei der chronischen lymphatischen Leukämie (CLL) < 1 %.

Epidemiologie Das Leukostasesyndrom ist am häufigsten bei der CML, seltener bei akuten Leukämien und der CLL.

Ätiologie und Pathogenese. Die **Blutviskosität** hängt von 2 Faktoren ab:

- der **Zahl zellulärer Elemente** im Blut
- der Größe und **Verformbarkeit** dieser Zellen.

Die Blutviskosität steigt an, wenn die Zahl der Leukozyten zunimmt. Da Leukozyten im Vergleich zu Erythrozyten weniger verformbar sind, ist der Viskositätsanstieg um so stärker. Zu beachten ist auch das **Volumen der Zellen**. Die Zellen einer CLL haben Volumina von 200 bis 250 fl, die Lymphoblasten einer ALL 250 bis 350 fl und die Myeloblasten einer AML 350 bis 450 fl. Dies erklärt, warum eine hohe Leukozytose bei CLL nur selten und erst ab Werten von > 700 000/µl Beschwerden macht, bei einer AML/CML jedoch relativ frühzeitiger.

Ätiologie und Pathogenese Die Blutviskosität steigt an, wenn die **Zahl der Leukozyten** zunimmt. Da **Leukozyten** relativ **weniger verformbar** sind als Erythrozyten, ist der **Viskositätsanstieg** um so stärker. Da die Zellen einer CLL kleiner sind als die Lymphoblasten einer ALL oder die Myeloblasten einer AML, macht eine hohe Leukozytose bei CLL nur selten, bei einer AML jedoch relativ frühzeitig Beschwerden.

Klinik Primär dominieren die Symptome der Leukämie, d. h. Fieber, Schwäche, Blutungen. **Pulmonale Symptome** sind verdächtig auf eine Hyperleukozytose. ZNS-Symptome sind **Sehverschlechterung, Diplopie, Schwindel** und **Koma.** Intrazerebrale Blutungen findet man hauptsächlich bei akuten Leukämien (J-**32**).

Klinik. Primär stehen die Symptome der Leukämie im Vordergrund, z. B. Fieber, Schwäche (durch Anämie), Blutungen (Thrombozytopenie). Pulmonale Symptome wie **Dyspnoe** und **Zyanose** lenken schon eher den Verdacht auf eine Hyperleukozytose. Sie entstehen durch die Leukostase in den Lungenkapillaren. ZNS-Symptome sind **Sehverschlechterung, Diplopie, Schwindel** und **Koma**. Intrazerebrale Blutungen findet man primär bei akuten Leukämien, ihr Auftreten ist abhängig von der Thrombozytenzahl. Wegbereiter der Blutung sind leukämische Infiltrate. Weitere Symptome sind Priapismus und akrale Durchblutungsstörungen (J-**32**).

J-32: Klinik und Befunde des Leukostasesyndroms

Pulmonal	▷ Dyspnoe, Tachypnoe, Zyanose ▷ pulmonale Infiltrate ▷ Sauerstoffgradient Alveole–Kapillare erhöht
ZNS/Augen	▷ Schwindel, Eintrübung, Koma ▷ intrazerebrale Blutung ▷ Sehstörungen, Diplopie ▷ Stauung der retinalen Venen ▷ Papillenödem
Sonstiges	▷ Priapismus ▷ akrale Durchblutungsstörungen

Laborbefunde Richtungweisend sind Blutbild in Kombination mit einer sehr hohen Leukozytenzahl und den genannten Symptomen. Bei einer Hyperleukozytose kann der O_2-Wert des Blutes fälschlich erniedrigt und der Serumkaliumwert fälschlich erhöht sein.

Laborbefunde. Differentialblutbild und Leukozytenzahl in Kombination mit den genannten Symptomen sind richtungweisend. Wichtig ist, daß bei einer Hyperleukozytose einige Blutwerte fälschlich verändert sein können. Der O_2-Wert des Blutes erscheint oft zusätzlich erniedrigt, dies ist jedoch z.T. artifiziell, durch den Sauerstoffverbrauch der vielen Leukozyten in der Probe. Auch der Serumkaliumwert ist durch die Lyse der neoplastischen Leukozyten bei der Gerinnung der Probe fälschlich erhöht. Der Kaliumwert sollte nur aus Plasma bestimmt werden.

Diagnostik, Differentialdiagnose Die Diagnose ergibt sich aus der hohen Leukozytose und den klinischen Symptomen. Indessen: die neurologischen Symptome können durch eine **Meningeosis leucaemica**, die pulmonalen Beschwerden durch eine **Sepsis** oder ein **leukämisches Infiltrat** der Lunge bedingt sein.

Diagnostik und Differentialdiagnose. Bei einem Leukämiepatienten ergibt sich die Verdachtsdiagnose aus der hohen Leukozytenzahl in Kombination mit den klinischen Symptomen. Bei diesen Patienten ist bezüglich der neurologischen Symptome immer an eine **Meningeosis leucaemica** zu denken, die durch eine Lumbalpunktion ausgeschlossen werden muß. Die pulmonalen Beschwerden können auch durch eine **Sepsis** oder ein **leukämisches Infiltrat der Lunge** bedingt sein.

Therapie Die initiale Therapie ist in den meisten Fällen die **Leukapherese.** Die Leukapherese vermindert das Risiko einer Gichtnephropathie und anderer Tumorlysekomplikationen (s. u.). CML-Patienten sprechen oft schlecht an. In diesen Fällen ist Hydroxyharnstoff die nächste Therapieoption. Dadurch werden die leukämischen Zellen zerstört. Gleichzeitig werden bei der Lyse der leukämischen Zellen Kalium, Harnsäure, Phosphat u. a. Stoffe frei, mit dem Risiko, daß sich eine Uratnephropathie, eine Hyperkaliämie, eine Hypokalzämie und eventuell eine DIG entwickeln **(sog. Tumorlysesyndrom).** Die Prophylaxe besteht in der Gabe von Natriumbicarbonat, Allopurinol und ausreichend Flüssigkeit.

Therapie. Die Therapie orientiert sich an den Beschwerden, nicht allein an der Leukozytenzahl. Aus den oben genannten Gründen muß bei einer AML oder ALL eher behandelt werden als bei einer CLL.
Leukapherese ist in den meisten Fällen die initiale Therapieoption. Durch einen **Zellseparator** wird das Blut in seine Bestandteile aufgetrennt, die Leukozyten werden entfernt, und das restliche Blut reinfundiert. In einer Sitzung läßt sich die Leukozytenzahl um 20 bis 35 % senken. Gleichzeitig vermeidet man bei der Leukapherese das Risiko einer Gichtnephropathie und anderer Tumorlysekomplikationen (s. u.). Bei einigen Patienten ist das Ansprechen jedoch nur gering, besonders bei Patienten mit CML.
In diesen Fällen sollte zusätzlich Hydroxyharnstoff gegeben werden. Dadurch werden die leukämischen Zellen lysiert und ihre Bildung unterdrückt, die Hyperleukozytose bildet sich zurück. Gleichzeitig werden bei der Lyse der leukämischen Zellen Kalium, Harnsäure, Phosphat u. a. Stoffe frei, mit dem Risiko, daß sich eine Uratnephropathie, eine Hyperkaliämie, eine Hypokalzämie und evtl. eine disseminierte intravasale Gerinnung entwickeln (**sog. Tumorlysesyndrom**). Die Gefahr des Tumorlysesyndroms kann gemindert werden, wenn man dem Patienten prophylaktisch Natriumbicarbonat, Allopurinol und ausreichend Flüssigkeit anbietet (Urin alkalisieren!). Bei ausgeprägten ZNS-Symptomen durch das Leukostasesyndrom kann eine Schädelbestrahlung erwogen werden.

Prognose. Bei Patienten mit **AML** ist das Leukostasesyndrom ein prognostisch **schlechtes Zeichen**, besonders weil diese Patienten frühzeitig an intrazerebralen Blutungen versterben.

Prognose Bei Patienten mit AML ist das Leukostasesyndrom ein prognostisch **schlechtes Zeichen.**

2.2.7 Knochenmark- und Stammzelltransplantation

Definition. Darunter versteht man die Übertragung von Knochenmark von einem HLA-identischen und MLC-negativen Spender auf einen Empfänger, mit dem Ziel, daß die übertragenen Stammzellen proliferieren und die Blutbildung beim Empfänger übernehmen (MLC = gemischte Lymphozytenkultur).

◀ **Definition**

J-33: Indikationen zur Knochenmarkstransplantation

	Allogen	Autolog
▷ Akute Leukämie (ALL und AML)	+	+
▷ Chronische myeloische Leukämie	+	+
▷ Osteomyelosklerose	+	
▷ Myelodysplastische Syndrome	+	
▷ Lymphome	+	+
▷ Morbus Hodgkin	+	+
▷ Multiples Myelom	+	+
▷ Haarzellenleukämie	+	
▷ Aplastische Anämie	+	
▷ Thalassaemia major	+	
▷ Paroxysmale nächtliche Hämoglobinurie	+	
▷ Strahlungsopfer	+	
▷ Mammakarzinom		+
▷ Ovarialkarzinom		+
▷ Neuroblastom ▷ Ewing-Sakrom ▷ Kleinzelliges Bronchialkarzinom ▷ Melanom ▷ Schwerer, kombinierter Immundefekt (SCID) ▷ Fanconi-Anämie ▷ Speicherkrankheiten (z. B. Morbus Gaucher) ▷ Osteopetrose	Bisher Transplantationen nur in Pilotstudien mit kleinen Fallzahlen	

Grundprinzipien der Knochenmarktransplantation: Grundlage der Transplantation ist, daß Spender und Empfänger bezüglich der Antigene des HLA-Systems übereinstimmen. Eineiige Zwillinge stimmen zwar zu 100% überein. Aufgrund der fehlenden Graft-versus-host-Reaktion sind die Langzeitergebnisse bei eineiigen Zwillingen jedoch etwas schlechter als bei Verwandten 1. Grades. Die Wahrscheinlichkeit, daß zwei Geschwister (keine Zwillinge) mit ihren HLA-Antigenen vollständig übereinstimmen, ist 25%. Die Wahrscheinlichkeit, daß man mit einer nichtverwandten Person HLA-Kompatibilität findet, liegt bei ca. 1 : 100 000.
Bei der **allogenen** Transplantation wird das Mark einem Spender entnommen und auf den Empfänger übertragen. Bei der **autologen** Transplantation stammt das Knochenmark vom Empfänger selbst. Es wird ihm entnommen, während sich seine Erkrankung in kompletter Remission befindet. Durch zusätzliche Gabe von Zytostatika oder von Antikörpern, die spezifisch gegen die neoplastischen Zellen gerichtet sind, versucht man, maligne Zellen, die eventuell noch dem entnommenen Knochenmark beigemischt sind, zu zerstören. Dann wird das autologe Mark eingefroren und aufbewahrt. Sollte der Patient ein Rezidiv seiner Erkrankung erleiden, kann ihm sein eigenes Mark wieder zurückgegeben werden.

Grundprinzipien: Spender und Empfänger müssen bezüglich der Antigene des HLA-Systems übereinstimmen und in der MLC negativ reagieren. Dies ist bei eineiigen Zwillingen in 100% der Fall, bei Geschwistern in 25%. Findet sich keine vollständige Übereinstimmung, dann kommen Familienangehörige mit nur teilweiser Kompatibilität in seltenen Fällen als Spender in Frage.
Bei der **allogenen** Transplantation wird das Mark von einem Spender auf den Empfänger übertragen. Bei der **autologen** Transplantation stammt das Knochenmark vom Empfänger selbst. Das autologe Mark wird in der Remission entnommen, von malignen Zellen in vitro gereinigt und eingefroren für den Fall, daß der Patient ein Rezidiv erleidet und transplantiert werden muß.

Merke. Undifferenzierte, pluripotente Stammzellen sind in der Lage, alle Zellen des Blutes zu regenerieren (Stammzellentransplantation).

◀ **Merke**

Bei der **autologen Transplantation peripherer Stammzellen** werden die pluripotenten Zellen aus dem eigenen Blut des Patienten gewonnen.
Die **Transplantation** gliedert sich **in drei Phasen:**
- myeloablative Behandlung
- Transplantation
- Nachbehandlung.

Immunologisch sind diese primitiven Vorläuferzellen durch das Antigen CD34 charakterisiert. Bei der **Stammzelltransplantation** versucht man, diese pluripotenten Stammzellen aus dem Knochenmark oder dem zirkulierenden Blut mit speziellen Methoden herauszufiltern, um sie dem Patienten später zu transplantieren. Man spricht von einer **autologen Stammzelltransplantation,** wenn die Stammzellen vom Patienten selber stammen. Bei der **autologen Transplantation peripherer Stammzellen** werden die pluripotenten Zellen durch Leukapherese und spezielle Methoden aus dem peripheren Blut gewonnen.
Die eigentliche **Transplantation** gliedert sich **in drei Phasen:**
- myeloablative Vorbehandlung
- die Transplantation des Knochenmarks/der Stammzellen
- die Nachbehandlung.

Myeloablative Behandlung: Durch Zytostatika und Ganzkörperbestrahlung werden alle neoplastischen Zellen im Patienten vernichtet, gleichzeitig aber auch sein Knochenmark.
Transplantation: Dem Spender wird das Knochenmark aus den Beckenknochen entnommen. Das Mark wird gereinigt (»purging«) und gefiltert, bis eine Aufschwemmung einzelner Zellen vorliegt. Die Transplantation ähnelt danach einer Bluttransfusion. Das transfundierte Knochenmark verteilt sich in Markräume, Milz und Leber. Nach ca. 2 Wochen findet man erste Zeichen der Hämatopoese.
Nachbehandlung: Diese umfaßt Substitutionstherapie und antiinfektiöse Behandlung während der **aplastischen** Phase (Dauer 2–6 Wochen).

Bei der **myeloablativen Vorbehandlung** werden durch Zytostatika in hoher Dosis, Ganzkörperbestrahlung oder durch eine Kombination von beiden möglichst alle malignen Zellen im Patienten vernichtet und sein Knochenmark zerstört.
Die **Transplantation** beginnt damit, daß man dem Spender das Knochenmark aus den Beckenknochen entnimmt. Dieser Eingriff wird in Vollnarkose oder unter Spinalanästhesie durchgeführt. Die Gewinnung der Stammzellen aus dem peripheren Blut hat sich in den letzten Jahren als Standard in den meisten Zentren etabliert. Das Knochenmark bzw. die Stammzellen werden gereinigt und gefiltert, so daß zum Schluß eine Aufschwemmung einzelner Zellen vorliegt. Der eigentliche Transplantationsvorgang ähnelt einer Bluttransfusion, das gereinigte Knochenmark wird venös infundiert. Es verteilt sich dann in Markräume, Milz und Leber. Nach ca. 2 Wochen findet man im Knochenmark des Empfängers erste Inseln hämatopoetischer Zellen, diese nehmen dann ständig an Zahl zu und regenerieren die Blutbildung.
Die **Nachbehandlung** umfaßt die Substitutionstherapie und antiinfektiöse Behandlung während der **aplastischen** Phase, d.h. der Phase nach der Transplantation, in der noch keine Blutzellen gebildet werden. Sie erstreckt sich über 2 bis zu 6 Wochen nach der Transplantation. Der Einsatz von Breitspektrumantibiotika, Antimykotika, parenteraler Ernährung und speziellen Isolationstechniken ist für diese intensive Nachbehandlung von höchster Wichtigkeit.

Komplikationen der Knochenmarktransplantation

Infektionen: Im 1. Monat ist der Patient besonders durch Bakterien-, Pilz- und Herpes-simplex-Infektionen bedroht, im 2. und 3. Monat durch Zytomegalieviren, Epstein-Barr- und Adenoviren. Mehrere Monate nach der Transplantation sind Varizella zoster, Hepatitis B, Pneumocystis carinii und Infektionen durch gramnegative Keime relativ häufig.
Graft-versus-host-Erkrankung (GVH): T-Lymphozyten des Spenders induzieren eine Abwehrreaktion gegen die Gewebe des Empfängers. Die **akute GVH-Erkrankung** (bis 100 Tage nach der Transplantation) betrifft die Haut (**Exantheme, Epidermolyse**), den Magen-Darm-Trakt (**Durchfälle, Erbrechen, Schmerzen**) und die Leber (**erhöhte Leberwerte, Ikterus**).
Methotrexat, Prednison und Ciclosporin werden zur Prophylaxe der akuten GVH-Reaktion eingesetzt. Die **chronische GVH-Erkrankung** betrifft die Haut (**sklerodermieähnliche Infiltrate, Alopezie, Pigmentveränderungen**), die Leber (**erhöhtes Bilirubin**

Komplikationen der Knochenmarktransplantation

Infektionen: Im 1. Monat nach der Transplantation ist der Patient besonders bedroht von Infektionen durch Bakterien, Pilze (Candidiasis, Aspergillose). Herpes simplex tritt in dieser Zeit gehäuft auf. Im 2. und 3. Monat kommt es gehäuft zu Infektionen mit Zytomegalieviren, Epstein-Barr- und Adenoviren. Besonders gefürchtet ist die Zytomegaliepneumonie. Typische Infektionen mehrere Monate nach der Transplantation sind Varizella zoster, Hepatitis B, Pneumocystis carinii und gramnegative Keime.
Graft-versus-host-Erkrankung (GVH): Sie wird durch T-Lymphozyten des Spenders hervorgerufen, die den Empfänger bzw. seine Gewebe als fremd erkennen und eine immunologische Abwehrreaktion gegen die Gewebe des Empfängers beginnen.
Man unterscheidet eine **akute** und eine **chronische** Form. Die **akute GVH-Erkrankung** entwickelt sich in den ersten 100 Tagen nach der Transplantation. Primär betroffen sind die Haut (**Exantheme, Epidermolyse**), der Gastrointestinaltrakt (**Durchfälle, Erbrechen, Schmerzen**) und die Leber (**erhöhte Leberwerte, Ikterus**). Die Behandlung eines Patienten mit einer schweren akuten GVH-Erkrankung ist oft erfolglos. Deshalb versucht man, bei allen allogenen Transplantationen durch die Gabe von Methotrexat, Prednison oder Ciclosporin (evtl. in Kombination) das Auftreten der akuten GVH-Reaktion von vornherein zu unterdrücken. Die **chronische GVH-Erkrankung** betrifft ebenfalls die Haut (**sklerodermieähnliche Infiltrate, Alopezie, Hypo- und Hyperpigmentierung**), die Leber (**erhöhtes Bilirubin und alkalische Phosphatase, Gallenwegsentzündung**), Lunge (**Bronchiolitis**) und den Gastrointestinaltrakt (**Mukositis, Mukosaatrophie, Ulzera**).

Infolge der chronischen Mukositis sind die Patienten durch sinu-pulmonale Infektionen mit Streptococcus pneumoniae und Haemophilus influenzae gefährdet. In vieler Hinsicht gleicht diese Erkrankung den Autoimmunerkrankungen Lupus erythematodes und Sklerodermie.
Therapie: Steroide, Cyclophosphamid, Ciclosporin, Azathioprin, eventuell in Kombination.
Blutungen: Da der Patient in den ersten Wochen nach der Transplantation noch nicht ausreichend eigene Thrombozyten bildet, ist er auf **Thrombozytentransfusionen** angewiesen.
Rezidive: Die Häufigkeit des Krankheitsrezidivs nach Transplantation hängt von der Grunderkrankung und dem Remissionsstatus zum Zeitpunkt der Transplantation ab. Patienten mit Leukämie, die in der ersten Remission transplantiert werden, haben eine geringere Rezidivrate als Patienten mit Transplantaten in der zweiten Remission. Allogen transplantierte Patienten haben eine geringere Rezidivrate als autolog transplantierte Patienten (keine GVH). Man vermutet, daß die GVH-Reaktion sich auch gegen noch verbliebene leukämische Blasten richtet und diese zerstört (Graft-versus-Leukämie-Effekt).
Eine **seltene Komplikation** ist die Lebervenenverschlußkrankheit, sie geht mit massiver Erhöhung der Leberwerte, Gerinnungsstörung und Hepatosplenomegalie einher. Die Letalität beträgt bis zu 50%. Katarakte, die durch Ganzkörperbestrahlung hervorgerufen wurden, sind heute selten.

Anmerkungen zur Terminologie

Komplette Remission: Alle Symptome und Befunde des Tumors sind vollständig verschwunden. Dies muß durch zwei Untersuchungen, die mindestens 4 Wochen auseinanderliegen, gesichert sein. Man unterscheidet noch zwischen **klinischer Komplettremission**, d.h. dem Verschwinden aller klinischen Symptome, und **pathologischer Komplettremission**, d.h. auch bei der histologischen Untersuchung, z.B. des Knochenmarks, sind keine Tumorzeichen mehr nachweisbar.
Partielle Remission: Alle meßbaren Tumorzeichen haben sich um mindestens 50% verbessert. Wiederum muß diese Remission bei zwei 4 Wochen auseinanderliegenden Untersuchungen nachweisbar sein. Außerdem darf in keiner anderen Tumorlokalisation eine Vergrößerung des Befundes stattfinden bzw. ein neuer Herd aufgetreten sein.
Progression: Zunahme der Tumorzeichen bzw. Auftreten neuer Tumorzeichen. Da man bei Leukämien nicht wie bei soliden Tumoren die Regression oder Progression der Erkrankung anhand der räumlichen Ausdehnung eines lokalen Befundes erfassen kann, wurden die in J-**34** aufgeführten Remissionskriterien definiert.

und alkalische Phosphatase, Gallenwegsentzündung), Lunge (**Bronchiolitis, Infektionen** mit Streptococcus pneumoniae und Haemophilus influenzae), **Gastrointestinaltrakt** (Mukositis, Mukosaatrophie, Ulzera).
Die Therapie besteht in der Gabe von Steroiden, Cyclophosphamid, Ciclosporin, Azathioprin.
Blutungen: In den ersten Wochen nach der Transplantation sind **Thrombozytentransfusionen** erforderlich.
Rezidive: Die Rezidivhäufigkeit nach Transplantation hängt von der Grunderkrankung und dem Remissionsstatus zum Zeitpunkt der Transplantation ab. Bei allogenen Transplantationen ist die Rezidivrate geringer. Man vermutet, daß die GVH-Reaktion, selbst wenn sie leicht ist, sich auch gegen noch verbliebene leukämische Blasten richtet und diese zerstört **(Graft-versus-Leukämie-Effekt).**
Die Lebervenenverschlußkrankheit Letalität bis 50%) und Katarakte nach Bestrahlung sind **selten.**
Bisherige Indikationen der allogenen oder autologen KMT zeigt J-33.
Anmerkungen zur Terminologie
Komplette Remission: Alle Symptome des Tumors sind vollständig verschwunden. Man unterscheidet die **klinische Komplettremission** mit Verschwinden aller klinischen Symptome und die **pathologische Komplettremission** (Verschwinden aller histologischen Tumorzeichen).
Partielle Remission: Alle meßbaren Tumorzeichen haben sich um mindestens 50% verbessert. In keiner anderen Tumorlokalisation darf eine Vergrößerung des Befundes stattgefunden haben.
Progression: Zunahme der Tumorzeichen. Bei den Leukämien gibt es andere Remissionskriterien als bei soliden Tumoren (J-**34**).

J-34: Remissionskriterien für Leukämien

	Komplettremission	Partielle Remission	Leichte Remission	Keine Remission
▷ **Peripheres Blut**				
leukämische Blasten	0%	<5%	5–20%	>20%
▷ **Knochenmark**				
leukämische Blasten	≤5%	6–25%	26–50%	>50%
▷ **Außerdem**	**bei kompletter Remission**			
Hämoglobin	> 12 g%			
Granulozyten	> 2000/µl			
Thrombozyten	>100000/µl			

2.2.8 Osteomyelofibrose

Synonyme: OMF, Osteomyelosklerose

Definition ▶

Epidemiologie Die Patienten sind meist **älter als 40 Jahre.** Männer und Frauen werden gleich häufig betroffen. Die Inzidenz beträgt ca. 1 : 100 000.

Ätiologie und Pathophysiologie Die Ursache der Erkrankung ist unklar: **Strahlung** und **Benzolderivate** sind bei einigen Patienten mögliche Auslöser. Es finden sich z. T. Chromosomenveränderungen, jedoch keine charakteristischen wie das Philadelphia-Chromosom bei der CML. Man nimmt an, daß durch die **Sekretion von Wachstumsfaktoren** die **Fibroblasten** im Knochenmark **proliferieren**, das **Mark sklerosiert** und verknöchert. Gleichzeitig beginnen Leber und Milz mit der **extramedullären Blutbildung**, wobei sich beide Organe stark vergrößern. Die extramedulläre Hämatopoese ist Ausdruck des malignen Grundcharakters der Erkrankung, ebenso daß **10 % der Patienten später eine AML entwickeln.**

Klinik Die Krankheit beginnt schleichend und wird deshalb oft erst im fortgeschrittenen Stadium diagnostiziert. Bei einigen Patienten beginnt die Erkrankung mit einem polyzythämischen Vorstadium, das 10–15 Jahre dauern kann. Viele Patienten zeigen die Trias **Anämie, Riesenmilz, Hepatomegalie.** Typische Röntgenveränderungen des Skeletts kommen vor (J-**14**).

2.2.8 Osteomyelofibrose

Synonyme: OMF, Osteomyelosklerose

▶ ***Definition.*** Das Knochenmark verödet zunehmend und wird durch Bindegewebe (Myelofibrose) ersetzt. Gleichzeitig übernehmen Milz und Leber die (extramedulläre) Blutbildung, so daß sie enorm anschwellen können. Infolge der metaplastischen (extramedullären) Blutbildung lassen sich im Blut unreife Vorstufen der Granulozytopoese und Erythropoese nachweisen. Die Krankheit gehört zu den chronischen myeloproliferativen Syndromen.

Epidemiologie. Die Krankheit hat ihr **Hauptmanifestationsalter jenseits des 40. Lebensjahres.** Männer und Frauen werden gleich häufig betroffen. Die Osteomyelofibrose ist etwa genauso häufig wie die CML (1 Fall auf 100 000 Einwohner pro Jahr).

Ätiologie und Pathophysiologie. Die Ursache der Erkrankung ist unbekannt. Personen, die **radioaktiver Strahlung** oder **Benzolen** und Benzolderivaten ausgesetzt waren, haben eine höhere Erkrankungshäufigkeit. Die Osteomyelofibrose tritt auch bei 15 % der Patienten mit Polycythaemia vera auf, was jedoch auf die **Therapie mit radioaktivem Phosphor** bezogen werden kann. Bei den Patienten finden sich zwar häufig chromosomale Störungen, es gibt jedoch keine charakteristische Veränderung, vergleichbar dem Philadelphia-Chromosom bei der CML. Der **Defekt** liegt auf der Ebene **der hämatopoetischen Stammzelle**, nicht bei den Fibroblasten des Knochenmarks. Man weiß, daß Zellen der Hämatopoese (Megakaryozyten, Thrombozyten) potente **Wachstumsfaktoren** enthalten, die die **Fibroblastenproliferation** stimulieren können. Man vermutet, daß es bei der Osteomyelofibrose zu einer pathologischen Freisetzung ähnlicher Faktoren kommt, woraufhin **sekundär** die **Markfibrose** entsteht. Das vermehrte Bindegewebe im Knochenmark kann sklerosieren und verknöchern, die Kortikalis nimmt an Dicke zu und engt die Markräume ein. Die **extramedulläre Blutbildung** stellt keine Kompensation für die Verdrängung der Hämatopoese aus dem Mark dar, sondern ist Ausdruck der neoplastischen Erkrankung. Besonders Leber und Milz sind betroffen und massiv vergrößert. Ein weiteres Zeichen des neoplastischen Grundcharakters der Erkrankung ist, daß ca. **10 % der Patienten eine akute myeloische Leukämie entwickeln.**

Klinik. Die Krankheit beginnt oft schleichend, weshalb sie häufig erst in fortgeschrittenen Stadien diagnostiziert wird. **Unklare Fieberschübe** und **rheumatische Beschwerden** können bestehen. Viele Patienten klagen über unklaren Druck oder Schmerzen im linken Oberbauch. Andere bemerken die Folgen der zunehmenden **Anämie (Leistungsknick, Atemnot bei Belastungen, Herzbeschwerden). Inappetenz** und **Gewichtsverlust** kommen hinzu. Etwa ein Viertel der Patienten gibt ein polyzythämisches Vorstadium an, das 10 bis 15 Jahre gedauert haben kann. Die körperliche Untersuchung weist den großen **Milztumor** nach, der oft bis ins kleine Becken reicht. Die Milz wiegt mehrere Kilogramm. Auch die **Leber** kann stark **vergrößert** sein. In den Lymphknoten und anderen inneren Organen kann die metaplastische Blutbildung ebenfalls stattfinden. Sie schwellen dann an. Eine **Hyperostose der Kortikalis** (Kompakta-Verbreiterung) kann sich in den langen **Röhrenknochen** entwickeln (in ca. 20 %). Sie sehen dann im Röntgenbild ungleichmäßig verdickt aus (J-**14**). Auch in den Wirbelkörpern, im Becken und in der Schädelkalotte erkennt man teils herdförmig, teils diffus eine verwaschene Spongiosastruktur, z. T. mit wabigen Aufhellungen.

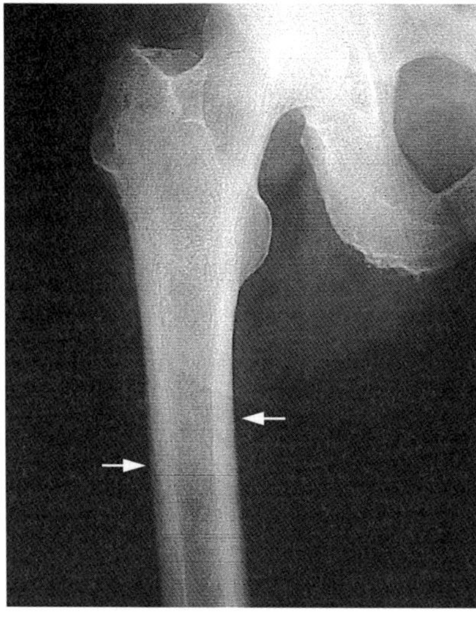
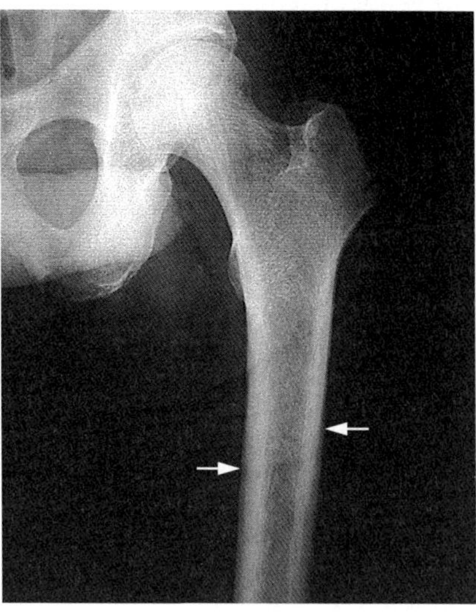

J-14 a, b: Röntgenaufnahmen beider Hüftgelenke bei einem 69jährigen Mann mit Osteomyelofibrose und Riesenmilz. Röntgenologische Zeichen der Sklerosierung und Einengung der Markräume infolge Verbreiterung der Kompakta (→). Der Patient starb 3 Jahre später in einer therapierefraktären Blastenkrise.

Laborbefunde. Es besteht eine **normochrome Anämie** mit **Anisozytose** und **Poikilozytose. Dakryozyten,** d. h. tränen- oder tropfenartig verformte Erythrozyten, kombiniert mit dem Auftreten unreifer erythropoetischer Vorstufen (überwiegend **Normoblasten**) sind ein klassischer Befund bei der Osteomyelofibrose. Die Retikulozyten sind vermehrt, was Folge einer Verkürzung der Erythrozytenüberlebenszeit mit gesteigerter Hämolyse in der Milz sein soll. Im Differentialblutbild finden sich unreife Vorstufen der Granulozytopoese bis zu den Myeloblasten (**pathologische Linksverschiebung**). Zu Beginn der Erkrankung besteht meist eine mäßige, manchmal aber auch eine ausgeprägte **Leukozytose**. In späten Stadien kommt eine Granulozytopenie vor. Die Thrombozytenzahl ist anfangs eher erhöht, später findet sich eine zunehmende **Thrombozytopenie** mit hämorrhagischer Diathese.

Laborbefunde Es besteht meist eine normochrome **Anämie** mit **Anisozytose, Poikilozytose**, ein Auftreten von **Dakryozyten, Normoblasten** und einer **pathologischen Linksverschiebung** im Differentialblutbild.
In fortgeschrittenen Stadien entwickelt sich eine **Thrombozytopenie**. Initial besteht oft eine Leukozytose.

Der **Index der alkalischen Leukozytenphosphatase ist mindestens normal, meist jedoch stark erhöht.** Bei ähnlicher Klinik und Laborbefunden gelingt hierdurch die Abgrenzung gegenüber der chronisch-myeloischen Leukämie (Index der alkalischen Leukozytenphosphatase stark erniedrigt). Allerdings kann in Einzelfällen der Index der alkalischen Leukozytenphosphatase auch bei Osteomyelofibrose erniedrigt sein. Die Knochenmarkpunktion registriert zunächst den erhöhten Knochenwiderstand. Aus den verödeten Markräumen läßt sich kein Knochenmark aspirieren (Punctio sicca). Der mittels Jamshidi-Nadel entnommene **Knochenmarkzylinder** bestätigt dann die Verdachtsdiagnose histologisch.

Der Index der **alkalischen Leukozytenphosphatase ist meist deutlich erhöht.** Die Knochenmarkaspiration gelingt nicht (Punctio sicca). Histologisch werden im **Knochenmarkzylinder** (Jamshidi-Nadel) aus dem Beckenkamm unterschiedlich ausgeprägte Fibrosierungsprozesse im Knochenmark nachgewiesen.

Diagnostik und Differentialdiagnose. Die Diagnose läßt sich aus der Trias **Anämie, Milztumor** und den Befunden im **Differentialblutbild** (pathologische Linksverschiebung, erythropoetische Vorstufen) meist vermuten. Sie wird gesichert durch die **Knochenmarkhistologie.** Differentialdiagnostisch sind andere chronische myeloproliferative Syndrome, vor allem die chronisch-myeloische Leukämie, abzugrenzen.

Diagnostik, Differentialdiagnose
Für die Diagnose charakteristisch ist die Trias **Anämie, Splenomegalie** und das **Differentialblutbild** (pathologische Linksverschiebung, erythropoetische Vorstufen). Die **Knochenmarkhistologie** sicherte die Diagnose.

> ***Merke.*** Bei der Osteomyelofibrose ist der Index der alkalischen Leukozytenphosphatase in der Regel normal oder stark erhöht. Bei der CML ist der Index stark erniedrigt.

◄ **Merke**

Therapie. Die Therapie ist rein **palliativ**. Eine starke **Anämie** mit entsprechenden Beschwerden sollte durch die Gabe von **Erythrozytenkonzentra-**

Therapie Die Therapie ist rein **symptomatisch**. Bei schwerer **Anämie**

helfen **Transfusionen**, bei **Splenomegalie** Bestrahlung oder **Splenektomie**, bei exzessiver extramedullärer Hämatopoese und Hepatosplenomegalie eine milde **Zytostatikatherapie.**

ten gelindert werden. Patienten mit ausgeprägter Hämolyse in der großen Milz und/oder thrombozytopenischen Blutungen profitieren manchmal von einer Kortisonbehandlung. Bei extremer Splenomegalie können zumindest passager die Anämie, Granulozytopenie, Thrombozytopenie und eine eventuell bestehende portale Hypertension durch eine **Splenektomie** oder **Milzbestrahlung** gebessert werden. Der Effekt hält oft nur 3 bis 4 Monate an. Eine milde **zytostatische Therapie** ist indiziert bei exzessiver extramedullärer Hämatopoese mit massiver Leber- und Milzvergrößerung sowie zur Kontrolle erhöhter Thrombozyten- und Leukozytenwerte (z.B. Busulfan, Hydroxyurea).

Verlauf und Prognose Der Verlauf ist günstiger als bei der chronisch-myeloischen Leukämie. Viele Patienten überleben **10–20 Jahre**. Letztlich handelt es sich um eine unheilbare Erkrankung, deren Prognose im Einzelfall nicht sicher vorhersehbar ist. Todesursachen sind Herzinfarkt, Schlaganfall, Blutungen, Infektionen, Übergang in eine akute Leukämie. Die **akute Osteomyelofibrose** ist eine Sonderform und führt in 1–3 Jahren zum Tode.

Verlauf und Prognose. Es handelt sich um eine Krankheit mit protrahiertem Verlauf, oft über **10 bis 20 Jahre**. Die Prognose ist damit günstiger als bei der chronisch-myeloischen Leukämie. Die häufigsten Todesursachen sind degenerative Gefäßerkrankungen (Herzinfarkt, Schlaganfall), Blutungen, Infektionen und der Übergang in eine akute myeloische Leukämie. Prognostisch günstige Faktoren sind eine nur geringe Anämie und Thrombozytopenie sowie eine nur minimale Leber- und Milzvergrößerung zum Zeitpunkt der Diagnose.
Die **akute** oder **maligne Osteomyelofibrose** ist eine Sonderform der Osteomyelofibrose. Man findet eine Markfibrose, während die typischen Formveränderungen der Erythrozyten oder eine Splenomegalie oft fehlen. Diese Erkrankung führt in 1 bis 3 Jahren zum Tode. Man nimmt heute an, daß es sich um eine Variante der akuten megakaryozytären Leukämie (FAB-Klassifikation: M7) handelt.

2.2.9 Akute Leukämien

Akute lymphatische Leukämie (ALL), akute myeloische Leukämie (AML)

Definition ▶

2.2.9 Akute Leukämien

Akute lymphatische Leukämie (ALL), akute myeloische Leukämie (AML)

▶ ***Definition.*** Die akuten Leukämien stellen eine heterogene Gruppe neoplastischer Erkrankungen des hämatopoetischen Systems dar. Sie entstehen durch neoplastische Transformation und Proliferation hämatopoetischer Stammzellen oder früher Vorläuferzellen der Hämatopoese, die im Knochenmark akkumulieren (sog. unreifzellige Leukämie).

Anmerkung Die pathologischen Blasten proliferieren und beeinträchtigen die Hämatopoese, mit den akuten Folgen **Anämie, Granulozytopenie und Thrombozytopenie (akute** oder **unreifzellige Leukämien)**. Bis zu 50% der Patienten haben normale oder erniedrigte Leukozytenwerte.
Aufgrund morphologischer, histochemischer und immunologischer Kriterien unterscheidet man traditionell:
- akute lymphatische Leukämie (ALL)
- akute myeloische Leukämie (AML).

Anmerkung: Da die transformierten Zellen als pathologische Blasten nicht, wie z.B. bei der CML, ausreifen, führt dies zu einer Beeinträchtigung der gesamten Hämatopoese mit den Folgen **Anämie, Granulozytopenie und Thrombozytopeni**e. Da sich die klinische Symptomatik akut entwickelt, spricht man von **akuten** Leukämien. Die Bezeichnung Leukämie (= weißes Blut) ist nicht immer glücklich, da bei bis zu 50% der Patienten aleukämische Verlaufsformen mit normalen oder erniedrigten Leukozytenwerten im peripheren Blut auftreten.
Morphologische, histochemische und immunologische Kriterien haben zu der traditionellen Unterscheidung von **zwei Gruppen akuter Leukämien** geführt:
- **akute lymphatische Leukämien (ALL)**
- **akute myeloische Leukämien (AML)**, synonym auch akute nichtlymphatische Leukämien (ANLL).

Epidemiologie Bei Erwachsenen verteilen sich 80% der akuten Leukämien auf die AML, 20% auf die ALL. Die Inzidenz der AML beträgt 2–3 : 100000/Jahr, mit dem Alter zunehmend. Die ALL wird im Alter seltener. Insgesamt kann die AML bei älteren Patienten langsam verlaufen **(Smouldering-Leukämie).** Die Häufigkeit akuter Leukämien nimmt insgesamt etwas zu.

Epidemiologie. Die akuten Leukämien machen ca 1% aller neoplastischen Erkrankungen aus. Bei Erwachsenen sind 80% der akuten Leukämien vom myeloischen Typ, 20% lymphatisch, während bei Kindern 90% der lymphatischen und 10% der myeloischen Reihe angehören. Die Inzidenz der AML beträgt 2–3 : 100 000 Personen pro Jahr und nimmt mit dem Alter zu (75jährige 14 : 100 000); es gibt keine Geschlechtspräferenz. Die AML des alten Menschen kann auch ohne Behandlung schleichend verlaufen (sog. **Smouldering-Leukämie**). Die ALL wird mit zunehmendem Alter immer seltener, bei über 50jährigen Personen beträgt der Anteil der ALL an den akuten

Leukämien weniger als 5%. Männer sind von den akuten Leukämien etwas häufiger betroffen als Frauen. Es hat außerdem den Anschein, als ob die akuten Leukämien in den hochzivilisierten Ländern zunehmen, wobei besonders Kinder und Personen jenseits des 75. Lebensjahrs betroffen sind.

Ätiologie und Pathophysiologie. Die Ursache der Leukämie läßt sich im Einzelfall meist nicht eruieren. Einige prädisponierende Faktoren sind jedoch bekannt.

- **Erbliche Risikofaktoren:** Eineiige Zwillingsgeschwister von Patienten mit akuter Leukämie haben ein 25%iges Risiko, selbst eine Leukämie zu entwikkeln. Ein gehäuftes Auftreten von akuten Leukämien findet man auch bei verschiedenen Erbkrankheiten: Down-Sydrom (Risiko 15- bis 20mal höher als Normalpopulation), Fanconi-Anämie, Bloom-Syndrom, Wiskott-Aldrich-Syndrom, Ataxia teleangectasia u. a.
- **Ionisierende Strahlung:** Bei den Überlebenden der **Atombombenexplosion** von Hiroshima und Nagasaki traten akute (besonders bei jüngeren Personen) und chronische Leukämien (besonders bei älteren Personen) häufiger auf als erwartet mit einem Erkrankungsgipfel 6 bis 8 Jahre nach Exposition. Ein erhöhtes Risiko besteht auch nach therapeutischer Strahlenexposition **(ankylosierende Spondylitis, Polycythaemia vera, Krebs-** und **Lymphom**therapie). Insgesamt besteht eine Dosis-Wirkungs-Beziehung für Strahlenexposition und Leukämierisiko.
- **Giftstoffe:** Exposition zu **Benzolen** und **Benzolderivaten** erhöht das Risiko, an akuten und chronischen Leukämien zu erkranken. Die Expositionszeit beträgt ca. 5 Jahre bei akuten, über 5 Jahre bei chronischen Leukämien. Die Therapie mit **alkylierenden Substanzen** bzw. die Kombination von Chemotherapie und Bestrahlung bei Karzinomen, bei Morbus Hodgkin und Non-Hodgkin-Lymphomen ist in den letzten Jahren als Risikofaktor erkannt worden. Die Häufigkeit einer sekundären Leukämie nach Therapie des Morbus Hodgkin beträgt 3 bis 10% mit einem Erkrankungsgipfel nach 6 bis 12 Jahren.
- **Erkrankungen als Risikofaktor:** Es ist eine alte Erfahrung, daß **myelodysplastische Syndrome** gehäuft in eine akute Leukämie übergehen können. Ebenso ist bei der **paroxysmalen nächtlichen Hämoglobinurie**, der **Polycythaemia vera**, der **Osteomyelofibrose**, beim **multiplen Myelom** und der **Hodgkin-Erkrankung** das Risiko, an einer Leukämie (vom AML-Typ) zu erkranken, erhöht. Bereits erwähnt wurde der Übergang der **CML** in eine AML oder auch ALL, als **Blastenschub** bezeichnet. In letzter Zeit wird immer deutlicher, daß auch Viren an der Leukämieentstehung beteiligt sein können. Bei Tieren sind zahlreiche Retroviren als Verursacher von Leukämien bekannt, beim Menschen steht der Beweis noch aus. Das **HTL-Virus 1** (human T-cell lymphotropic virus), das in Japan, der Karibik, Zentral- und Südamerika sowie einigen Regionen Afrikas vorkommt, ist erst kürzlich als Auslöser der chronischen und **akuten T-Zell-Leukämie** bei Erwachsenen erkannt worden. Für das Epstein-Barr-Virus wird eine leukämieauslösende Wirkung diskutiert.

Zusammenfassend kann man sagen, daß Leukämien durch Veränderungen im Erbgut der hämatopoetischen Zellen ausgelöst werden. Ursache des Gendefekts sind ionisierende Strahlung, Giftstoffe, Viren oder sonstige Genmutationen. Man unterscheidet **Onkogene**, deren Genprodukte normale Zellen in maligne Zellen transformieren und **Antionkogene** (wichtiger Vertreter: **p53-Gen**), deren Genprodukte die Entstehung maligner Zellen verhindern. Bei der Leukämieentstehung werden in einem oder mehreren Schritten Onkogene aktiviert oder Antionkogene inaktiviert. Das Resultat ist eine ungehemmte Proliferation des genetisch veränderten Klons. **S** J-**10**) stellt die Entstehung von Leukämien als multifaktorielles Geschehen dar.

Kinetik der Leukämiezellen: Entgegen früheren Annahmen teilen sich und proliferieren die Leukämiezellen nicht schneller als gesunde Zellen, sondern langsamer. Der **Mitoseindex** und der **H3-Thymidin-Markierungsindex** der Leukämiezellen fallen geringer aus als in der normalen Hämatopoese. Die **Mitosedauer** der leukämischen Blasten und der Zellzyklus (Generationszeit) sind im Vergleich zu gesunden Zellen bis auf das Doppelte **verlängert**. Nur 15 bis 35% der Leukämiezellen befinden sich im aktiv proliferierenden

Ätiologie und Pathophysiologie Die Ursache der akuten Leukämien ist im Einzelfall oft unklar. Risikofaktoren sind:

- **Erbkrankheiten:** Down-, Fanconi-, Wiskott-Aldrich-, Bloom-Syndrom, Erkrankung bei eineiigen Zwillingen
- **Strahlenexposition** gegenüber ionisierender Strahlung (auch iatrogen, z. B. durch Krebs- und Lymphomtherapie)
- **Giftstoffe:** Benzol und Derivate, **alkylierende Chemotherapeutika** (z. B. Cyclophosphamid)
- **Vorerkrankungen: myelodysplastische Syndrome, paroxysmale nächtliche Hämoglobinurie, Polycythaemia vera, Osteomyelofibrose, CML, multiples Myelom, Morbus Hodgkin,** Retroviren **(z. B. HTLV-1).**

Wahrscheinlich müssen verschiedene Faktoren zusammenwirken und führen über mehrere Zwischenschritte zu einem Defekt im Zusammenspiel von **Onkogenen** und **Antionkogenen**, der schließlich das ungehemmte Wachstum des genetisch alterierten Zellklons auslöst (**S** J-**10**)

Kinetik der Leukämiezellen: Das Wachstum der Leukämiezellen erfolgt langsamer als bei gesunden Zellen. Es kommt zu einer Akkumulation von unreifen pathologischen Blasten im Knochenmark. Die **Generationszeit** der leukämischen Blasten ist gegenüber gesunden Zellen **verlängert**.

S Synopsis J-**10: Multifaktorielle Genese der Leukämien**

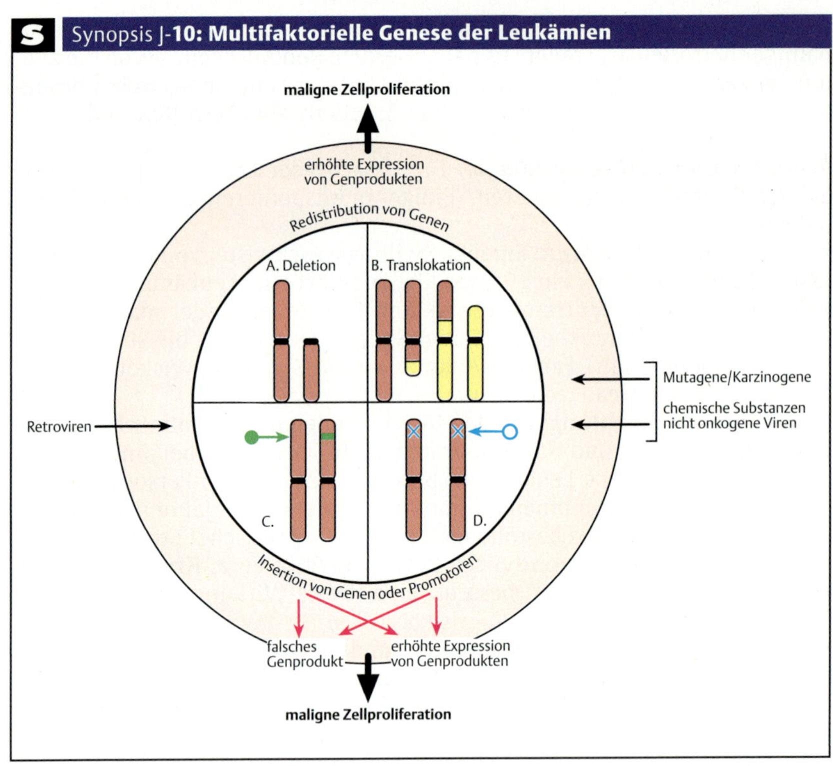

Die mechanische Verdrängung durch den leukämischen Klon, dessen fehlende Ausreifung und Veränderungen im Zusammenspiel von **Wachstumsfaktoren** führen zur Suppression der physiologischen Hämatopoese.

Pool, die restlichen 65 bis 85 % der Zellen sind in einer inaktiven Ruhephase. Dennoch ist der leukämische Klon in der Lage, die normale Hämatopoese zu beeinträchtigen. Die genauen Ursachen dafür sind noch unklar. Außer der mechanischen Verdrängung gesunder Zellen im Knochenmark scheint die gestörte Ausreifung der Blastenpopulation unter dem Einfluß der **Wachstumsfaktoren** eine Rolle zu spielen.

Klinik

Klinik

Merke ▶

▶ ***Merke.*** Die klinischen Beschwerden von Patienten mit akuten Leukämien entstehen im Gegensatz zu chronischen Leukämien akut, innerhalb weniger Wochen.

Symptome wie Fieber, Schüttelfrost und schweres Krankheitsgefühl sprechen für eine **Sepsis** aufgrund der Granulozytopenie. In anderen Fällen besteht eine **hämorrhagische Diathese** der Haut und Schleimhäute. Bei der Monozytenleukämie sind Zahnfleisch und Haut u. U. infiltriert. Lymphknoten- und Milzschwellungen und Hepatosplenomegalie infolge leukämischer Infiltrate finden sich v. a. bei akuten lymphatischen Leukämien und sind bei Erwachsenen weniger ausgeprägt als bei Kindern. Im späteren Verlauf kann eine **Meningeosis leucaemica** Kopfschmerzen, Nackensteifigkeit und andere Zeichen einer basalen Meningitis verursachen (**S J-11**).

Die primären klinischen Symptome resultieren aus der Suppression der normalen Hämatopoese. Eine Anämie äußert sich in einem Leistungsknick und Blässe. Die Granulozytopenie bedingt schwere bakterielle und virale Infektionen, besonders disponiert sind dafür der HNO-Bereich und die Perianalregion, während Pneumonien, Meningitis und Pyelonephritis zumindest am Anfang der Erkrankung selten sind. Rasch kann sich ein **septisches Bild** mit hohem **Fieber** und Kreislaufversagen entwickeln. Durch die Thrombozytopenie kommt es zu Zahnfleischbluten, Nasen-, Magen-, Darm- oder urogenitalen **Blutungen**. Durch die Leukämie kann es zusätzlich zu **Gerinnungsstörungen** kommen. Die wichtigsten klinischen Symptome bei akuten Leukämien sind in **S** J-**11** dargestellt.
Lymphknoten-, Milz- und Leberschwellung sind eher typisch für die ALL, besonders bei Kindern, während sie bei der AML des Erwachsenen eher selten sind. Röntgenologisch nachweisbare Skelettveränderungen, die sehr schmerzhaft sind, finden sich bei Kindern relativ häufig (25 %), bei Erwachsenen seltener. Leukämische Infiltrate kommen in allen Organen vor. Bei der Monozytenleukämie sind besonders häufig die Schleimhäute und die Haut betroffen. Bei der ALL findet man öfter als bei der AML eine **Meningeosis leucaemica** (Nackensteifigkeit, Kopfschmerzen), weshalb die prophylaktische ZNS-Bestrahlung hier ihren ersten Eingang in die Leukämietherapie fand.

Synopsis J-11: Klinik der akuten Leukämien

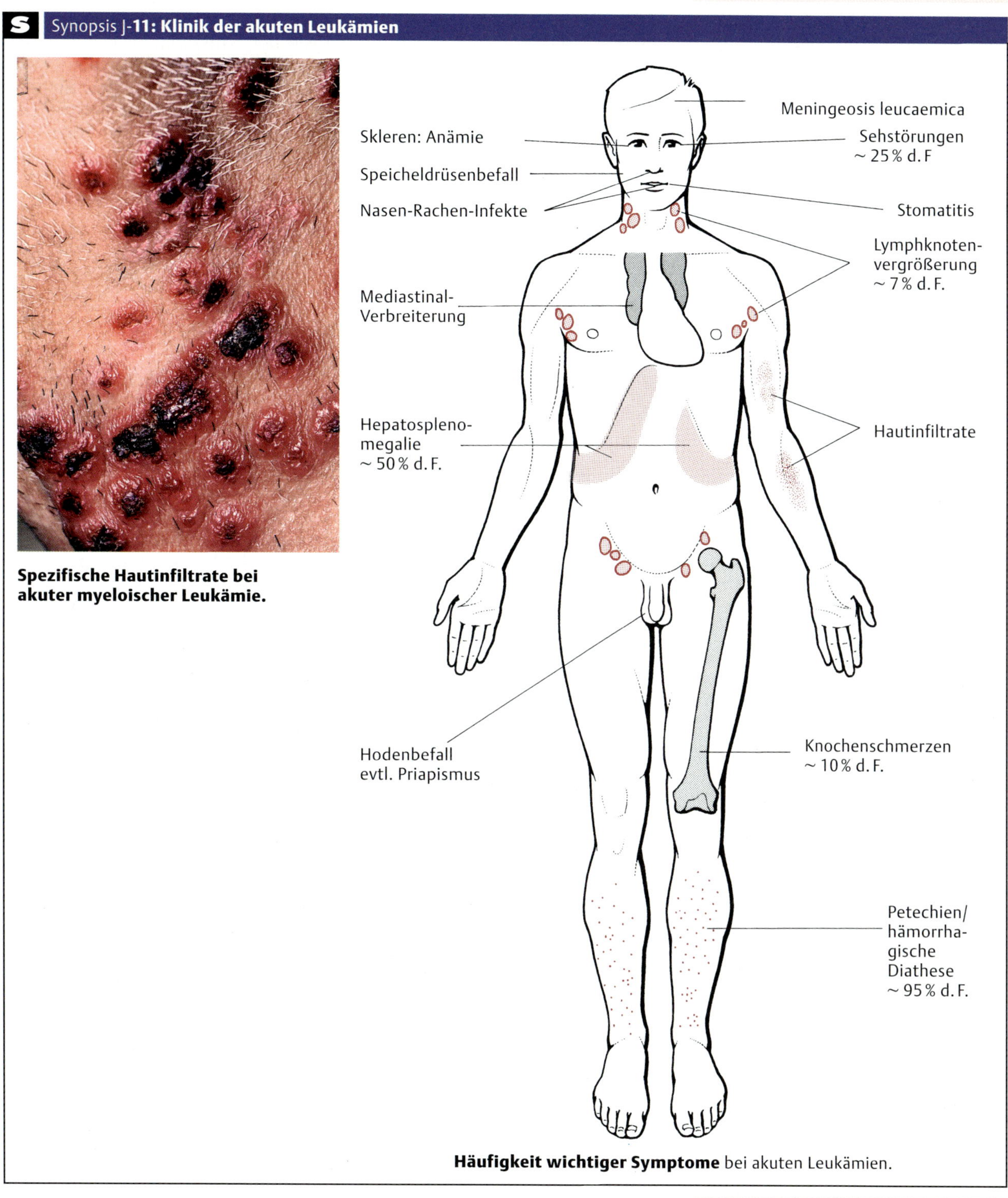

Spezifische Hautinfiltrate bei akuter myeloischer Leukämie.

Häufigkeit wichtiger Symptome bei akuten Leukämien.

Laborbefunde. Typischerweise findet sich eine **Leukozytose** in etwa 50% der Fälle. Bei einem Drittel der Patienten können aber auch erniedrigte Leukozytenwerte vorliegen, eine Leukozytopenie schließt eine Leukämie also nicht aus. Im Differentialblutbild erkennt man unreife Blasten und einzelne übrig gebliebene reife, segmentierte Granulozyten, alle Zwischenstufen fehlen (◘ J-**15**); dies ist der sogenannte **Hiatus leucaemicus.** Ferner bestehen eine **Anämie, Granulozytopenie** und **Thrombozytopenie**. Durch die Proliferation der leukämischen Blasten sind **LDH und Harnsäure** bei schnell proliferierenden Leukämien **erhöht**. Bei bestimmten Leukämieformen kommt

Laborbefunde Die **Leukozytose** findet sich nur bei der Hälfte der Patienten, bei einem Drittel ist die Leukozytenzahl sogar erniedrigt. Im Differentialblutbild zeigt sich der **Hiatus leucaemicus** (◘ J-**15**). Pathologische Blasten und einzelne reife segmentierte Granulozyten sind nachweisbar, die Zwischenstufen fehlen.

Ferner bestehen eine **Anämie, Granulozytopenie** und **Thrombozytopenie.** Die Gerinnung kann gestört sein. **LDH und Harnsäure** sind bei schnell proliferierenden Leukämien **erhöht**. Im Knochenmark dominieren **pathologische Blasten.**

es zu einem Verbrauch von Gerinnungsfaktoren mit zusätzlicher hämorrhagischer Diathese und Mikrothrombosierung (disseminierte intravasale Gerinnung, DIC). Das Knochenmark ist hyperplastisch, und es dominieren die **pathologischen Blasten**. Nur wenige ausgereifte Vorläuferzellen der Granulo-, Erythro- und Thrombopoese sind noch nachweisbar. Beispiele der Knochenmarkbefunde bei akuter myeloischer und akuter lymphatischer Leukämie sind in J-**16** und J-**17** dargestellt.

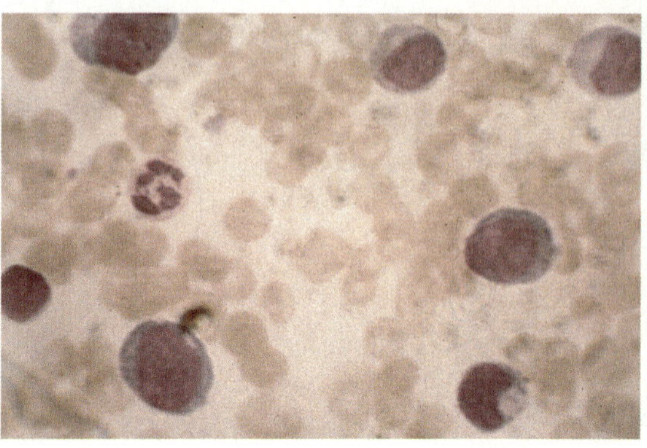

J-**15: Hiatus leucaemicus.** Nachweis eines einzelnen segmentierten Granulozyten, der von unreifen Blasten »umzingelt« wird (Blutausstrich).

Klassifizierung der akuten Leukämien: Die Unterscheidung ALL und ANLL/AML hat therapeutische Konsequenzen. Die Blasten einer **ALL** reagieren **positiv mit PAS und TDT**, negativ mit Myeloperoxidase und unspezifischer Esterase. Bei der AML ist es eher umgekehrt. 5–10 % Blasten einer **AML reagieren auch positiv mit TDT. Auer-Stäbchen** findet man **nur bei** der AML (J-**35**).

Klassifizierung der akuten Leukämien: Es ist von therapeutischer und prognostischer Bedeutung, ob eine Leukämie der lymphatischen oder myeloischen Reihe angehört. Aufgrund morphologischer Kriterien alleine kann man ALL und AML nicht immer unterscheiden. Dies erfordert zusätzliche histochemische, immunologische und zytogenetische Untersuchungen. Die **Lymphoblasten einer ALL** reagieren in der Regel negativ mit Myeloperoxidase, unspezifischer Esterase, aber **positiv mit PAS** (periodic acid Schiff = Perjodsäure-Schiff-Reagenz) **für terminale Desoxynukleotidyl-Transferase (TDT)**. Die **Blasten der AML** reagieren **positiv** mit **Myeloperoxidase, unspezifischer Esterase**, aber nur bestimmte FAB-Typen mit PAS oder TDT. **Auer-Stäbchen**, das sind rote intrazytoplasmatische Einschlußkörper, finden sich ausschließlich **bei akuten myeloischen Leukämien** (J-**35**).

J-35: Unterscheidung von ALL und AML

	ALL	AML
Auer-Stäbchen	fehlen	positiv bei bestimmten FAB-Typen, v. a. M2, M3
Myeloperoxidase (MPO)	negativ	meist positiv, jedoch unterschiedlicher Anteil der Blastenpopulation
Unspezifische Esterase	negativ	oft positiv, v. a. bei FAB-Typ M4 und M5
PAS	oft positiv (bis 50 %)	positiv bei M6
TDT	positiv	selten positiv, 5–10 % der Blastenpopulation

Außer der groben morphologischen Unterscheidung von AML und ALL kann man heute mit histochemischen, immunologischen und zytogenetischen Techniken verschiedene Subtypen der ALL und AML unterscheiden. Diese Subklassifizierung findet zunehmenden Eingang in die Klinik und soll deshalb im folgenden kurz dargestellt werden.

Subklassifizierung der ALL
Morphologisch:

- **L1** – kleine Blasten mit regelmäßigen Kernen (häufig bei Kindern)

Subklassifizierung der ALL

Morphologische Klassifizierung: Die sog. French-American-British- **(FAB-)** Klassifizierung unterscheidet mittels **morphologischer Kriterien** drei Typen der ALL:

- **L1** – kleine zirkulierende Blasten mit regelmäßig geformten Kernen ohne Nukleoli und mit wenig Zytoplasma

J-36: Immunphänotypen bei akuter Leukämie

Akute lymphatische Leukämie

	prä-prä-B	cALL	prä-B	B-ALL	prä-T	T-ALL
TdT	+	+	+		+	+
HLA-DR	+	+	+	+	(+)	
CD10		+	(+)	(+)	(+)	(+)
CD19	+	+	+	+		+
Zytoplasmatisches Ig			+			
Membranständiges Ig				+		
Zytoplasmatisches CD 3					+	+
CD7					+	+
CD1 a/2/3						(+)

Akute myeloische Leukämie

	M0	M1	M2	M3	M4	M5	M6	M7
TdT		(+)						
CD34		+						
CD13		+	+	+	+	(+)	(+)	
CD33		+	+	+	+	+	(+)	(+)
CD15			+	(+)	+	+		
CD11 b		(+)	(+)		+	+		
CD14					+	+		
außerdem:							CD71	CD41, CD42 CD61
MPO immunol.	+							

- **L2** – große Lymphoblasten mit unregelmäßig geformten Kernen, vielen Nukleoli und relativ viel Zytoplasma
- **L3** – große Lymphoblasten mit dunklem basophilen und vakuolisierten Zytoplasma, regelmäßig geformte Kerne mit Nukleoli, ähnlich den Zellen des Burkitt-Lymphoms

- **L2** – große Blasten mit unregelmäßigen Kernen (häufig bei Erwachsenen)
- **L3** – Blasten ähneln den Zellen des Burkitt-Lymphoms (selten).

Die morphologische Klassifikation der ALL L1/L2 hat heute ihre klinische Bedeutung verloren. Ausnahme ist dabei die L3, die fast ausschließlich bei der B-ALL zu finden ist.

Immunologische Techniken haben zu einer weiteren Subklassifizierung der ALL geführt:

- **T-ALL** - die Lymphoblasten im peripheren Blut zeigen Charakteristika der T-Lymphozyten-Reihe.
- **B-ALL** – die Lymphoblasten entstammen der B-Zell-Reihe. Auf der Oberfläche der Blasten lassen sich z.B. Immunglobuline nachweisen (surface membrane immunoglobulin positiv = SmIg +).
- **cALL** – man bezeichnet damit eine ALL, bei der sich keine T-Zell-Charakteristika, aber das Glykoprotein mit dem Namen »common ALL antigen« (cALLA, CD10) immunologisch nachweisen läßt. Mit molekulargenetischen Techniken kann man heute in vielen Fällen eine Zuordnung zur B-Zell-Reihe finden, entweder daß ein »Rearrangement« in den Immunoglobulin-Genen **(prä-prä-B-ALL)** vorliegt oder daß im Zytoplasma schwere Ketten **(prä-B-ALL)** nachweisbar sind.
- **Null-ALL**. Die frühere Null-ALL ist aufgrund der immunologischen Diagnostik heute der prä-prä-B-ALL zugeordnet.

Immunologisch:

- **T-ALL** hat Charakteristika der T-Zell-Reihe
- **B-ALL** trägt Charakteristika der B-Lymphozyten, Immunglobuline auf der Zelloberfläche
- **cALL** hat keine typische T-Charakteristika. Sie trägt das Immunmerkmal CD 10.
- Die frühere **Null-ALL** wird heute immunologisch der **prä-prä-B-ALL** zugeordnet.

Mittlerweile kennt man eine ganze Reihe weiterer Oberflächenmarker, die mit CD (cluster of differentiation) plus einer Nummer bezeichnet und zur immunologischen Differenzierung von ALL und ANLL/AML-Subtypen genutzt werden.

Die **T-ALL** (15 bis 25 % der ALL) geht häufig mit einer Mediastinalverbreiterung und ZNS-Beteiligung einher. Sie ist häufiger bei älteren Männern, und die Prognose ist besser als bei der B-ALL. Die **B-ALL** (5 % der ALL bei Erwachsenen, häufiger bei Kindern) zeichnet sich durch abdominellen Befall, ZNS-Beteiligung und ebenfalls eine relativ schlechte Prognose aus. Die Prognose der cALL (> 60 % der ALL) ist besser, die der seltenen **prä-prä-B-ALL** schlechter.

Die Prognose von T- und cALL ist besser als von B- und prä-prä-B-ALL.

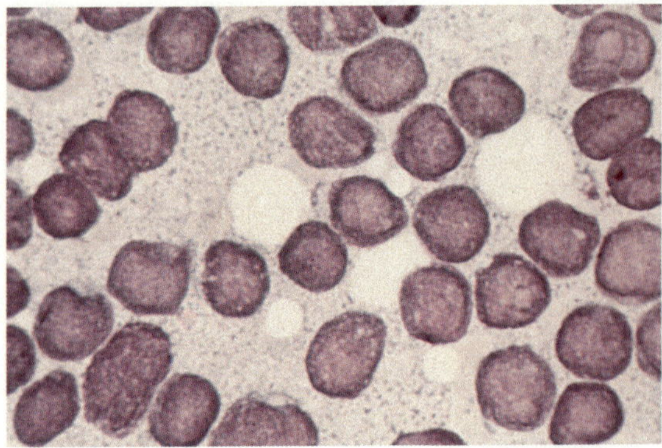

a **Akute lymphatische Leukämie im Knochenmark:** ein Rasen pathologischer Blasten.

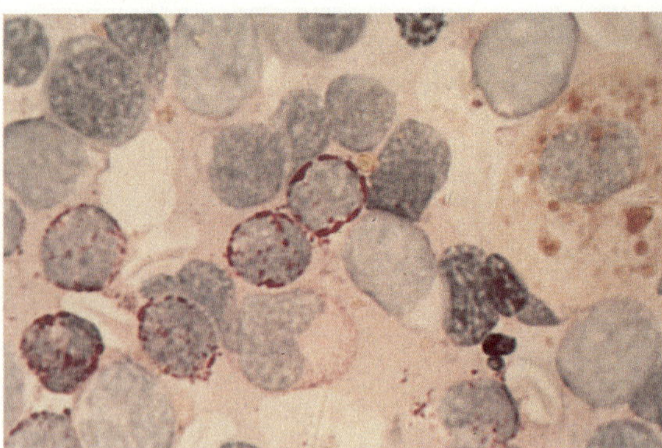

b Zytochemischer Nachweis von **grobscholligem Glykogen in den Lymphoblasten** mittels Perjodsäure-Schiff-Reagenz. Sogenannte PAS-Reaktion positiv.

J-16 a, b: Akute lymphatische Leukämie (ALL).

Zytogenetisch: Durch eine zytogenetische Untersuchung können sich therapeutisch und prognostisch relevante Kriterien ergeben. 5 % aller ALL sind hyperdiploid und haben eine relativ gute Prognose. Bei 20 % findet man ein Philadelphia-Chromosom. Die Fusion der Gene c-abl und bcr ist jedoch molekulargenetisch nicht an dem gleichen Punkt wie bei der CML. Die Prognose dieser Form ist ohne Knochenmarktransplantation schlecht.
Subklassifizierung der AML: Die FAB-Klassifikation unterscheidet acht Typen der AML (J-**37**).

Zytogenetische Klassifizierung: Bei ca. 5 % der ALL im Erwachsenenalter zeigt z. B. der Leukämiezellklon mehr als 50 Chromosomen (Hyperdiploidie), die Prognose dieser Leukämieform ist relativ gut. 20 % der ALL ist ähnlich der CML Philadelphia-Chromosom-positiv, wobei die Fusion der Genabschnitte c-abl und bcr nicht in der gleichen DNA-Sequenz erfolgt wie bei der CML. Diese ALL ist im Vergleich zur hyperdiploiden Leukämie prognostisch schlecht. Beide Formen gehören immunologisch zur c-ALL, so daß sich durch die zusätzliche zytogenetische Zuordnung prognostisch und therapeutisch relevante Kriterien ergeben. Spezifische zytogenetische Veränderungen der AML s. J-**38**.

Bei der **Subklassifizierung der AML** hat sich die international anerkannte **FAB-Klassifikation** (**F**rench-**A**merican-**B**ritish) durchgesetzt (J-**37**). Die Zuordnung erfolgt mit den gleichen Methoden wie bei der ALL.

J-37: FAB-Klassifikation: AML-Charakteristika der Blasten

M0	**myeloblastär, jedoch undifferenziert,** i.d.R. keine oder nur schwach ausgeprägte Granula, zytochemisch < 3 % POX-positiv, Myeloperoxidase jedoch immunologisch nachweisbar.
M1	**myeloblastär ohne Differenzierung.** Nur geringe granulozytäre Differenzierung der Blasten: wenige Granula und/oder Auer-Stäbchen. 3 % oder mehr peroxidasepositiv.
M2	**myeloblastisch mit Differenzierung.** Reifung bis zu Promyelozyten und darüber hinaus. Mehr als 50 % myeloblastär und promyelozytär differenziert. In der Regel Auer-Stäbchen vorhanden.
M3	**hypergranulär promyelozytisch.** Die Mehrzahl der Blasten sind abnorme Promyelozyten. Das Zytoplasma ist dicht gepackt mit großen Granula. Auftreten von Auer-Stäbchen häufig in Bündeln (J-**17**).
M4	**myelomonozytisch.** Wie M2, nur der Anteil der monozytären Zellen im Knochenmark oder im peripheren Blut liegt über 25 %.
M5	**monozytisch.** Vorwiegend monozytäre Zellen (unspezifisch esterase-positiv). Der Anteil der Myeloblasten und Promyelozyten ist kleiner als 20 %.
M6	**Erythroleukämie.** Die erythropoetisch differenzierten Blasten liegen über 50 %
M7	**Megakaryoblastenleukämie.** Blasten haben Pseudopodien, in anderen Fällen sind die Blasten nicht von der M1 zu unterscheiden. Wichtig ist der Immunologische Nachweis von CD41, CD42 und CD61.

Die **M2** ist der häufigste Typ der AML. Die **M3** ist in 80 % mit einer Gerinnungsstörung assoziiert. J-**38** zeigt die **zytochemischen Charakteristika**.

Zur Zytochemie und Zytogenetik s. J-**38**.
M1 und **M2** repräsentieren AML-Subtypen mit relativ undifferenzierten Blasten. Die **M2** ist der häufigste Typ der AML (ca. 30 %). Die Promyelozytenleukämie **(M3)** macht 10 % der AML aus (J-**17 a**, **b**). Die Myeloblasten dieser Form enthalten Substanzen, die die Gerinnung aktivieren können. 80 % dieser Patienten haben Zeichen einer disseminierten intravasalen

J-38: Akute myeloische Leukämie, FAB-Klassifikation und Zytochemie

Subtyp	Morphologie	Peroxidase (POX)	Unspezifische Esterase	Häufige zytogenetische Aberrationen
M0	undifferenzierte Blasten	< 3 % oder negativ, MPO, immunologischer Nachweis		
M1 undifferenziert	selten Granula	+/–	+/–	
M2 wenig differenziert	azurophile Granula, eventuell Auer-Stäbchen	++ (> 30 %)	+	t(8;21)
M3 Promyelozytenleukämie	hypergranuläre Promyelozyten, Bündel von Auer-Stäbchen (J-**20 a**, **b**)	+++ (> 90 %)	+	t(15;17)
M4 myelomonozytäre Leukämie	myelozytäre und monozytoide Blasten, M4eo + > 3 % Eosinophilie	++	++ (> 25 %)	M4eo inv(16),t(16;16)
M5 Monoblastenleukämie	Monoblasten, Promonozyten	+/–	+++ (> 80 %)	t(9;11)
M6 Erythroleukämie	unreife Erythroblasten	–	–	
M7 Megakaryoblastenleukämie	unreife Blasten	–	+/–	t(1;22) Kleinkinder der (3q) Erwachsene

Gerinnung. Eine Infiltration der Mundschleimhäute (Gingivahyperplasie) ist für die Typen **M4** und **M5** relativ typisch. Die **M6** (Erythroleukämie) ist v.a. eine Erkrankung im Erwachsenenalter. Die Megakaryoblastenleukämie (**M7**) ist sehr selten.

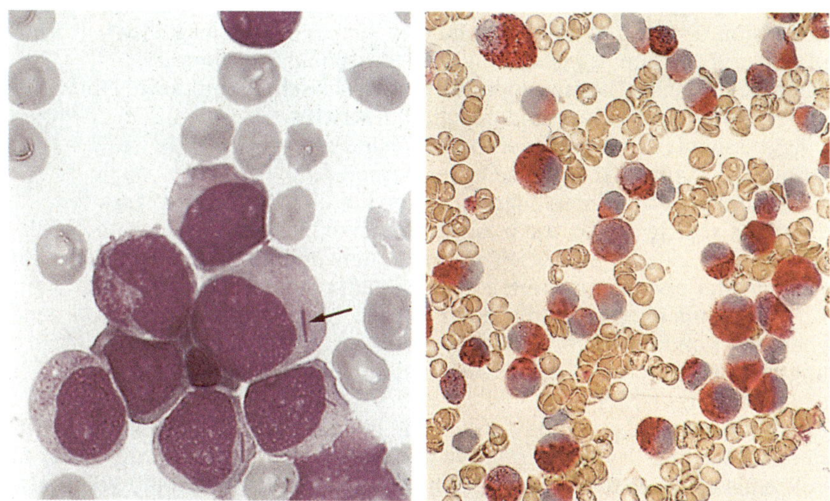

a Mit **typischen rötlich gefärbten Auer-Stäbchen** (→) im Zytoplasma (Pappenheim, Vergr. 1 : 500).

b Mit **stark positiver Peroxidase-Reaktion** (rotes Reaktionsprodukt) (Vergr. 1 : 300).

J-**17 a, b: Akute Promyelozytenleukämie** (FAB-Klassifikation: M3).

Diagnostik und Differentialdiagnose. Die Diagnose basiert auf dem klinischen Bild (schwerkranker Patient mit hochfieberhaftem Infekt und/oder Blutungsbereitschaft), dem Differentialblutbild und dem Knochenmarkbefund. Der Nachweis des **Hiatus leucaemicus** beweist die akute Leukämie. Anämie, Granulozytopenie und Thrombozytopenie vervollständigen die Diagnose. Die Knochenmarkausstriche erklären und bestätigen diese Befunde. Ein Teil der **Patienten mit Promyelozytenleukämie (M3) leidet**

Diagnostik und Differentialdiagnose
Die Diagnose ergibt sich aus dem klinischen Bild, dem Differentialblutbild **(Hiatus leucaemicus)** und der Knochenmarkuntersuchung. Patienten mit **Promyelozytenleukämie (M3)** haben eine vermehrte Gerinnungsaktivierung.

Die **»aleukämischen« Leukämien** müssen von einer Agranulozytose unterschieden werden. Eine akute **Monozytenleukämie** ähnelt manchmal dem Pfeiffer-Drüsenfieber. Der Blastenschub einer CML unterscheidet sich morphologisch oft nicht von einer AML oder ALL.

Therapie Das Prinzip der Behandlung besteht in der durch eine **aggressive zytostatische Behandlung (S J-12) erzwungenen Knochenmarkaplasie.** In der anschließenden Regenerationsphase der Hämatopoese sind die Patienten hochgradig infektgefährdet. Nach zwei Kursen dieser sogenannten **Induktions-**Chemotherapie schließt sich jeweils eine **Konsolidierungs-**Chemotherapie bei den Patienten in Remission an. Nach der Konsolidierung wird die **ca. 2 Jahre dauernde Erhaltungstherapie fortgesetzt.** Mit dieser Behandlung werden fast 40 % der Erwachsenen geheilt, bei Kindern sind es fast 80 %.

Bei Patienten mit AML hat die aggressive Chemotherapie ebenfalls das Ziel, eine komplette Remission zu erreichen. Danach schließt sich, sofern die Patienten jung genug sind, die Knochenmarktransplantation an. Strittig ist u. a. der richtige Zeitpunkt der Knochenmarktransplantation (erste oder zweite Remission).
Bei Patienten mit ALL, die ein Rezidiv erleiden, sollte auch versucht werden, eine Knochenmarktransplantation durchzuführen, bei prognostisch ungünstigen (zytogenetisch!) auch früher.
Bei Patienten mit **promyelozytärer AML (M3)** kann durch den Wirkstoff All-trans-Retinsäure eine Vollremission erreicht werden, woran sich eine konventionelle Chemotherapie anschließt.

Verlauf und Prognose Für die Prognose wichtig sind:
- Typ der Leukämie (ALL, AML)
- Alter
- Allgemeinstatus
- Art der ersten Zytostase
- Dauer der ersten Remission
- supportive Therapie.

an einer gesteigerten Gerinnungsaktivierung, die für die Blutungsbereitschaft dieser Patienten verantwortlich ist. Differentialdiagnostisch bestehen bei den **»aleukämischen« Leukämien** Probleme gegenüber der Abgrenzung einer Agranulozytose. Akute **Monozytenleukämien** können u. U. mit einer infektiösen Mononukleose im Blutbild verwechselt werden. Ohne entsprechende anamnestische Hinweise kann es schwer sein, die akute myeloische Leukämie von einem Myeloblastenschub der CML zu differenzieren.

Therapie. Die Behandlung der akuten Leukämien ist aufwendig und setzt große Erfahrung voraus. Sie sollte deshalb in hämatologisch-onkologischen Schwerpunktkliniken erfolgen. Bei der AML des alten Menschen sind protrahierte Verläufe (Smouldering-Leukämie) auch ohne zytostatische Behandlung möglich. **Bei Kindern und Erwachsenen mit akuten lymphatischen Leukämien hat die aggressive zytostatische Therapie eine kurative Zielsetzung.** Etwa 70 bis 80 % der Kinder und fast 40 % der Erwachsenen werden in eine anhaltende Remission gebracht, die nach 5 bis 10 Jahren echten Heilungen entspricht. Zumindest **für jüngere Patienten mit akuter myeloischer Leukämie hat die aggressive zytostatische Therapie ebenfalls eine kurative Zielsetzung**, weil die nachfolgende Remission die **Voraussetzung für eine allogene Knochenmarktransplantation** ist. Die aggressive Chemotherapie hat den Sinn, eine Knochenmarkaplasie zu erzeugen und dabei den malignen leukämischen Zellklon zu vernichten. Die Remissionsraten der aggressiven Zytostatikabehandlung liegen für die AML derzeit bei 60 bis 80 %, für die ALL im Erwachsenenalter bei 60 bis 90 %.
S J-**12** stellt als Beispiel eines Therapieprotokolls den Therapieablauf bei Patienten mit akuten lymphatischen und akuten undifferenzierten lymphatischen Leukämien dar (**ALL/AUL**). Meist wird eine intensive **Induktions-**Chemotherapie gegeben (»Induktion«, weil eine Vollremission induziert werden soll). Im Falle der durch Knochenmarkpunktion gesicherten Vollremission schließt sich eine **Konsolidierung** an. Ab der 21. Behandlungswoche erfolgt eine weitere aggressive zytostatische Reinduktion mit anschließender erneuter Konsolidierung. Die orale **Erhaltungstherapie** wird noch 2 Jahre weitergeführt. Unter Vollremission wird eine komplette Remission verstanden, mit vollständiger Rückbildung aller klinischen Symptome und Leukämiezeichen und < 5 % Blasten im Knochenmark.
Die **zytostatische Therapie der akuten myeloischen Leukämie** läuft prinzipiell ähnlich ab, jedoch sind derzeit u. a. **strittig**:
- Aggressivität der konsolidierenden Behandlung
- Rolle der zytostatischen Erhaltungstherapie
- Zeitpunkt der allogenen oder autologen Knochenmarktransplantation.

Ebenfalls strittig ist, ob die allogene Knochenmarktransplantation bei Patienten mit akuten myeloischen Leukämien in der ersten Remission, im Rezidiv oder erst in der zweiten Remission durchgeführt werden soll.
Patienten mit einem Rezidiv einer akuten lymphatischen Leukämie sind ebenfalls Kandidaten für eine Knochenmarktransplantation, prognostisch ungünstige Typen wie T-ALL, B-ALL und prä-prä-B-ALL sollten schon früher transplantiert werden.
Abschließend muß erwähnt werden, daß mit dem Wirkstoff All-trans-Retinsäure (Vesanoid®) viele Patienten mit **Promyelozytenleukämie (M3)** in Vollremission gebracht werden können. Wenn die Patienten die Vollremission erreicht haben und klinisch wesentlich gebessert sind, kann man eine konventionelle Chemotherapie anschließen, die der Patient ohne Vorbehandlung nicht so gut vertragen hätte.

Verlauf und Prognose. Noch vor 20 Jahren galt die Prognose aller akuten Leukämien als infaust. In den letzten Jahren sind jedoch erhebliche Fortschritte erzielt worden. Folgende Faktoren sind für die Prognose bedeutend:
- Typ der Leukämie (ALL oder AML)
- Alter des Patienten
- Allgemeinstatus des Patienten
- Art der zytostatischen Vortherapie
- Dauer der ersten durch Zytostatika induzierten Remission
- Verfügbarkeit und Anwendung der supportiven Maßnahmen.

Synopsis J-12: Beispiel eines Behandlungsprotokolls für Patienten mit akuter lymphatischer Leukämie

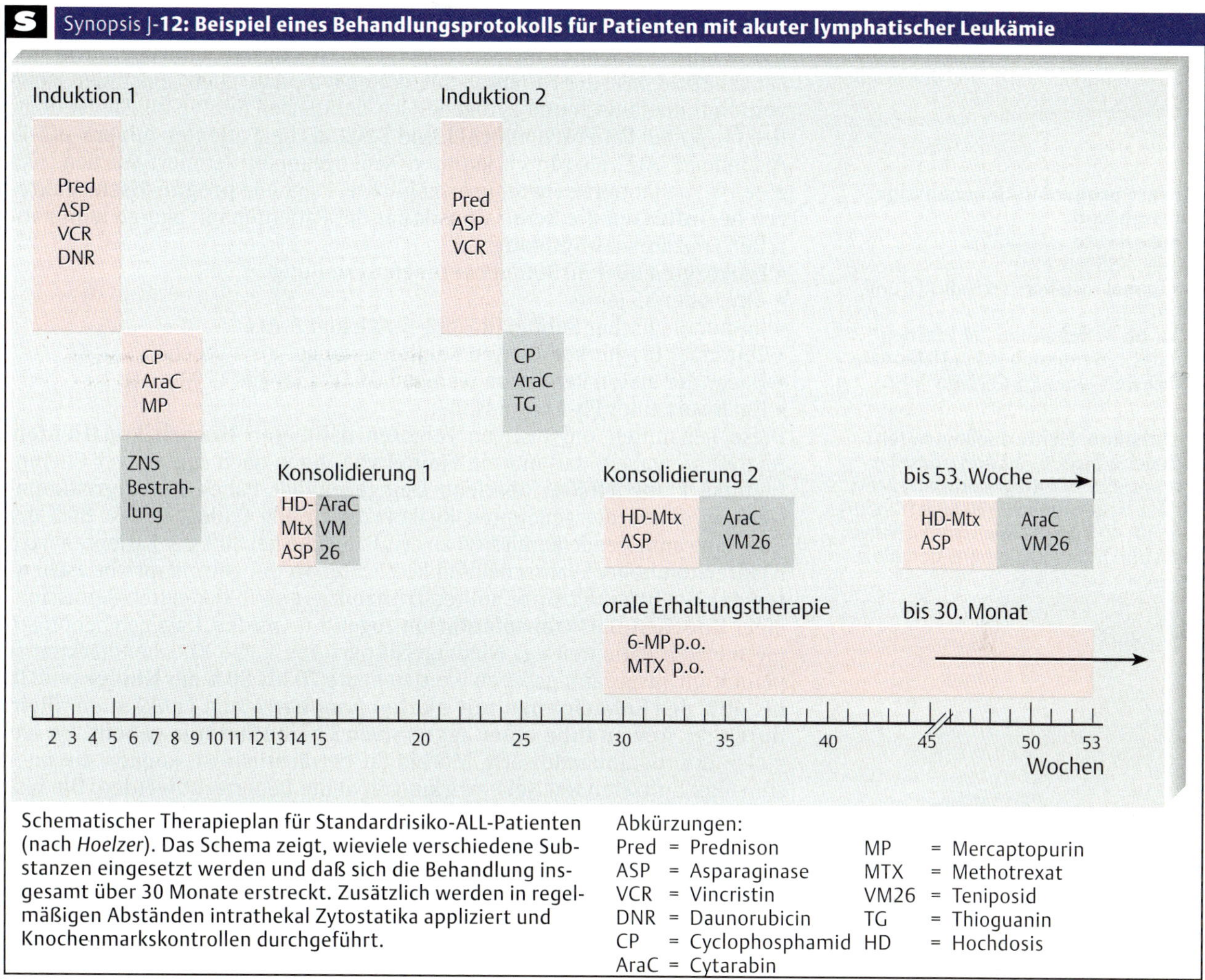

Schematischer Therapieplan für Standardrisiko-ALL-Patienten (nach *Hoelzer*). Das Schema zeigt, wieviele verschiedene Substanzen eingesetzt werden und daß sich die Behandlung insgesamt über 30 Monate erstreckt. Zusätzlich werden in regelmäßigen Abständen intrathekal Zytostatika appliziert und Knochenmarkskontrollen durchgeführt.

Abkürzungen:
Pred = Prednison
ASP = Asparaginase
VCR = Vincristin
DNR = Daunorubicin
CP = Cyclophosphamid
AraC = Cytarabin
MP = Mercaptopurin
MTX = Methotrexat
VM26 = Teniposid
TG = Thioguanin
HD = Hochdosis

Ohne Behandlung sterben die meisten **Patienten** mit akuten myeloischen oder lymphatischen Leukämien im Mittel **innerhalb von 3 Monaten**. Gleiches gilt für Patienten, die keine oder nur eine unvollständige Remission haben. **Haupttodesursachen** sind die Knochenmarkinsuffizienz (thrombozytopenische Blutungen), **Sepsis** oder andere **Infektionen** (Pilze, Viren) infolge Granulozytopenie und immunologischer Abwehrschwäche und Blutungen infolge zusätzlicher Gerinnungsstörungen einschließlich Verbrauchskoagulopathie. 30 bis 50% der Patienten sterben an **intrakraniellen Blutungen**. Blutungen in den **Magen-Darm-Kanal** sind ebenfalls häufig.

Ohne Therapie sterben die meisten **Patienten innerhalb von 3 Monaten** an **Blutungen** oder **Infektionen.**

> ***Merke.*** Um diese Komplikationen zu beherrschen, müssen frühzeitig Erythrozyten- und Thrombozytenkonzentrate, antiseptische, antimykotische und antibiotische Maßnahmen, die Darmdekontamination und intensive pflegerische Maßnahmen eingeleitet werden.

◀ **Merke**

Dagegen ist die bei hohen Leukozytenzahlen und starkem Zellabbau zu beobachtende **Hyperurikämie** mit Allopurinol und Alkalisierung des Urins relativ leicht zu beherrschen.

Die **mittlere Remissionsdauer** einer **akuten myeloischen Leukämie** beträgt etwa **12 bis 18 Monate**. Je länger sie ist, desto höher ist die Chance, mit einer aggressiven zytostatischen Therapie auch ein Rezidiv zu beherrschen. Die allogene Knochenmarktransplantation und damit die Aussicht auf Heilung wird in den meisten Fällen derzeit in der ersten Remission durchgeführt. Die **Langzeitüberlebensraten nach allogener Knochenmarktransplantation** wegen einer akuten myeloischen Leukämie liegen **bei etwa 50%**.

Die **mittlere Remissionsdauer** beträgt **12–18 Monate** bei der **AML**. Erfolgt ein erstes Rezidiv, sollte versucht werden, eine neue Remission zu induzieren und spätestens dann die Knochenmarktransplantation durchzuführen (**Langzeitüberlebensraten** 50%).

Bei der ALL hängt die Prognose vom Subtyp ab. cALL und T-ALL haben eine bessere Prognose als B- und prä-prä-B-ALL.

Weitere prognostisch ungünstige Faktoren sind:
- Leukozytose > 30 000/µl
- Alter > 35 Jahre
- immunologischer Typ Null-ALL und B-ALL
- Zeit bis 1. Remission > 4 Wochen
- Dauer 1. Remission < 12–18 Monate
- Nachweis eines Ph-Chromosoms.

Hochrisikopatienten sollten bereits nach der ersten Remission transplantiert werden. **Niedrigrisikopatienten** mit ALL haben eine 70–80 %ige (Kinder) oder 30–40 %ige (Erwachsene) Chance, allein durch Chemotherapie geheilt zu werden.

Strittig ist, ob eine besonders intensive Induktions- und Reinduktions-Chemotherapie allein ähnliche Langzeitergebnisse erzielen kann oder nicht. Die Langzeitprognose der Patienten mit akuten lymphatischen Leukämien hängt vom immunologisch und zytogenetisch definierten Subtyp ab. Sie ist deutlich besser bei Patienten mit cALL und T-ALL als bei Patienten mit prä-prä-B-ALL oder B-ALL. Hierdurch konnten Risikogruppen definiert werden, was eine risikoadaptierte Therapie ermöglichte. Folgende **prognostische Faktoren beeinflussen die Remissionsdauer** der Patienten mit akuten lymphatischen Leukämien **ungünstig**:
- Leukozyten über 30 000/µl bei Diagnosestellung
- Alter über 35 Jahre
- immunologischer Subtyp prä-prä-B-ALL und B-ALL
- Zeitdauer bis zur kompletten Remission länger als 4 Wochen
- Dauer der ersten Remission weniger als 18 oder gar 12 Monate
- Nachweis eines Ph-Chromosoms.

Diese genannten ungünstigen Faktoren definieren **Hochrisikopatienten**. Analysen ergaben, daß nur ein Fünftel von ihnen nach aggressiver Chemotherapie krankheitsfrei überlebt. Demgegenüber haben **Niedrigrisikopatienten**, denen die genannten Risikofaktoren alle fehlen, in fast 80% der Fälle eine anhaltende Remission zu erwarten, die bei 50% der Patienten nach 5 Jahren mit hoher Wahrscheinlichkeit echten Heilungen entspricht. **Patienten der Hochrisikogruppe** sollten **frühzeitig** (also in der ersten Remission) einer **Knochenmarktransplantation** zugeführt werden. Dagegen benötigen die meisten Patienten der **Niedrigrisikogruppe** keine Knochenmarktransplantation. Insgesamt gesehen werden heute **70 bis 80% der Kinder und 30 bis 40% der Erwachsenen mit akuten lymphatischen Leukämien allein durch** die **Anwendung einer aggressiven Chemotherapie geheilt**. Wenngleich die therapieinduzierte Morbidität beträchtlich ist, können die meisten akut auftretenden Nebenwirkungen heute beherrscht werden. Die bisher einzige Studie aus dem deutschsprachigen Raum ergab, daß diejenigen Kinder, die zwischen 1970 und 1973 an einer akuten lymphatischen Leukämie erkrankt waren und durch zytostatische Therapie geheilt wurden, lediglich ein Risiko von 2% für eine Zweitneoplasie nach 11 bis 14 Jahren Beobachtungszeit hatten.

Klinischer Fall

Vor 12 Jahren wurde eine damals 49jährige Frau mit den Beschwerden Leistungsabfall seit 3 Wochen, Gewichtsverlust, zunehmender Ikterus, oropharyngeale Candidiasis, Fieber, Petechien und Niereninsuffizienz stationär aufgenommen. Sie hatte eine Anämie mit einem Hb von 8,8 g%, 75 000 Leukozyten/µl, 12 000 Thrombozyten/µl, LDH 620 U/l, Harnsäure 12 mg/dl, Kreatinin 4,5 mg/dl. Unter Substitution von Erythrozyten, Thrombozyten, i.v. Elektrolytlösungen, Hydrogencarbonat und Allopurinol (wegen der Hyperurikämie) konnte ihr initialer Zustand stabilisiert und die Niereninsuffizienz korrigiert werden. Eine antibiotische und antimykotische Therapie wurde eingeleitet (Cephalosporine, Aminoglykoside, Amphotericin B). Der Blutausstrich zeigt die positive Reaktion für das Enzym terminale Desoxynucleotidyl-Transferase (TDT) in den pathologischen Blasten des Knochenmarks. Die Diagnose lautete cALL. Nach ca. 8 Wochen einer aggressiven Polychemotherapie wurde bei der Patientin eine komplette Remission erreicht, die Erhaltungstherapie wurde 2 Jahre lang durchgeführt. Die Remission hat bis heute angehalten. Die Patientin ist völlig beschwerdefrei und fühlt sich gesund.

Myelodysplastische Syndrome (MDS)

Myelodysplastische Syndrome (MDS)

Synonym (veraltet): Präleukämien

Definition ▶

Definition. Unter dem Begriff myelodysplastisches Syndrom (MDS) versteht man eine heterogene Gruppe klonaler, neoplastischer Erkrankungen der hämatopoetischen Zellen im Knochenmark. Die qualitativ veränderte Zellproliferation im Knochenmark (Dysmyelopoese) und die Zytopenie des peripheren Blutes sind die charakteristischen Befunde. Da diese Erkrankungen häufig in akute oder chronische myeloische Leukämien übergehen, bezeichnet man sie auch als **präleukämische Syndrome.**

Epidemiologie. MDS sind häufiger als die AML. Wie bei der AML sind Männer etwas häufiger betroffen, wobei 40 bis 50 % aller Patienten mit AML eine myelodysplastische Vorphase haben sollen. Der Erkrankungsgipfel ist nach dem 60. Lebensjahr, MDS wurden aber (sehr selten) auch bei Kindern unter 2 Jahren gesehen.

Epidemiologie MPS sind etwas häufiger als AML. Erkrankungsgipfel nach dem 60. Lebensjahr, Männer sind etwas häufiger betroffen.

Ätiologie und Pathophysiologie. Da beim MDS Zellen der Granulo-, Erythro- und Thrombopoese betroffen sind, muß der Defekt primär in einer pluripotenten Stammzelle aufgetreten sein. Bei über 50 % der Patienten sind klonale chromosomale Anomalien nachweisbar. Der geschädigte Klon breitet sich zunehmend im Knochenmark aus und verdrängt die normale Hämatopoese. Gleichzeitg produzieren die defekten erythro-, granulo- und thrombopoetischen Zellen des geschädigten Klons defekte und zahlenmäßig nicht ausreichende Erythrozyten, Granulozyten und Thrombozyten mit den entsprechenden klinischen Folgen.

Bezüglich des **Übergangs in eine Leukämie** bestehen zwei **theoretische Konzepte**:

- Der abnorme Zellklon stellt per se schon eine Leukämie (in der Frühphase) dar. Mit der Zeit kommt es durch zunehmende klonale Proliferation und Entdifferenzierung zwangsläufig zur Leukämie.
- Der abnorme Zellklon ist noch keine Leukämie, trägt aber das Risiko, durch zusätzliche genetische Veränderungen in eine Leukämie überzugehen.

Ätiologie und Pathophysiologie Qualitative Veränderung der Erythro-, Granulo- und Thrombopoese weist auf eine Störung auf der Ebene der pluripotenten Stammzellen hin. Mehr als 50 % der Patienten zeigen klonale Chromosomenanomalien. Durch Verdrängung der normalen Hämatopoese und reifungsgestörte Erythro-, Granulo- und Thrombopoese kommt es zur Anämie, Granulozytopenie und Thrombopenie. Die genauen Ursachen der Umwandlung in eine Leukämie sind noch unbekannt.

Klinik. Die meisten Patienten klagen über eine langsam eintretende **Leistungsminderung**, Gewichtsverlust, Fieber oder andere **Allgemeinsymptome**. Meist beruhen die Beschwerden auf einer zunehmenden **Anämie, chronischen Infekten** oder einer **Blutungsneigung**. Nur eine Minderheit der Patienten hat eine Hepatosplenomegalie.

Klinik Die meisten Patienten leiden an den Symptomen der **Anämie (Leistungsminderung)**, Granulozytopenie (**Infektionsneigung**) und Thrombopenie (**Blutungsneigung**). Eine Hepatosplenomegalie ist eher untypisch.

Laborbefunde. Im Blut besteht eine Bi- oder Panzytopenie. Die Dyserythropoese äußert sich im Auftreten einer Anämie. Die automatischen Zählgeräte zeigen oft eine **normo- oder hyperchrome Anämie**, erst die Inspektion des Blutausstriches zeigt die ausgeprägte Anisozytose, Makrozytose, Poikilozytose, aber oft auch einige Mikrozyten. Bei den meisten Patienten liegen die Leukozyten unter 4000/µl. Bei fast der Hälfte der Patienten liegen die Thrombozyten zwischen 40 000 und 100 000/µl. Im **Knochenmark** ist die **Zelldichte meist erhöht**, kann aber auch normal oder vermindert sein. Ein megaloblastischer Einschlag kommt vor. Auffallend häufig sind Sideroblasten und sogar Ringsideroblasten infolge einer Eisenverwertungsstörung. Die Granulozytopoese zeigt eine **Linksverschiebung** mit partieller **Reifungsstörung**. Myeloblasten können vermehrt sein. Der Index der alkalischen Leukozytenphosphatase kann erhöht, erniedrigt oder normal sein. Zytogenetische Untersuchungen weisen bei mehr als der Hälfte der Patienten chromosomale Anomalien nach. Die **French-American-British-(FAB-)**Klassifizierung der myelodysplastischen Syndrome unterscheidet fünf Typen (s. **J-39**). Diese Einteilung hat primär **prognostische Bedeutung** (*s. u.*).

Laborbefunde Führend ist eine **Anämie**, die hyperchrom und makrozytär sein kann. Oft besteht eine Bizytopenie oder Panzytopenie. Im **Knochenmark** ist die **Zelldichte** meist erhöht, kann jedoch normal oder sogar erniedrigt sein. Erythrozytopoese und Granulozytopoese zeigen **Reifungsstörungen**. Die Megakaryozyten können übersegmentiert und unterschiedlich groß sein. Fakultativ liegt eine mäßige **Thrombozytopenie** vor.

Die **FAB-Klassifizierung** (**J-39**) unterscheidet fünf Typen und ist von **prognostischer Bedeutung.**

J-39: FAB-Klassifikation myelodysplastischer Syndrome

Typ	Blutbild	Knochenmark	Prognose (MÜZ)
▷ Refraktäre Anämie (RA)	Blasten < 1 %, Anämie, Retikulozytopenie	Blasten < 5 %, normo- oder hyperzellulär, Dyserythropoese	50 Monate
▷ Refraktäre Anämie mit Ringsideroblasten (RARS)	wie RA	> 15 % Ringsideroblasten	50 Monate
▷ Refraktäre Anämie mit Exzeß von Blasten (RAEB)	Blasten < 5 %, mindestens Bizytopenie	5–20 % Blasten	11 Monate
▷ Refraktäre Anämie in Transformation (RAEB-T)	Blasten > 5 % oder Blasten mit Auer-Stäbchen	20–30 % Blasten oder Blasten mit Auer-Stäbchen	5 Monate
▷ Chronische myelomonozytäre Leukämie (CMML)	Monozytose > 1000/µl	zusätzlich Vermehrung monozytärer Vorstufen	11 Monate

Diagnostik, Differentialdiagnose Die Diagnose basiert auf dem hämatologischen Befund im peripheren Blut (Panzytopenie) und dem Knochenmarkbefund. **Differentialdiagnostisch** sind subakute und chronische **myeloische Leukämien** sowie eine **giftstoff- oder medikamentenbedingte Knochenmarkschädigung** abzugrenzen.

Diagnostik und Differentialdiagnose. Die Diagnose läßt sich anhand der zytologischen und histologischen Kriterien für myelodysplastische Syndrome im Knochenmark stellen. Der klinische Verdacht läßt sich äußern, wenn eine Panzytopenie mit vollem Mark und mit Reifungsstörungen der Erythrozytopoese, Granulozytopoese und Thrombopoese vorliegt, ohne daß das Bild einer akuten oder subakuten Leukämie erreicht wird. **Differentialdiagnostisch** sind vor allem akute und subakute **myeloische Leukämien**, gelegentlich auch myeloproliferative Syndrome abzugrenzen.
Man hat in einer Studie beobachtet, daß es bei 10% der Patienten mit refraktären Anämien (RA) oder RARS zu einer spontanen Rückbildung kam. Die erneute Anamnese ergab bei diesen Patienten in den meisten Fällen eine vorher nicht erkannte **Giftstoff- oder Medikamentenexposition**, was bei der Differentialdiagnose des MDS immer bedacht werden muß.

Therapie Die Behandlung ist bisher rein **symptomatisch**. Infektionen müssen umgehend antibiotisch behandelt werden, es besteht Sepsisgefahr. **Erythrozytenkonzentrate** (erst ab Hb < 8 g/dl) helfen, die Anämie auszugleichen. Speziellere Therapieansätze sind Kombinationen von hämatologischen Wachstumsfaktoren mit Zytostatika und die Knochenmarktransplantation.

Therapie. Die Behandlung ist **symptomatisch** und konzentriert sich auf die Linderung der Beschwerden, z. B. durch die **Gabe von Erythrozytenkonzentraten** (erst ab Hb < 8 g/dl). Patienten mit einem Hypersplenismus können u. U. von der Splenektomie profitieren. Infektionen müssen umgehend antibiotisch behandelt werden, es besteht Sepsisgefahr. Die Gabe von hämatopoetischen Wachstumsfaktoren (G-CSF, Erythropoetin, GM-CSF) kann bei RA und RARS Verbesserungen erzielen. Aggressive Chemotherapien wie bei einer akuten Leukämie können bei einigen Patienten eine Remission erzielen. Die Sterblichkeit unter dieser Behandlung ist jedoch hoch und rechtfertigt bei jungen Patienten mit RAEB, RAEB-T und CMML das Risiko, wenn der Krankheitsverlauf aggressiv ist und sich eine allogene Knochenmarktransplantation planen läßt. »Low-dose«-Cytarabin und Retinoide haben eine differenzierende Wirkung auf defekte hämatopoetische Vorläuferzellen, ihre Anwendung beim MDS ist jedoch bisher nicht sehr erfolgreich und nur experimentell. Der Einsatz der Knochenmarktransplantation ist dadurch begrenzt, daß das MDS überwiegend bei älteren Patienten auftritt.

Verlauf und Prognose Die Prognose ist meistens infaust. Innerhalb von 5 Jahren entwickelt sich bei den meisten Patienten eine **akute myeloische Leukämie** oder eine Smoldering-Leukämie. Andere Risiken sind Anämie, Infektionen und Blutungen.

Verlauf und Prognose. Nicht alle Patienten entwickeln eine Leukämie, dennoch ist die Prognose in der Regel infaust. Die Patienten sterben an den Folgen der Anämie, thrombopenischen Blutungen oder an einer Sepsis.
Die **Häufigkeit des Übergangs in eine akute myeloische Leukämie** richtet sich nach der FAB-Klasse:

- refraktäre Anämie 10–20%
- refraktäre Anämie mit Ringsideroblasten 10–20%
- chronische myelomonozytäre Leukämie 20–30%
- refraktäre Anämie mit hohem Blastenanteil 40–50%
- refraktäre Anämie in Transformation 60–75%.

Die **mediane Überlebenszeit beträgt 2 bis 4 Jahre bei RA oder RARS**, oft weniger als 1 Jahr bei den anderen Subtypen. Insgesamt entwickelt sich bei 80% der Patienten eine Leukämie innerhalb von 5 Jahren, oft jedoch schon innerhalb von 2 Jahren.

2.2.10 Maligne Lymphome

2.2.10 Maligne Lymphome

Definition ▶

▶ ***Definition.*** Die heterogene Gruppe der malignen Lymphome besteht aus Lymphogranulomatose (Morbus Hodgkin), Non-Hodgkin-Lymphomen, Plasmozytomen und selteneren Erkrankungen lymphatischer Organe wie z.B. der Milz und des Thymus. Die Pathogenese dieser Erkrankungen läßt sich nur aus Biologie, Entwicklung und Funktion des lymphatischen Systems verstehen. Die Auswirkungen dieser Gruppe von Erkrankungen erstrecken sich vor allem auf das Immunsystem (sogenannte sekundäre Immundefekte).

Lymphozyten

Die Lymphozyten werden in den lymphatischen Organen (Lymphknoten, Milz, Thymus) und im Knochenmark gebildet. Ihr Anteil beträgt beim Erwachsenen 25 bis 40% der Gesamtleukozyten (1000–4800 Lymphozyten/µl). Kinder und Säuglinge haben höhere Normalwerte. Nur etwa 4% aller Lymphozyten kreisen im Blut. 70% befinden sich in den lymphatischen Organen (Thymus, Lymphdrüsen, Milz, Tonsillen, intestinale lymphatische Gewebe), 10% sind im Knochenmark und 15% in den übrigen Organen. Der Erwachsene verfügt über etwa 5×10^{11} Lymphozyten (Gesamtgewicht 300–350 g). Qualitative und quantitative Veränderungen der Lymphozyten finden sich bei vielen Erkrankungen. Zu fast jedem Zeitpunkt der Entwicklung von der pluripotenten Stammzelle bis zu den reifen T- und B-Lymphozyten können Störungen auftreten, die zur Entstehung neoplastischer lymphoretikulärer Erkrankungen beitragen.

Lymphozyten

Bildungsstätten der Lymphozyten sind Lymphknoten, Milz, Thymus und das Knochenmark. Im peripheren Blut sind 25–40% der Leukozyten Lymphozyten (1000–4800 µl). Nur 4% der Lymphozyten zirkulieren im Blut, der Rest sitzt in den lymphatischen Organen (Milz, Lymphknoten, Thymus, intestinales Gewebe), im Knochenmark und in den übrigen Organen.

Die **T-Lymphozyten** sind die Träger der **zellulären Immunität**. Ihr Anteil an den Gesamtlymphozyten im peripheren Blut beträgt etwa 70%. Nach entsprechender Sensibilisierung fungieren T-Lymphozyten als sogenannte Gedächtniszellen, d.h. sie reagieren spezifisch auf einen erneuten Kontakt mit dem früheren Antigen (Beispiel: lebenslängliche Immunität gegen Kinderkrankheiten). Sie bilden **Zellmediatoren (Lymphokine)**, z.B. Interleukin-2. Die **wichtigsten Funktionen der T-Zellen** sind:

- Kooperation bei Antikörperbildung mit Helfer- und Suppressor-T-Zellen
- spezifische T-Zell-Zytotoxizität
- pathologisch Typ-IV-Reaktion (z.B. Kontaktallergie)
- pathologisch Graft-versus-host-Reaktion.

Die **T-Lymphozyten** tragen die **zelluläre Immunität**. Sie fungieren als sog. **Gedächtniszellen**, die bei erneutem Kontakt mit dem Antigen spezifisch und schnell eine erneute Abwehrreaktion einleiten. Sie spielen bei der **Typ-IV-Reaktion der Allergien**, bei der **Antikörperbildung mittels Helfer- und Suppressor-T-Zellen**, bei der **Graft-versus-host-Reaktion** und bei der **spezifischen T-Zell-Zytotoxizität** eine Rolle. Außerdem bilden sie **Lymphokine**, z.B. Interleukin-2.

Die **B-Lymphozyten** differenzieren sich auf einen antigenen Reiz hin in **Plasmazellen** und bilden **spezifische Antikörper**. Sie tragen an ihrer Oberfläche Immunglobuline. Mit Hilfe der Fc-Rezeptoren können sie IgG-Moleküle über deren Fc-Teil binden. Komplementrezeptoren (C3) befähigen sie zur Antigen-Antikörper-(Immunkomplex-)Bindung. Der Anteil der B-Lymphozyten an der Gesamtlymphozytenpopulation im peripheren Blut beträgt etwa 10%. B-Lymphozyten fungieren als Träger der **humoralen Immunität**.

Die **B-Lymphozyten** differenzieren sich zu **Plasmazellen** und bilden **Antikörper** (Träger der **humoralen Immunität**). Sie tragen Immunglobuline auf ihrer Oberfläche, außerdem haben sie Fc- und Komplementrezeptoren.

Neben T- und B-Lymphozyten verfügt der Organismus über ein **unspezifisches zelluläres immunologisches Abwehrsystem**, das vor allem von den **natürlichen Killerzellen** getragen wird. Es handelt sich auch hier um eine in sich heterogene Zellpopulation. Für die Krebs-Immuntherapie scheint von Bedeutung zu werden, daß sich das System der natürlichen Killerzellen mit **Interleukin-2** stimulieren läßt.

Die **natürlichen Killerzellen** sind eine dritte Gruppe der Lymphozyten, **unabhängig von B- und T-Lymphozyten,** die bei der Krebs-Immuntherapie (nach **Stimulierung mit Interleukin-2**) Bedeutung erlangt haben.

Die qualitative und quantitative Untersuchung der unterschiedlichen Lymphozytenpopulationen wird heute mit monoklonalen Antikörpern mittels Immunfluoreszenz oder automatisierter technischer Geräte (FACS) durchgeführt. Um die komplizierte Nomenklatur verständlicher zu machen, wurden in den letzten Jahren mehrere Workshops abgehalten, die der Charakterisierung der **Lymphozyten-Differenzierungsantigene** dienten. Hierbei wurden sog. **Cluster der Differenzierung** (CD) festgelegt. ▤ J-**36**, *S. 1409*, zeigt, wie **CD-Typen** zur Subklassifizierung von Leukämie eingesetzt werden.

Die Typisierung der verschiedenen **Lymphozyten-Subklassen (CD-Typen)** ist in den letzten Jahren mittels monoklonaler Antikörper und Immunfluoreszenz immer komplexer und wichtiger geworden (▤ J-**36**, *S. 1409*).

Lymphozytose. Im Säuglings- und Kindesalter ist eine Vermehrung der Lymphozyten (bis über 10000/µl) im peripheren Blut normal bzw. begleitet viele harmlose Infektionen. Eine **relative Lymphozytose** entsteht, wenn die Granulozytenzahl vermindert ist und damit der relative Prozentsatz der Lymphozyten steigt, auch wenn die absolute Zahl der Lymphozyten sich nicht verändert hat. Von klinischer Bedeutung ist dagegen eine **absolute Lymphozytose**, wenn die **Lymphozyten** im peripheren Blut auf **über 4800/µl** ansteigen. Beim Erwachsenen kommt dies während der »lymphozytären Heilphase« im Rahmen von Infekten vor. Eine Lymphozytose findet man außerdem charakteristischerweise **bei viralen Infekten** wie Zytomegalie, Mononukleose, Mumps, Röteln, Hepatitis, außerdem bei **Keuchhusten** sowie bei der **Tuberkulose**, bei **Lues** und bei der **Toxoplasmose**. Nichtinfektiöse, **inflammatorische Ursachen einer Lymphozytose** können sein:

- Morbus Crohn
- Colitis ulcerosa
- Vaskulitiden
- Serumkrankheit.

Lymphozytose Im Säuglings- und Kindesalter sind die Lymphozyten physiologisch vermehrt. Eine **relative Lymphozytose** entsteht, wenn die Granulozytenzahl vermindert ist. Wichtiger ist die **absolute Lymphozytose,** wenn die **Lymphozytenzahl im Blut 4800/µl übersteigt**. Beim Erwachsenen findet man eine Lymphozytose während der »lymphozytären Heilphase« im Rahmen von Infektionen, bei **viralen, einigen bakteriellen**, bei **nichtinfektiösen inflammatorischen** und einigen **endokrinen Erkrankungen.**

Eine **Lymphozytenvermehrung** im Knochenmark findet man bei **Lymphomen**, beim **Felty-Syndrom** und bei **Autoaggressionserkrankungen**.

Endokrine Ursachen sind Thyreotoxikose und Morbus Addison.
Eine **Vermehrung lymphatischer Zellelemente im Knochenmark** findet sich vor allem **bei** den **chronisch-lymphatischen Leukämien und anderen Non-Hodgkin-Lymphomen**, beim **Felty-Syndrom** und bei **Autoaggressionserkrankungen**.

Lymphozytopenie Eine **relative Lymphozytopenie** entsteht durch eine Erhöhung der Granulozytenzahl, z. B. bei **viralen Infekten**.
Absolute Lymphozytopenien beim **Cushing-Syndrom**, bei Cortison- oder Zytostatikatherapie, bei **Lymphogranulomatose**, bei **Miliartuberkulose**, **Nierenversagen**, **Lupus erythematodes** und **AIDS**.

Lymphozytopenie. **Relative Lymphozytopenien** findet man **initial auch bei** vielen **viralen Infektionen.**
Absolute Lymphozytopenien finden sich beim **Cushing-Syndrom** und bei Therapie mit Cortison, bestimmten Zytostatika und nach Radiatio. Sie kommen vor bei Patienten mit **Lymphogranulomatose**, schwerer **Miliartuberkulose**, beim **Nierenversagen** und beim **Lupus erythematodes**. Schwere Lymphozytopenien mit einem deutlichen Abfall der T-Helfer-Lymphozyten finden sich bei **AIDS**-Infizierten.

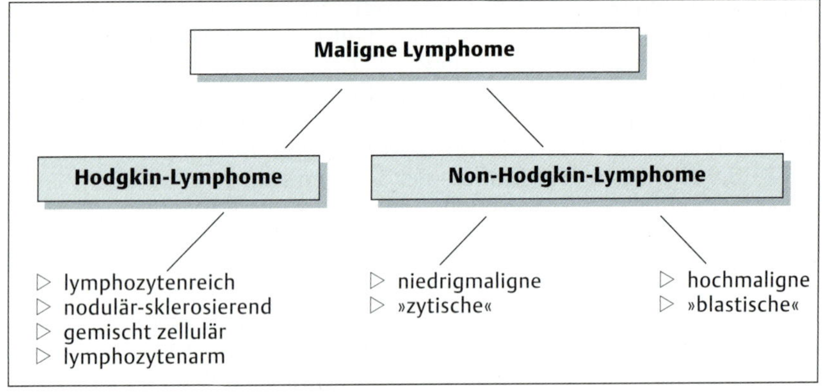

J-18: Einteilung der malignen Lymphome.

Morbus Hodgkin (Lymphogranulomatose)

Morbus Hodgkin (Lymphogranulomatose)

Definition ▶

Definition. Das Hodgkin-Lymphom zählt zu den malignen Lymphomen (**J-18**) und ist gekennzeichnet durch den histologischen Nachweis von ein- (= Hodgkin-Zellen) und mehrkernigen (= Sternberg-Zellen) Riesenzellen. Initial ist ein solitärer Lymphknoten befallen, später erfolgt eine lymphogene Ausbreitung und schließlich auch ein hämatogener Befall parenchymatöser Organe.

Epidemiologie Pro Jahr und 100 000 Einwohner erkranken 3 bis 5 Personen. Farbige erkranken seltener. Die **Erkrankungsinzidenz** hat zwei **Gipfel, um das 25. und** um das **70. Lebensjahr**. Männer erkranken häufiger als Frauen. Es gibt Häufungen der Erkrankungen in bestimmten Berufsgruppen (holzverarbeitende und chemische Industrie) sowie bei Familienangehörigen von Morbus-Hodgkin-Patienten.

Epidemiologie. Pro Jahr und 100 000 Einwohner ist unter der weißen Bevölkerung mit 3 bis 5 Erkrankungen zu rechnen. Bei Farbigen kommt die Lymphogranulomatose seltener vor. In Europa und in den USA steigt die Inzidenz leicht an. Die **Erkrankungsinzidenz** hat **zwei Gipfel**, der erste liegt **um das 25.**, der zweite **um das 70. Lebensjahr**. Besonders im höheren Lebensalter nimmt die Erkrankungshäufigkeit zu. Männer erkranken etwas häufiger als Frauen (5 : 3). Arbeiter in der holzverarbeitenden Industrie (Schreiner, Papierfabrikarbeiter), der chemischen (Benzol) und Gummiindustrie sollen ein relativ erhöhtes Risiko von 1,6 bis 1,9, Familienangehörige von Hodgkin-Kranken ein dreimal höheres Risiko für die Krankheit haben.

Ätiologie und Pathophysiologie Der Ursprung des Morbus Hodgkin und der für ihn **charakteristischen Sternberg-Reed- und Hodgkin-Zellen** (**J-19**) ist unbekannt.

Ätiologie und Pathophysiologie. Ursache und Entstehung der Erkrankung sind noch unklar. Die histologische Diagnose basiert auf dem Nachweis von **mehrkernigen Sternberg-Reed-Zellen** und **einkernigen Hodgkin-Zellen** (**J-19**). Wenngleich das histologische Bild der Erkrankung schon früh Spekulationen im Sinne einer chronischen Infektionserkrankung nährte, liegen hierfür keine schlüssigen Beweise vor. Ärzte erkranken nicht häufiger als die übrige Bevölkerung. Kürzlich wurde festgestellt, daß ein Fünftel der Patienten mit Lymphogranulomatose in ihren Sternberg-Riesenzellen das Genom des Epstein-Barr-Virus trägt. Die Ursache hierfür ist unklar.

Histopathologie. Auch die Genese der **Hodgkin- und Sternberg-Riesenzellen** ist unbekannt. Bei fast allen Patienten mit Lymphogranulomatose exprimieren die malignen Zellen **Marker der Lymphozytenaktivierung** wie Interleukin-2-Rezeptoren (CD25), HLA-DR-Antigene und Ki-1 (CD30).
Histopathologische Klassifikation: Seit der Konferenz von **Rye** (bei New York) unterteilt man in:

- lymphozytenreicher Typ (LP) 5–10%
- nodulär-sklerosierender Typ (häufigste Form) (NS) 60–80%
- gemischtzelliger Typ (MC) 15–20%
- lymphozytenarmer Typ (LD) 1– 5%

  Der lymphozytenarme Typ wird zusätzlich untergliedert in:
  - diffus fibrosierend
  - retikulär.

Histopathologie Nach der **Rye-Klassifikation** unterscheidet man vier Typen mit folgenden Häufigkeiten:

- lymphozytenreicher Typ (LP): 5–10%
- nodulär-sklerosierender Typ (NS): 60–80%
- gemischtzelliger Typ (MC): 15–20%
- lymphozytenarmer Typ (LD): 1–5%.

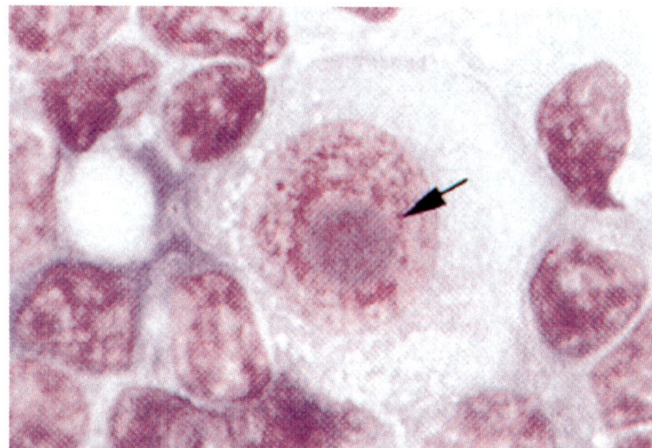

a Hodgkin-Zellen.

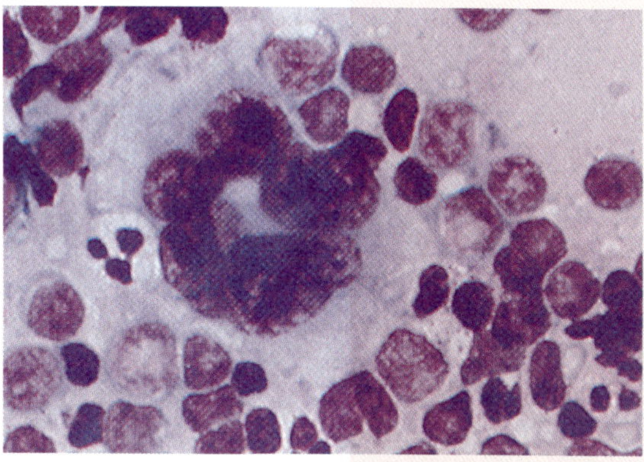

b Sternberg-Reed-Zellen.

J-**19 a, b: Zytologische Befunde bei Morbus Hodgkin.**

In der Regel bleibt bei einem Patienten mit Morbus Hodgkin **der histologische Typ** im Verlauf der Erkrankung und **auch unter der Therapie derselbe**. In einigen wenigen Fällen kann er sich jedoch verändern, und zwar fast immer in Richtung ungünstigerer Prognose. Dies passiert am häufigsten beim gemischtzelligen und lymphozytenreichen Typ. Früher ging man davon aus, daß eine Beziehung zwischen histologischem Typ und allgemeiner Krankheitsprognose besteht, wobei der lymphozytenreiche Typ die beste und der lymphozytenarme Typ die schlechteste Prognose hatte. Dies mag z.T. daran gelegen haben, daß Patienten mit lymphozytenreichem Morbus Hodgkin oder nodulärer Sklerose häufig bereits in den Stadien I und II erkannt wurden, während Patienten mit gemischtzelligem oder lymphozytenarmem Morbus Hodgkin erst in den fortgeschrittenen Stadien III und IV zur Vorstellung kamen (bzgl. Stadieneinteilung s. J-**13**).
Heute verfügt man über wesentlich effektivere Behandlungsmöglichkeiten, und der histologische Subtyp scheint für das Ansprechen und die allgemeine Prognose bei stadiengerechter Durchführung der Therapie keine wesentliche Rolle mehr zu spielen (dies gilt nicht für den **diffus fibrosierenden Subtyp des lymphozytenarmen Morbus Hodgkin**, der per se immer noch eine **schlechte Prognose** trägt) (J-**13**).

Mit den heutigen Behandlungsmöglichkeiten und bei stadiengerechter Therapie sind die **prognostischen Unterschiede der verschiedenen histologischen Subtypen weitgehend verschwunden**, mit der **Ausnahme** des **lymphozytenarmen Subtyps**, der weiterhin eine **schlechte Prognose** hat. In einem Teil der Fälle ändert sich der histologische Typ im Verlaufe der Erkrankung oder unter der Therapie, fast immer in Richtung ungünstigerer Prognose. Patienten mit gemischtzelligem oder lymphozytenarmem Typ befinden sich bei Stellung der Diagnose bereits häufig in einem fortgeschrittenen Stadium (**J-13**).

Klassifikation. Klinische Beobachtungen sprechen dafür, daß die **Lymphogranulomatose an einer einzelnen Manifestation** z.B. im Halsbereich **beginnt** und sich von dort entgegen dem Lymphstrom **von einer Lymphknotenstation zur nächsten kontinuierlich ausbreitet**. Beginnt sie im Halsbereich, so werden das Mediastinum und dann über den Ductus thoracicus die paraaortalen Lymphknoten und die Milz befallen. Von der Milz greift die Lymphogranulomatose über den Blutweg auf die Leber über. J-**48**, *S. 1431* **zeigt die Stadieneinteilung des Morbus Hodgkin in Anlehnung an die Ann-Arbor-Klassifikation. Extralymphatische Herde** werden mit **»E«** bezeichnet. Den extralymphatischen Befall sieht man am häufigsten

Klassifikation Die entartete lymphoretikuläre Zelle (B-Lymphozyt?) entsteht **unilokulär** z.B. in einem zervikalen **Lymphknoten** am Hals und **breitet sich von** dort entgegen dem Lymphstrom von **einer Lymphknotenstation zur nächsten kontinuierlich aus.**
Die **klinische Stadieneinteilung** des Morbus Hodgkin **nach der Ann-Arbor-Klassifikation findet sich in** J-**48.**

S Synopsis J-**13: Morbus Hodgkin**

Schematische Darstellung der Ausbreitung eines Morbus Hodgkin entgegen dem Lymphstrom und die entsprechende Stadieneinteilung

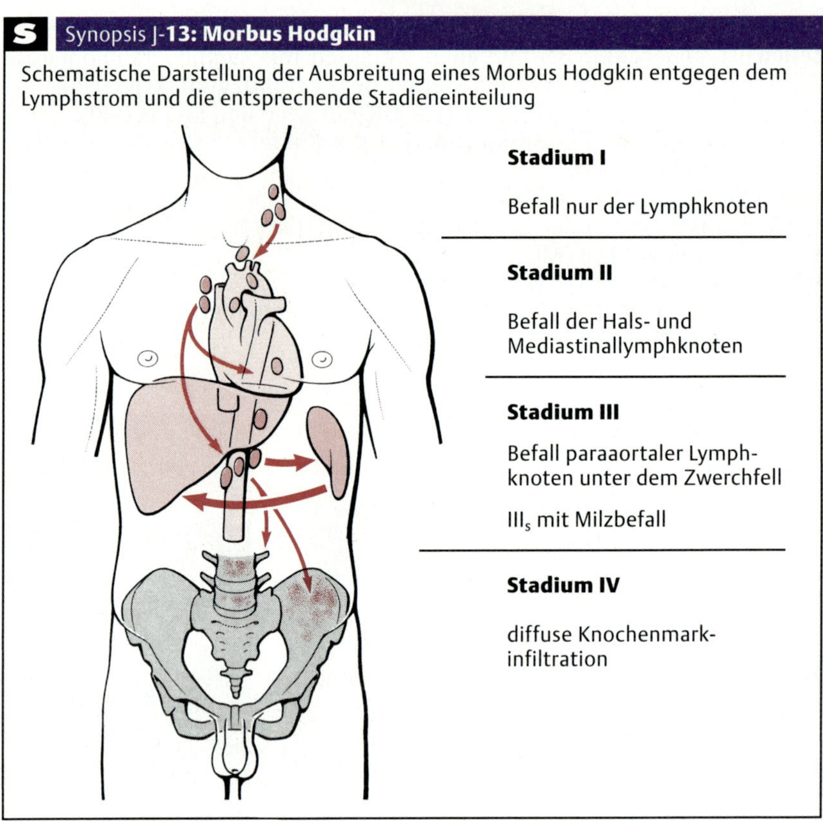

beim Übergreifen der Erkrankung vom Mediastinum auf die Lungen (z.B. Stadium II E). Dennoch kann es manchmal schwierig sein, zu entscheiden, ob ein extralymphatischer Befall eines inneren Organs (z.B. I E) oder ein Stadium IV vorliegt. Der **Milzbefall** wird mit **»S«** bezeichnet. Splenomegalie kommt vor, auch ohne daß sich später bei der pathologischen Untersuchung ein Milzbefall nachweisen läßt. Viel wichtiger ist aber, daß die Milz in 30 bis 50% der Fälle befallen ist, auch wenn alle klinischen Untersuchungen negativ ausfallen. Die Milz kann auch befallen sein, wenn die retroperitonealen Lymphknoten histologisch frei sind. Beim lymphozytenreichen Typ ist ein Milzbefall selten, wenn als einzige Region die rechtszervikalen Lymphknoten betroffen sind. Bei Befall der Leber ist die Milz **immer** befallen, umgekehrt ist bei Befall der Milz die Leber nur in 40% ebenfalls betroffen.

Der Milzbefall wird mit **»S«** und extralymphatische Herde werden mit **»E«** bezeichnet.
Die Milz kann in 30–50% der Fälle befallen sein, auch wenn alle klinischen Untersuchungen negativ ausfallen.

Merke ▶

Merke. Man unterscheidet außerdem **A**- und **B-Stadien**. Patienten mit ungeklärtem Gewichtsverlust, Fieber, Nachtschweiß werden als »B« klassifiziert, **alle ohne diese Allgemeinbeschwerden** sind **»A«.**

Klinik Bei vielen Patienten werden **schmerzlose Lymphknotenschwellungen** auffällig, die überwiegend im Halsbereich lokalisiert sind. In anderen Fällen bestimmen die **B-Symptome** das klinische Bild. Sie sind auch von prognostischer Bedeutung. **Hautjucken** und der oft zitierte, aber **seltene Alkoholschmerz** sind von keinem prognostischen Wert.

B-Symptome sind:
- ungeklärter Gewichtsverlust (> 10% des KG innerhalb 6 Monaten)
- erhöhte Temperaturen > 30°C, undulierend (sog. Pel-Ebstein-Fieber)
- Nachtschweiß

Klinik. Die meisten Patienten präsentieren sich mit einer **schmerzlosen Lymphknotenschwellung im Halsbereich**. Sie wird z.B. beim Rasieren zufällig entdeckt. **Hautjucken** tritt initial bei 10 bis 15% der Patienten auf, im späteren Krankheitsverlauf bei bis zu 85%, es hat keinen eigenständigen prognostischen Wert (kein B-Symptom, wie früher vermutet). Der viel zitierte **Alkoholschmerz** in den betroffenen Lymphknoten wird nur von relativ wenigen Patienten angegeben (< 10%) und ist nur von diagnostischem, nicht von prognostischem Wert. Viel wichtiger für die spätere Entscheidung, weil prognostisch ungünstiger, sind die sogenannten B-Symptome: **nach ihnen sollte bei der Anamnese immer gefragt werden:**
- ungeklärter Gewichtsverlust von mehr als 10% des Körpergewichts innerhalb der letzten 6 Monate
- unklares undulierendes Fieber mit Temperaturen über 38°C (sog. Pel-Ebstein-Fieber)
- Nachtschweiß.

Die B-Symptome beeinträchtigen das Befinden des Patienten (Leistungsknick, Schweißneigung, Libidoverlust, Tachykardie). Dazu kommt oft besonders bei fiebernden Patienten eine **Anämie**, die die Allgemeinsymptome verstärkt. Es handelt sich in den meisten Fällen um eine Tumoranämie **mit niedrigem Serumeisen** und **hohem Serumferritin**. Selten ist eine immunhämolytische Anämie mit positivem Coombs-Test.
Bei der **klinischen Untersuchung** fühlen sich die **Lymphome gummiartig** an und sind zunächst nicht miteinander verbacken. Gegen die Unterlage und die Haut darüber lassen sie sich verschieben. Bei mediastinalem Befall ist das Röntgenbild der Lunge charakteristisch. Die mediastinalen Lymphome setzen sich scharf gegen die Lungenfelder ab (J-**20**). Die Lymphome sind beiderseits nachweisbar, jedoch nicht symmetrisch. Manchmal findet man nur einen Hilusbefall. Trachea und anliegende Bronchien können von außen komprimiert werden. Bei großen Lymphomen ist der venöse Blutfluß zum Herzen hin behindert. Hierdurch kommt es zu einer **oberen Einflußstauung**, der Hals schwillt an **(Stokes-Kragen)**. Die Patienten sind kurzatmig. In anderen Fällen beruht die Atemnot auf einem Übergreifen hilärer oder mediastinaler Herde auf die Lunge. Sehr selten können die Lungen auch primär befallen sein. Ebenso selten ist das Mediastinum die einzige Manifestation des Morbus Hodgkin. Diagnostische Schwierigkeiten erlebt man mit dem sog. **abdominellen Hodgkin**, dem isolierten Befall der retroperitonealen Lymphknoten mit und ohne Milz- und Leberbefall.

Hinzu kommt oft eine **Tumoranämie** (niedriges Serumeisen, hohes Ferritin). Die **Lymphome** sind meist **gummiartig und gut verschieblich**. Bei mediastinalem Befall setzen sich die Lymphome im Röntgenbild scharf von der Lunge ab (J-**20**). Trachea und Bronchien können komprimiert werden, bei einer **oberen Einflußstauung** entsteht der sog. **Stokes-Kragen.** Sehr selten ist der primäre **Befall der Lunge** oder ein alleiniger mediastinaler Befall. Diagnostisch schwierig ist der **abdominelle** Hodgkin, d. h. der isolierte Befall retroperitonealer Lymphknoten, von Milz und Leber.

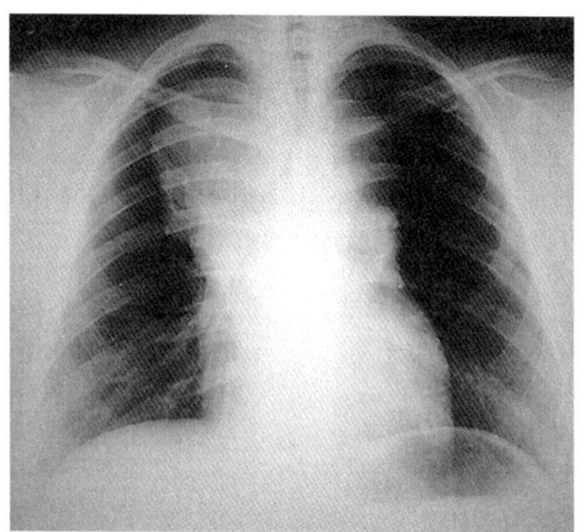

a Rechtsbetonte mediastinale Lymphome **vor** Therapie.

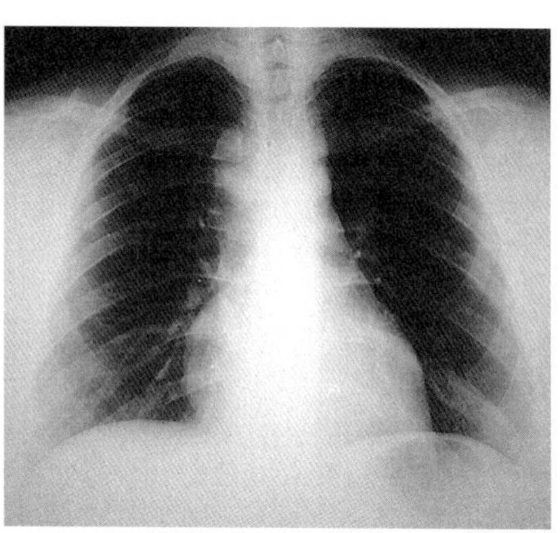

b Nach 1 Kurs COPP-Chemotherapie.

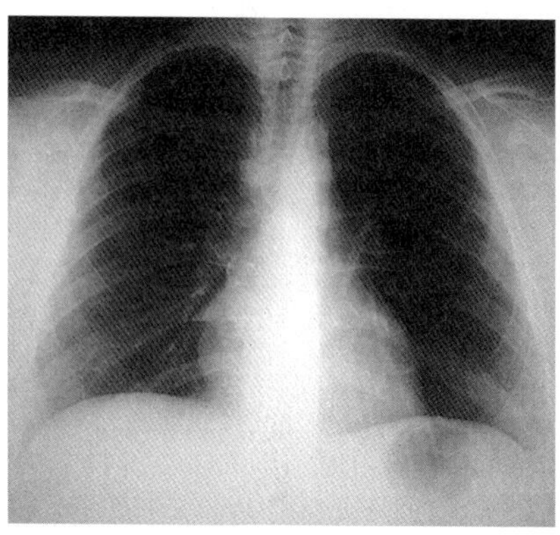

c 3 Jahre später (anhaltende klinische Vollremission).

J-**20 a–c: Morbus Hodgkin** Stadium IIB: Röntgenbefund einer 28jährigen Patientin.

Eine der **gefährlichsten Komplikationen** des Morbus Hodgkin ist der **Befall des Rückenmarks**. Von paravertebralen Lymphknoten greift der Tumor durch die Foramina intervertebralia in den Spinalkanal über und komprimiert das Rückenmark. **Rückenschmerzen, Schwäche in den Beinen, Inkontinenzbeschwerden** erfordern die sofortige diagnostische Abklärung. Ein eigenständiger Befall des **ZNS** ist selten, wird neuerdings aber bei **AIDS**-Infizierten beobachtet. Häufiger sind **paraneoplastische Syndrome:**
- progressive multifokale Leukoenzephalopathie
- zerebelläre Degeneration
- Guillain-Barré-Syndrom
- sensorische und motorische Neuropathien.

Ein Einwachsen in den Spinalkanal mit **Kompression des Rückenmarks** ist selten, aber gefährlich. Häufiger sind **paraneoplastische neurologische Syndrome.** Bei AIDS-Patienten kann der Morbus Hodgkin auch primär im ZNS auftreten.

Laborbefunde. Einige Laborbefunde sind für die Lymphogranulomatose typisch und teilweise auch von prognostischer Bedeutung. Für diese Erkrankung spezifisch sind sie jedoch nicht. Ein sog. Tumormarker wurde bisher nicht entdeckt. Oft ist in diesen Fällen das **Serumalbumin vermindert**, und/oder es findet sich in der Serumelektrophorese eine Alpha$_2$-Globulin-Vermehrung. Patienten mit länger bestehender Erkrankung entwickeln eine **Anämie**. Auch sieht man eine **Eisen/Ferritin-Dissoziation im Serum**: Das

Laborbefunde Von den wichtigen Laborwerten haben vor allem die **BSG-Beschleunigung**, der **Albuminmangel** im Serum, die **Eisen/Ferritin-Dissoziation** und **pathologische Leberwerte** (als Hinweis auf einen **Leberbefall**) prognostische Bedeutung.

Oft sind pathologische Laborwerte mit B-Symptomatik und/oder fortgeschrittenen Tumorstadien assoziiert. Patienten mit länger bestehender Erkrankung entwickeln eine **Anämie**, selten kommt eine immunologisch bedingte hämolytische Anämie mit entsprechenden Laborwerten vor. Weitere häufige Befunde sind **Eosinophilie** und **Monozytose**. Eine Lymphozytopenie ist ein prognostisch negativer Marker. Selten ist ein tumorassoziiertes nephrotisches Syndrom mit entsprechenden Albuminverlusten im Urin.

Serumeisen ist erniedrigt, Ferritin dagegen erhöht bis stark erhöht. Zugrunde liegt eine Eisenverwertungsstörung. Eine **beschleunigte Blutsenkungsgeschwindigkeit** findet sich bei 50% der Patienten und ist besonders mit dem Vorhandensein einer B-Symptomatik oder einem fortgeschrittenen Erkrankungsstadium assoziiert.

Eine Granulozytose findet man bei 25% der Patienten, eine Neigung zur **Eosinophilie** und **Monozytose** wurde auch beschrieben. Eine Lymphozytopenie (< 1000/µl) tritt bei 20% der Patienten auf und ist ein prognostisch negativer Marker. Sie ist besonders häufig beim lymphozytenarmen Subtyp und in fortgeschrittenen Stadien. Auf die defekte zelluläre Immunität der Patienten weisen negative oder nur schwach positive Hautreaktionen vom verzögerten Typ gegen Tuberkulin und andere sog. Recall-Antigene hin. Die Einschränkung der zellulären Immunität ist ein prognostischer Faktor. Eine Thrombozytose findet man bei 10% der Patienten, eine Thrombozytopenie kommt in fortgeschrittenen Stadien durch Infiltration des Knochenmarks und Verdrängung der gesunden Thrombopoese vor.

Eine **Infiltration des Knochenmarks** ist initial oft asymptomatisch und wird bei 10–20% der Patienten gefunden. Dies bedeutet automatisch **Stadium IV**.

Eine **Infiltration des Knochenmarks** ist initial oft asymptomatisch und wird bei 10–20% der Patienten gefunden. Dies bedeutet automatisch **Stadium IV.**

Merke ▶

▶ ***Merke.*** Da die Infiltration fokal sein kann, braucht man zur sicheren Diagnose mehrere, am besten bilaterale Knochenmarkbiopsien.

Bei **Leberbefall** können bestimmte **Leberparameter (alkalische Phosphatase, Gamma-GT, Transaminasen)** im Serum **erhöht** sein. Selten ist eine autoimmunologisch bedingte hämolytische Anämie assoziiert, die bei positiven Coombs-Tests entsprechende Laborparameter verändert (Anstieg der Serum-LDH, des indirekten Bilirubins, Abfall des Haptoglobins usw.). In einzelnen Fällen wurde ein tumorassoziiertes nephrotisches Syndrom mit entsprechenden Albuminverlusten im Urin beobachtet, das möglicherweise durch die Bildung und Anlagerung von Immunkomplexen in den Glomerula zustande kommt.

Diagnostik, Differentialdiagnose

Unklares, eventuell undulierendes Fieber, Nachtschweiß, Gewichtsabnahme, Hautjucken und z. B. zervikale Lymphknotenschwellungen lenken den Verdacht auf eine Lymphogranulomatose. Zur Diagnosesicherung bedarf es in jedem Fall einer **Lymphknotenbiopsie** (Leistenlymphknoten sind wenig geeignet).

Zum Tumorstaging gehören folgende Untersuchungen (*s. a.* ▤ J-**40** und J-**41**:

- Röntgen-Thorax in zwei Ebenen
- CT-Abdomen
- bei negativem CT Lymphangiographie
- Knochenmarkbiopsie
- Splenektomie/Leberbiopsie.

Diagnostik und Differentialdiagnose. Unklares, eventuell undulierendes Fieber, Nachtschweiß, Gewichtsverlust, eventuell Hautjucken und palpable Lymphome wecken den Verdacht auf eine Lymphogranulomatose. Die Diagnose muß immer durch die histologische Untersuchung eines exstirpierten Lymphknotens (Leistenlymphknoten sind wegen häufiger unspezifischer Veränderungen meist ungeeignet) gesichert werden. Da Art und Intensität der Behandlung von der Ausbreitung abhängen, werden klinische Untersuchungen zur Festlegung der Tumorausdehnung (sog. Tumor-Staging) benötigt.

Zum Tumorstaging gehören folgende Untersuchungen (*s. a.* ▤ J-**40** und J-**41**):

- Röntgen-Thorax, CT-Thorax (Mediastinalbefall?)
- Computertomographie des Abdomens (Lymphome am Milzhilus, Truncus coeliacus, Mesenterium oder Leberhilus?)
- Beckenstanze mittels Jamshidi- oder Ulmernadel (Knochenmark histologisch frei?)
- bei negativem CT pedale Lymphangiographie (iliakale oder paraaortale Lymphknoten befallen?)
- diagnostische Laparotomie mit Splenektomie und Biopsie der Leber.

Auf die Lymphographie kann im allgemeinen verzichtet werden, wenn ein Lymphombefall in der Iliakal- bzw. Paraaortalregion sonographisch oder im CT nachweisbar ist oder sich aus dieser Untersuchung keine Änderung des Tumorstadiums ergeben würde (z. B. Stadium IV). Die explorative Laparotomie mit Splenektomie (sog. Staging-Laparotomie) zur pathohistologischen Klassifizierung ist indiziert, wenn sich dadurch das klinische Stadium ändern würde und diese Stadienänderung eine andere Therapieplanung erfordern würde.

J-40: Standardisierte Diagnostik der Lymphogranulomatose

Untersuchungsprogramm (obligatorisch für alle Verdachtsfälle)	Weiterführende Untersuchungen
▷ Anamnese, unter besonderer Berücksichtigung der B-Symptome (Fieber, Nachtschweiß, Gewichtsverlust)	▷ Laboruntersuchungen: LDH, GPT, Gamma-GT, alkalische Phosphatase, Bilirubin, Gesamteiweiß, Elektrophorese, evtl. quantitative Immunglobuline
▷ allgemeine klinische Untersuchung einschließlich Lymphknotenstatus, Leber- und Milzgröße, Körpergröße, Gewicht	▷ Knochenmarkbiopsie (Histologie)
▷ Labor: BSG, großes Blutbild, Elektrophorese, Ausschluß anderer Ursachen für Lymphknotenvergrößerungen durch serologische Untersuchungen	▷ Lymphographie bzw. Computertomographie des Retroperitoneums
▷ Probeexzision (Lymphknotenexstirpation)	▷ Sonographie der Leber, Milz und des Retroperitoneums
▷ jede länger als 3 Wochen bestehende ungeklärte Lymphknotenvergrößerung bedarf der histologischen Abklärung	▷ Gallium-Ganzkörper-Szintigramm, Knochenszintigramm, beide fakultativ
▷ Röntgenuntersuchungen: Thorax in zwei Ebenen	▷ im klinischen Stadium I bis III A: explorative Laparotomie mit Splenektomie, sofern sich daraus therapeutische Konsequenzen ergeben
	▷ Computertomographie zur Bestrahlungsplanung
	▷ bei Verdacht auf weiteren Organbefall entsprechende weiterführende Untersuchungen

J-41: Mögliche chirurgische Maßnahmen (»intraoperatives Staging«) beim Morbus Hodgkin

▷ Splenektomie	▷ Palpation, Inspektion und Biopsie der iliakalen Lymphknoten (*siehe Lymphographie bei verdächtigen Lymphknoten*)
▷ Entfernung von Lymphknoten am Gefäßstiel der Milz und am Pankreasschwanz	▷ Bei weiblichen Patienten fakultative Oophoropexie (beide Ovarien an der Hinterfläche des Uterus in der Mittellinie)
▷ Aufsuchen von Lymphknoten an der großen Kurvatur des Magens	▷ Exploration der oberen paraaortalen Lymphknoten und der Lymphknoten der Leberpforte
▷ Hochziehen und Ausbreiten des großen Netzes und des Colon transversum mit Inspektion der Mesenterialwurzel	▷ Leberkeilexzision rechts und links etwa 2 cm tief, Leberpunktionen links und rechts mit 1,6-mm-Menghini-Nadel
▷ Inspektion des gesamten Dünndarmmesenteriums mit Entnahme eines oder mehrerer Lymphknoten	
▷ Bei eventriertem Dünndarm: Spalten des Retroperitoneums und Inspektion der unteren paraaortalen Lymphknoten bis zur Bifurkation.	

In der Literatur ist die **Indikation zur Staging-Laparotomie** in den letzten Jahren immer **zurückhaltender gefaßt** worden. Die diagnostische Laparotomie ist nicht angezeigt, wenn ein Stadium III B/IV vorliegt und in jedem Fall chemotherapiert werden muß. Dagegen muß die Laparotomie in den Stadien II A und III A diskutiert werden, wenn bei fehlendem Milzbefall nur eine Bestrahlung durchgeführt werden soll. Das **Galliumszintigramm** zeigt eine erhöhte szintigraphische Aktivität in vom Morbus Hodgkin befallenen Organen und Lymphknoten. Diese Untersuchung ist kostspielig und eher **zur Verlaufskontrolle** nach Therapie geeignet, z.B. wenn in Organen wie der Lunge noch Restveränderungen bestehen, die sowohl Narben als auch aktiver Morbus Hodgkin sein können. Um eine Aussage treffen zu können, muß ein Vergleichs-Galliumscan von einem Zeitpunkt vor Beginn der Therapie vorliegen. J-**40** und J–**41** stellen die derzeitige Diagnostik dar.

Die Indikation der diagnostischen Splenektomie ist im Einzelfall zu prüfen und wird in letzter Zeit zurückhaltend gestellt. Der Grund ist, daß mehr Patienten ohnehin wegen der guten Ergebnisse chemotherapiert werden. Ein Galliumszintigramm kann zur Verlaufskontrolle behilflich sein, wenn ein Vergleichsscan (vor Therapiebeginn) vorliegt.

Die **Differentialdiagnose** ist in erster Linie gegenüber den malignen **Non-Hodgkin-Lymphomen** zu stellen und gegenüber sämtlichen **entzündlichen Erkrankungen des lymphoretikulären Systems** (z.B. Toxoplasmose, Bang, infektiöse Mononukleose, AIDS, Katzenkratzkrankheit, Sarkoidose usw.).

Die **Differentialdiagnose** erstreckt sich vor allem auf die malignen **Non-Hodgkin-Lymphome** und auf alle anderen **entzündlichen lymphoretikulären Erkrankungen** (z.B. Toxoplasmose, infektiöse Mononukleose, AIDS, Sarkoidose usw.).

Therapie **Die Therapie muß stadiengerecht erfolgen.**
Die **lokoregionären Frühstadien** der Erkrankung werden durch die **Radiotherapie** in der Regel geheilt. Die **Spätstadien** werden **initial polychemotherapiert.**

Therapie. **Die Behandlung muß stadiengerecht** erfolgen. Grundsätzlich gibt es drei Therapiemodalitäten:

- Strahlentherapie
- Polychemotherapie
- kombinierte Polychemotherapie und Strahlentherapie.

Etwas verallgemeinernd kann man sagen, daß die **lokoregionär begrenzten Frühstadien** eher **radiotherapiert**, die **fortgeschrittenen Spätstadien** bevorzugt **chemotherapiert** werden. Bei der Kombination von Radio- und Chemotherapie müssen von Anfang an die **karzinogenen Nebenwirkungen** bedacht und bei der Planung des Behandlungskonzeptes berücksichtigt werden.

Stadium I und II A: Diese Patienten werden durch die alleinige **Radiotherapie** (Mantelfeld bei supradiaphragmalem Befall) in der Regel geheilt. Große Mediastinaltumoren erfordern die sequentielle Anwendung von Chemo- und Radiotherapie.

Stadien I und II A: Der supradiaphragmale Befall mit Stadium I/II A ist häufig. 70–85 % dieser Patienten ohne einen ausgedehnten Mediastinalbefall werden durch die **Radiotherapie** kuriert (sog. Mantelfeld-Technik). Patienten mit ausgedehntem mediastinalen Befall (sog. Bulky-Disease) mit einer Ausdehnung von mehr als einem Drittel des Thoraxdurchmessers werden heute in der Regel initial polychemotherapiert und anschließend konsolidierend bestrahlt. Diese Patienten bedürfen dann auch keiner Staging-Laparotomie.

Stadium III A: Entweder wird eine total-nodale Bestrahlung durchgeführt oder nur die Polychemotherapie. In neueren Studien werden diese Patienten kombiniert chemotherapiert und anschließend bestrahlt (»extended field« = befallene Lymphknotenregionen plus sich an die befallenen anschließende Lymphknotenregionen).

Stadium III A: Im pathologisch gesicherten Stadium III A kann eine sogenannte total-nodale Bestrahlung durchgeführt werden (oberes Mantelfeld plus umgekehrtes Y-Feld). In den angloamerikanischen Zentren wird heute meist nur die Polychemotherapie angewendet, wobei drei Viertel der Patienten kuriert werden. Die deutsche Hodgkin-Studiengruppe empfiehlt eine Behandlung mit vier Zyklen Polychemotherapie gefolgt von einer »Extended-field«- (= befallene plus den befallenen nächstliegenden Lymphknotenregionen) Bestrahlung mit 30Gy.

Stadien II B, III B, IV A/B: Allgemein wird die **Polychemotherapie** bevorzugt. Bei II B (mit Laparotomie gesichert) kann eventuell nur bestrahlt werden. III B, IV A/B sollten nur chemotherapiert werden (COPP, ABVD im Wechsel, ▤ J-**42**).
Bei Rezidiven können weitere Chemotherapieprotokolle und die Knochenmarktransplantation eingesetzt werden (**S** J-**14**).

Stadien II B, III B und IV A/B: Für diese Patienten hat sich die **initiale Polychemotherapie** weitgehend durchgesetzt. In den USA werden Patienten mit pathologischem Stadium II B nach explorativer Laparotomie mit Splenektomie häufig subtotal oder total-nodal bestraht. Die Ergebnisse sind gut. Die Patienten müssen jedoch eine Staging-Laparotomie auf sich nehmen. Patienten in den **Stadien III B bis IV B** werden initial mit dem sog. COPP- und/oder ABVD-Schema polychemotherapiert. Mehr als die Hälfte von ihnen wird durch diese Behandlung geheilt. Die Dosierungen der beiden Schemata finden sich in ▤ J-**42**. Die höchsten Remissionsraten lassen sich durch eine monatlich alternierende Behandlung mit COPP und ABVD über 6 Monate erreichen. Das neuere BEACOPP-Schema scheint sogar noch bessere Ergebnisse zu bringen. Für die Rezidivtherapie stehen eine Reihe anderer Protokolle einschließlich der autologen Knochenmarktransplantation zur Verfügung. Die **Nebenwirkungen** und Komplikationen der Chemotherapie können beträchtlich sein, weshalb die Patienten in spezialisierten **onkologischen Zentren** oder in einer entsprechenden Fachpraxis behandelt werden sollten (**S** J-**14**).

J-42: Chemotherapie des Morbus Hodgkin

COPP-Protokoll (4wöchentlich)	
▷ Vincristin 1,4 mg/m² (max. 2 mg) i.v.	Tag 1 + 8
▷ Cyclophosphamid 650 mg/m² i.v.	Tag 1 + 8
▷ Procarbazin 100 mg/m² tägl. p.o.	Tag 1 – 14
▷ Prednison 40 mg/m² tägl. p.o.	Tag 1 – 14
ABVD-Protokoll (4wöchentlich)	
▷ Adriamycin (Doxorubicin) 25 mg/m² i.v.	Tag 1 + 15
▷ Bleomycin 10 mg/m² i.v.	Tag 1 + 15
▷ Vinblastin (Velbe®) 6 mg/m² i.v.	Tag 1 + 15
▷ Dacarbazin 375 mg/m² i.v.	Tag 1 + 15

Synopsis J-14: Schematische Darstellung der Bestrahlungsfelder

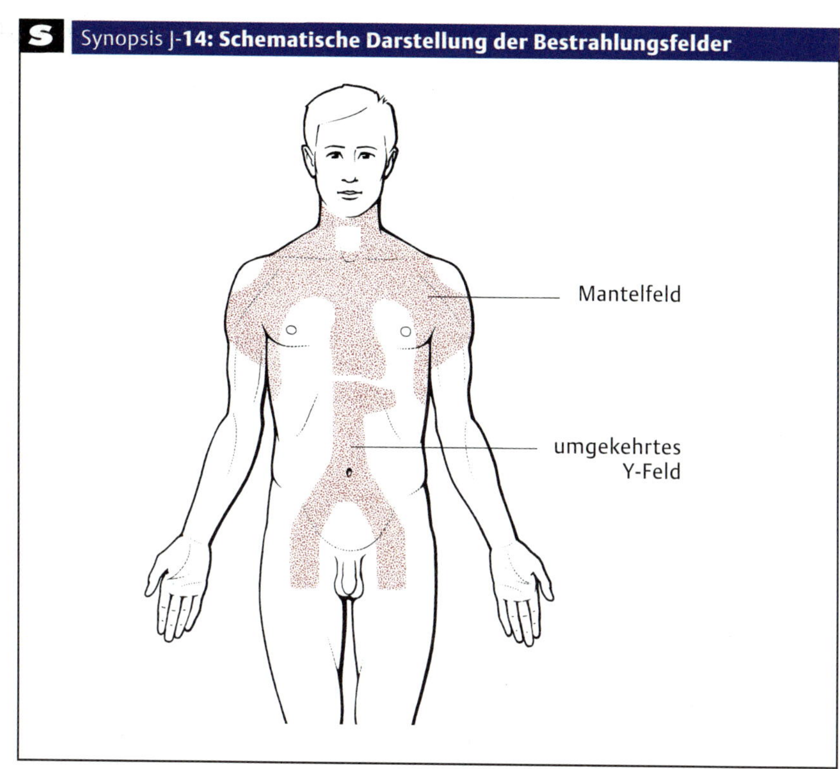

J-**43** zeigt die wichtigsten **Nebenwirkungen** der COPP-Chemotherapie (Akuttoxizität). Spätkomplikationen betreffen vor allem die Fertilität der Patienten und besonders bei kombinierter Radio-Chemotherapie das vermehrte **Auftreten sekundärer Neoplasien**. So ist in einem Zeitraum von 2 bis 10 Jahren nach kurativer Therapie mit dem vermehrten Auftreten von **akuten Leukämien** in etwa 10 bis 15% der Fälle zu rechnen. Zu nennen sind ferner Herzmuskelschädigungen nach Mediastinalbestrahlung und eine **Doxorubicin-Kardiomyopathie**. Als Folge der abdominalen Strahlentherapie ist **Sterilität** bei Frauen häufig.
Chemotherapie induziert bei Männern fakultativ eine Oligospermie.

Wegen **Nebenwirkungen** (J-**43**) der Behandlung sollten die Patienten nur in **onkologischen Zentren** betreut werden. Bei kombinierter Radio-Chemotherapie muß langfristig mit dem Auftreten **akuter Leukämien** gerechnet werden. Als Folge der Mediastinalbestrahlung oder nach Gabe von Anthracyclinen kann es zu **Kardiomyopathien** kommen. Weitere häufige Folgen sind **Sterilität** bei Frauen und Oligospermie bei Männern.

J-43: Nebenwirkungen (Akuttoxizität) der COPP-Chemotherapie

- Knochenmarkdepression
- Hämorrhagische Zystitis durch Cyclophosphamid (Uromitexan geben!)
- Paravenöse Nekrosen (Vincaalkaloide!)
- Reversibler Haarausfall
- Periphere Neuropathie (Vincaalkaloide!)
- Übelkeit und Erbrechen
- Bakterielle Infektionen (sind trotz der Granulozytopenie selten, keine Antibiotika prophylaktisch geben!)
- Prednisoneffekte

Verlauf und Prognose. Für die Prognose der Hodgkin-Kranken sind das Tumorstadium, der histologische Subtyp (z.B. lymphozytenreich versus lymphozytenarm, mit den oben erwähnten Einschränkungen), das Lebensalter und diverse Laborbefunde entscheidend. Zu letzteren zählen eine stark erhöhte BSG und ein erniedrigtes Serumalbumin. Weitere prognostische Bedeutung haben ein ausgedehnter mediastinaler Befall, die Anämie, der

Verlauf und Prognose Die wichtigsten prognostischen Faktoren sind das Tumorstadium, der histologische Typ, das Lebensalter, die BSG, die Höhe des Serumalbumins, die Größe der Mediastinaltumoren, ein Leberbefall und der

Gesamtzustand des Patienten (**Karnofsky-Index,** ▤ J-44).
Voraussetzung für die Heilung ist die anhaltende klinische Vollremission, die durch wiederholte **Re-Staging-Untersuchungen** gesichert werden muß.
Die Ergebnisse der Chemotherapie sind weniger gut
- bei Patienten, die keine Vollremission erreichen
- bei Patienten im Stadium IV
- bei lymphozytenarmer Histologie
- bei bereits mit Bestrahlung und Zytostatika Vorbehandelten und
- bei älteren Patienten.

Leberbefall und der Allgemeinzustand des Patienten (**Karnofsky-Index**, s. ▤ J-**44**). Besonders wesentlich ist die Feststellung, daß die alleinige oder kombinierte Anwendung von Strahlentherapie und/oder Polychemotherapie nicht nur eine Lebensverlängerung, sondern in vielen Fällen eine Heilung erreicht. **Voraussetzung für die Heilung ist eine komplette Remission.** Diese muß durch das sogenannte **Re-Staging** gesichert werden. Nach Abschluß der Therapie muß der Patient komplett durchuntersucht werden. Dabei werden solche Untersuchungen wiederholt, die bei Therapiebeginn einen Lymphombefall nachwiesen (z. B. Mediastinum, Beckenkammbiopsie, Computertomographie, Galliumszintigraphie usw.). Bei Teilremissionen oder inkompletten Rückbildungen ist zu überlegen, inwieweit die zusätzliche Strahlentherapie die Heilungsaussichten verbessert. In diesem Fall sollte es sich um lokalisierte Resttumoren handeln, andernfalls muß auf eine andere Chemotherapie umgestellt werden. Die Chemotherapie erzielt in etwa 60 bis 80 % der Fälle Vollremissionen, die Langzeitremissionen entsprechen. Der Anteil der Langzeitremissionen, die nach 5 Jahren Heilungen entsprechen, liegt bei etwa 50 %.
Für die **prognostischen Ergebnisse der Chemotherapie** gelten folgende Parameter jedoch immer noch als ungünstig: keine klinische Vollremission, Stadium IV, lymphozytenarme Histologie, zytostatische oder strahlentherapeutische Vorbehandlung, fortgeschrittenes Alter der Patienten. Patienten, die weniger als 90 % der geplanten Zytostatikadosen erhalten, haben geringere Vollremissionsraten und damit geringere Heilungschancen zu erwarten.

Patienten, die **weniger als 90 % der geplanten Zytostatikadosen** erhalten, haben **geringere Vollremissionsraten** bzw. Heilungschancen.

Merke ▶

> ▶ ***Merke.*** Deshalb ist eine Dosisreduktion bei der Therapie unbedingt zu vermeiden, was durch den Einsatz von Wachstumsfaktoren und anderen supportiven Maßnahmen in den allermeisten Fällen heute erreicht werden kann.

▤ J-44: Klassifikation des Allgemeinzustandes von Tumorpatienten (Karnofsky-Index)

	%
Leistungsfähig	
▷ keine Beschwerden, volle Belastbarkeit	100
▷ geringe Tumorzeichen, normale Belastbarkeit	90
▷ Tumorsymptome vorhanden, normale Leistungsfähigkeit nur unter Anstrengung	80
Leistungsinsuffizienz	
▷ Selbstversorgung, jedoch keine körperliche Belastung möglich	70
▷ benötigt teilweise Hilfe bei Selbstversorgung	60
▷ benötigt meist Hilfe, teilweise bettlägerig	50
Kann sich nicht mehr selbst versorgen	
▷ vorwiegend bettlägerig, Hospitalisierung nicht notwendig	40
▷ voll bettlägerig, keine unmittelbare Lebensgefahr	30
▷ schwerkrank, Hospitalisierung nötig	20
▷ moribund	10

Die **Strahlentherapie heilt 90 % der Patienten in den Stadien I und II.** Die Polychemotherapie erzielt klinische Vollremissionen bei 50 bis 75 % der Patienten in den Stadien III und IV (▤ J-**45**), wobei etwa $^3/_4$ dieser Patienten mit klinischen Vollremissionen tatsächlich geheilt werden (◙ J-**21**).

◙ J-**21** zeigt, daß insgesamt drei Viertel aller Patienten mit Vollremission nach alleiniger Chemotherapie mit einer Heilung rechnen können. Patienten der **Stadien I A und II A** können **nach subtotaler Lymphknotenbestrahlung** mit einer **90%igen Heilungswahrscheinlichkeit** rechnen (▤ J-**45**). Lokale Rezidive finden sich am häufigsten im Randgebiet des Strahlenfeldes.

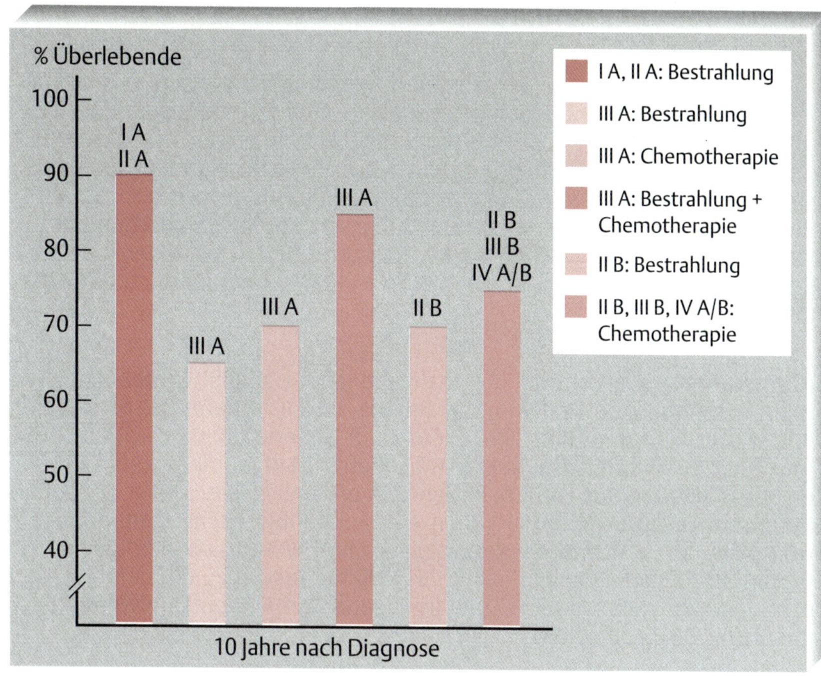

J-21: **Stadienabhängige Prognose der Lymphogranulomatose.**

J-45: Therapie und krankheitsfreies Überleben von Patienten mit Morbus Hodgkin (geschätzt anhand der Literatur)

Stadium	Therapie	10 Jahre krankheitsfreies Überleben
I A, II A	▷ Bestrahlung	▷ 90 %
III A	▷ Bestrahlung ▷ Chemotherapie ▷ Bestrahlung plus Chemotherapie	▷ 65 % ▷ 70 % ▷ 80–90 %
II B	▷ nur Bestrahlung	▷ 70 %
II B, III B, IV A/B	▷ Chemotherapie	▷ ca. 75 %

Klinischer Fall

Die 28jährige Patientin klagt seit etwa 6 Wochen über Nachtschweiß, morgendliche Temperaturen bis 38,5 °C, Hautjucken am ganzen Körper und eine Gewichtsabnahme von 10 kg. Bei der körperlichen Untersuchung findet man Lymphome links supraklavikulär und links axillär von bis zu 5 cm Größe. Die Histologie des links supraklavikulär entfernten Lymphoms ergibt einen nodulärsklerosierenden Typ der Lymphogranulomatose. Die Untersuchungen zur Stadieneinteilung ergeben ein **Stadium II B** mit ausgedehntem Mediastinalbefall. Aufgrund des Mediastinalbefalls mit **»Bulky disease«** (Mediastinalverbreiterung > ein Drittel des Thoraxdurchmessers) wird primär für eine Chemotherapie entschieden, wobei die Notwendigkeit zur Staging-Laparotomie entfällt. Die Patientin erhält daraufhin eine COPP-Chemotherapie. J-**20**, *S. 1421* zeigt die Rückbildung der Mediastinallymphome im Röntgenbild der Lunge nach einem Kurs Chemotherapie. Nach vier Zyklen wurde die Patientin einer konsolidierenden Strahlentherapie zugeführt. Die klinischen Untersuchungen beim Re-Staging ergaben eine komplette Remission, die durch regelmäßige klinische Kontrolluntersuchungen bis heute anhält. Nach nunmehr 12 Jahren kann die Patientin als geheilt gelten. Eine Zweitneoplasie im Sinne einer akuten Leukämie oder andere neoplastische Erkrankungen sind bisher nicht aufgetreten. Die Herzfunktion ist regelrecht. Die Patientin menstruiert regelmäßig.

Non-Hodgkin-Lymphome (NHL)

Definition ▶

Epidemiologie Die jährliche Inzidenz beträgt 9 neue Fälle auf 100 000 Einwohner. Dies sind etwa 2 % aller neu diagnostizierten Krebserkrankungen. Farbige in den USA erkranken seltener als Weiße.
Lymphoblastische Non-Hodgkin-Lymphome vom Burkitt-Typ kommen in bestimmten Regionen Afrikas viel häufiger als in Europa vor.

Ätiologie und Pathophysiologie
Die Ursache der NHL ist in vielen Fällen unbekannt. **Immunsuppression, Immunerkrankungen** und erworbene **Immundefekte (AIDS)** erhöhen das Risiko, an einem NHL zu erkranken. Außerdem lassen sich häufig **chromosomale Defekte** nachweisen. Für das **Burkitt-Lymphom** sind z. B. **Translokationen zwischen den Chromosomen 8 und 14,** 8 und 2 oder 8 und 22, die das **c-myc-Onkogen** verändern, charakteristisch. Weiterhin spielen **Viren (EBV** beim afrikanischen Burkitt-Lymphom, **HTLV-1** bei T-Zelleukämie) eine Rolle.

Der **Klon maligner Lymphomzellen** bei NHL **entwickelt sich wahrscheinlich aus normalen Lymphozytenvorstufen.** Durch immunologische und molekularbiologische Techniken kann man die Lymphomzellen der B- oder T-Lymphozytenreihe zuordnen (**S** J-**15**).

Non-Hodgkin-Lymphome (NHL)

▶ ***Definition.*** Bei den Non-Hodgkin-Lymphomen handelt es sich um eine heterogene Gruppe klonaler neoplastischer Erkrankungen des lymphatischen Systems. Die meisten NHL-Typen zeigen histologische, immunologische und zytogenetische Charakteristika, die auf eine Verwandtschaft mit bestimmten Vorläuferzellen der normalen T- und B-Lymphozytenentwicklung schließen lassen. Die histologischen Kennzeichen der Lymphogranulomatose (Hodgkin- und Sternberg-Riesenzellen) fehlen, manche klinischen Zeichen sind jedoch ähnlich (B-Symptome).

Epidemiologie. Heute sind die malignen Non-Hodgkin-Lymphome etwa 3mal häufiger als die Hodgkin-Erkrankung, und es scheint, als ob die Inzidenz weiter zunimmt. Pro Jahr ist mit ca. 9 Neuerkrankungen pro 100 000 Einwohner zu rechnen. Das sind etwa 2 % aller Malignome. Männer erkranken etwas häufiger als Frauen. In den USA erkranken Weiße fast doppelt so häufig wie Farbige. Andererseits ist das lymphoblastische Lymphom vom Burkitt-Typ in bestimmten Regionen Afrikas wesentlich häufiger als in Europa. Die Erkrankungshäufigkeit der NHL nimmt mit zunehmendem Alter zu, hat jedoch einen kleinen Gipfel im Jugendalter und einen weiteren nach dem 50. bis 60. Lebensjahr.

Ätiologie und Pathophysiologie. Die Kausalpathogenese ist in vielen Fällen ungeklärt. Patienten mit lang dauernder **immunsuppressiver Therapie**, z. B. nach Nierentransplantation, haben ein bis zu 100fach erhöhtes Risiko, an Non-Hodgkin-Lymphomen zu erkranken. Patienten mit kongenitalen oder erworbenen **Immundefekten (AIDS)** erkranken ebenfalls gehäuft. Lymphozytische Lymphome (und die Lymphogranulomatose) wurden gehäuft bei Überlebenden der Atombombenexplosion in Japan beobachtet. **Autoimmunerkrankungen** sind gehäuft mit Non-Hodgkin-Lymphomen assoziiert (15 bis 20 %). Hieraus leitet sich die Hypothese ab, daß maligne Non-Hodgkin-Lymphome Korrelate einer außer Kontrolle geratenen, möglicherweise reaktiv initiierten Proliferation des lymphatischen Systems sind. Außerdem spielen genetische Veränderungen eine wesentliche Rolle. **Zytogenetische Veränderungen** finden sich bei NHL häufig. 90 % der Patienten mit **Burkitt-Lymphom** haben eine **Translokation zwischen** den **Chromosomen 8 und 14** [t(8;14)], die restlichen 10 % haben eine t(8;2) oder t(8;22). Man weiß heute, daß das **c-myc-Onkogen auf Chromosom 8** liegt, im Bereich 8q24, wo der Austausch genetischen Materials mit den Chromosomen 14, 2 oder 22 erfolgt. Dieses »Rearrangement« von c-myc scheint bei der ungehemmten Proliferation des Lymphoms eine ursächliche Rolle zu spielen. Andererseits ist das Genom des **Epstein-Barr-Virus** nahezu immer im Burkitt-Lymphom aus Äquatorialafrika, jedoch so gut wie nie beim lymphoblastischen Lymphom vom Burkitt-Typ in den USA nachzuweisen. Die **Virusätiologie (HTLV-I)** scheint für bestimmte lymphoblastische Non-Hodgkin-Lymphome bzw. akute lymphatische Leukämien der T-Zellreihe, die in Japan und der Karibik endemisch vorkommen, gesichert zu sein (sog. adult T-cell leukemia/lymphoma). Es wird ein Zusammenhang zwischen Lymphomen des Magens und der chronischen Infektion mit Heliobacter pylori gesehen.
Die meisten Non-Hodgkin-Lymphome der Erwachsenen entstammen einer monoklonalen Population der B-Lymphozyten. Es handelt sich um Äquivalente der normalen Lymphozytendifferenzierung, die auf einer bestimmten Entwicklungsstufe unterbrochen wurde. Maligne Non-Hodgkin-Lymphome sind somit Ausdruck einer Zellreifungsstörung. Die Zugehörigkeit zur lymphatischen B- oder T-Zellreihe läßt sich mit Hilfe immunologischer (monoklonale Antikörper) und molekularbiologischer Techniken (sogenanntes Immunglobulin-Gen-Rearrangement) nachweisen (**S** J-**15**).

Synopsis J-15: Granulopoese und Lymphomtypen

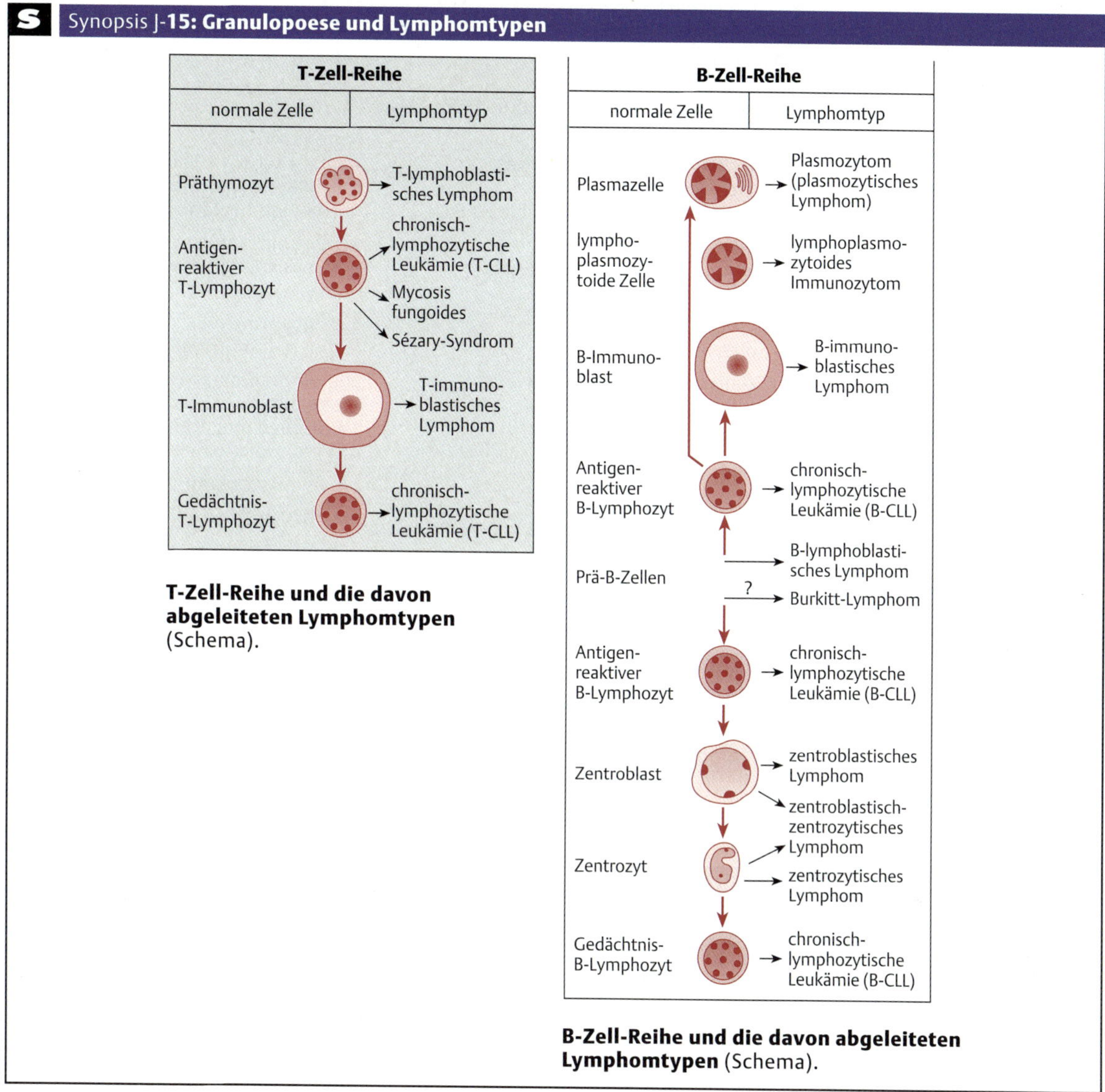

T-Zell-Reihe und die davon abgeleiteten Lymphomtypen (Schema).

B-Zell-Reihe und die davon abgeleiteten Lymphomtypen (Schema).

Histologische Klassifikation

Histologische Klassifikation

> ***Merke.*** Die beiden wichtigsten prognostischen Faktoren sind der histologische Subtyp und das klinische Stadium der Erkrankung.

◀ **Merke**

Im angloamerikanischen Schrifttum wurde vor allem die **Rappaport-Klassifikation** verwendet. Anhand anatomisch-morphologischer Kriterien unterschied sie noduläre Lymphome mit relativ guter von diffusen Lymphomen mit relativ schlechter Prognose.

Im deutschen Sprachraum hat sich zunehmend die **Kiel-Klassifikation** durchgesetzt (▤ J-**46**). In letzter Zeit wird in den angelsächsischen Ländern vor allem die sogenannte **Working Formulation** (▤ J-**47**) verwendet, die man als Kompromiß aus Rappaport- und Kiel-Klassifikation ansehen kann. 1994 wurde versucht, die Kiel- und die Rappaport- und die Working-Formulation-Klassifikation in der sogenannten REAL- (**R**evised **E**uropean **A**merican **L**ymphoma-) Klassifikation zu vereinigen. Ob sich die REAL-Klassifikation in der Praxis durchsetzen wird, bleibt abzuwarten. Demnach werden heute die Non-Hodgkin-Lymphome unterteilt in:

- niedrigmaligne
- intermediär maligne
- hochmaligne.

Im deutschen Sprachraum werden die NHL überwiegend entsprechend der **Kiel-Klassifikation** eingeteilt (▤ **J-46**), während in den angloamerikanischen Ländern die **Working Formulation** (▤ **J-47**) verbreitet ist. Die letztere unterscheidet:

- niedrigmaligne Lymphome
- intermediär maligne Lymphome
- hochmaligne Lymphome.

J-46: Kiel-Klassifikation der Non-Hodgkin-Lymphome

B-Zell-Typ	T-Zell-Typ
Niedrigmaligne Non-Hodgkin-Lymphome	
▷ lymphozytisch • chronische lymphatische Leukämie (B-CLL) • Prolymphozytenleukämie (B-PLL) • Haarzell-Leukämie (HCL)	▷ lymphozytisch • chronische lymphatische Leukämie (T-CLL) • Prolymphozytenleukämie (T-PLL)
▷ lymphoplasmozytisch (zytoid) (LP-Immunozytom [LP-IC], immunozytisch)	▷ zerebrifom, kleinzellig • Mycosis fungoides • Sézary-Syndrom
▷ plasmozytisch	▷ lymphoepitheloid (Lennert-Lymphom)
▷ zentroblastisch-zentrozytisch (CB-CC) • follikulär • follikulär und diffus • diffus	▷ angioimmunoblastisch • angioimmunoblastische Lymphadenopathie, AILD, • Lymphogranulomatosis X, LgX
▷ zentrozytisch (CC)	▷ T-Zonen-Lymphom ▷ pleomorph, kleinzellig
Hochmaligne Non-Hodgkin-Lymphome	
▷ zentroblastisch (CB)	▷ pleomorph, mittelgroß- und großzellig
▷ immunoblastisch (B-IB)	▷ immunoblastisch (T-IB)
▷ anaplastisch großzellig (B-ALC, Ki-1+)	▷ anaplastisch großzellig (T-ALC, Ki-1+)
▷ Burkitt-Lymphom	▷ lymphoblastisch (T-LB)
▷ lymphoblastisch (B-LB)	

J-47: NHL nach Working Formulation und geschätzte Überlebenszeiten

	Mediane Überlebenszeit
Niedrigmaligne NHL	
▷ malignes Lymphom follikulär kleinzellig, lymphozytisch/entspricht CLL/plasmazytoid	5–6 Jahre
▷ malignes Lymphom follikulär überwiegend kleinzellig/ mit gekerbten Kernen/diffus/mit Sklerose	> 7 Jahre
▷ malignes Lymphom follikulär/gemischt, klein- und großzellig/diffus/ mit Sklerose	5–6 Jahre
Intermediärer Malignitätsgrad	
▷ malignes Lymphom follikulär überwiegend großzellig/diffus/mit Sklerose	3–4 Jahre
▷ malignes Lymphom diffus kleinzellig, gekerbte Kerne/mit Sklerose	3–4 Jahre
▷ malignes Lymphom diffus gemischtzellig, klein und groß /mit Sklerose/ mit Epitheloidzellanteil	2–3 Jahre
▷ malignes Lymphom diffus großzellig/gekerbte Kerne/nichtgekerbte Kerne/Sklerose	1–2 Jahre
Hoher Malignitätsgrad	
▷ malignes Lymphom großzellig immunoblastisch/plasmazytoid/klarzellig/ polymorph/mit Epitheloidzellen	1–2 Jahre
▷ malignes Lymphom lymphoblastisch »convoluted«/nicht »convoluted«	1–2 Jahre
▷ malignes Lymphom/kleinzellig, ungekerbter Kern/follikulär oder Burkitt-Lymphom	< 1 Jahr

Anmerkung: Eine direkte Übersetzung von der Kiel-Klassifikation auf die Working Formulation ist nicht möglich. Sie muß im Einzelfall durch eine erneute histologische Untersuchung erfolgen.

Über 80% der Non-Hodgkin-Lymphome leiten sich von lymphatischen Vorläuferzellen der B-Zellreihe ab. **70% der Non-Hodgkin-Lymphome** sind dem **niedrigen oder intermediären Malignitätsgrad** zuzuordnen. Unter diesen machen die lymphozytischen Lymphome mit dem Haupttyp der **chronisch-lymphatischen Leukämie** und die Immunozytome das Hauptkontingent aus.

80% der NHL entstehen aus Vorläuferzellen der B-Zellreihe. **70% aller NHL gehören den niedrigmalignen Varianten an**, davon ist die **CLL** der häufigste Vertreter.

Klinik. Die Vorgeschichte ist entweder durch uncharakteristische Beschwerden wie Abgeschlagenheit, **Müdigkeit**, erhöhte **Infektanfälligkeit** usw. bestimmt oder durch typische **B-Symptome (Fieber, Nachtschweiß Gewichtsabnahme** von mehr als 10% des Körpergewichts in den letzten 6 Monaten). Manche Patienten z.B. mit Immunozytomen klagen über neuralgiforme Schmerzen (paraneoplastische Polyneuropathie). Patienten mit niedrigmalignen NHL haben in 90% der Fälle bereits initial eine disseminierte Erkrankung (Stadium IV), d.h. die Lymphknoten sind generalisiert befallen. Knochenmark und Blut sind ebenfalls häufig bereits von Beginn an befallen (J-**22**). Weitere Lymphommanifestationen finden sich in Milz und Leber, die dann vergrößert sind. In Sonderfällen besteht ein ausgedehnter Magen- oder Dünndarmtumor als Erstmanifestation der Erkrankung (primäre gastrointestinale Lymphome). Demgegenüber können hochmaligne Non-Hodgkin-Lymphome relativ oft als lokoregionär begrenzte Erkrankungen beginnen und sich über einen längeren Zeitraum entwickeln.

Klinik Anfangs stehen häufig uncharakteristische Beschwerden wie Abgeschlagenheit, **Müdigkeit**, erhöhte **Infektanfälligkeit** im Vordergrund, in anderen Fällen sind es die typischen **B-Symptome (Fieber, Nachtschweiß, Gewichtsverlust)**. Bei niedrigmalignen NHL sind häufig bereits initial Lymphknoten und Knochenmark disseminiert befallen (**J-22**).

Die **klinische Stadieneinteilung** der NHL erfolgt **nach der Ann-Arbor-Klassifikation**, wie sie auch für den Morbus Hodgkin gebräuchlich ist, mit Modifikation nach *Musshoff* (J-**48**). Zur stadiengerechten Einordnung muß ein relativ aufwendiges Untersuchungsprogramm durchgeführt werden, das den Staging-Untersuchungen beim Morbus Hodgkin in etwa entspricht. Eine Laparotomie ist, anders als beim Morbus Hodgkin, meist nicht notwendig, da die meisten Patienten ohnehin im Stadium III oder IV sind. Doch selbst wenn sie im Stadium II sind, ist Chemotherapie die Therapie der Wahl. Ein durch Laparotomie nachgewiesener abdomineller Befall würde die Therapieentscheidung nicht ändern.

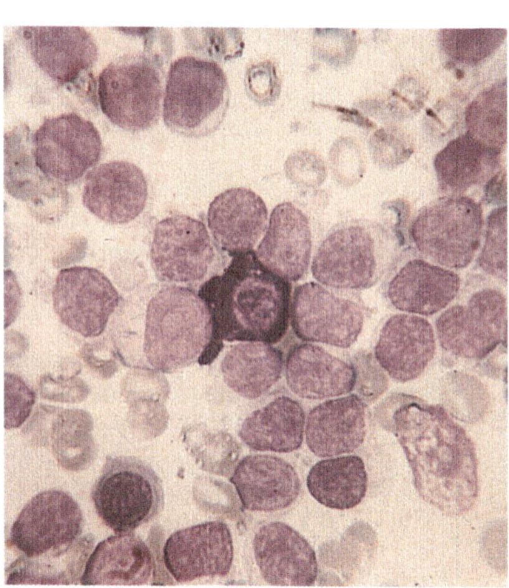

J-22: Niedrigmalignes Hodgkin-Lymphom vom B-Zelltyp im Knochenmark. In der Mitte Nachweis einer Mastzelle.

Das klinische Bild wird geprägt von **tastbar vergrößerten Lymphomen** an den Prädilektionsstellen, Hepatosplenomegalie oder u.U. einem Befall der Haut oder der Schleimhäute des Gastrointestinaltraktes. Die **klinische Stadieneinteilung** erfolgt **nach der Ann-Arbor-Klassifikation** (**J-48**). Lediglich die **CLL** wird nach *Rai* oder *Binet* klassifiziert (**J-49** und **J-50**).

J-48: Ann-Arbor-Klassifikation (modifiziert nach *Musshoff*)

Stadium I ▷ Befall einer einzelnen Lymphknotenregion: I oder isolierter extralymphatischer Befall: I E	**Stadium III** ▷ Befall auf beiden Zwerchfellseiten: III ▷ inklusive Milz: III S ▷ mit extranodaler lokalisierter Beteiligung: III E ▷ beides: III S, E
Stadium II ▷ Befall von zwei oder mehr Lymphknotenregionen auf einer Zwerchfellseite: II eventuell inklusive Milz: II S mit lokalisiertem extralymphatischen Befall: II E ▷ nach der modifizierten Einleitung von *Musshoff* wird noch unterschieden in: • Stadium II_1: Befall von zwei benachbarten Regionen (oder einer Region mit lokalisiertem Übergang auf ein benachbartes Organ oder Gewebe: II_{1E}) • Stadium II_2: Befall von nicht benachbarten oder mehr als zwei benachbarten Regionen (einschl. eines lokalisierten Befalls eines extralymphatischen Organes oder Gewebes: II_{2E})	**Stadium IV** ▷ diffuser oder disseminierter Befall extralymphatischer Lokalisation: Knochenmark, Leber, multiple Lungenherde usw. A: asymptomatisch B: Fieber, Nachtschweiß, Gewichtsverlust (> 10% des Körpergewichts)

Die Ann-Arbor-Klassifikation ist für lymphozytische NHL (CLL) nicht anwendbar, da alle Patienten generalisiert erkrankt sind und somit immer im Stadium IV wären. Für die **CLL** wurde 1975 die **Rai-Klassifikation** entwickelt (J-**49**). Die **Klassifikation nach** *Binet* (1981) vereinfacht die Rai-Klassifikation (J-**50**). Behandlungsbedürftig sind im allgemeinen nur Patienten im Stadium III oder IV nach der Rai-Klassifikation bzw. im Stadium C (eventuell B) nach *Binet*.

J-49: Klinische Stadieneinteilung und geschätzte Überlebenszeiten der chronischen lymphatischen Leukämie (CLL): Rai-Klassifikation

		Mediane Überlebenszeit (Jahre)
Stadium 0	Lymphozytose im peripheren Blut ≥ 15 000/µl und im Knochenmark ≥ 40 %	13
Stadium I	wie Stadium 0, zusätzlich Lymphknotenvergrößerung	8
Stadium II	wie Stadium 0, zusätzlich Hepatomegalie und (oder) Splenomegalie mit oder ohne Lymphknotenvergrößerung	6
Stadium III	wie Stadium 0, zusätzlich Anämie (Hämoglobin < 11 g/dl oder Hämatokrit < 33 %) mit oder ohne Lymphknotenvergrößerung, Hepatomegalie und (oder) Splenomegalie	4
Stadium IV	wie Stadium 0, zusätzlich Thrombozytopenie (< 100 000/µl) mit oder ohne Anämie, Lymphknotenvergrößerung, Hepatomegalie und (oder) Splenomegalie	2

J-50: Klinische Stadieneinteilung und geschätzte Überlebenszeiten der chronischen lymphatischen Leukämie (CLL): Binet-Klassifikation

	Anzahl der befallenen Regionen*	**Hb g/dl**	**Thrombozyten µl**	**Mediane Überlebenszeit** (Jahre)
Stadium A	< 3	≥ 10	≥ 100 000	> 10
Stadium B	≥ 3	< 10	≥ 100 000	6
Stadium C	beliebig	< 10	< 100 000	2

* Als jeweils eine Region gelten: zervikale, axilläre, inguinale Lymphome (gleichgültig ob ein- oder beidseitig), Leber und Milz

Laborbefunde Besonders niedrigmaligne NHL zeigen bereits initial eine **Aussaat der malignen Zellen** in das **periphere Blut** und **Knochenmark** (J-**23**). Andererseits treten häufig Zytopenien der anderen Zellreihen auf, bedingt durch unspezifische Knochenmarkhemmung, **Lymphominfiltrate, Hypersplenismus** und **Immunmechanismen.** Bei der **CLL** findet man typischerweise **Gumprecht-Kernschatten** im Blutausstrich. Die **LDH** ist ein guter Verlaufsparameter. Auch die Harnsäure und Leberwerte können erhöht sein. Die BSG kann erhöht sein, muß aber nicht. Nach längerem Verlauf entsteht oft ein **Antikörpermangelsyndrom.**

Laborbefunde. Patienten mit niedrigmalignen NHL (z. B. CLL) zeigen oft zirkulierende **Lymphomzellen im peripheren Blut**. Auch der Ausstrich des **Knochenmarkpunktats** demonstriert oft eine diffuse oder herdförmige Infiltration durch das Lymphom. J-**23** stellt dar, wie häufig sich bei den verschiedenen NHL pathologische Zellen im Knochenmark und im peripheren Blut **(leukämische Aussaat)** nachweisen lassen. Für die **CLL** sind zerplatzte und ausgelaufene Lymphozyten **(Gumprecht-Kernschatten)** im Blutausstrich typisch. Dies mag an der verminderten mechanischen Resistenz der malignen Zellen liegen. Mangelzustände der anderen Blutzellen (Anämie, Granulozytopenie, Thrombozytopenie) sind nicht selten. Dies ist entweder bedingt durch eine **Knochenmarkhemmung durch das Lymphom**, durch **Hypersplenismus** oder durch eine **Immunhämolyse**, Immunthrombozytopenie. Serum-LDH und -Harnsäure können erhöht sein, die **LDH** ist dabei ein ausgezeichneter und preiswerter Verlaufsparameter (verglichen mit der Thymidinkinase). Erhöhte Leberwerte lassen eine Leberinfiltration durch das Lymphom vermuten.

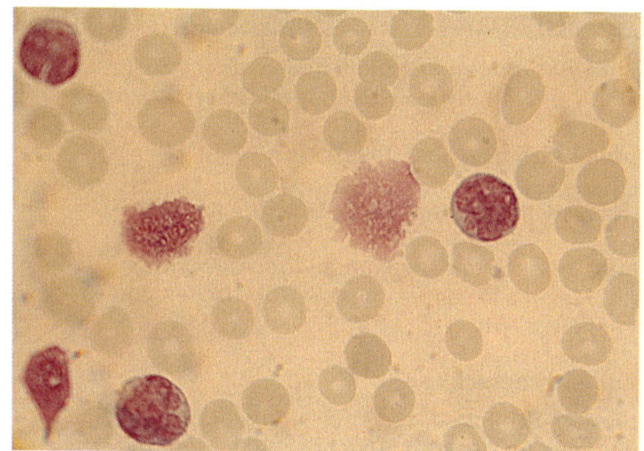

J-23: Lymphozyten mit Gumprecht-Kernschatten. Die Kernschatten entstehen, wenn beim Ausstreichen des Blutes einige leukämische Lymphozyten zerplatzen. Gumprechtsche Kernschatten sind typisch, aber nicht beweisend für eine CLL.

Die BSG kann bei einigen Patienten normal sein, bei anderen ist sie erhöht. Besonders bei jahrelangem Verlauf zeigt die Eiweißelektrophorese eine Abnahme der Gamma-Globulinfraktion (**sekundäres Antikörpermangelsyndrom**). Bei Patienten mit Immunozytom, insbesondere vom Typ des **Morbus Waldenström**, kann man einen sogenannten **M-Gradienten** finden (J-**17**, *S. 1446*). Dieses Paraprotein läßt sich durch die Immunelektrophorese oder Immunfixation als monoklonal und der Immunglobulinklasse IgM zugehörig charakterisieren. Ist das **Paraprotein** sehr stark vermehrt, dann erhöht es die Viskosität des Serums (**Hyperviskositätssyndrom**). Das wiederum beeinträchtigt besonders die zerebrale Durchblutung (Schwindel, Sehstörungen, Koma; *s. a. Kap. Hyperviskositätssyndrom, S. 1452*).

Immunozytome, besonders der **Morbus Waldenström**, gehen oft mit einem **M-Gradienten** J-**17**, *S. 1446*) einher. Das sind Paraproteine der Klasse IgM.

Bei massiver **Paraproteinämie** kann die Blutviskosität so hoch sein, daß die zerebrale Durchblutung leidet (sog. **Hyperviskositätssyndrom,** *s. S. 1452*).

Diagnostik und Differentialdiagnose. Die Diagnose basiert auf dem **histologischen Nachweis** des malignen Non-Hodgkin-Lymphoms **aus einem exstirpierten Lymphknoten**. In anderen Fällen, wie bei der **chronisch-lymphatischen Leukämie**, braucht man für die Diagnose neben den **klassischen klinischen Zeichen** (palpable Lymphome, Hepatosplenomegalie) nur die **Befunde aus dem peripheren Blutbild und dem Knochenmark**. Zur standardisierten Diagnostik der Non-Hodgkin-Lymphome gehören obligatorische und ergänzende Untersuchungen (J-**51**). Die Staging-Laparotomie hat bei den Non-Hodgkin-Lymphomen eine geringere Bedeutung als bei der Lymphogranulomatose. Eine **Staging-Laparotomie** kommt nur in Betracht, wenn eine **Strahlentherapie mit kurativer Zielsetzung** als alleinige Therapiemaßnahme geplant ist. Eine andere Indikation zur Laparotomie wäre der Verdacht eines **primären Befalls des Magen-Darm-Traktes durch das NHL** (selten, 5 % aller NHL), wenn auf anderen Wegen keine Histologie zur Diagnose gewonnen werden kann. In diesen Fällen werden ähnliche chirurgische Maßnahmen angewendet wie beim Morbus Hodgkin. Z. B. stellt ein großer Mediastinaltumor eine Kontraindikation für die Staging-Laparotomie der NHL dar. **Differentialdiagnostisch** lassen sich durch Anamnese und klinischen Befund, vor allem aber durch die Histologie **andere Erkrankungen**, die **mit Lymphdrüsenschwellungen** einhergehen, **abgrenzen** (z. B. Toxoplasmose, Pfeiffer-Drüsenfieber, HIV, Tuberkulose und andere entzündliche Lymphdrüsenerkrankungen, Lymphknotenmetastasen, Morbus Hodgkin).

Diagnostik, Differentialdiagnose
Die Diagnose erfolgt **histologisch aus einem exstirpierten Lymphknoten.** Im Falle der **CLL** kann die Diagnose aus dem **klinischen Bild** (palpable Lymphome an den meisten Prädilektionsstellen, Hepatosplenomegalie) und den **Befunden im peripheren Blut und Knochenmark ohne Lymphknotenexstirpation** gestellt werden. Eine **Staging-Laparotomie** ist, anders als beim Morbus Hodgkin, nur **selten notwendig**. Eventuell kann **bei NHL des Magen-Darm-Traktes** nur durch eine Laparotomie Gewebe gewonnen werden. Wichtige **Differentialdiagnosen der NHL** sind Toxoplasmose, Morbus Hodgkin, HIV, Tuberkulose und Lymphknotenmetastasen von Karzinomen.

J-51: Diagnostik der Non-Hodgkin-Lymphome

Obligatorische Untersuchungen	
▷ Anamnese (B-Symptome): Fieber, Nachtschweiß, Gewichtsverlust?	▷ Knochenszintigraphie vor allem hochmaligner NHL, bei positivem Befund gezielte Röntgenuntersuchungen
▷ chirurgische Exstirpation eines befallenen Lymphknotens (Punktion ungenügend) und histologische Beurteilung	▷ Gallium-67-Szintigraphie (fakultativ)
▷ klinische Untersuchung (besonders Lymphknotenregionen, Waldeyer-Rachenring, Leber, Milz)	▷ Hals-Nasen-Ohren-fachärztliche Untersuchungen
▷ Laboruntersuchungen: Blutbild einschließlich Differentialblutbild, Thrombozyten und Retikulozyten, Blutsenkung, alkalische Phosphatase, Leber- und Nierenfunktionsparameter, Elektrolyte, Harnsäure (!), LDH (!), Gesamteiweiß, Serumelektrophorese, quantitative Bestimmung der Serumimmunglobuline, Serumimmunelektrophorese, Gerinnungsstatus, Coombs-Test, bei Proteinurie auch Urinimmunfixation.	▷ röntgenologische und/oder endoskopische Untersuchungen des Magens besonders bei zentrozytischen und allen hochmalignen NHL
▷ Röntgenuntersuchung des Thorax (evtl. Hilus-Tomographie bzw. Computertomographie)	**Ergänzende Untersuchungen** ▷ Liquoruntersuchungen: stets bei lymphoblastischen Lymphomen, bei zentroblastischen und immunoblastischen Lymphomen im Stadium IV mit Knochen- und/oder Knochenmarkbefall, bei allen Lymphomen mit Verdacht auf Befall des ZNS
▷ Computertomographie und Sonographie der Abdominalorgane und des kleinen Beckens (auch als Basis für Verlaufsuntersuchungen). Bei negativem CT- und Sonographiebefund: evtl. Lymphographie.	▷ Leber- und Milzszintigraphie (fakultativ)
▷ zytologische und histologische Knochenmarkuntersuchungen (am besten bilaterale Beckenkammbiopsie mittels Jamshidi- oder Ulmer-Nadel)	▷ Kavographie (Cava inferior) bei unklarer Lymphographie
	▷ immunzytologische Untersuchungen mittels indirekter Immunfluoreszenz oder Durchflußzytometrie. Dies erlaubt eine eindeutigere Typisierung der Leukämie- und Lymphomzellen. Unter Umständen läßt sich eine diskrete leukämische Phase oder eine beginnende Knochenmarkinfiltration diagnostizieren.

Therapie

Merke ▶

Bei den **niedrigmalignen NHL** ist wegen des **fehlenden kurativen Ansatzes** oft eine abwartende Haltung therapeutisch gerechtfertigt. Andererseits müssen die **hochmalignen NHL** aufgrund der **kurativen Zielsetzung aggressiv chemotherapiert und oft zusätzlich bestrahlt** werden.

Bei **lymphozytischen NHL**, der **CLL** und dem **Morbus Waldenström** wendet man das **Knospe-Schema** an (Chlorambucil plus Prednison), ansonsten wird das **COP-Schema** eingesetzt. Einige Formen sprechen auch auf α-**Interferon** an.

Therapie

▶ ***Merke.*** Die Behandlung muß individuell geplant und durchgeführt werden. Vor der routinemäßigen Anwendung sog. Chemotherapie-Schemata wird gewarnt!

Die Behandlungsplanung orientiert sich an der Tatsache, daß die **niedrigmalignen Non-Hodgkin-Lymphome bei Diagnosestellung in der Regel disseminiert und inkurabel** sind. Dagegen haben **Strahlen- und Chemotherapie bei** den **hochmalignen Non-Hodgkin-Lymphomen** eine **kurative Zielsetzung**. Ob primär strahlen- oder chemotherapiert wird, ergibt sich aus dem Krankheitsstadium. Die alleinige Strahlentherapie wird bei niedrigmalignen NHL in den Stadien I und II, bei hochmalignen Formen nur im Stadium I mit kurativer Zielsetzung eingesetzt. Bei den niedrigmalignen Non-Hodgkin-Lymphomen ist oft eine abwartende Haltung therapeutisch gerechtfertigt. Zur **medikamentösen Behandlung** der Patienten mit symptomatischen **lymphozytischen Non-Hodgkin-Lymphomen**, einer **chronisch-lymphatischen Leukämie** oder dem **Morbus Waldenström** empfiehlt sich die Behandlung mit Chlorambucil (Leukeran®) und Prednison in Anlehnung an das sog. **Knospe-Schema** (Chlorambucil 0,4 mg/kg p.o. verteilt auf Tage 1–3, Prednison 75 mg p.o. Tag 1, 50 mg p.o. Tag 2, 25 mg p.o. Tag 3). **In anderen Fällen** wird nach dem sogenannten **COP-Schema** behandelt:

- Cyclophosphamid (Endoxan®) 750 mg/m^2 i.v. Tag 1
- Vincristin 1,4 mg/m^2 i.v. Tag 1 (maximal 2,0 mg)
- Prednison 40 mg/m^2 p.o. Tag 1 bis 5.

Das COP-Schema wird nach 3 bis 4 Wochen wiederholt.

Neuere Studien lassen vermuten, daß bestimmte niedrigmaligne Non-Hodgkin-Lymphome möglicherweise auf biologische Substanzen wie Alpha-Interferon ansprechen. Die **medikamentöse Therapie der hochmalignen Non-Hodgkin-Lymphome** sollte in einem **spezialisierten Zentrum** durchgeführt werden. Für die Behandlung stehen verschiedene relativ aggressive Therapieprotokolle zur Verfügung. Oft wird das sog. **CHOP-Schema** eingesetzt:

- Cyclophosphamid (Endoxan®) 750 mg/m² i.v. Tag 1
- Doxorubicin 50 mg/m² i.v. Tag 1
- Vincristin 1,4 mg/m² i.v. Tag 1
- Prednison 100 mg p.o. Tag 1 bis 5.

Die richtige Auswahl des Protokolls erfordert große klinische Erfahrung.

Bei hochmalignen NHL wird oft das **CHOP-Schema** eingesetzt. Lymphoblastische und immunoblastische NHL werden aggressiv wie eine akute Leukämie behandelt.

Verlauf und Prognose. Der Verlauf chronischer Leiden wie der niedrigmalignen Non-Hodgkin-Lymphome (z.B. chronisch-lymphatische Leukämie) hängt einerseits von dem individuellen biologischen Verlauf eines letztlich inkurablen Krebsleidens ab, zum anderen aber auch vom Geschick, der guten Führung und der Geduld der behandelnden Ärzte. Die meisten Patienten mit **niedrigmalignen Non-Hodgkin-Lymphomen** sterben an nicht beherrschbaren **septischen Komplikationen** oder **thrombopenischen Blutungen**. Die ärztliche Leistung besteht daher im rechtzeitigen Erkennen solcher Komplikationen und ihrer konsequenten Behandlung. Lassen sich rezidivierende bakterielle oder virale Infektionen mit gezielter antibiotischer Therapie allein nicht beherrschen, so ist bei Nachweis eines sekundären Antikörpermangels auch der i.v. Einsatz von Immunglobulinen gerechtfertigt. Andererseits erfordert die **kurative Therapie der hochmalignen Non-Hodgkin-Lymphome**, daß man über das gesamte Instrumentarium der modernen technologischen Medizin verfügen muß, um die **Komplikationen der aggressiven Chemotherapie** zu beherrschen. Dabei muß die Planung bis zur autologen oder allogenen **Knochenmarktransplantation** reichen. **J-24** zeigt das Gesamtüberleben von über 1000 Patienten mit niedrig- bzw. hochmalignen Non-Hodgkin-Lymphomen und die unterschiedliche Prognose der einzelnen Lymphomentitäten.

Verlauf und Prognose Wie die morphologische, immunologische, chromosomale und klinische **Heterogenität** der malignen NHL vermuten läßt, ist ihre **Prognose** unterschiedlich (**J-24**). Der Verlauf der **niedrigmalignen NHL** ist protrahiert. Die meisten Patienten versterben an **septischen Infektionen** oder **thrombopenischen Blutungen.** Bei den **hochmalignen NHL** stehen **aggressive therapeutische Bemühungen bis zur Knochenmarktransplantation** im Vordergrund.

Während die niedrigmalignen NHL notorisch zum Rezidiv neigen, ist bei angemessener, wenngleich etwas risikoreicher Therapie der hochmalignen NHL mit echten Heilungen zu rechnen.

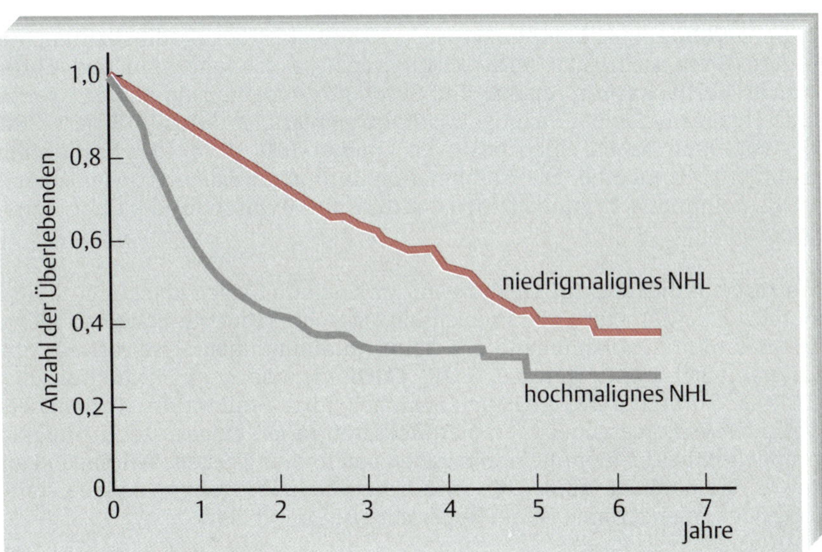

J-24: Typische **Überlebenskurven** bei Patienten mit **niedrig- und hochmalignen Non-Hodgkin-Lymphomen.**

Klinischer Fall

Der 68jährige Patient bemerkte seit 6 Wochen zunehmende Lymphdrüsenschwellungen in der rechten Leiste, beidseits axillär und im Halsbereich. Die histologische Untersuchung eines exstirpierten axillären Lymphknotens ergab die Diagnose eines zentroblastischen Non-Hodgkin-Lymphoms. Die weiterführende klinische Diagnostik einschließlich Computertomographie sicherte ein Stadium III A. Der Patient erhielt vier Zyklen einer Polychemotherapie nach dem sog. CHOP-16-Schema und wurde anschließend konsolidierend an den befallenen Tumorlokalisationen bestrahlt. Nebenwirkungen waren eine reversible komplette Alopezie, reversible Granulozytopenie und ein ebenfalls reversibles Röntgenoderm. Nach nunmehr 2 Jahren ist er rezidivfrei.

Chronische lymphatische Leukämie (CLL)

Chronische lymphatische Leukämie (CLL)

Definition ▶

Definition. Die CLL ist ein niedrigmalignes lymphozytisches NHL. 95 % sind B-Zell-CLL, T-Zell-CLL ist selten.

Zusammenfassung der wichtigsten Einzelheiten

Epidemiologie 30 % der Leukämien sind CLL, die Patienten sind älter, meist Männer.

Zusammenfassung der wichtigsten Einzelheiten

Epidemiologie. Die CLL ist die **häufigste aller Leukämien** (30 %). Die Patienten sind meist > 50 Jahre alt, Männer sind häufiger als Frauen betroffen.

Ätiologie und Pathophysiologie Die **Ursache ist unbekannt**. Die CLL ist nicht mit Strahlung und Chemikalien assoziiert, sie tritt bei Immundefekten vermehrt auf.

Ätiologie und Pathophysiologie. Die **Ursache ist unbekannt**. Es ist die einzige Leukämie, bei der weder eine Häufung nach Strahlen- noch nach Chemikalienexposition festgestellt wurde. Die CLL tritt vermehrt bei Patienten mit Wiskott-Aldrich-Syndrom und nach chronischer Immunsuppression auf (z. B. nach Organtransplantation).

Klinik Lymphadenopathie, Splenomegalie und Infektneigung (Herpes zoster) sind typisch. Die **Stadieneinteilung** erfolgt nach *Rai* oder *Binet* (▤ J-**49** und J-**50**).

Klinik. Lymphadenopathie, Splenomegalie und Pruritus sind die häufigsten initialen Symptome. Patienten mit CLL haben oft eine Hypogammaglobulinämie und neigen zu Infektionen (20 % der Patienten entwickeln Herpes zoster). Die klinische **Stadieneinteilung** erfolgt nach dem **Rai-** oder **Binet-System** (▤ J-**49** und J-**50**).

Laborbefunde Charakteristisch sind **Lymphozytose > 15 000/µl** mit reifen B-Lymphozyten, **Gumprecht-Kernschatten**, Anämie, Thrombozytopenie, Hypogammaglobulinämie.

Laborbefunde. Eine **Lymphozytose > 15 000/µl** ist der Kardinalbefund. Im Blutausstrich sieht man reife, ausdifferenzierte Lymphozyten und **Gumprecht-Kernschatten.** Anämie und Thrombozytopenie sind häufig, ebenso eine Hypogammaglobulinämie. Das Knochenmark ist diffus infiltriert. 20 % der Patienten haben einen positiven Coombs-Test, davon die Hälfte eine hämolytische Anämie. Die Kombination autoimmunhämolytische Anämie und autoimmune Thrombopenie ist selten, aber typisch für die CLL (Evans-Syndrom).

Therapie Nur im Stadium C (Binet) oder III oder IV (Rai) mit **Knospe-Schema, COP, CHOP. Fludarabin** wird bei therapierefraktären Fällen eingesetzt. Zur Infektprophylaxe gibt man Immunglobuline und impft, Milzbestrahlung oder Splenektomie bei Hypersplenismus.

Therapie. Indikation zur Therapie nur im Stadium C nach *Binet* oder III und IV nach *Rai*. Man gibt Chlorambucil plus Steroide **(Knospe-Schema)**, wenn keine Autoimmunphänomene, z. B. keine Autoimmunhämolyse vorliegt, nur Chlorambucil ohne Steroide, **COP, CHOP**. Therapieziel: Reduktion der Anämie, Thrombozytopenie, der Lymphozytose. **Fludarabin** wird neuerdings bei Rezidiven oder therapierefraktären Fällen eingesetzt. Zur Infektprophylaxe helfen Immunglobulingaben und Impfung gegen Pneumokokken sowie Haemophilus influenzae (**nie Lebendvakzine geben**). Milzbestrahlung oder Splenektomie ist bei Hypersplenismus indiziert.

Prognose Patienten in frühen Stadien leben 10–15 Jahre. Schlechte Prognose bei Gewichtsverlust, Leistungsabfall, Leukozytose, hoher Harnsäure und LDH. **5–10 % der Patienten entwickeln ein Richter-Syndrom.**

Prognose. Patienten in frühen Stadien haben eine Lebenserwartung von 10 bis 15 Jahren. Gewichtsverlust, Leistungsabfall, hohe Leukozytose, hohe Harnsäurespiegel und LDH sind schlechte Prognosefaktoren. **5 bis 10 % der Patienten entwickeln** nach einigen Jahren **ein hochmalignes NHL**, das oft therapierefraktär ist **(Richter-Syndrom).**

Seltenere Non-Hodgkin-Lymphome

Prolymphozytenleukämie

Definition. Es handelt sich um eine seltene Variante der niedrigmalignen lymphozytischen Non-Hodgkin-Lymphome. Die Zellen des malignen Klons erscheinen morphologisch unreifer als die Lymphozyten bei der klassischen CLL (deshalb Prolymphozytenleukämie).

Epidemiologie. Die Prolymphozytenleukämie ist wesentlich seltener als die CLL (1:6). Männer sind 4mal häufiger betroffen als Frauen. Der Altersmedian liegt bei ca. 70 Jahren.

Ätiologie und Pathophysiologie. Über die Kausalpathogenese ist nichts bekannt. Es handelt sich um eine Sonderform reifzelliger, leukämischer Lymphome mit klinischer Verwandtschaft zur chronisch-lymphatischen Leukämie vom B-Zelltyp. Es gibt sehr selten auch eine T-Zell-Prolymphozytenleukämie.

Klinik. Die Milz ist sehr stark vergrößert, woraus sich die Beschwerden der Patienten ableiten. Lymphome können fehlen oder nur gering nachweisbar sein.

Laborbefunde. Es findet sich eine ausgeprägte **Leukozytose mit Lymphozytose (in der Regel > 100 000/µl).** Die Lymphozyten sind größer als die typischen Lymphozyten der CLL. Sie haben einen aufgelockerten Kern mit einem Nukleolus. In 90% der Fälle tragen sie typische **B-Zellmarker**, nur 10% T-Zellmarker. Auf der Zelloberfläche finden sich Immunglobuline in großer Menge. Bei 30% der Patienten ist im Serum ein Paraprotein nachweisbar. Das **Knochenmark ist** in der Regel stark **infiltriert**.

Diagnostik und Differentialdiagnose. Die **Abgrenzung erfolgt gegenüber** der **chronisch-lymphatischen Leukämie**. Die Konstellation geringe oder fehlende Lymphome und Splenomegalie erfordert auch die differentialdiagnostische Abgrenzung gegenüber der **Haarzellenleukämie**.

Therapie. Diese ist problematisch, weil die Prolymphozytenleukämie nicht so gut wie die CLL auf Chlorambucil oder Cyclophosphamid anspricht. Eine Kombinationschemotherapie mit Cyclophosphamid, Doxorubicin, Vincristin und Prednison (**CHOP**) erreicht bei ca. 50% der Patienten eine Remission. Der Hypersplenismus kann eine Splenektomie erfordern.

Verlauf und Prognose. Der **Verlauf ähnelt** dem bei **chronisch-lymphatischer Leukämie**. Die **Prognose** ist jedoch **schlechter**. Die mediane Überlebenszeit soll 2 bis 5 Jahre betragen.

Seltenere Non-Hodgkin-Lymphome

Prolymphozytenleukämie

◄ Definition

Epidemiologie Die Erkrankung ist sehr selten. Männer sind 4mal häufiger betroffen als Frauen. Altersmedian: ca. 70 Jahre.

Ätiologie und Pathophysiologie Die Ursache ist unbekannt. Es besteht eine Verwandtschaft zur CLL vom B-Zell-Typ, sehr selten vom T-Zell-Typ.

Klinik Die Beschwerden werden durch die exzessive Milzvergrößerung ausgelöst.

Laborbefunde Eine **Lymphozytose > 100 000/µl** ist typisch. Die Lymphozyten sind größer als bei der typischen CLL. Das **Knochenmark ist infiltriert.** 90% der Fälle tragen **B-Zellmarker.**

Diagnostik, Differentialdiagnose Die Befunde ähneln denen bei **CLL** oder **Haarzellenleukämie.**

Therapie Sie ähnelt der bei chronisch lymphatischer Leukämie, ist meist aber weniger erfolgreich. Eventuell ist eine Kombinationschemotherapie **(CHOP)**, bei Beschwerden durch die Splenomegalie eine Splenektomie notwendig.

Verlauf und Prognose Der **Verlauf** ist **ähnlich** wie bei der **CLL**. Die **Prognose** ist jedoch **schlechter.**

Haarzellenleukämie

Definition. Die Haarzellenleukämie ist eine neoplastische, im allgemeinen protrahiert verlaufende Erkrankung des lymphatischen Systems, bei der Splenomegalie und Panzytopenie dominieren. Sie gehört zu den niedrigmalignen Non-Hodgkin-Lymphomen der B-Zellreihe. Der Name Haarzellenleukämie rührt daher, daß man im Blutausstrich an den Leukämiezellen feine, filamentöse (haarige) Zytoplasmaausläufer erkennen kann.

Epidemiologie. Ihr Anteil macht 1 bis 2% aller Non-Hodgkin-Lymphome aus. Männer erkranken dreimal häufiger als Frauen. Der Altersmedian liegt zwischen dem 50. und dem 55. Lebensjahr.

Haarzellenleukämie

◄ Definition

Epidemiologie 1-2% aller NHL, Altersmedian 50–55 Jahre, Männer:Frauen = 3:1.

Ätiologie und Pathophysiologie Die Ursache ist unbekannt. Die neoplastischen Zellen tragen überwiegend Marker der B-Zellreihe, ursächlich scheint ein Stammzelldefekt zugrunde zu liegen. **Milz** und **Knochenmark** sind die primär befallenen Organe.

Ätiologie und Pathophysiologie. Die Ursache ist unbekannt. Die Haarzellen tragen primär Oberflächenmarker der B-Lymphozytenreihe. Umgekehrt findet man Antigene, die für Haarzellen typisch sind, auch auf den Monozyten und Granulozyten der betroffenen Patienten. Manchmal tragen Haarzellen auch Marker, die für T-Zellen typisch sind. Dies hat zu der Hypothese Anlaß gegeben, daß der initiale Defekt in einer pluripotenten Stammzelle entstanden sein muß. Die meisten geschädigten Zellen reifen dann jedoch als B-Lymphozyten aus. Gleichzeitig würde der Stammzelldefekt erklären, warum die anderen hämatopoetischen Zellinien ebenfalls Störungen zeigen (Dyserythropoese, Neutropenie, Thrombozytenfunktionsstörungen). Die Erkrankung breitet sich vorwiegend in **Milz** und **Knochenmark** aus.

Klinik Die meisten Beschwerden werden durch die Anämie verursacht. In anderen Fällen verursacht die auffallende Splenomegalie entsprechende Symptome. Bei jedem 7. Patienten manifestieren sich die ersten Krankheitszeichen in Form einer thrombopenischen-hämorrhagischen Diathese.

Klinik. Die meisten Patienten klagen über Müdigkeit, Blässe, Leistungsabfall und Gewichtsverlust. Meist ist dies Folge der begleitenden Anämie. Andere Patienten klagen über Beschwerden infolge der Splenomegalie. Durch die Splenomegalie und die mit der Haarzellenleukämie einhergehende Thrombopoesestörung kommt es bei vielen Patienten zu Blutungen, bei ca. 14 % ist dies das initiale Symptom der Erkrankung. Die häufige Neutropenie bedingt eine Neigung zu bakteriellen und anderen Infekten.

Laborbefunde Bei ⅔ der Patienten besteht eine Leukozytopenie mit Lymphozytose und Nachweis eines Klons atypischer lymphoider Zellen mit Zytoplasmafortsätzen (J-25) im Blutausstrich. Diese reagieren mit **saurer Phosphatase** stark positiv, auch nach Zusatz von Tartrat (sog. **Tartratresistenz**). Hierbei wird das Isoenzym V der sauren Phosphatase nachgewiesen. Tartratresistenz besteht jedoch mit 95 % der Fälle nicht immer. Die Knochenmarkaspiration erbringt oft kein oder nur sehr wenig Mark, besser ist eine **Biopsie** (Jamshidi-Nadel).

Laborbefunde. Etwa zwei Drittel der Patienten präsentieren eine Leukozytopenie. In ihrem Differentialblutbild kann man 10 bis 80 % atypischer lymphoider Zellen entdecken. Diese besitzen einen bohnenförmigen Kern mit einem locker strukturierten Chromatingerüst und u. U. auffallend unregelmäßig ausgeprägten Zytoplasmafortsätzen (J-25). Die saure Phosphatase reagiert stark positiv, fast immer auch nach Zusatz von Tartrat. Diese **Tartratresistenz der sauren Phosphatasereaktion** unterscheidet die Haarzellen von den meisten anderen Lymphomzellen. Die Tartratresistenz kommt dadurch zustande, daß das Isoenzym V der sauren Phosphatase vorliegt. Tartratresistenz findet man allerdings nur bei ca. 95 % der Haarzelleukämien, ihr Fehlen schließt die Diagnose also nicht ganz aus. Auch bei nur geringer Ausschwemmung der Haarzellen in das periphere Blut ist das Knochenmark oft hochgradig infiltriert. Gleichzeitig kommt es zu einer verstärkten Faserbildung im Mark. Deshalb ist der Umstand, daß bei der Knochenmarkaspiration kein oder nur wenig Mark gewonnen werden kann, eher typisch, in jedem Fall sollte deshalb mit einer **Jamshidi-Nadel** ein **Knochenmark-Zylinder** gewonnen werden.

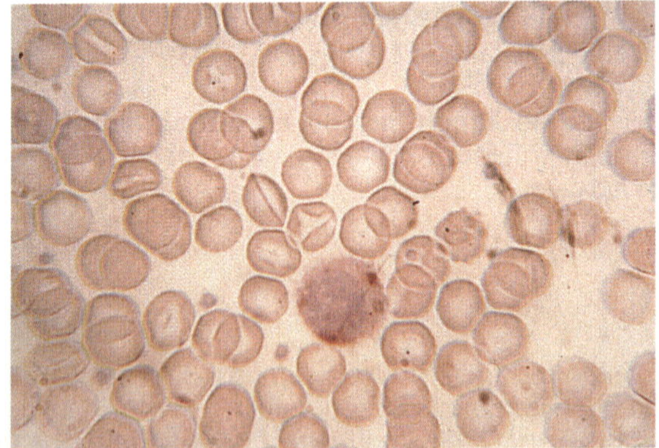

J-25: Nachweis der Tartratresistenz von Haarzellen im peripheren Blut bei Haarzelleukämie. Die saure Phosphatase-Reaktion bleibt auch nach Behandlung mit Tartrat positiv (roter Niederschlag). Die »Haare« des Lymphozyten sind auch in dieser Darstellung als feine Zytoplasmaausziehungen noch zu sehen.

Diagnostik, Differentialdiagnose Der **Nachweis von Haarzellen**, einer **Splenomegalie** und **Panzytopenie** bringt die Diagnose. Differentialdiagnose: andere Lymphome, besonders CLL, B-Zell-Prolymphozytenleukämie, Milzlymphom mit villösen Lymphozyten.

Diagnostik und Differentialdiagnose. Die **Splenomegalie**, die **Panzytopenie**, der **fehlende (periphere) Lymphomnachweis** und vor allem der **Nachweis von Haarzellen** im peripheren Blut und im Knochenmark sind diagnostisch richtungweisend. Die Differentialdiagnose ergibt sich gegenüber allen anderen Lymphomentitäten. Bei einigen primär die Milz befallenden Lymphomen können Zellen mit »villösem« Charakter auftreten, gleiches gilt für die B-Zell-Prolymphozytenleukämie und einige Fälle von CLL, die Differenzierung sollte dem Spezialisten vorbehalten bleiben.

Therapie. Zytostatika und Prednison sind wenig wirksam. Bei Patienten mit Panzytopenie war lange die **Splenektomie** die Therapie der Wahl. Sie induzierte bei den meisten Patienten oft lang anhaltende Remissionen, aber keine Heilungen. In den letzten Jahren ist die Behandlung mit rekombinantem **Alpha-Interferon** immer mehr in den Vordergrund getreten. Die Remissionsrate erreicht bis zu 90%. Über komplette Remissionen wurde berichtet. Die Dosis beträgt z.B. 1 bis 3 Mio I.U. subkutan täglich für 2 bis 4 Wochen. Danach kann auf 2 bis 3 Injektionen pro Woche reduziert werden. Die Dauer der Interferontherapie ist unterschiedlich (6–12 Monate). **Nebenwirkungen** von Interferon sind: Fieber, Schüttelfrost, Myalgien, Leistungsabfall, selten erhöhte Leberwerte, Nephritis. Die grippeähnlichen Symptome lassen sich meist durch Paracetamol beherrschen. In Fällen einer offenbar seltenen Interferonresistenz lassen sich anhaltende Remissionen mit dem Reservemedikament **2-Desoxycoformycin** (Pentostatin) erzielen. Es hemmt das Enzym Adenin-Desaminase, auf dessen Funktion die malignen Lymphozyten angewiesen sind. Auch der dem Pentostatin verwandte Wirkstoff **2-Chlorodesoxyadenosin** ist wirksam.

Therapie Bei Patienten mit Panzytopenie ist die **Splenektomie** bisher die 1. Therapie gewesen. Neuerdings erscheint **α-Interferon** als das **Mittel der Wahl. Nebenwirkungen** sind grippeähnliche Beschwerden, selten erhöhte Leberwerte, Nephritis. **2-Deoxycoformycin** und **2-Chlorodeoxyadenosin** sind Reservemedikamente.
In den seltenen Fällen einer Interferonresistenz ist der Einsatz von Pentostatin oder 2-CDA sinnvoll.

Verlauf und Prognose. Splenektomierte Patienten haben ein erhöhtes Risiko, septischen Komplikationen zu erliegen. Die Therapie mit rekombinantem Interferon stellt einen großen Fortschritt dar. Bisher wurde die Krankheitsdauer mit 1 bis 15 Jahren angegeben.

Verlauf und Prognose Beide scheinen sich unter der frühzeitigen Therapie mit rekombinantem Interferon deutlich zu bessern.

Klinischer Fall

Der 65jährige Patient war immer gesund gewesen. In letzter Zeit führten Bagatelltraumen häufig zu blauen Flecken. Das Blutbild ergab eine Panzytopenie (Thrombozyten 50000/µl, Leukozyten 3800/µl, Hb 8,9 g/dl). Im peripheren Blutbild ließen sich 10% atypische lymphoide Zellen nachweisen. Diese reagierten auf saure Phosphatase stark positiv, auch nach Zusatz von Tartrat. Immunzytologisch ließen sich B-Zellmarker nachweisen. Die Reaktion mit einem speziellen monoklonalen Antikörper gegen Differenzierungsantigene der Haarzellen war ebenfalls positiv. Bei einer Knochenmarkaspiration ließ sich kein Mark gewinnen. Die histologische Untersuchung des Beckenkammzylinders ergab eine hochgradige Infiltration mit malignen Lymphomzellen vom Typ der Haarzellen. Wegen der extremen Splenomegalie wurde der Patient seinerzeit zunächst splenektomiert. Die Milz wog 4 kg. Das Blutbild des Patienten normalisierte sich daraufhin, d.h. Anämie, Leukopenie und Thrombopenie verschwanden. Im Differentialblutbild waren Haarzellen jedoch weiter nachweisbar. 6 Monate später hatte der Patient ein »Rezidiv«. Thrombopenie und Anämie nahmen wieder zu. Hierauf wurde der Patient 3 Monate lang mit rekombinantem Interferon behandelt. Es wurde eine hämatologische Remission erzielt. Eine histologische Kontrolle des Knochenmarks 1 Jahr später sicherte jedoch noch geringe Lymphominfiltrate. Nach nunmehr 6 Jahren ist der Patient immer noch völlig beschwerdefrei und zeigt hämatologische Normalbefunde.

Mycosis fungoides und Sézary-Syndrom

Mycosis fungoides und Sézary-Syndrom

Definition. Die Mycosis fungoides und das Sézary-Syndrom sind klonale neoplastische Erkrankungen der T-Lymphozyten, die primär die Haut befallen. Das Sézary-Syndrom wird von manchen als eine leukämische Variante der Mycosis fungoides aufgefaßt.

◄ **Definition**

Epidemiologie. Beide Erkrankungen sind selten (50- bis 100mal seltener als die CLL). Männer erkranken häufiger als Frauen (3 : 2), der Altersmedian liegt zwischen dem 50. und 60. Lebensjahr.

Epidemiologie Die Erkrankung ist selten. Männer 60%, Frauen 40%, Altersmedian 50.–60. Lebensjahr.

Ätiologie und Pathogenese. Die Ursache ist nicht bekannt. Der Epidermotropismus von Mycosis fungoides und Sézary-Syndrom und der seltene Befall des Knochenmarks entsprechen dem physiologischen Verhalten von T-Lymphozyten. Patienten mit diesen Erkrankungen zeigen initial oft verstärkt allergische Reaktionen vom Typ IV, was eine vermehrte Aktivität von T-Helferzellen vermuten läßt. Bei vielen Patienten findet sich in der Anamnese ein Hinweis auf erhöhte Exposition zu Chemikalien, Medikamenten und physikalischen Reizen (Arbeiter in der petrochemischen und Textilindustrie). Man nimmt an, hat dies jedoch bisher nicht beweisen können,

Ätiologie und Pathogenese Die Lymphome folgen in vielen ihrer Erscheinungen dem normalen Verhalten von T-Lymphozyten (Epidermotropismus, verstärkte Typ-IV-Allergien). **Chronische Antigenstimulation** und die Infektion mit **HTLV-1** scheinen bei einigen Fällen eine ursächliche Rolle zu spielen.

daß die **chronische Stimulation von T-Zellen** in der Haut schließlich zur Entstehung dieser Lymphome führen kann. Das kürzlich entdeckte **HTLV-1-Virus** scheint bei der neoplastischen Transformation in einigen Fällen auch eine Rolle zu spielen.

Klinik (J-26) Die Anamnese geht häufig über mehrere Jahre. Bei der **Mycosis fungoides** durchläuft die Erkrankung oft mehrere Stadien:
1. **Stadium:** erythematöse Hautflecken
2. **Stadium:** plaqueartige Hautinfiltrate
3. **Stadium:** Hautknoten, Erythrodermie
4. **Stadium:** Lymphknotenbefall
5. **Stadium:** Organbefall (Milz, Leber u.a.).

Beim **Sézary-Syndrom** findet man charakteristischerweise die malignen Zellen im Blut, ansonsten ähnelt es der Mycosis fungoides.

Klinik (J-26 **a, b**). Viele Patienten haben eine Krankheitsgeschichte, die sich über 5 bis 10 Jahre erstreckt, mit einer Vielzahl von dermatologischen Diagnosen in der Anamnese. Bei der **Mycosis fungoides** finden sich im **1. Stadium erythematöse Flecken** bevorzugt am Körperstamm (seltener an Gesicht und Extremitäten), mit z.T. ausgeprägtem **Juckreiz**. Diese Flecken können verschwinden und an anderer Stelle neu entstehen. Dieses Stadium dauert 2 bis 5 Jahre. Im **2. Stadium** findet man **plaqueartige Hautinfiltrate**, oft mit anulärer Anordnung. Auch diese Hautindurationen können in ihrer Stärke schwanken. Im **3. Stadium** entstehen **multiple rote Hautknoten im Gesicht (Facies leontina)** und am ganzen Körper. In schweren Fällen entwickelt sich eine generalisierte exfoliative Erythrodermie. Im **4. Stadium** können auch die Lymphknoten vergrößert und im **5. Stadium** Leber, Milz und andere innere Organe beteiligt sein (das Knochenmark jedoch nur in 30%). Das **Sézary-Syndrom** gleicht im Hautbefall der Mycosis fungoides und ist in fortgeschrittenen Fällen ebenfalls durch eine **ausgeprägte Erythrodermie** und einen **quälenden Pruritus** gekennzeichnet. Der charakteristische hämatologische Befund sind die **zirkulierenden malignen Zellen (sog. Mykosis- oder Sézary-Zellen).**

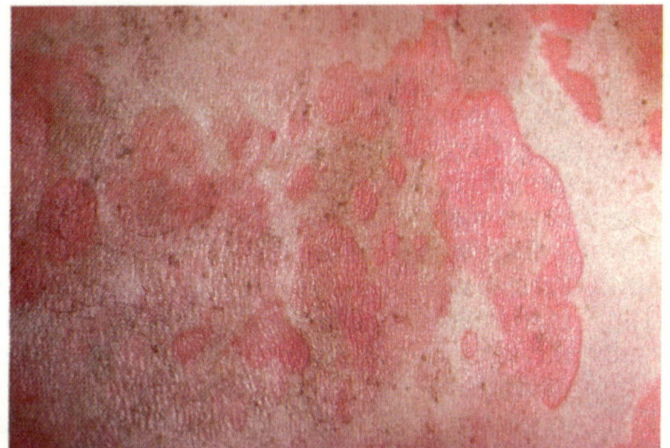

a Plaquestadium (2. Stadium).

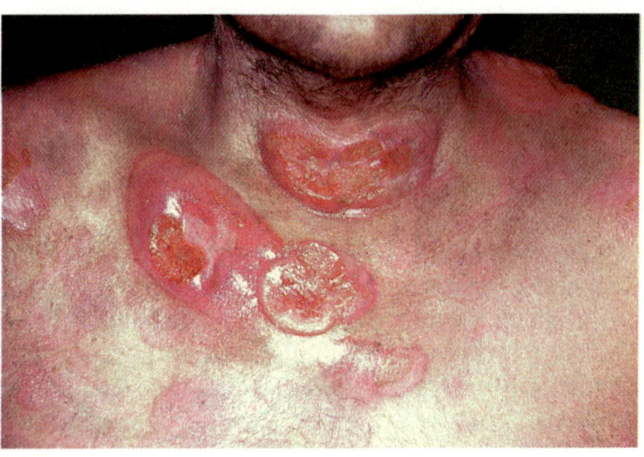

b Tumorstadium (3. Stadium).

J-26 a, b: Mycosis fungoides.

Laborbefunde Bei der Mycosis fungoides und dem Sézary-Syndrom findet man in der Haut und den befallenen Organen sog. **Mykosis-** bzw. **Sézary-Zellen,** das sind neoplastische Lymphomzellen mit gefurchtem und gefaltetem Kern (kleeblattförmig oder zerebriform, J-27). **Beim Sézary-Syndrom** zirkulieren diese Zellen, wie bei der CLL, auch im Blut und infiltrieren das Knochenmark. Histochemisch und mit Immunmarkern läßt sich das Sézary-Syndrom jedoch leicht von einer CLL unterscheiden.

Laborbefunde. Bei der Mycosis fungoides und dem Sézary-Syndrom findet man die typischen Mykosis- bzw. Sézary-Zellen (**J-27**). Das sind neoplastische T-Lymphomzellen mit einem hyperchromatischen eingebuchteten und gefurchten Kern. Wegen der knäuelartigen Windungen des Chromatins wirkt die Erscheinung des Kerns kleeblattförmig, manchmal auch **zerebriform**. Diese Zellen findet man in der Haut, z.T. wie Abszesse erscheinend **(Pautrier-Abszesse)**, in Lymphknoten und anderen befallenen Organen.

Beim **Sézary-Syndrom** ist außerdem noch eine ausgeprägte Leukozytose mit Lymphozytose (Sézary-Zellen) wie bei der chronischen lymphatischen Leukämie typisch. Das Knochenmark ist dann in der Regel ebenfalls infiltriert, jedoch nicht so dicht wie bei der CLL.

Im Gegensatz zur B-CLL sind saure Phosphatase und saure Naphthol-

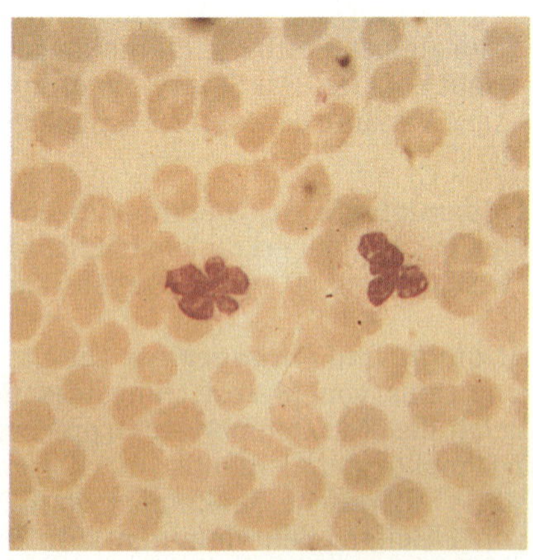

J-27: Beispiel für **Sézary-Zellen im Blutausstrich.** Immunologisch handelt es sich um T-Helfer-Lymphozyten.

AS-Acetatesterase positiv. Immunzytologisch lassen sich mit monoklonalen Antikörpern T-Zellmarker nachweisen, entweder CD4 oder CD8.

Diagnostik und Differentialdiagnose. Die Differentialdiagnose der initialen Stadien betrifft besonders primäre Hauterkrankungen wie Psoriasis, Tinea corporis, Neurodermitis, seborrhoische Dermatitis. Später ist die Diagnose im typischen Fall eine Blickdiagnose (Erythrodermie, Facies leontina, Lymphdrüsenschwellung). Im peripheren Blut kann man atypische T-Zellen finden. Differentialdiagnostisch sind dann andere leukämische Non-Hodgkin-Lymphome abzugrenzen.

Diagnostik, Differentialdiagnose Die Diagnose ist in typischen Fällen eine Blickdiagnose (Facies leontina, Erythrodermie). Im Blut und Knochenmark können die atypischen T-Zellen nachgewiesen werden. Differentialdiagnostisch sind andere leukämische NHL abzugrenzen.

Therapie. Bisher basierte die Therapie auf vier Hauptmethoden:
- topische Behandlung mit Stickstoff-Lost, Retinoiden, Kortikoiden
- Photochemotherapie mit dem Wirkstoff Psoralen und UVA-Licht (PUVA)
- Kombinations-Chemotherapie (Stadien IV und V)
- Radiatio und Ganzkörper-Elektronenbestrahlung (Einzelheiten s. *Lehrbücher der Dermatologie*).

Retinoide, monoklonale Antikörper gegen die malignen Zellen und Interferon-alpha sind weitere therapeutische Optionen.
Zur Linderung des Pruritus nimmt man kühle Kompressen, Diphenhydramin (50 mg 4× täglich), Promethazin 25 bis 50 mg 1× täglich und eventuell Sedativa.

Therapie. Die Therapie ist bisher nur symptomatisch, nicht kurativ. Die topische Anwendung von Kortikoiden und Stickstoff-Lost, PUVA-Bestrahlung, Elektronenbestrahlung und Kombinationschemotherapie sind die traditionellen Optionen. Durch den Einsatz von Retinoiden, Interferon-α und monoklonalen Antikörpern erweitern sich die Möglichkeiten.

Verlauf und Prognose. Der Verlauf wirkt zunächst relativ gutartig, ist für die Patienten aber wegen des ausgeprägten Pruritus oft quälend und entstellend. Letztlich handelt es sich um eine unheilbare Erkrankung. Die Überlebenszeit der Mycosis fungoides ist strahlenabhängig und wird ab Stadium III mit wenigen Jahren angegeben. In Stadium I (Prämykosid) kann die Erkrankung auch Jahrzehnte verharren, wobei auch Heilungen möglich sind. Insbesondere der relativ seltenere T-Suppressorzelltyp scheint infolge zunehmender Splenomegalie und Panzytopenie prognostisch besonders ungünstig. Das Sézary-Syndrom hat eine deutlich schlechtere Prognose.

Verlauf und Prognose Der Pruritus ist für viele Patienten sehr quälend. Die Überlebenszeit der Mycosis fungoides schwankt nach Eintritt in Stadium III-V von 1 bis zu mehreren Jahren. Das Sézary-Syndrom hat eine deutlich schlechtere Prognose.

Maligne Histiozytose

Maligne Histiozytose

Definition. Es handelt sich um eine invasive Proliferation neoplastischer Histiozyten in Knochenmark, Lymphknoten, Haut und parenchymatösen Organen. Die Erkrankung zeigt sich zwar mit generalisierten Lymphomen und einer Hepatosplenomegalie, gehört jedoch nicht zu den malignen Lymphomen im engeren Sinne.

◀ **Definition**

Epidemiologie. Die Erkrankung ist **ausgesprochen selten** (bisher weniger als 100 Fälle bekannt). Das Durchschnittsalter liegt bei 40 Jahren. Männer erkranken häufiger als Frauen.

Epidemiologie Die Erkrankung ist **sehr selten.**

Ätiologie und Pathogenese. Ursache und Entstehung sind unklar.

Ätiologie und Pathogenese Beide sind unklar.

Klinik. Die Erkrankung beginnt wie ein hochmalignes Non-Hodgkin-Lymphom mit **Fieber** und umschriebenen **Lymphknotenschwellungen**. Bei drei Viertel der Patienten sind **Milz und Leber tastbar vergrößert**. Ein Drittel der Patienten hat einen Ikterus. Im Skelett sind Osteolysen nachweisbar.

Klinik Die Symptome ähneln einem NHL (**Fieber, Lymphknotenvergrößerung). Leber und Milz sind vergrößert.** Ein Drittel der Patienten hat einen Ikterus, Osteolysen können vorkommen.

Laborbefunde. Beschleunigte BSG, Anämie, Leukopenie und Thrombopenie stehen im Vordergrund. Im Differentialblutbild kommen atypische monozytenähnliche große »Blasten« vor. Diese können Erythrozyten oder Zellkernreste phagozytiert haben (Erythrophagozytose). Die saure Phosphatase und die Naphthol-AS-Acetat-Esterase-Reaktion sind positiv. Das Knochenmark und die Lymphknoten sind mit pleomorphen histiozytären Zellen infiltriert.

Laborbefunde Infolge der Splenomegalie sind Anämie, Granulozytopenie und Thrombopenie nachweisbar. Im Differentialblutbild kommen **atypische histiozytäre Zellen** vor. Das Knochenmark kann infiltriert sein.

Diagnostik, Differentialdiagnose Die Diagnose basiert auf dem klinischen Bild mit dem Eindruck einer hochmalignen lymphatischen Systemerkrankung. Beweisend ist die Histologie aus dem Lymphknoten oder Knochenmark. Differentialdiagnostisch sind andere maligne Lymphome und Histiozytosen abzugrenzen.

Diagnostik und Differentialdiagnose. Für die Diagnose beweisend ist die Histologie des Lymphknotens oder des Knochenmarks. Es werden **pleomorphe histiozytäre atypische Zellen** nachgewiesen. Deren Zytoplasma ist breit und kann phagozytierte Zellen oder Kernreste enthalten. Differentialdiagnostisch sind andere maligne Lymphome abzugrenzen, was z.T. sehr schwierig sein kann, weil bei einigen Patienten mit Non-Hodgkin-Lymphomen reaktive Veränderungen der Histiozyten auftreten, die sehr an eine maligne Histiozytose erinnern. Die Abgrenzung zur Histiozytosis X (umfaßt eosinophiles Granulom, Hand-Schüller-Christian-Erkrankung und Abt-Letterer-Siewe-Krankheit) erfolgt aufgrund histologischer und klinischer Kriterien.

Therapie Nur wenige Patienten sprechen auf eine aggressive Chemotherapie an (CHOP-Schema).

Therapie. Nur bei einzelnen Patienten läßt sich durch eine aggressive Chemotherapie, z.B. wie bei den hochmalignen Non-Hodgkin-Lymphomen mit dem sog. CHOP-Schema, eine partielle Remission erzielen.

Verlauf und Prognose Die meisten Patienten erliegen der Krankheit innerhalb von einem Jahr.

Verlauf und Prognose. Die Krankheitsdauer liegt in der Regel unter 1 Jahr. Behandelte Patienten können für mehrere Monate in Remission bleiben, insgesamt ist die Prognose jedoch **infaust**.

Angioimmunoblastische Lymphadenopathie (AILD, Lymphogranulomatosis X)

Angioimmunoblastische Lymphadenopathie (AILD, Lymphogranulomatosis X)

Definition ▶

▶ ***Definition.*** Es handelt sich um eine Erkrankung mit einem klinischen Bild wie bei einem hochmalignen Non-Hodgkin-Lymphom. Innerhalb der Kiel-Klassifikation wird AILD den hochmalignen T-Zell-Lymphomen zugerechnet. Die Prognose gilt als infaust.

Epidemiologie Die Erkrankung ist selten.

Ätiologie und Pathogenese Beide sind unklar.

Epidemiologie. Die Erkrankung ist selten.

Ätiologie und Pathogenese. Beide sind unklar. Wegen der polyklonalen Gammaglobulinvermehrung (in der Serumelektrophorese) wird über abnorme Reaktionen des antikörperabhängigen Immunsystems gegenüber unbekannten antigenen Reizen spekuliert.

Klinik Diese **ähnelt** einem **hochmalignen NHL** mit sehr schweren Allgemeinsymptomen und einem generalisierten Befall, auch der inneren Organe und der Haut.

Klinik. Im Vordergrund stehen ausgeprägte Allgemeinbeschwerden wie sehr **schweres Krankheitsgefühl, hohes Fieber,** starkes **Schwitzen, Juckreiz, Tachykardie,** starke Hinfälligkeit. Meist finden sich **generalisierte Lymphdrüsenschwellungen**, so daß primär an ein hochmalignes Non-Hodgkin-Lymphom gedacht wird. Leber und Milz sind stark vergrößert. Manche Patienten zeigen Hautexantheme, Erythrodermie, ein Erythema exsudativum multiforme oder ein Erythema nodosum. Pleuraergüsse oder Aszites kommen vor.

Laborbefunde Die **BSG** ist **stark beschleunigt**. Es bestehen eine schwere Anämie, Granulozytopenie und Thrombozytopenie. In der Serumelektrophorese sind die Gammaglobuline polyklonal vermehrt. Albumin ist quantitativ vermindert. Im Knochenmark finden sich **granulomatöse** »entzündliche« **Infiltrate**.

Diagnostik, Differentialdiagnose Die Diagnose ist u.U. schwierig. Beweisend ist die **Histologie** des exstirpierten Lymphknotens und/oder des entnommenen Knochenmarks.

Laborbefunde. Die **BSG** ist **stark beschleunigt** (> 100 mm/1. h). In der Serumelektrophorese findet sich bei Albuminmangel oft eine **polyklonale Vermehrung der Gammaglobuline.** Anämie, Granulozytopenie und Thrombozytopenie kommen hinzu. Im **Knochenmark** finden sich **granulomatöse** »entzündliche« **Infiltrate** mit Nachweis von Epitheloidzellen, Plasmazellen, mononukleären Zellen und Immunoblasten.

Diagnostik und Differentialdiagnose. Die Diagnose ist schwierig, wird jedoch erwogen, wenn sich bei entsprechender Klinik im exstirpierten Lymphknoten der klinische Verdacht eines hochmalignen T-Zell-Lymphoms histologisch bestätigen läßt. Für die **histologische Sicherung** benötigt man als Kliniker u.U. den spezialisierten Pathologen. Differentialdiagnostisch ergibt sich klinischerseits vor allem die Abgrenzung gegenüber anderen hochmalignen Non-Hodgkin-Lymphomen und ausgeprägter Lymphadenopathie bei HIV-Infizierten.

Therapie. Die Behandlung ist in den meisten Fällen symptomatisch. Die Empfehlungen reichen von einer abwartenden Haltung (in der Hoffnung auf seltene spontane Remissionen) bis zu einer mehr oder weniger aggressiven Chemotherapie mit und ohne Zusatz von Prednison. Wir beobachteten eine Patientin, die eine über 2 Jahre anhaltende Remission nach Interferontherapie zeigte. Über ähnliche Beobachtungen wurde vereinzelt auch in der Literatur berichtet.

Therapie Die Behandlung ist in den meisten Fällen symptomatisch. Neuerdings wird der Einsatz von rekombinantem Interferon diskutiert.

Verlauf und Prognose. Die Patienten neigen zu **Infektionen mit opportunistischen Erregern** (z.B. Pneumocystis carinii, Pilzinfektionen etc.). Ein Viertel der Patienten soll innerhalb der ersten 12 Monate versterben. Einzelne Verläufe bis zu 10 Jahren wurden bekannt.

Verlauf und Prognose Die Patienten neigen zu **opportunistischen Infektionen.** Ein Viertel verstirbt im 1. Jahr, doch es gibt auch lange Verläufe.

2.2.11 Monoklonale Gammopathien

2.2.11 Monoklonale Gammopathien

Definition. Es handelt sich um eine heterogene Gruppe benigner oder neoplastischer Erkrankungen, bei denen ein Klon immunglobulinbildender B-Zellen die Bildung monoklonaler Antikörper veranlaßt.

◀ **Definition**

Früher sprach man von **Paraproteinen**, weil man dachte, daß es sich um strukturell **abnorme** Plasmaeiweißkörper handele. Inzwischen ist klar, daß es sich um intakte Antikörper physiologisch vorkommender Immunglobuline handelt. Entsprechend werden Antikörper der Klasse IgG, IgA, IgM, IgD, IgE und/oder deren Seitenketten (Leicht- oder Schwerketten) beobachtet. Sie lassen sich im Serum und/oder im Urin **elektrophoretisch** oder **immunelektrophoretisch** nachweisen. Die klinisch wichtigsten **monoklonalen Gammopathien** sind das **multiple Myelom (Plasmozytom)** und der **Morbus Waldenström (Immunozytom).** Zu den **benignen monoklonalen Gammopathien** zählen die **primäre Amyloidose,** die **Kälteagglutininkrankheit,** die **Altersgammopathie** (Vorkommen eines monoklonalen Paraproteins bei älteren Menschen ohne eigenen Krankheitswert) und die **sogenannte Begleitparaproteinämie** (bei akuten und chronischen Leukämien, malignen Lymphomen, chronischen Infektions- und Autoimmunerkrankungen). Bei fast 30% der Patienten mit benignen Paraproteinämien entwickeln sich innerhalb eines Beobachtungszeitraumes von 15 Jahren überwiegend neoplastische lymphoretikuläre Erkrankungen (z.B. multiple Myelome, Immunozytome, chronisch-lymphatische Leukämie, Non-Hodgkin-Lymphome).

Paraproteine sind intakte Immunglobuline (IgG, IgA, IgE, IgD, IgM) oder deren Seitenketten. Der Nachweis erfolgt mit Elektrophorese und Immunelektrophorese. Die wichtigsten **monoklonalen Gammopathien** sind:
- multiples Myelom
- Morbus Waldenström.

Es gibt eine Reihe benigner monoklonaler Gammopathien:
- primäre Amyloidose
- Kälteagglutininkrankheit
- Altersgammopathie
- Begleitparaproteinämie (bei Leukämien, Lymphomen, Infektionen etc.).

Viele benigne Gammopathien gehen nach Jahren in eine maligne Erkrankung über.

Plasmozytom (multiples Myelom, Morbus Kahler)

Plasmozytom (multiples Myelom, Morbus Kahler)

Definition. Dem Plasmozytom liegt eine neoplastische Proliferation eines Klons plasmazellulär differenzierter B-Lymphozyten zugrunde, die monoklonale Immunglobuline (IgG, IgA, IgD) oder nur deren Leichtketten (κ, λ) sezernieren.

◀ **Definition**

Klassifizierung. Der maligne Zellklon produziert unkontrolliert große Mengen Immunglobuline ein und derselben Klasse. In anderen Fällen werden Kappa- oder Lambda-Leichtketten oder sehr selten schwere Ketten (γ, α, μ, δ) produziert. Anhand der Immunglobulinklassen lassen sich folgende Typen unterscheiden:
- IgG-Plasmozytom: 60%
- IgA-Plasmozytom: 20%
- IgM-Plasmozytom: ca. 1%
- IgD-Plasmozytom: ca. 1%
- IgE-Plasmozytom: extrem selten
- Leichtkettenplasmozytome (Kappa oder Lambda): ca. 15%
- Schwerkettenkrankheit: ca 1%
- nichtsekretorisches Plasmozytom: ca. 1%.

Klassifizierung Die Plasmozytomzellen sezernieren Immunglobuline oder κ- bzw. λ-Leichtketten. Man unterscheidet:
- IgG-Plasmozytom 60%
- IgA-Plasmozytom 20%
- IgM-Plasmozytom ca. 1%
- IgD-Plasmozytom ca. 1%
- IgE-Plasmozytom (sehr selten)
- κ oder λ-Leichtketten-Plasmozytom ca. 15%
- Schwerkettenkrankheit ca. 1%
- nichtsekretorisches Plasmozytom ca. 1%.

Anhand der **Ausbreitung** unterscheidet man:
- multiples Myelom 90 %
- solitäres Plasmozytom (Skelett) < 5 %
- solitäres extramedulläres Plasmozytom < 1 %
- Plasmazell-Leukämie 1–2 %.

Epidemiologie 90 % aller Plasmozytomkranken sind älter als 40 Jahre. Altersgipfel > 60, 2 % der Patienten sind < 40 Jahre.

Ätiologie und Pathophysiologie Die Ursache ist unbekannt. Eine einzelne Plasmazelle wird neoplastisch transformiert und proliferiert ungehemmt vorwiegend im Knochenmark. Sie bildet einen Klon mit Produktion eines einzelnen Antikörpers (monoklonale Gammopathie). Die Myelomzellen produzieren osteoklastenaktivierenden Faktor, der die **Osteoporose** auslöst und die **Osteolysen** verursacht. Infolge des erhöhten Knochenabbaus besteht die **Gefahr der Hyperkalzämie** und **Hyperkalziurie.** Die ungehemmte Proliferation der Plasmazellen verdrängt die normale Hämatopoese und verursacht eine **Anämie, Granulozytopenie** und **Thrombozytopenie.** Das sekundäre **Antikörpermangelsyndrom** entsteht, da die normale Immunglobulinsynthese gehemmt wird.

Merke ▶

Das **Hyperviskositätssyndrom** mit Mikrozirkulationsstörungen beruht auf einer Tendenz zur vermehrten Polymerenbildung vor allem der IgA-Paraproteine. Die Nierenbeteiligung (in 30 bis 80 % der Fälle) ist Folge einer tubulären Nephrose infolge der Rückresorption großer Mengen von Leichtketten. In anderen Fällen besteht eine Nierenamyloidose oder Nephrokalzinose. Es entwickelt sich häufig hieraus eine **Niereninsuffizienz.**

Merke ▶

Anhand des Ausbreitungstyps kann man ferner unterscheiden:
- multiples Myelom: ca. 90 %
- solitäres Plasmozytom des Skeletts: unter 5 %
- solitäres extramedulläres Plasmozytom: unter 1 %
- Plasmazell-Leukämie: 1 bis 2 %.

Epidemiologie. Jährlich werden etwa 2 Neuerkrankungen auf 100 000 Einwohner beobachtet. Mit zunehmendem Alter wird die Erkrankung häufiger beobachtet. Sie erreicht einen Altersgipfel bei über 60jährigen Menschen. Nur 2 % der Patienten sind jünger als 40 Jahre. Bei Farbigen ist die Erkrankung 14mal häufiger. Etwa 1 % aller malignen Lymphome sind Plasmozytome.

Ätiologie und Pathophysiologie. Die Ätiologie des Plasmozytoms ist nicht bekannt. Unterschiedliche chromosomale Defekte sind beschrieben. Man vermutet, daß durch eine Mutation in einem noch nicht genau definierten **Onkogen** die unkontrollierte Produktion eines Wachstumsfaktors ausgelöst wird, der die Proliferation des malignen Plasmazellklons antreibt. Nach neuen Untersuchungen könnte **Interleukin-6 (IL-6)** einer dieser Wachstumsfaktoren sein. Die Plasmazellen produzieren in etwa entsprechend der Zunahme der Tumormasse immer größere Mengen von Serumeiweißkörpern. Letztere sind sozusagen Tumormarker. Die Klonalität der Erkrankung, d. h. die Abstammung von einer neoplastisch transformierten Plasmazelle, läßt sich daran ablesen, daß in allen Plasmozytomzellen eines Patienten nur ein bestimmter Immunglobulintyp nachgewiesen werden kann (sogenannter **Idiotyp**). Infolge der quantitativen Zunahme an monoklonalem Immunglobulin nimmt die Menge an normalem polyklonalem Immunglobulin meßbar ab. Hieraus resultiert ein **sekundäres Antikörpermangelsyndrom**. Die Pathogenese der übrigen charakteristischen Krankheitsbefunde läßt sich wie folgt erklären: Umschriebene **Osteolysen** und die diffuse **Osteoporose** sollen durch eine Überproduktion von osteoklastenaktivierendem Faktor zustande kommen, den die Myelomzellen sezernieren. Dies soll auch die **Hyperkalzämie** und **Hyperkalziurie** verursachen.

▶ ***Merke.*** Die bei anderen Tumorosteolysen fast immer reaktiv erhöhte Osteoblastenaktivität ist bei Plasmozytomkranken gestört. Es finden kaum Reparaturvorgänge um die Osteolysen herum statt. Im Knochenszintigramm wird aber nur die Aktivität von Osteoblasten angezeigt. Ein **negatives Skelettszintigramm schließt** deshalb **selbst massive Plasmozytomosteolysen nicht aus.**

Ein **Hyperviskositätssyndrom** mit Mikrozirkulationsstörungen kann bei einer Vermehrung des Gesamteiweißes über 10 bis 12 g/dl und entsprechend hohem Paraproteinanteil ausgelöst werden. Bei IgA-Plasmozytomen ist es häufiger als bei IgG-Plasmozytomen, weil die leichten Ketten zu verstärkter Polymerenbildung neigen. Bei niedrigen Außentemperaturen kann die Polymerenbildung bei den sogenannten Kryoglobulinen leichter vonstatten gehen, so daß Morbus-Raynaud-ähnliche Durchblutungsstörungen an den Akren auftreten. Im Laufe der Erkrankung entwickelt sich häufig eine **Niereninsuffizienz**. Diese kommt am häufigsten dadurch zustande, daß die im Glomerulumfiltrat ausgeschiedenen Leichtketten im Tubulusapparat rückresorbiert werden (tubuläre Nephrose). In anderen Fällen entwickelt sich eine Nierenamyloidose. Schließlich können eine Nephrokalzinose, plasmazelluläre Infiltrate und rezidivierende Harnwegsinfekte die Nierenfunktion verschlechtern.

▶ ***Merke.*** Die Nieren von Plasmozytompatienten sind auch bezüglich der nephrotoxischen Wirkung von Kontrastmitteln (i.v. Pyelogramm, CT) und Antibiotika (Aminoglykoside) wesentlich empfindlicher als bei Gesunden.

S Synopsis J-**16: Monoklonale Gammopathien**

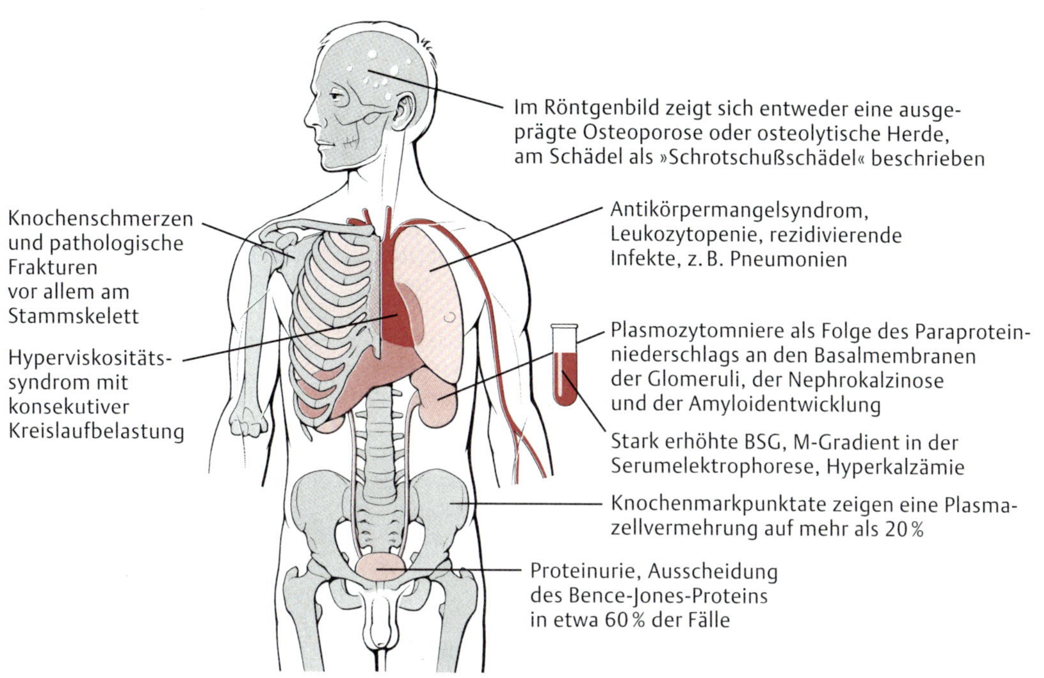

Klinik des **Plasmozytoms.** Radiologische Befunde beim **Plasmozytom.**

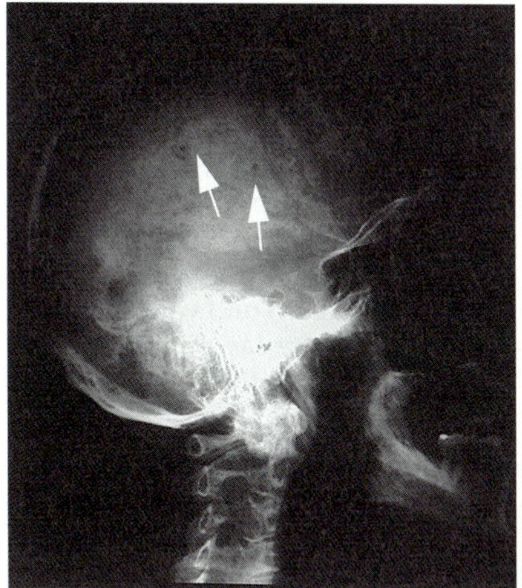

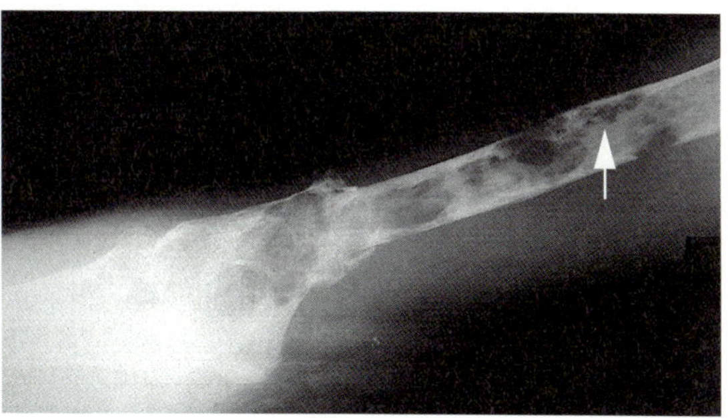

Der gleiche Patient wie links: beide Oberarme sind fast vollständig **osteolytisch** durchsetzt.

Röntgenologische Darstellung der Befunde bei einem 51jährigen Mann mit **multiplem Myelom:** kleinfleckige Osteolysen in der Schädelkalotte.

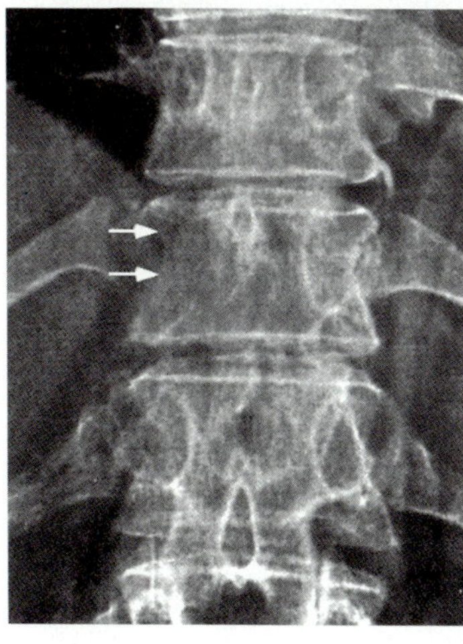

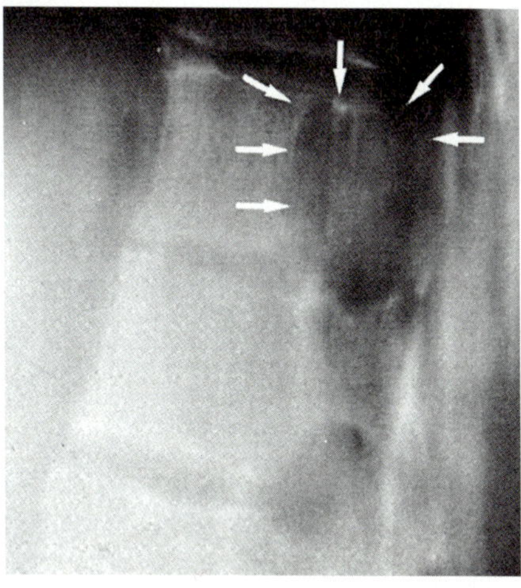

Links: Osteolyse des BWK 11 (fehlendes »Auge« der Bogenwurzel).

Rechts: die Tomographie zeigt das wahre Ausmaß der Osteolyse.

Durch die Proliferation der Plasmazellen wird die normale Hämatopoese verdrängt, es resultieren **Anämie, Granulozytopenie** und **Thrombozytopenie** mit den entsprechenden klinischen Symptomen (Schwäche, Infekt- und Blutungsneigung).

Klinik (S J-16) Die Patienten klagen über **Leistungsminderung** (Anämie) und **Knochenschmerzen** oder über die Beschwerden einer zunehmenden **Niereninsuffizienz**. Durch die Hyperkalzämie kommt es zu **Polyurie, Exsikkose**, eventuell sogar zu einem hyperkalzämischen Koma. Die Knochenveränderungen in Wirbelsäule, Becken und **Schädel (Schrotschußschädel)** sind entweder diffus und strähnig wie eine **Osteoporose** oder typische **Osteolysen.** Die Skelettszintigraphie kann negativ sein. Die Knochenmarkszintigraphie erscheint geeigneter. Ein **Hyperviskositätssyndrom** entsteht oft erst in fortgeschrittenen Krankheitsstadien.

Klinik (S J-**16**). Die Patienten klagen über **Leistungsminderung** infolge Anämie. Wegen ihrer **Knochenschmerzen** werden sie oft monatelang balneologisch, physikalisch, medikamentös oder orthopädisch behandelt. Vor allem Patienten mit einer normalen Blutsenkung und fehlendem Paraproteinnachweis in der Serumelektrophorese haben darunter zu leiden. Sie kommen u. U. bereits mit **pathologischen Frakturen** in die Klinik. In anderen Fällen entwickelt sich als Folge der Hyperkalzämie mit **Polyurie** und **Exsikkose** ein komatöses Bild. Ein anderer Teil der Patienten zeigt eine progrediente **Niereninsuffizienz**. Bei den Skelettmanifestationen stehen Destruktionen an den Wirbelkörpern, Rippen, im Sternum, Becken und **Schädel (sogenannter Schrotschußschädel)** im Vordergrund. Die Skelettszintigraphie ist häufig negativ. Die Knochenmarkszintigraphie erscheint geeigneter. Röntgenologisch findet sich oft nur eine strähnige **Osteoporose**. Die Symptome der **Hyperviskosität** sind Blutungen aus Nase und Mund, Visusveränderungen, neurologische Symptome, Herzinsuffizienz und Raynaud-Syndrom (*s. Kap. Hyperviskositätssyndrom, S. 1452*).

Laborbefunde Die wichtigsten Befunde sind:
- normochrome **Anämie** (Hb 8–10 g/dl)
- **BSG über 100 mm** in der 1. Stunde
- **M-Gradient** in der **Serumelektrophorese**
- Erhöhung des Gesamteiweiß bei Albuminmangel im Serum
- eingeschränkte Nierenfunktion (Harnstoff und Kreatinin im Serum erhöht)
- eventuell Hyperkalzämie.

Die monoklonale Gammopathie erscheint in rund ¾ der Fälle in der Serumelektrophorese (S J-17) und läßt sich **als IgG (⅔) oder IgA (⅓) in der Immunelektrophorese differenzieren.**

Laborbefunde. Fast alle Patienten haben eine **Anämie**. Bis zu 50 % haben erhöhte Serumkreatininwerte und 30 % eine Hyperkalzämie. In 80 % der Fälle ist die **BSG** auf **über 100 mm** in der ersten Stunde erhöht. In diesen Fällen findet man in der **Serumelektrophorese** den **spitzgipfeligen M-Gradienten** im Bereich der Gammaglobuline (S J-**17**). IgA-Paraproteine können in der Betaglobulinfraktion wandern. Die Immunelektrophorese sichert die Monoklonalität und bestimmt den Typ des Immunglobulins. Bei den selteneren Leichtketten- und nichtsekretorischen Plasmozytomen ist die Blutsenkungsgeschwindigkeit normal. Die Serumelektrophorese und die Immunelektrophorese im Serum sind u. U. unauffällig. Etwa 50 % aller Plasmozytome gehen mit einer **Leichtkettenproteinurie** einher. Die Leichtketten (λ, κ) werden auch als **Bence-Jones-Protein** bezeichnet (*Henry Bence Jones* war einer der Erstbeschreiber des Plasmozytoms) (J-**28**). Sie verschwinden schnell aus dem Serum (deshalb **negative Serumimmunelektrophorese bei Leichtkettenplasmozytom**) und werden in den Urin ausgeschieden. Reine Leichtkettenplasmozytome lassen sich deshalb am sichersten durch den **Nachweis** von **Bence-Jones-Protein im Urin** diagnostizie-

S Synopsis J-**17: Sogenannter M-Gradient in der Serumelektrophorese bei Patienten mit Plasmozytom (schematisch), Vergleich mit Normalbefund**

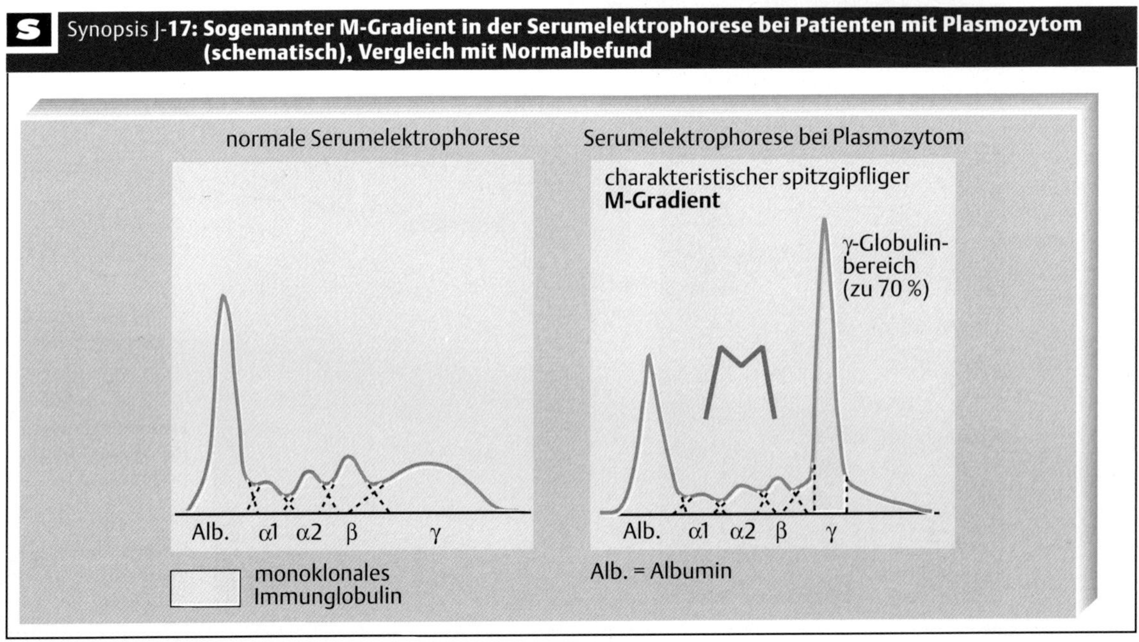

ren. Seltener gelingt es, mit Hilfe der Immunfixation die Leichtketten auch im Serum nachzuweisen. Indessen zeigen Leichtkettenplasmozytome in der Serumelektrophorese fast immer die fehlende γ-Globulinfraktion.

Knochenmark sollte wegen der möglicherweise nur herdförmigen Infiltration durch das Plasmozytom an mehreren Stellen entnommen werden. 10 bis 95% aller kernhaltigen Zellen können dann Plasmozytomzellen sein.

Das Serumprotein **β2-Mikroglobulin** wird über die Niere ausgeschieden und steigt bei Niereninsuffizienz schnell an. Die Serum-β2-Mikroglobulinspiegel gelten als gute **Marker** für die **Aktivität des Plasmozytoms**. Spiegel ≤ 3 mg/l sind normal, während erhöhte Spiegel eine erhöhte Plasmazellaktivität und zunehmende Niereninsuffizienz anzeigen.

Reine **Leichtkettenplasmozytome** erfordern entsprechende **Untersuchungen im Urin** (J-28).

Bei der Knochenmarkuntersuchung sollte mehr als ein Biopsat entnommen werden. Das **β2-Mikroglobulin** ist ein guter **Marker für** die **Aktivität des Plasmozytoms** und besonders für eine beginnende Niereninsuffizienz.

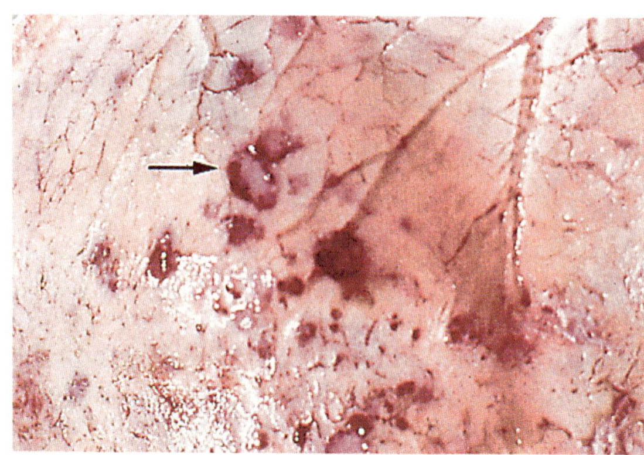

a Unterschiedlich große **Osteolyseherde** (Pfeil) **in der Schädelkalotte.**

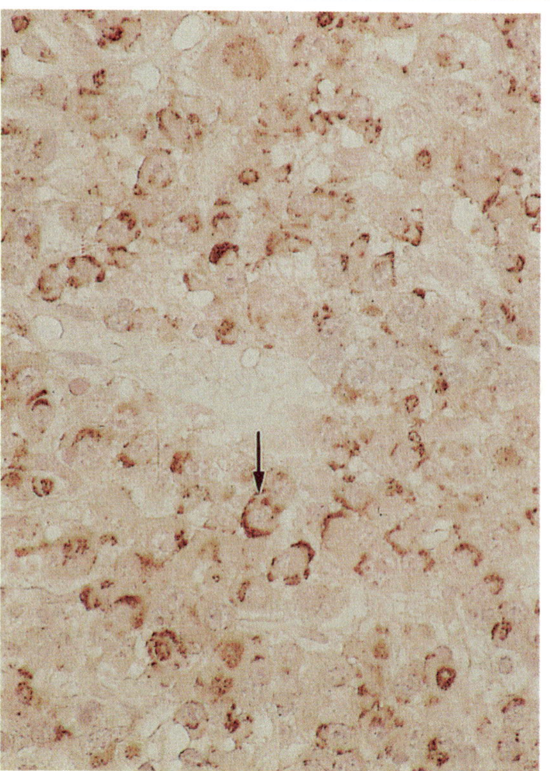

b Immunhistochemischer Nachweis **monoklonaler λ-Ketten in Plasmazellen** (Pfeil) (PAAP, Vergr. 1:250).

J-28: Diagnostik bei Plasmozytom.

Diagnostik und Differentialdiagnose. **Knochenschmerzen** im Bereich der **Rippen** und/oder **Wirbelsäule** (nur selten Kopfschmerzen!), die stark **erhöhte BSG** und die **normochrome Anämie** lenken den Verdacht in Richtung Plasmozytom. Weitere wesentliche und häufige Befunde für die Diagnose sind J-**52** zu entnehmen.

Diagnostik, Differentialdiagnose
Die Diagnose basiert auf den häufigsten Befunden (**J-52**). Das Plasmozytom kann aber erst sicher diagnostiziert werden, wenn die Kriterien der **J-53** erfüllt sind.

J-52: Plasmozytom: Häufigkeit typischer Befunde	
▷ Paraprotein im Serum und/oder Urin	97%
▷ Knochenmarkinfiltration durch mehr als 10% pathologische Plasmazellen	90%
▷ Osteolysen im Schädel, diffuse Osteoporose der Wirbelkörper	80–90%
▷ Sekundärer Antikörpermangel	80–90%
▷ Knochenschmerzen	80%
▷ Hyperkalzämie	10–30%

Die Diagnose eines Plasmozytoms richtet sich nach den in J-**53** aufgeführten Kriterien.

J-53: Diagnosekriterien des Plasmozytoms

Morphologische Kriterien (Zytologie, Histologie) (1)
- ▷ Plasmazellgehalt des Knochenmarks über 10%
- ▷ plasmazellulärer Tumor im Knochenmark oder extraossär

Weitere Diagnosekriterien (2)
- ▷ Paraprotein im Serum nachweisbar
- ▷ Paraprotein im Urin nachweisbar
- ▷ Osteolysen im Röntgenbild des Skeletts nachweisbar (Schädel!) oder röntgenologischer Nachweis einer Osteoporose bei einer Plasmazellinfiltration im Knochenmark von mehr als 30%
- ▷ Plasmazellvermehrung in 2 peripheren Blutausstrichen (nach *Costa*)

Ein Plasmozytom liegt vor, wenn Kriterien 1a und 1b gemeinsam vorkommen oder eines der Kriterien unter 1 mit einem der Kriterien unter 2 kombiniert ist. Die **solitären ossären** oder **extraossären Plasmozytome** werden durch die direkte Biopsie diagnostiziert.

Die Diagnose gilt als gesichert, wenn beide morphologischen Kriterien (1) gemeinsam vorkommen oder eines der Kriterien unter 1 mit einem der Kriterien unter 2 nachweisbar ist. Diese Kriterien gelten nicht für die Diagnose eines **solitären Plasmozytoms**, welches entweder eine solitäre lytische Knochenläsion **(solitäres ossäres Plasmozytom)** oder ein extraossärer Tumor ist **(solitäres extraossäres Plasmozytom)**, häufig in der Submukosa des Nasen-Rachen-Raums. Hier entscheidet der histologische Befund der Biopsie. Solitäre Plasmozytome der Wirbelsäule werden z.B. im Rahmen einer notfallmäßig durchgeführten Laminektomie wegen drohender Querschnittlähmung histologisch gesichert. In diesen Fällen ist immer durch eine hämatologische Diagnostik ein disseminiertes Plasmozytom auszuschließen.

Merke ▶

Merke. Eine monoklonale Gammopathie läßt sich nur bei etwa 10% der Patienten mit **solitären** Plasmozytomen nachweisen.

Die Therapie des Plasmozytoms richtet sich nach dem **klinischen Stadium** entsprechend der Einteilung von **Durie** und **Salmon** (J-**54**).

Der Diagnose des Plasmozytoms schließt sich die **klinische Stadieneinteilung** nach **Durie** und **Salmon** (J-**54**) an. Die Zuordnung des Patienten zu einem der Tumorstadien I bis III ist notwendig um zu entscheiden,
- ob überhaupt therapiert werden muß
- um die Art der Behandlung festzulegen (Strahlentherapie, Chemotherapie)
- um den Remissionserfolg beurteilen zu können.

Das Stadium II ist ein Ausschlußstadium, weil weder die Kriterien für das Stadium I noch die für das Stadium III vorliegen. Die **Subklassifikation A und B** berücksichtigt die **Nierenfunktion** (J-**54**).

Differentialdiagnose
- asymptomatische monoklonale Gammopathie
- Begleitparaproteinämie bei Infektions- und Autoimmunerkrankungen
- Knochenmetastasen solider Tumoren
- Sonderformen wie solitäre Plasmozytome und Plasmazelleukämie
- primäre Nierenerkrankungen mit Niereninsuffizienz, einschließlich der Nierenamyloidose
- **Makroglobulinämie Waldenström,** ein NHL (Immunozytom) mit **IgM-Paraprotein.**

Die Abgrenzung eines Plasmozytoms von einer benignen Paraproteinämie ist schwierig (J-**55**).

Differentialdiagnose. Die **Differentialdiagnose** ist vielschichtig. Fallen zunächst osteolytische Prozesse auf, so werden meist differentialdiagnostisch andere neoplastische Tumoren gesucht. Bei initialer Niereninsuffizienz kommen andere primäre Nierenerkrankungen in Betracht. Besonders schwierig ist die Abgrenzung der sogenannten **benignen Paraproteinämie** (J-**55**) oder der **Begleitparaproteinämie** bei Autoimmunerkrankungen. In diesen Fällen ist in der Regel die Plasmazellzahl im Knochenmark wenig erhöht und ihre Morphologie weniger atypisch als beim Plasmozytom. Andererseits kann es sich um das **Frühstadium** eines langsam proliferierenden Plasmozytoms handeln. Therapeutische Probleme ergeben sich aus den zuletzt genannten »Unsicherheiten« in der Regel nicht, weil asymptomatische Patienten mit einer monoklonalen Gammopathie ohne rasche Progredienz nicht behandelt, sondern in 3- bis 6monatigen Abständen kontrolliert werden sollen.

J-54: Stadieneinteilung des Plasmozytoms (nach *Durie* und *Salmon* 1975)

Stadium	Kriterien	Plasmazellmasse (Zellen × 10^{12}/m²)	Überlebenszeit (Monate)
I	alle der folgenden: ▷ Hämoglobin > 10 g/dl ▷ Serumkalzium normal ▷ Skelett maximal eine solitäre Osteolyse ▷ Paraproteinkonzentration IgG < 5 g/dl IgA < 3 g/dl Bence-Jones-Proteinurie < 4 g/24 h	< 0,6	64
II	Kriterien von I und III nicht erfüllt	0,6–1,2	32
III	eines oder mehrere der folgenden Kriterien: ▷ Hämoglobin < 8,5 g/dl ▷ Serumkalzium > 12 mg/dl ▷ ausgedehnte Knochenläsionen ▷ IgG > 7 g/dl IgA > 5 g/dl Bence-Jones-Proteinurie > 12 g/24 h	> 1,2	12

A = normale Nierenfunktion (Kreatinin < 2 mg/dl)
B = gestörte Nierenfunktion (Kreatinin ≥ 2 mg/dl)

J-55: Differentialdiagnose Plasmozytom versus benigne Paraproteinämie

	Plasmozytom	Benigne Paraproteinämie
Symptome	ja, z. B. Schmerzen	nein
Knochen Röntgenbilder	lytische Läsionen oder Osteoporose	normal
Plasmazellen im Knochenmark	> 10 %	< 10 %
Hämoglobin	< 120 g/l	≥ 120 g/l
Serumkalzium	erhöht in 30 % d. F.	normal
Serumkreatinin	erhöht	normal
Paraprotein	nimmt langsam zu	bleibt unverändert

Die **Waldenström-Makroglobulinämie** ist ein Non-Hodgkin-Lymphom (Immunozytom) mit einem **monoklonalen IgM-Paraprotein**. Im Unterschied zum Plasmozytom sind Lymphknotenvergrößerung, Hepato- und Splenomegalie die dominierenden klinischen Befunde, während Osteolyseherde wiederum untypisch sind. Die malignen Lymphozyten unterscheiden sich von Plasmazellen.

Therapie. Nur das sehr seltene **solitäre ossäre Plasmozytom** kann durch **Bestrahlung** mit 45 Gy geheilt werden. Bei den viel häufigeren diffus die Knochen und andere Organe befallenden Manifestationen des Plasmozytoms ist eine Heilung nicht möglich. Die Behandlung hat deshalb eine palliative Zielsetzung. Richtig indiziert und durchgeführt wirkt sie jedoch lebensverlängernd. Asymptomatische **Frühstadien** müssen **beobachtet**, aber nicht behandelt werden!

Therapie Die Behandlung hat außer bei den **solitären ossären Plasmozytomen**, die allein mit **Bestrahlung** geheilt werden können, in fast allen anderen Fällen nur eine **palliative Zielsetzung**.
Frühstadien werden nicht behandelt, sondern in 3- bis 6monatigen Abständen **kontrolliert**.

Therapieindikation:
- Beschwerden im Stadium I B
- Anstieg der Paraproteine
- Leichtkettenproteinurie
- ab Stadium II/III.

Eine **Therapie ist indiziert**
- bei Patienten mit Beschwerden ab Stadium I B
- bei den meisten Patienten mit steigenden Paraproteinkonzentrationen im Serum und/oder Urin
- bei asymptomatischen Patienten mit Leichtkettenproteinurie, um die Niereninsuffizienz zu verhindern
- ab Stadium II/III.

Die **palliative Chemotherapie** mit **Melphalan plus Prednison** steht zunächst im Vordergrund. Die Behandlungen werden alle 4–6 Wochen wiederholt. Intensivere Therapieprotokolle wie das M2-Protokoll oder das VAD-Schema bleiben Spezialisten vorbehalten.

In der Regel handelt es sich um eine **Chemotherapie**. Bei **Frakturgefahr** sind **operative, stabilisierende Maßnahmen** oder eine **Strahlentherapie** zu erwägen. Pathologische Frakturen müssen in der Regel operativ versorgt werden. In der Praxis hat sich die **zytostatische Therapie** nach dem **Schema** von *Alexanian* bewährt:
- **Melphalan** 8 mg/m^2 täglich p.o. Tag 1 bis 4
- **Prednison** 60 mg/m^2 täglich p.o. Tag 1 bis 4.

Das übliche Therapieintervall beträgt etwa 6 Wochen. In anderen Fällen kann nach dem **COP**-Schema behandelt werden (*S. 1434*). Weitere aggressivere Chemotherapieprotokolle wie das M2-Protokoll (Kombination von Melphalan, Prednisolon, Carmustin, Cyclophosphamid, Vincristin) oder das VAD-Schema (Vincristin, Adriamycin, Dexamethason) haben eine etwas höhere und schnellere Ansprechrate als das Schema nach *Alexanian*, was bei Patienten mit beginnender Niereninsuffizienz oder schwerer Hyperkalzämie eventuell kostbare Zeit gewinnen kann. Insgesamt ist die Lebensverlängerung aber nicht besser als mit Melphalan und Prednison. Diese Therapien gehören in die Hand des Spezialisten.

Zur Beurteilung des Therapieerfolgs dienen die in **J-56** erwähnten Remissionskriterien.

Als **Remissionskriterien der Chemotherapie** gelten die in **J-56** aufgeführten Parameter.

J-56: Remissionskriterien

- ▷ Über 50 %iger Rückgang der Paraproteinkonzentrationen im Serum, gemessen in der Serumelektrophorese
- ▷ Über 50 %iger Rückgang der Ausscheidung des Bence-Jones-Proteins

Klinische Kriterien sind:

- ▷ Abnahme der Schmerzen, Rückgang des Analgetikaverbrauchs
- ▷ Besserung der Anämie
- ▷ Rückgang der Plasmazellinfiltration im Knochenmark
- ▷ Besserung der Nierenfunktion
- ▷ Rekalzifizierung von osteolytischen Herden im Röntgenbild

Wenn der Patient angesprochen hat, kann nach 6 Behandlungszyklen eine Therapiepause eingelegt werden. Dies soll das Risiko von Zweitneoplasien und akuten myeloischen Leukämien vermindern.
Mit **Interferon-alpha** und der **Knochenmarktransplantation** stehen neue Therapiemöglichkeiten zur Verfügung.

Weitere Therapiemaßnahmen sind:
- palliative Strahlentherapie bei Schmerzen und Frakturgefahr
- Plasmapherese bei Hyperviskositätssyndrom
- Therapie der Hyperkalzämie mit NaCl-Lösung und Biphosphonat
- physikalische Therapie
- Substitution von Immunglobulinen bei Antikörpermangelsyndrom

Die Dauer der zytostatischen Therapie kann nur individuell festgelegt werden. In der Regel reichen 6 Behandlungen aus, um eine stabile Remission zu erzielen. Möglicherweise verlängert die Behandlung mit **Interferon-alpha** die Remissionsdauer. Von einer jahrelangen Dauertherapie mit Alkylanzien ist dringend abzuraten, weil dadurch sekundäre myeloische Leukämien als Zweitneoplasien induziert werden können. Mit der **Knochenmarktransplantation** ergibt sich möglicherweise bei den wenigen jungen Plasmozytompatienten eine Möglichkeit zur kurativen Behandlung, die wenigen bisher behandelten Fälle rechtfertigen jedoch noch keine generelle Therapieempfehlung. Weitere Therapiemaßnahmen sind:
- palliative Strahlentherapie bei schmerzhaften Osteolysen mit Frakturgefahr.
- Plasmapherese bei Hyperviskositätssyndrom
- Therapie der Hyperkalzämie mit Kochsalzinfusionen, Prednison, Furosemid und mit Biphosphonaten (z. B. Clodronat), chirurgische Maßnahmen zur operativen Stabilisierung
- physikalische Therapie, um die weitere Demineralisation und Immobilisierung zu verhindern

• bei Infektionen gezielte antibiotische Therapie, bei nachgewiesenem Antikörpermangelsyndrom eventuell in Kombination mit Substitution von Immunglobulinen.

• Antibiotikagabe bei Infektionen.

Verlauf und Prognose. Für den Verlauf ist entscheidend, daß die Therapie zwar eine Lebensverlängerung, aber keine Heilung erzielt. Riskante experimentelle Therapieansätze bedürfen daher besonderer Begründung. Die **Standardtherapie** mit Melphalan (Alkeran®) oder Cyclophosphamid (Endoxan®) in Kombination mit Prednison läßt **Remissionsraten** von **30 bis 50%** und eine **mediane Überlebenszeit von 21 bis 28 Monaten** erwarten. Die Patienten, die auf die Behandlung ansprechen (Responder), überleben im Mittel 42 Monate. Aggressive Chemotherapieprotokolle erzielen zwar höhere Remissionsraten. Es bleibt jedoch fraglich, ob diese sich auch in längeren Remissions- und Überlebenszeiten ausdrücken. Ein Teil der Patienten zeigt eine besonders langsame Progredienz, so daß diese Patienten jahrelang beschwerdefrei bleiben können und keine Chemotherapie benötigen. Wichtige **relativ günstige prognostische Faktoren** sind:
• jüngeres Alter (evtl. Knochenmarktransplantation!)
• guter Karnofsky-Index (*S. 1426*)
• normale Nierenfunktion, d. h. A-Stadien
• keine Anämie
• keine Hyperkalzämie
• Plasmozytom vom Typ IgG (gegenüber IgA, IgD)
• Plasmozytom vom Leichtketten-Typ Kappa gegenüber Lambda
• kein Nachweis einer Bence-Jones-Proteinurie
• Ansprechen auf die Chemotherapie.

Die Prognose hängt vom Tumorstadium ab (▦ **J-54**, *Seite 1449*). Die mittlere Überlebenszeit beträgt demnach:
• im Stadium I: 64 Monate
• im Stadium II: 32 Monate
• im Stadium III: 12 Monate.

Die Prognose der solitären ossären und der extramedullären Plasmozytome ist deutlich besser als die der multiplen Myelome. Die **Prognose** der **Plasmazelleukämie** ist **sehr schlecht**. Die meisten Patienten mit multiplen Myelomen sterben an oft **rezidivierenden Infektionen**, an der **hämatopoetischen Insuffizienz** (Thrombopenie, Granulozytopenie) oder in der **renalen Insuffizienz**. Bei etwa 5% der Myelompatienten entwickelt sich eine **Amyloidose**. Viele Patienten erleiden **pathologische Frakturen**, die operativ stabilisiert werden müssen. In anderen Fällen bessert die Strahlentherapie neurologische Ausfälle und starke Schmerzen. Nach 36- bzw. 48monatiger Behandlung mit Alkylanzien ist mit einem **Leukämierisiko** von etwa 5% bzw. 15 bis 20% zu rechnen.

Verlauf und Prognose Die zytostatische Therapie wirkt lebensverlängernd, hat jedoch nur eine palliative Zielsetzung. Bei nur geringer Krankheitsprogredienz muß überhaupt nicht behandelt werden. **Prognostisch günstige Faktoren** (langsame Krankheitsprogredienz) sind:
• junges Alter
• guter Karnofsky-Index
• normale Nierenfunktion (A-Stadien)
• keine Anämie oder Hyperkalzämie, d. h. Stadium I
• Plasmozytom von IgG-Typ
• Leichtketten-κ-Plasmozytom
• keine Bence-Jones-Proteinurie
• gutes Ansprechen auf die Therapie.

Die **Prognose** solitärer Plasmozytome ist besser, die der **Plasmazelleukämie schlecht.**

Die Überlebenszeit beträgt im
• Stadium I 64 Monate
• Stadium II 32 Monate
• Stadium III 12 Monate.

Eine zytostatische Erhaltungstherapie wird derzeit nicht befürwortet. Der Einsatz von Interferon zur Remissionserhaltung und der Knochenmarktransplantation wird in klinischen Studien geprüft.
Todesursachen sind Infektionen, Blutungen (Thrombopenie), Niereninsuffizienz. 5% der Patienten entwickeln eine Amyloidose, nach längerer Therapie ist das Risiko, eine sekundäre Leukämie zu entwickeln, hoch.

Klinischer Fall

Die 65 Jahre alte Patientin klagt seit 6 Monaten über Rükkenschmerzen bei Belastung, die sich auf Gabe von Antirheumatika und Massagen nur teilweise besserten. Die Röntgenbilder der Wirbelsäule zeigen typische Abnutzungserscheinungen und eine mäßige Osteoporose. Die Wirbelkörper waren nach Form und Größe erhalten. Die Blutsenkung war normal. In der Serumelektrophorese war ein M-Gradient nicht sichtbar. In den letzten 8 Tagen vor der stationären Aufnahme fühlte sich die Patientin zunehmend müde. Sie hatte Durst und mußte viel Wasser lassen. Sie wurde in komatösem Zustand auf die Intensivstation eingeliefert. Hier wurde eine ausgeprägte Hyperkalzämie festgestellt. Der Harnstoff betrug 200 mg/dl, das Kreatinin war auf 6 mg/dl erhöht. Im Urin wurde eine massive Bence-Jones-Proteinurie nachgewiesen. Unter einer Therapie mit Kochsalzinfusionen, Furosemid, Prednison und Clodronat besserte sich das zunächst bedrohlich aussehende klinische Bild innerhalb von 3 Tagen. Anschließend wurde eine spezielle Chemotherapie durchgeführt, unter der sich die Nierenfunktion normalisierte. Die Patientin überlebt inzwischen einen Zeitraum von fast 4 Jahren, ohne daß es bisher zu pathologischen Frakturen gekommen wäre.

Hyperviskositätssyndrom

Definition ▶

Epidemiologie Paraproteine findet man beim **Plasmozytom, Morbus Waldenström** u. a. Erkrankungen. 10–30 % der Patienten mit Morbus Waldenström haben ein HVS, 3–10 % der Patienten mit Plasmozytom.

Ätiologie und Pathogenese Die **Viskosität des Plasmas steigt mit der Konzentration der Paraproteine,** wenn die Paraproteine **irreversible Aggregate** bilden, wenn sie groß sind (IgM), wenn sie **reversible Aggregate** bilden oder wenn die Paraproteine mit anderen Plasmaproteinen **Komplexe** bilden.

Klinik Die Patienten klagen über **Schwäche, Müdigkeit, Atemnot, Nasenbluten, Blutungen der Mundschleimhaut.** Eine Thrombozytenfunktionsstörung kann vorliegen. Von seiten des ZNS äußert sich die Durchblutungsstörung mit **Sehstörungen, Schwindel, Hörverlust, Paresen, Krampfanfällen** (▤ J-**57**).

Hyperviskositätssyndrom

▶ ***Definition.*** Mit dem Ausdruck Hyperviskositätssyndrom (HVS) bezeichnet man einen klinischen Symptomenkomplex, der dadurch entsteht, daß Paraproteine im Plasma massiv erhöht sind, teilweise aggregieren und die Viskosität des Blutes entsprechend steigt. Daraus resultiert eine Mikrozirkulationsstörung.

Epidemiologie. Paraproteine findet man beim **Plasmozytom**, beim **Morbus Waldenström** und bei einer Reihe benigner Erkrankungen (**Felty-Syndrom, Lupus erythematodes, rheumatoide Arthritis**, etc.). Ein HVS findet man bei 10 bis 30 % der Patienten mit Morbus Waldenström und bei 3 bis 10 % der Patienten mit Plasmozytom. Da insgesamt das Plasmozytom 10mal häufiger ist als die Waldenström-Erkrankung, sind Plasmozytome die häufigste Ursache eines HVS.

Ätiologie und Pathogenese. Die Viskosität des Plasmas hängt von der Konzentration der darin gelösten Proteine und deren physikochemischen Charakteristika ab:

- Die **Viskosität des Plasmas steigt linear mit der Konzentration des Paraproteins**, dies gilt besonders für Paraproteine der Klasse IgG_1, wenn die Konzentration 120 bis 130 g/l übersteigt.
- Die Viskosität steigt auch, wenn die Paraproteine über Disulfidbrücken **irreversible Aggregate** bilden, das gilt für Paraproteine der Klassen IgA, IgG_3.
- Das **IgM** bei der Waldenström-Erkrankung ist ein so **großes Makromolekül**, daß ein HVS schon bei Konzentrationen von 40 g/l entstehen kann.
- Manche Paraproteine, das gilt besonders für IgG_3, bilden temperatur- und konzentrationsabhängig **reversible Aggregate**, was die Viskosität noch mehr steigen läßt.
- Wenn **Paraproteine Komplexe mit anderen Plasmaproteinen** bilden, steigt auch die Viskosität. Dergleichen wurde bei Patienten mit Felty-Syndrom, mit Sjögren-Syndrom und rheumatoider Arthritis beobachtet. Die Immunkomplexe bestanden aus IgG-IgG, IgM-IgG und IgA-IgG.

Klinik. Allgemein klagen die Patienten über **Schwäche, Müdigkeit** und **Atemnot. Nasenbluten, Blutungen der Mundschleimhaut** und eine daraus resultierende Anämie sind sehr häufig. Ursächlich scheinen eine Thrombozytenfunktionsstörung (das Paraprotein überzieht die Thrombozytenoberfläche und behindert Rezeptoren) und eine Interaktion des Paraproteins mit dem regelrechten Ablauf der Fibrinbildung verantwortlich zu sein. Die **Durchblutungsstörungen** äußern sich bevorzugt **mit neurologischen Symptomen: Sehstörungen, Schwindel, Hörverlust, Paresen,** seltener Krampfanfällen. Da das Paraprotein zu einer Expansion des Plasmavolumens führt, sind eine Herzinsuffizienz und eine Angina pectoris möglich (▤ J-**57**).

▤ J-57: Klinische Manifestationen des Hyperviskositätssyndroms (HVS)

Allgemein / Blutungen	ZNS	Kardiovaskulär / Renal
Allgemein ▷ Schwäche ▷ Müdigkeit ▷ Appetitverlust	**ZNS** ▷ Kopfschmerzen ▷ Schwindel ▷ Somnolenz ▷ Koma ▷ epileptische Anfälle ▷ Paresen und Sensibilitätsstörungen ▷ Hörverlust ▷ Visusverlust, Diplopie ▷ gestaute retinale Venen	**Kardiovaskulär** ▷ Herzinsuffizienz ▷ Angina pectoris ▷ Hypervolämie
Blutungen ▷ Nasenbluten ▷ Blutungen der Mundschleimhaut ▷ verlängerte Blutungen nach kleinen Verletzungen ▷ Anämie		**Renal** ▷ verminderte Nierenfunktion ▷ glomeruläre Verstopfung

Laborbefunde. **Schwierigkeiten bei der Blutabnahme** (wiederholte Verstopfung der Kanüle) und bei der Erstellung eines Blutausstriches (Klumpenbildung) sind ein erster Hinweis. Eine **extrem hohe BSG** (>100 mm/h) verstärkt den Verdacht. Die Serumelektrophorese zeigt das Vorhandensein von Paraproteinen, mit dem **Kapillarviskometer** kann die Viskosität des Plasmas genau gemessen werden. Üblicherweise liegen die Viskositätswerte bei symptomatischen Patienten über 4 mPa × s.
Ein seltenes, aber differentialdiagnostisch wichtiges Phänomen ist die sog. Pseudohyponatriämie. Das Serumnatrium ist erniedrigt, weil die Paraproteine freies Wasser binden.

Laborbefunde Typisch sind **Schwierigkeiten bei der Blutabnahme**, bei der Erstellung eines Blutausstriches (Klumpenbildung), eine **extrem hohe BSG** (> 100 mm/h). Die Serumelektrophorese zeigt Paraproteine, mit dem **Kapillarviskometer** kann die Viskosität des Plasmas gemessen werden. Ein seltenes Phänomen ist die sog. Pseudohyponatriämie.

Diagnostik und Differentialdiagnose. Da sich das HVS nur im Rahmen bestimmter Grunderkrankungen entwickelt, ergibt sich die Diagnose meist sehr schnell, wenn diese bekannt ist. Andernfalls sind **Serumelektrophorese, Blutbild** und **Knochenmarkuntersuchung** zumeist richtungweisend. Differentialdiagnostisch ist an andere NHL und Immunerkrankungen (Lupus erythematodes, rheumatoide Arthritis) zu denken.

Diagnostik, Differentialdiagnose Die Diagnose ist leicht, wenn die Grunderkrankung bekannt ist. In den anderen Fällen sind **Serumelektrophorese, Blutbild** und **Knochenmarkuntersuchung** richtungweisend. DD: andere NHL-Lymphome und Immunerkrankungen.

Therapie. Das primäre Therapieziel ist die Senkung der Plasmaviskosität, dazu dienen die **Plasmapherese** und der **Plasmaaustausch**. Dabei wird mit einem **Zellseparator** das Plasma von den zellulären Blutkomponenten abgetrennt (Plasmapherese) und zunächst durch Elektrolytlösungen und Albumin, bei Entzug größerer Plasmamengen aber auch durch Frischplasma (Plasmaaustausch) ersetzt. Diese Therapie ist nur in Notfällen indiziert (Koma, Krampfanfälle, Visusverlust, therapieresistente Herzinsuffizienz). In Akutsituationen müssen eventuell bis zu 6 Liter Plasma ausgetauscht werden. Wenn sich die Symptome zurückgebildet haben, reicht eine 1- bis 2mal pro Woche durchgeführte Plasmapherese, wobei 1–2 Liter entfernt werden. Generell empfiehlt sich eine primär auf die **Grunderkrankung** ausgerichtete **Therapie z. B. mit Zytostatika** beim Plasmozytom oder der Waldenström-Erkrankung.

Therapie Mit **Plasmapherese** und **Plasmaaustausch** wird die Viskosität gesenkt. Der **Zellseparator** trennt dabei das Plasma von den zellulären Blutkomponenten ab. Der Volumenverlust wird durch Elektrolytlösungen, Albumin oder Frischplasma ersetzt. Diese Therapie ist nur in Notfällen indiziert. Generell muß auch die **Grunderkrankung z. B. mit Zytostatika** angegangen werden.

Prognose. Diese hängt von der Grunderkrankung ab. Die Plasmapherese und der Plasmaaustausch werden in den meisten Fällen gut vertragen.

Prognose Die Plasmapherese und der Plasmaaustausch werden in den meisten Fällen gut vertragen.

2.3 Amyloidosen

U.-N. Riede, H.-E. Schaefer

2.3 Amyloidosen

Definition. Unter Amyloid versteht man ein kongophiles hyalines Material mit Glykoproteincharakter und Mikrofibrillenstruktur (β-Faltblattstruktur), welches systemisch oder lokal im Extrazellulärraum abgelagert wird und den betroffenen Geweben eine glasig-wachsartige Beschaffenheit verleiht.

◀ **Definition**

Mit dem Begriff »Amyloidose« wird nicht eine nosologische Entität, sondern eine ganze **Gruppe ätiologisch unterschiedlicher Krankheiten bezeichnet, denen die Ablagerung von β-Fibrillen im Gewebe gemeinsam ist.** Sie werden auch als β-Fibrillosen bezeichnet, wobei man folgende Ablagerungsmuster unterscheidet:

- **systemische Amyloidosen** mit Amyloidablagerungen in mehreren Organen oder Gewebssystemen
- **lokalisierte Amyloidosen** mit örtlicher Amyloidablagerung in einem Organ oder Gewebe.

Der Begriff Amyloidose bezeichnet eine **Gruppe ätiologisch unterschiedlicher Krankheiten, denen die Ablagerung von β-Fibrillen gemeinsam ist.**

Man unterscheidet:
- systemische Amyloidosen
- lokalisierte Amyloidosen.

Ultrastrukturell besteht das Amyloid aller Amyloidosetypen aus einem lockeren Maschenwerk ca. 10 nm dünner und bis zu 1000 nm langer Fibrillen mit röhrenartiger Strukturierung. Sie bestehen supramolekular aus helikal umeinander gewundenen Doppelfilamenten mit tubulärem Proteincore, wobei die Polypeptidketten in typischer Weise gefältelt und quer zur Filamentlängsachse angeordnet sind (= sog. antiparallele, gestreckte β-Faltblatt-

Das Amyloid besteht aus einem lockeren Maschenwerk ultradünner Fibrillen. Sie bestehen aus Doppelfilamenten mit Proteincore.

Die Färbbarkeit dieser Fibrillen mit Kongorot (J-29) ist an die ihnen eigene β-Faltblattstruktur gebunden.

struktur). Die Färbbarkeit mit Kongorot (J-29) ist an diese **β-Faltblattstruktur** gebunden. Die Amyloidfibrillen werden deshalb als β-Fibrillen bezeichnet und kommen im normalen Säugerorganismus nicht vor.

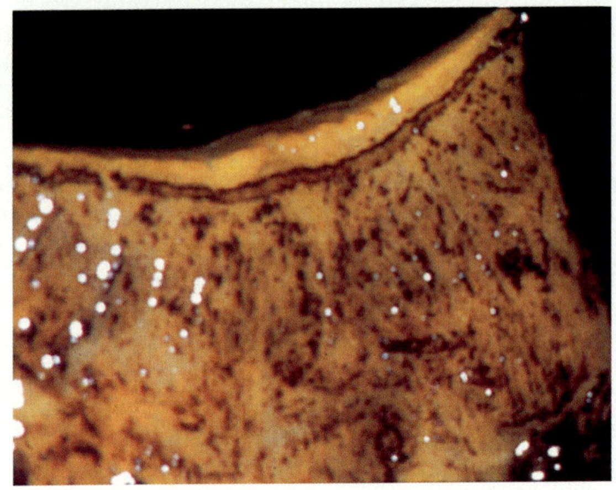

J-29: Primäre Amyloidose (bei Plasmozytom) mit Zungenamyloidose (klinisch: Makroglossie). Positiver »Stärkenachweis« mit Lugol-Lösung (daher Name: Amyloid!). Beachte die dichte Anfärbung der Amyloidablagerung entlang der Basalmembran (Vergr. 1:5).

2.3.1 Amyloidarten

Allen Amyloidarten ist ihre Zusammensetzung aus **mindestens 3 Komponenten** gemeinsam.

- **Fibrilläres Protein** – es variiert mit der Grundkrankheit.
- **Amyloid-P-Komponente** – entsteht aus einem Serumprotein
- **Heparansulfat-Proteoglykane.**

Die Amyloidogenese basiert auf **defekten Vorstufen** und einer **fehlerhaften Synthese des fibrillären Proteins und/oder auf dessen unvollständigen Abbau.**

2.3.1 Amyloidarten

Im Hinblick auf ihre Pathogenese und chemische Zusammensetzung gibt es **mehrere voneinander verschiedene Amyloidarten**. Allen Amyloidablagerungen gemeinsam ist ihre Zusammensetzung aus zumindest folgenden **drei Komponenten:**

- **Fibrilläres Protein:** Es **variiert mit der Grundkrankheit** und gibt der entsprechenden Amyloidose den Namen innerhalb der Amyloidklassifikation.
- **Amyloid-P-Komponente:** Sie entsteht aus einem physiologischerweise im Blut zirkulierenden Serumprotein (SAP), welches ein Bestandteil normaler glomerulärer Basalmembranen darstellt.
- **Heparansulfat-Proteoglykane:** Sie sind Proteoglykane vom Basalmembrantyp.

Die allgemeine Amyloidogenese basiert auf **defekten Vorstufen** und einer **fehlerhaften Synthese des fibrillären Proteins und/oder auf dessen unvollständigen proteolytisch-lysosomalen Abbau.** Im folgenden werden die klinisch bedeutsamsten Amyloidtypen besprochen.

AL-Amyloid

Pathogenese Das AL-Amyloid leitet sich von den **variablen Teilen** der **Leichtketten der Immunglobuline** her.

Sind An- und Abbau der Leichtkettenproteine nicht im Gleichgewicht, so können **Leichtkettenfragmente** entstehen, die zusammen **mit Amyloid-P-Komponenten und Heparansulfat-Proteoglykanen** zu **β-Fibrillen kondensieren.**

AL-Amyloid

Pathogenese. Das AL-Amyloid (= Immunamyloid) leitet sich hauptsächlich von den **variablen Teilen der Leichtketten der Immunglobuline** her (λ- häufiger als ϰ-Ketten). Man findet sie im Rahmen derjenigen Erkrankungen, bei denen sich **unter einem immunologischen Stimulus ein Plasmazellklon vermehrt**. Im Falle einer solchen klonalen Expansion bilden die betroffenen Plasmazellen ein monoklonales und damit molekular einheitliches Immunglobulin häufig mit Überschuß leichter Ketten. Diese Leichtkettenproteine vom ϰ- oder λ-Typ können die Basalmembranen frei passieren und werden u.a. durch die Niere als sogenannte Bence-Jones-Proteine im Urin ausgeschieden. Sind An- und Abbau dieser Leichtkettenproteine nicht im Gleichgewicht, so können durch **unvollständigen lysosomalen Abbau in Makrophagen λ- oder ϰ-Leichtkettenfragmente** entstehen, welche nicht an schwere Immunglobulinketten gebunden sind und zusammen **mit** der **Amyloid-P-Komponente und Heparansulfat-Proteoglykanen zu β-Fibrillen kondensieren.** Dabei wird die Antigendeterminante der Leichtkettenproteine oft »maskiert«, so daß sie sich dem immunologischen Nachweis entziehen.

Vorkommen. Eine solche AL-Amyloidbildung findet man sowohl bei benignen monoklonalen Gammopathien als auch bei maligner Expansion eines Plasmazellklons; sie charakterisiert die **primären Amyloidoseformen** und die Paramyloidose.

Vorkommen Erkrankungen, bei denen sich unter einem immunologischen Stimulus ein **Plasmazellklon vermehrt** (z. B. monoklonale Gammopathien).

AA-Amyloid

Pathogenese. Das AA-Amyloid leitet sich als »klassisches Amyloid« offenbar von dem **Serumvorläufermolekül SAA** her, welches die Charakteristiken eines HDL-Apolipoproteins hat und als **Akutphasenprotein** mit großer Ähnlichkeit zum C-reaktiven Protein **in der Leber synthetisiert** wird. Durch Vermittlung des Zytokins Interleukin-1 wird es vor allem **im Rahmen einer Entzündung vermehrt gebildet** und ins Serum abgegeben. Die **Zellen des Makrophagensystems** nehmen es auf und **bauen es** unter der Einwirkung des sogenannten Amyloidverstärkungsfaktors – ebenfalls bei Entzündungen vermehrt gebildet – **unvollständig ab** und setzen diese **amyloidogenen Fragmente** frei, die zusammen mit der **Amyloid-P-Komponente** und **Heparansulfat-Proteoglykanen** zu **β-Fibrillen aggregieren**. Warum es nicht bei jeder entzündlichen Läsion zu einer AA-Amyloidose kommt, ist noch unklar. Entscheidend dürfte die **übermäßige Synthese von erschwert lysosomal abbaubaren Akutphasenproteinen** sein.

Vorkommen. Das AA-Amyloid ist für die **sekundären Amyloidosen** typisch.

AA-Amyloid

Pathogenese Dieses »klassische Amyloid« hat als **Akutphasenprotein** Ähnlichkeit zum CRP und wird **in der Leber synthetisiert.** Durch Vermittlung von Interleukin-1 wird es **bei Entzündungen** ins Serum abgegeben. Fragmente davon, Amyloid-P-Komponente und Heparansulfat-Proteoglykane aggregieren zu β-Fibrillen.

Vorkommen Bei **sekundären Amyloidosen.**

A-F-Amyloid

Pathogenese. Eine Reihe vererbter systemischer Amyloidosen beruht auf der Ablagerung von einem Präalbumin, welches das Transportprotein für Thyroxin und Retinol im Serum darstellt (= **Transthyretin**). In diesen Fällen wird dieses Serumpräalbumin durch einen **punktmutationsbedingten Austausch einer einzelnen Aminosäure** (ohne vorgängige Proteolyse) »amyloidogen«.

Vorkommen. Die Ablagerungen dieses Amyloidtyps (= familiäres Amyloid) führen zu prädominant **distalen Polyneuropathien** oder **Kardiomyopathien**.

A-F-Amyloid

Pathogenese Eine Reihe vererbter systemischer Amyloidosen beruht auf **Ablagerung** von einem genetisch alterierten **Präalbumin.**

Vorkommen Die Ablagerungen führen zu **distalen Polyneuropathien** oder **Kardiomyopathien.**

AE-Amyloid

Pathogenese. Das AE-Amyloid ist das »endokrine Amyloid«; es enthält **»amyloidogene« Bruchstücke von Peptidhormonen**, die von endokrinen Organ- oder Tumorzellen gebildet werden und zusammen **mit Amyloid-P-Komponente und Heparansulfat-Proteoglykanen zu β-Fibrillen aggregieren.**

Vorkommen. Endokrinopathien wie **Diabetes mellitus Typ II**, endokrine Tumoren wie **medulläres Schilddrüsenkarzinom**.

AE-Amyloid

Pathogenese Es ist das »endokrine Amyloid«. Es enthält **amyloidogene Fragmente von Peptidhormonen**, die von endokrinen Tumorzellen gebildet werden und analog zu AA- und AL-Amyloid aggregieren.

Vorkommen Diabetes mellitus Typ II, medulläres Schilddrüsenkarzinom.

2.3.2 Einteilung der Amyloidosen

Die Amyloidosen lassen sich nach Organbefall, nach Verteilung im Organismus (systemische Amyloidose, lokalisierte Amyloidose), nach Ätiologie (familiäre Amyloidosen, primär idiopathische Amyloidosen, sekundäre reaktive Amyloidosen) und chemischem Amyloidtyp und schließlich nach klinischen Kriterien einteilen (▤ J-**58** und ◘ J-**30**).

2.3.2 Einteilung der Amyloidosen

Amyloidosen lassen sich nach Organbefall, nach Verteilungsmuster, nach Ätiologie, chemischem Typ und nach Klinik einteilen (▤ J-**58** und ◘ J-**30**).

J-58: Amyloidoseklassifizierung nach Amyloidtyp

Amyloidoseform	Fibrillenprotein	Amyloid-Vorstufen	Typischer Organbefall
Sekundäre Amyloidose	AA	SAA-Protein	Milz, Leber, Darm, Niere, Nebenniere, Blutgefäße
Primäre Amyloidose (Paramyloidosen)	AL	Immunglobulin-leichtketten	Zunge, Skelett-, Herz-muskulatur, Blutgefäße
Heredofamiliäre Amyloidose ▷ prädominant neuropathisch ▷ prädominant nephropathisch	 AFp AA	 Transthyretin SAA-Protein	 vorwiegend periphere Nerven vorwiegend Niere
Senile Amyloidose	AS	atriales natriuretisches Peptid	Herz, Gelenke, Samenblase
Zerebrale Amyloidose	β-Amyloid Prion-Amyloid	β-Protein PrP-Protein	Gehirn Gehirn
Endokrine Amyloidose	AE	Hormonpeptide	Pankreasinseln, Schilddrüse, Hypophyse, Parathyreoidea
Hämodialyse-Amyloidose	AH	β_2-Mikroglobulin	Synovia (Karpaltunnel-syndrom), Knochen (zystische Läsionen)
Haut-Amyloidose	AD	Präkeratin (?)	Haut

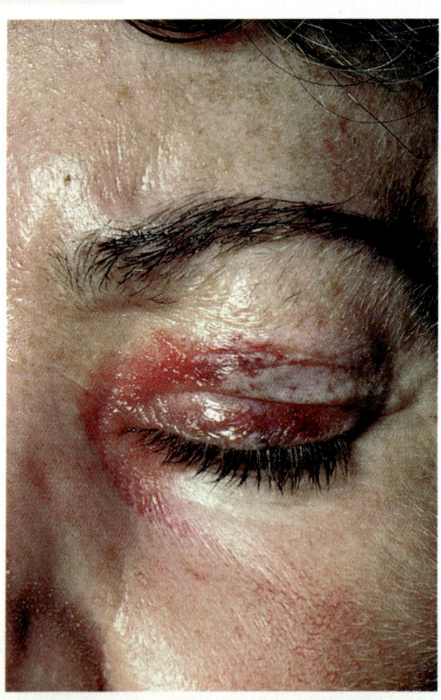

a Orbitale Petechien bei systemischer Amyloidose als Folge einer durch perivaskuläre Amyloidablagerungen erhöhten Gefäßfragilität (Amyloid-purpura).

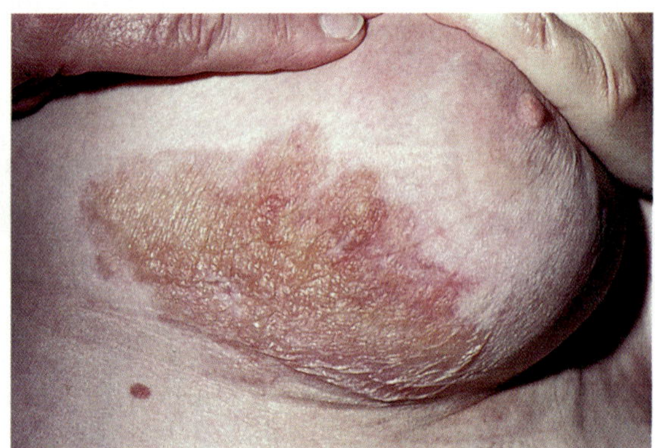

b Plasmozytomassoziierte Amyloidose. Wachsartige, z. T. konfluierende hautfarbene Papeln.

J-30 a, b: Beispiele kutaner Amyloidablagerungen.

Einteilung nach Organbefall (S J-11)

Einteilung nach Organbefall

Synopsis J-18: Lokalisation der Amyloidablagerungen

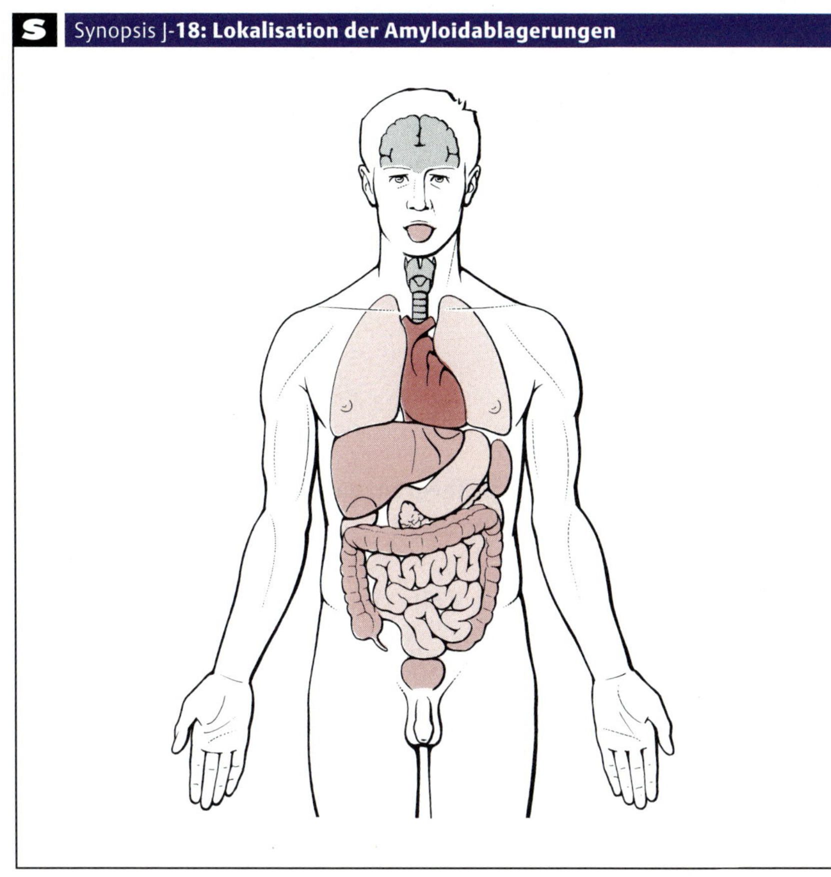

Die Einteilung nach Organbefall ist im deutschen Sprachraum immer noch üblich und geht auf *Lubarsch* (1929) zurück.

Typische generalisierte Amyloidosen

Typische generalisierte Amyloidosen

In diesen Fällen ist eine **Vorkrankheit in Form chronischer Infekte bekannt** (= sekundäre Amyloidose). Die **Amyloidablagerung** spielt sich **vorwiegend** in den **parenchymatösen Organen** Milz, Leber, Niere und Darm in folgenden zwei Spielarten ab:

- **Sagomilztyp:** mit Amyloidablagerung im Bereich der Milzfollikel und im Disse-Raum der Leber, aber kaum in den Nierenglomeruli
- **Schinkenmilztyp:** mit diffuser Amyloidablagerung im splenalen Pulparetikulum, in den Nierenglomeruli und Organarterien.

Vorerkrankung in Form chronischer Infekte (= sekundäre Amyloidose). **Amyloidablagerung vorwiegend in** Milz, Leber, Niere und Darm.

- Sagomilztyp (Milz, Leber)
- Schinkenmilztyp (Milz, Nieren, Organarterien).

Primäre atypische Amyloidosen

Primäre atypische Amyloidosen

Dabei handelt es sich um **Amyloidosen ohne erkennbare Vorkrankheit** und/oder Ätiologie. Dazu gehören auch die **Paramyloidosen**, bei denen es **im Rahmen neoplastischer Prozesse** der lymphoplasmazellulären Reihe zu einer generalisierten Amyloidablagerung vorwiegend in mesenchymalen Geweben wie Zunge (Makroglossie), Skelettmuskulatur, Myokard, seltener Nerven, Gehirn, Haut und Lungen kommt, die bei der klassischen sekundären Amyloidose weniger betroffen sind (J-**31**).

Amyloidosen ohne erkennbare Vorkrankheit und/oder Ätiologie. Hierzu gehören auch die **Paramyloidosen**, bei denen es im Rahmen von Neoplasien zu Amyloidablagerungen kommt (J-**31**).

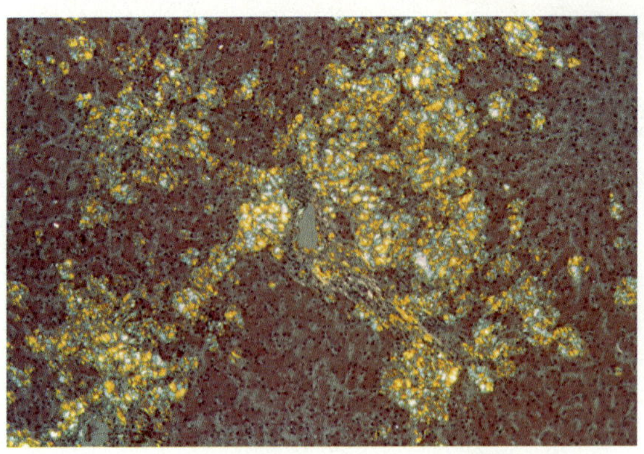

J-31: Sekundäre Amyloidose (bei chronischer Osteomyelitis) mit Amyloidablagerungen in den Dissé-Räumen der Leber. Beachte das typisch grüngelbliche Aufleuchten der kongorot-positiven Amyloidherde bei gekreuzten Polarisationsfiltern (= Dichroismus) (Vergrößerung 1:150).

Lokalisierte Amyloidosen

Diese umfassen **alle organbegrenzten** oder innerhalb von Organen lokalisierten **Amyloidoseformen.**

Einteilung nach klinischen Kriterien

Hierzu s. J-**59**.

Das klinische Bild ist der pathogenetischen Vielfalt zufolge bunt. Dies gilt vor allem für die lokalisierte Form. Die systemischen Amyloidosen lassen ein gewisses Symptommuster erkennen (J-**60**).

Lokalisierte Amyloidosen

Diese Formen umfassen **alle organbegrenzten** oder innerhalb von Organen lokalisierten **Amyloidoseformen**.

Einteilung nach klinischen Kriterien

Sie berücksichtigt die klinisch bedeutsamen Ablagerungsmuster und die Pathogenese und ist in J-**59** wiedergegeben.
Das klinische Bild der Amyloidosen ist der pathogenetischen Vielfalt zufolge bunt. Dies gilt vor allem für die lokalisierten Amyloidosen. Lediglich die systemischen Amyloidosen lassen ein gewisses Symptomenmuster erkennen (J-**60**).

J-59: Klinische Amyloidoseeinteilung

Systemische Amyloidosen

▷ **monoklonale Immunozytenproliferation mit Amyloidose**
- Plasmozytom
- Makroglobulinämie Waldenström
- Schwerkettenkrankheit
- immunoblastisches Lymphom

▷ **reaktiv-sekundäre Amyloidosen**
- chronisch-eitrige Entzündungen (z. B. Osteomyelitis)
- chronisch-granulomatöse Entzündungen (z. B. Tuberkulose)
- chronisch-autoaggressive Entzündung (z. B. rheumatoide Arthritis)

▷ **heredofamiliäre Amyloidose**
- polyneuropathische Amyloidose
- nephropathische Amyloidose (z. B. Mittelmeerfieber)
- kardiomyopathische Amyloidose
- dermatopathische Amyloidose

Lokalisierte Amyloidosen

▷ senile Amyloidose
▷ zerebrale Amyloidosen
▷ endokrine Amyloidosen
- medulläres Schilddrüsenkarzinom
- Typ-II-Diabetes (Pankreasinseln)
- Hypophysenvorderlappenadenom
- Parathyreoideaadenom

▷ Hämodialyse-Amyloidose
▷ Respirationstrakt-Amyloidose
▷ Urogenitaltrakt-Amyloidose
▷ okuläre Amyloidose
▷ lichenoide Haut-Amyloidose
▷ kalzifizierender epithelialer odontogener Tumor (= Pindborg-Tumor)

Merke **Bioptische Diagnostik:** Da für die Erkrankung einer Amyloidose kein spezifischer Laborparameter existiert, **ist die Biopsie letztlich für eine Amyloidose beweisend**. Von allen befallenen Organen ist die Rektumschleimhaut in nahezu der Hälfte der Fälle von der Amyloidose mitbetroffen. Dabei ist zu berücksichtigen, daß unbedingt submuköses Gewebe bioptisch mit erfaßt sein muß, weil dort die häufig amyloidotisch betroffenen Gefäße liegen und daß die Amyloidablagerung **im Gewebe diskontinuierlich** sein kann, so daß ein negativer Befund das Vorliegen einer Amyloidose nicht ausschließt.

◄ Merke

J-60: Symptomenmuster bei systemischen Amyloidosen

AL-Amyloidosen	In fortgeschrittenen Fällen
Ihrem Organbefall zufolge weisen sie eine vielfältige Symptomatik auf. Als typische **Erstsymptome** findet man: ▷ ein **Karpaltunnelsyndrom** infolge Amyloidablagerungen im Lig. carpi transversum und nachfolgender Druckschädigung des N. medianus. ▷ eine **Makroglossie** und **Dysphagie** infolge Amyloidablagerungen in der Zunge ▷ **papilläre Hautveränderungen** und Purpura ▷ **arthritische Beschwerden** in den großen Gelenken.	▷ therapierefraktäre **Herzinsuffizienz** infolge restriktiver Kardiomyopathie, gelegentlich auch Erregungsleitungsstörung ▷ **Hepatomegalie** mit auffällig geringer Funktionsstörung ▷ **Dünndarmbeteiligung** mit Obstruktionen und Schleimhautblutungen sowie Diarrhö bei Befall des autonomen Nervensystems ▷ **periphere Neuropathie** mit meist sensiblen Ausfällen ▷ **respiratorische Insuffizienz** nur bei diffuser Bronchialamyloidose.
AA-Amyloidosen Sie manifestieren sich meist als **nephrotisches Syndrom** infolge Amyloidablagerungen in den Glomeruli; daneben als **Hepatosplenomegalie** mit kaum merklichem Funktionsausfall; **Dünndarmbeteiligung**.	

2.4 Erkrankungen der Milz

D. Fritze, A. Matzdorff

2.4 Erkrankungen der Milz

Die Milz ist ein hochspezialisiertes Organ. Die Milzarterie teilt sich in Balkenarterien auf, die sich in Zentralarterien aufgliedern. Diese **Zentralarterien** werden **von einer Scheide aus lymphatischem Gewebe umgeben** (überwiegend T-Zellen), z.T. findet man auch richtige Lymphfollikel (B-Zellen). Dieses lymphatische Gewebe bildet die **weiße Pulpa**. Von der Zentralarterie gehen zahlreiche Ästchen ab, die sich in das **mit Makrophagen ausgekleidete Maschenwerk der Marginalzone (rote Pulpa)** öffnen. Dieses Maschenwerk ist **Teil des retikuloendothelialen Systems** (RES). Das Blut gelangt aus der Marginalzone in die **Milzsinus** und nur ein kleiner Teil direkt in die Milzsinus, ohne das Maschenwerk zu passieren.

Die Milzarterie teilt sich in viele kleine **Zentralarterien** auf, die von einer **Scheide aus lymphatischem Gewebe** (T-Zellen) umgeben werden. Es gibt auch richtige Lymphfollikel (B-Zellen). Schließlich gelangt das Blut in das **Maschenwerk der Marginalzone**, danach fließt es in die Milzsinus.

Aus dieser anatomischen Gliederung ergibt sich die Funktion der Milz. In der **weißen Pulpa** mit ihren vielen lymphatischen Zellen werden **Antigene herausgefiltert**. Die Interaktion von T- und B-Lymphozyten führt schließlich zur Bildung von Antikörpern, überwiegend IgM. Makrophagen beteiligen sich an der Bildung von Komplementfaktoren. Viele Zellen in der Milz haben **Phagozytosefähigkeit**. Die Milz ist somit das ideale Organ, **Antigene und Keime mittels der Makrophagen in dem Maschenwerk der Marginalzone aus dem Blutstrom herauszufiltern**. Gleichzeitig bedeutet das Maschenwerk eine Zone verminderter Nähr- und Sauerstoffversorgung und mechanischer Belastung für die Zellen des Blutes. **Alte oder geschädigte Erythrozyten, Granulozyten und Thrombozyten werden** in der Milz **abgebaut**. Wenn Antikörper auf den Blutzellen sitzen, werden sie von den Makrophagen erkannt und die Zellen zerstört.

Die lymphatischen Zellen dienen der **Erkennung von Antigenen und der Antikörperproduktion** (IgM). Andere Zellen haben **Phagozytosefähigkeit. Die Milz filtert so Antigene und Keime aus dem Blutstrom** heraus. Auch alte oder geschädigte Erythrozyten, Granulozyten und Thrombozyten werden im Maschenwerk der Milz abgebaut. Mit Antikörpern beladene Blutzellen werden von den Makrophagen erkannt und zerstört.

Daneben hat die Milz noch die **Funktion eines Speichers für Thrombozyten, Lymphozyten und Retikulozyten.** Die Milz ist nur bis zum 5. Monat der Embryonalentwicklung ein Organ der Hämatopoese. Im Rahmen von bestimmten Erkrankungen kann es jedoch wieder zu einer extramedullären Hämatopoese in der Milz kommen, z.B. bei der Osteomyelosklerose.

Die Milz ist ein **Speicher für Thrombozyten, Lymphozyten** und **Retikulozyten.** Bis zum 5. Monat der Embryonalentwicklung dient sie der Hämatopoese. Nur bei Erkrankungen der Hämatopoese kommt es auch bei Erwachsenen zur Blutbildung in der Milz (Osteomyelosklerose).

2.4.1 Hypersplenismus

Definition ▶

2.4.1 Hypersplenismus

Definition. Unter Hypersplenismus versteht man das Auftreten einer Anämie, Granulozytopenie und/oder Thrombozytopenie als Folge einer Milzvergrößerung. Die Existenz eines primären oder idiopathischen Hypersplenismus, des sog. Banti-Syndroms, ist umstritten. In den allermeisten Fällen ist die Milzvergrößerung sekundär, d.h. Folge einer anderen Erkrankung (z.B. Leberzirrhose).

Epidemiologie Die Milz ist im Rahmen oder **infolge vieler Erkrankungen vergrößert** (**J-61** und J-32).

Epidemiologie. **Sekundäre Milzvergrößerungen** treten **bei sehr vielen Systemerkrankungen** auf (**J-61**), z.B. akute und chronische Infektionen, der Morbus Boeck, das Felty-Syndrom, die portale Hypertension, Malignome der Leber, länger dauernde hämolytische Anämien und eigenständige, v.a. neoplastische Erkrankungen des lymphoretikulären Systems (**J-32**).

J-61: Ätiologie des sekundären Hypersplenismus (nach *Begemann*)

Entzündliche Erkrankungen ▷ akute Infekte ▷ chronische Infekte (einschließlich Tuberkulose, Syphilis, Malaria, Brucellosen) ▷ Echinokokkenbefall (Leishmaniose [Kala-Azar], Trypanosomiasis, Schistosomiasis) ▷ Morbus Boeck ▷ Morbus Felty ▷ Lupus erythematodes	**Hyperplastische Milzerkrankungen oder Tumorbildungen der Milz** ▷ extramedulläre Hämatopoese bei Osteomyelosklerose, Polycythaemia vera ▷ chronische myeolische Leukämie ▷ chronische Lymphadenose ▷ maligne Non-Hodgkin-Lymphome ▷ Lymphogranulomatose ▷ Mycosis fungoides ▷ Letterer-Christian-Erkrankung ▷ Urticaria pigmentosa ▷ Speicherkrankheiten (Morbus Gaucher, Morbus Niemann-Pick) ▷ Milzzysten und Pseudozysten ▷ Amyloidose
Erkrankungen mit portaler Hypertension ▷ Leberzirrhosen jeder Ätiologie einschließlich der Stauungszirrhose bei chronischer Herzinsuffizienz (Cirrhose cardiaque) ▷ Verlegung oder Einengung der V. portae (durch Thrombose, Tumor, bei primären Gefäßerkrankungen wie Endophlebitis hepatica obliterans, Endangiitis obliterans, Gefäßmißbildungen), eventuell mit Offenbleiben der V. umbilicalis (Cruveilhier-von-Baumgarten-Syndrom) und dadurch stark ausgebildetem Caput medusae ▷ Thrombose der V. hepatica (Budd-Chiari-Syndrom) ▷ primäre neoplastische Lebererkrankungen (Karzinom, Retikulose usw.)	**Hämolytische Anämien mit langdauernder Splenomegalie** ▷ Sichelzellenanämie (in den Anfangsstadien) ▷ Thalassämien ▷ Hämoglobin-C-Krankheit und andere seltene Hämoglobinopathien

Ätiologie und Pathophysiologie Bei einer **Vergrößerung der Milz** nimmt die **durch die rote Pulpa fließende Blutmenge zu**. Dieses Blut unterliegt schlechten Ernährungsbedingungen und hat engen **Kontakt mit Makrophagen.** Dadurch werden **vermehrt Blutzellen abgebaut**. Bei Hypersplenismus kann die Milz bis zu 20% des gesamten Blutes und bis zu 90% aller Thrombozyten speichern.
In der Pathogenese der sekundären Splenomegalie spielt die hypothetische Annahme eines »Milzhormons« eine Rolle. Offenbar inaktiviert die vergrößerte Milz die für die Hämatopoese wichtigen Wachstumshormone (Zytokine) in erhöhtem Ausmaß. Die **splenomegale Markhemmung** ist Ausdruck der Rückkopplung zwischen Milz und Knochenmark.

Ätiologie und Pathophysiologie. Es ist die physiologische Aufgabe der Milz, das Blut zu filtern. In der roten Pulpa fließt das Blut durch endothelfreie Kanäle und tritt in engen Kontakt mit **Makrophagen, die defekte Zellen aufnehmen und zerstören**. Schließlich fließt dieses Blut durch 1 bis 3 µm große Poren wieder zurück in die venösen Sinus und damit zurück in die Zirkulation. Bei einer **Vergrößerung der Milz nimmt der Anteil des Blutes, der in der roten Pulpa gefiltert wird** (normal 5 bis 10% des durch die Milz fließenden Blutes), **beträchtlich zu.** Die **Zellen des Blutes** verweilen dabei länger in der roten Pulpa, was aufgrund schlechter Ernährungsbedingungen zu ihrem **vorzeitigen Abbau** führt. Große Milztumoren können bis zu 20% des gesamten Blutvolumens speichern. Mit der Milzgröße nimmt die Anzahl der zur Phagozytose befähigten Zellen zu. Bis zu 90% der gesamten Thrombozytenmasse kann in der vergrößerten Milz gespeichert werden. Wenngleich ein »Milzhormon« bis heute nicht identifiziert wurde, so spricht eine Vielzahl klinischer Beobachtungen dafür, daß die sog. **splenomegale Markhemmung** der Hämatopoese auf wichtige Rückkopplungsaufgaben bei der Steuerung der Hämatopoese hinweist. Offensichtlich ist es so, daß die normale Milz entweder einen Wirkstoff produziert, der die Hämatopoese im Knochenmark stimuliert oder daß ein die Hämatopoese stimulierender Faktor in der vergrößerten Milz vollständig inaktiviert wird.

Klinik. Die Patienten bemerken ihren Milztumor erst, wenn er sehr groß ist und entsprechende **Verdrängungsbeschwerden** macht. In den meisten Fällen nimmt die Milzgröße langsam zu. Hingegen können **akute Milzschwellungen** akute **Schmerzen im linken Oberbauch** auslösen, die in die linke Flanke und die linke Schulter ausstrahlen. Atemabhängige Schmerzen infolge Pleurareizung treten auf, wenn akute Milzschwellungen mit einem Milzinfarkt einhergehen, der bis an die Milzoberfläche reicht.

Klinik Bei langsamer Milzvergrößerung entstehen erst Symptome, wenn die große Milz zu **Verdrängungserscheinungen** führt. Bei **akuter Milzvergrößerung** können **kolikartige Schmerzen im linken Oberbauch** auftreten und in die linke Schulter ausstrahlen.

Diagnostik. Es besteht eine **Anämie, Granulozytopenie und Thrombopenie**, dabei muß man die Veränderungen durch die primäre Grunderkrankung berücksichtigen (z.B. Leukozytose bei Infekten mit infektbedingter Splenomegalie). Normalerweise ist die Hämatopoese im Knochenmark kompensatorisch gesteigert. Bei ausgeprägter splenomegaler Markhemmung findet man im Knochenmark eine für den Grad der Anämie, Granulozytopenie oder Thrombopenie zu gering gesteigerte Hämatopoese. Die Milzgröße läßt sich sonographisch genau bestimmen. Palpatorisch läßt sich die Größe der Milz u.U. nur schwer bestimmen. Eine akut vergrößerte Milz kann sehr weich oder schmerzhaft sein, so daß eine Palpation nicht möglich ist. Davon abgesehen bedeutet eine leicht tastbare Milz in der Regel, daß die Milz auch vergrößert ist.

Diagnostik Im peripheren Blut finden sich eine **Anämie, Granulozytopenie und Thrombopenie** (Panzytopenie). Das Knochenmark ist hyperzellulär, kann bei splenomegaler Markhemmung aber auch normozellulär sein. Die Milzgröße läßt sich gut mit Ultraschall bestimmen.

Therapie. Die Splenektomie ist nur indiziert, wenn die Anämie oder Thrombopenie nicht mit anderen Mitteln beherrscht werden kann. In der Regel gelingt es, die Milzgröße durch ausreichende **Behandlung der Grunderkrankung** zu kontrollieren. Bei **immunhämolytischen Anämien** oder der **Kugelzellenanämie** kann die **Splenektomie** jedoch Therapie der Wahl sein.

Therapie Im allgemeinen richtet sich die Therapie nach der **Behandlung des Grundleidens**. Bei **immunhämolytischen Anämien** kann die **Splenektomie** Therapie der Wahl sein.

Prognose. Grundsätzlich richtet sich die Prognose der sekundären Splenomegalie nach der des Grundleidens. Die Exstirpation selbst stark vergrößerter Milzen stellt heute jedoch kein besonders hohes perioperatives Risiko dar. Die Letalität wird mit weniger als 1% angegeben.

Prognose Sie hängt vom Grundleiden ab. Die eventuell erforderliche Splenektomie hat heute nur eine geringe Letalität oder Morbidität.

Klinischer Fall

Ein 48jähriger Mann stellt sich vor mit Splenomegalie, leichter Anämie (Hb 11,5), leichter Thrombozytopenie (98000/μl) (◘ J-**32**). Die Hämolyseparameter sind leicht erhöht (direktes und indirektes Bilirubin, LDH, Haptoglobin ist erniedrigt, Coombs-Test negativ), deshalb Diagnosestellung des Hypersplenismus. Ursächlich findet man eine alkoholbedingte Leberzirrhose mit portaler Hypertension, der Alkoholabusus wurde bereits vor einem Jahr eingestellt. Aufgrund der nur leichten Symptome keine weitere Therapie außer guter Ernährung.

Die Maße der Milz werden sonographisch in zwei Ebenen bestimmt. Dabei müssen die Hilusgefäße dargestellt sein, sonst kann man nicht sicher sein, den genauen Quer- bzw. Längsschnitt erfaßt zu haben. Zur Kontrolle dient die Dicke der Milz, die in beiden Schnitten ungefähr gleich sein muß (im dargestellten Fall ca. 61 mm). Die Maße betrugen in diesem Fall 15,6 cm (Länge), 6,1 cm (Dicke), 12,4 cm (Breite). Normwerte: Dicke 4 cm, Breite 7 cm, Länge 11 cm (zur Erinnerung »4711«).

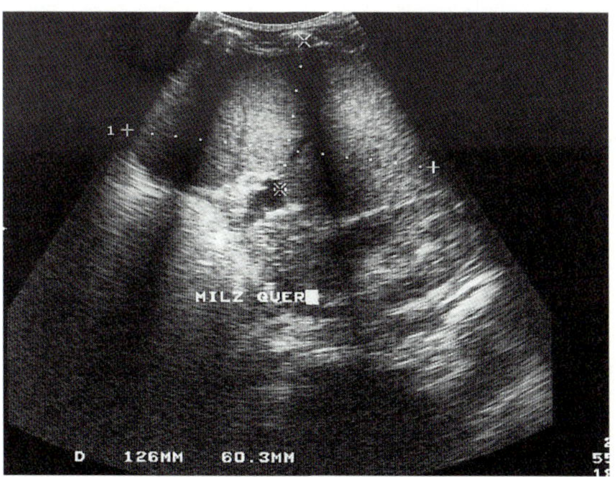

a

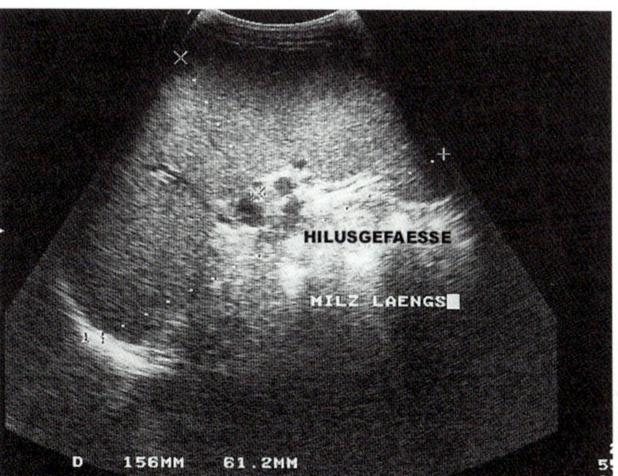

b

◘ J-**32 a, b: Milzsonographie.** 48jähriger Mann mit **Splenomegalie, leichter Anämie** (Hb 11,5), **leichter Thrombozytopenie** (98000/μl).

2.4.2 Milzverlust

Die Entfernung der Milz ist in den meisten Fällen folgenlos. Selten kommt es zu **Störungen der Immunabwehr**, zu einer **Thromboseneigung**, zu Verwachsungen und zum **OPSI-Syndrom.**

2.4.2 Milzverlust

Die Entfernung der Milz wird in über 90% der Fälle folgenlos vertragen. Ein posttraumatischer Milzverlust wird unter versicherungsrechtlichen Aspekten heute jedoch nicht mehr als funktionell bedeutungslos erachtet. **Störungen der Immunabwehr, hämatologische Folgen** (erhöhte Thromboseneigung) und Verwachsungen können für die Betroffenen deutliche Einbußen an Lebensqualität nach sich ziehen. Darüber hinaus besteht nach Milzexstirpation ein lebenslang erhöhtes Sepsisrisiko. Wenngleich immer noch kontrovers diskutiert, so scheint die Pneumokokkenvakzinierung einen Schutz vor einer **Postsplenektomiesepsis (OPSI)** (OPSI = overwhelming postsplenectomy infection) zu induzieren.

Epidemiologie Am häufigsten ist ein Milzverlust bei **Bauchtraumen** zu beklagen.

Epidemiologie. Am häufigsten dürften Unfälle einen Milzverlust verursachen. Milzverletzungen sind bei **Bauchtraumen** allein oder mit gleichzeitiger Verletzung anderer Organe wie Leber oder Darm keineswegs selten.

Merke ▶

Merke. In manchen Fällen rupturiert die Milz erst einige Zeit nach einem Trauma, sogenannte **zweizeitige Milzruptur.** Ein initial unauffälliger Milzbefund darf den behandelnden Arzt bezüglich dieser Komplikation nie in Sicherheit wiegen.

Vorschädigungen durch myeloproliferative oder neoplastische lymphoretikuläre Erkrankungen wirken begünstigend. **Spontane Milzrupturen** im Verlaufe von Infektionskrankheiten, wie dem Pfeiffer-Drüsenfieber, sind seltene Ereignisse.

Vorschädigungen der Milz infolge chronischer myeloproliferativer Erkrankungen (Polycythaemia vera, chronisch-myeloische Leukämie), neoplastischer lymphoretikulärer Erkrankungen (Gruppe der Hodgkin- und Non-Hodgkin-Lymphome) oder bei portaler Hypertension (Leberzirrhose) können sich bei traumatischen Milzrupturen besonders nachteilig auswirken. Selten rupturiert die Milz **spontan** bei infektiösen Erkrankungen wie beim Pfeiffer-Drüsenfieber (weniger als 3% der Fälle).

Ätiologie und Pathophysiologie Die Milz spielt bei der Lymphozytendifferenzierung eine Rolle, sie filtert Fremd- und Autoantigene aus dem Blut und beteiligt sich an der Antikörpersynthese. Lymphozyten und Makrophagen in der Milz dienen der **Phagozytose** (z. B. Infektabwehr), bei Milzverlust ist diese Funktion **beeinträchtigt**.

Ätiologie und Pathophysiologie. Zu den Funktionen der Milz gehört, sich an der Differenzierung von Lymphozyten zu beteiligen. Ferner benötigen wir die Milz, um fremd- und autoantigene Substanzen aus dem Blutstrom zu phagozytieren. Die Milz ist an der Synthese bestimmter IgM-Antikörper beteiligt.
Lymphozyten und phagozytierende Makrophagen der Milz spielen eine wichtige Rolle bei der zellulären und humoralen Immunabwehr. Entsprechend führt der traumatische oder iatrogene Milzverlust (Splenektomie) zu einer deutlichen **Einschränkung der Phagozytose** korpuskulärer Elemente.

Milzreste (Nebenmilz, Milzimplantate) können den Milzverlust teilweise kompensieren.

Milzreste (Nebenmilz, Milzimplantate in das Omentum) können den Milzverlust zumindest partiell kompensieren.

Klinik Nach Milzverlust kommt es postop. für ca. 4 Wochen zur **Thrombozytose** mit **Thromboseneigung**. In anderen Fällen wird die **Fibrinolyse** aktiviert. Besonders Kinder sind infektgefährdet (**Pneumokokkensepsis**).

Klinik. Nach Milzentfernung kommt es innerhalb weniger Tage zu einer massiven **Thrombozytose**. Eine **Granulozytose** wird auch beobachtet. Die Thrombozytose kann Werte bis über 1 000 000/µl erreichen und über längere Zeit (meist 3–4 Wo.) bestehen bleiben. Dies geht mit einer erhöhten **Thromboseneigung** einher. In anderen Fällen kommt es zu einer Aktivierung des fibrinolytischen Systems. Durch die fehlende Abwehrfunktion sind besonders kleine Kinder infektgefährdet, das bezieht sich vor allem auf die Pneumokokkensepsis, aber auch auf Salmonellen und Haemophilus.

Laborbefunde Nach Milzentfernung findet man eine Thrombozytose. Ferner werden eine Leukozytose (Granulozytose), eventuell auch eine B-Lymphozytose und Polyglobulie beobachtet. Die Antikörper der Klasse IgM sind vermindert. Im **Blutausstrich** finden sich Erythrozyten mit **Howell-Jolly-Körperchen.**

Laborbefunde. Nach Milzverlust findet man eine Thrombozytose, Leukozytose (besonders Granulozytose), eventuell auch eine B-Lymphozytose und Polyglobulie. Im **Blutausstrich** erkennt man in 0,1 bis 1% der Erythrozyten sogenannte **Howell-Jolly-Körperchen**, das sind Kernreste, die normalerweise in der Milz entfernt worden wären. Immunglobuline der Klasse **IgM** finden sich nach Entfernung einer traumatisch geschädigten Milz **vermindert**, IgA scheint dagegen eher vermehrt zu sein. Die Verminderung von Alpha$_2$-Makroglobulin, einem Plasminhemmer, könnte die zusätzliche Thrombosebereitschaft erklären.

Therapie. Die internistische Behandlung der splenektomierten Patienten hat zum Ziel, Komplikationen zu vermeiden. Thrombozytose und Thromboseneigung werden mit Heparin oder Acetylsalicylsäure behandelt. **Antibiotika** senken die perioperative Morbidität und Letalität in Risikofällen. Die Applikation von Immunglobulin-Präparaten bleibt bestimmten Problemsituationen vorbehalten. Bezüglich der **Impfprophylaxe** *s. Kap. Postsplenektomiesepsis, s. u.*

Therapie Die internistische Behandlung der Patienten nach Milzexstirpation besteht in **Thromboseprophylaxe** und evtl. **Antibiotikaprophylaxe** und Immunglobulingabe. Zur **Impfprophylaxe** *s. Kap. Postsplenektomiesepsis, s. u.*

Prognose. Die Prognose des traumatischen Milzverlustes ist günstig. Unabhängig von der Indikation zur Splenektomie ist das Risiko der Patienten, an einer Sepsis zu erkranken, im Vergleich zu gesunden Patienten deutlich erhöht. Etwa 6% aller splenektomierten Personen erkranken irgendwann an septischen Infektionen. Splenektomierte Patienten mit neoplastischen Grunderkrankungen haben ein höheres Risiko.

Prognose Etwa 6% aller splenektomierten Personen erkranken an septischen Infektionen. Splenektomierte Patienten mit neoplastischen Grunderkrankungen sind von dieser Komplikation häufiger betroffen.

2.4.3 Postsplenektomiesepsis (OPSI = overwhelming postsplenectomy infection)

2.4.3 Postsplenektomiesepsis (OPSI)

▶ ***Definition.*** Eine häufig tödlich verlaufende Sepsis splenektomierter Personen, besonders durch kapseltragende Bakterien (Pneumokokken).

◀ **Definition**

Epidemiologie. Das Auftreten von schwerer, teilweise tödlich verlaufender Sepsis nach Milzexstirpation wurde vor mehreren Jahrzehnten bereits bei **Kindern** beschrieben. Erst in letzter Zeit setzte sich die Erkenntnis durch, daß auch **Erwachsene** nach Splenektomie sepsisgefährdeter sind als nicht-splenektomierte Personen. Im angloamerikanischen Schrifttum spricht man deshalb von OPSI (overwhelming postsplenectomy infection). Das gleiche Sepsisrisiko gilt für Patienten mit **funktionell ausgeschalteter Milz**, z. B. Patienten mit Sichelzellenanämie, die über die Jahre so viele Infarkte der Mikrozirkulation der Milz durchgemacht haben, daß die Milz klein, fibrosiert und funktionslos geworden ist. Insgesamt beträgt das Risiko, nach Splenektomie eine Sepsis zu entwickeln, etwa 6%.

Epidemiologie Während man früher die Postsplenektomiesepsis (OPSI) vor allem bei **Kindern** in den ersten Lebensjahren beobachtet hatte, gilt nun als gesicherte Erkenntnis, daß auch **Erwachsene** ein **lebenslanges Sepsisrisiko** nach Milzexstirpation besitzen. Etwa 6% aller splenektomierten Personen erkranken an septischen Infektionen.

Ätiologie und Pathophysiologie. Die Milz ist an der Phagozytose korpuskulärer Elemente beteiligt. Sie produziert Tuftsin, das die Phagozytose von Granulozyten und Makrophagen stimuliert. Nach Milzexstirpation könnte ein Tuftsinmangel die Störung der Phagozytose verstärken.
Der **häufigste Erreger der OPSI** (70% aller Infektionen) ist **Streptococcus pneumoniae**. Weitere Erreger können sein: Haemophilus, Neisseria meningitidis, selten sind Streptococcus B und D (Enterococcus) und gramnegative Keime. Die häufigsten Erreger sind **Kapselbakterien**, deren amorphe **Polysaccharidhülle** ihre direkte Phagozytose durch Granulozyten verhindert. Um Pneumokokken zu phagozytieren, muß deren Kapsel durch Opsonine (Komplement und Antikörper) neutralisiert werden. Insbesondere die Komplementkomponente C3b neutralisiert die Polysaccharidkapsel von Pneumokokken. Makrophagen und Granulozyten besitzen Rezeptoren für C3b, so daß hierdurch die Phagozytose der Pneumokokken normalerweise gelingt. Im nächsten Schritt der Komplementkaskade wird C5 in C5a und C5b gespalten. Die Aktivierung von C5a verursacht die Erweiterung von Kapillaren, wodurch Granulozyten zu vermehrter Migration und Phagozytose aktiviert werden können. Es liegt auf der Hand, daß bei splenektomierten Patienten dieses wichtige System der natürlichen Immunität deutlich geschwächt wird.

Ätiologie und Pathophysiologie Bei OPSI ist die Phagozytose von Granulozyten und Makrophagen im RES gestört. Hinzu kommt wahrscheinlich ein Tuftsinmangel nach Splenektomien bei hämatologischen Grunderkrankungen (Lymphogranulomatose, NHL). Häufigster Erreger ist **Streptococcus pneumoniae**, der durch seine Polysaccharidhülle vor einer direkten Phagozytose durch Granulozyten geschützt ist.

Hinzu kommen spezifische humorale Abwehrmechanismen, die über Antikörper gegen Kapselantigene der Pneumokokken wirksam werden. Insbesondere bei splenektomierten Kindern ist die passagere Abnahme der IgM-Konzentration verantwortlich dafür, daß in den ersten beiden postoperativen Jahren die Infektanfälligkeit stark erhöht ist.

Zusätzlich Störungen der humoralen Immunität infolge IgM-Mangel, zumindest bei Kindern in den ersten 2 Jahren nach Splenektomie.

Klinik Bei **Kleinkindern** bis zum Alter von 2 Jahren sind tödliche Sepsen durch Pneumokokken und die anderen genannten Erreger besonders häufig. Ab dem 5. Lebensjahr entspricht die Letalität von OPSI derjenigen bei Erwachsenen. OPSI kann bei Erwachsenen aber noch viele Jahre nach Splenektomie auftreten.

Klinik. Bis zum Alter von 2 Jahren sind **Kleinkinder besonders gefährdet**, an einer Sepsis zu erkranken. Jenseits des 5. Lebensjahres entspricht die Letalität von OPSI weitgehend derjenigen bei Erwachsenen. Die Patienten erkranken an schweren Pneumokokkenbakteriämien und Meningitiden. OPSI kann aber Jahre nach Splenektomie auftreten. »Banale« Infektionen im Kieferhöhlen-Nasenrachen-Bereich können noch viele Jahre nach Splenektomie zu einer tödlichen Sepsis führen (eigene Beobachtung bei einem 27jährigen Mann 9 Jahre nach diagnostischer Laparotomie und Splenektomie mit Heilung einer Lymphogranulomatose).

Therapie Die Behandlung des manifesten OPSI erfordert den Einsatz der gesamten modernen **Intensivmedizin**. Die **Letalität** ist dennoch hoch (**ca. 50 %**). Erfolgversprechender ist die **Prophylaxe.** Hierzu zählen:

- Die **Indikation zur Splenektomie muß** sehr **streng gestellt werden**; es sollte **möglichst Milzgewebe erhalten** werden.
- Die **Impfung mit der Pneumokokken-Polysaccharidvakzine (Pneumovax)** ist zu empfehlen. Mit ihr werden die wichtigsten 23 Serotypen erfaßt. Eine **Wiederholung der Impfung wird nach 5 Jahren empfohlen.**
- Gefährdete Patienten sollten auch bei leichten Infekten **frühzeitig antibiotisch behandelt** werden.

Therapie. Die Behandlung von OPSI muß unter **intensivmedizinischen** Kautelen in einer entsprechenden Fachabteilung erfolgen. Die **Letalität** ist nach wie vor hoch (**ca. 50 %**). Bei Patienten mit posttraumatischer Splenektomie findet sich oft eine Splenosis (Aussaat von Milzgewebe im Peritoneum), entweder als Folge der Milzruptur oder der anschließenden Operation. Der somit im Abdomen verbliebene Milzgewebsrest scheint einen gewissen Schutz gegen OPSI zu bieten. Es wurde deshalb versucht, den Patienten bei der Splenektomie autologes Milzgewebe zu reimplantieren. Trotzdem sind tödlich verlaufende OPSI-Erkrankungen beobachtet worden. Man nimmt an, daß mindestens 30 % des ursprünglichen Milzgewebes notwendig sind, um einen ausreichenden Infektionsschutz zu bieten. Besser als autotransplantiertes Milzgewebe scheint somit die **partielle Splenektomie** zur Verhinderung von OPSI zu wirken, wobei die arterielle Blutversorgung der Restmilz erhalten bleibt.
Besonderen Wert für die Prophylaxe von OPSI mißt man der **polyvalenten Pneumokokkenvakzine** bei. An jungen gesunden Personen konnte nachgewiesen werden, daß sich mit der Impfung Pneumokokkenpneumonien tatsächlich verhindern lassen. Nachteil der polyvalenten Vakzine ist, daß sie nicht gegen alle Serotypen der Pneumokokken wirksam ist. Der Impfstoff der Behringwerke (**Pneumovax®**) immunisiert gegen die wichtigsten 23 der insgesamt 82 Serotypen. **Nach etwa 5 Jahren soll die Impfung aufgefrischt werden.** Ein absolut sicherer Schutz vor Postsplenektomieinfektionen ist dadurch allerdings nicht gegeben. Als weitere prophylaktische Maßnahme zur Verhinderung der OPSI wird die **frühzeitige Antibiotikaprophylaxe** der gefährdeten Patienten, z.B. bei Infekten der oberen Luftwege, empfohlen.

Prognose Die Prognose der manifesten OPSI ist schlecht. Die Letalität ist hoch. Da nach Milzexstirpation ein lebenslanges Sepsisrisiko besteht, müssen prophylaktische Maßnahmen konsequent angewendet werden.

Prognose. Die Prognose der manifesten OPSI ist nach wie vor schlecht. Die Letalität soll bei 50 % liegen. Da nach Milzexstirpation ein lebenslanges Sepsisrisiko besteht, erscheinen die prophylaktischen Maßnahmen sinnvoll und erfolgversprechend in Risikosituationen. Am wirksamsten sind milzgewebeerhaltende Operationstechniken. Die Pneumokokken-Polysaccharidvakzine schützt nur gegen die wichtigsten der insgesamt 82 bisher bekannten Serotypen. Eine Infektion durch andere Erreger verhindert sie naturgemäß nicht. Die prophylaktische Antibiotikabehandlung erfordert eine hohe Compliance bei Patient und Arzt.

2.5 Therapie mit Blutkomponenten

2.5 Therapie mit Blutkomponenten

Definition ▶

▶ ***Definition.*** Mit **Transfusion** bezeichnet man die Übertragung von Blut oder Blutbestandteilen von einem Spender auf einen Empfänger. Die erste Bluttransfusion erfolgte bereits 1828, doch erst nach Entdekkung der Blutgruppenantigene und Entwicklung von Antikoagulanzien und Lagerungsmethoden wurden Transfusionen in größerem Ausmaß möglich.
Eine seit Ausbreitung der HIV-Infektion immer mehr angewandte Form der Transfusion ist die **autologe Transfusion,** bei der der Patient vor einer Operation oder einem Eingriff sein eigenes Blut spendet, dieses Blut wird konserviert und nach der Operation bei Bedarf dem gleichen Patienten wieder zurückgegeben.

2.5.1 Blutspende

Die Blutspende sollte in speziell dafür eingerichteten Spendezentralen erfolgen. Nur in diesem Rahmen ist es möglich, ein festes Spenderkollektiv aufzubauen und die gespendeten Konserven kosteneffektiv auf mögliche Infektionsrisiken zu untersuchen.

Hämapherese bezeichnet eine besondere Form der Blutspende. Während der Spende wird das Blut gleich zentrifugiert, in seine Fraktionen (Erythrozyten, Leukozyten, Thrombozyten, Plasma) aufgetrennt, die benötigte Fraktion wird entnommen, und die restlichen Blutbestandteile werden dem Spender wieder zurückgegeben. Werden nur Leukozyten abgetrennt, dann spricht man von einer **Leukapherese,** wenn nur Plasma gewonnen wird, von einer **Plasmapherese**. Dieses Verfahren ist nur bei bestimmten Indikationen (z.B. Granulozytenspende, Thrombozytenspende) notwendig und für den Spender sehr zeitaufwendig (bis zu 2 Stunden).

Konservierung: Nach der Blutspende muß das Blut mit Antikoagulanzien und haltbarkeitsverlängernden Substanzen vermischt werden. Die Erythrozyten metabolisieren bei der Lagerung Glukose, wodurch der **pH-Wert** der Konserve abfällt. Auch die Konzentration von **2,3-Biphosphoglycerat (2,3-BPG)** und **ATP** in den Erythrozyten sinkt, da mit dem zunehmenden Mangel an Glukose die Glykolyse eingeschränkt wird. Der **Kaliumwert** im Plasma steigt bei Lagerung an. Nach Transfusion brauchen die Erythrozyten z.T. bis zu 24 Stunden, um ihren Gehalt an 2,3-BPG und ATP zu regenerieren und volle Funktionsfähigkeit zu erlangen. **Acid-Citrat-Dextrose (ACD)** ist ein **Antikoagulans**, das mit Citrat die Gerinnung hemmt und mit Dextrose ein Substrat für die Glykolyse der Erythrozyten bereitstellt. **Citrat- Phosphat-Dextrose (CPD)** ist eine Weiterentwicklung von ACD mit einem etwas höheren pH-Wert, was dem Abfall des pH-Wertes bei Lagerung zusätzlich entgegenwirkt. Durch den Zusatz von **Adenin** wird die Synthese von ATP in den Erythrozyten weiter gefördert und die Haltbarkeit verlängert (CPDA-1). Wichtig ist auch die Lagerungstemperatur (1 bis 6 °C).
Thrombozyten sollten nicht gekühlt, sondern nur bei 20 bis 25 °C gelagert werden. **Granulozyten sind** überhaupt **nicht lagerungsfähig**. Bei Plasma und Plasmabestandteilen ist die Haltbarkeit variabel.

2.5.1 Blutspende

Spendenzentralen gewährleisten Infektionsschutz und Kosteneffizienz.

Hämapherese bezeichnet eine Form der Blutspende, bei der das Blut während der Spende gleich zentrifugiert und in seine Fraktionen aufgetrennt wird. Die benötigte Fraktion wird entnommen und die restlichen Blutbestandteile werden dem Spender wieder zurückgegeben. Man unterscheidet **Leukapherese** (Leukozyten werden abgetrennt) und **Plasmapherese** (Plasma wird abgetrennt).

Konservierung Nach der Spende muß das Blut mit Antikoagulanzien und haltbarkeitsverlängernden Substanzen vermischt werden. Die Erythrozyten metabolisieren Glukose, der **pH-Wert** der Konserve fällt ab, die Konzentration von **2,3-Biphosphoglycerat (2,3-BPG)** und **ATP** in den Erythrozyten sinkt. Der **Kaliumwert** im Plasma steigt bei Lagerung an. **Acid-Citrat-Dextrose (ACD)** und **Citrat-Phosphat-Dextrose (CPD)** bieten den Erythrozyten Substrat (Glukose) und puffern den pH-Wert. Wichtig ist auch die Lagerungstemperatur (1–6 °C). Thrombozyten sollten nur bei 20–25 °C gelagert werden, **Granulozyten sind** überhaupt **nicht lagerungsfähig.**

2.5.2 Blutpräparate und Indikationen

Im folgenden werden die häufigsten Blutkomponenten und ihre Besonderheiten besprochen.

Vollblut: Vollblut enthält alle zellulären Bestandteile des Blutes und Plasma. Der Hämatokrit liegt wegen des Zusatzes von Antikoagulanzien und Konservierungsstoffen etwas niedriger als bei normalem Blut, d.h. bei durchschnittlich 36 bis 40%. Bei 2 bis 6 °C kann Vollblut bis zu 21 Tage gelagert werden. Die **Gerinnungsfaktoren V und VIII fallen** während der Lagerung von Vollblut **ab**, während Faktor II, VII, IX und X relativ stabil sind.
Vollblut wird **bei massiven Blutungen eingesetzt**, wenn ein Patient über 25% seines Blutvolumens akut verloren hat bzw. noch verliert. Man sollte Vollblut auch erst verwenden, wenn sich ein Patient **nach Gabe von** vier **Erythrozytenkonzentraten** noch nicht stabilisiert hat.

Frischblut: Dies ist Vollblut, das weniger als 24 Sunden (bei einigen Autoren auch bis zu 5 Tage) gelagert wurde.
Frischblut ist indiziert, **wenn Veränderungen im pH-Wert des Patienten oder des Serumkaliumspiegels unbedingt vermieden werden müssen** (Nieren-, Leberinsuffizienzpatienten, Kleinkinder mit hohem Transfusionsbedarf). Nach massiver Transfusion mit 2 bis 3 Wochen alten Erythrozytenkonzentraten haben die transfundierten Erythrozyten einen so niedrigen 2,3-BPG-Gehalt, daß sie z.T. bis zu 24 Stunden für den Sauerstofftransport nur bedingt zur Verfügung stehen. Dann ist es gerechtfertigt Frischblut einzusetzen.

2.5.2 Blutpräparate und Indikationen

Vollblut: Es enthält alle zellulären Bestandteile des Blutes und Plasma. Bei 2–6 °C kann es bis zu 21 Tage gelagert werden. Die **Gerinnungsfaktoren V und VIII** fallen während der Lagerung von Vollblut **ab**, während Faktor II, VII, IX und X relativ stabil sind. Vollblut wird eingesetzt, wenn ein Patient über 25% seines Blutvolumens akut verloren oder wenn er sich **nach Gabe** von vier **Erythrozytenkonzentraten** noch nicht stabilisiert hat.

Frischblut: Vollblut, das weniger als 24 Stunden gelagert wurde. Frischblut ist indiziert, wenn Veränderungen im pH-Wert oder des Serumkaliumspiegels unbedingt vermieden werden müssen. Nach Transfusion von 2–3 Wochen alten Erythrozytenkonzentraten brauchen die Erythrozyten z.T. bis zu 24 Stunden, um voll funktionsfähig zu sein. Dann sollte Frischblut eingesetzt werden.

Warmblut (< 6 Std. alt) wird heute **nicht mehr verwendet.**

Warmblut (nicht älter als 6 Stunden) wurde früher zur Austauschtransfusion bei schweren hämolytischen Transfusionsreaktionen gegeben. Diese **Indikation** ist heute fast **verschwunden**, außerdem gibt es bei Warmblut Probleme mit der Schnelltestung und Sicherheit bezüglich Hepatitis, HIV, Lues.

Erythrozytenkonzentrat: Es wird durch Sedimentierung und Zentrifugation hergestellt. Der Hämatokrit liegt bei 70–80 %. Es kann 21–35 Tage gelagert werden. Erythrozytenkonzentrate haben eine relativ geringe Volumenbelastung.

Erythrozytenkonzentrat: Dies ist das am häufigsten eingesetzte Blutprodukt. Es wird durch Sedimentierung und Zentrifugation aus Vollblut hergestellt. Der Hämatokrit liegt bei 70 bis 80 %. Es kann 21 bis 35 Tage gelagert werden. Erythrozytenkonzentrate sollten die **erste Wahl bei Transfusionsbedarf** sein. Ganz besonders wichtig sind sie bei Patienten mit Herzinsuffizienz, da die Volumenbelastung relativ kleingehalten wird.

Leukozytenarmes Erythrozytenkonzentrat: Zentrifugation, Leukozytenfilter und spezielle Präparation von 7–14 Tage altem Blut können 70–80 % der Leukozyten aus einer Konserve entfernen. Leukozytenarme Erythrozytenkonzentrate sind **indiziert bei Patienten mit Leukozyten- und Thrombozytenantikörpern**, die auf herkömmliche Erythrozytenkonzentrate mit Fieber, Schüttelfrost, Kopfschmerzen etc. reagieren.

Leukozytenarmes Erythrozytenkonzentrat: Durch einfache Zentrifugation und Leukozytenfilter können 70% und mehr der weißen Blutzellen aus dem Erythrozytenkonzentrat entfernt werden. Bessere Präparationen erhält man, wenn man 7 bis 14 Tage altes Blut zentrifugiert und durch eine spezielle Filterung die während der Lagerung und Zentrifugation entstandenen Aggregate aus Leukozyten, Fibrin und Thrombozyten entfernt (>80 %). Noch besser sind gewaschene Erythrozyten.
Leukozytenarme Erythrozytenkonzentrate sind **indiziert bei mehrfachtransfundierten Patienten** und **Frauen mit mehreren Schwangerschaften**, die Leukozyten- und Thrombozytenantikörper entwickelt haben und auf herkömmliche Erythrozytenkonzentrate mit Fieber, Schüttelfrost, Kopfschmerzen etc. reagieren.

Gewaschene Erythrozyten: Durch Waschen mit 0,9 %iger NaCl-Lösung und Zentrifugation können bis > 95 % aller Leukozyten und Thrombozyten entfernt werden. Gewaschene Erythrozyten sind **indiziert bei Patienten mit Antikörpern gegen Plasmafaktoren** (z. B. IgA) und bei Patienten mit paroxysmaler nächtlicher Hämoglobinurie.

Gewaschene Erythrozyten: Durch Waschung mit physiologischer NaCl-Lösung und Zentrifugation können bis > 95 % aller Leukozyten, Thrombozyten und Fibringerinnsel entfernt werden. Das Produkt ist jedoch wegen möglicher bakterieller Kontamination bei der Waschung nur 24 Stunden haltbar.
Gewaschene Erythrozyten sind **indiziert bei Patienten mit Antikörpern gegen Plasmafaktoren**, z. B. Patienten mit IgA-Mangel, die nach vorherigen Transfusionen Antikörper gegen IgA entwickelt haben (selten) oder bei Patienten mit paroxysmaler nächtlicher Hämoglobinurie (um Komplementtransfusionen zu vermeiden).

Thrombozytenkonzentrate: Durch Zentrifugation werden die Thrombozyten aus der Blutkonserve abgetrennt, Lagerung bei 20–25 °C, Haltbarkeit bis zu 2 Tage. Thrombozytenkonzentrate werden **aus den Spenden von mehreren Personen** gepoolt. Nach Gabe eines Thrombozytenkonzentrates sollte die Thrombozytenzahl auf 5000–10 000/µl ansteigen, bei Splenomegalie, Fieber und wenn der Patient Antikörper gegen Thrombozyten hat, ist der Anstieg geringer. Dann gibt man HLA-ähnliche Thrombozyten.

Thrombozytenkonzentrate: Durch Zentrifugation können die Thrombozyten aus der Blutkonserve abgetrennt und konzentriert werden. Sie müssen bei 20 bis 25 °C gelagert werden, da sie sonst ihre Funktionstüchtigkeit verlieren. Die Haltbarkeit beträgt maximal bis zu 2 Tage. Thrombozytenkonzentrate **werden aus den Spenden von mehreren Personen** kombiniert, d. h. **»gepoolt«**. Eine Stunde nach Transfusion eines Thrombozytenkonzentrates kann man den Thrombozytenanstieg prüfen, er sollte je Konzentrat bei 5000–10 000/µl liegen. Der Anstieg ist geringer bei Splenomegalie, bei Fieber, wenn der Patient Antikörper gegen Thrombozyten gebildet hat (ITP oder Alloimmunisierung). Bei Patienten, die häufig Thrombozytenkonzentrate erhalten, sollte man darauf achten, daß diese leukozytenarm präpariert werden, so verringert man das Risiko einer HLA-Sensibilisierung. Dann werden von einem Familienangehörigen oder nichtverwandten Personen HLA-ähnliche Thrombozyten gewonnen und transfundiert (Einzelspenderpräparation).

Granulozytenkonzentrat: Bei neutropenischen Patienten mit Infektionen, die auf die Gabe von Antibiotika nicht ansprechen, kann man Granulozyten geben. Wegen der **hohen Nebenwirkungen** (allergische Reaktionen, **Graft-versus-host**-Reaktion) werden nur selten Granulozyten transfundiert.

Granulozytenkonzentrat: Durch spezielle Zentrifugationsverfahren kann man die Granulozyten aus dem Blut abtrennen und konzentrieren. Da Granulozyten nur eine kurze Lebenszeit haben, sollte das Konzentrat unmittelbar transfundiert werden.
Bei neutropenischen Patienten mit Infektionen, die auf die Gabe von Antibiotika nicht ansprechen, kann man Granulozyten geben (ein Konzentrat täglich). Da die Granulozyten schnell aus der Zirkulation in das Gewebe wandern, ist ein Anstieg der Granulozytenzahl meist nicht feststellbar. Heute werden nur noch selten Granulozyten transfundiert, da meist ausreichende Antibiotika zur Verfügung stehen und die **Nebenwirkungen** hoch sind: allergische Reaktionen, die **Graft-versus-host**-Reaktion.

Frischplasma und frisches gefrorenes Plasma: Es wird aus Vollblut durch Zentrifugation gewonnen und entweder innerhalb von 6 Stunden transfundiert oder gleich eingefroren. Bei −18 °C kann es bis zu 12 Monaten gelagert werden. Da es Isoagglutinine gegen Blutgruppenantigene enthält, sollte **nur blutgruppenverträgliches** Frischplasma transfundiert werden. Frischplasma enthält sowohl labile (F. V, VIII) als auch stabile (F. II, VII, IX, X) Gerinnungsfaktoren in ausreichender Aktivität.
Die Gabe von Frischplasma ist **indiziert bei Patienten mit Gerinnungsstörungen**, z. B. bei Leberinsuffizienz und nach Behandlung mit Cumarinen, wenn eine schwere Blutung eintritt. Auch **nach massiver Bluttransfusion** (z. B. vier Konserven Erythrozytenkonzentrat) sollte an die Gabe von Frischplasma gedacht werden (Erythrozytenkonzentrate enthalten nämlich Antikoagulanzien und keine Gerinnungsfaktoren). Bei Cumarin-Überdosierung kann man bei schweren Blutungen alternativ auch sogenanntes **PPSB-Plasma** geben (enthält die Faktoren II, VII, IX, X). Bei diesen Präparaten sind jedoch Probleme mit der HIV-Sicherheit aufgetreten, sie werden nur noch selten eingesetzt, obwohl die durch Cumarin erniedrigten Gerinnungsfaktoren mit PPSB sicher besser substituiert werden können. Bei Cumarin-Überdosierung mit leichter Blutung reicht das Absetzen des Cumarins, evtl. Gabe von Vitamin K oral (nie i.m. wegen massiver Muskeleinblutungen!).

Frischplasma und frisches gefrorenes Plasma: Es wird aus Vollblut gewonnen und entweder innerhalb von 6 Stunden transfundiert oder gleich eingefroren. Bei −18 °C kann es bis zu 12 Monaten gelagert werden. Frischplasma enthält sowohl labile (F. V, VIII) als auch stabile (F. II, VII, IX, X) Gerinnungsfaktoren.
Die Gabe von Frischplasma ist **indiziert bei Patienten mit Gerinnungsstörungen**, aber auch **nach massiven Bluttransfusionen** (z. B. mit Erythrozytenkonzentraten, die keine Gerinnungsfaktoren enthalten).

Kryopräzipitat: Dies bezeichnet eine Plasmafraktion, die durch Frieren und Auftauen von Plasma gewonnen wird. Es kann bei −18 °C bis zu einem Jahr gelagert werden. Es enthält F. VIII : C und F. VIII : von-Willebrand-Faktor, Fibrinogen und F. XIII.
Kryopräzipitat wird **bei Patienten mit von-Willebrand-Erkrankung** und **Hämophilie A** eingesetzt. Heute gibt es Konzentrate speziell von F. VIII und von-Willebrand-Faktor, so daß Kryopräzipitate nicht mehr häufig eingesetzt werden.
Faktorenkonzentrate werden im *Kap. K Hämostaseologie,* besprochen.

Kryopräzipitat: Diese Plasmafraktion wird durch Frieren und Auftauen von Plasma gewonnen. Es enthält F. VIII : C und F. VIII : von-Willebrand-Faktor, Fibrinogen und F. XIII.
Kryopräzipitat wurde besonders bei Patienten mit **von-Willebrand-Erkrankung** und **Hämophilie A** eingesetzt. Heute gibt es bessere Präparate.

2.5.3 Blutgruppentestung

Um die Jahrhundertwende wurde von Landsteiner das AB0- Blutgruppensystem entdeckt. Heute wissen wir, daß Erythrozyten, Granulozyten und Thrombozyten Antigene tragen, die bei der Transfusion beachtet werden müssen (◘ J-**33**).

2.5.3 Blutgruppentestung

Die wichtigsten Antigengruppen der Erythrozyten sind das **AB0-** und das **Rhesus-System** (◘ J-**33**).

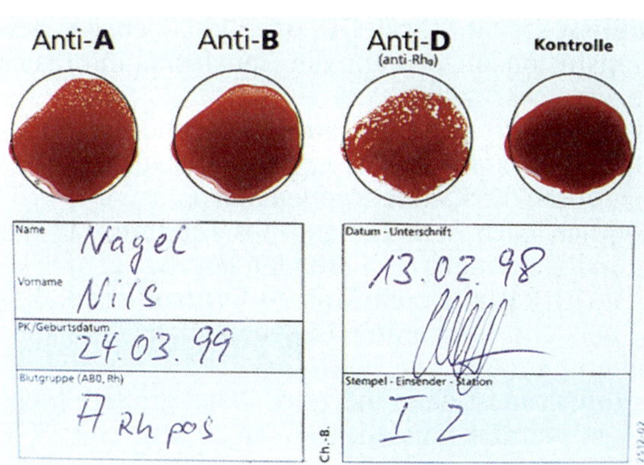

a AB0- und D-(Rhesus-)Identitätstest (A, Rh+).

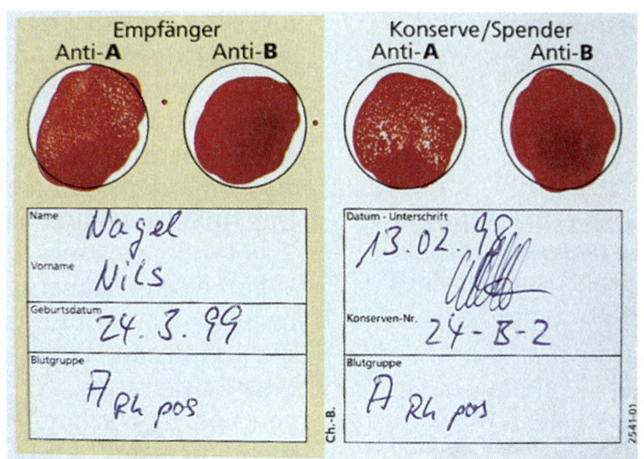

b Wiederholung des AB0-Identitätstests vor der Transfusion.

◘ J-33 a, b: Blutgruppentestung.

Erythrozyten: Die wichtigsten Antigengruppen sind das AB0- und das Rhesus-System. Weitere Antigengruppen (z. B. Kell, Lutheran, Lewis, P etc.) führen nur sehr selten zu Unverträglichkeiten. Vor einer Erythrozytentransfusion wird der sog. **Majortest** durchgeführt, d. h. es wird geprüft, ob Empfän-

Weitere Antigengruppen (z. B. Kell, Lutheran, Lewis, P etc.) führen nur sehr selten zu Unverträglichkeiten. Es wird geprüft, ob Empfängerserum und

Spendererythrozyten miteinander reagieren (Majortest bzw. Kreuzprobe) und Spenderserum mit Empfängererythrozyten.

Thrombozyten tragen Antigene des AB0- und des HLA-Systems sowie thrombozytenspezifische Antigene. I. d. R. reicht es, wenn man AB0- und Rhesus-kompatible Thrombozyten transfundiert. Wenn der Empfänger Antikörper gegen HLA-inkompatible Thrombozyten gebildet hat und keinen Thrombozytenanstieg nach Transfusion mehr zeigt bzw. eine allergische Reaktion entwickelt, kann man auf **HLA-kompatible Thrombozyten** ausweichen.
Granulozyten: In den meisten Fällen reicht es, AB0- und Rhesus-kompatible Granulozyten zu transfundieren.
Plasmafaktoren: Patienten mit selektivem IgA-Mangel können Antikörper gegen IgA und evtl. eine schwere anaphylaktische Reaktion nach der Gabe von Frischplasma oder frischem gefrorenem Plasma (enthält IgA) entwickeln.

gerserum und Spendererythrozyten miteinander reagieren. Auf den **Minortest**, d. h. die Untersuchung, ob Spenderserum und Empfängererythrozyten miteinander reagieren, kann bei Erythrozytenkonzentraten verzichtet werden, sie enthalten nur minimal Spenderserum.
Thrombozyten: Sie tragen Antigene des AB0- und des HLA-Systems sowie thrombozytenspezifische Antigene. In der Regel reicht es, wenn man AB0- und Rhesus-kompatible (jedes Thrombozytenkonzentrat enthält auch einige Erythrozyten, die bei Rh-negativen Empfängern sensibilisierend wirken können) Thrombozyten transfundiert. Wenn nach vielen Thrombozytentransfusionen der Empfänger Antikörper gegen HLA-inkompatible Thrombozyten gebildet hat und keinen Thrombozytenanstieg nach Transfusion mehr zeigt bzw. eine allergische Reaktion entwickelt, kann man auf **HLA-kompatible Thrombozyten** ausweichen, deren Herstellung aufwendig und teuer ist.
Granulozyten: In den meisten Fällen reicht es, AB0- und Rhesus-kompatible Granulozyten zu transfundieren. HLA- und granulozytenspezifische Antigene können zu einer Immunisierung führen.
Plasmafaktoren: Sehr selten ergibt sich die Konstellation, daß ein Patient mit selektivem IgA-Mangel Plasma erhält, das IgA enthält. Dann kann er Antikörper gegen IgA und eventuell eine schwere anaphylaktische Reaktion nach der Gabe von Frischplasma oder frischem gefrorenem Plasma (enthält IgA) entwickeln.

2.5.4 Durchführung einer Bluttransfusion

Sowohl die Konserve als auch das Blut des Empfängers sind vor der Transfusion bezüglich der Blutgruppe (AB0 und Rh) und auf atypische Antikörper untersucht und anschließend miteinander gekreuzt worden. Wichtige Schritte bei der Transfusion:
Genaue Identifikation der Blutkonserve und des Empfängers und nochmalige Prüfung durch die sog. »**Bedside**«**-Kartentests**. Das Transfusionsbesteck sollte einen **Filter** enthalten, um Fibrin und Zellaggregate zurückzuhalten. Nur **physiologische Kochsalzlösung** sollte als **parallel infundierte Flüssigkeit** benutzt werden.

2.5.4 Durchführung einer Bluttransfusion

Dies wird am Beispiel einer Erythrozytentransfusion dargestellt. Sowohl die Konserve als auch das Blut des Empfängers sind vor der Transfusion bezüglich der Blutgruppe (AB0 und Rh) und auf atypische Antikörper untersucht und anschließend miteinander gekreuzt worden. Trotzdem müssen bei der Durchführung der Transfusion mehrere Schritte beachtet werden:
Genaue Identifikation der Blutkonserve und des Empfängers: Die häufigste Ursache einer Fehltransfusion ist eine Verwechslung der Konserve oder des Empfängers. Durch **Bedside-Kartentests** wird dieses Risiko vermindert.
Das **Transfusionsbesteck** sollte einen **feinporigen Filter** enthalten, um bei der Lagerung entstandenes Fibrin und Zellaggregate zurückzuhalten. Da Thrombozyten durch einen engmaschigen Filter geschädigt und in ihrer Funktion beeinträchtigt werden können, ist bei Thrombozytengabe ein grobmaschigerer Filter als bei Erythrozytengabe zu wählen (häufiger Fehler!). Die **Transfusionskanüle** sollte die **Stärke G18 oder 19** haben. Bei kleineren Nadeln dauert die Transfusion lange; wenn die Transfusion mit Druck erfolgt, werden die Erythrozyten geschädigt.
Nur physiologische Kochsalzlösung sollte als **parallel infundierte Flüssigkeit** benutzt werden, um die Viskosität eines Erythrozytenkonzentrates zu vermindern und den Fluß durch die Kanüle zu erleichtern.

Die **Infusionsdauer sollte zwischen 2 und 4 Stunden liegen.** Während der Transfusion ist der Patient **mehrfach zu kontrollieren.**

Die **Infusionsdauer** richtet sich nach dem Zustand des Patienten. In der Regel sollte sie zwischen 2 und nicht mehr als 4 Stunden liegen.
Während der Transfusion ist der **Patient mehrfach zu kontrollieren**, dies bezieht sich auf Blutdruck, Puls und Temperatur. Gegebenenfalls muß auch die Atemfrequenz protokolliert werden.

Eine **Erwärmung der Blutkonserve** auf 37 °C ist dann indiziert, wenn größere Mengen Blut schnell gegeben werden müssen.
Transfusionszwischenfälle: Häufigkeit zwischen 2 und 7 %.
Akute hämolytische Reaktionen entstehen durch präformierte Antikörper (Isoagglutinine bei AB0-Inkompatibilität, atypische Antikörper). Die Patienten klagen über Fieber, Rückenschmerzen, Angina pectoris, Übelkeit. Der Blutdruck ist niedrig, evtl. entsteht ein akutes Nierenversagen oder eine DIC.

Eine **Erwärmung der Blutkonserve** ist dann indiziert, wenn größere Mengen von Blut schnell gegeben werden müssen. Die Temperatur soll 37 °C nicht überschreiten.
Transfusionszwischenfälle: Die Häufigkeit von Transfusionsreaktionen liegt zwischen 2 und 7 %.
Akute hämolytische Reaktion: Die Ursache ist, daß das transfundierte Blut durch präformierte Antikörper (Isoagglutinine bei AB0-Inkompatibilität, atypische Antikörper) des Empfängers intravaskulär hämolysiert wird. Die Patienten klagen über Fieber, Rückenschmerzen, Angina pectoris, Übelkeit, der Blutdruck kann erniedrigt sein. Akutes Nierenversagen und Hämoglobinurie können eintreten (Therapie *s. S. 1365*). In schweren Fällen entwickelt sich eine disseminierte intravasale Gerinnung (DIC), die mit Heparin behandelt werden kann.

 J-62: Symptomatik und Therapie der akuten hämolytischen Reaktionen

Symptome

- ▷ Fieber
- ▷ Schüttelfrost
- ▷ Rückenschmerzen
- ▷ Angina pectoris
- ▷ Hypotonie

Therapie

- ▷ Transfusion sofort unterbrechen, i.v. Zugänge aber erhalten
- ▷ Volumensubstitution, bei ausgeprägter Hypotonie Dopamin oder Adrenalinperfusor, um den systolischen Blutdruck über 100 mmHg zu halten.
- ▷ Diuresesteigerung mit i.v. Flüssigkeit, Furosemid (60–120 mg i.v. eventuell wiederholen), Mannitol (initial 20 g über 5 min, Dosis kann wiederholt werden), Alkalisierung des Urins mit Natriumhydrogenkarbonat (erleichtert die Ausscheidung des Hämoglobins, Urin-pH auf 7,5 und höher einstellen).
- ▷ bei Thrombozytenabfall an Verbrauchskoagulopathie denken und eventuell Heparin geben.
- ▷ Cortison, Antihistaminika i.v.

Diagnostik

- ▷ Blut des Patienten und die Konserve an Blutbank schicken.
- ▷ Kontrolle von Coombs-Test, Haptoglobin, Serum-Bilirubin, LDH, Hämoglobin (im Serum und Urin), auch Gerinnungsparameter.

Die Diagnostik ist immer der dritte Schritt, wenn die Vitalwerte des Patienten stabilisiert sind.

Verzögerte hämolytische Reaktion: Sie entsteht, wenn die Patienten früher bereits gegen Antigene des transfundierten Blutes sensibilisiert worden sind, aber zum Zeitpunkt der Transfusion nur sehr niedrige Antikörpertiter haben. **Innerhalb von 5 bis 15 Tagen** nach der Transfusion kommt es zu einem Anstieg der Antikörper mit einer entsprechenden Hämolyse. Die Symptome sind meist weniger ausgeprägt als bei der akuten hämolytischen Reaktion und bestehen im wesentlichen aus einem Ikterus und einem fehlenden Hämoglobinanstieg nach Transfusion. Der **Coombs-Test** ist **positiv**. Viele dieser verzögerten Reaktionen werden überhaupt nicht bemerkt. Sollten die Symptome jedoch ausgeprägt sein, werden sie wie eine akute hämolytische Reaktion behandelt.

Febrile Transfusionsreaktion: Fieber während oder kurz nach der Transfusion kann einerseits auf einer akuten hämolytischen Reaktion beruhen, andererseits durch Leukozyten- oder Thrombozytenantigene hervorgerufen sein. Normalerweise haben die Patienten früher schon Transfusionen erhalten und sind gegen bestimmte Antigene immunisiert. Wenn der Patient keinen Blutdruckabfall, keinen Schüttelfrost und auch sonst keine schwereren Symptome entwickelt, kann man symptomatisch mit Antihistaminika und Antipyretika behandeln. Man sollte in Zukunft leukozytenarmes Blut verwenden oder vor einer Transfusion Anthistaminika und Antipyretika prophylaktisch verabreichen.

Volumenüberlastung: Patienten mit vorbestehender **Herzinsuffizienz** können unter der Transfusion leicht eine Exazerbation ihrer Symptomatik erfahren. In diesen Fällen sollte man Diuretika einsetzen. Erythrozytenkonzentrate sind Vollblut immer vorzuziehen. Patienten mit perniziöser Anämie und niedrigem Hämoglobin können ebenfalls bei Erythrozytensubstitution leicht eine akute Herzinsuffizienz und ein Lungenödem entwickeln. Die Transfusion sollte, wenn überhaupt, nur sehr langsam erfolgen.

Infektion: Alle Blutprodukte werden heutzutage auf **Hepatitis B, Hepatitis C, Lues-Serologie** und **HIV** untersucht. Das Risiko, durch ein Erythrozytenkonzentrat mit HIV infiziert zu werden, dürfte bei 1 : 1 000 000 oder noch geringer liegen. Andere durch Blutprodukte übertragbare, aber seltene Infektionen sind Parvovirus, Malaria, Trypanosomiasis, Babesiosis und Leishmaniasis.

Verzögerte hämolytische Reaktion: Sie entsteht, wenn die Patienten zum Zeitpunkt der Transfusion nur sehr niedrige Antikörpertiter haben. **Innerhalb von 5–15 Tagen** nach der Transfusion kommt es zu einem Titeranstieg mit einer entsprechenden Hämolyse. Die Symptome sind meist wenig ausgeprägt (Ikterus, fehlender Hämoglobinanstieg). Der **Coombs-Test** ist **positiv**.

Febrile Transfusionsreaktion: Fieber während oder kurz nach einer Transfusion kann auf einer akuten hämolytischen Reaktion beruhen oder durch Leukozyten- oder Thrombozytenantigene hervorgerufen sein. Man sollte in Zukunft bei diesen Patienten leukozytenarmes Blut verwenden und vor einer Transfusion Anthistaminika und Antipyretika prophylaktisch verabreichen.

Volumenüberlastung: Patienten mit **Herzinsuffizienz** können unter der Transfusion leicht dekompensieren. Patienten mit perniziöser Anämie und niedrigem Hämoglobin können ebenfalls bei Erythrozytensubstitution leicht eine akute Herzinsuffizienz mit Lungenödem entwickeln.

Infektion: Alle Blutprodukte werden heute auf **Hepatitis B, Hepatitis C, Lues** und **HIV** untersucht. Das Risiko einer HIV-Infektion durch ein Erythrozytenkonzentrat liegt bei 1 : 1 000 000 oder noch niedriger. Andere übertragbare Infektionen sind Zytomegalie, Malaria, Trypanosomiasis, Babesiosis und Leishmaniasis.

Merke ▶

> ▶ ***Merke.*** Zytomegalie spielt bei immunsupprimierten Empfängern eine Rolle. Diese sollten, sofern sie nicht früher mit diesem Virus bereits Kontakt hatten, nur zytomegalienegatives Blut erhalten.

Eine **Graft-versus-Host-Reaktion (GVH)** entsteht, wenn **Lymphozyten eines Spenders** mit der Transfusion in einen immunsupprimierten Empfänger (Patienten nach Knochenmarktransplantation, Kinder mit Immundefekten) gelangen, diesen Empfänger als fremd erkennen und eine **Abwehrreaktion gegen den Empfänger** induzieren. Die **Symptome** sind **Hautausschläge, Fieber, erhöhte Leberwerte und Panzytopenie**. Durch Bestrahlung der Blutkonserve kann man eine GVH-Reaktion verhindern.

Graft-versus-host-Reaktion (GVH): Sie entsteht, wenn immunkompetente **Lymphozyten eines Spenders** mit der Transfusion, z. B. mit einem Erythrozytenkonzentrat, in einen immunsupprimierten Empfänger gelangen, diesen Empfänger als fremd erkennen und eine Abwehrreaktion gegen die Gewebe des Empfängers induzieren. Betroffen sind vor allem Patienten nach Knochenmarktransplantation und Kinder mit Immunmangelerkrankungen. Bei der Spende von Erythrozytenkonzentraten durch Blutsverwandte kann auch bei gesunden Personen (ohne Immunsuppression) wegen der Ähnlichkeit der HLA-Antigene von Spender und Empfänger – aber doch nicht Identität – eine Graft-versus-host-Reaktion der Spenderlymphozyten gegen den Empfänger entstehen. Die genauen Zusammenhänge würden den Rahmen dieses Kapitels sprengen. Die wichtigsten **Symptome** sind **Hautausschläge, Fieber, erhöhte Leberfunktionswerte** und **Panzytopenie**. Die Letalität kann sehr hoch sein. Durch Bestrahlung der Blutkonserve werden die Lymphozyten so geschädigt, daß sie im Empfänger nicht mehr proliferieren und eine GVH-Reaktion hervorrufen können. Die Funktion der Granulozyten, Thrombozyten und Erythrozyten wird durch die Bestrahlung nicht beeinträchtigt.

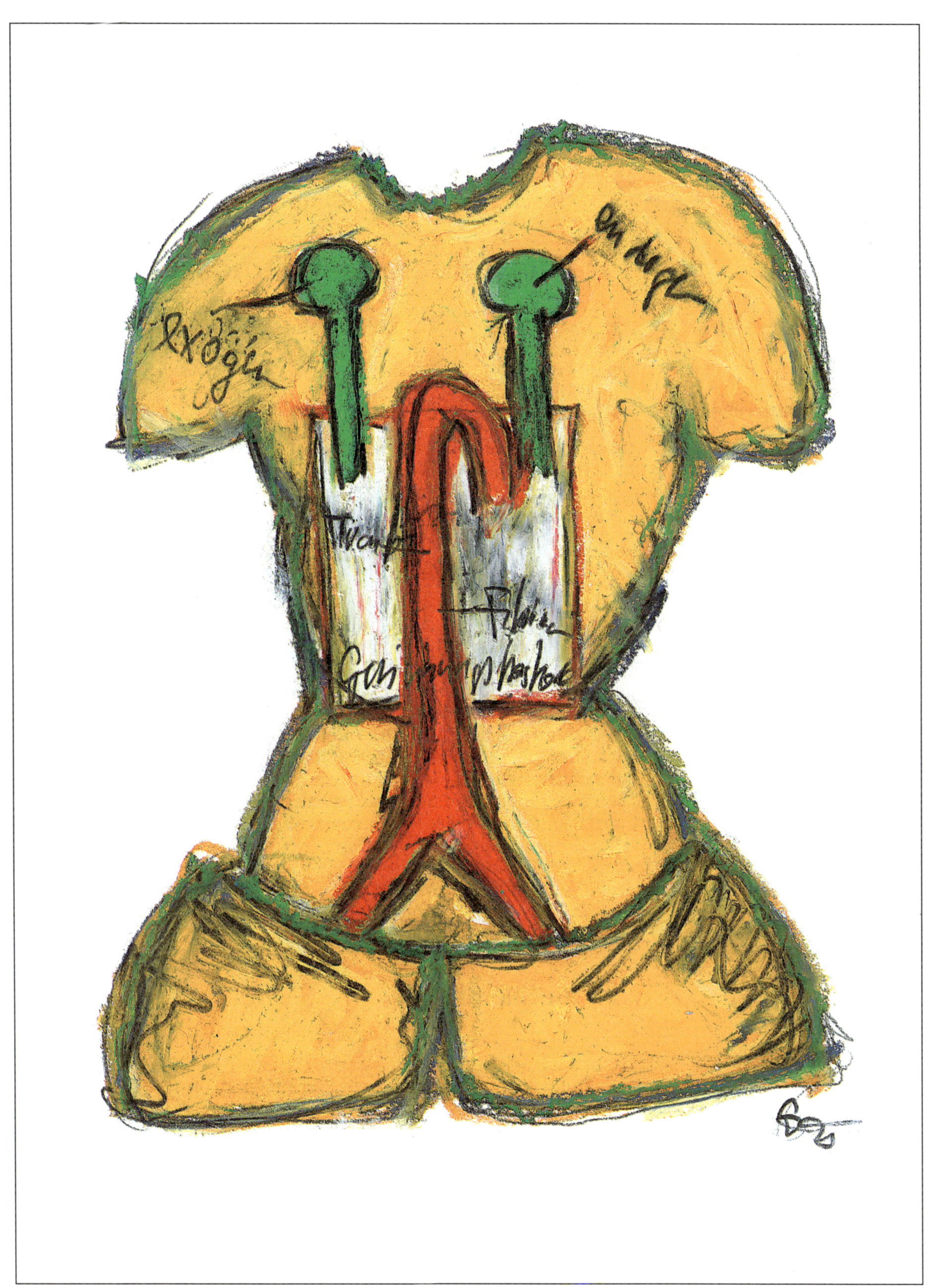

Hämostaseologie

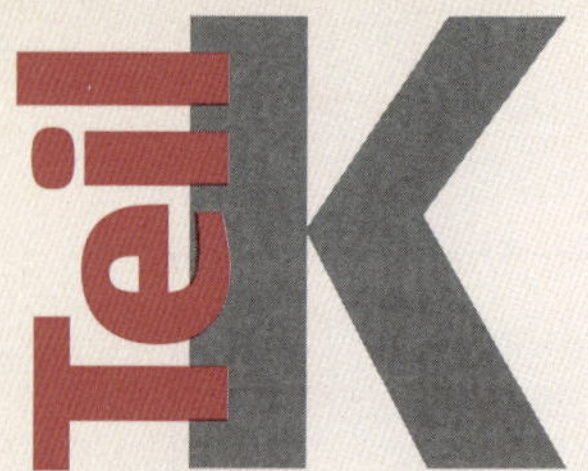

Hämostaseologie

J. Harenberg

1 Physiologie der Hämostase

Eine intakte Hämostase wird gewährleistet durch
- das **Gefäßsystem**
- den **Gefäßinhalt**
- die **Fließeigenschaften des Blutes.**

Virchowsche Trias

Eine Gefäßverletzung ist der initiale Reiz zur Thrombogenese.

Eine intakte Hämostase wird gewährleistet durch die Interaktion und Wechselwirkung von
- **Gefäßsystem**
- **Gefäßinhalt**
- **Fließeigenschaften des Blutes.**

Diese Komponenten beschrieb erstmals *Virchow* aus Würzburg 1856 in der nach ihm benannten **Trias**. In der Zwischenzeit haben eine Anzahl grundlegender, zusätzlicher Aspekte den Kenntnisstand vertieft. Eine Gefäßverletzung ist der initiale Reiz zur Thrombogenese.

1.1 Gefäßsystem

Endothelzellen werden durch eine Matrix aus Fibrinogen, Fibronektin und Vitronektin zusammengehalten. Sie sezernieren von-Willebrand-Faktor, Prostazykline, PAI-1 und PAI-2.
Im subendothelialen Gewebe liegen Kollagen, Thromboplastin und Thrombin. Bei Endothelläsion werden diese Faktoren aktiviert (S K-**1**).
Funktionen des Endothels und der subendothelialen Strukturen:
- Regulierung von Permeabilität
- Fragilität
- Hormonsekretion.

Das Gefäßsystem wird an der Innenseite von Endothelzellen ausgekleidet. Endothelzellen werden durch eine extrazelluläre Matrix, die aus Proteinen besteht (Fibrinogen, Fibronektin, Vitronektin), zusammengehalten. Sie sind hormonell aktiv und sezernieren von-Willebrand-Faktor, Prostazykline, tissue-Plasminogenaktivator (t-PA), Plasminogenaktivator-Inhibitoren (PAI-1, PAI-2), Antithrombin III (AT III), Thrombomodulin und Lipoproteinlipase. Im subendothelialen Gewebe liegen Kollagen, Thromboplastin und Thrombin. Bei einer Endothelläsion werden diese Faktoren freigesetzt (S K-**1**).
Die **Funktionen des Endothels** und der subendothelialen Strukturen mit glatter Muskulatur sind: Regulierung von Permeabilität, Fragilität und Hormonsekretion. Die **Kontrolle** erfolgt über: nervales System (Sympathikus), lokale Regulationsmechanismen (Temperatur, pH, partieller Sauerstoffdruck) und humorale Mechanismen (Epinephrin, Norepinephrin, Prostaglandin, Adenosindiphosphat, Kinine, Wachstumsfaktoren, Fibrinspaltprodukte).

1.2 Gefäßinhalt

Er gliedert sich in:
- zelluläre Anteile (Thrombozyten)
- plasmatische Anteile
- Inhibitoren.

Thrombozyten: Synthese von Thromboxan. Intakte Hämostase bei Thrombozytenzahl > 100 000/µl.
Plasmatische Anteile:
- Kallikrein und Kinin
- exo- und endogenes Komplementsystem
- exo- und endogenes Gerinnungssystem
- Fibrinolysesystem
- Enzyminhibitoren.

Die **endogene Aktivierung** der Enzymkaskaden läuft über das Kallikrein-Kinin-System ab, die **exogene Aktivierung** erfolgt bei Gefäßverletzung (S K-**2**).

Die Blutkomponenten gliedern sich in zelluläre und plasmatische Anteile. Bei den zellulären Bestandteilen kommt den **Thrombozyten** die zentrale Bedeutung in der Hämostase zu. Plättchenfaktor 4, β-Thromboglobulin und »platelet-derived-growth-factor« sind in den α-Granula lokalisiert. Eine weitere wichtige Funktion der Blutplättchen besteht in der Synthese von Thromboxan, das eine Thrombozytenaggregation und Vasodilatation bewirkt. Eine intakte Hämostase erfordert eine Plättchenzahl über 100 000/µl. Der **plasmatische Anteil** enthält eine Anzahl von Enzymkaskaden, die die Hämostase gewährleisten. Dazu zählen: Kallikrein- und Kininsystem, klassisches und alternatives Komplementsystem, exogenes und endogenes Gerinnungssystem, Fibrinolysesystem und Enzyminhibitoren. Das Kallikrein- und Kininsystem stellt eine Verbindung von Endothel zu den verschiedenen Enzymkaskaden im Blut dar. Die **endogene Aktivierung** der Enzymkaskaden läuft über das Kallikrein- und Kininsystem sowie andere endogene Enzyme ab. Der **exogene Mechanismus** der Aktivierung der Enzymkaskaden startet über eine Gefäßverletzung mit Freisetzung von Lipoproteinen (s. S K-**2**).

Die wichtigsten **Inhibitoren** des Blutgerinnungssystems sind **Antithrombin III, Protein C** und **Protein S**. Antithrombin III inhibiert direkt Thrombin. Thrombin bindet an der Endotheloberfläche an Thrombomodulin und aktiviert Protein C. Aktiviertes Protein C geht einen Komplex mit Protein S, Phospholipid und Kalzium ein. Dieser Komplex inhibiert die aktivierten Faktoren V und VIII. Thrombin führt auf diese Weise zu einem negativen Feedback auf die Blutgerinnung (S K-2).

Die wichtigsten **Inhibitoren** sind: **Antithrombin III, Protein C** und **Protein S**. AT III inhibiert direkt Thrombin, Protein C wird durch Thrombin aktiviert.
Aktiviertes Protein C geht mit Protein S, Phospholipid und Kalzium einen Komplex ein. Dieser Komplex inhibiert Faktor V und VIII (S K-2).

> ▶ ***Merke.*** Eine Verminderung von Antithrombin III, Protein C und Protein S führt zu einer erhöhten Thromboseneigung.

◀ **Merke**

S Synopsis K-**1: Zusammenspiel der Endothelverletzung, der zellulären Aktivierung des Kallikrein- und Gerinnungssystems**

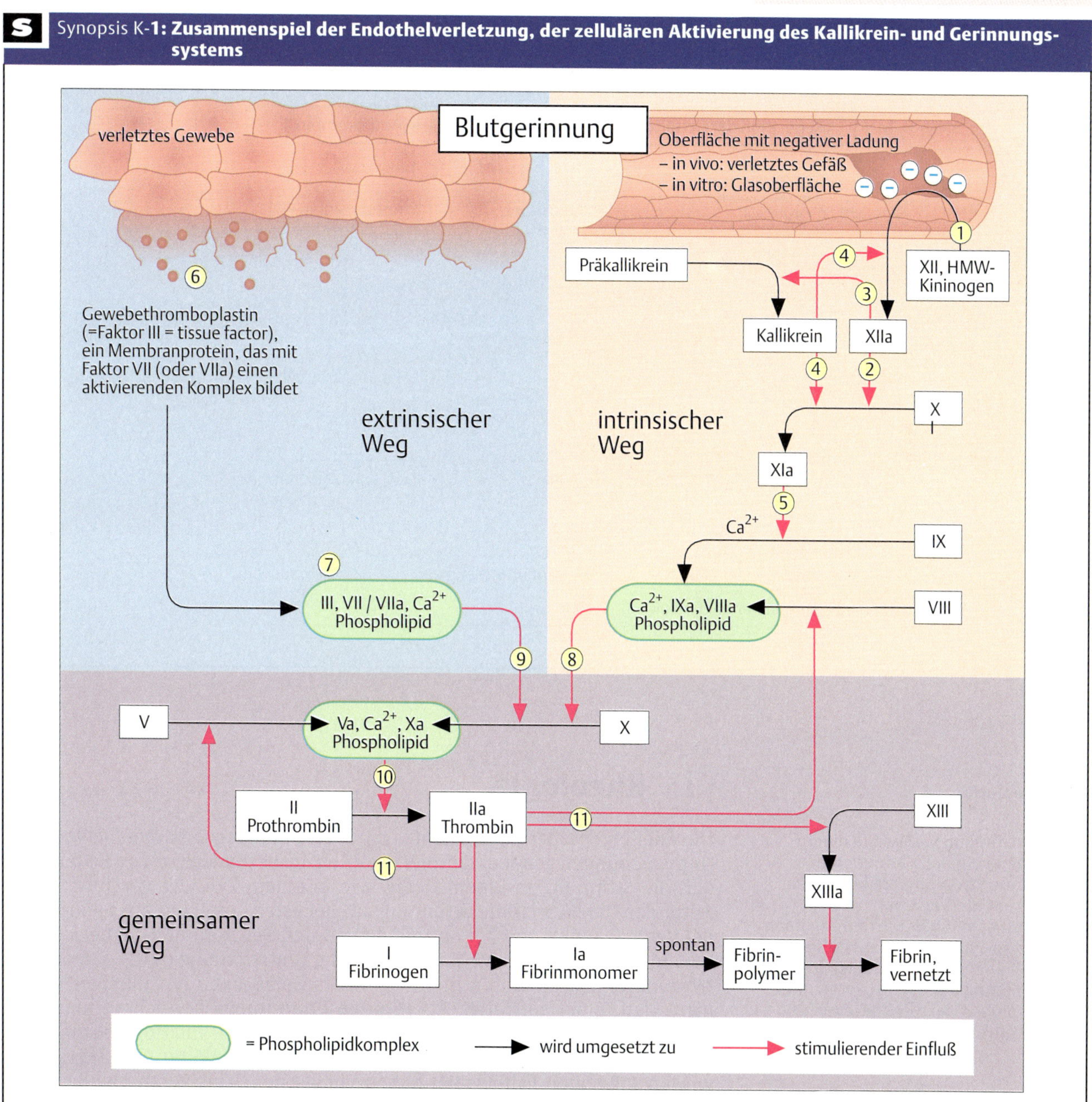

Synopsis K-2: **Aktivierung von Protein C durch Thrombin**

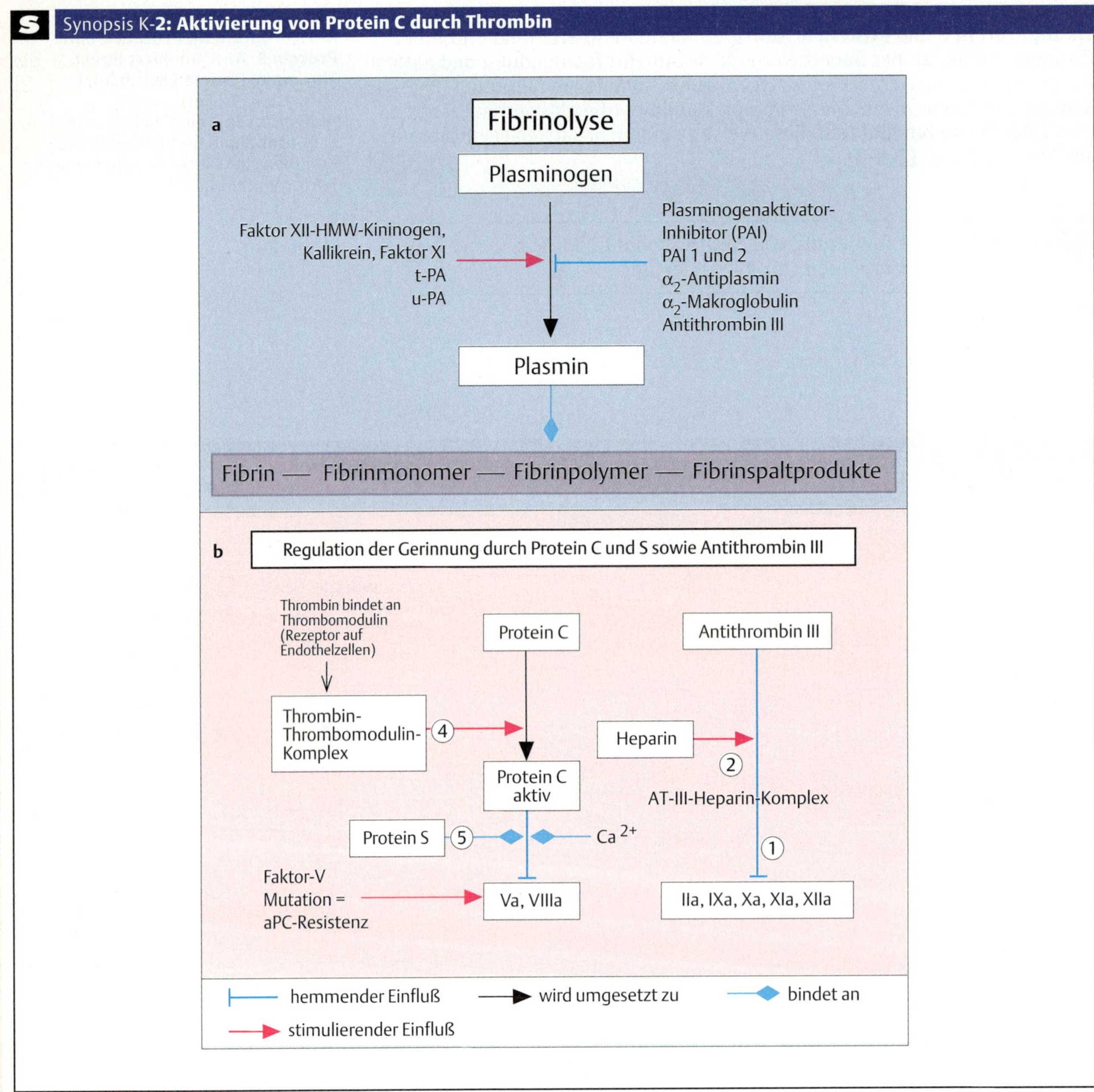

1.3 Rheologie

Die Blutströmung verläuft in einem Gefäß wie in einem Zylinder: in der Mitte ist die Strömung am höchsten, am Rand am niedrigsten.
Bei Verlangsamung der Strömung kann ein **»Sludge-Phänomen«** entstehen. Sludge-Phänomen bedeutet »Geldrollen«-Bildung der Erythrozyten mit Verlangsamung der Fließgeschwindigkeit des Blutes.

1.3 Rheologie

Die Fließeigenschaften des Blutes sind durch moderne hämorrheologische Untersuchungen genauer definiert worden. Insbesondere ist von Bedeutung, daß die Strömung in einem Gefäß wie in einem Zylinder verläuft: in der Mitte des Gefäßes ist die Strömung am höchsten, am Rand am niedrigsten. Bei Venenklappen und bei Aufteilung von Gefäßen kommt es daher zu Wirbelbildungen. Bei einer Verlangsamung der Blutströmung durch einen Übertritt von einem kleineren in ein größeres Gefäß kann ein »Sludge-Phänomen« der Zellen auftreten. Als **»Sludge-Phänomen«** bezeichnet man eine »Geldrollen«-Bildung der Erythrozyten in der Mikrozirkulation, die eine Verlangsamung der Blutströmung nach sich zieht. Ein akuter Gefäßverschluß wie im folgenden Fallbeispiel der Virchowschen Trias veranschaulicht die Bedeutung.

Klinischer Fall

Bei einem 47jährigen Patienten mit Vorhofflimmern kam es intraoperativ zu einer arteriellen Embolie in den linken Arm. Die Diagnose konnte unmittelbar anhand der klinischen Symptomatik gestellt werden: es trat eine akute Blässe der linken Hand auf, der Radialispuls war nicht mehr palpabel. Die sofort durchgeführte Angiographie zeigte einen Verschluß im distalen Bereich der A. radialis links. Unmittelbar anschließend wurde die Embolektomie durchgeführt. Die histologische Aufarbeitung zeigte ein absolut frisches Gerinnsel mit Thrombozyten und einer Fibrinbildung.

2 Gerinnungsanalysen

2 Gerinnungsanalysen

Aktivierung: **endogenes Gerinnungssystem** durch **Endothelverletzung, exogenes Gerinnungssystem** durch **Gewebeschaden.** Kumulierung beider Gerinnungskaskaden in der **Aktivierung des Prothrombin-Komplexes.**

Die Gerinnungskaskade wird über ein **endogenes** und über ein **exogenes Gerinnungssystem** aktiviert.
Das endogene Gerinnungssystem wird durch eine Endothelverletzung, das exogene Gerinnungssystem durch eine Verletzung von Gewebe direkt aktiviert. Beide Gerinnungskaskaden kumulieren in der **Aktivierung des Prothrombin-Komplexes,** der Faktor V, Faktor X, Kalzium und Phospholipide einschließt.

Die **aPTT** mißt das endogene Gerinnungssystem **(aktivierte, partielle Thromboplastinzeit).**

Der **Quick-Wert** erfaßt das exogene Gerinnungssystem **(Prothrombinzeit).** Die **Thrombinzeit** mißt direkt die Gerinnselbildung und ist wichtig für den Heparineffekt (Routinediagnostik).

Das endogene Gerinnungssystem wird mit der **aktivierten partiellen Thromboplastinzeit (aPTT)** gemessen, bei der sogenannte partielle Thromboplastine, die aus Phospholipiden bestehen, Faktor XII aktivieren.
Die **Prothrombinzeit nach Quick** erfaßt das exogene Gerinnungssystem. Thromboplastin aktiviert wie bei der Gewebsverletzung direkt Faktor VII. Die **Thrombinzeit**, auch Plasmathrombinzeit (PTZ) genannt, mißt die Gerinnselbildung unter Zusatz von Thrombin. Da bereits geringe Mengen von Heparin Thrombin hemmen können, ist die Bestimmung der Thrombinzeit für die Routinediagnostik wichtig.

Die **Fibrinogenkonzentration** wird nach Zusatz von Thrombin gemessen.

Eine wichtige Bedeutung im Gerinnungssystem hat weiterhin das gerinnbare **Fibrinogen**, das in seiner Konzentration direkt über den Zusatz von Thrombin gemessen werden kann.

Die **Thrombozytenzahl** ist für die intakte Hämostase wichtig (Basisdiagnostik).

Routinediagnostik in der Hämostaseologie s. K-1.

Den Thrombozyten kommt in der Hämostase eine wichtige Bedeutung zu. Die Bestimmung der **Thrombozytenzahl** ist daher für die Basisdiagnostik der Hämostaseologie immer erforderlich.
Aufgrund dieser Überlegungen ergibt sich folgendes Schema für eine **Routinediagnostik in der Hämostaseologie** (K-**1**):

K-1: Routinediagnostik in der Hämostaseologie

Parameter	Normwert	Klinische Bedeutung	Therapiekontrolle
▷ Prothrombinzeit (Quick-Wert)	70–120 %	Leberfunktion	Marcumar
▷ aPTT	25– 40 s	Hämophilie	Heparin
▷ Thrombinzeit	12– 21 s	defektes Fibrinogen	Heparin, Fibrinolyse
▷ Fibrinogen	150–450 mg%	Leberfunktion, Verbrauch	Fibrinolyse
▷ Thrombozytenzahl x 1000	150–450 µl	Leukämie, Leberfunktion u. a.	Verbrauchskoagulopathie, Nebenwirkung von Heparin

In Abhängigkeit von den Ergebnissen dieses Routineprogramms ergeben sich weitere Einzelanalysen. Für die Gerinnungsfaktoren II, V, VII, VIII, IX, X, XI und XII stehen Einzelbestimmungen zur Verfügung. Weiterhin können Kallikrein, Präkallikrein, Kinin und Kininogen mit Einzeltesten gemessen werden. Die Ergebnisse werden als Prozent der Norm angegeben, so daß der Normalbereich 70–150 % beträgt.

In Abhängigkeit von den Ergebnissen ergeben sich weitere Einzelanalysen der Gerinnungsfaktoren. Die Ergebnisse werden als Prozent der Norm angegeben. Der Normalbereich beträgt 70–150 %.

Cave!

Bei Heparinisierung falsche Blutabnahme, d.h. aus einer Vene an dem Arm, an dem die intravenöse Heparinbehandlung durchgeführt wird.

Benutzung eines falschen Röhrchens, in dem Heparin zur Antikoagulation vorhanden ist. Das richtige Gerinnungsröhrchen enthält Natriumzitrat zur Antikoagulation, das Kalzium aus dem Blut bindet, wodurch die Gerinnung unterbleibt.

Quick-Wert wird praktisch nicht durch Heparin beeinflußt.

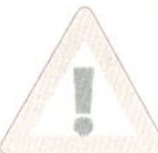

aPTT wird praktisch nicht durch Marcumar beeinflußt.

Die Steigerung der Fibrinbildung läßt sich durch spezifische Tests messen. Eine Aktivierung der Blutgerinnung kann auf verschiedenen Stufen der Gerinnungskaskade erfaßt werden (▤ K-2).

Eine Steigerung der Fibrinbildung läßt sich anhand verschiedener Tests erfassen. Moderne Gerinnungsanalysen bieten die Möglichkeit, eine Aktivierung der Blutgerinnung auf den verschiedenen Stufen der Gerinnungskaskade zu erfassen. Ein kompletter Überblick hierzu kann nicht gegeben werden. Die am häufigsten verwandten Testsysteme finden sich in ▤ K-**2**.

K-2: Testsysteme zur Fibrinbildung

Aktivierung von	Parameter	Normwert
▷ Faktor Xa (X)	XAT-Komplex	< 10 µg/ml
▷ Prothrombin	F1,2-Fragment	< 5 µg/ml
▷ Thrombin (T)	TAT-Komplex	< 10 µg/ml
▷ Fibrinogen	Fibrinopeptid A	< 5 ng/ml
▷ Fibrin	Fibrin-Monomer	< 10 µg/ml
▷ Fibrinogen zu Fibrin	Ethanoltest	negativ
▷ Fibrin zu Spaltprodukten	D-Dimere	< 10 µg/ml
	Fragment E	< 5 µg/ml

2.1 Stufenschema I der Gerinnungsdiagnostik

2.1 Stufenschema I der Gerinnungsdiagnostik

Merke ▶

▶ ***Merke.*** Bei der Stufendiagnostik in der Hämostaseologie sind die iatrogenen Einflüsse von Marcumar, Heparin, Streptokinase, Urokinase oder t-PA von Bedeutung. Die klinischen Informationen zu diesen Therapien sind für die weitere Gerinnungsanalytik entscheidend.

Ausgangsbefund: Quick vermindert, aPTT, Thrombinzeit, Fibrinogen und Thrombozyten normal (S K-**3**).

Erhält der Patient Marcumar, ist keine weitere Analytik notwendig.
Erhält er kein Marcumar: Bestimmung der Vitamin-K-abhängigen Gerinnungsfaktoren II, VII, IX, X und von AT III.
Eine Verminderung von AT III deutet auf einen Leberschaden hin.
Bei normalem Ausfall dieser Parameter: Quick-Kontrolle, da eventuell Fehlbestimmung!

Das Stufenschema I der Gerinnungsdiagnostik zeigt einen typischen **Ausgangsbefund**:
Der Quick-Wert ist vermindert (entsprechend in Prozent der Norm abgesenkt), aPTT, Thrombinzeit, Fibrinogen und Thrombozytenzahl sind normal (*s.* S K-**3**).
Erhält der Patient Marcumar ist durch die orale Antikoagulation der erniedrigte Quickwert erklärt und keine weitere Analytik erforderlich. Erhält der Patient kein Marcumar, ist die Bestimmung der Vitamin-K-abhängigen Gerinnungsfaktoren II, VII, IX und X der nächste Schritt der Analytik. Gleichzeitig sollte Antithrombin III bestimmt werden, da dies unabhängig von Vitamin K in der Leber synthetisiert wird. Eine Verminderung von Antithrombin III deutet auf einen Leberschaden hin.
Bei normalem Ausfall dieser Parameter ist eine Quick-Kontrolle angezeigt, da es sich um eine Fehlbestimmung handeln könnte (falsche Technik der Blutabnahme, alte Reagenzien im Labor u.a.).

S Synopsis K-**3: Stufenschema I der Gerinnungsdiagnostik nach dem typischen Befund eines verminderten Quick-Wertes**

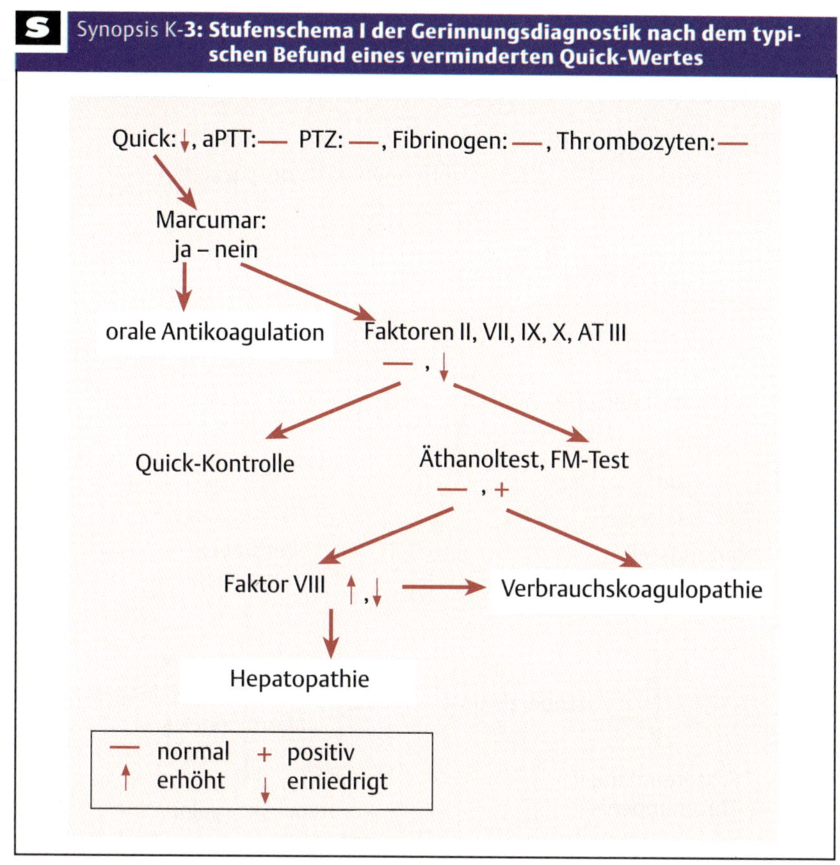

Bei pathologischem Ausfall der Tests sollte zur Abklärung einer Verbrauchskoagulopathie der Äthanoltest oder der Fibrinmonomer-Test (FM-Test) durchgeführt werden. Im Äthanoltest fallen Fibrinmonomere durch Zusatz von 7% Äthanol aus. Der Fibrinmonomer-Test erfaßt direkt Fibrinmonomere.

Bei pathologischem Ausfall: Abklärung einer Verbrauchskoagulopathie durch Äthanol- oder Fibrinmonomer-Test.

- **Differentialdiagnose Leberzirrhose gegenüber Verbrauchskoagulopathie:** Bei negativem Ausfall des Äthanoltestes ist ein Leberschaden wahrscheinlich, der durch die Bestimmung von Faktor VIII erhärtet wird. Faktor VIII wird bei der Leberzirrhose in den Endothelien der Umgehungskreisläufe vermehrt gebildet und ist daher erhöht. Bei vermindertem Faktor VIII ist eine Verbrauchskoagulopathie wahrscheinlich.

- **Differentialdiagnose Leberzirrhose gegenüber Verbrauchskoagulopathie:** Faktor VIII ist bei Leberzirrhose erhöht, bei Verbrauchskoagulopathie vermindert.

2.2 Stufenschema II der Gerinnungsdiagnostik

Das Stufenschema II der Gerinnungsdiagnostik stellt einen weiteren typischen **Ausgangsbefund** dar: Quick-Wert vermindert, Fibrinogen und Thrombozyten vermindert, aPTT verlängert (*s.* **S** K-**4**).
Dieser Befund läßt als erstes an eine **Verbrauchskoagulopathie** denken. Als nächste Analyse erfolgt der Äthanoltest oder der Fibrinmonomer-Test (*s. o.*). Bei normalem Ergebnis ist eine Leberzirrhose oder ein Faktorenmangel wahrscheinlich. Entsprechend folgen die Bestimmungen der Vitamin-K-abhängigen Gerinnungsfaktoren und von Antithrombin III. Bei normalem Ausfall dieser Ergebnisse sind die Analysen der übrigen Gerinnungsfaktoren V, VIII, XI und XII erforderlich.
Mit dem **Thrombelastogramm** wird die Vollblutgerinnungszeit erfaßt, die einen Mangel von Thrombozyten und Faktor XIII umfaßt. Sie ist als Globalmethode geeignet.
Die **Blutungszeit** mißt Störungen der Thrombozytenfunktion und den von-Willebrand-Faktor. Die Blutungszeit ist eine In-vivo-Methode: es wird eine

2.2 Stufenschema II der Gerinnungsdiagnostik

Ausgangsbefund: Quick, Fibrinogen, Thrombozytenzahl vermindert, aPTT verlängert (**S** K-**4**).
Die Verdachtsdiagnose lautet auf **Verbrauchskoagulopathie.**
Es folgen Äthanoltest und/oder Fibrinmonomer-Test. Bei normalem Ergebnis: Leberzirrhose oder Faktorenmangel wahrscheinlich. Dann Bestimmung der Vitamin-K-abhängigen Faktoren und von AT III. Bei normalem Befund dieser Ergebnisse: Analyse der übrigen Faktoren V, VIII und XII.
Thrombelastographie: Analyse der Vollblutgerinnungszeit, die einen Mangel der Thrombozyten und von Faktor XIII umfaßt.

Synopsis K-4: Stufenschema II der Gerinnungsdiagnostik nach dem typischen Befund mit Verdacht auf eine Verbrauchskoagulopathie

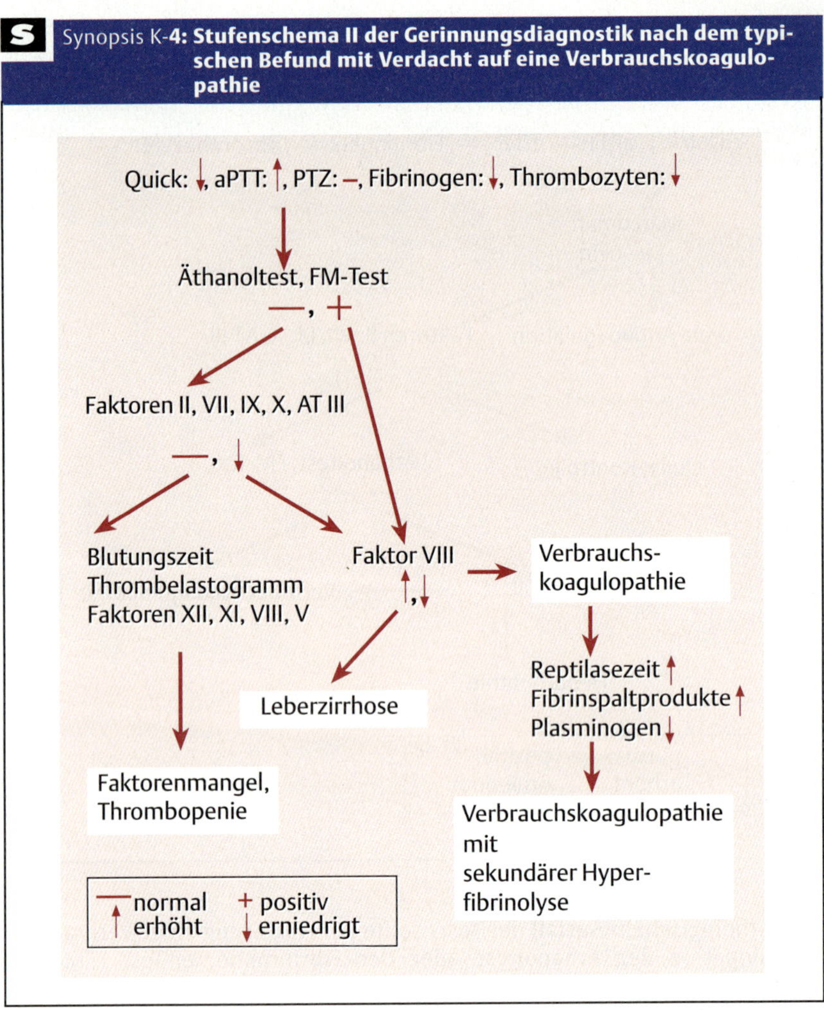

Blutungszeit: Sie ist pathologisch bei Störung der Thrombozytenfunktion und bei der von-Willebrand-Jürgens-Erkrankung.

standardisierte, intrakutane Verletzung von 1mm Tiefe und 7 mm Länge an der Innenseite des Unterarms gesetzt. Die auftretende Blutung wird bis zu ihrer Blutstillung beobachtet und gemessen. Normwert < 7 min. Sie fällt bei Störungen der Thrombozytenfunktion und bei der von-Willebrand-Jürgens-Erkrankung pathologisch aus. Je nach den einzelnen Ergebnissen sollten die Diagnosen gesichert sein.

Rumpel-Leede-Test: Aufblasen einer Blutdruckmanschette auf 20 mmHg für 5 min. Positiv bei petechialen Blutungen am Unterarm. Ursache: Thrombozytenfunktionsstörungen, Endothelschaden.

Rumpel-Leede-Test: Am Oberarm wird eine Blutdruckmanschette auf etwa 20 mmHg unter dem systolischen Blutdruck für 5 min aufgeblasen. Wenn am Unterarm flohstichartige Blutungen auftreten, gilt der Test als positiv. Ursache sind eine Thrombozytenfunktionsstörung, eine Thrombozytopenie und Schädigungen des Endothels (z. B. Morbus Osler).

Bei einem pathologischen Ausfall der Gerinnungsfaktoren ist zur Abklärung einer Verbrauchskoagulopathie gegenüber einer Leberzirrhose die Bestimmung von Faktor VIII erforderlich.

Bei einer Verbrauchskoagulopathie kann eine sekundäre Hyperfibrinolyse auftreten. Die Reptilasezeit ist dann verlängert, Plasminogen vermindert und die Fibrinspaltprodukte (FSP) sind erhöht.

Bei einer Verbrauchskoagulopathie werden zur Abklärung einer sekundären Hyperfibrinolyse die Reptilasezeit, das Plasminogen und die Fibrinspaltprodukte (FSP) bestimmt. Reptilase führt zu einer Fibringerinnung unabhängig von Heparin. Die Reptilasezeit ist durch Fibrinspaltprodukte verlängert. Plasminogen sinkt bei einer Hyperfibrinolyse ab. Die Ergebnisse zeigen, ob eine sekundäre Hyperfibrinolyse vorliegt.

2.3 Stufenschema III der Gerinnungsdiagnostik

Das Stufenschema III der Gerinnungsdiagnostik zeigt als pathologischen **Ausgangsbefund** eine verlängerte aPTT. Quick-Wert, Thrombinzeit, Fibrinogen und Thrombozytenzahl sind normal (S K-5).

2.3 Stufenschema III der Gerinnungsdiagnostik

Ausgangsbefund: Verlängerte aPTT; Quick-Wert, Thrombinzeit, Fibrinogen und Thrombozytenzahl normal (S K-5).

Synopsis K-5: **Stufenschema III der Gerinnungsdiagnostik nach dem typischen Befund einer verlängerten aPTT als Hinweis auf einen Heparineffekt oder eine Hämophilie**

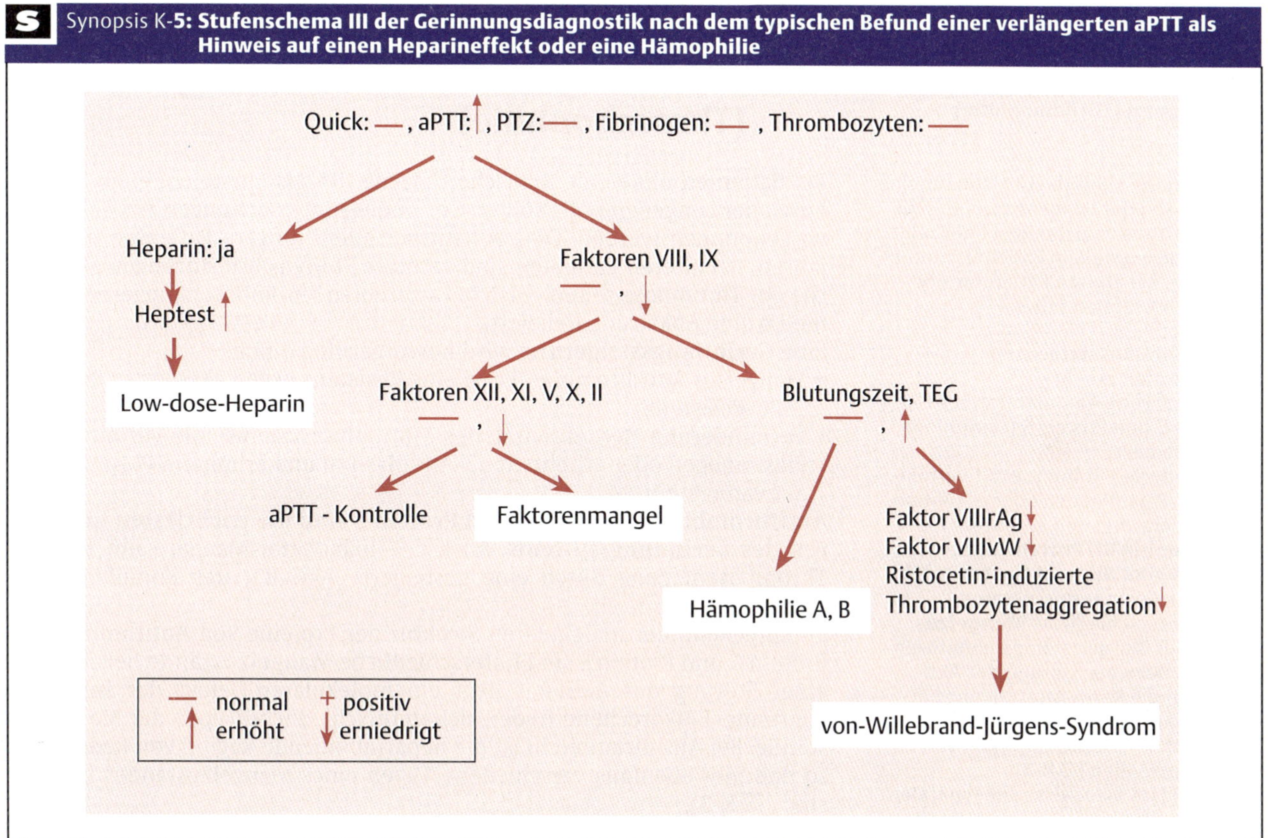

Erhält der Patient Heparin, so läßt sich der Gerinnungsbefund erklären, da Heparin zu einer Verlängerung der aPTT führt. Zur Sicherung kann der Heptest, der Heparin spezifisch erfaßt, durchgeführt werden.
Erhält der Patient kein Heparin, ist als erstes die **Verdachtsdiagnose einer Hämophilie** durch Bestimmung von Faktor VIII und IX abzuklären. Bei negativem Befund erfolgt die Bestimmung der übrigen Faktoren des endogenen Gerinnungssystems. Der pathologische Ausfall eines Gerinnungsfaktors sichert die Diagnose.

Erhält der Patient Heparin, ist der Befund erklärbar, da Heparin zu einer Verlängerung der aPTT führt.
Erhält der Patient kein Heparin, ist die **Verdachtsdiagnose einer Hämophilie** abzuklären. Dann sollten die Faktoren VIII und IX bestimmt werden. Sind diese normal, Bestimmung der übrigen Faktoren des endogenen Gerinnungssystems.

Merke. Bei erniedrigter Aktivität von Faktor VIII oder Faktor IX sind zur weiteren Abklärung die Untersuchungen der Vollblutgerinnung in der Thrombelastographie (TEG) und die Blutungszeit erforderlich (Erklärung siehe oben). Bei normalem Ausfall beider Teste ist die Diagnose Hämophilie A oder B gesichert.

◀ **Merke**

Bei pathologischem Ausfall der Blutungszeit erfolgt eine **Bestimmung des von-Willebrand-Faktors** und der Thrombozytenfunktion. Bei pathologischem Ausfall sind diese beweisend für die Diagnose des von-Willebrand-Jürgens-Syndroms.

Bei pathologischer Blutungszeit: **Bestimmung des von-Willebrand-Faktors** und der Thrombozytenfunktion. Bei pathologischem Ausfall liegt ein von-Willebrand-Jürgens-Syndrom vor.

Merke ▶

Merke. Mit der Blutungszeit wird eine Störung der Thrombozytenfunktion und der Interaktion der Thrombozyten mit dem Gefäßendothel gemessen. Acetylsalicylsäure führt zu einer Verlängerung der Blutungszeit. Ansonsten ist die Diagnose richtungweisend auf das von-Willebrand-Jürgens-Syndrom.

2.4 Abklärung einer Thromboseneigung (Thrombophilie)

Besteht keine klinische Ursache für eine Thrombose oder Lungenembolie, sind Gerinnungsuntersuchungen angezeigt. Dies betrifft vor allem Patienten unter 40 Jahren. Bei älteren Patienten sind vererbte Störungen selten.

Eine **Gerinnungssteigerung** wird hervorgerufen durch:
- Verminderung der Inhibitoren AT III, Protein C und Protein S (Gerinnung ist gesteigert)
- Verminderte Fibrinolyse mit vermindertem Plasminogen oder erhöhtem α2-Antiplasmin und erhöhtem PAI-1.

Antithrombin III, Protein C und Protein S sind die wichtigsten Inhibitoren des Gerinnungssystems.
Es sind unterschiedliche **Mangelzustände** der Blutgerinnungsinhibitoren bekannt. Bei einer Störung der Aktivität kann die Konzentration normal oder vermindert sein, mit entsprechend unterschiedlichen Typen von Mangelzuständen (▤ K-**3**).
Der häufigste Mangel ist der Typ I. Der Typ II ist seltener.

2.4 Abklärung einer Thromboseneigung (Thrombophilie)

Bei Patienten ohne eine klinische Ursache für das Entstehen einer Thrombose oder Lungenembolie sollten Gerinnungsuntersuchungen zur Abklärung vorgenommen werden. Dies betrifft vor allem jüngere Patienten unter 40 Jahren. Bei älteren Patienten sind vererbte Stoffwechselstörungen als Ursache der Thrombose selten. Auch bei arteriellen Thrombosen jüngerer Patienten ist eine Abklärung indiziert.
Eine **Gerinnungssteigerung** wird hervorgerufen durch:
- Mangel an Antithrombin III und eine Resistenz gegen aktiviertes Protein C (APC-Resistenz)
- Verminderung der Aktivität des Fibrinolysesystems mit vermindertem Plasminogen oder erhöhtem α2-Antiplasmin und erhöhtem Plasminogenaktivator-Inhibitor-1.

Antithrombin III, Protein C und Protein S sind die wichtigsten Inhibitoren des Gerinnungssystems. Auch C-1-Inaktivator-Mangel kann zu einer Thromboseneigung durch eine gesteigerte Aktivität des Komplementsystems führen.
Entsprechend der molekularen Struktur der Proteine von Antithrombin III, Protein C und Protein S sind unterschiedliche **Mangelzustände** bekannt. Bei einer Störung der Aktivität liegt ein molekularer Defekt des Inhibitors zugrunde. Entsprechend finden sich unterschiedliche Typen der Mangelzustände. Bei Antithrombin III ist die heparinbindende Region von Bedeutung, so daß hier ebenfalls verschiedene Typen eines Mangelzustandes bekannt sind (▤ K-**3**).

K-3: Mangelzustände der Gerinnungsinhibitoren

Typ		AT III	Protein C/ Protein S
▷ **Typ I:**	Konzentration und Aktivität reduziert	ja	ja
▷ **Typ Ia:**	Konzentration reduziert ohne molekularen Defekt	ja	nein
▷ **Typ Ib:**	Konzentration reduziert mit molekularem Defekt	ja	ja
▷ **Typ II:**	Konzentration normal, Aktivität vermindert	ja	ja
▷ **Typ IIa:**	proteinreaktive und heparinbindende Region defekt	ja	nein
▷ **Typ IIb:**	proteinreaktive Region defekt	ja	nein
▷ **Typ IIc:**	heparinbindende Region defekt	ja	nein
▷ **Typ IIc1:**	homozygoter Typ	ja	nein
▷ **Typ IIc2:**	heterozygoter Typ	ja	nein

Ja: ist bekannt
Nein: nicht bekannt

Der häufigste Mangel ist der Typ I. Der Typ II ist seltener. Ein Typ IIc1 existiert praktisch nicht, da nur zwei Personen mit einem solchen Defekt diese Nachkommen erzeugen können.
Zur Untersuchung des Fibrinolysesystems wird Plasminogen, α2-Antiplasmin und Plasminogen-Aktivator-Inhibitor-1 bestimmt. Es handelt sich meist um Spontanmutationen, die nicht vererbt werden.

Bei seltenen Störungen der Fibrinolyse ist ein Defekt meist nicht familiär vererbt, sondern es handelt sich um Spontanmutationen.

> ***Merke.*** In der Stufenanalytik werden zunächst AT III, Protein C, Protein S und aktiviertes Protein C bestimmt. Bei normalem Ausfall wird die Fibrinolyse untersucht. Liegt ein Normalbefund aller Ergebnisse vor, ist nicht von einer Gerinnungsstörung als Ursache der Thrombose auszugehen.

◀ **Merke**

3 Vererbte vaskuläre Erkrankungen

3 Vererbte vaskuläre Erkrankungen

Ihnen liegen **Störungen des Kollagen-Stoffwechsels** zugrunde (Desintegration der extrazellulären Matrix). Es kommt hierdurch zu
- Gerinnungsaktivierung mit Thromboseneigung und
- Blutung.

Den hereditären vaskulären Erkrankungen liegen **Störungen des Kollagen-Stoffwechsels** zugrunde, die noch nicht differenziert sind. Dies bewirkt eine Desintegration der extrazellulären Matrix. Dadurch werden einerseits eine Gerinnungsaktivierung mit Thromboseneigung und andererseits eine Blutung in unterschiedlicher Ausprägung verursacht. Die einzelnen Krankheitsbilder sind im folgenden abgehandelt.

3.1 Ehlers-Danlos-Syndrom

3.1 Ehlers-Danlos-Syndrom

Erkrankung des Bindegewebes, gekennzeichnet durch:
- leichte Verletzbarkeit des Gefäßsystems und der Haut
- überstreckbare Gelenke
- weiche Pseudotumoren an Knie und Ellenbogen.

Leichte und spontane Blutungen sind richtungweisend.
Differentialdiagnose: Hämophilie.
Charakteristische Untersuchungsbefunde sind ein positiver Rumpel-Leede-Test, eine verlängerte Blutungszeit und verminderte Plättchenaggregation (K-**1**).

Beim Ehlers-Danlos-Syndrom handelt es sich um eine Erkrankung des Bindegewebes, die autosomal dominant vererbt wird. Das Krankheitsbild ist gekennzeichnet durch eine leichte Verletzbarkeit des Gefäßsystems und der Haut, überstreckbare Gelenke und weiche Pseudotumoren an Knie und Ellenbogen. **Leichte und spontane Blutungen sind richtungweisend** für dieses Syndrom: Schleimhautblutung, Gingivablutung, postoperative Nachblutungen, Petechien, Purpura, gastrointestinale Blutungen, Bluthusten. Die **Hämophilie** stellt daher die **wichtigste Differentialdiagnose** dar. Es kann auch eine Hemmung der Plättchenaggregation vorhanden sein. Eine Aorteninsuffizienz und ein Mitralklappenprolaps können als Folge der Störung des Kollagen-Stoffwechsels bestehen.
Charakteristische Untersuchungsbefunde sind ein positiver Rumpel-Leede-Test, eine verlängerte Blutungszeit und oft eine verminderte Thrombozytenaggregation (K-**1**).

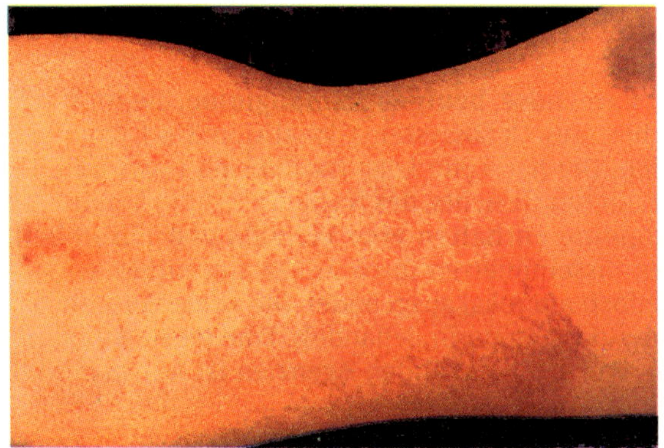

K-**1: Rumpel-Leede-Phänomen** (ausgeprägt positiv) in der Ellbeuge nach Wegnahme der Stauung.

3.2 Marfan-Syndrom

Es finden sich Defekte im Skelett und im kardiovaskulären System. Zugrunde liegt ein Defekt im Kollagenmolekül C. **Leichte und spontane Verletzbarkeit der Haut sind richtungweisend.** Manche Patienten haben eine gestörte Plättchenfunktion (Blutungszeit verlängert).

Bei diesem autosomal dominant vererbten Syndrom finden sich Defekte im Skelett, im kardiovaskulären System und am Auge. Die Patienten weisen lange Extremitäten, lange Finger, eine Verschlußunfähigkeit der Aortenklappe, auch mit einem Aneurysma verbunden, und eine Dislokation der Linse am Auge auf. Die Ursache liegt im Kollagenmolekül C mit einer defekten Bindungsfähigkeit. Im Urin werden vermehrt Hydroxyprolin und Polysaccharide ausgeschieden. **Eine leichte und spontane Verletzbarkeit der Haut ist richtungweisend.** Manche Patienten weisen eine gestörte Plättchenfunktion auf. Die Blutungszeit ist dann verlängert.

3.3 Osteogenesis imperfecta

Die Störung des Kollagenstoffwechsels wirkt sich auf die Knochenmatrix aus. Die Knochen sind deformiert und brüchig. Es treten **kutane und subkutane Hämorrhagien** sowie Hämoptysen und Epistaxis auf. Der **Rumpel-Leede-Test** ist **positiv,** die **Blutungszeit verlängert,** die kollageninduzierte Plättchenaggregation vermindert.

Es handelt sich um eine autosomal dominante Störung des Kollagenstoffwechsels, die sich auf die Knochenmatrix konzentriert. Die Knochen sind deformiert und brüchig. Ebenso treten **kutane und subkutane Hämorrhagien** auf. In der Kindheit führen intrakranielle Blutungen zum Tode. Hämoptysen und Epistaxis sind leichtere Erscheinungsformen. Der **Rumpel-Leede-Test** ist positiv. Die **Blutungszeit** ist **verlängert.** Die kollageninduzierte Thrombozytenaggregation ist vermindert.

3.4 Pseudoxanthoma elasticum

Synonym: Homozystinurie

Der verminderte Homozystinabbau führt zu einer Endothelschädigung mit atherosklerotischen Plaques und Intimaproliferation. Es kommt zu **arteriellen Thrombosen.**
Blutungen können in allen Organen auftreten.
Die Haut ist unelastisch. Eine Hyperkeratose führt zu subkutanen Verkalkungen. Neben einer Ektopie der Linse und Skelettdeformitäten sind die Patienten geistig retardiert.
Hohe Dosen von Pyridoxin führen zu einem Behandlungserfolg. Prophylaktische Gabe von ASS und Dipyridamol.

Es handelt sich um eine autosomal rezessive Erkrankung mit einer verminderten Aktivität der Zythation-Beta-Synthetase. Homozystin wird vermindert abgebaut und in den Urin ausgeschieden. Der verminderte Homozystinabbau führt zu einer Endothelschädigung mit Ausbildung von atherosklerotischen Plaques und Intimaproliferation. Eine Fibrose der Intima und der Muskelschichten der Arterien führen zu **arteriellen Thrombosen. Blutungen** können in allen Organen auftreten und finden sich am häufigsten in der Haut, den Augen, Nieren und dem Gastrointestinaltrakt. Durch den Defekt des Kollagens werden Thrombosen insbesondere in Gehirn, Myokard, peripheren Gefäßen, Gelenken und im Auge beobachtet. Die Haut ist locker und unelastisch im Bereich der Falten des Gesichts, Nackens, der Axilla- und Inguinalgegend. Eine Hyperkeratose führt zu subkutanen Verkalkungen. Die Patienten leiden an einer Ektopie der Linse, evtl. einer geistigen Retardierung und Skelettdeformitäten. Hohe Dosen von Pyridoxin führen meist zu einem Behandlungserfolg. Die arteriellen thrombotischen Manifestationen können durch Dipyridamol und Acetylsalicylsäure prophylaktisch therapiert werden.

3.5 Kasabach-Merritt-Syndrom

Große, kavernöse, benigne Hämangiome finden sich bevorzugt im Gastrointestinaltrakt, in Knochen, Leber, Haut des Gesichtes und des Nackens sowie der Mukosa im Mundbereich.
Die Hämangiome enthalten aufgrund einer lokalen DIC multiple Thrombosen.
Die DIC wird mit Low-dose-Heparin behandelt.

Es handelt sich um **große, kavernöse, benigne Hämangiome,** die im kapillaren und kavernösen Gebiet des Gefäßsystems lokalisiert sind. Vorzugsweise sind Frauen betroffen. Die häufigste Lokalisation sind Gastrointestinaltrakt, Knochen, Leber, Haut des Gesichts, des Nackens und die Mukosa im Mundbereich. **Die Hämangiome enthalten eine Vielzahl von Thromben**, die aufgrund einer lokalen disseminierten intravasalen Gerinnung entstehen. Diese Prozesse sind jedoch nur lokal ausgebildet. Die akute Verbrauchskoagulopathie wird mit Low-dose-Heparin behandelt. Eine lokale Strahlenbehandlung oder Injektion von sklerosierenden Agenzien ist nur in besonderen Fällen indiziert.

Klinischer Fall

Ein 63jähriger Mann stellte sich mit akuten Schmerzen im linken Unterschenkel und linken Fuß in der Klinik vor. Bei der Inspektion zeigte sich ein eindrückliches Bild: vom linken Gesäß bis zum linken Unterschenkel war ein kavernöses Hämangiom an der Dorsalseite der Extremität sichtbar. Der Patient berichtete, daß diese Veränderungen seit seiner Geburt bestehen. Im Laufe der Jahre sei es immer wieder zu großen, schmerzhaften Attacken im Bereich dieser Veränderungen gekommen. Diese seien jedoch spontan zurückgegangen. Bei der klinischen Untersuchung fällt eine akute Schwellung im Bereich der linken Wade an der Dorsalseite auf. Weiterhin finden sich kavernöse Hämangiome am linken Fuß. Die Fußsohle ist nicht betroffen. Die bräunliche Verfärbung der Haut des linken Fußes deutet auf ein postthrombotisches Syndrom hin. Der Befund ist charakteristisch für einen thrombotischen Schub bei einem Kasabach-Merritt-Syndrom.

Die Behandlung erfolgt initial mit Low-dose-Heparin und anschließend mit oralen Antikoagulanzien.

3.6 Osler-Weber-Rendu-Erkrankung

Es handelt sich um eine hereditäre hämorrhagische Teleangiektasie, die autosomal dominant vererbt wird. Ursächlich ist eine Störung des Kollagens in der Gefäßwand. Homozygote Patienten sind nicht lebensfähig. Das Gen ist an die Blutgruppe 0 gekoppelt. Bei der heterozygoten Form sind erste klinische Zeichen **Teleangiektasien an der Haut, Nasenbluten und Zahnfleischbluten** in der frühen Kindheit oder in späteren Lebensjahren.

3.6 Osler-Weber-Rendu-Erkrankung

Bei der hereditären dominanten hämorrhagischen Teleangiektasie ist eine Störung des Gefäßwand-Kollagens vorhanden. Homozygote Patienten sind nicht lebensfähig. Heterozygote fallen durch Blutungen aus **Teleangiektasien der Haut, der Nase und des Zahnfleisches** meist schon in der Kindheit auf.

Merke. Die diagnostische Trias beinhaltet: Familienanamnese, Teleangiektasie und Blutungsneigung.

◀ **Merke**

Blutungen erfolgen okkult, gastrointestinal, urogenital oder pulmonal. Es besteht eine hohe Prävalenz zur Entwicklung von Hämatomen in Leber und Milz sowie zur Leberzirrhose. Störungen der Plättchenfunktion und im Fibrinolysesystem verstärken die Erkrankung. Chronische Blutungen können zur Verbrauchskoagulopathie führen. Eine spezifische Behandlung besteht nicht. Eine chirurgische Intervention erfolgt bei schweren Blutungen in die Leber. Kleine Blutungen werden symptomatisch mit lokaler Blutstillung und Verabreichung von vasokonstriktiven Nasensprays therapiert. Carbozochrom wird in einer Dosis von 5–10 mg per os alle drei bis vier Stunden täglich eingesetzt (K-**2a, b**).

Bei gestörter Plättchenfunktion und Störungen des Fibrinolysesystems kommt es zu Blutungen in den Gastrointestinaltrakt, urogenital und pulmonal sowie zur Leberzirrhose. Chronische Blutungen können zur Verbrauchskoagulopathie führen. Eine spezifische Therapie existiert nicht. Carbozochrom wird alle 3–4 Stunden appliziert (K-**2a, b**).

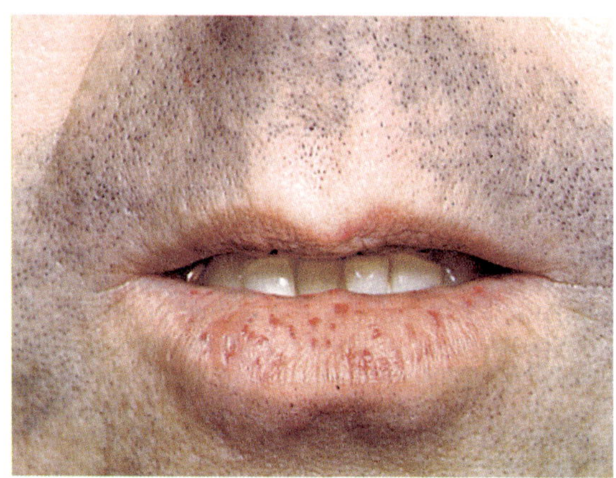

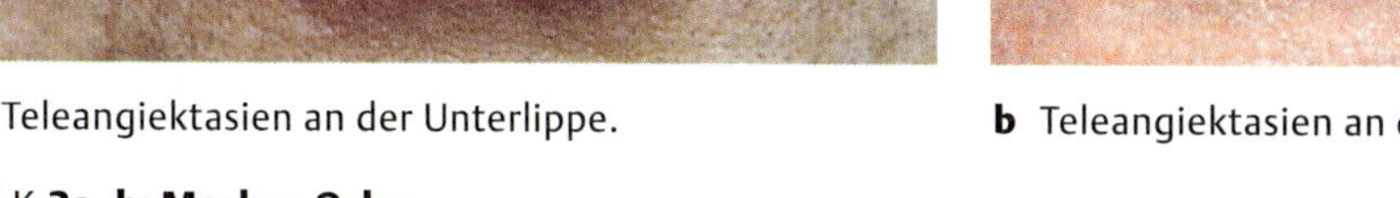

a Teleangiektasien an der Unterlippe.

b Teleangiektasien an der Zunge.

K-**2a, b: Morbus Osler.**

4 **Erworbene vaskuläre Defekte**

Sie werden durch
- Störungen des Kollagen-Stoffwechsels
- Paraproteine
- Immunkomplexe
- Infekte (Toxine)
- Cushing-Syndrom
- Diabetes mellitus
- Medikamente und
- allergische Purpura ausgelöst.

Es kommt zu **spontanen Blutungen, Petechien und Purpura.** In ▤ **K-4** sind die Mechanismen erworbener vaskulärer Defekte aufgezeigt.

4 Erworbene vaskuläre Defekte

Erworbene vaskuläre Defekte werden durch Störungen des Kollagen-Stoffwechsels, durch Paraproteine, Immunkomplexe, infektbedingte Toxineinschwemmung, Cushing-Syndrom, Diabetes mellitus, allergische Purpura und durch Medikamente ausgelöst. Die Patienten leiden unter **spontanen** und **leicht auftretenden Blutungen, Petechien und Purpura.**

K-4: Mechanismen der erworbenen vaskulären Defekte

- ▷ **Kollagen:** Extrazelluläre Matrix oder Bindegewebe wird unzureichend in das Gefäßsystem und das perivaskuläre Gewebe eingebaut (Beispiel: Vitamin-C-Mangel)
- ▷ **Paraproteine:** Pathologische Immunglobuline werden in das Endothel eingebaut, das dadurch seine Schutzfunktionen verliert. Im Zuge dessen kommt es zu einem Verschluß der Vasa vasorum (Beispiel: Morbus Waldenström)
- ▷ **Immunkomplexe:** Ablagerung auf das Endothel der Gefäße und Vasa vasorum mit Gefäßverschluß und Diapedeseblutung (Beispiel: allergische Vaskulitis)
- ▷ **Toxine:** Desintegration der endothelialen Membranproteine und extrazellulären Matrix, Azidose, Stase, Verschluß, Blutung (Beispiel: Verbrauchskoagulopathie)
- ▷ **Cushing:** Verlust von Mukopolysacchariden im perivaskulären Gewebe
- ▷ **Diabetes mellitus:** Verdickung der Basalmembran mit erhöhter Membrandurchlässigkeit, verminderter Bildung von Proteoglykanen und vermehrter Ablagerung lipophiler Substanzen

4.1 **Maligne Paraproteine, Amyloidose und Hämostasedefekte**

Paraproteine führen zu Hyperviskosität, Stase, Ischämie und Azidose. Hierdurch kommt es zur DIC mit Blutungen. Die Vaskulitis verläuft nekrotisierend.

4.1 Maligne Paraproteine, Amyloidose und Hämostasedefekte

Paraproteine führen zu einer Hyperviskosität mit Stase, Ischämie und Azidose. Dadurch wird eine Verbrauchskoagulopathie ausgelöst. Blutungen treten an allen Schleimhäuten auf. Die entstehende Vaskulitis verläuft nekrotisierend.

Definition ▶

Definition. Es handelt sich um niedermolekulare Eiweißkörper in Verbindung mit Glykoproteinen und Proteoglykanen, die sich zu einer gallertartigen Masse zusammenfügen.

Bei der **Amyloidose** findet sich ein Protein, welches sich in Organen ablagert und zu Petechien, Purpura, Hämaturie und Blutungen in innere Organe führt. Paraproteine können als Autoantikörper gegen Gerinnungsfaktoren und Thrombozyten wirken. Dies führt zu Blutungskomplikationen. Bei Ablagerungen in das Endothel treten Thrombosen auf.

Die **Amyloidose** führt über das Paraprotein zu einer Desintegration des vaskulären Systems. Die **primäre Amyloidose** lokalisiert sich in Haut, Zunge, Herz, Niere und Gastrointestinaltrakt, während die **sekundäre Amyloidose** bei chronisch-entzündlichen oder systemischen Erkrankungen in Leber, Milz, Niere und Nebennieren lokalisiert ist. Klinische Hinweise sind Petechien und Purpura, rezidivierende Hämaturie, leichte und spontane Blutungen in inneren Organen oder in Lymphknoten. Die Ablagerung von Amyloid in das Endothel und perivaskuläre Gebiete führt zu thrombotischen Erscheinungen. Die Paraproteine können als Autoantikörper gegen Gerinnungsfaktoren und Thrombozyten fungieren und die Blutungskomplikationen verursachen.

4.2 Immunologische und infektiöse Erkrankungen mit thrombohämorrhagischem Syndrom

Immunologische Erkrankungen sind mit einer Vielzahl von zirkulierenden Immunkomplexen und Kryoglobulinen verbunden. Diese führen zu einer **diffusen Vaskulitis mit Ausbildung von Thrombose und Blutung**. Da es sich um Systemerkrankungen handelt, sind die Antikörper nicht spezifisch und schädigen neben dem Endothel auch zelluläre Blutbestandteile (Erythrozyten, Thrombozyten, Makrophagen, Monozyten, Granulozyten). Antikörper, die gegen das Endothel gerichtet sind, führen zu einer allergischen Purpura (Henoch-Schoenlein) und Polyarteriitis nodosa. Streptokokken-Antikörper lagern sich in der Basalmembran des Glomerulum ab und führen zum Goodpasture-Syndrom.
Infektiöse Erkrankungen können durch eine immunologische Reaktion zu einer Vaskulitis mit thrombohämorrhagischem Syndrom führen (K-**5**).

4.2 Immunologische und infektiöse Erkrankungen mit thrombohämorrhagischem Syndrom

Bei diesen Erkrankungen finden sich zirkulierende Immunkomplexe und Kryoglobuline, die zu einer **diffusen Vaskulitis** mit **Thrombose** und **Blutung** führen. Die nichtspezifischen Antikörper (AK) schädigen außer dem Endothel auch Blutbestandteile. AK, die gegen das Endothel gerichtet sind, führen an der Haut zur allergischen Purpura und Polyarteriitis nodosa. Streptokokkenantikörper lagern sich an der Baselmembran von Glomerula ab und führen zum Goodpasture-Syndrom.
Infektionen können durch immunologische Reaktion zur Vaskulitis mit Thrombohämorrhagien führen (K-**5**).

K-5: Erreger als Auslöser vaskulärer Störungen mit immunologischen Reaktionen

▷ Bordetella pertussis	▷ Syphilis
▷ Clostridium tetani	▷ Mycobacterium tuberculosis
▷ Corynebacterium diphtheriae	▷ Malaria
▷ Escherichia coli	▷ Chlamydia trachomatis
▷ Pseudomonas aeruginosa	▷ Zytomegalievirus
▷ Salmonella typhi	▷ Epstein-Barr-Virus
▷ Staphylokokken, Streptokokken	▷ Hepatitis-B-Virus
▷ Subakute bakterielle Endokarditis	▷ Influenza-Virus

Eine erhöhte Einlagerung von lipohyalinem Material in das subendotheliale Gewebe von Arterien und Arteriolen kennzeichnet die Erkrankung. Die gesteigerte Gefäßpermeabilität mit Plasmaseparation und Fibrinablagerung führt zu lokalen Thrombosen. Die Auslösung einer Verbrauchskoagulopathie gehört ebenso zum Symptomkreis wie die sekundäre Einblutung.

Eine erhöhte Einlagerung von lipohyalinem Material in das subendotheliale Gewebe von Arterien und Arteriolen kennzeichnet die Erkrankung. Die gesteigerte Gefäßpermeabilität mit Plasmaseparation und Fibrinablagerung führt zu lokalen Thrombosen. Weitere mögliche Symptome sind die DIC mit sekundärer Einblutung.

4.2.1 Behçet-Syndrom

Diese Erkrankung ist durch die **typische Trias aphthöse Stomatitis, genitale Ulzerationen und Iritis** gekennzeichnet. Viele Patienten haben zudem venöse Thrombosen. Eine Arteriitis führt zur fibrinoiden Ablagerung und Nekrose. Eine verminderte Fibrinolyse stört das Gleichgewicht der Hämostase zusätzlich. Wegen rezidivierender Thrombosen kann sich eine Verbrauchskoagulopathie mit hämorrhagischem Syndrom ausbilden. Venöse Thrombosen können auch intrazerebral auftreten und sich mit neurologischen Symptomen manifestieren.

4.2.1 Behçet-Syndrom

Die **Trias: aphthöse Stomatitis, genitale Ulzerationen und Iritis** kennzeichnen dieses Syndrom.
Daneben kommt es zu venösen Thrombosen und Arteriitis. Wegen rezidivierenden Thrombosen kann sich eine DIC mit hämorrhagischem Syndrom ausbilden.

4.3 Vaskuläre Defekte nach kardiopulmonalen Operationen

Eine milde oder mittelschwere Purpura, die nicht durch eine Thrombozytopenie bedingt ist, aber mit einer Splenomegalie und einer atypischen Lymphozytose einhergeht, wird nach kardialen Bypassoperationen beobachtet. Dies ist im Sinne einer Autoimmunreaktion (*vgl. Postthorakotomie-Syndrom, S. 1508*) zu verstehen. Auch letal verlaufende Formen der Purpura sind beschrieben.

4.3 Vaskuläre Defekte nach kardiopulmonalen Operationen

Hierbei kommt es im Sinne einer Autoimmunreaktion zu einer Purpura. Diese geht mit einer Splenomegalie und atypischer Lymphozytose einher. Sie wird nach kardialen Bypass-Operationen beobachtet.

4.4 Medikamentös induzierte Vaskulitis
Sie ist eine relativ häufige Nebenwirkung von Medikamenten und führt zu Petechien und Purpura, Hautnekrosen und Gangrän. Medikamente wirken als Hapten oder Antigen.
Die Symptome beginnen 5–10 Tage nach Behandlung.
K-6 zeigt die wichtigsten Substanzen, die eine allergische Vaskulitis verursachen können.

4.4 Medikamentös induzierte Vaskulitis

Die medikamentös induzierte Vaskulitis ist eine **relativ häufige Nebenwirkung** von Medikamenten und führt zu **Petechien** und **Purpura, Hautnekrosen** und **Gangrän.** Eine Vielzahl von Autoimmunmechanismen löst sie aus. Medikamente wirken als Hapten oder sind selbst das Antigen. Die Symptome beginnen fünf bis zehn Tage nach Beginn der medikamentösen Behandlung. Bei den oralen Antikoagulanzien wird die Nekrose durch eine initiale Steigerung der Blutgerinnung mit anschließender Einblutung verursacht. Dies wird besonders bei Protein-C-Mangel beobachtet. Die wichtigsten Substanzen, die eine allergische Vaskulitis verursachen, zeigt K-**6**. Wichtig: Allergiepaß nach Auftreten einer allergischen Vaskulitis ausstellen mit dem Vermerk des Agens und der Diagnose.

Merke ▶

Merke. Bei Patienten mit Protein-C-Mangel kommt es bei Therapiebeginn mit Marcumar zu einem initialen schnellen Abfall von Vitamin K. Dadurch können Thrombosen auftreten. In der zweiten Phase der Antikoagulation mit einer Zunahme der Gerinnungshemmung kann es in diese Gebiete einbluten. Auf diese Weise entstehen die sogenannten Marcumar-Nekrosen.
Konsequenz: Bei Protein-C-Mangel Marcumar-Dosis langsam steigern.

K-6: Medikamente, die eine allergische Vaskulitis auslösen können (Auswahl)

▷ Acetylsalicylsäure	▷ Coumarin	▷ Isoniazid	▷ Sulfonamid
▷ Allopurinol	▷ Digoxin	▷ Meprobamat	▷ Tolbutamid
▷ Arsen	▷ Östrogen	▷ Methyldopa	▷ Warfarin
▷ Chloramphenicol	▷ Furosemid	▷ Piperazine	▷ Indometacin
▷ Chlorothiazid	▷ Goldsalze	▷ Chinidin	
▷ Chlorpropamid	▷ Jod	▷ Reserpin	

4.5 Morbus Moschcowitz (thrombotisch-thrombozytopenische Purpura: TTP)

4.5 Morbus Moschcowitz (thrombotisch-thrombozytopenische Purpura: TTP)

Definition ▶

Definition. Die thrombotisch-thrombozytopenische Purpura (TTP), die von *Moschcowitz* erstmals Ende des 18. Jahrhunderts beschrieben wurde, ist charakterisiert durch vier Symptome: mittelhohes Fieber, hämolytische Anämie, Thrombozytopenie mit Petechien und neurologische Symptome. Virale Infekte oder Autoimmunerkrankungen sind die Ursache. Die Prognose ist aufgrund der multiplen Organbeteiligung ernst.

Pathogenese Durch Veränderungen von Arteriolen und Kapillaren entsteht die **thrombotische Mikroangiopathie.**

Das Endothel in den geschädigten Regionen rupturiert. Die Erythrozyten in dem veränderten Gefäß werden geschädigt (Schistozyten). Es entstehen **hyaline Thromben** und eine **hämolytische Anämie.**

Pathogenese. Ausgangspunkt der **thrombotischen Mikroangiopathie** ist eine Veränderung der kleinsten Arteriolen und Kapillaren. In der geschädigten Region sind die Endothelzellen größer als normal und häufig in mehreren Schichten gewuchert, möglicherweise durch Einwirkung von Autoantikörpern induziert. Es werden vWF-Multimere gefunden, die die Thrombozytenaggregation induzieren. Mit der Zeit rupturiert das veränderte Endothel. An diesen Foci akkumulieren Blutplättchen und bilden **hyaline Thromben**, die man in allen Stadien der Organisation und Rekanalisierung antrifft. Ursache der gleichzeitig vorhandenen **hämolytischen Anämie** ist eine Schädigung der durch die veränderten Gefäße strömenden Erythrozyten. Diese geschädigten Erythrozyten sind verformt (sog. Schistozyten) und durch Fibrinfäden gekennzeichnet. Sie lagern sich in den Gefäßen ab.

Klinik. Es besteht eine Tetrade von mittelhohem Fieber ohne Schocksyndrom (abgesehen vom Endstadium), hämolytischer Anämie, thrombozytopenischer Purpura und wechselnden neurologischen Befunden (z.B. Aphorie). Dazu kommen Zeichen der Mitbeteiligung der Nieren und Nebennieren, des Herzens, der Leber, der Milz oder des Pankreas. Petechiale Blutungen sind meist nur spärlich ausgeprägt.

Klinik Fieber, hämolytische Anämie, thrombozytopenische Purpura und wechselnde neurologische Veränderungen sind die Hauptsymptome. Auch innere Organe, v.a. die Nieren, sind betroffen.

Therapie. Die Plasmapherese steht an erster Stelle. Unter hohen Prednisondosen und nach Milzexstirpation sind Erfolge beschrieben worden, neuerdings auch durch eine Kombinationstherapie von Dipyridamol und Acetylsalicylsäure, die die Thrombozytenadhäsion hemmen.

Therapie Prednison, **Plasmapherese**, evtl. Milzexstirpation. Dipyridamol mit und ohne Acetylsalicylsäure.

Verlauf und Prognose. Verlauf und Prognose sind günstig, wenn eine allergene Ursache (Virus) gefunden werden kann. Bei Autoimmunerkrankungen ist eine symptomatische Therapie lebenslang erforderlich. Prognose und Verlauf sind bei abgelaufenen thrombotischen Erkrankungen und bei einer Hämolyse schlechter. Weiterhin hängt die Prognose von der erfolgten Organschädigung ab.

Verlauf und Prognose Bei einer Viruserkrankung ist die Prognose günstiger als bei Autoimmunerkrankungen.

Klinischer Fall

Eine 27jährige Patientin erkrankt aus völligem Wohlbefinden mit akuten abdominellen periumbilikalen Schmerzen. Es besteht bei der Klinikaufnahme mittelhohes Fieber, ein hartes Abdomen mit hochstehenden, klingenden Darmgeräuschen. An der Mundschleimhaut sind petechiale Einblutungen zu sehen. Nach der Blutabnahme finden sich am Unterarm flohstichartige Hauteffloreszenzen. Die Laborwerte sind richtungweisend für die Diagnose: Thrombozytenzahl 18 000/µl, Hämoglobin 6,8%, LDH 864 U/l. Weitere diagnostische Maßnahmen (Ausschluß einer Mesenterialarterien-Embolie u.a.) sind nicht mehr erforderlich. Die Diagnose der TTP ist klinisch und laborchemisch beweisend. Die Therapie erfolgte mit 1 g Kortison an Tag 1 mit anschließender Dosisreduktion und intensivmedizinischer Behandlung. Ursache war eine Infektion mit Adenoviren. Nach 4 Wochen konnte die Patientin gesund entlassen werden.

5 Funktionsdefekte der Thrombozyten

5 Funktionsdefekte der Thrombozyten

Störungen der Thrombozyten gehen mit der Ausbildung **punktförmiger Blutungen (Petechien)** und **Purpura** an Haut und Schleimhäuten einher. Die Thrombozyten können qualitative oder quantitative Defekte aufweisen.

Störungen der Thrombozyten führen zu **Petechien** und **Purpua.** Sie können vermindert sein oder weisen funktionelle Defekte auf.

5.1 Erkrankungen durch Defekte der Thrombozyten

5.1 Erkrankungen durch Defekte der Thrombozyten

5.1.1 Hereditäre Formen

5.1.1 Hereditäre Formen

Bernard-Soulier-Syndrom

Bernard-Soulier-Syndrom

▶ ***Definition.*** Es handelt sich um eine autosomal vererbte Störung, die oft heterozygot und asymptomatisch verläuft. Das Glykoprotein Ib auf der Thrombozytenoberfläche ist vermindert.

◀ **Definition**

Klinik. Die klinischen Symptome sind leichte subkutane Hämatome, Nasenbluten, Menorrhagien, Petechien und Purpura. Die wichtigste Differentialdiagnose ist die von-Willebrand-Erkrankung.

Klinik Subkutane Hämatome, Nasenbluten, Petechien, Purpura (DD: von-Willebrand-Erkrankung).

Labor Große Plättchen, milde Thrombozytopenie, verlängerte Blutungszeit. Die Plättchenadhäsion ist vermindert.

Labor. An Laborparametern fallen große Plättchen, eine milde Thrombozytopenie und eine verlängerte Blutungszeit auf. Die Adhäsion der Thrombozyten ist vermindert, die Aggregation auf sämtliche Stimulanzien regelrecht.

Therapie Splenektomie, Antifibrinolytika oder Steroide können erfolgreich sein.

Therapie. Eine spezifische Behandlung des Bernard-Soulier-Syndroms besteht nicht. Eine Thrombozytentransfusion sollte nur bei schwerer Thrombopenie (< 20 000/µl) mit Blutungskomplikationen vorgenommen werden. Begleitende Maßnahmen bestehen in der Prävention eines Eisendefizits und in einer hormonellen Regulation der Menses. Eine Splenektomie, eine Steroidbehandlung oder Antifibrinolytika können in einzelnen Fällen erfolgreich sein.

Glanzmann-Thrombasthenie

Glanzmann-Thrombasthenie

Definition ▶

Definition. Es handelt sich um eine autosomal rezessive Erkrankung mit petechialen Blutungen und Purpura, leichten und spontanen subkutanen Hämatomen sowie auch großflächigen Blutungen in Schleimhaut, subkutanes Gewebe und Gelenke.

Pathogenese Störung der Glykoproteinrezeptoren IIb und IIIa an der Thrombozytenoberfläche. Dadurch ist die Aggregation der Plättchen auf ADP, Kollagen etc. vermindert. Der Rumpel-Leede-Test ist positiv.

Pathogenese. Ursächlich liegt eine Störung der Rezeptoren Glykoprotein IIb und IIIa an der Thrombozytenoberfläche vor. Die Bindung von Fibrinogen, von-Willebrand-Faktor, Fibronektin und Thrombospondin an die defekten Rezeptoren der Thrombozytenoberfläche ist vermindert. Eine Störung der Kalziumbindung führt zu thrombasthenischen Blutplättchen. Entsprechend ist die Aggregation der Thrombozyten auf ADP, Kollagen und Epinephrin vermindert. Der Rumpel-Leede-Test ist positiv.

Klinik Blutungskomplikationen bei Thrombozytopenie < 40 000/µl, diffuse Schleimhautblutungen und intrazerebrale Blutungen bei Thrombozyten <10 000/µl.

Klinik. Bei einer Thrombozytenzahl < 40 000/µl setzen erste Blutungskomplikationen in Form von Petechien und Ausbildung einer Purpura ein. Sinken die Thrombozytenzahlen < 10 000/µl, so kommt es zu diffusen Schleimhautblutungen. Gastrointestinale und intrazerebrale Blutungen sind selten.

Therapie Bei schweren Blutungen Plättchenkonzentrate.

Therapie. Eine spezifische Therapie gibt es nicht. Die Behandlung ist daher symptomatisch und besteht in der Substitution von Plättchenkonzentraten bei schweren Blutungen.

Fanconi-Syndrom

Autosomal rezessive Störung mit Thrombozytopenie, Granulozytopenie und einer aplastischen Anämie.

Fanconi-Syndrom

Beim **Fanconi-Syndrom** handelt es sich um eine autosomal rezessiv vererbte Störung mit einer aplastischen Anämie und vielfachen kongenitalen Abnormitäten. Die Thrombozytopenie kann einer Granulozytopenie und Anämie vorausgehen.

Wiskott-Aldrich-Syndrom

X-chromosomal rezessive Erkrankung mit Thrombozytopenie, Blutungsneigung, erhöhter Infektanfälligkeit und schweren Ekzemen.

Wiskott-Aldrich-Syndrom

Das **Wiskott-Aldrich-Syndrom** ist eine X-chromosomal rezessive Erkrankung mit schweren Ekzemen, erhöhter Infektanfälligkeit und schwerer Thrombozytopenie. Die Thrombozyten sind in ihrem Volumen verkleinert. Es besteht eine erhebliche Blutungsneigung, die mit dem Alter abnimmt.

Alport-Syndrom

Autosomal dominant vererbte Störung mit Thrombozytopenie und sklerosierender Glomerulonephritis, die in eine interstitielle Nephritis mit Fibrose übergeht.

Alport-Syndrom

Das **Alport-Syndrom** ist eine autosomal dominant vererbte Störung, die durch eine proliferative, sklerosierende Glomerulonephritis charakterisiert ist, die in eine interstitielle Nephritis mit Fibrose übergeht. Eine Thrombozytopenie mit einer Thrombozytenfunktionsstörung führt zu Hämaturie und anderen Blutungskomplikationen.

Gray-Plättchen-Syndrom

Das **Gray-Plättchen-Syndrom** ist eine autosomal dominante Erkrankung mit Petechien, Purpura, Ekchymosen und auch schweren Blutungen. Die Plättchen sind ohne α-Granula und weisen daher kein β-Thromboglobulin und Plättchenfaktor IV auf. Die Plättchenfunktion ist hingegen normal.

Therapie. Eine ursächliche Behandlung dieser Thrombopenien gibt es bisher nicht. Eine Substitution von Thrombozyten ist nur bei einer Thrombozytenzahl von < 20 000/µl bei gleichzeitiger Blutung erforderlich. Eine Kortisonbehandlung mit initial 2 mg/kg Körpergewicht und einer Erhaltungsdosis zwischen 24 und 48 mg/Tag kann versucht werden.

Gray-Plättchen-Syndrom

Autosomal dominante Erkrankung der Thrombozyten mit Petechien, Purpura, Ekchymosen und schweren Blutungen. Es liegt ein Mangel an Beta-Thromboglobulin und Plättchenfaktor IV vor.

Therapie Eine ursächliche Behandlung gibt es nicht. Evtl. Kortisonbehandlung.

5.2 Erworbene Thrombozytopenie und Thrombozytenfunktionsstörung

Die erworbene Thrombozytopenie stellt immer das Symptom einer zugrundeliegenden Erkrankung dar. Diese sind eine aplastische Anämie, Knochenmarksinfiltrationen bei System- oder Infektionserkrankungen, Leber- oder Nierenerkrankungen und medikamentös induzierte Ursachen (K-**7**).

5.2 Erworbene Thrombozytopenie und Thrombozytenfunktionsstörung

Sie beruhen meist auf einer der folgenden zugrundeliegenden Erkrankungen (K-**7**).

K-7: Erworbene Ursachen der Produktions- und Funktionsstörung von Thrombozyten

- Aplastische Anämie
- Isolierte megakaryozytäre Aplasie
- Knochenmarksinfiltration bei:
  Leukämie, Lymphom, Morbus Hodgkin, Karzinom, Gaucher-Erkrankung, Niemann-Pick-Erkrankung, Mukopolysaccharidose
- Knochenmarkssuppression bei:
  Myelofibrose, Myelosklerose
- Infektionserkrankungen:
  Tuberkulose, Toxoplasmose, Histoplasmose, bakterielle Erkrankungen, virale Erkrankungen
- Medikamentös induzierte Suppression:
  Chemotherapie, Thiazide, Alkohol, Gold, Antirheumatika, Tranquilizer, Antikonvulsiva
- Funktionsstörung bei:
  Nieren- oder Lebererkrankung, myeloproliferativem Syndrom, metabolischen Defekten (Vitamin-B-12- oder Folsäuremangel)

Es lassen sich eine leichte, mittelschwere und schwere Thrombozytopenie nach den Thrombozytenzahlen unterscheiden: 100 000–80 000, 80 000–20 000, < 20 000/µl. Die **häufigsten Substanzen**, die eine Thrombozytopenie verursachen, zeigt K-**8**.

Man unterscheidet eine leichte (100 000–80 000/µl), mittelschwere (80 000–20 000/µl) und eine schwere (< 20 000/µl) Thrombozytopenie.

Die häufigsten Substanzen, die eine Thrombozytopenie verursachen, sind in K-**8** aufgelistet.

K-8: Häufige Substanzen, die eine Thrombozytopenie verursachen

Acetaminophen	Colchicin	Oxyphenbutazon
Acetazolamid	Diazepam	Phenylbutazon
Allopurinol	Diethylstilbestrol	Prednison
Amphotericin	Diphenylhydantoin	Primidon
Acetylsalicylsäure	Ethanol	Pyrimethamin
Benzen	Furosemid	Quinacrin
Chloramphenicol	Gold	Streptomycin
Chlordiazepoxid	Heparin	Sulfamethoxazol
Chlorpromazin	Indometacin	Sulfisoxazol
Chlorpropamid	Mephenytoin	Sulfonamid
Chlorthalidon	Meprobamat	Thiazid
Cimetidin	Östrogen	Tolbutamid

Ätiologie Ursache ist eine Verdrängung oder toxische Schädigung der Megakaryozytose.

Ätiologie. Ursache der Thrombozytopenie sind eine Verdrängung oder toxische Schädigung der Megakaryozytose oder ein gesteigerter Umsatz der Thrombozyten. Die Thrombopenie kann daher lange vor einer manifesten Erkrankung auftreten sowie nach einer manifesten Erkrankung über mehrere Monate bestehen bleiben.

Pathogenese Die **immunologisch induzierte** Thrombozytopenie führt rasch zu einem Abfall der Plättchenzahl.
Die **infektbedingte** Thrombozytopenie wird durch toxische, bakterielle oder virale Zellbestandteile hervorgerufen.
Die **strahleninduzierte** Myelofibrose führt zu einer irreversiblen Schädigung der Thrombozytenbildung.

Pathogenese. Die **immunologisch induzierte** Thrombozytopenie im Rahmen von Autoimmunerkrankungen oder die medikamentös induzierte Thrombozytopenie führen innerhalb von fünf bis zehn Tagen zu einem raschen Abfall der Thrombozytenzahl. Es lassen sich pathologische Immunglobuline auf den Thrombozyten finden, die durch Antikörper oder durch Zusatz der auslösenden Agenzien bestimmt werden können.
Die **infektionsbedingte** Thrombozytopenie wird über toxische Substanzen – Phospholipide und Lipoproteine – von bakteriellen und viralen Zellbestandteilen hervorgerufen.
Die **strahleninduzierte** Myelofibrose führt zu einer irreversiblen Schädigung der Thrombozytenbildung.

Merke ▶

▶ ***Merke.*** Entscheidend ist die Abgrenzung der Thrombozytopenie von einer Verbrauchskoagulopathie. Diese kann ursächlich oder zusätzlich im Rahmen von septischen Erkrankungen auftreten.

Sepsis und **hohe Harnstoffkonzentrationen** führen zu einer toxischen Schädigung der Knochenmarksreifung.
Bei **Splenomegalie** führt ein erhöhter Abbau zur Thrombozytopenie.
Bei **Leberzirrhose** ist neben dem Hypersplenismus eine DIC die Ursache.

Bei **Nierenerkrankungen** führt die erhöhte Harnstoffkonzentration zu einer toxischen Schädigung der Knochenmarksreifung.

Die **Splenomegalie** ist für einen erhöhten Abbau der Thrombozyten verantwortlich. Bei der **Leberzirrhose** sind neben dem Hypersplenismus eine Verbrauchskoagulopathie und eine verminderte Clearance von Toxinen und Stoffwechselprodukten über das retikuloendotheliale System verantwortlich.

Klinik Bei **mittelschwerer Thrombozytopenie** treten petechiale, flohstichartige Blutungen an Schleimhäuten und Integument auf (◘ K-3), bei **schwerer Thrombozytopenie** zusätzlich auch großflächige gastrointestinale und/oder intrazerebrale Blutungen.

Klinik. Das klinische Bild bei **mittelschwerer Thrombozytopenie** besteht in der Entwicklung von petechialen, flohstichartigen Blutungen an Schleimhäuten und dem Integument. Diese sind insbesondere an bevorzugten Stellen mit hohem hydrostatischem Druck zu finden – an den Beinen beim stehenden, am Rücken beim liegenden Patienten.
Bei einer **schweren Thrombozytopenie** können großflächige, gastrointestinale oder intrazerebrale Blutungen auftreten.

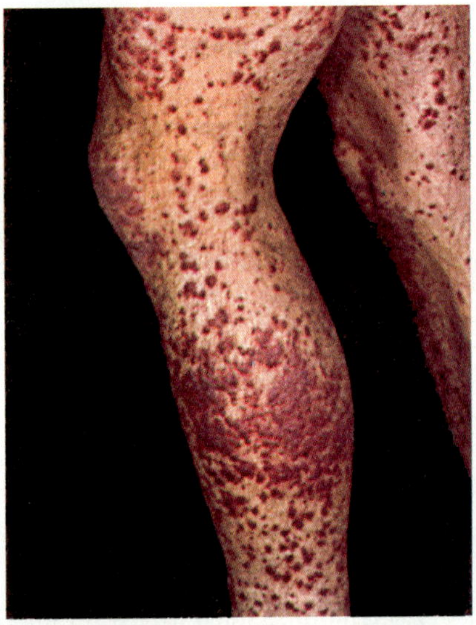

◘ K-**8: Purpura**, hervorgerufen durch Arzneimittel.

Labor Thrombopenie, Leukozytose oder Leukopenie sowie Schistozytose. Bei DIC ein niedriger Quick-, Fibrinogen- und AT III-Wert. Die aPTT ist verlängert.

Labor. Neben der Thrombopenie finden sich im peripheren Blut eine Leukozytose oder eine Leukopenie sowie eine Schistozytose in Abhängigkeit von der Grundkrankheit. Eine zusätzlich auftretende Verbrauchskoagulopathie führt zum Absinken des Quick-Wertes, von Fibrinogen und Antithrombin III. Die aPTT ist verlängert.
Wichtig: Eine **Pseudothrombozytopenie** kann durch EDTA bei der Gerinnungshemmung des Blutes (rotes Röhrchen) ausgelöst werden. Der Verdacht auf eine Pseudothrombozytopenie entsteht bei einer Thrombozytenzahl < 20 000 µl und bei fehlenden klinischen Symptomen. Wird Blut mit Natriumzitrat antikoaguliert (grünes Röhrchen), ist die Thrombozytenzahl dann normal.

Therapie. Nur bei einer schweren Thrombozytopenie mit spontanen Blutungen (Schleimhäute, Gastrointestinaltrakt) ist die Substitution mit Thrombozytenkonzentraten erforderlich. Bei allen Formen dieser Thrombozytopenie steht die Behandlung des Grundleidens im Vordergrund. Die Prognose hängt von der Grunderkrankung ab.

Therapie Nur bei schwerer, spontaner Blutung (Schleimhäute, Gastrointestinaltrakt) Substitution der Thrombozyten.

Merke. Die Anzahl der zu applizierenden Thrombozytenkonzentrate hängt von der Qualität der Thrombozyten ab. Sogenannte »Hoch-Konzentrate« enthalten Thrombozyten, die nicht gefroren wurden. Sie müssen innerhalb von 24 Stunden transfundiert werden. Die Überlebenszeit der Thrombozyten beträgt im Mittel etwa zwei Tage. Ein Konzentrat enthält 250 ml, entsprechend der Thrombozytenzahl aus 500 ml Blut. Unter optimalen Bedingungen erhöht ein Thrombozytenkonzentrat bei einem Blutvolumen von 5 l die Thrombozytenzahl um 20 000/µl. Gefrorene Thrombozytenkonzentrate sind qualitativ viel schlechter.

◄ **Merke**

Cave!

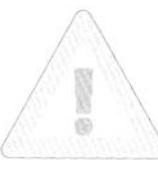

Ein **häufig gemachter Fehler** ist die Substitution von Thrombozyten bei Werten zwischen 40 000–100 000/µl. Hierdurch wird die Ausbildung von Antikörpern gegen Thrombozyten induziert, die die körpereigene Thrombozytenfunktion (Megakaryopoese) hemmen.

5.2.1 Vermehrter Verbrauch von Thrombozyten

Ätiologie. Ursachen eines erhöhten Verbrauchs oder einer Zerstörung von Thrombozyten sind: neonatale Thrombozytopenie durch Medikamenteneinnahme und Infektionen der Mutter, das hämolytisch-urämische Syndrom, die thrombotisch-thrombozytopenische Purpura (TTP), das Hypersplenie-Syndrom, die kardiopulmonale Operation, die immuninduzierte Destruktion von Thrombozyten, die akute immunthrombozytopenische Purpura (Morbus Werlhof), die chronische Immunthrombozytopenie (chronischer Morbus Werlhof), die Posttransfusionspurpura und die medikamentös induzierte Immunthrombozytopenie.

Klinik. Mit Ausnahme der neonatalen Thrombozytopenie sind alle Formen der Thrombozytopenie zunächst durch die Ausbildung von petechialen Hautblutungen und Schleimhautblutungen gekennzeichnet. Im späteren Stadium treten bei schwerer Thrombozytopenie mit Werten < 20 000/µl Blutungen in parenchymatöse Organe und intrakranielle Blutungen auf. Bei den neonatalen Blutungen sind immer schwerste Blutungskomplikationen vorhanden, während leichte Blutungen fehlen. Die neonatalen Blutungen sind zu etwa 50 % letal.

5.2.1 Vermehrter Verbrauch von Thrombozyten

Ätiologie Ursachen sind neonatale Thrombozytopenie durch Medikamenteneinnahme oder Infektionen der Mutter
- Hämolytisch-urämisches Syndrom
- TTP
- Hypersplenie-Syndrom
- kardiopulmonale Operation
- immuninduzierte Destruktion
- Werlhof-Syndrom
- medikamentös induzierte Immunthrombozytopenie
- Posttransfusionspurpura

Klinik Petechiale Haut- und Schleimhautblutungen.
Bei Werten < 20 000/µl Blutungen in parenchymatöse Organe und intrakraniell.

5.2.2 Hämolytisch-urämisches Syndrom (Gasser-Syndrom)

Definition. Beim hämolytisch-urämischen Syndrom handelt es sich um eine Endothelverletzung mit Thrombenbildung in der Niere, die zu Hypertonus und später zu Niereninsuffizienz und Nierenversagen führt.

Ätiologie. Durch die Azidose wird eine Hämolyse ausgelöst. Dieses Syndrom bildet sich auch bei Kindern aus. Im Alter sind Frauen hauptsächlich betroffen. Vorläufer sind virale oder bakterielle Infekte mit parenteraler und pulmonaler Beteiligung. In der Schwangerschaft manifestiert es sich mit einer Präeklampsie. Abstoßungsreaktionen von Transplantatnieren können ebenso dieses Syndrom verursachen. Auch die Einnahme von oralen Kontrazeptiva wird als Ursache diskutiert.

5.2.2 Hämolytisch-urämisches Syndrom (Gasser-Syndrom)

◄ **Definition**

Ätiologie Durch die lokale Azidose in der Niere kommt es zur Hämolyse. Auslöser sind virale oder bakterielle Infekte und Abstoßungsreaktionen von Transplantaten.

Klinik Neurologische Symptome gehören zum klinischen Bild. Eine DIC kann das Syndrom verschlimmern.

Klinik. Neurologische Symptome gehören zum klinischen Bild. Durch die Ausbildung einer Verbrauchskoagulopathie kann sich das hämolytisch-urämische Syndrom verschlimmern.

Labor Thrombozytopenie, Schistozytose, große bizarre Plättchen, Kreatinin- und Harnstofferhöhung, Hämaturie und Proteinurie. Die Fibrinspaltprodukte sind erhöht.

Labor. Die Laborwerte sind durch eine Thrombozytopenie, Schistozytose und große bizarre Plättchen, eine Erhöhung der harnpflichtigen Substanzen, eine Hämaturie und Proteinurie gekennzeichnet. Die Fibrinspaltprodukte sind erhöht. Bei Ausbildung einer Verbrauchskoagulopathie tritt deren typische Labor-Konstellation auf. Die histologische Untersuchung der Nieren zeigt Fibrinablagerungen in den Arteriolen, Glomeruli und im subendothelialen Raum.

Therapie Steroide, Low-dose-Heparin, ASS, Plasmaaustausch, Dialyse, Prostazyklinanaloga.

Therapie. Therapeutisch werden Steroide, Low-dose-Heparin und Thrombozytenaggregationshemmer verabreicht. Weitere Maßnahmen sind Plasmaaustausch, Dialyse und intravenöse Verabreichung von Prostazyklinanaloga.

5.2.3 Morbus Schoenlein-Henoch: thrombotisch-thrombozytopenische Purpura (TTP)

Definition ▶

Definition. Es handelt sich um eine Vaskulitis mit thrombotischen Verschlüssen der Mikrozirkulation und einem Abfall der Thrombozyten mit Ausbildung einer Purpura und einer Hämolyse.

Ätiologie Virusinfekte, autoimmunhämolytische Anämie, DIC, Eklampsie, hämolytische Anämie, Periarteriitis nodosa, Lupus erythematodes, Vaskulitis.

Ätiologie. Die TTP tritt im Rahmen folgender Erkrankungen auf: Virusinfekte, autoimmunhämolytische Anämie, Verbrauchskoagulopathie, Eklampsie, hämolytisch-urämisches Syndrom, maligne Hypertonie, hämolytische Anämie, paroxysmale nächtliche Hämoglobinurie, Respiratory-distress-Syndrom, Periarteriitis nodosa, systemischer Lupus erythematodes, Vaskulitis.

Pathogenese
- Mikrothromben in der peripheren Strombahn
- aneurysmatische Erweiterungen im arteriokapillaren Gebiet
- Endothelproliferation mit fibrinoider Nekrose.

Alle Organe können betroffen sein.

Pathogenese. Es handelt sich um eine Immunreaktion vom Typ III mit Ablagerung von Immunkomplexen in der Mikrozirkulation. Die typischen Befunde sind daher: Mikrothromben in der peripheren Strombahn, d.h. in präkapillaren Arteriolen, Kapillaren und postkapillaren Venen, aneurysmatische Erweiterungen im arteriokapillaren Gebiet und Endothelproliferationen mit fibrinoider Nekrose. Alle Organsysteme des Körpers können betroffen sein.

Klinik Fieber, Petechien, Purpura, Ekchymosen, Darmblutung, neurologische Ausfälle, abdominelle Schmerzen, Hepatosplenomegalie.

Klinik. Klinische Symptome sind Ermüdung, Blässe, Übelkeit, Fieber, Petechien, Purpura, Ekchymosen, Nasenbluten, Netzhautblutung, gastrointestinale Blutung sowie Ikterus, neurologische Ausfälle, abdominelle Schmerzen und Hepatosplenomegalie.

Labor Schistozytose, Thrombozytopenie, Anämie, Leukozytose, erhöhte Fibrinspaltprodukte und harnpflichtige Substanzen, Bilirubinerhöhung.

Labor. Schistozytose, Anämie, Thrombozytopenie, Retikulozytose, Hämaturie, Leukozytose, erhöhte Fibrin(ogen)spaltprodukte, Proteinurie, erhöhte harnpflichtige Substanzen, erhöhtes Bilirubin, Zeichen der Verbrauchskoagulopathie.

Therapie Plasmapherese, Transfusion, Splenektomie bei anhaltender Thrombopenie, Steroide, ASS, Heparin bei Thrombosen bzw. DIC.
Bei fulminanten Thrombosen Fibrinolysetherapie.

Therapie. Plasmapherese, Transfusionen, Splenektomie bei anhaltender Thrombopenie, Steroide, Thrombozytenaggregationshemmer und Heparin bei Ausbildung von Thrombosen bzw. Verbrauchskoagulopathie. Bei fulminanten Thrombosen kann eine Fibrinolysetherapie mit Urokinase oder Streptokinase erforderlich werden.

Merke ▶

Merke. Indikation zur Splenektomie: vermehrter Thrombozytenabbau über die Milz, der mit radioaktiven chrombeladenen Thrombozyten szintigraphisch gemessen werden kann.

Prognose. Die Prognose des Morbus Schoenlein-Henoch hängt von der Grunderkrankung und der Beeinträchtigung der beteiligten Organe ab. Durch Entfernung der zirkulierenden Immunkomplexe mit Hilfe der Plasmapherese oder durch hochdosierte Steroidgaben sind langfristige Erfolge beschrieben.

Prognose Durch Entfernung der zirkulierenden Immunkomplexe mit Hilfe der Plasmapherese oder durch hochdosierte Steroidgaben sind langfristige Erfolge beschrieben.

Klinischer Fall

Eine 58jährige Patientin wurde mit akuten Mittelbauchschmerzen in die Klinik eingeliefert. Sie hatte innerhalb der letzten 14 Tage einen Virusinfekt durchgemacht. Die klinische Untersuchung zeigte neben einem subakuten Abdomen flächenförmige Erytheme an beiden Unterschenkeln. Diese befanden sich hauptsächlich an den Streckseiten der Extremitäten. Blutungskomplikationen bestanden nicht. Durch die Kombination von kolikartigen Darmbeschwerden und den Hauterscheinungen im Zusammenhang mit dem vorangegangenen Infekt konnte die Diagnose eines Morbus Schoenlein-Henoch gestellt werden. Die Therapie erfolgte durch Verabreichung von Kortison mit einer Dosierung von 120 mg täglich über drei Tage, anschließend erfolgte eine Dosisreduktion.

5.2.4 Akuter Morbus Werlhof

5.2.4 Akuter Morbus Werlhof

▶ ***Definition.*** Beim akuten Morbus Werlhof handelt es sich um eine Immunthrombozytopenie, die innerhalb von fünf bis zehn Tagen nach Exposition auftritt. Sie wird durch Infekte oder Medikamente hervorgerufen.

◀ **Definition**

Ätiologie. Die Erreger von Röteln, Masern, Mumps, Windpocken und Virusinfekte des oberen Respirationstrakts sowie Medikamente sind die häufigsten Ursachen.

Ätiologie Häufigste Erreger sind Röteln, Masern, Mumps und Virusinfekte des oberen Respirationstrakts sowie Medikamente (▤ K-**9**).

Pathogenese. Die Toxine oder Medikamente verbinden sich mit einem Plasmaprotein, das zur Ausbildung von Antikörpern führt (▤ K-**9**). Das FC-Fragment des Antikörpers bindet an C3-Rezeptoren der Thrombozyten. In der Regel kommt es zu einem schweren Thrombozytenabfall auf Werte < 20 000/µl.
Die Schädigung erfolgt zudem im Knochenmark mit einer Hemmung der Megakaryozytose über die Ausbildung der Antikörper. Die viralen Antigene können auch direkt an die Thrombozytenoberfläche adsorbiert werden und zur Ausbildung von Immunkomplexen führen.

Pathogenese Die Thrombozyten fallen auf Werte < 20 000/µl ab. Virale Antigene werden direkt an die Thrombozytenoberfläche adsorbiert.

Klinik. Die klinischen Erscheinungsbilder sind plötzlich auftretende Petechien, Purpura, Nasenbluten, Schleimhautblutungen, Hämaturie und gastrointestinale Blutung. Nach überstandenem Infekt oder Aussetzen des auslösenden Agens bildet sich die Thrombozytopenie innerhalb von zehn Tagen bis zwei Monaten zurück. Bei anhaltender Thrombozytopenie wird medikamentös Kortison mit einer Dosierung von 2 mg/kg Körpergewicht/Tag über 14 Tage mit dann anschließender Dosisreduktion verabreicht. Ein akutes Ansteigen der Thrombozytenzahl läßt sich durch hochdosierte intravenöse Verabreichung von Immunglobulinen erzielen: 0,5g Immunglobulin/kg Körpergewicht/Tag über 3 Tage (◘ K-**9**).

Klinik Plötzlich auftretende Petechien, Purpura, Hämaturie, Nasenblutungen, Hämatome und gastrointestinale Blutungen.
Nach überstandenem Infekt bildet sich die Thrombozytopenie meist zurück. Bei länger anhaltender Thrombozytopenie wird Kortison über 14 Tage verabreicht. Ein akutes Ansteigen der Thrombozyten wird durch i.v.-Gabe von Immunglobulinen erzielt.

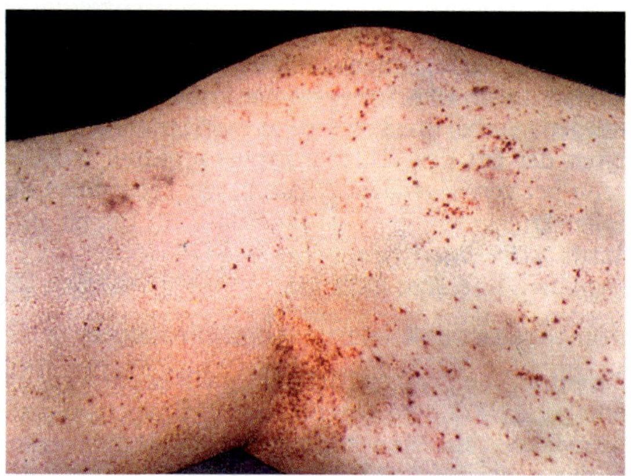

◘ K-**9: Hämorrhagische Diathese bei Thrombozytopenie.**

Klinischer Fall

Nach zehntägiger Einnahme eines Antiphlogistikums wurde ein 68jähriger Patient mit akut aufgetretenen petechialen Hautblutungen in die Klinik aufgenommen. Die Prädilektionsstellen der Hautblutungen waren die Schleimhäute im Mund sowie lageabhängig die unteren Extremitäten. An einigen Stellen war es bereits zu einer Konfluenz der Blutungen gekommen. Die Laboruntersuchungen zeigten eine schwere Thrombozytopenie von 12000/µl. Die Therapie bestand in der Verabreichung von Immunglobulinen mit der Dosis von 0,5 g/kg Körpergewicht über drei Tage. Die Thrombozyten stiegen innerhalb von fünf Tagen in den Normbereich an. Zur Stabilisierung wurde Kortison mit einer Dosierung von 1 mg/kg Körpergewicht ab dem vierten Tag in abnehmender Dosierung über insgesamt drei Monate verabreicht.

Cave: Ein **häufig gemachter Fehler** ist die Substitution mit Thrombozytenkonzentraten. Diese führen zur Ausbildung von Antikörpern gegen Thrombozyten.

5.2.5 Chronischer Morbus Werlhof

Definition ▶

Klinik Beginn mit subkutanen Hämatomen, Nasen- und Schleimhautblutung. Später treten Petechien, Ekchymosen und schwere Blutungen auf. Eine milde Splenomegalie oder Hepatosplenomegalie sind richtungweisend. Als **thrombohämorrhagisches Syndrom** bezeichnet man die Kombination von Erythem, Zyanose und Gangrän.
Labor Knochenmarksuntersuchung zur Abgrenzung gegen eine hämatologische Systemerkrankung. Antikörper gegen thrombozytäre Bestandteile finden sich bei 90%.

Therapie Kortison. Immunglobuline können präoperativ und bei Blutungen i.v. gegeben werden.
Die Therapieversager erhalten Azathioprin und Vincristin. Bei Antikörpernachweis ist eine Plasmapherese erforderlich. Eine Milzentfernung ist bei anhaltender Blutung notwendig.

Komplikationen Autoimmunhämolytische Anämie **(Evans-Syndrom).** Substanzen, die eine ITP auslösen können ▤ K-**9**.

5.2.5 Chronischer Morbus Werlhof

▶ ***Definition.*** Hält die akute Form der Thrombozytopenie länger als sechs Monate an, liegt ein chronischer Morbus Werlhof vor. Diese chronisch immunthrombozytopenische Purpura tritt selten bei Kindern und im Alter häufiger bei Frauen als bei Männern auf. Sie entwickelt sich entweder aus der akuten Form oder tritt ohne Vorerkrankungen oder Begleiterkrankungen auf.

Klinik. Sie beginnt schleichend mit leichter Ausbildung von subkutanen Hämatomen, Nasenbluten und Schleimhautblutungen. Später treten Petechien und Ekchymosen sowie schwere Blutungen auf. Eine milde Splenomegalie oder Hepatosplenomegalie sind richtungweisend. Als **thrombohämorrhagisches Syndrom** bezeichnet man die Kombination von Erythem, Zyanose und Gangrän.

Labor. Die Knochenmarksuntersuchung ist absolut indiziert, um eine Systemerkrankung auszuschließen. Bei dem Befund ist die Megakaryozytose normal oder vermehrt mit einer Verringerung der basophilen Granula im Zytoplasma. Antikörper gegen thrombozytäre Bestandteile finden sich bei 90% der Patienten. Die Thrombozytopenie kann auch Werte < 20000/µl erreichen.

Therapie. Die Therapie richtet sich nach den klinischen Zeichen und wird nur bei Blutungserscheinungen eingeleitet. Sie besteht in der Verabreichung von Kortison in einer Dosierung von 2 mg/kg Körpergewicht/Tag über zwei Wochen mit anschließender Dosisreduktion. Immunglobuline können vor operativen Eingriffen und bei Blutungen intravenös verabreicht werden (Dosis 0,5 mg/kg Körpergewicht über fünf Tage). Etwa 70% der Patienten sprechen auf eine der beiden Behandlungsformen an. Die Erhaltungsdosis von Kortison beträgt 15–20 g/kg Körpergewicht.
Die Therapieversager erhalten Azathioprin und Vincristin. Bei nachgewiesenen Antikörpern ist eine Plasmapherese erfolgreich. Eine Milzexstirpation ist bei anhaltenden Blutungskomplikationen notwendig.

Komplikationen. Als Komplikation kann sich auf eine chronische ITP eine autoimmunhämolytische Anämie aufpfropfen, die als **Evans-Syndrom** bezeichnet wird. Die Substanzen, die häufiger und seltener für eine schwere immunthrombozytopenische Purpura verantwortlich sind, finden sich in ▤ K-**9**. Die Häufigkeit der Induktion durch Medikamente wird auf 1/1 Mio. Patienten geschätzt.
Die akute allergische Thrombozytopenie aufgrund der Medikamente in ▤ K-**8** entspricht definitionsgemäß daher dem akuten Morbus Werlhof und den Substanzen in ▤ K-**9**.

K-9: Substanzen, die einen akuten Morbus Werlhof verursachen können

Acetaminophen	Chlorpropamid	Oxytetrazyklin
Acetazolamid	Cimetidin	Paraaminosalicylsäure
Acetylsalicylsäure	Clinoril	Penicillin
Alphamethyldopa	Diazoxid	Pertussis-Impfstoffe
Ampicillin	Digitalis-Derivate	Phenylbutazon
Antazolin	Diphenylhydantoin	Procainamid
Arsen	Fenoprofen	Quinin
Barbiturate	Furosemid	Rifampicin
Bleomycin	Heparin	Sulfonamid
Carbamazepin	Heroin	Tolbutamid
Cephalotin	Indometacin	Trimethoprim
Chinidin	Isoniazid	Valproinsäure
Chlorthalidon	Nitrofurantoin	
Chlorothiazid	Oxyphenbutazon	

5.2.6 Posttransfusions-Purpura

5.2.6 Posttransfusions-Purpura

Definition. Nach Transfusion von Erythrozytenkonzentrat oder Vollblut kann es zu einem akuten Thrombozytensturz mit Auftreten von petechialen Blutungen kommen. Es handelt sich um eine immunologische Reaktion mit Fieber und Schüttelfrost.

◄ **Definition**

Klinik. Die Klinik besteht im plötzlichen Auftreten von Petechien, Purpura und Hautblutungen. Fieber und Schüttelfrost traten zuvor während der Transfusion auf. Normalerweise kommt es zu einem spontanen Abklingen der Purpura innerhalb von zwei Wochen bis zwei Monaten.

Klinik Plötzlich treten Petechien und Hautblutungen auf. Fieber und Schüttelfrost waren zuvor bei der Transfusion aufgetreten. Innerhalb von zwei Monaten klingt die Purpura ab.

Labor. Die Laboruntersuchungen zeigen dann eine Thrombozytopenie und PLA[1]-Antikörper.

Labor Thrombozytopenie, PLA[1]-Antikörper.

Therapie. Therapeutisch können Steroide versucht werden. Bei einer schweren Thrombozytopenie mit Plättchenzahlen < 10 000/µl führt eine Plasmapherese zum Absinken der PLA[1]-Antikörper.

Therapie Steroide. Bei Plättchenzahlen < 10 000/µl Plasmapherese.

Merke. Die Substitution mit Thrombozytenkonzentraten ist kontraindiziert, da sie die Bildung von thrombozytären Antikörpern induzieren.

◄ **Merke**

5.2.7 Thrombozytose

5.2.7 Thrombozytose

Definition. Bei der Thrombozytose handelt es sich um eine **benigne reaktive Vermehrung der Blutplättchen.**

◄ **Definition**

Ätiologie. Sie wird verursacht durch eine erhöhte Produktion oder einen verminderten Abbau der Blutplättchen, wie z. B. bei Infekten (erhöhte Produktion) oder nach Splenektomie (verminderter Abbau). Epinephrin mobilisiert Thrombozyten aus der Milz, und hohe Steroiddosen führen zu einer vermehrten Produktion.

Ätiologie Erhöhte Produktion (nach Infekten, Kollagenosen, Tbc etc.) oder verminderter Abbau (nach Splenektomie) sind die Ursachen. Epinephrin mobilisiert Thrombozyten aus der Milz, hohe Steroiddosen vermehren die Produktion.

Klinik. Es handelt sich um eine benigne und oft asymptomatische Erkrankung im Rahmen von Infekten, Kollagenerkrankungen, Sarkoidose, Tuberkulose und anderen Erkrankungen. Eine reaktive Thrombozytose tritt auf bei akuten Blutungen, Malignomen, hämolytischer Anämie und schwerem Eisenmangel. Oft handelt es sich um eine sogenannte »Rebound-Thrombozytose« wie nach Splenektomie. Die Thrombozytenzahl ist auf über 600 000/µl erhöht. Die Plättchenfunktion ist normal. Es besteht ein **erhöhtes Risiko zur Ausbildung von Thrombosen**.

Klinik Die Thrombozyten sind auf > 600 000/µl erhöht. Die Funktion ist normal. Es besteht ein **erhöhtes Thromboserisiko.**

Therapie. Orale Antikoagulanzien, Acetylsalicylsäure und Heparin sind als Prophylaxe wirksam.

Therapie Orale Antikoagulanzien, ASS und Heparin.

5.2.8 Thrombozythämie

Definition ▶

Pathogenese Sie tritt bei myeloproliferativem Syndrom, Polyzythämie, chronischer Leukämie und bei malignen Erkrankungen auf. Zudem ist sie oft **Vorläufer eines myeloproliferativen Syndroms**. Durch ungehemmte Plättchenproduktion bei gestörter Funktion können **Thrombosen** und **Hämorrhagien** entstehen.
Aus der Thrombozythämie können sich akute myeloblastische Leukämien, CML, Myelofibrose und Polycythaemia vera entwickeln.

Labor Plättchenzahl > 1 Mio./µl, große bizarre Thrombozyten und Leukozytose mit unreifen Formen. Die Blutungszeit ist verlängert. Die Plättchenaggregation auf Epinephrin, Kollagen etc. ist vermindert.
KM-Ausstrich: Megakaryozytose mit normaler Erythro- und Leukopoese. AP und LDH sind erhöht.

Klinik Petechien, Schleimhaut- und Nasenblutungen sowie subkutane Hämatome.
Thrombosen des arteriellen oder venösen Systems.

Therapie Eine zytostatische Behandlung senkt die Thrombozyten < 500 000/µl. Bei thrombotischen Komplikationen muß oral antikoaguliert werden. Eine Plasmapherese wird bei Nachweis von Thrombozytenantikörpern durchgeführt.

Merke ▶

5.2.8 Thrombozythämie

Definition. Die Thrombozythämie ist eine **maligne Erkrankung mit Erhöhung der Plättchenzahl.**

Pathogenese. Sie kann bei myeloproliferativem Syndrom, Polyzythaemia vera und chronischer Leukämie auftreten. Auch eine isolierte maligne Transformation der Megakaryozyten als isolierte Erkrankung führt zur malignen Erhöhung der Thrombozytenzahl. Die Thrombozythämie ist oft der **Vorläufer eines myeloproliferativen Syndroms**. Sie entsteht durch unkontrollierte Megakaryozytose und Plättchenproduktion. Es handelt sich um eine bizarre Plättchenmorphologie mit gestörter Plättchenfunktion. Auf diese Weise entstehen sowohl **Thrombosen** als auch **Hämorrhagien**.
Aus der Thrombozythämie entwickeln sich bei jeweils 5% der Patienten eine akute myeloblastische Leukämie, eine chronische myeloische Leukämie, eine Myelofibrose und eine Polycythaemia vera.

Labor. Die Diagnose wird durch Ausschluß anderer Erkrankungen gestellt. Die Plättchenzahl beträgt etwa 1 Mio./µl. Im peripheren Blutausstrich finden sich große, bizarre Thrombozyten, Fragmente von Megakaryozyten und eine Leukozytose mit unreifen Formen. Die Blutungszeit ist verlängert. Die Thrombozytenaggregation auf Epinephrin, Kollagen, Arachidonsäure und Ristocitin ist vermindert. Zusätzlich besteht eine Hyperurikämie.
Im Knochenmarksausstrich finden sich eine Megakaryozytose mit normaler Erythropoese und Leukopoese. Es bestehen keine Hinweise auf eine Osteomyelofibrose. Das Philadelphia-Chromosom ist negativ. Die alkalische Leukozytenphospathase ist normal. Vitamin B_{12} und Vitamin-B_{12}-bindendes-Protein können vermehrt sein. Die alkalische Phosphatase und die Laktatdehydrogenase sind erhöht. Hämoglobin steigt unter einer oralen Eisensubstitution um mehr als 1 g/dl in einem Monat an.

Klinik. 60% der Patienten haben Blutungskomplikationen mit Petechien, Schleimhautblutungen, Nasenbluten und subkutanen Hämatomen. 20% der Patienten haben Thrombosen des arteriellen oder venösen Systems. Ein Erythem, eine Zyanose und gangränöse Bilder werden durch das thrombohämorrhagische Syndrom ausgebildet.

Therapie. Die Therapie besteht in einer Senkung der Thrombozytenzahl auf unter 500 000/µl durch eine zytostatische Behandlung mit Insulfan, Melfalan und Hydroxyurea. Bei thrombotischen Komplikationen ist eine orale Antikoagulation erforderlich. Aspirin und Dipyridamol sind nicht ausreichend wirksam. Eine Plasmapherese ist bei Vorliegen von thrombozytären Antikörpern wirksam.

Merke. Eine Thrombozythämie geht mit einer erhöhten Thrombozytenzahl einher. Die Thrombozyten sind defekt und können daher sowohl Thrombosen als auch Blutungen auslösen.

6 Kongenitale Faktorenmängel

6 Kongenitale Faktorenmängel

Definition. Vererbte Störungen der Gerinnungsfaktoren sind in der Regel mit **großflächigen** Gewebeblutungen verbunden. Dies unterscheidet sie von den thrombozytären Blutungen, die alle **punktförmig** sind.

◀ Definition

Ätiologie. Häufig handelt es sich um Störungen nicht nur eines, sondern mehrerer Gerinnungsfaktoren. Die Diagnose läßt sich anhand der globalen Gerinnungsteste in Störungen des extravaskulären oder **Extrinsic-Systems** (Prothrombinzeit, Quick-Wert) und intravaskulären oder **Intrinsic-Systems** (partielle Thromboplastinzeit) differenzieren. In seltenen Fällen ist eine Störung der Gerinnungsfaktoren auch mit thrombotischen Ereignissen (Dysfibrinogenämie) verbunden.

Ätiologie Häufig handelt es sich um Störungen mehrerer Gerinnungsfaktoren.
Selten kommen Fibrinogen-Funktionsstörungen vor.

Labor. Bei den Laborwerten liegt eine Verlängerung der globalen Gerinnungsteste, von Quick-Wert, aPTT, Thrombinzeit, Prothrombinzeit und Vollblutgerinnungszeit vor. Die Plättchenzahl und Blutungszeit liegen im Normbereich.
Die definitive Diagnose erfolgt durch Bestimmung der Einzelfaktoren des Gerinnungssystems.

Labor Verlängerung der globalen Gerinnungsteste von Quick, aPTT, Thrombinzeit, Prothrombinzeit und Vollblutgerinnungszeit. Definitive Diagnose durch Bestimmung der Einzelfaktoren.

Klinik. Die Blutungen treten vorzugsweise in das subkutane Gewebe, die Muskulatur, die Gelenke und intrazerebral auf. Leichtere Blutungen erfolgen in den Magen-Darm-Kanal, in das Urogenitalsystem und intrapulmonal. Es bestehen große subkutane Hämatome.
Bei den angeborenen Defekten von Faktor II, V, VII, X, XI, XII, XIII, Präkallikrein oder Kininogen handelt es sich um seltene Erkrankungen, die autosomal rezessiv vererbt werden. Erste Blutungskomplikationen treten oft schon im jugendlichen Alter auf. Man unterscheidet zwischen milden, mittelschweren und schweren Verlaufsformen. Die milden weisen eine Aktivität des Gerinnungsfaktors von 6–45%, die mittelschweren von 1–5% und die schweren Formen einen Mangel von < 1% der Aktivität auf. Kleine operative Eingriffe können bei einer Aktivität von 30–50%, große Operationen nur bei einer Aktivität von > 70% der Gerinnungsfaktoren durchgeführt werden. Patienten mit Afibrinogenämie sind nicht lebensfähig und versterben vor oder bald nach der Geburt. Patienten mit verminderter Fibrinogenkonzentration leiden unter Blutungskomplikationen. Bei funktionellen Defekten (Dysfibrinogenämie) entstehen neben Blutungskomplikationen zusätzlich arterielle und venöse Thrombosen.

Klinik Blutungen vorzugsweise in das Fettgewebe, in Gelenke, intramuskulär und intrazerebral, in den Gastrointestinal- und Urogenitaltrakt.
Die angeborenen autosomal rezessiv vererbten Defekte sind sehr selten. Erste Blutungen treten oft in der Jugend auf.
Nach der prozentualen Aktivität des Faktors unterscheidet man:
milde (6–45%), mittelschwere (1–5%) und schwere (< 1%) Verlaufsformen.
Patienten mit verminderter Fibrinogenmenge leiden unter Blutungskomplikationen. Bei funktionellen Defekten (Dysfibrinogenämie) entstehen Blutungskomplikationen **und** Thrombosen.

Therapie. Eine spezifische Therapie gibt es nicht. Bei Blutungskomplikationen müssen Plasma oder Einzelfaktoren substituiert werden. Bei Thromboseereignissen muß antikoaguliert werden.

Therapie Bei Blutungen müssen Plasma oder Einzelfaktoren substituiert werden.

6.1 Hämophilien

6.1 Hämophilien

Definition. Bei den Hämophilien handelt es sich um eine X-chromosomal gebundene Störung der Faktoren VIII oder IX mit rezessivem Erbgang. Dies führt dazu, daß Männer erkranken (XY), während Frauen Konduktorinnen sind und nur extrem selten erkranken (XX).

◀ Definition

Epidemiologie. Die Häufigkeit der Erkrankung beträgt 1 : 10 000 Personen der Bevölkerung. Bei etwa 30% manifestiert sich die Krankheit in einer Familie zum ersten Mal. Dies beruht auf einer hohen Rate an Neumutationen. ▤ K-**10** zeigt die klassische Vererbung der Hämophilie.
80% der Betroffenen leiden an einer **Hämophilie A** (Faktor-VIII-Aktivitätsmangel), 20% an einer **Hämophilie B** (Faktor-IX-Aktivitätsmangel). Beide Formen der Hämophilie sind klinisch nicht zu trennen, ihre Differentialdiagnose gelingt über die Bestimmung der Einzelfaktoren.

Epidemiologie Die Häufigkeit der Erkrankung beträgt 1 : 10 000. Bei etwa 30% tritt die Krankheit in der Familie zum ersten Mal auf (Neumutation!). ▤ K-**10** zeigt die klassische Vererbung der Hämophilie.
80% leiden an **Hämophilie A** (Faktor-VIII-Mangel), 20% an **Hämophilie B** (Faktor-IX-Mangel).

K-10: Klassische Vererbungskonstellationen der Hämophilie

Eltern		Nachkommen		
männlich	weiblich	männlich	weiblich	Häufigkeit
Hämophilie	normal	100 % normal	100 % Überträger	selten
normal	+ Überträger	50 % Hämophilie 50 % normal	50 % Überträger 50 % normal	häufig
Hämophilie	+ Überträger	50 % Hämophilie 50 % normal	50 % Hämophilie 50 % Überträger	sehr selten
normal	+ Hämophilie	100 % Hämophilie	50 % Hämophilie 50 % Überträger	extrem selten
Hämophilie	+ Hämophilie	100 % Hämophilie	100 % Hämophilie	extrem selten

Pathogenese Beim Mangel an Faktor-VIII- oder -IX-Aktivität wird das intrinsische Gerinnungssystem weniger aktiviert, es kommt zu einer **verlangsamten Fibrinbildung**.
Da Faktor VIII auch für die Kollagenbildung verantwortlich ist, leiden diese Patienten an **Wundheilungsstörungen**.
K-**11** zeigt die Schweregrade der Hämophilien.

Pathogenese. Beim angeborenen Mangel an Faktor-VIII- oder Faktor-IX-Aktivität wird das intrinsische plasmatische Gerinnungssystem weniger aktiviert. Dies führt zu einer geringeren Aktivierung von Faktor X und Thrombin. Es kommt zu einer **verlangsamten Fibrinbildung**. Da Thrombin auch Faktor XIII aktiviert, wird zusätzlich die Quervernetzung von Fibrin gestört. Faktor VIII ist auch für die Kollagenbildung verantwortlich. Deswegen leiden Hämophiliepatienten an **Wundheilungsstörungen**. K-**11** zeigt die Schweregrade der Hämophilien.

Labor Richtungweisend ist eine Verlängerung der aPTT. Bei schweren Formen sind auch Thrombinzeit und Quick-Wert verlängert. Faktor-VIII oder Faktor-IX-Aktivität sind vermindert. Normal sind Thrombozytenfunktion, Blutungszeit, Thrombelastographie und der von-Willebrand-Faktor.

Labor. Eine Verlängerung der aPTT ist richtungweisend. Bei schwereren Formen der Hämophilie können auch die Thrombinzeit und der Quick-Wert verlängert sein. Die Thrombozytenfunktion, Blutungszeit, Faktor-VIII-assoziiertes-Antigen und der von-Willebrand-Faktor des Faktor-VIII-Moleküls sind normal. Die Bestimmung der Faktor-VIII- und Faktor-IX-Aktivität sichert die Diagnose. Nach Diagnosestellung ist ein kompletter Gerinnungs- und Thrombozytenstatus zur Erfassung der Funktion der gesamten Hämostase erforderlich.

Klinik Erste Hinweise sind ausgedehnte Blutungen bei kleinen Wunden, einer Abrasio, Einblutungen in Gelenke etc. Patienten mit mittelschweren und schweren Formen bluten vor allem in Gelenke. Die Blutungen treten schon im ersten Jahr auf.
Patienten mit milden Formen bluten in Muskulatur oder Gelenke nur nach Traumen und bei operativen Eingriffen oder Verletzungen.
Gelenkblutungen in mittelgroße Gelenke und Muskelblutungen führen zu schweren sekundären Schäden (Muskelatrophien, Kontrakturen, chronische Synovitis, Gelenkversteifungen). Schwierig zu diagnostizieren sind

Klinik. Erste Hinweise auf eine Hämophilie sind ausgedehnte Blutungen bei kleinen Wunden, Einblutungen in Gelenke oder Muskulatur und postoperative Nachblutungen. Patienten mit schweren und mittelschweren Formen bluten vor allem in Gelenke. Die Blutungen treten schon innerhalb des ersten Lebensjahres auf. Die Patienten erleiden die Blutungen 20- bis 40mal pro Jahr ohne eine Behandlung. Patienten mit milden Formen der Hämophilie und Subhämophilie bluten in Muskulatur oder Gelenke nur unter Einwirkung von Traumen und bei größeren operativen Eingriffen oder Verletzungen.
Während Hautblutungen und subkutane Blutungen im allgemeinen ohne schwerwiegende Auswirkungen sind, führen Gelenkblutungen in die mittelgroßen Gelenke (Knie, Ellenbogen, Sprunggelenk) und Muskelblutungen zu schweren sekundären Schädigungen. Diese sind Muskelatrophien, Kontrakturen, Schädigungen des Bandapparates und der Gelenke, chronische Synovitis und Arthritis und schließlich Gelenkversteifungen. Schwierig zu dia-

K-11: Häufigkeit der Hämophilien

Häufigkeit der Hämophilie	Anteil der Patienten (%)	Faktorenaktivität
▷ schwer	55 %	<1 %
▷ mittelschwer	20 %	1–5 %
▷ mild	20 %	6–45 %
▷ nicht erfaßt	5 %	unbekannt

Synopsis K-6: Häufigste Lokalisationen von Blutungen bei Hämophilie

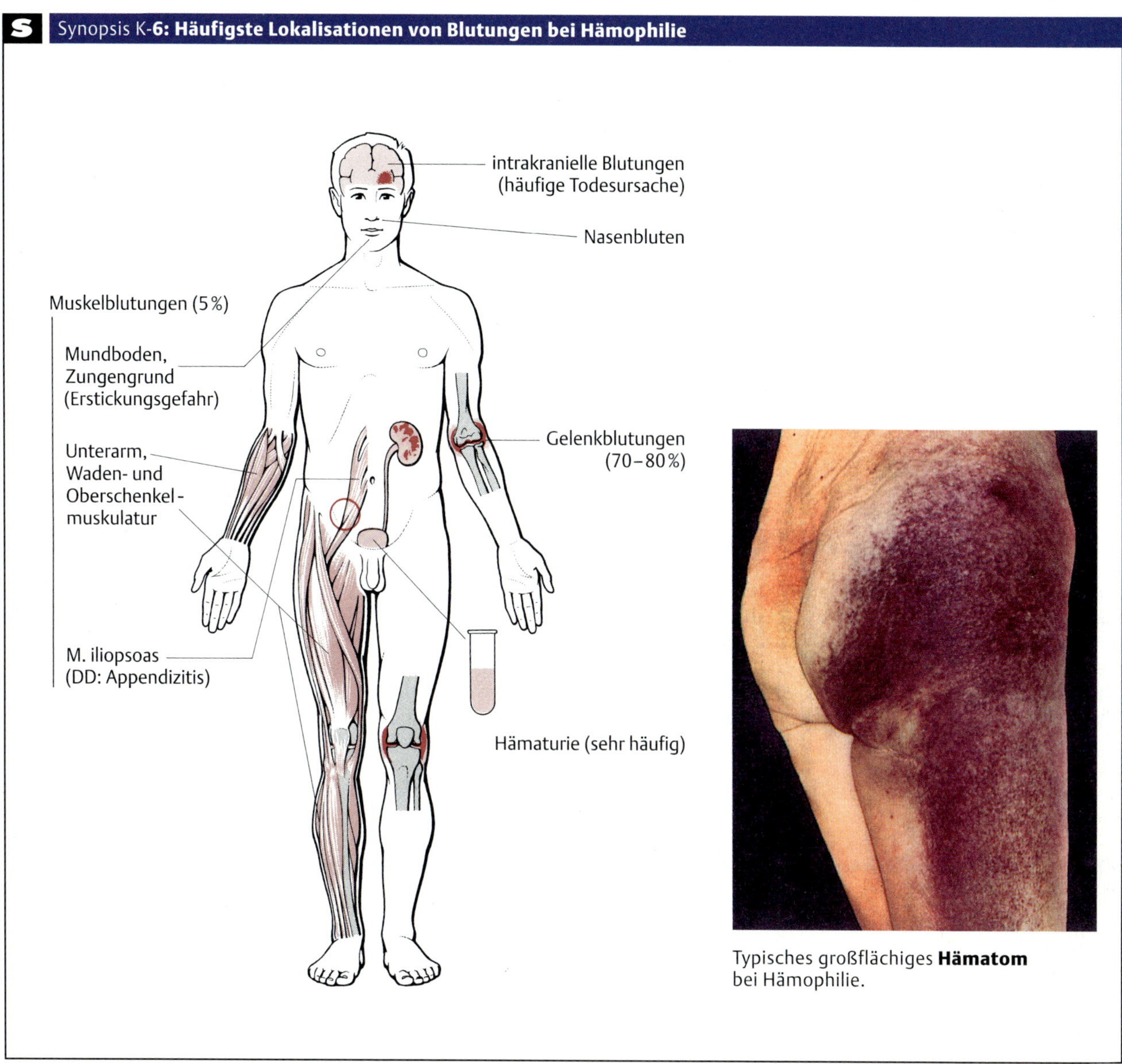

Typisches großflächiges **Hämatom** bei Hämophilie.

gnostizieren sind retroperitoneale Blutungen wegen der geringen Symptomatik.
Erst massive Einblutungen weisen eine entsprechende Klinik auf. Resorptionsfieber bei retroperitonealen Blutungen führt zur Differentialdiagnose der Appendizitis oder des akuten Abdomens. Intrakranielle Blutungen sind bei 25% der Patienten die Todesursache. Die resultierenden Körperbehinderungen und die Rehabilitation stellen erhebliche Langzeitprobleme bei den chronisch kranken Patienten dar (S K-**6**).

retroperitoneale Blutungen, da sie eine geringe Symptomatik aufweisen. Erst massive Einblutungen zeigen eine entsprechende Klinik. Intrakranielle Blutungen sind bei 25% der Patienten die Todesursache.

Therapie. Alle schweren Formen der Hämophilie müssen kontinuierlich mit Faktor-VIII- oder Faktor-IX-Konzentrat substituiert werden. Bei Blutungen müssen 25–50 Einheiten/kg Körpergewicht sofort intravenös verabreicht werden.
Als Dauerbehandlung gilt die Gabe von 25 Einheiten Faktor-VIII- oder -IX-Konzentrat/kg Körpergewicht dreimal wöchentlich bei der Hämophilie A und zweimal wöchentlich bei der Hämophilie B.

Therapie **Die schweren Formen müssen mit Faktor-VIII- oder -IX-Konzentrat substituiert werden.**

Als Dauerbehandlung werden Faktor VIII 3 × wöchentlich bei der Hämophilie A und Faktor IX 2 × wöchentlich bei der Hämophilie B verabreicht.

Merke ▶

Merke. Eine Einheit des Faktor-VIII- oder Faktor-IX-Konzentrates hebt die Aktivität im Blut um 1% pro kg Körpergewicht an. Entsprechend berechnet sich die Gesamtmenge, um z.B. einen Wert von 50% oder 70% der Norm zu erhalten.

Bei mittelschweren Fällen ist nur bei Auftreten von Blutungskomplikationen ein Anheben der Aktivität notwendig.

Bei mittelschwerer Hämophilie ist nur bei Auftreten von Blutungskomplikationen ein Anheben der Aktivität des Gerinnungsfaktors erforderlich. Bei Operationen oder nach größeren Verletzungen ist eine Substitution bei allen Formen der Hämophilie auf eine Aktivität von 70% der Norm erforderlich. Die Halbwertszeit für Faktor VIII beträgt 13 Stunden, die für Faktor IX 25 Stunden.

Die Rehabilitation des Patienten ist sehr wichtig.

Die Rehabilitation dieser Patienten ist von großer Bedeutung. Krankengymnastische Übungen, die berufliche und familiäre Wiedereingliederung sind die wichtigsten Ansatzpunkte.
Patienten mit einer Hämophilie A oder B werden heute immer in spezialisierten Zentren behandelt. Dies beruht auf der differenzierten und kostenaufwendigen Therapie und Betreuung der Patienten.

Klinischer Fall

Ein 28jähriger Patient leidet seit seiner Geburt an einer Hämophilie. Während der ersten 16 Jahre kam es gehäuft zu spontanen Gelenkblutungen. Bis zu diesem Zeitpunkt war die Diagnose nicht bekannt, so daß keine spezifische Therapie erfolgen konnte. Die Gelenkblutungen waren jeweils durch Gelenkpunktionen entlastet worden. Aufgrund des chronischen Reizes kam es zu schwersten sekundären arthrotischen Gelenkveränderungen. Nach Diagnosestellung folgte eine regelmäßige Substitution mit Faktor-VIII-Konzentrat, die Dosierung betrug dreimal wöchentlich 2000 Einheiten intravenös. Der Patient führt die Verabreichungen selbst durch. Gelenkblutungen traten seitdem nicht mehr auf.

6.2 Von-Willebrand-Jürgens-Syndrom

6.2 Von-Willebrand-Jürgens-Syndrom

Definition ▶

Definition. Bei dem von-Willebrand-Jürgens-Syndrom handelt es sich um eine autosomal-dominant vererbte Störung bzw. einen Mangel des von-Willebrand-Faktors. Er ist als Komplex mit Faktor VIII und Ristocetin-Kofaktor gebunden. Die Faktor-VIII- und Faktor-IX-Aktivität und die übrige plasmatische Gerinnung sind normal. Es sind sowohl Männer als auch Frauen betroffen. Die Blutungsneigung hängt von der Stärke des Funktionsdefektes ab. Die Häufigkeit beträgt je nach Schweregrad zwischen 0,1 und 1,5%.

Pathogenese Der Faktor-VIII-Komplex setzt sich zusammen aus:
- Faktor-VIII : C-Gerinnungsaktivität
- Faktor-VIII : vW-v.Willebrand
- Faktor VIII : rAg-Ristocetin-Kofaktor.

Eine Verminderung von Faktor VIII : vW führt zu einer Störung der Interaktion des Komplexes mit dem Endothel.
Faktor VIII : rAg führt bei Mangel des Komplexes zu gestörter Interaktion des Komplexes mit dem Plättchen.
Faktor-VIII : C-Mangel führt zu einer klassischen Hämophilie.

Pathogenese. Der Faktor-VIII-Komplex setzt sich aus folgenden Teilen zusammen: Faktor-VIII-Gerinnungsaktivität = Faktor VIII : C, Faktor-VIII-von-Willebrand = Faktor VIII : vW und Faktor-VIII-Ristocetin-Kofaktor = Faktor VIII : rAg. Während Faktor VIII : C über die gerinnungshemmende Aktivität gemessen wird, folgt die Bestimmung von Faktor VIII : vW und Faktor VIII : rAg über Antigendeterminanten (immunologisch). Ein Mangel an Faktor VIII : C führt zur klassischen Hämophilie (*s. o.*). Eine Verminderung von Faktor VIII : vW führt zu einer Störung der Interaktion des Molekülkomplexes mit dem Endothel. Faktor VIII : rAg führt bei einer Verminderung zu einer gestörten Interaktion des Komplexes mit Thrombozyten. Faktor VIII : C wird an vielen Stellen im Körper aus dem Endothel synthetisiert. Faktor VIII:vW und Faktor VIII : rAg werden im Endothel der Arterien, Venen, Plättchen und Megakaryozyten synthetisiert.

Es gibt **3 Formen der von-Willebrand-Erkrankung**.

Typ I: dominant, quantitativer Defekt, 80%

Es lassen sich **drei Varianten der von-Willebrand-Erkrankung** unterscheiden:
Typ I: dominante Vererbung, quantitative Verminderung des von-Willebrand-Faktors, am häufigsten mit 80%.

Typ II: dominante Vererbung, qualitativer Defekt des von-Willebrand-Faktors, Häufigkeit 15–20%.
Typ III: rezessive Erbkrankheit homo- oder heterozygot, selten mit 0,5–5% der Erkrankungen. Der von-Willebrand-Faktor beträgt 0,1% der Norm.
Plättchentyp: vWF-Rezeptordefekt der Thrombozytenmembran.

Typ II: dominant, qualitativer Defekt, 15–20%

Typ III: rezessiv, vWF 0,1% der Norm, 0,5–5% der Patienten.
Plättchentyp: vWF-Rezeptordefekt der Thrombozytenmembran.

Labor. Die Blutungszeit ist bei allen Patienten mit von-Willebrand-Erkrankung verlängert. die aPTT ist nur bei einer Störung von Faktor VIII : C verlängert. Die Thrombozytenaggregation auf Ristocetin ist bei Faktor VIII : rAg-Mangel vermindert. Das Faktor-VIII : vW-Antigen ist vermindert bei einer Störung dieses Anteils des Komplexes.

Labor Die Blutungszeit ist verlängert. Die aPTT ist nur bei einer Störung von Faktor VIII:C verlängert.
Die Thrombozytenaggregation auf Ristocetin ist bei Faktor VIII : rAg vermindert.

Klinik. Typisch sind Schleimhautblutungen. Da es sich um vaskulär oder thrombozytär bedingte Störungen handelt, finden sich nur kleinere Blutungen in Form von subkutanen Hämatomen, Neigung zu Nachbluten bei kleinen Verletzungen, Nasenbluten und Petechien. Bei schweren Mangelerscheinungen können starke Regelblutungen und größere postoperative Nachblutungen auftreten.

Klinik Da es sich um vaskulär oder thrombozytär bedingte Störungen handelt, finden sich nur kleinere Blutungen (subkutane Hämatome, Neigung zu Nachblutungen, Petechien). Bei starkem Mangel können schwere Regelblutungen und (post-) operative Blutungen auftreten.

> ***Merke.*** Die Hämophilie tritt praktisch nur bei Männern auf, während die von-Willebrand-Erkrankung auch bei Frauen auftreten kann.

◀ **Merke**

Therapie. Die Substitution von Faktor-VIII-Konzentrat, das immer auch den von-Willebrand-Jürgens-Faktor enthält, ist bei schweren Blutungen und präoperativ indiziert. Der Faktor VIII : vW im Blut muß auf über 70% der Norm angehoben werden. Desmopressin (DDAVP, z.B. Minirin®) führt zu einer Freisetzung des von-Willebrand-Jürgens-Faktors aus dem Gefäßendothel. Dies kann therapeutisch genutzt werden. Vasopressin liegt auch als Nasenspray vor, wo es über die Schleimhaut resorbiert wird. Kryopräzipitate enthalten ebenso Faktor VIII : vW und Faktor VIII : rAg. Bei schweren Blutungen und präoperativ führen sie zu einer Normalisierung der Gerinnungsparameter. Präoperativ muß die Blutungszeit bei allen Patienten im Normbereich liegen. Die Faktor-VIII:C-Aktivität liegt nach Infusion von 2000 Einheiten Faktor-VIII-Konzentrat bei Patienten mit Hämophilie bzw. der von-Willebrand-Erkrankung etwa im Normbereich.

Therapie Beim von-Willebrand-Jürgens-Syndrom muß präoperativ bei schweren Formen Faktor VIII substituiert werden, bis über 70% der Norm erreicht sind und die Blutungszeit im Normbereich liegt.
Ein anderes Wirkprinzip liegt der Verabreichung von Desmopressin (DDAVP, z.B. Minirin®) zugrunde: es setzt von-Willebrand-Faktor aus dem Endothel frei. Vasopressin wird als Nasenspray über die Schleimhaut der Nase resorbiert.
Bei schweren Blutungen und präoperativ führen Kryopräzipitate zu einer Normalisierung der Gerinnungsparameter.

7 Erworbene Koagulopathien durch Hemmkörper

7 Erworbene Koagulopathien durch Hemmkörper

> ***Definition.*** Die Synthese von Hemmkörpern gegen einzelne oder mehrere Gerinnungsfaktoren führt zu einer Ausbildung von Thrombosen oder Blutungen. Die Entstehung von Thrombosen wird durch das Lupus-Antikoagulans und die von Blutungen durch die Ausbildung von Hemmkörpern gegen Faktor VIII oder andere Gerinnungsproteine hervorgerufen.

◀ **Definition**

Ätiologie. Man unterscheidet erworbene Koagulopathien im Rahmen einer Autoimmunerkrankung (Lupus erythematodes) mit Ausbildung eines Lupus-Antikoagulans. Die zweite Form der erworbenen (Anti-)Koagulopathien besteht in der Ausbildung von Antikörpern gegen substituierte Plasmaproteine wie z.B. bei Faktor-VIII- oder Faktor-IX-Konzentraten. Diese werden Hemmkörper-Hämophilien genannt. Im Prinzip können Hemmkörper gegen alle substituierten Plasmaproteine auftreten. Ein Lupus-Antiko-

Ätiologie Man unterscheidet: erworbene Koagulopathien im Rahmen einer Autoimmunerkrankung (LE) von erworbenen Formen, bei denen auch Antikörper gegen substituierte Plasmaproteine (z.B. Faktor VIII) vorkommen.

agulans kann jedoch auch im Rahmen von allergisch-medikamentösen Reaktionen auftreten (z.B. im Rahmen einer schweren Fieberreaktion auf Streptokinase). Die Häufigkeit der Hemmkörper gegen Faktorenkonzentrate liegt auch in der Größenordnung von 5–10%.

Pathogenese Die häufige Verabreichung von Gerinnungskonzentraten kann zu Antikörperbildung gegen das substituierte Plasmaprotein führen **(Hemmkörper).**
Auch bei Autoimmunkrankheiten, chronischen Entzündungserkrankungen und der DIC kommt es zur Hemmkörperbildung.
Das **Lupus-Antikoagulanssyndrom** tritt bei Patienten mit Lupus erythematodes gehäuft auf (10%). 50% dieser Patienten erleiden **Thrombembolien**.

Pathogenese. Die häufige Verabreichung von Gerinnungskonzentraten bei Faktorenmangel, wie bei der Hämophilie, kann zur Ausbildung von Antikörpern gegen das parenteral zugeführte Plasmaprotein führen. Diese werden als **Hemmkörper** bezeichnet. Hemmkörper beobachtet man auch gegen körpereigene Gerinnungsfaktoren bei Autoimmunerkrankungen, chronischen Entzündungserkrankungen und bei der Verbrauchskoagulopathie. In der Regel finden sich Verminderungen nicht nur eines sondern mehrerer Gerinnungsfaktoren.
Das **Lupus-Antikoagulanssyndrom** tritt bei Patienten mit systemischem Lupus erythematodes gehäuft auf. Es handelt sich um ein Phospholipid, das die Blutgerinnung hemmt. Etwa 10% der Patienten mit systemischem Lupus entwickeln diese Antikoagulans-Antikörper. Die aPTT ist bei diesen Patienten verlängert, die Prothrombinzeit nach Quick normal oder ebenfalls verlängert. 50% der Patienten mit Lupus erythematodes und Lupus-Antikoagulans erleiden **Thrombembolien**.

Klinik Die Patienten fallen durch **Blutungen** auf.

Klinik. Die Klinik aller Patienten ist durch Auftreten von **Blutungen** gekennzeichnet. Eine familiäre Häufung ist im Gegensatz zur Hämophilie nicht bekannt.

Therapie Bei der Hemmkörperhämophilie wird anstatt gereinigtem Faktor VIII »FEIBA« verabreicht.
Desmopressin führt in einigen Fällen zu einem Anstieg von Faktor VIII. Bei den erworbenen Hemmkörpern gibt es keine spezifische Behandlung.
Beim Lupus-Antikoagulans muß antikoaguliert werden.

Therapie. Die Behandlung mit Glukokortikoiden oder immunsuppressiven Substanzen ist nicht erfolgversprechend. Bei der sogenannten Hemmkörperhämophilie (Antikörper gegen Faktor VIII bei Hämophilie) wird die Substitution von gereinigtem Faktor VIII auf Fraktion FEIBA (»Faktor-VIII-inhibitory-bypass-activity«) umgestellt. Minirin® (Desmopressin) führt in einigen Fällen zu einem Anstieg von Faktor VIII durch eine Freisetzung von Faktor VIII aus dem Gefäßendothel. Bei den verschiedenen Formen der erworbenen Hemmkörper gegen Gerinnungsfaktoren besteht keine spezifische Behandlung. Beim Nachweis eines Lupus-Antikoagulans muß eine Thromboemboliepropylaxe mit oralen Antikoagulanzien oder Heparin durchgeführt werden.

Cave!

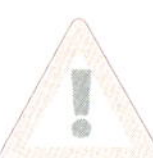

Erhöhung der Substitution mit Faktor VIII oder IX bei Ausbildung von Hemmkörpern. Bei fehlender Erhöhung der Faktor-VIII- oder -IX-Aktivität im Blut nach Substitution bzw. einem raschen Abfall der Faktor-VIII- oder -IX-Aktivität muß an eine Koagulopathie durch Ausbildung eines Hemmkörpers gedacht werden.

8 Verbrauchskoagulopathie

Synonym: DIC = disseminated intravascular coagulation

Definition. Bei der Verbrauchskoagulopathie handelt es sich um einen pathologischen Verbrauch von Gerinnungsfaktoren und Thrombozyten im Rahmen einer generalisierten Gerinnungsaktivierung mit Mikrothrombosen in der peripheren Strombahn. Hierdurch kommt es nachfolgend zu einer hämorrhagischen Diathese sowie meist auch zu einer sekundären Hyperfibrinolyse.

Ätiologie und Pathogenese. Durch eine Aktivierung des endogenen und auch exogenen Gerinnungssystems durch Toxine, Sepsis und thromboplastisches Material wird die Blutgerinnung aktiviert (K-**12**).

K-12: Ursachen, die zu einer akuten disseminierten intravasalen Gerinnung führen können

- Schock (kardial, septisch, anaphylaktisch)
- Gynäkologische Erkrankungen: Fruchtwasserembolie, Eklampsie, Abruptio placentae, »retained-fetus-syndrome«
- Operationen an thrombokinasereichen Organen (Pankreas, Lunge, Prostata)
- Intravaskuläre Hämolyse: Posttransfusionshämolyse, kleine Hämolyse, massive Transfusion
- Bakteriämie: gramnegativ (Endotoxin), grampositiv (bakterielle Mukopolysaccharide)
- Virämie: Zytomegalie, Hepatitis, Varizellen, Mycoplasma malariae
- Metastasierende Karzinome
- Akute promyeloische, akute myelomonozytäre und andere Leukämien
- Verbrennungen
- Polytrauma mit Fettembolie und Gewebsnekrosen
- Lebererkrankungen: Verschlußikterus, akutes Leberversagen
- Extrakorporale Zirkulation: Shunt-Operationen, Le-Veen-Shunt
- Vaskulitiden

Als Endstadium der Gerinnungsaktivierung entstehen **Mikrothromben** in der gesamten peripheren Strombahn. In diesen werden Thrombozyten, Gerinnungs- und Fibrinolysefaktoren verbraucht.
Die verschiedenen Erkrankungen führen zu einer Aktivierung der Gerinnung über Präkallikrein und Hageman-Faktor (Faktor XII), zu einer Aktivierung von Thrombozyten und zu einer Hämolyse. Antigen-Antikörperkomplexe, Lipoproteine der Thrombozyten und Kollagen aus den subendothelialen Strukturen sind als zugrundeliegende Mechanismen verantwortlich. Bei Malignomen werden thrombinähnliche Enzyme freigesetzt. Diese entstehen aus nekrotisierendem Tumorgewebe und setzen sich aus Phospholipiden und Thromboplastinen zusammen, die die Gerinnung aktivieren. Bei Pankreastumoren führt die Freisetzung von Trypsin zur Hyperkoagulabilität. Folgende Malignome sind mit der Ausbildung einer disseminierten intravasalen Gerinnung verbunden: gastrointestinale Tumoren, Pankreas, Prostata, Lunge, Ovar, malignes Melanom, Myelom, Leukämien, immunoblastische Lymphome.
Als physiologische Antwort auf die Hyperkoagulabilität wird das körpereigene Fibrinolysesystem aktiviert. Es entsteht die **sekundäre Hyperfibrinolyse**. Diese ist als Abräumreaktion auf die entstehenden Mikrothromben zu werten.

Merke. Eine Fibrinolysehemmung als therapeutische Maßnahme bei der Verbrauchskoagulopathie ist daher kontraindiziert.

Labor. Wesentlich ist eine **mehrfache tägliche Kontrolle der Laborwerte** mit den entsprechenden Änderungen. Folgende **Gerinnungszeiten verlängern sich** aufgrund einer verminderten Fibrinogenkonzentration und Aktivität einzelner Gerinnungsfaktoren: aktivierte partielle Thromboplastinzeit,

8 Verbrauchskoagulopathie

Synonym: DIC = disseminated intravascular coagulation

◀ **Definition**

Ätiologie und Pathogenese Das endogene und exogene Gerinnungssystem wird durch Toxine, septisches und thromboplastisches Material aktiviert. Es entstehen **Mikrothromben** in der peripheren Strombahn, in denen Thrombozyten, Gerinnungs- und Fibrinolysefaktoren verbraucht werden (K-**12**).
Bei der DIC wird die Gerinnung über Präkallikrein und Faktor XII aktiviert.
Bei Malignomen werden aus nekrotisierendem Tumorgewebe Phospholipide und Thromboplastine freigesetzt, die als thrombinähnliche Enzyme wirken.
Eine DIC tritt bei folgenden Tumoren auf:
Darm, Pankreas, Prostata, Lungen, Ovar, Melanom, Myelom, Leukämie, Lymphome.

Als Reaktion auf die DIC entsteht eine **Hyperfibrinolyse.** Diese ist als Abräumreaktion auf die Mikrothromben zu werten.

◀ **Merke**

Labor Wichtig sind **mehrfache tägliche Kontrollen der Laborwerte.** Es **verlängern sich:** aPTT, Plasmathrombinzeit, Prothrom-

binzeit nach *Quick*, Reptilasezeit. Fibrinogen und AT III sind vermindert.
Es **vermindern sich:**
Thrombozyten.
Vermehrt treten auf:
Leukozyten, Plättchenfaktor IV, Fibrinspaltprodukte.
Im Blut finden sich: Schistozyten, eine Retikulozytose, Leukozytose und große, bizarre Thrombozyten. Durch Gerinnsel in den Glomerula kommt es zur Hyperfibrinolyse mit **Proteinurie.**

Plasmathrombinzeit, Prothrombinzeit nach Quick, Reptilasezeit. Vermindert sind auch Antithrombin-III-Konzentration und Thrombozytenzahl.
Vermehrt treten auf: Leukozyten, Plättchenfaktor IV, Fibrinspaltprodukte. Die vermehrt anfallenden Fibrinspaltprodukte sind zusätzlich wegen einer verminderten Clearance erhöht.
Im peripheren Blut finden sich Schistozyten (Fragmente der Erythrozyten), eine Retikulozytose, Polychromasie, eine Leukozytose mit geringer Linksverschiebung und unreife, große, bizarre Thrombozyten. Durch Ausbildung von Gerinnsel in den Glomerula der Niere mit sekundärer Hyperfibrinolyse entstehen eine **Proteinurie** und eine vermehrte Ausscheidung von Fibrinspaltprodukten in den Urin.

Komplikationen Nach Absinken der Gerinnungsfaktoren und von Fibrinogen kommt es zur **Blutungsneigung.** Es kann sekundär nach Auflösung der Mikrothromben in diese Gebiete einbluten.

Komplikationen. Nach Absinken der Gerinnungsfaktoren und von Fibrinogen kommt es zu einer **Blutungsneigung.** Es kann daher sekundär nach Ausbildung der Mikrothromben in diese Gebiete einbluten. Die lokale Hypotension, Hypoxie und Azidose verstärken die Mechanismen aufgrund einer Desintegration der extrazellulären Matrix des Endothels.

Klinik Charakteristische Symptome sind: Fieber, Hypotension, Azidose, Hypoxie, Proteinurie.
In späteren Stadien treten auf: Petechien, Purpura, Einbluten in die Haut, operative Nachblutungen, Thrombosen und Lungenembolien.

Klinik. Charakteristische Symptome sind Fieber, Hypotension, Azidose, Hypoxie und Proteinurie. Im späteren Stadium treten Blutungskomplikationen auf: Petechien und Purpura (Thrombozytopenie), hämorrhagische Einblutungen in die Haut (Minderung der Gerinnungsfaktoren), Nachblutungen aus Operationsgebieten und Punktionsstellen. Auch große Thrombosen und Lungenembolien können im Gefolge manifest werden.

Therapie Niedrig dosiertes **Heparin** (10 000–15 000 IE/d p.i.). Bei zu niedrigem AT III muß substituiert werden.

Therapie. Therapie der Wahl ist die Verabreichung niedrig dosierten **Heparins** zwischen 10 000–15 000 IE/d per infusionem. Bei erniedrigtem Antithrombin III (< 70%) ist ein Anheben in den Normbereich durch Substitution mit gereinigtem AT III erforderlich.

Merke ▶

▶ ***Merke.*** Low-dose-Heparin kann nur in Gegenwart von ausreichenden Mengen von Antithrombin III wirksam sein, da Antithrombin III als Kofaktor für Heparin in normaler Konzentration erforderlich ist.

Frischplasma enthält neben den Gerinnungsfaktoren auch **AT III** und Protein C. Eine Substitution ist bei Quick-Werten unter 50% erforderlich.
Die Behandlung mit Heparin muß bis zur Mobilisierung durchgeführt werden. Eine Therapie mit ASS oder oralen Antikoagulanzien ist nicht indiziert.

Frischplasma enthält neben den Gerinnungsfaktoren auch Antithrombin III und Protein C. Eine Substitution ist bei Quick-Werten unter 50% erforderlich. **Antithrombin III** wird initial mit 2000 IE und anschließend in achtstündigen Abständen mit 1000 IE per infusionem substituiert. Die Dauer der Substitution beträgt zwei bis vier Tage. Antithrombin III sollte dabei im oberen Normbereich liegen. Da die Halbwertszeit von Antithrombin III bei der Verbrauchskoagulopathie auf etwa 16 Stunden verkürzt ist, sollte die Applikation in achtstündigen Abständen erfolgen. Die Behandlung mit Low-dose-Heparin muß bis zur Mobilisierung des Patienten durchgeführt werden. Eine Thrombozytenaggregationshemmung, eine weitere Behandlung mit oralen Antikoagulanzien oder eine fibrinolysehemmende Behandlung sind nicht indiziert.

Cave!

Substitution von Fibrinogen bei vermindertem Fibrinogen im Plasma. Auf diese Weise wird nur vermehrt Substrat der verstärkt ablaufenden Gerinnung zur Verfügung gestellt und die Fibrinbildung gefördert.

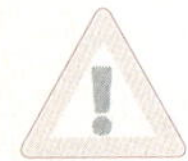

Substitution von Thrombozyten. Auch hierdurch wird die Thrombosierung in der Blutzirkulation gefördert.

Hemmung der Fibrinolyse durch Trasylol oder Aprotinin. Auch durch diese Maßnahme wird nicht die Ursache der Verbrauchskoagulopathie behandelt.

> **Merke.** Prophylaxe und Therapie der Verbrauchskoagulopathie mit Low-dose-Heparin und ggf. Antithrombin III.

◀ **Merke**

Differentialdiagnose. Die **DIC** ist gegen ihre **Vorstufe, die Hyperkoagulabilität**, abzugrenzen. Dies ist mit den routinemäßigen Parametern nicht möglich. Es finden sich eine erhöhte Faktor-VIII-Aktivität und eine erhöhte Fibrinogenkonzentration. Die schwierigste Differentialdiagnose besteht bei Patienten mit Leberzirrhose und sich entwickelnder Verbrauchskoagulopathie. Da Faktor VIII bei Patienten mit Leberzirrhose erhöht ist, kann nur seine Bestimmung endgültig über die Entwicklung einer Verbrauchskoagulopathie bei progredienter Leberzirrhose Aufschluß geben.

Differentialdiagnostisch ist die **Vorstufe der DIC, die Hyperkoagulabilität,** abzugrenzen. Bei DIC finden sich erhöhte Faktor-VIII-Aktivität und erhöhte Fibrinogenkonzentration. Die schwierigste DD besteht bei Patienten mit Leberzirrhose und sich entwickelnder DIC, da Faktor VIII bei Leberzirrhose erhöht ist. Deshalb müssen in solchen Fällen die Einzelfaktoren bestimmt werden.

> **Merke.** Eine Hyperkoagulabilität ist eine Gerinnungssteigerung und findet sich bei vielen Erkrankungen wie z.B. Tumoren und Infektionen. Es handelt sich um eine laborchemische Diagnose. Die Verbrauchskoagulopathie ist die klinische Manifestation einer Gerinnungssteigerung. Die laborchemischen Veränderungen sind neben einer Gerinnungssteigerung durch den Verbrauch der Gerinnungsfaktoren und der Thrombozyten gekennzeichnet.

◀ **Merke**

Prognose. Die Prognose der Verbrauchskoagulopathie wird von der Grundkrankheit bestimmt. Nach Beherrschung z.B. einer Sepsis bildet sich die Verbrauchskoagulopathie zurück. Die Ausbildung eines Waterhouse-Friderichsen-Syndroms wird durch das Ausmaß der Einblutungen in die Nebennieren bestimmt. Insgesamt gilt die **Ausbildung einer Verbrauchskoagulopathie als prognostisch ungünstiges Zeichen** der Grunderkrankung und ist ohne Therapie mit einer Letalität von etwa 50% behaftet. Der Einsatz von Heparin und Antithrombin III führt zu einer Verbesserung der Überlebenschancen aufgrund der Vermeidung der Thrombose- und Blutungskomplikationen der DIC. Die Letalität einer manifesten Verbrauchskoagulopathie liegt jedoch auch unter diesen therapeutischen Maßnahmen bei 10%.

Prognose Diese wird von der Grundkrankheit bestimmt. Nach Beherrschung z.B. einer Sepsis bildet sich die DIC zurück. **Die DIC gilt als prognostisch ungünstiges Zeichen.**

Die Letalität der DIC liegt unter zeitgemäßer Intensivtherapie bei ca. 10%.

Klinischer Fall

Ein 59jähriger Patient wurde mit hohen septischen Temperaturen in die Klinik eingewiesen. Er hatte drei Wochen vor stationärer Aufnahme einen Streptokokkeninfekt mit Angina tonsillaris durchgemacht. Die Blutkulturen zeigten Streptococcus viridans. Im Blutbild fanden sich ein auf 46% erniedrigter Quick-Wert, eine Thrombozytenzahl von 76000/µl und ein Fibrinogen von 73 mg%. Es handelte sich somit um eine Verbrauchskoagulopathie bei einer Sepsis. Das klinische Bild imponierte mit septischen Hautzeichen. In K-**10** sieht man die typischen septischen Kuppen an den Kniegelenken. Die Therapie des Patienten bestand in einer Behandlung der Grunderkrankung mit hochdosiertem Penicillin. Die Antikoagulation wurde mit Low-dose-Heparin (15000 Einheiten/Tag intravenös als Dauerinfusion) durchgeführt. Antithrombin III mußte am 1. Tag mit 2mal 1000 Einheiten intravenös und am 2. und 3. Tag mit 1000 Einheiten intravenös substituiert werden, um die Plasmakonzentration von 40% auf 80% anzuheben.

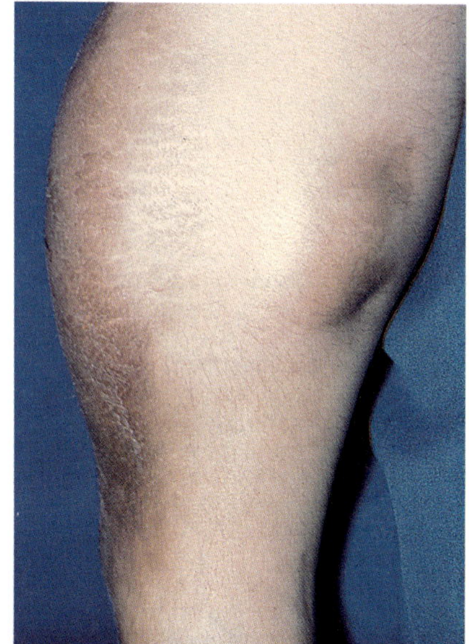

K-**10: Septische Kuppen am Kniegelenk.**

9 Hämostasestörungen bei Lebererkrankungen

Die Leber ist **Produktionsorgan verschiedener Gerinnungsfaktoren** und für das **Abräumen von Stoffwechselprodukten der Gerinnung** und den **Thrombozytenabbau** zuständig.
Die Synthese von Faktor II, VII, IX, X, Protein C und S läuft Vit.-K-abhängig ab.
Toxine, Fibrin(ogen)-Spaltprodukte, der Heparin-AT-III-Komplex und Teile zerstörter Plättchen werden in der Leber abgebaut.

Der Leber kommt im Rahmen der Hämostase eine entscheidende Bedeutung zu. Zum einen ist sie **Produktionsorgan verschiedener Gerinnungsfaktoren,** zum anderen ist sie als wichtigstes Organ des retikuloendothelialen Systems für das **Abräumen von Stoffwechselprodukten der Gerinnungsfaktoren und Thrombozyten** verantwortlich. Die Synthese der Blutgerinnungsfaktoren II, VII, IX, X, Protein C und Protein S ist abhängig von Vitamin K, während die Synthese der anderen Gerinnungsfaktoren unabhängig von Vitamin K abläuft. An Stoffwechselprodukten werden in der Leber Toxine, Fibrin(ogen)-Spaltprodukte, der Heparin-Antithrombin-III-Komplex und Lipoproteine von zerstörten Thrombozyten abgebaut.

Ätiologie und Pathogenese Die Leberzellen synthetisieren die meisten Gerinnungsfaktoren sowie AT III, Protein C und S, Antiplasmin und Plasminogen.
Bei **Lebererkrankungen** finden sich alle **Störungen wie bei einem Vit.-K-Mangel.**
Es finden sich jedoch auch Störungen der Synthese der übrigen Vit.-K-unabhängigen Faktoren (Fibrinogen, AT III, Plasminogen, Antiplasmin).
Da die Clearance-Funktion (z. B. bei der Leberzirrhose) reduziert ist, werden die Fibrinspaltprodukte vermindert abgebaut.
Bei einem **Verschlußikterus** kommt es zu einer **Malabsorption von Vitamin K.** Dadurch wird der Gerinnungsdefekt bei der Cholestase ausgelöst.

Ätiologie und Pathogenese. Die Leberzellen sind für die Synthese der Faktoren I, II, V, VII, VIII : C, IX, X, XI, XII, XIII, Präkallikrein, hochmolekulares Kinogen, Antithrombin III, Protein C, Protein S, α2-Makroglobulin, α2-Antiplasmin und Plasminogen verantwortlich. Die Synthese der Faktoren VIII:C, Plasminogen und Faktor XIII findet auch im Endothel statt. Die Synthese der Vitamin-K-abhängigen Gerinnungsfaktoren erfolgt in der Leberzelle anhand eines komplizierten Mechanismus im Rahmen des Vitamin-K-Stoffwechsels (*s. u.*). Bei **Lebererkrankungen** finden sich alle **Störungen wie bei einem Vitamin-K-Mangel.** Vitamin K wird von den Darmbakterien synthetisiert und in den Kreislauf aufgenommen. Bei Patienten mit Leberzirrhose ist die Darmflora gestört, so daß die Vitamin-K-Produktion vermindert ist. Die Zufuhr von Vitamin K über die Nahrung ist bei Patienten mit Lebererkrankungen in der Regel durch Lebensführung (Alkohol, eiweißarme Kost) gestört. Der tägliche Vitamin-K-Bedarf eines Menschen beträgt 1 µg. Es finden sich jedoch auch Störungen der Synthese der übrigen Gerinnungsfaktoren, die unabhängig von Vitamin K in der Leber gebildet werden. So sind Funktionsdefekte von Fibrinogen, Antithrombin III, Plasminogen und Antiplasminen bekannt. Da auch die Clearance-Funktion der Leber eingeschränkt ist, werden die Fibrin(ogen)-Spaltprodukte vermindert abgebaut. Bei einem **Verschlußikterus** führt die fehlende Exkretion von Gallensäuren zu einer **Malabsorption des fettlöslichen Vitamin K.** Auf diese Weise wird der Gerinnungsdefekt bei der Cholestase ausgelöst.

Merke ▶

> ***Merke.*** In der extrahepatischen Strombahn, insbesondere im Bereich der Kollateralkreisläufe, wird bei der Leberzirrhose vermehrt VIII : C synthetisiert. Faktor VIII : C ist bei dekompensierter Leberzirrhose im Gegensatz zu den übrigen Gerinnungsfaktoren daher immer erhöht.

Der wichtigste Laborwert zur Differentialdiagnose bei Verschlechterung der Leberfunktion und Eintreten der DIC gegenüber einer alleinigen Leberfunktionsstörung ist die Bestimmung von Faktor VIII : C. Dieser ist durch die extrahepatische Bildung erhöht bei Leberzirrhose und fällt bei DIC ab.
K-**13** zeigt die Defekte bei Leberversagen und Cholestase.

Bei progredienter Leberzirrhose bildet sich aufgrund der Hypoxie, der Toxinämie und der vermehrt anfallenden Fibrinspaltprodukte eine **Verbrauchskoagulopathie** aus. Da auch bei einer Verschlechterung der Leberfunktion ohne eine Verbrauchskoagulopathie die Syntheseleistung der Leber abnimmt und damit die Gerinnungsteste sich verlängern, ist zur Differentialdiagnose der wichtigste Parameter einer Verbrauchskoagulopathie bei einem Leberversagen die Bestimmung von Faktor VIII : C notwendig.
Die in K-**13** aufgeführten Defekte treten im akuten Leberversagen und bei der Cholestase in der Hämostase auf.

K-13: Störungen der Hämostase

Akutes Leberversagen:	**Cholestase:**
▷ Synthese der Gerinnungsfaktoren vermindert	▷ verminderte Resorption von Vitamin K
▷ Thrombozytopenie	▷ verminderte Synthese der Gerinnungsfaktoren
▷ Verbrauchskoagulopathie	▷ keine Thrombozytopenie

Die **Thrombozytopenie bei der Leberzirrhose** wird **durch** den **Hypersplenismus verursacht.** Die Thrombozyten werden vermehrt in der vergrößerten Milz abgebaut.

Die **Thrombozytopenie bei der Leberzirrhose** wird **durch** den **Hypersplenismus verursacht.**

Labor. Die **Prothrombinzeit nach Quick** ist der **empfindlichste Parameter bei** der Ausbildung einer **Leberfunktionsstörung** aufgrund der kurzen Halbwertszeit von Faktor VII. Die Einzelfaktoren II, VII, IX und X sinken nach Maßgabe ihrer Halbwertszeiten in folgender Reihenfolge ab: Faktor VII, IX, II, X (Halbwertszeiten aufsteigend von sieben bis sechzig Stunden). Antithrombin III und Protein C vermindern sich bei leichteren, Fibrinogen bei schweren Leberfunktionsstörungen. Plasminogen, Plasminogenaktivator-Inhibitor 1 und 2 und Faktor XII vermindern sich bei schwerer Leberfunktionsstörung. Ein Absinken des Quick-Wertes unter 30% ist prognostisch ungünstig.
Zur Überprüfung der Leberfunktion wird der **Koller-Test** herangezogen: nach intravenöser oder oraler Verabreichung von 10 mg Vitamin K muß der Quick-Wert innerhalb 48 Stunden um 20% ansteigen. Bleibt dieser Anstieg aus, spricht dies für eine schwere Parenchymschädigung der Leber.
Eine **Hyperfibrinolyse** wird **durch eine Verminderung der Inhibitoren von Plasminogen** – dies sind α2-Antiplasmin, α2-Makroglobulin, PAI 1, PAI 2 und Antithrombin III – ausgelöst. Dies führt zu einer Steigerung der Plasminaktivität. Plasmin spaltet neben Fibrin auch Fibrinogen und die Gerinnungsfaktoren V, VIII:C, IX und XI. Die vermehrt auftretenden Fibrinspaltprodukte führen zu einer defekten Fibrinbildung und Fibrinmonomerpolymerisation sowie zu einer gestörten Plättchenfunktion. Die Spaltung der Gerinnungsfaktoren reduziert die plasmatische Gerinnung. Dies resultiert beim klinischen Bild in Blutungen. Insgesamt spielt sich die Hämostase bei Patienten mit Lebererkrankungen auf einem »niedrigeren« Niveau ab, da Gerinnung, Fibrinolyse, Inhibitoren und Thrombozyten gleichzeitig betroffen sind. Die Ursachen einer **Thrombozytopenie** bei chronischer und akuter Lebererkrankung sind in K-**14** dargestellt.

Labor Der **Prothrombin-Quick-Wert ist der empfindlichste Parameter** bei einer **Leberfunktionsstörung.**
AT III und Protein C vermindern sich ebenfalls schon bei leichten Leberfunktionsstörungen. Fibrinogen, Plasminogen 1 und 2 vermindern sich erst bei schweren Leberfunktionsstörungen.
Ein Absinken des Quick-Wertes (< 30%) ist prognostisch ungünstig. Mit dem **Koller-Test** wird die Leberfunktion überprüft: 10 mg Vitamin K per os führen innerhalb von 48 h zu einem Anstieg des Quick-Wertes um 20%. Dieses Ergebnis wird als positiv gewertet. Ein geringerer Anstieg deutet auf einen schweren Parenchymschaden.
Bei Lebererkrankungen mit DIC kann eine **sekundäre Hyperfibrinolyse** auftreten.
Entsprechend sind vermindert: α2-Antiplasmin, α2-Makroglobulin, PAI 1, PAI 2 und AT III. Die Fibrinspaltprodukte sind erhöht. Durch eine enzymatische Spaltung der Gerinnungsfaktoren V, VIII, IX und XI durch Plasmin entsteht eine Blutungsneigung.
Aufgrund der komplexen Störung der Hämostase bei Lebererkrankungen spielt sich die Hämostase oft auf einem »niedrigeren« Niveau ab, ohne daß über einen längeren Zeitraum Blutungen oder Thrombosen entstehen. Zu Ursachen einer **Thrombozytopenie** bei Lebererkrankungen *siehe* K-**14**.

K-14: Ursachen einer Thrombozytopenie bei Lebererkrankungen

- Splenomegalie und Hypersplenismus (durch portale Hypertension)
- Verbrauchskoagulopathie
- Bluttransfusionen
- Folsäuremangel (Malabsorption)
- Alkoholabusus
- Unterdrückung der Megakaryopoese (viral, medikamentös, toxisch)
- Aplastische Anämie
- Thrombozytenantikörper
- Zirkulierende Immunkomplexe

Klinik. Die **hämorrhagischen Symptome** bei Lebererkrankungen werden durch die Thrombozytopenie, die verminderte plasmatische Gerinnung und die gesteigerte Fibrinolyse hervorgerufen. Dies resultiert in der Ausbildung von Hämorrhagien, die in der Regel großflächig sind und spontan auftreten. Sie sind an der Haut und an den Schleimhäuten lokalisiert. Auch innere Blutungen können auftreten. Eine Verbrauchskoagulopathie mit disseminierter intravasaler Gerinnung tritt bei einem Leberausfallkoma auf. Thrombosen bilden sich gelegentlich im Bereich der Pfortader aus.

Klinik Die **hämorrhagischen Symptome** bei Lebererkrankungen werden hervorgerufen durch:
- Thrombozytopenie
- verminderte plasmatische Gerinnung
- gesteigerte Fibrinolyse.

Das Resultat sind Hämorrhagien und Thrombosen.

Therapie. Zur Stabilisierung der Hämostase sind bei Blutungsereignissen und bei einem Absinken des Quick-Wertes unter 30% Substitutionen mit Frischplasma oder gefrorenem **Frischplasma** oder FFP (= fresh frozen Plasma) indiziert. Bei einer Verbrauchskoagulopathie ist die Gabe von Antithrombin-III-Konzentrat und niedrig dosiertem Heparin (10 000 IE/d) erforderlich. Eine Fibrinolysehemmung und Thrombozytenkonzentrate sind nicht indiziert.

Therapie Bei Blutungsereignissen und bei einem Quick-Wert von < 30% sollte mit **Frischplasma** oder FFP substituiert werden.
Bei einer DIC wird AT III und Heparin verabreicht. Eine Fibrinolysehemmung und Plättchenkonzentrate sind nicht indiziert.

Prognose Ein Absinken des Quick-Wertes (< 30 %) ist mit einer Letalität > 90 % behaftet.

Prognose. Die Prognose hängt vom Stadium der Leberzirrhose ab. Ein Absinken des Quick-Wertes unter 30 % gilt als sehr ungünstig und ist mit über 90 % Letalität innerhalb von drei Monaten behaftet.

10 Nephrogene Koagulopathie

10 Nephrogene Koagulopathie

Ätiologie Bei akuten und chronischen Nierenerkrankungen kommt es zu einem **Verlust von AT III und Protein C** über die Nieren und zu einer Störung der Plättchenfunktion infolge **toxischer Schädigung der Thrombopoese** und des Energiestoffwechsels der Plättchen durch die hohen Harnstoffwerte.

Ätiologie. Bei akuten und chronischen Nierenerkrankungen kommt es einerseits zu einem **Verlust von Antithrombin III und Protein C** über die Niere und andererseits – insbesondere bei der chronischen Verlaufsform – zu einer Störung der Thrombozytenfunktion. Ursache der schweren Störung der Thrombozytenfunktion ist die **toxische Schädigung der Thrombopoese** im Knochenmark und die Hemmung des Energiestoffwechsels der Thrombozyten durch hohe Harnstoffkonzentrationen im Blut.

Merke ▶

▶ ***Merke.*** Die klinische Manifestation besteht daher in der Ausbildung von Thrombosen – insbesondere bei akuten Nierenerkrankungen – und Blutungskomplikationen – insbesondere bei chronischen Nierenerkrankungen.

Über die Nieren werden Stoffwechselprodukte des Gerinnungssystems ausgeschieden.
Die gestörte Bildung des in den Nieren gebildeten Urokinase-Plasminogenaktivators führt bei Nierenerkrankungen zu thrombophilen Gerinnungsstörungen.

Die Niere ist verantwortlich für die Ausscheidung von Stoffwechselprodukten des Gerinnungssystems, die ein Molekulargewicht von < 60 000 Dalton aufweisen. In der Niere selber werden Plasminogenaktivatoren (»urokinase-like-plasminogen-activator«) gebildet, deren Synthese bei chronischen Nierenerkrankungen vermindert ist. Dies unterhält die Ausbildung der thrombophilen Gerinnungsstörungen bei chronischen Nierenerkrankungen.

Therapie Bei **akuten Nierenerkrankungen** sollte ein Abfall von AT III < 80 % substituiert werden. Zusätzlich wird wegen des erhöhten Thromboserisikos Low-dose-Heparin gegeben. Bei der **chronischen Niereninsuffizienz** wird keine prophylaktische Therapie durchgeführt.

Therapie. Bei **akuten Nierenerkrankungen** sollte ein Abfall von Antithrombin III unter 80 % der Norm wegen des erhöhten Thromboserisikos ausgeglichen werden und durch Low-dose-Heparin ergänzt werden. Bei der chronischen Niereninsuffizienz mit und ohne Hämodialyse besteht kein kausaler oder prophylaktischer Behandlungsbedarf. Unter der Hämodialyse wird eine Prophylaxe der Shunt-Thrombose mit hochdosiertem Heparin während des Dialysezeitraums durchgeführt. Nach einer Nierentransplantation normalisiert sich die Koagulopathie.

11 Hämostasedefekte in der Chirurgie nach Transplantation und Herzklappenersatz

11 Hämostasedefekte in der Chirurgie nach Transplantation und Herzklappenersatz

Wesentlich ist eine Unterscheidung zwischen chirurgischen und nichtchirurgisch verursachten Blutungen. Häufig liegt eine Kombination vor.

Die wesentliche Unterscheidung auf dem operativen Gebiet wird zwischen chirurgischen und nichtchirurgischen Blutungen vorgenommen. Häufig liegt auch eine Kombination beider Ursachen vor. Eine hämostaseologische Ursache ist durch die Anamnese und richtungweisende Laborbefunde gekennzeichnet. Bei der Anamnese sind Blutungsereignisse beim Patienten oder in seiner Familie sowie die Medikamenteneinnahme richtungweisend. Bei den Laborwerten sind ein Quick-Wert unter 70 %, eine aPTT über 45 Sekunden und eine verlängerte Blutungszeit eindeutige Befunde.

Ätiologie. Eine Aktivierung des endogenen Gerinnungssystems durch thromboplastisches Material aus dem Operationsgebiet wird durch eine Kontaktaktivierung mit Implantaten ausgelöst. Dies resultiert in einer disseminierten intravasalen Gerinnung oder einer primären Hyperfibrinolyse. Bei Patienten mit Aortenklappenersatz führt die Hämolyse zusätzlich zu einer Gerinnungsaktivierung. Weitere Ursachen sind: Azidose und Schock, Verschlußikterus, Kollagenerkrankung, ausgedehnte knöcherne Verletzungen, Verbrennungen, Hämolyse, Infektion und Sepsis, metastasierende Malignome, gynäkologische Notfälle (Fruchtwasserembolie, Plazentaruptur), Herzklappenersatz, Transfusionsreaktion und Colitis ulcerosa.

Ätiologie Eine Aktivierung des endogenen Gerinnungssystems wird durch thromboplastisches Material aus dem OP-Gebiet und durch Implantate ausgelöst. Resultat ist eine DIC oder eine primäre Hyperfibrinolyse.
Bei Patienten mit künstlichem Aortenklappenersatz kommt es zusätzlich durch die Hämolyse zu einer Gerinnungsaktivierung. Weitere Ursachen sind: Azidose, Schock, Verschlußikterus, große knöcherne Verletzungen, Verbrennungen, Infektion und Sepsis und gynäkologische Notfälle.

Labor. Eine Hyperkoagulabilität und Verbrauchskoagulopathie ist durch ein Absinken aller Gerinnungsfaktoren nach Maßgabe ihrer Halbwertszeiten gekennzeichnet (*s. dort*).

Labor Wichtig ist die Erkennung einer Hyperkoagulabilität und DIC.

Klinik. Im Rahmen der extrakorporalen Zirkulation können Toxine und Immunglobuline zur Ausbildung einer Vaskulitis führen. In seltenen Fällen bildet sich eine fulminante Purpura aus. Hochdosierte Steroide und niedrigmolekulare Dextrane sind die Medikation der Wahl. Die Entwicklung von Thrombosen im Rahmen der extrakorporalen Zirkulation erfolgt durch die Gerinnungsaktivierung an den fremden Oberflächen.

Klinik Toxine können bei der extrakorporalen Zirkulation zu einer Vaskulitis oder fulminanten Purpura führen

Therapie. Niedrig dosiertes Heparin in der Dosis von 10000–15000 IE/d wird als Prophylaxe eingesetzt. Bei der extrakorporalen Zirkulation wird im extrakorporalen Kreislauf eine Vollheparinisierung mit bis zu 5 Einheiten Heparin/ml durchgeführt. Ein Absinken von Antithrombin III und von Gerinnungsfaktoren wird durch Frischplasma, »fresh frozen plasma«, oder durch Substitution der Einzelfaktoren (Antithrombin III, PPSB) ersetzt. Fibrinogen sollte nur bei Werten < 50 mg% substituiert werden. Eine Fibrinolysehemmung ist nur bei ausgeprägter schwerer Hyperfibrinolyse erforderlich.

Therapie Low-dose-Heparin als Prophylaxe. Bei der extrakorporalen Zirkulation: Vollheparinisierung. Bei Absinken von AT III und Gerinnungsfaktoren: Normalisierung durch Konzentrate. Substitution von Fibrinogen nur bei Werten < 50 mg%. Fibrinolysehemmung nur bei schwerer Hyperfibrinolyse.

12 Hämostase und Malignome

12 Hämostase und Malignome

Änderungen der Hämostase bei Malignomen führen zur Ausbildung von Thrombosen und Blutungen. Auch die Ausbildung von Metastasen im Rahmen der Neovaskularisation, die an Fibrinstraßen ablaufen, stellen ein Bindeglied zwischen Hämostase und Malignomen dar. Eine Anzahl von verschiedenen thrombembolischen Erkrankungen können bei den Patienten mit Malignomen auftreten. Diese betreffen sämtliche kleinen und großen Gefäße des venösen Systems. Bis zu 50% der Patienten mit Malignomen zeigen bei der Autopsie **Thrombembolien im Sinne eines paraneoplastischen Syndroms: »Trousseau-Phänomen«**. Blutungskomplikationen sind sehr viel seltener und resultieren von einer Infarzierung im Tumorgewebe. Im Rahmen einer Verbrauchskoagulopathie bildet sich ein **thrombohämorrhagisches Syndrom** aus, d.h. Mikrothrombosierungen in der peripheren Strombahn und sekundäre Einblutung. Die Häufigkeit liegt bei unter 10% der Patienten.
Tumorzellen produzieren Phospholipide mit prokoagulatorischer Wirksamkeit. Weiterhin sezernieren sie Plasminogenaktivatoren und einen »vascular-permeability-Faktor«. Auf diese Weise werden Gerinnung und Fibrinolyse aktiviert und die extrazelluläre Matrix des Endothels desintegriert. In diesem Zug kommt es zu einer Thrombozytenschädigung.

Bei Malignomen können sowohl Thrombosen als auch Blutungen auftreten. Thrombosen entstehen durch eine Aktivierung der Blutgerinnung über Proteasen aus dem Tumorgewebe. Blutungen entstehen durch die Thrombozytopenie und eine gesteigerte fibrinolytische Aktivität auch durch Proteasen aus dem Tumorgewebe:
»Trousseau-Phänomen«: Thrombosen bei Malignomen **als paraneoplastisches Syndrom.** Vorstufe: DIC.
Seltenere Komplikation:
Thrombohämorrhagisches Syndrom, d.h. Mikrothrombosierungen in der peripheren Strombahn und sekundäre Einblutung.

Labor. Die Gerinnungssteigerung läßt sich anhand der Bestimmungen von Thrombin-Antithrombin-III-Komplex, Prothrombinfragment F 1 und 2, Fibrinopeptid A, Fibrinogen und Thrombozyten bestimmen, die in ihren Konzentrationen erhöht sind.

Labor Es werden erhöhte Werte AT III, Fibrinogen, Thrombozyten, Thrombin-Antithrombin-III-Komplex, Prothrombinfragment F 1 und 2 und Fibrinopeptid A gefunden.

Klinik Die venösen Thrombosen können sämtliche Gebiete betreffen, z.B. **Budd-Chiari-Syndrom:** Verschluß der kleinen Lebervenen mit Leberausfallskoma als schwerste Form der paraneoplastischen Thrombose, und **Paget-von-Schroetter-Syndrom** (Armvenenthrombose).
Blutungskomplikationen treten durch Einblutungen in das Tumorgewebe auf. Auch eine **Thrombembolie** ist häufig mit Malignomen verbunden.
Ursachen der **Thrombozytopenien** sind Knochenmarksinfiltration, Chemotherapie, Bestrahlung, Toxine bei bakterieller und viraler Erkrankung, DIC, Splenomegalie und Autoimmunkomplexe.

Klinik. Die Thrombosen betreffen sämtliche venösen Gebiete und können im schlimmsten Fall zu einem **Budd-Chiari-Syndrom** (Verschluß der kleinen Lebervenen mit Leberausfallskoma) oder zu einer Phlegmasie führen. Auch Thrombosen der V. cava superior mit schwerer oberer Einflußstauung bei mediastinalen Raumforderungen sind nicht selten. Ein Verschluß der Vena subclavia oder Vena axillaris wird als **Paget-von-Schroetter-Syndrom** bezeichnet. Es kann ursächlich durch Lymphome verursacht werden. Das arterielle System ist selten von Thrombosen betroffen. Blutungskomplikationen treten durch Einblutungen in das Tumorgewebe auf. Eine **plötzliche Verschlechterung des Allgemeinzustandes** mit **Hämoglobinabfall** oder **akuter abdomineller Symptomatik,** wie bei einem akuten Abdomen oder Ileus, sind die ersten Symptome bei **intestinalen Thrombosen** mit sekundärer Einblutung.
Folgende Tumoren sind häufig mit der Entwicklung einer Thrombembolie verbunden: Dickdarm, Gallenblase, Magen, Lunge, myeloproliferatives Syndrom, Ovar, Pankreas, Paraproteinämie. Bei einigen Tumoren gilt ein vermindertes Antithrombin III als Ursache.
Die Ursachen der **Thrombozytopenien** sind: Knochenmarksinfiltration, Chemotherapie, Strahlung, Toxine bei bakterieller oder viraler Erkrankung, Verbrauchskoagulopathie, Splenomegalie und Autoimmunkomplexe.
Die hämorrhagischen Erscheinungen werden vermittelt durch eine Thrombozytopenie, Thrombozytenfunktionsstörung, Desintegration des Gefäßendothels, Leberfunktionsstörung, Cholestase, Medikamente und Hyperfibrinolyse.

Merke ▶

▶ ***Merke.*** Eine Thrombose ohne ersichtliche Ursache oder Risikofaktoren (z.B. Immobilisierung) ist bis zu dem »Beweis des Gegenteils« das Symptom eines Malignoms. Blutungskomplikationen bei Malignomen treten nur bei hämatologischen Erkrankungen, bei einer Thrombozythämie mit defekten Thrombozyten und einer Verbrauchskoagulopathie auf.

Therapie Behandlung der Grunderkrankung und Thrombembolieprophylaxe mit niedrig dosiertem Heparin. Bei Zustand nach Thrombembolie und AT-III-Mangel zusätzliche Substitution mit AT III.
Bei Thrombozytopenie < 20 000/µl: Thrombozytenkonzentrate. Frischplasma ist nur bei gleichzeitigen Blutungen zu geben. Zirkulierendes Lupus-Antikoagulans wird mit Low-dose-Heparin therapiert, bei langfristiger Prophylaxe mit Kumarinen.

Therapie. Neben der Behandlung der Grunderkrankung ist die Thrombembolieprophylaxe mit niedrig dosiertem Heparin in einer Dosis von 3mal 5000 bis 3mal 7500 IE täglich subkutan die wichtigste Maßnahme. Thrombozytenaggregationshemmer und Antifibrinolytika sind nicht wirksam. Bei stattgehabter Thrombembolie und Antithrombin-III-Mangel ist eine zusätzliche Substitution mit Antithrombin III indiziert. Bei Blutungskomplikationen und erniedrigtem Faktor XIII wird Faktor XIII substituiert. Bei Thrombozytopenien < 20 000/µl ist die Gabe von Thrombozytenkonzentraten oder Thrombozytenhochkonzentraten erforderlich. Frischplasma ist nur bei gleichzeitigen Blutungen erforderlich. Zirkulierende Antikoagulanzien (Lupus-Antikoagulans) werden mit Low-dose-Heparin therapiert. Bei langfristiger Prophylaxe ist die Umstellung auf orale Antikoagulanzien erforderlich.

Cave!

Gabe von Acetylsalicylsäure zur Thromboseprophylaxe.

13 Antithrombotische Behandlung

Folgende Substanzen stehen zur Verfügung: Heparin, niedermolekulares Heparin, Heparinoide, orale Antikoagulanzien.

13 **Antithrombotische Behandlung**

Es stehen Heparin, niedermolekulares Heparin, Heparinoide und orale Antikoagulanzien zur Verfügung.

13.1 Heparin, niedermolekulares Heparin

Es handelt sich um polysulphatierte Mukopolysaccharide, die in Mastzellen gebildet werden. Die Sulphatgruppen sind alle negativ geladen und führen zu einem charakteristischen Verhalten. Heparine lagern sich im Gefäßsystem zu über 70 % an das Gefäßendothel an. Dadurch wird die physiologisch vorhandene negative Ladung des Endothels verstärkt. Bei Gefäßläsionen geht die negative Ladung des Endothels verloren. **Heparine lagern sich schützend an diese Gefäßläsionen,** so daß auf diese Weise ein antithrombotischer Effekt gewährleistet ist. Die Inhibierung der Blutgerinnung verläuft über eine Steigerung der Gerinnungshemmung durch Antithrombin III. Heparine gehen mit Antithrombin III einen Komplex ein, der sich an die Gerinnungsfaktoren II, X, IX, XI und XII anlagert (S K-**7**). Nach Neutralisierung der Gerinnungsprotease löst sich Heparin aus dem Komplex ab und steht zur erneuten Komplexbildung mit einem neuen Antithrombin-III-Molekül zur Verfügung. Die Wirksamkeit niedriger Dosen von Heparin und von niedermolekularem Heparin wird durch dieses »Recycling« erklärt.

13.1 Heparin, niedermolekulares Heparin

Heparine lagern sich im Gefäßsystem zu 70 % an das Endothel an, d. h. auch **schützend an die Gefäßläsionen** (antithrombotischer Effekt).
Die Inhibierung der Blutgerinnung verläuft über eine Steigerung der Hemmung durch AT III. Heparine und AT III bilden einen Komplex, der sich an die Gerinnungsfaktoren anlagert (S K-**7**).

S Synopsis K-**7**: **Schema der Gerinnungshemmung durch Heparin in Komplexbildung mit Antithrombin III**

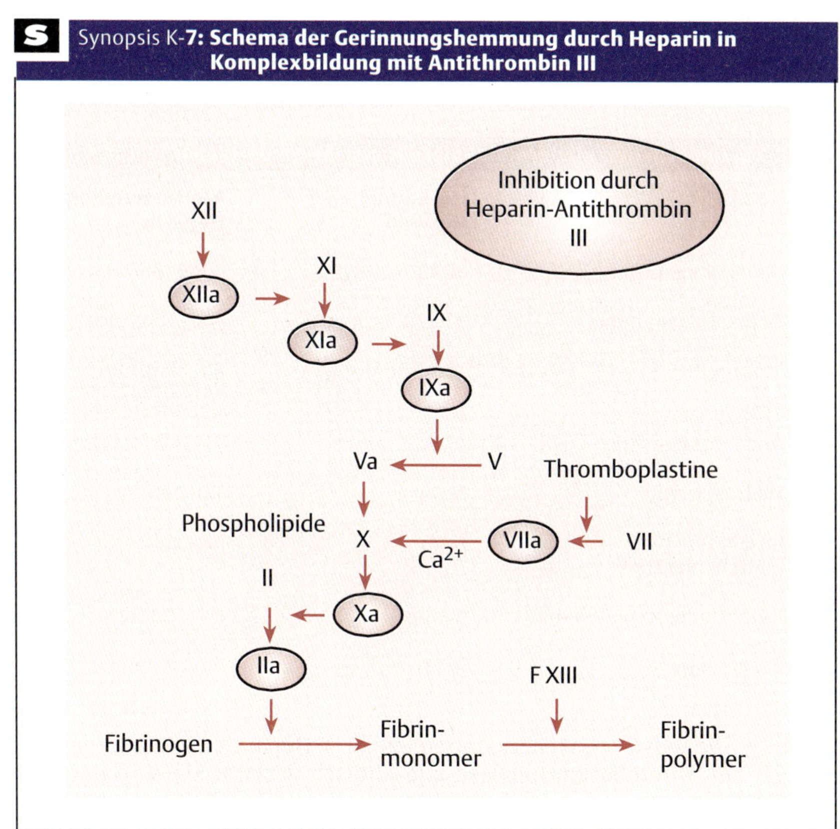

> **Merke.** Heparine sind also nicht alleine, sondern immer nur in Komplexbildung mit Antithrombin III wirksam.

◀ **Merke**

Sie verstärken den gerinnungshemmenden Effekt dieses natürlich vorkommenden Proteins. Neben der Bindung von Heparin an Antithrombin III sind auch eine Vielzahl anderer Wirkmechanismen für den antithrombotischen Effekt von Bedeutung. Heparin hemmt bis zu einem gewissen Grad die

Heparin hemmt zum Teil auch die Plättchenfunktion und setzt den Plasminogenaktivator aus dem Gefäßendothel frei. Auch hemmt er den »platelet-derived-growth-factor«.

Die vielfältigen Wirkungsmechanismen tragen zum antithrombotischen Effekt von Heparin bei.

Thrombozytenfunktion, führt zu einer Freisetzung von natürlichen Glykosaminoglykanen vom Gefäßendothel, setzt den Plasminogenaktivator aus dem Gefäßendothel frei und hemmt den »platelet derived growth factor« und andere Wachstumsfaktoren. Diese vielfältigen Wirkungsmechanismen tragen zum antithrombotischen Effekt von Heparinen bei.

Indikationen Niedrig dosiertes Heparin (2–3 x 5000 IE/d) wird zwei Stunden präoperativ gegeben und postoperativ bis zur Mobilisierung fortgeführt.
In der Inneren Medizin werden Patienten mit > 30 % Immobilisation am Tag mit 3 x 5000 IE Heparin s.c. prophylaktisch behandelt. Nach gerade abgelaufenen thrombembolischen Erkrankungen und bei arteriellen Gefäßstenosen werden 3 x 7500 bis 3 x 10 000 IE Heparin s.c. oder per infusionem gegeben. Nach der akuten Phase wird auf orale Antikoagulanzien oder Aggregationshemmer umgesetzt.
Hochdosiertes Heparin (25 000–45 000 IE/d) wird bei Thrombosen, Lungenembolie und arterieller Embolie verabreicht.
Durch chemische Spaltung sind aus den konventionellen Heparinen niedermolekulare Heparine entstanden (▤ K-**15**).
Die niedermolekularen Heparine unterscheiden sich in ihrer Hemmung auf Faktor IIa und Xa.

Indikationen. Niedrig dosiertes Heparin (2–3mal 5000 IE Heparin s.c. pro 24 h) wird in der operativen Medizin eingesetzt. Man beginnt zwei Stunden präoperativ mit der Verabreichung. Die Prophylaxe wird postoperativ bis zur Mobilisierung des Patienten fortgeführt. In der Inneren Medizin werden alle Patienten mit Erkrankungen, die zur Bettlägerigkeit führen (Immobilisierung von mehr als 30 % am Tag) mit 3mal 5000 IE oder 2mal 7500 IE Heparin täglich subkutan prophylaktisch behandelt. Bei Patienten mit arteriellen Gefäßstenosen (Herzinfarkt, periphere arterielle Verschlußkrankheit) und bei Zustand nach abgelaufenen thrombembolischen Erkrankungen werden 3mal 7500 bis 3mal 10 000 IE Heparin subkutan oder per infusionem verabreicht. Nach Abschluß der akuten Erkrankung wird auf orale Antikoagulanzien oder Thrombozytenaggregationshemmer umgesetzt.
Hochdosiertes Heparin wird bei manifesten venösen Thrombosen, Lungenembolie und arterieller Embolie verabreicht. Die Dosierung beträgt im Mittel 30 000 IE/d über die Infusion. Die Gerinnungszeiten aPTT und Thrombinzeit sollen auf das Zwei- bis Dreifache des Ausgangswertes verlängert sein.
Aus den konventionellen Heparinen sind durch chemische Spaltung niedermolekulare Heparine hergestellt worden. Die Herstellungsverfahren unterscheiden sich, so daß die verschiedenen kommerziell erhältlichen niedermolekularen Heparine als unterschiedliche Substanzen anzusehen sind (▤ K-**15**).

K-15: Heparin und niedermolekulare Heparine im Vergleich

	Herkömmliches Heparin	Niedermolekulares Heparin
▷ Molekulargewicht (Dalton)	12 000–15 000	4000–6000
▷ Faktor-X-Hemmung	120–160 U/mg	100–160 U/mg
▷ Thrombinwirkung	120–160 U/mg	40–60 U/mg
▷ Antifaktor Xa/ Antithrombin-Ratio	1	> 2
▷ Halbwertszeit	60 min	120 min
▷ Interaktion mit Plättchenfaktor IV	stark	reduziert
▷ Profibrinolytische Wirkung	mäßig	evtl. stärker
▷ Thrombopenie	selten (0,5 %)	sehr selten (< 0,5 %)

Klinischer Hinweis ▶

Wichtig: Die verschiedenen niedermolekularen Heparine sind in ihren Wirkungen zur Thromboseprophylaxe alle klinisch geprüft. Sie sind entsprechend ihrer Indikation alle als gleichwertig anzusehen. Entsprechend sind sie im Prinzip untereinander austauschbar. Stehen niedermolekulare Heparine eines Herstellers in unterschiedlicher Dosierung zur Verfügung, kann eine körpergewichts- und risikobezogene Prophylaxe betrieben werden. Der Nutzen einer Dosisadaptierung ist jedoch bisher nicht belegt.
Wie aus ▤ K-**15** ersichtlich, unterscheiden sich die niedermolekularen Heparine bezüglich ihrer Hemmung auf Faktor IIa und auf Faktor Xa. Die klinische Bedeutung dieser Unterschiede der niedermolekularen Heparine untereinander ist jedoch bisher nicht bekannt, so daß auch ein Umsetzen von einem auf das andere niedermolekulare Heparin möglich ist.

Die Thromboseprophylaxe in der perioperativen Medizin mit niedermolekularen Heparinen ist mit einer Injektion täglich belegt. Genauere Informationen sind den Packungsbeilagen zu entnehmen. In der Inneren Medizin ist niedermolekulares Heparin mit einer Injektion täglich auch zur Thromboseprophylaxe wirksam.

In der perioperativen Medizin und in der Inneren Medizin ist die Thromboseprophylaxe mit niedermolekularem Heparin mit einer Injektion pro Tag belegt.

Merke. Heparinresistenz: Kommt es auch bei einer Steigerung der Heparindosis auf bis zu 45 000 IE/d nicht zu der erwünschten Verlängerung der Gerinnungszeiten, liegt wahrscheinlich ein Antithrombin-III-Mangel zugrunde.

◀ **Merke**

Kontraindikationen (K-16)

Kontraindikationen (K-16)

Absolute Kontraindikationen zur Heparinprophylaxe in **niedrigen Dosierungen** bestehen nicht.

Zur **hochdosierten** Heparinbehandlung sind es folgende Erkrankungen: maligner Hypertonus, frische zerebrale und andere Blutungen, hämorrhagische Diathese, nekrotisierende Pankreatitis, schwerer Diabetes mellitus (Augenhintergrundveränderungen Stadium III-IV nach *Keith-Wegener*), Quick-Wert < 60 % bei Leberzirrhose.
Relative Kontraindikationen bestehen bei **Low-dose-**Heparinprophylaxe nicht. Zur **hochdosierten** Heparinbehandlung sind es: schwere Leber- und Nierenerkrankungen, fixierter Hypertonus (systolisch > 200 mmHg, diastolisch > 120 mmHg), zerebrale Blutungen innerhalb der letzten drei Monate.

K-16: Kontraindikationen in der Heparinbehandlung

Low-dose-Heparintherapie	Hochdosierte Heparintherapie
absolute und relative Kontraindikationen bestehen nicht.	**Absolute Kontraindikationen:** ▷ maligner Hypertonus ▷ florides Ulcus ventriculi oder duodeni ▷ frische zerebrale Blutungen ▷ hämorrhagische Diathese ▷ nekrotisierende Pankreatitis ▷ schwerer Diabetes mellitus ▷ Quickwert < 60 % ▷ Leberzirrhose mit Ösophagusvarizen ▷ heparininduzierte Thrombozytopenie Typ II **Relative Kontraindikationen:** ▷ schwere Leber- und Nierenerkrankungen ▷ fixierter Hypertonus ▷ zerebrale Blutungen innerhalb der letzten 3 Monate

Labor. Thrombinzeit (Plasmathrombinzeit), aktivierte partielle Thromboplastinzeit (aPTT, verschiedene Reagenzien), Faktor-Xa-Inhibierung (Gerinnungsteste) erfassen empfindlich die Wirkung von Heparin auf das Gerinnungssystem. Unter einer Low-dose-Heparinprophylaxe verlängern sich die Thrombin- und aPTT-Gerinnungszeiten nicht, während die Faktor-Xa-Aktivität meßbar gehemmt wird.

Labor Thrombinzeit und Faktor-Xa-Inhibierung erfassen empfindlich die Wirkung von Heparin.
Unter einer Low-dose-Heparinprophylaxe verlängern sich die Thrombingerinnungszeit und aPTT nicht. Die Faktor-Xa-Aktivität wird gehemmt.

Merke. Unter einer therapeutischen Antikoagulation sollen sich die Gerinnungszeiten mit Thrombin und aPTT auf das Zwei- bis Dreifache des Ausgangswertes verlängern.

◀ **Merke**

Antidot: Protaminchlorid führt in gleicher Dosierung auf Milligrammbasis oder Einheitenbasis zur Aufhebung der gerinnungshemmenden Effekte.

Antidot ist Protaminchlorid in heparinäquivalenter Dosierung.

Nebenwirkungen von Heparin sind leichte und schwere Blutungskomplikationen. Selten sind heparininduzierte Thrombozytopenie Typ I (Thrombozytenzahl 80 000–100 000/µl) und Typ II (immunologisch bedingte Thrombozytopenie < 20 000/µl), Osteoporose, Haarausfall und Darmkoliken.

Nebenwirkungen von Heparin: Blutungskomplikationen sind die häufigsten und bekanntesten Nebenwirkungen. Leichte Blutungskomplikationen treten bei 2–3 % der Patienten auf, schwere, d. h. lebensbedrohliche Blutungskomplikationen bei 0,1 % der Patienten. Weitere seltene Nebenwirkungen sind: heparininduzierte Thrombozytopenie Typ I (das entspricht leichten Thrombozytopeniewerten von 80 000–100 000/µl) und Typ II (schwere immunologisch bedingte Thrombozytopenie mit Werten < 20 000/µl), Osteoporose bei Langzeitanwendung, Haarausfall und Darmkoliken.
Bei allergischen oder immunologischen Nebenwirkungen auf Heparine ist dem Patient ein Allergieausweis auszustellen.

Merke ▶

> ***Merke.*** Bei heparininduzierter Thrombozytopenie: Absetzen von Heparin, Bestimmung thrombozytärer Antikörper, Behandlung mit hochdosiertem Immunglobulin 0,5 g/kg Körpergewicht für drei Tage. Keine Thrombozytensubstitution. Bei Gabe von Immunglobulinen ist eine Weiterbehandlung mit niedermolekularem Heparin möglich. Schnelles Umsetzen auf orale Antikoagulanzien.

13.2 Orale Antikoagulanzien

Sie sind **Antagonisten von Vitamin K** und interagieren an verschiedenen Stellen im Vitamin-K-Zyklus (S K-**8**, K-**9**).
Da sie überwiegend in der Leber gehemmt werden, führen Leberfunktionsstörungen zur Beeinflussung der Wirkung.
Orale Antikoagulanzien hemmen die Synthese der Gerinnungsfaktoren II, VII, IX und X (S K-**8**).

13.2 Orale Antikoagulanzien

Orale Antikoagulanzien sind **Antagonisten von Vitamin K.** Es handelt sich um 4-Hydroxy-Kumarin-Derivate. Ihre wichtigsten Vertreter sind: Phenprocoumon, Warfarin, Aceno-Kumarin, Dicumarol. Sie interagieren an verschiedenen Stellen im Vitamin-K-Zyklus. Auf diese Weise wird die Carboxylierung der inaktiven Vorstufen der Gerinnungsfaktoren II, VII, IX und X in die aktive Form gehemmt (S K-**8**). Die Synthese der Vitamin-K-abhängigen Enzyme erfolgt an den Mikrosomen der Leberzellen (S K-**9**).

S Synopsis K-**8**: **Inhibierung der Gerinnungsfaktoren durch Vitamin-K-Antagonisten** *(vgl. Inhibierung durch Heparin,* S K-**7**)

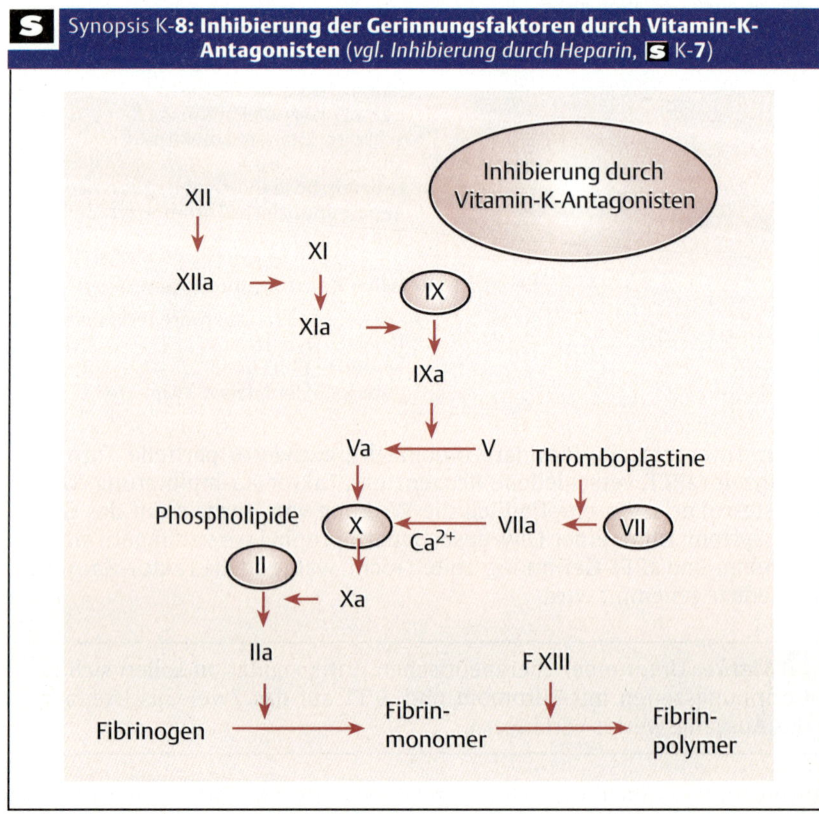

Synopsis K-**9: Vitamin-K-Zyklus**

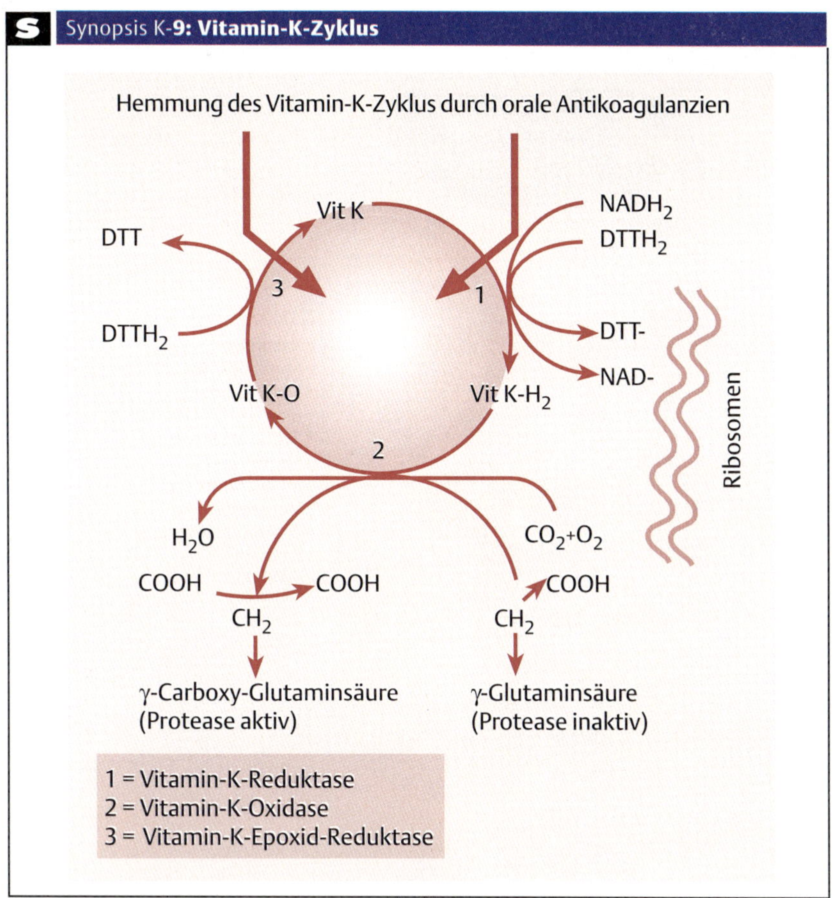

Orale Antikoagulanzien werden im Dünndarm resorbiert. Da es sich um fettlösliche Medikamente handelt, ist die Anwesenheit von Gallensäuren im Darm für die Resorption wichtig. Sie haben eine hohe Plasmaeiweißbindung mit etwa 99 %. Der Abbau erfolgt vorzugsweise in der Leber. Eine Störung der Resorption, Plasmaeiweißbindung oder Clearance, ein Antagonismus am Wirkort in der Leberzelle sowie eine Schädigung der Leberfunktion führen daher zu vielfältigen Beeinflussungen der Wirkung der oralen Antikoagulanzien (S K-**10**).

Die Resorption wird gehemmt durch Cholestyramin, Cholestipol und Griseofulvin. Die Synthese der Gerinnungsfaktoren wird gesteigert durch Glukokortikoide und Östrogene. Am Wirkort besteht ein Antagonismus durch Vitamin K und Cephalosporine. Der Abbau wird beschleunigt durch Barbiturate, Rifampicin und Sulfinpyrazon. Eine Verdrängung aus der Plasmaeiweißbindung erfolgt durch Antirheumatika.

Indikationen: Orale Antikoagulanzien sind zur **Rezidivprophylaxe** indiziert bei Patienten mit Thrombosen und Lungenembolie, Antithrombin-III-Mangel oder Protein-C-Mangel. Sie werden als **Primärprophylaxe** eingesetzt bei Patienten mit Herzklappenersatz, Kardiomyopathie und intrakardialem Thrombus, Vorhofflimmern mit peripherer Embolie, Vorhofflimmern mit Mitralinsuffizienz und vergrößertem linken Vorhof sowie nichtrheumatisches Vorhofflimmern.

Nicht gesicherte Indikationen sind Herzinfarkt und rezidivierende Herzinfarkte, aortokoronare Bypass-Operationen und andere Gefäßprothesen. Die Dauer der oralen Antikoagulation bei verschiedenen Erkrankungen zeigt K-**17**. Als neuer Aspekt hat sich die Behandlung mit niedrig dosiertem Marcumar eingeführt. Ausnahme: arterielle Thrombose und rezidivierende Thrombosen und Lungenembolien.

Kontraindikationen sind eine hämorrhagische Diathese, eine schlechte Mitarbeit des Patienten, rezidivierende Blutungen und interkurrente Erkrankungen.

Die übrigen Gerinnungsfaktoren, die in der Leber gebildet werden, bleiben unbeeinflußt. Vitamin K wird im Darm in Anwesenheit von Gallensäuren resorbiert.

Die Resorption von oralen Antikoagulanzien wird durch Cholestyramin gehemmt. Antirheumatika verdrängen orale Antikoagulanzien aus der Eiweißbindung.

Indikationen für Vitamin-K-Antagonisten: **Rezidivprophylaxe** bei Patienten mit

- Thrombosen
- Lungenembolie
- AT-III-Mangel
- Protein-C-Mangel.

Primärprophylaxe mit Vitamin-K-Antagonisten

- nach Herzklappenersatz
- dilatativer Kardiomyopathie
- intrakardialem Thrombus
- Vorhofflimmern
- nichtrheumatisches Vorhofflimmern.

Nicht eindeutige Indikationen sind

- Herzinfarkte, rezidivierende Herzinfarkte
- aortokoronare Bypass-Operationen u. a. Gefäßprothesen

Zur Dauer der oralen Antikoagulation *siehe* K-**17**.

Kontraindikationen sind

- schlechte Mitarbeit des Patienten
- rezidivierende Blutungen und
- interkurrente Erkrankungen.

Synopsis K-10: Darstellung des Metabolismus der Vitamin-K-Antagonisten und dessen Beeinflussung

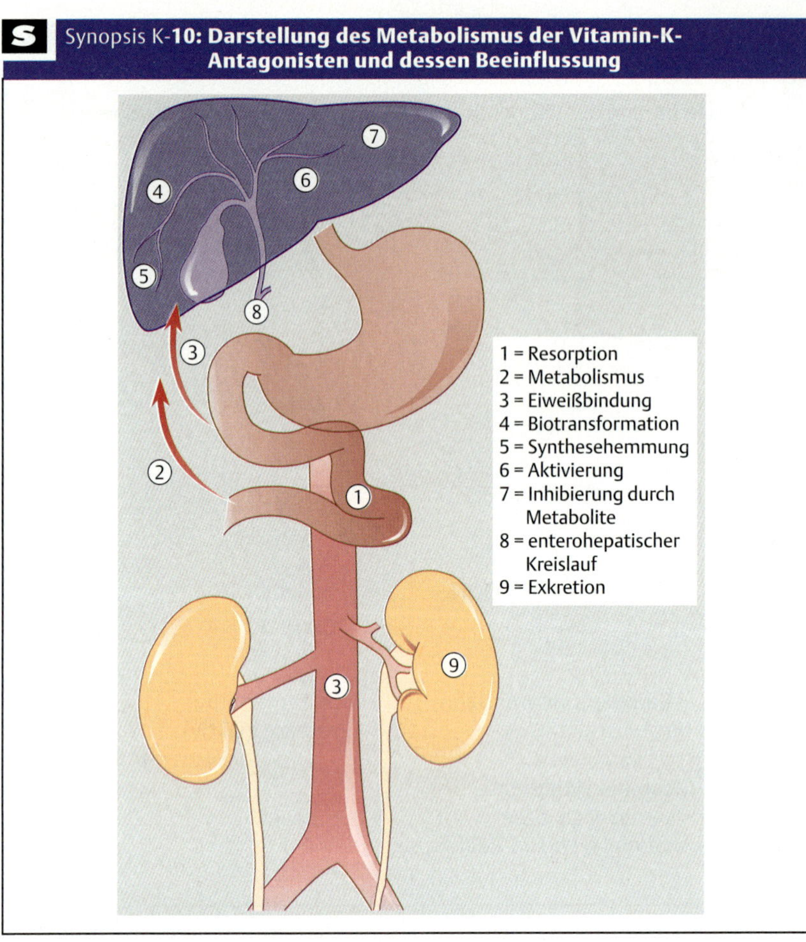

K-17: Dauer der oralen Antikoagulation bei verschiedenen Erkrankungen

▷ Tiefe Beinvenenthrombose am Unterschenkel:	3 Monate
▷ Tiefe Beinvenenthrombose am Oberschenkel:	6 Monate
▷ Lungenembolie:	12–24 Monate
▷ Rezidivierende Beinvenenthrombose:	2 Jahre
▷ Rezidivierende Lungenembolie:	lebenslang
▷ Antithrombin-III-Mangel mit Thrombose:	lebenslang
▷ Homozygote oder kombinierte Faktorenmängel nach erster Thrombose oder Lungenembolie	lebenslang
▷ Prothetischer Herzklappenersatz:	lebenslang
▷ Vorhofflimmern mit Mitralinsuffizienz:	lebenslang
Die Dauer der oralen Antikoagulation hängt von der Ausdehnung der Thrombose oder Lungenembolie ab. Bei einigen Indikationen ist eine lebenslange orale Antikoagulation erforderlich.	

Dosierung: Die Dosierung wird von der langen Halbwertszeit der oralen Antikoagulanzien bestimmt. Für Marcumar beträgt die Halbwertszeit fünf Tage. Es muß daher mit einer hohen Dosis begonnen werden, um wirksame Plasmaspiegel aufzubauen.

Da auch Protein C und S Vitamin-K-abhängig in der Leber synthetisiert werden, besteht initial ein erhöhtes Thromboserisiko. In den ersten 3 Tagen sollte daher zusätzlich 1–2 × täglich LMW-Heparin s.c. gegeben werden.

> **Merke.** Als Faustregel gilt:
> Körpergewicht : 10 = Anzahl Tabletten in den ersten drei Tagen.
> Beispiel: Patient 70 kg = 4 Tabletten an Tag 1, 2 Tabletten an Tag 2, 1 Tablette an Tag 3, Quick-Kontrolle an Tag 4.
> **Therapeutischer Bereich:** Quick-Wert 15–30%, INR = 2,5–4,5.
> Neu: Low-dose-Angikoagulation mit Quick-Wert von 25–35 %, INR =2,0–3,5.
> Ausnahme: rezidivierende Thrombosen und Lungenembolien, Herzklappenersatz.

◄ **Merke**

Nebenwirkungen: Leichte Blutungskomplikationen treten bei 20% der Patienten einmal pro Jahr auf, schwere lebensbedrohliche Blutungskomplikationen einmal pro 400 Behandlungsjahre. Andere seltene Nebenwirkungen sind Haarausfall und ein feinfleckiges allergisches Exanthem mit Juckreiz.

Nebenwirkungen: Leichte und schwere Blutungskomplikationen, Haarausfall, Exanthem und Juckreiz. Initial besteht ein erhöhtes Thromboserisiko.

> **Merke.** Marcumar tritt in den fetalen Kreislauf über, so daß es innerhalb der ersten drei Monate der Schwangerschaft nicht verabreicht werden darf.

◄ **Merke**

Antidot. Vitamin K führt per os, subkutan oder intravenös in einer Dosis von 5–10 mg erst nach 24 bis 48 h zu einem Anstieg des Quick-Wertes. Ist bei Blutungskomplikationen ein schnellerer Anstieg des Quick-Wertes erforderlich, so muß PPSB (Prothrombinkomplex) oder Frischplasma intravenös verabreicht werden. Eine Einheit des PPSB-Konzentrates je kg/KG führt zu einer Anhebung des Quick-Wertes um 1%, eine ausreichende Hämostase ist bei einer Thromboplastinzeit von 40–50% (INR 1,5) erreicht.

Antidot. Vitamin K führt p.o., s.c. oder i.v. in einer Dosis von 5–10 mg zu einem Anstieg des Quick-Wertes erst nach 24–48 h.
Ist ein schnellerer Anstieg erforderlich, muß PPSB oder Frischplasma i.v. verabreicht werden.

13.3 Thrombolysetherapie

13.3 Thrombolysetherapie

Eine Steigerung der physiologischen Fibrinolyse läßt sich durch verschiedene Substanzen erreichen. Diese aktivieren entweder das endogene oder das exogene Fibrinolyse-System. Plasmin wird im Blut oder im Thrombus aus Plasminogen aktiviert. Auf der venösen Seite können Fibrinolytika auch bei großen und sich über mehrere Tage entwickelnden Thrombosen erfolgreich eingesetzt werden.

Physiologische Aktivierung der Fibrinolyse: Plasminogen wird durch eine Anzahl von Aktivatoren in Plasmin umgewandelt. Es handelt sich um:

- Faktor-XII-hochmolekulares Kininogen, Kallikrein, Faktor XI.
- Plasminogenaktivator (»tissue-plasminogen-activator« = **t-PA**) vom Gefäßendothel.
- »Urokinase-like-plasminogen-activator« (**u-PA**) vom Gefäßendothel.

Plasmin liegt im Blut nicht in freier Form vor. Es bindet sofort an Fibrin oder wird durch Inhibitoren neutralisiert. Der **Aktivator (Fibrinolytikum)** spaltet von Plasminogen eine Kette ab und es entsteht Plasmin. Bei der Fibrinolyse entstehen eine Anzahl von Spaltprodukten aus Fibrinogen und Fibrin: aus Fragment X entstehen Fragment Y und D, aus Fragment Y Fragment D und E.

Prinzip der endogenen Lyse: Das Fibrinolytikum diffundiert von der Oberfläche in den Thrombus hinein. Dort entsteht aus freiem Plasminogen Plasmin, das den Thrombus von innen auflöst.

Die **Hemmung der Fibrinolyse** erfolgt nicht am Fibringerinnsel sondern im Blut: Plasminogen wird von den Inaktivatoren gebunden, so daß kein Plasmin entsteht. Die wichtigsten Inhibitoren sind: Plasminogenaktivator-Inhibitor 1 und 2, α2-Antiplasmin, α2-Makroglobulin.

Eine Steigerung der normalen Fibrinolyse läßt sich durch Aktivierung des endogenen oder exogenen Fibrinolyse-Systems erreichen. Plasmin wird im Blut oder im Thrombus aus Plasminogen aktiviert.

Physiologische Aktivierung der Fibrinolyse:
Plasminogen wird durch verschiedene Aktivatoren in Plasmin umgewandelt:

- Kinin, Kininogen, Kallikrein, Faktor XI
- Plasminogenaktivator (**t-PA**)
- »Urokinase-like-plasminogen-activator« (**u-PA**).

Plasmin liegt im Blut nicht in freier Form vor. Es wird sofort von Inhibitoren neutralisiert oder bindet an Fibrin.
Bei der Fibrinolyse entstehen Spaltprodukte aus Fibrinogen und Fibrin.

Prinzip der endogenen Lyse: Das Fibrinolytikum diffundiert in den Thrombus hinein, so daß dieser von innen aufgelöst wird.

13.3.1 Thrombolytische Substanzen

- **der 1. Generation: Streptokinase, Urokinase**
- **der 2. Generation: r-tPA, APSAC,** pro-UK und SCU-PA
- **der 3. Generation:** Fibrinantikörper mit Fibrinolytika, maßgeschneiderte r-tPA (S K-**10**).

13.3.1 Thrombolytische Substanzen

- Erste Generation: **Streptokinase, Urokinase,**
- Zweite Generation: rekombinanter »tissue-plasminogen-activator« **(r-tPA),** acetylierter Plasminogen-Streptokinasekomplex **(APSAC),** »single-chain-urokinase« (pro-UK und SCU-PA).
- Dritte Generation: Fibrinantikörper mit Fibrinolytika, maßgeschneiderte rekombinante t-PA, Derivate von t-PA und u-PA (S K-**11**).

S Synopsis K-**11: Wirkung der Fibrinolytika auf die Fibrinolyse**

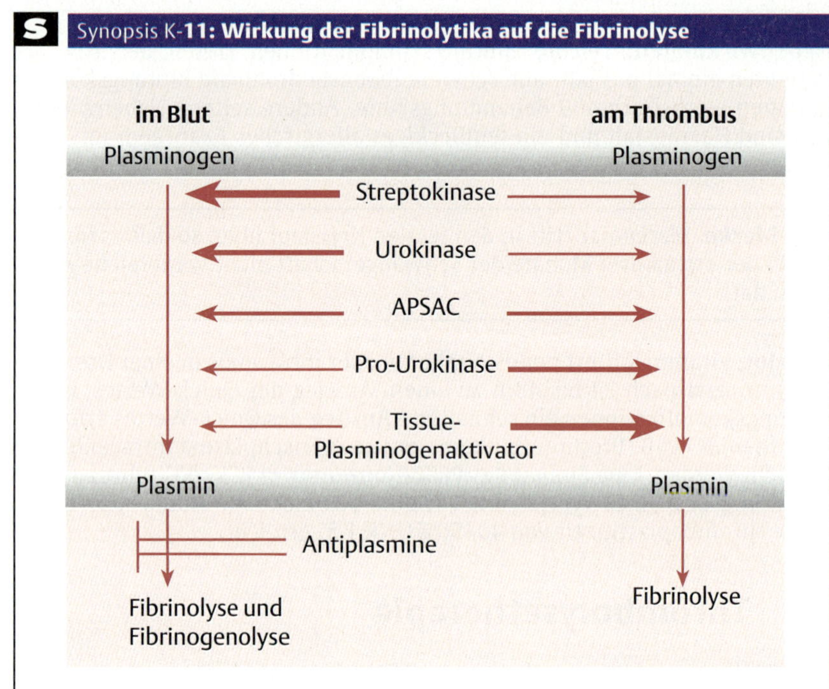

Streptokinase

Die thrombolytische Wirkung ist gut.

Nebenwirkungen sind Allergien, Fieber, Schüttelfrost und Hämorrhagien. Die HWZ beträgt 15 min.
Zur Neutralisierung von Antiplasminen und evtl. Antikörpern ist eine Initialdosis von 250 000 IE erforderlich, danach werden 100 000 IE/h infundiert, bis sich der Thrombus aufgelöst hat, aber nicht länger als 10–14 Tage.

Streptokinase geht einen Komplex mit Plasminogen ein, der Plasminogen zu Plasmin aktiviert. Die Aktivierung der Fibrinolyse mit Streptokinase ist daher nicht dosisabhängig.

Streptokinase

Sie wird aus Streptokokken in Kulturen hergestellt und hat die niedrigste Fibrinspezifität. Die thrombolytische Wirksamkeit ist gut. Es bestehen eine Anzahl von **Nebenwirkungen:** Allergien, Fieber, Schüttelfrost und hämorrhagische Nebenwirkungen. Zur Vermeidung allergischer Reaktionen kann 100–250 mg Kortison vor Therapiebeginn appliziert werden. Die Halbwertszeit beträgt 15 min. Die Verabreichung erfolgt kontinuierlich über intravenöse Infusion. Zur Neutralisierung von Antiplasminen und möglichen Antikörpern ist eine Initialdosis von 250 000 IE erforderlich, danach werden 100 000 IE/h infundiert, bis sich der Thrombus aufgelöst hat, aber nicht länger als 10–14 Tage.
Wirkungsmechanismus: Streptokinase geht einen Komplex mit Plasminogen ein. Dieser Komplex aktiviert Plasminogen zu Plasmin. Da Plasminogen als Koenzym und Substrat erscheint, ist die Aktivierung der Fibrinolyse durch Streptokinase nicht dosisabhängig. Wenn mehr Plasminogen als Koenzym verbraucht wird, steht es vermindert als Substrat für die Fibrinolyseaktivierung zur Verfügung. Nachteil ist die Bildung von Antikörpern. Sie bewirkt ca. 5–7 Tage nach der ersten Anwendung eine etwa 2jährige reduzierte Fibrinolyseaktivität. Eine erneute Streptokinasetherapie sollte wegen der herabgesetzten Wirksamkeit nur innerhalb der ersten Woche, danach erst wieder nach 2 Jahren durchgeführt werden.

Urokinase

Sie wird aus menschlichem Nierengewebe oder aus Urin hergestellt. Neuerdings steht auch eine gentechnologische Form zur Verfügung. Sie ist sehr viel teurer als die Streptokinase. Die Fibrinspezifität ist relativ gering, das thrombolytische Potential gut. Nebenwirkungen betreffen nur Blutungskomplikationen. Allergische Reaktionen, Fieber und Schüttelfrost treten nicht auf. Die Halbwertszeit beträgt ca. 10 min. Die Verabreichung erfolgt kontinuierlich intravenös. Für die Neutralisierung der Antiplasmine ist eine Initialdosis von 600 000 IE erforderlich, anschließend werden 100 000–200 000 IE/h infundiert. Die Urokinasetherapie erfolgt grundsätzlich unter zusätzlicher Heparinisierung.
Wirkungsmechanismus: Urokinase aktiviert Plasminogen direkt zu Plasmin. Die Wirkung ist daher dosisabhängig.

Urokinase

Relativ geringe Fibrinspezifität, das thrombolytische Potential ist gut. Nebenwirkungen: Blutungskomplikationen, aber keine allergischen Reaktionen.
Eine initiale Dosis von 600 000 IE ist zur Neutralisierung des Antiplasminogens notwendig, anschließend werden 100 000–200 000 IE/h infundiert. Die Urokinasetherapie erfolgt grundsätzlich unter zusätzlicher Heparinisierung.

Urokinase aktiviert Plasminogen direkt zu Plasmin.

> ***Merke.*** Mit einer Steigerung der Dosis von Urokinase wird auch eine Steigerung der fibrinolytischen Wirkung erreicht.

◀ **Merke**

r-tPA

Der Plasminogenaktivator wird rekombinant gentechnologisch hergestellt. Die Fibrinspezifität ist hoch, die thrombolytische Wirkung gut. Eine verbesserte thrombolytische Wirksamkeit im Vergleich zu Streptokinase und Urokinase ist noch nicht belegt. Allergische Reaktionen treten nicht auf. Blutungskomplikationen sind die häufigste Nebenwirkung. Die Halbwertszeit ist mit 5 min kurz und führt zu einer kontinuierlichen intravenösen Verabreichung des Thrombolytikums. Wie bei der Urokinasetherapie sollte auch hier begleitend Heparin infundiert werden.

r-tPA

Gentechnologisch hergestellter Plasminogenaktivator. Durch hohe Fibrinspezifität gute thrombolytische Wirksamkeit. Keine allergischen Reaktionen. Blutungskomplikationen gleich häufig wie bei Streptokinase und Urokinase. Halbwertszeit 5 min. Wie bei der Urokinasetherapie sollte auch hier begleitend Heparin infundiert werden.

APSAC

Die Streptokinase ist durch einen Säurerest acetyliert worden. Dadurch wird die Halbwertszeit verlängert. Gleichzeitig ist der Präparation Plasminogen hinzugegeben, so daß ein Komplex aus acetylierter Streptokinase mit Plasminogen entsteht. Wesentlich ist die Verbesserung der Halbwertszeit auf 90 min. Ansonsten bestehen zur Streptokinase keine Unterschiede in bezug auf Fibrinspezifität, thrombolytische Wirksamkeit, den allergischen und anderen Nebenwirkungen und dem Wirkungsmechanismus. Der **Vorteil** besteht in einer einmaligen Injektion intravenös.

APSAC

Komplex aus acetylierter Streptokinase und Plasminogen. HWZ: 90 min. Nebenwirkungen wie bei Streptokinase.
Vorteil: einmalige i.v. Injektion genügt.

Labor

Die Fibrinolysetherapie mit Streptokinase und Urokinase wird anhand der unspezifischen Spaltung von Fibrinogen im Plasma kontrolliert. Der Fibrinogenspiegel sinkt unter der Behandlung auf Werte um 50–100 mg% ab. Gleichzeitig wird dadurch die Rheologie verbessert. Die Fibrinogenverminderung sowie die auftretenden Spaltprodukte führen zu einer Verlängerung von Thrombin-, Reptilase- und Thrombinkoagulasezeit. Die aPTT und der Quick-Wert werden nur geringfügig beeinflußt. Die Thrombinzeit sollte auf das Zwei- bis Dreifache der Norm, Reptilase und Thrombinkoagulase sollten 1,5- bis zweifach verlängert sein. Wenn die Thrombinzeit nicht ausreichend durch eine Verminderung der Dosis von Streptokinase verlängert werden kann, muß Heparin in einer Dosierung von 15 000–20 000 IE/d hinzugesetzt werden. Bei einer Urokinasebehandlung entstehen weniger Fibrinspaltprodukte (Antithrombin VI). Dadurch werden diese Gerinnungszeiten weniger verlängert. Bei allen Behandlungen mit Urokinase muß daher Heparin in therapeutischer Dosis von 30 000 IE/24 h kontinuierlich intravenös hinzugefügt werden. Bei Fibrinogenspiegeln höher als 100 mg% muß entsprechend die Dosis der Fibrinolytika (Streptokinase um 10–15% erniedrigen, Uroki-

Labor

Die Fibrinolysetherapie mit Strepto- und Urokinase wird durch **Überwachung des Fibrinogenspiegels** kontrolliert.
Die Fibrinogenverminderung und die Spaltprodukte führen zu einer
- Verlängerung der Thrombinzeit
- Reptilasezeit und
- Thrombinkoagulasezeit.

aPTT und Quick-Wert werden nur gerinfügig beeinflußt.
Bei nicht ausreichender Gerinnungshemmung auf diese Parameter ist Heparin hinzuzufügen.
Bei Urokinase entstehen weniger Spaltprodukte, daher muß **Urokinase immer mit Heparin kombiniert werden.**

APSAC wird wie Streptokinase überprüft. Für r-tPA und Urokinase liegen keine entsprechenden Parameter vor.

nase um 10–15 % erhöhen) korrigiert werden. Heparin wird mit der aPTT und der Thrombinzeit gesteuert. Diese sollten auf das Zwei- bis Dreifache der Norm verlängert werden.
APSAC wird ebenso wie Streptokinase überprüft (Fibrinogenspiegel, aPTT und Thrombinzeit). Für r-tPA gibt es keine spezifischen Laborparameter (fehlender oder nur geringer Abfall von Fibrinogen mit Verlängerung der Gerinnungszeiten).

Merke ▶

Merke. Sowohl r-tPA als auch Urokinase müssen mit hochdosiertem Heparin kontinuierlich intravenös (30 000 IE/24 h) kombiniert werden.

Dosierung

Bei Streptokinase treten Antikörper auf, die die Wirkung neutralisieren. **Die maximale Behandlungsdauer der Streptokinase beträgt etwa 10–14 Tage.** Anschließend wird auf Urokinase umgesetzt oder mit Heparin antikoaguliert.
Bei Urokinase entstehen keine Antikörper, so daß die Therapie bis zu drei Wochen durchgeführt werden kann.
Dosierung und Halbwertszeit: ▤ K-**18**.

Dosierung

Streptokinase und Urokinase werden in einer Initialdosis von 250 000 IE verabreicht. Die Erhaltungsdosis beträgt 100 000 IE/h. Die Streptokinasebehandlung kann bis zu 14 Tagen durchgeführt werden. Nach fünf Tagen treten erste Antikörper (wie bei Streptokokkeninfekt) auf, die die Substanz neutralisieren. Anschließend wird streng antikoaguliert oder eine Fibrinolyse mit Urokinase fortgeführt. Bei der Urokinase entstehen keine Antikörper. Sie kann daher bis zu drei Wochen durchgeführt werden.
Dosierung und Halbwertszeit der verschiedenen thrombolytischen Substanzen sind in ▤ K-**18** zusammengefaßt.

K-18: Fibrinolysetherapie der Thrombose

Fibrinolytikum	Halbwertszeit	Initial-/Erhaltungsdosis	Therapiedauer
▷ Streptokinase	15 min	250 000/100 000 IE/h	max. 7 Tage
▷ Kurzzeitlyse (Streptokinase)		9 Mio IE/6 h	je 1 x 2–4 Tage
▷ Urokinase	15 min	250 000/100 000 IE/h	bis 3 Wochen
▷ APSAC	90 min	einmalige Injektion	
▷ r-tPA	15 min	10 mg bis 50 mg/d	7 Tage

Merke ▶

Merke. Eine frische venöse Thrombose (Alter 1–2 Tage) wird vorzugsweise operativ behandelt. Eine Thrombose mit klinischen Symptomen seit 2–8 Tagen wird vorzugsweise mit einer Fibrinolysetherapie behandelt. Thrombosen im Alter von 10–14 Tagen werden hochdosiert mit Heparin behandelt. Noch ältere Thrombosen können gleich zu Beginn mit Heparin und Marcumar therapiert werden.

Indikationen

- Venöse Thrombosen im Oberschenkel- und Beckenbereich
- Vena-cava-Thrombose
- Vena-subclavia- und -jugularis-Thrombose
- schwere Lungenembolie
- lebensbedrohliche Lungenembolie
- frischer Herzinfarkt
- arterielle periphere Embolie.

Kontraindikation s. ▤ K-**19**.

Indikationen

Venöse Thrombosen im Oberschenkel- und Beckenbereich sowie der Vena cava und der Vena subclavia und jugularis, die zwei bis zehn Tage alt sind (bei frischeren Thrombosen Thrombektomie, bei älteren Thrombosen Fibrinolyse nicht mehr ausreichend effektiv), schwere Lungenembolie (die leichte Lungenembolie wird nur antikoaguliert), lebensbedrohliche Lungenembolie (in der Regel operiert), frischer Herzinfarkt bis zu einem Alter von sechs Stunden sowie die akute arterielle periphere Embolie (in der Regel jedoch operative Thrombektomie). Bei der chronischen arteriellen Verschlußkrankheit kann Streptokinase lokal intraarteriell in einer Dosis von 40 000 IE/d verabreicht werden.
Die **Kontraindikationen** sind in ▤ K-**19** zusammengefaßt. Es handelt sich um das sogenannte »ABC der absoluten Kontraindikationen« für eine Fibrinolysetherapie und strenge Antikoagulation. Die relativen Kontraindikationen leiten sich aus den Absoluten ab und sind durch eine geringe Ausprä-

gung der zugrundeliegenden oder begleitenden Erkrankung gekennzeichnet. Die Kontraindikationen gelten im Prinzip auch für eine hochdosierte Heparinbehandlung.

K-19: Absolute Kontraindikationen der Fibrinolysetherapie

Aneurysmen, bekannte
Blutdruck über 180 mmHg systolisch und 100 mmHg diastolisch
Cerebrovaskulärer Insult innerhalb der letzten 3 Monate
Diabetes, schlecht eingestellt, Retinopathie
Epilepsie
Frühschwangerschaft (< 16. Woche)
Gefäßpunktionen, arterielle
Hämorrhagische Diathese
Intestinale Blutungen
Konsumierende Allgemeinerkrankung
Leberinsuffizienz, schwere
Malignome im Endstadium
Niereninsuffizienz, schwere
Operationen innerhalb der letzten 8–10 Tage
Pankreatitis, akute
Reanimation innerhalb der letzten 4 Wochen
Sepsis
Tuberkulose
Ulcera ventriculi
Vorhofflimmern
Zerebralsklerose, schwere

Die thrombolytischen Erfolge betragen etwa 50–70 % für alle Indikationsbereiche. Die Nebenwirkungen sind vor allem Blutungskomplikationen. Leichte Blutungskomplikationen treten bei bis zu 20 % der Patienten auf, schwere, tödliche Blutungen werden bei 1 bis 2 % der Patienten unter Streptokinase und bei 0,5 bis 1 % der Patienten unter Urokinase beobachtet. Zur Kontrolle der Fibrinolysetherapie sind einige Laborwerte erforderlich. Ihre therapeutischen Bereiche sind in K-**20** zusammengefaßt.

Die thrombolytischen Erfolge betragen 50–70 % unter Berücksichtigung der sehr verschiedenen Indikationsbereiche. Leichte Blutungskomplikationen treten bei ca. 20 % der Patienten auf, schwere tödliche Blutungen bei Streptokinase in 1–2 % bzw. bei Urokinase in 0,5–1 % der Fälle.

K-20: Heparindosierung bei Fibrinolysetherapie

Heparindosierung bei	PTZ u. aPTT	Fibrinogen	Reptilase
▷ **Streptokinase/APSAC**			
• wenn PTZ < 30 s 15 000–20 000 IE/d	2–4fache der Norm	50–80 mg%	1,5–2fache der Norm
• nach Therapieende wenn Fibrinogen > 50 mg% 10 000–30 000 IE/d	2–4fach		
▷ **Urokinase**			
• + 30 000 IE/d	2–4fach	50–80 mg%	1,5–2fach
▷ **r-tPA**			
• + 30 000 IE/d	2–4fach	unverändert	unverändert

Neutralisierung der Fibrinolysetherapie besteht in einem Absetzen der Behandlung und der Verabreichung von Aprotinin 4mal 500 000 KIE/d und/oder ε-Aminocapronsäure 4mal 500 mg/d bis zum Sistieren der Blutung. Gegebenenfalls muß auch Heparin mit Protaminchlorid antagonisiert werden.
Therapiemaßnahme zur Antagonisierung bzw. Reduktion der Fibrinolyse werden bei bedrohlichen Blutungen notwendig und sind in K-**21** beschrieben.

Neutralisierung der Fibrinolysetherapie
Absetzen und Gabe von Aprotinin und/oder ε-Aminocapronsäure bis zum Sistieren der Blutung. Ggf. muß Heparin mit Protaminchlorid antagonisiert werden.
Antagonisierungsmöglichkeiten der Fibrinolyse beschreibt K-**21.**

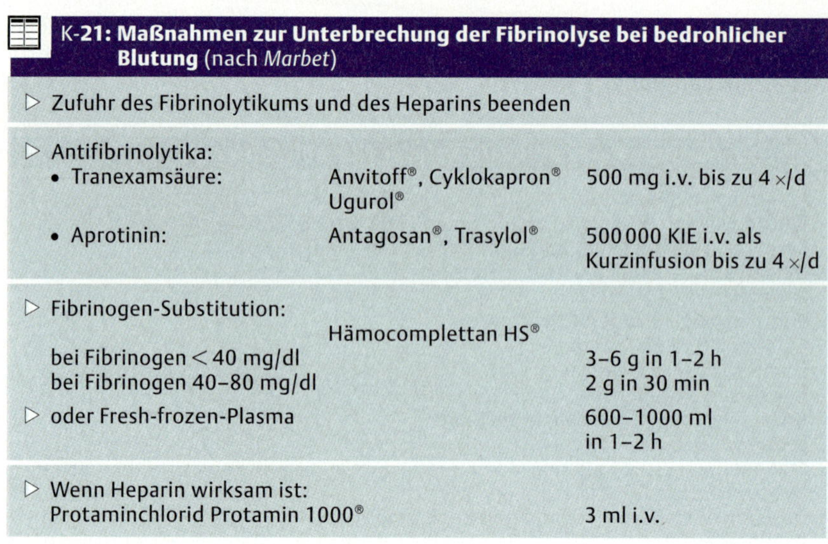

K-21: Maßnahmen zur Unterbrechung der Fibrinolyse bei bedrohlicher Blutung (nach *Marbet*)

▷ Zufuhr des Fibrinolytikums und des Heparins beenden		
▷ Antifibrinolytika:		
• Tranexamsäure:	Anvitoff®, Cyklokapron® Ugurol®	500 mg i.v. bis zu 4 ×/d
• Aprotinin:	Antagosan®, Trasylol®	500000 KIE i.v. als Kurzinfusion bis zu 4 ×/d
▷ Fibrinogen-Substitution:	Hämocomplettan HS®	
bei Fibrinogen < 40 mg/dl		3–6 g in 1–2 h
bei Fibrinogen 40–80 mg/dl		2 g in 30 min
▷ oder Fresh-frozen-Plasma		600–1000 ml in 1–2 h
▷ Wenn Heparin wirksam ist: Protaminchlorid Protamin 1000®		3 ml i.v.

Nachbehandlung

Im Anschluß an eine Fibrinolysetherapie wird mit Heparin überlappend die orale Antikoagulation begonnen (K-**5**). Die Dauer der oralen Antikoagulation findet sich in K-**17**.

Nachbehandlung

Im Anschluß an eine Fibrinolysetherapie oder eine Heparinisierung wird überlappend mit oralen Antikoagulanzien behandelt. Zur Dauer der Antikoagulation K-**17.**

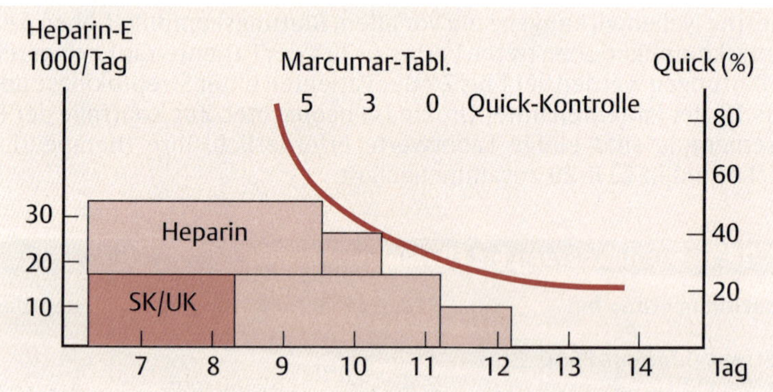

K-**5:** Überleitung der Fibrinolysetherapie in die Heparinbehandlung und die weitere orale Antikoagulation mit Marcumar (SK/UK = Streptokinase- oder Urokinasetherapie).

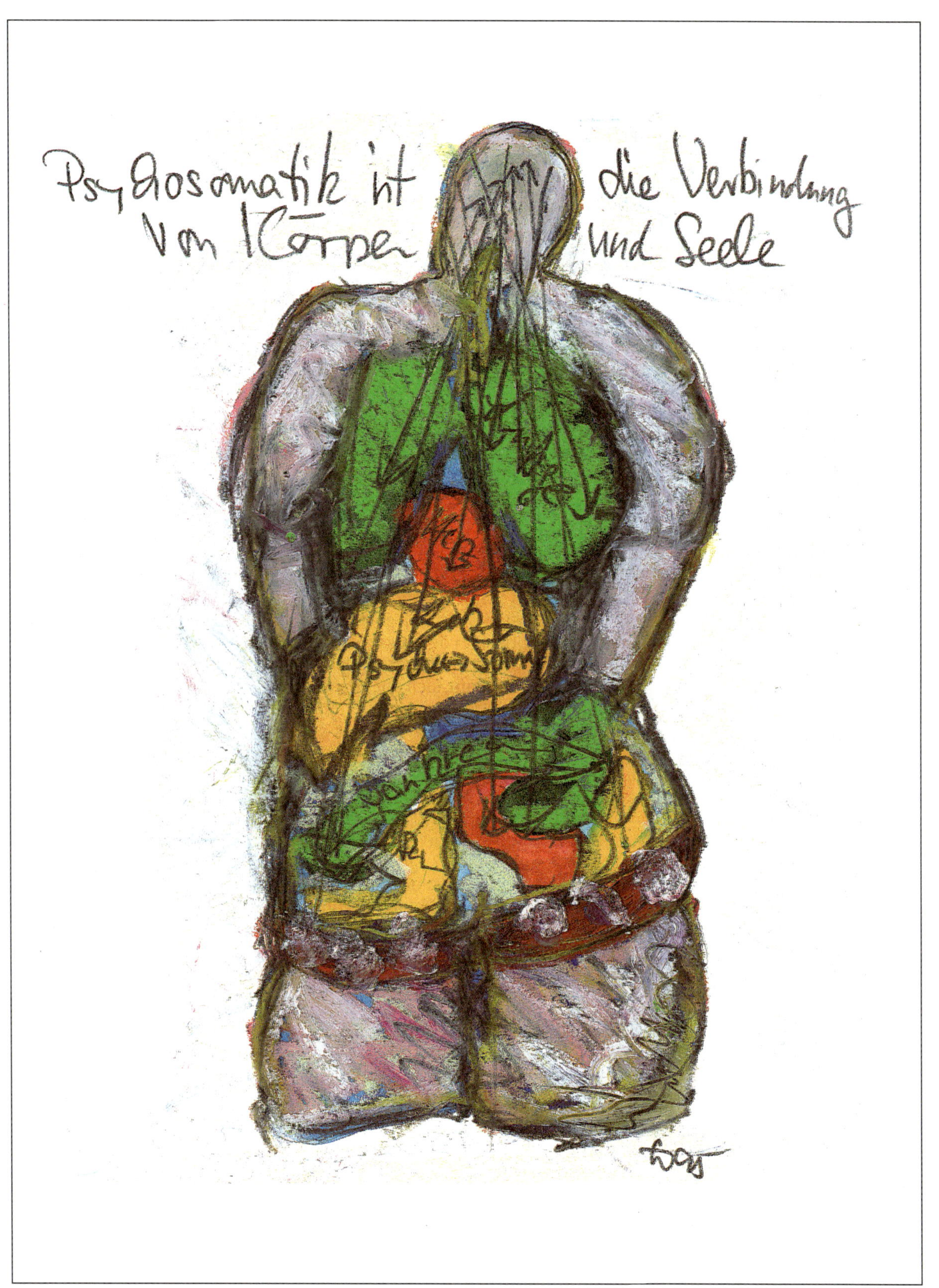

Psychosomatik

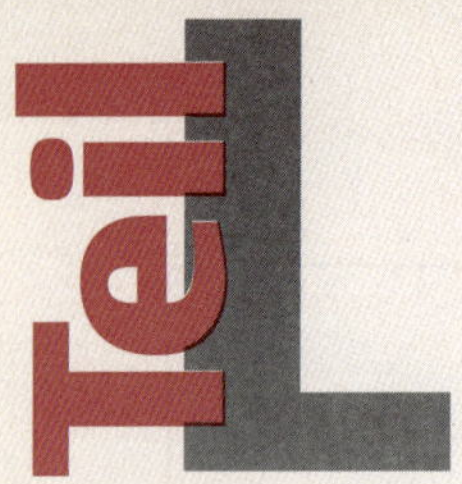

Psychosomatische Medizin

G. Rudolf, J. Küchenhoff

1 **Allgemeine Psychosomatik**

1 Allgemeine Psychosomatik

G. Rudolf

1.1 **Psychosomatik – eine Begriffsbestimmung**

1.1 Psychosomatik – eine Begriffsbestimmung

Definition ▶

▶ ***Definition.*** Psychosomatik beschäftigt sich mit den **Wechselbeziehungen zwischen psychischen und biologisch-körperlichen Vorgängen. Sie ist eine bio-psycho-soziale Medizin.**

Traditionell besitzt die Richtung »Psychisches bewirkt Körperliches« das größere Gewicht, doch findet gegenwärtig auch die umgekehrte Wirkrichtung des Biologischen auf das Psychische zunehmend Beachtung. Bis hin zu den medizinischen Schriften der Antike wurden psychosomatische Zusammenhänge als selbstverständlich gegeben und in jedermanns Erfahrung nachvollziehbar akzeptiert. In der **Sprache** haben die geläufigen Annahmen darüber, wie Gemütsbewegungen, vorzugsweise Affekte der Angst, Trauer, Sorge, des Ärgers und der Scham, sich auf Körperorgane auswirken, ihren Niederschlag gefunden (»das geht mir an die Nieren, es greift mir ans Herz, es schlägt mir auf den Magen, es ist mir über die Leber gelaufen« etc.). Die Formulierungen lassen erkennen, in welchem Maße affektives Erleben und körperliches Befinden eins sind, so daß die *Descartes* zugeschriebene Trennung von Körper und Seele künstlich anmutet. Der Philosoph *Gadamer* sagt dazu:
»Da redet man von dem Problem von Leib und Seele. Was Leib ist, glaubt man zu wissen. Was Seele ist, weiß niemand. Was Leib und Seele ist, vielleicht ein Dynamismus? Leib jedenfalls ist Leben, ist das Lebendige; Seele ist das Belebende, und so ist beides im Grunde schon so miteinander gespiegelt, daß jeder Versuch der Objektivierung des einen ohne das andere oder des anderen ohne das eine irgendwie in die Lächerlichkeit führt«.

Psychosomatik betont das **Ganzheitliche** des Geschehens.
Die menschliche Person kann in Krankheit und Gesundheit stets von zwei Seiten, von der des **seelischen Erlebens** und der des **körperlichen Befindens** aus betrachtet werden.

Psychosomatik sollte also nicht als Begriff verstanden werden, der zwei getrennte Bereiche durch einen Bindestrich notdürftig zu verknüpfen versucht, sondern vielmehr als eine Formel, welche das **Ganzheitliche** des Geschehens betont. Freilich läßt sich die menschliche Person und ihr Befinden in Gesundheit und Krankheit stets von zwei Seiten aus betrachten, von der des **seelischen Erlebens** (ich denke, fühle, will – also bin ich) und von der des **körperlichen Funktionierens** (ich stehe auf der Erde, ich bewege mich im Raum, ich spreche – ich bin körperlich).

Der dritte wichtige Bereich ist der des **Sozialen.** Dazu gehören die wichtigen anderen – Partner, Kinder, Eltern, Angehörige, Freunde, Nachbarn, Kollegen – aber auch die soziokulturelle Gemeinschaft.

Ein dritter Bereich, der über das biologisch Körperliche und das Psychische hinaus die Natur des Menschen ausmacht ist der Aspekt des **Sozialen**. So wenig ein lebendiger Mensch nur körperlich oder nur psychisch existiert, so wenig ist er ohne seine Mitwelt, ohne soziale Beziehungen vorstellbar. Zu der sozialen Welt gehören die wichtigen anderen – Partner, Kinder, Eltern, Angehörige, Freunde, Nachbarn, Kollegen – aber auch die anonymeren anderen (Peer group, soziokulturelle, sozioökonomische, ethnische, religiöse Gemeinschaften). Diese bilden auf der einen Seite das haltgebende soziale Netz, auf der anderen Seite repräsentieren sie die Anpassung fordernde Welt der Wertnormen, Regeln und Gebote der Gesellschaft. So erscheint es zwingend, den Begriff des Psychischen um den des Sozialen zu erweitern, wie dies in der Definition von Psychosomatik als einer **bio-psycho-sozialen Medizin** geschieht.

Daraus geht hervor, daß Psychosomatik notwendigerweise **interdisziplinär** sein muß, um die genannten Ebenen des Somatischen (des Körpers), des Psychischen (Erleben und Verhalten) und des Soziokulturellen (soziale Beziehung und gesellschaftliche Einbindung) verknüpfen zu können.
Das klinische Fallbeispiel soll das Zusammenwirken körperlicher, psychischer und sozialer Faktoren verdeutlichen.

Psychosomatik muß **interdisziplinär** sein, um die Ebenen des Körperlichen, des Erlebens und Verhaltens und des Soziokulturellen verknüpfen zu können.

Klinischer Fall

Verflechtung von Problemen und Beschwerden.
Ein 32jähriger Maschinenarbeiter kommt wegen vielfältiger schmerzgetönter Körperbeschwerden und depressiver Verstimmungen in die psychosomatische Klinik. Er ist am Rande seiner Kräfte, kann seine beruflichen Aufgaben nicht mehr bewältigen, er sieht seine Ehe bedroht und grübelt immer häufiger über den Ausweg des Suizids. Aufgrund seiner von früh an bestehenden Selbstwertzweifel wandte er sich an eine körperbehinderte Partnerin, die ihm erstmals das Gefühl gab, gebraucht zu werden und wichtig zu sein. Die Doppelaufgabe, das eigene Leben und das seiner immer ängstlicher werdenden Frau zu bewältigen, überlastete ihn vollends, als er auch die Verantwortung für das gemeinsame Kind allein zu übernehmen versuchte. Er entwickelte eine chronische Schmerzsymptomatik und begann, nicht in der Familie, sondern an der Arbeitsstelle, um Erleichterungen und Entlastungen zu kämpfen. Schließlich waren die Konflikte auf allen Ebenen eskaliert und untrennbar verwoben: Der soziale Konflikt am Arbeitsplatz im Kampf um sein Recht; der Paarkonflikt, in dem beide Partner die fehlende Rücksicht des anderen einklagten; der psychische Selbstwertkonflikt, der in Ängste und Suizidphantasien einmündete; all das verwoben mit psychosomatischen Beschwerden, in der vielfache Funktionsstörungen und Schmerzempfindungen einander verstärkten. Es geht hier nicht darum zu beweisen, daß psychosoziale Belastungen körperlich krank machen können oder umgekehrt, sondern darum, daß alle diese Elemente zusammenwirken und in der psychosomatischen Behandlung behutsam entwirrt und einzeln bearbeitet werden müssen: die körperlichen Beschwerden durch körperliche Maßnahmen, die psychische Krise durch psychotherapeutische Gespräche einschließlich Paargespräche, die Berufskonflikte durch sozialtherapeutische Beratung.

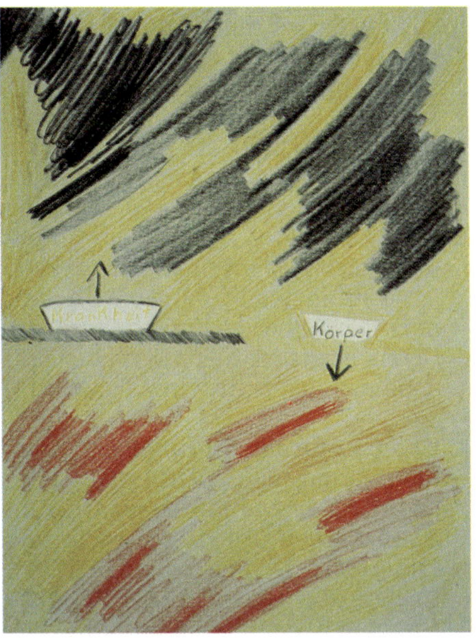

So wie die biologische Seite des Krankheitsgeschehens nur auf der Grundlage von anatomischem, physiologischem, biochemischem etc. Wissen verstanden werden kann, so setzt auch das Verständnis der psychischen und sozialen Konflikte des Patienten ein Wissen von der Psychologie der menschlichen Person und ihren soziokulturellen Lebensbedingungen voraus. Die Schwierigkeit für den Arzt liegt darin, daß er nun nicht mehr nur mit den vertrauten medizinischen Konzepten, sondern auch mit psychologischen Ansätzen konfrontiert wird und vor der Aufgabe steht, diese unterschiedlichen Erklärungsmodelle miteinander zu verknüpfen.
In den nächsten Abschnitten werden einige der für die Psychosomatik zentralen Gesichtspunkte erwähnt.

So wie die biologische Seite des Krankheitsgeschehens naturwissenschaftliches Wissen voraussetzt, so setzt das Verständnis der psychischen und sozialen Konflikte des Patienten ein Wissen von der Psychologie der menschlichen Person und ihren soziokulturellen Lebensbedingungen voraus.

Einige für die Psychosomatik zentrale Gesichtspunkte:

1.2 Aufgaben der Psychosomatik im weiteren und im engeren Sinne

Im **weiteren Sinne** befaßt sich Psychosomatik mit psychologischen Fragen in der Medizin, d.h. mit der **Psychologie des Kranken** (z.B. wie Krankheit subjektiv erlebt wird, wie Kranke sich verhalten, welche subjektiven Theorien sie über ihre Krankheit entwickeln, wie sie Krankheit bewältigen, welche Therapieerwartungen sie ausbilden), ferner um die **psychologischen Aspekte des ärztlichen Handelns** (z.B. in der Beziehung zwischen Arzt und Patient, in der Bereitschaft des Patienten zur Zusammenarbeit (Compli-

1.2 Aufgaben der Psychosomatik im weiteren und im engeren Sinne

Die Aufgaben der **Psychosomatik im weiteren Sinne** umfassen:
- die Psychologie des Kranken
- die psychologischen Aspekte ärztlichen Handelns
- die psychologischen Wirkungen ärztlicher Maßnahmen

• die Psychologie der medizinischen Institutionen.

Die besondere psychosomatische Zugangsweise liegt
- in der »Einführung des Subjekts in die Medizin« (Patient hat Empfindungen, Vorstellungen, Absichten etc.)
- in der Reflexion der zwischenmenschlichen Beziehungen (z. B. zwischen Arzt und Patient).

Zwischen Patient und Arzt entwickelt sich ein **Beziehungssystem,** mit dem es umzugehen gilt; eine wichtige Rolle spielt dabei der Umgang mit Emotionen.

ance), in der **psychologischen Wirkung ärztlicher Maßnahmen** (einschließlich Plazebowirkungen) und schließlich auch um die **Psychologie der medizinischen Institutionen**. Dabei geht es in erster Linie um die **»Einführung des Subjekts«** (*von Weizsäcker*), also um die Tatsache, daß der Patient nicht bloß Gegenstand medizinischer Maßnahmen, sondern auch ein menschliches Subjekt ist, das seine eigenen Empfindungen, Vorstellungen, Gedanken, Hoffnungen und Phantasien über Krankheit und Behandlung entwickelt. Ferner geht es darum, daß auch der Arzt, der sich um eine sachlich-rationale Haltung dem Patienten gegenüber bemüht, zu reflektieren lernt, daß er als ein menschliches Subjekt mit Emotionen und persönlichen Einstellungen auf seine Patienten antwortet. Damit ist als weiterer psychosomatisch wichtiger Gesichtspunkt der **Aspekt der Beziehung** benannt. Zwischen Patient und Arzt entwickelt sich unvermeidbar ein **Beziehungssystem**, das zu reflektieren und mit dem es umzugehen gilt. Eine wichtige Rolle spielt dabei der Umgang mit eigenen und fremden Emotionen. Mit Hilfe von Balintgruppen oder Supervisionen kann die **kommunikative Kompetenz** des Arztes in diesen Dingen verbessert werden.

Die Aufgaben der **Psychosomatik im engeren Sinne** richten sich auf folgende Störungen:

Wenn sich Psychosomatik im weiteren Sinne mit Krankheit und Behandlung schlechthin befaßt, so beschäftigt sich **Psychosomatik im engeren Sinne** mit einer Reihe von Krankheitsbildern, bei denen der Anteil des psychischen Geschehens von besonderer Bedeutung ist. Sie werden im folgenden kurz definiert, später ausführlicher beschrieben.

Somatoforme Störungen (z. B. somatoforme autonome Funktionsstörungen). Es lassen sich keine organdestruktiven, pathologisch-anatomischen Grundlagen nachweisen; psychosoziale Faktoren spielen eine wichtige Rolle beim Symptomausbruch.
Die psychosomatische Modellvorstellung ist vereinfacht: Unbewußte Affekte, die nicht zum Ausdruck gebracht werden können, wirken auf die vegetativen Zentren ein und führen zu **Dysfunktionen der Organe.**

• **Somatoforme Störungen** (Synonyme: somatoforme autonome Funktionsstörungen, Somatisierungsstörungen). Für die hier bestehenden körperlichen Symptome lassen sich keine organdestruktiven, pathologisch-anatomischen Grundlagen nachweisen, während umgekehrt psychosoziale Faktoren in der Entstehung und im Symptomausbruch eine wichtige Rolle spielen. Die psychosomatische Modellvorstellung läßt sich vereinfacht so zusammenfassen, daß unterdrückte, unbewußte Affekte der Angst, der Sehnsucht, der Wut nicht erlebt und zum Ausdruck gebracht werden können, sondern auf die vegetativen Zentren einwirken und auf diesem Wege **Dysfunktionen der Organe** hervorrufen (z. B. des Herzschlags, der Peristaltik, der Genitalfunktion etc.). Die Tatsache, daß der Konflikt sich nur über die Zwischenschaltung des Vegetativums ausdrücken kann, signalisiert in dieser psychosomatischen Modellvorstellung, daß er in dem Bewußtsein weniger zugänglich ist, tiefer verdrängt ist, möglicherweise in seiner Entstehungsgeschichte auch »frühere« Wurzeln hat (z. B. Traumatisierung).

Konversionsstörungen. Es finden sich **keine organischen Grundlagen. Unbewußte psychische Konfliktspannungen** (häufig: unbewußte Beziehungswünsche) werden in symbolträchtiger Weise **körperlich zum Ausdruck gebracht.**
Beispiele für Symptombildungen: Lähmungen, Gangstörungen, Schluckstörungen, Parästhesien.

• **Konversionsstörungen.** Auch hier finden sich **keine organischen Grundlagen**, dafür lassen sich aber **unbewußte psychische Konfliktspannungen** finden, die in symbolträchtiger Weise **körperlich zum Ausdruck gebracht werden**. Häufig sind es unbewußte Beziehungswünsche, die nicht erlebt und nicht verbalisiert werden können und statt dessen zu einem körperlich-szenischen Ausdruck gelangen. Die Symptombildung ereignet sich vor allem im motorischen und sensorischen Bereich, z. B. in Lähmungen, Gangstörungen, Schwindelzuständen, Schluckstörungen, Parästhesien etc. Es hat den Anschein, daß in den Symptomen Handlungsbruchstücke enthalten sind, die sowohl Befriedigungs- als auch Bestrafungsaspekte verknüpfen.

Ein junger Mann klagt beispielsweise über Gangstörungen, die sich anfühlen »als ob ich in zu großen Schuhen laufe und deshalb nicht vom Fleck komme«. Er berichtet, daß er auf Wunsch seines Vaters nach Hause zurückgekehrt ist, um dessen Geschäft zu übernehmen; dadurch wird eine konfliktreiche Vater-Sohn-Beziehung, vor der er für einige Jahre »weggelaufen« war, aktualisiert.

Depressive Somatisierung. Die **Unfähigkeit, Konflikte psychisch zu verarbeiten** ist ausgeprägter als bei der Konversionsstörung. Frühe Geborgenheitswünsche und Enttäuschungserfah-

Bei der **depressiven Somatisierung** (Beispiel: psychogene Schmerzstörung) erscheint die **Unfähigkeit, Konflikte psychisch zu verarbeiten,** noch ausgeprägter als bei den oben genannten Störungen. Frühe Beziehungswünsche nach Geborgenheit und Versorgung und zugehörige schmerzliche Enttäuschungserfahrungen können nur durch **»Somatisierung«** zum Ausdruck gebracht werden. Der Patient, der bewußt keine Erwartungen und Wünsche erlebt und ebensowenig Trauer und psychischen Schmerz empfindet, reagiert z. B. mit körperlichen Schmerzzuständen. Häufig wird der Körper zum Ersatzobjekt, das in hypochondrischen Befürchtungen ängstliche Aufmerksamkeit erfährt und nun den Anspruch hat, schonungsvoll und liebevoll behandelt zu werden. Es kann ihm aber auch haßvoll begegnet werden, wenn das schmerzende, nicht funktionierende Körperorgan als Verfolger und Feind erlebt wird und sich die Vorstellung entwickelt, daß das Ganze gerettet werden kann, wenn ein Teil geopfert (z. B. durch eine Operation entfernt) wird.

rungen können nur durch **»Somatisierung«** zum Ausdruck gebracht werden (z. B. es resultieren körperliche Schmerzzustände, wo schmerzhafte Gefühlsregungen nicht wahrgenommen werden können).

Diese autoaggressive Thematik ist am stärksten ausgeprägt bei den **Artefaktkrankheiten**, bei denen der Patient sich selbst körperlichen Schaden zufügt und seinen zerstörten Körper dem Arzt zur Behandlung anbietet. Ein solches, schwer nachvollziehbares Verhalten ist meistens durch dahinterliegende ausgeprägte Persönlichkeitsstörungen begründet.

In der **Artefaktkrankheit** vollzieht der Patient heimlich **Selbstbeschädigungen** und bietet den zerstörten Körper dem Arzt zur Behandlung an. Dahinter stehen meist Persönlichkeitsstörungen.

Das Beispiel der **Artefaktkrankheiten** ließ bereits erkennen, daß prinzipiell auch Störungen der **Persönlichkeit** (und des für sie typischen **Verhaltens**) zu körperlichen Störungen und Schädigungen führen können. Ein weiteres Beispiel hierfür bilden die **Suchtkrankheiten**, bei denen dem Körper im Übermaß Nahrung oder toxische Substanzen zugeführt werden, welche körperliche Funktionen beeinträchtigen und schließlich auch organdestruktiv wirken. In diesem Zusammenhang sind auch die **Eßstörungen** zu nennen, die in ihrem nicht steuerbaren und irrationalen Verhalten ihre Nähe zu den Suchtstörungen erkennen lassen (Magersucht). Auch diese Verhaltensweisen des Chronisch-zu-wenig-Essens bei der Anorexie oder der Eßanfälle mit anschließendem selbst induzierten Erbrechen bei der Bulimie bedingen sekundäre körperliche Schädigungen (z. B. im Stoffwechsel und Elektrolythaushalt), welche im Extremfall lebensbedrohliche Konsequenzen haben.

Bei den **Suchtstörungen** ist eine schleichende Selbstzerstörung wirksam. **Eßstörungen** haben eine Verbindung zur Suchtthematik (Magersucht), welche im Extremfall lebensbedrohliche Konsequenzen haben kann.

Als **psychosomatische Störungen** im herkömmlichen Sinne wurden eine Reihe von Krankheitsbildern bezeichnet, bei denen pathologisch anatomisch nachweisbar organdestruktive Prozesse ablaufen und für die sich dennoch im Zusammenhang mit dem Symptomausbruch sowie in der Ätiopathogenese deutliche und typische psychosoziale Belastungen nachweisen lassen. Das gilt zumindest für einen großen Teil der Patienten, die z. B. an Colitis ulcerosa, Morbus Crohn, Asthma bronchiale, Ulcus ventriculi, Neurodermitis, essentielle Hypertonie erkrankt sind. Es ist keine Streitfrage, ob solche Patienten internistisch oder psychosomatisch behandelt werden sollen, sie brauchen beides. **Die psychosomatische Behandlung versteht sich dabei seltener als eine auf die Krankheitsursachen gerichtete Therapie, sondern häufig als eine psychologische Begleitung, welche bei der Krankheitsverarbeitung unterstützend wirkt.**

Psychosomatische Störungen im eigentlichen Sinne
Es bestehen organdestruktive Prozesse, für die im Zusammenhang mit dem Krankheitsausbruch deutlich psychosoziale Belastungen nachweisbar sind, z. B. bei Colitis ulcerosa, Morbus Crohn, Asthma bronchiale, Ulcus ventriculi, Neurodermitis, essentielle Hypertonie. Wichtig ist dabei die **psychologische Unterstützung der Krankheitsverarbeitung.**

Schließlich sind im Themenbereich der Psychosomatik im engeren Sinne die **somato-psychischen Störungen** zu nennen, bei denen eine organische Grundkrankheit vorliegt, in deren Folge es zu psychischen Störungen kommt (z. B. depressive Krisen bei chronischen Krankheiten wie Diabetes mellitus, chronische Niereninsuffizienz oder aber bei Malignomen oder HIV-Infektionen). Das psychische Krankheitsbild ist von dem angstneurotischer oder depressiver Störungen oft nicht zu unterscheiden, das zentrale Konfliktthema ist jedoch meistens die durch die schwere Krankheit ausgelöste narzißtische Kränkung und existentielle Bedrohung, die von dieser speziellen Persönlichkeit nicht ertragen oder verarbeitet werden können.

Somato-psychische Störungen
Organische Grundkrankheiten, vor allem chronische Erkrankungen, führen zu psychischen Störungen, die von angstneurotischen oder depressiven Störungen oft schwer zu unterscheiden sind.

1.3 Krankheitsdisposition und Symptombildung

1.3 Krankheitsdisposition und Symptombildung

Merke ▶

▶ ***Merke.*** Die populäre Annahme, daß äußere Belastungen (»Streß«) psychosomatische Beschwerden hervorrufen, trifft nicht den Kern; es wird unten zu beschreiben sein, welche Bedingungen zusammentreffen müssen, damit ein Ereignis zur krankheitsauslösenden Belastung wird. Auch die Vorstellung, daß bestimmte Typen von innerseelischen Konflikten typische psychosomatische Symptome hervorriefen, läßt sich nicht befriedigend bestätigen; vielmehr gilt es zu akzeptieren, daß es sehr variable psychodynamische Wege der Symptombildung gibt. Daher läßt sich nicht von einem Symptom oder einer Krankheit aus auf einen typischen seelischen Konflikt oder eine typische Persönlichkeitsentwicklung schließen.

Einige wichtige psychosomatische Modelle und bestätigte Erfahrungen: In der **Krankheitsentstehung** spielen folgende Faktoren ineinander:

Belastende Umweltfaktoren: v.a. frühe familiäre Konflikte bilden durch psychische Entwicklungsdefizite und unbewußte Konfliktspannungen eine Disposition für psychosomatische/neurotische Symptombildung im Erwachsenenalter.
Angeborene Dispositionen: d.h. Bereitschaften im körperlichen und psychischen Bereich, auf bestimmte Weise zu reagieren, verstärken die Wahrscheinlichkeit bestimmter Symptombildung.

Einige der wichtigsten psychosomatischen Modellvorstellungen und bestätigte Erfahrungen sind im folgenden zusammengestellt.
In der Ätiopathogenese psychosomatischer Erkrankungen sind mehrere Faktoren auf komplizierte Weise verwoben.
Unter dem Einfluß **belastender Umweltfaktoren** – vor allem lebensgeschichtlich früher familiärer Konflikte – kommt es zu Persönlichkeitsentwicklungen, die in ihren Defiziten und unbewußten Konfliktspannungen eine Disposition für psychosomatische oder neurotische Symptombildung im Erwachsenenalter bilden.
Angeborene Dispositionen, d.h. Bereitschaften im körperlichen und psychischen Bereich, auf bestimmte Weise zu reagieren, verstärken, wie die Zwillingsforschung zeigen konnte, die Wahrscheinlichkeit bestimmter Symptombildung.
Freilich ist es äußerst schwierig zu unterscheiden, welcher Anteil der Krankheitsdisposition aus dem elterlichen Erbgut stammt, welcher durch somatische Schädigung während der Intrauterinentwicklung, unter der Geburt oder in der frühen Kindheit bedingt ist, welcher durch Nachahmungslernen in der Kindheit sozial vererbt wurde und welcher als Folge von familiären Entbehrungen und Konflikten psychosozial entstanden ist.

Der Ausbruch einer psychosomatischen Störung erfolgt nach einer langen Entwicklung in der prämorbiden Persönlichkeit.
Dabei reagiert der Patient mit seiner körperlich schwächsten Stelle (**»somatisches Entgegenkommen«**).
Die psychosomatische Störung trifft ein Organ, das geeignet ist, den Konflikt des Patienten zum Ausdruck zu bringen.

Damit im späteren Leben – meist ab dem frühen Erwachsenenalter – eine psychosomatische Erkrankung ausbricht, bedarf es einer langen Entwicklung der prämorbiden Persönlichkeit, wobei die genannten Einflußfaktoren, seien sie genetisch vererbt oder psychosozial erworben, zusammenwirken. Die Frage, an welchem Organsystem schließlich die psychosomatische Krankheit ausbrechen wird – »die **Organwahl**« – entscheidet sich einerseits über das »somatische Entgegenkommen« (der Patient reagiert mit seiner körperlich schwächsten Stelle, dort, wo aufgrund früherer Erkrankungen oder angeborener Dispositionen eine Anfälligkeit besteht, z.B. jemand reagiert von klein auf immer wieder mit Magenbeschwerden, Bronchitiden oder Blasenentzündungen); andererseits befällt die psychosomatische Störung in der Regel ein solches Organ, das geeignet ist, den akutellen Konflikt des Patienten psychologisch zum Ausdruck zu bringen (*s.u.*).

Der Ausbruch der Erkrankung erfolgt zu einem biographisch bedeutungsvollen Zeitpunkt.

Es sind äußere Lebensveränderungen, **Schwellensituationen** oder Bilanzsituationen, welche eine **symptomauslösende Konfliktsituation** darstellen. Das Auftreten der psychosomatischen Erkrankung erfolgt in einer Situation, die für den individuellen Patienten (größtenteils unbemerkte) innere und äußere Belastungen beinhaltet und ist somit als ein **lebensgeschichtlich sinnvolles Ereignis** verstehbar.

Der Zeitpunkt, an dem die lange bestehende Disposition schließlich zur Symptombildung führt und eine neue Entwicklung einsetzt, die nun als »Krankheit« imponiert, ist nicht zufällig. Vielmehr lassen sich in seinem Umfeld Veränderungen der äußeren Lebensrealität nachweisen, die das bisher gewahrte innere Gleichgewicht stören oder zusammenbrechen lassen. Die **symptomauslösende Konfliktsituation** hat selten den Charakter schwerer äußerer Belastungen oder gar den von Katastrophen; vielmehr handelt es sich meistens um ubiquitäre Lebensereignisse, die z.B. mit **Schwellensituationen** des Lebens einhergehen (z.B. Abschluß von Schule und Berufsausbildung, Verselbständigung und Lösung von Elternhaus, Partnerwahl oder Partnerverlust, Familiengründung oder -auflösung). Es ist die intrapsychische Disposition (z.B. eine ausgeprägte unbewußte Trennungsangst), welche dem äußeren Lebensereignis (z.B. der Verselbständigung aus der Primärfamilie) die Bedeutung einer nicht bewußt registrierten, schweren inneren Belastung verleiht.

Aus dieser Perspektive wird **Erkrankung** als psychologisch, d. h. vor allem **lebensgeschichtlich sinnvolles Ereignis** verstehbar.
Die psychosomatische Sichtweise der Symptombildung verknüpft zwei Ansätze, die in entgegengesetzte Richtungen weisen: Die **kausale** Betrachtung fragt, wie stets in der Medizin, nach den Ursachen und Bedingungen der Erkrankung. Aus dieser Sicht ist das Symptom die Folge einer Störung und damit selbst Ausdruck einer Fehlentwicklung oder Dysfunktion in der Persönlichkeit. Unter dem Einfluß zusätzlicher äußerer Veränderungen wurde das vulnerable System krisenhaft destabilisiert, wobei die psychischen Spannungszustände u. U. somatische Folgen haben (z. B. in Form allgemeiner sympathikotoner Übererregung oder spezieller Funktionsstörung eines Organs).

Die Symptombildung wird in der Psychosomatik in 2 Richtungen untersucht:
- das Symptom als Folge einer vorausgegangenen konflikthaften Fehlentwicklung der Persönlichkeit **(genetisch-kausale Sicht),**

Der zweite Ansatz fragt nicht nach den Ursachen des Symptoms, sondern nach seiner **Funktion**. Aus dieser Sicht ist das Symptom nicht Endglied einer Kette von Fehlregulationen, sondern Ausdruck einer inneren Situation, u. U. Bewältigungsversuch einer inneren Problematik oder Lösungsversuch für einen unbewußten Konflikt. Das Symptom gewinnt dadurch auch einen finalen Zweck (das **Symptom als Selbstheilungsversuch**).

- das Symptom als Lösungsversuch einer inneren Problematik oder als Lösungsversuch eines unbewußten Konflikts **(final-funktionale Sicht).** Das Symptom als Selbstheilungsversuch.

Der Begriff **primärer Krankheitsgewinn** verweist darauf, daß im Symptom Anteile der verlorengegangenen ursprünglichen Bedürftigkeit befriedigt werden (Beispiel: In einer Schmerzsymptomatik können unbewußte Impulse der Selbstbestrafung und Selbstschädigung ausgelebt werden). Der Begriff **sekundärer Krankheitsgewinn** meint im Gegensatz dazu die beziehungsregulierende Funktion des Symptoms, das dem Patienten unbewußt oder vorbewußt dazu dienen kann, Schonung, Rücksicht, Aufmerksamkeit und Zuwendung zu erlangen.

Im Symptom können unbewußt Teile der verdrängten Bedürftigkeit als **primärer Krankheitsgewinn** befriedigt werden; zugleich kann es als **sekundärer Krankheitsgewinn** dazu dienen, Beziehungen zu regulieren i.S. von Schonung, Rücksicht, Zuwendung.

1.4 Psychosomatische Diagnostik

1.4 Psychosomatische Diagnostik

Das wichtigste Element psychosomatischer Diagnostik (und Therapie) ist das **Gespräch**. Es dreht sich initial um die **Krankheitssituation** des Patienten und beachtet dabei vor allem, wie dieser sein Kranksein erlebt, wie er damit umgeht, welche Erklärungen er dafür bildet und welche Vorstellungen von seiner Gesundung er entwickelt. Dieser Teil des Gesprächs dient dazu, den Patienten als Kranken kennenzulernen und ihm Gelegenheit zu geben, sich mitzuteilen; dazu gehört auch, daß er Fragen an den Arzt richten kann.

Das wesentliche Element psychosomatischer Diagnostik, das **Gespräch,** dreht sich zentral um die **Krankheitssituation** des Patienten, d. h. sein Krankheitserleben, seine Krankheitstheorien und Therapieerwartungen.

Das weitere Gespräch befaßt sich auch mit der **psychischen Situation** des Patienten. Es hat zum Thema, wie er emotional auf die Krankheit reagiert und wie er sich im Vorfeld der Erkrankung gefühlt hat. Hier wird der Patient nicht nur als Kranker, sondern als Mensch mit seinen typischen Erlebensmustern und Verhaltensweisen sichtbar. Zugleich kann dabei anklingen, welchen psychischen Belastungen (die das Krankwerden begünstigt haben) der Patient ausgesetzt war und welche Verarbeitungsweisen für Konflikte er typischerweise verwendet. Das Gespräch über diese Themen wird zusätzlich fundiert, wenn es die **soziale Situation** des Patienten einbezieht, d. h. seine Lebensrealität – seine familiäre, berufliche und wirtschaftliche Situation sowie die darin erfolgten, möglicherweise konflikthaften Veränderungen in jüngerer Zeit.

Im weiteren widmet sich das Gespräch der **psychischen Situation** des Patienten, d. h. seinen typischen Erlebnisweisen und Verarbeitungsmustern. Das Gespräch über die **soziale Situation** des Patienten widmet sich der aktuellen Lebenswirklichkeit und ihren möglichen Belastungen.

Ein Gespräch über diese Themen dient nicht allein der Diagnostik, es stellt auch ein Angebot an den Patienten dar, sich mitzuteilen, auch zu klagen oder Fragen zu formulieren. Der Arzt, der das zuläßt und aushält, macht damit ein Beziehungsangebot, das den Patienten stützt und entlastet. Er trägt dazu bei, eine vertrauensvolle **Arzt-Patient-Beziehung** zu schaffen, welche die wichtigste Grundlage für die weitere therapeutische Zusammenarbeit darstellt.

Das ärztliche Gespräch ist eine der wichtigsten Maßnahmen, um eine vertrauensvolle **Arzt-Patient-Beziehung** zu schaffen, welche Grundlage jeder weiteren therapeutischen Zusammenarbeit darstellt.

In dieser Initialphase der Begegnung zwischen Patient und Therapeut gilt es auch, diagnostisch verstehen zu lernen, welches typische **Beziehungsangebot** der Patient macht, weil darin – auch – die künftigen Beziehungskonflikte zwischen Patient und Therapeut vorgeformt sind. Das Beziehungsangebot z. B. »Herr Doktor, Sie sind meine letzte Hoffnung, nachdem viele Ihrer Kollegen mich enttäuscht haben« signalisiert bereits die Wahrscheinlichkeit eines erneuten enttäuschten Beziehungsabbruchs (und Therapieabbruchs), wenn es nicht gelingt, das Thema gemeinsam zu bearbeiten.

Das Gespräch über die **biographische Situation** des Patienten hilft, seine heutige Persönlichkeit mit ihren Konflikten und Bewältigungsmustern aus den Erfahrungen ihrer Lebensgeschichte heraus zu verstehen.
Krankheit ist kein zufälliges Störungsgeschehen, das sich im Körper abspielt, sondern ein Ereignis, das im Leben des Patienten psychologisch sinnvoll gerade jetzt und gerade mit dieser Symptombildung einsetzt.
Als Ergebnis des diagnostischen Gesprächs kann ein deskriptiver Befund bezüglich Persönlichkeit, innerer Konflikte und vermutetem »Sinn« des Krankheitsgeschehens festgehalten werden und die Zuordnung in einem diagnostischen Klassifikationssystem (z. B. ICD) erfolgen.

Die Vertiefung des ärztlichen Gesprächs, so wie es bisher beschrieben wurde, erfolgt durch die Einbeziehung der **biographischen Situation**, das Gespräch wird dadurch zum psychotherapeutisch-diagnostischen Interview. Hier gilt es zu verstehen, wie die heutige Persönlichkeit des Patienten mit ihren Konflikten, Konfliktlösungsstrategien und Bewältigungsmustern lebensgeschichtlich gewachsen ist, was sie an psychischen und sozialen Belastungen der Kindheit und Jugend in sich aufgenommen und wie sie es bisher verarbeitet hat.
Aus der Zusammenschau der biographisch geprägten Persönlichkeit mit ihren spezifischen Belastbarkeiten und Vulnerabilitäten sowie der aktuellen Lebenssituation mit ihren (meist verborgenen) Belastungen ergibt sich der psychodynamische »Sinn« der jetzigen Erkrankung. Die Krankheit ist nicht ein zufälliges Störungsgeschehen, das sich im Körper abspielt, sondern ein Ereignis, das im Leben des Patienten psychologisch sinnvoll gerade jetzt und gerade mit dieser Symptombildung einsetzt (wenngleich dieser Sinn dem betroffenen Kranken selbst zunächst lange verborgen bleibt).
Das Ergebnis des diagnostischen Gesprächs sollte als Befund festgehalten werden. Das kann zunächst nicht mit einem Begriff geschehen, sondern erfordert die Deskription der verschieden erwähnten Ebenen; erst abschließend mündet die Gesamtbeurteilung in eine Diagnose, z. B. in dem Klassifikationssystem ICD-10 (*s. folgendes Beispiel*).

Klinischer Fall

Wiederholt intensiv angstgetönte Schmerzen in der Herzgegend, wenig präzise lokalisiert und **von vielfältigen vegetativen Beschwerden begleitet; daneben vielfältige vegetative Beschwerden;** somatisch ohne Befund.
Beziehungsangebot: ängstlich anklammernd mit großen Erwartungen an den Arzt.
Persönlichkeit: sehr aktive, leistungsbemühte, verantwortungsbewußte Einstellung; gleichzeitig starke emotionale Bindung an die Primärfamilie; zwanghafte neurotische Züge; keine Ich-strukturellen Störungen.
Soziale Situation: geplante Verselbständigung im eigenen Geschäft, Verschuldung durch Hausbau zusammen mit den Schwiegereltern.
Biographie: vaterlos aufgewachsen; als einziger Sohn früh Verantwortung für Mutter und Schwestern übernommen.
Konflikt: Ambivalenzkonflikt zwischen Impulsen der Verselbständigung, Realisierung eigener Pläne einerseits und ängstlich-schuldgefühlshafter Gebundenheit an Elterninstanzen.
Diagnose: Herzneurose (somatoforme autonome Funktionsstörung im kardiovaskulären System F 45 30 nach ICD-10).

1.5 Psychotherapie

1.5 Psychotherapie

G. Schneider

1.5.1 Die psychosomatisch-psychotherapeutische Perspektive in der inneren Medizin

Der Körper soll nicht als biochemisch-physikalische Funktionseinheit betrachtet werden, sondern es wird die individuelle, soziale, biographische und aktuelle Lebenswirklichkeit des Patienten miteinbezogen **(bio-psycho-soziale Perspektive).**
In der inneren Medizin ist Psychotherapie in den folgenden Problembereichen relevant: funktionelle Störungen, Konversionsstörungen, Somatisierungsstörungen, Eßstörungen, psychosomatische Störungen, somatopsychische Störungen sowie Krankheitsverarbeitung organischer Grundkrankheiten.

1.5.1 Die psychosomatisch-psychotherapeutische Perspektive in der inneren Medizin

Die psychosomatische Perspektive in der inneren Medizin einzunehmen, bedeutet, den Körper nicht einfach als biochemisch-physikalische Funktionseinheit zu betrachten, sondern zugleich die individuelle und soziale, biographische und aktuelle Lebenswirklichkeit des Patienten einzubeziehen. In dieser **bio-psycho-sozialen Perspektive** wird der Bedeutungsgehalt seiner Krankheit *für ihn* thematisch. Dies ist die leitende Perspektive in der psychotherapeutischen Medizin.
Im Rahmen der inneren Medizin wird die Frage nach Psychotherapie aufgrund des besonderen Gewichts des beteiligten psychischen Geschehens vor allem in den folgenden Problembereichen relevant:
funktionelle Störungen, Konversionsstörungen, Somatisierungsstörungen, Eßstörungen, psychosomatische Störungen, somatopsychische Störungen sowie Krankheitsverarbeitung organischer Grundkrankheiten.

1.5.2 Spezielle psychotherapeutische Aufgaben und Verfahren

Je nach der Stellung und Bedeutung des psychischen Faktors im psychosomatischen Krankheitsgeschehen und unter Berücksichtigung der Gesamtpersönlichkeit des Erkrankten lassen sich drei Ebenen der psychotherapeutischen Zielsetzung unterscheiden:

- die **basal-motivationale**
- die **supportive**
- die **kausale.**

Unter einer **basal-motivationalen Psychotherapie** verstehen wir, daß der Patient zunächst einmal ein Verständnis dafür aufbaut, seinen Körper nicht als »Außen-Ding« zu betrachten, für das er im Sinne einer Organreparatur die Verantwortung an den behandelnden Arzt abgibt, sondern daß er im Sinne des Leib-Seins eine Beziehung zu seiner Krankheit gewinnt. In diese Kategorie fallen unterschiedliche Problemsituationen, die in allen oben genannten Problembereichen auftreten können. Zum einen kann es darum gehen, mit dem Patienten zu klären, daß und gegebenenfalls in welchem Ausmaß er sich durch bestimmte eigene Verhaltensweisen gefährdet und schädigt (wie z. B. durch falsche Ernährungsgewohnheiten, Alkohol- oder Nikotinabusus, Medikamentenmißbrauch, streßreiche Lebensgewohnheiten in Arbeit oder Freizeit). Ziel ist hier letztlich eine **Umorientierung** der Lebensweise des Patienten, die zugleich eine wichtige präventive Bedeutung hat.

Zum anderen kann es gegebenenfalls wie im Falle funktioneller Störungen um die Erarbeitung eines psychogenetischen Krankheitsverständnisses gehen, also um die Einsicht, daß die organische Symptomatik psychisch verursacht oder mitverursacht ist. Dabei geht es häufig zunächst einmal um die Angst des Patienten vor Stigmatisierung, insbesondere in der Hinsicht, sich als Simulant abgestempelt zu fühlen, wenn er hört, daß seine Beschwerden seelische Ursachen haben (»Ich habe doch *wirklich* Schmerzen«). Nach einer entsprechenden Entängstigung und der Herstellung eines therapeutischen Vertrauensverhältnisses kann dann versucht werden, mit ihm Zusammenhänge zwischen bestimmten Auslösesituationen und seinen körperlichen Reaktionen herauszuarbeiten, die die Grundlage für die Entwicklung eines psychosomatischen Krankheitsverständnisses bei ihm wecken können (z. B. Trennungssituationen und das Auftauchen von Herzbeschwerden).

Zwei idealtypische Ausgänge sind bei der basal-motivationalen therapeutischen Arbeit denkbar: Der Patient kann über die gewonnenen Einsichten sein Selbstregulationsverhalten verbessern und auf diese Weise seine Probleme in den Griff bekommen; er kann aber auch im Gespräch mit dem Internisten zu der Einsicht kommen, daß ihm das nicht gelingt, und dieser kann dann mit ihm zu klären versuchen, ob eine weiterführende Psychotherapie für ihn indiziert ist, um ihn dann entsprechend weiterzuvermitteln. Insgesamt liegt im basal-motivationalen Bereich das zentrale Arbeitsgebiet der **psychosomatischen Grundversorgung.** Ihr Ziel ist nach den kassenärztlichen Psychotherapierichtlinien eine möglichst frühzeitige differentialdiagnostische Klärung komplexer Krankheitsbilder, eine verbale oder übende Basistherapie psychischer, funktioneller oder psychosomatischer Erkrankungen durch den primär somatisch orientierten Arzt und gegebenenfalls die Indikationsstellung zur Einleitung einer ätiologisch orientierten Psychotherapie.

Bei den **supportiven Formen von Psychotherapie** geht es um einen verbesserten Umgang mit der Krankheit und ihren bio-psycho-sozialen Auswirkungen im Leben des Patienten. Bezogen auf die oben angeführten Problembereiche ist die Indikation dementsprechend primär bei somatopsychischen Störungen und bei der Krankheitsverarbeitung generell gegeben, darüber hinaus aber auch in den anderen Fällen, sofern es Faktoren gegen die Indikation zu einer kausalen, aufdeckenden Psychotherapie gibt (z. B. suchtartige Tendenzen zu einer Anklammerung und Fixierung an den Therapeuten). Das Ziel ist dabei, dem Patienten in einer direkt Ich-stärkenden, d. h. direkt die gesunden Persönlichkeitsanteile ansprechenden und sie stärkenden Form

1.5.2 Spezielle psychotherapeutische Aufgaben und Verfahren

Psychotherapie kann **basal-motivational, supportiv** oder **kausal** ansetzen.

Die **basal-motivationale Psychotherapie** zielt auf eine **Umorientierung** der Lebensweise des Patienten (z. B. Abbau von Medikamentenmißbrauch), auf die Erarbeitung eines psychosomatischen Krankheitsverständnisses (z. B. bei funktionellen Störungen).
Zum einen geht es darum, mit dem Patienten zu klären, daß er sich durch bestimmte Verhaltensweisen gefährdet und schädigt (z. B. falsche Ernährungsgewohnheiten, Medikamentenmißbrauch).

Zum anderen kann es bei funktionellen Störungen um die Erarbeitung eines psychogenetischen Krankheitsverständnisses gehen, also darum, daß die körperlichen Reaktionen durch psychische Belastungen ausgelöst und mitverursacht sind. Auf die Vermutung, daß die Beschwerden seelische Ursachen haben können, reagieren viele Patienten mit der Angst, als Simulanten oder Verrückte abgestempelt zu werden.

Zwei Ausgänge des therapeutischen Gesprächs sind denkbar:

- Der Patient kann über die gewonnenen Einsichten seine Probleme in den Griff bekommen.
- Er kann zur Einsicht gelangen, daß ihm das alleine nicht gelingt, und der Arzt kann mit ihm die Möglichkeiten einer weiterführenden Psychotherapie klären.

Die basal-motivationale Therapie ist der zentrale Bereich der **psychosomatischen Grundversorgung.** Ihr Ziel ist eine frühzeitige Klärung komplexer Krankheitsbilder, eine verbale oder übende Basistherapie psychischer, funktioneller oder psychosomatischer Erkrankungen durch den primär somatisch orientierten Arzt und ggf. die Indikationsstellung zur Einleitung einer Psychotherapie.

Supportive Psychotherapieformen zielen auf einen verbesserten Umgang mit der Krankheit und ihren bio-psycho-sozialen Auswirkungen im Leben des Patienten.

Indikation:

- primär bei somatopsychischen Störungen und bei

- Problemen der Krankheitsverarbeitung.

Übende und suggestive Verfahren (z. B. autogenes Training) können Umstellungen im affektiven und vegetativen Bereich bewirken, welche auch die Fähigkeit zur Selbststeuerung beim Patienten verbessern.

Die **therapeutische Haltung** bei stützenden **Interventionen** dient dem Aufbau einer haltgewährenden Arzt-Patient-Beziehung, innerhalb derer die Verarbeitung akuter Erkrankungen und die Bewältigung chronischer, z. B. somatopsychischer Störungen, möglich wird (z. B. Entängstigung, Auffangen depressiver Zustände, Verminderung verleugnender Abwehr usw.).

Kausale Psychotherapie zielt auf eine psychotherapeutische Beseitigung der verursachenden psychischen Bedingungen der Krankheit. Sie ist bei funktionellen, Konversions- und Eßstörungen indiziert und kann bei bestimmten Fällen psychosomatischer Erkrankungen und somatopsychischer Störungen indiziert sein.
Kausale Psychotherapie erfordert eine Ursachentheorie und eine Behandlungstheorie und -technik.
Die **Psychoanalyse** sieht infantile unbewußte Konflikte als ursächlich für psychogene Erkrankungen an. Sie konnten psychisch nicht adäquat verarbeitet werden, sondern haben zu der Erkrankung, die als Konfliktlösungsversuch zu verstehen ist, geführt.

Psychoanalytisch orientierte Therapie zielt auf das **Bewußtmachen dynamisch unbewußter Konflikte,** welche in der Regel erst nach der Überwindung von starken Widerständen zugänglich werden **(intrapsychische Abwehr).** Indem die Konflikte dem Bewußtsein zugänglich gemacht werden, können realitätsangemessenere Konfliktlösungen entwickelt werden (z. B. Ablösung vom Elternhaus im Autonomie-Abhängigkeitskonflikt bei einer Patientin mit Anorexia nervosa).

Möglichkeiten zu einem verbesserten inneren Umgang mit seiner Krankheit und ihren Konsequenzen zu eröffnen.

Zum verbesserten Umgang mit der Krankheit oder zur verbesserten Körperwahrnehmung und Körperentspannung im Dienste der Gesundheitserhaltung dienen **übende und suggestive Verfahren,** die im Einzel- oder Gruppensetting durchgeführt werden. Hierzu rechnen das autogene Training und die Jacobsonsche Relaxationstherapie (progressive Muskelentspannung). Die erzielte Entspannung hat positive affektive und vegetative Auswirkungen, auf deren Grundlage auch die Selbststeuerung des Patienten verbessert werden kann.

Die **therapeutische Haltung** und die **verbalen Interventionen** (psychosomatische Grundversorgung, spezielle niederfrequente Form von Psychotherapie) zielen sowohl bei längerfristigen Behandlungen (z. B. bei somatopsychischen Störungen) wie bei aktuellen Anpassungsproblemen nach einer Akuterkrankung (z. B. Herzinfarkt) primär auf den Aufbau einer stabilen, haltgewährenden Therapeut-Patient-Beziehung. Dies kann den Patienten etwa im Falle einer relativ kurz zurückliegenden Akuterkrankung psychisch entlasten und damit den Spielraum für die Thematisierung von Problemen mit seiner Kooperation (Compliance) und die realitätsangemessene Anpassung an die neue Lebenssituation erweitern. Kurzfristig geht es dabei im Akutfall nach Eintreten des Krankheitsereignisses um Entängstigung, die Verminderung verleugnender Abwehr wie die Bearbeitung reaktiver depressiver Zustände. Hier können auch Psychopharmaka (Analgetika, Sedativa, Antidepressiva) ihren Platz haben, wobei es jedoch in jedem Falle wichtig ist, deren Bedeutung und Stellenwert mit dem Patienten zu besprechen.

Das Ziel einer **kausalen Psychotherapie** besteht in der Beseitigung der verursachenden psychischen Bedingungen der Krankheit. Im Hinblick auf die genannten Problembereiche ist eine solche Form von Psychotherapie demzufolge prinzipiell indiziert bei den funktionellen, den Konversions- und den Eßstörungen. Dabei ist allerdings im konkreten Einzelfall im Sinne einer differentiellen Indikation sowohl zwischen den verschiedenen kausalen Ansätzen – den psychoanalytisch orientierten Verfahren einerseits und Verhaltenstherapie andererseits – wie zwischen diesen und den supportiven Verfahren zu entscheiden. Bei dieser Indikation spielen Faktoren wie Motivation, Einsichtsfähigkeit, Flexibilität des Patienten wie auch die Art der Therapeut-Patient-Beziehungsgestaltung eine wichtige Rolle. Auch in den anderen Problembereichen kann eine kausale Form von Psychotherapie indiziert sein; sie ist dann aber wie bei den psychosomatischen Erkrankungen i. e. S. auf ätiologisch möglicherweise **mit**-beteiligte oder wie bei den somatopsychischen Störungen auf sekundär störungsbedingende psychische Faktoren bezogen.

Damit ein psychotherapeutisches Verfahren als kausal qualifiziert werden kann, muß es zwei Bedingungen erfüllen:

- es muß eine entsprechende Ursachentheorie besitzen
- und es muß darauf aufbauend über eine entsprechende Behandlungstheorie und -technik verfügen.

Beide Bedingungen sind in prototypischer Weise von den aus der Psychoanalyse abgeleiteten Verfahren erfüllt, die den kassenärztlichen Richtlinien entsprechen: zum einen der analytischen Psychotherapie und zum anderen den Formen der tiefenpsychologisch fundierten Psychotherapie, die sich hinsichtlich der Breite ihrer Zielsetzung wie der Behandlungsfrequenz und damit auch der Voraussetzungen an die Fähigkeit des Patienten zur therapeutischen Mitarbeit unterscheiden. Auch die auf der psychologischen Lerntheorie beruhende Verhaltenstherapie genügt diesen Bedingungen.

Als **pathogen** sind von der **Psychoanalyse** in ihrer Genese infantile, **dynamisch unbewußte Konflikte** aufgewiesen worden (z. B. der ödipale Konflikt im Alter von 3 bis 5 Jahren: der gleichgeschlechtliche Elternteil wird als zu beseitigender Rivale bei der Werbung um den gegengeschlechtlichen Elternteil erlebt, wobei ihm gegenüber neben diesen aggressiven zugleich auch liebevoll-zärtliche Gefühle bestehen). Sie konnten psychisch nicht adäquat verarbeitet werden, sondern haben zu der Erkrankung, die als Konfliktlösungsversuch zu verstehen ist, geführt. »Dynamisch unbewußt« heißt dabei, daß die pathogenen Konflikte erst nach der Überwindung von starken, gegen die Bewußtwerdung gerichteten **Widerständen** zugänglich werden (Begriff der **intrapsychischen Abwehr).** Durch die therapeutische Arbeit werden sie dem realitäts- und handlungsorientierten Bewußtsein zugänglich, und es kann dann eine realitätsangemessenere Konfliktlösung entwickelt werden, z.B. die Ablösung vom Elternhaus im Autonomie-Abhängigkeitskonflikt bei einer Patientin mit Anorexia nervosa, die durch ihre Krankheit einerseits Eltern und Therapeuten an sich bindet (Abhängigkeitsposition), andererseits aber durch ihre scheinbare Unabhängigkeit vom Essen sich selbst als von diesen unabhängig erlebt (Autonomieposition). Auf der **psychoanalytischen Theorie** beruhende Psychotherapie ist demgemäß ein an den jeweils sich einstellenden Widerständen orientiertes **konfliktaufdeckend-bewußtmachendes Verfahren.** Dieser – abgesehen von den für spezielle Indikationen entwickelten Formen von Kurztherapie – längerfristig dauernde Prozeß entfaltet sich in der Einzel- oder Gruppentherapie unter mehr oder minder starker Nutzung der **regressiven Wiederbelebung früherer Beziehungserfahrungen** und der mit ihnen verbundenen affektiv-kognitiven Befindlichkeiten in der **Patient-Analytiker-Beziehung,** die das zentrale therapeutische Agens ist. Konkret muß der Analytiker den Beziehungsraum dafür schaffen, daß sich in dieser **Übertragung** auf ihn die entscheidenden konflikthaften Beziehungsthemen des Patienten entfalten. Seine Aufgabe ist dann, dieses Geschehen unter Nutzung der **Gegenübertragung,** der in ihm selbst sich einstellenden bewußten und unbewußten Reaktionen auf den Patienten, zu verstehen und dieses Verstehen dem Patienten vor allem in Form von interpretierenden **Deutungen** in einer ihn affektiv-kognitiv erreichenden und von ihm verwendbaren Weise zugänglich zu machen.

Auf der **psychoanalytischen Theorie** beruhende Psychotherapie ist ein an den jeweils sich einstellenden Widerständen orientiertes **konfliktaufdeckend-bewußtmachendes Verfahren.** Dieser Prozeß entfaltet sich unter Nutzung der **regressiven Wiederbelebung früherer Beziehungserfahrungen** und der mit ihnen verbundenen affektiv-kognitiven Befindlichkeiten in der **Patient-Analytiker-Beziehung,** die das zentrale therapeutische Agens ist.

Klinischer Fall

Angst und Beziehungsverhalten. Ein 35jähriger Mann leidet unter Anfällen von Brustenge und Herzrasen, verbunden mit Ängsten, er könne einen Herzinfarkt erleiden. Er achtet deswegen darauf, möglichst in der Nähe von jemandem zu sein, der ihm helfen bzw. einen Arzt verständigen kann, was seinen Handlungsspielraum deutlich einschränkt. Internistische Abklärung o.B. Zusätzlich hat er das Problem, keine sexuell befriedigende Beziehung zu einer Frau aufnehmen zu können. – In der psychoanalytischen Behandlung wurde im Zusammenhang mit urlaubsbedinten Unterbrechungen der Behandlung die Trennungsängstlichkeit des Patienten zugänglich, und es konnte darauf aufbauend seine enge Mutterbeziehung bearbeitet werden, was schließlich zum Abbau der herzphobischen Symptomatik führte. Darüber hinaus wurde dem Patienten allmählich seine unbewußte Gleichsetzung Frau = Mutter bewußt, und er konnte so schließlich auch seine sexuelle Beziehungsstörung überwinden.

Eine besondere Form kausaler Psychotherapie stellt die **stationäre Psychotherapie** dar, wie sie in psychosomatischen Fach- oder Universitätskliniken durchgeführt wird. Dabei handelt es sich um ein **integratives Verfahren,** welches unterschiedliche therapeutische Ansätze **verbaler** (z.B. psychoanalytisch fundierte Kurztherapie) und **nonverbaler** Art (z.B. konzentrative Bewegungstherapie) unter einer entweder psychodynamischen oder verhaltenstherapeutischen Perspektive miteinander verknüpft (Dauer: einige Wochen bis mehrere Monate). Die therapeutischen Ansätze verbinden Einzelsitzungen und Gruppentherapie als sprachgebundene Psychotherapieverfahren mit solchen, die als nonverbal zusammengefaßt werden können. Hierbei handelt es sich um Gestaltungstherapie, Körper- oder Bewegungstherapie und Musiktherapie, die i. d. R. in der Gruppe durchgeführt werden. Diese **nonverbalen Verfahren** sind in besonderer Weise geeignet für Patienten, die noch keine Sprache für ihr inneres Erleben und ihre Konflikte haben und die auf dem Wege der kreativen Gestaltung oder der körperlichen Bewegung Zugang zu verschütteten Erlebnissen und Affekten gewinnen können. Gleichzeitig bietet das **Zusammenleben auf der Station** eine soziale Struktur, die schützend und haltgebend rund um die Uhr zur Verfügung steht. Unter diesem Schutz können die Patienten ihre innerseelischen

Die **stationäre Psychotherapie** ist ein **integratives Verfahren,** in dem unterschiedliche **verbale** (z.B. psychoanalytisch fundierte Kurztherapie) und **nonverbale** Behandlungsverfahren (z.B. konzentrative Bewegungstherapie) verknüpft werden.
Die therapeutischen Ansätze verbinden Einzelsitzungen und Gruppentherapie als sprachgebundene Psychotherapieverfahren mit solchen, die als nonverbale zusammengefaßt werden können. Hierbei handelt es sich um Gestaltungstherapie, Körper- oder Bewegungstherapie und Musiktherapie, die i.d.R. in der Gruppe durchgeführt werden.
Nonverbale Verfahren eignen sich besonders gut für Patienten, die nur einen schlechten Zugang zu ihren Gefühlen und ihren inneren Konflikten haben.

Das **Zusammenleben** der **Patienten auf der Station** in einem psychotherapeutischen Rahmen und mit einer ständigen medizinischen Absicherung bedeutet für die Patienten eine Entlastung und Strukturierung, innerhalb derer sie ihre innerseelischen Probleme bearbeiten können. Zentral wichtig ist, daß alle therapeutischen Bemühungen von Ärzten, Psychologen, Krankenschwestern, Sozialarbeitern und verschiedenen Therapeutinnen und Therapeuten in den Sitzungen integriert und in Supervisionen reflektiert werden.

Eine **Indikation zur stationären Psychotherapie** besteht bei stark chronifizierten und krisenhaft zugespitzten Störungen, deren Prognose bei ambulanter Behandlung schlecht ist.

Das gilt für Patienten mit **chronifizierten Neurosen,** die z. B. wegen schwerer Depressivität oder starker Angst ihren Alltag nicht mehr bewältigen können, Patienten mit **Somatisierungsstörungen und psychosomatischen Erkrankungen,** die nur schwer Zugang zu ihren seelischen Belastungen und Konflikten gewinnen, sowie für Patienten mit Eßstörungen.

Die Erfolgschance bei stationärer Psychotherapie für schwer gestörte Patienten liegt bei 50 % bis 60 %.

Probleme bearbeiten und ihre äußeren realen Probleme in der Berufs- und Arbeitswelt angehen, wobei sie sozialtherapeutisch unterstützt werden. Von zentraler Wichtigkeit ist die Tatsache, daß alle therapeutischen Bemühungen von Ärzten, Psychologen, Krankenschwestern, Pflegern, Sozialarbeitern und den verschiedenen Therapeutinnen und Therapeuten in Teambesprechungen integriert und in Supervisionen reflektiert werden. Auf diese Weise kann das, was ein Patient an unterschiedlichen Übertragungen auf die verschiedenen Teammitglieder entwirft und was er an unterschiedlichen Verhaltensansätzen erkennen läßt (z. B. eine Aufspaltung in gute Beziehungen vs. schlechte Beziehungen), therapeutisch genutzt werden, statt es auszuagieren.

Die **Indikation zur stationären Psychotherapie** ist gegeben, wenn sich psychosomatische oder psychoneurotische Störungen so chronifiziert oder krisenhaft zugespitzt haben, daß eine ambulante Behandlung nicht mehr möglich oder erfolgversprechend ist. Das geschieht bei Patienten mit **chronifizierten Neurosen,** die z. B. wegen schwerer Depressivität oder starker Angst ihren Alltag nicht mehr bewältigen können. Einen ersten Versuch zur Erschließung seelischer Konflikte bedeutet stationäre Psychotherapie häufig für Patienten mit **Somatisierungsstörungen** und **psychosomatischen Erkrankungen,** die meist von der somatischen Ätiologie ihrer Störung überzeugt sind und nur schwer Zugang zu ihren seelischen Belastungen und Konflikten gewinnen. Einen großen Raum in der stationären Psychotherapie nimmt die Behandlung von Patienten mit **Eßstörungen** ein, die meist stark symptomfixiert sind, so daß auch hier eine ambulante Behandlung häufig nicht mehr wirksam wird. Im Indikationskatalog stationärer Psychotherapie spielen ferner Patienten mit **persönlichkeitsstrukturellen Störungen** eine Rolle (z. B. emotional instabile Patienten mit einer deutlichen Tendenz, Impulse nicht zu kontrollieren, sondern ohne Berücksichtigung von Konsequenzen auszuagieren).

Therapie-Ergebnisstudien und **katamnestische Nachuntersuchungen** lassen erkennen, daß 50 bis 60 % dieser schwer gestörten Patienten, die stationär behandelt wurden, gute Behandlungsergebnisse erzielen (i.S. deutlicher Symptomreduzierung, größerer Leistungsfähigkeit und Zufriedenheit im Alltag und Beruf, Umstrukturierung konflikthafter Verhaltensweisen). Gleichwohl besteht für einen beträchtlichen Teil der Patienten die Erfordernis zu weiterer ambulanter Behandlung zur Fortführung der begonnenen therapeutischen Entwicklung oder auch die Notwendigkeit zu gelegentlicher stationärer Wiederaufnahme (fraktionierte Therapie).

Klinischer Fall

Psychotherapie einer Bulimie.
Eine 25jährige junge Frau ließ sich wegen Schmerzen in der Speiseröhre, Magenbeschwerden und Kreislaufproblemen mehrfach bei ihrem Internisten untersuchen. Schließlich »gestand« sie ihm unter großer Scham, daß sie seit etwa vier Jahren und inzwischen oft mehrfach täglich unter Heißhungeranfällen mit dem Verzehr großer Mengen Nahrungsmittel und anschließendem Erbrechen litt, wovon niemand etwas wisse. In weiteren Gesprächen stellte sich heraus, daß sie inzwischen sozial weitgehend isoliert lebte und daß durch ihren depressiv bedingten Leistungsrückgang auch ihr Arbeitsplatz gefährdet war. – Im Laufe der dreimonatigen stationären psychotherapeutischen Behandlung bekam die Patientin wieder Zugang zu ihren Verlassenheits-, Wut- und Angstgefühlen, die sie mit ihrem Eß-Brech-Verhalten abwehrte. Aktuelle zwischenmenschliche Konflikte – sie hatte die Bulimie schleichend im Anschluß an eine von ihrem Freund ausgehende Partnerschaftstrennung entwickelt –, Kontaktprobleme und Störungen in ihrem Selbstwerterleben wurden im Zusammenleben auf der Station und in den Therapiegruppen deutlicher. Sie konnte so in vivo allmählich Zusammenhänge zwischen konkreten Auslösesituationen und ihren Spannungszuständen, die sie mit ihren EßBrech-Anfällen reduzierte, erkennen, wodurch sich ihre Selbstkontrollmöglichkeiten verbesserten. Auch der lebensgeschichtliche Hintergrund ihrer Krankheit wurde ihr in ersten Ansätzen deutlicher. Die Patientin wurde symptomatisch deutlich gebessert entlassen. – Sie entschloß sich zu einer weiterführenden ambulanten psychotherapeutischen Behandlung, in der sie ihren tiefer reichenden Beziehungs- und Selbstwertkonflikten, zu denen sie auf der Station einen Zugang gewonnen hatte, weiter nachgehen wollte.

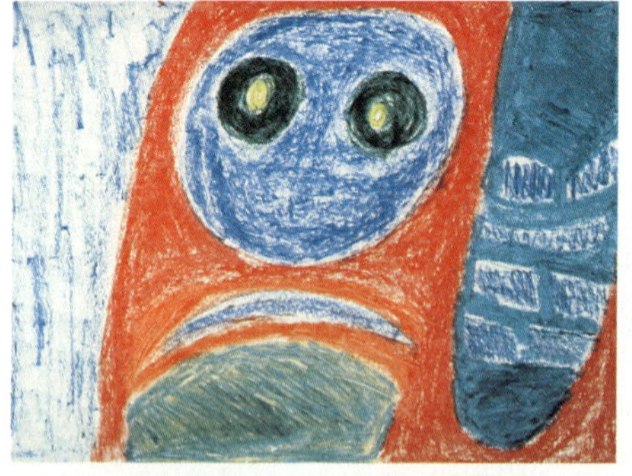

Überblick über die wichtigsten psychotherapeutischen Verfahren

• **Psychoanalytische Psychotherapie:** Mehrjährige Behandlung (2–5 Sitzungen pro Woche im Liegen). Ziel ist die Bewußtmachung der unbewußten pathogenen Konflikte im Rahmen der Analytiker-Patient-Beziehung (Übertragung). Verbunden mit diesem Heilprozeß sind weitergehende persönlichkeitsstrukturelle Veränderungen wie z. B. die Verbesserung der Selbstfindung und die Reifung der Persönlichkeit.
Indikation: Persönlichkeitsstörungen, Neurosen, psychosomatische Erkrankungen, bei denen eine Umstrukturierung oder Nachreifung der Persönlichkeit erforderlich ist.

• **Tiefenpsychologisch fundierte Psychotherapie:** Beruht auf denselben Prinzipien wie die analytische Psychotherapie, ist aber im Gegensatz zu dieser stärker an aktuellen Konflikten ausgerichtet und weniger übertragungsorientiert. Dem entspricht eine kürzere Behandlungsdauer von 1 bis 3 Jahren und eine niedrigere Frequenz (1 bis 2 Stunden pro Woche im Sitzen).
Indikation: fokale Bearbeitung umschriebener Konflikte bei psychogenen Störungen; stützende Begleitung bei somatopsychischen Störungen.

• **Dynamische Psychotherapie:** Steht ebenfalls im psychoanalytisch-tiefenpsychologischen Zusammenhang. Es handelt sich um eine modifizierte tiefenpsychologisch fundierte Psychotherapie, bei der der Therapeut eine aktiv-strukturierende Rolle einnimmt. Ein weiterer Unterschied besteht darin, daß das Behandlungsarrangement hinsichtlich der Dichte der Behandlungsstunden flexibel gehandhabt wird, wodurch der Gesamtbehandlungszeitraum verlängert werden kann.
Indikation: wie tiefenpsychologisch fundierte Psychotherapie.

• **Psychoanalytisch-interaktionelle Psychotherapie:** Ist eine spezielle Form tiefenpsychologisch fundierter Psychotherapie, die für Patienten mit sogenannten Ich-strukturellen Störungen entwickelt wurde, d. h. Störungen im Bereich der Selbst- und Fremdwahrnehmung, der Impuls- und Affektsteuerung und elementarer Beziehungsaspekte (z. B. angemessenes Vertrauen vs. paranoides Mißtrauen oder schizoider Rückzug). Hier geht es nicht primär um Konfliktaufdeckung, sondern um die Entwicklung und Stabilisierung solcher basalen Persönlichkeitsfunktionen.
Indikation: persönlichkeitsstrukturelle Störungen z. B. bei Eßstörungen.

• **Psychoanalytische Kurztherapie und Fokaltherapie:** Ihr Gegenstand ist ein abgrenzbarer aktueller neurotischer Konflikt mit einer definierbaren neurotischen Psychodynamik. Mit dem Patienten wird verbindlich ein begrenztes Therapieziel und ein begrenzter Therapieumfang vereinbart.
Indikation: umschriebene Konfliktbearbeitung bei unterschiedlichen Störungen.

• **Gruppenpsychotherapie (analytische, tiefenpsychologisch fundierte, psychoanalytisch-interaktionelle):** Beinhaltet die Anwendung der im vorangehenden dargestellten Prinzipien auf Gruppen von 6 bis 9 Teilnehmern.
Indikation: psychogene und psychosomatische Störungen, welche sich im sozialen und interaktionellen Bereich auswirken.

• **Paar- und Familientherapie:** Hierhin gehören eine Reihe theoretisch unterschiedlich fundierter Therapieverfahren (z. B. strukturelle Familientherapie, systemische Familientherapie), denen gemeinsam ist, daß die Familie als ganze bzw. das Paar die Behandlungseinheit ist.
Indikation: Psychogene Störungen, die in ihrer Dynamik stark in der Gesamtfamilie verflochten sind, z. B. bei Magersucht.

• **Nonverbale Therapieverfahren:** Hierhin gehören eine Reihe unterschiedlicher Verfahren, denen gemeinsam ist, daß das primäre therapeutische Erfahrungsmaterial nicht wie in allen anderen zuvor angesprochenen Verfahren sprachliche Äußerungen sind, sondern Äußerungsformen in einem anderen Medium: z. B. in der **Musiktherapie** im Klang, in der **Gestal-**

Überblick über die wichtigsten psychotherapeutischen Verfahren

Psychoanalytische Psychotherapie: Mehrjährige Behandlungen mit dem Ziel, unbewußt pathogene Konflikte im Rahmen der Analytiker-Patient-Beziehung bewußt zu machen.

Tiefenpsychologisch fundierte Psychotherapie: Diese Therapie ist stärker an aktuellen Konflikten ausgerichtet und erfordert eine kürzere Behandlungsdauer.

Dynamische Psychotherapie: Bei dieser Therapie nimmt der Therapeut eine aktiv-strukturierende Rolle ein. Die Dichte der Behandlungsstunden kann flexibel gehandhabt werden.

Psychoanalytisch-interaktionelle Psychotherapie: Die Therapie wurde für Patienten mit Ich-strukturellen Störungen entwickelt, d. h. Störungen im Bereich der Selbst- und Fremdwahrnehmung, der Impuls- und Affektsteuerung.

Psychoanalytische Kurztherapie und Fokaltherapie: Ihr Gegenstand ist ein abgrenzbarer aktueller neurotischer Konflikt mit einer definierbaren neurotischen Psychodynamik.

Gruppenpsychotherapie: Beinhaltet die Anwendung der vorangegangenen Prinzipien auf Gruppen von 6 bis 9 Teilnehmern.

Paar- und Familientherapie: Bei dieser Therapie ist die Familie oder das Paar die Behandlungseinheit.

Nonverbale Therapieverfahren: Diese Therapie verwendet nichtsprachliche Äußerungsmöglichkeiten, z. B. Musiktherapie, Gestaltungs- und Ergotherapie.

tungs- und **Ergotherapie** im Bild oder einem plastischen Gegenstand, in der **konzentrativen Bewegungstherapie (KBT)** in der körperlichen Bewegung. Die in diesen Ausdrucksformen sich manifestierenden Erfahrungen und Erlebnisse werden in einem zweiten Schritt besprochen und damit auch bewußt angeeignet.
Indikation: Patienten, denen der Zugang zum eigenen Erleben verschlossen ist und die sich schwer mitteilen können, z. B. bei psychosomatischen Störungen und manchen Eßstörungen, Patienten mit Traumatisierungserfahrungen.

Verhaltenstherapie: Die Verhaltenstherapie zielt direkt auf Änderungen des Symptomverhaltens.

- **Verhaltenstherapie:** Umfaßt lernpsychologisch fundierte Verfahren (z. B. Expositionstherapie, systematische Desensibilisierung), die direkt auf Änderungen des Symptomverhaltens abzielen. Basis dafür ist eine gründliche Verhaltensanalyse, in der die Bedingungen des Auftretens und der Aufrechterhaltung des Verhaltens auf der Grundlage von lerntheoretischen Verstärkungsprinzipien (z. B. klassisches und operantes Konditionieren) herausgearbeitet werden. In der neueren Verhaltenstherapie spielen daneben auch einsichtsorientierte kognitive Prinzipien eine wichtige Rolle.
Indikation: pychische Störungen, die sich stark einengend auf das Verhalten auswirken (z. B. Phobien, Eßstörungen).

Entspannungsverfahren: Beispiele hierfür sind das autogene Training und die Jacobsonsche Muskelentspannung.

- **Entspannungsverfahren:** Das sind Verfahren wie das **autogene Training** und die **Jacobsonsche Muskelentspannung,** die unter Umgehung der rationalen Persönlichkeitsanteile über psycho-physiologische Mechanismen positiv auf das Befinden einwirken, indem sie z. B. zur Selbstentspannung und zur Selbstruhigstellung mit Entängstigung anleiten.
Indikation: Patienten, die bei unterschiedlichen Störungen unter starken Druck geraten (z. B. von Angst oder Schmerzen).

Stationäre Psychotherapie: Diese Therapie ist ein integriertes Verfahren, das verschiedene Therapieansätze verbaler und nonverbaler Art unter psychoanalytischer oder lerntheoretischer Perspektive miteinander verknüpft.

- **Stationäre Psychotherapie:** Dies ist ein in psychosomatischen Universitäts- und Fachkliniken durchgeführtes integratives Verfahren, das unterschiedliche therapeutische Ansätze verbaler und nonverbaler Art in Einzel- und/oder Gruppentherapie unter einer entweder psychoanalytischen oder lerntheoretischen Perspektive miteinander verknüpft. Der Zeitraum einer stationären Behandlung umfaßt ca. 6 Wochen bis zu mehreren Monaten.
Indikation: schwere und chronifizierte Störungen, die ambulant nicht mehr oder noch nicht behandelt werden können (z. B. Eßstörungen, Persönlichkeitsstörungen, psychosomatische Störungen, Angstneurosen, Depressionen).

1.6 Organisationsformen psychosomatischer Medizin

1.6 Organisationsformen psychosomatischer Medizin

P. Henningsen

1.6.1 Rahmenbedingungen und Voraussetzungen

Aus Kritik an einer einseitig mechanistischen Erklärungsweise für die Entstehung menschlicher Krankheiten entstanden der **integrative** und der **psychogenetische** Ansatz:
Der **integrative bzw. ganzheitliche Ansatz** geht davon aus, daß für den Verlauf aller Krankheiten immer psychosoziale Faktoren mitbestimmend sind (beispielsweise Brustkrebs); auch Krankheiten vorwiegend somatischer Ursache sind immer in ein Netz menschlicher Sinngebungs- und Beziehungszusammenhänge eingebettet.

1.6.1 Rahmenbedingungen und Voraussetzungen

Die gegenwärtigen Organisationsformen psychosomatischer Medizin lassen sich historisch auf **zwei Entwicklungslinien** zurückführen: die **integrative** und die **psychogenetische.** Beide Linien haben eine gemeinsame Wurzel in der Kritik an einer allzu einseitigen Auffassung von menschlichen Krankheiten als bloß mechanischen Funktionsstörungen einer Maschine.
Der **integrative** oder auch **ganzheitliche Ansatz** (bekanntester Vertreter in Deutschland: *von Uexküll)* soll im Prinzip für alle menschlichen Krankheiten gelten, da diese immer, auch bei ganz vorwiegend somatischer Ursache, in ein Netz menschlicher Sinngebungs- und Beziehungszusammenhänge eingebunden sind; insofern werden psychosoziale Faktoren potentiell immer mitbestimmend für den Verlauf (Beispiel: negative Auswirkung von passiv-depressiven Coping-Strategien auf Überlebenszeit und Lebensqualität von Patientinnen mit Brustkrebs) – »Psychosomatik im weiteren Sinn«.

Im **psychogenetischen Ansatz** (bekanntester Vertreter: *Alexander Mitscherlich)* liegt der Akzent auf denjenigen Erkrankungen, bei denen psychische (und soziale) Faktoren als wesentliche Ursachen angesehen werden. Diese Erkrankungen sollen mit der spezifischen Methode der Psychotherapie kausal behandelt werden (Beispiel: Ausheilung einer Herzneurose mit Tachykardien nach psychotherapeutischer Bearbeitung eines unbewußten Trennungskonflikts) – »Psychosomatik im engeren Sinn, psychotherapeutische Medizin«.

Im **psychogenetischen Ansatz** liegt der Akzent auf denjenigen Erkrankungen, bei denen psychische und soziale Faktoren als wesentliche Ursache angesehen werden; die Behandlung dieser Erkrankungen erfolgt mit der spezifischen Methode der Psychotherapie.

Beide Entwicklungslinien psychosomatischer Medizin sind Teil der Schulmedizin. Der in diesem Rahmen notwendige Nachweis wissenschaftlicher und therapeutischer Standards (Forschung, Qualitätskontrolle) unterscheidet beide von den vielen paramedizinischen Therapieverfahren, die um »Ganzheitlichkeit« oder »psychosomatische Betrachtungsweisen« des Menschen bemüht sind.

Beide Ansätze sind heute Teil der Schulmedizin und Gegenstand wissenschaftlicher Forschung und Qualitätskontrolle.

Die **Arzt-Patient-Beziehung** ist zentrales diagnostisches und zugleich therapeutisches Instrument der psychosomatischen Medizin. Aus dieser zentralen Stellung der Interaktion (die Bezeichnung »Gespräch« würde einseitig die bewußten und verbalen Anteile der Interaktion betonen) ergeben sich auch für die Organisationsformen strukturelle Besonderheiten.

Die **Arzt-Patient-Interaktion** ist zentrales diagnostisches und therapeutisches Instrument der psychosomatischen Medizin.

Im Hinblick auf die Aus- und Weiterbildung ist zur Erlangung der notwendigen kommunikativen Kompetenz auch Selbsterfahrung notwendig - und zwar in dem speziellen und strengen Sinn einer Kenntnis und Erfahrung hinsichtlich eigener Erlebens- und Verhaltensdispositionen im Umgang mit Menschen und Lebenssituationen; nur so wird es möglich, in einer Interaktion mit Patienten verantwortungsvoll zu unterscheiden, welchen Anteil der Patient, die Situation oder eben die eigene Disposition am Zustandekommen der jeweils zu beobachtenden Phänomene hat.

Die zentrale Stellung der Arzt-Patient-Interaktion hat Implikationen für die Aus- und Weiterbildung (neben Supervision von Behandlungsfällen ist die Selbsterfahrung essentiell).

Die diagnostischen und therapeutischen Möglichkeiten hängen stärker als in anderen Fächern von der Bereitschaft, bisweilen auch der Fähigkeit des Patienten ab, sich auf eine im weitesten Sinn psychotherapeutische Interaktion einzulassen (Stichwort »Motivation« bzw. »Compliance«). Gerade bei den hier vorwiegend besprochenen Patienten mit primär körperlichen Beschwerden und Krankheiten fehlt die entsprechende Motivation häufig, ja sie kann aus vorwiegend unbewußten Gründen, die gegen eine Veränderung der momentanen Krankheits- und Lebenssituation sprechen, gar nicht in dem »eigentlich« zu erwartenden Maß vorhanden sein (»Herr Doktor, ich hab's im Magen und nicht im Kopf«).

Das ist einer der wichtigen Gründe, warum in der psychosomatischen Medizin objektiv-epidemiologisch hoher Bedarf (**bis 25 % aller Erkrankungen in Allgemeinpraxen gelten als psychosomatische im engeren Sinn**) und subjektiv viel geringeres Bedürfnis von Patienten häufig weit auseinanderliegen.

Die Bereitschaft des Patienten, sich auf die Interaktion einzulassen (Motivation, Compliance), ist maßgeblich für die Behandlung. Sie fehlt häufig bei Patienten mit primär körperlichen Beschwerden. V.a. aus diesem Grund beobachtet man eine Diskrepanz zwischen objektiv hohem Bedarf bei gleichzeitig subjektiv geringerem Bedürfnis an psychosomatischer Behandlung.

25 % aller Erkrankungen in Allgemeinpraxen gelten als psychosomatisch im engeren Sinne.

Eine weitere strukturelle Besonderheit der Organisationsformen psychosomatischer Medizin hat damit zu tun, daß die Psyche nicht wie Herz, Leber oder Gehirn ein Organ des menschlichen Körpers darstellt, für das es zwangsläufig einen ärztlichen Spezialisten geben muß – im Gegenteil: psychische Phänomene müssen in einem **organzentrierten** naturwissenschaftlich-mechanistischen Erklärungsmodell menschlicher Krankheiten gar nicht auftauchen, da sich Diagnose und Therapie in diesem Modell vollständig physikalisch-kausal erklären lassen (Beispiel Asthma). Aus dieser Perspektive gilt die für die psychosomatische Medizin zentral wichtige Arzt-Patient-Interaktion eher als Domäne ärztlicher Kunst und menschlichen Charakters, aber nicht als erlern- und beforschbarer Teil der wissenschaftlichen Medizin. Hier ist psychosomatische Medizin stärker als andere Fächer auf den Nachweis von Nützlichkeit und Effizienz zur Legitimation, aber auch auf gesundheitspolitisch günstige Rahmenbedingungen zur Durchsetzung dieses Ansatzes einer »sprechenden Medizin« angewiesen.

Da die Psyche nicht wie Herz, Leber oder Gehirn ein Organ des menschlichen Körpers darstellt, müssen psychische Phänomene in einem **organzentrierten** naturwissenschaftlich-mechanistischen Erklärungsmodell menschlicher Erkrankungen auch gar nicht auftauchen. Die für die psychosomatische Medizin wichtige Arzt-Patient-Interaktion gilt in diesem Modell als Domäne ärztlicher Kunst und menschlichen Charakters, aber nicht als erlern- und beforschbarer Teil der Medizin.

1.6.2 Die wichtigsten Organisationsformen psychosomatischer Medizin

Einem integrativen Ansatz folgen diejenigen Ärzte, die nicht ausschließlich psychotherapeutisch, sondern zugleich somatisch tätig sind. Für Patienten mit vorwiegend psychogenen Erkrankungen stehen psychotherapeutische Spezialisten zur Verfügung.

Psychosomatische Grundversorgung: Seit 1987 besteht eine Legitimation für niedergelassene Ärzte mit primär somatischer Orientierung zur Durchführung **verbaler oder übender** (z. B. autogenes Training) **Basistherapie.** Durch bisher wenig formalisierte Qualifikationsanforderung steht dem potentiell positiven Effekt dieser Behandlung ein ernstzunehmendes Nebenwirkungsrisiko bei mangelnder Erfahrung und Selbsterfahrung gegenüber.

Balintgruppen: In diesen Gruppen besprechen Ärzte unterschiedlicher Fachrichtungen unter Leitung eines Psychotherapeuten den Umgang mit »schwierigen« Patienten aus ihrer eigenen Praxis; mit der Konzentration auf die Beziehung des vorstellenden Arztes zu seinem Patienten ist ein Stück Selbsterfahrung des Arztes verbunden.

Niedergelassene Psychotherapeuten: Seit der Anerkennung psychogener Erkrankungen als Krankheiten i.S. der RVO (1967) können psychoanalytisch bzw. tiefenpsychologisch orientierte Therapeuten, seit 1987 auch Verhaltenstherapeuten, ihre Behandlung über die Krankenkassen abrechnen. Zugelassen zu dieser Therapie sind nach Weiterbildung Ärzte und Psychologen, bei Kindern und Jugendlichen auch andere Berufsgruppen.

Fachabteilungen für Psychotherapie und Psychosomatik an Universitäten und Krankenhäusern:
Zwei Aufgabenbereiche:
- **Stationäre Psychotherapie** beinhaltet verbale und nonverbale (z. B. Musik-, Bewegungs-, Gestaltungstherapie) Therapieformen

1.6.2 Die wichtigsten Organisationsformen psychosomatischer Medizin

Einem integrativen Ansatz folgen bevorzugt diejenigen Ärzte, die nicht ausschließlich psychotherapeutisch, sondern in der Primärversorgung zugleich somatisch tätig sind. Für ausgewählte Patienten mit vorwiegend psychogenen Erkrankungen stehen darüber hinaus psychotherapeutische Spezialisten im System der ambulanten wie der stationären Krankenversorgung zur Verfügung.

- **Psychosomatische Grundversorgung:** Seit 1987 gibt es für niedergelassene Ärzte mit primär somatischer Orientierung (praktische Ärzte, Allgemeinmediziner, Internisten etc.) die Möglichkeit, eine **»verbale oder übende Basistherapie«** bei solchen Patienten durchzuführen (und abzurechnen), bei denen sie die »ursächliche Bedeutung psychischer Faktoren an einem komplexen Krankheitsgeschehen« festgestellt haben. Mit »verbaler Basistherapie« ist dabei eine »systematische Gesprächsführung« gemeint, die die Introspektion des Patienten fördern soll; »übend« sind Verfahren wie autogenes Training oder Hypnose.
Zwiespältig zu bewerten ist dabei die derzeit noch wenig formalisierte Qualifikationsanforderung der Ärzte speziell für den verbalen Teil der Grundversorgung: einerseits kann so einem breiten Spektrum an Patienten ein ausführlicheres und potentiell heilsames Gespräch mit dem Arzt zugute kommen, andererseits besteht auch ein größeres Nebenwirkungsrisiko bei mangelnder Erfahrung und Selbsterfahrung.

- **Balintgruppen:** Diese Gruppen sind nach dem ungarisch-englischen Psychoanalytiker *Michael Balint* benannt; sie werden von einem Psychotherapeuten geleitet und vorwiegend von niedergelassenen Ärzten und Klinikassistenten unterschiedlicher Fachrichtungen, z.T. auch von PJ-Studenten gebildet. In abwechselnder Vorstellung von Patienten aus der eigenen Praxis soll durch die Besprechung im Kollegenkreis ein besseres Verständnis für die »schwierigen« Aspekte im Umgang mit dem Patienten und seiner Erkrankung erreicht werden und so das Arzt-Patient-Verhältnis aufrechterhalten und gefördert werden. Mit dieser Konzentration auf die konkrete Beziehung des vorstellenden Arztes zu seinem Patienten gelingt sowohl der Erwerb von Erfahrungen und Kenntnissen im Umgang mit »schwierigen« Patienten, untrennbar verbunden damit ist aber auch ein Stück Selbsterfahrung des Arztes, der seine Reaktionsweisen auf bestimmte Patienten- und Erkrankungstypen bewußter kennenlernt.

- **Niedergelassene Psychotherapeuten:** Seit 1970 sind psychogene Erkrankungen (Neurosen, Persönlichkeitsstörungen, psychosomatische Krankheiten i.e.S.) als Krankheiten im Sinne der RVO anerkannt, ihre Behandlung wird seither von den Krankenkassen finanziert; seit 1987 gilt als zugelassene Therapiemethode neben der psychoanalytisch bzw. tiefenpsychologisch orientierten Psychotherapie auch die Verhaltenstherapie. Nach entsprechender Weiterbildung übernehmen niedergelassene Ärzte und Psychologen (bei Kindern und Jugendlichen auch andere Berufsgruppen) diese Therapien; im Einzelfall hängt es von der lokal sehr unterschiedlichen Versorgungssituation ab, ob ein Patient zum Psychotherapeuten geht oder ob die Versorgung in der Hand von Allgemein- und Nervenärzten bzw. Psychiatern verbleibt, deren Therapieschemen häufig eher medikamentös ausgerichtet sind.

- **Fachabteilungen für Psychotherapie und Psychosomatik an Universitäten und Krankenhäusern:** Die Arbeit dieser spezialisierten Abteilungen gliedert sich in **zwei Bereiche:** zum einen in **stationäre Psychotherapie** auf eigenen (meist kleinen) Bettenstationen für solche Patienten, bei denen die Schwere der psychogenen Erkrankung (d.h. der psychischen und/oder der somatischen Symptome) eine ambulante Behandlung nicht erlaubt. Diese stationäre Psychotherapie umfaßt neben den verbalen (und den notwendigen somatischen) Therapieformen auch non-verbale Verfahren wie Musik-,

Bewegungs-, Gestaltungstherapie etc. Zum anderen versehen diese Abteilungen **Ambulanzen-** und einen **Konsiliar- und Liaisondienst:** während in Liaisondiensten eine kontinuierliche Zusammenarbeit z. B. in Problembereichen wie Intensiv- oder Dialysestationen stattfindet, konzentriert sich der Konsiliardienst auf Fragestellungen bei einzelnen Patienten. Das Gelingen einer Zusammenarbeit mit somatischen Kollegen hängt kurzfristig von der Qualität eines solchen Dienstes als »trouble-shooter« in krisenhaften Situationen und mit schwierigen Patienten ab; längerfristig kommt es auch auf eine von gegenseitiger Akzeptanz getragene Verständigung an über die unterschiedlich akzentuierten Krankheitsmodelle, die der psychosomatischen und der naturwissenschaftlichen Orientierung in der Medizin zugrunde liegen (s.o.).

- **Konsiliar-** und **Liaisondiensten** für somatische Fächer (bei universitären Abteilungen zusätzlich Ambulanz und Poliklinik) kommt es bei der Zusammenarbeit mit somatischen Kollegen auf eine gegenseitige Akzeptanz unterschiedlich akzentuierter Krankheitsmodelle an.

Zwei **weitere Spezialeinrichtungen** sollen an dieser Stelle nur noch erwähnt werden: **psychosomatische Fachkliniken,** die wie Kurkliniken von den Rentenversicherungsträgern finanziert werden und das Gros der psychosomatisch-psychotherapeutischen Betten in Deutschland stellen, und **psychologische Dienste,** die ohne Anbindung an eine psychosomatische Abteilung einem somatischen Bereich mit hoher psychischer Beanspruchung für Patienten und Mitarbeiter fest zugeordnet werden (psychosoziale Krebsnachsorge, Psychologen in der Kinderdialyse oder auf Transplantationsstationen etc.).

Weitere Spezialeinrichtungen:
- **psychosomatische Fachkliniken** stellen das Gros der psychosomatisch-psychotherapeutischen Betten
- **psychologische Dienste,** die einem somatischen Bereich mit hoher psychischer Beanspruchung von Patienten und Mitarbeitern fest zugeordnet sind (bspw. psychosoziale Krebsnachsorge).

1.6.3 Fort- und Weiterbildung in psychosomatischer Medizin

Das doppelte Prinzip von integrativem und psychogenetischem Ansatz spiegelt sich auch in der Fort- und Weiterbildung, die zum einen auf die Erhöhung der kommunikativen Kompetenz für primär somatisch orientierte Ärzte abzielt und zum anderen auf die spezialisierte Weiterbildung zum ärztlichen oder psychologischen Psychotherapeuten. Zur qualifizierten Teilnahme an der psychosomatischen Grundversorgung ist in vielen Bundesländern der Besuch einer Balint-Gruppe vorgeschrieben, darüber hinaus besteht z. B. bei sogenannten Psychotherapiewochen für viele nicht psychotherapeutisch spezialisierte Ärzte die Möglichkeit einer Zusatzqualifikation.

Für primär somatisch orientierte Ärzte besteht die Möglichkeit einer psychotherapeutischen Zusatzqualifikation (z. B. Teilnahme an Balintgruppen oder an sogenannten Psychotherapiewochen).

In einer berufsbegleitenden Weiterbildung über mehrere Jahre zum psychoanalytisch oder verhaltenstherapeutisch orientierten Therapeuten kann an entsprechenden Instituten oder Weiterbildungskreisen die Qualifikation zur Führung des Zusatztitels **»Psychotherapie«** oder **»Psychoanalyse«** erworben werden.

In einer berufsbegleitenden Weiterbildung über Jahre kann die Qualifikation zur Führung des Zusatztitels **»Psychotherapie«** oder **»Psychoanalyse«** erworben werden.

1992 wurde die Einführung eines **Facharztes für psychotherapeutische Medizin** beschlossen; nach mindestens dreijähriger Vollzeittätigkeit an einer psychosomatischen Klinik bzw. Abteilung, einem Jahr in innerer Medizin und einem in Psychiatrie soll dieser Kenntnisse, Selbsterfahrung und Erfahrungen in mehreren Therapieverfahren und Rahmenbedingungen erwerben (Einzel-, Gruppen-, Paartherapie, ambulant und stationär, psychoanalytisch orientiert und verhaltenstherapeutisch etc.) und so eine Mittelstellung einnehmen zwischen fortgebildeten, primär somatisch tätigen Ärzten und den – z. B. mit einem Zusatztitel Psychoanalyse – noch stärker spezialisierten Psychotherapeuten.

1992 wurde der Facharzt für psychotherapeutische Medizin eingeführt (mindestens 3 Jahre Vollzeittätigkeit an einer psychosomatischen Klinik, 1 Jahr innere Medizin, 1 Jahr Psychiatrie).

2 Spezielle Psychosomatik

J. Küchenhoff

2.1 Funktionelle Störungen

2.1.1 Charakteristika funktioneller Störungen

Definition ▶

2.1 Funktionelle Störungen

2.1.1 Charakteristika funktioneller Störungen

▶ ***Definition.*** Unter **funktionellen Syndromen** versteht man Krankheitsbilder, die aus Störungen von Körperfunktionen resultieren, ohne daß eine organisch-pathoanatomische Veränderung nachweisbar wäre. Sie werden von seelischen Faktoren ausgelöst und aufrechterhalten.

Im ICD-10 werden diese Störungen als **somatoforme Störungen** bezeichnet. Früher wurden diese als z. B. vegetative Dystonie, psychovegetative Beschwerden, psychogene Syndrome bezeichnet.
Mit dem Begriff der funktionellen Syndrome wird die Funktionsstörung ins Zentrum der Krankheitsbilder gestellt und auf die bedeutsamen emotionalen Bedingungen verwiesen.
Die ICD-10 bezieht die Arzt-Patient-Beziehung in ihre Definition ein.

In der Nomenklatur des Klassifikationssystems ICD-10 werden diese Störungen als **somatoforme Störungen** bezeichnet. Für diese vielgestaltigen Syndrome wurde früher eine Vielzahl unterschiedlicher Begriffe gewählt, z. B. vegetative Dystonie, psychovegetative Beschwerden, psychogene Syndrome, Begriffe, die zu unscharf oder nosologisch mißverständlich sind. Wir bleiben bei dem Begriff der funktionellen Syndrome, weil er die Funktionsstörung ins Zentrum der Krankheitsbilder stellt; die mit dem Begriff anklingende Assoziation, daß es sich um Krankheiten handelt, deren Symptomatik eine bestimmte seelische Funktion übernimmt, ist inhaltlich sinnvoll und verweist auf die bedeutsamen emotionalen Bedingungen der Krankheitsbilder. Nicht von ungefähr bezieht das Klassifikationssystem der WHO, das **ICD-10**, das das heute in Deutschland weitgehend benutzte Diagnostik-Manual darstellt, die Arzt-Patient-Beziehung in die **Definition** ein:

Definition ▶

▶ ***Definition.*** **Somatoforme Störungen:** »Das Charakteristikum ist die wiederholte Darbietung körperlicher Symptome in Verbindung mit hartnäckigen Forderungen nach medizinischen Untersuchungen trotz wiederholter negativer Ergebnisse und Versicherung der Ärzte, daß die Symptome nicht körperlich begründbar sind. Auch wenn Beginn und Fortdauer der Symptome eine enge Beziehung zu unangenehmen Lebensereignissen, Schwierigkeiten oder Konflikten aufweisen, widersetzt sich der Patient gewöhnlich den Versuchen, die Möglichkeit einer psychischen Ursache zu diskutieren.«

Die Patienten insistieren auf immer neuen somatischen Abklärungen und wollen psychische Ursachen i.d.R. nicht berücksichtigen.
Diagnostische Unsicherheit und der dringende Wunsch der Patienten verleiten die Ärzte zu Wiederholungsuntersuchungen.
Die **iatrogene Fixierung** der Patienten auf ihre Beschwerden und **sekundäre hypochondrische Krankheitsfurcht** führen zu einem **Kreislauf der Überweisungen** (S L-1).

Tatsächlich insistieren die Patienten häufig auf der immer neuen somatischen Abklärung ihrer Beschwerden. Leider widersetzen sich nicht nur die Patienten den Versuchen, mögliche psychische Ursachen in Betracht zu ziehen; die Ärzte unterliegen der gleichen Gefahr: sie werden mit z. T. schwer leidenden Patienten konfrontiert, denen sie nicht helfen können; sie werden immer wieder zu überprüfen haben, warum eine »einwandfreie« somatisch-medizinische Diagnose nicht gestellt werden kann; die Unsicherheit – ebenso wie das Drängen der Patienten – verleitet die Ärzte zu immer neuen, oft apparativ aufwendigen Abklärungen, um keine verborgene Krankheit zu übersehen und vielleicht doch noch zu einer Diagnose zu kommen. Die Gefahr dieses Vorgehens liegt in einer **iatrogenen Fixierung** der Patienten auf ihre Beschwerden und zu einer **sekundär hypochondrischen** Krankheitsfurcht, *von Uexküll* und *Köhle* sprechen von einem **Kreislauf der Überweisungen,** der zu einem Teufelskreis werden kann (S L-**1**).

Der Arzt darf die gründliche medizinische Diagnostik nicht über Gebühr und sachliche Notwendigkeit ausdehnen; **Wiederholungsuntersuchungen** sind zu vermeiden, die somatische Abklärung sollte gründlich, gezielt und einmalig erfolgen.

Der Arzt darf die gründliche medizinische Diagnostik nicht über Gebühr und sachliche Notwendigkeit ausdehnen; **Wiederholungsuntersuchungen** sind zu vermeiden, die somatische Abklärung sollte gründlich, gezielt und einmalig erfolgen. Er muß aber auch bereit und in der Lage sein, eine seelische Problematik nicht nur als Ausschlußdiagnose zu benennen oder bloß zu vermuten, sondern sie positiv zu beschreiben.

S Synopsis L-1: **Überweisungskreislauf**

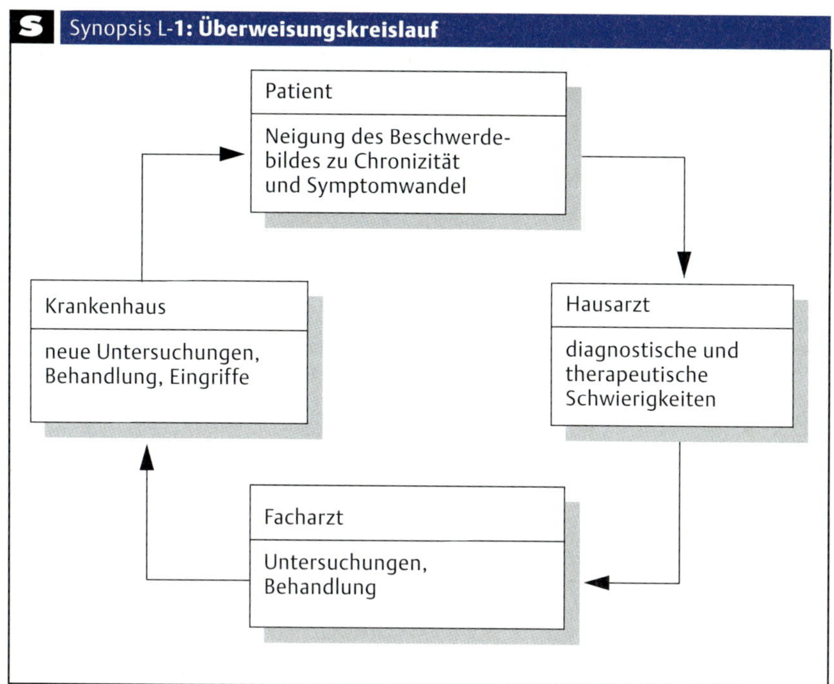

- **Funktionelle Syndrome als sozialmedizinische Herausforderung:** Sprechen wir von funktionellen Syndromen, so verwenden wir einen Oberbegriff für eine Vielzahl körperlicher Symptomenkomplexe, die sich an verschiedenen Organsystemen manifestieren können; in den nachfolgenden Kapiteln werden funktionelle Syndrome des Gastrointestinaltraktes, der Atmung und des Herz-Kreislauf-Systems gesondert beschrieben. Damit ist die Aufzählung nicht komplett; in jeder klinischen Disziplin der Medizin können funktionelle Beschwerden auftreten (▤ L-**1**). Deshalb verwundert es nicht, daß funktionelle Symptome als **ausgesprochen häufig** angesehen werden. Aber auch wenn jede klinische Disziplin für sich betrachtet wird, ist die Diagnose häufig. Sehr zurückhaltend und empirisch streng durchgeführte Untersuchungen haben z.B. gezeigt, daß **ca. 25% der Patienten einer medizinischen Poliklinik zweifelsfrei funktionelle Syndrome** hatten. Aus epidemiologischer Sicht stellen Patienten mit funktionellen Syndromen also eine besondere sozialmedizinische Herausforderung dar, die allerdings bis heute nicht genügend ernst genommen wird. Berücksichtigt man nun noch, daß die Patienten einer großen Zahl diagnostischer, oft apparativer und kostspieliger Eingriffe unterworfen werden, die nicht nur nichts positiv bewirken, sondern die Beschwerden sogar verstärken können, wird die adäquate Behandlung funktioneller Störungen zu einer Kostensenkung im Gesundheitswesen beitragen. Von allein heilen nur etwa 10% der Krankheitsbilder in einem Zeitraum von 10 Jahren wieder ab.

Funktionelle Syndrome als sozialmedizinische Herausforderung: Funktionelle Syndrome können sich an verschiedenen Organsystemen manifestieren (▤ L-**1**).
Funktionelle Syndrome sind ausgesprochen häufig. **Mindestens 25% der Patienten einer medizinischen Poliklinik haben funktionelle Störungen.** Dadurch stellen diese Patienten eine besondere sozialmedizinische Herausforderung dar. Sie werden einer Vielzahl medizinischer Maßnahmen unterworfen, die vermeidbar wären. Eine adäquate Behandlung funktioneller Störungen wird zu einer Kostensenkung im Gesundheitswesen beitragen.

- **Funktionelle Syndrome als Paradigmen des psychosomatischen Zusammenhanges:** Heute werden Funktionsstörungen unter dem Gesichtspunkt der **gestörten Informationsverarbeitung** bzw. der **gestörten Kommunikation** oder der **gestörten Regulation** physiologischer Prozesse beschrieben. Informationsaustausch findet auf allen Ebenen des Körpers statt: in den Zellen, zwischen den Zellen, zwischen Organsystemen; die Informationen verbinden und harmonisieren die Prozesse, sie regulieren auf diese Weise das Zusammenspiel der verschiedenen Systeme. Bei den funktionellen Störungen sind die komplexen Regulationsprozesse des Körpers gestört; so können sich z.B. die organspezifischen Rhythmen, die durch Schrittmacher vorgegeben werden, verändern und damit das Funktionsniveau (z.B. die Entleerungsgeschwindigkeit des Darms) anheben, z.B. die Funktionen beschleunigen (Diarrhö) oder verlangsamen (Obstipation). Solche Rhythmusänderungen können durch irgendeinen Punkt in dem System,

Funktionelle Syndrome als Paradigmen des psychosomatischen Zusammenhanges: Heute werden Funktionsstörungen unter dem Gesichtspunkt der **gestörten Informationsverarbeitung,** der **gestörten Kommunikation** oder der **gestörten Regulation physiologischer Prozesse** beschrieben.
Informationsaustausch findet auf allen Ebenen des Körpers statt: in und zwischen den Zellen, zwischen Organsystemen; die Informationen harmonisieren die physiologischen Prozesse, sie regulieren das Zusammenspiel der verschiedenen Systeme.

L-1: Diagnosen funktioneller Störungen in den verschiedenen medizinischen Fachgebieten (Auswahl)

Fach	Funktionelle Störungen
Innere Medizin	
oberer Gastrointestinaltrakt:	Aerophagie, Globusgefühl, Schluckstörungen, Reizmagen
unterer Gastrointestinaltrakt:	Obstipation, Diarrhö, Colon irritabile
Respirationstrakt:	Hyperventilationstetanie, nervöses Atemsyndrom
kardiovaskuläres System:	Herzangstneurose, paroxysmale Tachykardien
Orthopädie	WS-Syndrome (z. B. Lumboischialgien), »Verspannungen«
Gynäkologie	Fluor genitalis, Pruritus
HNO	Tinnitus aurium, Schwindel, Hörsturz, Gesichtsschmerz
Neurologie	somatoforme Schmerzsyndrome, Schwindel, Kopfschmerzen
Ophthalmologie	somatoforme Blindheit, Augenflimmern
Dermatologie	Pruritus, Urtikaria

Bei funktionellen Störungen sind die komplexen Regulationsprozesse des Körpers gestört.
Rhythmen können z. B. durch
- Umweltfaktoren
- seelische Erfahrungen
- sensorische Stimuli
- physiologische Ursachen

gestört werden.
An die Stelle des Gegensatzes von Materie und Seele wird das **Konzept der gestörten Funktion** gesetzt.
Die psychosomatische Betrachtungsweise kann eine körperliche Fehlsteuerung als seelisch angemessen erscheinen lassen.

von dem der Rhythmus abhängt, induziert werden, durch Umweltfaktoren, durch seelische Erfahrungen, durch sensorische Stimuli etc. – Krankheiten in diesem Sinne als Störungen des Informationsaustausches oder der Regulation aufzufassen, ermöglicht es, an die Stelle des Gegensatzes von Materie und Seele das **Konzept der gestörten Funktion** zu setzen; Funktionen können durch somatische Einflüsse ebenso wie durch Umwelteinflüsse und seelische Belastungen fehlgesteuert werden. Eine psychodynamische Betrachtungsweise dieser Fehlsteuerungen fügt dann noch einen Aspekt hinzu: was in Hinsicht auf die körperliche Gesundheit als Fehlsteuerung erscheint, kann in Hinsicht auf die seelische Gesamtsituation des Patienten angemessen erscheinen. Bei einem Patienten, der sein Leben als eine endlose Kette von kämpferischen Herausforderungen, Angriffen und Verteidigungen versteht, ist es verständlich, daß sich im Organismus z. B. seine Herz-Kreislauf-Verhältnisse so einstellen, als wäre er in ständiger körperlicher Kampfbereitschaft befangen, auch wenn von außen gesehen keine besondere Belastung erkennbar wird und z. B. die tachykarde und hypertone Kreislaufdysregulation als pathologisch erscheint.

Zur Psychodynamik der funktionellen Syndrome: Grundzüge des emotionalen Erlebens: Emotionale Zustände sind ganzheitlicher Natur, d. h. Gefühlseinstellungen wie Haß, Liebe, Trauer sind mit Vorstellungen, (sozialem) Verhalten und Körperzuständen verknüpft.
Funktionelle Störungen werden durch belastende seelische Ereignisse hervorgerufen.

- **Zur Psychodynamik der funktionellen Syndrome:** Normalerweise sind emotionale Zustände, wenn sie erlebt und gelebt werden dürfen, ganzheitlicher Natur; die Emotionen werden gespürt, Gefühlseinstellungen wie Haß, Liebe, Sehnsucht, Trauer werden mit bestimmten, bewußtseinsfähigen Vorstellungen verknüpft; sie führen zu einem bestimmten Verhalten der Umgebung gegenüber, vor allem zu den wichtigen Bezugspersonen, denen die Emotionen gelten. Emotionen werden körpernah erlebt, d. h. sie sind mit Körperzuständen verknüpft, von denen sprachliche Redewendungen Zeugnis geben: das Herz klopft vor Freude, der Magen zieht sich vor Furcht zusammen, die Muskeln zittern vor Angst etc. Funktionelle Störungen werden durch belastende seelische Ereignisse wie viele neurotische Beschwerden auch hervorgerufen; diese auslösenden Ereignisse können aber nicht durch die soeben beschriebenen ganzheitlichen Affektreaktionen beantwortet werden.

Merke. Die Antwort auf diese Belastungen, nicht die Belastungen selbst, ist kennzeichnend für Patienten mit funktionellen Beschwerden. Die Abwehr der Patienten, also die letztendlich krankmachende, unzureichende, unbewußte Konfliktlösungsmöglichkeit besteht darin, daß körperlicher und seelischer Affektausdruck voneinander getrennt werden: der Körperausdruck des Affektes bleibt erhalten, während die seelischen Empfindungen verdrängt werden. In diesem Sinne können **funktionelle Krankheiten als Affektäquivalente** angesehen werden.

◄ Merke

»Der besondere Körperausdruck eines jeden Affektes kann ohne die ihm entsprechende besondere seelische Empfindung auftreten, d. h. ohne daß sich die betreffende Person seiner affektiven Bedeutung bewußt wird. Sexuelle Erregung kann ebenso wie Angst durch intestinale, respiratorische oder Kreislaufempfindungen ersetzt werden ... Bei Affektäquivalenten ist der seelische Inhalt eines Affektes abgewehrt worden, während seine physischen Begleitumstände zutage treten.« (*Fenichel* 1948/1983). Die funktionellen Reaktionen sind nicht spezifisch in dem Sinne, daß definierte auslösende Konfliktsituationen mit bestimmten körperlichen Funktionsstörungen einhergehen. Es liegt also **keine Konfliktspezifität** der funktionellen »Antwort« auf eine seelische Belastungssituation vor. Die »Organwahl«, also die Lokalisation der funktionellen Symptomatik, kann verschiedene Determinanten haben; sie kann durch die früheren Körpererfahrungen des Patienten bedingt sein; wenn ein Organ oder Organsystem durch angeborene Schädigung oder schwere Körperkrankheiten über längere Zeit viel Aufmerksamkeit auf sich gezogen hat, kann es sich bei späteren seelischen Konflikten als »Austragungsort« anbieten (sogenanntes »somatisches Entgegenkommen«). Weiterhin können frühe lebensgeschichtliche Erfahrungen eine Rolle spielen, z. B. wenn durch Erziehungseinflüsse bestimmte körperliche Funktionsbereiche tabuisiert werden (Beispiele: Bahnung von funktionellem Erbrechen durch rigide Eßzwänge in der Kindheit; Tabuisierung der Ausscheidungsfunktionen durch übertriebene Sauberkeitserziehung als Prädisposition für funktionelle Darmbeschwerden). Schließlich können Identifikationen durch die Symptomatik bedeutsam sein: In der »Symptomwahl« kann ein – unbewußter – Bezug zu einem lebensgeschichtlich bedeutsamen Beziehungspartner hergestellt werden (Beispiel: Magenkarzinom des Vaters in der Kindheit – Konflikte des Patienten mit eigener Vaterschaft im Erwachsenenalter → funktionelle Störung: Reizmagen).

»Der besondere Körperausdruck eines jeden Affektes kann ohne die ihm entsprechende besondere seelische Empfindung auftreten, d. h. ohne daß sich die betreffende Person seiner affektiven Bedeutung bewußt wird. Sexuelle Erregung kann ebenso wie Angst durch intestinale, respiratorische oder Kreislaufempfindungen ersetzt werden. . . Bei Affektäquivalenten ist der seelische Inhalt eines Affektes abgewehrt worden, während seine physischen Begleitumstände zutage treten.« (*Fenichel* 1948/1983)
Funktionelle Störungen sind **keine spezifischen Reaktionen** auf spezifische Konflikte, d. h. es gehen nicht definierte auslösende Konfliktsituationen mit bestimmten definierten körperlichen Funktionsstörungen einher. Die Lokalisation der Beschwerden ist abhängig von:

- körperlichen Faktoren (Vorschädigungen, frühere Erkrankungen)
- frühen Erziehungseinflüssen
- Identifikationen mit wichtigen Bezugspersonen, v.a. mit kranken Familienmitgliedern.

Das **Konzept der Affektäquivalente** kann eine erste Vorstellung vom Entstehen funktioneller Symptome geben, es reicht als pathogenetisches Modell aber nicht aus. Zwei Dimensionen bleiben nämlich unberücksichtigt:

- die entwicklungspsychologische Dimension: Konnte sich in der lebensgeschichtlichen Entwicklung die beschriebene ganzheitliche emotionale Reaktion überhaupt entwickeln oder liegt eine strukturelle Beeinträchtigung des affektiven Ausdruckvermögens vor?

Damit verbunden ist

- die psychopathologische Dimension: Wie groß ist das Ausmaß der psychischen Störung oder seelischen Pathologie der Patienten?

Tatsächlich – und dies ist angesichts der weiten Verbreitung funktioneller Beschwerden nicht verwunderlich – gibt es ein weites Spektrum von Psychopathologie bei den Patienten. Psychovegetative Beschwerden können **reaktiv** als Antwort auf akute seelische Belastungen auftreten. Es können sich aber auch, wie *von Uexküll* und *Köhle* feststellen, **neurotische Störungen,** also lebensgeschichtlich weit zurückreichende seelische Konfliktpathologien, hinter der somatischen Symptomatik verbergen. Schließlich gibt es eine Gruppe von Patienten, die am ausführlichsten von *Ermann* beschrieben worden ist; es handelt sich um Patienten mit **Ich-strukturellen Störungen,** deren seelische Entwicklung frühzeitig durch ausgesprochen belastende Beziehungserfahrungen beeinträchtigt gewesen ist. Bei diesen Patienten hat die **Störung der Ich-Struktur** u.a. zur Folge, daß das oben beschriebene ganzheitliche emotionale Erleben sich nie vollständig entwikkeln konnte, daß die Neigung, emotionale Zustände mittels körperlicher

Das **Konzept der Affektäquivalente** kann nur beschreiben, daß körperliche Symptome an die Stelle seelischer Konflikte treten. Für die Einschätzung des Schweregrads der psychischen Erkrankung ist es wichtig zu wissen, ob das affektive Ausdrucksvermögen schon von früh an strukturell beeinträchtigt ist und ob sich die Beeinträchtigungen nur auf bestimmte oder auf die meisten Lebensäußerungen beziehen.
Dementsprechend können funktionelle Störungen auftreten:

- als akute Reaktion oder Antwort auf aktuelle seelische Belastungen
- als chronifizierte Reaktion auf lebensgeschichtlich tief verwurzelte Konflikte
- als Ausdruck Ich-struktureller Defizite des Affektausdrucks.

Als Ausdruck **Ich-struktureller Defizite** des Affektausdruckes bei diesen Patienten hat die **Störung der Ich-Struktur** u. a. zur Folge, daß das oben beschriebene ganzheitliche emotionale Erleben sich nie vollständig entwickeln konnte, daß die Neigung, emotionale Zustände mittels körperlicher Affektäquivalente auszudrücken, von früh angebahnt wurde.

Die **individuelle Psychodiagnostik** ist entscheidend für die Beurteilung, wie weit die psychische Belastung in die Persönlichkeit des Patienten eingreift oder wie begrenzt die temporäre Reaktion ist.
Bedingung und Folge der Chronifizierung funktioneller Syndrome ist neben der iatrogenen Fixierung die **sekundäre Hypochondrie:**
- durch Überbewertung der funktionellen Störung
- Einengung der Aufmerksamkeit auf den Körper
- Intensivierung der Beziehung zum Körper
- Vernachlässigung der Umwelt.

Affektäquivalente auszudrücken, von früh an gebahnt wurde. Die emotionale Erlebnisfähigkeit geht hier also nicht wie in den oben beschriebenen Fällen regressiv für eine bestimmte Zeit verloren, sondern konnte nicht gut erworben werden. Wenn im späteren Leben seelische Konflikte auftreten, die affektiv sehr belastet sind, so werden diese affektiven Belastungen rasch durch körperliche Reaktionsformen ersetzt.
Als klinische Konsequenz ergibt sich, daß die **individuelle Psychodiagnostik** bei funktionellen Beschwerden entscheidend ist; es ist wichtig, sich zu vergegenwärtigen, wie weit die psychische Belastung in die Persönlichkeit des Patienten eingreift oder wie begrenzt die temporäre Reaktion ist.
Eine wichtige Bedingung für die Chronifizierung funktioneller Syndrome wurde schon im ersten Abschnitt anläßlich der Beschreibung der iatrogenen Fixierung dargestellt; ihr entspricht auf der Seite des Patienten die **sekundäre Hypochondrie.** Auch das normale Körpererleben unterliegt ständigen Schwankungen. Das Gesundheitsgefühl ist keineswegs statisch, minimale Spielarten funktioneller Störungen sind ubiquitär. Werden die Funktionsstörungen überbewertet, engt sich also die Aufmerksamkeit des Patienten auf die ängstliche Beobachtung des eigenen Körpers ein, so daß schließlich die Beziehung zum Körper außerordentlich intensiviert und zugleich die Umwelt vernachlässigt wird, so sprechen wir von einer sekundären Hypochondrie.

Therapie Haus- oder Facharzt sind die für die Behandlung und Prognose entscheidenden Therapeuten. An erster Stelle steht die **richtige und angemessene Diagnostik.** Eine unnötig protrahierte und aufwendige somatische Diagnostik verzögert adäquate Behandlung nicht nur, sondern trägt wesentlich zur Chronifizierung der Beschwerden und zur Symptomfixierung bei.

Therapie. Funktionell kranke Patienten wenden sich nicht oder nur in seltenen Fällen aus eigenem Antrieb an den Psychosomatiker, sondern an den Haus- oder Facharzt. Diese sind die für die Behandlung und die Prognose entscheidenden Therapeuten.
An erster Stelle steht die **richtige und angemessene Diagnostik;** diese Selbstverständlichkeit muß hier besonders betont werden, weil eine unnötig protrahierte und aufwendige somatische Diagnostik – und damit das Übersehen der psychischen Konflikte des Patienten – die adäquate Behandlung nicht nur verzögert, sondern wesentlich zur Chronifizierung der Beschwerden und zur Symptomfixierung beiträgt. Die funktionellen Erkrankungen konfrontieren den Arzt mit den Grenzen der naturwissenschaftlichen Methoden in der Medizin, eine Grenzerfahrung, die nicht immer leicht zu akzeptieren ist; sie erfordern manchmal eher das Unterlassen ärztlicher Maßnahmen als den medizinischen Aktivismus.

Merke ▶

Merke. Zur angemessenen Diagnostik gehört es auch, das Beschwerdeangebot des Patienten ernst zu nehmen und zu würdigen. Die oben beschriebene typische Interaktion zwischen Arzt und Patient macht dies dem Arzt nicht eben leicht. Der Arzt kann am Ende ebenso enttäuscht sein wie der Patient und dies dem Patienten vermitteln, indem er ihn als Simulant mißversteht, ihn mit Aufmunterungen abspeist, ihm fehle eigentlich nichts, er solle seine Lebensführung regulieren, dann gehe es ihm schon besser, oder indem er ihm ungezielt Psychopharmaka verordnet. Statt dessen muß er das **Beschwerdeangebot als Beziehungsangebot** interpretieren: das körperliche Leiden des Patienten, seine Krankheitsangst und seine Appelle an die diagnostische Fähigkeit des Arztes sind Hilferufe, die lediglich – und dies ohne bewußte Absicht des Patienten – in die falsche Richtung rufen. Es gilt also, die Richtung zu ändern, richtig hinzuhören, die drängend lästigen Praxisbesuche als Zeichen des psychischen Leidensdrucks und der seelischen Hilflosigkeit zu verstehen.

Im **ärztlichen Gespräch** ist die unbewußte bedrängende Belastungssituation aufzuklären und das emotionale Erleben der Konflikte zu ermöglichen. Dies führt zur Symptomentlastung, gelegentlich zur »Heilung« bei reaktiven Störungen.

Ist dieser erste Schritt getan, ist oft schon viel erreicht; gelingt es im **ärztlichen Gespräch,** die affektiv bedrängende, aber abgewehrte emotionale Belastungssituation aufzuklären und dem Patienten das emotionale Erleben seiner Konflikte zu ermöglichen, kann dies bereits zu einer wesentlichen Symptomentlastung führen, gerade bei der Gruppe von Patienten, die funktionelle Beschwerden im Rahmen einer aktuellen Konfliktsituation entwikkeln, ohne daß langfristige seelische Belastungen vorliegen müssen. Wenn diese dankbare Aufgabe, die zu eindrucksvollen und für den Arzt sehr berührenden schnellen »Heilungen« führen kann, beschrieben wird, darf freilich nicht vergessen werden, daß gerade bei den beiden anderen Gruppen, den Patienten mit langen neurotischen Vorgeschichten oder mit Ich-strukturellen Störungen, das aufklärende ärztliche Gespräch nur ein Anfang sein kann.

Für Patienten mit langen neurotischen Vorgeschichten oder Ich-strukturellen Störungen ist das aufklärende Gespräch ein Anfang.

Merke. In der Regel gehören diese Patienten in die Behandlung psychosomatischer und psychotherapeutischer Experten, müssen also **überwiesen** und weitergeleitet werden.

◀ **Merke**

Für den Psychosomatiker bieten sich vielfältige Behandlungsmöglichkeiten an; bei symptomfixierten Patienten, die noch wenig Konfliktbewußtsein haben, können körperorientierte Verfahren (funktionelle Entspannung, konzentrative Bewegungstherapie) helfen, die die Selbstwahrnehmung »am Leitfaden des Körpers« unterstützen. Je nach dem Ausmaß der neurotischen oder strukturellen Störungen werden verschieden intensive und verschieden lang dauernde ambulante oder stationäre Behandlungsformen sinnvoll sein. Nicht die Diagnose »funktionelles Syndrom« entscheidet also über den einzuschlagenden Weg, sondern die **individuelle Diagnose** der Art und des Ausmaßes der Konflikte und ihrer **Verarbeitungsmöglichkeiten.**

Nicht die Diagnose funktionelles Syndrom entscheidet über den einzuschlagenden Weg. Die **individuelle Diagnose** des zugrundeliegenden Konfliktes und der **Verarbeitungsmöglichkeiten** entscheidet über die psychotherapeutische Behandlungsform.

2.1.2 Funktionelle Abdominalbeschwerden

2.1.2 Funktionelle Abdominalbeschwerden

Definition. Funktionelle Abdominalbeschwerden sind psychogen verursachte Funktionsstörungen des Gastrointestinaltraktes. Sie werden nach ihrer Lokalisation eingeteilt; dementsprechend unterscheidet man zwischen **funktionellen Oberbauchbeschwerden** (deutsche Synonyme: Gastritis, Dyspepsie; im Englischen: non-ulcer dyspepsia) und **funktionellen Unterbauchbeschwerden** (Synonyme: Colon irritabile, Reizkolon; im Englischen: irritable bowel disease).

◀ **Definition**

Epidemiologie. Funktionelle Abdominalbeschwerden sind ausgesprochen häufig; **40 bis 60% aller Patienten mit Beschwerden im Gastrointestinaltrakt** leiden unter diesen Störungen. Untersucht man eine gesunde Durchschnittspopulation, so leiden etwa 10% unter funktionellen Oberbauchbeschwerden. Männer und Frauen sind etwa gleich oft betroffen, sehr häufig treten funktionelle Abdominalbeschwerden im Kindesalter auf.

Epidemiologie 40 bis 60% der Patienten mit gastrointestinalen Störungen leiden an funktionellen Abdominalbeschwerden. 10% der Normalbevölkerung leiden unter funktionellen Oberbauchbeschwerden. Männer und Frauen sind gleich häufig betroffen.

Ätiologie

- **Psychodynamische Aspekte:** Der Lokalisation funktioneller Abdominalbeschwerden wurde und wird in der **psychoanalytischen Psychosomatik** eine große Bedeutung zugeschrieben. Das ist nicht verwunderlich, wenn man bedenkt, daß die psychoanalytische Neurosenlehre markante Unterschiede zwischen dem oralen und dem analen Erlebnisbereich macht; insofern lag es nahe, den Beschwerden im oberen Gastrointestinaltrakt psychologisch eher die Bedeutung einer oralen Störung, den funktionellen Beschwerden des Dickdarms aber eher eine anale Bedeutung zuzuschreiben. *Franz Alexander*, der Pionier der psychoanalytischen Psychosomatik, hat bei Patienten mit funktionellen Oberbauchbeschwerden psychische Konflikte gefunden, die mit der Oralität zusammenhängen; die Patienten beanspruchen Versorgung, unbewußt gestalten sie ihre Beziehung so, daß sie entweder das Gefühl haben, sie müßten von anderen Menschen mehr Aufmerksamkeit, Zuneigung etc. bekommen, ohne etwas dafür tun zu müssen, oder daß sie starke unbewußte Wünsche haben, sich von anderen aktiv viel zu holen oder zu nehmen. Diese aktiven oder passiven Versorgungswünsche müssen unbewußt bleiben und wandeln sich in die funktionellen Störungen um. Bei funktionellen Unterbauchbeschwerden kann nach *Alexander* ein anderer Konfliktfokus gefunden werden, der zentriert ist um den Wunsch, anderen etwas zu geben oder etwas aus sich auszuscheiden bzw. etwas loszuwerden. Konflikte entstehen, wenn der Wunsch, anderen etwas zu geben, behindert wird oder der Wunsch, sich von anderen abzugrenzen, Einflüsse

Ätiologie
Psychodynamische Aspekte: Die **psychoanalytische Psychosomatik** mißt der Lokalisation funktioneller Abdominalbeschwerden große Bedeutung bei.
In der Dynamik funktioneller Oberbauchbeschwerden galten konflikthafte Versorgungswünsche, bei funktionellen Unterbauchbeschwerden konflikthafte Wünsche, anderen etwas zu geben oder sich abzugrenzen, als spezifisch. Diese Differenzierung ließ sich empirisch nicht befriedigend bestätigen.

Testpsychologisch wurden bei Patienten mit funktionellen Abdominalbeschwerden vor allem
- Ängstlichkeit
- Depressivität
- Angespanntheit
- latente Feindseligkeit

festgestellt.
Ätiologisch bedeutsam sind chronische Konfliktsituationen wie Verlust- und Trennungserfahrungen, die aber nicht spezifisch für diese Krankheiten sind.

etc. loszuwerden, als zu aggressiv erlebt wird. Klinisch können im Einzelfall diese Konfliktzusammenhänge tatsächlich immer wieder gefunden werden; allerdings muß einschränkend festgestellt werden, daß es keine befriedigenden empirischen Untersuchungen zur psychologischen oder psychodynamischen Differenzierung von funktionellen Ober- und Unterbauchbeschwerden gibt.
Immerhin liegen doch zahlreiche empirisch gesicherte Befunde zu funktionellen Abdominalbeschwerden vor. **Testpsychologisch** werden vor allem eine bedeutsame Ängstlichkeit und Depressivität, starke Angespanntheit und eine latente Feindseligkeit festgestellt. Zweifelsohne spielen für das Auftreten funktioneller Abdominalbeschwerden chronische Belastungssituationen eine ätiologische Rolle; entscheidend ist, daß persönliche Konflikte über lange Zeit, d. h. mindestens ein Jahr lang ungelöst blieben und als bedrohlich erlebt werden. Als Beispiele solcher chronischen Konfliktsituationen werden Verlust- und Trennungserfahrungen geschildert, die von den Patienten nicht bewältigt und psychisch integriert werden können. Da aber Trennungserlebnisse im Vorfeld vieler psychosomatischer Erkrankungen gefunden werden können, kann hier nicht von einem spezifischen Konflikt gesprochen werden.

Klinischer Fall

Innere Konfliktsituation eines Patienten mit psychosomatischen Magenbeschwerden.
Herr B., 47 Jahre alt, leidet seit einem ¾ Jahr an täglichen, heftigen, kolikartigen Magenschmerzen, die ihn den ganzen Tag begleiten. Er ist wegen der Beschwerden völlig verzweifelt. Die Beschwerden haben nach dem Tod der Mutter des Patienten begonnen, zu der die Beziehung ausgesprochen ambivalent war. Sie wird als eine sehr rigide Frau geschildert, die zwar einerseits ganz lieb sein konnte, andererseits aber sehr streng und hart war und außerdem schnell beleidigt reagiert hat. Ein weiterer Konflikt, der im Vorfeld des Beschwerdebeginns entstand und bis zum Zeitpunkt der Konsultation andauerte, war ein Ehekonflikt. Die kinderlosen Eheleute hatten sich dazu entschieden, von Norddeutschland in den Süden umzuziehen; nach dem Umzug war der Patient in der Renovierung des neugekauften Hauses sehr engagiert. Zum gleichen Zeitpunkt zieht sich die Frau von ihm zurück und erwägt, sich von ihm zu trennen. Der Patient ist also im Vorfeld der Erkrankung mit vielfältigen realen und drohenden Trennungen konfrontiert. Warum kann der Patient mit diesen bedrohlichen Trennungen seelisch so schlecht umgehen? Auffällig ist, daß er seine Frau, die er seit 20 Jahren kennt, kaum beschreiben kann; er erlebt sie eher als eine Art Besitz, über den er verfügen kann, der ihm gehört. Die Scheidungsabsichten der Frau werden von ihm so erlebt, als würde ihm etwas, das ihm gehört, weggenommen. Er reagiert auf die Drohung der Frau nicht mit Einfühlung oder mit Trauer, sondern wird von einer heftigen Wut überwältigt, die als äußerst bedrohlich erlebt wird. Im Laufe seines Lebens hat sich der Patient ein Männlichkeitsideal erworben, in dem es für einen Mann keine Schwäche gibt, in dem vielmehr Macht und Beherrschung die allein zählenden Werte darstellen. Begeistert schildert er seinen Großvater, der ein Patriarch alten Stils gewesen sei und der seinen Lieblingsenkel zu einem »harten Burschen« erzogen habe. Auch sein Vater wird in ähnlicher Weise idealisiert, trotz der Tatsache, daß der Vater ihn im Alter zwischen 5 und 15 Jahren für geringfügige Vergehen fürchterlich verprügelt habe. Vertrauensvolle und bergende Beziehungserfahrungen werden von dem Patienten nicht beschrieben; die als Überzeugung vertretene Kinderlosigkeit hat ihre Wurzeln gerade hier, der Patient kann sich nicht vorstellen, positive Beziehungserfahrungen weiterzugeben.
Die Kasuistik läßt sich durchaus mit den psychodynamischen Modellen *Alexanders* in Einklang bringen. Allerdings verweist sie zugleich auf die Grenzen des Spezifitätsmodelles. Einerseits läßt sich der Grundkonflikt des Patienten wie bei *Alexander* als ein oraler Konflikt, besser: als depressiver Grundkonflikt bezeichnen. In den Lebenserfahrungen und in den Beziehungsformen des Patienten ist eine Erfahrung nicht repräsentiert, die mit dem oralen Erlebensbereich zusammenhängt, nämlich die Beziehungserfahrung, daß ein anderer Mensch Sicherheit und Geborgenheit, das Gefühl des Angenommenseins gewährt. Dieser Grundkonflikt wird verdrängt, statt dessen werden Beziehungen nach »analen Kategorien«, nämlich nach den Motiven der Beherrschung und des Besitzes gestaltet. Die Abwehr des depressiven Grundkonfliktes durch eine sehr zwanghaft-beherrschende Lebensplanung bricht zusammen, als sich andere Menschen der Kontrolle entziehen, die für den Patienten - uneingestandenermaßen – vital notwendig sind; die Mutter »entzieht« sich, als sie stirbt, die Ehefrau, indem sie Trennungsabsichten äußert. Wir können an diesem kasuistischen Beispiel aber auch sehen, daß die Welten des Gebens und des Nehmens sich nicht so leicht voneinander trennen lassen, wie dies im Ansatz *Alexanders* möglich erscheint. Denn durch die Tatsache, daß der Patient so wenig Möglichkeiten hatte, schützende und stützende Beziehungserfahrungen zu verinnerlichen, wird die (anale) Welt des Gebens und Ausscheidens im Erleben stark modifiziert. Der Patient reagiert auf die geschilderten Trennungserfahrungen mit heftigen und deshalb als beängstigend erlebten Wutaffekten, die sich nicht integrieren lassen und die offenbar zur Symptomentstehung mit beitragen.

Klinik. **Funktionelle Oberbauchbeschwerden** gehen mit brennenden oder dumpfen Schmerzen und Völlegefühl im Bereich des Oberbauchs einher. Die Symptomatik ist in der Regel nach dem Essen stärker, tageszeitliche Schwankungen werden nicht beobachtet, die Beschwerden sind nachts selten. Diese Charakteristika unterscheiden die Beschwerden von der Symptomatik des Ulcus duodeni, bei dem die Schmerzen nachts besonders ausgeprägt sind und bei dem das Essen zu einer Schmerzerleichterung führt. Bei **funktionellen Unterbauchbeschwerden** treten über das Abdomen verteilte Schmerzen auf, die oft im Unterbauch lokalisiert werden. Ein Teil dieser Patienten klagt über Diarrhö, aber auch über Diarrhö im Wechsel mit Obstipation. Schleimige Stühle werden gefunden, allerdings ohne Blutbeimengungen.

Klinik Funktionelle Oberbauchbeschwerden
- brennende oder dumpfe Schmerzen, Völlegefühl
- Aufstoßen/Übelkeit
- verstärkt nach dem Essen.

Funktionelle Unterbauchbeschwerden:
- Schmerzen/Darmkrämpfe
- Diarrhö, Obstipation
- schleimige Stühle.

Therapie. Das therapeutische Vorgehen richtet sich nach den Grundsätzen der Behandlung funktioneller Störungen. Entscheidend sind also die **frühzeitige Diagnosestellung**, die **rücksichtsvolle Aufklärung** des Patienten über die psychischen Ursachen seiner Erkrankung und die **gemeinsame Therapieplanung.** Die Indikationen zur Psychotherapie hängen vom Ausmaß der psychischen Belastung ab. Symptomatische internistische Therapiemaßnahmen sind in der Regel unverzichtbar, sollten aber nicht als Alternative zur Psychotherapie angesehen werden und dürfen nicht zur Symptomfixierung beitragen.

Therapie Entscheidend sind:
- frühzeitige Diagnosestellung
- einfühlsame Aufklärung über seelische Krankheitsursachen
- gemeinsame Therapieplanung.

Die Psychotherapieindikation ist abhängig vom Leidensdruck und von der Motivation des Patienten.

2.1.3 Hyperventilationssyndrom

2.1.3 Hyperventilationssyndrom

Definition. Das Charakteristikum des Hyperventilationssyndroms ist die **beschleunigte und vertiefte Atmung,** durch die vermehrt CO_2 über die Lunge abgeatmet wird, so daß die Kohlensäurekonzentration im Blut absinkt und eine Alkalose entsteht.

◀ **Definition**

Epidemiologie. Die epidemiologischen Angaben sind etwas uneinheitlich, Frauen sollen gegenüber Männern bis zu dreimal häufiger betroffen sein. Die Altersverteilung entspricht der anderer funktioneller Störungen.

Epidemiologie Das Hyperventilationssyndrom ist häufig. Frauen sind bis zu dreimal häufiger betroffen als Männer.

Ätiologie

• **Psychophysiologische Konzepte:** Folgendes psychophysiologisches Modell ist gut geeignet, die Zusammenhänge zwischen dem chronischen und dem akuten Hyperventilationssyndrom zu klären: Ausgangspunkt ist die muskuläre Reaktion auf seelische Belastungen; sie werden von den Patienten gewohnheitsmäßig mit Muskelverspannungen beantwortet, die auch nach Abklingen der akuten Belastung bestehen bleiben. Diese muskuläre Reaktion gilt auch für die Thorax- und Atemmuskulatur und führt zu einem vermehrten Tonus der Thoraxmuskeln, der erste Brustschmerzen und Erstickungsgefühle hervorrufen kann. Zugleich wird die Atemmittellage in Richtung Inspiration verstellt; dadurch entsteht das subjektive Gefühl der Atemnot. Nun können geringe weitere Anlässe ausreichen, um die Atemnot zu verstärken, Todesängste auszulösen, die dann zur Hyperventilation führen.

Ätiologie
Psychophysiologische Konzepte:
Nach einem Modell entwickelt sich die Bereitschaft, auf seelische Belastungen mit Hyperventilation zu reagieren, in folgenden Phasen:
- auch im Thoraxbereich vermehrte muskuläre **Anspannung**
- dadurch verschiebt sich die Atemmittellage zur Inspiration und erzeugt Atemnot
- geringe Anlässe können dann die Atemnot verstärken und Hyperventilation auslösen.

• **Psychodynamische Gesichtspunkte zur Entstehung des Hyperventilationssyndroms:** Unbestritten ist, daß Hyperventilationssyndrome mit seelischer Belastung und mit **unverarbeiteten, oft akut überwältigenden Emotionen,** v. a. mit Angst, aber auch Wut zusammenhängen (klinisches Beispiel: Ein empfindsamer Angestellter eines Supermarktes mit großen Selbstwertzweifeln entwickelt zum ersten Mal einen Hyperventilationsanfall unmittelbar nach dem Gespräch mit seinem Chef, bei dem dieser ihm eine Versetzung vorschreibt, die der Patient als Degradierung empfindet). Weil die Atmung ein zentraler Lebensvorgang ist, der mit so vielen Lebensäußerungen, sowohl ekstatischen als auch bedrohlichen, in unmittelbarer Verbindung steht, verwundert es nicht, daß die gestörte Atmung Begleiterscheinung vielfältiger Konflikte sein kann. *Franz Alexander* verstand die

Psychodynamische Gesichtspunkte zur Entstehung des Hyperventilationssyndroms
Psychodynamisch spielen folgende Einflüsse eine Rolle:
- unverarbeitete, oft akut überwältigende Emotionen (Angst, Wut)
- verdrängtes sexuelles Verlangen
- existentielle Ängste
- Wünsche, psychisch unerträglichen Situationen zu entfliehen.

Symptomatik als symbolischen Ausdruck für ein **verdrängtes sexuelles Verlangen** (klinisches Beispiel: Eine streng moralisch erzogene, junge, verheiratete, aber sexuell unbefriedigte Frau hyperventiliert, als sie bei einer Fortbildung einen für sie attraktiven jungen Mann kennenlernt); eine anthropologisch orientierte Psychologie kann zu Recht auf die **existentielle Bedeutung der Atmung** verweisen, so daß die Mehratmung **als Ausdruck existentieller Not** imponieren kann. Andere Autoren betonten den Abwehrcharakter der Symptombildung, nämlich daß die dramatische Symptomatik von dem **Wunsch, sich einer psychisch unerträglichen Situation zu entziehen,** getriggert wird (klinisches Beispiel: Der oben erwähnten jungen Frau ist es durch die Hyperventilationsanfälle unmöglich, die subjektiv als Verführungssituation erlebte Fortbildungsveranstaltung weiter zu besuchen; sie muß in den Heimatort zurückkehren). Eine spezifische Persönlichkeitsstruktur läßt sich nicht feststellen.

Eine spezifische Persönlichkeitsstruktur läßt sich nicht feststellen.

Merke ▶

▶ ***Merke.*** Es reicht nicht aus, die verdrängten Affekte der Patienten zu untersuchen, um die Symptomatik zu verstehen. Wie bei allen seelisch verursachten Symptomen ist es wichtig, daß die **interaktionale Bedeutung der Symptombildung** klar wird; und hier spielt die durch das Symptom stattfindende **Identifikation** oder die **Abwehr einer solchen Identifikation** mit einer wichtigen Bezugsperson eine bedeutende Rolle. Dieser Gedanke findet sich schon bei *Fenichel:* »Wenn wir uns mit jemandem identifizieren, so zeigt sich das darin, daß wir ihn nachahmen. Vielleicht geschieht das zu einem großen Teil dadurch, daß wir ihm nachatmen.«

Klinik Die **gesteigerte neuromuskuläre Erregbarkeit** führt zu **sensorischen Symptomen,** vor allem zu distal betonten Parästhesien, und zu **motorischen Symptomen,** z. B. zur Verkrampfung der Hand- und Fußmuskulatur, bis hin zu generalisierten Krämpfen.
Subjektiv klagen die Patienten zusätzlich über Sehstörungen, Schwindel, Atemnot und Thoraxschmerzen.
Bei der **Untersuchung im Anfall** fallen die Hyperventilation, kalte Akren, Harndrang und Schwitzen auf.
Das **chronische Hyperventilationssyndrom** geht mit Schwindel, Thoraxschmerzen und kalten Akren einher. Diagnostisch wegweisend ist die Kombination mit anderen funktionellen Beschwerden.

Klinik. Die **neuromuskuläre Erregbarkeit steigt an** und führt zu **sensorischen und motorischen Symptomen,** v.a. zu distal betonten Parästhesien, auch um die Mundregion herum (»Brimsen«), seltener zu Tetaniesyndromen wie der Verkrampfung der Akren, einer Sprechlähmung oder Krämpfen.
Die Patienten klagen zusätzlich über Sehstörungen, einen »wattigen« Gang oder Schwindel. Selten wird die Hyperventilation bewußt, vielmehr empfinden die Patienten subjektiv Atemnot und Lufthunger. Tachykardien und Thoraxschmerzen können so ausgeprägt sein, daß als Differentialdiagnose die Angina pectoris diskutiert werden muß.
Bei der **Untersuchung im Anfall** fallen neben der Hyperventilation neurovegetative Zeichen auf, kalte Akren, Harndrang, Schwitzen. Die Anfälle sind mit großer Angst, oft Todesangst begleitet. Das **chronische Hyperventilationssyndrom** ist schwerer zu diagnostizieren als der Hyperventilationsanfall; die Beschwerden sind unspezifischer, oft vage, manchmal überwiegen Schwindel, Thoraxschmerzen und kalte Akren in der Schilderung. Wegweisend kann das Zusammentreffen mit anderen funktionellen Beschwerden sein, besonders häufig mit dem funktionellen Herz-Kreislauf-Syndrom.

Klinischer Fall

Identifizierung im Symptom.
Eine 32jährige Patientin kommt wegen Hyperventilationssyndrom und damit einhergehenden agoraphoben Beschwerden in die Psychosomatische Klinik. Die Beschwerden bestehen schon dreizehn Jahre, sie haben wenige Wochen nach einem Autounfall begonnen, in den die Patientin verwickelt war; sie war mit einem Mann, der ihr die Vorfahrt nahm, zusammengestoßen. Unmittelbar vor dem ersten Anfall hatten sich zwei weitere, belastende Ereignisse zugetragen: eine Frau aus der Nachbarschaft starb an den Folgen eines Bienenstichs, den sie sich im Rahmen eines spontanen Ausflugs geholt hatte; außerdem starb eine andere Frau am Herzinfarkt, die mit einem unverheirateten Freund in Urlaub gefahren war. – Zur Zeit des Symptombeginns hatte die Patientin, die zuvor ganz ausgelassen und unbesorgt in den Tag hineinlebte und viele Freunde, auch Intimpartner hatte, mit ihrer Herkunftsfamilie heftigen Streit, die ihr Vorhaltungen wegen ihres Lebenswandels und auch Angst machten. – Aus der Biographie ist erwähnenswert, daß die Patientin Vaters Tochter gewesen ist, wild und lebendig; das habe sich im Alter von 9 Jahren geändert, als sie beim Überklettern eines Zauns sich das Bein gebrochen habe. Sie sei dann eher ängstlich und unsicher geworden, gerade so wie die Mutter: der habe sie doch nie ähnlich sein mögen, jetzt allerdings sei sie ihr sehr nahe.

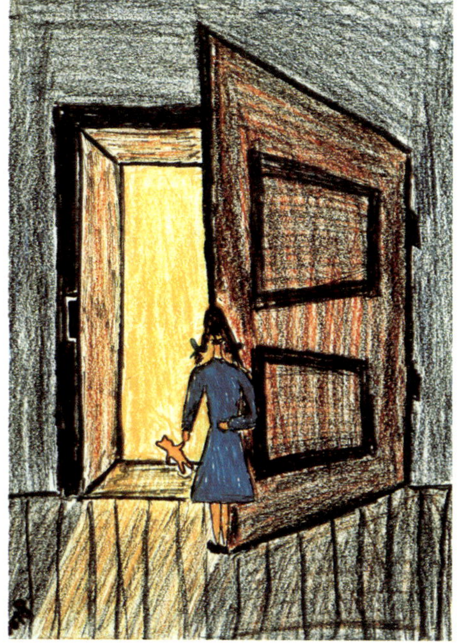

Psychodynamisch spielt die Abwehr expansiver, sowohl aggressiver als auch erotischer Wünsche, eine zentrale Rolle. Freizügigkeit und Vergnügen werden – im Erleben der Patientin – bestraft: schon in der Kindheit das leidenschaftliche Verhältnis zum Vater, auf das der Unfall und die Rückkehr zur Mutter folgt; zur Zeit des Symptombeginns die sexuelle Freizügigkeit, die sie in Widerspruch zur Normwelt der Eltern bringt, die sie wieder mit einem Unfall und darauf mit der Symptomentwicklung »bezahlen« muß. Das Symptom hat zur Folge, daß sie wie die Mutter wird, aus deren Einflußbereich sie sich immer befreien wollte.
Besonders deutlich in diesem Beispiel ist die in der Symptomatik vollzogene Identifizierung; sie identifiziert sich unbewußt, und zwar über die Symptomwahl, mit den beiden Frauen, die in je anderer Weise einen Erstikkungstod erleiden, in der Phantasie der Patientin jeweils als Strafe für zu große Freizügigkeit.

Therapie. **Im Anfall kann der Arzt durch seine Gegenwart, durch Zuspruch und durch erklärende Worte** schnell zur Entspannung und zur Symptomlinderung beitragen. Falls die Hyperventilation persistiert, bieten sich folgende **medizinische Maßnahmen** an, die Hyperventilation zu unterbrechen:
- die Rückatmung in eine Plastiktüte, durch die der CO_2-Gehalt der Atemluft erhöht wird
- die manuelle, beidhändige Kompression der unteren Thoraxapertur über 2 bis 3 Minuten, um die Atemexkursionen des Thorax zu beschränken
- helfen diese physikalischen Maßnahmen nicht, ist ein Tranquilizer ausgesprochen wirksam.

Therapie **Im Anfall** kann die **verbale Beruhigung des Patienten durch den Arzt** oft helfen. Hinzu treten **medizinische Maßnahmen:**
- Rückatmung in eine Tüte
- Kompression der unteren Thoraxapertur für 2 bis 3 Minuten
- Gabe eines schnell wirksamen Tranquilizers, auch intravenös.

Nach dem akuten **Anfall** kann ein **Atemtraining** nützlich sein, um die Verspannungen im Brustkorb und die zur Inspirationsstellung hin verschobene Atemruhelage zu normalisieren. Ein solches Atemtraining kann sich auf Kontrolle physiologischer Atemprozesse beschränken; es kann aber auch als Atemtherapie im Sinne einer körperzentrierten Selbsterfahrung den Zusammenhang der emotionalen Stimmungen und der Fehlatmung erkennen helfen.
Ist das Symptom **chronifiziert,** die phobische Komponente stark und die emotionalen Probleme schwerwiegend, sollte eine **längerfristige psychotherapeutische Behandlung** erwogen werden.

Nach dem Anfall kann ein **Atemtraining** sinnvoll sein, um die Verspannungen im Brustkorb und die verschobene Atemruhelage zu normalisieren. Bei einer **chronifizierten** Symptomatik kann eine **längerfristige Psychotherapie** indiziert sein.

2.1.4 Funktionelle Herz-Kreislauf-Beschwerden

Definition ▶

Epidemiologie Ca. **5 % der Normalbevölkerung** leiden unter funktionellen Herzbeschwerden. Die Diagnose wird jedoch nur bei 1 % der Patienten in akut klinischer Behandlung gestellt. Dies bedeutet, daß die **Diagnose zu selten gestellt** wird.

Ätiologie
Psychodynamik der Herzphobie: Der grundlegende psychodynamische Konflikt ist ein **Ambivalenzkonflikt** zwischen Bindungswünschen und Autonomiebestrebungen.
Die **Autonomiewünsche** werden als todbringend und deshalb gefährlich erlebt; andererseits wird die Bindung nicht nur als Schutz, sondern auch als Einengung oder Überwältigung erlebt.
Die durch die Symptomatik eintretende Angewiesenheit verstärkt die **Bindungsseite.** Der unbewußte innere Kampf wird durch das Symptom aber nicht gelöst, sondern verstärkt.
Die Beschwerden werden oft durch Trennungen oder Rückkehr in enge Bindungen ausgelöst.

Die **Persönlichkeit der Patienten** ist davon geprägt, welche Seite des **Ambivalenzkonfliktes** im bewußten Erleben und in der Lebensgestaltung der Patienten vorherrscht.
Die Patienten imponieren entweder als besonders abhängig regressiv (**»A-Typ«**) oder als forciert autonom (**»B-Typ«**).

Entwicklungspsychologische Faktoren sind

- übermäßige Passivität und Ängstlichkeit
- überbehütend-bindende Mutter
- fehlende Triangulierungsmöglichkeit durch den Vater.

2.1.4 Funktionelle Herz-Kreislauf-Beschwerden

▶ ***Definition.*** Funktionelle Herz-Kreislauf-Beschwerden sind seelisch verursachte Funktionsstörungen des kardiovaskulären Systems; ihr klinisches Kennzeichen ist die akute oder chronifizierte Herzangst. Die typische Erkrankung dieser Gruppe ist die Herzphobie. **Synonyme:** Herzangstneurose, Herzphobie, Da-Costa-Syndrom, Effort-Syndrom, Herzhypochondrie.

Epidemiologie. Untersucht man – wie dies in der Mannheimer Kohortenstudie geschehen ist – eine repräsentative Bevölkerungsstichprobe, also nicht nur Erkrankte, die ärztliche Hilfe in Anspruch nehmen, so findet man funktionelle Herzbeschwerden bei immerhin ca. **5 % der Normalbevölkerung,** und zwar ebenso oft bei Männern wie bei Frauen. Ein erstaunlicher Kontrast zeigt sich, wenn man untersucht, wie oft funktionelle Herzerkrankungen in der akut klinischen Behandlung diagnostiziert werden, nämlich nur bei weniger als 1,0 Promille der Patienten. Offenbar wird die **Diagnose** viel **zu selten gestellt,** statt dessen auf Ersatzdiagnosen ausgewichen.

Ätiologie
• **Psychodynamik der Herzphobie:** Der den herzphobischen Beschwerden zugrundeliegende psychodynamische Konflikt ist recht übereinstimmend so beschrieben worden: der Patient leidet unter einer subjektiv nicht auflösbaren **Ambivalenz** zwischen zwei Grundtendenzen, nämlich der, sich zu binden, anzulehnen oder sogar anzuklammern auf der einen und sich loszulösen, autonom und unabhängig zu werden auf der anderen Seite. Die **Autonomiewünsche** werden als todbringend und deshalb extrem gefährlich erlebt, können daher nicht gelebt werden; andererseits wird die Bindung nicht nur als Schutz, sondern auch als Einengung oder Überwältigung erlebt, so daß die Autonomiewünsche auch nicht aufgegeben werden können. Die durch die Symptomatik eintretende massive Angewiesenheit auf andere Menschen verstärkt die **Bindungsseite** und wirkt wie ein Schutz gegen die aggressiv erlebten Lösungstendenzen. Der unbewußte innere Kampf wird durch das Symptom aber nicht gelöst, sondern verstärkt; die Symptombildung bietet keine wirkliche Entlastung vom zugrundeliegenden **Ambivalenzkonflikt.** Es verwundert nicht, daß herzphobische Beschwerden durch Trennungen aus engen Bindungen, aber auch durch die Rückkehr in einengende Beziehungsformen ausgelöst werden können.
Die **Persönlichkeit der Patienten** ist davon geprägt, welche Seite des Ambivalenzkonfliktes im bewußten Erleben und in der Lebensgestaltung der Patienten vorherrscht. So können die Patienten als besonders abhängig oder als besonders unabhängig, d.h. abhängigkeitsverleugnend, imponieren. Diese persönlichkeitsbestimmenden Antworten auf den beschriebenen Grundkonflikt sind auch in empirischen Untersuchungen testpsychologisch gut darstellbar; *Richter* und *Beckmann* beschreiben anhand des MMPI-Persönlichkeitstests einen **A-Typ** für die regressiv-abhängige, einen **B-Typ** für die verleugnend-pseudoautonome Verarbeitung des Grundkonfliktes.
Fragt man nach den **entwicklungspsychologischen** Hintergründen des schwerwiegenden Ambivalenzkonfliktes herzphobischer Patienten, so kann man mit *Ermann* drei Faktoren unterscheiden:

• eine anlagemäßige, durch die Umwelt geförderte übermäßige Passivität und Ängstlichkeit;
• die innere anklammernde Bindung insbesondere der Mütter an die Kinder, deren Selbständigkeit frustriert und deren Passivität verstärkt wird,
• das **Scheitern von Triangulierungen;** die Funktion des Vaters, die u.a. darin gesehen wird, das Kind durch das engagierte Angebot einer Beziehungsalternative aus der zu engen Mutterbindung zu lösen, fehlt, da der Vater das Kind nicht genügend mit Interesse und Liebe »besetzt«. Die elterlichen Rollen können gegenüber dieser traditionellen Rollenverteilung in der Familie auch vertauscht sein; entscheidend ist die Beziehungsalternative zwischen zwei emotional vital wichtigen Bezugspersonen.

- **Alternative pathogenetische Konzepte:** Die manchmal getroffene Zuordnung der akuten kardiovaskulären Störungen zu den **Panikstörungen** ist u. E. nicht sinnvoll; Panikstörungen sind definitionsgemäß nicht mit Auslösesituationen verbunden; dies ist bei funktionellen Herzbeschwerden aber der Fall. – Eine somatische Grundlage für die Herzangst-Syndrome wurden in den letzten Jahren immer wieder im **Mitralklappenprolaps** gesehen. Diese harmlose Klappenaberration kann als »somatische Bereitstellung«, also gleichsam als körperlicher Anknüpfungspunkt für psychische Konflikte wirksam werden, sie kann nicht selbst das Syndrom erklären.

Alternative pathogenetische Konzepte: Die akuten funktionellen kardiovaskulären Störungen lassen sich nicht den **Panikstörungen** zurechnen. Diese treten per definitionem nicht situativ an Auslösesituationen gebunden auf; dies ist für die funktionellen Herzbeschwerden aber der Fall.

Klinik. Die Patienten leiden in unterschiedlichem Ausmaß unter Funktionsstörungen des kardiovaskulären Systems, aber auch unter einer Vielzahl weiterer funktioneller Beschwerden. Deshalb ist die Symptomatik oft »verwaschen« und variabel. Im Zentrum stehen die auf das Herz bezogenen Beschwerden wie **Herzklopfen** und **Herzschmerzen,** die Atmung kann subjektiv behindert sein und diese Behinderung als Atemnot empfunden werden. Die Herzbeschwerden machen Angst, die Angst kann sich bis zur Todesangst steigern, so daß die Angstkrisen ganz im Vordergrund des Beschwerdebildes stehen können. Abgeschlagenheit, Müdigkeit, Erschöpfung werden ebenso beklagt wie vegetative Beschwerden (Kopfschmerz, Schwindel, Schweißausbrüche). Recht charakteristisch ist die **Neigung zur hypochondrischen oder phobischen Selbstbeobachtung,** insbesondere der Herzfunktionen. Die phobische Einengung kann gravierend werden und die psychosoziale Kompetenz der Patienten massiv beeinträchtigen. Die **Angst vor dem Herzinfarkt kann sich krisenhaft und akut steigern.** Von den rein körperlich bis hin zu den vorwiegend phobisch erlebten funktionellen kardiovaskulären Symptomen gibt es eine breite Übergangsreihe.

Klinik Die **Symptomatik ist vielgestaltig,** im Zentrum stehen **Herzklopfen** und **Herzschmerzen**, charakteristisch ist die Neigung zu hypochondrischer und phobischer Selbstbeobachtung und zu krisenhafter Zuspitzung in Todesangst.

Differentialdiagnose. Die wichtigste Differentialdiagnose ist der **Herzinfarkt.** Für die Diagnose der funktionellen Herzbeschwerden richtungweisend können folgende **Unterscheidungsmerkmale** sein:
- Vielfalt der geklagten Beschwerden
- Lokalisation: herzphobische Beschwerden werden oft in der Herzmitte oder über der Herzspitze lokalisiert, selten parasternal
- Schmerzqualität: eher stechend und bohrend als drückend oder brennend
- die Anamnese eines übertriebenen Inanspruchnahme-Verhaltens
- Auslöser: selten körperliche Belastung.

Funktionell kranke Patienten dramatisieren ihre Beschwerden leichter und orientieren sich in der Beschwerdeschilderung eher an Laienvorstellungen zur Lokalisation der Herzschmerzen (z. B. genau über der Herzspitze).
Natürlich stellt diese Liste nur eine grobe, keinesfalls verläßliche Orientierungshilfe dar. Der Ausschluß eines Herzinfarktes muß nach medizinischen Kriterien erfolgen; außerdem ist es – wie immer bei den funktionellen Syndromen – unzulässig, eine Diagnose nur per exclusionem zu stellen. Positive psychodynamische Merkmale (s. o.) sind für die Diagnose zu fordern.

Differentialdiagnose Die wichtigste Differentialdiagnose ist der **Herzinfarkt.**
Unterscheidungsmerkmale der funktionellen Herzbeschwerden gegenüber dem Herzinfarkt:
- Vielfalt der Beschwerden
- selten parasternal lokalisiert
- eher stechende und bohrende Schmerzqualität als drückend oder brennend
- Anamnese eines übertriebenen Inanspruchnahme-Verhaltens
- selten körperliche Belastung als Auslöser.

Der Ausschluß eines Herzinfarktes muß nach medizinischen Kriterien erfolgen.

Klinischer Fall

Innere Konflikte bei einer Herz-Angst-Störung. Herr X, ein 25 Jahre alter Student, kann seit 2 Jahren nicht mehr zur Universität gehen; wenn er sein Elternhaus allein verläßt, überfallen ihn regelmäßig unbeherrschbare, auf die Herzfunktion bezogene Todesängste. Der Vater und die Stiefmutter müssen ihn überall hin begleiten. »Wenn ich allein bin, gibt es niemanden, der für mich einspringen kann, ich habe nicht genug Vertrauen in die Erde, in die Beine, daß sie mich tragen.« – Die Symptomatik beginnt nach dem plötzlichen Tod eines wichtigen Freundes. Dieser Todesfall führt zu einer Wiederbelebung des für den Patienten entscheidenden Lebensereignisses: seine Mutter war gestorben, als er 10 Jahre alt war. - Psychodynamisch ist der Ambivalenzkonflikt gegenüber dem Vater und der Stiefmutter entscheidend, der sich in der Herzphobie ausdrückt: er kann ohne die Eltern nicht leben, er will von ihnen wie ein kleines Kind versorgt werden; aber sie können ihm nicht wirklich helfen, er quält sie geradezu durch seine regressive Abhängigkeit. Unbewußt ist der Patient auf der Suche nach einem (unmöglichen) Ersatz für die zu früh verstorbene, sehr verwöhnende Mutter, er sehnt sich nach einer kindlichen Geborgenheit, »bestraft« Vater und Mutter zugleich dafür, daß sie diese Geborgenheit ihm nicht so geben können, wie er sie von der Mutter erfahren hat.

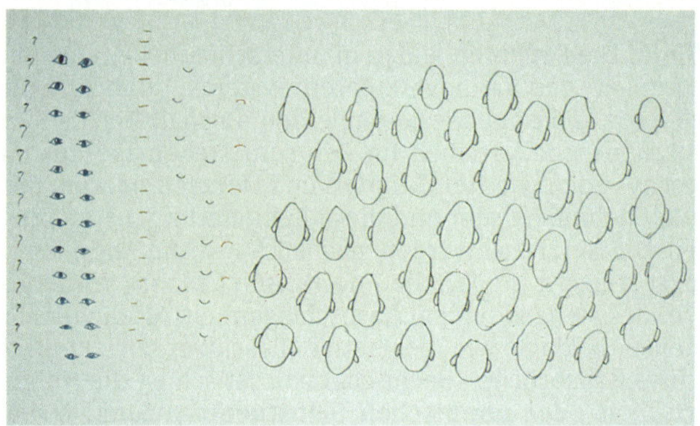

Therapie Die Therapie der Wahl ist eine **stationäre psychotherapeutische Behandlung.**

Therapie. Die oft erhebliche und subjektiv sehr leidvolle phobische Symptomatik erfordert **rasche und intensive psychotherapeutische Unterstützung.** Die ärztliche Versicherung, daß das Herz gesund sei, hilft den Patienten nur sehr kurzfristig. Es ist eine dankbare psychotherapeutische Aufgabe, mit einigen ersten, im Sinne einer Krisenintervention engmaschig, evtl. täglich durchgeführten psychotherapeutischen Gesprächen dem Patienten die psychodynamischen Konflikte nahezubringen; die Einsicht in diese Zusammenhänge wird von vielen Patienten als wichtige Hilfe im Kampf gegen die Panik erlebt. Für eine langfristige Stabilisierung bleibt aber die stationäre psychotherapeutische Behandlung die Therapie der Wahl; entscheidend für die Patienten ist die therapeutisch begleitete und i. d. R. gut bearbeitbare Trennungserfahrung, die mit der Aufnahme auf die Station verbunden ist.

2.1.5 Psychogene Schmerzsyndrome

2.1.5 Somatoforme Schmerzsyndrome

T. Grande

Epidemiologie **Ca. 6 % der Bundesbürger** leiden unter chronischen Schmerzzuständen. Sie sind in der Mehrheit der Fälle psychisch mitverursacht oder rein psychogen.
In der Regel dauert es zu lange (6 bis 12 Jahre) bevor Patienten mit somatoformen Schmerzsyndromen in Psychotherapie kommen. Statt dessen nehmen sie besonders viele organmedizinische Versorgungsleistungen in Anspruch.

Epidemiologie. In den Allgemeinpraxen und psychosomatischen Einrichtungen wird zunehmend häufiger das Erscheinungsbild der chronischen somatoforme Schmerzkrankheit gesehen. Nach einer im Auftrag der Bundesregierung erstellten Schmerzquote litten 1986 **zwischen 5 % und 7 % der Bevölkerung der alten Bundesländer** unter chronischen Schmerzzuständen. Aufgrund von Untersuchungen kann man schätzen, daß die Schmerzen in etwa 80 % dieser Fälle entweder rein psychogen (ca. 25 %) oder durch eine Mischung von psychischen und somatischen Ursachen (ca. 55 %) bedingt sind. Dennoch dauert es in der Regel etwa 6 bis 12 Jahre, bevor Patienten mit psychogenen Schmerzen in eine fachgerechte psychotherapeutische Behandlung gelangen. Auf der anderen Seite zeichnen sich diese Patienten gerade durch eine besonders intensive Inanspruchnahme objektiv meist überflüssiger medizinischer Versorgungsleistungen aus; z. B. werden sie paradoxerweise häufiger operativ behandelt als Patienten mit einer klar diagnostizierbaren organischen Schmerzursache.

Ätiologie Schmerz wird heute nicht mehr so verstanden, daß eine **periphere Gewebsschädigung** notwendige Bedingung der Schmerzentstehung ist.

Ätiologie. Die ausschließlich somatisch orientierte Behandlung von Schmerzkrankheiten entspricht einem Modell, bei dem eine **periphere Gewebeschädigung** die notwendige Bedingung für Schmerz ist. Dieses Modell entspricht am ehesten dem akuten Schmerz, der Schädigungen anzeigt und damit eine biologisch sinnvolle Warnfunktion besitzt. Für das Verständnis chronischer Schmerzen ist es jedoch unpassend: Chronische Schmerzzustände haben keine klare biologische Funktion und stellen häufig selbst schon die ganze Erkrankung dar. Im heutigen Schmerzverständnis wird deshalb die kausale Verknüpfung von Gewebeschädigung und Schmerzreaktion aufgegeben und der Schmerz als **subjektive Empfindung** angesehen, der oft objektivierbare periphere Läsionen im Sinne einer Reizauslösung völlig fehlen. Auf neuro- und psychophysiologischer Ebene wurde diese Möglichkeit einer psychogenen Schmerzentstehung durch die inzwischen empirisch recht gut bestätigte **»Gate-control-Theorie«** formuliert. Die »Gate-control-Theorie« besagt, daß durch übergeordnete zentral nervöse Einflüsse die Schmerzleitung beeinflußt wird; es werden gleichsam »Tore« geöffnet oder geschlossen, die die Schmerzimpulse von der Peripherie über das Rückenmark bis ins Gehirn durchlassen oder hemmen.

Statt dessen geht vor allem die **»Gate-control-Theorie«** davon aus, daß Schmerz eine **subjektive Empfindung** ist, die von übergeordneten zentral nervösen Zentren wesentlich gesteuert wird; es werden gleichsam »Tore« geöffnet oder geschlossen, die die Schmerzimpulse von der Peripherie über das Rückenmark bis ins Gehirn durchlassen oder hemmen.

- **Psychodynamische Modelle für die Entstehung von Schmerz:** Im folgenden werden drei häufig anzutreffende und innerhalb der psychodynamischen Theorie gut gesicherte Mechanismen beschrieben, die somatoforme Schmerzzustände bewirken können: **Schmerz als Versuch einer narzißtischen Restitution, Schmerz als Konversionssymptom** und **Schmerz als Symptom einer Affektsomatisierung.** In der Praxis überlagern sich diese Mechanismen häufig.

Bei dem Modell, das Schmerz als Versuch einer **narzißtischen Restitution** erklärt, entsteht der Schmerz in der Folge einer **Krise des Selbstwertgefühls,** die z. B. durch den Verlust einer Person, einen Mißerfolg, eine erlittene Leistungseinschränkung, den Wegfall einer Anerkennung oder einer Zukunftsperspektive hervorgerufen werden kann. Für narzißtisch sehr verletzbare Menschen stellen solche Ereignisse eine subjektiv als existentiell erlebte Bedrohung dar und sind z. B. mit Gefühlen völliger innerer Leere und eigener Nichtigkeit verbunden. Wenn solche Empfindungen wegen ihres bedrohlichen Charakters unbewußt gehalten werden und deshalb keinen kommunikativen Ausdruck (etwa als Klage) finden, können sie **somatisiert und als körperlicher Schmerz erfahren** werden. Der Schmerz bewirkt dabei eine Stabilisierung, insofern er der Bedrohung einen Inhalt gibt und den krisenhaften Zusammenbruch gegenüber anderen rechtfertigt. Im Kontakt wirken diese Patienten sehr auf sich und ihre Beschwerden zentriert. Sie verstehen sich mehr oder weniger als leidendes Opfer und zeigen in dieser Rolle eine ausgeprägte Hilflosigkeit und Abhängigkeit.

Schmerzen in der Funktion einer narzißtischen Restitution findet man häufig bei Patienten, deren psychisches Gleichgewicht vor der Erkrankung gerade noch – z. B. durch besondere berufliche oder andere Leistungen, aber auch durch altruistische Bemühtheit – notdürftig kompensiert war. Die unter dieser Kompensation liegende narzißtische Verletzbarkeit führt jedoch dazu, daß es oft nur eines geringfügigen Ereignisses wie etwa einer zufälligen körperlichen Beschädigung (z. B. eines Bagatellunfalls) bedarf, um eine plötzliche und dramatische Labilisierung des Selbstwertgefühls auszulösen. Der mit der primären körperlichen Verletzung verbundene Schmerz kann dann den Ausgangspunkt für einen sich sekundär entwickelnden psychogenen Schmerz bilden, der nun jedoch durch den narzißtischen Mechanismus aufrechterhalten wird.

Psychodynamische Modelle für die Entstehung von Schmerz
- Schmerz als Versuch einer narzißtischen Restitution
- Schmerz als Konversionssyndrom
- Schmerz als Symptom einer Affektsomatisierung.

Betrachtet man Schmerz als Versuch einer narzißtischen Restitution, dann kann er in der Folge einer **Krise des Selbstwertgefühles** entstehen.
Für narzißtisch verletzbare Menschen stellen Mißerfolge, Enttäuschungen, Zurückweisungen etc. existentielle Bedrohungen dar. Sie werden mit Gefühlen eigener Nichtigkeit beantwortet. Wenn diese nicht kommuniziert werden, werden sie u. U. **somatisiert und als Schmerz erfahren.** Die Schmerzzustände geben dem krisenhaften Zusammenbruch einen (indirekten) Ausdruck und »rechtfertigen« ihn zugleich.
Anlaß für die narzißtische Krise ist häufig der Zusammenbruch einer durch Leistung notdürftig hergestellten Kompensation eines labilen Selbstwertgefühls. Das auslösende Ereignis kann dabei geringfügig sein, z. B. können es körperliche Unfälle sein.

Klinischer Fall

Schmerz als narzißtische Krise.
Ein 53jähriger Patient wird von der chirurgischen Schmerzambulanz in die Psychosomatische Klinik überwiesen. Der Patient wurde vier Jahre vor der Untersuchung wegen einer Tumorerkrankung an der rechten Niere operiert. Seitdem klagt er über Schmerzen, die rechtsseitig über die Hoden und die Leisten bis in die Lenden hinübergehen. Für diese Schmerzen gibt es keinen befriedigenden somatischen Befund, ihre medikamentöse Behandlung verändert die Beschwerden nur unwesentlich. Der Patient arbeitet wegen dieser Beschwerden nicht mehr, die Berentung wurde vor drei Jahren beantragt und ist zum Untersuchungszeitpunkt Gegenstand eines Rechtsstreites mit zahlreichen Begutachtungen.
Der Patient wuchs als jüngster von vier Brüdern auf. Der Vater trennte sich von der Mutter, als der Patient 8 Jahre alt war, und ließ die Familie danach völlig im Stich. Der Patient berichtet, er habe den Vater danach »abgestoßen wie Dreck«, zumal die Familie durch die Trennung in erhebliche soziale Not geraten sei. Er habe ab seinem 14. Lebensjahr als Hilfsarbeiter auf dem Bau schaffen müssen und damit nicht mehr diejenigen beruflichen Chancen gehabt, die mit der Unterstützung des Vaters vorhanden gewesen wären. Der Patient berichtet dann jedoch mit Stolz, daß er durch seine robuste Konstitution und eine enorme körperliche Leistungsfähigkeit viel Geld verdient habe und sich z.B. interessante Autos und Motorräder leisten konnte. Infolge der Tumoroperation ist dieses Leistungsniveau trotz immer noch beeindruckender körperlicher Kraftreserven unerreichbar geworden und damit die entscheidende Quelle von Stolz und Selbstachtung versiegt. Der Patient versteht sich heute als jemand, der von Anfang an enttäuscht und benachteiligt worden ist und deshalb mit seinen Schmerzen einen gerechten Anspruch auf Wiedergutmachungen und Erleichterungen erheben darf. Für eine psychotherapeutische Behandlung ist der Patient zum Untersuchungszeitpunkt wegen des laufenden Rentenverfahrens noch nicht motivierbar.

Das auslösende Ereignis ist oft ein Verlusterlebnis, das frühe Verlusterfahrungen der Lebensgeschichte reaktualisiert.

Das die narzißtische Krise auslösende Ereignis hat häufig die subjektive Bedeutung eines Verlusterlebnisses oder eines Geschehens, bei dem frühe Verlusterfahrungen in der Biographie des Patienten reaktualisiert werden. Diesem Hintergrund entsprechend sind die Patienten unter der Oberfläche tief enttäuscht und vorwurfsvoll, ihre Symptomklage verbindet sich atmosphärisch mit einem Anspruch auf eine generelle Wiedergutmachung alles Erlittenen.

Schmerz wird nach einer anderen Theorie als **Konversionssymptom** angesehen.

Eine weitere psychodynamische Theorie erklärt Schmerz als **Konversionssymptom.**

Definition ▶

Definition. Der Begriff **Konversion** bezeichnet einen Vorgang, bei dem sich ein Patient von ihn bedrängenden inneren Konflikten durch ein körperliches Symptom entlastet. Dabei findet eine »Konvertierung« von Psychischem ins Körperliche mit dem Gewinn einer Befreiung von einem inneren Problem statt. In diesem Sinne kann man mit einer klassischen Formulierung *Freuds* sagen, daß sich etwas in körperlichen Schmerz verwandelt, »woraus ein seelischer Schmerz hätte werden können und werden sollen.«

Folgende **psychische Belastungen können durch körperlichen Schmerz abgewehrt** und zugleich ausgedrückt werden:
- Der Schmerz kommuniziert ein aus der frühen Lebensgeschichte stammendes seelisches **Leid.**
- Der Schmerz wird als Bestrafung erlebt, er entlastet von einem unbewußten **Schuldgefühl;**
- der körperliche Schmerz steht für **Angst und Depression,** er entlastet den Patienten, da der seelische Schmerz als noch bedrohlicher empfunden wird.
- Der Schmerz dient der Entlastung **aggressiver Impulse** gegen andere.
- Der Schmerz kann unbewußt ein Appell an andere sein, **beim Kranken zu bleiben, sich zu kümmern** etc.

Was sind die hauptsächlichen belastenden **psychischen Belastungen und Konflikte, die durch den körperlichen Schmerz abgewehrt werden?** Die folgenden Möglichkeiten sind in der Praxis häufig anzutreffen:
- Das Schmerzsymptom dient dem Versuch einer Mitteilung eines von dem Patienten **biographisch erlebten Leids.** Dieses Leid ist dem Patienten jedoch nicht bewußt zugänglich, weshalb er es in einer chiffrierten (d.h. symptomatischen) Form zum Ausdruck bringt.
- Die Schmerzen dienen der Entlastung von **Schuldgefühlen,** indem sie für den Patienten die Bedeutung einer Sühneleistung für eine subjektiv empfundene Schuld annehmen.
- Das Schmerzsymptom entlastet von schwer zu ertragenden Affekten, vor allem von **Angst und depressiven Verstimmungen.** Dies geschieht durch eine pathologische Aufmerksamkeitsverschiebung vom seelischen Erleben auf die körperliche Sensation.
- Schmerzen können für den Patienten inakzeptable **eigene Aggressionen** binden und ihn damit von Gewissensbissen und Selbstvorwürfen entlasten. Der ursprünglich aggressive Gehalt der Beschwerden kommt häufig noch vermittelt in der Symptomschilderung zum Ausdruck, z.B. in der Rede vom »schneidenden Kopfschmerz«, »reißenden Schmerzen« u.ä.

• Eine weitere Funktion des Schmerzes liegt in der phantasierten **Erhaltung einer** bedrohten oder verlorengegangenen **Beziehung.** Der Schmerz kann dabei in irrationaler Weise das Fortbestehen der Beziehung symbolisieren. Er kann z. B. unbewußt eine Kindheitserwartung zum Ausdruck bringen und festhalten, daß die Mutter wegen der Schmerzen kommen und trösten wird; der Fortfall der Schmerzen würde in dieser Logik paradoxerweise bedeuten, daß die Mutter nicht mehr kommt.

Schmerzsymptome mit Konversionsbedeutung haben im Unterschied zu Beschwerden mit narzißtischem Hintergrund einen **ausgeprägt kommunikativen Charakter** und sind deshalb in der unmittelbaren Begegnung mit den betroffenen Patienten in der Regel gut erkennbar. Sowohl die spezifische Eigenart der Symptomatik als auch ihre Präsentation durch die Patienten gibt dieser etwas Expressives bzw. »Sprechendes«. Generell kann man in den Schmerzsymptomen häufig Gesten der Hilflosigkeit, Schwäche oder Unschuld erkennen, die der Gewissensentlastung dienen. Die spezifische Bedeutung des Symptoms läßt sich oft aufgrund der in ihm dargestellten Symbolik erschließen, die nicht selten die zugrundeliegenden verdrängten Impulse, Befürchtungen und Konflikte verschlüsselt zum Ausdruck bringt.

Konversionsschmerzen haben stets einen **kommunikativ-expressiven Charakter** und können als körpersprachlich chiffrierte Mitteilungen verstanden werden. Meist enthalten sie eine Geste der Hilflosigkeit, Schwäche oder Unschuld.

Klinischer Fall

Schmerz mit Ausdruckscharakter.
Eine 42jährige Patientin wird in einem Rollstuhl aus der Orthopädie in die psychosomatische Ambulanz gebracht. Ursache dafür sind extreme Schmerzen in den Beinen, die seit etwa 14 Tagen andauern. Es stellt sich weiter heraus, daß die Patientin seit einem Autounfall 8 Monate zuvor, bei dem sie mit dem Kopf auf das Armaturenbrett aufschlug, immer wieder anfallsartige Schmerzen hat, die zuweilen auch mit Hyperventilation und Weinkrämpfen verbunden sind.
In der Untersuchung ergibt sich, daß dem Autounfall ein Streit mit dem am Steuerrad sitzenden Freund vorausging und der Patientin inzwischen klar geworden ist, daß auch diese (insgesamt dritte) langjährige Partnerschaft scheitern wird. Das erste Auftreten der gegenwärtigen Beschwerden trifft mit dem Umstand zusammen, daß die einzige 16jährige Tochter der Patientin einen Freund kennengelernt hat und damit eine bis dahin nahezu exklusive Mutter-Kind-Beziehung bedroht ist. Schließlich wird noch deutlich, daß die Patientin in einer besseren Phase ihrer gegenwärtigen Partnerschaft eine gute Anstellung aufgegeben hat und nicht mehr hoffen darf, wieder eine ähnlich befriedigende Beschäftigung zu finden.
Es ist im Gespräch möglich, diese Umstände im Sinne einer Bilanzierung herauszuarbeiten und sich mit der Patientin über die Notwendigkeit einer Neuorientierung zu verständigen. Ansatzweise können Perspektiven für einen Neuanfang sichtbar gemacht werden. Parallel zu dieser Klärung wird spürbar, wie die Patientin die Verantwortung für ihre Lebenssituation und damit gewissermaßen die Steuerung für ihre Angelegenheiten wieder an sich nimmt. Zum zweiten Gespräch erscheint sie ohne Rollstuhl, ihr Gang ist nur noch leicht behindert. Wegen der zu erwartenden Schwierigkeiten im Zusammenhang mit der notwendigen Neuorientierung wird die Patientin in eine ambulante Psychotherapie zur Weiterbehandlung vermittelt.

Das Modell für die Erklärung somatoformer Schmerzen als Symptom einer **Somatisierung von Affekten** geht von der alltäglichen Beobachtung aus, daß affektive Zustände in verschiedenem Ausmaß immer von vegetativen und skeletomuskulären Korrelaten (z. B. Pulsanstieg, Schwitzen, erhöhte Muskelanspannung u. a.) begleitet sind. Sie bilden die körperlichen Begleiterscheinungen eines normalerweise auch psychisch repräsentierten Affekterlebens. Bei einer unzureichenden oder fehlenden psychischen Repräsentation **erscheinen** die **Affekte** jedoch **mehr oder weniger ausschließlich als somatische Ereignisse,** während der äußere Ausdruck weitgehend fehlt. Unter solchen Voraussetzungen kann es zu einer dauerhaften Erhöhung der vegetativen Spannung als unspezifischem Begleitmerkmal der Affekthemmung kommen, in deren Folge sich z. B. Rückenschmerzen einstellen.

Ein drittes Modell sieht Schmerz als Symptom einer **Somatisierung von Affekten.**
Normalerweise äußert sich das affektive Erleben sowohl seelisch als auch körperlich. Bei Schmerzpatienten kann die seelische Seite des Affekterlebens unzureichend sein. Werden hierbei **Affekte nur noch körperlich ausgedrückt,** kommt es zu dauerhaft erhöhten vegetativen Spannungen, die zu organischen Schädigungen führen können.

Klinischer Fall

Schmerz als somatisierter Affekt.
Eine 49jährige Patientin wird von der chirurgischen Schmerzambulanz wegen Schmerzen im Halswirbelbereich mit Ausstrahlung in die linke Schulter überwiesen. Die diagnostizierten Abnutzungserscheinungen sind altersentsprechend, auffällig ist jedoch eine hohe Anspannung der Muskulatur in der Schmerzregion. Es erscheint eine gepflegte und sehr kontrolliert wirkende Frau, die sich in ihren Schilderungen als außerordentlich kompetent und tüchtig präsentiert. Sie berichtet, daß ihre Beschwerden vor drei Jahren erstmals aufgetreten seien, als sie zufällig erfuhr, daß ihre Eltern für eine ältere Schwester und sie selbst lediglich einen Pflichtanteil des Erbes vorgesehen hatten, während der jüngere Bruder den Hauptteil bekommen würde. Dieser Vorfall habe ihre alte Empörung darüber erneuert, daß die Eltern auf dem Hintergrund ihrer ostpreußischen Tradition schon immer den männlichen Nachkommen bevorzugten, obgleich dieser sich wegen einer Vielzahl privater Schwierigkeiten inzwischen als ganz unwürdig erwiesen habe. Sie habe es deshalb nicht für möglich gehalten, daß die Eltern dennoch an der tradierten und nicht mehr zeitgemäßen Bevorzugung festhalten würden. Die Patientin hat deshalb seit diesem Vorfall den Kontakt zu den Eltern abgebrochen und setzt sich damit nachträglich ins Unrecht, weil sie nun die Versorgung der unterstützungsbedürftigen Eltern dem Bruder alleine überläßt.
Der Zusammenhang zwischen der sichtbar hohen affektiven Anspannung und den Beschwerden wird von der Patientin trotz des bedeutsamen Ereignisses vor 3 Jahren energisch zurückgewiesen, wohl weil sie dessen Anerkennung wie ein Eingeständnis eigener Schuldanteile und eine damit verbundene Entlastung der Eltern erleben würde. Der Einstieg in eine psychotherapeutische Behandlung gelingt dennoch, weil die Patientin ihre allgemein hohen Perfektionsansprüche an sich selbst und den damit verbundenen Mangel an Gelassenheit und Ruhe als Problem erkannt hat und bereit ist, daran zu arbeiten.

Von solchen Affektsomatisierungen sind besonders Patienten mit einem ausgeprägten **Autonomiekonflikt** betroffen.

Als eine zugrundeliegende Problematik findet man bei Patienten mit einer Affektsomatisierung häufig intensive **Autonomiekonflikte:** Sie zeigen ausgeprägte Verselbständigungswünsche, die jedoch mit regressiven, nach Sicherheit und Geborgenheit suchenden Impulsen in Widerstreit geraten.

Faktoren der Chronifizierung von Schmerzzuständen: Somatoforme Schmerzsyndrome chronifizieren sehr häufig. Faktoren der Chronifizierung sind der »sekundäre Krankheitsgewinn«, die rein organische Blickrichtung von Ärzten und iatrogene Organschädigungen im Verlauf der Schmerzbehandlung.

- **Faktoren der Chronifizierung von Schmerzzuständen:** Wie eingangs erwähnt, dauert es in der gegenwärtigen Versorgungspraxis gewöhnlich viele Jahre, bis Patienten mit einer somatoformen Schmerzsymptomatik in eine psychosomatische Behandlung kommen. In diesem Zeitraum findet ein Chronifizierungsprozeß statt, in dessen Verlauf der Patient sein Leben auf seine Beschwerden hin orientiert und um sie herum einrichtet. Damit werden jedoch weitere Bedingungen geschaffen, die die Schmerzen zusätzlich aufrechterhalten und die Chancen einer psychotherapeutischen Beeinflussung verschlechtern. Im Extremfall können solche Entwicklungen dazu führen, daß die im letzten Abschnitt genannten primären psychischen Ursachen für die Schmerzen in ihrer Bedeutung zurücktreten und durch andere Faktoren ersetzt werden, die nun den Fortbestand der Erkrankung bedingen.

Sekundärer Krankheitsgewinn liegt vor, wenn das Schmerzsyndrom durch Gratifikationen (finanzielle Vorteile, Zuwendung durch andere, Legitimation der Vermeidung sozialer Herausforderungen) aufrechterhalten wird. Der sekundäre Krankheitsgewinn führt, lerntheoretisch betrachtet, dazu, daß sich die Schmerzen verstärken, weil sie belohnt werden (sog. **operantes Konditionieren**).

Eine wichtige Gruppe chronifizierender Faktoren kann unter dem Begriff des **sekundären Krankheitsgewinns** subsumiert werden. Dabei wird das Schmerzsyndrom durch Gratifikationen aufrechterhalten, die z.B. die Form von Zuwendung und Fürsorge durch andere annehmen. Häufig spielen auch materielle Vorteile wie Entschädigungen und Renten eine wichtige Rolle. Die Erkrankung kann auch dadurch verstärkt werden, daß durch den mit ihr legitimierten Rückzug in die Krankenrolle eine Vermeidung sozialer Herausforderungen (z.B. im Beruf) möglich wird. Solche Krankheitsgewinne führen zu Lernvorgängen, die nach dem Prinzip der **operanten Konditionierung** funktionieren; dies bedeutet, daß das Schmerzverhalten des Patienten verstärkt wird, weil es zu Konsequenzen mit Belohnungscharakter führt.
Als weiterer und zentraler Faktor für die Chronifizierung von Schmerzsyndromen muß fast immer auch das **Verhalten von Ärzten** angesehen werden. Durch **fortgesetzte medizinische Untersuchungen** trotz negativer Befunde bestärken sie den Patienten in seiner Überzeugung, daß seine Beschwerden körperliche Ursachen haben müssen. Die an den Arzt herangetragenen Hoffnungen und Idealisierungen verführen ihn nicht selten zu unbegründeten Maßnahmen, die zu Enttäuschungen führen müssen. Die Fehlschläge veranlassen den Patienten dann immer wieder dazu, sich mit den gleichen Beschwerden an andere Ärzte zu wenden, wo sich der Vorgang wiederholt. Wegen der besonderen appellativen Kraft von Schmerzsymptomen werden Ärzte darüber hinaus leicht zu »eingreifenden« und invasiven Maßnahmen

(z.B. Operationen) veranlaßt, die häufig ihrerseits wieder zu sekundären Schäden führen und damit neue Schmerzen hervorrufen. Auf diese Weise entstehen **iatrogen induzierte Krankheitsbilder,** die nun ihrerseits eine Behandlungsbedürftigkeit begründen. Als weitere häufige Form iatrogener Schädigung ist die unkritische Verschreibung von Schmerzmitteln und der dadurch mitverursachte Abusus zu nennen, der als Folgeschädigung vor allem Niereninsuffizienz bewirkt.

Durch das besonders appellative Verhalten der Schmerzpatienten **werden Ärzte häufig zu vielfachen diagnostischen** bis hin zu **invasiven Maßnahmen** (z.B. Operationen) **verleitet.** Auf diese Weise entstehen **iatrogen induzierte Krankheitsbilder** (z.B. Niereninsuffizienz durch Schmerzmittel).

Klinischer Fall

Verflechtung der Faktoren in chronifizierten Schmerzentwicklungen.
Ein 54jähriger Patient wird im Rahmen einer Rentenstreitsache psychosomatisch begutachtet. Die umfänglichen Akten reichen etwa 20 Jahre zurück und enthalten eine Unzahl unterschiedlicher Diagnosen und Verdachtsdiagnosen, die sich auf Beschwerden in den Muskeln, den Gelenken und im Rücken, später auch in den Genitalien und im Kopfbereich beziehen. Eines der ersten Untersuchungsdokumente enthält bereits Hinweise auf eine mögliche Psychogenese des Schmerzsyndroms und empfiehlt eine psychotherapeutische Behandlung. Erst etwa 10 Jahre später mischen sich in das unklare Beschwerdebild verifizierbare somatische Befunde (z.B. eine Psoriasis-Arthropathie, Bandscheibenschäden, Arthrosen), so daß es zunehmend schwerer wird, psychische und somatische Aspekte des Krankheitsgeschehens voneinander zu trennen.
Die zahllosen medizinischen Untersuchungen im Verlauf der Krankengeschichte hat der Patient seiner Schilderung zufolge so erlebt: Seine ursprünglich noch vorhandenen Hoffnungen auf eine endgültige Abklärung und eventuelle Heilung seiner Beschwerden seien immer wieder auf Versicherungen ärztlicherseits gestoßen, daß man die Ursache bald finden und eine wirksame Therapie einleiten werde. Die sich häufenden Fehlschläge und die voneinander abweichenden Diagnosen verschiedener Ärzte habe er dann zunehmend als ein Zeichen dafür angesehen, daß man ihn nicht richtig ernst nehme, belüge und völlig verantwortungslos behandle. In dieser Weise sei er immer wieder von Ärzten, denen er großes Vertrauen entgegengebracht habe, enttäuscht und verraten worden. Inzwischen sei er sogar davon überzeugt, daß seine Gesundheit durch die zahlreichen Röntgenaufnahmen und Medikamente zusätzlich ruiniert worden sei; er sammle inzwischen Unterlagen, um später vielleicht einmal eine Schadensersatzklage einzureichen.
Der Patient hat inzwischen sein gesamtes Selbstverständnis und den größten Teil seiner Aktivitäten um die Symptomklagen und den Kampf um Gerechtigkeit und Wiedergutmachung zentriert, so daß ihm eine innere Distanzierung und eine Relativierung dieses Themas nicht mehr möglich ist. Der Versuch einer psychotherapeutischen Beeinflussung ist bei diesem Verlauf gänzlich aussichtslos.

Therapie. Vor einer **Psychotherapie** muß in jedem Fall die Abklärung der Frage stehen, ob die körperliche Diagnostik einen befriedigenden Stand erreicht hat oder nicht. Der psychosomatische Blickwinkel darf nicht dazu verleiten, körperliche Symptome von Krankheitswert zu übersehen. Diese Vorsicht ist auch deshalb geraten, weil sich **beim Zustandekommen von Schmerzsyndromen häufig psychische und organische Verursachungen mischen.** Erst nach dieser Klärung kann beurteilt werden, welche Bedeutung eine psychotherapeutische Behandlung haben kann.
Die **Behandlung** von Schmerzpatienten richtet sich nach der spezifischen **Art der psychischen Verursachung der Schmerzsymptomatik** und unterscheidet sich damit für die drei oben beschriebenen Gruppen von Schmerzpatienten: Bei der Behandlung von Patienten, bei denen der Schmerz die Aufgabe einer **narzißtischen Restitution** erfüllt, wird man zunächst das zentrale Enttäuschungs- und Wiedergutmachungsthema aufnehmen und bearbeiten müssen; erfahrungsgemäß wird dieses Thema früher oder später auch innerhalb der Therapeut-Patient-Beziehung virulent. Bei der Behandlung von Patienten mit **Konversionssymptomen** bilden die jeweiligen besonderen Konflikte, die durch die Schmerzen verdeckt und abgewehrt werden, einen wichtigen Therapiefokus. Bei Patienten mit **Affektsomatisierungen** schließlich spielen die Bearbeitung des oben beschriebenen Autonomiekonfliktes und die Differenzierung von Affekten im Erleben des Patienten eine zentrale Rolle.

Therapie Vor der Indikation einer **Psychotherapie** soll die körperliche Diagnostik abgeschlossen sein.
Vorsicht ist geboten, weil sich **beim Zustandekommen von Schmerzsyndromen oft psychische und organische Verursachungen mischen.**
Die spezifische **Behandlungsform** von Schmerzpatienten unterscheidet sich je nach **Art der psychischen Verursachung der Schmerzen:**
- bei Patienten, für die Schmerz die Aufgabe einer **narzißtischen Restitution** hat: psychotherapeutische Bearbeitung des Enttäuschungs- und Wiedergutmachungsthemas
- bei Patienten mit **Konversionsschmerzen:** Aufdeckung der Konflikte, die mit dem Schmerz verbunden sind
- bei Patienten mit **Affektsomatisierungen:** Bearbeitung des Autonomiekonfliktes und Differenzierung der Affekte.

2.1.6 Psychogene Schlafstörungen

2.1.6 Psychogene Schlafstörungen

S. Rath

Definition ▶

Definition. Im ICD-10 werden **Insomnien** (Einschlaf-, Durchschlafstörungen, schlechte Schlafqualität), **Hypersomnien** (übermäßige Schlafneigung, Einschlafen während des Tages) und **Störungen des Schlaf-wach-Rhythmus** definiert als primär psychogene Zustandsbilder mit einer Störung von Dauer, Qualität oder Zeitpunkt des Schlafs aufgrund emotionaler Ursachen und unter dem Begriff der **Dyssomnie** (ICD F 51.0) zusammengefaßt. Als **Parasomnien** werden abnorme Episoden, die während des Schlafs auftreten, d. h. Schlafwandeln, Pavor nocturnus und Alpträume bezeichnet.

Epidemiologie An Schlafstörungen leiden **20–30 % der Bevölkerung** und ca. ein Fünftel der Patienten einer Allgemeinpraxis.

Epidemiologie. In epidemiologischen Untersuchungen wird der Begriff der Insomnie meist synonym für den der Schlafstörung gebraucht. Die Häufigkeit von Schlafstörungen wird auf **20 bis 30 % in der Bevölkerung** geschätzt. Von den Patienten einer Allgemeinpraxis leiden ca. ein Fünftel unter Schlafstörungen.

Ätiologie
Schlafverhalten: Der **Schlaf-wach-Rhythmus** ist ein **endogener Rhythmus,** der zugleich auch mit periodischen Veränderungen in der Umwelt zusammenhängt.
Das Schlafbedürfnis des Menschen beträgt ca. 20 Stunden im Säuglings- und 8 Stunden im Erwachsenenalter.
Das **Schlafmuster** ist altersabhängig zunächst **polyphasisch,** dann **monophasisch** und kann wieder polyphasisch werden.
Schlaf stellt einen periodischen Entspannungs- und Regenerationsmechanismus dar.
3–5mal pro Nacht wiederholt sich ein Schlafzyklus; der Traum- oder sog. **REM-Schlaf** ist der erholsamste. Das Schlaf-wach-Verhalten ist ein **bio-psycho-soziales Phänomen.**

Ätiologie

• **Schlafverhalten:** Im Zustand des Schlafs verbringt der Mensch ca. ein Drittel seiner Lebenszeit. Der **Schlaf-wach-Zyklus** gehört zu den **»endogenen Rhythmen«** und korreliert gleichzeitig mit periodischen Vorgängen in der sozialen Umwelt.
Die Aktivitäts- und Schlafphasen stehen in einem zirkadianen Ordnungsgefüge und zeigen Schwerpunktsverschiebungen im Verlauf des Lebens. Während ein Säugling 20 Stunden des 24-Stunden-Rhythmus schläft, verschiebt sich dieser Rhythmus im Erwachsenenalter auf eine Schlafzeit von durchschnittlich 8 Stunden (im Alter weniger). Auch das **Schlafmuster** verändert sich von einem **polyphasischen** im Säuglingsalter mit mehrfachem Wechsel zwischen Schlaf- und Wachzustand zu einem **monophasischen** beim Erwachsenen und kann schließlich im Alter wieder zu einem polyphasischen Verlauf übergehen.
Grundsätzlich dient Schlafen gleichermaßen der physischen wie psychischen Erholung und stellt einen periodischen Entspannungs- und Regenerationsmechanismus dar.
Elektrophysiologische Untersuchungen ergeben eine Unterteilung des Schlafs in verschiedene Stadien mit wechselnder Schlaftiefe und die Unterscheidung zwischen Schlaf und Traumschlaf. Ungefähr 3- bis 5mal pro Nacht wiederholt sich bei abnehmender Schlaftiefe und zunehmender Traumdauer ein Zyklus, in dem einer Phase des leichten Schlafs eine Phase mittlerer Schlaftiefe, dann eine des Tiefschlafs und schließlich die des Traumschlafs folgt. Am erholsamsten ist dabei der Traumschlaf oder der sog. **REM-Schlaf** (REM = Rapid Eye Movement).
Das Schlaf-wach-Verhalten ist ein **bio-psycho-soziales Phänomen** und drückt komplementäre physische und psychische Bedürfnisse aus.

Psychodynamik der Schlafstörungen

• **Psychodynamik der Schlafstörungen:** *Freud* (1916) charakterisiert den Schlaf wie folgt: »Der Schlaf ist ein Zustand, in welchem ich nichts von der äußeren Welt wissen will, mein Interesse von ihr abgezogen habe. Die biologische Tendenz des Schlafes scheint also die Erholung zu sein, sein psychologischer Charakter das Aussetzen des Interesses an der Welt. Unser Verhältnis zur Welt, in die wir so ungern gekommen sind, scheint es mit sich zu bringen, daß wir sie nicht ohne Unterbrechung aushalten. Wir ziehen uns darum zeitweise in den vorweltlichen Zustand zurück, in die Mutterleibsexistenz also. Wir schaffen uns wenigstens ganz ähnliche Verhältnisse, wie sie damals bestanden: warm, dunkel und reizlos. Einige von uns nehmen zum Schlafen eine ähnliche Körperhaltung wie im Mutterleibe ein.«

Der Schlaf ist ein **temporärer Rückzug von der psychosozialen Außenwelt.** Im Traum dominieren unbewußte

Dieser **temporäre Rückzug von der psychosozialen Außenwelt** stellt eine regressive psychische Bewegung dar. Die Person wendet sich ihrer Innenwelt zu. Anders als im Wachbewußtsein dominieren im Schlaf und Traum

Formen des Erlebens, die für unbewußte Vorgänge typisch sind. So werden bewußte, logische, konventionelle Denkmuster und soziale Verhaltensnormen von bildhaften, urtümlichen und irrationalen Erlebnisweisen abgelöst. Der regressive Prozeß des Übergangs vom Wach- zum Schlafzustand ist durch eine Vielzahl von Faktoren störbar. **Psychogene Schlafstörungen** stehen in einem komplexen Zusammenhang zur psychischen Gesamtverfassung. Sie sind, wie alle psychischen Symptome, **Ausdruck eines inneren Konfliktgeschehens,** das dem Schlafgestörten weitgehend unbewußt ist. Sie können als eigenständiges Symptom oder im Rahmen eines neurotischen oder psychosomatischen Syndroms auftreten.
Psychodynamisch läßt sich ein Instanzenkonflikt zwischen den Anteilen des »psychischen Apparates«, zwischen Es, Ich und Über-Ich fokussieren. Alle Instanzen können den Schlaf in unterschiedlicher Gewichtung, aber stets aufeinander bezogen, störend beeinflussen.
Ein strenges Über-Ich, also die **Gewissensinstanz** einer Person, das den Lustgewinn im Erholungsschlaf nicht toleriert, kann die regressive Hingabe an den Schlaf beeinträchtigen. Die Schlafstörung ist dann Ausdruck eines meist unbewußten Schuldgefühls und hat Sühnecharakter.
Aus entwicklungspsychologischer Perspektive spielt die frühe Mutter-Kind-Beziehung in der **Ätiologie von Schlafstörungen** eine große Rolle. Die schlaffördernde Fähigkeit, sich selbst beruhigen und entspannen zu können, erlernt das Kind durch die wiederholte interaktionelle Erfahrung, von der Mutter beruhigt werden zu können. Das Kind verinnerlicht die mütterlichen Funktionen des Gehaltenwerdens und der Bewältigung von heftigen oder schmerzhaften emotionalen Zuständen, die *Bion* als die »containing function« der Mutter bezeichnet. Damit beschreibt er, daß die Mutter die emotional bedrohlichen Zustände für das Kind verarbeitet und es vor diesen schützt. Die Verinnerlichung dieser mütterlichen Funktionen im Entwicklungsprozeß ist Voraussetzung dafür, daß der regressive Zustand des Schlafs nicht als Bedrohung im Sinne eines Überflutetwerdens von Affekten und chaotischen, gefährlichen Bildern erlebt wird.

Formen des Erlebens, d. h. bildhafte, urtümliche irrationale, nicht der Logik unterworfene Erlebnisweisen. Sie sind mit der psychischen Gesamtverfassung in komplexer Weise verknüpft.
Psychogene Schlafstörungen sind **Ausdruck eines** unbewußten **inneren Konfliktgeschehens.**
Psychodynamisch handelt es sich um einen Konflikt zwischen den Instanzen des psychischen Apparates.
Schlafstörungen können daraus resultieren, daß die **Gewissensinstanz** einer Person, das Über-Ich, die Erholung im Schlaf nicht gestattet.
Schlafstörungen können durch überstarke aggressive Impulse bedingt sein, wenn diese nicht mehr mit Hilfe des Träumens bewältigt werden können; sie führen dann zum Aufwachen.

In der **Ätiologie von Schlafstörungen** spielt die frühe Mutter-Kind- Beziehung eine große Rolle.
Die Verinnerlichung der Fähigkeit der Mutter, mit emotionalen Spannungszuständen und Konflikten umzugehen, ist später Voraussetzung dafür, daß der regressive Zustand des Schlafes zugelassen werden kann.

Klinischer Fall

Neurotisch gestörtes Schlafverhalten.

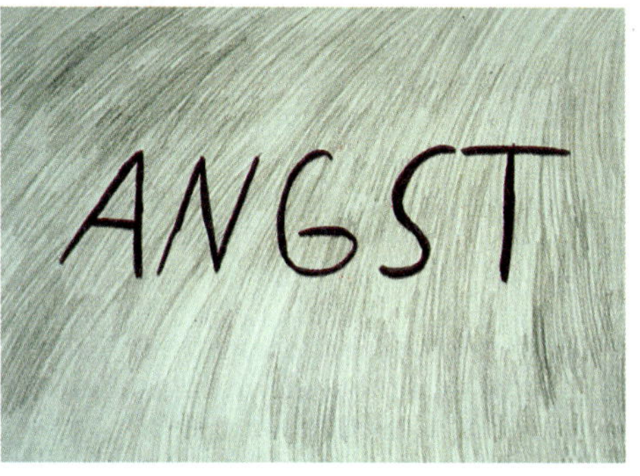

Ein 22jähriger Physikstudent, der sich seit seiner Kindheit vom Vater zur Erfüllung ehrgeiziger Ziele aufgefordert fühlt, entwickelt während der Vorbereitung für eine Klausur starke Einschlafstörungen. Er erlaubt es sich nicht, vor 23 Uhr mit dem Lernen aufzuhören, stellt sich morgens den Wecker zuerst auf 6 Uhr, schließlich auf 4 Uhr. In zwanghaft-ritualisierter Weise schränkt er seinen Erholungsschlaf ein, kann aber auch dann nicht einschlafen, sondern grübelt, von Versagensangst getrieben, weiter darüber nach, ob er sein Lernpensum wirklich bewältigt hat und ob er nicht bereits alles wieder vergessen hat.
Psychodynamisch betrachtet hat sich dieser Patient mit den strengen Leistungsanforderungen des Vaters identifiziert und hat diese in sein Über-Ich übernommen. Er kann sich nun selbst passive Wünsche nicht mehr erlauben, da diese im Konflikt zu seinem überhöhten Leistungsideal stehen.
Verdrängte aggressive Impulse können sich im Traumschlaf durch das Nachlassen der Kontrolle des Ichs Ausdruck verschaffen. Gelingt die Bewältigung nicht im Rahmen der sogenannten Traumarbeit, so kann es zum Aufwachen aus dem Schlaf kommen.

Psychogene Schlafstörungen.

Eine 24jährige Patientin leidet seit 6 Monaten unter starken Panikattacken und Durchschlafstörungen. Sie schreckt nachts bis zu viermal aus Träumen mit aggressiven Inhalten auf, befürchtet dann, daß ihre Augen stehengeblieben sind und sie erblindet. Auslösend für ihre Symptomatik ist die Rückkehr in ihr Elternhaus nach einer gescheiterten Beziehung. Sie wünscht sich die ausschließliche Aufmerksamkeit der Mutter, bekämpft eifersüchtig den Vater, den sie als Rivalen erlebt. Unbewußt fürchtet sie, für ihre aggressiv-eifersüchtigen Regungen bestraft zu werden. Neben weiteren psychodynamischen Aspekten drückt die Durchschlafstörung im Zusammenhang mit Angstträumen starke Verlassenheitsängste bei einem Grundgefühl der Hilflosigkeit und Strafängste in Form von hypochondrischen Befürchtungen aus.

Klinischer Fall

Depressive Schlafstörung.
Eine 39jährige Krankenschwester leidet seit einem Jahr unter Schlafstörungen. Sie schläft maximal 1 bis 2 Stunden pro Nacht, ansonsten liegt sie wach und fühlt sich dabei gedankenleer. Tagsüber fühlt sie sich unausgeglichen und reizbar, zuweilen auch depressiv.
Von Kindheit an half die Patientin ihrer Mutter nach den Schularbeiten zusätzlich bei Heimarbeiten bis in den Abend, hatte keine sozialen Kontakte und eigene Interessen. Sie litt unter schweren Schuldgefühlen, wenn die Mutter einmal nicht mit ihr zufrieden war und dann bis zu einer Woche nicht mehr mit ihr sprach.
Die Patientin konnte in dieser Beziehung nicht die Erfahrung machen, daß ihre vitalen Grundbedürfnisse und Gefühle von der Mutter angenommen wurden. Ihr Bild zwischenmenschlicher Beziehungen ist fragil und sehr eingeschränkt, denn es erfordert die permanente Selbstkontrolle in Bezug auf eigene, als destruktiv erlebte Wünsche nach Individuation, Abgrenzung und Spontaneität. Die Patientin kann sich nicht vertrauensvoll in den Schlaf gleiten lassen, da dieser regressive Prozeß eine haltgebende und tragende kindliche Beziehungserfahrung voraussetzt.

Klinik Verschiedene Typen von Insomnien bewirken unterschiedliche Störungen der Tagesbefindlichkeit (L-2)

Klinik. Die verschiedenen Typen der Insomnie bewirken verschiedenartige Beeinträchtigungen der Tagesbefindlichkeit; diese Zusammenhänge sind in L-**2** aufgelistet.

L-2: Symptomatik der Insomnie (aus *Hajak* et al., 1992)

Schlafbeschwerden	Tagesbefindlichkeit
▷ Nicht-einschlafen-Können	▷ Müdigkeit
▷ häufiges Kurzerwachen	▷ Unwohlsein
▷ langes nächtliches Wachliegen	▷ Konzentrations- und Leistungsschwäche
▷ unruhiger, flacher Schlaf	▷ Irritabilität
▷ unerholsamer Schlaf	▷ depressive Verstimmung Muskelschmerzen

Unterschieden werden **exogene** (z. B. lärmbedingte) und **psychoreaktive Schlafstörungen** (im Rahmen einer körperlichen, psychischen oder psychosomatischen Erkrankung).
Nach Symptomverlauf wird unterschieden zwischen **akuten** (Gefahr der Chronifizierung) und persistierenden bzw. **chronischen** (Gefahr der Hypnotikaabhängigkeit) Insomnien.

Nach ihren Entstehungsbedingungen lassen sich **exogene** (z. B. lärmbedingte) und **psychoreaktive Schlafstörungen** unterscheiden. Letztere können auf eine primär körperliche Störung (z. B. Erkrankung der Schilddrüse) oder eine psychotische Erkrankung (z. B. Schizophrenie) oder auf eine psychosomatische Störung zurückgeführt werden.
Nach ihrem Symptomverlauf werden akute oder transiente von chronischen oder persistierenden Insomnien abgegrenzt. Bei **akuten** Insomnien besteht die Gefahr der Chronifizierung, wenn die Entstehungsbedingungen (z. B. Streß) erhalten bleiben. Bei den **chronischen** Insomnien besteht durch den Gebrauch von Hypnotika bei etwa der Hälfte der Patienten Suchtgefahr.

Differentialdiagnose Differentialdiagnostisch können Schlafstörungen auftreten bei
- psychiatrischen Erkrankungen aus dem schizophrenen Formenkreis
- neurologischen Erkrankungen, z. B. Epilepsie
- organischen Erkrankungen, z. B. Hyperthyreose
- Suchterkrankungen, z. B. Alkoholabhängigkeit.

Bei **depressiven Erkrankungen** stellen sich häufig Schlafstörungen ein.
Sekundäre depressive Verstimmungen können Folge von chronischen Insomnien sein.
Organische Ursachen von Schlafstörungen können sein:
- Veränderungen des Gehirns (z. B. bei Arteriosklerose, Tumoren)

Differentialdiagnose. Schlafstörungen können im **Zusammenhang mit psychiatrischen, neurologischen und organischen Erkrankungen und bei Suchtmittelabhängigkeit** auftreten. Schlafstörungen können eine beginnende psychotische Entwicklung anzeigen, die mit Angst vor dem Realitätsverlust im Schlaf verbunden ist. Auch bei Psychosen sind psychodynamische Faktoren an der Entstehung und Aufrechterhaltung der Symptomatik beteiligt. Vor allem **depressive Erkrankungen** sind oft von Schlafstörungen begleitet. **Sekundäre depressive Verstimmungen** können sich im Verlauf chronischer Insomnien entwickeln, andererseits sind Dyssomnien häufig auch Begleiterscheinungen bei neurotischen Depressionen und affektiven Psychosen. Bei den bipolaren manisch-depressiven affektiven Psychosen beispielsweise kann es in manischen Phasen zu Hyperaktivität, der Verdrängung und Verleugnung von Müdigkeit und Ruhebedürfnis kommen.
Schlafstörungen treten auch bei **arteriosklerotischen und degenerativen Veränderungen des Gehirns** durch altersbedingte Abbauprozesse, aber auch bei **Tumoren** auf.
Zu den **nicht-psychogenen Schlafstörungen** gehören die **Narkolepsie** und die **Schlafapnoe.** Hauptsymptome der Narkolepsie sind erhöhte Tagesmüdigkeit und imperative Einschlafattacken, Kataplexie (akuter Tonusver-

lust durch starke Emotionen), hypnagoge Halluzinationen, Schlaflähmung, automatische Handlungen und gestörter Nachtschlaf.
Bei der Schlafapnoe kommt es zu Atemstillständen während des Schlafs. Die Aufwachtendenz ist Voraussetzung für das Wiedereinsetzen der Atmung, die Insomnie ist daher sekundär.

- Narkolepsie
- Schlafapnoe.

Therapie

- **Psychotherapie psychogener Schlafstörungen:** Nach einer differentialdiagnostischen Untersuchung (Anamnese, Erhebung des körperlichen und psychischen Befunds), bei der eine **organische oder psychiatrische Grunderkrankung ausgeschlossen** wurde, kann die Indikation zu einer psychotherapeutischen Behandlung gestellt werden.

Bei Schlafstörungen, die akut in einem speziellen situativen Konfliktkontext auftreten, genügt manchmal ein **aufklärendes Gespräch,** in dem Informationen über Schlafregulierung und Regeln der Schlafhygiene (z. B. Abendspaziergang, Verzicht auf Kaffee, Regelmäßigkeit des Zu-Bett-Gehens) vermittelt werden. Hier können auch Entspannungstechniken wie beispielsweise das autogene Training hilfreich sein.
Bei Schlafstörungen, die mit inneren Konflikten korrespondieren und zur Chronifizierung beitragen (z. B. im Zusammenhang mit Streß am Arbeitsplatz) oder im Kontext einer neurotischen Entwicklung stehen, ist eine **kausale psychotherapeutische Behandlung der zugrundeliegenden Konflikte** indiziert. In Frage kommen in diesem Fall sowohl psychoanalytisch orientierte psychotherapeutische Verfahren, zu denen auch Kurz-, Fokal- und analytische Gruppenpsychotherapien gehören, als auch Verhaltenstherapie (*s. S. 1530ff.*).

Therapie
Psychotherapie psychogener Schlafstörungen: Vor Indikationsstellung einer psychotherapeutischen Behandlung muß der **Ausschluß organischer oder psychiatrischer Grunderkrankungen** erfolgen.
Ein **aufklärendes Gespräch** bei akutem Konfliktkontext genügt manchmal. Evtl. Empfehlung von autogenem Training.

Bei **zugrundeliegendem intrapsychischem Konflikt** besteht die Indikation zu einer **kausalen psychotherapeutischen Behandlung** (sowohl psychoanalytisch orientierte Psychotherapien, dazu gehören: Kurztherapien, Fokaltherapien, analytische Gruppenpsychotherapien, als auch Verhaltenstherapie).

> ▶ ***Merke.*** Pharmakologische Mittel können eine Schlafstörung nicht kausal, sondern lediglich palliativ beeinflussen. Zudem besteht die Gefahr einer iatrogenen Symptomverschlimmerung durch Suchtentwicklung.

◀ **Merke**

2.1.7 Posttraumatisches Streßsyndrom (PTSD)

C. Henningsen

2.1.7 Posttraumatisches Streßsyndrom (PTSD)

> ▶ ***Definition.*** Wenn Menschen einzeln oder in einer Gruppe in eine **Situation außergewöhnlicher oder katastrophaler Bedrohung** geraten, kann als Reaktion auf diese traumatische Erfahrung eine Störung entstehen, die gekennzeichnet ist durch eine Reihe von unspezifischen körperlichen und eine Anzahl spezifischer psychischer Symptome. Während eine akute Belastungsreaktion unmittelbar im Anschluß an ein Trauma vorübergehend auftritt, beginnt die Symptomatik dieser posttraumatischen Störung typischerweise mit einer Latenz von Tagen bis (in der Regel maximal 6) Monaten.

◀ **Definition**

Ätiologie

- **Traumatische Ereignisse:** Die traumatischen Ereignisse liegen außerhalb der üblichen menschlichen Erfahrung und werden von fast allen Menschen mit **intensiver Angst, Schrecken oder Hilflosigkeit** erlebt. Posttraumatische Störungen beobachtet man bei Überlebenden aus Konzentrationslagerhaft, bei Kriegsteilnehmern, bei Opfern ziviler, von Natur oder Menschen herbeigeführter Katastrophen, aber auch nach terroristischen Angriffen, nach Folter, nach Massenvergewaltigungen wie z. B. im Nationalitätenkrieg des ehemaligen Jugoslawien; weiter sind zu nennen die Opfer von Vergewaltigung und frühem sexuellen Mißbrauch; andere Studien zeigen, daß es nach (Verkehrs-)Unfällen zu den genannten Reaktionen kommen kann; auch die ernsthafte Bedrohung oder Schädigung des Lebens nahestehender Personen kann die Störung auslösen.

Traumatische Ereignisse werden danach unterschieden, ob sie **einmalig** (z. B. bei einem Erdbeben) oder dauerhaft einwirken, wie es z. B. bei Men-

Ätiologie
Traumatische Ereignisse: Die traumatischen Ereignisse liegen außerhalb der üblichen menschlichen Erfahrungen und werden von fast allen Menschen mit **intensiver Angst, Schrecken oder Hilflosigkeit** erlebt (Beispiele: Folter, Konzentrationslagerhaft, Krieg, Vergewaltigung). Weitere Auslöser sind Unfälle, aber auch Schädigungen oder Bedrohungen des Lebens naher Bezugspersonen.

Traumatische Ereignisse lassen sich einteilen in
- **einmalige** traumatische Ereignisse, und
- **kontinuierliche (komplexe)** traumatische Ereignisse.

Für die psychische Bewältigung von Traumen ist bedeutsam, wer sie verursacht hat: Durch Menschen verursachte Traumen sind schwerer zu verkraften als Naturkatastrophen.
Die weitere Ausgestaltung der posttraumatischen Störung hängt von der Art der Traumatisierung und von der personen- und situationsspezifischen Bedeutung ab.

schen, die Opfer politischer Gewalt (z.B. Folter) wurden, der Fall ist. Man spricht bei letzteren von einem **kontinuierlichen** oder auch **komplexen Trauma,** das mit den traumatischen Erfahrungen während der Folter beginnt und sich in dem Verlassen von Familie und Heimat, dem Leben als Flüchtlinge oder Insassen von Lagern und dem Gefühl von Unfähigkeit durch den Verlust sprachlicher, kultureller und bildungsmäßiger Kompetenz in einem fremden Land fortsetzt. Man vermutet, daß schwerere Störungen folgen, wenn das traumatische Ereignis durch Menschen verursacht wurde und nicht auf eine Naturkatastrophe zurückgeht.
Die Annahme einer gleichförmigen Belastungsreaktion als Folge jeglicher Art von Traumatisierung muß auf dem Hintergrund der gemachten Differenzierungen auf seiten der traumatischen Ereignisse relativiert werden. Man kann somit zwar davon ausgehen, daß es ein Kernsyndrom »posttraumatische Störung« gibt, das bei den meisten Menschen, die einer traumatischen Situation ausgesetzt werden, **aktuell** konsistent auftritt. Die weitere Ausgestaltung der Störung wird jedoch von der Art der Traumatisierung sowie auch von der jeweils personen- und situationsspezifischen Bedeutsamkeit dieses Ereignisses für das traumatisierte Individuum abhängen.

Klinik Die **Symptome des PTSD** setzen mit Latenz als Reaktion auf eine katastrophale Bedrohung ein.
Symptome sind:
- Folgen eines erhöhten Erregungsniveaus: Schlaflosigkeit, Hypervigilanz, Schreckhaftigkeit
- Gedächtnis- und Konzentrationsschwäche
- Aggressionsneigung
- Gefühle von Betäubtsein
- wiederholtes Erleben des traumatischen Ereignisses, vor allem angestoßen durch ähnliche Situationen oder durch Jahrestage.

Charakteristisch ist der **phasische Ablauf** im Wechsel von Verleugnung des traumatischen Ereignisses und seiner sich aufdrängenden Wiederbelebung.

Klinik. Bei Opfern traumatischer Ereignisse beobachtet man ein ständig **erhöhtes Erregungsniveau** (Schlaflosigkeit, Hypervigilanz, übermäßige Schreckhaftigkeit); ferner können **Gedächtnisschwäche** und **Konzentrationsschwierigkeiten** auftreten. Oft kommt es auch zu einer **Aggressionsneigung** in Form von Reizbarkeit mit Angst vor Kontrollverlust, bei schweren Fällen zu dramatischen, unvorhersagbaren Aggressions-, Angst- oder Panikausbrüchen. Subjektiv berichten die Personen über ein andauerndes Gefühl von **Betäubtsein,** über Gleichgültigkeit, Interessenverlust und ein deutliches Nachlassen der Fähigkeit, Gefühle wahrzunehmen, – vor allem solche, die mit Vertrauen, Zärtlichkeit, Sexualität zusammenhängen.
Die Störung ist weiterhin gekennzeichnet durch das **wiederholte Erleben des traumatischen Ereignisses** in sich aufdrängenden Erinnerungen oder in Träumen, in denen das Ereignis immer wieder durchlebt wird. Dem traumatisierenden Ereignis ähnliche Situationen oder etwa Jahrestage, die symbolisch daran erinnern, können zum Erleben intensiven psychischen Leids führen. So werden denn auch jegliche Stimuli, Handlungen und Situationen, die Erinnerungen an das traumatische Ereignis wachrufen, vermieden. Als ein charakteristisches, **phasisches Element im Ablauf der posttraumatischen Störung** beobachtet man den Wechsel zwischen Verleugnung/Vermeidung auf der einen und Wiedererleben des traumatischen Ereignisses auf der anderen Seite.

Differentialdiagnose Die PTSD muß vor allem **gegen eine sogenannte Anpassungsstörung** (z.B. eine Trauerreaktion) **abgegrenzt** werden. Bei dieser ist nach einem objektiv wenig gravierenden Trauma die prämorbide Persönlichkeit bzw. neurotische Vulnerabilität wesentlich verantwortlich für die Entstehung der Störung. **Differentialdiagnostisch ausgeschlossen** werden müssen weiterhin:
- depressive, Angst- und phobische Störungen
- organisch bedingte psychische Störungen (posttraumatische Hirnleistungsschwäche).

Differentialdiagnose. Die posttraumatische Störung ist im Einzelfall, vor allem bei objektiv weniger gravierend wirkenden Traumen, gelegentlich **schwer abzugrenzen von** dem Vorliegen **einer sogenannten Anpassungsstörung** (wie z.B. einer Trauerreaktion), die auch als Folge belastender Lebensereignisse auftritt, bei der jedoch prämorbide Faktoren wie die individuelle Disposition oder neurotische Vulnerabilität eine letztlich entscheidende Rolle spielen.
Differentialdiagnostisch ausgeschlossen werden müssen **depressive, Angst- und phobische Störungen** sowie **organisch bedingte psychische Störungen** (posttraumatische Hirnleistungsschwäche). Neuere neuroendokrinologische Untersuchungen geben Hinweise darauf, daß sich bei Patienten mit posttraumatischen Störungen neuroendokrinologische Störungsmuster aufzeigen lassen, die verschieden sind von denen, die man bei Patienten mit anderen psychiatrischen Erkrankungen findet.

Therapie Bei der **Behandlung der Krisenintervention** bzw. regulären Psychotherapie ist es besonders wichtig, ein **dosiertes Wiedererleben des Traumas** und damit ein Wiedererlangen der Steuerungsfähigkeit durch den Patienten zu ermöglichen.

Therapie. Der Fokus in der Behandlung posttraumatischer Störungen liegt im **dosierten Wiederbeleben des traumatischen Ereignisses** und damit verbundener Gefühle. Unter Berücksichtigung der Bewältigungsmöglichkeiten des Patienten und der Schwere des Traumas soll damit eine Stärkung der Ich-Funktionen, ein Wiedererlangen der Steuerungsfähigkeit und der Verfügbarkeit der Innenwahrnehmung erreicht werden.

Im therapeutischen Prozeß mit Patienten mit posttraumatischen Störungen kommen **Techniken der Krisenintervention** ebenso zum Einsatz wie **nonverbale Verfahren** (z.B. Körper-, Kunsttherapie) und **Psychopharmaka.** Dabei ist eine Phase des gemeinsamen Akzeptierens der traumatischen Wirklichkeit, eine Benennung der objektiven Realität unabdingbar, was häufig – entgegen der sonstigen psychotherapeutischen Haltung – eine Parteinahme des Therapeuten erfordert.

Es werden **Techniken der Krisenintervention, Psychotherapie, verbale und non-verbale psychotherapeutische Techniken** (Körpertherapie, Kurztherapie) und **Pychopharmaka** eingesetzt. Eine sekundäre Prävention der Traumafolgen für Opfer von Katastrophen wird heute zunehmend durch schnelle Kriseninterventionen, sog. **»critical incidence debriefings«** (»Krisenauffanggespräche«) durchgeführt.

In angelsächsischen Ländern ist eine zunehmende Popularität des sogenannten **»Critical Incidence Stress Debriefings«** (Krisenauffanggespräch) zu verzeichnen, in denen multidisziplinäre Teams schnelle Kriseninterventionen als eine Form sekundärer Prävention für die Opfer von Katastrophen (wie Flugzeugunglücken, Erdbeben etc.) anbieten. In Kenntnis der schweren und langandauernden psychischen Störungen, an denen die Opfer von Katastrophen leiden, wird auch hierzulande gefordert, daß neben der organmedizinischen Versorgung der Betroffenen auch psychiatrische und psychotherapeutische Grundkenntnisse bei den Primärversorgern (z.B. bei Hausärzten, an die die Opfer von Katastrophen sich im allgemeinen zuerst wenden) zu gewährleisten seien.

Zur Behandlung von **Opfern politischer Gewalt** (Folter, Verfolgung, Haft, Konzentrationslager) entstanden in den letzten Jahren in einigen Städten (z.B. Kopenhagen, London, Berlin) spezielle Behandlungszentren.

Für die **Opfer von sexueller Gewalt** (früher sexueller Mißbrauch, Vergewaltigung) finden sich heute ebenfalls interdisziplinäre therapeutische Behandlungsmöglichkeiten in speziellen Kriseninterventionszentren (z.B. Frauenhäuser).

Mittlerweile gibt es einige internationale Zentren zur Behandlung von **Opfern politischer Gewalt,** z.B. Kopenhagen, London, Berlin.
Für die **Opfer von sexueller Gewalt** finden sich interdisziplinäre Behandlungsmöglichkeiten in speziellen Zentren (z.B. Frauenhäuser).

2.2 Psychosomatische Störungen im engeren Sinne

2.2 Psychosomatische Störungen im engeren Sinne

2.2.1 Eßstörungen

G. Rudolf

2.2.1 Eßstörungen

Soziokulturelle Gesichtspunkte

Soziokulturelle Gesichtspunkte

Essen ist mehr als Nahrungsaufnahme. Schon der Säugling erlebt die Gier des Hungers und die Lust der Sättigung in der engen Beziehung zum betreuenden Erwachsenen. Das Kleinkind kann mit Essen belohnt oder durch Essensentzug bestraft werden; es lernt »anständig« zu essen, d.h. sich nach den sozialen Regeln seiner Gruppe zu verhalten. Es erlebt in der Familie gemeinsame, evtl. festlich-reichhaltige Mahlzeiten und ebenso die Situation des einsamen Essens. **Soziale Situationen** und **seelische Befindlichkeiten** können das Bedürfnis zu essen fördern oder hemmen. Es kann sein, daß der Bekümmerte im Essen Trost sucht und »Kummerspeck« ansetzt, es ist aber auch möglich, daß es dem Deprimierten nachhaltig den Appetit verschlägt (depressive Eßhemmung).

Essen ist mehr als Nahrungsaufnahme. Von Kindheit an ist Essen in unterschiedliche **soziale Situationen** eingebunden und mit **seelischem Befinden** verknüpft.

Was und wieviel jemand ißt, hängt auch davon ab, was er sich leisten kann (man ist, was man ißt) und was in der Gemeinschaft üblich ist. Das »Übliche« in dem Eßverhalten unterliegt freilich großen Schwankungen. In vergangenen Zeiten waren Menschen große Teile ihres Lebens damit beschäftigt, Nahrung zu besorgen und zuzubereiten. Heute wird, zumindest in den industrialisierten Ländern, Nahrung weitgehend industriell vorgefertigt und ist jederzeit rasch verfügbar. Das bedeutet zugleich einen radikalen Wandel des Eßverhaltens und der Eßkultur (von der ritualisierten Mahlzeit zum raschen Imbiß).

In den industrialisierten Ländern ist Nahrung jederzeit verfügbar; dadurch hat sich ein Wandel des Eßverhaltens und der Eßkultur ergeben (von der Mahlzeit zum Imbiß).

Nicht zuletzt beeinflußt die Ernährungsgewohnheit die körperliche Verfassung, die Gesundheit und die körperliche Erscheinung. Wieder sind es **gesellschaftliche Normen,** die an dieser Stelle wirksam werden und den jeweils in der Epoche gültigen Idealtypus definieren. Um die Jahrhundertwende galten Menschen etwas, die, ob Mann oder Frau, eine »stattliche Erscheinung« boten, auch wenn sie dabei aus heutiger Sicht von überge-

Gesellschaftliche Normen definieren den jeweils gültigen Idealtypus der körperlichen Erscheinung und beeinflussen dadurch das Eßverhalten (z.B. Diäten).

Die Idealvorstellungen von Attraktivität beinhalten Schlankheit, Sportlichkeit und Jugendlichkeit.

wichtiger Fülle waren. Im Laufe der Jahrzehnte wandelte sich dieses Ideal zugunsten einer Vorstellung von körperlicher Schlankheit, Sportlichkeit und Jugendlichkeit. Sich diesem Ideal physischer Attraktivität anzunähern, kostet erhebliche Bemühungen an körperlichem Training und ausgesuchter, d. h. in erster Linie eingeschränkter Ernährung.

Vor allem **Frauen** geraten unter das **Diktat der Idealforderung** bezüglich körperlicher Attraktivität und werden bezüglich ihrer eigenen körperlichen Erscheinungen verunsichert.

Es sind vor allem die **Frauen,** die unter das **Diktat dieser Idealforderung** gerieten. Man macht die Modeindustrie, Spielfilme, Frauenzeitschriften und das Fernsehen für die Verbreitung des Glaubens mitverantwortlich, daß eine Frau nur dann respektiert und geliebt werden kann, wenn sie schlank ist. Schlankheit wird von den meisten Frauen als wichtigster Aspekt physischer Attraktivität akzeptiert. Die Identifikation mit diesem Schönheitsideal führt bei Frauen zu einer steigenden Unsicherheit bezüglich des eigenen Körpers. So betrachten sich viele normalgewichtige Frauen als übergewichtig und untergewichtige Frauen schätzen sich als normalgewichtig ein.

In der veränderten gesellschaftlichen Entwicklung hat sich das typische **Rollenverhalten** von Mann und Frau grundlegend verändert. Gleiches gilt für die **Normen und Wertvorstellungen** in Ehe, Partnerschaft, Familie und Sexualität. Mit den größeren Chancen der Selbstverwirklichung geht auch eine stärkere Verunsicherung und Überlastung einher.

Diese Fakten erklären aber noch nicht, warum speziell Frauen so intensiv mit dem Thema der äußeren körperlichen Erscheinung und der Nahrungsaufnahme bzw. Nahrungseinschränkung befaßt sind. Wahrscheinlich greift es zu kurz, nur das Diktat der Mode oder der Konsumindustrie verantwortlich zu machen. Eine Betrachtung der **gesellschaftlichen Situation** und ihrer Entwicklung zeigt generell gravierende Veränderungen in der gesellschaftlichen Situation der Frauen. Die Vorstellungen von typischen **Rollenverhalten** der Männer und Frauen haben sich grundlegend gewandelt, ebenso wie die **Normen und Wertvorstellungen** bezüglich Ehe, Partnerschaft, Sexualität und Familie. Frauen sind nicht länger zwangsläufig auf Kindererziehung festgelegt, sie haben begonnen, die vormals von Männern dominierten Bereiche der Arbeitswelt für sich zu erschließen. Mit den größeren Chancen der Selbstverwirklichung geht freilich auch eine verstärkte Verunsicherung und Belastung einher.

Werbung und Mode sind Ausdruck **widersprüchlicher gesellschaftlicher Rollenangebote an die Frau:** genußorientierte Angebote auf allen Ebenen und andererseits Einschränkungen des Genusses durch das Bemühen um Attraktivität.

Werbung und Mode sind nicht Ursache, sondern nur Ausdruck **widersprüchlicher gesellschaftlicher Rollenangebote an die Frau.** Sie offerieren zum einen das genußorientierte »nimm Dir«, »gönn Dir«, »Du darfst« als Angebot der lustvoll befreiten Selbstverwirklichung auf allen Ebenen. Auf der anderen Seite verlangt der Erfolg im Beruf und im Bestehen der allgemeinen Konkurrenz um hohe Attraktivität geradezu asketische Einschränkungen der Genüßlichkeit und disziplinierte Konzentration auf Selbststilisierung durch Training, Körperpflege, Aufmachung, Ausbildung etc.

Das Beispiel der Eßstörungen zeigt, daß Entgleisungen des Eßverhaltens Ausdruck und Notlösung von Identitätsproblemen sein können.

Am Beispiel der Eßstörungen wird zu zeigen sein, daß sich Entgleisungen des Eßverhaltens als Ausdruck und Notlösung derartiger Identitätsprobleme verstehen lassen. Historische Betrachtungen lassen allerdings erkennen, daß das Problem und seine Folgen nicht gegenwartstypisch ist, sondern sich auch in anderen Epochen beobachten ließ. Bereits im Mittelalter konnten Frauen ihren gesellschaftlichen Zwängen entgehen, indem sie fasteten und im Kloster Aufnahme fanden, weshalb *C. von Braun* im Zusammenhang mit der heutigen Anorexie vom »Kloster im Kopf« spricht.

Anorexia nervosa

Anorexia nervosa

Definition ▶

▶ ***Definition.*** Psychisch begründete Störung des Eßverhaltens mit schweren körperlichen Folgeerscheinungen; aus der objektiv unbegründeten und unkorrigierbaren Überzeugung, zu dick zu sein und der überwältigenden Befürchtung, zuzunehmen, resultiert die drastische Einschränkung der Nahrungszufuhr mit der Folge massiver Gewichtsreduzierung, die bis zu lebensbedrohlichen kachektischen Zuständen führen kann.

Epidemiologie. Anorexie betrifft ganz überwiegend junge Frauen ab der Pubertät.

Epidemiologie. Für die Anorexie schwanken die Schätzungen der wahren Prävalenz zwischen 0,1% (*Schepank* 1991) und 4% (*Russel* 1970). Die Angaben schwanken auch je nach den verwendeten diagnostischen Kriterien (z. B. die Definition des Untergewichts). Die Störungen betreffen ganz überwiegend Frauen (der Anteil männlicher Patienten liegt unter 10%), sie beginnen zwischen der Pubertät und dem jungen Erwachsenenalter.

Ätiologie. Es gibt keine einheitliche und eindeutige »Ursache« der Erkrankung, vielmehr scheinen viele pathogenetisch wirksame Faktoren zusammenzuspielen. Dazu gehören genetische Faktoren ebenso wie Einflüsse aus konflikthafter oder defizitärer Entwicklung der Persönlichkeit (z.B. die Verleugnung eigener Ansprüche und Bedürfnisse und das Verharren in kindlich unaggressiven Haltungen), ferner problematische familiäre Beziehungsmuster (z.B. starke Loyalitätsbindung und Konfliktvermeidung), welche ihrerseits die gesellschaftliche Problematik der psychosexuellen Entwicklung der Heranwachsenden akzentuieren.

Ätiologie In der Ätiologie spielen genetische Einflüsse, konflikthaft neurotische Persönlichkeitsentwicklungen und problematische familiäre Beziehungsmuster (z.B. starke Loyalitätsbindung und Konfliktvermeidung) zusammen.

Diagnostik. Als die wichtigsten **Symptome** der Anorexie gelten
- deutliches Untergewicht (bezogen auf Körpergröße und Lebensalter)
- Gewichtsphobie: Körperideal der Magerkeit und starke Angst vor Gewichtszunahme
- strikte Maßnahmen zur Gewichtsreduzierung (Diäten, Einnahme [Abusus] von Laxanzien, Diuretika, Appetitzüglern; intensives Körpertraining)
- positive Empfindungen bei erfolgreichem Hungern und Gewichtsverlust
- Fehlwahrnehmung des eigenen Körperumfangs und Körpergewichts
- körperliche Folgeerscheinungen (Amenorrhö, Obstipation, Hypothermie, Akrozyanose, Bradypnoe, Störungen des Elektrolythaushalts [Erniedrigung der Kalium-, Chlor-, Natriumwerte], erhöhtes Serumalbumin, Kreatinin und Amylase, erniedrigte Knochendichte etc.).

Diagnostik Als wichtigste Symptome gelten:
- Untergewicht
- Gewichtsphobie
- erzwungene Gewichtsreduzierung
- positive Empfindung bei Hungern und Gewichtsverlust
- Fehlwahrnehmungen des eigenen Körpers
- körperliche Folgeerscheinungen.

Da die Patientinnen primär kein Krankheitsgefühl entwickeln, sondern ichsynton einer inneren Notwendigkeit folgen, bleibt die Störung oft erstaunlich lange unbehandelt, wenn nicht gar unerkannt. Oft führt gerade das erfolgreiche Hungern zu positiver Gestimmtheit, und die Patientin betont ihre Fitneß durch berufliche Leistungsanstrengungen und körperliches Training (was allerdings oft bereits Ausdruck ihrer Rastlosigkeit und innerer Getriebenheit ist). Erst der Zusammenbruch an der Grenze der körperlichen Belastbarkeit oder das Drängen von Freunden und Angehörigen eröffnet einen – zunächst sehr zwiespältigen – Wunsch, sich ärztlich oder psychotherapeutisch behandeln zu lassen. Viele Patientinnen wissen ohnehin in einer Art von doppelter Buchführung, daß sie etwas Gesundheitsschädliches und in letzter Konsequenz Lebensgefährliches tun, sie wehren sich aber gegen diese Einsicht aus einer irrationalen (im Extremfall fast wahnhaften) Angst vor körperlichen Veränderungen, die in Richtung »Dickwerden« gehen. Die innere Aufmerksamkeit der Patientinnen ist dabei weitgehend vom Thema Nahrung und Gewicht absorbiert (»Kalorien zählen«). Sie beschäftigen sich auch äußerlich damit, wenn sie geringe Mengen kalorienarmer Kost (Obst, Joghurt) über viele Mahlzeiten verteilen, für andere kochen oder gar Nahrungsmittel sammeln und verstecken.

Es besteht ein erstaunlich geringes Krankheitsgefühl; vielmehr bedingt das erfolgreiche Hungern positive Gestimmtheit; Leistungsfähigkeit und Leistungswille werden betont. Daher ist der Wunsch, sich behandeln zu lassen, gering. Die Patientinnen sind gedanklich auf Themen der Nahrung, des Gewichts und der körperlichen Erscheinung fixiert.

- **Symptomauslösung und Psychodynamik:** Besser verstehbar als die vielschichtige Ätiopathogenese ist die **symptomauslösende Situation.** Hier handelt es sich häufig um entwicklungsbedingte Anforderungen wie z.B. die Auseinandersetzung mit der körperlichen Reifung, die neu zu gestaltende psychosexuelle Identität, das Aufnehmen von sexuell getönten Beziehungen zu Altersgleichen und die Distanzierung aus der primären Familiengruppe. Psychodynamisch verstehbar ist die anorektische Reaktion als Antwort auf diese Themen. Das Aushungern des weiblichen Körpers macht die begonnene Entwicklung rückgängig, gestaltet den Körper in Form und Funktion geschlechtsneutral. Die gelebte Askese und Abmagerung unterstreicht den Sieg des Willens und des Geistes über das leiblich Lustvolle und begründet narzißtische Vollkommenheitsphantasien von absoluter Bedürfnislosigkeit. Die Entwicklung mündet rasch in den Aufbau eines sich selbst verstärkenden Systems: Darin wirken ineinander der verzweifelte Versuch, Macht und Kontrolle über die eigene Bedürftigkeit zu wahren und dadurch das Gute selbst zu repräsentieren, ohne von anderen abhängig zu sein. Gleichzeitig wird die Bedürftigkeit in der Beziehung zu anderen gespürt, so daß das gleiche stets gefürchtet und ersehnt wird. In dieser Gefühlslogik wird der Körper zum manipulierbaren Objekt (solange er abmagert) oder zum bedrohlichen Bösen (wenn er zunimmt).

Symptomauslösung und Psychodynamik: Die anorektische Symptomatik läßt sich als Antwort auf die Anforderungen der psychischen und körperlichen Umstrukturierung in der Adoleszenz verstehen. Das Aushungern des Körpers macht die begonnene Geschlechtsentwicklung rückgängig. Das konsequente Hungern wird als Sieg über körperliche und emotionale Bedürftigkeit erlebt.

Therapie Es besteht bei den Patientinnen und ihren Angehörigen eine deutliche **Ambivalenz** bezüglich der aktuellen Notlage; für den behandelnden Arzt ist die Beziehungsaufnahme angesichts von Behandlungswünschen, die gleichzeitig wieder unterlaufen werden, schwierig. Man sollte vermeiden, sich in den Strudel widersprüchlicher Intentionen hineinziehen zu lassen.

Zunächst sollte eine **internistische Kontrolluntersuchung** erfolgen. Bei stärkerer Entgleisung des Mineral- und Eiweißstoffwechsels sowie extremem Untergewicht muß stationär internistisch behandelt werden. Nach Stabilisierung des Stoffwechsels sollte die **stationäre Psychotherapie** zur Bearbeitung der psychischen Fehlhaltung und zur Korrektur des Eßverhaltens erfolgen. Anschließend ist **ambulante Psychotherapie** zur Aufarbeitung der Grundkonflikte erforderlich.

Arzt oder Therapeuten geraten leicht in ein **Dilemma**: Einerseits soll die benötigte **Selbstbestimmung** der Patientin geachtet werden mit der Gefahr, diese selbstdestruktiv gewähren zu lassen, andererseits muß sie gegen ihren Willen am Verhungern gehindert werden. Die Spezifität des Krankheitsgeschehens und die Ambivalenz begrenzen die Prognose. Heilungsquote ca. 50 %. Ein Viertel der Patientinnen behalten eine Restsymptomatik i.S. problematischer Einstellungen gegenüber Essen, Körper und Sexualität.

Therapie. Typischerweise ist die Einstellung der Patientinnen von hoher **Ambivalenz** geprägt. Sie wünschen sich einerseits, in ihrer Not gesehen und angesprochen zu werden, tun aber gleichzeitig alles, um das zu verhindern. So erreichen sie nicht selten erst in einer krisenhaft verschlimmerten Situation den Arzt oder die Klinik. Häufig handelt es sich um differenzierte Persönlichkeiten, die zudem durch Einsicht und Nettigkeit beeindrucken und in ihrer Bereitschaft, gesund werden zu wollen, zunächst überzeugen können. Meist folgt die andere Hälfte der Ambivalenz rasch nach, indem Familienangehörige und Freunde sich einschalten, in der äußeren Realität alles drunter und drüber geht und ein großes Agieren einsetzt, dem die Patientin selbst scheinbar hilflos ausgeliefert ist. Hier den Überblick zu wahren und sich nicht in den Strudel widersprüchlicher Intentionen hineinziehen zu lassen, ist die erste Aufgabe des behandelnden Arztes.

Zunächst steht die internistische **Kontrolle der somatischen Situation** an. Wenn der Mineral- und Eiweißstoffwechsel über ein bestimmtes Maß hinaus beeinträchtigt ist (Verringerung der Kalium-, Chlor-, Natriumwerte, des Serumalbumins, Kreatininerhöhung) und das Untergewicht extreme Ausmaße erreicht hat, ist zunächst eine stationäre internistische Behandlung indiziert. Ihr Ziel ist nicht so sehr die Wiederauffütterung, sondern die Stabilisierung der Stoffwechselsituation. Danach kann die psychotherapeutische Behandlung ins Auge gefaßt werden, die häufig einleitend als **stationäre Psychotherapie** erfolgt. Hier haben vor allem die nonverbalen Therapien eine Chance: die Bewegungstherapie, welche das Erleben des eigenen Körpers fördert, Gestaltungs- und Musiktherapie, die Ausdrucksmöglichkeiten für Konfliktthemen bieten, welche noch nicht in Worte gefaßt werden können. Meist sind relativ lange poststationäre **psychotherapeutisch-ambulante** Behandlungen erforderlich.

Die Probleme der Psychotherapie der Magersucht liegen auf der Hand und bringen den Arzt oder Therapeuten in ein **Dilemma:** Er soll die von der Patientin dringend benötigte **Selbstbestimmung** achten und läuft Gefahr, sie darin selbstdestruktiv gewähren zu lassen. Wenn er sie andererseits gegen ihren erklärten Willen am Verhungern hindern möchte, wird auch er aus der Sicht der Patientinnen zum gewalttätigen Verfolger. Die Zwiespältigkeit, den anderen zu brauchen und zugleich von ihm möglichst unabhängig zu bleiben, ihn zu kontrollieren und sich gegen ihn zu wehren, begründet die Schwierigkeit in der Psychotherapie Magersüchtiger. Die Spezifität des Krankheitsgeschehens und die Ambivalenz zwischen selbstdestruktiven und lebenssuchenden Tendenzen belasten die Prognose aller therapeutischen Bemühungen. Langzeitverlaufsuntersuchungen lassen bei ca. 50% der Patientinnen gute Besserungen erkennen; bei einem Viertel bleibt eine Restsymptomatik i.S. problematischer Einstellungen gegenüber Essen, Körper und Sexualität. Etwa 10% münden in die Symptomchronifizierung. Diese Studien zeigen aber auch, daß schwere, **stationär behandlungsbedürftige Anorexien eine langfristige Mortalitätsrate von 10 bis 15% aufweisen,** während diese Rate bei ambulant Behandelten, insofern leichteren Störungen, deutlich geringer ist.

Klinischer Fall

Anorektische Eßstörung.
Eine 22jährige Patientin wird vom Hausarzt überwiesen, den sie wegen einer »Darmgrippe« aufgesucht hatte. Sie wirkt extrem hager, was aber durch lockere Kleidung verdeckt wird. Bei der Begrüßung fallen die kalten Hände und deren marmorierte Haut auf. Sie ist in Begleitung ihrer Eltern, die sich besorgt darüber äußern, daß die Tochter extrem wenig und sehr langsam esse und jede gemeinsame Mahlzeit zu großen Diskussionen Anlaß gebe. Kürzlich habe die Tochter bei einer gemeinsamen Urlaubsreise in den Süden einen Darminfekt erlitten, dabei »rapide abgebaut« und erstmals Angst über ihre Gesundheit geäußert. Die Patientin stimmt den Eltern zu, sie habe jetzt definitiv eingesehen, daß sie wegen der Eßstörung eine Behandlung brauche. An dieser Stelle des Gesprächs verwickeln sich die Familienangehörigen in eine heftige Diskussion darüber, wer nun letztlich die Verantwortung für den Gesundheitszustand der Tochter zu tragen habe.

Im Einzelgespräch schildert die Patientin, daß sie nach der Beendigung einer enttäuschenden Beziehung vor drei Jahren das Gefühl entwickelte, erheblich zu dick zu sein (53 kg bei 163 cm). Sie empfand ihre Figur als ekelig, vor allem den dicken Bauch, die Stampferbeine. Damals habe sie einfach aufgehört zu essen. Sie wisse, daß da etwas nicht in Ordnung sei, habe aber schreckliche Angst,

zuzunehmen. Wegen der ständigen Obstipation müsse sie regelmäßig Abführmittel einnehmen. Ihre Gedanken seien sehr auf Essen, Kalorien der Nahrungsmittel und Gewicht eingeengt. Ihr Gewicht liege jetzt bei 40 kg, sie fühle sich körperlich gut und versuche sich durch Gymnastik und Jogging fit zu halten; seit zwei Jahren besteht eine Amenorrhö.
Nach internistischer Abklärung wird die Aufnahme in eine stationäre Psychotherapie verabredet. Dazu wird die ausdrückliche (schriftlich fixierte) Verabredung getroffen, daß die Patientin bereit ist, eine Gewichtszunahme zuzulassen. In einem strukturierten Behandlungsprogramm (Eßprogramm) soll sie die Verantwortung für die eigene Nahrungsaufnahme wieder übernehmen. Bis zum Erreichen des Basisgewichts hat sie häufige Ruhepausen einzuhalten und ist in ihrem Aktionsradius eingeschränkt (um zu verhindern, daß sie z.B. durch sportliche Körperübungen Gewicht reduziert). Ein spezifischer therapeutischer Behandlungsplan, in dem nonverbale Verfahren (zur Wiederbelebung und Korrektur der Körperwahrnehmung) eine wichtige Rolle spielen, wird verabredet. Die intensive psychotherapeutisch stationäre Behandlung wird voraussichtlich drei bis vier Monate in Anspruch nehmen.

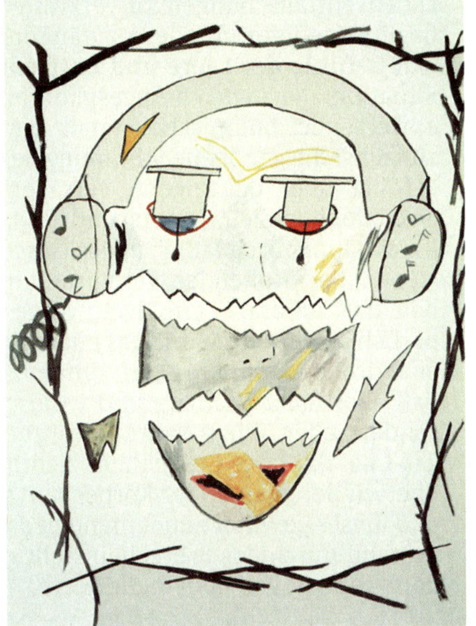

Bulimia nervosa

Bulimia nervosa

Definition. Störung des Eßverhaltens, die durch Heißhungeranfälle und nachfolgendes selbstinduziertes Erbrechen gekennzeichnet ist. Durch unterschiedliche psychische Belastungen bzw. Störungen bedingtes Syndrom, das dazu neigt, sich zu verselbständigen (»Anfälle«) und zu chronifizieren.

◀ **Definition**

Epidemiologie. Wenn von der raschen Verbreitung von Eßstörungen in neuerer Zeit gesprochen wird, dann ist damit in erster Linie die Bulimie gemeint. Erste Berichte datieren aus den 30er Jahren, eine explosionsartige Ausbreitung wird erst seit den 80er Jahren registriert. Die Prävalenzschätzungen für die Risikogruppe jüngerer Frauen wird mit 2 bis 4% angegeben; der Anteil männlicher Patienten unter den Erkrankten liegt unter 10%.

Epidemiologie Bulimische Eßstörungen werden in den letzten 15 Jahren mit zunehmender Tendenz registriert. Der Anteil männlicher Patienten liegt unter 10%.

Ätiologie. Auf der Symptomebene stellt die Bulimie ein relativ klar umschriebenes Verhaltensmuster dar. Die Untersuchung der zugrundeliegenden Persönlichkeiten lassen erkennen, daß diese sehr variabel sein kann. Mit anderen Worten: Bulimie ist nicht der symptomatische Ausdruck einer spezifischen Konfliktsituation bei einer spezifisch gestörten Persönlichkeit, es ist vielmehr ein von der gesellschaftlichen Situation nahegelegtes **Syndrom,** das im Rahmen sehr **unterschiedlicher psychischer Störungen** (z.B. depressive oder hysterische Neurosen, unterschiedliche Persönlichkeitsstörungen) als Lösungsversuch auftreten kann. Das Gemeinsame dieser Störungen und Konfliktsituationen liegt darin, daß junge Frauen (und seltener Männer) an einem Punkt ihrer Entwicklung angelangt sind, an dem sie scheinbar selbstbestimmt ihr Leben in die Hand nehmen können, sich im Grunde aber selbstunsicher und abhängig fühlen und vor allem nicht imstande sind, anstehende Auseinandersetzungen zu führen und auszuhalten. Alle depressiven und narzißtischen Persönlichkeitszüge können dieses Problem aktualisieren, daher finden wir unter Bulimikerinnen sowohl solche mit neurotischen Entwicklungen auf vergleichsweise reifem Niveau, aber auch schwere Störungen bis hin zu ausgeprägten Persönlichkeitsstörungen vom Borderline-Typus.

Ätiologie Bulimie ist als ein Syndrom anzusehen, das im Zusammenhang **mit unterschiedlichen psychischen Störungen** auftreten kann (z.B. depressive oder hysterische Neurosen, Persönlichkeitsstörungen).
Die bulimische Symptomatik tritt häufig auf, wenn junge Menschen von der äußeren Entwicklung her in der Lage wären, ihr Leben selbstbestimmt zu gestalten, sich aber zu abhängig und selbstunsicher fühlen, die anstehenden Auseinandersetzungen zu führen.

- **Symptomauslösung und Psychodynamik:** Im Vorfeld des bulimischen Geschehens berichten Patientinnen häufig über Unzufriedenheit mit dem eigenen Körper, aber auch über Unzufriedenheit mit der eigenen gesamten Person und Lebenssituation: Es fällt schwer, Lebenspläne zu realisieren und

Symptomauslösung und Psychodynamik: Symptomauslösend ist die Unzufriedenheit mit dem eigenen Körper, der eigenen Person, der gesamten Lebenssituation.

Der bulimische Anfall erfolgt bevorzugt in Situationen der **Leere und Entfremdung**, er schafft ein affektives Gegengewicht durch das rauschhafte Essen, die Schuldgefühle und die Erleichterung des Erbrechens.
Im Eßanfall wird das Surrogat für etwas Fehlendes, Unerreichbares aufgenommen und dadurch eine drohende innere Leere symbolisch aufgefüllt. Im Erbrechen wird das Surrogat wieder aus dem Körper entfernt und die Autonomie wieder hergestellt.

Lebensenttäuschungen zu verkraften; so bleiben Konflikte unerledigt und begünstigen eine Tendenz zu äußerem und innerem Rückzug, der schließlich **Gefühle der Leere und Entfremdung** mit sich bringt. In einer solchen Situation, die zugleich Angespanntheit und Leere beinhaltet, bildet der nun einsetzende bulimische Anfall ein affektives Gegengewicht, indem er zunächst die gehobene Stimmung des rauschhaften Essens, dann die Schuldgefühle über das eigene Versagen, die Übelkeit des Völlegefühls und anschließend die Erleichterung des Erbrechens mit sich bringt.
Psychodynamisch läßt sich das Geschehen als der verzweifelte Versuch verstehen, der drohenden Vereinsamung und Entfremdung dadurch zu entgehen, daß auf oral-regressivem Wege das gute Objekt verschlungen und körperlich einverleibt wird, was ein vorübergehendes Hochgefühl auslöst. So ist eine drohende innere Leere symbolisch aufgefüllt worden. An der Tatsache, daß aber nicht kostbare und wohlschmeckende Nahrungsmittel genossen, sondern eher billige Nahrungsmittel verschlungen werden, wird der Surrogat-Charakter des Geschehens sichtbar. In dem Versuch, die innere Leere zu überwinden, wurde der Körper nun spürbar mit dem Nicht-Guten angefüllt und dieses gewinnt zunehmend bedrohliche Züge. Die Befreiung aus diesem Zustand durch das Erbrechen stellt die eigene Autonomie wieder her, aber unterstreicht von neuem die Leere.

Klinik Das wichtigste Charakteristikum sind **Heißhungeranfälle** (Eßanfälle), welche als Kontrollverlust erlebt werden. Der Eßanfall wird durch **selbstinduziertes Erbrechen** beendet. Es entsteht eine chronifizierte Sequenz von Essen und Erbrechen. Das Körpergewicht kann dabei meist im Normbereich gehalten werden. Zusätzlich spielen Diätmaßnahmen und Laxanziengebrauch eine wichtige Rolle.

Klinik. Das wichtigste Charakteristikum sind regelmäßig wiederkehrende **Heißhunger-Anfälle,** bei denen die Patientinnen große Mengen von Nahrungsmitteln verzehren. Sie haben dabei das Gefühl, die Kontrolle über ihr Eßverhalten verloren zu haben (»Anfall«); der Eßanfall wird als Kontrollverlust erlebt, dem Schuld- und Schamgefühle nachfolgen. Daher vollzieht sich das Geschehen in aller Heimlichkeit, Partner und Angehörige wissen oft über Jahre nichts davon. Der Eßanfall wird in der Regel durch **selbstinduziertes Erbrechen** beendet, wodurch nicht zuletzt die gefürchtete Gewichtszunahme verhindert werden soll. In der Sequenz von Essen und Erbrechen entwickelt sich häufig bald eine Eigendynamik, die von der Patientin selbst nicht mehr unterbrochen werden kann und die nicht selten in eine Symptomchronifizierung mündet. Das Körpergewicht bleibt meist im Bereich der Norm, die von der Anorexie bekannten Themen – Nahrung, Essen, Gewicht, Figur – spielen allerdings auch hier eine wichtige Rolle und motivieren zu Diätmaßnahmen oder zur Einnahme von Laxanzien oder Diuretika.

Die **körperlichen Folgen** sind: Zahnveränderungen, Elektrolytverschiebungen, **psychisch** resultieren Beschämungs- und Schuldgefühle, sozialer Rückzug.

Die **körperlichen Folgen** der Bulimie beinhalten z. B. Erosionen des Zahnschmelzes, Parotishypertrophien und Elektrolytverschiebungen. Der Wechsel zwischen Disziplinierungsversuchen und Kontrollverlusten und die damit verbundenen Beschämungs- und Schuldgefühle münden psychisch in Selbstverachtung und begünstigen die Tendenz, sich sozial zurückzuziehen und letztlich zu isolieren. Zu den sozialen Komplikationen der Bulimie gehört schließlich die Tatsache, daß der Verzehr von solchen großen Nahrungsmengen kostenaufwendig ist und u. U. die Grenzen der wirtschaftlichen Belastbarkeit überschreitet.

Differentialdiagnostisch müssen organische Erkrankungen (z. B. Hirntumor) oder schwere psychiatrische Störungen ausgeschlossen werden. Es gibt Übergänge zur Anorexie.

Die **differentialdiagnostische Abgrenzung** gegen schwere organische Erkrankungen (Hirntumor) oder schwere psychiatrische Störungen erfolgt durch den Ausschluß dieser Grundkrankheiten. Die Abgrenzung zur Anorexie ist nicht immer einfach, zumal es Übergänge gibt, bei denen eine anorektische Störung zusätzlich bulimische Symptomatik aufweist.

Therapie und Prognose Leichte Fehlentwicklungen, die der Bulimie zugrunde liegen, lassen sich durch ambulante Psychotherapie behandeln. Schwere Persönlichkeitsstörungen bedürfen häufig einer stationären Psychotherapie.
Symptomzentrierte Vorgehensweisen (z. B. Tagesstrukturierung, Eßtagebuch) sind erforderlich, um das Eßverhalten zu reflektieren und zu strukturieren.

Therapie und Prognose. Die psychotherapeutischen Behandlungsansätze richten sich zunächst nach der Schwere der zugrundeliegenden Persönlichkeitsstörung. Leichte Fehlentwicklungen sind durch ambulante Psychotherapie erreichbar; schwere Persönlichkeitsstörungen mit geringer Wahrnehmungsfähigkeit für eigene Affekte, Impulse und Körperlichkeit, haben eher die Chance, von einer stationären Behandlung zu profitieren. Da die Bulimie-Symptomatik dazu tendiert, jenseits der bewußten Einflußmöglichkeiten der Patienten eine Eigendynamik zu entwickeln, empfehlen sich zusätzlich symptomzentrierte Vorgehensweisen. Hier geht es vor allem darum, den Tagesablauf und das Eßverhalten (z. B. in einem Eßplan) zu strukturieren und das eigene Eßverhalten bewußt zu reflektieren und zu verantworten (durch die Führung eines Eßtagebuches). In der stationären Psychotherapie werden daher solche symptomzentrierten Maßnahmen verknüpft mit dem konfliktaufdeckenden Vorgehen im Therapiegespräch und solchen Verfahren, welche eigene Affektivität und Körperlichkeit zugänglich machen (z. B. durch Bewegungs-, Gestaltungs- oder Musiktherapie). Die prognostischen Aussichten für Patientinnen oder Patienten, die für eine Psychotherapie gewonnen werden könnten, hängen ab vom Ausmaß der zugrundeliegenden psychischen bzw. Persönlichkeitsstörungen und dem darin enthaltenen Ausmaß der Suchtanteile. Verlaufsuntersuchungen zeigten z. B. zwei Jahre nach Therapiebeendigung substantielle Besserung der bulimischen Symptomatik bei 60%, während 30% weiterhin die diagnostischen Kriterien der Bulimie erfüllten. Die Prognose ist beeinträchtigt durch die Suchtaspekte der Erkrankung.

Die Prognose hängt ab vom Ausmaß der zugrundeliegenden psychischen Störung. Der Bulimie droht eine Gefahr der Chronifizierung; durch geeignete Therapien lassen sich ca. 60% substantiell bessern.
Die Psychotherapie erfolgt in Abhängigkeit von der Schwere der zugrundeliegenden psychischen Störung ambulant oder stationär.

Klinischer Fall

Bulimische Eßstörung.
Eine 28jährige Patientin kommt wegen seit zehn Jahren bestehender Bulimie in die psychotherapeutische Ambulanz. Sie berichtet, daß sie ihr Eßverhalten trotz immer wieder unternommener Versuche nicht unter Kontrolle bekomme; sie habe fast jeden Tag einen Eßanfall. Schon beim Einkaufen der Lebensmittel steuere sie automatisch auf Sachen zu, die leicht zu essen seien: Kekse, Chips, Milchreis, Schokolade. Während sie tagsüber bei der Arbeit nur Müsli oder Joghurt esse, verliere sie abends beim Nachhausekommen die Kontrolle: »Wenn ich dann nicht esse, fühle ich mich entsetzlich leer und werde ganz depressiv«. Sie könne dann einfach nicht mehr aufhören, verspüre kein Gefühl des Sattseins. Sie versuche, von ihrem Ehemann unbemerkt zu essen und zu erbrechen, sie habe ihm aber vor etwa vier Jahren von ihrer Sucht erzählt; obwohl er sich sehr bemühe, könne er einfach nicht verstehen, was mit ihr los sei.
Schon mit 14 Jahren habe sie sich mit dem Essen zurückgehalten. Die Bulimie habe im Alter von 17 Jahren begonnen; sie habe sich zu dick gefühlt und abnehmen wollen. Irgendwie sei sie auf das Erbrechen nach dem Essen gekommen und habe dadurch sehr schnell abnehmen können. Dann seien aber in den ersten Jahren die Eß-Brech-Anfälle bis zu fünfmal täglich aufgetreten, inzwischen habe sie die Häufigkeit reduzieren können. Die sehr modisch gekleidete und sorgfältig geschminkte Patientin schildert, daß sie sich häßlich findet, nie selbstbewußt war, aber auch nie einen anderen Menschen richtig gerne haben konnte. Sich selbst hasse sie dafür, daß sie nicht essen könne wie andere Menschen, »nicht normal sei«, sie empfinde die Krankheit wie eine Sucht, von der sie trotz vieler Versuche nicht loskomme.
Es wird eine stationäre Therapie verabredet. Prognostisch positiv ist die Tatsache zu werten, daß sie sehr unter dem Zustand leidet und motiviert ist, ihn zu verändern. Die Symptomchronifizierung von zehn Jahren Dauer ist freilich prognostisch ungünstig. Neben der Bulimie-Symptomatik besteht eine massive Persönlichkeitsproblematik der Patientin. Mit dem Nachlassen der bulimischen Symptome wird sie stärker mit diesen Konflikten konfrontiert sein. Die stationäre Therapie wird diese Probleme nicht definitiv lösen, sondern einen ersten wichtigen Zugang dazu eröffnen können.

2.2.2 Asthma bronchiale

T. Hug

2.2.2 Asthma bronchiale

Definition. Die Krankheit ist durch Anfälle von exspiratorischer Atemnot charakterisiert, die auf dem Boden einer Bronchialobstruktion entsteht, welche zwischen den Anfällen ganz oder teilweise reversibel ist. Den Anfällen entspricht ein **akuter Anstieg des Atemwegswiderstandes.** Die Atemwegsobstruktion kann dabei durch Kontraktion der Bronchialmuskulatur, durch ödematöse Verdickung der Schleimhaut und/oder Hypersekretion von Bronchialsekret verursacht sein. Die Reaktionsbereitschaft der Atemwege gegenüber einer Vielzahl von exogenen Noxen (bronchiale Hyperreagibilität) und seelischen Einflüssen und Infekten ist bei Patienten mit Asthma bronchiale erhöht.

◀ Definition

Epidemiologie. Insgesamt beträgt die Erkrankungshäufigkeit an Asthma bronchiale bei steigender Tendenz in den westlichen Industrieländern derzeit ca. **1–3% der Gesamtbevölkerung.**
Bis zum Alter von fünf Jahren sind Jungen zweimal häufiger als Mädchen betroffen. Hiernach verändert sich das Verhältnis, so daß beide Geschlechter etwa gleich häufig betroffen sind. Bei Kindern unter zwei Jahren findet sich

Epidemiologie Die Erkrankungshäufigkeit wird auf ca. **1–3% der Gesamtbevölkerung** geschätzt.
Bei Kindern unter 2 Jahren kommt Asthma bronchiale i. d. R. nicht vor. Bis zum Alter von 5 Jahren sind Jungen doppelt so häufig betroffen.

Asthma bronchiale so gut wie nicht; jenseits des 60. Lebensjahres ist die Häufigkeit der Erstmanifestation bei Männern im Vergleich zu Frauen wiederum leicht erhöht.

Ätiologie Ätiologisch bedeutsam sind **psychosomatische, infektiöse und allergische** Faktoren. Für die Gewichtung der einzelnen Faktoren s. ▤ L-3.

Ätiologie. Verschiedene ätiologisch bedeutsame Faktoren, die sich gegenseitig nicht ausschließen, werden diskutiert. Sie lassen sich in **psychosomatische, infektiöse und allergische** Hauptfaktoren einteilen. Die prozentuale Gewichtung der einzelnen Faktoren wird aufgrund empirischer Untersuchungen angegeben (s. ▤ L-**3**). Dabei ergibt sich, daß der psychosomatische Faktor deutlich ist, aber nicht stärker als der infektiöse Faktor gewichtet wird.

L-3: Die Gewichtung der ätiologischen Hauptfaktoren, angegeben in Prozenten (nach *Bräutigam*, 1986).

	Vorherrschend	Unterstützend	Unwichtig
Psychosomatisch	37	33	30
Infekt	38	30	32
Allergie	23	13	64

Die vorliegende Darstellung beschränkt sich auf die psychosomatischen Faktoren.

Auslösende Situation: Symptomauslösend sind bei ca. 50 % der Patienten **reale oder phantasierte Trennungs- und Verlusterlebnisse.** Weitere Anfälle können von einer Vielzahl emotionaler Stimuli ausgelöst werden. **Schwellenerlebnisse** wie Heirat, Wohnungswechsel etc. sind ebenfalls für die Auslösung des Asthmaanfalls bedeutsam.
Somatische Faktoren, wie die Exposition von Allergenen, Infektionen des oberen Respirationstraktes und körperliche Belastungen, können das Krankheitsgeschehen ebenfalls beeinflussen.

Psychodynamik: Hauptkonflikt ist der **Ambivalenzkonflikt** zwischen der Hinwendung zur Mutter und den aggressiven Impulsen, die die Beziehung zur Mutter in Frage stellen. Bei Kindern, die später Asthma bronchiale entwickeln, kann sich der Ambivalenzkonflikt mit der Mutter an der Unfähigkeit zu weinen zeigen. Das Weinen wird aus Angst vor Zurückweisung unterdrückt.
Die Mütter asthmatischer Kinder werden als in ihrem Verhalten widersprüchlich geschildert: Sie wechseln zwischen besitzergreifenden und ablehnenden Haltungen hin und her. Der Nähewunsch ist auch im Erwachsenenalter angstbesetzt.
Spätere Beziehungen zu nahen Bezugspersonen reaktivieren die Probleme der Mutter-Kind-Beziehung: Der Wunsch, sich anzuvertrauen und die Angst davor, erzeugen einen schwerwiegenden **Nähe-Distanz-Konflikt.**

Die folgende Darstellung beschränkt sich auf die psychosomatischen Faktoren.

- **Auslösende Situationen:** Für die Auslösung des ersten Anfalls spielt bei etwa der Hälfte aller Asthmapatienten unabhängig vom Alter die **aktuelle und phantasierte Trennung oder der Verlust von einem Menschen** eine wichtige Rolle. Weitere Anfälle können dann von einer Vielzahl emotionaler Stimuli ausgelöst werden, wobei die mangelnde Fähigkeit, Emotionen auszudrücken - angenehme wie unangenehme –, eine wichtige Bedingung für das Entstehen der Anfälle ist.
Wichtige symptomauslösende Situationen sind auch **Schwellenerlebnisse** wie z. B. Trennung von der Mutter, Heirat, Wohnungswechsel, Eintritt ins Berufsleben etc. Stehen bei Frauen mehr die Themenkreise wie Sexualität, Fortpflanzung und Liebeskonflikte im Vordergrund, so sind bei Männern eher Themen wie Beruf und Arbeit auslösende Situationen für Asthma.
Die beschriebenen Gefühlszustände und Verhaltensweisen können dem Asthmaanfall vorausgehen. Sie können die einzigen Belastungsfaktoren darstellen, oft spielen aber **somatische Faktoren** eine synergistische Rolle, z. B. die Exposition von Allergenen, Infektionen des oberen Respirationstraktes und körperliche Belastungen.

- **Psychodynamik:** Die Atmung ist ein besonders eindrucksvolles Beispiel für eine somatisch-psychische Koppelung. Sie sichert einerseits den Gasaustausch und stellt andererseits eine Beziehung des Individuums zur Außenwelt her. Mehr als andere körperliche Funktionen kann die Atmung innerhalb gewisser Grenzen bewußt gesteuert werden. Darüber hinaus spielen bewußte und vorbewußte emotionale Einflüsse eine Rolle, so daß es zu einer Vermischung von körperlichen und psychischen Atmungselementen kommt.
Als Hauptkonflikt vieler Patienten mit Asthma bronchiale wird der **Konflikt zwischen der Hinwendung** zu Menschen auf der einen Seite **und aggressiven Impulsen** andererseits, die die Zuneigung zu ihr bedrohen, beschrieben. Dieser Konflikt manifestiert sich schon bei den Kindern, die später Asthma bronchiale entwickeln: Sie können es sich nicht leisten zu weinen; das kindliche Weinen ist eine Möglichkeit des Kleinkindes, sich der Mutter zuzuwenden und sich ihrer Zuwendung zu vergewissern. Wenn das Kind Angst vor mütterlichen Vorwürfen und vor Zurückweisung hat, wird es Tränen unterdrücken. Darin zeigt sich eine biographisch frühe Störung der Beziehung zwischen den später asthmatisch werdenden Kindern zu den wichtigsten Bezugspersonen, manche Mütter asthmatischer Kinder zeigen eine widersprüchliche Haltung, die häufig zugleich besitzergreifend und ablehnend ist. Im Erwachsenenleben, in ihren Beziehungen und Partnerschaften, belastet

der Konflikt zwischen dem Wunsch sich anzuvertrauen und der Angst davor die Beziehungen.
Der Asthmaanfall läßt sich verstehen als Reaktivierung dieses **Nähe-Distanz-Konfliktes.** So zeigt sich im Asthmaanfall einerseits der Wunsch nach der Nähe zu einem wichtigen Menschen, aber auch die Abwehr dieses Wunsches, da durch den Anfall die Beziehungswünsche nicht mehr artikuliert werden können. Dabei ist nicht das Herstellen von Distanz das Entscheidende, sondern die Ambivalenz, den anderen möglichst für sich zu haben und das Bedürfnis, Distanz wahren zu wollen.

Der Asthmaanfall läßt sich verstehen als Reaktivierung dieses Konfliktes.

Klinik. Eine alle Asthmapatienten einheitlich umfassende Persönlichkeitsstruktur gibt es nicht. Klinisch finden sich im manifesten Verhalten der Patienten oft Verhaltensmuster, die sich als **Reaktionsbildungen** verstehen lassen: Die Patienten zeigen Einstellungen, die ihren emotionalen Empfindungen geradezu entgegengesetzt sind. So können Wünsche nach Zärtlichkeit und Nähe verborgen werden, statt dessen vermitteln die Patienten anderen gegenüber Härte, Indifferenz, sogar eine sehr kämpferische Haltung. Die **Geruchsüberempfindlichkeit** der Asthmapatienten war Ärzten schon lange aufgefallen, und daß eine Bronchokonstriktion als Antwort auf olfaktorische und sensorische Nasenreize erfolgen kann, läßt sich im psycho-physiologischen Experiment zeigen. Diese Empfindlichkeit richtet sich somit gegen unangenehme Gerüche, besteht aber auch gegenüber »schmutzigen Verhaltensweisen« der Umgebung, ja vor allem auch gegenüber eigenen »schmutzigen Regungen« (z.B. pflegen Frauen, die an Asthma leiden, häufig eine extreme Sauberkeit in ihrem Hause).
Offen bleibt allerdings bislang, ob die beschriebenen Persönlichkeitsmerkmale der Asthmapatienten primär, d.h. **vor der Erkrankung** bestehen, oder sekundär, also als Folge der chronischen schwerwiegenden Krankheit auftreten. Eine sekundäre Neurotisierung aufgrund jahrelanger Krankheitsdauer mit Hospitalisierungen, langer Berufsunfähigkeit und Abhängigkeit von Familie und Ärzten könnte zu psychischen Problemen führen. Für Patienten mit Asthma bronchiale ließ sich aber zeigen, daß **psychische Auffälligkeiten schon vor Beginn der Erkrankung bestanden** und daß der Krankheitsverlauf diese seelischen Probleme nicht wesentlich verändert oder verstärkt. Dies ließ sich besonders für die Probleme der Patienten im Umgang mit Aggressivität zeigen: Aggressionen werden oft gänzlich vermieden, sie werden nicht auf andere gerichtet. Es gibt Untersuchungen, die zeigen, daß bei Asthmatikern nicht nur das manifeste aggressive Verhalten, sondern schon die Phantasiebildung und Verbalisierung der nach außen gerichteten Aggressionen unterentwickelt ist und als gefährlich erlebt wird. Deshalb muß es nach innen gewendet und im leiblichen, nicht phantasiefähigen Bereich ausgetragen werden.

Klinik Es gibt keine einheitliche Persönlichkeitsstruktur.
Häufig sind **Reaktionsbildungen** aggressive Regungen, z.B. werden Wünsche nach Nähe und Zärtlichkeit hinter einer Haltung von Indifferenz und Aggressivität verborgen.
Die oft beschriebene **Geruchsüberempfindlichkeit** der Patienten richtet sich konkret gegen Gerüche, im übertragenen Sinne aber auch gegen als »schmutzig« erlebte Verhaltensweisen.
Ein Grundproblem der psychosomatischen Medizin ist es, zu entscheiden, ob Patientenmerkmale **prämorbid** vorhanden sind oder **sekundär** zur Krankheit entstehen. Beim Asthma bronchiale läßt sich zeigen, daß einige Merkmale, vor allem die **Aggressionsproblematik,** schon **prämorbid bestanden** haben.

Klinischer Fall

Asthma bronchiale.

Eine zunehmende Angstsymptomatik bei Asthma bronchiale hatte Frau F. in ärztliche Behandlung geführt. Zur Lebensgeschichte wurde folgendes bekannt:
Ein halbes Jahr nach der Menarche und im Anschluß an eine Bronchitis hatte das Asthma bronchiale begonnen. Insbesondere während der Menstruation war es in der Folgezeit wiederholt zu Asthmaanfällen gekommen. Zur Besserung der Symptomatik kam es nach der Eheschließung und der Geburt des Sohnes, die bis zu dessen Einschulung dauerte. Danach verschlechterte sich die Symptomatik bis zum Status asthmaticus; es folgten insgesamt verschiedene Klinik- und Kuraufenthalte.
Die frühkindliche Entwicklung der Patientin war belastet durch die emotionale Überforderung der Mutter, die unter ihrer konfliktreichen Ehe litt. Eine der wichtigsten Kindheitserinnerungen der Patientin war, daß sie ein sehr lebendiges, ja »wildes« Kind gewesen sei. Ihre Mutter habe versucht, sie zu bändigen, oft sei sie von der Mutter wortlos übergangen worden. Der Vater der Patientin war der Familie durch sein berufliches Engagement einerseits und seine Alkoholkrankheit andererseits kaum präsent.
Nach Abschluß der Hauptschule begann sie eine Ausbildung zur Einzelhandelskauffrau. Bis zu ihrer Heirat und Geburt ihres Sohnes arbeitete sie als Verkäuferin in der Textilabteilung eines Kaufhauses. Diese Arbeit machte der Patientin einerseits Spaß, andererseits schilderte sie sich nervös und unsicher bei längeren Beratungsgesprächen. Die Patientin war wegen des Asthma bronchiale oft krankgeschrieben. Sie gab daher ihren Beruf nach der Geburt ihres Sohnes auch auf.
Als wichtigsten Menschen schilderte sie ihren Mann, ohne den sie nichts unternahm. Die Verselbständigung

des 16jährigen Sohnes wurde von ihr im besonderen Maße gefürchtet. Die Beziehung zu ihm beschreibt sie als eng und »sehr gut«, Auseinandersetzungen mit ihm, ebenso mit ihrem Mann, habe es bisher kaum gegeben. Gemeinsam mit Ehemann und Sohn bewohnte die Patientin mietfrei die Dachwohnung des elterlichen Hauses. Bemerkenswert ist, daß Frau F. die Wohnungstüren für ihre Eltern als ständig »offen« schilderte, andererseits die Beziehung zu ihren Eltern als sehr ambivalent bezeichnete. Selbst wünschte sie sich mehr Unabhängigkeit, fürchtete diese aber zugleich.

Therapie
Arzt-Patient-Beziehung: Der Ausdruckscharakter des akuten Asthmaanfalls löst **Mitgefühl** und Engagement aus.
Asthmapatienten sind einem **Gesprächsangebot** gegenüber häufig aufgeschlossen. Im Anfall kann die Präsenz des Arztes sehr zur Beruhigung beitragen. Auf lange Sicht kann die ärztliche Betreuung dadurch erschwert werden, daß der Patient wie bei anderen wichtigen Bezugspersonen auch gegenüber dem Arzt **Angst vor zuviel Nähe** hat und sich dadurch vom Arzt distanziert.

Therapie

- **Arzt-Patient-Beziehung:** Der Ausdruckscharakter des akuten Asthmaanfalls löst bei Ärzten und Schwestern ein starkes **Mitgefühl** aus und bringt sie dazu, sich zu engagieren.

Asthmapatienten sind einem **Gesprächsangebot** gegenüber zunächst oft sehr aufgeschlossen. Oft gelingt es überraschend gut zwischen den Atemnotsanfällen mit den Patienten ins Gespräch zu kommen; die Patienten greifen die Möglichkeiten auf, Wünsche und Bedürfnisse mitzuteilen – solche Aussprachen können zu einer Besserung der Atemnotszustände beitragen. Im Laufe der Behandlung treten nach ersten symptombessernden und symptombeseitigenden Erfolgen durch Gespräche jedoch bald Rückfälle und Enttäuschungen auf. Es setzen sich das Distanzbedürfnis und die Abwehr gegenüber den symbiotischen Verschmelzungswünschen durch. Wie bei den wichtigsten Beziehungspersonen hat der Asthmatiker gegenüber dem Arzt **Angst vor zuviel Nähe,** vor Verschmelzung, Phantasien, dabei erdrückt zu werden, wie früher von den als häufig übermächtig phantasierten Erwachsenen.

Merke ▶

Merke. Der Arzt sollte diese Nähe-Distanz-Problematik beachten und auch mit ihr in der Arzt-Patient-Beziehung rechnen, um dem Patienten eine feste und gleichmäßige Zuwendung zu bieten, die nicht durch übergroße Erwartungen, Enttäuschungen und Gegenübertragungsgefühle beeinträchtigt wird.

Die Mehrzahl der Asthmapatienten neigt zu einer organbezogenen Interpretation ihrer Erkrankung.
Durch **Krankheitsaufklärung** kann die Angst vor der Krankheit vermindert werden. Übende Verfahren wie **Atemtherapie** und **autogenes Training** können hilfreich sein. Eine Minderheit von Asthmapatienten ist Gesprächsangeboten, bis hin zu **psychoanalytisch orientierten Einzelbehandlungen,** gegenüber aufgeschlossen. In diesen Behandlungen muß der Therapeut damit rechnen, daß die Nähe-Distanz-Konflikte in der Therapie wieder aufleben können.

Die Mehrzahl der Asthmapatienten neigt zu einer organbezogenen Interpretation ihrer Erkrankung. Dies entspricht dem Krankheitsverständnis und Interpretationsangebot der somatischen Medizin. Dieses Verhalten kommt dem Bedürfnis der Patienten nach Konfliktabwehr und der Annahme entgegen, nichts zur Überwindung beitragen zu können. Bei dieser Patientengruppe hat das ärztliche Gespräch zunächst die **Krankheitsaufklärung** zum Ziel. Dadurch kann die Angst vor der Krankheit vermindert und der Patient motiviert werden sich krankheitsadäquat zu verhalten. Er soll ermuntert werden, übende Verfahren wie **Atemtherapie** und **autogenes Training** zu erlernen.
Andererseits ist eine Minderheit von Asthmapatienten Gesprächsangeboten gegenüber ganz offen. Introspektionsfähigen Patienten, die bereit sind sich mit ihren emotionalen Konflikten auseinanderzusetzen, kann eine **psychoanalytisch orientierte Einzelbehandlung** empfohlen werden. Bei dieser Behandlung ist jedoch stets damit zu rechnen, daß der frühe Ambivalenzkonflikt in die Beziehung zum Arzt reaktiviert wird.

2.2.3 Ulcus duodeni

J. Küchenhoff

2.2.3 Ulcus duodeni

Definition. Ein peptisches Ulkus ist eine akute oder chronische Geschwürbildung, die den Teil des Verdauungstraktes befällt, der den Magensäften zugänglich ist. Es kann in den Abschnitten des Verdauungstraktes entstehen, die vom Magensaft angedaut werden können. Peptische Ulzera findet man dementsprechend im Magen, vor allem aber im Duodenum. Die Krankheit ist bei Männern mindestens doppelt so häufig wie bei Frauen, **Duodenalulzera** treten 2–3mal häufiger als **Magenulzera** auf. Da die psychosomatische Forschung sich vor allem auf das Duodenalulkus konzentrierte, wird es in der folgenden Darstellung besonders berücksichtigt werden.

◄ Definition

Epidemiologie. Soziale Faktoren spielen offenbar für die Entstehung des Ulcus pepticum eine bedeutsame Rolle; Ulkus-Krankheiten sind bei Bewohnern **städtischer Gebiete** häufiger als bei der Landbevölkerung, außerdem tritt es in den untersten sozialen Schichten besonders stark auf. Epidemiologische Daten weisen auf die Bedeutung **lang anhaltender psychischer Belastungen** für die Entstehung des Ulkus oder auf ein Ulkusrezidiv hin. Partnerschaftliche Isolation nach Scheidung, Trennung oder Tod des Ehepartners stellt einen langfristigen Belastungsfaktor dar, der für eine Ulkus-Krankheit prädisponiert.

Epidemiologie Peptische Ulzera sind in **städtischen Gebieten** und in unteren sozialen Schichten häufiger. **Langfristige psychische Belastungen** prädisponieren besonders zum Ulkusleiden, z. B. partnerschaftliche Isolation nach Scheidung oder Tod des Partners.

Ätiologie

- **Psychodynamik der Ulkus-Krankheit:** Die Ulkus-Krankheit ist frühzeitig von psychoanalytischen Psychosomatikern erforscht und beschrieben worden; am bedeutungsvollsten sind die Forschungsarbeiten von *F. Alexander,* der bereits 1934 ein später immer weiter ausgearbeitetes Konzept zur Psychodynamik der Ulkus-Krankheit vorlegte. *Alexander* stützt sich auf klinische Interviews und ausführliche psychoanalytische Therapien von Patienten mit Duodenalulkus; er sieht keine spezifische Persönlichkeitsstörung, wohl aber einen spezifischen Konflikt als die seelische Grundlage der Ulkus-Krankheit an; der Ursprung des zentralen Konfliktes wird in starken **Abhängigkeitsbedürfnissen,** in passiv-rezeptiven Strebungen und Hingabewünschen, die von den Patienten als ausgesprochen gefährlich erlebt werden, daher psychisch nicht integriert werden können. Aber weil diesen passiven Wünschen bewußt nicht gefolgt werden kann und sie im alltäglichen Lebensvollzug nicht befriedigt werden können, finden sie ihre Ausdrucksform nur noch in vegetativen Innervationen, die zu einer Dysfunktion des oberen Gastrointestinaltraktes führen. Die **Abwehr der passiven Strebungen** wird durch eine bewußte Lebenseinstellung unterstützt, die einer **Überkompensation** dieser Wünsche gleicht. So entstehen kompensatorische Strebungen nach besonderer Aktivität, besonderer Unabhängigkeit und Effektivität. Da durch diese Überkompensation die ursprünglichen oral-rezeptiven oder oral-passiven Strebungen immer mehr frustriert werden, entsteht ein Teufelskreis, der den Krankheitsprozeß unterhält.

Die Pionierarbeit von *F. Alexander* besitzt immer noch klinische Gültigkeit, auch wenn sie in der Zwischenzeit einige Einschränkungen erfahren mußte. Offenbar ist der Abhängigkeitskonflikt, der für die Ulkus-Kranken beschrieben wird, nicht auf diese beschränkt, sondern für eine größere Gruppe psychosomatisch kranker Patienten gültig. In empirischen Untersuchungen zeigt sich, daß der Zusammenhang zwischen Persönlichkeitsstruktur, psychodynamischen Konflikten und Belastungssituationen im Vorfeld der Erkrankung vielfältiger ist. Auf der Grundlage empirischer Untersuchungen haben *Overbeck* und *Biebl* eine Typologie entwickelt; sie beschreiben fünf verschiedene Typen von Ulkus-Kranken; der **psychisch gesunde Ulkus-Kranke** ist in seiner Persönlichkeitsstruktur gut integriert, er leidet am ehesten unter depressiven Konflikten, die aber nur zu einer temporären Somatisierung führen; strukturelle Persönlichkeitsprobleme stehen nicht im Vordergrund, die seelische Belastungssituation ist vorübergehend, ebenso wie

Ätiologie

Psychodynamik der Ulkus-Krankheit: Das klassische psychosomatische Verständnis der Ulkus-Krankheit geht davon aus, daß die Patienten einerseits einen **starken Wunsch** haben, **abhängig zu sein,** sich versorgen und anleiten zu lassen, daß sie andererseits Angst haben, in diesen Wünschen enttäuscht zu werden. Ihre bewußte Haltung ist durch **Überkompensation** geprägt, also durch eine Haltung, die den Wünschen entgegengesetzt ist (z. B. Aktivität statt Passivität). Die abgewehrten Wünsche führen zu chronischer vegetativer Überstimulierung des Magen-Darm-Traktes (z. B. vermehrte Säurestimulierung).

Die Grundannahme, daß **Abhängigkeitsbedürfnisse** eine große Rolle spielen, hat sich immer wieder bestätigt. In empirischen Untersuchungen zeigt sich, daß diese Grundhaltung mit sehr unterschiedlichen Persönlichkeitsstrukturen einhergeht.

Wir unterscheiden **5 verschiedene Typen von Ulkus-Kranken:**

- Der **psychisch gesunde Ulkus-Kranke** ist in seiner Persönlichkeitsstruktur gut integriert, er leidet am ehesten unter depressiven Konflikten, die aber nur zu einer temporären Somatisierung führen.
- Der **charakterneurotische pseudo-unabhängige Patient** zeichnet sich aus durch die kompensatorische Verarbeitungsform.
- Der **soziopathische Patient** wird als Ich-schwacher Mensch beschrieben, den schon kleine Versagungen von Liebe und Zuwendung in seinem Selbstwertempfinden massiv beeinträchtigen.

die Ulkus-Gefährdung. Ein zweiter Typus, nämlich der **charakterneurotische und pseudounabhängige Patient,** entspricht am ehesten dem von Alexander beschriebenen Typus, er zeichnet sich aus durch die kompensatorische Verarbeitungsform, die zu einer zwanghaften, übertrieben unabhängigen Persönlichkeitshaltung führt. Die drei weiteren Typen zeigen schwerwiegende Einschränkungen und Defizite in ihrer Persönlichkeitsstruktur. Der sogenannte **soziopathische Ulkus-Kranke** wird als Ich-schwacher und in besonderer Weise abhängiger Mensch beschrieben, den schon kleine Versagungen von Liebe und Zuwendung in seinem Selbstwertempfinden massiv beeinträchtigen. Der **psychosomatische Ulkus-Kranke** zeigt eine alexithyme Persönlichkeitsstruktur; unter Alexithymie wird eine Merkmalskombination verstanden, die bei Untergruppen verschiedener psychosomatischer Erkrankungen angetroffen wird. Alexithyme Patienten verfügen nicht über einen differenzierten seelischen Innenraum; ihr Phantasieleben ist eingeschränkt. Sie haben wenig Möglichkeit zur Selbstreflexion und Introspektion, ihr Denken erscheint operational, also an konkreten äußeren Handlungen, nicht an Einstellungen, Vorstellungen oder Emotionen orientiert. Die Möglichkeit, zwischen sich und anderen Menschen zu unterscheiden, ist reduziert, die emotionale Ausdrucksfähigkeit erscheint verarmt. Die letzte Patientengruppe wird **normopathisch** genannt, diese Patienten zeigen sich überangepaßt, ihre Abwehr lebt von einer starken Verleugnung, vor allem von der Verleugnung der eigenen Leistungsgrenzen, so daß sie in chronisch andauernden Überlastungssituationen leben, ohne sich davon befreien zu können.

- Der **psychosomatische Ulkus-Kranke** zeigt eine alexithyme Persönlichkeitsstruktur.
  Alexithyme Patienten verfügen nicht über einen differenzierten seelischen Innenraum; ihr Phantasieleben ist eingeschränkt.
- Der **normopathische Ulkus-Kranke** zeigt sich überangepaßt, seine Abwehr lebt von einer starken Verleugnung, vor allem von der Verleugnung der eigenen Leistungsgrenzen.

Die soeben geschilderte Typologie hat den Vorzug, empirisch fundiert zu sein und bestätigt die Grundannahme *Alexanders*. Für die vollständige Diagnose, die ja die Grundlage therapeutischer Entscheidungen bildet, langt aber die Beschreibung des dynamischen Konfliktes nicht aus, hinzukommen muß die **Persönlichkeitsdiagnostik,** die darüber Auskunft gibt, welche Möglichkeiten der Kranke besitzt oder erworben hat, um mit dem zentralen Konflikt umzugehen. Noch einmal aber wollen wir betonen, daß die beschriebene Konfliktstruktur offenbar ein Grundkonflikt ist, der zu ganz unterschiedlichen Krankheitsbildern führen kann; *Rudolf* hat ihn den **depressiven Grundkonflikt** genannt und seine Verarbeitungsformen ausführlich geschildert. Konflikthafte Abhängigkeitsbedürfnisse können also als typisch, nicht aber als spezifisch für die Ulkus-Krankheit angesehen werden.

Für die vollständige Diagnose langt also die Beschreibung des dynamischen Konfliktes nicht aus, hinzukommen muß die **Persönlichkeitsdiagnostik.** Bei vielen Ulkus-Kranken läßt sich ein **depressiver Grundkonflikt** beschreiben, der je nach der Persönlichkeitsstruktur verschieden verarbeitet wird.

Neben dem beschriebenen Abhängigkeitskonflikt werden andere Konflikte bei Ulkus-Patienten beschrieben. Besonders erwähnenswert sind die Probleme der Patienten, **aggressive Strebungen in sich zu integrieren und angstfrei ausleben zu können;** oft beschreiben die Patienten sich selbst als Menschen, die allen Ärger in sich hineinfressen. Aggressive Regungen können durch Neidgefühle verstärkt werden; *Zander* spricht deshalb von **Neid-Ärger.**

Neben Abhängigkeitskonflikten spielen Probleme der Patienten, **aggressive Strebungen in sich zu integrieren und angstfrei ausleben zu können** eine Rolle; oft beschreiben die Patienten sich selbst als Menschen, die allen Ärger in sich hineinfressen. Aggressive Regungen können durch Neidgefühle verstärkt werden; *Zander* spricht deshalb von **Neid-Ärger.**

Klinik. Charakteristisch für das **Duodenalulkus** sind starke **epigastrische Schmerzen,** die einen Zusammenhang zur Nahrungsaufnahme haben. Die Schmerzen treten vor allem **vor den Mahlzeiten oder nachts,** also bei nüchternem Magen auf, und sie **verbessern sich durch Nahrungsaufnahme.** Die Geschwüre heilen innerhalb von kurzer Zeit, in Tagen bis Wochen, ab, neigen jedoch zu Rezidiven. Komplikationen sind **Blutungen,** wenn ein Gefäß arrodiert wird. Narbenbildungen können zu Strikturen führen, die Ulzeration kann zu einer **Perforation** in die freie Bauchhöhle oder zur **Penetration** in benachbarte Organe führen.

Klinik Charakteristische Symptome:
- epigastrische Schmerzen vor den Mahlzeiten oder nachts
- Schmerzlinderung durch Nahrungsaufnahme.

Komplikationen sind Blutungen, Perforation und Penetration.

Klinischer Fall

Psychische Situation eines Ulkus-Patienten.
Der Patient, ein 31 Jahre alter, kleinwüchsiger, ausgesprochen freundlicher, fast unterwürfiger Mann, leidet seit zwei Monaten an starken epigastrischen Schmerzen, fünf Wochen vor dem psychodiagnostischen Gespräch wurde radiologisch ein Duodenalulkus festgestellt. Bereits vor vier Jahren hatte der Patient schon einmal ein Duodenalulkus entwickelt. Sowohl vor vier Jahren als auch jetzt waren der Ulkusentstehung Trennungen vorausgegangen, jeweils hatte ihn seine Freundin, für ihn völlig überraschend, verlassen. Er betont, er habe sich immer sehr um die Freundinnen gekümmert, ihren Wünschen untergeordnet und alles für sie gemacht: »Ich fixiere mich auf den anderen, es macht mir Spaß, im anderen aufzugehen«.
Rücksichtnahme und Unterordnung gehörten zum Beziehungsstil seiner Herkunftsfamilie. Er ist der mittlere von drei Brüdern, alle Familienmitglieder sind körperlich behindert oder z.T. schwer krank und wenig belastbar gewesen. Er sei ein ganz braves Musterkind gewesen, habe den Eltern nie Ärger bereitet. Der Vater wurde als strenge Autorität erlebt, als Mensch mit festen Vorstellungen, dem man nicht habe widersprechen dürfen, auch die Mutter habe sich ihm völlig untergeordnet.
Beruflich hat es der Patient weiter gebracht als seine Geschwister und wurde Erzieher. Die beiden Brüder sind im Elternhaus geblieben, der Patient ist nach dem Fachabitur von zu Hause ausgezogen, kehrte aber vor zwei Jahren in seinen Heimatort zurück.
Die Lebenshaltung des Patienten, keine Forderungen an andere zu stellen, gegenüber den Bedürfnissen anderer so zurückzustehen, wie er gegenüber den beiden kranken Brüdern zurückstehen mußte, offenbart sich auch in der Arzt-Patient-Beziehung. Der Patient ist emsig bemüht, es dem Untersucher möglichst recht zu machen, er vermeidet jede Auseinandersetzung, so daß die Gesprächsatmosphäre freundlich, aber eintönig erscheint. **Der Patient ist dem zweiten, beschriebenen Typus des Ulkuspatienten zuzuordnen;** der typische oral-regressive Konflikt wird **charakterneurotisch** verarbeitet, und zwar in erster Linie durch den Abwehrmechanismus der altruistischen Abtretung. Aggressive Konflikte müssen unter allen Umständen vermieden werden und führen zu einer übermäßig um Harmonie bemühten, konfliktvermeidenden Haltung. Die abrupten Trennungen führen zu einem Zusammenbruch der Charakterabwehr und zur Symptomentstehung.

Therapie. Die moderne **pharmakologische Therapie** ist heute so wirksam, daß sie als das Mittel der ersten Wahl in der Therapie des akuten Ulkus angesehen werden muß. Da die Patienten auf diese Weise schnell gesunden, ist die Motivation für eine **längerfristige Psychotherapie** nicht sehr ausgeprägt. Die geringe Motivation hängt auch mit dem sekundären Krankheitsgewinn zusammen, den die medizinische Versorgung, vor allem die klinisch stationären Behandlungen, dem Patienten gewähren; sie sind durch eine Krankenhausbehandlung oft von ihren sozialen Konflikten entlastet und in ihren regressiven Versorgungswünschen befriedigt.
Ist der Patient dennoch für eine **Psychotherapie** motiviert, so richtet sich die **Therapieindikation nach der oben genannten Typologie:** Der in seiner Persönlichkeitsstruktur gut integrierte, nur temporär belastete Ulkuspatient kann durch eine zeitlich begrenzte, auf das vorherrschende Konfliktthema beschränkte **Fokaltherapie** eine wertvolle Hilfe für die Verarbeitung des psychischen Kernkonfliktes erhalten. Für den Typus des charakterneurotisch abwehrenden Ulkuspatienten empfiehlt sich eine **ambulante, psychoanalytisch orientierte Psychotherapie.** Die übrigen, in ihrer Persönlichkeitsstruktur stärker gefährdeten Ulkuspatienten profitieren am besten von einer **stationären psychotherapeutischen Behandlung.** Durch die Tatsache, daß viele Therapeuten an der stationären Therapie des Patienten beteiligt sind, kann das Problem, daß die Patienten sich zu sehr auf reale Bezugspersonen angewiesen fühlen und dadurch vor einer Behandlung zurückschrecken, relativiert werden. Gerade die alexithym abwehrenden Ulkuspatienten können viel von den sogenannten non-verbalen Therapieverfahren wie der **konzentrativen Bewegungstherapie,** der **Musiktherapie** oder der **Gestaltungstherapie** profitieren, da sie den vorsichtigen Aufbau einer eigenen Phantasiewelt ermöglichen.

Therapie Das Mittel der ersten Wahl in der Therapie des akuten Ulkus ist die **medikamentöse Therapie.**
Da die Patienten auf diese Weise schnell gesunden, ist die Motivation für eine **längerfristige Psychotherapie** nicht sehr ausgeprägt. Im Intervall ist Psychotherapie zur Rezidivprophylaxe sinnvoll, wird aber von den Patienten selten in Anspruch genommen.

Die **Wahl des Psychotherapieverfahrens** richtet sich nach der **Struktur des Patienten:**
- der psychisch gesunde Ulkuspatient: Fokaltherapie
- der charakterneurotisch abwehrende Patient: ambulante psychoanalytisch orientierte Psychotherapie
- die anderen Gruppen: stationäre Psychotherapie.

2.2.4 Colitis ulcerosa

Definition ▶

Ätiologie Die Ätiologie ist unklar, **immunologische, infektiöse, vaskuläre, diätetische und psychosomatische Faktoren** werden diskutiert.

Psychodynamische Aspekte der Erkrankung: Colitis-ulcerosa-Patienten sind oft seelisch sehr stark **abhängig von sogenannten »Schlüsselfiguren«**, aus deren Nähe sie sich nicht lösen können. Die Patienten sind deshalb ausgesprochen trennungsempfindlich und versuchen, aggressive Auseinandersetzungen zu vermeiden. Sie haben kein ausgeglichenes Selbstwertgefühl, sondern bleiben in stärkerem Ausmaß als viele andere Patientengruppen von der realen, äußeren Unterstützung wichtiger Bezugspersonen existentiell abhängig. Ausgeprägte **Abhängigkeitswünsche** und **aggressive Gehemmtheit** prägen den Umgang mit anderen Menschen.
Für viele Colitis-ulcerosa-Patienten ist die Distanzierung der Schlüsselfiguren schwer erträglich. Reale oder befürchtete **Trennungserlebnisse** können zur Auslösung eines Krankheitsschubes beitragen.
Die familiären Bindungen der Kolitispatienten sind eng, die Familien grenzen sich nach außen stark ab.

Das beschriebene psychosomatische **Modell der Colitis ulcerosa ist auf Kritik gestoßen:**
- die Fallzahlen sind zu klein
- Kontrollgruppendesigns (z. B. der Vergleich mit rein somatischen entzündlichen Darmerkrankungen) fehlen
- die psychodynamische Diagnostik ist nicht ausreichend objektivierbar.

Es kann nicht davon ausgegangen werden, daß alle Patienten die in den typischen Fällen geschilderten Eigenschaften aufweisen.

2.2.4 Colitis ulcerosa

J. Küchenhoff

▶ ***Definition.*** Die Colitis ulcerosa gehört zu den chronisch entzündlichen Darmerkrankungen; sie ist pathoanatomisch durch ulzeröse Entzündungen der Kolonschleimhaut charakterisiert. Die Erkrankung ist nicht auf das Kolon beschränkt, Entzündungen können sich auch an anderen Organen manifestieren.

Ätiologie. Die Ätiologie chronisch entzündlicher Darmerkrankungen ist noch immer unbekannt; nach wie vor werden vor allem **immunologische Ursachen** diskutiert, aber auch die Bedeutung von **Infektionen,** vor allem von Virusinfektionen; daneben spielen Fragen nach **Diäteinflüssen,** nach **Gefäßprozessen,** aber auch nach **psychosomatischen Faktoren** eine Rolle. Im folgenden werden die psychodynamischen Gesichtspunkte zur Colitis ulcerosa zusammengefaßt.

- **Psychodynamische Aspekte der Erkrankung:** Die Colitis ulcerosa wurde frühzeitig zu den klassischen psychosomatischen Erkrankungen gerechnet, dementsprechend wurden psychodynamische Aspekte der Erkrankung eingehend untersucht. Die Befunde sind insgesamt recht einheitlich; eine zentrale Bedeutung erhält die sehr starke Bindung an zentrale Bezugspersonen; immer wieder wird die **Abhängigkeit von »Schlüsselfiguren«** beschrieben. Dieses Konzept impliziert, daß die Verinnerlichung von tragenden, das Selbst stabilisierenden Objekterfahrungen mißlingt; die Patienten haben kein ausgeglichenes Selbstwertgefühl, sondern bleiben in stärkerem Ausmaß als viele andere Patientengruppen von der realen, äußeren Unterstützung wichtiger Bezugspersonen existentiell abhängig. Aus diesem grundlegenden Konzept lassen sich einige weitere Konzepte ableiten: Colitis-ulcerosa-Patienten werden als Menschen mit ausgeprägten **Abhängigkeitswünschen** beschrieben, die häufig als aggressiv gehemmt erscheinen. Diese Patienten vermeiden alle Auseinandersetzungen, sind vielmehr darauf aus, es anderen Menschen möglichst recht zu machen und von ihnen geschätzt zu werden. Sie binden sich eng an nahe Bezugspersonen. Die **aggressive Gehemmtheit** läßt sich gut mit der ausgeprägten Abhängigkeit in Verbindung bringen: Abgrenzung, aggressiv getönte Selbstbehauptung und Durchsetzungsfähigkeit sind immer mit dem Risiko verbunden, andere Menschen zu verletzen und sie zum Rückzug zu veranlassen. **Trennungserfahrungen,** d.h. die reale oder befürchtete Trennung von den Schlüsselfiguren, sind dann schwer verkraftbar; tatsächlich wird immer wieder beschrieben, daß solche **»Objektverluste« im Vorfeld der Erkrankung oder vor einem erneuten Krankheitsschub** auftreten. Familiendynamische Untersuchungen zeigen, daß die große psychische Unselbständigkeit der Patienten durch Familienstile oder Familienmuster determiniert ist. Die **familiären Bindungen** werden als besonders stark beschrieben, die psychologischen Grenzen innerhalb der Familien erscheinen aufgehoben, die Familie grenzt sich dabei stark von ihrem Umfeld ab und tritt wenig in Verbindung nach außen.

Nicht verschwiegen werden soll an dieser Stelle, daß immer wieder **Kritik an dem psychosomatischen Modell der Colitis ulcerosa** von internistischen oder psychiatrischen Forschern geübt worden ist; vor allem wurde nach einer Metaanalyse der gesamten englischsprachigen Literatur über die Verbindung psychiatrischer Faktoren mit Colitis ulcerosa Kritik an der methodischen Ungenauigkeit bisheriger Forschungen geübt; tatsächlich weisen viele Studien methodische Probleme auf, von der hier einige genannt seien: Die untersuchten **Fallzahlen** sind **zu gering; Kontrollgruppen fehlen,** die **psychodynamische Diagnostik** ist **sehr subjektiv** und schwer objektivierbar etc. Diese Kritik sollte einerseits ernst genommen werden; sie weist vor allem darauf hin, daß die psychosomatischen Forschungen typische Fälle beschreiben, daß aber nicht davon ausgegangen werden kann, daß alle Patienten die beschriebenen Eigenschaften zeigen. So fand *Feiereis*, der auf eine jahrzehntelange Forschungsarbeit mit Colitis-ulcerosa-Patienten zurückblicken kann, daß »bei 29% der Patienten keine prämorbiden, psychischen Auffälligkeiten oder psychische Auslösemechanismen beobachtet werden konnten«. Dringend erforderlich erscheinen uns **folgende Einschränkungen** zu sein:

- Auch wenn die Mehrzahl der Befunde valide und reliabel erscheint, so bleibt dennoch zu berücksichtigen, daß die **beschriebene Persönlichkeitsstruktur** wohl **nicht spezifisch für Colitis-ulcerosa-Patienten** ist und daß sie in ähnlicher Form auch bei anderen chronischen Körperkrankheiten gefunden werden kann.
- Bislang wurde für die Colitis ulcerosa zu wenig der krankheitsreaktive Einfluß auf die Persönlichkeit berücksichtigt; beim Morbus Crohn (*s. dort*) liegen darüber mittlerweile Untersuchungen vor. Es ist klar, daß eine so **schwerwiegende Erkrankung** eine enorme Bedrohung der Patienten darstellt, die ihrerseits **zu psychischen Belastungen und Veränderungen führt.** Erste Untersuchungen weisen darauf hin, daß Faktoren wie Gehemmtheit, Depressivität und Nervosität mit dem Gesundheitszustand verbunden sind, nicht aber überdauernde Persönlichkeitsfaktoren darstellen.

Folgende Einschränkungen der Aussagekraft des psychosomatischen Modells der Colitis ulcerosa scheinen uns angebracht:

- die psychosomatischen Befunde vor allem zur Persönlichkeitsstruktur der Colitis ulcerosa-Patienten beschreiben typische, aber für die Krankheit nicht spezifische Charakteristika
- der prägende Einfluß der schweren körperlichen Erkrankung kann zu seelischen Fehlentwicklungen führen (somatopsychischer Aspekt).

- **Experimentelle psychophysiologische Untersuchungen:** Auf der Suche nach einer experimentellen Bestätigung der psychodynamischen Hypothesen zur Colitis ulcerosa wurden immer wieder auch psychophysiologische Untersuchungen durchgeführt. So wurden im Experiment die Patienten mit subjektiv belasteten Streßsituationen im Gespräch konfrontiert und sogleich wurde ihre Darmmotilität gemessen. Solche Untersuchungen stellen ein wichtiges Bindeglied zwischen den klinischen und psychodynamischen Konzepten einerseits und der Entstehung der klinischen Symptomatik andererseits dar. Die Arbeitsgruppe um *W. Zander* hat hierfür wertvolle Beiträge bei chronisch entzündlichen Darmerkrankungen geleistet. Die Ergebnisse dieser psychophysiologischen Experimente können als Bestätigung der genannten psychodynamischen Hypothesen angesehen werden. So zeigte sich, daß Patienten mit Colitis ulcerosa, aber auch mit Morbus Crohn, im Vergleich zu einer Kontrollgruppe und zu Ulkus-Kranken vermehrt mit gastrointestinalen Zeichen, vor allem mit Darmgeräuschen reagierten, wenn ihre charakteristischen Konflikte im Interview angesprochen, z. B. Trennungsprobleme im privaten und/oder partnerschaftlichen Lebensbereich oder wichtige belastende Kindheitserfahrungen, wurden.

Experimentelle psychophysiologische Untersuchungen: In psychophysiologischen Untersuchungen zeigt sich, daß Patienten mit Colitis ulcerosa und Morbus Crohn im Vergleich zu Patienten mit Magen- oder Atemwegserkrankungen auf seelische Belastungen besonders stark mit Funktionsstörungen des Darmes reagieren, z. B. mit Vermehrung der Darmgeräusche.

- **Arzt-Patient-Beziehung:** Die Gestaltung der Arzt-Patient-Beziehung bei Colitis-ulcerosa-Patienten läßt sich sehr eng mit den psychodynamischen Überlegungen verknüpfen. Die großen Abhängigkeitswünsche der Patienten, ihre aggressive Gehemmtheit, die regressive Schutzbedürftigkeit führen häufig zu einem Kontaktverhalten auch dem Arzt gegenüber, das als Schutz- und Hilfesuche, als regressiv, manchmal auch als unterwürfig charakterisiert wird. Diese Beobachtungen sind von großer Bedeutung für den ärztlichen Umgang mit Patienten; sie verweisen darauf, daß die Person des Arztes außerordentlich schnell und intensiv als weitere **Schlüsselfigur** angesehen und erlebt wird. Es können sich also schnell Abhängigkeitsbeziehungen zum Arzt herstellen, der in Gefahr ist zu unterschätzen, wie groß die Bedeutung ist, die die Patienten den u. U. kurzen und weitmaschigen Gesprächen mit ihm zuschreibt. Die Verantwortung des Arztes diesen Patienten gegenüber ist dementsprechend hoch; Arztwechsel müssen zusammen mit den Patienten sorgfältig vorbereitet werden. Konsiliarische Überweisung zu Kollegen, z. B. wenn chirurgische Maßnahmen im Verlaufe der Erkrankung notwendig werden, benötigen ebenfalls erhebliches Fingerspitzengefühl auf seiten des Arztes; die Patienten sind nach unseren klinischen Erfahrungen besonders dankbar dafür, wenn sie den Eindruck haben, daß die **ärztliche Behandlung in einer Hand konzentriert** wird, so daß der behandelnde Hausarzt oder Internist sie zwar, wenn nötig, überweist, mit ihnen aber die erhaltenen Befunde durchspricht, Entscheidungen mit ihnen gemeinsam fällt, z. B. die Entscheidung zu einer Operation oder zu einer Psychotherapie. Die starke emotionale Bindung an den Arzt enthält natürlich auch Chancen für die **psychosomatische Grundversorgung** in der Hand des Hausarztes; wenn er bereit ist, den Patienten langfristig zu unterstützen, werden seine ärztlichen

Arzt-Patient-Beziehung: Die Arzt-Patient-Beziehung der Kolitispatienten ist durch eine enge Bindung an den und eine große Abhängigkeit von dem Arzt gekennzeichnet. Der behandelnde Hausarzt oder Internist ist im besonderen Maße für den Patienten eine existentiell wichtige Bezugsperson (Schlüsselfigur). Arztwechsel sind zu vermeiden oder müssen sorgfältig vorbereitet werden. Die **Behandlung sollte in einer Hand konzentriert bleiben.** Die **psychosomatische Grundversorgung** sollte durch den Hausarzt erfolgen, der den Patienten langfristig unterstützen und begleiten kann.

Ratschläge zur Lebensgestaltung oder zur Krankheitsverarbeitung bei den Patienten auf besonders fruchtbaren Boden fallen.

Klinischer Fall

Persönlichkeitsentwicklung eines Kolitispatienten. Der 20 Jahre alte Patient leidet seit einem Jahr an einer radiologisch und koloskopisch gesicherten, schweren Colitis ulcerosa. Die Durchfälle kommen plötzlich und mit großer Heftigkeit, er ist in seinem Sozialverhalten viel ängstlicher geworden, da er befürchtet, von Durchfällen überrascht zu werden. Er ist seit einem ¾ Jahr krankgeschrieben, hält sich vor allem zu Hause auf, leidet zugleich unter depressiven Symptomen, fühlt sich antriebs- und lustlos.

Der Patient sieht seine körperlichen Beschwerden im Zusammenhang zu seelischen Problemen, vor allem im Zusammenhang seiner starken Bindung an seine Familie: Er lebt noch zu Hause, es ist ihm unmöglich, sich vorzustellen, daß er von der Familie getrennt leben könnte. Er braucht - wie in der Kindheit – seine Mutter für die alltägliche Lebensbewältigung. Er vermittelt im Erstgespräch dem Untersucher ein intensives Bedürfnis, sich anzulehnen; er überschüttet ihn mit detaillierten Berichten seines Alltagslebens, am Ende möchte er den Untersucher nicht verlassen. In seiner Persönlichkeit dominieren zwanghafte Charakterzüge, vor allem eine große Gründlichkeit, ja Umständlichkeit in seinen Schilderungen und eine versachlichte, die Affekte verbergende Sprache, so daß seine Schilderungen trotz der intellektuellen Differenziertheit emotional eintönig bleiben.

Die Krankheit beginnt, als der Patient längere Zeit in einer orthopädischen Klinik verbringen muß. In dieser Zeit steht er zugleich vor der Herausforderung, eine partnerschaftliche und intime Beziehung einzugehen, vor der er aber zurückscheute.

Trennungssituationen sind für den Patienten offensichtlich von Anfang an bedrohlich gewesen; er ist Einzelkind, seine Mutter hat ihm immer wieder geschildert, daß schon die Geburt schwierig gewesen sei, er sei klinisch tot auf die Welt gekommen und nur durch einen Glücksfall gerettet worden. Die Bindung an die Mutter bleibt während der Kindheit und Jugend äußerst eng, die Mutter habe als eine sehr überfürsorgliche Frau ihn mit ihrer Liebe erdrückt. Einen zentralen Stellenwert hat für ihn die Aussage der Mutter behalten, als er wegen einer Ausbildung das Elternhaus verlassen wollte: »Wenn du alleine lebst, gebe ich dir zwei Wochen, dann liegst du im Grab«. Der 30 Jahre ältere Vater, ein kaufmännischer Angestellter, wird als wenig belastbarer, stets klagender kranker Mann beschrieben, der sich mit der Mutter nie gut verstanden hat.

Die Ausbildung einer zwanghaften Persönlichkeitsstruktur kann als langfristige psychische Abwehr verstanden werden: die für anankastische Persönlichkeiten typischen Abwehrformen (Affektisolierung, also die Abschottung der eigenen Gefühle im Gespräch mit anderen und dem eigenen Erleben; Rationalisierung, also die Suche nach rationalen, vernünftigen Gründen für das eigene Handeln anstelle emotionaler Motive; Verleugnung, also das bewußte Abstreiten von für andere offensichtlichen Motiven des eigenen Handelns) dienen dem Zweck, die als gefährlich erlebte, übergroße Abhängigkeit von nahen Bezugspersonen einzudämmen. Diese Persönlichkeitshaltung schützt den Patienten aber nicht mehr, wenn er mit realen Trennungssituationen konfrontiert ist.

Klinik **Leitsymptome** sind:
- chronische und rezidivierende, blutige Durchfälle
- abdominelle Schmerzen
- Übelkeit, Gewichtsverlust.

Klinik. Die klinische Symptomatik der Colitis ulcerosa sind chronische und rezidivierende Durchfälle, die mit Blutbeimengungen verknüpft sind; wiederkehrende abdominelle Schmerzen, verbunden mit Übelkeit, Gewichtsverlust und allgemeinen Entzündungszeichen lassen an eine chronisch entzündliche Darmerkrankung denken. Extragastrointestinale Manifestationen sind häufig (bis zu 60%).

Therapie Die psychotherapeutischen Ansätze sind im folgenden *Kapitel Morbus Crohn enthalten.*

Therapie. Die psychotherapeutischen Ansätze für die Colitis ulcerosa werden gemeinsam mit den psychotherapeutischen Möglichkeiten beim Morbus-Crohn-Patienten im folgenden Kapitel diskutiert.

2.2.5 Morbus Crohn

2.2.5 Morbus Crohn

J. Küchenhoff

Definition ▶

Definition. Morbus Crohn (Ileitis terminalis, Ileitis regionalis) ist eine chronisch entzündliche Darmerkrankung, die jeden Darmabschnitt befallen kann und transmurale Entzündungen verursacht. Prädilektionsorte sind das terminale Ileum und das Kolon.

Ätiologie Die Ätiologie ist unklar. Die Krankheit gilt als **multifaktoriell** verursacht.

Ätiologie. Die Ätiologie ist bislang unklar; eine genetische Prädisposition ist wahrscheinlich, der genetische Faktor aber nicht sehr stark ausgeprägt. Epidemiologische Daten legen einen Ernährungsfaktor nahe. Am meisten diskutiert wird heute die Immunpathologie des Morbus Crohn. Psychosomatische Faktoren werden immer wieder auch ätiologisch ins Spiel gebracht, insgesamt kann man gegenwärtig von einer **multifaktoriell** verursachten Erkrankung ausgehen.

Genetische, diätetische, immunologische, psychosomatische Faktoren werden diskutiert.

• **Zur Persönlichkeitsstruktur und zur Psychodynamik von Morbus-Crohn-Patienten:** Stellt man die in der Literatur häufig genannten Persönlichkeitsmerkmale bei Morbus-Crohn-Patienten zusammen, so fällt auf, daß die dadurch erhaltene Merkmalsliste heterogen, wenig spezifisch und zu breit gestreut ist. Folgende Merkmale überwiegen in der Beschreibung: Zwanghaftigkeit, Depressivität, unsicheres Selbstwertgefühl, Unfähigkeit Gefühle zu äußern. Vielversprechender ist es zu differenzieren, welche Persönlichkeitsmerkmale Folgen der seelischen Anpassung an die Krankheit sind und welche Persönlichkeitsmerkmale eventuell der Primärpersönlichkeit zuzuschreiben sind. *Feiereis* sieht die forcierte Selbstsicherheit der Patienten als ein überdauerndes Strukturmerkmal an. Die Patienten betonen ihre Selbständigkeit, lassen sich auf Bindungen nicht gern ein und vermitteln den Eindruck, ihr Leben am besten alleine zu bewältigen; diese Haltung ist jedoch ein Selbstschutz, der vor Verletzlichkeiten in Beziehungen schützen soll. Als Krankheitsfolgen hingegen können Depressivität und Stimmungslabilität gelten. In unseren eigenen Untersuchungen konnten wir keine empirisch eindeutige besondere Merkmalskonstellation der Persönlichkeitsstruktur bei der Untersuchung von 120 Morbus Crohn-Patienten finden.

Zur Persönlichkeitsstruktur und zur Psychodynamik von Morbus-Crohn-Patienten
Die Persönlichkeitsstruktur von Morbus-Crohn-Patienten ist variabel; als relativ typisch gilt eine Pseudounabhängigkeit. Depression und stimmungslabile Merkmale sind als Reaktion auf die Krankheit zu werten.

Psychodynamische Modelle zur entwicklungspsychologischen Belastung von später an Morbus Crohn erkrankenden Kindern betonen die Selbstwertpathologie; massive Konflikte im Elternhaus sollen zu wenig schützenden Familienstrukturen führen, der Aufbau eines positiv besetzten Selbst wäre dadurch gestört. Ähnlich wie bei der Colitis ulcerosa gelingt die Verinnerlichung guter Objekterfahrungen nicht, die die Voraussetzung für die Unabhängigkeit von anderen Menschen ist. Dieses Modell erhält empirische Unterstützung durch die Untersuchungen zur Familiendynamik bei Morbus-Crohn-Patienten, die Familienmuster werden durchgängig als sehr belastet beschrieben. Ehekrisen der Eltern spielen eine besondere Rolle, die Kindheit der Patienten kann auch durch andere kontinuierliche Verlustdrohungen belastet sein, z. B. durch chronische Erkrankungen in der Familie oder durch frühe Todesfälle.

In der Kindheit sind die später an Morbus Crohn erkrankten Menschen häufig Belastungen ausgesetzt gewesen, z. B. kontinuierlichen Verlustdrohungen (chronische Erkrankungen in der Familie, frühe Todesfälle, aber auch familiäre Zerrüttungen, Ehekrisen der Eltern etc.).

Umstritten ist nach wie vor, ob belastende Lebensereignisse die Krankheit oder einen Krankheitsschub auslösen können. Während einige Forscher einen deutlichen Zusammenhang zwischen psychosozialem Streß und der Krankheitsentstehung herausfinden, schätzen andere die Bedeutung auslösender Faktoren für die Veränderung der Krankheitsaktivität als eher gering ein. Die eigenen Untersuchungen legen nahe, daß die in der Literatur als typisch angegebene Konstellation der **»In-between-Situation«** als Auslösesituation eine besondere Rolle spielt. Damit ist gemeint, daß im Vorfeld der Erkrankung unlösbare Loyalitätskonflikte zu wichtigen Bezugspersonen bestehen, die die Patienten nicht lösen können, ohne zumindest in der Phantasie den einen Teil zu kränken. Auch scheinen Trennungserfahrungen von für das Selbstwertgefühl besonders wichtigen Menschen eine Rolle zu spielen.

Ob belastende Lebensereignisse die Krankheit oder den Schub auslösen, ist umstritten. Sogenannte **In-between-Situationen,** also unlösbare Loyalitätskonflikte zu wichtigen Bezugspersonen, sind oft bedeutsam.

Als empirisch gut gestützt kann hingegen gelten, daß der kurz- und langfristige Krankheitsverlauf von psychosozialen Faktoren beeinflußt ist. In den eigenen Untersuchungen wurden Einflußfaktoren gefunden, die sich auf den Verlauf ungünstig auswirken: Patienten, die stark unter Trennungsängsten leiden und die überdauernde Merkmale einer depressiven Persönlichkeit zeigen, und Patienten, die bagatellisierende oder mutlose Krankheitsbewältigungsstrategien anwenden, zeigen einen ungünstigeren Krankheitsverlauf als die Patienten, die psychopathologisch unauffällig waren und die Krankheit aktiv bekämpften. Dabei ist zu berücksichtigen, daß die Wahl der Bewältigungsmechanismen z. T. von der Krankheitsvorerfahrung abhängt. Lange Krankheitsvorgeschichten prädisponieren zu einem depressiven und resignativen Coping.

Der Krankheitsverlauf wird von psychologischen und medizinischen Faktoren beeinflußt; ungünstige Faktoren sind:
- Trennungsempfindlichkeit und Depressivität
- depressive oder ablenkende Bewältigung der Krankheit
- lange Krankheitsdauer.

Diese Patienten bedürfen einer intensiven psychotherapeutischen Unterstützung.

Zusammenfassend läßt sich zur Frage psychosomatischer Zusammenhänge beim Morbus Crohn sagen, daß die bislang erzielten Forschungsergebnisse

Von einer Psychogenese des Morbus Crohn kann zum gegenwärtigen Zeitpunkt der psychosomatischen Forschung nicht gesprochen werden, jedoch haben psychologische Faktoren zweifelsohne einen großen Einfluß für den Krankheitsverlauf und für die Krankheitsverarbeitung.

uneinheitlicher als bei der Colitis ulcerosa sind. Von einer Psychogenese des Morbus Crohn kann zum gegenwärtigen Zeitpunkt der psychosomatischen Forschung nicht gesprochen werden, jedoch haben psychologische Faktoren zweifelsohne einen großen Einfluß auf den Krankheitsverlauf und die Krankheitsverarbeitung. Als Risikogruppen unter den Morbus Crohn-Patienten lassen sich nach den eigenen Untersuchungen folgende Patienten bestimmen:

- Patienten mit depressiven Persönlichkeitsstrukturen kommen besonders schlecht mit der Krankheit zurecht und haben einen schwereren Krankheitsverlauf zu befürchten
- langfristig erkrankte Patienten bedürfen einer besonders guten und intensiven psychotherapeutischen Unterstützung.

Klinik Der Morbus Crohn betrifft alle Regionen des Verdauungstraktes, v.a. Ileum und Kolon. Da die Entzündung transmural verläuft, entstehen Fisteln. Leitsymptome sind:

- Bauchschmerzen
- Durchfälle
- Fisteln
- extraintestinale Komplikationen (Arthritiden, Erythema nodosum, Iridozyklitis, Stomatitis aphthosa u.a.).

Klinik. Die Symptomatik, unter der die Patienten leiden, ist von der Darmlokalisation abhängig. Diffuse oder lokale Bauchschmerzen, Stuhlveränderungen i.S. von uncharakteristischen Durchfällen, von Schleim- und Blutabsonderungen sind oft vorhanden. Durch den Dünndarmbefall kann ein Malabsorptionssyndrom hinzukommen, das in der Kindheit und der Adoleszenz mit Wachstumsretardierungen verknüpft sein kann. Die häufigste Komplikation der Erkrankung ist die Fistelbildung, da die gesamte Darmwand von den entzündlichen Veränderungen erfaßt wird. Extraintestinale Komplikationen sind, wie bei der Colitis ulcerosa, Arthritiden, Erythema nodosum, Iridozyklitis und Uveitis, Stomatitis aphthosa u.a. Die Erkrankung verläuft meist chronisch rezidivierend, selten chronisch kontinuierlich. Nähere Einzelheiten sind im entsprechenden Abschnitt beschrieben.

Therapie

Zur Arzt-Patient-Beziehung bei Morbus-Crohn-Patienten: Die forcierte Selbständigkeit der Patienten prägt auch die Beziehung zu den Ärzten: die Arzt-Patient-Beziehung ist durch die scheinbar unabhängige Haltung der Patienten erschwert. Die Patienten stellen von sich aus weniger Nähe her, bedrängen den Arzt weniger mit eigenen Wünschen und Ansprüchen. Die Gefahr dabei ist, daß der Arzt die körperliche und seelische Not des Patienten übersieht. Er muß in der Lage sein, die versteckten Wünsche nach Betreuung und Unterstützung überhaupt wahrzunehmen, ihre Andeutung ernst zu nehmen.

Therapie

- **Zur Arzt-Patient-Beziehung bei Morbus-Crohn-Patienten:** Das im Abschnitt zur Psychodynamik beschriebene Konzept der forcierten Selbständigkeit bei Morbus-Crohn-Patienten spiegelt eine Kontakterfahrung wider, die Ärzte im klinischen Alltag mit Morbus-Crohn-Patienten immer wieder machen. Die Patienten erscheinen im Vergleich zu Colitis-ulcerosa-Patienten unabhängiger, stellen von sich aus weniger Nähe her, bedrängen den Arzt weniger mit eigenen Wünschen und Ansprüchen. Für den Arzt enthält diese Haltung die Gefahr, daß er die psychische, eventuell krankheitsreaktive Belastung des Patienten übersieht bzw. als nicht sehr gravierend einschätzt. Die Gefahr ist also, daß unberücksichtigt bleibt, daß die Patienten sich in ganz ähnlicher Weise, wie das für Colitis-ulcerosa-Patienten beschrieben wurde, auf den Arzt angewiesen fühlen, daß sie diese Abhängigkeit und Angewiesenheit dem Arzt aber nicht gut vermitteln können. Seine Aufgabe ist es, die versteckten Wünsche nach Betreuung und Unterstützung überhaupt wahrzunehmen, ihre Andeutung ernst zu nehmen und sich darüber im klaren zu sein, daß er für den Patienten um so bedeutender und wichtiger wird, je länger dessen Erkrankung andauert.

Psychotherapeutische Konzepte beim Morbus Crohn und Colitis ulcerosa Die wichtigste psychotherapeutische Begleitung ist die **psychosomatische Grundversorgung** durch den Hausarzt, in der die somatischen, psychischen, psychosomatischen und somatopsychischen Aspekte zusammengetragen werden können. Er sollte eine langfristige Begleitung anbieten und alle im Krankheitsverlauf nötigen ärztlichen Maßnahmen koordinieren und mit dem Patienten besprechen.

- **Psychotherapeutische Konzepte beim Morbus Crohn und Colitis ulcerosa:** Bei der Schilderung psychodynamischer Faktoren hatten wir beschrieben, welche große Bedeutung die Beziehung des Patienten zu seinem behandelnden Arzt, der in der Regel Internist ist, gewinnt. Diese starke Abhängigkeit vom Arzt hängt z.T. mit der Persönlichkeitsstruktur der Patienten zusammen; wir hatten die große Abhängigkeit und Angewiesenheit der Patienten sogenannten Schlüsselfiguren gegenüber bei der Colitis ulcerosa beschrieben. Diese Angewiesenheit ergibt sich aber auch aus der Tatsache, daß die Patienten langfristig chronisch krank sind, daß die Krankheiten eine langfristige Bedrohung darstellen, auch wenn ein Krankheitsschub gut überstanden ist, daß jeder Krankheitsschub eine erhebliche körperliche Gefahr darstellt und mit dem Risiko eingreifender Operationen verknüpft ist. Beide Faktoren müssen zusammen bedacht werden, sie zeigen, wie wichtig die Betreuung durch den Hausarzt ist. An erster Stelle steht, auch aus einer psychotherapeutischen Perspektive, die **integrierte psychosomatische Versorgung** der Patienten, eine Form der Behandlung, in der die somatischen, psychischen, psychosomatischen und somatopsychischen Aspekte in der Hand des behandelnden Arztes zusammengetragen werden können. Diese Form der Behandlung verhindert auch, daß körperliche und seelische Faktoren allzu unabhängig voneinander gesehen werden und voneinander isoliert werden. Solange allerdings psychotherapeutische Gespräche in der ärztlichen Praxis ein Verlustgeschäft für den niedergelassenen Arzt bedeuten, wird die integrierte psychosomatische Versorgung der Patienten ein unerfüllbarer Anspruch bleiben.

Das psychotherapeutische Angebot muß nach dem Krankheitsverlauf differenziert werden. Bestimmte Formen von Psychotherapie können und sollten durchaus auch in der **Akutphase** der Krankheit angeboten werden. Es bieten sich Entspannungsverfahren, aber auch stützende gesprächstherapeutische Angebote an. Es ist selbstverständlich, daß die Psychotherapie mit schwerkranken Patienten sich nach dem Gesundheitszustand und damit der Belastbarkeit des Patienten richten muß. Oft ist in der Akutphase die Gesprächsbereitschaft der Patienten größer als in der Remissionsphase nach Abklingen des Schubes. Auf diese Weise bietet das psychotherapeutische Gesprächsangebot in der Akutphase auch besondere Chancen und Möglichkeiten.

In der **Akutphase** der Krankheit sind stützende Gesprächsangebote wichtig; in dieser Zeit sind die Patienten oft besonders offen. Auf diese Weise bietet das psychotherapeutische Gesprächsangebot in der Akutphase auch besondere Chancen und Möglichkeiten.

In der **Remissionszeit** kann die zunächst stützende Psychotherapie bei geeigneten Patienten in eine langfristige ambulante, tiefenpsychologisch orientierte Psychotherapie übergehen. In der Regel stellen stationäre psychotherapeutische Behandlungen eine Überforderung der Patienten dar, es sei denn, das Behandlungsangebot ist auf eine Kombination internistischer und psychodynamischer Behandlungsformen abgestellt. Wir gehen aber davon aus, daß im Rahmen einer ambulanten Therapie die Regressionsneigung der Patienten geringer ist, die Abhängigkeitsbeziehung besser bearbeitet werden kann und die psychosozialen Fähigkeiten der Patienten unangetastet bleiben.

In der **Remissionszeit** kann u. U. eine längerfristige, tiefenpsychologisch orientierte Psychotherapie sinnvoll sein.
Stationäre Psychotherapien sind nur in Verbindung mit internistischen Therapiemaßnahmen sinnvoll. Stationäre Psychotherapien können sonst die Patienten leicht überfordern.

Techniken, wie die hausärztliche Grundversorgung durchzuführen sei, werden z. Z. vielfältig ausgearbeitet, ihre Nützlichkeit muß weiter erforscht werden. Ein besonders nützliches Feld ärztlich-psychotherapeutischer Maßnahmen scheint uns in der Förderung des Copingverhaltens, also der eigenen Möglichkeiten der Krankheitsbewältigung, zu liegen. Bei den chronischen Verläufen der Erkrankung scheint es uns sinnvoll, von den subjektiven Krankheitstheorien oder Krankheitsphantasien der Patienten auszugehen; diese – oft sehr irrationalen – Phantasien steuern das Copingverhalten und führen gelegentlich zu großen Einschränkungen oder Verzerrungen in der Krankheitsbewältigung. Subjektive Krankheitstheorien können so zum Fokus ärztlicher psychosomatischer Grundversorgung werden.

Noch immer ist manchen Ärzten unbekannt, daß es für chronisch-entzündliche Darmerkrankungen gut organisierte und effektiv arbeitende **Selbsthilfeorganisationen** gibt (**DCCV**).

Selbsthilfeorganisationen für Patienten mit chronisch-entzündlichen Darmerkrankungen (**DCCV**) sind für die seelische und praktische Unterstützung wichtig.

Klinischer Fall

Konfliktsituation eines Morbus-Crohn-Patienten.
Die 26 Jahre alte Morbus-Crohn-Patientin kommt während des ersten, schwerwiegenden Krankheitsschubes zum Gespräch; sie wirkt unbekümmert, hat sich schön zurechtgemacht, lediglich das aufgeschwemmt wirkende Gesicht verrät die Cortison-Medikation. Die Patientin wirkt selbstsicher, reflektiert, sie hat sich einige Gedanken über ihre Krankheit gemacht, emotional zeigt sie keine Gefühle von Bedrohung oder Belastung durch die Krankheit, sie bleibt auch im Gespräch dem Untersucher gegenüber auf eine freundliche Weise distanziert.

Sie hat die Vorstellung, daß die Krankheit aufgrund psychischer Ursachen entstanden sei: »40 % der Krankheit ist das Problem mit dem Umzug«. Damit meint die Patientin folgende Situation: Sie lebt heute noch bei ihren Eltern, sie möchte das Elternhaus gerne verlassen, schafft aber den Absprung noch nicht. Sie schildert ihren Vater als einen distanzierten, emotional wenig präsenten Mann, die Mutter als eine Frau, die ihr immerfort in ihre eigenen Dinge hineinrede, die ihr Vorschriften mache. Die Tatsache, daß sie immer noch bei den Eltern wohnt, wird den Eltern zugeschoben: »Die haben mir ein schlechtes Gewissen eingetrichtert: Was, du willst gehen, extra für dich haben wir unser Haus umgebaut«. Der Umzugswunsch ist mit ihrer Partnerschaft verbunden; sie hat sich mit einem deutlich älteren Mann befreundet, mit dem sich die Eltern aber nicht verstehen; er sei den Eltern zu wenig bürgerlich, sie beklagten sich hinter seinem Rücken über ihn, daß er unzuverlässig sei und zu wenig für die Tochter sorgen könne. Kurze Zeit vor Beginn der Darmsymptomatik, die mit polyarthritischen Beschwerden einhergeht, kommt es zu einem massiven Streit zwischen dem Freund und den Eltern. In einer offenen Auseinandersetzung fordern die Eltern ihn auf, die Tochter zu verlassen; sie drohen der Tochter an, sie zu enterben, wenn sie mit dem Mann zusammenbleibt.

Bei der Besprechung der biographischen Anamnese fällt der biographische Hintergrund der engen, offensichtlich wechselseitigen Bindung von Eltern und Tochter auf; fünf Jahre vor der Geburt der Patientin hatten die Eltern zweimal Fehlgeburten zu verkraften, die Patientin ist das einzige Kind geblieben, das die Eltern immer besonders beaufsichtigt und behütet haben und von dem sie alle Gefahren abwenden wollten. – Auch die Haltung der Pseudounabhängigkeit fällt bei der Patientin auf; zum Zeitpunkt des beschriebenen Gespräches ist sie schwer krank und in stationärer internistischer Behandlung, sie läßt sich von dieser massiven Abhängigkeit und Bedrohung aber nichts anmerken. Die eigene innere Abhängigkeit wird nach außen verlagert, der Streit zwischen Eltern und Freund wird für die Erkrankung verantwortlich gemacht, nicht aber ihre innere Abhängigkeit von beiden und die Sorge, entweder die Eltern oder den Freund tödlich zu kränken, wenn sie Partei für eine Seite ergreifen würde.

2.2.6 Essentielle Hypertonie

2.2.6 Essentielle Hypertonie

S. Eckert

Definition ▶

Definition. Nach der Definition der WHO wird eine arterielle Hypertonie diagnostiziert, wenn der arterielle Blutdruck (bei wiederholter Messung in Ruhe) systolisch 160 mmHg und diastolisch 95 mmHg erreicht oder überschreitet.

Über 90 % der Hypertonien sind essentiell; 15 % der Erwachsenen in Industrieländern sind betroffen.

In über 90 % aller arteriellen Blutdruckerhöhungen läßt sich keine renale oder endokrine Verursachung diagnostizieren, d. h. die Ausschlußdiagnose einer primären oder essentiellen Hypertonie betrifft die große Mehrzahl der Patienten mit Hypertonie (etwa 15 % der Erwachsenen in Industrieländern).

Pathogenese

Psychische Komponenten der Pathogenese: Die essentielle Hypertonie stellt eine **heterogene Erkankungsgruppe** mit multifaktorieller Genese dar, bei der genetische, alimentäre, kulturelle, soziale und psychische Einflüsse eine Rolle spielen. Eine umschriebene Auslösesituation ist für den Beginn der Erkrankung selten zu eruieren.

Pathogenese

• **Psychische Komponenten der Pathogenese:** Aufgrund der häufig späten Diagnosestellung i. S. eines Zufallsbefundes - die arterielle Hypertonie verursacht zunächst meist keine Beschwerden - läßt sich eine umschriebene Auslösesituation für den Beginn der Erkrankung retrospektiv eher selten eruieren. Psychosomatische Erklärungsansätze beziehen sich einerseits auf psychophysiologische Modelle und andererseits auf die Entwicklung von Beziehungsmustern und Verhaltensweisen, die durch Konflikte und Abwehrmechanismen mitbedingt werden.

Die essentielle Hypertonie ist eine **heterogene Erkrankungsgruppe** mit multifaktorieller Genese. Genetische Einflüsse, alimentäre Faktoren wie erhöhte Natriumchloridzufuhr, somatische Regulationsstörungen sowie der Einfluß kultureller, sozialer und psychischer Faktoren verschränken sich und münden in die gemeinsame Endstrecke der Erhöhung des arteriellen Blutdrucks.

Experimentell ist ein psychophysiologischer Zusammenhang zwischen affektiver Stimulierung und Blutdruckerhöhung nachgewiesen.
Im Laufe der Zeit erfolgt eine **Sollwertverstellung der Blutdruckregulation auf einen höheren Wert.**

Experimentell ist in vielen Studien ein psychophysiologischer Zusammenhang zwischen affektiver Stimulierung, physiologischer Aktivierung und Blutdruckerhöhung nachgewiesen worden. Die Provokation von Angst und/ oder Ärger führt über zentralnervöse Strukturen – wie Formatio reticularis, Thalamus, Hypothalamus-, Sympathikus-Aktivierung und Steigerung der Katecholamin-Ausschüttung – zu u. a. Blutdruck- und Herzfrequenzanstieg sowie erhöhtem Tonus auch der glatten Gefäßmuskulatur. Im Laufe der Zeit erfolgt eine **Sollwertverstellung der Blutdruckregulation auf einen höheren Wert.**

Eine zunächst sinnvolle Alarmreaktion kann sich beim Patienten mit Hypertonie zu einer permanenten Erwartungsspannung verfestigen.

Der Beginn dieser psychophysiologischen Reaktionskette stellt zunächst eine sinnvolle Bereitstellungs- oder Alarmreaktion dar, eine Erwartungshaltung gegenüber Stressoren mit den reaktiven Möglichkeiten Kampf oder Flucht. Beim Patienten mit Hypertonie scheint sich dieser Mechanismus zu einer permanenten, angst- und aggressionsgetönten Erwartungsspannung gegenüber einer im Erleben dauernd drohenden Gefahr zu verfestigen. So wird häufig beschrieben, daß viele Patienten mit Hypertonie aufgrund unbewußter Befürchtungen permanent auf eine kämpferische Auseinandersetzung vorbereitet und eingestellt erscheinen.

Testpsychologisch ergaben sich bislang widersprüchliche Ergebnisse bei dem Versuch, ein einheitliches Persönlichkeitsprofil zu beschreiben. Methodische Schwierigkeiten in der Operationalisierung unbewußter Verhaltensanteile sowie eine mögliche Vorselektion der Patienten in psychosomatischen Abteilungen spielen bei den Schwierigkeiten, psychodynamische Hypothesen testpsychologisch zu bestätigen, eine Rolle. Aus Sicht des Klinikers jedoch wird seit Alexander ein typisiertes Bild der Konflikte, Verhaltensweisen und Persönlichkeitsanteile der Patienten mit Hypertonie relativ einheitlich wiederholt beschrieben, einzelne Faktoren wie die Bedeutung von Ärger und Leistungseinstellung konnten in klinischen Studien bestätigt werden. Eine exemplarische Fallskizze soll die anschließend beschriebenen psychodynamischen Aspekte illustrieren:

Aus der Sicht des Klinikers wird ein relativ typischer Umgang von Hypertoniepatienten mit Ärger und Leistungsanforderungen beschrieben.

Klinischer Fall

Konfliktsituation eines Hypertonie-Patienten. Ein 49jähriger, normalgewichtiger Bankkaufmann berichtet über seit fünf Jahren bestehende, aktuell zugespitzte Konflikte mit dem Vorgesetzten am Arbeitsplatz. In der jetzigen Situation kam es zu einer nochmaligen krisenhaften Blutdruckerhöhung bei einem seit mehreren Jahren bekannten essentiellen Hypertonus. Der Patient berichtet, er fühle sich vom Vorgesetzten mißverstanden und zu Unrecht degradiert. Er habe im Laufe der Jahre seinen eigenen Arbeitsstil entwickelt, den er rechtfertigen könne und peinlich genau einhalte, er könne nicht verstehen, daß er für diese eigenständige Leistung Kritik und Vorwürfe statt Anerkennung ernte. Absprachen über Veränderungen des Arbeitsablaufs habe er in den vergangenen Jahren nicht für notwendig erachtet. Die Entwicklung des Mannes innerhalb seiner Herkunftsfamilie ist in seinem Erleben dominiert durch die zwiespältig erlebte Person des Vaters, der einerseits durch eine Kriegsverletzung körperlich beeinträchtigt, andererseits beruflich ausgesprochen erfolgreich war. Der Vater vertrat einen Erziehungsstil der Förderung und Belohnung von Leistung, setzte dieses primäre Ziel auch mit körperlicher Züchtigung durch, während sich die Kinder u.a. wegen der Kriegsverletzung nicht zu wehren wagten. Der Patient beschreibt, es habe nur die Möglichkeit der absoluten Unterwerfung oder eines sehr gefährlichen Widerstands gegeben. Es deutet sich an, daß der Patient auch als Erwachsener ein inneres Bild eines dauernden Machtkampfes – gewissermaßen auf Leben und Tod – in sich trägt, kooperative Absprachen mit Autoritätspersonen und Vorgesetzten sind ihm nicht vorstellbar, sind in seinem Erleben schnell verknüpft mit kränkendem Nachgeben und Sich-Unterwerfen. So entwickelt der Patient im Laufe der Jahre insgeheim einen eigenwilligen Arbeitsstil, erwartet dafür Dankbarkeit und Anerkennung und ist völlig überrascht, als er sich aufgrund dieser Heimlichkeiten plötzlich mit Vorwürfen konfrontiert sieht, was innerlich einer persönlichen Katastrophe gleichkommt. Eine Aussprache in dieser ihm hoffnungs- und ausweglos erscheinenden Situation erfolgt nicht, der Patient dekompensiert mit depressiven Verzweiflungsgefühlen und einer Blutdruckkrise.

- **Soziales Verhalten:** Das manifeste Beziehungsverhalten vieler Patienten mit Hypertonie ist auf der Oberfläche gekennzeichnet von bemühter Normalität, verbissen wirkender Friedfertigkeit, Konfliktvermeidung durch Anpassung und Unterordnung und dem damit verbundenen steten Bemühen, Anerkennung und Zuneigung zu erhalten bzw. nicht zu verlieren. In seiner inneren Haltung ähnelt der Patient oft der Typ-A-Persönlichkeit mit hoher Ehrgeiz- und Leistungsbereitschaft, Selbstunzufriedenheit bei rigiden Norm- und Selbstidealvorstellungen und der Schwierigkeit, Befriedigung und Entspannung zu finden. Er kann im Kontakt übergenau, dabei latent gereizt und unter Zeitdruck stehend wirken. Der Patient scheint von anderen vernichtende Kritik und Entwertung zu befürchten, kommt den phantasierten Erwartungen der anderen zuvor, überschätzt und verzerrt dabei leicht den objektiven Einfluß des anderen. So scheinen manche dieser Patienten sich existentiell vom Wohlwollen des Gegenübers abhängig zu fühlen, den sie auf diese Weise selbst zur bedrohlichen Autorität erheben.
Diese Beziehungserwartung und -gestaltung verweist auf den Umgang der Patienten mit realen oder phantasierten Erwartungen der primären Bezugspersonen in der Kindheit. In den erlebten Beziehungsmustern war häufig aus individuell differenten Gründen wenig Raum für Kritik und Protest, unter dem Druck der Ängste vor Strafe und Verlust der elterlichen Liebe entwickelte das Kind dann möglicherweise ein Verhaltensmodell aus überbraver Angepaßtheit und Verzicht auf Unmutsäußerungen. Die noch latent vorhandenen aggressiven Affekte zeigen sich später nur in Spuren wie der Gereiztheit und Unzufriedenheit sowie der auch autoaggressiven Verhaltensanteile wie Leistungsüberforderung, aber auch u.U. Nikotin- und Alkoholabusus sowie alimentäre Adipositas.
Die gefügige und bemühte Normalität vieler an Hypertonie Erkrankter erweist sich oft als Oberfläche, die der Abwehr aggressiver Impulse dient. Diese Haltung scheint sich aus der Angst vor Verlust von Akzeptanz und Zuneigung übermächtig erlebter Autoritätsfiguren zu entwickeln.

Soziales Verhalten: Das Beziehungsverhalten ist häufig gekennzeichnet von oberflächlicher, bemühter Normalität und Konfliktvermeidung durch Anpassung und Unterordnung. Die Patienten sind stets darum bemüht, Anerkennung und Zuneigung zu erhalten bzw. nicht zu verlieren.

Es besteht oft große Angst vor Verlust der Anerkennung durch übermächtig erlebte Autoritätspersonen. In der Kindheit späterer Hypertoniepatienten bestehen häufig Ängste vor Strafe und Verlust der elterlichen Liebe. Diese Ängste führen zu einer überbraven Angepaßtheit und zur Unterdrückung von Aggressionen, die sich später nur noch in Spuren (Gereiztheit, Unzufriedenheit, autoaggressives Verhalten) zeigen.
So entsteht aus der Abwehr aggressiver Impulse eine gefügige und bemühte Normalität.

Wird diese empfindliche Balance durch Enttäuschungen, Ausbleiben von Anerkennung, Versagen in Konkurrenzsituationen oder bei Ohnmachtserlebnissen gestört, werden aggressive Impulse mobilisiert, die eine sympathikotone Bereitstellungsreaktion bewirken. So kann erst situativ, dann dauerhaft ein essentieller Hypertonus entstehen.

Wenn die empfindliche Balance solcher Beziehungsmodi durch z. B. das Ausbleiben von Anerkennung, Versagen in Konkurrenzsituationen, Enttäuschung der eigenen Selbstideale oder Erleben von Ohnmacht und Abhängigkeit gestört wird, ist über die Mobilisation aggressiver Affekte i. S. einer Bereitstellungsreaktion zu Kampf oder Flucht die potentiell krankheitsauslösende Situation erreicht. Im Zusammenspiel mit genetischen und physiologischen Faktoren wie z. B. einer kardiovaskulären Hyperreaktivität kann dies über einen situativen Hochdruck zu einer zeitkonstanten essentiellen Hypertonie führen.

Interaktion mit Ärzten: Die Prognose der Hypertonie hängt wesentlich von der medikamentösen Therapie ab; die Compliance der Patienten ist deshalb entscheidend. Allerdings ist die Arzt-Patient- Beziehung störanfällig:
- der Patient schämt sich seiner chronischen Krankheit
- er verleugnet die Krankheit und ihre Auswirkungen ebenso wie die unerwünschten Nebenwirkungen der Medikamente.

• **Interaktion mit Ärzten:** Die Arzt-Patient-Beziehung hat aufgrund der problematischen Compliance der Hypertoniepatienten eine herausragende Bedeutung, da die Prognose wesentlich von einer effizienten und konsequenten antihypertensiven Medikation abhängt. Gleichzeitig ist die Beziehung ausgesprochen störanfällig.
Arzt und Patient haben sich auf eine Dauerbeziehung einzustellen, wobei der Patient in Anbetracht einer chronischen Erkrankung ohne initiale Symptome zunächst möglicherweise mit Kränkung, Schamgefühlen, Angst vor Abhängigkeit und u. U. auch Todesangst reagiert. Dies kann zu einer Verleugnung der Erkrankung führen, der Patient erlebt sich zudem als beschwerdefrei, definiert sich somit nicht als krank oder behandlungsbedürftig. Ferner kommen hinzu Beunruhigungen durch befürchtete oder erlebte unerwünschte Wirkungen der Medikation wie insbesondere in der Anfangsphase der Behandlung Müdigkeit, Leistungseinbuße und Orthostasen, daneben Depressionen sowie u. U. die in der Regel schamhaft verschwiegenen funktionellen Sexualstörungen.
Bislang gibt es noch wenig gesicherte Kenntnisse über die Krankheitsverarbeitung der arteriellen Hypertonie. Es ist zu vermuten, daß insbesondere die Verleugnung einer bedrohlichen Erkrankung und die Betonung von Leistungsfähigkeit von Bedeutung ist.

Seiner Persönlichkeitshaltung entsprechend, ist der Patient auch dem Arzt gegenüber oft übermäßig gefügig. Die Gefahr für die Arzt-Patient-Beziehung und für den Patienten besteht dann, wenn der Patient seine Schwierigkeiten mit dem Arzt nicht offen äußern kann und infolgedessen die Behandlung abbricht.

Aufgrund sich entwickelnder Abhängigkeitsängste in der Beziehung zum Arzt verhält sich der Patient mit einer Hypertonie häufiger als andere gehorsam und gefügig, wagt es nicht, Fragen zu stellen, gar Kritik zu äußern. Die durch die subjektiv beängstigende Autoritäts- und Abhängigkeitsbeziehung latent mobilisierten feindseligen Impulse des Patienten können jedoch zu einer Krise in der Arzt-Patient-Beziehung führen, wenn der Arzt nicht auf eine solche Entwicklung eingestellt ist und sie frühzeitig erkennt. Der Patient ist nicht in der Lage, eine solche Beziehungskrise aus wechselseitiger Enttäuschung, versteckter Kritik und Vorwurfshaltung zu klären, er reagiert u. U. mit Beziehungs- und damit auch Behandlungsabbruch.

Merke ▶

▶ ***Merke.*** Für die Arzt-Patient-Beziehung ist es wichtig, daß der Arzt auf die latente oppositionelle Einstellung des Patienten nicht selbst gekränkt reagiert, sondern dem Patienten eine kooperative Akzeptanz vermittelt, Raum für die Thematisierung von Zweifeln und Ängsten aktiv anbietet.

Konkrete ärztliche Maßnahmen zur Verbesserung der Arzt-Patient-Beziehung können sein:
- **wiederholte Aufklärung** über die Erkrankung
- **übersichtliche Therapieschemata**
- **feste Terminabsprachen** zu Beginn der Behandlung
- **Informationen über Einfluß der Lebensführung**
- Verordnung einer **regelmäßigen Blutdruckselbstmessung.**

In dieser Situation ist es von erheblicher Bedeutung, Selbstverantwortlichkeit und autonome Kompetenz des Patienten zu fördern. Hilfreich ist dabei die **wiederholte Aufklärung** über die Erkrankung und die indizierte Behandlung mit Risiken und Chancen, günstig wirken sich **übersichtliche Therapieschemata** und **feste Terminabsprachen** zu Beginn der Behandlung aus. In einem psychagogischen Sinne sind **Informationen über den Einfluß der Lebensführung** (Ernährung, riskante und sinnvolle Sportarten, Fragen der Verkehrstüchtigkeit u. ä.) empfehlenswert. Insbesondere die Verordnung einer **regelmäßigen Blutdruckselbstmessung** stärkt das Erleben von selbstverantwortlicher Einflußnahme und kann günstigenfalls die Aufmerksamkeit des Patienten auf blutdrucksteigernde Situationen lenken.

Ein **autoritärer Stil sollte vermieden** und eine Beziehung wechselseitiger Achtung ermöglicht werden, d. h. auch

Wesentlich ist es, in der gesamten Arzt-Patient-Beziehung einen **autoritären Stil** zu **vermeiden.** Ziel wäre eine Beziehung wechselseitiger Achtung, d. h. auch Achtung der aus Angst motivierten zeitweilig kritischen Haltung

des Patienten und der damit eventuell verbundenen Non-Compliance wie z. B. ein gelegentliches Nichteinhalten vereinbarter Termine.
Über das vorwurfsfreie Thematisieren solcher »Beziehungsstörungen« und das Angebot, auch Belastungen durch die Behandlung äußern zu können, wird die Arzt-Patient-Beziehung verbindlicher. Im Sinne einer psychosomatischen Grundversorgung ist über eine solche Beziehungsgestaltung die Entlastung von Schuldgefühlen, überhöhten Selbstansprüchen und Versagensängsten möglich. Eventuell kann eine kognitive Umstrukturierung von belastend empfundenen Situationen erreicht werden, der Patient kann günstigenfalls sich negativ auswirkende persönliche Reaktionsweisen und seine individuellen Belastungsgrenzen deutlicher wahrnehmen.

Achtung einer angstbedingt kritischen Haltung des Patienten, die sich z. B. in Form einer Non-Compliance äußern kann.
Über das vorwurfsfreie Angebot, solche Beziehungsstörungen und Belastungen durch die Behandlung besprechen zu können, wird die Arzt-Patient-Beziehung verbindlicher. Im Sinne einer psychosomatischen Grundversorgung ist so eine Entlastung von Schuldgefühlen, überhöhten Selbstansprüchen und Versagensängsten möglich.

Therapie und Prognose. Die Lebenserwartung eines an Hypertonie Erkrankten hängt wesentlich von dem – in Abhängigkeit von Höhe und Dauer des Hochdrucks – erhöhten Morbiditätsrisiko für kardiovaskuläre Erkrankungen ab.
Entscheidend ist die Kontinuität der medikamentösen Behandlung zur konstanten Blutdrucksenkung und der Versuch, zusätzliche kardiovaskuläre Risikofaktoren wie Adipositas, Nikotinabusus und Alkoholkonsum von mehr als 60 g/d zu vermindern.
Psychotherapeutische Interventionen beziehen sich daher primär auf die Stabilisierung und damit Kontinuität der Arzt-Patient-Beziehung. Zu einer konfliktbearbeitenden Psychotherapie – z. B. einer **psychoanalytisch orientierten Fokaltherapie** – sind die meisten Patienten wenig motiviert, was auch mit einem häufig mangelnden Konfliktbewußtsein und wenig ausgeprägter Introspektionsfähigkeit im Zusammenhang steht. Vereinzelt liegen Berichte über erfolgreiche konfliktbearbeitende Psychotherapien vor.
Verhaltenstherapeutische Interventionen können z. B. bei einer alimentären Adipositas in Erwägung gezogen werden, können insbesondere bei einer Notwendigkeit zur Umstrukturierung des Alltagsverhaltens hilfreich sein. Eine positive Beeinflussung der Blutdruckhöhe ist über körperbezogene, auch **entspannende Maßnahmen** wie autogenes Training, progressive Muskelrelaxation, funktionelle Entspannung und Biofeedback möglich. Diese Maßnahmen ersetzen jedoch aufgrund der nur geringgradig ausgeprägten blutdrucksenkenden Wirkungen in den meisten Fällen nicht die medikamentöse Behandlung, können sich jedoch positiv auf die Entspannungsfähigkeit der Gesamtpersönlichkeit auswirken.

Therapie und Prognose Die Lebenserwartung eines Hypertoniekranken hängt von einem erhöhten Morbiditätsrisiko für kardiovaskuläre Erkrankungen ab.
Die Kontinuität der medikamentösen Behandlung und der Versuch, zusätzliche kardiovaskuläre Risikofaktoren zu vermindern, sind entscheidend.
Die Prognose hängt wesentlich von einer konsequenten medikamentösen Therapie ab. Eine **psychotherapeutische Intervention** zielt daher meist auf eine Stabilisierung der Arzt-Patient-Beziehung.
Verhaltenstherapie kann bei der Umstrukturierung des Alltags hilfreich sein. Eine positive Beeinflussung der Blutdruckwerte ist durch **Entspannungstechniken** wie autogenes Training und funktionelle Entspannung zu erreichen. Solche Maßnahmen ergänzen die medikamentöse Therapie, sie ersetzen sie nicht.

2.3 Somatopsychische Störungen

H. Schmidt

2.3 Somatopsychische Störungen

Definition. Wenn das Krankheitserleben des Patienten zu einer allgemeinen Störung seines seelischen Befindens und/oder seines sozialen Lebens führt, sprechen wir von einer somatopsychischen Störung.

◄ **Definition**

Ein Krankheitswert wird dieser Störung dann beigemessen, wenn sie aus einem dem Patienten und der jeweiligen Erkrankung angemessenen Rahmen fällt. Leitend und maßgebend bei einer solchen diagnostischen Einschätzung soll das subjektive Leiden des Patienten oder der ihm nahestehenden Personen sein.

Klinik. Das klinische Erscheinungsbild der somatopsychischen Störungen umfaßt ein Spektrum von Teilaspekten des Krankheitserlebens:
- körperliche Mißempfindungen
- affektive Mißempfindungen
- kognitive Beeinträchtigungen
- Verhaltensauffälligkeiten sowie
- Störungen in den sozialen Beziehungen.

Klinik Somatopsychische Störungen stellen sich dar als
- Intensivierung körperlichen Leidens
- affektive Störungen
- kognitive Beeinträchtigungen
- Verhaltensauffälligkeiten
- soziales Leid (Isolation, Sexualstörung etc.).

Im Bereich **körperlicher Mißempfindungen** ist die Intensivierung des Schmerzerlebens die häufigste somatopsychische Störung. Im **affektiven Bereich** finden wir depressive Symptome, Ängste, Scham und aggressive Affekte. **Kognitive Störungen** sind bspw. Konzentrationsstörungen oder Zwangsgedanken. Nahrungsverweigerung bei leukämiekranken Jugendlichen unter zytostatischer Behandlung ist ein Beispiel für eine relativ häufige **Verhaltensauffälligkeit.**

Die **Störungen in den sozialen Beziehungen** können das gesamte soziale Umfeld des Patienten betreffen.
Eine sehr häufige Form einer solchen Störung ist die **soziale Isolation.**
Eine häufige somatopsychische Störung, die alle genannten Bereiche (körperliche Wahrnehmung, Affekte, Kognitionen, Handeln und die sozialen Beziehungen) umfaßt, ist eine **Störung des Sexuallebens** von Patienten (z. B. Verlust des sexuellen Interesses).

Im Bereich **körperlicher Mißempfindungen** ist die Intensivierung des Schmerzerlebens die häufigste somatopsychische Störung. Im **affektiven Bereich** finden wir depressive Symptome, Ängste, Scham und aggressive Affekte. Diese Affekte sind gebunden an krankheitsbezogene Vorstellungen, insbesondere an subjektive Krankheitstheorien. Darüber hinaus finden wir auch unmittelbare **somatopsychische Störungen im kognitiven Bereich,** z. B. in Form von Konzentrationsstörungen, Wahrnehmungsstörungen, Beeinträchtigung der Realitätsprüfung oder in Form von Zwangsgedanken. Auch die **Verhaltensauffälligkeiten** können Teilaspekte affektiver Störungen sein sowie einen eigenständigen somatopsychischen Symptomwert haben. Ein Beispiel dazu wäre die relativ häufige Nahrungsverweigerung bei leukämiekranken Jugendlichen unter zytostatischer Behandlung, die nicht als Anorexie fehleingeschätzt werden sollte.
Die **Störungen in den sozialen Beziehungen** können das gesamte soziale Umfeld des Patienten betreffen, also Partner, Familienangehörige, Freunde, berufliche Kollegen, jedoch insbesondere auch die Beziehung des Patienten zum Arzt und anderen Behandelnden. Eine sehr häufige Form einer solchen Störung ist die **soziale Isolation,** die in der Folge eines sozialen Rückzugs des Patienten einerseits und eines aussondernden Verhaltens seiner Umwelt andererseits entsteht. In der Angst vor Ablehnung, Verurteilung und Beschämung durch die Umwelt vermeidet der Patient soziale Kontakte. Eine solche Ablehnung ist oft auch tatsächlich gegeben (z. B. bei der AIDS- oder Krebserkrankung wegen irrationaler Ängste vor Ansteckung). Eine häufige somatopsychische Störung, die alle genannten Bereiche (körperliche Wahrnehmung, Affekte, Kognitionen, Handeln und die sozialen Beziehungen) umfaßt, ist eine **Störung des Sexuallebens** von Patienten. Sie stellt sich häufig in Form des Verlustes des sexuellen Interesses dar, jedoch auch in Form funktioneller Störungen sowohl bei den Patienten als auch bei ihren Partnern.

2.3.1 Chronische Krankheiten

2.3.1 Chronische Krankheiten

H. Schmidt

Die **Unheilbarkeit** chronischer Krankheiten konfrontiert den Arzt mit den Grenzen seines ursprünglichen Anliegens: zu heilen. Hierin liegt eine Frustration, die seine Beziehung zu den Patienten und sein medizinisches Handeln irrational zu beeinflussen vermag.

Chronische Krankheiten sind eine Herausforderung der heutigen Medizin. Die **Unheilbarkeit** dieser Erkrankungen konfrontiert den Arzt mit den Grenzen dessen, was sein ursprüngliches Anliegen war: zu heilen. In Abhängigkeit von seiner individuellen Persönlichkeit, insbesondere aber von den (z. T. unbewußten) Motiven seiner Berufswahl führt diese wiederkehrende und anhaltende Frustration zu heftigen emotionalen Reaktionen, die seine Beziehung zu den Patienten (die ebenfalls in zunehmendem Maße als eine »chronische« zu sehen ist) und sein medizinisches Handeln irrational zu beeinflussen vermögen. Um dem zu begegnen ist es erforderlich, daß er in der Ausbildung und/oder berufsbegleitend einen theoretischen und praktischen Zugang zur Thematik des Krankheitserlebens findet.

Krankheitserleben

Krankheitserleben

Der **Arzt** ist der **wichtigste und häufigste Psychotherapeut** des chronisch Kranken.
Für diese Aufgabe des Arztes sind ein Verständnis für das subjektive Krankheitserleben sowie eine Fähigkeit zur **Selbst- und Fremdwahrnehmung** wesentliche Voraussetzungen.
Das **Krankheitserleben** ist das zentrale Thema der psychosomatischen Sicht der chronischen Krankheiten (s. S L-2).

Aus der Sicht der psychotherapeutischen Medizin (Psychosomatik) ist der **Arzt der wichtigste und häufigste Psychotherapeut** des chronisch Kranken, das ärztliche Gespräch die Methode der Wahl. Und für diese zunehmende Aufgabe des Arztes sind das Wissen und die Erfahrung des **Krankheitserlebens** sowie eine diesbezügliche Fähigkeit zur **Selbstwahrnehmung und Fremdwahrnehmung** wesentliche Voraussetzungen. Das Krankheitserleben ist der zentrale Begriff, um den wir im folgenden die psychosomatische Sicht der chronischen Krankheiten zu ordnen versuchen. S L-2 veranschaulicht die dazugehörigen Bedingungen und deren Zusammenhänge.
Das Krankheitserleben ist multifaktoriell bestimmt: die **Lebensgeschichte,** die **Persönlichkeit** und die **aktuelle soziale Situation** sind subjektive Faktoren, die die Wahrnehmungsqualität der äußeren Realität von **Krankheit, Behandlung** und **Behandler** mitbestimmen. Rückwirkend beeinflußt das

S Synopsis L-2: **Krankheitserleben, Bedingungen und Zusammenhänge**

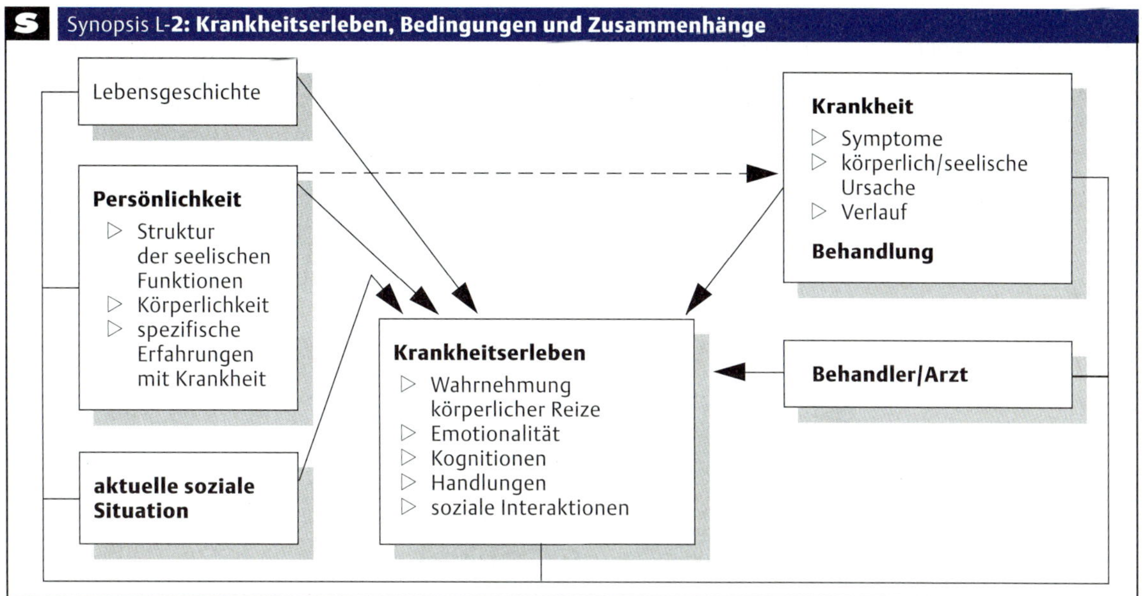

Krankheitserleben die Persönlichkeit und die aktuelle soziale Situation, Krankheit und Krankheitserleben werden zu einem Teil der Lebensgeschichte. Das Krankheitserleben bestimmt von seiten des Patienten wesentlich die Arzt-Patient-Beziehung, beeinflußt die Symptome, den Verlauf und die Behandlung. Der Einfluß der Persönlichkeit auf Ursache und Verlauf der Erkrankung ist zu diskutieren.

Auf der Basis des **psychoanalytischen Begriffes** der **Abwehr** und des **verhaltenstheoretischen Begriffes** des **Coping** wird das Krankheitserleben theoretisch zu erfassen versucht. Mit **»Abwehr«** wird die psychische Fähigkeit bezeichnet, subjektiv bedrohliche Aspekte der äußeren Umwelt und/oder der intrapsychischen Bestrebungen dem bewußten Erleben fernzuhalten.

Der auf die Streßforschung von Lazarus zurückgehende Begriff des **Coping** bezeichnet die Fähigkeit einer Person, sich an als bedrohlich definierte Situationen in dem Sinne anzupassen, daß die subjektive Bedrohlichkeit durch kognitive Aktivitäten und/oder durch spezifische Verhaltensweisen gemindert wird. Beide Konzepte versuchen also im Falle der körperlichen Erkrankung die Frage zu beantworten, **wie der Patient die Bedrohung bewältigt,** die aus seiner subjektiven Sicht mit der Erkrankung und/oder der Behandlung einhergeht.

Auf der Basis dieser Konzepte lassen sich **fünf Modalitäten des Krankheitserlebens** benennen:

- die Wahrnehmung körperlicher Reize (z. B. Schmerz, Juckreiz, Herzschlag)
- die Emotionalität (z. B. Todesangst, Haß auf das erkrankte Organ, Hoffnung auf Heilung)
- Kognitionen (z. B. Gedanken über die Ursache der Erkrankung, Zukunftsplanung)
- Handlungen (z. B. Pflege eines Anus praeter, Einnahme von Medikamenten)
- soziale Interaktionen (z. B. Sexualität, Fragen an den Arzt über die Behandlungsmöglichkeiten).

Die **körperlichen Symptome** einer Erkrankung unterliegen seitens des Patienten seiner subjektiven Einschätzung ihrer Intensität und Qualität. Einige Symptome sind zwar direkt objektivierbar (Temperatur, Herzfrequenz, Blutdruck u. a.), für viele gibt es jedoch keine oder zur Erklärung der subjektiven Wahrnehmung nicht ausreichende organische Korrelate, wie z. B. Müdigkeit, Durst, Schmerz u. a. Diese Symptome erschließen sich dem Arzt nur im Gespräch mit dem Patienten. In der Anamnese der Krankheit, der psychosozialen Biographie, der Gegenwart und der Zukunftsperspektive wird er etwas über die Inhalte dieser **subjektiven Wahrnehmung** erfahren.

Das **Krankheitserleben** ist **beeinflußt von:**
- Persönlichkeit
- Biographie
- sozialer Lebenssituation
- Krankheit und
- Behandlung.

Es wirkt jedoch auch auf diese Faktoren zurück.

Zur theoretischen Erfassung des Krankheitserlebens und seiner Verarbeitung werden das **psychoanalytische Konzept** der **Abwehr** und das **verhaltenstheoretische Copingkonzept** verwendet.

Beide Konzepte versuchen die Frage zu beantworten, **wie der Patient die Bedrohungen bewältigt,** die aus seiner Sicht mit der Erkrankung und/oder der Behandlung einhergehen.

Auf der Basis dieser Konzepte lassen sich **5 Modalitäten des Krankheitserlebens** benennen:
- die Wahrnehmung körperlicher Reize
- die Emotionalität
- Kognitionen
- Handlungen
- soziale Interaktionen.

Die **körperlichen Symptome** einer Erkrankung unterliegen seitens des Patienten seiner subjektiven Einschätzung ihrer Intensität und Qualität. Einige Symptome sind zwar direkt objektivierbar (Temperatur, Herzfrequenz, Blutdruck u. a.), viele vom Patienten **subjektiv wahrgenommenen Symptome** erschließen sich dem Arzt jedoch nur über das Gespräch mit dem Patienten. Das Verständnis für die Arzt- Patient-Beziehung ermöglicht einen Zugang zur Persönlichkeitsstruktur des Patienten und deren Einfluß auf das Krankheitserleben.

Deren emotionale Bedeutung erschließt sich darüber hinaus aus der Arzt-Patient-Beziehung, die so mit Beginn der Diagnostik ihre Bedeutung bekommt. Der Arzt kann dabei ausgehen von seiner zwischenmenschlichen Erfahrung oder aber sein Wissen über die Beziehung zwischen Arzt und Patient und deren Bedeutung für die Diagnostik und Therapieindikation in Balintgruppen vertiefen. Deren Anliegen ist es, anhand von konkreten Fallbeispielen diese zwischenmenschlichen Aspekte der Arzt-Patient-Beziehung besser zu verstehen. Wenn der Arzt keinen Zugang zum Krankheitserleben des Patienten findet und mit ihm über Symptome oder andere Aspekte der Krankheit redet, dann reden beide nicht über das gleiche.

Klinischer Fall

Signale in der Arzt-Patient-Beziehung.

Der behandelnde Arzt teilt einer Patientin die Indikation der zytostatischen Behandlung eines Morbus Hodgkin mit. Er macht dies sehr ausführlich, geht auf Rückfragen der Patientin ein, geht in seiner Indikation von seinem beruflichen Wissen um eine statistisch gesehen günstige Prognose aus. Ihm fällt auf, daß die Patientin im Verlaufe seiner Mitteilungen immer schweigsamer wird. Auf seine Rückfrage hin berichtet sie, daß ihre Vorstellung einer zytostatischen Behandlung sich an die erfolglose Behandlung des metastasierenden Mammakarzinoms der Mutter vor einigen Jahren bindet, die unter dieser Behandlung zudem noch sehr gelitten hatte. Die aus der Aufmerksamkeit für das Verhalten der Patientin resultierende Rückfrage ergab die Möglichkeit, sowohl das entstehende Mißverständnis rechtzeitig inhaltlich zu korrigieren, als auch Verständnis für die aus der Vorgeschichte der Patientin rührenden Ängste mitzuteilen.

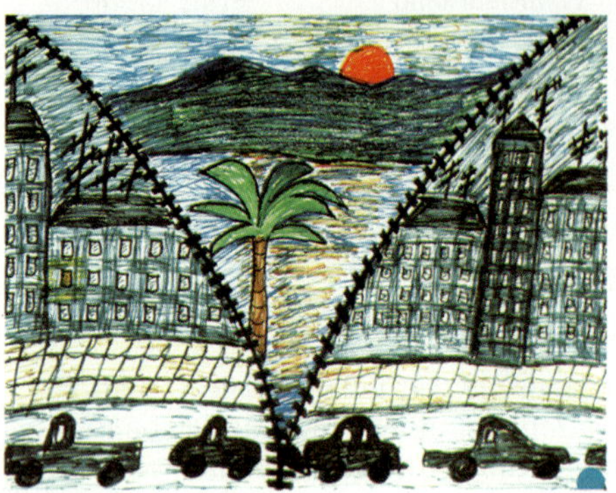

Krankheitsverlauf im psychosozialen Bedingungsgefüge

Wann immer Befunde erhoben wurden, die von einer spezifischen **Krankheitspersönlichkeit** sprachen, stellte sich bei kritischer Betrachtung heraus, daß es sich dabei **nicht sicher** um **prämorbide Persönlichkeitsfaktoren** handelte, sondern daß diese Persönlichkeitseigenschaften eher durch das Krankheitserleben geformt waren.
Die **Persönlichkeit des Kranken** beeinflußt den Krankheitsverlauf dadurch, daß sie das Krankheitserleben und die krankheitsbezogenen Handlungen prägt. Dieser Einfluß beginnt mit der Verleugnung oder Bagatellisierung erster Symptome und der daraus resultierenden verzögerten Diagnostik (Blutspuren im Stuhl: »Es werden nur Hämorrhoiden sein«).
In einer **gestörten Arzt-Patient-Beziehung,** innerhalb derer der Patient nicht alle für die Diagnostik oder angemessene Behandlung notwendigen Angaben macht oder die Behandlungsvorschläge des Arztes nicht befolgt, finden wir einen weiteren, grundlegenden Einfluß der Persönlichkeit des Patienten auf den Krankheitsverlauf.

Krankheitsverlauf im psychosozialen Bedingungsgefüge

Die Psychosomatik im engeren Sinne untersucht den Einfluß seelischer Faktoren auf Ursache und Verlauf eben auch körperlicher Erkrankungen. Das beinhaltet die Fragestellung, ob es eine prämorbide Persönlichkeit gibt, die entweder allgemein oder gar spezifisch die Entstehung oder den Verlauf einer körperlichen Erkrankung beeinflußt. Die dazu vorliegenden empirischen Befunde im Bereich verschiedener körperlicher Erkrankungen sind widersprüchlich und lassen insbesondere auf die Person des einzelnen Patienten bezogen keine positive Aussage über einen direkten Einfluß seelischer Faktoren auf die Krankheit zu. Wann immer Befunde erhoben wurden, die von einer spezifischen **Krankheitspersönlichkeit** sprachen, stellte sich bei kritischer Betrachtung heraus, daß es sich dabei **nicht sicher** um **prämorbide Persönlichkeitsfaktoren** (z. B. depressive Grundhaltung, subjektive Hilflosigkeit oder Bereitschaft zu Selbstaufopferung für andere) handelte, sondern daß diese Persönlichkeitseigenschaften eher als durch das Krankheitserleben geformt zu interpretieren waren.
Maßgeblicher als der direkte Einfluß seelischer Faktoren ist auf diesem Hintergrund der indirekte **Einfluß der Persönlichkeitsstruktur** auf das Krankheitserleben, die Einstellung zur Krankheit und krankheitsbezogene Handlungen. Dieser Einfluß beginnt mit dem Auftreten der ersten Symptome (z. B. Blutspuren im Stuhl), die unmittelbar ängstigend sind, dann entweder verleugnet oder bagatellisiert werden (»es werden nur Hämorrhoiden sein«) und auf diese Weise den Gang zum Arzt und den Beginn der Diagnostik verzögern, was z. B. im Falle einer Tumorerkrankung den weiteren Verlauf maßgeblich beeinflussen kann. Ein anderes Beispiel ist der Einfluß persönlichkeitsspezifisch bedingten Risikoverhaltens (z. B. Rauchen) auf Entstehung und Verlauf kardiovaskulärer Erkrankungen. Auch auf dem Umweg über eine **gestörte Arzt-Patient-Beziehung,** innerhalb derer der Patient nicht alle für die Diagnostik oder angemessene Behandlung notwendigen Angaben macht oder aber die Behandlungsvorschläge des Arztes nicht befolgt, finden wir einen solchen indirekten Einfluß. Ein Beispiel dazu wäre eine Patientin in

der diagnostischen Phase eines Morbus Hodgkin, die sich während der ersten Untersuchung vom Arzt beleidigt fühlte, weil dieser den Begriff »hysterisch« verwendete, um ihre Aufregung als unbegründet zu bezeichnen, und die deshalb in ihrer Gekränktheit das Auftreten einer weiteren Schwellung eines anderen Lymphknotens verschwieg.

Die Vorstellungen des Patienten, seine Phantasien über Ursache und Verlauf sowie Beeinflußbarkeit der Erkrankung sind von großer Wichtigkeit, zum einen um das Krankheitserleben des Patienten zu verstehen, zum anderen um Störungen in der Arzt-Patient-Beziehung zu vermeiden. Diese **subjektiven Krankheitstheorien** sind als Versuch zu verstehen, die Krankheit zu bewältigen, z. B. um subjektive Handlungskompetenz wiederzuerlangen, im psychoanalytischen Verständnis im Sinne einer narzißtischen Restitution. Sie umfassen alle Aspekte des Krankheitserlebens, sie beeinflussen die Wahrnehmung körperlicher Reize, sie intensivieren oder mindern dysphorische Affekte, lassen den Patienten mehr oder weniger sinnvolle Handlungen unternehmen (Diäten, autogenes Training, aber auch destruktive und selbstdestruktive Handlungen wie den Suizid). Ein Aspekt in der Folge subjektiver Krankheitstheorien ist die **Suche nach alternativen Behandlungsformen,** mitunter auch die Suche nach einer psychotherapeutischen Behandlung der körperlichen Erkrankung. Im Verlaufe der Erkrankung, aber auch im Verlauf einer sich tragfähig entwickelnden Arzt-Patient-Beziehung verändern sich diese Theorien, bzw. das, was der Patient bereit ist, von ihnen mitzuteilen. Oft findet sich in den Theorien der Patienten eine implizite Übereinstimmung von krankheitsbezogenen Vorstellungen mit Vorstellungen darüber, was angenehm/unangenehm, entlastend/belastend sowie befreiend/ängstigend für das seelische Befinden erlebt wird. Es erfolgt also eine selbstverständliche Gleichsetzung dergestalt, daß das, was Patienten als »gut« für ihr seelisches Erleben erachten, auch als gut, d. h. heilsam für die Erkrankung, schützend vor einem progredienten Verlauf usw. betrachtet wird. Wir finden auch vereinfachende umgekehrte Vorstellungen, daß das subjektiv Unangenehme heilsam für die körperliche Erkrankung sein müsse. Dahinter stehen oft Wünsche nach Selbstbestrafung, Entlastung von Schuldgefühlen und daraus resultierende Heilungserwartungen.

Erfahrungsgemäß ist es sinnvoll, diese subjektiven Theorien des Patienten zu respektieren, solange sie subjektiv hilfreich sind und nicht zu selbstschädigenden Handlungen führen. Die Gefahr ist jedoch, daß im Fortschreiten der Erkrankung, oder aber wenn sich die als hilfreich vorgestellten Bedingungen nicht beeinflussen lassen, ein krisenhafter Einbruch im Krankheitserleben des Patienten stattfindet. Diese Gefahr läßt es notwendig erscheinen, **rechtzeitig** in der Entwicklung **die subjektiven Krankheitstheorien kritisch** (auf keinen Fall entwertend) **in Frage zu stellen.** Die Frage nach der subjektiven Krankheitstheorie (»Was denken Sie, warum Sie krank geworden sein könnten?«) stellt auf diesem Hintergrund einen wichtigen kontinuierlichen Bestandteil des psychosomatischen Arztgespräches dar.

Subjektive Krankheitstheorien (subjektive Vorstellungen und Phantasien zu Ursache, Verlauf und Beeinflußbarkeit) sind ein zentraler Aspekt des Krankheitserlebens, der Krankheitsverarbeitung und in diesem Kontext auch des psychosomatischen Arzt-Patient-Gespräches. Sie sind als Versuch zu verstehen, die Krankheit zu bewältigen, z. B. um subjektive Handlungskompetenz wiederzuerlangen. Sie umfassen alle Modalitäten des Krankheitserlebens, beeinflussen die Wahrnehmung körperlicher Reize, intensivieren oder mindern dysphorische Affekte, führen zu sinnvollen Handlungsweisen (Diäten, autogenes Training) oder auch zu destruktiven und selbstdestruktiven Handlungen wie dem Suizid.
Die **Suche nach alternativen Behandlungsformen,** mitunter auch die Suche nach einer psychotherapeutischen Behandlung der körperlichen Erkrankung, ist oft die Folge.
Es ist sinnvoll, die subjektiven Theorien des Patienten zu respektieren, solange sie von ihm als hilfreich erlebt werden und nicht zu selbstschädigenden Handlungen führen.
Die Gefahr, daß diese Theorien im Verlauf der Krankheit einmal nicht mehr schützen, sondern schädigen, läßt es notwendig erscheinen, sie **rechtzeitig kritisch** (auf keinen Fall entwertend) **in Frage zu stellen.**

Behandlung und Krankheitserleben

Der Patient leidet nicht nur unter den Symptomen seiner Krankheit, sondern auch unter einschneidenden Behandlungen und/oder Behandlungsfolgen, wie z. B. die zytostatische Behandlung bei Krebserkrankungen, die Dialyse, kardiologische Diagnostik und endoskopische Untersuchungen. Im Krankheitserleben der Patienten geht es dabei nicht alleine um objektive Nebenwirkungen und zwingende Umstände, sondern ebenso um die subjektive Bedeutungszumessung. Das Zytostatikum ist eben für viele Patienten nicht nur ein proliferationshemmender Wirkstoff sondern auch ein »Gift«.

Der Arzt ist derjenige, der diese so zwiespältig erlebte Behandlung durchführt oder anordnet. So ist er im Erleben des Patienten nicht nur der Beschwerden lindernde, sondern auch der Beschwerden zufügende Behandler. Verstärkt wird diese Zwiespältigkeit dadurch, daß die Person des Arztes für den Patienten nicht nur Hoffnungsträger und stützender Begleiter ist, sondern auch derjenige, der das Kranksein und die damit verbundenen Erlebensweisen repräsentiert, also die Wiederverleugnung des bedrohlichen

Behandlung und Krankheitserleben

Der Patient leidet nicht nur an den Symptomen der Krankheit, sondern auch an den Behandlungen und Behandlungsfolgen, z. B. an den Nebenwirkungen des Zytostatikums.
Der Arzt wird vom Patienten ambivalent erlebt; er hilft nicht nur, sondern repräsentiert die Krankheit und fügt durch seine Therapie auch Leiden zu, außerdem erlebt sich der Patient in der Angewiesenheit auf den Arzt oft als unterlegen und ohnmächtig.
Die unterschiedlichen Erlebensweisen der Behandlungssituation seitens des Arztes und seitens des Patienten können dazu führen, daß die Behandlungsvorschläge des Arztes aufgrund

fehlenden Vertrauens nicht befolgt werden. **Vertrauen** bildet sich insbesondere dadurch, daß der Arzt eine **Bereitschaft zeigt, auch über unangenehme Aspekte der Arzt-Patient-Beziehung zu reden.**

Krankheitserlebens erschwert. Zudem erlebt sich der Patient in der Angewiesenheit auf den Arzt oft als unterlegen und ohnmächtig. Diese unterschiedlichen Erlebensweisen führen zu einer inneren Ambivalenz des Patienten gegenüber dem Arzt, die für ihn schwer erträglich sein kann, insbesondere dann, wenn sie in den Arztgesprächen nicht thematisierbar wird. Dabei ist dann mit einer Störung der Arzt-Patient-Beziehung in dem Sinne zu rechnen, daß die Behandlungsvorschläge des Arztes vom Patienten aufgrund fehlenden Vertrauens nicht befolgt werden. **Vertrauen** bildet sich nicht allein dadurch, daß der Arzt als kompetent erfahren wird, und daß mit ihm angenehm zu reden ist, sondern insbesondere dadurch, daß er eine Bereitschaft zeigt, auch über unangenehme Aspekte der Arzt-Patient- Beziehung zu reden.

Therapie Die wichtigste Form der **psychotherapeutischen Behandlung** bei somatopsychischen Störungen sind **Gespräche** mit dem behandelnden Arzt unter **Einbeziehung sozialer Ressourcen.**

Therapie. Die wichtigste Form der **psychotherapeutischen Behandlung** bei somatopsychischen Störungen sind **Gespräche** mit dem behandelnden Arzt (psychosomatische Grundversorgung) unter **Einbeziehung sozialer Ressourcen.** Für eine solche Gesprächsführung sollte der Arzt in der Lage sein, mit seinem Patienten eine Beziehung aufzubauen, innerhalb derer der Patient sein Krankheitserleben, seine Ängste und Hoffnungen, seine Wut und Verzweiflung, aber auch seine sozialen Konflikte, insbesondere die mit dem Arzt, thematisieren kann. Eine solche kontinuierliche Gesprächsführung mit dem Patienten sowie seine Einbeziehung in Stand und Verlauf von Diagnostik und Behandlung ist als Prophylaxe gegen eine Vielzahl somatopsychischer Störungen anzusehen.

Merke ▶

▶ ***Merke.*** Voraussetzung für solche Gespräche ist, daß der Arzt sich sein eigenes Krankheitserleben, Affekte und Vorstellungen, die er selber mit Krankheit und Behandlungsmethoden verbindet, bewußtzumachen weiß, aushalten kann und vor allem von dem Erleben des Patienten zu trennen vermag. Eine solche psychosomatische Kompetenz läßt sich über therapeutische Selbsterfahrungsgruppen und über kontinuierliche Balintgruppenarbeit erwerben.

Die therapeutische Kompetenz des Arztes kann bei einem traumatischen Krankheitserleben des Patienten überfordert sein. In diesem Fall ist eine **Krisenintervention** durch einen Psychotherapeuten indiziert.
Bei chronisch Kranken ist mit einer **latenten Krisenbereitschaft** zu rechnen, die in den meisten Fällen in einer tragfähigen Arzt-Patient-Beziehung aufgehoben ist. Wenn deren Grenze jedoch erreicht ist, die Krise manifest wird und mit weiteren Manifestationen im Krankheitsverlauf zu rechnen ist, ist eine **psychotherapeutische Begleitung** des Patienten indiziert.
Begleitung chronisch kranker Patienten, sei es in der psychosomatischen Grundversorgung, sei es in der Psychotherapie, kann zur **Sterbebegleitung** werden.

Wenn ein Patient in eine akute seelische Krise gerät, weil sein Krankheitserleben nicht mehr integrierbar ist in seine persönliche und soziale Struktur (traumatisches Krankheitserleben), kann das den behandelnden Arzt sowohl affektiv als auch in seiner therapeutischen Kompetenz überfordern. In diesem Fall ist eine **Krisenintervention** durch einen Psychotherapeuten indiziert.
Bei chronisch Kranken ist mit einer **latenten Krisenbereitschaft** zu rechnen, die in den meisten Fällen in einer tragfähigen Arzt-Patient-Beziehung aufgehoben ist. Wenn deren Grenze jedoch erreicht ist, die Krise manifest wird und mit weiteren Manifestationen im Krankheitsverlauf zu rechnen ist, ist eine **psychotherapeutische Begleitung** des Patienten indiziert. In einer solchen Begleitung übernimmt der Therapeut zum einen Strukturierungsfunktionen bezüglich des Krankheitserlebens des Patienten, zum anderen kann der Patient in der Beziehung zum Therapeuten erneuten Zugang zu verlorengegangenen Beziehungserfahrungen finden, die ein inneres Gegengewicht zu dem überwältigenden Krankheitserleben bilden.
Begleitung chronisch kranker Patienten, sei es in der psychosomatischen Grundversorgung, sei es in der Psychotherapie, kann zur **Sterbebegleitung** werden. Eine solche Behandlung konfrontiert den Arzt oder Therapeuten mit eigenen Grenzen hinsichtlich der mit Todesvorstellungen verbundenen Affekte. Die theoretische Annäherung an das Todeserleben erfolgt mit den gleichen Konzepten wie sie für das Verständnis des Krankheitserlebens verwendet werden, dem psychoanalytischen Abwehrkonzept und dem verhaltenstheoretischen Copingkonzept. Ebenso ist das oben dargestellte Bedingungsgefüge übertragbar. Die Spezifität des Todeserlebens gegenüber dem Krankheitserleben besteht darin, daß der Tod mit einer Realität konfrontiert, die im Gegensatz zur Krankheit eine Grenze darstellt, von der es keine Erfahrung gibt.

Eine **psychotherapeutische Behandlung im engeren Sinne** (tiefenpsychologisch fundierte Psychotherapie, analytische Psychotherapie, Verhaltenstherapie) ist indiziert, wenn das Krankheitserleben des Patienten maßgeblich bestimmt ist durch eine lebensgeschichtlich begründete und persistierende Konfliktthematik. In diesem Fall bezeichnen wir die resultierende Störung als neurotische somatopsychische Störung.
Sowohl für den Patienten als auch für die Angehörigen und für den Arzt stellen **Selbsthilfegruppen,** die sich regional und auf Bundesebene zu nahezu allen chronischen Erkrankungen gebildet haben, eine in ihrer Bedeutung für die Krankheitsbewältigung sehr hoch einzuschätzende Hilfe dar.

Eine **psychotherapeutische Behandlung im engeren Sinne** ist indiziert, wenn das Krankheitserleben des Patienten maßgeblich bestimmt ist durch eine lebensgeschichtlich begründete und persistierende Konfliktthematik (neurotische somatopsychische Störung).
Selbsthilfegruppen stellen eine für die Krankheitsbewältigung sehr hoch einzuschätzende Hilfe dar.

Klinischer Fall

Schwierigkeiten der Verarbeitung einer bedrohlichen Diagnose.

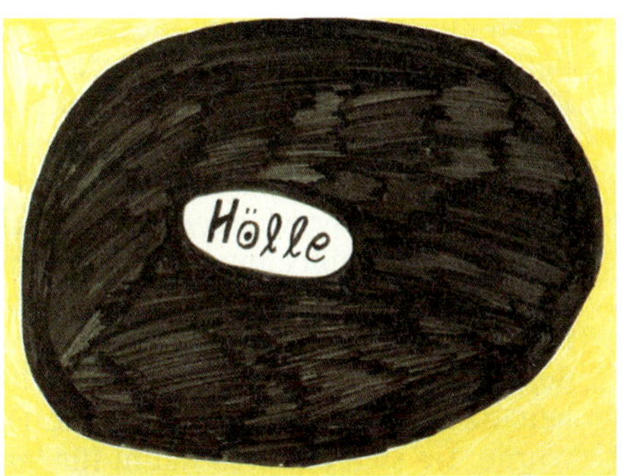

Bei einer 45jährigen Patientin, die schon lange Veränderungen an ihrer Brust beobachtet, aber einen Arztbesuch immer wieder verschoben hatte, wird ein Mammakarzinom im fortgeschrittenen metastasierenden Stadium diagnostiziert und die Indikation für eine (palliative) Ablatio gestellt. Die Patientin kann sich nicht für eine Operation entscheiden, darauf angesprochen verfällt sie wiederholt in einen Zustand von Handlungs- und Gesprächsunfähigkeit. Ihr verzweifelt anmutendes Nein, was sie einzig hervorzubringen in der Lage ist, läßt sich nicht als eine Entscheidung gegen eine Operation verstehen, sondern nur als ein hilfloser Versuch, sich gegen ein als vernichtend erlebtes Geschehen aufzulehnen. In Gesprächen mit dem hinzugezogenen Psychotherapeuten ließ sich die Entwicklung des Krankheitserlebens der Patientin vor dem Hintergrund einer durch fehlende bestätigende Zuwendung, manifeste körperliche Gewalt und frühe Trennungserfahrungen geprägten Lebensgeschichte verstehen. Die Patientin hielt im Grunde sich und ihre Umwelt bei schon nur geringen unangenehmen Erfahrungen für abgrundtief »böse« und bedrohlich. Sie konnte, und erst recht bei dieser bedrohlichen Situation, diesem Haß und Selbsthaß dann spontan keine guten haltgebenden Vorstellungen von sich oder dem Gegenüber mehr entgegensetzen. Nachdem die Patientin über dieses Verstehen und durch eine erste Differenzierung zwischen Krankheit und Lebensgeschichte einen emotionalen Zugang zu ihrem Krankheitserleben finden konnte, sah sie sich in der Lage, die Entscheidung für eine Behandlung zu treffen.

2.3.2 Psychosomatik maligner Erkrankungen

H. Schmidt

2.3.2 Psychosomatik maligner Erkrankungen

Nach der allgemeinen Untersuchung des Bedingungsgefüges psychosomatischer Aspekte chronischer Erkrankungen sollen diese jetzt am spezifischen Beispiel der Krebserkrankung konkreter dargestellt werden.
Die Spezifität der Krebserkrankung ist nur teilweise auf der Ebene der medizinischen Realität zu finden, denn auch andere Krankheiten haben unbekannte Ursachen, stellen sich in der Anfangsphase asymptomatisch dar, verlaufen häufig unaufhaltsam progredient, bilden eine häufige Todesursache. Eine spezifische medizinische Realität stellen zwar das invasive Wachstum und die Metastasenbildung dar, die für das Krankheitserleben seitens des Patienten und seitens des Arztes maßgebliche Spezifität besteht jedoch eher auf der psychologischen Ebene, in dem **Bedeutungshorizont,** der sich mit »Krebs« verbindet. Dieser Bedeutungshorizont ist gekennzeichnet durch Unheimlichkeit, Ungewißheit, Hilflosigkeit, Tod und durch das »Böse«, das mit dem Krebs assoziiert wird. Erkennbar wird dieser Horizont schon in der Sprache über Krebs: bösartig versus gutartig, »radikale« Behandlung, Zellen dringen ein, werden bekämpft, durch Killerzellen aufgefressen u. a. Dieser Bedeutungshorizont wird ständig unmerklich aufgeladen durch die Verwendung der Krebserkrankung und ihrer Begriffe zur Veranschaulichung von Terror, Verbrechen und Unheil in den Medien.
Zum Problem der Psychogenese der Krebserkrankung und des psychogen beeinflußbaren Verlaufes: Der Stand der empirischen Forschung ist der, daß sich zwar unübersehbare **Hinweise finden auf solche psychosomatischen**

Die für das Krankheitserleben der Krebserkrankung seitens des Patienten und seitens des Arztes maßgebliche Spezifität besteht im **Bedeutungshorizont,** der sich mit »Krebs« verbindet. Dieser Bedeutungshorizont ist gekennzeichnet durch Unheimlichkeit, Ungewißheit, Hilflosigkeit, Tod und durch das »Böse«, das mit dem Krebs assoziiert wird. Erkennbar wird dieser Horizont schon in der Sprache über Krebs: bösartig versus gutartig, »radikale« Behandlung, Zellen dringen ein, werden bekämpft, durch Killerzellen aufgefressen u. a. Dieser Bedeutungshorizont wird ständig unmerklich aufgeladen durch die Verwendung der Krebserkrankung und ihrer Begriffe zur Veranschaulichung von Terror, Verbrechen und Unheil in den Medien.

Die Eigenschaften der sog. »Krebspersönlichkeit« lassen sich am ehesten als reaktive Entwicklungen verstehen.

Zusammenhänge im engeren Sinne, doch sind diese Untersuchungsergebnisse untereinander und teilweise in sich selbst widersprüchlich. Was der sogenannten »Krebspersönlichkeit« an Hilflosigkeit, Depressivität, Religiösität u.a. zugeschrieben wird, läßt sich eher verstehen als reaktive Entwicklung, mitunter bereits im diagnostischen Vorfeld der Krebserkrankung.
Einen wichtigen Zugang zum Krankheitserleben eröffnet der Umstand, daß Patienten in der Darstellung ihrer Biographie Ereignisse auswählen, deren emotionale Qualität ihrem gegenwärtigen emotionalen Befinden entspricht. So berichtet z.B. eine Krebspatientin nach der Diagnose eines inoperablen Mageneingangskarzinoms spontan von der Hungerzeit nach dem Zweiten Weltkrieg. Selbst die Pferde hätten nichts mehr zu fressen gehabt, hätten die Grasnarbe gefressen, die Wiesen seien schwarz geworden.

Vom Patienten ausgewählte biographische Themen bieten einen Zugang zu seinem Krankheitserleben.
Bildhafte Darstellungen des Krankheitserlebens erlauben sowohl einen Zugang als auch eine Distanzierung. Dies ist paradigmatisch für 2 Pole der Dimension Krankheitsbewältigung: der **Hinwendung** einerseits, **Abwendung** andererseits. Dazwischen finden wir einen partiell oder graduell abgestuften **Zwischenraum,** beispielsweise in Form der **partiellen Verleugnung.**

Wenn Patienten mit solchen Bildern ihr Krankheitserleben mitteilen, nähern sie sich zum einen dem aktuellen Erleben an, schaffen sich und dem Arzt einen Zugang dazu, zum anderen sichert die Bildhaftigkeit die Möglichkeit der Distanzierung. Dies ist paradigmatisch für zwei Pole der Dimension Krankheitsbewältigung: **Hinwendung** einerseits, **Abwendung** andererseits, dazwischen der partiell oder graduell abgestufte **Zwischenraum.** Dieser Zwischenraum stellt sich häufig in Form der **partiellen Verleugnung** dar, auch »middle knowledge« genannt. **Zum Beispiel** berichtete eine Patientin mit einem Rezidiv eines Schilddrüsenkarzinoms, daß sie nicht wisse, welche Erkrankung sie habe. Es könne ja Krebs sein, aber sie wolle nicht wissen, was es sei. Da ihr nicht widersprochen wurde, wußte sie einerseits, daß ihre Befürchtung zutraf, andererseits hielt sie Angst und Scham über ihre Krankheit dadurch in Grenzen, daß die Diagnose nicht explizit ausgesprochen wurde, sie sich dadurch Raum für hoffnungsvollere Vorstellungen schaffte.

Krankheitserleben im Krankheitsverlauf

Neben individuellen Aspekten des Krankheitserlebens gibt es kollektiv geteilte Erlebensweisen, die entsprechend häufig auftreten.
Verleugnung und Rationalisierung hinsichtlich erster Symptome im Dienste der Angstabwehr führen oft zu einer verzögerten Diagnose (z.B. Blut im Stuhl, **rationalisierende Vorstellung:** »Hämorrhoiden«, Hinausschieben des Arztbesuches).
Wenn die Symptome bleiben oder gar stärker werden, die Verleugnung nicht aufrechterhalten werden kann, folgt mit dem Gang zum Arzt die **Zeit der Überweisungen und Untersuchungen.** Diese Zeit ist gekennzeichnet durch Warten, Hin-und-her-gerissen-Sein zwischen Angst und Hoffnung und durch **Ungewißheit.** Sie begleitet den Patienten über den ganzen Krankheitsverlauf hinweg:

- Ungewißheit über die Entstehung
- Ungewißheit über den aktuellen Stand der Erkrankung im Hinblick auf die Möglichkeiten und Grenzen der Diagnostik
- Ungewißheit über den weiteren Verlauf.

Krankheitserleben im Krankheitsverlauf

So individuell das Krankheitserleben von Patienten ist, so gibt es doch im Verlauf einer Krebserkrankung Erlebensweisen, mit deren Auftreten zu rechnen ist. Im folgenden wollen wir einen solchen Verlauf skizzieren und dabei in erster Linie den Ängsten des Patienten nachgehen.
Der Krankheitsverlauf beginnt mit dem **Auftreten der ersten Symptome** wie einer heiseren Stimme, die nicht mehr klar wird, dem Knoten in der Brust, dem Blut im Stuhl. Dem ersten kurzen Erschrecken wird mit **rationalisierenden Gedanken** (»Erkältung«, »zyklusbedingt«, »Hämorrhoiden«) begegnet oder mit Verleugnung. Die begleitende Angst, sich dem Arzt anzuvertrauen, wo aus einer Befürchtung schreckliche Gewißheit werden könnte, ist oft die Ursache einer verzögerten Diagnose.
Wenn die Symptome bleiben oder gar stärker werden, die Verleugnung nicht aufrechterhalten werden kann, folgt mit dem Gang zum Arzt die **Zeit der Überweisungen und Untersuchungen.** Diese Zeit ist gekennzeichnet durch Warten, Hin-und-her-gerissen-Sein zwischen Angst und Hoffnung und durch Ungewißheit. Ungewißheit ist ein Aspekt des Krankheitserlebens bei der Krebserkrankung, die den Patienten über den ganzen Verlauf hinweg begleitet. Es ist die **Ungewißheit** über die Entstehung der Krankheit, die subjektiven Krankheitstheorien einen großen Spielraum läßt. Diese Theorien werden einerseits hoffnungssuchend gebildet, können andererseits zu Scham und Schuldgefühlen, Verstärkung von Ängsten, auch zu Vorwürfen an die soziale Umwelt und daraus resultierenden Konflikten führen. Die Ungewißheit über den aktuellen Stand der Erkrankung ist im Hinblick auf die Grenzen der Diagnostik eine Realität. Das aufklärende ärztliche Gespräch hat in diesem Kontext dem Umstand Rechnung zu tragen, daß Ungewißheit einerseits belastend sein kann, andererseits Raum für hoffnungsvolle Vorstellungen läßt. Erfahrungsgemäß läßt sich mit dem Patienten offen darüber reden, ob sein Informationsstand der ihm persönlich angemessene ist. Drittens bleibt die Ungewißheit über den zukünftigen Verlauf der Erkrankung. In diesem Sinne gibt es keine Zeit »nach« der Krankheit, Patienten zögern nach einer Erstbehandlung, ob sie sagen können: »Ich **hatte** Krebs«.

Auch wenn die **Mitteilung der Diagnose** gut eingebunden ist in eine

Auch wenn die **Mitteilung der Diagnose** gut eingebunden ist in eine Beteiligung des Patienten am Stand der Diagnostik und noch ausstehender

Befunde, ist davon auszugehen, daß sie für den Patienten verletzend, kränkend, erschütternd und zunächst auch nicht faßbar ist. Patienten finden dazu Worte wie »Keulenschlag«, »Todesurteil«, »Vergewaltigung«, mit der Mitteilung sei alles zusammengebrochen. Auf diese Weise wird die Mitteilung der Diagnose im Erleben der Patienten und auch des mitteilenden Arztes zu einem aggressiven Akt mit den dazugehörigen Vorwürfen einerseits, Schuldgefühlen andererseits, die eine letztlich nicht vermeidbare Belastung der Arzt-Patient-Beziehung darstellen. Von der Bereitschaft des Arztes, in einer derart angespannten Situation für den Patienten gesprächsbereit zu bleiben, wird die weitere Tragfähigkeit der Arzt-Patient-Beziehung maßgeblich abhängen.

Beteiligung des Patienten am Stand der Diagnostik und noch ausstehender Befunde, ist davon auszugehen, daß sie für den Patienten verletzend, kränkend, erschütternd und zunächst auch nicht faßbar ist.
Dies stellt eine nicht vermeidbare Belastung der Arzt-Patient-Beziehung dar, die eine erhöhte Gesprächsbereitschaft des Arztes erfordert, um die Beziehung tragfähig zu halten.

Mit dieser Mitteilung der Diagnose werden alle mit der Metapher »Krebs« verbundenen Vorstellungen und Affekte, die bis dahin in gewisser Latenz blieben, geradezu schlagartig mobilisiert. Sie erzeugen eine **Erschütterung der Identität** des Patienten, die sich auf den drei Ebenen, der körperlichen, der seelischen und der sozialen Identität darstellen läßt. Mit seiner Lebensgeschichte entwickelt der Patient ein Körperbild, mit dem er sich identifiziert, ein »Körper-Ich«. In dem Sinne hat er nicht nur einen Körper, sondern er **ist** leiblich. Mit dem Verlust von Organen oder Funktionen ist damit die **körperliche Identität** verletzt. Sehr häufig wird von Patientinnen unter zytostatischer Behandlung der damit verbundene Haarausfall als die schrecklichste Nebenwirkung befürchtet oder erlebt. Zum einen ist dies ein Beispiel für die Heftigkeit des Verlustes der körperlichen Identität, zum anderen sind es jedoch auch diese Ängste in bezug auf »Nebenwirkungen«, die im bewußten Erleben im Vordergrund stehen, um weit bedrohlichere Vorstellungen und Todesangst fernhalten zu können.

Mit der Diagnose »Krebs« wird die **körperliche,** die **seelische** und die **soziale Identität** des Patienten in Frage gestellt.

Die **seelische Identität** wird zweifach erschüttert: Der Patient wird mit seiner Sterblichkeit und mit dem »Bösen« in ihm selbst konfrontiert, mit bedrohlichen und potentiell überwältigenden, als aggressiv bewerteten Selbstanteilen. Diese Bedrohung zeigt sich in subjektiven Theorien über die Krankheit als Strafe, Ausdruck von Sünde, in Ansteckungsängsten, oder aber auch in Bildern, die Patienten von sich selber mitteilen: so berichtete eine 70jährige Patientin, die durch ein leukämisches Infiltrat im Gesicht schrecklich entstellt war: Wenn sie in den Spiegel schaue, dann sehe sie einen Wolf. In der Erschütterung seiner körperlichen und seelischen Identität ist dem Patienten der Zugriff auf seine »guten inneren Objekte« (die Vorstellung von sich selbst als achtenswert, liebenswert, gut u. a.) erschwert. In seiner **sozialen Identität** fühlt er sich dadurch in wesentlich stärkerem Maße als vorher angewiesen auf die Bestätigung durch andere. Darüber hinaus projiziert er seine Selbstzweifel auf die Umwelt, ist sich deren Verläßlichkeit nicht mehr sicher, muß Mißtrauen, Scham, Zorn, Vorwürfe u. a. befürchten. Das führt dazu, daß Patienten in einer solchen Situation die Verläßlichkeit dieser Umwelt immer wieder aufs Neue erproben müssen, vordergründig sie in unnötig scheinender Weise belasten.

Die **Behandlungen,** Operation, Chemotherapie und Bestrahlung, stellen weitere Bedrohungen dar. Neben den Hoffnungen, die sich an die Behandlungen binden, gehen sie mit teilweise archaischen Ängsten einher; Narkoseangst als Todesangst, das Durchbrechen der körperlichen Ich-Grenze in dem Aufgeschnittenwerden, die Unheimlichkeit des Giftes im Körper, das Alleinsein mit dem unheimlichen Summen des Bestrahlungsgerätes, die Angst, verbrannt zu werden.

Die **Behandlungen,** Operation, Chemotherapie und Bestrahlung, stellen weitere Bedrohungen dar. Neben den Hoffnungen, die sich an die Behandlungen binden, gehen sie mit teilweise archaischen Ängsten einher.

Die **Entlassung** aus dem Krankenhaus ist oft mit Angst besetzt, da sie als eine Entlassung aus einer Umgebung erlebt wird, die jederzeit Hilfe und Versorgung gewährte, aus einer Umgebung, in der man auf Kranke eingestellt war. Je einschneidender die körperliche Veränderung, Behinderung oder Verstümmelung ist, desto angstvoller ist es, wieder auf sich selbst angewiesen zu sein oder auf die Hilfe der Angehörigen, die ebenso hilflos dieser neuen Situation gegenüberstehen könnten.

Die **Entlassung** aus dem Krankenhaus ist oft mit Angst besetzt, da sie als eine Entlassung aus einer Umgebung erlebt wird, die jederzeit Hilfe und Versorgung gewährte, aus einer Umgebung, in der man auf Kranke eingestellt war.

Auch wenn nach der Entlassung **kein** Rezidiv auftritt, der Patient als »potentiell geheilt« gilt, bleibt die Angst vor einem Rezidiv der Erkrankung in Form einer ständigen Bereitschaft bestehen, wir sprechen von **latenter Krisenbereitschaft.** So reagierte eine Patientin 5 Jahre nach einer Brusterkrankung mit panischer **Angst,** als sie bei einem grippalen Infekt die gleichen Sym-

Nach der Entlassung bleibt eine **latente Krisenbereitschaft** und **Angst** auch bei positiver medizinischer Prognose bestehen.

ptome – Müdigkeit, Gliederschmerzen, Antriebslosigkeit – wahrnahm, welche sie beim ersten Auftreten der Krankheit festgestellt hatte. Die 5 Jahre Rezidivfreiheit, die statistisch mit Heilung gleichgesetzt werden, haben für viele Patienten eine magische Bedeutung, die diese statistische Willkür zu einer Wirklichkeit werden läßt.

Ein infauster Verlauf konfrontiert mit **Todesangst**, die erlebt werden kann als
- Trennungsangst
- Angst vor dem Ich-Verlust
- Angst vor Endgültigkeit
- Angst vor dem Unbekannten.

Neben diesen Ängsten finden wir Vorstellungen in Todesnähe, die **Sehnsuchtscharakter** haben, die sich als Kehrseite der beschriebenen Ängste verstehen lassen, wodurch die Nähe von Sehnsucht und Angst im Kontext des Todes erklärbar wird.

Wenn die Erkrankung einen chronischen Verlauf nimmt mit Rezidiven, erneuten Operationen, zytostatischen Behandlungen, Bestrahlungen, dann wiederholen sich die Beschwerden und Ängste, überschattet von der zunehmend der realen Situation entsprechenden **Todesangst.** Sie kann als Trennungsangst erlebt werden, als Angst vor einem Ich-Verlust, als Endgültigkeit und Starre oder als Angst vor dem absolut Unbekannten.

Neben diesen beispielhaft genannten Ängsten finden wir Vorstellungen in Todesnähe, die **Sehnsuchtscharakter** haben, die sich als Kehrseite der beschriebenen Ängste verstehen lassen, wodurch die Nähe von Sehnsucht und Angst im Kontext des Todes erklärbar wird. In diesem Sinne wird Trennung dann ersehnt als Losgelöstheit von dysphorischen Aspekten zwischenmenschlicher Beziehungen, Ich-Verlust wird ersehnt in Form eines Sich-hingeben-Könnens, die Verantwortung abzugeben, sich anzuvertrauen. Endgültigkeit und Starre enthalten das ersehnte Bild der Ruhe, und das Unbekannte wird hoffnungsvoll ersehnt als Erlösung versprechende Veränderung des leidvollen terminalen Zustandes.

Im **Umgang mit Sterbenden** treten diese Ängste und Hoffnungen mit großer Heftigkeit auch auf seiten der Behandler auf.

Die Auseinandersetzung mit Sterben und Tod ist als kontinuierlicher und vielschichtiger Kampf und nicht als phasenhafter Prozeß zu sehen. Neben den verschiedensten Formen der Krankheitsbewältigung ist bei Todkranken festzustellen, daß sich immer wieder **Hoffnung** gestaltet. Hoffnungslosigkeit ist der Inbegriff einer depressiven Qual, die nicht mit dem Leben vereinbar scheint. Dabei bezieht sich die Hoffnung nicht unbedingt auf die Heilung von der Erkrankung, sondern bspw. auf die Möglichkeit, unerledigte Angelegenheiten noch zu Ende führen zu können, auf einen Erhalt der sozialen Unterstützung oder auf religiöse Inhalte.

Im **Umgang mit Sterbenden** treten diese Ängste und Hoffnungen und das dadurch bestimmte Krankheitserleben, das dann zu einem Sterbeerleben und Erleben von Todesnähe wird, mit großer Heftigkeit auch auf seiten der Behandler auf.

Von *Kübler-Ross* wurde versucht, die Auseinandersetzung mit Sterben und Tod als einen phasenhaften Prozeß zu beschreiben, der sich von einer anfänglichen Verleugnung über zorniges Aufbegehren, Verhandeln mit dem Schicksal in eine Depression entwickelt, aus der heraus dann Zustimmung und Akzeptanz des Todes entstehen kann. Die Erfahrung zeigt, daß diese Phasen in der Realität keine stetige Entwicklung darstellen, die verschiedenen Formen der Organisation der intrapsychischen Abwehr (oder der Coping-Strategien) wiederholen sich, überlagern sich, stellen sich in Ambivalenzen dar und führen bei weitem nicht immer zu der Phase der Akzeptanz. Neben den verschiedensten Formen und Phasen der Krankheitsbewältigung ist bei Todkranken festzustellen, daß sich immer wieder **Hoffnung** gestaltet. Hoffnungslosigkeit ist der Inbegriff einer depressiven Qual, die nicht mit dem Leben vereinbar scheint. Dabei bezieht sich die Hoffnung gar nicht immer auf die Heilung von der Erkrankung, was von den Behandelnden oft gemeint ist, wenn sie davon sprechen, daß Patienten »keine Hoffnung« mehr haben. Das Ziel, auf das die Hoffnung sich richtet, kann auf einer ersten Ebene darin bestehen, bestimmte Dinge noch tun zu können, bestimmte Ereignisse noch zu erleben, Unerledigtes zu Ende führen zu können. Eine zweite Ebene der Hoffnung richtet sich auf die soziale Umwelt, Hoffnung, daß dem Patienten seine Autonomie soweit wie möglich bewahrt bleibt, daß er Nähe und Zuwendung erlebt, seine Umwelt als zuverlässig und beständig. Eine dritte Ebene der Hoffnung ist die religiöse Ebene, in deren Vorstellungen die Grenze des Todes aufgehoben wird und eine gute Form des Seins danach erhofft wird.

Für den begleitenden Arzt besteht die Schwierigkeit darin, den Tod des Patienten, seine vielleicht ganz andere Art diesen zu gestalten und darin Werte zu setzen, zu akzeptieren.

Die heftigen Affekte, die Todesvorstellungen begleiten, verführen häufig zu einer impliziten oder expliziten Setzung von Normen oder Werten, was ein »gutes Sterben« sei. In dem Sinne ist die Akzeptanz des Todes eine sehr positiv bewertete Vorstellung, zum gegebenen Zeitpunkt nachgeben zu können, ohne dieses Nachgeben als ein Aufgeben zu erleben. Für den begleitenden Arzt besteht die Schwierigkeit darin, den Tod des Patienten, seine vielleicht ganz andere Art diesen zu gestalten und darin Werte zu setzen, zu akzeptieren. Letztlich sind Vorstellungen über den guten Tod zu interpretieren als ein Versuch, sich über Idealisierung vor unkontrollierbarer Todesangst und Verzweiflung zu schützen.

Therapie. Grundsätzlich gilt für die **psychotherapeutische Behandlung** von krebskranken Patienten das gleiche, was in allgemeiner Form im *Kap. »Chronische Krankheiten«, S. 1586ff.* über die Psychotherapie gesagt wurde. Spezifisch für die Psychotherapie Krebskranker ist nun, daß in den letzten Jahren zunehmend Psychotherapiemodelle entstanden sind, die den Anspruch erheben oder die Erwartung wecken, den Verlauf einer Krebserkrankung beeinflussen zu können. Die Hoffnung bindet sich dabei an eine günstige Beeinflussung der Immunabwehrlage durch Aufarbeitung ungelöster seelischer Konflikte oder Traumata. Der derzeitige Forschungsstand weist dazu weder eine befriedigend präzise Theorie noch solche Hoffnungen begründende empirische Ergebnisse auf. Und schon gar nicht scheint es gerechtfertigt, im Falle eines einzelnen Patienten solche Erwartungen zu wecken oder zu fördern. Die Erwartungen des Patienten auf Heilung der Krebserkrankung durch Veränderung seelischer oder sozialer Befindlichkeit bilden jedoch sowohl für den Arzt als auch für den Psychotherapeuten, der sich entscheidet, einen Krebspatienten zu behandeln, einen Zugang zu den intrapsychischen oder sozialen Aspekten, die neben der Krebserkrankung das seelische Leiden des Patienten ausmachen.

Therapie Zur **psychotherapeutischen Behandlung** krebskranker Patienten sind in den letzten Jahren zunehmend Psychotherapiemodelle entstanden, die den Anspruch erheben oder die Erwartung erwecken, den Verlauf einer Krebserkrankung beeinflussen zu können. Die Hoffnung bindet sich dabei an eine günstige Beeinflussung der Immunabwehrlage durch Aufarbeitung ungelöster seelischer Konflikte oder Traumata. Der derzeitige Forschungsstand weist dazu weder eine befriedigend präzise Theorie noch solche Hoffnungen begründende empirische Ergebnisse auf. Es ist nicht gerechtfertigt, bei Patienten solche Erwartungen zu wecken oder zu fördern.

2.3.3 Koronare Herzkrankheiten und Herzinfarkt

B. Linge-Gentner

Dem Organ Herz kommt im subjektiven Erleben eine besondere Bedeutung quasi als Zentrum des Lebens, als Motor zu. Eine Erkrankung am Herzen erscheint daher subjektiv nicht mit dem Leben vereinbar und stellt eine Todesbedrohung dar.

2.3.3 Koronare Herzkrankheiten und Herzinfarkt

Jeder Herzinfarkt ist ein lebensgeschichtlicher Einbruch. Er betrifft das Organ, welches im subjektiven Erleben als Zentrum des Lebens gilt.

Psychosoziale Aspekte

Bis heute ist die Genese der KHK nicht völlig geklärt. Sicher ist, daß es sich um ein **multifaktoriell bedingtes Leiden** handelt. Ausgedehnte epidemiologische Studien beschäftigten sich in den letzten Jahrzehnten nicht nur mit den physikochemischen, sondern auch mit den psychosozialen Risikofaktoren. Da die traditionellen Risikofaktoren (Rauchen, Übergewicht, Bluthochdruck, Hypercholesterinämie) nur zur Hälfte das Auftreten der KHK erklären, liegt es nahe, zu untersuchen, ob und in welchem Ausmaß psychosoziale Faktoren ebenfalls Risikofaktoren darstellen.

Während noch bis in die 50er Jahre der Herzinfarkt als Erkrankung der höheren Sozial- und Bildungsschichten galt (Managerkrankheit), ist der Herzinfarkt seit den 70er Jahren zunehmend eine Todesursache der unteren sozialen Schichten (ungelernte und angelernte Arbeiter) geworden. Für diese Entwicklung werden verschiedene Gründe verantwortlich gemacht. Angehörige der unteren Schichten weisen **geringere soziale Beziehungen** auf, einem funktionierenden **sozialen Netz** scheint aber eine wichtige Schutzfunktion zuzukommen. Die erhöhte Gefährdung bzw. Erkrankungsinzidenz wird aber auch mit der **stärkeren sozioökonomischen Bedrohung** in Zusammenhang gebracht. So sind Angehörige der unteren Bildungsschicht in Zeiten ökonomischer Instabilität stärker von der Unsicherheit des Arbeitsplatzes sowie von Arbeitslosigkeit bedroht. Bei der Untersuchung der beruflichen Situation von Herzinfarktpatienten stellt sich allerdings die Schwierigkeit, beruflichen »Streß« genauer zu definieren. Belastungen am Arbeitsplatz sind nicht tätigkeitsbezogen, sondern vielmehr durch Beziehungen zu Mitarbeitern, Leistungsmotivation, Anerkennung und Handlungsspielraum mitbedingt. Es kann daher nicht von einem typischen Herzinfarktberuf gesprochen werden.

Einen zweiten Schwerpunkt der Untersuchung der psychosozialen Zusammenhänge stellt die **Life-event-Forschung** dar. Sie untersucht den Zusammenhang zwischen lebensverändernden Ereignissen (Tod eines Angehörigen, schwere Erkrankung, Arbeitslosigkeit) und Krankheitsbeginn. Einige Untersuchungen weisen auf eine Häufung solcher Ereignisse in den Mona-

Psychosoziale Aspekte

Die Genese der **multifaktoriell bedingten KHK** ist nicht völlig geklärt. Somatische und physikochemische Risikofaktoren werden durch psychosoziale Risikofaktoren ergänzt.

Herzinfarkte treten immer häufiger in den unteren Sozialschichten auf. Deren **besondere Belastungen** sind z. B.:

- geringere soziale Beziehungen,
- damit geringerer Schutz durch das soziale Netz
- erhöhte ökonomische Unsicherheit und Bedrohtheit.

Es gibt keinen »Infarktberuf«. Berufliche Belastungen werden durch soziale Beziehungen, Motivation, Anerkennung und Handlungsspielraum beeinflußt.

Die **Life-event-Forschung** untersucht den Zusammenhang zwischen lebensverändernden Ereignissen und dem Krankheitsbeginn.

Der Einfluß lebensverändernder Ereignisse, die vor dem Infarkt gehäuft aufzutreten scheinen, ist nicht objektiv bestimmbar. Wesentlich ist vielmehr die subjektive Einschätzung und innerpsychische Verarbeitung.
Infarktpatienten tragen psychosoziale Spannungen eher nicht aus und schätzen emotionale Belastungen hoch ein. Dieses Verhalten läßt sie Lebensereignisse belastender erleben als Kontrollpersonen.

ten vor Erkrankungseintritt bei Herzinfarktpatienten hin. In anderen Untersuchungen scheint dieser Zusammenhang nicht nachweisbar. Dieser scheinbare Gegensatz ist jedoch auflösbar, wenn man die Bewertung der Ereignisse durch die Patienten mit einbezieht. So neigen Infarktpatienten aufgrund ihrer Persönlichkeitsstruktur dazu, psychosoziale Spannungen nicht auszutragen und die emotionalen Belastungen durch Lebensereignisse deutlich höher einzuschätzen. Dieses Verhalten läßt sie aber Lebensereignisse belastender erleben als Kontrollpersonen. Dieser Aspekt läßt nochmal die Wichtigkeit der Betrachtung subjektiver Belastungen bei zukünftigen Studien erkennen. So ist wohl eher die innerpsychische Verarbeitung und weniger die äußere Lebenssituation krankheitsauslösend.

Persönlichkeitsmerkmale von Herzinfarktpatienten

Bedeutsam für die KHK erscheint das **Typ-A-Verhalten mit:**
- Ungeduld, Reizbarkeit
- starkem Bedürfnis nach Anerkennung und Erfolg
- ausgeprägtem Konkurrenz- und Kontrollverhalten
- Feindseligkeit und
- unterdrücktem Ärger.

Besonders die beiden letzten Komponenten **(Feindseligkeit, unterdrückter Ärger)** wirken sich auf den Schweregrad der KHK aus.

Persönlichkeitsmerkmale von Herzinfarktpatienten

Neben somatischen, genetischen und psychosozialen Faktoren wurden schon frühzeitig bestimmte Persönlichkeitsmerkmale von KHK-Patienten beschrieben. Ausgangspunkt bildeten dabei die Beobachtungen von *Roseman* und *Friedman* in den 50er Jahren zum sogenannten **Typ-A-Verhalten.** Menschen mit diesem Verhaltensmuster zeichnen sich aus durch Ungeduld, Hast, Eile, Reizbarkeit und Aggressivität, bei gleichzeitig ausgeprägtem Bedürfnis nach Anerkennung und Erfolg. Ihre Ziele bleiben vage, doch halten sie hartnäckig daran fest und zeigen ein ausgeprägtes Konkurrenz- und Kontrollverhalten.
In den folgenden Jahren konnte in einigen prospektiven Studien ein Zusammenhang zwischen Typ-A-Verhalten und der Entwicklung einer KHK belegt werden. Widersprüchlich waren jedoch die Studien über Typ-A-Verhalten und koronar-angiographisch nachweisbaren Schweregrad der Koronarsklerose. Auch neuere prospektive Studien konnten eine Spezifität des Typ-A-Verhaltens für die KHK nicht bestätigen bzw. zeigten widersprüchliche Ergebnisse. Es scheint vielmehr so, daß bestimmte Komponenten des Typ-A-Verhaltens, nämlich **Feindseligkeit** (hostility) und **unterdrückter Ärger** für die Ausprägung der KHK von Bedeutung sind.

Psychodynamische Überlegungen

Koronarkranke wirken besonders unauffällig, eher **überangepaßt** an Werte einer Leistungsgesellschaft. Das betonte Streben nach Autonomie und Objektkontrolle erweist sich als Bewältigung eines depressiven Grundkonflikts mit Abwehr von Abhängigkeitsbedürfnissen.
Als **Abwehrmechanismen** dienen:
- Verdrängung, Affektspaltung und -isolierung
- Rationalisierung
- Identifikation mit strengen Normen
- Flucht in Aktivität und
- gesteigerte orale Bedürfnisse.

Psychodynamische Überlegungen

Beim Versuch der psychodynamischen Interpretation der oben beschriebenen Persönlichkeitsmerkmale fällt zunächst auf, daß Koronarkranke nicht dem typischen Bild neurotischer Menschen im engeren Sinne entsprechen. In unserer Leistungsgesellschaft können sie mit ihrem Ehrgeiz, Konkurrenzverhalten und der Vermeidung unmittelbarer aggressiver Auseinandersetzungen sogar als besonders normal und **überangepaßt** bezeichnet werden. Das starke Streben nach Autonomie und Kontrolle der Objekte wehrt tieferliegende Bedürfnisse nach Abhängigkeit und Versorgtwerden ab. Es handelt sich hierbei um die charakterologisch fixierte Bewältigungsmöglichkeit eines depressiven Grundkonflikts, nämlich der Angst vor Trennung und Verlust oder Abwendung wichtiger Objekte. Als **Abwehrmechanismen** dienen neben der Verdrängung die Affektspaltung und -isolierung sowie die Rationalisierung. So stellt vielfach auch die berufliche »Überarbeitung« ein Abwehrverhalten gegenüber inneren Konflikten dar. Aus Identifikation mit einer »väterlichen Welt« flüchten Infarktpatienten in Aktivität und Leistung, um immer wieder ihren Wert zu beweisen und so einem häufig strengen und rigiden Über- Ich gerecht zu werden. Andererseits muß die Ausprägung bestimmter Risikofaktoren bzw. Lebensumstände als Ausdruck der Persönlichkeit des Erkrankten gesehen werden. Exzessives Rauchen, Übergewicht sowie Alkoholkonsum sind wohl auch vor dem Hintergrund einer überwiegend durch gesteigerte orale Bedürfnisse hervorgerufenen Verhaltensweise zu sehen.

Pathophysiologische Mechanismen

Entsprechend der multifaktoriellen Genese der KHK ist der Beitrag psychischer Wirkfaktoren wahrscheinlich in verschiedenen Bereichen zu suchen. Als Mediatoren fungieren die Hormone des sympathischen Nebennierenmarksystems und des Hypophysen-Nebennierenrindensystems. Unter psychischen Belastungen wird sowohl beim Tier als auch beim Menschen eine Aktivierung beider Systeme beobachtet. So hat der erhöhte Katecholaminspiegel sowohl direkte hämodynamische Auswirkungen (Blutdruckerhöhung, Frequenzanstieg, Induktion von Arrhythmien), als auch eine Lipidmobilisation und eine Erhöhung der Thrombozytenaggregation zur Folge. Auch eine direkt schädigende Wirkung der Katecholamine am Herzen wird angenommen. Dies alles sind jedoch **arteriosklerosefördernde Pathomechanismen.**

Pathophysiologische Mechanismen

Über hormonale Mediatoren des sympathischen Nebennierenmark- und Hypophysen- Nebennierenrindensystems führen psychische Belastungen zu **arteriosklerosefördernden Pathomechanismen** wie Blutdruck- und Frequenzanstieg, Induktion von Arrhythmien, Lipidmobilisation und Erhöhung der Thrombozytenaggregation.

Klinischer Fall

Krankheitsverhalten eines Infarktpatienten.
Ein 60jähriger Selbständiger (kleines Zoogeschäft) verspürt bei einer Wanderung im Sommer am Wochenende um die Mittagszeit erstmals Oberbauchschmerzen. Trotz der Symptomatik besteht er auf einer Fortführung der Wanderung bis zum Gipfel. In den nächsten Tagen verspürt er rezidivierende Oberbauchschmerzen, die von ihm nach Konsultation eines »Gesundheitsratgebers« als Magenverstimmung auch gegenüber der Ehefrau deklariert werden. Der Ehefrau fällt seine extreme Anspannung und Arbeitswut in diesen Tagen auf. Erst am 8. Tag nach dem initialen Schmerzereignis sucht der Patient schließlich den Hausarzt auf, der nach Anfertigung eines EKGs umgehend die Diagnose Vorderseitenwandinfarkt stellt. Während des Transports ins Krankenhaus überredet der Patient die Krankenwagenfahrer, nicht wie vorgesehen das örtliche Stadtkrankenhaus, sondern eine kleinere Vorortklinik aufzusuchen, da doch »der ganze Aufwand nicht notwendig sei«.

Krankheitsverarbeitung in der stationären und poststationären Phase

Ein Herzinfarkt ist eine potentiell tödliche Erkrankung. Um so mehr erstaunt es zunächst, daß die Konsultation des Hausarztes bzw. die stationäre Aufnahme in vielen Fällen um Stunden, ja oft um Tage, verzögert wird. Diese Verzögerung trägt aber wesentlich zur hohen Mortalität des Herzinfarktes bei, die ersten Stunden sind entscheidend.
Offenbar ist die mit der Todesgefahr verbundene Bedrohung derart überwältigend, daß sie verleugnend abgewehrt werden muß. Die Symptome werden bagatellisiert oder nicht dem Herzen zugeordnet, in »ungefährlichere« Organe verschoben.
Die **Intensivstation** mit ihrem hohen Personal- und Apparateaufwand wirkt auf viele Patienten zunächst entängstigend, vermittelt eine perfektionistische Welt, »alles unter Kontrolle«. Gerade in dieser Phase der Erkrankung ist es wichtig, das Gespräch mit dem Patienten zu suchen. Durch frühzeitige Information und Herstellung einer vertrauensvollen Beziehung kann die Mitarbeit des Patienten gewonnen werden, dies vermindert Angst und Unsicherheit. Der Patient muß Raum haben, sich auch emotional zu äußern und Phantasien über das Wesen seiner Erkrankung zuzulassen.
Wesentlich ist auch die genaue Besprechung der Medikation, da die Patienten einerseits zu Bagatellisierung ihrer Schmerzen neigen und so Schmerzmittel unterdosiert werden. Andererseits erleben sie aber die mit der notwendigen Sedierung verbundene körperliche Schwächung und Passivität als äußerst bedrohlich. Aufgrund ihrer prämorbiden Persönlichkeitsstruktur akzeptieren aber selbst in dieser akuten Phase einige Patienten nicht die auferlegte Schonung und Ruhe. Die als äußerst ambivalent erlebten Abhängigkeitswünsche müssen abgewehrt und verleugnet werden. Die Reaktion ist entweder ein depressiv-ängstlicher Rückzug oder eine Verleugnung und entsprechend das Übertreten der therapeutischen Vereinbarungen. Wichtig ist es, als Arzt den persönlichkeitsimmanenten Bedürfnissen des Patienten nach Autonomie und Wiederherstellung der Leistungsfähigkeit verständnisvoll zu begegnen.

Krankheitsverarbeitung in der stationären und poststationären Phase

Nach Eintritt des Infarkts verzögert der Patient oft die lebensnotwendige, schnelle ärztliche Hilfe. Er versucht, die Todesbedrohung zu verleugnen, die Beschwerden zu bagatellisieren.

Die **Intensivstation** mit ihrem hohen Personal- und Apparateaufwand wirkt auf viele Patienten zunächst entängstigend, vermittelt eine perfektionistische Welt, »alles unter Kontrolle«. Dies ersetzt jedoch nicht das für die Krankheitsverarbeitung und Kooperation notwendige Gespräch.

Infarktpatienten erleben Schwäche und Passivität als besonders bedrohlich. Einige Patienten können daher Ruhe und Schonung nicht akzeptieren und übertreten Vereinbarungen oder ziehen sich depressiv-ängstlich zurück.

Klinischer Fall

Ein 30jähriger Schichtarbeiter, Kettenraucher, verspürt am Arbeitsplatz erstmals einen retrosternalen heftigen Schmerz. Es erfolgt die Einweisung auf die Intensivstation und nach Diagnosestellung (Vorderwandinfarkt) wird die sofortige Lysetherapie eingeleitet. Dies alles läßt der Patient passiv über sich ergehen, stellt wenig Fragen und erklärt »die Ärzte müssen es schon wissen«. Am zweiten Tag wird er dann von einer Schwester im Stuhl sitzend mit einer brennenden Zigarette ertappt. Darauf angesprochen verkündet er lachend, er habe doch nur eine Angina.

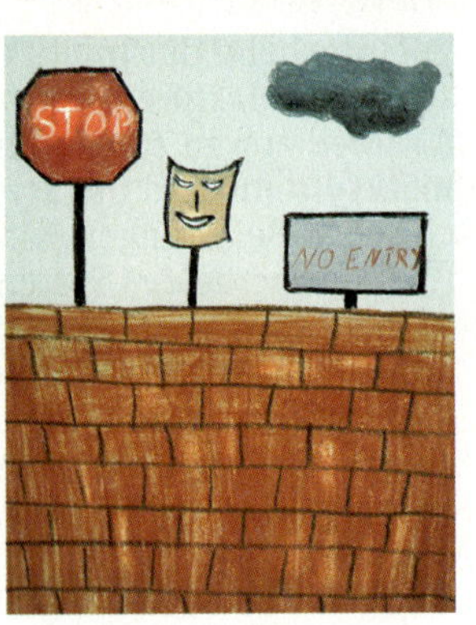

Die Verlegung auf eine **Normalstation** verstärkt Ängste (die Technik und ständige Überwachung der Intensivstation vermittelt ein Gefühl der Sicherheit), die in einem Verlegungsgespräch abgefangen werden sollten.

Mit Verlegung auf die **Normalstation** treten bei vielen Patienten kurzfristig verstärkt Ängste auf. Durch ein Verlegungsgespräch können diese Ängste gemindert werden und dadurch die Zahl der Rückverlegungen wegen Komplikationen vermindert werden. Nach Überwindung der akuten Bedrohung muß sich der Patient jetzt und noch stärker dann in der Rehabilitationsphase mit der Tatsache, an einer chronischen Erkrankung zu leiden, auseinandersetzen. Er erfährt Einschränkungen und Verzichte in vielen Lebensbereichen. Insbesondere diese Einschränkungen kränken sein Selbstwertgefühl, sein Selbstkonzept. Dies führt zum Gefühl von Wut und Aggressivität, die vor allem auch in der Arzt-Patient-Beziehung spürbar werden.

Rehabilitationsphase

In der Rehabilitationsphase muß sich der Patient mit der chronischen Krankheit und ihren Folgen auseinandersetzen (Einschränkungen und Verzicht in vielen Lebensbereichen). Therapieziel ist die Unterstützung der Patienten bei dieser Verarbeitung. Hilfreich für die oft auf Autonomie drängenden Patienten ist eine **partnerschaftliche Arzt-Patient-Beziehung** und die themenzentrierte **Arbeit in Gruppen** mit »Leidensgenossen«. Themen der Gruppentherapie sind:
- realitätsbezogen
- betreffen krankheitsbedingte Einschränkungen und
- zielen auf Veränderung riskanten Verhaltens.

Hilfreich ist u. U. die Einbeziehung von Lebenspartner und Familie.

Rehabilitationsphase

Therapeutische Aufgabe in der Rehabilitationsphase ist die Unterstützung des Patienten in seinem Bemühen, »Leben wieder zu lernen«. Dabei wird sich keine Veränderung der Persönlichkeitsstruktur erzielen lassen. Ziel ist es vielmehr, den Patienten in der Verarbeitung der Erkrankung und deren seelischen, körperlichen und sozialen Folgen zu unterstützen. Bei den stark auf Autonomie drängenden Patienten ist eine **partnerschaftliche Arzt-Patient-Beziehung** anzustreben. Als sehr hilfreich hat sich hier die **Arbeit in Gruppen** erwiesen. Sinnvoll ist ein themenzentriertes Vorgehen, das ganz reale Veränderungen der Lebensumstände der Patienten aufgreift. So scheint am ehesten, eine Veränderung der selbstdestruktiven Lebensweise (Rauchen, Übergewicht, Überarbeitung durch Überstunden u. a.) zu erzielen. Nicht zu unterschätzen ist aber auch der unterstützende Aspekt der »Leidensgenossen« in der Gruppe. Dies begünstigt eine Wiederherstellung und Restitution des in Frage gestellten Selbstbildes. Einen sehr wichtigen Beitrag leisten hier auch die Koronarsportgruppen, da für viele Patienten Gesundheit mit körperlicher Leistungsfähigkeit gleichgesetzt wird und der Patient seine Selbstbestätigung weitgehend über Leistung bezieht.
Die Bedeutung des Lebenspartners in dieser Phase der Genesung wird zunehmend höher eingeschätzt. Die prämorbide Rollenverteilung in der Partnerschaft ist durch die Erkrankung ganz abrupt in Frage gestellt. Wichtig für die poststationäre Phase und die berufliche Wiedereingliederung ist die innerfamiliäre Auseinandersetzung mit der Erkrankung und ihren Konsequenzen. Hier können die Lebenspartner und die Familie einen wesentlichen Beitrag leisten.

Therapie In der Akutphase kann bei depressiven oder aggressiven Reaktionen eine **supportive,** entängstigende **Psychotherapie** indiziert sein. Wichtig bei den psychotherapeutischen Hilfen ist es zu respektieren, daß es den Patienten schwerfällt, Hilfe anzunehmen.

Therapie. In der Akutphase der Erkrankung, also während der Behandlung auf der Intensivstation, kann die Indikation für eine **supportive Psychotherapie** gegeben sein, nämlich wenn eine ausgeprägte depressive Reaktion oder aber aggressive Abwehrhaltung die Behandlung des Patienten und insbesondere seine Kooperationsbereitschaft gefährden. Auch die besondere Situation reanimierter Patienten kann solche Angebote erforderlich machen. Diese Gespräche sollten Raum für emotionale Äußerungen bieten, sich an

realen Problemen orientieren und insgesamt den Trauerprozeß unterstützen. Wichtig ist es aber immer, die persönlichkeitsimmanenten Probleme der Herzinfarktpatienten, Hilfe anzunehmen, zu respektieren.
In der Rehabilitationsphase gibt es unterschiedliche Therapieansätze. Versuche einer konfliktbearbeitenden, analytischen Einzeltherapie haben wegen der mangelnden Introspektionsfähigkeit und der charakterlichen Abwehrhaltung der Herzinfarktpatienten bisher wenig Erfolg gezeigt. Am sinnvollsten scheinen **gruppentherapeutische Ansätze** mit auf Krankheitsthemen zentrierter Ausrichtung. Hilfreich und auf die Bedürfnisse der Patienten abgestimmt scheint eine Kombination der Gruppentherapie mit **Entspannungstraining** und Bewegungstraining. **Verhaltenstherapeutische** Trainingsprogramme zielen darauf, durch Verhaltensanweisungen und Techniken zur kognitiven **Umstrukturierung** eine Veränderung des Typ-A-Verhaltens zu erzielen.

In der Rehabilitationsphase ist die Kombination von themenzentrierter **Gruppentherapie** mit **Entspannungs- und Bewegungsverfahren** hilfreich, u. U. auch **verhaltenstherapeutische Umstrukturierung** des Typ-A-Verhaltens, eher selten eine analytische Einzeltherapie.

2.3.4 Psychosomatische Aspekte von HIV/AIDS

U. Clement

2.3.4 Psychosomatische Aspekte von HIV/AIDS

Unter psychosomatischer Perspektive sind an AIDS verschiedene objektiv und subjektiv wirksame Aspekte von Bedeutung. Das Assoziationsfeld von Promiskuität, Sucht und Kontrollverlust beeinflußt alle Beziehungen zwischen HIV-Infizierten und ihrem Umfeld, auch die Arzt-Patient-Beziehung. Nachdem sich die öffentliche AIDS-Diskussion zunehmend versachlicht hat, können Ängste, aber auch Vorbehalte und Schuldzuweisungen in eher subtiler und verdeckter Form eine Rolle spielen. AIDS bleibt aber eine stark affektiv besetzte Krankheit. Das prägt auch die subjektiven Krankheitstheorien und damit die psychische Verarbeitung der Infektion.

AIDS ist eine stark affektiv besetzte Krankheit. Davon ist auch die Arzt-Patient-Beziehung berührt. So können Angst und Vorbehalte die ärztliche Zuwendung beeinträchtigen.

HIV-Antikörper-Test und Beratung

Eine HIV-Infektion läßt sich erst durch einen HIV-Antikörper-Test nachweisen. Angesichts der schwerwiegenden psychischen Folgen ist in einer gründlichen Testberatung abzuwägen, ob der Vorteil des Wissens um den eigenen Serostatus tatsächlich den Nachteil der psychischen Belastung einer Infektion übertrifft. In jedem Fall ist die Entscheidung für oder gegen den Test nur individuell zu treffen. Entscheidungen für den Test, die sich auf präventive Überlegungen gründen (wer seine Infektion kennt, kann sich und andere schützen), überschätzen in aller Regel den verhaltensleitenden Effekt des Wissens um die Infektion. Nur in Kombination mit guter Beratung ist der HIV-Test sinnvoll.
Wird nach abgewogener Beratung ein Test durchgeführt und zeigt der Screening- ebenso wie der Bestätigungstest ein positives Ergebnis, dann erfordert die Mitteilung des Testergebnisses größte beraterische Sorgfalt. Dazu gehört auf seiten des Arztes bzw. Beraters zunächst das Bewußtsein, daß er eine massiv in das Leben eingreifende Mitteilung macht und mit Dekompensationen rechnen muß. Als praktische Hilfen für das Aufklärungsgespräch hat sich bewährt, das erste Gespräch nicht mit zuviel Information zu belasten, die der Patient erfahrungsgemäß im ersten Schock ohnehin nicht aufnehmen kann, sondern die Verabredung eines **ausführlicheren zweiten Gesprächstermins** nach ein oder zwei Tagen. Der Arzt muß in den kritischen Tagen nach der Diagnosemitteilung, wenn die Patienten sich häufig mit Suizidgedanken tragen, für den Patienten leicht zu erreichen sein. Diese Zuverlässigkeit ist die Basis für das Vertrauen in die spätere medizinische Betreuung. Wenn es möglich ist und vom Patienten akzeptiert wird, empfiehlt es sich, Partner oder vertraute Familienmitglieder als Stütze mit einzubeziehen.

HIV-Antikörper-Test und Beratung

Angesichts der schwerwiegenden psychischen Folgen ist in einer gründlichen Testberatung abzuwägen, ob der Vorteil des Wissens um den eigenen Serostatus tatsächlich den Nachteil der psychischen Belastung einer Infektion übertrifft.
Entscheidungen für den Test, die sich auf präventive Überlegungen gründen (wer seine Infektion kennt, kann sich und andere schützen), überschätzen in aller Regel den verhaltensleitenden Effekt des **Wissens um die Infektion.** Nur in Kombination mit guter Beratung ist der HIV-Test sinnvoll.
Die Mitteilung eines positiven Testergebnisses erfordert größte beraterische Sorgfalt, da ein positives Testergebnis zu psychischer Dekompensation führen kann. Deshalb muß der Arzt in den kritischen Tagen nach der Diagnosemitteilung für den Patienten leicht zu erreichen sein, und es sollte ein **zweiter, ausführlicher Gesprächstermin** verabredet werden.

Merke ▶

> **Merke.** Die Aufklärung über Infektionsrisiken (»safer sex«; »safer use« bei Drogenabhängigen), Hygienestandards und Gesundheitsverhalten kann erst dann wirksam geleistet werden, wenn sich die erste Verzweiflung gelegt hat und der Patient wieder aufnahmefähig ist.

Psychologisch hochbedeutsam ist, daß in der Aufklärung auch der Aspekt von Hoffnung vermittelt wird.

Psychologisch hochbedeutsam ist, daß in der Aufklärung auch der Aspekt von – realistischer, nicht verleugnender – Hoffnung vermittelt wird, also die Tatsache, daß mit einer HIV-Infektion auch eine lange Lebenszeit möglich sein kann.

Psychische Verarbeitung

Bei der Verarbeitung eines positiven Testergebnisses gibt es verschiedene Phasen:
Im ersten Schock wirken die Patienten äußerlich oft unauffällig. In der Phase der **depressiven Dekompensation** ist mit Suizidgedanken zu rechnen.
Die **psychische Verarbeitung** ist durch ein Oszillieren zwischen Verleugnung und Überwältigtsein gekennzeichnet. Verleugnung kann stabilisierend sein, da der Patient nicht ständig an seine Situation denken muß. Ungünstig ist sie dann, wenn sie zu einer generalisierenden Vermeidung von an die Infektion erinnernden Situationen führt.
Nicht eine kämpferische Haltung gegen die Infektion, sondern eher das Akzeptieren eines Lebens mit der Infektion ist psychisch stabilisierend.
Psychische Anpassung an die Infektion hängt davon ab, daß **verschiedene Abwehr- oder Copingmechanismen** flexibel zur Verfügung stehen.
Als **günstige Bewältigungsstrategien** gelten:
- Gesundheitsbewußtsein
- Auseinandersetzung mit religiösen und Sinnfragen
- soziale Unterstützung
- situationsangemessene Verleugnung

Psychische Verarbeitung

In einem ersten Schock reagieren die Patienten zunächst häufig wie betäubt, was im äußeren Verhalten unauffällig wirkt und leicht zu der irrtümlichen Einschätzung führt, der Patient habe die Mitteilung gefaßt aufgenommen. Dem Schock folgt die **depressive Dekompensation** mit resignativen Gefühlen, Gedanken an Selbstaufgabe und Suizid und Ratlosigkeit. Im Vordergrund stehen hier vor allem der Gedanke, ausgeliefert zu sein, keinen Einfluß nehmen zu können, und das bedrückende Bewußtsein, in vitalen Lebensbereichen eingeschränkt zu sein.
Meist können sich erst nach einer gewissen Zeit Ansätze einer **psychischen Verarbeitung** entwickeln. *Horowitz* hat den Prozeß der psychischen Integration einer traumatischen Erfahrung (hier also der Diagnosemitteilung) als ein Oszillieren zwischen Verleugnung und Überwältigtsein beschrieben, das anfangs durch starke Amplituden gekennzeichnet ist, die sich mit der Zeit abschwächen. Der Stellenwert der Verleugnung im Prozeß der Bewältigung ist differenziert zu sehen. Sie hat insoweit eine stabilisierende Funktion, als sie den Infizierten hilft, einen größeren Teil ihres Lebens ohne den ständigen Gedanken an das Infiziertsein zu verbringen. Ungünstig ist die Verleugnung dann, wenn sie zu einer generalisierenden Vermeidung aller Situationen führt, die den Infizierten an seine Lage erinnern könnte.
Der Zusammenhang zwischen Bewältigung und psychischer Stabilität läßt sich aber nicht einfach mit der Formel »aktiv = gut« kennzeichnen. In einer eigenen Studie hat sich gezeigt, daß nicht eine kämpferische Haltung gegen die Infektion und ihre Folgen, sondern eher das Akzeptieren eines Lebens mit der Infektion psychisch stabilisierend sind. Diese Einstellung schließt auch ablenkende, hinnehmende und begrenzt verleugnende Strategien mit ein. Generell gilt, daß die Qualität der psychischen Anpassung an die Infektion und Krankheit nicht in erster Linie von einem einzelnen Abwehr- oder Copingmechanismus abhängt, sondern davon, daß **verschiedene Mechanismen** flexibel und situationsangemessen zur Verfügung stehen. Als **günstige Bewältigungsstrategien** haben sich herausgestellt: gesundheitsbewußtes Verhalten, besonders in bezug auf Ernährung und Schlaf, Auseinandersetzung mit religiösen Sinnfragen, soziale Unterstützung und situationsangemessene Verleugnung.

Spezifische Probleme der Betroffenengruppen
Bei HIV-infizierten **homosexuellen Männern** drohen Selbstwertkrisen und Ängste vor sozialer Isolation und realer Diskriminierung.

Spezifische Probleme der Betroffenengruppen

Nach wie vor sind **homosexuelle Männer** die größte Gruppe unter den HIV-Infizierten und AIDS-Kranken. Im Prozeß ihres Coming out, also des Bewußtwerdens und des Offenmachens ihrer Homosexualität, haben sie in aller Regel schwere Selbstwertkrisen, Angst vor sozialer Isolation und reale Diskriminierung erlebt. Unter dem Vorzeichen von AIDS werden viele dieser Erfahrungen erneut gemacht oder befürchtet. Besondere Angst vor Ausstoßung und Distanzierung haben diejenigen, die nicht in die homosexuelle Subkultur integriert sind und ihre Homosexualität bislang nicht offen gezeigt haben. Sie können kaum vermeiden, jetzt mit ihrer Diagnose zugleich ihre Homosexualität mitzuteilen.

Bei **Drogenabhängigen** ist die Infektion Teil einer insgesamt desolaten

Drogenabhängige sind meist in einer ohnehin schon desolaten Situation. Unter dem Druck zur Finanzierung des Drogengebrauchs, oft genug im Kontext von Kriminalität und Beschaffungsprostitution, empfinden viele die HIV-Infektion nur noch als ein weiteres Problem unter anderen. Für **ehemals Drogenabhängige** stellt die HIV-positiv-Diagnose dramatisch die Mühen des Entzugs in Frage und kann sie in Rückfallgefahr bringen. Es gibt aber auch Beispiele dafür, daß durch die Diagnose das Gegenteil geschieht, daß Lebenswillen und erstaunliche Energien aktiviert werden. Die Substitutionsbehandlung mit dem Drogenersatz Methadon für diejenigen, die zu einer Entwöhnungsbehandlung nicht bereit oder in der Lage sind, hat sich als gute Hilfsmöglichkeit für HIV-positive Drogenabhängige bewährt. Langzeitstudien haben gezeigt, daß HIV-infizierte Drogenabhängige mit Methadon-Behandlung längere Überlebenszeiten haben als HIV-Infizierte ohne Methadon-Behandlung.

Lebenssituation. Bei **ehemals Abhängigen** besteht nach der Diagnosestellung Rückfallgefahr. Eine Substitutionsbehandlung mit Methadon hat sich bewährt, da Langzeitstudien gezeigt haben, daß HIV-infizierte Drogenabhängige mit Methadon-Behandlung längere Überlebenszeiten haben als HIV-Infizierte ohne Methadon-Behandlung.

Anders als homosexuelle Männer und Drogenabhängige müssen **Hämophile** nicht mit dem Vorwurf, an der Infektion selbst schuld zu sein, leben. Gerade bei den jüngeren unter ihnen, die noch in den Familien leben, gibt es aber häufig eine anders gelagerte Schuldthematik. Die Mütter als Erbträgerinnen erleben oft Schuldgefühle, die sie mit Überprotektivität kompensieren.

Bei **Hämophilen** kann innerfamiliär eine Schuldthematik aktualisiert werden. Insbesondere können die Mütter als Erbträgerinnen Schuldgefühle erleben, die sie mit Überprotektivität kompensieren.

Beratung und Psychotherapie

Der größere Teil der HIV-infizierten Patienten braucht trotz der Belastung, die das traumatische Lebensereignis der HIV-Diagnose darstellt, keine kontinuierliche Psychotherapie. Dies gilt vor allem für psychisch stabile und sozial integrierte Personen, die genug innere Ressourcen und ein emotional und praktisch stützendes Umfeld haben. Eine psychosoziale Unterstützung benötigen dagegen diejenigen, deren soziales Netz nicht tragfähig genug ist. Der Schwerpunkt der psychosozialen Hilfe für diese Gruppe liegt in der Gewährleistung eines emotional getragenen sozialen Unterstützungsnetzes, das den Patienten die Gewißheit gibt, getragen und akzeptiert zu sein. Deshalb sind hier auch Gruppensettings besonders geeignet. **Positivengruppen** haben die zentrale Funktion, Isolationsgefühle zu reduzieren, den Austausch von Erfahrungen und lebenspraktischer Unterstützung zu ermöglichen.

Beratung und Psychotherapie

Psychisch stabile und sozial integrierte HIV-infizierte Patienten brauchen keine kontinuierliche Psychotherapie. Patienten ohne tragfähiges soziales Netz benötigen eine psychosoziale Unterstützung, z. B. durch **Positivengruppen.**

Eine **spezifisch psychotherapeutische Hilfe** ist für diejenigen indiziert, bei denen die HIV-Diagnose auf den Boden eines neurotischen Konflikts fällt und diesen aktualisiert. Das gilt bei Scham- und Schuldkonflikten, aber auch bei Kontaktstörungen und Selbstwertkonflikten. Konfliktthematisch stehen Trauer um die Begrenzung der Lebensmöglichkeiten, das Aufarbeiten oder »Erledigen« konflikthaft gebliebener Beziehungen und Sinnfragen im Mittelpunkt. Als stabilisierend hat sich die Konzentration auf Lebensbereiche gezeigt, in denen noch aktive Gestaltungsmöglichkeiten bestehen. Solche Erfahrungen sind ein bedeutsames Gegengewicht gegen das Bewußtsein des Ausgeliefertseins an die Dynamik der Krankheitsprogression und ihrer Konsequenzen. Verschiedene Studien und klinische Erfahrungen haben gezeigt, daß Psychotherapie unterschiedlicher Schulrichtungen zu einer deutlichen Abnahme von Depression und Angst und damit zu einer psychischen Stabilisierung von HIV-Infizierten führen kann.

Eine **spezifisch psychotherapeutische Hilfe** ist indiziert, wenn die HIV-Diagnose einen neurotischen Konflikt aktualisiert. Das gilt bei Scham- und Schuldkonflikten, aber auch bei Kontaktstörungen und Selbstwertkonflikten.
In Psychotherapien hat sich als stabilisierend die Konzentration auf solche Lebensbereiche gezeigt, in denen noch aktive Gestaltungsmöglichkeiten bestehen. Solche Erfahrungen sind ein bedeutsames Gegengewicht gegen das Bewußtsein des Ausgeliefertseins an die Dynamik der Krankheitsprogression und ihre Konsequenzen.
Psychotherapie kann zu einer psychischen Stabilisierung von HIV-Infizierten durch Abnahme von Depression und Angst führen.

2.3.5 Psychosomatik des Organersatzes

H. Schmidt

Organersatz in der inneren Medizin betrifft in erster Linie die Transplantation von Herz, Lunge, Niere und Leber Verstorbener in den Körper des an diesem jeweiligen Organ tödlich erkrankten Patienten. Die psychische Bewältigung dieser Krankheiten und ihrer Behandlung ist wiederum in dem Kontext des Bedingungsgefüges zu sehen, wie es im *Kap. Chronische Krankheiten, S. 1586ff.* dargestellt wurde. Die Schwere der Erkrankungen, die oft massiven körperlichen Einschränkungen sind dabei maßgebender in den Wechselwirkungen von Psychodynamik, Symptomen und Krankheitserleben, als dies bei weniger bedrohlichen chronischen Krankheiten der Fall ist. Je morbider

2.3.5 Psychosomatik des Organersatzes

Organersatz in der inneren Medizin betrifft in erster Linie die Transplantation von Herz, Lunge, Niere und Leber. Zentrale Aspekte des Krankheitserlebens sind:

- die lebensbedrohliche Erkrankung selbst
- der Verlust eines Organes
- die physiologische und psychische Aneignung oder Abstoßung des fremden Organs sowie
- die Herkunft des fremden Organs von einem Toten.

Das **Körperbild** einer Person, die Gesamtheit ihrer emotionalen und kognitiven Einstellungen zu ihrem Körper, ist bestimmt durch die Beziehungserfahrungen, die mit der Entwicklung des **»Körper-Ichs«,** der Identifikation mit den körperlichen Aspekten dieser Beziehungserfahrungen, verbunden waren. Für den Kontext des Organersatzes ist dabei zum einen die subjektive **Ich-Ferne** und **Ich-Nähe** eines Organs bedeutsam, zum anderen, ob sich mit dem Organ gute oder schlechte Erfahrungen verbinden. Es ist zu fragen, ob der Patient das betreffende Organ als Teil seines Ichs oder seinem Ich nahe, z. B. sein Herz als ein Teil von sich selbst erlebt (Ich-Nähe), oder aber, ob er es von vornherein als Teil seines Körpers betrachtet, den er hat (Ich-Ferne). Liebt er das Organ, stand er schon immer mit ihm auf »Kriegsfuß«, hat es ihm Angst oder Sorge gemacht?

Das Krankheitserleben eines Transplantationspatienten im Verlauf der Behandlung ist stets durch kollektive **und** persönliche Aspekte bestimmt. Der **Verlauf** läßt sich gliedern in:

- Erkrankung
- Auswahl des Patienten seitens der Behandler
- Entscheidung des Patienten hinsichtlich der Transplantation
- Warten auf eine Organspende
- Transplantationsoperation
- postoperative Zeit.

Die Erkrankung

Der Patient muß damit rechnen, daß er ohne Transplantation an der Erkrankung in absehbarer Zeit sterben wird. Das Versagen eines Organes wird vom Patienten als beängstigend, schuldhaft, schamhaft, als Strafe, Ungerechtigkeit, als Kränkung erlebt.

ein Patient ist, desto eher ist mit einer Einschränkung der Vielfalt und Flexibilität der zur Verfügung stehenden Abwehrmechanismen zu rechnen.

Zentrale Aspekte des Krankheitserlebens sind, neben der lebensbedrohlichen Erkrankung selbst, der Verlust eines Organes, die Thematik der physiologischen und psychischen Aneignung oder Abstoßung des fremden Organs, sowie untrennbar damit verbunden die Auseinandersetzung mit der Tatsache, daß das »eingepflanzte« Organ von einer verstorbenen Person stammt.

Das **Körperbild** einer Person, die Gesamtheit ihrer emotionalen und kognitiven Einstellungen zu ihrem Körper, ist bestimmt durch die Beziehungserfahrungen, die mit der Entwicklung des **»Körper-Ichs«,** der Identifikation mit den körperlichen Aspekten dieser Beziehungserfahrungen, verbunden waren. Das Körperbild ist also eine Form der Selbstreflexion des Körper-Ichs. Für den Kontext des Organersatzes ist dabei zum einen die subjektive **Ich-Ferne** und **Ich-Nähe** eines Organs bedeutsam, zum anderen, ob sich mit dem Organ gute und angenehme oder aber schlechte und unangenehme Erfahrungen verbinden. Mit anderen Worten ist zu fragen, ob der Patient das betreffende Organ als Teil seines Ichs oder seinem Ich nahe, z. B. sein Herz als ein Teil von sich selbst, erlebt, oder aber, ob er es von vornherein als Teil seines Körpers betrachtet, den er **hat**. Liebt er das Organ, stand er schon immer mit ihm auf »Kriegsfuß«, hat es ihm Angst oder Sorge gemacht? In psychoanalytische Termini übersetzt fragen wir solcherart nach der libidinösen und/oder aggressiven Besetzung des Organes und nach den darin repräsentierten Objektbeziehungserfahrungen. Neben diesen durch die individuelle Lebensgeschichte geprägten Aspekten des Körperbildes gibt es kollektiv geteilte Aspekte. Erfahrungsgemäß werden Organe, Körperteile und Funktionen um so Ich-näher wahrgenommen, je näher sie zum Kopf hin lokalisiert sind. Organe sind mit kollektiv geteilten Psychologisierungen, Mythen und Symbolen belegt. Äußerst vielfältig und sehr emotional sind diese Voreinstellungen bspw. gegenüber dem Herzen. Erkennbar werden sie zum einen in organbezogenen Metaphern unserer Sprache (z. B. »die Trennung zerreißt mir das Herz«), zum anderen im klinischen Erscheinungsbild organphobischer Erkrankungen (z. B. Herzneurose).

Wenn wir im folgenden das Krankheitserleben eines Transplantationspatienten im Verlauf der Behandlung verfolgen wollen, soll die Individualität des Patienten nicht übersehen werden – es sind eben immer kollektive **und** persönliche Aspekte, die das Krankheitserleben bestimmen. Zu lesen ist die Darstellung in dem Sinne, daß mit dem Auftreten der dargestellten Erlebnisweisen zu rechnen ist. Der **Verlauf** läßt sich gliedern in:

- Erkrankung
- Auswahl des Patienten seitens der Behandler
- Entscheidung des Patienten hinsichtlich der Transplantation
- Warten auf eine Organspende
- Transplantationsoperation
- postoperative Zeit.

Die Erkrankung

Die Grunderkrankung geht mit tödlicher Bedrohung einher, medizinisches Kriterium für die Indikation einer Transplantation. Der Patient muß damit rechnen, daß er ohne Transplantation an der Erkrankung in absehbarer Zeit sterben wird, bei Nierenversagen mit einer vorausgehenden lebenslangen Dialyse. Diese Bedrohung und der oben beschriebene Umstand, daß sich im Körperbild Beziehungserfahrungen niedergeschlagen haben, führen dazu, daß das Versagen eines Organs vom Patienten überwiegend als beängstigend, schuldhaft, schamhaft, als Strafe, Ungerechtigkeit, als Kränkung erlebt wird. In die hierdurch aktualisierte Dynamik früherer Beziehungserfahrungen werden auch die aktuellen sozialen Beziehungen einbezogen. Der Patient, der sich bspw. als tödlich verlassen vom Schicksal erlebt, darin eine Aktualisierung früherer Trennungserfahrungen erkennen läßt, könnte die Verläßlichkeit seiner Familie und der Behandler auf immer neue Weise prüfen müssen.

Auswahl des Patienten

Nicht für jeden Patienten, bei dem eine medizinische Transplantationsindikation gegeben ist, steht ein Spenderorgan zur Verfügung. Das heißt, daß eine **Auswahl unter den Patienten** getroffen werden muß, die für eine Transplantation auf die Warteliste gesetzt werden. Neben der **medizinischen Indikation** wird der Versuch unternommen, auch **psychosoziale Kriterien** miteinzubeziehen. Als solche Kriterien gelten bspw. die familiäre Unterstützung und die bisherige Compliance des Patienten einerseits, Alkoholismus andererseits. Schon bei dem scheinbar harten Kriterium des Alkoholismus als mögliche Kontraindikation gibt es widersprüchliche Befunde bei empirischen Untersuchungen. Auch die seelische Belastbarkeit, die einen Einfluß auf die Compliance hat, ist kein sicheres Kriterium.

Auswahl des Patienten

Nicht für jeden Patienten, bei dem die Indikation für eine Transplantation gegeben ist, steht ein Spenderorgan zur Verfügung. Das heißt, daß eine **Auswahl unter den Patienten** getroffen werden muß, die für eine Transplantation auf die Warteliste gesetzt werden. Neben der **medizinischen Indikation** wird der Versuch unternommen, auch **psychosoziale Kriterien** miteinzubeziehen (familiäre Unterstützung, bisherige Compliance des Patienten, Alkoholismus).

> ▶ ***Merke.*** Die Schwierigkeit für das auswählende Gremium besteht darin, sich implizite Wertsetzungen in den psychosozialen Kriterien bewußt zu machen, um dadurch zu vermeiden, daß sie handlungsrelevant werden. Bspw. wäre es voreilig, in der Zugehörigkeit eines Patienten zu einer Familie per grundsätzlicher Wertsetzung (»eine Familie ist die beste soziale Unterstützung«) eine bessere soziale Unterstützung zu sehen als in der Verbundenheit mit einer Lebensgefährtin oder einem Freundeskreis.

◀ **Merke**

Die emotionale Brisanz der Auswahl wird anschaulich im Kontext der Tatsache, daß Nieren von Lebend-»Spendern« in der dritten Welt zur Ware oder auch zum Raubgut geworden sind.

Die Entscheidung des Patienten hinsichtlich der Transplantation

Für den Patienten sind die medizinischen Auswahlkriterien nur beschränkt nachvollziehbar. Und selbst wenn er diese Möglichkeit hat, so ist die negative oder positive Auswahl für ihn eben nicht rationales Kalkül, sondern er sieht sich in irrationaler (psychodynamisch gleichwohl nachvollziehbarer) Weise als Person abgelehnt und der Todesperspektive ausgeliefert oder aber mit dem Angebot einer nahezu magischen Wiedergeburtsmöglichkeit konfrontiert. Im Hinblick auf die Ängste vor einer Transplantationsoperation sieht er sich im letzteren Fall gleichwohl mit einer Entscheidungsalternative konfrontiert, die ein Patient mit der Situation einer Person in einem brennenden Haus verglich, die sich zu entscheiden hat, ob sie in dem Haus bleiben oder aber vom Balkon springen will (*Zumbrunnen* 1989).

Die Entscheidung des Patienten hinsichtlich der Transplantation

Für den Patienten sind die medizinischen Auswahlkriterien nur beschränkt nachvollziehbar. Der Patient erlebt sich entweder als Person abgelehnt und der Todesperspektive ausgeliefert oder aber mit dem Angebot einer nahezu magischen Wiedergeburtsmöglichkeit konfrontiert.

Die Wartezeit

In diesem Spannungsfeld beginnt eine **monate- oder jahrelange Wartezeit.** Charakterisiert ist die Zeit durch Ungewißheit, Ohnmachtserleben und durch das Warten auf den Tod eines geeigneten Spenders einerseits, darauf, daß der Patient gegenüber anderen der geeignete Empfänger ist, andererseits. Diese Zeit des Wartens auf den Tod eines anderen und zugleich der bevorzugte Empfänger zu sein bildet einen wesentlichen Faktor in der Genese späterer **Schuldgefühle gegenüber dem Spender und gegenüber anderen Patienten,** die nicht überleben. Der Todeswunsch, auch wenn er anonym und ungerichtet ist, wird dann zur psychischen Tat.

Die Wartezeit

Die **monate- oder jahrelange Wartezeit** ist charakterisiert durch Ungewißheit und Ohnmachtserleben. Das Warten auf den Tod eines geeigneten Spenders und darauf, daß er selbst gegenüber anderen der geeignete Empfänger ist, sind Ursache späterer **Schuldgefühle gegenüber dem Spender und gegenüber anderen Patienten,** die nicht überleben.

Die Operation

Die Operation geht einher mit den Ängsten vor der Narkose, Todesangst und der archaischen Angst vor dem Aufgeschnittenwerden, der Verletzung der körperlichen Ich-Grenze. Hinzu kommt die körperliche Belastung der post-

Die Operation

Die Operation geht einher mit Todesangst und einer archaischen Angst vor dem Aufgeschnittenwerden. Hinzu

kommt die körperliche Belastung der postoperativen Maßnahmen und häufiger Komplikationen.
Mit der Operation verbindet sich der Verlust eines Organes, welcher auf der seelischen Ebene den Verlust eines Teiles des Ichs bedeutet. Gleichzeitig löst die Transplantation Wiedergeburtsphantasien aus.
Die Überforderung der psychischen Integrationsfähigkeit zeigt sich in den **postoperativen Funktionspsychosen** auf den Intensivstationen. Nach Herzoperationen treten diese Psychosen mit besonderer Häufigkeit und Schwere auf.

operativen Maßnahmen und häufiger Komplikationen. Mit der Operation verbindet sich der Verlust eines Organes, auf der seelischen Ebene der Verlust eines Teiles des Ichs, und zugleich die als lebensrettend erhoffte, Wiedergeburtsphantasien auslösende Einsetzung eines fremden Organs, eines Fremdkörpers im vertrauten, in das Selbstgefühl integrierten Körper. Beide Aspekte für sich, erst recht jedoch ihre untrennbare Verbindung stellen höchste Anforderungen an die psychische Integrationsfähigkeit. Deren Überforderung zeigt sich in den **postoperativen Funktionspsychosen,** die wir auf den Intensivstationen finden, begünstigt durch die dort in der tiefen Regression der ersten postoperativen Zeit noch sehr schwachen Ich-Funktionen. Diese Psychosen unterscheiden sich von schizophrenen Psychosen dadurch, daß zwar paranoide Verzerrungen inhaltlich im Vordergrund stehen, daß diese aber emotional einfühlbar sind, ihnen das Bizarre und vor allem das affektiv Inadäquate der schizophrenen Psychose fehlt. Nach Herzoperationen treten diese Psychosen mit besonderer Häufigkeit und Schwere auf. Es muß dahingestellt bleiben, ob sich dafür physiologische Erklärungen finden lassen, oder ob die psychischen Anforderungen organspezifisch erhöht sind.

Postoperative Zeit

Die verbesserte medizinische Bewältigung von Abstoßungsreaktionen könnte Behandler und Patient verführen, die Schwierigkeiten der seelischen Aneignungs- und Abstoßungsprozesse zu unterschätzen. Solche Unterschätzungen sowie eine durch Verleugnung und Verdrängung geprägte Haltung führen mittelfristig häufig zu **somatopsychischen Störungen.**

Postoperative Zeit

Aus medizinischer Sicht ist die postoperative Zeit bestimmt durch die Frage, ob die Abstoßungskrisen bewältigt werden können. Daß dies mit neueren Immunsuppressiva häufiger und mit weniger Nebenwirkungen gelingt als früher, könnte Behandler und Patienten verführen, die Schwierigkeiten der seelischen Aneignungs- und Abstoßungsprozesse im Kontext des alles Machbaren zu unterschätzen. Eine Vielzahl von Patienten bezeichnet das fremde Organ von Beginn an als zu eigen gemacht und beschäftigt sich explizit nicht mit der Person des Spenders, obwohl von dem oft doch mehr bekannt wird als vorgesehenerweise nur das Alter und das Geschlecht. Diese durch die Abwehrmechanismen von Verleugnung und Verdrängung geprägte Haltung scheint für eine erste Phase mit einem günstigen Verlauf einherzugehen, führt aber im weiteren zu **somatopsychischen Störungen.** Mit letzteren ist auch gehäuft bei Patienten zu rechnen, bei denen die Verleugnung nicht so umfassend zu gelingen scheint, die aber auf einer bewußten Ebene die Auseinandersetzung mit Verlust und Aneignung vermeiden. Bei einer dritten Gruppe von Patienten, die sich von Beginn an der inneren Auseinandersetzung nicht entziehen oder nicht entziehen können, führt diese zwar kurzfristig häufiger zu heftigen psychischen Reaktionen, die auch Störungswert haben können, langfristig ist aber mit geringeren Störungen zu rechnen.

Die Aneignung des fremden Organes geschieht über eine Integration in das psychosoziale Erleben, in aktuelle oder aktualisierte Beziehungskontexte.

Die Aneignung des fremden Organes geschieht über eine Integration in das psychosoziale Erleben. So wie der Körper in der Entwicklung der Person als eine leibliche Repräsentanz von Beziehungserfahrungen gesehen werden kann (s.o.), so wird das neue fremde Organ in aktualisierte und aktuelle Beziehungskontexte eingebunden.
Beispielsweise könnte sich eine Patientin angstvoll um ihr Herz sorgen, so wie sie früher eine schützende und zugleich einengende Sorge der Mutter erlebte. Oder ein männlicher Patient äußert sich personifizierend über sein Herz (einer weiblichen Spenderin) nach einer Abstoßungskrise: »Ja, dieses eigensinnige Weib, sie wollte nicht gehorchen, aber jetzt sieht es so aus, als wären wir miteinander einig geworden« (*Bunzel et al.* 1992).

Die Integration ist kein harmonischer Vorgang. Konflikte in der Beziehung zum fremden Organ sind zu lösen oder auszuhalten. Sie bestimmen den Verlauf.

Die Integration ist kein harmonischer Vorgang, sondern Konflikte in der Beziehung zum Fremden, die zu lösen oder auszuhalten sind, bestimmen den Prozeß.
Die seelische Aneignung läßt sich entsprechend den Objektbeziehungsaspekten der psychischen Entwicklung psychodynamisch interpretieren als Einverleibung, als Bemächtigung oder als Eroberung, die seelische Zurückweisung als Ausstoßung, Entwertung oder als Verachtung, um einige Beispiele zu nennen. Aktualisiert werden frühe aggressive Verinnerlichungsphantasien: Inkorporation, Raub, Tötung, um die Eigenschaften des Getöteten zu erwerben.

Die innere Beschäftigung mit dem Spender dient im Spannungsfeld zwischen Schuldgefühlen und Dankbarkeit einerseits, Fremdkörpergefühl und Integration andererseits ebenfalls der Psychisierung. Schuldgefühle binden sich an die Wartezeit, an die damaligen Wünsche, daß ein geeigneter Spender stirbt. Ist das geschehen, wird der Wunsch in der magischen Phantasie zur Tat. Oder es erfolgt eine Verknüpfung derart, daß »einer sterben mußte, damit ich überleben konnte«. Im »damit« wird eine kausale oder finale Verbindung zwischen zwei Ereignissen hergestellt, die faktisch so nicht verbunden sind. Die Schuld wird in dieser Verbindung schicksalhaft empfunden. Die Verknüpfung folgt einer inneren Notwendigkeit, in der diese schicksalsgebundenen Schuldgefühle der Abwehr von Schuldgefühlen der erstgenannten Art (schuldhafte Tat) dienen.

Die innere Beschäftigung mit dem Spender ist häufig durch Schuldgefühle und Gefühle von Dankbarkeit geprägt. Schuldgefühle binden sich an die Wünsche der Wartezeit, daß ein geeigneter Spender stirbt. Ist das geschehen, wird der Wunsch in der magischen Phantasie zur Tat. Schuldgefühle entstehen auch aus der Vorstellung, daß »einer sterben mußte, damit ich überleben konnte«.

Auch Empfindungen von Dankbarkeit gegenüber dem Spender können psychodynamisch als Abwehr (Reaktionsbildung) von aggressiven Impulsen gegenüber einem Spender interpretiert werden, der solche Schuldgefühle erzeugt. Häufig sind Vorstellungen über Veränderungen der eigenen Person zu finden, die sich als Identifikation mit dem Spender interpretieren lassen. Dies können angenehme Vorstellungen z.B. über die Kräfte eines jugendlichen Spenders sein, verunsichernde Vorstellungen hinsichtlich der eigenen Weiblichkeit oder Männlichkeit bei gegengeschlechtlichen Spendern oder aber düster-bedrohliche Vorstellungen über die Todeswünsche eines Spenders, der sich suizidierte. Solche Identifizierungsprozesse (sei es mit dem Spender als Opfer, als Märtyrer oder als Täter) haben einerseits ihre Eigendynamik als Abwehr dysphorischer Affekte, andererseits dienen sie mit all ihrer Konflikthaftigkeit eben auch der seelischen Aneignung des fremden Organes.

Auch Empfindungen von Dankbarkeit gegenüber dem Spender können psychodynamisch als Abwehr (Reaktionsbildung) von aggressiven Impulsen gegenüber einem Spender interpretiert werden, der solche Schuldgefühle erzeugt.

Zum Umgang mit Transplantationspatienten

Gegenüber dem Transplantationspatienten ist das Thema der Aufklärung und Information sehr ernst zu nehmen, um die hier lebensnotwendige Compliance zu sichern. Die psychotherapeutische Begleitung des Patienten erfolgt in der Regel prä- und postoperativ über den ganzen Transplantationsprozeß hinweg. Wir halten vor dem Hintergrund der Intensität des Krankheitserlebens, des Erlebens der Behandlung und ihrer Folgen und der vorangehend beschriebenen intrapsychischen und interpersonellen Konflikte die tiefenpsychologisch fundierte Begleitung (*s. Kap. über chronische Erkrankungen*) grundsätzlich für indiziert.

Die Frage nach dem **Ausmaß der Information,** die dem Empfänger über den Spender gegeben wird, ist nicht generell, sondern nur individuell und im zeitlichen Verlauf zu entscheiden. Information fördert die Aufgabe der Verleugnung, trägt damit einerseits zur psychischen Aneignung des Organes bei, schließt möglicherweise bedrohliche Phantasien aus, kann andererseits aber zu spezifischen intrapsychischen Konfliktthemen führen (z.B. einem jüngeren Menschen das Leben »geraubt« zu haben), die sonst im Raum von ungewisser Phantasie besser zu bewältigen gewesen wären.

Zum Umgang mit Transplantationspatienten

Bei Transplantationspatienten ist das Thema der Aufklärung und der Information vom Arzt sehr ernst zu nehmen, um die hier lebensnotwendige Compliance zu sichern. Die psychotherapeutische Begleitung des Patienten erfolgt in der Regel prä- und postoperativ über den ganzen Transplantationsprozeß hinweg.

Das **Ausmaß der Information,** die dem Empfänger über den Spender gegeben wird, ist individuell und im zeitlichen Verlauf zu entscheiden. Maßgeblich ist dabei die Abstimmung mit dem Verlauf der psychischen Integration des Organes durch den Patienten.

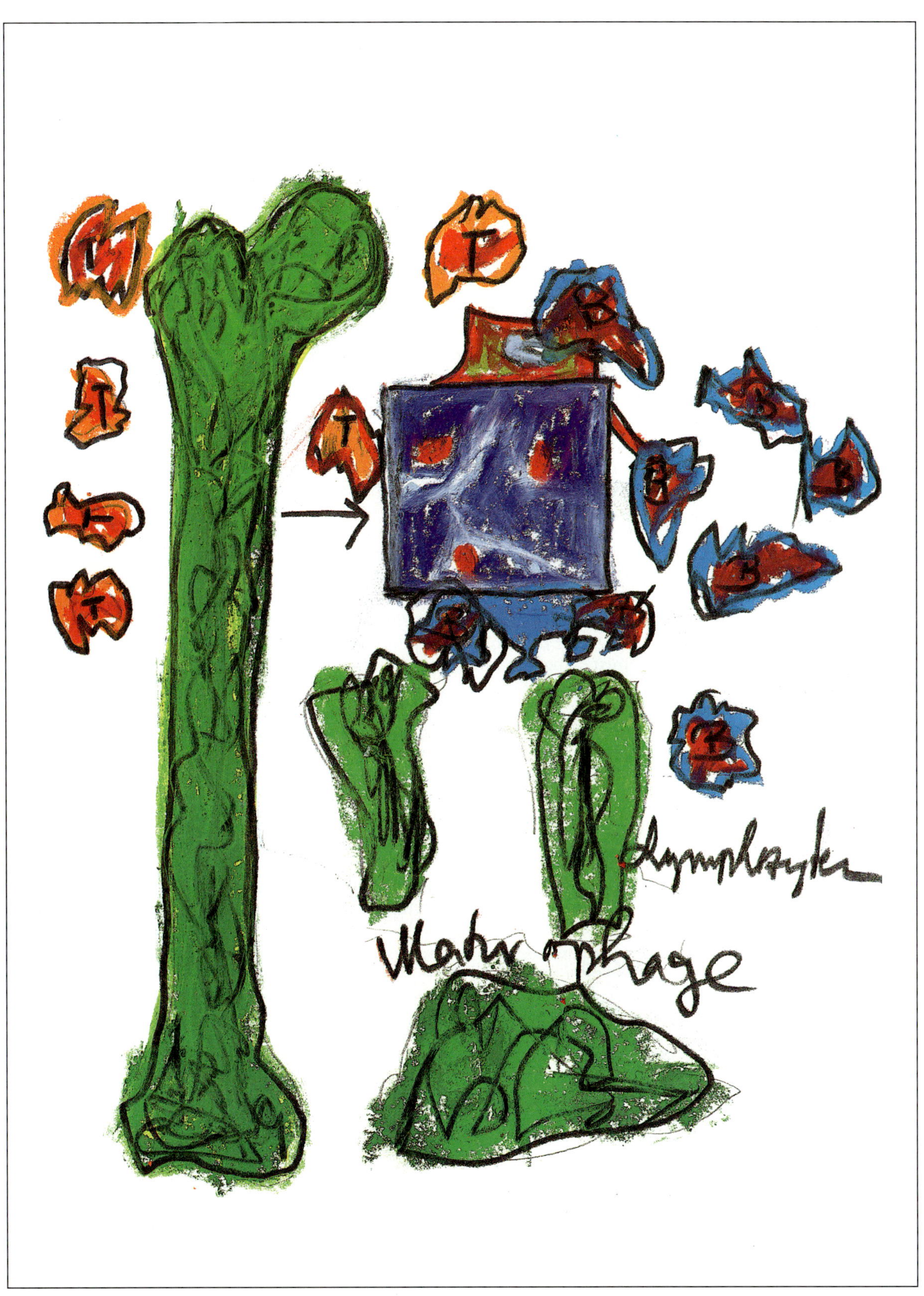

Immunologie

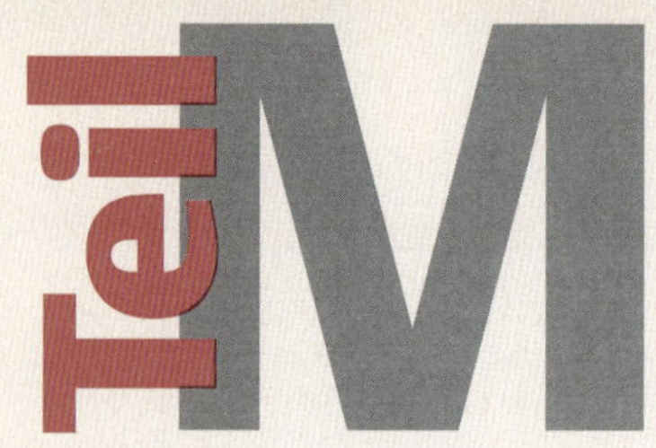

Immunologie innerer Erkrankungen

H. W. Baenkler

1 Das Immunsystem

Aufgaben des Immunsystems **Das Immunsystem ist für die Integrität und Individualität des Organismus verantwortlich.** Immunität bedeutet Unangreifbarkeit gegenüber Schadensfaktoren wie Viren, Bakterien, Pilzen, Parasiten, Giften sowie destruierten oder malignen Zellen. Dies gelingt in Kooperation mit Phagozyten, Mastzellen, Epi- und Endothelien **(unspezifische Abwehr).**

Entwicklung Aus Dottersack und fetaler Leber stammen primitive Vorläufer. Durchlaufen des Thymus macht sie zu **T-Lymphozyten**, Durchlaufen des »Bursa-Äquivalents« zu **B-Lymphozyten**, die später zu Plasmazellen werden.
Das Immunsystem ist bei der Geburt weitgehend angelegt. Bis zur Pubertät expandiert es. Im Alter bildet es sich unwesentlich zurück.

Bestand und Verteilung Das Immunsystem bilden **T- und B-Lymphozyten**, bzw. **Plasmazellen** und die von ihnen abgegebenen **Antikörper**.
Das Immunsystem findet sich im gesamten Organismus.

1 Das Immunsystem

Aufgaben des Immunsystems. Das Immunsystem gehört zu den Abwehreinrichtungen und ist für die Aufrechterhaltung der **Integrität und Individualität eines Organismus zuständig**. Dies bedeutet Unangreifbarkeit durch Schadensfaktoren, also Immunität. Schädliche Einflüsse dringen von außen in Form von Bakterien, Viren, Pilzen, Parasiten oder Giften ein; im Inneren entstehen sie durch Untergang und Veränderung von Zellen und Geweben, etwa als Malignom. Diese Aufgaben werden durch Kooperation mit der phylogenetisch älteren, nicht antigenorientierten und daher **unspezifischen Abwehr** bestehend aus Phagozyten, Mastzellen und Epithelien/Endothelien bewältigt.

Entwicklung. Das Immunsystem gehört zu den am frühesten entwickelten Organen. Es besteht zunächst aus einzelnen vagabundierenden Zellen aus Dottersack und fetaler Leber. Diese primitiven Vorläuferzellen gelangen in den als Ausstülpung des Vorderdarmes entstehenden Thymus und werden so zu **T-Lymphozyten**. Andere gelangen in ein beim Menschen nicht anatomisch abgrenzbares, aber funktionell der Bursa Fabricii bei Vögeln entsprechendes Organ, wo sie zu **B-Lymphozyten** werden. Zum Zeitpunkt der Geburt ist das Immunsystem in seinen wesentlichen Teilen angelegt. Es expandiert bis in die frühe Jugend, bleibt bis ins Erwachsenenalter unverändert und bildet sich im Alter langsam zurück; der Thymus fällt der Involution wesentlich rascher anheim.

Bestand und Verteilung. Das Immunsystem besteht aus den ihr Aussehen beibehaltenden **T-Lymphozyten** und den **B-Lymphozyten**, die zu **Plasmazellen** werden und dann **Antikörper** synthetisieren. Diese werden summarisch als Immunglobuline bezeichnet. Insgesamt verfügt der Organismus über etwa 10^{12} Lymphozyten und 10^{19} Antikörpermoleküle (S M-**1**).

S Synopsis M-**1: Bestandteile des Immunsystems**

Die grundlegenden Bestandteile des Immunsystems sind aufgeführt und welche Zellen welche löslichen Mediatoren produzieren. Komplement wird hauptsächlich in der Leber hergestellt, teilweise aber auch von den mononukleären Phagozyten. Es ist zu beachten, daß jede Zelle nur eine bestimmte Reihe von Zytokinen, Mediatoren usw. synthetisiert.

Zellen im peripheren Blut (n/µl)

Immunsystem im engeren Sinne			kooperative Mechanismen			
Lymphozyten			Monozyten	Granulozyten		
T-Zelle	B-Zelle	große granuläre Zelle		eosinophile Zelle	neutrophile Zelle	basophile Zelle
1800	**400**	**250**	**250**	**150**	**3200**	**50**

Schwankungen um ± 50% sind nicht ungewöhnlich!

Als Generationsorte dienen vor allem **Knochenmark** und **Lymphknoten**, weiterhin die **Milz**. Darüber hinaus finden sie sich besonders dicht in den exponierten Oberflächenbezügen, dem mukosaassoziierten lymphatischen Gewebe (**MALT**); zu ihm zählen Bronchialsystem, Gastrointestinaltrakt, (Uro-)Genitalsystem und – funktionell – die Mamma der Frau. Demgegenüber ist das Immunsystem in der abgeschirmten Region des ZNS nur spärlich vertreten (▤ M-**1**).

Konzentriert ist es in **Lymphknoten, Knochenmark** und **Milz**. Dicht findet es sich auch in Oberflächenbezügen als **MALT** (»mucosa associated lymphatic tissue«), wogegen es im ZNS nur gering vertreten ist (▤ M-**1**).

M-1: Immunglobuline in Körperflüssigkeiten µg/ml

	IgG	IgA	IgM	IgD	IgE
Serum	8000–15000	1000–4000	600–2500	< 100	< 0,4
Kolostrum	30	10000	800	0	0
Darmsaft	200	300	1	0	< 0,4
Liquor	8–25	< 3	1	0	0

Das Immunsystem wiegt etwa 2 kg. Abgesehen von den Plasmazellen und den Gedächtniszellen sind die Lymphozyten kurzlebig; **das Immunsystem regeneriert also permanent**. Es stellt ein höchst adaptationsfähiges Organ dar, indem es bei Bedarf rasch Zellen mobilisieren und an Masse zunehmen kann, wie Lymphknotenschwellung, Lymphozytose und Immunglobulinvermehrung bei Infektion belegen (▤ M-**2**).

Das Immunsystem umfaßt etwa 10^{12} Lymphozyten und 10^{19} Antikörpermoleküle mit einem Gewicht von 1–2 kg. Die meisten Zellen sind kurzlebig; dies bedingt eine **hohe Regenerationsrate** (*vgl.* ▤ M-**2**).

M-2: Bestand des Immunsystems

	Lymphozyten, Plasmazellen (Gesamtmasse ca. 2 kg)	Immunglobuline
Zirkulation	5 %	ca. 60 %
Gewebe	20 %	ca. 40 %
Lymphknoten	40 %	
Milz	10 %	
MALT	10 %	
Knochenmark	15 %	

2 Immunreaktion

2 Immunreaktion

Induktion. **Der Start erfolgt nur nach Präsentation des Antigens** – bei harmlosen Fremdsubstanzen auch **Allergen** genannt – durch die hierfür geeigneten Zellen (= »**a**ntigen **p**resenting **c**ells«), vor allem Makrophagen, dendritische Zellen der Haut und Endothelzellen. **Entscheidend ist die gemeinsame Darbietung mit HLA-Gruppen der Klasse II** (HLA-D) (*s. Kap. Immungenetik, S. 1614*). Weiterhin muß ein antigenunabhängiges Signal erfolgen, hier über das Zytokin Interleukin I, das von der APC abgegeben wird. Der angestoßene Prozeß führt über mehrere Differenzierungs- und Teilungsschritte von einer einzelnen Mutterzelle zu einer Vielzahl identischer, für ein bestimmtes Antigen zuständiger Zellen; sie werden summarisch als **Klon** bezeichnet.

Induktion **Der Start der Immunantwort erfolgt bei erstem Kontakt mit einem Antigen** über eine antigenpräsentierende Zelle **(APC)**. Dies geschieht **stets im Zusammenhang mit HLA-Gruppen**. Der Antigenrezeptor ist innerhalb einer Zellfamilie identisch und bedingt die (mono-)klonale Antwort.

Regulation. Die Immunreaktion sistiert mit der Elimination des Antigens. Unabhängig davon entstehen im Rahmen der klonalen Expansion **Regulatorzellen, Helfer-** und **Suppressorzellen.** Schließlich gibt es zwischen verschiedenen Klonen Interaktionen mit regulierenden Eigenschaften; summarisch wird dieser Mechanismus als **antiidiotypisches Netzwerk** bezeichnet.

Regulation Wichtiges Regulativ sind **Regulatorzellen (Helfer- und Suppressorzellen)** und **antiidiotypisches Netzwerk.**

Konservierung der Immunreaktivität
Die spezifische Immunreaktivität wird durch langlebige **Gedächtniszellen** (»memory cells«) konserviert.

Konservierung der Immunreaktivität. Nach der Antigenelimination geht die klonale Aktivität nicht verloren. Langlebige Plasmazellen sorgen für eine **persistierende Antikörperproduktion.** Wichtiger noch sind verbleibende langlebige **Gedächtniszellen** (»memory cells«). Sie sorgen bei erneutem Antigenkontakt für eine rascher und heftiger in Gang kommende **spezifische Immunantwort** mit konsekutiver beschleunigter Antigenelimination. Dieses Prinzip begründet die nach Infektion oder Schutzimpfung **etablierte Immunität.**

2.1 Effektormechanismen

Destruktion und Elimination des Antigens erfolgen über verschiedene Effektormechanismen.
Die **zellvermittelte Immunreaktion (T-Lymphozyten)** beruht auf unmittelbarem Kontakt des Lymphozyten mit dem Antigen, wogegen die **humorale Immunreaktion (B-Lymphozyten)** sich der Antikörper bedient und so ein unmittelbarer Kontakt zwischen Plasmazelle und Antigen nicht vorliegt (S M-**2**).
- **T_c-Zellen (»cytotoxic cells«)** zerstören vor allem virusinfizierte Organzellen.
- **T_{DTH}-Zellen** (»delayed type of hypersensitivity«) beteiligen sich an der Beseitigung von Pilzen und Mykobakterien und sind für die **»verzögerte«** oder **»Spät«-Reaktion (Tuberkulintyp** und **Kontaktekzem**) verantwortlich.

2.1 Effektormechanismen

Ziel der Immunantwort ist die Elimination des Antigens. Hierfür stehen Zellen und Immunproteine zur Verfügung. **T-Zellen sind für die zelluläre Immunreaktion verantwortlich**, wo die Zelle das Antigen unmittelbar attackiert, **B-Zellen für die humorale**, wo es keinen unmittelbaren Kontakt gibt, da ihn die Antikörper bewirken. Deshalb müssen die T-Lymphozyten mobil sein, wogegen die Plasmazellen ortsständig bleiben: im peripheren Blut sind von 100 Lymphozyten ca. 65 T-Lymphozyten, ca. 15 B-Lymphozyten, Plasmazellen kommen nur vereinzelt vor (S M-**2**).
- **T_c-Zellen:** diese **zytotoxischen Lymphozyten** zerstören insbesondere virusinfizierte Zellen über die gemeinsame Erkennung des virusbedingten Antigens in der Zellwand und der HLA-Struktur der Klasse I (HLA-A/B/C). Auch Tumorzellen und Fremdgewebe (Transplantate) werden von ihnen attackiert. **Die Membranzerstörung erfolgt enzymatisch** (»Perforine«), wobei ein eigener Mechanismus die angreifende Zelle schützt (*vgl.* M-**3**).
- **T_{DTH}-Zelle:** dieser Lymphozyt ist für **verzögert auftretende Effekte** (DTH = »delayed type of hypersensitivity«) bei der Antigenbeseitigung verantwortlich. Klassisches Beispiel sind das **Kontaktekzem** und die **Tuberkulinreaktion.**

Synopsis M-**2: Zelluläre und humorale Immunantwort**

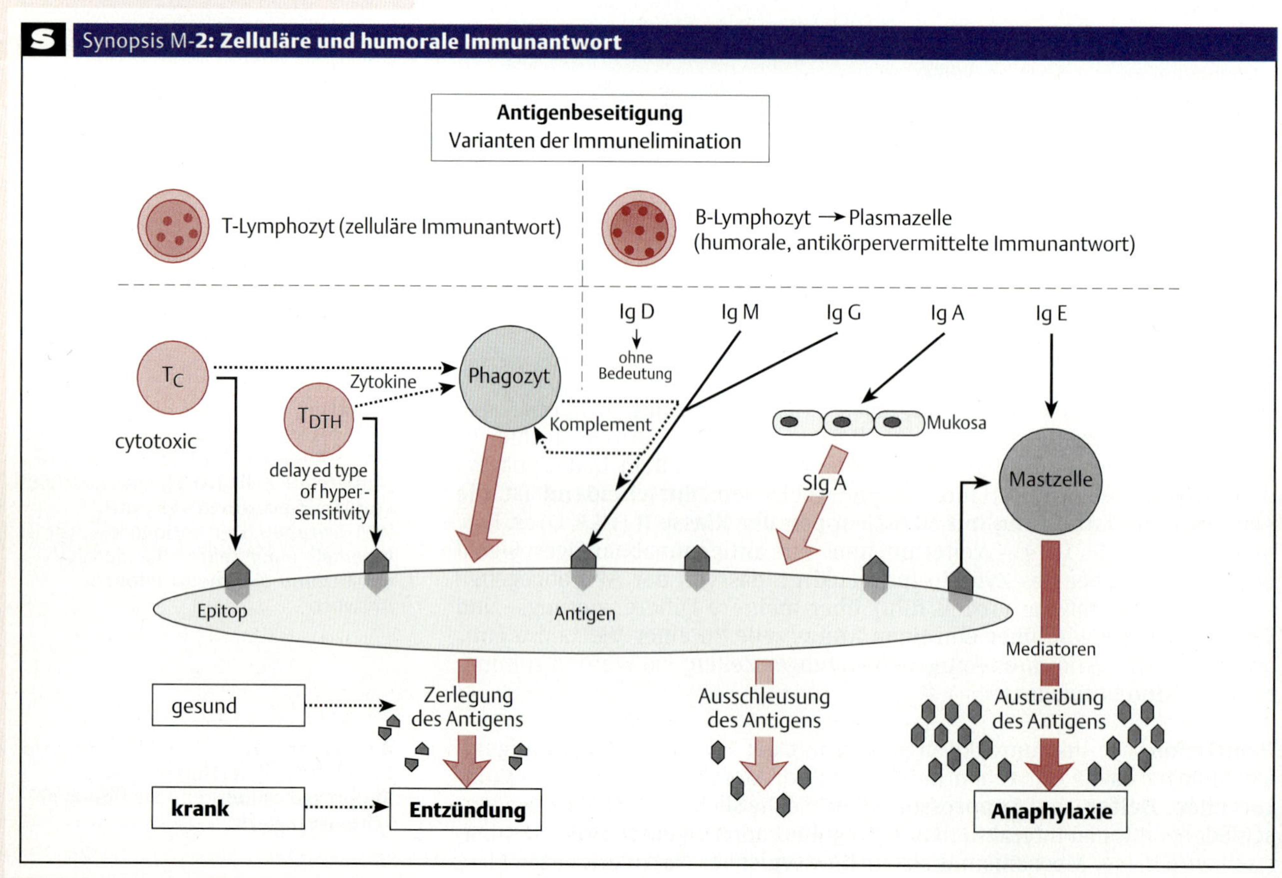

M-3: Typen der Immunreaktion und ihre Folgen

Zelltyp und Zellprodukt	Antigenunabhängige (= unspezifische) Mittlersysteme und Zellprodukte	Ziele und Effekte	Krankheitsbilder (Beispiele)
T-Lymphozyt			
▷ T_c = zytotoxische Zelle	▷ perforine Zytokine	▷ Zerstörung der Zielzelle = Beseitigung virusinfizierter Zellen ▷ Organzerstörung	▷ virusinduzierte Hepatitis
T_{DTH} delayed type of hypersensitivity	▷ Zytokine ▷ Phagozyten	▷ Beseitigung von Antigenen (Bakterien u.a.m.)	▷ Ekzem ▷ Kontaktdermatitis ▷ Granulome
B-Lymphozyt und Plasmazelle			
▷ IgD	Ø	Ø	Ø
▷ IgA	Ø	▷ Bindung/Neutralisierung quasi extrakorporal (Intestinaltrakt u.a.m.)	Ø
	▷ bei aggregiertem IgA-Komplement (auf alternativem Weg)	▷ Beseitigung der eingeschlossenen Antigene durch Freßzellen	▷ bei aggregiertem IgA bestimmte Formen der Dermatitis, Vaskulitis, IgA-Nephritis (Morbus Berger)
▷ IgE	▷ Mastzellen und Basophile mit Histamin, Serotonin, Bradykinin, Leukotrienen	▷ Abschirmung und Austreibung des Antigens durch Hypersekretion und Hyperperistaltik	▷ Asthma bronchiale, Rhinitis allergica, Urtikaria, allergische Gastroenteropathie, Quincke-Ödem, anaphylaktischer Schock
▷ IgG und IgM	▷ Komplement (auf klassischem Wege) ▷ Phagozyten	▷ Bindung und Zerstörung des Antigens unter Mithilfe von phagozytierenden Zellen ▷ Zytolyse	▷ immunhämolytische Anämie, Immunthrombopenie, Immunleukopenie, Morbus haemolyticus neonatorum, Fehltransfusions-Reaktion
		▷ Immunkomplexbildung und Ablagerung im Gewebe an Oberflächenbezügen • Serosa • Endothel • rheumatischer Formenkreis	▷ Alveolitis, steriler Abszeß, Goodpasture-Syndrom ▷ Serositis (Pleuritis; Perikarditis) ▷ Vaskulitis (»Dermatitis«; »Nephritis«, »Arthritis«, »Iridozyklitis«, »Neuritis«)
		▷ Blockierung, Neutralisierung	▷ perniziöse Anämie, Hemmkörperhämophilie, bestimmte Form der Insulinresistenz ▷ Myasthenia gravis
		▷ Irritation von Rezeptoren	▷ Immunthyreotoxikose ▷ bestimmte Asthma-Formen
		▷ nur IgM: Agglutination	▷ Kälteagglutininkrankheit, ▷ Spermagglutination

• **IgD:** dieser Antikörpertyp hat für die Antigenelimination keine erkennbare Bedeutung und ist **an Pathomechanismen unbeteiligt.**

• **IgM:** dieses pentamere Makromolekül wird im Rahmen einer humoralen Immunantwort **als erstes produziert**. Infolge seiner Größe kann es sogar partikuläre Antigene (Erythrozyten, Bakterien, Spermien) agglutinieren. Nur bei der Immunantwort gegen Bakterien und deren Toxine sowie gegen die Hauptblutgruppen bleibt es bei der IgM-Synthese. In den übrigen Fällen erfolgt in der Regel die Ablösung durch andere Antikörpertypen derselben Spezifität durch einen intrazellulären Umschaltmechanismus (»switch«).

• **IgD** ist **bedeutungslos.**

• **IgM** ist die **zuerst produzierte Antikörperklasse.** Es kann infolge seiner Größe Zellen und Bakterien agglutinieren. Komplementbindungsfähigkeit bringt ihm zytolytische Eigenschaften.

• **IgG** ist die **weitestverbreitete Antikörperklasse**. Es wird durch die Plazenta dem Feten transferiert und verleiht ihm initialen humoralen Immunschutz **(mütterliche Leihimmunität)**. Komplementbindungsfähigkeit bringt ihm zytolytische Eigenschaften.

• **IgA** schützt, vor allem in seiner sekretorischen Form SIgA, Körperoberflächen **»extrakorporaler Oberflächenschutz«)** und ist als **Spezialität des MALT** anzusehen. Über das Kolostrum wird es in größeren Mengen dem Neugeborenen zugeführt. Die Resistenz gegenüber Verdauungsenzymen verleiht Stabilität.

• **IgE haftet an Basophilen und Mastzellen**, wo es nach Antigenkontakt Mediatoren freisetzt **(Anaphylaxiephänomen)**.

• **IgG:** diese Klasse stellt den **dominierenden Antikörpertyp** dar. Es findet sich **überall** und wird in der Endphase der Schwangerschaft von der Plazenta in den kindlichen Organismus geschleust, wo es dem Neugeborenen als **mütterliche Leihimmunität** vorübergehend – bis das eigene Immunsystem ausreichend aktiviert ist – Schutz verleiht. IgG vermag nicht zu agglutinieren. Es bindet und aktiviert – wie auch IgM – Komplement, wodurch einerseits eine **direkte zytotoxische Wirkung** (MAC = »membran attacking complex«) erreicht wird und andererseits **Phagozyten besser angreifen**.
• **IgA:** es wird in überwiegend oberflächennah gelegenen Plasmazellen synthetisiert und stellt die **wirksamste Komponente des MALT** dar. Nach Durchtritt durch Epithelien wird es mit einem Protein versehen zum dimeren sekretorischen IgA (SIgA). Dies verleiht Resistenz gegenüber Verdauungsenzymen. Daher überwiegt SIgA in den Sekreten, wo es einen quasi extrakorporalen Oberflächenschutz darstellt (»immunological paint«). Mit der Muttermilch gelangt es in den Darm des Neugeborenen, wo es zur lokalen Immunität beiträgt.
• **IgE:** dieser Antikörpertyp **haftet an Mastzellen und Basophilen**, wo es nach Antigenkontakt durch freigesetzte Mediatoren zu sogenannten **Anaphylaxiephänomenen** (Urtikaria, Schock u.a.m.) kommt.

2.2 Kooperative Mechanismen

Zur Beseitigung von Antigenen **benötigt das Immunsystem Assistenz von Phagozyten**. Kooperative Mechanismen entsprechen **zellulären Hilfstruppen. Signalfunktion üben Zytokine (Interleukin, Interferon)** und **Komplement** aus.

2.2 Kooperative Mechanismen

Das Immunsystem vermag selbständig Antigene zu binden und zu zerstören. Doch gelingt dies insofern unvollständig, als **zur endgültigen Beseitigung Phagozyten involviert** werden.
Selbst die zytotoxische Immunreaktion bedarf zur Degradation von Zelltrümmern der Makrophagen und Granulozyten. Analoges gilt für zytotoxische Antikörper und, in besonderem Maße, für die übrigen Antikörper nach deren Bindung an Antigene. Kooperative Mechanismen entsprechen **zellulären Hilfstruppen**, die auf Signale hinzuströmen. **Signalfunktion übernehmen dabei Zytokine**, also **Interleukine** und **Interferone**, die von aktivierten Immunzellen abgegeben werden. Antikörper, die hierzu nicht in der Lage sind, erzielen den gleichen Effekt, indem die Phagozyten über einen Rezeptor verfügen, der erkennt, daß der Antikörper eine spezifische Bindung eingegangen ist. Hinzu kommt auf den Phagozyten ein Rezeptor für **aktiviertes Komplement**, so daß vor allem durch IgM und IgG Freßzellen in großer Zahl angelockt und aktiviert werden. Diese Vermaschung von Immunsystem und übriger Abwehr kommt einem Verstärkermechanismus gleich; nur so können vergleichsweise kleine Antikörpermoleküle die Beseitigung von Antigenen bewirken.

• **Komplement:** Das **Komplementsystem** wird von 9 kaskadenartig aktivierbaren Proteinen gebildet (S M-3).
Die Aktivierung erfolgt über IgG und IgM im sog. **klassischen Weg** und ohne Immunsystem durch bakterielle Produkte im sog. **Nebenschluß**. Schritt für Schritt werden die einzelnen Komponenten aktiviert, wobei die letzten, C5–C9, auf enzymatischem Weg Zellmembranen zerstören können (**MAC** = »membran-attacking-complex«).

Das Komplementsystem stellt den wichtigsten Mittler zwischen humoraler Immunantwort und Phagozyten dar.
Inhibitoren bewahren vor spontaner Aktivierung.

• **Komplement:** Als **Komplementsystem** werden summarisch Proteine bezeichnet, die unter Einbeziehung von Ionen wie Calcium kaskadenartig aktivierbar sind (S M-**3**). Dabei gibt es zwei Startmechanismen: der phylogenetisch ältere läuft ohne Beteiligung des Immunsystems an und wird als **Nebenschluß** bezeichnet; er reagiert insbesondere auf Bakterien, und dies, noch bevor die Immunreaktion eingesetzt hat. Der phylogenetisch jüngere läuft unter Beteiligung des Immunsystems ab, wo IgG und IgM eine Antigenbindung eingegangen sind; er wird als **klassischer Weg** bezeichnet. Zug um Zug treten mit der schrittweisen Aktivierung der einzelnen Komponenten besondere Erscheinungen auf wie Zytoadhärenz oder Irritation etwa der Mastzellen durch die Bruchstücke C3a und C5a (»Anaphylatoxine«). Die letzten Komponenten (C5 bis C9) vermögen auf enzymatischem Wege Zellmembranen zu zerstören (**MAC = »membran-attacking-complex«**), wodurch es zur Zytolyse kommt.
Das Komplementsystem als wichtigster Mittler zwischen der humoralen Immunabwehr und der Phagozytose ist einer effizienten Kontrolle unterworfen. Wichtigste Komponente ist der C1-Inaktivator (C1INA) dessen Fehlfunktion spontane Aktivierung zuläßt, wie das hereditäre angioneurotische Ödem – Folge eines Fehlens dieses Hemmfaktors – belegt.

S Synopsis M-3: **Schematische Darstellung des Komplementsystems mit der Aktivierungs- und der Effektorphase**

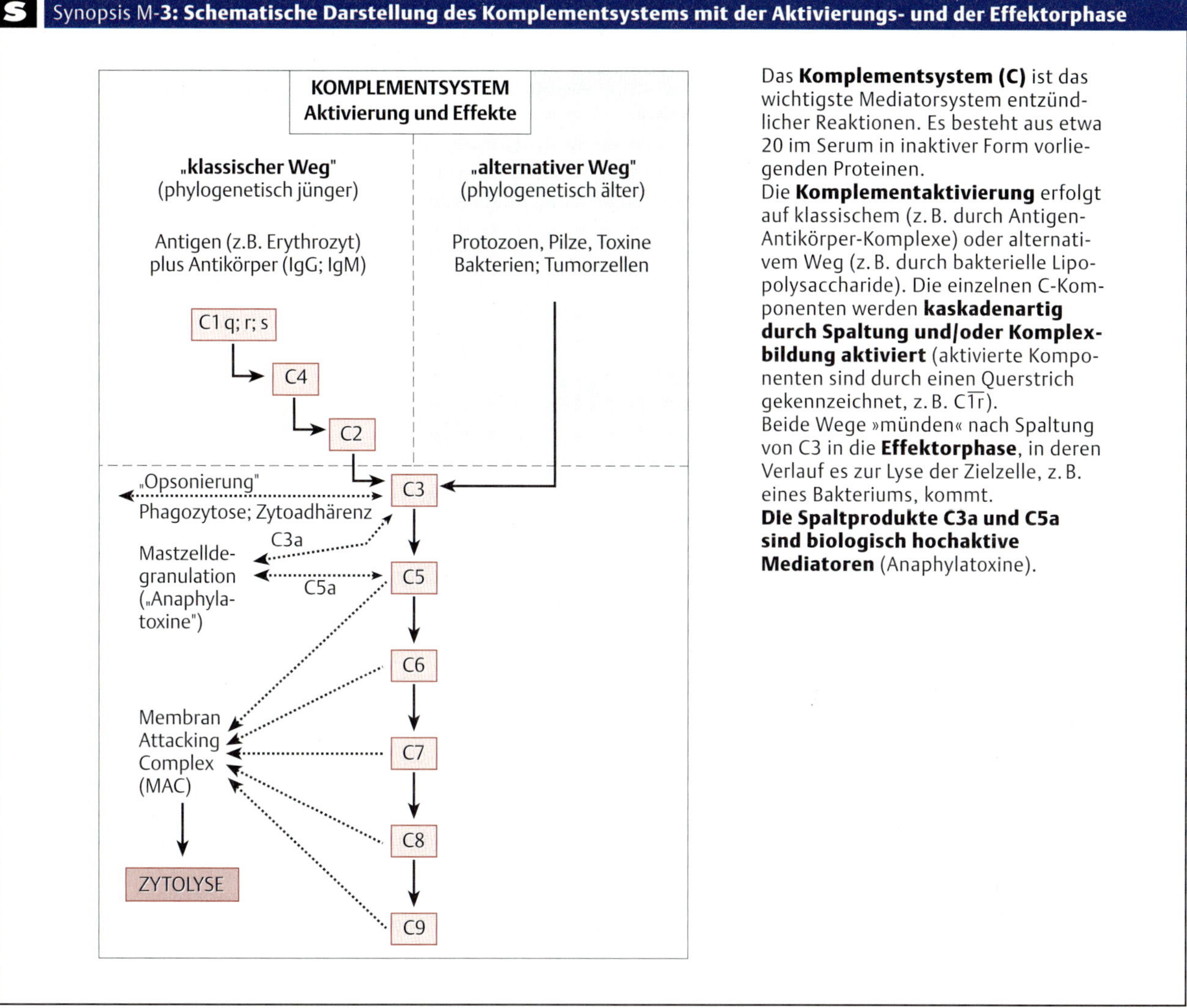

Das **Komplementsystem (C)** ist das wichtigste Mediatorsystem entzündlicher Reaktionen. Es besteht aus etwa 20 im Serum in inaktiver Form vorliegenden Proteinen.
Die **Komplementaktivierung** erfolgt auf klassischem (z. B. durch Antigen-Antikörper-Komplexe) oder alternativem Weg (z. B. durch bakterielle Lipopolysaccharide). Die einzelnen C-Komponenten werden **kaskadenartig durch Spaltung und/oder Komplexbildung aktiviert** (aktivierte Komponenten sind durch einen Querstrich gekennzeichnet, z. B. $C\overline{1r}$).
Beide Wege »münden« nach Spaltung von C3 in die **Effektorphase**, in deren Verlauf es zur Lyse der Zielzelle, z. B. eines Bakteriums, kommt.
Die Spaltprodukte C3a und C5a sind biologisch hochaktive Mediatoren (Anaphylatoxine).

• Hervorzuheben sind **IgE-Antikörper**. Fixiert an die Membran von Mastzellen und Basophilen lösen sie nach Bindung ihrer freien Arme mit Antigenen die **sofortige Freisetzung von Mediatoren** aus, vor allem von **Histamin**. Dessen pharmakologische Wirkung führt zu Hyperperistaltik und Hypersekretion. Auf diesem Wege können selbst größte Antigenträger attackiert werden, beispielsweise Parasiten aus dem Darm. Der ursprüngliche Sinn der IgE-vermittelten Reaktion ist bei den übrigen Formen nicht mehr erkennbar, sie gewinnen dadurch den Charakter eines rein pathogenen Mechanismus.

• **IgE-Antikörper** lösen nach Antigenbindung die **sofortige Freisetzung von Mediatoren** aus, vor allem **Histamin**, welches Hyperperistaltik, Bronchokonstriktion, Hypersekretion und Vasodilatation bewirkt (»Anaphylaxie-Phänomene«).

• **Pathogene und permissive Immunreaktionen: in aller Regel verläuft eine Immunreaktion der jeweiligen Situation angepaßt**. Dies bedeutet auf den Einzelfall zugeschnittene Aktivität des Immunsystems, also der Bereitstellung von attackierenden Zellen und Antikörpern mit angemessener Beteiligung kooperativer Phagozyten und Mediatoren. Im Idealfall erfolgt die Beseitigung der Antigene ohne Schaden für den Organismus.
Nicht selten überschießt die Abwehr. Dann kommt es zu einer überstürzten Anflutung von Makrophagen und Granulozyten. Dies führt zu vermehrtem Zelluntergang und über die vermehrte Freisetzung von Arachidonsäureabkömmlingen, auf der einen Seite Leukotriene, auf der anderen Seite Prostaglandine, zu weiterer Infiltration und **Gewebeschäden**. Da Hyperämie, Überwärmung, Zellvermehrung, Zelluntergang und Gewebeschaden zusammentreffen, kommt es typischerweise zum **Bild der Entzündung**; dies ist die häufigste Form der pathogenen Immunreaktion. Andere Formen sind

• **Pathogene und permissive Immunreaktionen** sind für Immunkrankheiten verantwortlich, indem sie dem Schadenspotential des Antigen unangemessen sind. **In aller Regel verläuft jedoch die Reaktion der jeweiligen Situation angepaßt.**
Überschießende und unnötige Reaktionen führen meist zu Gewebeschäden unter dem **Bild der Entzündung** und **klassischer Allergien.**
Außer durch Übermaß und Nutzlosigkeit unterscheidet sich eine **pathogene Immunreaktion** nicht von einer protektiven.

Unzureichende, **permissive Immunreaktionen** gestatten Schadensfaktoren die Ausbreitung, was ebenfalls zu Erkrankungen führt.

Blockierung essentieller Faktoren und Strukturen, wodurch Mangelerscheinungen wie bei der perniziösen Anämie auftreten können. Gerade das letztgenannte Beispiel belegt, daß sich eine **pathogene Immunreaktion** in nichts von einer protektiven unterscheidet – außer durch Übermaß und Nutzlosigkeit.
Permissive Immunreaktionen erlauben es, Schadensfaktoren im Organismus zu überdauern. Dies beruht auf einer entweder unzureichend einsetzenden oder sogar ganz ausbleibenden Immunreaktion.

3 Genetik

Die für die Immunantwort entscheidenden Gene liegen auf dem 6. Chromosom im **Haupthistokompatibilitätskomplex**. Die kodierten Merkmale finden sich auf der Membran kernhaltiger Zellen und auf Thrombozyten. Die wichtigsten Merkmale gehören zum **HLA-System**. Zur **Klasse I** zählen die HLA-A-, -B-, -C-Merkmale, zur **Klasse II** die HLA-D-Merkmale, dazwischen liegen die Merkmale der **Klasse III**. Von beiden Eltern wird jeweils ein kompletter Satz (= Haplotyp) vererbt. Daher weisen Kinder trotz unzähliger Möglichkeiten nur 4 Varianten auf. **Bedeutung haben HLA-Merkmale bei der Transplantation**, wo nur bei völliger Übereinstimmung die Abstoßung ausbleibt.

Manche HLA-Merkmale sind bei bestimmten Erkrankungen überdurchschnittlich vertreten, was für Diagnose und Prognose von Wert sein kann.

Wegen seiner Vielfalt ist das HLA-System bei Familienuntersuchungen und in **forensischen Fragen** von großer Aussagekraft **(Ermittlung der Vaterschaft).**

3 Genetik

Die für das Immunsystem entscheidenden Gene liegen auf dem 6. Chromosom. Sie sind im **Haupthistokompatibilitätskomplex** (MHC = »major histocompatibility complex«) vereint. Die von ihm kodierten Merkmale finden sich auf der Zellmembran. Die wichtigsten gehören dem **HLA-System** (»human leucocyte antigen«) an. Zur **Klasse I** – wichtig für die zellvermittelte Zytotoxizität – gehören HLA-A-, -B-, -C-Merkmale, zur **Klasse II** – wichtig für die Antigenpräsentation – HLA-D-Merkmale. Dazwischen finden sich Merkmale der **Klasse III** für Komplementfaktoren (»complotypes«).
Die Vererbung folgt den Mendelschen Regeln. Daher hat ein Individuum zwei Merkmale von jeder HLA-Gruppe. Ein kompletter Satz – Haplotyp – wird von jeweils einem Elternteil ererbt. Daher gibt es bei Kindern nur vier unterschiedliche Kombinationen, obgleich die Zahl der Varianten an HLA-Mustern nahezu unbegrenzt ist.
Die Bestimmung der HLA-Gruppen ist vor allem bei der Transplantation wichtig, da jede Differenz zwischen Spender und Empfänger eine Abstoßungsreaktion auslöst. Bei der Knochenmarktransplantation vermag sogar das verpflanzte Mark den restlichen Organismus zu zerstören.
HLA-Gruppen sind auch für die Diagnostik bedeutsam, da **eine Reihe von Erkrankungen an bestimmte HLA-Merkmale gebunden ist** oder vielmehr an das Risiko zu erkranken (etwa bei HLA-B27 an infektinduzierter Arthritis). Dies läßt sich durch Vergleich der Häufigkeit einzelner HLA-Merkmale in der gesunden und in der erkrankten Bevölkerung ermitteln.
HLA-Merkmale können schließlich zu **forensischen Zwecken** herangezogen werden. Infolge der multiallelen Systeme und des damit verbundenen Variantenreichtums sind bei der **Ermittlung der Vaterschaft** Aussagen von höherer Zuverlässigkeit möglich.

4 Einflüsse auf das Immunsystem

Eine Reihe von Faktoren interner und externer Natur – teilweise sogar steuerbar – wirken auf das Immunsystem ein, indem sie den Ablauf der Immunreaktion und der Antigenelimination beeinflussen, und zwar global. Dies bedeutet, daß das gesamte Immunsystem unabhängig von der Natur der Antigene in seiner Reaktionsweise betroffen ist. Daraus wiederum folgt eine Änderung im Charakter – Aktivität und Fortschreiten – von Immunkrankheiten; auch kann der Übergang von einem latenten in ein manifestes Stadium beeinflußt werden, was das gehäufte Auftreten von Immunkrankheiten in bestimmten Situationen erklärt.

- **Externe Einflüsse:** sie führen insgesamt meist zu einer Beeinträchtigung der Immunreaktivität. **Schadstoffe, Mangelernährung, energiereiche Strahlung und Medikamente** sind die wichtigsten Faktoren. Als Beispiele sind Schwermetalle, Zinkmangel, Ultraviolettlicht und Zigarettenrauch zu nennen.
- **Interne Einflüsse:** sie bedingen insgesamt überwiegend eine Reduktion der Immunreaktivität. Vor allem **Hormone,** hier insbesondere Kortisol und Sexualhormone, hemmen das Immunsystem. **Streß** ist ein weiterer Faktor. Mit Bezug auf die genannten Größen ist das weibliche Geschlecht mehr betroffen als das männliche: **Schwangerschaft und Klimakterium sind kritische Phasen** im Leben einer Frau, wo es zur deutlichen Änderung von Immunkrankheiten kommt, während die **Pubertät** für beide Geschlechter eine kritische Phase darstellt. Zu erwähnen ist schließlich noch das **Lebensalter:** in der Jugend sind Reaktionen heftiger als im Senium, was sich etwa an der Häufigkeit von Allergien und im Verlauf von Infektionskrankheiten zeigt. Die Bedeutung der **genetischen Merkmale** ist bereits gesondert behandelt worden.

4 Einflüsse auf das Immunsystem

Trotz der Stabilität des Immunsystems wird die Reaktivität intern und extern beeinflußt. Dies bewirkt eine Änderung des Krankheitscharakters und kann beispielsweise von der Sensibilisierung zur Allergie führen.

- **Externe Einflüsse sind Schadstoffe, energiereiche Strahlung, Ernährung, Medikamente.**

- **Interne Einflüsse** sind **Hormone, Streß** und in gewisser Weise auch das **Lebensalter.**

Die Genetik weist eine Sonderrolle auf.

◄ **Merke**

Merke. Verhaltensweisen wie erschöpfende körperliche Tätigkeit, Hochleistungssport, ausgedehntes Fasten, übermäßige Sonnenexposition und Nikotin- und Alkoholabusus hemmen die Immunreaktivität zumindest vorübergehend. Sie sind überwiegend für passagere Infektanfälligkeit und Reaktivierung latenter Virusinfekte wie Herpes verantwortlich.

5 Systematik der Immunkrankheiten

5 Systematik der Immunkrankheiten

◄ **Merke**

Merke. Immungesund ist, wer von den in ihm ablaufenden Immunreaktionen nichts bemerkt und sie schadlos übersteht.

◄ **Definition**

Definition. Demnach ist als Immunkrankheit jede Situation zu definieren, bei der die Reaktionsweise des Immunsystems den Boden für Symptome oder eine Funktionsstörung bereitet (▤ M-**4**).

Inadäquate Reaktion macht krank. Somit ergeben sich zwei Hauptgruppen, nämlich **überschießende und unzureichende Immunreaktionen** als Ursache für Erkrankungen (S M-**4**). Die Vielfalt unterschiedlicher Krankheitsbilder ist Folge der verschiedenen immunologischen Mechanismen, der zahlreichen Antigene und der in den einzelnen Organsystemen des Organismus möglichen Manifestation. Verschiedene klinische Teilgebiete beschäftigen sich mit der Immunologie (vgl. ▤ M-**5**).

Somit ergeben sich zwei Hauptgruppen, nämlich **überschießende und unzureichende Immunreaktionen** als Ursache für Erkrankungen (S M-**4**).

M-4: Immunkrankheiten – Einteilung

Überschießende Reaktionen (»Hypersensitivität«) ▷ gegen apathogene Fremdfaktoren (klassische Allergie) ▷ gegen körpereigene Substanzen (»Autoaggression«) ▷ Sondersituationen: • Schwangerschaft (versus Infertilität) • Transplantation (Abstoßung) • Tumor (Paraneoplasie u.a.m.)
Unzureichende Reaktionen (Insuffizienz/Defekt) ▷ durch Fehlanlage oder Zerstörung (»primär«) ▷ durch Behinderung oder Verlust (»sekundär«)
Maligne Immunproliferation ▷ Lymphom, lymphatische Leukämie u.a.m.

Synopsis M-**4: Hypersensitivitätssyndrome**

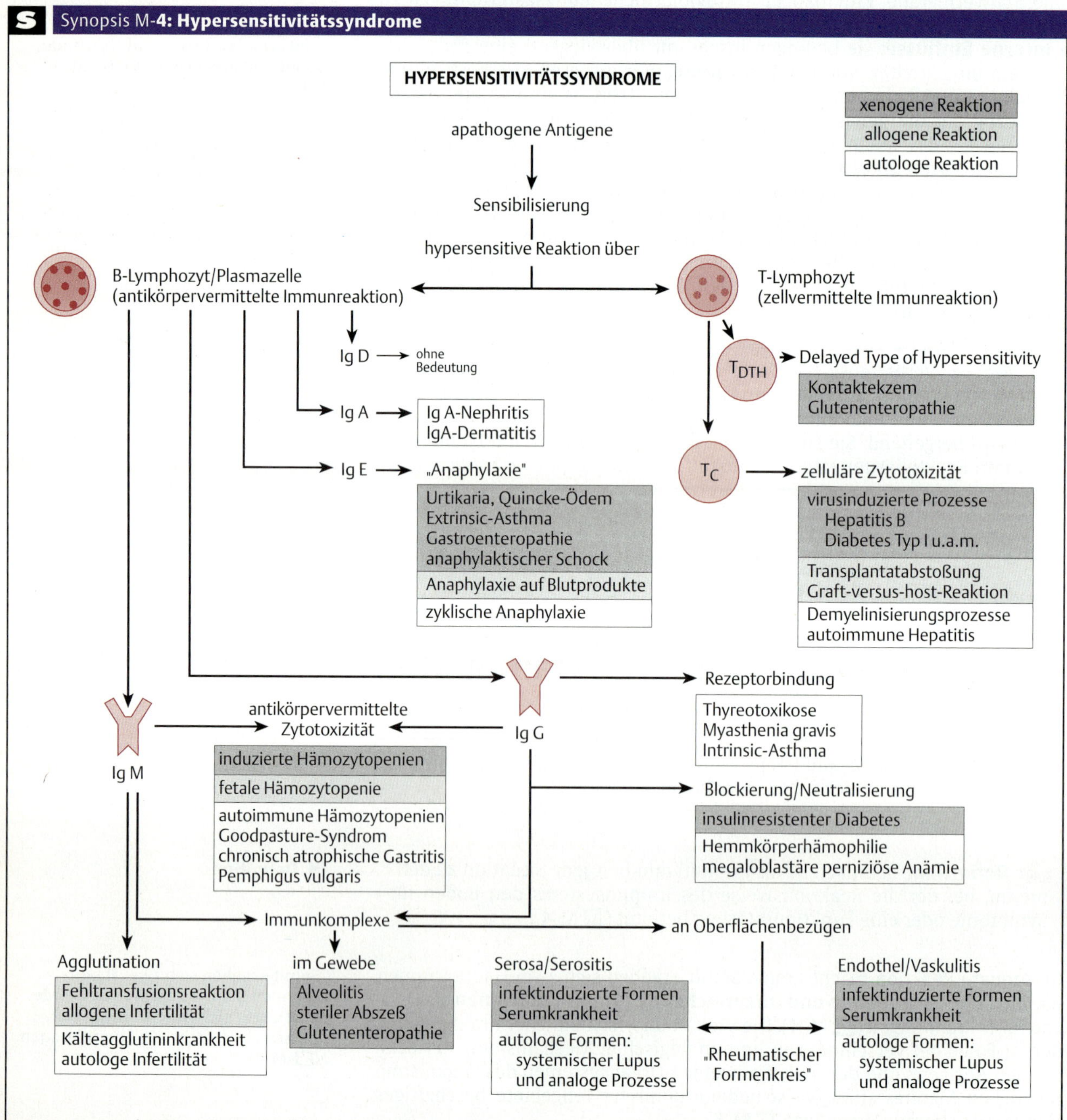

M-5: Klinische Immunologie

Klinische Teilgebiete	Integration in Fachgebiete
▷ Allergologie ▷ Rheumatologie (entzündlicher Rheumatismus) ▷ Infektionsimmunologie ▷ Transplantationsimmunologie ▷ Tumorimmunologie Immungenetik ▷ Immunpharmakologie	▷ Dermatologie ▷ Otorhinolaryngologie ▷ Ophthalmologie ▷ Neurologie ▷ Gynäkologie ▷ Innere Medizin/Pädiatrie ▷ Hämatologie ▷ Hepatologie ▷ Nephrologie ▷ Pneumologie u.a.m.

• **Hypersensitivitäts-Syndrome:** Ursache ist eine **überschießende Immunreaktion** meist gegen harmlose Antigene und daher unnötig. Bekannteste Beispiele sind die gegen speziesfremde (xenogene) Antigene gerichteten Überempfindlichkeitserscheinungen, hier vor allem die klassischen Allergien wie **Urtikaria, Kontaktekzem, Asthma bronchiale** oder **anaphylaktischer Schock**. Hinzu kommen exogen allergische Alveolitis, medikamenteninduzierte Agranulozytose und wesensverwandte Prozesse. Sinngemäß gleichzustellen sind infektinduzierte Prozesse auf dem Boden einer Immunreaktion gegen harmlose Fragmente vom Typ des reaktiven entzündlichen Rheumatismus. Ebenfalls als hypersensitiv einzustufen sind Immunreaktionen gegen individualfremde (allogene) Antigene. Hierher gehören **Schock**

• **Hypersensitivitätssyndrome** sind Folge **überschießender Immunreaktionen**, und zwar gegen artfremde (xenogene), artgleiche individualfremde (allogene) oder körpereigene (autologe) Strukturen (Antigene oder Allergene). Xenogene Überempfindlichkeitsreaktionen sind **Urtikaria, Kontaktekzem, Asthma** oder **anaphylaktischer Schock.**

Synopsis M-5: Die 4 Haupttypen pathogener Immunreaktionen *(Coombs und Gell)*

Typ 1: IgE-tragende Mastzellen setzen nach Antigenbindung Mediatoren frei
Typ 2: zellgebundene Antikörper aktivieren Komplement
Typ 3: zirkulierende oder gewebsständige Immunkomplexe aktivieren Komplement
Typ 4: sensibilisierte T-Lymphozyten sezernieren nach Antigenkontakt Lymphokine.

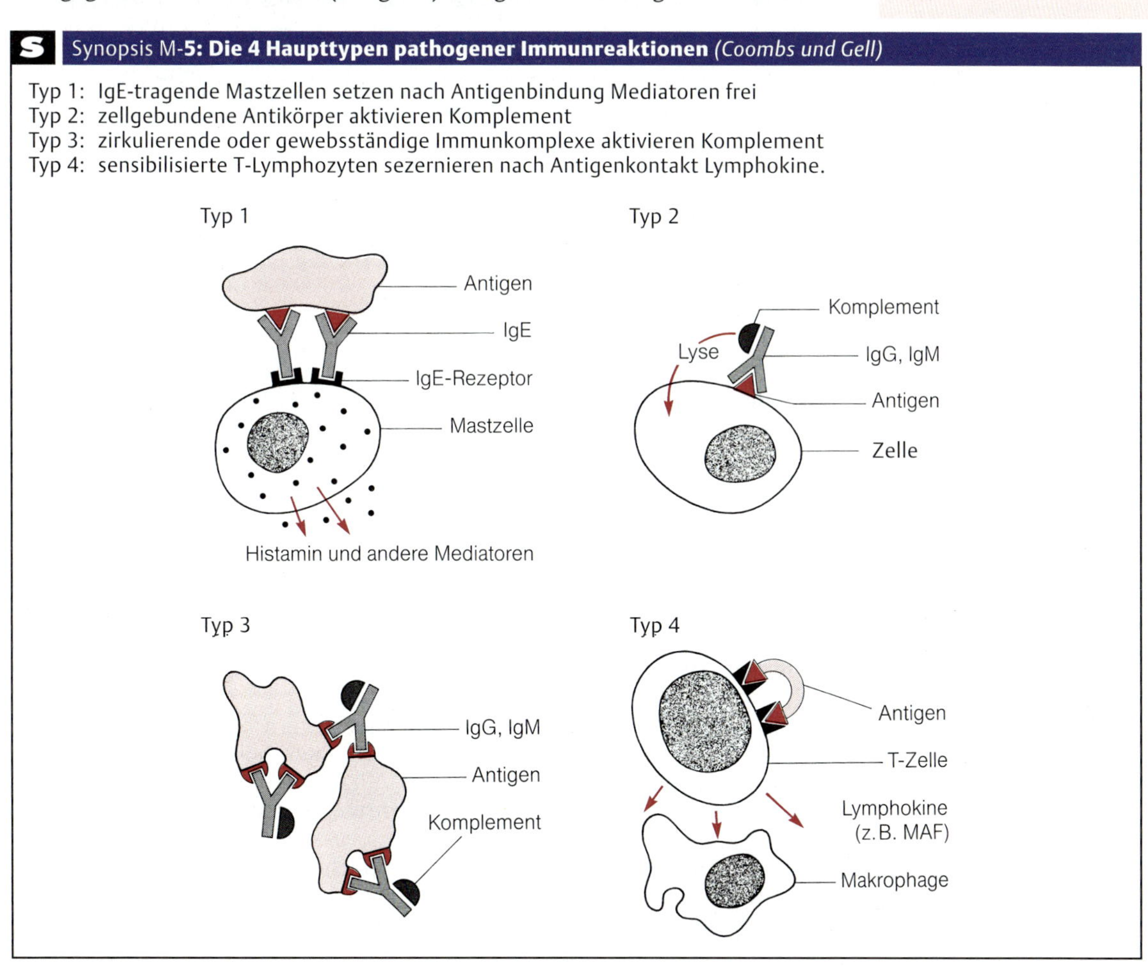

Eine iatrogene allogene Hypersensitivität stellt die Transplantatabstoßung dar. Eine quasi exportierte Hypersensitivität ist der M. haemolyticus neonatorum.
Eine Sensibilisierung gegen autologe Strukturen bedingt Autoallergie, Autoaggression bzw. eine Autoimmunkrankheit.
• **Immundefizienzzustände** beruhen auf **unzureichender** oder **fehlender Reaktivität** und führen zu **Infektanfälligkeit.**
Primäre Formen beruhen auf einer Störung innerhalb des Immunsystems, **sekundäre** auf Erkrankung anderer Organsysteme mit konsekutiver Behinderung der Immunantwort. AIDS ist der Sonderfall einer erworbenen primären Störung.

nach Fehltransfusion ebenso wie die **Abstoßung von Transplantaten** sowie quasi exportierte Immunopathien vom Typ der fetalen Erythroblastose und der allogenen Immuninfertilität auf dem Boden einer mütterlichen Immunreaktion gegen den Trophoblast. Letztlich müssen auch Immunreaktionen gegen körpereigene (autologe) Strukturen genannt werden, die als **Autoaggressionskrankheiten** oder Autoallergien/Autoimmunopathien imponieren. Sie können jedes Organ treffen (S M-**5**).
• **Immunmangelzustände und Immundefekte:** ihnen gemeinsam ist eine **unzureichende Immunreaktion**. Sie bedingt als **globales Symptom Infektanfälligkeit.**
Primären Defizienzen liegt ein Schaden innerhalb des Immunsystems, etwa eine Anlagestörung, zugrunde. Sie sind daher meist angeboren. Auch AIDS als Folge einer HIV-Infektion ist so einzustufen, da hier das Immunsystem selbst zugrunde geht.
Sekundäre Defizienzen entwickeln sich auf dem Boden anderer Erkrankungen, die das Immunsystem beeinträchtigen. Sie sind daher meist erworben. Häufigste Ursache sind fortgeschrittene Organfunktionsstörungen etwa von Leber, Niere oder Endokrinium oder Verlustsyndrome wie Nephrose oder exsudative Enteropathie.

Schwere angeborene Defekte haben eine schlechtere Prognose als die im Erwachsenenalter eher leichteren Fälle (▤ M-**6**).

Die Zahl der Spielarten der Immunmangelerkrankungen ist außerordentlich groß. Sie verschiebt sich im Laufe des Lebens insofern, als schwere angeborene Defekte infolge unbeherrschbarer Infekte eine schlechte Prognose aufweisen und im Erwachsenenalter eher die leichten Fälle anzutreffen sind. So ist hier der selektive IgA-Mangel die am häufigsten zu beobachtende Defizienz. Dagegen finden sich zunehmend erworbene und sekundäre Immunmangelkrankheiten wie AIDS und solche auf dem Boden anderer Organstörungen, etwa bei Dialysepatienten (▤ M-**6**).

M-6: Immundefekte

Zeitpunkt der Manifestation	Klinische Hinweise
▷ Säugling-, Kindes-, Jugendalter	▷ primäre kongenitale Defekte
▷ Erwachsenenalter	▷ sekundäre erworbene Defekte
Manifestationsort	
▷ generalisiert systematisch	▷ allgemeiner Immundefekt
▷ an Oberflächenbezügen	▷ IgA-Defekt
Überwiegender Erregertyp	
▷ Viren, Pilze	▷ zellulärer Immundefekt
▷ Bakterien	▷ humoraler Immundefekt
Familiäre Situation	
▷ gehäuft	▷ genetisch bedingt
▷ geschlechtsgebunden	▷ X-chromosomal

Ein Immundefekt kann zu unerwarteten Verschiebungen führen, z. B. fehlen beim **Hyper-IgM-Syndrom** alle übrigen Immunglobuline.
Beim **Hyper-IgE-Syndrom** besteht ein Mangel der zellulären Abwehr und von IgG.

Teilweise kommt es bei einem Immundefekt zu unerwarteten Verschiebungen. So bedingt eine Störung der Ligandenbildung an der Zellmembran das Unvermögen der B-Zelle, von der IgM-Synthese auf die Synthese anderer Immunglobulinklassen umzuschalten, woraus sich das **Hyper-IgM-Syndrom** ableitet, bei welchem die übrigen Immunglobuline fehlen. Auch das **Hyper-IgE-Syndrom** ist an einen Mangel der zellulären Abwehr und des IgG geknüpft.
Da die Abwehr von pathogenen Krankheitserregern neben dem Immunsystem auch Phagozyten und Epithelien sowie Endothelien obliegt, kann ein wenig ausgeprägter Immunmangel im Alltag unbemerkt bleiben. Umgekehrt kann sich ein Defekt anderer Abwehrmechanismen durch Infektanfälligkeit äußern.
Für den Betroffenen ist es belanglos, auf welcher Ebene der Defekt angesiedelt ist. Dennoch ist die Charakterisierung wichtig, da sich therapeutische Empfehlungen ableiten. Sie sind allerdings nur selten von Dauer oder gar kurativer Natur.

• **Maligne Immunproliferation:** als Sonderfall ist die **ungezügelte Expansion eines Immunzellklones** zu erwähnen. Durch **Verdrängen der protektiven Klone** und anderer Zellkompartimente insbesondere im Knochenmark kommt es zur Funktionsstörung, so daß die Patienten an unbeherrschbaren Infekten oder an unstillbarer Blutung zugrunde gehen. Wichtigste Beispiele sind **Lymphome** und das **Plasmazytom** mit den verschiedenen Varianten.

• **Maligne Immunproliferation** ist Folge einer **ungezügelten Vermehrung einer einzelnen Zellfamilie** (monoklonale Immunopathie). Wichtigste Beispiele sind **Lymphome** und **Plasmozytom.**

5.1 Grundregeln der Immunkrankheit

5.1 Grundregeln der Immunkrankheit

> ***Merke.*** Zur Immunkrankheit kann es nur kommen, wenn sich Immunsystem und Antigen begegnen und sobald dies an einer Zellmembran erfolgt.

◀ **Merke**

Daraus resultieren einige Regeln:

• **Immunkrankheiten sind manifest, solange das Antigen im Organismus präsent ist.** Eingängigstes Beispiel ist der **saisonal begrenzte Heuschnupfen** (S M-**6**). Infektinduzierte Hypersensitivitätssyndrome können sogar nach klinischer Heilung des Infektes auftreten, wenn eine Sensibilisierung gegen nicht mehr vermehrungsfähige Bruchstücke vorliegt. Demgegenüber sind **Autoaggressionsprozesse stets chronisch-progredient**. Auch Immunmangelzustände sind nur erkennbar, wenn pathogene Faktoren in den Organismus eingedrungen sind.

• **Immunkrankheiten sind manifest, solange das Antigen im Organismus vorhanden ist,** wie z. B. beim **saisonal begrenzten Heuschnupfen.** Daher sind **Autoaggressionsprozesse chronisch-progredient.**

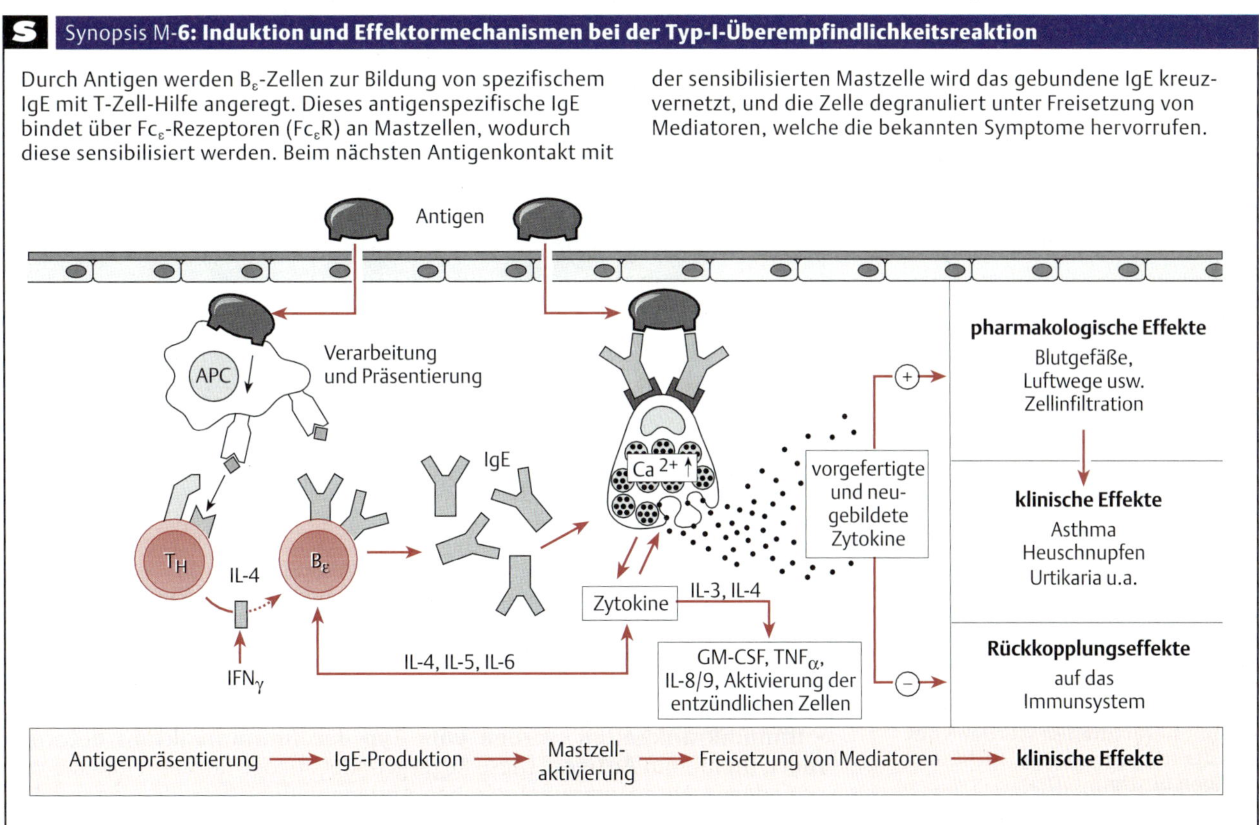

S Synopsis M-**6: Induktion und Effektormechanismen bei der Typ-I-Überempfindlichkeitsreaktion**

Durch Antigen werden B_ε-Zellen zur Bildung von spezifischem IgE mit T-Zell-Hilfe angeregt. Dieses antigenspezifische IgE bindet über Fc_ε-Rezeptoren ($Fc_\varepsilon R$) an Mastzellen, wodurch diese sensibilisiert werden. Beim nächsten Antigenkontakt mit der sensibilisierten Mastzelle wird das gebundene IgE kreuzvernetzt, und die Zelle degranuliert unter Freisetzung von Mediatoren, welche die bekannten Symptome hervorrufen.

• **Immunkrankheiten manifestieren sich dort, wo das Antigen an Membranen fixiert wird.** Dies zeigt sich in der Kontaktregel, wonach Allergien an der Eintrittspforte auftreten, etwa als Asthma bronchiale oder als Kontaktekzem. Sofern Antigene Barrieren durchbrechen oder auch – gebunden an Antikörper – als Immunkomplex in den Körperflüssigkeiten verteilt werden, kommt es zur pathogenen Reaktion dort, wo sie an Membranen haften.

• **Immunkrankheiten zeigen sich dort, wo das Antigen Membranen berührt.** Daher manifestieren sich Allergien häufig an der Eintrittspforte. Wird ein Antigen im Organismus isoliert oder an Antikörper – als Immunkomplex – gebunden verteilt, so kommt es an den Stellen seiner Abscheidung zur Entzündung als Folge der dort ablaufenden heftigen Phagozytose, bei Gefäßendothel zu einer **Vaskulitis in beliebigen Regionen. Die Verschleppung bedingt eine potentiell ubiquitäre Erkrankung.** Auch Immundefizienzzustände bleiben ohne Kontakt des Organismus mit einem pathogenen Antigen unerkannt.

Ist dies an Gefäßendothel der Fall, so resultiert eine **Vaskulitis in beliebigen Regionen**, etwa der Niere, der Haut, des Auges, mit konsekutiver Entzündung als Glomerulonephritis, Dermatitis oder Iridozyklitis (S M-7). **Die Verschleppung bedingt eine quasi ubiquitäre Erkrankung**, häufig auch der Gelenke, was zur Bezeichnung »rheumatischer Formenkreis« veranlaßt hat. Auch anaphylaktische Phänomene treten nur auf, wo Antigene über IgE als Brücke an die Membran von Mastzellen oder Basophilen fixiert sind.

S Synopsis M-7: Ablagerung von Immunkomplexen in der Blutgefäßwand

Mit zunehmender Gefäßpermeabilität lagern sich Komplexe in den Gefäßwänden ab. Es kommt zur Thrombozytenaggregation und zur Komplementaktivierung. Auf dem Kollagen der endothelialen Basalmembran verklumpen die Plättchen zu Mikrothromben. Durch chemotaktische Komplementprodukte angelockte Neutrophile (PMN) geben ihre lysosomalen Enzyme nach außen ab, wodurch die Gefäßwand weiter geschädigt wird.

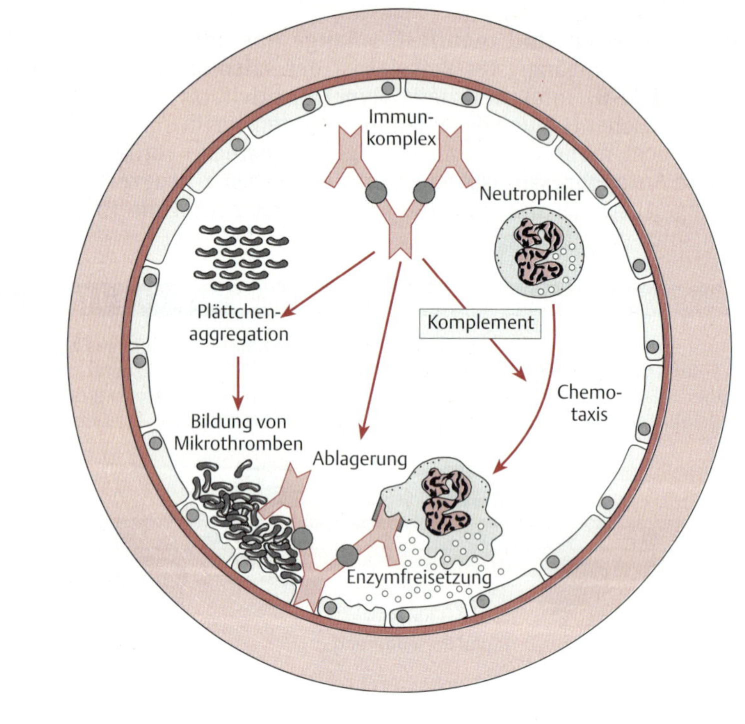

Bei einem **T-Zelldefekt** kommt es zur **Infektion mit Viren, Pilzen oder Mykobakterien, beim B-Zelldefekt** zu **bakteriellen Infektionen**, ein **IgA-Mangel** führt zu **infektanfälligen Schleimhäuten.**

- **Immunkrankheiten werden vom Typ der Immunreaktion, nicht vom Antigen bestimmt.** Daraus erwächst eine Monotonie – etwa identische Symptomatik bei Pollenvarianten des **Heuschnupfens** oder der infektinduzierten Arthritis.

Analog manifestiert sich ein Infekt bei Immundefizienz da, wo der pathogene Erreger keine Barrieren vorfindet. So kommt **es bei T-Zelldefekt meist zu Infektion mit Viren, Pilzen oder Mykobakterien**, wogegen **B-Zelldefekte bakterielle Infektionen** begünstigen. **Fehlt IgA** – ein mit 1 : 400 nicht seltener Fall – so bleibt die **Infektanfälligkeit auf die Schleimhaut begrenzt.**

- **Immunkrankheiten werden vom Typ der Immunreaktion determiniert, nicht vom Antigen.** Diese Regel gründet auf der Tatsache, daß die verschiedenen Wege immunologischer Antigenbindung jeweils eigene, aber identische kooperative Abwehrmechanismen auf den Plan rufen. Ein gängiges Beispiel ist der **Heuschnupfen**, der sich stets gleich präsentiert unabhängig von der auslösenden Pollenart. Auch immunologisch bedingte rheumatische Prozesse sind weitgehend identisch trotz unterschiedlicher Auslösefaktoren. Weiterhin manifestieren sich Immunopathien am gleichen Organ unterschiedlich, je nach zugrundeliegender Immunreaktion selbst bei gleichem Antigen: so kann es bei Sensibilisierung gegen ein und dasselbe Antigen an der Haut zu Urtikaria oder Kontaktekzem, im Respirationstrakt zu Asthma bronchiale oder zur Alveolitis kommen.

5.2 Diagnostik

Heute ist unter Einbeziehung des gesamten labortechnischen Rüstzeugs so gut wie jede Immunkrankheit diagnostizierbar (M-**7**). In den meisten Fällen ist dies jedoch nicht notwendig: apparativer, zeitlicher und finanzieller Aufwand begrenzen das Vorgehen ebenso wie Belastungen und Gefahren für den Patienten.

5.2 Diagnostik

Essentiell sind, infolge des Querschnittscharakters der Immunologie, ausführlichst erhobene **Vorgeschichte** und **Befunde**.

M-7: Suchprogramme und Globaltests

Fragestellung	Untersuchung	Beurteilung	Hinweise
Anaphylaxie	IgE-Serumspiegel	eindeutig erhöht nur bei erheblicher Sensibilisierung	erhöht auch bei: ▷ atopischem Ekzem ▷ Wurmbefall ▷ Hyper-IgE-Syndrom
Autoaggression	Ig-Serumspiegel		
▷ organlokalisiert	IgG-Vermehrung	insbesondere bei Erkrankungen der Leber	weniger ausgeprägt auch bei chronischen Infekten
	IgA-Vermehrung	bei Zirrhose, IgA-Nephropathie, einigen bullösen Hautkrankheiten	
	IgM-Vermehrung	primär biliäre Zirrhose	weniger ausgeprägt auch bei Infekten
▷ systemisch	IgG-Vermehrung	bei allen Prozessen abhängig von Dauer und Aktivität	siehe oben
	IgE-Vermehrung	Churg-Strauss-Vaskulitis	siehe oben
	»klassische« Rheuma-Faktoren (IgM-Typ)	▷ chronische Polyarthritis 75 % ▷ systemischer Lupus erythematodes und wesensverwandte Prozesse 30 %	auch bei anderen Erkrankungen
	antinukleäre Faktoren	systemischer Lupus erythematodes und wesensverwandte Prozesse 90 %	Differenzen in Anti-DNA-Antikörper u.a.m. erforderlich
	antizytoplasmatische Faktoren	Vaskulitisformen	▷ c-ANCA bei Morbus Wegener ▷ p-ANCA bei Mikropolyarteriitis

Merke. Von überragender Bedeutung ist die aufmerksame **Erhebung von Vorgeschichte und körperlichem Befund.** Dieses Vorgehen ist beim üblichen Fall – Vorsprechen des Patienten beim Arzt wegen bestimmter Beschwerden – zwingend.

◀ **Merke**

Daraus ergeben sich einige **Regeln:**

- **Stellen einer Verdachtsdiagnose mit preliminärer Definition des verantwortlichen Antigens und des zugrundeliegenden Pathomechanismus.** Nur so können die geeigneten Methoden und Techniken zum Nachweis der geforderten Daten ausgewählt und angewendet werden.
- **Schrittweises Vorgehen** im Sinne von Stufenplänen mit Auswerfen immer feinerer Netze, bis genügend Daten vorliegen.
- **Darüber hinaus sind die Grenzen der Immundiagnostik zu berücksichtigen:**

Die Routinediagnostik erfolgt meist aus dem Blut – also überwiegend fernab des Geschehens. Die **Serologie** kann für **Organerkrankungen nur bedingt repräsentativ** sein.

- Darauf aufbauend müssen **in Frage kommendes Antigen und verantwortlicher Immunmechanismus** abgeleitet werden. Nur so können für die Diagnostik relevante Untersuchungen vorgenommen werden, die **schrittweise** erfolgen sollen.

- **Die Grenzen der Immundiagnostik sind zu berücksichtigen:** Die **Serologie** kann für **Organerkrankungen nur bedingt repräsentativ** sein!

Ggf. muß am erkrankten Organ eine **Immunhistologie an Biopsiematerial oder in vivo eine Provokationstestung** erfolgen.
Wiederholung der Untersuchungen gewährt Einblick in die **Dynamik** des Prozesses.

Laboruntersuchungen ergeben nur **Hinweise** und sind häufig besser geeignet für die Beurteilung des Verlaufs als für die Erstdiagnostik. Alle Labordaten müssen in Zusammenschau mit Beschwerden und Untersuchungsbefund gedeutet werden.

Dies zwingt bei unbefriedigender Klarheit zu Untersuchungen am erkrankten Organ, etwa in vitro in Form von **Immunhistologie an Biopsiematerial oder in vivo in Form von Provokationstestung. Einmalige Untersuchung läßt keinen Rückschluß auf die Dynamik eines Krankheitsprozesses zu.** Nur durch **Wiederholungsuntersuchung** können Profile zur eindeutigen Festlegung der **Krankheitsdynamik** erstellt werden.
Dies bedeutet im Einzelfalle:
Routinemäßige **Labordiagnostik** liefert im allgemeinen nur **Probabilitäten**, also die Wahrscheinlichkeit, mit welcher eine Erkrankung vorliegt; es finden sich beispielsweise Rheumafaktoren auch bei Gesunden, wie es Rheumatiker ohne Rheumafaktoren gibt.
Alle Labordaten sind synoptisch mit Anamnese und körperlichem Befund sowie anderweitig erhobenen Ergebnissen, etwa bildgebenden Verfahren, zu interpretieren.
Alle Daten, unauffällige Befunde eingeschlossen, müssen sorgfältig dokumentiert werden, um im weiteren Verlauf eingetretene Veränderungen erkennen zu lassen und so die Diagnose zu sichern und eine Prognose zu ermöglichen.
Die Immundiagnostik läßt sich in mehrere Blöcke einteilen:

- **Immunstatus** bedeutet Bestandsaufnahme – **Präsenz und Reaktivität** – des Immunsystems. Indikation ist der Verdacht auf eine Immunschwäche. Es darf **keine immunkompromittierende Situation vorliegen** (M-**8**).

- **Bestandsaufnahme des Immunsystems/Immunstatus:** Ziel ist die Vermessung des Immunsystems zum aktuellen Zeitpunkt. Es umfaßt die **Ermittlung der verfügbaren Immunzellen und Antikörper sowie die Reaktionsbereitschaft**. Voraussetzung ist die ungestörte Entfaltung des Immunsystems. Daher kann der Immunstatus nur real erhoben werden, **wenn keine immunkompromittierende Situation vorliegt**, insbesondere keine schwere Infektion, immuninhibierende Therapie oder Vergleichbares wie etwa eine Schwangerschaft (M-**8**).

M-8: Wichtigste Typen der Immundefekte – Diagnostik und Therapie

Defekt-Typ	Diagnostik	Therapie
T-Zell-Defekt	▷ Lymphozytenprofil im peripheren Blut ▷ Lymphozytenfunktion ▷ Kutantest	▷ Restauration durch Knochenmarkstransplantation
B-Zell-Defekt	▷ Immunglobulinprofil im peripheren Blut ▷ ausgewählte Antikörpertiter z. B. gegen Streptolysin, fremde Blutgruppen	▷ Substitution mit Immunglobulinen
IgA-Defekt	▷ IgA-Spiegel im Serum	▷ Substitution mit IgA (cave Schock!)

- **Nachweis erfolgter Sensibilisierung** ist wichtig bei Allergien und Autoaggressionskrankheiten sowie zum Beleg einer erfolgreichen Schutzimpfung (M-**9**).
Üblicherweise benutzt man hierzu das **Serum des Patienten**. Am Patienten vorgenommene Untersuchungen werden als **Provokationstest** bezeichnet. Die **Immunhistologie an Biopsiematerial** ist eine invasive Methode.

- **Nachweis monoklonaler Proliferation** ist indiziert **bei malignen Erkrankungen** mittels **Immunzytologie** und **Paraproteinnachweis.**

- **Immungenetik** ist wichtig bei Transplantation, in einigen Fällen als diagno-

- **Nachweis erfolgter Sensibilisierung** (M-**9**): Er dient dem Aufzeigen einer bereits induzierten Immunreaktion und kann, bezogen auf die Antigene, bei Sensibilisierung gegen speziesfremde (xenogene), individualfremde (allogene) und körpereigene (autologe) Strukturen geführt werden. Techniken und Methoden können am Patienten (in vivo) und im Labor (in vitro) vorgenommen werden. Üblicherweise bedient man sich des **Serums der Patienten** (Serologie). Dieser Block ist in der medizinischen Immunologie der größte. Die am Patienten vorgenommenen Untersuchungen werden auch als **Provokationstest** bezeichnet, wenn sie am betroffenen Organ erfolgen. Als invasive Variante ist die **Immunhistologie an Biopsiematerial** zu nennen.
- **Nachweis monoklonaler Proliferation:** Hierbei geht es um **Sicherung oder Ausschluß maligner Prozesse**, z. B. Lymphom. Sämtliche Untersuchungen laufen darauf hinaus, die **dominierende Immunzellpopulation** oder ihre Produkte als von einer einzigen Familie stammend zu charakterisieren. Hierfür stehen **Immunzytologie** und **Paraproteinnachweis** zur Verfügung.
- **Immungenetik:** Die Untersuchungen zielen entweder auf die Ermittlung der Histokompatibilität zum Erkennen der optimalen Spender-Empfänger-

M-9: Diagnostik

Untersuchungsziel	Nachweis/Ausschluß	Tests
Ermittlung von Präsenz und Reaktionsbereitschaft des Immunsystems (Immunstatus)	▷ Immunmangel ▷ Immundefekt	**groborientierend:** ▷ differenziertes Blutbild ▷ Elektrophorese ▷ Immunglobulinspiegel ▷ Multitest-Mérieux **feinorientierend:** ▷ Antikörper nach Impfung ▷ Antistreptolysintiter ▷ Isoagglutinintiter
Nachweis einer Immunantwort	▷ Impferfolg (Schutztiter) ▷ abgelaufener Infekt ▷ Hypersensitivität (Allergie, Autoaggression)	▷ Antikörpertiter mit IgM/IgG-Differenzierung, Hautreaktion ▷ Antikörpertiter, Hauttest, Provokationstest
Individualspezifische Merkmale (Immungenetik)	▷ Histokompatibilität (Transplantation) ▷ Risikofaktoren (Erkrankung)	▷ HLA-Muster, gemischte Zellkultur ▷ HLA-Einzelmerkmale
Boten- und Signalstoffe	▷ Dysregulation der Immunantwort	▷ Zytokinmessung (Interleukine, Interferone)
weiterhin: Prüfung der assoziierten Systeme	▷ Störung der nichtimmunologischen Abwehr	▷ Phagozytoseaktivität ▷ intrazelluläre Enzyme ▷ Chemotaxis ▷ Komplement

Konstellation ab, oder es soll die Korrelation zu bestimmten Erkrankungen das Risiko des Merkmalsträgers ermittelt werden. Üblicherweise werden immungenetische Fragen auf dem Boden der **gemischten Lymphozytenkultur** und der **HLA-Typisierung** beantwortet.

- **Nachweis unspezifischer Faktoren:** Ergänzend zu den die Immunreaktion im engeren Sinne betreffenden Untersuchungen, die meist antigenbezogen sind, werden die – unabhängig von der Natur des Antigens stets identischen – Faktoren ermittelt, etwa **Zytokine** (Interferone, Interleukine), **Mediatorsubstanzen** (Histamin) und **Komplement**. Sie sind **für sich allein nicht interpretierbar.**

stische Hilfe bei Immunopathien. Dazu dienen **gemischte Lymphozytenkultur** und **HLA-Typisierung**.

- **Der Nachweis unspezifischer Faktoren** wie **Zytokine, Mediatorsubstanzen** und **Komplement** – kann nur **globale Hinweise** erbringen – etwa bei Mangelzuständen.

5.3 Prophylaxe und Therapie

Ziel sämtlicher Maßnahmen ist eine Änderung der Reaktionslage und Reaktionsbereitschaft des Immunsystems, um **unzureichende, schützende Reaktionen zu steigern** und **überschießende, schädliche zu hemmen**. Prophylaxe und Therapie unterscheiden sich nur im Zeitpunkt zum Antigenkontakt. Allein daraus ergibt sich die Tatsache, daß Immunprophylaxe exzellente Erfolge zeitigt, wogegen Immuntherapie vergleichsweise mühsame und bescheidene Erfolge erbringt (M-**10**).

Jenseits der Manipulation des Immunsystems, zu der als übergeordneter, allgemein regulierender Sonderfall die **Immunmodulation** kommt, gilt es in der medizinischen Immunologie **maligne proliferative Klone zu zerstören**, z.B. durch verschiedene Zytostatika etc., ein der Immunhämatoonkologie zuzuordnendes Gebiet. Schließlich können die klinischen Folgen einer inadäquaten Immunreaktion durch Beeinflussung **kooperativer Mechanismen** gemildert werden – ohne das Immunsystem selbst zu tangieren.

Grundsätzlich zu unterscheiden sind die Maßnahmen nach ihrer Breite. Wünschenswert ist stets ein **gezieltes Eingreifen**. Diesbezügliche Manipulation erfolgt antigenorientiert, selektiv und spezifisch. Wo dies nicht gelingt, müssen antigenunabhängige, globale, unspezifische Maßnahmen ergriffen werden.

5.3 Prophylaxe und Therapie

Ziel jeder Prophylaxe und Therapie ist die **Förderung protektiver** und die **Hemmung pathogener** Immunreaktionen (M-**10**).

Immunmodulation subsumiert jede sich günstig auswirkende Maßnahme. **Maligne proliferative Klone** werden im Idealfall komplett zerstört.

Auch die Beeinflussung **kooperativer Mechanismen** kann hilfreich sein. (Antihistaminika, Antiphlogistika).

Prophylaxe und Therapie können **global**, also das gesamte Immunsystem betreffend, oder **selektiv**, die entsprechende Immunreaktion betreffend, sein.

M-10: Therapieansätze

Maßnahmen		Indikation	Erfolg
Stimulation	spezifisch	▷ aktiver Immunschutz	▷ sehr gut
	unspezifisch	▷ generelle Abwehrschwäche	▷ mäßig
Substitution	spezifisch	▷ passiver Immunschutz (Infektprophylaxe, Intoxikation)	▷ sehr gut
	unspezifisch	▷ Antikörpermangel	▷ gut
Restauration		▷ Markaplasie (KM-Transplantation)	▷ gut
Suppression	spezifisch	▷ Rhesus-Prophylaxe	▷ sehr gut
	unspezifisch	▷ Autoaggression ▷ Transplantatabstoßung	▷ unterschiedlich
Deprivation		▷ Autoaggression	▷ unterschiedlich
Modulation	spezifisch	▷ Hyposensibilisierung, Toleranzinduktion	▷ unterschiedlich
	unspezifisch	▷ Autoaggression	▷ unterschiedlich

Wünschenswert ist stets ein **gezieltes Vorgehen.** Hier entfallen Rückwirkungen auf das übrige Immunsystem. **Globale Immunsuppression** hemmt auch schützende Reaktionen, **globale Immunstimulation** fördert auch schädliche Reaktionen. Daher ist oftmals die **Beeinflussung kooperativer Mechanismen günstiger.** Die Therapie muß stets **der Situation angepaßt** werden: initial und bei blande verlaufender Erkrankung kommen milde Therapeutika in Betracht, bei unzureichendem Erfolg und schwerer Erkrankung nebenwirkungsreiche. Die Therapie muß bis zum Ende der Immunkrankheit durchgehalten werden, bei Autoaggressionsprozessen zunächst unbegrenzt. In Remission kann die Therapie abgesetzt, bis zum Rezidiv oder zur Verlängerung der Remission reduziert fortgeführt werden.
Der Therapieerfolg wird gemessen am Rückgang der Symptome und der verbesserten Organfunktion. Erfolgreiche Prophylaxe zeigt sich am Schutztiter.

Nebenwirkungen sind bei selektiver Therapie nicht zu erwarten. **Jede Globaltherapie** ist dagegen mit der Tatsache belastet, daß auch am Krankheitsprozeß unbeteiligte Klone gleichsinnig beeinflußt werden. Dies macht sich bei der Immunsuppression besonders bemerkbar, weil auch protektive Reaktionen darunter leiden. So betrachtet ist die **Beeinflussung kooperativer Mechanismen vorteilhaft.** Sie wird auch im Alltag am häufigsten angewendet, weist allerdings oftmals ihrerseits fatale Nebenwirkungen auf.
Daraus folgt, daß in jedem Falle die Maßnahmen **der Situation anzupassen** sind. Im allgemeinen wird bei der Therapie mit **harmlosen** Mitteln begonnen und das therapeutische Rüstzeug, sofern es zuwenig Effizienz zeigt, Schritt um Schritt erweitert. Kritische Situationen wie die Transplantatabstoßung rechtfertigen das sofortige Ausschöpfen des gesamten Repertoirs. Die Therapie muß so lange fortgeführt werden, bis die Immunkrankheit beendet ist. Bei chronischen Prozessen (Autoaggressionskrankheiten) bedeutet dies gegebenenfalls lebenslängliche Medikation. Kommt es bei chronischen Immunopathien zur Remission, so kann die Behandlung ausgesetzt werden; eine Reaktivierung der ursprünglichen Erkrankung zwingt zur Wiederaufnahme des bewährten Therapieschemas. Eine Änderung der Therapie ist erforderlich bei Ineffizienz oder nichtbeherrschbaren Nebenwirkungen. Erfolgskontrollen orientieren sich am Ziel: Erreichen des Schutztiters, Ausbleiben einer Sensibilisierung, Erhaltung der Funktion eines bedrohten Organes sind die wichtigsten Kriterien. Stets sind funktionelle Parameter wichtiger als Laborparameter!
Prophylaxe und Therapie lassen sich in verschiedene Blöcke einteilen (M-**11**):

- **Immundeprivation/Immundepletion** (M-**11**): Sie bezwecken die Entfernung des pathogenen Elements. Zur Anwendung kommen **Plasmapherese und -separation** (Immunglobuline), **Leukapherese und Zellseparation** (Immunozyten), **zytotoxische Antiseren** (Lymphozyten) und die **Thymektomie** (Myasthenie).

- **Immundeprivation/Immundepletion:** Ziel sind Minderung und Beseitigung pathogener Elemente des Immunsystems. Sämtliche verfügbaren Maßnahmen sind globaler Natur mit teils erheblichen Nebenwirkungen im Sinne breiter Hemmung auch protektiver Immunreaktionen. Zur Anwendung kommen im einzelnen **Leukapherese/Zellseparation** zur Beseitigung von Immunozyten und **Plasmapherese/Plasmaseparation** zur Entfernung von Immunglobulinen, sodann **zytotoxische Antiseren** zur intrakorporalen Zerstörung der Lymphozyten. Als Sonderfall ist die bei Myasthenie indizierte **Thymektomie** zu erwähnen. Radiation findet heute im allgemeinen keine Anwendung mehr. Da der für die Erkrankung verantwortliche Klon nicht komplett beseitigt werden kann, sind die Maßnahmen nur vorübergehend hilfreich.

- **Immunsuppression** bedeutet **Induktionshemmung** wie auch Teilungshemmung. Immunsuppression ist global,

- **Immunsuppression:** Dieser Weg zielt auf eine Hemmung der Immunzellaktivität ab. Klassisch ist der Einsatz von **Proliferationshemmern vom Typ der Alkylanzien und Antimetaboliten**. Günstiger ist die **Induktionshem-**

M-11: Immunkrankheiten/Therapieansätze

Überschießende, unnötige Immunreaktionen		
▷ Antigenkarenz:	▷ nur möglich bei allogener und xenogener Sensibilisierung (Allergie, Transfusion)	
▷ Hemmung der Induktion:	▷ Endprodukthemmung bei passagerer Antigenpräsenz (Rhesusprophylaxe), Initialhemmung durch Cyclosporin A (insbesondere bei Transplantation)	
▷ Hemmung der Reaktion:	▷ Proliferationshemmung durch Zellgifte (klassische Immunsuppression bei Autoaggressionskrankheiten)	
▷ Depletion/Deprivation:	▷ Lymphapherese, Thymektomie (vereinzelt bei Autoaggressionskrankheiten), Plasmapherese (bei humoralem Pathomechanismus vom Autoaggressionstyp)	
	▷ Radiatio: keine gesicherte Indikation	
▷ Modulation:	▷ Induktion blockierender Mechanismen (Hyposensibilisierung bei IgE), Eingriff in Regelsysteme (Interferone, Interleukine in klinischer Erprobung), Summation verschiedener Effekte (Immunglobulintherapie bei Immunthrombopenie etc.), Toleranzinduktion (Medikamentenallergie; Retinitis)	
Unzureichende Immunreaktion		
▷ Stimulation:	▷ antigengerichtet	aktive Schutzimpfung
	▷ global, generell	»Immunroborierung« mit begrenzter Indikation bei Infektneigung
▷ Substitution:	▷ antigengerichtet und global	Infektprophylaxe, Intoxikationsschutz
▷ Restauration:	▷ adaptive Immunität	Knochenmarktransplantation
▷ maligne Immunproliferation:	▷ Zytostase, Radiatio	
Hemmung pathogener Immunreaktionen durch Unterdrückung antigenunabhängiger Folgereaktionen		
▷ Hemmung der Mediatorbildung:	▷ Decarboxylasehemmer ▷ Cyclooxygenasehemmer (Antiphlogistikum, Antirheumatikum) ▷ Kortison (»Breitbandimmuntherapeutikum«)	
▷ Hemmung der Mediatorfreisetzung:	▷ Dinatrium chromoglycicum (Allergie) ▷ Ketotifen	
▷ Hemmung der Mediatorwirkung:	▷ Rezeptorblockade durch Antihistaminika, Antagonisten (Allergie)	
▷ Beseitigung des Sequestrationsorgans:	▷ Splenektomie (Anämie, Thrombopenie)	

mung. Beide Maßnahmen sind globaler Natur. Immunsuppression in dieser Form wird insbesondere bei Autoaggressionsprozessen angewendet. Selektiv ist die **Feedback/Endprodukt-Induktionshemmung**, die nur bei der Rhesusprophylaxe möglich ist (S M-**8**).

- **Immunstimulation:** Breite Anwendung und größte Erfolge weist die **selektive Immunstimulation** auf, die aktive Schutzimpfung. Die **globale Immunstimulation**, für die physiologische Stoffe wie Thymuspeptide oder Zytokine, Naturstoffe wie pflanzliche oder bakterielle Substanzen und auch Synthetika verfügbar sind, zeitigt wesentlich geringere Effizienz.
- **Substitution/passiver Immunschutz:** Diese Bezeichnung ist auf die **Zufuhr fremder Immunglobuline** beschränkt. Infolge des natürlichen Abbaus ist der **Effekt zeitlich begrenzt**, meist auf Wochen bis wenige Monate. **Selektiven Schutz bieten monovalente Hyperimmunseren**, denen – sofern der Schadensfaktor bekannt und ein Serum verfügbar ist – stets der Vorzug gegeben werden muß. **Globaler Natur sind Standardimmunglobuline.** Heute kann meist auf humane Immunglobuline zurückgegriffen werden. Nur bei Intoxikation sind Seren vom Tier erforderlich; sie weisen den entscheidenden Nachteil auf, antigen zu sein und bei wiederholter Gabe Allergien bis zum tödlichen Schock auszulösen.
- **Immunrestauration:** Diese Maßnahme umschreibt die Installation eines sich selbst regenerierenden Prinzips. Dies leistet allein die **Knochenmarktransplantation**. Sie ist bei gewissen Immundefekten indiziert, angeborenen wie auch iatrogen induzierten, etwa nach Chemotherapie.

selektiv ist die **Feedback/Endprodukt-Induktionshemmung.**

- **Immunstimulation** ist in der **selektiven Form** der aktiven Schutzimpfung bewährt. Die **globale Stimulation** zeigt weit weniger Effizienz.

- **Substitution/passiver Immunschutz** bedeutet **Unterstützung durch fremde Immunglobuline, global** durch **Standard-** oder **selektiv** durch ein **Hyperimmunserum.** Infolge des natürlichen Abbaus ist der passive Immunschutz **zeitlich begrenzt** und geht binnen Wochen bis Monaten verloren.

- **Immunrestauration** bedeutet Wiederherstellung des Immunsystems, was nur durch **Knochenmarktransplantation** gelingt.

Synopsis M-8: Medikamentöse Immunsuppression

Die heute gebräuchlichen Substanzen sind Steroide, Ciclosporin und Azathioprin. Sie unterdrücken die Abstoßung an verschiedenen Stellen. Steroide sind antiphlogistisch und unterdrücken aktivierte Makrophagen, mindern die Funktion der APC und reduzieren die MHC-Antigenexpression. Ciclosporin greift in die Lymphokinproduktion ein. Azathioprin verhindert die Proliferation von aktivierten Zellen.

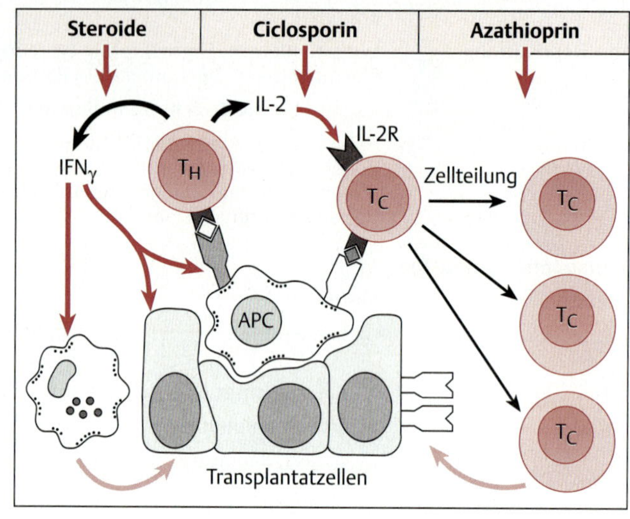

- **Immunmodulation/Immunintervention** sind Maßnahmen mit komplexem, nicht gänzlich aufgeklärtem Mechanismus.
Selektive Modulation wird bei der **Hyposensibilisierung** praktiziert. Eine **globale Modulation** ist die **polyvalente Immunglobulinverabreichung.**

- **Immunmodulation/Immunintervention:** hierunter subsumieren sich Maßnahmen mit gänzlich unterschiedlichen, komplexen und teils auch noch unverstandenen Mechanismen.
Selektiver Natur sind die Hyposensibilisierung, die nur bei IgE-vermittelten Allergien vorhersehbaren Erfolg bringt und die Toleranzinduktion. **Globaler Natur ist die Applikation hoher Dosen von polyvalenten Immunglobulinen**, die bei Autoaggressionsprozessen (Beispiel: I.T.P.) teilweise jeder anderen Therapie überlegen ist, insbesondere infolge der insgesamt unbedeutenden Nebenwirkungen. Als Sonderfall ist die allogene Infertilität zu erwähnen. Immunmodulation mit Zytokinen ist derzeit im klinisch-experimentellen Stadium.

- **Übergreifende Maßnahmen** wirken sowohl auf das Immunsystem als auch auf kooperative Mechanismen ein.
Kortikosteroide sind zytotoxisch insbesondere für junge T-Zellen und unterdrücken die Freisetzung von Arachidonsäure als Ausgangssubstanz der Prostaglandine und Leukotriene.
Splenektomie beseitigt einen Teil des Immunsystems und zugleich das Sequestrationsorgan für alte und antikörperbesetzte Blutzellen, jedoch besteht danach eine erhöhte Anfälligkeit mit **häufiger Sepsis** (OPSI-Syndrom).

- **Übergreifende Maßnahmen:** Eine Reihe therapeutischer Maßnahmen berührt Immunsystem und kooperative Mechanismen zugleich. Aus dem Bereich der Pharmakotherapie sind die **Kortikosteroide** zu nennen. Sie vermögen auf Lymphozyten zytotoxisch zu wirken und können, auch bei maligner Proliferation, zytoreduktiv eingesetzt werden. Weiter verbreitet ist ihre Anwendung zur Hemmung hypersensitiver und entzündlicher Reaktionen als Antiallergikum oder als Antiphlogistikum/Antirheumatikum. Chirurgisch-operativer Natur ist die **Splenektomie.** Durch sie wird ein Teil des Immunsystems entfernt. Der Verlust hält sich allerdings infolge der kompensatorischen Adaptation des verbliebenen Systems in Grenzen. Bedeutung erlangt die Milzexstirpation mehr durch ihren Verlust als Filterstation für pathogene Keime und alterierte Zellen. Der erstgenannte Effekt ist verantwortlich für die danach erhöhte Anfälligkeit mit **häufiger Sepsis** (»overwhelming postsplenectomy infection« = OPSI).

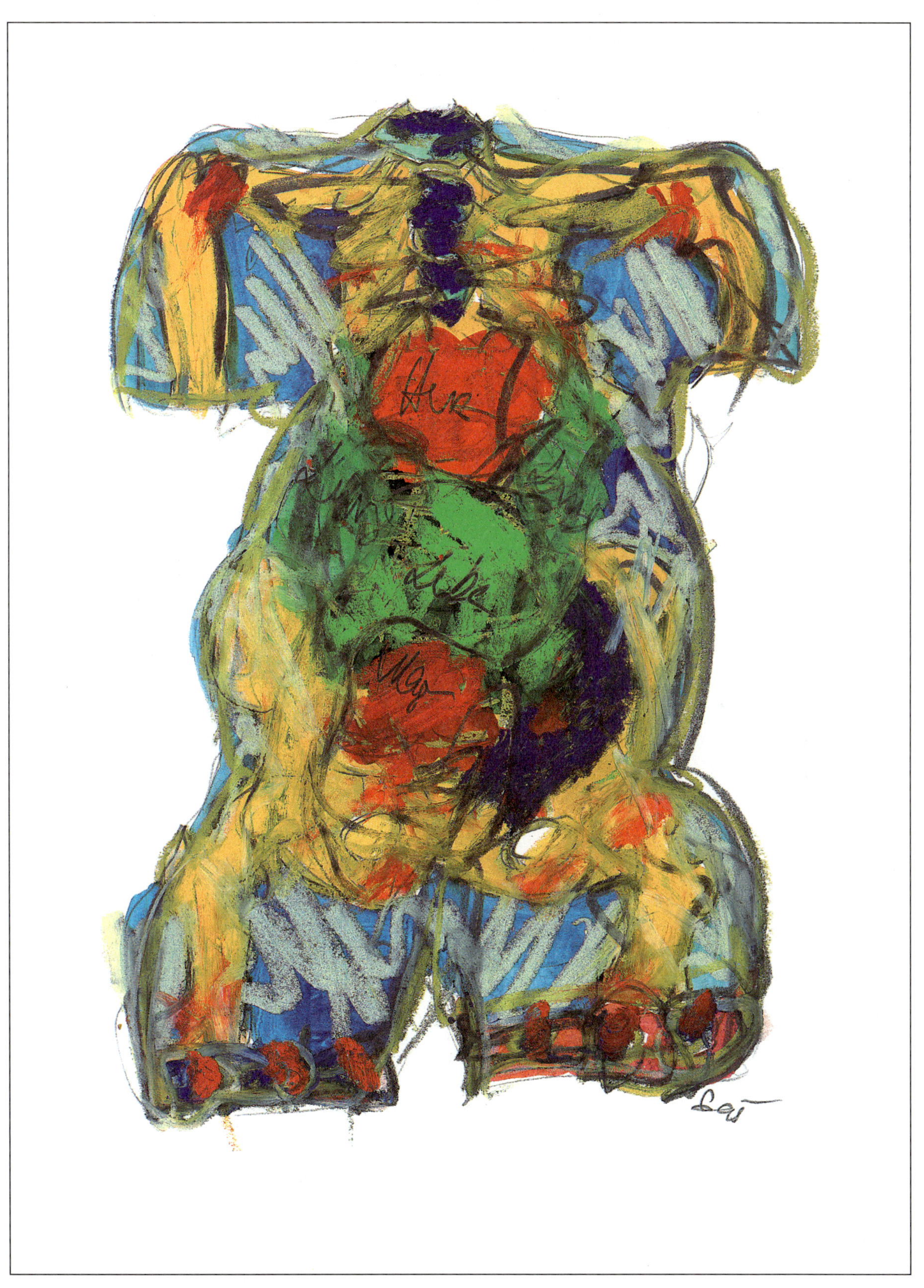

Bewegungsapparat

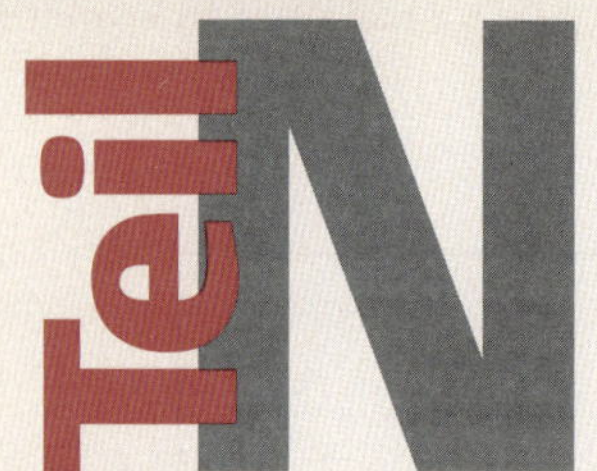

Bewegungsapparat

H. W. Baenkler

Erkrankungen des Bewegungsapparates aus dem Gebiet der Inneren Medizin gibt es in großer Zahl. Wenn sie – wie bei der überwiegenden Mehrheit der Patienten – mit Schmerzen einhergehen, werden sie dem »rheumatischen Formenkreis« zugeordnet (N-**1**). Der wird von immunologisch bedingten Prozessen beherrscht. Diese aber sind grundsätzlich nicht auf Gelenke und Muskulatur beschränkt. Somit handelt es sich bei den Erkrankungen des Bewegungsapparates um ein vielschichtiges und Organgrenzen überschreitendes Gebiet.

Daraus erwachsen Schwierigkeiten bei der Gliederung, die niemals allseits zufriedenstellend sein kann und auch in diesem Buch nur einen Kompromiß darstellt. Im vorliegenden Kapitel sind vorzugsweise entzündliche Erkrankungen auf dem Boden von Immunreaktionen enthalten. Stoffwechselbedingte wie die Gicht und andere sind in den jeweiligen Kapiteln zu finden. Obgleich der Orthopädie zugerechnet, sind die Arthrosen hier kurz dargestellt. Dies gilt auch für algodystrophe Syndrome trotz ihrer Zwitterstellung. Die gewählte Gliederung berücksichtigt gleichermaßen klassische Erwartungen und jüngstentdeckte Pathogenese, sie bringt die traditionellen Krankheitsbilder im modernen Kontext. Das erklärt manche vielleicht ungewohnte, weil in anderen Lehrbüchern nicht anzutreffende Zuordnung und Einteilung.

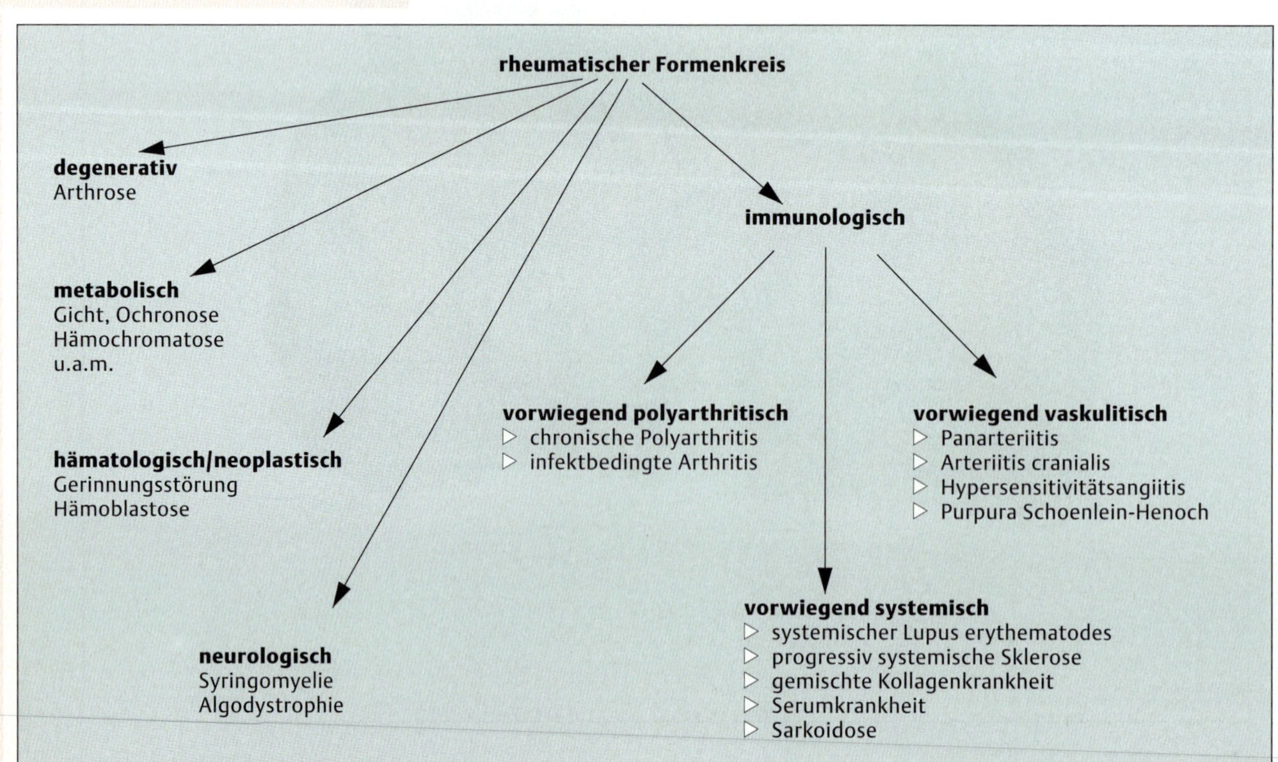

N-**1: Einteilung der Rheumaerkrankungen nach Ursachen.**

Die Natur der Erkrankungen des Bewegungsapparates bringt es – insbesondere bei deren entzündlicher Genese – mit sich, daß – mehr als in anderen Bereichen – stets an ein ausgedehntes Spektrum unterschiedlichster Krankheitsbilder gedacht werden muß (▤ N-**1**, ▤ N-**2**). Daraus erwachsen allseits gültige Empfehlungen für die Diagnostik und für die Therapie, die darüber hinaus noch zu berücksichtigen hat, daß gerade in der Frühphase die korrekte Diagnose oftmals nicht zu stellen ist.

N-1: Synopsis verschiedener rheumatischer Erkrankungen (wichtigste Beispiele)

Bezeichnung	Leitsymptom	Leitbefund	Verlauf
Chronische Polyarthritis	▷ symmetrischer Befall kleiner Gelenke ▷ Anlaufschmerz ▷ Rheumaknoten	▷ Rheumafaktoren	▷ gelenkbetont fortschreitend
Reaktive Arthritis (infektinduziert)	▷ springender Charakter großer Gelenke	▷ HLA-B 27 gehäuft ▷ auffallende Antikörper-Titer (*s. a.* ▤ **N-2**)	▷ Heilung
Arthrose	▷ Belastungsschmerz	▷ im Röntgenbild Knorpeldestruktion und Knochenapposition	▷ auf Gelenke beschränkt fortschreitend
Systemischer Lupus erythematodes	▷ Hauteffloreszenzen ▷ asymmetrischer Gelenkbefall	▷ antinukleäre Faktoren (anti-dsDNS)	▷ regelmäßig fortschreitend

N-2: Rheumatismus. Immunologische Schlüsselwerte

Befund	Wahrscheinliche Diagnose
▷ Rheumafaktoren	▷ chronische Polyarthritis
▷ Antinukleäre Faktoren: • gegen DNS • gegen RNP • gegen PM • gegen Scl • gegen SS-A/B = Ro/La	▷ »lupoide Verlaufsform« • systemischer Lupus erythematodes • gemischte Kollagenkrankheit • Polymyositis • Sklerodermie • Sjögren-Syndrom
▷ Antimitochondriale Faktoren	▷ Pseudo-LE
▷ Auffallende Titer gegen Bakterien und Viren	▷ infektinduzierte Erkrankung
▷ HLA-B 27	▷ HLA-B-27-assoziiertes Rheuma (z. B. Morbus Bechterew)

Um so wichtiger ist es, die wichtigsten Fehler in der Rheumatologie zu kennen. Dies gilt ebenso für kritische Situationen, die rasch zu irreversiblen Organschäden führen können (▤ N-**3**).

N-3: Dringliche Fälle in der Rheumatologie – nach Häufigkeit und Bedeutung geordnet

Alle Situationen mit potentieller rascher irreversibler Schädigung wichtiger Organe

▷ Vaskulitisformen mit Beteiligung von Herz, Auge, Niere, Nervensystem
- Arteriitis cranialis
- akute frische und exazerbierte systemische Immunopathien wie SLE, MCTC, PSS, Löfgren-Syndrom, Kawasaki-Syndrom
- gegebenenfalls andere Vaskulitisformen wie Morbus Wegener, Churg-Strauss-Vaskulitis
- gegebenenfalls infektinduzierte Prozesse

▷ Serositisformen mit Beteiligung von Pleura und Endo-/Perikard
- systemische Immunopathien wie SLE
- gegebenenfalls infektinduzierte Prozesse

▷ Vaskulopathien bei Gerinnungsanomalien und Durchblutungsstörungen
- Antiphospholipid-Syndrom

▷ drohende mechanische Schäden
- Sehnenabriß
- Luxation
- Nervenkompression

Wenngleich die hier getroffene Auswahl an internistischen Erkrankungen des Bewegungsapparates als vollständig im Sinne etwa des Fragenkataloges gelten darf, sei darauf hingewiesen, daß im Alltag die Mehrheit der Patienten nicht das klassische Erscheinungsbild einer bestimmten Erkrankung bietet, sondern daß sich überwiegend Mischbilder und Übergangsformen finden und auch nicht selten sogar ein Wandel des Krankheitscharakters erfolgt. Insofern ist es berechtigt, von einem »rheumatischen Formenkreis« zu sprechen, der als systemische Immunopathie des Bindegewebes und Gefäßapparates zu verstehen ist.

1 Erkrankungen mit arthritischem Charakter

1.1 Reaktive Arthritis

Synonym: parainfektiöse, postinfektiöse (»hyperergische«) Arthritis

Definition ▶

Ätiologie und Pathogenese Nach Sensibilisierung gegen speziesfremde Antigene entstehen **Immunkomplexe**, in denen Antikörper die Antigene binden. Die Immunkomplexe lagern sich an Membranen in den Gelenken und in verschiedenen Organen ab und bedingen eine Entzündung (Uveitis, Karditis, Nephritis).

1 Erkrankungen mit arthritischem Charakter

1.1 Reaktive Arthritis

Synonym: parainfektiöse, postinfektiöse (»hyperergische«) Arthritis

▶ ***Definition.*** Die reaktive Arthritis (rA) ist eine Folgeerkrankung auf ein anderes, zur Sensibilisierung führendes Ereignis hin. Im Rahmen dieses Geschehens kommt es nach mehrwöchigem bis mehrmonatigem Intervall zur rA als Immunkrankheit.

Ätiologie und Pathogenese. Am Krankheitsprozeß sind überwiegend Antikörper der IgG-Klasse beteiligt. Sie gehen eine spezifische Bindung mit dem auslösenden Antigen ein. Die so entstandenen **Immunkomplexe** werden vorzugsweise an Grenzflächen abgelagert, wo es durch die nunmehr einsetzende Phagozytose zur Entzündung kommt. Dies erfolgt überwiegend in Gelenken, doch können sich analoge Prozesse auch an anderen Stellen des Organismus abspielen, so daß bei einem erheblichen Teil der Patienten gleichzeitig eine Uveitis, Karditis, Nephritis oder Exantheme als wichtigste Beispiele vorkommen.

> **Merke.** Für diese Reaktionsweise liegt eine Disposition vor. Daher erkranken nur bestimmte Patienten, und zwar im Laufe ihres Lebens immer wieder, insbesondere nach Infekten des Magen-Darm-Kanals und des Urogenitalsystems.

◀ **Merke**

Die Neigung zu dieser Erkrankung zeigt sich auch in einer familiären Häufung. Das hierfür verantwortliche Merkmal ist der immungenetische Marker HLA-B 27.
Die Rolle des Antigens übernehmen stets körperfremde Substanzen. Da ihre Natur für den Ablauf des Entzündungsprozesses belanglos ist, findet sich in allen Fällen ein ähnliches klinisches Bild. Bei der infektinduzierten rA wirken Bruchstücke der Zellwand, des Bakterieninhaltes, Stoffwechselprodukte oder Hüllproteine eines Virus als Antigen. Da es sich nicht um infektiöse Elemente handelt, liegt eine **sterile Entzündung** vor (N-**4**).

Die Neigung zur rA zeigt sich in der familiären Häufung (HLA-B 27).

Da die Antigene Bruchstücke von Viren oder Bakterien darstellen, handelt es sich um eine **sterile Entzündung** und nicht um eine Infektion des Gelenkes (N-**4**).
Auch Proteine und Blutgruppensubstanzen kommen als Antigene in Betracht.

N-4: Reaktive Arthritisformen

Auslösefaktor	Krankheitsbild
▷ **β-hämolysierende Streptokokken**	▷ Poststreptokokkenrheumatismus (»akutes rheumatisches Fieber«)
▷ **Gonokokken u.a.m.**	▷ SARA = sexually acquired reactive arthritis
▷ **Yersinia**	▷ »Yersiniose/Yersinienarthritis«
▷ **nicht definierte Darmbakterien**	▷ Bypass-Arthritis (nach Ausschaltung von Darmschlingen)
▷ **Tropheryma**	▷ »Whipple-Arthritis«
▷ **Chlamydien u. a. Urogenitalkeime**	▷ Morbus Reiter
▷ **Borrelia Burgdorferi**	▷ »Lyme-Arthritis«
▷ **Ebstein-Barr-Viren** ▷ **Hepatitis-B-Viren** ▷ **Rötelnviren** ▷ **Influenzaviren**	▷ »Virusarthritis«

Als Antigene kommen aber auch Proteine und Blutgruppensubstanzen in Betracht. Dies erklärt das gelegentliche Auftreten einer Arthritis nach Applikation von Tierseren oder inkompatiblen Konserven.
Die rA beginnt mit der nach Sensibilisierung eintretenden Immunantwort und endet mit der Beseitigung des verantwortlichen Antigens. Dies erklärt die deutliche Verschiebung zwischen Infekt oder Proteinapplikation und dem Auftreten der Beschwerden einerseits sowie der über das Abklingen des Infektes hinaus bestehenden Symptomatik andererseits. Wenn sich Infektionen in kurzen Intervallen manifestieren, gewinnt die rA gegebenenfalls sogar den Charakter einer in Schüben ablaufenden chronischen Gelenkerkrankung.
Nicht selten bleibt trotz offensichtlich postinfektiöser Natur der Gelenkentzündung das auslösende Agens unbekannt. Wichtigstes Beispiel ist die Reitersche Erkrankung.
Von großer Bedeutung war früher das **akute rheumatische Fieber**, eine vor allem bei Kindern nach eitriger Angina auftretende Erkrankung, die neben der Polyarthritis auch viszerale Beteiligung bot.

Die rA beginnt mit der nach Sensibilisierung eintretenden Immunantwort und endet mit der Beseitigung des verantwortlichen Antigens, was die zeitliche Verschiebung zwischen Infekt und Auftreten der dadurch induzierten Beschwerden erklärt. In kurzer Folge ablaufende Infektionen führen zu einem chronischen Charakter. Nicht selten bleibt das auslösende Agens unbekannt, wie es die Reitersche Erkrankung belegt.

Klinik. Im Einzelfall muß die Vorgeschichte weiter zurückverfolgt werden, als es die Gelenkbeschwerden auf den ersten Blick erfordern.
Es ist nach beliebigen, selbst banalen und schon mehrfach beobachteten Infekten zu fragen, kommt es doch nicht in jedem Falle bereits bei der ersten Begegnung des Erregers mit dem Immunsystem zur pathogenen Reaktion. Halsentzündung, Grippe, Lungenentzündung, Durchfall, Harnröhrenentzündung sind ebenso wichtige Indizien wie Kontakt mit Patienten, die eine beliebige Infektionskrankheit hatten. Schließlich sind noch Auslandsaufenthalt und Tierkontakte abzufragen; sogar länger zurückliegende Zeckenbisse

Klinik Das Auftreten der Beschwerden ist Folge einer evtl. zurückliegenden und noch schwelenden Erkrankung.
Wegen des uniformen Krankheitsbildes muß nach Hinweisen auf eine abgelaufene Infektion gefahndet werden: Halsentzündung, Grippe, Lungenentzündung, Durchfall, Harnröhrenentzündung, zurückliegende Zeckenbisse

Synopsis N-1: Übliches Befallsmuster der reaktiven Arthritis

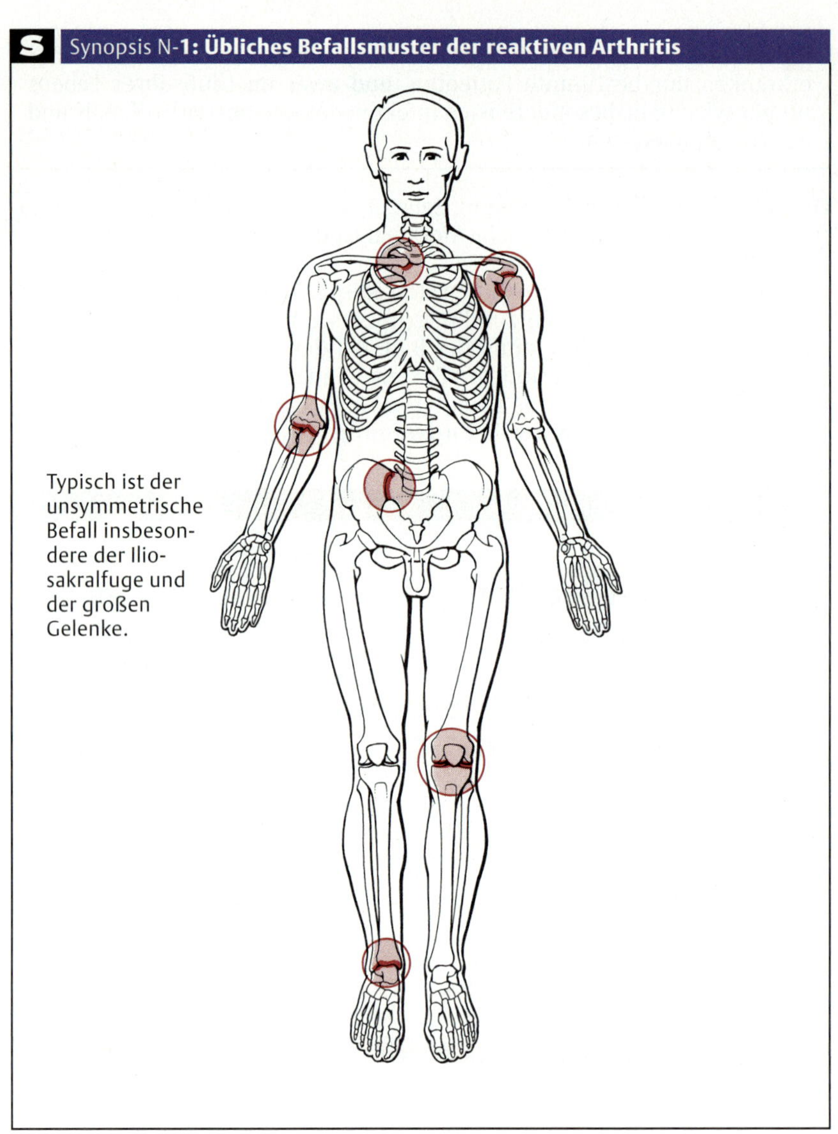

sowie Schutzimpfungen oder Hyposensibilisierungsbehandlung.
Typischerweise sind im Wechsel meist die **großen Gelenke** (Schulter, Ellenbogen, Hüfte, Knie) betroffen, woraus sich ein **springender Charakter** ergibt. Auffallend häufig sind die Iliosakralgelenke erkrankt (S N-**1**).
Grundsätzlich ist ein **kompletter Gelenkstatus** zu erheben, der Patient muß stets vollständig untersucht werden im Hinblick auf die mögliche Beteiligung von Herz, Augen, Nieren, Haut u.a.m.

und Schnakenstiche sind in diesem Zusammenhang von Bedeutung. Selbst immuntherapeutische Maßnahmen wie die aktive Schutzimpfung oder die Hyposensibilisierung dürfen nicht vergessen werden.
Infolge der nicht geringen Wahrscheinlichkeit, daß verdeckte Reaktionen abgelaufen sind, muß sogar nach flüchtigen Erscheinungen gefahndet werden, etwa nach Ausschlag, Sehstörungen, Kopfschmerz, Verfärbung des Harns, geschwollenen Beinen u.a.m.
Typischerweise sind im Wechsel meist die **großen Gelenke** (Schulter, Ellenbogen, Hüfte, Knie) betroffen, woraus sich ein **springender Charakter** ergibt (S N-**1**). Es können ebenso isoliert Kiefer, Sprung- oder Sternokleidoklavikulargelenke erkranken. Besonderer Erwähnung bedarf die auffallende Beteiligung der Iliosakral- und der Wirbelsäulengelenke. Grundsätzlich ist ein **kompletter Gelenkstatus** zu erheben, wegen des springenden Charakters sogar regelmäßig! Dazu gehört auch die Untersuchung im Hinblick auf die mögliche Beteiligung von Herz, Augen, Nieren, Haut u.a.m.
Nicht selten findet sich eine systemische Beteiligung mit Nephritis, Pleuritis, Karditis, Iridozyklitis, Dermatitis oder Neuritis.

Diagnostik. Der entzündliche Charakter der Gelenkbeschwerden wird durch BSG-Beschleunigung, Vermehrung der α_2-Globuline und des C-reak-

Diagnostik. Innerhalb der allgemeinen Labordaten ist der entzündliche Charakter der Gelenkbeschwerden durch die BSG-Beschleunigung, Vermehrung der α_2-Globuline und des C-reaktiven Proteins zu belegen. Eine Leukozytose ist selten. An zusätzlichen Untersuchungen, etwa zum Ausschluß

einer Stoffwechselstörung (Gicht, Hämosiderose) oder Gerinnungsstörung (Blutergelenk) darf nicht gespart werden.
Von den Labordaten dienen die Immunparameter der Klassifizierung des Krankheitsgeschehens. Vordringlich ist der **Nachweis zirkulierender Antikörper** gegen das verdächtige Antigen. Doch nicht jeder **Titeranstieg** – ansonsten ein untrügliches Zeichen für eine Immunkrankheit – steht zwangsläufig im Zusammenhang mit der Gelenkerkrankung. Umgekehrt gibt es etwa beim Morbus Reiter, Morbus Whipple oder der Bypass-Arthritis keine obligate serologische Alteration. Typischerweise fehlen bei der rA Autoantikörper (Rheumafaktoren etc.).
Besondere Bedeutung erlangt der immungenetische Marker **HLA-B 27**. Er findet sich bei Patienten mit rA in 30 bis 70% der Fälle gegenüber 7% der mitteleuropäischen Normalbevölkerung. Häufig gehen Infektionen des Darmes und des Urogenitalsystems voraus, insbesondere wenn Iliosakralgelenke und Augen mitbeteiligt sind.
Eine der Serologie komplementäre und wichtige Größe stellen bakteriologische Daten dar, wenn der Titeranstieg ausbleibt oder typische Antikörper nicht bekannt sind.

tiven Proteins bewiesen. Die Diagnose wird abgesichert durch Ausschluß einer Stoffwechselstörung (Gicht, Hämosiderose) oder Gerinnungsstörung.
Immunparameter dienen der Klassifizierung des Krankheitsgeschehens. Vordringlich ist der **Nachweis zirkulierender Antikörper** gegen das verdächtige Antigen mit **Titeranstieg**.
Bei der rA fehlen typischerweise Autoantikörper vom Typ der Rheumafaktoren.
Besondere Bedeutung erlangt der immungenetische Marker **HLA-B 27.**

Apparative Diagnostik. Im Röntgenbild zeigen sich anfangs nur Begleitphänomene wie z.B. Weichteilschwellung. Arrosionen von Knorpel und Knochen werden frühestens nach Wochen erkennbar. Durch die Szintigraphie können Entzündungsprozesse rascher erfaßt werden, doch ist eine vermehrte Aktivität gerade bei jungen Patienten physiologisch (Umbauvorgänge der Iliosakralfugen bis zum 25. Lebensjahr). Computertomographie und Kernspindarstellung sind im allgemeinen zu aufwendig. Der Nachweis kleiner Ergüsse auch in großen Gelenken kann heute durch Ultraschall elegant geführt werden.

Apparative Diagnostik Im Röntgenbild zeigen sich Arrosionen von Knorpel und Knochen, szintigraphisch Entzündungsaktivität in Gelenken. Der Nachweis kleiner Ergüsse gelingt mit dem **Ultraschall.**

Therapie. Zunächst muß der Entzündungsprozeß behandelt werden, wofür die klassischen **nichtsteroidalen Antirheumatika** (Acetylsalicylsäure u.a.m.) gut geeignet sind. Sie reichen in den meisten Fällen aus. **Steroide** sind indiziert bei Beteiligung von Augen, Herz, Nieren und ZNS; ansonsten bleiben sie schweren Schüben vorbehalten.
Weitergehende und massive Therapiemaßnahmen, die auf sogenannten **Basistherapeutika** (Goldsalze, D-Penicillamin, Sulfasalacin) oder **Immunsuppressiva** (Proliferationshemmer vom Typ der Antimetaboliten oder Alkylanzien) zurückgreifen, sind chronisch progredienten und malignen Verläufen vorbehalten, wenn sich nach sechs Monaten auf anderem Wege ein befriedigendes Ergebnis nicht erreichen läßt.
Hohen Stellenwert haben **lokale Maßnahmen**, die vorzugsweise auf Prinzipien der physikalischen Therapie beruhen. Kälte mindert die Entzündung. Um hier eine effiziente Tiefenwirkung zu erzielen, muß ein kühlender Umschlag wenigstens für 20 Minuten belassen und gegebenenfalls erneuert werden. Essentiell ist weiterhin die **Physiotherapie** zur Verhütung der durch Schmerz und Funktionseinbuße drohenden dauerhaften Gelenkschäden; zugleich werden Muskulatur und Bandapparat gekräftigt.
Unabhängig davon müssen die für die rA verantwortlichen Faktoren eliminiert werden. Im Falle bakterieller Erkrankungen als Auslösefaktor dient **Antibiose** der Antigenelimination und beendet die Erkrankung, was jedoch Wochen in Anspruch nehmen kann.
In Einzelfällen ist sogar eine effiziente Prophylaxe möglich. So kann eine frühzeitige und entschlossene Antibiose die Antigenmenge unter das kritische Maß reduzieren. Auf diesem Wege ist der Poststreptokokkenrheumatismus, das akute rheumatische Fieber, quasi ausgerottet worden. Es wird hier sogar die Langzeitprophylaxe mit einer niedrigen Penicillin-Dauerdosis (z.B. Tardocillin® einmal monatlich) insbesondere bei Kindern angeraten. Sofern die Tonsillen vom HNO-Arzt als permanente Brutstätte für pathogene Streptokokken erkannt sind, besteht die Möglichkeit der Tonsillektomie als Prophylaxe. Die analoge Herdsanierung durch Entfernen kranker Zähne ist nur selten begründet.

Therapie Zunächst **klassische Antirheumatika** (NSAID).
Steroide bei Beteiligung von Augen, Herz, Nieren und ZNS.

Basistherapeutika (Goldsalze, D-Penicillin, Sulfasalacin) oder **Immunsuppressiva** (Proliferationshemmer oder Alkylanzien) sind chronisch progredienten und malignen Verlaufsformen vorbehalten.

Hohen Stellenwert haben **lokale Maßnahmen** (physikalische Therapie, Kälte, **Physiotherapie** zur Verhütung der durch Schmerz und Funktionseinbuße drohenden Gelenkschäden).
Unabhängig davon müssen die verantwortlichen Faktoren eliminiert werden, etwa durch **Antibiose.**

In Einzelfällen ist effiziente Prophylaxe möglich durch frühzeitige und entschlossene Applikation. Sofern Tonsillen permanente Brutstätte und Quelle pathogener Streptokokken sind, besteht die Möglichkeit der Tonsillektomie als Prophylaxe.

Prognose Die rA hat eine gute Prognose. Sie **kann sich vollkommen zurückbilden.** Bei entsprechender Disposition kommt es nicht selten zu Neuerkrankungen.

Prognose. Die rA hat eine gute Prognose. Auch unbehandelt **kann sie sich vollkommen zurückbilden.** Elimination des verantwortlichen Antigens führt zur Ausheilung, was jedoch Wochen bis Monate in Anspruch nehmen kann. Infolge der Disposition kommt es im Laufe des Lebens bei den Patienten mit einiger Wahrscheinlichkeit immer wieder zu Neuerkrankungen, die gegebenenfalls durch ganz unterschiedliche antigene Faktoren ausgelöst werden.

1.2 Chronische Polyarthritis

1.2 Chronische Polyarthritis

Synonym: rheumatoide Arthritis, chronischer Gelenkrheumatismus

Synonym: rheumatoide Arthritis, chronischer Gelenkrheumatismus

Definition ▶

Definition. Fortschreitender, selten durch Remissionen unterbrochener, destruierender Entzündungsprozeß an zahlreichen Gelenken, begleitet von unterschiedlich ausgeprägter Mesenchymreaktion an anderen Organen.

Ätiologie und Pathogenese Die Erkrankung beruht auf der Invasion phagozytierender Zellen in Synovialis und Knorpel mit Zerstörung des Gelenkes. Extraartikulär finden sich im Bindegewebe vergleichbare Prozesse. Symmetrischer Befall und Aussparung gelähmter Extremitäten lassen an eine neurogene Komponente denken.

Eine Ursache für die cP ist nicht bekannt. Einzelne Fälle dürften auf eine Virusinfektion zurückgehen.

Ätiologie und Pathogenese. Die Erkrankung wird durch Invasion phagozytierender Elemente in Synovialis und Knorpel verursacht, worauf es auch zur Zerstörung der knöchernen Anteile kommt. Neben der Gelenkdestruktion, die im wesentlichen auf aktivierte Lymphozyten zurückgeht, finden sich extraartikulär im Bindegewebe analoge Prozesse, die teilweise den Charakter einer Gefäßentzündung aufweisen. Sehnen, Bänder, Lunge, Herz und Auge können so in Mitleidenschaft gezogen werden. Die durch den fibrotischen Umbau bedingten Sekundärschäden sind vielfältig, etwa eine Neuropathie (Karpaltunnel-Syndrom) oder eine Lungenfibrose. Der auffallende symmetrische Befall und die Tatsache, daß gelähmte Extremitäten ausgespart bleiben, lassen eine begleitende Rolle der Neurotransmitter vermuten. Eine auslösende Ursache für die chronische Polyarthritis (cP) ist nicht bekannt. Gelegentlicher Beginn im Rahmen einer Infektionskrankheit und der allerdings seltene Übergang einer reaktiven Arthritis in das Bild der cP stützen die Spekulation, daß exogene Faktoren eine cP induzieren und unterhalten können.

Klinik Die cP manifestiert sich vorzugsweise im 4. bis 6. Lebensjahrzehnt und bei Frauen. Das Vollbild ist durch **multiple Gelenkdestruktionen** und **Invalidität** gekennzeichnet. Die Erkrankung **beginnt an den kleinen Gelenken von Händen und Füßen** mit symmetrischem Charakter (S N-**2**), wobei die Grundgelenke am meisten, die Mittelgelenke wenig und die Endgelenke sehr selten betroffen sind. **Fehlstellung** und **Funktionseinbuße** sind die Folgen. Im Extremfall entstehen knöcherne Brücken. Während akuter Phasen im Schub sind die Gelenke geschwollen, gerötet und überwärmt. Bei gesteigerter Exsudation finden sich Ergüsse.

Klinik. Die cP manifestiert sich vorzugsweise im vierten bis sechsten Lebensjahrzehnt und bei Frauen. Das Vollbild ist durch **multiple Gelenkdestruktionen** und **Invalidität** gekennzeichnet. Der Beginn ist überwiegend wenig dramatisch. **Typischerweise sind zunächst die kleinen Gelenke an Händen und Füßen betroffen,** und zwar meistens die Grundgelenke, weniger die Mittelgelenke und sehr selten die Endgelenke (S N-**2**).
Auffallend ist die Symmetrie des Befallsmusters, da binnen weniger Wochen die Gelenke auf der Gegenseite nachziehen. Im weiteren Verlauf kommt es zu **Fehlstellung** und **Funktionseinbuße** mit Beuge- und Streckdefizit. Im Extremfall entstehen knöcherne Brücken (Ankylosen).
Die betroffenen Gelenke sind zumindest während akuter Phasen, im Schub, geschwollen, gerötet und überwärmt. Bei gesteigerter Exsudation finden sich Ergüsse. In den meisten Fällen greift die Erkrankung um sich, so daß nach und nach auch Knie-, Sprung-, Hüft-, Hand-, Ellenbogen- und Schultergelenke erkranken. Selbst Wirbelsäule und Kiefergelenk bleiben nicht ausgespart. Das Achsenskelett ist jedoch insgesamt bei der cP wenig betroffen.

Merke ▶

Merke. Besonders gefährlich ist die rheumatische Arrosion des Dens axis, weil hier eine Überstreckung der HWS etwa bei einer Intubationsnarkose zum Abriß und damit zur hohen Querschnittslähmung führen kann (◘ N-**2**).

Die Schmerzen sind nach längeren Ruhepausen am deutlichsten (◘ N-**3**).

Die Patienten klagen über Gelenkschmerzen insbesondere nach längeren Ruhepausen (»Morgensteifigkeit«, Anlaufschmerz) (◘ N-**3**). Sie gehen typischerweise bei normaler Benutzung der Gelenke zurück.

S Synopsis N-**2: Übliches Befallsmuster der chronischen Polyarthritis – rheumatoiden Arthritis**

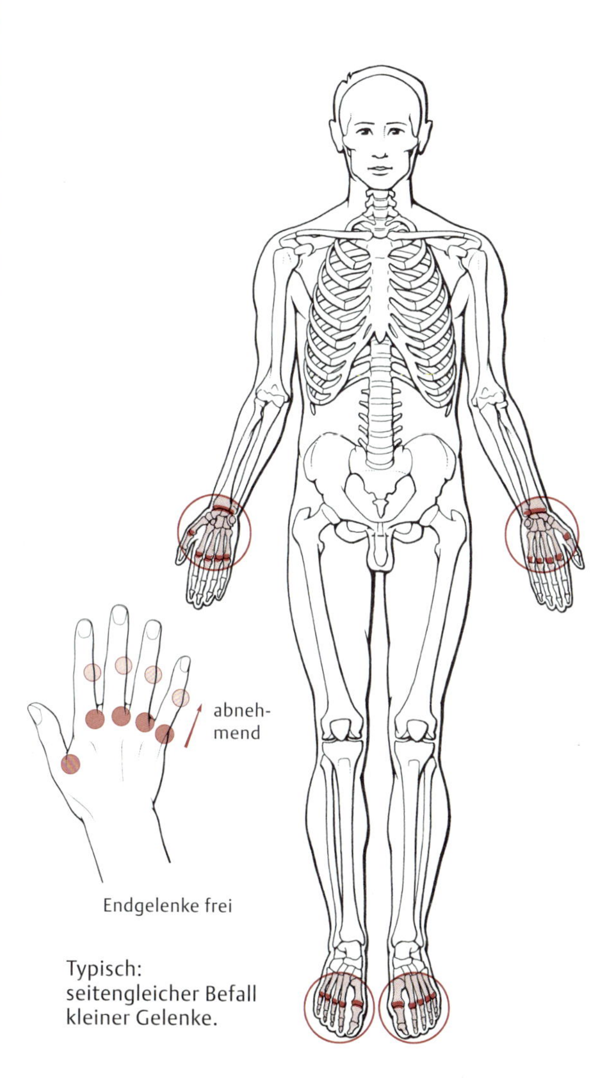

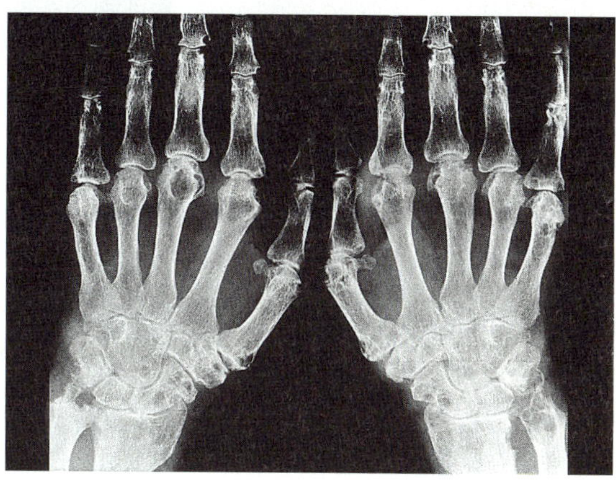

50jährige Frau mit seit einem Jahr bestehenden schmerzhaften Gelenkveränderungen insbesondere morgens. Greiffunktion gut erhalten.
Befund: Rheumatoide Arthritis des Handgelenkes und der Metakarpophalangeal- sowie der Interphalangealgelenke. Ausgeprägte Usurierungen und subchondrale Zystenbildungen in nahezu allen dargestellten Gelenken.

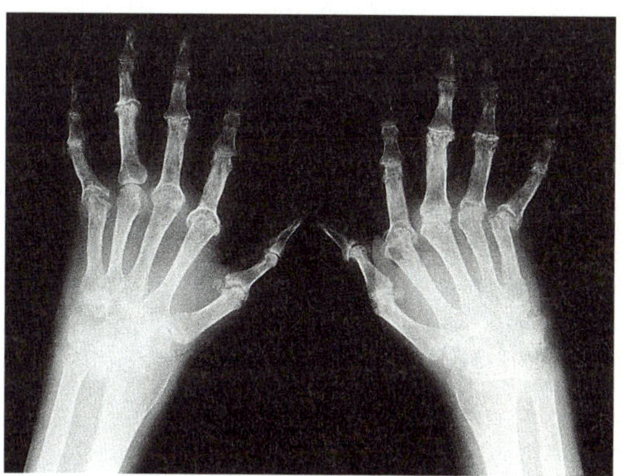

60jährige Frau mit Beschwerden in Hand- und Fußgelenken seit über einem Jahrzehnt. Greiffunktion und Faustschluß erheblich eingeschränkt.
Befund: Chronische Polyarthritis mit ausgeprägten Fehlstellungen im Metakarpophalangealgelenk. Ausbecherung der Basen der Grundphalangen mit Ulnadeviation.

Des weiteren kommt es zu Störungen außerhalb des Gelenkapparates. Häufig wird eine Schwäche der benachbarten Muskulatur deutlich, meist infolge der Atrophie nach eingeschränktem Gelenkgebrauch. Paraossär wachsen vorzugsweise im Ellenbogenbereich sogenannte **Rheumaknoten**. Die im Rahmen des generalisierten Mesenchymprozesses eintretenden Störungen anderer Organe beruhen zumeist auf einer **Fibrose** oder **Amyloidose**. Sie werden dem Patienten nur selten bewußt. Die häufigste Komplikation am Auge ist die Episkleritis (ca. 5 %) (▤ N-**5**).

Die benachbarte Muskulatur wird durch eingeschränkten Gelenkgebrauch atrophisch. Paraossär wachsen **Rheumaknoten.**
Fibrose und **Amyloidose** an diesen Organen sind Spätkomplikationen. Sie können das Leben der Patienten terminieren (▤ N-5).

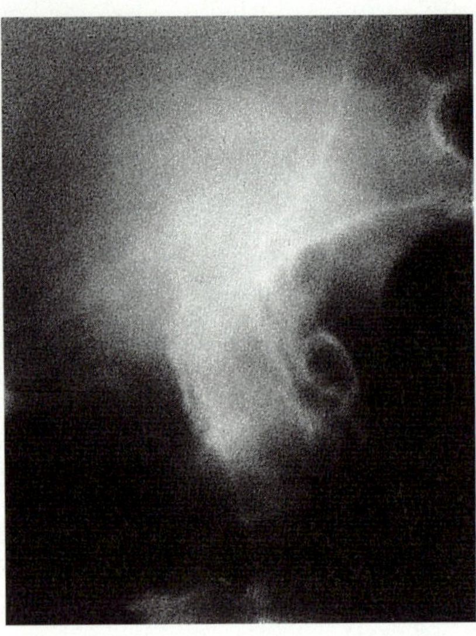

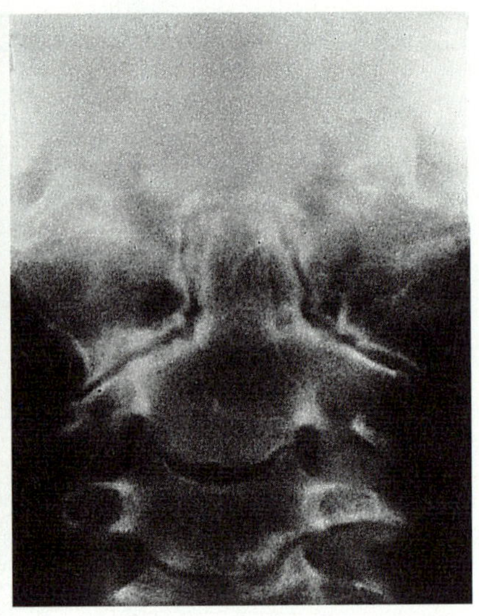

N-2 a, b: 55jähriger Patient mit langjährigem Gelenkrheumatismus, geringfügigen Schmerzen in der HWS und hier nur unwesentlich eingeschränkter Beweglichkeit.
Befund: Chronische Polyarthritis des Atlantoaxialgelenkes. Pseudobasiläre Impression. Der Dens überragt den vorderen Atlasbogen und reicht bis in das Foramen magnum. Deutliche Arrosionen und Konturunregelmäßigkeiten im Bereich des Dens sowie des Atlantoaxialgelenkes.

N-5: Chronische Polyarthritis – extraartikuläre Manifestationen

Organ	Erkrankung
▷ Blut	▷ Anämie
▷ Retikulo-histiozytäres System	▷ Lymphadenopathie, Splenomegalie
▷ Mesenchym (fibrinoide Nekrosen)	▷ »Rheumaknoten« (Sehnen, Lunge, Herz, Milz)
▷ Lunge	▷ Fibrose
▷ Haut	▷ Atrophie, Ulkus, Erythem
▷ Herz	▷ Perikarditis, Myokardiopathie, Amyloidose
▷ Auge	▷ Episkleritis, Skleromalazie
▷ Niere	▷ Amyloidose

Differentialdiagnostisch sind sämtliche **polyarthritischen Erkrankungen** einschließlich der **Gicht** zu beachten. Es gibt keine eindeutigen Kriterien zur Erkennung.
Nur die Synopsis von Vorgeschichte, körperlichem Befund und serologischen sowie apparativen Ergebnissen führt zur Diagnose (N-**6**). In Korrelation mit der Krankheitsaktivität finden sich Entzündungszeichen wie BSG-Beschleunigung, α_2-Globulinvermehrung und Vermehrung des CRP im Serum. Bei längerer Vorgeschichte sind Immunglobuline vermehrt, Kupfer erhöht und Eisen erniedrigt. Im Blutbild findet sich eine Anämie. Wichtigster Parameter sind die sogenannten **»Rheumafaktoren«, Autoantikörper gegen Immunglobuline** (N-**7**).

Diagnostik. Letztlich kommen im Frühstadium sämtliche polyarthritischen Erkrankungen in Betracht einschließlich metabolischer Prozesse (z.B. Gicht). Im Spätstadium ist die Erkrankung unverkennbar.
Im allgemeinen ist die Erkennung einer fortgeschrittenen cP nicht schwierig. Anfangs fehlt es jedoch an zuverlässigen Symptomen. Hier kann nur die Synopsis von Vorgeschichte und körperlichem Befund mit serologischen und apparativen Ergebnissen zur Diagnose führen (N-**6**).
Eine beschleunigte BSG, α_2-Globulinvermehrung und erhöhter Serumspiegel des C-reaktiven Proteins bestätigen die entzündliche Natur der Gelenkerkrankung. Bei längerer Vorgeschichte finden sich Gammaglobulinvermehrung, erhöhter Kupfer- und erniedrigter Eisenspiegel im Serum und eine Anämie. Bei unkompliziertem Verlauf sind die übrigen Parameter unauffällig. Andere Ursachen für die Gelenkaffektion (Gicht, Hämosiderose u.a.m.) müssen ausgeschlossen werden.
Die immunologische Diagnostik dient der Charakterisierung der Gelenkerkrankung. Wichtigster Parameter der cP sind **Antikörper gegen Immunglobuline** (sogenannte **»Rheumafaktoren«**). Sie finden sich allerdings auf der einen Seite nur bei 75 % dieser Patienten, auf der anderen Seite sind sie auch

N-6: Kriterien der chronischen Polyarthritis (von der Amerikanischen Rheumagesellschaft erstellt und 1987 überarbeitet)

Kriterium	Definition
1. Arthritis an 3 oder mehr Gelenkgruppen	Zumindest an 3 Gelenkgruppen gleichzeitig Schwellung des Bindegewebes oder Erguß (von einem Arzt beobachtet). Die 14 in Betracht kommenden Gruppen sind jeweils links oder rechts Handgelenk, Ellenbogen, Knie, Sprunggelenke, PIP, MCP, MTP.
2. Arthritis der Hand, Handgelenke, MCP, MCP oder Handgelenk, MCP und Handgelenk	Weichteilschwellung oder Erguß innerhalb der genannten Gruppen (von einem Arzt beobachtet). Sofern 2 Gruppen betroffen sind, muß dies zu gleicher Zeit erfolgt sein.
3. Symmetrische Schwellung	Gleichzeitige Beteiligung entsprechender Bereiche (wie im 1. bezeichnet) beidseits. PIP, MCP und MTP brauchen nicht absolut symmetrisch befallen sein.
4. Rheumafaktoren im Serum	Nachweis von Rheumafaktoren im Serum in abnorm hohem Titer mittels beliebiger Methode, sofern sie bei einem gesunden Kollektiv in weniger als 5 % positive Ergebnisse erbringt.
5. Röntgenveränderungen	Für eine chronische Polyarthritis typische Röntgenveränderungen an Hand und Handgelenk mit Erosionen oder auffallender Knochenentkalkung an oder in unmittelbar benachbarten arthritischen Gelenken.
Eine chronische Polyarthritis ist anzunehmen, wenn eines der fünf Kriterien erfüllt ist, wobei die klinischen Erscheinungen wenigstens 6 Wochen vorliegen müssen.	
PIP = Proximales Interphalangealgelenk MCP = Metakarpophalangealgelenk MTP = Metatarsophalangealgelenk	

N-7: Vorkommen der Rheumafaktoren*

Immunkrankheiten		Chronische Infektionskrankheiten	
▷ chronische Polyarthritis	75 %	▷ Leishmaniosis	70 %
▷ Sjögren-Syndrom	60 %	▷ Lepra	20 %
▷ gemischte Kollagenkrankheit	40 %	▷ Endokarditis	20 %
▷ SLE	30 %	**Sonstige**	
▷ autoimmune Hepatitis	40 %	▷ Sarkoidose	15 %
		Gesunde	
		▷ mit zunehmendem Alter	0–30 %

* Nachweis des IgM-RF mittels Agglutination

bei anderen Autoimmunopathien (z.B. chronische Hepatitis) und sogar bei Gesunden in einem niedrigen Prozentsatz nachweisbar (▤ N-**7**). Die Suche nach weiteren Autoantikörpern, vor allem gegen Kernbausteine (antinukleäre Faktoren) dient der Zuordnung oder Abgrenzung bezüglich ebenfalls mit Arthritis einhergehender Immunkrankheiten wie dem systemischen Lupus erythematodes.

Sie finden sich nur bei 75 % der Patienten, doch auch bei anderen Autoimmunkrankheiten und bei Gesunden im höheren Lebensalter.

Die Charakterisierung von Immunparametern im Erguß oder im Knorpelbiopsat stellt eine sinnvolle, jedoch nur selten nutzbare Erweiterung der Diagnostik dar. Die Bestimmung des HLA-Musters ist für die Krankheitserkennung wenig hilfreich, analog der allenfalls angedeuteten familiären Disposition. Die apparative Diagnostik stützt sich im wesentlichen auf das **Röntgenbild**. Bei einem aktiven Prozeß finden sich zumeist nach einigen Monaten Hinweise auf eine **Destruktion von Knorpel und Knochen**. Der Gelenkspalt wird inkongruent und schmäler, es treten ossäre Arrosionen, Usuren und Zystchen auf (▣ N-**3**). Sehr früh geht die sogenannte Grenzlamelle des Knochens zugrunde; hier lassen sich übrigens auch restaurative Prozesse erkennen. Als Begleitphänomen gilt die Weichteilschwellung. Im Endstadium kommt es bei teleskopartigen Veränderungen zu monströsen Verformungen und Ankylosen.

Die apparative Diagnostik stützt sich im wesentlichen auf das **Röntgenbild**. Im Laufe der Zeit kommt es zu **Destruktion von Knorpel und Knochen,** Arrosionen, Usuren und Zystchen (▣ N-**3**).

Die **Szintigraphie** vermag Zentren erhöhter Aktivität aufzudecken. **CT** und **NMR** sind für Spezialfragen (Dislokation des Dens) vorbehalten.
Mit **Ultraschall** lassen sich bequem Ergußbildung und Wucherungen der Gelenkinnenhaut (Pannus) aufzeigen.

Früher im Krankheitsgeschehen vermag die **Szintigraphie** über den Einstrom von Radionukliden eine erhöhte Aktivität im Gelenk aufzuzeigen. Anreicherungen gibt es bei Entzündungsprozessen ebenso wie nach Traumen und im Wachstum; dies und die Strahlenbelastung gebieten insbesondere bei Jugendlichen Zurückhaltung. Computertomographie und Kernspintomographie werden, trotz des Aufwands, auch jenseits von Spezialfragen, etwa der Dislokation des Dens, eingesetzt. **Ultraschall** hat zunehmend an Bedeutung gewonnen, da er rasch und ohne jede Belastung für den Patienten Ergußbildung und Wucherungen der Gelenkinnenhaut (Pannus) aufzeigt; zudem ist diese Untersuchung beliebig wiederholbar. Die Thermographie bedient sich der Überwärmung als Entzündungskriterium. Sie ist nur für oberflächlich gelegene Gelenke geeignet. Ungünstig ist hier die lange Stillhaltezeit des Patienten in einem kühlen Raum.

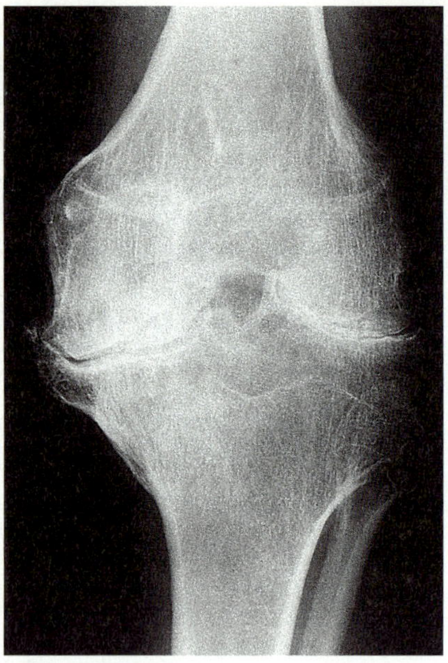

N-3: 30jähriger Patient mit erheblicher Bewegungseinschränkung.
Befund: Schwere Gonarthrose mit hochgradiger Gelenkspaltverschmälerung als Spätfolge einer chronischen Polyarthritis.

Weitere Untersuchungen (Lungenfunktion, Nervenleitgeschwindigkeit) dienen der Bestandsaufnahme extraartikulärer Schäden.

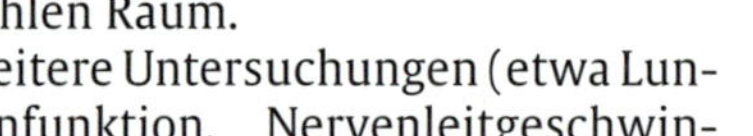

Weitere Untersuchungen (etwa Lungenfunktion, Nervenleitgeschwindigkeit) dienen der Bestandsaufnahme extraartikulärer Schäden (etwa Fibrose, Karpaltunnel-Syndrom).

Die Histologie zur Erweiterung der Diagnostik zeigt palisadenförmige, mehrschichtige Epithelien der Synovialis.

Die **Histologie** stellt eine deutliche Erweiterung der Diagnostik dar. Zumeist wird auf Gewebe, das während einer Arthroskopie oder Operation entnommen wird, zurückgegriffen. Typisch sind palisadenförmige, mehrschichtige Epithelien der Synovialis.

Therapie Den entscheidenden Beitrag leisten die **klassischen Antirheumatika** (N-8).

Therapie. Die Pharmakotherapie greift im unsicheren Frühstadium zu den **klassischen Antirheumatika** (N-**8**). Sie werden auch als nichtsteroidale antiinflammatorische Drogen (NSAID) bezeichnet und sind mehr oder weniger austauschbar.

Bei gesicherter cP werden zusätzlich DMARD verabreicht. Chloroquin ist milden Verlaufsformen vorbehalten, ansonsten werden D-Penicillamin, Goldsalze oder Sulfasalazin angewandt. **Steroide** sind der Kupierung von Schüben vorbehalten. Absolut indiziert sind sie bei Beteiligung von Auge, Niere, Herz und Nervensystem. **Immunsuppression** ist malignen Verlaufsformen bei unzureichender Effizienz der klassischen Rheumatherapie vorbehalten.

Ist die Diagnose einer cP sicher, werden weitere Medikamente (DMARD = Disease Modifying Antirheumatic Drugs) verabreicht. Während Chloroquin milden Verlaufsformen vorbehalten ist, werden D-Penicillamin, Goldsalze und Sulfasalazin bei schweren Verlaufsformen eingesetzt. Sie alle unterscheiden sich graduell bezüglich ihrer Wirksamkeit und Nebenwirkungen.
Steroide sind der Kupierung von Schüben vorbehalten. In Einzelfällen können selbst geringfügige Dosen verblüffende Erfolge erzielen. Hier ist eine Dauertherapie möglich. Absolut indiziert sind Steroide bei klinisch erkennbarer Beteiligung von Auge, Niere, Herz und Nervensystem. Depotpräparate dürfen nicht verabreicht werden.
Immunsuppression wird üblicherweise mit Proliferationshemmern, vorzugsweise Antimetaboliten (Methotrexat, Azathioprin) oder Alkylanzien (Cyclophosphamid) betrieben. Während Methotrexat als DMARD frühzeitig eingesetzt wird, sind Cyclophosphamid und Ciclosporin malignen Verläufen vorbehalten. Üblicherweise werden Steroide zugelegt.

Merke ▶

Merke. Wegen der potentiellen Kanzerogenität, Teratogenität und Mutagenität ist die Indikation der Immunsuppression streng zu stellen.

Monoklonale Antikörper, Zytokine und Gegenspieler sind in Erprobung (z. B. gegen TNF).

Als neue Therapiekonzepte haben sich monoklonale Antikörper (etwa gegen CD4-tragende Lymphozyten) und Zytokine (etwa Interferone) nicht durch-

N-8: Gelenkrheumatismus, medikamentöse Therapie

Nichtsteroidale Antirheumatika (Acetylsalicylsäure, Indometacin etc.)
- ▷ infektinduzierte Prozesse
- ▷ Polyarthritis unklarer Natur ohne weiteren Organbefall mit benignem Verlauf

DMARD (Disease Modifying Antirheumatic Drugs)
- ▷ gesicherte chronische Polyarthritis (in Kombination mit Antirheumatika)
- ▷ **Chloroquin:** bei geringer Prozeßarthritis (in Kombination mit Antirheumatika)
- ▷ **Gold- oder D-Penicillamin:** chronische Polyarthritis mit höherer Prozeßaktivität, gegebenenfalls auch bei Morbus Bechterew mit Beteiligung peripherer Gelenke
- ▷ DMARD sind beliebig mit Steroiden und nichtsteroidalen Antirheumatika zu kombinieren, jedoch nicht miteinander (z.B. nicht Gold mit Resochin)

Steroide

obligat: (passager)	bei hoher Prozeßaktivität (im Schub) und allen Formen des Gelenkrheumatismus (auch infektinduziert) mit viszeraler Beteiligung (insbesondere bei Iridozyklitis, Karditis, Nephritis, Chorea) gutes Ansprechen bei gemischter Kollagenkrankheit und bei Polymyalgia rheumatica
fakultativ: (permanent)	low-dose bei chronischer Polyarthritis

Immunsuppression
- ▷ bei Therapieresistenz gegenüber allen übrigen Maßnahmen, rascher Progredienz und Beteiligung viszeraler Organe mit absehbaren vitalen Funktionsstörungen (Lupus erythematodes disseminatus, Panarteriitis, Sklerodermie etc.)
- ▷ stets kombinieren mit Steroiden, in seltenen Fällen auch Dreierkombination mit Resochin erfolgreich, ansonsten mit nichtsteroidalen Antirheumatika
- ▷ Methotrexat als DMARD bei chronischer Polyarthritis

Immunmodulation
- ▷ Zytokine und deren Antagonisten
- ▷ Immunglobuline in klinischer Erprobung

Antibiotika
- ▷ infektinduzierte Prozesse

setzen können. Gegenspieler (z.B. gegen den Entzündungsfaktor TNF) und Kollagen oral zur Toleranzinduktion sind in Erprobung.

Lokale Pharmakotherapie wird kutan oder intraartikulär verabreicht. Ins Gelenk können Radionuklide gegeben werden.

Lokale Pharmakotherapie ist in Form kutaner und intraartikulärer Applikation möglich, wofür antiinflammatorische Substanzen in Betracht kommen. Einen Sonderfall stellen verödende Maßnahmen dar, bei Kranken über 40 Jahren mittels Radionuklide (Radiosynoviorthese).

Physikalische Therapie bedeutet vor allem Kälteanwendung. **Physiotherapie** umschreibt aktives und passives Üben zum Erhalt der Gelenkfunktion.

Physikalische und **physiotherapeutische Maßnahmen** sind wichtige flankierende Beiträge. Gerade bei chronischen Verlaufsformen müssen Gelenk, Bandapparat und Muskulatur geübt werden. Kälte durch Umschläge, Pakkungen oder sublimierende Kohlensäure hemmt die Entzündungsaktivität. Dies alles ist mit einem rheumatologisch orientierten Orthopäden abzustimmen.

Umfassende Betreuung erfordert dazu **orthopädische Überwachung** und Korrektur sowie **psychosoziale Führung in Familie, Schule** und **Beruf.**

Jeder Patient mit cP muß umfassend betreut werden. Dazu gehört die **orthopädische Überwachung** zur Erkennung besonderer Gefahren wie Sehnenabriß oder -luxation und zur Korrektur essentieller Defekte u.U. durch Gelenkersatz oder Lösung der Kompression bei Tunnelsyndromen. Weiterhin ist eine **psychosoziale Führung bei Schwierigkeiten in Schule, Beruf und Familie** erforderlich.

Prognose Die cP **heilt nicht aus.** Remissionen sind möglich. Wenn der Knorpel aufgebraucht ist, handelt es sich um eine ausgebrannte Arthritis. Vital gefährdend sind Amyloideinlagerung in Herz und Nieren.

Prognose. Die cP **heilt nicht aus**. Generell ist sie fortschreitend, wobei es spontan remittierende oder auf lange Sicht nahezu stationäre Verläufe ebenso gibt wie rasant zur Invalidität führende Formen. Nach langer Krankheitsdauer kann es zum Aufbrauchen der Zielgewebe kommen, so daß entzündliches Gewebe nicht mehr vorliegt (ausgebrannte Arthritis). Vital gefährdend sind extraartikuläre Komplikationen wie Amyloideinlagerungen in Herz und Nieren.

1.3 Sonderformen chronisch-entzündlicher Gelenkerkrankungen

Es gibt neben der reaktiven und chronischen Polyarthritis zahlreiche Varianten mit unbekannter Ätiologie, aber **gleichartiger Immunpathogenese.**

1.3 Sonderformen chronisch-entzündlicher Gelenkerkrankungen

Neben der gut definierbaren reaktiven und chronischen Polyarthritis gibt es zahlreiche Varianten mit jeweils unbekannter Ätiologie, aber **gleichartiger Immunpathogenese**. Wegen zahlreicher Überschneidungen ist eine allgemein befriedigende Einteilung nicht möglich.

1.3.1 Juvenile chronische Arthritis (JCA)

Klinik Bei etwa 20 % gleichen die Symptome der chronischen Polyarthritis des Erwachsenen. Häufiger finden sich markante Besonderheiten: die juvenile chronische Arthritis beginnt dann als **Mono-** oder **Oligoarthritis**. Andere Erkrankte bekommen eine **Iridozyklitis**. Andere weisen eine **Spondylarthritis vom Typ des Erwachsenen** auf.
Eine hervorstechende Variante ist die **Polyarthritis mit betonter viszeraler Beteiligung** und Fieberattacken des **Morbus Still**.

1.3.1 Juvenile chronische Arthritis (JCA)

Klinik. Nur bei 20% der Kinder und Jugendlichen mit chronischer Polyarthritis gleichen Symptome, Befunde und Verlauf dem Typ der cP des Erwachsenen. In der Mehrzahl weisen die Erkrankten Besonderheiten auf: vergleichsweise häufig beginnt eine JCA als **Mono- oder Oligoarthritis** (bis zu vier Gelenke betroffen). Ein Teil der Polyarthritiker bekommt eine **Iridozyklitis** mit schweren Augenschäden. Hier dominieren die Mädchen. Eine weitere Variante gleicht der **Spondylarthritis vom Typ des Erwachsenen**; hiervon werden überwiegend Knaben befallen.
Auffallendste Variante ist eine **Polyarthritis mit betonter viszeraler Beteiligung.** Während in allen anderen Fällen extraartikuläre Prozesse kaum auffallen, drängen diese sich hier in Form einer generalisierten Lymphadenopathie mit Hepatosplenomegalie geradezu auf. Dazu kommt eine Polyserositis mit Endo-Perikarditis und Pleuritis. Die Patienten haben Fieberattacken und machen einen schwerkranken Eindruck; diese Variante ist als **Morbus Still** bekannt.

Diagnostik Bei Patienten mit dem Erwachsenentyp finden sich Rheumafaktoren, bei Spondylarthritis das Merkmal HLA-B 27, bei Morbus Still hohe Leukozytenzahlen.

Diagnostik. Die diagnostischen Kriterien entsprechen den aufgezählten Varianten. Nur bei Patienten mit dem Erwachsenentyp der JCA finden sich Rheumafaktoren. Bei Spondylarthritis ist das Merkmal HLA-B 27 überdurchschnittlich vertreten. Bei Morbus Still lassen hohe Leukozytenwerte sogar an Infektion und Leukämie denken, weshalb gelegentlich eine Knochenbiopsie nötig wird.

Therapie Im Gegensatz zur Erwachsenen-cP werden fast keine Steroide eingesetzt. Bei malignen Verlaufsformen wird daher **Immunsuppression** meist als Monotherapie betrieben.

Therapie. Die Therapie der JCA unterscheidet sich nicht von der des Erwachsenen, indem zunächst klassische Antirheumatika und später Basistherapeutika und weitere Stoffgruppen eingesetzt werden. Doch müssen die besonderen Verhältnisse bei Kindern berücksichtigt werden. So ist im Hinblick auf die Induktion von Wachstumsstörungen beim Einsatz von **Steroiden äußerste Zurückhaltung geboten**. Für die **Immunsuppression** gilt dies aus anderen Gründen. Hier könnte sich Ciclosporin als vorteilhaft erweisen.

Besonders hohen Stellenwert nehmen **physikalische** und **physiotherapeutische Maßnahmen ein.**

Einen besonders hohen Stellenwert nehmen **physikalische** und **physiotherapeutische Maßnahmen** ein, was durch das noch nicht abgeschlossene Längenwachstum begründet ist. Jede auf inkongruentem Wachstum beruhende Fehlstellung muß sofort durch Schienen korrigiert werden. Daher sind auch Mobiliar und Spielzeug entsprechend auszusuchen.

Prognose Die Prognose ist höchst unterschiedlich. Etwa 3 % mit viszeraler Beteiligung sterben an Infekten und Organversagen.
Mehr als 20 % heilen aus.

Prognose. Die Prognose der JCA ist höchst unterschiedlich. Hier wird die Individualität der einzelnen Varianten besonders deutlich. Sterben auf der einen Seite etwa 3% der Kinder mit viszeraler Beteiligung an Infekten und Organversagen, kommt es auf der anderen Seite bei mehr als 20% zur Ausheilung, wenngleich mit Defekten am Bewegungsapparat.

1.3.2 Morbus Still und Morbus Felty des Erwachsenen

Beide Erkrankungsformen zeichnen sich durch die augenscheinliche viszerale **Mitbeteiligung** aus. Wie beim Kind stehen Lymphadenopathie, Polyserositis und Fieberschübe im Vordergrund. Beim Morbus Still findet sich eine Leukozytose, beim Morbus Felty eine Leukopenie. Nur bei der letztgenannten Variante sind Rheumafaktoren und antinukleäre Faktoren bei einem Teil der Patienten nachweisbar. Alle Fälle sind durch einen schweren Verlauf gekennzeichnet. Beim Morbus Felty ist durch die Leukopenie bedingt die Infektanfälligkeit erhöht.
Die **Therapie** entspricht im wesentlichen den bei der cP bewährten Maßnahmen. Wegen des allgemein schwereren Verlaufs muß hier oftmals auf Immunsuppression zurückgegriffen werden. Dies ist vor allem beim Morbus Felty problematisch wegen der Abwehrschwäche.
Die **Prognose** dieser Erkrankungen ist bezüglich der eintretenden Gelenkveränderungen wie auch der Lebenserwartung deutlich schlechter als die der cP.

1.3.2 Morbus Still und Morbus Felty des Erwachsenen
Beide Erkrankungsformen sind gekennzeichnet durch **viszerale Mitbeteiligung**, nämlich Lymphadenopathie, Polyserositis und Fieberschübe.
Beim Morbus Still liegt eine Leukozytose vor. Beim Morbus Felty eine Leukopenie. Hier weist ein Teil der Patienten Rheumafaktoren und antinukleäre Faktoren auf.
Die **Therapie** entspricht den bei der cP bewährten Maßnahmen.

Die **Prognose** ist schlechter als die der cP.

1.3.3 Sjögren-Syndrom

Das Sjögren-Syndrom ist zunächst gekennzeichnet durch eine **entzündliche Zerstörung der Tränen- und Speicheldrüsen.** Aus der fehlenden Produktion von Flüssigkeit folgt sekundär eine **Reizung der Hornhaut und der Bindehaut**. Eine Sekretionsminderung kommt im übrigen auch im weiteren Intestinaltrakt mehr oder weniger deutlich ausgeprägt vor. Bei der Mehrheit der Patienten ist diese Symptomatik kombiniert mit einer der cP ähnelnden Gelenkentzündung. Auffallend häufig entwickeln die Patienten im späteren Leben Lymphome.
Die **Diagnostik** stützt sich insbesondere auf den Nachweis lokaler Veränderungen, so daß eine Gangdarstellung der Parotis oder eine Biopsie der beteiligten Drüsen erfolgen soll. Bei mehr als der Hälfte fallen Rheumafaktoren und antinukleäre Faktoren auf, deren Spezifität gegen die Kernbausteine SS-A/SS-B beziehungsweise Ro/La gerichtet ist.
Unbehandelt kommt es zur raschen Destruktion der betroffenen Elemente im Organismus. Die **Therapie** im voll ausgeprägten Stadium entspricht derjenigen der cP. Sofern allein Tränen- und Speicheldrüsen betroffen sind, genügen in leichten Fällen sogenannter künstlicher Speichel und künstliche Tränen.

1.3.3 Sjögren-Syndrom

Das Sjögren-Syndrom ist gekennzeichnet durch **entzündliche Zerstörung der Tränen- und Speicheldrüsen** mit sekundärer **Reizung von Hornhaut und Bindehaut.** Gleiches findet sich weniger ausgeprägt im weiteren Intestinaltrakt. Mehrheitlich bieten die Patienten eine Polyarthritis. Auffallend häufig entwickeln sie im späteren Leben Lymphome. Die **Diagnostik** stützt sich auf lokale Veränderungen der Parotis. Serologische Leitbefunde sind Rheumafaktoren und antinukleäre Faktoren mit der Spezifität SS-A/SS-B oder Ro/La.

Die **Therapie** entspricht derjenigen der cP, bei fehlender Sekretion künstlicher Speichel und künstliche Tränen.

1.3.4 Psoriasis-Arthritis/Arthropathia psoriatica

Die Psoriasis-Arthritis stellt eine Sonderform dar, die über eine Kombination von Schuppenflechte und Gelenkrheumatismus hinausgeht. Dies zeigt sich an dem speziellen Befallsmuster und der Tatsache, daß die eine der anderen Komponente um Jahre vorausgehen kann (»Psoriasis-Arthritis sine Psoriasis«).
Auch ist eine Vererbung anzunehmen, deren Gang noch unbekannt ist.
Mit Bezug auf das Befallsmuster überwiegen **initialer monartikulärer Befall großer Gelenke** und der **strahlförmige Befall** einzelner Finger oder Zehen, wobei Grund-, Mittel- und Endgelenk einer Phalanx betroffen sind (S N-**3**). Die zumeist erhebliche begleitende Weichteilschwellung fällt sogar im Röntgenbild regelmäßig auf (»Wurstfinger«). Dort finden sich typischerweise nebeneinander Destruktionen und Appositionen. Die Schuppenflechte äußert sich in Form von Tüpfelnägeln im betroffenen Areal jenseits von Hautherden, die fernab der befallenen Gelenke an den charakteristischen Stellen gelegen sind.
Von der Psoriasis-Arthritis abzugrenzen sind die Fälle mit dem klassischen Befallsmuster; hier handelt es sich um das Zusammentreffen der Schuppenflechte mit dem chronischen Gelenkrheumatismus.

1.3.4 Psoriasis-Arthritis/ Arthropathia psoriatica
Diese Erkrankungen stellen eine Sonderform dar. In Einzelfällen kann die eine oder andere Komponente um Jahre vorausgehen. Eine genetische Komponente ist wahrscheinlich, der Erbgang noch unbekannt.

Das Befallsmuster zeigt **vorwiegend Monarthritis großer Gelenke** und **strahlförmigen Befall** einzelner Finger oder Zehen (S N-**3**). Wegen der begleitenden Weichteilschwellung kommt es zur Bildung von sogenannten »Wurstfingern«. Röntgenologisch finden sich nebeneinander Destruktionen und Appositionen.

Synopsis N-3: Psoriasis-Arthritis

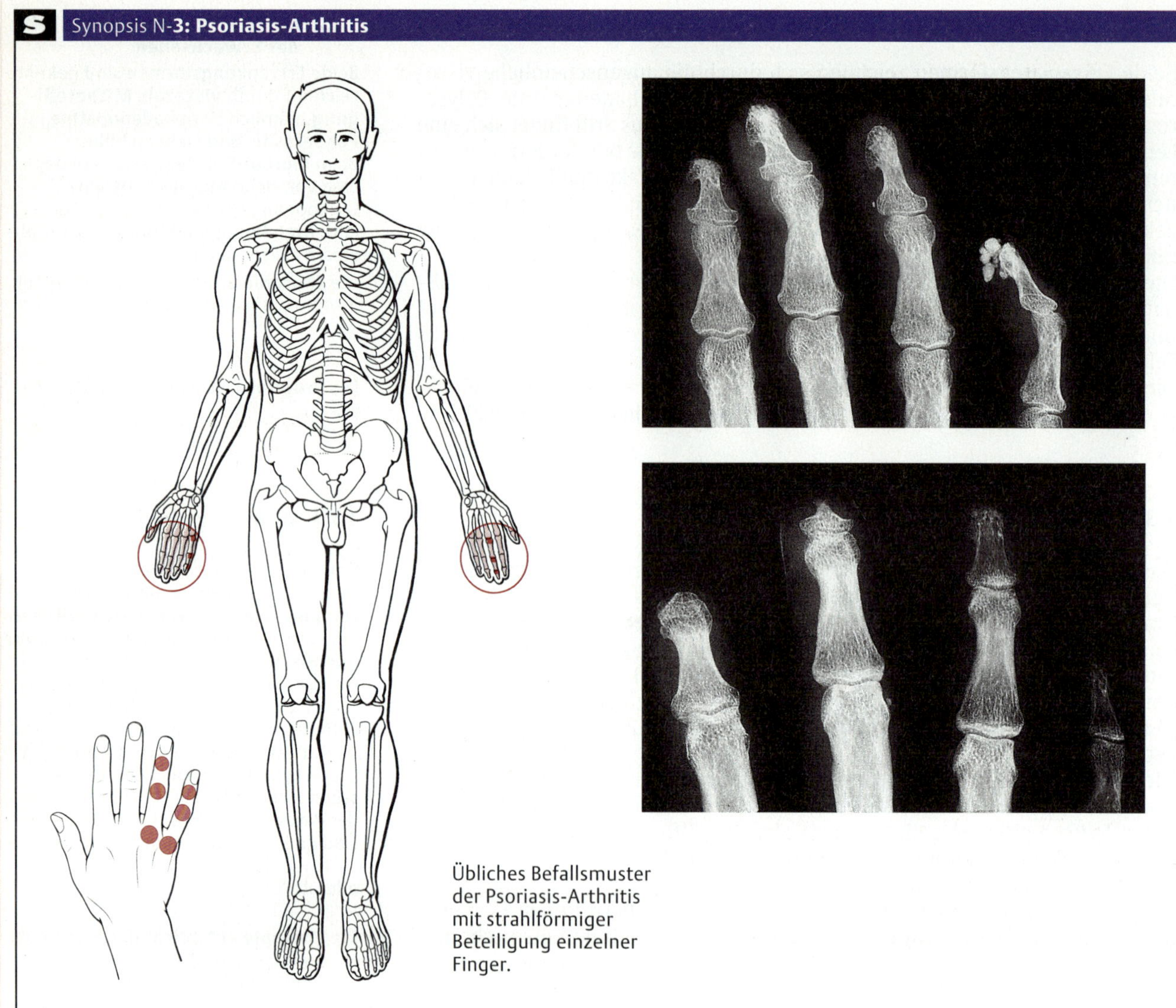

Übliches Befallsmuster der Psoriasis-Arthritis mit strahlförmiger Beteiligung einzelner Finger.

Diagnostik Essentiell sind Veränderungen im Röntgenbild. Serologische Untersuchungen sind nicht ergiebig.

Therapie **NSAID** und DMARD. Immunsuppressiva und Ciclosporin bei schwerem Verlauf.
Retinoide sind wegen der Lebertoxizität selten anwendbar.

Bemerkenswert ist die **Besserung nach Dialyse.**

Stillstand ist möglich.

Die **Diagnostik** stützt sich auf die Veränderungen im Röntgenbild. Die Serologie ist nicht ergiebig. HLA-B 27 findet sich vermehrt bei Befall des Achsenskeletts.

Die **Therapie** stützt sich überwiegend auf **NSAID**. DMARD sind schweren Verlaufsformen vorbehalten. Bei hartnäckigen Fällen kommt schließlich Immunsuppression neuerdings mit Cyclosporin A in Betracht. Retinoide, die sowohl Haut- als auch Gelenkerscheinungen zu bessern vermögen, sind infolge ihrer Hepatotoxizität nur selten anwendbar.

Bemerkenswert ist die **Besserung** der Krankheitserscheinung **nach Dialyse**, was vorübergehend zum Einsatz portabler Peritonealdialysesysteme geführt hat.

Auch unbehandelt ist die **Prognose** der Erkrankung nicht allzu schlecht. Nur wenige Patienten erleiden einen mutilierenden Verlauf.

1.4 Arthritis des Achsenskeletts, Spondylarthritis ankylopoetica (Bechterewsche Erkrankung)

Die Spondylitis ankylopoetica (SpA) gilt als eigenständige Erkrankung. Charakteristisch ist die Beteiligung des Achsenskeletts, wo es den Typ des **initialen HWS/BWS- und des initialen LWS-Befalls** gibt. Mit einiger Regelmäßigkeit sind die Iliosakralgelenke befallen (S N-**4**). Nicht selten beginnt die SpA mit einer peripheren Monarthritis etwa im Knie. Umgekehrt können im Verlauf der Erkrankung auch Gelenke der Extremitäten betroffen sein.

In nahezu 15 % der Fälle treten entzündliche Reaktionen an den Augen (als Iridozyklitis) und der Aorta sowie am Myokard auf. Der häufige Befall überwiegend jüngerer Männer mit HLA-B27 belegt die genetische Komponente.

1.4 Arthritis des Achsenskeletts, Spondylarthritis ankylopoetica (Bechterewsche Erkrankung)

Die SpA zeigt **initialen Befall der oberen oder der unteren Partien der Wirbelsäule** und der Iliosakralgelenke (S N-**4**).
Nicht selten beginnt die SpA mit Monarthritis großer Gelenke.

Bei 15 % der Fälle kommt es zu einer Iridozyklitis. Die familiäre Häufung belegt eine genetische Komponente.

S Synopsis N-4: Spondylarthritis ankylopoetica

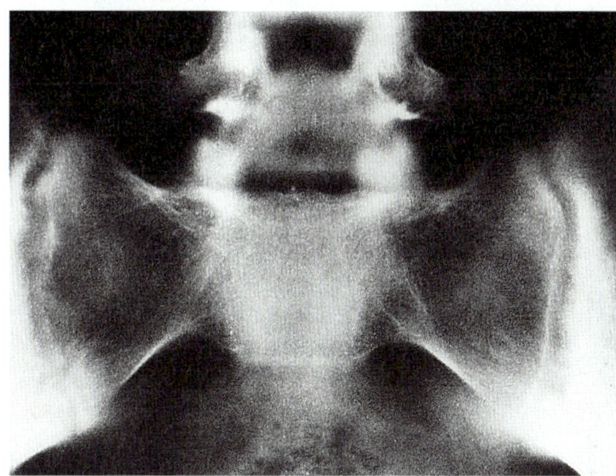

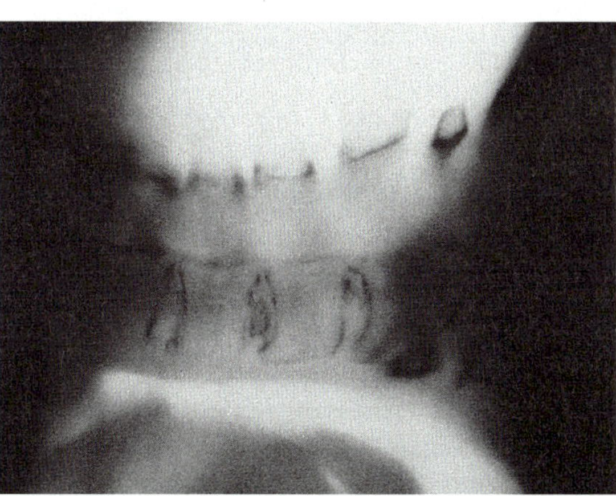

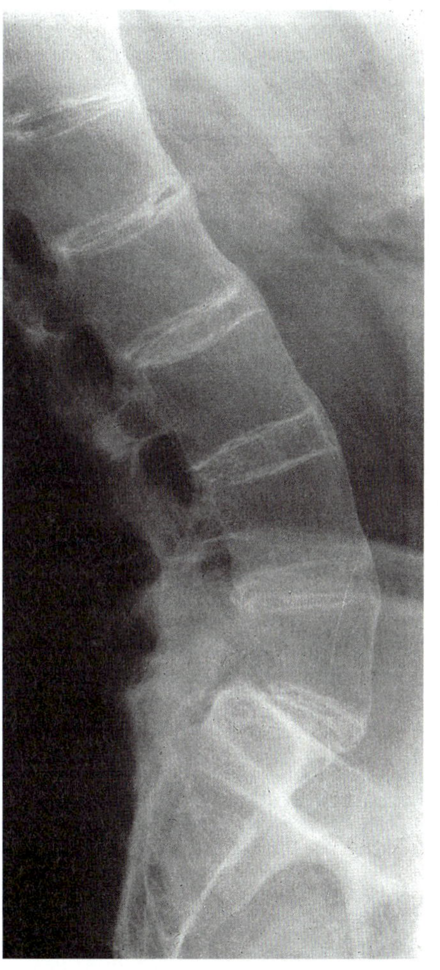

30jähriger Mann, seit mehreren Jahren Rückenschmerzen mit Gefühl der Versteifung, jetzt deutliche Verschlimmerung im Beckenbereich.
Befund: Morbus Bechterew (oder Spondylarthritis ankylopoetica). Röntgenaufnahme seitlich der Wirbelsäule. Verkalkung der Längsbänder.

Synopsis N-4 (Fortsetzung)

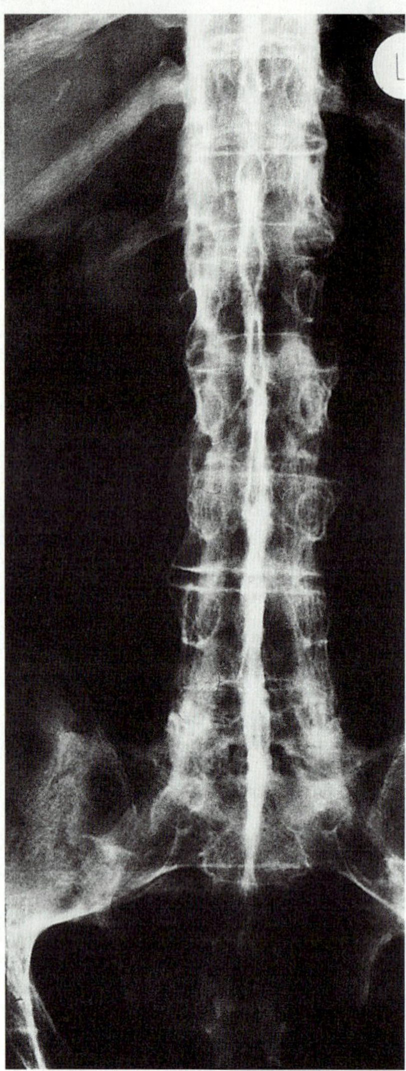

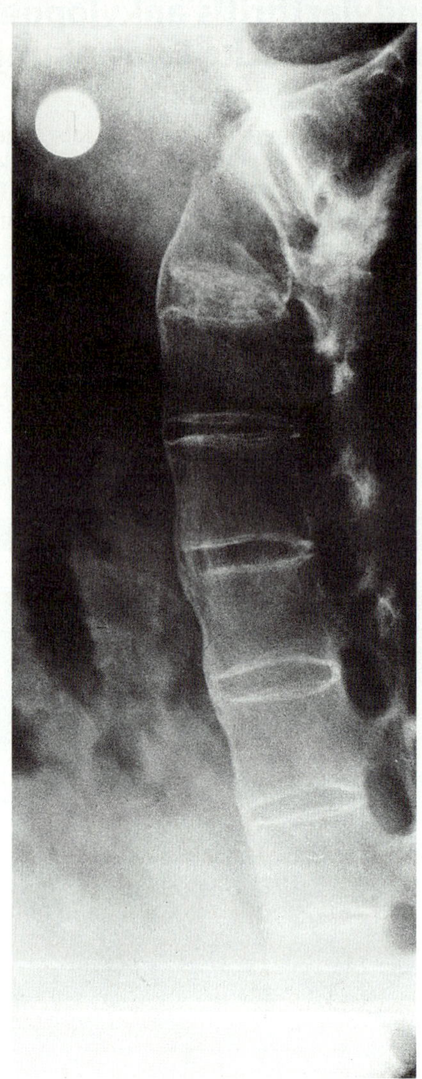

45jähriger Mann mit langjährigen Wirbelsäulenbeschwerden und erheblicher Einschränkung der Beweglichkeit; neuerdings vermehrt Schmerzen im Liegen und Sitzen.
Befund: Morbus Bechterew mit deutlichen Veränderungen im Bereich der LWS und des rechten Sakroiliakalgelenkes. Syndesmophyten und Längsbandverkalkungen sowie Ankylosierung im Bereich der kleinen Wirbelgelenke im Sinne einer »Bambusstabwirbelsäule«. An dem rechten Sakroiliakalgelenk Nebeneinander von destruktiven und produktiven Veränderungen.

Diagnostik Sie stützt sich auf das **klinische Bild**: Scherungsschmerz der Iliosakralgelenke, eingeschränkte Beuge- und Streckfunktion der Wirbelsäule.
Röntgenologisch zeigen sich Apposition an den Wirbelkörpern und knöcherne Überbrückung und Verkalkung des Bandapparates (»Bambusstab«) (S N-**4**).
Serologisch gibt es keine typischen Befunde. Wichtigstes Kriterium ist hier das Merkmal **HLA-B 27.**

Diagnostik. Die Diagnostik stützt sich vor allem auf den **klinischen Befund**, da es keinen verläßlichen serologischen Test gibt. Scherungsschmerz der Iliosakralgelenke (Mennellescher Griff), eingeschränkte Beuge- und Streckfunktion der Wirbelsäule (Schobersches Zeichen) sowie verminderte Atemexkursionen bei eingeschränkter Vitalkapazität, vergrößerter Finger-Boden-abstand und Unvermögen, das Kinn auf die Brust abzusenken, sind vielfältige Hinweise. Im **Röntgenbild** finden sich Zeichen der Sakroileitis und der Apposition an den Wirbelkörpern bis zu deren Überbrückung. Bei einem Teil der Patienten kann auch eine totale Verkalkung des Bandapparates der Wirbelsäule, **»Bambusstab«** (*s.* S N-**4**), eintreten. An den Fersen bedeutet dies Verkalkung der Sehnenansätze (»Fersensporn«). Wichtigstes frühdiagnostisches Kriterium ist das Merkmal **HLA-B 27**. Autoantikörper fehlen. Dies rückt die SpA in die Nähe der reaktiven Arthritis bei unbekannten Auslösefaktoren, etwa Chlamydien und Prostatitis.

Therapie. Sie besteht in der Verabreichung von **NSAID.** Steroide sind bei Augenbeteiligung und Aortenerkrankung absolut indiziert, im Schub jedoch nur gelegentlich angezeigt. Basistherapeutika werden bei Beteiligung peripherer Gelenke eingesetzt. Ganz im Vordergrund stehen **Physiotherapie** und **physikalische Maßnahmen,** die ein wesentliches Element bei der Wiedererlangung der Bewegungsfähigkeit darstellen.

Therapie Sie konzentriert sich auf **NSAID.** Steroide sind bei Augen- und Gefäßbeteiligung indiziert, Basistherapeutika bei Beteiligung peripherer Gelenke. Im Vordergrund stehen **Physiotherapie** und **physikalische Maßnahmen.**

▶ ***Merke.*** Durch intensive Bewegungsübungen wird der Versteifungsprozeß aufgehalten, die Beweglichkeit nicht selten sogar gänzlich zurückgewonnen.
Daher darf selbst bei blandem Verlauf und im Sinne einer Prophylaxe darauf nicht verzichtet werden.

◀ **Merke**

Prognose. Der Verlauf ist vergleichsweise gutartig, so daß wesentliche Veränderungen und Invalidisierung nicht zu befürchten sind, vor allem wenn die Spondylarthritis sich auf das Achsenskelett beschränkt.

Prognose Die Spondylarthritis verläuft ausgesprochen gutartig, vor allem bei Beschränkung auf das Achsenskelett.

Klinischer Fall

Ein junger Mann sucht wegen Rückenschmerzen den Hausarzt auf. Über deren Entwicklung weiß er nichts zu berichten. Offenbar bestehen sie unterschiedlich ausgeprägt schon einige Jahre. Sie werden in die untere Wirbelsäule projiziert. Weiteres Nachfragen ergibt Steifigkeitsgefühl der Wirbelsäule. Ruhe brächte keine nennenswerte Linderung, es sei sogar der Schlaf gestört. Im Gegenteil, leichte körperliche Aktivität wirke sich günstig aus. Fieber, Brennen beim Wasserlassen u.a.m. werden verneint. Gelegentliches Augenbrennen und Sehstörungen kämen wohl vor. Medikamente nähme er nicht ein. Ein Onkel böte jetzt im fortgeschrittenen Alter übrigens ein ähnliches Bild.

Die Untersuchung zeigt eine relative Versteifung der Wirbelsäule mit Einschränkung der Beugefähigkeit und der Atemexkursionen. Die Iliosakralgelenke sind bei Bewegung schmerzhaft, die übrigen Gelenke frei.
Die weitere Untersuchung ergibt eine eher geringfügige BSG-Beschleunigung. Rheumafaktoren und antinukleäre Faktoren sind negativ. Das Merkmal HLA-B 27 liegt vor. Im Röntgenbild findet sich eine beidseitige Sakroileitis. Als Therapiemaßnahmen werden NSAID und Krankengymnastik verordnet. Dies bringt deutliche Besserung der Symptome. Bei anhaltender Remission werden regelmäßige Kontrolluntersuchungen auch beim Augenarzt vorgenommen.

1.5 Polychondritis

1.5 Polychondritis

▶ ***Definition.*** Durch Destruktion des Knorpels gekennzeichnete Erkrankung.

◀ **Definition**

Ätiologie und Pathogenese. Die Ätiologie ist unbekannt. Als Pathomechanismus wird ein von Lymphozyten und Antikörpern ausgelöster Phagozytoseprozeß angenommen.

Ätiologie und Pathogenese Eine pathogene Immunreaktion wird angenommen.

Klinik. Die Erkrankung ist sehr selten und tritt überwiegend in höherem Lebensalter auf. Infolge der Knorpelzerstörung klagen die Patienten über Gelenkschmerzen. Nicht selten manifestiert sich die Erkrankung sogar zunächst extraartikulär, indem die Knorpel von Ohr, Nase, Kehlkopf und Trachea zerstört werden. Dies führt zum Bild der Schlappohren, zu Schluckstörungen und Schwerhörigkeit. Gelegentlich werden auch Elemente das Auges (Sklera) und der Aorta zerstört.

Klinik Gelenkbeschwerden, Schluck- und Atemstörungen, Schwerhörigkeit und Augenbeteiligung kommen vor. Typisches äußeres Zeichen sind Schlappohren und eingefallene Nase.

Diagnostik. Neben den typischen klinischen Erscheinungen liefert die **Histologie** den entscheidenden Beitrag. Antikörper gegen Proteoglykane und Chondrozyten sind nicht regelmäßig nachweisbar.

Diagnostik Entscheidend ist das **histologische Bild.**

Therapie. Die Ernsthaftigkeit der Erkrankung zwingt zu **sofortigem Einsatz von Immunsuppressiva,** insbesondere Alkylanzien, in Kombination mit Steroiden. Antiphlogistika sind ineffizient.

Therapie **Sofortige Immunsuppression.**

Prognose Die Patienten sind durch Verlegung der Atemwege und Herzinsuffizienz bedroht.

***Prognose.* Die Erkrankung schreitet unbehandelt stetig fort.** Gefährliche, teils lebensbedrohliche Komplikationen sind Verlegung der Atemwege und Herzinsuffizienz.

2 Erkrankungen mit vornehmlich systemischem Verlauf

2 Erkrankungen mit vornehmlich systemischem Verlauf

2.1 Systemischer Lupus erythematodes (SLE)

Synonym: Lupus erythematodes disseminatus = LED

2.1 Systemischer Lupus erythematodes (SLE)

Synonym: Lupus erythematodes disseminatus = LED

Definition ▶

Definition. Der SLE ist eine entzündliche Erkrankung mit Beteiligung des Mesenchyms auf dem Boden einer Vaskulitis und Serositis mit chronisch-progredientem Verlauf, bedingt durch Immunkomplexe aus DNS und den entsprechenden Antikörpern.

Ätiologie und Pathogenese Ursache der Erkrankung sind **zirkulierende Autoantikörper gegen DNS** und **Immunkomplexe**, die zusammen mit Komplement abgelagert werden.

Ätiologie und Pathogenese. Auf eine Immunpathogenese weisen **zirkulierende Autoantikörper gegen DNS** und **Immunkomplexe** hin, die zusammen mit Komplement in den betroffenen Arealen abgelagert sind. Den entscheidenden Beitrag leisten die gegen Kernbausteine gerichteten Immunproteine (**antinukleäre Faktoren = ANF**). Ihr für den SLE charakteristisches Zielantigen ist die **native doppelsträngige Desoxyribonukleinsäure (dsDNA).**

Immunkomplexe können an beliebiger Stelle an Serosa und Endothel haften. Dort kommt es zu Entzündungserscheinungen. Da diese Bereiche überwiegend in Kapillaren gelegen sind (**Vaskulitis**), finden sich entsprechende Veränderungen in Organen (Glomerulonephritis, Karditis, Dermatitis, Iridozyklitis und als **[Poly-]Serositis** mit Karditis und Pleuritis).

Die ANF binden die im Rahmen des Zellumsatzes freiwerdenden DNS-Moleküle und bilden dadurch Immunkomplexe. Größe und Zusammensetzung (Antigen-Antikörper-Relation) der Immunkomplexe bestimmen das weitere Geschehen: kleine lösliche Formationen werden phagozytiert und ohne weitere Rückwirkung eliminiert, große Immunkomplexe verursachen einen erhöhten Zustrom an Makrophagen und Granulozyten, wodurch eine Entzündung entsteht. Solange die Immunkomplexe in Lösung sind geschieht nichts. Wenn sie an Oberflächenbezügen haften oder durch sie durchgeschleust werden, kommt es zu Entzündung an Endothelien und serösen Häuten: Polyserositis und Vaskulitis sind die Folge und bei dieser Erkrankung obligat.

Am häufigsten kommt es im Bereich kleinster Gefäße zu Entzündungsreaktionen, die zumeist in den innerhalb von Organen gelegenen Endstrecken als **Vaskulitis** imponieren, also als Glomerulitis (Glomerulonephritis, Nephritis), Karditis, Dermatitis, Iridozyklitis, Synovitis u.a.m. Entsprechende Reaktionen an der Oberfläche von Hohlorganen imponieren als **(Poly-)Serositis**, etwa als Endokarditis, Perikarditis, Pleuritis u.a.m. So werden im weitesten Sinne sämtliche Organsysteme betroffen.

Weiterhin finden sich Antikörper (Coombs-AK, Lupus-Antikoagulans) auch gegen isolierte Zellen (Erythrozyten, Leukozyten, Thrombozyten) und lösliche Funktionsproteine (Gerinnungsfaktoren).
Die Ätiologie ist unbekannt.

Darüber hinaus sind nicht selten auch isolierte Zellen (Erythrozyten, Leukozyten oder Thrombozyten) und lösliche Funktionsproteine (Gerinnungsfaktoren) Ziel einer Immunreaktion. Dies ist Folge entsprechender Autoantikörper (Coombs-Antikörper, Lupus-Antikoagulans).

Über die Ätiologie gibt es keine gesicherten Daten, doch weisen eine Reihe von Beobachtungen darauf hin, daß die Erkrankung Folge eines von außen eingedrungenen Störfaktors ist. Vergleichbare Erkrankungen kommen auch im Tierreich (Maus, Nerz) vor, wobei jeweils ein (Retro-)Virus als Initiator diskutiert wird. Bemerkenswerterweise bilden weibliche Exemplare früher und häufiger einen SLE aus, wogegen eine artifizielle hormonale Maskulinisierung die Krankheitsentwicklung aufhält. Die Behauptung, daß Haustiere von SLE-Patienten, insbesondere Hunde, nach vielen Jahren engen Kontaktes ähnliche Krankheitsprozesse entwickeln, sind nicht unwidersprochen geblieben; sie würden gut ins Konzept einer reaktiven Immunopathie passen.

Davon zu trennen ist der medikamenteninduzierte LE. Meist bildet er sich nach Absetzen der Medikamente wieder zurück. Hier sind offenbar Individuen mit verminderter Fähigkeit zur Azetylierung (»slow acetylators«) besonders gefährdet. Die antinukleären Faktoren sind hier typischerweise nicht gegen DNA gerichtet.
Der SLE wird nicht selten durch extreme **Lichtexposition** und im Rahmen von **Schwangerschaften** ausgelöst oder verschlimmert (nicht verursacht!).

Davon zu trennen ist der medikamenteninduzierte LE. Nur ein Teil der Patienten gesundet nach Absetzen der Präparate. Offenbar ist es bedeutsam, wieweit eine Azetylierung im Organismus vorgenommen werden kann. Der SLE wird häufig durch **extreme Lichtexposition** ausgelöst (nicht verursacht).

Klinik. Der SLE ist eine überwiegend das weibliche Geschlecht befallende Erkrankung. Bevorzugt manifestiert er sich bei jungen und bei klimakterischen Frauen. Obgleich eine von Haus aus systemische Erkrankung, führt der SLE zunächst nur an einzelnen Organsystemen zu erkennbaren Störungen. Wie der Name besagt (lupus = entstellende Hauterkrankung) sind Hauterscheinungen an vorderster Stelle zu erwähnen. Klassisch ist das **Schmetterlingsexanthem über Wangen und Nase** (N-**4**). Daneben kommen scheibenförmige Effloreszenzen (diskoider LE) oder exanthematische Veränderungen vor. Sie bilden sich überwiegend an lichtexponierten Stellen aus. Gelegentlich kommt es zu ausgestanzt wirkenden Ulzera, die dem vaskulitischen Charakter des SLE am ehesten entsprechen und vor allem an den abhängigen Körperpartien auftreten. In seltenen Fällen ist nach Gefäßverschluß eine trockene Gangrän, insbesondere an Fingern und Zehen, zu sehen.

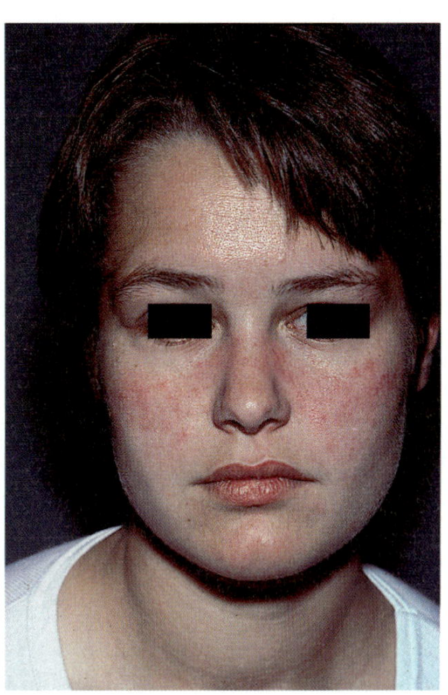

N-**4: Schmetterlingsförmiges Erythem** über Nase und Gesicht bei einem systemischen Lupus erythematodes.

Klinik Der SLE befällt überwiegend das weibliche Geschlecht in Jugendalter und Klimakterium. Obgleich letztlich alle Organe betroffen werden können, beginnt die Erkrankung zumeist entweder als Polyarthritis oder als Dermatitis, die häufig durch extreme Lichtexposition provoziert wird. Klassisch ist das **Schmetterlingsexanthem über Wangen und Nase** (N-**4**). Gelegentlich kommt es zu ausgestanzt wirkenden Ulzera, in seltenen Fällen zu Gangrän.

Insgesamt ähnlich häufig beginnt die Erkrankung mit **polyarthritischen Beschwerden**. Der Gelenkbefund ist weniger ausgeprägt als bei der chronischen Polyarthritis; selbst in späteren Stadien kommt es insgesamt nur zu vergleichsweise geringen Gelenkveränderungen. So finden sich nur selten Verkrüppelungen an Händen und Füßen; an die Stelle von Zerstörung tritt die Luxation. Deshalb ist bei den Patienten eine z-förmige Deformität des Daumens typisch. Mit Bezug auf den Bewegungsapparat ist weiterhin bemerkenswert, daß bei einem kleinen Teil der SLE-Patienten auch Beschwerden in der Muskulatur auftreten. Sie weisen insofern myositischen Charakter auf, als zu Myalgie und Schwäche Druckschmerzhaftigkeit hinzukommt und nach längerer Dauer eine Atrophie eintritt (N-**5**).

Die **polyarthritischen Beschwerden** führen nicht zu den ausgeprägten Destruktionen wie bei der cP, sondern die Gelenke luxieren zunehmend. Daher findet sich häufig ein z-förmiger Daumen. Bei Myositis kommt es zur Muskelatrophie (N-**5**).

Seltener äußert sich der SLE mit anderen Symptomen. So kommt es im Rahmen einer ZNS-Beteiligung zu Depression, Kopfschmerz, Meningismus bis zu Krampfanfällen. Peripher werden organisch nicht erklärbare Schmerzen, Kraftlosigkeit und sogar Paresen beobachtet. Die Beteiligung von Herz und Lunge läßt sich nicht immer klar auseinanderhalten, finden sich doch Herzjagen, Herzstolpern, rasche Ermüdbarkeit und Atemnot häufig nebeneinander. Bei Beteiligung der Augen werden Schleiersehen und Gesichtsfeldausfälle angegeben. Die Beteiligung der Nieren, ein häufiges Ereignis, bleibt dem Patienten zumeist verborgen. Sie äußert sich allenfalls mittelbar durch Ödeme an abhängigen Partien und unter den Augen, durch Kopfschmerz und Schwindel nach Entwicklung eines Hochdrucks und durch Unwohlsein und Müdigkeit bei Retention harnpflichtiger Substanzen.

Seltener äußert sich der SLE mit anderen Symptomen. Hierzu zählen im Rahmen einer ZNS-Beteiligung Depression, Kopfschmerz, Meningismus und Krampfanfall. Peripher sind Schmerz, Kraftlosigkeit und Paresen zu erwähnen. Beteiligung von Herz und Lunge führt zu Herzjagen, Herzstolpern, rascher Ermüdbarkeit und Atemnot. Augenbeteiligung macht sich durch Schleiersehen und Gesichtsfeldausfall bemerkbar. Nierenbeteiligung ist an Ödemen erkennbar.

S Synopsis N-5: Schema des Befalls beim systemischen Lupus erythematodes

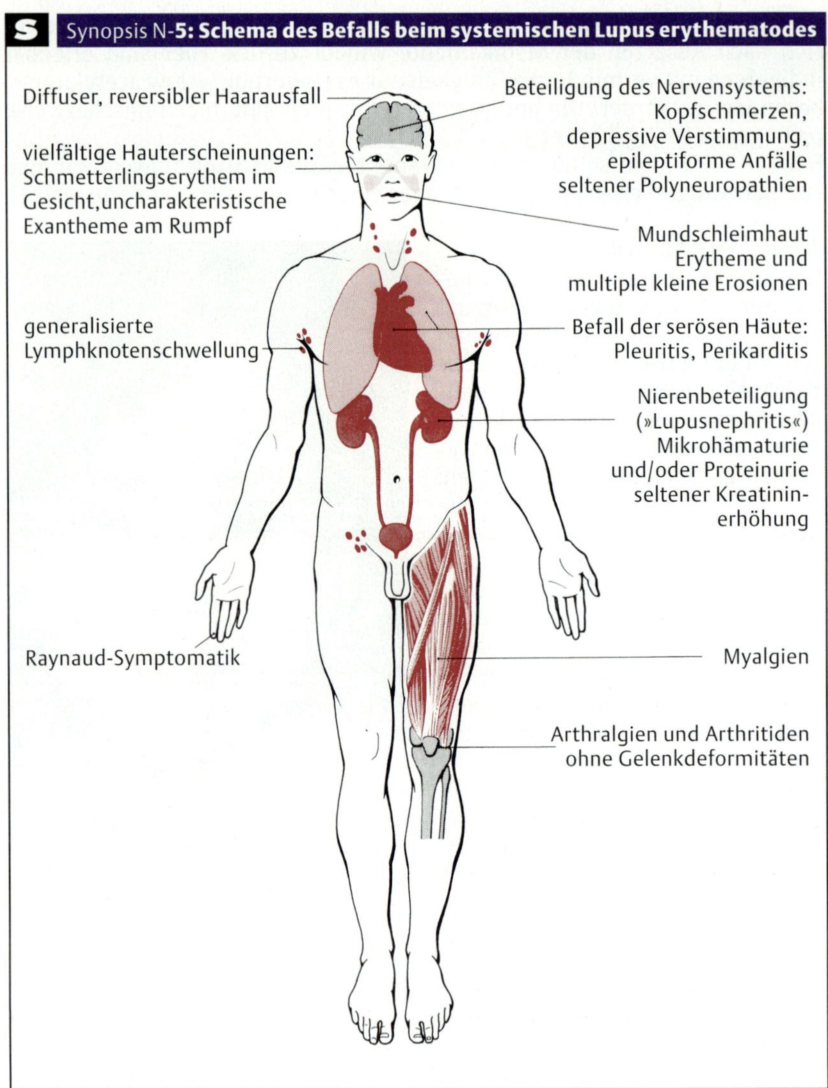

Ein nicht allzu seltenes und häufig fehlgedeutetes Ereignis ist bei jungen Frauen der **habituelle Abort.**

Ein nicht allzu seltenes und zumeist nicht richtig gedeutetes wiederkehrendes Ereignis ist bei jungen Frauen der **habituelle Abort**. Aus gynäkologischer Sicht wären, obgleich von anderer Qualität, Menstruationsstörungen zu erwähnen.

Darüber hinaus gibt es zahlreiche und keineswegs krankheitstypische Symptome (Leistungsabfall, Blässe, Konzentrationsverlust, abnorme Gewichtsänderung, Fieber).
Der SLE kann mit anderen Immunopathien (Schilddrüse, Blut) vergesellschaftet sein.

Darüber hinaus gibt es zahlreiche Symptome, die keineswegs krankheitstypisch sind und daher erst im Nachhinein als dem SLE zugehörig erkannt werden: Leistungsabfall, Blässe, Konzentrationsverlust, abnorme Änderung des Gewichts oder Fieber. Dabei ist zu berücksichtigen, daß der SLE mit anderen Immunopathien wie solcher der Schilddrüse oder des Blutes vergesellschaftet sein kann, was eine exakte Trennung erschwert. Ein neuerdings nicht mehr im Symptomenkatalog geführtes Zeichen ist der Haarausfall.
Dies alles kann sich schleichend oder akut entwickeln. Generell gilt, daß mit zunehmendem Lebensalter die Krankheit milder einsetzt.

Merke ▶

▶ ***Merke.*** Eine dramatische Erstmanifestation erfolgt überwiegend im Zusammenhang mit Ereignissen, die das Immunsystem irritieren: Infekte, Schwangerschaft und Entbindung, Streß im weitesten Sinne.

Diagnostik Eine sichere Diagnose ergibt sich aus dem Zusammentreffen mehrerer Kriterien.

Diagnostik. Es gibt kein Kriterium, das für sich allein die Stellung der Diagnose rechtfertigt. Daher bedarf es stets des Zusammentreffens mehrerer Phänomene zur Sicherung der Erkrankung. In einzelnen Fällen kann es sogar offenbleiben, ob ein SLE vorliegt.

Infolge der Monotonie solcher systemischer Immunerkrankungen **müssen Symptome und Befunde körperlicher wie serologischer Natur zusammengetragen werden**. So sind Haut- und Gelenkveränderungen, Lichtempfindlichkeit und Sehstörungen auf der einen Seite, das Auftreten von ANF, und hier insbesondere der Antikörper gegen die native DNS, auf der anderen Seite Grundlage der Diagnostik. Wegen des systemischen Charakters müssen Spezialisten verschiedener Fachrichtungen zugezogen werden. Abgesehen von einzelnen Experten aus dem Bereich der Inneren Medizin wie ein Kardiologe, Nephrologe, Hämatologe oder Endokrinologe müssen auch andere Fachexperten wie ein Ophthalmologe, Neurologe, Dermatologe und Gynäkologe von Fall zu Fall bemüht werden; dies ist insbesondere notwendig, wenn es zum einen Zweifel an der Zuordnung der geklagten Beschwerden und erhobenen Phänomene gibt und zum anderen, wenn, wie etwa bei Augenbeteiligung, die Patienten nicht zwangsläufig etwas davon bemerken.

Da die Erkrankung akut wie auch schleichend einsetzen kann, wird nicht selten über Allgemeinsymptome wie Leistungsabfall, Konzentrationsschwäche, Müdigkeit, febrile Temperaturen oder Infektanfälligkeit geklagt. Sensibilitätsstörungen, Menstruationsstörungen und Hautveränderungen veranlassen die Patienten häufig, sogleich den entsprechenden Fachmann aufzusuchen, und werden beim Internisten daher gar nicht mehr vorgestellt.

Stets **müssen körperliche und serologische Befunde gemeinsam bewertet werden.** Auf der einen Seite sind Haut- und Gelenkveränderungen, Lichtempfindlichkeit und Sehstörungen wichtig, auf der anderen Seite das Auftreten von ANF insbesondere gegen native DNS.

Der Querschnittscharakter des SLE zwingt dazu, auch Experten aus anderen Fachgebieten wie Kardiologie, Nephrologie, Hämatologie, Endokrinologie, Ophthalmologie, Neurologie, Dermatologie und Gynäkologie zu Rate zu ziehen.

Allgemeinsymptome sind Leistungsabfall, Konzentrationsschwäche, Müdigkeit, febrile Temperaturen, Infektanfälligkeit, Sensibilitätsstörungen, Menstruationsstörungen und Hautveränderungen.

Apparative Diagnostik ist von großer Wichtigkeit, wenngleich nicht entscheidend. So werden Maßnahmen wie Röntgen oder Szintigraphie vor allen Dingen eingesetzt, um Funktionsstörungen und bereits eingetretene Veränderungen aufzudecken.

Im **Röntgenbild** finden sich charakteristische Subluxationen, später auch abenteuerliche Luxationen vorzugsweise in den kleinen Gelenken. Die **Szintigraphie** vermag die Prozeßaktivität im Gelenkapparat abschätzen zu lassen. Die **Computertomographie** ist vor allem bei fraglicher ZNS-Beteiligung zur Aufdeckung von Gefäßverschlüssen wertvoll. **Ultraschall** deckt eine Vergrößerung von Milz und Lymphknoten auf.

Invasive Diagnostik ist gefordert in Fällen unklarer Organstörungen, deren Differenzierung sich anderer Methoden entzieht. So muß bei Gefäßverschlüssen etwa im Gehirn wie auch in den Nieren gelegentlich eine **Angiographie** vorgenommen werden. Hierzu zählt auch die **Biopsie** verschiedener Organe, etwa der Haut und der Nieren, um Material für histologische Untersuchungen zu gewinnen. Dies alles dient der Bestandsaufnahme zur Beurteilung des Fortschreitens und des Therapieerfolges.

Die allgemeine Labordiagnostik kann die Prozeßaktivität der Erkrankung bereits widerspiegeln. Hier sind die BSG-Beschleunigung und die α_2-Globulinvermehrung zuverlässige Größen. Im Blutbild finden sich typischerweise eine Leukopenie und gelegentlich auch Anämie und Thrombopenie. Zusätzlich ist ein kompletter biochemischer Blutstatus zu erheben, um eine Einschränkung der Nierenfunktion mit Vermehrung der harnpflichtigen Substanzen oder eine Leberbeteiligung festzustellen.

Immunologische Methoden dienen vorzugsweise der Klassifizierung der Erkrankung. Leit- und Schlüsselbefund ist das Vorliegen von **ANF** und hier insbesondere der **ds-DNA-Antikörper**. Bei etwa einem Drittel der Patienten finden sich auch Autoantikörper gegen andere Strukturen, etwa Erythrozyten, Schilddrüse, Herzmuskel u.a.m. Dabei müssen diese Antikörper nicht zwangsläufig zu entsprechenden Erkrankungen führen (▦ N-**9**).

Bei **habituellen Aborten finden sich häufiger** als sonst **Antikörper gegen Phospholipide**, bei Blutungsneigung das sogenannte Lupus-Antikoagulans. Unspezifische Immunphänomene sind die Rheumafaktoren und zirkulierende Immunkomplexe, die sich aus IgG und ds-DNA zusammensetzen.

Oftmals kann auch die feingewebliche Untersuchung von **Biopsien** die Diagnose sichern, vor allem wenn sie mit immunologischen Methoden kombiniert werden. Die Nieren bieten verschiedene histologische Auffälligkeiten. So finden sich **granuläre Ablagerungen aus IgG und Komplement** als Ausdruck für die dort abgelagerten Immunkomplexe mit der Fähigkeit zur Komplementbindung. Solche Ablagerungen sind auch in der Haut zu finden, und zwar typischerweise an der dermoepidermalen Grenze. Im Endstadium sind die für das Immunkomplexgeschehen charakteristischen Unregelmäßigkei-

Im **Röntgenbild** finden sich Subluxationen ohne erhebliche Destruktionen. Die **Szintigraphie** kann die Prozeßaktivität im Gelenkapparat abschätzen. CT mit Kontrastmittelinjektion deckt ZNS-Beteiligung auf dem Boden von Gefäßverschlüssen auf. Mit **Ultraschall** wird die Größe von Milz und Lymphknoten bestimmt.

Bei unklaren Organstörungen sind invasive Methoden erforderlich. Eine **Angiographie** vermag Gefäßverschlüsse aufzuzeigen.

Wertvoll sind ebenso **Gewebsproben.** Die Diagnostik dient der Bestandsaufnahme, der Beurteilung des Fortschreitens der Erkrankung und des Therapieerfolges.

Die allgemeine Labordiagnostik zeigt anhand der BSG-Beschleunigung und α_2-Globulinvermehrung die Prozeßaktivität auf. Typischerweise sind im Blutbild Leukopenie, seltener Anämie und Thrombopenie zu finden. Der komplette biochemische Blutstatus soll eine Fehlfunktion von Nieren und anderen Organen aufzeigen.

Immunologische Methoden dienen der Klassifizierung der Erkrankung. Schlüsselbefund sind **ANF**, hier die **ds-DNA-Antikörper**. Bei einem Drittel der Patienten finden sich auch andere Autoantikörper (etwa gegen Erythrozyten, Schilddrüse, Herzmuskel) (▦ N-**9**).

Bei Aborten finden sich häufig Antikörper gegen Phospholipide, bei Blutungsneigung das sogenannte **Lupus antikoagulans.** Unspezifische Immunphänomene sind Rheumafaktoren und Immunkomplexe.

Die **Histologie** kann die Diagnose sichern: in den Nieren und der Haut sind typische **granuläre Ablagerungen aus IgG und Komplement.**

N-9: Autoantikörper bei SLE

Antikörper gegen Zellkern-Antigene	Antikörper gegen Blutzellen
▷ antinukleäre Antikörper (ANA) ▷ definierte Zellkernbestandteile: • native Doppelstrang-DNS (ds-DNS) • Einzelstrang-DNS (ss-DNS) • RNS • extrahierbare nukleäre Antigene (ENA) • Sm-Antigen	▷ Erythrozyten ▷ T-Lymphozyten ▷ B-Lymphozyten ▷ Thrombozyten
Antikörper gegen zytoplasmatische Antigene	**Antikörper gegen andere gewebsspezifische Antigene**
▷ Mitochondrien (AMA) ▷ Ribosomen (ARA) ▷ verschiedene andere zytoplasmatische Proteine	▷ Thyreoglobulin ▷ Magenschleimhaut ▷ Leber ▷ Muskel

ten infolge massiver Einlagerungen nicht mehr erkennbar, was auch mit konventioneller Technik als amorphe Verklumpung imponiert.

Die Diagnosestellung ist erschwert, wenn die geforderten Immunphänomene fehlen. Ein Teil dieser Fälle läßt sich als **SLE** aufdecken.

Problematisch wird die Diagnosestellung, wenn bei eindeutiger klinischer Symptomatik die geforderten Immunphänomene fehlen. Dann stehen von der Pathogenese her ähnliche Krankheitsprozesse zur Diskussion wie sie etwa bei der Serumkrankheit vorliegen. Ein Teil dieser Fälle findet endgültige Klärung, wenn es gelingt, in den zirkulierenden Immunkomplexen die für den **SLE** entscheidenden Antikörper und Antigene zu charakterisieren. Doch auch dann bleiben noch Patienten übrig, bei denen die Diagnose **»LE-like-Syndrom«** gestellt wird, was stets unbefriedigend ist. Selten tritt der geforderte Antikörper im Blut auf, nachdem sich bereits Symptome und Organstörungen eingestellt haben. Umgekehrt liegen DNS-Antikörper über längere Zeit ohne jegliche Symptomatik vor. Diese mit etwa 1 % der gesunden Bevölkerung vergleichsweise seltene Konstellation findet sich insbesondere bei älteren Individuen.

Bei etwa 1 % der gesunden Bevölkerung finden sich ANF ohne entsprechende Krankheitszeichen.
Ein geringer Teil der Patienten weist einen Komplementdefekt auf.

Bei einem geringen Teil der Patienten ist der SLE mit einem Komplementdefekt (Verminderung oder sogar gänzlichem Fehlen einzelner Komponenten) vergesellschaftet. Hier kann spekuliert werden, daß die Immunkomplexe weniger rasch phagozytiert und eliminiert werden. Der Defekt wird auf dem 6. Chromosom im Bereich des MHC vererbt.

Therapie **Eine kausale und kurative Behandlung gibt es nicht.**

Therapie. **Eine kausale und kurative Behandlung gibt es nicht.** Da der SLE Folge einer Immunreaktion und des durch sie bedingten Entzündungsprozesses ist, kann sowohl durch Beeinflussung des Immunsystems als auch der Entzündungsmechanismen eine Besserung erzielt werden. Dabei gilt es, die Maßnahmen auf die Krankheitsaktivität und den Organbefall abzustimmen.

Bei blandem Verlauf: Einsatz üblicher Antiphlogistika.
Bei polyarthritischer Symptomatik: Einsatz von NSAID in Kombination mit Chloroquin.

Bei blandem Verlauf genügen die üblichen antiphlogistischen Substanzen. Polyarthritische Symptomatik rechtfertigt zunächst den Einsatz nichtsteroidaler Antirheumatika. Die Kombination mit Chloroquin stellt eine bewährte Behandlungsform in solchen Fällen dar. Im Alltag wird die Dosis des Antirheumatikums stets dem aktuellen Bedarf angepaßt, wogegen Chloroquin infolge der trägen Kinetik und Dynamik mit mehrwöchigem Verzug jeweils gleichbleibend dosiert wird. Dies ist eine auch auf Jahre hinaus gut geeignete Kombination, die nach Eintritt einer Remission von seiten des Antirheumatikums reduziert werden kann.

Bei Beteiligung von Niere, Herz, Auge oder ZNS: Steroide. Da sich ein in Remission gekommener SLE wieder einstellen kann, ist eine zunächst unbegrenzte Therapie mit Antiphlogistika, auch Chloroquin, ratsam.

Beginnt der SLE an der Haut, so ist die antiphlogistische Komponente bei mildem Verlauf verzichtbar. Meist werden aber trotzdem, auch aus kosmetischen Gesichtspunkten, zumindest vorübergehend **Steroide** eingesetzt. Steroide sind hingegen unverzichtbar, wenn Niere, Herz, Auge oder ZNS beteiligt sind. Deren entzündliche Zerstörung kann auf diesem Wege zuverlässig verhindert werden. Bei ansonsten unkompliziertem Verlauf liegt die Dosis, bezogen auf Prednisolon, initial bei etwa 100 mg täglich mit dem Ziel rascher Reduzierung schon nach wenigen Tagen. Sofern eine Beteiligung der erwähnten Organe nicht mehr erkennbar ist, kann Kortison sogar gänzlich abgesetzt werden, doch sollte zumindest eine anders geartete Dauertherapie beibehalten werden, wozu sich Chloroquin anbietet. Für gewöhnlich werden Steroide oral oder intravenös verabreicht; die topische Anwendung bei umschriebenen Hauterscheinungen kann daher zumeist unterbleiben. Schwerer verlaufende Fälle kommen auf Dauer nur selten ohne Kortison aus. Hier ist wegen der unerwünschten Nebenwirkungen zugleich der nächste therapeutische Schritt zu erwägen, die sogenannte **Immunsuppression**. Deren Einsatz ermöglicht die Reduktion der Steroide auf lange Sicht. Das Vorgehen ist nicht streng festgelegt. Im allgemeinen werden Proliferationshemmer (»Zytostatika«) eingesetzt. Erfahrungsgemäß sind Antimetabolite (etwa Azathioprin) den Alkylanzien (etwa Cyclophosphamid) unterlegen. Beide Substanzen werden initial mit etwa 3 mg/kg am Tag verabreicht. Im Erfolgsfalle wird die Dosis auf 50 mg täglich reduziert. Die Pulstherapie wird unten erörtert. Medikamente mit Induktionshemmung der Immunreaktion (Cyclosporin A) oder Zytokine (Interferon, Interleukin) durchlaufen noch die Erprobungsphase.

Schwerer verlaufende Fälle benötigen **Immunsuppression.** Im allgemeinen werden Proliferationshemmer eingesetzt.

Merke. Bei allen erwähnten Therapieformen ist eine strenge Überwachung wegen der zahlreichen und teilweise gefährlichen Nebenwirkungen geboten.

◀ **Merke**

So kommt es durch Chloroquin nach Einlagerung in lichtbrechenden Medien zu Augenschäden, die bei rechtzeitigem Absetzen ausbleiben bzw. sich zurückbilden. Daher muß der Patient in jedem Quartal zum Augenarzt. Von seiten der Antirheumatika sind Depression des Knochenmarks und Ulkusbildung im Magen-Darm-Trakt neben Nephropathie und Hepatopathie die wichtigsten Nebenwirkungen. Bei den Proliferationshemmern ist eine Depression rascher regenerierender Gewebe (Darm, Haut, Knochenmark, Gonaden) stets nachweisbar; doch erst ein Absinken der Leukozyten unter 2000/µl und der Thrombozyten unter 100 000/µl zwingt zur Reduktion oder zum Absetzen der Substanz. Hier muß übrigens erwähnt werden, daß Leukozyten und Thrombozyten sogar unter immunsuppressiven Maßnahmen ansteigen können, wenn sie infolge des Pathomechanismus im unbehandelten Stadium erniedrigt waren. Weitere Risiken ergeben sich aus der Verabreichung von Steroiden.

Chloroquin kann zu reversiblen Einlagerungen und Augenschäden führen. NSAID können eine Depression des Knochenmarks, Ulzera im Magen-Darm-Trakt und Nierenschäden verursachen. Proliferationshemmer beeinträchtigen rasch regenerierende Gewebe (Darm, Haut, Knochenmark, Gonaden). Kritische Werte für Leukozyten und Thrombozyten sind 2000 und 100 000; sie sollen im Gefolge einer Immunsuppression nicht unterschritten werden. Weitere Risiken ergeben sich langfristig aus der Verabreichung von Steroiden mit Rückwirkungen auf Knochen, Linse, Haut u.a.m.

Unerwünschte Wirkungen zwingen zur Modifikation der Therapie. Dies gilt für belastende Eingriffe ebenso wie für schwere Infektionen. Dann muß die Immunsuppression unterbleiben, und die Behandlung reduziert sich auf antiphlogistische Maßnahmen, bis eine erneute Immunsuppression möglich wird.

Im Hinblick gerade auf die kritische Situation der Immunsuppression wird auch die sogenannte **Pulstherapie** empfohlen. Hierbei handelt es sich um hohe Gaben von Steroiden, speziell jedoch die Applikation von einem Alkylans (etwa Cyclophosphamid 1 g) in größeren Intervallen (ein bis drei Monate). Vorteilhaft ist die geringere kumulative Dosis, wodurch zugleich die onkogene Potenz herabgesetzt wird.

Eine Variante stellt die **Pulstherapie** dar, indem Steroide oder Alkylanzien als Stoßbehandlung (Intervall 1–3 Monate) angelegt ist. Ihre Überlegenheit gründet sich auf die geringere kumulative Dosis.

Hochdosierte Immunglobuline und Plasmapherese sind von schwer vorhersehbarem Nutzen.

Die Dauer der Behandlung ist entsprechend dem chronischen Charakter der Erkrankung zunächst unbegrenzt. Selbst nach einer, bei mildem Verlauf häufig erreichbaren, Vollremission mit Rückbildung der Beschwerden und der Funktionseinbuße ehedem betroffener Organe ist die **Fortführung der Therapie mit geringen Dosen geboten**, da erfahrungsgemäß nach einigen Monaten der Krankheitsprozeß erneut aufflammt. Neben der Pharmakotherapie sind physikalische und krankengymnastische Maßnahmen zur Erhaltung der Gelenkfunktion im Falle polyarthritischer Symptomatik erforderlich. Gelegentlich ist eine orthopädische Intervention oder operative Korrektur unumgänglich.

Die Dauer der Behandlung ist unbegrenzt. Selbst nach einer Vollremission mit Rückbildung der Beschwerden und Funktionseinbußen ist die **Fortführung mit geringen Dosen geboten.** Neben der Pharmakotherapie sind physikalische und krankengymnastische Maßnahmen zur Erhaltung der Gelenkfunktion erforderlich.

Prognose. Unbehandelt führt der SLE binnen weniger Jahre zum Tode, wobei es große Streubreiten gibt. **Entscheidend ist das Ausmaß der Funktionsstörung des Herzens und mehr noch der Nieren.** Am günstigsten, mit Bezug auf den weiteren Verlauf, ist die mesangioproliferative Glomerulonephritis, gefolgt von der membranösen Form. Ungünstig ist die diffus proliferative Form.

Prognose Unbehandelt führt der SLE binnen weniger Jahre zum Tode. **Limitiert wird das Leben durch die Funktionsstörung von Herz und Niere.** Durch die moderne Therapie kann ein nahezu normales Alter erreicht werden.

Bedeutsam für junge Frauen ist der Einfluß der Schwangerschaft. Auch bei erfolgreich ausgetragener Schwangerschaft vermögen **plazentagängige Antikörper** das Kind zu schädigen. Bei Vorliegen des SS-A/Ro-Autoantikörpers weist das Kind überdurchschnittlich häufig einen Herzschaden auf.
Nach der Entbindung ist die Patientin besonders gefährdet.

Bedeutsam für junge betroffene Frauen ist der Einfluß der Schwangerschaft. Infolge der hormonellen Umstellung im Sinne einer milden Immunsuppression verläuft die Erkrankung in dieser Lebensphase überwiegend weniger akut, nur selten kommt es zur Verschlimmerung. Generell kann die Plazenta dennoch geschädigt werden. Ist der Trophoblast gefährdet, steht ein Abort bevor. Doch können die **plazentagängigen Antikörper** das Kind schädigen. So findet sich bei Vorliegen des SS-A/Ro-Autoantikörpers, einem ANF, insbesondere beim Sjögren-Syndrom, überdurchschnittlich häufig eine Kardiopathie des Kindes mit Rhythmusstörungen. **Nach der Entbindung wiederum ist die Patientin besonders gefährdet,** weil die erneute hormonelle Umstellung einer milden Immunstimulation entspricht und die Erkrankung explodieren kann; ebenso häufig ist die erstmalige Manifestation des SLE.
Auch Operationen, Verletzungen und Infekte können den Verlauf des SLE ungünstig beeinflussen. Darüber hinaus sind die Patienten gefährdet, weil die Reserven ihrer Organfunktionen häufig eingeschränkt sind.
Durch die modernen Therapieverfahren ist die Prognose erheblich besser geworden. Starben vor wenigen Dekaden die Patienten noch binnen weniger Jahre, so kann heute bei fachgerechter Überwachung und guter Führung ein nahezu normales Alter erreicht werden.

Klinischer Fall

Eine 25jährige, bislang gesunde Frau fühlt sich gegen Ende des ersten Tages eines Skiurlaubs im Hochgebirge auffallend schlapp. Dennoch fährt sie am nächsten Tag erneut Ski. Diesmal beendet sie ihre sportliche Tätigkeit vorzeitig. Am Abend ist ihr unwohl, sie meint Fieber zu haben und bemerkt einen rötlichen Ausschlag über Nase und Wangen. Der Zustand verschlechtert sich trotz eingelegter Ruhepause, so daß die Eigendiagnose »Sonnenbrand und Überanstrengung« verworfen wird und die Rückkehr nach Hause erfolgt.
Dem Hausarzt fallen neben dem Erythem Tachykardie und Unterschenkelödeme auf. Die BSG ist deutlich beschleunigt (40/70 mm n.W.). Da sich Arthralgien einstellen, weist er die Patientin mit Verdacht auf einen infektbedingten Prozeß ins Krankenhaus ein.
Die Untersuchungen zeigen eine geringfügige Ergußbildung in Pleura und Perikard. Röntgenaufnahmen der Gelenke und klinisches Labor erbringen keinen Hinweis auf die Natur der Erkrankung. Doch weisen eine Hypalbuminämie und eine Proteinurie auf eine Nephritis hin. Wegen des aufkommenden Verdachtes auf einen SLE wird nach antinukleären Faktoren gefahndet. Dabei finden sich hochtitrig Antikörper gegen DNS. Dies bestätigt das Vorliegen eines SLE, der hier durch die Insolation ausgelöst worden ist.
Unter Kortikosteroiden, initial 100 mg Prednisolon täglich, gehen die Erscheinungen rasch zurück. Die Medikation wird reduziert, hinzu kommen NSAID und Chloroquin. Bald genügen Steroide in niedriger Dosierung (10 mg täglich) und Chloroquin, um die Remission aufrechtzuerhalten. Dazu werden Sonnenschutz und körperliche Schonung empfohlen. Die DNS-Antikörper bleiben in niedrigem Titer nachweisbar.

2.2 Progressiv systemische Sklerose (PSS)

Definition ▶

2.2 Progressiv systemische Sklerose (PSS)

Definition. Die PSS weist neben den als Sklerodermie bezeichneten Hautveränderungen eine fortschreitende Beteiligung viszeraler Organe auf, wobei insgesamt der Charakter eines entzündlichen sklerosierenden Prozesses dominiert.

Ätiologie und Pathogenese Die Mechanismen sind nur unzureichend bekannt. Immunphänomene, histologische Besonderheiten und eine erfolgreiche Immuntherapie sprechen für eine Immunkrankheit. Am ehesten ist eine Immunkomplexreaktion mit Fibrosierung und Sklerosierung anzunehmen. Häufig vorkommende Autoantikörper machen einen **Autoaggressionsprozeß** wahrscheinlich. Eine genetische Komponente ist anzunehmen.

Ätiologie und Pathogenese. Die Mechanismen der PSS sind nur zu einem geringen Teil aufgeklärt. Immunphänomene, histologische Besonderheiten und der Erfolg der Immuntherapeutika sind Argumente für eine pathogene Immunreaktion als Ursache der Erkrankung. Am ehesten kann die PSS als eine **Immunkomplexreaktion** angesehen werden, die eine Fibrosierung und Sklerosierung des Bindegewebes und Gefäßsystems bedingt. Die Ursache hierfür ist unbekannt. Die häufig vorkommenden Antikörper gegen körpereigene Strukturen und das Fehlen anderer Immunphänomene macht die PSS zu einer **Autoaggressionskrankheit**. Auslösende Ereignisse lassen sich nicht eruieren. Mehrfacherkrankungen in Familien sind sehr selten, allerdings wird ein gehäuftes Auftreten anderer Erkrankungen aus dem weiteren rheumatischen Formenkreis beobachtet. Eine genetische Komponente ist daher anzunehmen, obgleich sichere Hinweise nicht entdeckt worden sind.

Klinik. Die PSS befällt überwiegend Frauen im mittleren Lebensalter. Sie können nur selten einen exakten Zeitpunkt für die ersten Symptome angeben.

Klinik Die PSS befällt überwiegend Frauen im mittleren Lebensalter.

> ***Merke.*** Typischerweise setzt die PSS am Integument ein, und zwar in Form eines Raynaud-Phänomens.

◀ **Merke**

Vereinfacht dargestellt entwickeln Patienten mit bloßer Raynaud-Symptomatik jeweils zu etwa 5% Jahr für Jahr eine PSS. Daraus geht hervor, daß über kurz oder lang jeder Patient mit einem derartigen ausgeprägten Beschwerdebild eine systemische Erkrankung bekommt.

Das Leitsymptom Raynaud-Phänomen geht der Erkrankung häufig um Jahre voraus.

Die sichtbaren Veränderungen an der Haut sind Grundlage für eine allgemeine Stadieneinteilung. So lassen sich **Ödeme, Induration** und **Atrophie** unterscheiden. **Anfangs** finden sich seitengleich schmerzlose und eindrückbare Schwellungen an Fingern, Händen und Unterarmen, teils auch an Zehen, Füßen und Unterschenkeln. Die betroffenen Areale sind gedunsen und faltenlos. Die Haut ist gespannt, jedoch weich und nicht verletzlich. In den **folgenden Monaten** nimmt die Konsistenz zu, die Haut wird dicker und ist auch ohne Ödem faltenlos. Nach weiteren Monaten bis **Jahren** wird die Haut atrophisch. Äußerlich erscheint sie dünn, pergamentartig, durchscheinend. Infolge der erhöhten Verletzlichkeit kommt es zu mehr oder weniger spontan auftretenden Einrissen (»Rattenbiß« an Fingerkuppen). **Im Endstadium** imponieren Pigmentverschiebungen und Teleangiektasien.

Neben diesen, der unkomplizierten Sklerodermie zuzuordnenden Erscheinungen treten vielfältige Symptome als Ausdruck einer systemischen Erkrankung auf. Von Anfang an ist das **gesamte Bindegewebe** mehr oder weniger erkennbar **betroffen**, so daß auch **Sehnen** und **Muskulatur** entsprechende Veränderungen erfahren. Dies bedingt **Einschränkungen der Gelenkfunktion**, eine **Verkleinerung der Mundöffnung** (Mikrostomie, Tabaksbeutelmund) und eine Verkürzung des Zungenbändchens. Das Skelettsystem erfährt einen **regionalen Knochenabbau** (N-**5**, N-**6**). Bevorzugt erkennbar ist dies an den Endphalangen, die von trophischen Störungen des Nagelwachstums begleitet zur Sklerodaktylie führen, und am Unterkiefer, so daß sich Zähne lockern und ein Gebiß nicht mehr paßt. Bei Knochenabbau an den Rippen kommt es zur Instabilität des Thorax und Frakturen nach heftigen Husten- und Niesattacken.

Die Veränderungen der Haut sind Grundlage der Stadieneinteilung. Zu unterscheiden sind **Ödeme, Induration** und **Atrophie.**
Anfangs: schmerzlose Schwellungen an Fingern, Händen, Unterarmen, Zehen, Füßen und Unterschenkeln. Die Areale sind gedunsen, die Haut ist gespannt.
Nach einigen Monaten: Konsistenzzunahme.
Nach Jahren: atrophische, pergamentartige und verletzliche Haut.
Endstadium: Pigmentverschiebungen und Teleangiektasien.
Neben der unkomplizierten Sklerodermie gibt es eine systemische Erkrankung. Anfangs unmerklich, später deutlicher ist das **gesamte Bindegewebe betroffen** mit **Einschränkung der Gelenkfunktion** und **Verkleinerung der Mundöffnung, regionalem Knochenabbau** (N-**5**, N-**6**), mit trophischen Störungen des Nagelwachstums und Lockerung der Zähne. Entsprechende Veränderungen am Thorax führen zu Rippenfrakturen und Instabilität.

Bezüglich der **Viszeralorgane** klagen die Patienten bei Beteiligung der Lunge über Atemnot (Lungenfibrose), bei Beteiligung des Magen-Darm-Traktes über Schluckstörungen (Ösophagusstarre) und über Verdauungsbeschwerden (Divertikel oder auch funktionelle Störungen). Dies alles führt zu stetem Gewichtsverlust.

Bei **Beteiligung der Viszeralorgane** beklagen die Patienten Atemnot (Lungenfibrose), Schluckstörungen (Ösophagusstarre) und Verdauungsbeschwerden (multiple Divertikel).

Seltener machen sich Herz- und Nierenbeteiligung durch Arrhythmie, Schwindel, Schmerz und Leistungsabfall bemerkbar. Neurologische Ausfälle finden sich nur bei wenigen Patienten mit PSS.

Seltener sind Herz- und Nierenbeteiligung. Neurologische Ausfälle kommen vor.

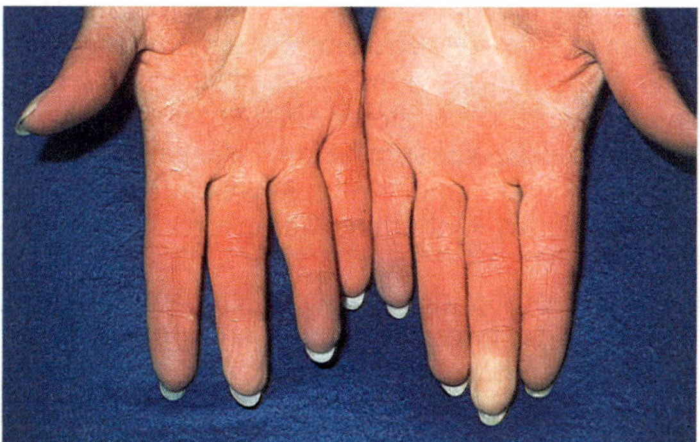

N-**5:** 54jährige Frau mit Raynaud-Symptomatik, Hautatrophie und Nagelwuchsstörung.
Befund: Sklerodermie. Ausgedehnte Akroosteolysen.

Als Sonderform ist das **CREST-Syndrom** zu nennen. Es bietet 5 Phänomene:
Kalkeinlagerung in Haut und Muskulatur = C,
ausgeprägte Raynaud-Symptomatik = R,
Ösophagusstarre = E,
Sklerodaktylie = S,
Teleangiektasien = T.

Dies alles kann sich, je nach Aktivität des Krankheitsgeschehens, innerhalb eines oder auch vieler Jahre einstellen. Die fortschreitende Behinderung führt schließlich zur Invalidität.

Als Sonderform ist das **CREST-Syndrom** zu nennen. Das Vollbild bietet die fünf entscheidenden Phänomene der Kalkeinlagerung in Haut und Muskulatur (C = Kalzinosis) mit spontan aufbrechenden Ulzera, der ausgeprägten Raynaud-Symptomatik (R!), der Ösophagusstarre (E = Ösophagus), der Sklerodaktylie (S!) und der Teleangiektasien (T!). Trotz erheblicher Funktionseinbußen ist hier die Krankheitsfortentwicklung auf lange Sicht sogar geringer als in anderen Fällen.

Diagnostik Entscheidendes **Frühsymptom** ist das **Raynaud-Phänomen**. Im weiteren Verlauf ist durch die Hautveränderungen bereits vom Anblick her die Diagnose zu stellen.

Diagnostik. Entscheidendes **Frühsymptom** ist das **Raynaud-Phänomen**. Die äußerlichen Veränderungen der weiter fortgeschrittenen PSS sind bereits beim bloßen Anblick unverkennbar. Ansonsten bietet die körperliche Untersuchung wenig hilfreiche Befunde, wie das Knistern bei der Auskultation als Ausdruck einer fortgeschrittenen Fibrose, oder Herzrhythmusstörungen.

Merke ▶

▶ ***Merke.*** Eine sehr einfache, harmlose und treffsichere Untersuchung ist die Betrachtung der Nagelfalzkapillaren mit einem Lupenmikroskop. Typischerweise finden sich hier bereits in der Frühphase Unregelmäßigkeiten im Kaliber mit Stenosen und Aussackungen bis hin zu korkenzieherartigen Verdrehungen.

Röntgen: typisch ist die **Spindelform der Endphalangen.** Teilweise befinden sich in der Muskulatur großflächige **Kalkeinlagerungen. Starrer Ösophagus** (◙ N-6) und **Divertikulosa** lassen an eine PSS denken.

Die Lunge bietet im fortgeschrittenen Stadium eine **Gerüstfibrose**. Endoskopisch läßt sich durch **Ösophagusmanometrie** die Beteiligung dieses Organs aufzeigen.

Weitere technische Diagnostik sind **Lungenfunktion, Elektromyographie, Angiographie** und **Herzkatheter.**

Apparative Untersuchungen können den körperlichen Untersuchungsbefund bestätigen oder auch unerkannte Veränderungen aufdecken. **Röntgenuntersuchungen** dienen der Darstellung von Veränderungen an Knochen, Muskulatur, Lunge und Darm. Dabei gibt es mehrere typische Befunde. Hierzu zählt die **Spindelform** der **Endphalangen**, die wie abgelutscht wirken. Auch teilweise großflächige **Kalkeinlagerungen in der Muskulatur sind krankheitstypisch. Ein starrer Ösophagus** (◙ N-6) und eine **Divertikulose** des unteren Verdauungstraktes lassen sofort an eine PSS denken. Dagegen sind Zeichen der **Gerüstfibrose** nicht krankheitsspezifisch. Eine hilfreiche komplementäre Untersuchung ist die **Ösophagusmanometrie** zum Nachweis einer Starre dieses Organes.

Als weitere apparative Befunde seien kurz erwähnt die **Lungenfunktion** mit Erhöhung des Residualvolumens und restriktiver Ventilationsstörung, die in anderem Zusammenhang erwähnte Ösophagusmanometrie mit Hinweisen auf eine Koordinationsstörung der Peristaltik und herabgesetztem Tonus der Sphinkter sowie die **Elektromyographie** mit Abnahme von Amplitude und durchschnittlicher Potentialdauer.

Wertvoll sind **histlogische Untersuchungen.** In der Haut zeigen sich Ansammlungen von Lymphozyten und eine **Vermehrung von Kollagen**. Ein Schlüsselbefund sind **Veränderungen an den Gefäßen**, die veröden. In der **Niere** kommt es zu zahlreichen **Mikroinfarkten.**

Wertvoll sind die im feingeweblichen Schnitt gefundenen Veränderungen. **Histologisch** finden sich in der Haut Ansammlungen von Lymphozyten in den tieferen Schichten und eine Vermehrung von Kollagen infolge eines erhöhten Gehalts an Protokollagen bei gesteigerter **Kollagensynthese**. Ein Schlüsselbefund sind auch **Veränderungen an den Gefäßen**. Sie finden sich generalisiert, also an sämtlichen Organen. Besonders die kleinen Blutgefäße hyalinisieren und veröden. Voraus geht die Proliferation des bindegewebigen Anteils mit konsekutiver Verdickung der Intima und anschließender Fibrose der Adventitia. Besonders deutlich ist dieser Ablauf in der **Niere**, wo im fortgeschrittenen Stadium zahlreiche **Mikroinfarkte** vorliegen.

Allgemeine Laboruntersuchungen sind wenig aufschlußreich.

Allgemeine Laboruntersuchungen sind ohne große Abweichungen. BSG-Beschleunigung und Vermehrung der α_2-Globuline sind Ausdruck des generalisierten entzündlichen Geschehens.

An **immunologischen Befunden** sind **Autoantikörper** zu erwähnen. **Rheumafaktoren** finden sich in etwa 30%. Wichtiger sind **ANF**, die in etwa 40% vorhanden sind. Sie weisen unterschiedliche Spezifität auf.
Bei der PSS: Antikörper gegen ScL **beim CREST-Syndrom**; gegen das Zentromer.

An **immunologischen Befunden** sind bei der PSS vor allem **Autoantikörper** zu erwähnen. Antiglobulin-Immunproteine **(Rheumafaktoren)** kommen bei voll ausgebildeter Erkrankung in etwa 30% vor. Bedeutsamer ist der Nachweis der **ANF** in etwa 40%, vor allem gegen eine Topoisomerase (frühere Bezeichnung Scl von Scleroderma). **Beim CREST-Syndrom** kommen Antikörper gegen das Zentromer in nahezu 70% vor. Immunologische Methoden zeigen Ablagerungen von Immunproteinen an Gefäßwänden und im Mesenchym ohne besonderes Muster. Dort sind auch Komplementfaktoren zu finden, was die Vorstellung einer Immunkomplexreaktion stützt.

Therapie. Befriedigende Behandlungskonzepte der PSS sind nicht bekannt. Ebenso schwierig ist es, den Behandlungserfolg rasch abzuschätzen. Infolge der geringen Ansprechrate jeder Pharmakotherapie ist der Ermessensspielraum bei der PSS sehr groß. So kommt es, daß zahlreiche und höchst unterschiedliche Konzepte erprobt worden sind – mit höchst unterschiedlichen Ergebnissen. Daher vertritt jeder Therapeut seine eigenen Spezialitäten. Doch gibt es generell akzeptierte Empfehlungen. So werden im Anfangsstadium, vor allem bei Raynaud-Symptomatik als Einzelerscheinung, mit gutem Erfolg gefäßerweiternde Substanzen eingesetzt (Reserpin, Nitroglyzerin, Methyldopa, Nifedipin und Beta-Blocker). Weiterhin werden Penicilline, Dextrane, Sexualhormone u.a.m. verabreicht, doch gibt es hier keine einhellige Meinung zur Wertigkeit solcher Maßnahmen.
Bei einem Übergreifen der PSS auf Viszeralorgane mit erkennbarer Funktionsstörung ist eine weitergehende Pharmakotherapie unerläßlich. D-Penicillamin hat zwar einen Einfluß auf den Kollagenstoffwechsel, doch greift es nur unzureichend in das Krankheitsgeschehen ein.
In Phasen hoher Entzündungsaktivität werden Steroide verabreicht. Im Vergleich zu anderen systemischen Bindegewebserkrankungen ist ihr Einfluß bei der PSS enttäuschend. Bei Gelenkbeteiligung hat sich zusätzlich Acetylsalicylsäure bewährt.
Die bei der PSS unverkennbaren Züge einer Beteiligung des Immunsystems waren Anlaß zur **Immunsuppression**. Hier werden Proliferationshemmer bevorzugt. Alkylanzien (etwa Cyclophosphamid) sind den Antimetaboliten (etwa Azathioprin) überlegen. In jedem Falle ist die **Kombination mit Steroiden** anzuraten. Aufgrund langjähriger Studien ist die Effizienz dieser kombinierten Immunsuppression gesichert (bezüglich des Vorgehens *siehe systemischer Lupus erythematodes, S. 1651*). Wegen der schwerwiegenden potentiellen Nebenwirkungen ist die betont viszeral verlaufende PSS einzige Indikation. Cyclosporin A, Zytokine (Interferon, Interleukin) und andere immunmodulatorische Therapien sind noch im klinischen Versuchsstadium, und es deutet derzeit nichts auf ihre Überlegenheit hin.

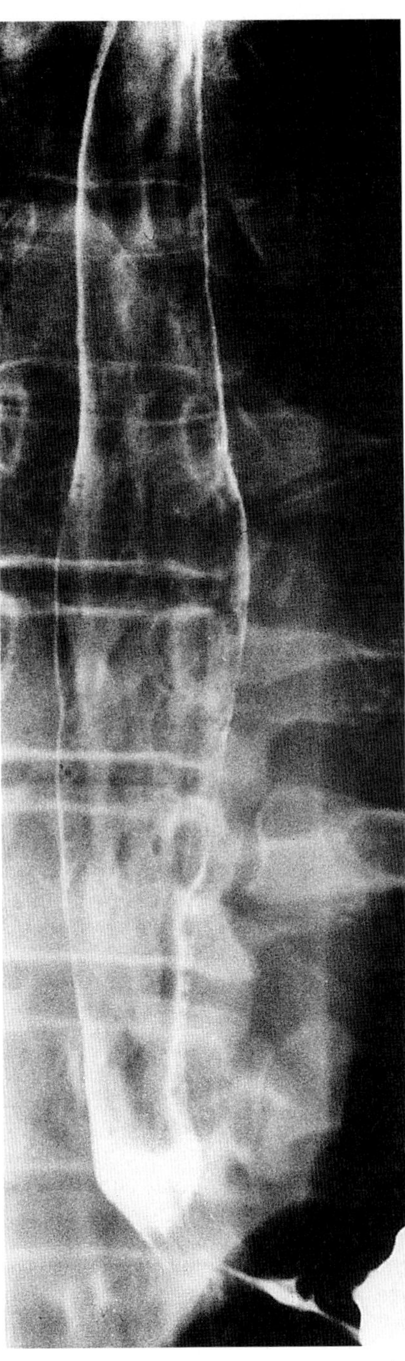

N-**6:** 40jährige Frau mit langjähriger Raynaud-Symptomatik und zunehmenden Schluckbeschwerden.
Befund: Ösophagusbreischluck bei **Sklerodermie**. Klaffen des Ösophagus, der luftgefüllt ist, und Starre des Ösophagus.

Therapie Befriedigende Behandlungskonzepte sind nicht bekannt.
Bei der PSS gibt es eine erhebliche Breite an Pharmakotherapie, so z. B. der Einsatz gefäßerweiternder Substanzen im Falle der Raynaud-Symptomatik (Nifedipin, Nitroglyzerin u.a.m.). Bei weiterreichender Manifestation Penicillin, Dextrane, Sexualhormone u.a.m. Die Meinungen gehen weit auseinander.

In Phasen hoher Entzündungsaktivität werden Steroide verabreicht. Im Vergleich zu anderen systemischen Bindegewebserkrankungen ist hier der therapeutische Effekt enttäuschend. Bei Gelenkbeteiligung hat sich Acetylsalicylsäure bewährt.
Bei der PSS mit viszeraler Beteiligung müssen im Falle rascher Progredienz und ungenügenden Ansprechens auf andere Medikamente **Immunsuppressiva** eingesetzt werden. Alkylanzien (Cyclophosphamid) sind anderen Stoffgruppen überlegen. Stets werden sie mit **Steroiden kombiniert**. Therapieversuche mit neuen Immunsuppressiva (Cyclosporin A) oder Zytokinen (Interferon) sind den anderen Maßnahmen nicht überlegen. Auch Plasmapherese und Lymphapherese zeigen keinen entscheidenden Einfluß.

Raynaud-Symptomatik erfordert **Kälteschutz**. Bewegungsübungen beugen Muskelveränderungen vor. Ausgedehnte Massagen im Sinne der Lymphdrainage vermögen die Hautsituation zu bessern. Operative Maßnahmen sind bei Kontrakturen und Fehlstellungen angezeigt.

Plasmapherese und Lymphapherese haben keinen greifbaren Erfolg gezeigt, trotz mancher Hinweise auf ein Immunkomplexgeschehen. Sie gehören nicht zum Repertoire der Therapie.
Abgesehen von medikamentösen Maßnahmen sind eine Reihe flankierender Hilfen verfügbar. So ist bei ausgeprägter Raynaud-Symptomatik **Schutz vor Kälte** durch entsprechende Kleidung wichtig. Bewegungsübungen beugen einer Atrophie und Kontraktur der Muskulatur vor. Ausgedehnte Massagen im Sinne der Lymphdrainage vermögen im zweiten Stadium die Hautsituation zu bessern. Operativ können Kontrakturen gelöst und Fehlstellungen korrigiert werden. Beim CREST-Syndrom kommt die Abtragung der Kalkeinlagerung in Betracht. Eine Sonderstellung unter den operativen Eingriffen nimmt die Sympathektomie ein; sie vermag für einige Monate die Raynaud-Symptomatik zu lindern.

Prognose Die Erkrankung verläuft **fortschreitend**. Unbehandelt kommt es zu Funktionseinbuße lebenswichtiger Organe. Neben den Nieren sind die Lungen-Infektionen und -Insuffizienz die limitierenden Faktoren.

Prognose. Die Erkrankung hat einen **chronisch progredienten** Verlauf. Unbehandelt kommt es binnen weniger Jahre zu multiplen Organveränderungen, so daß deren Funktionsreserven eingeschränkt sind. Zumeist wird das Leben von seiten der Lungen und der Nieren terminiert. Infektion und Insuffizienz des Respirationstraktes kommen entweder durch die vergleichsweise seltenen Formen einer generalisierten lederartigen Umwandlung des Integuments, so daß auch der gesamte Thorax wie ummauert wirkt und eine ausreichende Atmung nicht mehr gewährleistet ist, sowie durch die innere Gerüstfibrose zustande.

Klinischer Fall

Eine Frau im mittleren Lebensalter sucht den Arzt auf wegen diffuser Beschwerden vorzugsweise an Händen und Unterarmen, ohne bislang äußerlich erkennbare Veränderungen.
Bei der Erhebung der Vorgeschichte berichtet die Patientin von einer auffallenden Kälteempfindlichkeit seit mehreren Jahren. Auch bei Aufregung stellen sich bisweilen ähnliche Erscheinungen ein. Stets laufen die Finger blaß bis bläulich an und »sterben ab«. Wiedererwärmung führt zur raschen Rückbildung der beschriebenen Symptome. Andere Areale wie Nase, Kinn oder Zehen sind davon nicht betroffen.
Weiteres eingehendes Befragen erbringt einen allgemeinen Abfall der Leistungsfähigkeit. Dies ist bei der Arbeit im landwirtschaftlichen Betrieb aufgefallen. Pigmentveränderungen an den Händen und im Gesicht sind dem Einfluß von Wind und Wetter zugeschrieben worden; dies gilt auch für die kleinen, deutlich erkennbaren Gefäßchen in der Gesichtshaut. Die harte Arbeit habe neuerdings auch zu Verletzungen an den Fingerkuppen geführt. Ansonsten läßt sich nichts erfragen: Fieber, Lymphknotenschwellung, Magen-Darm-Störungen, Gewichtsverlust u.a.m. werden verneint.
Bei der Untersuchung sind die Finger etwas verdickt, und zwar aufgrund der veränderten Konsistenz der Haut. An den Kuppen finden sich kleinste Ulzera in unterschiedlichen Stadien. Das Gesicht bietet flächig kleinste Teleangiektasien. Der Mund zeigt ein konzentrisches Faltenrelief. Er läßt sich nur eingeschränkt öffnen. Das Zungenbändchen ist verkürzt und verdickt. Der Auskultationsbefund ist ebenso wie der neurologische Status ohne grobe Auffälligkeiten.
Apparativ lassen sich eine geringfügige Einschränkung der Lungenfunktion mit restriktiver Komponente und ein verzögerter Transport des Kontrastmittels beim Breischluck nachweisen. Im Röntgenbild bietet das Skelettsystem angedeutet einen Substanzverlust an den Fingerkuppen. Die übrigen Organfunktionen, etwa der Leber und Nieren, liegen im Normbereich.
Das klinische Labor bietet eine mittelgradige BSG-Beschleunigung (40/70 mm n.W.) bei geringgradiger Anämie und ansonsten unauffälligen Werten. Rheumafaktoren fehlen, antinukleäre Faktoren sind grenzwertig nachweisbar.
Therapeutisch wird zunächst neben Kälteschutz – insbesondere bei Regen und Wind – eine vorsichtige gefäßerweiternde Maßnahme (Nifedipin) empfohlen. Daraufhin bessert sich die Symptomatik. Die Patientin ist zufrieden und erscheint nicht mehr.
Ein Jahr später klagt sie über Gelenkbeschwerden ohne äußere Zeichen einer Entzündung. Im Röntgenbild finden sich die früheren Veränderungen weiter ausgeprägt. Unter Verabreichung von NSAID gehen die Symptome etwas zurück. Die Patientin ist zufrieden. Weitergehende Maßnahmen möchte sie vorerst nicht.

2.3 Mischkollagenosen

Synonyme: gemischte Kollagenkrankheit; Sharp-Syndrom; MCTD/UCTD = »mixed/undetermined connective tissue disease«; Überlappungssyndrom »overlap-syndrome«

2.3 Mischkollagenosen

Synonyme: gemischte Kollagenkrankheit; Sharp-Syndrom; MCTD/UCTD = »mixed/undetermined connective tissue disease«; Überlappungssyndrom »overlap-syndrome«

◀ **Definition**

▶ ***Definition.*** Unter dem Begriff Mischkollagenose wird eine Gruppe von Erkrankungen verstanden, die zweifelsfrei systemischen Immunopathien des Bindegewebes und Gefäßsystems zugehören mit Zügen verschiedener Erkrankung.

Obgleich es eine fast unbegrenzte Zahl an Varianten gibt, kommen – wie dies ja auch für die systemischen Immunopathien schlechthin gilt – einige Typen gehäuft vor. Sharp erkannte das Zusammentreffen bestimmter Phänomene und leitete daraus eine eigenständige Erkrankung ab. Das Überwiegen des weiblichen Geschlechtes mit Erstmanifestation im mittleren Lebensalter findet sich auch hier.

Ätiologie und Pathogenese Grundlage sind **Entzündungsprozesse im Gefäßsystem.** Wahrscheinlich handelt es sich um eine Immunkomplexerkrankung. Die Ursache ist unbekannt.

Ätiologie und Pathogenese. Grundlage der Erkrankung sind **Entzündungsvorgänge insbesondere im Gefäßsystem**. Das Vorliegen von Autoantikörpern macht eine Immunkomplexerkrankung wahrscheinlich. Wie beim SLE kommt es zu einem ubiquitären Befall mit nahezu beliebigen Organstörungen.
Die Ursache der Erkrankung ist unbekannt.

Klinik Die Erkrankung beginnt schleichend.

Klinik. Die Erkrankung beginnt überwiegend schleichend.

◀ **Merke**

▶ ***Merke.*** Das Vollbild gleicht einer Mischung von chronischer Polyarthritis, SLE und Myositis. Typischerweise findet sich in fast allen Fällen eine Raynaud-Symptomatik als Frühzeichen.

Anfangs beklagen die Patienten Raynaud-Symptomatik, Müdigkeit, Schwäche und erhöhte Temperaturen. Später kommen Muskel- und Gelenkbeschwerden hinzu. Auch das Schlucken fällt schwer. Beteiligung des Nervensystems äußert sich in Kopfschmerz, Nierenbeteiligung führt zur Ödembildung.

Die Patienten klagen über Raynaud-Symptomatik, Müdigkeit, Schwäche und Fieber. Später kommen Muskel- und Gelenkbeschwerden hinzu. Fortgeschrittene Fälle weisen an viszeralen Symptomen Schluckbeschwerden und Atemnot auf. Vergleichsweise selten bieten sich Zeichen einer neuralen Beteiligung mit Kopfschmerz oder einer Nierenbeteiligung mit Ödemen. Dies alles entwickelt sich binnen Monaten oder Jahren zum Vollbild der Erkrankung. Foudroyant verlaufende Fälle sind sehr selten. Dies gilt auch für Schübe, so daß die Erkrankung einen recht gleichmäßigen Verlauf aufweist.

Diagnostik Das Vollbild der Mischkollagenose ist eine **Mischung aus Sklerodermie, chronischer Polyarthritis und Polymyositis.** Röntgen, Lungenfunktion, EKG, Myographie u.a.m. dienen der Bestandsaufnahme.
Labor: BSG-Beschleunigung und α_2-Vermehrung zeigen die Prozeßaktivität. Typisch ist der Nachweis von **Autoantikörpern gegen RNP.** Entsprechend der Varianz des klinischen Bildes können auch unterschiedlichste **Autoantikörper vom Typ der ANF** gefunden werden.

Diagnostik. Das Vollbild der Mischkollagenose ist wegen des Variantenreichtums schwer festzulegen. Es entspricht einer **Mischung aus Sklerodermie, chronischer Polyarthritis und Polymyositis**. Im Frühstadium besteht häufig der Verdacht einer beginnenden Sklerodermie. Die apparative Diagnostik (Röntgen, Lungenfunktion, EKG, Myographie u.a.m.) trägt lediglich zur Bestandsaufnahme bei, da es keine krankheitstypischen Veränderungen gibt. Dies gilt auch für die Biochemie.
BSG-Beschleunigung und Vermehrung der α_2-Globuline geben allenfalls einen Hinweis auf die Entzündungsaktivität. Der für die Diagnose entscheidende Hinweis kommt von der Serologie. Hier lassen sich in nahezu allen Fällen **Antikörper gegen Kernbausteine** demonstrieren, und zwar gegen **Ribonukleoprotein**. Dies gilt vor allem für das Sharp-Syndrom, wogegen bei den übrigen Mischkollagenosen mehr oder weniger häufig auch die **anderen ANF**, etwa gegen Histone oder DNS, gefunden werden. Die Varianz der Antikörpermuster spiegelt die Vielfalt dieser Krankheitsgruppe wider.

Therapie Die Behandlung entspricht der anderer systemischer Immunkrankheiten.
Im Anfangsstadium: gefäßerweiternde Mittel.
Bei **Beteiligung der Gelenke:** NSAID. Viele Patienten sprechen gut auf Steroide an. Immunsuppression ist malignen Fällen vorbehalten. Physikalische Therapie und Bewegungsübungen sind essentiell.

Therapie. Die Behandlung gleicht in den Grundzügen derjenigen anderer systemischer Immunopathien. Daher werden in den **Anfangsstadien** gefäßerweiternde Mittel verabreicht. Bei **Beteiligung der Gelenke** sind nichtsteroidale Antiphlogistika indiziert. Auffallend gut sprechen viele Patienten auf Steroide bereits in geringer Dosierung (< 10 mg Prednisolon täglich) an. Immunsuppression (Proliferationshemmer in Kombination mit Steroiden; Einzelheiten *siehe bei systemischem Lupus erythematodes, S. 1651*) ist nur indiziert, wenn die übrigen Maßnahmen nicht greifen.
Neben der Pharmakotherapie dürfen die bewährten flankierenden Maßnahmen der physikalischen Therapie und der Bewegungsübungen nicht vergessen werden.

Prognose Komplikationen ergeben sich in Einzelfällen aus Lungen- und Nierenbeteiligung.

Prognose. Die Aussichten sind im Hinblick auf den langjährigen Verlauf und die geringe Destruktionstendenz als günstig zu bezeichnen. Spontanheilungen gibt es nicht. Tödliche Komplikationen sind selten, sie ergeben sich aus der Lungen-, Herz- und der Nierenbeteiligung.

3 Vorwiegend vaskulitische Erkrankungen

3 Vorwiegend vaskulitische Erkrankungen

3.1 Panarteriitis

3.1 Panarteriitis

Synonym: Periarteriitis nodosa

Synonym: Periarteriitis nodosa

Definition ▶

Definition. Die Panarteriitis ist eine sterile entzündliche Erkrankung der mittleren bis kleinen Arterien mit chronisch progredientem Verlauf und multiplen Organstörungen.

Ätiologie und Pathogenese Als Ursache wird eine Immunreaktion gegen Erreger oder Medikamente diskutiert. Hierzu paßt auch der Nachweis von HB-Antigen in betroffenen Gefäßabschnitten bei 20 % der Fälle.

Ätiologie und Pathogenese. Die Ursache ist unbekannt. Eine Häufung der Erkrankung im Zusammenhang mit Infektionen läßt an eine pathogene Immunreaktion gegen Erreger oder Medikamente denken. Ein mit 20% beträchtlicher Anteil der Patienten weist in betroffenen Gefäßabschnitten Ablagerungen von HB-Antigenen, Immunglobulinen und Komplementfaktoren auf, was dort den Verdacht einer immunologisch bedingten Komplikation nach Infektion mit Hepatitis-B-Virus nahelegt.

Klinik Zunächst finden sich Leistungsabfall, Müdigkeit, Gewichtsverlust, Fieber und Schwäche, sodann **Organstörungen** an beliebiger Stelle (S N-**6**). Ein klassisches Symptom sind **subkutane Knötchen** längs der Arterien, weiterhin **Exanthem, Erythem,** ausgestanzt wirkende **Ulzera** mit tiefen Löchern, schließlich Symptome mit rheumatischer Charakteristik.

Kinik. Regelmäßig finden sich zunächst Zeichen einer Allgemeinerkrankung wie genereller Leistungsabfall, Müdigkeit, Gewichtsverlust, Fieber und Schwäche. Ferner kommt es zu umschriebenen **Organstörungen,** die an beliebiger Stelle eintreten können (S N-**6**). Die Beteiligung der Haut zeigt sich klassischerweise in **subkutaner Knötchenbildung** entlang der Arterien. Weiterhin finden sich **Exantheme** und **Erytheme** unterschiedlichster Art. Typisch sind **Ulzera** mit glattem Rand und fehlender entzündlicher Umgebungsreaktion, die wie ausgestanzt wirken und tiefe Löcher hinterlassen. Dies findet sich bei etwa jedem dritten Fall.
Die nächstwichtige organbezogene Symptomatik spielt sich am Bewegungsapparat ab, was die Erkrankung dem rheumatischen Formenkreis zuordnet. Ursache ist eine **Vaskulitis innerhalb der Synovialschleimhaut.** Dies bedingt nicht nur Schmerz bei der Bewegung, sondern führt auch zu destruktiven Veränderungen. Es kommt jedoch nicht zu dem bunten und wechselhaften Befallsmuster, wie es bei den vorwiegend polyarthritischen Krankheitsbildern vorliegt.

Schwerstwiegende Komplikation ist der Befall der Nieren.

Die schwerstwiegende Komplikation ist der Befall der Nieren. Hier treten verschiedene Varianten in Erscheinung: zum einen sind die größeren Arterien betroffen, wodurch es zum Gefäßverschluß mit dem Bild des Niereninfarktes kommt; zum anderen sind die Glomerula selbst betroffen, was die Abgrenzung gegenüber reinen Nephropathien erschwert. Die sich aus bei-

Synopsis N-**6: Panarteriitis nodosa**

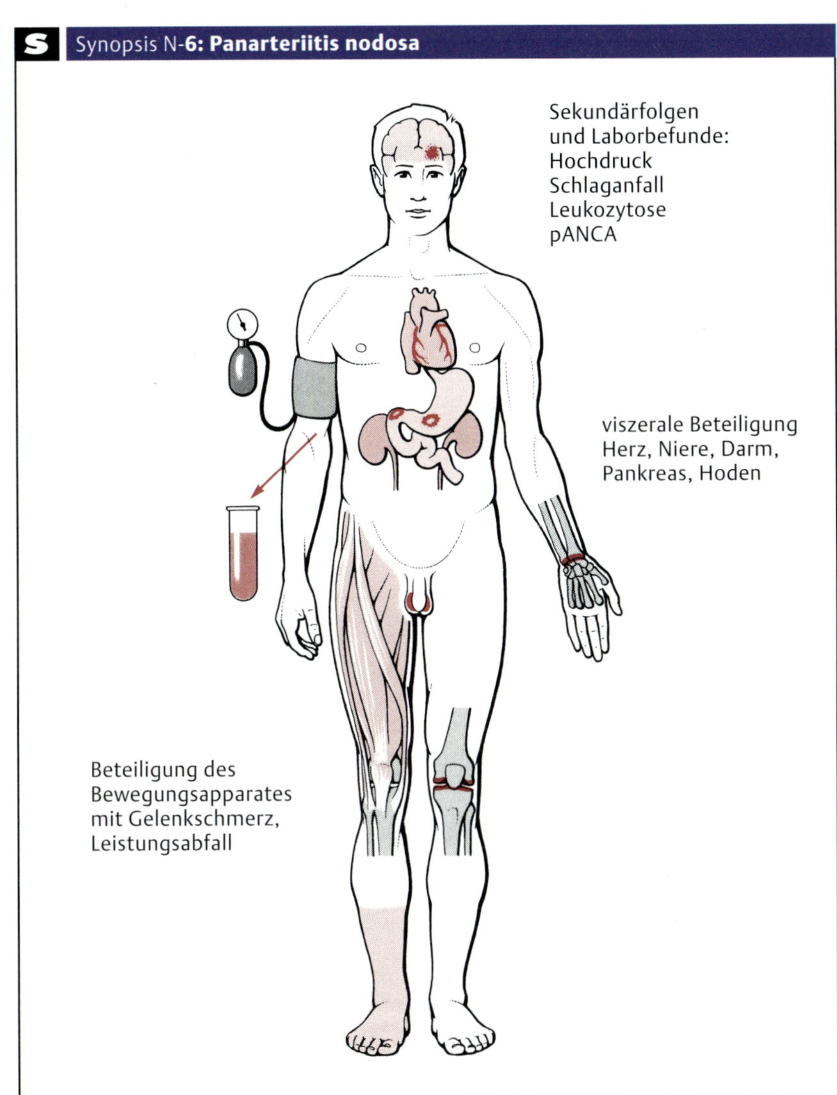

den Varianten ergebenden Folgen werden von der Hypertonie mit ihren weiteren kardialen und zerebralen Risiken beherrscht. In etwa zwei von drei Fällen erweist sich der **Magen-Darm-Kanal als betroffen**.

Befall des Magen-Darm-Traktes mit beliebigem Symptommuster, wodurch oftmals an Ulkus, Gallensteinleiden oder Pankreatitis gedacht wird. Bei Durchblutungsstörung eines größeren Magen-Darm-Bereiches ist eine Angina abdominalis nicht ungewöhnlich.

Die Gefäßentzündung vermag **sämtliche Körperregionen** zu erfassen. Daraus resultieren bunte Formen der Manifestation und Schmerzmuster. Daher wird oftmals an Ulkus, Gallensteine oder Pankreatitis gedacht. Die Unabhängigkeit der Symptome und Beschwerden von der Nahrungsaufnahme ist ein entscheidender Hinweis. Liegt jedoch ein solcher Zusammenhang vor, so kommt auch eine Angina abdominalis als Folge der Durchblutungsstörung in Betracht.

Die **Beteiligung des Herzens** ergibt sich aus dem Befall der Kranzgefäße. Infolgedessen kommt es zu typischen pektanginösen Beschwerden bis hin zum Infarkt. Im Gegensatz zu anderen Immunkrankheiten fehlen Endo- oder Perikarditis als Begleitreaktion.

Herzbeteiligung mit Befall der Kranzgefäße führt zu pektanginösen Beschwerden bis zum Infarkt.

Vom **Nervensystem** ist bevorzugt die Peripherie betroffen. Überwiegend findet sich eine asymmetrische motorische Neuropathie bis zur kompletten Lähmung. Sensorisch imponieren Parästhesien und Neuralgien. Die Panarteriitis des Gehirns führt zu Ausfallserscheinungen mit Aphasie, epileptiformen Episoden und dem Schlaganfall ähnelnden Bildern. Lokalisation in der Lunge führt zu asthmaähnlichen Beschwerden und gelegentlich zu Hämoptysen. Am Auge sind Retina und Chorioidea am häufigsten betroffen.

Vom **Nervensystem** wird vorzugsweise die Peripherie befallen.
Sensorisch imponieren Parästhesien und Neuralgien. Hirnbefall führt zu Aphasie, Epilepsie und Schlaganfall. Weiterhin können beliebige andere Organe im Gefolge der Gefäßerkrankung Schaden nehmen (▤ N-**10**).

Grundsätzlich gibt es die verschiedensten Manifestationsformen, so daß letztlich jedes Symptom einer Panarteriitis zugeordnet werden kann (*vgl.* N-**10**).

N-10: Vaskulitis

Erkrankung	Leitsymptome
▷ Panarteriitis	▷ subkutane Knötchen, Leibschmerz, Myalgie
▷ Morbus Wegener	▷ Hämoptyse, Sattelnase
▷ Churg-Strauss-Vaskulitis	▷ Sinusitis, Asthma bronchiale, Neuropathie
▷ Schoenlein-Henoch-Syndrom	▷ Purpura, Hämaturie, Polyarthalgie, Koliken
▷ Hypersensitivitätsangiitis	▷ Purpura, subkutane Knötchen, Urtikaria
▷ Takayasu-Erkrankung	▷ Pulslosigkeit, Blutdruckdifferenz
▷ Kawasaki-Erkrankung	▷ Lymphadenopathie

Merke ▶

Merke. Darüber hinaus können beliebige andere Organe oder vielmehr die in ihnen enthaltenen Gefäße erkranken.

Diagnostik **Subkutane, dem Arterienverlauf folgende Knötchen** sind der typische aber seltene Leitbefund. Ansonsten gibt es keine körperlichen eindeutigen Hinweise.
Labordiagnostik (N-**11**): Bereits zu Beginn der Erkrankung **auffallend hohe BSG**. Je nach Organbeteiligung fallen Proteinurie, Erythrozyturie u.a.m. auf.

Diagnostik. **Subkutane, dem Arterienverlauf assoziierte Knötchen** sind der typische Leitbefund, doch ist dies nur selten bereits zu Beginn der Erkrankung eindeutig erkennbar.
Laborbefunde: Es gibt keinen für die Panarteriitis charakteristischen Leitbefund. Vergleichsweise häufig findet sich eine Leukozytose bei mäßiger Linksverschiebung und Eosinophilie, daneben eine normo- oder hypochrome Anämie (N-**11**). In der Serumelektrophorese ist die α_2-Globulinfraktion als Hinweis auf eine generalisierte Entzündung vermehrt. Dies, Leukozytose und Anämie bedingen die schon zu Beginn der Erkrankung **auffallend hohe BSG** (Sturzsenkung mit über 100 in der ersten Stunde). Weiterhin können Proteinurie und Erythrozyturie, vermehrte Leberenzyme u.a.m. je nach Organbeteiligung auffallen.

N-11: Laborparameter – weiterführende Befunde bei Vaskulitis

Erkrankung	Leitbefunde
▷ Panarteriitis	▷ Leukozytose, mäßige Eosinophilie pANCA bei mikroskopischer Polyarteriitis
▷ Morbus Wegener	▷ Antikörper gegen cANCA
▷ Churg-Strauss-Vaskulitis	▷ IgE im Serum deutlich vermehrt
	▷ IgE-haltige zirkulierende Immunkomplexe
	▷ erhebliche Eosinophilie
▷ Hypersensitivitätsangiitis	▷ Leukozytose, deutliche Eosinophilie

Immunologische Befunde sind: Vermehrung der Immunglobuline, Rheumafaktoren und antizytoplasmatische (ANCA/ACPA) Faktoren.
Angiographie dient der Objektivierung von Gefäßverschlüssen. Im **Röntgenbild** erkennbare einzelne Rundherde im Thorax passen ebenfalls zur Panarteriitis. Die **Histologie** zeigt eine nichteitrige, fibrinoide, nekrotisierende Vaskulitis, die durch Zerstörung der Gefäßwand zu Mikroaneurysmen führt. In den Nieren sind auffallenderweise betroffene und freie Glomerula nebeneinander zu erkennen.

Immunologische Befunde ergeben sich nur spärlich. So steigen die Immunglobulinspiegel im Serum im Laufe der Erkrankung an. Bei etwa jedem 4. Patienten finden sich Rheumafaktoren. Bedeutsamer sind Antikörper gegen Myeloperoxydase (pANCA) bei der mikroskopischen Polyarteriitis.
Invasive Diagnostik vermag durch **Angiographie** Kaliberschwankungen und Gefäßverschlüsse sowie Aneurysmen aufzudecken. Einzelne Rundherde im **Thorax-Röntgenbild** leiten ebenfalls den Verdacht auf eine Panarteriitis. Die **feingewebliche Untersuchung** zeigt typischerweise eine nichteitrige, fibrinoide, nekrotisierende Vaskulitis, die auch als leukozytoklastisch bezeichnet wird. Zerstörung der Gefäßwand verursacht Mikroaneurysmen. Die Treffsicherheit ist bei einer Biopsie aus befallenen Arealen am größten; dennoch müssen häufig mehrere Proben an verschiedenen Stellen entnommen werden, um repräsentatives Material zu erhalten. Bei Nierenbefall finden sich nebeneinander betroffene und freie Glomerula. Im weiteren Verlauf können sich auch Granulome bilden. Ausheilung einzelner Prozeßchen mit fibröser Narbenbildung ist möglich.

Therapie. Entscheidend ist die Eindämmung des Entzündungsprozesses. Nur in seltenen milden Fällen ist die Verabreichung von klassischen Antiphlogistika ausreichend. Überwiegend sind Steroide unverzichtbar. Sie müssen anfangs in vergleichsweise hoher Dosis (100 mg Prednisolon täglich) verabreicht werden. Diese Menge darf erfahrungsgemäß nur langsam reduziert werden, um ein Wiederaufflammen des Prozesses zu vermeiden. Häufig liegt die Schwelle bei ca. 30 mg täglich, so daß eine Monotherapie infolge der unausbleiblichen Nebenwirkungen nicht in Betracht kommt. Daher ist von vornherein eine Immunsuppression zu erwägen. Erfahrungsgemäß sind Alkylanzien (Cyclophosphamid) den Antimetaboliten (Azathioprin) überlegen. Die Dosis beträgt bei beiden Stoffklassen initial 150 mg täglich. Sie werden reduziert, wenn der steroidsparende Effekt eindeutig ist. Grundsätzlich ist von einer **unbegrenzten Behandlungsdauer** auszugehen. Daher muß auch der Patient auf die damit verbundenen Risiken und Umstellungen seiner Lebensplanung aufgeklärt werden. **Seine Überwachung hat engmaschig zu erfolgen.** Die Nebenwirkungen der Steroide (Blutzuckeranstieg, Hochdruck, Osteoporose etc.) und der Proliferationshemmer (Knochenmarkdepression, Magen-Darm-Störungen etc.) erfordern **regelmäßige Überprüfung der Laborbefunde** (Blutbild u.a.m.). Die abträglichen Rückwirkungen dieser Medikation auch auf den Fetus zwingen zu **absoluter Kontrazeption während der Behandlung.** Immunmodulierende Substanzen vom Typ des Interferon oder Cyclosporin A sind nicht hinreichend erprobt.
Die bei immunkomplexbedingter Vaskulitis effiziente Plasmapherese ist bei der Panarteriitis nicht erfolgreich. Berichte einzelner so erzielter Besserungen berechtigen nicht, dieses Prinzip von vornherein einzuplanen.

Therapie Entscheidend ist eine entschlossene Eindämmung des Entzündungsprozesses. Nur in seltenen milden Verlaufsformen sind Antiphlogistika ausreichend.
Meist sind Steroide und Immunsuppressiva unverzichtbar. Grundsätzlich ist die **Behandlungsdauer unbegrenzt.** Wegen der damit verbundenen Risiken ist eine regelmäßige **Überwachung insbesondere des Knochenmarks** und der **Laborbefunde** erforderlich.
Während dieser Medikation ist wegen möglicher fetaler Schädigungen **absolute Kontrazeption** notwendig.

Prognose. Im allgemeinen handelt es sich um einen chronisch progredienten Prozeß, der binnen weniger Jahre, bei akutem Beginn und fulminantem Verlauf auch innerhalb weniger Monate zum Tode führt. Spontaner Stillstand stellt sich extrem selten ein. Die Therapie kann einen Stillstand bewirken und so die Prognose erheblich bessern.

Prognose Die Erkrankung verläuft unbehandelt chronisch progredient und führt binnen weniger Jahre zum Tode. Adäquate Therapie kann das Fortschreiten erheblich verzögern.

3.2 Wegenersche Granulomatose

3.2 Wegenersche Granulomatose

Definition. Granulomatöse, entzündliche sterile Gefäßerkrankung mit chronisch progredientem Verlauf vorwiegend im Bereich der oberen Körperhälfte, und zwar im Respirationstrakt.

◀ **Definition**

Ätiologie und Pathogenese. Ursache und Auslösefaktoren sind unbekannt. Die oftmals beobachtete Begrenzung auf den Respirationstrakt läßt an eine aerogene Noxe mit hyperergischer Immunreaktion denken.

Ätiologie und Pathogenese Ursache und Auslösefaktoren sind unbekannt.

Klinik. Für gewöhnlich beginnt die Erkrankung erst jenseits des 40. Lebensjahres. Zumeist zeigen sich Symptome im Bereich der oberen Luftwege. Sie sind Folge einer **granulomatös-entzündlichen Nekrotisierung in der Nase und den Nebenhöhlen**. Unter dem Bild einer chronischen Sinusitis und Rhinitis lösen sich von der leicht blutenden Schleimhaut borkige Auflagerungen. Die Nasenatmung ist behindert, der Atem übelriechend. Im weiteren Verlauf geht Knorpelsubstanz zugrunde, woraus sich zunächst eine Septumperforation und später eine **Sattelnase** entwickeln. Begleitet wird dies von einem Reizhusten und bei entsprechenden Veränderungen im Larynx von einem inspiratorischen Stridor. Die Erkrankung greift dann zunehmend auf die tiefen Luftwege über und führt dort zu **ulzerierender Tracheobronchitis** und **Schädigung des Lungenparenchyms**. Daraus ergeben sich Hämoptyse, unstillbarer Reizhusten und Atemnot. Der umgekehrte Verlauf, nämlich Erstbefall des tiefen Respirationstraktes, ist demgegenüber selten.
Im Bereich des Kopfes werden auch **Augen** und **Innenohr** betroffen. Daraus ergeben sich Keratokonjunktivitis, Exophthalmus und Innenohrschwerhörigkeit.

Klinik Die Erkrankung beginnt meist jenseits des 40. Lebensjahres mit Symptomen im Bereich der oberen Luftwege als Folge einer **granulomatös entzündlichen Nekrotisierung in der Nase und Nebenhöhlen**. Unter dem Bild einer Sinusitis und Rhinitis kommt es zu borkigen Auflagerungen und blutender Schleimhaut. Später kommt es zu Septumperforation mit **Sattelnase**, begleitet von entsprechenden Veränderungen im Larynx mit Stridor und Reizhusten. Die Erkrankung greift auf die tiefen Luftwege über **ulzerierender Trachebronchitis** und **Schädigung des Lungenparenchyms** mit Hämoptyse, Reizhusten und Atemnot. Im Bereich des Kopfes werden auch **Augen** und **Innenohr** betroffen mit konsekutiver Keratokonjunktivitis, Exophthalmus und Schwerhörigkeit.

Trotz Konzentration auf Kopf und Thorax ist der **Morbus Wegener eine generalisierte Erkrankung** (S N-7). **Eine granulomatöse Arteriitis findet sich überall** (Herz, Leber, Niere, Milz, Haut, Nervensystem, Bewegungsapparat, Endokrinium). Dies führt zu Funktionsausfall der versorgten Organe.

Trotz der Konzentration auf Kopf und Thorax ist der Morbus Wegener eine grundsätzlich **generalisierte Erkrankung** (S N-7). **Hinweise auf eine granulomatöse Arteriitis finden sich überall:** Herz, Leber, Milz, Haut, Nervensystem, Bewegungsapparat und endokrine Organe werden mehr oder weniger häufig betroffen und verursachen bei Funktionsausfall ein entsprechend buntes Bild an Symptomen. Infolge häufig am Bewegungsapparat geklagter Beschwerden wird die Erkrankung auch dem rheumatischen Formenkreis zugeordnet. Besonders hervorzuheben ist der Nierenbefall mit Hämaturie und Proteinurie. Ein Hochdruck entwickelt sich hier weniger häufig als beim SLE oder bei der Panarteriitis.

Diagnostik Erste Hinweise sind nicht beherrschbare Rhinitis und Sinusitis.

Labor: mäßige Vermehrung der Leukozyten, zunehmende Anämie, Vermehrung der α_2-Globuline und maximal beschleunigte BSG.

Diagnostik. Erste Hinweise ergeben sich aus der mit den üblichen Mitteln nicht beherrschbaren Rhinitis und Sinusitis.
An **Laborbefunden** imponieren im Blutbild eine mäßige Vermehrung der Leukozyten und unbedeutende Linksverschiebung. Später entwickelt sich eine Anämie. Die Serumeiweißkörper zeigen eine Vermehrung der α_2-Globuline bereits im Anfangsstadium, wogegen die Gammaglobuline sich erst später vermehren. Dies alles bedingt eine **maximale BSG** bereits im **Frühstadium** (S N-7).

Immunologischer Leitbefund sind **Antikörper** gegen Proteinase 3 (cANCA) (S N-8).

Immunologischer Leitbefund sind **Antikörper gegen Proteinase 3** (cANCA). Sie treten bei anderen Formen der Vaskulitis viel seltener auf. Offenbar bestehen sie bereits vor den ersten Symptomen als Hinweis auf eine subklinische Vorphase. Desgleichen können sie ungewöhnlicherweise bei den selten zu erreichenden Remissionen gänzlich verschwinden. In etwa der Hälfte der Fälle finden sich weiterhin Rheumafaktoren und noch seltener antinukleäre Faktoren.

Histologie: granulomatöse Ulzerationen mit eingestreuten Riesenzellen.

Die **Histologie** zeigt am Biopsiematerial granulomatöse Ulzerationen mit eingestreuten Riesenzellen. Dieses Bild findet sich in Varianten auch in anderen Organen. In der Niere kommt es zu fokal nekrotisierender Halbmondbildung, im Herzen zu extravaskulärer granulärer Nekrose, die an Rheumaknoten erinnert.

Therapie Nur eine **konsequente Immunsuppression** ist erfolgversprechend. Steroide sind nicht ausreichend. In blanden Fällen hilft Trimethoprim/Sulfomethoxazol.
Die Therapie ist unbegrenzt; auch während einer Remission muß sie in reduziertem Maße fortgeführt werden.

Therapie. Zur Behandlung kommt nur eine **konsequente Immunsuppression** in Betracht. Steroide sind erfahrungsgemäß nicht ausreichend. Dies rechtfertigt die Applikation auch von Proliferationshemmern (insbesonders Cyclophosphamid) von Anfang an. Die **Therapie ist stets auf Dauer ausgelegt** und muß selbst bei Eintritt einer Remission in reduziertem Maße fortgesetzt werden (Dosis *s. systemischer Lupus erythematodes, S. 1650 f., und Panarteriitis, S. 1661*).
In milden Fällen hilft initial die Kombination Trimethoprim/Sulfomethoxazol. Dies könnte Hinweis sein auf die infektbegleitende Natur.

Merke ▶

Merke. Infolge der Risiken ist eine engmaschige Überwachung von Knochenmark, Leber- und Nierenwerten, des Blutzuckers und der Augen erforderlich. Schließlich ist eine strenge Kontrazeption unabdingbar.

Prognose Unbehandelt führt der Morbus Wegener rasch zum Tod. **Kritisches Organ sind die Nieren**, an deren Versagen fast alle Patienten versterben. Eine adäquate Therapie vermag langfristige Remissionen zu gewährleisten.

Prognose. Unbehandelt schreitet der Morbus Wegener rasant fort. Bei dem Variantenreichtum der Schäden stellt der **Befall der Nieren** die **kritische Größe** dar. Fast alle Patienten sterben in der Niereninsuffizienz. Generell beträgt die mittlere Lebenserwartung nach Auftreten erster Symptome ohne Therapie weniger als ein Jahr. Therapie kann in eine mehr oder weniger lange Remission münden; in seltenen Fällen ist eine totale Heilung beobachtet worden.

S Synopsis N-**7: Manifestationen des Morbus Wegener**

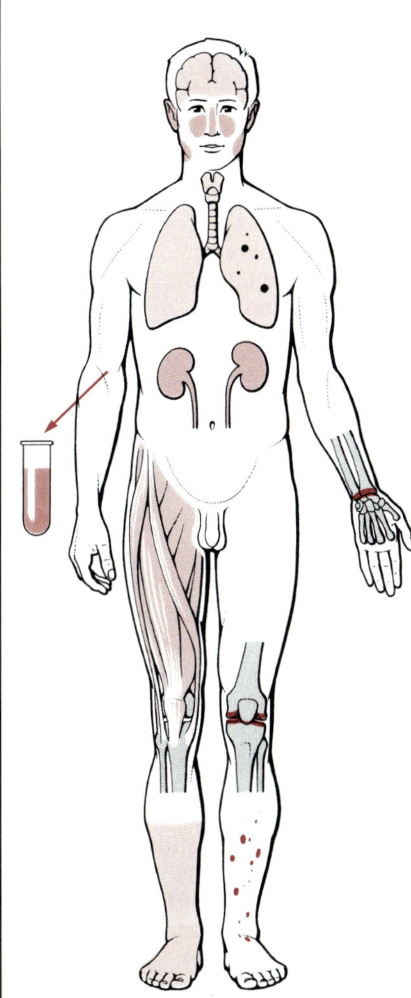

Laborbefunde:
Leukozytose
Anämie
cANCA

Organ	Symptome und Befund
ZNS	Mononeuritis multiplex, Hirnnervenlähmungen, Hirninfarkte, epileptiforme Anfälle, transverse Myelitis
Auge	Konjunktivitis, Episkleritis, Skleritis, korneosklerale Ulzeration, Uveitis, Retinavaskulitis, Optikusneuritis, Zentralarterienverschluß, Protrusio bulbi, Tränengangsstenose
Mittelohr	Subakut-chronische Otitis media
Speicheldrüsen	Parotisschwellung, Sicca-Symptomatik
Nasennebenhöhlen	Schleimhautverdickung, Pansinusitis, Knochendestruktion
Nase	Epistaxis, borkig nekrotisierende Entzündung, Chondritis, Septumperforation, Sattelnase
Mundhöhle	hyperplastische Gingivitis, Gaumenulzerationen
Larynx	subglottische Larynx-Stenose, Ulzerationen
Trachea, Bronchien	entzündlicher Pseudotumor, Bronchialstenose
Lunge	einzelne und multiple Rundherde, Pseudokavernen, lokale oder diffuse Infiltrationen, Atelektasen, alveoläre Hämorrhagie
Pleura	Erguß, entzündlicher Pseudotumor
Herz	Koronaritis, granulomatöse Valvulitis der Aorten- oder Mitralklappe, Perikarditis, Pankarditis
Nieren	fokal, segmental nekrotisierende Glomerulonephritis, rapid progressive Glomerulonephritis (mit Halbmondbildung), periglomeruläre Granulomatose
Gastrointestinaltrakt (Magen und Dünndarm)	Darmperforation
Genitaltrakt (Prostata und Hoden)	Orchitis, Epididymitis, Prostatitis
Gelenke	Arthralgien, asymmetrische Polyarthritis der kleinen und großen Gelenke. Oligo- oder Monarthritis, in Ausnahmefällen auch destruierend, Sakroileitis
Muskulatur	Myositis
Periphere Nerven	symmetrische periphere Neuropathien
Haut	Urtikaria, Papeln, Vesikel, Erytheme, Petechien, Ulzerationen, Pyoderma gangraenosum, Vasculitis allergica

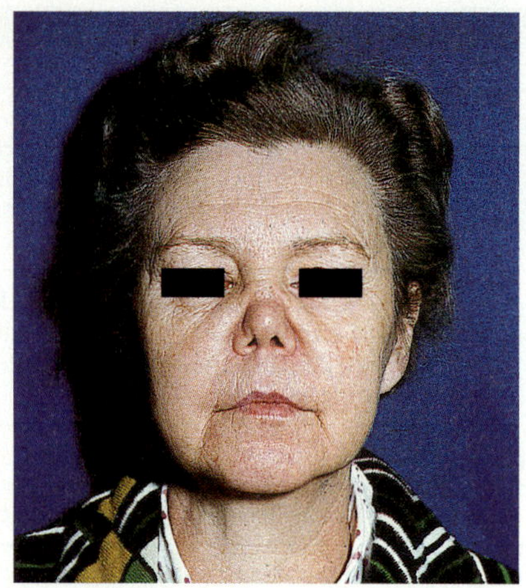

N-7: **Morbus Wegener.** Rhinitis und Konjunktivitis. Sattelnase nach Destruktion der Nasenscheidewand.

Klinischer Fall

Die ältere Frau hatte seit längerem Nasenbluten. Ab und zu entleerten sich mit dem blutigen Schleim feste kleine Partikel. Erst nach rascher Verschlimmerung, Schmerzen in der Nase und asthmaähnlichen Episoden ging sie zum Arzt. Der konnte aus der Anamnese lediglich eine zunehmende Erschöpfbarkeit entnehmen. Die Untersuchung war wenig ergiebig; es fehlten Hinweise auf eine allgemeine Blutungsneigung. Der zugezogene HNO-Arzt fand eine Destruktion der Nasenscheidewand. Die routinemäßigen Laboruntersuchungen hatten abgesehen von einer mäßigen Anämie und erheblichen BSG-Beschleunigung nichts ergeben. Die Diagnose lautete Morbus Wegener, eine Diagnosesicherung erfolgte über die Histologie von Biopsiematerial aus der Nase und den Nachweis antizytoplasmatischer Antikörper.

3.3 Churg-Strauss-Vaskulitis

3.3 Churg-Strauss-Vaskulitis

Definition ▶

Definition. Die Erkrankung beruht auf einer systemischen granulomatösen Angiitis kombiniert mit Zügen einer Atopie.

Ätiologie und Pathogenese Gefäßerkrankung, Reaktionen vom **IgE-vermittelten Typ** und Präferenz im Respirationstrakt lassen an eine Überempfindlichkeit gegenüber inhalativen Noxen denken.

Ätiologie und Pathogenese. Die Kombination der Gefäßerkrankung mit Reaktionen vom **IgE-vermittelten Typ** und die Präferenz im Respirationstrakt lassen an eine Überempfindlichkeit gegenüber inhalativen Noxen denken. Hohe IgE-Serumspiegel und das Aufteten IgE-haltiger Immunkomplexe legen eine Sonderform der Immunkomplexkrankheit nahe.

Klinik Die Erkrankung beginnt im mittleren Lebensalter vorzugsweise bei Frauen. Typisch sind anfangs **Rhinitis, Sinusitis, Pneumonie** oder **Asthma bronchiale**. Häufig kommt es zu Verkrustungen und Arrosion des Septums. Polypen, Petechien und subkutan gelegene knotige Infiltrationen.

Klinik. Die Erkrankung beginnt stets im mittleren Lebensalter und vorzugsweise bei Frauen. Typischerweise geht längere Zeit eine respiratorische Symptomatik in Form einer **Rhinitis, Sinusitis, Pneumonie** oder **Asthma bronchiale** voraus. Die meisten Patienten weisen im Nasenraum Verkrustungen und eine Arrosion des Septums auf. Mit einiger Regelmäßigkeit beherbergen die Nasennebenhöhlen Polypen. Auskultation und Perkussion der Lungen sind wenig ergiebig, da allenfalls der Verdacht auf ein Asthma bronchiale bestätigt wird. In der Haut bilden sich Petechien und auch subkutan gelegene knotige Infiltrationen.

Merke ▶

Merke. Auffallend häufig kommt es zu neurologischen Störungen mit Krämpfen, Koma und peripheren motorischen Ausfällen bis hin zur Tetraplegie.

Die Erkrankung auch anderer Organe steht zahlenmäßig im Hintergrund (N-**8**). Herzbeteiligung führt zu Tachykardie und Rhythmusstörungen, Beteiligung des Gastrointestinaltraktes zu Übelkeit, Krämpfen und Diarrhö.

Ansonsten sind beliebige andere Organe betroffen (N-**8**). Sie stehen jeweils nur im Hintergrund. Herzbeteiligung führt zu Tachykardie und Rhythmusstörungen. Im Gastrointestinaltrakt verursacht die Erkrankung Übelkeit, Krämpfe und Diarrhö – wiederum an eine IgE-vermittelte Reaktion erinnernde Symptome. Demgegenüber und anders als bei den übrigen Vaskulitisformen sind die Nieren weniger und nur milde involviert.

Diagnostik **Labor: BSG-Beschleunigung**, Eosinophilie, Leukozytose, **erhöhte IgE-Serumspiegel** und **zirkulierende IgE-enthaltende Immunkomplexe.**
Röntgen: Verschattung der Nasennebenhöhlen und Verdickung der

Diagnostik. In allen Fällen ist die **BSG deutlich erhöht**. Auffallend ist im Blutbild eine mäßige Leukozytose bei ausgeprägter Eosinophilie (10 bis 40%). Immunologischer Leitbefund ist ein auf das mehrfache **erhöhter IgE-Serumspiegel. Zirkulierende Immunkomplexe enthalten IgE.**
Wesentliche Hilfe erfährt die Diagnostik durch bildgebende Verfahren, wo im **Röntgenbild** eine Verschattung der Nasennebenhöhle und im Computer-

S Synopsis N-8: **Churg-Strauss-Vaskulitis**

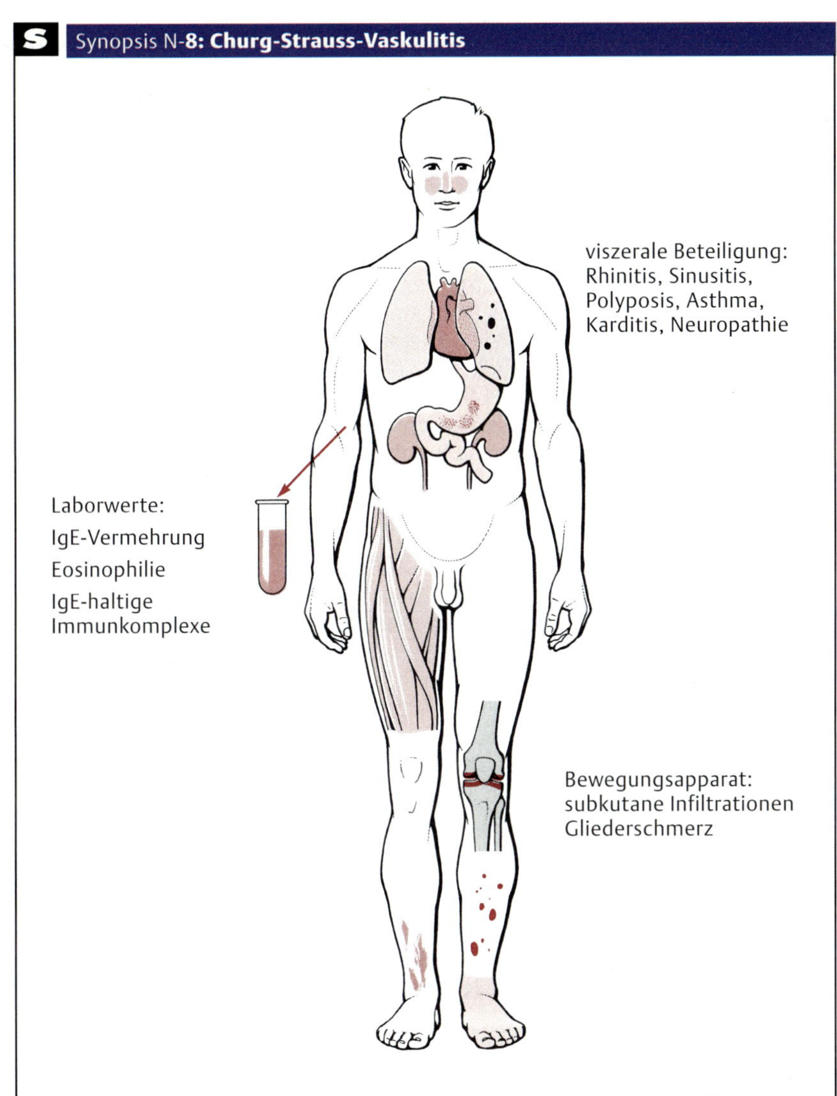

tomogramm die Verdickung der betroffenen Schleimhaut mit Polypenbildung gut erkennbar sind. Die Lunge zeigt multiple Infiltrate.
Die **feingewebliche Untersuchung** ergibt knötchenförmige Veränderungen mit reichlich Eosinophilen und Makrophagen. Das Bild ist bunt; neben frischen Läsionen sind narbige Ausheilungen gelegen. Es sind jeweils Venolen und Arteriolen unterschiedlicher Größe befallen.

Schleimhaut mit Polypenbildung. Die Lunge zeigt multiple Infiltrate.
Histologie: knötchenförmige Veränderungen mit Eosinophilen und Makrophagen in Venolen und Arteriolen unterschiedlicher Größe.

Therapie. Der Einsatz von **Steroiden** ist obligat. In hohen Dosen (bis 500 mg täglich bezogen auf Prednisolon) können sie eine rasche Remission herbeiführen. Ungenügendes Ansprechen zwingt zur Immunsuppression mit zusätzlicher Applikation von **Proliferationshemmern**, vor allem Alkylanzien (z. B. Cyclophosphamid). Initial empfiehlt sich die **Plasmapherese** zur raschen Besserung der Symptome. Bei entschlossener Therapie können sich die Organstörungen gänzlich zurückbilden. Die Fälle kompletter Remission auf Dauer sind häufiger als bei anderen Vaskulitisformen.

Therapie **Steroide, Immunsuppression** mit Alkylanzien und **Plasmapherese** tragen zur raschen Besserung bei. Auf diesem Wege werden komplette Remissionen erzielt.

Prognose. Überwiegend verläuft die Erkrankung milde mit alleiniger respiratorischer Symptomatik. Später kommt es zur akuten **Exazerbation** mit schwerwiegenden Organstörungen, insbesondere neurologischen Ausfällen. Respiratorische und kardiale Insuffizienz terminieren das Leben der Patienten.

Prognose Überwiegend bleibt die Erkrankung auf den Respirationstrakt begrenzt; schwerwiegende Organstörungen führen zum Tode.

Klinischer Fall

Ein Patient im mittleren Lebensalter kommt in die Sprechstunde. Begonnen hat alles mit Nasenlaufen vor zwei Jahren. Zunächst achtete der Patient kaum darauf und behalf sich mit rezeptfreien Nasentropfen. Eine Erkältung schied wegen des langen Verlaufes aus, und auch für eine andersartige Irritation, etwa am Arbeitsplatz oder in der Wohnung, gab es keine handfesten Gründe. Monate später traten bronchitische Erscheinungen hinzu. Wiederum behalf sich der Patient zunächst selbst mit allerlei Hausmitteln wie Tees und Inhalationen. Doch die Symptome wurden immer schlimmer. Nunmehr stellten sich Episoden mit Atemnot ein, die er als Bronchialasthma deutete. Der Arzt verordnete entsprechende Medikamente. Wegen des ausbleibenden Erfolges wurde ein Allergologe eingeschaltet, der jedoch im Hauttest keine relevanten Reaktionen fand; jedenfalls blieb die Suche nach perennialen Antigenen wie Hausstaubmilbe, Holz oder Schimmelpilze ergebnislos.

Doch nun überstürzten sich die Ereignisse. In rascher Folge kamen binnen der folgenden Wochen bis Monate ganz unterschiedliche Beschwerden hinzu. Er fühlte sich »Tag und Nacht« krank. Die Leistungsfähigkeit ließ rapide nach. Die körperliche Belastbarkeit fiel deutlich ab, und selbst in Ruhe kam es zu Tachykardie. Weiterhin wurden Rhythmusstörungen, Unterschenkelödeme, Übelkeit und Leibschmerzen geklagt. Schließlich traten periphere neurale Störungen mit symmetrischer Polyneuropathie und Lähmungen hinzu. Längst wies der Patient leichte Fieberschübe auf und hatte erheblich an Gewicht verloren.

Der Aufnahmebefund bestätigte die Beschwerden des Patienten glaubhaft. Ernährungs- und Allgemeinzustand waren deutlich reduziert. Spezielle Befunde, die neben den Teildiagnosen Asthma bronchiale oder Neuropathie eine einheitliche Erklärung hätten bieten können, waren nicht zu objektivieren.

Das klinische Labor zeigte eine geringfügige Leukozytose mit erheblicher Eosinophilie von 70%. Transaminasen und harnpflichtige Substanzen waren grenzwertig, die Elektrolyte im Normbereich. Bildgebende Verfahren zeigten multiple unterschiedlich große Infiltrate in der Lunge mit fleckigem Charakter und in diffuser Anordnung. Beidseits lagen Pleuraergüsse vor. Die Nasennebenhöhlen waren verschattet. In der Lungenfunktion ergab sich eine deutliche Obstruktion. Auffallende Immunbefunde waren ein extrem hohes IgE und zirkulierende Immunkomplexe mit IgE-Anteilen.

Die Probeexzision aus arrodierter Nasenschleimhaut ergab eine allergische und granulomatöse Angiitis »Churg-Strauss«. Nach sofortiger Verabreichung von Kortikosteroiden in zunächst hoher Dosis mit zügiger Reduktion und unter Plasmaseparation bildeten sich die Beschwerden rasch zurück. Da sie in nicht zufriedenstellendem Maße gebessert waren, wurde zusätzlich Cyclophosphamid gegeben. Daraufhin normalisierten sich die Parameter weitgehend, und auch die Symptome ließen weiter nach.

3.4 Purpura Schoenlein-Henoch

Definition ▶

Ätiologie und Pathogenese **Immunkomplexvaskulitis**, die oft Folge einer Sensibilisierung gegenüber bakteriellen Antigenen oder Medikamenten ist.

Klinik (S N-9) Die Erkrankung ist nicht selten und kommt in jedem Lebensalter vor. Typisch sind **zahlreiche kleine Petechien** an abhängigen Körperpartien, gelegentlich auch in Mundhöhle und Bindehäuten. Weiterhin beklagen die Patienten Leibschmerzen und blutigen Durchfall sowie Hämaturie bei **Nierenbefall**. Häufig sind die **Gelenke** betroffen. Es muß mit wiederkehrenden Schüben gerechnet werden. Vereinzelt wird die Erkrankung chronisch.

3.4 Purpura Schoenlein-Henoch

▶ ***Definition.*** Die Erkrankung ist Folge einer Immunkomplexreaktion der kleinsten Gefäße (»small vessel disease«) mit hämorrhagischem Charakter an Haut und Schleimhäuten.

Ätiologie und Pathogenese. Der Gedanke einer **Immunkomplexvaskulitis** allergischer Genese ist infolge des häufigen Auftretens nach Infekten naheliegend, bei denen als Antigene Bakterienbruchstücke oder die eingesetzten Medikamente in Betracht kommen. Ursache der Gefäßveränderungen ist die durch abgelagerte Immunkomplexe ausgelöste Entzündung.

Klinik (S N-9). Die vergleichsweise häufige Erkrankung kommt in jedem Lebensalter vor. Typischerweise schießen **multiple kleine Petechien** auf. Dies ist vorzugsweise an den abhängigen Körperpartien (Unterarme und Unterschenkel) der Fall. Teilweise sind sie leicht erhaben. Mit einem Spatel können sie nicht weggedrückt werden. Die Inspektion der Mundhöhle zeigt ebenfalls multiple kleine Petechien. Gelegentlich finden sie sich auch in den Bindehäuten. Weiterhin beklagen die Patienten Leibschmerzen und Durchfall, auch blutigen Stuhl. **Nierenbefall** zeigt sich in einer Dunkelfärbung des Harns infolge Hämaturie. Schließlich sind in der Mehrzahl der Fälle auch die **Gelenke** betroffen, bei denen es ebenfalls zu Extravasaten kommt. Diesen Ereignissen gehen zumeist für mehrere Tage Unwohlsein und leichtes Fieber voraus.

Die Beschwerden erweisen sich als recht hartnäckig und beständig. Stets muß mit wiederkehrenden Schüben gerechnet werden. Vereinzelt gewinnt die Erkrankung sogar chronisch progredienten Charakter. Doch ist ein Abflauen der Erscheinungen innerhalb weniger Wochen zu erwarten.

Diagnostik. Es gibt keine allgemein verbindlichen Laborparameter. **Gerinnungsfaktoren und Thrombozytenzahl liegen im Normbereich.** Blut in Stuhl und Harn finden sich bei Beteiligung von Darm und Nieren.
Endoskopie und **augenärztliche Untersuchung** belegen kleinste Blutaustritte innerhalb der gastrointestinalen Schleimhaut und im Auge.
Feingewebliche Untersuchungen zeigen eine Gefäßentzündung und Extravasate mit Ansammlungen von Granulozyten.
Immunologische Untersuchungen sind zumeist unergiebig. Allenfalls vorübergehend lassen sich zirkulierende Immunkomplexe und erniedrigte Serumkomplementspiegel nachweisen. Autoantikörper (Rheumafaktoren etc.) finden sich nicht.

Diagnostik Allgemein verbindliche Laborparameter gibt es nicht. **Gerinnungsfaktoren und Thrombozyten liegen im Normbereich.** Blut im Stuhl und Harn finden sich bei Beteiligung von Darm und Nieren. **Endoskopie** und **augenärztliche Untersuchung** zeigen kleinste Blutaustritte in die Schleimhaut. **Histologisch** ist eine Gefäßentzündung mit Extravasaten nachweisbar. Immunologische Untersuchungen sind meist unergiebig.

Therapie. Unter der Vorstellung einer hypersensitiven Vaskulitis, möglicherweise auch gegenüber einem Medikament, **muß eine vorangegangene Therapie sofort umgestellt werden**, also etwa Austausch eines Antibiotikums. Stets werden **Steroide** eingesetzt. In der Mehrzahl genügt eine Monotherapie. Nur in seltenen Fällen hartnäckiger Symptomatik, insbesondere bei monatelangem Krankheitsverlauf mit Nierenbefall, wird eine Immunsuppression unter Addition antiproliferativer Substanzen erforderlich. Wie bei den anderen Vaskulitisformen erweisen sich Alkylanzien (z. B. Cyclophosphamid) den Antimetaboliten (z. B. Azathioprin) überlegen.

Therapie Alle verdächtigen Substanzen, insbesondere **Medikamente müssen abgesetzt werden.** Stets werden **Steroide** eingesetzt. Nur in seltenen Fällen hartnäckigen monatelangen Krankheitsverlaufes mit Nierenbefall ist eine Immunsuppression erforderlich.

S Synopsis N-9: **Purpura Schoenlein-Henoch**

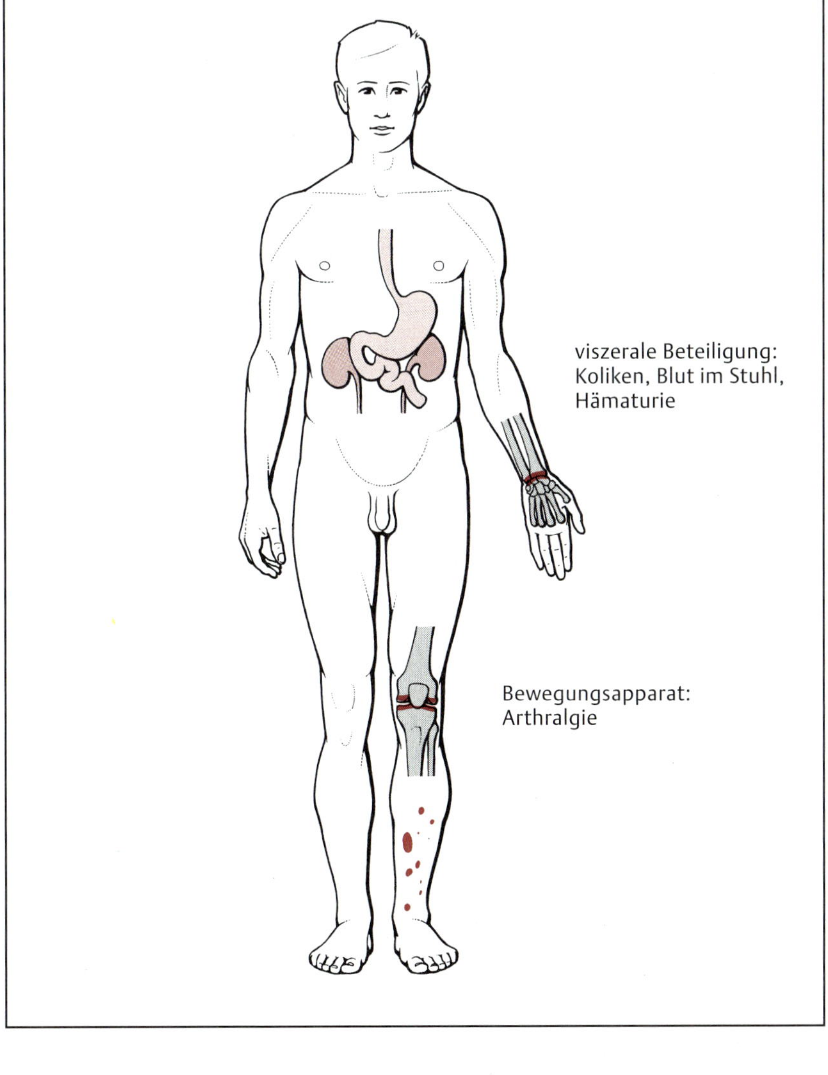

Prognose Die Erkrankung heilt meist spontan und ohne Schäden, selten mit Funktionseinbußen der Nieren und Gelenke.

Prognose. In jedem Falle ist die Prognose günstig. Abgesehen von der Tatsache einer überwiegend folgenlosen Ausheilung kommt es selbst in Fällen hartnäckigen Fortbestandes der Symptomatik so gut wie nie zu nennenswerten Funktionseinbußen etwa der Nieren. Auch die Gelenke erfahren keine Destruktion.

Klinischer Fall

Als der junge Mann aufwachte, fielen ihm flohstichartige, fühlbare Punkte an Abdomen, Unterarmen und Unterschenkeln auf. Trotz eines gewissen Unwohlseins ging er weiter seiner Bürotätigkeit nach. Zunahme der Hauterscheinungen, Leibschmerz und Schmerz in Knie- und Sprunggelenken veranlaßten ihn zum Arztbesuch. Die eingehende Erhebung der Anamnese des bislang gesunden Mannes war leer, wenn von einem jüngst durchgemachten und mit Mitteln aus der Hausapotheke bekämpften grippalen Infekt abgesehen wird. Bei der körperlichen Untersuchung bestätigten sich die vom Patienten geklagten Symptome. Lymphknoten und Milz waren nicht vergrößert, Zeichen einer allgemeinen Blutungsneigung fehlten. Selbst die erweiterte routinemäßige Blutuntersuchung (BSG, Blutbild, Gerinnungsfaktoren, Serumeiweißkörper) war insgesamt wenig auffällig. Doch fiel die Untersuchung auf Blut in Stuhl und Harn positiv aus. Die Diagnose lautete Purpura Schoenlein-Henoch, die Diagnosesicherung erfolgte letztlich nur durch Ausschluß anderer Erkrankungen! Kurzzeitige Gabe von Kortison führte zur raschen Gesundung.

3.5 Hypersensitivitätsangiitis

3.5 Hypersensitivitätsangiitis

Definition ▶

▶ ***Definition.*** Entzündliche Gefäßerkrankung mit gleichzeitig auftretender atopischer Symptomatik.

Ätiologie und Pathogenese Die Erkrankung wird meist durch Infekte und Medikamente ausgelöst.

Ätiologie und Pathogenese. Die Erkrankung kann durch verschiedene Ereignisse, vor allem Infekte und Medikamente ausgelöst werden.

Klinik Exanthem, Purpura, schmerzhafte Knötchen, Fieber.

Klinik. Der Symptomenkomplex Exanthem, Purpura, schmerzhafte Knötchen in Haut und subkutanem Gewebe, Fieber und Funktionsstörungen verschiedenster Organe wie Herz, Lunge oder Niere weisen auf die Hypersensitivitätsangiitis hin. Der Bewegungsapparat (Rheuma!) ist nur selten betroffen.

Diagnostik Leukozytose, Eosinophilie. Histologisch **Vaskulitis.**

Diagnostik. Neben Leukozytose und Eosinophilie gibt es keine krankheitstypischen Veränderungen. Histologisch findet sich eine **leukozytoklastische Vaskulitis.**

Therapie Stets ist **sofortige Immunsuppression** indiziert (Alkylanzien plus Steroide) mit zunehmendem Organversagen.

Therapie. In Anbetracht der Schwere der Erkrankung ist in jedem Falle eine **sofortige Immunsuppression** indiziert. Sie erfolgt üblicherweise durch Kombination von Alkylanzien (z. B. Cyclophosphamid) mit Steroiden.

Prognose Stets ist der Verlauf schwer.

Prognose. Stets ist ein schwerer Verlauf zu erwarten. Selbst nach Beseitigung der mutmaßlichen Auslösefaktoren schreitet das Leiden fort und endet unbehandelt binnen eines Jahres tödlich.

3.6 Takayasu-Arteriitis

3.6 Takayasu-Arteriitis

Definition ▶

▶ ***Definition.*** Vaskulitis des Aortenbogens und angrenzender Gefäßabschnitte.

Ätiologie und Pathogenese Die Ursache ist unbekannt. Es wird eine Immunkomplexreaktion vermutet.

Ätiologie und Pathogenese. Die Ursache der Erkrankung ist unbekannt. Es handelt sich um eine **Riesenzellarteriitis** der Aorta mit konsekutiver Stenosierung.

Klinik. Die Erkrankung ist selten und kann sich in jedem Lebensalter entwickeln. Am Anfang stehen Fieber, Leistungsabfall und Schmerzen in den Extremitäten. Später macht sich die mangelhafte Blutversorgung als Claudicatio, Angina abdominalis und fallweise Angina pectoris bemerkbar. Regelmäßig kommt es zu Schwindelattacken. Typisch ist ein **seitendifferenter Blutdruck.** Die Varianten der Symptomatik ergeben sich aus dem unterschiedlichen Befallsmuster der Aorta und ihrer Nebenäste (S N-**10**).

Klinik Die seltene Erkrankung kann sich in jedem Alter entwickeln. Anfangs kommt es zu Fieber und Schmerz in den Extremitäten, später zu Claudicatio, Angina abdominalis und Angina pectoris, weiterhin zu Schwindelattacken. Typisch ist der **seitendifferente Blutdruck.**

S Synopsis N-**10: Manifestationsort lokal begrenzter Arteriitisformen**

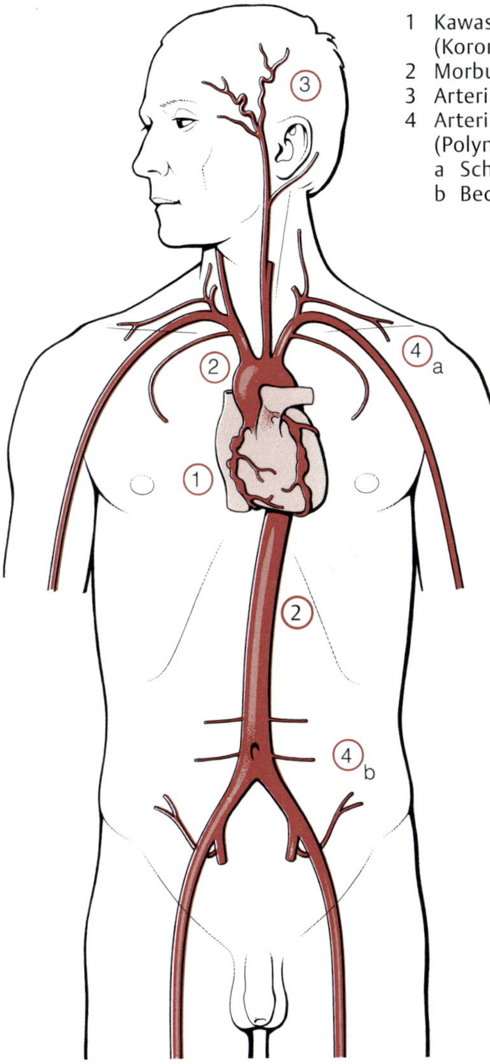

1 Kawasaki-Syndrom (Koronaritis)
2 Morbus Takayasu (Aortitis)
3 Arteriitis cranialis
4 Arteriitis rheumatica (Polymyalgia rheumatica)
a Schultergürtel-Typ
b Beckengürtel-Typ

Diagnostik. Neben einer BSG-Beschleunigung und α_2-Globulinvermehrung gibt es keine speziellen Laborbefunde. Entscheidende Hinweise ergeben sich aus der Angiographie, wo sich in der **gesamten Aorta und ihren Nebenästen Stellen der Verengung** zeigen. Feingewebliche Untersuchungen dekken einen Befall der Vasa vasorum auf, bei dem Riesenzellen gefäßnahe Infiltrate bilden.

Diagnostik Einzige Befunde sind BSG-Beschleunigung und α_2-Globulinvermehrung und **in der Aorta und ihren Ästen Verengungen** (S N-**10**).

Merke. Entscheidend ist der Leitbefund der seitendifferenten Durchblutung (einseitige Pulslosigkeit und Blutdruckdifferenz).

◀ **Merke**

Therapie Sofortige **Immunsuppression** mit Steroiden und Alkylanzien.

Therapie. Die Ernsthaftigkeit der Erkrankung erfordert kombinierte **Immunsuppression** mit Steroiden und Alkylanzien.

Prognose Unbehandelt droht Minderdurchblutung von Gehirn und Herz.

Prognose. Die Erkrankung schreitet unbehandelt fort; die Patienten sind durch die Minderdurchblutung des Gehirns und des Herzens bedroht.

3.7 Arteriitis cranialis

Definition ▶

Definition. Grundlage ist eine Riesenzellarteriitis der Schädelarterien mit fakultativer Begleitarteriitis von Schulter- und Beckengürtel (*siehe* S N-**10**). Manifestationsalter ab dem 50. Lebensjahr stark zunehmend.

Ätiologie und Pathogenese Bei der selbstlimitierenden Form wird ein exogener Faktor vermutet. Substrat ist eine Riesenzellarteriitis.

Ätiologie und Pathogenese. Die Ursache ist unbekannt. Bei den selbstlimitierenden Formen wird ein exogener Faktor angenommen, der zu einer Immunreaktion im Gefäßbaum (Kopf-, Schulter- und Beckenarterien) führt. Die Symptome ergeben sich aus der konsekutiven Minderdurchblutung.

Klinik Charakteristisch sind plötzliche und **heftige Kopfschmerzen. Fakultativ auftretende gürtelförmige Muskelschmerzen in Schulter- und/oder Beckengürtel** werden als **Polymyalgia rheumatica** bezeichnet.

Klinik. Die Patienten beklagen einen aus heiterem Himmel kommenden **Kopfschmerz hoher Intensität** und langer Dauer. Berührungsschmerz am Kopf, **flüchtige Sehstörungen** (Amaurosis fugax). **Claudicatio intermittens von Zungen- und Kaumuskulatur, Ulkus am Zungengrund** sowie **gürtelförmige Schmerzen der Schulter- und/oder Beckenmuskulatur** bei Beteiligung der versorgenden Arterien sind weitere typische Symptome, die dann als **Polymyalgia rheumatica** bezeichnet werden. Hinzu kommen Allgemeinerscheinungen wie Abgeschlagenheit, Konzentrationsunfähigkeit und Fieber.

Merke ▶

Merke. Flüchtige Sehstörungen und Claudicatio von Zungen- und Kaumuskulatur sind Warnsignale für einen drohenden Verschluß der Retinalarterie mit konsekutiver Erblindung!

Die Erscheinungen breiten sich rasch aus. Besonders gefürchtet ist der **Verschluß der Retinalarterie**, weil es dann binnen weniger Stunden – etwa über Nacht – zur völligen Erblindung kommen kann.
Demgegenüber ist die Polymyalgie (»Arteriitis rheumatica«) schmerzhaft, aber harmlos. Selbst wenn sie isoliert auftritt, ist an eine latente Arteriitis cranialis zu denken. Bei einem geringen Teil der Patienten ist die Arteriitis bereits bei der körperlichen Untersuchung erkennbar. So ist eine verhärtete und übermäßig geschlängelte Schläfenarterie (S N-**11**) oder eine gleichartige Veränderung der Nuchalarterien nachweisbar.

Ein Teil der Patienten bietet äußerlich erkennbar Zeichen der Arteriitis temporalis (Verdickung, Schlängelung; S N-**11**).

Diagnostik Neben **BSG-Beschleunigung** und α_2-Vermehrung ist die Histologie entscheidend.

Diagnostik. Von den Laboruntersuchungen ist eine **extrem beschleunigte BSG** auffallend. Eine Sicherung der Diagnose gelingt durch **Biopsie der Temporalarterie** – wenn diese befallen ist.

Merke ▶

Merke. Bei jedem Patienten im höheren Lebensalter und heftigem Kopfschmerz muß sofort an eine Arteriitis cranialis gedacht werden.

Therapie **Sofortiger Einsatz von Kortikoiden** kann den Entzündungsprozeß wirksam hemmen. Die hohe Initialdosis kann zügig reduziert werden, bis die Patienten beschwerdefrei sind. Die Behandlung kann sich über Monate bis Jahre erstrecken.

Therapie. **Sofortiger Einsatz von Steroiden** in hoher Dosierung (wenigstens 100 mg Prednisolon täglich; bei Sehstörungen 500 mg täglich) ist absolut erforderlich, um Komplikationen zu verhindern und rasche Beschwerdefreiheit herbeizuführen. Die Reduzierung der Steroiddosis erfolgt zügig entsprechend Beschwerdebild und Entzündungszeichen, doch ist nicht selten eine vergleichsweise hohe Dosis (30 mg täglich) über Wochen bis Jahre erforderlich. In solchen Fällen ist Immunsuppression durch zusätzliche Gabe von Cyclosphosphamid ratsam. Bei rheumatischen Beschwerden sind auch Antiphlogistika erfolgversprechend, jedoch ist hier erhöhte Vorsicht geboten.

Synopsis N-11: Arteriitis cranialis

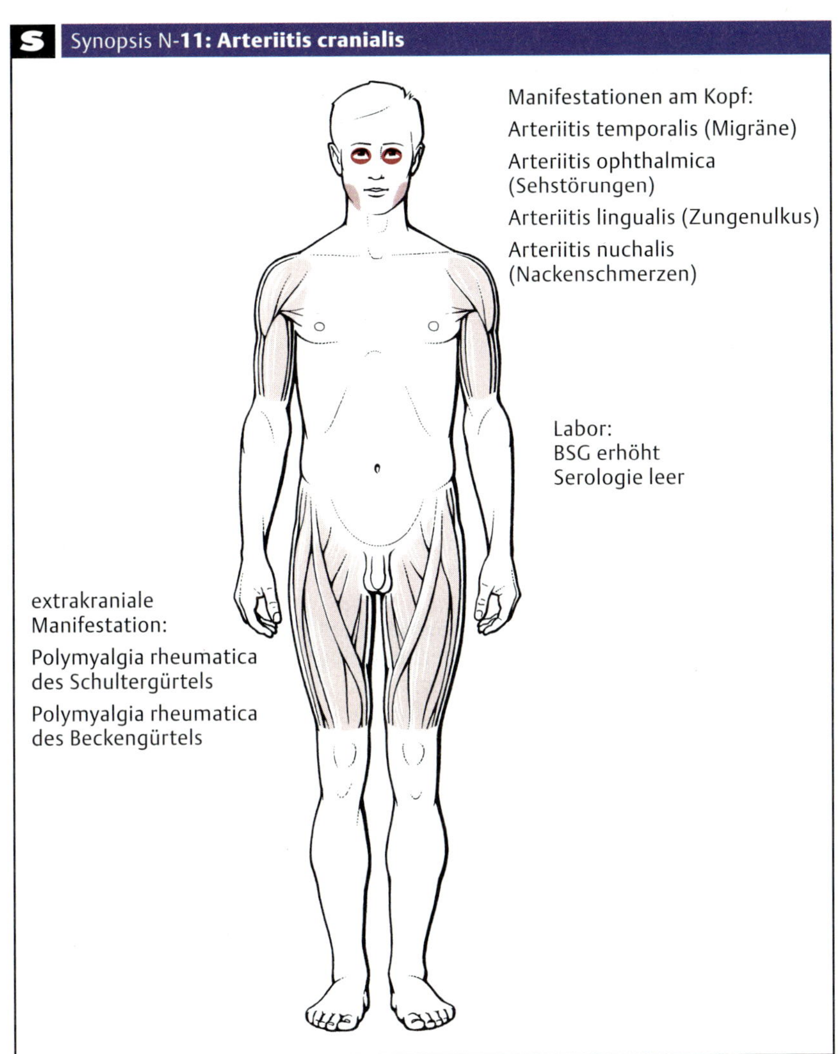

Die Dosis muß jeweils den Erfordernissen angepaßt werden: Beschwerdefreiheit und Rückgang der BSG-Beschleunigung sind hierfür die besten Parameter. Unter adäquater Therapie kann die Krankheit auch nach ein bis zwei Jahren folgenlos ausheilen.

Bei hohem Kortikoidbedarf ist zusätzlich Immunsuppression erforderlich, bei rheumatischen Beschwerden auch NSAID. Die Krankheit kann folgenlos abheilen.

Prognose. Die Erkrankung führt nicht zum Tod. Häufigste ernsthafte Komplikation ist die Erblindung, seltener der Insult.

Prognose **Schlimmste Komplikation ist die Erblindung.**

Klinischer Fall

Ein pensionierter Beamter renoviert seine Wohnung. Dabei bemerkt er Kopfschmerzen, vorübergehendes Flimmern vor den Augen und Müdigkeit in der Schultergürtelmuskulatur, die zugleich schmerzt. Die Erscheinungen führt er auf die Anstrengung zurück, doch bilden sie sich auch nach Einlegen einer Ruhepause nicht zurück. Die dadurch bedingte Schlaflosigkeit führt ihn zum Hausarzt.
Die körperliche Untersuchung erbringt nichts Auffälliges. Der neurologische Befund ist normal. Berührungsschmerz am Kopf, insbesondere der behaarten Haut, und die auffallende Schmerzhaftigkeit im Schultergürtelbereich lassen den Verdacht auf eine Vaskulitis aufkommen.
Das klinische Labor einschließlich Blutbild erbringt einen altersentsprechenden Status. Auffallend hoch ist die BSG mit 70/110 mm n.W. Sämtliche serologischen Marker einschließlich Rheumafaktoren sind negativ. Eine trotz auffälligen Tastbefundes vorgenommene Biopsie der Temporalarterie zeigt histologisch regelrechte Verhältnisse. Die einer Arteriitis cranialis entsprechende Therapie mit Kortikosteroiden, zunächst 500 mg Prednison täglich, bringt schlagartige Besserung. Daraufhin wird die Dosis zügig reduziert. Auch die BSG geht zurück. Unter sorgfältiger Überwachung wird die Steroiddosis reduziert. Dies führt nach einigen Wochen zu einer tolerablen Menge im Hinblick auf eine bevorstehende längerfristige Verabreichung. Nach 18 Monaten kann bei völliger Beschwerdefreiheit und Normalisierung der BSG die Therapie beendet werden. Ein Rezidiv ist nicht wieder aufgetreten.

3.8 Kawasaki-Syndrom

Synonym: mukokutanes Lymphknotensyndrom

Definition ▶

Ätiologie und Pathogenese Die Ursache ist unbekannt.

Klinik Die Erkrankung kommt fast ausschließlich bei Kleinkindern vor. Fieber, Ausschlag und vergrößerte Halslymphknoten sind Leitsymptome.

Diagnostik BSG-Beschleunigung und Vermehrung der α_2-Globuline, von IgG und IgE.

Therapie In milden Fällen ASS, in schweren Fällen Kortison. Bei sofortigem Einsatz sind Immunglobuline in hohen Dosen intravenös höchst effizient.

Prognose In 2 % kommt es aufgrund einer **Koronaritis** zum Herztod. Die Erkrankung heilt überwiegend spontan aus.

3.9 Weitere Vaskulitisformen

Neben den beschriebenen gibt es zahlreiche Formen mit teilweise eigenständigen und überlappenden Bildern.

Antiphospholipidsyndrom Eine Gruppe von Erkrankungen ist ausgezeichnet durch **Autoantikörper gegen Kardiolipin und Phospholipide.** Typisch sind **Durchblutungsstörungen** der Haut, des Gehirns und des Herzens mit entsprechenden Ausfallserscheinungen. Während der Schwangerschaft führt die Durchblutungsstörung der Plazenta zum **Abort**. Verantwortlich sind **IgM-haltige Immunkomplexe.**

Auch ohne Beteiligung des Immunsystems kann eine Vaskulitis entstehen durch Irritation des Endothels.

3.8 Kawasaki-Syndrom

Synonym: mukokutanes Lymphknotensyndrom

Definition. Fieberhafte, mit Exanthemen und Lymphadenopathie einhergehende Erkrankung.

Ätiologie und Pathogenese. Das in Japan gehäufte Auftreten und das überdurchschnittliche Vorhandensein des Merkmals HLA-BW 22 sprechen zumindest dort für eine genetische Disposition bei unbekanntem Umweltfaktor. Hinzu kommt eine möglicherweise ungezügelte Aktivierung von Entzündungsmediatoren.

Klinik. Die Erkrankung kommt fast ausschließlich bei Kleinkindern vor. Leitsymptome sind hohes Fieber über fünf Tage, Erythem an Händen und Exanthem am Stamm, verstärkte Füllung der Bindehautgefäße und Vergrößerung der seitlichen Halslymphknoten. Die Beteiligung des Herzens aufgrund einer Koronarerkrankung macht sich nur selten klinisch bemerkbar. Die Erkrankung heilt überwiegend spontan ab.

Diagnostik. Neben den typischen Symptomen findet sich als Laborbefund eine BSG-Beschleunigung bei Vermehrung der α_2-Globuline. Auch IgG und IgE sind im Serum vermehrt. Histologisch ist eine **Arteriitis** erkennbar. Die befallenen Lymphknoten zeigen umschriebene Nekrosen.

Therapie. Bei leichter Verlaufsform wird Acetylsalicylsäure über wenigstens sechs Wochen empfohlen. Schwere Verlaufsformen zwingen zum zusätzlichen Einsatz von Kortison ebenfalls für mehrere Wochen. Höchst erfolgreich und daher vorzuziehen sind Immunglobuline, wenn sie sofort und in hoher Dosierung (400 mg IgG je kg Körpergewicht) fünf Tage lang verabreicht werden, wodurch Komplikationen durch ASS (Reye-Syndrom) nicht mehr zu befürchten sind.

Prognose. In der Mehrzahl der Fälle klingen die Symptome binnen mehrerer Wochen wieder ab. Bei etwa 2 % der Erkrankten kommt es aufgrund der **Beteiligung der Koronargefäße** zu tödlichen Komplikationen. Auch Aneurysmen können entstehen.

3.9 Weitere Vaskulitisformen

Neben den erwähnten Varianten gibt es zahlreiche andere Vaskulitisformen. Sie weisen teilweise eigenständigen Charakter auf, teilweise decken sie sich mit typischen Befunden definierter Krankheitsbilder.

Antiphospholipidsyndrom. Bei einer Gruppe von Erkrankungen finden sich **Autoantikörper gegen wesensverwandte Strukturen: Kardiolipin** (Diphosphatidylglyzerol) **und Phospholipide.** Zumeist sind Frauen betroffen. Stets kommt es zu **Durchblutungsstörungen.** In der Haut zeigt sich dies als Livedo reticularis, weiterhin als Enzephalomalazie und Herzinfarkt. Das Serum weist **Immunkomplexe** auf, die häufig **IgM enthalten.** In anderen Fällen imponieren die Antikörper funktionell als »Lupus anticoagulans«. Dem Wesen nach handelt es sich also um eine **Immunkoagulopathie!**
Eine nicht allzu seltene Variante tritt in der Schwangerschaft in Erscheinung, als **»habituelle Aborte«** insbesondere junger Frauen. Ursache ist eine **Immunvaskulopathie** der Plazenta, so daß der Trophoblast nicht mehr ernährt werden kann. Es wird geschätzt, daß jeder vierte Abort unklarer Genese auf diese Weise zustande kommt.
Eine Vaskulitis kann auch ohne Beteiligung des Immunsystems manifest werden. So führt die permanente Irritation durch unspezifische Mediatorstoffe zur Gefäßreaktion. Unphysiologische Komplementaktivierung, gele-

gentlich zusammen mit Kryoglobulinen, bedeuten eine Reizung des Gefäßendothel mit konsekutiver Durchblutungsstörung.
In diese Kategorie wird auch das **Shwartzman-Sanarelli-Syndrom** eingegliedert, bei dem bakterielle Bruchstücke eine Irritation der Gefäßwände auslösen.

Voraus gehen Komplementaktivierung etwa durch Bakterien oder Kryoglobulinablagerungen (z. B. **Shwartzman-Sanarelli-Syndrom).**

3.10 Morbus Behçet

3.10 Morbus Behçet

Definition. Chronisch-remittierende, entzündliche, systemische Erkrankung mit bevorzugtem Befall der Schleimhäute.

◄ Definition

Epidemiologie. Die Erkrankung manifestiert sich vorwiegend bei Jugendlichen und Erwachsenen ohne besondere Bevorzugung eines Geschlechts und ohne familiäre Häufung. Die Erkrankungsrate ist in Japan und den Mittelmeerländern am höchsten.

Epidemiologie Sie kommt im Jugend- und Erwachsenenalter vor, auffallend häufig in Japan und den Mittelmeerländern.

Ätiologie und Pathogenese. Die Ursache ist unbekannt. Wegen der beschwerdefreien Intervalle wird ein exogener Faktor angenommen, und zwar ein bislang nicht identifiziertes Virus. Daneben liegt eine genetische Komponente vor, die den Verlauf mitbestimmt.
Für die Immunpathogenese sprechen das Erscheinungsbild und der günstige Einfluß der Immunsuppression. Es wird eine **Immunkomplexvaskulitis** an oberflächlich gelegenen Gefäßen angenommen.

Ätiologie und Pathogenese Die Ursache ist unbekannt, doch spielen am ehesten Viren die Auslöserrolle. Daneben beeinflußt die Genetik den Verlauf.
Als Grundlage wird eine **Immunkomplexvaskulitis** angenommen.

Klinik. Leitsymptom sind die **rezidivierenden Schleimhautaffektionen** in Gestalt von **Aphthen** und **Ulzera** (▤ N-**12**). Aus einem erhabenen und geröteten Bezirk wird binnen weniger Tage ein schmerzhaftes Ulkus. Die Lokalisation ist oft gegenüberstehend (»kissing ulcer«) und in Gruppen. Mundhöhle, Schlund, Vulva, Vagina, Skrotum und Perianalgegend sind häufig betroffen, gefolgt vom Gastrointestinaltrakt mit blutiger Diarrhö und Herzklappen mit Vitium. Die Abheilung erfolgt binnen weniger Wochen teils ohne Narbenbildung. Begleitend finden sich nicht selten **Erythema nodosum** und **Erythema exsudativum multiforme**. Diese **mukokutane Verlaufsform** kann sich in verschiedenen Varianten zeigen, sogar ohne jedes Schleimhautulkus. Die nächsthäufige **Verlaufsform** ist die **arthralgische**. Meist gibt es für den Schmerz kein Substrat, nur selten finden sich eindeutige Entzündungszeichen wie Erguß oder Rötung. Betroffen sind überdurchschnittlich Ellenbogen, Knie und Sprunggelenke. Dies ist der Grund für die Zuordnung des Morbus Behçet zum rheumatischen Formenkreis.

Klinik (▤ N-**12**) Am häufigsten findet sich die **mukokutane Verlaufsform** mit **Aphthen** und **Schleimhautulzera** in Mundhöhle, Schlund, Vulva, Vagina, Skrotum und Analregion, GI-Trakt und Herzklappen.
Begleitet werden diese Erscheinungen häufig von **Erythema nodosum** und **Exanthem.**
Nächsthäufige **Verlaufsform** ist die **arthralgische.** Betroffen sind überwiegend Ellenbogen, Knie und Sprunggelenke. Die Entzündung ist eher diskret.

N-12: Kriterien zur Diagnose eines Morbus Behçet

Rezidivierende orale Ulzerationen

- aphthöse oder herpetiforme Ulzerationen mehrfach jährlich auftretend

Sowie 2 der folgenden Symptome

- rezidivierende genitale Ulzerationen: aphthöse Ulzerationen oder Risse
- Augenläsionen: anteriore/posteriore Uveitis, Zellen im Glaskörper, retinale Vaskulitis
- Hautläsionen: Erythema nodosum, Pseudofollikulitis, papulopustuläre Läsionen, akneiforme Knötchen
- positiver Pathergie-Test: unspezifische Hyperreaktivität der Haut, abgelesen nach 24–48 Stunden

Zudem können teilweise folgende **Symptomenkomplexe** beobachtet werden:

- »Vaskulo-Behçet« (venöse und arterielle Thrombosen, arterielle Aneurysmen, selten Lungenembolien)
- »Entero-Behçet« (Erosionen und tiefe Ulzera, die zu Perforationen und Blutungen neigen)
- »Neuro-Behçet« (zentrale und auch periphere Störungen)
- Gelenkbeteiligung (nicht-migratorischer Befall großer Gelenke der unteren Extremität ohne bleibenden Gelenkschaden)
- Epididymitis

Seltener ist die **okuloneurale Verlaufsform** mit Uveitis, Einblutungen, später Katarakt und Sekundärglaukom, Fieber, Erbrechen, Lähmung, Ataxie und Tremor.

Schließlich gibt es die **okuloneurale Verlaufsform**. Am Auge kommt es zur Uveitis anterior, Chorioiditis und Hypopyoniritis. Es finden sich Blutungen in verschiedene Bereiche, Amotio retinae, Optikusatrophie, Katarakt und Sekundärglaukom. Die Nervenbeteiligung macht sich in Fieber, Erbrechen, Sprachstörung, Lähmung, Ataxie und Tremor bemerkbar (N-**13**).

N-13: Symptome und Erscheinungen

Symptom	Diagnose	Fehldeutung
▷ Exanthem, Fieber	▷ systemischer Lupus erythematodes	▷ Infekt
▷ Monarthritis	▷ inzipiente Polyarthritis	▷ Überlastung
▷ Atemnot	▷ Pleuritis, Karditis	▷ Allergie, Infekt
▷ Durchfall, Gliederschmerz	▷ Enteroarthritis	▷ Ernährungsfehler, Infekt
▷ Subkutaner Knoten	▷ Erythema nodosum	▷ Quincke-Ödem
▷ Purpura	▷ Vaskulitis Schoenlein-Henoch	▷ Gerinnungsstörung
▷ Ulkus	▷ Vaskulitis	▷ Verletzung

Diagnostik Wichtigstes Merkmal ist das klinische Bild. Immunphänomene fehlen ebenso wie Veränderungen von Blutbild und klinischem Labor. Im Schub finden sich Entzündungszeichen.

Im histologischen Bild imponiert die **Gefäßbeteiligung mit Intimaproliferation und Thrombosierung.**
Als am ergiebigsten gilt der **»Pathergie-Test«.**

Differentialdiagnose: alle ulzerativen und exanthematischen Virusinfekte.

Diagnostik. Einen typischen Befund gibt es nicht! Leitsymptom sind die rezidivierenden, in Gruppen auftretenden Ulzera. Immunphänomene fehlen, Rheumafaktoren finden sich nicht häufiger als bei der altersentsprechenden Normalbevölkerung. Generell findet sich als immungenetischer Marker HLA-B 5 häufiger, HLA-B 12 bei mukokutaner und HLA-B 27 bei arthritischer Verlaufsform.
Das klinische Labor bietet im akuten Schub Entzündungszeichen mit BSG-Beschleunigung. Blutbild und klinisches Labor sind unergiebig. In der Histologie zeigen Biopsien aus betroffenen Arealen **Intimaproliferation und Thrombosen sowie Ablagerungen von Immunglobulinen.** Befallene Gelenke weisen pannusartige Zotten auf. Die apparative Diagnostik setzt auf Endoskopie und Augenspiegelung. Als vergleichsweise zuverlässig wird der **»Pathergie-Test«** angesehen. Nach bloßem Einstich in die Epidermis, mehr noch nach intrakutaner Applikation einer minimalen Menge an 0,9%-Kochsalzlösung entwickelt sich eine kleine Quaddel mit rotem Hof.
Differentialdiagnostisch kommen alle ulzerativen und exanthematischen Erkrankungen und Virusinfekte in Betracht (N-**14**).

N-14: Laborbefunde

Befund	Kommentar	Fehldeutung
▷ Rheumafaktoren fehlen	▷ 25% aller cP-Patienten sind negativ	▷ cP ausgeschlossen
▷ Rheumafaktoren nachweisbar	▷ Rheumafaktoren auch bei anderen Organimmunopathien (vor allem Leber) und sogar Gesunden (5%)	▷ cP gesichert
▷ Hohe Antikörpertiter	▷ nur rascher Titeranstieg auf Exazerbation hinweisend	▷ schlechte Prognose
▷ Serologie negativ	▷ Vaskulitiden überwiegend und Polyarthritis teilweise ohne Immunmarker	▷ Immunopathie ausgeschlossen
▷ BSG-Beschleunigung	▷ auch bei Anämie, Hypalbuminämie, Hypergammaglobulinämie, Fibrinogenvermehrung	▷ Arthritis

Therapie Am zuverlässigsten helfen **Steroide.** Schwere, häufig rezidivierende Verläufe rechtfertigen **Immunsuppression mit Proliferationshemmern.** Bei mildem Verlauf genügen **Antiphlogistika.** Neuerdings zeigt sich **Cyclosporin A** effizient.

Therapie. Eine kausale Therapie oder eine Prophylaxe sind nicht bekannt. Bei sämtlichen Verlaufsformen zeigen **Steroide** eine zuverlässige Wirkung. Sie können lokal gegeben werden. Da jedoch der akute Schub und die Beteiligung von Auge, Kehlkopf und Nervensystem als absolute Indikation gelten, wird die systemische Applikation bevorzugt. Bei milder Arthritis genügen **nichtsteroide Antiphlogistika.** Hartnäckiger Verlauf, kurze beschwerdefreie Intervalle und häufige Rezidive rechtfertigen **Immunsuppression.** Hier hat sich die Kombination von Steroiden mit Proliferationshemmern wie Azathioprin und Cyclophosphamid bewährt. Neuerdings wird von Erfolgen nach

Anwendung von **Cyclosporin A** berichtet. Immunstimulation und Immunmodulation mittels Zytokinen und Immunglobulinen sind noch im klinischen Versuch.

Prognose. Selbst nach langfristiger Remission kann ein neuer Schub einsetzen. Nach langer Dauer und mehreren Rezidiven können Augapfel und Kehlkopf zerstört werden. Der Verlust der Sprache und bleibende Lähmungen sind weitere schlimme Folgen. Im Endstadium der Erkrankung entsteht selbst im Intervall der Eindruck weiterer Verschlimmerung infolge eintretender Narbenbildung. Tödliche Komplikationen ergeben sich aus Atem- und Schluckstörungen sowie aus blutenden oder perforierenden Gastrointestinalulzera.

Prognose Mit jedem Rezidiv wachsen die Schäden. Gefürchtet sind Erblindung und Stimmverlust. Der Tod tritt ein bei innerer Verblutung, meist als Folge einer Darmperforation, Atem- und Schluckstörungen.

4 Arthrose

Synonym: Osteoarthritis

4 Arthrose

Synonym: Osteoarthritis

▶ ***Definition.*** Durch Knorpeldegeneration und Knochenneubildung charakterisierte Erkrankung mit zunehmender Gelenkzerstörung. Akute Phasen werden als »aktivierte Arthrose« oder auch als »Reizgelenk« bezeichnet. Sekundärarthrosen sind Folge primär extraartikulärer Erkrankungen, wie Fehlhaltung, Entzündung oder Einblutung.

◀ **Definition**

Ätiologie und Pathogenese. Die Arthrose (»Osteoarthritis« ist der im angloamerikanischen Sprachgebrauch benutzte Begriff) geht von der Zerstörung des Knorpels aus. Ursache ist ein Mißverhältnis von erhaltenden und abbauenden Momenten, woraus zwangsläufig ein Schaden resultiert. Die in späteren Stadien erkennbaren Veränderungen der Synovialschleimhaut, Gelenkkapsel und des Knochens sind nur mittelbare Folgen der Knorpelzerstörung. Die Erkrankung ist nicht entzündlich in dem Sinne, daß die Infiltration mit mononukleären Zellen dem Prozeß vorausgeht, doch können im Gefolge exazerbierender Episoden lokale Entzündungsvorgänge eintreten. **Die Beschränkung auf das Gelenk im anatomischen Sinne unterscheidet die Arthrose von der Arthritis.**

Wenn – grob vereinfacht – die Arthrose als Ergebnis eines krassen Mißverhältnisses zwischen Belastung und Belastbarkeit aufgefaßt wird, so lassen sich einige pathogenetische Faktoren aufzählen. Zunächst kommt die natürliche Alterung des Knorpels in Betracht. Doch ist dieser Punkt insgesamt ohne nennenswerte Bedeutung. Es wird nämlich der **mechanischen Beanspruchung** die größere pathogenetische Wertigkeit zugemessen. Von beiden unabhängig sind Veränderungen der Chondrozyten, die in größerer Zahl vorhanden sind und zugleich einen gesteigerten Metabolismus aufweisen. Diesen, dem Gelenk zuzuordnenden Größen, stehen die mechanischen Beanspruchungen gegenüber, die in der überwiegenden Mehrzahl der Fälle eine Arthrose bedingen – wenn von neuropathischen, endokrinologischen und metabolischen Sekundäreffekten abgesehen wird. Dies belegen eindrucksvoll die nahezu gesetzmäßig im Gefolge bestimmter belastender Sportarten und beruflichen Tätigkeiten eintretenden Arthropathien. So weisen Fußballspieler und Skifahrer Arthrosen an den unteren Extremitäten auf, wogegen es bei Busfahrern zu Veränderungen in den Schultergelenken und bei den Arbeitern am Preßlufthammer an den Händen kommt. Dies sind nur wenige einschlägige Beispiele. Dabei scheint eine einmalige Gewalteinwirkung weniger gravierende Folgen zu zeigen als permanente kleinste Traumatisierungen.

Bemerkenswert ist eine genetische Komponente bei einigen Varianten, bei denen das Auftreten auch ohne mechanische Belastung über Generationen verfolgt werden kann.

Ätiologie und Pathogenese Die Arthrose geht von der Zerstörung des Knorpels aus. Ursache ist ein Mißverhältnis von erhaltenden und zerstörenden Kräften. Später erkennbare Veränderungen der Gelenkhaut und des Knochens sind deren Folgen. Die Erkrankung ist nicht entzündlich, doch können im Gefolge exazerbierter Episoden lokale Entzündungsvorgänge einsetzen. **Im Gegensatz zur Arthritis bleibt die Erkrankung auf das Gelenk beschränkt.**

Als pathogenetische Faktoren sind weniger die natürliche Alterung des Knorpels als die **mechanische Überbeanspruchung** zu nennen. Bei der Arthrose sind Chondrozyten in größerer Zahl vorhanden mit zugleich gesteigertem Stoffwechsel.

Infolge der genannten Gesetzmäßigkeiten kommt es zu typischen Arthrosen: Fußballspieler und Skifahrer weisen Veränderungen an den unteren Extremitäten, Busfahrer an den Schultergelenken, Arbeiter mit Preßluftgeräten an den Händen auf. Eine einmalige Gewalteinwirkung schadet weniger als wiederholte Mikrotraumen.

Bemerkenswert ist eine hochgradig genetisch determinierte Arthrose insbesondere bei Frauen.

Klinik Die Arthrosehäufigkeit nimmt mit dem Alter zu. Stets werden Schmerzen in den meist seitengleich betroffenen Gelenken angegeben, die **unter Belastung zunehmen** (S N-**12**). Daher erwachen die Patienten beschwerdefrei.

Die Patienten erkennen die Gelenkveränderungen selbst sehr gut: **Knirschen und Reiben bei Bewegung, Schwellung** und **Überwärmung** während aktiver Phasen.

Klinik. Die Arthrosehäufigkeit nimmt mit den Lebensjahren zu. Bei 60jährigen weisen bereits mehr als die Hälfte deutliche arthrotische Veränderungen auf. Es werden stets Schmerzen in den meist seitengleich betroffenen Gelenken angegeben (S N-**12**). Gelegentlich werden sie auch außerhalb projiziert. **Typischerweise nimmt der Schmerz mit der Belastung zu.** Dies bedeutet im allgemeinen, daß die Beschwerden im Laufe des Tages schlimmer werden, um gegen Morgen wieder abzunehmen. Trotz dieser Erfahrung schonen die Arthrotiker ihre betroffenen Gelenke keineswegs übermäßig, sondern bevorzugen einen reduzierten, aber regelmäßigen Gelenkgebrauch. **Lokale Schwellung und Überwärmung** während aktiver Phasen, bleibende Erscheinungen wie **Knirschen, Reiben** und **Knacken**, zunehmende Bewegungseinschränkung und Deformierung bemerken die Patienten an sich selbst. Zur Verdeutlichung wird angegeben, daß etwa das An- und Auskleiden, das Kämmen und Kopfwaschen, das Erheben aus dem Sitz in den Stand oder das Treppensteigen beschwerlich sind.

S Synopsis N-**12: Befallsmuster der familiären Polyarthrose**

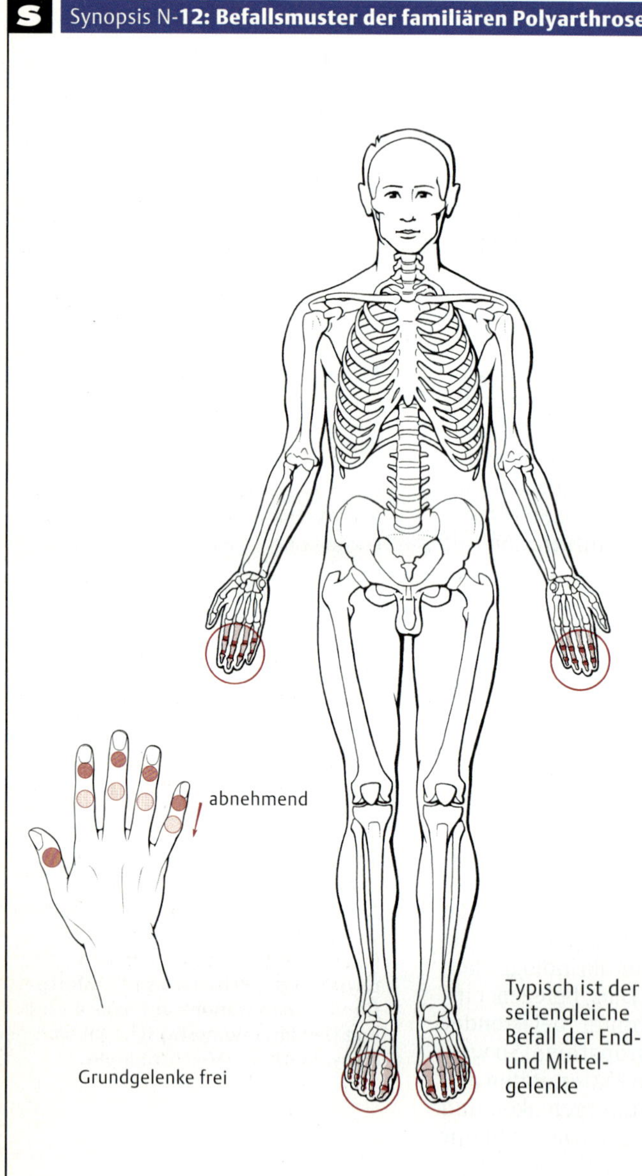

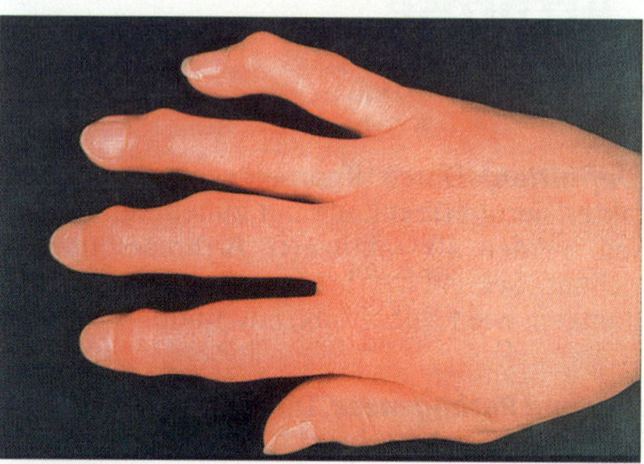

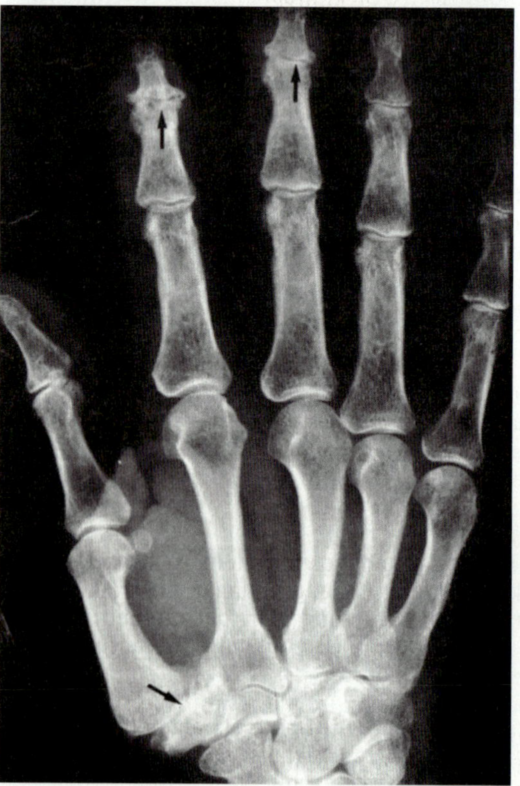

Rhizarthrose und Heberden-Arthrose des 2. und 3. Fingers.

Besondere Aspekte bietet die Arthrose des Achsenskeletts infolge der anatomischen Verhältnisse bezüglich des peripheren Nervensystems. Der Verlust an Knorpelsubstanz mit Verkleinerung der Wirbelkörperabstände und Verengung der Foramina intervertebralia bedingen Irritation und im weiteren Verlauf auch Schädigung der austretenden Nervenwurzeln. Dies äußert sich in **Parästhesien** und **Paresen**. Dabei überraschen häufig Diskrepanzen zwischen Befund und Symptom, weil selbst abenteuerlich veränderte Wirbelsäulen nicht zwangsläufig Beschwerden verursachen, hingegen äußerlich normal gestaltete erhebliche Beschwerden bereiten können.
Hervorzuheben sind noch arthrotische Syndrome (Polyarthrosen) mit einer speziellen Konstellation. Hierzu zählen die sogenannte **Heberden-Arthrose** bei Befall der kleinen Fingerendgelenke und die sogenannte **Bouchard-Arthrose** bei Befall der Fingermittelgelenke (S N-**12**). Auffallend ist die quasi überdimensionale dorsale Höckerbildung, die nicht selten den Beschwerden vorausgeht. Hier überwiegt das weibliche Geschlecht. Die Beschwerden setzen etwa ab dem 50. Lebensjahr ein. Infolge der erblichen Komponente haben zumeist auch Mutter, Tanten oder Schwestern der Patienten die gleiche Erkrankung.

Die Arthrose des Achsenskeletts führt infolge des Verlustes an Knorpel mit Verengung der Foramina intervertebralia zu neurologischen Ausfallserscheinungen von **Parästhesien** bis zu **Paresen.** Dabei überraschen Diskrepanz zwischen Befund und Symptom. Ein auffälliges Befallsmuster bieten die **Polyarthrosen**. Zumeist an den Händen werden entweder die Endgelenke **(Heberden-Arthrose)** oder die Mittelgelenke **(Bouchard-Arthrose)** befallen (S N-**12**). Hier überwiegt das weibliche Geschlecht. Die Erkrankung setzt etwa mit dem 50. Lebensjahr ein. Die genetische Komponente ist unverkennbar.

Diagnostik. Der Untersuchungsbefund ergibt bereits bei der Inspektion in Abhängigkeit vom Stadium **Achsenabweichungen** oder **Deformierungen**. In aktiven Phasen sind **Schwellung** und **Ergußbildung** erkennbar. Die Palpation zeigt **Überwärmung**, Verdickung der Gelenkkapsel und, bei gleichzeitiger Bewegung im Gelenk, **Krepitation.**
Röntgenaufnahmen zeigen neben der obligaten **Gelenkspaltverschmälerung** produktive **ossäre Veränderungen**. Die Gelenkkapsel kann umschrieben ossifiziert sein, es zeigt sich eine subchondrale Sklerosierung, Osteophyten entstehen als Randzacken. Seltener kommt es zu Destruktionen mit Zyste und Arrosionen.
An weiteren bildgebenden Verfahren sind Ultraschall und NMR zu erwähnen, die ebenfalls die Diagnose der Arthrose sichern helfen. Sie können jedoch die klassische Röntgenaufnahme nicht ersetzen.
Laboruntersuchungen sind unergiebig. Dennoch kann auf die einschlägigen Tests nicht verzichtet werden, bestätigen sie doch den Verdacht auf ein nichtentzündliches lokales Geschehen. Die Analyse eines Ergusses ergibt, sofern er nicht einem frischen Reizgelenk entstammt, für gewöhnlich weniger als 300 Leukozyten/μl. Die Gelenkflüssigkeit sollte auch auf Kristalle zum Ausschluß einer Stoffwechselstörung untersucht werden.

Diagnostik Die Inspektion zeigt stadienabhängige **Achsenabweichung** und **Deformierung.**
Aktive Phasen sind durch **Schwellung, Überwärmung** und **Erguß** gekennzeichnet. **Krepitation** bei Bewegung und Funktionseinbuße kommen hinzu. Röntgenaufnahmen zeigen **Gelenkspaltverschmälerung, Osteophyten** und **subchondrale Ossifizierung.**

Ultraschall und NMR können die Röntgenaufnahme nicht ersetzen.

Laboruntersuchungen sind unergiebig. Im Erguß finden sich nur wenige Leukozyten. Andere Untersuchungen dienen dem Ausschluß einer Arthritis oder Stoffwechselstörung.

Therapie. Die Natur der Arthrose erschließt kein kausales Therapieprinzip. Es können stets nur dem Einzelfall angepaßte Komponenten berücksichtigt werden wie Entlastung, Schonung, Beseitigung von Kontrakturen oder Deformitäten auf orthopädischem Wege.
Die Pharmakotherapie bezweckt eine Chondroprotektion und eine Hemmung der Entzündungsvorgänge. Während die antiphlogistischen Präparate ihren Wert insbesondere während Episoden erhöhter Aktivität zweifelsfrei bewiesen haben, ist die Diskussion um die Chondroprotektion noch nicht abgeschlossen. Ziel ist die Aktivierung der Knorpelzellen etwa mit D-Glukosaminsulfat. Effekte sind erst nach langjähriger Therapie erkennbar. Was die Entzündungshemmung betrifft, so werden nichtsteroidale Antiphlogistika bevorzugt. Große Bedeutung haben hier auch die Kortikoide, weil sie in der Lage sind, am raschesten und vor allem zuverlässig eine aktive Phase zu beenden. Allerdings müssen sie intraartikulär appliziert werden – eine kritische Maßnahme, weil das Risiko einer Infektion und der subchondralen Knochennekrose mit jeder Injektion steigt. Dies hat zu dem plakativen Spruch geführt, ein Gelenk dürfe nur dreimal während des Lebens Kortison sehen. Selbst bei großzügiger Handhabung sollte daher die Indikation für eine Kortisonapplikation sehr begrenzt werden.
Überdurchschnittlichen Stellenwert nehmen die **physikalischen** und die **medikomechanischen Maßnahmen** ein.

Therapie Ein kausales Therapieprinzip gibt es nicht. Auf den Einzelfall abgestimmt, müssen Entlastung, Schonung und Beseitigung von Fehlstellungen erfolgen.
Die Pharmakotherapie bezweckt Chondroprotektion bei Hemmung der Entzündung während aktiver Phasen. Antiphlogistika sind in Ruhephasen wertlos. Kortison intraartikulär appliziert beendet zuverlässig einen Reizzustand. Dies ist eine kritische Maßnahme, da das Risiko einer Infektion und subchondralen Knochennekrose mit jeder Injektion steigt. Deshalb sollte die Indikation für eine Kortisonapplikation sehr begrenzt werden.

Einen überdurchschnittlichen Stellenwert nehmen die **physikalischen** und **medikomechanischem Maßnahmen** ein.

Merke ►

> **Merke.** Nur während einer akuten Reizphase ist Kälte angezeigt, in allen anderen Fällen Wärme.

Wärme kann durch **Umschläge, Packungen** und **Bäder** appliziert werden. Es werden Bestandteile des Moores (Huminsäure etc.) beigefügt.

Auch **Kurzwellenbehandlung** dient der Wärmevermittlung.
Sekundäre Muskelveränderungen werden durch **Massagen** behandelt. Übertriebenes Vorgehen aktiviert die Arthrose und verschlimmert das Leiden.
Fortgeschrittene Veränderungen zwingen zu orthopädischer Intervention. Bei einzelnen Gelenken (insbesondere Hüfte) kommt **Gelenkersatz** in Betracht.
Im Hinblick auf unzureichende Therapiemöglichkeiten hat die **Prävention** Vorrang. Dies bedeutet Reduktion des Gewichts, sinnvolle Begrenzung der Belastung im Beruf und Ausübung wenig belastender Sportarten.

Die **Wärmeapplikation** kann durch **Umschläge, Packungen** und **Bäder** erfolgen. Üblicherweise werden Bestandteile des Moores (Huminsäuren, Gerbsäure, Schwefelsäure u.a.m.) zugegeben. Auch über elektrische Induktion mittels **Kurzwelle** kann Wärme vermittelt werden.
Muskelveränderungen, die sich als Folge des Gelenkleidens einstellen, werden durch **Massagen** im Trockenen oder unter Wasser reduziert. Dies alles muß wohlangepaßt erfolgen, da bei unsachgemäßer und übertriebener Anwendung die Arthrose aktiviert wird.
Bei weit fortgeschrittenen Zuständen kommen schließlich operative Maßnahmen in Betracht. So ist der **Gelenkersatz** der Hüfte ein häufig geübtes Verfahren. Korrekturen von Fehlstellungen vermögen nicht nur im betroffenen Gelenk ordentliche Verhältnisse wiederherzustellen, sondern entlasten auf diesem Wege auch angrenzende und selbst entfernte Partien des Bewegungsapparates – wie das Beispiel der Kausalkette Beinverkürzung – Skoliose – Kopfschmerz zeigt.
Generell gilt, daß in Anbetracht der insgesamt unzureichenden Möglichkeiten der Therapie von Arthrosen die **Prävention** Vorrang hat. Sie umfaßt eine riesige und heterogene Palette unterschiedlichster Maßnahmen von der Einhaltung des normalen Körpergewichts bis hin zur sinnvollen Begrenzung der mechanischen Belastung in Beruf und Sport.

Prognose Die Erkrankung schreitet selbst bei geringer Belastung fort.

Prognose. Die Arthrose ist eine fortschreitende Erkrankung. Stillstand ist allenfalls bei konsequenter Schonung in Einzelfällen zu erreichen. Rückbildung bestehender Defizite sind nicht zu erwarten.

5 Weitere entzündliche Erkrankungen

5 Weitere entzündliche Erkrankungen

5.1 Polymyositis und Dermatomyositis

5.1 Polymyositis und Dermatomyositis

Definition ►

> ***Definition.*** Es handelt sich um eine entzündliche Erkrankung der quergestreiften Muskulatur, teilweise begleitet von einer Entzündungsreaktion der Haut.

Ätiologie und Pathogenese Die Ursache ist unbekannt, desgleichen die Natur der Muskelzerstörung. Für eine Immunpathogenese sprechen Autoantikörper und die Effizienz einer entsprechend gewählten Therapie.

Es gibt **verschiedene Varianten:**
- mit und ohne Hautbeteiligung,
- bei Erwachsenen eine Verknüpfung mit malignen Prozessen
- eine im Kindesalter auftretende Form
- Assoziation mit anderen Immunopathien.

Ätiologie und Pathogenese. Die Ursache der Erkrankung ist unbekannt. Auch die Natur der Zerstörung ist letztlich nicht aufgeklärt, wenngleich Immunreaktionen beteiligt sein dürften infolge der vielfach zu beobachtenden Autoantikörper. Ein weiteres Argument ist die überzufällige Verknüpfung mit anderen Immunkrankheiten systemischer Natur wie Sklerodermie, Lupus erythematodes oder chronische Polyarthritis.
Neben einer **Variante** *mit* und einer solchen *ohne* Hautbeteiligung sowie einer Form mit der erwähnten Assoziation zu anderen definierten Immunopathien, scheinen eine im Kindesalter auftretende Form und schließlich eine letzte mit Malignom verbundene Variante abgrenzbar zu sein.
Die Ähnlichkeit mit entzündlichen Muskelerkrankungen nach Virusinfekt oder Parasitenbefall hat zur Suche nach analogen Auslösefaktoren veranlaßt; die Ergebnisse sind inkonsistent und lassen keinen sicheren Schluß zu.

Klinik Die Beschwerden beginnen schleichend als **Muskelschwäche.**

Klinik. Für gewöhnlich beginnen die Beschwerden schleichend als **Muskelschwäche.** Manche Patienten geben vorausgehende Episoden mit grippalem Charakter, Raynaud-Phänomen oder Gelenkbeschwerden an. Typischer-

weise sind häufiger Frauen betroffen als Männer; die Manifestation erfolgt hauptsächlich im Alter von 50 bis 60 Jahren.
Die Erkrankung befällt in der Regel den **proximalen Anteil der oberen und unteren Extremitäten**. Sie äußert sich in Schwierigkeiten beim raschen Gehen, Treppensteigen und beim Erheben aus sitzender Haltung. Es bereitet überdurchschnittliche Mühe, Gegenstände zu tragen oder auch nur die Arme etwa zum Kämmen zu heben. Außerhalb der erwähnten Muskelgruppen ist eine Beteiligung der Halsmuskulatur nicht ungewöhnlich, so daß Aufrechthalten des Kopfes, Schlucken und Lautgebung nicht mehr möglich sind und die Atmung behindert ist.

Episoden mit Raynaud-Symptomatik und grippalen Zügen können vorausgehen.
Die Erkrankung befällt in der Regel den **proximalen Anteil der Extremitäten.** Jede Muskeltätigkeit ist erschwert; dies gilt in Einzelfällen auch für Schlucken und Lautgebung. Auch die Atmung kann behindert sein.

Bei etwa einem Drittel der Patienten treten zugleich **Hauterscheinungen** auf. Am häufigsten kommt es **im Gesicht** zu Veränderungen, und zwar an Stirn, Wangen, Nasenrücken und Augenlidern. Überwiegend handelt es sich um lilafarbige, großflächige Exantheme, die nur im floriden Stadium zu tastbaren Veränderungen mit Ödem, Verhärtung und Papeln führen. Juckreiz liegt selten vor. Erythematöse Plaques finden sich über den Knöcheln. Hauterscheinungen und Muskelentzündung zeigen keineswegs gleichsinniges Verhalten.

Ein Drittel der Patienten weist **Hauterscheinungen im Gesicht** auf. Es handelt sich um großflächige Exantheme mit ödematösem Einschlag. Juckreiz tritt selten auf. Gleichartige Plaques finden sich auch über den Knöcheln.

Ein unter 20% liegender Anteil entwickelt die Erkrankung bereits in der Kindheit. Knaben sind hier etwas häufiger betroffen als Mädchen. Der Ablauf der Myositis ist dann keineswegs anders als im Erwachsenenalter. Doch ist der Anteil an Dermatomyositis größer. Bei Kindern werden auch, mehr als bei Erwachsenen, **Vaskulitis** und **Kalkablagerungen** in der Haut beobachtet. Sie erfolgen flächenhaft, die Veränderungen sind zu tasten. Nach Überschreiten der jeweiligen individuellen Toleranzgrenze führen sie zu Exulzerationen. Eine weitere Besonderheit stellt der **Befall des Intestinums** dar mit Hämorrhagie und Perforation.

Bei etwa jedem 5. Patienten entwickelt sich die Erkrankung im Kindesalter. Der Anteil der Hautbeteiligung ist hier größer, desgleichen die Häufigkeit an **Kalkeinlagerungen.** Sie erfolgen großflächig und können zu Exulzeration führen. Eine weitere Besonderheit ist die **Beteiligung des Intestinums** mit Hämorrhagien und Perforation.

> ▶ ***Merke.*** Die Vergesellschaftung der Polymyositis mit malignen Prozessen ist auffallend. Etwa 20% der Patienten sind Tumorträger.

◀ **Merke**

Diese Zahl gilt allerdings nur für Erwachsene. Bei Kindern ist die Assoziation ungleich geringer. Letztlich sind **sämtliche Formen bösartiger Erkrankungen bei der Polymyositis** beobachtet worden. Daß überdurchschnittlich häufig **Malignome des Intestinal- und des Respirationstraktes**, der **Mamma** und **der Ovarien** gefunden werden, liegt weniger an einem besonderen Mechanismus als vielmehr an der Tatsache, daß es sich hierbei um die häufigsten Formen handelt. Es hat den Anschein, daß dies bei der Dermatomyositis markanter hervortritt als bei der Myositis. Die Argumentation für einen solchen Zusammenhang zwischen der Erkrankung und bösartigen Prozessen stützt sich nicht auf die Entdeckung des Malignoms zeitgleich mit dem Auftreten der Muskelerkrankung, sondern auf die Beobachtung einer Rückbildung der Dermato- und Polymyositis nach erfolgreicher Behandlung des Tumors. Eine solche Besserung darf mit wenigen Ausnahmen erwartet werden, wobei eine völlige Ausheilung allerdings selten eintritt. Bemerkenswert sind darüber hinaus die Fälle, bei welchen ein erneuter Beginn der Muskelerkrankung zugleich Hinweis auf ein Tumorrezidiv ist.

Es kommen alle Formen maligner Prozesse vor, z. B. **Malignome des Intestinal- und Respirationstraktes, von Mamma und Ovarien.**
Für einen Zusammenhang zwischen dem Tumor und der Polymyositis spricht die Rückbildung der Krankheitserscheinungen nach Entfernung desselben. Bemerkenswert sind darüber hinaus solche Fälle, bei welchen ein erneutes Auftreten der Myositis ein Tumorrezidiv ankündigt.

Bei der Dermato- und Polymyositis sind nicht selten auch andere Organe entzündlich erkrankt. So kommt es immer wieder zu **synovitischen Reaktionen**, die eine Polyarthritis imitieren. Typischerweise treten jedoch keine dauerhaften Schäden auf – ein wesentliches Unterscheidungsmerkmal zur chronischen Polyarthritis mit begleitenden Muskelschmerzen. Weiterhin imponieren Erscheinungen, die einer **Vaskulopathie** gleichen. Dies kann bis zu Ulzerationen an Haut und auch an Schleimhäuten führen, ein überwiegend bei Kindern zu beobachtendes Phänomen. Die harmlose Variante ist ein Raynaud-Syndrom. Schließlich ist die **Beteiligung des Herzens** zu erwähnen. Sie ist insofern naheliegend, als auch dieses Organ aus quergestreifter Muskulatur besteht. Als Symptome sind Tachykardie und Arrhythmie zu nennen. Die Dunkelziffer ist jedoch sehr hoch; möglicherweise ist sogar bei allen Patienten das Herz, wenn auch in inapparenter Weise, beteiligt. Hierfür sprechen die ohne jeden vorherigen Hinweis eintretenden **plötzlichen Todesfälle** und Blutbefunde (CK-Erhöhung).

Bei der Dermato- und Polymyositis sind nicht selten auch andere Organe entzündlich erkrankt. So kommt es zu **synovitischen Reaktionen**, die eine Arthritis imitieren. Dauerhafte Schäden resultieren daraus nicht. Weiterhin kommt es zu Erscheinungen analog einer **Vaskulopathie**, indem Ulzerationen an Haut und Schleimhäuten auftreten. Schließlich ist die **Beteiligung des Herzens** zu erwähnen; Symptome sind Tachykardie und Arrhythmie. Dies gilt als Ursache für **plötzliche Todesfälle.**

Diagnostik Leitbefund ist die seitengleiche proximale Muskelschwäche.

Im Labor fallen BSG-Beschleunigung und α_2-Globulinvermehrung auf.
Von den **Muskelenzymen** ist die **CPK** das wertvollste Kriterium, da im Schub das Zehnfache der Norm erreicht werden kann.
Dieser Parameter gestattet auch die Bewertung des Therapieerfolges. Dieses Verhalten ist naturgemäß nicht mehr erkennbar, wenn durch die Erkrankung eine deutliche Atrophie eingetreten ist.
Immunologische Befunde zeigen sich bei etwa der Hälfte der Patienten als **antinukleäre Faktoren.**

Die **Elektromyographie** deckt Veränderungen im Sinne polyphasischer Potentiale, Fibrillation und hochfrequenter Entladungen auf.

Die **Histologie** liefert den **entscheidenden diagnostischen Beitrag.** Aus schmerzhaften Arealen entnommenes Gewebe zeigt eine **Anhäufung mononukleärer Zellen** und eine **Degeneration der Muskelfasern** als Zeichen der destruktiven Entzündung. Die Gefäße sind allenfalls geringfügig verändert. Der Prozeß zeigt erhebliche lokale Unterschiede; daher bieten Biopsien nicht selten ein unauffälliges Bild.

Therapie Durch Einsatz von **Steroiden** tritt eine entscheidende Besserung ein. Infolge des katabolen Effektes muß nach rascher Reduktion der Dosis getrachtet werden. Hierfür sind Antimetaboliten und Alkylanzien als **Immunsuppressiva** geeignet. Die Therapie muß zunächst auf **unbegrenzte Zeit** angesetzt werden.

Plasmapherese und Immunglobuline können in Einzelfällen raschen Erfolg bringen.
Weitere Maßnahmen umfassen **Übungen zur Kräftigung der Muskulatur.**

Prognose Die Erkrankung schreitet unbehandelt zumeist fort. Spontanheilungen sind selten. Die Patienten erliegen häufig Infektionskrankheiten. Besonders schlecht ist die Prognose bei Beteiligung der Muskulatur des Kopfes.

Diagnostik. Die Diagnose kann nur aus der gemeinsamen Bewertung klinisch und apparativ erhobener Befunde gestellt werden. **Schlüsselbefund ist die seitengleiche proximale Muskelschwäche.** Gleichzeitige Erkrankungen im Umfeld des Patienten, insbesondere von Kindern, macht eine infektiöse Erkrankung als Ursache wahrscheinlich.
Von den allgemeinen Laboruntersuchungen fallen unspezifische, entzündungsbedingte Veränderungen auf wie BSG-Beschleunigung und α_2-Globulinvermehrung. Im Gegensatz zu Infektionskrankheiten oder einer Polymyalgia rheumatica sind sie wenig ausgeprägt. Hinzu kommt eine mäßige Anämie. Wertvoll sind die Bestimmung der **Muskelenzyme im Serum**, nämlich CK, GOT, Aldolase und LDH. Von ihnen ist die **CPK** das wertvollste Kriterium, da sie in Phasen der Aktivität bis zum Zehnfachen des Normalwertes ansteigt. Dieser Parameter kann auch gut für die Bewertung der Therapie herangezogen werden, zeigt er doch eine kurze Halbwertszeit von wenigen Tagen. Die CPK ist allerdings bei Patienten weniger markant erhöht, wenn sie bereits eine Muskelatrophie aufweisen.
Immunologische Befunde zeigen sich bei mehr als der Hälfte der Patienten. Im Serum treten verschiedene Autoantikörper auf, beispielsweise gegen Synthetasen und die Komponenten Jo und PM, gegen die Histidyl-Synthetase. Die Titer besagen nichts über die Krankheitsaktivität.
Die **Elektromyographie** stellt eine wertvolle diagnostische Hilfe dar. Veränderungen zeigen sich am häufigsten als polyphasische Potentiale, sodann als Fibrillation und schließlich als hochfrequente Entladungen. Bemerkenswert ist das Fehlen jeglicher Abnormitäten bei jedem zehnten Patienten mit Polymyositis.
Die **Histologie** liefert den **entscheidenden diagnostischen Beitrag**. Für eine zuverlässige Beurteilung ist der Entnahmeort der Biopsie von Bedeutung. Er soll aus schmerzhaften Arealen und vorzugsweise im proximalen Anteil der Muskulatur erfolgen. Dann zeigen sich eine **Anhäufung mononukleärer Zellen** und eine **Degeneration der Muskelfasern** als Kriterien einer destruktiven Entzündung. Die perifaszikuläre Anhäufung der Zellen entspricht einer interstitiellen Reaktion. Gefäße, die in der Biopsie mitenthalten sind, zeigen nur bei einem kleinen Teil analoge Veränderungen, die als Vaskulitis zu deuten wären. Wiederum bietet etwa jedes zehnte Gewebspartikel normale Strukturen, ein Hinweis auf lokal unterschiedlich ausgeprägte Prozesse trotz des generalisierten Charakters der Polymyositis.

Therapie. Seit Einführung der **Steroide** ist die durchschnittliche Überlebenszeit auf weit über fünf Jahre angestiegen. Im Schnitt müssen 80 bis 100 mg Prednisolon täglich verabreicht werden. Eine Dosisreduktion darf erst bei Besserung der Krankheit vorgenommen werden. Dies kann gelegentlich mehrere Wochen benötigen. Wegen der auch für den Muskel katabolen Wirkung der Steroide ist dann die Indikation für eine zusätzliche **immunsuppressive Therapie** durch Proliferationshemmer gekommen. Hier sind Alkylanzien vor allem bei vaskulitischem Charakter effizienter als Antimetaboliten, weshalb dem Cyclophosphamid gegenüber dem Azathioprin der Vorzug gegeben wird. Die Therapie ist als **Dauermaßnahme** zu konzipieren, mit den entsprechenden Vorsichtsmaßnahmen (Blutbildkontrolle etc.). Es bedarf strikter Antikonzeption. Der Therapieerfolg wird ablesbar an der Besserung der Symptome, der Elektrophysiologie und dem Rückgang der Serumenzyme, wogegen die Autoantikörper länger persistieren.
Als besondere Maßnahme mit guten Einzelerfolgen sind hochdosiert Immunglobuline und **Plasmapherese** zu erwähnen.
Weitere flankierende Maßnahmen sind **medikomechanische Übungen** zur Verhütung von Schäden am Bewegungsapparat und Atemübungen zur Prophylaxe einer Aspirationspneumonie.

Prognose. Die Erkrankung nimmt überwiegend einen fortschreitenden Verlauf. Spontanheilungen sind nur selten beobachtet worden. Ohne die jüngst eingeführten Behandlungsformen erliegen die Patienten Infektionskrankheiten, die durch eine allgemeine Bewegungsarmut und flaches Atmen begünstigt werden. Besonders schlecht war die Prognose bei Patienten mit Beteiligung der Muskulatur am Kopf. Darüber hinaus verläuft die Erkrankung bei Erwachsenen grundsätzlich rasanter als bei Kindern. Dies scheint auch für die Dermato- gegenüber der Polymyositis zuzutreffen. Die schlechteste Prognose haben naheliegenderweise solche Patienten, deren Muskelerkrankung im Zusammenhang mit einem unbehandelbaren Malignom steht.

Erwachsene zeigen einen schwereren Verlauf als Kinder. Die schlechteste Prognose liegt bei der tumorbegleitenden Form vor.

5.2 Eosinophile Fasziitis

Synonym: Morbus Shulman

Definition. Grundlage der Erkrankung ist eine Entzündung von Faszie und subkutanem Gewebe mit Neigung zu spontaner Heilung nach langjährigem Verlauf.

Ätiologie und Pathogenese. Die Ursache ist unbekannt. Auffallend ist eine überdurchschnittliche Beteiligung sporttreibender junger Leute. Ablagerungen von Immunglobulinen in betroffenen Arealen und die Eosinophilie lassen an eine Immunkrankheit denken, die als Hypersensitivität gegen exogene Faktoren zu bezeichnen ist.

Ätiologie und Pathogenese Die Ursache ist unbekannt. Ablagerungen von Immunglobulinen und Eosinophilie lassen an eine hyperergische Reaktion denken.

Klinik. Die Erkrankung ist insgesamt sehr selten. Anfangs werden **Schmerzen in der Muskulatur der Extremitäten** geklagt. Hier kommt es zu **diffusen großflächigen Schwellungen**, so daß der Eindruck einer allgemeinen Verdickung von Haut und Unterhaut oder der eines Ödems entsteht. Diese Veränderungen bedingen eine gewisse **Einschränkung der Beweglichkeit**, vor allem des Faustschlusses. Dazu tragen die im weiteren Verlauf zu beobachtenden, an eine Sklerodermie erinnernden Verhärtungen bei. Nicht selten sind auch die Sehnen entzündet. Dies alles führt bei einem geringen Teil der Patienten zu Parästhesien in der Peripherie. Schließlich kommt es zur Atrophie einzelner Muskeln.
Bei der Untersuchung gibt der Patient Schmerzen bereits beim Betasten der betroffenen Muskelpartien an. Vereinzelt besteht der Eindruck, Gelenke seien ausgespart. Die Fasziitis wird am ehesten mit der Sklerodermie, der Nephrose, dem Myxödem oder der Herzinsuffizienz mit Rückflußstauung verwechselt.

Klinik Die seltene Erkrankung beginnt mit **Schmerzen in der Muskulatur der Extremitäten.** Auffallend sind **diffuse großflächige Schwellungen** von Haut und Unterhaut. Hierdurch ist die **Beweglichkeit eingeschränkt.**
Dies erinnert entfernt an die Sklerodermie. Bei einem Teil der Patienten sind auch die Sehnen entzündet, ein anderer Teil klagt über Parästhesien. Bereits bei leichtem Druck besteht heftiger Muskelschmerz.

Diagnostik. Die Diagnose ist nur sehr schwer auf Anhieb zu stellen. Da die Symptome zumeist fehlleiten, bleiben nur die apparativ erhobenen Befunde zur Sicherung der Krankheitsfindung.
Im Labor zeigt sich eine deutliche BSG-Beschleunigung und α_2-Globulinvermehrung. Weitere Hinweise auf einen Entzündungsprozeß finden sich nicht. Im Blutbild sind immerhin die **Eosinophilen deutlich erhöht** (über 15%). Muskelenzyme sind im Serum nur marginal erhöht. Im Harn wird vermehrt Hydroxyprolin ausgeschieden.
Von den Immunparametern sind die Immunglobuline im Laufe der weiteren Entwicklung regelmäßig vermehrt. Andere Auffälligkeiten bestehen nicht. Die **histologische Untersuchung** ergibt als charakteristisches Merkmal eine Anhäufung von mononukleären Zellen, insbesondere von Eosinophilen in der den Muskel umgebenden Faszie und im subkutanen Gewebe. **Spätere Stadien** sind durch **Fibrosierung** in den genannten Bereichen gekennzeichnet; es handelt sich dann um eine ausgebrannte Entzündung. Hinweise auf eine Beteiligung der Gefäße im erkrankten Bereich finden sich in keinem Stadium.

Diagnostik Allein aus dem Untersuchungsbefund ist die Diagnose selten zu stellen.
Die BSG ist beschleunigt, die α_2-Globuline sind vermehrt. Auffallend ist eine **deutliche Vermehrung der Eosinophilen.** Die Muskelenzyme sind nur marginal erhöht. Im Harn wird vermehrt Hydroxyprolin ausgeschieden. Krankheitstypische immunologische Befunde gibt es nicht.
Histologie: Anhäufung mononukleärer Zellen, insbesondere der Eosinophilen, in der den Muskel umgebenden Faszie. **Im Spätstadium kommt es zur Fibrosierung.**

Therapie. Mittel der Wahl ist **Kortison**, das in Dosen von 60 bis 100 mg bezogen auf Prednisolon täglich verabreicht wird. Bei unzureichender Wirkung können **Immunsuppressiva** zugefügt werden. Die Behandlung erstreckt sich über den gesamten Zeitraum der Erscheinungen und muß entsprechend überwacht werden (Blutbild etc.).
Darüber hinaus sind vorsichtige **Bewegungsübungen** als flankierende Maßnahmen zur Prophylaxe von Atrophie und Funktionseinbuße vorzunehmen. Atemgymnastik soll der seltenen Komplikation einer Aspirationspneumonie vorbeugen.

Therapie Mittel der Wahl ist **Kortison.** Bei unzureichender Wirkung können **Immunsuppressiva** zugefügt werden. Darüber hinaus sind **Bewegungsübungen** zur Erhaltung der Muskulatur vorzunehmen.

Prognose Die Erkrankung nimmt einen **progredienten Verlauf;** ein geringer Teil der Patienten gesundet spontan. Bemerkenswert ist das **Auftreten maligner Prozesse nach mehrjährigem Verlauf.**

Prognose. Die Erkrankung hat den Charakter eines **chronisch progredienten Prozesses**. Der überwiegende Teil der Patienten gesundet irgendwann spontan und ohne bleibende Schäden, sofern nicht eine indurierte Hautpartie oder atrophierte Muskeln behindernd wirken. Ein kleiner Teil der Patienten erlebt **nach mehrjährigem Verlauf die Entwicklung eines malignen Prozesses**, auffallenderweise hämatologischer Natur.

5.3 Pannikulitis

5.3 Pannikulitis

Definition ▶

▶ ***Definition.*** Dem Wesen nach handelt es sich um eine Entzündung im Bereich des subkutan gelegenen Fettgewebes.

Ätiologie und Pathogenese Die Ursache ist unbekannt. Im Falle einer Begleiterkrankung des Pankreas werden freigesetzte Proteinasen angeschuldigt. Ansonsten sind Fettstoffwechselstörungen und Immunreaktionen in der Diskussion.

Ätiologie und Pathogenese. Die Ursache der Erkrankung ist unbekannt. Ein exogener Auslösefaktor läßt sich nicht fassen und auch hinsichtlich der Pathogenese fehlt es an grundlegenden Erkenntnissen. Im Falle einer konkomittierenden Pankreasaffektion werden freigesetzte Proteinasen als ursächlich angesehen. Ansonsten sind Störungen des Fettstoffwechsels und Immunreaktionen in der Diskussion, letztere allerdings ohne jeden faßbaren Anhalt.

Klinik Die Erkrankung beginnt schleichend. **Im Unterhautfettgewebe bilden sich derbe schmerzhafte Knoten.** Sie können bis zu 10 cm Größe erreichen und sind vom gesunden Gewebe abgrenzbar. Vereinzelt erscheint die Haut über den Knoten gerötet und mit ihnen verbacken. Unter dem Bild eines Abszesses entleert sich nach Einschmelzen zäher Detritus nach außen. Über eine Fistelung kommt es schließlich zur Defektheilung. Während dieser Phase sind die **regionalen Lymphknoten vergrößert.** Allgemeinsymptome sind Müdigkeit und Fieber.

Die seltene Erkrankung befällt überwiegend Erwachsene.

Klinik. Die Pannikulitis beginnt undramatisch, wenngleich die Patienten den genauen Zeitpunkt erster Veränderungen zu kennen glauben. **Im Unterhautfettgewebe bilden sich derbe und schmerzhafte Knoten.** Sie finden sich bevorzugt am Stamm, weniger an den Extremitäten. Ihre Größe beträgt 1 bis 10 cm. Sie sind vom gesunden Gewebe palpatorisch abgrenzbar. Unter der Haut können sie verschoben werden. Da und dort erscheint die Haut über den Knoten gerötet, verdickt und mit ihnen verbacken. Diese Stellen gewinnen den Charakter eines Abszesses, wenn es zur Einschmelzung kommt und sich ein zähflüssiger Detritus nach außen entleert. Vorübergehend bildet sich ein fistelartiger Zugang zur darunterliegenden Höhle. Schließlich kommt es zur Ausheilung mit einem Defekt, der nur noch als Eindellung der Haut imponiert. Währenddessen sind die **regionalen Lymphknoten vorübergehend geringfügig vergrößert.**
An Allgemeinsymptomen werden unbestimmtes Krankheitsgefühl mit Müdigkeit, Übelkeit, Appetitverlust und Fieber genannt.
Die Erkrankung gilt als selten. Frauen werden häufiger betroffen als Männer, Erwachsene mehr als Kinder. Eine genetische Komponente ist nicht erkennbar.
Die Pannikulitis scheint kein einheitliches Krankheitsbild darzustellen. Hierfür werden Formen angeführt, die im Zusammenhang mit Erkrankungen des Pankreas oder mit malignen Prozessen stehen.

Diagnostik **Labor:** unbedeutende BSG-Beschleunigung und α_2-Globulinvermehrung. Nur bei Begleiterkrankungen finden sich pathologische Werte.

Bakteriologische Untersuchung: im entleerten Detritus bestehen sterile Verhältnisse.
Röntgenuntersuchungen: subkutane Kalkablagerungen, Knochendefekte beruhen auf Fettnekrosen.
Histologie: Es finden sich anfangs Granulozyten im Fettgewebe, später setzt nach Untergang der Läppchenstruktur **Fibrosierung** ein. Gefäße bleiben unberührt, zeigen jedoch Proliferationstendenz.
In Einzelfällen können Bindegewebe und sogar Gelenke betroffen sein.

Diagnostik. **Laboruntersuchungen** ergeben keine typischen Veränderungen. Abgesehen von einer mäßigen BSG-Beschleunigung und Vermehrung der α_2-Globuline als Entzündungszeichen sind sämtliche Parameter im Normbereich. Nur bei begleitender Erkrankung des Pankreas oder bei malignen Prozessen sind die entsprechenden Werte abnorm.
Die **bakteriologische Untersuchung** des aus den einschmelzenden Knoten entleerten Materials ergibt stets sterile Verhältnisse.
Röntgenuntersuchungen zeigen plattenförmige Kalkablagerungen im subkutanen Bereich. Scharf umrissene kleine Defekte an Knochen beruhen auf Fettnekrosen im Knochenmark.
Das **histologische Bild** bietet die für eine Entzündung charakteristischen Zeichen. Im Frühstadium sind im Fettgewebe Granulozyten angehäuft. Später geht die Struktur der Läppchen verloren und es setzt eine **Fibrosierung** ein, die im narbigen Umbau mit Verlust der Textur der Unterhaut einhergeht. Gefäße bleiben zunächst frei, zeigen jedoch Proliferationstendenz und Ödemreaktion der Media, wenn sie im Gebiet aktiver Herde gelegen sind. Die Erkrankung stellt sich gleichzeitig an verschiedenen Arealen ein, die miteinander verschmelzen können. Eine Generalisation durch Einbeziehung anderer anatomischer Strukturen kommt nicht vor, wenngleich in Einzelfällen Bindegewebe und selbst Gelenkstrukturen mitzureagieren scheinen.

Dies alles belegt, daß nur synoptisch die Diagnose aus Beschwerden, Tastbefund und übrigen Hinweisen gestellt werden kann. Gerade die feingewebliche Untersuchung ist außerordentlich wichtig, da sie allein die Abgrenzung gegenüber Lipomen oder Rheumaknoten ermöglicht.

Die differentialdiagnostisch schwierige Abgrenzung gegenüber Rheumaknoten und Lipomen kann allein durch die Histologie erfolgen.

Therapie. Ohne Kenntnis der Ursache und der zugrundeliegenden Mechanismen gibt es naturgemäß keine fundierte Therapie. Allgemein wird der Einsatz von Steroiden empfohlen. Eine niedrigdosierte Dauertherapie (10 mg Prednisolon täglich) vermag anscheinend Schübe zu unterdrücken. Therapieversuche mit Antibiotika, Vitaminen u.a.m. haben ausnahmslos enttäuscht.

Therapie Eine rational begründete Therapie gibt es nicht.
Steroide vermögen offenbar Schüben vorzubeugen, so daß eine niedrige Dauertherapie gerechtfertigt erscheint.

5.4 Fibromyalgie/Fibrositis

Beide Erkrankungen sind bislang unzureichend definiert. Während »Fibromyalgie« vorzugsweise für Zustände unklarer Weichteilschmerzen verwendet wird, gilt dies für »Fibrositis« bei extraartikulären Entzündungsprozessen im Rahmen rheumatischer Erkrankungen, etwa Bursitis, Tendinitis, Periostitis oder Fasziitis.
Nach wie vor sind die Angaben bei der Fibromyalgie uneinheitlich. Es sind weder Ätiologie noch Pathogenese bekannt, auch keine biochemischen, repräsentativen Laborparameter. **Auffallend ist ein gestörtes Schlafverhalten.** Dies korrespondiert mit EEG-Abnormitäten (Verdrängung der »δ-Wellen durch α-Wellen im NREM-Schlaf). Auch fällt eine **Fülle von Schmerzpunkten an verschiedenen Muskelansätzen** auf. Dies und die **Neigung der Patienten zu Angst und Depression** haben Argumente geliefert, die Fibromyalgie als ein psychosomatisches Leiden anzusehen, welches mit einer unzureichenden Verarbeitung von Schmerz einhergeht.
Infolge der unklaren Definition ist eine sichere Diagnose auch durch Ausschlußkriterien nicht zu stellen. Normale Laborparameter, abnormes Empfinden an den Schmerzpunkten und ein verändertes EEG sind die entscheidenden Hilfen.
Entsprechend diffus sind die Therapieempfehlungen. Schmerzmittel und vorsichtige Massagen scheinen noch die günstigsten Effekte zu haben. Sodann wird eine psychosomatische Betreuung angeraten. Stets muß bei längerem Bestehen der Syndrome nach Organerkrankungen gefahndet werden, vor allem, wenn wider Erwarten Laborparameter pathologisch ausfallen.

5.4 Fibromyalgie/Fibrositis

Beide Erkrankungen sind bislang unzureichend definiert. Im einen Falle werden Weichteilschmerzen, im anderen extraartikuläre Entzündungsreaktionen an Bursen, Sehnen etc. subsumiert.
Spezielle Erkenntnisse zu Ätiologie und Pathogenese liegen nicht vor.
Typische Laborparameter gibt es nicht.
Auffallend ist bei der Fibromyalgie ein **abnormes Schlafverhalten** bei verändertem EEG, weiterhin eine **Fülle von Schmerzpunkten an Muskelansätzen.**
Dies und die **Neigung zu Angst und Depression** lassen an ein psychosomatisches Leiden denken.
Eindeutige Kriterien gibt es zumindest für die Fibromyalgie nicht. Normales Labor, abnorme Empfindungen an den Schmerzpunkten und ein verändertes EEG sind entscheidende Hilfen.
Die Therapieempfehlungen sind diffus. Neben vorsichtigen Massagen und Schmerzmitteln tritt die psychosomatische Betreuung.

Prognose. Die Erkrankung nimmt meist einen chronisch remittierenden Verlauf.

Prognose Meist chronisch remittierend.

Klinischer Fall

Ein Patient im mittleren Lebensalter erscheint wegen rheumatischer Beschwerden. Vorstellung bei verschiedenen Ärzten sei insofern ergebnislos geblieben, als eine sichere Diagnose nicht hat gestellt werden können. Es sei sogar bezweifelt worden, daß die geschilderten Beschwerden tatsächlich vorliegen.
Aus der weiteren Vorgeschichte läßt sich nichts Essentielles erfragen. Der Patient führt ein geregeltes Leben, hat keinen Tierkontakt, war nicht im Ausland, geht einer nicht allzu anstrengenden Arbeit nach und lebt bewußt gesund.
Die Untersuchung ergibt kein klares Bild. Die Schmerzen sind nicht streng lokalisiert, werden da als »tief« und dort als »oberflächlich« empfunden; sie betreffen vor allem die Muskulatur, Sehnenansätze und Knochenvorsprünge. Sind einmal Finger, Knie oder Schultern betroffen, erscheinen die Gelenke steif, und es dauert, bis sie ordentlich bewegt werden können. Hinweise auf eine Entzündung fehlen. Dennoch scheint der gesamte Bewegungsapparat erkrankt zu sein. Ergänzend bemerkt der Patient, er fühle sich neuerdings recht müde, er sei generell unlustig und nicht mehr belastbar. Alles Unangenehme wie Lärm, Temperaturwechsel oder Warten würden ihm mehr als früher zusetzen. Schlafen könne er nur noch kurz, stets würde er wie gerädert aufwachen. Die übrigen Körperfunktionen seien nicht beeinträchtigt, er habe kein Fieber und das Gewicht bleibe konstant.
Bei der Untersuchung findet sich kein Hinweis auf eine Arthritis, Tendosynovitis oder Myositis. Allerdings gibt es zahlreiche druckschmerzhafte Punkte an verschiedenen Muskeln. Ansonsten ist der Befund regelrecht.
Sämtliche Laborparameter sind unauffällig. Ein EEG zum Ausschluß einer hirnorganischen Erkrankung lehnt der

Patient ebenso ab wie andere bildgebende Verfahren, etwa Röntgenaufnahmen.
Eine probatorische Gabe von NSAID ändert nichts Substantielles am Beschwerdebild. Ein Therapieversuch mit einem milden Antidepressivum wird abgelehnt. Doch sucht er die psychosomatische Sprechstunde auf. Nach ausgiebigen Konsultationen gelingt es ihm, ohne Medikamente auszukommen. Da es keine weiteren Aspekte mehr gibt, bleibt es dabei, und der Patient ist letztlich zufrieden.

5.5 Neurodystrophe Syndrome/ Algodystrophie

5.5 Neurodystrophe Syndrome/ Algodystrophie

Definition ▶

▶ ***Definition.*** Schmerzhafte, regionale, entzündlich-dystrophe Reaktionen von Weichteilen und Knochen.

Ätiologie und Pathogenese Zumeist geht ein **Trauma voraus** (Unfall, Herzinfarkt, Immobilisierung). Stoffwechselstörungen, psychische Instabilität und langdauernde Medikamenteneinnahme begünstigen die Entwicklung.

Ätiologie und Pathogenese. Zumeist geht ein einschneidendes, im weitesten Sinne **traumatisierendes Ereignis voraus:** Unfall, Herzinfarkt, Immobilisierung. Stoffwechselstörungen, psychische Instabilität und langdauernde Medikamenteneinnahme scheinen Kofaktoren darzustellen. Die trophischen Störungen beruhen offenbar auf neuralen Reflexen, was sogar zu kontralateralen Reaktionen führen kann.

Klinik
Stadium I ist durch Entzündungsvorgänge mit Schmerz und Schwellung der Haut,
Stadium II durch Nachlassen der Beschwerden mit Dystrophie,
Stadium III durch Atrophie von Haut, Muskulatur und Knochen gekennzeichnet.

Klinik. Die Erkrankung ist nicht selten und trifft auch jüngere Erwachsene. Das **Stadium I** ist durch Überwärmung und Schwellung der Haut gekennzeichnet. Der entzündliche Charakter ist unverkennbar. Wegen der Schmerzen werden Berührung und Bewegung gescheut. Im **Stadium II**, welches durch eine Dystrophie charakterisiert ist, gehen die Entzündungszeichen zurück. Das **Stadium III** ist durch Atrophie, und zwar von Haut, Muskulatur und Knochen bestimmt. Je nach Manifestationsort kommt es zu Versteifung, sogar zu Ankylosen, die eine völlige Invalidisierung bedingen können.

Diagnostik Entscheidende Hinweise liefern **Röntgenbilder**, wo die Abbau-, Umbau und Anbauprozesse gut zu verfolgen sind. Die **Szintigraphie** ist anfangs der Röntgentechnik überlegen.

Diagnostik. Neben unspezifischen Entzündungszeichen liefert die **Röntgenaufnahme** entscheidende Hinweise. Im Stadium I überwiegen porotische Abbauvorgänge. Im Stadium II überwiegt der Knochenabbau. Das Stadium III schließlich ist durch Sklerosierung bis zur Ankylose charakterisiert. Bevor es zu ersten Veränderungen kommt, vermag die **Szintigraphie** Hinweise auf den bei der Algodystrophie zugrundeliegenden erhöhten ossären Turnover zu erbringen.

Therapie Wegen des unsicheren weiteren Verlaufs ist eine **frühzeitige Behandlung** erforderlich. Schonung, Hochlagerung, vorsichtige Bewegung sowie Antiphlogistika, Steroide und Calcitonin als Pharmakotherapie sind initial angezeigt. Fallweise werden Betablocker, Schmerz- und Beruhigungsmittel eingesetzt.

Therapie. Schonung, Hochlagern der betroffenen Region und vorsichtige aktive Bewegungsübungen unter strenger Beachtung der Schmerzgrenze sind essentiell. Entsprechend dem multifaktoriellen Geschehen stützt sich die Pharmakotherapie auf unterschiedliche Prinzipien, wobei es auf die **frühzeitige Applikation** ankommt: nichtsteroidale Antiphlogistika, Steroide und Calcitonin stehen im Zentrum der Maßnahmen. Betablocker, Schmerzmittel – etwa Lokalanästhetika – und Beruhigungsmittel werden fallweise eingesetzt.
Bei den traurigen Fällen bleibender Schäden sind auch orthopädische Maßnahmen gefragt.

Prognose Die Erkrankung kann spontan ausheilen.

Prognose. Bei Schonung heilt die Erkrankung überwiegend spontan aus. Häufig kommt es zu dauerhaften Schäden am Bewegungsapparat bis zur Invalidität.

5.6 Myopathien

Unter dem Dachbegriff der Myopathie werden eine Reihe von **nichtentzündlichen Muskelerkrankungen** zusammengefaßt. Ein erheblicher Anteil von ihnen ist insofern sekundärer Natur, als andere Erkrankungen, etwa des Endokriniums, vorausgehen und verschiedene Organstörungen bedingen. Primäre Erkrankungen der Muskulatur sind selten.
Überwiegend sind die nichtentzündlichen primären Myopathien auf **genetische Defekte** zurückzuführen. Deshalb werden auch jüngere Individuen davon befallen. Stellvertretend für diese Gruppe sei die Dystrophia musculorum progressiva erwähnt. Sie beginnt im Beckengürtel oder Schultergürtelbereich. Durch einen zellulären Membrandefekt gehen die Muskelfasern zugrunde. Die Patienten bemerken ihre Erkrankung aufgrund der **Muskelschwäche.** Im weiteren Verlauf kommt es zu **symmetrischen Atrophien** insbesondere der stammnahen Muskulatur. Schmerzen bestehen nicht. Infolge des Zelluntergangs treten die Enzyme ins Serum über, so daß in Übereinstimmung mit dem Krankheitsprozeß die **CPK, Aldolase und LDH vermehrt sind.** Dies ist neben der **Histologie** ein zuverlässiges diagnostisches Kriterium. Auch die Menge des ausgeschiedenen Kreatin ist auf mehr als 600 mg täglich erhöht. Die Diagnose wird noch durch **elektromyographische Untersuchungen** gestützt, wobei sich kleine kurze Aktionspotentiale darstellen. Eine kausale oder kurative Behandlung ist nicht möglich.

5.6 Myopathien

Diese Krankheitsgruppe umfaßt ausschließlich **nichtentzündliche Erkrankungen.** Sie sind sekundärer Natur, etwa durch Endokrinopathien bedingt.
Die primären Myopathien gehen auf **genetische Defekte** zurück. Je nach der Erstmanifestation werden verschiedene Typen unterschieden. Die Patienten bemerken zunächst eine **Muskelschwäche**; später wird die **Atrophie** der Muskulatur unübersehbar.

Infolge des Zelluntergangs treten die Enzyme (CPK, Aldolase, LDH) ins Blut über – ein zuverlässiges diagnostisches Kriterium neben der **Histologie**. Die im Harn ausgeschiedene Kreatinmenge ist erhöht. Weiterhin erbringt die **Elektromyographie** abnorme Aktionspotentiale. Es gibt keine adäquate Therapie.

Laboratoriumsdiagnostik und Referenzbereiche

H. S. Füeßl

1 Rationale Verwendung und Beurteilung von Labordaten

Die Laboratoriumsdiagnostik ist eine der wesentlichen Säulen der Diagnosestellung, der Prognosefindung und der Therapiekontrolle in der Inneren Medizin. Im Gegensatz zu vielen bild- und signalgebenden Verfahren (Röntgen-, Ultraschall-, MR- und nuklearmedizinische Diagnostik, EKG), die interpretiert werden müssen, liefern die meisten Laborverfahren numerische Resultate. Diese gelten in den Augen vieler Medizinstudenten und Ärzte, aber auch bei Laien als besonders zuverlässig und aussagekräftig. Dabei sind Labordaten nicht notwendigerweise exakter oder »objektiver« als verbale Interpretationen, auch wenn formale Exaktheit, z.B. durch Stellen hinter dem Komma, vorgetäuscht wird. Auch die häufig gehörte Annahme, Laborbefunde seien, weil sie vielfach von einem Analyseautomaten gewonnen würden, ohne fachliche Qualifikation quasi für sich alleine aussagekräftig und bedürften keiner Interpretation, unterschätzt die Probleme, die sich gerade aus der gedankenlosen und ungezielten Gewinnung von Labordaten ergeben. Viele Ärzte unterliegen im Hinblick auf die Wertigkeit von Labordaten für die Entscheidungsfindung nicht selten einer Selbsttäuschung. Dies gilt vor allem für die sog. Routine- oder Screening-Untersuchungen, bei denen eine Vielzahl von Labortests (»Laborlatten« oder »Flöten«) ohne vorherige Überlegungen zur Wahrscheinlichkeit eines positiven oder negativen Ergebnisses angeordnet und durchgeführt werden. Man sollte sich daher stets vor Augen halten, daß

1. nur bei einem kleinen Teil aller Untersuchungen (zwischen 2% und 10%, abhängig von der Zahl der Tests) überhaupt ein pathologisches Ergebnis gefunden werden kann;
2. nur bei einem Bruchteil der pathologischen Ergebnisse Konsequenzen gezogen werden;
3. sich nur bei einem Teil dieser Konsequenzen ein Nutzen für den Patienten ergibt, wobei noch offen bleibt, ob dieser Nutzen nicht auch zu erreichen gewesen wäre, hätte man einige wenige Labortests gezielt anhand von Anamnese und klinischer Untersuchung angefordert;
4. Abweichungen von der Norm in vielen Fällen zwar häufig nichts zur Diagnosefindung beitragen, jedoch zu an sich abklärungswürdigen Befunden werden und damit eine diagnostische Kaskade in Gang setzen.

Labortests sind für den Patienten belastend (z.B. Blutabnahmen), verursachen hohe Kosten und bergen die Gefahr einer Induktion von weiterführenden Untersuchungen in sich, die vom eigentlichen Problem wegführen. Zwar wird im klinischen Routinebetrieb selten darüber nachgedacht, doch bedarf im Grunde jede Anforderung einer Laboruntersuchung einer Rechtfertigung. Auf den ersten Blick wird man Laboruntersuchungen vor allem damit begründen, sie als Mittel der ärztlichen Entscheidungsfindung anzusehen. Daher sollte sich der gewissenhafte Arzt vor Anordnung einer Laboruntersuchung Gedanken machen, wie hoch die Wahrscheinlichkeit ist, daß der durchzuführende Test zur Diagnosefindung beiträgt und welche Konsequenzen ein negativer oder ein positiver Ausfall des Tests hat. Sind die Konsequenzen für beide Fälle gleich, so gibt es keine Rechtfertigung für den Test.

Allerdings wurden viele durchaus gängigen Laborparameter bislang nicht im Hinblick auf ihre Bedeutung für die Entscheidungsfindung evaluiert. Dabei gibt es durchaus anerkannte methodische Grundlagen für diese Evaluierung *(s. u.)*. Viel zu oft werden in unserem »Medizinbetrieb« Laboruntersuchungen in Unkenntnis der tatsächlichen Aussagemöglichkeiten des Tests, aus einer Art von Aktionismus oder im Streben nach ohnehin nie erreichbarer absoluter Sicherheit über den Zustand des Patienten durchgeführt. Wenn nicht bereits aufgrund des klinischen Bildes eine Verdachtsdiagnose gestellt und durch gezielte Untersuchungen bestätigt oder ausgeschlossen wird, so gelingt es nur ganz selten, daß die Diagnose dem Arzt gleichsam zufällig durch ein möglichst aufwendiges Laborprogramm in den Schoß fällt.

Über die rein technischen Aspekte der Qualitätskontrolle des analytischen Prozesses hinaus müssen Laboruntersuchungen kritisch indiziert, wertend gedeutet und in das klinische Gesamtbild eingeordnet werden. Dabei können Laborbefunde selten ein diagnostisch wegweisender, manchmal hinweisender, in den meisten Fällen aber lediglich additiver Mosaikstein im Ablauf der gesamten medizinischen Diagnostik sein. Daraus folgt, daß der optimale und maximale Nutzen für den diagnostischen Prozeß und damit für den Patienten nur erzielt wird, wenn der behandelnde Arzt und der Laborarzt intensiv miteinander kommunizieren und kooperieren.

2 Evaluierung von Laboruntersuchungen für die ärztliche Entscheidungsfindung

Für die Evaluierung von Laboruntersuchungen hinsichtlich des Wertes bei der Entscheidungsfindung liegen etablierte Methoden vor. Diese Evaluierung erfolgt in vier Phasen. In **Phase I** wird in vitro die Qualität der Messung hinsichtlich Präzision, Richtigkeit *(s. u.)*, Reproduzierbarkeit, Störfaktoren usw. überprüft. Diese Untersuchungen sind notwendig und wichtig, sagen jedoch über die Wertigkeit des Tests als Entscheidungshilfe für den Arzt nichts aus. Dieser Frage kommt man erst in der **Phase II** näher, die in einem vereinfachten Entscheidungsmodell überprüft, inwieweit der Test kranke Personen mit einer bestimmten Diagnose bzw. nichtkranke Personen ohne diese Diagnose erkennt. Als »diagnostischer Goldstandard« dient dabei ein anderes, bereits etabliertes Referenzverfahren, mit dem der neue Test verglichen wird. Dabei ergibt sich eine Vierfeldertafel mit folgenden Möglichkeiten:

Referenzmethode (Wirklichkeit)

		krank	nicht krank	
Testergebnis	positiv	a richtig positiv	b falsch positiv	a + b
	negativ	c falsch negativ	d richtig negativ	c + d
		a + c alle Kranken	b + d alle Nichtkranken	N = a + b + c + d

Die Fähigkeit eines Tests, Kranke als positiv zu erkennen, bezeichnet man als **Sensitivität**, die Fähigkeit, Personen ohne diese Krankheit als negativ zu klassifizieren, wird **Spezifität** genannt. Beide Werte werden in Prozent angegeben und errechnen sich nach:

$$\text{Sensitivität} = \frac{a}{a + c} \times 100 = \frac{\text{richtig positiv}}{\text{alle Kranken}} \ (\%)$$

$$\text{Spezifität} = \frac{d}{b + d} \times 100 = \frac{\text{richtig negativ}}{\text{alle Nichtkranken}} \ (\%)$$

Mit der Sensitivität wird der Anteil der Kranken, die durch den Test richtig erkannt werden, angegeben. Die Spezifität beschreibt den Anteil der Gesunden, die mit dem Test richtig als gesund klassifiziert werden. Ein Test mit hoher Sensitivität und Spezifität wird als gut geeigneter Test für die Diagnose der untersuchten Krankheit angesehen. Bei Laboruntersuchungen erweisen sich Sensitivität und Spezifität jedoch meist nicht als unabhängig voneinander einstellbare Größen, da sie in umgekehrter Weise vom gewählten Trennpunkt zwischen gesund/krank bzw. normal/nicht normal abhängen. Durch Veränderung des Trennwertes kann in der Regel nur jeweils eines der beiden Gütekriterien verbessert werden, während das andere sich verschlechtert (s. **1**).

Um die Anwendbarkeit und den Wert eines diagnostischen Tests in der klinischen Praxis beurteilen zu können, sind die Kriterien Sensitivität und Spezifität jedoch nicht ausreichend. Der Arzt ist nämlich nicht daran interessiert, wie gut ein Test eine bereits bekannte Krankheit entdeckt; vielmehr möchte er wissen, mit welcher Wahrscheinlichkeit bei positivem Testergebnis tatsächlich eine noch nicht feststehende Erkrankung vorliegt bzw. bei negativem Testergebnis keine Erkrankung vorhanden ist. Diese Information liefert der sog. **prädiktive Wert**, der in **Phase III** ermittelt wird. Im Gegensatz zur Berechnung von Sensitivität und Spezifität ist der Bezugspunkt für die Berechnung des prädiktiven Werts nicht mehr die Gesamtzahl aller Kranken bzw. aller Nicht-Kranken, sondern die Gesamtzahl aller positiven bzw. negativen Tests.

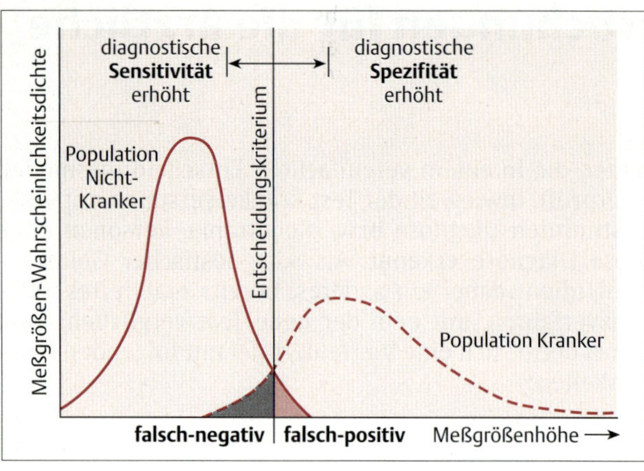

1: Wahrscheinlichkeitsdichten einer Population Nicht-Kranker und einer Population Kranker; Absenkung des Cut-off erhöht zwar die diagnostische Sensitivität eines Labortests für eine Erkrankung, gleichzeitig nimmt aber die Zahl der falsch-positiven Ergebnisse zu. Wird der Cut-off angehoben, nimmt zwar die Spezifität zu, die diagnostische Sensitivität jedoch ab. Die Wahl des Cut-off-Wertes wird von Überlegungen beeinflußt, was man mit einem Test erreichen will. Will man vor allem vermeiden, daß ein Kranker nicht als solcher entdeckt wird, z.B. beim HIV-Screening von Blutspendern, so legt man den Cut-off-Wert weit nach links. Dadurch erhält man zwar viele falsch-positive Testergebnisse aus der Population Nichtkranker, die in einem Bestätigungstest (z.B. mittels Immunoblot) weiter untersucht werden müssen. Dafür schlüpft kein wirklich Kranker durch das Netz.

Prädiktiver Wert

1. des positiven Tests $= \dfrac{a}{a+b} \times 100 = \dfrac{\text{richtig-positiv}}{\text{alle positiven Tests}}$

2. des negativen Tests $= \dfrac{d}{c+d} \times 100 = \dfrac{\text{richtig-negativ}}{\text{alle negativen Tests}}$

Der prädiktive Wert wird zwar von der gegebenen Sensitivität und Spezifität, in viel höherem Maß aber von der Krankheitshäufigkeit (**Prävalenz**) in der untersuchten Population bestimmt.

Prävalenz $= \dfrac{a+c}{N} \times 100 = \dfrac{\text{alle Kranken}}{\text{Gesamtbevölkerung}}$ (%)

Der prädiktive Wert des positiven Tests und der Anteil falsch- positiver Testergebnisse in Prozent ergänzen sich zu 100. Gleiches gilt für den prädiktiven Wert des negativen Tests und der Anteil falsch-negativer Testergebnisse. Bei Absinken der Prävalenz sinkt auch der prädiktive Wert des positiven Tests stark ab, gleichzeitig nimmt der Anteil von falsch-positiven Testergebnissen stark zu. Die Veränderungen des prädiktiven Werts bei verschiedenen Prävalenzen und einer gegebenen Sensitivität und Spezifität von je 95% ist in 1 dargestellt.

Die Häufigkeit der meisten Erkrankungen in der Bevölkerung liegt unter 1%, Sensitivität und Spezifität der meisten klinisch verwendeten Tests erreichen bei weitem nicht 95%. Der letzte Schritt in der Evaluation eines Tests **(Phase IV)** muß der Frage nachgehen, ob mit der Anwendung des Tests nicht nur Entscheidungen zum Vorgehen verändert werden, sondern diese veränderten Entscheidungen auch bessere Entscheidungen zum Nutzen des Patienten darstellen. Erst wenn dieser Punkt bejaht werden kann, ist der Einsatz des Tests gerechtfertigt.

1: Prädiktiver Wert des positiven und negativen Tests in Abhängigkeit von der Prävalenz bei gegebener Sensitivität und Spezifität von 95%

Aktuelle Krankheitshäufigkeit (%)	Prädiktiver Wert des positiven Tests (%)	Prädiktiver Wert des negativen Tests (%)
1	16,1	99,9
2	27,9	99,9
5	27,9	99,7
10	67,9	99,4
20	82,6	98,7
50	95,0	95,0
75	98,3	83,7
100	100,0	--

3 Weg zum Laborbefund

Die Erstellung eines klinisch-chemischen Befundes gliedert sich im wesentlichen in vier Schritte:

- präanalytische Phase
- analytische Phase
- analytische Beurteilung
- medizinische Beurteilung.

2 zeigt die zeitliche Abfolge und die Interdependenz der einzelnen Phasen der Befunderstellung. Die präanalytische Phase umfaßt die Vorbereitung des Patienten zur Probenentnahme, die Probenentnahme selbst und die Weiterbehandlung der Probe (Transport, Lagerung) bis zur analytischen Phase. Sie fällt überwiegend in den Zuständigkeitsbereich des Stationsarztes und der Stationsschwester bzw. des ambulant tätigen Arztes und der Arzthelferin. Die Richtigkeit eines Analysenergebnisses im Laboratorium hängt wesentlich von der präanalytischen Phase ab. Die Durchführung der Analyse mit qualitätsgesicherten Analysemethoden und die analytische Beurteilung der Zuverlässigkeit des Ergebnisses anhand der für jede Methode erarbeiteten Kriterien wie Präzision, Richtigkeit und Empfindlichkeit sowie die Prüfung auf Plausibilität erfolgen in der Regel durch die MTA oder den Laborarzt. Am Ende des Prozesses steht die medizinische Beurteilung durch den behandelnden Arzt, evtl. nach Konsultation mit dem Laborarzt. Der behandelnde Arzt ordnet den Befund in einer Transversal- und Longitudinalbeurteilung ein, prüft die Vereinbarkeit des Befundes mit den klinischen Daten und schätzt die Wahrscheinlichkeit einer bestimmten Diagnose ab.

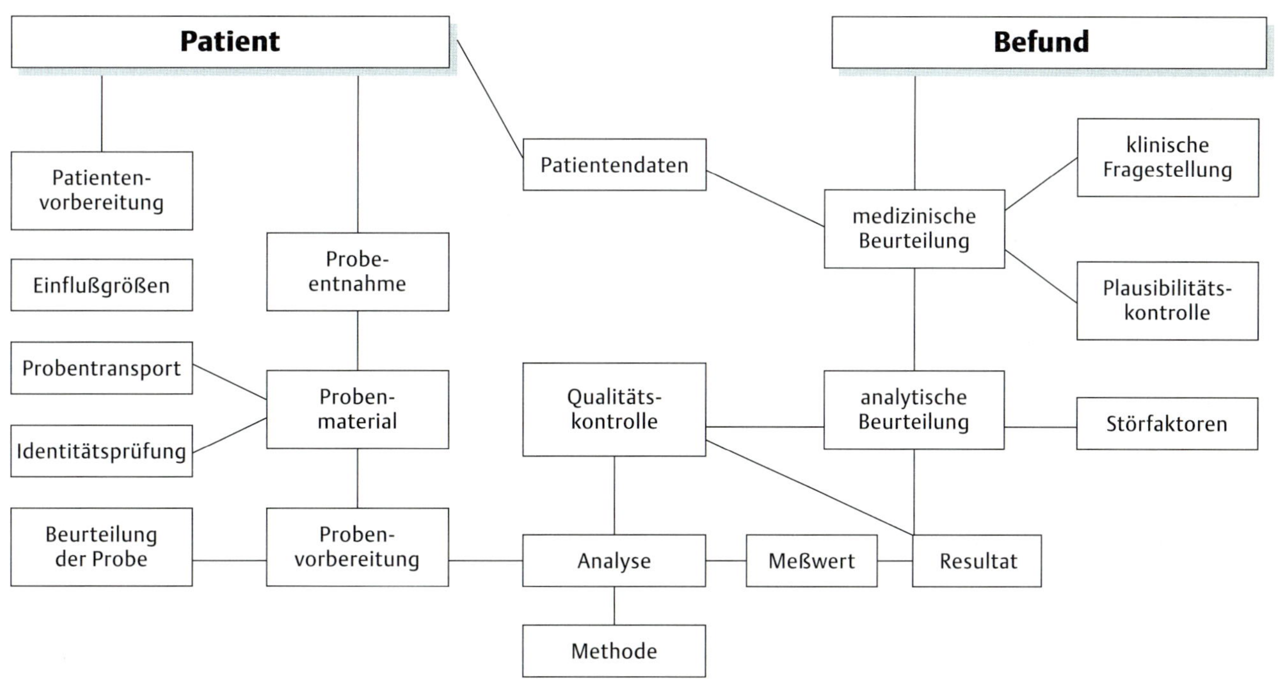

2: Schritte zur Entstehung eines **klinisch-chemischen Befundes.**

3.1 Präanalytische Phase

Einflußgrößen auf die Probe

Eine Vielzahl von physiologischen Bedingungen und persönlichen Gewohnheiten können das Ergebnis von Laboruntersuchungen beeinflussen:

- Nahrungsaufnahme/Fasten; nach der Nahrungsaufnahme sind Glukose, Triglyzeride, Eisen, Phosphat und Aminosäuren im Blut in erhöhter Konzentration vorhanden. Zur besseren Vergleichbarkeit der Werte im Verlauf sollte der Patient generell vor der Blutabnahme eine mindestens zwölfstündige Nüchternperiode eingehalten haben.
- Beim Übergang von der liegenden in die stehende Position kommt es bei korpuskulären Elementen und makromolekularen Substanzen wie Erythrozyten, Leukozyten, Hämatokrit, Hämoglobin, Gesamteiweiß, Enzymen und Lipoproteinen zu einem Konzentrationsanstieg bis zu 10%.
- Erhöhter Alkoholkonsum über längere Zeit hinweg führt zu einem Aktivitätsanstieg der γ-GT und einer Erhöhung des MCV.
- Raucher haben höhere CO-Hb- und CEA-Konzentrationen.
- Sehr muskelkräftige Männer haben erhöhte Konzentrationen des Serum-Kreatinins.
- Bei einigen Hormonen bestehen ausgeprägte tagesrhythmische Schwankungen. Die meisten Hormone, vor allem Kortisol, Noradrenalin, Aldosteron, Thyroxin und Prolaktin, aber auch Hämoglobin, Bilirubin und Kalzium

erreichen ihre maximale Konzentration am Morgen. Kreatinin, Harnstoff, TSH und Phosphat sind am Abend höher als am Morgen.

- Hohes Lebensalter wirkt sich auf eine Reihe von klinisch- chemischen Meßgrößen aus (▤ **2**).

2: Altersbedingte Variation klinisch-chemischer Meßgrößen

Abnahme	Zunahme	
Kalzium Gesamteiweiß Albumin Phosphat Alanin	Glukose Harnstoff-N Cholesterin LDH	**gesichert**
	Kreatinin Harnsäure AP γ-GT	**fraglich**

Störfaktoren

Störfaktoren führen in vitro nach Entnahme des Untersuchungsgutes aus dem Organismus zu einem Meßergebnis, das nicht der Situation in vivo entspricht. Sie können aus dem Organismus selbst stammen, z.B. bei einer Hämolyse von Erythrozyten in vitro sind u.U. LDH und/oder Kalium im Serum erhöht, da sich beide Substanzen in den Erythrozyten in erhöhter Konzentration finden. Extrem hohe Konzentrationen von Bilirubin oder Triglyzeriden im Blut können die Analysereaktion stören. Von externen, d.h. nicht aus dem Organismus stammenden Stoffen, die zu Verfälschungen von Laborwerten führen können, spielen Medikamente und Infusionslösungen die größte Rolle. Auch Verunreinigungen der Probengefäße mit Waschmitteln, Bakterien oder Hefen beeinflussen Laborwerte.

Probenentnahme

Blut sollte, vor allem zur Verlaufsbeurteilung, immer zur gleichen Tageszeit abgenommen werden, am besten morgens zwischen 7.00 und 8.00 Uhr. Die Morgendosis von Medikamenten sollte noch nicht eingenommen sein, vor allem, wenn man Spiegelbestimmungen von Medikamenten durchführen will. Die letzte Nahrungsaufnahme sollte am Vorabend zwischen 18.00 und 19.00 Uhr erfolgt sein. Zur Entnahmetechnik *siehe* ▤ **3.**

Proben des Spontanurins (▤ **4**) und des 24-Stunden-Sammelurins (▤ **5**) werden in der Regel vom Patienten selbst gewonnen und bieten daher eine Fülle von Fehlerquellen. Um diese zu minimieren, braucht der Patient eine genaue Handlungsanweisung. Vor allem die Mittelstrahluringewinnung bei Frauen zur mikrobiologischen Untersuchung bedarf einer sorgfältigen Technik, sollen nicht falsche Schlüsse aus dem Ergebnis gezogen werden. Auch die Sammlung des 24-h-Urins beinhaltet einige durchaus nicht selbstverständliche Details und muß dem Patienten genau erklärt werden. Wenn die Abnahmetechnik fehlerhaft ist, nützt auch eine noch so hochentwickelte Analysentechnik für die korrekte Befunderstellung wenig.

Probenbehälter, Probentransport und -lagerung

Klinische Chemie:
Die Untersuchungen der klinischen Chemie werden fast ausschließlich aus Serum oder Plasma durchgeführt. Serum erhält man aus spontan geronnenen Vollblutproben, Plasma durch den Zusatz von Antikoagulanzien (EDTA, Zitrat, Oxalat, Heparin).

Hämatologie:
Man verwendet fast ausschließlich venöses Blut mit EDTA-Zusatz. Bei speziellen Fragestellungen oder Problemen mit dem automatischen Teilchenzähler kann man alternativ auch Zitrat- oder Heparinblut verwenden.

Glukose:
Die spontane enzymatische Glykolyse beträgt pro Stunde ca. 7% und würde zu einer Erniedrigung der gemessenen Glukosekonzentration bei längerem Transport führen. Daher setzt man dem Glukoseröhrchen einen Glykolysehemmer, z.B. Natriumfluorid oder Mannose zu.

Gerinnung:
Für Gerinnungsanalysen wird Zitrat-Plasma eingesetzt. Das Mischungsverhältnis zwischen Natriumzitratlösung 3,8% und Blut ist im Verhältnis 1:9 genau einzuhalten.

Entsprechend vorgefertigte Röhrchen, die zur besseren Unterscheidung meist farblich gekennzeichnet sind, werden heute von der Industrie angeboten. Zwischen Probennahme und Zentrifugation sollte nicht mehr als eine Stunde liegen. Für die Bestimmung der meisten Elektrolyte, Substrate und Enzyme (ausgenommen Laktat und Ammoniak) sind die Serum- oder Plasmaproben nach Zentrifugation mindestens einen Tag bei Raumtemperatur und vier Tage bei 4 °C im Kühlschrank stabil. Muß die Probe verschickt werden, so sollte man immer statt Vollblut Serum oder Plasma verschicken. Soll die Probe über längere Zeit verwahrt werden, muß sie bei –20 °C eingefroren werden. Blutbilduntersuchungen erbringen noch ein verläßliches Ergebnis, wenn das verschlossene EDTA-Röhrchen bei Raumtemperatur bis zu einem Tag lang, bei Lagerung im Kühlschrank bis zu sieben Tage lang erfolgte. Für die mechanische Differenzierung im Teilchenzähler darf die Probe nicht in den Kühlschrank gestellt werden, Blutausstriche sind innerhalb von drei Stunden nach Blutabnahme anzufertigen. Gerinnungsuntersuchungen sollten immer so schnell wie möglich erfolgen, eine Aufbewahrung des Plasmas im Kühlschrank ist höchstens vier Stunden zuverlässig möglich. Die Beurteilung des Harnsediments muß innerhalb von 2–3 Stunden erfolgen, eine Aufbewahrung im Kühlschrank oder Einfrieren sind nicht zulässig. Liquorzellen müssen innerhalb von einer Stunde gezählt werden. Die Proben für die Blutgasanalyse sollten innerhalb von 15 Minuten untersucht werden. Ist das nicht möglich, so kann man die Probe bis zu zwei Stunden in Eiswasser aufbewahren.

3: Venöse Blutabnahmetechnik

- ▷ Staubinde am Oberarm 10 cm oberhalb der Ellenbeuge anlegen (30–50 mmHg)
- ▷ möglichst großkalibrige Vene in der Ellenbeuge oder am Unterarm suchen
- ▷ Vene palpieren: prall elastisch? Falls derb, Stauung lösen → Unterschied zwischen gestautem/ungestautem Zustand? Falls auch ungestaut derb tastbar: thrombosierte Vene!
- ▷ Desinfizieren mit 70 % Isopropanol oder 70–80 % Äthanol;
- ▷ Haut an der Einstichstelle durch Zug mit der freien Hand spannen
- ▷ mit Kanüle Nr. 1 unter einem Winkel von 30° in Richtung Vene stechen, Nadelspitze unten
- ▷ bei Verwendung einer manuellen Spritze: nur ganz leichter Unterdruck mit dem Kolben; möglichst freier Blutfluß (Gefahr der Hämolyse);
- ▷ Staubinde lösen
- ▷ nach Beendigung der Blutabnahme Nadel ziehen und Druck auf die Punktionsstelle ausüben (Patient selbst oder Arzt)

Der Patient sollte sich nach Möglichkeit bei der Blutentnahme immer in der gleichen Lage (Liegen oder Sitzen) befinden. Zu langes Stauen (> 30 s) und Pumpen mit der Hand führt zu lokaler Azidose mit Anstieg von Kalium und Laktat und sollte daher vermieden werden.

4: Gewinnung von Mittelstrahlurin bei Frauen

- ▷ Material: 4 mit Seifenlösung getränkte Tupfer, 4 trockene Tupfer, Handschuhe, steriles Gefäß
- ▷ Handschuhe anziehen, breitbeinig hinstellen und mit einer Hand Labien spreizen
- ▷ mit der anderen Hand 4x mit jeweils einem Seifentupfer Genitale von vorne nach hinten abwischen
- ▷ 4x mit jeweils einem trockenen Tupfer von vorn nach hinten wischen
- ▷ Urinröhrchen öffnen, Deckel umgekehrt ablegen
- ▷ Urin in die Toilette lassen
- ▷ Urinröhrchen kurz in den Strahl halten
- ▷ restlichen Urin wieder in die Toilette entleeren
- ▷ Urinröhrchen mit dem Schraubdeckel verschließen, ohne den Rand und die Deckelinnenseite zu berühren

5: Gewinnung von 24-Stunden-Sammelurin

- ▷ Mensurgefäß zur genauen Volumenermittlung
- ▷ Morgenurin des ersten Tages verwerfen
- ▷ gesamten Urin (auch im Rahmen der Defäkation) in das Sammelgefäß geben
- ▷ Morgenurin des zweiten Tages in das Sammelgefäß geben
- ▷ Urinmenge bestimmen und notieren
- ▷ Probe von ca. 10 ml in einem Röhrchen und zusammen mit der Angabe des Gesamtvolumens ins Labor bringen

Makroskopische Beurteilung der Probe

Vor der Untersuchung sollten die Proben makroskopisch beurteilt werden. Dabei ist vor allem auf eine rosafarbene bis rote Verfärbung des Serums zu achten. Dieser Befund spricht für eine Hämolyse. Bereits in leicht hämolytischen Seren ist die Bestimmung von Kalium, Magnesium oder LDH nicht mehr zuverlässig möglich. Ein dunkelgelbes Serum läßt auf eine erhöhte Bilirubinkonzentration schließen. Die Bestimmung von Harnsäure, Triglyzeriden und Kreatinin kann dadurch negativ beeinflußt werden.

3.2 Analytik und analytische Beurteilung

Diese Teilschritte der Befunderstellung schließen die eigentliche Bestimmung des Analyten und die Beurteilung der Leistungsfähigkeit des angewandten Bestimmungsverfahrens ein. Die Bestimmung von Analyten in Untersuchungsmaterialien erfolgt in der Laboratoriumsmedizin mit Methoden, die auf biologischen, chemischen und physikalischen Theorien sowie mathematischen Prinzipien beruhen. Mit quantitativen Methoden bestimmt man die Zahl von Molekülen, Ionen, Atomen, Partikeln oder Ereignissen. Die Angabe erfolgt als Stoffmengenkonzentration (mmol/l) oder als Stoffmassenkonzentration (mg/dl). Die meisten Substanzen in der

Laboratoriumsmedizin sind nur indirekt erfaßbar, z.B. durch Messung von Aktivität, Leitfähigkeit oder Bindung von Liganden. Eine Quantifizierung ist nur durch den Vergleich mit Standards in bekannter Konzentration möglich. Direkte quantitative Analysen, deren Ergebnis ohne Bezugnahme auf einen Standard verwendet werden können, sind selten. Dazu gehören z.B. die Zellzählung von Blutbestandteilen in der Zählkammer.
Neben quantitativen Analysen werden für bestimmte Untersuchungen auch semiquantitative Methoden (Ergebnis als +, ++ oder +++ mitgeteilt, z.B. Drogen-Screening) und qualitative Verfahren (positiv/negativ, z.B. Schwangerschaftstest) eingesetzt.

Kalibration und Kontrollen

Die Konzentration einer Substanz in der zu untersuchenden Probe wird durch den Vergleich des Meßsignals der Probe mit dem einer Referenzlösung (Kalibrator) mit bekannter, exakt hergestellter Konzentration ermittelt. Zusätzlich führt man Kontrollproben mit, welche den Patientenproben nicht nur in der Konzentration des zu bestimmenden Analyten, sondern auch in allen anderen Bestandteilen (= Probenmatrix) ähnlich sind.

Qualitätssicherung

Bei den weitreichenden Konsequenzen für den Patienten, die sich aus einem fehlerhaft bestimmten Laborwert ergeben können, hat der Laborleiter für die zuverlässige Befundermittlung zu sorgen. Dies geschieht mit den Mitteln der statistischen Qualitätskontrolle. Dazu werden die erstellten Befunde laufend hinsichtlich **Präzision** und **Richtigkeit** überprüft. Unter Präzision versteht man die Streuung der Ergebnisse um einen Mittelwert bei Mehrfachbestimmungen. Die gefundenen Einzelergebnisse bei Mehrfachbestimmungen streuen stets um einen Mittelwert ($\bar{x}$). Diese Streuung ist als zufälliger Fehler prinzipiell unvermeidbar, muß sich aber in gewissen Grenzen bewegen. Abweichungen von der Präzision, die sog. Impräzision, werden durch die Standardabweichung (s) ausgedrückt. Diese wird auch als **Variationskoeffizient** (VK, ausgedrückt in %) bezeichnet. Die meisten heute im Routinelabor verwendeten Methoden haben einen VK von 4–10%.

Mittelwert ($\bar{x}$) $= \Sigma x/n$

Standardabweichung (s) $= \sqrt{\dfrac{\Sigma\,(\bar{x} - x_i)^2}{n - 1}}$

Variationskoeffizient (VK) $= \dfrac{s \times 100}{\bar{x}}\ \%$

x_i = Einzelmeßwert, n = Anzahl der Meßwerte

Man unterscheidet die

- Impräzision in Serie: Abweichungen der Meßwerte mehrerer Abfüllungen der gleichen Probe in ununterbrochener Serie unter identischen Bedingungen (Intraassay-Variation)
- Impräzision von Tag zu Tag; Untersuchung derselben Probe unter identischen Bedingungen über mehrere Arbeitstage (Interassay-Variation)
- Impräzision zwischen verschiedenen Laboratorien: Abfüllungen derselben Probe werden unter gleichen Bedingungen in verschiedenen Labors untersucht (interlaboratorielle Impräzision).

Die Richtigkeit gibt an, um wieviel der ermittelte Analysewert vom wahren Wert abweicht. Zu große Abweichungen sind in der Regel nicht zufällig, sondern durch systematische Fehler bedingt. Dazu gehören z.B. Fehler bei der Probendosierung, falsche Konzentration des Analyten in der Kalibratorlösung, falsche Reaktionstemperatur oder zu schwache Lichtintensität der Photometerlampe.

Interne Qualitätssicherung

Die laborinterne Qualitätskontrolle erfolgt durch Mitführung von Präzisions- und Richtigkeitskontrollproben. Erstere werden in jeder Analyseserie, letztere mindestens an jedem 4. Tag oder bei jeder 4. Analyseserie mitgeführt. In einer Vorperiode werden zunächst an 20 aufeinanderfolgenden Arbeitstagen die Konzentration des zu kontrollierenden Analyten in der Präzisionskontrollprobe bestimmt und nach diesen Ergebnissen Mittelwert, Standardabweichung von Tag zu Tag und Variationskoeffizient (VK) berechnet. Unter Verwendung dieser statistischen Daten legt man eine Kontrollkarte an, auf der die weiteren Ergebnisse der Analyse der Präzisionskontrollprobe eingetragen und die Warn-, sowie Alarmgrenzen eingetragen werden. Analog geht man bei den Richtigkeitskontrollproben vor.

Externe Qualitätssicherung

Die laborexterne Qualitätssicherung erfolgt mit Hilfe von sog. **Ringversuchen**. Dabei werden von einer anerkannten Institution, z.B. der Deutschen Gesellschaft für Klinische Chemie, an jedes teilnehmende Labor zwei Proben mit unterschiedlichen Konzentrationen oder Aktivitäten für die zu bestimmenden Analyten verschickt, die vom jeweiligen Labor in der täglichen Routine untersucht werden. Die Einzelergebnisse werden zentral ausgewertet und jedes Teilnehmerergebnis mit dem Zielwert verglichen. Damit erhält jedes Einzellabor Informationen über die Richtigkeit seiner Ergebnisse und kann sich mit anderen Labors vergleichen. Nach den Richtlinien der Bundesärztekammer besteht für jedes medizinische Laboratorium die Pflicht, zweimal jährlich an Ringversuchen teilzunehmen. Für jede Meßgröße erhält das Labor ein Zertifikat, das zwölf Monate lang gültig ist. Seit 1988 wurden die Richtlinien der BÄK zur Qualitätssicherung quantitativer Bestimmungen zum Bestandteil der Eichordnung der Bundesrepublik Deutschland gemacht. Damit haben sie Gesetzeskraft und werden von staatlichen Eichbeamten überwacht.

3.3 Medizinische Beurteilung

Erst durch die medizinische Beurteilung des Arztes wird das Analyseergebnis zum Laborbefund. Grundlage der Interpretation oder Gewichtung des Analyseresultats sind ärztliche Erfahrung, die Kenntnis der klinischen Untersuchungsbefunde und anderer technischer Untersuchungen des Patienten sowie die Vermutungsdiagnose. In der Transversalbeurteilung vergleicht der Arzt die Analyseergebnisse des Patienten mit dem Meßwertbereich einer Referenzpopulation, mit dem therapeutischen Bereich oder einer Entscheidungsgrenze. Besonders wertvoll ist auch die Longitudinalbeurteilung, d.h., der Vergleich des aktuellen Ergebnisses mit früheren Werten. Selbst ein grob pathologisch veränderter Wert kann seine klinische Bedeutung verlieren, wenn er bereits seit langer Zeit in diesem Bereich stabil ist. Dieser Teil der Beurteilung von Laborergebnissen ist eine genuin ärztliche Aufgabe, die nicht durch technische Hilfskräfte oder Analyseautomaten erfüllt werden kann.

4 Referenztabellen

Für den Gebrauch von Laborbefunden in Praxis und Klinik und die Unterscheidung zwischen »Gesunden« und »Kranken« ist die Festlegung von Normwertbereichen unerläßlich. Allerdings gibt es den »Normalwert« beim idealen »Gesunden« nicht. Vielmehr ist dieser Wert in einem Kollektiv von »Gesunden« normal oder schräg um einen Medianwert verteilt. Daher bezieht man sich bei der Beurteilung von Meßgrößen nicht auf einen Normalwert, sondern auf den sog. Referenzbereich. In diesem Größenbereich liegen 95% der Meßwerte, wie sie in einem Kollektiv von Gesunden gefunden werden. Der Referenzbereich bildet das Grundgerüst für die Entscheidung zwischen normalen und pathologischen Werten. Die in *Kap. 3.1* beschriebenen Einflußgrößen sind jedoch immer zu beachten.

Nachfolgend ist eine Auswahl der praktisch wichtigsten Labortests zusammengestellt, die Aussagen über die Funktion von Organen, Organgruppen und Organteilen ermöglichen. Neben dem Referenzbereich der Meßgröße werden die wichtigsten Krankheitsbilder angeführt, die mit einer Abweichung der Meßgröße nach oben oder unten einhergehen.

R: Referenzbereich; A: Aussage; WP: weitere relevante Parameter, SI: Système International des Unités.
Sofern nicht anders vermerkt, ist das Untersuchungsmaterial jeweils Serum oder Plasma)

Adrenalin

R: < 130 ng/l — SI: < 68 nmol/l
A: Erkennung von Funktionszuständen des NNM und Stimulation des sympathischen Nervensystems
↑: Phäochromozytom, Streß, Hypoglykämie
↓: nicht relevant
WP: Urinausscheidung von Adrenalin, Noradrenalin, Metanephrinen und Normetanephrinen

Adrenokortikotropes Hormon (ACTH)

R: morgens: 5 – 60 ng/l — SI: 1,1 – 13,3 pmol/l
nachts: <10 ng/l — SI: < 2,2 pmol/l
A: DD von Cushing-Syndrom und NNR-Insuffizienz
↑: ACTH-produzierende Hypophysentumoren, vermehrte hypothalamische CRF-Produktion, Streß, primäre NNR-Insuffizienz, AGS, paraneoplastisch (Bronchialkarzinom)
↓: sekundäre und tertiäre NNR-Insuffizienz, Hyperkortisolismus, Steroidmedikation
WP: Cortisol, Dexamethason-Test

Alanin-Aminotransferase (ALT)

R: (DGKC-Methode 25 °C)
Männer: ALT ≤ 23 U/l — AST ≤ 19 U/l
Frauen: ALT ≤ 19 U/l — AST ≤ 15 U/l
A: Diagnostik, Differenzierung, Verlaufs- und Therapiebeurteilung von Leber- und Gallenwegserkrankungen, Herzinfarkt, Skelettmuskelschäden
↑: AST: Zellschädigung mit Austritt eines multilokulären, nicht organspezifischen Enzyms (Hepatitis, Fettleber, Cholestasen, Cholangitis, Leberzellkarzinom, toxischer Leberparenchymschaden, Nekrosen der Herz- und Skelettmuskulatur)
↑: ALT: Zellschädigung mit Austritt des leberzspezifischen zytoplasmatischen Enzyms der Hepatozyten (Beispiele wie AST außer Muskelnekrosen)
↓: nicht relevant
WP: γ-GT, AP, ChE; CK, CK-MB

Albumin

R: 3,5 – 5,0 g/dl — SI: 35 – 50 g/l
A: Erkennung von Synthesestörungen bei Lebererkrankungen, Mangelernährung oder Verlusten durch Niere, Darm oder Haut; Abklärung von Ödemen; prognostischer Parameter bei geriatrischen Patienten
↑: absolute Erhöhungen kommen nicht vor; in der Regel Pseudohyperalbuminämie bei Exsikkose
↓: Leberzirrhose, akute und chronische Entzündungen, poly- und monoklonale Gammopathie, nephrotisches Syndrom, interstitielle Nephritis, exsudative Enteropathie, Verluste über die Haut bei ausgedehnten Verbrennungen, Mangelernährung
WP: Serumeiweiß-Elektrophorese, Immunelektrophorese, Cholesterin, Gerinnungsparameter, CRP, Kreatinin, Eiweißausscheidung im 24h-Sammelurin

Albumin
(24h-Sammelurin)

R: unter 25 mg/Tag
A: Erkennung von Störungen der glomerulären und tubulären Protein-Clearance
↑: renale Schäden: diabetische Nephropathie, Glomerulonephritiden; postrenale Verluste, z.B. Harnwegsinfekte, Hypertonie, schwere körperliche Anstrengungen
↓: nicht relevant, da praktisch keine meßbare Ausscheidung
WP: Kreatinin, Harnsediment, Urin-Eiweißelektrophorese

Aldosteron

R: liegend: 29 – 145 ng/l SI: 80 – 400 pmol/l
stehend: 65 – 285 ng/l SI: 180 – 790 pmol/l
A: Beurteilung der Aldosteronproduktion der NNR und der Metabolisierung (Leber)
↑: Conn-Syndrom (primärer Hyperaldosteronismus), sekundärer Hyperaldosteronismus, z.B. bei Leberzirrhose, renovaskulärer Hypertonie, Schwartz-Bartter-Syndrom)
↓: primärer und sekundärer Hypoaldosteronismus, Morbus Addison
WP: Serumnatrium, Serumkalium, Renin-Angiotensin, Orthostase-, Furosemid-, Captopril-Test

Alkalische Leukozytenphosphatase (ALP)

R: 10 – 100 %
A: DD hämatologischer Erkrankungen
↑: Polycythaemia vera, Osteomyelosklerose, essentielle Thrombozythämie, perniziöse Anämie, Morbus Hodgkin, Sarkoidose
↓: chronische Myelose, paroxysmale nächtliche Hämoglobinurie
WP: –

Alkalische Phosphatase (AP, gesamt)

R: Erwachsene: 60 – 190 U/l
Kinder: 80 – 390 U/l
A: stammt zu etwa gleichen Teilen aus Leber und Knochen; Erkennung von Gallenwegsverschlüssen, primäre und sekundäre Osteopathien
↑: Erkennung von intra- und extrahepatischen Gallenwegsverschlüssen (Cholestase), Rachitis, Skelettmetastasen, Morbus Paget, Akromegalie, tubuläres Nierenversagen
↓: familiäre Hypophosphatasie (seltene angeborene Stoffwechselerkrankung)
WP: GOT, GPT, LAP, Bilirubin, Kalzium, Phosphat, Kreatinin, Differenzierung Knochen/Leber-AP (Isoenzyme)

Alkalische Phosphatase – Isoenzyme

R: Knochen: unter 100 U/l
Leber/Darm: unter 70/l
A: Differenzierung der Ursachen einer erhöhten Gesamt-AP
↑: *siehe oben*
↓: familiäre Hypophosphatasie (seltene angeborene Stoffwechselerkrankung)
WP: *siehe Gesamt-AP*

Alpha-1-Fetoprotein

R: < 10 µg/l (7 IU/l)
Schwangerschaft: 400 – 500 µg/l (abhängig von SSW)
A: eingeschränkte Spezifität für das hepatozelluläre Karzinom und Keimzelltumoren
↑: primäres Leberzellkarzinom, Lebermetastasen gastrointestinaler Tumoren, Hoden/Ovarialtumoren, Mißbildungen von Feten (Spina bifida, Anenzephalie)
↓: nicht relevant
WP: CA 19–9

Ammoniak

R: 27 – 90 µg/dl SI: 11 – 55 µmol/l
A: Abklärung der neuromuskulären und zerebralen Symptome bei Hepatopathie (Coma hepaticum), aggressiver Chemotherapie, Valproinsäure-Therapie
↑: hepatische portosystemische Enzephalopathie, hereditäre Hyperammonämien
↓: nicht relevant
WP: GOT, GPT, Bilirubin, Cholinesterase, Prothrombinzeit, Fibrinogen

α-Amylase

R: < 120 U/l (je nach Bestimmungsmethode unterschiedliche Referenzbereiche)
A: Diagnostik Pankreatitis, Parotitis
↑: akute Pankreatitis, Pankreaskarzinom (unspezifisch), Cholestase; Niereninsuffizienz, Alkoholismus, Parotitis, Makroamylasämie
↓: nicht relevant.
WP: Lipase, AP, CRP

α-Amylase

R: < 560 U/l
A: Abklärung chronisch erhöhter Amylasewerte im Serum ohne Anhalt für Pankreatitis, Ausschluß Makroamylasämie
↑: akute Pankreatitis, Pankreaskarzinom (unspezifisch), Cholestase, Niereninsuffizienz, Alkoholismus, Parotitis, Makroamylasämie
↓: nicht relevant, normale Urinkonzentration bei erhöhten Serumwerten schließt Makroamylasämie aus
WP: Lipase, AP, CRP

Amylase – Isoenzyme

R: P-Typ (Pankreas) 3 – 38 U/l;
S-Typ (Speicheldrüsen) 10 – 90 U/l
A: Differenzierung zwischen Pankreas- und Parotitiserkrankungen
↑: akute Pankreatitis, Pankreaskarzinom (unspezifisch), Parotitis, Niereninsuffizienz, Makroamylasämie
↓: nicht relevant
WP: wie α-Amylase

Angiotensin-Converting Enzyme (ACE)

R: je nach Bestimmungsmethode verschieden: Referenzbereich des Labors erfragen!
A: Verdacht auf Sarkoidose, Beurteilung der Granulomlast bei Sarkoidose, Verlaufs- und Therapiebeurteilung der Sarkoidose
↑: Lungensarkoidose, Lungenfibrosen, Morbus Gaucher, Hypothyreose
↓: nicht relevant
WP: BKS, CRP, TSH

Antidiuretisches Hormon (ADH, Vasopressin)

R: korreliert zur Plasma-Osmolalität
270–280: <1,5 ng/l SI: < 1,4 pmol/l
281–285: <2,5 ng/l SI: < 2,3 pmol/l
A: Erkennung von Funktionsstörungen des HHL mit Störung der Wasser-Rückresorption, Differentialdiagnose Diabetes insipidus/habituelle Polydipsie
↑: physiologisch bei Anstieg der Plasma-Osmolalität, SIADH (Schwartz-Bartter-Syndrom), renaler Diabetes insipidus, paraneoplastisch
↓: zentraler Diabetes insipidus (Tumoren, Operationen und Traumen ZNS)
WP: Serumnatrium, Serumkalium, Osmolalität, Durstversuch

Antinukleäre Antikörper (ANA)

R: < 1:80
A: Suchtest für Kollagenosen
↑: Lupus erythematodes, Sklerodermie, Polymyositis/Dermatomyositis, rheumatoide Arthritis
↓: nicht relevant
WP: ds DNA-AK, ENA, AMA

Antithrombin III (AT III)

R: 0,19 – 0,31 g/l Aktivität: 80 – 120 %
A: physiologischer Inhibitor der plasmatischen Gerinnung, DD der Thromboembolien, V.a. angeborenen oder erworbenen AT-III-Mangel
↑: Antikoagulanzientherapie, Cholestase
↓: angeborener oder erworbener AT-III-Mangel, Leberzirrhose, Sepsis, Verbrauchskoagulopathie
WP: Prothrombinzeit, PTT, Fibrinogen

α_1-Antitrypsin (α_1-AT)

R: 90 – 180 mg/dl SI: 0,9 – 1,8 g/l
A: Erkennung von Erkrankungen mit hemmender Wirkung auf proteolytische Enzyme (Trypsin, Elastase, Thrombin), Indikationen: Icterus prolongatus neonatorum, Hepatitis unklarer Genese bei Säuglingen und Kleinkindern, Lungenemphysem, Leberzirrhose unklarer Genese
↑: Akut-Phase-Reaktion, Bronchialkarzinome
↓: hereditärer Mangel mit Risikoerhöhung für Lungenemphysem, Leberzirrhose, Hepatitis, Pannikulitis

Antizytoplasmatische Antikörper (c-ANCA)

R: negativ
A: Autoantikörper gegen lysosomale Antigene in neutrophilen Granulozyten
↑: Wegenersche Granulomatose (pathognomonisch), systemische Vaskulitiden, Churg-Strauss-Syndrom
↓: nicht relevant
WP: p-ANCA, ANA, AMA

Apolipoprotein A-I

R: 100 – 150 mg/dl
A: Erkennung atherogener Faktoren bei Hyperlipoproteinämie
↑: nicht relevant
↓: erhöhtes atherogenes Risiko (Herzinfarkt, periphere AVK)
WP: Cholesterin, HDL-, LDL-Cholesterin, Triglyzeride

Apolipoprotein B (B-100, β-48)

R: 80 – 100 mg/dl
A: Erkennung atherogener Faktoren bei Hyperlipoproteinämie
↑: erhöhtes atherogenes Risiko (Herzinfarkt, periphere AVK)
↓: nicht relevant für atherogenes Risiko; Abetaliproteinämie, Retinitis pigmentosa
WP: Cholesterin, HDL-, LDL-Cholesterin, Triglyzeride

Apolipoprotein E

R: 3 – 5 mg/dl
A: Differenzierung von Fettstoffwechselstörungen, Beziehungen zum Morbus Alzheimer
↑: Hyperlipoproteinämie Typ III (erhöhtes atherogenes Risiko)
↓: nicht relevant
WP: Cholesterin, HDL-, LDL-Cholesterin, Triglyzeride

Basenabweichung (Basenüberschuß, Base excess, BE)

R: –2 bis +3 mmol/l
A: Maß für das Fehlen oder den Überschuß von Basen im Blut
↑: metabolische Alkalose, kompensatorisch bei respiratorischer Azidose
↓: kompensatorisch bei respiratorischer Alkalose, metabolische Azidose
WP: P_{O_2}, P_{CO_2}, pH-Wert, Elektrolyte

Belegzell-Antikörper

R: negativ
A: Autoantikörper gegen Parietalzellen des Magens
↑: Typ-A-Gastritis, perniziöse Anämie
↓: nicht relevant
WP: Blutbild, Vitamin B_{12}, Folsäure

Bilirubin

R: gesamt: 0,1 – 1,2 mg/dl SI: 3,4 – 18,8 µmol/l
direkt: < 0,2 mg/dl
A: Maß für den Hämoglobin-Abbau und die Elimination über die Leber
↑: Hepatitis, Leberzirrhose, intra- und posthepatische Cholestase, Cholangitis, Dubin-Johnson- und Rotor-Syndrom
indirektes Bilirubin: Hämolysen, Morbus Gilbert-Meulengracht
↓: nicht relevant
WP: GOT, GPT, AP, γ-GT, LDH, Haptoglobin

Blutungszeit

R: 2 – 7 min
A: Erstuntersuchung bei Verdacht auf Störungen der Thrombozytenfunktion, hämorrhagische Diathese
↑: Thrombozytopenien, von-Willebrand-Jürgens-Syndrom, angeborene Thrombozytendefekte
↓: nicht relevant
WP: Thrombozytenzahl, Thromboplastinzeit, PTT

CA19-9 (Carbohydrate Antigen 19–9)

R: ≤ 40 U/ml (1U = 0,8 ng)
A: Tumormarker mit eingeschränkter Spezifität für gastrointestinale Tumoren, Tumornachsorge
↑: Pankreaskarzinom, hepatobiliäres Karzinom, Magenkarzinom
↓: nicht relevant
WP: CEA

Carbohydrate-deficient transferrin (CDT, Asioalo-Transferrin)

R: z.B. Männer: < 20 µg/ml*
Frauen: < 26 µg/ml*
A: Erkennung eines chronischen Alkoholismus bei negativer Befragung, Erkennung chronischer Alkoholiker unter traumatisierten Patienten
↑: regelmäßiger Alkoholkonsum > 50 g/Tag über mindestens eine Woche, schwere Leberfunktionsstörung, genetische Defekte des Glykoproteinstoffwechsels
↓: nicht relevant
WP: GGT, MCV

* abhängig von der verwendeten Methode

Carboxyhämoglobin (COHb)

R: Nichtraucher: 0,4 – 1,6 %
Raucher: 3 – 6 %
A: Erkennung von CO-Vergiftungen
↑: Kohlenmonoxid-Vergiftung; bei ausgeprägtem Nikotinkonsum Anstieg bis 10 %
↓: nicht relevant
WP: –

Carcinoembryonales Antigen (CEA)

R: ≤ 1,5 – 5,0 µg/l*
A: Erkennung einer Tumorprogredienz bzw. eines Rezidivs im postoperativen Verlauf kolorektaler Karzinome
↑: kolorektale Karzinome, Magenkarzinom, medulläres Schilddrüsenkarzinom, Mammakarzinom, Pankreaskarzinom
↓: nicht relevant
WP: CA 19–9

* methodenabhängig

Chlorid

R: 95 – 105 mmol/l
A: Säure-Basen- und Elektrolythaushalt
↑: renal-tubuläre Azidose, metabolische Azidose, Hypoaldosteronismus, Durchfälle
↓: intestinale Verluste (Erbrechen), Diuretika (Furosemid)
WP: Natrium, Kalium, pH-Wert, Blutgasanalyse, Aldosteron

Cholesterin (gesamt)

R*: 120 – 200 mg/dl (Altersabhängigkeit)
SI: 3,1 – 5,2 mmol/l
A: Risikofaktor für Arteriosklerose, Erkennung von familiären und polygenen Hyperlipoproteinämien
↑: primäre und sekundäre Fettstoffwechselstörungen
↓: Hyperthyreose, Leberzirrhose, schwere Traumen, frischer Myokardinfarkt
WP: Triglyzeride, HDL-Cholesterin, LDL-Cholesterin

* Definition eines Referenzbereiches problematisch wegen großer physiologischer Schwankungen und Überschreitung der Grenzwerte auch innerhalb einer gesunden Population

Cholinesterase (ChE)

R: Männer: 1,3 – 3,7 kU/l
Frauen: 1,2 – 3,2 kU/l
A: exkretorisches Leberenzym, Maß für die Syntheseleistung der Leber
↑: Diabetes mellitus, koronare Herzkrankheit, nephrotisches Syndrom, Fettleber, Hyperthyreose, exsudative Enteropathie
↓: akute Hepatitis, Leberzirrhose, Lebertransplantation, septischer Schock, chronisch entzündliche Darmerkrankungen
WP: ALT, AST, Fibrinogen, Prothrombinzeit, Albumin, Cholesterin

Choriongonadotropin (hCG)

R: < 20 IU/l
A: Diagnose und Kontrolle der Frühschwangerschaft
↑: Schwangerschaft, maligne und extragonadale Keimzelltumoren (auch Hodentumoren), Chorionepitheliom, Blasenmole
↓: nicht relevant
WP: hCG im Urin, AFP

Chrom

R: < 0,5 µg/dl SI: < 2,45 nmol/l
A: Verdacht eines Chrommangels im Zusammenhang mit einer gestörten Glukosetoleranz; bei schlecht einstellbarem Typ-1-Diabetes ist an einen Chrommangel zu denken
↑: terminale Niereninsuffizienz
↓: Schwangerschaft, akute Infekte, parenterale Ernährung
WP: Glukosetoleranz

Coeruloplasmin

R: 20 – 60 mg/dl SI: 0,94 – 3,75 µmol/l
A: Transportprotein für das Serumkupfer
↑: Akut-Phase-Protein, Verschlußikterus, Gravidität, Tumoren
↓: Morbus Wilson, nephrotisches Syndrom, exsudative Enteropathie
WP: Kupfer i.S., Kupferausscheidung im 24h-Sammelurin

Cortisol

R: 8 Uhr: 6 – 28 µg/dl SI: 0,16 – 0,77 µmol/l
16 Uhr: 5 – 12 µg/dl SI: 0,14 – 0,33 µmol/l
24 Uhr: < 5 µg/dl SI: < 0,15 µmol/l
Wegen ausgeprägter Tagesrhythmik ist ein einzelner Cortisolwert wenig aussagekräftig.
A: Erkennung von Störungen der NNR- und Hypophysenfunktion
↑: Cushing-Syndrom (primär/sekundär), Schwangerschaft, Adipositas
↓: NNR-Insuffizienz
WP: Cortisol-Tagesprofil, Dexamethason-Hemmtest (2mg/8mg), ACTH-Stimulationstest

C-Peptid (connecting peptide)

R: 0,3 – 5,0 ng/ml (basal) SI: 0,2 – 0,6 nmol/l
A: Abschätzung der Insulin-Restsekretion eines Diabetikers im Rahmen von Funktionstests
↑: Insulinom, metabolisches Syndrom, Einnahme oraler Antidiabetika
↓: Typ-1-Diabetes, Endphase Typ-2-Diabetes
WP: Glukose, Insulin, Proinsulin

C-reaktives Protein (CRP)

R: unter 0,8 mg/dl
A: typisches Akut-Phase-Protein
↑: akute, vor allem bakterielle Entzündungen, Nekrosen, chronisch-entzündliche Prozesse, postoperativ, Herzinfarkt, Tumoren
↓: nicht relevant
WP: z.B. Leukozyten, Differentialblutbild, BKS

D-Dimere

R: 20 – 400 µg/l
A: Freisetzung bei Zuständen mit intravasaler Gerinnungsaktivierung und sekundärer Fibrinolyse
↑: Beinvenenthrombose und Lungenembolie, disseminierte intravasale Gerinnung (DIC), Überwachung fibrinolytischer Therapien
↓: nicht relevant
WP: –

Dehydroepiandrosteronsulfat (DHEA-S)

R: 1000 – 3000 µg/l SI: 2,5 – 7,5 µmol/l
A: Erkennung von Störungen der NNR-Funktion, DD Hirsutismus und Virilisierung
↑: adrenaler Hirsutismus, NNR-Tumoren, AGS, adrenale/ovarielle Testosteronerhöhungen
↓: NNR-Insuffizienz
WP: Testosteron

Delta-Aminolävulinsäure (δ-ALS)
(24h-Sammelurin)

R: 250 – 6400 µg/24h SI: 2 – 49 µmol/24h
A: Erkennung von Störungen des Porphyrin- und Hämstoffwechsels, Defekt der ALS-Synthetaseaktivität
↑: akute hepatische Porphyrien (akute intermittierende P., Porphyria variegata, hereditäre Koproporphyrie), Bleiintoxikation, Alkoholismus, Leberzirrhose, Leberparenchymschaden
↓: nicht relevant
WP: Porphobilinogen-Ausscheidung im Urin, Porphyrine im Urin, Blei im Serum

Differentialblutbild

R: Granulozyten:
- neutrophile stabkernige: 5 ± 3 %
- neutrophile segmentkernige: 56 ± 10 %
- eosinophile: 3 ± 2 %
- basophile: < 1 %

Lymphozyten: 30 ± 10 %
Monozyten: 6 ± 4 %
Plasmazellen: < 0,1 %
A: Erkennung der Ursache einer Leukozytose
↑: stabkernige: akute Infektionen; segmentkernige: nichtinfektiöse Ursachen, chronische Infektionen/Entzündungen; eosinophile: Allergien, Parasitosen; Lymphozyten: Virusinfekte; Monozyten: chronische bakterielle Infekte, Neoplasien; Plasmazellen: Plasmozytom
↓: *siehe Leukozyten*
WP: je nach Verdachtsdiagnose

DNA-Doppelstrang-Antikörper (dsDNA-AK)

R: negativ
A: Autoantikörper gegen Bestandteile des Zellkerns
↑: pathognomonisch für Lupus erythematodes, positiv bei einigen anderen Kollagenosen
↓: nicht relevant
WP: ANA, ENA, AMA

DNA-Einzelstrang-Antikörper (ssDNA-AK)

R: negativ
A: Autoantikörper gegen Basengruppen auf der DNA
↑: aktiver Lupus erythematodes, medikamentös bedingter LE, Autoimmunhepatitis
↓: nicht relevant
WP: ANA, ENA, AMA

Eisen

R: altersabhängig
Männer: 35 – 168 µg/dl SI: 6,3 – 30,1 µmol/l
Frauen: 23 – 165 µg/dl SI: 4,1 – 29,5 µmol/l
A: ungeeignet zur Abschätzung des Körpereisenstatus und zur Feststellung des Eisenmangels, da starke Schwankungen möglich, daher heute nur noch wenige Indikationen; lediglich ergänzend zur Bestimmung der Transferrinsättigung, beim Eisenresorptionstest und zur Feststellung einer akuten Eisenintoxikation (selten) indiziert
↑: Hämochromatose, Leberparenchymschaden, Hepatitis, Hämolyse, Eisenüberdosierung, gehäufte Bluttransfusionen
↓: Eisenmangelanämie, akute Entzündungen und chronische Erkrankungen (cP, Tumoren) mit Eisenverschiebung in das RES, Malabsorption
WP: Transferrin, Ferritin, Hb, Retikulozyten, Haptoglobin

Erythrozyten

R: 4,5 – 5,5 Millionen/µl
A: Störungen der Erythropoese, Veränderungen des roten Blutbildes
↑: Polyglobulie, Dehydratation, Polycythaemia vera
↓: Anämien, Überwässerung
WP: Hb, Hkt, MCH, MCV, Ferritin

Erythrozytenresistenz (osmotische Resistenz)

R: beginnend: 0,46 – 0,42 % NaCl
vollständig: 0,34 – 0,30 % NaCl
A: DD der hämolytischen Anämien, V.a. kongenitale Sphärozytose, Thalassämien
↑: Thalassämie
↓: kongenitale Sphärozytose, enzymopenische Anämie, Eisenmangelanämie
WP: LDH, Eisen, Retikulozyten, Bilirubin, Haptoglobin, Hämoglobinelektrophorese

Extrahierbare nukleäre Antigene (ENA)

R: negativ
A: Autoantikörper gegen die Antigengruppe der Non-Histone
↑: Mischkollagenosen, SLE, Sjögren-Syndrom, Sklerodermie, Polymyositis, Dermatomyositis
↓: nicht relevant
WP: Differenzierung in verschiedene spezifische Autoantikörper: RNP, Sm, SS-A, SS-B

Ferritin

R: 20–50 Jahre:
Männer: 34 – 310 µg/dl
Frauen: 22 – 112 µg/dl
65–90 Jahre:
Männer: 4 – 665 µg/dl
Frauen: 13 – 651 µg/dl
A: Direkte Korrelation zum mobilisierbaren Speichereisen, daher Rückschlüsse auf den Gesamteisenbestand des Körpers möglich; DD Anämien, Verlaufskontrolle einer oralen Eisentherapie und Eisenmobilisationstherapie
↑: Hämochromatose, Hepatitis, Infekt- und Tumoranämien, Eisenüberladung, gehäufte Bluttransfusionen
↓: Eisenmangelanämie, Speichereisenmangel, Schwangerschaft, Malabsorption, chronische Blutverluste
WP: Transferrin, Eisen, Hb, Retikulozyten, BKS, CRP

Fibrinogen

R: 200 – 450 mg/dl
A: Verdacht auf intravasale Gerinnung, Verbrauchskoagulopathie, Kontrolle fibrinolytischer Therapien
↑: Entzündungen, Tumoren, Urämie, Schwangerschaft, Raucher
↓: Verbrauchskoagulopathie, therapeutische Fibrinolyse, Leberparenchymschäden, angeborene Afibrinogenämie
WP: Thrombozytenzahl, Thromboplastinzeit, PTT

Follikelstimulierendes Hormon (FSH)

R: Männer: 1,0 – 6,0 IU/l
Frauen: 2,0 – 12,0 IU/l
- Ovulation: 10 – 25 IU/l
- Menopause: >30 IU/l

A: Erkennung von Störungen der Follikelreifung und Spermatogenese bzw. der HVL-Funktion, Verdacht auf Sterilität, DD Hypogonadismus
↑: primäre Ovarialinsuffizienz, Klinefelter-Syndrom, HVL-Tumoren
↓: sekundäre Ovarialinsuffizienz bzw. Hodeninsuffizienz
WP: Männer: LH, Testosteron, Spermiogramm
Frauen: LH, Östradiol

Folsäure

R: 2,5 – 17 µg/l
A: Erkennung eines Folsäuremangels
↑: nicht relevant
↓: megaloblastäre Anämie, chronisch hämolytische Anämien, Schwangerschaft, Alkoholismus
WP: Vitamin B_{12}, LDH, Retikulozyten

Gamma-Glutamyl-Transferase (γ-GT, GGT)

R: Männer: 6 – 28 U/l
Frauen: 4 – 18 U/l
A: DD von Leber- und Gallenwegserkrankungen, Leber- und Gallengang-spezifisches Enzym
↑: Hepatitis, Leberzirrhose, Fettleber, Cholestase, Alkoholabusus, Cholangitis, primär biliäre Zirrhose, Medikamente
↓: nicht relevant
WP: ALT, AST, AP, Hepatitis-Serologie, AMA

Gastrin

R: 40 – 200 pg/ml SI: 20 – 100 pmol/l
A: Erkennung übermäßiger oder ektoper Gastrinbildung
↑: Zollinger-Ellison-Syndrom, rezidivierende peptische Ulzera, chronisch-atrophische (Typ-A-) Gastritis, Z. n. Vagotomie, Z. n. BII-Operation
↓: nicht relevant
WP: Sekretintest, Säuresekretionsanalyse

Gesamtprotein (gesamt, TP)

R: 6,0 – 8,3 g/dl SI: 60 – 83 g/l
A: Erkennung von Dysproteinämien und Störungen des Wasserhaushalts
↑: chronisch-entzündliche Erkrankungen, Paraproteinämien, Hepatopathien, Exsikkose
↓: nephrotisches Syndrom, Verbrennungen, schwere toxische Leberschäden, exsudative Enteropathie, Mangelernährung, Malabsorption
WP: Serumeiweiß-Elektrophorese, Elektrolyte, Eiweiß im Urin, AST, ALT

Glatte Muskulatur Antikörper

R: negativ
A: Autoantikörper gegen glatte Muskulatur
↑: Autoimmunhepatitis, primär biliäre Zirrhose
↓: nicht relevant
WP: ANA, ENA, AMA, ANCA

Glukose
(Plasma/kapillares Vollblut)

R: nüchtern
- venöses Plasma SI: 3,9 – 6,4 mmol/l
  70 – 115 mg/dl
- kapillares Vollblut SI: 3,9 – 5,5 mmol/l
  70 – 100 mg/dl

1–2 h postprandial: < 130 mg/dl* SI: < 7,2 mmol/l*

A: Suchtest, Therapiekontrolle Diabetes mellitus, Beurteilung des Kohlenhydratstoffwechsels bei verschiedenen Grunderkrankungen
↑: Diabetes mellitus, Hyperglykämie bei Cushing-Syndrom, Pankreatitis, Schädel-Hirn-Trauma, allgemeine Streßsituationen
↓: Insulin-Überdosierung, Insulinom, Hypoglykämien bei angeborenen Stoffwechselstörungen, Alkoholismus
WP: Uringlukose, orale Glukosebelastung, HbA_1, HbA_{1c}, Fructosamin, Triglyzeride, Cholesterin, Cortisol

* ungenügend standardisierte Bedingungen, großer Verdachtsbereich für gestörte Glukosetoleranz von 130 – 180 mg/dl

Glukose
(im Spontanurin)

R: < 150 mg/l
A: Überschreiten der Nierenschwelle (ca. 180 mg/dl Blutglukose, im Alter ansteigend) führt zum Übertritt von Glukose in den Urin
↑: Diabetes mellitus oder sekundäre Hyperglykämien, renale Glukosurie
↓: nicht relevant
WP: Blutglukose, orale Glukosebelastung, HbA_1, HbA_{1c}, Fructosamin, Triglyzeride, Cholesterin, Cortisol

Glukose
(im Liquor)

R: 40 – 70 mg/dl (abhängig von Blutglukose, 20–30% niedriger als Blutwert)
A: DD Meningitis, Meningoenzephalitis
↑: Virus-Enzephalitiden
↓: Erkrankungen mit neutrophiler Granulozytose, z.B. bakterielle Meningitis (Quotient Blut/Liquor <0,5)
WP: Zellzahl, Differentialzellbild, Eiweiß, Laktat

Glutamat-Dehydrogenase (GLDH)

R: Männer: bis 4,0 U/l
Frauen: bis 3,0 U/l
A: Erkennung schwerer Leberzellschäden (Zerstörung von Mitochondrien)
↑: akute und chronische Hepatitis, Leberzirrhose, Leberzellkarzinom, toxische Leberschädigung, Verschlußikterus, Abstoßungsreaktion nach Lebertransplantation
↓: nicht relevant
WP: ALT, AST, AP, Hepatitis-Serologie, AMA.

Glykosyliertes Hämoglobin (HbA_1, HbA_{1c})

R: HbA_1 5,0 – 8,0%;
HbA_{1c} 4,5 – 5,7%
(methodenabhängig unterschiedliche Referenzbereiche)
A: Langzeitparameter für den Grad der Glykämie, Güte der Stoffwechseleinstelllung bei Diabetes mellitus (gut: HbA_{1c} <6,5, grenzwertig: 6,5 – 7,5%, schlecht: >7,5%)
↑: schlecht kontrollierter Diabetes mellitus in den letzten 6–8 Wochen
↓: hämolytische Anämien (verminderte Erythrozyten-Überlebenszeit)
WP: Blutglukose, Urinzucker, Fructosamin

Hämoglobin (Hb)

R: Männer: 14,0 – 17,5 g/dl SI: 8,69 – 10,87 mmol/l
Frauen: 12,3 – 15,3 g/dl SI: 7,64 – 9,50 mmol/l
A: Erkennung von Störungen der Hämsynthese
↑: Polyglobulie, Dehydratation, Polycythaemia vera
↓: Anämien, Überwässerung
WP: Erythrozyten, Hkt, MCH, MCV, Ferritin

Hämoglobinelektrophorese

R: HbA: 97–98,5% HbA_2: 1,5–3,2% HbF: 0,0 – 0,5%
A: Differenzierung von Hämoglobinopathien
↑: Polyglobulie, Dehydratation, Polycythaemia vera
↓: Anämien, Überwässerung
WP: Erythrozyten, Hkt, MCH, MCV, Ferritin

Haptoglobin (Hp)

R: 100 – 300 mg/dl SI: 1,0 – 3,0 g/l
A: sensitiver Indikator für intravasale Hämolyse
↑: Akut-Phase-Protein bei Entzündungen/Infektionen, Nekrosen
↓: intravasale Hämolyse, hämolytische Anämie, Malabsorption
WP: CRP, Hb, Retikulozyten, Eisen

Harnsäure

R: Männer: 3,6 – 8,2 mg/dl SI: 214 – 488 μmol/l
Frauen: 2,3 – 6,1 mg/dl SI: 137 – 363 μmol/l
Hyperurikämie bei Harnsäurekonzentration im Serum ≥ 6,5 mg/dl, entsprechend Löslichkeitsgrenze für Natriumurat im Serum bei 37 °C (für beide Geschlechter)
A: Erkennung von Störungen des Purinstoffwechsels
↑: Hyperurikämie, Gicht, tubuläre Funktionsstörungen, Nierensteinerkrankung, sekundäre Hyperurikämien, z.B. Zellzerfall durch Zytostatika oder Bestrahlung, Hungerzustand, Niereninsuffizienz, Diuretika, Alkohol
↓: Xanthinurie, Allopurinol-Therapie, Lebererkrankungen
WP: Kreatinin, Elektrolyte, Harnsäure-Ausscheidung im 24h-Urin

Harnstoff

R: 10 – 50 mg/dl (abhängig von Alter und Ernährung) SI: 1,8 – 9,2 mmol/l
A: Differenzierung prärenale/postrenale Azotämie, terminale Niereninsuffizienz, Dialysepatienten
↑: akutes Nierenversagen, chronische Niereninsuffizienz, hohe Proteinzufuhr, katabole Zustände (Gewebsabbau, Fieber)
↓: schwere Lebererkrankungen, mangelnde Proteinzufuhr (klinisch wenig relevant)
WP: Kreatinin, Elektrolyte, Urinsediment, Urin-Osmolalität, pH-Wert

Harnstoff-Stickstoff
(Harnstoff-N, BUN blood urea nitrogen*)

R: 5 – 25 mg/dl SI: 1,7 – 8,6 mmol/l
A: Säure-Basen- und Elektrolythaushalt
↑: wie Harnstoff
↓: wie Harnstoff
WP: wie Harnstoff

* synonyme Verwendung von Harnstoff und Harnstoff-N in der medizinischen Diagnostik; Harnstoff x 0,46 = Harnstoff-N

HDL-Cholesterin

R: ≥ 35 mg/dl SI: ≥ 0,9 mmol/l
A: Erkennung eines erhöhten Risikos für Arteriosklerose
↑: protektiver Faktor
↓: hohes atherogenes Risiko, vor allem in Kombination mit hohem LDL-Cholesterin
WP: Cholesterin, LDL-Cholesterin, Triglyzeride

Hydroxyindolessigsäure (5-HIES)
(im 24h-Sammelurin)

R: < 10 mg/Tag
A: Erkennung von Abbauprodukten serotoninproduzierender Gewebe
↑: Karzinoidsyndrom, paraneoplastisch bei Bronchial-, Schilddrüsen- und Pankreaskarzinom, Morbus Crohn
↓: nicht relevant
WP: –

Immunglobulin A (IgA)

R: 70 – 500 mg/dl SI: 0,7 – 5,0 g/l
A: Synthesestörungen lymphoider Zellklone der Ig-Klasse A (Dys- und Paraproteinämie)
↑: proliferative monoklonale Gammopathie (IgA-Plasmozytom), chronische Leberkrankheiten und Infekte, manche Autoimmunkrankheiten
↓: nephrotisches Syndrom, humorale Defektimmunopathien
WP: übrige Immunglobuline, Immunelektrophorese Serum und Urin, IgA-Bestimmung im Speichel (sekretorisches IgA)

Immunglobulin D (IgD)

R: 0,3 – 40 mg/dl SI: 3 – 400 g/l
A: Synthesestörungen lymphoider Zellklone der Ig-Klasse D (Dys- und Paraproteinämie)
↑: proliferative monoklonale Gammopathie (IgD-Plasmozytom, weniger als 1 % der malignen B-Zellerkrankungen)
↓: nicht relevant
WP: übrige Immunglobuline, Immunelektrophorese Serum und Urin

Immunglobulin E (IgE)

R: 15 – 240 U/ml
A: Diagnose und Verlaufskontrolle der Reagin-vermittelten Typ-I-Allergie; Erstuntersuchung in der Allergie- und Atopie-Diagnostik
↑: allergisches Asthma, Pollenallergie, Neurodermitis, Parasitosen, systemischer Lupus erythematodes, Sarkoidose, angeborene T-Zell-Defektsyndrome, HIV-Infektion
↓: nephrotisches Syndrom, humorale Defektimmunopathien
WP: Differentialblutbild (Eosinophilie), Parasiten im Stuhl, spezifische IgE-Antikörper, Epikutantestung

Immunglobulin G (IgG)
(Subklassen 1–4)

R: 700 – 1600 mg/dl SI: 7 – 16 g/l
A: Synthesestörungen lymphoider Zellklone der Ig-Klasse D, Erkennung von primären und sekundären Immundefekten
↑: proliferative monoklonale Gammopathie (IgG-Plasmozytom), akute und chronische Infekte, Leberkrankheiten, einige Autoimmunkrankheiten
↓: nephrotisches Syndrom, angeborene und erworbene Defektimmunopathien, exsudative Enteropathie
WP: übrige Immunglobuline, Immunelektrophorese Serum und Urin

Immunglobulin G (IgG)
(im Liquor)

R: 0,6 – 4 mg/dl
Liquor/Serum-Quotient: < 0,003
A: Störungen der Blut-Liquor-Schranke bei Meningitiden und Enzephalitiden, lokale IgG-Synthese, z.B. bei Multipler Sklerose
↑: Hirntumoren, Multiple Sklerose, virale und bakterielle Meningitis, Enzephalitis, Bannwarth-Syndrom
↓: nicht relevant
WP: Zellzahl im Liquor, übrige Immunglobuline im Serum/Liquor-Quotienten, isoelektrische Fokussierung, Erreger-Serologie

Immunglobulin M (IgM)

R: 40 – 280 mg/dl
A: Synthesestörungen lymphoider Zellklone der Ig-Klasse M
↑: proliferative monoklonale Gammopathie (IgM-Plasmozytom), Morbus Waldenström, akute Infekte, Leberkrankheiten (primär biliäre Zirrhose), einige Autoimmunkrankheiten
↓: hereditäre Defektimmunopathien (sehr selten selektiv für IgM), nephrotisches Syndrom
WP: übrige Immunglobuline, Immunelektrophorese Serum und Urin

Immunkomplexe (zirkulierende Immunkomplexe)

R: < 12,8 mg/dl (IgG)
< 4,6 mg/dl (IgM)
< 3,6 mg/dl (IgA)
A: komplementunabhängiger Nachweis von Antigen-Antikörper-Komplexen, vorübergehend bei vielen bakteriellen und viralen Infektionen, persistierend bei chronischen Infektionen, z.B. Hepatitis, HIV
↑: Suchtest bei Verdacht auf Vaskulitiden; SLE, rheumatoide Arthritis, Glomerulonephritis, Purpura Schoenlein-Henoch, para- und postinfektiöse Immunkomplexkrankheiten
↓: nicht relevant
WP: ANA, ds DNA-AK; weitere Diagnostik je nach klinischem Bild

Insulin

R: basal nach 12stündigem Fasten:

6 – 25 mU/l	SI: 36 – 150 pmol/l

nach maximaler Glukose- oder Glukagonstimulation:

bis 200 mU/l	SI: bis 1200 pmol/l

A: Erkennung von Funktionsstörungen der endokrinen Pankreassekretion
↑: Insulinom, funktioneller Hyperinsulinismus, Diabetes mellitus Typ 2b (metabolisches Syndrom)
↓: Diabetes mellitus Typ 1, Endphase Diabetes mellitus Typ 2b
WP: Glukose, C-Peptid, Proinsulin

Kälteagglutinine

R: negativ
A: Autoantikörper gegen Erythrozyten, führen bei Temperaturen <20 °C zu Agglutination bzw. Hämolyse
↑: meist idiopathisch, aber auch Hinweis auf myeloproliferative Erkrankung, monoklonale Gammopathie und Lymphome; passager bei Infektionen (Mykoplasmen, EBV, CMV)
↓: nicht relevant
WP: Elektrophorese, Immunelektrophorese; Infektionsserologien

Kalium

R: 3,5 – 5,0 mmol/l
A: Basisdiagnostik bei Hypertonie, Herzrhythmusstörungen, vor und während der Therapie mit Diuretika, Niereninsuffizienz, Durchfälle, Erbrechen, Störungen des Säure-Basen-Haushalts
↑: Hämolyse bei Probenabnahme, Niereninsuffizienz, akuter Gewebezerfall, Morbus Addison, akute Azidose, ACE-Hemmer, kaliumsparende Diuretika
↓: Diuretika, Laxanzien, Erbrechen, Durchfälle, renal-tubuläre Azidose, akute Alkalose, Conn-Syndrom
WP: Natrium, Kreatinin, pH-Wert, Blutgasanalyse, Kalium-Ausscheidung im 24h-Urin, Aldosteron

Kalzitonin (hCT)

R: basal:

Männer:	2 – 48 pg/ml	SI: 0,56 – 13,4 pmol/l
Frauen:	2 – 10 pg/ml	SI: 0,56 – 2,8 pmol/l

maximal nach Pentagastrin:

Männer:	bis 79 pg/ml	SI: bis 22 pmol/l
Frauen:	bis 50 pg/ml	SI: bis 12,5 pmol/l

A: kalziumregulierendes Hormon der parafollikulären C-Zellen der Schilddrüse, Tumormarker für das medulläre Schilddrüsenkarzinom (Pentagastrintest)
↑: medulläres Schilddrüsenkarzinom, C-Zellhyperplasie; paraneoplastisch bei Brochial-, Mamma-, Prostatakarzinom und neuroendokrinen Tumoren
↓: nicht relevant
WP: –

Kalzium (gesamt)
(proteingebundenes und freies Kalzium)

R: 2,2 – 2,65 mmol/l
A: Maß für die Diagnostik von Störungen des Kalzium- und Phosphatstoffwechsels; zur Beurteilung normale Konzentration von Albumin erforderlich, evtl. Korrekturformel anwenden
↑: primärer Hyperparathyreoidismus, Neoplasien, (Bronchial-, Mammakarzinom, multiples Myelom), Vitamin-D-Überdosierung, Sarkoidose, Morbus Addison, Hyperthyreose, Thiazide
↓: Malabsorptionssyndrom, Vitamin D-Mangel, Hypoparathyreoidismus, chronische Niereninsuffizienz, nephrotisches Syndrom, Leberzirrhose, osteoblastische Metastasierung, akute Pankreatitis
WP: Gesamteiweiß, AP, Phosphat, Kreatinin, Natrium, Kalium, Magnesium, Dihydroxycholecalciferol, Parathormon, Calcitonin, Kalzium- und Phosphat-Ausscheidung im 24h-Sammelurin, pH-Wert, Blutgasanalyse

Kalzium (frei)
(ionisiertes Kalzium)

R: 1,12 – 1,23 mmol/l
A: Beurteilung des Kalzium-Stoffwechsels bei Hypoalbuminämie und Dysproteinämie; ca. 50 % des Gesamtkalziums, unterliegt der direkten Regulation von Parathormon und Vitamin D; Beurteilung nur bei physiologischem oder korrigiertem pH-Wert möglich
↑: wie Gesamtkalzium
↓: wie Gesamtkalzium
WP: wie Gesamtkalzium

Katecholamine

siehe Adrenalin und Noradrenalin

Kohlendioxid-Partialdruck (P_{CO_2})

R: Männer: 35 – 46 mmHg 4,7 – 6,1 kPa
Frauen: 32 – 43 mmHg 4,3 – 5,7 kPa
A: Druck des physikalisch gelösten Kohlendioxids, physiologischer Atemantrieb
↑: kompensatorisch bei metabolischer Alkalose (z.B. rezidivierendes Erbrechen) und respiratorischer Azidose (z.B. Lungenemphysem)
↓: respiratorische Alkalose (z.B. Hyperventilation) und kompensatorisch bei metabolischer Azidose (z.B. Laktatazidose, Ketoazidose)
WP: P_{O_2}, Bikarbonat, pH-Wert, Elektrolyte

Komplement C3

R: 55 – 120 mg/dl
A: Entzündungsmediator im Komplementsystem, Hinweis auf Immunkomplexkrankheiten, Beurteilung der Aktivität
↑: entzündliche Prozesse mit Immunreaktion
↓: aktive Autoimmunkrankheiten (SLE, Vaskulitis, Kryoglobulinämie, Glomerulonephritis), angeborener C3-Mangel
WP: ANA, DNS-AK

Komplement-C1-Inaktivator

R: 15 – 35 mg/dl
A: wichtigster Regulator des klassischen Weges der Komplementkaskade
↑: entzündliche Prozesse mit Immunreaktion
↓: hereditäres Angioödem Typ II, erworbener C1-INH-Mangel, Defektimmunopathien (sehr selten selektiv für IgM), nephrotisches Syndrom
WP: C1q, C2, C3, C4

Kreatinin
(Jaffé-Reaktion, kinetisch)

R: Männer:
- < 50 Jahre: 0,84 – 1,25 mg/dl SI: 74 – 110 µmol/l
- > 50 Jahre: 0,81 – 1,44 mg/dl SI: 72 – 127 µmol/l

Frauen: 0,66 – 1,09 mg/dl SI: 58 – 96 µmol/l
A: Beurteilung der Nierenfunktion (glomeruläre Filtrationsrate); grobes Maß, (»kreatininblinder Bereich«), aber für den klinischen Alltag ausreichend
↑: Niereninsuffizienz, Muskelläsionen, Verbrennungen, Alter, Medikamente (ACE-Hemmer); erhöhter Referenzbereich bei sehr muskelkräftigen Männern
↓: Frühphase eines Typ 1–Diabetes, Schwangerschaft
WP: Harnstoff, Kalium, Kreatinin-Ausscheidung im 24h-Urin, Kreatinin-Clearance, Urinstatus und -sediment

Kreatinkinase (CK, gesamt)

R: Männer: 10 – 80 U/l
Frauen: 10 – 70 U/l
A: Ausmaß frischer Muskelzellnekrosen
↑: Myokardinfarkt, Myokarditis, Muskelverletzungen, Muskeldystrophie, Dermatomyositis, Polymyositis, körperliche Aktivität (Sport, Krampfanfälle), i.m. Injektionen
↓: nicht relevant
WP: CK-MB, LDH, AST, BKS, CRP

Kreatinkinase MB-Isoenzym (CK-MB)

R: < 10 U/l; unter 6 % der Gesamt-CK
A: Ausmaß von Nekrosen der Herzmuskulatur
↑: Myokardinfarkt, Myokarditis
↓: nicht relevant
WP: Troponin T, LDH, AST

Kryoglobuline

R: negativ
A: Immunglobuline (meist IgG), die bei Temperaturen unter 37 °C ausfallen und bei Erwärmung wieder in Lösung gehen. Relevant bei Abklärung einer Purpura
↑: Immunvaskulitiden, lymphoproliferative Erkrankungen, chronische Hepatitiden, essentielle Kryoglobulinämie
↓: nicht relevant
WP: Elektrophorese, Immunelektrophorese, Infektionsserologien

Kupfer

R: Männer 79 – 131 µg/dl SI: 12,4 – 20,6 µmol/l
Frauen 74 – 122 µg/dl SI: 11,6 – 19,2 µmol/l
A: essentielles Spurenelement, Kofaktor verschiedener Enzyme
↑: Tumoren, cholestatische Lebererkrankungen, akute und chronische Infektionen
↓: Morbus Wilson, Menkes-Syndrom (Kinky-Hair-Syndrom, Malabsorption, nephrotisches Syndrom, nutritiver Kupfermangel (Sondenernährung, Selbstmedikation mit Zink)

Laktat

R: 4,5 – 20 mg/dl SI: 0,5 – 2,2 mmol/l
A: Erkennung von Gewebshypoxien bei noch normalem P_{O2}, gestörter Glukosestoffwechsel, Klärung metabolischer Azidosen
↑: anaerobe Muskelarbeit, Schock, Sepsis, akute Gefäßverschlüsse, Biguanide, Intoxikationen (Methanol, Salicylate), maligne Tumoren, diabetische Ketoazidose, Enzymdefekte
↓: nicht relevant
WP: Blutglukose, Kreatinin, pH-Wert, Blutgasanalyse, CRP

Laktat (Liquor)

R: 10 – 20 mg/dl SI: 1,1 – 2,1 mmol/l
A: Erkennung eines gestörten Glukoseabbaus bei vaskulären und traumatischen Hirnerkrankungen und Intoxikationen; Differenzierung virale/bakterielle Meningitiden
↑: bakterielle Meningitis, vaskuläre und metabolische Erkrankungen des Gehirns, zerebrale Krampfanfälle
↓: nicht relevant
WP: Zellzahl, Glukose, Eiweiß, Differentialzellbild

Laktatdehydrogenase (LDH)

R: 80 – 240 U/l
A: zytoplasmatisches Enzym ohne Organspezifität, Erkennung von Zellschäden
↑: Diagnose und Verlaufsbeurteilung des Myokardinfarkts, V.a. Lungenembolie, Hepatitis, hämolytische Anämien, Neoplasien, Myositis, Traumen, Operationen
↓: nicht relevant
WP: CK-MB, Troponin T, ALT, AST, Haptoglobin, Retikulozyten

Laktatdehydrogenase – Isoenzyme

R:		überwiegendes Vorkommen:
LDH-1	20–30%	Herzmuskel, Nieren, Erythrozyten
LDH-2	28–44%	Herzmuskel, Nieren, Erythrozyten
LDH-3	16–25%	Milz, Lunge, Lymphknoten, Thrombozyten, endokrine Drüsen
LDH-4	0–18%	Leber, Skelettmuskel
LDH-5	0–16%	Leber, Skelettmuskel

LDL-Cholesterin

R: < 155 mg/dl* SI: < 4,0 mmol/l
< 125 mg/dl** SI: < 3,23 mmol/l
< 100 mg/dl*** SI: < 2,59 mmol/l
A: Erkennung eines erhöhten Risikos für Arteriosklerose
↑: hohes atherogenes Risiko; Cholestase, Urämie, Steroidtherapie, Gestagene
↓: nicht relevant
WP: Cholesterin, HDL-Cholesterin, Triglyzeride

* Idealbereich ohne weitere Risikofaktoren
** mit weiteren Risikofaktoren
*** nach durchgemachtem Myokardinfarkt

Leukozyten

R: 4,4 – 11,3 × 10^3/µl
A: Infektionen, akute und chronische Entzündungen, proliferative Erkrankungen, Knochenmarksdepression
↑: Infektionskrankheiten (vorwiegend bakteriell), verschiedene Leukämieformen, Infarkte, Rauchen, Streß, Steroide
↓: Autoimmunerkrankungen, Tumoren, Knochenmarksdepression, Virusinfekte, Medikamente (Zytostatika, Analgetika, Thyreostatika, Psychopharmaka)
WP: Differentialblutbild

Lipase (Pankreaslipase)

R: < 190 U/l
A: Erkennung von Störungen der exokrinen Pankreassekretion durch entzündete oder blockierte Ausführungsgänge
↑: akute und chronische Pankreatitis (mit Rezidiv), bei akutem Oberbauchschmerz, chronischer Alkoholismus, nach ERCP, Patienten auf Intensivstation, Niereninsuffizienz
↓: nicht relevant
WP: Amylase, Leukozyten

Lipoprotein-Elektrophorese

R: β: < 60%
prä-β: < 15%
α: > 30%
Risiko-Index (HDL/LDL): <1,6
A: Erkennung des Arterioskleroserisikos, Differenzierung von Fettstoffwechselstörungen
↑: primäre und sekundäre Hyperlipoproteinämien, hohes Risiko bei Erhöhung der β- und/oder prä-β-Fraktion (LDL bzw. VLDL), vor allem in Kombination mit niedriger α-Fraktion

Lipoprotein (a) (Lp[a])

R: < 300 mg/dl
A: Von exogenen Einflüssen und übrigen Parametern unabhängiger Risikofaktor für koronare Atheromatose, vor allem in Gegenwart hoher LDL-Cholesterinwerte
↑: nephrotisches Syndrom, Urämie, Diabetes mellitus, Hypothyreose
↓: Hyperthyreose, Therapie mit Östrogenen
WP: Cholesterin, HDL-, LDL-Cholesterin, Triglyzeride

Lipoprotein X (LP-X)

R: negativ
A: Nachweis einer Cholestase
↑: intra- und extrahepatische Cholestase, Mangel an Lezithin- Cholesterinacyltransferase (LCAT), Hyperlipoproteinämie Typ III (erhöhtes atherogenes Risiko)
↑: LP-X kommt physiologisch nicht vor
WP: AP, Bilirubin, GGT, ALT, AST

Luteinisierendes Hormon (LH)

R: Männer: 1,5 – 9,2 U/l
Frauen:
- Follikelphase: 1,8 – 13,4 U/l
- Lutealphase: 0,7 – 19,4 U/l
- Zyklusmitte: 15,2 – 78,9 U/l
- Menopause: 10,8 – 61,4 U/l

A: Überprüfung der Ovarialfunktion, Zyklusstörungen, DD des Hypogonadismus bei Männern
↑: Frauen: Klimakterium, primäre Ovarialinsuffizienz
Männer: Anorchie, primärer Hypogonadismus, Kastration, Klinefelter-Syndrom, Zytostatika
↓: Frauen: sekundäre Ovarialinsuffizienz
Männer: sekundärer Hypogonadismus, Leberzirrhose, Östrogentherapie
WP: FSH, LH-RH-Test

Magnesium

R: Männer 1,8 – 2,6 mg/dl SI: 0,73 – 1,06 mmol/l
Frauen 1,9 – 2,5 mg/dl SI: 0,77 – 1,03 mmol/l
A: wichtiger Kofaktor bei vielen Phosphorylierungen
↑: Hämolyse; Niereninsuffizienz, übermäßige Einnahme magnesiumhaltiger Antazida
↓: renale Verluste (forcierte Diurese), mangelnde Zufuhr (Alkoholismus, entzündliche Darmerkrankungen), Hyperthyreose, diabetische Ketoazidose

MCV – mittleres Erythrozytenvolumen
MCH – mittlerer zellulärer Hämoglobingehalt
MCHC – mittlere zelluläre Hämoglobinkonzentration
RDW – Erythrozytenverteilungsbreite (red cell distribution width)

R: MCV: 80 – 96 fl
MCH: 28 – 33 pg/Zelle
MCHC: 33 – 36 g/dl
RDW: 15,8 ± 2,9 %
A: Differenzierung von Anämien
- MCV, MCH, MCHC normal:
  normozytäre, normochrome Anämie: chronische Krankheit, Niereninsuffizienz, endokrine Störungen, Malabsorption
- MCV normal, MCH ↑, MCHC ↑:
  normozytäre hyperchrome Anämie: Hämolyse, Enzymopathie
- MCV ↓, MCH ↓, MCHC ↑:
  Eisen-, Kupfer-, Vitamin-B_6-Mangel
- MCV ↑, MCH normal, MCHC normal/↓:
  Folsäure-, Vitamin-B_{12}-Mangel, Leberzirrhose, Alkoholismus
- MCV ↑, MCH ↑, MCHC ↑:
  Kälteagglutinine, Artefakt, da Erythrozytenzahl zu niedrig, MCV zu hoch bestimmt wird
  RDW ↑: Anisozytose der Erythrozyten, z.B. bei Eisenmangelanämie, akuter Hämolyse

Methämoglobin (metHb), Hämiglobin (Hi)

R: 0,2 – 1,0 %
A: Erkennung einer toxischen oder hereditären Methämoglobinämie
↑: toxische M.: Lokalanästhetika, Nitroglycerin, Amylnitrate, Pyridium, Primaquine, Sulfonamide
hereditäre M.: autosomal rezessiv vererbtes Leiden mit Mangel von NADH-abhängiger Methämoglobinreduktase
↓: nicht relevant

Mitochondriale Antikörper (AMA)

R: negativ
A: Autoantikörper gegen Mitochondrien
↑: primär biliäre Zirrhose, chronische Hepatitiden
↓: nicht relevant
WP: SMA, ANCA, ANA; AP, Bilirubin, Elektrophorese, Eisen, Ferritin, Kupfer

Natrium

R: 135 – 145 mmol/l
A: Erkennung von Störungen des Wasser- und Elektrolythaushalts
↑: Wasserverlust ohne Elektrolytverlust, meist extrarenal (Darm, Haut), Diabetes insipidus, Hyperglykämie ohne Ketoazidose, Fieber, Conn-Syndrom
↓: Diuretika, Salzverlustniere, Morbus Addison, Syndrom der inadäquaten ADH-Sekretion (SIADH), Leberzirrhose, Polydipsie, Erbrechen, Durchfälle, renaltubuläre Azidose
WP: Kalium, Glukose, Osmolalität, Natrium-Ausscheidung im 24h-Sammelurin, Kreatinin, pH-Wert, Blutgasanalyse, Cortisol, Aldosteron

Neuronenspezifische Enolase (NSE)

R: Serum: ≤ 10 bzw. ≤ 20 ng/ml*
Liquor: 0 – 3,7 bzw. 20 ng/ml
A: Therapie- und Verlaufskontrolle von neuroendokrinen Tumoren und APUDomen
↑: kleinzelliges Bronchialkarzinom, Neuroblastom, Seminom
↓: nicht relevant
WP: kein geeigneter Parameter für Tumor-Screening

* methodenabhängig

Noradrenalin

R: < 275 ng/l SI: < 1,62 nmol/l
A: Erkennung von Störungen der NNM-Funktion und Aktivierung des sympathischen Nervensystems
↑: Phäochromozytom, Streß, Hypoglykämie, Neuroblastom
↓: nicht relevant
WP: Katecholamine, Vanillinmandelsäure, Homovanillinsäure, Metanephrine in Serum und Urin

Östradiol (17β-Östradiol, E2)

R: Männer: 5 – 80 pg/ml SI: 18 – 66 pmol/l
Frauen: 30 – 600 pg/ml SI: 110 – 2200 pmol/l
A: Beurteilung des wirksamsten ovariellen Follikelhormons
↑: östrogenproduzierende Tumoren, gonadotropinsezernierende HVL-Tumoren, Schwangerschaft
↓: primäre und sekundäre Ovarialinsuffizienz, anovulatorische Zyklen, Corpus-luteum-Insuffizienz
WP: Progesteron, LH, FSH, Prolaktin

Osmolalität

R: 280 – 295 mosm/kg
A: Maß für die interne Wasserbilanz des Körpers
↑: Hyperglykämie, Hypernatriämie, Niereninsuffizienz, Durchfälle, Fieber, Diabetes insipidus centralis und renalis
↓: Herzinsuffizienz, Leberzirrhose, habituelle Polydipsie
WP: Elektrolyte, Kreatinin, Harnstoff-N, Glukose

Parathormon (PTH)

R: intaktes PTH: (iPTH) 15 – 65 ng/l SI: 1,5 – 6,5 pmol/l
A: Beurteilung der Funktion der Epithelkörperchen und der Regulation des Kalzium-Phosphat-Haushalts
↑: primärer und sekundärer Hyperparathyreoidismus, Pseudohypoparathyreoidismus
↓: Hypoparathyreoidismus
WP: Kalzium, Phosphat, Vitamin D, AP

Partielle Thromboplastinzeit (PTT, aPTT)

R: 26 – 36 s
A: Globaltest zur Erfassung aller Faktoren des Intrinsic-Systems und der Faktoren I, II, V, X, präoperative Abklärung, Verdacht auf Hämophilie, Überwachung einer Heparin-Therapie mit unfraktioniertem Heparin
↑: Hämophilien, von-Willebrand-Syndrom, Verbrauchskoagulopathie, Heparin-Therapie
↓: postoperativ, Schwangerschaft, Ovulationshemmer
WP: PTZ, Fibrinogen, Gerinnungsfaktoren

Phosphat (anorganischer Phosphor)

R: 2,5 – 5,0 mg/dl SI: 0,85 – 1,60 mmol/l
A: Abklärung von metabolischen Knochenerkrankungen, Bewertung der metabolischen Folgen von chronischen Nierenkrankheiten (Dialysepatienten) und Krankheiten der Nebenschilddrüsen, Malabsorptionssyndrom, Verdacht auf Vitamin-D-Mangel
↑: Niereninsuffizienz, Hypoparathyreoidismus, Phosphathaltige Medikamente
↓: Hyperparathyreoidismus, intestinale Malabsorption, Vitamin-D-Mangel-Rachitis, Phosphatdiabetes, renaltubuläre Azidose, aluminiumhydroxidhaltige Antazida
WP: Kalzium, Kreatinin, pH-Wert, Parathormon, Vitamin D

Plasma-Thrombinzeit (PTZ)

R: 16 – 24 s
A: Suchtest zur Diagnostik von Fibrinbildungsstörungen; Überwachung einer fibrinolytischen Therapie, Überwachung Heparin-Therapie, Diagnose Hyperfibrinolyse
↑: Heparin-Therapie, DIC, Hyperfibrinolyse, Anwesenheit von Fibrinogenspaltprodukten, Hämophilien, von-Willebrand-Syndrom, Verbrauchskoagulopathie, Heparin-Therapie
↓: nicht relevant
WP: PTT, Fibrinogen, Fibrinogenspaltprodukte, Gerinnungsfaktoren

Porphyrine (gesamt)
(24h-Sammelurin)

R: < 100 µg/24h SI: < 120 nmol/24h
A: Erkennung von Störungen der Hämbiosynthese-Regulation
↑: akute und chronische hepatische Porphyrien, akute und chronische Bleivergiftung, erythropoetische Porphyrie
↓: nicht relevant
WP: Delta-Aminolävulinsäure und Porphobilinogen im Urin

Progesteron

R: Männer: < 0,5 µg/l SI: < 1,6 nmol/l
Frauen:
- Follikelphase und Postmenopause <1,0 µg/l SI: < 3,2 nmol/l
- Lutealphase ≥ 8,0 µg/l SI: 22 nmol/l

A: Beurteilung der Corpus-luteum-Funktion, Ovulationsnachweis
↑: Ovulation, Schwangerschaft, Blasenmole, NNR-Tumoren
↓: Corpus-luteum-Insuffizienz, HVL-Insuffizienz, Hyperprolaktinämie
WP: Östradiol, LH, FSH, Prolaktin

Prolaktin

R: Frauen: 3,8 – 23,2 µg/l SI: 91 – 557 mU/l
Männer: 3,0 – 14,7 µg/l SI: 72 – 353 mU/l
A: Beurteilung der Funktion des HVL, Abklärung einer Amenorrhö, Mastopathien und Virilisierungserscheinungen, Libido- und Potenzstörungen beim Mann
↑: Prolaktinom, supraselläre Tumoren; Medikamente (Dopamin-Antagonisten), Niereninsuffizienz
↓: Morbus Sheehan, kaum relevant
WP: TSH; Prolaktin-Stimulationstest mit TRH

Prostataspezifisches Antigen (PSA)

R: ≤ 4 ng/ml
A: Tumormarker mit Spezifität für Prostatatumoren, aber breite Überlappung mit BPH
↑: Prostataadenome und -karzinome, BPH, Z. n. rektaler Untersuchung
↓: nicht relevant
WP: –

Protein C

R: Aktivität: 70 – 140 % der Norm
Konzentration: 3 – 6 mg/l
A: Inhibitor der plasmatischen Gerinnung
↑: nicht relevant
↓: angeborener Mangel, Antikoagulanzientherapie, Lebererkrankungen, DIC
WP: Protein S, AT-III

Protein S

R: Aktivität: 70 – 140 %
A: Kofaktor des Protein C
↑: nicht relevant, Entzündungen, Tumoren, Urämie, Schwangerschaft, Raucher
↓: angeborener Mangel, Antikoagulanzientherapie
WP: Thrombozytenzahl, Thromboplastinzeit, PTT

Renin

R: Massenkonzentration: Reninaktivität:
liegend: 3 – 19 ng/l — 0,5 – 1,6 µg/l/h
stehend: 5 – 40 ng/l — 2 – 5facher Anstieg
A: DD der Hypertonie bei V.a. Störungen des Renin-Angiotensin-Systems, DD primärer/sekundärer Hyperaldosteronismus
↑: reninsezernierende Tumoren, sekundärer Hyperaldosteronismus, Diuretika, Hydralazin, Kalziumantagonisten, Diazoxid
↓: Conn-Syndrom, Betablocker, Clonidin, Herzglykoside
WP: Natrium, Kalium in Serum und Urin, Aldosteron, Funktionstests

Retikulozyten

R: 0,5 – 1,5 % (absolut 30 000 – 100 000/µl)
A: Erkennung von Störungen der Erythropoese
↑: hämolytische Anämien, akute Hämolyse, akuter Blutverlust, nach Therapiebeginn bei Eisen- oder Vitamin-B_{12}-Mangelanämien
↓: aplastische Anämie, chronische Erkrankung, hyporegeneratorische Anämie
WP: Hb, MCV, MCH, MCHC, Eisen, Ferritin, Bilirubin, Haptoglobin

Rheumafaktor IgG (RF)

R: klassische Verfahren (Waaler-Rose-Test, Latex-Test): als Titer
standardisierte quantitative Verfahren: ab ca. 10 IU/ml (methodenabhängig)
A: Autoantikörper gegen Gammaglobulin (Fc-Region)
↑: rheumatoide Arthritis (aber nicht beweisend), essentielle Kryoglobulinämie, SLE, Sjögren-Syndrom, Mischkollagenosen, primär biliäre Zirrhose, chronische Hepatitiden
↓: nicht relevant
WP: ANA, dsDNA-AK, ENA, Elektrophorese

Ribonukleoprotein-Antikörper (RNP-AK)

R: negativ
A: Antikörper gegen kleine nukleäre Ribonukleinproteinpartikel
↑: Mischkollagenose, SLE, systemische Sklerodermie, rheumatoide Arthritis, Polymyositis
↓: nicht relevant
WP: ANA, dsDNA-AK, ENA, Elektrophorese

Sauerstoff-Partialdruck (P_{O_2})

R: 71 – 104 mmHg — 9,5 – 13,9 kPa
A: Druck des physikalisch gelösten Sauerstoffs
↑: Beatmung mit reinem Sauerstoff, Überdruckbeatmung, Hyperventilation
↓: Aufenthalt in großer Höhe, Verteilungs- und Diffusionsstörung, Ausfall größerer Lungenareale.
WP: P_{CO_2}, Bikarbonat, pH-Wert

Saure Phosphatase (SP)

R: 4,8 – 13,5 U/l
A: unspezifischer Indikator für Erkrankungen des Skelettsystems, des Prostatakarzinoms und des RES
↑: Prostatakarzinom, nach Prostatapalpation, BPH, Morbus Paget, Osteogenesis imperfecta, Metastasen maligner Tumoren, Leukämien, primäre Thrombozythämie, Morbus Gaucher
↓: nicht relevant
WP: PSA, AP, Kalzium, Blutbild

Selen

R: 5 – 30 µmg/l — SI: 0,06 – 0,38 µmol/l
A: Kofaktor von Antioxidanzien wie Katalase und Glutathionperoxidasen
↑: gewerbliche Intoxikationen (Glas-, Porzellanindustrie); unkontrollierte Selbstmedikation
↓: vollständige parenterale Ernährung, chronische Niereninsuffizienz, Leberzirrhose, Karzinome, katabole Zustände

Serumprotein-Elektrophorese

R: Albumin 60,6 – 68,6 %
α_1-Globuline: 1,4 – 3,4 %
α_2-Globuline: 4,2 – 7,6 %
β-Globuline: 7,9 – 13,9 %
γ-Globuline: 11,4 – 18,2 %
A: Erkennung von Dysproteinämien; keine direkte Diagnose möglich, jedoch typische Befundkonstellationen, Suchreaktion für monoklonale Gammopathien und Antikörpermangelsyndrome
WP: je nach Befundkonstellation

Standardbicarbonat ($H_2CO_3^-$, Alkalireserve)

R: 21 – 26 mmol/l
A: Maß für die basische Bindungskapazität des Blutes
↑: metabolische Alkalose, kompensatorisch bei respiratorische Azidose
↓: kompensatorisch bei respiratorische Alkalose, metabolischer Azidose
WP: P_{O_2}, P_{CO_2}, pH-Wert, Elektrolyte

Testosteron (gesamt)

R: Männer: 3,5 – 8,6 ng/ml — SI: 12 – 30 nmol/l
Kastraten und Jungen vor der Pubertät: 0,3 – 12 ng/ml — SI: 1 – 4 nmol/l
Frauen: ≤ 0,6 ng/ml — SI: ≤ 2,1 nmol/l
A: Funktionsstörung der männlichen Gonaden, Verdacht auf Androgenmangel, Überwachung der Testosteron-Substitution
↑: androgenbildende Ovarial- und Nebennierentumoren
↓: Streß, Alkohol, Drogen, Medikamente
WP: DHEAS, hCG-Test

Thromboplastinzeit (TPZ, Quick-Wert, INR)

R: Prozent der Norm: 70 – 120 %
therapeutischer Bereich: 15 – 36 %
Prothrombinratio (INR): 0,85 – 1,15
therapeutischer Bereich: 2,0 – 3,5
A: Suchtest bei Verdacht auf plasmatische Gerinnungsstörung eines oder mehrerer Faktoren des Prothrombinkomplexes (FI, II, V, VII, X), Überwachung Antikoagulanzientherapie, präoperatives Screening auf Hämostasestörungen
↑: durch Penizilline, Barbiturate
↓: Faktorenmangel, Vitamin K-Mangel, Verbrauchskoagulopathie, Leberfunktionsstörungen, Antikoagulanzientherapie
WP: Vergleich zwischen verschiedenen Laboratorien durch INR; Blutungszeit

Thrombozyten

R: 150 000 – 400 000/µl
A: Erkennung von Störungen der Thrombopoese
↑:
- primäre Thrombozytosen: essentielle Thrombozythämie, myeloproliferative Erkrankungen;
- sekundäre Thrombozytosen: Operationen, Entzündungen, Infektionen, maligne Tumoren

↓:
- primäre Thrombozytopenien: idiopathische thrombozytopenische Purpura (ITP);
- sekundäre Thrombozytopenien: im Rahmen von Grunderkrankungen, z.B. Kollagenosen, SLE, Morbus Basedow, CLL, Sarkoidose;
- medikamentös-toxische Thrombozytopenien: heparinassoziierte Thrombozytopenie (HAT), Diclofenac, Gold, Paracetamol, Cotrimoxazol
- Hypersplenismus; Pseudothrombozytopenie, z.B. Aggregatbildung, Satellitenphänomen im EDTA-Blut.

WP: Thrombozyten-Autoantikörper, Kammerzählung, Bluterwärmung, statt EDTA-Citrat- oder Heparinblut

Thyreoglobulin-Antikörper (TG-AK)

R: negativ; Cut-off methodenabhängig
A: Antikörper gegen Thyreoglobulin; Bedeutung weniger wichtig als TPO-AK
↑: Hashimoto-Thyreoiditis, primäres Myxödem, Morbus Basedow, perniziöse Anämie
↓: nicht relevant
WP: TSH, FT3, FT4, TPO-AK, TRAK

Thyreoideaperoxidase-Antikörper (TPO-AK)

R: negativ; Cut-off methodenabhängig
A: Antikörper gegen das membrangebundene Hämoprotein Peroxidase, das an der Jodination von Tyrosin beteiligt ist
↑: Hashimoto-Thyreoiditis, primäres Myxödem, Struma, funktionelle Autonomie, viele andere Autoimmunerkrankungen
↓: nicht relevant
WP: TSH, FT3, FT4, TRAK, TG-AK

Thyroxin, frei (freies T4, FT4)

R: 8 – 18 ng/l SI: 10 – 23 pmol/l
A: gemeinsam mit TSH und FT3 Erkennung von Schilddrüsenfunktionsstörungen unabhängig vom Trägerprotein (im Gegensatz zu Gesamt-T4)
↑: Hyperthyreose, autonomes Adenom, Morbus Basedow
↓: primäre Hypothyreose, thyreostatische Therapie, allgemeine schwere Erkrankung
WP: TSH, FT3

Thyroxinbindendes Globulin (TBG)

R: 13 – 30 mg/l SI: 220 – 510 nmol/l
A: Ausschluß einer Dysproteinämie mit Verfälschung der Schilddrüsenhormonbestimmung
↑: Gravidität, familiäre Dysproteinämie, Östrogenbehandlung, Ovulationshemmer
↓: Eiweißverluste, Anabolika
WP: TSH, FT3, FT4

Transferrin

R: 200 – 400 mg/dl SI: 46 – 78 µmol/l
A: Transportprotein für Eisen
↑: Eisenmangel, initiale Phase der Hepatitis, Schwangerschaft
↓: akute und chronische Entzündungen, renale Proteinverluste, Leberzirrhose
WP: Eisen, Ferritin, CRP

Triglyzeride (Neutralfette)

R*: 70 – 200 mg/dl SI: 0,79 – 2,28 mmol/l
A: Risikofaktor für Arteriosklerose und Thrombose
↑: familiäre Hypertriglyzeridämie, Diabetes mellitus, Hyperchylomikronämie; sekundäre Hypertriglyzeridämien (Hepatopathien, Adipositas, chronischer Alkoholismus, Hypothyreose, Nephropathien)
↓: nicht relevant
WP: Cholesterin, HDL-Cholesterin, LDL-Cholesterin

* Definition eines Referenzbereiches problematisch wegen großer physiologischer Schwankungen und Überschreitung der Grenzwerte auch innerhalb einer gesunden Population

Trijodthyronin, frei (freies T3, FT3)

R: 3,5 – 5,7 pg/ml SI: 5,4 - 8,8 pmol/l
A: gemeinsam mit TSH und FT4 Erkennung von Schilddrüsenfunktionsstörungen unabhängig vom Trägerprotein (im Gegensatz zu Gesamt-T3)
↑: Hyperthyreose, autonomes Adenom, Morbus Basedow
↓: primäre Hypothyreose, thyreostatische Therapie, allgemeine schwere Erkrankung, »low-T3-Syndrom«
WP: TSH, FT4

TSH basal (Thyreoidea stimulierendes Hormon)

R: Euthyreose: 0,1 – 4,0 µU/ml
latente Hyperthyreose: 0,1 – 0,3 µU/ml
Hyperthyreose: < 0,1 µU/ml
Hypothyreose: > 4,0 µU/ml
A: wichtigster Test zum Screening von Schilddrüsenfunktionsstörungen
↑: primäre Hypothyreose, Jodmangelstruma, Autoimmunthyreoiditis mit nachfolgender Hypothyreose
↓: Hyperthyreose, autonomes Adenom, Morbus Basedow, sekundäre Hypothyreose
WP: FT3, FT4, TRH-Test

TSH-Rezeptor-Antikörper (TRAK)

R: negativ; Cut-off methodenabhängig
A: Antikörper gegen den TSH-Rezeptor der Thyreozyten; können blockierend oder stimulierend wirken
↑: Morbus Basedow, Abklärung Hyperthyreose
↓: nicht relevant
WP: TSH, FT3, FT4, TPO-AK, TG-AK

Vanillinmandelsäure (VMS, VMA)

R: ≤ 6,6 mg/24h SI: ≤ 33 µmol/24h
A: Verdacht auf Phäochromozytom, Neuroblastom
↑: Phäochromozytom, Hypoglykämie, Neuroblastom, Streß
↓: nicht relevant
WP: Adrenalin, Noradrenalin in Serum und Urin, Metanephrine und Normetanephrine

Vitamin B_{12} (Cobalamin)

R: 160 – 1000 ng/l
A: Ursache für gestörte Erythropoese; Intrinsic-factor-Mangel, Typ-A-Gastritis, Kurzdarmsyndrom
↑: nicht relevant (unter Substitution)
↓: perniziöse Anämie, funikuläre Myelose, Mangelernährung, Z. n. Billroth-II-Operation, Morbus Crohn, Fischbandwurm
WP: Folsäure, Gesamteiweiß, Eisen

Wasserstoffionenkonzentration (pH-Wert)

R: 7,37 – 7,45
A: Ausdruck der Übersäuerung oder Alkalisierung im Stoffwechsel
↑: respiratorische und metabolische Alkalose
↓: respiratorische und metabolische Azidose
WP: P_{O_2}, P_{CO_2}, Standardbikarbonat, Elektrolyte

Zink

R: Vollblut 4,0 – 7,5 mg/l SI: 61,2 – 114,8 µmol/l
Serum/Plasma 0,6 – 1,2 mg/l 9,18 – 18,4 µmol/l
A: Kofaktor an vielen enzymatischen Reaktionen, fördernde Wirkung auf das Immunsystem
↑: artifiziell durch Diffusion aus Blutröhrchen und Spritzen
↓: Malnutrition, Alkoholismus, Diabetes mellitus, akute und chronische Infektionen, chronische Lebererkrankungen

Literatur

Thomas L. (Hrsg.): Labor und Diagnose. 5. Aufl., TH-Books Verlagsgesellschaft mbH, Frankfurt 1998

Krapf F.E.: Labordatenbuch. Urban & Schwarzenberg, München 1995

Heil W., F. Schuckließ, B. Zawta: Referenzbereiche für Kinder und Erwachsene. Präanalytik. Boehringer Mannheim 1996

Köbberling J., J. Windeler: Labordiagnostik als ärztliche Entscheidungshilfe. Internist 35 (1994) 619–625

Hänseler, E., H. Keller: Rationale Beurteilung von Labordaten. Internist 35 (1994) 609–618

Bildnachweis

Kardiologie

A-5, **A-12:** mit freundlicher Genehmigung von Prof. Dr. Richter, Universitäts-Krankenhaus Eppendorf

A-15: *Sitzmann, F. C.* (Hrsg.): Duale Reihe Pädiatrie. Hippokrates, Stuttgart 1995

A-18: mit freundlicher Genehmigung von Dr. Bräsen, Medizinische Klinik, Universitäts-Krankenhaus Eppendorf

A-20 *Siegenthaler, W.* (Hrsg.): Differentialdiagnose innerer Krankheiten. 17. Aufl. Thieme, Stuttgart 1993

A-11: Dokumentierte Patientenaufklärung, Basisinformation zum Aufklärungsgespräch über Herzklappenoperation. Mit freundlicher Genehmigung des perimed Compliance Verlages Dr. Straube GmbH, Erlangen, und Inocor GmbH, Starnberg. Nachdruck – auch auszugsweise – und fotokopieren verboten.

Angiologie

B-21: KV*, Dia 2/788

Erkrankungen der Atmungsorgane

C-20 b: *Schliack, H./Harms, E.* (Hrsg.): Bindegewebsmassage nach Dicke. 12. Aufl. Hippokrates, Stuttgart 1996

C-37 b, c: mit freundlicher Genehmigung von Dr. T. Hofmann, Prof. Dr. C. Nienaber, Dr. G. Lund, Universitäts-Krankenhaus Eppendorf

Nephrologie

E-1, **E-2**, **E-1:** *Klinke, R. /Silbernagl, S.* (Hrsg.): Lehrbuch der Physiologie. 2. Aufl. Thieme, Stuttgart 1996

E-4 b mit freundlicher Genehmigung von Herr Dr. B. Krumme, Freiburg

E-9 a,b, **E-6**, **E-10 b**, **E-11 a, b**, **E-13**: mit freundlicher Genehmigung von Prof. Dr. D. Kerjaschki, Wien

E-18 a: mit freundlicher Genehmigung von Dr. R. Prokesch, Universitätsklinik für Radiodiagnostik, Wien

E18 b: mit freundlicher Genehmigung von Dr. H. Regele, Institut für Klinische Pathologie, Universität Wien

E-23 a, b: mit freundlicher Genehmigung von Prof. Dr. K. Kletter, Klink für Nuklearmedizin, Universität Wien

Endokrinologie

F-9 a, b: *Berghaus, A./Rettinger, G./Böhme, G.:* Duale Reihe Hals- Nasen-Ohren-Heilkunde. Hippokrates, Stuttgart 1996

F-24 b: *Füeßl, H. S./ Middeke, M.:* Duale Reihe Anamnese und Klinische Untersuchung. Hippokrates, Stuttgart 1998

F-44: Prof. Kastendieck, Würzburg. Aus *Schweikert, H. U.:* Eur. J. Pediat. 52 (Suppl.2) 50–57

F-42: Prof. L. Weißbach, Bonn. Aus: *Schweikert, H. U./Neumann, F.:* Abnormalities of sexual development. In: *Mahesh, V. B./Greenblatt, R. G.* (eds.): Hirsutism and virilism. Wright, Boston 1983

Stoffwechsel

G-1, **G-3**: KV 14*, Abb. 4, Abb. 9

G-8: KV 12*, Abb. 15

G-5 b: KV 13*, Abb. 11

G-7: *Jung, E. G.* (Hrsg.): Duale Reihe Dermatologie. 4. Aufl. Hippokrates, Stuttgart 1998

G-4 b, **G-5 c**, **G-10:** *Füeßl, H. S./Middeke, M.:* Duale Reihe Anamnese und Klinische Untersuchung. Hippokrates, Stuttgart 1998

Gastroenterologie

H-21 b, **H-31 a-c**, **H-42**, **H-44:** *Jung, E. G.* (Hrsg.): Duale Reihe Dermatologie. 4. Aufl. Hippokrates, Stuttgart 1998

H-24 c-g, **H-35 a-d**, **H-39:** *Voigtländer, V./ Maaßen, D.:* Dermatologie und Innere Medizin. Hippokrates, Stuttgart 1995

H-31 d-f: *Winkler, R./Otto, P.:* Proktologie. Stuttgart 1997

H-41: *Masuhr, K. F./Neumann, M.:* Duale Reihe Neurologie. 4. Aufl. Hippokrates, Stuttgart 1998

Infektionskrankheiten

I-**1 a**, I-**2 f**: *Masuhr, K. F. /Neumann, M.:* Duale Reihe Neurologie. 4. Aufl. Hippokrates Stuttgart 1998

I-**1 b, c**, I-**11**: *Voigtländer, V./ Maaßen, D.:* Dermatologie und Innere Medizin. Hippokrates, Stuttgart 1995

I-**3 a**, I-**4**, I-**6**, I-**1 b, c**, I-**2 b, c, h**, I-**17 a**, A-**19 a**, I-**21 b**, I-**23**, I-**25**: *Jung, E. G.* (Hrsg.): Duale Reihe Dermatologie. 4. Aufl. Hippokrates, Stuttgart 1998

I-**5**, I-**2 a**, I-**20 a, b**: *Berghaus, A./Rettinger, G./ Böhme, G.:* Duale Reihe Hals-Nasen-Ohren-Heilkunde. Hippokrates, Stuttgart 1996

I-**21 a, c**, I-**22**: *Sitzmann, F. C.* (Hrsg.): Duale Reihe Pädiatrie. Hippokrates, Stuttgart 1995

I-**2 g**: *Sachsenweger, M.* (Hrsg.): Duale Reihe Augenheilkunde. Hippokrates, Stuttgart 1994

I-**16 a, b**, I-**5 a-c**, I-**8 b**: *Lang, W.* (Hrsg.): Tropenmedizin in Klinik und Praxis. 2. Aufl. Thieme, Stuttgart 1996

I-**3 a**, I-**5 d**, I-**6**, I-**7**, I-**8 a**: *Piekarski, G.:* Medizinische Parasitologie. 3. Aufl. Springer, Berlin 1987

I-**9**: *Kayser, F. H./Bienz, K. A./Eckert, J./ Zinkernagel, R. M.:* Medizinische Mikrobiologie. 9. Aufl. Thieme, Stuttgart 1997

I-**2 e**: *Lörcher, U./Schmidt, H.:* HR-CT der Lunge. Thieme, Stuttgart 1996

I-**2 e**: mit freundlicher Genehmigung von Prof. Dr. Reiser, Institut Radiologische Diagnostik, LMU München

I-**1 a, b**: KV 114*, Abb. 31, Abb. 32

I-**7**: KV 132*, KG 14, Abb. 1

I-**9**: KV 131*, KG 23, Abb. 1

I-**10**: KV 131*, KG 28, Abb. 1

I-**13 a-c**: KV 118*, Abb. 10, Abb. 15, Abb. 11

I-**14**: KV*, Dia 1/527a

I-**15**: KV* 119, Abb. 15

Hämatologie

J-**4 a**: *Silbernagl, S. /Despopoulos, A.:* Taschenatlas der Physiologie. 4. Aufl. Thieme, Stuttgart 1991

A-**6**: *Masuhr, K. F./Neumann, M.:* Duale Reihe Neurologie. 4. Aufl. Hippokrates, Stuttgart 1988

J-**6 b, c**, J-**11 a**, J-**26 a, b**: *Voigländer, V./Maaßen, D.:* Dermatologie und Innere Medizin. Hippokrates, Stuttgart 1995

J-**16 a, b**, J-**28 a, b**: *Riede, U.-N./Schaefer, H.-E.:* Allgemeine und spezielle Pathologie. 4. Aufl. Thieme, Stuttgart 1995

J-**16 c, d**: *Niethard, F. U./Pfeil, J.:* Duale Reihe Orthopädie. 3. Aufl. Hippokrates, Stuttgart 1997

Hämostaseologie

K-**1**, K-**2**, K-**8** mit freundlicher Genehmigung von Dr. J. Lüthje, Stuttgart

K-**1**, K-**2 a, b**, K-**9**, K-**6 b**: *Siegenthaler, W.:* Differentialdiagnose innerer Krankheiten. 17. Aufl. Thieme, Stuttgart 1993

Psychosomatik

Alle Bilder zu den klinischen Fallbeschreibungen stammen von Patienten der Gestaltungstherapie der Psychosomatischen Klinik, Universitätsklinikum Heidelberg.

Immunologie innerer Erkrankungen

M-**3**, M-**4**: *Jung, E. G.* (Hrsg.): Duale Reihe Dermatologie. 4. Aufl. Hippokrates, Stuttgart 1998

Bewegungsapparat

N-**4**: *Jung, E. G.* (Hrsg.): Duale Reihe Dermatologie. 4. Aufl. Hippokrates, Stuttgart 1998

N-**12**: mit freundlicher Genehmigung von PD Dr. Klaus Krüger, Medizinische Poliklinik , LMU München

* Georg Thieme Verlag Stuttgart, © Boehringer Ingelheim Pharma KG

Sachverzeichnis

(Hauptfundstellen halbfett)

A

B

C

D

E

F

G

H

L

M

N

O

P

Q

R

T

U

W

X

Y

Z

MLP
FINANZDIENSTLEISTUNGEN AG

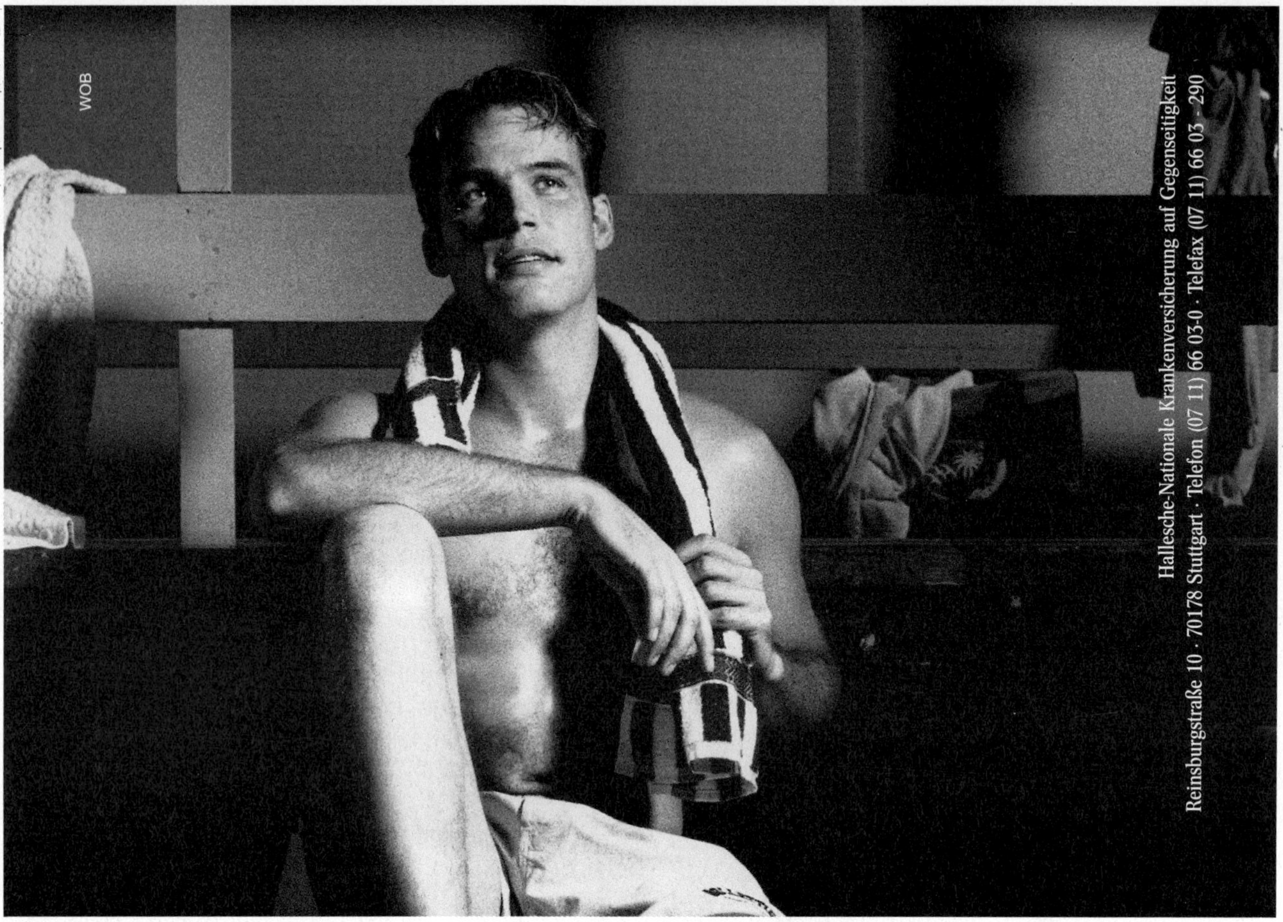

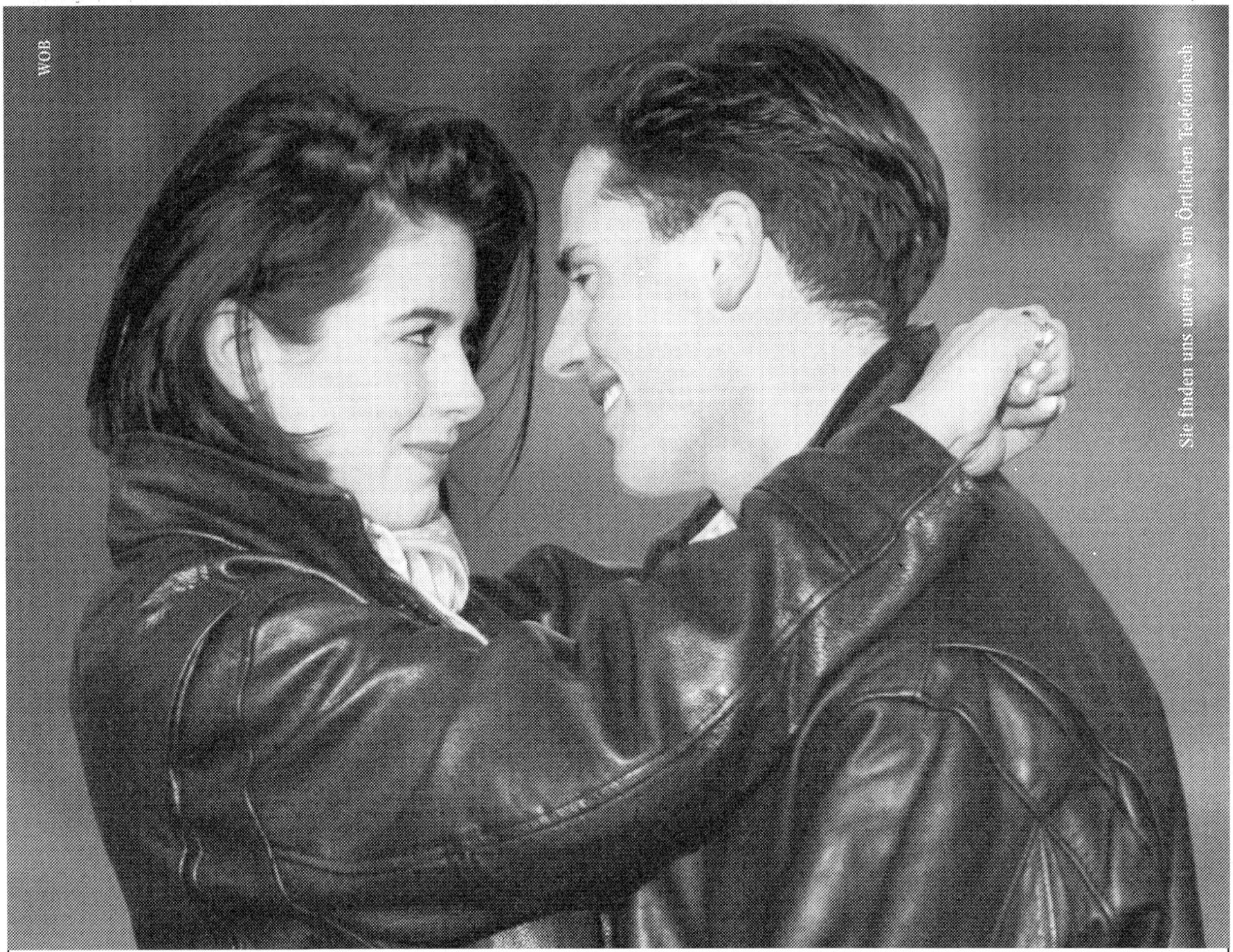

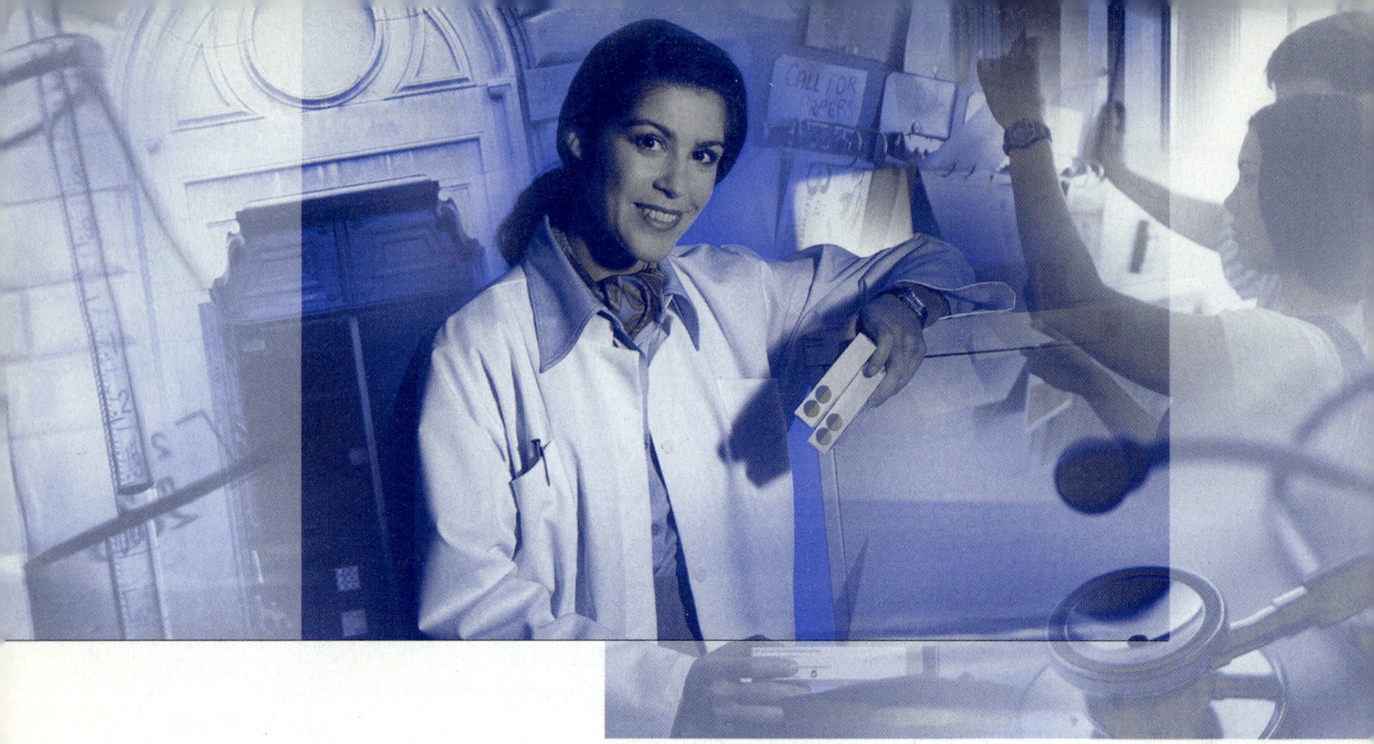